"十二五"国家重点图书出版规划项目

现代麻醉学

MODERN ANESTHESIOLOGY

第4版
上 册

主 编
邓小明 姚尚龙 于布为 黄宇光

编 委
（以姓氏笔画为序）
于布为 王国林 邓小明 古妙宁 刘 进
李文志 杨拔贤 张 宏 岳 云 姚尚龙
郭曲练 黄宇光 景 亮 熊利泽 薛张纲

主 审
庄心良 曾因明 陈伯銮

主编助理
倪 文 袁世荧 薛庆生 易 杰

人民卫生出版社

图书在版编目(CIP)数据

现代麻醉学,(全2册)/邓小明等主编.—4版.—北京:人民卫生出版社,2014

ISBN 978-7-117-18928-6

Ⅰ.①现… Ⅱ.①邓… Ⅲ.①麻醉学 Ⅳ.①R614

中国版本图书馆CIP数据核字(2014)第079909号

人卫社官网	**www.pmph.com**	**出版物查询,在线购书**
人卫医学网	**www.ipmph.com**	**医学考试辅导,医学数据库服务,医学教育资源,大众健康资讯**

现代麻醉学

第4版

(上、下册)

主　　编: 邓小明　姚尚龙　于布为　黄宇光
出版发行: 人民卫生出版社(中继线 010-59780011)
地　　址: 北京市朝阳区潘家园南里19号
邮　　编: 100021
E - mail: pmph @ pmph.com
购书热线: 010-59787592　010-59787584　010-65264830
印　　刷: 三河市宏达印刷有限公司(胜利)
经　　销: 新华书店
开　　本: 889×1194　1/16　**总印张:** 158　**总插页:** 8
总 字 数: 4910千字
版　　次: 1987年10月第1版　2014年7月第4版
2019年12月第4版第7次印刷(总第34次印刷)
标准书号: ISBN 978-7-117-18928-6/R·18929
定价(上、下册):349.00元
打击盗版举报电话:010-59787491　E-mail:WQ @ pmph.com
(凡属印装质量问题请与本社市场营销中心联系退换)

主编简介

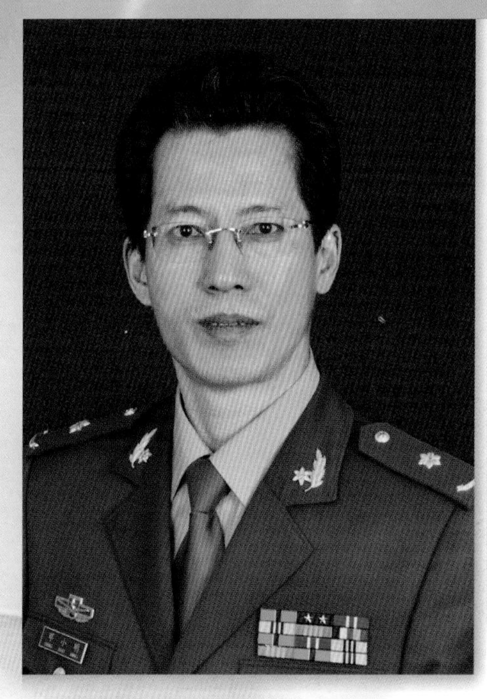

邓小明教授，男，1963 年元月出生于江西吉安。1984 年于第二军医大学军医系本科毕业后留校在附属长海医院麻醉科工作，先后师从于王景阳教授、朱诚教授，获得麻醉学硕士与外科学博士学位。1998 年在德国杜塞尔多夫海涅（Heinrich-Hein）大学麻醉学研究所任访问教授。1995 年晋升副教授、副主任医师，2001 年晋升教授、主任医师。现为第二军医大学附属长海医院麻醉科、麻醉学教研室主任、教授、主任医师、博士生导师，任中国高等教育学会医学教育专业委员会常务理事兼麻醉学教育研究会理事长、中华医学会麻醉学分会常委兼 ICU 学组组长、上海市医学会麻醉学专科分会候任主任委员、全军麻醉学与复苏专业委员会副主任委员、中华医学会《国际麻醉学与复苏杂志》副总编辑、第三届全国麻醉学教材编审委员会副主任委员、国家卫生专业技术资格考试麻醉学专家委员会副主任委员等。

长期从事临床麻醉与危重病医学的医疗、教学和研究工作，在严重脓毒症免疫抑制相关机制和干预治疗方面展开了较深入的研究。参与组织协调我国麻醉学教育以及麻醉学本科专业教材、住院医师培训教材、研究生参考教材、麻醉学高级系列参考专著的编写工作。以第一申请者先后获国家自然科学基金、上海市科委基础研究重点项目、总后科技攻关项目、军队临床高新技术项目和全军医学科技“十二五”科研重点项目等科研基金 10 余项共计约 400 余万，并获得军队医疗成果二等奖两项。主编或主译著作或教材 16 部，包括《危重病医学》、《麻醉学新进展》系列以及国家“十一五”、“十二五”重点图书《米勒麻醉学》（第 6、7 版）（中文版）与《现代麻醉学》（第 4 版）等，并获全国高等学校医药优秀教材二等奖、高等院校总后勤部百部精品教材、中国大学出版社图书奖首届优秀著作奖一等奖。获得总后勤部“育才奖”银奖、上海市“曙光学者”以及上海市医学领军人才与上海市领军人才。以第一作者或通讯作者发表论文约 300 篇，其中 SCI 收录 40 余篇。培养毕业博士生 39 名、硕士生 50 名。

主编简介

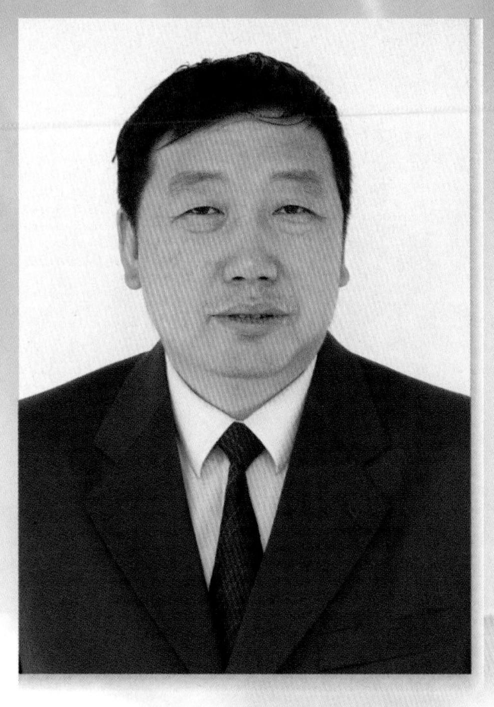

姚尚龙教授，男，安徽芜湖人，1982 年于皖南医学院本科毕业，同年留校于皖南医学院附属医院麻醉科工作，先后师从刘俊杰和金士翱教授，分别于 1987 年和 1990 年在同济医科大学附属协和医院和同济医院获硕士和博士学位。毕业后在同济医科大学附属协和医院工作，1992 年被评为副教授、副主任医师，1998 年被评为教授、主任医师。目前任华中科技大学同济医学院附属协和医院副院长，麻醉与危重病教研室主任兼麻醉科主任，教授，主任医师，博士生导师。2010 年获卫生部有突出贡献专家，享受国务院特殊津贴。现任中华医学会麻醉学分会副主任委员；中国医师协会麻醉学医师分会会长；湖北省麻醉学会主任委员；世界卫生组织中国初级创伤救治培训首席专家；湖北省麻醉质控中心主任；世界疼痛医师学会中国分会副主任委员；中华医学会麻醉学分会产科麻醉学组组长；全国卫生专业技术资格考试麻醉学专家委员会主任委员；教育部大专院校教材委员会麻醉学分会常务委员；国际麻醉研究协会会员和美国麻醉协会（ASA）会员等。

长期从事麻醉与危重病医学的临床医疗、教学和研究工作，主要从事麻醉机理、ARDS 重症治疗、疼痛治疗、心肺脑复苏和体外循环损伤机理研究工作。先后承担 10 余项国家自然基金（其中一项国家自然基金重点项目）和 10 余项部省级课题，总科研经费为 2000 余万元。获各种科技奖励 10 余项，包括湖北省科技进步一等奖、中华医学会科技进步三等奖、卫生部优秀教材二等奖、教育部提名科技进步二等奖和湖北省科技进步三等奖、武汉市科技进步一等奖、教育部优秀教材一等奖、武汉市科技进步二等奖等。主编和参编专著和教材三十余部，现任卫生部住院医师规范化培训教材《麻醉学》主编、《现代麻醉学》主编、《临床麻醉学杂志》副主编、《中华麻醉学杂志》副主编、《中国麻醉学论坛》副主编、《国际麻醉与复苏》副主编、《实用诊断与治疗杂志》副主编、《中华生物医学工程杂志》副主编、《台湾麻醉学》编委和其他十二本杂志编委。获国家级专利 4 项，其中便携式电子视频喉镜专利成功转让并生产使用。培养 50 余名博士生，获湖北省优秀博士论文奖。发表论文 400 余篇，其中 50 余篇被 SCI 收录。

主编简介

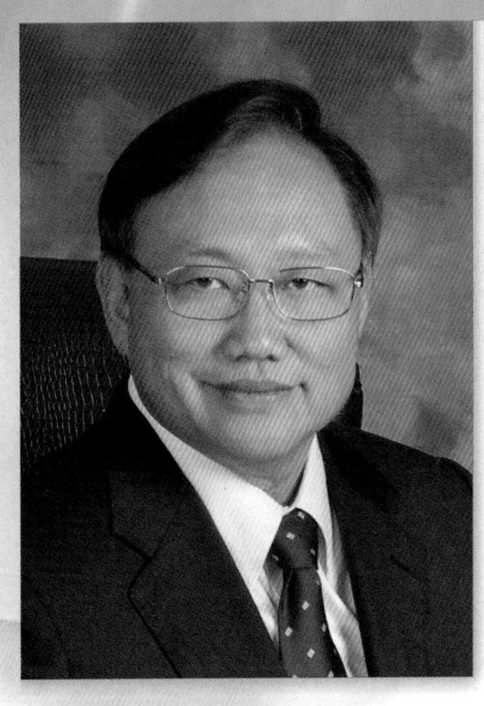

于布为教授,男,山东荣成人,1955 年 5 月出生于北京。1985 年毕业于第二军医大学,获医学硕士学位。1989 年 11 月毕业于第二军医大学,获医学博士学位。先后师从我国著名麻醉学教授王景阳先生和著名外科学教授吴孟超先生。1988—1989 年在日本琦玉医科大学麻醉学教室做访问学者(笹川医学奖学金 2 期)。回国后历任第二军医大学附属长海医院麻醉科讲师、副主任医师(破格晋升,1990 年)、教授、主任医师(破格晋升,1992 年)、硕士生导师、副主任主持工作。1997 年转业到上海瑞金医院麻醉科任主任、教授、主任医师、博士生导师、博士后流动站导师。目前担任上海交通大学医学院附属瑞金医院卢湾分院院长,瑞金医院院长助理、麻醉科主任,中华医学会理事,中华医学会麻醉学分会前任主任委员(第 10 届主任委员),上海市医学会理事,上海市医学会麻醉专业委员会名誉主任委员,上海市医学会疼痛学会名誉主任委员,上海市医学会外科专业委员会副主任委员,国家卫生和计划生育委员会专科医师培训教材麻醉学科主编、专科医师培训麻醉专科专家组组长,上海市住院医师专科化培训基地麻醉科专家组组长、上海市住院医师规范化培训教材编委会麻醉学科编委,上海交通大学医学院疼痛诊疗技术研发中心主任,上海交通大学医学院麻醉学与危重病学系副主任,《中华麻醉学杂志》副总编、《临床麻醉学杂志》副主编,《上海医学》副主编,《上海医学》麻醉、疼痛、ICU 版主编,《国际麻醉与复苏杂志》顾问,《CARDIOTHORASIC & VASCULAR ANESTHESIA》编委,《BRITISH JOURNAL OF ANAESTHESIA》编委,《医学参考报-麻醉学频道》主编,《麻醉与监护论坛》主编。主持和指导国家自然科学基金 15 项,累计发表论文 200 余篇,其中 SCI 论文 35 篇。拥有专利 5 项。主编专著 3 部,参编 13 部。培养博士后 1 名,博士研究生 20 名,硕士研究生 77 名,其中获全国优秀博士研究生论文提名奖 1 名,获上海市优秀博士研究生论文奖 2 名,上海市优秀硕士研究生论文奖 2 名,上海市优秀硕士研究生 1 名。

长期从事麻醉、危重医学、疼痛诊疗等方面的临床工作以及相关的教学、科研工作。擅长心脏大血管手术的麻醉和围手术期危重患者的管理,并长期从事干部医疗保健工作,为中央保健局麻醉学科会诊专家。在多年的临床实践中积累了丰富的临床经验。创造性地提出了有关全麻本质的概念、理想麻醉状态的概念、麻醉诱导期高容量填充的概念、精确麻醉的概念、麻醉过程同时是治疗过程的概念以及麻醉无禁忌等一系列全新的理念并在全国推广,有效提升了中国的麻醉安全水平和麻醉学科的整体服务能力,极大地促进了相关学科、特别是手术科室的发展。在任中华医学会麻醉学分会主任委员期间,提出了麻醉学科发展的愿景:推动“舒适化医疗“发展的主导学科,保证医疗安全的关键学科,提高医院工作效率的枢纽学科,协调各科关系的中心学科,以及为社会熟知和认可的重点学科。这一愿景目前已成为中国麻醉学科普遍接受和努力奋斗的目标。同时还在全国范围内建立了 22 个基层麻醉培训中心,在全国普遍开展了基层医院麻醉科主任的培训工作,为中国麻醉学科的发展做出了一定的贡献。

主编简介

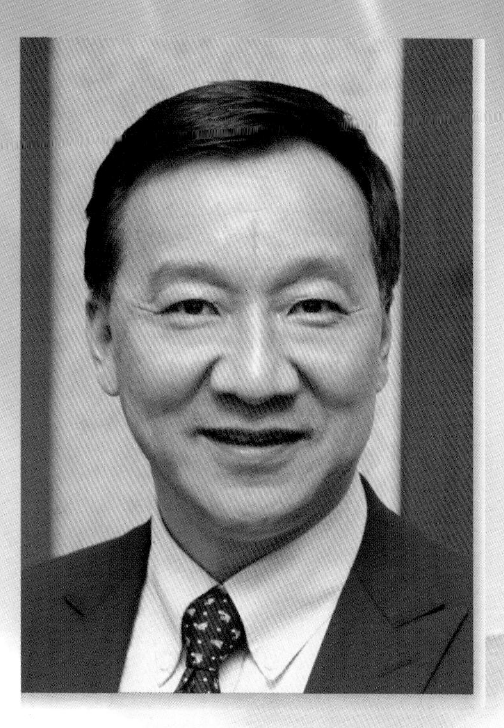

黄宇光教授，男，北京协和医院麻醉科主任，教授、主任医师，博士生导师。1960 年生于江苏省南京市，9 岁就学于安徽省芜湖市，1976 年高中毕业成为一名上山下乡知识青年，1978 年考入皖南医学院，1983 年大学本科毕业后留在大学附属医院工作，从妇产科和麻醉科两个专业中毅然选择了麻醉学专业。1985 年考入中国协和医科大学研究生学习，师从罗来葵教授。1988 年研究生毕业留在北京协和医院工作，当年晋升主治医师。1991 年赴美国犹他大学学习两年，追随恩师 KC Wong 教授，从事麻醉内环境紊乱与心血管反应性的研究。1994 年破格晋升为副教授，1998 年破格晋升为正教授。1997 年至2003 年担任中华医学会麻醉学分会工作秘书，协助时任中华医学会麻醉学分会主任委员的罗爱伦教授。

现任国家卫生计生委麻醉质量控制中心主任，国家卫生计生委血液专业标准化委员会副主任委员，国际麻醉药理学会主席（ISAP）主席，世界麻醉医师协会联盟亚澳区（AARS）常委兼副秘书长，中华医学会理事、北京医学会常务理事，中华医学会麻醉学分会副主任委员，北京医学会麻醉学分会主任委员，中国医师协会麻醉学医师分会前任会长，中国医师协会疼痛医师专业委员会副主任委员，中国药理学会麻醉药理学分会副主任委员，世界疼痛临床医师学会（WSPC）理事，国际初级创伤救治理事会（PTCF）理事和中国初级创伤救治委员会主席兼首席专家。是世界权威麻醉学专著《Miller's Anesthesia》第七版、第八版的作者。入选英国"千名医学家"（Faculty of 1000 Medicine）。现任 Anesthesia & Analgesia 栏目编委（Section Editor）、《ActaAnaesthesiologicaTaiwanica》副主编，以及《中华麻醉学杂志》、《临床麻醉学杂志》和《协和医学》杂志副主编。

专职从事临床麻醉、疼痛治疗和疑难重危患者的救治。1994 年率先在国内开展并积极倡导病人自控镇痛（PCA）技术，1999 年率先在国内将神经刺激器定位技术用于外周神经阻滞和术后镇痛。自 2007 年在北京协和医院倡导并实施临床安全新举措，包括率先在国内倡导手术三方核对制度（WHO Surgical Checklist）、建立和完善临床不良事件上报制度和创建临床用血预警系统（Haemovigilance），协助卫生部制定多项麻醉安全相关国家标准并在全国推广，并获得国家卫生计生委专项资助。自 2003 年先后主持国家自然科学基金项目五项，北京市自然科学基金三项，2007、2010 和 2013 年分别主持卫生部行业专项基金项目三项，2009 年获得中央保健基金资助一项，2010 年获世界卫生组织（WHO）重点项目一项。先后获得各类科研基金 3000 余万元。1998 年获"吴阶平医学研究奖-保罗杨森药学奖"二等奖，1999 年获卫生部科技进步奖二等奖，2006 年获教育部科技进步奖二等奖，2007 年获北京市科技进步奖三等奖，2008 年获中华医学三等奖，2009 年获国际麻醉药理学会（ISAP）年度唯一最佳论文奖。2010 年获得中国医师奖。主编和主译的书籍和教材 20 余部。社会兼职尚包括北京市政协委员、统战部中华海外联谊会第三、四届理事会理事、中国生命关怀协会常务理事和北京协和医院自媒体联盟主席等。

主审简介

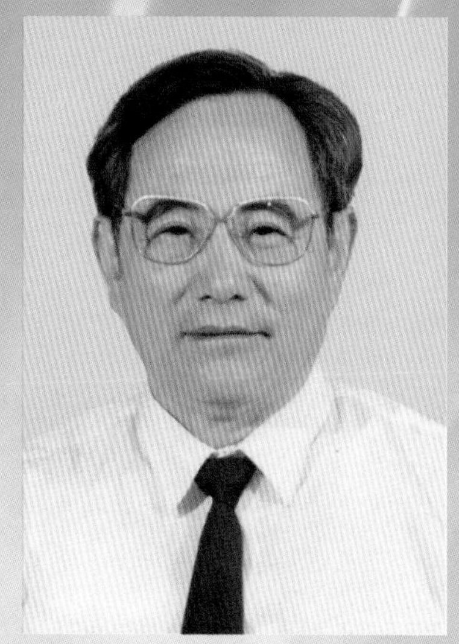

庄心良，《现代麻醉学》（第3版）第一主编，上海交通大学附属第一人民医院麻醉科教授。曾任中华医学会麻醉学分会副主任委员，上海市医学会麻醉学专科分会主任委员，上海市麻醉质控中心主任委员，《中华麻醉学杂志》副总编等职。长期从事临床麻醉和基础实验研究，在针刺镇痛，肌松药临床应用与机制研究，硬膜外阻滞对全身血流分布影响，细胞离子通道的药理学研究，麻醉深度监测及肺泡表面活性物质的替代治疗等方面，发表学术论文240篇，主编和参编《实用麻醉学》、《当代麻醉学》等10余部，曾获中国医师协会麻醉分会"麻醉终身成就奖"等奖项。

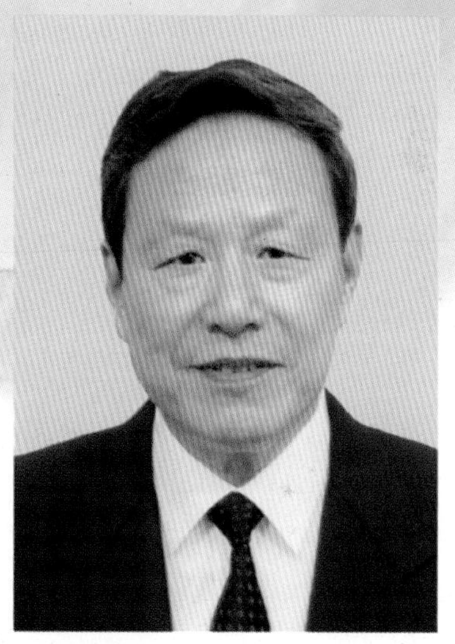

曾因明，《现代麻醉学》（第3版）第二主编，徐州医学院终身教授、徐州医学院麻醉学院名誉院长、江苏省麻醉医学研究所所长。曾任中华医学会麻醉学分会副主任委员、江苏省医学会麻醉学分会主任委员等，现任中华医学会《国际麻醉学与复苏杂志》总编、全国高等医学院校麻醉学专业教材编审委员会主任委员、江苏省麻醉科医疗质量控制中心主任等职务。2009年荣获"第三届中国医师协会麻醉学医师终身成就奖"和"中华医学会麻醉学分会突出贡献奖"。

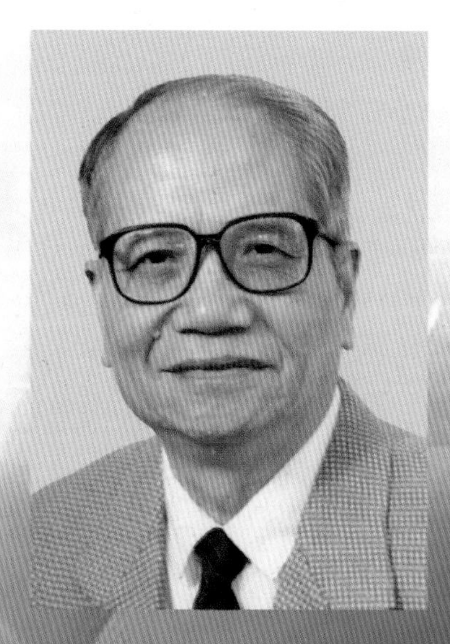

陈伯銮，《现代麻醉学》（第3版）第三主编，河北省人民医院麻醉科教授。曾任中华医学会麻醉学分会第六、七届委员、常委，河北省麻醉学分会主任委员。《中华麻醉学杂志》第二至九届编委，《国外医学·麻醉学与复苏杂志》副主编。从医55年，致力于临床麻醉与抢救危重病人一线工作。发表学术论文130余篇，就麻醉对呼吸功能及药物对肺血管平滑肌能力影响进行了专题研究。主编《临床麻醉药理学》、《现代麻醉学》等专著。

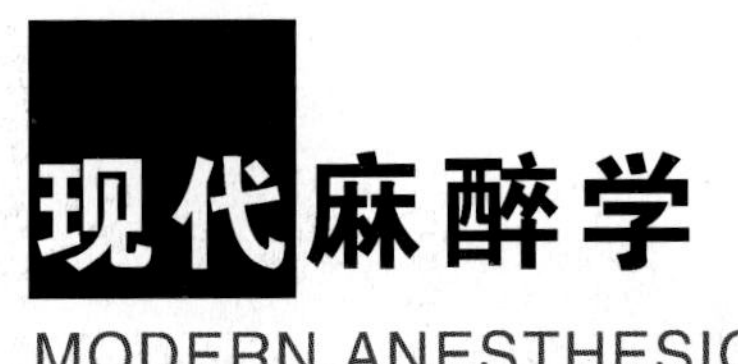

MODERN ANESTHESIOLOGY

作者名单（以姓氏笔画为序）

姓名	单位
丁正年	南京医科大学附属第一医院
于布为	上海交通大学医学院附属瑞金医院
于永浩	天津医科大学总医院
于金贵	山东大学齐鲁医院
马　虹	中国医科大学附属第一医院
马正良	南京大学医学院附属鼓楼医院
王天龙	首都医科大学宣武医院
王东信	北京大学第一医院
王志萍	江苏省无锡市人民医院
王英伟	上海交通大学医学院附属新华医院
王国林	天津医科大学总医院
王保国	北京三博脑科医院
王海云	天津医科大学总医院
王祥瑞	上海交通大学医学院附属仁济医院
王莹恬	上海交通大学附属第一人民医院
王焱林	武汉大学中南医院
仓　静	复旦大学附属中山医院
方向明	浙江大学医学院附属第一医院
邓小明	第二军医大学第一附属医院
古妙宁	南方医科大学南方医院
左明章	卫生部北京医院
石学银	第二军医大学第二附属医院
龙　村	中国医学科学院阜外心血管病医院
田　鸣	首都医科大学附属北京友谊医院
田玉科	华中科技大学同济医学院附属同济医院
冯　艺	北京大学人民医院
朱　彪	复旦大学附属中山医院
朱文忠	第二军医大学第一附属医院
朱科明	第二军医大学第一附属医院
庄心良	上海交通大学附属第一人民医院
刘　进	四川大学华西医院
刘　宿	第三军医大学第三附属医院
刘金东	徐州医学院附属医院
刘保江	山西医科大学第一医院
米卫东	中国人民解放军总医院
江　伟	上海交通大学附属第六人民医院
许　幸	北京大学第一医院
严　敏	浙江大学医学院附属第二医院
杜冬萍	上海交通大学附属第六人民医院
李士通	上海交通大学附属第一人民医院
李天佐	首都医科大学附属北京同仁医院
李文志	哈尔滨医科大学附属第二医院
李文献	复旦大学附属眼耳鼻喉科医院
李金宝	第二军医大学第一附属医院
李恩有	哈尔滨医科大学附属第一医院
杨拔贤	北京大学人民医院
杨承祥	中山大学附属佛山医院
连庆泉	温州医科大学附属第二医院
余剑波	天津市南开医院
闵　苏	重庆医科大学附属第一医院
宋子贤	河北医科大学第四医院
张　卫	郑州大学第一附属医院
张　宏	中国人民解放军总医院
张励才	徐州医学院附属医院
张秀华	中国医学科学院北京协和医院
张　莹	上海交通大学附属第一人民医院
陈绍辉	中国医学科学院北京协和医院
易　杰	中国医学科学院北京协和医院
罗爱伦	中国医学科学院北京协和医院
岳　云	首都医科大学附属北京朝阳医院

姓名	单位
赵　晶	中国医学科学院北京协和医院
赵国栋	广东省人民医院
赵雪莲	上海交通大学附属第一人民医院
赵嘉训	山西省医学会
侯　炯	第二军医大学第一附属医院
俞卫锋	第二军医大学第三附属医院
闻大翔	上海交通大学医学院附属仁济医院
姜　虹	上海交通大学医学院附属第九人民医院
类维富	山东大学齐鲁医院
祝胜美	浙江大学医学院附属第一医院
姚尚龙	华中科技大学同济医学院附属协和医院
袁世荧	华中科技大学同济医学院附属协和医院
钱燕宁	南京医科大学第一附属医院
倪　文	第二军医大学第一附属医院
徐世元	南方医科大学珠江医院
徐礼鲜	第四军医大学口腔医学院
徐军美	中南大学湘雅二医院
徐建国	解放军南京军区总医院
徐美英	上海市胸科医院
徐铭军	首都医科大学附属北京妇产医院

姓名	单位
郭曲练	中南大学湘雅医院
郭向阳	北京大学第三医院
容俊芳	河北省人民医院
黄文起	中山大学附属第一医院
黄宇光	中国医学科学院北京协和医院
崔晓光	哈尔滨医科大学附属第二医院
梁伟民	复旦大学附属华山医院
韩如泉	首都医科大学附属北京天坛医院
景　亮	东南大学附属中大医院
程卫平	首都医科大学附属北京安贞医院
傅志俭	山东省立医院
鲁开智	第三军医大学第一附属医院
曾因明	徐州医学院附属医院
熊利泽	第四军医大学第一附属医院
熊源长	第二军医大学第一附属医院
缪长虹	复旦大学附属肿瘤医院
薛庆生	上海交通大学医学院附属瑞金医院
薛张纲	复旦大学附属中山医院
薛富善	中国医学科学院北京整形外科医院
戴体俊	徐州医学院附属医院

参编作者名单（以姓氏笔画为序）

丁 明　丁志刚　丁冠男　万 里　万 磊　王 云　卞金俊　叶 治
史琪清　朱 斌　乔 青　刘长明　刘华琴　刘志勇　刘怀琼　刘俊杰
刘晓宇　孙 瑗　李 平　李 清　李修良　李斌本　应诗达　汪正平
沈 杰　宋海波　张 东　张 旭　张 军　张 兵　张 惠　张诗海
张俊杰　张俊峰　张富军　陈向东　武玉清　武庆平　杭燕南　易 斌
罗 艳　岳立辉　周仁龙　郑 艇　孟 岩　赵 欣　赵 磊　赵延华
段世明　侯跃东　姜 妤　贾丽洁　贾辰飞　徐蓉蓉　徐嘉莹　高 学
郭悦平　席宏杰　黄 舜　曹 俊　崔 涌　蒋 豪　蒋懿斐　廖 旭
漆 红　穆东亮　魏 威　魏 蔚

第1版序

祖国医药里，虽早有“迷蒙药”和“麻药”的报道，前者相当于“全麻”，后者为“局麻”，但由于文字记载轶失或失真，不论药名、炮制、用法和用量都还有待稽考核实。

麻醉药在临床上的常规使用，从乙醚、氯仿、可卡因和普鲁卡因算起，至今不到150年。

麻醉学在这150年间的变革很多，列举其卓著的项目有：

(1) 麻醉脱离外科而自成专业。当外科医师兼顾麻醉时，一般把麻醉的维持交给中技人员，不免进步慢、事故多，改由专业医师掌握，设想和改进就多而且快。

(2) 麻醉方法曾一度尽可能采用局麻浸润、神经阻滞或（和）蛛网膜下腔阻滞，手术受到一定的限制。到了本世纪40年代，吸入和静脉全麻药的品种增多，麻醉辅助药广泛地应用，全麻才逐渐压倒局麻，使胸腔、腹腔和神经外科等手术更安全而且方便；并从仅用一种吸入全麻药逐渐发展到静吸复合全麻和全凭静脉全麻。肌松药的使用，为全麻提供了更有利的条件。

(3) 由于全麻药及其辅助药的作用范围广，体内许多重要器官的功能都可直接或间接地受到影响，因此很自然临床麻醉工作者不仅要懂得内、外、妇、儿等一般临床医学知识，还应重视解剖、生理、生化和药理等基础医学知识。麻醉期间对病人情况的深入了解，还得应用时代先进的边缘学科知识，包括统计、微量分析、自控遥控、参数处理以及电子计算机等。

(4) 在现阶段局麻或全麻的程度或深度，不仅要依据体征、呼吸和血压的描记、心电图、脑电图，以及应激反应的情况作出“质”的评定；遇有危急情况，还得要有“量”的指示，如血气参数、血药浓度以及肌松等的量变作为佐证。此外当然还留有些问题，主要是学科在发展和前进中的问题，至今迟疑未决。如：麻醉应否分科分专业，甚至分化成其他专业，如复苏、急症抢救和重危医学等。

显然，麻醉学是一门必不可少的临床学科。麻醉工作者不仅需要学识渊博，而且还必须技术优良，掌握灵活，也就是麻醉工作者既懂科学，又有技艺。本书分基础理论、临床麻醉以及复苏和监测三大部分，既谈理论，更重实践，要求理论与实践能密切结合，是一本较深入而详细的麻醉学参考书。

麻醉专业人员的培养，一般说来，都得经过在校学习、临床见习、专业训练以及从事科研等阶段，这在国外是比较一致的。在校学生的学习，教课者要能提纲挈领，本书对麻醉作全面的介绍，内容较多，不妨删繁就简，选择重点章节作为讲课中参考来源。临床见习，也就是实习医师阶段，本书对麻醉用具和操作，以及抢救中紧急处理，作了重点的介绍，值得参阅。外科住院医师来到麻醉科轮转，本书中有关麻醉前准备，麻醉的选择、操作的步骤和方法，以及可能发生的意外和并发症及其处理的内容，值得细读。麻醉专业的住院医师训练，则应将本书列为指定必读的参考书，一般可随着日常医疗业务上的需要，不是从头看起，而是分章分节地细看，并应加以记忆，在一年内读完。麻醉上的任何一项操作和措施，包括给氧、用药、穿刺、插管、描记以及意外的预防等等，都得知晓和熟悉其原则性的理论指导，违背了原则就难免犯错误，本书对此非常重视，使读者能有深刻的体会和收获。至于主治医师，包括那些主要在做科研工作的，都应该有能力辅导低年资医师阅读本书，解答疑难，并进一步按时代进展作出正确评价。

总之，本书各章都能解释详明，由浅入深，是切合临床实用的一部大型参考书，是我国麻醉学发展史上的里程碑之一。

吴 珏

1985 年 1 月 25 日

回顾既往 瞻望未来(代序)

我国有悠久的麻醉和复苏历史,但作为现代麻醉学科,只是在新中国建立之后才逐步得到发展。不幸的是,正在蓬勃发展的麻醉学科又遭到了十年动乱的挫折。可喜的是,在此之后又在新的起点上逐年做出了新的成绩,直到1984年底,不论在麻醉学科的深度和广度上都呈现出新的面貌,有些临床和科研成果也已接近或赶上国际先进水平。但就全国而言,发展还很不平衡,特别是有不少单位干部队伍的数质量与仪器配备同所担负的任务还不相适应。这不仅阻碍了麻醉学科本身的发展,也影响了整个医学科学的进展。众所周知,麻醉学科的工作早已走出了手术室。即使在手术室内,麻醉人员不但要为手术创造良好的条件,并且承担着病人的安危;何况内、外、妇、儿等各科病人的抢救与复苏,常须麻醉医师参与。正如本书绪论中所说,麻醉学实质上是一种深而广的综合学科,它要求从事麻醉专业的人员了解从数、理、化到基础医学和临床医学,以至其他有关边缘学科的各种知识和技能。我们要面向世界和未来,就应该采取有力的措施,切实解决我国麻醉学科当前存在的一些主要问题,特别是人才问题,麻醉学科的建制与编制问题,仪器与药物问题,以及书刊出版问题。

新中国成立以来,麻醉专业书籍虽续有专著,但为数有限,且有的又已绝版。自1979年成立麻醉学会以来,麻醉刊物虽相继问世,但作为全面、系统的现代麻醉学论著,至今尚缺如。麻醉专业人员苦无既有基础理论又有临床实际的书可读。本书的问世,给各级麻醉专业人员的培养和提高提供了一本比较全面而又比较现代的专业读物。这对我国的麻醉事业和整个医学的发展必将起到促进作用。此书可能有缺点或(和)不足之处,但当再版时,相信必能得到充实与改进。

回顾既往,既光荣又坎坷。瞻望未来,任重而路远。切盼齐心协力,上下同心,为祖国的麻醉和医学事业的现代化锐意改革,奋起直追,以尽早全面赶超国际先进水平。

中国医学科学院心血管研究所 尚德延

1985年1月8日于北京

第4版前言

1983年6月,《现代麻醉学》(第1版)第一次编委会召开,拉开了我国麻醉学领域里的一部标志性著作编写的序幕。近30年来,《现代麻醉学》作为国内麻醉学领域标志性的权威著作,经两次再版,累计发行数十万册,伴随着几代中国麻醉医师的成长,见证了中国麻醉学事业的蒸蒸日上与蓬勃发展。在老一辈麻醉学大家们的努力下,如今《现代麻醉学》的影响力堪比中国版的《米勒麻醉学》,其在我国麻醉专业人员心目的地位与影响力,无可争辩地居国内众多麻醉学专业书籍之首,已成为麻醉医师成长的良师益友。近年来,随着科学技术的快速发展,麻醉学理论与实践均日新月异,而第3版的《现代麻醉学》距今已出版了10年,诸多内容已经不适合现代麻醉学理论与临床需求。为了顺应麻醉学科发展的需要,延续经典书籍的辉煌,麻醉学同道们迫切需要《现代麻醉学》再版的呼声也越来越高。

《现代麻醉学》第1至3版是凝聚着我国麻醉学专家心血和自主知识产权的鸿篇巨著,其中主编刘俊杰、赵俊、庄心良、曾因明、陈伯銮为此书的编撰付出了艰辛的努力与毕生的心血。前辈们的重托以及广大麻醉学同道的期望,让我们新一届主编与编委们深感责任重大。在本次再版的编写过程中,我们得到了众多麻醉学前辈特别是前任主编庄心良、曾因明、陈伯銮等教授无私的关怀、大力的支持与鼓励以及许多细致的指导。在此,衷心地向支持关心本书修订编写的麻醉学前辈们致以最崇高的敬意!

本次再版编委成员是从国内麻醉学界知名度较高、学术造诣较深的众多专家中遴选而出,经过专家以及单位推荐,由人民卫生出版社以及主编聘任。本届编委成员都是临床一线业务骨干,他们精力充沛、思维敏锐,基础理论扎实,临床实践经验丰富,而且均主持或参与编写过多部大型专业书籍,可谓是人才济济,精英荟萃。2011年8月全体编委和主审以及主编助理在河北省石家庄市召开了"《现代麻醉学》(第4版)修订编写工作会议",会议详细讨论确定了修订编写原则、各章节内容及深度、编写进度、交叉审稿方式与流程等,以保证成书各部分内容的编写质量,避免编写内容重复、前后观点矛盾等可能出现的问题;会议决定邀请目前国内在麻醉学临床和科研方面饶有建树的近百位专家亲自执笔编写,以确保编写质量。正是这次会议,使全体编委与作者能够理清思路,齐心协力,克服时间、空间上的诸多困难,稳步推进编写工作,保证了《现代麻醉学》再版修订编写工作的如期顺利完成。

本版《现代麻醉学》参考前3版的编排目录,将全书分为7篇:绪论、麻醉生理学、麻醉药理学、临床监测、临床麻醉、危重病医学和疼痛医学,共118章。虽然全书编排体例与前一版有相似之处,但是各章节在具体内容上对近年来麻醉学发生的巨大变化进行了全面的阐述与补充,其中涉及章名更改25章、内容有交叉的16章合并为8章、新增11章、删除1章。在此版中,对于已被广泛接受的经典内容,如"麻醉生理学"、"麻醉药理学"等,我们限制了原有篇幅,保留精华,增加了一些新的内容,并仔细核对了相关数据的准确性;对于近年来临床发展迅速的技术,如"麻醉深度监测"、"气道管理技术"等,我们在介绍基本概念和原理的基础上,补充了许多新理论、新技术;此外,根据现代医学的发展和当前麻醉临床与科研的需要,增加了一些章节来讨论麻醉学相关的新问题，新增章节包括：第 6 章“模拟患者教学”，第 8 章“麻醉中的伦理与法律问题”，第 9 章“麻醉学科的前沿问题”，第 36 章“心电图”，第 40 章“肾功能监测”，第 41 章“神经功能监测”，第 67 章“机器人手术麻醉”，第 84 章“精神病患者的麻醉”，第 97 章“冠状动脉综合征”，第 101 章“急性肝功能障碍”以及第 111 章“危重患者的镇静与镇痛”。当然，由于新的基础研究和临床试验证据层出不穷，书籍的编写、出版具有时间的滞后性，因此我们并非一味求新，而是以介绍目前得到广泛认可的原则性观点为主。随着时间的推移，本书中描写的某些概念、理论、技术方法或药物应用等很有可能发生新的变化，请读者们注意领会文字的核心思想，而不要拘泥于个别细节。

现代计算机和信息技术飞速发展为本次再版的编写提供了极大的便利，尽管如此，文字的工作量仍是非常之大。初稿完成后，在编委交叉审稿的基础上于 2012 年 10 月在上海召开了“《现代麻醉学》（第 4 版）定稿会”，按统一标准将稿件质量评级并给出详细的修改意见，对于不甚理想的稿件甚至不惜组织重写。在基本定稿之后，我们还专门组织人员对全书内容，尤其有关数据和单位等进行了仔细的校对，规范书中涉及的医学名词，消除编写过程中的笔误现象。严格控制编写质量的目的，是维持《现代麻醉学》一贯以来的准确性和权威性，不辜负麻醉学广大同道的关心和信任，让其仍成为麻醉工作者的必备参考书。但是尽管做出了大量的工作，由于全书内容繁杂、参编人员学识水平所限以及编写时间不能无限延长等原因，书中难免仍存在诸多不妥甚至错误之处，恳请广大读者提出批评指导意见。本书有些图片来源于网络及其他参考书，但一直未能联系到版权人，希望版权人看到本书后与我们联系，在此表示感谢！

现代医学的发展对麻醉学科提出了新的挑战和要求，如何转变观念，努力把麻醉学科建设成为现代医学领域的关键学科和医院的枢纽与平台学科，已经成为人们的共识。《现代麻醉学》30 年来伴随着中国麻醉学的日新月异，为我国麻醉学的发展起到推波助澜的作用。我们有理由相信，中国麻醉学科未来必将不断传承，越发创新，担当使命。谨此，在《现代麻醉学》新版完成之际，我们对参与修订编写本书的所有作者表示诚挚的谢意与崇高的敬意！正是这个团队的精诚合作和共同努力保障了本书的质量。同时感谢主编助理倪文教授以及长海医院孟岩医师、项明琼医师等的不懈帮助和无私奉献，他们花费大量时间与精力用于本书修订的审稿与校对；感谢邹文漪医师负责整理整个稿件，并负责与诸位作者和人民卫生出版社编辑联系交流。感谢人民卫生出版社窦天舒主任、贾晓巍主任和尚军编辑及其团队对本书修订再版的大力支持，正是他们一丝不苟、严谨细致的编辑工作才使本出书更倾向于圆满。最后感谢所有一直关心本书再版的前辈、专家和广大读者们！

邓小明　姚尚龙　于布为　黄宇光

2014 年 1 月

第1版前言

在现代化的进程中，传播信息和更新知识是至关重要的工作。作为近代新兴学科的麻醉学，举凡临床工作的变革、科学研究的进展以及新技术新方法的开发等项目，发展都极其迅速，变化也很多样。面临如此高速发展和频繁更新的学术局面，麻醉工作者对本专业（及其有关的）书籍的渴求，当不难理解。近些年来有关麻醉学的专著虽也已有相当数量，但由于种种原因，还难满足客观需求。《现代麻醉学》的出版，显然会受到广大读者的欢迎。

《现代麻醉学》的作者，都是经过审慎选聘，对各项专题既有丰富的实践经验，又有深厚理论修养的同志。这样便保证了该书的质量和水平。因此，作者们在内容上的求新、在写作上的求准以及力求理论结合实际的精神，已经充满字里行间。在定稿之前，每稿无不经过反复讨论和修改，确已达到细致入微的程度。作为多作者的论著，宜忌观点上的彼此矛盾和内容方面的前后重复，否则即有增添读者的困惑之虑。《现代麻醉学》的作者们已经重视此一问题，在编写过程中进行过反复核审，力求前后贯穿、浑然一体。迄今麻醉学的多作者专著还不多，经验还有待探索；相信《现代麻醉学》的许多编写经验将会为今后的工作提供借鉴。

在我国麻醉学的文库中，我们高兴地看到又增加了《现代麻醉学》这样一部博硕的专卷。作者们虽只论述了麻醉学的专业知识，并未直接触及作者们对专业的热爱以及精心传播专业知识的热情，但读后却不致对此无所体会的。换言之，《现代麻醉学》不仅为读者提供了可贵的专业知识，而且也将予读者以精神上的激励。

祝贺《现代麻醉学》为我国麻醉学作出的贡献！

谢　荣

1985年1月24日于北京

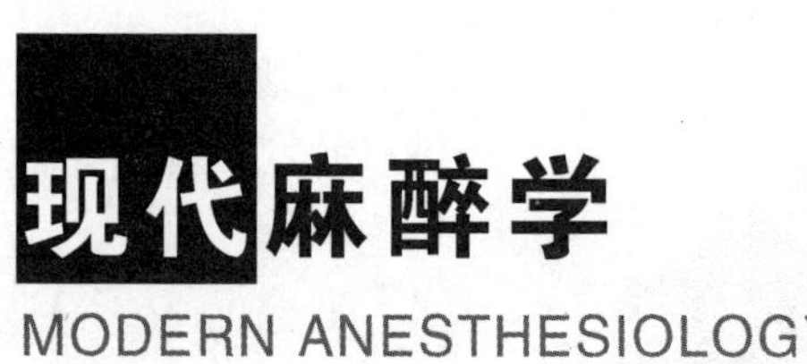
现代麻醉学
MODERN ANESTHESIOLOGY

第2版前言

当完成第2版《现代麻醉学》修订任务的时候，如释重负，心情难以平静。作为从事近半个世纪的麻醉科学工作者，不仅亲身经历和体验着我国麻醉学的进步和发展，而且《现代麻醉学》也基本代表了我国麻醉学的水平和现状。《现代麻醉学》的组织编写，是我国麻醉学界的一件大事，它是与我国麻醉学的发展紧密联系在一起的！

50年代吴珏教授的《临床麻醉学》及谢荣教授的《麻醉学》先后问世，对促进我国麻醉事业的建设和专业人才的成长起了很大作用。60年代两书再版，以其精湛的内容而风靡海内。70年代编写的《实用麻醉学》，出版后仍受到广大读者的欢迎，可惜这些书都未能得到再版。1983年1月11日人民卫生出版社编辑部，根据广大读者的需要，向全国发出了征询函，希望组织编写一本具有我国水平的麻醉学著作，具体征询了以下意见：①你认为国内哪个单位或某人作为主编合适；②需要多少人的作者队伍，推荐哪些同志编写；③这次编写工作如何组织比较可行。不久编辑部就收到各地的回信，经过整理归纳大家的意见，确定组织全国的专家学者编写一部麻醉学。参考各地推荐的作者名单，编辑部决定组成一个相对年轻力壮并适当照顾地区分布的班子组成编委会，共有8名成员即史誉吾、庄心良、刘俊杰、陈伯銮、应诗达、郑斯聚、赵俊、曾因明。其中最高年龄61岁(1人)，50～59岁(4人)，最低年龄49岁(3人)。经过充分的准备以后于1983年6月7～11日在北京人民卫生出版社召开了麻醉学第一次编委会，会议由人民卫生出版社王兵主任主持，贾同彪社长讲了话。会议回顾了近年来麻醉专业的迅速发展与广大专业人员的要求，认为在近期内编写一本能够反映现代麻醉理论与技术进步，具有我国麻醉特点的麻醉学是非常必要的。经过详细的讨论，确定该书的性质为高级参考书，特别是供高年医师参考阅读之用。编委会邀请我国麻醉学界先辈及知名专家吴珏、尚德延、谢荣、谭蕙英、金士翱、李德馨担任该书的评阅工作，编委会推荐刘俊杰、赵俊担任主编，即开始编委会的工作。首先就编书的指导思想、特点、编写内容、估计字数、预计进度和编委分工与编审程序等进行了充分的讨论，制定了详细的编写计划，推荐编写的作者。会议认为麻醉学的内容基本上包括三个方面，即基本理论、临床麻醉和复苏重症监测治疗等。要求本书能够反映现代麻醉学的新理论、新知识、新技术，又能反映我国麻醉的特点和专业水平。编写过程中应注意理论与实践相结合，具有科学性、系统性和实用性，以达到有较高学术价值而又能指导临床实际的麻醉学专著。

麻醉学的编写是一个庞大、复杂而又精密的系统工程，从1983年6月召开第一次编委会开始启动，到1987年10月《现代麻醉学》的出版，整整经历了四年多的时间，这期间先后在北京、桂林、徐州等地召开过四次编委会，还有两次是利用其他会议，在大连、南昌召开了部分编委参加的编委会。本书参考了国内外麻醉学专著如Miller R D，Gray T C，Collin V J，山村秀夫、吴珏、谢荣等学者的权威著作和大批参考文献，首先根据麻醉学的进展和国内麻醉学的现状，拟定出全书编写的框架结构，同时从全国推荐具有一定学术水平，学有专长和写作能力的作者，发出征求意见函，经过约半年的书信往来反复磋商，于1983年12月18～25日在北京召开了第二次编委会，制定出编写题纲（章节细目），落实编写人员。在编写过程中编委要针对章节内容的重复和重要的遗漏进行调整，例如通过全书两个系统（呼吸和循环系统），从基础理论、临床麻醉和复苏监测治疗三个方面的内容进行纵横平衡、协调理顺，使之既互相衔接又各有侧重。对全书的书写格式、医学名词、药物剂量和计量单位进行统一规范，便于读者参考应用。1984 年 5 月 25～29 日在桂林召开第三次编委会，对全书稿件进行了初审，认为大部分稿件基本上符合要求并具有一定水平，对少数稿件进一步作了加工修改或补充。1985 年 2 月 3 日在徐州召开了第四次编委会，会议的中心任务是对全书定稿，要求全部书稿、图表达到出版要求的齐、清、定。最后于 1985 年 3～4 月由主编、部分编委、绘图人员和编辑同志的共同参与下通过定稿。这本最后定名为《现代麻醉学》的专著从最初设计为 74 章扩充为 95 章，参与编写的作者从最初全国推荐的 20 人（分布全国 11 个省市）最后增加至 34 人（分布全国 16 个省市）共计 197 万余字于 1987 年 10 月出版发行。

这是我国第一部全国性集体编写的麻醉学专著，在人民卫生出版社的大力支持与帮助下，通过广泛的征求意见受到全国广大麻醉工作者的热情支持，经过全体编委编辑同志们的同力合作，全体参与编写的专家学者的辛勤耕耘，而获得的丰硕果实。本书在 1990 年被评为全国优秀科技图书一等奖，在人民大会堂举行了发奖大会，江泽民总书记在致评奖委员会的信中，表示衷心的祝贺并希望广大科技工作者和科技出版工作者再接再励努力创新，不断提高科技图书的著作水平和出版质量，为促进科技进步，建设有中国特色的社会主义作出更大贡献。

《现代麻醉学》（第 1 版）出版以来，承全国同道雅爱，一再印刷发行，仍未能满足读者求索。

近年来，麻醉学在理论和实践上有许多重要进展，亟需在第 1 版的基础上再版修订。

读者不难发现：第 2 版在前版基础上新增了不少章节；对大多数旧有章节进行了大幅度修改；许多章节也增加了新内容。

我们仍沿第 1 版的编辑方针：《现代麻醉学》是一部高级参考书，主要对象是麻醉界的中、青年医师。故而力求理论上讲深讲透，实践上反映国内外临床上成熟的经验，推荐当前的流行的处理方案。由于照顾到我国麻醉队伍参差不齐，水平殊异，故编写中仍遵从由简入繁，从浅入深原则，循序渐进地介绍，以利于广大基层同道学习。

第 1 版问世以来，我国麻醉事业有很大发展，从业人数倍增。当前我国既有系统的从麻醉专业本科学制到大学毕业后的硕士、博士培养教育；广大的在职人员也有“毕业后教育”的迫切愿望，故第 2 版增加了麻醉学教育和科学研究的有关内容。

第 2 版基本上采用“中华人民共和国法定计量单位”。为了适应读者深刻的旧制印象，有些计量单位采用新旧并列的过渡方式，另外，少数章节中引用的旧参考资料，尤其是有些说明图表，骤难更改。

本版增加了少数学有专长的老专家，尤为可贵的是还收纳了一些新生力量，分布虽不够均衡，可能尚有些跨世纪的新秀未能罗致，但本版已开始注意到向此工作方向努力。

感谢全体编著者的支持，编委们的辛苦，编辑秘书的努力，本版历经两年编辑完成，虽未臻完善，但我们已尽了最大的努力，缺点和错误尚希广大读者批评指正。

本书插图少数沿用旧图，一些新图由同济医科大学协和医院彭晓兰、刘楚建设计描绘，一并致谢。

刘俊杰　赵俊

1996 年 4 月 7 日

第3版前言

自《现代麻醉学》再版至今又已过了5年，麻醉学科与其他学科一样都处在迅速发展之中。近年来，基础医学如分子生物学、免疫学和遗传学，以及与麻醉学密切相关的生理、药理、病理学等学科的进步，为麻醉学理论和临床工作提供了广阔的发展空间。面临新科学、新理论和新技术的挑战，为适应麻醉专业发展的需要，势必要进一步修订和充实《现代麻醉学》一书。由知识渊博、专业造诣精深的刘俊杰教授和赵俊教授继续主持第3版修订工作，才是众望所归。但两位教授高瞻远瞩，为了扶掖晚辈、加速麻醉专业队伍的培养，一再辞谢主编的工作，并以极大的热情关切这次修订工作，并给予很大的鼓励、支持和指导，我们深受感动并致以最衷心的感谢。

人民卫生出版社考虑到本书编写工作的连续性，应能承上启下、继往开来，所以把第3版的修订工作就托付给原编委会中相对较年轻的我们三人。尽管我们从事麻醉专业工作已40余年，但因学浅才疏，实感难以承担如此之重任。人民卫生出版社在经过广泛听取各方面的意见后，决定聘请国内负有盛名、学有所长的11位专家学者参加本书的编委会工作，大大加强了第3版编委会的组织力量，为这次修订工作提供了学术和组织上的保证，使此书的再版工作得以顺利的运转。

本书的出版得益于来自全国各高等医学院校和临床医院70余位作者的热心参与，他们都是具有20年以上丰富的医学教研工作经验，博学多能的主任医师或教授，多数人同时担任着博士生、硕士生导师的工作。他们是国内麻醉专业队伍中的中流砥柱，各有所长。他们的学术创作、学术体会将在不同的章节内得以呈现，为本书的内容增添了不少的光彩。这也反映出我们的麻醉专业队伍人才辈出，青出于蓝而胜于蓝，一定会创造出更加兴旺发达的明天。

我们努力去实现第3版编委会制定的编写要求，以期能较全面系统地介绍具有21世纪水平的医学科学和麻醉学理论以及临床知识与技能。尽管全书从原131章压缩为116章，但无论在篇幅上，还是知识覆盖面上，尤其对基础理论和相关的边缘学科知识都有了较大的拓展。临床麻醉部分不仅注意到新技术的进展，同时着重于以人为本的实用性。鉴于国内在危重病人的监护治疗方面有了迅速的发展，ICU的设置不仅在数量上增长，而且管理工作也日臻完善。本书尽可能反映出国内外学术界在这方面所取得的新成就、新理论。此外，对疼痛治疗的基础理论、镇痛和急慢性疼痛治疗诸方面内容，以及对围手术期和分娩疼痛的临床评估和治疗的基本方法进行了详尽的介绍。麻醉科建设、麻醉质量管理、人才培养和科研工作是麻醉学科的重要工作，希望能引起读者对这方面工作的重视和关切。

尽管全书含有400余万的文字叙述和500余幅图表说明，但仍难全面概括麻醉专业有关的理论知识和技能。有的内容偏重于理论上的叙述，但在文字上还不够深入浅出，进一步结合临床工作仍有拓展的余地。

由于受知识水平和文字修养所限，使本书内容的编排以及编辑工作还不能做到十分地严谨，同时在章节间还可能存在一些内容重复或遗漏的问题，这多少会影响到内容的系统性和先进性的表述，为此，我们感到心存遗憾。

本版第一次编委会的组织工作是于 2000 年 9 月开始启动的，至今已两年有余了。在即将出版之际，我们由衷的感谢全体编者的辛勤劳动，编委们的关切与支持。老一辈专家们的帮助和具体指导使我们难以忘怀，尤其李德馨教授不辞辛苦，日夜兼程地复审了数以十余万字的稿件。这些老教授的德才风范永远是我们学习的榜样。我们还得感谢李士通、容俊芳和李军三位助理以及张莹博士等同志，他们为本书统稿编辑工作付出了大量的心血和时间。

在此，我们殷切地希望广大读者对本书的缺点和错误不吝赐教和指正。

庄心良　曾因明　陈伯銮

2002 年 12 月

目　录

上　册

第一篇　绪　论

第二篇 麻醉生理学

第三篇 麻醉药理学

第四篇　临床监测

第五篇　临床麻醉

下 册

第六篇　危重病医学

第七篇　疼痛医学

第一篇　绪　　论

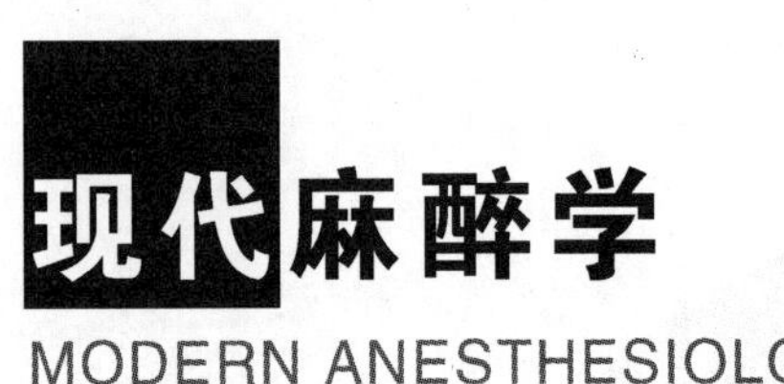
现代麻醉学
MODERN ANESTHESIOLOGY

第1章 麻醉学发展史

在人类历史发展的长河中，发现能安全缓解疼痛的方法（麻醉）还是相对近代的事情。现代麻醉学的历史不过170余年，是医学领域中一个新兴的学科。这门学科是伴随着医学和科学技术的发展，以及临床工作的需要，在集中了基础医学、临床医学以及其他学科有关理论的基础上，应用近代科学技术成果于临床而建立起来的，目前已成为临床医学的重要组成部分。而中国麻醉学科的建立是在中华人民共和国成立以后的事情。经过60余年我国麻醉工作者几代人不懈的努力，麻醉学科现已有了很大的发展，不仅拓宽了麻醉工作的范畴和领域，加强了各级医院的麻醉科室建设，也培养了大批的麻醉专业人才，使专业队伍日益扩大，业务水平不断提高，取得了很大成绩。今后麻醉工作者将更好地发扬救死扶伤精神，作好各项麻醉工作，不仅要继承和发扬麻醉先辈开创的事业，更要培养一代新人，在临床上作出优异成绩，以促进我国麻醉学科的现代化，同时推动医学其他学科的发展，并随着世界麻醉科学技术的发展潮流共同前进。

第1节 麻醉学的基本概念及发展

一、麻醉的基本概念

医学是在人类与疾病作斗争的长期过程中形成的。以后又衍化出临床医学，内、外、妇产等分支学科。尽管经历了漫长的历史才出现“麻醉”的概念，但在人类遭遇各种伤害和手术引起的疼痛时，人们一直在寻找解决疼痛的方法。

“麻醉”（anesthesia，希腊文 narcosis）一词源于 Oliver Wendell Holmes（1809 ~ 1894）在 1846 年 11 月 21 日写给 William T. G. Morton（一位波士顿的牙科医师，1846 年 10 月 16 日在美国麻省总医院首次向公众成功演示了乙醚麻醉下的外科手术）的私人信件中的提议。希腊语中 an 是“没有”的意思，esthesia 是“知觉”的意思。Holmes 也提出了其他几个词（如 antineurotic，aneuric，neuroleptic，neurolepsia 和 neurostasis），但因乙醚引起的改变是属于生理性的，而其他那些词因过于“解剖化”而最终未被采用。麻醉的含义是指用药物或其他方法使患者整体或局部暂时失去感觉，以达到无痛的目的，从而能为进一步的手术或其他治疗创造条件。麻醉学（anesthesiology）则是运用有关麻醉的基础理论、临床知识和技术以消除患者的手术疼痛，保证患者安全，为手术创造良好条件的一门科学。

二、麻醉概念的发展

麻醉和麻醉学的范畴是在近代医学发展过程中逐渐形成的，并且仍在不断地更新变化。随着外科手术及麻醉学的发展，麻醉已远远超过单纯解决手术止痛的早期目的，工作范围也不再局限于手术室，因而现代麻醉和麻醉学的概念有了更广的含义。它不仅包括麻醉与镇痛，而且涉及麻醉前后整个围手术期的准备与治疗、监测手术麻醉时重要生理功能的变化、调控和维持机体内环境的稳态以及为手术提供良好的条件，为患者安全度过手术和术后顺利康复提供保障；一旦遇有手术或麻醉发生意外时，能及时采取有效的紧急措施抢救患者。此外，麻醉学科还承担危重患者的复苏急救、呼吸疗法、休克救治、疼痛治疗等。麻醉工作者的足迹现已涉及整个医院甚至其他场所。

现代麻醉学，又分为临床麻醉学、复苏与重症监测治疗学及疼痛诊疗学等，成为一门研究麻醉镇痛、急救复苏及危重病医学，特别是围手术期医学的综合性学科。它既包含有基础医学各学科中有关麻醉的基础理论，也需要从业者有广泛的临床知识和熟练的操作技能。麻醉工作者通过医疗、教学和科研工作，正在不断地提高临床麻醉工作的质量和充实麻醉学科的内涵。

三、麻醉发展的三个阶段

（一）古代麻醉发展阶段——麻醉的发现与萌芽

从史前时期开始，在人类进化的过程中，在人类与自然界特别是与其他物种竞争、搏斗以求生存发展的过程中，逐渐积累了原始的医学概念。此后，古代医学的发展经历了悠久的岁月，对麻醉的认识也从盲目无知、依靠巫神到有目的地寻找探索，一直到18世纪中叶出现了化学麻醉药才进入近代麻醉阶段。这一阶段的特点是人类在遭受到伤病及手术所产生的痛苦后，逐步寻找解除病痛的方法。中国传统医学的结晶——中医的发展历程，即充分的体现了这一点。从针石压脉，到“神农尝百草”，再到后来的“麻沸散”，《本草纲目》中提及的多种药物都含有麻沸（即“糜沸”，乃扰乱之义，言如糜粥之沸于鼎，见《辞通》）和镇痛的元素。其间还出现过应用鸦片、大麻、曼陀罗等草药镇痛等方法（主要是阿拉伯国家、印度等）。但从麻醉的概念来看，不论其麻醉效果和安全性均与现代麻醉应用的药物和方法存在较大距离，尚处在蒙昧或萌芽状态。

（二）近代麻醉发展阶段——临床麻醉学的形成

从18世纪中叶开始，乙醚等全身麻醉成功地应用于外科手术，是为近代麻醉学的开端。这一阶段的特点是许多医学家、化学家、乃至医学生等为麻醉药的发现和临床应用作出了贡献。同时使麻醉方法和药物在临床上的应用日益多样化。针对麻醉手术过程中的问题，也从单纯的镇痛发展到麻醉期间及麻醉前后比较全面的处理，直到20世纪30～40年代，积累了丰富的临床经验，产生了较多的专职麻醉医师，才逐步形成了临床麻醉学。

（三）现代麻醉学的发展阶段

进入20世纪50年代，在临床麻醉学发展的基础上，麻醉的工作范围与领域进一步扩展，麻醉学的基础理论和专业知识不断充实，麻醉操作技术也不断改进和完善，麻醉学科和专业进一步发展壮大，从而迈进了现代麻醉学的发展第三阶段。这一阶段的特点表现在出现了大量专职从事麻醉专业的人员；由于麻醉工作的范围与领域的扩展，麻醉学又分支出很多亚学科，如危重病医学和疼痛医学。随着新理论、新知识、新技术的广泛积累和运用，都极大地促进了麻醉学的现代化，并推动了整个医学现代化的发展。

四、麻醉学科在临床医学中的重要作用

麻醉学科在临床医学中日益发挥着重要作用，不仅为外科（包括腹部、神经、整形、胸心、血管、泌尿、小儿等）、妇产科、耳鼻喉科、眼科、口腔科、微创介入等手术患者提供安全、无痛、肌松及避免不良反应和知晓、创造良好的手术条件以完成手术治疗；同时通过它所掌握的复苏急救知识和技术，对各临床科室患者，特别是危重症患者发生的循环、呼吸、肝肾等功能衰竭进行及时的处理，以至今日在加强医疗病房（intensive care unit，ICU）的管理、疼痛诊疗门诊以及其他有关治疗诊断场合等方面，都日益发挥着重要作用。

五、麻醉学与其他学科的关系

麻醉学是一门基础医学与临床医学密切结合的学科，其主要特征是为医学临床各科开展创伤、侵入性治疗手段提供安全保障和便利条件；为接受各种检查、治疗的患者提供安全、舒适的服务；为濒危患者提供生命支持；是医学三大功能（救死、扶伤、疗病）中的主体学科之一。在基础医学方面，麻醉学以药理、生理、生化、病理生理学为基础。近年来麻醉学又与生物物理、分子生物、免疫、遗传、生物医学工程学等学科密切联系，进一步探讨和阐明疼痛与麻醉对机体的影响和机制。在临床医学方面，麻醉学

主要在复苏和危重症医学方面研究机体死亡与复活的规律。通过临床实践,麻醉学又在不断验证和丰富诸如疼痛学说、麻醉药作用机制、麻醉对遗传的影响等基础理论。随着整个医学科学和麻醉学的发展,麻醉学与其他学科的关系将更加密切,相互促进,共同提高。

第 2 节　古代麻醉发展史

一、古文明国家的麻醉发展简史

医学的演进与社会文化、科学和哲学的发展密切相关。古代文化的中心在埃及、巴比伦、印度和中国。古代医学也是在这几个国家发源和发展的。公元前 6000 年人类已能进行比较复杂的手术,可以看到在新石器时代人的头颅上,有做过类似现在环钻手术的痕迹。在古代埃及已经知道做截肢术和睾丸切除术。但还没有发现有减轻疼痛的知识和措施。在埃及金字塔上所绘的手术图案中患者是清醒的,这一时期可能使用过鸦片和大麻镇痛。在公元前 2250 年的医书中可以看到亚述及巴比伦人实施手术的叙述,公元前 1400 年到公元前 1000 年,古印度人已知道在外科手术中用针、亚麻线或头发缝合组织。公元前 900 年在古希腊及古罗马已能从伤口中取出异物并进行止血手术。这一时期由于受宗教迷信的影响,认为疾病和死亡是人们受到上帝惩罚的结果,只有依靠祈祷求神而消灾去痛。公元前 400 年,Hippocrates 即描述过鸦片的镇痛作用,但是却没有被用于减轻手术的疼痛。公元前 100 年,Pedanius Dioscorides 在其著作《药物学》中描述了曼陀罗的镇痛和记忆遗忘作用,但一直没有引起重视,认为它是邪恶的东西。在西亚古国阿西利亚曾经用压迫颈部血管引起患者昏迷的方法,实施包皮环切术。1562 年法国医师 Paré 用绑扎四肢的方法,以压迫神经血管减轻手术的疼痛。1646 年,Bartholin 在其著作里描述了 Severeno 应用冷冻的止痛方法,但这些方法可能引起肢体的坏死。以后又有人采用放血的方法,使患者产生脑贫血引起失神而进行手术。中世纪的多种手稿都曾提到"麻醉海绵",即使用浸有各种止痛或催眠药物如鸦片、莨菪等的海绵浸泡热水后给患者吸入或吮吸来进行麻醉的尝试,其中尤以应用含有莨菪碱和其他生物碱成分的曼陀罗为多。在这种药物的影响下,有可能使患者在较长时间的睡眠下实施手术。也有采用饮酒的方式,使患者在酩酊状态下实施手术。一直到 18 世纪化学麻醉药的出现,才结束了麻醉的启蒙状态。

二、中国古代麻醉发展简史

我国很早以前就有关于麻醉的传说和记载,例如,"神农尝百草,一日而遇七十毒",就反映了我国古代人民很久以来就千方百计寻找治病止痛的良药。另一方面,在原始氏族公社时期,随着石器工具的使用,逐渐产生了用砭石治病的经验,有"伏羲制九针"的传说。据《山海经 · 东山经》记载:"高氏之山…… 其下多石"。郭璞注解说:"砭针,治痛肿者"。是外科方面原始的医疗工具,也是我国针灸术的萌芽。在《列子 · 汤问篇》和《史记 · 扁鹊列传》中就有春秋战国时代著名医学家进行外科手术的记载。战国名医扁鹊以"毒酒"作麻药,为患者"剖腹探心"。公元 2 世纪,我国伟大的医学家华佗发明了"麻沸散",据《后汉书 · 华佗列传》、《三国志 · 华佗列传》中记载:"疾发结于内,针药所不能及者,乃令先以酒服麻沸散,即醉无所觉,因破腹背,抽割积聚;若在肠胃,则断截湔洗,除去疾秽,既而缝合,缚以神膏,四、五日创(疮)愈,一月之间皆平复。"说明在三国时期,华佗就已经使用全身麻醉进行了腹腔手术。麻沸散又名麻肺散或麻肺汤,据宋人窦材说:"汉北回回地方有草名押不芦,以少许磨酒饮,即通身麻醉如死,加以刀斧亦不知……押不芦即曼陀罗"。在公元 1 ~ 2 世纪《神农本草经》载有药物 365 种,其中就有不少具有镇痛麻醉的药,如羊踯躅、大麻、乌头、附子、莨菪子、椒等。公元 652 年孙思邈著《备急千金药方》和 752 年王焘著《外台秘要》,都有用大麻镇痛的记载。1337 年元代危亦林著《世医得效方》记载了草乌散。1381 年明代朱棣等所撰《普济方》亦载有草乌散的制法和用法。1578 年李时珍在《本草纲目》中,介绍了曼陀罗花的麻醉作用说:"用热酒调服三,少顷昏昏欲醉,割疮灸火,宜先服此则不苦也。"1642 年明代张景岳《资蒙医经》记有蒙汗药,用闹羊花、川乌、草乌、乳香、没药等磨为极细粉末,用热酒调服。1662 年王肯堂《证治准绳》、1743 年清代祁坤的《外科大成》及同年赵学敏所著《川雅内编》介绍了由草乌、川乌、天南星、蟾酥、番木鳖等组成的药方。关于针灸镇痛,早在战国时期(公元前475~221年)古典医书《黄帝内经》中,在针灸方面就已从经络穴位、针灸法到针灸理论做了比较系统的论述,有针刺治疗头痛、牙痛、耳痛、关节痛和胃痛等记载。相传为秦越人所著的《难经》论述了经络穴,215~282年晋黄甫谧著《针灸甲乙经》进一步总结了古代针灸的成就,是我国最早的一部比较完整的针灸专著。宋代王唯一撰成《铜人针灸穴图经》三卷,介绍了如何制成铜人模型。明杨继洲著《针灸大成》十卷,总结了明代以前的针灸学方面的成就。清代《医宗金鉴·针灸心法要决及其经络经穴图解》,流传很广泛。在复苏急救方面,公元前4~5世纪,有扁鹊切脉以诊断人之生死,用针、砭石和草药进行急救复苏的记载。据史记记载,虢国太子患尸厥症,呈现假死状态,扁鹊根据太子的病情,确认患者并未死亡,用针刺热熨和汤药等使患者起死回生。东汉末年张仲景目睹疫病流行而造成惨重的死亡,写成《伤寒杂病论》十卷。传现存的《伤寒论》载方113种。张仲景《金匮要略方论》载有对自缢者的抢救方法:"徐徐抱解,不得截绳,上下安被卧之,一人以脚踏其两肩,手少挽其发,长弦弦而勿纵之;一人以手按据胸上,数动之,一人摩捋臂胫,屈伸之,若已僵,但渐渐强屈之,并按其腹。"说明早在2~3世纪,中国即已实施了比较完善的复苏术。以后晋代葛洪《肘后备急方》中亦有关于复苏猝死患者的详细记载:"徐徐抱解其绳,不得断之。悬其发,令足去地五寸许,塞两鼻孔,以芦管内(纳)其口中至咽,令人嘘之。有顷,其腹中转,或是通气也。其举手捍人,当益坚捉持,更递嘘之。若活了能语,乃可置。若不得悬发,可中分发,两手牵之"。这是对经口吹气法的最早记录。本法操作包括人工呼吸的基本要领:①悬发或牵发以保证呼吸道通畅;②用芦管插咽吹气,类似于今经通气管吹气;③塞鼻以防漏气,以符合对经口人工呼吸的要求。其他在《普救类方》、《广惠普救方》也载有关于吹气人工呼吸的方法。总之,在我国历代的医药著述中,有关麻醉止痛、复苏急救等方面的记载内容丰富,经验宝贵,有待我们进一步发掘整理。同时也说明在我国医学发展中,麻醉学方面也有很大的成就和贡献。

第3节 近代麻醉发展史

一、全身麻醉的发展

(一)吸入麻醉的发展

早在1540年,Valerius Cordus就已合成乙醚。在Paracelsus的有关著作中也提到乙醚有消除疼痛的作用。1754年,J. B. von Helmont发现了二氧化碳,1757年Joseph Black将其分离出来。18世纪中叶,1772年Priestley和Joseph Black发现了氧化亚氮(笑气),1799年,年仅20岁的化学家Humphry Davy证明氧化亚氮有镇痛作用。1818年Michael Faraday发现乙醚的麻醉作用。1824年Henry Hill Hickman在动物实验中发现吸入高浓度二氧化碳可产生麻醉作用,但未用于人。1831年分别由von Liebig、Guthrie和Soubeiran发现氯仿。

1842年3月30日美国乡村医师Crawford W. Long使用乙醚吸入麻醉给患者做颈部肿物切除手术成功,只是因为地处偏僻一直到1849年才予报道。他的妻子为了纪念这次成功,将3月30日作为庆祝日,并延续使用下来。美国还为他发行了一枚邮票。1993年当时美国总统布什签署总统令,将这一天作为美国的国家医师节,以纪念Long的发现对促进人类健康发展和文明社会的进步所具有的划时代的意义。

1844年12月10日,化学家Gardner Colton在哈佛大学的课堂上示范氧化亚氮吸入令患者神志消失,正是这场演示引起了牙科医师Horace Wells的注意,使其萌生出使用吸入麻醉为患者拔牙的念头。次日,Wells以自己作为试验对象,请Colton为其吸入氧化亚氮,并成功拔除了智齿。随后,Wells向Colton学习了氧化亚氮的合成方法,并为多名患者实施了麻醉下拔牙。1845年Wells再次表演氧化亚氮麻醉时,由于所用浓度过低,患者发生躁动并发出呻吟,Wells受到了很大的打击,从此不再在公开场合展示他的方法。

1846年牙科医师William T. G. Morton在医学家兼化学家Charles Jackson的指导下,实验了牙科手术吸入乙醚蒸气的麻醉作用。同年(1846年)10月16日,Morton在麻省总医院的一间穹顶教室内当众为一例颈部血管瘤患者施用乙醚麻醉获得成功(图1-1),因而Morton被认为是临床麻醉第一杰出人物。

有趣的是,有关究竟谁是现代乙醚麻醉的发明

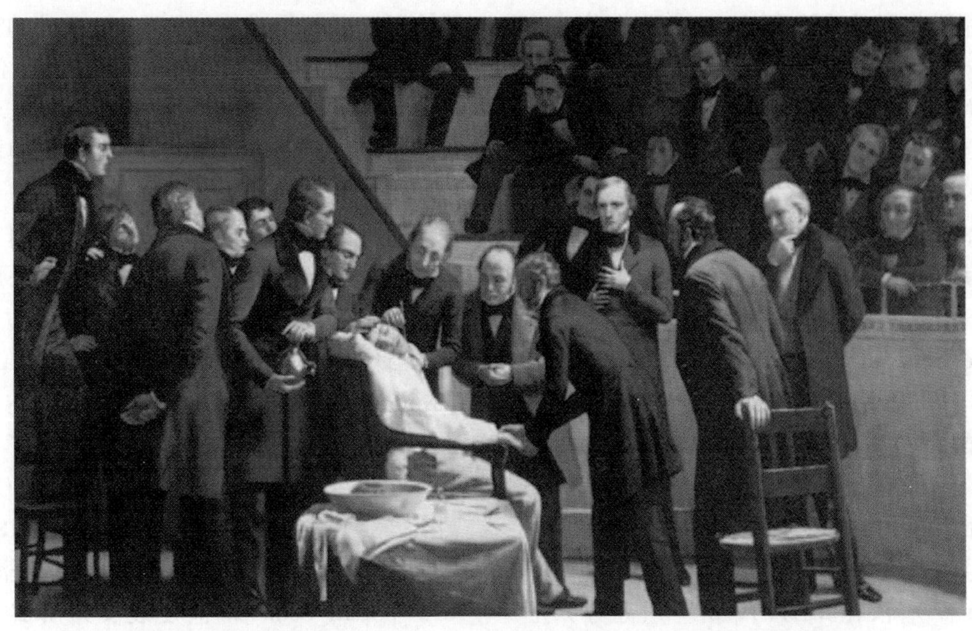

图 1-1 William T. G. Morton 于 1846 年 10 月 16 日公开演示乙醚麻醉

人的问题,100 多年来一直争议不断。为了纪念麻醉的发明者,美国至少建立了 15 座雕像以分别纪念 Wells、Morton 和 Long。1945 年 Howard R. Raper 在《人类抵御疼痛——麻醉的史诗》一书中较客观地评价了上述三人所作出的贡献。Long 虽然是乙醚麻醉的发现者,但他在以后仍然在尝试用威士忌和其他一些无效的药物进行麻醉试验,说明他缺乏对乙醚麻醉的热情和信心。如果从谁先有吸入麻醉想法的这一角度出发,Wells 应该是现代吸入麻醉的发现者。但 Morton 是第一个面对公众媒体把乙醚麻介绍给世界的人,他对乙醚麻醉的实践和推广起到了确实的推动作用。因此,目前一般将 1846 年 10 月 16 日作为现代麻醉学的开端。

在 Morton 演示实验后仅 63 天,英国一位著名的牙医 James Robinson 就使用乙醚为一名女孩拔除一颗很深的臼齿。次日,Robert Liston 在伦敦大学医学院实施了第一例在乙醚麻醉下的截肢手术。之后短短数月,乙醚麻醉便风靡欧洲大陆。1847 年 John Snow 出版了《乙醚吸入麻醉》,是第一本麻醉专著。同年 Marie Jean Pierre Flourens 经动物实验证明氯仿也有麻醉作用。英国外科兼妇产科医师 James Simpson 第一次将氯仿用于分娩镇痛成功。1848 年发生使用氯仿死亡的病例,以后陆续有相关报道,故认为应用氯仿不能超过一定浓度。同年 Heyfelder 首先在人体使用氯乙烷。1856 年英国将氧化亚氮装入筒中使用。1858 年 Snow 出版了《氯仿及其他麻醉剂》一书。1862 年 Clover 氯仿麻醉机问世,到 1868 年才开始普遍使用。同年 Edmund Andrews 研究了氧和氧化亚氮的混合使用。Joseph T. Clover 首先将氧化亚氮应用于乙醚麻醉使患者更加舒适。1881 年,Stanislaw Klikovich 使用吸入氧化亚氮和氧气缓解产妇的分娩痛,该技术随后于 1887 年被 Frederick Hewitt 采用。1911 年,A. E. Guedel 则使用氧化亚氮产妇自控吸入行分娩镇痛。1917 年,Fritz Eicholtz 发现三溴乙醇(阿弗丁)。1918 年 Luckhardt 证明乙烯有全身麻醉作用。1924 年,Howard Wilcox Haggard 发表重要论著《乙醚的吸收、分布和消除》。1926 年 Otto Butzengeiger 将三溴乙醇应用于临床。早在 1882 年 August von Freund 即合成环丙烷,直至 1928 年 Lucas 和 Henderson 才发现环丙烷有麻醉作用,1930 年 Ralph Waters 临床应用环丙烷获得满意效果。1933 年 Gelfan 和 Bell 发现乙烯醚有麻醉作用,可供临床使用。1935 年 Cecil Striker 试用三氯乙烯作麻醉药,1941 年 Langton Hewer 和 Charles Frederick Hadfield 将其应用于临床。1937 年,Guedel 出版著作《吸入麻醉学》,将乙醚麻醉分为四期,后被临床广泛采用。1954 年 Charles Suckling 合成了氟烷,1956 年 Michael Johnstone 将其应用于临床,1958 年报告了第一例氟烷相关性肝炎。1963 年 Ross C. Terrell 合成恩氟烷后经 Krantz 和 Dobkin 等动物实验后,于 1966 年由 Virtue 及同事应用于临床。1965 年 Ross C. Terrell 合成异氟烷后经 Krantz 和 Dobkin 等动物实验后于 1971 年应用于临床。1968 年 Regan 合成七氟烷以后经临床试验观察后于 1990

年较广泛地用于临床。1990 年 Jones 首先在临床应用地氟烷。

（二）静脉麻醉的发展

关于静脉全身麻醉，早在 1872 年 Pierre-Cyprien Oré 就曾用水合氯醛做静脉注射产生全身麻醉作用。1874 年，法国海军外科医师 Forné 先给患者口服水合氯醛使其入睡后，再使用氯仿麻醉。1903 年 Emil Fischer 和 von Mering 合成巴比妥。1932 年 Helmut Weese、Scharpff 和 Rheinoff 开始用苯巴比妥钠静脉麻醉。1934 年 John S. Lundy 报告用硫喷妥钠作静脉麻醉，他也是"平衡麻醉（balanced anaesthesia）"这一概念的始创者。1939 年，Schaumann 和 Eisleb 合成哌替啶。以后利眠宁（1960）、芬太尼（1960 年）、羟丁酸钠（1962 年）、地西泮（1963 年）、氯胺酮（1966 年）、依托咪酯（1972 年）、苏芬太尼（1974 年）、阿芬太尼（1976 年）、丙泊酚（1977 年）、咪达唑仑（1978 年）等静脉全麻药相继应用于临床，丰富了全身麻醉的用药内容。

（三）肌肉松弛药的发现及应用

早在 1516 年，Peter Martyr Angherius 即描述过南美箭毒。1935 年 King 从筒箭毒中分离出右旋筒箭毒，1942 年 Harold Randall Griffith 和 G. Enid Johnson 将肌松药应用于临床。1948 年，Barlow 和 Ing 合成十羟季胺有类箭毒作用。1949 年，Daniel Bovet 证明琥珀酰胆碱为短效肌松药，1951 年瑞典医师 von Dardel 和奥地利医师 Otto Mayerhofer 将其应用于临床获得良好效果。以后陆续有泮库溴铵、维库溴铵、阿曲库铵等肌松药的出现，对增强全身麻醉的肌松作用和安全性以及呼吸管理发挥了重要作用。随着麻醉方法和仪器设备的改进以及监测技术的进步，各种辅助药的配合应用，现代麻醉已能够准确地掌握麻醉药的剂量和浓度，提高了麻醉的精确性和安全性。

二、局部麻醉的发展

在应用乙醚、氯仿等全身麻醉的阶段，由于施用方法简陋，经验不足，患者不够安全。这期间 1853 年 Charles Pravaz 和 Alexander Wood 发明了注射针筒，为局部麻醉的应用提供了工具。1856 年 Niemann 发现了可卡因，1884 年 Carl Koller 根据 Sigmund Freud 的可卡因治疗吗啡成瘾患者时出现舌头麻木的提示，证明可卡因滴入眼内可产生麻醉，从而开始用于眼部手术。在 1884 年 9 月的德国海丁堡眼科大会上，由其同事 Josef Brettauer 代为宣读了 Koller 的论文，这应该是世界上首次发现可卡因具有表面麻醉与镇痛作用的报道，此药随即得到普遍的肯定。次年，William Halsted 和 Alfred Hall 开始将可卡因用于下颌神经阻滞，尽管其采用并非当前经典的经皮穿刺神经阻滞的技术，而是采用了手术暴露出神经后直接实施神经注射阻滞的方法，但仍被视为当代神经阻滞麻醉的开端。同年 James Leonard Corning 在犬身上进行了脊麻的实验，在未抽出脑脊液的情况下，注射可卡因，意外的产生了下肢麻痹的现象，为椎管内麻醉的开端。1886 年，Corning 出版了第一部关于局部麻醉学的教科书。1890 年，法国外科医师 Paul Reclus 主张采用可卡因浸润局部麻醉，1892 年 Carl Schleich 也发表文章介绍了该方法。1891 年英国 Walter Wynter 和德国 Heinrich I. Quincke 介绍了腰椎穿刺术。1892 年，Francois Frank 介绍了"神经阻滞（nerve blocking）"这一概念，而 Heinrich Braun 则引入了"传导麻醉（condution anaesthesia）"的概念。1898 年德国外科医师 August Bier 在动物及人体做蛛网膜下腔阻滞获得成功，随后，法国医师 Theodore Tuffier 发展并推广了该项技术。1901 年两位法国医师 Jean Enthuse Sicard 和 Fernand Cathelin 分别成功地进行了骶管阻滞，并于 1903 年报告了 80 例可卡因硬膜外阻滞的经验。1902 年 Heinrich F. Braun 将肾上腺素加入可卡因以延长局部麻醉的时效。1904 年，Ernest Fourneau 合成斯妥伐因（stovaine），Alfred Einhorn 合成普鲁卡因，次年 Braun 将普鲁卡因应用于临床。1907 年 Braun 出版关于区域麻醉的教科书。1907 年英国医师 Arthur E. Barker 使用重比重的局部麻醉药溶液行脊髓麻醉，并认为注射液的比重是影响局麻药扩散的决定性因素。1908 年 Bier 使用普鲁卡因行静脉区域麻醉。1909 年 Stoeckel 将普鲁卡因阻滞用于分娩麻醉。1913 年 Heile 用侧入法穿刺行胸部硬膜外阻滞成功。1920 年 Fidel Pages 倡导用硬膜外阻滞麻醉，1921 年 Pages 以穿刺时黄韧带抵抗消失感并无脑脊液流出来判定硬膜外腔穿刺成功的标志。1922 年 Gaston Labat 发行《局部麻醉学》一书。1924 年 Buluhebckuu 倡导用肾周围阻滞封闭，为封闭疗法的开端。1926 年 Janaen 首先发现硬膜外腔的负压现象，并认为是由于穿刺时推开硬膜所产生的负压。1931 年 Achille Mario Dogliotti 采用血浆等粘滞性溶液配药，可延长麻醉时间，增加麻醉的安全性。1932 年 A. Gutierrez

用悬滴法以确定穿刺针进入硬膜外腔。1940 年 William T. Lemmon 倡导用分次给药行脊椎麻醉。1943 年 Lofgren 和 Lundqvist 合成了利多卡因,1948 年 TorstenGordh 将其用于临床。1949 年由 Manuel Martinez Curbelo 等推广应用 18 号 Tuohy 针置入导管,行连续硬膜外阻滞。以后相继出现的局部麻醉药有甲哌卡因(1956 年)、丙胺卡因(1960 年)、布比卡因(1963 年)、罗哌卡因等。由于新的局部麻醉药不断涌现,使用方法不断改进,局部和神经阻滞麻醉,包括椎管内阻滞,已成为目前临床上应用较多的一种麻醉方法。

三、特殊麻醉方法的进展

在 20 世纪初开始施行全身麻醉时,是将乙醚、氯仿简单地倒在手术巾上进行吸入麻醉,以后创造出简单的麻醉工具,如 Esmarch 口罩,由钢丝网构成,上蒙以数层纱布,用乙醚滴瓶点滴吸入乙醚挥发气体。以后 Curl Schimmelbusch 作了改进,将口罩与患者面部接触部分卷边,以防止乙醚流到患者面部及眼部引起刺激而受到伤害。开放点滴吸入麻醉的缺点是麻醉药丢失较多,麻醉的深度及呼吸不易控制。以后出现了简单的可以调节乙醚气体浓度(Cauobehko)的口罩。1869 年,Joseph Clover 和 Alfred Coleman 分别使用了经鼻氧化亚氮吸入器。1877 年,Clover 展示了其发明的便携式可调节的乙醚吸入器。1887 年,伦敦麻醉医师 Frederick Hewitt 设计出第一台使用氧气和 N_2O 的麻醉机。1899 年,美国医师 Rudolf Matas 采用风箱为接受胸科手术的患者行人工呼吸。1902 年,英国 A. G. Vernon Harcourt 发明可调节吸入浓度的氯仿吸入器。1908 年,法国医师 Louis Ombrédanne 设计出乙醚-空气吸入器。1910 年美国麻醉医师、发明家 Elmer Ira Mckesson 设计出第一台断续流的麻醉机,可以设定两种气体的百分比。1915 年 Dennis Jackson 将二氧化碳吸收剂试用于动物实验,为紧闭法吸入麻醉之前导。1916 年,Francis E. Shipway 发明乙醚加温挥发罐。1923 年 Ralph Waters 设计往复式 CO_2 吸收装置,1928 年又出现循环紧闭式吸入麻醉装置,目前已发展出精密复杂的各种类型的麻醉机。

气管内麻醉方法的出现意义尤为重大。1543 年 Andreas Vesalius 曾给动物实施气管内插管。1667 年 Robert Hooke 于动物实验用气管切开插入导管的方法进行麻醉。1792 年 James Curry 首先在人体进行了气管内插管。1869 年 FriederichTrendelenburg 行气管切开术,直接经气管导管吸入麻醉药。1880 年 William Macewen 用手引导施行气管内插管。1895 年 Alfred Kirstein 制成喉镜用作明视气管内插管。1907 年,Chevalier Jackson 展示了其发明的手持式喉镜。1909 年,S. J. Meltzer 和 J. Auer 为动物实施了气管内麻醉,次年,C. A. Elsberg 将该技术应用于人。1928 年 Ivan W. Magill 和 Edgar S. Rowbotham 改良气管内麻醉术,将金属导管改用橡皮导管,经鼻腔盲探插管。Arthur Guedel、Ralph M. Waters 倡导用带有套管的气管内插管导管。1941 年,美国麻醉医师 Frank J. Murphy 建议在气管导管前端设置一个侧孔以避免阻塞右上肺支气管开口。喉镜方面设计出 Miller、Guedel、Flagg 型及 Macintosh 弯型喉镜。气管内插管普遍应用于各种全身麻醉及实施复苏术的患者,并设计出各种气管内麻醉的导管和不同的技术操作方法。1973 年,英国医师 A. J. Brain 设计出第一个喉罩的雏形,1983 年喉罩正式面世并应用于临床。

关于低温的应用,早在 1797 年就有人开始试行全身降温法,1862 年 Walta 及 1902 年 Simpson 将乙醚麻醉动物降温至 25℃,不继续施用麻醉也可进行手术。1950 年加拿大医师 Wilfred Gordon Bigelow 及同事将控制性低温用于心脏手术。1951 年 Delorme 及 Boerema 行血液循环降温法。1953 年,John H. Gibbon 实施了首例体外循环下的心内直视手术。以后低温及深低温配合体外循环技术广泛应用于某些复杂的心内直视手术及其他手术。1948 年,H. W. C. Griffiths 和 John Gillies 采用高位脊麻的方法实施了首例术中控制性降压,随着 50 年代以后各种降压药的应用,控制性降压给某些外科手术创造了良好的手术野,并节约了输血量。1950 年 Paul Charpentier 合成氯丙嗪,以后相继有异丙嗪、乙酰丙嗪等吩噻嗪类药问世。1951 年 Laborut 及 Huguenard 等使用吩噻嗪类药等合剂或配合物理降温,以降低机体代谢及应激性,称为“人工冬眠”及强化麻醉。1959 年 De Castro 及 Paul Mundeleer 施行神经安定镇痛麻醉。近年来已较普遍应用复合不同药物及不同的麻醉方法来取长补短,称为复合麻醉。此法可以更好地发挥各种麻醉药物及方法的效能,减少各种药物的副作用,并相应减少各种麻醉并发症。

1894 年,Ernest Amory Codman 和 Harvey W. Cushing 倡导使用麻醉记录单,记录术中的给药情况

及患者生命体征。最低监测标准指南最早由哈佛医学院9个附属医院组织出版，2年后，美国麻醉医师学会出版了包括氧合、通气、循环、体温在内的监测标准。电子监护仪的出现大大提高了麻醉实践的安全性。

四、复苏及危重医学的发展

1819年Renée Lennec发明了胸部听诊的“硬管”装置，1921年Bowles利用听诊器的隔膜共振使声音加大。1903年，荷兰医师和生理学家Willhelm Einthoven发明了最早的心电图量测装置，并因此于1924年获得诺贝尔生理学与医学奖。1940年，美国医师Arthur Guedel和英国医师Michael Nosworthy共同发展和推广了控制呼吸，在随后的10年里，逐渐出现了“呼吸治疗病房”（Respiratory Care Units），此即为现代加强治疗病房的雏形。1955年，Vibierg Olof Björk和Carl Gunnar Engström将IPPV用于治疗术后呼吸衰竭的患者。1941年美国麻醉医师协会将患者健康状况进行分级，可以作为麻醉时患者安危的参考。1952年Virginia Apgar提出用5项指标判断新生儿出生时状况的Apgar评分。对于各种原因引起的呼吸或循环停止，很久以来即试图用各种方法急救复苏。19世纪早期采用手法进行人工呼吸，例如应用最多的是仰卧式压胸法（Silvester法）和俯卧式压背法（Schafer法），以后经过改进出现Holger-Nielsen举臂压胸法和提髋压背法等。随着麻醉技术的进展，将气管内插管及麻醉机械应用于复苏，进一步出现各种机械的人工呼吸器，如负压型铁肺和正压呼吸器。从20世纪50年代到60年代，国内外提出了胸外心脏按压和口对口吹气法进行心肺复苏（CPR），进一步发展为心肺脑复苏（CPCR）。在急救组织方面，有些国家建立了急救复苏中心，进行临床死亡复苏的研究。

从20世纪50年代开始对医院患者的管理提出了分级治疗（progressive patient care，PPC）的概念，改变了过去传统的分科界限，集中了各专科医师和设备，组织经过专门训练的护士进行对危重手术患者的集中治疗护理。20世纪50年代早期，丹麦麻醉学家Bjorn Ibsen提出了加强医疗病房（intensive care unit，ICU）的概念，以后在很多国家推广应用。随着对危重患者的治疗方法的改进、临床死亡和复苏的研究以及各种监测技术的进步，近年来，ICU也逐步发展成为一门新的学科——危重病医学（Critical care medicine，CCM）。

五、麻醉专业组织的发展

随着麻醉和麻醉学的发展，麻醉专业人员逐渐增多。最初在英国（1893年）出现了伦敦麻醉医学会（London Society of Anaethertists），1905年在美国成立了麻醉学会，1936年命名为美国麻醉师学会（American Society of Anesthetists），1945年，在Paul Wood的建议下，正式改名为美国麻醉医师学会（American Society of Anesthesiologists）。以后在世界许多国家都相继成立了麻醉专门学会。1955年，第一届世界麻醉医师大会（World Congress of Anaesthesiologists）在荷兰召开，会上成立世界麻醉学会联合会（World Federation of Societies of Anaesthesiologists）。从1962年开始每隔四年召开一次亚澳麻醉学大会，其他还有世界危重病监测治疗学会、世界疼痛学会等也定期召开学术会议。

1893年，麻醉医师协会会报（Transactions of the Society of Anaesthetists）创办，随后发行多期。1914年James Tayloe Gwathmey出版了第一部比较全面介绍麻醉的专著《麻醉学》（ANESTHESIA）。关于麻醉专业杂志，最早于1922年由Francis Hoeffer McMechan创办、美国麻醉师学会主编出版《麻醉与镇痛研究现状》（Current Researches in Anesthesia and Analgesia）杂志，后改为《麻醉与镇痛》（Anesthesia and Analgesia）；1923年出版了英国麻醉学杂志（British Journal of Anaesthesia）；1940年，《麻醉学》（Anesthesiology）杂志创刊。1946年，《麻醉》（Anaesthesia）杂志创刊。以后陆续在世界各国发行了英、德、法、日、中等语种的麻醉、复苏、重症监测治疗等杂志约50种。

从乙醚等麻醉药的发现并成功应用于临床，开启了近代麻醉学的历史进程开始，一直到20世纪50年代，麻醉学的全面发展奠定了现代麻醉学的基础，不论在麻醉学的基础理论和临床实践、麻醉学科的建设、以至麻醉专业的发展、麻醉队伍的壮大等各个方面，在国内外都取得了巨大的发展与成就，实现了麻醉学的现代化，进入了现代化麻醉学新的发展历史阶段。

第 4 节　我国麻醉学的发展与成就

19 世纪中后期，伴随着天主教、基督教的传教士到中国传教后，各地相继建立了教会医院，进而招收学徒，创办医学校，西方医学开始传入我国。最早有 1866 年广州博济医学堂、1879 年上海同仁医院、1883 年苏州博习医院等。1903 年北京协和医学校、1904 年上海震旦学院、1904 年济南齐鲁医学校等相继设立。而由满清政府举办的医学堂有 1881 年天津医学馆、1903 年北京京师大学堂医学馆，辛亥革命后陆续在北京、浙江、奉天（沈阳）等地建立了公立或私立医学专门学校，大部分均附设有医院，但这些医院创设之初都没有麻醉科，而从事麻醉专业的人员也是凤毛麟角，多为嬷嬷（修女）以及医学实习生，此后逐步转向外科助手轮流做麻醉。据北京协和医院记载，在建院之初（1921 年），开设有外科、骨科、泌尿科、妇产科、眼科、耳鼻咽喉科等手术科，也没有麻醉科。当时国内也只有少数几个大城市大医院才能实施较大的手术，如胃大部切除术，胆囊切除术等。协和医院从 1922～1936 年曾聘用外籍人士 Holland 司理麻醉，从 1938～1942 年才有协和毕业生马月青专职麻醉工作。20 世纪 40 年代末，尚德延教授自美国学习回国，在兰州国民党陆军中央医院建立了中国第一个麻醉科；同时还有上海李杏芳教授自美国学习回国，在上海仁济医院工作。新中国成立初，上海吴珏教授、北京谢荣教授相继从美国学成归国。吴珏教授领导建立了上海医学院中山医院麻醉科和国内第一个血库，谢荣教授则建立了北京医学院第一附属医院麻醉科。此后通过带教进修生（吴珏教授，其早期学生如史济湘、王景阳、李德馨等以及南方地区学生）、开办学习班（谢荣教授，其学生遍及北方地区）、（尚德延教授，其早期学生后来多成为各军区总医院的主任），为国内麻醉学科的发展培养了第一批人才。此后谭慧英教授从法国回国，与前述 4 位教授成为中国麻醉界在“文化革命”前被评为正教授的 5 人，还有天津王源旭教授和南京军区总院李德馨教授，成为对中国麻醉早期发展做出突出贡献的几位教授。此后他们的学生遍布全国各地，完成了中国麻醉的起步和奠基阶段。

回顾新中国成立 60 年来中国麻醉事业的发展，可以按几个重大历史性事件将中国麻醉学科的发展历程划分为以下四个阶段：

一、初创与早期发展阶段（1949～1966 年）

前已述及，几位前辈对中国麻醉的早期发展做出了重要贡献。首先是学科建设和人才培养，通过几位前辈的努力，在 20 世纪 50 年代，中国麻醉学科完成了奠基和初创阶段，其标志是在北京、上海及全国各大省会城市的大医院，都有了麻醉科或麻醉组的组织，拥有了专职的麻醉医师，并通过办培训班、进修班的形式，进一步扩大了麻醉专科人员队伍。几位前辈的早期学生，日后都成为了中国各省市大学附属医院或省市医院、解放军总医院（靳冰教授）及各大军区麻醉学科的带头人。在此期间，北京谢荣教授和上海吴珏教授分别出版了麻醉学专著，为学科发展提供了理论支持。但在这个阶段，也出现了学科发展的两种模式，一是麻醉科以医师为主，北方多循这条模式发展；另一是以少数医师负责，大量工作人员则由护士充任，南方不少医院循此模式发展。时至今日，已可看出，前一模式对学科发展是有利的。在这一阶段，伴随着学科发展和老一辈专家的努力，中国麻醉出现了大发展的局面。以上海为基地，仿制生产了全麻麻醉机、硬膜外及腰麻穿刺针及导管、喉镜、单双腔气管导管、支气管导管、心电图机、体外循环机等一大批麻醉专用设备、器材。同时生产了各种麻醉药品，包括乙醚、普鲁卡因、琥珀酰胆碱、箭毒等，基本满足了国内麻醉学科发展的需要。

在麻醉学科不断发展的有力支撑下，1953 年，上海开展了中国首例二尖瓣狭窄扩张术。1958 年起北京、西安、上海相继开展了体外循环心内直视手术。1958 年上海抢救成功大面积烧伤患者，使新中国医学水平震惊了世界。在这一发展过程中，还有一些重要成果值得提及：20 世纪 50 年代，天津王源旭教授两次报道体外心脏按压实施心肺复苏成功；谭慧英教授介绍人工冬眠方法。进入 60 年代，李德馨教授重点研究了脑复苏和血气分析。此外，上海和陕西在 1958 年近乎同时开展了针刺镇痛的研究。1964 年在南京召开的首届麻醉学术会议，对这一阶段麻醉学科的发展做了全面检阅，李德馨教授为会议的成功做出了重要贡献。

这一阶段还开展了研究生培养工作，由于“文化大革命”的影响，大多数学生未能完成学业，只有吴珏教授的两位学生庄心良、蒋豪教授基本完成学业。

这一阶段的麻醉专业论文多发表于《中华外科杂志》，并曾集中出过一期专刊；其他散见于各地方医学杂志和解放军的《人民军医》杂志。在《国外医学》外科学分册中，也有一些介绍麻醉学的综述和译文。

二、“文化大革命”及其恢复阶段(1966～1979年)

在“文化大革命”阶段，由于大量知识分子受到冲击，特别是一些教授受到迫害，使得蓬勃发展的中国麻醉事业受到巨大的影响。科研工作被迫停止或转向，全国广泛开展了对针刺麻醉(针麻)和中药麻醉(中麻)的研究，有限的科研经费也投向了这两个领域。从正面的角度看，对针麻的研究使得中国在神经吗啡肽及其他神经血管因子方面没有落后世界太远，某些方面还有建树。对中麻的研究也开发出了个别新药(如肌松药锡生藤碱)及催醒药物(催醒宁等)，并推动了对微循环的研究。这些研究虽然也取得了一些成果，但总体上看，对麻醉学科的发展还是有负面影响的。

由于在“文化大革命”阶段中断了与世界的联系，中国麻醉的发展错过了氟烷时代，日常麻醉逐步演变为静脉普鲁卡因全麻+少量乙醚吸入以及硬膜外阻滞为主的局面，使得中国麻醉学科的发展几乎陷于停顿。在这个历史阶段，由于解放军的特殊历史地位，使得军队麻醉与复苏专业组相对于地方没有受到太大的冲击，逐步成为当时中国麻醉界的一支重要力量，无论是在针麻还是中麻，军队麻醉专业组都积极参与其中并有相当建树。

在这一阶段，氯胺酮、芬太尼和氟哌利多(氟哌啶醇)实现了国产化，使得分离麻醉、神经安定镇静镇痛麻醉一度风行，并在日后的中越边境自卫反击战的战伤救治中发挥了重要作用。根据军事目的研制的一些药物也转用于民用(如二氢埃托啡、催醒宁、长托宁等)。

1976年“文化大革命”正式结束，百废待兴，麻醉学科也不例外，在1978年全国科学大会的鼓舞下，麻醉学科也在酝酿着崛起。

三、正式发展成为独立学科阶段(1979～1989年)

1979年经过较长时间的筹备，中华医学会在哈尔滨北方大厦召开了第一届全国麻醉学术会议(后改称为第二届，南京会议被追认为第一届)，同时正式成立了中华医学会麻醉学分会，尚德延教授任首位主任委员，谢荣、吴珏、谭慧英教授等任副主任委员，标志着麻醉学会正式建立。此后，全国各地相继建立了地方麻醉学分会，相继创刊发行了《国外医学》麻醉学与复苏分册(徐州)(后改为《国际麻醉学与复苏杂志》)、《中华麻醉学杂志》(石家庄)、《临床麻醉学杂志》(南京)等专业期刊，为推动中国麻醉事业的发展做出了重要贡献。此阶段的另一重要发展是以徐州医学院曾因明教授为代表的创建麻醉系的工作，在中国麻醉学科发展史上留下了重要的一笔，为中国麻醉界培养了大批人才。

随着改革开放的不断深入和国民经济的不断增长，国际上先进的麻醉设备和药品器械开始进入中国。1984年，北美“德尔格”麻醉机和异氟烷、恩氟烷等现代吸入麻醉药开始进入中国市场，标志着中国麻醉界对外界的开放。与此同时，国外专家也开始逐步进入国内讲学。在时任主任委员谢荣教授的领导下，中华麻醉学会和日本临床麻醉学会建立了正式的学术联系，中国麻醉专家也开始逐步参与国际上的学术会议，极大地推动了中国麻醉学的进步。

这一阶段，中国老一代麻醉学家通过不懈努力，终于在1989年，说服卫生部发出了12号文件，明确指明了麻醉学科成为独立于外科的临床学科，业务范畴包括了临床麻醉、急救复苏、疼痛治疗与重症监测治疗，为麻醉学科的进一步发展奠定了组织结构基础。

四、快速发展阶段(1990年～至今)

卫生部1989年的12号文件为麻醉学科的快速发展提供了组织保证。对照这一文件要求，全国在数年内普遍建立了麻醉科这一编制机构，并不断发展壮大。

进入90年代，伴随着全国改革开放步伐的加快，麻醉学科也进入了一个快速发展期。一批在国外学习的中青年麻醉医师逐渐回国，并在老一辈麻醉学家的指导下，逐步成长为新一代麻醉领军人物，中国麻醉学科的发展速度明显加快。

首先是现代化麻醉手术系统的建立，为保证患者安全和开展各类心脏手术、移植手术提供了良好的物质基础。

其次是各种新型监测设备、麻醉设备大量进入中国，使得中国麻醉学科的装备，尤其是在大城市和沿海开放地区迅速与国际接轨。

第三是学科人才梯队建设有了长足的发展。大量本科生、研究生进入学科梯队，使麻醉学科的人才结构逐步趋于合理，梯队层次逐年提高。与此同时，原本在麻醉队伍中的大量护士，逐步过渡到麻醉科的各种辅助工作岗位。伴随着医师法的颁布和执业医师制度的执行，麻醉学科已名正言顺地进入了由医师执业的临床学科行列，明显区别于医院其他医技科室。近几年开展的住院医师规范化培训工作，也为今后学科水平的进一步提升打下了基础。

第四是临床麻醉安全明显改善。随着设备的不断完善，学科人才梯队建设的长足进步，麻醉质量控制工作的逐步开展，麻醉与手术的安全保障有了进一步的提高。在新的给药技术（如靶控输注）的引入以及国内在容量治疗方面的进展推动下，麻醉的安全界限不断提高，这为手术科室的进步提供了坚实的基础。目前世界上所能开展的各种复杂手术，中国都已能熟练开展，其中麻醉学科所做的贡献是不言而喻的。

第五是麻醉科研工作已迎头赶上。随着中国经济日益走向世界前列，国家对麻醉科研的投入强度也越来越高，麻醉学科已开始向世界麻醉学领域的研究前沿发起了冲击。反映在具体数字上就是国家自然科学基金的项目逐年增多，SCI 论文逐年增多，影响因子也在逐步提高。在国际研究的热门领域，几乎都有中国麻醉学者涉足其间。

第六是一大批中青年领军人才已崭露头角，在各种国际学术机构和期刊编委会中，已开始有中国学者的位置。在国内重要的学术名誉方面，也有 3 人获得杰出青年学者称号，3 人获得长江学者称号，距离诞生中国麻醉学科的院士已指日可待。

第七是亚专科不断发展，疼痛、ICU 已成为麻醉学科的重要组成部分，一批在亚专科方面出类拔萃的专家，为这两个亚专科的发展做出了积极的贡献。

第八是学会自身的发展。在麻醉学会历任主任委员（图 1-2）的辛勤努力下，特别是在罗爱伦主任委员的领导下，中华医学会麻醉分学会已发展成中华医学会各分科学会中的佼佼者。无论是在坚持开展学术工作方面，还是组织召开全国以至各地区学术会议方面，以及全面提升麻醉学科的学术水平和社会地位方面，麻醉学分会都走在了各分科学会的前列，受到总会领导的多次表彰。从 1997 年起全国麻醉学会下设四个学组即临床麻醉、重症监测治疗、疼痛治疗和教育与管理学组。从 1999 年起每年举办一次全国麻醉学术年会，年会期间并举办知识讲

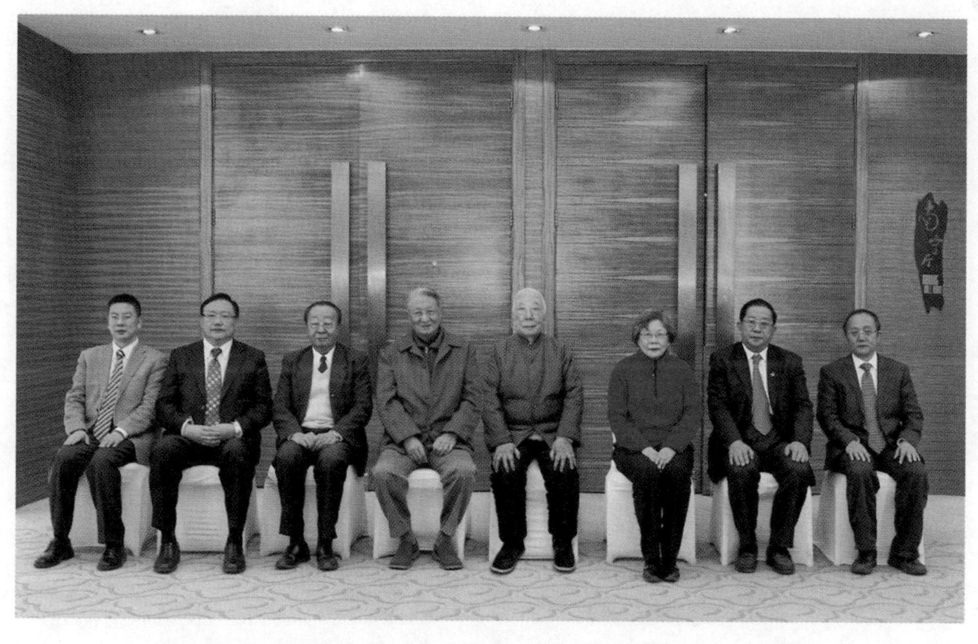

图 1-2　中华医学会麻醉学分会历任主任委员合影（2013 年北京）

左起分别为：熊利泽、于布为、李树人、金清尘、谢荣、罗爱伦、吴新民、刘进

座。这些会议对促进学术交流、提高专业水平发挥了重大的作用。在对外交流方面，麻醉学分会近年来也迎来了全面发展的新局面。在李树人教授任主任委员期间，中华麻醉学会正式加入世界麻醉医师协会，结束了中华麻醉学会与国际麻醉学界的隔绝状态。而在吴新民主任委员的领导下，中华麻醉学会恢复了与日本临床麻醉学会的正式学术联系；建立了与大不列颠与爱尔兰麻醉医师协会的正式学术联系；并与台湾、香港等地区的麻醉学会开展了有效的学术交流。在于布为主任委员的任职期间，倡导的“麻醉无禁忌理念”，主导开展的“术前诱导期急性超容量血液填充”、“困难气道对策优化”等多个创新性的临床研究与实践，推动了麻醉学科的进步。

通过以上简要回顾可以看出，中国麻醉学科60多年来的历程，既是国家发展的一个缩影，也是一代一代麻醉学家努力奋斗的成果。在过去的60多年里，中国麻醉工作者为多少患者施行了麻醉，已很难考证。但他(她)们对患者生命安全认真负责的工作态度，对学科发展殚精竭虑的毕生追求，对年轻学子健康成长所付出的艰辛，都将变成中国麻醉学科的宝贵财富，并将继续鼓舞新一代麻醉工作者向新的目标迈进。我们有理由相信，在今后的岁月里，中国麻醉学科一定会取得更加辉煌的成就。中国广大的人民群众，也一定会从麻醉学科的发展中得到更多更好的服务。

(于布为 贾丽洁 罗艳 孟岩)

参考文献

1. 赵俊. 现代麻醉学. 第2版. 北京：人民卫生出版社，1997：1-86.
2. Miller RD, Eriksson LI, Fleisher LA, et al. Miller's Anesthesia. 7th ed. Philadephia: Churchill Livingstone Inc., 2009: 3-41.
3. G. B. Rushman, N. J. H. Davies, R. S. Atkinson. A Short History of Anaesthesia. Oxford: Butterworth-Heinemann, 1996: 9-204.
4. J. Alfred Lee, R. S. Atkinson. A Synopsis of Anaesthesia. 7th ed. Bristo: John Wright & Sons Ltd, 1973: 1-24.
5. 2008年于布为教授在中华医学会麻醉学分会全国年会上的工作报告. 中华麻醉在线. 2008.
6. 2009年吴新民教授在中华医学会麻醉学分会全国年会上的工作报告. 中华麻醉在线. 2009.
7. 2010年于布为教授在中华医学会麻醉学分会全国年会上的工作报告. 中华麻醉在线. 2010.
8. 张立生. 中国古代的麻醉与镇痛历史. 实用疼痛学杂志, 2009(5): 395-399.
9. 马丽，孙立，熊利泽. 中国麻醉学领域科研工作现状分析. 中华麻醉学杂志，2010，30(6)：641-663.

第2章 麻醉学教育

麻醉学科的建设与发展关键靠人才，根本在教育。近代教育观念的改变主要体现在由一次性学校教育发展成为分阶段的终生教育，根据国家相应的规划与规定，麻醉学专业教育的目标应与医学教育的目标相一致，即在21世纪初期构建包括学校基础教育、毕业后教育和继续医学教育在内的终生教育体系。除了教育观念的改变外，临床医师培养的目标也发生显著的改变，1993年爱丁堡会议提出"五星级医生"的要求，即医生不仅是医疗卫生保健的提供者，还应具备决策、健康教育、社区领导以及服务管理的知识、素质和能力。临床医师的培养模式已趋于成熟，即所有的专科医师都应在临床医师共同的基础上专科化，麻醉科医师也不例外，这些观念与做法都将对我国麻醉学专业教育的改革与发展产生深刻的影响。

第1节 学校基础教育

学校基础教育是指医学生在校期间需接受麻醉学的启蒙教育，医学生在校期间，应了解麻醉学的基本理论、知识和技术，为毕业后从事临床医师工作奠定较扎实的基础。从我国国情和学科现有基础出发，学校基础教育主要有两种形式：一是麻醉学在临床医学专业中独立开课；二是为尽快改善我国麻醉学科人才队伍的学历结构与整体素质，推进学科建设，在一定历史时期内，我国普通高等医学院校内可设置麻醉学专业（本科）。

一、麻醉学独立设置课程

为迎接21世纪我国高等医学教育发展的新形势，进一步适应拓宽专业口径的需要，强化麻醉学作为二级学科的地位，完善包括学校基础教育、毕业后教育、继续教育在内的连续统一的麻醉学教育体系，更好地为人民健康服务，为现代化建设服务，在国家教育部高教司领导的支持下，由中国高等教育学会医学教育专业委员会麻醉学教育研究会主办，上海第二军医大学承办，2001年2月16日～19日在上海召开"高等医学院校单独设置《麻醉学》课程论证会"，参加会议的代表来自全国24所院校和单位共33人，代表们围绕论证会主题进行热烈而又认真的讨论，并达成共识，一致认为在高等医学院校单独设置《麻醉学》课程是非常必要的，现将《麻醉学》在临床医学专业中独立设置课程的相关问题叙述如下。

（一）麻醉学独立设置课程的必要性

（1）医学生知识结构的需要：麻醉学的基本理论、知识和技术不仅是麻醉科医师所必需，更是每个临床医师所不可缺少的。诸如对人体生命功能和器官功能的监测与调控，生命支持与重症监护治疗，急救与心肺脑复苏、手术室外的止痛与镇静、血液保护和节约用血以及药物依赖与戒断等。因此，独立设置《麻醉学》课程是医学生知识结构的需要，更是我国医学教育课程体系与教学内容改革的需要。

（2）构建终生教育体系的需要：按照卫生部[89]12号文件及[94]27号文件的要求，在综合医院中必须设置一级诊疗科目-麻醉科，麻醉科是一个涉及医院运转全局的、具有枢纽作用的一级诊疗科室，更是手术学科建立和发展的前提与保证。在医学院校临床医学专业的毕业生中，毕业后将会有相对较高的比例到医院从事麻醉工作，因此，独立设置《麻醉学》课程是医学教育服从并满足于这一社会需求的需要，更是学校基础教育与毕业后教育衔接、构建终生医学教育体系的需要。

(3) 二级学科建设的需要：自1846年乙醚临床应用成功以来，近代麻醉学的发展已历经160余年的历史，现代麻醉学是生命科学的重要组成部分，是一门研究临床麻醉、重症监护治疗、生命复苏、疼痛机制和治疗的二级学科。由于麻醉学曾是外科学的分支学科（三级学科），因此，在我国医学院校的课程体系中，麻醉学一直是《外科学总论》中的部分章节，其教学时数一般只有6～8学时，这就与当今医学人才的知识需求，特别是拓宽专业口径后医学人才的知识结构不相适应。在医学专业中，所有临床医学的二级学科均已独立设置课程，其学时数从36～246学时不等，平均每门课程约80学时，唯独麻醉学仍在外科学总论之中。因此，在医学专业中独立设置《麻醉学》课程是麻醉学作为二级学科建设与发展的需要。

（二）《麻醉学》独立开课的进程

《麻醉学》独立开课是建国以来我国普通高等医学院校课程体系改革中的一件大事，通过认真论证，在全国同道的共同努力下，在国家教育部的理解与帮助下，在外科学前辈裘法祖、吴孟超、吴蔥然等院士、教授以及相关医学院校各位院（校）长的支持下，2003年《麻醉学》终于作为一门独立的课程正式列入《临床医学专业本科教学基本要求》（简称《教学基本要求》），教育部高教司专门为《教学基本要求》批复发文，要求全国各高等医学院校参照执行。应当强调的是《教学基本要求》是教育部"新世纪高等教育教学改革工程"的重点项目，《宽口径医学本科教育人才培养模式的研究与实践》是这一工程的研究成果之一。在《教学基本要求》中，《麻醉学》被列入"全身生理变化与疾病"单元，《教学基本要求》明确指出：本单元涉及课程包括：麻醉学、传染病学、内科学、外科学、儿科学、老年病学、中医学等内容。除此以外，《教学基本要求》还对《麻醉学》的教学目的、内容与要求作了明确阐述，从此开始了麻醉学在我国普通高等医学院校设置课程的新纪元。

2004年由曾因明、罗爱伦任主编的供基础、临床、预防、口腔医学专业用的《麻醉学》教材第一版由人民卫生出版社正式出版，2008年《麻醉学》第二版问世，《麻醉学》独立开课的院校不断增多。

2009年教育部、卫生部联合发布《关于加强医学教育工作、提高医学教育质量的若干意见》，明确指出：为适应医学教育标准国际化的需要，必须实施医学教育认证，开展以本科医学教育标准为依据的医学教育专业认证工作。我国第一部《本科医学教育标准-临床医学专业（试行）》方案（简称《标准》）正式印发，《麻醉学》作为一门独立课程再次列入临床医学课程之中，《标准》明确指出："临床医学课程通常包括诊断学、内科学、外科学、妇产科学、儿科学、眼科学、耳鼻喉科学、口腔医学、皮肤性病学、麻醉学、急诊医学、全科医学……等课程的内容和临床见习"。现今《麻醉学》教材第三版的编写工作正在进行。《麻醉学》独立开课将对我国医学教育、尤其是麻醉学专业教育产生深刻的影响。

（三）《麻醉学》课程的基本内容

《麻醉学》（供基础医学、临床医学、预防医学、口腔医学专业用教材）是面向临床医生共同知识需求的教材，麻醉科医师的培养与其他临床专科医师一样，必须通过毕业后教育即住院医师规范化培训去实现。据此，经过全国专家认真研讨，对《麻醉学》课程教材的编写大纲、教学基本要求及教学计划提出了指导性意见，《麻醉学》课程教材的主要内容由下列四部分组成：

1. 麻醉学的基本理论、知识与技术，包括麻醉前准备，主要麻醉方法及相关技术，约占25%；

2. 人体主要生命功能的监测、判断与处理，即生命功能的调控，包括气道管理、氧供、呼吸、循环、体外循环及休克等，约占47%；

3. 心肺脑复苏、急性肺损伤、MODS等约占20%；

4. 疼痛诊疗及药物依赖与戒断等约占8%。

当前的任务是要开出课、开好课，为我国麻醉学终生教育体系的建立迈出坚实的一步。

二、麻醉学专业（本科）教育

（一）国际麻醉科医师培养模式

从19世纪40年代开始至今，现代麻醉学的发展经历了三个重要的平台，一是医技科室，当时麻醉学是一门以医疗技术为主要内容的学科，因此在医院内定位为医技科室、甚至是辅助科室；二是临床三级学科，麻醉学发展成为临床科室，是外科学的一个分支学科，一般由外科管理；从20世纪50年代末60年代初开始，由于麻醉科工作领域的拓展，麻醉学从其自身发展中汲取并集中了基础医学、临床医学、生物医学工程以及多种边缘科学中有关麻醉学的基本理论和工程技术，形成了麻醉学自身的理论和技术体系，组成了具有多学科理论和技术的综合性学科。现代麻醉学已发展成为与"内、外、妇、儿"并列的临床二级学科。

麻醉学的基本任务已不仅是要为手术顺利进行提供安定、无痛、肌松和合理控制应激等必要条件，更要维护围手术期患者的安全并防治并发症，对人体生理功能进行监测、调节和控制。为此，麻醉恢复室和ICU（重症监护病房）的建立与管理；急救与生命复苏；疼痛机理的研究及疼痛治疗等均成为麻醉科的重要工作内涵。麻醉学经过百余年的演变和发展，其内容已超出了原来"麻醉"词义的范畴，现今麻醉学已是一门研究临床麻醉、重症监护治疗、生命复苏、疼痛诊疗理论和技术的科学。正因为如此，麻醉科医师培养的国际通用做法是医学生在医学院校毕业取得医学博士学位（MD）后，须再接受3年时间的麻醉科住院医师培训（"8+3"模式），经考核合格，授于麻醉科医师执业资格，方能合法行医。

（二）创建麻醉学专业（本科）教育

在20世纪70年代末、80年代初期，正值我国拨乱反正、百废待兴的时期，当时我国麻醉学科的实际情况与上述时代发展的基本要求极不相适应，据统计，当时我国各级医院麻醉专业人员总数不足两万人，其中80%以上是中技（护士为主）以下人员，甚至未经医学训练就从事麻醉工作，大学本科毕业生仅占9%，医院麻醉科普遍处于"人员少、条件差、负荷重、风险高、待遇低"的状况，临床医学专业毕业生不愿到麻醉科工作，后继乏人的情况非常严重，这种状况严重影响我国麻醉学科的建设与发展。如何迅速提高我国麻醉队伍的学历结构与整体素质，加强麻醉学二级学科内涵建设是当时摆在大家面前的一个重大问题。在教育部的关心与支持下，我国麻醉学界老、中、青三代人遵照"实事求是、一切从实际出发"的原则，把国际经验与中国国情和学科现有基础相结合，提出了具有中国特色的麻醉学专业人才培养模式，即我国麻醉学专业人才的培养要达到国际先进模式必须分两步走，第一步是在高等医学院校设置"麻醉学专业（本科）"，强化麻醉科对医学本科人才的引进，以能迅速提高我国麻醉学专业队伍的学历结构与整体素质，加快麻醉学科的建设与发展；第二步是在国家与学科均具备条件时过渡到毕业后教育即通过麻醉科住院医师培训培养麻醉科专门人才。通过反复认真论证，经国家教委批准，1986年在徐州医学院始办"麻醉学专业"（本科），1987年"麻醉学专业（本科）"正式列入国家专业目录，在国家层面为我国麻醉学科确立了地位，开辟了麻醉学专业教育的新篇章。实践证明，麻醉学专业（本科）的创建是在一定历史时期内将国际经验与国情相结合的产物，对迅速改善我国麻醉专业人员的学历结构和整体素质，推动我国麻醉学二级学科的内涵建设起到重要的历史作用。

（三）麻醉学专业（本科）的培养目标

鉴于临床医师的基本要求是每个专科医师必备的基础，因此麻醉学专业（本科）毕业生除能达到本科临床医学专业毕业生应达到的培养目标外，还应达到麻醉学专业自身的要求，通过反复研讨与实践，对麻醉学专业（本科）学生的培养目标达成以下共识。即在思想道德与职业素质目标、知识目标及技能目标三方面要达到临床医学专业的基本要求外，还要增加以下麻醉学专业（本科）的目标，即；

1. 初步具备从事麻醉学专业特有的非技术性技巧（Anesthetists's Nontechnical Skills（ANTS））：团队合作精神、管理能力、快速判断能力、情景意识和决策能力。

2. 掌握基本的麻醉药理知识及临床合理用药原则。

3. 掌握与麻醉学、危重病医学、疼痛诊疗学相关的解剖生理和医疗设备知识，并能用于指导未来的临床实践。

4. 掌握术前对病情进行评估与准备的基本理论与知识。

5. 系统掌握常用麻醉方法的基本理论与技术。

6. 系统掌握生命功能监测的基本理论与知识，具有初步的判断及处理能力。

7. 掌握围手术期临床常见危象的基本知识，具有对常见危象的判断及处理能力。

8. 掌握心肺脑复苏的基本知识及诊治，常见危重患者的判断与处理能力。

9. 掌握对急性疼痛患者的分析判断及处理能力。

根据上述目标，麻醉学专业（本科）的课程设置应当在基本完成本科临床医学专业的课程安排外，再在"教学计划"中增设麻醉学的专业课程，即在生物医学课程中，麻醉学专业（本科）必须增加课程的设置，通常应包括麻醉解剖学、麻醉生理学、麻醉药理学及麻醉设备学等课程内容，这些课程应在临床医学专业相应课程的基础上设置，而不是削弱或减少相应课程，但在教学方法上可以采用整合课程内容等形式进行教学。在临床医学专业课程中，麻醉学专业（本科）必须增加的课程设置通常应包括临床麻醉学、危重病医学和疼痛诊疗学等。

因此，麻醉学专业（本科）学生的学时负担明显重于临床医学专业（本科）学生，必须通过改革教学方法来减轻学生的负担，而不是减少学时，降低教学质量。

（四）严格办学标准，提高教学质量

为规范麻醉学专业（本科）的办学行为，规避不顾教学条件盲目设置专业，导致教学质量下降，经多次论证，一致认为：为确保教学质量，必须严格掌握学校、附属医院的整体条件及学科（专业）必要条件。设置麻醉学专业（本科）院（校）、附属医院的整体条件及学科（专业）的主要条件原则意见如下：

1. 临床医学专业（本科）教育具有≥15 年的历史，已通过合格评估。

2. 学校办学层次较高，具有硕士及/或博士学位授予权。

3. 附属医院综合实力较强，属于三级甲等医院。

4. 麻醉学科工作领域能涵盖临床麻醉、重症监护治疗（ICU）及疼痛诊疗三部分。

5. 麻醉学科具有较好的医疗、教学、科研队伍。

6. 学校能为麻醉学专业（本科）的建设提供支撑与保障，并能确保教学质量等。

虽然全国麻醉学界已就麻醉学专业（本科）的办学目标与基本要求在原则上达成共识，并多次提出论证报告，但在具体执行中仍不尽人意，特别是受到社会需求（就业市场）的驱动，还是有部分院校不顾自身条件，盲目设置麻醉学专业（本科），导致各院（校）间教学质量参差不齐，特别是麻醉学专业（本科）学生毕业后如何与毕业后教育相衔接，尚无明确的计划，因而影响学生从业后的进一步提高与发展，这些问题值得注意，应在建立现代大学体制的过程中予以解决。

当前我国麻醉学科建设已取得长足的进步，以临床医学专业取代麻醉学专业毕业生作为住院医师培养的来源是历史赋予的重任，为迎接这一新时期的到来，我们应当努力做好五件事：即①推进《麻醉学》在临床医学专业中独立开课，强化麻醉学在学校基础教育中的地位，完善医学生的知识结构；②推进麻醉科规范化住院医师培训，力争覆盖全国绝大多数地区；③改革人才培养机制，尽快解决我国欠发达地区、基层医院麻醉科从业人员的学历结构与整体素质问题；④千军易得而一将难求，努力探索优秀人才培养之路；⑤加强学科建设，要使我国三级医院麻醉科成为真正的临床二级学科，成为一个能担任临床医疗、科学研究和人才培养重任的基地。

第 2 节　毕业后教育（住院医师规范化培训）

毕业后教育即麻醉科住院医师规范化培训是培养麻醉专科医师的重要途径，国际住院医师培训的经验要在中国推行目前仍面临着法律、人事及财政层面的困难，当前我国实行的是执业医师法，在人事体制方面，我国的住院医师绝大多数是单位人而不是社会人，在财政方面也缺乏保障。因此，我国麻醉科住院医师培训必须将国际经验与国情、省情相结合，逐步实施，最终达到国际先进模式的目标。从本世纪初开始，规范化住院医师培训已提到议事日程，按照卫生部要求，到 2020 年全国住院医师培训覆盖率要达到 100%，从当前我国各级医院的实际情况出发：①必须充分认识住院医师培训的重要性，因为住院医师培训决定主治医师队伍的综合素质与能力，而麻醉科主治医师队伍的综合实力是麻醉学科未来发展的基础和后劲所在；②应在卫生行政部门的统一领导下制定具体计划并组织实施；③要认真研究解决住院医师培训期间必须解决的关键问题，诸如待遇及奖金问题、工龄问题、培训合格后授予证书与学位问题以及经费补偿问题等；④要组织作为社会人的住院医师培训试点，为进入国际先进行列取得经验，现将相关问题简介如下。

（一）培训对象

1. 住院医师规范化培训对象（以下简称“培训对象”）为医学院校毕业后进入医疗卫生机构从事麻醉科临床工作的本科及以上学历临床医学或麻醉学专业毕业生。

2. 对未与医疗卫生机构确立聘用关系，又准备从事麻醉科临床工作的临床医学专业毕业生，应选择到住院医师规范化培训基地进行培训，按卫生部及各基地的有关规定执行。

（二）培训目标

通过全面、正规、严格的培训，使住院医师具备良好的医德和责任心，具有团队精神，能正确地掌握各种常规麻醉技术，能独立进行常见手术和检查患者的麻醉处理和监控实施，能为急救复苏工作提供专科会诊。具体要求如下：

1. 系统掌握麻醉学基本理论和基本知识，了解本专业国内外新进展，并能与临床工作实际相结合。

2. 能规范并初步独立地实施常用的麻醉方法与技术，初步具备对患者生命功能进行监控的能力。

3. 能独立从事临床常见急救与生命复苏工作。

4. 能对见习和实习医师进行业务指导。

5. 熟悉科研的基本方法，能紧密结合临床实践，撰写具有一定水平的论文、病例析证或综述。

6. 能比较熟练地阅读医学外文书刊，并具有一定的外语听、读、写能力。

7. 具备良好的人文综合素质。

住院医师经过规范化培训，要求达到或接近卫生部《卫生技术人员职务试行条例》规定的主治医师水平。

（三）培训医院

1. 住院医师规范化培训在经卫生行政部门认定的培训医院及其符合条件的科室内进行。住院医师规范化培训医院认定管理办法和临床科室标准细则由各省（市、自治区）卫生厅制定。

2. 因机构设置或条件限制无法完成个别科室轮转的，培训医院应与其他符合条件的医院签订联合培训协议，并上报省（市、自治区）卫生厅备案。

3. 省（市、自治区）卫生厅对培训医院实行动态管理，对培训医院培训工作情况定期进行抽查督导，每3～5年进行一次重新认定。未经认定的医院应暂停住院医师规范化培训工作。

4. 培训医院应落实相应管理部门和工作人员，具体负责住院医师规范化培训工作。

5. 各培训医院要制定培训相关管理制度，强化培训全过程监管，严格按照培养标准实施培训工作，同时，要为培训学员提供必要的工作和生活条件。

（四）培训计划及细则

1. 培训安排　麻醉科住院医师培训时间一般定为3年，采取麻醉科内部和相关临床科室轮转的方式进行，其中麻醉科24～28个月，相关临床科室8～12个月。

麻醉科轮转应包括麻醉学重要组成部分即临床麻醉、重症监护治疗和疼痛诊疗，临床麻醉要安排亚专科的基本训练。

相关临床科室轮转由各培训医院根据实际情况安排，可在普通外科、神经内科、神经外科、心胸外科、呼吸内科、心血管内科、小儿内科、急诊科、影像科等科室中任选4个科室，每个科室轮转时间为2～3个月，轮转培训总时间不能少于8个月，轮转顺序由各培训医院制定。

第一年结束后必须参加国家执业医师资格考试。对没有通过国家执业医师资格考试者，应于下一年重新考试，获得执业医师资格后方能参加后续的培训，如第二年仍未通过资格考试者，应退出本培训。

2. 培训计划

第一年：相关临床科室轮转培训；临床麻醉基本技能培训；

第二年：临床麻醉基本技能、各亚专业麻醉和人体生命功能监控培训；

第三年：强化临床麻醉各亚专业麻醉与人体生命功能监控培训；ICU及疼痛诊疗培训。

3. 培训内容和要求　麻醉科住院医师培训应强调临床能力即判断与处理能力的提高，因此，临床实践是必不可少的重要基础，为此提出如下基本内容与要求供参照执行。

（1）临床麻醉基本操作

名　称	例次数（≥）
全身麻醉	300
椎管内麻醉	250
硬膜外麻醉	200
腰麻（其中，骶管、腰硬联合不得少于）	50(20)
神经阻滞（臂丛、颈丛等）	30
监测下的麻醉管理（MAC）	30

（2）临床麻醉亚专业

名　称	例次数（≥）
普通外科麻醉（含泌尿、骨科、烧伤）	200
神经外科麻醉	60
心血管手术麻醉	30
口腔外科麻醉	30
小儿麻醉	120
眼耳鼻喉科麻醉	80
普胸科麻醉	20
妇产科麻醉	80
门诊和/或手术室外麻醉	100

（3）麻醉学分支学科

名 称	例次数(≥)
麻醉科重症监护病房(AICU)	50
麻醉恢复室(PACU)	60
院内急救	10
疼痛门诊和/或病房	30

（4）麻醉科临床监测与治疗技术

名 称	例次数(≥)
呼吸机管理	50
动脉穿刺置管术	40
深静脉穿刺置管术	30
纤维支气管镜	5
双腔支气管插管术	10
经鼻明视气管插管术	3
经口或经鼻盲探插气管插管术	3
快速气管切开造口术	2
喉罩通气	20
控制性降压	5
控制性降温	2

（5）临床工作日

名 称	时间(≥天)
24 小时麻醉科急诊值班	60
临床总工作日	717
住院医师值班组长	20

工作日计算方法：每年非临床日：周末（六、日）104 天+教学 5 天+休假 7 天+法定假日 1 天，共计 126 天。每年应完成临床工作日 = 365 - 126 = 239 天；三年应完成临床工作日 = 239×3 = 717 天。

（6）教学能力

名 称	数 量
指导实习/见习医师	≥3 人(每人 10 学时)
急诊第二线值班	≥50 天

（7）发表论文(任选一项)

名 称	数量
临床总结	≥1
病例析评	≥1 篇
综述	≥1 篇

4. 理论学习及要求 根据住院医师培训要求设置课程及理论学习，通过培训应掌握：①麻醉学基础理论包括麻醉药理、生理、解剖以及设备仪器等；②麻醉学临床包括临床麻醉学、危重病医学、疼痛学、急救复苏和药物成瘾与戒断等；③临床各相关科室常见患者的诊治知识等；④掌握相关监测技术的基本理论和操作流程，熟悉基本判断处理，为进一步掌握生命功能调控奠定坚实基础；⑤初步掌握围手术期常见危象的紧急判断与处理等。此外，应了解麻醉学、危重病医学和疼痛学领域国内外理论新进展、前沿监测与治疗技术。

为此，在三年培训期间，住院医师必修理论课 6 门(包括在其他临床科室轮转时所参加的学习听课)，总学时数应≥150 学时。

课程内容建议如下，可组合实施：

序号	课程内容
1.	麻醉前评估与准备
2.	麻醉通气系统
3.	血流动力学监测及循环的支持与调控
4.	呼吸功能监测及对呼吸的支持与调控
5.	麻醉期间严重并发症
6.	心肺脑复苏指南
7.	ICU 患者的镇静与镇痛
8.	麻醉与脑血流、脑代谢(及相关患者的麻醉与监控实施)
9.	麻醉与呼吸(及相关患者的麻醉与监控实施)
10.	麻醉与循环(及相关患者的麻醉与监控实施)
11.	麻醉与血液(及相关患者的麻醉与监控实施)
12.	麻醉与肾脏(及相关患者的麻醉与监控实施)
13.	麻醉与肝脏(及相关患者的麻醉与监控实施)
14.	麻醉与内分泌(及相关患者的麻醉与监控实施)
15.	麻醉与应激
16.	体液平衡及其失常
17.	围手术期的液体治疗
18.	围手术期输血及节约用血
19.	全身麻醉的药物联合应用
20.	静脉全身麻醉药
21.	吸入全身麻醉药
22.	局部麻醉药和局部麻醉
23.	肌松药及肌松监测和拮抗
24.	作用于肾上腺素受体的药物
25.	拟胆碱和抗胆碱药物
26.	血管扩张药、强心药
27.	吸入全身麻醉
28.	全凭静脉麻醉(包含 ICU)
29.	气管插管和肺隔离术
30.	困难气道处理
31.	椎管内麻醉和治疗
32.	控制性低温和降压
33.	麻醉恢复室和苏醒期并发症
34.	日间手术的麻醉
35.	术后恶心、呕吐防治指南
36.	术后镇痛的处理原则
37.	心脏患者非心脏手术的麻醉
38.	慢性疼痛及其治疗原则

主要参考书籍推荐如下：

1. 庄心良，曾因明，陈伯銮．现代麻醉学．第 3 版．北京：人民卫生出版社，2004.
2. Wilton C Leine．麻省总医院临床麻醉手册．王俊科，于布为，黄宇光主译．北京：科学技术出版社，2002.
3. RonaldD. Miller．米勒麻醉学（Miller's Anesthesia）．第 7 版．曾因明，邓小明主译．北京：北京大学医学出版社，2011.
4. Luca M. Bigatello，Hasan B. Alam，Rae M. Allain，et al．麻省总医院危重病医学手册．第 5 版．杜斌主译．北京：人民卫生出版社，2009.
5. 邓小明，姚尚龙，曾因明．2013 麻醉学新进展．北京：人民卫生出版社，2013.
6. 相关期刊：《中华麻醉学杂志》、《国际麻醉学与复苏杂志》等.

除课堂学习外，住院医师应积极参加继续医学教育活动，每年应获继续教育学分≥10 分，三年累计应≥30 分。

（五）考试与考核

对规培住院医师必须有严格、连续、定量的考核，要按培训内容与要求追踪记录在每个科室的培训情况，包括时间（工作日）、病种及例次数、技术操作例次数、医德医风及工作表现、理论学习等，每阶段要有评语，要有能力考核及理论考试的方法及得分。这是对规培住院医师评估的基础。

规培 3 年结束后是否进行统一考试，由省（市、自治区）卫生行政管理部门决定，一般可采用多站式考试，目前多采用三站式，即①理论考试（试卷）；②能力考试（实际操作能力考核）；③口试（提问）。一般采用同一地点、同一考试内容、同一评判标准及同一组主考老师即“四同”的办法进行，以能达到严格、统一、公开、公平的要求。规培住院医师经考核合格后按相关手续上报，由省（市、自治区）卫生行政部门发给培训合格证书，作为晋升主治医师的必要条件。

第 3 节　继续医学教育

继续医学教育（CME）是继毕业后教育之后，以学习新理论、新知识、新技术、新方法为主的一种终生教育。CME 的目的是使卫生技术人员在整个职业生涯中，保持高尚的职业道德，不断提高专业工作能力和业务水平，提高服务质量，以适应医学科学技术和卫生事业的发展，因此近又称为继续职业教育（CPE），其重要性已得到卫生行政部门的高度重视。CME 的对象是完成毕业后医学教育培训或具有中级以上（含中级）专业技术职务从事卫生技术工作的人员。参加 CME 是卫生技术人员应享有的权利和应履行的义务。

一、组织体系

继续医学教育工作实行全行业管理。各级卫生行政部门要打破医疗机构的行政隶属关系和所有制界限，充分利用各地区的卫生和医学教育资源，按照专业技术人员继续教育的总体要求，加强对 CME 工作的规划、组织和领导。全国和各省、自治区、直辖市继续医学教育委员会是指导、协调和质量监控的组织。各单位要为卫生技术人员参加 CME 提供必要的条件。卫生技术人员要积极主动参加 CME 活动，并按照 CME 的有关规定，服从所在单位的安排，接受考核。按国家相关政策与规定，参加 CME 的医技人员在学习期间享受国家和本单位规定的工资、保险、福利待遇。医技人员在接受 CME 后，有义务更好地为本单位服务。

二、主要内容及形式

CME 的内容，应以现代医学科学技术发展中的新理论、新知识、新技术和新方法为重点，兼及人文社会科学的教育，注意先进性、针对性和实用性。重视卫生技术人员创造力的开发和创造性思维的培养，根据学科发展和社会需求，开展多种形式的 CME 活动。CME 坚持理论联系实际，按需施教，讲求实效的原则，根据学习对象、学习条件、学习内容等具体情况的不同，采用培训班、进修班、研修班、学术讲座、学术会议、学术论坛、考察交流和有计划、有组织、有考核的自学等多种方式组织实施。要努力开展以短期业余学习为主的 CME 活动。自学是 CME 的重要形式之一，但应有明确的目标，制定自学计划，经考核认可授予学分。相应的自学管理办法由省级行政主管部门制定。

三、学分授予及要求

经审批认可的 CME 项目分为国家级和省级。全国继续医学教育委员会评审国家级 CME 项目,此类项目按《国家级继续医学教育项目申报、认可试行办法》办理。省级继续医学教育委员会负责评审省级 CME 项目,此类项目按各省(自治区、直辖市)制定的省级 CME 项目申报、认可办法办理。CME 实行学分登记制度,CME 活动主办单位应对参加活动的卫生技术人员发放本单位签章的包括活动名称、编号、形式、日期、考核结果、学分类别、学分数等内容的登记证明或学习证明。各单位应建立 CME 档案,对本单位卫生技术人员每年参加各种 CME 活动和获得的学分进行登记。

(一) 学分授予类别

1. Ⅰ类学分

(1) 经全国继续医学教育委员会评审,由卫生部批准和公布的项目;

(2) 国家级继续医学教育基地举办,由卫生部公布的项目;

(3) 经省继续医学教育委员会评审,由省(市、自治区)卫生厅批准和公布的项目;

(4) 省(市、自治区)级继续医学教育基地(含省级临床进修基地)举办,由省(市、自治区)卫生厅公布的项目;

(5) 经省(市、自治区)继续医学教育委员会认定,由中华医学会、中华口腔学会、中华预防医学会、中华护理学会等一级学会及相关学术机构在各省(市、自治区)举办的 CME 项目。

上述 1、2 项属国家级 CME 项目,3、4、5 项属省级 CME 项目。

2. Ⅱ类学分

由各市卫生局或二级以上医疗卫生单位举办的专业培训班、学术活动、专业进修、个人发表论文、承担科研任务以及有计划、有组织的自学等均属Ⅱ类 CME 项目,授予Ⅱ类学分。

(二) 学分授予标准

1. Ⅰ类学分

参加国家级和省级 CME 项目学习,经考核合格,按该项目规定的学分数授予学分;主讲人每小时授予 2 学分。但每次所授学分数,最高不超过 10 学分。

2. Ⅱ类学分

由各市卫生行政部门和厅直属单位主管 CME 的部门参照以下标准确定。

(1) 由单位组织或经本科室领导同意后自学与本学科专业有关知识,有明确目标和自学计划,学习后写出综述并经认可,按每 2000 字授予 1 学分,每年最高不超过 5 学分。

(2) 学习由全国或省继续医学教育委员会制订和指定的自学资料和音像教材,经考核认可,按规定授予学分,刊物类别如下述。

(3) 在刊物上发表论文或综述,按刊物类别授予学分,并按作者排序第 1 至第 3 作者依次递减 1 学分。

科学引文索引(SCI)、工程索引(EI)、科学技术会议录索引(ISTP):10 ~8 学分/篇;

核心期刊:8 ~6 学分/篇;

非核心期刊:5 ~3 学分/篇;

内部期刊:3 ~1 学分/篇。

(4) 已批准的科研项目,在立项当年按以下类别授予学分,并按课题组成员排序第 1 至第 5 名依次递减 1 学分。

国家级课题:10 ~6 学分;

省、部级课题:8 ~4 学分;

市、厅级课题:6 ~2 学分。

(5) 有书刊号的医学著作,每编写 1000 字授予 1 学分;出国考察报告和国内专题调研报告,每 3000 字授予 1 学分;发表医学译文每 1500 汉字授予 1 学分。

(6) 由二级以上医疗卫生单位组织的学术报告、专题讲座、技术操作示教、手术示范、新技术推广等,每次主讲人可授予 2 学分,参加者授予 0.5 学分。参加者全年所获得的该类学分,最高不超过 10 学分。

(7) 由二级以上医疗卫生单位组织的临床病理讨论会、多科室组织的案例讨论会、大查房,每次主讲人可授予 1 学分,参加者授予 0.2 学分。参加者全年所获该类学分,最高不超过 10 学分。

(8) 经单位批准,到省级以上进修基地进修(含省级和出国培训)6 个月以上者(不含 6 个月),经考核合格,视为完成每年规定的 25 学分。进修 6 个月以下者,按进修基地规定,分别授予Ⅰ类学分和Ⅱ类学分。

参加现代远程 CME 项目学习,按该项目所属类别和规定学分数授予学分,最高不超过 5 学分;编制远程教育课件的脚本,按该 CME 项目所属类别授予学分。

（三）学分要求

1. 完成毕业后医学教育培训或具有中级以上（含中级）专业技术职务的麻醉科医师，参加CME所获学分，每年不得低于25学分，其中Ⅰ类学分不低于10学分，Ⅱ类学分不低于15学分。两类学分不可互相替代。Ⅰ类学分可以在任期内或注册期内累计完成。

2. 省级医疗卫生单位、三级医院的麻醉科医师，5年内继续医学教育学分中必须有国家级CME项目10学分。

3. 初级专业技术职务的麻醉科医师（不含参加住院医师规范化培训人员），每年必须取得CME项目15学分。

四、CME基本要求

1. 医院主管CME部门对各级医护人员可设立学分卡，统一由院主管部门定期对各种学分证明予以核对及登记，并对每人CME的情况予以反馈。

2. 卫生技术人员接受CME的情况和所获学分应作为年度考核的重要内容，CME情况经同级人事行政部门检查验证合格后作为卫生专业技术资格申报、卫生技术人员聘任、技术职务晋升和执业再注册的必备条件之一。凡在任期内CME学分未达到要求者，不得申报专业技术资格、晋升、聘任专业技术职务和执业再注册。

3. 省、市重点临床专科，其在编的CME对象，CME考核合格率必须达到100%，凡达不到考核标准，予以限期整改，整改不力的科室，卫生主管部门应撤销其重点专科称号。

4. 各级各类医疗卫生机构的麻醉科要不断提高对CME工作重要性的认识，要把开展CME作为提高学科核心竞争力和可持续发展的重要举措，把促进全员学习、建设学习型科室作为文化建设的重要内容；要结合实际制订CME工作规划和年度实施计划，完善相关制度措施，改进管理方法和手段，不断增强学科人员参加CME活动的自觉性，提高CME对象的学分达标率。

5. CME的内容还应突出重点，密切联系本职工作。要大力推广临床诊疗规范、适宜医疗技术、合理用药指导原则，突发公共卫生事件应对以及医德医风、医学伦理、卫生法律法规、医药购销领域防控商业贿赂相关政策等方面知识的全员培训，促进卫生技术人员及时更新知识，增强能力，适应实际工作的需要。

进入新世纪以来，我国的CME工作围绕卫生工作重点和队伍建设的需要，坚持以人为本，深入贯彻落实科学发展观，求真务实，开拓进取，取得了显著成效，已经成为增强医疗卫生机构核心竞争力和提高卫生技术人员能力素质的重要途径和手段，在卫生人才队伍建设中发挥了重要作用。但仍然存在一些问题，当前存在的重学分轻效果的现象不容忽视，只有严格管理才能保证CME的质量和效果。因此要加强CME的规范化管理，包括执行和完善CME的各项政策法规和规章制度，增强卫生技术人员参加CME的内在动力，强化CME的激励约束机制，加强CME工作的评估，修订完善评估指标体系等。CME的目的是不断提升各级各类卫生专业技术人员的素质和能力，而不仅仅是为了完成学分，更重要的是提高自学的积极性和学习能力。各单位麻醉科应根据自身的特点，积极开展科室学术讲座和自学，创新CME培训模式。坚持传统教育方式与现代化手段相结合、“走出去”和“请进来”相结合，传授理论知识与实践技能培养相结合，充分利用国际国内各类教育资源，加强协作、优势互补、资源共享，构建开放型、自主式、多元化的CME培训体系。

第4节　麻醉科医师的成长

青年医师的成长，主要依赖自身的努力，通过临床实践提高业务技能，刻苦自学丰富专业理论，逐渐成熟而成为一名合格的麻醉科医师；但是，组织的培养，良师的善诱和益友间切磋，是促进成才的客观条件。一个成熟合格的麻醉科医师，必须具备两方面基本素质，即高尚的医德和精湛的医术，青年医师的培养应以此为准绳。

一、高尚的医德

德为群育之首，是为人处世的基本品德，是区分正误的标准。医德应作为临床医师从业的行为规范和自律操守，自古以来历代医家都强调医德的重要性，唐代孙思邈在急救千金方一书中提出“大医精诚”、清江笔花在“笔花医镜”中指出“医家首在立品”。医德要求医生有仁者之心。仁者爱人，故医家必须真诚仁爱为患者服务。医者以仁心施仁术，必会得到患者的敬爱和信赖，建立深厚的友谊，有些友情甚至终生不渝而传为佳话，也必然增加治疗效果。在当前，少数人错以为金钱万能，把崇高医疗事业视为买卖关系，致医患之间缺乏感情沟通，一旦治疗效果不如患者理想，常因误解而引发医疗纠纷，甚至成为雠仇。这是医患双方都不愿发生的。有优良医德的医师，常能正确处理医患关系，避免这些尴尬的处境。

麻醉医师面对失去感知的麻醉患者，他们随着意识的消失也丧失自我保护能力，唯有依赖麻醉科医师的保护和关爱，安全度过手术期。麻醉科医师的责任心分外重要，为避免一切意外，麻醉医师应寸步不离地守护在患者身侧，观察和监护病情，及时处理骤变。故耐心、细致和负责精神，也是医德的重要内容。

手术治疗是临床实践中最富于“团队”工作(Team Work)的实例，成功的手术不能看作某个人的业绩，而是手术医师、麻醉医师和手术室护士通力合作的成果。成功的合作必须不分彼此，不强调主次，集体工作如同一个人一样协调。当前很多复杂的诊断和治疗，都是由不同科室医、技、护共同完成的。作为集体工作中的个人应养成谦虚谨慎的品德，只有尊重别人的工作才能得到他人的敬重。谦虚谨慎、不骄不傲也是医德所要求的。

医德的另一要求是诚信。麻醉工作常是一人独立完成，处于无监督的条件下，故应发扬“不欺暗室”的品德，忠实履行自己的职责。举凡麻醉的各项操作都应一丝不苟。麻醉记录应详尽无误，客观而忠实。这种记录才是病情的真实写照，可以作为以后治疗的参考、临床研究的资料和法律纠纷的依据。故记录必需忠实，切忌文过饰非。麻醉医师应是诚信的模范。

青年麻醉科医师应具有尊师重道的品德，在业务工作中要尊敬导师，尊重高年资医师，得到他们的爱护和教导。对同僚应谦虚，向一切人学习，“三人行必有我师焉”，每个人在业务上都可能有其独特的经验和见解，要善于集思广益。重道则应尊重真理和客观法则，要坚持真理修正错误，立志做一个医德高尚受人敬重的麻醉专业医师。

二、精湛的医术

医术是为患者服务的本领，要服好务必须技术精湛。丰富的临床经验和纯熟的操作能力，只能通过长期的临床实践获得，舍此别无他途。

实践出真知。实践中首先从基本功开始，如种种穿刺技术(例如各种神经阻滞方法和椎管内麻醉操作等)，全身麻醉的诱导(含气管和支气管置管术)和维持，呼吸道的保持和呼吸支持治疗，麻醉深浅的辨识，各种监测技术的应用和所有急救方法(休克治疗、器官功能衰竭的处理和心、脑、肺复苏等)的施行，都应熟练掌握，操作应纯熟而规范。只有在麻醉基本功纯熟后，才能在以后的麻醉工作中得心应手、运用自如。青年医师学习过程中应理论学习与实际操作并重，因为医师的首要任务是治病，治病的经验只有在临床工作中积累，过分强调实验室工作的培养和书写论文，会流入空头理论家，不会看病的医学理论家与不会治病的医学博士均不可取。青年医师的培养首先应重视实践。但是理论的学习也不可少，实践要结合理论学习才能提高，勤奋学习不断增加知识，吸取书本上间接的经验和理论以补自身的不足，然后通过思考予以消化，达到去粗取精，去伪存真，由表及里。善读书者不迷信书本，但又不能不读书，不然会沦为经验主义者而固步自封。青年医师应自觉地不做空头理论家，也不做无创见的经验主义者。

青年医生在导师指导下做一些研究工作也是必要的，如临床研究(临床病例分析、配合开展某些新业务新技术，书写综述等)可以提高自身的研究能力，掌握一些研究的基本方法，书写论文的格式和收集资料等，以备将来的发展打下基础。参加实验研究也是必要的，可以学会实验动物的选择，实验标本的采取和处理，试验仪器的应用等。随着青年医师年资的增高和业务的成熟，应争取成为一个会治病、善于学习、能进行研究的全面人才。

三、成为优秀人才

综上所述要成为一名合格的麻醉科医师必须要有高尚的医德和精湛的医术，要做到这一点的前提是一个医师的爱心和责任心，在此基础上通过理念与实践的反复磨练才能形成。作为一名优秀人才在理论上必须达到知识面宽、基础扎实、专业精通；在临床实践中则必须努力做到技术操作“轻、准、熟”；临床判断“敏、正、远”；诊疗过程“稳、变、忧”。即操作要轻巧、准确与熟练，要多做、用心做才能达到熟能生巧的境界；麻醉科医师的判断要敏捷，要正确，因为麻醉科医师面临的病情常是紧急而危重、瞬息万变，必须敏捷与果断，而没有正确的判断就没有正确的治疗，此外还要看得远，就是要能预见到病情的发展趋势及可能出现的问题及其对策；在治疗与处理过程中要沉着稳重、胸有成竹，避免急躁慌张，要能及时发现主要矛盾及其转化，更要有忧虑意识，充分考虑病情向不利的方面转化并有对策与预案。这是一个优秀人才的必备条件。

应当强调指出，合格的麻醉科医师是麻醉科建设与发展的重要基础，但对促进学科整体发展而言，更重要的是优秀的学科带头人，而一个优秀的学科带头人则必须在具备上述三个条件（即①知识面宽；②基础扎实；③专业精通）的基础上再具备以下三个条件，即④有较高的追求，有追求才能有精神，精神的力量是无限的；⑤具有较强的谋事、成事的能力，没有这种能力即使有抱负也可能是事倍功半、甚至一事无成；⑥具有较高情商，主要是认知、控制情绪和宽容，没有情商就没有人格魅力，就没有群体。学科的振兴关键靠人才、根本在教育，培养百千优秀人才正是教育的关键，也是学科发展的关键。

（曾因明　刘俊杰）

参考文献

1. 曾因明. 麻醉科住院医师的培养——UCSF 考察报告之二. 国外医学麻醉学与复苏分册，1987，8(1)：60-61.
2. 曾因明. 建设具有我国特色的麻醉学教育体系. 徐州医学院学报，1987，7(4)：211-212.
3. 曾因明. 严超凡. 许志大. 对我国麻醉学专业教育层次结构的思考. 中国高等医学教育，1994，3：29-32.
4. 曾因明. 我国麻醉学专科医师培训工作设想. 中国高等医学教育，1996，1：33-34.
5. 曾因明. 我国麻醉专科医师培训面临的问题与对策. 中华医学信息导报，1996，3(6)：1.
6. 曾因明. 跨世纪临床医学人才培养贵在落实与导向. 临床麻醉学杂志，1996，12(1)：36-37.
7. 曾因明. 加速人才培养，把我国麻醉学科建设推向新的平台. 国外医学麻醉学与复苏分册，2002，23(1)：1.
8. 祁国明. 林蕙青. 中国医学教育改革与发展—回顾 · 展望 · 对策. 北京：人民卫生出版社，2002.
9. 石鹏建. 中国高等医药教育改革与发展. 北京：人民卫生出版社，2004.
10. 曾因明，李文志，姚尚龙，等. 麻醉学住院医师培训的发展思路与建议. 中华医学教育杂志，2006，26(5)：87-89.
11. Ronald D. Miller，Lars I. Eriksson，Lee A. Fleisher. Miller’s Anesthesia. 7st ed. Churchill Livingstone，2009.

第3章 麻醉科的组织结构、任务与管理

现代麻醉学在其自身发展过程中汲取并集中了基础医学、临床医学、生物医学工程以及多种边缘学科中有关麻醉学的基本理论和工程技术，经过160余年的积累，形成自身的理论与技术体系，现代麻醉学已是一门研究临床麻醉、生命功能监控、重症监测治疗和疼痛诊疗的科学，是临床医学中重要的二级学科。麻醉科在医院中属于一级临床诊疗科目，是外科等手术学科建设与发展的重要前提与支柱，由于麻醉科对整个医院床位周转和运行效率的提高起到关键性作用，因此是医院中重要的枢纽科室。医院麻醉科的基本工作任务是：①为手术顺利进行提供安定、无不愉快记忆、无痛、肌松及合理控制应激等必需条件；②维护患者在手术前、中、后各阶段的安全并防治相关并发症；③麻醉后恢复室（PACU）及麻醉科重症监护病房（AICU）的建立与管理；④急救与生命复苏；⑤急性疼痛诊疗及无痛医院建设，以及部分慢性疼痛的诊疗；⑥手术室外麻醉、镇静与镇痛；⑦麻醉学教育；⑧麻醉学科研等工作。

麻醉科的建设应与上述任务相适应，因此必具有以下基本特点：

1. 麻醉科人员在数量及专业结构上必须：①与手术科室的床位数以及床位周转情况（周转率）相适应，以能保证全院手术治疗的正常运行；②能满足手术室外麻醉、镇痛及镇静工作的需要；③能适应PACU、AICU以及开展疼痛诊疗工作的需要；④能满足教学与科研工作的需要等。

2. 麻醉科医师应在坚实的基础医学和较丰富的临床医学知识的基础上，进行系统的麻醉学专业理论和技术培训，以能胜任上述基本任务。

3. 配备足够数量的优质药物、器械和仪器。

4. PACU和AICU的建立与管理，危重患者急救和生命复苏工作的开展。

5. 在无痛医院乃至舒适医疗中发挥麻醉科的主导及支撑作用。

6. 建成以医疗为基础、科研为先导、教育为根本的医教研良性循环的统一体。

第1节 麻醉科的组织结构和任务

麻醉科的命名已不足以反映现代麻醉学的工作内涵，综观国际动向，麻醉科易名已刻不容缓，国际常用的有以下几种称谓：①麻醉科（Department of Anesthesiology）；②麻醉与危重医学科（Department of Anesthesia and Critical care）；③麻醉、疼痛与危重医学科（Department of Anesthesia，Pain and Critical care Medicine）；④麻醉与围手术期医学科（Department of Anesthesiology and Perioperative Medicine）。在我国尚未正式统一更名前，各医院可根据实际情况命名。麻醉科的组织结构应视医院等级、经济、技术条件以及麻醉科所开展的工作内容不同而有所差异，但均应按照二级学科的要求不断使其健全与完善，麻醉科的组织结构应由麻醉前评估与准备中心（或麻醉科门诊）、临床麻醉、麻醉后恢复室（PACU）、麻醉科重症监护病房（AICU）、麻醉科治疗（或疼痛诊疗）门诊及病房，以及教研室、实验室等部门组成。

手术室是麻醉科的重要组成部分，在行政上应由麻醉科负责管理，手术室护士长在麻醉科主任领导下开展工作，手术室护理工作接受护理部的业务技术指导。

一、麻醉前评估与准备中心

为缩短患者住院周期，保证麻醉前对病情作出清晰的评估与充分准备，凡拟接受择期手术的患者，在入院前均应在麻醉前评估与准备中心（简称“评估中心”）进行必要的检查与准备，然后将检查结果、准备情况、病情估计及麻醉处理意见等及时送到麻醉科。设立麻醉前评估中心的优点是：①患者在入院后即可安排手术，可明显缩短住院日、提高床位周转率；②可避免因麻醉前检查不全或准备不足而延期手术，这种现象在我国目前还普遍存在，甚至患者已送到手术室再转回病房，给患者造成精神上及经济上不必要的痛苦与损失；③杜绝手术医师与麻醉医师因对术前准备意见或观点不一致而发生的争执，从而对麻醉前准备产生干扰；④麻醉前准备比较充裕，而且在患者入院前麻醉科医师已能充分了解到病情及麻醉处理的难度，便于恰当的安排麻醉工作。随着医院运行机制的改革，这一工作必将在我国医院改革中提到重要议事日程。

1. 术前评估与准备的模式　当今我国各医院手术数量均有大幅度增加，沿用手术前一天下午由麻醉科医师进行麻醉前访视与准备的方法已不适用，因为麻醉科医师当天手术结束已是下班时间甚至超过下班时间，无法再去病房访视患者并进行准备，因此沿用的麻醉前访视与准备的制度在很多医院实际上已形同虚设，目前普遍的状态是术前检查、评估与准备的责任实际上已落到无执业医师资质的实习医师或进修医师身上。正因为如此，术前检查不全、判断失当、准备不足等情况仍然存在，临时取消或推迟手术的事情时有发生，甚至发生纠纷，这对患者极为不利，也违背保障患者安全、全心全意为患者服务的宗旨。据调研，在医疗事件的发生原因中，术前评估失误与准备不足是重要原因之一。为此，加强麻醉前评估与准备，稳步推进麻醉前评估中心的建设已势在必行，各医院可根据自身条件选用下列方案之一，但最终目标是要建立麻醉前评估中心。

（1）由资深麻醉科医师主持、组成专门评估与准备小组，小组成员定期轮转。小组的职责是专门负责麻醉前评估与准备工作，即①在手术前对患者进行检查、评估与准备，并认真做好记录；②将病情、特别是危重疑难病例的情况在术前一日下午通知麻醉科负责麻醉工作安排的责任医师，以能做好麻醉前人员、技术与物质准备。

（2）可在手术室与病区之间设“麻醉前评估室”或“麻醉前评估中心”，由资深医师主持就诊，主要对入院的选择性手术患者进行检查、评估与准备。其工作内涵及程序与“（1）”基本相同。

（3）建立麻醉前评估中心，建立麻醉前评估中心的意义在于：①能全面有效地进行术前评估与准备，可力争患者在最佳状态下接受手术，这对保障患者术中安全和术后恢复具有积极意义；②建立麻醉前评估中心可明显提高手术科室的床位周转率，通过这一举措，我国的平均住院日肯定可获明显降低；③建立麻醉前评估中心还有利于减少医疗费用，减轻患者负担。

建立麻醉前评估中心是医院现代化的必然，但宜稳步推进。从我国的实际情况出发，首先应在三级甲等医院建立，少数手术数量超过1.5万~2.0万例次/年的三级乙等或二甲医院也可参照建立，建立麻醉前评估中心的工作要在医院的领导与支持下进行，各级麻醉质控中心要认真总结其运作与管理经验，形成建设管理规范，组织交流并逐步推广。

2. 医疗文件的签署　术前对患者进行检查、评估与准备后，应填写麻醉前访视记录等有关医疗文件，麻醉知情同意书需经患者或其授权委托的近亲属、法定代理人签字。危重疑难患者及新开展的重大手术的麻醉处理应汇报科主任同意，必要时组织病例讨论后经院部批准实施。

二、临床麻醉与监控的实施

临床麻醉是麻醉科医疗工作的重要基础，临床麻醉的执业范围主要包括手术室内麻醉和手术室外的麻醉、镇静与止痛，要为手术提供镇静（无不愉快记忆）、无痛、肌松和合理控制应激反应等必要条件，对手术患者的生命功能进行监测、调节与控制，对麻醉后恢复期患者进行监护与处理，预防并早期诊治并发症，保障围手术期患者安全等。

临床麻醉是由麻醉前评估与准备、麻醉处理（麻醉与监控的实施）及麻醉后恢复等各有重点而又相互衔接统一的3个阶段组成，其相应的组织结构包括麻醉前评估中心（或麻醉科门诊）、手术室内麻醉、手术室外麻醉、麻醉后恢复室（PACU）等。根据医院的规模和手术科室的手术难度，临床麻醉可建设亚专业（或亚科）：如小儿、产科、心血管外科、脑外科、胸外科麻醉等，麻醉科资深医师可以相对稳定于某一亚专科（“一专科能”），也可专门从事亚专科工作，成为亚专科学术带头人，这对临床麻醉医疗水平的提高是至关重要的。

现代临床麻醉的精髓已转移到对患者的生命功能的监测、调节与控制，因此除提供手术的基本条件外，还必须做到：

1. 提供为保障患者安全所必需的特殊操作，如气管、支气管插管，困难气道管理，控制性降压，控制性低温，人工通气及体外循环等。

2. 对患者的生命功能进行全面、连续、定量的监测，并调节、控制在正常或预期的范围内，以维护患者的生命安全。应确保所有手术麻醉的患者均能达到下列最低监测标准：①血压（BP）；②心率（HR）；③心电图（ECG）；④脉搏氧饱和度（SpO_2）4项监测。全麻患者除上述4项外，应确保有呼气末二氧化碳（$P_{ET}CO_2$）及体温（T）监测。对患者生命功能进行监测与调控不仅涉及麻醉科仪器与设备的先进以及麻醉科医师的知识、素质与能力，更是患者医疗安全的重要保证。

3. 规范手术室外麻醉、镇痛、镇静以及术后镇痛工作。手术室外麻醉包括手术室外手术、内镜检查、介入治疗等领域，隶属临床麻醉管理范围，要严格执行相应的法规、规章制度与技术指南，严密预防并发症和意外。

4. 加强PACU的建设与管理，预防并早期诊治各种并发症，以利术后顺利康复。

三、麻醉后恢复室

早在1873年美国麻省总医院（Massachusetts General Hospital）就已始建设麻醉后恢复室（post-anesthesia recovery unit，PARU 或 post-anesthesia care unit，PACU）。20世纪二三十年代，随着复杂外科手术的开展，PACU在美国及其他国家的医院中相继出现，又称麻醉恢复室（recovery room，RR）。进入20世纪50年代末，PACU得到快速发展，在发达国家几乎所有的医院均建有PACU。进入20世纪90年代，随着非住院患者日间手术广泛开展，PACU进一步发展，主要表现在PACU的床位明显增加，PACU与手术台的比例一般均达到或接近1∶1。

国内自20世纪80年代以来，随着外科学的发展，复杂手术、高龄患者、合并系统疾病患者手术的比例增加，随着麻醉技术和设备的进步，全麻比例及需要加强监测治疗患者的比例也明显上升，对PACU的依赖也相应增加，当前国内不少三级甲等医院已建有PACU，但远不够普及，PACU床位数也较少。PACU的建立是患者安全的需要、是提高手术台周转效率的需要，更是医院整体发展的需要，PACU的床位数及其管理与医疗水平是医院现代化的一个重要标志。

（一）建立PACU的重要性

1. 能有效保障手术患者恢复期的安全，降低麻醉恢复期严重并发症的发生率　麻醉药物的终止和手术结束并不意味着真正意义的“麻醉结束”，麻醉作用的消失和患者主要生理功能的恢复，即从麻醉中完全恢复仍需要一个过程，在这一过程中，随时均有可能发生生理功能的紊乱，如不及时诊治，可导致严重后果甚至危及患者生命安全。尤其是危重病患者、高龄患者、实施复杂和重大手术的患者，在麻醉手术后的恢复阶段发生各种意外情况的比例明显增加。实践证明：PACU的建立对预防麻醉后近期并发症和意外，保障手术患者的安全，特别是危重患者的救治有肯定的意义。

2. 能有效防止患者在术后转送途中或在普通病房中发生低级恶性医疗事故　经统计发现，术后麻醉恢复阶段发生意外或严重并发症甚至死亡的病例，其发生时间大多在手术后的数小时，其中绝大部分发生在术后1h内。国内已有报道在回病房途中甚至在电梯中或在普通病房发生低级恶性医疗事件。如能设立PACU，则可加强监测和护理、及时发现并立即处理，完全可以避免恶性事故的发生，因此PACU是保证术后患者安全恢复的重要场所。

3. 提高手术台的利用率　PACU的建立可缩短患者在手术室内停留时间，加快手术台周转，提高手术台利用率，可充分利用人力物力资源，提高效益。

4. 改善麻醉恢复期对患者的监护　由于有集中的场所，连续定量的监护和训练有素的医护人员监护，可明显提高恢复期对患者监护的水平，因此PACU已成为医院现代化的重要标志。

PACU对保障患者安全、提高手术台利用率的重要作用已为国内外医疗实践充分证明，是成熟而又成功的经验，被认为是现代化、高效率医院的必然产物。因此，我国所有三级与二甲医院，以及年手术麻醉超过6000例次的二乙医院，或每日每手术台的手术患者≥2例次者，均应建有PACU。PACU应设在与手术室同一楼层的共同区域内，其床位占有面积不小于$6m^2$/床。PACU的床位数与手术台比例一般以1∶4～1∶2为宜，应根据各医院的诊疗水平即危重疑难病例及重大手术在总手术（麻醉）病例中所占比例的不同作适当调整。PACU的日常工作由麻醉科主治及其以上医师主持，在麻醉科医师负责下由麻醉科护士进行具体的监测与护理，并按规范要求认真记录及书写医疗文件。

四、麻醉科重症监护病房

麻醉科重症监护病房的执业范围主要包括术中发生严重并发症及/或重要器官功能衰竭、心肺脑复苏（CPCR）、围手术期急危重症、重大或疑难手术等患者的急救与加强监测治疗等。

卫生部1989年【89】第12号文件明确指出麻醉科的工作范围包括重症监测治疗。卫生部2009年【09】第9号文件明确重症医学科不包含专科重症监护室（ICU），如心脏ICU（CCU）及新生儿ICU等。麻醉科重症监护病房（AICU）属于专科ICU，因此，建立AICU是符合卫生部文件要求的，与重症医学科是相辅相成的。鉴于麻醉科工作的精髓已转移到对人体生命功能的监测、调节与控制，因此，AICU理应是麻醉科工作的重要组成部分。特别应当指出：围手术期危重患者的诊治，诸如术后不能脱离复苏器的患者，术中有严重并发症的患者，多发性、复合创伤以及CPCR患者等，是围手术期危重病诊治、保障重大手术安全、提高医疗质量的重要环节，是对手术科室开展重大及疑难手术治疗的有力支撑，更是保证术中、术后监测治疗连续性的必需。因此，麻醉科作为一个二级学科（一级临床科室），应充分发挥其理论与技术优势，加快人才培养，努力做好AICU的建设与管理。

五、麻醉科疼痛诊疗

麻醉科疼痛诊疗的执业范围主要是运用麻醉学的理论、方法和技术进行疼痛诊疗，麻醉科疼痛诊疗工作应以急性疼痛为基础，慢性疼痛为特色。麻醉科应把“无痛医院”乃至舒适医疗的建设作为己任，这项工作面广、量大，可以发展学科、惠及医院、造福患者，在有条件的医院应有目的开展慢性疼痛诊疗工作，建立麻醉科疼痛诊疗门诊与病房，努力开展慢性疼痛以外的麻醉学治疗工作，只有坚持以麻醉学理论与技术为核心的诊疗工作才能确保工作的拓展对学科建设的推动作用，以及工作的成熟与先进仍能牢固隶属于麻醉学领域，这是避免解肢与分离的唯一正确路径。麻醉科疼痛诊疗的组织结构可酌情作如下抉择：

1. 建立“麻醉科疼痛诊疗中心”（简称“疼痛中心”）成立“疼痛中心”必须设有疼痛诊疗门诊及病房，具备一支相对稳定于疼痛诊治的人才梯队，并有较为丰富的病源，“疼痛中心”在麻醉科主任领导下，可由一名科副主任或资深医师分管并兼任“疼痛中心”主任。

2. 设麻醉科疼痛诊疗门诊　暂无条件建立“疼痛中心”的麻醉科可先开设门诊，应配备主治医师以上人员定向于这一分支专业，当规模较大及各方面条件成熟时，再开设病房并向麻醉科疼痛诊疗中心过渡。

3. 建立以麻醉科为主、由神经内科、骨科和康复科等参与的多学科疼痛诊疗中心或多学科疼痛诊疗研究中心。

麻醉科疼痛诊疗应注重形成自身的特色，即要发挥麻醉科的理论与技术专长，在急性疼痛诊治及“无痛医院”建设的基础上，有重点地展开慢性疼痛诊治，并注重医疗质量与学术含量。

六、麻醉学教研室

现代医学教育已向终身医学教育体系发展，即学校基础教育（basic education schools，BE）、毕业后教育（postgraduate education，PGE）和继续医学教育（continuous medical education，CME），这是3个分阶段又连续统一的教育体系，医学院附属医院或教学医院均应成立麻醉学教研室。教学和科研是麻醉科的重要工作内容，科主任要制订计划，组织实施，定期总结。麻醉学教研室的主要任务是：

1. 承担医学院（校）医学生《麻醉学》独立开课的讲课与实习任务。

2. 承担医学院（校）医学生的生产实习任务。

3. 承担研究生教学任务。

4. 承担进修医师的教学任务。

5. 承担毕业后教育即规范化住院医师培训工作。

6. 开展继续医学教育。

有条件的医学院（校），应将其所有的附属医院联合组建麻醉学系，以能整合并优化教学资源，统筹实施《麻醉学》独立开课的教学任务，联合进行规范化住院医师培训。

七、麻醉学实验(研究)室

在麻醉学科学研究中，临床研究与基础研究占有同等重要的地位而且必须紧密的结合，基础研究主要在实验室完成，临床研究主要在临床进行，但也包含一些需要在实验室中完成的内容。要树立“临床工作向前一步就是科研”的意识，要在日常诊疗工作中注意思考并发现问题，根据拟解决的问题确定课题进行科研设计、完善记录、积累资料，并统计分析、撰写论文，这是提高临床医疗水平和麻醉科学术地位的重要途径。在有条件的医院，麻醉科可成立麻醉学实验室或麻醉学研究室。

麻醉科成立实验室(研究室)时，应由麻醉科主任(或副主任)兼任研究室主任。成立实验(研究)室时一般应具备以下基本条件：

1. 要有学术水平较高、治学严谨，具有副教授或副主任医师以上职称的学科或学术带头人。

2. 已形成相对稳定的研究方向并有相应省(部)级及其以上的研究课题及经费。

3. 配备开展研究所必需的实验室、仪器设备及运行经费。

4. 配备一定数量的专职实验室人员编制。

5. 要形成一支结构合理的人才梯队。

麻醉学实验室是研究生、麻醉科医师进行科学研究的重要场所。实验室技术平台和管理水平的高低在很大程度上代表着实验室建设的整体水平，因此，在有条件的麻醉科，应积极建立并完善与科室规模相适应的麻醉学实验室，这对加强麻醉学人才的培养，推动麻醉学科发展具有重要意义。

第2节 麻醉科建设

一、建 制

在二级及其以上的综合医院以及开展手术治疗的专科医院中均应设立麻醉科。麻醉科是医院中的一级临床诊疗科室，麻醉科主任在医院院长领导下进行工作。

麻醉科与各手术科室间的关系、尤其是与外科的关系非常密切，麻醉科是手术科室开展手术治疗的前提与保障，麻醉科与每个手术科室之间必须相互尊重与充分合作，麻醉科将以为手术顺利进行创造优良条件为己任，而手术科室为更好的让麻醉科知情与协作，常邀请麻醉科医师进行术前会诊或出席术前讨论，就是这种尊重与合作的范例。在手术期间，手术者的任务是精心施行手术，麻醉者的职责则是为手术操作的顺利进行提供条件，并对患者的生命功能进行监控，对患者的生命安全负责。因此，手术者与麻醉者之间必须互相配合，协调一致，并互通情报。例如麻醉科医师应将重大病情变化通报术者，而手术者亦应将手术意外(如出血、术式改变等)通报麻醉者，以便共同对患者负责完成手术任务。

麻醉科与手术室工作在共同的场所，但其工作性质不同，手术室作为一个护理单位在行政上接受麻醉科主任领导，在业务上则接受院护理部的指导。

麻醉科作为一个临床二级学科，同样有繁杂而技术要求较高的护理任务，因此，配备并培训麻醉专科护士以配合麻醉科医师的工作是非常必要的，但我国长期以来麻醉科没有护士编制，以致麻醉科医师“亦医、亦护、亦工”的情况在我国普遍存在，这对学科建设与发展是极为不利的。但麻醉科配备护士必须吸取历史及国际的经验与教训，其中最基本的是我国的麻醉科护士应坚持不得从事医疗工作的原则，为此，从现在开始必须要逐步制定工作规范及相关制度，从而达到医师与护士能各按自己的专业和职责从事工作。

二、人员编制与职责

(一) 麻醉科人员编制

各级医院均应以临床麻醉为基础，综合考虑麻醉后恢复室(PACU)麻醉科重症监护病房(AICU)、疼痛诊疗以及教学、科研工作的需求，认真制定麻醉科人员编制，以保障麻醉科工作的规范实施。麻醉科医师及相关人员的数量需与麻醉科开展业务范围、手术医师数量、手术台数、年手术总量和手术台周转等情况相适应。各级医疗机构麻醉科每台麻醉均应实行主治医师负责制，即每台麻醉（包括麻醉苏醒）至少应有1名主治医师或主治医师以上资质的医师负责；在有下级医师共同参与麻醉工作的前提下，每位主治医师或主治医师以上资质的医师可同时负责手术麻醉1～3台（急诊手术麻醉不超过3台）；二级及以下医疗机构麻醉科至少应有主治医师负责科室临床麻醉的质量和安全。

1. 临床麻醉

（1）临床麻醉人员编制：可根据医院实际情况并参照下列标准之一执行：

1）按手术间（台）数定编制：人员与手术间（台）编制比例应≥2.0∶1。根据医院实际情况作适当调整：①凡手术难度和危重疑难患者的比重较高者，应增加人员编制至≥2.5∶1；②当手术科室床位多而手术台相对偏少时，应按下述比例进行校正，即手术间（台）数与手术科室床位数比例为1∶25，由此计算出应有手术间（台）数作为人员编制的计算基数；③当手术台利用率每≥3例次/台时应增加人员编制。

2）按手术麻醉例次数定编制：即约每400例次手术麻醉/年，定编临床麻醉医师1人。

（2）下列情况应另增编制

1）医学院附属医院麻醉科为适应教学工作需要，应在总编制基础上增加10%。

2）承担体外循环业务的麻醉科应视工作量酌情配备专职医师和技术人员。

（3）院方在制订麻醉科人员编制时应充分尊重麻醉科主任的意见与建议。

（4）麻醉科护士及辅助人员的配备：麻醉科的人员编制中除麻醉科医师外，还应根据医院规模和手术数量配备麻醉科护士、工程技术人员及其他辅助人员。麻醉科医师、麻醉科护士和其他技术人员要有一定比例，以保持合理的人才专业结构，其具体安排根据各医院的情况酌定。关于麻醉科护士的配备建议如下：

1）三级甲等医院应逐步实现手术间（台）与麻醉科护士的比例达到1∶1。

2）三级乙等医院应逐步实现手术间（台）与麻醉科护士的比例为2～3∶1。

3）二级医院应逐步实现手术间（台）与麻醉科护士的比例为4～5∶1。

2. PACU　PACU的人员编制：原则上每5张床至少配备1名麻醉科医师，即医师与PACU床位数比例应≥0.2∶1。每2张床至少配备1名经过培训的麻醉科护士，即护士与PACU床位数比例应≥0.5∶1。

3. AICU

（1）AICU护士与床位数比例为2～3∶1，即每床配备护士2～3名。

（2）AICU医师与床位数比例：考虑到AICU的基本运转，AICU医师的配备可参照如下：4张床以下为每床≥1名；≥5张床每增加一张床增加医师1名；≥8张床每增加2张床增加医师1名；≥14张床每增加4张床增加医师1名。一般认为，AICU医师与床位比约为0.8∶1较为合理。

4. 麻醉科疼痛门诊与病房　麻醉科疼痛门诊凡全日开诊者编制麻醉科医师2人；每周开诊3个工作日者编制1人，每周开诊少于2个工作日者可在麻醉科总编制中调剂安排出诊。

疼痛诊疗病房应视医院和科室的实际情况设置，凡疼痛病房床位≤20张者，可设置独立护理单元。疼痛病房人员配备比例可参考如下标准：①床位与医师的比例为1∶0.2，床位与护士的比例为1∶0.5；②在医师队伍中至少有2名本专业具有主治及以上职称的医师，在护理队伍中至少有2名具有护师及以上职称的护士。住院医师、主治医师和高级职称医师的比例应合理，能够满足三级医师查房和值班的需求。

（二）麻醉科人员学历结构

为规范麻醉科医师的执业资格，保障患者安全，更有利于麻醉科的建设与发展，医院在聘任麻醉科医师和麻醉科主任时应注重其学历和职称要求：

1. 麻醉科医师　必须同时具备以下两个条件方可聘任：①学历要求：二级及其以下医院的麻醉科医师，凡年龄≥45周岁者应具有医学院（校）专科及其以上学历；<45周岁者应具有医学院（校）本科及其以上学历；三级医院的麻醉科医师应具有医学院（校）本科及其以上学历；②通过执业医师考试并获得执业医师资格证书。

2. 科主任　必须同时具备以下条件方可受聘于科主任岗位：

（1）二级医院麻醉科主任原则上应具有：①医学院（校）本科及其以上学历；②主治医师及其以上职称。

（2）三级乙等医院麻醉科主任原则上应具有：①医学硕士及其以上学历；②副主任医师及其以上

职称；③具备临床麻醉、重症监测治疗或疼痛诊疗专长之一者。

（3）三级甲等医院或省级临床重点专科的麻醉科主任原则上应具有：①硕士及其以上学历；②主任医师职称；③具备临床麻醉、重症监测治疗或疼痛诊疗专长之一者；④在教育及科研方面成绩显著者。除以上条件外，受聘者的奉献精神、谋事成事能力以及团结协作的工作作风也是必备的要求。

（三）麻醉科人员职责

1. 科主任

（1）在院长领导下，实行科主任负责制，负责全科的医疗、教学、科研、行政管理等工作。

（2）制定本科工作计划并组织实施，经常督促检查，定期总结汇报。

（3）主持疑难病例术前讨论，对手术准备和麻醉处理提出意见，必要时亲自参加操作。

（4）组织本科人员的业务训练和技术考核。对本科人员晋升、奖惩提出具体意见。

（5）领导本科人员认真执行各项规章制度和技术操作规程，严防差错事故。

（6）组织并担任教学，安排进修、实习人员的培训。开展科学研究工作，完善资料积累，完成科研任务。

（7）确定本科人员轮换、值班、会诊、出诊等事宜。

（8）审签本科药品、器材的请领和报销，检查使用与保管情况。

（9）实施集体领导、分工负责的领导方法，合理分配副主任分管工作范围。

（10）领导手术室护士长开展手术室（部）的日常工作，对手术室（部）日常工作流程、规章制度、人员编制及变动、业务技术学习与进修等事宜负有领导和审批责任。

2. 主任医师

（1）在科主任领导下负责指导麻醉科医疗、教学、科研、技术培训和理论提高工作。

（2）领导急、危、重、疑难病例的麻醉处理和抢救工作。担负特殊病例和疑难病例的会诊工作。

（3）组织危重、疑难病例的术前讨论，对麻醉前准备和麻醉处理作出决定，必要时亲自参加麻醉实施。

（4）领导本科人员的业务学习和基本功训练。学习运用国外先进医学经验，吸取最新科研成果，根据本科情况应用于临床。

（5）担任医学生、进修、实习人员的教学培训工作。

（6）做好住院医师培训和学科的人才梯队建设，并积极开展科学研究。

（7）完成科主任安排的其他工作，如在科主任领导下分管或负责临床麻醉、PACU、AICU 疼痛诊疗或麻醉前评估中心等工作。

3. 副主任医师　参照主任医师职责执行。

4. 主治医师

（1）在科主任领导下，上级医师指导下，负责指导本科住院医师、进修、实习人员的麻醉处理，并承担一定教学工作。

（2）担任危重疑难患者的麻醉处理。

（3）在上级医师指导下，具体负责临床麻醉（含亚专科麻醉）、PACU、AICU 或疼痛门诊等工作。

（4）按科室统一计划协助课题负责人从事科研工作。

（5）其他职责与麻醉科医师相同。

5. 总住院医师

（1）在科主任直接领导下，上级医师的指导下，重点负责麻醉科临床医疗的管理工作。

（2）根据本科任务及人员情况进行科学分工，贯彻执行工作职责、工作程序及各项规章制度。

（3）按本科计划安排进修、实习人员的培训工作以及本科人员的轮转、值班、会诊、出诊等项事宜。

（4）在上级医师指导下承担部分重大手术及危重患者的急诊手术。

6. 住院医师

（1）在主治医师指导下，按住院医师培训计划承担本科的日常医疗、教学、科研等具体工作。

（2）麻醉前检查手术患者，参加麻醉前讨论，提出麻醉方案和麻醉前用药，做好麻醉前的药品、器材和技术准备。

（3）施行麻醉过程中，要认真细致地进行麻醉操作，密切观察病情，并及时判断、处理，认真填写麻醉记录单。如果出现严重意外情况，要积极处理，并立即报告上级医师。

（4）手术后应和术者、巡回护士共同护送患者，并向 PACU、AICU、病房医师与护士交待病情及术后注意事项。

（5）手术后进行随访，随访结果应按规定记录。如有麻醉相关并发症发生要继续随访，并将随访结果记入病历中。

(6) 遇有疑难病例不能单独处理时，应及时报告上级医师。

(7) 严格执行各项规章制度和技术操作常规，严防差错事故。

(8) 积极开展临床麻醉研究，参加科研及教学，做好进修、实习人员的培训工作。

(9) 参加 PACU、AICU 及疼痛门诊等工作，并参加全院各科危重患者的抢救工作。

7. 麻醉科护士　麻醉科护士在科主任、护士长领导下，在麻醉科医师指导下，从事围手术期麻醉护理工作和与麻醉相关的设备、药品、耗材、文档及电子信息系统等管理工作，麻醉科护士无麻醉的决策权，同时不得从事临床麻醉相关操作。PACU、AICU 及疼痛诊疗工作中的护理工作，以及麻醉科的日常管理与护理工作。

麻醉科护士除承担耗材、麻醉器具的请领、管理、准备与消毒处理；麻醉科日常文档记录及医疗费用记账等工作外，还应在危重疑难病例、重大手术中配合麻醉科医师工作。至于麻醉药品的管理，原则上应纳入药房药品管理的范畴，麻醉科护士可配合做好这一工作。

8. 实验员　实验员主要从事实验室的实验技术操作和管理工作。各级实验人员的职责可根据各单位的实际情况另定。

9. 工程技术人员　主要负责麻醉科仪器、设备的保养、维修工作，以保证仪器设备的正常运行，并指导正确使用仪器设备。

(四) 医师分级管理制度

1. 麻醉科医师分级　麻醉科医师在依法取得执业医师资格后，应根据以下情况进行分级：①卫生专业技术资格及其相应的受聘职务与时间；②在本职岗位服务的年限。

(1) 住院医师：①低年资住院医师：取得执业医师资格、实际从事住院医师工作不足 3 年、或获得硕士、博士学位，实际从事住院医师工作不足 2 年者；②高年资住院医师：取得执业医师资格、实际从事住院医师工作≥3 年、或获得硕士、博士学位，实际从事住院医师工作≥2 年者。

(2) 主治医师：①低年资主治医师：实际从事主治医师工作不足 3 年，或获得博士学位后实际从事麻醉科主治医师工作不足 2 年者；②高年资主治医师：实际从事主治医师工作≥3 年，或获得博士学位后实际从事麻醉科主治医师工作≥2 年者。

(3) 副主任医师：①低年资副主任医师：担任副主任医师工作不足 3 年；②高年资副主任医师：担任副主任医师工作≥3 年者。

(4) 主任医师：资深主任医师：担任主任医师工作≥3 年者。

2. 各级医师麻醉处理范围　各级医师的工作任务与责任应当是有所区别的，但要清晰划分在实际工作中确有困难，因年资是可以区别的，但同年资的每个人的责任心与实际工作能力还是有差异的，甚至有较大的差异，因此下列表 3-1 仅供工作安排参考。

表 3-1　各级医师麻醉处理范围参考表

医师分级		麻醉处理范围	
		独立完成	指导下完成
住院医师	低年资	ASA Ⅰ、Ⅱ级丁类手术	ASA Ⅰ、Ⅱ级丙类手术 ASA Ⅲ、Ⅳ、Ⅴ级丁类手术
	高年资	ASA Ⅰ、Ⅱ级丙、丁类手术	ASA Ⅱ级乙类手术及一般急诊手术
主治医师	低年资	ASA Ⅱ级丙类手术及一般急诊手术	ASA Ⅲ级乙类手术，危重患者急诊手术
	高年资	ASA Ⅲ级乙类手术	ASA Ⅲ级以上乙类手术，危重患者急诊手术
副主任医师	低年资	ASA Ⅲ级乙类手术 危重患者急诊手术	ASA Ⅲ级以上甲类手术，危重疑难患者手术
	高年资	ASA Ⅲ～Ⅴ级甲类手术	危重疑难患者甲类手术 重大手术及科研项目手术麻醉
主任医师	独立完成各级各类手术，指导完成Ⅲ～Ⅴ级甲类手术及科研项目		

三、技术标准与设备条件

为患者提供优良的技术服务，是学科建设的重要组成部分，按照卫生部的相关要求，一般科室与重点科室的技术标准是有区别的，重点科室应在达到一般科室标准的基础上再增加更高的要求。为实现技术标准必须重点解决三个基本问题，一是设备条件；二是技术能力；三是管理。

（一）技术标准

1. 一般科室 本标准是三级医院麻醉科必须达到的要求，二级医院麻醉科可参照执行。

（1）正确、规范地进行各种麻醉的实施与处理：包括各种阻滞麻醉、吸入全麻、静脉全麻和复合麻醉等。

（2）对所有手术患者均能做到以下实时、连续、定量监测要求（即最低监测标准）：①有创或无创血压；②心电图；③血氧饱和度（SpO_2）；④呼吸。

（3）对全麻气管插管患者必须进行呼气末二氧化碳（$P_{ET}CO_2$）监测。

（4）具备血气及肌松监测的条件与技术。

（5）能规范进行各专科手术的麻醉处理，包括心血管外科、脑外科、胸外科、产科、小儿及老年患者的麻醉处理等。

（6）能规范进行危重、疑难患者的麻醉处理，包括休克、创伤、脏器功能不全及重大手术等的麻醉处理。

（7）能规范进行气管内插管术、支气管内插管术。

（8）能常规进行围手术期控制性降温，控制性降压及体外循环工作，有相应的专业技术人员，有技术操作规范或常规。

（9）能规范进行深静脉穿刺及动脉穿刺置管技术。

（10）能开展术后镇痛、分娩镇痛及无痛性有创或无创性诊断检查。

（11）能开展慢性疼痛诊疗工作，建立并能严格执行治疗管理规范与程序。

（12）能规范进行困难气道处理。

（13）能规范进行心肺复苏术。

（14）能正确掌握除颤技术及氧治疗技术。

（15）能正确掌握机械（人工）通气进行呼吸支持。

（16）能严格掌握术中输血的适应证，合理、安全输血，能积极开展自体输血，具有血液回收的条件与技术。

（17）抢救设备完好率达100%，万元以上麻醉设备、仪器完好率达到95%。

2. 重点科室 除具备一般科室所要求的技术指标外，还需具备以下技术指标：

（1）能常规开展血流动力学监测，包括心排血量（CO）、中心静脉压（CVP）、肺动脉楔压（PAWP）等，具有相应的条件与技能。

（2）能常规开展呼吸功能监测，包括呼吸力学等，具有相应的条件与技能。

（3）能常规开展血气和血电解质、酸碱分析监测，具有相应的条件与技能。

（4）具有激活全血凝固时间（ACT）等出凝血监测的条件与技能。

（5）具有用纤支镜进行困难气道处理的条件与技能。

（6）具有超声技术在麻醉中应用的设备与技术，能应用经食道超声监测心动图（TEE）。

（7）具有混合静脉血氧饱和度监测的条件与技能。

（8）具有麻醉深度监测的技术与条件。

（9）能开展持续血液净化治疗，具备相应的条件与技术。

（二）麻醉科仪器设备的配置

为达到上述技术标准，麻醉科必须配备下列仪器设备：

1. 一般科室

（1）多功能监护仪[含有心电图（ECG）、无创及有创血压、HR、SpO_2、体温等功能]与手术台比例≥1。

（2）$P_{ET}CO_2$监测仪与手术台比例≥0.5。

（3）多功能麻醉机与手术台比例为≥1。

（4）血气分析及肌松监测仪。

（5）按专科麻醉的特点，配备相应的设备条件，如小儿麻醉机及各种回路等。

（6）进行气道管理的常规全套设备条件，如各种喉镜、单腔及双腔气管内导管等。

（7）开展体外循环的相应设备，如体外循环机、变温箱等。

（8）常规开展术后镇痛的相应条件和技能，如自控镇痛泵等。

（9）麻醉科疼痛门诊开展神经及神经节阻滞等治疗技术的设备及相应条件。

(10) 处理困难气道的设备,包括喉罩、高喉头喉镜、光棒、视频喉镜等,至少应配备两种以上设备。

(11) 具有心电除颤仪等相应设备条件,心电除颤仪与手术台比例≥1∶10。

(12) 配备有呼吸机,能进行有创和无创通气。AICU床位与呼吸支持设备(含呼吸机)≥1∶1。

(13) 血液回收机≥1台。

2. 重点科室

(1) 有创血压监测仪与手术台比例≥0.5,血流动力学监测仪(含CO及PAWP等)与手术台比例≥0.2。

(2) 呼吸功能监测设备与手术台比例≥0.1。

(3) 有血液酸碱气体分析仪(含电解质分析)。

(4) 有ACT测定及其他出凝血监测仪。

(5) 血液净化仪与AICU床位比例≥0.1。

(6) 配备有纤维支气管镜,用于困难气管插管及诊疗。

(7) 具有TEE设备。

(8) 混合静脉血氧饱和度监测仪≥1台。

(9) 脑功能监测仪(麻醉深度监测仪)与手术台比例≥0.2台。

第3节　麻醉科管理

麻醉科管理涉及内容广泛,从组织机构方面涉及到麻醉前评估中心(麻醉科门诊)、临床麻醉、手术室外麻醉(含日间手术麻醉)、麻醉后恢复室(PACU)、麻醉科重症监护病房(AICU),疼痛诊疗以及教育、科研等方面,本节重点介绍临床麻醉的管理,其他内容可参阅本书的相关章节。在临床麻醉方面主要涉及行政管理和业务技术管理两个方面,本节重点讨论临床麻醉的业务技术管理,包括基本工作流程及各项规章制度。

一、临床麻醉工作基本流程

1. 接到手术通知单后,由总住院医师或科主任指定的负责医师根据手术种类、患者状况、参照分级管理制度和麻醉医师实际技术水平,妥善安排麻醉实施人员(即麻醉者)。

2. 通过麻醉前评估中心或手术前1天访视患者,在术前对患者病情作进一步检查、评估与准备,并填写术前访视单。对病情特殊者可通过术前麻醉科会诊或病例讨论等形式,协同相关科室完善患者的术前评估与准备。

3. 对凡需施行麻醉的手术患者,麻醉者应在麻醉前将麻醉方式、用药情况、麻醉相关风险以及医患双方的权利、义务和责任向患者及(或)其直系家属进行知情说明,必须与患者本人或患者委托代理人签订“麻醉知情同意书”(见附件1)。对于需要施行术后镇痛者,需在术前对患者进行术后镇痛相关事项的知情说明,并请患者在麻醉知情同意书的相关条目内签字。急诊手术无需进行术前访视,由值班麻醉科医师负责麻醉处理,但需填写麻醉知情同意书。

4. 手术者需待麻醉者确认效果确切后方可开始手术。麻醉科医师在麻醉、手术期间应坚守岗位,严密监测患者生命体征变化,遇有意外情况应及时发现,在请示上级医师同时进行必要处理。

5. 若手术时间很长,在当日班次内不能完成,需更换医师继续进行麻醉处理,交接双方应做好有关病情、麻醉药物使用、特殊情况等交接工作,在麻醉记录单上要注明交接时间并签字。

6. 认真进行麻醉记录单及其他麻醉有关的医疗文件书写。

7. 对于全身麻醉术后未完全清醒者,或非全身麻醉但患者情况尚未稳定者,为保障患者在麻醉恢复期间的安全,应将患者送入麻醉后恢复室(PACU),并认真填写“麻醉后恢复室(PACU)记录单”(见附件2),也可在麻醉记录单上继续记录。

8. 术毕麻醉者应与术者和巡回护士一起将患者送回病房,或送到PACU,或送到AICU,并向床位医师交代病情,按有关制度做好患者交接工作。

9. 术后24小时内应对手术患者进行随访,并将随访内容记入麻醉记录单术后随访栏目内,随访医师应签字并填写日期。

10. 在科室统筹安排下,负责手术室外的麻醉处理、院内外会诊及协助或指导病区的诊疗工作。其中,手术室外麻醉实施前必须依据手术室外麻醉管理规范进行,术前签署“麻醉知情同意书”,术中认真填写麻醉记录单,术毕向患者详细交代麻醉后注意事项,并与患者本人或患者委托代理人签订“手术室外麻醉后处理知情协议书”(见附件3)。

二、临床麻醉管理制度

（一）麻醉前访视、评估与准备制度

1. 对于择期手术的患者，均应在手术前1天进行术前访视，目的在于：①获得有关病史、体检和精神状态的资料，做出麻醉前病情评估；②指导患者熟悉有关麻醉的相关问题，消除患者的焦虑心理；③通过协商，与外科医师和患者之间取得一致的处理意见；④在对患者实施知情告知并充分沟通后，由患者或法定代理人在麻醉知情同意书上签字。

2. 访视的内容除主诉、现病史、既往史和常规体检外，还应包括各项检查结果和手术的主要步骤，从而对病情作出评估，对术前准备做出必要的补充，选择适当的麻醉方法和拟定麻醉方案，对手术麻醉中可能发生的问题和处理提出预案，认真做好“麻醉前访视记录”（见附件4）。

3. 全面的麻醉前评估应包括以下几方面的内容：①患者的状况和特殊病情；②全身器官、特别是重要器官的功能状态，③患者接受麻醉和手术的耐受力；④术中可能发生哪些并发症，麻醉前需做哪些准备，需采取哪些防治措施。总的目的在于提高患者的麻醉耐受力和安全性。

4. 对于美国麻醉医师协会（ASA）Ⅲ、Ⅳ、Ⅴ级患者，除需做好一般性准备外，还必须根据个别情况做好特殊准备。当术前准备不充分时，可向床位主管医师提出完善准备或延期手术的建议。

5. 麻醉前评估中心（麻醉科门诊）的建立与管理，该项工作在国内尚无成熟的经验，国际模式的投入尚有困难，现原则介绍如下以供实施参考。

（1）应诊与对象：①麻醉科门诊由麻醉科资深主治医师以上医师主持应诊；②麻醉科门诊的对象主要是经各手术科室或其他科室确定需要住院进行手术治疗、或在门诊接受日间手术、或需在麻醉下接受有创性及无创性检查的患者。

（2）业务范围：①对患者进行全面的手术与麻醉前的检查、评估与准备；②对患者进行必需的体检、开列检查申请单、调整治疗药物；③对患者及其家属进行麻醉前谈话并签署知情同意书；④进行手术麻醉前准备、开列麻醉前医嘱等，以确保患者在接受麻醉与手术时其器官功能处于相对最佳状态。

（3）工作流程：①诊疗对象在原诊疗科室完成诊疗工作后，若拟定进行手术治疗并需要施行相应的麻醉处理，则应转到麻醉前评估中心就诊；②接诊医师应核对患者基本情况，调阅病历，熟悉患者的基本病情，了解手术科室的初步诊断和拟施手术；③进行常规体检，重点是与麻醉相关部分，避免重复检查，根据患者的病情和需要开列相关检查申请单；④对于无特殊内科合并症且有家属陪伴者，在完成基本检查内容后，即可进行麻醉前谈话和签署知情同意书；⑤对于有内科合并症患者，应了解其治疗效果，必要时应与相关科室讨论，根据麻醉和手术的需要，确定是否增加或调整药物种类及剂量，以确保患者在麻醉与手术治疗时，其器官功能处于相对最佳状态；⑥对于接受某些特殊检查的患者，则应预约下次门诊时间，并在复诊时完成麻醉前谈话和签署知情同意书；⑦要建立病历记录制度，在患者进入手术安排程序的同时，评估中心的医师要及时将患者的情况传递给病房麻醉科负责医师，以保证工作衔接、及时做到按病情及手术难度安排麻醉者并做好各种准备工作。非手术科室拟行麻醉下检查者，其就诊流程与上述基本相同；⑧对个别直接入院的重危患者，可由主管科室医师提出申请，由麻醉科门诊医师到病房内急会诊；⑨对需要推迟择期手术、进一步检查与准备的患者，麻醉科医师必须提出明确的理由和相应的处理意见或建议，转诊至原主管科室进行处理。

（二）麻醉前病例（含疑难危重病例）讨论制度

1. 麻醉前病例讨论应由科主任或委托科副主任、或委托分管临床麻醉业务工作的资深医师主持。

2. 由负责麻醉处理的医师报告患者的疾病诊断、拟行手术及重要步骤或要求；对患者病情评估及特殊情况提出麻醉处理方案，预测麻醉中可能发生的问题及其相应处理措施等。

3. 经讨论后着重对评估、麻醉方案及预案等予以确认或修正。

4. 如若日手术量较大、人员编制相对不足时，麻醉前病例讨论或可依据临床实际需要，选择疑难病例在当日早会上进行讨论。

（三）药品管理制度

1. 麻醉科药品管理要严格执行《药品管理办法》、《处方管理办法》、《麻醉药品和精神药品管理条例》、《麻醉药品和精神药品处方管理规定》和《医疗机构麻醉药品、第一类精神药品管理规定》和医院有关麻醉药品管理规定。

2. 麻醉科药品种类繁多，使用量大，应将药品实行分类管理。一般可分为4类，即常规药品、特殊和贵重药品、抢救药品和毒麻药品。要做到药品分

类、固定存放、标志清楚。

3. 对麻醉药品实行“专人负责、专柜专锁、专用处方、专册登记”的管理办法，麻醉药品应凭麻醉科医师处方由专人统一领取，定期清点，核对无误，保证供应。

4. 麻醉科医师必须坚持医疗原则，正确合理使用麻醉药品，做到明确药品的使用范围、明确药品的使用权、明确药品的使用流程。严禁利用工作之便为他人或自己骗取、滥用麻醉药品的违法行为。

5. 使用麻醉药品时应注意检查，做到过期药品不用、标签丢失不用、瓶盖松动不用、说明不详不用、变质混浊不用、安瓿破损不用、名称模糊不用、确保用药安全。

6. 麻醉科药品管理应按医院药房统一规定进行　①药品的领取：根据临床需要，按计划定期从医院药品库房领取，并详细登记药名、数量、批号、生产日期和有效期、生产厂家、规格、剂型、储存方式，对于毒麻药品必须特别注明；②药品的存放：药品要分类存放，毒麻药品必须按照国家关于毒麻药品管理的要求，采用保险柜单独存放。药品还要按照药物说明书注明的储存方式存放，以免因储存方式不当影响药效。急诊所需药品设专柜存放；③药品的取用：麻醉科医师凭麻醉药物处方领取手术麻醉中所需麻醉药品，领取时必须严格认真核对，确保无误。凡以各手术房间为单元进行药物定量配置管理的麻醉科，则药物的使用与药物处方必须于当日内核清、按定量补齐。急诊药品从急诊专柜取用，清点工作由急诊值班人员负责完成，并于每个正常工作日晨与药品室（或准备室）一起进行清查核对，及时补充；④药品的销核：定期对存放的药品进行清查核对，保证药物品种齐全，数量准确，储备适当。如发现药品变色、有破损、出现异常沉淀物、超过规定的有效期等要及时向医院药品管理部门报请销毁。

（四）麻醉记录制度

1. 麻醉前记录　①患者姓名、性别、年龄、身高、体重、住院号、病区、床位、手术日期、血型、病史及体格检查、有关实验室及仪器检查结果、术前的特殊治疗及结果；②按 ASA 分级，正确评估患者身体情况；③术前用药的药物名称、剂量、用法及时间；④患者到达手术室时的脉搏、呼吸、血压，必要时测体温及心电图等。

2. 麻醉过程记录　①按规定进行监测，记录血压、脉搏、呼吸、脉搏氧饱和度、呼气末二氧化碳、中心静脉压、尿量、肌松和其他相关监测结果；②麻醉诱导和维持过程中主要操作环节和用药记录；③麻醉起、止时间，麻醉方法，麻醉药名称和剂量；④手术起、止时间；⑤椎管内阻滞时的穿刺部位和麻醉平面；⑥手术体位及术中体位改变情况；⑦麻醉过程中的重要治疗内容、用量和时间；⑧手术重要操作步骤；⑨术中意外情况。

3. 手术完毕时记录　①施行手术的名称，术后诊断，手术者、麻醉者及巡回护士姓名；②输液、输血总量，麻醉用药总量；③术终时患者意识及反射，血压、脉搏、呼吸、瞳孔等情况。

4. 麻醉后随访记录　麻醉后应在 24 小时内对患者进行随访。随访情况或麻醉并发症及处理情况应分别记入“麻醉记录单”（见附件 5）或病历的病程记录中。

5. ASA 体格情况评估分级　ASA 体格情况评估分级如下（表 3-2）：

Ⅰ：患者的心、肺、肝、肾和中枢神经系统功能正常，发育、营养良好，能耐受麻醉、手术。

Ⅱ：患者的心、肺、肝、肾等实质器官虽有轻度病变，但代偿健全，对一般麻醉和手术的耐受仍无大碍。

Ⅲ：患者的心、肺、肝、肾等实质性器官病变较重，功能减损，虽在代偿范围内，但对施行麻醉和手术仍有一定的危险。

Ⅳ：患者的心、肺、肝、肾等实质器官病变严重，功能代偿不全，威胁着生命安全，施行麻醉和手术均有危险。

Ⅴ：患者的病情危重，随时有死亡的可能，麻醉和手术异常危险。

如急诊手术，则在评级后加“E”，以资区别。

表 3-2　ASA 体格情况评估分级表

分级	患者情况
Ⅰ级	无生理、身体、心理异常的健康患者
Ⅱ级	伴有轻度系统性病变，日常活动不受限
Ⅲ级	伴有重度系统性疾病，但器官功能可代偿，活动受限
Ⅳ级	伴有重度系统性疾病，经常威胁生命
Ⅴ级	濒临死亡患者，无论手术与否，在 24h 内可能死亡

E：需要急诊手术的病例（要相应的 ASA 级数之后加 E 字）
Ⅵ级：确证为脑死亡，其器官拟用于器官移植手术
ASA：美国麻醉医师协会

（五）医疗事故及严重并发症的预防和报告制度

医疗事故是指医疗机构及其医务人员在医疗活动中，违反医疗卫生管理法律、行政法规、部门规章和诊疗护理规范、常规，过失造成患者人身损害的事故。麻醉并发症是指麻醉期间所用药物或方法本身产生的严重副作用或病理变化。麻醉工作直接涉及患者的安危，因而对于医疗事故及严重并发症的防范已成为临床麻醉工作质量控制的核心，为了确保麻醉工作安全，必须强调各级人员坚守职责，严格遵守法规、规章制度和技术规范，工作认真细致，技术精益求精，力求杜绝医疗事故，并使并发症减少到最低限度。

1. 麻醉前应正确判断病情，做好麻醉前准备，执行主治医师负责制，安排麻醉不应超越各级医师的技术水平，麻醉科住院医师在工作中遇到技术困难时，切勿轻率从事，应及时请主治医师协助处理。

2. 对危重疑难病例、新开展的重大手术的麻醉、新药、新技术或新方法的使用必须经科主任同意，必要时需报请医院主管部门批准，安排主治医师以上人员负责实施，经周密讨论后按预定方案执行。新研制的药物或新技术的临床试用则应经药品监督管理部门及院部批准。

3. 麻醉期间应集中精力，坚守岗位，密切观察病情变化，加强监测，及时记录患者各项生命体征的变化，疑有意外先兆时，应迅速判断、及时妥善处理。严重意外应报告上级医师协助处理。

4. 严格执行各种麻醉方法的操作常规和诊疗指南，切勿违章行事。常规是在实践经验中通过不断地总结并经过验证的技术规范，指南是对诊疗的专家共识或指导性意见，随着麻醉技术的不断发展，应不断加以修订和补充。

5. 麻醉期间常使用多种毒性药品，且多由静脉注射，用量也较大，麻醉科医师必须熟悉各种药品的作用、副作用及其相互作用，根据病情与用药目的决定用量与使用方法。在用药过程中（包括输血及其代用品的应用）实行与病房相同的安全用药流程，在配置麻醉科护士的单位，该流程可由麻醉科护士按照麻醉科医师制定的麻醉计划或口头医嘱完成，若无麻醉科护士的单位，该项工作应由巡回护士承担。

6. 应积极组织对危重患者的救治，重大抢救事件应由科主任主持，报告院医政（务）处及（或）院领导知情与参加，并及时与患者家属（或随伴人员）进行沟通。

7. 在抢救危重症患者时，必须严格执行抢救规程和预案，确保抢救工作及时、快速、准确、无误。

8. 医护人员要密切配合，口头医嘱要求准确、清楚，护士在执行口头医嘱时必须复述一遍，并及时记录，特别是药名及其剂量、用法的记录要准确，记录时间应具体到分钟。未能及时记录的，有关医务人员应当在抢救结束后30分钟内据实补记，并加以说明。

9. 抢救室应做到设备齐全、性能良好、制度完善。急救用品必须实行“五定”，即定数量、定地点、定管理人员、定期消毒灭菌、定期检查维修。

10. 当术中或术后发生重大意外或并发症时，应立即向上级医师汇报，及时采取措施进行处理。对发生的医疗事故或差错、麻醉意外或严重并发症、均应在全科进行讨论，认真吸取经验教训。死亡病例应在1周内组织讨论；特殊病例（存在医疗纠纷的病例）应在24小时内进行讨论；尸检病例需待出具病理报告后1周内进行讨论。讨论由科主任或指定资深医师主持，本科医护人员和相关科室人员参加，必要时请医政（务）处派人参加。讨论内容应详细记录，包括讨论日期、主持人及参加人员姓名、讨论意见等，要将形成的结论性意见摘要记入病历中。

11. 发生医疗事故或差错应及时上报医务处或院主管部门。

（六）麻醉后随访和总结制度

1. 麻醉科医师（麻醉者）要在术后24小时内对患者进行随访，随访结果要记录在麻醉记录单的相应记录位置或病历的病程记录中。发现麻醉相关并发症时要及时处理，并将处理结果记入病历。

2. 对于实施术后镇痛的患者，要认真客观观察记录呼吸、循环、中枢神经系统等情况，并且对恶心、呕吐、瘙痒、尿潴留等术后镇痛常见并发症进行仔细分析，作出相应处理并记入病历。要客观评价镇痛效果，同时通过相关监测项目评估镇痛措施的安全性。

3. 应尽可能做到填写“麻醉后随访及患者自控镇痛（PCA）记录单”（见附件6）。倡导对术后镇痛进行制度化和规范化管理，制定科学合理的术后镇痛流程，努力建立PCA无线管理系统及PCA数据库，提高管理效率、术后镇痛效果和确保患者安全。

4. 当随访工作延续至患者进入PACU或AICU时，可协助PACU或AICU的主管医师加强对患者监测治疗，保持对患者病情观察及治疗的连续性，直至患者安全度过恢复期。

5. 每份麻醉记录单都要有麻醉前、麻醉中及麻醉后的完整记录，以利于积累资料和总结经验。

（七）麻醉科医师值班、交接班制度

1. 麻醉科值班需安排有一、二线和三线值班人员。一线值班人员主要是取得执业医师资格的低年资住院医师，二线值班人员主要是主治医师及（或）副主任医师，三线值班人员为资深副主任医师或主任医师。进修医师、实习医师值班时应在一线医师指导下进行协助性工作。

2. 值班医师主要负责手术室（病区）内各项急诊麻醉处理工作和部分生命复苏工作，值班医师要做好急、危、重患者病情观察及医疗处理的记录。

3. 值班医师实行逐级请求汇报制，即一线值班人员在诊疗活动中遇到困难或疑问时应及时请示二线值班医师，二线值班医师应及时指导处理。当二线班医师遇到困难或疑问时，应请三线班医师指导处理。遇有特殊情况，必要时可向分管医疗的科副主任或科主任请示报告，遇有需要行政领导解决的问题时，应由科主任及时报告医院总值班或医政（务）处。

4. 麻醉科实行24小时值班制，值班医师应按时接班，听取交班医师关于值班情况的介绍，承接交班医师交办的医疗工作。

5. 一、二线值班医师夜间必须在麻醉科值班室留宿，不得擅自离开工作岗位。如有急诊抢救、会诊等需要离开手术室（病区）时，必须向值班护士说明去向及联系方法。三线值班医师可在麻醉科值班室，也可在离手术室（病区）较近的区域留宿，但必须有确切的联系方式，接到请求电话时应及时到位。

6. 对于急、危、重病患者，值班医师应将其病情和相关注意事项，向接班医师交待清楚，双方均应进行交接班签字，并注明日期和时间。

7. 每日晨会，值班医师应将重点患者情况向病区医护人员报告，并向主管医师告知危重患者情况及尚待处理的问题。

（八）会诊制度

1. 麻醉科参加院内各临床科室会诊，主要涉及麻醉处理、生命复苏、呼吸管理、休克抢救以及镇痛等项。应由要求会诊的科室送会诊单，急会诊可用电话约请，由麻醉科总住院医师或主管医疗的负责医师出席会诊，必要时可由科主任出席，也可召集有关人员讨论和请示科主任后提出会诊意见。

2. 麻醉科参加院外会诊需经医务处同意，由科主任安排资深主治医师以上人员、或由科主任出诊。

3. 凡出诊会诊需携带医疗器材及药品等必须物品，应按相关管理手续，会诊结束应按要求核销。

4. 急会诊由一线值班医师负责，如有困难可请二线、三线医师指导或出席，必要时应向科主任报告。

（曾因明）

参考文献

1. 曾因明. 麻醉学科的组织和发展方向——UCSF考察报告之一. 国外医学麻醉学与复苏分册，1986，7（6）：383-384.
2. 曾因明. 李德馨. 对我国麻醉学科发展模式的思考. 中华麻醉学杂志，1989，9（1）：5657.
3. 曾因明. 再接再厉把我国麻醉学科建成名副其实的二级学科. 临床麻醉学杂志，1995，11（4）：220.
4. 曾因明. 李德馨. 我国麻醉学科跨世纪发展的思考. 临床麻醉学杂志，1996，12（1）：3-4.
5. 曾因明. 从二级学科的高度认识麻醉科的组织结构与任务. 国外医学麻醉学与复苏分册，1996，17（4）：249-251.
6. 庄心良，曾因明，陈伯銮. 现代麻醉学. 第3版. 北京：人民卫生出版社，2003.
7. 曾因明. 重视奠基性工作，加速我国麻醉学科发展. 国际麻醉学与复苏杂志，2007，28（1）：1-2.
8. 曾因明. 麻醉学. 第2版. 北京：人民卫生出版社，2008.
9. 曾因明. 进一步加强我国麻醉科建设，促进医院整体发展. 中国医院管理杂志，2010，14（1）：22-24.
10. 曾因明. 杨建平. 医院麻醉科建设管理规范与操作常规. 第2版. 南京：东南大学出版社，2011.
11. 曾因明. 抓住机遇努力推进我国麻醉学科法规化建设. 国际麻醉学与复苏杂志，2011，32（1）：1-2.

附件1：

__________________________________医院

麻醉知情同意书

姓名__________ 性别_______ 年龄_______ 科别_______ 病区_______ 床号_______ 住院号_______

患者因_____________________ 于______年______月______日拟行______________________手术。

患者 ASA 分级Ⅰ Ⅱ Ⅲ Ⅳ Ⅴ E。

经研究拟行麻醉方案为☑：□全身麻醉（□喉罩；□气管插管；□支气管插管；□其他）；□椎管内阻滞麻醉（□腰麻；□硬膜外；□腰硬联合；□骶麻）□神经阻滞；□联合麻醉；□其他：____________________。术后患者自控镇痛（PCA）（是、否）。

麻醉医师将按规章制度、操作常规和诊疗指南进行麻醉，认真对患者的生命功能进行监测、调节与控制、尽力确保患者的安全。如果术中病情突变将全力进行抢救并及时向患者家属通报，当发生危及生命的情况，在紧急情况下，本着有利于抢救患者生命优先的原则麻醉医师有权作出医疗处置决定。

因患者个体差异和病情变化，围麻醉期有可能发生以下意外和并发症：

1. 对麻醉药或其他药物产生过敏、高敏、恶性高热等不良反应而导致休克、呼吸循环抑制、多脏器功能衰竭，甚至死亡。
2. 麻醉手术期间可能发生低血压、高血压、心梗、脑梗、肺栓塞、心律失常、呼吸循环衰竭、心跳骤停等心脑血管意外等。
3. 全身麻醉及气管插管可能导致牙齿松动或脱落、反流、误吸、吸入性肺炎、支气管哮喘、喉痉挛、喉水肿、气道阻塞、声音嘶哑、躁动、苏醒延迟等。
4. 腰麻、硬膜外麻醉及外周神经阻滞可能出现局麻药中毒、术后头痛、腰疼、尿潴留、神经损伤、上下肢感觉或运动障碍、硬膜外血肿、感染、全脊麻、局部血肿、气胸等并发症或麻醉导管折断等意外。
5. 麻醉手术期间可能因输血、输液及药物不良反应等导致休克、呼吸心跳骤停。
6. 静脉或动脉穿刺可发生局部静脉炎和血肿，深静脉穿刺可能发生血肿、心包填塞、血气胸、栓塞、神经损伤等。
7. 术后镇痛治疗药物可引起头晕、恶心、呕吐、皮肤瘙痒、排尿困难、呼吸循环抑制等不良反应。

特殊告知：

1. 术中麻醉医师有权根据病情变化和手术需要改变麻醉方案。
2. 麻醉中有可能使用省、市公费医疗及医保报销范围以外的药品、耗材或器械。
3. 患者（方）慎重考虑对上述内容表示理解与同意，确认医方已履行了告知义务，患者（方）确认享有知情、选择及同意权的权利。本《同意书》内容将受我国有关法律的保护。

患者或委托人或法定代理人签字：__________________ 麻醉医师签字：__________________

年 月 日 年 月 日

附件2：

__________________________________医院

麻醉后监护室（PACU）记录单

姓名__________ 性别_______ 年龄_______ 病区_______ 床号_______ 住院号________________

体重____________________ 手术名称_________________________ _______年______月______日

时 间																				
T BP RR HR																				
80 200																				
60 160																				
40 120																				
20 80																				

续表

时　间																				
10　40																				
0　0																				
累计尿量(ml)																				
CVP(cmH_2O)																				
SpO_2(%)																				
$ETCO_2$(mmHg)																				
输血(ml)																				
输液(ml)																				
治疗序号																				
治疗用药及记录	麻醉医师__________　执行护士________																			

记录符号:血压∧∨　入室>　出室<　呼吸○　心率●　体温△　拔管⊖　插管Φ

附件 3:

手术室外麻醉后处理知情协议书

手术室外麻醉后注意事项:

1. 需在成人陪同下方可离院,离院后 24 小时内需有成人陪护。
2. 在 24 小时内,不得驾驶各类机动车和非机动车,不得操纵机器或仪器及从事其他高危作业(如电工、高空作业等)。
3. 麻醉后禁食 6 小时,苏醒 2 小时后可以饮用适量清饮料(如清水、茶、咖啡、果汁等,奶制品不得饮用)。6 小时后饮食从少量清淡流质开始,逐渐增量,以不出现胃胀、恶心或呕吐为原则。
4. 出现病情异常变化请及时联系。麻醉科联系电话:____________________

以上情况已详细告知患者家属,签字为证。

患者(家属)签字:__________　麻醉科医师签字:__________

________年______月______日

附件 4:

____________________医院

麻醉前访视记录

姓名__________　性别________　年龄________　病区________　床号______　住院号______　供史者______

麻醉相关病史

1. 手术史:无,有(名称:__________,麻醉:全、局、椎管内________次,不确定;接受血制品:无,有,不确定)。
2. 吸烟:无,有(________年约________支/天、戒烟约________天)。
3. 饮酒:无,偶尔,经常。
4. 哮喘:无,有(过敏、炎性、不清楚);1 年内(频繁、偶有、从未)发作,处理办法(　　　　)。
5. 近来感冒:无,有(约________天前已愈)。
6. 近来咳嗽:无,有(无痰、白痰、黄脓痰、量少、量多、咯血)。

7. 睡觉时打呼噜:无,有(轻、中、重)。

8. 体力活动:正常,受限,卧床(________天)。

9. 胸闷、胸痛:无,有(活动后、夜间、不确定;放射:至左肩、左小指、不伴放射痛、其他部位;缓解:停止活动后缓、自动缓解、药物缓解)。

10. 高血压:无,不清楚,有(最高______/______ mmHg,最低______/______ mmHg;血压(低于)在______/______ mmHg时有头晕,平时血压______/______ mmHg,不清楚)。

11. 四肢活动:正常,偏瘫(左、右、上、下肢)。

12. 精神病史:无,有;晕厥史:无,有。

13. 青光眼:无,有。

14. 糖尿病:不清楚,无,有(服药、注射胰岛素)。

15. 饮食:正常,多饮多食,少量进食,不能进食(______天)。

16. 胃、十二指肠溃疡史:无,有,不清楚。

17. 受伤:无,有(部位________)。

18. 出血倾向:无,有;牙、鼻易于出血,体表易于有青紫斑,伤口不易止血。

19. 药物过敏:无,有(名称____________________)食物过敏:无,有(名称________________)。

20. 近期服药:无,有(安眠药、降压药、糖尿病药、糖皮质激素、抗凝药、其他____________________)。

21. 平时腰痛:无,有;适年妇女月经:经期,非经期;怀孕:无,有,可能。

22. 婴幼儿出生:足月,早产;活动:正常,不正常;哭闹时口唇发紫:无,有。

23. 亲属(有血缘关系者)相关疾病:无,有(____________________)。

麻醉相关检查

1. 意识:清醒,嗜睡,昏睡,昏迷。
2. 瞳孔:大小(正常、异常);形状(正常、异常);眼球活动(正常、异常)。
3. 开口度(正常、轻度受限、严重受限)。
4. Mallampati 分级:Ⅰ,Ⅱ,Ⅲ,Ⅳ。
5. 颈部活动:正常,轻度受限,严重受限;气管居中:是,否。
6. 牙:正常,假牙(无,有:可取下、不可取下);活动的牙(无,有);易受伤的牙(无,有)。

麻醉医师:________________________　________年______月______日

备注:

1. 记录用√,填充式√,打在相关文字前;
2. 访视者要签字。

附件5:

____**医院**

麻醉记录单

病区　　　　　　　　　　　　床号　　　　　住院号　　　　　　手术日期　　　　年　　月　　日

<table>
<tr><td colspan="13">姓名__________ 性别________ 年龄________ 体重________ kg
血压____/____ mmHg 脉搏________次/分 体温________ 呼吸________次/分
术前诊断______________________ 拟行手术______________________
麻醉前用药____</td><td colspan="8">ASA 分级 Ⅰ Ⅱ Ⅲ Ⅳ Ⅴ E
特殊病情

______________________</td></tr>
<tr><td>时间</td><td colspan="4"></td><td colspan="4"></td><td colspan="4"></td><td colspan="4"></td><td colspan="4"></td></tr>
<tr><td>笑气/氧</td><td></td><td></td><td></td><td></td><td></td><td></td><td></td><td></td><td></td><td></td><td></td><td></td><td></td><td></td><td></td><td></td><td></td><td></td><td></td><td></td></tr>
<tr><td></td><td></td><td></td><td></td><td></td><td></td><td></td><td></td><td></td><td></td><td></td><td></td><td></td><td></td><td></td><td></td><td></td><td></td><td></td><td></td><td></td></tr>
<tr><td></td><td></td><td></td><td></td><td></td><td></td><td></td><td></td><td></td><td></td><td></td><td></td><td></td><td></td><td></td><td></td><td></td><td></td><td></td><td></td><td></td></tr>
<tr><td></td><td></td><td></td><td></td><td></td><td></td><td></td><td></td><td></td><td></td><td></td><td></td><td></td><td></td><td></td><td></td><td></td><td></td><td></td><td></td><td></td></tr>
<tr><td></td><td></td><td></td><td></td><td></td><td></td><td></td><td></td><td></td><td></td><td></td><td></td><td></td><td></td><td></td><td></td><td></td><td></td><td></td><td></td><td></td></tr>
<tr><td></td><td></td><td></td><td></td><td></td><td></td><td></td><td></td><td></td><td></td><td></td><td></td><td></td><td></td><td></td><td></td><td></td><td></td><td></td><td></td><td></td></tr>
<tr><td></td><td></td><td></td><td></td><td></td><td></td><td></td><td></td><td></td><td></td><td></td><td></td><td></td><td></td><td></td><td></td><td></td><td></td><td></td><td></td><td></td></tr>
</table>

续表

T BP R P																				
40　　200																				
180																				
36　　160																				
140																				
32　　120																				
100																				
28　40　80																				
30　60																				
24　20　40																				
10　20																				
20　0　0																				
CVP(cmH_2O)																				
SpO_2(%)																				
$ETCO_2$(mmHg)																				
尿量																				
输血(ml)																				
输液(ml)																				
治疗序号																				

血压∨∧ 脉搏● 呼吸○ 体温△ 麻醉× 手术⊙ 插管Φ 拔管⊖ 入室> 出室<	麻醉期治疗用药	麻醉医师______

基本信息

手术体位　仰卧位、(左右)侧卧位、俯卧位、截石位、坐位 神经阻滞　硬膜外、腰麻、联合、颈丛、臂丛、骶麻、局麻 穿刺点______置管(↑)______cm　穿刺点______置管(↓)______cm 全身麻醉　吸入、静脉、静吸、基础 气管插管　气管内　支气管内(左、右)　经口　经鼻　喉罩　其他 动脉穿刺　左、右　桡动脉　足背动脉 深静脉穿刺　左、右、颈内、颈外、股、锁骨下 体温监测　鼻咽、食管、直肠、CPB 其他监测	术中诊断______ ______ 实施手术______ ______ 巡回护士______ ______ 器械护士______ ______ 麻醉医师______ ______	失血量____ml 尿　量____ml 其　他____ml 总　计____ml	晶体量____ml 代血浆____ml 输　血____ml 其　他____ml 总　计____ml

续表

<table>
<tr><td>

麻醉总结

椎管内麻醉：
1. 椎管内麻醉：穿刺顺利□是□否；硬膜外隙出血□有□无；硬膜外导管拔除□是□否
2. 麻醉效果评价：麻醉平面　　　单侧阻滞□有□无；阻滞不全□是□否
全身麻醉：
1. mallampati 气管分级：Ⅰ　Ⅱ　Ⅲ　Ⅳ；气管插管困难□有□无；插管成功□是□否
2. 麻醉效果评价：

</td></tr>
<tr><td>

返回（病区　PAU　AICU）时病情及注意事项

一、病情
时间＿＿＿＿＿时＿＿＿＿＿分　神志（√）清醒＿＿＿＿嗜睡＿＿＿＿深睡＿＿＿＿躁动＿＿＿＿昏迷＿＿＿＿麻醉状态＿＿＿＿
血压＿＿＿/＿＿＿ mmHg　脉搏 ＿＿＿＿次/分　呼吸＿＿＿＿次/分　SpO_2＿＿＿＿%　ECG＿＿＿＿　其他＿＿＿＿
二、注意事项（√）
1. 吸氧；2. Bp、ECG、HR、SpO_2 监测；3. 观察肌张力恢复情况；4. 观察呼吸和循环系统的稳定情况；
5. 观察桡或足背动脉搏动；6. 其他＿＿＿＿＿＿＿＿＿＿＿＿
三、术后镇痛
1. 术后镇痛途径　静脉、硬膜外、其他＿＿＿＿＿＿＿＿＿＿＿＿
2. 配方＿＿＿＿＿＿＿＿＿＿＿＿＿＿＿＿
用法 bolus＿＿＿＿＿ml，锁定时间＿＿＿＿＿min，输注速率＿＿＿＿＿ml/h，自控＿＿＿＿＿ml/次
3. 注意镇痛泵的开关
四、若有麻醉相关情况及时请麻醉科会诊
麻醉医师＿＿＿＿＿　病区接班人＿＿＿＿＿

</td></tr>
<tr><td>

麻醉后随访

血压＿＿＿/＿＿＿ mmHg（kPa）　心率＿＿＿＿＿次/分　呼吸＿＿＿＿＿次/分
意识（清醒　嗜睡　昏迷）　咽喉疼痛（有　无）　声音嘶哑（有　无）　恶心（有　无）　呕吐（有　无）
头痛（有　无）　尿潴留（有　无）　四肢肌力（正常　无力）　感觉（正常　麻木）
穿刺点：疼痛（是　否）　红肿（是　否）　感染（有　无）
麻醉效果：（满意　较满意　感觉疼痛　不满意）
其他：
麻醉医师＿＿＿＿＿　访视时间＿＿＿＿＿

</td></tr>
</table>

附件6：

＿＿＿＿＿＿＿＿＿＿＿＿＿＿医院

麻醉后随访及患者自控镇痛（PCA）记录单

病区　　　　床号　　　　住院号　　　　　　年　　　月　　　日

<table>
<tr><td colspan="3">姓名　　　　性别　　　年龄　　　岁　　体重　　　kg　ASA　Ⅰ　Ⅱ　Ⅲ　Ⅳ　Ⅴ特殊情况</td></tr>
<tr><td colspan="3">手术名称　　　　　　　　麻醉方案</td></tr>
<tr><td rowspan="3">镇痛
方式</td><td rowspan="3">PCEA（　　）
PCSA
PCIA</td><td>配方</td></tr>
<tr><td></td></tr>
<tr><td>加　0.9%氯化钠注射液　至　　　ml</td></tr>
<tr><td rowspan="3">参数
设定</td><td colspan="2">负荷量　　　　　　　　　　持续量　　　ml/h
（loading dose）　　　　　　（background infusion）</td></tr>
<tr><td colspan="2">单次量　　ml　　　　　　　锁定时间　　　min
（bolus）　　　　　　　　　（lockout time）</td></tr>
<tr><td colspan="2">麻醉医师签名　　　　　　　配制人员签名</td></tr>
</table>

续表

<table>
<tr><td rowspan="2">随访情况</td><td rowspan="2">疼痛评分NRS</td><td rowspan="2">镇静评分OAA/S</td><td colspan="5">副　反　应</td><td rowspan="2">尿管留置</td><td rowspan="2">报警情况</td><td rowspan="2">处理</td><td rowspan="2">随访者</td></tr>
<tr><td>四肢肌力</td><td>恶心呕吐</td><td>尿潴留</td><td>瘙痒</td><td>其他</td></tr>
<tr><td>手术当日</td><td></td><td></td><td></td><td></td><td></td><td></td><td></td><td></td><td></td><td></td><td></td></tr>
<tr><td>术后一天</td><td></td><td></td><td></td><td></td><td></td><td></td><td></td><td></td><td></td><td></td><td></td></tr>
<tr><td>术后二天</td><td></td><td></td><td></td><td></td><td></td><td></td><td></td><td></td><td></td><td></td><td></td></tr>
<tr><td>术后三天</td><td></td><td></td><td></td><td></td><td></td><td></td><td></td><td></td><td></td><td></td><td></td></tr>
<tr><td colspan="12">泵号　　配件　　撤泵时间　　　　　总按压次数　　　有效次数　　撤泵者</td></tr>
<tr><td colspan="2">备注</td><td colspan="10">剩余药液：　ml　处置：　　　　销毁人：　　　　见证人：</td></tr>
</table>

麻醉医师：____________

1. 数字评分法(Numeric rating scale,NRS):NRS 是一个从 0～10 的点状标尺,0 代表不痛,10 代表疼痛难忍(见下图1)。

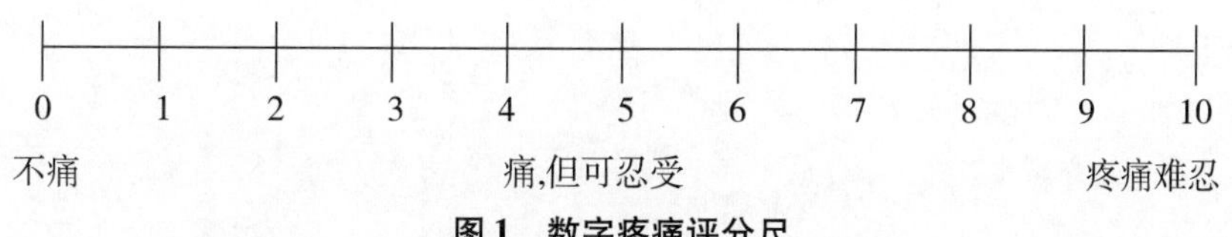

图1　数字疼痛评分尺

2. 恶心呕吐(PONV)评分标准

无 PONV = 0

仅恶心 = 1

有呕吐 = 2

3. 肌力程度判定

0 级:完全瘫痪,肌力完全丧失

1 级:可见肌肉轻微收缩,但无肢体运动

2 级:可移动位置但不能抬起

3 级:肢体能抬离床面但不能对抗阻力

4 级:能做对抗阻力的运动但肌力减弱

5 级:肌力正常

4. OAA/S 评分标准

反应性	语音	面部表情	眼睛	评分
对正常语气呼名反应快	正常	正常	无眼睑下垂	5(清醒)
对正常语气呼名反应冷淡	稍减慢或含糊	稍微放松	凝视或眼睑轻度下垂	4
对大声呼名有反应	不清或明显变慢	明显放松	凝视或眼睑明显下垂	3(浅睡)
仅对轻推动有反应	吐字不清			2
对推动无反应				1(深睡)

第4章 麻醉安全与质量管理

中国的麻醉学和中国的卫生事业一起，在近10年经历着大踏步式的发展，麻醉学科由医院最初的“瓶颈”科室正逐渐向“平台”科室转化。在各大医院的手术室，麻醉医师每天在为几十台甚至数百台手术提供保障，麻醉学已经成长为“提高医院工作效率的枢纽学科”。在追求手术效率的同时，不应该忽视手术患者安全。从目前的数据和现状来看，麻醉安全和质量还存在很大的提升空间，麻醉医师应该在改善手术患者转归上承担更多的责任。麻醉学科应以提高患者安全和改善麻醉质量为核心，进一步完善学科建设，通过加强麻醉安全和质量管理，最终实现麻醉安全和质量的持续改进。

本章将主要讨论医疗质量管理的发展，麻醉质量标准、指南和评价指标，质量管理的组成以及如何获得持续的麻醉质量改进。

第1节 质量管理

麻醉质量管理是整个医疗质量管理的重要组成部分。了解质量管理的发展以及相关概念，有利于正确评估麻醉质量管理的现状，以及建立有效的麻醉质量管理体系并为实施麻醉质量管理提供机构和制度上的保证。

一、质量管理的发展和国内现状

质量管理最早是在工业生产中形成的。全球的医疗质量管理是在学习和应用工业质量管理的理论和经验中发展起来的。早在1960年，由Donabedian和Codman将Deming关于工业质量管理的理论应用于医疗卫生事业的质量管理。美国医疗机构开始认识到实行医疗质量管理的必要性，并直接将相关的质量管理理论应用于现代医学领域。美国最主要的医疗质量管理组织是医疗机构评审委员会（joint commission on accreditation of healthcare organizations，JCAHO）。JCAHO对质量管理的理念也经历了逐步发展和不断完善的过程。关于麻醉质量管理最初提出的是质量控制（quality control，QC）以后发展为质量保证（quality assurance，QA），两者的工作重点均着重在麻醉的结构和结果；而现在的工作目标是麻醉质量的持续改进（continuous quality improvement，CQI），其工作更注重麻醉的全过程和消费者对麻醉的满意度。依据ISO 9000（2000版本），质量定义为一系列能够满足消费者及其他相关者要求的产品、系统或过程中所固有特征的能力。简而言之，质量就是满足消费者要求的能力。对医疗机构来说，医疗服务质量应该是以当代医学的知识和能力，最大限度地满足医疗消费者（患者及其家属）的要求。对接受医疗服务的消费者来说，他们要求得到的医疗服务质量就是以最少的并发症、最少的花费、最现代的方式、产生最好的医疗结果。医疗质量体现在整个医疗服务过程中。麻醉学科根据自身特点，应从总体的麻醉质量出发，与临床各学科紧密合作，提高总体的医疗质量。此外，随着社会的发展和公众对麻醉要求的提高，从单纯的医疗质量考虑尚不能满足当今医疗消费者的要求。因此，医疗质量的评估还要和医疗服务质量与患者的满意度密切结合。

我国麻醉学科的发展令人瞩目。麻醉科的工作平台不断扩大,临床麻醉工作范围已经不再局限于手术室,越来越多的手术室外诊断性操作或手术已经进入了麻醉医师的日常工作范畴。麻醉学作为围手术期医学的观念正深入人心,麻醉学科的专业也在急救、心肺脑复苏、疼痛的研究与医疗等方面得到扩展。正因如此,作为保障全行业医疗安全的关键学科,麻醉质量管理越来越受到麻醉界、医疗行业乃至社会的关注。

自1989年浙江省率先成立麻醉质控中心以来,目前除江西省和西藏自治区外,全国各省、自治区、直辖市均先后成立了临床麻醉质量控制与改进中心。在卫生行政主管部门的支持和领导下,卫生部麻醉质量控制与改进中心于2011年正式成立,并挂靠北京协和医院麻醉科,由黄宇光教授任中心主任,并计划组建以全国各省、自治区和直辖市麻醉质控中心负责人为班底的卫生部麻醉质控中心专家委员会。麻醉质控中心作为我国医疗质量管理中的专业质量管理模式日益受到广泛认可。麻醉质控中心旨在提升麻醉医师的知识和技能水平,提高麻醉质量和麻醉安全性以及改善患者满意度和降低麻醉风险,以期在为患者提供更高水平的医疗服务和努力实现麻醉质量全面管理的同时,推动麻醉学科的整体发展。麻醉质控中心的管理工作从麻醉结构的群体调查着手,详细调查医院麻醉科的人员编制、科室建制、麻醉设备和麻醉工作统计等,并从调查结果分析中把握现状,针对薄弱环节,提出改善质量管理的计划。通过各类培训,提高麻醉医师的专业能力和综合素质。通过适当的行政指令,完善麻醉学科建制。制定麻醉工作制度和诊疗常规,规范麻醉质量管理。制定麻醉科基本装备要求,促进麻醉科设施和装备的建设。积极创造条件,建立麻醉质控中心与各医院的信息网络。目前,全国和各省市麻醉质控中心的工作已有良好开端,学科建制和人员配备尽管仍然存有问题,但是正逐渐完善,各种行业标准陆续出台,麻醉质控的评价指标也即将颁布。有理由相信,麻醉科在成功成为提高医院工作效率的枢纽学科以后,也定能成为保障全行业医疗安全的关键学科。

二、质量管理机构和系统

权威性的质量管理机构是实行质量管理的必要条件。质量管理机构不仅要通过主管部门授予的行政权力和专家的学术地位获得管理的权威性,还应该通过定期发布公正的质控评审信息来巩固和发展管理机构的权威性。根据我国国情,建立赋予相应行政职能的各级麻醉质控中心是实行麻醉专业管理的有效方法。麻醉质控中心既是麻醉学科具有行业自律能力的自信心表现,也应体现麻醉学科接受整个医学界以及社会监督的博大胸怀。麻醉质控中心通过制定麻醉学科指南和标准,指导麻醉医师的专科培养,发布麻醉质控信息,为麻醉医师和医院服务。这不仅有利于麻醉医师的质量提高,也有助于麻醉学科的发展。同时,对于高风险的麻醉学科来说,提高麻醉质量、增加麻醉安全和降低麻醉风险的受益者不仅仅是患者,也包括医院和麻醉医师。

质量管理机构通过质量管理系统发挥管理效能。随着麻醉电子记录系统和现代信息技术的普及,麻醉质量信息处理将变得高效便捷,麻醉质量得以显著提高,将会大大降低管理成本。尤其是经信息化处理获得的麻醉质量评估与考核数据,将有助于发现临床麻醉工作中问题、总结经验教训,从而提升麻醉质量管理水平,最终有利于患者的安全和整体的医疗质量。

第2节 标准、指南和指标

在麻醉质量管理过程中,需要对质量进行检查和评估,必然涉及到标准、指南和指标。因此,有关标准、指南和指标的概念及其作用、制定和更新必然成为麻醉质量管理所关注的重要内容。

一、标准和指南

标准是为患者服务的最低要求。指南是确定具体患者治疗方案的建议。标准和指南的根本区别在于:指南是应当执行的,而标准是必须执行的。标准和指南的共同目的都是用来指导做正确的事情以及将正确的事情做好。此外,治疗规范或常规是一种系统发展的工作指南,用来指导医师做出正确的医疗决定。麻醉标准是实施麻醉时,对于麻醉医师、麻醉设备以及麻醉场所等提出的基本要求。麻醉指南是对各项具体麻醉工作的指导和建议。以历史回顾和现状分析的实用信息为基础,根据需要和可能,确定标准或指南的项目名称，再结合临床的作用评估和应用价值，制定出各项麻醉标准或指南。早在 1987 年，JCAHO 就提出美国医院的麻醉标准，其主要内容包括患者评估、患者处理和质量改进三大部分，并附有标准代码和标准说明。JCAHO 的麻醉标准每年出版一次并且内容不断更新。JCAHO 根据标准对医院麻醉质量进行评审。美国麻醉医师协会（ASA）在 1969 年发表了第一本实用指南，并且在 1986 年出版了第一套严格的麻醉应用标准。该标准包括：围手术期最低限度的监测，手术室外麻醉场所的基本要求，仪器检验和麻醉后监护等。ASA 还出版了特殊领域的应用指南，如：围手术期急性疼痛治疗，成份输血疗法，癌性疼痛治疗，困难气道处理，围手术期经食管心脏超声，肺动脉插管，非麻醉医师实施镇静和镇痛的要求等。这些标准和指南特别强调围手术期的生理监测并且已经对临床麻醉产生明显影响。随着社会的进步，标准和指南也需要不断发展。标准和指南的发展依据是标准和指南对临床作用的结果论证，必要时应该根据新的论证结果修订标准和指南。因此，ASA 的麻醉指南每年都在发展和更新。

我国麻醉学界借鉴国际麻醉安全与质量管理的发展经验，结合我国麻醉专业的实际情况，经过众多专家的多年努力，目前已经出台或者即将出台的国家级麻醉行业标准有：《麻醉记录标准》、《卫生部麻醉技术操作标准》和《卫生部麻醉科质量控制标准》等。这些标准的陆续出台显示了规范麻醉行为，提高麻醉安全与质量管理工作的紧迫性与必要性。实施科学规范的行业标准对于中国麻醉学科发展，快速有效地降低临床麻醉区域差异和人员技术能力的巨大差别，应对临床麻醉发展困境，有效满足患者需求，配合中国医疗制度改革，降低临床手术患者的并发症发生率和死亡率，提高临床医疗水平等都具有非常迫切的意义。这也是中国麻醉学科继续健康发展，并被国际学术界接受认可，走向世界的必备条件。这些标准的制定还具备广泛的群众基础，制订过程严谨，具有代表性，将产生和带动巨大的经济和社会效应。

此外，中华医学会麻醉学分会自 2007 年开始组织专家就临床麻醉中一些常见的重要问题编写麻醉指南或者专家共识。迄今为止，19 部麻醉学相关临床指南相继问世。为了便于查阅，学会又在这些指南的基础上于 2012 年颁布了“快捷指南”。这些工作会为我国的麻醉学科走向规范化教育以及拉近地区间临床麻醉水平起到巨大推动作用。

二、指　　标

指标是考核与评估一个机构功能、工作程序和结果的工具。指标代表着严重事件、并发症或可能影响结果的工作程序的差异。指标也相当于提示需要进行质量改进评审的标志。只有通过收集可靠的数据和采用合适的统计学方法才能得到正确指标。

指标通常以率来测量。对于发生率低的重大事件如硬膜外麻醉后的截瘫，只有通过群体调查确定的发病率才有意义。发生率较高的指标如硬膜外穿破后头痛可以直接用率来表示。当采用发病率或死亡率作为测量指标来评估质量结果时，应该进行多因子分析，如：年龄、性别、ASA 分级、疾病严重程度和伴发疾病、手术时间（通常作为外科手术的严重程度）和急症状态。对于影响指标结果的临时变化因素［例如：患者总数的变化、手术和（或）麻醉技术、麻醉操作者的类型］也必须连续再评价。

由卫生部麻醉质量控制与改进中心牵头起草，全国各省市麻醉质控中心专家共同参与制定的《麻醉科医疗质量管理与控制指标》即将出台。该文件是我国麻醉质量控制工作经验的结晶，借鉴了美国麻醉质控中心所关注的麻醉质控指标及其定义，并结合了我国临床麻醉工作的实际情况。共有 11 个指标（包括定义）进入了麻醉质量的考核与评估范畴，分别是：围麻醉期死亡率、围麻醉期心搏骤停发生率、麻醉期间严重过敏反应发生率、椎管内麻醉后严重神经系统并发症发生率、中心静脉穿刺严重并发症发生率、危重患者麻醉比率、非预期麻醉气管拔管后 6 小时内再插管比率、术毕低体温发生率、全麻气管插管拔管后声音嘶哑发生率、麻醉手术后新发昏迷发生率和红细胞回收比率。这些质控指标的制定是麻醉质量管理工作进入“数据时代”的标志，获得所关注的质控指标数据，有助于了解目前麻醉安全与质量工作的具体情况。根据结果评估麻醉服务的质量，为麻醉的结构管理和过程管理提供数据上的证据。此外，标准化定义的质控指标还有助于各省市之间麻醉质量的横向比较，有利于缩小地区间的医疗水平差异，也有助于被国际学术界接受认可。

第3节　麻醉安全与质量管理的组成

医疗服务质量管理通常分为三个部分:结构管理、过程管理和结果管理,也就是美国医疗质量管理之父 Avedis Donabedian 提出的质量管理三联体。对于一个功能完善的机构来说,其结构必须足够履行其职责,过程必须可操作并且有效率,两者必须对改进结果产生效果。质量改进的重点就是监测和提高这些质量管理的基本组成部分。

一、结构管理

结构是提供医疗服务的各种设置,通常指人员、设备及其组织形式。麻醉学科的结构则包括麻醉医师的一般素质和业务水平、开展的业务范围和工作量、麻醉仪器及监测设备、手术室和麻醉恢复室的规模设置、麻醉科的建制、麻醉科的各项规章制度以及相应的法律法规等。结构管理为过程管理提供基本的保证条件。麻醉结构管理就是要求符合各项麻醉基本标准的管理,也是实施麻醉质量管理的基础。

(一) 学科设置

卫生部关于将麻醉科改为临床科室的通知,以及按二级学科的要求与标准建设麻醉科的精神,为麻醉学科的结构建设指明了发展方向。实施结构管理的初期,要确定质量管理的对象和范围,进行相当规模的基础调查,通常是对麻醉结构的内容进行调查。调查之后,可根据不同的项目,采用不同形式的调查如建立月报表或年报表的形式,也可定期连续调查,连续调查特别有利于比较分析。调查的重要性在于对调查结果的分析并以此为依据,制定必要的计划和采取有针对性的措施。

根据新近颁布的《卫生部麻醉科质量控制标准》,开展麻醉学相关临床工作的二级以上(含二级)医疗机构必须设立麻醉科,其他医疗机构的临床麻醉及其相关工作须由麻醉科主治医师以上(含主治医师)人员承担。麻醉科作为独立的二级学科一级临床科室,承担临床麻醉、疼痛诊疗、麻醉重症监测治疗和体外循环工作,参与院内急救复苏和会诊等医疗任务。麻醉科必须设立质量控制小组,质量控制与安全管理的第一责任人应为科主任。麻醉科质量控制小组须制定年度工作计划,定期召开质量控制小组会议并有开展工作记录。应建立麻醉信息系统,并以此为麻醉科质量控制的技术平台。麻醉科质量控制小组应对涉及麻醉质量的相关结果指标建立年度统计档案,并对各项结果指标不断改进和提高。

(二) 人员教育与培训

在麻醉结构管理过程中,必须清楚地认识到麻醉专业人员的结构水平与麻醉质量密切相关,人的因素在质量管理过程中发挥至关重要的作用。受历史影响,我国的麻醉医师入门起点不一、培训经历不同,这使得不同医院甚至同一医院的不同麻醉医师所提供麻醉服务的质量差别较大。因此,在我国现阶段,提高麻醉安全与质量恐怕需要从医学教育和培训抓起。进入临床的年轻麻醉医师,其所接受的医学教育从三年制到八年制,可谓是参差不齐、各式各样;而临床麻醉的培训在许多医院还基本是"师傅带徒弟"的传统模式。可喜的是,学会在近些年已经认识到问题的严重性和紧迫性,标准的医学教育正在得到越来越多的共识,规范的麻醉住院医师培训在大城市的一些医院已经逐步得到普及,针对高年资麻醉医师的"麻醉科主任培训班"也已经开展多期,这些都为提高麻醉安全与质量提供了基本的保障。

(三) 设施与装备

应该根据实际情况制定麻醉科的基本设施和装备标准。足够的麻醉监测和正确使用麻醉监测设备不仅能够提高麻醉质量而且能够降低麻醉风险。因此,麻醉应有必要的监测设备和基本的监测标准。根据现行的临床麻醉监测指南,对于有麻醉医师参与的所有麻醉行为,基本检测要求麻醉医师必须全程在岗,患者的氧合、通气和循环应该得到连续监测评估。根据新近颁布的《卫生部麻醉技术操作标准》,所有全身麻醉患者必须具备血压、心率、心电图、脉搏血氧饱和度、呼气末二氧化碳分压监测。重大手术、特殊患者需要监测体温、尿量。术前存在肺部疾患(COPD)或手术影响肺功能(单肺通气、腹腔镜、特殊体位等)应当监测呼吸力学指标(顺应性、气道阻力、压力容量环等)。对于无创血压测量不准、术中循环波动大、出血多、需反复测定血气分析的患者应当建立连续有创压力监测。对于血容量不足、右心功能降低、需要大量输血输液、重大手术的患者应当建立中心静脉压力测定。复杂大型手术、术前心功能明显异常，手术严重影响心脏功能的患者可以建立有效的心脏功能和心排血量的监测（如食管超声 TEE，肺动脉压力测定、外周微创心功能测定、无创心排血量测定仪等）。大型手术或手术时间长者需要放置导尿管，术中应及时监测尿量和颜色。留置胃管者，应监测胃管引流液体的颜色和容量。监测手术出血量和出血速度，并及时和术者交流，确认或预测可能的出血量；倡导术中动态监测血红蛋白水平，规范用血、合理用血。重大或特定手术患者，以及术前存在电解质酸碱平衡紊乱的患者应当在术中监测血气分析和电解质指标，及时纠正，维持内环境稳定。对于重大手术、糖尿病患者术前血糖控制不佳，使用胰岛素者、胰岛细胞瘤患者，术中应监测血糖，避免严重的高血糖和低血糖发生。大量出血、输血、术前凝血功能异常、使用抗凝药物者，术中应根据情况分别监测血红蛋白、血细胞比容、活化凝血时间（activated clotting time，ACT）、血浆凝血酶原时间（prothrombin time，PT）或弥散性血管内凝血（disseminated intravascular coagulation，DIC）全套以及血栓弹力图等指标。特殊手术（如颈动脉内膜剥离术）和（或）特殊患者（脑缺血性疾病）建议监测局部脑氧饱和度和麻醉镇静深度（如 BIS 等），避免手术加重脑缺血缺氧损伤。重大复杂手术或长时间控制性降压的手术患者建议监测胃黏膜二氧化碳分压，推测反映内脏缺血缺氧的程度。坐位手术推荐常规心脏超声监测，及时发现心脏和肺动脉空气栓塞。

保证患者安全单有监测设备还是不够的，质控中心应根据实际情况如对各种麻醉机和监测设备的原理、各参数的临床意义及其正确的使用方法等内容开展多种形式的继续教育，保证麻醉医师能重视和正确使用各种监测设备。

二、过程管理

过程管理是遵循指南或者诊疗常规实施麻醉工作的实际过程，是麻醉安全与质量管理中最为复杂、难度最大、也是最为重要的关键所在。好的过程管理是获得好结果的必要保证。过程管理应该明确定义和详细说明所有的过程，并且将过程记录在科室的服务指南或者质量管理手册上。

麻醉安全与质量的过程管理可以分为术前、术中和术后三大部分：①术前管理包括：术前访视及病情评估、患者知情同意、麻醉实施方案、特殊准备和伴随疾病的处理等。②术中管理包括：麻醉监测、麻醉记录和麻醉实施。③术后管理包括：麻醉后恢复、术后随访、并发症处理和重大事件讨论及报告等。这些内容将在本书的其他章节有详细的叙述，本节仅讨论知情同意、医疗记录及手术安全核查制度。

（一）知情同意

2010 年 7 月 1 日起正式施行的《侵权责任法》第五十五条规定：“医务人员在诊疗活动中应当向患者说明病情和医疗措施。需要实施手术、特殊检查、特殊治疗的，医务人员应当及时向患者说明医疗风险、替代医疗方案等情况，并取得其书面同意；不宜向患者说明的，应当向患者的近亲属说明，并取得其书面同意。“医务人员未尽到前款义务，造成患者损害的，医疗机构应当承担赔偿责任”。《侵权责任法》关于手术治疗、特殊检查、特殊治疗的风险说明、替代方案说明义务的规定，把证明这些义务的书面证据，包括知情同意书、告知书、其他经患方签字认可的病历记载等，作为证明医务人员是否尽到“前款义务”的必要证据。

因此，在手术麻醉前，医务人员更应重视告知义务，取得患方同意并留下相应的文字记录。对于患者而言，也需要在术前充分知情的情况下，对自己疾病的诊断、治疗做出选择，参与医生的医疗决策。麻醉知情同意书应该特别强调：①努力使患者亲属理解所有麻醉都有可能发生并发症和严重损伤，在极少情况下可能发生原因明确的或不明确的意外死亡；②记录已经与患者亲属充分讨论了麻醉的危险，以及改变麻醉方式的可能性；③让患者亲属接受麻醉计划，并且签名同意。

（二）医疗记录

良好的医疗记录不仅是患者诊治过程的记载，也是医师责任的自我保护手段。一旦发生医疗方面的法律问题，医疗记录就是医师证明自己没有过失的法律手段。医疗记录不当将导致难以预料的后果。《侵权责任法》第六十一条规定，医疗机构及其医务人员应当按照规定填写并妥善保管住院志、医嘱单、检验报告、手术及麻醉记录、病理资料、护理记录、医疗费用等病历资料。

麻醉记录是临床麻醉工作中一个不容忽视的环节，麻醉医师的主要医疗记录是麻醉记录单。不同医疗单位的麻醉记录单在形式和部分内容上存在一定差异，增加了医务人员进行临床质量控制、病例总结、地区之间交流等难度。卫生部 2011 年颁布了

《麻醉记录单标准》,该标准对麻醉记录书写和内容提出了明确要求。概括而言,麻醉记录应客观、真实、准确、及时、完整、规范,内容应包括患者一般信息、术前情况、术中情况、离室信息等。加强麻醉记录质量管理不仅有助于确保临床麻醉准确,总结经验教训,提高麻醉技术水平,也为临床麻醉教学、科研提供极为宝贵的第一手材料。此外,麻醉记录还是举足轻重的法律依据。

(三)手术安全核查制度

手术麻醉在外科患者所经历的医疗过程中是最为重要的医疗环节,针对手术麻醉进行的安全质量管理将直接影响到外科患者的整体医疗质量。因此,应重视手术安全核查制度在麻醉安全与质量过程管理中的应用。

手术安全核查制度最初源于世界卫生组织(world health organization,WHO)在2008年发起的主题为"安全手术确保患者安全"的第二届全球患者安全挑战活动中所产生的"手术安全核对表"。其目的是在手术安全质量管理过程中,针对即将接受手术麻醉的外科患者通过加强外科医师、麻醉医师和护理人员三方面的专业交流,以达到降低围手术期死亡率和并发症发生率的目的,从而构筑起确保手术麻醉安全的最后一道防线。根据哈佛大学的地理科学信息分析网站资料,截至2012年2月1日,全球总共有5910家医院已经注册或(和)积极使用该"手术安全核对表"。事实上,该核对表的实际使用医院数目应该远远超过该数据。因为根据该网站资料,目前北京仅有两家医院登记使用该核对表,这显然与事实不符。数据的出入可能源于国内很多医院尽管已经实施了该手术安全核对表,但是并没有被收录。

在WHO"手术安全核对表"发布之初,北京协和医院麻醉科以其敏锐的视角和对围手术期安全高度关注的专业态度,率先将其翻译成中文并全文刊登在中国麻醉医师协会的官方出版物"新闻通讯"(2008-12期)上。而与此同时,在麻醉科黄宇光主任倡导下,在医院医务处支持下,该核对表得以在北京协和医院手术室试运行。随着核对制度在北京协和医院进入良性轨道,这种手术安全的最后一道防线逐渐得到国内公众的关注。在2009年初,健康报就以"构筑医疗风险的'协和防线'"为题目报道了核对制度在北京协和医院的实施情况。随着众多媒体的跟进,该"手术安全核对表"也引起了我国卫生部的重视。经过调研,卫生部在2010年3月17日正式发布文件,要求在全国推广实施"手术安全核查制度"。根据卫生部医政司在2010年完成的实施手术安全核查制度的调查,从抽样调查的全国27个省市自治区的516家三级医院中,除去个别医院尚未开展外,其余所调查医院均已开始实施该手术安全查对制度,实施率为99.4%。目前,手术安全核查制度已经成为"三级综合医院评审标准(2011年版)"的核心条款。

执行手术安全核查制度的主要工具是"手术安全核对表",由参与手术的三方医务人员,即手术医师、麻醉医师和手术室护士在三个特定的时间点,即麻醉诱导前、外科切皮前和患者离开手术室前,分别针对下面三部分内容进行核对。

第一部分内容需要手术室护士、麻醉医师和外科医师一起完成,主要是确认手术患者身份、手术部位和名称。其他需要核对的项目还包括:麻醉机、麻醉药品,麻醉监护仪特别是血氧饱和度监测,是否存在过敏史,是否存在困难气道和(或)误吸风险,是否存在可能较大量的出血?毫无疑问,核对这部分内容的根本目的是确保对正确的患者、在正确的部位、实施正确的手术,并且在实施麻醉前对患者进行最后一遍安全检查。

第二部分核对内容需要手术室护士、麻醉医师和外科医师一起完成,除了确保给患者预防性使用抗生素以外,其主要目的是确保参与手术的三方面医务人员在重大的专业问题上有良好的沟通。对于大手术,特别是当外科患者患有复杂的内科疾病时,在尽可能地给外科医师创造良好手术条件的同时,如何确保患者的围手术期安全,不仅取决于主管医师的临床能力,更取决于不同专业之间良好畅通的沟通,以及如何根据患者的具体情况来平衡内科疾病风险和外科手术要求之间可能存在的冲突。因此,核对本部分的根本目的是确保在手术开始之前对患者手术相关的专业问题进行最后一遍正式的交流。

第三部分核对内容也需要手术室护士、麻醉医师和外科医师三方面一起完成,主要是确保完成手术器械、敷料等的清点并确保手术标本得到合适的处置,以及患者术后的注意事项。

三、结果管理

实施结构管理和过程管理是获得令人满意结果的基础。结果是患者在接受医疗服务后健康状况的变化。结果代表着结构管理和过程管理的最后效果。结果管理是对结果的指标进行测量、分析、评估和比较，并且经过结果反馈，进一步改进结构管理和（或）过程管理中存在的问题。

1. 质控指标　结果测量中，所观察指标要有明确、规范的定义，且宜采用量化指标来衡量结果。由卫生部麻醉质量控制与改进中心制定的《麻醉科医疗质量管理与控制指标》为麻醉安全与质量的结果管理提供了科学、规范的考核与评估依据。目前共有11个指标（包括定义）进入了卫生部麻醉质量的考核与评估范畴（见本章第2节），此处举例说明质控指标在结果管理中的应用。

危重患者麻醉比率

【表达方式】

$$\text{危重患者麻醉比率}=\frac{\text{术前}ASA\text{分级}Ⅲ\text{级及以上麻醉人次}}{\text{同期麻醉总人次}}\times100\%$$

中心静脉穿刺严重并发症发生率

【表达方式】

$$\text{中心静脉穿刺严重并发症发生率}=\frac{\text{中心静脉穿刺严重并发症发生例数}}{\text{同期中心静脉穿刺总人次}}\times100\%$$

【说明】中心静脉穿刺严重并发症是指由中心静脉穿刺、置管引起的气胸、血胸、损伤、局部血肿、导管或导丝异常等，需要外科治疗的并发症。

围麻醉期心搏骤停发生率

【表达方式】

$$\text{围麻醉期心搏骤停发生率}=\frac{\text{围麻醉期心搏骤停发生例数}}{\text{同期麻醉总人次}}\times100\%$$

【说明】围麻醉期心搏骤停是指所有在麻醉开始后24小时内发生的心搏骤停，不论何种原因，除外因为医疗目的的停止心跳者（如体外循环心脏停跳等）。若麻醉或手术时间超过24小时，围麻醉期心搏骤停是指在麻醉开始后48小时内发生的心搏骤停。

上述质控指标的结果分析和评价应该采用循证医学的论证模式，以统计数据结果为依据，制定持续质量改进计划，实现麻醉安全与质量的持续改进。此外，定义明确标准化的麻醉质控指标还有助于各省市之间麻醉质量的横向比较，有利于缩小地区间的医疗水平差异，也有助于被国际学术界接受认可。

2. 建立数据库　尽管麻醉电子记录系统日益得到重视，越来越多的医院也开始使用信息系统，但是医院整体信息化水平还普遍较低，操作中不方便，“有信息技术，没有任何信息”的情况比较普遍。反映麻醉专业安全质量控制的主要指标，如危重患者麻醉比率和麻醉并发症等都需要信息系统的支持来获得数据。“三级综合医院评审标准（2011年版）”对此作出了明确要求：应建立麻醉质量数据库，以获得麻醉质量与安全相关数据；定期分析指标的数据变化趋势和原因，形成年度麻醉质量安全报告，并根据分析结果制定提高麻醉质量的各项措施。

数据库收集资料通常采用回顾性调查、自我报告以及分类目录表格方式。一般数据收集最好采用表格加扫描的输入方式。特殊或重大事件可采用叙述记录方式。麻醉数据库收集的内容包括：麻醉总量、全麻数量、区域麻醉量、围手术期死亡、急症手术、择期手术、ASA评级分类、术后疼痛治疗及麻醉复苏室入住人数等的数量统计。此类统计通常每月进行，年终总结。数据库还应该具有数据分析系统和指标测量系统的两大功能。

数据分析系统经过对群体调查结果或序贯调查结果的研究，将大量数据转变为有用信息，并且为质量管理提供评估依据和标准。此外，还应该建立指标测量系统。通过数据库，跟踪质量改进指标。麻醉科除了跟踪质量管理中常用的结构、过程和结果指标外，还应该特别关注术前访视率、知情同意率和术后随访率、不良事件和重大事件发生率等重要指标。应该将麻醉跟踪指标逐渐地、分阶段地引入麻醉质量的检查和评审过程中。医院根据指标测量系统要求向数据库提供指标数据。数据库将向医院提供相应的质量信息，包括从其他医院获得的比较数据。医院可以利用这些信息监控和改进自身医疗质量。同时，外部机构也能利用这些信息评价医院的医疗服务质量。此外，经过数据库的医疗风险分析，向医疗服务消费者提供有关并发症的信息，这有助于消费者对相应医疗服务做出选择。因此，发展全国性的用于医疗服务研究的数据库，将有利于所有医院跟踪同样的质量指标。数据库长期地和连续地收集客观数据，就能为各医院提供可比较的可靠数据。数据库也将在麻醉质量管理方面发挥极其重要的作用。

目前，绝大部分省质控中心均有数据上报制度，多数省市麻醉质控中心已经建立了麻醉质控网站。随着麻醉信息系统的普及，一些麻醉质控中心开始实行了麻醉质控数据网络上报并形成数据库。而卫生部麻醉质量控制与改进中心制定的《麻醉科医疗质量管理与控制指标》则为麻醉质控数据的标准化和规范化提供了保障。

第4节 持续质量改进

持续质量改进(CQI)的概念是在全面质量管理基础上发展起来的,它是以系统论为理论基础,强调持续的、全过程的质量管理。在注重结果质量管理的同时更注重过程管理、环节控制的一种新的质量管理理论。CQI以质量保证(QA)为基础,通过对服务水平监测、评价和控制活动,不断提高医疗服务质量。QA需要制定一个质量标准,努力促使工作质量达到和稳定在这个标准水平,其目的是使工作质量保持在预定的水平。CQI是在QA的基础上着重解决质量管理中的一些具体问题,在解决问题基础上进一步制定新的制度,以使医疗质量稳定在一个更高的水平。现对持续质量改进的特点和方法作一概述。

一、持续质量改进的特点

持续质量改进主要是针对系统建设,及通过不断加强和改善系统结构质量和过程质量,最终达到结果质量的持续改进。持续质量改进包括以下特点:

1. 目的性 以患者为中心,满足患者一切必要的合理的需求为目的。

2. 持续性 持续质量改进是一种不间断的活动过程,只有起点没有终点,只有不断创新,才能不断满足患者的要求。

3. 主动性 质量改进是要在工作中找问题,而不是让问题等改进。

4. 全过程性 持续质量改进注重过程管理,环节质量控制,从输入到输出,要全过程满足患者的要求。

5. 竞争性 改进就是竞争,只有不断改进,才能保持竞争优势。

6. 创新性 改进不等于创新,但改进是创新的基础,ISO9000标准提示:持续改进不仅是符合标准要求的改进,还包括创新性改进,也就是从渐进的日常持续改进,直至战略性项目的改进(创新)。

7. 效益性 质量改进的最终衡量标准是看效益,即是否实现了高医疗质量、高患者满意率和高经济效益等。

二、持续质量改进的方法

持续质量改进的目标是整个系统和程序,是要发现系统中产生不良事件的问题甚至错误,而且持续质量改进还有一套发现问题、研究问题和解决问题的方法。

(一) 不良事件和重大事件上报制度

不良事件(adverse event)是指可能因诊疗行为造成患者明显损伤后果的事件。对不良事件的判断主要包含有三条标准:①非预期的[生理和(或)心理]损伤;②导致了暂时或持续性的功能丧失、死亡或住院时间的延长;③由医疗行为而非患者的疾病所引起。

在持续质量改进过程中,不良事件被认为是系统错误的责任。因此,提供了确定发生此类事件原因以及改进患者治疗结构和方法的机会。持续质量改进计划通过对不良结果的研究,找出系统原因,并且实施完善结构和改善程序的计划。例如持续质量改进在研究死亡率时,还要研究医疗活动程序与患者死亡率的关系,患者的疾病及其身体状况与死亡率的关系,是否正确评估患者能否耐受麻醉手术,以及抢救复苏时的人员安排等。总之要总结产生不良结果时,在结构管理和过程管理中存在的问题并找出原因,以及提出改进措施。对于不良事件上报从质量管理的角度基本是以无责和鼓励为主,医务人员有义务和责任帮助整个系统发现问题和解决问题。有些医疗单位采取不良事件的强制报告制度。以北京协和医院为例,要求不良事件发生后,当事科室应当在2个工作日内向医务处书面报告。造成死亡、伤残或重要器官功能损伤的严重不良事件应在事件发生后4小时内,应首先电话报告医务处或院总值班,并在事件发生后1个工作日内向医务处书面报告。患者安全隐患是指诊疗行为存在过失、差错,但未造成明显损伤的事件。对于安全隐患,多采用志愿上报制度以改进医疗制度、管理体系和服务流程。

重大事件通常指在围手术期产生严重后果的不

良事件。重大事件应作为麻醉质量管理指标，直接反映围手术期的医疗结果。由卫生部麻醉质量控制与改进中心制定的《麻醉科医疗质量管理与控制指标》基本涵盖了目前麻醉相关的重大事件，如围麻醉期死亡、围麻醉期心搏骤停、麻醉期间严重过敏反应、椎管内麻醉后严重神经系统并发症、中心静脉穿刺严重并发症等。对于这些重大事件应建立报告制度，使麻醉质控中心得到这些重大事件的信息。各医院每月的工作报表中对重大事件的汇报是获取重大事件信息的基本方法，麻醉质控中心又可通过医疗事故鉴定获得信息。发生重大事件的医院可向麻醉质控中心提出咨询和请求会诊。质控中心一旦获得重大事件的报告，要认真调查重大事件发生的事实经过，分析围手术期发生重大事件的主要原因。如果其中有与麻醉质量相关的原因，则应研究原因并提出质量改进建议。重大事件发生率可用于评估医疗质量。重大事件报告不仅有警示防范作用，也是继续教育的重要内容。

当然，目前通过上报制度获取重大事件信息可能还不够完善。因为，通常认为发生重大事件总有医疗疏忽，报告重大事件意味着承认管理过失，而且还担心引起同行指责或者诉讼危险。事实上，质控中心建立重大事件报告制度的目的，并非为了责备个人，而是为了发现和解决系统及程序中存在的问题，最终是为了减少麻醉风险，提高麻醉质量。为了确实做好重大事件报告制度，质控中心要执行相应的保密制度。

（二）持续质量改进的管理模式

持续质量改进一般遵循 PDCA 循环法，P 即 plan，D 即 do，C 即 check，A 即 action，也就是“计划-实施-检查-整改”的循环管理模式。

PDCA 循环的八大步骤：

1. 分析现状，找出存在的质量问题；
2. 分析产生质量问题的各种原因或影响因素；
3. 从各种原因和影响因素中，找出影响质量的主要因素；
4. 针对影响质量的主要原因，制订质量改进的计划；
5. 执行计划，按预定计划和措施分头贯彻执行；
6. 检查效果，把实际工作结果和预期目标对比，检查计划执行情况；
7. 巩固措施，把执行的效果进行标准化，制订制度条例，以便巩固；
8. 把遗留问题转入下一个管理循环。

1～4 属于计划阶段，5 是执行阶段，6 是检查阶段，7～8 是总结和整改阶段。

PDCA 循环的主要特点是：管理循环是综合性的循环，四个阶段紧密衔接，连成一体；大环套小环，小环保大环，推动大循环；不断循环上升，每循环一周上一个新台阶。因此，持续质量改进是一个永无止境的质量循环管理过程。

对于麻醉安全和质量管理而言，实施持续质量改进的关键在于要使麻醉医师了解麻醉质量管理的必要性和重要性。持续质量管理的重点是整个系统和程序，而非针对个人。遵循标准和指南不仅是为了保证医疗服务质量，而且是规范医师自身行为和保护医师正当行为的重要措施。只有当麻醉医师积极参于麻醉质量管理活动，而不是害怕或者抵制质量管理的时候，才能真正落实持续质量改进计划。在部门实际质量改进工作中，麻醉科应该根据上级主管部门、麻醉质控中心和医院规定的各项麻醉标准、指南、诊疗常规及其相关的统计指标；根据不同阶段，确定重点管理目标；制定持续质量改进计划，实施计划，定期收集结果资料和分析汇报，不断地提高麻醉服务质量。科室质量改进计划的制定观察和分析评估应该在科室内充分讨论，寻找过程中的不足之处，提出进一步提高质量的措施方法。同时，对麻醉医师也应该进行质量改进的训练，使麻醉医师懂得怎样参与质量改进活动，同时要求他们为质量改进提出建议。

持续质量改进是实行麻醉安全与质量管理的重要方式，而麻醉科是医院重要的平台科室。因此，应将麻醉持续质量改进纳入整个医院的多学科质量管理体系中，以充分发挥麻醉质量管理的作用，最终达到医疗安全和质量持续改进的目的。而麻醉医师也应该从传统的仅提供麻醉服务的角色向“围手术期医师”转换，调整职业定位，在手术患者的围手术期安全问题上起积极的主导作用，勇于承担更多的责任，使麻醉专业真正发展成为提高医院工作效率的枢纽学科和保障全行业医疗安全的关键学科。

（黄宇光　朱斌）

参考文献

1. 庄心良，曾因明，陈伯銮. 现代麻醉学. 第 3 版. 北京：人民卫生出版社，2004.
2. 中华人民共和国侵权责任法(2013-2-6). http://www. gov.

cn/flfg/2009-12-26/content_1497435. htm

3. 中华人民共和国卫生行业标准:麻醉记录单.

4. 中华人民共和国卫生行业标准:麻醉科质量控制.

5. 中华人民共和国卫生行业标准:麻醉科医疗质量与控制指标.

6. 中华人民共和国卫生行业标准:麻醉技术操作.

7. 朱斌,黄宇光. 手术安全核对表的实施与应用分析. 中国医院管理杂志,2012,4:34-35.

8. 朱斌,黄宇光. 加强麻醉安全建设. 改善手术患者转归. 中华医学信息导报,2012,27(20):20.

第5章 麻醉科信息管理系统

近年麻醉学科发展迅速，随着麻醉科设备的更新和发展，以及医学信息化逐步推广，麻醉学科的信息量迅速增加，麻醉记录单和登记本已不能容纳。传统的资料管理方法已不能适应，通过计算机进行信息管理势在必行。医学信息包括麻醉信息交流和传递方式也悄然发生变化，互联网在麻醉信息获得、麻醉科室管理、麻醉临床工作和麻醉科研中的重要作用日益显现，如何有效地利用互联网上的各种麻醉信息以推动我国麻醉事业发展就显得十分重要。本章主要叙述如何看待和进行麻醉学科的信息管理。

第1节 信息管理的重要性和分类

一、信息管理的重要性

医疗信息是记录患者病情和医疗活动的资料，是反映病情变化、治疗和护理措施的依据。因此必须全面、详细、客观、准确、真实、及时地采集和记录。医疗信息是临床经验总结、科研和教学的资源，是医务人员智慧、创造、成功和失败的信息库，有人称之为“无形资产”。对资源的利用有利于提高专业水平和发展。论文和科研成果均出自于科室的信息管理。反之，良好的信息管理是论文和成果水平的保证。近年流行的循证医学(evidence-based medicine，EBM)就是利用医学信息的典范，它将临床实践中的资料加以总结、归纳和分析，并与最新的研究成果相结合，客观、确切和科学地优选出最佳治疗方案。

信息管理是信息采集、加工处理和利用的过程。未经加工的信息利用价值不大，只是一堆杂乱无章的数据。管理的过程就是提高信息的利用度和价值，同时使信息的利用更方便。通过信息的加工和处理，从中探索和发现疾病发生发展的规律和诊疗经验。完善的管理方法能提高工作效率，使资料的调用、查询和统计更加方便，省时省力。

目前许多医院和省市麻醉专业组织实施麻醉质量控制(质控)，以期待提高学科技术水平和服务质量，质控项目均产生于原始的记录。科室的各项统计和上报数据也来自于原始资料。统计数据的准确性取决于其准确和完整程度。因此，各项登记表或记录单是科室或个人技术或学术的体现。

医疗信息具有法律证据效力，是处理和判定医疗差错和事故的物证。认真、客观、准确地记录，不仅维护患者利益和正当权力，同时也是医务人员避免纠纷和自我保护的手段。

信息管理能使科室的基本建设和学术建设保持连贯性和延续性，如科室的建设规划、人才培养、工作重点和研究方向等。另外，对科室的重要事件(如创建某级中心、实验室、上级的奖励、荣誉称号等)留下记录是科室发展前进的历史见证，还可以为编撰科志、科史提供重要的素材。

二、麻醉科信息分类

麻醉学科的信息大致可分如下几类，但其中大部分属生物医学信息：

1. 医疗信息 包括临床麻醉、麻醉后恢复室(recovery room,RR)、疼痛诊疗、危重病医学(critical care medicine,CCM)、重症监护病房(ICU)和麻醉护理等方面的资料。

2. 医学资源 图书杂志、信息检索和网上资源。

3. 学术信息 学术技术、临床科研、论文和著作、学术会议等信息。

4. 教育信息 住院医师培训、继续医学教育、进修医师和实习生教学资料。

5. 科室管理信息 工作规划、临床工作、工作总结、各种会议、工作制度和上级文件等资料。人事管理、党团支部建设、人才培养、仪器设备、药物物品等资料。

第2节 麻醉科信息管理系统(AIMS)

一、系统研制背景

随着计算机和网络技术的不断发展,医院信息化建设取得了迅速的发展,医院信息系统(hospital information system,HIS)的开发与应用正在向纵深发展,从侧重于收费管理为基础的经济运行管理,到整合患者各类信息的电子病历系统(electric medical record,EMR),逐步向侧重于临床医护现场记录与管理的临床信息系统(clinic information system,CIS)过渡。麻醉信息管理系统(anesthesia information management system,AIMS)是医院临床信息系统的重要组成部分,实现了手术(麻醉)科室的信息化、科学化管理,作为最为重要的临床信息系统之一,在未来一定能得到更加广泛的应用。

二、系 统 结 构

麻醉信息管理系统是面向医院手术室(麻醉科)的专业化软件,利用网络和临床计算机技术对手术过程中的信息进行记录、处理和保存,辅助麻醉医师提高工作效率、提升手术质量,实现手术室的数字化、科学化和统一化管理。手术室是医护人员抢救与治疗患者的重要场所,同时也是现场临床信息运用最为复杂和集中的地方,手术室和麻醉的工作流程如图5-1所示。

麻醉信息管理系统依据麻醉科室工作流程进行

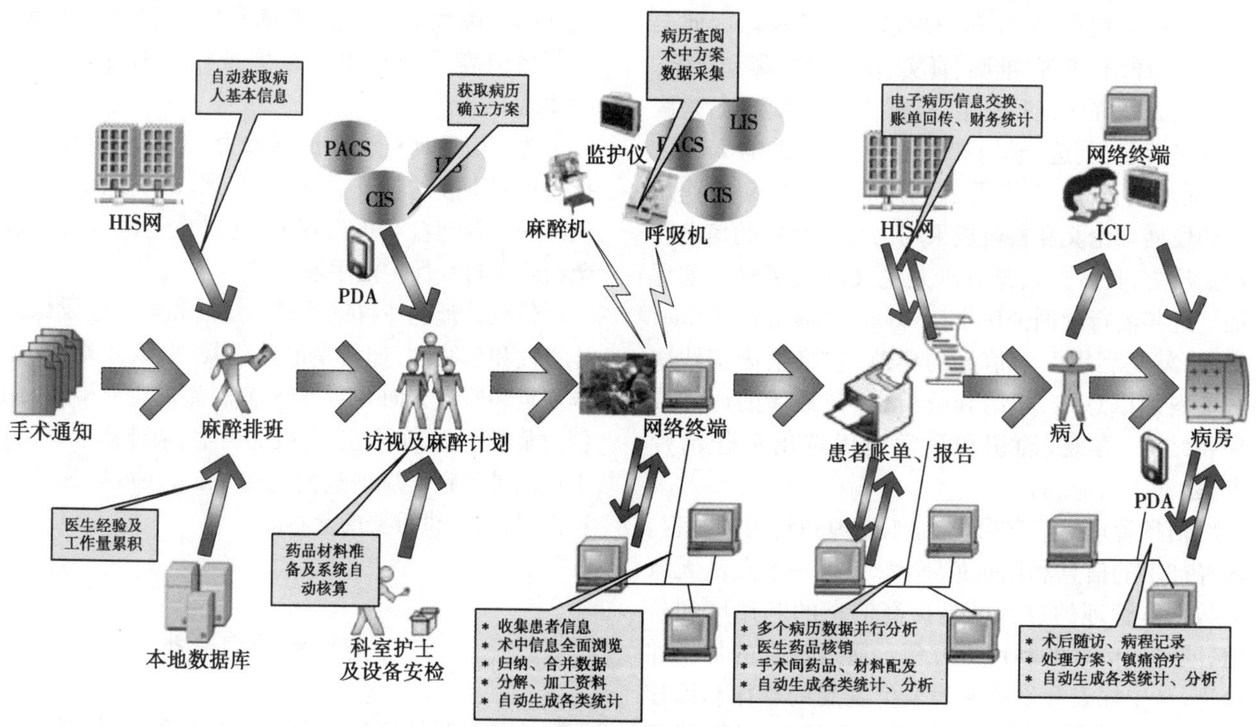

图5-1 手术室和麻醉工作流程图

设计，自动采集并记录手术过程中的各项数据信息，形成电子化的麻醉记录单。系统以麻醉记录单为基础核心，以信息流驱动工作流，充分整合人员、医用物资、财务等各项信息，使手术室的各项工作环环相扣、有机统一。在科室管理上，有着传统手工方式不可比拟的优势，大量数据的计算均由软件系统轻松实现。

三、功 能 设 计

手术室麻醉信息管理系统以手术室工作流程为基础，采用模块化设计，功能完善，充分满足医院不同层次需求和个性化需要，如图 5-2 所示为系统功能图。

麻醉信息管理系统依据手术室麻醉工作流程设计，符合医师的操作习惯，主操作界面如图 5-3 所示。

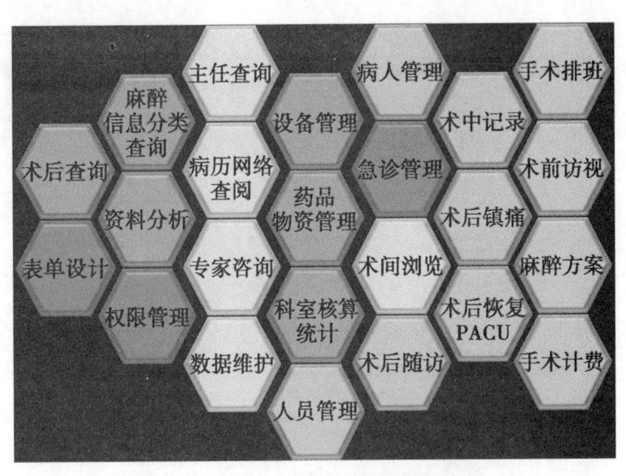

图 5-2　麻醉信息系统的系统功能图

四、患者管理功能

根据患者治疗流程设计系统程序顺序：（术前）麻醉排班→术前访视→麻醉方案制订→（术中）麻醉记录单→麻醉计费单→（术后）术后随访，实现手术过程的自动数据采集，形成电子化麻醉记录单。

（一）麻醉排班

从 HIS 系统快捷地提取患者数据；即可完成手术预约、手术室、患者、手术医师、麻醉医师、护士的安排；以不同颜色智能显示医师及患者状态（蓝色表示已安排）；排班信息一目了然，方便管理，如图 5-4 所示。

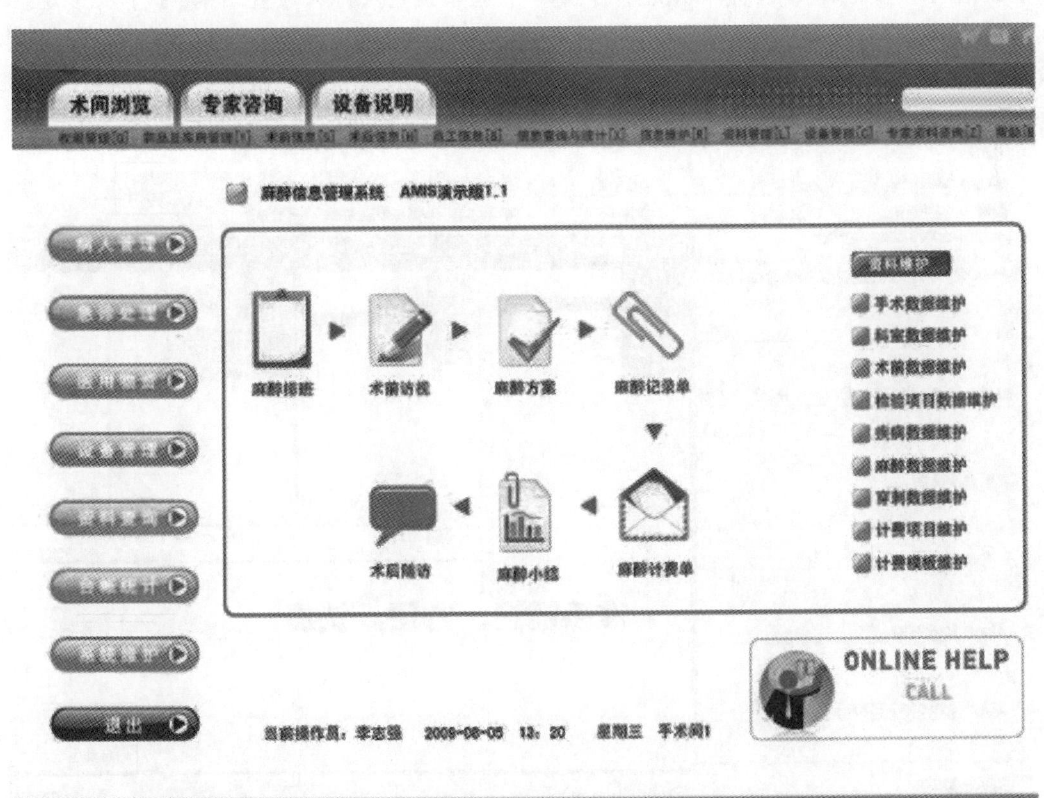

图 5-3　麻醉信息管理系统主操作界面

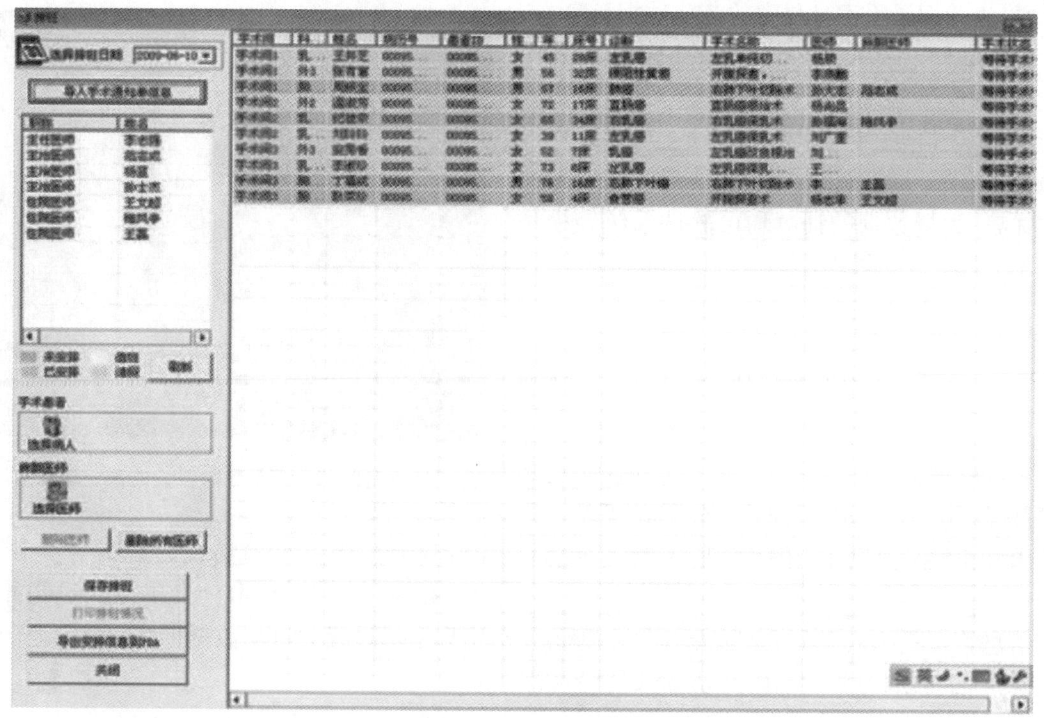

图 5-4 麻醉排班界面

（二）术前访视

系统可针对要实施手术的患者，完成患者流程及评估，提取相关资料，如术前患者病史回顾、术前实验室检查数据网络采集或录入、身体状况评估、麻醉用药及麻醉方式查询、科室病历、检验单（LIS）及医学影像（PACS）资料查询。所有访视信息可输入，病历术语标准化，保证术前访视记录单整齐规范如图 5-5 所示。

（三）麻醉方案

利用系统回顾患者病历资料，如病史、体检、实验室检查及特殊检查结果、手术及拟定麻醉方案包括术前用药及诱导和维持用药等，即可在术前访视前对手术麻醉风险做出评估，并得出较为理想的麻醉方案，界面如图 5-6 所示。

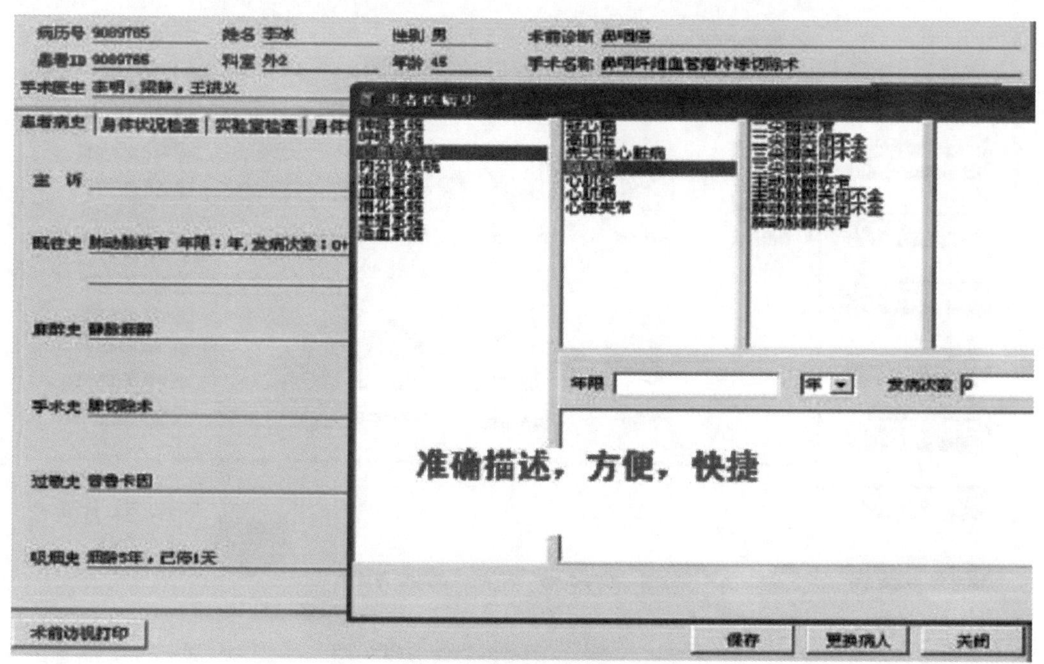

图 5-5 术前访视记录单界面

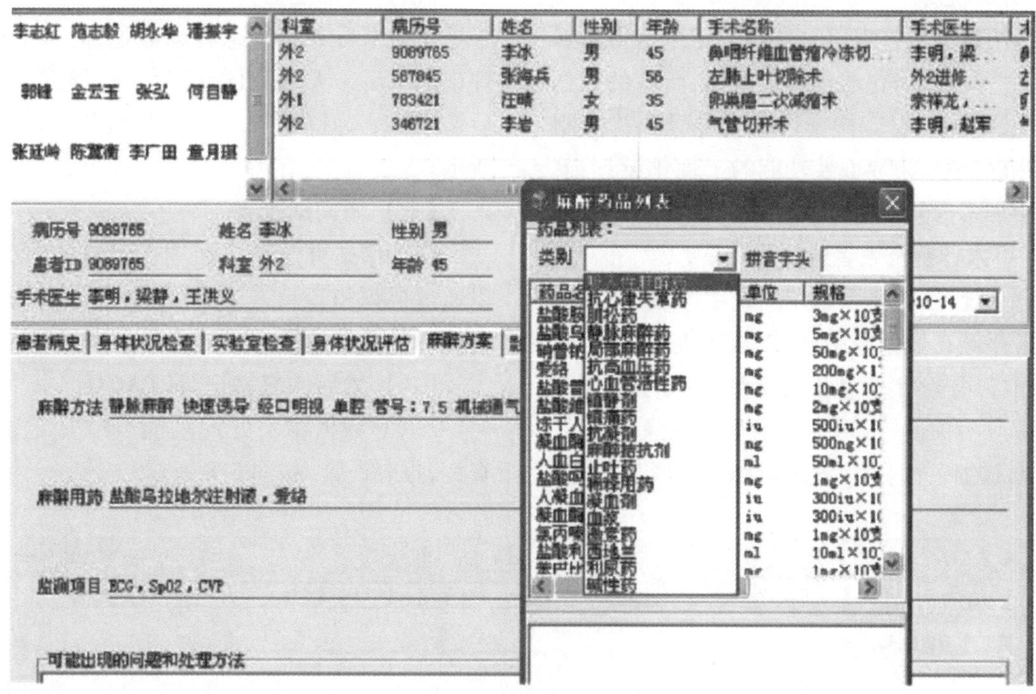

图 5-6　麻醉方案界面

李志红 范志毅 胡永华 潘振宇
郭峰 金云玉 张弘 何自静
张廷岭 陈冀衡 李广田 童月琪

科室	病历号	姓名	性别	年龄	手术名称	术前诊断

病历号 44345　姓名 fere　性别 男　年龄 34　科室 外1　床号 4床　手术日期 2008-10-13

诊断 卵巢囊肿　合并症 冠心病

手术 气管切开术

麻醉方法 静脉麻醉 快速诱导 经口明视 单腔 管号：7.5 机械通气

入室情况：血压 89 mmHg　心率 78 bmp　SpO2 98 %　开放静脉（☑ 上肢 ☐ 下肢 ☐ 中心）

全麻诱导：主要给药

插管（◉ 无 ○ 顺利 ○ 困难 ○ 非常困难）

局麻诱导：穿刺置管（☑ 顺利 ☐ 困难 ☐ 异感 ☐ 出血）

术中出入量：总出量 ___ ml　总入量 ___ ml

术毕情况及去向：术毕情况 通气道　术毕去向 恢复室

血压 | 心率 | SpO2

术中情况 ◉ 平稳 ○ 波动　原因及处理

术后第1天 | 术后第2天 | 术后第3天

☐ 恶心　☐ 血压降低　☑ 下肢麻木

☑ 呕吐　☑ 血压升高　☐

☐ 头痛　☐ 低氧血症　☐

图 5-7　术后随访界面

（四）术中记录

系统利用计算机技术定时、定性、定量地采集各项监测信息，形成电子化的麻醉记录单；所有的数据在一个界面即可完成；支持查询病史、病历、检查报告等；支持麻醉记录单界面及功能的个性化设计；麻醉记录单增加术后镇痛记录。

（五）手术计费及患者通知

系统自动统计、核算手术用药及手术费用；麻醉计费单数据存储在数据库中，可以直接查询；个性化收费模版；改善财务结算，减少因病历记录不完整导致的漏账；降低了有关部门和支付者查账的风险；患者手术通知功能；详细患者手术用药和器械使用情况。

（六）术后随访

完成术后对麻醉患者苏醒过程的观察，通过软件记录术后3天的身体状况信息，形成电子化的术后访视单；支持PDA操作和数据传输，如图5-7所示。

（七）术间浏览

在工作站可以浏览在用手术室的情况，同时可以通过视频和音频方式同手术间进行沟通交流，及时处理各种突发事件。

（八）术后恢复室记录（PACU）

PACU数据相关处理功能、PACU记录的录入、查询、报表设计，如图5-8所示。

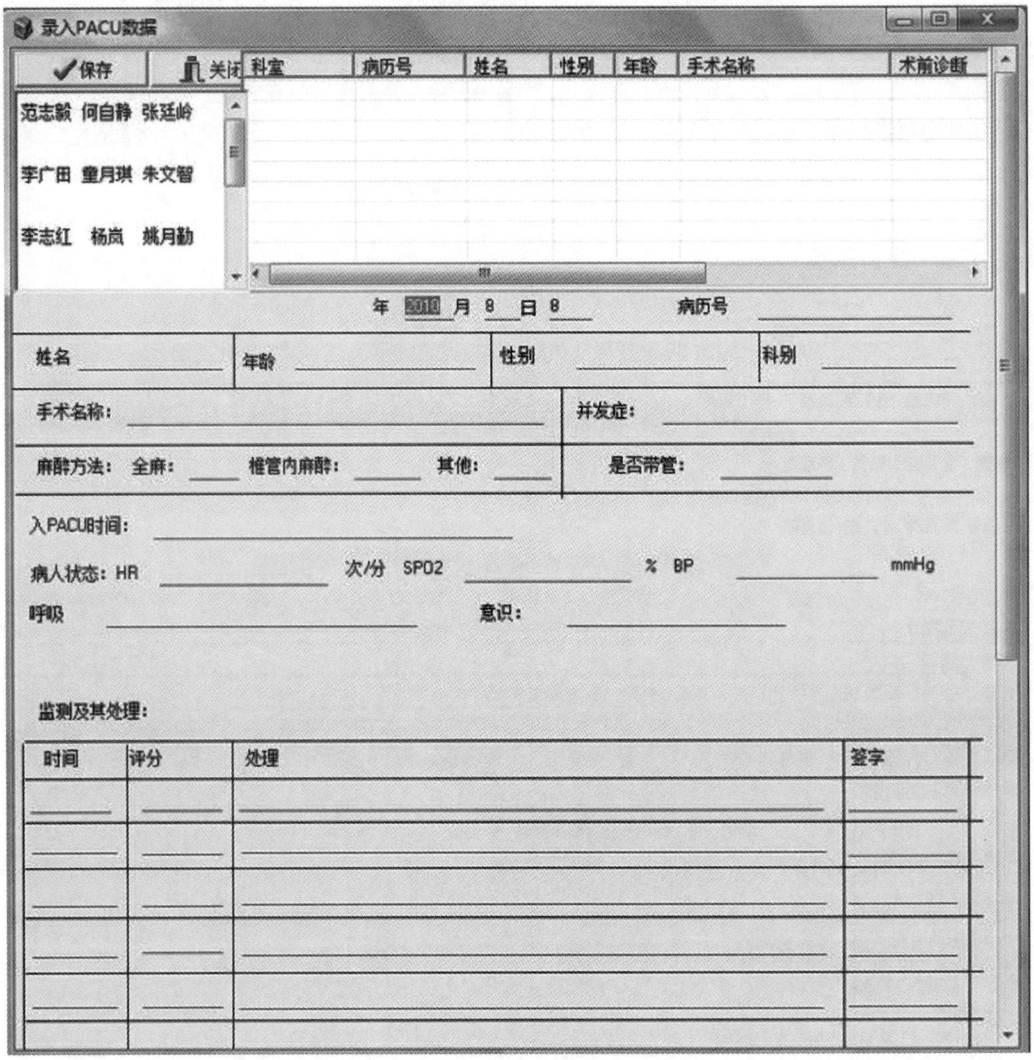

图5-8 术后恢复室界面

五、急诊管理功能

与患者管理功能基本相同，直接进入手术麻醉记录单元。

六、医用物资管理

通过软件系统对麻醉药品和医用物资的申领、分发、入库、出库以及核销过程进行统一管理，支持各种药品的查询，使科室医师方便掌握药品的库存信息和需求，为科室的管理及控制提供帮助。

七、设备管理功能

对手术间在用设备进行统一管理，记录设备相关信息，实时掌控设备状况，避免设备安全隐患。

八、科室管理功能

支持对科室各种事务的管理，包括人员安排、出勤、病事假等的管理，支持手术工作量和科室人员工资绩效的统计等，实现科室的科学管理。

（一）台账统计

利用麻醉系统进行统计计算，既提高工作效率，节约人员成本，也兼顾公平原则。

（二）事务管理

人员安排、出勤、病事假等的管理。

九、数据查询与统计分析功能

支持条件方式的数据查询，同时能对麻醉信息进行大样本的统计及对比分析，从而为医院科研教学提供支持，支持单个患者统计和多患者对比分析。

十、系统扩展功能

麻醉信息管理系统要求适应医院未来发展的需求，支持设备扩展和应用，比如 PDA 掌上电脑的应用，将术前和术后需要记录的项目内置到 PDA 中，医师直接通过 PDA 记录患者信息，然后通过医院网络或有线连接到 AMIS 系统，实现数据的传输。另外可以利用 PDA 进行患者身份的确认，避免工作失误。系统可以与医院信息显示屏进行连接，实现手术信息的显示与实时更新。

十一、小　　结

麻醉信息管理系统是优化医院麻醉科工作流程管理的软件系统，其流程包括麻醉医师和手术室的安排、访视、方案制定；术中数据跟踪、记录、自动报告、统计；术后总结等环节。麻醉信息管理系统配合医学分类和检索；麻醉药品、麻醉物资、麻醉设备的动态管理；麻醉资料的收集和科室信息报表等外围模块，实现了患者在整个流程中的质量控制和实时跟踪，从而使得手术麻醉科室的管理进入到数字化管理阶段。麻醉信息管理系统提高了医院手术麻醉科室的工作效率，提高了医院手术麻醉科室的整体医疗水平。

第 3 节　网络麻醉信息利用

网络各类数据库麻醉信息

随着信息技术的不断发展，专业人员利用网络获取专业信息的需求越来越强烈。因此有必要介绍各类数据库。当制订麻醉科研计划、进行麻醉科研立项和基金申请、引进麻醉学科领军人才和了解麻醉课题后续发展等，有可能面临以下问题：

如何快速概览课题？

如何锁定高影响力论文？

如何快速分析趋势？

如何寻找课题合作伙伴？

如何跟踪课题进展？

如何对自己的优势进行量化展现和评估等？

如何快速寻找投稿期刊？

如何快速管理大量参考文献？

如何评价引进人才科研能力等？

以上问题解决均需要有效的利用网络资源，下面就各种不同数据库对麻醉科研工作的帮助进行详细介绍。

（一）网络各类数据库总体特点

国外有多家著名医学数据库出版商，如 Ovid Technologies 公司（Ovid）、Elsevier Science 公司（SDOL 全文检索系统）、EBSCO Information Services 公司（EBSCO 数据库）等提供大量西文医学（包括麻醉）信息。

1. 全文数据库有些是单一出版商数据库如 Nature、Blackwell，有些是多家出版商数据库集合如 EBSCO、OVID；有些是单一期刊全文数据库如 Kluwer，有些是综合性数据库包括期刊、书籍、电子影像制品等如 OVID；有些数据库还有目录型文摘数据库 OVID、OCLC FirstSearch 等。

2. EMBase、PubMed、OVID 和 OCLC FirstSearch 数据库中麻醉信息量非常大，对于麻醉科研有很大帮助。EMBase 数据库中关于麻醉药物信息相当丰富，而 PubMed 关于麻醉和危重病临床信息偏多。而 Wily-Blackwell、Kluwer 等数据库中麻醉信息量相对较少，但有不少有相当影响力的文献。

3. 有些数据库中麻醉学期刊和危重病学期刊被分配在同一个类目下，有些数据库两者分别单列；有些数据库疼痛医学、麻醉学期刊和危重病医学期刊均属于临床医学期刊类目下；有些数据库疼痛医学则常常单列此类目，很少与以上两类混合，麻醉学期刊在某些数据库中如 OCLC FirstSearch 和 Ingenta 属于 Surgeon 类目下。

4. 不同数据库收录的麻醉学和危重病医学期刊之间有交叉；有些数据库如 OVID、EBSCO 等收录的麻醉学领域期刊丰富，很多是 SCI 收录期刊；有些则收录了比较少的麻醉学或危重病医学期刊如 Wily-Blackwell、Kluwer 和 Springer。

（二）PubMed 数据库麻醉信息

1. pubmed 数据库　网址 http://www.ncbi.nlm.nih.gov/pubmed/。随着互联网的普及，一些机构通过互联网提供 MEDLINE 数据库免费检索服务，如美国国立卫生院提供的 PubMed 检索系统，数据更新快，检索系统比较完善，深受广大医务工作者和图书情报人员的欢迎。下面简要介绍其操作方法。

（1）主题词检索：在检索式提问框中输入一个或更多的词，然后按回车键或用鼠标点击“Search”按钮，PubMed 就会利用“自动词语匹配”功能将重要的词或词组用“AND”组合在一起进行检索，如图 5-9 所示。

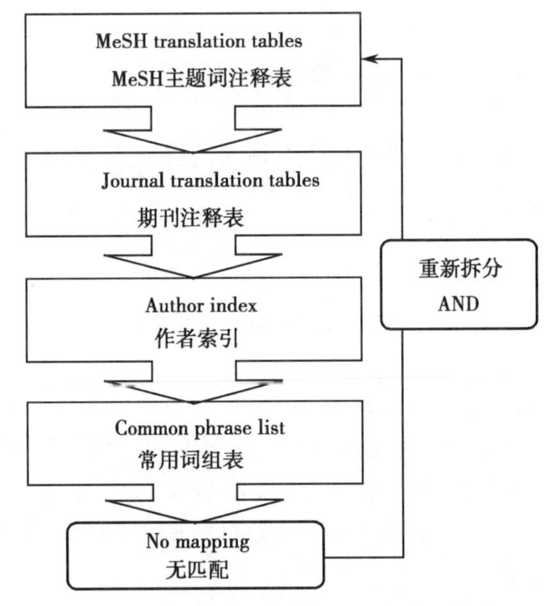

图 5-9　PubMed 检索策略-自动词语匹配

1）MeSH 注释表：MeSH 注释表包括 MeSH 主题词、副主题词、MeSH 相关参照词（也称款目词）、物质名称、物质名称同义词等。如果输入的检索词在注释表中发现有匹配的词，则该词将被作为 MeSH 词和自由词（即 Textword）同时进行检索。MeSH 注释表检索时，如将“ARDS”输入检索框后进行检索就会显示，如图 5-10 所示。

2）期刊名注释表：包括期刊名全称、期刊名 MEDLINE 缩写、ISSN 号。例如，输入“New England Journal of Medicine”，PubMed 将按“N Engl J Med [ta]”查询。

3）常用词组表：如果在 MeSH 注释表或期刊名注释表中未发现匹配的词，PubMed 就会检索来自 MeSH、物质名称、题名和文摘中多次出现的常用词组表。

4）作者索引：如果输入的检索词在以上词表中未找到，且该词后有一或两个字母，PubMed 就会检索作者索引。如果在作者索引中仍未找到匹配词，PubMed 就将该词组分开并重复上面的查找过程。如果还没有匹配词，PubMed 将该词组的每个单词用“AND”组配，并在所有字段中查找。

（2）作者姓名检索：输入作者姓名时应采用姓+名（名的首字母缩写，不用标点符号）的格式，例如 Zhu B。PubMed 将自动地截取作者姓名中名的首字母以适应不同的名缩写。如果只输入作者的姓，PubMed 会在包括作者字段在内的所有字段进行检索。例如只输入 Yang，则 PubMed 将检索：Yin-Yang [mh] 或 Yang [tw]。此外，如果使用双引号“”将作

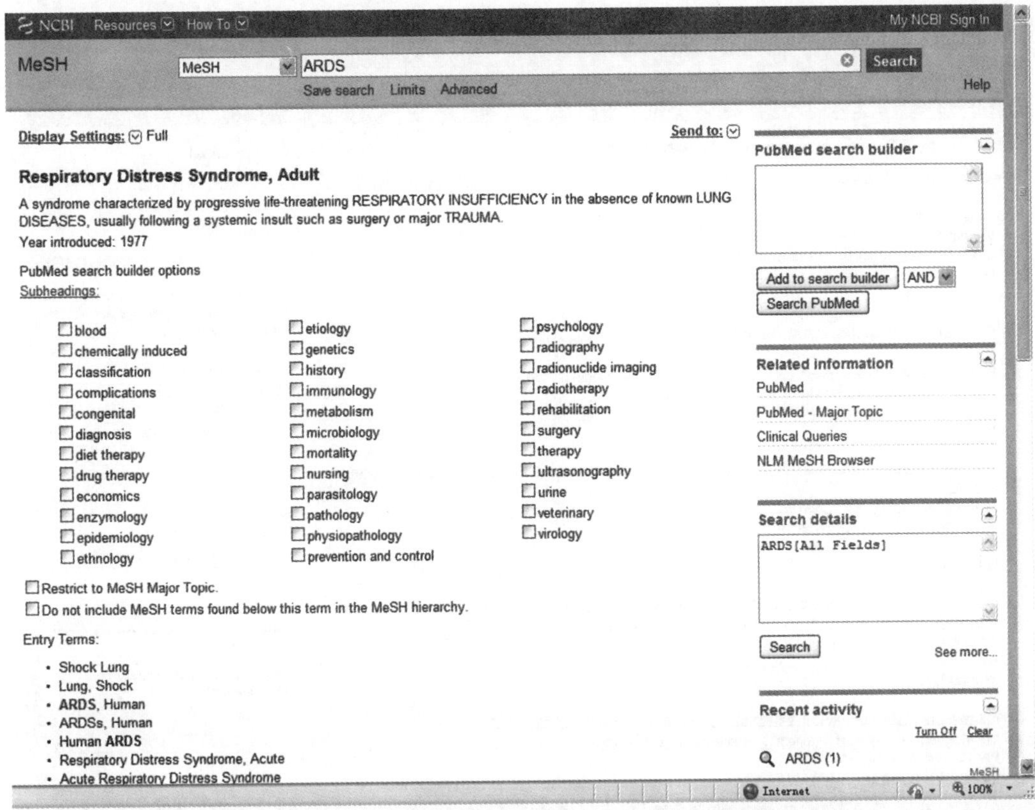

图 5-10　MeSH 注释表检索以“ARDS”为检索词检索内容显示

者的姓全称和名的第一个首字母引起来，并用作者检索字段标识符［au］限制，如“Xue Z”［au］，PubMed 将关闭自动截词，且检索姓名中名只有一个字母缩写的作者。

（3）期刊名称检索：可以输入期刊名全称检索，如 molecular biology of the cell；期刊名 MEDLINE 缩写名称检索，如 mol biol cell；或 ISSN 号检索，如 1059-1524。

（4）截词检索：在词的末尾加 * 号，PubMed 就会检索出以该词为词根的所有词，例如，staph *，但不包括 * 号后有一个空格的词组，比如，infection * 包括 infections，但不包括 infection control。

（5）词组检索（规定 PubMed 检索一个词组）：如果 PubMed 检索在常用词组列表中已有的词组，如 poison ivy，PubMed 就会把它作为一个词组来检索。但有时 Pubmed 可能找不到相应的词组，如乳腺癌易感基因 1（brca1），此时可通过给一个词组加上双引号，使得 PubMed 将其当作一个词来进行检索，如“brca1”。需注意的是，使用双引号规定 PubMed 进行词组检索，PubMed 就不会执行自动词语匹配功能和扩展检索功能。

（6）每页显示的文献数量：PubMed 将检索出的文献题录按每页 20 条显示（缺省值）。要改变缺省值，单击“number of documents to display perpage”下拉菜单，并选择一个更大的值。

（7）检索时间范围限制：使用“Entrez Date Limit”下拉菜单可限制检索时间范围。“Entrez Date”是引文追加到 PubMed 数据库的日期。引文以文献记录入库时间顺序显示（倒序）。

（8）检出文献记录显示格式：使用“Abstract Report”（PubMed 缺省显示方式）下拉菜单可选择文献记录显示形式，在很多种格式之间可以转换。

1）文摘报告：包括期刊出处、记录状况、论文名称、非英文文献说明、作者、作者单位、文摘（如有）、出版类型、PubMed 和 MEDLINE 登记号等。

2）引文报告：期刊出处、记录状况、论文名称、非英文文献说明、作者、作者单位、文摘（如有）、出版类型、MeSH 词、资助号、PubMed 和 MEDLINE 登记号等。

3）MEDLINE 报告：MEDLINE 记录格式，采用二个字母的文献记录字段标识符。

4）简洁型报告：包括论文名称、作者、期刊出处、出版类型、非英文文献说明、PubMed 登记号等，如图 5-11 所示。

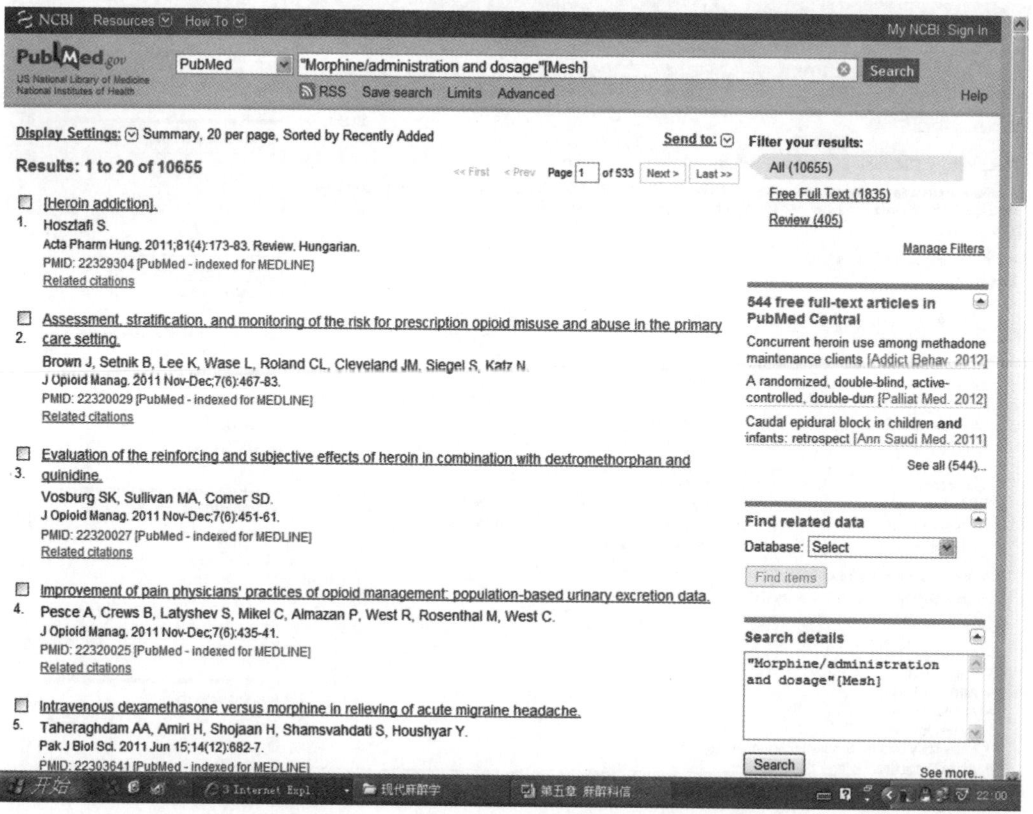

图 5-11　吗啡/剂量和使用检索结果显示格式

（9）PubMed 检索规则与语法

1）布尔运算符 AND，OR，NOT 必须大写。

2）PubMed 从左至右进行布尔运算，可以通过加圆括号改变运算顺序，如（Sevoflurane OR Desflurane）AND Xue zg[au]。检索出薛张纲教授七氟烷和地氟烷方面文章。

3）指定文献记录字段名称检索，如 Zhongshan Hospital[ad] AND Xue zg[au] AND 2000:2010[dp]。检索出中山医院薛张纲教授 2000-2010 年在 Medline 数据库中文章发表情况。

下面列出常用字段名称缩写：

DP——出版日期　采用 YYYY/MM/DD[dp]格式，如 1998/03/06[dp]。输入日期范围则用冒号连接，如 1996:1998[dp]，1998/01:1998/04[dp]

AD——第一作者机构名称、地址、资助号　如 LM05545/LM/NLM[ad]

AU——作者姓名　如 o'brienj[au]

TA——期刊名称　包括期刊名全称、简称、ISSN。J boil chem[ta]或 0021-9258[ta]

LA——文献出版语言　Chinese[la]

MH-Mesh 主题词　neoplasms[mh]或 neoplasms/dt[mh]

PT——出版类型　review[pt]

TW——自由词　AA001794[tw]

TI——文献标题内自由词[ti]

4）经常通过单击"Details"按钮查看 PubMed 的检索策略，并不断修正，以达到最佳检索结果。

（10）PubMed 在提供的文献记录中，有些记录中出现有彩色标记的期刊名称缩写按钮，用鼠标点击该按钮，部分期刊将免费提供该记录的全文。

（三）EMBASE 数据库麻醉信息

1. 概述　OVID 平台下独立运行的 EMBASE.com 是世界上著名的生物医学与药理学文献数据库，EMBASE.com 与 MEDLINE 数据库进行了整合，两者联合提供了最权威和最全面的生物医学和药理学信息。去掉 MEDLINE 中重复记录，强大的疾病检索和药物检索，独有的 EMTREE 词表，覆盖所有 MESH 主题词，并以每天 2000 多条，每年 60 多万条记录的速度递增。EMBASE 和 MEDLINE 区别见下表 5-1。

2. EMBASE 涵盖的学科领域

（1）药物研究、药理学、制药学、药物不良反应与相互作用和毒理学。

（2）人体医学（临床和实验）。

表 5-1　EMBASE 和 MEDLINE 区别

项目	EMBASE	MEDLINE
起止年份	1974 年	1966 年
期刊数	5000 种(包括 1800 种 MEDLINE 以外的特有期刊)	5200 种(包括 2000 种 EMBASE 以外的特有期刊)
信息数	2100 万条(截至 2012 年)	1100 万条(截至 2012 年)
信息特点	涵盖更多药物和疾病信息	以临床信息为主
优选术语优势	药物和药剂学方面术语和同义词 25 000 条	专门药物和药剂学方面术语不全
优选术语	EMTREE(50 000 条术语和 210 条近义词包括所有 MESH 主题词)	MESH(24 000 条主题词)
文献来源特点	亚洲和欧洲为主	北美地区为主

(3) 生物医学。

(4) 生物工艺学、生物医学工程和医疗设备。

(5) 卫生政策管理和卫生经济学。

(6) 公共与职业卫生、环境卫生与污染控制。

(7) 药物依赖和滥用。

(8) 精神病学和心理学。

(9) 替代与补充医学(包括中医学)。

(10) 法医学。

3. 检索指南

(1) 检索(Search):EmBASE 数据库共提供 5 种检索途径:快速检索(quick search)、高级检索(advanced search)、药物检索(drug search)、疾病检索(disease search)和文章检索(article search),如图 5-12 所示。

1) 快速检索(Quick Search):在检索框内输入检索词或词组进行检索,检索词组时需加单(双)引号。词序无关,且不分大小写。

2) 高级检索(Advanced Search):在高级检索界面,EmBASE 提供了 5 项扩展检索功能,如图 5-13 所示。

A. 选择 Map to preferred terminology(with spell check)(与 EMTREE 主题词匹配)后,系统将检索词

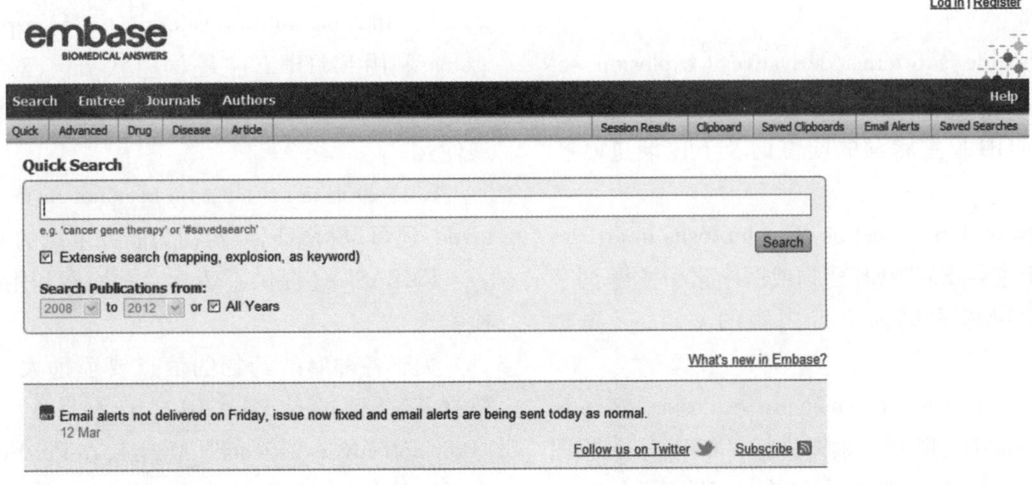

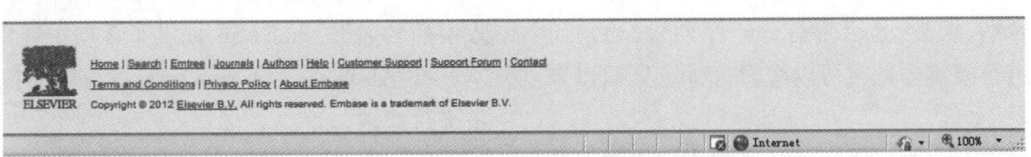

图 5-12　EmBase 数据库 5 种检索途径

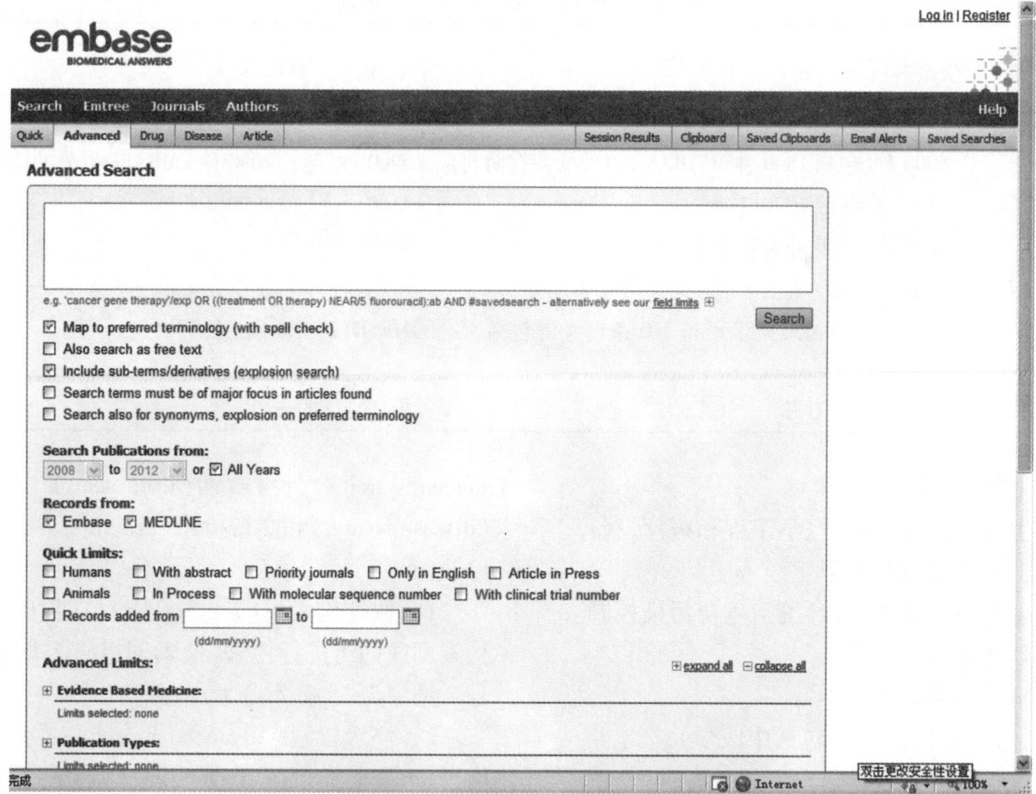

图 5-13 EmBase 高级检索界面和 5 项扩展检索功能

自动转换成 EMTREE 主题词进行检索。

B. Also search as free text 以自由词在全部字段中进行检索。

C. Include sub-terms/derivatives (explosion search):利用 EMTREE 主题词树状结构,对检索词与对应于 EMTREE 主题词的同位词及下位词进行扩展检索。

D. Search terms must be of major focus in articles found:基于主要 EMTREE 药物或医学索引主题词字段,仅检索以检索词为重点内容的文章,提高相关性。

E. Search also for synonyms, explosion on preferred terminology:既对检索词进行 EMTREE 主题词匹配检索,又同时作为文本词在全部字段中进行检索。

在高级检索中对检索结果提供了更多的限定条件,点击“More Limits”可在循证医学、文献类型、学科、语种、性别、年龄、是否带有分子序列号、动物研究类型等进行限定。同时可以检索自特定日期以来新增的记录。

3) 药物检索(Drug Search):在检索框内输入药物名称,EmBASE 提供了 3 项扩展检索功能:

A. Also search as free text 以自由词在全部字段中进行检索。

B. Include sub-terms/derivatives (explosion search):利用 EMTREE 主题词树状结构,对检索词与对应于 EMTREE 主题词的同位词及下位词进行扩展检索。

C. Search terms must be of major focus in articles found:还可以检索以某药物为研究重点的文献。

EMBASE 还提供了药物专题检索和用药方式的检索。

关于各种麻醉药物的信息要远远大于 PubMed 数据库查到的信息。2012 年 3 月 17 日,检索“Propofol/adverse effects”[Mesh],在 PubMed 数据库中可以检索到 1747 条信息,检索“Propofol/adverse drug reaction”[EmTree],在 EmBase 中可以查询到 2520 条信息,增加将近 50% 信息量,见图 5-14。

4) 疾病检索(Disease Search):在检索框内输入疾病的名称,EmBASE 提供了 2 项扩展检索功能:

A. Also search as free text:以自由词在全部字段中进行检索。

B. Include sub-terms/derivatives (explosion search):利用 EMTREE 主题词树状结构,对检索词与

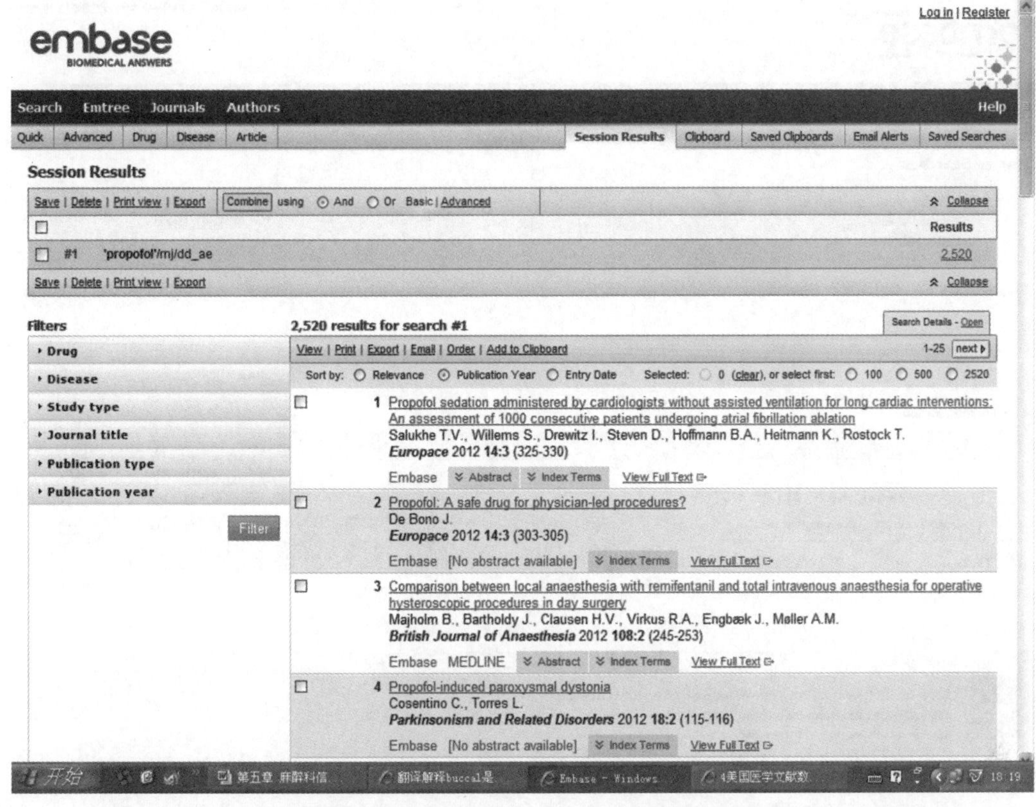

图5-14　EmBase数据库中检索“Propofol/adverse drug reaction”[EmTree]结果

对应于EMTREE主题词的同位词及下位词进行扩展检索。

C. 还可以检索以某疾病为研究重点的文献。

EMBASE还提供了14种疾病的副主题词(Disease subheadings)。

5）文章检索(Article Search)：在作者(姓在前，名的缩写在后)、期刊名称、期刊缩写名称、ISSN、期刊卷期及文章首页数等检索字段中输入检索词，然后点击“Search”按钮，即可定位欲检索的文献。

6）EMBASE主题词表(EMTREE Tool)：EMTREE是对生物医学文献进行主题分析、标引和检索时使用的权威性词表。点击页面“EMTREE Tool”栏目后，用户可以直接输入EMTREE主题词进行术语查找，按字母顺序浏览查找，或通过分类来浏览。层层点击所需浏览的主题词，显示该主题词的树状分支结构及同义词。

7）作者检索(Authors)：根据作者的名称来查找该作者的文献，在检索框内输入作者名称，姓在前，名的缩写在后，如：Smith J，点击“find”即列出以这些字母开头的一览表，然后选取欲检索的作者名称。

(2) EMBASE. com个性化服务：首先要注册一个账号，才能进行个性化服务。通过用户名及密码登录后，可以在检索结果页面的检索历史中保存检索策略、删除检索策略，创建检索结果更新的电子通告。保存检索策略可以紧密跟踪你所研究领域的发展动态，对于从事麻醉科研工作非常有帮助。

例如对于SICU中少量误吸理论非常感兴趣，经过检索有19篇文献符合要求，如果单独以少量误吸为检索词那就有211篇文献符合要求。但是文献始终在增加，每次再检索时可能使用不同的检索词，因此两者无法比较以及进行回顾，这一功能极大方便每次检索结果之间比较和课题回顾及展望，如图5-15所示。

4. 麻醉信息检索　本数据库特别适合麻醉医师和麻醉药物开发人员使用。麻醉医师对于麻醉药物副作用、药代动力学、药理学和ICU医师对药物毒副作用都非常感兴趣，EmBASE正好具有独特的优势，是Medline检索不具备的。有些麻醉医师对麻醉设备感兴趣，该数据库这方面的文献较多。

(1) 其独有的Drug检索功能，不仅提供专门药物检索还提供药物的副主题词和药物使用途径的副主题词。

(2) 其独特过滤Filter功能，如检索丙泊酚

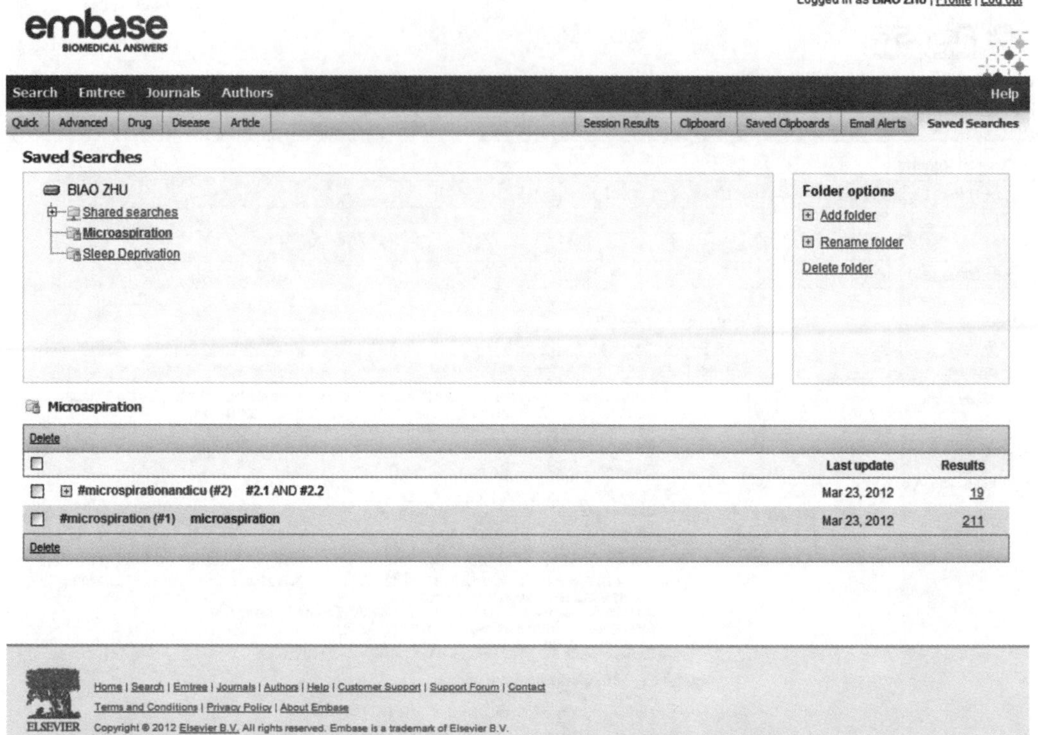

图 5-15 保存检索 Microsapiration 历史个性化服务界面

propofol 副作用(无限制)的文献(见图 5-14),同时只要把显示结果左边的“Drug”按钮点开,就可以发现和丙泊酚相关其他药物的副作用。如果点击“Journal title”按钮就会发现这些文章分别发表在哪些杂志上。点击“Publication Year”就可以了解不同年份有关这一课题研究发表的文章数目,进而了解这一课题的历史和发展。

(四) OvidSP 数据库麻醉信息

通过网址:http://ovidsp. ovid. com/autologin. html,进入 OvidSP 数据库服务平台。

1. 登录 OvidSP 数据库平台 选择一个资源——单击某个资源的名字即可选中该资源进行检索;或者点击某个资源名字前的复选框再点击打开已选资源按钮。

选择多个资源——逐个点击资源名字前的复选框,再点击打开已选资源按钮。

2. 主检索页面 在最上方的主导航栏中选择检索,然后选择一个检索模式。主导航栏提供期刊和电子书的浏览,我的工作区提供我的项目、检索与提醒、图像检索以及我的 eTOCs(期刊电子目录)等各项个人账号服务。相关链接为 Ovid 公司其他平台产品的链接(如有订阅),如图 5-16 所示。

3. 检索模式选择

(1) 基本检索:基本检索使用自然语言处理功能,如图 5-17 所示。

1) 输入一个完整的主题或问题,然后单击检索。

2) 选择包含相关词汇,系统将自动包含同义词、复数以及拼写变体等形式扩大检索范围。

3) 通过添加更多限制或利用检索结果工具之筛选检索结果可缩小检索范围。

4) 通过相关度过滤选择 5 星的检索结果。

(2) 高级检索:高级检索为关键词检索,检索结果显示,如图 5-18 所示。

1) 输入单个主题词/短语,然后单击检索。

2) 可选择主题词自动匹配(如可用),主题词自动匹配从数据库词表中推荐标准的主题词/术语用于检索。

3) 使用关键词(. mp.)通常包括标题、摘要和全文,以及其他用于一般主题检索的字段。

4) 打开检索历史,点击选中的检索策略前的复选框,点击 AND 或 OR 按钮,对之前的检索策略进行合并。也可在检索框中以 AND,OR 或 NOT 连接之前执行过的检索策略之序号,合并检索。

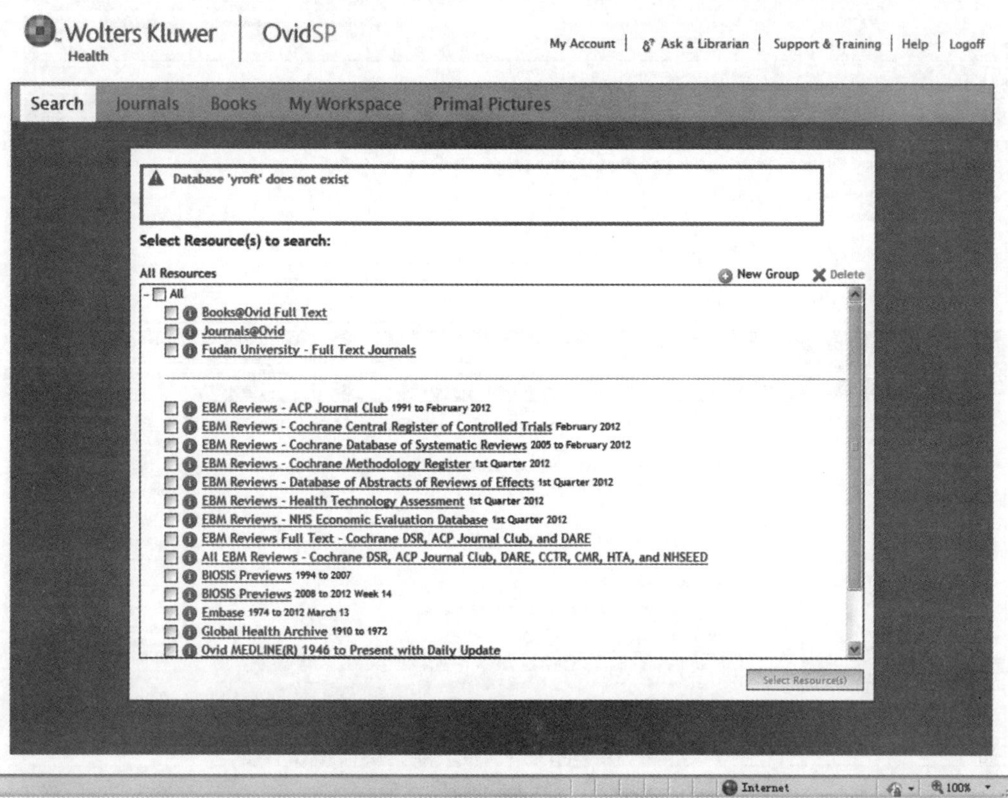

图 5-16　Ovid 数据库主检索界面

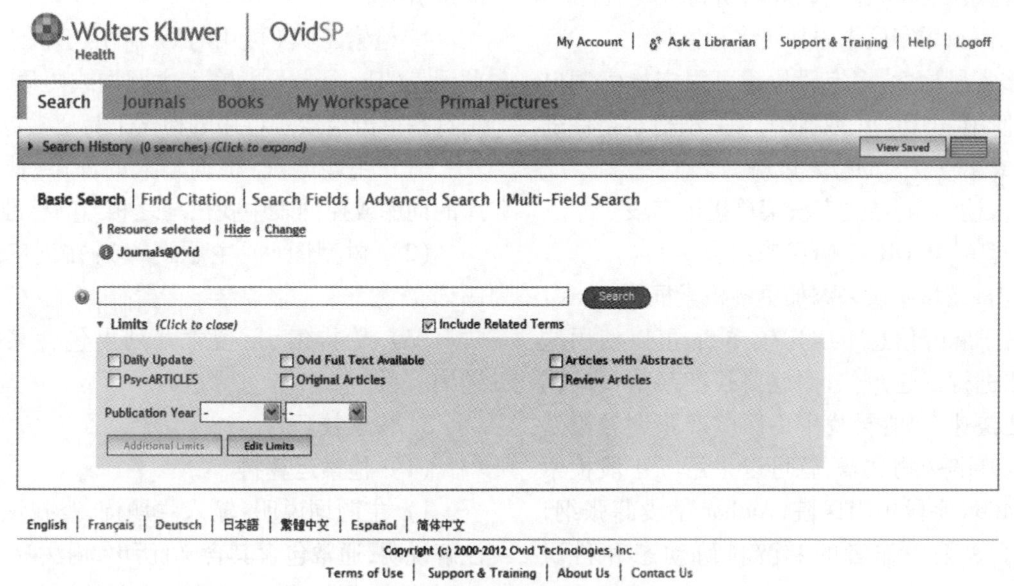

图 5-17　Ovid 数据库的基本检索界面

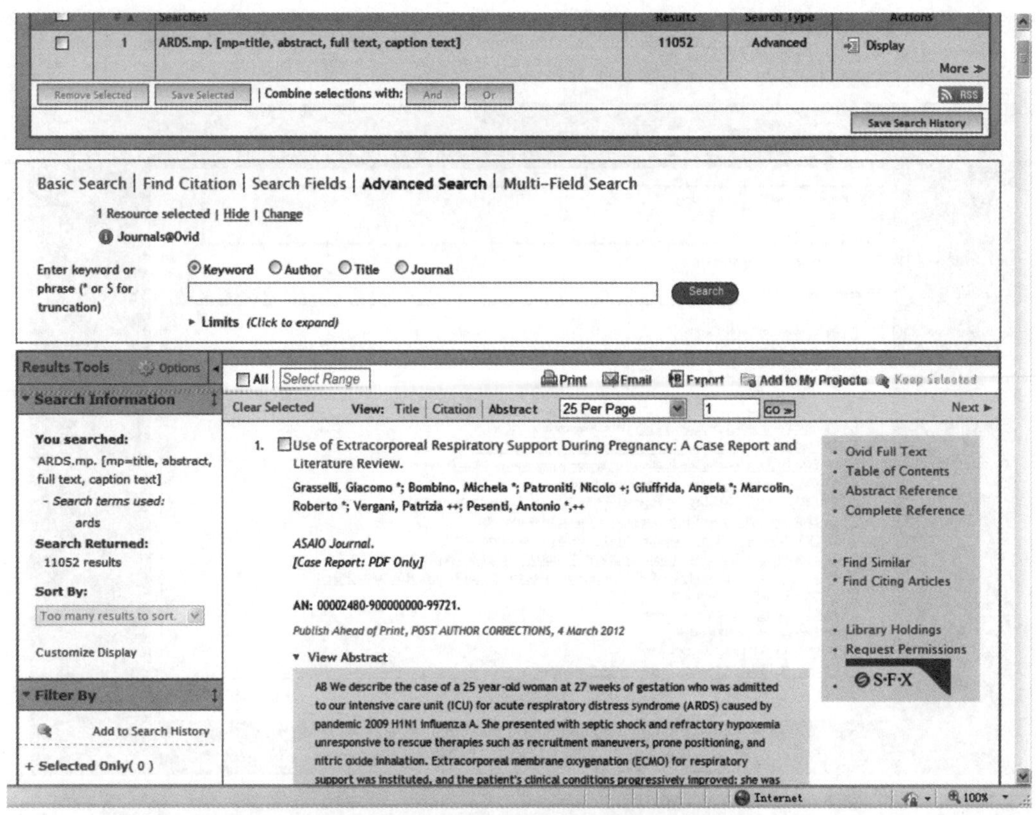

图 5-18　Ovid 数据库的高级检索结果显示

5）可检索(文章)作者、标题、期刊名或书名。

6）单击+新增字段来添加更多检索框。

(3) 多字段检索：多字段检索可限定检索词出现的字段，使用 AND、OR 或 NOT 对多项检索条件进行组合，生成比较复杂的检索策略。

1）输入检索词，通过字段菜单指定字段。

2）选择 AND、OR 或 NOT 来组合。

3）单击+新增字段来添加更多检索框。

如果对于麻醉信息了解比较详细，可以使用这种检索方法进行快速定位，因此要找准某单位某作者非常方便快速。如：寻找中山医院薛张纲教授发表关于吸入麻醉药物文章，就可以采用二字段检索方法，Institution 字段中山医院，Author 字段薛张纲，就可迅速了解某一作者的麻醉科研动态和科研方向。

(4) 字段检索：字段检索可根据数据库字段项的内容进行有针对性地检索，可选择一项进行检索也可选择多项进行组合检索。输入一个词或短语，选择一个或多个字段，然后点击检索或显示索引数据(可用时)按钮进行检索或浏览。浏览索引时，字段代码会出现在每个术语词后面，并显示数据库中收录的记录数。选择所有相关条目并单击检索挑选的索引项。

4. 检索工具(可用时)　可用于检索数据库主题词表(Thesaurus)。输入主题词或短语，选择下拉工具并单击检索。可用的检索工具通常包含：

(1) 主题匹配：根据输入的词语，从所用数据库的词库或控词表中找出与之相当的标准主题词。

(2) 树型图(或主题词库)：在词库中查找主题词。

(3) 轮排索引：搜索并列出包含某个词的主题词。

5. 检索技巧

(1) 检索运算符

1）主题词说明：输入主题词，查找该主题词的注解说明，通常包含其含义、历史、用法等。

2）扩展检索：检索索引在所输入的主题词以及其下位词下的所有文献记录。

3）分类代码(可用时)：大的主题范畴。

4）副标题(可用时)：反映某个主题不同侧面的副主题词。

(2) 限制：通过添加限制条件缩小检索范围。在主检索界面，打开常用限制框，点击更多限制，选择限制条件后，点击限制检索即可对所选中的检索策略进一步缩小结果范围。通常可在此对以下项目进行限制：

1）出版物类型；

2）出版年；

3）年龄组；

4）语言；

5）主题领域等。

（3）检索结果去重当针对多个数据库进行检索时，系统可对检索结果进行自动去重。自动去重只对6000条以内结果记录的检索有效，可设定去重的字段与数据库优先顺序。

6. 检索历史　在检索历史窗口可浏览检索策略、结果和检索类型。可对检索历史的任何一些检索项进行组合：通过单击复选框并在高级检索模式中选择操作符 AND 或 OR，或是在检索框中输入检索式序号和操作符（例如，1 not 2）。使用复选框和删除所选按钮来删除检索。

7. 电子书浏览　在检索之外，Ovid 平台提供电子书浏览的功能帮助您找到感兴趣的内容。在主检索页面点击 Books，就进入到电子书浏览页面（图 5-19）。点击 Email Jumpstart（电邮链接网址）链接，在新窗口的表格里填写邮件地址等信息，以电邮方式发送电子书浏览页面的直接链接地址。点击 Hide Book Covers（隐藏书籍封面）链接，书籍封面图片不再显示，以提高页面加载速度。

电子书浏览页面提供多种灵活的访问方式。

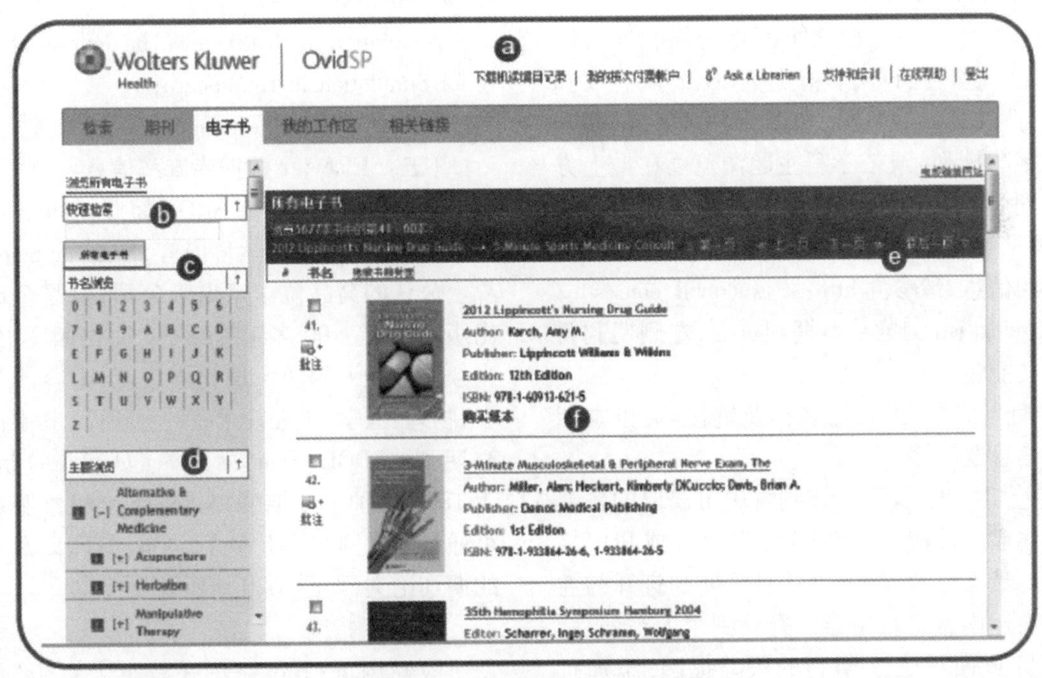

图 5-19　Ovid 图书主检索页面

（1）OvidSP 导航栏：导航至检索会话的其他部分。

（2）快速检索框：对所在机构订购的所有电子书执行一次基本检索。

（3）按图书名称：按书籍标题排列图书。如果您知道图书名称可在此浏览或按字顺浏览书籍。

（4）按学科主题浏览：按主题领域排列图书。如果您知道所查找的图书属于某个学科领域，可选用主题浏览方式定位该书籍。也可建立关于某一学科主题的图书列表。

（5）书籍列表导航：点击 First，Previous，Next，和 Last 链接，快速跳转到位于列表中特定位置的书籍。

（6）OvidSP 提供各项功能来利用书籍记录—增加批注，购买纸本图书（在可用的情况下），打开图书等。

按图书名称浏览按学科主题浏览书籍列表导航记录选项单击书本的名字或封面（可用时）即可打开这本书。页面最上方的检索框可检索该书或所有电子书。

书籍目录页面的功能包括：①前言（Front of Book）：有关作者与撰稿人的信息、出版信息、前言等。②目录（Table of Contents）：各卷册、各部分、各章节的全文链接。③附录（Back of Book）：包含了书中关键词的索引(可用时)、书中包含的图表及其他内容。

注意:需要时,清除页面顶端的复选框,目录导航的内容即被隐藏起来,提供更大的正文阅读空间。

OVID 数据库中有很多关于麻醉学方面的书籍,特别是经典书籍,下面列出其中一部分。

Clinical Anesthesia;

Critical Care Medicine:The Essentials;

Atlas of Airway Management:Techniques and Tools;

Clinical Anesthesia Procedures of the Massachusetts General Hospital;

Irwin and Rippe's Intensive Care Medicine;

Pediatric Cardiac Anesthesia。

8. 期刊浏览 在主检索页面点击期刊即可进入期刊浏览。提供按订阅状态浏览(Ovid 所有期刊和机构所订购的全文期刊),按期刊名浏览(依期刊名首字母字顺排列)或依学科主题浏览。在最上方还提供期刊名检索。要了解更多有关 Ovid 产品的信息,请参见 http://www.ovid.com;更多有关培训材料和文件的信息,请参见 http://www.ovid.com/site/resources/index.jsp 浏览某本期刊页面,左侧期刊目录页面的功能包括:

(1) 期刊信息:出版社名称及链接,关于本期刊的基本信息及链接。

(2) 卷期列表:罗列了该刊物中可获取的各卷期目录右侧显示最新一期的内容,及 Html 或 PDF 格式的全文。最上方检索框,可针对该期刊打开的卷期或所有卷期内容进行检索。登录到个人空间后,在期刊浏览页面可建立期刊的跟踪提醒,添加批注等。

OVID 数据库中包括很多麻醉学期刊,为了便于查阅,以下列出这些麻醉学期刊的名称,包括很多麻醉学领域核心期刊。

American Journal of Therapeutics;

Anesthesia & Analgesia;

Anesthesiology;

ASA Refresher Courses in Anesthesiology;

BJA:British Journal of Anaesthesia;

Clinical Journal of Pain;

Continuing Critical Care Medicine;

Education in Anaesthesia,Critical Care & Pain;

Current Opinion in Anaesthesiology;

Current Researches in Anesthesia & Analgesia;

European Journal of Anaesthesiology;

European Journal of Emergency Medicine;

International Anesthesiology Clinics;

Journal of Bronchology;

Journal of Bronchology & Interventional Pulmonology;

Journal of Neurosurgical Anesthesiology;

Nursing;

Nursing Critical Care;

Obstetric Anesthesia Digest;

OR Nurse;

Regional Anesthesia & Pain Medicine;

Simulation in Healthcare:The Journal of The Society for Medical Simulation;

Simulation in Healthcare:The Journal of the Society for Simulation in Healthcare;

Survey of Anesthesiology。

(五) Elsevier 数据库麻醉信息

1. Elsevier 数据库 SDOL 简介 1995 年至今自然科学、社会科学各学科内容,Elsevier Science 是世界上公认的高品位学术出版公司,也是全球最大的出版商,已有 100 多年的历史。除出版图书外,还是当今世界最大的学术期刊出版商,内容涉及生命科学、物理、医学、工程技术及社会科学,其中许多为核心期刊。SDOL(Science Direct On Line)是 Elsevier 为 1800 多种电子期刊提供的网上检索服务。用户可通过互联网在线上搜索、浏览、打印以及下载所需的期刊论文,如图 5-20 所示。

2. 检索指南

(1) 浏览(Browse):在首页上点击"Browse",在左侧的"Include"下选择"Full-text available",点击"Apply"就可显示某单位订购的及免费的电子期刊列表。可按刊名首字母浏览,也可按学科分类浏览,如图 5-21 所示。

(2) 检索方法

1) 检索算符

A. AND、OR、AND NOT。

B. W/n:使用 W 算符进行位置检索,表示前后两个词之间可间隔 n 个词,但不限定两个词出现的先后顺序。例如:coral W/5 reef 返回那些含有 coral 和 reef 且两者间隔在 5 个词以内的结果。一般而言,要检索的词在同一词组中可使用 W/3,W/4,或者 W/5,在同一句中可使用 W/15,在同一段中可使用 W/50。

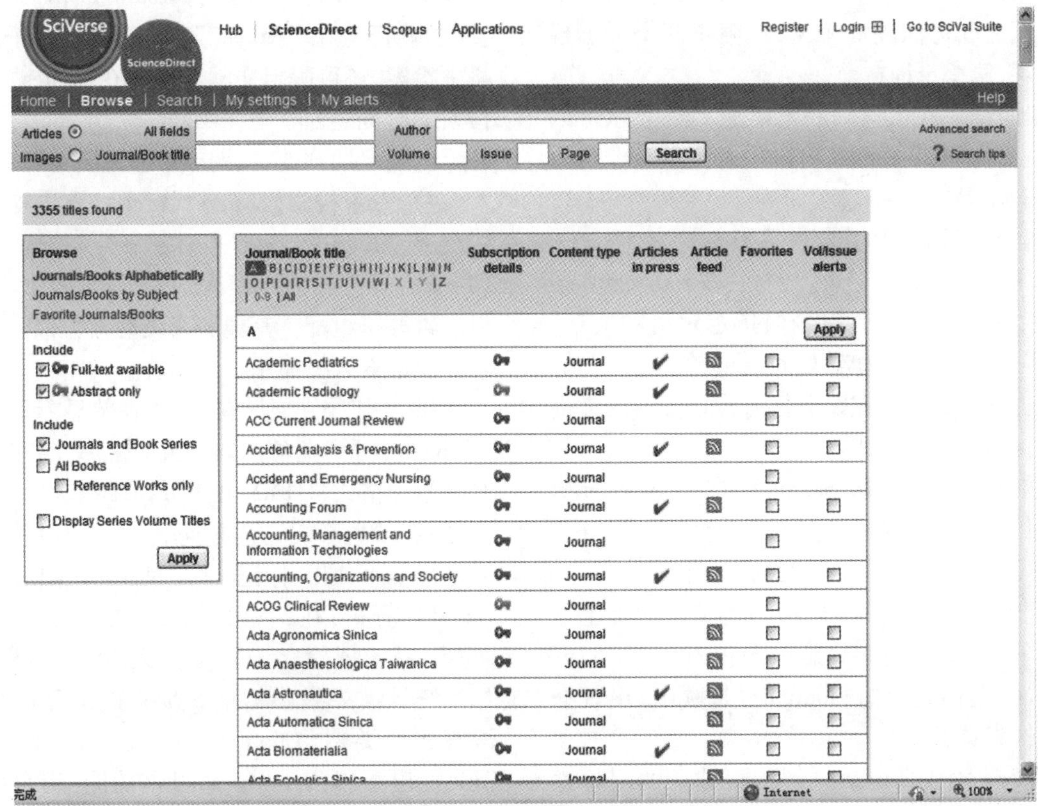

图 5-20　SDOL 主检索界面

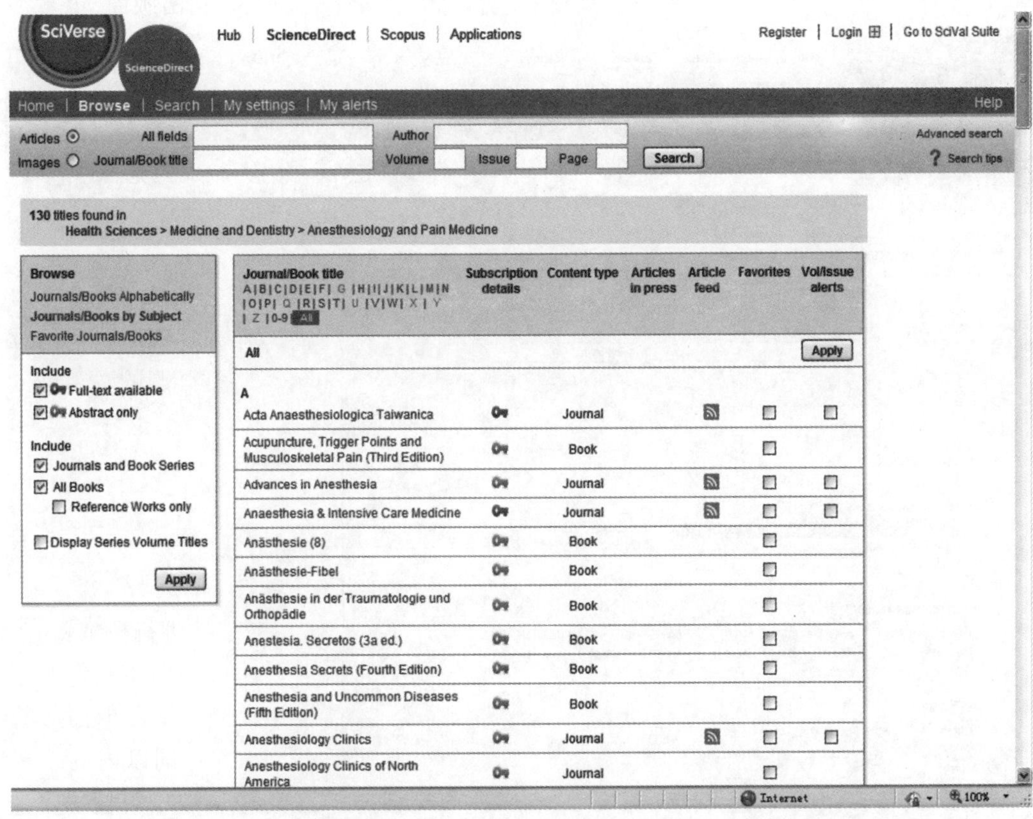

图 5-21　期刊浏览时在健康科学-医学和牙科-麻醉科目下见到麻醉信息

C. PRE/n:使用 PRE 算符进行位置检索,表示前后两个词之间可间隔 n 个词,但限定两个词出现的先后顺序,第一个词在前。

D. 截词符*:在检索词的末尾加上*,表示可以代替 n 个字母,例如:micro* 可以检索到 microscope、microcomputer 等。

E. “”:检索词加上引号表示短语检索,系统查找与引号内完全匹配的记录。例如:“coral reef degradation”仅返回那些含有引号内指定短语的文章。但是,一些无用词将被忽略,如 of、and 等。

以上各检索算符可在以下任何检索方式的查询框中用以构造检索表达式。

2)快速检索(Quick Search):在 ScienceDirect 的任何网页的上端都可看到快速检索(Quick Search)工具,进行四项最常使用的查找任务。

3)高级检索(Advanced Search):点击页面上方的绿色按钮中的“Search”,显示 ScienceDirect 的资源检索页面,选择其中的“Journals”选项卡,出现期刊内容的检索页面。

在高级检索的“Term(s)”栏,可输入两组检索词,提供三种逻辑组配“and、or、and not”,选择其中之一,并可选择检索途径,有 Abstract、Title、Author、Journal Name、Full Text 等。然后在 Source 栏选择检索范围为所有期刊还是订购期刊或者登录用户自己收藏的期刊。在“Subject”栏可选择在一个或多个学科中检索,还可限定文献类型。在“Dates”栏可设定检索的时间范围。在“Volume”、“Issue”、“Page”栏还可以限定期刊的卷、期、页码,见图 5-22。

4)专家检索(Expert Search):点击检索框上方右侧的“Expert Search”进入专家检索页面。在“Term(s)”栏输入检索表达式,可输入多个检索词,由逻辑算符组配。其他和高级检索类似。该功能适合专业检索人员使用。

(3)结果处理:在检索结果显示页面,点击“Preview”可预览感兴趣的记录的文摘和全文。全文有两种格式,HTML 和 PDF,HTML 格式全文下载速度快,PDF 格式完全是期刊论文的原貌。可对结果进行结果分析、标记、保存、打印等操作。

1)分析:在检索结果页面的右栏“Refine Results”,系统把检索结果按字段进行了分析统计,并显示统计结果最多的前 5 项。提供分析统计的字段有文献类型(Content Type)、刊名(Journal/Book Title)、出版年(year)。通过该功能,用户可以进一步精炼检索结果,如选择限定范围之内,点击上方的“Limit to”按钮;如剔除在限定范围之外,点击“Exclude”按钮。见图 5-23。

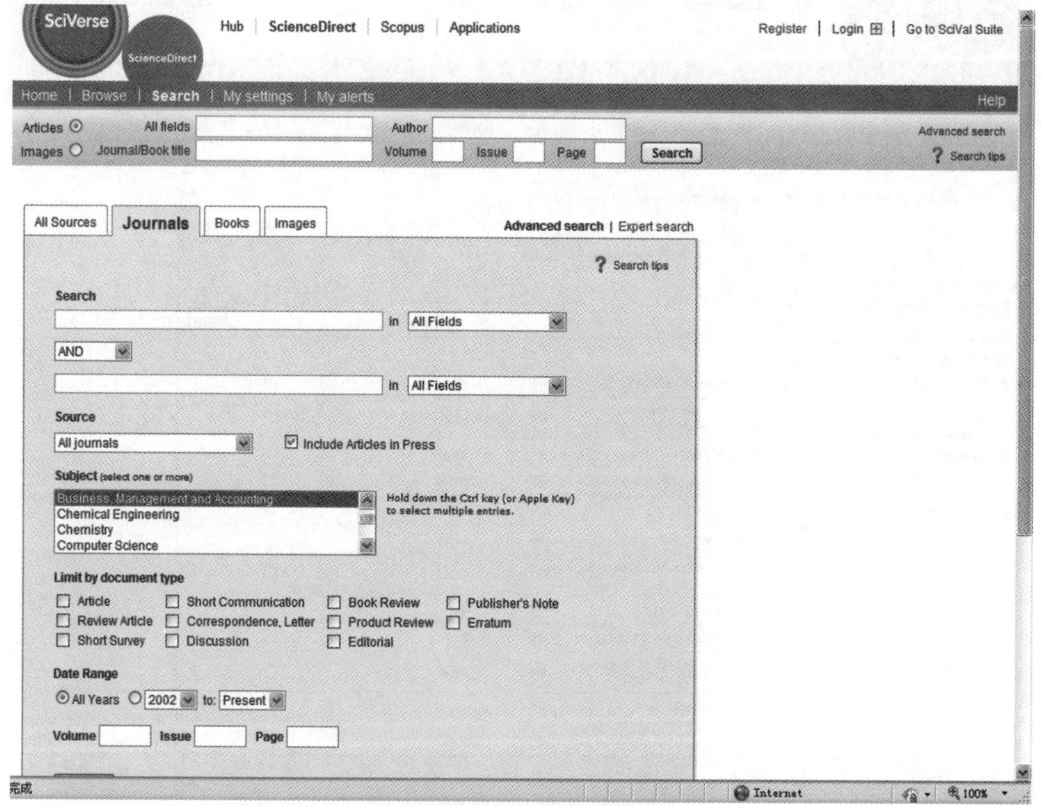

图 5-22 SDOL 高级检索界面

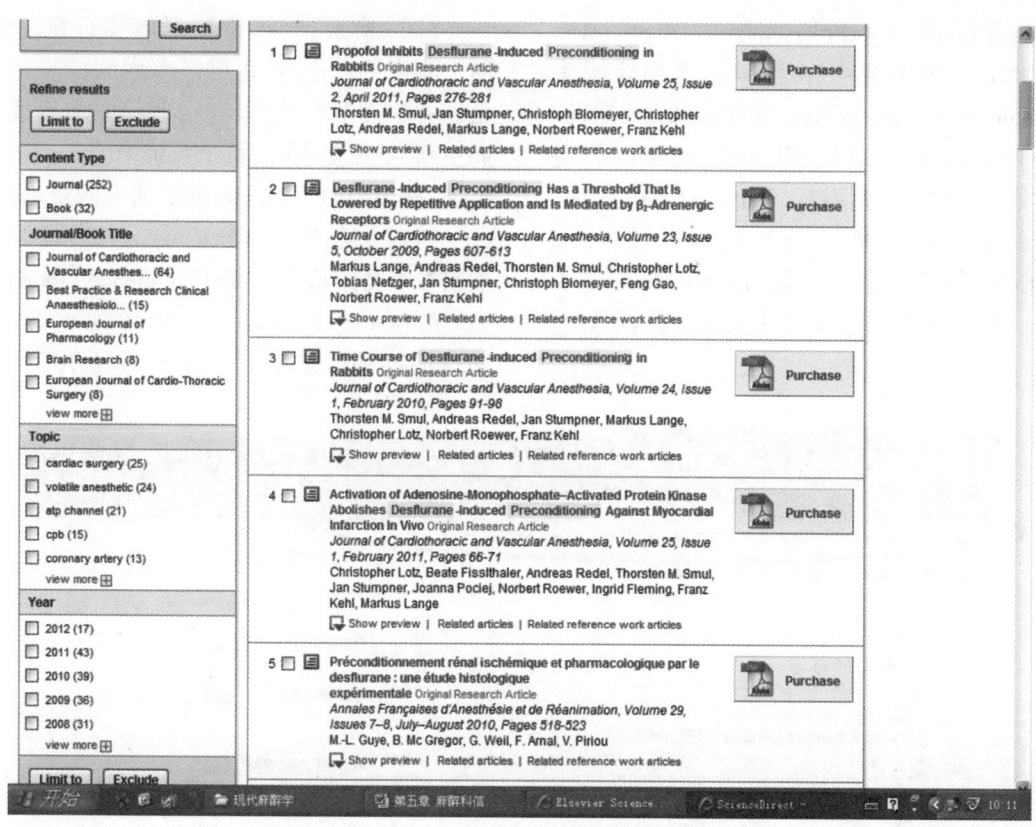

图 5-23　地氟烷预处理的检索结果进一步精炼结果

（六）Web of Knowledge

Web of Knowledge 是一个基于互联网所建立的新一代学术信息资源整合体系，包括著名的三大引文数据库、会议录、德温特专利、BIOSIS Previews、INSPEC、JCR 等以下八大类数据库，提供专线访问。从 2002 年 12 月开始，这些数据库（除 ISI Chemistry 外）使用统一的检索平台，可实现跨库检索，也可单独检索。主题范围包括自然科学、社会科学、艺术与人文。

1. Web of Science

（1）Web of Science 数据库简介：Web of Science 包括 ISI 公司的三大引文数据库，内容涵盖了自然科学、工程技术、社会科学、艺术与人文等诸多领域内最具影响力的 8500 多种学术期刊。

更为重要的是，Web of Science 提供了其独有的检索机制：被引文献检索（Cited Reference Search）。通过这一独特而强大的检索机制，可以轻松地回溯或追踪学术文献，既可以“越查越旧”，也可以“越查越新”，超越学科与时间的局限，迅速地发现在不同学科、不同年代所有与自己研究课题相关的重要文献。主题范围包括自然科学、工程技术、社会科学、艺术与人文，时间范围涵盖从 1898 年至今。

（2）Web of Science 数据库特点：

1）涵盖自然科学、工程技术、生物医学、社会科学、艺术与人文领域。

2）四十多年严格一致的选刊标准，精选 9000 多种核心学术期刊。

3）数据回溯至 1900 年，追溯 100 多年的科技文献及其影响。

4）独特的引文检索，可轻松地追溯课题的起源、发展和相互关系。

5）强大的信息分析和引文报告功能，分析绩效，把握趋势。

6）Email 和 RSS 定制主题及引文跟踪服务，随时把握最新研究动态。

7）一次点击链接全文、馆藏。

基于 ISI Web of Knowledge SM 平台，提供有效的研究工具——全文链接、结果分析、信息管理、格式论文，提高效率，激励创新。

Web of Science 包括 5 个引文数据库：①Science Citation Index Expanded（SCIE，1899 至今）（科学引文索引）；②Social Sciences Citation Index（SSCI，1898 至今）（社会科学引文索引）；③Arts & Humanities Ciation Index（A&HCI，1975 至今）（艺术、人文科学

引文索引）；④Conference Proceedings Citation Index-Science（CPCI-S，1997-至今）（科学技术会议录索引）；⑤Conference Proceedings Citation Index-Social Science & Humanities（CPCI-SSH，1997-至今）（社会科学和人文科学会议录索引）。2 个化学数据库为：Index Chemicus（IC，1996 至今）；Current Chemical Reaction（CCR，1985 至今），包括 Institut National de la Propriete Industrielle 化学结构数据，可回溯至 1840 年）。

（3）检索指南：该数据库实行统一的检索界面。既可单库检索，也可以多库联检。记录中包含由作者本人撰写的、未经删节的原文摘要。数据每周更新，数据更新时，整个系统中的所有链接都一并更新，确保及时反映全球科学研究的最新动态。

检索方法：Web of Science 分一般检索（Search）、被引参考文献检索（Cited Reference Search）、高级检索（Advanced Search）、化学结构检索（Structure Search）四种检索方式，如图 5-24 所示。

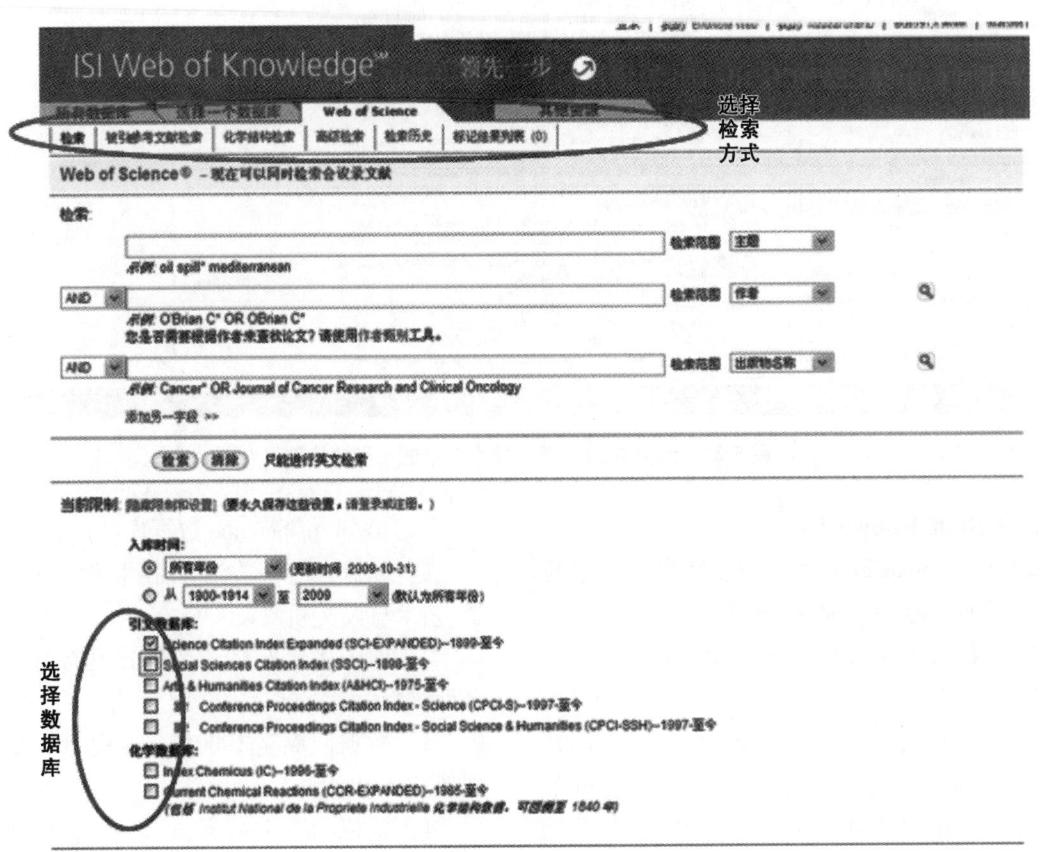

图 5-24 Web of Knowledg 的主检索界面

1）一般检索（Search）：在执行检索前，还可以通过选择数据库、指定时间段、语种、文献类型等来限制检索结果，查准率和查全率高，利用价值大。

在一般检索中，既可以执行单字段检索，也可以结合主题、作者、刊名和地址进行多字段组合检索。在同一检索字段内，各检索词之间可使用逻辑算符、通配符。

A. 主题字段（Topic）：通过主题来查找文献。它是在论文的题名、文摘或关键词中检索。在该字段中输入的检索词可以使用通配符、逻辑算符组配。注意：如要进行精确的词组检索，须用引号限定。

B. 标题字段（Title）：通过标题来查找文献。它仅在论文的题名中检索。

C. 作者字段（Author）：通过输入来源文献的作者姓名，来检索被 Web of Science 数据库收录情况，进而了解该作者在一段时间内的科研动态。在输入姓名时，先输入“姓”，空一格，然后输入“名”的首字母缩写。如，ZHANG XW。如果不知道作者名的全部首字母，可以在输入的首字母后用星号（*）代替。如在作者字段里输入 Zhang x*，检索 Zhang x 或 Zhang xw 的记录；人名前的头衔、学位、排行不算作姓名。

D. 团体作者字段（Group Author）：输入团体作者的姓名，应考虑其各种写法，包括全称和缩写形式。也可利用“Group Author Index”选择并添加到检索框中。

E. 编者字段(Editor):通过输入来源文献的编者姓名来查找文献。在输入姓名时,先输入“姓”,空一格,然后输入“名”的首字母缩写。

F. 出版物名称字段(Publication Name):在这个字段中应输入刊名的全称。如果记不全刊名的名称,可以输入刊名的前几个单词和通配符来检索,或者点击该字段右面的链接,进入 Publication Name Index 查阅准确名称,选择并添加到检索输入框中。

G. 出版年字段(Year Published):应输入论文出版的准确年份或发表论文的时间段。

H. 地址字段(Address):在该字段中可以输入一个机构、一个城市、一个国家或一个邮编等以及它们的组合。该字段所有地址都可以检索。机构名和通用地址通常采用缩写。可以点击该字段右面的 Abbreviations Help 链接查找缩写列表。各检索词之间可以使用 SAME、AND、OR、NOT 算符组配。一条地址相当于一句,若一条地址中包含两个或多个词汇,检索时用 SAME 运算符。

如在 Web of Science 数据库检索复旦大学华山医院麻醉科发表论文情况,可以输入 Fudan University SAME Huashan Hospital AND(Anesthesi* OR Anaesthesi*)。检索出来总共 28 篇文献,不过要排除华山医院其他科室和其他医院麻醉科合作开展项目,发现中共 18 篇文献符合要求。包括第一、第二或第三作者也包括各种会议论文收入。这样就大致了解了复旦大学华山医院麻醉科的科研实力,可以通过阅读摘要和文献进一步了解华山医院麻醉科的科研方向,如图 5-25 所示。

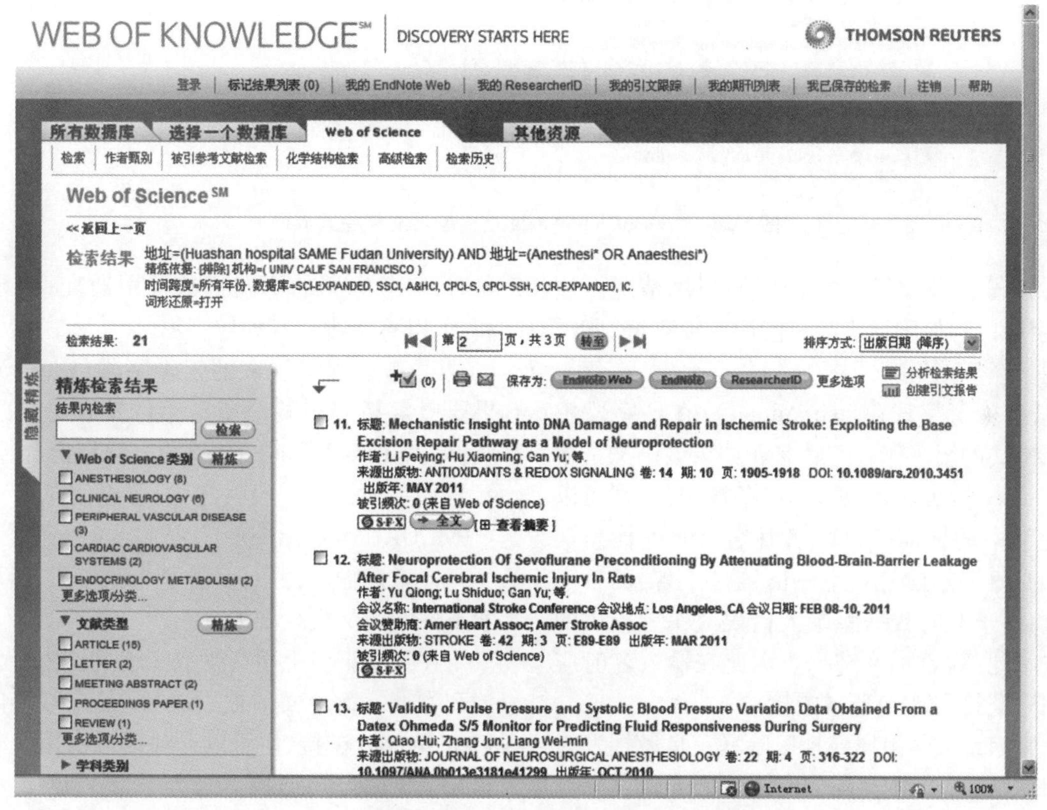

图 5-25 复旦大学华山医院麻醉科发表论文收录情况

I. Web of Science 提供检索的其他字段:包括会议(Conference)、语种(Language)、文献类型(Document Type)、基金资助机构(Funding Agency)、授权号(Grant Number)根据已知条件多少或根据检索者的某种需要,在以上 13 个字段中输入检索词,按 SEARCH 按钮,即出现满足检索条件的结果列表。

2) 被引参考文献检索(Cited Reference Search):如图 5-26 所示。

被引参考文献索引是将文章中的参考文献作为检索词,它揭示的是一种作者自己建立起来的文献之间的关系链接。引文检索具有独一无二的功能,即从旧的已知的信息中发现新的未知的信息。该方式通过被引作者、被引文献所在期刊的刊名、被引文

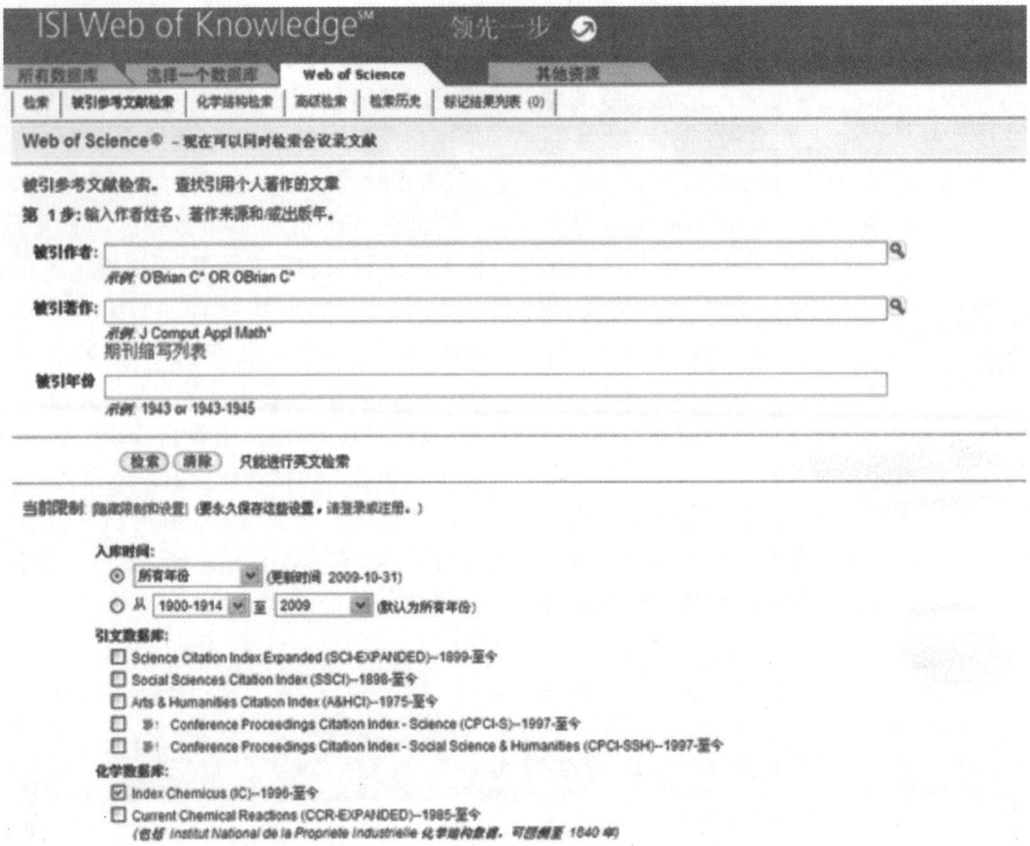

图 5-26　Web of Knowledg 被引参考文献检索界面

献发表的年份三种途径检索论文被引用情况。注意：单一字段内各检索词之间只能用逻辑算符“OR”进行组配。

A. 被引作者字段（Cited Author）：在该字段中输入某篇论文的第一作者的姓名。如果该论文是被 Web of Science 数据库收录成为一条源记录，则可以输入该论文中的任何一位作者姓名。输入检索词时，作者的“姓”放在最前，空一格，输入“名”的首字母。注意：由于有时数据库录入错误或作者提供的姓名写法不同，检索不到结果。因此在输入名时应考虑采用通配符*，避免造成漏检。

如检索南京大学附属鼓楼医院马正良教授发表文献被引用状况，检索显示 2009 年发表 3 篇文献分别被应用 2 次，5 次和 6 次，从这些麻醉学方面信息就可以很快了解到马正良教授科室的科研方向以及科研论文被应用状况，体现出马正良教授团队的科研水平。

B. 被引著作字段（Cited Work）：在该字段中，可输入被引用的刊名、书名和专利号。输入被引论文的刊名时采用缩略式，为了提高查全率，要考虑被引刊名的不同写法，如果不知道准确的缩写，可以点击该字段下方的◆链接，查看期刊缩略表；输入被引书名时，应考虑词的不同拼法采用通配；如果要查专利，可以直接输入专利号。

C. 被引文献发表的年份字段（Cited Year）：如果要检索某人在某个特定年份发表论文的被引情况，可以在该字段输入文献发表的年份（4 位数字表示），如果要检索一段时间内，可以用“OR”组配，如“1998 OR 1999 OR 2000”，或输入时间段。

检索词输入完后，点击 Search 按钮，出现满足检索条件的引文文献列表。

在每条记录上引文献数字就是该作者发表在某一刊物上一篇论文的被引次数，点击每条记录后的 View Record 链接，便可以看到该被引用文献的详细题录信息（即全记录）。那些不带 View Record 链接的黑色记录，则表示该期刊未被 Web of Science 收录，无法查看它的全记录信息。

3）高级检索（Advanced Search）：点击 web of science 页面上的 Advanced Search 按钮进入高级检索页面（图 5-27）。

该方式可将多个字段或历次检索步号组配检索。熟练掌握检索字段代码和检索技术的用户，可直接在检索输入框中构造检索式；不熟悉的用户也可参照页面右边上方显示的可采用的字段标识符和

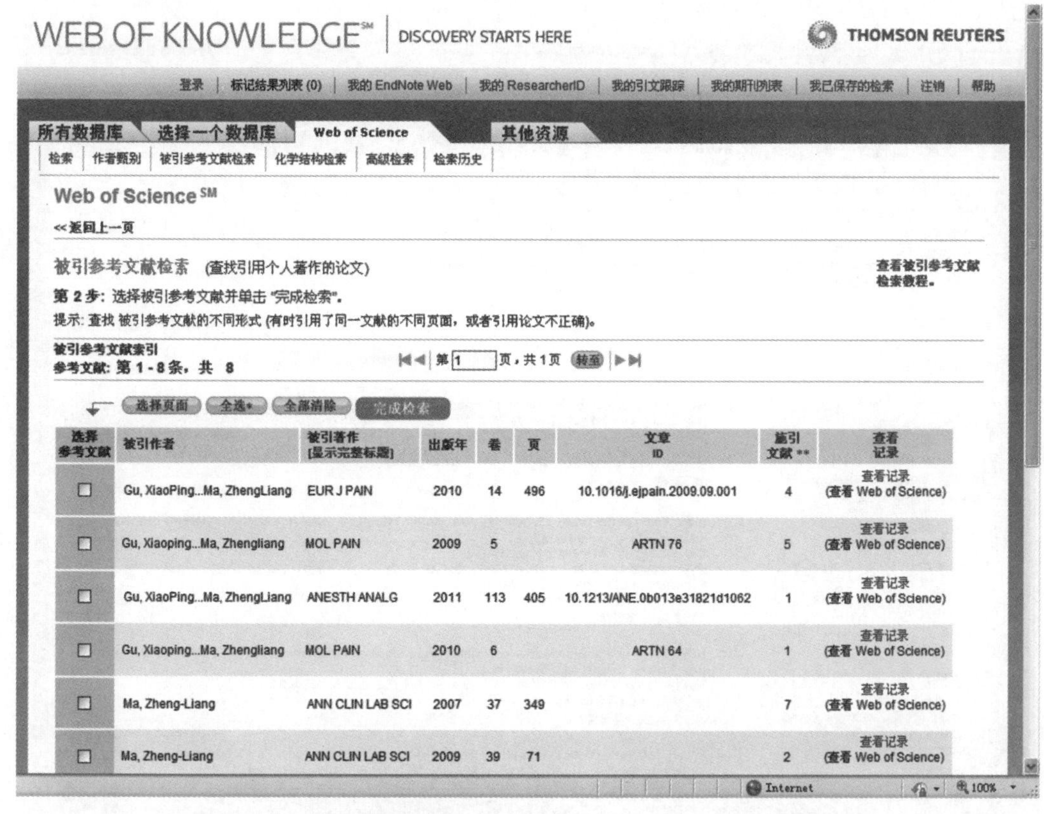
WEB OF KNOWLEDGE℠
DISCOVERY STARTS HERE
THOMSON REUTERS
登录 | 标记结果列表 (0) | 我的 EndNote Web | 我的 ResearcherID | 我的引文跟踪 | 我的期刊列表 | 我已保存的检索 | 注销 | 帮助
所有数据库
选择一个数据库
Web of Science
其他资源
检索 | 作者甄别 | 被引参考文献检索 | 化学结构检索 | 高级检索 | 检索历史
Web of Science℠
<<返回上一页
被引参考文献检索 (查找引用个人著作的论文)
查看被引参考文献检索教程。
第 2 步: 选择被引参考文献并单击 "完成检索"。
提示: 查找 被引参考文献的不同形式 (有时引用了同一文献的不同页面，或者引用论文不正确)。
被引参考文献索引
参考文献: 第 1-8条，共 8
第 1 页，共 1 页 转至
选择页面
全选
全部清除
完成检索
选择参考文献
被引作者
被引著作 [显示完整标题]
出版年
卷
页
文章 ID
施引文献
查看记录
Gu, XiaoPing...Ma, ZhengLiang EUR J PAIN 2010 14 496 10.1016/j.ejpain.2009.09.001 4 查看记录 (查看 Web of Science)
Gu, Xiaoping...Ma, Zhengliang MOL PAIN 2009 5 ARTN 76 5 查看记录 (查看 Web of Science)
Gu, XiaoPing...Ma, ZhengLiang ANESTH ANALG 2011 113 405 10.1213/ANE.0b013e31821d1062 1 查看记录 (查看 Web of Science)
Gu, Xiaoping...Ma, Zhengliang MOL PAIN 2010 6 ARTN 64 1 查看记录 (查看 Web of Science)
Ma, Zheng-Liang ANN CLIN LAB SCI 2007 37 349 7 查看记录 (查看 Web of Science)
Ma, Zheng-Liang ANN CLIN LAB SCI 2009 39 71 2 查看记录 (查看 Web of Science)
Internet
100%

图 5-27　南京大学附属鼓楼医院马正良教授发表文献被引用状况

布尔逻辑算符构造检索式。需要注意的是：输入带有字段的检索词，应先输入检索字段代码，然后在其后的等号后输入检索词。

也可在"Search History"显示框中选择不同的检索步号，选种上方的"AND"、"OR"组配检索。点击 Results 栏中的命中结果数，即显示检索结果列表。如检索北京田鸣麻醉文献发表状况，可以直接输入检索式 AU = (Tian Ming) AND AD = (Beijing AND Anesthesi* OR Anaesthesi*) 结果如图 5-28 所示。

4）全记录界面相关链接：进入全记录界面，不仅可以看到当前记录较为详细的包括文摘在内的题录信息，更可以利用它的特色链接功能，如图 5-29 所示。

A. 作者链接：点击作者链接可检索到数据库中收录的该作者发表的所有文献。注意：包括同缩写姓名的所有作者论文。

B. 参考文献链接(Cited Reference)是 Web of Science 的一个特色链接。点击该链接，系统显示当前记录所引用的参考文献列表，列表中所有带下划线的记录都是可以被激活。点击带下划线记录，可以看到该条记录的全记录及其所有链接，进行了解某一研究课题的发展历史。

C. 被引次数链接(Times Cited)：也是 Web of Science 的一个独特链接之一。点击"Times Cited"热链，会显示引用当前记录的所有文献列表。任意点击带下划线的记录，可查看这条引用记录的详细题录信息并允许点击其所有链接，了解某一主题的发展方向。

D. 相关记录链接(Related Records)：通过该链接，可以查看与当前记录共同引用一篇或几篇参考文献的一组论文，即相关记录，并按相关度排序。和当前记录引用的相同文献越多，该文献在列表中的位置就排在越前面。显示的记录可以不断地被激活，揭示研究课题之间的相关性。

E. 全文链接(Full Text)：点击此链接，可以直接看到当前记录的一次文献，不过前提是所在的图书馆是否同时订购了该论文所在的电子版期刊。

F. SFX 链接：点击 SFX 按钮。用户只需单击该按钮，系统就可以通过 SFX 服务菜单，提供和该条记录相关的一系列服务，如获取全文的最佳链接等。

G. 图书馆馆藏 OPAC 系统的链接(Holdings)：点击此链接，即可迅速进入本校图书馆的馆藏 OPAC 系统，了解当前记录的期刊馆藏情况。

H. 基于 Web of Knowledge 平台的其他数据库

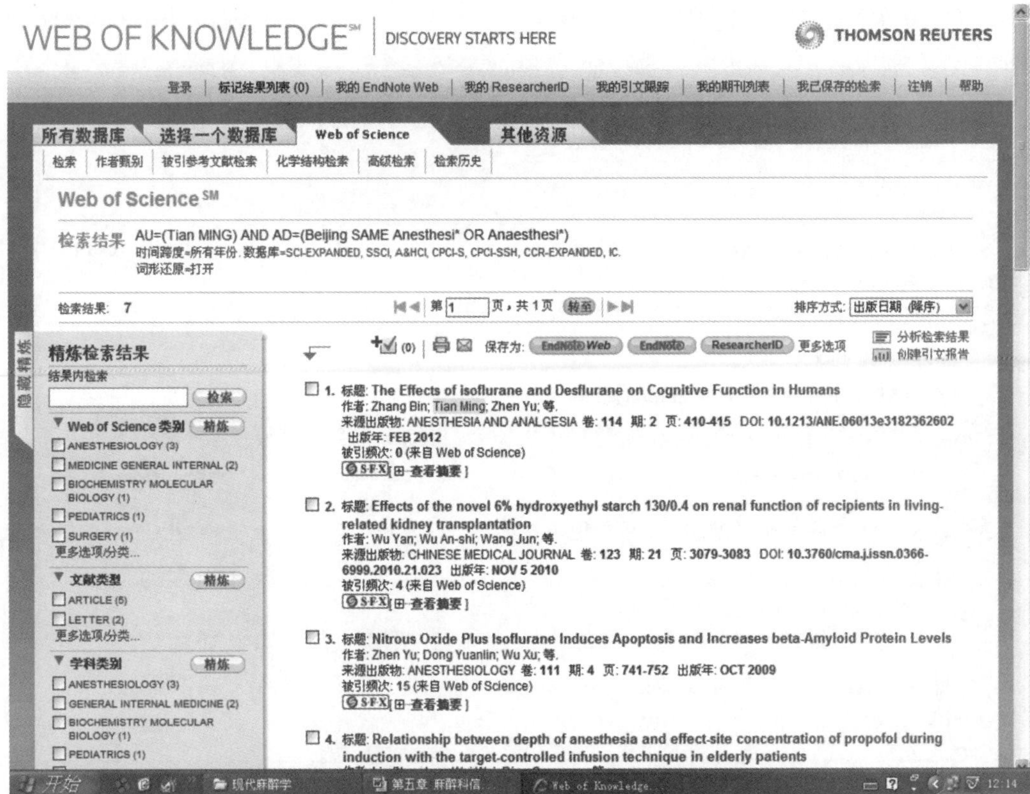

图 5-28 Web of Science 高级检索页面

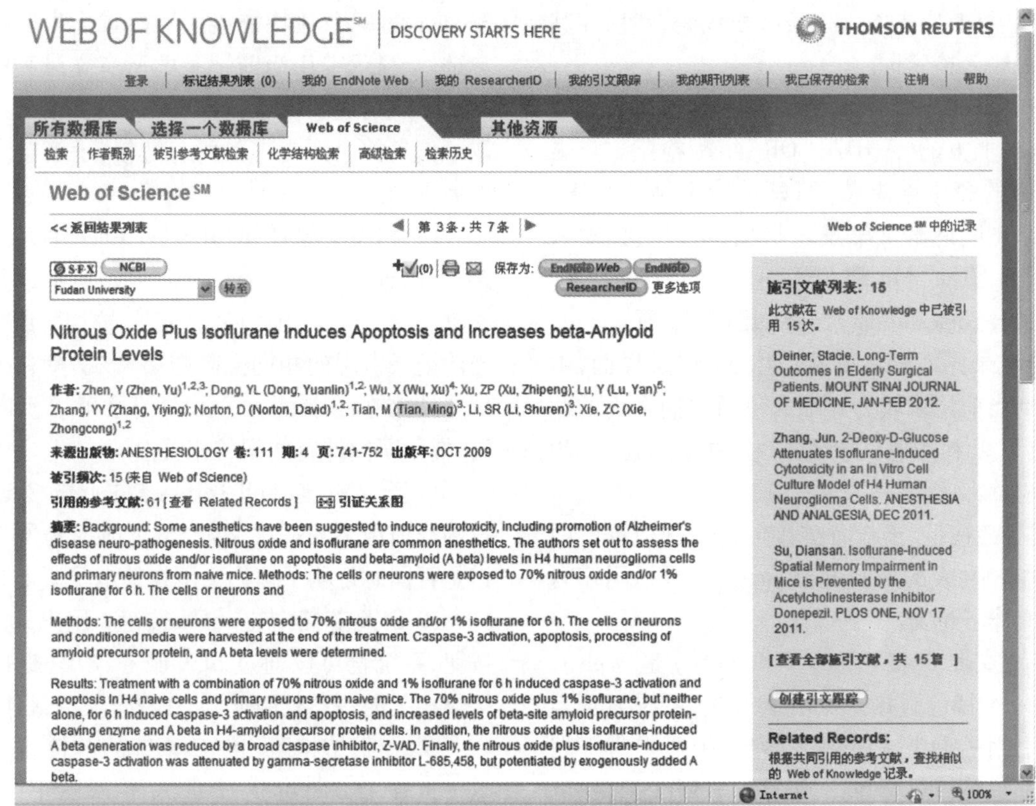

图 5-29 全记录界面相关链接及意义

链接:与德温特专利文献索引数据库链接,与 BIOSIS Previews 生命科学数据库链接,与 ISI Current Contents Connect 现刊题录数据库链接,查看该刊的当期目次和与期刊引用报告 JCR 链接,了解该刊的影响因子。

I. 创建引文跟踪服务链接(Creat Citation Alert):创建引文跟踪服务,跟踪当前记录未来的被引用情况。

5)检索结果处理:在浏览了检索结果的简要题录信息或摘要之后,可以对所需记录进行标记。标记记录的两种方法包括:

A. 标记检索结果列表:在检索结果列表右侧的标记菜单中,提供三种标记方式。选择标记方式后,点击 Add To Marked List 按钮递交标记的记录。

B. 标记全记录:浏览了全记录后,想对该记录作标记,只需点击菜单栏上的 Add To Marked List 按钮,就可把当前显示详细题录信息的记录添加到标记表中。

在标记了所需记录后,点击菜单栏中 Marked List 按钮,就可对这些标记记录集中进行打印、存盘、输出或发电子邮件等处理。输出的结果除包含默认的作者、题名、来源期字段外,还可以添加其他字段,并选择记录的排序方式。

保存、打印、E-mail 记录:点击页面上相关的保存、打印、按钮对所选择的记录进行保存、打印、E-mail。如果想一次同时打印所有标记记录,则可以在标记表的状态下,点击 FORMAT FOR PRINT 按钮,显示所有标记的记录,之后,再点击页面上的"打印"按钮打印记录。保存检索策略和创建定题跟踪服务利用 Web of Science 数据库进行常规检索或引文检索时,如果某个检索策略(即检索式)要被经常地使用,可以将此检索策略保存起来。方法:点击检索界面上方工具栏中的 SEARCH HISTORY 按钮,打开检索历史显示框,可以将检索历史和策略保存在本地计算机或服务器上,并可创建定题跟踪服务。

2. ISI Proceedings　该库包括两大会议录索引,即:

(1) Science & Technology-Proceedings-1997-present(科学技术会议录索引 ISTP)。

(2) Social Sciences & Humanities-Proceedings-1997-present(社会科学和人文科学会议录索引 ISSHP)链接网址:http://isiknowledge.com/。

3. Derwent Innovations Index　该库由 Derwent World Patents Index(WPI,德温特世界专利索引)和 Derwent Patents Citation Index(PCI,德温特专利引文索引)整合而成。按学科分为三个数据库,即:

(1) Derwent Innovations Index(Chemical Section)-1992-present;

(2) Derwent Innovations Index (Electrical and Electronic Section)-1992-present;

(3) Derwent Innovations Index(Engineering Section)-1992-present;

链接网址:http://isiknowledge.com/。

4. Current Contents Connect　该库收录全球 7000 多种学术期刊和 2000 多种最新出版专业书籍,数据每周更新。按学科分为 7 个分册和 2 个合集,即:

Current Contents Edition:

(1) Agriculture, Biology & Environmental Sciences (ABES);

(2) Social & Behavioral Sciences(SBS);

(3) Clinical Medicine(CM);

(4) Life Sciences(LS);

(5) Physical, Chemical & Earth Sciences(PCES);

(6) Engineering, Computing & Technology(ECT);

(7) Arts & Humanities(AH)。

Current Contents Collections:

(1) Business Collection(BC);

(2) Electronics & Telecommunications Collection (EC)。

链接网址:http://isiknowledge.com/。

5. ISI Chemistry　该库现与 Web of Science 整合,在同一平台检索。

该库是专门为化学与药学研究人员设计的化学化合物和化学反应数据库。可以通过化学结构图检索,即时获得详尽的有机化学反应资料,了解最新的有机合成方法;还可以获得一百多万种有机化合物的信息,也包括合成中间体和同位素标记化合物。

(1) Current Chemical Reactions(CCR-EXPANDED)—1986—2003 (includes Institut National de la Propriete Industrielle structure data back to 1840):提供每种合成方法的总反应流程,并提供每一步骤详细、精确的图示。本库包含 1986—2002 年间 600 000 个反应,并且以每月 3000 个的速度增加。还包括享有声誉的 Institut National de la Propriété Industrielle 1800 年以来的附加的 140 000 个反应数据。

(2) Index Chemicus (IC)—1996—2003:Index Chemicus 包含主要国际期刊中报道的新有机化合物

的结构和评论数据。另外，数据库中许多完整的记录显示了从最初材料到最终产品的反应流程。1993—2002年的数据库中包含了超过190万的化合物数据，并且每周还要新增3500条化合物数据。链接网址：http://isiknowledge.com/。

6. BIOSIS Previews（1996-present）　美国生物科学数据库（BIOSIS Previews）广泛收集了与生命科学和生物医学有关的资料，涵盖生命科学的研究主题，如生物学、生物化学、生物技术、医学、药学、动物学、农业等。其对应的出版物是《生物学文摘》、《生物学文摘-综述、报告、会议》和《生物研究索引》，收录世界上100多个国家和地区的5500种生命科学期刊和1500种非期刊文献如学术会议、研讨会、评论文章、美国专利、书籍、软件评论等。链接网址：http://isiknowledge.com/。

7. INSPEC（1969-present）　科学文摘数据库（INSPEC，Information Services for Physics，Electronics and Computing），是物理、电子与电子工程，计算机与控制工程、信息技术等研究领域的重要数据库。该库收录了1969年至今的3500种系列出版物和1500种会议录以及书籍和报告。链接网址：http://isiknowledge.com/。

8. Journal Citation Reports（JCR）　该库是对世界权威期刊进行系统客观评价的有效工具，通过对来源于ISI的科学引文索引（SCI）和社会科学引文索引（SSCI）的数据进行分析，JCR Web版收录了世界上各学科最具影响的7000多种期刊，这些期刊涵盖了200多门学科。

JCR（Science Edition）-2000—2001；

JCR（Social Science Edition）-2000—2001；

链接网址：http://isiknowledge.com/。

（七）Proquest 数据库简介

该数据库由Bell & Howell Information and Learning（原为UMI）公司出版，收录高质量的生物医学全文期刊300余种（1986年至今），内容涉及临床医学、预防及基础等学科。主题：Medical Sciences—Anaesthesiology。

1. AANA Journal；
2. Anaesthesia and Intensive Care；
3. Anesthesia Progress；
4. Annals of Cardiac Anaesthesia；
5. BMC Anesthesiology；
6. Canadian Journal of Anesthesia；
7. Indian Journal of Anesthesia；
8. Journal of Clinical Monitoring and Computing；
9. Regional Anesthesia and Pain Medicine；
10. Saudi Journal of Anaesthesia；
11. The Year in Anesthesia and Critical Care。

（八）Wily-blackwell 数据库

Wiley online library收录多学科的期刊、图书、工具书等。学科范围以自然科学、生命科学与医学为主。该数据库收录期刊的学术质量很高，多数是相关学科的核心资料，2009年有1013种期刊被SCI收录。而该数据库中麻醉学方面信息较少，其中比较重要的几种麻醉学期刊（图5-30）。

Acta Anaesthesiologica Scandinavica；

Anaesthesia；

European Journal of Anaesthesiology；

Veterinary Anaesthesia and Analgesia。

（九）EBSCO 数据库

1. 数据库简介　链接地址http://search.ebscohost.com/，主题范围包括自然科学、社会科学各学科，文献类型包括文摘、全文。

提供了近4700种出版物全文，其中包括3600多种同行评审期刊。它为100多种期刊提供了可追溯到1975年或更早年代的PDF回溯资料，并提供了1000多个题名的可检索参考文献。此数据库通过EBSCOhost每日进行更新。

2. 检索方式

（1）基本检索

步骤一：输入检索词，可使用上述任意检索技术。

步骤二：选择数据库，以限定在某一数据库中进行检索。

步骤三（可选）：限制结果，可对检索结果做进一步限定。包括：全文、是否有参考文献，是否专家评审刊、出版日期、出版物、页数、附带图像的文章等。还可用相关词、相关全文来扩大检索的范围。

（2）高级检索：提供所有字段、著者、文章标题、主题词、文摘、地名、人名、评论和产品名、公司名、NAICS码或叙词、DUNS码、ISSN号、ISBN号、期刊名称、索取号等范围进行检索。

步骤一：输入检索词，可使用上述任意检索技术。最多可在三个检索框中输入检索词进行检索。

步骤二：选择检索字段，可选择上述任一检索字段。

步骤三：选择各检索框的组配方式“and”，“or”，“not”。

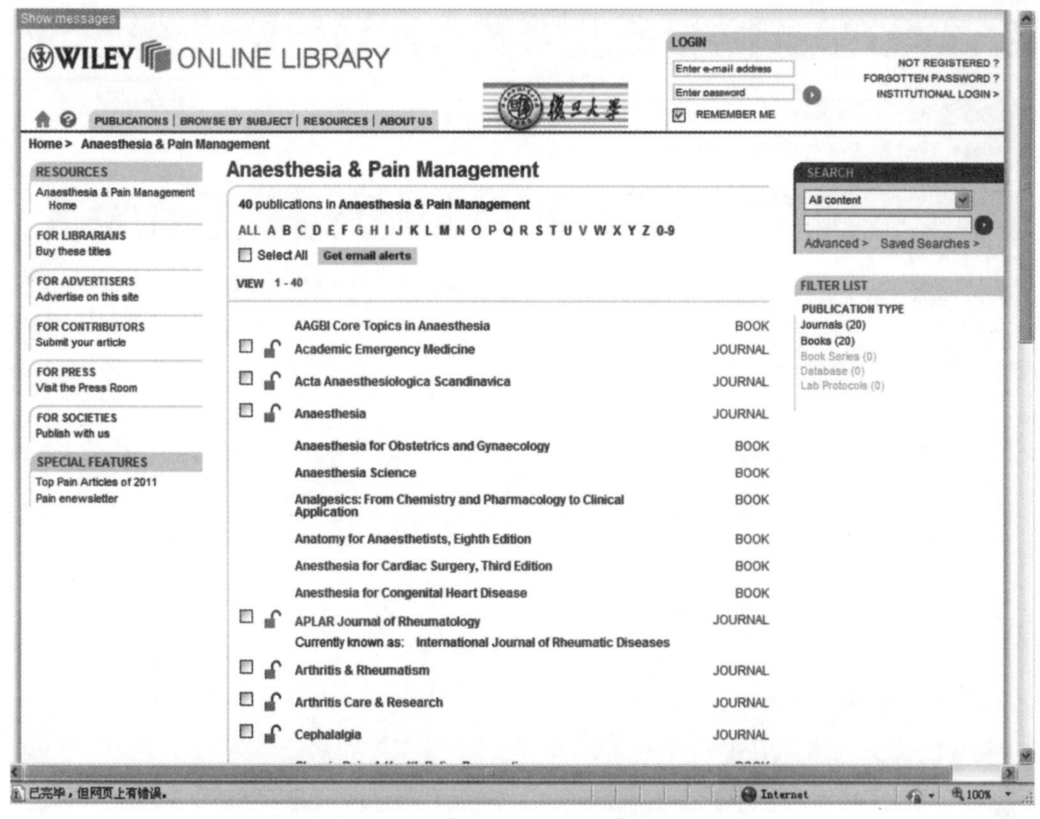

图 5-30　期刊浏览服务中麻醉和疼痛期刊

步骤四：限制结果，可对检索结果做进一步限定。包括：全文、是否有参考文献，是否专家评审刊、出版日期、出版物、页数、附带图像的文章等。还可用相关词、相关全文来扩大检索的范围。

（3）视觉检索：在查找字段中输入搜索词语，然后单击搜索。这时会显示一个视觉导航图，其中包含：

1）柱形：表示结果的类别。类别中可以包括表示子类别的圆柱。单击某柱形（类别）可查看其内容。

2）矩形：表示文章的链接。单击某矩形可将该文章加载到窗格中。

要在导航图中向后（或向上）移动，可单击柱形或矩形的外部。单击顶部，可查看整个导航图。

（4）辅助检索：在检索页面的最上方，还提供其他检索途径，点击工具栏的相关按钮，即可进行辅助检索。

1）Publications——出版物名称检索

A. 使用出版物名称检索和浏览。检索结果显示：刊名、国际统一刊号、更新频率、价格、出版者、学科、主题、收录文摘或全文的起始时间等。

B. 以下是通过以上检索方式检索到与麻醉相关的期刊列表（图 5-31）。

Anesthesiology Research & Practice；

Internet Journal of Anesthesiology；

Anesthesiology；

BMC Anesthesiology；

Open Anesthesiology Journal；

ASA Refresher Courses in Anesthesiology；

Anaesthesist；

Anaesthesiology & Intensive Medicine/Anesteziologie a Intenzivni Medicine；

Annales Francaises d'Anesthesie & de Reanimation；

Saudi Journal of Anaesthesia；

Journal of Anesthesia；

Paediatric Anaesthesia；

Anesthesia：Essays & Researches；

Anaesthesia，Pain & Intensive Care；

Journal of the Turkish Anaesthesiology & Intensive Care Society-JTAICS；

Anestesia Pediatrica e Neonatale；

Continuing Education in Anaesthesia，Critical Care & Pain；

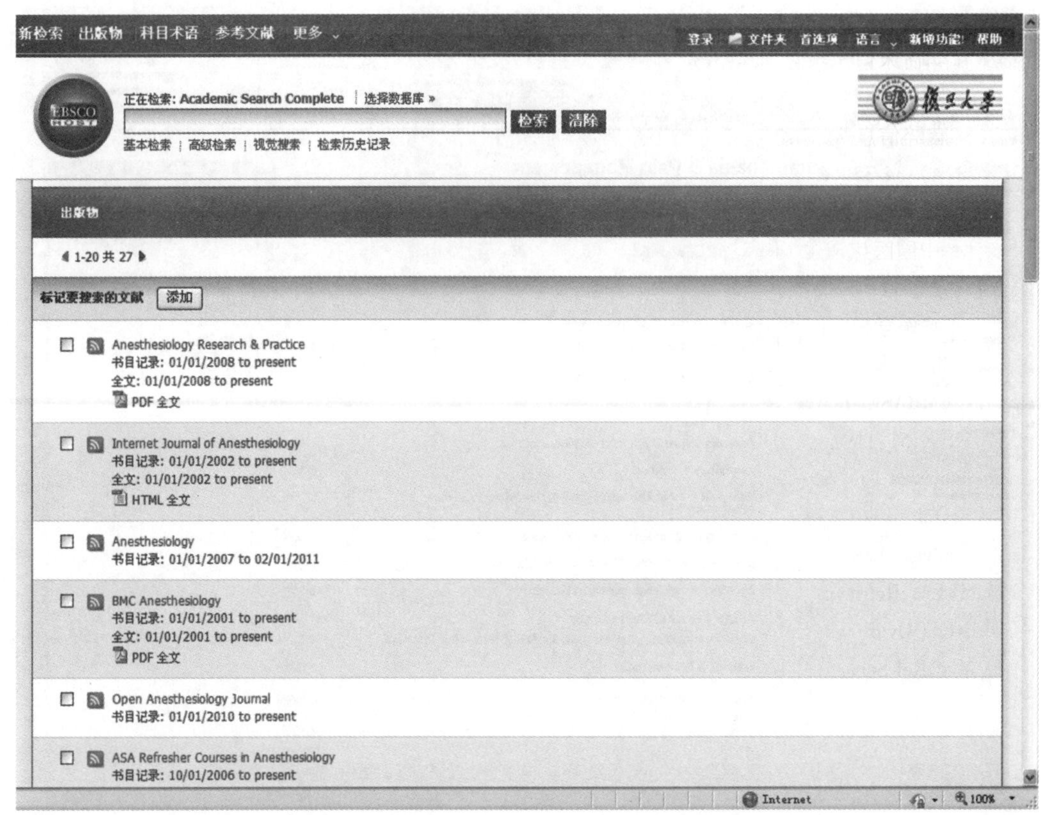

图 5-31 出版物浏览界面中麻醉书籍和期刊

Revista Mexicana de Anestesiologia;

Journal of Clinical Anesthesia;

Annals of Cardiac Anaesthesia。

2) Subject Terms——规范化主题检索:利用系统提供的规范化主题词检索,可供选择的主题有:All(所有的主题)、People(人物)、Products & Books(产品与图书)、Companies(公司企业)、Subjects(主题),这种方法检索效率高,相关性大。

3) Cited Reference——引文检索:可输入相关检索词在被引作者(Cited Author)、被引题名(Cited Title)、被引来源(Cited Source)、被引年限(Cited Year)及所有引用字段(All Citation Fields)进行引文检索。

4) 索引——索引检索:首先选择索引项,可供选择的索引项有作者、作者提供的关键词、公司名、文献类型、DUNS 码、日期、地名、主题标目、ISBN、ISSN、期刊名、语种、NAICS 码或叙词、人名、评论或产品、主题词、出版年。再在"浏览:"后输入词语进行定位。

5) Images——图片检索:可输入检索词,并可进行图像类型(所有类型、人物图像、自然科学图像、地理图像、历史图像、地图和旗帜)的限定。也可以搜索相关关键字、自动"And"检索词语。

(十) 其他

还有很多数据库,数据库的检索方法有很多相似和一致地方,如 Karger 和 Kluwer 麻醉信息不多,而 Best Practice 和 MD Consult 是临床医师必备的数据库,但是对于麻醉医师而言,有一定意义,但麻醉信息相对有限,也就不一一做介绍,有机会可以寻找所需要的麻醉信息。

总之通过对大量的麻醉信息系统和网络在麻醉临床和科研中的应用知识介绍,希望对广大麻醉和麻醉相关人员对以上专业知识有所把握,为麻醉事业发展做贡献。

(朱彪 薛张纲 于布为)

参 考 文 献

1. 宇新民,李宏斌,仝武宁,等. 基于 Web 手术麻醉管理系统的设计与实现. 中国医疗设备,2011,26(9):48-51.
2. 刘宇静,王丹. 手术室麻醉信息管理系统的研制. 中国医学装备,2011,8(8):7-11.
3. 杨永燕. 全程监控麻醉过程. 中国信息界(e 医疗),2010,(5):48-49.
4. 赵为禄,雷恩骏,易春芳,马龙先等. 麻醉信息管理系统临床应用研究. 南昌大学学报(人文社会科学版),2010,41

(S1):38-39.

5. 孙媛,张西亚.麻醉临床信息系统的开发与应用.中国医疗设备,2010,25(11):73-74.
6. 程庆春,张树海.麻醉信息管理系统在临床中的应用.医疗装备,2010,23(4):34-35.
7. 黄正东,徐小伟,郭雪清,王光华,肖飞.临床麻醉信息系统的建设与应用.中国医疗设备,2009,(1):63-64.
8. 胡志平,阮祥才,佘守章等.麻醉信息管理和质量控制应用系统的研发.中华医学研究杂志,2005,5(9):884.
9. 曾因明.麻醉学.北京:人民卫生出版社,2008.
10. Dunikowski LG. EMBASE and MEDLINE searches. Can Fam Physician. 2005 Sep;51:1191.
11. de Vries RB, Hooijmans CR, Tillema A, Leenaars M, Ritskes-Hoitinga M. A search filter for increasing the retrieval of animal studies in Embase. Lab Anim, 2011, 45(4):268-270.
12. Gall C, Brahmi FA. Retrieval comparison of EndNote to search MEDLINE (Ovid and PubMed) versus searching them directly. Med Ref Serv Q, 2004, 23(3):25-32.
13. Thiele RH, Poiro NC, Scalzo DC, Nemergut EC. Speed, accuracy, and confidence in Google, Ovid, PubMed, and UpToDate: results of a randomised trial. Postgrad Med J, 2010, 86(1018):459-465.
14. Katchamart W, Faulkner A, Feldman B, Tomlinson G, Bombardier C. PubMed had a higher sensitivity than Ovid-MEDLINE in the search for systematic reviews. J Clin Epidemiol, 2011, 64(7):805-807.
15. Lee CW, Iansavichus AV, Haynes RB, Shariff SZ, Wilczynski N, McKibbon A, Rehman F, Garg AX. Kidney Transplantation Search Filters for PubMed, Ovid Medline, and Embase. Transplantation, 2012, 93(5):460-466.
16. Zhao B, Cui L, Guo Y. [Informational analysis of global health equity studies based on database of Web of Science]. Beijing Da Xue Xue Bao, 2011, 43(3):407-413.
17. Bakkalbasi N, Bauer K, Glover J, Wang L. Three options for citation tracking: Google Scholar, Scopus and Web of Science. Biomed Digit Libr, 2006, 3:7.

第6章 模拟患者教学

模拟是对真实事物或者过程的虚拟，需要表现出所选定的物理系统或抽象系统的关键特性。

第1节 医学模拟系统概述

临床技能的训练需要经过模仿、操作、多种操作的协调这样一个递进的过程才能最终走向成熟，最好的学习对象莫过于患者或真实的人体。然而随着社会的进步和医学教学要求的提高，在病体上学习和演练已经凸显出越来越多的困难和弊端。执业医师法的规定、患者维权意识的增强、医学教育责任与义务的淡化等迫使我们医学生的教育及住院医师的培养还在沿用传统的病例讨论模式或"学徒式"的临床教学模式，这些"学习者"成为"工作者"后，理论知识比较丰富，而实际工作能力则比较欠缺；跟随带教教师"学徒式"地一起管理患者，经验和成长在很大程度依赖于带教教师的个人特性，这种教学模式使我们的教育不能标准化，且有很大的随机性和局限性。模拟技术的发展给解决临床教学中面临的困惑带来了机遇，它具有传统教育无可比拟和替代的作用，是实践教学的重要辅助手段，可以创建一个贴近临床的培训平台。

医学模拟技术起源于1736年，中国蒙古族医师觉罗伊桑阿用袋装笔管模拟骨关节进行骨科教学，从而开创了医学模拟技术的先河。20世纪以来，随着计算机及材料学等技术的进步，借鉴军事、航空航天和核工业中模拟技术的成果和理念，医学模拟教育及技术也日臻完善。医学模拟教育是一种以"模拟"来代替"真实"进行教学的教育方式，利用仿真模型，参照医学学科的教学考核内容，模仿出人的正常结构、功能、疾病表现、演变、诊疗过程，创设出模拟患者、模拟临床现场（病房、手术室等）乃至医院，代替真实患者、真实临床场景进行教学、实践训练和能力评估，从而以更科学化、人性化、更贴近临床环境和更符合医学伦理学的方式培养和培训医学生、住院医师的实践能力，因此医学模拟教育是医学理论通往临床实践的重要辅助手段。

医学模拟不仅是医学生进行临床前实习的必要手段，也在执业医师的临床技能训练，尤其是一些新技术的临床推广，在提高患者的安全性、培养学生能力感与自信心、教育标准化与规范化等方面显出了巨大的潜力。与传统的教育方式相比，医学模拟教育的优势在于：①更理性化及人性化：医学为高风险行业，选择模拟与虚拟技术作为不可或缺的培训手段，使学生在接触真正患者之前掌握一定的临床技能，在满足医学教育的同时又注重了患者的伦理关怀；②与真实的病体相比，模拟教学还有时间的方便性、病例的多样性、过程的可控性和可重复性、高度的针对性、患者的安全性、操作的纠错性等特点，根据课程的要求创设出某种真实的病例，学生和培训者可以反复实践。

我国麻醉学模拟教育，无论是模拟设备的配置还是对模拟教育的了解程度等，均尚处于初级起步阶段。2008年中华医学会麻醉分会组织针对全国29个省、自治区、直辖市中的144个大中城市的模拟教育现状进行调查，问卷回收率仅12.2%，且多来自经济发达地区，仅有不到一半的回访医院的麻醉科使用模拟作为教学手段之一，全国仅不到10家医院具有高仿真生理驱动模拟系统。这一水平远远落后于欧美发达国家同行。在2009年中国首届国际麻醉学模拟教育高峰论坛上,中华医学会麻醉学分会将中国首家麻醉模拟教育培训基地授予首都医科大学宣武医院,标志着国内麻醉模拟教育新的开始。

第2节 模拟系统的分类和构成

目前,有近百种不同类型、原理和功能的模拟系统可以用于教学和培训,从简单的解剖模型到复杂的手术室危机管理模拟系统。模拟系统具有多种分类方法,可以基于模拟系统的交互方式将模拟系统分为借助于计算机显示器、借助于硬件和借助于虚拟现实的三种类型。借助于计算机显示器的模拟系统仅依靠计算机运行,不需要其他的硬件设施,使用者通过日常设备如键盘和鼠标控制系统;借助于硬件的模拟系统的互动方式与管理真实患者类似;虚拟现实模拟系统通过三维模拟器和感觉反馈系统构建虚拟的环境。

一、借助于计算机显示器的模拟系统

又称为计算机/网络为基础的模拟训练或视频模拟系统。

计算机/网络为基础的模拟训练是大规模培训学生的最简单方式(图6-1)。模拟系统多采用标准患者的方式,采用下拉式菜单提供患者病史、体格检查和化验检查的信息,其优势在于方便进入系统、同时多用户使用、便于监测学生成绩和进展。目前有多种计算机为基础的模拟训练的设备,简单的有设计为模拟特定干预反应的程序如麻醉气体和药物反应程序,复杂的有以问题为基础的学习模块,为学生提供病例的诊断、处理、表现反馈的全方面模拟。麻醉和重症监护模块可以训练和评估学生的复苏和重症病例处理能力,包括临床表现和检验结果的解释,知识结构,临床技能如通气、补液和药物使用等方面。佛罗里达大学开发出在线的虚拟麻醉机,可以模拟不同麻醉机的功能和运行模式。

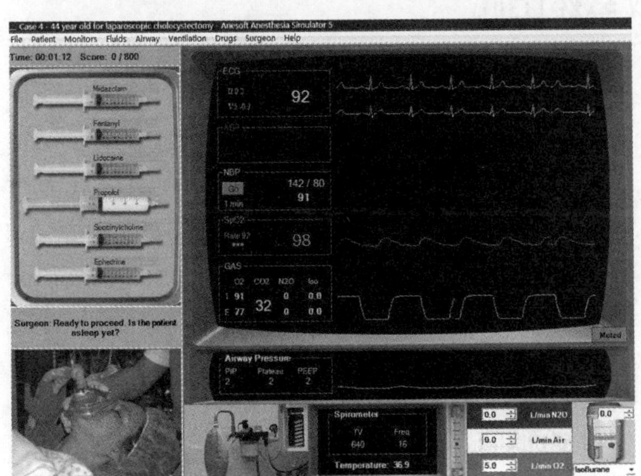

图6-1 计算机模拟训练软件

二、借助于硬件的模拟系统

又称为模拟人,高仿真计算机驱动的模拟人从20世纪60年代诞生的复苏模拟器演变而来,简单技能模型"复苏安妮",用于训练基本的复苏技能。20世纪60年代中期,美国政府推动了SimOne的研发,用于训练麻醉住院医师,SimOne由模拟计算机驱动,但是由于当时技术并不成熟,并未广泛应用。1968年诞生了模拟心血管检查的训练器,Harvey以及随后的版本追求模仿人体的生理。研究显示,接受训练的学生表现为临床能力的提高,随后用于医师、护士和家庭医师的继续教育和技能评估。随着计算机技术的发展,仿真模拟的主要改变为生理和药理系统的完善以及对事件的反应速度明显提高,接近于同步反应。GAS系统最初用于检测麻醉机的故障,但随后添加的肺部模型和模拟人(Gas Man系统)能够模拟吸入麻醉药在肺泡及体内其他组织中的分布情况,可以用于麻醉医师的训练(图6-2)。药物注射识别系统的添加使之后的版本自动化程度更高,可以对更多种类的操作干预做出反应。"复苏

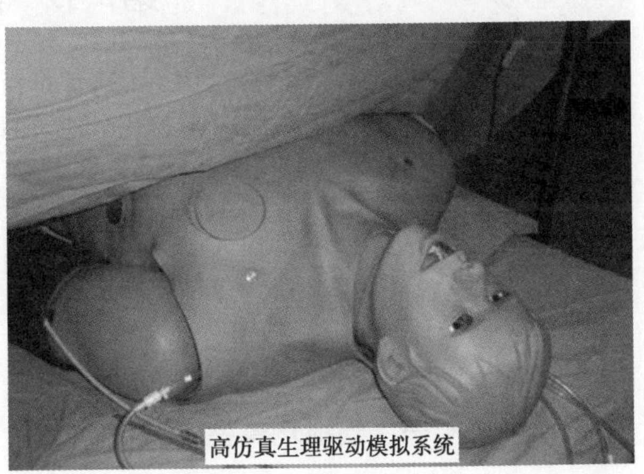

图6-2 高仿真模拟人

安妮”的后继产品，模拟人 SimMan 和 SimBaby 由空气压缩机驱动机械系统，通过预先设定的程序或是计算机实施实时指令控制。最新版本的 SimMan 模拟人可以评估和管理心血管、呼吸系统疾病，并通过射频识别系统识别和记录给药和其他干预措施，更便于回放讨论。这一类模拟训练系统通常装备于正式的模拟中心，价格昂贵。

三、虚拟现实技术（virtual reality，VR）

VR 提供了新的人机交换模式，最初产生于 20 世纪 60 年代中期，约 20 年后才被命名为虚拟现实技术，可以分为仿真虚拟现实和非仿真虚拟现实。在仿真虚拟系统中，使用者完全进入计算机创造的环境中，模拟包括视觉、听觉、嗅觉、触觉和压力反馈全方面的感觉；模型复杂昂贵，因此通常仅采用非仿真虚拟现实技术。在非仿真虚拟系统中，使用者与计算机虚拟环境发生交流，但此种交流并不能做到全面完整。

虚拟现实系统包括软件、硬件和输入输出部分。大多数虚拟环境通过计算机技术构建虚拟影像。增加构建元素的数量可以提高虚拟影像的质量，但是同时会导致虚拟环境变化时更新速度下降。这一平衡决定了产生的虚拟现实的真实性水准，而计算机处理器速度提升大大提高了虚拟系统的真实度，使得复杂虚拟现实模拟成为可能。感觉反馈技术的发展也推动了虚拟现实模拟技术在医学的应用，该技术提供使用者触觉和压力的反馈，可以逼真模拟穿刺针穿过不同阻力组织的感觉。虚拟现实技术已经被外科医师广泛接受，并且已经证实对于某些技术如结肠镜检查的训练效果明显优于传统的训练方式。麻醉技术培训方面，已经开发出用于训练硬膜外置管、纤维支气管镜检查、外周神经阻滞的训练器。非仿真虚拟技术与任务训练器相结合，使操作者可以看到操作结果并与虚拟场景互动。如经食管超声训练器允许操作者控制模拟人食管内的探头，并实时观察虚拟的超声三维画面。虚拟现实是模拟领域最有发展前景的部分，但是目前尚处于起始阶段。未来随着相关科技如人工智能、反馈技术、计算机技术的发展，将有可能构建虚拟现实的手术室，拥有虚拟的工作人员和患者，并能够开展虚拟手术（图 6-3）。

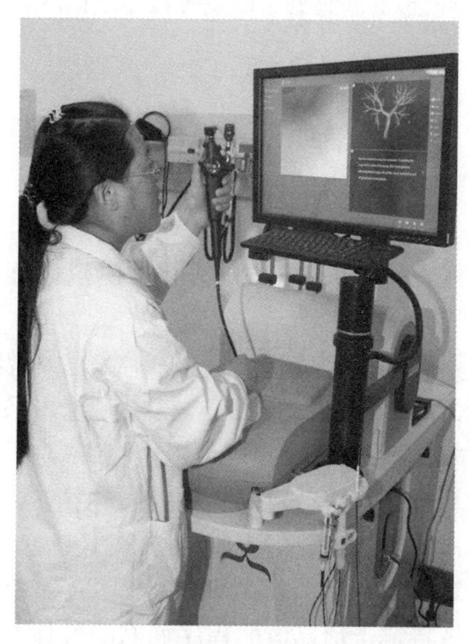

图 6-3 虚拟现实技术用于纤维支气管镜检查训练

第 3 节 模拟系统中心

模拟系统中心是一个多功能的中心，通常包括模拟场景室、讨论室、控制室、办公室等几个基本的空间。通常模拟场景室位于控制室和讨论室中间，场景室用于模拟训练，控制室用于工作人员控制模拟场景的运行，讨论室用于模拟训练前的介绍和训练后的总结讨论。

一、模拟场景室

模拟场景室内通常配备高仿真模拟人、麻醉机、监护仪、除颤仪、抢救车、各种药品等，环境布置和医疗设备的配置应该与临床环境相同，避免学生对设备操作生疏或是常常需要寻找医疗物品的摆放位置。模拟中心的设备分为两类，一类是需要发挥功能的医疗设备，除采购新的设备以外，还可以选择临床科室淘汰下来的尚能工作的设备；另一类用作背景布置的设备，可以采用废旧设备，如 C 臂机、CT 机，用于增加模拟场景的真实感。可以收集临床科室过期的药品和医疗耗材，用于模拟教学，但要严格避免重新流入临床使用，这些物品需要标明禁止临床应用并储存于专门的场所（图 6-4）。

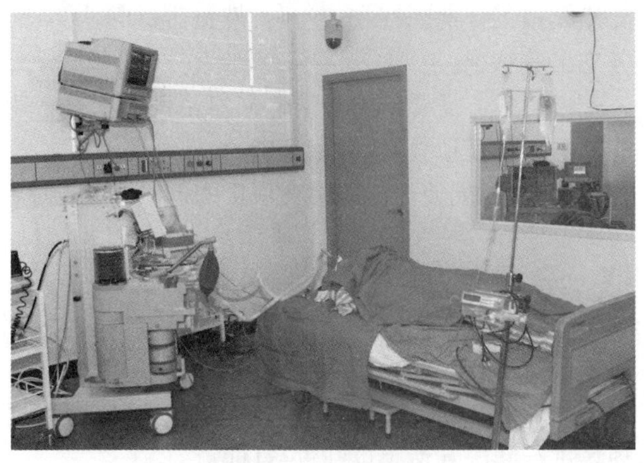

图6-4 模拟场景室

模拟场景室内良好的音频视频采集系统对于模拟教学非常重要。第一,提供反馈:使学生检查他们的操作和处理,并从中收获知识;第二,控制模拟场景:通过音频视频系统,控制者可以了解模拟场景的进行情况,并操纵模拟人反应。通常设置多台录像设备和微型麦克风,从不同角度录制学生的模拟操作及采集学生的对话,摄像机的最佳角度为模拟人的头顶、脚下和正上方屋顶鸟瞰角度。可以设置不同房间音视频同步采集传输系统,使讨论室内的投影系统可以收看模拟场景室内的直播和回放,控制室内可以收看模拟场景室内和讨论室的直播和回放(用于给参观者展示)。音频数据的采集甚至比视频还要重要,不仅要求控制室内的教师能够知道场景室内学生交谈的内容,而且在讨论的回放阶段仍然需要高质量的声音回放。音视频数据的处理多采用四分割显像技术,将多个摄像机同时工作的画面以及监护仪屏显同步呈现于控制台,使不同摄像机录像记录的时间轨道能够契合,这些录像画面通过计算机整合为一套数据记录,并且通过软件可以在时间轴上任意添加标记,以标出关键事件(图6-5)。

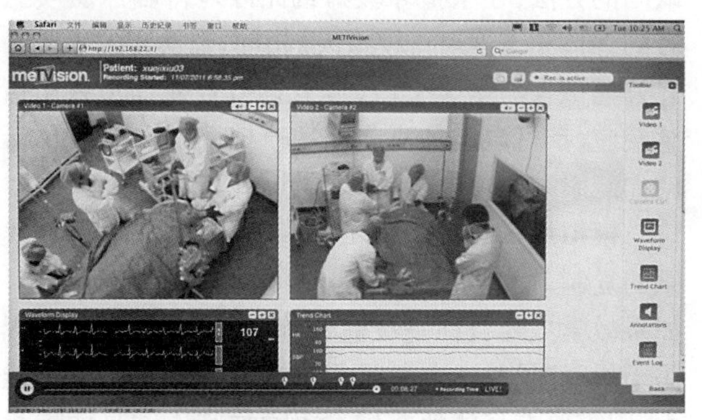

图6-5 模拟控制界面

二、模拟控制室

控制室用于工作人员控制模拟场景的运行,控制室和模拟场景室之间最好完全隔音,以免控制室的杂音影响模拟场景的进行。控制人员之间避免无关交谈,更要避免在麦克风未关闭情况下讨论学生表现。控制室与模拟场景室之间通常设置单透玻璃,可以使教师随时看到学生的操作状况,同时避免学生产生被观察的感觉,以专注于模拟操作,而且场景室内的指导教师通过简单的手势示意控制室内的培训人员,可在学生无察觉的情况下,报告模拟教学的进程。

三、模拟中心通讯交换

控制室内工作人员、教室内的指导教师、演员、学生、参观室内的参观人员之间都需要不同程度的通讯联系。根据不同程度的需要,可以选择设定两两之间或多向联系,前提是在满足需要的前提下,尽可能简化各种联系方式,使其更便于控制,才能充分发挥作用。场景室内需要配备扬声系统和电话,电话系统用于学生模拟呼叫X线检查、请求血制品,或是呼叫相关人员会诊。电话系统终端设于控制室,培训者在控制室内扮演相应人员,对学生的呼叫作出应答。同时,控制室也可以回叫模拟场景室,扮演被呼叫者或是汇报实验室检查结果。场景室内的独立扬声器可用于控制室内工作人员向场景室内的学生通话,控制人员可通过单独的扬声器对学生进行指导,确认用药等。模拟人的发声可通过控制室内的工作人员经安装在模拟人头部的麦克风模仿患者与学生对话,或在程序内设定一些短句的录音并在设定的情境播放。

四、模拟中心的运行

模拟系统中心的运行需要以下类别的工作人员:①负责模拟中心管理的负责人,通常需要一定的专业知识,并且热心于新技术在医学教育领域的应用,负责帮助培训人员将培训课程与模拟系统整合,安排模拟中心的日程,根据模拟教学内容设定系统程序,协调各个教学科室;②专业的模拟系统工程师,主要负责模拟系统的维护、正常工作、检修;③临床指导专家，负责协助临床教师设计模拟场景，向模拟中心技术人员解释临床问题。对于参与模拟中心教学和管理的专家，需要合理安排时间以保证模拟教学工作的实施，而且培训者和管理者需要定期召开会议，制订工作目标，讨论教学任务的执行情况，交流模拟工作期间存在的问题、模拟器材的购买、财务支出等状况。

模拟中心需要定期邀请临床相关科室和教育职能部门参观模拟教室，举行座谈，推广并制订模拟教育计划，从而促使更多的教育项目的创立。

第4节 模拟场景

课堂讲授和病例讨论只能够传授理论知识，技能训练室用于训练操作，但是无法覆盖实际操作的全部方面，临床医疗需要学生具备在实际病例场景中的应用知识和解决实际任务的能力。高仿真模拟系统可以设定复杂场景，从而同时全面培养和考察学生掌握知识、应用知识、临床操作和综合决策的能力。

学生可以通过各种不同的模拟场景学习和锻炼各种技能，模拟场景教学允许学生做出错误的判断和决定。在场景进行中，应以学生为中心，而培训者的任务是提供一些基本的场景信息并启动场景，维护场景的顺利进行，待模拟场景结束后帮助学生回顾并找出错误或是可以改进之处。

一、模拟场景的设计

模拟场景的设计对于学习者的学习效果非常重要，需要明确学习对象的专业、目前的学习年限、教学目标、课程时间。明确主要学习目标，排除干扰学习目的的次要因素，例如，除非考察根据体重的药物剂量计算，否则应将模拟患者的体重设定为70kg，避免分散学生精力。模拟场景最好来源于真实病例，将主要学习目标加以精炼，使之用于模拟，选择真实病例的优点在于，指导教师熟悉病例的全部信息，而且确保病例的真实可行性，尤其在学生质疑病例可信度时可以做出合理解释。如果患者死亡不是模拟教学的目的之一（如训练如何与家属交流），避免设定死亡程序，避免通过使模拟患者死亡而“惩罚”学生的错误操作和判断。在设计场景时，需要充分考虑学生可能做出的反应和发生的错误，从而保证场景进行连贯，避免在场景进行期间暂停并纠正指导学生的教学方式。

模拟场景设计通常流程为，编写脚本、讨论修改、彩排、重新修改、二次彩排、实际模拟教学。场景设计是费时费力的工作，需要反复演练纠错，使病情演变的速度、程度、趋势更为真实可靠。通常最初数次的模拟教学后，仍可发现若干可修改之处，可根据现场进行状况和学生反馈进行修改。

二、模拟场景的运行

全自动模拟场景运行期间，计算机设定的程序使场景进行中模拟人的变化按照主要的趋势进行，而培训指导教师仅仅需要在模拟过程中微调相关参数，使之更具有真实性。临床能力不足的初级学生在模拟场景中犯错误的几率较高，教师可以选择手动控制模式，在患者病情恶化时，可以调整进度或暂停，避免学生无法完成模拟教学任务。另外，也可在自动程序中添加手动调节，如果操作者熟悉操作界面并具备丰富的临床经验，可以随时根据学生的表现调整模拟教学的难度。总之可以根据工作经验，选择全自动、手动或是两者结合的合适的控制方式，只要能够完成教学目的即可。

三、模拟场景真实度

对于模拟真实度的认知困难常发生于学生首次进入高仿真模拟教室面对模拟人时。克服这一天然缺陷的方法，在于指导教师首先以对待临床真实患者的感情和态度对待模拟人。另一个重要的手段是允许模拟人与学生交谈，甚至对检查或操作做出情感反应，都可以增加真实度。模拟人的自主身体活动如眨眼等也可以增加真实度。

模拟场景的真实度取决于对真实环境的各种线索的复制，而首先由模拟教育的任务目标所决定。如果教学主要目标是技能训练，则需要尽量减少无关干扰；如果教学主要目标是训练临床实际处理能力，则需要有目的地在场景中增加临床常见的干扰因素，从而增加场景的真实度，并且训练学生的综合处理各种信息的能力，便于模拟训练后直接转换入临床工作环境。另外，一些临床道具可以用来增加模拟的真实感，如患者图表和身份信息，有助于将模拟患者个体化，图表可以从临床科室获取，并自行填写。影像学材料如 X 线片、CT 和心电图等，可以为患者的症状提供支持，给予学生更多的相关信息，应注意的是需要遮盖材料来源患者的真实信息。可调节的静脉输液系统、带有药名和剂量标签的注射器都可以增加真实感。避免使用吸引器吸引模拟人的口腔，因为在模拟人气道或是口腔内注射液体会导致模拟人故障。模拟伤口可以增加真实度，效果明显好于口头告知学生设想某处存在伤口的方式。

四、模拟场景演员

模拟场景中可以设置演员，扮演相关角色，如上级医师、外科医师、护士、患者家属等。演员的作用是多功能的，可以作为模拟任务的一部分，发挥分散学生注意力或是施加压力的作用，更重要的是维护模拟场景的真实性，以及防止对模拟人的破坏性处理和伤害性操作，负责处理或掩盖小的技术故障，保证模拟人存活以使模拟场景能够继续，防止人身伤害（如制止不正确使用除颤仪）。

五、模拟场景后总结和讨论

模拟后的讨论是模拟训练中最重要的部分，是真正的学习时间，在讨论部分，学生从激动人心的模拟场景中冷静下来，通过回顾模拟的过程学习知识。讨论的方式可以是正规地坐在讨论室内，回放录像，总结讨论；也可以是由指导教师重新按照标准方式进行模拟场景，同时进行点评。由于具有视频回放的便利，可以充分发挥自省式的学习方式，教师尽量充当引导的角色，提供总结讨论的主题和内容，避免过多的指导性干预，有助于调动学生的思维。当学生表达完全错误的观点时，教师及时发挥指导的作用，给予纠正。讨论时间避免过长，主要着重于技术和管理方案；而如果时间允许，则可以涉及一些非技术的问题，如团队协作、领导能力、沟通能力等。

第 5 节　模拟培训指导者

模拟培训指导者通常为经验丰富的优秀临床教师，同时热衷于模拟教育。传统的临床教师并不能够自然地适应模拟教育的方式，需要针对性地定期培训，掌握医学、心理学、工程学、管理学等相关知识。

一、模拟中心职能与模拟培训指导者素质

了解模拟培训指导者需要具备的素质，首先我们需要明确模拟中心的职能：教学、控制、技术、管理。

1. 教学　模拟中心的主要任务是使用模拟系统和模拟人进行教学，在教学过程中，医学专业性技能和非专业性技能同时得到训练。在专业技能的训练过程中，需要指导教师具有相当的专业知识以示范和指导，例如外科缝合技术需要外科医师示范指导，而气管插管、困难气道管理则需要专业的麻醉医师。非专业性技能指在完成指定任务时，所需要具备的决策、管理、交流等能力，非专业性技能的训练对指导者具有一定的难度，需要指导者既具有沟通和总结的能力，又了解训练涉及的专业领域的相关知识，所以虽然心理学家更善于培训学生的非专业性技能，但是通常缺乏专业知识也使专业的心理专家无法单独胜任培训工作。

2. 模拟控制　控制人员需要了解设备的使用方法，并具备一定的临床知识和技术水平，以控制模拟人的生理指标和音频视频系统。

3. 技术支持　模拟系统的各项高科技设备，音视频系统、任务训练器、全功能模拟人、医疗设施、计算机系统等共同构成复杂的互动、紧密联系的网络，需要具备专业能力的负责人员维护和检修。技术人员除需要技术专业知识外，对于系统的运行、教学课程的设置也需要了解，以助于模拟系统的改进。技术人员可以通过独特的视角进行思考，尤其在进行模拟场景设计时，跳出对医学原理相关知识的拘束，反而可以提出创造性的建议。模拟场景的创新和改进一方面可以发掘模拟设备的作用，另一方面可以缓解模拟培训指导者的疲劳和厌倦。

4. 组织管理 模拟中心的组织管理包括设定培训主题、准备课程素材、设计课程病例、制订评估方法、设计具体培训计划、考虑工作人员(指导教师、设备操作人员、技术人员)构成。需要管理者具有设计课程的撰写能力、计划教学的管理能力和编写病例的专业知识。

多数模拟中心的工作人员拥有丰富临床工作的经验,模拟控制人员和中心管理者通常为专职人员,而指导教师通常为临时召集的麻醉医师、急诊医师、重症医学、儿科、内科、妇产科等专业的专家。没有一类专业人员能够替代其他人员的所有工作,所有不同专业的工作人员必须各司其职,互相配合,才能够成功完成模拟教学工作。

二、模拟培训指导技巧

在模拟学习过程中,所施加的压力是可控的。如果模拟病例过于简单,学生会感到厌烦、被轻视而不积极参与。如果难度适中,学生会兴奋于迎接挑战,克服苦难,并收获知识。但是如果模拟病例难度过大,超出学生具备的专业能力,学生会失去兴趣,不再积极进行临床思维。指导教师需要具备临床和模拟教学的经验,并始终观察学生的表现,听其言、观其行,及时发现学生流汗、语速加快、表达不清、情绪失落等压力失控的表现,迅速调整模拟难度。

讨论总结是模拟教学的一个重要部分,需要指导者具有一定的心理学知识,能够敏锐地观察学生,判断形势,组织讨论和反馈。对于学生正确的做法需要在总结阶段加以正面的重复强化,对于学生在模拟学习过程中的错误做法要予以指出。有些学生在总结阶段会诡辩自己的错误行为,辩解自己在临床实际中从不会采取该种方式,此时需要指导教师反思模拟场景中的压力难度设定是否过低。对于此类轻率的错误,模拟人如果能够及时表现出严重的后果,并且被所有学生观察到,对于纠正这类错误将是很有效的方法。

与学生达成共识,永远不在模拟中心之外讨论模拟教学中的表现。教师需要让学生充分地思考,勇敢地做出决断,哪怕是错误的决定。使学生相信模拟学习中可以犯错误,并且是最好的从犯错中学习知识的场所。保护学生隐私,录像仅作为讨论回放或是科学研究使用,除考试之外,平时的模拟教学表现不应作为学生考核的依据。

尝试在模拟场景设计中添加选择,如在转运气管插管的患者过程中,如果学生给予潮气量过大的手控通气,可以设计使慢性阻塞性肺疾病的患者发生气胸,但不设计为最终发展为心搏骤停。通过这一设计,如果确实发生这种意外,学生对于手控通气注意事项的学习效果,远远好过于仅仅在讨论阶段由教师口述有哪些事项需要注意的方式。

第6节 模拟培训的效果评估

常规教育方式通过不同形式的考试评估学生学习效果,利用调查表评估教师表现,模拟教学课程后也需要类似的反馈,以帮助改进教学。科学设计的调查问卷和真实有效的信息反馈才能发挥评估的价值。调查问卷需要采取匿名方式,由于模拟教学的学生数量通常较少,所以为了避免课后即时评估可能会泄露评估者的身份信息,通常采用阶段性统一归纳调查问卷,集中总结评估意见的方式。

调查问卷在模拟教学前发给学生,问卷避免过长,设计尽可能简短并容易填写,仅询问对总结和研究有帮助的问题。对于可能引起学生误解的概念,应该给予标注。例如,调查学生分别曾经参与过的传统操作训练和模拟技能训练的次数时,有必要对两种训练分别标注定义和举例,避免学生理解错误,导致调查结果无效。

问卷抬头为教学日期、教学题目和指导教师名称。调查内容应该首先包括学生性别、年龄、专业、学制、所在学年、是否接受过模拟教育、其类型和次数等一般性问题。随后主要咨询学生对本次模拟的个人观点。调查问卷需要通过伦理审核,尤其是需要作为研究性论文的数据。调查问卷的表达方式需要风格一致,尤其是评分式问卷,分数的多少与肯定否定的风格需要一致,避免迷惑填写者。最后提出开放性的问题,允许学生给予点评。

第7节　模拟患者系统的应用

模拟患者系统的快速发展一方面得益于计算机技术的进步，另一方面主要源于越来越多的临床教育者认可模拟教育系统可以提供安全有效的环境来帮助医学生成功掌握医学技能。模拟技术可以应用于几乎所有的医学领域，可用于训练外科、产科、心脏介入等学科的技术性能力，或用于训练高风险管理和干预，如麻醉、重症医学和急诊医学。

一、模拟患者系统在麻醉学专业教育中的应用

麻醉医师需要具备处理各种临床状况的经验，但是目前重症病例的减少和对患者的保护限制了麻醉专业学生有足够的机会在实践中学习临床技能。近些年来，已经设计出各种模拟系统和场景用于麻醉医师的训练，如模拟手术过程中各种设备故障、困难气道的管理、术中呼吸循环恶性事件的早期识别等。

（一）高仿真麻醉模拟系统

近年来，METI（Medical Education Technologies Inc.，Sarasota，FL，USA）和 MedSim（Laerdal Medical，Stavanger，Norway）两种基于高仿真模拟人的模拟系统被广泛采用。高级模拟人与计算机控制的模拟场景相结合，麻醉学生使用真实的设施包括麻醉机、监护仪和气道管理工具对模拟人进行管理。模拟人具备多种生命体征，可以呼吸，产生呼吸音、气道压力、气流并呼出二氧化碳；可以产生心音，可触及桡动脉和颈动脉搏动，具备心电图和中心静脉压，可以通过直接置管和无创袖带测定动脉压，可以测定脉搏血氧饱和度；可以实施肌松监测；眼睑可开闭，瞳孔可散大和缩小，肢体可对疼痛刺激做出反应。模拟人由基于生理和药理学模型设计的计算机程序控制，同时可以手动控制。通过设定模拟人表现出不同的疾病状态，可以设定和调整多种危重事件。系统具有自动药物识别能力，自动对推注药物的种类、剂量和速度进行识别。

低仿真任务训练器非常适用于训练临床技能如缝合、静脉置管、气道管理等，但是其缺点在于真实感较差，而且学生往往专注于技能的训练过程，忽视任务完成的时间要求。如当学生利用头颈模型学习气管插管时，可能忽视时间的限定要求；而在高仿真模拟人实施气管插管时，如果在一定时间限制内无法完成插管操作且未实施通气，模拟患者的血氧饱和度会下降。

儿科麻醉和急诊医学是高风险、高要求的领域，Laerdal SimBaby 和 METI BabySIM 与成人模拟人类似，具有各项生命体征和气道参数，可模拟舌体肿胀、喉痉挛，呼吸参数和呼吸音，心血管参数，以及其他如肠鸣音、囟门膨隆等。允许进行多种治疗干预，如面罩通气、气管插管、动静脉置管等，并做出相应反应。

（二）借助于计算机显示器的麻醉模拟系统

Anesoft Anesthesia Simulator 麻醉模拟软件可以在软件界面模拟患者、麻醉机和监护仪，使用者通过鼠标控制和简单的菜单实施检查患者、控制气道、实施通气和给药补液等操作。软件包括 80 例患者，涵盖各种麻醉场景，如全麻、局麻、心脏、神经外科、儿科、产科麻醉；内置 100 种以上的药物反应，心血管系统、呼吸系统和药理学参数可以不同程度变化，表现正常和不同程度疾病状态，也可以模拟复杂的病理生理过程和危机事件如恶性高热。自动记录系统存储所有诊断和治疗输入，允许在无指导教师的情况下独立管理病例，并自动总结评估。另外，实时咨询系统可以在训练期间随时提供管理建议。

GAS MAN 模拟器模拟吸入麻醉药的摄取和分布，利用数学模型和互动图形描绘麻醉药在不同腔室的分布，准确地预测麻醉诱导和苏醒过程中呼出的麻醉药浓度。Virtual Anesthesia Machine 仿真麻醉机可互动式模拟训练麻醉机的使用和故障排除。RELAX 用于训练肌松剂的使用。Anesoft ALCS Simulator 用于心肺复苏训练。Anesoft Hemodynamic Simulator 用于训练心血管生理和血管活性药物使用。Anesoft Critical Care Simulator 提供 20 种重症和急诊模拟场景。Anesoft Sedation Simulator 提供清醒镇静训练，包括患者评估、镇静药物应用、常见问题管理。

（三）麻醉虚拟现实系统

训练臂丛神经阻滞的三维虚拟现实模型的灵活性超越其他教学模式，可以动态改变视角，选择合适的解剖层面，拆分组织结构以学习解剖关系，演练正确和错误的操作，允许学生在屏幕而不是患者身上通过失败摸索改进技能。

（四）麻醉危机管理训练

某些临床紧急事件发生率极低，麻醉医师通过临床工作获得相关经验困难，而一旦类似事件发生，只有迅速并熟练地给予针对性处理措施，才能够有效地保障患者安全。在20世纪90年代早期尚无系统的麻醉危机管理培训，培训合格的麻醉医师即使具备全面的专业技能，仍然缺乏危机管理能力。危机管理培训着重于团队协作和资源整合，兼顾临床技能和危机处理能力，弥补早期培训的不足，该培训已经成为商业飞行员训练的标准课程。手术室内的麻醉工作包含多重任务，需要麻醉医师在手术团队不同成员的同时影响下，具有处理瞬息万变的复杂问题的能力，具备警觉、操作、监测和决策等能力。模拟技术提供了学习训练麻醉相关技能包括危机管理能力、且不会伤害真实患者的方法。目前已经普遍使用高仿真模拟人进行全仿真情景模拟，实施危机管理训练，并通过模拟场景和回顾总结，发现导致临床不良事件发生的各种错误，学习处理临床危机的能力。

二、模拟患者系统在其他临床医学专业教育中的应用

（一）急诊医学

模拟教学尤其适用于复杂、少见、带有明显风险的任务。要成功完成复苏一类的复杂任务，不仅需要对任务中每项技能熟练掌握，而且需要综合应用技能的能力。虽然单项技能可以使用技能模拟器训练，但是综合技能训练只能使用高级模拟系统，例如室颤模拟场景不仅训练基本技能如心电图识别、心肺复苏和除颤，而且包括气道管理、静脉开放、药物治疗和复苏后治疗等能力。

（二）外科

外科医师需要不断学习新的技术和新的手术器械。多种模拟系统已经用于外科教学、训练和评估。多数接受模拟训练的外科医师反馈积极，并表现为操作技能的提高。

（三）产科

多种常规任务训练器和高仿真分娩模拟系统用于训练产科医师，分娩模拟器甚至可以娩出模拟胎儿。已有证据支持模拟训练可改善技术能力，并增强医师的自信和团队协作。研究发现，医疗团队接受“肩难产”模拟训练之后，新生儿损伤由9.3%降至2.3%。

（四）儿科

高仿真模拟训练包括新生儿复苏。研究发现执业医师新生儿复苏达标率不足，存在训练相关技能的必要。

（五）重症医学

重症医学所需的多种非专业性能力，如团队协作、领导能力等可通过模拟系统训练获得。各种风险性操作如中心静脉置管也可在实际临床操作前进行模拟练习。对于特殊重症疾病暴发，可以使用模拟系统紧急训练医务人员，如SARS时期利用模拟系统制订SARS时期工作流程并对医务人员进行培训。

（六）影像医学

模拟系统除可以用于影像医学专业知识的学习以外，还可以用于放射科医师危机管理的培训，模拟重症患者实施放射检查的工作流程。最近在美国的大型医学中心，也已经把冠状动脉造影技术等介入技术通过影像模拟介入技能训练用于介入医师的临床技能培训，从而缩短介入医师掌握介入诊断及治疗技能的时间，并降低与介入治疗相关的并发症发生率，以及提高处置紧急意外事件的临床能力。

三、模拟患者系统在医学科研中的应用

模拟系统可用于对新药物、新技术、新设备、工作流程、安全管理、极限状态下病理生理机制、临床医师心理学等方面进行试验和研究，已经实施的多项针对床旁信息系统、手术室运行效率、小儿低氧病理生理、新式麻醉机的研究发现：与在真实的医疗环境中相比，模拟系统用于研究具有更加安全、可控性更好的优势。在设定的临床环境中，所有真实临床环境中的干扰因素都可以根据需要进行删除或调整，伦理方面也无需患者签署知情同意书。而且，模拟系统允许试验者从内部观察患者的反应，包括各项生命体征参数的变化、药物血浆浓度和效应部位浓度的实时变化都可以持续监测。

四、其他应用

模拟系统还可以用于学生考核和职业认证。当

前的专业考试基于口试和多选题结构，可以评估认知，但是缺乏评估行为表现的能力。随着模拟技术的进步、种类丰富的模拟系统和设备应用越来越广泛、临床医师和教育者对模拟的日益关注，基于模拟的训练和评估逐渐发挥了考核学生“临床实际应用”的能力。对于简单技能的考试如盆腔检查、心肺复苏操作等，可以使用训练器通过特殊的模块与电脑系统相连，自动对学生的操作进行各方面的评分。对于复杂的病例综合处理能力的考核，由于模拟系统更接近于真实环境，相比较于笔试，可以将临床病例设计为模拟场景作为考试题目，由专家现场或根据录像回放达成共识的评分标准进行评分。模拟场景中评分标准的制订主要根据：公认的治疗指南，如心肺复苏指南；模拟系统开发者制订的正确操作标准；麻醉危机管理系统；治疗任务分解成的若干设定权重的行为；临床判断和决策的“反应时间”和“解决时间”。

模拟系统可以随意调整患者信息和状态，避免考试内容一成不变，试题重复。采用模拟系统考试，反过来可以促进学生训练临床技能，达到医学教学的目的。但是，模拟用于考试需要更为科学准确的设计，与传统多选题笔答的考试方式相比，需要管理人员花费更多的精力，准确定位测试对象的能力水平，选择适合的模拟系统。模拟程序需要稳定一致，评估手段需要保证有效性和可靠性，学生需要了解模拟系统的使用，评分专家需要专业培训以降低评分偏差，而且考试耗时较长。

多个学科已经建立了依赖模拟技术的学生考试系统，然而使用模拟技术用于资格认证等高风险考核尚处于起步阶段。美国执业医师考试首先尝试应用计算机为基础的病例模拟，提供病历摘要，要求考生管理虚拟的患者，实施各种干预以改变患者的状况。2004年，美国职业医师考试增加了使用标准化患者的临床技能考试。以色列麻醉考试委员会完全采用了模拟技术用于认证考试，通过5个标准化的场景考核创伤管理、高级生命复苏、手术室危机管理、机械通气和局部麻醉。随着新的评估工具的测试和生效，更多的医学专业将采用模拟作为资格认证的手段。

第8节 模拟患者系统在麻醉学领域中的应用前景

相比其他医学领域，麻醉学科在模拟应用的很多方面始终处于领先地位。麻醉模拟的持续发展有赖多方面的因素，熟悉模拟教育的培训者、软件硬件的不断升级、模拟教育中心之间的经验交流。模拟教育尚需高质量研究作为支撑，研究机构之间需要共同协作，制订科学的研究方案，并实施大样本的研究。

新的教学理念和技术促使了新式的模拟教学方式的出现，包括远程模拟教学和原地模拟教学。

1. 远程模拟教学　对于所在医院并不具备模拟培训能力，或麻醉临床工作繁忙难以抽出时间集中参加模拟培训课程的临床医务人员，可采用远程模拟教学方式，其可以便利地接受模拟训练和专家指导。远程模拟系统通过网络或同步视频传输，学生可以与指导教师互动，实施远程模拟教育。目前视频传输多为二维图像，有公司正在研究创建远程三维模拟场景用于增加远程模拟的真实感。远程模拟虽然不能提供实地模拟训练的操作机会，但同样可以训练诊断、治疗、危机管理和团队协作能力。

2. 原地模拟教学　将模拟系统置于真实的临床环境，提供了模拟教室内无法比拟的真实度。参与学习的医学生或临床医师在熟悉的环境下进行模拟训练，更有助于增强学习效果。同时，有些特殊环境如救护车、救护直升机、导管室、牙科诊室，模拟教室难以真实复制，实施原临床环境模拟具有硬件优势。另外，原地模拟可以将整个医疗团队纳入模拟培训，整个团队按照日常方式进行医疗处置，可以发现团队中存在的问题，直接加以解决。但是原地模拟教学也有问题存在，如某些设备无法方便地转运至临床环境，用于回放讨论的音视频记录系统无法如模拟中心模式设置，解决方案是可以选择在模拟场景进行的关键节点暂停模拟，随时进行讨论总结，虽然中断场景进行会降低模拟的真实感，但是这种方式也可以使学生和培训指导教师之间尽可能地分享和交流临床经验、探讨医疗观点、讨论更多可能的正确选择。

模拟评估是模拟发展方向之一，目前还需要更多的研究以收集模拟评估有效性的证据，并最终推动模拟评估的发展。至少目前为止，模拟评估尚不适于用于如资格认证之类的重要考试。未来的目标是，医师的高级诊断和治疗技能、综合知识、临床判断、交流、团队协作都可以通过高仿真模拟进行评估，形成统一的评估标准，并最终常规应用于高风险测试。

未来，模拟应该成为日常学习工作环境的常规部分。学生参与模拟以实现学习目标，并用以部分替代临床训练。但是，与其他应用模拟培训的领域不同，因为当前科技还无法复制完美的人体模型，模拟始终无法替代真实患者的操作。如何合理地结合传统学习、模拟学习和实际患者医疗处置，是重要的研究方向。

（王天龙 赵磊）

参考文献

1. 王天龙，薛纪秀，肖玮，等. 我国麻醉学模拟教育现状调查分析. 中华医学杂志，2010，90(9)：614-617.
2. Cumin D, Merry AF. Simulators for use in anaesthesia. Anaesthesia. 2007. 62(2):151-162.
3. Lambden S, Martin B. The use of computers for perioperative simulation in anesthesia, critical care, and pain medicine. Anesthesiol Clin, 2011, 29(3):521-531.
4. Richard R. Kyle JRWBM. clinical simulation: operations, engineering and management, 2008, 11(6):358-364.
5. Murray DJ. Current trends in simulation training in anesthesia: a review. Minerva Anestesiol, 2011, 77(5):528-533.
6. 3rd SJJ. Simulators and difficult airway management skills. Paediatr Anaesth, 2004, 14(1):28-37.
7. Eich C, Timmermann A, Russo SG, et al. Simulator-based training in paediatric anaesthesia and emergency medicine—thrills, skills and attitudes. Br J Anaesth, 2007, 98(4):417-419.
8. McFetrich J. A structured literature review on the use of high fidelity patient simulators for teaching in emergency medicine. Emerg Med J, 2006, 23(7):509-511.
9. Abrahamson SD, Canzian S, Brunet F. SARS Using simulation for training and to change protocol during the outbreak of severe acute respiratory syndrome. Crit Care, 2006, 10(1):R3.
10. Albert RW, Agutter JA, Syroid ND, Johnson KB, Loeb RG, Westenskow DR. A simulation-based evaluation of a graphic cardiovascular display. Anesth Analg, 2007, 105(5):1303-1311.
11. Schulz CM, Schneider E, Fritz L, et al. Visual attention of anaesthetists during simulated critical incidents. Br J Anaesth, 2011, 106(6):807-813.
12. Sanderson PM, Watson MO, Russell WJ, et al. Advanced auditory displays and head-mounted displays: advantages and disadvantages for monitoring by the distracted anesthesiologist. Anesth Analg, 2008, 106(6):1787-1797.
13. Borges BC, Boet S, Siu LW, et al. Incomplete adherence to the ASA difficult airway algorithm is unchanged after a high-fidelity simulation session. Can J Anaesth, 2010, 57(7):644-649.
14. Berkenstadt H, Yusim Y, Ziv A, et al. An assessment of a point-of-care information system for the anesthesia provider in simulated malignant hyperthermia crisis. Anesth Analg. 2006. 102(2):530-532.
15. van OJM, Van Houdenhoven M, Vrielink MM, et al. A simulation model for determining the optimal size of emergency teams on call in the operating room at night. Anesth Analg, 2008, 107(5):1655-1662.
16. Hardman JG, Wills JS. The development of hypoxaemia during apnoea in children: a computational modelling investigation. Br J Anaesth, 2006, 97(4):564-570.
17. Bachiller PR, McDonough JM, Feldman JM. Do new anesthesia ventilators deliver small tidal volumes accurately during volume-controlled ventilation. Anesth Analg, 2008, 106(5):1392-1400.
18. Ben-Menachem E, Ezri T, Ziv A, et al. Objective Structured Clinical Examination-based assessment of regional anesthesia skills: the Israeli National Board Examination in Anesthesiology experience. Anesth Analg, 2011, 112(1):242-245.
19. Fehr JJ, Boulet JR, Waldrop WB, et al. Simulation-based Assessment of Pediatric Anesthesia Skills. Anesthesiology, 2011, 115(6):1308-1315.
20. Zausig YA, Bayer Y, Hacke N, et al. Simulation as an additional tool for investigating the performance of standard operating procedures in anaesthesia. Br J Anaesth, 2007, 99(5):673-678.
21. Boulet JR, Murray DJ. Simulation-based assessment in anesthesiology: requirements for practicalimplementation. Anesthesiology, 2010, 112(4):1041-1052.

第7章 麻醉学领域的科学研究

一个学科要发展，必须重视创新，而创新的基础就是科学研究。在改革开放早期，由于受科研经费的限制而又亟需培养大批具有基本科研能力的人才，我国自然科学的各领域包括麻醉学，做了大量重复或模仿他人的研究，这些在当时都是非常必须的。但随着我国国民经济的增长、国家整体科技实力的增强、民族工业的壮大、科研人员素质的提高和人才储备的增加，现在的情况已有较大改变。提倡科研的创新性和实用性已为我国科研工作努力的方向。

现代麻醉学的内涵十分丰富，其科学研究应包括基础科研和临床科研。当前研究的热点集中在下列领域：

1. 临床麻醉　主要包括临床新方法、新技术和新药品的临床应用。

2. 围手术期对人体基本生理功能的监测、调控和支持，以及对重要脏器的保护。

3. 疼痛的诊断和治疗。

4. 危重患者的监测和治疗。

5. 急救与复苏。

6. 成瘾性药物的快速戒断。

7. 麻醉学教育。

8. 麻醉学相关的基础研究　如麻醉药作用机制、休克、炎症反应、心肌保护等。

如同其他临床学科一样，现代麻醉学研究的对象为人体、动物、离体器官组织和细胞，非化学物品（含药品）和电子机械设备等。研究的手段除了传统的生理、生化和药理方法外，近20年来分子生物学和电生理学等高新科学研究技术的应用日益增多。此外，使用计算机进行模拟计算和研究也成为现代麻醉学研究的重要组成部分。

第1节　麻醉科研工作的组织

20世纪的后半叶，在老一辈麻醉学家的带领下，我国麻醉学科的科研工作取得了可观的成绩，培养了大批的中青年科研人才，建设了一批现代化的麻醉学科和麻醉学实验室，为我国现代麻醉学科研工作的持续发展奠定了坚实的基础。在此基础上我们应组织好人力和物力，在麻醉学科研上做出更好的成绩。

一、麻醉学科研的组织管理

1. 规模较大和条件较好的麻醉科可以设立分管科研的副主任和（或）科研主管医师，建立自己的实验室，引进专门从事基础研究的工作人员。麻醉科可以考虑配备药物护士和研究护士，他（她）们除了为日常临床麻醉工作准备药物外，还可承担临床药理双盲研究中所必需的实验药物和安慰剂的准备工作，以及后继的随访和数据录入等工作。

2. 在有条件的麻醉科，可以考虑定期召开科研讨论会（research seminar）。科研讨论会由主管科研工作的老师负责，由主持科研项目的课题负责人或研究生轮流主持，讨论开题报告、预实验报告、课题中期小结和结题报告。对每一次报告，一定要留下充足的时间供大家讨论。讨论可以涉及实验的设计、实施、数据处理、图表的绘制、论文的书写和语言的表达。但讨论的重点应放在实验设计的科学性方面。因为科研讨论会的主要目的是提高全体科研人员的科研能力。科研讨论会的另一个目的是培养科研人员和研究生组织材料的能力、准备幻灯（现多为多媒体幻灯）的技能、语言表达的技巧和答辩的能力。

3. 为配合科研讨论会，还可以定期开展杂志俱乐部（journal club）活动。杂志俱乐部在发达国家的科研单位十分普及，它一般由全科的医师轮流主持，给全科的同事介绍数篇近期在本专业和相关专业学术期刊上发表的有创意的研究论文。本活动的主要目的是：①让更多的人了解本专业科研动态，使更多的人把握本专业的科研脉搏；②学习和了解科研思路及方法；③根据科研动态，讨论在本科室可以和如何开展科研工作。前面介绍的科研讨论会是介绍并讨论自己的科研做什么、怎么做、有什么结果和今后再做什么。而杂志俱乐部则是介绍并讨论别人的科研做什么、怎么做、有什么结果和今后自己能做什么。科研讨论会和杂志俱乐部的结合将有利于建立一个开放的能发挥集体智慧的科研系统，使研究工作做得更具有创新性，科学性和实用性。如果一个科室能长期坚持这两项活动，则其整体科研能力肯定会得到快速而持续的提高。

4. 科研工作需要投入大量的时间、人力、物力和财力。而任何个人拥有的时间、智力、体力、精力和财力都是有限的。虽然一个优秀的科研工作者应具有广泛的兴趣和敏锐的洞察力，但在做具体的科研工作时，在一个相当长的时间里，甚至是终身的研究生涯中应该有一个明确的研究方向。在此方向上持之以恒地努力是保证研究工作取得成绩的基本条件。一个科研工作者所做的研究工作如果“过于广泛”，同时在不同的方向进行研究工作，或在较短的时间内不停地改变研究方向，往往难成大业。所谓“没有方向的小鸟是永远也飞不远的”和“有所不为才能有所为”说的就是这个道理。现在部分青年科研工作者有忽视这一点的趋向，应引起我们的高度重视。

二、麻醉学科研的主要内容

1. 更多更好地开展大样本随机双盲对照临床试验　较大的麻醉科有条件时应联合开展多中心临床研究，甚至是多个国家参与的临床研究。

2. 积极开展具有创新性和实用性的科研　新产品和新药品的研究应尽快实现产业化。

3. 将临床科研和基础研究更加密切地结合起来。

4. 抓住世界科技进步的苗头，开展前沿工作　如越来越多的研究表明纳米技术将被广泛应用在生物医学领域，这必将导致临床麻醉设备和药品的进步，我们在这方面应做好准备。

5. 积极向国内外英文期刊投稿　虽然近年来我国越来越多的麻醉科医师以英文发表论文，但与许多非英语国家或地区（如日本和中国的台湾省）相比尚有较大差距。与国内多数其他学科相比，麻醉学科在这方面也是相对落后的。实际上，麻醉科医师在国内完成的很多研究工作是有较高水平的，完全可以，也应该到国际杂志上去发表，向世界介绍我国麻醉科医师在中国完成的研究工作，积极参与国际科技竞争。待有条件时，也可以考虑由我国的麻醉学家自己主办英文杂志。

三、麻醉学科研的资源

争取各种资源，是开展科学研究的保证。

目前国内获得相关资源的渠道有：

1. 积极申请每年都面向全国招标的国家自然科学基金和国家科技部的各种基金。

2. 原卫生部（国家卫生和计划生育委员会）部属医院的工作人员可以申请2年一度的原卫生部重点项目基金。国家教育部所属学校可申请国家教委的科研基金。

3. 各医院可以向医院所在的省、地、市、教委、科委和卫生厅（局）申请相应的科研基金。

4. 麻醉科的领导可以在保证临床工作所需基本设备的前提下，在适当的时机考虑申请购买一些临床科研设备。如：脑电图、肌松监测仪、心排血量测定仪、血气分析仪等。条件较好、规模较大的麻醉科根据自己科室的业务特点，也可以考虑购买大型的临床和临床科研兼用的设备，如超声心动图仪和食管超声、数字化C形臂X线机等。

5. 麻醉科与医学相关企业和商业单位联合，利用他们提供的资源，在保证患者安全性和研究科学性的前提下，开展对双方、对患者和我国医疗事业发展均有利的科学研究。由于我国医疗设备、耗材和药品工业相对落后，医务工作人员更应该积极开展与医疗产品工业合作的新技术和新药品的研究，支持民族工业的发展。没有医疗设备、耗材和药品工业的发展和他们对临床学科学术上的积极支持，我国医学(包括麻醉学)的学术水平要想跻身于世界先进行列只能是空洞的口号。同样，没有高水平的医师和临床科室的积极支持和参与，我国医疗产品工业也不可能得到迅速而健康的发展。

6. 可能争取到的可用于科学研究的各种慈善经费。

第 2 节　科研的思维和步骤

传统的观点认为科学研究的最终目的是从一般的现象中寻找或证实尚未被认识的具有共性的规律。现在越来越重视科研的实用性，强调研究成果的转化或新产品(药品)的研究和开发。无论目的如何，科学研究中要遵循的原则都是科学性、创新性、真实性和可行性。与其他学科的科研工作相同，无论是临床麻醉学还是基础麻醉学研究，一般都要经历选题、复习文献(综述)、研究设计及预实验、研究实施、数据统计和撰写论文等 6 个步骤。

一、选　　题

科研选题一般有以下几个来源：①临床或实验室工作中遇到的特殊情况或现象，如某种药物产生的特殊作用；②公认存在的但又未经证实的规律，如全身麻醉药的作用机制；③研究和开发新药物和新技术或拓展药物和技术的应用范围；④跟随前人或其他学者的研究方向继续研究某一专题。从这些来源可以看出，选题中最重要的是创新性。重复证明已确立的规律，既浪费人力物力，又没有实际意义。因此，从选题的角度来讲，科研人员不仅需要具备本专业的基础知识和基本技能，还要掌握研究领域中的最新动向。

二、复 习 文 献

虽然选题是建立在平日广泛阅读相关研究领域文献和参加学术交流的基础之上，但在选定研究题目或方向后，还应更广泛细致地收集并仔细复习相关文献。这是保证避免重复劳动、维持课题创新性、有序完成课题的重要步骤。文献复习的目的有：①查新、检查以往是否有相同的研究，结果是否为结论性的，若已有结论性的结果，则无必要重复研究，从而避免盲目实施课题；②检查相关研究的内容，是否有经典的研究方法、实验手段、实验模型。若有，应尽量在实验设计时采用；③再次复习研究领域中的动向；④既往相关研究的缺点和不当之处，如何在自己的研究中避免类似的错误。复习文献之后，最好写出综述。这样，不仅能够对该专题的认识条理化、层次化，还能为其他进行该方面研究的人员提供信息。文献检索常用的方法有手工和联机检索两种，目前主要以联机检索为主。www. ncbi. nih. nlm. gov/pubmed 是目前获取国外医学文献公认的权威网站。中国医药科技文献目录是手工检索国内文献常用的工具，万方数据库和维普数据库等则是联机检索的常用网站。对文献的阅读和引用应该持科学的批评态度，不应盲目采用。

三、研究设计和预实验

研究设计和预实验是整个课题实施过程中最重要的环节，是保证实验科学性的关键。实验设计应遵循统计学的基本原理，包括随机、对照和足够的样本量。有条件时应尽量采用盲法(见第 3 节)。在实验设计中应考虑到各单位的具体条件和经费情况，写出详细的实验设计方案和具体的经费预算，这对保证课题的顺利完成也十分重要。对每一个实验尽量先行小规模的预实验，为正式实验做好人员、实验方法、实验材料和实验步骤的准备，将正式实验中出现不利情况的可能性降至最低程度。当实验设计和预实验完成后应在一定范围内进行开题和预实验报告，内容包括研究背景、研究目的、技术线路、统计学方法、预期结果(或预实验结果)和研究意义。应与专家和同事讨论正式试验的设计，使其尽量完善。

四、研究的实施

研究实施的原则是按设计步骤进行研究并保证实验的真实性和结果的客观性。对于一些大规模的实验，需要进行中期汇报和讨论，一方面检查实验进程，一方面修正实验设计。

五、数据处理和论文撰写

实验完成后按既定的统计学方法处理数据，并完整保存原始数据。科学研究中极其认真地分析自己所获结果非常重要，也是写好有价值论文的基础。现在年轻研究者中普遍存在的问题之一就是对自己辛辛苦苦获得的实验数据处理太草率，未花足够的时间去分析原始数据内隐藏的有价值的规律，也未曾去认真分析参数间的逻辑关系。其结果可能使一个做得非常好的实验没能得出最有意义的可信结论。

论文撰写时要注意交待清楚研究背景和目的、研究的材料与方法、结果和讨论。对研究方法要有详细、准确的描述，以便读者能清楚地了解实验的全过程，而且可以依此重复本试验。讨论是论文的精华所在。讨论的内容可以包括与相关实验结果（可以是同一研究小组的，也可以是其他人的研究）的比较。科技论文讨论的重点为：①以本试验的结果为论据，通过逻辑论证，得出可靠结论的过程。虽然在进行逻辑论证的过程中可以援引他人的结果作为辅助论据，但讨论中应充分挖掘自己的实验结果（即自己的数据），找出数据间和参数间的规律和关系，从而引出本文的精髓——结论。结论则应该是完全从本实验的结果直接经逻辑推理而获得，非常客观，而且经得起读者推敲的论断。②说明自己的研究及其发现的创新所在。③说明研究工作的创新和结论的科学意义和（或）使用价值。论文的讨论切忌成为文献综述，更不能想当然而行盲目推测，得出与本研究的结果（数据）没有逻辑关系的结论。论文完成后应请所有的署名作者提出修改意见，投稿前和定稿付印前应征得所有署名作者的同意，论文发表后也应该通报所有的署名作者并呈报已发表的论文，以示谢意。

第3节　科研设计和统计学处理

医学统计学是应用概率论和数理统计的基本原理和方法，结合医学实际，研究资料和信息的搜集、整理与分析的一门学科。科研中的各项研究结果，除研究中规定的试验因素外，还受到多种其他因素的影响。因此，研究前应进行周密合理的实验设计，使用各种方法排除无关因素的干扰，才能得出较可靠的结论。由于实验设计中所遵循的各项原则的基础是统计学原理。因此，掌握统计学的知识对于科研人员是非常必要的。系统和具体的统计学知识和方法已有专门的教科书和专著详细论述。本节仅对麻醉学科研中常用的统计学原则作一概述。

一、随机化原则

随机化是控制误差和偏倚的重要原则。许多非实验因素在设计时研究者并不完全知道，随机误差不可避免。要做到真正随机就必须贯彻随机化原则，即总体中的每一个观察单位都有同等的机会被选入到样本中来，并有同等的机会被分配到不同的试验组去。正规实验均要求使用随机数字表或随机排列表进行随机分配。

二、设 立 对 照

设立对照是控制实验中其他非实验影响因素和偏差不可缺少的重要手段。设立对照的正确方法是把研究对象随机分配到对照组和实验组进行比较，并要求它们之间具有可比性。即所比较的各组间除处理因素不同以外，其他的因素应尽可能地相同。常用的对照包括：①空白对照，对照组中不加任何处理因素；②实验对照，对照组不加处理因素，但施予处理因素相关的实验措施；③标准对照，用已确立的标准条件作对照；④自身对照，对照和实验措施在同一实验对象上进行。

三、足够的样本含量

足够的样本含量可以保证实验的可重复性。正确估算样本量是实验设计的一个重要问题。在估计样本量时，应当注意避免两种倾向：片面追求增大研究例数，结果导致人力、物力和时间上的浪费；忽视应当保证足够的样本量的重要性，样本量太小导致总体中本来存在的差异未能被检验出来，实验结果失去真实性。样本量不足是目前医学研究中普遍存

在的问题,应引起高度重视并力求在实验设计中避免。实验前确定样本量可按以下步骤进行:

1. 建立检验假设(无效假设)　即两样本间无显著性差异。

2. 制定检验水平　容许Ⅰ型的概率水平,即当拒绝无效假设时,客观上检验假设却是正确的。通常规定为 $\alpha = 0.05$。规定的 α 值越小,所需的样本量越大。

3. 制定期望的检验效能($power = 1 - \beta$)　检验效能由Ⅱ型错误 β 的概率大小所决定。通常规定 $\beta = 0.20$,此时 $power = 1 - 0.20 = 0.80$。实验设计时,power 不宜低于 0.75,否则易出现非真实的阴性结果。

4. 寻找总体和样本间差异的资料　比较两样本间差异时,应知道样本间差异的信息。通常的来源是:①公认的有意义的差值;②文献资料中报告的差值;③预实验得到的信息。当这些资料缺乏时,也有学者主张用 0.25 倍或 0.5 倍的标准差估计样本均数间的差值。

当具备了上述 4 方面条件后,可参阅统计学教科书,依据样本量公式计算研究所需的最小样本量。

四、均 衡 原 则

使各处理组非实验因素的条件基本一致,以消除其影响称为均衡。例如,要求实验设计时各组实验对象的病情、年龄、性别分布等条件基本一致,以免偏倚的干扰。

五、盲　　法

盲法是实验中,尤其是临床研究中防止出现各种偏倚的重要措施。研究课题的主持人采取措施使参与研究的人员和研究对象均不知道实验过程中谁接受了实验措施或对照措施,称为双盲法。仅让实验对象不知情时为单盲法。在临床实验中,有条件时应尽量采用盲法。使用盲法时,统计学处理完成后再揭开密码。

六、常用实验设计中的统计学处理方法

科学研究中常根据不同的研究目的应用各种设计,如比较各分组间的差异、寻找两种变量间的关系、确定影响某一变量的因素等。这里应该强调的是,重统计轻设计、认为统计处理万能的观点是错误的。对每一项研究,设计实验时就应该确定好统计学方法,在数据收集完毕后,按设计的方案进行正确的统计学处理。虽然统计学方法多种多样,并且近年来有很多新的发展,但是对于大多数的设计方案,均有特定有效的统计学方法。掌握统计学方法的正确选择,对得出正确的研究结果和结论十分重要。目前已有各种医学统计学专著供大家阅读学习,本部分仅简要介绍现代麻醉学临床和实验室研究中常用实验设计方案的统计学方法。

(一) 两组计量资料间样本均数的比较

两组计量资料的样本均数间是否存在显著性差异,如单一实验组和对照组间的比较,特别是完全随机设计的两样本均数间的比较,由 t 检验完成。若实验设计时采用配对的方法,在统计学处理时就应该采取配对 t 检验。不同时点的自身对照实验也应采用配对 t 检验,可避免同组内个体间的差异。

(二) 两个或两个以上计数资料样本率(或构成比)差别的比较

两个或两个以上计数资料样本率(或构成比)差别的比较,采用卡方(χ^2)检验。对于两组分两类(2×2)的计数资料,使用四格表卡方检验。对多于 2×2 分组的计数资料,使用列联表的卡方检验。对于列联表卡方检验,有下列注意事项:①列联表中不宜有 1/5 以上的理论频数小于 5,或有一个理论频数小于 1。若发生这种情况,应增大样本量;②当多个样本率或构成比间的卡方检验提示存在显著性差异时,只说明总体率之间有差异,而不能说明两两间全部有差异。为进一步说明每两组间的差异,还需进行列联表的分割检验。

(三) 多组计量资料均数间的检验

多组计量资料均数间的检验,采用方差分析。完全随机分组的样本均数检验,使用单因素方差分析。自身对照的多组检验,采用无重复的两因素方差分析。对于析因设计,应采用有重复的两因素方差分析。方差分析的种类较多,依研究目的和实验设计的不同而不同。在选择时一定要在研究设计时就确定好统计分析的类型,否则数据收集完成后,再发现设计缺陷,无法按既定的统计方法处理,造成浪费。这里仅举例说明析因设计中使用有重复的两因素方差分析。如 A 药和 B 药均有致心率加快的作用,为比较 A 药和 B 药作用的强弱,可在设计时分 4

组:单用A药、单用B药、联合应用A药和B药、既不用A也不用B(空白对照)。记录数据时采用表中的格式。经有重复两因素方差分析可得出:A药与空白对照间的差异、B药与空白对照间的差异、A药B药间是否有交互作用(表7-1)。

表7-1

B药	A药	
	用	不用
用		
不用		

(四)两变量相互关系的分析

因变量随自变量的变化而变化,反映两变量间关系最简单的检验是直线相关分析,应用最为广泛。但是,实际使用时很多人往往在没有观察散点图之前就盲目进行直线相关分析。这时,虽然直线相关系数可能有统计学意义,但得出的结果不一定代表真实情况。在进行两变量间关系的分析时,应先观察散点图,确定是直线关系时,再完成相关分析。若发现两变量是指数或对数关系,应进行必要的数据转换后,再进行直线相关检验。直线回归分析得到的信息多于直线相关,可得出回归检验显著性、直线的斜率和截距等,便于由自变量推测因变量。如麻醉学中使用较多的测定药物的半数有效量(ED_{50})实际上就是经数据转换后进行直线回归。以药物剂量为自变量,实验对象对药物反应的累积频数百分率为因变量时,散点图多表现为长尾的S形。将药物剂量进行对数转换后,散点图表现为对称的S形。再将累积频数百分率转换为概率单位后,散点图变成直线关系。进行直线回归后,计算出50%个体对药物有反应时的药物剂量,即为ED_{50}。

(五)预计值和实测值间的比较

科学研究的目的是由已知推测未知,由特殊推测一般。在具体的实验中,得出的规律性常需要进行预计值和实测值间的比较,以证实规律的正确性。最早进行该方面研究的方法是进行直线回归,当直线关系明确、所拟合直线的斜率趋向于1,截距趋向于0时,即认为预计值能够较好的代表实际情况。近年来,发展出的Bland-Altman检验方法,通过计算实测值和预计值的残差(或比值),用残差95%可信区间估计预计值的代表性。该方法不仅能配对实测值和预计值间的相关性,还能提供预计值的95%可信区间,为越来越多的研究所采用。

第4节　麻醉学实验室建设

多数麻醉学科学的基础研究主要在实验室完成,部分临床研究也包含一些需要实验室完成的内容。以往对实验室的认识常局限于完成实验研究这一方面,而对实验室科研人员及麻醉医师科研素质和能力的培养方面重视不够。而后者却正是维持实验室长期稳定并有科研产出的重要保证。因此,在有条件的麻醉科积极建立并完善与科室规模相适应的麻醉学实验室,对麻醉学科研和麻醉学人才的培养,以及推动我国麻醉学学科的发展均有重要意义。

一、麻醉学实验室的职能

理想的麻醉学实验室,其职能应包括:①完成基础麻醉学研究;②协助临床麻醉学研究;③为科研人员提供硬件和软件支持,包括场地、仪器、图书期刊、文献检索、对实验设计和实施提供帮助和指导等;④完成从事麻醉学工作医疗科研人员的继续教育中的科研训练部分;⑤为其他二级学科的研究工作提供相应的帮助和指导。

二、麻醉学实验室的人员配备

对于承担基础科研任务的实验室,应配备专门的实验室管理人员和实验员。实验室主任(可以是麻醉科主任或分管科研工作的副主任)的主要职责是制订全面的科研规划,明确实验室的主要研究方向。因此,他(她)应具备丰富的临床工作经验,或有长期临床工作的背景,同时也应具备高层次的科研素质,是学术方面的带头人。承担有科研项目的麻醉医师和麻醉学研究生等科研人员是实验室的流动人群。实验室管理人员的主要任务是具体安排这些人员在实验室从事科研活动、维持实验室的正常运转、协调实验室和其他科室的关系。实验员的工作则是为科研人员的研究提供具体的协助,包括硬件和软件两个方面。如仪器的维护和调试、管理实验室的图书文献资料、协助举行交流活动等。

三、实验室的药品和仪器使用维护制度

1. 实验室的仪器统一由实验员负责管理，包括日常维护、维修和消耗品的报领。实验员必须建立每一种仪器的使用档案，包括说明书（及复印件）、使用常规、注意事项和使用登记。

2. 研究人员长期使用一种仪器时，应定期向实验员报告仪器运转情况。当仪器出现异常情况时，研究人员应及时向实验员汇报，擅自处理后出现的一切情况由个人负责。

3. 研究人员需借阅有关仪器的使用档案时应打借条，用后及时归还。

4. 研究人员研究结束时，应与实验员共同检验仪器运转情况。

5. 研究人员所用实验药品应自行保管，与实验员协商后确定药品存放位置。

四、科 研 程 序

在实验室工作的研究人员，包括研究生、研究学者和在实验室进行科研的临床医师，一般应遵守以下科研程序。

1. 向实验室主任提交申请，通过初审。实验涉及患者安全性时其方案必需经医院有关部门和科室审批通过。

2. 向实验室主任报到，并签署协议书。为规范所有使用实验室人员的科研活动，使用者在使用实验室之前应和实验室主任就双方的义务、责任、经费的安排和论文署名及单位，以及科研成果的分享等事项签订协议书。

3. 提交研究课题计划书，并完成预实验。正式实验开始前需进行开题和预实验报告。

4. 所有实验中必须用专门的记录本详细记录原始实验数据，并妥善保存原始实验数据和其他实验资料。

5. 在实验中至少进行一次中期汇报。

6. 实验结束后，尽快完成论文撰写，并在科内进行结题汇报。

7. 课题结束后将科研档案资料按要求的各项内容在医院和实验室归档。

8. 论文外投前需在研究室主任或主管科研的医师处填写论文登记表。

第 5 节　麻醉学科学研究的基本内容和研究方法

麻醉学科学研究基本上包括麻醉学基础研究（fundamental research）、麻醉学临床研究（clinical research，或者称应用研究，applied research）和结合这两者的麻醉学转化研究（translational research）。虽然上述三种研究都有着自己的研究特点和特殊的研究方法，但三者应该是密切结合的有机整体。

一、麻醉学基础研究

麻醉学基础研究探究与麻醉相关的基本规律、原理和知识，研究内容包括麻醉药理研究、麻醉药物作用机制研究（包括麻醉药物对神经系统、呼吸系统和心血管系统以及内分泌和免疫系统的调节作用机制）和急慢性疼痛相关的基础研究等。这些研究一般应用性不是非常直观、明确，研究结果一般以论文和专著等形式发表。目前基本的研究方法从整体、组织器官到细胞分子水平有如下方法：

1. 整体上的方法主要有各种动物行为学的方法　比如评估动物意识、认知、学习和记忆的动物失去翻转反射（loss of righting reflex，LORR）实验，MORRIS 水迷宫、Y 迷宫；评估动物精神状况的 open field 实验、悬尾（tail suspension）实验、强迫游泳（forced swimming）实验；以及评估疼痛行为的动物甩尾实验等。另外转基因动物也大量应用到麻醉基础研究中。

2. 在组织器官水平　研究方法包括各种动物模型，比如心肺脑肝脏等各种器官的缺血缺氧动物模型，以及在组织水平进行的各种研究，包括在脑组织和外周神经进行的各种电生理测量和利用平滑肌进行的张力测定等。

3. 在细胞分子水平　研究方法包括细胞培养，DNA、核苷酸和蛋白质的定量和定性测定，比如 RNA 提取和测定、PCR、荧光定量 PCR、免疫组织化

学、蛋白质提取和定量测定、蛋白质组学以及膜片钳电生理实验和利用计算机进行与麻醉相关的生物信息学研究等。

另外,应注意麻醉基础研究中的安全性和伦理问题。现在有很多新的研究技术被应用到与麻醉相关的基础、应用基础研究中。这些新技术的应用使我们不得不更加重视麻醉科研中的安全性和伦理道德问题。比如,基础研究中的动物使用安全性和伦理问题;一些病毒载体、干细胞技术和其他基因干扰技术目前也大量应用于麻醉疼痛相关的基础研究中,这些研究都涉及比较重要的安全性和伦理问题。目前很多杂志的投稿在安全性和伦理问题方面都有比较严格的要求,国内大多数的大学医院和科研院所也都制定了比较规范的实验安全性规则和伦理规范,需要提醒科研工作者遵守执行。

二、麻醉学临床研究

麻醉学临床研究一般以正常人或患者为研究对象,或者研究内容直接与临床麻醉相关。可以是总结临床工作中的现象和规律,从而指导今后的临床工作,比如术后认知障碍的大样本临床研究;也可以是探讨临床工作中所遇到的问题,寻求解决方法,包括麻醉药物使用、器械的使用和麻醉新技术的研究。临床研究中关于人的研究因为不容易控制研究的条件,很多需要大样本、多中心的研究。另外临床研究中很多研究不仅涉及自然科学知识,而且涉及社会科学知识。一般临床研究的目的性比较明确,定向性比较明显。研究结果一般以论文、报告等形式发表。目前比较基本的临床研究方法有:

1. 麻醉临床调查研究和资料分析一般是总结不同麻醉药物、不同麻醉方法、不同麻醉技术对麻醉质量和手术患者围手术期及术后并发症等结果的影响,探究更优良的麻醉方法以指导临床麻醉。

2. 麻醉临床实验观察研究(clinical trial) 一般是采用平行设计(parallel design)或交叉设计(crossover design),应用随机分组、盲性和对照等方法,以人为研究对象,对比观察一种或几种麻醉临床药物或其他干预方法所产生效应的前瞻性临床研究。下面的第7节将重点阐述新药的临床前和临床研究。

三、转化医学研究

上世纪末,发达国家在医学领域研究投入了大量经费后,发明了大量的新技术,积累了大量的新知识,发表了大量的高水平论文,但这些国家人群的健康状况却没有得到显著的改善。例如,20世纪最后40年,美国NIH在肿瘤研究的总投入科研经费超过2000亿美元,受这些科研经费的支持发表了150万篇论文,但最常见的一些癌症5年生存率却没有明显的提高。显然,在基础研究和临床医学中存在着一道道高大的“篱笆”(fences)。由于人类的生命活动是地球上最复杂的物质运动形式,且还与人类的社会行为和精神活动密切相关。所以分子、亚细胞、细胞和组织水平的研究,以及动物整体的研究结果往往不能客观地反映在人体内的过程。鉴于医学是研究人和人类疾病的科学,美国NIH院长Zerhouni于2003年提出转化医学研究(translational research)的概念:医学研究应该更多地以人的整体为研究对象,以患者的需求为导向(paitent driven research),从临床中发现和提出问题,由基础研究人员进行深入研究,再将其科研成果快速转向临床应用,以提高医疗总体水平。也就是from bedside to bench, back to bedside with better outcome(4B)。如果说医学研究应该以患者的需求为导向,研究者首先就必须认识到患者到医院求医的基本需求就是希望临床医师能对其疾病进行正确迅速的诊断和治疗,以达到延长其寿命和提高其生存质量之目的。当然,在获得同样或更好的诊治效果时,患者希望医疗费用更低和医疗服务更满意。基于患者的上述需求,医学研究的终极目标(终点,end point)就应该是能延长患者寿命,能提高患者生存质量,能节约医疗资源,能提高患者满意度。也就是:save more life, save higher quanlity of life, save more medical resources, save higher satisfaction(4S)。显然,要能实现这4个终极目标,任何医学研究仅仅满足于或终止于发表高影响因子的科研论文是远远不够的。要在新的临床行医(New practice)中实现这4个终极目标,在医学研究过程中必须能创造出能用于临床的新的产品、新的诊治方法、新的指南、或发现新的临床证据。也就是:New product, New procedure, New protocol, New proof of clinical concept(4P)。所以,我们现在提倡的转化医学研究可以表述为:4B+4P=4S。

第6节　麻醉学中的药理学研究

由于麻醉过程中要使用多种药物，所以目前麻醉学科研有很大一部分是有关药物的研究。因此，麻醉医师和从事麻醉学研究的人员很有必要熟悉药理学研究，特别是临床药理研究的基本原则。

一、药效学研究

（一）量效关系

任何一种药物都有一个主要药效，如地西泮主要药效为镇静，芬太尼为镇痛。通过药效学研究，明确药物的作用强度和特点。在一定范围内药物的药理作用随着剂量或浓度的增加而增加，二者间的规律性变化称为量效关系。当以纵坐标表示累积效应百分比，横坐标表示药物剂量时，量效曲线多呈长尾S形。当横坐标改为对数剂量时，呈对称S形。若同时将纵坐标以概率单位表示，则近似于直线。一般来说，较安全的药物，其量效曲线较平坦（斜率较小）。毒性较大的药物，曲线较陡峭（斜率较大）。由量效曲线可求出某一药物的效价和效能。效价和效能是两个不同的概念，不能混淆。效价指达到相同药物作用强度时所需要的药物剂量。一般用于比较不同药物间的作用强度。常用的效价有半数有效量（ED_{50}）、95%有效量（ED_{95}）、最小诱导剂量（MID）等。而效能则是指使用剂量不受限制时药物所能引起的最大效应。药物的安全度常用治疗指数（TI）表示，为半数致死量（LD_{50}）与ED_{50}间的比值：$TI=LD_{50}/ED_{50}$。TI越大，药物的安全度越高。近年来，也常用可靠安全系数（CSF）表示药物的安全性，为LD_1与ED_{99}的比值。该比值大于1，药物的安全性较大。

（二）药效学研究须注意的问题

药效学研究可以是动物实验，也可是人体实验。研究中最为重要的是判断治疗作用的指标、剂量的选择和对照的确立。

1. 判断指标　首先是判断指标的灵敏度问题。灵敏度过高，不该判定为阳性的也被判定为阳性，造成假阳性结果过多；反之，灵敏度过低造成假阴性过多。两种情况都会明显影响研究结果。因此，若没有公认的文献报道的判断指标，就应先做预实验，确立明确的判断指标，并验证方法的合理性和可行性。其次，应该明确判断指标是否会受到人为因素的干扰。尽量选择客观性指标和采用盲法能在一定程度上减少人为因素的干扰。

2. 剂量　研究量效关系时确定剂量十分重要，理论上应包括0%和100%显效剂量。但是在人体实验，应考虑到伦理学方面的问题。现在部分文献中采用的Logistic回归方法，并不严格要求做到100%显效剂量组。同时续贯法也可有效避免实验中超过常规剂量给药，但是无法求得ED_1、ED_{95}和ED_{99}等数据。因此，在实验开始前，研究者应广泛阅读文献，开展小规模预实验，选择合适的统计学方法，最终能确定正确的实验剂量。

3. 对照和随机　设立对照是生物学实验中最重要的手段之一。没有对照，很多实验结果都无法判断。现代实验科学的显著特点之一是有严密的对照设计，新的科学结论都必须在与严格的对照作比较后才能得出。由于会受到药物相互作用或残留药物作用的影响，药效学研究中常不便使用自身对照的方法。因此，就需要通过随机的方法避免不同实验对象组间的生物固有的变异性。随机并不等于随便分配。如小鼠实验，随便抓取实验动物分组，表面上看是“随机”。但是，最先抓到往往是行动比较迟缓，反应敏捷的往往到最后也抓不到，这本身就是一种误差。正确的方法是将动物编号后，按随机数字表随机分配动物至各组中。对于无法作到随机的实验，应采用配对或完全排列等实验设计方法，目的都是尽量避免系统误差。因此，从事药理学研究的人员应掌握好统计学和实验设计方面的理论知识，并在工作实践中不断提高使用水平。

（三）一般药理学研究

一般药理学研究是探讨药物重要药效以外的广泛药理作用，包括对中枢神经系统、心血管系统、呼吸系统、胃肠道、肝、肾、内分泌功能的影响，经常是研究药物的毒副作用。在进行一般药理学研究时，应明确给药剂量与实验结果的关系。在何种剂量产生何种药理学作用，具有什么样的实验或临床意义，都是影响实验结论的重要因素。在比较两种药物的毒副作用时，往往是在使用等效剂量的基础上进行。在确定等效剂量时，则往往是使两种药物的剂量都是其ED_{50}或ED_{95}的相同倍数（如吸入麻醉药的MAC数），或在实验中将两种药物的主要作用（如血压的降低)都维持在同一水平(如 MAP=60mmHg)。

二、药代动力学研究

药代动力学主要研究药物在体内的吸收、分布、代谢和排出过程。如果说,药效学是研究药物对机体的作用,而药代动力学则是研究机体对药物的作用。近年来,由于计算机的应用日益广泛,分析化学的不断发展,和药代动力学基本数据的不断积累,药代动力学研究有向数学模拟方向发展的趋势,即利用数学公式对药物动态规律进行科学分析。药代动力学研究是一个既有广度,又有深度的领域。有关药代动力学的基本概念和基本原理,有专门的章节进行叙述。本节仅对进行药代动力学研究时常用的分析仪器作一简单的介绍。

药代动力学研究,离不开灵敏的分析测定技术。药物的理化性质千差万别,分析药物浓度时应因药而异选择不同的测定仪器和测定方法。下面简要介绍几种主要的仪器和技术。

(一) 高效液相色谱仪

是研究静脉注射用药最常用的仪器,可配多种检测器。

1. 紫外检测器　适于检测有吸收紫外线特点的化学物质,有些没有紫外线吸收的药物可以通过化学衍生接上具有吸收紫外线的基团而被检测。因此,该检测器应用较广泛。

2. 荧光检测器　适用于具有荧光和可通过衍生接上荧光基团的药物。灵敏度高于紫外线检测器。但是易受到干扰,且氙灯价格昂贵。

3. 电化学检测器　具有氧化还原的药物都可被测定,但测定氧化性药物会受到流动相中溶解氧的干扰,因此一般多用于测定还原性药物,如儿茶酚类物。电化学检测的灵敏度一般比紫外线检测高2~3 个数量级。

4. 蒸发激光散射检测器　原理为色谱流出液经喷射进入高温蒸发室,激光照射难蒸发的药物微粒并测定其散射光。被测药物浓度越高,微粒越多,散射光越强。本法灵敏度较高。主要问题为缺乏选择性,色谱中可能出现多种杂峰干扰。

5. 发射检测器　发射检测器直接与色谱相连,可连续测定每个色谱峰的发射性,操作简便可靠。

(二) 气相色谱

主要优点是分辨度高,适用于多成分分析,分离条件的选择比液相色谱简单。但是不能应用于难于气化、而又不能衍生化的药物分析。虽然气相色谱的绝对灵敏度高于液相色谱,但其进样量小,使最终的相对灵敏度可能不如液相色谱。

1. 氮磷检测器　适用于多数含氮化合物,分子中氮原子越多灵敏度越高。主要问题是电极稳定性较差,使用一段时间后灵敏度明显下降。因此需要经常更换电极,价格比较高。

2. 电子捕获检测器　适用于含氟、氯的药物,灵敏度较高。电极易受污染,需要精心维护。

3. 氢火焰检测器　目前氟化挥发性麻醉药浓度测定中最常用的气相色谱检测器。灵敏度较高,色谱条件容易控制。只要按常规维护色谱仪,使用寿命较长。

(三) 气质联用机

气质联用机是指气相色谱仪和质谱仪联机使用,这是气相色谱性能的扩展,而质谱仪则可以看作是气相色谱仪的一个检测器。气质联用机检测化合物的范围与气相色谱仪基本相同,但性能大大提高,可同时进行定量和定性分析。气质联用机的价格较贵,单独一台质谱仪的价格相当于 2 台气相色谱仪。气质联用机的灵敏度很高,检测浓度的下限可达 pg 水平。检测专一性上也优于气相色谱,原因为除色谱峰外,质谱仪还可质谱碎片分析定性。气质联用机的另一个突出的优点是可以不经过预先纯化就可以对检测物进行初步鉴定。

(四) 放射性同位素分析技术

用放射性同位素标记药物进行检测的主要缺点是专一性差。为克服这一缺点,目前常用以下两种技术:

1. 放射受体检验技术　多种药物在体内有特定的受体,能与放射性配体竞争结合受体。在一定范围内,药物浓度越高,与受体结合的放射性配体量越少。因此,通过测定结合的放射性可以定量分析样品中的药物浓度。

2. 放射免疫测定技术　如能获得与药物相对应的抗体,就可利用免疫结合试验测定标本中的药物浓度。此技术多用于蛋白质多肽类药物的研究。主要问题是必须预先制备药物的特定抗体。

随着现代科学技术的迅猛发展,新的分析方法也不断涌现。因此,进行药代动力学研究的人员除应熟练掌握现有的实验技术外,还应该注意了解新技术的发展动向,不断开辟新方法的应用,才能使研究进一步有所发展。

第7节　新药的临床前和临床研究

随着中国加入WTO,药品知识产权保护问题更加受到重视。单纯仿制国外已有药物将越来越难。因此,必须加强力度开发我国自己的新药。即使从国外引进新药,根据国家药品监督管理局(SDA)规定,这些药物在正式投入医药市场前,也需要做相应的临床前和(或)临床研究。由于现代麻醉用药的种类和数量较多,麻醉医师或从事麻醉科研的人员了解有关新药开发的法规和知识十分必要。根据我国1999国家药品监督管理局年颁发的《新药审批办法》规定,新药系指我国未生产过的药品。已生产的药品,凡增加新的适应证、改变给药途径和改变剂型的亦属新药范围。

一、新药的分类

西药新药按药品管理要求分以下几类:

第一类:我国创制的原料药品及其制剂(包括天然药物中提取的及合成的新的有效单体及其制剂);国外未批准生产,仅有文献报道的原料药品及其制剂。

第二类:国外已批准生产,但未列入一国药典的原料药品及其制剂。

第三类:西药复方制剂,中西药复方制剂。

第四类:天然药物中已知有效单体用合成或半合成方法制取者;国外已批准生产,并已列入一国药典的原料药品及其制剂;改变剂型或改变给药途径的药品(但由其他途径改为静脉注射的药品归入第二类)。

第五类:增加适应证的药品。

二、新药的研究

新药需经过临床前和临床研究验证后才能在临床中常规使用。新药研究的内容,包括工艺路线、质量标准、临床前药理及临床研究。

1. 新药的临床前研究　系指新药的制剂和动物实验,包括①新药制剂的化学和质量检验;②新药的生物利用度;③动物药理;④动物药代动力学;⑤动物一般毒理;和⑥动物的特殊毒理。

2. 新药的临床研究　新药的临床研究,按照新药分类,分为临床试验和临床验证。临床试验一般分4期进行,临床验证可不分期。第一、二、三类新药进行临床试验,第四、五类新药进行临床验证。每一种新药的临床研究医院不得少于3个。

(1) 一期临床试验:目的为确立人体对新药的耐受程度,制剂安全性,有效给药方案,了解新药药代动力学特点。一期临床试验原则在健康志愿者中进行。病例数可在10~30例之间。

(2) 二期临床试验:目的是通过盲法随机对照多中心临床试验对新药的有效性和安全性作出初步评价,推荐临床给药剂量和方案。二期临床试验在患者中进行,应仔细考察新药的适应证、疗效及不良反应;与标准常规治疗相比,新药的优缺点;研究新药在患者中的药代动力学、剂量或血药浓度与疗效和不良反应间的关系,确定最佳剂量和给药方案。二期临床的病例数一般应不少于100对(其主要病种不少于100例)。必须另设对照组,其病例数根据专业和统计学要求而定。避孕药应不少于1000例,每例观察时间不得少于12个月经周期。少见病种所需病例数可视情况而定。

(3) 三期临床试验:扩大的多中心临床试验。遵循随机对照的原则,在较大的范围内对新药的疗效、适应证、不良反应、药物间相互作用等进一步评价新药的有效性和安全性。病例数不应少于300对。

(4) 四期临床试验:为新药上市后监测,在广泛使用条件下考察疗效和不良反应,特别应注意罕见不良反应。可以为开放试验,病例数应大于2000例。

三、临床药理学研究中的伦理学问题

对于人体生物学研究,都必须遵守伦理学原则,临床药理学研究也不例外。提到伦理学问题,人们往往仅注意到受试者的知情同意。但是,人体生物医学研究的伦理学涉及问题很多,其中心是保护受试者(患者)。1964年在芬兰召开的第18届世界卫生大会上,通过了赫尔辛基宣言,并于1975年在日

本东京的第29届世界卫生大会上修订。该宣言界定了人体生物学实验中的伦理道德问题。人体生物医学研究的目的必须是为了促进诊断、治疗和预防措施和增进对疾病病原和病因的理解。当前的医学实践中多数诊治和预防措施包含着危险,这同样适用于生物医学研究。因此,人体生物医学研究必须遵守已普遍接受的科学原则,并应以充分进行过的实验室研究、动物实验和全面的科学文献知识为基础。人体实验应由科学上合格的人员进行,并应由具备临床经验的医师监督。人体生物医学实验前应对可能产生的危险进行全面仔细的评估。受试者保护自身完整的权利必须始终得到尊重,应采取一切措施保证不妨碍受试者的隐私,并减少实验时受试者生理、精神和人格的损害。实验前均应充分告知受试者研究的目的、方法、预期的利益和潜在的危险。受试者在试验前应被告知试验的目的、过程和危险,并自愿签署知情同意书。在研究过程中,受试者有权随时退出实验。一旦研究人员发现危险超过实验所能带来的潜在利益时,应该立即停止研究。

归纳起来,从伦理道德方面考虑,人体药理学研究应遵守以下六点原则:

1. 必须有一个科学的实验设计,以便选择合理的受试对象;确定终止实验的条件;根据已掌握的资料,力求提高安全性,降低危险性。

2. 研究的最后结果要对受试者(患者)有利。

3. 合格的研究人员。有能力处理潜在可能发生的危险。

4. 受试者必须完全自愿,并签署同意书。保证受试者有随时退出实验的权利。

5. 一般情况下,不选择不能表达自身意愿的人作为受试者。

6. 对于遭受到由于实验引起损害的受试者,应进行补偿,并负责进行有效的治疗。

第8节 麻醉学研究中常用实验动物

可用于麻醉学研究的动物种类很多,有关实验动物学的专著中都有较详细的叙述。本节仅就麻醉学研究中最常用的动物做简单的介绍。

一、大 鼠

大鼠寿命在2~3年之间,约90d进入成年期。成年大鼠体重在200~400g,总血量为体重的6%~8%。大鼠有尾静脉3条,背侧1条、腹侧2条,均可供静脉穿刺。大鼠实验常用有机玻璃筒完成,简便易行。一般体重在200~300g的大鼠,圆筒的内径为6cm左右,使之在内无法转身。头尾端均盖口径合适的橡胶塞,既可用于通气,也可用于穿过鼠尾。大鼠麻醉的判断标准有:前爪直立位消失、前爪翻正反射消失、夹尾无体动反应。

二、小 鼠

小鼠性情温和。寿命2~3年,约80天进入成年期。成年小鼠体重30~50g。总血量为体重的6%~7%。小鼠实验给药多为腹腔注射,但也可尾静脉穿刺注射给药。小鼠尾静脉解剖与大鼠相同。

三、家 兔

性情温顺,便于饲养。依种类不同,成年兔体重在1.5~8kg。寿命7~10年,8个月进入成年期。总血量约为体重的5%~8%。家兔耳缘静脉清晰、固定,易行静脉穿刺。按压静脉近心端,使静脉膨胀,常可穿刺成功。家兔声门较高,对成年家兔用小号直喉镜多可在明视下插入3.5F气管插管。现有国产小动物呼吸机,可经气管插管以30~50ml潮气量、25~30次/分钟呼吸频率行机械通气,同时实施吸入麻醉。

四、犬

犬的品种很多,体型悬殊。寿命约为15年。2岁进入成年期。总血量占体重的7%。在药代动力学研究中,犬的麻醉常选用硫喷妥钠,一次静脉注射25mg/kg维持麻醉45分钟。吸入麻醉药维持适当的麻醉深度。犬口腔明视气管插管较容易,麻醉后置于仰卧位,头后仰,颈部伸直。可使口腔与喉头气管成直线。将犬舌拉出,置入喉镜可见会厌。向上挑起,暴露声门,插入气管导管。

五、果　　蝇

果蝇具有与脊椎动物类似的神经递质、受体和离子通道；吸入麻醉药半数有效量和哺乳动物相关性好；遗传背景简单、清楚；培养经济、方便、繁殖迅速，便于大样本研究，是较好的研究吸入麻醉药作用机制的模型动物。我国麻醉学科研工作者和北京大学的生物学家从秦岭采集了野生黑腹果蝇，在每一代选出位于 1～5 百分位最敏感和 95～100 百分位最耐药的雌、雄果蝇分别作为亲本繁殖 40 余代，建立了能稳定遗传的、对七氟烷敏感和耐药的两种果蝇品系，分别命名为阜外-北大敏感 1 号（FB-S1）和阜外-北大耐药 1 号（FB-R1）。这些果蝇品系和其他实验室已有的果蝇品系均可以用于麻醉学的相关研究。近年来完成的果蝇基因组全序列测序和人类基因组测序，显示果蝇与人类基因有 61% 的同源性，且果蝇的基因数目为人类的 1/3，这些都表明果蝇是研究人类基本生命现象和药物作用机制的良好模型。

第 9 节　循证医学及其在现代麻醉学研究中的应用

20 世纪 90 年代初兴起的循证医学（evidence-based medicine，EBM）正强劲地推动着全球医学从经验医学模式向循证医学模式转变。在西方发达国家，循证医学已成为医院、会议、专题研讨主题，循证医学的概念正频繁地见诸于各类医学文献（包括麻醉学杂志）。我们希望本节对循证医学的介绍能引导更多的临床麻醉科医师学习循证医学，参与循证医学，作为研究者去提供证据，作为实践者去使用证据，作为教育者去推广证据。使我国麻醉学的发展跟上世界潮流，让循证医学在 21 世纪的中国临床麻醉实践中变为现实。

一、循证医学的基本概念

1992 年加拿大麦克玛斯特大学 David Sackett 教授及同事在长期的临床流行病学的基础上正式提出循证医学的概念。循证医学意为遵循证据的医学。David Sackett 教授在“怎样实践和讲授循证医学”中，再次定义循证医学为“慎重、准确和明智地应用当前所能获得的最好研究依据，同时结合临床医师个人专业技能和多年临床经验，考虑患者的价值和愿望，将三者完美地结合制定出患者的治疗措施”。其核心思想是：在临床实践中将个人经验与当前最佳科学依据结合起来进行医疗决策，其结果是医师和患者形成诊治联盟，患者获得最好的临床疗效和生存质量。

循证医学不是使用陈旧过时的证据。EBM 强调的是在证据、医师技能和患者价值三者结合的基础上，使用当前的最好证据。当今时代是“证据的时代”（evidence era），证据至少在三方面已发生变化，即证据的标准、证据的综合分析方法、证据在不同社会文化背景中的应用。随着医学科学的迅速发展，临床实践也日新月异地在不断进步，每天都有大量医学论著发表，新证据源源不断产生，或填补证据的空白，或迅速地更正、替代原有的旧证据。临床医师所面临的困难是如何从新证据的浩瀚海洋中有效的搜索和归纳自己需要使用的最好证据，一旦停止这种搜索和归纳，医师个人的知识就难以保持更新、原先拥有的证据就难免过时。

循证医学不是一门难以实践的医学。临床一线工作的临床医师早已开始不自觉地实践循证医学，利用难得的时间，有效和有选择地获取以患者为中心的临床研究证据。但要保持知识更新、随时掌握最好的证据似乎太勉为其难，实践中很难做到。国际 Cochrane 协作网的 Cochrane 图书馆资料库，正是为了解决这一实际问题而建立。Cochrane 图书馆是治疗研究证据的重要来源，是临床医学各专业防治方法的系统评价和临床对照试验的资料库。

二、为什么要开展循证医学

人们在研究中发现：①一些理论上有效的疗法，但实际上无效或弊大于利；一些疗法似乎无效，但实际上利大于弊；动物实验结果不能直接推广于人体；一些临床上行之有效的疗法却暂时无法从理论上解释清楚；临床疗效的判断，必须以临床试验来检验；一些有效的疗法长期得不到推广，而一些无效甚至有害的疗法却广泛使用，经常是高额医疗费用买来的却是没有证据证明有效的疗法，导致医疗费用上涨与医疗质量的不匹配。②许多多因素疾病的疗效判断需要依赖大样本的随机对照试验(randomized control test,RCT)。这需要消耗大量人力、财力和时间,多数单位没有条件实施。联合多个小样本RCT进行高质量的系统评价/Meta分析,其结果类似于大规模多中心的RCT,因而已被广泛接受,成为临床疗效评价的金标准。③医学信息爆炸,必须借助计算机和互联网,尽量检索经二次加工的资料,否则短时间内不可能查出有用的信息,找出最好的证据。

循证医学来自传统医学,但又有别于传统医学,二者的主要区别在于(表7-2):

表7-2 传统医学与循环医学的区别

	传统医学	循证医学
证据来源	强调动物实验、实验室研究、零散的临床研究和教科书	强调临床的人体试验结果
证据收集	限于时间和条件,不够系统全面	强调系统全面
证据评价	不重视	很强调
医疗模式	强调以疾病和医师为中心	强调以患者为中心
疗效判定	关注实验室指标的改变、仪器或影像学结果(中间指标)	强调患者的最终结局(终点指标)
治疗方法选择	注重基础研究/动物实验的推论和个人临床经验	强调当前能够得到的最好临床证据
临床决策	依据零散的研究报告,患者不参与选择	很强调考虑患者选择

三、实践循证医学的基本步骤

循证医疗实践分为五个步骤:①从临床实践中,发现需解决的临床问题,确定所涉及的研究对象,采用的措施和关心的临床结果。②检索相关的、现有的最好研究证据:对于临床问题,可以查寻教科书,医学期刊及其相关的电子出版物如Medline,Cochrane library等。③评价研究证据的真实性、临床重要性:临床医师应根据流行病学和循证医学评价文献的原则进行严格评价。不同研究类型的文献资料有不同的评价方法,如治疗性研究的文献,我们应看研究对象是否被随机分配,是否采用双盲法进行研究和测量结果,各组研究对象的基线情况是否可比,统计方法是否正确等。循证医学中的证据主要指临床人体研究的证据。治疗研究依据按质量和可靠程度大体可分为五级:一级:按照特定疾种的特定疗法收集所有质量可靠的随机对照试验后所作的系统评价或Meta-分析。二级:单个的样本量足够的随机对照试验结果。三级:设有对照组但未用随机方法分组的研究。四级:无对照的系列病例观察。五级:专家意见。循证医学最可靠的证据是随机对照试验及其系统评价结果。但循证医学也不仅限于随机对照试验和Meta-分析。循证医学的核心是追踪当前最好的外在证据以回答临床待解决的问题。某些治疗方案并不需要RCT(如某些治疗致死性疾病的成功治疗方案),或者说患者不可能有时间等待RCT的产生。所以必须结合实际,认真分析,选取当前最好证据。④应用研究证据并结合临床专业知识、患者的选择解决临床问题,指导医疗决策:由于主管的患者与临床试验中病例存在差异(如疾病严重程度,并存症及临床特征等差别),真实、可靠且具有临床价值的研究证据并不一定能直接应用于每一个医师主管的患者。医务人员必须结合临床专业知识、患者的具体情况、患者的选择进行综合考虑,作相应的调整。⑤评价实践后的效果,以利进一步提高医疗质量。

四、系统评价、Cochrane系统评价及Meta-分析

系统评价(systematic review):是一种临床研究方法,是全面收集相关的所有临床研究并逐个进行严格评价和分析,必要时进行定量合成的统计学处理,得出综合结论的过程。系统评价也称为综合分析(overview,systematic overview,pooling project等)。由于"系统"和"评价"是systematic review的重要特点,与一般的综述有着本质的不同,故中国循证医学/Cochrane中心将其翻译为"系统评价"。

Cochrane系统评价:指Cochrane协作网成员在Cochrane协作网统一工作手册指导下,在相应Cochrane评价组编辑部指导和帮助下所作的评价。因有严格的质量控制措施,故被认为其平均质量比普通系统评价更高。Cochrane协作网(The Cochrane Collaboration,CC)是一个国际性、非营利的民间学术

团体，旨在通过制作、保存、传播和更新系统评价，提高医疗保健干预措施的效率，帮助人们制定遵循证据的医疗决策。现有系统专业评价组 51 个，几乎覆盖临床医学的全部专业，Cochrane 麻醉系统评价组于 1999 年 5 月在第 7 届欧州麻醉年会上宣布成立，于 2000 年 8 月在 Cochrane 协作网正式注册。Cochrane 协作网的主要产品是“Cochrane 图书馆”，这一种以只读光盘（CD-ROM）和软盘形成发表的电子出版物（也可通过互联网提供资料：http://www.cochrane org），每年出版 4 期。目前 Cochrane 系统评价的结果正成为许多发达国家卫生决策的参考依据，影响着这些国家的医疗实践、医疗保险、医学教育、临床科研和新药开发。

Meta-分析：Meta-分析由 Beecher 于 1955 年最先提出，Glass1976 年首次命名。国内翻译为荟萃分析。Meta-分析是系统评价的一种，是一种研究过程。目前存在广义和狭义两种概念。广义的 Meta-分析指系统评价用定量合成的方法对资料进行统计学处理。狭义的 Meta-分析只是一种定量合成的统计处理方法。如果不加特殊说明，一般所说的 Meta-分析就是广义的 Meta-分析。

目前国外文献中以广义的概念应用更为普遍。“系统评价”常与“Meta-分析”交叉使用，意义相同。多认为 Meta-分析是系统评价的一种类型，但系统评价不一定都是 Meta-分析。

进行系统评价和 Meta-分析的目的是为临床实践和卫生决策提供尽可能减少偏倚和接近真实的科学证据。将所有单个的样本量不大的试验联合起来进行 Meta-分析就增大了样本含量，减少了各种偏倚和随机误差，增强检验效能，得出的结论就更为真实可靠。高质量的系统评价结果与高质量的大样本多中心临床试验一样已被循证医学专家列入质量最高的证据级别，并作为权威治疗指南的最重要的证据基础。此外，对以往的临床试验进行系统评价或 Meta-分析，可以发现某些问题已有结论，不必进行重复研究。目前发达国家在审批临床试验课题时，要求首先出示系统评价的结果。

进行系统评价和 Meta-分析的另一个理由是，目前人们处于信息爆炸时代，世界上每年有两百万篇以上有关生物医学的文章发表在两万多种杂志上。临床医师及卫生决策者正处于被大量难于驾驭的信息所湮没的状态，繁忙的工作使他们难以迅速找出所需要的证据。首先查询系统评价或 Meta-分析就可以得到一个可靠、简明的综合答案而省去大量的查询时间。

Meta-分析一般采取下列步骤：

1. 确定研究目的　即提出临床上迫切需要解决的问题。

2. 收集文献　方法必须正确、全面，不能遗漏对结果评价有重要影响的文章。检索方法有：①联机检索：如 Medline、Embase、及中文医学文献计算机检索数据库；②人工检索：包括有关专业杂志、综述后面的参考文献，有关会议上的论文，与该领域的主要研究者联系，获得该研究者对这个问题的研究结果；③药厂提供资料；④请国际国内临床试验资料数据库提供资料。

3. 纳入标准　列出所有的文献，删除不符合条件的文章，并说明删去的理由及对总的结果判断的影响。常用于确定纳入标准的因素有：试验设计方式、对照治疗的方法、感兴趣的结局。

4. 质量评定　评定文献质量的内容应包括：有否详细的介绍研究方法；有无陈述随机分组方法；是否用双盲法测定结果；统计方法是否正确；测定结果时有无偏倚；是否计算了样本量大小；对阳性结果是否计算了把握度。

5. 资料摘要　将每篇入选文献的主要内容如：患者特点、疾病严重程度、并发症、可能影响结果的诱因、治疗方法的可比性以及各种结果都摘要列出。

6. 资料的合并　①合并分析来自不同临床试验的结果。②合并的方法。现在一般采用 Meta-分析的软件进行：同质资料：采用“固定效应模式”合并。不同质资料：采用“随机效应模式”合并。（基本原理见吕嘉春，施侣元. Meta-analysis 及其在流行病学中的应用. 中华流行病学杂志，1994，15（6）：363-367）。

7. 敏感性分析　对不同的研究方法的临床试验进行分析，看是否影响结果。通过敏感性分析可确定什么样的研究设计对研究结果更敏感。

8. 结论　结论的内容主要包括：①说明根据所包括试验的综合分析结果是否能够作出某一疗法有效或无效的结论，是否可以在临床实践中推广。②如果现有资料尚不足以下结论，那么有什么趋势？提出是否应该进一步进行临床试验的建议。

并非所有的系统评价结论都是可靠的。同其他研究方法一样，方法学的正确与否严重影响结果甚至导致错误的结论。David Sackett 等建议，评价一个系统评价主要是看：①结果是否真实可靠，即是否为随机对照试验的系统评价？是否收集和纳入了所有相关的研究？是否对单个试验的质量进行了评估？各试验之间的同质性是否好？②结果是否有意义，即效果的幅度和效果的精确性怎样？根据对系统评价结果真实性和意义的评估可以判断其结论的可靠程度和应用价值。

五、循证医学在麻醉学中的应用

和其他医学二级学科一样，传统的临床麻醉学模式以经验和推理为基础。它评价药物或非药物治疗手段所用的指标是临床替代终点（clinical surrogate）或替代终点（surrogate end-point），如血压、血液动力学、血液生化指标等。随着麻醉学科的发展，各种麻醉药物的应用和麻醉新技术的出现，均需要在可靠的临床试验基础之上建立的循证麻醉。因此，大量的临床麻醉随机对照试验就成为必然。近年来国际上许多大规模多中心前瞻性双盲安慰剂对照的临床实验结果表明，不少治疗手段临床替代终点的影响与该手段对患者最后终点（outcome end-point）的影响不平行，并且一些对临床替代指标有明显治疗效果的药物，反而增加患者的死亡率，使患者的预后恶化。如Ⅰ类抗心律失常药物可能明显减少心肌梗死后左室功能不良患者的室性期前收缩，但却显著增加猝死和总死亡率。

循证医学要求对患者疾病的防治干预建立在有充分的科学证据基础之上，它不但评价药物或非药物手段对替代终点的作用，而且强调评价它们对预后终点（如总死亡率、生存率、并发症、成本-效益比等）的影响。我们在进行疼痛治疗、重症监测治疗和临床麻醉的研究中，应按循证医学的要求，不但选用中间指标，而且还应尽量使用临床相关的终点指标。

临床麻醉实践系统评价有下列来源：

（一）Cochrane 图书馆资料（http://www.cochrane.org/）

1. Cochrane 麻醉组已经完成的 Cochrane 综述如 NO 的吸入治疗成人或儿童的急性低氧性呼吸衰竭、成年人门诊手术的抗焦虑药的应用、氧饱和度仪围术术期使用等。

2. Cochrane 麻醉组已经有 Cochrane 综述方案如小儿包皮环切术后的骶麻镇痛、危重患者的谷氨酸钠应用、利多卡因应用于腰麻的神经并发症、罗库溴铵还是琥珀酰胆碱用于快速静脉诱导插管、术后恶心呕吐的药物预防、Setrons 控制术后恶心呕吐、气管切开的外科技术还是皮下技术、大腿近端骨折患者围手术期的最佳液体输注等。

（二）美国医师协会的临床实践指南（www.guideline.org）

美国麻醉医师学会（ASA）先已制订一批临床实践指南（很多指南都源自 Meta-分析）。如围手术期的急性疼痛的围手术期处理临床实践指南、血液成分治疗临床实践指南、癌性疼痛管理临床实践指南、慢性疼痛管理临床实践指南、困难气道的处理临床实践指南、产科麻醉临床实践指南、围手术期的经食管超声临床实践指南、术前禁食和神气用药降低误吸的危险性临床实践指南、肺动脉置管临床实践指南、非麻醉医师的镇静和镇痛药物应用临床实践指南。

附：麻醉临床实践的 Cochrane 系统评价实例（摘要）

题目：脉搏血氧仪用于围手术期监测

引文：Pedersen T, Dyrlund Pedersen B, Moller AM. Pulse oximetry for perioperative monitoring（Cochrane Review）。Cochrane 图书馆 2001 年第 2 期。牛津：Update Software。

背景：脉搏血氧仪可对缺氧进行早期诊断，纠正围手术期低氧血症，从而可能改善术后并发症甚至死亡的事件，因而改善患者的结局。但关于麻醉中和麻醉恢复期间用脉搏血氧仪监测发现围手术期低氧血症，术后心肺并发症以及认知功能障碍方面的随机临床试验，还仅仅只有几篇报道。

目的：通过研究围手术期使用脉搏血氧仪进行监测的效果，明确使用脉搏血氧可预防或改善哪些不良结果。

检索策略：机检 Cochrane 图书馆，美国国立医学图书馆（MEDLINE），欧洲生物医学文献数据库（EMBASE），同时检索各试验和综述所列出的参考文献。

选择标准：凡是在围手术期，包括在手术室和麻醉恢复室中，把患者随机分入使用脉搏血氧仪组和不使用脉搏血氧仪组对照试验都纳入研究。

资料收集和分析：收集有关在围手术期或者术后用脉搏血氧仪监测发现的任何严重并发症，术中或术后发生的死亡以及在恢复室或加强监护室（ICU）中的停留时间等所有资料。由于所研究的结果不同，没有把所有单个试验结局进行正规统计合成分析(Formal statistical synthesis)。

主要结果:共检索到 6 篇报道,有 4 个临床试验共 21 773 例患者的数据可用于分析。仅有 2 个试验特别提出使用脉搏血氧仪对改善疾病结局的作用不确定。这 2 个试验都指出在围手术期使用脉搏血氧仪对术后并发症的发生率无影响。2 个试验通过研究用脉搏血氧仪来监测低氧血症的发生,从而评价围手术期使用脉搏血氧仪监测的价值,但未报道这 2 个试验的结果。试验中发现,使用脉搏血氧仪的患者术中和术后在麻醉恢复室中低氧血症的发生率降低。在恢复室中,使用脉博血氧仪组低氧血症的发生率降低了 1.5 ~3 倍。在围手术期使用脉搏血氧仪对术后认知功能无影响,术后认知功能是通过 Wechsler 记忆量表和持续反应时间来测定的。其他研究表明脉搏血氧仪组术后并发症发生率为 10%,对照组为 9.4%。两组患者在心血管、呼吸、神经系统的并发症以及感染的发生率方面无差异,两组患者住院时间均数均为 5d,院内死亡数也相等。

评价者结论:研究表明,脉搏血氧仪监测可发现低氧血症和相关病症。然而,尚无证据表明脉搏血氧仪对麻醉结局有影响。尽管我们仔细而有条理地收集了来自较大群体的资料,但客观的研究结果和我们主观的想象结果还是不一致,对于在围手术期用脉搏血氧仪监测对于改善结局及其效果、效能,有待进一步探讨。

(陈向东　刘进)

参考文献

1. 郑斯聚. 如何写综述. 国外医学・麻醉与复苏分册,1988,9:1.
2. Eger EI. A template for writing a scientific paper. Anesth Analg,1990,70:91.
3. 倪宗瓒. 医学统计学. 北京:人民卫生出版社. 1990:29.
4. Hull CJ. Pharmacokinetics and pharmacodynamics. Br J Anaesth. 1979,51:579.
5. 胡同增. 实验外科学. 北京:人民卫生出版社. 1992.
6. Sackett DL,Richardson WS,Rosenberg WM,et al. Evidence-based medicine. How to practice and teach Evidence-based medicine. Edinburgh:Churchill Livingstone,1997.
7. Moller AM,Smith AF,Pedersen T. Evidence-based medicine and the cochrane collaboration in anaesthesia. Br J Anaesthesia,2000,84(5):655-658.
8. 李幼平. 循证医学与器官移植. 中华器官移植,2000,5:261.
9. Khtar M,Breithardt G,Camm AJ,et al. CAST and beyond:implication of the cardiac arrhythmia suppression trial. Circulation,1990,81:1123-1127.
10. Pedersen T,Dyrlund PB,Moller AM. Pulse oximetry for perioperative monitoring (Cochrane Review). Cochrane 图书馆 2001 年第 2 期. 牛津:Update Software.

第8章　麻醉中的伦理与法律问题

法律是一种公平的规则，是国家制定和认可的，由国家强制力保障实施的，以规定当事人权利和义务为内容的具有普遍约束力的社会规范。近年来，随着医药卫生体制、医疗保险制度和卫生法制的不断健全，就医者的法律意识不断提高。患者对医师提出了更多更新的要求，不仅希望医师掌握高超的医疗技术，尊重患者的生命价值，还希望医师尊重患者的人格、尊严、地位和自主权。而医疗机构的医务人员是否能熟悉和掌握相关卫生法律法规并贯彻落实，医院以及各科室是否能以系统的、完善的卫生法律法规管理制度来规范和约束医疗服务行为，是直接影响提高医疗服务质量的重要问题。

医疗行业是一个拥有高技术含量、关涉人身健康的职业，医疗风险无处不在。随着医疗实践活动的逐步规范以及与医疗活动相关法律法规的健全，要做到遵守规范与法规，必须加强对医务人员的法律法规培训，用法律来约束和规范自己的医疗行为，同时要持续改进服务，提高医疗服务质量，优化操作流程，走质量效益型可持续发展之路，才能有效避免纠纷发生。亟需建立一个高效率的卫生法律法规综合管理体制，使医院和科室的管理工作逐步步入规范化、法制化的管理轨道。

第1节　简释与医学相关的伦理和法律概念

一、法的渊源和作用

法的渊源是指由不同国家机关制定、认可和变动的，具有不同法的效力或地位的各种法的形式。我国法的渊源主要为以宪法为核心的各种制定法，包括宪法、法律、行政法规、地方性法规、规范性文件、法律和国际条约、国际惯例等，法律效力层次不一样。第一层次宪法，宪法是由我国最高权力机关——全国人民代表大会制定和修改的，具有最高的法律效力。第二层次法律，法律由于制定机关的不同可分为两大类：一类为基本法律，即由全国人大制定和修改的刑事、民事、国家机构和其他方面的规范性文件，如刑法、刑事诉讼法等；另一类为基本法律以外的其他法律，即由全国人大常委会制定和修改的规范性文件，如文物保护法、商标法等。法律的地位和效力仅次于宪法。第三层次法规，分为行政法规和地方性法规。行政法规是指国家最高行政机关即国务院所制定的规范性文件，其法律地位和效力仅次于宪法和法律。地方性法规是一定的地方国家权力机关，根据本行政区域的具体情况和实际需要，依法制定的在本行政区域内具有法的效力的规范性文件。我国的地方性法规，一般采用“条例”、“规则”、“规定”、“办法”等名称。第四层次特别行政区的法律。宪法规定，国家在必要时得设立特别行政区，在特别行政区内实行的制度按照具体情况由全国人民代表大会以法律规定。第五层次规章，规章是行政性法律规范文件分为部门规章和地方规章，分别由国务院各部门和省级政府等立法的法律文件。第六层次条例，条例为自治地方颁布的法律文件。第七层次制度，制度主要是企事业单位制定的适合自身管理需要的规定。

法的作用主要体现在两个方面：①规范作用，即指引、评价、教育、预测和强制作用；②社会作用，即包括社会经济、政治、思想文化生活三个领域和政治职能和社会职能两个方向。法对医院管理的作用体现在:对医院各项工作进行规范指引;保证医疗机构作为事业法人履行其执业范围内社会服务职能;有效规避各种现有的或潜在的风险。

二、医学与法学

医学与法学是两个不同范畴、不同属性的学科。医学是以保护和增进人类健康,预防和治疗疾病为研究内容的科学,具有广泛的社会性。法学由国家制定并以国家强制力保障实施的行为规范,具有强烈的阶级性和浓厚的政治色彩。从表面上看,医学与法似乎没有联系,而实际上两者相互影响,相互作用,并且相互交叉形成一个新的部门法即医学法。

医学的发展对法产生了较大的影响,医疗活动的普及引出了大量法律、法规的产生。人们在医学领域里形成一定的社会关系,这些社会关系就受到当时法律的调整。医学中的伦理和法律问题将对卫生保健的策略和医学技术的发展方向产生重要影响。

临床医学与法律基本关系有三大方面:①医患行政法律关系:通常由医患双方遵守医疗行政法律关系与否而产生;②医患民事法律关系:主要由医患双方间有无侵权及人身损害结果而产生;③医患刑事法律关系:围绕当事人是否构成犯罪及怎样处罚而进行。

医务人员在日常为患者提供医疗服务的过程中,应当遵循《宪法》中关于国家尊重和保障人权和进行医疗救助、医疗保障等的原则性规定;应当遵循《民法通则》中关于尊重和实现公民生命健康权、尊重公民隐私利益等以及《合同法》关于医疗服务合同等规定;应当遵循《执业医师法》关于执业医师的权利和义务的有关规定;应当遵循《医疗机构管理条例》关于医疗机构的权利和义务的有关规定;应当遵循其他有关医疗卫生服务及医疗机构和医院管理等规定。由医学法律规范调整人们在特定的医疗卫生活动领域中所形成的权利和义务的关系亦称为医学法律关系。例如,医师和患者之间的医患关系,因为有《执业医师法》的调整而成为医患法律关系。

三、医学伦理学与医学法学

伦理是有关道德的研究,医学伦理是伦理学的一个分支,处理医疗执业中的道德议题,在医学教育中起重要作用。医学伦理学是运用一般伦理学原则解决医疗卫生实践和医学发展过程中的医学道德问题和医学道德现象的学科;是运用伦理学的理论、方法研究医学领域中人与人、人与社会、人与自然关系等道德问题的一门学问。

医学伦理学来源于医疗工作中医患关系的特殊性质。患者求医时一般要依赖医务人员的专业知识和技能,并常常不能判断医疗的质量;患者常要把自己的一些隐私告诉医务人员,这意味着患者要信任医务人员。这就给医务人员带来一种特殊的道德义务:把患者的利益放在首位,采取相应的行动使自己值得和保持住患者的信任。所以,刻画医患关系基本性质的是信托模型:信托关系基于患者对医务人员的特殊信任,信任后者出于正义和良心会真诚地把前者利益放在首位。

医学法是由国家制定或认可,由国家强制力保证实施的,旨在调整人们在医学发展和保护人体健康的实践中形成的各种社会关系的法律规范总和。医学法学的调整对象是指由医学法调整的社会关系,即在国家卫生行政机关、医疗卫生组织因预防和治疗疾病,改善人们劳动、学习和生活环境及生活状况,保护和增进人体健康的活动过程中,产生的纵横交错,相互交织的多层次、多侧面的各种社会关系,涉及到医疗保健、卫生防疫、医药监督管理、医学科研等诸多方面。其特征是以保护人民健康为根本宗旨,具有综合性、科学性、技术性和社会共同性等特征。

医学法的基本原则包括维护公民身体健康的原则、预防为主的原则和有利于医学发展的原则。其主要作用:①依法管理医药卫生事业,促进我国卫生事业的发展;②保护公民健康,促进经济发展;③推动医学科学的进步和发展;④维护国家主权,促进国际卫生交流。

医学伦理与法律息息相关。大多数国家都有法律规定医师该如何处理在照顾病患和研究中的伦理问题。伦理与法律不同,伦理所要求的行为标准往往比法律的要求还高。法律会随国家不同有很大的差异;伦理是可以超越国界的。

医学伦理学和医学法学是两门交织在一起的学

科。医学法律制度的背后往往存在着医学伦理原则的指导。医学法律制度的缺失也不妨碍医学伦理原则主动发挥对问题的指导作用。在医学伦理领域有四大基本原则即自主原则、从善原则、无伤害原则和公正原则,这不仅成为医学伦理学观察医患关系、规范医疗行为的基准,而且成为具体医学法律制度构建的法理基础和指针。

四、医事法律和医学法律关系

医事法律是指医学法规,即规定医疗业务之法律规章及行政命令。不同的国家对此有不同的称谓:在德国和日本称为医疗事务法(medizinreeht);在美国有"法律医学"(legal medicine)、医学法学(medical law)等名称,所涉及的内容基本上都是与医疗执业相关的法律规范。从这些国家和地区的所建立的与医学、法律相关的法律部门的内容和体系来看,主要是医疗执业者对人体实施医疗行为的相关法律规则。

我国长期以来对该学科的概念存在认识上的混乱,有或把卫生法与医事法律等同。卫生法与医事法律是既有区别又有联系的两个概念。卫生法(health law)是指由国家制定或认可,并以国家强制力保障实施的,调整在保护人体生命健康活动中形成的各种社会关系的法律规范总和。医事法律体系的内容包括:医疗主体立法、医疗行为立法、医疗用品管理立法、医疗争议处理立法。医事法律与医事法学的区别在于,前者是一个法律部门,而后者是专门对医事法律这个特定的法律对象及规律展开研究的法律学科。医事法学除了包括医事法律的规则和规范之外,还有大量的理论和学说,对于医事法律的制定,医事法律的理解、贯彻、执行和运用,具有很好的指导和推进作用。

医事法律的主要特点是:①医事法律是综合性法律。由于医事法律所调整主要的法律关系——医患关系,这是一种平等主体之间的关系,因而医事法律兼具民事法律的性质和特征。实际上,有时很难区别医事法律到底是行政法律还是民事法律。另外,在刑法中也会涉及医事法律关系。这也是该法律部门定位困难的一个重要原因。正是从这个角度来看,医事法律涉及多个法律部门,调整多种法律关系,因而是一门综合性的法律。②医事法律是技术性法律。医事法律是法学与医学、卫生学、药物学等自然学科相结合的产物,其许多具体内容是依据基础医学、临床医学、预防医学和药物学、生物学的基本原理、研究成果而制定的。医学及其他相关学科的技术成果是医事法律的立法依据,也是医事法律的实施手段和依据。医疗工作是一项科学技术性很强的工作,当前科技的发展更使医学诊断和治疗过程日益复杂,这就要求将直接关系到公民健康的医疗方法、程序、操作规范、卫生标准等大量的技术规范法制化,把遵守技术法规确定为医疗机构及其医务人员的法定义务,以确保公民健康权的实现。因此,在众多医事法律文件中,都包含着大量的操作规程、技术常规和卫生标准。这些广泛用于医疗卫生工作中的规定,既具有科技性,又具有法律性,构成了医事法律的重要内容,这在绝大多数非医事法律规范性文件中是没有的。医事法律与医学等自然科学紧密联系、相互促进、互为依存的关系是与其他众多法律明显不同的。③医事法律是具有一定国际性的国内法。医事法律的根本任务是预防和消灭疾病,改善人们劳动和生活环境的卫生条件,保护人体健康。这是全人类根本利益、长远利益所在。虽然医事法律在本质上属于国内法,但疾病的流行并不受地域、国界和人群的限制,疾病防治的措施、方法和手段也不会因国家社会制度的不同而不能互相借鉴。在全球积极探索人人享有健康保障的今天,各国政府都重视医疗事务的立法工作,把一些具有共同性的医疗原则、诊疗标准、卫生要求等载入本国法律,并注意借鉴和吸收各国通行的医疗规则,使医事法律具有明显的国际性。

医学法律关系是指医学法律规范调整人们在特定的医疗卫生活动领域中所形成的权利和义务的关系。在这个特定领域中,有国家卫生行政机关、医疗卫生组织、企事业单位、个人及国际组织,它们之间或在它们内部因为预防和治疗疾病、改善人们劳动、学习和生活环境及卫生状况、保护和增进人们身心健康、获得健全后代而形成了各种社会关系,而那些被现有的医学法律规范调整的关系即为医学法律关系。例如,医师和患者之间的医患关系,因为有《执业医师法》的调整而成为医患法律关系,属于医学法律关系的一种,同样,还有许多其他的医学法律关系,如卫生行政部门和医疗机构、药品生产企业之间的监督与被监督的关系等。如果以内容为标准,医学法律关系可以分为医学民事法律关系、医学行政法律关系、医学刑事法律关系等。

医学法律关系是法律关系的下位概念,它除了具有一般法律关系的特征，还有自身的特点：①医学法律关系产生的前提是医学法律规范的存在。医学法律关系是由医学法所调整的社会关系，医学法律关系的存在，必须以相应的生效的医学法律规范的存在为前提。没有医学法律规范，就不可能存在医学法律关系。②医学法律关系形成的宗旨是保护人民的健康。医学法律关系是在卫生管理和医药卫生预防保健服务过程中基于保护人的健康这一根本宗旨而产生的法律关系，其他法律关系尽管也可能涉及卫生领域，但都不是以保护人民健康为直接目的，并始终全面的围绕人的健康问题，如民事法律关系中涉及到保护人们的健康条款，刑事法律关系中有惩罚损害人们健康的条款，但它们都不是直接以保护人们健康为目的，前者是为了调整各种平等主体之间的财产关系和人身关系，后者是为了制裁违法者，打击犯罪从而维护社会秩序而制定的。③医学法律关系是一种综合性法律关系，是纵横交错，内外交叉的有机整体。基于医学法律关系双方主体地位的平等与否，分为纵向和横向法律关系两大类。纵向医学法律关系中双方主体的法律地位是不平等的，存在着隶属关系，通常是管理与被管理、监督与被监督的关系。它既包括外部的卫生行政部门及卫生监督机构与其行政相对人之间结成的卫生行政法律关系，也包括企事业单位与其内部职工之间结成的卫生业务管理管理关系，以及卫生行政部门与同级政府之间、与同级卫生监督机构之间、上级卫生行政部门与下级卫生行政部门之间和各级卫生行政部门与其公务员之间各自结成的内部管理关系。在纵向医学法律关系中，双方主体享有的权利和承担的义务是不对等的。横向医学法律关系中双方主体的法律地位是平等的。它既包括典型的医疗机构及其医务人员与就医者之间结成的医患法律关系，也包括从事药品、食品、保健品等的生产经营企业和提供公共卫生服务的单位以其卫生服务质量和药品疗效与被服务者之间所结成的医学服务法律关系。在横向的医学法律关系中，双方主体享有的权利和承担的义务总是对等的。④医学法律关系的主体具有专业性的特征。医学法是专业性很强的一个部门法，是关于医药卫生管理和卫生服务的法律规范。因此，体现在医学法律关系主体方面的特征就是很强的专业性，即无论是在纵向的卫生行政管理法律关系中，还是在横向的医药卫生服务法律关系中，至少要有一方主体是国家卫生管理机关或卫生监督机构或从事医药卫生保健服务的单位或个人。这里需要注意的是虽然医学法律关系的主体具有专业性的特征，但并不是只要有卫生管理机关或卫生保健服务的单位或个人参加的法律关系都是医学法律关系，只有依照医学法进行医药卫生管理和医药卫生服务时所形成的社会关系才是医学法律关系。

第2节　临床麻醉面临的伦理和法律问题

一、医疗规范与相关法律

早在西周时代，《周礼》就有对医师进行年终考核以定其报酬的记载。以后历代的法典《唐律》《元典章刑部》《大明会典》等都有规范医师执业行为的法律条文。20世纪50年代开始后，卫生部陆续颁布了《医师暂行条例》、《中医师暂行条例》、《卫生技术人员职称及晋升条例(试行)》(1979年)、《医院工作人员职责》(1982年)，《医师、中医师个体开业暂行管理办法》(1988)，《外国医师来华短期行医管理办法》(1993年)等一系列规范性文件。随着法律法规制度的不断完善，《中华人民共和国执业医师法》(1999年)以及《医师资格考试暂行办法》，《医师执业注册暂行办法》，《关于医师执业注册中执业范围的暂行规定》等配套规章的出台，标志着我国的执业医师管理走上了法制化、规范化的轨道。

我国目前规制医师的、法律位阶较高的法律是《执业医师法》，该法于1999年5月1日起实施。与其他国家的相关法律一样，我国的执业医师法也设置了我国执业医师的入门机制、行为规范和对行为失范者的处分机制；明确了我国医师资格考试制度和医师执业注册制度；具体规定了医师应遵循的7条执业规则和4条责任规范。《医师法》规定医疗机构及其医务人员在医疗活动中，必须严格遵守医疗卫生管理法律、行政法规、部门规章和诊疗护理规范、常规，恪守医疗服务职业道德。实际上，医疗卫生管理法律、行政法规、部门规章和诊疗护理规范、常规所确定的注意义务，也是相关医疗活动中医务人员技术水平的一般标准。医疗活动具有很强的实践性，每一种有效的防治疾病的方法都需要在实践中反复探索和验证，这就有必要对医疗活动进行总结和归纳，对其中的已经定型的基本经验，如进行某一诊疗活动时应遵循的程序、步骤与标准等，通过制定行政法规、规章或者诊疗护理常规、规范的方式确定下来，从而规定医务人员在医疗活动中对各种具体情况的主要义务，以便医师在医疗行为时遵循。

为进一步规范医疗机构从业人员行为，根据医疗卫生有关法律法规、规章制度，结合医疗机构实际，卫生部、国家食品药品监督管理局和国家中医药管理局组织制定并颁发了《医疗机构从业人员行为规范》(2012 年 7 月)。《规范》以 10 章 60 条的内容，明确规定了医疗机构从业人员基本行为规范、管理人员行为规范、医师行为规范、护士行为规范、医技人员行为规范、药学技术人员行为规范、其他人员行为规范以及实施与监督办法。并要求医师应规范行医，严格遵循临床诊疗和技术规范，使用适宜诊疗技术和药物，因病施治，合理医疗，不隐瞒、误导或夸大病情，不过度医疗。针对医疗机构从业人员医疗服务、诊疗行为中存在的问题，卫生部研究起草的《规范》，对于进一步规范医疗服务行为，提高医疗服务水平，改进医疗服务质量，解决医疗服务中群众反映强烈的突出问题，提升医疗机构从业人员的职业素养，加强医疗机构管理，保障医改顺利进行，促进卫生事业科学发展，都具有十分重要的意义。此《规范》应当定位为卫生部制定的规范性文件。

从现有法律和制度来看，虽然《执业医师法》《护士条例》等医疗卫生法律法规、规章制度和卫生部、各级卫生行政部门的政策文件中都有相应的内容，对医疗机构从业人员行为进行了规范约束。但是，已有的这些法律和制度文件中关于医疗机构从业人员行为规范的规定有的比较原则，操作性不强，不利于落实；有些是禁止性约束，缺乏正面教育引导作用；且随着经济社会的发展，医疗机构从业人员在执业行为方面也会出现一些新的问题，一定程度上损害了群众利益。由于法律文件的滞后性，这些新的问题在相关的法律和文件中都还没有涉及、没有明确规定。因此，制定专门的《医疗机构从业人员行为规范》，整合、细化了有关医疗卫生法律法规、规章制度中的要求和规定，并结合医疗卫生改革发展新要求，对医疗机构从业人员行为规范做了进一步的完善。

然而，受卫生部的立法权限所限，《规范》对违反人员如何处理，确实没有具体规定，这一定程度上可能影响到行为规范的执行力。因为这是根据国家法律规定“行业主管部门没有对所属行业的从业人员设置处分或者处罚的立法权限”，也就是说卫生部没有权限在其文件中就医疗机构从业人员违反什么规定应该给予什么处分或者处罚作出具体规定。鉴于这种情况，如果有违反这些规定的行为，可以依据相应的法律法规进行处罚，以维护《规范》的严肃性，保证有效落实。因为法律是必须遵守的底线，行为规范有一些是道德层面的规范，二者是相辅相成的。

与临床麻醉相关的规范，还有由卫生部和中华医学会组织各专科分会专家编写出版的《临床技术操作规范——麻醉学分册》与《临床诊疗指南》两部权威性技术操作规范。《临床技术操作规范》明确规定了临床麻醉的范畴和各级人员职责、麻醉科准入标准和工作制度、麻醉科十项工作制度(岗位责任制、术前会诊、讨论制度、术后访视制度、交接班制度、疑难危重病例讨论制度、安全防范制度、业务学习制度、药品管理制度、仪器、设备保管制度、麻醉用具保管消毒制度)、麻醉恢复室管理规定、麻醉疼痛专科门诊管理制度、麻醉科工作制度执行记录规范、临床麻醉操作规程以及麻醉效果评级标准和医疗事故、并发症的认定等重要内容，其内容科学实用，具有很强的可操作性。对进一步指导和规范医务人员的诊断、治疗、护理等业务工作行为，有章可循。对于规范我国麻醉学技术操作、提高麻醉质量有重要的指导作用。

诊疗规范是医疗标准的反映，对每个医疗差错案件涉及的相关问题，可将诊疗规范视为根据，以认定被告的治疗行为是否符合医疗标准，同时还可减少医疗费用，促使医疗标准愈趋明确。美国医学会《医疗数据指南》等权威诊疗规范常被引为证据。值得注意的是，医师遵循了规范性文件而造成患者的损害并不能完全免责。这些注意义务只是对医师的一般要求，如果这些规范所确定的义务已落后现有的医疗护理理论及实践，已有了更高的标准，医师则应遵循这种标准，否则，应认为其违反了主要义务。

二、临床医学科研中的伦理

早在 20 世纪 70 年代，美国学者比彻姆(Beauchamp TL)和查尔雷德斯(Chidress JF)就发表了《生物医学伦理学原则》一书，提出了尊重、不伤害、有利和公正四项原则作为医学伦理道德的原则。随后,英国医学会等组织都同意这几个原则。到现在,国际社会基本上认同了这四项原则。在我国医学伦理学的教科书和医学道德实践中,也基本上接受了这四项原则。

随着医学研究活动的广泛展开,有关临床医学研究的伦理问题已成为社会关注的焦点之一。临床医学试验中人类受试者的权利和利益必须得到尊重和保护。为此,国内外已制定相应的伦理准则,其中独立的伦理委员会审查及受试者知情同意书的签署是人类研究受试者权利的福利和保障。临床试验是否符合伦理原则,首先决定于研究证据是否真实可靠。从随机对照试验中获取的证据具有最强的真实性和可靠性,其设计目的和优点能使对研究结果有影响的各种因素在各组之间等同化,从而保证受试者利益与风险的公正分配,并能有效阻止无效治疗的滥用和肯定有效治疗的价值。系统评价能为临床决策者或为未来决策提供证据。循证医学特别重视人体的整体状态、终点指标和卫生经济学指标评价,并十分注意证据的不断更新,提供更真实可靠的研究证据。随着循证医学的兴起,对临床试验的要求越来越高,其中所涉及到的医学伦理问题将愈显突出。在此情况下,迫切需要让临床研究者和受试者明确各自的权益和义务,并采取切实可行的方式去保护受试者。受试者享有的权利:知情选择权、隐私权、安全和及时救治权和赔偿权。

临床医学试验的伦理要求中,最主要的是不能对患者隐瞒试验性治疗的性质。如果不向患者告知实验的自愿原则、目的、后果及赔偿事项,试验就违反了必须是在没有别的治疗办法和已有充分的动物实验基础才允许的原则;未能提供充分的防止意外的保障措施;没有向患者提供实验成果利益分享的承诺;没有向患者说明可以随时退出试验的允诺等。国际医学界向来十分关注医学试验,制定了许多伦理规范,以防止危害人类。临床医师在研究中应该遵循最基本的三个伦理学原则:一是尊重患者;二是把患者的利益放在首位;三是公正。

麻醉学快速发展的过程中,各种新药的问世,都会伴随着新药临床试验的需求。新药临床试验研究属于人体生物医学研究范畴,是新药开发研制过程中不可缺少而又极其重要的阶段。新药临床研究者通过试验,掌握人体对新药的耐受程度、新药的药代动力学指标以及药物的安全性、有效性研究数据,为药品上市提供临床相关依据。由于药品是一种特殊的商品,密切关系到人类的生命、健康,因此必须保证药品的安全、有效和质量控制,切实保障人体用药安全,维护人们身体健康和用药的合法权益。要保证药品的安全、有效和质量可控,研究者就必须严格按照临床试验科学标准进行规范操作;要保障临床试验受试者的安全与权益,需要伦理委员会对临床试验方案及其附件进行严格审查。我国《药物临床试验质量管理规范》、世界医学会的《赫尔辛基宣言》、国际医学科学组织委员会(CIOMS)的《人体生物医学研究国际伦理指南》,制定和确立了人体生物医学研究的伦理和科学标准,为临床试验研究者和伦理委员会提供了工作依据,使参与临床试验受试者的安全与权益得到保证。

我国药监部门结合临床试验的实际情况制定了相关的政策、法规,这对保障人民健康和用药安全具有重大意义。对临床试验受试者权益的保护在行政法、民法等多部法律中涉及,可见对受试者权益的重视。但所涉及的法律、法规目前仍然存在一些不足,表现在仅限于起指导作用,缺乏具体和针对性。国家食品药品监督管理局颁布的《药品临床试验质量管理规范》(简称 GCP)对临床受试者的权益保护规定虽然相对集中、较为具体并有针对性,但仍然原则性过强,操作性不够,很可能导致临床研究者在设计试验方案时忽略一些保障受试者安全和权益的重要细节。

临床医学研究相关伦理问题的焦点在于受试者权益的保护。在临床试验中,研究者必须清晰明确并保护受试者的权益。其内容主要包括:①受试者的自愿参与权:包括受试者自由决定参与试验的权利和随时退出试验的权利。②受试者的知悉权:即知情同意的权利,是受试者享有了解关于临床试验中与自身利益有密切关系的信息资料的权利。③受试者的隐私权:受试者要求保密其与临床试验有关个人隐私的权利。④受试者的安全权:受试者享有的保障其人身和财产安全,不因参与临床试验而遭受不必要损害的权利。⑤受试者的及时救治权:受试者参与临床试验期间出现严重不良反应事件时,要求得到及时治疗的权利。在临床试验中,受试者使用试验药品、标准品、对照品和安慰剂后,有可能出现严重的不良反应,如果研究者不及时治疗就会严重损害到受试者的生命健康,法律法规应保证受试者在试验中出现严重不良反应后享有得到全力及时救治的权利。⑥受试者的补偿权:除非法律有其他规定,参加临床试验或由于参加临床试验而出现不良反应的受试者享有得到申办者和研究者给予适当补偿的权利。对于受试者参与试验承受的身体和精神上的痛苦，给予一定的补偿，是为了帮助受试者克服这些痛苦，也是为了保证试验能够顺利地进行。

三、知情同意（informed consent）

有关知情同意的首次记载可追溯至1767年的英国 Slater v. Baker & Stapelton 案。在该案中，法院认为在实施手术前取得患者的同意是“外科医师的惯例和法则”。在美国，医学法上的“知情同意”在20世纪初得以酝酿成型。美国早年的知情同意案关注的是在医疗行为实施中缺少患者的同意，并因此引发案件。美国法官在肯定了患者的“自主决定权”的同时，表达了这样一段引证率较高的名言：“每一个成年的且心智健全的人均具有决定如何处置其自身身体的权利；外科医师如果没有患者的同意便实施手术则构成人身攻击（assault），该医师应对其损害负责，这一原则应被坚持，除非患者意识不清和同意获取前有必要进行手术的紧急情形”。因此说知情同意象征着尊重。从生命伦理的角度说，知情同意更像是一种道德必须，是处理科学和生物科技的利益与参与者利益之间公平性的一个关键伦理要求。医学伦理学用高度理想化的方式对待知情同意。自1947年纽伦堡宣言颁布后，知情个体的志愿同意以被公认为人参与医学诊疗和研究的基本要求。全面切实地维护患者的知情同意权，是医学人文关怀十分重要的目标，也是改善医患关系的重要举措。全面、准确与科学地向患者履行告知义务；完善知情与同意的程序和手续；正确对待患者的知情不同意；提高履行知情同意权的法律意识；加强对维护患者知情同意权的相关工作的管理。

知情同意是处理医患关系的核心，也是医疗行为合法性的基础之一。知情同意观念是根据尊重患者自主权的伦理原则，这表明患者具有自我决定的权利。《中华人民共和国执业医师法》和《医疗事故处理条例》明确规定，在诊疗工作中要向患者履行知情同意原则，签署知情同意书，它体现了以人为本的精神和对患者权利的尊重。患者的知情同意权，包括知情权、选择权、同意权和拒绝权，在医疗保健工作中履行知情同意原则，是对患者生命权和医疗权的尊重，同时也是建立医务人员与患者之间互相信任、密切医患关系、减少医患纠纷所必须；它有利于患者主动参与治疗；有利于保护医患双方的正当权益。

知情同意须通过告知义务和患者的同意来实现。根据相关医疗卫生法律、法规以及诚实信用原则，在医疗活动中为满足患者的知情权，医疗机构有义务告知患者如下内容：①就诊医疗机构和医务人员基本情况和医学专长包括医疗机构的基本情况、专业特长，医务人员的职称、学术专长、以往治疗效果等；②医院规章制度中与其利益有关的内容；③医疗机构及其医务人员的诊断手段、诊断措施；④所采用的治疗仪器和药品等的疗效、副作用等问题；⑤手术的成功率、目的、方法、预期效果、手术过程中可能要承受的不适和麻烦以及手术不成功可能想象到的后果、潜在危险等；⑥患者的病情；⑦患者所患疾病的治疗措施。即可能采用的各种治疗措施的内容、通常能够达到的效果、可能出现的风险等。⑧告知患者需要的费用等。而患者的同意权是患者在知情的基础上作出的同意，是患者自己决定权的重要体现。同意，在医患关系中发挥着两种不同的作用：一是法律上的作用，它为医疗提供了合法的理由，没有这种同意的治疗是不法行为。二是临床上的作用，它能获得患者的信任与合作。然而同意作为医疗合法的理由，有时也会与传统的伦理原则相矛盾，尤其是当医师的治疗方案对患者无害甚至有利时。例如，患者出于宗教信仰拒绝输血、患了不宜怀孕的疾病的患者坚持要怀孕等，在此种情形下，即使在医师看来患者的选择是不明智的，甚至会危及患者的生命，不经患者同意也不能对患者进行输血、流产的治疗。

纵观我国的相关法律法规，结合医疗实践可以看出关于我国患者权利的立法问题很尚欠完善。我国《医疗事故处理条例》、《医疗机构管理条例》、《执业医师法》和《医疗机构管理条例实施细则》等法律法规都对患者知情同意权作出规定，但上述法律法规未对患者知情同意权的内涵和外延作出明确的法律界定，在实践中容易引起误解。《执业医师法》第26条规定：“医师应当如实向患者或家属介绍病情，但应注意避免对患者产生不利后果，医师进行试验性临床治疗，应当经医院批准并征得患者本人或其家属同意”。此条的立法原则是依据宪法和民法为基础，体现出患者因病就医的行为已和医疗机构形成事实上的医疗服务合同，患者和院方已构成民事主体，患者有权利知道自己的真实病情和健康状况，有权利知道各项检查结果和医师对自己采取的诊疗措施及预后信息，在患者知情同意下和院方达成共识。医患双方在诚信的前提下，医方应做到诊断明确，治疗措施得当，康复快经济损失少，但涉及患者本人隐私的地方应尊重患方的意愿，特别是对一些顽症的治疗更要尊重患者的意见，以避免对患者产生不利的治疗和康复，如患者被诊断为恶性肿瘤，应采取适当的形式向亲属告知，有关病情恶化、预后不良不要轻易告诉患者本人，医方应采取谨慎的方式履行告知，并尊重患者的隐私权。

为了切实有效地保障患者的知情同意权，维护患者的利益，减少医疗纠纷的发生，在医疗机构履行告知义务时应注意以下几点：①履行告知、取得同意的形式。医疗机构应当注意在履行告知义务，实现患者知情同意权时，原则上应当尽可能书面化。在紧急情况下无法书面告知时，应当明确要求其在事后临床医务人员或其他相关医疗服务人员忠实、详细进行的记录上签字证明，作为医学证明材料。②告知的方式。告知应当选择适当的时机或方式，以避免对患者的疾病治疗和康复产生不良的影响，尽量采用通俗的语言，认真履行告知义务。在医疗活动中，医疗机构常要求患者或其家属签订某些协议，如输血协议、麻醉同意书、手术同意书等，这些协议无一例外地均以免责或限制责任条款为主。但这种约款本身除了能够证明已经尽了告知义务、满足了患者的知情同意权之外，并没有什么法律意义。③我国医疗实践中一直将患者作为治疗的服从对象看待，遇到紧急情况或危重病情时，首先考虑的是向患者家属交代，而对患者本人却保密，这种做法需要进一步研究。应当明确患者知情同意权的主体是患者本人，只是在特殊情况下才能由他人行使。而且，在告知时应当注意保护患者的隐私权，对于在医疗活动中获知的患者隐私，未经患者本人同意，不得向他人泄露。④医疗机构及其医务人员应当全面、真实、准确、客观地履行告知义务，不能有所选择或保留，不宜带有倾向性，应当由患者或其监护人等在医务人员的帮助下自主作出选择，切忌误导或者不适当地影响患者，否则，将为未来的医疗纠纷埋下隐患。

医师在对患者履行告知义务的时候，也要适度，要注意避免不利后果。《病历书写基本规范（试行）》第10条中明确规定，对按照有关规定需取得患者书面同意方可进行的医疗活动（如特殊检查、特殊治疗、手术、实验性临床医疗等），应当由患者本人签署同意书。患者不具备完全民事行为能力时，应当由其法定代理人签字；患者因病无法签字时，应当由其近亲属签字，没有近亲属的，由其关系人签字；为抢救患者，在法定代理人或近亲属、关系人无法及时签字的情况下，可由医疗机构负责人或者被授权的负责人签字。同时，根据法律规定，为避免因手术签字而给患者造成不良影响，上述规范还规定，因实施保护性医疗措施不宜向患者说明情况的，应当将有关情况通知患者近亲属，由患者近亲属签署同意书，并及时记录。无近亲属的或者患者近亲属无法签署同意书的，由患者的法定代理人或者关系人签署同意书。在手术过程中可能出现临时变更手术内容或方式的情况。在这种情况下，医疗机构及其医务人员仍应征得患者本人的同意，在患者无法行使该项权利时，应及时征得患者家属的同意。

四、医患关系中的情理法

著名医史学家亨利·西格里斯曾经说过："每一个医学行动始终涉及两类当事人：医师和病员，或者更广泛地说，医学团体的社会，医学无非是这两群人之间多方面的关系"。医患关系是医疗机构及医务人员与患者及其亲属之间因诊疗护理行为而产生的权利义务关系，它既是人际关系在医疗环境下体现的一种特殊关系，也是一种民事法律关系。医患关系的实质是"利益共同体"。因为"医"和"患"不仅有着"战胜病魔、早日康复"的共同目标，而且战胜病魔既要靠医师精湛的医术，又要靠患者战胜疾病的信心和积极配合。对抗疾病是医患双方的共同责任，只有医患双方共同配合，积极治疗，才能求得比较好的治疗效果。医患双方在抵御和治疗疾病的过程中都处于关键位置，患者康复的愿望要通过医方去实现，医方也在诊疗疾病的过程中加深对医学科学的理解和认识，提升诊疗技能。

近几年来我国的医患关系日趋紧张，医疗纠纷日益增加，一方面经常有患者投诉、殴打甚至杀死医务人员的事件发生，另一方面医务人员也多有抱怨。为处理患者投诉和医疗纠纷，卫生行政部门、医院主管部门和相关医务人员要耗费大量的时间和精力。医患关系紧张不仅影响到患者及家属的心理，影响到和谐社会的构建，也严重干扰了医疗单位的正常工作秩序，加重了医疗管理部门的工作量和医务人员的心理压力，降低了医疗单位和医务人员在社会上的声誉形象。然而，医患关系是一个十分复杂的问题。医患关系紧张究其原因，主要包括社会、医学、媒体、患方及医方等方面的因素。医患之间，和则两利，伤则两败。正确解决当前医患关系紧张的现状，维护医疗服务市场正常的秩序和医患双方的利益，构建和谐医患关系是社会主义和谐社会建设的重要内容。

在社会学中，处理任何关系的基本方法要运用情、理、法。而如何运用情、理、法来处理各种关系，首要的是情理法运用序列。这一点东西方有根本的差异：东方人处理关系是先讲情再讲理不得已而后讲法，西方人处理关系是先讲法再讲理而后讲情。以法律的眼光来审视当前错综复杂的医患关系，只有情、理、法兼容，相互依存才是逐渐改善医患关系，建立符合时代要求的新型医患关系，即建立在互相理解和互相信任的基础上的平等、公正、和谐和理性化的医患关系。

处理医患关系需要学会调适。调适是指人与人、群体与群体、文化与文化之间的相互配合、互相适应的过程，是维持社会正常秩序的一种社会互动方式。医患关系的调适作为人与人之间的调适，也即社会调适。调适应遵循的原则包括：

1. 尊重理解的原则　彼此尊重，相互理解不仅是医患交往的基础，也是化解矛盾、消除隔阂，达成亲和状态的基本原则。医疗活动作为一种人道的服务，人道的精神应该植根于医疗服务工作者的内心深处。在医患交往中，医务人员只有尊重患者，把患者当人看，而不是仅仅看作有病的躯体，患者才会信任医师。而且，对患者的尊重，还包括对其平等权利的认同。医务人员在任何时候、任何场合、任何事情上，对待患者，不论是男女老幼、种族国别、地位高低、权力大小、美丑智愚、关系亲疏、金钱多寡，都要给以关怀尊重、积极救治、尽职尽责，切不可厚此薄彼、亲疏不一；当然，患者要想获得医务人员的尊重，也必须尊重医务人员的人格和劳动，必须自尊、自爱，履行自己的健康道德和责任，积极配合医师诊治，只有这样才能使医务人员的价值以充分的显示，也只有这样，才能赢得医务人员的尊重。

理解和信任，是加强医患沟通，协调医患关系的又一基础。医患在交往中相互传递的信息是多种多样、十分复杂的。而医患双方的内心活动又受复杂外界的影响，使动机、行为、结果常常处于矛盾的状态中。在这样一种情况下建立和发展医患关系，信任和理解显得格外重要。医患之间所以能够建立关系是因为各自对对方的需要。患者需要医者的技术帮助自己康复，医者需要通过患者的配合实现自身的价值。但仅此还不够，还必须存在一定程度的理解和认同。尤其在出现彼此分歧，发生冲突时，更需要双方的理解，需要双方能够站在对方的立场和态度去思考问题，将心比心。孔子说："己所不欲，勿施于人"。基督教义主张："己所欲，施于人。"这从正反两个方面说明了换位思考的重要。信任和理解是医患合作的必要条件，疾病越复杂、病情越严重、诊治时间越长，就越需要双方的信任和理解。在一定意义上说，医患交往中的信任理解程度可以作为医患关系发展的标志，可以用它来检验医患关系的协调程度。

2. 求同存异的原则　医患交往需要遵循求大同存小异、彼此相容的原则。古人云："宽以待人，厚以载德。"宽容是中华民族在处理人际关系上的一种美德。医务人员应以宽容的胸怀满足患者的利益需求，以宽厚的精神去调节医患关系。患者由于身受病痛的折磨，在心理、行为等方面可能表现出异常之举，甚至提出一些无理要求，这就需要医务人员不能像对待常人那样去要求患者。在医患交往中，要做到宽容对方，需注意以下两点：其一，有理谦让。其二，严于律己、宽以待人。唐代文学家韩愈说："古之君子，其责己也重以周，其待人也轻以约"。就是说，古代有修养的人，待人很宽厚，而要求自己却十分严格而全面。在医患交往中，必须大力提倡严于律己、宽以待人的风尚，这是美化医患关系的重要环节。

3. 诚实守信的原则　对医方而言，诚信是立业之本。医疗机构只有讲诚信，才能真正赢得患者的尊重和理解，才能寻找到发展的动力和优势。对患方而言，只有对医方诚信，如实告知自己的病情，按时交纳医疗费用，严格遵守医嘱，积极配合诊治，才能获得医务人员的信任和有效的诊治。

4. 依法调适的原则　中国传统交往理念是重情轻法，人情至上，法理可以随人情而变通。做人要有情有义，做事要符合"人之常情"。这种传统的交往原则，有其精华之处。但"人之常情"却是个十分模糊，没有确切定义的标准。每个人站在自己的立场，有自己认为充足的情由。公说公有理、婆说婆有理，而这理又都是"人之常情"，无法判断出对错。

医患关系不同于一般人际关系的特征之一，就是它具有鲜明的法律属性，是一种特殊的法律关系。因此，调适医患关系不仅要依据道德伦理规范，考虑"人之常情"，还必须依照有关法律法规的阐释，合乎法的精神和原则。医患双方也只有以法律来规范自己的行为，依照法律合理地享有自己的权利，履行自己的义务，用法律来处理矛盾和分歧，才能避免矛盾的激化。在解决医患矛盾过程中，必须依法依规保护医患双方的合法权益；合理保护医患双方的合法诉求；用情调解医患双方的矛盾。只有真正依法、合理、重情才能构建和谐医患关系。

第 3 节　从法律角度看麻醉学科建设与发展

一、普及法律知识是麻醉学科建设和发展的必要前提

我国法的渊源主要为以宪法为核心的各种制定法，包括宪法、法律、行政法规、地方性法规、规范性文件、法律和国际条约、国际惯例等。我国现行法律法规共 1109 部，其中医疗医药卫生法规 59 部，涉及相关文件及司法解释 683 条。普及法律知识的教育与培训在规范诊疗工作程序中至关重要。随着社会的进步，法制的完善以及信息渠道的多元化，民众的维权意识逐渐增强，对医疗的要求越来越高。而医师尚未及时改变观念，某种意义上讲，医师因为自己是施助的一方而产生贯穿多年的优越感，使他们对法律、沟通技巧的认识远远滞后于患者。化解医患法律冲突的关键在于医与法的结合。

二、依据法律行医是麻醉学科建设和发展的必由之路

依法行医能够使复杂的医疗活动按照规范进行；能够有效协调医疗活动，发挥整体合力，提高服务效率；能够最大限度避免医疗风险的发生，是实现科室建设目标的制度保障。①依法管理规范执业行为：医疗活动是医护人员和患者在特定的环境和条件下互动的高风险活动。由于服务对象的特殊性和服务内容的复杂性，决定了其必须遵守严格的规范，这种规范包括两方面的内容：首先是医疗行业内部的服务程序和标准，其次是属于上层建筑的国家法律法规，它具有国家强制性，必须严格遵照执行。法在其中的作用主要体现为设定医护人员的准入资格、规范操作方法和流程，界定仪器药品使用规程和范围、约束医患关系等。因此科室管理必须在普法教育的基础上，从依法执业的高度充分认识医疗规章制度的建立和执行是提高医疗质量、保障医疗安全的前提。②依法为律落实规章制度：规章制度是规范医院管理和运行秩序，促使医院有序、高效、协调发展的保证，规章制度是否切实可行、是否齐全、是否落实到位是衡量医院管理运行状况的关键。职责是从业的根据与根本，也是从业的职守与责任，保证医院的正常运行就要做到在岗言岗，执业尽责。制度健全、职责分明是科室科学管理的基础。③依法维权调解医患关系：在医疗服务中要依照规范常规、技术标准来进行规范操作；要认真履行告知义务，尊重患者的知情权、选择权；要树立证据意识，做好病历、影像等重要证据的保全工作等。④依法行医注重“医”与“法”结合：医疗机构和医务人员应该重点转变观念，树立医法结合新理念，加强法制化制度化以提高医疗质量。⑤其他：a. 从法律和制度上明确各类医务人员的职责，任务，实现权力和义务的统一，能够大大强化医务人员的责任感和主人翁意识，增强科室的凝聚力。b. 医疗设备的现代化有赖于科学技术的发展和运用，而在科技资源的开发利用并最终转化为医疗行为的过程中，完备的法律制度起着组织，协调和保证作用。c. 医疗质量是人的素质，医疗体系，医疗安全，医疗技术，后勤保障等诸多因素构成的系统，必须建立科学严密和稳定的行为规范，并以法律法规条例的强制性保证其实施，逐步降低诊疗的法律风险，减少医患纠纷。

三、维护法律行规是麻醉学科建设和发展的必然选择

法律代表着社会所需要的秩序和正义，法律的权威和尊严必须得到维护，触犯法律、残害生命、破坏秩序必须受到法律制裁，这是国际社会普遍认同的基本价值。

从法律角度分析医学技术的独特性，即①医学是一门存有自身缺陷的技术：医学是以治病救人为目的的科学。然而在深入到人类生老病死的自然进程中，不可避免地要对其进行技术干预，而这种干预本身就可以产生对人体的伤害，甚至蕴涵着产生重大伤害乃至危及生命的可能性。从这个角度看，医学技术自身对人类又是有害的，无论药品或手术，都是对正常人体生理的干扰，都或多或少地给人体带来不利后果，越是复杂尖端的技术，其危害性也越

大。②医学具有技术受益人和受害人同一的特点：现代社会中蕴涵自身安全缺陷的技术很多，某种有风险的医学技术的应用，其目的是让患者免于疾病所带来的生命和健康威胁，但同时也承担着医学技术负面的影响。因此与其他技术领域不同的是，医学技术的受益人与受害者是同一个人，患者为了自身健康利益才容忍了技术缺陷。③医学是具有应用紧迫性的科学技术：医学是基于可能的受害人利益和需求而发展出来的存有安全缺陷的技术。医学技术区别于其他技术的另一特点是其具有应用的紧迫性。与其他领域的技术进步给人类带来锦上添花不同，医学技术属于迫不得已情况下的雪中送炭，这一区别使得医学对待缺陷技术的态度与其他技术领域完全不同。医学基于其紧迫性不得不对技术缺陷予以容忍，而这种容忍导致了医学技术自身的不安全因素被大量保留而使得医学变为相当不安全的科学。正是紧迫性这一特点，使得大量在其他技术领域不可能被允许使用的具有高风险的有害技术手段却在医疗技术领域大量存在和实际应用，这种应用治愈了大量患者，但它同时也造成了不少死伤于技术缺陷的受害人，并且从受害人和其家属的感知而言，该受害人完全是死伤于技术缺陷本身而不是其所患疾病，这正是医学技术之残酷性所在。因此说医学技术是一门在紧迫情况下才不得不应用的、基于某人利益和要求而向该人提供却可能导致该人受到伤害的存有自身安全缺陷的技术。

医疗规章制度的不断完善是为了更进一步规范服务行为，只有我们每一位工作人员都能认真执行各项规章制度，才能保障我院各项工作持续、高效、快速的发展。而缺乏遵守规则的素质和维护规则的勇气，就无从谈维护法律的尊严、权利和公正。维护法律才能维护医患双方的利益，而维权的基础是自律。科室管理者应该改变传统管理方式，使现代管理方式向制度化，规范化，法制化发展。应该知法遵法，能够运用法律来规范管理行为，使整个科室的医疗工作在法律范围内运行。

四、循医完善立法是麻醉学科建设和发展的重要保障

随着医学科学的不断发展和人们认识的不断提高，原有的医疗管理规章制度和方法在某些方面已不能适应，需要修改完善，与时俱进地完善各项法律规章，并建立与法律相适应的制度是依法执业的有力保障。比如，备受关注的《侵权责任法》首次在我国民法体系中对医疗损害责任作出了法律层级的规定，对医患之间的权利、义务关系制定了一系列新规则。然而遇到关系错综复杂的医疗侵权案时，则凸显出传统法学对现代临床医学的高科技、高风险问题缺乏与之相应的法律方法。在鉴定专家和法官之间表现为互不信任，鉴定专家常认为法官不懂临床医学，作出的判决不科学；法官则认为鉴定专家不懂法律鉴定，作出的鉴定不公正；而当事人则无所适从，难以依法及时维权，这既严重影响了医疗侵权案件的正确认定，也影响解决医疗侵权损害赔偿问题的司法制度和社会保障制度的构建。从“综合医疗事务法”的角度探讨融汇临床医学和法学的医疗侵权认定方法，构建科学的医疗侵权论证思路和方式，是医事法学的研究重点之一。

医学知识作为立法之源而进入法律体系。健全法制需要有一部独立的医事法，对医患关系中的民事法律关系进行调整；确立医患双方的权利义务；设立医疗行为的规范标准；医疗损害的赔偿和影响正常医疗行为运行行为的具体处罚项目和标准；确切保障医学科学技术发展和教学工作开展的法律地位。

科室建设应该注重：①加强组织管理，提高管理者的法律意识和水平，不仅严格按法律法规办事，更要提高整章建制的自觉性和能动性，始终把规范化、制度化、质量化建设作为不同时期科室建设规划的重要内容。②提高医务人员综合素质，加强职业道德教育，强化职业职责和职业法律教育，从法律角度认识完善医事法律法规的重要性。③顺应医疗技术快速发展的要求，适当修改，补充，完善各项规章制度，尤其是新型科室管理模式下各种规章制度的重建、对开展新技术新业务的操作常规的新建。④加大制定协调制度：加强监督检查力度，保证医疗质量。要明确医疗质量的三级结构(即基础质量，环节质量和终末质量)，重视基础质量管理，严把环节质量，制定一整套质控标准以监控终末质量，为依法行医提供有力的医疗保障。

医务工作是高技术行业、高风险行业，医务人员风险意识决定医疗质量和医疗安全的水准，没有意识到的风险是最大风险。在当前法律法规不断发展和患者维护自我权利的意识越来越强的新形势下，迫切要求医务人员在日常为患者提供医疗服务的过程中，必须加强法律法规意识，加强医疗风险意识和

风险防范意识。必须建立完整的医疗风险管理机制，有效规避医疗事故、医疗风险，提高医疗护理质量，创建和谐的医疗环境和社会环境。

（张　宏）

参考文献

1. 张宝珠，刘鑫. 医疗告知与维权指南. 北京：人民军医出版社，2004.
2. 卢小红. 医疗实践中影响患者知情同意权实施的原因分析. 现代医院杂志，2004，4(5)：90-91.
3. 王健. 知情同意，医患关系的死结. 法律与生活，2004.
4. 高祥阳，陈宇. 医患纠纷·医疗事故赔偿·患者维权完全手册. 中国城市出版社，2003.
5. 中国法制出版社. 医疗事故处理条例及其配套规定. 北京：中国法制出版社，2002.
6. 赵西巨. 医事法研究. 北京：法律出版社，2008.
7. Christoph Rehmann-Sutter，王帅. 知情同意的意义. 医学与哲学（人文社会医学版），2011，32(10)：438.
8. 单巍，丛杭青. 临床试验的受试者权益问题初探. 医学与哲学(人文社会医学版)，2011，32(1)：420.
9. 国家食品药品监督管理局. 药品临床试验管理规范. 2003.
10. World Medical Association Declaration of Helsinki. Ethical Principles for Medical Research Involving Human Subjects，2000.
11. 卜擎燕，熊宁宁，吴静. 人体生物医学研究国际道德指南(2002). 中国临床药理学与治疗学，2003，8：107.
12. 熊宁宁，刘芳，蒋萌，等. 临床试验机构伦理委员会标准操作规程. 中国临床药理学与治疗学，2003，8(4)：477-480.
13. 邵蓉，宋乃锋. 临床研究中受试者权益保护问题探讨. 南京医科大学学报，2002，2(7)：103.
14. 杨晓林. 医疗侵权损害结果、因果关系认定的法律方法. 医学与法学，2012，4(3)：34-40.
15. 陈斌. 浅谈当前医患关系紧张的原因与对策. 中国卫生事业管理，2004，9：528-529.
16. 张金钟. 德与法有机结合一论和谐医患关系之建设. 医学与哲学，2004，25：16-18.
17. 赵西臣. 医事法研究. 北京：法律出版社，2008.
18. 中国法制出版社. 医药卫生、法律、法规、规章. 北京：中国法制出版社，2011.

第9章　麻醉科学的前沿问题

自从1846年莫顿在美国麻省总院成功实施首例乙醚麻醉以来，现代麻醉学已经发展成为临床医学中一门重要专业，在手术治疗、术后转归、临床诊断、急救复苏、重症救治、疼痛管理、科研教学等诸多领域都取得了许多里程碑式的成就，积极支撑并推动了当代医学的整体发展。当代的麻醉学在学科内容上正在朝着围手术期医学的方向演变，就学科价值而言，引领并主导了舒适化医学的发展。麻醉学科也成为医院发展建设的重要平台，越来越受到医院管理者和兄弟学科的重视，因此，麻醉学科的前沿问题有些也成为了医学发展的前沿挑战。

随着麻醉科学自身体系不断地拓展延伸，"兄弟"学科和交叉领域的进展与成就，医学发展，社会进步，以及人类自身需求的提升，麻醉学科的外延也逐步扩展，挑战层出不穷。本章梳理了若干麻醉科学发展的前沿内容与挑战，挂一漏万，虽无法面面俱到，但是所述内容还期待有助于启发读者在实践工作中的思索。

根据麻醉科学发展的特点，可以将前沿问题归纳为以下三个方面：

1. 临床医疗　主要包括：围手术期医学，信息化与自动化、智能化，麻醉医疗质量控制，极端及特殊麻醉管理，重症医学、疼痛医学、急救医学，麻醉治疗学等。

2. 转化研究　主要包括：全麻机制，器官保护与麻醉药物毒性，麻醉与基因，麻醉与肿瘤等。

3. 教学培训　主要包括：教学模式、模拟教学，麻醉医师的身心发展，非麻醉医师培训等。

第1节　临床医疗方面的麻醉科学前沿问题

一、围手术期医学

围手术期医学是在上世纪末和本世纪初建立发展起来的一类多学科融合体系，起初是由麻醉医师、手术医师、重症医学医师、以及内科医师和护理人员共同参与手术患者的术前、术中和术后期间的医疗管理，相互协调配合，保证手术患者的安全，降低手术风险及围手术期的并发症和死亡率，促进患者术后转归，降低医疗耗费。

由于麻醉医师在临床医学、生理、药理、病理、解剖等众多领域所具备的全面的知识理论，在保障患者安全、精确调控其生理功能、快速干预与化解医疗危机，促进患者术后快速恢复等方面中所具备的独特的专科技能，以及麻醉医师对患者疾病诊治的整体观念和对于手术医师及外科治疗的熟悉与合作，使其自然成为围手术期医学的领导者。如今部分麻醉医师已经成为新型的围手术期医师，部分麻醉学科也更名为围手术期学科。围手术期医学也逐渐演变为麻醉科学临床发展的新阶段。麻醉医师也只有成为围手术期医师，才能真正突破传统技术层面的称谓——"麻醉师"的束缚，从"幕后英雄"走向前台，站在镁光灯下，成为主导多学科合作的医学专家。

围手术期医学强调的是：①对手术患者术前阶段的客观准确评估，建立并遵循以确凿证据为基础的指南；②术中积极维护和精确调控患者机体生理功能的稳定，③联合协调多学科，科学处置，降低手术风险，减少或避免术后重要脏器功能损伤及并发症发生，促进患者康复，优化转归，尽快回归家庭和社会生活；④有效利用医疗资源，减少医疗耗费。

（一）术前准备和评估

麻醉医师关注的重点有术前特殊药物和治疗手段的应用与围手术期管理和术后转归的相关性。

1. 围手术期 β 受体阻滞剂的使用　对于存在心脏疾病的患者和心血管等大型手术而言，以往观念认为围手术期使用 β 受体阻滞剂可以控制血压和心率，降低术后心肌缺血、心律失常等不良事件的发生率。2009 年的欧洲心脏医师协会（European Society of Cardiology，ESC）和美国心脏医师学院及心脏协会（American College of Cardiology Foundation/American Heart Association，ACCF/AHA）均将心脏患者的非心脏手术和接受血管等大型手术患者的围手术期 β 受体阻滞剂使用作为有Ⅰ级及ⅡA 级循证医学证据支持的指南进行推荐。

但是 2008 年发表的 POISE（Perioperative Ischemic Evaluation Study）多中心研究结果提示：围手术期使用美托洛尔控释片只是降低了非致命性心肌缺血的风险，但是增加了术后脑卒中的风险及死亡率。该研究动摇了上述指南的基础。Bouri 等学者发现该指南依据的 20 世纪 90 年代荟萃分析研究存在错误的证据，并在 2013 年发表了新的荟萃分析结果，在剔除了以往不真实的研究数据后，Bouri 等发现围手术期 β 受体阻滞剂的使用使得患者死亡风险增加了 27%，低血压和脑卒中的发生率也增加，并推算出上述两个指南已经导致 1 万名手术患者无谓的死亡。虽然 ACCF/AHA 协会已经对其指南进行了局部调整和修正，但是这些指南和证据之间的强烈冲突，使得麻醉医师和心脏医师在决定患者是否需要在围手术期使用 β 受体阻滞剂时产生了困惑。

心脏医师建议的围手术期 β 受体阻滞剂也遭到了以麻醉医师为主体的 ICU 医师反对，他们认为所谓 β 受体阻滞剂降低心脏不良事件的代价是使更多的脏器处于低灌注状态，这是存在风险的。在新的指南尚没有颁布之前，β 受体阻滞剂在围手术期使用的真正价值还有待观察，麻醉医师从多脏器功能维护的整体角度所开展的研究结果更值得大家关注。在注重实证的今天，制定围手术期 β 受体阻滞剂使用指南需要更多已经开始从事围手术期医学工作的麻醉医师的意见。

2. 围手术期抗凝药物治疗　抗凝药物在人群中使用的比例达到 1% 以上，主要是针对房颤、机械性心脏瓣膜、预防和（或）治疗深静脉血栓形成等。围手术期接受抗凝药物治疗的患者比例更高，尤其是一些心血管、骨科等大型手术，肿瘤、肥胖等血管栓塞的高危人群。抗凝药物虽然明显预防和降低了围手术期的深静脉栓塞、肺栓塞、脑卒中等严重并发症，但是也增加了出血的风险，在围手术期管理中需要仔细分析和客观评估。

自从 20 世纪 50 年代临床开始使用肝素以来，围手术期抗凝药物治疗已经有 60 多年的历史经验。抗凝药物除了传统的阿司匹林、肝素、低分子量肝素、华法林、氯吡格雷等针剂或口服药物以外，新型研发的口服抗凝药物（novel oral anticoagulants，NOAs）如达比加群、利伐沙班、艾吡沙班等也开始用于临床，此类新型的 NOAs 作用机制为直接抑制凝血酶（达比加群）或抑制Ⅹa 因子（利伐沙班和艾吡沙班），其作用效果在目前的临床实践中还无法被特异性拮抗，对于术前使用 NOAs 的患者，尤其是急诊手术患者，其临床药效评价和拮抗仍需要经验和病例总结，有个案报道可以使用凝血酶原复合物、新鲜冰冻血浆、重组活化Ⅶ因子来逆转达比加群的抗凝作用。对于急诊手术患者，甚至可使用血液透析的方法去除抗凝药物的影响。

对于术前使用抗凝药物的患者，是否需要“桥接治疗”（术前一周停用原先使用的抗凝药物，而以低分子量肝素的皮下注射方式作为替代），仍然存在互为矛盾的学术观点。这方面需要更多的随机对照临床试验（RCT）研究证据来平息争论。

抗凝药物使用的时机也是麻醉医师常常面临的前沿问题，需要借鉴其他学科的经验和教训。肿瘤学科在 2013 年发布的新指南认为：对于恶性肿瘤的大型手术需要在围手术期预防性使用抗血栓药物（肝素或低分子量肝素），并且术前就开始使用。对于肿瘤手术患者的围手术期抗血栓药物治疗建议为期 7～10 天。对于活动受限，肥胖、有静脉血栓病史的高风险患者，其在腹腔和或盆腔的肿瘤手术后应持续抗栓治疗 4 周。

术前评估还涉及其他更多更新药物的临床使用，流行性疾病（如肥胖、睡眠呼吸暂停综合征、药物成瘾和滥用、认知功能损伤等）的有效评估，以及特殊检查的术前价值等等，这些都是麻醉医师时常需要面对的前沿和挑战。

（二）术中管理与精确麻醉

术中管理和生理机能调控是麻醉医师最为擅长的领域和核心技术所在，精确麻醉已经成为该领域的最新发展阶段。

21 世纪初,医学模式进入 4P 时代:前瞻性、预防性、参与性和个体化是当代临床医学发展的主流。针对个体化医疗模式,美国医学行政管理部门在 2011 年提出了“精确医学(Precision Medicine)”的概念:认为今后医学的发展,尤其是药物治疗学必须遵守个体化的诊断和治疗方案,越来越多的专家委员会也将认识到循证医学的不足与弊端,将更多的个体化医疗管理写入了新修订的指南。

精确麻醉(Precision Anesthesia)体现了麻醉医学中“个体化”的医疗特点,兼顾前瞻性和预防性。通过靶向监测、目标控制和规范化的管理,调控患者术中的生理机能,实现“理想麻醉状态”,提升临床麻醉管理的内在标准,在保证患者安全的基础上,降低围手术期麻醉相关并发症发生率,最大程度地改善和提高患者的术后转归质量,促进舒适化医学的发展。

精确麻醉的临床实施方案是建立完善的临床监测,根据患者和手术特征,设定与麻醉管理和患者脏器功能相对应的靶向监测及目标数值,实现靶向监测的目标控制管理。

精确麻醉的临床监测内容主要包括以下方面:麻醉镇静深度、伤害性感受、肌肉松弛程度、有效循环血容量和血流动力学、机体和组织的氧供氧耗状态、心肺功能、血液和凝血功能、水电解质酸碱平衡等内环境指标、重要组织脏器功能、体位、体温等。

在实施方法上,精确麻醉主张采用简洁、有效、袭扰小、转归佳的麻醉技术和方法,在精确的监测指标指导下,针对设定的麻醉目标和治疗靶向,联合有效实用的技术方法,提升临床麻醉管理质量。

精确麻醉的建立与完善本身就面临着许多学科发展的前沿挑战。诸如麻醉镇静深度监测指标的确立,心血管指标能否反映麻醉深度,伤害性感受的定义与监测,有效循环血容量的测量,凝血功能监测,以及重要组织器官的灌注与氧供等等。这些评价临床麻醉质量的客观量化项目确立和标准推广,将会使临床麻醉管理突破传统经验技术的束缚,使“麻醉艺术”转变为“麻醉科学”,推动和丰富“精确医学”的临床实践。

(三) 术后转归的围手术期管理策略

麻醉医学的发展不仅降低了自身麻醉相关的死亡率和并发症发生率,更为重要的是建立了围手术期的管理策略,促进了手术患者的术后优质转归,整体提升了临床医疗质量。

通过围手术期的管理策略,麻醉对于术后转归的影响越来越重要。诸如:麻醉期间体温和吸入氧浓度,以及术后镇痛等因素会影响术后切口感染的发生与转归;麻醉药物和方法,术中血糖控制等影响到肿瘤的复发与转归;围手术期血液管理和术中输血对于术后肺部并发症和生存率等指标的影响;围手术期疼痛管理和术后急性疼痛慢性化的相关性;麻醉药物对于发育期大脑功能的影响以及神经退行性疾病转归的作用等等。虽然有些内容还存在争议,但是这些通过麻醉管理策略干预患者术后转归的临床工作已经成为围手术期医学发展的重点内容,受到更多的临床医师和学者们的关注。

二、麻醉管理的信息化、自动化和智能化

随着信息化社会和互联网、物联网的发展,当代麻醉学也已经进入了信息化时代,部分领域实现了自动化,并且朝着今后临床麻醉管理的更高层次—智能化方向发展。

临床麻醉评价指标的量化使得其更符合医学信息化的要求,麻醉电子记录软件的涌现,以及监测设备的整合,使得麻醉医师能够更快更便捷地获得患者信息,及时准确地制定对策,提升麻醉管理质量。麻醉和手术室内信息的电子化也是数字化医院建设的关键内容,对于提高医疗工作效率,提升医疗品质,降低医疗耗费都具有重要作用。

医学信息的电子化也促进了麻醉医师工作内容和方式的变化。如随着住院和非住院手术的大量开展,患者的医疗信息能够更方便更快捷地从网络获得,因此传统的术前访视工作得以在术前评估中心内完成,麻醉医师更多的在手术室内完成麻醉手术前的访视工作。此外,信息化也促进了远程医学的发展,结合自动化麻醉的新型技术,麻醉医师能够更多地参与偏远地区或特定区域(如战场、宇宙飞船、外太空低氧环境等)的麻醉医疗服务。

自动化医疗已经在麻醉领域的部分技术中获得成功。在操作方面,出现了能够自动完成气管插管,及外周神经阻滞的机器人。如加拿大麦基大学发明的开普勒(Kepler)气管插管系统,麦哲伦(Magellan)神经阻滞系统。

在麻醉管理方面出现了“闭环麻醉”(以前也称之为“伺服麻醉”),以及“闭环输液”等新型技术。

随着闭环技术的发展,智能化的麻醉机器人也孕育而生,目前已经有 McSleep 麻醉机器人系统。

随着精确麻醉管理的发展,更多客观有效的量化指标会促进自动化和智能化麻醉的快速发展,麻醉医师也需要掌握更多信息化的理论和技术,才能应对该领域的发展与挑战。

三、麻醉医疗质量控制

麻醉质量控制吸收了航空飞行、核电安全等高风险行业的质量管理模式,建立了严格的质量管理和评价体系,在降低麻醉相关死亡率和并发症发生率方面发挥了重要作用。随着麻醉学科的发展,麻醉死亡率在发达国家已经低于二十万分之一,在发展中国家也从万分之一向十万分之一的水准进步,但是手术患者的院内死亡率依然停留在 1% ~5%,《柳叶刀》杂志 2012 年发表的研究调查显示经济相对发达的欧洲手术患者院内死亡率是 4%。麻醉死亡率和手术患者的死亡率数值之间巨大的悬殊提示麻醉学科的进一步发展需要以降低手术患者的院内死亡率和促进术后转归为目标来建立标准和要求。这也是麻醉医疗质量控制的目的和前沿课题。

在麻醉医疗质量控制方面,已经建立了多个有效的措施。如正在国内推广使用的“WHO 手术室核查制度”。在一些教学医院已经建立了麻醉医疗工作手册、临床危机管理手册等。这些制度和手册在更高领域的完善与推广,以及形成符合中国医疗现状和实际的麻醉学科临床质量控制标准和实施细则,并且能够有效的实施和监督,这些都是当下麻醉医疗质量控制的重点内容。

四、极端及特殊麻醉管理

随着社会发展和医学进步,极端和特殊麻醉的管理虽然已经趋于平常,但是这类手术或操作对于麻醉安全和质量提出了极高的要求。部分情境的麻醉管理甚为罕见,因此这方面的经验积累和交流尤为重要。

胎儿手术麻醉学是近年来手术和麻醉学的新发展。胎儿手术是在妊娠期对胎儿开展手术治疗,以消除或缓解其出生后的生理疾病,主要分为孕期微创手术(如胎儿镜手术)、产时宫外治疗及孕期开放宫内手术三类,胎儿麻醉不同于儿科麻醉,也有别于产科麻醉,极富挑战性。其特殊性是既要考虑妊娠期母体麻醉的安危,又要权衡每种类型胎儿手术的麻醉特点,关注胎儿的安全及提供有效的麻醉镇痛,力求将母体和胎儿的风险降至最低,尤其是当下医学对麻醉药物发育期神经毒性作用的担忧。因此,麻醉管理方式、麻醉和镇痛药物选择使用、特殊监测设备和医疗仪器的使用等,都是胎儿手术麻醉学发展的前沿。

极端手术的麻醉管理还有许多前沿领域有待发展,如高龄患者、过度肥胖患者、高度复杂手术、多次心脏手术、器官移植后的手术、危重患者的手术麻醉等等。

特殊麻醉管理包括在特殊地点开展的麻醉手术,如手术室外特定区域内的患者麻醉。随着人类科学的发展,更多的人有机会离开地球,甚至居住在太空,因此,如何在失重和低氧的非地球环境下开展麻醉管理也是今后麻醉学科发展的一个特殊分支。

五、重症医学、疼痛医学、急救医学的前沿

重症医学是麻醉学科的一个重要亚专业。重症医学收治的患者中死亡率和严重并发症发生率风险较高,也占用了医院较大比例的医疗消耗,因此,发展重症医学,降低重症监护室患者的死亡率和严重并发症发生率是改善患者转归,提高医疗质量,降低医疗消耗的必由之路。重症医学也逐渐走向多学科合作的道路,如同交响乐队中的指挥家,重症医学越来越多的主导着多学科合作抢救病危患者,创造医学奇迹。

重症医学的发展已经取得了许多突出的成就,部分甚至颠覆了过去的传统观念,如重症患者的术后早期离床活动及功能锻炼能够促进患者的快速康复,小潮气量通气的呼吸模式能够降低呼吸机相关肺炎的发生。此外如何降低重症监护室(ICU)相关的肌无力和肌萎缩,提供更加有效的急性镇痛治疗,预防和治疗 ICU 内的谵妄,减低急性肾衰的发生率等等,许多课题都值得深入的研究。血管和组织超声、新型无创或微创监测技术也促进了重症医学的发展。新近研究提示吸入麻醉药物、β 受

体阻滞剂能够降低脓毒症休克患者的死亡率，其确切价值还需要更大规模的前瞻性多中心研究来确认。

“精确医学”在重症医学领域也得到了快速发展，如何根据脓毒症患者基因表达的差异，针对性使用有效的药物治疗方案，改善疾病转归是今后该领域发展的重要内容。

缘自麻醉学的疼痛医学发展最为活跃，其前沿也一直是热点频频，和手术麻醉相关的围手术期镇痛和多模式镇痛管理，疼痛的性别差异，急性疼痛慢性化，炎性及神经病理性疼痛的预防和治疗，疼痛对于术后认知功能障碍的影响，情绪反应对于疼痛感知的干扰作用，疼痛基因的确定，镇痛药物治疗相关基因的发现，疼痛对于遗传基因的影响等，都是疼痛医学发展的热点和前沿。

作为麻醉学传统领域四大分支之一的急救医学，在近年来的快速发展中也涌现出许多新理念，但也带来更多争论。比如，在休克患者的液体复苏治疗方面，如何做和怎样做一直是大家关注的焦点。复苏液体中胶体液和晶体液的选择也是热点课题，以往的研究发现胶体液复苏治疗与术后死亡率增加以及肾脏替代治疗相关，而近期的研究发现和晶体液复苏比较，胶体液的复苏可降低呼吸机支持的时间，而在死亡率等指标上与晶体液复苏没有差别。这方面的理念还需要更多的研究数据来厘清。此外，心肺脑复苏策略始终是急救医学的主题，如何提高复苏成功率，延长抢救治疗的时间窗，改善脑复苏的结局等，都是临床和基础研究的热点。视频喉镜、超声影像、实时持续的无创监测等技术都推动了急救医学的快速发展。

六、麻醉治疗学

随着麻醉医师的工作内容向手术室外发展，麻醉技术和麻醉药物在手术麻醉以外领域的广泛使用，麻醉治疗学也初步形成，并且逐渐发展成为一个崭新的领域。在对一些复杂疾病的治疗提供了新型有效手段的同时，麻醉治疗学的发展也将会改变麻醉医师自身的临床角色，使其从“幕后”走向“前台”，主动参与疾病的治疗过程，提供有效的治疗方案。

麻醉药物能够改善一些难治疾病的治疗结局，例如全身麻醉的快速脱毒作用，麻醉药物对重要脏器损伤的保护效应，全身麻醉药物用于失眠患者的治疗，以及越来越多的证据所提示的全身麻醉药物在传统药物无效的抑郁症治疗领域内的价值。和传统的电休克方法相比，全身麻醉药物不仅具有相同的治疗效果，更为重要的是不会造成记忆功能的损伤。此外，局部麻醉药物本身就具有多种治疗作用，除了传统的扩张血管，降低细胞代谢，抑制心肌异常电位活动外，新近研究发现局麻药物能够抑制肿瘤的复发，临床相关浓度的利多卡因及布比卡因还能够直接导致人类乳腺肿瘤细胞凋亡。因此，局麻药物对于肿瘤转移以及复发的治疗价值也许会成为麻醉学科研究的新热点。

第2节 转化医学——麻醉科研的前沿

转化医学（Translational Medicine）是近10多年来医学科学领域出现的崭新概念。转化医学的核心就是从事基础研究的科研人员与掌握患者疾病的临床医师之间建立起有效联系，从临床实践中发现问题，将其凝练成基础研究内容，据此进行科研，再将研究成果应用临床，目的是打破基础研究和临床实践之间的屏障，按照临床-实验室-临床的路径，使得基础研究成果能够更有效更快速地用于临床疾病诊治，促进人类健康。

麻醉学科的科研工作，尤其是前沿领域也应该建立在转化医学的研究模式之上，才能够更加深刻、更加有效地解决临床实际问题，促进麻醉学科的发展。

一、全麻机制

自现代麻醉诞生以来，全麻机制研究始终是公认的前沿课题，但是回顾近两百年的研究历程，全身麻醉的作用机制依然是模糊不清，全身麻醉的临床现象观察和深度监测依然缺乏公认的科学方法，麻醉苏醒和拮抗的特异性药物研发还无从下手，新型全身麻醉药物的临床使用也进展缓慢。究其原因，主要是人类对于意识和神经生物学功能了解较少，研究手段还不够丰富。尽管如此，学者们仍然在不懈求索，各种新理念和新方法不断涌现，全麻机制的研究也成绩斐然。

在全麻机制的理念上，除了被广泛推崇的“蛋白质学说”外，“中枢神经系统的网络功能动态变化的异常”理论也逐渐引起学者们的重视，利用经颅皮层脑电图监测发现，丙泊酚诱导的意识消失与中枢神经网络功能的快速碎片化相关。这也许会为复杂的全麻机制研究开辟出一条简洁快速的通道。此外，通过全麻机制的研究推动对意识形成机制的深入了解，这已经成为了神经生物学领域意识研究的一个重要方向和策略。

（一）全身麻醉与学习记忆

随着神经科学的快速发展，在全麻机制研究中，麻醉药物对学习记忆功能的影响逐渐成为该领域的重要方向。

在临床实践中，麻醉医师首先发现麻醉手术后患者的学习记忆功能会发生变化，这突出表现在老年人群中的术后认知功能障碍（postoperative cognitive dysfunction，POCD）和婴儿麻醉手术后的神经系统功能发育迟滞和学龄期学习能力的降低。反复多次全身麻醉暴露是否损害远期学习记忆功能，是否影响婴儿神经系统发育，这些已经成为临床麻醉医师最为关切的问题之一，并且受到越来越多的家庭和社会的重视。这些临床现象急需基础研究验证，寻找机制，提供科学的解释和有效的防治措施，通过转化医学的研究模式，防治麻醉药物的此类神经毒性作用，消除临床医师和患者的顾虑，最终提高临床麻醉品质，促进患者术后转归。

动物实验发现异氟烷间断暴露可损害老年小鼠的认知功能，增加淀粉样蛋白β（Aβ）的沉积。幼年大鼠暴露于异氟烷4小时可导致其5～8个月后的认知功能明显下降。氯胺酮能够以量-效依赖方式损害恒河猴的认知功能。此类麻醉药物损伤认知功能的基础研究也越来越多，结果也大多近似，即全身麻醉药物可能通过神经细胞凋亡和（或）坏死、炎症因子积聚、突触可塑性改变、神经细胞再生、细胞能量代谢异常、甚至是基因表达修饰的变化等一种或多种机制影响了实验动物的学习记忆功能。

上述基础研究虽然精彩纷繁，成果丰硕，但是目前的问题是它们很难转化到临床实践中。这是由于在临床麻醉手术中，影响患者认知功能的因素复杂多样，诸如接受全身麻醉的婴幼儿通常有早产史或围生期受到有害事件的影响，存在先天性生理疾患，在重症监护室内长时间使用镇静剂或肌松药物，手术、术后家庭环境和社会环境等许多因素都会对其智力发育产生重大的影响。

基础研究的结果还需要更规范的临床多中心、前瞻性、大样本、随机对照、多因素分析研究来验证。目前国际上正在开展的多项关于全身麻醉对于婴幼儿发育期神经功能影响的多中心注册研究值得麻醉医师的关注和期待，其中有国际麻醉学研究协会（International Anesthesia Research Society，IARS）与美国食品药品管理局（FDA）共同发起的SmartTots多中心研究。美国哥伦比亚大学摩根斯坦利儿童医院组织并且由波士顿儿童医院、费城儿童医院、芝加哥儿童医院、匹斯堡儿童医院等多家美国著名儿童医学中心共同参与的小儿麻醉神经发育评价研究（Pediatric Anesthesia Neurodevelopment Assessment，PANDA Study），以及波士顿儿童医院联合欧洲、澳洲、加拿大等多国的9所儿童医院所开展的国际多中心研究（GAS Study），国内的多家著名儿童医学中心也正在联合开展这方面的临床多中心研究。上述这些临床大规模前瞻性多中心研究结果会在未来几年内陆续公布，并可能会影响临床麻醉管理方案和指南的制定与更新。

此外，关于老年患者POCD的研究前沿更趋向于多因素和个体化。神经退行性疾病、麻醉、手术、疼痛、睡眠障碍、非生理性刺激（如导尿管和引流管）等多种因素可能通过中枢神经炎症影响神经细胞代谢功能紊乱，从而影响产生学习记忆功能的特定区域的突触可塑性及新蛋白合成等。

在POCD的临床研究中还有两个内容值得重视：①术前已经存在的轻度认知功能损伤，或者是认知功能储备的降低与POCD的关系，如果术前轻度认知功能损伤，或者是患者术前的认知功能储备降低，那么发生POCD的几率将会增加；②POCD的诊断方法和评价指标。临床POCD的诊断方法还没有做到完全统一，不同的医学中心使用不同的测试标准，因此POCD的发生率也千差万别，有些研究成果甚至是术后认知功能增强。上述两方面内容的研究涉及麻醉学科与神经内科、精神科、老年医学等多个学科的交叉合作。

（二）神经功能成像技术在全麻机制研究的应用进展

全身麻醉是由药物引起的一种整体生物效应，但是由于技术条件的限制，目前的全麻机制研究多偏重于离体和细胞分子水平，而很少有整体水平研究的有效手段。虽然从特异性受体、分子靶点等不同层次做了大量的探索，但至今仍未阐明全麻效应与脑的功能性神经解剖关系。

近20年来，随着现代物理、电子与计算机技术的迅速发展，脑功能成像(functional brain imaging)技术取得了长足的进步，一批功能强大的无创性脑功能成像手段相继诞生，如功能磁共振(functional magnetic resonance imaging，fMRl)、正电子发射计算机断层扫描技术(position emission tomography，PET)、磁共振波谱分析技术(magnetic resonance spectroscopy，MRs)、脑电图(electroencephalogram，EEG)等，为在体脑功能的研究开辟了一条崭新的道路。这些技术能在整体水平探索全麻药物的作用部位及其相应机制，可以无创、动态、定量的从形态和功能相结合的角度探索全麻机制。以下就PET、fMRI、MRs和EEG技术在全麻机制领域的探索作简单介绍和展望。

1. PET技术在全麻机制研究中的应用　全麻包括了多种效应，如镇静、遗忘、制动等。且各种成分在中枢神经系统中有其相应的作用区域和机制，如前脑区域主要和镇静和遗忘效应有关；而制动作用则是全麻药物作用于脑干和脊髓的结果。但限于中枢神经系统复杂的神经网络连接，传统的研究技术如局部毁损、神经离断的实验需要在有创的状态下对全麻药物中枢靶点进行定位，并且存在脑功能完整性的欠缺。而PET技术可以在无创、脑功能完整的状态下来研究全麻药物的中枢作用靶点。

有研究发现丙泊酚可引起的局部脑区葡萄糖代谢率降低，进一步分析局部脑区葡萄糖代谢率与人脑受体密度分布模式发现：葡萄糖代谢率下降与$GABA_A$受体密度呈显著相关性($r=-0.86$，$P<0.0005$)，$GABA_A$受体分布密度越大的脑区，其葡萄糖代谢率降低的幅度就越大，提示丙泊酚可能通过作用于$GABA_A$受体而产生全麻作用。而异氟烷引起的葡萄糖代谢降低与$GABA_A$受体的分布区域没有明显的相关性，而与毒蕈碱受体结合密度相关($r=0.85$，$P<0.003$)，异氟烷麻醉时毒蕈碱受体较多的脑区其代谢降低较少，提示毒蕈碱型受体密度越高的脑区，对异氟烷越不敏感，这一结果揭示异氟烷可能通过作用于乙酰胆碱受体而产生全麻作用。虽然研究结果存在诸多的争论，但已经提示吸入麻醉药的全麻作用并非由单一受体所介导，可能与多个神经递质系统相关，如GABA能系统、乙酰胆碱能系统等。

利用PET及时观察异氟烷、氟烷和丙泊酚对人体大脑葡萄糖代谢率的研究发现，在同种麻醉深度下，三种药物对整个大脑葡萄糖代谢率的影响基本一致，氟烷、异氟烷和丙泊酚分别使总代谢率降低40%、42%、55%。不同麻醉深度时大脑葡萄糖代谢率的降低与脑电双频指数数值的变化呈正相关，即大脑葡萄糖代谢率能够在一定程度上反映神经细胞的活动情况和麻醉深度。在麻醉状态下，脑区的葡萄糖代谢率低于清醒状态，提示神经细胞处于功能抑制状态。

咪达唑仑的PET研究显示：镇静剂量的咪达唑仑显著降低前额叶、前扣带回、岛叶和丘脑的血流量，以往的研究提示上述脑区与觉醒和记忆相关，因此推测上述脑区很可能是咪达唑仑产生催眠、遗忘作用的中枢靶点。

运用PET技术研究与全麻相关受体的报道尚不多，深入的研究有赖于特异性更高的放射性配体的设计合成；同时也依赖于更高时间、空间分辨率，相信PET技术将为在体研究全麻机制提供更多独特的信息。

2. fMRI在全麻机制研究中的应用　fMRI是基于神经元功能活动对局部氧耗量和脑血流影响程度不匹配所导致的局部磁场性质变化的原理。血红蛋白包括含氧血红蛋白和去氧血红蛋白，两种血红蛋白对磁场有完全不同的影响。氧合血红蛋白是抗磁性物质，对质子弛豫没有影响。去氧血红蛋白属顺磁物质，可产生横向磁化弛豫时间(T2)缩短效应(Perferential T2 Proton Relaxation effect，PT2PRE)。因此，当去氧血红蛋白含量增加时，T2加权像信号减低。当神经元兴奋时，电活动引起脑血流量显著增加，同时氧的消耗量也增加，但增加幅度较低，其综合效应是局部血液氧含量的增加，去氧血红蛋白的含量减低，削弱了PT2PRE，T2加权像信号增强。总之，神经元兴奋能引起局部T2加权像信号增强，反过来就是T2加权像信号能反映局部神经元的活动。fMRI正是通过检测血红蛋白的这种变化对脑组织进行实时的功能成像，对生理或病理状态下的功能活动进行有效的评价。fMRI的最大优点是空间分辨率高，可以达到0.55mm。除此之外，fMRI不需要注入任何外源性的放射性示踪剂，受试者可以在同一成像系统里完成各种实验条件下的不同任务。

由于全身麻醉的特殊性，研究手段多从听觉、痛觉、视觉、嗅觉等途径入手。在全麻药物的作用下，同时给予相应的感官刺激，利用fMRI观察在麻醉状态下脑对不同感官刺激处理的变化，以探索全麻药物产生全麻作用的中枢靶点。

听觉是麻醉过程中最后一个消失和最先一个出现的感觉，是术中患者知晓的主要来源。业已证实，临床满意的麻醉深度下大脑仍能接收听刺激，并在一个相当复杂的水平处理这些听信息，但麻醉状态下大脑高级认知功能与听觉之间的关系却不十分明朗。研究七氟烷麻醉过程中听刺激对脑活动影响时，Kerssens 发现清醒状态（0.0 vol%）下左右前颞、额部、顶叶皮质、右枕叶皮质、左右丘脑、纹状体、海马及小脑均有明显变化，浅麻醉时（1.0 vol%）左右颞上回、右侧丘脑、左右顶叶皮质、左额皮质、右枕叶皮质被显著抑制，而深麻醉（2.0 vol%）对听刺激无变化。应用 fMRI 观察丙泊酚麻醉下听觉皮层对简单、复杂刺激的变化发现，浅麻醉期给予简单语句刺激后额区活动消失而双侧颞叶仍然存在，给予复杂听刺激后初级和联合听觉皮层都有反应，但对听觉刺激高水平的分析能力却丧失，并证实丙泊酚麻醉只能减弱而不能阻断血氧水平依赖听觉皮层的活动。Dueck 等研究神经外科患者觉醒状态和不同浓度丙泊酚（0.5mg/ml、1.0mg/ml、1.5mg/ml、2.0mg/ml）麻醉下中枢神经系统对听刺激（音乐）的反应发现，觉醒时与初级和次级皮层有关的颞上回有明显变化，这些区域对听信息的处理起关键作用，随着丙泊酚浓度的增加，相应区域的活动逐渐减弱，但不能完全阻断初级皮层对听刺激的反应，这与用电生理技术直接监测脑功能活动的结果相一致，暗示了患者在全身麻醉时大脑对听信息仍有加工处理的能力。

大量的生理和解剖数据显示痛感觉与前脑很多区域有着直接联系，但在麻醉期间伤害性刺激是如何传导到这些特定部位却不十分明确。人们用 fMRI 技术业已证实大脑很多区域被疼痛刺激激活，如壳核、杏仁核、岛叶、躯体感觉皮层、扣带前回等。给予亚麻醉剂量（50ng/ml）氯胺酮时发现丘脑和岛叶对疼痛刺激的活动显著减弱，大剂量（200ng/ml）对不同脑区的作用存在差异，丘脑和岛叶几乎无活动，而这两个区域与痛觉又最为密切，这与 Sprenger 等研究低剂量氯胺酮[0.05mg/(kg·h)、0.1mg/(kg·h)、0.15mg/(kg·h)]，麻醉时大脑对伤害性刺激的反应主要表现在第二躯体感觉皮层（S2）、丘脑、岛叶和扣带前回（ACC）相吻合。

研究异氟烷麻醉过程中躯体感觉对刺激的反应显示，伤害性和非伤害刺激均存在于清醒期和给予不同浓度的异氟烷麻醉期。在清醒阶段，两种刺激对第一和第二躯体感觉皮层都起显著作用，加大伤害性刺激时尾状核及丘脑也同样能观察到。丘脑在低剂量（0.7 vol%）异氟烷麻醉时仍然保持活动，Bonhomme 用 PET 观察丙泊酚麻醉时脑活动的变化也证实了此观点。丙泊酚麻醉使意识消失时，伤害性刺激信号可以传递到皮质和皮质下结构区域，也可到达岛叶和小脑，但刺激信号传递到丘脑和扣带前回时明显减弱，并且成剂量依赖性。Becerra 用 fMRI 观察吗啡对大脑作用时发现，许多脑结构区域的活动与内源性阿片样作用有关，如导水管周围灰质、垂体等。

Willic 对犬行异氟烷、丙泊酚、芬太尼或咪达唑仑麻醉，证实了麻醉过程中视觉刺激能够引起犬脑功能的活动，从所获得的犬脑成像显示三组麻醉之间无较大差异，fMRI 研究中挥发性吸入麻醉药较其他静脉麻醉药易控制。在对猴行低剂量氯胺酮（1～2mg/kg）麻醉下，Leopold 发现视动性眼球震颤（OKN）能诱发较大的运动视觉图型，即便在意识分离阶段水平方向给予双向单眼视刺激猴脑活动仍存在，表明氯胺酮不能消除视刺激对皮质环路的影响。Heinke 等观察亚麻醉剂量（0.42 vol%）的异氟烷对脑功能活动影响时，发现红、白颜色的“L”字符在不同方位（0°，90°，180°，270°）的视刺激下并非全脑受影响，而只有前额岛叶，左、右顶内沟有明显变化，其他部位如外侧膝状体核、初级视皮质、运动神经皮质等均无变化。文献报道硫喷妥钠作用大脑时，视皮质区对视刺激的变化是成剂量依赖性减弱，静脉给予 150mg 硫喷妥钠后视皮质区也有活动，但相比清醒状态下要弱得多。

fMRI 不仅能对听觉、视觉、疼痛刺激进行精确定位，还能够确定具体的嗅觉反应的脑功能活动区，显示在不同的嗅觉刺激条件下脑功能活动的变化情况。嗅觉刺激可引起脑内多个区域的活动功能变化，主要包括丘脑中部前回、额下回、运动前区边缘、杏仁核、下丘脑、海马回区等结构，高浓度化学物质刺激时丘脑的信号变化较低浓度刺激时明显，表示该区域的功能活动有浓度依赖性，而额下回和扣带回的功能活动则无明显的浓度依赖性。Ferris 在麻醉清醒期用雌性狨猴排卵期的分泌物或雌性狨猴的卵巢刺激雄性狨猴时可以唤起其性幻觉，视前区和下丘脑前部明显被激活。与灵长类动物相似，嗅觉也能激活人脑区，Henkin 等对正常受试者给予乙酸戊酯、薄荷酮等化学制剂气味刺激，尔后给予类似气味（香蕉、薄荷）物质的幻觉刺激，发现真实气味与幻觉气味能够激活相应脑区，在幻觉气味给予过程中受试者并未接触真实气味，而其却能准确地激活相应的嗅觉相关脑区，提示“记忆”在嗅觉信息处理中发挥一定作用，这暗示我们利用fMRI从嗅觉方面入手对全麻作用机制和探讨麻醉状态下意识与记忆的关系有一定帮助。

3. 磁共振波谱分析技术（MRs） MRs是目前唯一能够研究活体组织代谢与生化指标的非侵袭性技术，其原理是居于原子核的共振频率发生化学位移，经过傅立叶转换成为按频率-信号强度分布的波谱曲线。由于原子核在特定的分子环境中其精确的共振频率恒定不变，借助共振频率的差异对脑组织感兴趣区（VOI）进行代谢、生化研究及定量分析。目前进行波谱分析的质子除了氢质子（H+）外，还有磷（31P+），氟（19F），钠（Na）等，它们能够测定不同类型的物质。例如H+波谱分析可以测量N-乙酰天门冬氨酸（NAA）、乳酸（Lac）、胆碱复合物（Cho）、肌醇（MI）、谷氨酸复合物（Glx）、乙酰天门冬氨酸（NA）、肌酸复合物（Cr）以及其他某些氨基酸的浓度，磷（31P+）波谱分析则可以测量体内大脑ATP的浓度。

有研究利用MRs发现丙泊酚麻醉下健康自愿者中枢神经系统代谢活动时发现，静脉推注丙泊酚麻醉后在感兴趣区域（丘脑）内氮-乙酰天门冬氨酸复合物（N-acetylaspartate，NAA）、胆碱复合物（Cholin，Cho）和谷氨酸（Glu）明显降低（$P<0.05$），而GABA在该区域显著升高，磷酸肌酸复合物（Creatin，Cr）无明显变化。同样，恩氟烷麻醉时也观察到感兴趣区域（丘脑）内NAA、Glu、Cho明显降低（$P<0.05$），而GABA在该区显著升高（$P<0.05$），Cr无明显变化。这些研究提示麻醉状态下NAA、Glu、Cho、GABA等神经递质均有变化，丘脑内递质的变化可能在全麻机制中发挥重要作用。

4. 脑电图在全麻机制研究中的应用 通过分析七氟烷、异氟烷、地氟烷、恩氟烷四种挥发性麻醉药麻醉下的八通道绵羊皮层脑电信号，结合一致性分析、相关矩阵分析、及替代数据计算分析方法，发现挥发性麻醉药引起多通道皮层脑电间的局部同步性增强，尤其在脑电波的α（8～13Hz）和β（13～30Hz）频段，且预测概率分析表明麻醉诱发的皮层脑电间局部同步强度与皮层抑制程度间存在显著的相关性。由于脑电图具有最强的实时性，因此也有很多学者把它和其他定位的影像学研究方法相互结合，从而在时效性和区域性的两个维度都能够获得最可靠的实验结果。

二、器官保护

围手术期器官损伤引起的器官功能衰竭是手术患者术后死亡的首要原因，由于器官衰竭导致患者术后30天内死亡人数在所有手术患者中发生率为1.5%左右。其总人数仅次于每年死于恶性肿瘤的人数，由此可见，器官保护对于降低术后死亡率，减少术后严重并发症发生率，促进患者术后转归，提升医疗质量具有重要的价值。

围手术期常见的严重器官损伤包括脑卒中（stroke）、心肌梗死（MI）、急性呼吸窘迫综合征（ARDS）、急性肾损伤（AKI）和急性肠损伤（AGI）。动物和细胞实验发现全麻药物和部分局麻药物具有脏器保护功能，尤其是心、脑、肺等重要脏器，但是这些令人兴奋的基础研究成果很难被临床医师所接受，其原因主要是围手术期患者的器官损伤复杂多变，动物模型和其研究结果不能转化到临床，许多临床研究也未能证实基础研究中的保护作用，因此这方面的转化医学研究还面临着重重困难。与保护作用相反的是麻醉药物的毒性损伤作用，尤其是在心、脑系统。学术观点的差异，实验模型、研究手段、观察指标的不同，是导致这些矛盾性研究结果的主要原因。今后的研究者需要寻根溯源、厘清争论，更加客观的分析实验现象，否则会重回保护或损伤的老路，遭遇不被临床认可的尴尬。

1. 脑卒中 围手术期的脑卒中并非罕见，调查显示：在非心脏手术，卒中发生率在0.1%～0.7%左右。而在冠脉旁路术和心脏瓣膜术中，这一比例分别为1.6%和2.2%。一旦术后患者并发了脑卒中，其30d死亡率在12%～32.6%左右。术后卒中的诊断往往存在延后性，一方面因为麻醉和镇静药物掩盖了症状，另一方面是受术后状态限制（不宜搬动，插管状态等），CT等大型检查无法进行。

大多数卒中都是由于血管闭塞引起的脑梗死，闭塞原因多为局部血栓形成，以及心脏、大动脉栓子脱落，或者静脉系统的栓子通过右向左分流进入脑部。其预防措施应着眼于高危因素，积极控制血脂、血糖、血压；对于既往有脑梗死的患者要长期抗血小板治疗；房颤及心脏瓣膜疾病患者围手术期评估出血风险后执行抗凝桥接策略；术中最佳血压个体化调控等。

脑卒中高危人群和手术的评判、最佳个体化血压的目标设定、预防策略和有效预警监测指标设定等都是目前临床研究关注的重点。

2. 心肌梗死　在非心脏手术中，围手术期心肌梗死（myocardial infarction，MI）发生率在 1% ~3%，其30d 内死亡率在11.6%。心肌梗死是由心肌长时间缺血引起。首要原因为急性冠脉闭塞导致的绝对血供不足，一般继发于冠状动脉粥样硬化（1 型），此外还有心肌氧供需失衡，也称为相对缺血，比如贫血、心率失常、血压过高过低等（2 型）。术后患者 2 型 MI 更为多见，主要因为围手术期血流动力学不稳定以及术后的高凝状态。因此，MI 的预防也需要针对上述原因，尤其是维护心肌氧供需平衡。

基础研究证实，吸入麻醉药物、静脉麻醉药物、阿片类药物等都具有心肌保护作用，并且建立了麻醉药物预处理和后处理的干预策略，但是相关临床研究还缺乏足够的令人信服的结果。麻醉医师期待更多有价值的前瞻性大样本的临床研究结果。

3. 急性肾损伤　大样本研究提示普通手术后患者 AKI 发生率在 1% 左右，致死率可达到 42%。改善全球肾脏病预后组织颁布的两套 AKI 分级标准，即 AKI 分级、和 RIFLE（the risk，injury，failure，loss，end-stage renal disease）分级均将血清肌酐和每小时尿量作为主要的分级标准，这两条分级标准对于诊断 AKI 均有较高的敏感性和特异性，但是，尿量和肌酐的改变相对于肾脏损伤在时间上仍是滞后的，目前有一些新的生物标记用于早期诊断损伤，比如中性粒细胞明胶酶相关脂质运载蛋白（neutrophil gelatinase-associated lipocalin，NGAL），肾损伤因子-1（kidney injury molecule-1，KIM-1），胰岛素样生长因子结合蛋白-7，组织抑制的金属蛋白酶-2 等，它们的预警和诊断效果值得临床医师的期待。

临床 AKI 的挑战除了缺乏有效的筛查预警指标外，没有很好的药物治疗方法也使临床医师感到沮丧。研究显示，低剂量的多巴胺对 AKI 患者死亡率和肾功能改善均没有帮助，却会诱发心脏术后的房颤发生率；应用呋塞米利尿将引起肾小球滤过率下降，继而导致肌酐上升，强制利尿甚至会导致容量不足，降低肾脏灌注。对于严重酸碱平衡水电解质紊乱的患者，必须应用肾脏替代治疗，临床研究显示，AKI 需要替代治疗的患者中死亡率为 44.7%。由此可见，AKI 的预防、诊断和治疗都是围手术期器官保护研究的重点与难点，需要更多的学者关注和参与。

三、麻醉与肿瘤

肿瘤是世界上增长最快的疾病。全世界每年大约有 1200 万人被确诊为肿瘤。每年大约有 700 万患者死于肿瘤，目前 2500 万人处于肿瘤确诊状态。在发达国家，肿瘤已成为死亡的主导原因，而在发展中国家，它仅次于心脏疾病位居第二。2014 年初，世界卫生组织（WHO）发布研究报告警告未来将出现癌症病例大暴发的情况，而中国的癌症在 2012 年的发病个案几乎占了全球一半，高居第一位。

手术干预是治疗早期及部分晚期实体肿瘤的主要方案，每年都有大量肿瘤患者需要接受手术治疗。近 20 年来，许多研究者致力于回答围手术期干预如手术本身、麻醉药、镇痛药、β 受体阻滞剂、抗炎药及输血等是否会影响肿瘤患者的预后。基础研究表明手术应激、吸入麻醉药及镇痛药会通过直接作用于肿瘤细胞、抑制免疫反应及促进血管生成等作用从而促进肿瘤细胞增殖及浸润。尤其是 2006 年 Exadaktylos 等发表的回顾性研究发现乳癌手术术后接受阿片类药物镇痛的患者乳癌复发率高于接受局部麻醉术后镇痛的患者复发率。该回顾性研究将麻醉与肿瘤的关系，尤其是对肿瘤复发的影响再次聚焦在学者们关注中心，成为炙手可热的前沿课题。

研究者们正在跟踪全身麻醉药物、阿片类药物、局麻药以及全身麻醉、局部麻醉、术后镇痛、低温、输血等不同的药物和技术操作对于肿瘤复发和转移的影响，这方面的研究进展需要临床“大数据”资料的支持，因此，多中心联合及全球合作是研究结果客观可信的保证，这方面的研究结果也必定会促进目前临床麻醉方法和用药习惯和理念的转变，值得临床医师的期待。

第 3 节　麻醉教学方面的前沿问题

随着麻醉学科规模的扩大，亚学科建设也日趋成熟，麻醉医师、麻醉科护士、麻醉助理等从业人员职责愈加细化，麻醉科的教学工作也面临着巨大的挑战，一方面医学生的临床实践机会和时间在缩短，一方面需要他们掌握和吸收的医学知识在不断增长，随着临床手术效率的提升，麻醉手术期间老师与学生的交流时间也在相应缩短，因此，传统的麻醉教学形式和内容都亟待修改更新，越来越多的模拟教学取代了以往的实践操作，网络教程让学生能够让学生更加主动的根据自身情况选择学习内容。

模拟教学的争论 临床操作技能，围手术期危机管理水平，以及准确判断快速反应的能力是每个麻醉医师必须具备的3项基本素质。原先这些能力的培养需要通过长期反复的临床训练和经验积累才能获得，而且不同的培养体系存在着严重的差异。模拟教育系统的出现改变了过去的模式，通过计算机模拟和软件更新，越来越多的医学生在模拟人上完成了上述基础训练，这一方面缩短了培训时间，减少了操作培训可能给患者带来的伤害，另一方面能够随时检测培训效果，不同的培养体系均能够获得较一致的培养效果。因此模拟人系统在当代麻醉教学中被更多的采用。但是模拟人系统也存在缺陷，该系统毕竟与临床实际环境存在差别，患者麻醉手术和抢救的真实情景也无法被该系统完全克隆。临床麻醉管理中团队合作通常是成功的保证，而模拟人体系在展现团队合作方面存在不足，因此对于模拟教学系统在麻醉医师培养方面的地位和作用还存在真论。今后如何更好的利用模拟教学系统，模拟教学如何与临床的床旁面授培养相互衔接，如何开发出更加符合临床麻醉情景的软件系统，这些都是麻醉模拟教学体系面临的挑战。

我国的麻醉教学还面临着规范化的麻醉学科住院医师培养和麻醉专科医师培训的繁重工作，这些教学培养工作关系到麻醉学科的未来与前途。此外，随着麻醉学科的扩张，非麻醉学专业的人员培训也是麻醉教学中的一项重要内容，让其他专科的医护人员了解麻醉学科的工作任务和基本技能，普及麻醉学专业知识，对于扩大麻醉学科的影响，提升学科地位，提高临床医疗品质与效率都具有重要的价值。上海交通大学医学院附属瑞金医院麻醉科在非麻醉学专业住院医师麻醉科轮转和培训方面走出了一条成功的道路，临床专业的非麻醉科住院医师被要求轮转麻醉科，了解麻醉学概念和基本知识，掌握静脉开放、氧疗、气道控制与管理、急救复苏的流程与基本心血管药物使用等技能，这些轮转培训工作一方面弥补了临床技能培训的空白，真正夯实了临床医师的实践能力，另一方面也切实提高了医院内抢救和复苏的成功率，提升了临床医疗质量，获得这些受训医师所在科室和医院管理者的赞赏，该培养方式也被国内多家医院采纳，获得了满意的效果。

如上所言，麻醉教学在内容、形式和范围等多方面都具有更加广阔的发展空间，麻醉学科需要建立更加专业的师资队伍，吸收更多的优质资源，满足医学发展对于麻醉学科的迫切需求，完成学科转型，实现麻醉学科发展的愿景。

（于布为 薛庆生 罗艳）

参考文献

1. Fleischmann KE, Bechman JA, Buller CE et al. 2009 ACCF/AHA focused update on perioperative beta blockers. Journal of American College of Cardiology. 2009, 54:2102-2128.
2. Bolsin S, Colson M, Marsiglio A. Perioperative βblockade. BMJ. 2013, 347:5640.
3. Bouri S, Shun-Shin MJ, Cole GD. et al. Meta-analysis of secure randomized controlled trials of β-blockade to prevent perioperative death in non-cardiac surgery. Heart 2013; published online 31 Jul.
4. Valsami S, Asmis LM. A brief review of 50 years of perioperative thrombosis and hemostasis management. Seminars in Hematology, 2013, 50:79-87.
5. Lyman GH, Khorana AA, Kuderer NM et al. Venous thromboembolism prophylaxis and treatment in patients with cancer: American Society of Clinical Oncology Clinical Practice Guideline update, 2013, 31:2189-2204.
6. Lifang Mao, Suizhen Lin, and Jun Lin. The effects of anesthetics on tumor progression. Int J Physiol Pathophysiol Pharmacol, 2013; 5(1):1-10.
7. Chang YC, Liu CL, Chen MJ et al. Local anesthetics induce apoptosis in human breast tumor cells. Anesth Analg, 2014, 118(1):116-124.
8. T. Gili, N. Saxena, A. Diukova, et al. The Thalamus and Brainstem Act as Key Hubs in Alterations of Human Brain Network Connectivity Induced by Mild Propofol Sedation. J Neurosci, 33 (2013), 4024-4031.
9. P. Guldenmund, A. Demertzi, P. Boveroux, et al. Thalamus, Brainstem and Salience Network Connectivity Changes During Propofol-Induced Sedation and Unconsciousness. Brain Connect, 2013, 273-285.
10. A. G. Hudetz. General Anesthesia and Human Brain Connectivity. Brain Connect, 2012, 2:291-302.
11. D. Jordan, R. Ilg, V. Riedl, et al. Simultaneous Electroencephalographic and Functional Magnetic Resonance Imaging Indicate Impaired Cortical Top-Down Processing in Association with Anesthetic-Induced Unconsciousness. Anesthesiology. 2013.
12. A. Kopp Lugli, C. S. Yost, C. H. Kindler. Anaesthetic Mechanisms: Update on the Challenge of Unravelling the Mystery of Anaesthesia. Eur J Anaesthesiol, 2009, 26:807-820.
13. Z. Liang, J. King, N. Zhang. Intrinsic Organization of the Anesthetized Brain. J Neurosci, 2012, 32:10183-10191.

14. J. V. Liu, Y. Hirano, G. C. Nascimento, et al. Fmri in the Awake Marmoset: Somatosensory-Evoked Responses, Functional Connectivity, and Comparison with Propofol Anesthesia. Neuroimage, 2013, 78: 186-195.
15. G. A. Mashour, D. Pal. Interfaces of Sleep and Anesthesia. Anesthesiol Clin, 2012, 30: 385-398.
16. P. L. Purdon, E. T. Pierce, G. Bonmassar, et al. Simultaneous Electroencephalography and Functional Magnetic Resonance Imaging of General Anesthesia. Ann N Y Acad Sci, 2009, 1157, 61-70.
17. L. Schlunzen, N. Juul, K. V. Hansen, et al. Regional Cerebral Blood Flow and Glucose Metabolism During Propofol Anaesthesia in Healthy Subjects Studied with Positron Emission Tomography', Acta Anaesthesiol Scand, 2012, 56: 248-255.
18. J. Schrouff, V. Perlbarg, M. Boly, et al. Brain Functional Integration Decreases During Propofol-Induced Loss of Consciousness', Neuroimage, 2011, 57: 198-205.
19. Cheng Q, Wang J, Wu A, et al. Can urinary excretion rate of 8-isoprostrane and malonaldehyde predict postoperative cognitive dysfunction in aging?. Neurol Sci, 2013.
20. Rasmussen LS, Johnson T, Kuipers HM, et al. Does anaesthesia cause postoperative cognitive dysfunction? A randomised study of regional versus general anaesthesia in 438 elderly patients. Acta Anaesthesiol Scand, 2003, 47(3): 260-266.
21. Cameron CM, Davey TM, Kendall E, et al. Changes in alcohol consumption in pregnant australian women between 2007 and 2011. Med J Aust, 2013, 199(5): 355-357.
22. Kotiniemi LH, Ryhanen PT, Moilanen IK. Behavioural changes in children following day-case surgery: A 4-week follow-up of 551 children. Anaesthesia, 1997, 52(10): 970-976.
23. Kotiniemi LH, Ryhanen PT. Behavioural changes and children's memories after intravenous, inhalation and rectal induction of anaesthesia. Paediatr Anaesth, 1996, 6(3): 201-207.
24. Bianchi SL, Tran T, Liu C, et al. Brain and behavior changes in 12-month-old tg2576 and nontransgenic mice exposed to anesthetics. Neurobiol Aging, 2008, 29(7): 1002-1010.
25. Palanisamy A, Baxter MG, Keel PK, et al. Rats exposed to isoflurane in utero during early gestation are behaviorally abnormal as adults. Anesthesiology, 2011, 114(3): 521-528.
26. Zhang DX, Levy WB. Ketamine blocks the induction of ltp at the lateral entorhinal cortex-dentate gyrus synapses. Brain Res, 1992, 593(1): 124-127.
27. Cannon CE, Puri V, Vivian JA, et al. The nicotinic alpha7 receptor agonist gts-21 improves cognitive performance in ketamine impaired rhesus monkeys. Neuropharmacology, 2013, 64: 191-196.
28. Capitanio JP, Del Rosso LA, Calonder LA, et al. Behavioral effects of prenatal ketamine exposure in rhesus macaques are dependent on maoa genotype. Exp Clin Psychopharmacol, 2012, 20(3): 173-180.
29. Evans MS, Viola-McCabe KE. Midazolam inhibits long-term potentiation through modulation of gabaa receptors. Neuropharmacology, 1996, 35(3): 347-357.
30. Zhou R, Wang S, Zhu X. Prenatal ethanol exposure attenuates gabaergic inhibition in basolateral amygdala leading to neuronal hyperexcitability and anxiety-like behavior of adult rat offspring. Neuroscience, 2010, 170(3): 749-757.
31. Zhang Y, Zhen Y, Dong Y, et al. Anesthetic propofol attenuates the isoflurane-induced caspase-3 activation and abeta oligomerization. PLoS One, 2011, 6(11): e27019.
32. Zhang L, Zhang J, Yang L, et al. Isoflurane and sevoflurane increase interleukin-6 levels through the nuclear factor-kappa b pathway in neuroglioma cells. Br J Anaesth, 2013, 110 (Suppl 1) i82-91.
33. Tokuda K, O'Dell KA, Izumi Y, et al. Midazolam inhibits hippocampal long-term potentiation and learning through dual central and peripheral benzodiazepine receptor activation and neurosteroidogenesis. J Neurosci, 2010, 30(50): 16788-16795.
34. Boscolo A, Milanovic D, Starr JA, et al. Early exposure to general anesthesia disturbs mitochondrial fission and fusion in the developing rat brain. Anesthesiology, 2013, 118(5): 1086-1097.

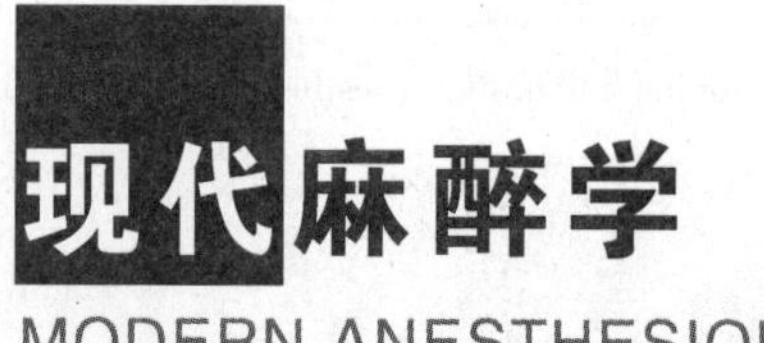
现代麻醉学
MODERN ANESTHESIOLOGY

第二篇　麻醉生理学

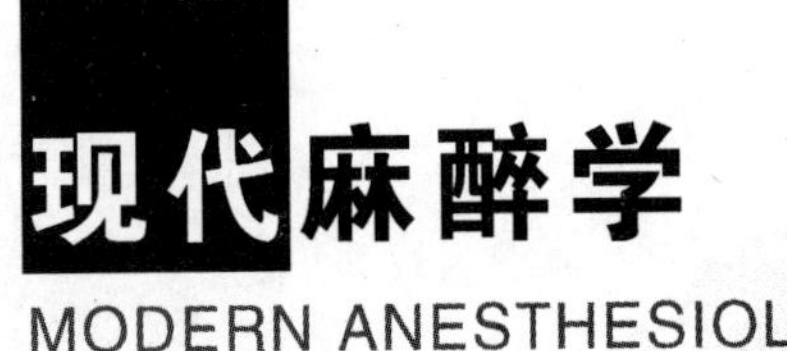
现代麻醉学
MODERN ANESTHESIOLOGY

第10章 麻醉与自主神经系统

神经系统由中枢神经系统和外周神经系统构成。中枢神经系统由脑和脊髓构成。外周神经系统将中枢神经系统与其支配的效应器官和组织联系起来。外周神经系统由支配感觉器官和运动器官的躯体神经系统及支配内脏器官的自主神经系统(autonomic nervous system,ANS)构成。ANS控制着机体内的不随意运动,autonomic是自身控制之意(self-control),翻译成中文为“自主”,ANS自主控制和调节的靶器官及其功能包括:心率、心排血量、血压、血管口径、消化道蠕动、呼吸频率、肺通气量、体温、涎腺和汗腺分泌、神经内分泌、瞳孔及视觉适应、排尿、睡眠与觉醒、认知功能、性功能以及痛觉、内脏感觉及其反应性等,使机体与环境有最佳的适应性。这种适应性表现为对外界刺激产生应激反应、抑制过度的应激和迅速恢复静息状态的能力。机体的有些功能受随意和“自主”双重控制,如呼吸运动。

麻醉科医师实施临床麻醉的目的之一在于手术创伤对机体可能产生极大应激时,阻断伤害性刺激的传导,适当地抑制ANS的过度应激反应,保证机体内环境的稳定。另外,外科患者所患的疾病可能显著影响ANS的功能,从而改变ANS对手术和麻醉的正常反应。因此,麻醉科医师对于ANS的功能以及麻醉药物对ANS功能的影响应有全面、深入的了解。另外,为了维持ANS的功能平衡,人们还研发出许多拟交感或副交感功能的药物,这些药物在麻醉中也有广泛的应用。

第1节 ANS的解剖

在功能和解剖上ANS分成两个亚系统:交感神经系统(sympathetic nervous system,SNS)和副交感神经系统(parasympathetic nervous system,PSNS)。但近期的研究表明ANS还有一个既非肾上腺素能又非胆碱能神经元群的亚系统,其递质为NO,主要存在于肠道(又称肠神经系统,enteric nervous system)和肺脏,有人甚至认为其应属于一个独立的系统。

ANS的高级控制中枢在延髓和下丘脑,电刺激这两个区域,可以诱发全部ANS的反应。ANS是两级神经元中继结构,在外周交换神经元,形成神经节。神经节相当于中枢神经系统中的神经核团结构。ANS的第一级神经元的胞体在脑内的灰质或在脊髓,其轴突(节前神经纤维)与位于自主神经节中的第二级神经元形成突触联系,这样第一级神经元称作神经节前(突触前)神经元,第二级神经元的胞体一般位于中枢神经系统外的神经节内,故称作神经节后(突触后)神经元。神经节后神经元的轴突(节后神经纤维)与靶器官的细胞形成突触联系。ANS自中枢神经系统发出时是有髓鞘纤维(B纤维,直径<3.0μm,传导速度3~15m/s),在神经节进行突触换元,然后分布于支配的靶器官,此时已是无髓鞘纤维(C纤维,直径0.4~1.3μm,传导速度0.3~2.3m/s),因此最易被局麻药物阻滞。

功能上ANS也可分成两个系统:感觉(传入)和运动(传出,指血管运动、内脏运动、内、外分泌腺分泌运动)系统。功能上分别对应感觉神经元和运动神经元。

1. 感觉神经元 感觉神经元可监测血氧和CO_2的变化、血糖变化、血压水平、胃肠内的化学成分,味觉的感受也属于其功能。血氧和 CO_2 的变化由位于颈动脉分支处的颈动脉体感受，通过脑神经Ⅸ传入中枢。初级感觉神经元的传入纤维在延髓内以突触与第二级感觉神经元发生联系，构成孤束核（the nucleus of the solitary tract），传递所有的内脏感觉。孤束核也接受来自附近化学感受中枢的信号，感受血和脑脊液中的有毒物质引发呕吐和产生厌食等保护性反应。

2. 运动神经元　运动神经元可分属于交感、副交感或肠道性三类。交感运动神经元位于交感链和主动脉前神经节中。副交感运动神经元位于其支配器官的附近，如颌下神经节位于涎腺附近、心旁神经节位于心脏附近。还有肠神经节就位于肠道壁内，其复杂性犹如脊髓，神经节内包含运动、感觉和中间神经元，其有高度的自主性，肠道在分离状态下功能亦运转良好，因此又称为“肠道神经系统”或“第二脑”。

神经节中的运动神经元受到位于中枢内的节前运动神经元的调控。节前交感运动神经元位于胸腹段脊髓侧角，节前副交感运动神经元位于延髓的迷走神经背侧运动核（dorsal motor nucleus of the vagus nerve）、疑核（nucleus ambiguus）、催涎核（salivatory nuclei）以及位于骶髓节段的神经核。肠运动神经元接受中枢神经的调控，其节前神经元也像副交感一样，位于延髓内。

ANS 的感觉和运动中枢间有直接和间接的联系通路，进行反馈性的调节，其功能的正常是通过 SNS 和 PSNS 的平衡实现的。

一、SNS

SNS 节前运动神经元位于延髓前外侧、延髓前中部、尾缝核、脑桥和海马内室旁核，其中位于延髓前外侧的 SNS 元节前运动神经元在维持基础血压以及调节血压的时相性中起重要作用。

SNS 的外周部分由胸腰段脊髓 T_1 ~ L_2 的侧角发出。SNS 元节前运动神经元的传出通路下行至 T_1 到 L_2 或 L_3 脊髓侧角的灰质更换神经元，位于脊髓前侧角的神经元发出的神经纤维以三种方式形成神经节：椎旁成对的 SNS 链、各种不成对的远端神经丛和位于靶器官附近的神经节。

SNS 节前纤维在脊髓前角离开脊髓，随脊神经干进入椎旁 SNS 节，22 对 SNS 节成对排列于脊柱两侧，各神经节间彼此交通形成 SNS 链。SNS 纤维在同水平的交感链交换神经元或向上、向下在高水平或低水平的神经节或神经丛交换神经元。另外，SNS 的节前纤维可以进入多个 SNS 节，一个脊髓节段发出的 SNS 节前纤维可以和 20 多个 SNS 节形成突触连接，一个效应器官的细胞可以由上下不同节段脊髓发出的 SNS 支配。机体被触发引起的交感反应并不能限定在某一个特定节段，而是 SNS 兴奋泛化，引起剧烈的多器官交感反应。躯体 SNS 与每一条脊神经（灰色支）相伴支配相应肌节（dermatome）的皮肤。支配头、颈和胸腔内脏器的 SNS 纤维是从特殊的神经节发出的；支配腹腔、盆腔脏器的 SNS 纤维自脏器附近的神经丛发出。

（一）SNS 神经节

除椎旁神经节外，机体内有几处主要的 SNS 神经节：

1. 颈部神经节　有三个：①颈上神经节（superior cervical ganglion）：起自 C_1 ~ C_4，发出纤维支配颈内、颈外动脉、耳和睫状肌。还参与构成颌下神经节、脊神经支和心神经丛；②颈中神经节（middle cervical ganglion）：起自 C_5 和 C_6，发出纤维支配甲状腺下动脉，构成脊神经支和心神经丛；③颈下神经节（inferior cervical ganglion）：起自 C_7 和 C_8，发出纤维支配椎动脉、参与构成脊神经支和心神经丛，有 80% 的人，与 T_1 融合构成星状神经节。

2. 星状神经节（stellate ganglion）　起自 C_7 和 T_1，与下方交感链有密切的解剖联系。它位于 C_7 横突和第一肋骨之间，椎动脉的后方，是疼痛治疗时最常阻滞的神经节。

3. 胸神经节（thoracic ganglia）　有 12 个神经节，由相应节段的脊髓侧角脊神经发出，支配主动脉，与脊神经支、三支内脏神经（内脏大、小和内脏下神经）以及心脏、肺和食道神经丛的纤维相联系。

4. 腰神经节（lumbar ganglia）　通常有四个神经节，由相应节段的脊髓侧角脊神经发出构成，与支配肠道的腹腔神经节、肠系膜上神经节、肠系膜下神经节联系，发出神经纤维支配主动脉，参与构成腹腔下神经丛和腰段脊神经。

5. 肾上腺髓质嗜铬细胞　这是两级神经元结构的例外，节前神经元轴突与其直接通过突触联系。这是交感系统功能的重要部分，又称交感肾上腺系统（the sympathoadrenal system）。

6. 骶神经节（sacral ganglia）　通常有四个，起自骶髓侧角相应节段，参与构成盆腔神经丛和骶部脊神经。

由于这些神经节内也含有内脏的传入神经纤维，也司内脏的感觉。

（二）SNS 神经丛

1. 心神经丛（cardiac plexus）

（1）心深神经丛（deep cardiac plexus）：位于气管分叉处前方，由颈部和上胸部四个神经节以及迷走神经分支构成。

（2）心浅神经丛（superficial cardiac plexus）：位于肺动脉前方，主动脉弓下方。接收来自右侧颈上神经节的纤维和左侧迷走神经的下心支。

2. 腹腔神经丛（coeliac plexus，太阳丛）　是最大的 SNS 神经丛，是位于腹腔动脉（L_1）前方的密集神经网络，在胰腺和胃上缘。接收来自内脏大、小神经、内脏下神经，以及右迷走神经内脏支的纤维。有些神经换元后直接支配肾上腺髓质（其中的细胞相当于神经节后神经元），其余的沿着主动脉下行构成主动脉神经丛（aortic plexus）。

3. 腹腔下神经丛（hypogastric plexus）　位于骶骨岬与髂总动脉之间。接收来自腰交感干和主动脉神经丛的纤维，纤维还进一步扩散至盆腔神经丛。

二、PSNS

PSNS 的节前神经元或称第一级神经元位于脑干，其外周部分由脑神经Ⅲ、Ⅶ、Ⅸ、Ⅹ和位于骶髓侧角的 S_2、S_3、S_4发出的神经纤维构成。它们的轴突与节后神经元在以下部位形成突触联系并构成神经节：

1. 位于头部构成神经节的神经有：脑神经Ⅲ构成睫状神经节、脑神经Ⅶ、Ⅹ构成翼突和颌下神经节、脑神经Ⅸ构成耳神经节。

2. 位于支配器官附近或其内部构成神经节或神经丛的神经有：迷走神经（脑神经Ⅹ，是最重要的 PSNS 神经）、骶神经 S_2、S_3、S_4。

迷走神经走行于颈部、胸腔和腹腔，支配心脏、肺脏、肝脏及胃肠等大器官。

PSNS 神经节与脊髓相距较远，位于靠近支配的靶器官，因此节后神经纤维要比交感系统短。

（一）脑神经部分

十二对脑神经中有四对（第Ⅲ、Ⅶ、Ⅸ、Ⅹ）含有 PSNS。它们在功能上使瞳孔缩小、涎腺和泪腺分泌、胃肠运动加强、心脏抑制和支气管平滑肌收缩。①第Ⅲ神经（动眼神经）：在睫状神经节换元，支配虹膜平滑肌和睫状肌；②第Ⅶ神经（面神经）：在翼腭和颌下神经节换元，分布到鼓室和构成颞上大神经，支配颌下腺和舌下腺；③第Ⅸ神经（舌咽神经）：在耳神经节换元，支配黏液腺、唾液腺和泪腺；④第Ⅹ神经（迷走神经）：起自延髓的迷走运动背侧核。是最重要的 PSNS 冲动的来源，承担 PSNS3/4 的任务，支配心脏、气管、支气管、肝、脾、肾脏和除了远端结肠外的所有胃肠道。

（二）骶髓神经部分

起自 $S_2 \sim S_4$脊神经前根，构成盆腔内脏神经，并与 SNS 丛相伴，在支配器官形成小的终末神经节。在功能上，纤维支配结肠、直肠和膀胱的运动、抑制括约肌和使生殖器血管扩张。

第 2 节　ANS 的递质和受体

一、神经递质的分类

所有 SNS、PSNS 的节前和 PSNS 节后神经纤维，以及少数 SNS 的节后神经纤维（支配汗腺、肾上腺髓质和骨骼肌血管舒张）释放的递质是乙酰胆碱，SNS 的节后神经纤维释放的递质为去甲肾上腺素。在中枢神经系统和肾脏，有的神经释放递质为多巴胺，某些肠道神经释放的递质是嘌呤、NO，结肠中的肠道神经、中枢神经系统中的某些神经释放的递质是神经肽。释放乙酰胆碱的神经称为胆碱能神经，释放去甲肾上腺素的神经称为肾上腺素能神经。

二、神经递质的受体

已知乙酰胆碱作用于两种胆碱能受体：烟碱受体（N 受体）和毒蕈碱受体（M 受体）。N 受体广泛存在于 SNS 和 PSNS 的神经节，在骨骼肌与神经肌肉接头（终板）处起重要的信号传导作用。M 受体在 PSNS 中广泛存在，因此激动或拮抗 M 受体可以产生明显的副交感能效应。M 受体有 5 种不同的亚型（$M_1 \sim M_5$），最重要的是 M_1、M_2和 M_3受体，皆可被阿托品拮抗。M_1受体存在于中枢神经系统、ANS 的神经节和胃壁细胞；M_2受体存在于心脏和突触前部位；M_3受体主要存在于平滑肌、血管内膜（使血管扩张）和外分泌腺。

SNS 的节后神经元释放去甲肾上腺素，激动效应器官突触后膜上的肾上腺素能受体，儿茶酚胺都可以激动这一受体。肾上腺素能受体分成 α 和 β 受体两类，还可细分为 α_1、α_2、β_1 和 β_2 等不同亚型的受体。α_1 受体存在于突触后膜，被激动后产生兴奋效应，α_2 受体存在于突触前膜，被激动后产生抑制作用。β_1 和 β_2 受体都存在于突触后膜，被激动后前者产生兴奋效应，后者产生抑制效应。

表 10-1 是 ANS 在不同器官上的受体分布和被激动后的生理效应，有些效应是拮抗性的，但最终表现的是综合效应。

表 10-1　激动 SNS 和 PSNS 不同受体的器官效应

	交感（肾上腺素能）	副交感（毒蕈碱能）
心脏		
心排量	β_1，（β_2）：增加	M_2：减少
窦房结：心率（变时性、传导性、自律性）	β_1，（β_2）：增加	M_2：降低，房室阻滞
心房（室）肌：收缩性（变力性）	β_1，（β_2）：增加	M_2：减低
心室肌（自律性）	β_1，（β_2）：增加	—
血管		
一般血管平滑肌	α_1：收缩；β_2：舒张	M_3：舒张
肾动脉	α_1：收缩	—
大冠状动脉	α_1 与 α_2 收缩	—
小冠状动脉	β_2：舒张	—
内脏动脉	α：收缩	—
皮肤动脉	α：收缩	—
脑动脉	α_1：收缩	—
勃起组织动脉	α_1：收缩	M_3：舒张
涎腺动脉	α：收缩	M_3：舒张
肝动脉	β_2：舒张	—
骨骼肌动脉	β_2：舒张	—
静脉	α_1 与 α_2：收缩 β_2：舒张	—
呼吸系统		
支气管平滑肌*	β_2：舒张（主要作用） α_1：收缩（次要作用）	M_3：收缩、减少无效腔
中枢神经系统		
瞳孔括约肌	α_1：收缩（瞳孔散大）	—
虹膜括约肌	—	M_3：收缩（瞳孔缩小）
睫状肌	β_2：舒张（远视）	M_3：收缩（近视）
消化系统		
涎腺分泌	β：稠黏液、淀粉酶分泌 α_1：钾离子分泌	M_3：清黏液分泌
泪腺	β：蛋白分泌	M_3：分泌
胃的壁细胞	—	M_1：胃酸分泌
肝脏	α_1、β_2：糖原分解、糖异生	—

续表

	交感(肾上腺素能)	副交感(毒蕈碱能)
脂肪细胞	β_1、β_3:脂肪分解	—
胃肠道平滑肌运动	α_1、α_2、β_2:减少	M_3,(M_1):增强
胃肠道括约肌	α_1、α_2、β_2:收缩	M_3:舒张
胰腺、胃肠道外分泌腺体	无作用	M_3:分泌
内分泌系统		
胰岛细胞	α_2:β细胞分泌胰岛素下降,α细胞分泌胰高血糖素上升	M_3:使胰岛素和胰高血糖素分泌都增加
肾上腺髓质	ACh N:分泌肾上腺和去甲肾上腺素	—
泌尿系统		
肾小球旁器	β_1:肾素分泌	—
膀胱逼尿肌	β_2:舒张	M_3:收缩
尿道内括约肌	α_1:收缩	M_3:舒张
生殖系统		
子宫	α_1:收缩(妊娠时)β_2:舒张(非妊娠)	—
生殖器	α_1:收缩(射精)	M_3:勃起
表皮系统		
汗腺分泌	ACh M:刺激(主要作用);α_1:刺激(次要作用)	—
立毛肌	α_1:刺激	—
其他		
血小板	α_2:聚集	—
肥大细胞-组胺	β_2:抑制	—

三、乙酰胆碱的合成、储存、释放和失活

(一)合成

在神经细胞内,醋酸和胆碱在乙酰辅酶A(胆碱-O-乙酰转移酶)作用下,合成乙酰胆碱。神经细胞内并不能够合成胆碱,合成乙酰胆碱所需胆碱主要来自食物中的磷脂、肝脏合成的卵磷脂以及乙酰胆碱水解。大多数胆碱都来自肝脏,作为磷脂进行转运,并被高亲合力的Na^+泵主动转运,通过神经膜进入神经细胞。与胆碱有高亲合力的Na^+泵系统决定神经系统中乙酰胆碱的水平,血中胆碱的水平也影响乙酰胆碱的释放量。

(二)储存和释放

乙酰胆碱合成后,首先溶解在轴浆中,作为神经递质,在释放前必须储存在直径为300μm的囊泡中,以浓缩的形式释放,从而产生神经兴奋传导。每个囊泡含有约10 000个乙酰胆碱分子,中枢胆碱能神经中乙酰胆碱囊泡要比运动神经中少。乙酰胆碱囊泡在神经体中合成,神经轴的微管将其转运到神经末梢。包绕囊泡的膜具有复杂的结构,在乙酰胆碱储存和释放中起重要的作用。

正常无神经冲动时,囊泡能够自发释放乙酰胆碱,产生突触后膜0.5mV微电位。当神经冲动到达神经末梢时,引起钙离子跨膜内流,其进入神经末梢后,诱导突触囊泡在神经末梢的活动带特定的释放部位与神经细胞突触前膜融合,并将乙酰胆碱释放到突触裂隙。每个囊泡释放的乙酰胆碱在0.3ms内使突触后膜上2000个通道开放,每个离子通道开放引起突触后膜0.22μV的去极化,每毫秒12 000个钠离子进入突触后膜,从而改变了突触后细胞膜的静息膜电位。每个神经冲动诱导100~300个突触囊泡释放,引起500 000个离子通道开放,产生50~100mV的突触后膜去极化电位。

(三)失活

乙酰胆碱在碱性溶液中自发水解为醋酸盐和胆碱,这两个水解产物都没有明确的药理作用。在体

内，经酶的催化作用，乙酰胆碱被水解成为乙酸和胆碱的速度大大增加。

在人体内有两种水解乙酰胆碱的酶，即乙酰胆碱酯酶和丁酰胆碱酯酶。乙酰胆碱酯酶又称为组织酯酶或真性胆碱酯酶，存在于所有胆碱能神经的突触裂隙，结合在细胞膜上，它的功能是水解胆碱能神经末梢释放的乙酰胆碱。乙酰胆碱酯酶在乙酰胆碱释放后数毫秒内将其水解，终止胆碱能神经的作用。乙酰胆碱酯酶同时存在于没有神经支配的组织中，例如红细胞内，它在这些组织中的作用并不清楚。丁酰胆碱酯酶又称为血浆胆碱酯酶或假性胆碱酯酶，它是可溶性酶，由肝脏合成，存在于血浆、肝、肾、小肠等组织内。

两者中，乙酰胆碱酯酶更为重要，不仅是因为其存在于所有胆碱能神经的突触裂隙中，水解神经末梢释放的乙酰胆碱，而且它的效能强大，1 个乙酰胆碱酯酶分子每秒能够水解 2500 个乙酰胆碱分子，每个催化反应持续 40μs。丁酰胆碱酯酶的生理功能并不清楚，但在分解某些胆碱能药物与酯性局麻药及某些肌肉松弛药中起重要的作用，而乙酰胆碱酯酶并不能破坏这些药物。

乙酰胆碱是一个季铵化合物，季铵基通过有 2 个碳原子的链与酯基相连接，乙酰胆碱酯酶在两个部位分解乙酰胆碱，即荷负电的阴离子和酯解部位，酶的荷负电的阴离子部分与乙酰胆碱荷正电的季铵基结合，以及酶的酯解部位与乙酰胆碱的羰基借氢键共价结合，并使乙酰胆碱的酯链断裂，生成乙酰化胆碱酯酶和胆碱。乙酰化胆碱酯酶再与水作用失去乙酰基而还原为胆碱酯酶并产生乙酸。胆碱酯酶抑制剂则是通过与胆碱酯酶的阴离子部分或酯解部位或两者结合，从而阻止胆碱酯酶与乙酰胆碱结合，使胆碱酯酶无法水解乙酰胆碱。抑制乙酰胆碱酯酶就能够防止乙酰胆碱被破坏，从而增强胆碱能神经的作用。

四、去甲肾上腺素的合成、储存、释放、失活和代谢

（一）合成和储存

去甲肾上腺素由酪氨酸合成，酪氨酸由苯丙氨酸转化而成。SNS 兴奋时，酪氨酸的合成显著增加。循环内的酪氨酸被输送到节后 SNS，在神经胞体和轴突内经酪氨酸羟化酶作用转化成多巴，在多巴脱羧酶催化下形成多巴胺，多巴胺被转运到神经末梢的囊泡内，经多巴胺-β-羟化酶作用生成去甲肾上腺素。存在于胞内浆的酪氨酸羟化酶是去甲肾上腺素生物合成中的限速酶，它的活性取决于蝶啶协同因子和分子氧，分子氧的数量显著减少时，酪氨酸羟化酶活性受到抑制，去甲肾上腺素合成减少。去甲肾上腺素水平升高时可抑制酪氨酸羟化酶，而其水平下降时，能够激活酪氨酸羟化酶。

在肾上腺髓质和脑的极少部位，去甲肾上腺素经苯乙胺-N-甲基转移酶作用生成肾上腺素，在肾上腺髓质内 85% 的去甲肾上腺素都转化成肾上腺素。肾上腺皮质合成的糖皮质醇通过肾上腺髓质时，能够激活苯乙醇胺-N-甲基转移酶，因此，应激时触发皮质醇释放，能增加肾上腺素的生成，增强应激反应。

所生成的去甲肾上腺素进入 SNS 的囊泡中，囊泡内还含有钙离子、ATP、多巴胺-β-羟化酶和多种肽，去甲肾上腺素在囊泡内与 $ATP\text{-}Mg^{2+}$ 结合成复合物，再与一种可溶性蛋白质结合成比较稳定的储存型去甲肾上腺素。囊泡有大小之分，大囊泡直径约 75～90nm，主要位于神经轴胞浆内，具有合成去甲肾上腺素的能力，小囊泡直径约为 45～55nm，附着于神经末梢，储存从胞质液中摄取的去甲肾上腺素。囊泡膜上有两类不同的蛋白，一类与去甲肾上腺素转运进入囊泡有关，另一类与囊泡的定向运动及囊泡与神经末梢附着、融合有关。生理状态下，SNS 兴奋引起小囊泡释放去甲肾上腺素，应激状态下则大囊泡参与释放。每次 SNS 末梢去极化释放约 1% 储存的去甲肾上腺素，新合成或再摄取的去甲肾上腺素都很容易进入小囊泡，且首先被释放，约 10% 储存的去甲肾上腺素始终存在于囊泡内。

（二）释放

去甲肾上腺素释放到突触裂隙存在有两种不同的机制，一种是从囊泡漏出，进入胞浆，再离开 SNS 末梢到达突触裂隙，称为去甲肾上腺素的间接释放，麻黄素和溴苄胺等能够从囊泡中置换出去甲肾上腺素，或直接作用于囊泡内颗粒引起去甲肾上腺素的间接释放。另一个释放过程是通过胞吐机制完成，当神经冲动到达 SNS 末梢，引起突触前膜去极化，使突触前膜活动带的电压-门控性钙通道开放，钙离子进入突触前膜，诱导含有去甲肾上腺素的囊泡接近突触前膜，触发囊泡与突触前膜融合，并形成裂孔，囊泡内所含有的去甲肾上腺素以

胞裂外排方式释放到突触裂隙。一些特异、可溶性和膜结合的蛋白(N-乙基马来酰亚胺敏感因子、N-乙基马来酰亚胺敏感因子附着蛋白和三磷酸鸟苷结合蛋白)参与去甲肾上腺素的胞吐过程,血管紧张素Ⅱ、前列环素和组胺都能够增强去甲肾上腺素的这种胞吐释放机制,而乙酰胆碱和前列腺素 E 则起抑制作用。

(三)失活

释放的去甲肾上腺素通过 SNS 末梢主动摄取,迅速地离开突触裂隙,这是释放后去甲肾上腺素终止其生理效应的主要机制。称为胺泵的特异性转运系统可逆浓度梯度将释放量的 75% ~95% 的去甲肾上腺素摄入 SNS 末梢内,继之摄入囊泡,钠离子在去甲肾上腺素转运进入 SNS 细胞中起关键作用。少量未能进入囊泡的去甲肾上腺素被线粒体外侧面所含的单胺氧化酶(MAO)代谢。进入循环的去甲肾上腺素可被非神经组织摄取。可卡因和三环类抗忧郁药能够阻滞去甲肾上腺素为 SNS 末梢再摄取或重新进入突触囊泡,使更多的去甲肾上腺素存在于突触裂隙受体部位,增强 SNS 的效应。不同组织 SNS 末梢摄取、合成去甲肾上腺素的速度差异很大,外周血管存在解剖屏障,释放的去甲肾上腺素几乎不被 SNS 末梢再摄取,在支配外周血管的 SNS 中,去甲肾上腺素的合成速度最快,而心脏去甲肾上腺素的再摄取速度最快。

去甲肾上腺素通过肺脏时,25% 被肺脏摄取。主要是肺脏毛细血管和肺静脉的内皮细胞摄取去甲肾上腺素,肺血管内皮细胞主动摄取去甲肾上腺素以及其他的血管活性物质对于左心具有重要的保护作用。肺动脉高压时,肺血管床增厚,内皮细胞功能改变,对去甲肾上腺素摄取减少。

(四)代谢

进入血液循环的去甲肾上腺素被组织摄取后经细胞内儿茶酚胺氧位甲基转移酶(COMT)和单胺氧化酶代谢。肾上腺髓质释放的肾上腺素同样被单胺氧化酶和 COMT 代谢,代谢终产物为香草扁桃酸(VMA),多巴胺的代谢产物主要是高香草酸。去甲肾上腺素和肾上腺素迅速被代谢和再摄取,因而其生物半衰期极短,小于 1 分钟,这样保证了它们生物学效应的精确性,同时决定了给予去甲肾上腺素或肾上腺素时,必须是持续静脉输注,另外,测量去甲肾上腺素和肾上腺素的代谢产物要比测量其本身更能准确地反映体内儿茶酚胺的水平。

五、其他递质

近年来研究证实,ANS 对器官功能的调控,特别是对血管的作用并不是仅仅通过释放乙酰胆碱或去甲肾上腺素完成,三磷酸腺苷(ATP)、血管活性肠肽(VIP)、P 物质(PS)、5-羟色胺(5-HT)、NO、神经肽 Y(NPY)和降钙素基因相关肽(CGRP)都参与自主神经对血管张力的调节。上述神经递质分别与乙酰胆碱或去甲肾上腺素在同一个神经中合成、储存和释放,释放后分别作用于相应的受体,以递质联合作用的形式影响靶器官的功能。对血管张力调控递质的最多联合是 SNS 释放去甲肾上腺素、ATP 和 NPY。去甲肾上腺素作用于 α_1 肾上腺素能受体,引起血管收缩;ATP 作用于 P_2-嘌呤受体,通过电压依赖性钙通道,引起血管收缩;NPY 可以增强去甲肾上腺素的作用,同时可直接作用于脾、骨骼肌、脑和冠脉血管,引起相应血管的收缩。PSNS 释放乙酰胆碱和 VIP,乙酰胆碱和 VIP 分别储存于同一 PSNS 的不同囊泡中,低频刺激时乙酰胆碱释放,高频刺激时 VIP 释放。这样多种神经递质的联合作用对于机体重要生理功能的精确调控是十分重要的。

第 3 节　ANS 的功能

SNS 可类比为加速器而 PSNS 为制动闸。SNS 司运动、飞翔,消耗能量;PSNS 司休息、消化,补充能量。但有很多情况不能这样类比,它们之间相互拮抗保持某些功能平衡的关系,例如从卧位转为站立时会发生体位性血压降低,而这时 SNS 的冲动加强会升高血压,以使血压维持在所需要的水平。在一般状态下,自主神经持续发放神经冲动,形成所谓基本神经"张力",维持功能稳定,如果这种稳定失衡,就会对机体造成损害。

机体中大多数器官都是既有 SNS 又有 PSNS 的支配,综合结果可以产生拮抗(antagonistic effect)、互补(complementary effect)和协同(cooperative effect)三种效应。

兴奋其中的一个系统对效应器官产生兴奋作用,兴奋另一个系统却产生抑制效应,是谓拮抗效应,如对心脏窦房结和瞳孔的调节。对于涎腺的分泌两个系统起互补作用,如兴奋 PSNS 使唾液分泌得清而稀;兴奋 SNS 使唾液分泌黏稠。对于泌尿生殖系统则起协同作用,副交感兴奋使阴茎勃起,交感兴奋导致射精。膀胱收缩虽是肌源性的,但 PSNS 兴奋有促进收缩的作用,SNS 兴奋则产生排尿反射,同时也进一步加强了膀胱收缩(见表 10-1)。

而少数器官如某些血管、脾脏和竖毛肌仅有 SNS 支配,通过其功能的上升或减低来调节。

一、SNS 的功能

SNS 具有自发放电活动(交感张力),维持着静息时的心排血量和器官局部血流量。压力反射是维持心血管稳态的重要生理机制。压力反射的传入神经来自主动脉弓和颈动脉窦的压力感受器,颈动脉窦压力感受器传入神经进入舌咽神经,主动脉弓压力感受器的传入神经进入迷走神经,最后两者均终止于孤束核。孤束核一方面与疑核心脏运动神经元和迷走运动神经背核相连,另一方面与延髓中交感前运动神经元相连。

压力感受器是牵张受体,当血压迅速改变时被激活,血压降低将引起 SNS 兴奋,PSNS 功能抑制,使心率增快、心肌收缩力增强、外周血管收缩,使下降的血压回升;血压升高将加强 PSNS 对心脏的抑制作用,同时 SNS 对心脏和血管的作用减弱,使升高的血压下降。

SNS 兴奋的主要功能有:使心率增快、心脏的传导加速、心肌收缩力增强、心脏的冠状动脉舒张、外周静脉收缩、回心血量增加、心排血量增加、血压升高;使皮肤、肠管、肝脏和肾脏的血管平滑肌收缩,使血流集中于心脏、肺、脑、骨骼肌;使呼吸中枢兴奋,支气管扩张,肺通气量增加;扩张瞳孔和舒张睫状肌,以使眼内进入更多的光线和增强远视能力;使胃肠道和泌尿系统括约肌收缩、平滑肌松弛、胃肠道的分泌和蠕动减少;使肾素、抗利尿激素释放、肾上腺髓质分泌去甲肾上腺素和肾上腺增加;使肝脏和肌肉中的糖原水解,脂肪分解,提供更多的葡萄糖和脂肪酸,抑制胰岛细胞分泌胰岛素,胰高血糖素分泌增加,血糖升高,为细胞提供更多的能量,以利于机体兴奋和动员相应的器官应付应激状态;激发性高潮。

二、PSNS 的功能

从进化角度看 PSNS 比 SNS 更古老,因为其对维持生命更重要。PSNS 的作用主要是为机体保存能量储备和维持器官的生理功能,以及应激后机体的复原。

PSNS 兴奋能抑制 SNS 释放去甲肾上腺素,同时 PSNS 节后纤维释放乙酰胆碱,使窦房结细胞膜超极化,延缓阈电位恢复,影响另一个动作电位的产生,从而使心率减慢,减弱心房肌的收缩力;使房室结的传导速率减慢,增加房室结的有效不应期,可产生房室传导阻滞;使普肯耶(Purkinje,浦肯野)系统的自律性降低,增加心室肌纤颤的阈值;使血管内皮释放一氧化氮,引起血管扩张;使颈动脉窦和主动脉体的化学感受器兴奋;收缩瞳孔和睫状肌以利于视近物;引起支气管、胃肠道和泌尿生殖系统平滑肌收缩、括约肌松弛,导致肺通气下降、胃肠道蠕动增强,PSNS 过度兴奋时,可引起恶心、呕吐、肠痉挛和大小便失禁;使泪腺、气管、支气管腺体、唾液腺和消化腺分泌增加;导致性唤醒和性器官勃起。

第 4 节 ANS 功能的测定和监测

ANS 功能复杂,涉及方面较多,可根据具体的需要选择检测项目。ANS 功能测定分成三类:心脏 PSNS 功能、交感肾上腺素能功能及交感胆碱能功能,都是无创的。

一、心脏 PSNS 功能测定

1. 深呼吸时的心率变异 测定心脏 PSNS 功能的完整性,观察指标是在试验控制条件下,排除年龄、呼吸深度等变异因素的影响,发生的最大心率变异。

2. 心率对做 Valsalva 运动的反应(Valsalva ratio) 观察指标是运动中最大心率与运动后最低心率的比值。

3. 心率对站立时的反应(30∶15 ratio) 突然站立后的 3～12s 内使心率加快,自 20s 后心率减慢。初始的心率加速是运动反射,而后的心率减慢是压力反射介导的。观察指标是 30∶15 ratio，即 ECG 上第 30 个心动的 R-R 间期与第 15 个心动的 R-R 间期的比值。

以上三个测定有很好的敏感性和特异性，重复性也很好，变异系数是 20%，在临床检查中应用已经有 10 余年。

二、交感肾上腺素能功能

1. 血压和心率对直立体位的反应（站立或斜板试验）　测定心率和血压在变动体位中的变化，具有很好的敏感性和特异性，是成熟的测定方法。

2. 血压对 Valsalva 运动的反应　可以很好反映交感的肾上腺素能功能，测定具有良好的敏感性和特异性，是很成熟的测定方法。

3. 手持续握力试验　手持续握物的肌肉收缩可使收缩压和舒张压升高，心率加快。本测定的敏感性和特异性有限，干扰因素未知，属于研究性应用。

三、交感胆碱能功能

1. 温度调节出汗试验（thermoregulatory sweat test）　已经标准化，以粉剂的变色来确定出汗的范围，可做的半定量化。单独使用有较高的敏感性，干扰因素多，特异性差，需要与以下方法联合使用，提高特异性。已经在临床应用 40 余年，是成熟的测定方法。

2. 定量强泌汗轴突反射试验（quantitative sudomotor axon reflex test）　测定手臂和下肢三个肢体的排汗情况，反映节后交感的胆碱能功能，有商业化的测定仪器，具有良好的敏感性和特异性，干扰因素已知，是成熟的测定方法。

3. 汗印迹方法（silastic sweat imprint）　可以显示汗腺分泌的印记，反映汗腺的密度、单位面积汗分泌量、汗滴大小，属于定量测定，敏感性较好，是成熟的测定方法。

4. 交感皮肤反应（sympathetic skin response）　测定皮肤出汗时的电阻、幅度变化，本测定的敏感性和特异性较低，优点是简单易行，需要综合其他测定结果，来判定本结果的可信性。

目前麻醉中最容易监测的窗口是通过监测心脏的每次搏动间期的变化（心率变异性 heart rate variability，HRV，反应在 EEG 上是每个 R-R 间期的变化）及其衍生参数，来判定 SNS 和 PSNS 的平衡情况。但目前尚无循证医学的证据表明，这种监测会对患者的术后转归和治疗有决定性的影响。

第 5 节　ANS 功能障碍

导致 ANS 功能障碍的因素有很多，如生理因素、病理因素、药物、不良生活习惯等。

一、年　　龄

新生儿时期 ANS 功能尚不完善，表现为 SNS 功能不全，PSNS 功能相对亢进，因此新生儿在麻醉中易发生流涎、插管时心动过缓、喉痉挛等副交感功能亢进的表现，须使用阿托品进行抑制，SNS 的功能在婴儿晚期才发育完善。

老年人 SNS 功能降低，PSNS 功能相对加强，容易发生体位性低血压和晕厥。

二、血管迷走性（神经心脏性）晕厥

发生原因不明，可表现为“晕针”或“晕血”或自发性触发，是由于心脏 PSNS 过度兴奋引起心率过缓、心排血量不足、同时 SNS 的收缩血管功能代偿不足造成。

三、酗　　酒

表现为体位性低血压、阳痿、Wernickes 脑病（encephalopathy）、低体温、高温时排汗减少。

四、帕金森综合征

有10%的患者会有ANS功能障碍,多表现为体位性低血压,其可被治疗药物掩盖或加重。

五、多系统萎缩症(multiple system atrophy)

发病原因不明,多在发病7年后死亡,表现为进行性ANS功能障碍,由广泛的中枢神经系统退行性病变造成。根据累及的ANS不同,又称为Shy-Drager综合征、纹状体黑变性(striatonigral degeneration)、小脑萎缩症(olivopontocerebellar atrophy)。

六、脊髓横断损伤

脊髓完全横断时不仅影响感觉和运动功能,而且能够显著地改变ANS的功能状态。根据脊髓损伤或横断的位置、程度和时间,可以引起ANS不同程度的功能紊乱。

高位截瘫时,由于SNS受到严重损害,但是迷走神经并未受累,表现出心动过缓,低血容量时亦不能够使心率增快。气管内吸痰或缺氧时,引起迷走神经反应,出现更为严重的心动过缓。同时,肾素-血管紧张素-醛固酮系统功能代偿性增加以维持血压,这类患者对血管紧张素转换酶抑制剂较为敏感。脊髓损伤以下部位受到刺激时,能够出现ANS反射紊乱现象,例如膀胱或肠道充盈扩张时,可以引起血压显著升高、外周血流明显减少、心率减慢及脊髓损伤以上的身体部位出现潮红、出汗。高位截瘫的患者,血中儿茶酚胺仅轻度增加,主要是肾上腺素能受体超敏化的结果,这类患者对外源性儿茶酚胺极为敏感。另外,由于皮肤血管扩张以及体温调节机制受到损害,截瘫患者术中容易出现低体温,麻醉过程中应该注意对体温的监测和维持。低位截瘫时,心率的改变与之相反,出现代偿性心动过速。

脊髓横断后即刻出现出与上述表现完全不同的急性期反应,呈现ANS兴奋性降低的脊髓休克状态,表现为外周血管扩张,血压降低,血浆中儿茶酚胺水平仅为正常值的35%左右,这种状态并可持续数天或数周。

七、自主神经病变(autonomic neuropathy)

是导致ANS的功能障碍重要原因之一,也是糖尿病的重要并发症之一,此时又称为糖尿病性自主神经病变(diabetic autonomic neuropathy,DAN),发生率占糖尿患者的20%,其主要危险是导致无痛性心肌梗死。DAN主要表现为:静息时心动过速、运动能力下降、体位性低血压、晕厥、胃肠蠕动减弱、便秘和阳痿。DAN中研究最多的是心血管自主神经病变(cardiovascular autonomic neuropathy,CAN),因CAN主要与心梗高死亡率和无痛性心梗有关,其诊断除了以上所说的临床症状外,还要有三个心血管的功能试验:心率变异性(深呼吸时心电图R-R间期变异)试验、Valsalva运动试验和体位血压变化试验,当这三个试验皆异常,结合临床症状,可以明确诊断。

八、反射性交感神经营养不良(reflex sympathetic dystrophy)

详见有关章节。

第6节 麻醉对ANS功能的影响

麻醉药对ANS的作用主要是通过抑制SNS和压力反射,从而影响心血管系统。

一、吸入麻醉药

氟烷呈浓度依赖性地抑制SNS和压力反射,高浓度时引起外周血管扩张、血压下降和心率减慢。异氟烷浓度为1.5%~2.5%能直接抑制SNS,但对减压反射几乎没有影响,因此,异氟烷直接抑制SNS引起的低血压可通过减压反射兴奋SNS,从而抵消其对SNS的直接作用,表现为血压可无显著改变,但心率可能增快。随着异氟烷浓度进一步增加,对SNS的抑制亦增强,出现外周血管显著扩张,血压下降,心率增快。恩氟烷对 SNS 和压力反射都有抑制作用,表现出外周血管扩张,血压下降,心率并没有明显增快。七氟烷低浓度时对 SNS 没有显著影响,高浓度时产生明显的抑制效应,七氟烷的浓度高于3%以上出现 SNS 中枢抑制效应,浓度高于 4%以上产生显著的心交感与减压反射抑制。地氟烷在麻醉诱导和迅速增加吸入浓度时,能够显著地增加 SNS 的活性,这是由于地氟烷直接作用于中枢神经系统及对呼吸道刺激 SNS 兴奋的结果。在地氟烷诱发的交感兴奋中迷走神经同样起重要的作用,动物实验显示,切除兔双侧迷走神经后,地氟烷就不再能够诱发交感兴奋。吸入 50% ~70% 氧化亚氮能够引起 SNS 兴奋,使肾 SNS 的活动增加 40% ~50%。因此,氧化亚氮和其他对心血管有一定抑制作用的吸入麻醉药同时使用,则比较容易维持心血管系统功能稳定。

吸入麻醉药对 SNS 影响所引起的临床表现是不一样的,这主要涉及到对压力感受器和减压反射的作用,吸入麻醉药抑制 SNS,引起外周血管扩张,或对心肌有直接的抑制作用,血压下降,如果对压力反射没有明显的影响,低血压将通过压力反射激活 SNS,维持血压不致过低,但是如果吸入麻醉药同时还抑制压力反射,血压将显著降低。

二、静脉麻醉药

丙泊酚(2.5mg/kg)诱导时,减少 SNS 传出冲动达 34%,在其稳态输注[0.1mg/(kg · min)]过程中,SNS 传出冲动减少 37%。丙泊酚能够兴奋中枢迷走并抑制压力反射,因此和其他静脉麻醉药相比,丙泊酚更容易引起心动过缓。有证据显示,丙泊酚能够直接抑制窦房结的功能和心脏传导系统,引起心动过缓。硫喷妥钠(4mg/kg)诱导能减少 SNS 活动达 50%,氯胺酮引起 SNS 兴奋,使心率增快、血压升高。麻醉剂量的依托咪酯对 ANS 无明显影响,对心脏传导系统亦无抑制作用。

三、麻醉性镇痛药

麻醉性镇痛药,特别是在给予大剂量时,抑制 SNS,激活迷走神经的心脏运动纤维,引起心动过缓和一定程度的血压降低,有证据提示,麻醉性镇痛药兴奋中枢 μ 受体能够增强上述心率和血压的改变。麻醉性镇痛药中芬太尼不引起组胺释放,对心肌收缩力和外周血管阻力无明显影响。

四、肌肉松弛药

去极化肌松药琥珀胆碱,特别是其代谢产物琥珀胆碱能够兴奋心脏毒蕈碱样受体,引起心动过缓或心律不齐。非去极化肌松药泮库溴铵能够阻断心脏毒蕈碱样受体,抑制 SNS 对去甲肾上腺素的再摄取,产生心动过速和血压升高。其他临床常用的非去极化肌松药对 ANS 并无显著影响。

五、椎管内阻滞

局麻药注入蛛网膜下腔或硬膜外腔阻滞感觉神经的同时,产生 SNS 阻滞,SNS 阻滞的范围比感觉神经阻滞范围宽 2 ~6 个节段。SNS 被阻滞后外周血管扩张,机体将依靠减压反射维持血压。如果心 SNS 同时被阻滞,心率减慢,血压不易维持。

正常静息情况下,SNS 对肠道活动的抑制并不被激活。腹部手术时对肠道的触摸,将激活 SNS 对肠道活动的抑制,导致术后肠麻痹。椎管内阻滞达到中胸部至腰部水平时,能够阻断 SNS 对肠道的抑制,括约肌松弛,小肠收缩,肠蠕动存在,加上完全的肌肉松弛作用,为腹部手术提供了非常满意的条件。术后使用硬膜外患者自控镇痛(PCEA),亦有利于胃肠功能的恢复。

总之,麻醉药对 ANS 的影响广泛且多样,大多数的吸入麻醉药在高浓度时都抑制 SNS 的活动和压力反射,在高浓度吸入时,麻醉患者的循环系统较为脆弱。另一方面,氧化亚氮、地氟烷、氯胺酮和泮库溴铵增加 SNS 的活动,这对于患者可能是好事,也可能会产生相当的危险,主要取决于患者同时合并的疾病。某些麻醉药如丙泊酚和硫喷妥钠以及广泛的椎管内阻滞,能够抑制 SNS 活性和压力反射,产生心动过缓和血压下降,可能引起严重的心血管抑制。

(许　幸)

参 考 文 献

1. 吴新民. 自主神经系统药理//庄心良主编. 现代麻醉学. 第 3 版. 北京:人民卫生出版社,2003,590-603.

2. Van De Graaf. Human Anatomy. 6th ed. The McGraw-Hill Companies,2001.

3. Erdmann AG. Concise Anatomy for Anaesthesia. Cambridge: Cambridge University Press,2001.

4. Colin Pinnock, Ted Lin, Tim Smith, et al. Fundamentals of Anaesthesia Edited. Greenwich: Greenwich Medical Media Ltd,2002.

5. Boulton AJM, Vinik AI, Arezzo JC, et al. Diabetic Neuropathies: A statement by the American Diabetes Association. Diabetes Care,2005,28:956-962.

6. Matthews TG. The autonomic nervous system-a role in sudden infant death syndrome. Archives of Disease in Childhood, 1992,67:654-656.

7. Assessment. Clinical autonomic testing. Report of the Therapeutics and Technology Assessment Subcommittee of the American Academy of Neurology. Neurology, 1996, 46: 873-880.

8. Akselrod S, Gordon D, Ubel FA, et al. Power spectrum analysis of heart rate fluctuation: a quantitative probe of beat-to-beat cardiovascular control. Science,1981,213:220-222.

9. Matthews SC, Paulus MP, Simmons AN, et al. Functional subdivisions within anterior cingulate cortex and their relationship to autonomic nervous system function. Neuroimage,2004,22: 1151-1156.

10. Vinik AI, Mitchell BD, Maser RE, et al. Diabetic Autonomic Neuropathy. Diabetes Care,2003,26:1553-1579.

11. Huikuri HV, MAkikallio T, Airaksinen J, et al: Measurement of heart rate variability: A clinical tool or a research toy? J Am Coll Cardiol,1999,34:1878-1883.

12. Critchley HD, Mathias CJ, Josephs O, et al. Human cingulate cortex and autonomic control: converging neuroimaging and clinical evidence. Brain,2003,126:2139-2152.

第11章　麻醉与脑

第1节　脑解剖概述

脑是人体最重要的器官之一，位于骨性的颅腔内。脑重约1200～1500g，中国成年男性平均为1375g，成年女性为1305g。脑管理和调节着脑本身和身体所有的其他系统，使人体内部脏器的复杂活动能取得相互协调与统一。脑的结构和功能都极其复杂，主要分为大脑、小脑和脑干三个部分。

一、大　脑

大脑包括左右大脑半球以及连接两个半球之间的中间部分，即第三脑室最前端的终板。左右半球以大脑纵裂为界，由胼胝体连接。人类的大脑半球极度发达，笼盖在间脑，中脑和小脑的上面。半球的室腔称为侧脑室，经室间孔与第三脑室相通。大脑皮质占端脑的大部分，约为全脑的40%，重约600g，面积达2200cm^2。每侧大脑半球可分为额叶、颞叶、顶叶和枕叶。大脑皮层表面布满深浅不等的沟称为大脑沟，沟间隆起部分称为大脑回。中央前回主司运动；中央后回主司感觉；颞上回和颞横回主司听与说；海马回主司味觉，嗅觉；舌回及楔回主司视觉。其中听、嗅、味、视觉由双侧大脑支配；而运动和感觉则是单侧大脑交叉支配，即左侧半球支配右侧肢体的运动和感觉，右侧半球支配左侧。

间脑位于两侧大脑半球中央的深部，可以分为五个部分：背侧丘脑或丘脑、上丘脑、下丘脑、后丘脑和底丘脑。丘脑是承上启下的重要结构，其中上丘脑位于第三脑室顶部周围，包括丘脑髓纹、缰三角、缰连合、松果体和后联合。成人的松果体约重0.2～0.3g，附于缰连合后方，夹在两个上丘脑之间的浅沟内。基底神经节位于大脑半球底部，包括尾状核、壳核、苍白球、屏状核及杏仁核。

二、小　脑

小脑位于脑桥和延髓的背面，被小脑幕覆盖，借三对小脑角与延髓和脑桥相连。小脑包括一个卷曲的中间部称小脑蚓或蚓部，两个外侧部称小脑半球，内含齿状核、顶核、栓状核和球状核。小脑主要是调节和维持在各种姿势中的平衡，使身体在运动中保持平衡；这种功能也是单侧性的，但并非是交叉性支配，即右侧司理右侧，左侧司理左侧。小脑半球下部为小脑扁桃，颅内高压时可引起小脑扁桃体疝。

三、脑　干

脑干位于后颅窝，由中脑、桥脑和延髓三部分组成。脑桥与中脑之间的过渡部分是脑干的最狭窄处，称为菱脑峡。脑干是脑部所有重要神经传导束的共同通道，也称为生命中枢。

1. 延髓　在延髓的最下端有锥体交叉、听神经（一部分）、舌咽神经、迷走神经、副神经以及舌下神经出入。是支配呼吸、循环、心脏、胃肠道、吞咽和发音等重要功能的中枢。

2. 脑桥　在脑桥的前外侧有粗大的三叉神经

根穿出,三叉神经根分上下两部分,上部较小为运动根;下部较大为感觉根。此外,出入脑桥的神经还有展神经,面神经和前庭窝神经。

3. 中脑　中脑内有动眼神经和滑车神经发出。

四、脑室与脑脊液

在脑实质中有一些固有的腔隙,称为脑室,包括第四脑室、第三脑室和侧脑室。

1. 第四脑室　位于延髓、脑桥与小脑之间,上接中脑水管,下接脊髓中央管。脑室向两侧扩展为第四脑室外侧隐窝。第四脑室借其顶上的三个孔与蛛网膜下隙相交通。外侧孔系第四脑室外侧隐窝越过小脑下脚转向腹侧后的开口,中央孔系靠近菱形窝下角处的一个孔。第四脑室脉络组织为室顶的膜壁,外面覆盖着富含血管的软脑膜,血管与软脑膜突入脑室内构成第四脑室脉络丛。

2. 第三脑室　系一垂直的狭隙,前方借左右室间孔与侧脑室相通,后方借中脑水管连通第四脑室。在第三脑室中也形成脉络丛。

3. 侧脑室　为大脑半球的室腔,其形状与半球形状相适应。侧脑室由中央部和由此伸出的三个角组成,中央部位于顶叶内,三个角由中央部伸入额叶、枕叶和颞叶。中央部和前角之间有室间孔通往第三脑室。

4. 脑脊液　脑脊液存在于脑室系统、脑周围的脑池和蛛网膜下隙内,可被视为脑和脊髓的组织液和淋巴。正常成人的脑脊液总量约为140～180ml,其中侧脑室30～40ml,第三和第四脑室25～30ml,蛛网膜下隙55～65ml,脊髓蛛网膜下隙约10～15ml,终池20～30ml。每天脑脊液的产生量约500～600ml,但同时有等量的脑脊液被吸收入血液,可见脑脊液的更新率较高。脑脊液主要由侧脑室、第三脑室和第四脑室的脉络丛分泌。侧脑室内的脑脊液经室间孔流入第三脑室,再经过导水管进入第四脑室,然后进入蛛网膜下隙。除脉络丛外,室管膜细胞也能分泌脑脊液。软脑膜血管和脑的毛细血管滤过的液体,一部分被重吸收,其余的则沿着血管周围间隙进入蛛网膜下隙,成为脑脊液的一部分。脑脊液主要通过蛛网膜绒毛被吸收入静脉的血液内。蛛网膜绒毛有活瓣状的细微的管道,其直径为4～12μm。当蛛网膜下隙的压力高于静脉窦的压力时,这些管道就开放。这时,脑脊液(包括其中所含的蛋白质分子甚至小的颗粒如红细胞等)可进入静脉窦血液。当蛛网膜下隙的压力低于静脉窦压力时,管道关闭,液体不能由静脉窦向蛛网膜下隙倒流。脑脊液压力的高低取决于其生成和吸收之间的平衡关系。正常人在侧卧位时,脑脊液压平均为1.3kPa(10mmHg)。当脑脊液吸收受到阻碍时,脑脊液压升高,并影响脑血流和脑功能。脑脊液的主要功能是在脑、脊髓和颅腔、椎管之间起缓冲的作用,有保护性意义。脑浸浴于脑脊液中,由于浮力的作用,使脑的重量减轻到仅50g左右。另外,脑脊液还作为脑和血液之间进行物质交换的中介。脑组织中没有淋巴管,由毛细血管漏出的少量蛋白质,主要经过血管周围间隙进入蛛网膜下隙的脑脊液中,然后通过蛛网膜绒毛回入血液。

第2节　中枢突触与突触可塑性

一个神经元的轴突末端与另一个神经元的树突或细胞体之间的相互联系部分称为突触。突触是神经元间进行通讯的重要生理结构,按其传递机制主要分为化学性突触和电突触。电突触传递是由传递到突触前末梢的动作电位直接扩散到突触后细胞,传递速度快,几乎不存在潜伏期。化学性突触传递是以神经介质为中介,将突触的电信号传递给突触后的神经元。本节主要介绍化学性突触传递。化学性突触传递易受化学因素影响,是多种全麻药作用的重要靶点。中枢突触可塑性也被认为是大脑学习与记忆功能的重要生理基础,研究全麻药的作用机理需要重点研究全麻药如何干扰中枢突触可塑性。广义的突触可塑性包括突触传递可塑性、突触发育可塑性和突触形态可塑性,一般如未作特殊说明,即指突触传递可塑性。突触可塑性是神经科学领域近年来进展最快、取得成果最大的研究领域。

一、神经元间的突触传递

(一)化学性突触的结构

化学性突触由突触前成分、突触间隙和突触后成分三种成分组成。突触前成分呈囊袋状,直径为1～2μm,包括突触前膜、突触囊泡、微管、线粒体、多泡小体以及一些终止在突触前成分而远离突触前膜的神经细丝，微管可直达前膜附近。突触间隙位于突触前后膜之间，宽20～40nm。突触间隙内有横行的由电子密度高的细胞间质形成的致密板片，板片内有将突触前、后膜联系起来的垂直细丝通过。突触间隙内有唾液酸、糖蛋白和神经细胞黏附分子等。突触后成分包括突触后膜、突触下网与突触后致密小体以及线粒体等。突触后膜是神经元胞膜的一部分，其胞质面有致密物质紧密附着形成的突触后膜致密层。突触后膜上有多种受体和离子通道，对于突触功能具有重要作用。

（二）化学性突触的功能特点

1. 单向传递　即信号只能从突触前细胞向突触后细胞传递，突触后细胞的兴奋却不能传向突触前细胞。这是因为神经递质只能在突触前细胞合成，在突触后细胞存在与突触前神经递质相匹配的受体和离子通道。

2. 突触延搁　与冲动在轴突上的传导速度相比，在化学突触从冲动传到突触前膜之后，通过递质的释放、扩散及对突触后膜产生作用，耗费的时间较长，约0.5～2ms，称为突触延搁。

3. 总和　突触末梢传来的一次冲动及其引起的递质释放的量常不足以使突触后神经元产生扩布性兴奋，因为此时引起的兴奋性突触后电位达不到应有的临界水平。如果由同一突触前末梢连续传来一系列冲动，或是由许多突触前末梢同时传来一排冲动，引起了较多的神经递质释放，则将产生较大的兴奋性突触后电位，从而引发突触后神经元产生扩布性兴奋，这种现象称为兴奋总和。

4. 易疲劳　由于化学性突触的传递伴随递质的释放，所以当突触前细胞受到较高频率的刺激而兴奋时，会因递质的消耗和再生速度的缓慢而出现传递阻滞，即表现为疲劳现象。

5. 易受到环境的影响　突触部位最易受内环境变化的影响，凡是能影响递质代谢、释放和受体功能等的因素都会影响化学突触的信号传递。吸入麻醉药、静脉麻醉药和麻醉性镇痛药均可作用于脑内突触后膜的不同受体，影响化学性突触功能，产生相应药理学效应。

二、中枢神经突触可塑性

（一）概念与分类

突触可塑性即突触的传递效率在某些因素的作用下可出现不同程度的持续性上调或下调的特性。Bliss和Lomo于1973年最早报道了突触可塑性现象，他们研究家兔海马的在体实验发现，给予穿通纤维通路一定频率的高频刺激，可引起该纤维与海马齿状回颗粒细胞间的突触传递，出现较长时间的增强（上调）现象，称之为长时程增强（long term potentiation，LTP）。他们的发现揭开了突触可塑性研究的序幕。接着，Ito等于1982年又发现了突触传递的长时程抑制（long term depression，LTD）现象。

根据是否需要NMDA受体参与，LTP/LTD可分为NMDA受体依赖性和非NMDA受体依赖性二类，分别以海马CA1区LTP/LTD和CA3区LTP/LTD为代表。此外，根据接受条件刺激的突触前纤维与传递效率改变的突触的对应关系，可将LTP分为同突触型和联合型；LTD可分为同突触型、异突触型、联合型和小脑型。同突触型是指条件刺激和可塑性改变发生在同一突触通路上；异突触型是指条件刺激作用于传入纤维，而可塑性改变发生在邻近没有接受刺激的突触通路上；联合型是指邻近两束传入纤维分别接受不同步刺激后，可塑性改变发生在其中一条突触通路上；小脑型则由平行纤维和爬行纤维接受同步刺激后诱发。

（二）LTP/LTD的主要机制

有关突触可塑性形成机制的学说较多，迄今仍是争论激烈、进展迅速的研究领域。有关海马CA1区NMDA受体依赖性LTP的经典理论认为：当突触前纤维（Schaffer侧枝）接受某种高频条件阈上刺激时，大量神经递质同时释放，作用于突触后AMPA受体，产生较大的兴奋性突触后电位，导致突触后膜去极化，NMDA受体中的镁离子阻隔被去除，NMDA受体被激活，Ca^{2+}内流，继而引发胞内Ca^{2+}库释放，进一步增加胞内游离Ca^{2+}，从而激活一系列细胞内Ca^{2+}依赖性级联反应，最终使突触后膜受体等重要蛋白质磷酸化、基因表达变化、蛋白质合成增加，最终产生突触传递效率长时程增强的现象。该理论的中心环节是NMDA受体激活。在胞内Ca^{2+}激活的级联反应中，蛋白激酶如Ca^{2+}/钙调蛋白依赖性蛋白激酶（CaMKII）、蛋白激酶C、cAMP依赖性蛋白激酶（PKA）等扮演重要作用。其中CaMKII、PKC、与LTP的诱导和早期维持有关，而PKA与LTP的晚期维持有关。

另外，有关LTP/LTD发生机制的“AMPA受体转运”假说也受到重视。该假说认为，AMPA受体实际上是处于一种不停的循环流动过程中，他们可以通过胞吐形式插入到突触后致密区，也可被以胞吞的形式从突触后致密区移除，进入胞内储存于内涵体，进入循环通路。LTP 的形成与 AMPA 受体的插入有关，而 LTD 则与 AMPA 受体在突触后膜上的内化移除有关。突触前调节刺激可以改变 AMPA 受体在突触后膜上的分布密度，胞吐和胞吞抑制剂可分别阻断 LTP 和 LTD 的产生。

突触可塑性是一个非常复杂的生理过程，除上述主要机制外，还有许多重要因素参与调控 LTP/LTD。代谢型谷氨酸受体的激活也参与 LTP 的产生，代谢型谷氨酸受体拮抗剂 MCPG 能抑制海马 CA1 区 LTP 的产生。脑源性神经营养因子（BDNF）与突触可塑性有密切关系，BDNF 可增加 NMDA 受体通道开放频率，可特异性增强突触后致密区上的 NMDA 受体亚单位 NR1 和 NR2B 的磷酸化，从而参与 LTP 的发生。海马结构内含有大量以 GABA 为神经递质的中间神经元，其释放的 GABA 作用于突触后 GABA 受体，可产生抑制性突触后电位，对谷氨酸引起的兴奋性突触后电位产生修饰作用。$GABA_A$受体拮抗剂荷包牡丹碱可易化 LTP 的产生。一些逆行信使如 NO、CO 也参与了突触可塑性，它们产生于突触后并可逆行至突触前膜发挥作用，阻断这些物质的产生能损害 LTP 的维持阶段。

（三）神经突触可塑性与学习和记忆功能的关系

有关突触后传递与学习和记忆关系的理论，源自于著名的 Hebb 假说，该学说认为当一个突触其前后因素同时兴奋时，则突触传递可增强。突触可塑性的发现，有力地印证了 Hebb 假说，是学习与记忆研究领域划时代的重要成果。LTP 和 LTD 是学习和记忆活动的细胞水平神经生物学基础，LTP 与记忆的形成和储存有关，LTD 与记忆的整合、遗忘和恢复突触产生 LTP 的能力等有关，两者共同构成一个学习的神经网络。小脑 LTD 还是小脑运动性学习和记忆功能的神经基础，有不断纠正操作错误和使运动协调的重要作用。海马 LTP 与空间学习与记忆关系密切，阻断 LTP 的产生将同时影响空间学习记忆能力，而通过过表达 NMDA 受体亚型 NR2B，在易化 LTP 的同时，增加小鼠学习和记忆能力。近来的研究发现，在许多神经紊乱和神经退行性疾病，产生突变和功能紊乱的基因大多编码和调节神经突触可塑性通路蛋白，因此神经突触可塑性研究也是多种神经性疾病的重要突破点。全麻药和围手术期因素如炎症等也可影响神经突触可塑性，被认为与术后并发症如脑认知功能障碍有关。

（四）神经突触可塑性与疼痛

突触可塑性与疼痛关系的研究始于 20 世纪 90 年代初，Randic 等首先报道在离体实验中，一定频率的突触前刺激可以导致背根痛觉传入纤维与脊髓背角感觉神经元之间的突触传递出现 LTP。随后，在体研究也发现高频刺激坐骨神经可引起脊髓背角 C 纤维诱发的场电位长时程增强；而低频刺激另一类伤害性感觉传入纤维 Aδ 纤维可诱发其与脊髓背角感觉神经元之间的突触传递长时程减弱，具有突触后神经元胞内钙依赖性。进一步的研究发现，脊髓背角 LTP 和 LTD 与许多受体和离子通道相关，而且这些受体和离子通道大多是参与海马 LTP/LTD 的分子，这说明学习和记忆与疼痛拥有部分共同机制。痛觉系统突触可塑性现象是对 20 世纪 60 年代提出的经典“闸门控制”学说的重要补充。

第 3 节　血-脑脊液屏障和血-脑屏障

一、血-脑脊液屏障

脑脊液主要是由脉络丛分泌的，但其成分和血浆不同。脑脊液中蛋白质的含量极微，葡萄糖含量也较血浆为少，但 Na^+ 和 Mg^{2+} 的浓度较血浆中的高，K^+、HCO_3^- 和 Ca^{2+} 的浓度则较血浆中的低。可见，血液和脑脊液之间物质的转运并不是被动的过程，而是主动转运过程。另外，一些大分子物质较难从血液进入脑脊液，表明在血液和脑脊液之间存在着某种特殊的屏障，故称之为血-脑脊液屏障（blood-cerebrospinal fluid barrier）。这种屏障对不同物质的通透性是不同的。例如 O_2、CO_2 等脂溶性物质可很容易地通过屏障，但许多离子的通透性则较低。血-脑脊液屏障的基础是无孔的毛细血管壁和脉络丛细胞中运输各种物质的特殊载体系统。

二、血-脑屏障

血液和脑组织之间也存在着类似的屏障，可限制物质在血液和脑组织之间的自由交换，称为血-

脑屏障。脂溶性物质如 O_2、CO_2、某些麻醉药以及乙醇等,很容易通过血-脑屏障。对于不同的水溶性物质来说,其通透性并不一定和分子的大小相关。例如葡萄糖和氨基酸的通透性较高,而甘露醇、蔗糖通透性则很低,甚至不能通透。这说明脑内毛细血管处的物质交换和身体其他部分的毛细血管处是不同的,也是一种主动的转运过程。用电子显微镜观察,脑内大多数毛细血管表面都被星状胶质细胞伸出的突起(血管周足)所包围。因此推测,毛细血管的血液和神经元之间的物质交换可能都要通过胶质细胞作为中介。因此,毛细血管的内皮、基膜和星状胶质细胞的血管周足等结构可能是血-脑屏障的形态学基础。另外,毛细血管壁对各种物质特殊的通透性也和这种屏障作用有重要的关系。

三、血-脑脊液屏障和血-脑屏障的生理意义

血-脑脊液屏障和血-脑屏障的存在,对于保护脑组织周围稳定的化学环境和防止血液中有害物质侵入脑内具有重要的生理意义。例如,脑脊液中 K^+ 的浓度较低,即使在实验中使血浆 K^+ 浓度加倍,脑脊液中 K^+ 浓度仍能保持在正常水平。因此脑内神经元的兴奋性不会因血浆中 K^+ 浓度的变化而发生明显的变化。由于血-脑屏障的存在,循环血液中的乙酰胆碱、去甲肾上腺素、多巴胺、甘氨酸等物质就不易进入脑,否则,血浆中这些物质浓度的改变将会明显地扰乱脑内神经元的正常功能活动。需要指出,脑的某些部分,如下丘脑第三脑室周围和延髓后缘区等处的室周器官,血-脑屏障比较薄弱,毛细血管壁对许多物质的通透性高于脑的其他部分。因此循环血液中的有些物质,如血管紧张素Ⅱ和其他肽类物质,可以在这些部位进入脑内,作用于相应的受体,引起各种效应。另外,当脑组织发生缺氧、损伤等情况以及在脑肿瘤部位,毛细血管壁的通透性增加,故平时不易透过血-脑屏障的物质进入受损部位的脑组织。在临床上可以用同位素标记的白蛋白注入体内,这些蛋白质进入正常脑组织的速度很慢,但较易进入脑肿瘤组织,因此可用这种方法来检查脑瘤的部位。在用药物治疗神经系统疾病时,必须明确所用的药物是否容易通过血-脑屏障。在脑室系统,脑脊液和脑组织之间为室管所分隔;在脑的表面,脑脊液和脑组织之间为软脑膜所分隔。室管膜和软脑膜的通透性很高,脑脊液中的物质很容易通过室管膜或软脑膜进入脑组织。因此,在临床上可将不易通过血-脑屏障的药物直接注入脑脊液,使之能较快地进入脑组织。

四、脑缺血引起的血-脑屏障功能异常

脑缺血不仅引起血-脑屏障的破裂,造成血管性脑水肿;还引起血-脑屏障的其他功能异常,并由此引发直接或间接的脑损伤。脑毛细血管内皮细胞与其他器官不同的是,细胞之间的紧密结合处不被裂隙所中断,因而限制了蛋白质等大分子物质自脑血管渗出到脑组织。

(一)局部脑缺血引起的血-脑屏障功能失常

许多研究表明,持续局部脑缺血时,血-脑屏障的完整性可以维持数小时。猫的大脑中动脉阻塞4小时后,虽然脑水含量明显增加,但血-脑屏障限制伊凡斯蓝(Evansblue)渗出进入脑组织的功能仍然完整有效。然而,血栓栓塞性脑卒中可导致血-脑屏障渗透功能的早期异常。缺血后期发生的血-脑屏障渗透性异常提示脑血管的损伤。

(二)全脑缺血后血-脑屏障的功能异常

短暂的全脑缺血可导致血-脑屏障急性或严重的慢性渗透性的改变。缺血持续的时间和缺血脑组织的温度是决定血-脑屏障渗透性改变的重要因素。时间越长,脑温度越高,血-脑屏障的损伤就越严重。同样情况下,低温可以减轻血-脑屏障损伤和功能异常的程度。

(三)缺血性血-脑屏障功能异常的后果

1. 形成脑水肿 根据血-脑屏障是否破裂,可分为细胞性和血管性脑水肿。细胞性脑水肿系指血-脑屏障完整,脑细胞水肿由细胞外间隙水肿所致。血管性水肿则是血-脑屏障破裂、渗透性增加,血浆成分流入造成细胞外间隙的膨胀所致。临床上,大多数情况是细胞性和血管性脑水肿并存。脑卒中患者发生早期的细胞水肿时,血-脑屏障尚完整;而晚期出现血-脑屏障破裂和渗透性增加,会进一步加重细胞水肿。区分细胞性和血管性脑水肿有助于病理机制的阐述,但应用到临床病理并非总是一致的。白蛋白进入脑组织是血-脑屏障破裂的有力证据。

2. 正常情况下,血-脑屏障可防止神经递质和有害物质进入脑组织。缺血造成的血-脑屏障破裂,有害物质(包括白蛋白,兴奋性氨基酸等)可进入脑组织,并造成神经损伤。

3. 脑缺血后再灌注早期就发生血-脑屏障转运系统的变化,葡萄糖自血液向脑组织的转运降低。持续的局部脑缺血也造成牛磺酸的转运降低,牛磺酸通过血-脑屏障的转运是钠依赖性的,因而导致内皮细胞钠离子浓度的改变。牛磺酸转运减低有助于限制脑缺血期间的脑水肿发展。

4. 内皮细胞损伤及氧自由基释放是引起脑损伤的因素,花生四烯酸代谢产生的前列腺素和白三烯均引起缺血性脑损伤。脑微血管内皮是花生四烯酸代谢的主要场所,因为这些内皮细胞富含诱导性的 NO 合成酶,在缺血期 NO 产生增多。同时自由基和 NO 协同产生非常有害的过氧化亚硝酸盐阴离子。此外脑毛细血管还含有丰富的黄嘌呤氧化酶,也是产生自由基的主要途径之一。

第4节 颅内压及影响因素

颅腔被坚硬的颅骨包绕,其内存在脑组织、血液和脑脊液等内容物,形成一定的压力称为颅内压。通常所指的颅内压是水平侧卧位下经腰椎穿刺接上一定内径(2～3mm)的测压管所测得的压力。一般认为成人颅内压正常值为5.3～13.5mmHg,压力在13.5～15mmHg为可疑颅内压增高,超过15mmHg即可确定为颅内压增高。压力在3.8～5.3mmHg为可疑低颅压,低于3.8mmHg可确定为低颅压。正常情况下,脑组织、脑血液和脑脊液的体积与颅腔是相适应的,从而保持颅内压的相对稳定。

一、影响颅内压的主要因素

动脉血二氧化碳分压对颅内压的影响来自其对脑血流的影响。当动脉血二氧化碳分压在20～60mmHg之间急剧变化时,脑血流改变十分明显,同时伴有脑血容量和颅内压的改变。临床上,过度通气可通过降低动脉血二氧化碳分压,减少脑血流量,从而降低颅内压。

动脉血氧分压在60～135mmHg范围内时,脑血流量和颅内压基本不变。当动脉血氧分压低于50mmHg时,颅内压的升高和脑血流量的增加相平行。如果低氧的时间过长,出现脑水肿,即使恢复正常氧合后,颅内压也不能恢复正常。高氧时轻度减少脑血流,从而减少颅内压,但这一影响只有在高压氧时才较为明显。

平均动脉压在60～150mmHg范围内变动时,脑血流量靠其自身调节作用而保持不变,此时血压对颅内压的影响较小,但是超过这个范围,颅内压将随血压的升高或降低而以平行关系的方式升高或降低。中心静脉压升高可逆行增加脑静脉压,从而升高颅内压。胸腹内压增加、呛咳等可导致椎管内的静脉扩张,从而提高脑脊液压力。临床麻醉中多个环节均可使颅内压增高,如气管内插管和拔管、围手术期烦躁、呛咳、术中体位的变化(头低位)等,因此神经外科手术麻醉过程中应采取多种措施预防颅内压的增高。

年龄因素影响颅内压的代偿。婴幼儿的颅缝尚未牢固地融合,颅内压增高可使骨缝裂开,缓解颅内压的增高进程。老年人脑实质萎缩,颅内压代偿空间大,病程相对延长。恶性肿瘤生长较快,引起颅内压增高较早较重;良性肿瘤生长较慢,颅内压增高的症状出现较晚,程度也较轻。不同部位的病变也影响颅内压增高的病程。位于中线和后颅窝的病变容易堵塞脑脊液循环通路,颅内压增加出现较早。颅内大静脉窦附近的病变,可压迫颅内静脉血液的回流,使颅压增高出现较早。

二、颅内压增高引起的生理功能紊乱

(一) 库欣(Cushing)反应

Cushing曾将等渗盐水灌入实验犬蛛网膜下隙造成颅内压升高的动物模型,发现当颅内压升到接近舒张压水平时,动物的血压显著升高,脉搏减慢,脉压差增大。继续注水出现潮式呼吸,血压下降,脉搏细弱,最终呼吸停止,心脏停搏而死亡。这被认为是急性颅内压增高的典型表现,称为Cushing反应。

(二) 脑水肿

颅内压增高可影响脑血流量和脑代谢,从而产生脑水肿。后者进一步增加脑体积,使颅内压更高。

临床上所见的脑损伤、脑肿瘤等病变中的脑水肿在开始时多为血管源性脑水肿,而脑缺氧、缺血引起的脑水肿多为细胞中毒性脑水肿。

(三)脑疝

颅内压增高到一定限度时,推挤邻近或远隔部位的脑组织向某些生理性间隙或孔道移位,引起相应的临床症状,称为脑疝。

(四)胃肠道功能紊乱

一部分患者首先表现为胃肠道功能紊乱,主要为胃及十二指肠消化性溃疡的形成和并发穿孔、出血等。可能与颅内压增高引起下丘脑自主神经功能紊乱有关。

(五)脑血流自动调节功能损害

颅内压影响脑血流自动调节功能。脑灌注压=平均动脉压-颅内压。在颅内压呈渐进性升高时,脑血流量主要取决于血压与颅内压的关系,而不是颅内压本身。在颅内压增高导致脑血流量严重减少的情况下,适量放出部分脑脊液可使颅内压下降,脑血流量增多。

(六)脑干出血和枕叶皮层梗死

脑干受到颅内压力的推移可导致脑干出血,多见于中脑和桥脑。引起出血的原因可能是动脉血管受到牵拉,特别是基底动脉的穿通支在移位时被拉断或引起血栓形成。大脑后动脉的小脑幕裂孔疝时,游离缘被压于小脑幕裂孔,可导致枕叶皮层梗死。

第5节 脑血流及其调节

正常人脑重量约占体重的2%~3%,但脑血流每分钟约750~1000ml,占心排血量的15%~20%。脑血流的分布并不均匀,平均为54(45~60)ml/(100g·min)。灰质的血流量较白质高。在静止状态下,脑灰质的血流量为(76±10)ml/(100g·min),而白质仅为(20±4)ml/(100g·min)。灰质中又以大脑皮质的血流量最高,平均约80ml/(100g·min)。而脑皮质的血流量又以中央区或中央前后回最高,为(138±12)ml/(100g·min)。临界脑血流的概念是以脑丧失电和代谢功能为界。脑电活动衰竭的脑血流阈值一般认为是在16~17ml/(100g·min)。脑血流量大于24ml/(100g·min)时,人脑无脑电图缺血表现,氟烷麻醉下,人脑出现脑电图缺血改变时的脑血流量小于18ml/(100g·min)。体感诱发电位在脑血流量20ml/(100g·min)时尚能完全维持,但此后开始迅速改变,在12ml/(100g·min)时完全消失。在导致电活动发生衰竭的脑血流量阈值水平,脑能量贮存尚可大致正常,脑细胞外液的钾离子浓度正常或轻度升高,但离子泵的速度已受到影响。引起离子泵衰竭的脑血流量阈值大约在10ml/(100g·min)。脑血流量下降导致细胞膜离子泵功能障碍,钾离子大量外流,而钙离子内流。一般以细胞外液钾离子浓度升高超过10μmol/ml为泵衰竭标志。脑水肿形成的脑血流量阈值在20ml/(100g·min),当脑血流量低于此阈值时,水分开始向细胞内转移。

一、脑血流的自动调节

脑血流自动调节是脑血管系统的一种内在能力,当脑灌注压在一定范围内波动时,它能维持脑血流量相对恒定,从而保证了脑代谢的需要。具有正常的自动调节能力对于机体是至关重要的。在健康成年人,当平均动脉压波动于60~160mmHg之间时,脑血流自动调节可以正常发挥作用。但是,当发生脑卒中、高血压、脑外伤、脑肿瘤等严重的脑损伤时会使脑血流自动调节功能下降,这种功能下降可能在短期内恢复,也可能在很长一段时间内处于波动状态,使脑组织耐受损伤的能力下降。

(一)脑灌注压与自动调节

脑灌注压是指输入颅内的平均动脉压与出颅的平均静脉压力差。正常情况下,颈内静脉压接近于右心房压,故脑血流量主要取决于颈内动脉的压力。当颈内动脉压升高时,脑血流量相应增多;颈内动脉压降低时,脑血流量减少。但脑血流自动调节效应往往大于颈内动脉血压对脑血流的影响。当动脉灌注压升高到维持脑血流恒定的最高值时,血管阻力最大;当动脉灌注压超过维持脑血流恒定的最高值时,脑血流的自动调节机制已不能维持脑血流的稳定,脑血流成线性升高,脑血管阻力反而降低,此时毛细血管压升高,管壁受到过分的牵张,血管内液体成分过多地漏出血管外,形成脑水肿。当动脉灌注压降低到维持脑血流恒定的最低值时,脑血管阻力最低,若动脉灌注压进一步降低则脑血流呈线性减少，导致脑功能障碍。维持脑血流恒定的最低动脉灌注压为脑血流自动调节的下限。

（二）脑血管阻力与自动调节

正常脑血管阻力为 1.3 ~ 1.6mmHg/(100g · min)。若脑血流和颅内压不变，则脑血管阻力与平均动脉压成正比。在脑血流自动调节中，脑灌注压在一定范围内波动不引起脑血流量的改变是通过脑血管阻力的改变来完成的，脑灌注压升高，脑血管阻力也增高；脑灌注压降低，脑血管阻力也降低。当脑灌注压升高至自动调节的上限时，脑血管阻力最大，超过这一界限，脑血管阻力降低，脑血流量增加。高血压患者，由于脑血流自动调节上限的上移，脑血管阻力也随之上升。高血压患者的脑血管阻力增高是机体通过自动调节，使脑组织免受因脑灌注压增高引起脑血流过度灌注损害的一种保护性反应。动脉硬化时，血管由于动脉粥样硬化斑的沉着和管壁增厚，形成了血管口径的逐步缩小，脑血管阻力逐步增高。然而，由于机体具有高度的脑血流自动调节能力，在脑血管阻力增高时，平均动脉压亦随之增高，脑血流速度加快而使脑血流量保持相对恒定。反之，若脑血管阻力增高而平均动脉压不增高时，机体会出现脑供血不足的症状。脑血管壁发育不全、血管弹性减退和小血管扩张时，可使脑血管阻力降低和脑血流量增高。在血管口径和脑灌注压不变时，脑血流与血液黏滞度成反比，血液黏滞度越高，脑血流量降低越明显。

（三）颅内压力与自动调节

临床上急性颅脑损伤时，颅内压急剧增高，患者出现血压升高(全身血管加压反应)、心跳和脉搏缓慢、呼吸节律紊乱及体温升高等各项生命体征变化，这种变化即称为库欣反应，是机体为保证脑血流量稳定的一种保护性反射。脑灌注压在颅内压与脑血流关系中有重要作用。当颅内压逐渐升高而脑灌注压维持在 100mmHg 以上时，脑血流量无明显变化；当脑灌注压下降至 61 ~ 100mmHg 时，脑血流下降仍不明显，直至脑灌注压下降至 51 ~ 60mmHg 时，脑血流量才明显减少。也即在颅内压呈渐进性升高时，脑血流量主要取决于血压与颅内压的关系，而不是颅内压本身。在颅内压增高导致脑血流量严重减少的情况下，适量放出部分脑脊液可使颅内压下降，脑血流量增多。

（四）脑血流自动调节的原理

脑血流自动调节是一个非常复杂的过程。它的调控机制至今尚未完全阐明。目前主要有四种学说解释脑血流自动调节功能的生理机制。第一，肌源性学说：最早于 1902 年由 Bayliss 提出，被大多数学者承认并引用。此学说认为当血管跨壁压增加时，压力敏感性钙离子通道被激活，平滑肌细胞内钙离子浓度增加，平滑肌收缩，血管管径变小，脑血流量减少；相反，压力减低时管径扩大，脑血流量增加。体外动物实验证实，当血管内压力快速增加时，离体动脉会发生收缩。但是，体内实验还没有上述充分的证据。第二，代谢学说：代谢学说认为脑血流量的减少能刺激大脑释放出一些致舒张物质，如二氧化碳、氢离子、腺苷、钾等，均会导致血管舒张。当腺苷等物质增加时，血管舒张，血流量增加；当代谢产物减少时，血流量随之减少。高碳酸血症可以导致强烈的脑血管舒张，因此有学者认为细胞间隙内的游离氢离子浓度也是脑血流自动调节的一个代谢性因素。第三，神经源性学说：该理论认为血管周围分布的自主神经在脑血流量自动调节中起一定作用，交感神经兴奋时可使血管的舒缩改变，血管口径、阻力随之发生改变。但是，有学者发现在去除交感神经和副交感神经的动物身上，自动调节功能仍保持，因此指出神经源性并不在脑血流自动调节过程中发挥主要作用。第四，内皮细胞源学说：越来越多的研究者认为在脑血流自动调节中某些内皮因素如 NO 发挥着重要的作用。完整的内皮细胞对维持脑血管的反应力是必不可少的，当血管内皮细胞损伤、脱落后，血管自动调节功能紊乱。抑制环氧化酶的活性或抑制内皮源性舒张因子的释放，可使脑动脉丧失内皮细胞依赖性压力舒缩反应。动物实验表明：NO 合成受到抑制的动物脑血流自动调节功能受损。另外，还有研究发现：内皮素、降钙素基因相关肽、神经肽 Y 等也参与了脑血流自动调节。

二、脑血流的化学调节

脑血流的化学调节指机体内外环境中各种化学因素对脑血流量的调节作用。这些因素主要是：氧、二氧化碳、脑脊液的酸碱状态、氢离子、钾离子和代谢产物腺苷等。

（一）氧对脑血流的调节作用

动脉血氧含量可影响脑血流量，从而维持脑组织合适的氧张力，以供脑代谢所需。动脉血氧含量影响脑血流量的机理很复杂，目前尚不完全清楚。脑代谢产物腺苷被认为在这一反应中有重要作用。

动脉血氧分压高于50mmHg时，脑血流量不受影响。动脉血氧分压低于50mmHg时，脑血管开始扩张，脑血流量增加。动脉血氧分压为32mmHg时，脑血流量可增加32%；动脉血氧分压为15mmHg时，脑血流量可增加到正常的4倍。

（二）二氧化碳对脑血流的调节作用

动脉血二氧化碳分压是影响脑血流量的重要因素。动脉血二氧化碳分压对脑血流量的影响主要是通过影响脑脊液pH值实现的。当动脉血二氧化碳分压在25mmHg和75mmHg之间变化时，脑血流量与动脉血二氧化碳分压呈线性关系，脑血流量随动脉血二氧化碳分压增加而增加，动脉血二氧化碳分压每增加1mmHg，脑血流量增加4%[2ml/(100g·min)]。当动脉血二氧化碳分压增加到正常的2倍(80mmHg)时，脑血流量也会增加2倍。而动脉血二氧化碳分压减少到正常的一半时(20mmHg)，脑血流量也会减少一半。动脉血二氧化碳分压在75mmHg以上时，脑血流量增加很少，主要是由于脑血管扩张已接近最大程度，脑血流自动调节能力丧失所致。过度通气可降低动脉血二氧化碳分压，从而降低脑血流量，故在临床上常将过度通气作为降低颅内高压的一种措施。

（三）其他化学因素对脑血流的调节作用

脑脊液氢离子可通过脑动脉和小动脉血管壁张力的变化来调节脑血流。pH值降低可使脑血管扩张，pH值增高则使脑血管收缩。血液中二氧化碳可自由通过血-脑屏障，而血液中[HCO_3^-]仅能缓慢地通过主动运输通过血-脑屏障，所以脑脊液pH主要取决于脑组织内的[HCO_3^-]和动脉血二氧化碳分压。动脉血二氧化碳间接通过氢离子调节脑血管舒缩。

钾离子也能调节脑血管舒缩功能。在一定浓度范围内，脑脊液钾离子浓度增加，脑血管随之扩张。脑脊液钾离子浓度过低或过高，可导致脑血管收缩。腺苷是脑代谢产物，在脑血流的调节中也有一定作用。腺苷可影响血管平滑肌对钙离子的摄取，对脑血管有扩张作用。

三、脑血流的监测方法

（一）^{133}Xe(氙)清除法

^{133}Xe是一种可溶性惰性气体，可以从血液快速扩散到大脑，然后再经由大脑清除。通过测量脑外Gamma射线的量，分析同位素清除率来测定脑血流。此方法可以提供二维的数据，是ICU中常用的方法。这种测量方法理论上存在缺陷，因为二维方法是脑组织叠加和透视的结果，并非三维局部脑血流的结果。因此在低血流状态往往得出错误的结果。^{133}Xe会从低灌流区扩散到高灌流区，很难维持稳定的^{133}Xe分压也是这种方法的不足。虽然应用了多探头技术，但是仍然不能进行精确的局部解剖定位。这种方法更适应于弥漫性脑病变的脑血流监测。

（二）正电子发射断层(postron emission tomography，PET)

正电子发射断层的基本原理是正电子与电子结合时产生一对光子，通过监测光子的高能放射性，经过回旋加速器和正电子计算机扫描形成一系列二维横向大脑生理功能的图像。这种方法的优点是可以测量疾病的脑血流、血容量、脑代谢和脑深层次的结构。常用的放射性物质有$^{15}O_2$标记的CO_2以及^{18}F、^{11}C、^{13}N等正电子发射物质。断层方法虽然不是常规监测项目，但是可以提供重要的病理生理资料。

（三）阻抗法

阻抗血流图用来测量脑血流量是根据组织内血液对电的阻抗最小，血供多少可增加或减少组织的阻抗。阻抗血流图主要反映脑血容量的变化，只能在减少程度上反映血流量，而且影响阻抗变化的因素较多，阻碍了其在临床的广泛应用。

（四）经颅多普勒(TCD)

经颅多普勒技术是将多普勒技术与低发射频率相结合，从而使超声波能够穿过颅骨薄弱区进入颅内直接获得脑底血管的多普勒信号，进行脑底动脉血流速度监测。该技术的特点是可无创、连续和动态监测脑血流动力学。经颅多普勒技术所测得的是颅内血管的血流速度，由于脑血流速度与脑血流量有良好的相关性，所以经颅多普勒技术可反映脑血流的变化情况。临床一般监测大脑中动脉的流速，间接反映脑血流的变化。

（五）近红外光光谱法

将红外光示踪剂经中心静脉导管注入右心房，记录示踪剂通过脑循环的光信号变化曲线，可计算示踪剂的脑通过时间。脑通过时间反映脑血流量。平均脑通过时间=脑血容量/脑血流量。

（六）激光多普勒法

采用氦-氖激光照射局部大脑皮质，通过计算机分析反射光的多普勒效应可得到局部脑血流的灌流量及变化趋势。该技术可持续无创监测脑微循环血流量，常用于监测脑血管自动调节功能和脑血管对二氧化碳的反应性。

第6节　脑代谢及其监测

大脑的血流量非常丰富，重量只占体重的2%，血流量却占心输出量的15% ~20%（约800ml/min）。2/3的脑血流由颈内动脉供给，其余1/3由椎动脉供给。Willis动脉环使颈内动脉和椎动脉来源的血液混合与平均，并保护大脑免受高血压的影响。脑灰质的血流量平均为60 ~100ml/(100g · min)，脑白质为25ml/(100g · min)，但脑局部的血流量差异很大。大脑是高代谢率器官，60%的能量消耗用于维持神经生理功能，40%用于维持神经结构的完整性，即大部分的能量消耗用于维持电生理功能，主要是维持离子浓度梯度；其余用于细胞内环境稳定，包括维护细胞膜的功能，神经递质的合成、运送和再吸收等。神经胶质细胞占大脑容量的一半，能量消耗却明显少于神经元细胞。神经胶质细胞除了提供大脑物理性支架外，还具有神经递质重吸收、提供代谢底物和清除代谢废物以及离子缓冲功能。

一、脑的能量代谢

脑的正常生理活动需要丰富和稳定的能量供应。在安静状态下，成人脑的能量代谢为1.05J/min，而全身的基础代谢则是5.23J/min，不足体重2%的脑能量代谢却需要全身代谢能量的20%。正常情况下脑的呼吸商为1，说明脑的能量需要是由葡萄糖提供的。脑中糖原的贮备量很少，而脑动、静脉血流中葡萄糖浓度的差别又很大，说明脑组织依赖血液中葡萄糖为主要能源。脑葡萄糖消耗量约占总体消耗量的1/4。正常人从100ml脑血流中可以摄取葡萄糖10mg。在安静时，正常脑血流量是750ml/min，可摄取葡萄糖75mg/min，脑血流降低时，摄取比率将增大。正常条件下，脑所需葡萄糖主要来自肝贮存糖原的分解，部分来源于肌肉及其他器官。与其他组织相比，脑组织的己糖激酶活性特别高，因此对葡萄糖有较高的利用效率。脑中葡萄糖在正常情况下主要进行有氧代谢，无氧酵解仅占5% ~15%。10mg葡萄糖在8 ~10s内需6.5ml氧以供分解之用。脑摄取葡萄糖量的85%可以分解为二氧化碳和水，转化为能量，其余15%葡萄糖大部分不全分解形成乳酸，只有极少量形成糖原贮存在脑组织内。虽然葡萄糖可从非碳水化合物途径生成（如氨基酸、脂肪等），但糖原异生不是脑的主要能量来源。脑中存在氧化酮体的酶系，在一些情况下，脑可以通过氧化酮体获得能量。循环停止后，脑失去氧和葡萄糖的供应，所储存的ATP和糖原在10分钟内即可完全耗尽，脑组织很快就丧失功能。临床上脑血供停止5 ~10s就能引起晕厥，接着发生抽搐，超过4 ~5分钟，则有生命危险。

二、脑代谢与脑功能

正常情况下，脑功能与脑代谢息息相关，大脑组织局部脑代谢的变化与脑区功能的变化相适应，使机体在各种内外环境变化时中枢神经系统功能保持稳定。用^{14}C-脱氧葡萄糖测量大鼠脑局部葡萄糖代谢率，发现皮层、丘脑、内外膝状体以及上下丘的葡萄糖利用率明显高于桥脑灰质或大脑白质等区域。在麻醉条件下，几乎脑的所有部位的代谢率和血流量均比清醒时要少。脑功能的抑制伴有脑代谢率的减少。原发性痴呆患者脑氧消耗量减少，且与痴呆程度相关。电刺激诱发癫痫时，脑功能活动增加，脑氧和葡萄糖代谢率也明显增加。脑的局部功能活动发生改变时，其相应区域的脑氧和葡萄糖代谢率也发生改变。如当嗅球和听觉感受器受到刺激后，可引起嗅觉和听觉相应脑区脑血流和代谢率增加。多种麻醉药可降低脑氧代谢率，临床上可使用麻醉药进行脑功能保护。低温也明显降低脑氧和葡萄糖代谢率，临床上行复杂心脏和肺血管血栓剥脱手术时已广泛使用深低温技术降低脑代谢率，保护脑功能。

局部脑血流、脑代谢和脑功能活动相互协调的关系也是脑功能磁共振成像的生理学基础。区域脑组织功能增强（激活）时，会伴随一系列局部脑血流、脑血容量、氧摄取和局部脑葡萄糖利用的动力学改变，区域血管内氧合血红蛋白量增加，而脱氧血红蛋白量减少。脱氧血红蛋白是顺磁性物质，产生局部梯度磁场，使质子快速去相位。通过磁共振成像系统采集图像可见到激活脑区信号强度增加，从而获得激活脑区的功能成像图。这种方法又称血氧水平依赖对比脑功能成像（BOLD-fMRI）。脑功能磁共振成像不仅能显示脑功能激活区的部位、大小和范围，而且可直接显示激活区所在的确切解剖位置，其图像的时间和空间分辨率均较高，而且重复性好，无辐射损伤。目前这一技术已广泛应用于心理学、神经科学和麻醉学的研究，取得了大量的研究成果。可以预期，不远的将来术中实时脑功能成像技术将应用于麻醉中脑功能变化的持续监测，成为麻醉医师的重要监测手段，在揭示麻醉奥秘中发挥重要作用。

三、脑代谢的监测

脑氧代谢率的测定需要准确测定脑血流量（CBF）、动脉血氧含量及颈内静脉血氧含量。脑氧代谢率 $CMRO_2=CBF(CaO_2-CjO_2)$，脑葡萄糖代谢率 $CMRglu=CBF(Caglu-Cjglu)$。这种方法在动物实验中常被采用，但因为要使用放射性同位素，所以临床应用受到限制。目前临床麻醉中，常采用脑氧代谢率的评估值 $eCMRO_2$ 作为脑氧代谢率的有效替代指标。$eCMRO_2=avDO_2\times PaCO_2\times(CBF/PaCO_2)/100$。目前脑代谢监测的主要手段有颈内静脉氧饱和度、近红外光谱仪和脑组织氧分压等。

（一）颈内静脉氧饱和度监测

颈内静脉氧饱和度（$SjvO_2$）监测技术是通过测量脑静脉血的血氧饱和度，反映脑氧供和氧需求之间的关系，间接反映脑血流情况。通过颈内静脉逆行置管，测量颈静脉球部以上血红蛋白的氧饱和度，在置管过程中要注意颈内静脉插管的深度须在颈内静脉球部以上，避免因混入颅外血液干扰测定结果。颈内静脉氧饱和度的正常值是55%～71%，其变化与脑氧摄取呈负相关。脑氧摄取增加，颈内静脉氧饱和度下降，当颈内静脉氧饱和度低于50%时，提示脑缺血缺氧。在脑严重充血、脑氧代谢率下降和脑死亡患者中，颈内静脉氧饱和度升高，可能与脑氧代谢下降及动静脉分流等有关。颈内静脉氧饱和度反映的是全脑混合静脉血的氧饱和度。

（二）近红外光谱仪监测

近红外光谱仪的650～1100nm近红外光对人体组织有良好的穿透性，它能够穿透头皮、颅骨到达颅内数厘米的深度。在穿透过程中，近红外光被几种特定分子如氧合血红蛋白、还原血红蛋白及细胞色素等吸收。通过测定入射光和反射光强度上的差异，可用数学公式计算近红外光在此过程中的衰减情况，即可计算出脑血氧饱和度。脑血氧饱和度是局部脑组织的混合血氧饱和度，它的70%～80%成分来自于静脉血，所以它主要反映大脑静脉血氧饱和度。脑血氧饱和度的正常值是64%±3.4%，小于55%提示异常。影响脑血氧饱和度的主要因素是缺氧、颅内压升高、灌注压下降等。脑血氧饱和度监测目前主要应用于复杂和危重神经外科和心脏外科手术术中脑代谢的监测，判断患者预后。

（三）脑组织氧分压监测

通过在脑局部放置探头可以直接测量脑组织的氧分压。该指标直接反映脑组织的氧合状态，是有创的监测方法。脑组织氧分压的正常值范围是16～40mmHg。10～15mmHg提示轻度缺氧，小于10mmHg提示为重度缺氧。目前该技术主要应用于颅脑损伤严重的患者，以指导治疗和判断预后。

第7节 麻醉药物对脑血流、脑代谢和颅内压的影响

总体来看，大多数麻醉药都降低脑对碳水化合物的代谢，使ATP和ADP能量储存及磷酸肌酸增加；吸入麻醉药均可呈浓度相关性增加脑血流量；除氯胺酮外，静脉麻醉药均降低脑血流量。麻醉性镇痛药对脑血流量和脑代谢影响较小。

一、吸入性麻醉药物

吸入性麻醉药物均扩张脑血管，使脑血流、脑血容量以及颅内压均增加。增加脑血流的程度与各个药物的内在血管扩张作用与继发性血流-代谢偶联的血管收缩作用间的平衡有关。

（一）氧化亚氮

尽管氧化亚氮对脑血流影响的量效反应仍然有争议，但60%～70%的氧化亚氮可以产生脑血管扩张和颅内压升高。氧化亚氮对脑代谢影响的争议较大，这与预先应用其他影响脑血流和脑代谢的药物以及种属差异有关。若预先应用地西泮或硫喷妥钠可以阻断氧化亚氮引起的颅内压升高。动物实验表

明，在没有预先用药情况下，氧化亚氮可以在5分钟内增加脑血流150%，并且持续近1h。脑血流增加主要在大脑皮层，而且氧的代谢率也增加150%。颅内压升高的患者吸入50%或以上浓度的氧化亚氮可以引起有临床意义的颅内压升高。因此，对颅内顺应性减低的神经外患者应当慎用氧化亚氮。

50%～70%的氧化亚氮可以引起患者意识消失，并伴有脑电图的α节律消失和以δ波叠加的快波。80%的浓度并联合应用肌肉松弛药时，患者的脑电图表现为4～6Hz的慢波。

（二）氟烷

随着氟烷浓度的升高，脑血流逐渐增加，直到发生全身性低血压使脑灌流压减低至脑血管自动调节阈值以下时为止。由于种属差异和实验条件的不同，很难精确获得氟烷的脑代谢量效曲线。动物实验表明1%的氟烷可以减少脑氧代谢率25%；2.3%～9%的高浓度时，每增加1%浓度可使脑氧代谢率降低15%，直到脑电图呈等电位。非常高的浓度时，脑的能量代谢发生可逆性的紊乱和乳酸酸中毒。4%～5%的氟烷可以引起脑电图等电位，在此之前，脑电图发生与浓度有关的改变。在亚麻醉状态，脑电图表现为12～18Hz的正弦波；1MAC时，为11～16Hz波；此后每升高0.5MAC，脑电波的频率减慢1～15Hz。氟烷还引起脑诱发电位的改变，并与剂量有关。皮层诱发电位对麻醉药物的反应比脑干更敏感。

（三）恩氟烷和异氟烷

恩氟烷与异氟烷对脑血流和脑代谢的影响与剂量有关，低浓度时其作用与氟烷相似；高浓度时，增加脑血流比氟烷明显。临床麻醉浓度下，异氟烷对脑氧代谢的抑制作用比氟烷强；1.5～2.0MAC时脑氧代谢减少50%，脑电图也表现为等电位。继续提高浓度不会进一步地抑制代谢。

恩氟烷引发犬癫痫发作时，整个大脑的代谢和脑血流可增加40%～50%。3%恩氟烷可使正常志愿者的脑氧代谢率降低50%；然而，引发癫痫发作后，脑代谢率又恢复到正常。虽然整个大脑的代谢没有明显的升高，但局部脑代谢可能会升高。因为癫痫发作可使脑代谢增加400%，因此对癫痫患者或阻塞性脑血管疾病的患者应当慎重应用恩氟烷，尤其应避免高浓度和低碳酸血症状态。

在吸入性麻醉药物中，只有恩氟烷促进脑脊液分泌。动物实验表明，2%的恩氟烷使脑脊液的分泌增加近50%，以后逐渐减少。虽然颅内压升高主要是脑血流和脑容量增加所致，与剂量相关的脑脊液增加也是加重颅内压升高的因素。

1.5～2.0MAC的恩氟烷和异氟烷对脑电图的影响相似。但高浓度的恩氟烷对大脑的刺激作用会引起棘波和听觉诱发电位的癫痫活动。高浓度的异氟烷也可引发脑电的棘波，但不引发癫痫活动。

（四）七氟烷

七氟烷具有内在性与剂量有关的脑血管扩张作用，但比等效剂量的氟烷、异氟烷和地氟烷作用轻微。动物实验表明七氟烷引起与剂量有关的颅内压升高，氧代谢率降低，而脑血流无明显改变。七氟烷可明显增加猫的颅内压，但对颅内顺应性正常犬的颅内压作用不明显。临床试验表明七氟烷系脑血管扩张剂，引起与剂量有关的脑血流增加。1.5%七氟烷对脑血流、颅内压、脑血管阻力以及脑氧代谢无明显影响，而1.5%～2.5%的七氟烷却明显降低脑血管阻力，但脑血流增加的程度尚不会引起颅内压升高，脑氧代谢仍无明显改变，脑血管对二氧化碳的反应性仍敏感。

（五）地氟烷

地氟烷抑制代谢和扩张脑血管的作用，可以促进脑组织的氧供和缓解动脉阻塞引起的组织氧分压降低。

地氟烷具有较强的与剂量有关的扩张脑血管、增加脑血流和升高颅内压的作用。地氟烷引起与剂量有关的脑氧代谢率降低，其对全脑的脑血流-脑代谢耦联的影响与氟烷和异氟烷相似。地氟烷维持脑血管对二氧化碳反应的敏感性与异氟烷相似；抑制脑功能作用比其他吸入性麻醉药物强；对脑电图的影响也与异氟烷相似，可以在早期达到突发性抑制。地氟烷引起脑血管扩张，可能会导致敏感患者的颅内压升高；如能维持适当的麻醉深度和适当的过度通气，还可用于颅内顺应性降低的患者。无颅内病变患者快速吸入地氟烷浓度高于0.5MAC时，可以损害脑血管的静态和动态自动调节功能。而吸入1.5MAC或以上浓度的异氟烷时，却可保存脑血管的自动调节功能。单纯应用地氟烷诱导麻醉，可导致心率加快、血压升高和脑血流量增加，因此不宜用于颅内顺应性降低的患者麻醉诱导。

1MAC地氟烷抑制脑代谢与其他麻醉药物相似，而降低脑氧代谢比其他麻醉药物显著。脑代谢率的降低主要是麻醉药物引起脑活动的抑制，此外还与其抑制交感神经活性有关。因此，地氟烷也具有一定的脑保护作用。

二、静脉麻醉药物

(一) 巴比妥类药物

巴比妥类药物产生与剂量相关的脑血流和脑代谢降低,并与中枢神经系统抑制相一致。随着麻醉状态的产生,脑血流和脑氧代谢约减少30%。当大剂量的硫喷妥钠引起脑电图等电位时,脑血流和脑氧代谢可减少50%;但再增加剂量不会使脑血流和脑氧代谢进一步降低。大脑对硫喷妥钠降低脑血流和脑代谢的作用可产生耐受性。动物实验表明,2小时后给予第二次硫喷妥钠,其降低脑血流和脑代谢的作用只相当于第一次用药的一半。

在苯巴比妥深麻醉时,脑动脉的自动调节功能尚能维持在60mmHg。浅麻醉状态则自动调节功能完整。硫喷妥钠的脑血管收缩作用被用来降低患者的颅内压。硫喷妥钠诱导麻醉时,如能预防高碳酸血症,则可在脑灌流压升高状态下,降低颅内压。此外其他静脉麻醉药物具有类似的降低颅内压的作用,都适于颅内占位和颅压升高患者的麻醉诱导和维持。

临床上所有的巴比妥类药物对脑电图的影响都与剂量有关,作用均相似,只是作用程度和作用时间不同。极大剂量的巴比妥类药物也可引起脑电图的等电位。

(二) 阿片类药物

用1mg/kg吗啡与70%的氧化亚氮麻醉时,人体仍可保持脑动脉自动调节功能的完整。3mg/kg吗啡与70%的氧化亚氮麻醉只引起轻微的脑血流减少和轻度脑代谢抑制。等效剂量的哌替啶或芬太尼复合70%的氧化亚氮麻醉也具有相似的作用。阿片类药物拮抗剂可以逆转阿片类药物引起的脑血流和脑代谢改变。

作为术前用药,阿片类药物对脑电图的影响轻微。大剂量的吗啡(1~2mg/kg)或哌替啶(5~10mg/kg)可中度降低α频率。动物实验指出大剂量芬太尼可以诱发大鼠的癫痫活动,临床上未证实大剂量芬太尼会诱发神经兴奋性活动。

1. 吗啡　单纯研究吗啡对脑血流和脑代谢作用的试验很少,应用1mg吗啡后,对脑血流没有影响,而脑氧代谢却减少了40%。大多数的实验是在复合麻醉时吗啡对脑血流和脑代谢的影响。70%氧化亚氮复合吗啡1~3mg/kg麻醉时,脑血流和脑代谢无明显改变。由于吗啡可引起组胺释放,引发脑血管扩张,使脑血容量增加,脑血流也受到动脉血压的影响。70%氧化亚氮复合2mg吗啡麻醉时,平均动脉压在60~120mmHg范围内,脑血管的自动调节功能完整。

2. 芬太尼　芬太尼对人类脑血流和脑代谢影响的资料较少。综合资料表明,芬太尼引起中度的脑血流减少和脑代谢降低。大剂量的芬太尼与巴比妥类药物麻醉相比,不改变犬的脑血流自动调节功能,也不影响脑血流对$PaCO_2$变化的敏感性。此外芬太尼麻醉时,还可以保留大脑对缺氧的充血性反应。

3. 阿芬太尼　巴比妥类药物麻醉的犬,加入320μg/kg的阿芬太尼后,脑血流、脑代谢、脑血管对二氧化碳的反应以及脑血管自动调节功能未受影响。尚缺乏临床患者的资料。

4. 苏芬太尼　苏芬太尼也引起与剂量有关的脑血流减少和脑代谢降低。对颅压高的患者,应用1~2μg/kg的苏芬太尼可以降低颅内压。

5. 瑞芬太尼(Remifentanil)　其对脑血流和脑代谢的影响较小,与其他阿片类药物相似。

(三) 丙泊酚

丙泊酚对脑血流和脑代谢的影响与巴比妥类药物类似,用药后脑血流和脑代谢均减低。脑血管仍保持对二氧化碳的反应和自动调节功能。丙泊酚具有抗惊厥和镇静作用。

(四) 氟哌利多

动物实验表明氟哌利多联合氧化亚氮麻醉后,犬的脑血流减少40%,而氧代谢和脑代谢率没有明显改变。临床上,氟哌利多-芬太尼复合麻醉,患者的脑血流和脑代谢也没有明显的改变。氧化亚氮麻醉时,加入氟哌利多或芬太尼后,患者的颅内压有轻微的降低,而脑灌流压没有变化。对于神经外科的患者,氟哌利多或芬太尼降低颅内压的作用不如硫喷妥钠显著。术前给予2.5~7.5mg的氟哌利多对脑电图无影响。

(五) 苯二氮䓬类药物

苯二氮䓬类药物抑制人类和动物的脑血流和脑代谢。脑外伤的患者给予地西泮后,脑血流和脑代谢同步降低。在70%氧化亚氮麻醉时,给予地西泮或咪达唑仑可使脑血流在氧代谢变化之前减少45%。增加咪达唑仑的剂量可使脑血流和脑代谢同步降低。临床上,0.15mg/kg的咪达唑仑可使患者的脑血流降低33%，并轻度增加脑血流对 $PaCO_2$ 的敏感性。一般来说，苯二氮草类药物可以安全地用于颅内压升高的患者，只要控制 $PaCO_2$ 不过度升高。

（六）氯胺酮

氯胺酮是静脉麻醉药物中唯一能够兴奋脑功能的药物。氯胺酮麻醉可使脑血流增加50%，氧代谢增加20%，颅内压也相应升高。氯胺酮扩张脑血管的作用可能与其直接松弛血管平滑肌有关。氯胺酮麻醉时脑血管的自动调节功能尚完整，过度通气可以降低颅内压。氯胺酮的致幻和致抽搐作用引起相应的脑电图改变，增加脑电图的频率，并引发癫痫发作。因为氯胺酮兴奋边缘区和丘脑，脑深部电极可记录到癫痫脑电波。

（七）依托咪酯

依托咪酯可降低脑血流和脑代谢，对动脉压影响较小。对脑电图的影响与硫喷妥钠相似。

（八）利多卡因

利多卡因可以降低脑血流和脑代谢，并能降低颅内压。与硫喷妥钠相比，利多卡因的心血管抑制作用较轻，因此降低颅内压时，脑灌流压降低较少。3mg/kg的利多卡因可使犬的脑氧代谢降低10%，15mg/kg则可使其降低27%。超大剂量时（160mg/kg），降低脑氧代谢比巴比妥类药物还显著。这与利多卡因膜稳定性作用有关，可以进一步降低脑代谢和对能量的需求。对清醒志愿者给予5mg/kg的利多卡因，然后以45μg/(kg·min)的速度持续滴注可使脑血流和脑代谢降低24%和20%。利多卡因可以预防各种不良刺激引发的急性颅内压升高，现也用来预防气管内插管时的应激反应。大剂量的利多卡因可以诱发患者的癫痫，但麻醉患者尚无癫痫的报道。尽管如此，应用利多卡因时血药浓度不要超过5～10μg/ml。一次性静脉注射不应超过1.5～2.0mg/kg。

三、肌肉松弛药

常用的肌肉松弛药对脑血管无直接的作用，但对于神经外科患者具有一定的间接作用。肌松药可降低中心静脉压，降低脑静脉回流的阻力和颅内压。颅内压升高患者的脑血流自动调节的功能受损时，升高动脉压的肌松药会升高颅内压。有些肌松药因释放组胺引起脑灌流压降低。在选用肌松药时，要考虑患者的病理生理改变，肌松药的心血管作用以及组胺释放程度。曾报道琥珀胆碱升高颅内压，但多是麻醉浅、操作不当所致。应用硫喷妥钠和过度通气，一般不会引起明显的颅内压升高。

1. 非去极化肌松药　非去极化肌松药通过释放组胺对脑血管产生影响。组胺可引起平均动脉压降低，导致脑灌流压降低，同时颅内压升高（脑血管扩张）。在血-脑屏障完整的情况下，这一作用是由于组胺直接作用于脑血管，还是继发于平均动脉压降低所致尚不清楚。筒箭毒释放组胺的能力最强。目前应用的非去极化肌松药释放组胺的作用很小，包括泮库溴铵、阿曲库铵、维库溴铵等。

非去极化肌松药的间接作用也可影响脑生理，但大多发生在异常情况下，或超大剂量应用时。肌肉松弛抑制咳嗽和屏气，可降低颅内压。因此，大部分非去极化肌松药可以用于颅压高的患者，但要掌握适当剂量和给药速度，以免引起低血压和组胺释放。

2. 去极化肌松药　在浅麻醉状态下，琥珀胆碱可以引发患者颅内压升高。琥珀胆碱的肌颤作用与颅内压升高关系不大。加深麻醉，或先应用非去极化肌松药可以预防其升高颅内压的副作用。只要麻醉深度适当或配合其他防止患者应激反应（包括控制二氧化碳分压和血压）的措施，琥珀胆碱还是可以用于神经外科患者的麻醉诱导。

（王云　岳云）

参考文献

1. 王恩真. 神经外科麻醉学. 北京：人民卫生出版社，2000.
2. 佘守章，岳云. 临床监测学. 北京：人民卫生出版社，2005.
3. 孙大金，杭燕南. 实用临床麻醉学. 北京：中国医药科技出版社，2001.
4. Kim SG, Ogawa S. Biophysical and physiological origins of blood oxygenation level-dependent fMRI signals. J Cereb Blood Flow Metab, 2012, PMID: 22395207.
5. Attwell D, Buchan AM, Charpak S, et al. Glial and neuronal control of brain blood flow. Nature, 2010, 468: 232-243.
6. Rao GS, Durga P. Changing trends in monitoring brain ischemia: from intracranial pressure to cerebral oximetry. Curr Opin Anaethesiol, 2011, 24: 487-494.
7. Bonhomme V, Boveroux P, Hans P, et al. Influence of anesthesia on cerebral blood flow, cerebral metabolic rate, and brain functional connectivity. Curr Opin Anaesthesiol, 2011, 24: 474-479.
8. Dagal A, Lam AM. Cerebral blood flow and the injuried brain: how should we monitor and manipulate it? Curr Opin Anaesthesiol, 2011, 24: 131-137.

9. Pellicer A, Bravo MdelC. Near-infrared spectroscopy: a methodology-focused review. Semin Fetal Neonatal Med, 2011, 16: 42-49.

10. Paulson OB, Hasselbalch SG, Rostrup E, et al. Cerebral blood flow response to functional activation. J Cereb Blood Flow Metab, 2010, 30: 2-14.

11. Calderon-Arnulphi M, Alaraj A, Slavin KV. Near infrared technology in neuroscience: past, present and future. Neurol Res, 2009, 31: 605-614.

12. Masamoto K, Tanishita K. Oxygen transport in brain tissue. J Biomech Eng, 2009, 131: 074002.

13. Dagal A, Lam AM. Cerebral autoregulation and anesthesia. Curr Opin Anaesthesiol, 2009, 22: 547-552.

第12章 麻醉与呼吸

要理解麻醉和手术中出现的呼吸功能紊乱及血气变化机制，首先应了解正常的呼吸生理。呼吸系统的主要功能是吸入新鲜氧气和呼出二氧化碳以完成气体交换。同时，它还有调节体内酸碱平衡，分泌激素和排泄等作用。熟悉和掌握肺脏的生理以及麻醉、手术对其的影响，是安全麻醉的基础。

第1节 呼吸系统的解剖

呼吸系统由鼻、咽、喉、气管、支气管（叶、段、亚段）、细支气管、终末支气管、呼吸性支气管及肺泡等组成。呼吸系统的基本结构，除包括气道、肺与肺泡组织外，还包括胸廓、各种呼吸肌及肺和胸廓的血供、淋巴、神经支配等。

一、气　　道

以环状软骨下缘为界，通常将气道分为上、下气道。上气道由鼻、咽、喉组成，是气体进入肺内的门户。主要功能除传导气流外，尚有加温、湿化、净化空气和吞咽、嗅觉及发音等功能。下气道主要由气管、支气管、支气管树及肺泡等组成，根据功能不同，又分为传导气管（气管、支气管树）和呼吸区。

1. 气管　呈管状结构，上端起于环状软骨，通过颈部向下延伸入胸内，在胸骨上、中1/3处分叉为左、右支气管。气管分叉部即所谓隆突。成人气管平均长度约10～13cm，直径约2.0～2.5cm。气管由16～20个U形软骨环组成，开口部向背面，由富于弹性的纤维结缔组织连接。气管虽有“C”形软骨支撑，但仍容易受外来压力影响，通常受压50～70cmH_2O即可引起气管萎陷，如颈部肿瘤、血肿压迫常引起气管狭窄。在人体气管内外压差达10cmH_2O时，可使气管容量有42%～56%的变化。

2. 支气管　气管于第5、6胸椎之间，相当于胸骨角水平分叉为左右支气管。在成人，右支气管较左支气管短、粗而陡直，平均长2.5～3cm，与气管纵轴夹角为20°～30°。左支气管细，长约4～5cm，与气管纵轴夹角为40°～50°。因此插管过深或吸入异物时易入右主支气管。3岁内的儿童左右支气管与气管纵轴夹角基本相等，约为55°。

3. 支气管树　左右支气管经肺门进入肺内后反复分支，分别为叶、段、亚段、细支气管、终末支气管、呼吸性支气管、肺泡管、肺泡等共约23级（图12-1）。终末支气管以上不参与气体交换，为传导气道；呼吸性支气管以下为呼吸区，是气体交换的主要场所。从12～19级气道内径虽从1.0mm减小到0.5mm，但其整个横断面积明显增加，是大支气管横断面积的30倍，气流阻力也相应减小，仅占气道全部阻力的10%左右（表12-1）。应用较高压力克服气道阻力来进行通气时，压力主要在大气道内衰减，因此不致于造成肺泡的损伤。

4. 支气管腺体　气管与支气管相似，均由黏膜、黏膜下层和外膜组成。黏膜上皮为假复层柱状纤毛上皮，其间散在着分泌黏液的杯状细胞。支气管分支越细，杯状细胞越少，至细支气管时黏膜仅为一层纤毛上皮和极少的杯状细胞。黏液腺位于气管和支气管的黏膜下层，以中等大小的支气管中数目最多。腺体的大小及数目变化很大，最大者可达

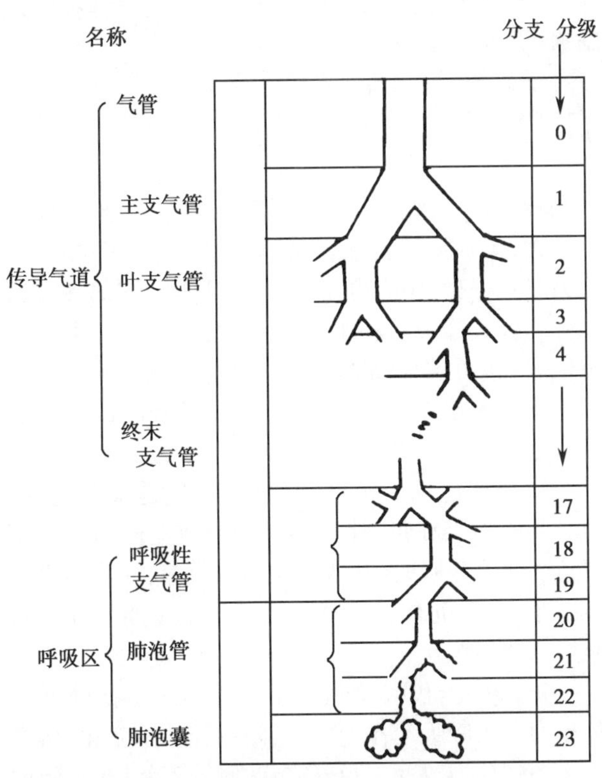

图 12-1　气道分支示意图

表 12-1　各级气管的内径和横断面积

气道分级	名称	气道直径（cm）	横断面积（cm^2）
0	气管	1.80	2.54
1	主支气管	1.22	2.33
2	叶支气管	0.83	2.13
3	段支气管	0.56	2.00
4	1 级亚段支气管	0.45	2.48
·			
8	5 级亚段支气管	0.18	6.95
·			
16	终末支气管	0.06	180
17	1 级呼吸性支气管	0.05	300
·			
20	肺泡管	0.045	1600
·			
23	肺泡囊	0.041	11 800

1mm。慢性支气管炎时，腺泡增多，腺体增大。腺体分泌的黏液主要含有酸性和中性多糖，此外还有白蛋白和球蛋白。黏液腺的分泌除源于直接刺激外，还可由迷走神经反射诱发。乙酰胆碱可促使黏液腺分泌，但对杯状细胞无影响。阿托品能减少黏液腺体的分泌。

正常情况下，气道分泌物有助于维持气道正常功能，减少气道水分丢失，维持纤毛上皮的正常运动，形成黏液毯，并通过特异性或非特异性免疫因子对吸入的病原体起防御作用。病理情况下，黏液腺分泌过多，以致纤毛不能摆动，黏液不能排出；过量黏液还可能阻塞细支气管，使气道引流不畅而发生感染。

5. 支气管的纤毛　上、下气道除极少部位，均分布有纤毛上皮。纤毛从黏膜的纤毛细胞上长出，纤毛顶端有厚约 5μm 的黏液毯。纤毛在较稀的液体中摆动，速度可变。黏液毯向上方移动的速度为 2.5～3.5mm/min，能有效地将颗粒和病原体等排出气道。

影响纤毛上皮运动和黏液毯活动的因素很多，环境过度干燥可破坏黏液毯；吸烟和一些药物可影响纤毛运动；流感病毒能引起纤毛细胞变性；慢性支气管炎和支气管扩张时，可引起纤毛数目减少。吸入麻醉药如氟烷能通过抑制纤毛运动频率，改变黏液的质和量降低黏液纤毛清除率。吸入氟烷 6 小时后，黏液纤毛清除率降低，并至少延续到停药后 3 小时。

二、肺与肺泡

1. 肺　是有弹性的海绵状器官，形状似圆锥形，位于纵隔两侧。上端称肺尖，下端称肺底，内侧称纵隔面，外侧称肋面。右肺三叶，左肺二叶，外被胸膜、以叶间裂相隔，每叶肺又依支气管和血管的分支，再分为肺段。肺段在解剖构造和功能上，均可认为是一独立单位。

2. 肺泡　是气体交换的场所，为多面型薄壁囊泡，总的表面积可达 $70m^2$。肺泡的平均直径约为 0.25mm，实际大小因呼吸深度而异。肺泡的数目随年龄的增加而增长，在出生时约为 0.24 亿，到 8～9 岁时即可达到成人水平(3 亿)。

三、胸　　廓

胸廓是由 12 块胸椎骨，12 对肋骨，1 块胸骨和肋间肌构成的骨性结构。肺、气管、支气管、纵隔等重要器官均位于胸廓之内。胸廓具有足够的坚硬度以保护在其内的重要器官，同时也具有一定的灵活性，可以在呼吸动作时起类似风箱的作用。在吸气时，胸廓与肺可在前后径、横径、长径三个方向增大体积，产生胸内负压，这有助于将体外的气体抽吸入肺泡，完成吸气。

第2节　肺的通气

肺通气是肺与外界环境之间的气体交换过程。实现肺通气的器官包括气道、肺泡和胸廓等。气道是沟通肺泡与外界的通道；肺泡是气体与血液进行交换的主要场所；而胸廓的节律性呼吸运动则是实现肺通气的动力。

一、呼吸动力

呼吸肌收缩、舒张所造成的胸廓扩大和缩小，称为呼吸运动。呼吸运动时，由于胸腔体积的改变，引起胸腔内和肺内压力的变化，形成大气与肺泡气之间的压力差，不仅克服胸廓和肺的弹性阻力以及气道与组织的非弹性阻力，还引起气体在肺与体外间的流动。

1. 呼吸肌　引起呼吸运动的肌肉为呼吸肌。使胸廓扩大产生吸气动作的肌肉为吸气肌，主要有膈肌和肋间外肌；使胸廓缩小产生呼气动作的肌肉为呼气肌，主要有腹壁肌肉和肋间内肌。

2. 吸气运动　总是主动过程。吸气时，膈肌收缩，隆起的圆顶变平下移，从而增大了胸腔的上下径；肋间外肌收缩，使肋骨和胸骨上提，肋骨下缘向外翻转，从而增大了胸腔的前后径和左右径，胸腔体积增大，产生胸腔负压。膈肌收缩引起的呼吸运动称为腹式呼吸；相应地，肋间外肌收缩引起的呼吸运动称为胸式呼吸。在平静呼吸时，75%的肺通气量是依靠膈肌的收缩来完成；但肋间外肌运动产生胸廓扩张能力较膈肌大，所以在用力呼吸时以胸式呼吸为主。

3. 呼气运动　平静呼吸时，呼气是被动的，膈肌和肋间外肌舒张，肺依靠本身的弹性回缩力量而复位。用力呼吸时，呼气肌才参与收缩，使胸廓进一步缩小，呼气也有了主动的成分。最主要的呼气肌是腹壁肌组织。

4. 肺内压和胸膜腔内压　肺内压是指肺泡内的压力。当呼吸动作产生时，随胸腔体积变化，可产生一系列压力改变。吸气之初，胸腔容量增加，肺内压下降，低于大气压，空气在此压力驱动下进入肺泡，随着肺内气体逐渐增加，肺内压也逐步升高，至吸气末，肺内压和大气压相等，气流也停止。反之，在呼气之初，胸腔容量减小，肺内压升高并超过大气压，肺内气体排出肺外，使肺内气体逐渐减少，肺内压下降至呼气末，肺内压又和大气压相等，重新开始吸气（图12-2）。

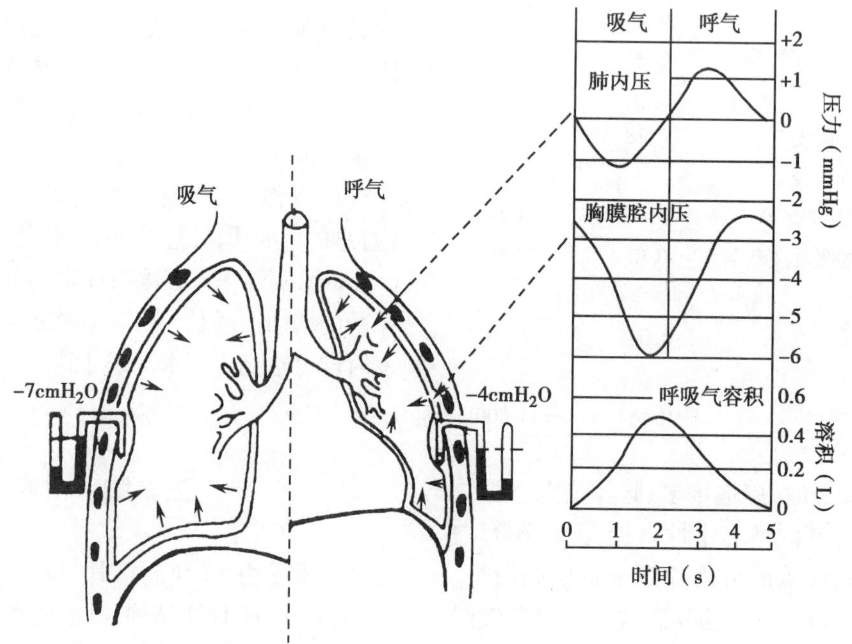

图12-2　吸气（右）和呼气（左）时，肺内压、胸膜腔内压和呼吸气容量变化过程

呼吸过程中肺内压变化的程度,视呼吸的缓急、深浅和气道是否通畅而定。平静呼吸时,肺内压在吸气相较大气压约低1~2mmHg,呼气相较大气压高1~2mmHg;用力呼吸时,肺内压变化程度增大。当气道不通畅时,肺内压的升降将更大。

胸膜腔内压即壁层胸膜与脏层胸膜间的压力,是由肺的弹性回缩力所致。胸膜腔内压是使肺泡扩张的肺内压和使肺泡缩小的弹性回缩力两种力之和,即:胸膜腔内压=肺内压-肺弹性回缩力。正常情况下,肺总是表现出回缩的倾向,胸膜腔内压因而经常为负压。

自主呼吸时,吸气是由胸腔负压引起,为负压呼吸。人工呼吸时是气体被压入肺内,吸气时肺内压比大气压高,胸内压也因此从负值变为正值,呼气末肺内压逐渐回降至零,为间歇正压呼吸。机械通气时,肺内压和胸腔内压力的增高,是间歇正压呼吸对机体正常生理功能产生影响的基本原因。

二、胸和肺顺应性

肺、胸壁组织类似弹性体,在生理弹性限度内,气道内压越大,肺容量也越大。外力和容量之间的关系代表肺与胸廓组织的弹性,即单位压力变化(ΔP)引起肺内气体容量的改变(ΔV)称为肺-胸顺应性(C_T),即:

$$\text{肺-胸顺应性}(C_T)=\frac{\text{肺容量改变}(\Delta V)}{\text{经胸廓压改变}(\Delta P)}L/cmH_2O$$

由于肺顺应性(C_L)和胸壁顺应性(C_{Th})很难单独测定,所以临床上通常用肺-胸顺应性表示:

$$\frac{1}{C_T}=\frac{1}{C_L}+\frac{1}{C_{Th}}$$

1. 肺-胸顺应性分类　顺应性又可分为静态顺应性和动态顺应性两种。静态顺应性是指在呼吸周期中,气流暂时阻断测得的顺应性。动态顺应性指在呼吸周期中,气流未阻断时测得的顺应性。前者不受时间限制,主要影响因素是肺组织的弹性;后者受时间的限制,主要影响因素是气道阻力。

2. 顺应性的意义　利用一些现代麻醉机在术中行机械通气时,麻醉机会自动给出压力-容积环,并自动计算出顺应性。监测顺应性可用于:①判断病理生理的变化　肺静态顺应性的降低反映肺实质的病变,而动态顺应性/静态顺应性比值的降低提示气道阻塞性病变或吸气流量过大;②指导最佳PEEP的发现与应用,一般将PEEP设定为稍高于压力-容积环下拐点;③麻醉中也可借此判断病情变化,合理设置通气参数后顺应性的改善是判断病情转归、疗效的重要指标。

3. 影响肺-胸顺应性的因素　①残气量或功能残气量增加时,肺-胸顺应性降低,如肺气肿或哮喘患者;②吸气的流速缓慢,则动态肺-胸顺应性增加;③肺弹性及扩张程度的变化,如肺组织实变或胸壁畸形肺扩张受限,使肺-胸顺应性降低;④全身麻醉后由于肺不张及肺表面活性物质功能下降时,肺顺应性逐渐下降,采取肺复张策略可使顺应性恢复;⑤体位对肺-胸顺应性的改变类似对肺通气量的改变,俯卧位使顺应性降低35%;反之,截石位可使顺应性增加8%;⑥外科手术过程对肺-胸顺应性较为复杂,开腹手术及开胸手术可使顺应性较术前分别降低18%和10%。临床上一些微创手术要求在人工气腹下完成,由于气腹对膈肌下降的阻碍,也会导致肺顺应性下降。

三、肺泡表面张力和肺表面活性物质

肺弹性阻力来自肺组织本身的弹性回缩力和肺泡内侧的液体层同肺泡内气体之间的液-气界面的表面张力所产生的回缩力。在低肺容量时,决定肺弹力最主要的因素是肺泡表面张力。肺泡表面张力主要受肺表面活性物质(PS)影响。PS是由肺泡Ⅱ型上皮细胞合成并释放的复杂的脂蛋白混合物,其主要成分是二棕榈酰卵磷脂及一些蛋白质,存在于覆盖肺泡内面极薄的液体膜中,具有降低表面张力的作用。肺表面活性物质中蛋白质占10%,含量最多的是亲水性、分子量为28~36KD的蛋白A(SP-A);还有分子量较小的疏水性蛋白SP-B,SP-C和SP-D。从动物肺提取的PS制剂含有SP-B,SP-C,可促进磷脂在肺泡气液界面的吸附和扩展,并有助于单分子层的稳定。SP-A具有重要的生理功能,如对肺泡Ⅱ型细胞摄取PS进行再循环起作用,参与肺的防御机制,抵御感染,诱导巨噬细胞对微生物的杀伤活动。肺损伤时这些蛋白进入循环系统,可能作为判定肺损伤严重程度的标志物。

正常人肺泡大小不等,如以肺泡内压力为P,肺泡表面张力为T，肺泡半径为r，根据Laplace定律（$P=2T/r$），肺泡内压力与半径成反比，与表面张力成正比。若表面张力相同，肺泡大小不等时，则小肺泡内压要比大肺泡内压高。由于肺泡间有交通，所以气体从小肺泡流入大肺泡，小肺泡塌陷，大肺泡膨胀，肺泡将失去稳定性。但实际上由于PS的作用，当表面积缩小时，表面张力也按比例下降。肺泡越小，PS作用越强，这就平衡了大小肺泡腔内的压力，从而保持了肺泡相互间稳定，防止了肺泡萎陷（图12-3）。PS的作用与肺容量增减呈平行变化，也使肺泡在吸气过程中不致于过度膨胀，呼气时不会过于萎陷。此外，PS使肺泡液气界面的表面张力下降，减弱了表面张力对肺毛细血管中液体的吸引作用，防止了液体渗入肺泡。

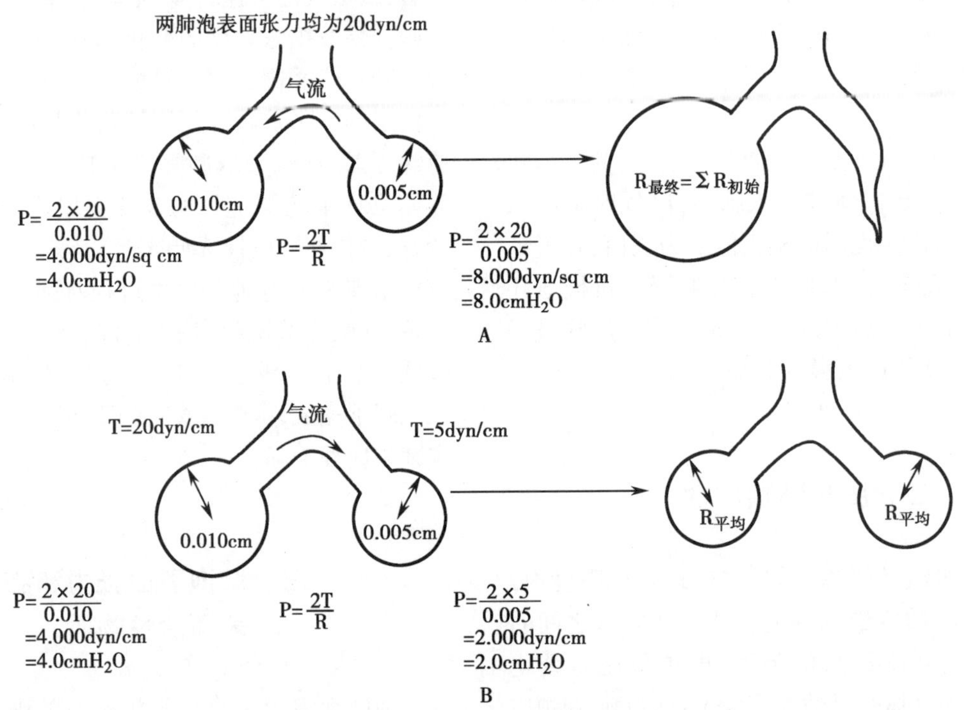

图12-3　表面张力（T）、肺泡半径（R）和肺泡内压（P）之间的关系

A. 在不同半径的肺泡内，表面张力相等，气流从小肺泡流向大肺泡，导致仅余一个大肺泡；B. 由于肺表面活性物质的存在，小肺泡表面张力小，气流从大肺泡流向小肺泡，最终两肺泡半径相等，容量维持稳定

PS的代谢非常活跃。正常成人约18～24h即进行一次更新，其代谢主要为肺泡Ⅱ型细胞再摄取及肺泡巨噬细胞吞噬而排出。正常状态下，合成与分解处于平衡状态。PS的代谢异常与下面因素有关：①先天性缺乏，如胎儿宫内窘迫致肺缺血，Ⅱ型肺泡上皮细胞因供血不足，生成PS的功能降低。胎龄小于32周的早产儿，因PS缺乏，导致肺萎陷和肺泡内表面透明膜形成，造成呼吸窘迫综合征；②任何原因导致肺血流量减少，均可使Ⅱ型肺泡上皮细胞生成PS的功能受损，而致肺塌陷不张。吸入高浓度氧所致氧中毒，可使Ⅱ型肺泡上皮细胞的线粒体发生肿胀和多型性变，防碍PS的生成。一些有害物质如消毒剂被吸入肺内及X线照射也可损害Ⅱ型肺泡上皮细胞正常功能；③吸入麻醉药如氟烷能可逆性抑制肺泡Ⅱ型上皮细胞合成PS，且这种影响随着氟烷浓度的增大和暴露时间的延长而增强；④长期吸烟和慢性阻塞性肺疾病的患者，PS的合成和活性都降低。此外，机体内还存在着PS的对抗剂如胆固醇、油酸、磷脂酶及血液等。血浆蛋白中的许多成分亦可抑制PS的活性，如纤维蛋白、白蛋白等。继发于任何原因的肺泡渗出液均含有丰富的血浆蛋白成分，因降低PS活性而诱发肺萎陷和肺不张；⑤急性胰腺炎患者的血内磷脂酶增加，加速PS灭活和破坏，导致肺不张和严重肺功能障碍。

四、气道阻力

肺通气的阻力有两种：弹性阻力（肺和胸廓的弹性阻力），是平静呼吸时的主要阻力，约占总阻力的

70%；非弹性阻力，包括气道阻力，惯性阻力和组织的粘滞阻力，约占总阻力的 30%，其中又以气道阻力为主。

1. 气道阻力　指气体流经气道时，由气体分子之间及气流与气道管壁之间的摩擦力所形成，它占呼吸时非弹性阻力的 90%。可用单位流速（V）所需要的驱动压（ΔP）来表示：R＝ΔP（kPa）/V（L/s）。

气道阻力受气流流速、气流形式、流动气体的密度和管径大小的影响。气流形式分层流和湍流两种，两种形式可单独存在，也可同时存在形成混合型气流。层流气道阻力小，湍流气道阻力大。层流见于气体以较慢的速度流经规则的管道时，当气流太快和管道不规则容易发生湍流，如气管内有黏液、渗出物或肿瘤。

正常成人全部气道的平均阻力为 1～3cmH_2O/（L·S），女性的气道阻力比男性高 20%，可能与女性气道较狭窄有关。

2. 气道阻力的分布　虽然支气管分支级数越多管腔越细，但是其数量大增，所以其总横断面积也随之显著增大。根据气流速度与横断总面积成反比，横断总面积愈大，气流速度愈慢，而阻力就愈小。因此气道的阻力主要来自大气道，即大部分来自上呼吸道，包括鼻、口腔、咽喉和气管。用鼻呼吸时，鼻腔阻力占全部气道阻力的 50%，用口平静呼吸时，咽喉和气管阻力占全部阻力的 20%～30%。如剧烈活动而分钟通气量增加时，阻力可增加 50%。

3. 气道阻力的临床意义　气道梗阻如吸入异物、舌后坠、鼻（口）咽部肿物、喉水肿、气管受压狭窄或扭曲及支气管痉挛等均使气道阻力增高。由于气道阻力增加导致患者通气量减少，患者将用力呼吸以克服气道阻力。由此可产生：①胸腔内压变化，吸气时胸腔负压增大，可出现锁骨上窝凹陷，同时静脉回心血量增加；呼气时胸腔内压明显增高，静脉回心血量减少，可出现颈静脉怒张；②肺泡充盈时间延长；③呼吸肌做功及耗氧量增加。如呼吸阻力增加，机体用力克服气道阻力所消耗的总氧量可高达 300ml/min 以上，如不及时解除，常因呼吸肌疲劳而导致呼吸衰竭。

正常时气道阻力约为 3cmH_2O/（L·S），全麻后可达 3～6cmH_2O/（L·S），如加上机械阻力，总阻力可达 10cmH_2O/（L·S）以上。麻醉手术中气道阻力增加见于：①麻醉回路引起的气道阻力增加。因为气流在直导管流动时，其阻力与导管长度及气流速度成正比，而与导管半径的 4 次方成反比，所以导管过细、过长或扭曲，气道阻力增加更为显著。吸入麻醉装置故障也使气道阻力增加；②气道高反应性、过敏等原因诱发的支气管痉挛；③麻醉药物的影响：吸入麻醉药如氟烷、异氟烷、七氟烷被证实具有扩张支气管的作用，但是对地氟烷的研究显示，吸入 1MAC 地氟烷对气道阻力无影响，而吸入 1.5MAC 地氟烷则显著增加气道阻力。这可能与吸入高浓度地氟烷增加吸入气体密度有关，并不表明地氟烷具有收缩支气管作用。

五、呼　吸　功

在呼吸过程中，呼吸肌克服弹性阻力和非弹性阻力实现肺通气所做的功为呼吸功。根据克服阻力的不同，可分为弹性功，气流阻力功和惯性功。呼吸功增加，见于胸壁顺应性下降、肺顺应性下降、气道阻力增加。呼吸功可用下式表达：

呼吸功＝胸腔压力差×肺容量的改变

呼吸功可通过压力-容量曲线测定（图 12-4）。在图 12-4 中，直线 AB 的斜率表示肺顺应性；AB 右侧椭圆形区域面积表示吸气时用以克服非弹性阻力的功；AB 左侧椭圆形区域面积表示呼气时用以克服非弹性阻力的功；三角形 ABC 去除椭圆形后所剩的面积表示吸气时克服弹性阻力的功。

正常情况下，平静呼吸时，呼吸功约为 0.5kg/

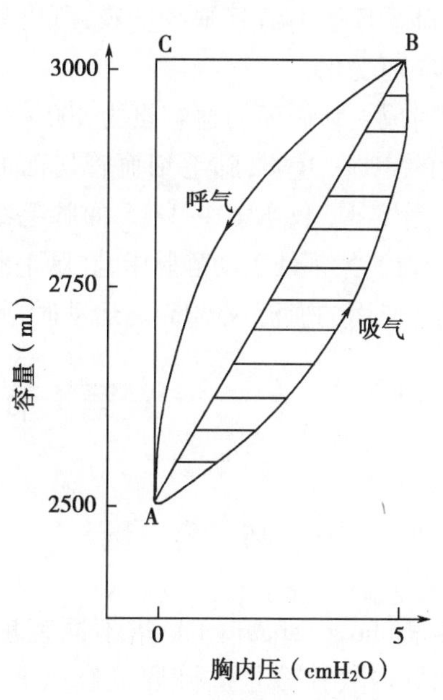

图 12-4　呼吸周期的呼吸功

(m·min),呼吸耗能仅占全身总耗能的3%。平静呼吸时,正常人体总的耗氧量为200～300ml/min,而呼吸器官耗氧量为0.3～1.8ml/min,约占总耗氧量的5%以下。分钟通气量逐渐增加时,呼吸器官耗氧量所占百分数可达30%。哮喘患者平静呼吸时,呼吸器官氧耗量为正常4～10倍。通气量增加时,呼吸器官氧耗量即急剧增加,这是哮喘患者运动耐受性减少的主要原因。

第3节　肺循环生理

肺具有双重供血系统。肺循环主要从右心向左心输送血液,并提供充分的空气与血的接触面,以便进行气体交换,还有一定程度的贮血作用。支气管循环主要为呼吸性小支气管以上的气道组织供应营养物质。肺循环和支气管血管的末梢之间有吻合支沟通。因此,有一部分支气管静脉血液可经过这些吻合支进入肺静脉和左心房,使主动脉血液中掺入1%～2%的静脉血。

一、肺循环和体循环的差异

肺循环系统是低压系统,正常时右心与左心排血量基本相等,但肺动脉平均压只有主动脉的1/6～1/5,约14mmHg(1.87kPa),肺静脉压力仅6mmHg(0.8kPa)。肺血管壁也较薄,肺动脉壁只有主动脉壁1/3厚,更具有伸缩性。肺的微动脉也无肌组织,肺毛细血管平均压或静水压仅为体循环毛细血管的1/4,约8mmHg(1.07kPa),而血浆胶体渗透压为25mmHg(3.3kPa),所以是防止肺水肿的重要因素。肺循环压力低且缺少瓣膜,所以易受各种压力的影响而变化。

正常时成人肺循环的血容量为400～600ml,占总血容量的8%～10%,肺毛细血管切面的总面积为40m^2。静息时,仅1/10～1/15的肺毛细血管开放,肺脏的血流大都处于动静脉中,在肺毛细血管直接参与氧合作用的血流仅60ml。运动时,肺血流量增加,毛细血管开放增加,甚至全部开放,从而使肺动脉压不至于增高。

二、调节肺血流和阻力的因素

肺血管分布有完善的神经,对血氧和二氧化碳分压的变化也产生反应,但由于肺微动脉无肌组织,所以此段血管内径的变化主要是受透壁压的影响,主动舒缩对其血管阻力的影响为次要因素。因肺动脉极易伸张和毛细血管开放数量增加,一般心排血量增加时,肺动脉压不显著上升。只有心排血量比休息时增加4倍以上,肺动脉压才升高。

影响肺血管阻力的因素如下:①肺动脉和肺静脉压力上升均可降低肺血管阻力,这是通过血管扩张和关闭的血管重新开放两种机制实现的;②肺容量的变化,当肺容量等于功能残气量时肺血管阻力最低。高肺容量时肺血管受压,而在低肺容量时肺血管又会失去周围组织的支撑作用而扭曲、狭窄,上述两种情况下肺血管阻力都会增加;③化学介质因素,如低氧血症、高碳酸血症使肺血管阻力上升。无论是内源性还是外源性的一氧化氮或一氧化碳均可调节肺动脉舒张。目前,吸入外源性一氧化氮已经在临床用于降低肺动脉压力;④慢性肺疾病因缺氧肺血管收缩及结构重塑,最终导致肺血管阻力增加和肺动脉高压。

第4节　肺容量及肺功能检查

一、肺　容　量

肺容量(lung capacity)是指不同程度用力呼吸产生的肺内气体容量。肺容量有以下几种(图12-5)。

1. 潮气量(tidal volume,V_T)　指平静呼吸时,每次所吸入或呼出的气量。男性为350～550ml,女性为260～540ml。小儿潮气量可按6～8ml/kg计算。

2. 深吸气量(inspiratory capacity,IC)和补吸气量(inspiratory reserve volume,IRV)　IC是指平静呼气末再用力吸气,吸至不能吸为止,所能吸入的最大

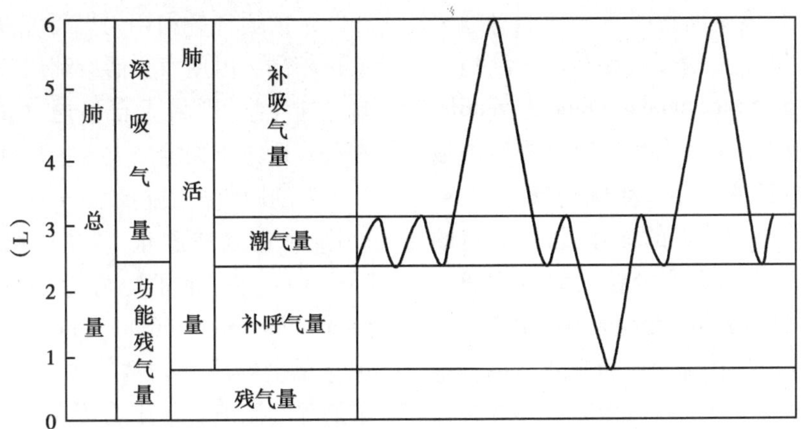

图 12-5　肺容量及组成

气体容量。IRV 指平静吸气末再用力吸入的最大气量。男性为 2100ml,女性为 1500ml,它反映肺的储备能力。IRV 是 IC 中的一部分,IC = IRV+TV。IC 和 IRV 都是肺活量的主要组成部分,反映肺和胸廓在静态状态下的最大膨胀度。

3. 补呼气量(expiratory reserve volume,ERV) 指平静呼气末再用力呼气至不能呼出为止所能呼出的气体容量。男性为 1100 ~ 1900ml,女性为 800 ~ 1300ml。

4. 残气量(residual volume,RV)和功能残气量(functional residual capacity,FRC)　RV 指一次用力呼气后,肺内所残存的气量。男性为 400 ~ 1900ml,女性为 500 ~ 1200ml。老年人及肺气肿患者的肺泡弹性减弱,残气量明显增加,从而使肺活量显著减少。FRC 指平静呼气后存留在肺内的气量,即 FRC =ERV+RV。

FRC 是反映气体交换功能的重要标志之一,对 FRC 的影响因素如表 12-2 所示。在呼吸过程中 RV 和 FRC 的重要生理作用,是对吸入到肺泡内的气体有缓冲作用,可使肺泡 O_2 和 CO_2 分压保持相对稳定,对肺泡内气体的弥散过程有一定的稳定作用。RV 和 FRC 能反映肺泡膨胀程度,是目前判断阻塞性肺疾病的最可靠指标。RV 的高低通常不以绝对值表示,而以占肺总量的百分比(RV/TLC%)表示。正常人 RV/TLC<35%,当 RV/TLC>35% 时,提示有不同程度的肺气肿。在急性呼吸窘迫综合征(ARDS),肺内存在广泛性、小灶性肺不张,FRC 明显减少。有学者将 FRC 作为判断 ARDS 病变严重程度及疗效、预后的主要指标。

5. 肺活量(vital capacity,VC)　于最大吸气后,作最大努力呼气所能呼出的气量,及深吸气量加补呼气量。男性为 3400 ~ 4800ml,女性为 2500 ~ 3200ml。临床上常用以衡量患者的呼吸代偿功能。但是肺活量绝对值与肺疾病对呼吸功能损害程度不完全一致,由此单纯以肺活量值衡量肺功能意义不大。

表 12-2　影响功能残气量(FRC)的因素

降低 FRC 的因素	FRC 增加的因素
卧位	胸内压增加:PEEP,CPAP
麻醉	肺气肿
腹部和胸部手术术后	哮喘
肺纤维化	高龄
肺水肿	
肥胖	
腹胀:妊娠,肿瘤,腹水	
胸廓畸形	
肌肉松弛	

6. 肺总量(tatal lung capacity,TLC)　于深吸气后肺内所含的气量,即肺活量加残气量。男性为 4600 ~ 6400ml,女性为 3000 ~ 4200ml。在肺总量不变的情况下,FRC 的增加必然引起深吸气量的减少,从而限制了在必要时增加通气功能的能力。

二、肺通气功能参数及其意义

1. 分钟通气量(minute ventilation,MV/VC) V = 潮气量(V_T)×呼吸频率(f)。成人静息分钟通气量约为 6 ~ 8L,随人体活动量的增加,分钟通气量也随之增加。在病理情况下,如患甲状腺功能亢进时,由于人体的基础代谢率增加,分钟静息通气量也可明显增高。因此,可将分钟静息通气量作为基础代谢率的指标。此外，还有很多因素能使分钟静息通气量增加，如严重缺氧和紧张、恐惧等精神、神经因素。

2. 最大自主通气量(maximum voluntary ventilation，MVV) MVV 指人体在1分钟内所能呼吸的最大气体容量。根据患者情况，酌情限定患者在10s、12s 或15s内，进行最快和最大的深呼吸，所测得的通气量分别乘以6、5或4，即为分钟最大自主通气量。正常值：男性为70～120L，女性为50～80L。一般以其实测值占预计值的百分比作为判断指标。正常值>75%，其正常界限为60%。MVV 受呼吸时弹性及非弹性阻力的影响，因此肺组织病变(肺纤维化、肺水肿)，气管、支气管阻塞或狭窄(支气管哮喘)，胸廓畸形或呼吸肌障碍(脊柱后弯或侧弯、重症肌无力)等临床改变，均能使 MVV 减少。MVV 主要反映人体通气的储备功能，是通气功能测定中很有价值的一项指标。一般以 MVV 40L 或 MVV 占预计值的50%～60%作为手术安全指标，低于50%应列为低肺功能，低于30%者，一般应列为手术禁忌证。

3. 用力肺活量(forced vital capacity，FVC) 也称时间肺活量(time vital capacity)是指受试者尽量吸足气，然后尽快呼气且尽量呼完的气体容量。正常人 FVC 与缓慢或非用力动作所测得的肺活量相等；但在气道有阻塞者，用力呼气可致气道提早变窄或闭合，FVC 可较肺活量低。二者之差可反映受压气道远端陷闭的气体量。当 FVC<15ml/kg 时，术后肺部并发症的发生率常明显增加。

4. 用力呼气量(forced expiratory volume，FEV_T) 在 FVC 的测定过程中，分别测定最初3秒内的呼气量，即为用力呼气量(FEV_T)的值，并分别求其各秒气体容量所占最大用力肺活量的百分比。其中T表示呼气时间。由于 FEV_T 测定的是在不同时间呼出的气体容量，所以它实质上测定的是流量。通过估计在特定时间的呼气流量可确认气道阻塞的严重程度。在阻塞性和限制性肺疾病，FEV_T 都会减少。

正常情况下，健康成人能在0.5s内呼出50%～60% FVC，1s内呼出75%～85% FVC，2s内呼出94% FVC，3s内97% FVC，其中以第1秒用力呼气量($FEV_{1.0}$)或第1秒最大呼气率(也称1秒率 $FEV_{1.0}$)最有实用意义。在大多数阻塞性肺疾病患者中，FEV_T/FVC 明显降低，而在限制性肺疾病患者中保持正常。

最大通气量和用力肺活量关系密切，其影响因素也相同。由用力肺活量利用公式可以推算出最大自主通气量，即最大自主通气量(L)＝$FEV_{1.0}\times35$。本公式适应于测定最大自主通气量有困难的患者。

5. 用力呼气流量(forced expiratory flow，FEF) $FEF_{25\%\sim75\%}$ 是在测量 FVC 过程中，呼气在25%～75% FVC 水平的平均流量，也称最大呼气中段流率(maximum midexpiratory flow rate，MMFR)。体重70kg 的健康成人正常值为4.7L/s。这段肺活量水平的呼气流率是与用力无关的，主要反映肺泡弹性回缩力和气道阻力的情况。阻塞性肺疾病患者通常 MMFR 降低，而在限制性肺疾病患者中，保持正常。在早期阻塞性肺疾病患者 MMFR 最先出现降低，较其他指标敏感。MMFR 较 FEV_T/FVC 对受试者用力程度的依赖性更小，且可重复性高。

6. 通气储量百分比 将 MVV 减去分钟静息通气量即为通气储量，以通气储量与 MVV 相比即为通气储量百分比，其公式为通气储量百分比＝(MVV－V)/MVV，是衡量通气功能好坏的又一重要指标。百分率低，提示在应激情况下，所能发动的呼吸储备能力小，即呼吸代偿能力越差。一般正常值为93%。凡引起 MVV 减少的疾病，通气储量百分比也降低，百分比越低，通气功能越差。当此值降至70%～60%时，患者接近气促的阈值。肺切除术前如果在70%以下，术后应警惕发生呼吸功能障碍。

7. 流量-容量曲线 用力吸气至最大限度，然后用力呼出至不能再呼出为止，其作法与用力肺活量测定基本相同，以 x-y 记录仪描计流量和容量的变化，即可得出流量-容量曲线(图12-6)。从此曲线可得知用力肺活量，最大吸气流量和最大呼气流量，特别是流量与肺容量关系方面有重要的诊断意义。

阻塞性肺疾病通常伴有流量的降低，而限制性肺疾病常有容量的降低。而呼气曲线的变化在很大程度上与患者用力无关，流量主要决定于肺弹性回缩力(从75%肺活量至残气量)。健康成人在大部分肺活量范围流量的降低与容量呈正相关，因而呼气相曲线呈线性(图12-6A)。在阻塞性肺疾病患者中，流量在低肺容量时明显降低，曲线呼出相呈勺状(图12-6B)。当有气道梗阻时，伴有典型的呼气和吸气流量受限，吸、呼相曲线均变平坦，曲线呈卵圆型(图12-6C)。限制性肺疾病患者通常峰值呼气流量相对正常，并随肺容量减少线性降低，但肺容量本身降低(图12-6D)。

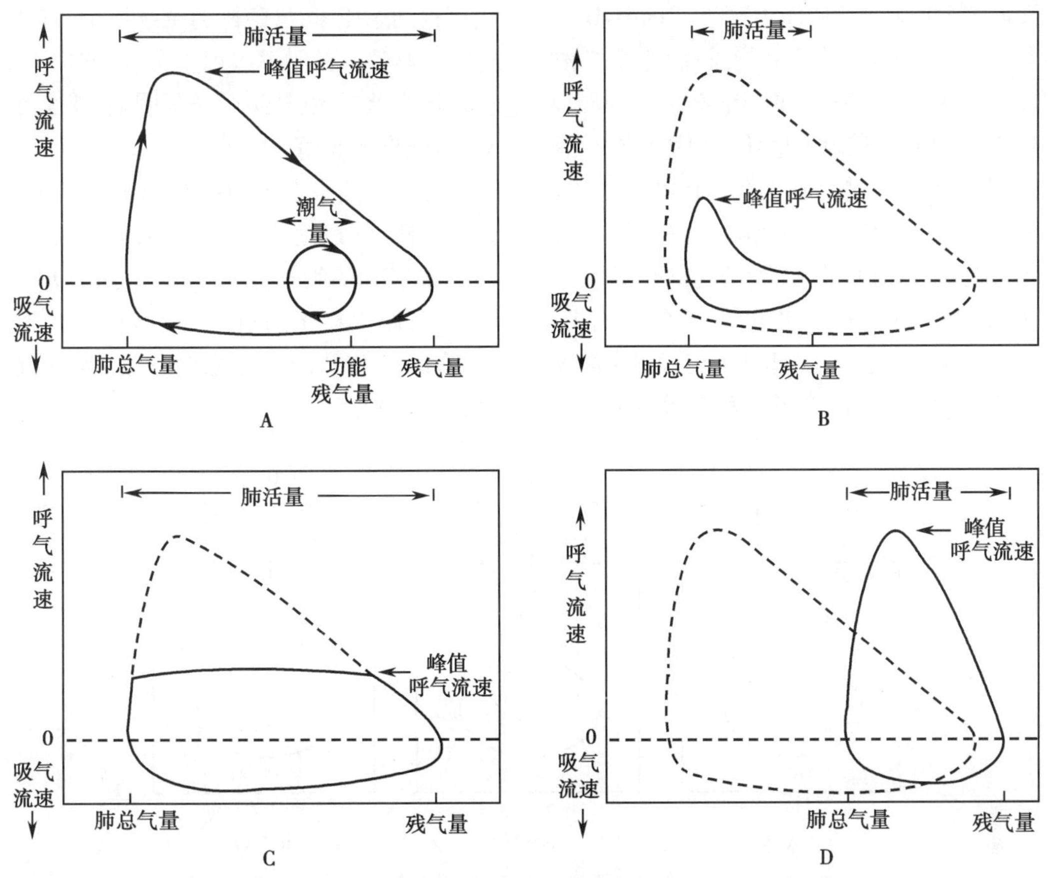

图 12-6　流量-容量曲线

A. 健康成人；B. 阻塞性肺疾病；C. 固定大气道梗阻；D. 限制性肺疾病

三、用力呼气流量受限的机制

在流量-容量曲线中，25% VC 以上水平，随受试者呼气用力程度的增加，呼气流量上升，但当达到某个高水平，即峰流量（peak flow），尽管受试者继续用力，呼气流量非但不会继续增加，反而会逐渐下降，此阶段大约相当于 75% VC 水平（图 12-7）。因此，与用力有关部分的流量增加被称为用力依赖，与用力无关部分的流量被称为非用力依赖。当有肺和胸部疾病时，这种流量限制现象会更加明显。影响呼气流量的主要因素有三个：①呼吸肌的力量（muscular pressure，Pmus）；②肺的弹性回缩力（elastic recoil pressure，Pel）；③气道阻力（airway resistance，Raw）。这三个因素中任何一个因素的异常均会导致呼气流量受限。一般情况下，Pmus 和 Pel 与呼气流量成正比，呼气用力越大，弹性回缩力越大，呼气流量越多；Raw 与呼气流量成反比，Raw 越高，呼气流量越小。

目前应用等压点（equal pressure point，EPP）学说来解释用力呼气流量受限的原因（图 12-8）。图 12-8A 显示了在 FRC 水平时，正常肺内及胸腔内压力，此时跨气道压为 $5cmH_2O$，气道保持扩张。在正常吸气中段胸腔内负压增加，跨气道压增加至 $6.8cmH_2O$（图 12-8B）。在正常呼气时，呼气为被动

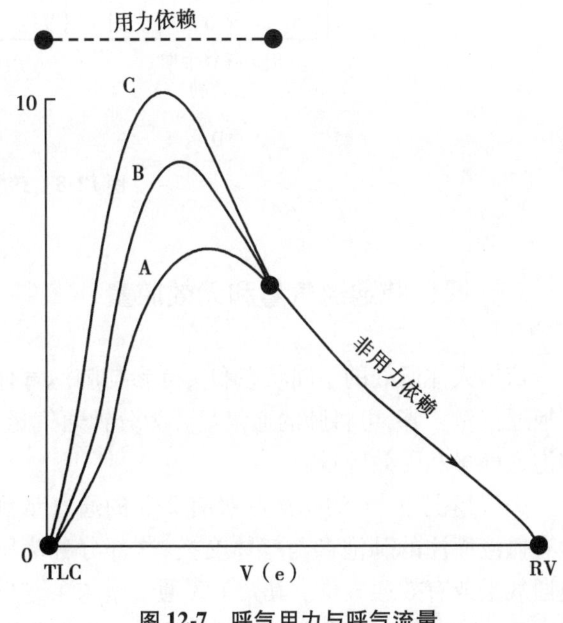

图 12-7　呼气用力与呼气流量

的，肺泡压（P_A）仅由肺弹性回缩力产生（2cmH_2O），跨气道压减小（5.2cmH_2O）但仍能维持气道扩张（图 12-8C）。在用力呼气开始时 P_A 较大（12cmH_2O），随气流速度增加，气道阻力也随之增加，故 P_A 不断被衰减；当衰减至某一点，此点的气道内、外相等时就被称为等压点（EPP）（图 12-8D）。EPP 的上端靠近肺泡侧为上游段；EPP 的下端，靠近口腔侧为下游段。在上游段，气道内压（Pin）大于气道外压（Pout），气道不会受压变窄；一旦至下游段，随驱动压衰减，Pin<Pout，气道就可能不同程度受压；一旦气道被动态压缩，气道阻力继续增加，呼气流速必然进一步减慢。此时继续用力，只能增加气道外压，使内外压力差更大，气道受压更明显，流量受限也更明显，由此形成非用力依赖段。

肺气肿的患者肺泡弹性回缩力减弱，EPP 更靠近肺泡侧，气道动态压缩增加，呼气流量受限加重（图 12-8E）。临床上，人们常见到 COPD 患者缩唇样呼气，原因在于通过增加口腔阻力，限制呼气流速，有助于 EPP 向口腔方向移动，呼气流量受限减轻（图 12-8F）。

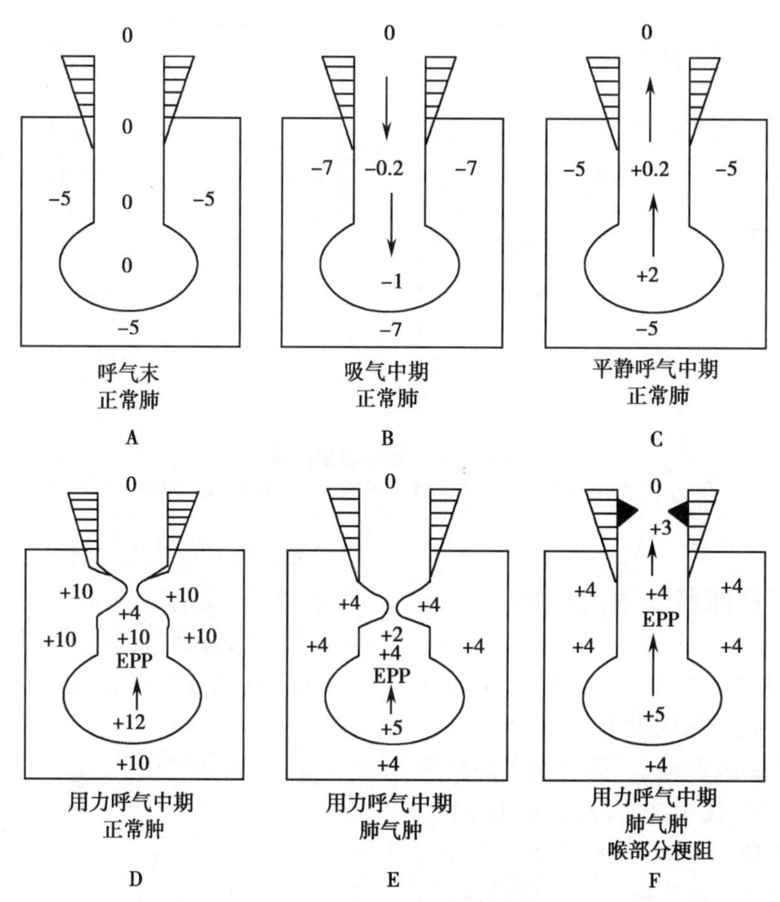

图 12-8　跨气道压力梯度示意图

四、肺泡通气量和无效腔量

依据人体所处的不同状态和实际参与肺泡气体交换通气量多寡，可将肺的通气量分为分钟通气量、肺泡通气量和无效腔量。

一般情况下，大约每次呼吸有 2/3 的通气量到达有血液灌注的肺泡参与气体交换，这部分称为肺泡通气量或有效通气量。其余 1/3 通气量未参与气体交换，称为无效腔量或生理无效腔量。生理无效腔量又可分为两部分：充填传导气道部分的气量，也称解剖无效腔量；肺泡通气良好而相应的血液灌注不良时，气体交换不能充分进行的那部分气量，也称肺泡无效腔量（图 12-9）。

解剖无效腔量大约为 2ml/kg，健康人仰卧位时，由于肺泡无效腔量极小，可以不计，此时生理无效腔量约等于解剖无效腔量。病理情况下，解剖无效腔量一般变化不大，生理无效腔量主要反映肺泡无效腔量。影响肺泡无效腔量的因素有：①肺泡血液灌注压不足。在各种类型循环衰竭引起低心排血

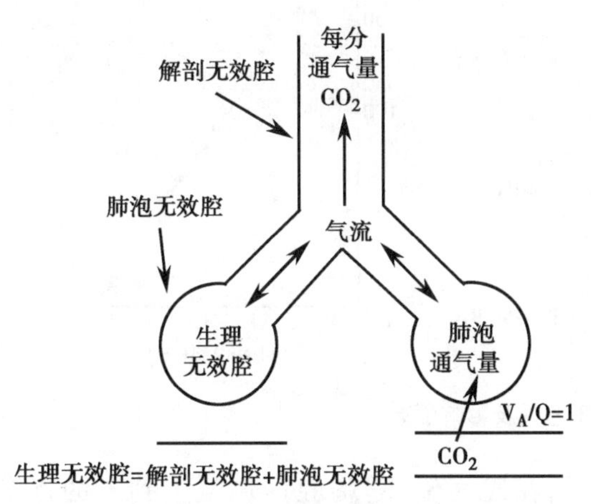

图 12-9　生理无效腔量示意图

量出现肺循环压下降时，无血液循环灌注的肺泡明显增加，这种效应在低血容量时更明显。在行控制性降压时，也可使肺泡无效腔量明显增加，若患者的生理肺泡无效腔量可超过潮气量的 75% 时，就会发生严重的肺泡通气不足；②体位的影响。肺血流的分布受重力影响，在侧卧位时，约有 2/3 的肺血流分布在下侧肺，而自主呼吸的通气大部分也通向下侧肺，因而肺泡无效腔量变化很小。然而在人工通气下，则对上侧肺的通气较多，而且血流分布较少，形成肺泡无效腔量增加。近来研究发现，当发生急性呼吸窘迫综合征时，将患者由仰卧位变为俯卧位，会使胸膜腔负压梯度减小，肺内气体的分布变得更为均匀，从而使背侧肺组织的通气得到改善，同时肺内血流又优先分布到背侧肺组织。因此背侧的肺组织通气/血流比率改善，气体交换增加，氧合程度也提高；③无血液灌注的肺泡通气。在肺栓塞、肺毛细血管收缩，或肺泡隔和其中血管广泛性破坏所致肺阻塞性疾病以及胸外科手术时，外力引起肺循环阻塞等，使部分肺泡没有血液灌注，肺泡内气体不能进行气体交换而增加肺泡无效腔量；④全麻时无论自主呼吸或人工通气，均能使肺泡无效腔量增加，平均增加约 70ml。在气管内插管全麻下患者的死腔/潮气量（V_D/V_T）约为 30% ～35%，然而由于存在机械无效腔及其他增加解剖无效腔的因素，所以全麻中应适当增加潮气量，以提供足够的肺泡通气量。

V_D/V_T的比值可作为反映通气效率的指标。在健康成人比值通常小于 0. 30，即 70% 的通气量是有效的。在严重阻塞性肺疾病时，V_D/V_T 可增加到 60% ～70%，此时通气效率明显降低。如果 V_D/V_T 增加，将使分钟通气量相应降低而引起 $PaCO_2$ 迅速升高。若在 V_D/V_T 增高时要保持 $PaCO_2$ 不变，则必须增加分钟通气量。

如应用面罩等装置进行呼吸，面罩内腔属无效腔，也称为机械无效腔。例如患者潮气量为 400ml，其解剖无效腔为 150ml，当用内腔容量为 250ml 的面罩呼吸时，则肺泡通气量为 400-250-150=0。可见此人虽有呼吸动作，其实并没有进行有效的气体交换，发生缺氧、窒息则是必然的后果。所以在临床上观察患者的通气量，更应注意到有效肺泡通气量。

第 5 节　气 体 交 换

一、肺血流的分布

肺循环是一个低压系统，血流量在肺内的分布受重力、体位、肺泡压等多种因素的影响。在不同的体位下，肺泡压（P_A）、肺动脉压（Pa）和肺静脉压（P_V）在不同肺区有着不同的相关性，并出现血流量的差异。West 等建立了一个将肺分为三个区的模型（图 12-10）。Ⅰ区在肺的最上部分，此区 P_A>Pa>P_V。肺泡压传递至肺毛细血管，血管被压塌陷，肺血流量少。在理论上此区为无血流灌注区，即使接受人工通气也缺乏血流灌注，仍为肺泡无效腔量。正常情况下，所涉及的范围较小，但当肺动脉压降低，如低血容量性休克、正压通气，使肺泡内压上升时，Ⅰ区范围会扩大。

Ⅲ区出现于肺的重力依赖性区域，此时 Pa>P_V>P_A，肺血流量受肺动静脉压力差所影响。由于重力作用，P_V增加，肺毛细血管呈持续开放状态。因此，此区血液灌注呈相对过剩，即存在血灌注而无通气，即为生理性分流区。

Ⅱ区出现在Ⅰ区下限至Ⅲ区的上限，此时 Pa>P_A>P_V。肺血流量决定于肺动脉压与肺泡内压的差。肺静脉压力对肺血流影响不大。此区包括大部分肺泡，是通气和血流匹配区。

单纯以肺泡压、肺动脉压和肺静脉压之间的关系来解释肺血流的重力分布并不完善。研究发现肺血流在肺的基底部下降，这一现象与上述理论不符。于是引入了肺间质压力这个因素作为补充，认为在肺基底部肺间质压力上升压缩了肺泡外血管，因此肺血流下降，肺基底部被称为Ⅳ区。此外，近期研究表明，不同肺区血管的结构差异、血管的顺应性区别也是影响该肺区血流的重要因素。

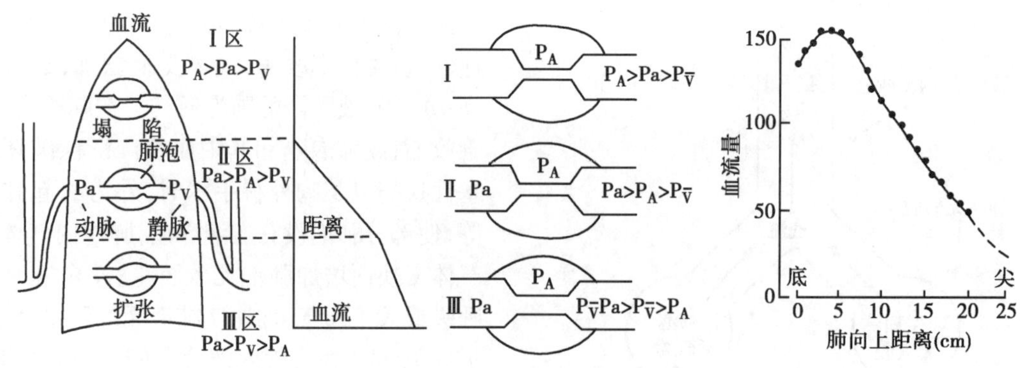

图 12-10　不同肺区的肺血流量差异及影响因素

二、肺泡的气体分布和闭合气量

1. 肺泡的气体分布　正常人肺泡的气体分布受重力的影响，下肺部较上肺部的通气分布多，与胸腔压力梯度有关（图 12-11）。正常胸腔压力为负压，由于肺和胸廓内不同部位的液体静力学和结构性的改变，胸腔内的压力并不一致，肺尖部负压最大。健康成人直立时，肺尖部周围的胸内压为 $-10cmH_2O$，向下按 $0.25cmH_2O/cm$ 递减，肺基底部约为 $-2cmH_2O$。胸内压垂直梯度对呼吸时气体分布和排空均有影响。健康人直立时，在残气位，随胸腔内压从上到下的逐渐递减，肺泡的膨胀度也随之减低。如从残气位开始吸气，气体虽然首先分布到肺尖，然后再逐渐向下分布；但由于肺尖周围负压较高，在残气位时肺尖部有部分肺泡已处于膨胀状态，故进入肺尖部的气量较少。继续吸气时，胸内压继续降低，肺下部气道开放，大量气体进入肺基底部。呼气时，气体的排出顺序与吸气时相反，肺基底部胸内压力原较肺尖高，呼气时压力增加，使该部位肺容量最先缩小气体排出，使基底部肺单位关闭。待肺下部肺单位关闭后，才使肺尖部气体呼出。故肺尖部的肺泡气具有先进后出的特点。

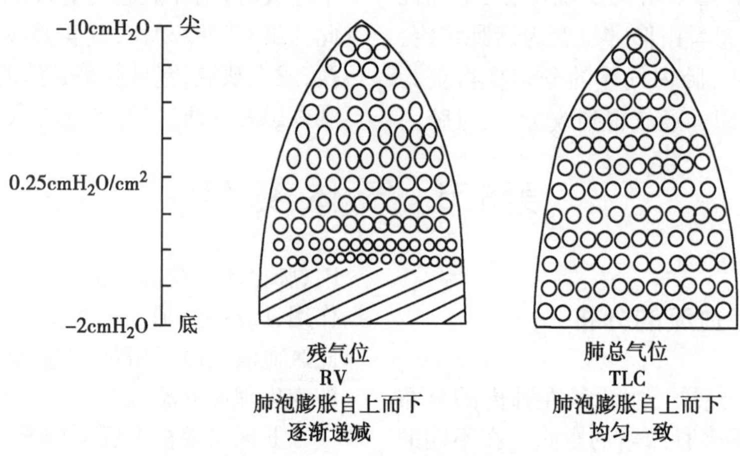

图 12-11　肺泡的气体分布

2. 闭合气量（closing volume，CV）　闭合气量可作为早期发现小气道阻塞病变的一个敏感检测项目。正常人吸气时各部分肺泡均扩张，呼气时肺容量减小，当肺容量为肺总量的 30% 左右时，小气道有闭合的倾向。这是由于肺底部胸腔负压较小，在深呼气后可变为正压，使小气道发生关闭。CV 是指肺底部小支气管开始关闭后所呼出的气量。闭合气量加上残气量称为闭合容积（closing capacity，CC）。

闭合气量不用绝对值表示，是以闭合气量与肺活量之比，即 CV/VC（%）表示。健康人坐位的 CV/VC（%），年龄差别不大，一般 30 岁 CV/VC（%）为 13%，40 岁为 16%，50 岁为 20%。闭合气量明显增高时，提示有小气道功能障碍。

早期气道闭合的结果，轻度者使下部肺组织只在吸气时扩张，气道闭合使气体滞留在肺泡内，造成气体在肺内分布不均匀，通气/血流比率失调，影响肺泡与血液内的气体交换，使动脉血氧分压下降。老年人 PaO_2 偏低即与此有关。特别当闭合容量超过功能残气量与潮气量之和时，在整个呼吸周期部分气道均将处于闭合状态，使肺泡完全失去功能，后果将非常严重。长期滞留在肺泡内的气体可被吸收，引起肺不张，此时若血流继续，将产生静动脉血混合的结果。

三、肺的换气

肺脏为了完成气体交换任务，需要完成两方面的工作。首先要将气体自外界吸入肺内，并将经过交换的气体自肺泡呼出，此过程称通气；同时肺泡内气体还要与流经肺脏的血流进行气体交换，吐故纳新，此过程称为换气。通气功能与换气功能互相联系，互不可分。肺内气体交换是呼吸功能的根本所在。肺内的气体交换，有赖于肺泡各部分通气与血流比率的均衡，也有赖于肺弥散功能的良好。任何能引起 V/Q 比值失调和弥散障碍的因素，均可以妨碍肺的气体交换功能。

1. 通气与血流比值（V/Q）　即分钟通气量与分钟血流量的比值，可表达肺内所有区域的通气与血流的相关性。正常条件下 V/Q 在肺内的分布也不是均匀的。正常人在直立位时由于受重力影响，大部分肺血流分布于肺下部区域；同时在自主呼吸时，大部分潮气量也到达肺下部受重力影响的区域。这样在肺上部，无论通气还是血流均较少；而在肺下部，通气和血流均接受较多，但肺下部血流按比例仍偏多。因此 V/Q 比值在肺上部偏高，在肺下部偏低。这表明在肺上部相对地灌注不足，下部相对地通气不足。理想的 V/Q 比值为 1，大约出现在第三肋骨水平。高于此水平，V/Q 的比值大于 1，而低于此水平，V/Q 的比值小于 1（图 12-12）。正常人总的 V/Q 比值为 0.8，这是肺的不同区域，高低不等的 V/Q 比值的综合结果。

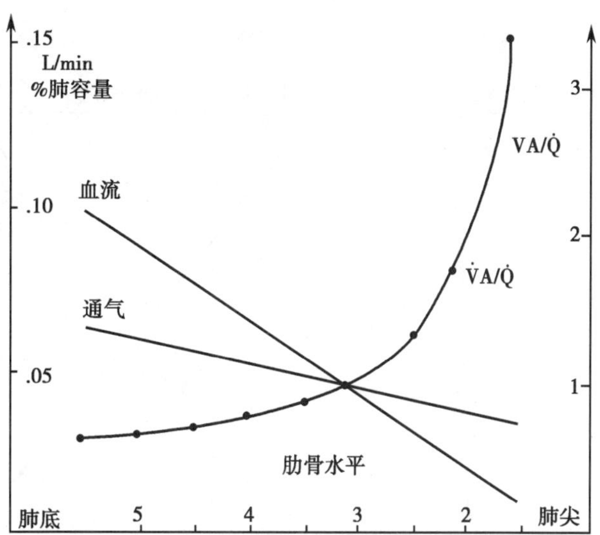

图 12-12　肺内通气、血流及通气/血流比的分布

在疾病状态下最常见的换气功能障碍是 V/Q 失调，V/Q 失调有两种类型：无效腔量效应（V/Q>1.0）和分流效应（V/Q<1.0）（图 12-13）。当 V/Q 增高时，该区肺泡的 PCO_2 降低，产生低碳酸血症，并引起细支气管收缩，减少通气使 V/Q 降低。在 V/Q 降低时，由于肺泡低氧引起缺氧性肺血管收缩（hypoxic pulmonary vasoconstriction），使该区域肺血流明显减少。这样，通气差的肺泡接受的血流就相应减少。肺血流减少进一步使局部支气管收缩，减少了无效腔通气量。当这些反应发生后，无论是无效腔区还是分流区均逐渐变为通气和灌注很少的静息区。这就使通气与血流在各部分匹配更为合理，相对保持 V/Q 稳定。保证了肺脏换气功能的有效进行。

临床上，V/Q 失调往往以缺氧为主要表现，只有当严重通气不足时，才出现 CO_2 潴留。原因有三个：①动脉血 PO_2（100mmHg）与混合静脉血 PO_2（40mmHg）的压力差为 60mmHg，而动脉血 PCO_2（40mmHg）与混合静脉血 PCO_2（46mmHg）的压力差仅为 6mmHg。当 V/Q 异常时，混合静脉血加入动脉血之后，对 PO_2 的影响大于对 PCO_2 的影响；②V/Q 失调时，将引起通气增强，这只是限于正常的肺泡和原来 V/Q 大于正常的肺泡，CO_2 的弥散率是 O_2 的 20 倍，而且 CO_2 解离曲线呈线性，因此能排出更多的 CO_2；③氧解离曲线达平坦段后，即使增加通气量，也不能使血红蛋白结合更多的氧；肺通气增加，可使 PO_2 肺泡升高至 130mmHg，而氧饱和度的增加极微。因此，通过正常肺泡的过度通气，难以纠正由于肺泡 V/Q 失调引起的缺氧。

2. 肺内分流　肺内分流是指由于不同的原因使肺内血流未经氧合便直接与已氧合的、动脉化的血相混合，使血氧下降，其性质类似先天性心脏病患者的“右向左分流”，但发生在肺内，故为肺内分流，也称为静脉血掺杂。正常支气管静脉和心最小静脉的血不经气体交换，直接进入右心，形成肺内分流，但其量占心排血量的 2% 以下。在 V/Q 比例失调的改变中，若通气少于血流量，即可引起不同程度的静脉血掺杂，或肺内分流样改变；若通气完全停止，而血流继续，则形成病理性肺内分流，这是换气障碍中

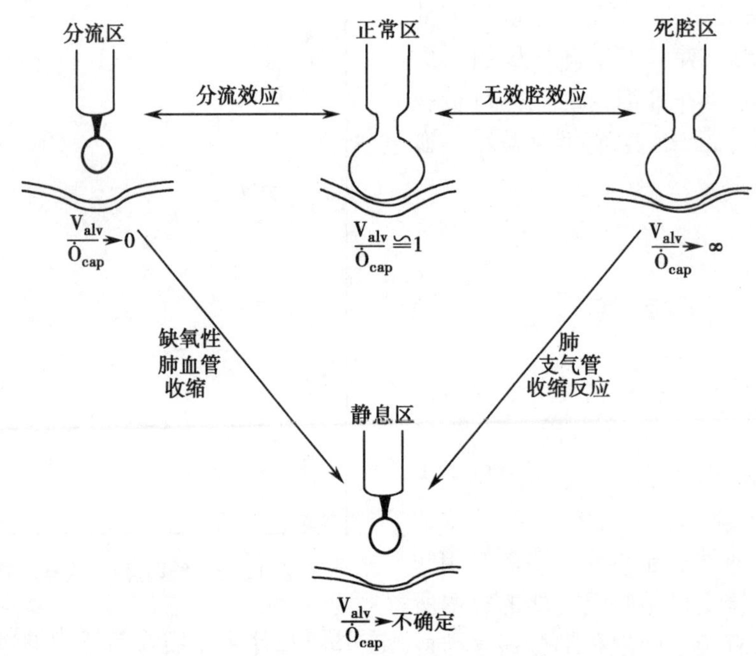

图 12-13　通气/血流比失调的两种类型及其调节

最严重的一种。气道梗阻、肺炎、肺不张、肺水肿等使毛细血管内血流不能与肺泡气进行交换，即血流未能获得氧合、动脉化，均可形成肺内分流。麻醉状态下，自主呼吸比控制呼吸时的分流形成显著减少。严重肺内病变时，肺内分流可占心排血量的 30% ~ 50%之多，患者出现严重低氧血症与紫绀，非一般吸氧所能纠正。

3. 肺内弥散　肺泡和血液间的气体交换决定于气体的分压差、肺血流速度、肺泡-肺毛细血管壁的厚度及肺泡总面积和气体弥散能力。肺泡膜总面积可达 50 ~ 100m^2，厚度小于 0.5μm 有利于气体弥散。气体可从高分压向低分压处弥散。CO_2弥散能力很高，约为氧的 20 倍。在静息状态下，氧弥散量为 15 ~ 20ml/mmHg，肺毛细血管血流通过肺泡的时间为 0.75s，而氧弥散的时间需 0.3s，如弥散时间超过 0.8s 即可造成 PaO_2降低，同时因缺氧引起通气增加使 $PaCO_2$得以保持正常或偏低。此外，肺泡弥散量的变化，可随肺的生长发育而增加，儿童的弥散量小于青年人。老年人有肺泡退行性变及肺气肿，也使氧的弥散量减少。男性肺泡面积较女性大，故弥散量大于女性。深吸气可扩张毛细血管，增加肺血容量，使弥散量增加。仰卧位时弥散量大于直立位，运动时弥散量大于静息时。通气不足首先表现缺氧，严重气道阻塞才兼有二氧化碳蓄积。若发生肺间质纤维化、肺水肿、肺淤血，或弥散面积缩小（肺气肿、肺不张、肺组织病变）时均存在不同程度的弥散障碍。在吸入氧化亚氮或挥发性麻醉药时，由于麻醉气体占有一定的分压，使吸入气中氧的分压相对减少，因此同时给以吸氧，是增加氧分压有效的措施。但麻醉过程中出现呼吸抑制引起潮气量不足，只要肺泡内氧分压不低于 60mmHg，氧的弥散可不受影响。但肺泡二氧化碳分压很快升高，与血中二氧化碳分压水平相差无几，使其弥散发生障碍，很容易造成二氧化碳蓄积。所以非控制呼吸的麻醉中，二氧化碳蓄积远较缺氧多见。

弥散呼吸（diffusion respiration）是指无呼吸运动，只有摄氧而不能排出二氧化碳的呼吸状态。弥散呼吸状态下给健康成人吹氧，$PaCO_2$ 即以 3 ~ 5mmHg/min 的速度升高，在 20 ~ 30min 内就可超过 100mmHg，并诱致心律失常。

第 6 节　氧和二氧化碳的运输

心脏和肺脏的基本功能，是为组织供氧，并将二氧化碳从组织中排出，以满足组织代谢的需要，并维持动脉血氧分压和二氧化碳分压在一个狭窄的范围内。这个过程主要包括：空气中的氧（PO_2为 100mmHg）通过肺的外呼吸功能，进入肺泡与流经肺泡毛细血管的混合静脉血（$P_{\bar{v}}O_2$为 40mmHg）进行气体交换，经氧合使静脉血成为富氧的动脉血，通过血液循环将所携的 O_2 输送至体内各个器官与组织的过程，这是氧的运输；由组织细胞代谢生成的二氧化碳，进入血液，随血液循环运送至肺泡的过程，这是二氧化碳的运输。

在静息状态下，流经人体组织的每 100ml 血液将释出 5ml O_2 供组织利用，同时从组织吸收 4ml CO_2 运到肺内。血内的 O_2 和 CO_2 以物理溶解和化学结合两种方式进行输送。以物理溶解方式运送的气量虽小，但它是化学结合所必需的中间过程。

一、氧的运输

血液运氧量取决于心排血量、血红蛋白浓度和动脉血氧饱和度三个主要因素。

1. 氧的运输方式

（1）物理溶解：物理溶解在血液中的氧含量，受氧分压和溶解系数的影响。

（2）与血红蛋白（Hb）结合：是氧运输的主要方式。血内溶解的氧以扩散方式自由通过红细胞膜，进入红细胞后立即与 Hb 结合，这种结合为可逆性。每一 Hb 分子可结合 4 个 O_2，结合位点在 Fe^{2+} 离子上，无电子的变化，故不属氧化还原反应。氧的结合与解离、氧饱和度改变主要受血液中氧分压的控制和调节，反应式表示如下：

$$Hb+O_2 \underset{PO_2\downarrow}{\overset{PO_2\uparrow}{\rightleftharpoons}} HbO_2$$

2. 氧含量 指 100ml 血液内所携带的氧量，包括物理溶解方式溶解在血液内的氧和与 Hb 结合的氧。正常人血浆中以物理溶解方式携带的氧只有 2.9ml/L，约占动脉血氧含量的 1.5%。溶解 O_2 在 O_2 的运输中虽不起主要作用，但细胞组织均从血液内直接摄取溶解氧，提高溶解氧量对休克患者有重要意义。

Hb 是氧的主要携带者。血液中由 Hb 携带的氧受多种因素影响，其中主要是 Hb 含量与 SaO_2。标准状态下，每克 Hb 可结合 1.39ml 氧。按人均 Hb150g/L、SaO_2 96% 计算，动脉血内 Hb 携带的 O_2 约 1.39×150×96% = 200ml/L，而动脉血氧含量（CaO_2）= 1.39×150×96% +2.9 = 203ml。

二、氧合血红蛋白解离曲线

氧合血红蛋白（HbO_2）解离曲线（图 12-14）反映 Hb 与氧分子结合或分解的能力。Hb 与 O_2 结合的饱和度主要决定于 PO_2 并呈正相关，显示成 S 型曲线。

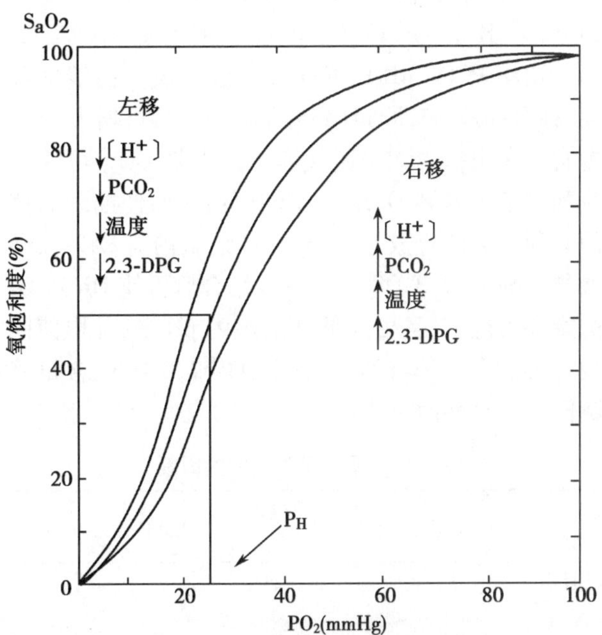

图 12-14 血红蛋白氧解离曲线

1. HbO_2 解离曲线的生理特征 HbO_2 解离曲线呈 S 形，上部较平坦，说明 PO_2 较高，使 Hb 充分摄氧并与之结合。相当于 PO_2 60～100mmHg 之间，尽管 PO_2 有很大变动，但对血氧饱和度（SaO_2）的影响很小。因此，对轻度呼吸功能不全或高原居住者，虽然血中 PO_2 轻度下降，但 SaO_2 改变不明显，这就能保证机体能够得到较多的氧供。同理，此时即使增加吸氧浓度，对 SaO_2 改善也不明显。

当 PO_2 60mmHg 以下时，曲线的坡度陡直即 PO_2 轻度下降，就能促使大量氧与 Hb 解离，SaO_2 下降显著。当 PO_2 10～40mmHg 时，坡度更陡。这种特点有利于组织摄氧，特别是当组织代谢活跃、氧需求增加时。当 PO_2 轻度上升，会产生大量氧合，这有利于血液在肺的氧交换。此时吸入少量氧，SaO_2 明显升高。

给氧治疗的指征定为吸空气时 PaO_2<60mmHg，就是根据此原理。当 PaO_2>60mmHg 时，即使给予氧疗，使 PaO_2 升高，SaO_2 改善并不明显；相反，当 PaO_2<60mmHg 时，即使氧疗后 PaO_2 仅轻度升高，却可使 SaO_2 明显改善。

2. P_{50} 及其意义 P_{50} 是指血液 pH 值为 7.40、$PaCO_2$ 为 40mmHg、温度为 37℃条件下，SaO_2 为 50% 时的 PaO_2，正常人约为 26.6mmHg。其主要意义在于大致反映解离曲线的位置，即反映 Hb 与氧的亲和力。P_{50}值增大表明曲线右移，Hb 与氧亲和力降低；如其值减少则曲线左移，则表明 Hb 与氧的亲和力增加。

3. 影响氧解离曲线的因素　氧离曲线受血液的 PCO_2、H^+浓度（pH）及温度等因素影响（表 12-3）。由于 PCO_2、pH 的变化而引起的氧离曲线的移动，称 Bohr 效应，即 pH 每降低 0.10，P_{50}可增大 15%左右。在组织内如细胞代谢产生大量 CO_2，可使血浆和红细胞内 PCO_2升高，pH 降低，从而使曲线右移而有利于氧的释放。此外，在红细胞内有 2,3-二磷酸甘油酸酯（2,3-DPG），与 Hb 结合后可使 Hb 对 O_2的亲和力低下，且可降低红细胞内 pH，二者均使曲线右移有利于 O_2释放。但库血内 2,3-DPG 含量将随储存的日期而降低。

表 12-3　影响氧离曲线的因素

曲线左移	曲线右移
pH↑	pH↓
PCO_2↓	PCO_2↑
温度↓	温度↑
2,3-DPG 在下述情况减少	2,3-DPG 在下述情况增加
pH↓	pH↑
库存血	低氧血症
ADP↑	贫血
ATP↓	ATP↑
磷酸盐↓	磷酸盐↑
丙酮酸激酶↑	丙酮酸激酶↓
己糖激酶↓	

三、二氧化碳的运输

CO_2是机体氧化代谢最终的产物，它从组织进入血液，经循环和肺内气体交换进入肺泡，随呼吸而排出体外。所谓 CO_2的运输，即是 CO_2由组织运至肺泡的过程。CO_2的运输也有多种方式，同时也受多种因素所影响。

1. CO_2的运输方式　静息状态正常人，由肺呼出 CO_2约 200ml/min；随运动量和代谢水平的增加，其产生量也急剧增加，甚至达 2000ml/min。血液循环是 CO_2运输的主要媒介。在血液中，CO_2的运输方式主要有两种。

（1）物理溶解：以物理溶解状态存在于血液中的 CO_2，只占血内 CO_2总量的 5%。正常人 $PaCO_2$为 40mmHg，系指溶解在血内 CO_2的分压，此时溶于动脉血中的 CO_2为 27ml/L。物理溶解在血浆中的 CO_2虽少，却是 CO_2弥散的驱动力，直接影响着血液的酸碱平衡或 pH 值。肺是调节血液中 CO_2含量的主要因素，血液中 CO_2水平也可直接影响机体的呼吸功能，两者互为因果，具有重要的生理意义。

（2）化学结合：即 CO_2与血液中某种化学物质结合后进行运输，且是体内运输 CO_2的主要方式，有两种：①碳酸氢盐（HCO_3^-）的形式溶解于血浆中的 CO_2大部分扩散入红细胞，在碳酸酐酶作用下，迅速与 H_2O 结合，形成 H_2CO_3，继后解离为 H^+和 HCO_3^-，后者约占动脉血 CO_2总量的 87%；②与 Hb 结合，形成氨基甲酰血红蛋白（carbaminohemoglobin）。虽然仅占血液中 CO_2总量的 7%，但由于其具有可变和易于交换的特性，在 CO_2运输中起重要作用。

2. CO_2解离曲线　是表示血液中的 CO_2含量与 $PaCO_2$关系的曲线（图 12-15）。在生理范围内的 $PaCO_2$（30～50mmHg）条件下，血液 CO_2含量与 $PaCO_2$呈线性正相关。

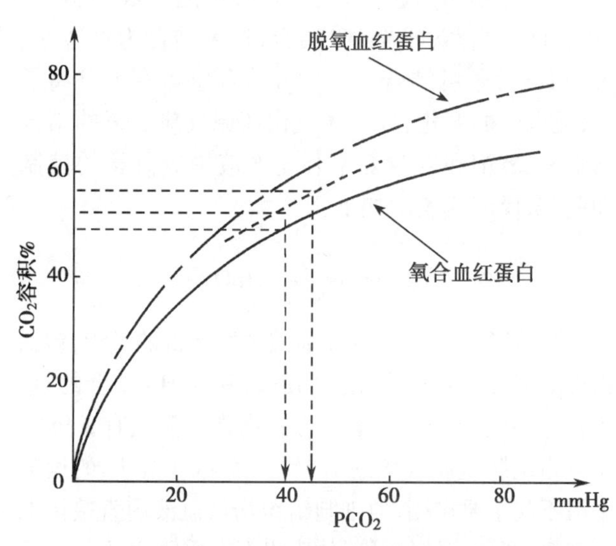

图 12-15　二氧化碳解离曲线

CO_2解离曲线的位置直接受血红蛋白氧合程度的影响。在任何 CO_2分压下，脱氧血红蛋白和 CO_2的亲和力均高于氧合血红蛋白。即当血红蛋白被饱和时，CO_2解离曲线便右移；当氧合血红蛋白脱氧时，CO_2解离曲线便左移；此即所谓 Haldane 效应。CO_2解离曲线此种特征对 CO_2的运输，具有重要的生理意义。因为在组织水平，SaO_2降低，脱氧血红蛋白增多，有益于脱氧血红蛋白与 CO_2结合，并将 CO_2运至肺循环内。肺循环的血液过经呼吸膜时 HbO_2增多，CO_2容易解离，继后通过呼吸将 CO_2排出体外。

第 7 节　呼吸的调节

人体通过中枢神经系统、神经反射和体液化学变化等三种途径进行呼吸调节。在不同的状态下，呼吸调节的目的在于较好地完成呼吸动作，为机体提供氧和排出二氧化碳，调控血液 pH 值，以保持内环境的平衡。

一、呼吸的中枢调节

呼吸中枢是指在中枢神经系统中产生和调节呼吸运动的神经细胞群，分布在大脑皮质、脑桥、延髓和脊髓等部位。脑的各级部位在呼吸节律产生和调节中所起作用不同。正常呼吸运动是在各级呼吸中枢调控与反馈机制下完成的(图 12-16)。

1. 延髓中枢　延髓呼吸中枢分别管理吸气和呼气动作，故又可分称为吸气中枢和呼气中枢，是调控呼吸节律最基本的中枢。吸气中枢主要在延髓网状结构的背侧，称为背侧呼吸组(dorsal respiratory group，DRG)。DRG 是基本自主呼吸节律的起源部位，在功能上相当于呼吸系统的起搏器。在所有外周和中间神经元被切断或阻滞后，DRG 的节律性活动仍在进行，产生不规则的喘息样呼吸。

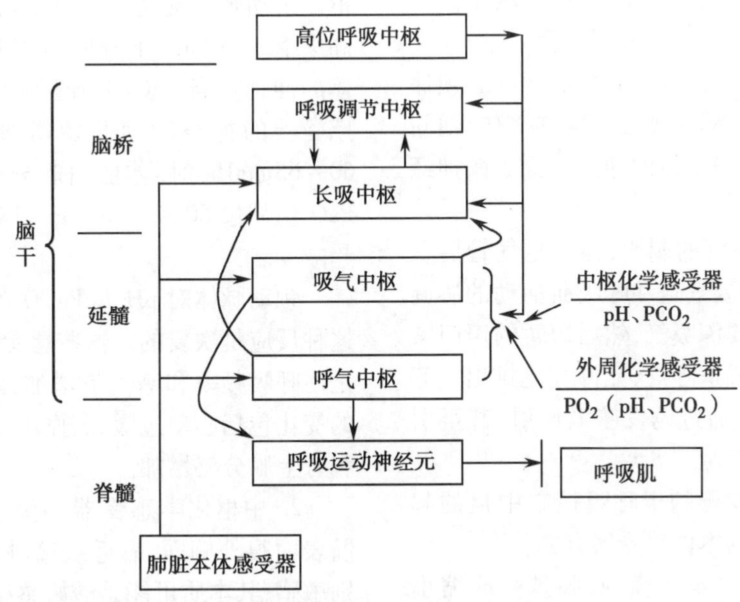

图 12-16　呼吸的中枢性神经调节

腹侧呼吸组(VRG)是呼气相调控中枢，位于延髓网状结构的腹侧。吸气相和呼气相神经元存在着交互抑制或负反馈。当 DRG 产生吸气性神经冲动时，发生吸气动作。然后 DRG 冲动被一个交互抑制的 VRG 冲动所阻止。这种 VRG 冲动传导抑制了吸气相时肌肉的进一步收缩，发生被动呼气运动。至于延髓呼吸神经元如何产生呼吸的节律性，至今尚不完全清楚。

2. 脑桥中枢　脑桥中枢发布起源于延髓的信息。长吸中枢位于脑桥的中部或下部。当其兴奋时，该中枢产生神经冲动至吸气性 DRG 神经元，产生吸气动作。电刺激此中枢，可产生吸气性痉挛。在脑桥中部和下部的特殊区域存在有跨时相神经元，这些神经元有助于吸气至呼气的转换。呼吸调整中枢位于脑桥上部臂旁内侧核和相邻的 Kolliker-Fuse 核。如将此部分损毁，可出现呼吸频率下降伴潮气量增加，如果再切断双侧迷走神经，将出现长吸呼吸。这说明，该呼吸调整中枢的基本功能是限制吸气深度。当被最大程度激活后，呼吸调整中枢能继发性增加通气频率，但呼吸调整中枢无起搏功能，也无内在节律性。

3. 高位呼吸中枢　许多高位脑结构很明显地影响呼吸调控过程。在中脑，刺激网状兴奋系统能够增加呼吸频率和幅度。脑边缘系统和下丘脑也可影响呼吸形式，例如在愤怒或恐惧之类情感时呼吸的变化。大脑皮质对呼吸的调节是随意的呼吸调节系统，这区别于脑干的不随意自主呼吸节律调节。在少数情况下，呼吸调节过程对于其他调控中枢有帮助。例如，呼吸系统在调控机体体温方面起很重要作用。因为，它能为热量交换提供很大的表面积。

二、呼吸的反射性调节

直接影响呼吸的反射是为了防止气道梗阻发生的保护性反射。

1. 吞咽动作有舌咽和迷走神经的参与。刺激咽后部的前后咽弓能够产生吞咽动作。在吞咽时，吸气暂时停止，常继发一次深大呼吸，短期内增加通气量。协调呼吸和吞咽的呼吸中枢至今还不清楚。

2. 呕吐　明显地改变了正常的呼吸活动。在一个非常短的时间内，吞咽、流涎、胃肠反射、节律性阵发性呼吸运动和大幅度的膈肌和腹肌运动必须保持协调。因为有吸入胃内容物的危险，在呕吐期间吸气受到抑制。传入呼吸中枢的冲动来源于颅神经和脊髓神经。

3. 咳嗽　来源于气管的刺激，尤其是气管后壁和隆突。咳嗽动作也需要气道和呼吸肌活动的协调来完成，有效的咳嗽需要深吸气，然后短暂的声门紧闭以增加胸腔内压力，强迫呼气，允许气流排出。芬太尼等阿片类药物可能通过诱发咳嗽反射，甚至引起胸壁强直而影响呼吸。

4. 牵张反射　继发于脑干呼吸控制中枢的起搏和调节作用，与肺脏内本体感受器有关。

1868 年，Hering 和 Breuer 发现，肺扩张或缩小而引起呼吸反射性变化，此种反应称赫-布反射，即牵张反射。在切断双侧迷走神经后赫-布反射消失。此反射牵张感受器位于支气管、细支气管平滑肌内。赫-布反射包括两种反射。当吸气肺膨胀时，感受器受刺激产生冲动，沿迷走神经上传至呼吸中枢（延髓）和长吸中枢，抑制吸气中枢兴奋，反射地引起呼气，称肺扩张反射。相反，肺缩小时能反射性引起吸气，称肺缩小反射。全身麻醉时，可由于潮气量过大、过度膨肺或肺不张通过此反射影响自主呼吸。

三、呼吸的化学因素调节

肺的正常通气和换气能维持动脉血中 PO_2、PCO_2 和 pH 的相对稳定，而动脉血中 PO_2、PCO_2 和 pH 的改变又可影响肺的通气功能，即呼吸的化学性调节。外周化学感受器的主要刺激因素是缺氧，中枢化学感受器主要是感受 PCO_2、pH 变化和酸碱平衡失调。

1. 外周化学感受器　外周化学感受器由颈动脉体和主动脉体组成。颈动脉体位于颈总动脉的分叉处，有重要的呼吸调节功能。主动脉体在主动脉弓及其分叉处，有重要的循环调节效应。由颈动脉体发出的神经冲动通过舌咽神经传入到达呼吸中枢。主动脉体发生的神经冲动通过迷走神经到达延髓中枢。当 PaO_2 下降时将引起颈动脉体和主动脉体的冲动。当 PaO_2 下降至 100mmHg 以下时，这些感受器的神经冲动开始增加。只当 PaO_2 下降至 60～65mmHg 时，才能引起分钟通气量增加。一旦 PaO_2 值超过 60～65mmHg，则对通气的刺激作用将趋减少。

颈动脉体对 pH 和 $PaCO_2$ 的变化也很敏感，但是这种反应是次要的。这些感受器兴奋对通气的效应是使呼吸频率和潮气量增加，同时发生血流动力学的变化包括心动过缓、高血压、细支气管紧张性增加和肾上腺分泌增加。

2. 中枢化学感受器　位于第四脑室侧壁和延髓表面腹外侧面，靠近或接触脑脊液，对 H^+ 浓度特别敏感，其本质可能是酸敏感型离子通道。CO_2 对中枢化学感受器的刺激作用，也是通过与 H_2O 反应形成碳酸，然后分解为 H^+ 和 HCO_3^- 发挥效应，CO_2 对这些化学感受器几乎无直接的刺激作用。

CO_2 增加比代谢产生动脉血 H^+ 浓度增加对通气刺激更为强烈。CO_2 比 H^+ 更容易通过血脑屏障和血-脑脊液屏障，脑脊液、脑组织和颈静脉血中的 PCO_2 会迅速增高到 $PaCO_2$ 水平。一旦 CO_2 进入脑脊液中，即产生 H^+，使脑脊液 H^+ 浓度升高。因为 H^+ 不易通过血脑屏障，导致脑脊液中 H^+ 浓度明显高于血中浓度。

第 8 节　麻醉对呼吸的影响

临床麻醉实际上涉及许多方面的内容，如麻醉方法（全身麻醉或区域阻滞）、麻醉用药、术中体位的安置、机械通气的方式、氧疗等，上述这些因素均可能对呼吸的不同环节产生影响。而呼吸的改变也可反映有关麻醉的某些特性，最经典的即是利用呼吸改变来判定吸入乙醚麻醉深度的分期。呼吸的深度、特征和频率可以作为评估麻醉深度的重要临床指标。

一、呼吸的控制

麻醉药物对呼吸的抑制作用早已被人们所了解，吸入麻醉药、静脉麻醉药及阿片类药物都能抑制呼吸，并且抑制二氧化碳引起的通气增强反应（图 12-17）。这些抑制反应的机制和表现不完全相同。阿片类药物的特点是降低呼吸频率，而有些吸入麻醉药如三氯乙烯可增加呼吸频率。一旦在麻醉药物作用下患者意识丧失，可出现上呼吸道开放肌活性下降，这称之为意识丧失-上呼吸道开放肌功能受损偶联。与丙泊酚等药物相比，氯胺酮麻醉能够消除这一偶联，有利于自主呼吸下保持呼吸道通畅。低氧对呼吸的刺激作用，也可被低浓度吸入麻醉药所抑制。其他的气道反应如对气道梗阻和咳嗽的敏感性在麻醉期间有所降低。在麻醉期间呼吸形式较清醒时规律。

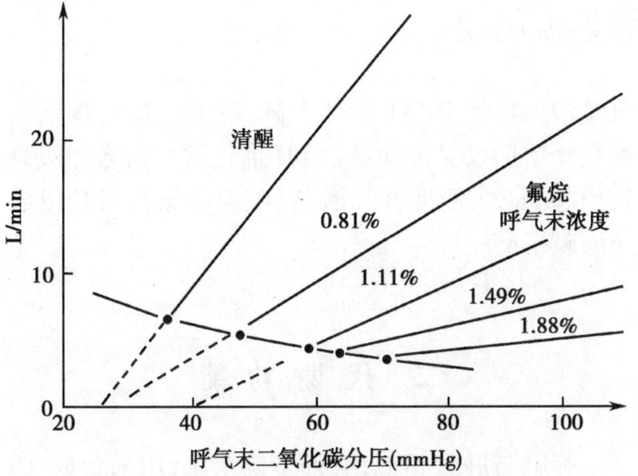

图 12-17 二氧化碳刺激通气反应被氟烷抑制
虚线所示为二氧化碳引起通气量增加的阈值

二、呼吸容量和力学变化

药物诱导麻醉时能使 FRC 降低约 0.5L，此与吸气肌张力下降、膈肌向头侧的移位有关。这种效应在神经肌肉阻滞后更为显著。在麻醉期间虽有自主呼吸，但肋间肌对呼吸发挥的作用削弱，而呼气性腹部肌肉活动增加。90% 的麻醉患者会发生肺不张，包括压缩性和吸收性肺不张两种类型。压缩性肺不张的形成源于膈肌活性降低、肺自身和腹腔器官重量的压迫。压缩性肺不张的形成很快，并且使用 10～12cmH_2O 压力就可使其复张。吸收性肺不张的发生较慢，与小潮气量通气和吸入氧浓度过高直接相关，使其复张需要更大吸气压力。麻醉诱导前吸入高浓度氧可增加无通气期间氧合维持时间，麻醉结束前提高吸入氧浓度也可暂时增加拔管后短期内血氧维持时间，但是对这两种方法的的使用应充分考虑困难气道所致无通气时间延长与肺不张形成之间的风险效益关系。

麻醉期间预防 FRC 下降和肺不张的方法包括：①坐位或头高 30°可减少麻醉降低 FRC 的作用，这一方法在肥胖患者效果更为显著；②麻醉诱导时采用 5～10cmH_2O 持续气道正压通气（CPAP）以降低 FRC；③麻醉中行呼气末正压（PEEP）通气，通常为 10cmH_2O 压力，最好根据压力-容量曲线设定最佳 PEEP 值；④合理设置吸入氧浓度，在保证氧合和氧供的条件下降低氧浓度，这是预防吸收性肺不张的重要因素。同时还应认识到吸入较高浓度氧的益处，如增强肺泡巨噬细胞吞噬能力、降低切口感染率和降低术后恶心、呕吐率等。所以，通常麻醉维持期氧浓度设定在 30%～40%，特殊情况下可增加至不超过 80%；⑤应用肺复张策略，即使吸气压力达 40cmH_2O 并维持 8s，这样可使萎陷的肺泡重新开放。由于该方法使胸内压增加，进而影响到回心血量和右心室后负荷，使用时应注意对循环系统的不利影响。

与清醒状态下相比，麻醉状态下胸肺顺应性下降，而且不论是自主呼吸还是机械通气，呼吸阻力都增加。

三、通气-血流比

行麻醉诱导时通常不影响血流分配，除非因机械通气增加胸腔内压力而降低心排血量，且使肺泡压增高导致使肺泡压大于肺动脉压的区域增加，这时无效腔量增加。

在全麻时因 FRC 降低、闭合容量增加形成肺不张，导致通气-血流比降低，出现分流。这在肥胖、高龄和并存肺脏疾病的患者更为显著。机械通气或 PEEP 可能使正常肺泡通气过度，在血流灌注不变的情况下增加了通气-血流比。同时缺氧性肺血管收缩（HPV）的代偿机制可被低浓度的吸入麻醉药所抑制。因此，麻醉中的患者无效腔量和肺内分流都有所增加，导致动脉血二氧化碳分压增加和氧分压降低。在麻醉中常规使用混入纯氧的空气（FiO_2>0.3），可以减少低氧血症的发生率，增加患者安全。

四、气体交换和运输

由于上述原因，麻醉期间气体交换受到损坏；氧供也可因心排血量下降而受损。但氧供的降低可因代谢率和耗氧量的下降而使得机体供氧/耗氧的平衡部分得到补偿。过度通气可通过降低 $PaCO_2$ 致氧离曲线左移而减少氧供。并可引起组织血管收缩，进一步减少组织供氧。因此，神经外科手术中已不再将过度通气列为常规降低颅内压的方法，以免加重或诱发脑缺血。术后恢复阶段常出现寒战，能引起氧耗的显著增加，加重低氧血症。肺的弥散功能在围手术期出现急性肺水肿时可能受到破坏。

五、围手术期肺功能检查

目前，尚未明确规定哪些患者必须接受围手术期肺功能检查，一般有下列情况者通常需引起特殊注意：①有慢性肺疾病的患者；②有持续咳、喘病史的吸烟患者；③胸廓或脊柱畸形的患者；④过度肥胖的患者；⑤需要单肺通气麻醉或将行肺叶切除术的患者；⑥有严重神经肌肉疾病的患者。

可通过病史和体格检查来确认这些患者。肺功能检查的目的是确定患者术后发生肺部并发症的可能性，及是否要求择期手术的患者改善肺功能后再行手术。

一般围手术期肺功能检查包括病史、体格检查、胸部X线片、动脉血气分析和肺量计。咳痰史、喘息或呼吸困难、活动耐量和其他活动受限的现象是非常重要的信息。动脉血气分析采样时，患者应吸空气，可以提供有关气体交换和酸碱平衡等方面的基本信息。肺量计检查包括 FVC、$FEV_{1.0}$ 和 $FEV_{1.0}$/FVC，以及 MMFR，这将有助于将肺疾病分类（阻塞性，限制性或混合性），并确定疾病的严重程度。

第9节　肺的非呼吸功能

呼吸是肺的主要功能，但非唯一功能。肺所完成的呼吸以外的功能称为肺的非呼吸功能，包括维持酸碱平衡功能、代谢功能、滤过功能和防御功能等。

一、酸碱平衡

维持正常的动脉血 pH 值对细胞功能和代谢具有重要的意义。呼吸系统通过控制 CO_2 的排出，快速调节动脉血 pH 值。

动脉血 pH 值下降后，通过中枢化学感受器刺激呼吸中枢，从而增加肺泡通气量，降低 $PaCO_2$。这在糖尿病酮症酸中毒的患者表现尤为明显，患者通气量明显增加，呈现深大呼吸，即是对代谢性酸中毒代偿的结果。当患者存在代谢性碱中毒时，则出现相反的表现而引起 $PaCO_2$ 代偿性升高。

慢性呼吸性酸碱失衡时，将出现代偿性代谢因素改变。如处于高原乏氧状态时，PaO_2 降低刺激通气量增加导致 $PaCO_2$ 慢性下降，肾脏代偿性排出碳酸氢盐增加以保持动脉血 pH 值正常。而当呼吸衰竭引起 $PaCO_2$ 慢性升高时，肾脏保持碳酸氢盐以维持酸碱平衡。

二、代谢功能

肺脏与肝脏相似，有许多酶系统，用来合成、激活和分解一些具有生物活性的物质。肺脏可制造某些物质供局部利用，其中有重要生理作用的是肺表面活性物质、内皮素和一氧化氮，其他还有肺栓塞或变态反应时，肥大细胞释放的5-羟色胺和组织胺。肺脏还可合成一些化学物质如缓激肽、前列腺素及肝素等入血，引起局部或远离器官的反应。

肺脏有激活某些物质的作用，已肯定的是血管紧张素。血液流经肺循环时，肺血管内皮细胞将活性低的血管紧张素Ⅰ转化为活性高的血管紧张素Ⅱ。肺脏还可灭活血中的一些物质，包括去甲肾上腺素、5-羟色胺、缓激肽、前列腺素和白介素等。

肺脏具有蛋白水解系统，能水解纤维凝块；在肺上皮内含有纤维蛋白溶酶激活剂能活化纤维蛋白溶酶原；且肺内富含肝素和凝血酶原，因此肺脏可能在凝血功能的调节中起重要作用。

肺脏可摄取某些被吸入的药物，肺内的细胞色素 P-450 酶系统虽然有一定活性，但与肝脏相比对药物代谢影响很小。

三、过 滤 作 用

较大的异物包括血栓入血后经静脉系统进入肺循环内将被阻挡。理论上肺的滤过孔径为 7μm，实际上则大得多。目前推测异物可能通过动静脉短路越过肺脏。

四、防 御 功 能

肺脏能抵御吸入的空气中的颗粒和经空气传播的细菌及病毒，保护末梢支气管和肺泡。在上呼吸道，鼻毛可以阻挡较大的颗粒进入，而鼻甲沟的形状则使许多颗粒直接撞击在黏膜上或因重力而沉积在黏膜上。这样流经鼻腔空气中直径大于 10μm 的颗粒几乎完全被清除掉。直径在 2 ~ 10μm 的颗粒可通过鼻腔而进入气管、支气管和细支气管，但这里管壁黏膜有分泌黏液的杯状细胞和纤毛上皮细胞。所分泌的黏液覆盖在纤毛上。许多纤毛有力地、协调地和有节奏地摆动，将黏液层和附着于其上的颗粒向咽喉方向移动，到达咽部后，或被吞咽或被咳出。直径小于 2μm 的小颗粒进入呼吸性细支气管、肺泡管和肺泡后被巨噬细胞吞噬。

整个气道和肺泡遍布巨噬细胞，它们吞噬吸入的颗粒和微生物，释放蛋白酶杀死细菌。肺含有 α_1-抗胰蛋白酶，具有灭活蛋白酶保护自身免受伤害的作用。巨噬细胞释放出具有高度活性的氧化剂，包括氧自由基。肺能产生超氧化物歧化酶保护肺脏免受损害。肺黏膜能分泌 IgA，有助于杀灭微生物。

麻醉药物可能影响到肺泡局部的免疫、防御机制。例如，与丙泊酚相比，吸入七氟烷或地氟烷麻醉可抑制肺泡局部促炎症细胞因子的释放。但这些差异是否会在某些病理情况下影响到肺部并发症的发生，其临床意义还有待进一步探索。

（郭悦平　李文志）

参 考 文 献

1. 盛卓人. 实用临床麻醉学. 第 3 版. 沈阳：辽宁科学技术出版社，1996.
2. 刘俊杰. 现代麻醉学. 第 2 版. 北京：人民卫生出版社，1997.
3. Miller RD. Anesthesia . 7th ed. New York：Churchill Livingstone，2010.
4. Kaplan JA. Thoracic Anesthesia. 2nd ed. New York：Churchill Livingstone，1991.
5. Pelosi P，Luecke T，Rocco PR. Chest wall mechanics and abdominal pressure during general anaesthesia in normal and obese individuals and in acute lung injury. Curr Opin Crit Care，2011，17(1)：72-79.
6. Duggan M，Kavanagh BP. Perioperative modifications of respiratory function. Best Pract Res Clin Anaesthesiol，2010，24(2)：145-155.
7. Ward DS，Karan SB，Pandit JJ. Hypoxia：developments in basic science，physiology and clinical studies. Anaesthesia，2011，66 (Suppl 2)：19-26.
8. Corcoran TB，Hillyard S. Cardiopulmonary aspects of anaesthesia for the elderly. Best Pract Res Clin Anaesthesiol，2011，25(3)：329-354.
9. Tusman G，Bohm SH. Prevention and reversal of lung collapse during the intra-operative period. Best Pract Res Clin Anaesthesiol，2010，24：183-197.
10. Schilling T，Kozian A，Senturk M，et al. Effects of volatile and intravenous anesthesia on the alveolar and systemic inflammatory response in thoracic surgical patients. Anesthesiology，2011，115(1)：65-74.
11. Sinha P，Flower O，Soni N. Deadspace ventilation：a waste of breath! Intensive Care Med，2011，37(5)：735-746.
12. Magnusson L. Role of spontaneous and assisted ventilation during general anaesthesia. Best Pract Res Clin Anaesthesiol，2010，24(2)：243-252.
13. Eikermann M，Grosse-Sundrup M，Zaremba S，et al. Ketamine activates breathing and abolishes the coupling between loss of consciousness and upper airway dilator muscle dysfunction. Anesthesiology，2012，116(1)：35-46.
14. Vimlati L，Kawati R，Hedenstierna G，et al. Spontaneous breathing improves shunt fraction and oxygenation in comparison with controlled ventilation at a similar amount of lung collapse. Anesth Analg，2011，113(5)：1089-1095.
15. Nyktari V，Papaioannou A，Volakakis N，et al. Respiratory resistance during anaesthesia with isoflurane，sevoflurane，and desflurane：a randomized clinical trial. Br J Anaesth，2011，107(3)：454-461.

第13章 麻醉与循环

循环系统生理是麻醉学的重要基础理论，目前的循环生理不仅仅停留在生理学范畴，而且已经拓展到分子生物学水平。本章主要探讨有关循环系统生理和解剖，包括心脏收缩的机理，收缩的调节及心功能的评估等。

心脏是机体的总"泵"，自个体出生前直至死亡，它始终持续工作着。一个70岁的人，如果心率平均为70次分钟，其心脏在一生中大约收缩26亿次；如果心输出量是3～5L/min，则其心脏在一生中大约泵出1～2亿升血液，为机体组织提供了约96亿升的氧。因此心脏是一个可靠而经久耐用的"泵"。本章所讨论的是心肌收缩的一般机制，对老年人和婴幼儿的特殊性详见其他章节。

第1节 心 脏

心脏有四个腔，左、右心房和左、右心室；构成左右两个并列的"泵"，每个"泵"分别由一个心房和一个心室组成，分别将血液输送到体循环和肺循环。心腔壁有三层结构，最内层是心内膜，为一层薄薄的内皮细胞；中间是心肌细胞，由一群群纵行分叉、直径约为1μm的肌原纤维构成心肌纤维；最外层是心外膜，由间皮细胞构成，它也是心包膜的内层。

心脏的收缩活动推动全身血液流动，将氧和养分输送给每个器官，并运走代谢产物。体内各部分之间的各类激素和调节物质的运输，也靠心脏的活动来保证。具体过程是：体循环血液经上、下腔静脉流入右心房，通过三尖瓣入右心室，经肺动脉进入肺循环，在肺泡处进行氧-二氧化碳交换后，含大量氧的新鲜血液经肺静脉至左心房，流经二尖瓣到左心室，再通过主动脉将养分运输到全身各处，以满足机体新陈代谢的需要。神经和体液反馈环路精细调节着心脏和循环系统的功能。

左右两心房的壁较薄，产生的压力也较低，处于0～10mmHg之间。房间隔由胚胎期的卵圆孔衍化，是心脏最薄的部位。心脏的自律活动由窦房结和房室结产生，二者都位于右心房。在心房和心室之间是房室瓣，右侧为三尖瓣，有前、中、后三个瓣膜开向心室，构成心房至心室的单向通路，面积约8～11cm^2。左侧为二尖瓣，有前、后二个瓣膜，面积约6～8cm^2。

心室壁较厚，产生的压力较高。血液从这里被泵入肺循环和体循环。由于左心室泵出血液所要克服的主动脉压力远远高于右心室所需克服的肺动脉压力，所以，左心室壁也远厚于右心室。在胚胎期，左右心室壁厚度的比例是1∶1。出生后，随肺泡扩张，肺血管阻力迅速下降，而体循环阻力迅速升高，一个月后，左右心室壁的厚度比例为2∶1，已接近成人水平。室间隔由上部较薄的膜部和下部较厚的肌部组成，膜部与房间隔相连，肌部构成了室间隔的主要部分，以及左室游离壁的一部分。正常的右室压是(15～30)/(0～10)mmHg，左室压是(100～140)/(3～12)mmHg。

每个心室和其流出道之间有一组半月瓣。肺动脉瓣分隔右心室和肺动脉，有前、右、左三瓣，在心室收缩时开放，使血液流至肺动脉；而在心室舒张时关闭，防止血液倒流。正常肺动脉瓣的面积约4cm^2。主动脉瓣稍厚于肺动脉瓣，由后、左、右三瓣组成，正常面积为 3 ~ 4cm^2。正常肺动脉压是(15 ~ 30)/(0 ~ 12)mmHg,而正常主动脉压是(100 ~ 140)/(60 ~ 90)mmHg。

一、心肌超微结构

在细胞水平,心脏可以分为心肌组织、传导系统和细胞外连接组织,主要是胶原。心肌细胞很独特,兼有骨骼肌细胞和平滑肌细胞的特点,其形态也很特别。

心肌细胞的主要成分有:①细胞膜:又称肌浆膜(sarcolemma),为脂质双层结构,脂质双层中含有受体、离子通道、离子泵等以完成细胞之间及细胞和外环境之间的联系。另外还有亚细胞膜,如线粒体膜;②细胞核:担负细胞生长和修复,蕴藏遗传基因;③肌原纤维:由收缩蛋白构成,负责心肌的收缩功能。每一肌原纤维由若干圆柱形肌节(sarcomere)连接构成,两端比较透明,称明带(即 I 带,light zone),中央部分较暗,称暗带(即 A 带,dark zone);④细胞浆:处于肌浆膜内,细胞核和收缩蛋白周围。心肌细胞纵横相连,构成融合体(syncytium),由闰盘(intercalated disc)分隔(图 13-1)。肌浆膜内褶使细胞外空间延伸到心肌细胞内,包裹细胞浆,并形成横管系统(transverse tubular system,TT)参与心肌细胞电信号传导。横管系统与胞内膜结构—肌浆网(sarcoplasmic reticulum)紧密连接,肌浆网是细胞内离子钙的主要储存地。根据其功能,肌浆网又可分为两类:粗面(交叉形)和滑面(纵形)。在骨骼肌细胞,触发肌肉收缩的 Ca^{2+}来自肌浆网内 Ca^{2+}的释放。但心肌细胞的肌浆网不如骨骼肌发达,贮 Ca^{2+}量少,其收缩有赖于细胞外 Ca^{2+}的内流,如果去除细胞外 Ca^{2+},心肌不能收缩,停在舒张状态。心肌兴奋时,细胞外 Ca^{2+}通过肌膜和横管膜上的 L 型钙通道流入胞浆,触发肌浆网终池大量释放贮存的 Ca^{2+},使胞浆内 Ca^{2+}浓度升高 100 倍而引起收缩。这种由少量的 Ca^{2+}引起细胞内钙库释放大量 Ca^{2+}的机制,称为钙诱导钙释放(calcium-induced calcium release,CICR)。心肌肌浆网上有两种钙释放通道,因分别可与雷诺丁(ryanodine)和三磷酸肌醇(IP3)结合而分别称之为雷诺丁受体和 IP3 受体,在心肌主要是雷诺丁受体起作用。Ca^{2+}是雷诺丁受体的特异性激活物,从细胞外内流的 Ca^{2+}可与之结合而使通道开放,大量 Ca^{2+}从肌浆网释放入胞浆而引起心肌收缩。心肌的舒张有赖于细胞内 Ca^{2+}浓度的降低。心肌收缩结束时,肌浆网膜上的钙泵逆浓度差将胞浆中的 Ca^{2+}主动泵回肌浆网,同时肌膜通过 Na^+-Ca^{2+}交换和钙泵将 Ca^{2+}排出胞外,使胞浆 Ca^{2+}浓度下降,心肌细胞舒张。与骨骼肌细胞类似,心肌细胞上也有 Z 线,划分出肌节的界限。肌节是心肌细胞收缩性的最小单位,长约 2 ~ 2.5μm。肌原纤维由许多蛋白质微丝组成,分粗、细两种。粗微丝在 A 带中,几乎完全由肌凝蛋白(myosin)分子组成。肌凝蛋白是一构型不对称的大分子蛋白,电子显微镜观察发现,其具有两条重链和四条轻链,分子量分别是 220 000kd 和 20 000kd。到目前为止,轻链的功能尚不清楚,可能参与调节横桥的形成。肌凝蛋白分子有一个长的柱状尾部,一个铰链区和两个球形头部。头部含有 ATP 酶,能水解 ATP 释放能量,在微丝表面形成横桥,是肌凝蛋白与肌纤蛋白(actin)细微丝相接触的部位。铰链区与张力形成有关。尾部由两条重链缠绕形成,与粗微丝中的其他肌凝蛋白分子结合并构成微丝的中心。

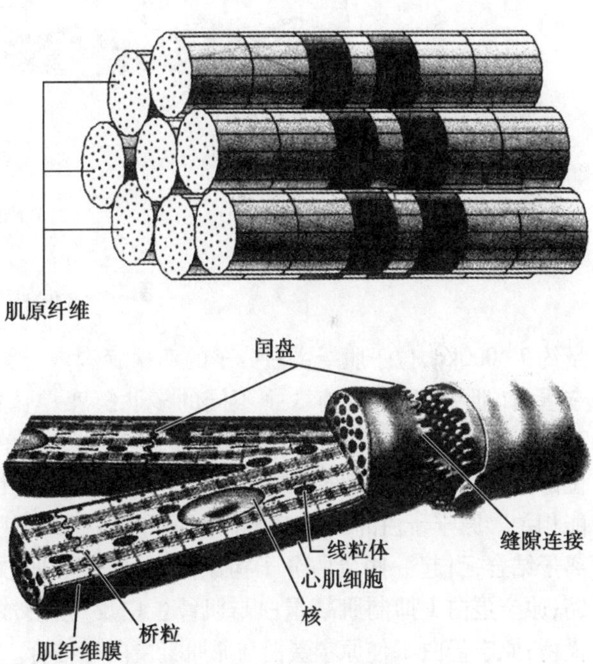

图 13-1 心肌细胞的组成

细微丝的蛋白质分子由三个亚单位组成,主要为肌纤蛋白(分子量 43 000kd),相互以双螺旋结构结合,另外有少量的原肌凝蛋白(tropomysin,Tm)和原宁蛋白(troponin,Tn)(图 13-2)。

细微丝的一端固定在 Z 线上,另一端插入 A 带,而相邻的细微丝构成 I 带。粗、细微丝相互穿插,排列规则。原肌凝蛋白是一线状蛋白质多肽链,分子

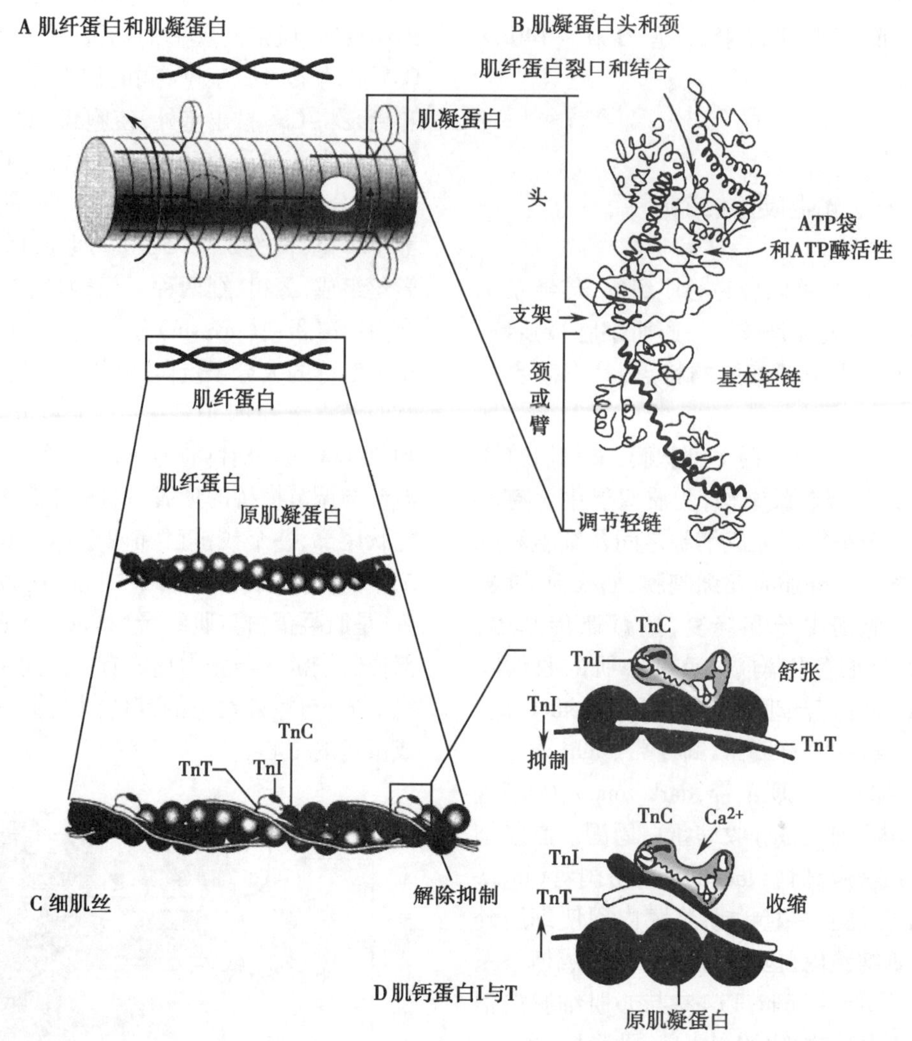

图 13-2　心肌细胞收缩系统分子结构

量约 70 000kd，位于肌纤蛋白分子的双螺旋沟内。原宁蛋白（肌钙蛋白）含有 3 个不同的多肽链亚单位：TnT、TnI 和 TnC，依附于原肌凝蛋白氨基末端 7 个单位链上，构成复合体，分别与心肌收缩机制的不同功能相关。原宁蛋白的 3 个亚单位中，原宁蛋白 C 与钙离子结合，引起一些蛋白分子构象改变，导致心肌收缩；原宁蛋白 I 抑制肌凝蛋白与肌纤蛋白反应，形成横桥；原宁蛋白 T 使原宁蛋白与原肌凝蛋白相结合。

TnC 是小分子量蛋白质（分子量 18 000kd，属于 Ca^{2+}结合蛋白——EF 臂蛋白——的一种，此类蛋白都有一特殊的氨基酸序列，构成带多个氧原子的袋状结构，与 Ca^{2+}有高度特异性和亲和性。与骨骼肌细胞相比，心肌细胞的 TnC 少一个 Ca^{2+}结合位点。

每个肌节都有一整齐排列的粗微丝、细微丝和第三种微丝。第三种微丝由大分子量蛋白（titin）组成，分子量约 30 000kd，其主要反映解剖结构的完整性和受压后的张力反应。Titin 是继肌凝蛋白和肌纤蛋白之后第三大含量的肌蛋白，约占肌蛋白的 10%，有两个主要功能区：免疫蛋白区（Ig）和 PEVK 区，分别反映弹性和张力特性。PEVK 区含有反复重复的脯氨酸（P），谷氨酸（E），缬氨酸（V）和赖氨酸（K）残基。心肌是最坚硬的横纹肌，其坚硬性与 Ig 和 PEVK 区相关。

与骨骼肌细胞不同的是，心肌细胞的细胞膜呈不连续状，这些细胞膜上有纵横交错的皱襞构成的广泛网络，在闰盘处将各个纤维的 Z 线连接在一起。由此将纵行纤维紧密连接，在此轴向上的张力也将在细胞间一致传递。另外，水平相邻肌纤维之间的胞膜融合或间隙连接使纤维间的去极化电位的传播通路阻力很低。间隙连接对心肌细胞的心电连贯性很重要。

间隙连接的渗透性较之一般并列连接的胞浆膜呈数量级的增加。间隙连接的蛋白主要是 connexin，组成相邻细胞间通道的六个亚单位。此类蛋白家族含有独特的氨基酸序列。在心肌细胞中已发现有 connexin40，connexin43，和 connexin45。此通道的特性（开放和调节机制）尚在进一步研究之中，现已发现此通道保持的开放时间明显长于心肌细胞膜的其他离子通道。间隙连接有效地保证了心肌细胞的同步运动，实现了细胞的完整性。

心力衰竭、心肌缺血以及由各种心血管疾病引起的心肌肥厚或扩大时，心肌超微结构将发生异常改变：肌节长度在 2.0～2.2μm 时心肌收缩性减退；线粒体、肌浆网结构破坏，干扰钙离子转运和三磷酸腺苷（ATP）的产生等，减弱心肌的收缩性。

二、起搏传导系统

心传导系统（conduction system of heart）是由特殊分化的心肌细胞构成，包括 P 细胞、过渡型细胞和 Purkinje 细胞等。它们聚集成结和束，产生并传导兴奋，从而保证了心脏的自动节律，带动心房和心室的一般心肌进行节律性的舒缩活动，完成射血。

正常心脏的激动起源于窦房结，其为一盘状结构，大约 15mm×5mm×2mm，位于右心房的上部与上腔静脉连接处。窦房结血供来自窦房结动脉，绝大多数为一支，多起始于右冠状动脉，距离主动脉壁约 0.3～3.0cm。窦房结动脉经右心耳与主动脉之间向右上穿行，最后在上腔静脉根部结束。由左冠状动脉发出的窦房结动脉较少（约占 35%），可由左冠状动脉起始处直接发出，也可由旋支钝缘附近发出。窦房结向下传导通过三条通路：前通路起源于窦房结的头端，分为两支，一支到左心房（Backmann 束），另一支沿房间隔的右侧到房室结；中结间通路（Wenckebach 束）起源于窦房结的心内膜面，沿房间隔下行到房室结；后通路（Thorec 束）从窦房结的尾端发出，到达房室结后侧（图 13-3）。由窦房结发出的自主节律为 60～100 次/分钟，经心房的传导速度为 1000mm/s。房室结呈纽扣状，约 22mm×10mm×3mm^3，位于右心房下方，冠状窦开口的前方，三尖瓣的上方，它分 3 个区，即上、中、下区，除中区外，均具有自律性。房室结血供来自房室结动脉，该动脉大多起始自右冠状动脉主干，是后者细小而恒定的动脉分支，在心脏膈面房室交界处或左侧向深面穿入分布到房室结区。窦房结与房室结的供血动脉，半数以上起源于右冠状动脉，约 1/3 起于左冠状动脉，当出现房室传导阻滞、窦性心律失常时，应考虑到右冠状动脉栓塞可能。

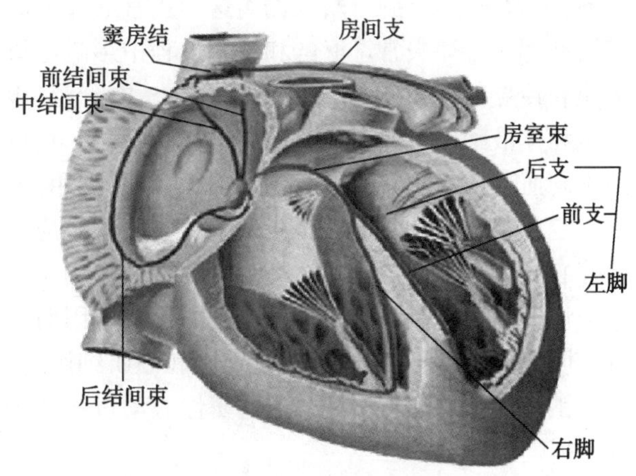

图 13-3　心脏传导系统

房室结中间区在房室传导过程中有一延迟作用，使心室收缩稍晚于心房收缩，保证了心室充盈，心电图上表现为 PR 间期。正常时，房室结的自主节律为 40～60 次/分钟，由于该节律较窦房结慢，故由窦房结控制心率。经房室结的传导速度转慢，约为 200mm/s。在房室结的下缘形成单独的纤维束——希氏束（或房室束），然后穿过环状纤维到达肌性室间隔的上缘，成为希氏束的起点。希氏束从室间隔开始形成左束支，可分为两组：前支经室间隔前面向下到前乳头肌，然后形成浦氏纤维；后支粗短，向后到后内侧的乳头肌基底，再有分支进入浦氏网。电活动离开房室结后即进入希氏束，然后沿两束支下传。

心室首先除极的部分是室间隔中部的左侧，两心室的游离壁同时去极化。由于浦氏纤维的细胞直径较大，通过浦氏网的传导速度也快于其他的心肌传导系统，约为 4000mm/s。如此特性保证心室肌同步收缩。传导系统的某些细胞还具有发放和传导电活动的能力，称为起搏细胞。电活动从窦房结经历 0.04 秒到达房室结，由于房室结内心肌纤维的传导速率减慢，又经 0.11 秒电活动才传至希氏束。而从希氏束传至浦氏网的速率较快（正常时<0.03 秒），故电活动从窦房结起始直至整个心脏去极化，正常≤0.2 秒。

在正常情况下，心搏的电活动起源于窦房结，由动作电位触发。动作电位有两种类型：快反应动作电位和慢反应动作电位。大多数心肌组织（包括心房、心室和传导系统的浦氏细胞）发生快反应动作电位；而与心肌自律性有关的起搏细胞（窦房结和房室结细胞）产生的是慢反应动作电位。窦房结产生的激动先传布到两个心房，然后经过房室结传到两个心室，称为正常窦性心律，凡偏离这种正常心律的心脏活动都属心律失常。麻醉和手术过程中影响心脏节律和传导的因素很多，通过神经系统、内分泌、电解质和体液酸碱度改变都可引起心律的变化。局麻药不同血药浓度可产生一定的心脏电生理作用，例如一定血浆浓度的利多卡因所发生的电生理效应有治疗心律失常的作用。但过高浓度则通过作用于钠离子快通道而抑制心脏的传导。又如布比卡因对心脏有明显的抑制作用，尤其是浦氏网和心肌细胞，作用于钠离子快通道可引起明显的窦性心动过缓和窦性停搏。

三、心肌动作电位

如前所述，心肌动作电位有快反应和慢反应两种类型，两者的静息膜电位（Vm）和决定动作电位传播速度的快速去极化过程不同。专司心肌收缩活动的工作细胞是快反应动作电位，可以分为四个时相（图 13-4）。静息膜电位约为 −80 ~ −90mV，这是由于离子在细胞膜两侧分布不同的结果，细胞内钾离子浓度比细胞外高，K^+从细胞内通过细胞膜进入细胞外，由于K^+的运转，使细胞内带负电而细胞外呈正电，因此静息电位主要取决于跨细胞膜的钾离子浓度梯度。除极开始，细胞膜的闸门机制——Na^+快通道瞬时开放（约 1ms）。此Na^+快通道为双重门结构，当膜电位达到 −60 ~ −70mV 时激活细胞外侧的 m-门（即活性门）开放，由于Na^+的浓度梯度以及细胞的电荷势能梯度，使Na^+迅速进入细胞内，此时带正电荷的离子从细胞外流向细胞内，细胞内呈正电（约+20mV），而细胞外是负电，此时的动作电位称为 0 相，相当于心电图的 QRS 波。当膜电位达到 +30mV后，细胞内侧的 h-门（即非活性门）关闭，阻止Na^+继续内流（抑制钠通道），从而有效地结束 0 相。在膜电位处于 0 时，没有电势能促进Na^+进入细胞，但浓度梯度差的作用仍使Na^+进入细胞内，使细胞内产生正电荷。此Na^+快通道可以被河豚毒阻断。

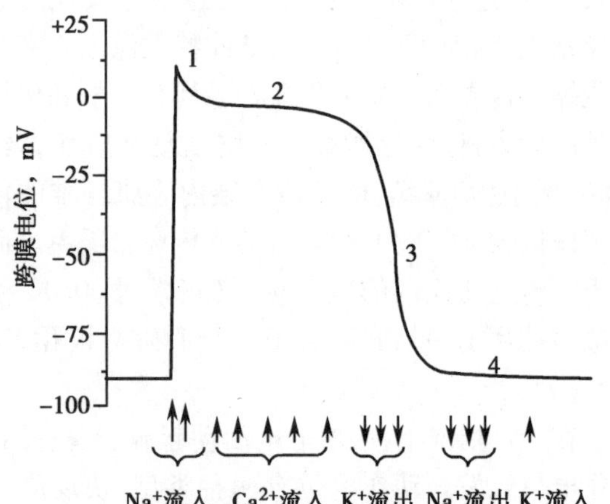

图 13-4　心肌动作电位

1. 超射期：由快速内向Na^+电流引起；2. 平台期：由 L 型Ca^{2+}通道介导的慢Ca^{2+}电流；3. 复极化：有外向型K^+电流引起；4. 静息期：Na^+外流，K^+内流，通过Na^+-K^+-ATP 酶维持

快通道关闭后，随着Na^+内流减慢，细胞内正电荷减少，复极化过程开始，称为 1 相。复极化的 1 相和平台期的 2 相主要由Ca^{2+}通过 L 型电压依赖的慢通道内流而产生，也有少量Na^+由此慢通道内流。在去极化阶段，膜电位达到 −30mV 时，慢通道被激活，Ca^{2+}（以及Na^+）开始顺其浓度梯度内流。随着Ca^{2+}的内流，触发肌浆网释放更多的钙离子，促使细胞内游离Ca^{2+}结合收缩蛋白，产生收缩力。2 相时，动作电位接近于等电位，细胞仍处于除极状态，相当于心电图的 ST 段。3 相为快速复极化阶段，相当于心电图的 T 波。此时，钾离子通透性增加，并沿浓度梯度向细胞外流出，致使细胞内电位又呈负电，膜电位降至静息膜电位，慢钙通道和快钠通道被关闭，细胞处于绝对不应期，新的刺激也不能引起细胞去极化反应。复极化完成时，细胞膜电位接近于 −90mV，但细胞膜内外离子分布与去极化前不同，因为Na^+进入细胞，而K^+流出细胞，结果使细胞内Na^+浓度较高，而K^+浓度较低。在 4 相时，由于细胞膜上依赖 ATP 酶的Na^+/K^+泵的作用，使Na^+从细胞内流出，并将K^+带入细胞内（6∶3的比例），恢复去极化前的离子状态。去极化开始时的静息膜电位（4 相）水平，是决定电活动向其他细胞传导的重要因素。4 相电位负值越小，0 相升高速度越慢。

对慢反应动作电位而言，细胞的静息膜电位大约是 −60mV。缺乏快Na^+通道的活性，去极化的产生机制类似于快反应动作电位的 2 时相，主要是Ca^{2+}和Na^+的缓慢内流。其他时相的作用机制两者类似，只是绝对不应期在慢反应动作电位中的时间更长。

起搏细胞的动作电位和心肌细胞明显不同（图 13-5），具有自律性，动作电位的一个重要特点是 4 相不在一恒定的水平，有一缓慢的自主去极化，称前电位或起搏电位。4 相时少量的Ca^{2+}和Na^+进入细胞，K^+外流减少，静息膜电位负值减小。4 相的坡度是影响电活动频率的一个重要因素。坡度越陡，则

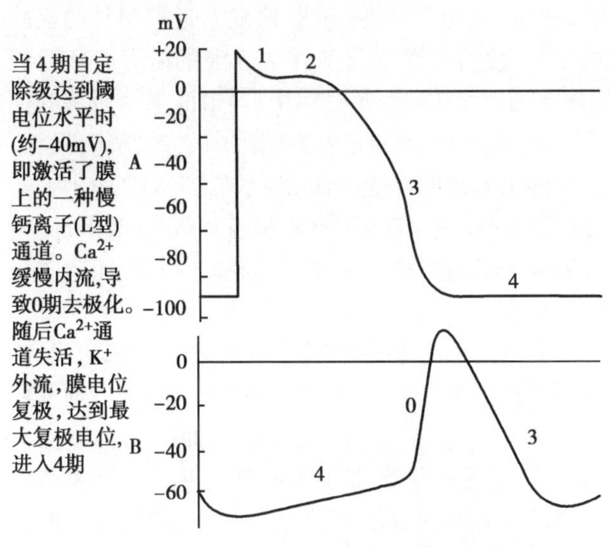

mV
+20
0
-20
-40
-60
-80
-100
A
B
1
2
3
4
0
当4期自定除级达到阈电位水平时(约-40mV),即激活了膜上的一种慢钙离子(L型)通道。Ca^{2+}缓慢内流,导致0期去极化。随后Ca^{2+}通道失活,K^{+}外流,膜电位复极,达到最大复极电位,进入4期
B为窦房结(慢反应细胞)0期去极化是一种和工作细胞动作电位2期复极化时相类似的慢Ca^{2+}通道开放，慢Ca^{2+}内流引起

图 13-5　起搏细胞(窦房结)的动作电位

起搏细胞的激动频率越快;反之,坡度越小,频率越慢。兴奋交感神经系统(或儿茶酚胺释放增加)使 4 相坡度变陡,自律性增强;兴奋副交感神经系统则结果相反。通常用的抗心律失常药,如利多卡因、普鲁卡因酰胺、奎尼丁和苯妥英钠等均能使 4 相坡度减小,即舒张期自动去极化频率降低。

四、心肌收缩原理

心肌收缩的基本过程源于 Ca^{2+}激活肌凝蛋白分子头部与肌纤蛋白相交部位之间的横桥。当心肌细胞膜除极时,电活动经过横管系统进入细胞内,引起主要贮存于肌浆网的 Ca^{2+} 释放,Ca^{2+} 浓度升高达 10^{-5}mol/L 后 Ca^{2+}与原宁蛋白 C 结合,解除原宁蛋白 I 的抑制作用。接着原肌凝蛋白使肌凝蛋白头部的横桥移向肌纤蛋白,并与之结合,致使肌纤蛋白向 A 带中央滑行,造成肌节长度缩短,整个心肌产生收缩(图 13-2)。当心肌细胞膜复极时,Ca^{2+}离开原宁蛋白 C 进入肌浆网,细胞内 Ca^{2+}浓度低于 10^{-7}mol/L,致使原肌凝蛋白又覆盖肌纤蛋白的结合处,肌纤蛋白离开 A 带中央,故肌节长度延伸,整个心肌处于舒张状态(图 13-6)。

肌纤蛋白和肌凝蛋白的结合所需的能量,由 Ca^{2+}激活肌凝蛋白头部的三磷酸腺苷使 ATP 水解为二磷酸腺苷(ADP)和高能磷酸键而产生。因此心肌

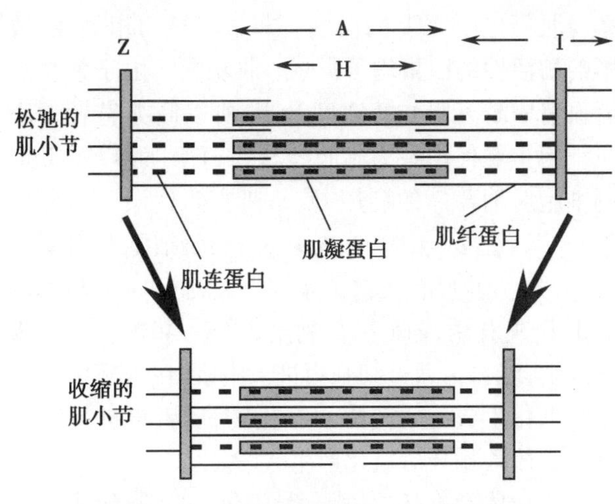

图 13-6　收缩的基本单位——肌小节

收缩性取决于肌浆网 Ca^{2+}的运转、线粒体产生 ATP 和肌凝蛋白 ATP 酶活性的程度。心肌缺血、肥厚和心肌有病变时,心肌收缩力减弱,因为:①肌浆网对 Ca^{2+}摄取和释出减少;②肌凝蛋白 ATP 酶活性降低;③心肌细胞内线粒体减少,能量的提供减少。

心肌收缩过程中,肌纤蛋白和肌凝蛋白相互重叠的程度极为重要。根据 Starling 心脏定律,静息时肌原纤维的长度与心肌收缩力有关。因此,静息时肌纤蛋白和肌凝蛋白重叠越多,也即原纤维长度越短,则肌原纤维产生的力越小;反之,肌纤蛋白和肌凝蛋白分离过度,两者之间相互交叉不合适,也影响心肌的收缩性。因此,静息时粗细微丝应有合适的长度,两者之间应达到最有效的相互交叉,使心肌收缩性处于最佳状态,心肌纤维静息时的最适长度为 2. 0 ~2. 3μm。

五、心 肌 代 谢

心肌代谢的主要目的:产生能量,维持细胞内外离子一定的浓度梯度,保证细胞完整性,实现心脏不停息的泵血功能。代谢的主要底物是葡萄糖、乳酸及游离脂肪酸(FFA)等,产生可直接利用的能量 ATP 及肌酸磷酸,满足心肌化学和机械功的需要,即离子转运和心肌收缩。

ATP 释放能量受贮存在肌凝蛋白分子头部的 ATP 酶调节。ATP 酶对 Ca^{2+}很敏感,当 Ca^{2+}浓度升高时,ATP 经水解释放能量。肌酸磷酸通过肌酐磷酸酶的催化作用迅速转化为 ATP。此外,心肌内含有肌激酶,使 ADP 直接产生 ATP。ATP 水解速度是决定心肌收缩速率的主要因素。心肌缩短的最大速

率与肌凝蛋白ATP酶活性有非常明显的相关性，故影响酶活性的因素均可影响心肌功能。由于禁食患者血清中游离脂肪酸浓度升高，所以此类患者的心肌细胞主要代谢游离脂肪酸和葡萄糖，而FFA又抑制细胞对葡萄糖的利用，使心肌主要代谢FFA。血液中FFA主要与白蛋白结合，而心肌细胞有白蛋白受体，为代谢FFA提供了条件。大约60%～70%的氧由FFA利用，葡萄糖仅利用30%～40%。FFA为脂溶性，能自由通过细胞膜进入胞浆，在胞浆中经硫激酶催化生成乙酰辅酶A衍生物，后者再进入线粒体经三羧酸循环后氧化产生ATP。

线粒体是进行物质代谢，提供ATP能量的主要场所，占心肌细胞容量的23%，由此反映了ATP对心功能的重要性。线粒体为双层膜结构，内层膜有很多皱褶，其上含有大量与有氧代谢和细胞色素循环有关的酶，FFA和葡萄糖的代谢中间物在线粒体中被进一步分解。还原尼克酰胺腺嘌呤二核苷酸（NADH）和还原黄嘌呤二核苷酸（FADH）参与了电子转运链。

葡萄糖和FFA是初级底物。葡萄糖在有氧情况下经糖酵解产生丙酮酸，在无氧条件下产生乳酸。丙酮酸进入线粒体进行柠檬酸循环，被分解为二氧化碳、水，同时产生ATP。线粒体内膜上有丙酮酸脱氢酶，丙酮酸在其催化下生成乙酰辅酶A和NADH，乙酰辅酶A通过柠檬酸循环后被氧化，生成NADH、$FADH_2$和2份ATP，此过程称为底物水平磷酸化。NADH和$FADH_2$又进入呼吸链，在有还原当量（一个还原当量就是一份$H^+ + e^-$）的环境中被氧化。其氧化磷酸化的基本方程式如下：

$$NADH + H^+ + O \rightarrow NAD^+ + H_2O$$

同时耦合ADP的氧化：

$$3ADP + 3Pi \rightarrow 3ATP$$

因此一份氧原子能产生3份ATP，即磷/氧（P/O）是3。但不同底物产生的P/O比例在2.83～3.17之间。氧在代谢过程中起电子受体的作用，保证电子转运链循环的顺利进程。

1mol葡萄糖经过三羧酸循环产生38molATP。虽然ATP合成能来自无氧代谢，但1mol葡萄糖分解为乳酸却只产生2molATP。脂肪酸经过β氧化作用效果最佳，1mol棕榈酸盐能产生8mol乙酰辅酶A和35molATP，而8mol乙酰辅酶A又经三羧酸循环再产生96molATP。葡萄糖进入心肌细胞需要胰岛素，糖原形成也需要胰岛素，胰岛素还抑制甘油三酯的分解，故胰岛素有利于甘油三酯的贮存。葡萄糖透过细胞后，在糖酵解过程中，经磷酸果糖激酶的催化作用，将6-果糖磷酸盐转化为1,6-二磷酸果糖。而磷酸果糖激酶又受ATP的控制，若ATP的水解速度超过合成，则ADP和单磷腺苷（AMP）增多，促使磷酸果糖激酶形成。缺氧时，糖酵解增加，而脂肪分解受抑制。

麻醉药都能直接抑制心肌细胞的收缩功能，其作用机理是多方面的，例如乙烷能干扰Ca^{2+}、葡萄糖透过肌浆网；氟烷、戊巴比妥酸盐抑制线粒体摄取Ca^{2+}，氟烷还抑制葡萄糖透过肌浆网。但给胰岛素能增加心肌细胞摄取葡萄糖。此外，麻醉药可抑制ATP的合成和转化。氟烷还能抑制葡萄糖磷酸盐异构酶的活性和糖酵解作用，也抑制脂肪酸氧化作用。因此，麻醉药既抑制无氧代谢的糖酵解，又干扰其他物质代谢的氧化作用。最近的研究结果表明，挥发性全麻药均不同程度地抑制心肌收缩，扩张微动脉，降低冠状动脉血流储备。挥发性全麻药增加心肌对儿茶酚胺的敏感性，其机理主要是：当心肌除极时，全麻药使Ca^{2+}进入细胞减少，改变了Ca^{2+}释放的动力学和Ca^{2+}通过肌浆网，从而降低收缩蛋白对Ca^{2+}的敏感性。但有研究证明：七氟烷虽然降低心脏灌注压和冠状动脉血流，对心肌收缩有一定抑制作用，但同时降低心肌耗氧，心肌氧代谢平衡仍能维持，而且不干扰缺血心肌血流分布，对缺血心肌供血的影响与正常心脏无明显差异。因此，与其他常用吸入麻醉药相比，对心肌缺血患者具有一定优越性。

静脉全麻药则通过降低心肌细胞内Ca^{2+}浓度，使心肌在收缩过程中得不到足够的Ca^{2+}，而产生心肌抑制作用。其降低Ca^{2+}的途径包括：①抑制细胞外Ca^{2+}的跨膜内流；②增加心肌细胞膜系统结合Ca^{2+}的能力；③抑制肌浆网对Ca^{2+}的摄取，使肌浆网内Ca^{2+}储存量减少；④抑制肌浆网Ca^{2+}的释放；⑤减慢肌浆网Ca^{2+}从摄取部位向释放部位的转运。至于抑制线粒体功能使能量生成障碍，可能不是静脉麻醉药抑制心肌作用的原因，至少不是主要原因。目前尚无足够证据证实静脉麻醉药能降低收缩蛋白对Ca^{2+}的敏感性，对心肌收缩蛋白有直接的抑制作用。

六、心动周期

每一次心房和心室收缩和舒张的过程即构成一

个心动周期。每一个心动周期中,先见两心房收缩,继而心房舒张;当心房开始舒张时,两心室也几乎同时收缩;然后心室舒张,接着心房又开始收缩。成人心率若为 75 次/分钟,则每一心动周期平均为 0.8 秒。若心率增快,心动周期即缩短,且舒张期的缩短更为显著。若心率增快达 180 次/分钟,心动周期明显缩短,为 0.33 秒,特别是舒张期缩短更多,致使心室充盈大为减少,心排血量明显下降。

(一)心房

心动周期中,正常心房压力曲线呈三个正向波。心房收缩,心房压升高,压力曲线呈正向 a 波。当心室收缩开始,房室瓣关闭,又使心房压力升高,压力曲线呈正向 c 波。心室收缩期后半阶段,房室瓣仍关闭,周围静脉血液回流入心房,心房压力升高,压力曲线呈正向 v 波。心房收缩发生在心室舒张期末,心房内血液射入心室,其容量为心室总充盈量的 30%。因此,在心房颤动或心房收缩无力时,心室充盈减少。一般通过代偿作用不致发生严重心功能抑制,但在运动或应激状态时,若心房收缩消失,心排血量将明显减少,以致发生心衰。心房舒张期几乎贯穿在整个心室收缩期和舒张期中。

(二)心室

1. 等容收缩期　相当于心电图 R 波顶峰时心室开始收缩,室内压力升高。由于房室瓣和半月瓣均关闭,心室肌纤维长度和容积均未改变,仅有压力或张力的变化,故称等容收缩期。

2. 快速射血期　当心室继续收缩,室内压力不断升高,超过主动脉压和肺动脉压,使半月瓣启开,心室内 2/3 容量迅速射入主动脉和肺动脉,室内容积迅速下降。此期约 0.11 秒。

3. 减慢射血期　当主动脉和肺动脉压力曲线达最高峰时,心室开始舒张,血流继续从心室流向主动脉和肺动脉,但流速减慢,故称减慢射血期。心室容积继续下降达最低值,此期历时 0.14 秒。

4. 舒张前期　心室舒张开始,心室内压力急骤下降,当主、肺动脉压超过心室内压,两侧半月瓣关闭,产生第三心音,此期历时 0.03 秒。

5. 等容舒张期　当主动脉瓣关闭后,由于动脉弹性回缩,主动脉压下降后又回升,当心室内压力继续下降到达低于心房内压时,房室瓣开放。从半月瓣关闭到房室瓣开放,心室内压力迅速下降,心室内容量变化很小,故称等容舒张期,历时 0.06 秒。在心室射血期中,心室射出的血量约相当于舒张期容积的 50% ~60%,因而在等容舒张期心室内仍有部分血液。

6. 快速充盈期　在心室舒张期初 1/3 阶段,房室瓣开启后,心室内容积迅速增加,由于心室内压力低于心房内压,致使心房和大静脉的血液快速大量流入心室,约占整个心室充盈量的 2/3。此期历时 0.11 秒。左心室充盈受许多因素的影响,诸如心包膜、心室壁厚度以及心肌弛张程度等(表 13-1)。

7. 舒张后期(减慢充盈期)　静脉回心血液经心房回流入心室的速度逐渐减慢,心室内充盈不断增加。接着心房又开始收缩。此期历时 0.2 秒。

表 13-1　左心室充盈的决定因素

外因
心包膜
右心室
胸膜腔和纵隔内压力
冠状血管容量
左心室物理性质
左心室腔面积
容量、室壁厚度
室壁结构(瘢痕组织、淀粉样变)
心肌弛张程度
负荷
活动受制
弛张不均匀(暂时性、部分性)

在实验室和临床上使用各种方法,测定和描计心动周期过程中各期的时相和压力等,有助于评估心功能(图 13-7)。计算各期时相可以指导进行主动脉内囊反搏泵等的治疗。

心动周期也可用反映容量与压力关系的环形图来显示(图 13-8)。容量-压力环包括 4 相。ab 段起始于舒张末期,血液从肺循环和体循环分别回流入左心房和右心房,随着回流量的增加,房内压逐渐升高,当房内压大于心室压力时,房室瓣开放,血液从心房流入心室,心室压迅速上升,当注入约 75% 的心室容量时,房室压基本平衡,此时窦房结去极化并沿结间束传播动作电位(ECG 图中的 P 波),使心房收缩,将另外 25% 的血液注入心室。AB 段的斜率与心房壁的弹性或顺应性有关。某些病理条件如:心肺转流术后,冠状动脉狭窄或心肌梗死引起的左室肥大,使室壁顺应性下降,阻碍了心室灌注,此时,心房收缩对获得足够的心室灌注非常重要。

当动作电位从房室结传播至浦氏纤维,心室开始收缩,至心室压大于心房压后,房室瓣关闭,在 ECG 图上表现为 R 波结束(b 点),心室的等容收缩

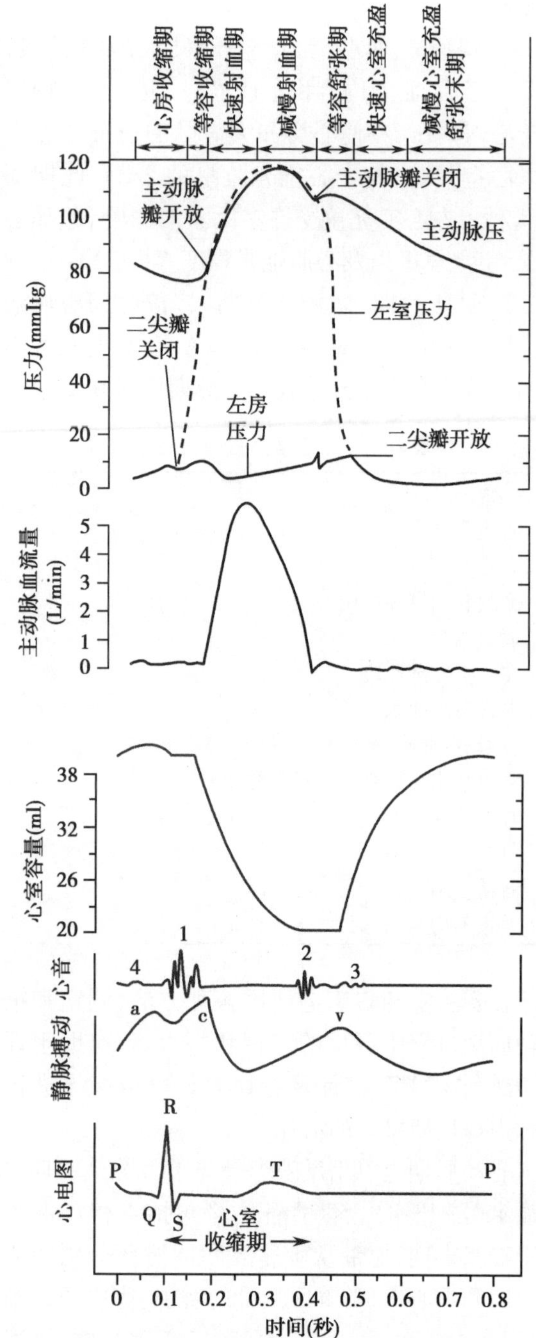

图 13-7　心动周期中各时相的电、机械活动和压力

期对应于 b 至 c 曲线。随着心室收缩，室内压力也逐步上升，当心室内压力大于肺动脉压或主动脉压时(c 点)，肺动脉瓣或主动脉瓣开放，血液进入肺循环和体循环。ce 段为心室射血期，又分为快速射血期(cd 段)和慢速射血期(de 段)。

心室射血开始后左右心室内的压力逐步下降，直至肺动脉瓣和主动脉瓣关闭(E 点)，心室舒张开始。ea 段表示等容舒张期，此期间传导系统和心肌细胞复极化，处于相对不应期，ECG 表现为 T 波结束。心室内压继续下降直至低于左右心房压，三尖

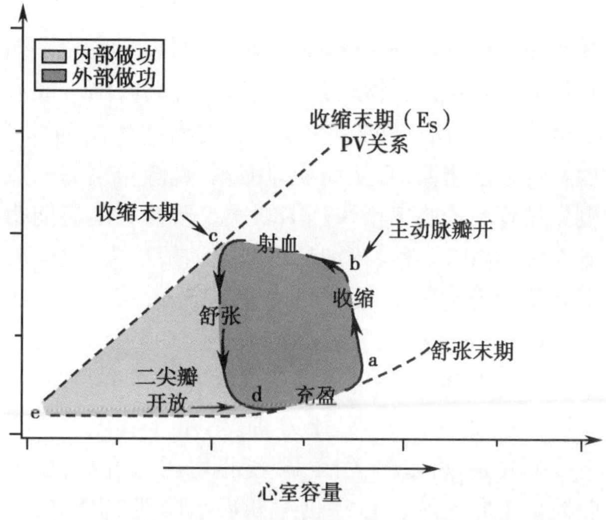

图 13-8　心动周期的压力容量环(内外部做功的总和)

a 等容收缩的开始，主动脉瓣在 b 点开放，随后射血(b ~ c)，二尖瓣在 d 点开放，接着心室充盈

瓣和二尖瓣开放，又回复至 a 点，开始下一个心动周期。近年有许多报道认为容量-压力环可进行心功能研究，又可解释心脏病病理生理变化等。

七、心 排 血 量

心排血量(CO)指心室每分钟输出到周围循环的血量。心室每搏输出的血量称为每搏量(SV)，是心室舒张末期容量与收缩末期容量之差。心率是每分钟的心跳次数，主要受自主神经系统影响。心肌收缩性是指排除其他影响因素前提下，心肌固有的变力性，受细胞内钙离子浓度和心肌顺应性的影响。故心排血量(CO)= 每搏量(SV)×心率(HR)。正常成人 70kg，当心率为 80 次/分钟时，每搏量为 60 ~ 80ml，心排血量平均为 5 ~ 6L/min。由于心排血量与体表面积有关，比较不同身材大小患者的心排血量常采用心脏指数(CI)= CO/体表面积(BSA)。70kg 公斤成人 CI 为 2.5 ~ 3.5L/min · m^2。

传统测量心排血量的方法依据 Fick 的质量守恒定律，即静脉回心血液中的氧含量(q1)与通过肺泡进入血液的氧含量(q2)之和等于动脉血的氧含量(q3)，具体方程式如下：

$$q1+q2=q3$$

即　$$CO\times[O_2]_{静脉}+q2=CO\times[O_2]_{动脉}$$

$$CO=q2/([O_2]_{动脉}-[O_2]_{静脉})$$

其他测定心排血量的方法还有染料指示剂方

法。静脉注入吲哚花青绿，计算其在动脉中的稀释曲线下面积，得出心排血量。此方法的主要缺点是染料的再吸收，需要外推稀释曲线的下降斜率，以便得出曲线下面积。如果反复注入染料，血液中会存留一定的染料，影响计算的精确性。但利用此缺点却能计算动静脉分流。当染料因重吸收再次通过心脏时，会在初次稀释曲线峰值之后产生重吸收峰。如果有右向左的分流，则初次吸收峰值升高，且重吸收峰值提前。而左向右分流表现为初次吸收峰值下降，且重吸收峰值降低并延迟出现。

另一种无创方法是多普勒超声，利用超声技术计算通过主动脉瓣横截面的血流速率。尽管有研究证明此方法与其他方法有很好的相关性，但其可靠性的不足仍限制了临床应用。

目前常用的是温度稀释法。单次注入 4℃或室温的生理盐水/右旋糖酐，通过电热传感器计算心脏内血液温度的变化曲线，同样通过曲线下面积反映心排血量。尽管此方法仅计算通过右心室排出的血量，但一般认为左右心室的排血量相关性良好。此方法的影响因素包括：动静脉分流、注射液的性质、注射的速度、基础体温等。

（一）心排血量的调节

心排血量的影响因素很多，包括静脉回心血量、外周血管阻力、周围组织需氧量、血容量、体位、呼吸方式、心率和心肌收缩性等。但决定心排血量的主要因素有两个：心率和每搏量。

1. 心率的调节　心率快慢在清醒状态下主要取决于窦房结的自律性，而麻醉状态下，还要受到包括麻醉药物和血管活性药物在内的各种因素影响。正常青年人约 70～100 次分钟，随年龄增长而减慢，公式：正常心率=118 次/分钟-0.57×年龄。心率受内因和外因的支配，内因即窦房结的自律性；外因为神经和体液。

前已述及，交感和副交感神经自主调节窦房结和房室结，调节不同生理反应中心率的变化，机体在不同年龄和环境中产生的变化也不一样。交感神经影响心率是通过颈交感神经节（上、中、下星状神经节）和心胸加速神经（胸$_{1\sim4}$），影响窦房结、房室结和心室肌等传导系统。副交感神经是通过迷走神经分布到窦房结和房室结的神经纤维影响心率。兴奋副交感神经，释放乙酰胆碱，激活毒蕈样胆碱能受体，使起搏细胞超极化，并减慢 4 相除极速率，4 相去极化坡度减少，从而减慢心率。兴奋交感神经，释放去甲肾上腺素，激活 β 受体，使窦房结起搏细胞 4 相去极化坡度增加，从而增快心率。

心率的改变受两种自主神经的共同支配。在应激状态下交感神经兴奋，则伴有副交感神经的抑制。正常成人在静息状态下以副交感神经支配为主。在某些特定情况下（如心脏移植或药物阻断）去除两类神经的支配后，心脏固有的节律才表现出来，此时心率约 105 次/分钟。

现已发现心房中参与调节心率或心脏容量的副交感神经反射受体有三种。A 受体在右心房中分布于上下腔静脉交界处，左心房中位于肺静脉交界处，受有髓鞘的迷走神经传入纤维支配。其对心率变化的反应大于心房容量的变化，在正常心动周期的 a 波时相内持续发放冲动。B 受体分布位置与 A 受体相似，并且也受到有髓鞘的迷走神经传入纤维支配，但其对心房伸展性和心室容量改变的反应性大于对心率改变的反应，在收缩晚期的 v 波时相内发放冲动。此两类受体在心房收缩时被抑制，但在心动过速时（房内压升高速率加快）被激活。C 类受体受 C 型副交感纤维支配，当心房内压改变大于 2～3mmHg 时产生反应。但在一般情况下其反应性较低，激活速率也慢于 B 受体。

心室中也有受体接受有髓鞘迷走神经传入纤维的支配，分布于整个心室和冠状动脉，对心动过缓和低血压或者心血管交感神经反射刺激产生的压力改变都有反应。对心室压力升高速率的改变尤其敏感，在心室射血伊始产生冲动，参与副交感神经刺激产生的心肌镇静作用。另外还有两类受体接受无髓鞘迷走神经传入纤维的支配：对辣椒素或藜芦定起反应的化学受体，以及对主动脉和心室收缩起反应的物理受体。

大多数交感神经传入纤维是无髓鞘的，但在心房中发现了有髓鞘和无髓鞘两种纤维，并且对机械性和化学性刺激（如钾离子和缓激肽）都有反应。心室中有髓鞘神经纤维也对两种刺激都有反应，在心室压力增加或血管活性肽（缓激肽和藜芦定）刺激情况下冲动增加。

心脏病患者体内心肌贮存的儿茶酚胺减少，压力感受器反射机制异常，均可影响心率的调节。

2. 每搏量的调节　每搏量受心肌纤维缩短程度的影响，是测定心功能的指标之一。决定每搏量的因素有四个方面即前负荷、后负荷、收缩性和心室壁异常活动。

（1）前负荷：是舒张末期心肌纤维长度，与心室内容量有关，受静脉系统容量、心室顺应性，胸内压力、心包膜腔压力、静脉张力等因素影响。在完整无病变心脏中，前负荷常以左心室舒张期末压力(LVEDP)表示。临床上应用飘浮导管进行血流动力学测定，并用温度稀释法测心排血量等，运用这些数据即描绘出所谓 Starling 心功能曲线(图 13-9)，反映 LVEDP 和 CO 的关系。曲线向上、向左移动，提示在较低的充盈压力下，能完成更多的功，表示心肌收缩性增加；反之，曲线向下、向右移动，表示心室充盈压力较高，作功减退，心功能受抑制。

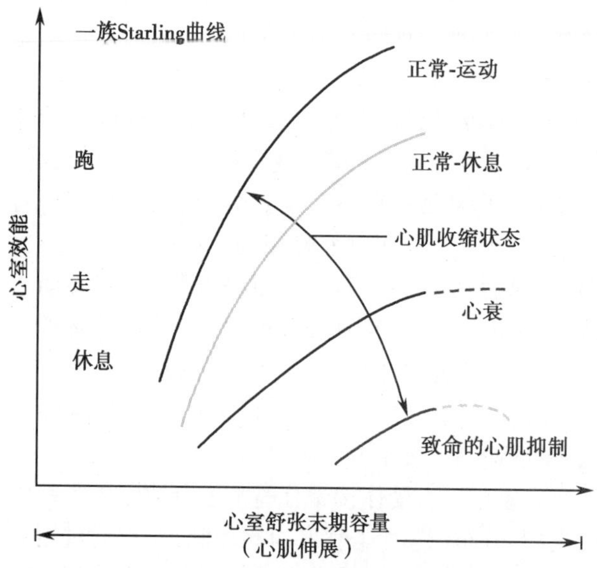

图 13-9　一组 Starling 曲线，左侧移位表示收缩状态增强，右侧移位表示收缩力减弱

因此当心率恒定时，在一定范围内，前负荷与 CO 的变化成正比。临床上测定 LVEDV 十分困难，即使借助于心室腔造影术、核扫描和经食管超声心动图等方法，也仅取得双维的近似值，还不能代表真正的 LVEDV。若心室内压力与容量关系恒定，则可通过测定左心室舒张末压(LVEDP)了解前负荷的变化。但正常情况下心室的顺应性呈非线性，并受许多因素影响，诸如心室壁增厚强直使顺应性降低。在缺血性心脏病或主动脉瓣狭窄的患者，左心室的顺应性左移，左心室内容量稍有增加，即引起左心室充盈压力明显增加(顺应性降低)。主动脉瓣关闭不全，或心内直视手术患者使用心脏停跳液后，停止人工心肺机即刻，左心室充盈量剧增，而左心室压力升高很小(顺应性增加)。由此可见，当心肌顺应性异常时，左心室压力不能准确反映左心室舒张末容量。二尖瓣正常患者，在进行心脏手术时，可通过左房压(LRP)来反映左心前负荷，同时也能较好地反映 LVEDP。目前临床上使用漂浮导管测肺小动脉楔压(又称肺毛细血管楔压，PAWP)，也能间接提示左房压力的变化。中心静脉压(CVP)反映右心前负荷，当左、右心室功能良好时，CVP 变化能反映心功能，若左、右心室功能有明显差异时，用 CVP 读数来反映左心室充盈压可造成严重错误，在这种情况下，左、右心室的前负荷和左、右心室功能曲线常不相等，甚至变化也并非平行。

(2) 后负荷：是指左心室射血时，心肌壁所面临的应力。正常情况下，后负荷就是左心室射血时的阻抗，即等容收缩期和射血期间心室肌纤维收缩产生的张力。它受心室容量、室壁厚度、外周血管阻力等因素影响。临床常测定平均动脉压(MAP)反映后负荷，但确切地说测定体循环阻力(SVR)更能反映后负荷。MAP 取决于每搏量和左心室射血时的阻抗，MAP 升高，提示左心室射血时阻抗增高，因此计算 SVR 以反映后负荷比测量 MAP 更为确切。通过无创或有创方法测定 CO、MAP 等，即可计算 SVR，其公式为：

$$SVR=8\times(MAP-CVP)/CO$$

SVR 正常值为(9～20)$mmHg\cdot min^{-1}\cdot L^{-1}kPa\cdot S^{-1}\cdot L^{-1}$。而右心室的后负荷取决于肺血管阻力(PVR)，计算 PVR 的公式为：

$$PVR=8\times(PAP-LAP)/CO$$

其中，PAP 为平均肺动脉压，LAP 为左房压，通常 LAP 与 PAWP 相当，PVR 正常值为(0.25～1.6)$mmHg\cdot min^{-1}\cdot L^{-1}$。上述两个公式都表明心排血量与后负荷成反比，由于右心室壁比左心室薄，故右心室对后负荷变化更敏感。但无论左心室或右心室，在功能不全时，后负荷急剧升高，均导致 CO 明显下降，常见于麻醉期间心肌受抑制时。临床上，若出现 SVR 或 PVR 升高，均可采用扩血管药降低后负荷治疗，以提高 CO，改善组织灌流和心功能。

(3) 收缩性：是心肌固有的变力特性，不受其他心输出因素的影响，而与细胞内钙离子浓度和心肌顺应性有关。心肌顺应性又决定了心室充盈能力。若前、后负荷都恒定不变，则每搏量能反映心肌收缩性的状态。反映心肌收缩性的指标包括：单位时间内心室压力的变化速率(dP/dt)、射血时心肌纤维的平均缩短速率、心脏压力-容量环、力-速率曲线等。射血分数为每搏量除以左室舒张末期容量，正常成人为 60%～70%，如果低于 40% 则心肌收缩性严重不良。

由于窦房结由胚胎期的右侧结构发展形成，主要受右侧迷走神经和星状神经节的支配，而左侧心脏主要受左迷走神经和左星状神经节支配。左迷走神经末端接近房室结，对传导产生不同程度的抑制；而左交感神经在心外膜上纵横分布，构成广泛的网络系统，并沿冠状动脉穿透心肌。因此心脏加速纤维通过左星状神经节释放的交感肾上腺活性主要对心肌收缩性产生作用，而加速纤维通过右星状神经节的交感肾上腺活性主要对心率起作用。心房组织中去甲肾上腺素的浓度大约是心室的三倍，也反映出交感神经对心脏不同部分支配的差异。在心脏移植中，去神经心脏的组织中几乎没有去甲肾上腺素。

刺激 β 受体可增加环磷腺苷（cAMP）水平，从而增加心率和心肌收缩性（图 13-10）。其具体机制为：交感节后神经末端释放神经递质去甲肾上腺素，结合受体后使兴奋性鸟苷酸结合调理素偶合蛋白（Gs）构象改变。G 蛋白是一类同源结构的蛋白质家族，有 α、β 和 γ 三个亚单位，不同蛋白 α 亚单位的分子量和功能都不同。Gs 蛋白通过 β 受体与腺苷酸环化酶偶合，当 β 受体被激活后，α 亚单位（分子量 43 000d）从 Gs 蛋白的 βγ 复合物上分离，同时释放三磷酸鸟苷，随后 α 亚单位又刺激腺苷酸环化酶增加细胞内 cAMP 水平。cAMP 作用于特定的蛋白激酶，使细胞内功能蛋白磷酸化，尤其那些与肌浆网有关的蛋白，最终使细胞内钙离子浓度升高。

激活 $β_1$ 和 $β_2$ 受体都有增加心率和心肌收缩性的作用，但 $β_1$ 受体对心率增加的影响更显著，而 $β_2$ 受体对平滑肌松弛的效果更显著，此特性在控制哮喘或早产儿的反应性气道疾病中很有用。

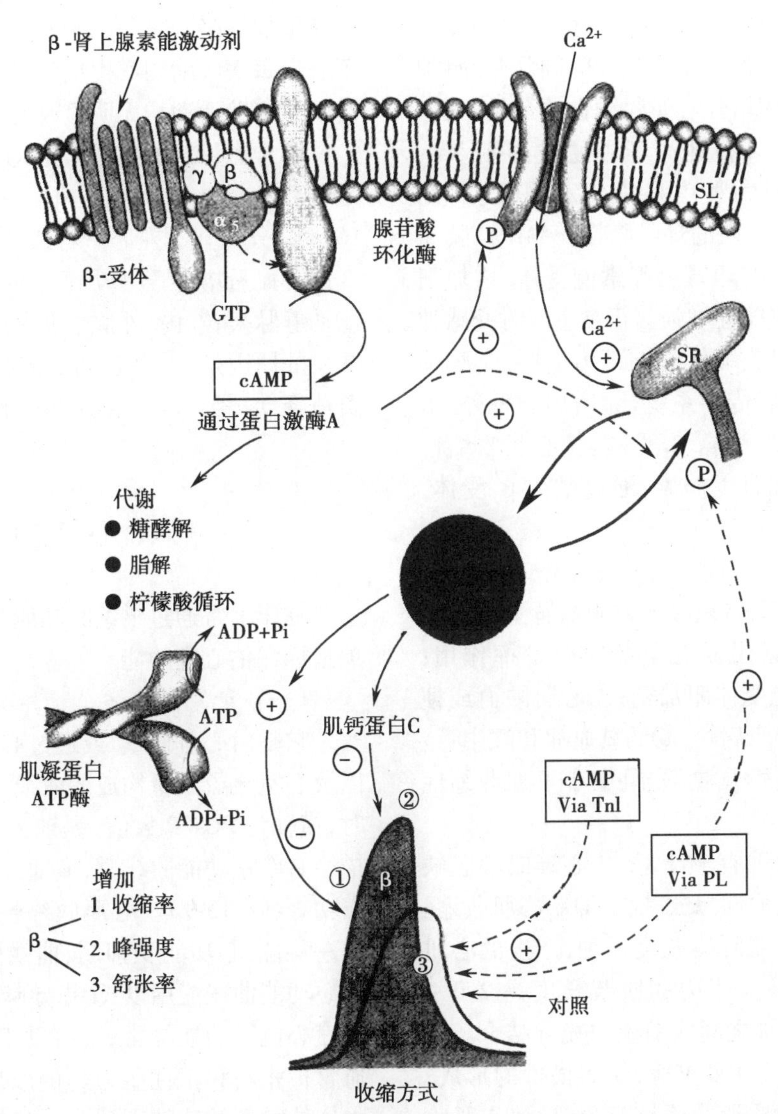

图 13-10　β-肾上腺素能受体信号系统激动后，导致心率增快，收缩力和舒张性增强
SL. 肌纤维膜；SR. 肌浆网

如前所述,尽管副交感神经对心室的支配作用弱于交感神经,但刺激副交感神经对心肌收缩性也有影响。其中副交感神经递质乙酰胆碱所起的具体作用尚不清楚,但最终能降低 cAMP 水平。乙酰胆碱与心肌细胞毒蕈碱样受体结合后产生双重效果,一方面激活鸟苷酸环化酶增加 cGMP 水平,从而促进 cAMP 的降解(也许是通过激活磷酸二脂酶途径);另一方面通过抑制性 G 蛋白(Gi)抑制腺苷酸环化酶,减少 cAMP 合成。Gi 蛋白也是 G 蛋白家族之一,与 Gs 蛋白类似,通过毒蕈碱样受体与腺苷酸环化酶偶合,当 α 亚单位(分子量 41 000d)βγ 复合物分离后对腺苷酸环化酶产生抑制作用。另外,副交感节后神经末梢与交感节后神经末梢很接近,前者释放乙酰胆碱能抑制后者释放去甲肾上腺素,从而减少 β 受体的刺激,最终降低 cAMP 水平。

增强心肌收缩性的因素是:①兴奋交感神经直接增强心肌收缩性,又使心率加速;②抑制副交感神经使心率增快;③使用增强心肌收缩性的药物,而各种药物的作用机理不同:地高辛可通过抑制 Na^+-K^+、ATP 酶间接地减少细胞内 Ca^{2+},氨利酮通过抑制二磷脂酶增加心肌细胞内的环磷腺苷(cAMP),胰高血糖素通过激活特殊的非肾上腺素能受体,增加细胞内 cAMP,使心肌收缩性增强。正常生理时交感神经系统的活性对心肌收缩性影响最为重要,交感神经纤维支配心房、心肌传导系统,除增加心率外,由于释放去甲肾上腺素,兴奋 β_1 受体,使心肌收缩性增加。拟交感药物如肾上腺素,通过激活 β_1 受体,可增强心肌收缩性。

抑制心肌收缩性的因素有:①兴奋副交感神经,心肌收缩性减弱,心率减慢;②通过阻滞肾上腺素能受体抑制交感神经或阻断儿茶酚胺而发挥作用;③使用 β 肾上腺素能受体阻滞药;④心肌缺血或梗死;⑤心肌病变,如心肌病等;⑥低氧血症和酸中毒。大部分麻醉药和抗心律失常药均可抑制心肌收缩性(负性肌力作用)。

心肌电活动和收缩有赖于 Ca^{2+},心衰或心肌缺血时肌浆网对 Ca^{2+} 摄取和释放减少,抑制心肌收缩。根据 Starling 机制,心肌纤维长度增加,产生的心肌张力也增加。产生最大张力的肌节长度是 2.0 ~ 2.3μm,此时粗、细纤维之间收缩蛋白充分结合。小于此长度,肌原纤维被过多重叠,妨碍横桥的形成;反之,大于此长度,横桥形成不够充分,导致心肌收缩不良。当肌节长度超过 3.6μm 时粗、细肌丝间已无横桥形成,心肌纤维张力为 0。

近 10 年来,研究发现部分充血性心力衰竭患者主要由心脏舒张期功能紊乱所致,患者表现为不同程度的充血性心力衰竭,但左心室收缩功能正常甚至增强。因此,估价此类患者心功能时应注意等容舒张期和心室充盈期,而后者又分为早期(快速充盈)和后期(缓慢充盈)。

(4) 左心室壁运动异常:左心室壁局部有异常活动,可呈现心肌收缩性低下,收缩消失以及收缩失常。心肌壁出现活动失常能使前后负荷、每搏量和收缩性均降低,其严重程度与活动失常的范围和数量有关,常见于冠心病和二尖瓣狭窄患者。

(5) 瓣膜功能异常:任一瓣膜出现狭窄或关闭不全,或两者兼有,就可导致瓣膜功能异常。房室瓣狭窄(如二尖瓣狭窄)时,由于前负荷减少,致使 SV 下降。而半月瓣(主动脉或肺动脉瓣)狭窄时,因后负荷增加,能使 SV 下降。反之,瓣膜关闭不全时,由于心室每次收缩均产生反流,即使前负荷、心肌收缩性以及室壁活动均无明显改变,但有效 SV 仍下降。

心排血量增加的原因是:①心率加快(在保证有足够心室灌注量的前提下,一般心率最快不超过 160 次/分钟);②左心室容量增加(即前负荷增加);③回心血量增多;④外周血管扩张所致后负荷减少;⑤动静脉瘘;⑥内、外源性儿茶酚胺增加。心排血量减少的原因是:①兴奋副交感神经、心率变慢;②前负荷降低;③后负荷增加;④心肌收缩性减退等。

八、心 室 功 能

临床上常通过描绘心功能曲线和心肌收缩性各项指标评估心室功能。

(一) 心功能曲线

它是由心排血量,或通过心排血量计算的参数,以及心室充盈压所构成的曲线。测左心室功能曲线时,横轴为 PCWP 数值,纵轴为左心搏出功等参数;描绘右心室功能曲线时,横轴为 CVP,纵轴为右室搏出功等(图 13-9)。心肌收缩性增强,则曲线向上、向左移位;心功能受抑制,曲线向下、向右移位。因此心功能曲线能用以:①指导麻醉和手术时、手术后治疗心血管功能异常;②有助于了解心衰患者使用血管扩张药和正性肌力药的效果;③在心内直视手术体外循环转流结束后为治疗提供方案;④指导应用主动脉内囊反搏泵。

有研究者证实,舒张期改变会对心功能产生很大影响，一些病理状态可直接影响舒张功能，如：心肌缺血或心肌肥大，也间接影响收缩功能。舒张是一复杂过程，分为四期：①等容舒张期；②快速心室灌注期；③心休息期或慢速灌注期；④心房收缩期。每一期都有独立的机制，但又互相影响。

测量舒张期功能有许多方法，大都属有创监测。其中包括左心室压的最大下降速率，负 dP/dt 的最大值。但此值受心室内压的最大值，负荷量等影响，并且仅能作瞬时监测，从而忽略了舒张期其他许多监测值。另一指标是压力下降速率 τ，其反比 T 是左室压从最大-dP/dt 以指数衰减向其渐近线接近的时间常数。T 增加表示舒张期延长。挥发性麻醉药或心肌缺血时 T 值延长。与 T 值有关的机制包括肌浆网对 Ca^{2+} 的吸收，Ca^{2+} 与 TnC 的解离，肌纤蛋白-肌凝蛋白横桥结构的松解以及克服心肌黏弹性。

舒张包括被动和主动机制。心室腔顺应性和心肌硬度是反映被动舒张的两个指标。心室腔顺应性为从最低室内压至心房收缩开始期间，心室压力随心室内容积改变的比率（dP/dV）。心室腔顺应性的倒数是心肌顺应性（dV/dP）。舒张期内，左室压可以表示为心室容量（或其他能反映心室空间改变的指标）的线性衰减模式，具体方程式如下：

$$P=be^{k_cL}$$

P 为心室内压，b 为常数，L 为容量，k_c是心腔顺应性常数。

为保证顺应性常数的精确，应尽量在较广的范围内获取舒张期心室压力和容积数值。其他一些与心室腔顺应性相关的指标包括：心肌被动弹性特征、心肌舒张长度、黏弹力、冠状动脉扩张性、心室形状及室壁厚度。k_c根据所选用参数的不同，可以是心腔容积、面积或长度的倒数。

心肌硬度主要指心肌和结缔组织的硬度，是心肌压力与张力的比率。压力指单位横截面上所受的力，张力指物质在压力作用下产生的变形。以压力和张力作图为一曲线，其切线的斜率是弹性硬度 k_m。心肌硬度反映了心肌细胞的内在特性。心肌肥大不仅使心肌质量增加，细胞外结缔组织，甚至细胞内胞浆结构成分也增加，导致心肌硬度（k_m）增加。慢性心肌缺血或心肌梗死也使心肌硬度增加，k_m升高。心肌硬度与张力/压力作用在局部面积上产生的变形有关，心室不同部位（正常组织与缺血或梗死区域）的张力、弹性和硬度系数（k_p）等都不相同。

图 13-11 提示治疗低心排综合征时心功能曲线

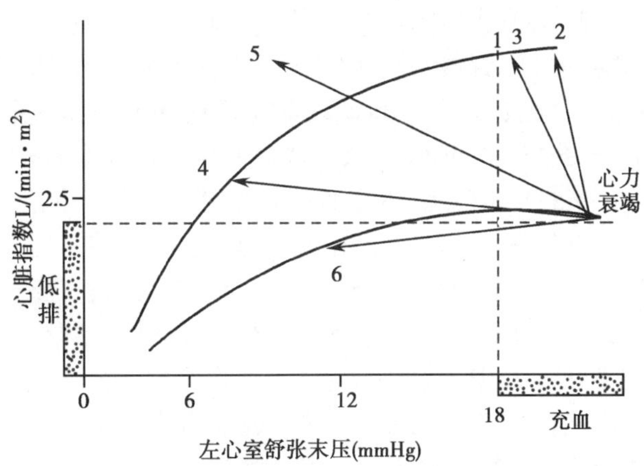

图 13-11　低心排综合征治疗的心功能曲线

的变化。图中第 1 点表示患者处于低心排状态，但心室充盈过多，经多巴胺治疗（$5\mu g\cdot kg^{-1}\cdot min^{-1}$）或其他药物（氯化钙、洋地黄等）治疗，第 1 点即向第 2 点移动。若患者接受呋喃苯胺酸治疗时，左心室充盈压随之下降，SV、CO 或血压并未增加，患者的心功能曲线即由第 1 点向第 6 点移动。若对患者采取扩血管治疗（酚妥拉明、硝普钠等），以降低射血阻抗，减少后负荷，患者的心功能曲线从第 1 点移至第 3 点，其结果与使用正性肌力药相似，既可改善心功能，又无增加心肌氧需的缺点。但扩血管药过量，则可从第 1 点移向第 4 点，后负荷下降过度。如输注液体后，增加前负荷，可使第 1 点移至第 4 点，而又返回至第 3 点。因此降低后负荷又增加前负荷是临床上有效的治疗原则。若采用正性肌力药结合扩血管药（如有动静脉扩血管作用的硝普钠），可使心室充盈压明显降低，而 CI 显著升高，心功能曲线从第 1 点移至第 5 点。

（二）心肌收缩性测定

心肌收缩状态是心排血量决定因素之一，但仅测定心排血量对估价心肌收缩意义有限，必须明确测定心排血量和心肌收缩性两者是有区别的。目前对心肌收缩性的定义和测量技术尚有争论，评估在体心脏的收缩功能很复杂，有许多影响因素，诸如前负荷、后负荷、心率和自主活性等，且都很难控制。在此方面曾进行诸多努力，也取得不同的成果。

测定心肌收缩性的方法分有创和无创性两种。

创伤性技术主要有：

1. 力-速度曲线　此项测定尚未能完全肯定代表心肌收缩性。

2. Walton-Brodie 弹簧压力弓　将弹簧缝于心脏表面，直接测量心肌收缩性。

3. 心室内压力升高速率(dP/dt)　即心室压力(P)与时间(t)的积分(dP/dt)。单位是kPa/s(mmHg/s),正常值为107～227kPa/s(800～1700mmHg/s),心肌收缩性增强,则dP/dt升高。常用dP/dt的最大值评估左心室的收缩功能。尽管此项指标很容易获得,但仍须注意确保高精度微量流体压力计进入左心室是正确计算dP/dt的首要条件。目前至少有三条途径供微量流体压力计进入左心室:①逆行通过主动脉和主动脉瓣;②通过肺静脉进入左心房,经二尖瓣到达左心室;③通过左心室尖。每一途径都有其优缺点。由于临床上很难实施左心室插管测压,通常可做桡动脉穿刺置管,从动脉波形中计算dP/dt,其结果与左心室dP/dt有良好相关。以dP/dt评估收缩性的缺点是受心率、前负荷、后负荷的影响,若三者均增加,dP/dt也升高。

4. 心室造影术　左心室插管作心室造影能提供反映心功能的参数。射血分数(EF)是当今临床上公认为估价心室功能的良好指标。EF指心室舒张末期容量(EDV)和心室收缩末期容量(ESV)之差(即SV)与EDV的比值,公式为:

$$EF=(EDV-ESV)/EDV=SV/EDV$$

正常值大于0.55。

近年术中应用经食管超声心动图(TEE),可连续测定EF。正常时,左、右心室的EF相似,故临床上使用新型漂浮导管(热敏电阻为50ms),将该导管插入肺小动脉,可采用温度稀释法,描记右心室CO曲线,测定右心室的EF,并推算左心室EF。

5. 导管尖端血流测定　有报道认为测主动脉血流量最大加速度是测定收缩性比较可靠的指标,因为受前、后负荷干扰小,常用此法与无创性方法作比较。

无创性方法有:用心阻抗血流图测定左室收缩时间间期(STI)等。

第2节　冠状动脉循环

一、解　　剖

心脏的血液供应来自左、右冠状动脉及其分支。左、右冠状动脉起源于主动脉根部瓣膜附近的主动脉窦(又名乏氏窦)。左冠状动脉主干行走于主动脉与左心房之间,长度为10～15mm处分出前降支和左旋支。前降支在前面室间沟中下行至心尖,它供应左心室前壁和右心室。左旋支在前面房室沟中下行,并有分支至左心房、左室壁和后壁。右冠状动脉在后面房室沟中下行,有分支至窦房结、房室结和左心室后上部。在后面室间沟中是右冠状动脉的后降支,它供应左、右心室的后壁。但冠状动脉的走向可有各种变异。有报道55%的人窦房结血液供应来自右冠状动脉,而45%的人来自左冠状动脉左旋支。冠状动脉之间有许多吻合支。冠状动脉经过外膜时,分出许多小分支,呈直角穿透心尖,最后形成丰富的小动脉和毛细血管网。冠状血流经毛细血管床进入小静脉。

心室肌间有小静脉,静脉血管经此汇集至较大的静脉,在心脏表面平行于冠状动脉。左心室小部分静脉和右心室大部分静脉都汇集至心前静脉,进入右心房,其血容量约占全部心脏静脉血的15%～20%。左心室大部分静脉汇集至心大静脉和其他静脉,再由冠状窦流入右心房,其容量约为65%～75%。而冠状窦开口于下腔静脉和三尖瓣交界处。此外,还有3%～5%心脏静脉血,经心室壁内心最小静脉直接流入左右心室。

二、生　　理

静息时70kg成人的冠状循环血流量为225ml/min,约为心排血量的4%～5%;运动时正常人的冠状血流量随着心排血量的增加成比例的增多。由于右心室压力和张力低,而冠状血流灌注压高,故无论收缩期或舒张期,冠状血流都可进入右心室,而最大灌注速率发生在收缩期峰值期。左心室壁厚,室内压高,小动脉呈垂直方向穿过室壁,收缩期时由于左心室压力高,小动脉壁又受心室壁收缩的压迫,以致左心室冠状血流暂时中断;舒张早期,左心室内压力下降,70%～90%的冠状血流进入心肌,灌注速率最大。因此,舒张期在冠状动脉冠状动脉循环中十分重要。心率减慢,舒张期延长,使冠状循环血流量增加。

冠状动脉行走于心外膜表面,氧合血流经心肌外层再进入内层,故心肌外层的动脉血氧分压要比内层动脉血高。当冠状动脉发生闭塞时,心内膜下心肌容易引起缺血，形成心肌梗死。收缩期时，左心室外膜下心肌的血流量和内膜下心肌不同。由于心肌收缩，心内膜下心肌血流明显减少，心肌血液供应不足。为了代偿上述情况，在舒张期冠状动脉扩张，心内膜下心肌可获得更多的血流。

三、冠状循环的调节

静息时冠状循环血流量占心排血量的 5% 左右，最大活动时能增加至 10%。为了适应机体的需要，冠状循环受许多因素的调节。

(一) 主动脉舒张压

当主动脉瓣关闭后，主动脉舒张压有效地使冠状动脉充盈。若主动脉舒张压发生变化，则冠状血流也受影响。冠状动脉灌注压在 60 ~ 150mmHg 时冠状循环具有自动调节的机能。舒张期时心肌对血管的压迫解除，主动脉舒张压升高，能使冠状动脉大部分血流进入心室壁，冠状血流量增多。但收缩期时心肌内血管壁受压，冠状血流无法进入左心室。右心室的冠状动脉压力稳定，无论在收缩期或舒张期，右心室始终能获得冠状循环的血液供应。但对肺动脉高压或心室肥厚患者，右心室压力升高，影响右心室的血液供应。

心脏收缩时，由于心内膜下压力突然升高，而心外膜压力很小，就形成明显的心脏压力阶差，致使左室心肌压迫心内膜下血管远超过心外膜血管，从而使心内膜下血供明显减少，左室压力与心内膜下压力几乎相等，左心室内膜下区域无血供。但正常时心肌压力阶差不会引起心内膜下缺血，其原因可能由于心内膜下血管张力比心外膜低。若出现低血压时，心内膜下与心外膜的血流比值小于 1，表明流入心内膜下的血流比心外膜明显减少。因此当出现低血压、冠状动脉冠状动脉阻塞、缺血、心肌肥大和严重的主动脉狭窄等病理状况时，心内膜较之心外膜更易受缺血影响。

(二) 左心室舒张期末压(LVEDP)

心脏舒张期时 LVEDP 升高，而心内膜下心肌的冠状血流则减少；同时，当主动脉舒张压下降时，冠状血流也减少。这是因为冠状动脉灌注压(CPP)是主动脉舒张压减去左心室舒张期末压，即 CPP = DBP -LVEDP。任何情况下，凡引起 DBP 下降，或 LVEDP 升高的因素，都能导致 CPP 下降。冠心病时，冠状动脉狭窄，使冠状动脉舒张压比主动脉舒张压低，而 LVEDP 升高，从而导致心内膜缺血，并产生一系列恶性循环，而心肌缺血本身又能导致心律失常，心室功能低下和 LVEDP 升高。

(三) 心率变化

心脏 70% 以上的冠状血流在舒张期流入心肌。心动过速时，舒张期缩短，直接使冠状血流减少；反之，心动过缓时，舒张期延长，冠状血流增多。

心率变化与心室舒张期时间百分率有关，从表 13-2 可见，当心率自 75bpm 增快至 90bpm 时，舒张期从 0.45 秒下降至 0.34 秒(下降了 25%)。因此，心率稍有变化即可引起舒张期时间百分率明显下降，尤见于心动过缓时。而舒张期时间百分率降低，就可导致冠状循环血流减少。

表 13-2　不同心率时心动周期中心室收缩期与舒张期时间

心率(次/分钟)	收缩期(s)	舒张期(s)
75	0.35	0.45
90	0.32	0.34
120	0.28	0.22
150	0.23	0.17
200	0.16	0.14

(四) 内在调节机制

冠状血流调节主要适用于心脏作功代谢的需要，故冠状血流与心肌耗氧呈平行关系。由于心肌摄氧一直保持最大程度，当心肌氧耗增加时，就增加冠状血流。此外，心肌作功和身体氧耗增加可引起代谢性冠状血管扩张，冠状血流比静息时增加达 3 ~ 5 倍。

(五) 局部代谢物质

动脉血氧分压下降时，如缺氧和贫血等，冠状血管扩张，血流增加；反之，冠状动脉血氧分压升高时，冠状血管收缩，血管阻力增加，冠状血流减少。冠状血流对组织缺氧十分敏感，缺氧时体内产生腺嘌呤核苷酸，它是一种强力血管扩张物质，使冠状动脉扩张。pH 下降，CO_2 蓄积以及乳酸血症等，均可使冠状血管扩张，增加冠状动脉血流。冠状动脉狭窄引起损伤区组织释放舒血管物质，使局部血管代偿性扩张，以增加损伤区的血流灌注。但如果狭窄超过血管横截面的 90%，其扩张的代偿机制将不足以弥补血流量的下降。如果同一冠状动脉有两条分支，一条为正常血管，另一条是严重狭窄血管，则内源性释放的舒血管介质将首先作用于正常血管，因为狭窄血管已经达到其扩张的极限。此现象称“冠状动脉窃血”(coronary steal phenomenon),即正常组织的冠状动脉血流相对增加,而狭窄区域的血流反而下降。因此,在使用具有较强扩血管作用的麻醉药时,应注意避免过深麻醉引起的“冠状动脉窃血”。

当冠状动脉某一分支发生狭窄时,为满足心肌血供需求,其远端阻力血管发生代偿性扩张,通过自动调节的方式满足正常血流量。此时,若予以血管扩张药物或当机体运动负荷增加时,这种刺激将使正常冠状动脉分支扩张,而已出现狭窄的冠状动脉分支,因远端阻力血管已最大化扩张,使缺血区血流量难以再增加。从宏观现象上来看,狭窄血管远端的血流仿佛被血供正常区域“窃取”,故称“冠状动脉窃血”。氟烷、恩氟烷、地氟烷并不引起“冠状动脉窃血”,异氟烷是否可致“冠状动脉窃血”仍有争议。

(六) 神经和内分泌的调节

冠状血流在60~150mmHg的范围内有一定的自主调节能力。影响冠状动脉自主调节的因素包括神经、代谢、体液以及心肌反射(交感或副交感)。

交感神经直接支配冠状小动脉,神经纤维进入血管壁的α和β受体。心脏表面的冠状动脉以α受体为主,而心肌和心内膜下的冠状动脉以β受体为主。一般认为兴奋交感神经先引起代谢增加,随后导致血管扩张,由于心肌内小动脉的β受体兴奋,冠状血流阻力减小;但偶然也有因兴奋交感神经导致心外膜冠状动脉的α受体激动,致使血管收缩,阻力增加,心肌产生缺血(称之为变异型心绞痛)。胆碱能(迷走)纤维也支配冠状小动脉,兴奋冠状动脉的副交感神经,可直接引起轻度血管扩张。

交感神经系统兴奋时,体内儿茶酚胺释放增多,肾上腺素兴奋心脏,结果心率加速和心肌收缩性增强,冠状血管扩张,冠状血流增加达200%,但心肌氧耗也增加。去甲肾上腺素是冠状动脉的主要缩血管物质,使其阻力加大,冠状血流减少,冠状静脉内血氧饱和度下降。自主神经系统对冠状血流的间接作用比其对冠状血管的直接作用重要。

局部代谢产物对冠状动脉阻力的调节也很重要。一般认为此类血管活性物质由心肌细胞分泌,与细胞的活性程度有关,以确保满足代谢需要。而血管内皮细胞也产生血管调节介质,并且与心肌代谢程度无关。这些介质包括:腺苷、ATP、前列腺素、一氧化氮、以及体液中的氧和钾离子等。

腺苷是最早提出的冠状动脉调节介质,许多实验证明其与心肌氧耗和冠状动脉血流有重要关联,并认为它反映了心肌氧耗和氧供的不平衡:心肌细胞中ATP浓度增加,促进5'-核酸酶的活性;AMP经5'-核酸酶去磷酸化产生腺苷;细胞中腺苷浓度增加后穿透至细胞外,使冠状动脉血流增加以满足代谢的需要。但腺苷引起冠状动脉扩张的具体机制尚不明确,可能与其激活α_2腺苷受体,增加cAMP浓度有关。也有研究者认为与α_1腺苷受体和鸟苷酸环化酶有关。前列腺素E_1也是通过腺苷实现其舒血管活性。

1987年,内皮衍生血管松弛因子被证实即为一氧化氮,其激活鸟苷酸环化酶促进细胞内cGMP合成,后者进一步诱发了一系列磷酸化和去磷酸化的级联式反应,尤其是肌凝蛋白轻链的去磷酸化,导致平滑肌舒张。动脉血管床对一氧化氮的舒张作用尤为敏感。

内皮素是首先被发现的血管收缩因子,顾名思义,也由内皮细胞生成,是有21个氨基酸的多肽链,包含2个链间二硫键。在平滑肌和心肌内皮细胞表面都发现其受体。当与其受体结合后也触发了一氧化氮和前列腺素的合成,因此内皮素可能通过直接和间接两种途径调节血管张力。内皮因子激活肌糖磷脂酶C,破坏平滑肌的三磷酸肌糖,使细胞内钙离子释放,导致血管收缩;三磷酸肌醇的另一代谢中间产物——乙酰甘油——激活了蛋白激酶C,使细胞内众多蛋白磷酸化,最终也导致血管收缩。

血中含氧量多寡,尤其是混合静脉血氧分压(P_VO_2)在冠状动脉的自主调节中起很重要的作用。冠状动脉阻力的改变与组织PO_2直接相关。其机制可能是:组织氧分压降低直接导致血管平滑肌细胞上ATP-K^+通道开放。随着细胞内K^+外流,细胞膜超极化,阻碍了Ca^{2+}通道的开放,胞内Ca^{2+}浓度降低,导致平滑肌松弛,血管阻力下降。

四、心肌的氧平衡

在人体,冠状循环的血流量与心肌氧耗有非常密切的关系。冠状动脉血流通过心脏时,心肌可以从动脉血摄取约65%的氧[(6~10)ml·min^{-1}·100g^{-1}](其他组织仅25%的氧)。这表明心肌摄氧已接近血红蛋白解离曲线的最大值。而冠状窦的血氧饱和度正常值为 30%。心脏活动增加时,心肌氧耗增多,但往往难以从血液中摄取更多的氧,而主要通过增加冠状动脉血流量。因此心脏的储备功能是通过冠状动脉血流的增加,以提供心肌更多的氧。有许多因素使心肌耗氧增加:①心率加快;②心室壁张力增强,前、后负荷增加;③心肌收缩性增加。心肌供氧减少的原因有:①冠状血流减少,起因有心动过速、动脉舒张压过低、前负荷增加、二氧化碳分压过低和冠状血管痉挛;②氧供应减少,主要由于贫血、缺氧和 2,3-二磷酸甘油酯(2,3-DPG)减少。心排血量若因血管阻力减小而增加,则不增加心肌的氧耗。若心率增快,心排血量增多,或动脉压明显升高,均可使心肌氧耗量急剧增加。若能维护血压和心率稳定,即使每搏量有所增加,心肌氧耗也无变化。因此临床上应用扩血管药降低血管阻力,增加心排血量,以减少心肌氧耗,维持心肌氧的平衡。心脏正常时,使用正性肌力药能使心肌收缩性增强,心肌氧耗增加。但心衰或心肌缺血时,应用正性肌力药却使心肌氧耗减少,有明显的治疗效果。

第 3 节 血管与微循环

心血管系统是由心脏、动脉、静脉和毛细血管及其附属部分组成的一套密闭管道系统。由心室射出的血液流经动脉、毛细血管和静脉相互串联构成的血管系统,再返回心房。

一、容量血管与阻力血管

结合血管结构及功能特点,血管可主要分为阻力血管与容量血管两大类。近年来,随着围手术期目标导向液体治疗策略的兴起,系统了解两类血管的特点,有助于进一步深化麻醉状态下机体循环功能的变化与监测。

(一)容量血管

与动脉比较,静脉数量较多,直径较粗,管壁较薄,故其容量较大。可扩张性较大,即较小的压力变化就可使容积发生较大的变化。全身血容量在循环系统内的分布并不均匀,以静脉系统为主,约为 64%,其次为体动脉循环(13%)、肺动脉循环(9%)、毛细血管(7%)。心房、室内血容量仅为全身血容量的 7%。在静脉系统里,约有 1/3 血液流动于肝脏、骨髓和皮肤内。当静脉的口径发生较小变化时,静脉内容纳的血容量就可发生较大变化,而压力变化较小。因此,静脉在血管系统中起着血液贮存库的作用,在生理学中将静脉称为容量血管。

(二)阻力血管

大部分对外周血液流动阻力有影响的血管包括小动脉,微动脉,还有小动脉分支血管统称为阻力血管。血液在血管系统中流动时可由于外界影响,导致血管壁平滑肌收缩,改变血管压,从而导致阻力改变,这种情况大部分发生在小动脉,特别是微动脉。小动脉和微动脉收缩和舒张,可显著地影响器官和组织中的血流量。

此外,主动脉、肺动脉主干及其发出的最大分支又称为弹性贮器血管。此类血管管壁较厚,壁内含有丰富的弹性纤维,故有较大的顺应性和弹性。当心室射血时,大动脉血压升高,一方面推动大动脉内的血液向前流动,使一部分血液进入毛细血管和静脉;另一方面使动脉被动扩张,使另一部分血液暂时储存,缓冲收缩压过高;当心室舒张时,被扩张的大动脉发生弹性回缩,将射血期贮存的这部分血液在心舒张期继续推向外周血管,同时维持一定的舒张压。大动脉的这种功能称为弹性贮器作用,它可以使心脏间断的射血变为血管系统中连续的血流,并减小每个心动周期中动脉血压的波动幅度。

血液在血管内流动时遇到的摩擦力,称为血流阻力,主要来自血液内部各成分之间的摩擦和血液与血管壁之间的摩擦。摩擦消耗的能量一般表现为热能。这部分热能不可能再转换成血液的势能或动能,故血液在血管内流动时压力逐渐降低。由于血流阻力与血管半径的 4 次方成反比,血管半径减小一倍,则血流阻力增加 16 倍,因此血管口径是形成血流阻力的主要因素。

在整个体循环总血流阻力中,大、中动脉约占 19%,小动脉、微动脉约占 47%,毛细血管约占 27%,静脉约占 7%,可见小动脉和微动脉(毛细血管前阻力血管)是产生血流阻力的主要部位。小动脉和微动脉管壁富有平滑肌细胞,收缩时血管口径明显缩小,此处的血流阻力显著增大。因此,将小动脉和微动脉处的血流阻力称为外周阻力。

二、微循环结构

微循环是由毛细血管及其有关结构组成，它包括小动脉末梢的微动脉、中间微动脉、毛细血管、微循环和小静脉（图13-12）。毛细血管平均管径为6～9μm，遍及全身，约有400亿根。体重60kg的成年人，其毛细血管总面积约为6000m²。毛细血管管壁极薄、通透性强，便于血液与组织细胞间物质和气体交换。小动脉与小静脉之间有下列三条血流通路。

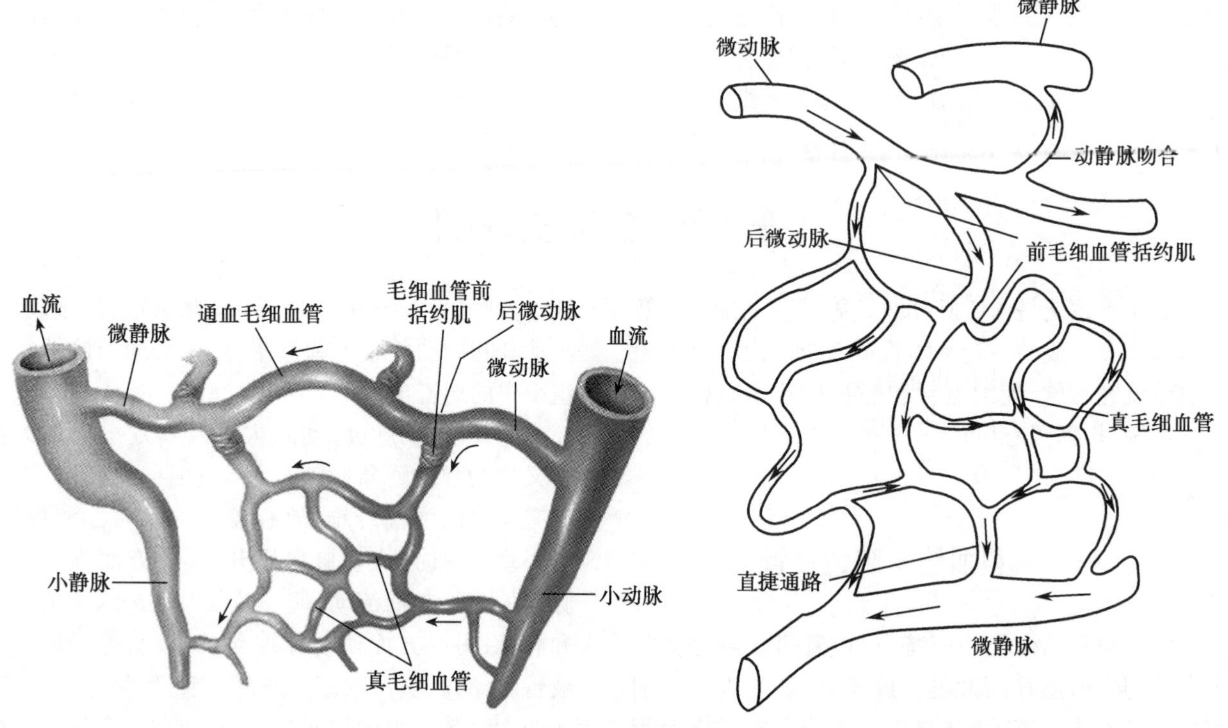

图13-12　微循环模式图

（一）直捷通道（又名通血毛细血管）

这是微动脉的分支中间微动脉的延伸，管壁平滑肌纤维由稀少而逐渐消失，即为毛细血管。它比真毛细血管稍粗，与真毛细血管汇合成微静脉。直捷通路经常有血液流通，血流速度较快，故微循环的交换功能有限。此类血管在骨骼肌微循环中较为多见。

（二）真毛细血管

从中间微动脉呈直角地分出许多毛细血管，彼此互相连通成网状，穿插于各细胞组织之中，是真的微循环交换血管，故称真毛细血管网。在血管的分支处有平滑肌细胞围绕在血管根部，称为毛细血管前括约肌。它是神经肌肉组织连接到毛细血管充盈的终末部分。毛细血管前括约肌收缩时，毛细血管中无血流流通，或仅有少量血浆以及呈条状的少量红细胞流过；毛细血管前括约肌松弛时，毛细血管入口开放，血管内血流通畅，从压力较高的动脉端迂回曲折流向压力较低的微静脉。血液酸碱度、氧分压、二氧化碳分压和体温等变化均可影响括约肌的舒缩活动。

真毛细血管口径约10μm左右，平均长度约750μm左右，估计人体毛细血管总长超过几公里，总面积达6500m²左右。虽然毛细血管口径最细，但由于数量多，使毛细血管内血液流速远比小动脉慢，平均为0.7mm/s。毛细血管壁仅是一层扁平内皮细胞，细胞的边缘由粘合物质相互粘连，管壁外有一层基膜。毛细血管具有良好的通透性，成为血液与血管外组织间液交换物质和液体的场所，故又称交换血管。在静息时，只有小部分血流通过真毛细血管。

（三）动静脉吻合支

这是小动脉与小静脉之间的短路血管，使小动静脉直接相通，吻合支血管壁有平滑肌，收缩时吻合支关闭；弛缓时吻合支开启，小部分动脉血由此直接流入小静脉而不通过真毛细血管。人体手掌、甲床、足底、耳壳等皮肤组织均有丰富的吻合支。这些吻合支在体温调节中发挥作用，但无交换功能。

三、毛细血管的通透性和吸收作用

微循环的主要功能是进行物质、液体和气体的交换。静息时正常人24小时内流经全部毛细血管的血液约有8400L或血浆4200L,血浆又通过毛细血管壁,以弥散方式与组织间液进行交换,24小时毛细血管弥散性循环将近1 386 000L,约为血浆流经毛细血管量的300倍。每分钟约有0.25%血容量透过毛细血管床流入组织间隙(不包括肾小球滤过率),24小时内将近20L。但上述液体的80%～90%即约18L的组织间液再经毛细血管床静脉端吸收入血管内;另有2L组织间液,未被再吸收而进入淋巴循环。

毛细血管壁层由内皮细胞粘合而成。细胞膜的最外层是粘多糖分子,其下是蛋白质分子,中层是脂质分子,氧和二氧化碳可自由透过毛细血管壁,故血液与组织中氧和二氧化碳以及许多脂溶性物质极易透过毛细血管壁进行交换。在电镜下,毛细血管内皮细胞膜上有许多凹陷点,内皮细胞相连接的部位有裂孔,细胞膜内侧有一些小泡(图13-13)。凡比裂孔小的物质分子,都能通过壁层,故非脂溶性物质也能透过毛细血管,在血液与组织间液之间自由出入互相交换。身体各部位毛细血管壁的裂孔大小有显著差别,故通过毛细血管壁的物质也不同。肝、脾的毛细血管内皮细胞之间裂孔较大,蛋白质和红细胞都能通过;肾小球的毛细血管裂孔只能透过蛋白质;皮肤、肌肉的毛细血管裂孔更小,蛋白质分子也不能透过。

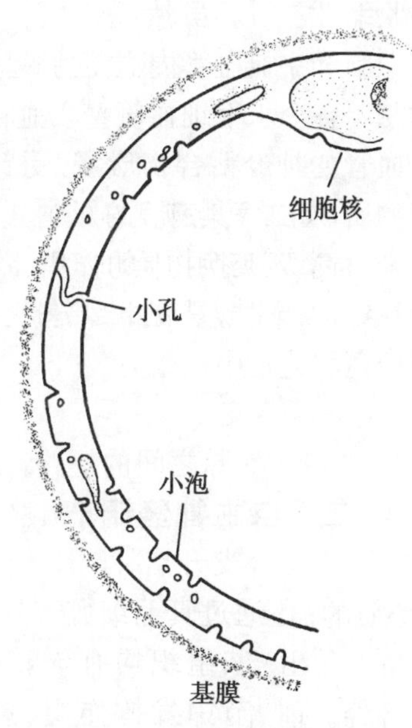

图13-13　毛细血管壁显微结构

毛细血管的通透性可随各种化学和物理因素而改变,诸如pH下降、缺氧、体温升高、组胺和缓激肽释放增多等,均能使毛细血管通透性增加。若毛细血管的通透性无变化,而毛细血管内外压力变化,也将影响毛细血管的通透性和组织间液的回收。凡引起毛细血管压力升高的因素都可促进组织间液和淋巴液的生成;反之,毛细血管压力降低,则组织间液和淋巴液生成减少。正常情况下血浆的晶体和胶体渗透压的变化幅度较小,胶体渗透压是维持血管内循环血量的重要因素。人体胶体渗透压(主要来自白蛋白)约为25mmHg,而毛细血管动脉端压力平均为30mmHg,静脉端为12mmHg。组织间隙中组织间液压为10mmHg,组织间液胶体渗透压为15mmHg。组织间液从压力较高的毛细血管中滤出,而一些压力较低的毛细血管又将部分组织间液重新吸收到血浆中。因此,临床上可有许多原因引起水肿:①各种原因的血浆渗透压下降;②毛细血管压力升高,如不同体位、局部静脉栓塞等;③细胞外液容量增加;④毛细血管通透性增加,诸如缺氧、炎症和局部毒性作用等。治疗上应针对各种发病机制才可获得显著成效。

四、微循环的调节

主要从三方面进行调节:

(一)神经调节

外周血管末梢均受交感和副交感神经支配。毛细血管前括约肌、动静脉吻合支和中间微动脉管壁周围平滑肌都有交感和副交感神经纤维分布。血管壁末梢有α和β肾上腺素能受体。兴奋交感神经末梢,释放肾上腺素能递质——去甲肾上腺素,作用于α受体,引起血管收缩。各脏器血管的肾上腺素能神经元分布不一,肠系膜和肾血管含量丰富,在脑血管壁含量却很少,小动脉壁含量丰富,而静脉壁内只有少量,故毛细血管前括约肌和后括约肌对交感神经兴奋的效应也不同。刺激交感神经后α受体兴奋,引起毛细血管前括约肌收缩,致使括约肌前的血管阻力比括约肌后的血管阻力大2倍。但毛细血管的面积迅速恢复至交感神经兴奋前的对照值,这提示毛细血管前括约肌的调节是以局部调节为主。

（二）体液调节

是通过肾上腺释放儿茶酚胺，再经血液循环作用于外周血管。骨骼肌小动脉对不同浓度的肾上腺素具有双相效应：低浓度肾上腺素作用于血管壁β受体，使血管扩张；高浓度作用于α受体，使血管收缩。去甲肾上腺素对血管的作用主要是收缩作用。临床上无论经静脉或局部应用肾上腺素，由于其浓度都超过血浆水平，一般都引起毛细血管括约肌收缩。在病理情况下（如出血性休克）血浆中儿茶酚胺明显上升，对血管调节起着重要作用。

此外，有些血管活性物质如肾素、血管紧张素、前列腺素和缓激肽，都参与体液调节，可直接或间接地通过交感神经进行调节。

（三）局部调节

可分为代谢性和肌原性两种。

1. 代谢性调节　是通过某些代谢底物或产物（如 O^-、二氧化碳和 H^+ 等）的浓度变化进行微循环的调节。血中 K^+、H^+、腺苷、磷酸盐、镁盐和二氧化碳等的浓度增加，以及氧分压降低，都能引起血管扩张。氧分压对微循环的调节是通过增加血管阻力和毛细血管的密度（每单位容积中毛细血管的开放数），小动脉收缩则血管阻力增加，毛细血管前括约肌的舒缩决定毛细血管的密度。微循环各部分的氧分压也不相同，人体大动脉的氧分压正常为 85～100mmHg，但小动脉的氧分压为 30～40mmHg，这说明毛细血管动脉端氧分压已下降，血液进入毛细血管前 O_2 从小动脉释放。组织中氧分压为 20mmHg，因此氧分压本身对小动脉张力的调节作用不大，除非组织发生炎症或缺氧，也有可能通过某些至今尚未明确的中间产物进行微循环调节。毛细血管前括约肌的舒缩活动与代谢和氧分压有关，括约肌弛缓时来自小动脉的氧分压较高，使平滑肌收缩；毛细血管前括约肌收缩时，组织细胞只能从细胞间隙中摄取氧。当心肌细胞的氧分压下降时，心肌内氧化磷酸化作用遭受抑制，致使血管平滑肌松弛，从而提高了心肌细胞的氧分压。此外，毛细血管的密度和交换面积的调节也与氧的供应有密切关系。

2. 肌原性调节　其机理是通过增强经管壁的膨胀力，使血管壁的平滑肌张力增加。许多报告证实肌原性调节与神经调节无关。肌原性调节主要发生于毛细血管前括约肌和小动脉，因此它调节在毛细血管前的血管。对这种调节的重要性至今尚不清楚。

有关麻醉药对微循环影响的认识，目前主要来自动物实验的结果。硫喷妥钠浅麻醉对微循环无干扰，但大剂量时小动脉和毛细血管扩张。深麻醉时小动脉张力消失，氟烷浓度达 1.42% 时使小动脉和静脉扩张。麻醉药对微循环的作用主要影响交感神经和药物改变血管平滑肌的敏感性。

第4节　心血管的调节

机体为了维护体内循环系统的稳定，可通过多种途径进行心血管调节，分为中枢神经调节、自主神经调节、神经反射和体液调节。

一、中枢神经调节

延髓是调节心血管活动的重要神经中枢，延髓前端网状结构的背外侧部分有加压中枢，实际上是缩血管中枢和心交感中枢，兴奋该区能引起全身交感神经兴奋，血压急骤上升。脑桥下部前外侧区也具有调节血管作用。在延髓后端网状结构的腹内侧部分能引起动脉压急骤下降。它抑制延髓或脊髓交感神经神经元的兴奋。由上述中枢的肾上腺素能细胞内分出许多纤维进入脊髓，这些肾上腺素能细胞又受体内肾上腺释放的儿茶酚胺的影响，促进了心脏的自律性收缩性。

刺激下丘脑和中脑一些部位也引起加压反应，故下丘脑和脑干各个水平也存在着心血管中枢。脑干内调节心血管的神经元，由于经常受到血液和脑脊液中某些物质（如二氧化碳）的影响，或因受各种感受器以及来自高级神经中枢的作用，致使神经中枢对心血管系统的调节经常处于兴奋状态，形成了一定的交感中枢和迷走中枢张力。

二、自主神经调节

（一）心脏的神经支配

支配心脏的传出神经有交感神经和副交感神经系统的迷走神经。前者兴奋心脏活动，后者抑制心脏活动。

1. 心交感神经　它的节前纤维起源于胸$_{1\sim5}$灰质侧角神经元，随后主要在星状神经节与节后神经元形成突触联系，递质为乙酰胆碱，故心交感节前纤维为胆碱能纤维。乙酰胆碱与节后神经元细胞膜的胆碱能神经受体结合。心交感节后神经元的神经纤维支配窦房结、房室结、房室束和心房、心室肌，递质为去甲肾上腺素，故心交感节后纤维为肾上腺素能纤维。去甲肾上腺素与心肌细胞膜上的肾上腺素能β受体结合，可兴奋心肌细胞，它能提高窦房结和潜在起搏点的自律性，使心率增快；也可产生异位节律，增加心房、房室间和心室内兴奋的传导速度；缩短有效不应期，并提高心肌兴奋性和收缩性。肾上腺素与心肌β受体相结合，能兴奋心肌，促进心肌代谢，增强心肌收缩性，使心率加速。用β受体阻滞药（如普萘洛尔），使心脏自律性降低，传导减慢，心肌收缩性减弱，心肌耗氧减少。

2. 心迷走神经　其节前神经起源于延髓，进入心脏后，神经末梢与心内神经节细胞形成突触联系，递质为乙酰胆碱。心迷走神经的节后纤维支配窦房结、房室结、房室束和心房肌，递质也是乙酰胆碱，故心迷走神经节前、后纤维均属于胆碱能纤维。节后纤维释放的乙酰胆碱与心肌细胞膜上胆碱能毒蕈碱样受体（M 受体）结合，导致心肌细胞的抑制，不应期缩短，兴奋传导速度减慢，兴奋性、收缩性和自律性降低。注射阿托品可阻滞胆碱能 M 受体，引起心动过速。

心脏有接受压力或牵张刺激的传入神经纤维，主要在心迷走神经内。而接受伤害性刺激引起的痛觉的传入神经纤维主要在心交感神经干中。

（二）血管的神经支配

除毛细血管外，所有血管的平滑肌受交感神经的支配，绝大部分交感神经能引起血管收缩，故称交感缩血管神经。副交感神经和小部分交感神经能引起血管舒张，称为副交感舒血管神经和交感舒血管神经。

1. 交感缩血管神经　其节前神经元在胸腰脊髓各节段的灰质外侧角，在各个交感神经节中与节后神经元形成突触联系，递质为乙酰胆碱。交感缩血管纤维末梢释放去甲肾上腺素。血管壁平滑肌上有α和β肾上腺素能两种受体。去甲肾上腺素与α受体结合，导致血管收缩；肾上腺素与β受体结合，引起血管舒张。肾上腺素也能与α受体结合，导致血管收缩，但作用不如去甲肾上腺素强。身体各个部位血管壁的肾上腺素能受体分布不一，且各血管交感缩血管纤维分布密度也不一，故兴奋交感神经后血管效应也不同。总之，兴奋交感神经后，体循环的血管阻力增加，动脉压上升，血管容积减小，也影响静脉张力，促使静脉血回流至心脏。

2. 副交感舒血管神经　少数器官如生殖器的小血管除受交感缩血管神经支配外，还接受副交感神经支配，能引起血管扩张。而所谓血管迷走性晕厥，是指情绪受剧烈刺激后，激发了迷走和交感扩血管纤维所致。

此外，还有交感舒血管神经，在骨骼肌和小肠的血管床用小剂量肾上腺素可引起血管舒张。造成血管扩张的递质可能是 H^+ 增多，或组胺的释放。

三、心血管反射

机体通过心血管反射和代谢性自动调节机制，以维持心血管系统的稳定，在心房、心室、心包膜和冠状动脉系统布满心血管反射的感受器，通过有髓鞘或无髓鞘传入神经纤维，与脑干或脊髓背根神经节相连，接受并向上传导交感或副交感神经刺激，经中枢神经系统整合后分别作出反应。以下是常见的几种反射：

（一）颈动脉窦和主动脉弓压力感受器反射

颈动脉窦和主动脉弓管壁上有特殊的压力感受器（图 13-14），在动脉外膜下有极其丰富的传入神经末梢。动脉压上升时，管壁扩张，外膜下神经末梢受机械的牵张产生神经冲动。颈动脉窦的传入神经

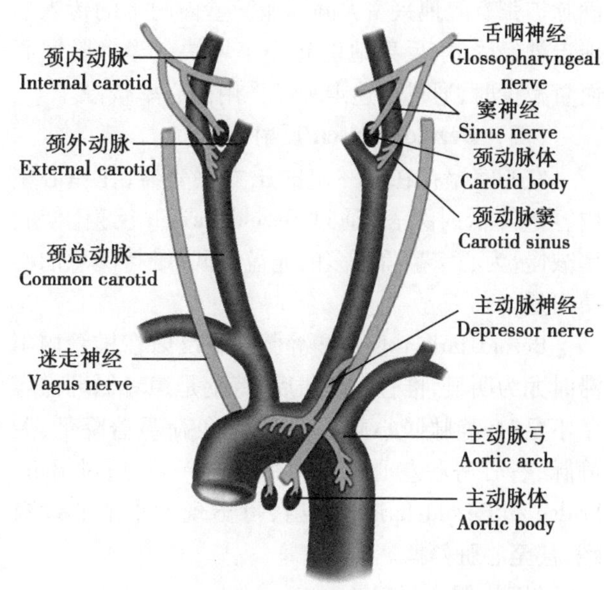

图 13-14　颈动脉窦和主动脉弓压力感受器

纤维随舌咽神经，而主动脉弓的传入神经纤维随迷走神经分别进入脑干心血管中枢。中枢含有两个功能区：外侧喙状的升血压(缩血管)中枢和中央尾状的降血压(舒血管)中枢。任何原因导致的动脉压升高会抑制交感中枢，使心率减慢，心肌收缩性和血管张力降低，同时兴奋迷走中枢，也使心率减慢，并进一步降低心肌收缩性，最终使动脉舒张，血压下降。一般在血压升高到170mmHg时，压力感受器开始受到刺激，对慢性高血压患者，此触发点会上调。反之，当动脉压降低时，交感神经兴奋，引起动脉收缩压上升，又抑制迷走神经，使心率加速，动脉压也升高。压力感受器反射对血压急剧变化有反应，特别对急性失血患者显得尤为重要。但当血压降至50～60mmHg时，压力感受器已基本丧失功能。

(二) 颈动脉体和主动脉体化学感受器反射

颈动脉体位于颈总动脉分叉处，而主动脉体分散在主动脉弓、锁骨下动脉和颈总动脉分支处血管壁外。小体直径约1～2mm，含有丰富的血管和传入神经末梢。当血液流速减慢，血中 PO_2 下降(低于50mmHg)，PCO_2 升高，或 H^+ 浓度增高时，可使小体的传入神经兴奋。而主动脉体的传入神经纤维随迷走神经，颈动脉体的传入神经随舌咽神经，最终兴奋延髓的呼吸中枢，增加通气；增加迷走中枢兴奋性，降低心率和心肌收缩性。如果持续缺氧，将直接刺激中枢神经，改善通气，而不依赖副交感活性。

(三) 静脉心脏反射(Bainbridge)

感受器位于右心房壁和腔静脉血管壁内膜下，当静脉回心血量增加，右心房和中心静脉压升高时，静脉扩张有效地兴奋大静脉血管壁内膜下的传入心迷走神经受体，反射地引起心率增快。当静脉回心血量减少时，通过心迷走神经作用使心率减慢。

(四) Bezold-Jarisch 反射

左心室壁存在有一定的压力感受器，在左心室内容量降低时兴奋，通过 Bezold-Jarisch 反射，使心率减慢，为心室赢得更多的充盈时间，维持满意的心搏出量。

Bezold-Jarisch 反射和静脉心脏反射在椎管内阻滞时尤为明显，椎管内阻滞后，特别是患者循环血容量不足时，静脉回心血量减少，前负荷显著降低，腔静脉、右心房和左心室压力感受器兴奋，通过 Bainbridge 和 Bezold-Jarisch 反射，可出现严重的心动过缓，甚至心脏停搏。

(五) 眼心反射

压迫眼球或牵引眼周围结构将刺激眼外肌(尤其是中直肌)上的受体，沿长、短睫神经至睫神经节，再沿三叉神经的分支——动眼神经至半月神经节，使副交感张力增加，心率减慢。在30%～90%的动眼神经手术中，会出现眼心反射，预防方法包括术前使用抗毒蕈碱样药物，如阿托品等。

(六) 中枢神经缺血反射(Cushing)

颅内压增加引起中枢神经缺血，最初的反应是中枢神经交感兴奋性增加，心率加快，心肌收缩性增加，血压升高。随后压力感受器兴奋导致外周血管张力增加，体内释放大量肾上腺素和去甲肾上腺素，结果使心排血量增加达100%以上。

(七) 肺血管、冠状动脉和肠系膜血管反射

肺动脉压力升高可反射地使心率加速。左心室壁的左冠状动脉左旋支末端附近有化学感受器，兴奋经无髓鞘的迷走传入C纤维传导，增加副交感张力，产生心动过缓、低血压和冠状动脉扩张。心肌缺血后再灌注、溶栓治疗后会出现此类反射。手术时牵拉肠系膜引起迷走神经兴奋，使心率减慢，血压下降。

四、体 液 调 节

可分为局部和全身性两种：

(一) 局部体液调节

组织细胞代谢率增加，或血流灌注不足时，都能引起小血管扩张；反之，血流量过多则引起小血管收缩。缺氧、CO_2 和 H^+ 增多，K^+ 浓度升高以及腺苷、腺苷酸、三羧酸循环中许多代谢中间产物等，都能引起血管扩张。

缺氧可能是引起局部血管扩张的主要原因，并提出氧分压下降后产生某些血管扩张物质。体内各脏器血管对缺氧的反应不一，严重缺氧后血管扩张的程度按顺序是：心脏>肠道(门静脉)>肾脏>皮肤>骨骼肌。缺氧或组织氧分压下降时，小动脉和毛细血管扩张、改善细胞组织氧的供应。CO_2 和 H^+ 增加可引起局部血管扩张，CO_2 是强力扩血管物质。在脑组织中，CO_2 通过血脑屏障，可能是调节脑血管的主要因素。过度通气后 PCO_2 下降，能引起脑血管痉挛，脑血流减少。K^+ 浓度升高，对大部分组织有明显的扩血管效应，并能拮抗肾上腺素收缩血管的作用。

激肽是一类具有扩血管作用的直链低分子多肽，最常见的是由9个氨基酸分子所组成的缓激肽和由10个氨基酸分子构成的血管舒张素。激肽形成后主要作用于局部,血浆中有激肽酶能迅速破坏激肽,使其失去活性。缓激肽作用于毛细血管内皮细胞,引起内皮细胞收缩,使细胞之间的裂孔扩大,血管内血浆渗出增加。身体许多组织特别是皮肤、肺和肠黏膜组织的肥大细胞含有大量组胺。组织受到机械的、温度和化学性刺激以及创伤等,促使各组织释放组胺增多,致使局部毛细血管尤其是小静脉的通透性增加。组胺还使毛细血管内皮细胞收缩,细胞之间裂孔扩大,致使血浆渗出增多,血压明显下降。

如前所述,腺苷是一种具有扩血管作用的递质,参与血管的自动调节,与冠状血管和骨骼肌血管调节有关。当冠状血管痉挛或栓塞时,冠状静脉末端立即释放腺苷,使冠状动脉扩张,改善心肌血液供应。同样,若肢体发生缺血,肢体静脉末端也释放腺苷,促使肢体血管扩张,增加局部循环。因此腺苷是一种特殊的代谢性递质。

(二) 全身性调节

主要是通过内分泌系统释放激素,经血液循环作用于全身心血管系统,进行全身性调节。醛固酮是肾上腺皮质激素,对细胞外液和血容量的调节起着很大作用,能促进肾小血管对钠和水的重吸收。醛固酮分泌过多,有潴留钠和水的作用,细胞外液增多,使血容量增加,血压升高,心排血量增多。肾上腺素是肾上腺髓质嗜铬细胞的主要激素,由血液输送至全身,作用于心血管系统,使心排血量增加,心率加速,又使皮肤、内脏血管收缩,肌肉(包括心肌)血管舒张。肾上腺髓质活动受交感神经控制。

肾小球近球细胞由于交感神经兴奋或肾脏灌注不足,释放出的一种多肽酶,称为肾素。它激活 α_2 球蛋白血管紧张素原,使之水解为血管紧张素Ⅰ,随后在肺循环中经转换酶脱去二个氨基酸,形成血管紧张素Ⅱ。后者是体内强烈缩血管物质,引起动脉壁平滑肌强烈收缩,以致产生高血压。血管紧张素Ⅱ又刺激肾上腺皮质释放醛固酮,增加细胞外液量和血浆量,使静脉回心血量增多,心排血量增加,血压上升。血管紧张素Ⅱ还能直接作用于肾脏,引起潴钠和水的作用。

麻醉对心血管调节的影响是多方面的,复杂的,它取决于麻醉药的应用,通气方式,外科手术类别,失血量以及其他许多因素。全身麻醉药和 PCO_2 的变化通过中枢神经和自主神经系统,干扰压力感受反射的功能。在人体静脉注射硫喷妥钠(7mg/kg)能抑制压力感受器调节心率,引起心动过速。氯胺酮可抑制交感神经节前纤维作用,并能抑制压力感受器兴奋引起的心率变化。氟烷作用于交感神经节前纤维,当其单独使用或与氧化亚氮合用,可明显破坏压力感受器反射对心率的调节。此外,麻醉药也干扰神经调节功能和心脏或动、静脉的状态。血中二氧化碳浓度上升,能兴奋交感神经节前纤维,也有局部调节作用。

应激反应是机体受到强烈刺激而发生的,以交感神经兴奋和丘脑下部-垂体前叶-肾上腺皮质功能增强为主要特点的一种非特异性防御反应。麻醉和手术操作是围麻醉期机体应激反应的主要刺激因素,因此在整个麻醉手术期存在着交感神经兴奋性升高。吸入麻醉药对心血管功能和心肌收缩性均有程度不等的抑制作用,且呈剂量依赖性。近年来的研究发现,吸入麻醉药的心血管效应与自主神经系统调节之间有一定关系,七氟烷和异氟烷等吸入性全麻药均可作用于自主神经系统,剂量依赖性减低自主神经紧张度,从而影响心排血量及周围血管阻力。

患者及健康志愿者在麻醉诱导期间,当地氟烷的呼气末浓度最初快速增加达 1.0MAC 时,可以看到2~4 分钟短暂的交感神经介导的心血管兴奋效应(即心动过速、血压升高、肾上腺素及血管加压素水平上升)。异氟烷在其浓度突然增加时也有相似的交感神经兴奋反应,但作用明显减小。而快速增加七氟烷的吸入浓度并不引起上述反应。其原因是七氟烷对呼吸道的刺激性小,而且较异氟烷、地氟烷更易为患者接受。这种作用是自限性的,因为随后地氟烷浓度快速增加(即呼气末浓度一次性从 0.55MAC 快速上升至 1.1MAC),减弱了心血管刺激的频率和程度。初步资料提示,这种交感神经兴奋可能由中枢引发,而不像过去推测的那样通过气道或肺受体引发。这种短暂的心血管反应可被氧化亚氮或其他能对抗或减少交感神经活动度的药物,如阿片类药(芬太尼)、β 肾上腺素能阻滞剂(艾司洛尔)或 α_2 肾上腺素能受体激动剂(可乐定)所减弱。

无论是健康志愿者还是冠状动脉疾病患者,地氟烷与异氟烷均可扩张血管,从而导致剂量依赖性的体循环血管阻力和动脉压下降。一项健康志愿者的研究证明,地氟烷增加皮肤温度及引起皮肤血管扩张。

阿片类药物芬太尼和静脉全麻药丙泊酚可呈剂量依赖性抑制缺血再灌注心律失常的发生。阿芬太尼主要通过增强心肌细胞对氧自由基的清除而起作用,丙泊酚的抗心律失常作用与增强肌浆网钙泵活性及膜钠泵活性有关。

（贾辰飞 罗艳 于布为）

参考文献

1. Soeding PF, Hoy S, Hoy G, et al. Effect of phenylephrine on the haemodynamic state and cerebral oxygen saturation during anaesthesia in the upright position. Br J Anaesth, 2013, 111: 229.
2. Martin ML, Blaxall BC. Cardiac intercellular communication: are myocytes and fibroblasts fair-weather friends?. J Cardiovasc Transl Res, 2012, 5: 768.
3. Dun W, Boyden PA. The Purkinje cell: 2008 style. J Mol Cell Cardiol, 2008, 45: 617.
4. Oros A, Beekman JD, Vos MA. Structure and function of the sinus node, AV node and his bundle of the human heart: part Ⅱ-function. Pharmacol Ther, 2008, 119: 168.
5. Vasileiou I, Xanthos T, Koudouna E, et al. Propofol: a review of its non-anaesthetic effects. Eur J Pharmacol, 2009, 605: 1.
6. Långsjö JW, Kaisti KK, Aalto S, et al. Effects of subanesthetic doses of ketamine on regional cerebral blood flow, oxygen consumption, and blood volume in humans. Anesthesiology, 2003, 99: 614.
7. Marks AR. Calcium cycling proteins and heart failure: mechanisms and therapeutics. J Clin Invest, 2013, 123: 46.
8. ter Keurs HE, Shinozaki T, Zhang YM, et al. Sarcomere mechanics in uniform and non-uniform cardiac muscle: a link between pump function and arrhythmias. Prog Biophys Mol Biol, 2008, 97: 312.
9. Gifford JL, Walsh MP, Vogel HJ. Structures and metal-ion-binding properties of the Ca^{2+}-binding helix-loop-helix EF-hand motifs. Biochem J, 2007, 405: 199.
10. Peyton PJ, Chong SW. Minimally invasive measurement of cardiac output during surgery and critical care: a meta-analysis of accuracy and precision. Anesthesiology, 2010, 113: 1220.
11. Palmieri V, Manganelli F, Russo C, et al. Accuracy and feasibility of simplified Doppler-based left ventricular ejection fraction. Am J Cardiol, 2013, 112: 889.
12. Olshansky B, Sullivan RM. Inappropriate sinus tachycardia. J Am Coll Cardiol, 2013, 61: 793.
13. Engelhardt S, Rochais F. G proteins: more than transducers of receptor-generated signals?. Circ Res, 2007, 100: 1109.
14. Taylor CW, Tovey SC. From parathyroid hormone to cytosolic Ca^{2+} signals. Biochem Soc Trans, 2012, 40: 147.
15. Hood JA, Wilson RJ. Pleth variability index to predict fluid responsiveness in colorectal surgery. Anesth Analg, 2011, 113: 1058.
16. Forget P, Lois F, de Kock M. Goal-directed fluid management based on the pulse oximeter-derived pleth variability index reduces lactate levels and improves fluid management. Anesth Analg, 2010, 111: 910.
17. Biccard BM, Rodseth RN. The pathophysiology of peri-operative myocardial infarction. Anaesthesia, 2010, 65: 733.
18. Ishizawa Y. General anesthetic gases and the global environment. Anesth Analg, 2011, 112: 213.
19. Komatsu R, Turan AM, Orhan-Sungur M, et al. Remifentanil for general anaesthesia: a systematic review. Anaesthesia, 2007, 62: 1266.

第14章 麻醉与肝脏

肝脏是机体中最大的实质器官，也是人体内最大的腺体器官。肝脏不仅解剖结构复杂，而且又具有十分重要和复杂的生理功能，它与消化、物质代谢、分泌、排泄、解毒、血液凝固及免疫等诸多生理功能密切相关，在维持机体内环境稳定中起重要作用。因此，肝功能的改变会引起全身广泛的病理生理改变，为手术麻醉及围手术期管理带来诸多困难。麻醉和麻醉药对肝脏的影响，以及肝脏功能改变可能对麻醉产生的影响，更为麻醉科医师所关注。

第1节 肝脏解剖与生理

一、肝脏的解剖

肝脏位于腹腔右上部，占右季肋部、腹上部一部分以及左季肋部一小部分，其大小因人而异，一般左右径（长）约25.8cm，前后径（阔）约15.2cm，上下径（厚）约5.8cm，肝脏重1200～1500g，约占成人体重的1/36。肝脏是由肝实质和一系列管道结构组成。肝内有两个不同的管道系统，一个是Glisson系统，另一个是肝静脉系统。前者又包含门静脉、肝动脉和肝管，三者被包裹于一结缔组织鞘内（称Glisson鞘），经肝脏脏面的肝门（称第一肝门）处出入于肝实质内。这三者不论在肝门或肝门附近，都是在一起走行的。肝静脉是肝内血液的输出道，单独构成一个系统，它的主干及其属支位于Glisson系统的叶间裂或段间裂内，收集肝脏的回心血液。经肝脏后上方的腔静脉窝（亦称第二肝门）分别直接注入下腔静脉。

过去人们常常以肝脏膈面的镰状韧带分界，将肝脏分为左、右两叶。这种肝脏的分叶法与肝内血管分布并不相符合，因而不能适应肝脏外科的需要。现在临床上广泛采用的是从门静脉系统分布提出的肝脏分叶、分段的概念。通过对Glisson系统或单独对门静脉系统的灌注腐蚀标本进行肝内结构的研究表明，肝脏内存在有明显的裂隙，从而形成各叶段间的分界线。肝脏有3个主裂，2个段间裂和1个背裂，并依此将肝脏分成5叶6段。正中裂将肝分成左、右两半肝；左半肝又被左叶裂分成左外叶和左内叶，右半肝又被右叶间裂分成右后叶和右前叶；背裂划出了尾状叶。此外，左外叶被左段间裂分为上下两段，右后叶也被右段间裂分为上、下两段；尾状叶被正中裂分为左、右两段，分别属于左、右半肝。这种肝叶的划分法，对于肝脏疾病的定位诊断和安全地施行肝脏手术都有重要的临床意义（图14-1）。还有更为简捷又有很好外科临床实用性的Couinaud以罗马字Ⅰ～Ⅷ表示的肝脏八段分区法，其解剖学基础是由三大主支肝静脉将肝脏分隔为4个扇面体（图14-2）和三大肝静脉根部与腔静脉之间的相对独立的一部分，共五部分，每一部分都有相应的门静脉支供血，称门静脉蒂，也有称叶蒂，含门静脉蒂的裂隙称为肝裂；含肝静脉走行的线称为门裂。肝静脉支与门静脉支在肝内走行的相互关系呈互相交错状，形象地称为叉指状。

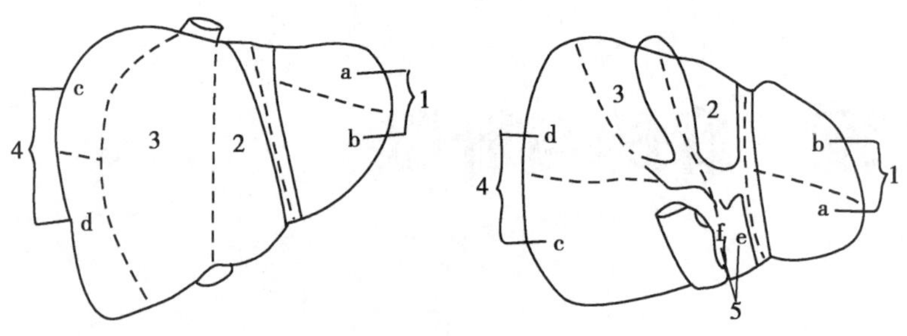

图 14-1　肝脏的分叶分段

1. 左外叶(a. 左外叶上段,b. 左外叶下段);2. 左内叶;3. 右前叶;4. 右后叶(c. 右后叶上段,d. 右后叶下段);5. 尾状叶(e. 左段,f. 右段)

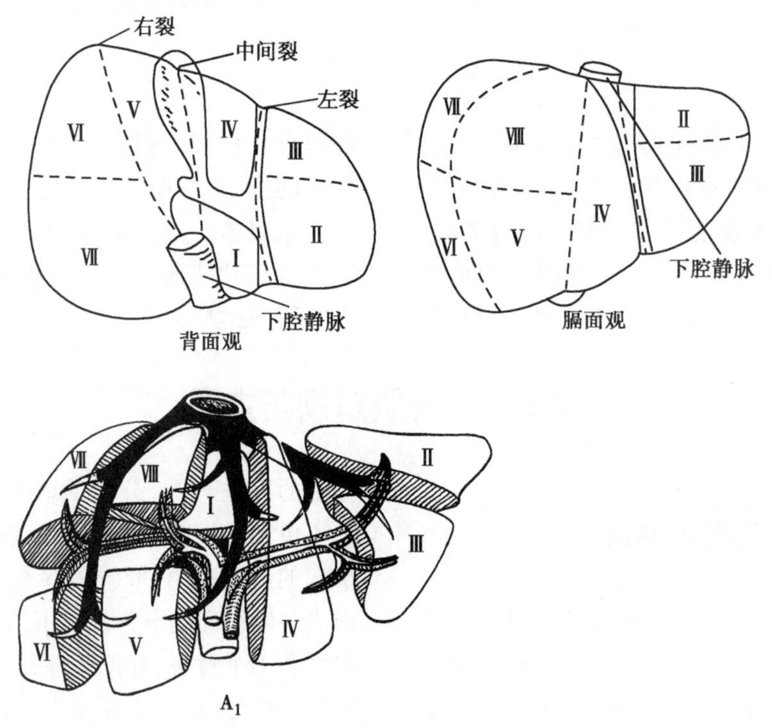

图 14-2　Couinaud 肝脏八段分区

Ⅰ段．尾状叶;Ⅱ段．左外叶上段;Ⅲ段．左外叶下段;Ⅳ段．左内叶;Ⅴ段和Ⅵ段．右前叶下段和上段;Ⅶ段和Ⅷ段．右后叶下段和上段

二、肝脏的血液循环

肝脏的血液供应非常丰富,是唯一有双重血液供应的器官;其一是门静脉,主要接收来自胃肠和脾脏的血液;另一是腹腔动脉的分支之一肝动脉。门静脉与肝动脉进入肝脏以后,反复分支,在肝小叶周围形成小叶间静脉和小叶间动脉,进入肝血流窦中(肝毛细血管),再经中央静脉,注入肝静脉,最后进入下腔静脉而回心脏。

正常人心排血量的25%进入肝脏,肝血流量每分钟约为 1275 ~ 1790ml/1.73m^2,100ml/(min · 100g),其中70% ~80%来自门静脉,仅20% ~30%来自肝动脉,而供应肝脏的氧含量则相反。肝动脉输入血量不多,但其压力高 15.6kPa(120mmHg),血中含氧量多,氧张力为80%;因门静脉血流已经门脉前器官与组织(胃、肠、脾、胰)等的充分摄氧(图 14-3),故门静脉压力为 0.78 ~ 1.56kPa(6 ~ 12mmHg),氧张力仅约30%。因此肝脏所需的氧,主要来自肝动脉,一般认为肝动脉供给肝脏所需氧量的60% ~80%。

门静脉位于肝十二指肠韧带内,其右前方有胆总管,前方有肝动脉。在肝门横沟处分为左、右干入肝。门静脉左干一般可分为横部、角部、矢状部和囊部。整个左半肝和尾状叶左段的门静脉血管均由这四个部发出,门静脉右干较左干短而略粗,沿肝门右切迹进入肝实质分布于整个右半肝。

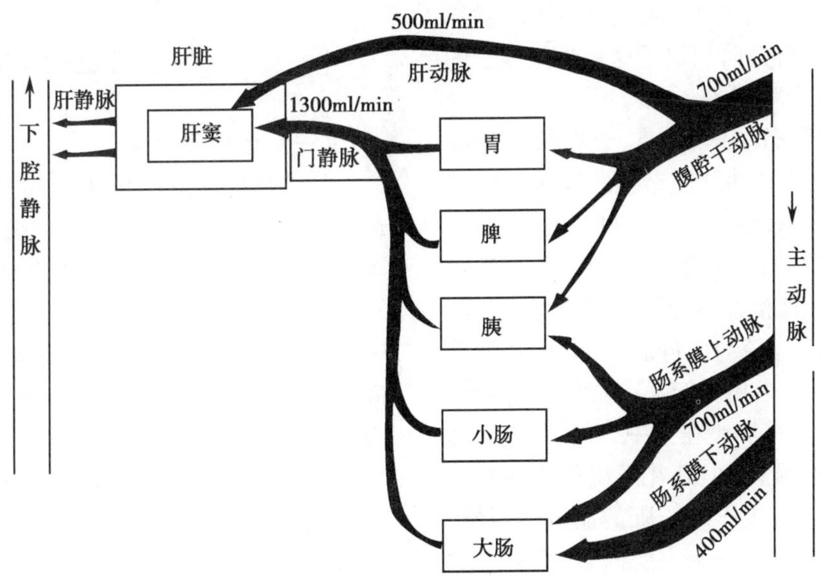

图 14-3　肝脏的血液循环

门静脉由肠系膜上静脉和脾静脉汇合而成：前者收集空肠、回肠、升结肠和横结肠的静脉血液；后者除收集脾脏的血液外，还接收肠系膜下静脉的血液。肠系膜下静脉又收集降结肠、乙状结肠及直肠上部的静脉血液，胃、十二指肠和胰头的血液又通过胃冠状静脉、幽门静脉及胰十二指肠静脉直接注入门静脉。门脉血流虽然氧含量较低，但其富含胃肠道吸收而来的营养成分，其流量受到门脉前腹腔器官动脉血流的直接影响。肝血窦前括约肌（毛细血管前）调节门脉血流的肝内分布，而决定门脉系统压力的根本部位是门脉后括约肌。门脉前后括约肌的平衡决定了肝血管内的压力。静脉壁平滑肌调节静脉的顺应性及血流量。调节血管阻力及顺应性的括约肌及血管壁平滑肌均受通过 α 受体起调节作用的交感神经支配。

门静脉系统的两端属毛细血管网，因而构成身体内独立的循环系统，它与体循环之间有四处主要交通支，即胃冠状静脉与食管下端静脉丛吻合；肠系膜下静脉到直肠上、下静脉与肛门静脉吻合；脐旁静脉与腹壁上、下深静脉吻合，在腹膜后，肠系膜静脉分支与下腔静脉分支相吻合，这些吻合支在平时很细小，血流量很少，临床意义不大，但在门静脉高压时，吻合支扩大，大量门静脉血液流经此吻合支进入体循环，特别是食管下端静脉扩大、壁变薄，可引起破裂大出血。

肝脏又是一个巨大的贮血器官，肝静脉阻力的升降往往伴随着肝内血容量的急剧变化。这种贮血功能也受交感神经的调节。例如，术中大出血时，肝脏可以“挤出”500ml 额外的血液进入体循环。麻醉药物对自主神经功能都有抑制作用，亦干扰了这种代偿作用。所以在出血得不到及时补充时，易导致机体的失代偿状态。肝病患者均对儿茶酚胺敏感性降低，血中胰高糖素浓度升高。所以这类患者通过交感神经调节作用代偿出血及低血容量的能力降低：①血液从肌内及腹腔循环转移至心脑等重要脏器；②血液从腹腔贮血部分进入中央循环；③毛细血管系统的收缩。

肝动脉从腹腔动脉发出后，称为肝总动脉，到达十二指肠第一部之上方，先后分出胃右动脉和胃十二指肠动脉，此后本干即称为肝固有动脉，在肝十二指肠韧带内与门静脉、胆总管共同上行。肝固有动脉位于胆总管内侧，门静脉前方，在其进入肝门之前，即分为左、右肝动脉。肝动脉在肝内的分支、分布和行径，基本上与门静脉一致，但要比后者不规则得多。肝动脉血流调节的主要部位在肝动脉的细小分支。通过其局部及内在的机制调节肝动脉血流以代偿门脉血流的变化，这一现象又被称为“动脉缓冲应激”。门脉血流下降往往伴随着肝动脉血流的代偿性增高以保持肝脏的氧供（肝细胞功能所必须）及总肝血流（主要在肝脏代谢的外源性及内源性化合物的廓清所必须）。这种肝动脉血流的自动调节作用涉及神经、肌肉、代谢等机制及门脉血流的流量及其化学成分的变化。如门脉血流中 pH 及氧含量下降，即使门脉血流不变也会伴随肝动脉血流增加的效应。“洗出”理论提示肝组织自生的腺苷起了重要的桥梁作用。当门脉血流下降时，这种有扩血管作用的腺苷在肝内就会蓄积，从而导致了肝动脉的扩张。而门脉血流升高时加快了这种扩张因子的洗出，而对肝动脉效应就减弱。

肝静脉系统的形态结构、分支、分布较 Glisson 系统简单，变异情况较肝动脉复杂。肝静脉系统包括左、右、中三支主要肝静脉和一些直接开口于下腔静脉的小肝静脉，又称为肝短静脉，三支主要肝静脉则靠近肝脏的脏面，直接注入下腔静脉的左、右前壁。在肝内肝静脉的行径与门静脉、肝动脉和肝管相互交叉，如合掌时各指相互交叉一样。肝右静脉走在右叶间裂内，肝中静脉走在正中裂内，肝左静脉的主干虽不在左叶间裂内，但其叶间支仍走在左叶间裂内。肝静脉血流直接影响心脏的血液回流量，所以它是决定心排血量的一个主要因素，而肝静脉血流几乎不受代谢因子及其本身血管平滑肌作用的影响，所以决定肝血流的最根本的因素就是 α 受体介导的交感神经功能。肝脏及肝脏的血管系统对调节体液平衡也起到极其重要的作用，即使肝静脉压很小的变化，也会使大量液体转移至淋巴或直接漏出肝脏表面进入腹腔，其中约含 80% ~90% 的血浆蛋白质。

三、肝脏的神经

在肝十二指肠韧带内，有丰富的自主神经纤维，形成神经丛，可分为肝前丛与肝后丛。肝前丛的交感神经来自左腹腔神经节，其节前纤维来源于左侧交感神经干第 7 ~10 胸神经节。副交感神经直接由左迷走神经发出。肝后丛的交感神经来自右腹腔神经节，节前纤维来源于右侧交感神经干第 7 ~10 胸神经节，副交感神经由右迷走神经发出，穿过右腹腔神经节内，分布到肝后丛。肝前后丛均发出分支到肝外胆道系统，大部分神经纤维随肝动脉进入肝内。

肝脏内神经分布很丰富，随血管的分布而分布，在血管及肝小叶间形成神经丛，进而分布到肝小叶内，形成分支状神经末梢附于肝细胞及肝窦状隙内皮的表面。肝动脉和门静脉由交感神经支配，而胆管系统则同时受交感和副交感神经调节。

此外，右膈神经的感觉纤维也分布于冠状韧带、镰状韧带及附近的肝包膜内，尚有部分纤维与肝前后丛结合，随肝丛的纤维分布到肝内及肝外胆管系统。因此，肝胆疾患引起的肝区痛和胆绞痛，可放射至右肩部。

四、肝脏的功能

（一）蛋白质代谢

肝脏与机体蛋白质代谢的关系极为密切。它是人体合成和分解蛋白质的主要器官，也是血浆内蛋白质的最重要来源。肝脏合成的蛋白质包括肝的组织蛋白：各种酶蛋白和大部份血浆蛋白（表 14-1）。肝脏具有很强的合成蛋白质的能力，肝内蛋白质的更新率很快，肝脏蛋白质的半衰期约 7 ~10 天。

表 14-1　主要在肝脏制造的血浆蛋白

1. 白蛋白
2. 凝血因子　纤维蛋白原、凝血酶原、Ⅴ、Ⅶ、Ⅷ、Ⅸ、Ⅹ和ⅩⅢ因子
3. 运载蛋白　结合珠蛋白、转铁蛋白、血浆铜蓝蛋白、激素运载蛋白（如甲状腺素结合蛋白、运皮质激素蛋白等）、Y 蛋白、α-脂蛋白、β-脂蛋白
4. 损伤及炎症反应蛋白　α-球蛋白、β-球蛋白、大部分补体成分等

肝内蛋白质的分解可能主要在溶酶体中进行，由各种蛋白分解酶类分解为氨基酸，然后进一步代谢。肝内代谢的氨基酸有两个来源，一个来自门静脉的氨基酸，一个则来自肝蛋白或血浆蛋白分解产生的氨基酸。大多数的必需氨基酸是在肝内分解，而支链氨基酸主要在肌肉内通过转氨基作用而降解。

当肝功能障碍时，蛋白质代谢障碍的突出表现为：①低蛋白血症；②甲种胎儿球蛋白（AFP）重现；③血浆氨基酸含量升高；④尿素合成减少。由于这类患者常发生低蛋白血症，影响了药物的体内代谢过程，血中与血浆蛋白结合的药物浓度相对减少，游离药物浓度增多，从而增强药物的作用，所以应适当减少某些药物的用量。

（二）糖代谢

肝脏是维持血糖浓度的重要器官，空腹时肝脏释出的葡萄糖是血糖的唯一来源。所以具有这种功能首先是肝脏能将消化道吸收的单糖转变为糖原并贮存起来（糖原合成作用）。当机体需要时就将糖原分解成葡萄糖（糖原分解作用），通过血液将葡萄糖送到全身组织。肝脏还能将某些非糖物质合成为糖原（糖原异生作用）。肝脏也是将葡萄糖彻底氧化，产生能量的重要场所。葡萄糖在有氧条件下，彻底氧化成二氧化碳和水，释放大量能量。每一分子

的葡萄糖经三羧酸循环途径代谢后共产生 38 个分子的 ATP；在无氧条件下生成乳酸，每一分子葡萄糖则经糖酵解途径后仅产生 2 个分子的 ATP。当进食后，门静脉内血糖浓度增高（>8.3mmol/L），肝脏能摄取血液中的葡萄糖，以糖原的形式贮存起来。血糖浓度越高，肝脏摄取葡萄糖的量越多。当血糖浓度为 8.3mmol/L 左右时，肝脏摄取或释出葡萄糖的速率达到相对平衡，因而实际上并无葡萄糖进出肝脏。在空腹时，血糖处于较低水平（5.6mmol/L ~ 6.7mmol/L），肝内糖原则逐渐被动用，分解成葡萄糖并释放到血液中，使血糖维持相对稳定。肝内糖原的含量随营养和机体的活动亦有很大的变异，所以对营养情况差、长时间禁食的患者，应适当补充葡萄糖。

由于肝脏有这样的血糖稳定作用，所以肝功能障碍患者易发生低血糖，糖耐量降低，血中乳酸和丙酮酸增多。对肝功能障碍的患者，应该监测血、尿糖的水平，根据监测结果决定糖的用量。

（三）脂类代谢

肝脏对脂类的代谢和调节血脂浓度有重要作用（图 14-4）。概括起来有如下几方面：①脂肪酸的 β-氧化；②甘油三酯和脂蛋白的合成；③磷脂的代谢；④胆固醇代谢；合成内源性胆固醇，并使其酯化；分解和排泄胆固醇；将胆固醇合成胆汁酸；调节血液胆固醇的浓度。所以肝功能障碍时脂肪代谢的突出改变为脂肪肝形成和胆固醇代谢障碍。脂肪酸形成与下列因素有关：①肝糖原减少，脂肪动员增加，进入肝脏的脂肪酸增多；②脂肪酸 β 氧化及由脂肪酸合成磷酯或胆固醇减少，肝内形成甘油三酯增多；③载脂蛋白合成或释放减少。肝功能障碍时，由于卵磷脂胆固醇酰基转移酶合成减少，血浆胆固醇酯化作用减弱，血浆胆固醇总量不一定有变化，但血浆胆固醇酯浓度下降。临床上可根据血清胆固醇酯的含量推测肝功能损害的程度。

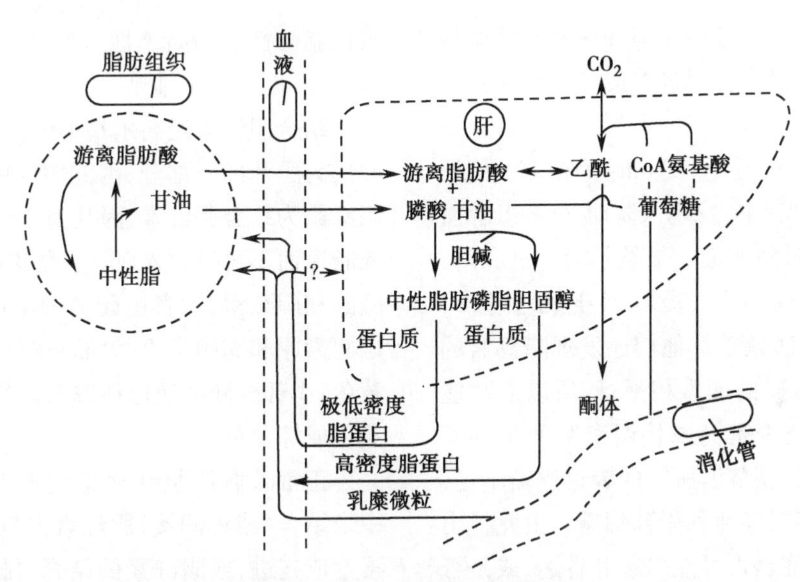

图 14-4　肝脏与脂类代谢的关系

（四）激素代谢

许多激素在发挥其调节作用之后，主要是在肝脏内被分解转化，从而降低或失去其活性。此种过程称为激素的灭活。灭活过程对于激素作用的时间长短及强度具有调节控制作用。肝细胞功能障碍时，由于激素灭活能力减弱，必然会对机体产生一系列的影响（图 14-5）。

（五）电解质代谢

肝功能与电解质代谢具有密切关系。肝功能障碍时常发生：

1. 低钾血症　低钾又可引起碱中毒，两者在诱发肝性脑病和肝性肾功能不全中均具有一定作用。这种低钾血症常常由以下原因引起：①肝细胞对醛固酮灭活减弱；②腹水形成致有效循环血量减少，反射性醛固酮分泌增加；③术前利尿剂应用；④输注葡萄糖使钾离子转移到细胞内。所以应针对低血钾的原因给予纠正，对防止危重患者肝昏迷的发生很重要。

2. 低钠血症　比低钾血症更属于病情危重的表现。急性肝功能不全患者发生持续性低血钠时，一般并非是由于失钠所致，而是机体濒于死亡的表现，常预示患者预后险恶。水潴留是形成稀释性低

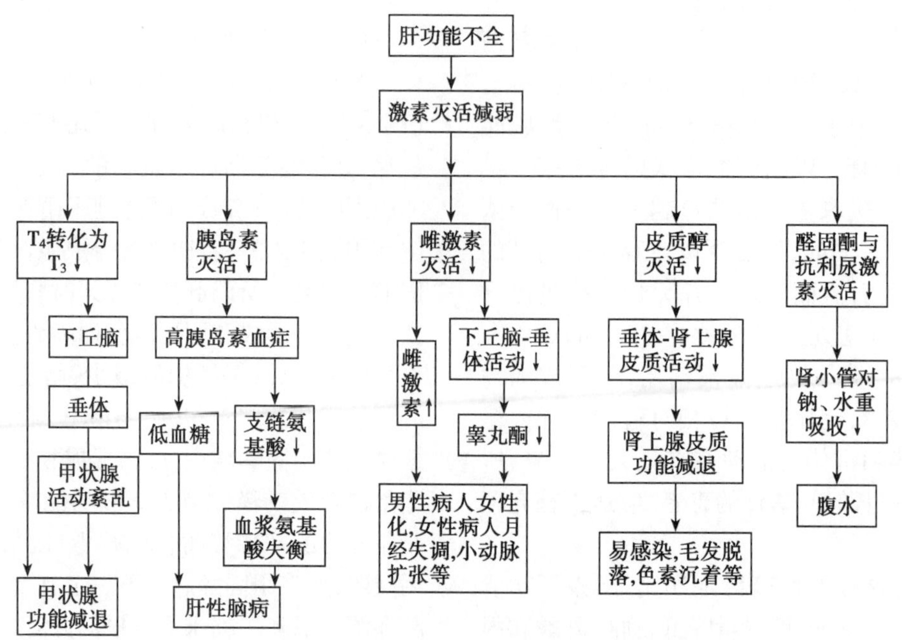

图 14-5　激素灭活障碍对机体的影响

钠血症的主要原因。水潴留往往与肝病时有效循环血量减少引起抗利尿激素分泌过多或与抗利尿激素灭活减少有关。

3. 低磷血症和低钙血症　Darnis 等在 120 例暴发性肝炎伴昏迷的患者中,发现入院时 77% 患者血游离钙降低,29% 有低磷血症。虽然每天补钙和磷,但血钙和磷还是进行性下降,提示 25-羟维生素 D_3 和 1,25-二羟维生素 D_3缺乏。他们还发现降钙素的升高与肝细胞功能障碍的加重相平行,所以肝功能不全时降钙素灭活减少是钙磷代谢紊乱的主要原因。当磷缺乏过甚时,糖酵解所需的磷也逐渐不足,必然使大脑细胞不能很好地利用葡萄糖。由此提出一个问题,即低磷血症是否可能引起肝昏迷,或是否为肝昏迷不得清醒和恢复的原因,有待阐明。

(六) 分泌、排泄和解毒功能

如上所述,肝细胞分泌消化用的胆汁,主要包括胆盐和胆色素,经胆道系统排入肠内。胆道阻塞,必将影响脂肪和脂溶性维生素的消化吸收,也关系到维生素 K_1 和多种凝血因子的合成,可导致出血倾向。

胆色素中胆红素是主要色素,来源于退变的红细胞中的血红蛋白。胆红素连接于血清白蛋白被运送到肝脏的特殊蛋白质受体 Y 和 Z,即很快使其进入肝细胞,在光面内质网内成为结合胆红素(即葡萄糖醛酸胆红素或称直接胆红素),性质也由原来的低极性脂溶性变为高极性水溶性结合物,从而起到解毒作用,而又利于排泄。

结合胆红素经高尔基小体转运排泄至毛细胆管而成为胆汁的一部分,因此胆汁中的 98% ~99% 的胆红素为结合胆红素,因其为非脂溶性,通常全部排入肠道而不再吸收入血。在肠道内再分解成葡萄糖醛酸和胆红素,后者由肠道细菌作用还原成无色的尿胆素原和粪胆素原,大部分随粪便排出,氧化成棕黄色;小部分随血液循环进入肾脏自尿中排出,同样氧化成棕黄色。

正常人血清胆红素总量 1.7 ~ 17.1μmol/L,其中未结合(或称间接)胆红素占 80%,凡能引起胆红素生成亢进,或胆红素的结合、排泄障碍的因素,都可使血中胆红素增高而出现黄疸。结合胆红素在水中溶解度大,且有小部分不与蛋白质结合,故浓度超过肾阈时,可经肾脏排出。因此,尿中出现胆红素就反映血中结合胆红素浓度的增高。未结合胆红素则相反,不能由肾排出,故正常尿中胆红素为阴性。如患者出现黄疸而尿中胆红素为阴性,则说明系由肝前原因(溶血)或肝内原因(不能结合)所致。

胆汁中的胆固醇,胆色素和某些酶(如碱性磷酸酶)、电解质(Ca^{2+}和 Fe^{2+})均随胆汁排入肠腔。胆道阻塞时,血液中的胆固醇、胆红素、碱性磷酸酶、Ca^{2+}、Fe^{2+}等均增高。

肝脏处于门体静脉系统之间,有如滤过系统,可从门脉循环中除去有害物质。直接来自体外的毒素或药物以及代谢过程中产生的毒性物质，也均在肝内转变为无毒或毒性物质结合，在酶的催化下变成无毒性或毒性小而溶解度大，容易排泄的物质后排出体外。

肝脏的解毒方式有氧化、还原、结合、水解、脱氨等 5 种，以前三种最为重要。某些体外物质只通过一种方式即可解毒，而另一些则须通过一种以上的方式才能解毒。结合解毒是肝细胞内所含有的葡萄糖醛酸、硫酸盐以及甲基化合物与毒性物质结合生成毒性小而溶解度大的化合物，随胆汁或尿排出体外。葡萄糖醛酸来自肝糖原，故增加肝糖原的储备量对解毒功能颇为重要。此外，约 20% 体热由肝产生，故肝移植手术，于无肝期体温可下降，加上冷灌注液及冷库血的输入，体温可降至危险程度。

肝病主要通过三方面影响肝脏的药物代谢：①通过血流灌注的改变而间接地使药物或毒物代谢发生异常，例如通过侧支分流，使门脉血中药物逃避肝细胞的代谢；②肝病损害了肝脏代谢药物的能力，如肝脏混合功能氧化酶活力的改变；③血清白蛋白合成减少，药物同血浆蛋白结合率降低，从而使药物在体内的分布、代谢或排泄也发生改变，而易发生药物中毒。

（七）肝脏的吞噬与免疫功能

全身各处的巨噬细胞，如肝内称为库普弗细胞，肺内称为尘细胞，脾和淋巴结以及腹腔内称为巨噬细胞，均来源于血液内的单核细胞，只因发育阶段和所在位置不同而有各种不同的命名。这些细胞统属于单核吞噬系统。

肝脏中吞噬和非特异免疫功能主要与库普弗细胞有关。库普弗细胞位于肝血窦内，为具有最活跃和强力吞噬功能的细胞，能吞噬胶体颗粒、某些染料、衰老或破坏了的红细胞和白细胞、微生物以及抗原抗体复合物等；未被血流中粒细胞吞噬的细菌进入肝脏后亦可被库普弗细胞吞噬。巨噬细胞的吞噬作用包括识别附着、内吞以及消化分解等三个相互联系的过程。对某些细菌、病毒、异体细胞等，则需要 IgG、IgM 先与细菌或病毒表面的抗原结合，形成抗原抗体复合物，或抗原抗体补体复合物，才易被巨噬细胞识别和吞噬，这是由于巨噬细胞表面膜上有能与 IgG 分子的 FC 段相结合的受体，称为 FC 受体。同样还有补体受体，即 C3 受体。这些受体有利于颗粒性抗原的附着。当异物颗粒等附着于巨噬细胞表面时，可见巨噬细胞伸出伪足，包围异物颗粒并吞入细胞质内，形成一个由细胞膜包围异物的小体，称为吞噬体。在这吞噬过程中尚能产生过氧化氢（H_2O_2），有杀菌作用。多余的过氧化氢可被还原性谷胱甘肽还原而消失。在消化分解过程中，先由初溶酶体与吞噬体靠拢，并且两者的膜合并，溶酶体将水解酶释入吞噬体，形成吞噬溶酶体，也称为次级溶酶体；然后被吞噬的异物颗粒在其中被酸性水解酶等消化分解，最后残余的物质形成残余体，可被排出到巨噬细胞外面或积存在巨噬细胞内。

库普弗细胞除吞噬功能外，还有特异免疫应答和调节的作用，归纳如下：

1. 在免疫过程的感应阶段，提供抗原，实现抗原信息的传递。外来抗原和库普弗细胞表面的 HLA D/DR 抗原（相当于小鼠的 Ia 抗原）联合刺激辅助性 T 细胞（Th）。

2. 在免疫过程的反应阶段，库普弗细胞分泌白细胞介素-1（IL-1），对 Th 细胞和 B 淋巴细胞均有促增殖作用。

3. 在免疫过程的效应阶段，库普弗细胞表面的 FC 受体与亲细胞型 IgG 特异抗体结合，从而更有效地杀伤靶细胞或起吞噬调理作用。

库普弗细胞在免疫调节中起重要作用，与它分泌的活性物质密切相关，见表 14-2：

表 14-2　库普弗细胞分泌的免疫调节因子

因子名称	主要作用
白细胞介素-1（IL-1）	促使 Th 增殖分化
	促使纤维母细胞增殖，有助于炎症纤维化
γ-干扰素	加强自然杀伤细胞（NK 细胞）的活性
	促使细胞 HLA 抗原的表达加强
前列腺素 E	调节急性和慢性炎症反应，抑制淋巴因子的产生
补体成分	分泌补体 C2、C3、C4、C6 激活后是炎症介质
集落刺激因子	作用于粒细胞和巨噬细胞的前身，促分泌增殖成熟
致肿瘤坏死因子	分泌分子量 130 000 的糖蛋白，有使肿瘤细胞坏死的效应

第2节　肝脏在药物代谢中的作用

肝脏与肾脏是大部分肌松药代谢的主要部位。肝脏主要通过细胞色素P450、UDP-葡萄糖醛酸基转移酶等代谢酶对药物进行氧化还原和(或)结合反应,使代谢产物较易于通过肾脏和(或)胆汁排出体外。

一、肝脏在麻醉药物代谢中的作用

肝脏对药物的代谢主要指对药物进行生物转化或(和)分泌入胆汁而排泄。血浆中的药物经肝细胞摄取、代谢酶进行转化从而生成新的代谢产物,从而易于通过肝脏或(和)肾脏排出体外。在肝脏的生物转化主要依赖三相代谢(见图14-6):

(一) Ⅰ相代谢

Ⅰ相反应也称官能团反应,参与Ⅰ相代谢的是一个庞大的基因家庭编码的依赖细胞色素P450的混合功能氧化酶系统,其中主要成分是细胞色素P450。Ⅰ相反应包括羟化、脱烃、脱氨、环氧化、脱硫、脱卤和水解等反应。如泮库溴铵有10%～20%在肝脏内代谢羟化成为3羟基维库溴铵;而维库溴铵在体内可产生3羟维库溴铵、17羟维库溴铵和3,17羟维库溴铵三种代谢产物,其中前者为主要途径。

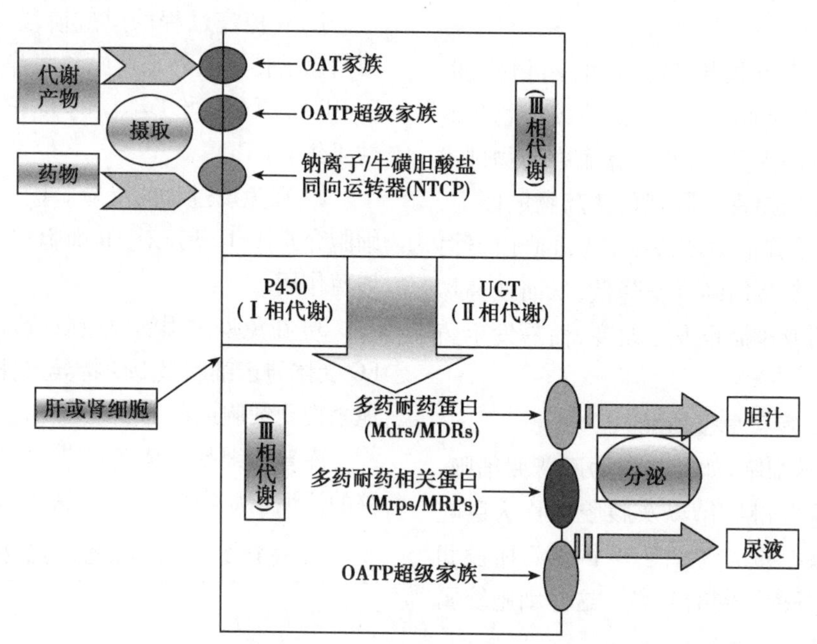

图14-6　代谢药物和药物在肝脏或肾脏的代谢示意图

1. P450Ⅰ家族　P450Ⅰ家族包括CYP1A1、CYP1A2和CYP1B1三种同工酶蛋白,与大多数化学致癌物的“增毒”作用有关,与临床常用麻醉药物的代谢关系不大。

2. P450Ⅱ家族　P450Ⅱ家族是目前已知的细胞色素P450同工酶中最大最复杂的家族,包含着2A、2B、2C、2D、2E和2F等众多亚族,其中以CYP2D6和CYP2E1与麻醉药的代谢关系密切。

CYP2D6能代谢多达60多种常见临床药物,包括抗焦虑药、镇咳药、抗心律失常药和抗高血压药等,典型的底物如可待因、曲马多、卡托普利、美托洛尔等。CYP2D6的一个突出特点是遗传多态性,7%～10%的白种人由于无效的等位基因而成为慢代谢者(PM),在中国人和日本人中PM约占1%。Jerling等研究表明纯合子高代谢者(EM)口服地西泮类药物奋乃静后的清除速率是PM个体的3倍。另外,可待因转化为吗啡也由该酶催化,因此,在白种人群中10%的CYP2D6功能缺陷者,其可待因镇痛作用就极差。这种遗传多态性在临床上可表现为药物作用强度和时效的显著差异,甚至在特定情况下PM者还会发生药物蓄积中毒现象。

CYP2E1在人和哺乳动物的肝脏中表达个体差

异较小，该酶主要参与乙醇、丙酮、氯仿等小分子的代谢。临床常用的卤族类挥发性麻醉药虽大部分以原型排出体外，但尚有部分经 CYP2E1 催化代谢，其中最典型的是氟烷。

另一个值得注意的现象是卤族类挥发性麻醉药不仅是 P450 的底物还能诱导肝药酶。已经证实氟烷、恩氟烷、异氟烷和七氟烷使肝细胞色素 P450 酶活性增加，表现为氧化反应产物无机氟和有机氟化物的血中浓度明显增加。

3. P450Ⅲ家族　CYP3A 是人肝脏中含量最丰富的 P450 形式，在某些个体可达到总 P450 含量的 60%。该亚族主要有 CYP3A3/3A4、CYP3A5、CYP3A7 四种同工酶，其中 CYP3A3/3A4 为主要组成形式，肝脏中尤以 CYP3A4 为主。它主要通过 C-或 N-脱烃和 C-羟化反应来完成药物的代谢。该酶底物覆盖面极广，如地西泮、咪达唑仑、芬太尼、阿芬太尼、胺碘酮、奎尼丁、硝苯吡啶、丙咪嗪以及免疫抑制剂环孢素等。可以说从致癌物黄曲霉素 B_1 到大多数临床口服药物的生物转化，都有 CYP3A 的参与。因此一般认为它是参与口服药物首过效应的主要酶系，也是造成药物间相互作用的重要原因。

（二）Ⅱ相代谢

Ⅱ相反应又称结合反应，谷胱甘肽、葡萄糖醛酸及硫酸根等基团在相应基团转移酶的作用下，使药物形成非活性形式（也有例外，如吗啡生成的是活性物）而易于从肾脏随尿或从肝脏随胆汁分泌而排泄。Ⅱ相药物代谢反应在药物的生物转化过程中占据着重要地位。尿苷二磷酸葡萄糖醛酸转移酶（UDP-glucuronosyltransferases，UGTs）是人体Ⅱ相反应中最重要的酶之一，在细胞内位于内质网膜腔边和细胞核膜，利用葡萄糖醛酸为糖基供体催化广泛的内源性和外源性化学物质进行结合反应，增加其极性而利于排出体外。同细胞色素 P450（CYP450）一样，UGTs 的编码基因也是一个超家族。至今已有至少 26 种 UGTs 的 cDNA 被探明，其中的十八种编码功能性蛋白并被分为 UGT1 和 UGT2 家族（图 14-7）。一些基因缺陷和多态性会改变其基因产物，产生重要的药理学影响并被证实与一些代谢性疾病（如 Gilbert 和 Crigler-Najjar 综合征）和肿瘤易感性有关。虽然许多肝外组织包括肾脏、胃、小肠、肺、皮肤和脑也存在 UGTs 的表达，但肝脏被认为是 UGT 同工酶存在的主要器官。UGTs 有广泛而又重叠的底物，其活性可被许多化合物所诱导，年龄、种族、饮食、激素水平、药物治疗、疾病状态等因素也可影响 UGTs 活性。与近年来在Ⅰ相代谢及 CYP450s 取得的进展相比，关于 UGTs 的代谢、调节、基因治疗、对治疗潜在作用的了解还明显存在差距。鉴于 UGTs 在药物代谢中的重要性，开展更多的基础及临床研究以提高对其的认识是十分必要的。

（三）Ⅲ相代谢

近年来发现肝细胞和肾小管上皮细胞上存在着一类转运载体，即有机阴离子转运多肽（organic anion translating peptide，OATP），它们在细胞摄取和分泌内源性化合物和外源性物质如药物时起着重要作用，机体首先需要从血浆中摄取这些物质，才能进一步对它们进行代谢。有学者将 OATP 对其底物的转

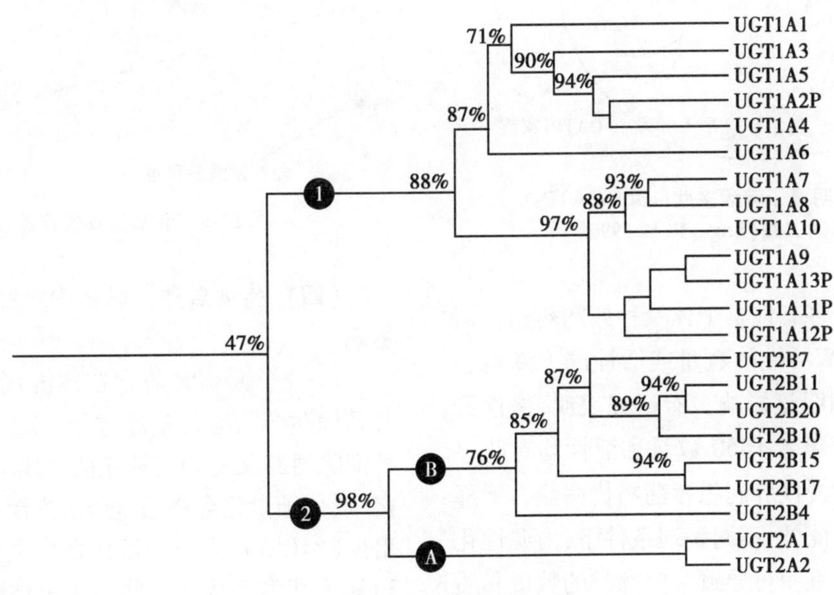

图 14-7　UGT 同工酶基因多态树

运作用称为除Ⅰ相和Ⅱ相代谢之外的Ⅲ相代谢，把OATP称为Ⅲ相代谢酶。此外，以往发现的有机阳离子转运体（organic cation transporter，OCT）和有机阴离子转运体（organic anion transporter，OAT）均是细胞跨膜转运体，它们分别主要转运分子量较小的有机阳离子和有机阴离子。从代谢的角度来说，由于物质在体内的代谢首先需要将它们转运至细胞内，除了OATP之外OAT和OCT等膜转运体都应是Ⅲ相代谢酶。

OATP是一个超级家族的转运体（图14-8），最初命名时因为其主要转运有机阴离子，但后来发现它还转运种类众多的内源性化合物和外源性有机阳离子和无电荷的化合物，如胆红素等有机胆盐、维库溴铵等二价有机阳离子等体积较大的化合物。OATP还对血脑屏障、胎盘屏障等生物屏障的形成和维持起重要作用。它们在肝脏和肾脏等器官表达的改变，可影响其底物的代谢。已经发现一些麻醉药和内源性阿片类物质是OATP的底物。如肌松药罗库溴铵是大鼠Oatp1、Oatp2和Oatp3及人类OATP-A的底物。

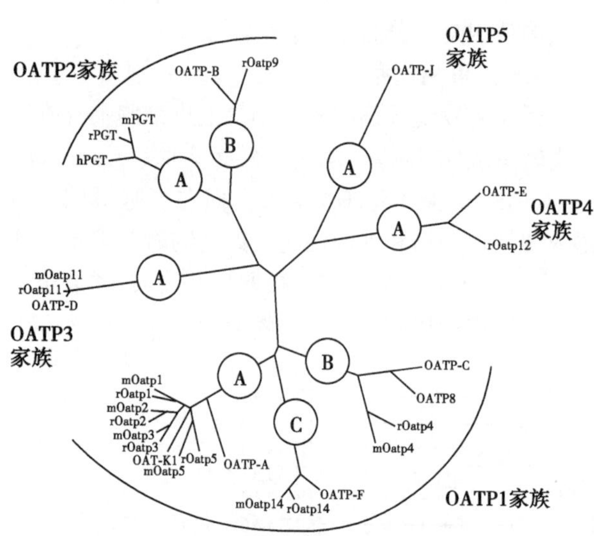

图14-8　有机阴离子转运多肽（oatp/OATPs）家族及其同工酶（Page，R. D. 1996）

各种酶的基因多态性是个体及种族间药物代谢差异的基因基础，酶活性的数量或活性的下降也会使药物的代谢受到明显影响。有研究表明，慢性肝硬化和阻塞性黄疸患者P450数量和活性均有明显下降。这也可能是慢性肝病患者药物代谢能力下降的主要原因之一。此外，不同病理条件下，内源性化合物在体内代谢的堆积可导致一些酶类的数量和质量发生改变，这些代谢酶的变化可进一步影响同一底物的药物的代谢。

麻醉药通常有数条代谢途径，其目的是将脂溶性的、有活性而无法排出的药物转变成水溶性的、灭活的物质从而能够通过肾脏或胆道排出体外。药物代谢通常涉及两相反应，Ⅰ相反应包括氧化、还原、羟化和水解主要通过细胞色素P450进行氧化或羟基化反应。这些酶的代谢产物可能活性已较小也可能反应性较好甚至是有毒物质。通常Ⅰ相反应产物尚需进一步行Ⅱ相反应，即与谷胱甘肽，葡萄糖醛酸或硫酸根等结合。咪达唑仑就是一个典型的通过Ⅰ、Ⅱ相反应代谢的药物，即先转化为1-羟基咪达唑仑，再转化为1-羟基咪达唑仑葡萄糖醛酸（图14-9）。

另一些麻醉药物则主要通过Ⅱ相反应代谢，如吗啡代谢为吗啡-3-葡萄糖醛酸（M-3-G）及吗啡-6-葡萄糖醛酸（M-6-G），值得注意的是许多药物有数条代谢途径，事实上药物常在这些途径中转换代谢方式。

P450及其他Ⅰ相反应酶的表达较Ⅱ相反应酶要少而且更易受各种病理生理因素的影响，如前者含量减少，后者将缺乏底物而导致药物不能代谢。因此药物代谢的速度主要由Ⅰ相反应酶的量及功能决定。

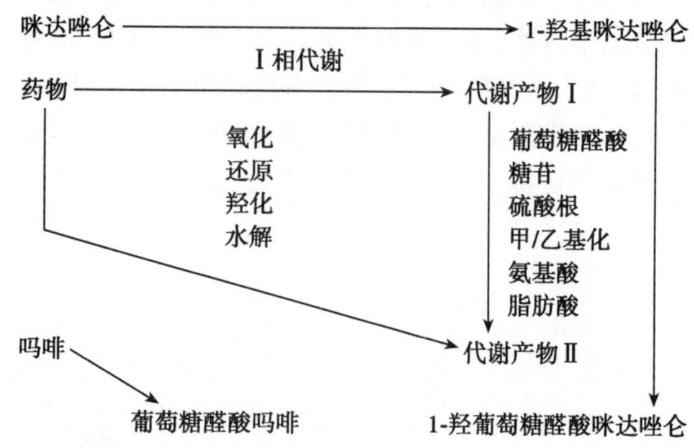

图14-9　麻醉药物代谢途径示意图

（四）药物自身化学结构对肝脏和肾脏代谢的影响

1. 分子大小对药物在体内代谢的影响　药物及其代谢产物通常是通过尿和胆汁排泄的，而这两种消除通路又是相互补充的。Hiron等1976年就证实，低分子量化合物通过尿液排泄多，而通过胆汁排出少（<10%）；高分子量化合物主要通过胆汁消除。30种有机芳香族化合物在大鼠体内的消除表明，分子量<350时主要的排泄途径是尿液，350～450时两

种途径都有，而在 450～850 时主要经胆汁排泄。1984 年，Klaassen 等证明，要通过胆汁排泄的有机阴离子其分子量界限值大约为 500。如果其中一条通路被阻断或抑制，另一条通路则可能总体上增强。既然这个过程是载体介导，内源性血浆内物质和药物在组织摄取和（或）分泌时就可能有竞争和饱合。

2. 脂溶性和电荷基团对药物在体内代谢的影响　在大鼠单价有机阳离子分子量位于 200±50，两价有机阳离子易于从胆汁中排泄。然而，同样是两价阳离子的泮库溴铵和维库溴铵却不同，虽然他们分子量在此范围，但维库溴铵主要在肝内消除，而后者却以肾脏排泄为主，提示除分子量因素外，化学分子结构也应参与进来。许多分泌到胆汁中去的有机物是含有亲水亲油两极性分子，有电荷的极性基团，如羧酸、磺酸、四铵基团，或结合于非极性部分如环结构或长链。用一系列分子量逐渐增加的单价有机阳离子及两价有机阳离子（铵基甾类肌松药）及有机阴离子来研究分子的极性和非极性部分的平衡对于其胆汁中排泄至关重要。虽然维库溴铵和泮库溴铵仅有单甲基不同，维库溴铵从阳离子中心分离出一个质子，脂溶性可变得更大，并平衡剩余的阳离子团，从而出现显著的胆汁分泌。

分泌到胆汁中去的许多药物，其特点是其总的脂溶性和电荷基团，高度结合于血浆蛋白。阴离子药物主要结合于白蛋白，而阳离子药物则结合于血清类黏蛋白或 α1 酸性糖蛋白。可以看出，阳性、阴性离子的脂溶性和他们与血浆蛋白结合及肝内的排泄率都有很大关系。总体来说，能分泌到胆汁中去的药物，其常有较高的分子量，包含有亲水亲油两重的结构，并有较高血浆蛋白结合率；而分泌到尿中去的药物其分子量常较低，水溶性较强，血浆蛋白结合率较低。

第 3 节　麻醉对肝血流及肝氧供氧耗的影响

肝脏本身调节血管张力的作用甚微。肝血流量的变化取决于：①体循环的动脉压（肝动脉压）；②内脏血管阻力（门静脉压）；③中心静脉压（肝静脉压）。麻醉和手术对这三者都可能有影响，从而使肝血流减少。健康人在麻醉和手术中，肝血流虽减少，但不致引起肝脏缺氧、乏氧代谢或对肝功能产生明显影响。可是，对肝血流量已经受损害的肝硬化患者，这种医源性肝血流量减少极为有害。肝血流量的减少可以解释潜伏期或已罹病毒性肝炎患者为何全麻后会发生暴发性肝坏死。所以在肝脏手术或肝病患者的非肝脏手术中，应尽量维持肝血流量的稳定。

肝血流量与肝灌注压成正比，而与内脏血管阻力成反比。也就是说，全身循环状态的变化是影响肝血流的主要因素。肝病患者由于有以下诸多方面的特殊性，所以在麻醉和手术中更易造成对全身循环的影响而间接影响肝血流：①解剖特点：正常肝脏血管丰富，其血流量占心排血量的 25%，肝脏血管解剖特点又使术中控制失血困难。②门静脉高压：肝硬化患者在其硬化病理过程中丧失大量血管，从而造成许多小肝静脉闭塞，血流回流受阻，导致门静脉高压。胃肠道周围血流多处形成门脉-体循环分流，静脉回流多，所以机体处于继发性高心排血量的循环状态，术中失血明显增多，渗出尤其突出。③凝血障碍：肝细胞病变患者往往存在凝血及抗凝机制的缺陷。蛋白质合成抑制使纤维蛋白原、凝血酶原、第Ⅴ、Ⅶ、Ⅸ和Ⅹ因子减少。严重门脉高压合并脾肿大时，还可有血小板减少症。单纯阻塞性黄疸使维生素 K 吸收障碍，导致凝血酶原缺乏。④腹水：大量腹水造成腹内压增高，CVP 增加，呼吸受限，胸内压升高，患者感到窘迫或不适。术前数小时应放腹水，但麻醉科医师应警惕突然放腹水而致腹内压迅速降低，造成一过性静脉回流突然减少，而使心排血量减少，血压下降。⑤阻塞性黄疸和心动过缓：阻塞性黄疸患者因胆盐的作用可引起心动过缓，若未用阿托品，术中牵拉内脏时心动过缓将更为明显。

此外，除麻醉药本身对肝血流影响外，两个因素最值得加以考虑：其一是交感神经的活动。凡增加交感神经活动的因素，使内脏血管收缩，血管阻力增加者，均可使肝血流量下降。如麻醉过浅，气管插管或手术操作造成的应激可使内脏血流减少而影响肝血流。而麻醉过深，造成循环过度抑制，则可导致继发性肝血流量下降。其二是缺氧和二氧化碳蓄积。二氧化碳对肝脏血管床的直接作用使其扩张而增加肝血流量，但二氧化碳可兴奋交感神经中枢，使内脏血管阻力增加，从而减少肝血流量。有报道认为，在氧化亚氮-氧麻醉合并二氧化碳蓄积时，主要表现为二氧化碳对内脏血管的间接作用而减少肝血流，氟烷麻醉合并二氧化碳蓄积时，主要表现出二氧化碳对内脏血管的直接作用，而使肝血流量增加。氧化亚氮-筒箭毒碱麻醉时，过度通气形成低碳酸血症使肝血流量减少，可能是由于过度通气本身反射性地引起内脏血管收缩的结果。

几乎所有的麻醉药都对肝脏产生一定的影响，只是影响程度轻重不等而已。

一、吸入全麻药

氧化亚氮-氧麻醉时，肝血流量无明显改变。乙醚麻醉时，有引起肝血流减少的报道，但也有一些实验结果提示肝血流量不变，甚至有所增加。其他吸入麻醉药几乎都使肝血流量不同程度地减少。氟烷使肝动脉血流和门静脉血流均显著减少，这是继发于氟烷心排血量（CO）和平均动脉压（MAP）的抑制所致。但是有研究证明，氟烷使肝动脉血流的下降程度超过 MAP 和 CO 的下降程度，同时证明氟烷可使肝动脉阻力增加，肝内血管阻力升高，肝微循环血流减少，血流速度缓慢。另外，对氟烷麻醉患者进行肝动脉造影发现，肝动脉血管床明显收缩，说明氟烷所致肝血流下降，除继发于 MAP、CO 下降外，还与增加肝循环阻力有关。

有关恩氟烷对肝血流影响的研究不及氟烷广泛。一般认为恩氟烷稍优于氟烷。恩氟烷可通过门脉前血管的直接扩张作用而使门脉血流减少。对肝动脉血流的影响，结果不一。有报道肝动脉血流于浅麻醉时无改变，深麻醉时则减少。

异氟烷对血流动力学影响的研究显示其血管扩张作用明显。异氟烷对门静脉前血管床和肝动脉均有扩张作用，从而使门脉血流减少，肝动脉血流增加，两者互补的结果使总肝血流相对稳定。

七氟烷的血流动力效应类似异氟烷。有报道 1.5MAC 七氟烷可使犬肝动脉及门脉血流分别减少 25% 和 27%。

二、静脉麻醉药

静脉注射硫喷妥钠、安泰酮（althesin）和依托咪酯（etomidate）均可使总肝血流下降。大剂量静脉注射可能系通过循环的过度抑制而降低肝血流量，而较低剂量则可能通过对肝动脉和肠系膜动脉的直接收缩而降低肝血流量。其他巴比妥类静脉麻醉药仅在深麻醉时因动脉压下降而使供肝血流减少。氯胺酮具有心血管兴奋作用，而使肝血流量增加。神经安定镇痛麻醉时，循环功能相对稳定，肝血流量无显著改变。

三、局部麻醉药

局麻药用于脊麻和硬膜外腔阻滞时，对肝血流量的影响与阻滞平面有关，并随外周动脉压下降而减少达 23% ~33%。有报道感觉阻滞平面在 T_4 以下，肝血流量约下降 20%；高于 T_4 则下降较显著。Kennedy 等观察到硬膜外腔阻滞时，肝血流量的改变因局麻药中是否含有肾上腺素而异。使用不含肾上腺素的 2% 利多卡因，阻滞平面达 T_5 时，肝血流量减少 26%，他们认为这是由于血中利多卡因（2 ~ 3mg/L）引起内脏血管阻力增加的结果。而当使用含肾上腺素（1∶20 万）的 2% 利多卡因时，由于吸收入血液循环中肾上腺素的作用，心排血量增加，内脏血管阻力减少，肝血流量维持不变；30 分钟后，肝血流量随平均动脉压下降而减少 23%。各种麻醉停止使用后 1 ~2h 内，肝血流量恢复到麻醉前水平。

四、麻醉对肝氧供、氧耗的影响

麻醉对肝氧供的影响，也是通过影响肝血流量和门脉前组织摄氧两条途径起作用的。

有关吸入麻醉药对肝氧供影响的研究表明，氟烷显著减少肝氧供。1.5MAC 氟烷麻醉后，肝氧供减少 50% 左右。氟烷对门脉前组织的氧耗无明显影响，而肝氧耗减少。氧供和氧耗比无明显改变或轻度下降。对氟烷麻醉时肝氧耗减少的原因及意义有不同解释。有人认为，肝氧耗受氧供制约，供氧减少后，氧耗自然下降，以免肝细胞缺氧，属机体的保护性反应。也有人认为肝氧耗量下降与氟烷对肝细胞器结构和功能的损害有关。恩氟烷麻醉时肝氧供较氟烷略好，肝氧耗无改变或轻度减少。异氟烷麻醉时，肝氧供最佳，肝氧耗保持不变，甚至增加。七氟烷使氧供氧耗指标改变的意义以肝氧耗量最重要，因其反映肝细胞活动情况。异氟烷和七氟烷不抑制肝细胞氧耗，说明两药对肝细胞内呼吸及代谢影响不大。吸入麻醉药对肝血流动力、氧供、氧耗的影响，以氟烷最强，恩氟烷次之，异氟烷和七氟烷较小。临床遇肝功能减退患者需行麻醉时，以选择对肝血流动力、氧供耗影响较小的药物为好。

第 4 节　麻醉药物与肝功能

一、吸入麻醉药与肝功能

(一) 吸入麻醉药在肝内的代谢

肝脏是体内代谢卤代类吸入麻醉药的主要器官。吸入麻醉药在体内的代谢率主要取决于药物的吸收量，因此，在不同情况下，其代谢率还与其在血浆和组织中的溶解度有关(表 14-3)。

表 14-3　以血/气分配系数表达的溶解度以及卤代类麻醉药的代谢率

	血/气分配系数	代谢率
氟烷	2. 30	20%
恩氟烷	1. 80	2. 0%
异氟烷	1. 41	0. 2%
地氟烷	0. 42	0. 01%
七氟烷	0. 69	3% ~5%

氟烷有两种代谢途径，即还原代谢和氧化代谢，与吸入氧浓度有关。在较低的氧浓度下(14% O_2或 10% O_2)，氟烷主要通过 CYP2A6 和 CYP3A4 两种 P450 同工酶催化。氟烷与酶结合后，被一个单电子还原。溴离子释放后，即形成 CF_3CHCl 自由基中间产物，或者产生第二个单电子还原反应，再脱去一个氟离子而形成 2-氯-1，1-二氟乙烯(CDE)，或者释放的 CF_3CHl 自由基获取一个氢自由基形成 2-氯-1，1，1-三氟乙烷(CTF)。CDE、CTF 本身无毒性，但 CF_3CHCl自由基中间产物会造成过氧化损伤。在氧充足时(>21% O_2)，氟烷主要通过 CYP2E1 和 CYP2A6 同工酶催化，氧化降解为稳定的终产物三氟乙酰(TFAA)。它就是造成自身免疫损伤的半抗原。恩氟烷、异氟烷、地氟烷在体内也能代谢生成三氟乙酰化物(图 14-10)，但其代谢率远远低于氟烷，这样它们产生的类似于氟烷代谢的酰化产物就非常少，与肝脏蛋白结合生成的结合蛋白达不到刺激机体免疫应答所需的阈值浓度。但这四种药物毕竟有同样的代谢方式都有形成酰化产物的可能，只是程度的差异而没有本质的区别。

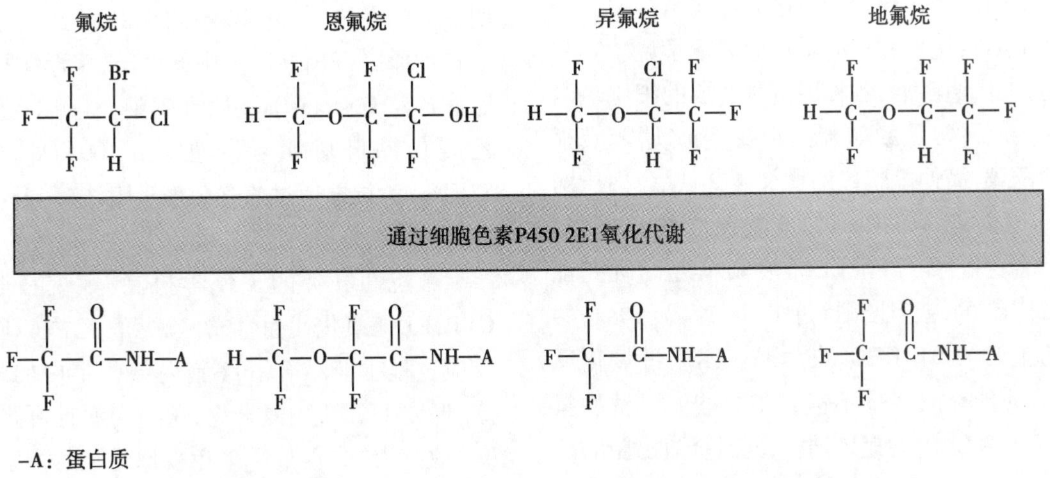

氟烷　恩氟烷　异氟烷　地氟烷

通过细胞色素P450 2E1氧化代谢

-A：蛋白质

图 14-10　四种常用卤代类吸入麻醉药在肝内氧化代谢生成三氟乙酰化产物

七氟烷也经肝脏 CYP2E1 系统代谢，它和其卤代物的化学结构不同，其代谢形成的中间产物不是三氟乙酰化物，因此不能与肝蛋白形成乙酰化蛋白复合物，肝细胞毒性明显降低。它在体内的主要降解产物是无机氟离子以及六氟异丙醇(hexafluoroisopropanol)(图 14-11)。六氟异丙醇进一步与葡萄糖醛酸共轭形成萄糖醛酸六氟异丙醇，并且很快经肾排出。吸入七氟烷后血浆无机氟离子峰浓度明显高于恩氟烷，但是由于吸入七氟烷后血浆中氟离子溶解度很低而且消除很快，因此血浆中总的氟离子量还是明显低于恩氟烷的。

(二) 吸入麻醉药的肝毒性

氟烷最初应用于临床的时候被认为是一种非常安全的药物，最初的动物研究认为氟烷几乎没有什

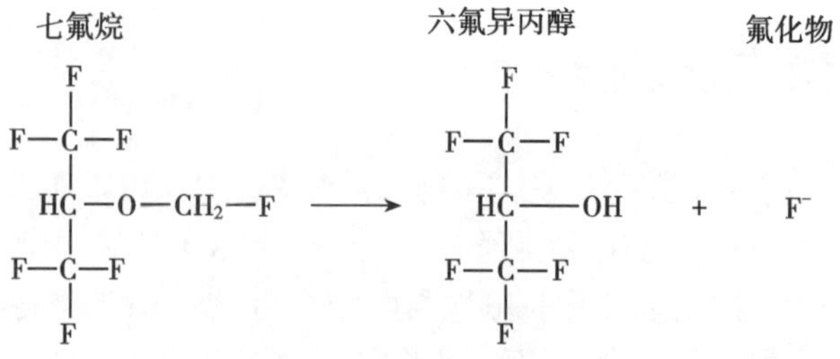

```
七氟烷                              六氟异丙醇                  氟化物
   F                                   F
   |                                   |
F—C—F                               F—C—F
   |                                   |
  HC—O—CH2—F        ——→              HC——OH          +          F⁻
   |                                   |
F—C—F                               F—C—F
   |                                   |
   F                                   F
```

图 14-11　七氟烷的肝内代谢

么肝脏毒性，早期的临床研究也支持这种观点。但1958年报道了第一例吸入氟烷麻醉后引起的肝坏死。到1963年，5年之中全世界就报道了350例“氟烷性肝炎”的病例。目前氟烷已较少使用，临床上可以粗略地把氟烷肝毒性分成两型。

1. 代谢性肝细胞毒性　Ⅰ型氟烷性肝炎即还原代谢性肝毒性表现为轻度肝损害的表现，是在麻醉后约20%的患者引起轻度的肝功能紊乱，临床上以AST、ALT、GST等肝酶增高为主要表现，肝细胞损害的早期标志是蛋白合成的降低和细胞内蛋白的分泌减少。形态学改变为浓度和（或）剂量依赖性的小叶中心性变性和坏死并伴有空泡样改变。超微结构的改变包括空泡形成、核糖体消失、线粒体膨胀和滑面内质网断裂。可能与氟烷的还原代谢过程中产生自由基中间产物介导的脂质过氧化作用有关。

解释Ⅰ型氟烷性肝炎的是代谢激活学说。其基本要点为：①代谢激活：各种因素所造成的细胞色素P450酶的激活，常见的如苯巴比妥、聚氯联苯及氟烷自身的诱导，而使氟烷代谢增加。②低氧：内质网周围氧分压需近1mmHg时，氟烷还原代谢加强。③共价结合：用^{14}C、^{3}H、^{36}Cl标记氟烷进行研究证实^{14}C、^{3}H、^{36}Cl的结合比例接近1∶1∶1，揭示参与共价结合的主要为CF_3CHCl自由基。④脂过氧化反应：CF_3CHCl能夺取多聚不饱和脂肪酸亚甲桥的氢而形成CF_3CH_2Cl的共轭烯结构，同时释放出脂肪酸自由基；CF_3CHCl自由基也能结合到脂双键的一个碳原子上，使邻近的碳原子成为一个活性基因，从而形成脂肪酸自由基。在厌氧条件下CF_3CHCl自由基形成率最高，但氧分压太低此自由基又不能激发脂质过氧化反应。所以，要使自由CF_3CHCl激发脂过氧化反应，氧分压低到足够能产生CF_3CHCl（<10mmHg），而又要高到足够由自由基CF_3CHCl激发的脂肪酸自由基形成脂过氧化反应（>1mmHg）的程度。即这合适的氧分压为1～10mmHg。CF_3CHCl激发脂质过氧化反应导致质膜破坏及蛋白的失活，造成细胞内膜结构如内质网、线粒体损伤，溶酶体酶释放，膜离子梯度破坏最终导致肝细胞死亡。

因此，代谢激活造成氟烷代谢增高是氟烷性肝炎发生的诱因。而低氧使氟烷还原代谢增强，生成的CF_3CHCl自由基与微粒体膜不饱和脂肪酸形成共价结合是氟烷性肝炎发生的关键。由CF_3CHCl激发的脂过氧化反应是肝细胞死亡的直接原因。

2. 免疫介导的肝细胞毒性　Ⅱ型氟烷性肝炎为氧化免疫介导的暴发性重度致死性肝损害，约有1/35 000～40 000例氟烷麻醉患者术后会引起暴发性肝坏死，临床上表现为高热、黄疸、嗜酸性粒细胞增多、血清自身抗体、胃肠道不适、非特异性皮疹、关节痛等自身免疫反应的表现和严重的转氨酶升高，是一种对被乙酰化后的肝细胞分子为自身抗原的免疫应答反应。机体暴露于氟烷后很快形成抗体，已经证实抗体的靶向目标是三氟乙酰化的胞浆网蛋白。约75%的病例无法控制病情而死亡。重复用药后发生肝坏死的风险增加。重度肝毒性的几率在肥胖和女性患者更高。一种麻醉药所产生的抗体和另一种麻醉药所产生的抗原有明显的交叉反应。

氟烷性肝炎的诊断标准：①麻醉后3w内出现不明原因的发热、黄疸；②术前无肝病史；③排除其他肝毒性原因（肝脓肿、术中低血压、病毒性肝炎、巨细胞病毒及Epstein-Baer病毒感染）；④以提纯的三氟乙酰化的肝脏微粒体蛋白（100KDa、76KDa和57KDa）为抗原通过酶联免疫吸附法（ELISA）检测那些抗体。

氟烷性肝炎的免疫学机制：氟烷在肝脏内经CYP2E1酶氧化代谢生成三氟乙酰乙酸（TFA），在这反应过程中能结合肝细胞内某些蛋白的赖氨酸残基，形成TFA蛋白复合物，这些内源性肝蛋白由“自我”改变为“非我”，产生免疫原性，激发机体的免疫反应，破坏肝细胞，最终导致肝坏死。抗原接触机体后发生免疫应答的过程，包括三个阶段：①感应阶段，包括抗原的加工提呈，由抗原提呈细胞（Kupffer细胞）介导；②增殖分化阶段，主要是特异性B细胞和特异性T细胞的增殖分化；③效应阶段：包括体液免疫和细胞免疫。体液免疫由特异性B细胞介导；细胞免疫由特异性T细胞介导。

除了最为公认的代谢和免疫学说外，还有钙失衡及线粒体直接损害等学说也起到了很好的补充作用。恩氟烷、异氟烷、地氟烷与氟烷相比，肝脏内只有氧化代谢途径，形成的肝损害类似于Ⅱ型氟烷性肝炎，虽然由于其体内代谢率很低肝毒性的发生率有明显下降，但并未完全根除。七氟烷因在体内没有氧化代谢的酰化产物故几无肝毒性。一些物质能够抑制自身抗原的形成例如：半胱氨酸或者是谷胱甘肽，还有细胞色素 CYP2E1 的特异性抑制剂，它们有可能成为潜在的治疗药物。为了开发新的麻醉药并预见其肝毒性的类似性，更为了预防和杜绝肝毒性的发生，以氟烷为代表研究肝毒性的机制，仍有其重要的意义。

总之，氟烷麻醉易诱发剂量依赖性肝细胞功能障碍，主要表现为亚细胞结构改变和一过性肝酶升高而无明显临床症状。致死性肝炎是由于三氟乙酰化的肝蛋白成为自身抗原，引起的自身免疫反应。氟烷最易诱导这种超敏反应，异氟烷和地氟烷体内代谢率较低，其术后肝损伤的发生率明显降低。由于交叉反应的风险存在，不建议曾有吸入麻醉后不能解释的肝功能损伤病史的患者再次使用卤代类吸入麻醉剂。七氟烷既不经还原代谢生成自由基中间产物又不经氧化代谢产生酰化产物，故几乎无肝毒性的可能。

二、静脉麻醉药与肝功能

（一）静脉麻醉药药效学与肝功能

静脉麻醉药以及阿片类药物对肝脏的作用还没被深入研究。在狗的研究中发现，依托咪酯静脉持续点滴可有时间依赖性肝动脉血流下降。但是，这些变化可能继发于其对全身血流动力学影响所致，依托咪酯及安泰酮可剂量依赖性地降低心排血量及平均动脉压。但也有报道认为依托咪酯及安泰酮在不影响心排血量及平均动脉压的剂量范围内即有降低肝动脉血流的作用。这些结果在离体灌注肝模型也有同样发现。在这些实验中发现，在灌注液中加入安泰酮及氯胺酮均有肝动脉血管的收缩作用。Thomson 等发现这两种药物在低流量输注时均可增加肝动脉及肠系膜血管阻力。在高流量输注时可发现继发于全身血流动力学的抑制而减少肝动脉血流。

在应用依托咪酯、丙泊酚、硫喷妥钠、咪达唑仑及安泰酮麻醉下进行小手术后未发现有肝功能试验的异常，而氯胺酮麻醉时则发现血清中肝酶升高。而在同样上述药物麻醉下行大手术后则可发现血浆中肝酶的明显升高。Sear 在其静脉麻醉药肝毒性一文中指出“所有催眠类静脉麻醉药（可能除硫喷妥钠及氯胺酮）行单纯静脉输注后，均在普通肝功能试验中发现有轻度血浆肝酶的升高。

阿片类药物均能使 Oddi 括约肌痉挛而使胆道内压升高及剧烈腹痛。而在术中胆道造影中未能证实这一结果。一般认为应用阿片类药物发生 Oddi 括约肌痉挛的发生率将近 3%。在等效剂量下，芬太尼及吗啡增加胆管内压的作用最强，而盐酸哌替啶及喷他佐辛则此作用较弱。纳布啡则无 Oddi 括约肌痉挛作用。

（二）静脉麻醉药药代学与肝功能

有关进行性肝病患者应用咪达唑仑的药代动力学研究各家研究报导结果各异。有一研究证明在肝硬化患者该药的清除半衰期是降低的，而另一研究则证明影响较小。单次剂量芬太尼及丙泊酚在肝病患者与正常肝功患者之间其药代动力学无差异，仅清除半衰期略有差异。这一结果提示在进行性肝病患者重复多次应用该类药物后，其药物清除速率减慢，有增加药理作用之虑。另外，由于与蛋白结合比例减少特别是在内源性结合抑制剂胆红素蓄积时，由于游离药物增加，而使药理作用增强。在进行性肝病患者应用咪达唑仑时药理作用增强就属这样的情况。

就硫喷妥钠而言，在肝硬化患者其总血浆清除率及表观分布容积不变，所以其清除半衰期不延长。硫喷妥钠清除不依赖于肝脏的血流。但是，由于非结合游离药物浓度增加，所以单次剂量应用该药显示较强的药理作用，增加麻醉清除的副作用的发生。

肝硬化患者芬太尼的清除率显著低于对照组。总的表观分布容积不变，由于血浆清除率降低，其清除半衰期延长。肝硬化患者阿芬太尼游离药物比例增高，故其药物作用加强，持续时间延长。

有关肝病患者吗啡的药代动力学研究多有矛盾。例如 Patuardhan 等研究发现肝病患者与健康志愿者之间吗啡药代动力学无甚差异，并指出“有些患者对吗啡的中枢作用特别敏感不是由于吗啡清除缓慢或吗啡对中枢受体亲合力增加所致”。但 Maziot 等研究发现，肝病患者与健康志愿者相比，吗啡及其代谢产物的清除半衰期是延长的。

阿片类药物及其他静脉麻醉药均不影响肝功能、肝血流及肝氧供。以血清内肝细胞内酶活力升高为评价指标的肝功能试验表明外科应激比麻醉药的选择更为重要。不同的麻醉药物对肝脏氧供需平衡的影响是不同的。这就提出这样一个问题，即多大剂量的药物预防外科应激比较合适，换句话说，重要的是要知道是否麻醉药物与外科应激有协同引起术后肝功能障碍的作用。

（三）麻醉药物对其他药物药代动力学的影响

麻醉药物能减慢许多其他药物的清除，主要是通过降低肝细胞代谢及分泌药物或减少肝脏的血流而起作用。例如，氟烷显著降低咪达唑仑和丙泊酚的肝脏清除，氟烷麻醉时，利多卡因的清除率显著降低，而恩氟烷及氟烷对氨茶碱的清除影响不大。有关氟烷减慢其他药物清除的报道很多。

恩氟烷对硫喷妥钠的药代动力学影响甚微，异氟烷在这方面研究很少，但有报道异氟烷可抑制氟烷的氧化代谢。氧化亚氮延长依托咪酯的半衰期，而咪达唑仑延长氯胺酮的半衰期。

三、肌肉松弛药与肝功能

肌松药的药代动力学一般属开放二室模型。开始时血药浓度迅速降低，系由于肌松药分布于血液、细胞外液以及与神经肌肉接头的受体相结合所造成，即分布相。然后血药浓度缓慢降低，则是药物在体内排泄、代谢以及被神经肌肉接头再摄取所造成，即消除相。

严重肝脏病变患者影响大多数药物代谢动力学特性的主要因素是表观分布容积增加。门脉高压、低蛋白血症和水钠潴留使患者细胞外液增加，可能是表观分布容积变大的原因，尤其对于水溶性药物如肌肉松弛药更是如此。最终的结果是，患者似对常规插管剂量的肌松药物产生一定的抵抗作用，为此必须增加剂量才能获得和正常人同样效果的神经肌肉阻滞，这样的后果又使药物从体内消除的时间延长，导致肌松恢复延迟或副作用增加。

肝病患者对肌松药常有异常反应，主要为对肌松药的拮抗性增强和肌松作用延长。肝脏疾患时，泮库溴铵的消除相分布容积增大，消除半衰期延长，作用时效因而延长。维库溴铵为肝脏大量摄取并排泄，肝硬化时其作用时效延长。在黄疸患者，这两种甾类肌松药时效也有延长，可能与胆酸盐蓄积有关。阿曲库铵和琥珀酰胆碱经肝代谢而降解失活。使代谢减慢的因素，如低温对于阿曲库铵，假性胆碱脂酶活性降低或遗传异常对于琥珀酰胆碱，均使其作用时效延长。

另外，肝脏疾病本身也可影响肌松药的消除。小部分泮库溴铵和大部分维库溴铵在肝脏代谢。研究发现，静脉注射后肝脏中聚集了10%～20%的泮库溴铵、40%的维库溴铵的药物原型和代谢产物。肝脏疾病患者血浆胆盐浓度升高，使肝脏摄取药物的能力降低，从而导致药物的消除减慢，作用时间延长，恢复延迟。同样，有关罗库溴铵的研究也说明其药物分布容积增大，起效和消除均减慢，作用时间延长。

然而，对于阿曲库铵和顺式阿曲库铵，由于其不依赖于脏器而进行消除的独特方式，肝脏疾病似乎不影响它们的临床作用时间。而且从理论上分析，分布在中央室和外周室的阿曲库铵、顺式阿曲库铵能同时消除，如果分布容积增大，则其从中央室的清除速率应该加快。有两个研究结果证明了这一点。但是，药物的作用时间并没有相应缩短。

对于严重肝病的患者，由于肝脏合成酶能力降低，血浆中的乙酰胆碱酯酶活性下降。这样，一些依靠其分解而消除的肌松药的清除速率减慢，临床作用时间延长。如米库氯铵的清除率在肝硬化患者降低了50%，而作用时间延长了3倍。

（一）肝功能障碍对肌松药药效的影响

临床研究表明，严重肝硬化患者需要更大剂量的筒箭毒碱和泮库溴铵才能达到普通患者相同程度的肌松。这是因为：①筒箭毒碱和泮库溴铵在肝硬化患者往往有较大的分布容积，故需较大剂量才能达到相同的药效；②该类患者有较高浓度的γ-球蛋白，与球蛋白结合的筒箭毒碱和泮库溴铵增多，游离药物相对较少，也会使有效药物减少；③严重肝病时，血浆胆碱酯酶水平降低，以至神经肌肉接头处的乙酰胆碱浓度升高，结果对筒箭毒不敏感。

（二）肝功能障碍对肌松药药代的影响

肝功能障碍对多数肌松药的代谢有明显影响，尤其是以肝脏作为代谢主要部位的药物。

1. 影响药物生物转化　所有在肝脏内转化的

药物作用时间可延长。对氨基类固醇类肌松药的代谢的羟化作用会明显减弱，从而影响此类药物的代谢速度。由于一些肌松药的代谢需在肝脏进行生物学转化，在肝功能出现障碍时这些药物的消除减慢，所有在肝脏内转化的药物作用时间可延长。肝硬化和阻塞性黄疸患者的 CYP3A4 家族活性和含量都有明显下降。约有 12% 的维库溴铵清除通过转化为 3-羟基维库溴铵，30% ~40% 以原形通过胆汁分泌。维库溴铵也通过肾脏排泄。

2. 影响药物从胆汁中排泄　肝硬化及阻塞性黄疸的患者胆汁分泌速度明显减慢，尤其是阻塞性黄疸。对于主要从胆汁分泌的肌松药，其消除时间可有明显延长；部分从胆汁中分泌的药物，其代谢也有一定延长。如罗库溴铵等在肝功能障碍时，其作用有一定延长。有研究表明，胆管结扎大鼠罗库溴铵作用时效延长 1 倍。

3. 影响依赖血浆胆碱酯酶代谢肌松药的消除　肝脏是血浆胆碱酯酶合成的主要场所。严重肝病时，血浆胆碱酯酶水平降低，以至神经肌肉接头处的乙酰胆碱浓度升高，大大延长琥珀酰胆碱的作用时间；同时米库氯铵的时效也大大延长。Cook 等和 Heed-Papson 等观察到肝硬化和肝功能衰竭患者血浆胆碱酯酶活性明显低于正常水平；米库氯铵的药代学参数显示肝硬化患者 T1 恢复到 75% 和 TOFr 恢复到 0.7 的时间比正常肝功能正常者分别延长 85.8% 和 58.1%；肝功能衰竭患者 T1 恢复到 25% 时间为肝功能正常患者的 3.06 倍，显示肝功能越差，米库氯铵的神经肌肉阻滞作用越长。

虽然肝功能障碍对阿曲库铵代谢水平并无明显影响，但由于其代谢产物之一的 N-甲基四氢罂粟碱能自由通过血脑屏障并且具有中枢兴奋作用，而且其在体内需要通过肝肾消除，并且半衰期较其原型长，伴有肝脏疾病的患者使用阿曲库铵时 N-甲基四氢罂粟碱浓度可能升高。但目前尚未有术中 N-甲基四氢罂粟碱引起不良反应的报道。ICU 内合并肝功能障碍的患者如长期输注阿曲库铵应警惕阿曲库铵代谢产物引起的不良反应。

4. 肝功能障碍时水电解质紊乱、低蛋白血症影响肌松药的代谢　肝功能障碍常可产生腹水和浮肿、低蛋白质血症、电解质紊乱，而这些对肌松药的代谢可产生复杂的影响。低蛋白质血症时，应用与蛋白质结合的肌松药，有药理活性的部分增多，可能发生“意外的”药物敏感性增强。肝硬化、门脉高压可使肝血流减少，药物的代谢和清除可减慢。

第 5 节　外科应激与肝功能

外科操作会干扰机体的内在平衡，有的相当严重，如引起肝脏循环及功能的变化。众所周知，外科应激会引起循环内儿茶酚胺、皮质激素、生长激素、抗利尿激素升高及肾素血管紧张素与醛固酮系统的激活。但有关应激对患者机能影响的研究却较少。许多研究均证明剖腹术本身即可引起肠肝血流减少。虽未对这种应激反应的发生机制作直接的研究，但是，内脏的牵拉及各种外科操作可能起了重要的作用；当然对应激的一般生物学反应也是重要的。例如，剖腹术可引起肠系膜血管收缩，胃肠血流减少，如作垂体切除则无上述现象。外科应激往往导致一些激素及其他一些物质的释放，包括儿茶酚胺、肾素血管紧张素、加压素，这些物质均能干扰内脏循环。这些激素升高常持续至术后数小时甚至数天。

有一研究表明，经苯巴比妥预处理（酶诱导）后的大鼠在氟烷麻醉下行单纯剖腹术或剖腹后行肝动脉结扎术，发生了肝坏死。而在同样的条件下，只行氟烷麻醉，而未行剖腹术的大鼠则未发生肝坏死。这一研究表明，在这种特定的实验条件下，剖腹术可使肝氧供下降到足以引起肝坏死的程度。由此可见实际上肝脏对缺氧还是极度敏感的。

在一些慢性肝病的患者，当氧含氧量低于 9ml/dl 时，几乎均发生了肝损害，而心肌及脑损害却不明显。无论是实验室或临床的资料均证明，即使在同种麻醉维持条件下，这种肝脏氧供减少对围手术期肝功能来说是极其有害的。所以有人给它取了一个专有名词“缺血性肝炎”，即使轻度肝氧供下降，亦能引起相对中度的肝损害。肝血流下降所致的肝功能损害主要表现为肝酶的升高。这种升高的程度取决于外科手术的类型及大小而并不取决于何种麻醉方法。例如，在同样的麻醉条件下，小的外科手术很少见到肝酶的升高。其他的研究也证明术后肝功能障碍主要的决定因素是外科手术本身，而不是选择何种麻醉方法。所以，外科手术，尤其是剖腹手术，会影响到肝功能,但通常不致于引起严重后果,而对于进行性肝病患者来说,剖腹术会引起极高的术后死亡率。20世纪60年代有报道,急性肝炎患者行剖腹术术后急性死亡率约为10% ~11%。近20年来,这种情况没有明显的改善。

正如前述,所有的麻醉药,尤其是吸入麻醉药,均有不同程度降低总肝血流的作用,并有剂量依赖性,在此基础上再行外科手术,肝血流会进一步下降,其与手术类型有关,一些周围的小手术对肝血流影响较小,一些大手术尤其是上腹部手术则可明显降低肝血流。这些资料表明,在手术与麻醉的复合因素中,麻醉起到了协同的作用;在不同的麻醉条件下,即使同种的外科手术也会引起不同程度肝循环改变,所以,这种麻醉的协同作用在对肝循环干预及术后肝功能的改变方面在临床上比麻醉本身的作用更为重要。这就为我们提出这样一个设想,对一个同样的外科手术,应该选择对肝循环及肝功能影响最小的麻醉药物及麻醉方法。

在外科应激期间,由异氟烷引起平均动脉压即使下降30%,也不会引起明显的肝脏氧供的下降。而在猪由氟烷所致同样程度的动脉压下降却在外科应激(开胸术、剖腹术、大创面的外科手术)条件下引起肝氧供及氧供耗比的下降,应用猪模型行芬太尼麻醉,可以维持肝氧供于基础水平,而肝氧耗则高于异氟烷及氟烷麻醉。所以,芬太尼麻醉时肝氧供耗比相对较高。氟烷则低于异氟烷及芬太尼麻醉。芬太尼麻醉时肝氧供耗比升高的机制还不明确,可能由于外科应激条件下,肝内代谢增强,而引起肝氧需增加有关。这种氧需增加(随氧供增加)并不被芬太尼麻醉所阻断,而明显被异氟烷及氟烷所减弱。

(俞卫锋)

参 考 文 献

1. 王祥瑞,俞卫锋,杭燕南. 吸入麻醉药-吸入麻醉药对肝脏的影响. 上海:世界图书出版公司,2008,147-158.
2. Higuchi H, Adachi Y, Arimura S, et al. Compound A concentrations during low-flow sevoflurane anesthesia correlate directly with the concentration of monovalent bases in carbon dioxide absorbents. Anesthesia & Analgesia, 2000, 91: 434-439.
3. Yu WF, Yang LQ, Wang JY, et al. Ca^{2+} cytochemical changes of hepatotoxicity caused by halothane and sevoflurane in enzyme-induced hypoxic rats. World J Gastroenterol, 2005, 11: 5025-5028.
4. Conzen PF, Kharasch ED, Czeiner SFA et al. Low-flow sevoflurane compared with low-flow isoflurane anesthesia in patients with stable renal insufficiency. Anesthesiology, 2002, 97: 578-584.
5. Stachnik J. Inhaled anesthetic agents. Am J Health-Syst Pharm, 2006, 63: 623-634.
6. 吴伯文. 实用肝脏外科学-肝脏外科基础. 北京:人民军医出版社,2009,1-30.
7. 吴孟超. 肝脏外科学-肝脏外科解剖. 第2版. 上海:上海科学技术文献出版社,2000,3-30.
8. Lv X, Wang ZM, Huang SD, et al. Emulsified isoflurane preconditioning reduces lung injury induced by hepatic ischemia/reperfusion in rats. International journal of medical sciences, 2011, 8(5): 353-361.
9. Song JC, Sun YM, Zhang MZ, et al. The etomidate requirement is decreased in patients with obstructive jaundice. Anesthesia and analgesia, 2011, 113(5): 1028-1032.
10. McCormack L, Capitanich P, Quinonez E. Liver surgery in the present of cirrhosis or steatosis: Is morbidity increased? Patient Safety in Surgery, 2008, 2: 4-9.
11. Ren HM, Yang LQ, Liu ZQ, Chen et al. In vivo and ex vivo effects of propofol on myocardial performance in rats with obstructive jaundice BMC Gastroenterology, 2012, 11: 144.
12. Song JC, Sun YM, Yang LQ, et al. A comparison of liver function after hepatectomy with inflow occlusion between sevoflurane and propofol anesthesia. Anesthesia and analgesia, 2010, 111(4): 1036-1041.

第15章 麻醉与肾脏

肾脏是一个具有多种功能的重要器官，其主要功能包括外分泌排泄功能和内分泌功能。肾脏的外分泌排泄功能是通过改变水的排泄、维持血浆渗透压；维持每一种电解质的血浆浓度于正常范围之内；通过排H^+、保HCO_3^-维持血浆pH于7.4左右；排出蛋白代谢所产生的含氮废物，主要有尿素、尿酸、肌酸等，从而保持机体内环境稳定。此外，肾脏还具有多种内分泌功能，分泌的激素与维持体液内环境稳定、骨代谢、红细胞生成等有关：产生肾素在血压调节中起重要作用；生成促红细胞生成素刺激骨髓生成红细胞的重要因子；活化维生素D_3使维生素D转化为活化型；降解胰岛素、生成前列腺素等。

第1节 肾脏的解剖生理

肾脏的基本结构单位和功能单位是肾单位。每个肾脏有约1×10^6～1.25×10^6个肾单位。每个肾单位包括肾小球和肾小管，肾小球的主要功能是形成和滤过原尿；肾小管由近端小管、远端小管及髓袢组成，其主要功能是重吸收和分泌功能。

一、肾脏血液循环生理特点

肾脏血流量与肾功能有密切关系。正常人安静时每分钟有1000～1250ml血液流经肾脏，相当于心排血量的20%～25%。这个量远远超过肾脏自身的氧需求量，它能确保机体最理想地清除所有代谢废物和药物。实质上所有的血液都流经肾小球，其中约10%的肾血流被滤过，即成年人正常肾小球滤过率(glomerular filtration rate, GFR)为125ml/min。以每克组织计算，肾脏是全身血流量最多的器官，其基本血流量是3～5ml/(min·g)，为冠状动脉血流量的7～8倍，骨骼肌血流量的400倍。肾小球毛细血管袢介于入球和出球小动脉之间，每一入球小动脉可分出5～8个分支，每一分支再分出20～40个毛细血管袢，滤过面积大约1.5m^2。入球小动脉粗短，出球小动脉细长，导致肾小球毛细血管压力高，约相当于动脉平均压的60%，为8～10kPa，比其他器官毛细血管压高1倍左右，有利于血浆的滤过。

肾脏血管结构非常复杂，血流分布不均匀，皮质外层血流量最大，每100g组织约为440ml/min，占肾总血流量的80%；内层皮质和外层髓质血流量明显减少，为120ml/min，占肾总血流量的15%；内层髓质和乳头部的血流量最少，只有14ml/min，约占肾总血流量的2%。由于大多数肾小球在肾脏皮质，需要氧化供能来满足代谢需要，缺血缺氧会对皮质结构造成损害。常温下阻断肾脏血流超过30～60分钟将导致急性肾功能衰竭和不可逆的细胞损害。缺血25分钟就造成肾小管损伤，24小时内远端小管腔内出现阻塞性管型，即使60～120分钟后完全恢复肾血流，GFR也不会立刻改善(图15-1)。

肾血流量的调节：肾血流量的调节包括肾血流自身调节和神经体液调节。肾血流(renal blood flow, RBF)的自身调节能力表现为动脉血压在一定范围内即使大幅波动的情况下，肾血流量仍保持相对恒定，以确保肾脏仍能调节水和溶质平衡。肾动脉压在80～180mmHg之间变化时，肾血流和肾小球滤过率变化不大。目前认为，肾血流调节的这一特

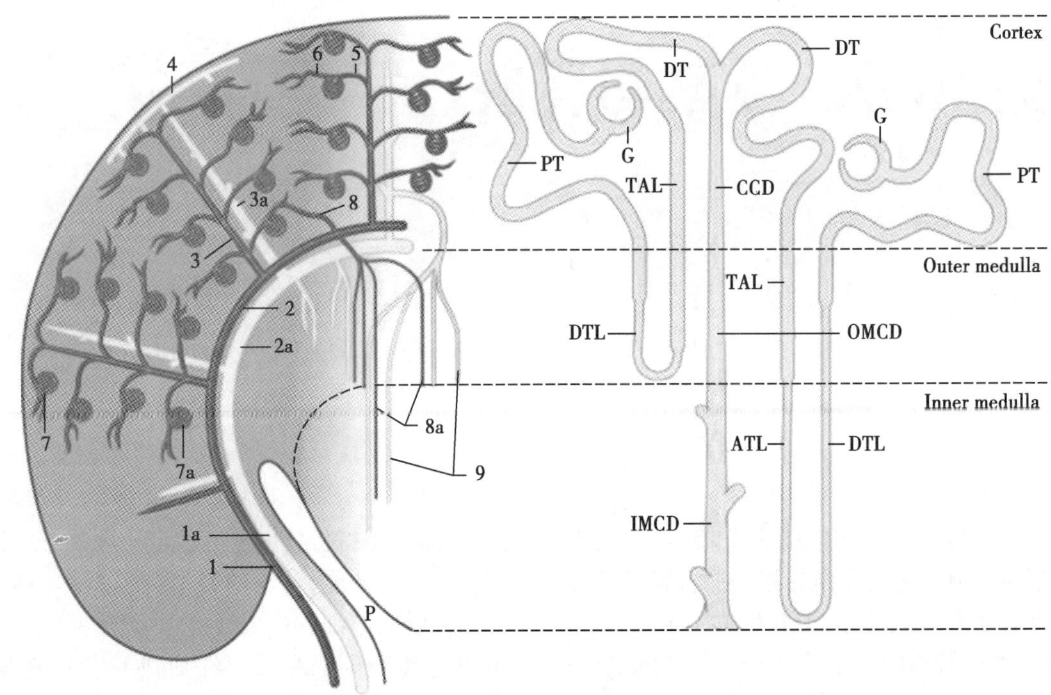

图 15-1　肾脏的血管系统和肾单位的解剖关系

图左侧表示肾脏血管分布于内层髓质、外层髓质和皮质。动脉以实线表示，静脉以中空线表示。图右侧代表两个肾单位。左边的肾单位数量多，位于皮质表层，有短的髓袢。右侧是近髓肾单位，髓袢长，深入内层髓质，形成尿液浓缩所需要的高渗间隙。ALT：髓袢升支细段；CCD：皮质集合管；DT：远端小管；DTL：髓袢降支细段；G：肾小球；IMCD：内层髓质集合管；OMCD：外层髓质集合管；PT：近端小管；TAL：髓袢升支粗段

点只存在于肾皮质区，肾髓质区的血流常随着血压的变化而波动。肾血流自身调节的确切机制还未阐明，目前认为是肌源性反应。动脉压升高，小动脉收缩；反之，平均动脉压降低时，肾血管阻力也下降，从而维持肾血流。由近球旁器引发的球管反馈也起作用，当动脉压增加超过自身调节范围时，流经致密斑的 NaCl 增加，使入球小动脉收缩，降低肾血流；动脉压降低时与之相反。神经体液调节是指一些激素和血管活性物质可影响肾小球血流动力学从而改变单个肾小球滤过率。根据这些物质对血流动力学影响不同，又可分为血管收缩性和血管舒张性两大类。①血管收缩性：应用微穿刺技术在大鼠观察静脉注射去甲肾上腺素对肾小球血流动力学的影响，发现去甲肾上腺素主要影响出球小动脉，使其收缩。同类作用的物质还有血管紧张素Ⅱ等。②血管舒张性：前列腺素族、乙酰胆碱以及缓激肽等都可增加毛细血管血流量，降低滤过系数。

大多数麻醉药并不消除肾脏的自身调节作用，但严重的脓毒症、急性肾衰、心肺转流期间肾脏自身调节功能都会受到影响。在这些情况下，肾血流在低血压期间会显著降低，并随肾灌注压的恢复而恢复正常。

二、肾小球结构与功能

肾小球由一系列毛细血管袢高度卷曲的血管丛以及系膜细胞组成，两端分别与入球小动脉和出球小动脉相连。肾小球共包括五种不同成分：肾小球毛细血管壁的内皮细胞、肾小球基底膜和脏层上皮细胞三者构成了肾小球毛细血管滤过膜，另外还有壁层上皮细胞（鲍曼囊，Bowman's capsule）和血管系膜（间质细胞）。肾小球基底膜总的横断面约 350nm，人类每个肾小球的平均滤过面积为 0.136mm^2。肾小球的主要功能是通过滤过作用产生超滤液。

分子必须连续通过由肾小球毛细血管壁内皮细胞、肾小球基底膜和脏层上皮细胞三者构成的肾小球毛细血管滤过屏障。此屏障具有分子大小和电荷选择性。有效半径小于 1.8nm 的分子（如水、钠、葡萄糖、尿素和菊粉等）可以自由滤过；大于 3.6nm 的分子（如白蛋白和血红蛋白等）不能滤过；介于1.8～

3.6nm之间的分子是否能够滤过则取决于其所带的电荷，阳离子可以自由滤过，阴离子则不能。

肾小球滤过过程遵循Starling力平衡机制来调节通过滤过屏障的液体量。肾小球滤过率（GFR）是由跨毛细血管静水压（ΔP）和滤过膜两侧胶体渗透压（$\Delta\pi$）的平衡决定的。

$$GFR = K_{uf}[(P_{gc}-P_{bs})-(\pi_{gc}-\pi_{bs})]$$

其中uf：超滤，gc：肾小球毛细血管，bs：鲍曼间隙

超滤系数（K_{uf}）是由毛细血管有效静水通透性（K）和滤过总面积（S）决定的。单个肾单位肾小球滤过率（single nephron glomerular filtration rate，SNGFR）可用下列公式表示：

$$\begin{aligned} SNGFR &= K_{uf} \cdot P_{uf} \\ &= K_{uf}(\Delta P-\Delta\pi) \\ &= K \cdot S(P_{gc}-P_{bs})-\pi_{gc} \end{aligned}$$

式中：P_{gc}为肾小球毛细血管平均静水压；P_{bs}为鲍曼囊静水压；π_{gc}为肾小球毛细血管平均胶体渗透压。肾小球滤过率与毛细血管血流量（Q_A）有密切关系。在一定范围内，当Q_A增加时，$\Delta\pi$改变相对较小，一般SNGFR平行性上升。

三、肾小管的结构和功能

肾小管由近端小管、髓袢（又名亨利袢，loop of Henle）、远端小管和连接段组成。髓袢又可以分为直部（近端小管的垂直部分）、降支细段、升支细段和升支粗段。每一个远端小管最终流入集合管，集合管贯穿肾脏皮质、外层髓质和内层髓质，在肾乳头处注入肾盂。肾小管具有强大的重吸收功能。肾脏每天能产生180L不含蛋白的肾小球超滤液，其中99%的水分和NaCl被肾小管重吸收，只产生约2L的终尿，这对维持体液的恒定有重要意义。

肾小管的主要功能是通过肾小管及集合管的重吸收与分泌而完成的。经肾小球有三类物质滤出：电解质（Na^+、K^+、Ca^{2+}、Mg^{2+}、HCO_3^-、Cl^-及HPO_4^{2-}）、非电解质（糖、氨基酸及尿素、尿酸、肌酸）和水。尿形成的第二步是滤过物质的选择性重吸收回到肾小管周围的血管内及一些物质从肾小管周围的血管分泌至肾小管的过程，这种选择性吸收及分泌过程主要通过主动与被动两种机制完成：

1. 近曲小管中的等张重吸收　肾小球滤过液刚进入近曲小管时与血浆等渗。在近曲小管有多达80%的滤过液被等张重吸收至肾小管周围毛细血管，约20%滤过液保留在肾小管内，在作为终尿排出体外之前还需进一步通过浓缩机制，大大减少容量。

2. 尿的浓缩与稀释　正常个体尽管饮水与排尿的量变化很大，但体液中总的溶质浓度维持十分恒定，肾脏可以将尿液浓缩和稀释，使体液的渗透压恒定在285mOsm/kg左右。这是肾脏通过改变制造不同渗透浓度的尿液，在机体水分相对过多时（低渗状态）将水分排出体外；而当机体内水分相对过少时（高渗状态）则使溶质的排出增加并重吸收部分水分，以维持机体内环境渗透压恒定。

（一）近端肾小管功能与相应病理生理变化

近端肾小管功能主要是重吸收，其中Na^+的重吸收是关键。推动Na^+重吸收的主要动力是Na^+泵，该泵由ATP供能使Na^+泵出。细胞内Na^+浓度维持低值，从而跨膜浓度梯度差成为Na^+重吸收的动力。Na^+重吸收与许多氨基酸、葡萄糖、碳酸氢离子以及H^+分泌相耦联；此外，近曲小管还对许多小分子蛋白质重吸收起重要作用。全身有效血容量状况可以明显影响Na^+的重吸收，其中容量过高时，重吸收减少；过少时则重吸收增加。输注盐水可扩张有效血容量，使Na^+重吸收减少，Na^+、H^+交换减少，HCO_3^-重吸收随之也减少。因此，尿中可出现HCO_3^-，血pH下降，此即容量过高性酸中毒。相反，有效血容量过低时，HCO_3^-重吸收增加，出现容量缩减性碱中毒。容量对近曲小管Na^+重吸收的影响主要通过：①改变了出球小动脉的蛋白浓度：容量减少使环绕近曲小管的毛细血管中胶体渗透压上升，通过Starling定律的作用，水、Na^+重吸收增加；②交感神经：兴奋后可以通过影响出球小动脉阻力的改变，影响肾素分泌，对肾小管细胞的直接作用而发挥作用；③血管紧张素Ⅰ：可以直接增加滤过液及HCO_3^-在肾小管的重吸收。在肾前性原因造成肾灌注不足而致尿素氮过高者，尿Na^+明显下降；肾小管坏死时，尿Na^+量增多，常>30mmol/L。

（二）髓袢生理功能与临床

髓袢功能主要是稀释浓缩，其中上升支后段NaCl的转运，是形成肾间质从深部到皮质浅部渗透梯度的关键。目前已知抗利尿激素、交感神经活动以及血管紧张素Ⅰ可以促进NaCl在该段重吸收，前列腺素E则抑制该作用。作用结果分别为尿液的浓缩或稀释创造条件。

（三）远端肾小管细胞生物学基础与水电解质酸碱平衡代谢

远端肾小管的远曲小管、连接小管、集合管的功能受到许多激素作用的影响，主要有心房钠尿肽、醛固醇、前列腺素等，对决定尿钠、钾排出浓度，尿液浓缩与稀释，以及血液酸碱平衡的调节起最后控制的关键作用。

很多滤过物可以完全重吸收，但有些物质，例如葡萄糖，其肾小管重吸收具有封丁效应。肾小管对葡萄糖的重吸收率等于滤过负荷的速率。如果GFR恒定，肾小管葡萄糖重吸收率与血糖浓度成正比，一旦血糖浓度超过肾小管吸收极限量（375mg/dl），多出的葡萄糖不会被重吸收而产生糖尿。

四、尿液的形成及其理化性质

肾小球毛细血管丛附着于系膜细胞上，由内层细胞层、基底膜、上皮细胞足突等三层所组成，此即滤过膜。该膜上有滤孔，是一个管壁由有孔内皮细胞层、基底膜和上皮细胞层的裂孔（和称肾小球滤过膜）构成的毛细血管网，对物质分子大小和电荷性质有一定的选择通透性。当循环血液流经肾小球毛细血管网时，血浆中的水分子和小分子物质，包括少量分子量较小的血浆蛋白，依其在肾毛细血管内的静水压比机体其他部位毛细血管内静水压高约1倍的特点，滤过毛细血管壁进入囊腔而形成原尿。肾血浆流量600～800ml/min，肾小球滤液每分钟约生成120ml，每天总量约180L。肾内形成的滤液由开口处顶端的肾乳头流入肾小盏内，滤液经肾小管时，约99%可被重吸收，故正常人尿量每天约1500～2000ml。葡萄糖、氨基酸、维生素、多肽类物质及少量蛋白质在近曲小管几乎全部被吸收，而肌酐、尿素、尿酸及其他代谢产物则部分吸收或完全排出。

尿液的酸碱度pH为4.5～8.0，一般比重为1.015～1.025，波动范围在1.002～1.032，尿渗量600～1000mOsm/（kg・H_2O），血浆渗量300mOsm/（kg・H_2O），尿/血浆渗量比值3～4.5∶1。

五、老人和孕妇的肾生理功能的改变

老年人肾单位明显减少，肾血管硬化，肾血流量减少，肾小球滤过率逐年降低1%～1.5%。70岁老人肾小球数可减少50%。肾血管硬化和肾组织形态的变化，导致老年人特有的肾功能减退。与年轻人相比，老年人体液总量减少，尤其是细胞内液明显减少。在脱水、失血、低血压和缺氧的情况下，老年人更易发生肾功能障碍和水、电解质紊乱及酸碱失衡。老年人一般尿量较多，是由于肾浓缩功能降低所致，故易出现不同程度的脱水。

妊娠期肾脏形态学可发生改变，表现为体积和重量增加。镜下可见血液和间质容积增加，肾小球数目不变但体积增大。其主要原因是妊娠期血液循环总量增加所致。妊娠期肾脏血流动力学发生巨大改变，肾小球滤过率和有效血浆流量较妊娠前提高30%～40%。随着肾小球滤过率和有效血浆流量的增加，可以出现血肌酐、尿素氮和血尿酸水平降低，尿蛋白、尿糖、氨基酸及水溶性维生素排出增加等现象。

孕妇对血管紧张素Ⅱ的压反应有抵抗作用而表现为血管反应性降低。由于周围血管阻力的下降，妊娠早期即有可能血压下降，平均低10～15mmHg。正常妊娠期细胞外液明显增加，体内总水量约增加8L，血浆容量可增加40%～60%，水的增加比钠的增加更明显，因此表现为稀释性低血钠和低渗透压。

第2节　肾功能的神经内分泌调节

肾脏通过一系列复杂的相互作用调节人体的内环境，两个相互依赖而作用相反的神经激素系统维持着血压、血管量、电解后和水的稳定。交感肾上腺素轴、肾素-血管紧张素-醛固酮系统，以及抗利尿激素通过促进血管收缩和保钠保水作用，防止低血压和低血容量的发生。前列腺素类物质、缓激肽和心房钠尿肽通过促进血管扩张和水钠的排泄，防止高血压和高血容量的发生。

一、肾脏产生的激素及生理作用

（一）前列腺素族（PGs）

前列腺素族是一组由花生四烯酸代谢产生的不饱和脂肪酸，具有强大的生理作用。肾内前列腺素类物质通过扩张近髓血管和维持内层皮质的血流量对内源性肾保护起重要作用。前列腺素又称为自分泌物(autocoids),它们不同于真正的激素,其生成量很小,只在局部起作用且作用时间较短。由肾脏产生的 PGs 主要作用于本身,其各部位各种 PGs 的合成、降解的情况各不相同,反映各部位生理功能亦不同。前列腺素的生理作用主要是:①调节肾脏血液循环:通过扩张肾血管,增加肾血流量,尤其是在低血容量的情况下,此种作用较为明显,且髓质部较皮质部更为明显;②影响肾脏对 NaCl 的排泄:PGs 直接促进集合小管及亨利袢升支的 NaCl 转运;③影响水的调节:PGs 干扰亨利袢对 NaCl 的重吸收,影响肾髓质间质的渗透梯度,由此调节机体代谢。

(二) 肾素-血管紧张素

肾素-血管紧张素是调节血压、血容量以及电解质(主要是 Na^+、K^+)的重要激素系统。肾素使血管紧张素原(肝脏释放入循环的一种大分子糖蛋白)降解为一种十肽的血管紧张素Ⅰ;在肾脏和肺内,血管紧张素Ⅰ由位于内皮基底的血管紧张素转化酶(ACE)分解成一种八肽的血管紧张素Ⅱ。肾素分泌受肾血管张力、致密斑、交感神经张力以及 PGs 等因素调节,肾素是血管紧张素Ⅱ生成的限速酶。血管紧张素Ⅱ的生理作用主要有:①增加血管平滑肌张力:通过提高平滑肌细胞内 Ca^{2+}浓度,直接刺激血管平滑肌收缩,使血压上升;刺激交感神经系统,使去甲肾上腺素释放增加,同时肾小管对去甲肾上腺素的敏感性增加。②刺激醛固酮合成:促使肾小管 Na^+重吸收增加,H^+、K^+排泄增加。③影响肾小球血流动力学:通过增加肾小球出球小动脉阻力及肾小球毛细血管滤过率而改变单个肾单位 GFR;④影响水代谢:刺激口渴,促使抗利尿激素分泌。

(三) 血管舒缓素、激肽系统

肾脏血管舒缓素又称激肽释放酶,主要由肾皮质分泌。其生理功能可能与水、钠代谢有关。①激肽可刺激前列腺素合成;②激肽酶Ⅱ实质是血管紧张素转化酶,因此本系统与肾素-血管紧张素系统及前列腺素族之间的相互关系甚为密切。

(四) 活性维生素 D[1,25(OH)$_2$D$_3$]

活性维生素 D 由近端肾小管合成。该段肾小管内含有 1α 羟化酶,可将 25(OH)D_3转化为 1,25(OH)$_2$D$_3$及 24,25(OH)$_2$D$_3$。1,25(OH)$_2$D$_3$有很强的生物活性,可促使胃肠道钙、磷的吸收。在肾脏可促使钙的转运,但对磷的重吸收却减少。24,25(OH)$_2$D$_3$对钙、磷的作用较 1,25(OH)$_2$D$_3$为弱。维生素 D_3可通过与甲状旁腺上的维生素 D 受体结合而抑制甲状旁腺激素分泌。肾脏疾病时,1,25(OH)$_2$D$_3$生成减少,甲状旁腺激素分泌增多,患者骨骼生长发育障碍,发生佝偻病、软骨病等肾性骨营养不良。

(五) 促红细胞生成激素(促红素)

促红素是肾脏在缺氧时产生的一种可以促使骨髓红细胞系列干细胞增殖和成熟的物质。肾脏产生促红素的部位主要在近端肾小管附近的间质细胞,肾小球毛细血管也产生少量促红素。促红素分泌的机制与 PGs 以及β_2肾上腺能受体兴奋有关。

二、肾脏外激素对肾脏的作用

肾脏除了可以产生激素外,也是许多肾外激素的作用器官。其意义有二:一是肾脏作为激素作用的重要靶器官,调节肾功能;二是一些激素经肾小球滤过后,通过三种方式被分解:①肾小管重吸收并分解;②在肾小管管腔内降解;③由肾小管周围的毛细血管重吸收后降解。

与肾功能调节相关的肾外激素主要有:

(一) 精氨酸加压素(AVP)

曾称作抗利尿激素,是一种九肽氨基酸,由下丘脑前部的视上核和室旁核合成,经由神经轴突的转运到达垂体后叶贮存,经胞吐作用由末梢的囊泡进入循环。AVP 作用于集合管上特异的 V_2受体,引起水的重吸收和浓缩尿流量的降低,还可增加 NaCl 从髓袢升支粗段重吸收回髓质间质,从而维持髓质的高渗性,并使水顺浓度梯度移出集合管。丘脑的渗透压感受器对血浆渗透压的增加很敏感,轻度脱水即会导致快速的抗利尿反应。而 AVP 释放的最强刺激因素是由主动脉弓和颈动脉窦压力感受器感知的全身低血压状态,它可使血浆 AVP 水平超过正常的 10~1000 倍。在此高浓度下,AVP 成为血管收缩剂,可激动位于血管平滑肌细胞、肾小球膜细胞和直小血管细胞上的 V_1受体,并通过磷脂酰肌醇途径促使血管收缩。AVP 是出球小动脉的极强收缩剂,可以有效维持肾小球滤过压,而对入球小动脉无作用。在围手术期,麻醉药物除了通过引起动脉血压、静脉容量、血浆渗透压的改变影响 AVP 分泌外,对其分泌无直接作用。外科创伤是 AVP 分泌的主要激动因素。

(二) 心房钠尿肽(ANP)

局部心房壁张力和心房容量增加时,ANP 由心房肌细胞内的电子致密颗粒释放。ANP 可激活鸟苷酸环化酶生成环磷酸鸟苷，从而舒张血管平滑肌。在磷脂酶C结合的受体部位，ANP可以竞争性抑制去甲肾上腺素，非竞争性抑制血管紧张素Ⅱ，因而使血管平滑肌收缩过程逆转。ANP可以引起入球小动脉的扩张，伴有或不伴有出球小动脉的收缩。ANP与内皮素有相互拮抗作用。ANP可以抑制肾素分泌，并减少由血管紧张素引起的醛固酮释放。ANP还可以直接抑制肾上腺皮质球状带释放醛固酮，以及醛固酮在远端小管和集合管处的保钠作用。

（三）醛固酮(aldosterone)

醛固酮是甾类激素，在高钾血症或低钠血症时，由肾上腺皮质球状带分泌。血管紧张素Ⅱ和促肾上腺皮质激素也可促使其释放。醛固酮作用于髓袢升支粗段、远端小管的主细胞和集合管，增加钠的主动重吸收和水电被动重吸收，直至血容量扩张。管壁的钠潴留可以增强它们对缩血管物质的反应。慢性腹水导致血管内容量减少会造成长期的醛固酮分泌，最终引起钾缺乏和低钾性碱中毒。

（四）甲状旁腺激素(PTH)

PTH除对骨骼及胃肠道有作用外，对肾脏的主要作用有：①抑制无机磷在肾小管重吸收；②促进肾小管重吸收钙；③促进1α羟化酶作用，使25(OH)D_3转化为1,25$(OH)_2D_3$；④参与酸碱平衡及水、电解质代谢调节。

（五）降钙素

降钙素抑制肾小管对无机磷的重吸收，使尿磷排泄增加，对部分种属尚有明显的排钠作用。

（六）胰高血糖素

胰高血糖素促进尿钠和无机磷的排泄。

第3节　麻醉药物与麻醉方法对肾脏功能的影响

围手术期影响肾功能的因素诸多，与麻醉相关的主要是患者术前病理生理状态、手术创伤和机体的应激反应、麻醉用药的药理作用以及肝肾功能对药代和药效的影响。

一、麻醉药物与肾脏功能

从药代学和药效学的角度考虑，麻醉用药与肾功能相关的重要意义在于肾脏是药物代谢和排泄的主要器官之一。影响药物作用的肾源性因素有：①大多数麻醉药物是高脂溶性的，这些药物若不能通过代谢降解成为水溶性的，就会被肾小管重吸收而滞留于体内；②药物与血浆蛋白结合后，不容易通过肾小球血管膜孔而被滤过，蛋白结合率越大或是在脂肪内储积量多的药物，排泄速度转慢，作用时效就延长；③尿的pH值亦直接影响药物排泄，碱性尿使巴比妥类和哌替啶等酸性药排泄加速；而碱性药则在酸性尿中排泄较快。

（一）基础用药

常用术前药阿托品和东莨菪碱很少影响肾功能。阿托品有部分以原形经肾排出；而东莨菪碱则更少，仅有1%，因此更适用于危重肾病者。

苯二氮䓬类药物主要由肝脏降解，部分代谢产物经肾脏排出，治疗剂量对循环和肾功能影响轻微。

（二）静脉麻醉药

静脉麻醉药中，巴比妥类明显减少肾小球滤过率(20%～30%)和尿量(20%～50%)，常用的硫贲妥钠以剂量相关方式使肾小球滤过减少，肾血流灌注降低，严重肾功能障碍患者诱导剂量可较正常减少75%，并随尿毒症严重程度而药效延长。神经安定镇痛剂使肾小球滤过及肾血流灌注轻度受抑制而下降约12%，仍能保留清除过量水负荷的能力。氯胺酮2mg/kg并不增加肾素活性，但增加心脏负荷，对伴有高血压、心脏病的肾病患者慎用。麻醉性镇痛药基本上由肝脏代谢，其代谢产物大部分经肾由尿排泄。由于有10%随胆汁进入肠道，代谢产物被肠内的酶水解转为原形，又被吸收再进入血液循环，此谓肝肠循环。吗啡减少肾血流9%，降低肾小球滤过17%；哌替啶类似吗啡，减少肾血流25%～50%，降低肾小球滤过21%～45%。丙泊酚的代谢主要是在肝脏，一小部分在肝外。给药30分钟后代谢产物即占81%，其中的88%经肾脏排出，对肾功能的影响取决于对心血管系统的干扰程度。有研究报道丙泊酚在麻醉期间可使尿酸分泌增加，临床尚未见严重后果的报道。依托咪酯主要在肝脏代谢，主要的代谢产物无药理活性，只有2%的药物以原形排出，其余以代谢产物形式从肾脏(85%)和胆汁(13%)排泄。依托咪酯对心血管功能的作用轻微，对肾功能也未见明显影响。α2-肾上腺素能受体激动剂右美托咪定分布迅速，绝大部分在肝脏代谢，经尿和粪便排泄。右美托咪定对血流动力学影响较大,其主要作用是减慢心率,降低全身血管阻力,间接降低心肌收缩力、心排血量和血压,但因其不影响肾脏自身调节功能,故对肾功能没有显著影响。

(三) 吸入麻醉药

吸入麻醉药影响肾功能多为肾外因素,如降低心排血量、低血压等。目前常用的安氟烷、异氟烷、七氟烷以及地氟烷对循环的抑制程度多呈剂量相关。安氟烷、异氟烷可使肾小球滤过率下降和肾血流减少 1/5 至 1/2 不等,通常在停药后能较快恢复。但如发生休克或缺氧,会加重抑制而导致恢复延迟。

吸入麻醉药的潜在肾毒性主要是由于其代谢降解的游离氟离子。游离氟离子可以引起肾小管损伤,从而降低肾的浓缩能力,产生多尿性急性肾功能衰竭。肾毒性可因氨基糖苷类药物或已存在的肾功能障碍加重。以前认为无机氟代谢物浓度的肾毒阈值是 50μmol/L,现知肾毒性发生与无机氟峰值和持续高浓度时间两者相关。若血浆内无机氟的高浓度持续时间很短,瞬间一过性明显超阈值,尚不致产生不可逆的肾功能损害。但也有研究表明氟化物峰值高于 150μmol/L 与多尿性急性肾功能衰竭的高发率有关。抗结核药异烟肼能增加氟化物的产生。恩氟烷代谢很快,大部分研究表明其氟化物峰值很少超过 25μmol/L;异氟烷产生的氟化物峰值低于 4μmol/L,氟烷不代谢产生氟化物。七氟烷是否有潜在的肾毒性还存在争议。虽然其代谢产生的氟化物比恩氟烷多,但临床上并未发现其有明显的由氟化物引起的肾毒性。即使已存在中度肾功能障碍的患者使用低流量七氟烷进行麻醉,也未见有明显肾损害的报道。尽管如此,仍需遵循目前 FDA 标准,新鲜气流量至少要达到 2L/min 才能减少复合物 A 的形成和重复吸入,即七氟烷经过二氧化碳吸收剂后降解成的氟甲基-2,2-二氟-1-(三氟乙基)乙烯烷,并增强其洗出。

(四) 神经肌肉阻滞剂

去极化肌松药琥珀胆碱 1mg/kg 可使正常人血钾上升 0.5～0.7mmol/L,预注非去极化肌松药也不能预防。非去极化肌松药其血浆蛋白结合率在肾衰与无肾功能障碍患者之间没有明显差异。三碘季铵酚全部经肾脏排出,故不宜用于肾病患者。阿曲库铵的排泄不经肾脏,为肾功能障碍患者首选。

总之,麻醉药物对肾功能的影响要考虑其主要代谢排泄途径是否对肾脏有毒害作用,注意避免对循环和呼吸的抑制,以减少不良影响。

二、麻醉方法与肾脏功能的相关的意义

(一) 区域阻滞

区域麻醉与肾的相互作用相当复杂,根据患者心血管、肾、体液和电解质状态不同而不同。多种因素(例如:儿茶酚胺、ADH、类固醇、前列腺素等)的复合作用决定了肾功能的变化。交感神经阻滞的影响取决于阻滞的平面和合并疾病情况。伴有心室收缩功能障碍或心肌舒张功能减低的患者行区域麻醉可由于前、后负荷降低而产生有益的影响。但对于伴有低血容量的患者则可导致低血压和肾血流灌注减少。缺血性心脏病患者,区域麻醉可因血管舒张、低血压、冠状动脉灌注压下降而加重局部心肌功能障碍,从而降低肾血流量。

腰麻或硬膜外麻醉若阻滞了 T_4-T_{10} 节段的交感神经,能有效地抑制交感肾上腺素反应,阻断儿茶酚胺、肾素及精氨酸加压素的释放。术中必须仔细调节阻滞平面以维持足够的肾灌注压,进而维持肾血流量和肾小球滤过率。在手术过程中有必要将输入液体量增加 25%～50%。但是也有研究发现,硬膜外麻醉虽然可以引起肾交感神经阻滞,但它并不能抑制因肾下腹主动脉夹闭所引起的肾血管阻力的增加,也不能防止术后肌酐清除率的下降。

(二) 全麻

几乎所有的麻醉方法和麻醉药物都有降低 GFR、减少术中尿量的倾向,一些药物还能降低肾血流量。不过这些作用与手术应激相比显得微不足道,而且这些影响通常在麻醉结束后很快消失。尽管大多数麻醉药并未消除肾脏的自身调节功能,但是任何导致低血压的麻醉方法都会改变管周毛细血管的静水压梯度,从而引起尿量减少。除非一开始就存在肾功能异常,或者长时间的血容量不足、肾毒性损伤加重,否则很少发生永久性肾损伤。

吸入麻醉所使用的氟烷、恩氟烷、异氟烷复合氧化亚氮引起 RBF 和 GFR 轻度至中度减少,主要是由于它们作用于中心循环,产生心肌抑制和回心血量减少的结果,预先扩容可以削弱这些反应。术中使用大剂量阿片类药物如芬太尼、苏芬太尼或瑞芬太尼,不会抑制心肌收缩性,对 RBF 和 GFR 影响小。阿片类药物比挥发性麻醉药更明显地抑制儿茶酚胺、血管紧张素Ⅱ、醛固酮及 AVP 的释放。静脉麻醉药如硫喷妥钠和地西泮可引起肾功能轻微改变。

氯胺酮可增加 RBF 但 GFR 减少，可能是交感神经兴奋的结果。在出血导致低血容量时，使用氯胺酮可以维持 RBF。

（三）正压通气

持续正压通气和呼气末正压通气可以降低 RBF、GFR 和钠排泄。对肾功能的抑制程度取决于平均气道压。反比通气比间歇指令通气（IMV）对肾功能的影响大，而 SIMV 比 PEEP 下单自主呼吸（持续气道正压）对肾脏的影响大。其机制是气道压和胸膜腔内压传导至血管内腔，导致静脉回流减少，有效心脏充盈压和心排血量降低。平均气道压过高可增加肺动脉阻力，从而增加右室后负荷，使室间隔左移，减少左室充盈和心排血量。正压通气可增加下腔静脉压力和肾静脉压力，并通过增加管周毛细血管压力促进肾小管对钠的重吸收。机械通气治疗时的水钠潴留最初被认为是 AVP 的作用，但现在认为是交感神经反应起主要作用，钠潴留则主要是由于传送到肾小管中的钠量减少所致。肾素-血管紧张素-醛固酮系统增强了肾脏对正压通气的反应。PEEP 为 15cmH$_2$O 时，心排量、RBF、GFR 减少 20% ~30%，并伴有肾素、醛固酮的增加，而 AVP 不增加。通过扩充血容量或使用多巴胺保持正常的循环状态，可以避免或逆转通气治疗时引起的肾功能损伤。

（四）控制性降压

麻醉中采用控制性降压时，肾小球滤过率明显降低是很常见的。不过，即使是老年患者，只要低血压状态持续不超过 2 小时，就不会产生永久性肾损伤。控制性降压时使用的血管扩张剂对 RBF 的影响不同。硝普钠可降低肾血管阻力，但引起肾血分流；硝普钠还可以激活肾素-血管紧张素系统、释放儿茶酚胺，若突然停药可引起反跳性高血压。硝酸甘油降低 RBF 的作用比硝普钠弱。选择性 DA1 受体激动剂非诺多巴在降低血压的同时不会引起 RBF 显著下降。

（五）主动脉阻断

在大血管手术时，阻断肾上主动脉或肾下主动脉都会使 RBF 降低，可降至正常的 50%。这可能是由于对肾动脉的直接压迫或者肾动脉的反射性痉挛所致。开放肾上主动脉后，由于反射性充血，RBF 可高出正常，但 GFR 仍为正常的 1/3，并持续 2 小时左右，24 小时后 GRF 仍不能完全恢复正常。肾小管的浓缩功能和保水保钠能力显著降低，但尿流量没有明显变化。夹闭超过 50min 以后，可能引起 GRF 持续降低和一过性氮质血症。夹闭肾下主动脉使体循环血管阻力增加，从而引起心排出降低，进而引起 RBF 和 GFR 下降。在主动脉粥样硬化斑块密集的部位夹闭或进行处理，可引起肾动脉栓塞，还可发生部分或完全性皮层坏死，通常是不可逆的。

在主动脉阻断时使用甘露醇来保护肾脏功能已经有 40 余年的历史；在大血管手术中也通常使用小剂量多巴胺以期保护肾脏功能。目前也有研究表明，在人体肾下主动脉夹闭过程中，分别使用利尿治疗（甘露醇复合多巴胺）和液体负荷治疗（输注盐水使肺动脉楔压维持在 12 ~15mmHg），尽管夹闭时甘露醇和多巴胺可显著增加尿流量和钠排泄，但在开放后并不能减轻持续的 GFR 抑制，与盐水相比差异无显著性。

（六）心肺转流

心肺转流（CPB）可以引起低血压和非搏动性血流，这将促使肾血管收缩，降低 RBF。在转流中，去甲肾上腺素水平进行性增加，肾素-血管紧张素系统被激活。体外循环中被激活的血小板释放血栓素和血管内皮素促使肾血管收缩。急性肾衰竭的发生率不到 2%，其主要与血浆肾素水平持续增加有关。但心脏手术后一旦发生急性肾衰竭，死亡率将高达 60% ~90%。另外，许多研究表明，CPB 时肾脏的自身调节能力减弱。而几乎没有证据显示，肾功能正常或受损的患者在 CPB 过程中，预防性给予小剂量多巴胺能保护肾功能。况且，即使小剂量多巴胺也可以引起心动过速，这与术后室上性和室性心律失常的高发生率有关。

三、循环、呼吸、代谢改变与肾脏功能

肾脏的供血与心排血量密切相关。维持正常心功能的任何一个因素失常，或多种因素综合的不利影响都会使心排血量降低。肾血流在肾脏灌注压居于 10.7 ~24.0kPa（80 ~180mmHg）之间时，可依靠自动调节保持恒定。肾小球滤过率受肾血流量、交感神经兴奋以及内分泌活性的多重影响，综合作用集中在改变肾小球入球小动脉阻力，这是正常范围内自动调节的关键部位。

控制呼吸的间歇正压，使胸腔内负压下降，导致回心血量减少，时间稍长，就有可能削减肾血流和降低肾小球滤过率。呼吸衰竭时，肺动脉高压使右室

负荷加重，造成右室扩张。如用低压高频通气，可降低休克或低心排综合征的右室衰竭超负荷，对于肾灌注有所改善。呼气末正压通气，虽有助于一些呼吸衰竭的换气障碍，但其限制静脉血回流所造成的对循环的不利影响，较间歇正压呼吸更大。机械通气所导致的水、钠潴留，多继发于循环功能改变，增加了肾脏的工作负荷。无论呼吸性酸中毒或碱中毒，都能造成肾血流的下降。

肾脏的神经支配来自交感神经的 T_{10} 至 L_2 节段。交感神经兴奋，导肾血管收缩，肾血流减少。由于肾脏缺乏副交感神经的支配，对于交感神经 α 受体兴奋刺激肾素和血管紧张肽增多的血管挛缩，以及引起醛固酮释放导致的水钠潴留，只能依靠反馈的内分泌生化调整，以促成生理上的平衡。对于缺氧（如吸入氧浓度 14% 氧时），肾血流的反应表现为代偿性增加；减到吸入氧浓度 9% 时，肾血流与正常值相近。渐进性缺氧或低灌注，均可使肾血管压力感受器转变交感系活性释放肾素，造成肾血管阻力大增，肾血流急剧下降。

四、手术对肾脏功能的影响

机体对伤害性刺激的应激反应主要靠神经和内分泌系统来调节。手术伤害性刺激的激惹诱发兴奋作用；而麻醉则多为双向反应，有兴奋也有抑制，恰到好处的适当抑制对患者而言更加有利。倘若出现激烈的应激反应，则能导致肾血流自动调节功能的丧失；过度的抑制同样也会造成肾功能障碍乃至肾衰竭。肾血流动力学平稳及水电解质平衡，与内分泌系统有密切关系。

（一）肾素-血管紧张素-醛固酮

该系统主司血压和水电解质平衡的调控，包括容量、渗透压、血压、水和钠、钾的动态平衡。肾脏对外来刺激诱发的肾动脉压下降，或肾小管远端低钠的反应是分泌肾素。肾素进入循环经由血浆球蛋白，释放出血管紧张素Ⅰ，并由转化酶作用而生成血管紧张素Ⅱ，使血压上升；并促使肾上腺皮质分泌醛固酮，直至血钠和血压恢复到稳定平衡，消除了兴奋作用，肾素分泌才告终止。

（二）精氨酸加压素（抗利尿激素）

系由下丘脑前叶合成，经脑垂体后叶分泌，对血浆渗透压的改变极为敏感。手术刺激可使精氨酸加压素大量释放，从而导致水分潴留、低渗透压和低血钠，此反应常能持续至术后 2～3 天。

（三）前列腺素

不同结构的前列腺素，对肾血管的作用可以相反。由于机体缺氧产生的花生四烯酸，衍化而生成的一些外源性前列腺素，能使肾血管扩张；而其他一些结构不相同的前列腺素则具有肾血管收缩作用，使肾素分泌减少。当缺氧造成肾灌流量下降时，前列腺素与肾素共同调控血管张力以保持血流动力学平衡的作用削弱，其影响已无足轻重。

除了对外科手术的神经内分泌应激的生理改变之外，某些外科操作会显著改变肾脏生理。腹腔镜过程的气腹可产生腹腔间隔室隔综合征或类似表现。腹内压增高可以产生与注入气压成正比的少尿或无尿。其机制包括中心静脉（肾静脉和腔静脉）受压、肾实质受压、心排血量降低、血浆肾素、醛固酮和精氨酸加压素水平升高。其他显著影响肾功能的外科操作包括体外循环、主动脉夹闭和肾动脉附近的外科操作。

第 4 节　肾脏功能的评估

肾脏浓缩尿液的能力至少取决于以下三个步骤的相互作用：①由逆流机制和尿素再循环产生高渗的髓质间质液；②小管液在髓袢中先浓缩再稀释；③精氨酸加压素在远端小管后半部分和集合管中增加水通透性的作用。肾功能储备轻度或中度下降的患者，常没有明显的临床迹象，但麻醉和手术会导致其急性肾衰的危险性明显增加。肾功能障碍一般涉及肾小球与肾小管功能异常两个方面。绝大多数肾功能障碍均同时有肾小球和肾小管功能异常，但程度不一。通常在以肾小管损害为主的慢性病例，早期往往仅有肾小管功能异常而没有肾小球功能异常，但后期则可继发肾小球功能不全。

一、肾小球滤过功能的评估

肾小球功能异常主要表现为肾小球滤过率降低和肾小球滤过膜通透性改变。导致肾小球滤过率降低的主要原因有：①肾血流量减少：有效循环血量减少，心排血量降低以致肾血管收缩导致肾血流量减少；②有效滤过压降低：失血、失液时肾毛细血管血压随全身血压下降而降低以及尿路梗阻、管型阻塞或间质水肿压迫肾小管引起囊内压升高，致使肾小球有效滤过压降低；③肾小球滤过面积减少：见于慢性肾炎、慢性肾盂肾炎等引起肾小球广泛损伤，肾小球滤过面积极度减少。

肾小球滤过功能是临床上了解肾功能的重要指标之一。肾小球滤过与许多代谢产物排泄有重要关系，肾脏疾病过程中，或多或少都会影响肾小球的形态或功能，从而导致代谢产物滤过减少并在血中潴留，严重时可产生许多临床症状。临床上可检查肾小球滤过情况判定肾小球是否有病变及其程度，同时还可通过系列的动态检查，判定疾病的发展过程和对治疗的反应，以及作为估计预后的重要依据。肾小球滤过功能广义上也包括其对各种不同直径蛋白质滤过的限制等情况，即出现选择性蛋白尿等情况，但本节不拟予以讨论。肾血流量的多少，会影响肾小球的滤过情况，同时可影响滤过分数从而改变肾小管周毛细血管的胶体渗透压、静水压等。许多病理改变也可影响肾血流量，间接影响肾小管功能。

肾脏清除率的测定以 Fick 原理为依据，可以间接评价肾功能。肾脏排出 X 物质的数量等于动脉供应的量减去静脉回流中的量。流经肾脏的 X 物质的量等于动脉血浆浓度和 RBF 的乘积。从肾回流的量等于静脉血浆浓度和 RBF 的乘积。X 物质的尿排泄率等于尿浓度与尿流速率的乘积。然而，实际中 RBF 和静脉回流率无法测量。肾脏从血浆中清除 X 物质用清除率的概念来表示。清除率（clearance，C）是指单位时间内肾脏完全清除 X 物质的血浆容量（ml/min）。这一定义的前提是假定 X 物质的尿排泄率与其肾动脉血浆浓度相等。如果假设 X 物质的肾动静脉血浆浓度相同，X 物质的清除率可以通过尿样、上肢静脉血样和尿流率计算得出。

肾小球清除率是反映肾小球滤过功能的客观指标，在临床上常被用于评价肾功能的损害程度。由于肾脏有较强大的储备能力，目前临床上常用的方法其敏感程度有所不同，各有优劣。常用的检测指标是有以下几种：

1. 对氨基马尿酸清除率　对氨基马尿酸（para-aminohippurate clearance，PAH）是一种有机阴离子，随着血液流经肾循环一周后通过肾小球滤过和近端小管的排泄几乎可以完全从血浆中清除，因此计算 PAH 的清除率（C_{PAH}）可以代替 RBF。为提取最大的 PAH 分泌量，必须通过静脉给予负荷剂量而后持续输注以维持血浆 PAH 浓度大约为 0.02mg/ml，以获得稳定的低血浆 PAH 浓度。插入导尿管以按时间准确收集尿液。由于只有 90% 的 RPF 进入近端小管周围毛细血管，所以 PAH 清除率小于实际肾血流量，被称为有效肾血浆流量（effective renal plasma flow，eRFP）。eRBF 正常值是 660ml/（min · 1.73m^2）。在很多情况下 C_{PAH} 不能正确反映 RPF。如果血浆 PAH 的浓度超过肾小管最大重吸收的量 0.12mg/ml，多余的 PAH 会回到肾静脉，RPF 被低估。约 80% 的 PAH 通过肾小管分泌的形式被清除，如果近端小管功能被破坏，PAH 清除率下降也会低估 RPF。在低血容量和少尿的情况下，PAH 在肾脏中滞留，即使应用提取技术，PAH 清除率仍不能准确代表 RBF。除了作为一种实验工具相对方便以外，在麻醉和手术应激的干扰下 PAH 清除率作为 RPF 的标记物可能并不可靠。

2. 菊粉清除率　菊粉是一种无活性多聚果糖，它能够完全被肾小球滤过，而肾小管不能对其进行分泌和重吸收。可以用每分钟被清除菊粉的血浆毫升数来表示 GFR（ml/min）。菊粉清除率（inulin clearance，C_{In}）的测定与 PAH 清除率相同。静脉给予负荷剂量的菊粉 30～50mg/kg，然后持续输注，以维持稳定的血浆浓度 15～20mg/dl。通常用空气冲洗清除膀胱中的尿液，进行精确定时的尿液收集，可以短至 30min 内的尿液。一般认为菊粉清除率可以提供一个最精确的 GFR 测定方法。但由于其精密的测定十分费力且对细节的要求过分严格，此方法很少用于临床。菊粉清除率的正常值为 110～140ml/（min · 1.73m^2）（男性），95～125ml/（min · 1.73m^2）（女性）。

3. 滤过分数（FF）　滤过分数是指肾小球滤过率与肾血流量的比值，即被肾小球滤过的 RPF 的比值。通常该值用百分比（%）来表示。

$$FF = GFR/RPF = C_{In}/C_{PAH}$$

通常，GFR 约为 125ml/min，RPF 约为 660ml/min，故 FF 约为 125/660，即 20% 左右。正常人滤过分数男性为 19.2% ±3.5%，女性为 19.4% ±3.9%。滤过分数与有效滤过压及肾小球毛细血管对水的通透性有关。FF 发生变化时，常表明近球小动脉张力发生了改变。FF 增加，说明 GFR 相对于 RPF 增加。这一增加可以通过收缩出球小动脉或舒张入球小动脉来实现，在 RPF 下降时维持肾小球滤过压。相反，FF 减少表明 GFR 相对于 RPF 减少，这可通过收缩入球小动脉或舒张出球小动脉来实现。

4. 肌酐清除率(Ccr)　肌酐是由肌肉内磷酸肌酸转变而来。由于人体肌肉重量在一定时期内相当恒定,因此肌酐血浓度也较恒定。肌酐除极少部分由肾小管分泌外,绝大部分由肾小球滤过;也不被肾小管所代谢。当肾小球滤过功能下降时,体内产生的肌酐不能及时从肾脏清除,血肌酐就会升高。但实验研究证明只有当 GFR 下降到正常人的 1/3 时,血肌酐才会明显上升。肌酐清除率的临床应用已受到限制。因为当膀胱自然排空后,残留在膀胱颈的尿液会导致测量结果的误差,必须延长尿液收集时间至 12 ~ 24 小时才能消除这一误差。肌酐清除率正常值波动范围较大,也有昼夜差异。由于肌酐清除率受许多因素干扰,单独应用这一指标不能作为肾功能障碍的诊断标准。不过对肌酐清除率的连续测定可以为肾功能的改变及预后提供有效益的临床指导。

5. 血清肌酐　血清肌酐是检测肾功能常用的较稳定的指标,但当 GFR 迅速改变时,其数值可靠性差。血清肌酐浓度与肌酐分布容积、肌酐生成率、肌酐排泄率有关。围手术期液体输入会增加体内总水量,使肌酐分布容积增加,稀释血清肌酐,会导致低估肾功能障碍程度。恶病质患者肌肉量减少,肌酐的生成会减少,以至于即使 GFR 明显降低时,血清肌酐水平仍低于正常。血清肌酐与 GFR 之间呈倒指数关系。血清肌酐增加一倍,说明 GFR 减少一半。

6. 碘海醇清除率　20 世纪 90 年代以来有报道研究非放射性的碘造影剂——碘海醇(iohexol)清除率,其准确性与同位素无异,是目前较为理想的方法。碘海醇是较为常用的非离子碘造影剂,其全名为三碘三酰苯,即 N. N'-bis(2,3-二羟基丙基)-5-[N-(2,3-二羟基丙基)乙酰胺基]-2,3,6-三碘异苯二酰胺,商品名为欧乃派克(Omnipaque),相对分子质量为 821(碘含量为 46.4%),是一种含有 3 个碘分子的非离子水溶性造影剂。Torsten 报道,碘海醇在体内与蛋白质结合率非常低(<2%),不被任何器官吸收,也无任何代谢产物,在 24 小时内近乎 100% 从尿中以原形排出,而且只经肾小球滤过,不被肾小管重吸收及排泌,非常适合作为 GFR 测定的标记物。碘海醇作为非离子碘,所引起的不良反应,其严重性及频度上均显著低于目前常用的离子造影剂。Stephen 等的研究显示较大剂量的碘海醇不会造成肾功能的损伤。因此应用碘海醇的安全性较好。

碘海醇清除率采用静脉一次注入法,不需静脉持续输注,一般为一次静脉注射 3 ~ 6g;目前发现小剂量仍能达到满意的结果,在 GFR<30ml/min 时,可使用更小的剂量(3g)。碘海醇清除率测定方法简便,结果准确,无须接触同位素,无放射性,对医护人员及受检者均较安全,是测定 GFR 的理想方法。

二、肾小管功能的评估

肾小管功能异常可由缺血、缺氧及肾毒物等的作用引起上皮细胞变性坏死所导致,也可由醛固酮和抗利尿激素等调节因素的变动而导致功能改变。肾小管各段的结构与功能各异,受损时出现的功能异常也不同:①近曲小管重吸收功能异常;②髓袢功能异常;③远曲小管功能异常;④集合管功能异常等。

(一) 近端肾小管功能测定

1. 肾小管葡萄糖最大重吸收量　正常血糖经过血液循环从肾小球全部滤过后,在近端小管被全部重吸收,所以用肾小管对葡萄糖的最大重吸收量(TmG)代表肾小管的最大重吸收功能。正常人 TmG 为 340mg/min±18mg/min。当肾小球滤过的葡萄糖量超过近端小管的最大重吸收能力时,尿中即有葡萄糖排出。当血糖大于 8.9 ~ 10mmol/L 时,尿中葡萄糖即呈阳性,该数值称为肾糖阈。当血糖低于肾糖阈而尿糖呈阳性时,表示近端小管重吸收葡萄糖的能力下降,称为肾性糖尿。

2. 肾小管对氨基马尿酸最大排泄量　血液中的对氨基马尿酸(PAH)经肾小球滤过并由肾小管排泄,当血中 PAH 达到一定浓度时,肾小管排泄 PAH 的能力达最大值,该值称为肾小管 PAH 最大排泄量,正常成人该值为 60 ~ 90mg/min。

3. 尿氨基酸和溶菌酶测定　肾小球滤过的氨基酸绝大多数被近端小管重吸收,通过对尿中氨基酸谱的测定可了解近曲小管的重吸收功能。溶菌酶分子量为 14 ~ 17kD,由于其分子量小,经肾小球滤过的该物质可在近曲小管重吸收。正常人尿溶菌酶含量<3pg/ml,如血中含量正常而尿中含量增高,说明近端小管的重吸收能力障碍。

4. 酚磺酞排泄试验等。

(二) 远端肾小管功能测定

远端肾小管在神经体液的调节下,对维持内环境的稳定及终尿的质与量具有非常重要的意义,其检测指标主要关于尿浓缩与稀释试验。其结果是根据尿液渗透浓度和血浆渗透浓度相比较而确定的。如尿液渗透浓度高于血浆渗透浓度则为高渗尿，表示尿液浓缩；如尿液渗透浓度低于血浆渗透浓度则为低渗尿，表示尿液稀释；如两者相近或相等，则为等渗尿。

1. 尿比重　正常人 24 小时尿比重为 1.015 ~ 1.030，如每次尿比重均固定于 1.010，说明肾小管浓缩功能差。

2. 浓缩、稀释试验　其做法为晚 6 时后禁水，次晨 6、7、8 时各留尿一次，此三次尿中至少一次尿比重大于 1.026，如小于 1.020 提示肾小管浓缩功能下降。

3. 尿渗透压测定　尿渗透压反映尿液中物质的克分子浓度，单位为 mOsm/(kg·H_2O)，常用冰点法或蒸汽压渗透压法测定。正常人每日从尿中大约排出 600 ~ 700 mOsm/(kg·H_2O) 的溶质，如禁水 8 小时后晨尿的渗透压<700 ~ 800mOsm/(kg·H_2O)，说明肾脏浓缩功能下降，较尿比重测定对了解肾脏浓缩功能更具准确性。

（三）肾小管酸化功能测定

1. 碳酸氢根、可滴定酸及尿氨测定　肾脏为排出氢离子的主要场所，肾小球滤过的氢离子量等于 GFR 与血浆 HCO_3^- 浓度之乘积，如成年人 GFR 为 180L/d，血浆 HCO_3^- 浓度为 24mmol/L，则肾小球每日将滤过 4320mmol 的 HCO_3^-。如此巨大的 HCO_3^- 量对维持体内酸碱平衡至关重要。可滴定酸及尿氨测定可直接了解远端小管泌氢产氨的功能。正常人每日饮食约产生 70mmol 的酸性物质，均可通过尿排出体外，当肾小管发生病变时，尿中可滴定酸(UTA)及尿酸(Ud)排出减少，而尿 HCO_3^-($U_{HCO_3^-}$)排出增多，可产生酸中毒。

2. 氯化铵负荷试验（酸负荷试验）　该试验主要用于远端肾小管泌氢、产氨能力的测定，但有明显酸中毒的患者不宜进行该试验。具体方法为：①一次口服氯化铵 0.1g/kg，然后收集每小时尿液，共 3 ~ 8 次，如尿 pH 不低于 5.5，可诊断为远端肾小管性酸中毒；②每日服用氯化铵量如上法，共 3 日，分别收集 3 日尿，结果判断如上法。

3. 碳酸氢根负荷试验　正常肾脏滤过 H^+ 的 80% ~85% 被近端小管重吸收，10% ~15% 由远端小管重吸收，尿中几无 HCO_3^- 排出。具体作法为根据患者酸中毒的情况口服或滴注碳酸氢钠直至酸中毒被纠正，计算如下：

$$\text{尿中排出的 } HCO_3^- \text{量}(\%) = \text{尿每分钟排出的 } HCO_3^- \text{量} \times \text{血肌酐} / (\text{尿每分钟排出的肌酐} \times \text{血 } HCO_3^- \text{量})$$

正常时该值为 0；当Ⅰ型肾小管性酸中毒时，该值<5%；Ⅱ型肾小管性酸中毒时>15%。

三、肾血流量测定

肾脏功能能反映和体现局部肾单位的异型性和局部肾血流的变化。肾脏的血管类型十分复杂，且肾血流的分布又不均匀。由于肾血流分配、肾单位结构和功能均存在个体性差异，并且局部肾血流分布变化可以影响肾的水电解质平衡，这使研究者们致力于发展新的测量肾内部血流量的技术。研究人肾脏血流量分布的方法包括对氨基马尿酸清除率、指示剂稀释法、测定肾皮质组织氧分压、放射性核素示踪法、多普勒超声检查以及外部的气体冲洗技术。但这些技术的危险性和局限性限制了它们的应用。

肾血流量包括肾血流量及肾血浆流量。临床上一般不作为常规检查要求，但也是肾功能的一个重要指标，特别是通过 RPF 与 GFR 测定，可以计算出滤过分数，这对了解许多生理和病理生理情况有重要意义。

通常采用对氨基马尿酸(PAH)测定 RPF。PAH 可从肾小球滤过，从出球小动脉出来的 PAH 可大量被近曲小管摄取而后几乎完全地迅速被分泌入肾小管管腔内，当使用较大剂量 PAH 时，一次通过肾即可完全排出，因此 PAH 曾被认为是测定 RPF 的理想物质。但有试验表明肾皮质 PAH 的排出率并非 100%，从而使人们对该方法测定肾血流量的精确性产生了疑问。

靛氰绿(ICG)作为一种染料，注入血浆中可以迅速和血浆白蛋白结合，从而通过密度指示剂稀释法测定肾血流量。指示剂稀释法需要肾动静脉置管。尽管试图通过染色剂稀释曲线分别测定肾皮质和肾髓质血流量，但是还没有明确的结果。用热稀释法持续监测肾血流量需要肾静脉置管和持续注入生理盐水。这种测量方法只能测得总的肾血流量。

组织氧分压可以通过多线圈的体表氧分压电极和温度探测器测量。这种 Clark 电极在和组织接触的中间位置排列着多重的铂金微电极，并且与一个极谱记录仪银质阳极形成回路。将探针直接放置在肾皮质上，通过测量该部位 PO_2 的变化，间接反映肾表面灌注。但是这种装置仅能测量肾皮质表层的血流量变化。

利用氪[85]和氙[133]的外部清除率可以估计每克组织的局部血流量。这种技术要求选择性肾动脉置管，常在肾动脉造影时应用，也可在手术中做肾动脉穿刺注射。动脉注射后气体快速弥散入肾组织，理论上在组织和血液中达到平衡。通过外部计数绘制出肾冲洗曲线图。不过这种方法不能测定绝对肾血流速度，在无尿患者其测定值受其他因素干扰较大。

运用 Gamma 照相机记录放射性物质在肾脏的转移可以进行肾灌注的定性和半定量评估。肾灌注的定性评价包括一系列的影像学评估以及与该示踪物从主动脉(或髂-肾动脉)流入肾脏的影像比较性评估。因为得到的是比较性的结果，只有当两肾灌注不对称时才能发现存在肾脏损伤。

二维超声技术可以监测肾血管阻力和肾内血流量。其测得的是肾脏大血管相对的流速改变，不能测定肾脏血流的绝对值。这项无创性检查可以根据需要反复进行。高对比的超声波检查已经运用于监测肾血流量。这种机器的超声波处理装置可以产生微泡，这些微泡比红细胞还小，可以跟随红细胞进入毛细血管床，从而产生回声波反映这些组织的体积和血流量。通过这种多普勒超声技术，微泡可以像红细胞那样显示腔内的血流速度。已发现用这种方法测得的肾脏血流量与其他直接的评估方法存在一定相关性。

第 5 节　肾功能的支持

一、营养代谢支持

胃肠道功能基本正常的肾功能障碍，应尽早进行胃肠内营养支持。实施过程中应注意营养液的热卡量及容量、非蛋白热卡、氮的供应以及微量元素和维生素的补充。尤为重要的是维持水、电解质及酸碱的平衡。

二、药 物 支 持

(一) 多巴胺能激动剂

1. 多巴胺　曾经有研究认为低剂量多巴胺可以增加尿量，改善肾功能，近年来这一说法遭到质疑。Olsen 等阐述了多巴胺的“三阶段”效应，对水、电解质负荷正常的受试者进行了多巴胺的剂量-反应研究。剂量在 1～2μg/(kg·min)时，平均动脉压下降，表明主要是血管扩张的多巴胺能效应。剂量是 3μg/(kg·min)时，eRPF 达峰值，高于基础值 50%，而 GFR 在任何剂量下都未见增加。剂量是 5μg/(kg·min)时，心排血量增加，与 β-肾上腺素能正性肌力作用一致。剂量超过 7.5μg/(kg·min)时，平均动脉压逐渐升高，可能是由于反射性增加了 α-肾上腺素能引起的血管收缩。理论上，多巴胺可以保护肾功能主要是通过选择性增加 RBF 和引起尿盐增加(DA1 作用)，或通过作用于 β-肾上腺素能作用增加心排血量和肾灌注。但是有研究发现，多巴胺血浆分布范围广，所以在临床上可能会引起多变的不可预测的反应。甚至在低剂量下，多巴胺也可以产生心动过速。在 10μg/(kg·min)以上，多巴胺增加 α-肾上腺素能受体活性，部分是由于它可以生物转化为去甲肾上腺素，多巴胺的纯作用是逐渐收缩肾血管和减少肾尿流速率。目前，没有资料支持在手术、创伤或脓毒血症时预防性应用小剂量多巴胺对肾脏具有保护作用。应该限制多巴胺作为具有利尿活性的正性肌力药的应用。如果血容量充足但持续性少尿，特别是合并低血压时，多巴胺能提升血压、心排血量和 RBF，并且有利于提高尿流量。

2. 多培沙明　多培沙明是一种合成的多巴胺同型药。它是一种强效的 β_2 受体激动剂和非选择性的多巴胺能激动剂，对肾血管的作用是多巴胺的 1/3。在 1～5μg/(kg·min)范围内，在急慢性心衰时，多培沙明能够减少左右心室的后负荷，增加 RBF。

3. 非诺多巴　非诺多巴是苯二氮䓬类的多巴胺同型物，是选择性 DA1 受体激动剂。在 0.03～0.3μg/(kg·min)剂量范围内，引起剂量相关的 RBF 增加和利钠作用。非诺多巴在控制严重肾血管性高血压时与硝普钠效能相似，但与硝普钠不同的是，它可以显著增加 GFR、尿流量和尿盐排泄，不出现反射性高血压。非诺多巴的选择性 DA1 受体激动剂的活性使得它可以保护肾毒性或肾缺血性损害，而没有多巴胺的 β-肾上腺素能副作用。

目前，非诺多巴仅对于减轻造影剂引起的肾损害有作用。

（二）前列腺环素

血管扩张剂前列腺环素能对抗去甲肾上腺素和血管紧张素的血管收缩效应，维持内层皮质的灌注。外源性注射人造前列腺素，如PGE1，可以抑制实验动物缺血所导致的急性肾衰竭，对肾移植的供体肾具有保护作用。

（三）钙通道阻滞剂

钙通道阻滞剂能够通过多种途径防止肾脏的缺血性损伤，包括防止缺血再灌注所导致的血管收缩，抑制肾小球血管紧张素的作用，减少循环中IL-2受体数量等。它们通过阻止细胞钙内流和依赖钙/钙调蛋白的黄嘌呤脱氢酶向黄嘌呤氧化酶的转化，从而减少氧自由基的聚集和再灌注损伤。但是当钙通道阻滞剂引起低血压时，可以破坏肾脏的自身调节能力，使肾功能恶化。有研究发现钙通道阻滞剂对由环孢霉素、顺铂和放射性染料引起的肾毒性有重要的保护作用。

（四）钠尿肽

使用心房钠尿肽可以抑制水电解质重吸收，扩张入球小动脉，收缩出球小动脉，增加肾小球滤过率而不影响肾血流，从而改善肾功能。

（五）生长因子

有多种生长因子在受损肾小管细胞的再生修复中起重要作用，如表皮生长因子、转化生长因子、胰岛素样生长因子和肝细胞生长因子等，这些物质可以促进肾小管功能的恢复。

三、肾脏替代治疗

透析治疗的目的一是纠正尿毒症及水、电解质和酸碱平衡失调，二是保证足够的营养支持以防营养不良的损害。

（一）血液透析对肾功能的影响

回顾性研究比较血液透析治疗与非透析治疗，结果显示透析治疗可改善患者预后。但是，血液透析造成患者血容量和渗透压的剧烈改变，常引发低血压和心律失常等并发症，可能导致肾脏缺血加重，在血液透析期间应密切观察。另外，血液透析对血管内皮细胞的损害，导致血管内皮细胞对缩血管物质的敏感性增加，而舒血管物质释放减少，破坏肾脏血管的自身调节作用，导致肾血管痉挛，亦加重肾脏缺血。因此，血液透析有可能加重肾脏缺血、延缓肾脏功能的恢复。在血液透析期间，避免低血压是防止肾脏损害恶化的重要手段。

（二）肾脏替代治疗的时机

近年来，肾脏替代治疗的时机倾向于尽早干预，即在急性肾衰竭早期实施肾脏替代治疗。尤其是急性肾衰竭患者出现液体过负荷或高钾血症时，或患者出现明显的尿毒症症状和并发症时，早期积极的肾脏替代治疗显然是必要的。

（三）肾脏替代治疗的方法选择

美国肾脏病学会的调查显示急性肾衰竭患者依次采用间歇性血液透析、连续肾脏替代治疗（CRRT）和腹膜透析实施肾脏替代治疗。近年来，碳酸盐透析的出现，使血流动力学不稳定的ICU急性肾衰竭患者也可较安全地接受血液透析治疗。CRRT是急性肾功能衰竭、代谢不稳定与液体过负荷患者治疗的重大进展。其常用的方式是体外循环转流泵从一条静脉通道抽血，经血液滤器后自另一条静脉通道回输到体内。其最大优点是可以去除大量的超滤液体。

（四）肾脏替代治疗的充分性

肾脏替代治疗的充分性反映了替代治疗对代谢产物的清除效率和血浆中代谢产物降低的程度。美国透析研究协作组（NCDS）提出将尿素氮作为衡量透析充分与否的小分子溶质清除指标。

四、生物人工肾小管装置

对于急慢性肾衰患者，尽管血液透析、透析滤过及CAPD治疗已经显著延缓了疾病的进展，但其临床死亡率仍然较高。因为这些方法主要替代了肾脏对小分子溶质的清除和滤过功能，并不具有肾小管重吸收、平衡代谢和内分泌等重要功能。20世纪80年代末开始研制的生物人工肾小管辅助装置（bioartificial renal tubule assist device）应用于临床后，已经显示出细胞治疗技术和组织工程学技术的完美结合在急慢性肾衰治疗中的有效前景。

（张　宏）

参考文献

1. Koeppen BM, Stanton BA. Structure and function of the kidneys//Koeppen BM, Stanton BA. Renal Physiology. 4th ed. Philadelphia: Mosby Elsevier, 2007, 19-30.

2. Madsen KM, Nielsen S, Tisher CC. Anatomy of the kidney//Brenner BM. Brenner & Rector's The Kidney. 8th ed. Philadelphia: Saunders Elsevier, 2008, 25-90.
3. Gong R, Dworkin LD, Brenner BM, et al. The renal circulations and glomerular ultrafiltration//Brenner BM. Brenner & Rector's The Kidney. 8th ed. Philadelphia: In, 2008, 91-129.
4. Genuth SM. The adrenal glands//Berne RM, Levy EM. Physiology, 4th ed. St. Louis: Mosby, 1998, 930-964.
5. Correa AH, Choi MR, Gironacci M, et al. Atrial natriuretic factor decreases renal dopamine turnover and catabolism without modifying its release. Regul Pept, 2008, 146: 238-242.
6. Sansoe G, Ferrari A, Baraldi E, et al. Dopaminergic control of renal tubular function in patients with compensated cirrhosis. Dig Dis Sci, 2002, 47: 392-400.
7. Molitoris BA. Transitioning to therapy in ischemic acute renal failure. J Am Soc Nephrol, 2003, 14: 265-267.
8. Sener M, Torgay A, Akpek E, et al. Regional versus general anesthesia for donor nephrectomy: Effects on graft function. Transplant Proc, 2004, 36: 2954-2958.
9. Gelman S, Gowler KC, Smith LR. Regional blood flow during isoflurane and halothane anesthesia. Anesth Analg, 1984, 63: 557-565.
10. Priano LL. Alteration of renal hemodynamics by thiopental, diazepam and ketamine in conscious dogs. Anesth Analg, 1982, 61: 853-862.
11. Eger EI, Gong D, Koblin DD, et al. Dose-related biochemical markers of renal injury after sevoflurane versus desflurane anesthesia in volunteers. Anesth Analg, 1997, 85: 1154-1163.
12. Kharasch ED, Frink EJJ, Zager R, et al. Assessment of low-flow sevoflurane and isoflurane effects on renal function using sensitive markers of tubular toxicity. Anesthesiology, 1997, 86: 1238-1253.
13. Lee HT, Ota-Setlik A, Fu Y, et al. Differential protective effects of volatile anesthetics against renal ischemia-reperfusion injury in vivo. Anesthesiology, 2004, 101: 1313-1324.
14. Kuiper JW, Groeneveld AB, Slutsky AS, et al. Mechanical ventilation and acute renal failure. Crit Care Med, 2005, 33: 1408-1415.
15. Onorati F, Presta P, Fuiano G, et al. A randomized trial of pulsatile perfusion using an intra-aortic balloon pump versus nonpulsatile perfusion on short-term changes in kidney function during cardiopulmonary bypass during myocardial reperfusion. Am J Kidney Dis, 2007, 50: 229-238.
16. MacGregor DA, Smith TE, Prielipp RC, et al. Pharmacokinetics of dopamine in healthy male subjects. Anesthesiology, 2000, 92: 338-346.
17. Landoni G, Biondi-Zoccai GG, Marino G, et al. Fenoldopam reduces the need for renal replacement therapy and in-hospital death in cardiovascular surgery: A meta-analysis. J Cardiothorac Vasc Anesth, 2008, 22: 27-33.
18. Ranucci M, Soro G, Barzaghi N, et al. Fenoldopam prophylaxis of postoperative acute renal failure in high-risk cardiac surgery patients. Ann Thorac Surg, 2004, 78: 1332-1337.
19. Sisillo E, Ceriani R, Bortone F, et al. N-acetylcysteine for prevention of acute renal failure in patients with chronic renal insufficiency undergoing cardiac surgery: A prospective, randomized, clinical trial. Crit Care Med, 2008, 36: 81-86.
20. Pannu N, Nadim MK. An overview of drug-induced acute kidney injury. Crit Care Med, 2008, 36: 216-223.

第16章 麻醉与内分泌

内分泌系统功能正常对机体适应内外环境变化以及维持内外环境平衡十分重要。内分泌系统是由多个内分泌腺体及某些脏器的内分泌组织所组成的体液调节系统，它分泌的激素作用于靶细胞后产生一系列生物反应而发挥其效应。内分泌腺体功能亢进或功能减低时出现机体内分泌紊乱，引起多系统器官功能障碍及代谢异常。许多内分泌疾病能够通过外科手术得到治疗，一些接受手术治疗的患者又常常合并有内分泌系统疾病和(或)内分泌功能异常，同时麻醉和手术对内分泌系统也有不同程度的影响。因此，麻醉医师应熟悉内分泌系统的主要生理功能及病理生理变化，了解有关麻醉与内分泌系统的相互影响，正确处理好围手术期各种内分泌系统的功能紊乱，对选择合适的麻醉方法及麻醉用药、改善麻醉管理、使患者安全、顺利地渡过围手术期均十分重要。对内分泌系统的研究有助于指导临床工作，例如硬膜外阻滞麻醉可减低上腹部手术的应激反应，为减少手术应激对机体的损害提供了理论基础。

第1节 内分泌系统的生理功能

一、内分泌腺及其生理功能

内分泌腺体主要包括垂体、甲状腺及甲状旁腺、胰腺、肾上腺等，它们合成及分泌相应的激素，进入血液循环发挥其效应。

(一) 垂体

位于蝶鞍内，呈卵圆形，分为前叶(又称腺垂体)和后叶(又称神经垂体)。

1. 垂体前叶　垂体前叶分泌的激素有促进其他内分泌腺体激素释放的作用，又称为促激素，包括：①促甲状腺激素(TSH)；②促肾上腺皮质激素(ACTH)；③促性腺激素，有卵泡刺激激素(FSH)和黄体生成激素(LH)。这些促激素通过作用于周围腺体而发挥其效应。此外，垂体前叶还分泌：①生长激素(GH)：通过影响糖、脂肪及蛋白质等代谢，促进机体的生长发育；②催乳素(PRL)：可促进乳腺分泌组织的发育、生长并分泌乳汁；③黑色素细胞刺激激素(MSH)：促进黑色素的合成，使皮肤黏膜色素加深。这些激素直接作用于外周器官组织。垂体前叶分泌的激素除受到内分泌腺体分泌功能的负反馈调节外，下丘脑分泌各种释放激素或释放抑制激素调节垂体前叶的内分泌功能，如促甲状腺激素释放激素(TRH)、促肾上腺皮质激素释放激素(CRH)、促性腺激素释放激素(GnRH)，包括卵泡刺激素释放激素(FRH)和黄体生成素释放激素(LRH)、生长激素释放激素(SRH)和生长激素释放抑制激素(SRIH)、催乳素释放激素(PRH)和催乳素释放抑制激素(PRIH)、黑色素细胞刺激激素释放激素(MRH)和黑色素细胞刺激激素释放抑制激素(MRIH)等。

2. 垂体后叶　垂体后叶分泌抗利尿激素(ADH)和催产素(OXT)，两者均合成于下丘脑。ADH合成于下丘脑的室上核，OXT合成于室旁核，沿下丘脑-垂体束的神经纤维输送到垂体后叶贮存。抗利尿激素在调节机体水平衡方面发挥着重要的作用，主要作用是促进肾小管对水的重吸收，从而保留了水分，浓缩尿液成为高渗。它又能使动脉和毛细血管收缩，升高血压，故又称为血管加压素。催产素的生理作用为促进子宫收缩，并促进乳腺分泌。

（二）甲状腺及甲状旁腺

1. 甲状腺　甲状腺位于甲状软骨下，紧贴在气管的第 3、4 软骨环前面，由左右两叶和中间的峡部组成。甲状腺是人体最大的内分泌腺体，甲状腺滤泡上皮细胞从血液中摄取碘经酪氨酸碘化，最终合成甲状腺激素，主要为甲状腺素（T_4）和少量的三碘甲腺原氨酸（T_3），并贮存于甲状腺内。外周组织将 T_4 转化为 T_3，T_3 的半衰期较短，作用效能是 T_4 的 8 ~ 10 倍。大部分 T_4 与甲状腺结合球蛋白（thyroid binding globulin，TBG）结合，小部分与甲状腺结合前白蛋白（TBPA）结合，只有很小一部分与白蛋白结合。T_3 与 TBPA 结合很少，与 TBG 结合也较松散。只有游离（非结合）的 T_3、T_4 才具有生理活性。甲状腺的生理功能包括：①产热：加速体内细胞氧化反应，释放能量；②调节生长、发育及组织分化：甲状腺激素对于维持正常的生长发育十分重要，甲状腺激素和生长激素对生长发育有协同作用；③对蛋白质、糖、脂肪代谢的影响：促进机体蛋白质合成，维持机体正常的需要，但分泌过多时可加速蛋白质分解；加速肠道对糖的吸收，同时促进肝糖原分解和糖异生，增加组织对糖的利用，促进肝、肌肉和脂肪组织摄取葡萄糖；促进脂肪的氧化和分解；④对神经系统的影响：甲状腺功能正常对中枢神经系统的发育和功能调节十分重要，在胎儿及幼年时期缺乏甲状腺激素可影响大脑发育，出现智力低下；而成年人甲状腺激素缺乏时，可表现为反应迟钝、智力减退；⑤对心血管系统的影响：甲状腺素过多时，心脏收缩增强，心率加快，心排血量增加。甲状腺素减少时，心肌张力减低，心率减慢，心排血量减少。甲状腺素和肾上腺素、去甲肾上腺素又相互增强作用。⑥其他：甲状腺素对维持机体内环境的生理平衡及病理过程都有影响。

2. 甲状旁腺　正常甲状旁腺分上下两对，上甲状旁腺一般位于甲状腺上极背侧附近，下甲状旁腺位于甲状腺下极前或侧后面。甲状旁腺分泌甲状旁腺激素（PTH），其生理功能为调节机体钙磷代谢和维持血钙磷浓度稳定，它直接作用于骨和肾，间接作用于小肠，包括：①作用于破骨细胞，促进骨质的溶解；②促使肾小管对钙的重吸收增加，抑制肾小管对磷的再吸收，促进尿中磷酸盐的排出；③促使肠钙吸收增加，其结果是血钙增高、血磷降低、尿磷增高。

（三）胰腺

胰腺的胰岛细胞分为 β 细胞和 α 细胞。前者分泌胰岛素，后者分泌胰高血糖素。

1. 胰岛素　是人体血糖调节最主要的激素，其主要生理作用有：①糖代谢：胰岛素增加细胞对葡萄糖的通透性，促进葡萄糖从细胞外向细胞内转移，加速糖的利用；促进葡萄糖的氧化和酵解，促进葡萄糖转变为脂肪；促进肝糖原的合成和贮存，抑制糖原的分解及异生；②脂代谢：胰岛素能促进肝脏和脂肪细胞的脂肪酸的合成，抑制脂肪的分解，降低血中游离脂肪酸含量，减少酮体的产生；③蛋白质代谢：促进蛋白质的合成，抑制其分解。

2. 胰高血糖素　具有升高血糖的作用，它促进肝糖原分解和异生，抑制肝糖原的合成，升高血糖浓度；激活脂肪细胞中的脂肪酶，加快脂肪分解，使血中游离脂肪酸升高；促进氨基酸进入肝细胞，加速脱氨基作用，增进糖异生，促进蛋白质分解；促进降钙素分泌，降低血钙浓度。

（四）肾上腺

肾上腺包括肾上腺皮质和髓质两个在形态发生、生理功能完全不同的部分，外层皮质占 90%，中央髓质占 10%。

1. 肾上腺皮质　按解剖结构从外层到内层分别为球状带、束状带和网状带，依次分泌盐皮质激素、糖皮质激素及性激素。肾上腺皮质激素具有广泛的生理功能，为机体维持正常的生命所必需。

（1）盐皮质激素：以醛固酮为代表，在维持体内钠和钾离子平衡方面起主要作用，醛固酮能明显增加肾远曲小管对钠离子的重吸收和对钾离子、氢离子的分泌作用，从而导致细胞外液中钠离子浓度增高、细胞外液容量增高，维持正常的血钾浓度。如果摄入的钠量减少，或肾近曲小管重吸收钠增多，到达远曲小管的钠量减少时，醛固酮的排钾作用明显减弱。值得注意的是，醛固酮的储钠作用有“脱逸”现象。近年来对心钠素的研究发现，心钠素作为排钠激素，在醛固酮等盐皮质激素产生的钠“脱逸”中起了重要的作用。当体内钠量过多时，体液容量增多，促使心钠素分泌而使尿钠排泄增多。但醛固酮的排钾作用并不出现“脱逸”现象。另外与糖皮质激素一样，盐皮质激素可增强血管对儿茶酚胺的敏感性。盐皮质激素的分泌与肾血流量和血钠浓度有关。当肾血流不足或血钠浓度下降，以及前列腺素或 β 肾上腺素能兴奋时，引起肾小球旁细胞分泌肾素，肾素促使血液中血管紧张素原转变为血管紧张素Ⅰ，然后在肺和其他组织中血浆转换酶的作用下转变为血管紧张素Ⅱ，血管紧张素Ⅱ直接作用于肾上腺皮质，促进醛固酮分泌，同时还有强烈的收缩血管、升高血压的作用。血钠浓度改变通过细胞外液的容量变化来调整醛固酮分泌。高血钾可刺激醛固酮分泌，而低血钾抑制其分泌。垂体前叶的促肾上腺皮质激素（ACTH）也参与醛固酮的调节，但ACTH对醛固酮分泌的长期持续作用则不明显。醛固酮除了促进肾脏的储钠排钾作用外，对其他有分泌和吸收功能的组织如胃肠道、唾液腺、汗腺等也有减少钠排泄和增多钾排泄，即储钠排钾的作用。由于储钠时细胞外液增多导致有效血容量增加，心排血量增多，同时小动脉壁的钠、水含量增加，使小动脉管腔半径缩小，外周血管的阻力增加而导致高血压。此外醛固酮和钠可相应影响去甲肾上腺素的代谢，使交感神经系统的活性增强，也使血压升高。

（2）糖皮质激素：主要是皮质醇（氢化可的松）和少量皮质酮，其作用极其广泛，主要调节糖、蛋白质、脂肪和水盐代谢，从而维持内环境的平衡。糖皮质激素是机体对抗胰岛素低血糖症的“升糖”调节激素之一，它通过刺激肝脏葡萄糖异生、增加肝脏糖原合成、抑制外周组织葡萄糖利用而升高血糖；通过直接作用或通过增强儿茶酚胺和生长激素等的脂解作用促进脂肪分解，增加游离脂肪酸入血，另一方面是血糖升高，兴奋胰岛素分泌，促进脂肪合成，使身体总的脂肪量增多；促进蛋白质分解，抑制其合成，导致负氮平衡。长期过量的糖皮质激素可引起严重肌肉消耗萎缩，骨质疏松，影响儿童生长发育；皮质醇在生理情况下具有弱的盐皮质激素活性，即保钠排钾；主要的心血管作用是增加血管对血管紧张素Ⅱ和儿茶酚胺的敏感性，从而维持血压。糖皮质激素还可以增加心脏输出量。糖皮质激素可使胃壁细胞增多增高，胃酸和胃蛋白酶分泌增多。糖皮质激素影响多种神经系统功能，包括情绪、行为和神经活动等。长期大量应用糖皮质激素一方面抑制蛋白质合成，促进蛋白质分解，影响骨基质的形成，另一方面促进骨吸收，增加钙磷排泄，使骨骼的矿化不足，从而引起骨质疏松。糖皮质激素具有稳定溶酶体膜的作用，有抑制过敏反应、炎症及毒性反应。糖皮质激素对机体应激反应具有保护作用，其机制为允许作用，即在基础水平下对内环境稳定预防机制的允许作用，使机体在受到应激时能作出适当反应；另一方面为抑制作用，限制已经激活的内环境防御机制不要过分反应，防止损害机体。

（3）性激素：主要是脱氢表雄酮和具有弱雄性激素作用的雄烯二酮，以及少量的睾酮和雌二醇。其主要生理功能是在正常情况下与青春期的发动有关，作用于肌肉、毛发等第二性征，也有促进蛋白质合成作用。一般情况下肾上腺皮质分泌性激素的量很小。

2. 肾上腺髓质　肾上腺髓质起源于外胚层，主要由嗜铬细胞构成，间有少量交感神经细胞。嗜铬细胞分泌和储存儿茶酚胺（CA），即肾上腺素（E）、去甲肾上腺素（NE）和多巴胺（DA）。嗜铬细胞按其不同的形态、功能及组织化学特征分为产生E或NE的两种细胞，人类肾上腺髓质嗜铬细胞产生的CA中约85%是E。这些细胞还存在于胸、腹椎旁神经节、心、脑、脾、前列腺、卵巢、膀胱等处。肾上腺髓质受交感神经胆碱能节前纤维直接支配，分泌和贮存肾上腺素和去甲肾上腺素，通过肾上腺素能受体而产生作用，调节心血管、中枢神经系统及自主神经，对糖、脂肪代谢均有重要的生理意义。它能兴奋心脏，心肌收缩力增强，心率加快、传导加速，心排血量增大；能使小动脉和小静脉收缩，增加外周血管阻力；支气管平滑肌松弛，解除支气管痉挛；促进糖原分解，升高血糖，促进脂肪分解，并可刺激下丘脑和垂体引起促肾上腺皮质激素和促甲状腺素的分泌。

二、内分泌功能的生理调控

内分泌系统功能受多种因素的影响及调控，保持其功能状态相对稳定。如果这一稳定状态因某种原因而破坏，导致内分泌功能亢进或低下，将影响机体正常的生理功能。

（一）神经系统对内分泌系统的影响

1. 中枢神经系统对内分泌功能的影响　高级神经及自主神经活动均可影响内分泌系统的功能，而内分泌功能正常与否也能影响神经系统的功能。高级神经活动如紧张、焦虑、饥饿、寒冷、手术创伤、疼痛等可影响下丘脑内分泌功能，也能引起交感神经兴奋，使肾上腺皮质激素及儿茶酚胺分泌增加；而甲状腺功能低下可出现智力低下、反应迟钝等，胰岛素瘤患者可出现精神症状。

2. 神经递质对内分泌功能的影响　中枢神经递质如多巴胺、去甲肾上腺素、乙酰胆碱、5-羟色胺等均参与调节下丘脑及垂体前叶激素的释放或抑制。

（二）下丘脑-垂体-内分泌腺的反馈性调节

1. 下丘脑-垂体-甲状腺之间的反馈性调节　垂体前叶分泌的 TSH 能促进甲状腺增生肥大，刺激甲状腺素的合成与分泌。TSH 的分泌受两种因素的调节：下丘脑分泌的 TRH 可刺激 TSH 的分泌；同时甲状腺激素也可直接抑制 TSH 的分泌，又可对抗 TRH 的作用。甲状腺激素负反馈机制控制体内的 TSH 分泌的平衡。

2. 下丘脑-垂体-肾上腺之间的反馈性调节　下丘脑分泌的 CRH 刺激垂体分泌 ACTH，ACTH 又刺激肾上腺皮质分泌皮质醇；当血中肾上腺皮质激素浓度过高时，能抑制下丘脑分泌 CRH 及垂体分泌 ACTH。

3. 下丘脑-垂体-性腺之间的反馈性调节　在月经周期的排卵前，垂体分泌 FSH、LH 增加，作用于卵巢导致雌激素分泌增多；当排卵时，下丘脑、垂体分泌功能兴奋，FSH 和 LH 分泌增加，促进排卵。

（三）内分泌腺体及激素之间的相互影响

1. 腺体内及腺体之间的互相影响　甲状腺内调节同样非常重要，有机碘在腺体内含量的改变可影响甲状腺素的合成与分泌，其可能是通过改变对 TSH 反应而产生作用。胰岛内分泌的胰岛素和胰高血糖素可相互影响，相互制约。嗜铬细胞瘤分泌大量儿茶酚胺可抑制胰岛 β 细胞的分泌功能，患者表现为血糖升高或糖尿病。

2. 相关激素之间的相互影响　TSH 对 TRH 反应还受其他因素的影响，如生长抑素及多巴胺对 TRH 的分泌有抑制作用，女性激素增强 TRH 的反应，而糖皮质激素对此则是抑制作用。生长激素有抗胰岛素作用，肢端肥大患者可有血糖升高表现；ACTH 可直接影响醛固酮的合成与分泌。

（四）体液因素对内分泌功能的影响

1. 钙磷代谢与甲状旁腺素及降钙素之间的相互作用　血清钙离子浓度增高时，PTH 的分泌受到抑制，降钙素分泌增多；而血清钙离子浓度降低时，兴奋甲状旁腺分泌 PTH，同时抑制降钙素的分泌。PTH 和降钙素通过调节血钙而相互影响。

2. 血糖与胰岛素及胰高血糖素之间的相互作用　当血糖升高时，刺激胰岛 β 细胞分泌胰岛素，同时抑制胰岛 α 细胞分泌胰高血糖素；血糖降低时，刺激胰岛 α 细胞及肾上腺髓质，胰高血糖素和肾上腺素分泌增加，胰岛素的分泌受到抑制。

3. 水及电解质与抗利尿激素及醛固酮之间的相互作用　当有效血容量减少，血压下降时，抗利尿激素分泌增加，同时肾素-血管紧张素系统兴奋，刺激醛固酮分泌。高血钾也刺激醛固酮的分泌，而低血钾抑制醛固酮的分泌。

第 2 节　内分泌系统功能异常对机体的影响

一、垂体功能异常对机体的影响

垂体可因各种疾病而影响其分泌功能。当垂体分泌功能亢进时，可出现相应的临床表现及症状，如垂体腺瘤可引起泌乳素增高、生长激素增高，以及皮质醇增多症。垂体功能减退，除其分泌的激素减少外，同时因促激素分泌不足，可影响内分泌靶腺功能。神经垂体功能减退可出现抗利尿激素分泌过少，发生尿崩症。

垂体瘤的临床表现根据肿瘤分泌激素的不同而有所差异，此外还包括组织压迫症状。腺瘤体积过大可使正常垂体组织受压而萎缩，引起垂体促激素分泌减少和相应周围靶腺萎缩。尤其以 LH/FSH 分泌减少致闭经、不育或阳痿最早发生，其次为 TSH 分泌不足引起的继发性甲状腺功能减退症，ACTH 不足引起的继发性肾上腺皮质功能减退症者较少见，临床上常见复合症状。此外，垂体周围组织压迫症状包括：①神经刺激症状：大多数患者主诉头痛，位于前额、双颞侧、眶后等处，呈钝痛或胀痛，系由于肿瘤压迫、侵蚀硬脑膜或蝶鞍隔膜、或牵引血管外膜神经纤维所致。②视神经、视交叉及视神经束压迫症状：引起双颞侧、同侧或 1/4 视野缺损等，视力常减退，甚至失明。眼底检查可见视神经色泽浅淡，视乳头萎缩。③下丘脑疾病综合征：肿瘤向上生长可影响下丘脑结构和功能，发生各种下丘脑疾病综合征。④海绵窦综合征：肿瘤向两侧及后方发展侵蚀海绵窦可发生第Ⅲ、Ⅳ、Ⅵ颅神经受压、眼球运动障碍与突眼，第Ⅴ神经受累时可发生三叉神经痛或面部麻木等。⑤脑脊液鼻漏：见于肿瘤向下发展破坏蝶鞍鞍底与蝶窦时，常合并脑膜炎。

（一）垂体功能亢进

主要原因为垂体腺瘤，根据垂体细胞分泌激素的不同分为：泌乳素（PRH）瘤、生长激素（GH）瘤、促肾上腺皮质激素(ACTH)瘤、混合瘤及无功能腺瘤。

1. 泌乳素(PRH)瘤 泌乳素分泌增加,导致男性性功能减退、睾酮合成减少和精子发生减少,女性患者抑制卵巢合成黄体酮,表现为闭经、泌乳。肿瘤增大可出现肿瘤压迫和垂体功能减低症状,如头痛、视野缺损、眼外肌麻痹、急性视力下降、复视等,以及甲状腺、肾上腺皮质功能继发性减低。泌乳素是应激激素,精神紧张、体力活动、低血糖、麻醉和手术等刺激均可引起 PRL 分泌增加,手术后 PRL 水平可升高 5 倍以上。泌乳素瘤对全身影响较少。

2. 生长激素(GH)瘤 生长激素过度分泌所致,发生于骨骺闭合前表现为巨人症,发生在骨骺已融合后为肢端肥大症。其特征有:骨骼增大突出、手足增宽、鼻大而宽厚,唇厚舌肥,腭垂及软腭增厚,以及声门下气管狭窄;糖耐量降低或糖尿病;垂体前叶功能减低,首先影响性腺,甲状腺及肾上腺皮质功能影响较少;高血压、心脏肥大及左心室功能不全、冠心病和心律失常等。呼吸系统可因口咽软组织增生导致口咽部狭窄,表现有阻塞性睡眠呼吸暂停。

3. 促肾上腺皮质激素(ACTH)瘤 由于垂体分泌过多的 ACTH,促进肾上腺皮质增生并分泌过量的皮质醇,引起以糖、脂肪及蛋白质代谢异常的皮质醇增多症又称库欣综合征(Cushing's syndrome)。其表现主要有向心性肥胖、满月脸、水牛背,躯干肥胖而四肢细弱;皮肤菲薄、紫纹、瘀斑、肌肉萎缩无力、骨质疏松和病理性骨折及伤口愈合困难;糖耐量降低或糖尿病;高血压、低血钾及性腺功能紊乱等。

4. 无功能腺瘤 垂体腺瘤无分泌功能,其表现主要取决于肿瘤的大小及其压迫正常组织情况。表现为头痛、视力下降、视野缺损、复视及斜视、垂体前叶分泌功能减低。

(二) 垂体功能减退

1. 垂体前叶功能减退 腺垂体功能减退症是由不同病因引起腺垂体全部或大部受损,导致一种或多种垂体激素分泌不足所致的临床综合征。病因分为原发性和继发性,原发性包括垂体肿瘤、缺血坏死、感染、炎症、垂体卒中等,继发性病因包括手术、放疗、下丘脑及中枢神经系统肿瘤、外源性激素抑制(如类固醇治疗)等。临床表现取决于各种垂体激素减退的速度及相应靶腺萎缩的程度,腺垂体组织毁坏 50% 以上时即可出现临床症状。一般促性腺激素及泌乳素受累最早且较严重,其次为促甲状腺激素,促肾上腺激素缺乏较少见。

(1) 促性腺激素和泌乳素分泌不足症状:产后无乳,乳腺萎缩,长期闭经与不育为本症的特征。毛发常脱落,尤以腋毛、阴毛为明显,眉毛稀少或脱落。男性胡须稀少,伴阳痿。性欲减退或消失,如发生在青春期可有第二性征发育不全。女性生殖器萎缩,宫体缩小,会阴部和阴部黏膜萎缩,常伴阴道炎。男性睾丸松软缩小,肌力减退。

(2) 促甲状腺激素分泌不足症状:体温低,皮肤干燥而粗糙,较苍白无光泽和弹性,较重者可有食欲减退、便秘、精神抑郁、表情淡漠、记忆力减退、行动迟缓等。可伴精神失常,心电图示心动过缓、低电压、心肌损害、T 波平坦等。

(3) 促肾上腺皮质激素分泌不足症状:患者常极度疲乏,体力软弱,厌食、恶心、呕吐、体重减轻、脉搏细弱、血压低。重者可有低血糖发作,对外源性胰岛素敏感性增加,肤色变浅。

(4) 并发症:可能出现垂体危象及昏迷,各种应激,如感染、腹泻、呕吐、失水、饥饿、受寒、中暑、手术、外伤、麻醉等,常可诱发垂体危象,表现为高热(>40°C),低温(<30°C),低血糖,循环衰竭,水中毒等。出现精神失常、谵妄、恶心、呕吐、昏厥、昏迷等症状。

2. 垂体后叶功能减退 主要为尿崩症,由于肿瘤、炎症、结核、颅脑外伤和垂体手术后,出现抗利尿激素分泌减少。临床表现为烦渴、多饮、大量低渗、低比重尿,严重者出现脱水,甚至嗜睡、意识障碍、虚脱和死亡。可用抗利尿激素治疗,或 DDAVP 治疗;氯磺丙脲及双氢克尿噻也有效。

(三) 垂体疾病与麻醉

垂体肿瘤的麻醉处理应根据病情、手术方式等具体情况而定。泌乳素瘤对全身影响较小,如无肿瘤压迫所引起的垂体分泌功能障碍,其手术麻醉的处理应无特殊。否则,应针对病情给予补充激素治疗和对症治疗。肢端肥大症患者由于舌根肥大、咽部软组织显著增生,麻醉诱导时可能会遇到上呼吸道梗阻、面罩通气和气管插管困难,应给予重视。术前谨慎评估患者气道条件,是否存在夜间打鼾及憋醒、记录 Mallampati 分级和甲颏距离等,诱导时可使用琥珀酰胆碱替代非去极化肌松药,采用合适型号的口咽通气道辅助通气,如直接喉镜暴露困难,可使用视频喉镜(如 Glidescope 或 Airtraq)辅助插管,若仍存在插管困难,可待患者自主呼吸恢复后,采用经鼻或经口纤维支气管镜清醒插管。库欣病患者麻醉诱导时可能存在通气困难，使用口咽通气道多可缓解，麻醉诱导期间循环波动较明显，麻醉药用量应适当减少，此外，还应注意其高血压、高血糖、水电解质紊乱等病理改变。无功能腺瘤患者出现垂体功能减低时，术中应给予类固醇激素，一般给予地塞米松 20mg 或氢化可的松 300mg 静脉滴注。对经鼻蝶窦入路垂体瘤切除术的患者，需在拔管前充分吸引，确保患者充分清醒、呛咳反射正常后拔除气管导管，严格防止血液流入气道。

垂体功能减退患者对麻醉药非常敏感，机体代偿功能差，麻醉诱导时循环波动大，易发生顽固性低血压。因此，术前应认真检查，充分准备，可根据病情进行激素替代疗法，纠正水电解质紊乱、代谢紊乱。应选择适当的麻醉方法，麻醉药用量应适当减少，术中加强监测，防止缺氧和二氧化碳蓄积。此类患者易发生心功能不全或肺水肿，术中应注意控制输液速度和输液量。

二、甲状腺功能异常对机体的影响

（一）甲状腺功能亢进

甲状腺素主要调节组织的代谢。当甲状腺素分泌过多时，机体产热增加，耗氧量增高、加速蛋白质分解、促进脂肪的氧化和分解，可增强神经的兴奋性，刺激心肌，心脏收缩力增强、心率加快、心排血量增加。

1. 高代谢症状　疲乏无力、多汗、皮肤温暖潮湿、体重锐减、糖耐量异常或糖尿病加重，负氮平衡。

2. 甲状腺肿　甲状腺肿大，可为弥漫性或局部结节肿大，可包绕并压迫气管，使气管移位，出现呼吸困难，可浸润喉返神经，出现声带运动障碍，声音嘶哑，饮水呛咳，为插管和拔管带来困难。

3. 眼部表现　非浸润性突眼为交感神经兴奋眼外肌群和上睑肌所致，眼征包括下视露白，瞬目减少，上视前额皮肤不能皱起和内聚不能。浸润性突眼患者有畏光、流泪、复视、视力减退、眼部肿痛、异物感等。重者眼睛不能闭合，角膜外露可有溃疡。

4. 精神神经系统　易激动，双手震颤，多言多动，焦虑烦躁。

5. 心血管系统　心动过速多为持续性（心率 90～120 次/分钟），心搏增强，脉压增大，可有心律失常如房性期前收缩、阵发性或持续性心房颤动，也可为室性或交界性期前收缩。当心脏负荷加重，合并感染或因持续性房颤可诱发充血性心力衰竭。甲亢性心脏病表现为明显心律失常、心脏扩大和心力衰竭。在过量甲状腺激素的长期作用下，心肌肥厚导致高心排血量性心脏病，甲亢完全控制后心脏功能可恢复正常。

（二）甲状腺功能低下

甲状腺分泌不足导致了甲状腺功能低下。甲状腺素具有调节生长、发育及组织分化作用；甲状腺功能正常对中枢神经系统的发育和功能调节十分重要，在胎儿及幼年时期缺乏甲状腺激素可影响大脑发育，出现智力低下，又称为呆小病；而成年人甲状腺激素缺乏时，可表现为反应迟钝、智力减退。甲状腺功能低下时，心肌张力减低，心率减慢，心排血量减少，体内水钠潴留，患者可表现为畏寒、无力、疲倦、便秘、舌大、面部水肿、心排血量减少、心动过缓、心电图上显示 QRS 幅度降低，以及心包积液、胸腔或腹腔积液、贫血、胃排空延迟以及麻痹性肠梗阻等。甲状腺激素和肾上腺素、去甲肾上腺素有相互增强作用。因此，患者可能存在肾上腺萎缩、皮质激素生成减少、稀释性低钠血症以及水排泄减少。黏液性水肿昏迷多见于老年人或长期未获治疗者，诱因多为严重躯体疾病、替代中断、受寒、感染、手术、麻醉等，临床表现为嗜睡、低温（<35°C）、呼吸减慢、心动过缓、血压下降、四肢肌肉松弛、反射减弱或消失，甚至昏迷、休克。

（三）甲状腺疾病与麻醉

1. 甲状腺功能亢进患者的麻醉　麻醉处理关键是术前甲亢治疗及术前准备，以及防治并发症如甲亢危象和气道梗阻。术前评估重点之一是甲亢的控制情况，如病情未完全控制而需急诊手术，可用β受体阻滞剂静脉注射以控制心率。麻醉前用药避免使用阿托品。

此类患者对麻醉药的需求量相对较大，麻醉诱导可适当增加药量。术中应注意避免增加交感神经兴奋的因素，维持适宜的麻醉深度。甲亢控制不佳或气道梗阻患者原则上应选择全麻，尤其是基础代谢率在+30%以上者，术中避免使用可能增加交感神经活性的药物（如氯胺酮等）。吸入麻醉药复合氧化亚氮是麻醉维持较好的选择，同时提供足够麻醉深度，以抑制交感神经对手术刺激的过度反应。甲亢患者由于心排血量增加会增加吸入药的摄取，体温升高也可增加对麻醉药需要的剂量，体温大于 37℃时，每升高 1℃ MAC 值将增加 15%。对于巨大甲状腺肿导致气道梗阻的患者，需行颈部 X 线或颈部 CT 以明确受压程度，如果患者存在呼吸困难，应选择保留自主呼吸的清醒插管，以防止麻醉后肿大的甲状腺失去肌肉支撑对气管压迫造成气道梗阻。拔管前应注意有无气管环软化、双侧喉返神经麻痹，部分长期气管插管患者存在声门水肿，均会导致拔管后气道梗阻，若不能肯定，可在拔管前放入引导管以便气管壁塌陷时重新插管，同时应准备好气管切开的急救器械。甲亢危象相关内容见“第 3 节　内分泌危象”。

2. 甲状腺功能低下患者的麻醉　应尽量择期手术，对急诊手术的患者应重视。因为此类患者对麻醉药物非常敏感，对麻醉及手术的耐受性较差，麻醉恢复期可能延长，甚至出现循环不稳定。应减少术前药用量，及时补充血容量、纠正贫血及低血糖、补充皮质激素、保暖等支持疗法，避免不必要的用药，加强术中监测，以及麻醉恢复期的管理。

三、甲状旁腺功能异常对机体的影响

（一）甲状旁腺功能亢进症

由于甲状旁腺腺瘤、增生等引起甲状旁腺素合成和分泌过多，出现钙、磷和骨代谢紊乱的一种全身性疾病，表现为高血钙、高尿钙、低血磷和高尿磷。甲状旁腺素分泌过多，使骨钙溶解释放入血、肾小管和肠道吸收钙的能力加强，血钙升高；同时使近端肾小管对磷的吸收降低，尿磷排出增多，血磷降低。因此，患者出现骨质疏松及骨质软化，以及纤维性囊性骨炎；肾结石、肾钙化，甚至肾功能损害；胃肠道表现为高酸性消化道溃疡、急性胰腺炎等。高钙血症引起的症状包括记忆力减退、注意力不集中、轻度个性改变、抑郁和嗜睡，可出现四肢无力。由于平滑肌张力下降，可出现腹胀、便秘、恶心和呕吐。如伴有胰岛胃泌素瘤则称为 Zollinger-Ellison 综合征。甲状旁腺功能亢进症的治疗以手术为主，术前应给予低钙、高磷饮食并多饮水，应纠正高钙血症，纠正血容量及其他电解质的异常。麻醉前应注意检查及治疗肾功能损害、心律失常和心力衰竭等。如患者需用洋地黄治疗，应从小剂量开始。麻醉用药应注意患者的心、肾功能状态，避免进一步的肾功能损害。术中输注 0.9% 生理盐水可起到稀释高血钙的作用，也可使用肾上腺皮质激素、静脉注射降钙素、依地酸钠，或透析治疗降低血钙。在搬动患者过程中应轻柔，防止出现骨折。术中术后应监测血清游离钙的浓度。

（二）甲状旁腺功能减退症

因甲状旁腺素产生减少而引起的代谢异常，多是由于手术中误切除甲状旁腺或损伤，其表现为手足搐搦、癫痫发作、低钙血症和高磷血症。甲状旁腺功能减退症的症状通常发生于术后数周或数月，但是偶尔在手术后即刻也可发生急性低钙血症。应注意纠正钙和其他电解质的异常、呼吸或代谢性碱中毒，同时应注意患者因低钙血症引起的凝血机制的变化。患者有心率加快或心律不齐，严重者可出现心力衰竭，甚至因心肌痉挛突然死亡。当快速输注血制品、低温和肾功能障碍可加重低钙血症。

四、胰腺功能异常对机体的影响

（一）糖尿病

由于各种原因造成胰岛素相对或绝对不足，使体内糖、脂肪及蛋白质代谢紊乱，出现血糖增高等症状的慢性全身性疾病称为糖尿病。当胰岛素减少时，肝糖原合成减少，糖原分解和糖异生增加，肌肉及脂肪组织中葡萄糖利用减少，血糖增高，当血糖超过肾糖阈值时，出现尿糖；脂肪合成减少，分解加强，严重者可出现酮症酸中毒；蛋白质合成受到抑制而分解加快，出现负氮平衡、水及电解质紊乱，甚至脱水及酸中毒等。临床上可通过检测血糖、尿糖、尿酮体等确诊糖尿病。血糖控制不佳或应激等诱因可引发糖尿病酮症酸中毒或非酮症高渗性糖尿病昏迷。

1. 代谢紊乱症状　血糖升高的渗透性利尿作用引起多尿，体内水分丢失，患者口渴思饮，体内缺乏能源导致饥饿、多食，以补充丢失的糖分，脂肪和蛋白质消耗增多引起乏力和体重减轻，即“三多一少”症状。

2. 慢性并发症　大血管并发症包括大、中动脉粥样硬化，侵犯主动脉、冠状动脉、大脑动脉、肾动脉和外周动脉等，临床上引起冠心病、缺血性或出血性脑血管病、高血压、外周动脉粥样硬化常以下肢动脉病变为主，表现为下肢疼痛、感觉异常和间歇性跛行。微血管并发症包括糖尿病视网膜病变、糖尿病肾病、糖尿病周围神经病变导致的“糖尿病足”等、自主神经病变如胃肠功能紊乱和直立性低血压等，以及皮肤病变。糖尿病患者易发生感染，以皮肤疖、痈等化脓性感染多见。

（二）胰岛素瘤

胰岛素瘤因胰岛素分泌过多，出现低血糖症。胰岛素瘤临床上表现为反复发作性低血糖症状，饥饿、劳累、精神刺激、发热都可诱发。发作时存在两组症状，即交感神经兴奋症状和神经精神症状。前者表现为心慌、饥饿感、软弱、手足颤抖、面色苍白、大汗、心率加快、血压升高等。脑功能障碍从大脑皮质开始，表现为思维迟钝、头晕、嗜睡、可有幻觉、躁动等精神症状。皮质下受累可出现神志不清、抽搐、昏迷、低体温等。长期反复发作低血糖可致中枢神经的器质性损害。典型表现为 Whipple 三联症：低血糖发作、发作时血糖低于 2.5mmol/L、供糖后低血糖症状迅速缓解。由于反复发作的低血糖造成中枢神经损害，部分患者术前会有精神症状甚至癫痫发作。

（三）胰岛细胞疾病与麻醉

1. 糖尿病患者的麻醉

（1）手术和麻醉对糖尿病患者代谢的影响：手术应激使交感神经兴奋性增加，使儿茶酚胺、肾上腺皮质激素以及生长激素、胰高血糖素等升高，导致胰岛素分泌减少，胰岛素敏感性降低，上述代谢紊乱可导致糖异生增加，蛋白质和脂肪分解加强。由于糖尿病患者本身处于胰岛素相对缺乏状态，因此易于产生高血糖、酮症酸中毒或非酮症高渗性糖尿病昏迷等。此外，对于禁食并同时应用胰岛素的患者，术中也可能发生低血糖，但较为罕见。麻醉药物和麻醉方式对血糖亦有影响，如巴比妥类药物促使脑部低血糖（选择性地抑制葡萄糖透过血脑屏障），丁卡因引起胰岛素分泌增加，使机体易出现低血糖症状，全身麻醉对糖代谢的干扰作用大于椎管内麻醉。

（2）糖尿病患者的血糖控制目标：糖尿病患者围手术期处理原则为合理控制血糖，积极防治和处理并发症。术前禁食水时间应根据手术安排尽可能缩短，根据患者血糖水平调整其常规降糖药物，口服降糖药改为短效制剂为佳，使用胰岛素者可继续应用，并改为短效或中效胰岛素，对于手术较大且血糖控制不佳者，原则上均应改用短效胰岛素治疗。术前应尽可能避免常规使用静脉泵注胰岛素。对于择期手术，术前空腹血糖水平应控制在 8.0mmol/L 以下。既往仅需单纯饮食治疗或小剂量口服降糖药物即可使血糖控制达标的患者，在接受小手术时，术中不需要使用胰岛素，接受大中型手术时，则需静脉应用胰岛素。术中血糖控制目标目前尚存在争议，国内外指南差异较大，国内指南意见较为保守，推荐血糖控制目标为 5.0～11.0mmol/L，并输注 5% 葡萄糖液 100～125ml/h，以防止低血糖的发生，同时注意补钾治疗。术后需要重症监护的患者，可静脉输注胰岛素，将血糖控制在 6.0～10.0mmol/L。当患者恢复正常饮食后可予胰岛素皮下注射。

（3）麻醉及术中处理要点：最大限度减轻手术应激引起的代谢紊乱。麻醉期间应避免使用兴奋交感神经药物，区域阻滞对全身干扰小且可阻断交感神经反应，更适用于高龄、机体功能极度衰退的患者。如果患者合并有心血管系统疾病，应选择全麻为宜，以免发生或加重心血管系统并发症。此外，糖尿病患者存在自主神经功能障碍，可发生无症状性心肌缺血，需引起警惕；胃蠕动减弱导致胃排空延迟，诱导时易发生反流误吸。如果突然发生急性血液丢失或体位变动，由于交感神经代偿性能消失，可能发生大幅度血流动力学变化，术中应引起重视。术中高血糖应立即进行处理，可使用静脉胰岛素治疗。常规每增加 1U 胰岛素可降低血糖 1.5mmol/L。根据高血糖水平静脉推注胰岛素后，可以 0.5～2U/h 速度起始持续泵入，并根据血糖监测结果调整泵速。成人血糖低于 2.5mmol/L 即可诊断为低血糖。低血糖可能原因有术前降糖药作用延迟或肾功能不良导致药物蓄积等，诊断成立后可立即给予 50% 葡萄糖溶液 50ml 静脉注射（每 1ml 50% 葡萄糖溶液可升高血糖 0.11mmol/L），并尽快纠正低血糖原因。糖尿病并发症如低血糖症、糖尿病酮症酸中毒和非酮症高渗性昏迷的处理详见“第 4 节　内分泌危象”。

2. 胰岛细胞瘤患者的麻醉　术前正确诊断及防止低血糖发作十分重要。此类患者的麻醉处理应力求平稳，尽量避免外源性葡萄糖引起的血糖波动。目前多主张在全麻下进行手术，同时避免 $PaCO_2$ 过低，造成脑血流下降而减少血糖的供应，进一步导致神经损害。术中应随时监测血糖变化，尽量输无糖液体。术中探查和挤压肿瘤时可能造成胰岛素大量释放会导致严重低血糖，必要时给予 10% 葡萄糖溶液输注，仍可观察肿瘤切除后的高血糖反应。肿瘤组织全部切除后，血糖可比肿瘤切除前升高 2 倍。术后几天患者可能会出现高血糖，可使用胰岛素进行控制。

五、肾上腺功能异常对机体的影响

（一）糖皮质激素分泌过多

皮质醇增多症是由于多种原因使肾上腺皮质分

泌过多的糖皮质类固醇激素(主要为皮质醇)所致。其病因可为下丘脑-垂体性[CRH和(或)ACTH分泌过多]、肾上腺增生(或肿瘤)和异位分泌CRH或ACTH的肿瘤。各病因的相对发病率依次为:垂体疾病占70%,肾上腺瘤和癌约占15%,异位ACTH综合征约占15%。其临床表现为肝糖原增加,血糖增高;蛋白质分解代谢增加,出现肌肉无力、皮肤较薄、骨质疏松;脂肪代谢加强,血胆固醇增高,脂肪重新分布,呈现四肢细弱、满月脸、水牛背等向心性肥胖;大量皮质醇有储钠排钾作用,导致低钾性碱中毒、血容量增大、血浆肾素活性增高,使血压升高;心肌收缩力降低,心肌发生退行性变;胃壁细胞增多增高,胃酸和胃蛋白酶分泌增多。长期大量应用糖皮质激素可导致胃溃疡形成,同时一方面会抑制蛋白质合成、促进蛋白质分解,影响骨基质的形成,另一方面促进骨吸收,增加钙磷排泄,使骨骼的矿化不足,从而引起骨质疏松。异位ACTH综合征可因肿瘤产生大量ACTH及其前体,因其分子内含有促黑色素细胞活性的序列,故患者出现皮肤色素沉着。过多的皮质醇对垂体存在抑制作用,尤其是促性腺激素,导致性功能障碍。

(二) 盐皮质激素分泌过多

醛固酮分泌过多导致钠潴留和钾丢失,称为醛固酮增多症。若因肾上腺以外原因导致有效血容量降低,肾血流量减少,引起肾素-血管紧张素-醛固酮系统(RAA)功能亢进,称为继发性醛固酮增多症;而由于肾上腺皮质腺瘤或增生分泌过多醛固酮,导致水钠潴留,体液容量扩增导致血压升高并抑制RAA系统者,称为原发性醛固酮增多症。其中,肾上腺皮质腺瘤约占原发性醛固酮增多症的60%~90%。该病因水钠潴留可出现高血压,但不依赖肾素含量,一般为缓慢发展的良性高血压,中等程度升高为主;醛固酮促使肾小管排钾增加,尿中大量丢失钾,使细胞外液的钾浓度降低,一般血钾浓度在3.0mmol/L以下;神经肌肉应激性下降,发生肌无力,甚至周期性四肢麻痹或抽搐,并伴有碱中毒和细胞内酸中毒。麻痹多累及下肢,严重者可致吞咽和呼吸困难。长期失钾可引起肾小管上皮细胞功能严重紊乱,肾功能减退,患者可有多尿、夜尿增多和尿比重偏低。

(三) 皮质性激素分泌过多

由于先天性肾上腺皮质增生,如21-羟化酶缺陷症(21-HD)或11β-羟化酶缺陷症(11-HD),以及肾上腺皮质肿瘤分泌大量的肾上腺皮质雄性激素,出现肾上腺性异常征。一般以雄激素分泌过多引起的临床表现为主,女性男性化或男性假性性早熟。21-羟化酶缺陷症患者皮质醇分泌低于正常,有不同程度的失盐倾向,患者可出现皮肤色素沉着、女性男性化及男性假性性早熟。而11β-羟化酶缺陷症因11-脱氧皮质酮和11-脱氧皮质醇的生成明显增加,11-脱氧皮质醇具有弱的盐皮质激素作用,患者不仅无失盐的表现,还有水钠潴留的效果,导致血容量增加,血压升高。此类患者应在术前、术中及术后应注意补充肾上腺皮质激素,预防手术及麻醉期间出现肾上腺皮质功能低下。

(四) 肾上腺皮质功能低下

肾上腺皮质功能减退症分为原发性及继发性两类,原发性又称艾迪生病(Addion disease),主要由肾上腺本身病变导致肾上腺激素分泌不足,继发性主要由下丘脑和垂体功能不良导致。病因包括特发性自身免疫性萎缩、肾上腺结核、手术切除后、放疗、肿瘤转移、感染或垂体肿瘤所导致ACTH缺乏、产后大出血引起的希恩(Sheehan)综合征、外源性补充激素等。临床表现为乏力、体重下降、厌食、恶心呕吐、腹痛腹泻或便秘、血压偏低或直立性低血压、高钾血症等。艾迪生病者最具特征性的表现是皮肤黏膜色素沉着,为全身性,但暴露及易摩擦部位更明显。继发性患者反而会因反馈性抑制ACTH及其前体而出现肤色苍白。肾上腺皮质功能减退症的患者容易发生感染,并且病情往往严重,甚至死亡,提示内源性糖皮质激素可控制炎症过程,也控制自身免疫反应。此类患者对手术及麻醉耐受性差,心肌极易受抑制。遇有应激时,机体不能做出适当的反应,患者可出现急性肾上腺皮质功能衰竭,甚至导致死亡。麻醉前应纠正水、电解质紊乱、补充皮质激素;麻醉药剂量应适当减小,麻醉期间应加强监测;术中、术后应酌情补充激素。

(五) 肾上腺髓质功能亢进

嗜铬细胞瘤的临床表现主要是由于肿瘤阵发性或持续性释放大量儿茶酚胺入血,作用于肾上腺能受体,出现以心血管症状为主的症状和体征。临床表现差异较大,从毫无任何症状和体征至突然发生心衰、脑出血或恶性高血压等。90%的嗜铬细胞瘤位于肾上腺髓质内,10%位于肾上腺外,多数为良性，恶性发生率为10%，儿童中发生率为10%。诊断主要依靠血、尿儿茶酚胺（CA）及其代谢物测定，嗜铬细胞瘤中80%分泌去甲肾上腺素（NE）为主，20%分泌肾上腺素（E）为主，此外部分患者分泌一定水平的多巴胺。本病早期诊断十分重要，为可治愈性高血压，切除肿瘤后大多数患者可痊愈。

1. 心血管系统表现 阵发性高血压为主要表现，伴大汗、头痛、心悸、焦虑、皮肤苍白、恶心呕吐等，可由情绪激动、体位改变、灌肠、大小便或某些药物触发。发作持续时间长短不一，对一般降压药效果不佳，对α-肾上腺素能受体拮抗剂有效。也可发生低血压、甚至休克，或高血压和低血压交替出现。低血压发生机制可能为：肿瘤骤然发生出血坏死，以致急速停止分泌儿茶酚胺；大量儿茶酚胺诱发心力衰竭；α-受体阻滞剂后血管扩张、血容量相对不足导致血压下降等。其中，大量儿茶酚胺可导致儿茶酚胺性心肌病，可出现期前收缩、阵发性心动过速甚至室颤。长期持续的高血压可导致左心肥厚、心脏扩大、心力衰竭，部分病例可致心肌退行性变。

2. 代谢紊乱 交感神经系统兴奋使耗氧量增加，基础代谢率增高可致发热、消瘦。肝糖原分解加速及胰岛素分泌受限制而使糖耐量降低，大量儿茶酚胺可加速脂肪分解，使血游离脂肪酸增高而致高脂血症。

3. 其他系统 过多的儿茶酚胺可使肠蠕动及张力减弱，可致便秘和肠扩张；病情持久者可致肾功能减退；外周血中白细胞和红细胞可增多；本病可为Ⅱ、Ⅲ型多发性内分泌腺瘤综合征（MEN）的一部分，可伴发甲状腺髓样癌、甲状旁腺腺瘤、肾上腺腺瘤等。

（六）肾上腺疾病与麻醉

1. 皮质醇增多症患者的麻醉 对手术麻醉的耐受性差，术前准备十分重要，应控制血压、纠正电解质及代谢紊乱，适当补充皮质激素。静脉麻醉药应选择对肾上腺皮质功能及心血管功能影响小的药物。苯二氮䓬类药物不影响肾上腺皮质功能，而依托咪酯可抑制肾上腺皮质功能。氯胺酮可使血浆ACTH和皮质醇浓度升高。吸入麻醉药中恩氟烷、异氟烷和七氟烷无影响，氟烷和甲氧氟烷可抑制肾上腺皮质功能。此外，该病患者肌张力弱，肌松剂剂量应减少。由于单侧肾上腺切除后对侧肾上腺仍呈萎缩状态，因此要求术中常规给予氢化可的松100mg，并在术后继续补充激素直至减至维持量。

2. 醛固酮增多症患者的麻醉 术前准备十分重要，应纠正电解质异常，使血钾尽可能恢复至正常，控制高血压。此类患者麻醉用药剂量偏小，特别是老年患者。术中应密切监测，特别是对有心律失常或心肌病变的患者，注意心电图变化。此外，还应加强呼吸管理，防止过度通气。

3. 嗜铬细胞瘤患者的麻醉 术前准备非常重要，重点是抗高血压治疗和积极进行扩容准备，通常由外科医师完成。由于术中循环波动较大，麻醉方式以全身麻醉为佳。诱导时可选用咪达唑仑或依托咪酯，对血流动力学影响小，同时充分镇痛以减少气管插管的心血管反应。避免使用琥珀胆碱，因其可以诱发肌颤而增高腹内压，机械性挤压肿瘤从而诱发儿茶酚胺释放。氟烷因增加心肌对儿茶酚胺的敏感性，能够诱发心律失常，应避免使用。术中维持可选用异氟烷、七氟烷等吸入麻醉药，丙泊酚持续泵注也有助于维持麻醉平稳。术中风险主要在于诱导、肿瘤处理过程中及肿瘤血运阻断后，急剧的血流动力学改变诱发的高血压危象、休克和心律失常，因此需加强有创监测，包括动脉置管、中心静脉置管测压等。术中分离、挤压肿瘤时易导致血压急剧升高并发生高血压危象，可使用α受体阻滞剂或硝普钠控制血压，同时提示手术医师暂停手术操作，尼卡地平和硫酸镁也是高血压危象的辅助治疗药物。手术钳闭肿瘤血管前应充分扩容，肿瘤切除后因儿茶酚胺浓度骤降可导致低血压，应大量补充液体，并使用去甲肾上腺素、肾上腺素等血管活性药辅助提升血压，直至容量补足后可逐渐撤掉升压药。嗜铬细胞瘤患者中58%患有儿茶酚胺性心肌病，因此扩容期间应严密监测心脏功能变化，避免发生心力衰竭。以分泌肾上腺素为主的患者术中易发生心律失常，甚至室性心律失常和心源性休克，使用抗儿茶酚胺类药物的同时，应慎用强心苷类，因其能增加细胞内钙的利用而诱发室颤。镁离子可抑制儿茶酚胺性钙流入，静脉推注硫酸镁可减轻其心肌损伤。顽固性心律失常还应考虑合并低钾血症，必要时予以补充氯化钾。值得注意的是，该病患者组织器官已适应了长期较高的血压水平，因此血压维持以不低于术前水平的2/3为佳。

第3节 手术麻醉对内分泌系统功能的影响

一、麻醉药物对内分泌功能的影响

大多数麻醉药能够抑制机体对手术刺激等应激的内分泌反应。

1. 麻醉性镇痛药 阿片类镇痛药的作用是阻断外周刺激向中枢的传导，从而抑制气管插管时引起的一系列交感-肾上腺活动的增强，同时抑制垂体-肾上腺皮质轴相关激素的分泌。芬太尼、苏芬太尼、瑞芬太尼均可在一定程度上抑制麻醉和手术等应激反应导致的ACTH、肾上腺皮质激素、儿茶酚胺和血糖的升高。目前有较多文献报道不同种类麻醉性镇痛药对内分泌的影响，其激素水平变化根据手术类型和麻醉方式的不同而略有差异。概括而言，苏芬太尼抑制应激反应的作用明显优于芬太尼，其血浆皮质醇、儿茶酚胺和血糖水平明显低于芬太尼。此外，在心脏、神经外科等手术中的研究发现，持续静脉输注瑞芬太尼较间断静注芬太尼相比也能更有效抑制气管插管、手术切皮、体外循环等各种刺激导致的肾上腺皮质激素、ACTH、抗利尿激素的分泌增高和血糖升高。吗啡可抑制下丘脑促肾上腺皮质激素释放激素(CRH)的分泌，从而影响垂体ACTH及肾上腺皮质激素的分泌，促进抗利尿激素分泌。吗啡也能刺激肾上腺髓质释放儿茶酚胺。哌替啶可抑制垂体分泌ATCH。

2. 静脉麻醉药 使用丙泊酚进行麻醉诱导时对内分泌的影响明显小于硫喷妥钠和依托咪酯，后两种药物在诱导时存在显著的血浆皮质醇分泌增高、泌乳素分泌增高和血糖升高。临床研究表明，联合使用丙泊酚和瑞芬太尼进行全凭静脉麻醉(TIVA)时，血浆皮质醇、ACTH和血浆儿茶酚胺浓度在麻醉诱导和手术切皮刺激时均较术前明显降低，泌乳素水平轻度升高，提示能够有效抑制手术和麻醉引起的应激反应。此外，依托咪酯可抑制肾上腺皮质的11-β-羟化酶和碳链酶，影响皮质醇的合成，降低血中皮质醇的水平。它与细胞色素P450结合后游离咪唑基团还抑制抗坏血酸的再合成。补充维生素C能够使接受依托咪酯的患者的皮质醇水平恢复正常。单次给予后对肾上腺皮质功能的影响无任何临床意义。巴比妥类药物还可抑制甲状腺摄碘和释放碘的作用，刺激抗利尿激素的释放。吩噻嗪类药物可增加ACTH的分泌。氯胺酮和γ-羟丁酸钠促使ACTH分泌和肾上腺皮质激素分泌。

3. 吸入麻醉药 乙醚明显刺激内分泌系统的活性，抗利尿激素、生长激素、ACTH、甲状腺素(T_4)及儿茶酚胺均升高。氟烷增加抗利尿激素、生长激素、ACTH、甲状腺素、醛固酮、肾上腺皮质激素的分泌。甲氧氟烷可促进抗利尿激素、生长激素分泌。恩氟烷、异氟烷对内分泌影响较小，生长激素及泌乳素变化不大。七氟烷对内分泌影响较大，手术和麻醉刺激时可使肾上腺皮质激素、ACTH、生长激素、儿茶酚胺和泌乳素分泌增高。研究表明，七氟烷联合瑞芬太尼平衡麻醉较丙泊酚和瑞芬太尼TIVA麻醉相比，上述激素分泌增高更为明显。

4. 肌松剂 目前所知，肌松药对内分泌系统活性无明显影响。

二、麻醉方法对内分泌功能的影响

1. 椎管内阻滞麻醉 椎管内阻滞麻醉对内分泌的影响较全麻轻微。由于阻滞了交感神经，能抑制机体对气管插管、拔管、手术牵拉等刺激的应激反应，肾上腺皮质激素、甲状腺素、儿茶酚胺等分泌均减少，血糖也明显降低。对于上腹部手术，选用椎管内阻滞不能阻断全部来自上腹部的传入神经冲动，牵拉反应难以完全消除，呼吸管理也比较困难，因此可以选用全麻联合硬膜外麻醉，患者的上述内分泌激素水平明显低于单纯全麻。

2. 全麻 全麻对内分泌的影响较椎管内阻滞麻醉显著，气管插管等刺激使交感神经兴奋、垂体前叶-肾上腺皮质功能增强、胰高血糖素分泌增加而胰岛素分泌受到抑制，导致血浆儿茶酚胺、血浆皮质醇及血糖水平明显升高。现代全麻药对内分泌的影响明显小于手术刺激的影响。

三、手术对内分泌的影响

1. 患者精神紧张、手术刺激等引起的应激反应，均可引起促肾上腺皮质激素释放激素(CRF)和促肾上腺皮质激素(ACTH)分泌增加,从而使得肾上腺皮质激素分泌增加。同时,手术刺激使交感神经兴奋,肾上腺素、去甲肾上腺素分泌增加;促进甲状腺素、胰高血糖素分泌增加,胰岛素分泌减少,患者血糖水平明显升高;激活肾素-血管紧张素-醛固酮系统,使血管紧张素Ⅱ水平升高;手术刺激还可使泌乳素分泌增加。

2. 低温可抑制内分泌反应,肾上腺皮质激素、甲状腺素、胰岛素、儿茶酚胺分泌减少。

3. 缺氧及二氧化碳蓄积可促进垂体ACTH的分泌,同时刺激颈动脉体化学感受器,兴奋延髓呼吸和心血管中枢,增加了交感缩血管神经传出冲动,进一步使儿茶酚胺分泌增加。

4. 循环容量不足时,抗利尿激素、肾上腺皮质激素、生长激素、胰岛素分泌增加,儿茶酚胺释放增多。

第4节　内分泌危象

一、腺垂体功能减退危象

腺垂体功能减退症是临床上常见的内分泌疾病,系因腺垂体激素分泌功能部分或全部丧失的结果。

(一)病因

引起腺垂体功能减退的主要疾病包括:

1. 原发性　①垂体缺血性坏死:产后大出血(希恩综合征)、糖尿病、颞动脉炎及子痫等。②垂体区肿瘤:原发于鞍内的各种垂体腺瘤、颅咽管瘤、鞍旁肿瘤如脑膜瘤、视神经胶质瘤及转移性肿瘤。③垂体卒中:一般发生在垂体瘤出血坏死时。④医源性:鼻咽部或蝶鞍区放射治疗后、手术创伤。⑤其他:感染性疾病(包括炎性肉芽肿)、免疫性疾病、各种浸润性病变、海绵窦血栓形成、原发性空泡蝶鞍征及外伤等。

2. 继发性　①垂体柄损伤破坏:外伤性、肿瘤或动脉瘤压迫。②下丘脑或其他中枢神经系统病变、创伤、恶性肿瘤、类肉瘤、异位松果体瘤及神经性厌食等。

(二)临床表现

一般认为,腺垂体组织毁坏达75%~90%以上时,临床上才有不同程度的腺垂体功能减退表现;当残存的腺垂体组织不足3%时,临床上有严重的、持续的腺垂体功能减退,这些患者各种腺垂体激素分泌均减少,性腺、甲状腺及肾上腺皮质均呈继发性萎缩和功能减退。其中,性腺功能减退较早出现。这类患者因感染、过度劳累等应激情况下,腺垂体及其靶腺(主要是肾上腺皮质)激素分泌不足的矛盾更突出,腺垂体功能减退的症状急剧加重而发生危象。

从病情进展过程可分为危象前期和危象期两个阶段:

1. 危象前期　在一些诱因促发下,原有的腺垂体功能减退的症状加重,是危象的开始阶段,以精神神志改变和胃肠症状加重为突出。患者严重软弱无力、精神萎靡、体温正常或有高热、血压低、脉压差小或有体位性低血压,胃肠道症状为恶心、呕吐,可伴有中上腹痛。

2. 危象期　患者出现严重低血糖、昏迷、休克,表明病情已进入危象期。①低血糖及低血糖性昏迷:如果较缓慢地发生低血糖,则患者以神志改变为主,表现为嗜睡、神志蒙眬、逐渐不认识周围环境及亲属,进而导致昏迷。如果快速发生低血糖,交感神经兴奋的表现明显,有心慌、气促、烦躁、面色苍白、四肢凉、脉率快、全身潮汗、颤抖等,往往短时间内出现昏迷,伴有血压下降、休克。②感染或其他原因诱发的昏迷:各种原因的感染是诱发危象的常见原因。感染后高热、厌食、呕吐、神志蒙眬、昏迷、血压下降等。镇静安眠药物是导致昏迷的原因之一;过量输液也可引起水中毒性昏迷;少数患者,尤其是有黏液性水肿的患者可出现低温性昏迷。③休克:表现与腺垂体功能减退的一些症状、低血糖症状和危象前期症状相重叠,不易察觉,此时血压明显下降是重要指标。其原因除肾上腺皮质功能不足、失水、低钠血症外,感染、低血糖均会引起或加重休克。④精神病样发作:发病快,常无明显危象前期症状,由烦躁不安、自言自语、幻听、幻视开始,直至有喊叫、狂躁打骂等攻击性行为。

(三)治疗

腺垂体功能减退的治疗原则是“缺什么补什么”,根据腺垂体功能减退情况,主要是肾上腺皮质、甲状腺和性腺激素水平,予以相应激素替代治疗,剂量以生理性分泌量为度。

一旦发生腺垂体功能减退危象,则应立即处理,措施如下:

1. 纠正低血糖　①紧急处理：昏迷、神志蒙眬或有不同程度精神异常的患者，立即静脉注射50%葡萄糖40～80ml，纠正低血糖，多数患者很快神志恢复。低血糖昏迷时间越长，神志恢复越慢。②维持治疗：静脉注射50%葡萄糖后，以10%葡萄糖静脉持续点滴维持，或数小时后再注射50%葡萄糖40～60ml，以免再次昏迷。

2. 肾上腺皮质激素　静脉注射应激剂量的肾上腺皮质激素，静脉滴注氢化可的松100mg，2～4小时内输完。第一个24小时使用氢化可的松200～300mg静脉持续点滴，剂量过大可引起兴奋躁动等反应。病情稳定后，通常在3～8天后根据病情改为口服，2～3周内递减到维持剂量。

3. 纠正水和电解质紊乱　水、电解质的补充按患者出入量、失水程度、电解质测定和血气分析结果补充和调整。

4. 治疗休克　失水、血容量不足及低血糖、皮质激素缺乏等是休克的重要原因。因此，经上述纠正低血糖、补充肾上腺皮质激素治疗外，血压可逐渐恢复，休克得到纠正。但一些血压下降严重的患者，仍要及时使用升压药物和综合性抗休克措施。

5. 去除诱因及一般性处理　控制感染是尽快治疗危象的关键之一，应根据感染的性质、细菌学检查结果选择有效的抗生素，剂量及疗程要足够。应注意保暖，环境安静。

二、甲状腺危象

甲状腺危象是指由于应激反应使甲状腺功能亢进病情突然加重，出现危及生命的状态。本病不常见，但死亡率很高。甲状腺功能亢进患者最严重的并发症为甲状腺危象，病情愈严重，发生危象的危险性愈大。一旦发生甲状腺危象后，应立即开始治疗。

（一）甲状腺危象的诱因

感染是常见的诱发因素，精神极度紧张、过度劳累、高温、饥饿、心绞痛、妊娠及分娩等应激情况，不适当停用抗甲状腺药物等内科原因，或外伤、甲状腺手术或身体其他部位的急症手术均能诱发甲状腺危象。甲状腺功能亢进患者未用抗甲亢药准备，或药物准备不充分、症状未被控制时进行手术可以诱发危象，或用碘剂做术前准备时间长导致“碘脱逸”，使甲状腺又能合成及释放甲状腺激素，也可诱发危象。

（二）临床表现

甲状腺危象一般是在甲状腺功能亢进未控制的情况下或在手术刺激后发生，通常见于术后6～18小时。其表现有体温升高、心动过速（心率>160次/分钟）、大汗、烦躁、呕吐、腹泻、谵妄或昏迷。甲状腺危象的临床表现类似于恶性高热、嗜铬细胞瘤、败血症、输血反应等。

（三）甲状腺危象的治疗

一旦出现甲亢危象应立即处理。治疗目的是纠正严重的甲状腺毒症和诱发疾病，保护机体脏器功能。治疗措施包括：

1. 降低循环中甲状腺激素水平　使用硫脲类抗甲状腺药和碘剂抑制甲状腺激素的生成和分泌，口服或经胃管鼻饲PTU300～400mg，复方碘溶液30滴，或静脉注射3～4ml/d（加入5%葡萄糖溶液1000ml中，防止发生静脉炎）。手术后的甲状腺危象不需再用硫脲类。

2. 降低周围组织对甲状腺激素的反应　β-肾上腺素能阻滞剂可降低心率，因此可静脉注射艾司洛尔。另可肌注利血平或口服胍乙啶。

3. 对症治疗　保护机体脏器功能，防止功能衰竭，包括吸氧、物理降温、扩容、纠正水及电解质失衡、补充葡萄糖和维生素、抗感染、镇静，必要时采用人工冬眠。皮质激素的疗效不确切，有观点认为肾上腺皮质激素可抑制T_4转换为T_3，甲亢危象时肾上腺皮质激素的需要量增加，对有高热或休克者应加用肾上腺皮质激素。血流动力学监测（如动脉压、肺动脉压等）对有左心功能障碍的患者十分有益。

4. 一般应经过治疗，病情基本稳定后再考虑手术。

三、肾上腺皮质危象

肾上腺皮质功能低下的患者如遇感染、创伤、手术刺激和严重的精神创伤时可导致肾上腺皮质功能减退症加重，或由于急性肾上腺皮质破坏（如急性出血、坏死和血栓形成）导致肾上腺皮质功能的急性衰竭，即为肾上腺皮质危象。长期使用皮质激素治疗突然停药，也可出现肾上腺皮质危象。

（一）临床表现

患者表现为发热，体温可达40℃以上；严重乏力、体位性低血压甚至休克、心动过速；四肢厥冷或发绀、虚脱、萎靡淡漠和嗜睡，也可表现为烦躁不安和谵妄惊厥;低血钠和高血钾,常伴有恶心呕吐、严重脱水、昏迷,甚至死亡。

(二) 治疗

肾上腺皮质危象是危及生命的急症,必须及时治疗。治疗措施包括:

1. 补充皮质激素 静脉单次注射氢化可的松或琥珀酸氢化可的松 100mg,随后 24 小时内每 6 小时注射 50 ~ 100mg。如果病情稳定第二天激素可减量至 50mg/6h,在第 4 ~ 5 天减至维持量。如果有严重的疾病同时存在,则氢化可的松用量在 50 ~ 100mg/6h 静脉点滴,直至病情稳定后逐渐减量。

2. 纠正低血容量和电解质紊乱 补液应根据脱水程度、患者年龄和心脏情况而定。第一个 24 小时内可静脉补充葡萄糖生理盐水 2000 ~ 3000ml。必要时补充钾盐和碳酸氢钠,同时应注意预防和纠正低血糖。

3. 支持疗法和去除病因 积极控制感染和其他病因。如果患者需要手术,在麻醉期间用药尤应小心,药物应从小剂量开始,因为该类患者的心肌极易受抑制,并加强监测,有创性监测十分必要。

4. 对双侧肾上腺皮质切除的患者,有时使用去甲肾上腺素静注即可纠正低血压,然后根据血压的变化调整滴速。

5. 围手术期肾上腺皮质功能低下的患者应增加糖皮质激素以满足机体的需要。对原发性肾上腺皮质功能低下的患者,应同时补充糖皮质激素和盐皮质激素。正常成人分泌可的松(氢化可的松)20mg/d,醛固酮 0. 1mg/d。当轻度应激时,给予糖皮质激素剂量应高于基础分泌量的 50%;应激增加时,糖皮质激素量可增高至基础分泌量的 3 ~4 倍,盐皮质激素可补充醋酸氟氢松 0. 05 ~0. 1mg/d。择期手术患者的用药方案为:术前静注氢化可的松 25mg、术中 100mg,然后于术后第一个 24 小时每 8 小时给 50mg,第二个 24 小时每 8 小时静注 25mg。

四、糖尿病相关危象

(一) 糖尿病酮症酸中毒

由于胰岛素不足及升糖激素不适当升高,引起糖、脂肪和蛋白代谢紊乱,以致水、电解质和酸碱平衡失调,以高血糖、高酮体和代谢性酸中毒为主要表现的临床综合征,是糖尿病的急性并发症。

1. 诱因 常见诱因为急性感染,其他包括胰岛素不适当减量、突然中断治疗、饮食不当(过量或不足、食品过甜、酗酒等)、胃肠疾病(呕吐、腹泻等)、脑卒中、心肌梗死、创伤、手术、妊娠、分娩、精神刺激等。

2. 临床表现 代偿阶段患者可有多尿、多饮和乏力等症状加重,如未及时治疗发展至失代偿阶段,出现食欲减退、恶心呕吐、嗜睡、呼吸深快,呼气中有烂苹果味,病情进一步发展可出现严重失水、尿量减少、皮肤黏膜干燥、脉快而弱、血压下降、四肢厥冷,到晚期各种反射迟钝甚至消失,并出现昏迷。实验室检查方面,尿糖和尿酮体阳性,血糖升高至16. 7 ~ 33. 3mmol/L(300 ~ 600mg/dl),高于此值多伴有高渗状态和肾功能障碍。

3. 治疗 ①胰岛素:补充胰岛素是关键,目的是消除酮体,一般采用短效胰岛素持续静脉滴注,开始为普通胰岛素+生理盐水持续静脉滴注,0. 1U/(kg · h),血糖每小时降低 5. 5mmol/L(100mg/dl),血糖达到 13. 9mmol/L(250mg/dl)后改用 5% 葡萄糖+胰岛素静脉滴注。血糖降低过快可导致低渗和脑水肿。②补液:患者失水可达 10% 体重,只有补足血容量后胰岛素才能发挥作用。通常先补充生理盐水,第二阶段补 5% 葡萄糖或糖盐水。补液总量可按原体重的 10% 估计,先快后慢,如无心力衰竭,2 小时内要补入 2000ml 生理盐水。以后根据血压、尿量、组织灌注情况等决定输液量。③纠正电解质紊乱:患者丢钾严重,在尿量正常情况下,血钾低于 3. 5mmol/l 时即可静脉补钾,24 小时总量 3 ~6g。患者可存在酸中毒,使周围血管扩张、降低心肌收缩力,血 pH<7. 1 时可以 5% 碳酸氢钠 100 ~200ml 静脉滴注以纠正酸中毒。

(二) 非酮症高渗性糖尿病昏迷

糖尿病的严重急性并发症之一,以严重高血糖而无明显酮症酸中毒、血浆渗透压升高、失水和意识障碍为特征。多见于老年人。

1. 诱因 感染、应激、急性胃肠炎、胰腺炎、脑血管意外、血液或腹腔透析、水摄入不足、大量摄入含糖饮料、糖皮质激素和利尿剂等药物。

2. 临床表现 起病隐匿,主要有严重失水和神经系统两组症状和体征,明显失水表现包括唇舌干裂、血压下降、心动过速、无尿、休克等,中枢神经系统表现包括不同程度意识障碍、幻觉、癫痫样抽搐、偏瘫、昏迷等。实验室检查方面，可有尿糖强阳性，尿酮体阴性，血糖>33mmol/L，血钠>155mmol/L，血浆高渗>350mOsm/L。

3. 治疗　①补液：患者严重失水，尤其脑细胞失水是主要矛盾，故积极补液至关重要。一般先等渗补充生理盐水和胶体液以纠正休克，输注1000～2000ml后可给予一定量的低渗溶液，当渗透压降至330mOsm/L时再改为等渗溶液。输液总量按患者体重的10%～12%估算，开始2小时内输入1000～2000ml。②胰岛素治疗：治疗原则与酮症酸中毒相同，当血糖降至16.7mmol/L、渗透压降至330mOsm/L时即转为第二阶段治疗。③补钾：体内钾丢失可达5～10mmol/kg，在输注生理盐水过程中可能出现严重低钾，应及时补充，方法同酮症酸中毒。

（三）低血糖症

低血糖症是血糖浓度低于正常的临床状态，可由多种原因引起。一般认为血糖<2.5mmol/L可诊断为低血糖，同时还出现相应症状和体征时，称为低血糖症。临床表现的严重程度取决于：①低血糖的浓度；②低血糖发生的速度及持续的时间；若血糖下降过快也可出现低血糖症；③机体对低血糖的反应性；慢性低血糖患者可出现无知觉性低血糖；④年龄等。

1. 诱因　药物、饮酒、脓毒血症、肝肾功能衰竭、营养不良、胰岛细胞瘤、肠外营养治疗等。其中，临床上以药物性低血糖和饮酒多见，尤其是胰岛素和磺脲类药物导致的低血糖症。

2. 临床表现　主要为两组症状，其中交感神经兴奋是交感神经和肾上腺髓质对低血糖的代偿性反应，主要表现为心慌、软弱、手足颤抖、面色苍白、大汗、心率加快等；脑功能障碍从大脑皮质开始，初期表现为精神不集中、思维和语言迟钝、头晕、嗜睡等，病情发展后皮质下依次受累，患者出现神志不清、肌肉颤动，甚至癫痫样抽搐、瘫痪，最后陷入昏迷、低体温、瞳孔对光反射消失，以至死亡。长期反复发作的低血糖可致中枢神经的器质性损害，出现性格异常、痴呆等。

3. 治疗　轻者可口服糖水，重者静脉注射50%葡萄糖液50ml，必要时可重复，直至清醒或症状缓解；严重者除静脉注射葡萄糖液外，还需继以5%～10%葡萄糖液静脉滴注，必要时可加用氢化可的松100mg静脉滴注和(或)胰高血糖素0.5～1mg肌肉或静脉注射。

第5节　多发性内分泌腺瘤病与麻醉

多发性内分泌腺瘤病(multiple endocrine neoplasia，MEN)是由两个或多个内分泌腺体发生肿瘤或增生而产生的临床综合征，是一种常染色体显性遗传性疾病，常呈家族性发病。多发性内分泌腺瘤病的治疗顺序取决于受累腺体病变的严重性，还应考虑其疗效及轻重缓急，尽早诊断、尽早治疗。对于嗜铬细胞瘤、原发性甲状旁腺功能亢进症、垂体瘤导致视神经压迫等，应尽早采取手术治疗。值得注意的是50%以上的嗜铬细胞瘤为双侧及两个腺瘤，肾上腺外少见，并主要分泌肾上腺素；治疗上应首先考虑切除肾上腺嗜铬细胞瘤，否则其他腺瘤手术时，强烈刺激可诱发致死性的发作。

一、多发性内分泌腺瘤病的分类

根据受累的腺体不同可分为三型，MEN-Ⅰ、MEN-Ⅱ和MEN-Ⅲ或MEN-Ⅰ、MEN-Ⅱa和MEN-Ⅱb(表16-1)。

表16-1　MEN分型及受累内分泌腺体

分型	受累腺体	临床表现
MEN-Ⅰ	甲状旁腺	甲状旁腺功能亢进症
	胰腺	胰岛素瘤
	垂体前叶	垂体腺瘤
MEN-Ⅱ	甲状腺	甲状腺髓样癌
(MEN-Ⅱa)	肾上腺髓质	嗜铬细胞瘤
	甲状旁腺	甲状旁腺功能亢进症
MEN-Ⅲ	甲状腺	甲状腺髓样癌或C细胞增生
(MEN-Ⅱb)	肾上腺髓质	嗜铬细胞瘤
	神经系统	口腔黏膜神经瘤、神经节瘤

MEN-Ⅰ型主要常见于甲状旁腺、胰岛细胞和腺垂体的肿瘤，此外肾上腺皮质、类癌和脂肪瘤在MEN-Ⅰ型的病例中也见报道；MEN-Ⅱa型或MEN-Ⅱ型主要是甲状腺髓样癌、嗜铬细胞瘤和甲状旁腺肿瘤，而MEN-Ⅱb型或MEN-Ⅲ主要是甲状腺髓样

癌、嗜铬细胞瘤合并马方综合征体型、黏膜神经瘤、肠道自主神经功能障碍所致的巨结肠。

二、多发性内分泌腺瘤病特点

(一) 多发性内分泌腺瘤病Ⅰ型

1. 病理　甲状旁腺的病例改变主要为增生、腺瘤或腺癌,其中甲状旁腺细胞增生是 MEN-Ⅰ型的典型病理改变,且为多发性病变,通常 4 个甲状旁腺均受累。胰腺病变可为胰岛细胞腺瘤或腺癌,常为多发性病变,极少数为增生。腺垂体病变多为腺瘤,从功能上分类约有 60% 分泌泌乳素、25% 分泌生长激素、3% 分泌促肾上腺皮质激素,其余均为无功能腺瘤。在肾上腺病变中,高达 40% 为无症状性肾上腺皮质肿瘤,包括皮质腺瘤或增生;也有功能性腺瘤可分泌皮质醇或醛固酮。甲状腺病变可有腺瘤、增生、胶样体甲状腺肿、甲状腺癌等。在 MEN-Ⅰ型中类癌较多见,可见于支气管、胃肠道、胰腺或胸腺,大多数患者无症状,往往到肿瘤已转移到肝脏时才被发现。

2. 临床表现　主要为受累腺体功能异常的表现,如甲状旁腺功能亢进症状。由于不同来源的胰岛细胞肿瘤可分泌不同种类的激素或生物活性物质,因此临床上表现为相应激素分泌增多的症状。其中包括胃泌素瘤(gastrinoma,Zollinger-Ellison)、胰岛素瘤(insulinoma)、胰高血糖素瘤(glucagonoma)、血管活性肠肽瘤(VIPoma,或 Verner-Morrison 综合征)、降钙素瘤(calcitonioma)、生长胰素瘤(somatostatinoma,SMS 瘤)等。类癌(carcinoid tumors)患者可有面部潮红、腹泻、腹痛、心脏瓣膜病变、支气管哮喘等类癌综合征的表现。

3. 手术及麻醉　内分泌腺体的病变为肿瘤或增生,因此手术治疗是首选方案。特别是因肿瘤分泌过多出现了内分泌危象时,应尽早采取手术治疗。应了解此病具有多个内分泌腺体或多发性病变的特点,治疗的顺序应取决于每一种病变的严重程度、病情的轻重缓急及其可能的疗效。合并有甲状旁腺功能亢进的 MEN-Ⅰ患者,应先治疗甲状旁腺功能亢进。对于不同的腺体受累手术的麻醉处理可参见本书相关章节。但胰腺内分泌肿瘤常为恶性、多灶性,且常有转移,故手术中除应对整个胰腺、局部淋巴结、肝脏等部位进行仔细探查外,还应对手术切除后的组织进行仔细的病理及内分泌学检查,并同时监测血中有关激素水平。

(二) 多发性内分泌腺瘤病Ⅱ型

1. 病理　甲状腺髓样癌起源于甲状腺滤泡旁的 C 细胞,可能为一侧,也可能发展为双侧,局部淋巴结转移较常见,还可远处转移到肝、肺、纵隔等处。肾上腺嗜铬细胞瘤多为良性,大多为双侧病变,可为肾上腺髓质弥漫性或结节性增生及多发性嗜铬细胞瘤,恶性嗜铬细胞瘤可浸润肾上腺包膜,但转移很少见。甲状旁腺的病变可为增生性或多发性甲状旁腺瘤。

2. 临床表现　甲状腺髓样癌是 MEN-Ⅱ的主要病变,出现较早。甲状腺髓样癌细胞除分泌降钙素外,还分泌多种激素及其他生物活性物质,如甲钙素基因相关肽(CGRP)、生长抑素、前列腺素、ACTH 或 ACTH 样物质、5-羟色胺、组织胺酶、多巴脱羧酶等,临床上可见到伴有库欣综合征、面部潮红、腹泻以及其他相应的生化改变和临床症状。②嗜铬细胞瘤以分泌肾上腺素为主,其典型症状为发作性高血压,伴头痛、多汗、心悸、紧张、焦虑、面色苍白,以后可转为潮红、胸闷、憋气、腹痛等。约有 45% 的患者无典型发作史而仅有阵发性或持续性高血压,10% 的患者血压正常或偏低,无常见的症状和体征。③甲状旁腺功能亢进临床表现与一般甲状旁腺功能亢进症状相似。

3. 手术及麻醉　MEN-Ⅱ确诊后,首先应考虑进行肾上腺嗜铬细胞瘤切除术,否则在进行其他外科手术时可因强烈应激状态诱发致死性的严重高血压。术前准备同一般的嗜铬细胞瘤,手术时应仔细探查双侧肾上腺以免漏诊。如必须手术切除双侧肾上腺,术中及术后应补充肾上腺皮质激素。肾上腺嗜铬细胞瘤切除后,应手术切除甲状腺及甲状旁腺以治疗甲状腺髓样癌和甲状旁腺功能亢进症。

(三) 多发性内分泌腺瘤病Ⅲ型

1. 病变特点　受累腺体及部位为甲状腺、肾上腺髓质、神经系统,表现为甲状腺髓样癌或 C 细胞增生、嗜铬细胞瘤和(或)肾上腺髓质增生、多发性黏膜神经瘤、类马方综合征体型。

2. 临床表现　①口唇粗厚、唇外翻、舌尖或舌前 1/3 处可见散在的粉红色、黄色或透明的半圆型结节样神经瘤。②眼部可见结节样或弥散性眼睑增厚,结膜和角膜均可受累。③胃肠道症状:胃肠道弥漫性神经瘤可使肠道运动异常而出现便秘或腹泻,X 线检查可见肠黏膜皱襞增厚,有肠憩室、巨结肠等。④神经肌肉异常表现为局部或全身性肌无力或感觉异常。⑤类马方综合征体型:约 80% 患者有类马方体型，其特征为体型瘦长、关节活动伸展过度、指骨细长呈蜘蛛样手足、肌张力过低、足外翻、脊柱后凸或侧凸等畸形。

3. 手术及麻醉　甲状腺髓样癌和嗜铬细胞瘤的治疗原则同 MEN-Ⅱ。类马方综合征体型不需要治疗，面神经瘤也可不处理，对神经瘤引起的肠憩室及巨结肠可手术切除。

三、类癌综合征和舒血管肠肽瘤

在此介绍两种 MEN 的特殊临床表现形式——类癌综合征和舒血管肠肽瘤。

（一）类癌综合征（carcinoid syndrome，CS）

在 MEN 患者中，类癌并不常见，但在 MEN-Ⅰ型患者中，类癌的发生率较多。大多数的类癌发生于胃肠道，最常见于阑尾，其他部位包括胸腺、肺、乳腺、头颈部、性腺、生殖泌尿系。10% 的类癌组织可分泌激素类介质或血管活性物质，从而引起类癌综合征。

1. 病理生理　类癌组织分泌的活性介质包括 5-羟色胺（5-TH）、缓激肽、组胺、前列腺素和激肽等。类癌综合征的生化诊断依据是 5-TH 生成过量引起的尿中代谢产物（5-羟氧吲哚乙酸）水平升高。刺激上述介质释放的因素包括儿茶酚胺、组织胺以及肿瘤的机械性压迫等。

2. 临床特征　类癌综合征的临床特征取决于肿瘤的部位和是否有肝转移所引起的肝功能损害。肿瘤释放的介质一般经肝脏首过代谢，严重的肝转移致使肝功能障碍或肿瘤位于门脉系统以外时，即可能出现临床类癌综合征的表现，其症状包括：皮肤潮红、腹痛、腹泻、支气管痉挛、轻度高血糖和室上性心动过速等。肿瘤转移有时可累及心脏瓣膜，尤其是右心病变，引起三尖瓣脱垂和肺动脉狭窄。外周血管扩张可能导致严重的低血压。

3. 麻醉处理　此类患者围手术期管理较为困难，可采用生长激素抑制因子衍生物善得定（sandostatin 或 octreotide）治疗较为满意，该药可阻断 5-TH 和缓激肽的外周作用，防止其他介质的释放，可在麻醉前使用，术中亦可以酌情追加。如果围手术期发生类癌危象（carcinoid crisis），其表现为顽固性的低血压和支气管痉挛，抢救措施包括：静脉注射善得定 50～100μg；输液和使用血管活性药物如去氧肾上腺素等。当出现低血压时，应在必要的监测下适当输液治疗、善得定、血管紧张素 1.5mg/kg，而应避免使用交感肾上腺素能药物。

（二）血管活性肠肽瘤（VIPoma）

血管活性肠肽瘤是由于肿瘤分泌大量血管活性肠肽（vasoactive intestinal polypeptide，VIP），导致患者严重水样腹泻、低血钾、胃酸缺乏或低胃酸等临床表现。这类患者中，恶性肿瘤占 35%，良性肿瘤占 41%，其余为良性增生。因肿瘤组织分泌 PTH 样物质，患者可有高血钙表现。

1. 临床表现　临床上舒血管肠肽瘤经常见于 MEN-Ⅰ型患者，12% 的患者可引起水样腹泻、低血钾、胃酸缺乏综合征（water diarrhea，hypokalemia and achlorhydria，WDHA），其临床表现为严重的水样腹泻和低血钾、胃酸缺乏，患者有不同程度的脱水、低血压甚至休克、糖耐量异常等。患者也可能出现皮肤阵发性潮红、高钙血症、胆结石等。

2. 麻醉处理　麻醉的重点是纠正酸碱和水电解质紊乱，维持心血管功能的稳定。肾上腺皮质激素对控制腹泻，纠正水电解质紊乱有辅助作用，并可适当纠正代谢性酸中毒。

（徐嘉莹　张秀华）

参考文献

1. 庄心良，曾因明，陈伯銮. 现代麻醉学. 第 3 版. 北京：人民卫生出版社，2004.
2. Barash PG，Cullen BF，Stoelting RK. Clinical Anesthesia. 5th ed. Philadelphia：Lippincott Williams & Wilkins，2005.
3. 现代医学. 中国大百科全书. 第 2 版. 北京：中国大百科全书出版社，2009.
4. Lee A. Fleisher. Anesthesia and Uncommon Diseases. 5th ed. Philadelphia：W. B. Saunders Company，2005.
5. Ronald D. Miller. Miller's Anesthesia. 7th ed. Philadelphia：Churchill Livingstone，2010.
6. 陈灏珠，林果为. 实用内科学. 第 13 版. 北京：人民卫生出版社，2009.
7. 赵俊. 新编麻醉学. 北京：人民军医出版社，2000.
8. 史轶繁. 协和内分泌和代谢学. 北京：科学出版社，1999.
9. 陈家伦. 临床内分泌学. 上海：上海科学技术出版社，2011.
10. 盛卓人，王俊科. 实用临床麻醉学. 第 4 版. 北京：科学出版社，2009.
11. 中华医学会糖尿病协会. 中国 2 型糖尿病防治指南（2007 版）. 中华医学杂志，2008，88（18）：1227-1245.
12. Rodbard HW，Blonde L，Braithwaite SS，et al. American association of clinical endocrinologists medical guidelines for clinical practice for the management of diabetes mellitus. J Endocr Pract，2007，13（Suppl）：3-68.

13. K. Dhatariya, N. Levy, A. Kilvert, et al. NHS Diabetes guideline for the perioperative management of the adult patient with diabetes, Diabet Med, 2012(29): 420-433.

14. Lord MS, Augoustides JG. Perioperative management of pheochromocytoma: focus on magnesium, clevidipine, and vasopressin. J Cardiothorac Vasc Anesth, 2012, 26(3): 526-531.

15. Hirsch NP, Murphy A, Radcliffe JJ. Neurofibromatosis: clinical presentations and anaesthetic implications. Br J Anaesth, 2001, 86(4): 555-564.

16. Smith M, Hirsch NP. Pituitary disease and anaesthesia. Br J Anaesth, 2000, 85(1): 3-14.

17. Marana E, Colicci S, Meo F, et al. Neuroendocrine stress response in gynecological laparoscopy: TIVA with propofol versus sevoflurane anesthesia. J Clin Anesth, 2010, 22(4): 250-255.

18. Winterhalter M, Brandl K, Rahe-Meyer N, et al. Endocrine stress response and inflammatory activation during CABG surgery. A randomized trial comparing remifentanil infusion to intermittent fentanyl. Eur J Anaesthesiol, 2008, 25(4): 326-335.

第17章　麻醉与应激反应

第1节　应激反应的定义

应激(stress)本为物理学术语,20世纪30年代加拿大生理学家Hans Selye首次将其引入了医学领域,用以描述机体在受到各种有害刺激时所出现的一种紧张状态。目前认为,应激是机体在受到内外环境因素及社会、心理因素刺激时所出现的全身性非特异性适应反应,又称应激反应(stress response)。这些刺激因素称为应激原(stressor),如创伤、失血、缺氧、疼痛、冷热、恐惧、剧烈运动、急性感染、手术和麻醉等。

以往研究证明应激是一种典型的神经内分泌反应,而应激对免疫系统的影响应是神经内分泌系统的调控结果。进入20世纪80年代后,由于技术方法的进步以及新的学说和理论的问世,神经、内分泌与免疫系统之间关系的探讨进入一个新的阶段,免疫系统在应激反应中的作用逐渐被重视,神经免疫内分泌学渐趋成形,这主要基于下述事实:①众多的神经递质、神经肽及激素于在体和离体条件下可影响免疫细胞及免疫应答的各环节;②免疫细胞膜上及胞内有多种神经递质、神经肽或激素的受体的表达;③免疫细胞可合成某些应激神经肽或激素;④神经细胞及内分泌细胞均可合成并分泌免疫分子(如细胞因子等),且细胞因子对内分泌影响亦极为广泛;⑤神经内分泌与免疫系统之间存在双向往返的反馈联系;⑥许多临床疾病的发生和发展与神经免疫和内分泌系统间的交互作用密切相关。因此,神经内分泌系统和免疫系统的调节是双向的,前者主要通过神经递质和激素作用于免疫细胞上的相应受体而实现,而后者通过白细胞介素-1(interleukin-1,IL-1)、白细胞介素-6(interleukin-6,IL-6)、肿瘤坏死因子(tumor necrosis factor,TNF)等细胞因子和促肾上腺皮质激素(adrenocorticotropic hormone,ACTH)、β-内啡肽(beta-endorphin,β-EP)等激素调节神经内分泌功能。

应激反应是机体对外界刺激的一种非特异性防御反应,属于生理现象。适当的应激能增强机体对外界有害因素的免疫和抗御能力,对机体不会产生有害的影响;但应激负荷过强或应激时间过长,对机体则会造成一定程度的损害,此时如果转化为病理现象,将导致机体生理功能紊乱或应激病(stress disease)的发生。

围手术期手术和麻醉都是对机体的刺激,会引起应激反应。相对而言手术的刺激要比麻醉强烈而持久,围手术期所引起的应激反应多由于手术的刺激、失血、疼痛和缺氧等原因所致,这是主要方面。麻醉对应激的影响,过去多侧重研究气管插管所引起的应激反应或者是各种药物和麻醉方法对机体应激反应的影响。目前从理论上讲围手术期应激反应至少应包括三方面内容:一是手术的心理应激,即面临手术时出现的一系列身心反应;二是麻醉应激,主要是指手术中麻醉用药对机体的影响;三是手术创伤应激,主要是指手术自身的创伤引起机体的反应。

创伤除了引起应激反应之外,也同时会引起炎症反应和免疫反应,所以应激反应包含了机体因创伤所致的炎症反应和免疫反应,是当前研究的热点。随着炎症反应和相关免疫反应的深入研究,扩大了应激反应的研究内容,也改变了对应激反应的认识。细胞因子在手术应激反应中的作用以及麻醉、手术等诸因素对其影响日益受到重视，因而有人提出了免疫细胞-下丘脑-垂体-肾上腺皮质轴（HPA）的观点，为研究手术应激反应的发生机制及有效调控手段开辟了新途径。

第 2 节 应激时神经-内分泌-免疫系统的变化及相互作用

人体内各系统的功能大致归属于两大类：一类是主管营养、代谢和生殖等基本生理功能的系统，包括循环系统、呼吸系统、消化系统及泌尿生殖系统等；另一类主要是调节上述各系统活动的系统，包括在体内广泛分布的神经、内分泌及免疫三大系统。

神经系统、内分泌系统和免疫系统之间存在着交互作用，因此神经免疫内分泌学的名称包含了这三大系统之间的相互关系。应激过程中神经内分泌对免疫系统的影响，是通过激素、神经肽和神经递质等的作用来实现的。

一、神经内分泌系统对免疫的调控

（一）神经内分泌系统对免疫调控的基础

交感或副交感神经纤维伴随着血管攀附于脏器表面形成丛，由丛再发出分支至各种淋巴组织和器官。肽能神经纤维也支配免疫组织和器官，包括骨髓、胸腺、脾、淋巴结和淋巴管，它可影响至少包括血流调节，淋巴细胞的分化、发育、成熟、移行和再循环，细胞因子或其他免疫因子的生成和释放，以及免疫应答的强弱和持续时间等。

免疫细胞膜上或胞内存在许多激素、神经肽和神经递质的特异性受体。这些受体可分为四类：①经典神经递质受体，包括肾上腺素能受体（adrenergic receptor）、多巴胺受体（dopamine receptor，DAr）、乙酰胆碱（acetylcholine，Ach）受体、5-羟色胺（5-hydroxy tryptamine，5-HT）受体、组胺受体（histamine receptor）；②类固醇激素受体超家族，包括糖皮质激素受体（glucocorticoid reccptor，GR）、雄激素受体（androgen receptor，AR）、孕激素受体（progesterone receptor，PR）、盐皮质激素受体（mineralocorticoid receptor，MR）、甲状腺激素受体（thyroid hormone receptor，TR）、视黄酸受体（retinoic acid receptor，RAR）、维生素 D 受体（vitamin D receptor，VDR）等；其中有 4 种受体即 GR、MR、AR 和 PR 均能识别和结合 DNA 分子中一段基因序列，称为糖皮质激素反应原件（glucocorticoid response element，GRE），由 GRE 介导可影响靶基因的转录；③神经肽及肽类激素受体，包括促肾上腺皮质激素（ACTH）受体、生长激素（growth hormone，GH）受体、催乳素（prolactin，PRL）受体、阿片肽（opioid peptide）受体、P 物质（substance P，SP）受体和其他一些受体，如心房钠尿肽（atrial natriuretic peptide，ANP）受体、血管活性肠肽（vasoactive intestinal peptide，VIP）受体、血管紧张素（angiotensin）Ⅱ受体等；④褪黑素（melatonin）受体。

免疫细胞本身也合成一些神经肽或者激素，包括：①前阿黑皮素（pro-opiomelanocortin，POMC），POMC 是 ACTH 的前体分子，也是 β-促脂肪分解激素（β-lipotropic hormone，β-LPH）、α-黑素细胞刺激素（α-melanocyte stimulating hormone，α-MSH）和 β-EP 的前身；②促甲状腺激素（thyroid stimulating hormone，TSH）；③生长激素（GH）和催乳素（PRL）；④P 物质；⑤血管活性肠肽（VIP）和生长抑素（somatostatin，SS）；⑥促黄体生成激素释放激素（luteinizing hormone releasing hormone，LHRH）；⑦促肾上腺皮质激素释放激素（corticotropin releasing hormone，CRH）。

（二）神经内分泌系统对免疫的影响

神经内分泌信息分子包括激素、神经肽和神经递质。这些分子可通过经典内分泌、自分泌、旁分泌和神经分泌四种途径，影响免疫应答反应，还参与某些免疫的病理过程。

1. 类固醇激素　包括四种激素：糖皮质激素、雌激素、雄激素和醛固酮。

（1）糖皮质激素（glucocorticoid，GC）：对免疫功能的影响比较广泛。一般认为 GC 对免疫功能的影响主要是抑制作用，特别是在器官移植术中使用大剂量的甲基强的松龙。然而，目前研究提示，GC 可抑制免疫功能，但小剂量的 GC 在某些实验条件下可以提高淋巴细胞的增殖反应。GC 抑制免疫功能包括以下一些方面：①影响胚胎期免疫系统的发育；②减少骨髓中成熟 B 细胞数目，促进骨髓内巨噬细胞（macrophage，Mφ）及粒细胞集落形成；③改变脂肪细胞的重新分布；④调节淋巴细胞的功能；⑤抑制肥大细胞的脱颗粒反应，减少组胺释放；⑥影响某些细胞因子的产生和生物活性，如抑制 IL-1 引起的 IL-6基因表达，减弱脂多糖（LPS）诱生 TNF-α，增加

IL-1α、IL-1β 及 IL-6 mRNA 的不稳定性，减少 IL-2 的分泌，抑制 IL-2 受体（IL-2R）的信号传递，降低免疫细胞对 IL-2 的反应性等；⑦抑制主要组织相容性复合体（major histocompatibility complex，MHC）Ⅰ类及Ⅱ类分子的表达；⑧抑制血管内皮细胞对黏附分子的表达；⑨调节某些酶的合成，如抑制成纤维细胞合成胶原酶，抑制多种磷脂酶的合成，影响某些金属蛋白酶的表达，促进血管紧张素转换酶（angiotensin converting enzyme，ACE）及中性肽链内切酶（neutral endopeptidase，NEP）的生成，从而降解缓激肽和速激肽等炎症介质；⑩调节一氧化氮（NO）的产生：GC 阻抑 NOS 的基因转录，减少 NO 的合成和释放。

（2）雄激素：通过直接作用于胸腺或者淋巴细胞，对细胞免疫和体液免疫都具有明显的抑制作用，从而影响机体免疫能力。

（3）雌激素：可提高体液免疫功能，削弱细胞免疫功能。

（4）醛固酮：通过胞膜受体快速影响人类单个核细胞 Na^+ 交换，改变细胞内离子浓度及细胞体积；这可能与三磷酸肌醇（IP3）的生成有关。

2. 甲状腺激素　甲状腺激素有促进体液免疫和细胞免疫的作用；其促进淋巴细胞对丝裂原的增殖反应呈明显的剂量依赖性。

3. 肽类激素

（1）生长激素（GH）：GH 是腺垂体激素中非常重要的免疫调节因子。虽然 GH 可影响免疫系统的各个环节，但是其主要的靶器官是胸腺。GH 的主要作用表现在：①切除垂体后胸腺体积缩小，淋巴组织萎缩，T 淋巴细胞 DNA 合成减少，抗体反应减弱，脾脏中天然杀伤（NK）细胞的活性降低；②儿童垂体功能下降可引起侏儒症；③衰老时，GH 分泌减少，免疫功能降低；④GH 促进正常人 T 细胞集落形成，刺激淋巴细胞的增殖，还可加强单个核细胞的趋化活性，Mφ 在 GH 刺激下能加快对低密度脂蛋白的摄取和降解。重组人类 GH 可直接刺激 B 细胞增殖和分泌免疫球蛋白。目前有可能应用 GH 治疗骨髓抑制、免疫功能低下，并且其具有抗衰老作用。

（2）催乳素（PRL）：PRL 主要参与对渗透压、生长、发育和代谢的调节。PRL 调节免疫的作用包括：①促进抗体合成；②刺激法氏包囊细胞的分裂增殖；③促进胸腺组织增生；④与 IL-2 协同刺激 T 细胞增殖；⑤刺激大鼠 Nb2 淋巴瘤的增殖；⑥激活 Mφ；⑦激活 NK 细胞，并与 IL-2 协同诱导淋巴因子激活的杀伤细胞（LAK）的活性。

（3）促肾上腺皮质激素（ACTH）：ACTH 可影响多种免疫细胞。这种效应的发挥通过两条途径：一条是刺激 GC 分泌而间接抑制免疫；另一条是通过免疫细胞膜上的特异受体，直接影响免疫功能。ACTH 还可引起胸腺和脾脏萎缩，且同时使淋巴细胞数量减少。这种作用即使肾上腺切除后仍然存在。

（4）β-内啡肽（β-EP）：ACTH 和 β-EP 都是来源于共同的前体前阿黑皮素（POMC），但 β-EP 也可以在免疫细胞中合成，其受体也广泛分布在多种免疫细胞中。因此，β-EP 是神经内分泌与免疫系统双向联系的重要介质之一，在免疫系统内发挥重要的调理功能，包括促进 T 细胞的增殖反应，抑制 T 细胞表达 IL-2R、抑制人外周血 T 细胞的玫瑰花环形成率、改变 T 细胞膜上 CD3 抗原表达、影响植物血凝素（phytohaemagglutinin，PHA）引起的 CD3γ 链的磷酸化以及干扰 CD3-体细胞抗原受体（TCR）复合物的内化过程。β-EP 也呈剂量依赖性促进 NK 细胞的细胞毒作用，激活 Mφ 和增强其趋化和吞噬活性，调节 MHC-Ⅱ类分子表达。

（5）促肾上腺皮质激素释放激素（CRH）：CRH 不仅来自下丘脑，也可以由胸腺和脾脏等免疫器官合成。CRH 通过两条途径影响免疫功能：单独或与 ANP 协同刺激 ACTH 的释放，最后刺激 GC 的分泌；而 ACTH 和 GC 都具有广泛的抑制免疫的效应。CRH 还可借助免疫细胞膜上的受体而直接影响免疫细胞。CRH 可抑制人类外周血单个核细胞分泌 IL-1β 和 IL-6。妊娠时血浆 CRH 和 GC 的浓度升高，可抑制母体对胎儿的免疫反应。

（6）促黄体生成激素释放激素（LHRH）：LHRH 在体内或体外都具有促进免疫功能的作用。在胸腺和脾脏中不仅含有 LHRH 及其 mRNA，也有受体表达；LHRH 受体直接分布在鼠淋巴细胞上。

（7）P 物质（SP）：SP 对免疫调节作用的研究较为深入，其影响所有的免疫细胞。作用包括：①促进淋巴细胞增殖，加强刀豆素 A 和 PHA 的刺激作用，而 SP 受体拮抗剂抑制这种反应；②可促进 B 细胞分泌免疫球蛋白，明显影响 IgA 的合成，提示其具有调节局部免疫功能的作用；③SP 既促进单核-巨噬细胞的吞噬作用和趋化游走活性，也可刺激其氧化暴发反应（oxidative burst），以释放出多种介质；其可加强花生四烯酸的代谢，促进人类外周血单核细胞释放 IL-1、IL-6 及 TNF-α，促进 IFN-γ 的合成和分泌，间接调节 Mφ 与 T 细胞间的识别、抗原加工及提呈等过程；④刺激人类中性多形核白细胞（PMN）的趋化运动，增强 C5a 所致的 PMN 趋化、游走及吞噬杀菌活性，促进 PMN 黏附于支气管上皮细胞上，通过肥大细胞促进粒细胞浸润；⑤可刺激肥大细胞释放组胺，引起血管扩张、血浆外渗、炎症细胞浸润，导致局部充血水肿；它作为一种炎性介质参与重要的免疫病理过程；还可促进肥大细胞释放 5-HT，释放反应在 30s 内达到最大值的 90%；肥大细胞能表达及分泌许多细胞因子，但是 SP 则选择性促进肥大细胞表达 TNF-α mRNA 和释放 TNF-α；⑥可促进成纤维细胞、滑膜细胞等结缔组织细胞增生，协同 IL-1 促进成纤维细胞的增殖活性，还可刺激上述细胞释放胶原酶和前列腺素 E2（PGE2）。

4. 神经递质　神经递质由突触前神经末梢释放，经过突触间隙作用于突触后膜，导致离子通道开放。不同的神经递质可激活不同的离子通道，结果可产生兴奋性突触后电位（EPSP）或抑制性突触后电位（IPSP）。神经递质的作用起效快，由于有高效的灭活机制，因此作用消失也快，作用范围较局限，起到“点对点”的传递作用。神经递质主要有以下几种：

（1）儿茶酚胺（catecholamine，CAs）：由支配淋巴器官的神经末梢处释放出去甲肾上腺素（norepinephrine，NE）和由肾上腺髓质释放出肾上腺素和 NE，通过 α 和 β 受体影响各种免疫细胞和免疫功能。CAs 对免疫的影响复杂，结果也不完全一致。肾上腺素可降低 T 淋巴细胞对丝裂原刺激的增殖反应，降低体液免疫的应答反应，减少抗体合成，抑制Ⅰ型变态反应。生理浓度的肾上腺素和 NE 可抑制 Mφ 分泌 IL-1，并抑制 Mφ 的游走、趋化和吞噬活性。CAs 可降低对移植物的排斥反应，改善移植物抗宿主反应。

（2）乙酰胆碱（Ach）：Ach 作用于 M 受体，可提高大鼠 T 淋巴细胞的细胞毒作用，促进产生 PHA 的淋巴细胞转化和蛋白质合成。Ach 还可直接刺激肥大细胞释放组胺。

（3）5-羟色胺（5-HT）：为神经递质，也可以由血小板和肥大细胞释放。5-HT 解除抑制 T 细胞增殖的因素，影响 NK 细胞活性，抑制 Mφ 对免疫反应-相关（immune-response-associated，Ia）分子的表达。

（4）褪黑素（melatonin）：由松果体产生，与免疫功能有密切的关系。褪黑素可促进小鼠脾细胞生成 IFN-γ。其水平下降可抑制混合淋巴细胞反应（mixed lympho-cytereaction）。

二、免疫系统对神经内分泌系统的调控

免疫应答反应可影响中枢与外周神经系统的功能活动及传统激素的分泌；在神经内分泌组织与细胞有多种免疫因子受体的表达；免疫因子中如白细胞介素可在神经内分泌组织中稳定合成或诱发生成；免疫因子通过其受体对神经内分泌系统产生广泛的影响。

（一）免疫应答过程中神经内分泌的变化

体液免疫应答的主要器官是脾脏和淋巴结。抗原诱发抗体生成反应的同时，伴有支配脾脏淋巴结的交感神经活动的变化。脾脏交感神经的活动也受到免疫的调控。CAs 等肾上腺素能递质对免疫功能的影响主要是抑制。中枢神经系统可以感受机体内免疫功能的状态，并据此向免疫系统发出调控的信号。免疫系统可作为中枢神经系统的感受器官，能够感知机体内环境化学性和生物性的动态变化，神经内分泌系统对此能作出精确的调控，以保障机体内环境稳定和进行正常生理活动。

（二）细胞因子对神经内分泌系统的影响

细胞因子是由活化的免疫细胞和某些基质细胞分泌的小分子多肽，可介导和调节免疫及炎症反应，是除免疫球蛋白和补体外的非特异性免疫效应物质，可影响神经内分泌的各项功能。在各种应激反应中，特别是创伤、休克、感染、炎症反应等时，细胞因子的重要地位和意义是无可置疑的。在应激反应中细胞因子作用的生物学特征包括以下各个方面：①正常循环血液中可检测到 IL-1、IL-6、TNF、IL-2 等细胞因子，不过浓度有较大波动；②神经细胞和神经内分泌细胞可合成 IL-1、IL-2、IL-6、白细胞抑制因子（leukocyte inhibitory factor，LIF）、TNF-α、TNF-β、IFN-γ 等细胞因子；③而且这些细胞的细胞膜上分布有细胞因子的特异性受体；④由于脑内的终板血管器（organum vasculosum of lamina terminalis，OVLT）、最后区、脉络丛、正中隆起等处无血脑屏障，以及新生儿或某些病理情况下血脑屏障发育不全或通透性增加时，循环中的细胞因子可以到达中枢部位；⑤淋巴组织与器官也有神经支配，免疫细胞所生成的细胞因子可作用于支配淋巴组织与器官的内脏感觉性神经末梢，起到调节神经内分泌功能的作用，如 IL-1、IL-2 等可影响神经元的电活动。

1. IL-1　IL-1 是炎症反应中的重要细胞因子。

星形胶质细胞、小胶质细胞、神经元及胶质瘤细胞中存在 IL-1β 及其 mRNA。腺垂体 TSH 细胞、肾上腺髓质嗜铬细胞中分别含有 IL-1β 和 IL-1α 的 mRNA。IL-1 可能作为神经递质，介导神经元之间、神经元与胶质细胞之间、胶质细胞之间以及胶质细胞与免疫细胞之间的信息传递过程。IL-1 受体（IL-1R）也较广泛地分布在神经内分泌细胞中。IL-1 对神经系统的影响大致包括以下几个方面：①IL-1 可引起中枢性发热反应：作用部位包括延髓、中脑网状结构、脑干及外侧丘脑。这可能是由花生四烯酸产物和 β-EP 所介导。②IL-1 的活性代谢片段可调节睡眠：在蓝斑内注射 IL-1 产生的睡眠作用较 IL-2 和 IL-3 大约 6 倍。③中枢注入 IL-1 可抑制胃排空和胃酸、胃蛋白的分泌。④IL-1 的电生理效应似可引发精氨酸血管升压素（arginine vasopressin，AVP）和催产素的释放。⑤IL-1 可影响各种中枢神经递质的合成和代谢，如 NE 和 5-HT。⑥IL-1 通过前列腺素（PG）的介导可激活 CRH 神经元，促进 CRH 基因的表达；还可抑制下丘脑分泌 LHRH，从而影响生长激素释放激素（growth hormone releasing hormone，GHRH）和促甲状腺素释放激素（thyrotropin-releasing hormone，TRH）的分泌。⑦脑室内给予 IL-1 或促进脑内的 IL-1 合成，可明显抑制外周的免疫效应。⑧IL-1 可增加交感神经节合成 SP，促进施万细胞增殖和 LIF 的 mRNA 表达。⑨IL-1 可提高胆碱乙酰化酶的活性，促进 Ach 的合成，诱导神经生长因子 mRNA 的生成。

IL-1 可影响内分泌系统，包括腺垂体、肾上腺皮质与髓质、性腺、甲状腺和胰岛等，主要包括以下方面：①IL-1 对腺垂体激素影响的研究较多，但结果尚有争议。IL-1 与 IL-6 均可升高 ACTH 浓度；与 TNF-α协同增加 ACTH 对 LPS 的反应。IL-1 还可刺激 GH、TSH 及黄体生成素（luteinizing hormone，LH）分泌，抑制卵泡刺激素（follicle-stimulating hormone，FSH）释放。通过花生四烯酸产物介导，IL-1 可刺激 IL-6 的分泌。IL-1 经蛋白激酶 C（PKC）介导刺激 β-EP 分泌的研究结果尚有争议。②IL-1α 及 IL-1β 以时间和剂量依赖方式，通过 PGE 介导可促进皮质醇释放。IL-1α 或 TNF-α 可调节肾上腺髓质嗜铬细胞合成脑啡肽（ENK）、VIP、神经降压肽（NT）和 SP 等神经肽。③IL-1 可抑制睾酮和类固醇激素的合成，影响生殖细胞的成熟和发育。④IL-1 可抑制甲状腺激素的分泌。⑤IL-1 可降低血浆中胰岛素水平，抑制胰岛细胞释放胰岛素。

2. IL-2　IL-2 对神经内分泌系统有广泛的影响，参与以下病理生理过程：①将微量 IL-2 注入第三脑室，可增加腹内侧核神经元的放电频率，也增强室旁核及视上核神经元的电活动，促进 AVP 的释放，参与机体水的平衡。②IL-2 可作用于蓝斑引起催眠，纳络酮可对抗 IL-2 的这种作用，提示其与阿片肽类有一定联系。感染患者嗜睡反应可能与 IL-2 的作用有关。③IL-2 可抑制黑质和纹状体的多巴胺能系统。④IL-2 可抑制离体海马脑片在 K^+ 刺激下引起的 Ach 释放，而 IL-1 和 IL-4 无该作用。IL-2 可能减弱海马神经元的长时程增强现象，从而影响海马的学习和记忆过程。⑤与 IL-1、IL-6 及 TNF 一样，IL-2 具有较强的神经内分泌效应，参与免疫反应时激活下丘脑-垂体-肾上腺皮质轴。IL-2 可刺激离体的腺垂体细胞分泌 ACTH，抑制 PRL 及 TSH 的分泌，抑制 GH、LH/FSH 的释放。⑥IL-2 可刺激胶质细胞表达髓鞘碱性蛋白及其 mRNA，对少突状胶质细胞有细胞毒性样作用。⑦IL-2 参与多发性硬化症的病理过程，因为脑内多发性硬化症斑块中心与边缘区 IL-2 的免疫阳性染色增强。以上说明 IL-2 也是重要的神经免疫内分泌介质。IL-2 及其受体在脑内分布不均，提示其具有特定功能，参与行为、学习和记忆的生理过程。

3. IL-6 和 IL-6R　脑内分布有 IL-6 和 IL-6R，外伤后两者表达均升高。腺垂体培养细胞能生成较多的 IL-6，主要由滤泡星形细胞分泌。人类各种垂体腺瘤中均有 IL-6 及其 mRNA 的表达，某些瘤体中甚至 20% 的瘤细胞为 IL-6 免疫染色阳性。IL-6 在垂体前体中的合成和分泌受到许多因素的影响，如 IL-1、TNF-α、垂体腺苷酸环化酶激活肽（pituitary adenylate cyclase activating polypeptide，PACAP）、胃泌素释放肽（gastrin-releasing peptide，GRP）、LPS 等均可以刺激释放 IL-6。IL-6 对细胞内分泌的影响包括通过磷脂酶 A2（PLA_2）介导可刺激下丘脑释放 CRH，也可作用于正中隆起促进 CRH 分泌，但不影响 AVP 的释放。IL-6 可促进星形胶质细胞合成神经生长因子（never growth factor，NGF）。IL-6 还可刺激清醒大鼠分泌 ACTH，促进 FSH、LH 及 PRL 的分泌。

4. TNF-α　TNF-α 在人脑小胶质细胞中合成。人脑 D54-MG 恶性胶质瘤细胞也有 TNF-α 及其受体的表达。星形胶质细胞在 LPS、IFN-γ 及 IL-1β 的诱导下也产生 TNF-α。TNF-α 对中枢神经系统有致热效应，并可促进星形细胞表达脑啡肽原 mRNA，下调人类胶质瘤细胞 SP 受体。TNF-α 可诱导人类胶质瘤细胞合成 IL-8 和单核细胞趋化活化因子,减少脑瘤体积。TNF-α 可降低神经元细胞体的 K^+ 通道电导,诱发去极化反应。脑脊液中注入 TNF-α 可增加脑屏障通透性,使白细胞渗出增多。TNF-α 对腺垂体激素分泌影响的结果不一。有报道 TNF-α 可抑制多种下丘脑释放激素对腺垂体激素分泌的刺激效应,尤其是抑制 ACTH 和 GH 的分泌。另有报道认为 TNF-α 可明显刺激 ACTH、TSH 及 GH 的分泌,并刺激 PRL、LH 及 IL-6 的释放。TNF-α 可降低胞内 cAMP 水平,TNF-α 在 PG 介导下也可促进 TSH、GH 及 ACTH 的分泌作用。IFN-γ 可剂量依赖性刺激海马神经元的放电活动。IFN-γ 可促进离体脑腺垂体细胞分泌 PRL 及 IL-6。有报道还发现 IFN-γ 通过 FSC 介导可抑制 ACTH、PRL 和 GH 的分泌。体内注射 IFN-α_2可增高人血浆中 ACTH 和皮质醇的浓度。

5. 其他细胞因子　IL-4、IL-7 和 IL-8 对海马神经元具有保护性作用。巨噬细胞集落刺激因子(M-CSF)存在于神经元、小胶质细胞及神经母细胞的瘤细胞中。M-CSF 可调控小胶质细胞的自分泌作用。粒细胞-巨噬细胞集落刺激因子(GM-CSF)影响小胶质细胞的分化,诱导其不依赖 IFN-γ 的抗原呈递细胞(即辅佐细胞)功能。

三、皮质激素受体与应激反应

一般来讲,应激反应的程度与应激原的刺激强度呈正相关,刺激越强,反应越强。但当刺激原过度强烈如严重创伤时,由于生物机体的高度复杂性,机体往往不能做出适度的反应,而出现应激低下或应激过度,统称为应激紊乱。机体一旦出现应激紊乱,则可导致严重的继发性损害,甚至危及生命。近年来大量研究表明,糖皮质激素受体(GR)调控改变参与了严重创伤后应激紊乱的发生。

(一) GR 在应激反应中的作用

GR 是激素核受体家族中的一个主要成员,同时也是一种重要的核转录因子。通常情况下 GR 与热休克蛋白(heat shock proteins,HSP)70、90 等分子相结合而处于失活状态,一旦 GC 与其结合,分子蛋白则会从 GR 上解离出来,后者便被激活,由胞浆进入胞核,从而发挥它的转录调控作用。除红细胞外,机体几乎所有有核细胞均存在 GR。GR 在机体的生命活动中起着重要的作用,它是 GC 效应的执行者,不仅参与机体的能量代谢,而且还对多种基因具有转录调控作用。当受到强烈刺激时,由于 HPA 轴的兴奋,机体生成和释放大量的 GC,GC 通过其受体而参与机体的应激反应。

除了参与机体的应激反应外,GR 还对整个机体的应激反应状态起重要的调控作用。在海马、垂体和前脑室部位的 GR 是 HPA 轴负反馈反应的主要调控者,尤以海马最为重要。研究表明,机体应激反应时,HPA 轴兴奋,引起肾上腺大量分泌肾上腺皮质激素,后者通过下调海马 GR 而抑制 HPA 轴兴奋。

除此之外,GR 对应激反应的另一个重要调控作用是抑制炎症反应。炎症反应是机体受到强烈刺激后的一种应激反应,起到抵抗损害和促进修复等作用,属于机体内部固有的防御反应。由于 GR 能够直接或间接抑制多种炎症介质如 PG、花生四烯酸及血小板活化因子(PAF)等的生成,同时还通过与核因子-κB(NF-κB)、活化蛋白-1(AP-1)等转录因子发生蛋白-蛋白交互作用,从而抑制 TNF-α、IL-1、IL-6 等炎性细胞因子的生成。因此,GR 具有显著的抗炎作用。由于其表达与分布的广泛性,使其成为机体内部抑制炎症反应的主要分子。在受到强烈刺激时,机体一方面启动以炎症反应为主的防御反应,同时另一方面释放出大量 GC 以激活其受体,发挥 GR 对炎症反应的调控作用,使炎症反应不至于过度而引发继发性损害。

(二) GR 的调控

GR 除了具有转录调控作用外,它本身也具有可调控性。在应激或其他炎症及自身免疫性疾病中,GR 均会发生改变。研究表明,GR 受多种因素的调控,目前认为主要包括以下几个方面:

1. 血浆肾上腺皮质激素浓度可以影响 GR 的表达与活性　大鼠切除肾上腺后,海马、垂体、肝、脾等组织的 GR 均发生下调,补充皮质醇后 GR 表达又趋于正常,大剂量应用皮质醇或地塞米松则可使 GR 表达明显下调。

2. GR 的活性与细胞所处的氧化还原状态密切相关　当细胞处于氧化环境时,GR 的功能就受到抑制。反之,应用抗氧化剂或还原剂时,GR 功能就得以恢复。有研究通过诱导表达具有抗氧化活性的硫氧还蛋白(TRX)来调控 GR,取得了较满意的结果。因此认为,机体的神经内分泌应激反应与细胞的氧化-抗氧化系统之间存在着显著的交互作用。

3. 盐皮质激素受体(MR)与 GR 可以相互影响　由于它们都属于肾上腺皮质激素受体,分子结构上具有一定的相似性，因此 GC 也可以与 MR 相结合。至于这两种受体之间的作用到底是竞争抑制还是相互协同，尚无定论。有研究表明，在海马和外周组织中皮质醇与 MR 的亲和力强于 GR。MR 拮抗剂螺内酯可增强大鼠 GR mRNA 及其蛋白表达，说明 MR 具有介导抑制 GR 转录调控的作用。Spencer 等认为，盐皮质激素的表达有利于 GR 对 HPA 轴兴奋的调控；另有学者认为这两种肾上腺皮质激素受体的平衡状态影响着机体的应激反应，两者比例不同，HPA 轴活动也不同。不过无论两者的关系如何，它们在机体的应激反应中都起着非常重要的作用。

4. 任何作用于分子结合蛋白的因素都会影响 GR 由胞浆向胞核的转运，从而间接地调节 GR 的活性。

5. 其他核因子 可与 GR 共同竞争类固醇受体辅活化因子（SRC）、cAMP 反应元件结合蛋白（CBP）等辅活化因子（coactivator），从而相互影响各自的转录活性。

6. GR 的活性与它的磷酸化状态有关 以往认为，GR 作为一种蛋白只有被磷酸化激活才能有效行使其功能。近年研究表明，GR 的过度磷酸化可严重影响其转录调控作用，而在应激等情况下 GR 的磷酸化常受应激信号通路 c-Jun N-末端蛋白激酶（JNK）等的调控。因此，GR 调控与细胞信号通路之间也存在着交互作用。此外，新近研究表明，GR 分为 α、β 两种亚型：α 为功能型，β 为抑制型；正常情况下机体 α 型起主要作用，而在某些疾病时可发生 α、β 互换，β 亚型表达增强，结果可造成 GR 受抑制，导致糖皮质激素效应抵抗。

正是由于 GR 的可调控性，才使得人们对它的研究越来越重视。通过调节 GR 有望实现对机体应激反应的调控，使应激反应朝着对机体有利方面进行。

（三）创伤时 GR 变化及作用的研究

严重创伤情况下，虽然患者血浆皮质醇浓度已非常高，但是临床治疗中仍需要应用大剂量外源性 GC。这提示严重创伤时机体在糖皮质激素效应的某一水平上存在应激反应紊乱。随后大量研究表明，严重创伤可造成 GR 表达和功能下调，从而引起机体 GR 水平的应激反应紊乱。

国内在这方面曾进行了大量的研究。对大鼠失血性休克和烫伤的研究表明，大鼠失血后肝、脑组织胞液 GR 显著减少；大鼠烫伤后肝脏 GR 明显降低，且与烫伤的程度密切相关，烫伤越重，GR 越少。应用 GR 拮抗剂后大鼠生存率明显降低，提示创伤后 GR 功能受到抑制，这种抑制对机体非常不利。研究显示，严重脑外伤患者外周血淋巴细胞 GR 水平显著下降，而且 GR 水平与患者预后存在着一定的相关性。GR 水平越高，患者预后越好，反之预后很差。国外有研究证实，呼吸窘迫综合征患儿肺组织和外周血白细胞 GC 水平与患儿病情、死亡率密切相关。严重创伤后机体 GR 与炎性细胞因子之间存在相互影响的关系，创伤后早期炎性细胞因子增加可以抑制 GR 的表达和功能，而 GR 抗炎调控作用的下降又可引起炎性细胞因子的进一步增加。同时，作为机体重要的抗炎分子，GR 表达和功能受抑制也可导致其他炎症介质的大量生成与释放，使炎症反应更为严重，当炎症反应失去控制后即会引起全身炎症反应综合征（SIRS）、多脏器功能障碍综合征（MODS）等继发性全身损害。

综上所述，GR 改变参与了严重创伤后机体应激反应紊乱的发生，并与继发性全身损害的发生发展密切相关，对机体产生显著的影响。因此，深入探讨严重创伤后 GR 变化机制，并对其进行调控，则有望为揭示严重创伤后应激反应紊乱以及防治严重继发性全身损害的发生提供重要的理论与实验依据。

四、应激的细胞体液反应

应激导致的机体内环境失衡，最终可引起细胞内稳态紊乱。细胞在所处内外环境紊乱时的细胞学反应，称为细胞应激（cell stress）。

细胞对多种应激原，特别是非心理应激原，可出现一系列细胞内信号转导和相关基因的激活，大部分表达具有相关保护作用的一些蛋白质，如急性期反应蛋白、热休克蛋白、某些酶或细胞因子等，这是机体应激反应在细胞、蛋白质、基因水平的表现。

（一）急性期反应蛋白

感染、各种炎症、烧伤、手术、创伤等应激原都可迅速诱发机体产生以防御为主的非特异性反应，如体温升高、血糖升高、分解代谢增强、负氮平衡及血浆中某些蛋白质浓度迅速升高。这种反应被称为急性期反应（acute phase response，APR），这些蛋白质被称为急性期蛋白（acute phase protein，APP）。实际上，APR 与全身适应综合征（general adaptation syndrome，GAS）都是应激反应的一部分，GAS 描述的重点是应激时的神经-内分泌反应，而 APR 则强调应激时血浆蛋白成分的变化。

APP 属分泌型蛋白，主要由肝细胞合成，单核巨噬细胞、成纤维细胞可产生少量的 APP。正常血浆中 APP 浓度较低，在应激原作用下有些 APP 浓度可升高 1000 倍以上，如 CRP 及血清淀粉样蛋白 A 等；有些 APP 可升高数倍，如 α_1-抗胰蛋白酶、α_1-酸性糖蛋白、α_1-抗糜蛋白酶、纤维蛋白原等；有些 APP 只升高 50% 左右，如铜蓝蛋白、补体 C_3 等；少数蛋白质在 APR 时反而减少，如白蛋白、前白蛋白、运铁蛋白等，被称为负 APP。

APP 的种类繁多，其功能十分广泛，但总体来说，它是一种启动迅速的机体防御机制，其生物学功能具体如下：①抑制蛋白酶：创伤、感染时体内蛋白分解酶增多，APP 中的蛋白酶抑制剂可避免蛋白酶对组织的过度损伤；②清除异物和坏死组织：以 APP 中的 C 反应蛋白的作用最明显，它可与细菌细胞壁结合，起抗体样调理作用；激活补体经典途径；促进吞噬细胞的功能；抑制血小板的磷脂酶，减少其炎症介质的释放；③抗感染、抗损伤：C 反应蛋白、补体成分的增多可加强机体的抗感染能力；凝血蛋白类的增加可增强机体的凝血能力；④结合、运输功能：铜蓝蛋白、血红素结合蛋白等可与相应的物质结合，避免过多的游离血红素等对机体的危害，并可调节它们在体内的代谢过程和生理功能。

（二）热休克蛋白

生物机体在高温环境下（热应激）所表现的以基因表达变化为特征的防御适应反应称为热休克反应（heat shock response，HSR），在热应激时新合成或合成增多的一组特殊蛋白质称为热休克蛋白（heat shock protein，HSP）。许多研究表明，除热休克外，其他的物理、化学、生物应激原及机体内环境变化均可诱导 HSP 的产生。因此，HSP 又称为应激蛋白，热休克反应也具有应激反应的基本特征。HSP 能快速、短暂调整应激过程中细胞的存活功能，保护细胞抗损伤，并有助于细胞恢复正常的结构和机能；根据其分子量、等电点不同，将 HSP 分成 HSP110、HSP90、HSP70、HSP60、小分子 HSP、HSP10、泛素等多个亚家族，每个亚家族又有多个成员组成。

1. 分子伴侣作用　HSP 的主要生物学功能包括：①帮助蛋白质的折叠（folding）：保持新合成蛋白分子的恰当构型，防止在正确的多聚体形成前新合成蛋白质的错误折叠或聚集；②移位（translocation）：允许其穿过生物膜，陪伴蛋白分子在细胞内跨膜转运；③复性（renaturation）：使蛋白质正确折叠或聚集，参与多聚复合体的组装；④降解（degradation）：促使受损、变性蛋白质的恢复或加速其降解和消除，能重新激活某些酶的作用，以维护细胞的功能和生存。虽然 HSP 本身不是蛋白质代谢的底物或产物，但始终伴随着蛋白质代谢的许多重要步骤，因此被形象地称为"分子伴侣"（molecular chaperone）。

HSP 作为分子伴侣，其机制可能为：HSP 以依赖于 ATP 的方式结合和释放非天然构象多肽的疏水片段，并通过遮蔽这些片段来稳定蛋白质的松弛构象或阻止聚集。

2. HSP 的细胞保护作用及在各器官、组织中的表现　HSP 的细胞保护作用是指机体细胞在受到各种应激如高热、氧化等刺激时，产生的 HSP 可以增强细胞对损害的耐受程度，维持细胞的正常功能代谢，提高细胞的生存率。

在应激原的作用下，细胞内产生变性或异常的蛋白质，表现为肽链伸展、失去盘旋与折叠状态，分子空间构型的改变，出现不溶性沉淀物，使细胞蛋白质丧失原有的功能；但应激状态下同时产生的 HSP 发挥分子伴侣作用，使蛋白质肽链重新折叠，恢复蛋白质原来的构象，并将蛋白质分子移位至线粒体、内质网内发挥作用，细胞结构蛋白质恢复原有的功能。研究表明，HSP 的细胞保护作用还与其结合细胞内 GR、激活蛋白激酶 C 及蛋白酶活性、ATP 水解、生成过氧化物歧化酶（SOD）等有关，提高细胞自身防御，并维持其生物学特性。

（1）HSP 细胞保护作用在神经系统的表达：Barber 等报道热刺激时视网膜内可观察到三种 HSP 的表达，使感受器免受光线的损伤，并首次提出了 HSP 的神经保护作用。Li 等实验研究表明，热应激后大鼠齿状回、下丘脑及小脑颗粒细胞中有 HSP 的表达，并增强其对热处理的耐受性，提高细胞对致死性热处理的存活率。实验研究显示，新西兰家兔在致死性热刺激后，易损区-大脑皮质颗粒层细胞、海马区神经元细胞 HSP 的大量积聚，以提供在应激状态下的保护作用；局灶及全脑缺血后，HSP 在大脑内的表达根据受损程度和细胞耐受损伤程度不同，在各组织间的转录及翻译水平也不同，提示 HSP 可作为细胞组织遭受可逆性缺血损伤的分子生物学标志。Gass 等研究发现，红藻酸（kaimicacid，KA）等药物诱导的大鼠癫痫持续状态中，受损脑组织中的神经元细胞有明显 HSP 的表达，可能对过度兴奋而受损的神经元具有保护作用，并决定神经元在应激状态下的存活。深入研究 HSP 对神经系统的保护作用，有助于对疾病的诊断和治疗。

（2）HSP细胞保护作用在心肌中的表现：Currie等将大鼠置于高温环境预处理，发现HSP在心肌中积聚，并保护受缺血再灌注损伤的心肌。James等研究发现心肌诱导型HSP增加可抵御心肌缺血造成的损害，使梗死范围缩小15%，并可预防心律失常的发生。1996年，Morris等研究用非应激方式的方法增加心肌细胞合成HSP，可明显提高心肌细胞在致死性热应激或模拟缺血状态下的生存率，为HSP细胞保护作用应用于临床展示了可喜的前景。

（3）HSP细胞保护作用在肝脏中的表现：最早关于HSP保护功能的研究始于热耐受，该研究主要是把不同种属的培养细胞在非致死性热环境中处理，以刺激其诱导产生HSP，而后再置于致死性热环境中，结果发现这些培养细胞仍能存活，提示HSP具有保护作用。更重要的是，研究发现通过热休克产生的热耐受也伴随着对其他刺激因素的耐受，提示HSP具有潜在的非特异性内源性细胞保护功能。Hiroaki等实验发现，肝脏热预处理后，在肝组织中能明显观察到HSP32的表达，并通过减轻肝微循环紊乱，持续性地抑制缺血后肝组织的损伤，表现为肝细胞胆汁生成的恢复、肝脏酶释放的减少及肝组织水肿、损伤的减轻。Takashi等研究表明，热休克预处理后，能显著诱导由四氯化碳引起的药物性肝硬化大鼠肝组织中HSP的产生，并显著提高对热缺血再灌注损伤的耐受力；同时肝组织中ATP水平及血清AST、ALT、LDH水平在再灌注后迅速恢复，提示HSP对肝组织中的保护作用。其可能机制是：①直接作用，即分子伴侣作用，通过HSP的大量产生来维护细胞的生存和功能；②间接作用，可能与氧自由基有关。实验表明，HSP可以抑制NADPH氧化酶，减少氧自由基的来源，HSP与GR结合可促进SOD的生成，减少氧自由基造成的脂质过氧化作用，避免肝脏细胞的进一步被破坏，为HSP应用于临床提供理论依据和实验基础。

（4）HSP在其他组织和器官的保护作用：HSP70对肺组织具有保护作用。研究表明，HSP70可降低急性肺部炎症和急性呼吸窘迫综合征（ARDS）动物的死亡率。另外，HSP71的降低和HSP71抗体的出现与中暑的发生和预后有关。HSP对大鼠小肠热缺血再灌注损伤也具有保护作用。热缺血预处理后，能减轻缺血再灌注对皮瓣的损伤，提示对缺血再灌注皮瓣具有保护作用。

3\. HSP与感染 Lappas等研究发现，小鼠在注射致死量大肠埃希杆菌内毒素（20mg/kg）之前，用乙醇（4g/kg）或亚砷酸钠（5.25mg/kg）预先腹腔注射，可提高小鼠的生存率，提示这种保护作用与亚砷酸钠和乙醇均可使小鼠肝脏和肾脏的HSP72产生增加相关。Villar等将大鼠施行热休克反应后制成脓毒症模型，比较HSR组与非HSR组术后7d脓毒症的死亡率，结果显示HSR组明显低于非HSR组，同时观察到HSR组肺和肝脏组织损伤明显减轻。

病原体侵入宿主后，引起Mφ吞噬，高浓度活性氧（ROS）产生，淋巴细胞释放细胞因子IL-1、IL-2、IL-8及TNF等，ROS及细胞因子上调HSP，激活HSP基因，增强HSP的表达。反之，HSP通过抑制ROS及细胞因子起到保护细胞和组织免受炎症损伤的作用。其保护机制可能为：

（1）阻止ROS导致的DNA断裂，减少宿主细胞ROS的产生。

（2）抑制NADPH氧化酶活性、减轻炎症反应、防止脂质过氧化作用。

（3）保护线粒体的结构和功能。

（4）抑制细胞因子TNF、IL-1的转录，使之减少分泌并降低循环中的含量。

目前，HSP是判断炎性疾病严重程度和预后情况的指标，进一步研究HSP对炎症保护作用的相关分子机制，将为开发新的抗炎药物提供理论依据。

4\. HSP与免疫 病原体与宿主HSP有广泛的序列同源性，二者具有的共同抗原，可使病原体逃避宿主细胞免疫，从而得以生存和繁殖、对宿主造成伤害。HSP引起自身免疫反应的机制为：

（1）致敏T细胞及产生的抗体在识别外来抗原时，可同时识别自身成分，引起自身免疫反应，如系统性红斑狼疮（SLE）、胰岛素依赖性糖尿病（IDDM）、类风湿性关节炎（RA）、多发性硬化及颈动脉硬化；

（2）HSP与病原体抗原和主要组织相容性复合体（MHC）分子结合，成为免疫显性抗原，使宿主体内免疫动态平衡紊乱，引起自身免疫反应；

（3）HSP引起细胞网络调控失常，病原体与宿主受刺激产生的HSP相同或类似，它与MHCⅠ类或Ⅱ类分子结合，成为免疫显性自身抗原，提呈给自身反应性T细胞，引起自身免疫反应。

HSP在免疫方面发挥着重要的功能，除与自身免疫疾病关系密切外，还参与抗原加工、提呈；增强细胞对TNF和自然杀伤细胞攻击的耐受性；参与抗感染免疫与肿瘤免疫等。对HSP在免疫损伤和保护机制的进一步探讨，有可能发现临床免疫治疗性应用的潜在可能性。期望通过药物或基因工程来影响 HSP 的表达，如作为新型疫苗的载体分子，从而对疾病的防治起到一定的作用。

5. HSP 与细胞凋亡　细胞凋亡（apoptosis）由 Kerr 于 1972 年首先提出，常见于许多正常的生理过程，是细胞在一定生理和病理条件下，为保持内环境稳定，相关基因表达激活所引起的细胞自主的、有序的死亡。它不是病理条件下的细胞损伤，而是为适应生存环境而采取的主动死亡。细胞凋亡时最主要的形态学特征是凋亡小体（apoptotic body）的形成，即有完整的膜结构包绕的泡状小体，内容物为胞质及少量的染色质断片。经研究证明，HSP 与凋亡关系密切。Gabai 等研究 Ehrlich 腹水癌（EAC）细胞发现，指数增殖的 EAC 细胞受到短期高温影响并恢复积聚 HSP 后，便变得对凋亡具有抵抗力，而 HSP 合成的抑制物能阻碍这种抵抗力的获得。Samali 等证实，同样受凋亡诱导的刺激，热休克培养的细胞只有少量凋亡，而培养对照组则大量凋亡，提示 HSP 可抑制细胞凋亡。但也有报道表明，HSP 可促进细胞凋亡。如 Galea 等发现，在 TNF-α 和放线菌酮（CX）处理过的 U937 单核细胞中，HSP90 的减少可保护细胞避免凋亡，这提示 HSP 在不同水平，通过不同的途径参与细胞凋亡。至于 HSP 参与细胞凋亡的机制，尚有争议，研究提示可能与下列因素相关：

（1）免疫机制：目前已明确，细胞表面的 Fas/Apo-1 受体和其配体相结合是诱导凋亡的重要原因，HSP 的表达可能提供一种能够包裹自身和外来抗原的免疫物质，从而使细胞避免凋亡。

（2）调节酶活性：Gabai 等研究发现，细胞内 HSP72 水平的增高可通过阻断信号通路，抑制应激诱导的 p38 和 JNK 激活，从而减少细胞凋亡。

（3）HSP 通过影响对凋亡具有促进或抑制作用的癌基因如 c-myc 基因、p53 基因（野生型）、bcl-2 基因来参与对凋亡的调控。

6. HSP 的其他生物学功能　HSP 与肿瘤关系密切。经高温处理或转染的 HSP70 基因的肿瘤细胞不仅能直接抑制肿瘤细胞的增生，降低其致瘤性，而且能够诱导细胞 HSP72、CD54、HLA-DR 等分子的表达，有利于机体免疫系统的识别。HSP 多肽瘤的研制将肿瘤免疫治疗推上一个新的台阶。HSP 还参与细胞增殖的调控，在生物体生长、发育与分化过程中发挥重要作用。另外，HSP 在预防医学的研究中具有重要的理论价值和现实意义。如探索 HSP 抗原和抗体水平作为人群应激程度、应激能力、健康状态的评价指标的可能性，找到提高机体 HSP70 等水平的技术方法，用于不同的人群，提高其作业能力、热耐受及毒力耐受能力，保护人群免遭有害因素对机体严重损害的可能性。总之，HSP 的许多生物学功能正被人们所认识和阐明，HSP 在临床的应用对某些难治性疾病的治疗可能带来新的方向。

目前认为，这个反应的信号传递过程如下：应激因素→HSF 基因（热休克因子，heat shock factor，HSF）→HSF（蛋白质）→HSE（热休克元素，heat shock element，HSE）→HSPs 基因→HSPs mRNA→HSPs。

近年来深入研究了热休克蛋白的生物学功能，发现了许多新的生物学功能，主要包括：①阐明了 HSPs 基因的调控基因 HSE，而 HSE 又受控于 HSF 的结构和活性；②存在多种 HSF，而每一种 HSF 又在不同的应激状态下起作用，如 HSF1 在热休克、氧化应激、重金属应激等状态下起作用，而 HSF2 则在精子形成和胚胎发育中起作用；③HSPs 自身调控作用，如 HSP70 是迄今所发现的最保守的应激蛋白和分子伴侣，且在细胞应激反应中，一方面可调节自身及其他应激蛋白的表达，另一方面可感受细胞内外环境条件（如温度、重金属等）的变化，并进而调节细胞应激反应，使之处于自稳状态。

（三）冷休克蛋白

冷刺激引起的细胞应激反应称为冷休克反应（cold shock response）或冷应激（cold stress），机体细胞在中度冷应激过程中（通常指 25～33℃）所诱导表达的一类蛋白质称为冷休克蛋白（cold shock proteins，CSPs）。目前研究较多的 CSPs 包括冷诱导 RNA 结合蛋白（cold iuducible RNA-binding protein，CIRP），RMB3 和 KIAA0058。

冷应激对基因表达的影响分为两个阶段：

1. 冷刺激阶段　在中度寒冷刺激（25～33℃）时仅有少量基因能够诱导表达；当温度低于 5℃时，除了凋亡相关基因外，没有其他基因上调。目前认为，在寒冷刺激阶段促使哺乳动物细胞基因表达发生上述变化的机制包括五个方面：①低温所引起的基因转录和翻译的抑制；②冷休克蛋白 mRNA 降解的抑制；③CIRP 基因转录的增加：CIRP 基因的启动子区含有一个冷反应元件，可在冷应激时介导其表达；④某些基因（如 RMB3）的 mRNA 5'端序列中含有一个称为内部核糖体进入点的特殊区域，该区域能在低温状态下增强基因的翻译，从而使其蛋白质合成增加。

2. 温度恢复阶段　与热休克反应相似，冷应激诱导的许多基因（包括热休克蛋白基因）的表达不是发生在冷刺激阶段，而是发生在恢复到生理温度后。从冷刺激恢复到正常温度后细胞内基因表达变化的机制有：①冷刺激后的温度恢复导致蛋白变性或丝裂原活化蛋白酶（MAPK）的磷酸化；②冷刺激后的温度恢复导致自由基和其他有毒代谢产物堆积，这些物质能够导致细胞应激反应的发生。

深入探讨冷应激和恢复过程中的细胞反应及其机制有利于更好地进行低温治疗，如心脏外科手术中的低温灌流、移植器官的低温保存和脑外伤的低温治疗。

（四）内质网应激

应激时除了细胞作为一个整体做出反应外，内质网、线粒体及胞核等细胞器亦发生反应。内质网是细胞中加工蛋白质及贮存 Ca^{2+} 的主要细胞器，对应激原的刺激十分敏感。各种应激原作用于细胞后，通过诱发内质网腔中错误折叠和未折叠蛋白质的堆积以及 Ca^{2+} 平衡紊乱而激活未折叠蛋白反应及细胞凋亡信号通路等内质网反应，称为内质网应激（endoplasmic reticulum stress）。近年来人们较关注内质网在应激反应中的作用。内质网应激对于增强细胞对损伤的抵抗力及适应能力具有重要意义，对细胞存亡具有重要影响。

内质网应激的主要表现形式为：

1. 未折叠蛋白反应导致内质网应激蛋白表达增多　内质网应激蛋白包括内质网分子伴侣、蛋白二硫键异构酶、血红素加氧酶-1 及内质网 Ca^{2+}-ATP 酶等，这些蛋白质具有促进错误折叠及未折叠蛋白质的正确折叠、恢复内质网 Ca^{2+} 转运、清除活性氧等功能，有助于增强细胞对损伤的抵抗力，促进细胞存活。

2. 应激原过强时，内质网应激倾向于诱导细胞凋亡发生　应激原较强可导致内质网功能受损，激活细胞凋亡信号通路，引起细胞凋亡。内质网应激时细胞凋亡的启动主要涉及 caspase-12 的活化。caspase-12 位于内质网的胞浆面，正常状态下它与内质网分子伴侣 GRP78（即糖调节蛋白 78，也叫免疫球蛋白重链结合蛋白）结合而不能释放至胞浆。内质网应激时，胞浆中的 caspase-7 迁移至内质网表面，激活 caspase-12。

总之，内质网应激既是细胞防御适应反应的重要组成部分，也是细胞损伤及死亡的重要机制。一定程度的内质网应激可诱导内质网中分子伴侣及其他内质网应激蛋白的表达，减轻各种应激原所致错误折叠或未折叠蛋白质堆积而造成的细胞损伤。当应激原过于强烈时，内质网应激将倾向于诱导细胞凋亡。

（五）基因毒应激

生物机体暴露于各种有害的理化和内外环境因素之下，其基因组 DNA 易受到损伤，称为基因毒应激（genotoxic stress），属于亚细胞水平的应激反应。基因组 DNA 的损伤可引起基因组结构的改变，影响遗传信息的精确传递。但机体在长期的进化过程中亦获得了一整套抗 DNA 损伤机制。基因毒应激时，细胞通过感受和识别、信号转导、转录调控、翻译后修饰、细胞周期调节等反应机制对损伤的 DNA 进行修复，以维持基因组的稳定性和遗传信息的准确传递；如果 DNA 损伤后机体反应和修复不良，将会引起基因组结构改变，导致恶性肿瘤、遗传性疾病、代谢性疾病、退行性疾病等的发生。另一方面，恶性肿瘤细胞常具有很强的 DNA 修复功能，这是肿瘤对化疗、放疗等产生抵抗和耐受的重要原因。因此，揭示基因毒应激及 DNA 修复的机制对于上述诸多疾病的防治具有重要意义。

第 3 节　应激信号转导

20 世纪 80 年代及其之前的应激研究主要集中于机体整体、系统和器官层次，90 年代后则越来越注重应激分子及其信号转导机制的研究。机体对应激原的反应表现为一系列的生理、生化过程及生物学效应，而所有这些过程及效应都是应激原通过影响细胞特定基因的调控与表达来实现的。要真正从本质上认识应激反应的实现过程并应用于相关疾患的“防、诊、治”，有必要认识应激的信号转导分子基础。

一、NF-κB 与应激反应

核因子 κB（nuclear factor κB，NF-κB）是一种有多向性调节作用的转录因子，主要参与调节与机体免疫、炎症感染及包括白细胞黏附有关的蛋白质分子基因的转录，与细胞对内外因素刺激敏感性有关，是细胞应激反应的重要调控分子。应激早期，即刻早期基因(immediate early genes)的快速表达以及炎症级联反应中细胞因子和黏附分子等大量表达都受到 NF-κB 的调控。应激原引起细胞 NF-κB 激活是细胞的保护反应。近年来人们研究了通过抑制 NF-κB 活性来增强细胞对放射线、细胞因子 TNF-α 等应激原作用的敏感性,已引起肿瘤和炎症治疗领域的广泛关注。

(一) NF-κB 基本结构与活性调控

NF-κB 家族主要包括 p65 (RELA)、c-REL、RELB、p100/p52 (NF-κB2)、p105/p50 (NF-κB1)。其 N 端均有 Rel 同源结构域,参与 DNA 的结合及互相形成同源或异源二聚体,最常见的是 p50/p65 异二聚体。在静止的细胞中,p50/p65 通常与核转录因子 κB 抑制子(inhibitor of NF-κB,IκB)α 以无活性的形式停留在细胞质中,而当被激活时,IκBα 被磷酸化、泛素化及蛋白酶体降解,从而导致 p50/p65 进入细胞核,与核内相应的 DNA 位点结合,激活下游转录。IκB 家族主要包括 IκBα、IκBβ、IκBε、IκBγ、IκBζ 和 Bcl-3,这些 IκB 蛋白均含有重复锚蛋白序列。IκBα 的磷酸化受 IκB 激酶(IκB kinase,IKK)的激活,而 IKK 包括 IKKα、IKKβ、IKKγ,其中 IKKβ 的作用是在经典途径中使 IKKα 磷酸化。IKK 的活性受上游 IKK 激酶如 TAK1(TGF-beta activated kinase 1)、NIK(NF-κB inducible kinase)调控。目前 NF-κB 激活主要包括 2 个途径,根据其所利用的 NF-κB 前体蛋白有所不同而分为两种:经典途径及非经典(旁路)途径。经典途径中主要依赖 TAK1 激活,而非经典途径中则主要依赖 NIK 激活(图 17-1)。

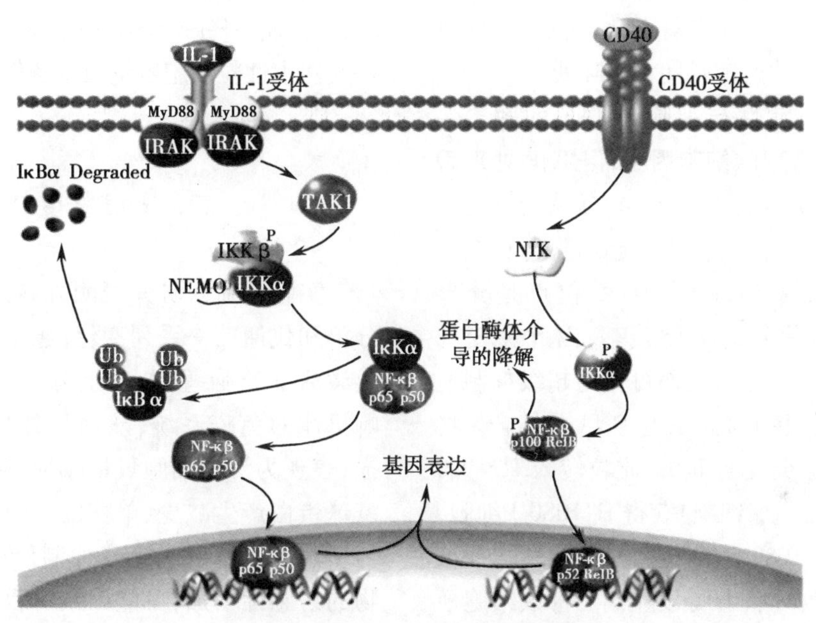

图 17-1 NF-κB 信号通路简图

IL-1:白细胞介素 1;CD40:细胞膜表面分化抗原 40;TAK1:TGF-β 激酶 1; NIK:NF-κB 诱导激酶; IκB:NF-κB 抑制蛋白; IKKβ:IκB 激酶 β;IKKα:IκB 激酶 α;Ub:泛素化修饰; P:磷酸化修饰

1. 经典途径 通过 IL-1R/Toll 样受体通路和 TNF-α 介导通路激活 NF-κB,当细胞因子、有丝分裂原、内毒素、病毒蛋白、蛋白激酶 C、过氧化物、蛋白合成抑制剂、紫外线等细胞外信号刺激时,通过激酶作用,IKK 催化 IKKβ 亚单位被磷酸化激活,使三聚体 p50-p65-IκB 上 IκBα 的 Ser32/36 磷酸化,磷酸化的 IκBα 泛素化后被 26S 蛋白水解酶复合体降解,而被释放的 p50/p65 则进行核易位,与基因上的 κB 位点发生特异性结合。经典途径主要参与调节先天性免疫。

2. 非经典途径 主要是指含有 p100 或 p105 的二聚体的 NF-κB 的激活,在特定细胞类型中,细胞外信号刺激细胞后,在 NF-κB 诱导激酶(NIK)的作用下引起 IKKα 磷酸化活化,从而进一步活化 p100,导致 p100 发生磷酸化依赖性剪切,生成有活性的 p52:RelB 复合物并进入细胞核与靶基因结合,调节基因的表达。非经典途径主要参与调节适应性免疫。

了解 NF-κB 的活性调控机制,有利于设计新治疗策略来防治危急疾病相关的炎性损害。

（二）NF-κB 与细胞应激耐受性

1. 抑制 NF-κB 活性与细胞放射敏感性 Yamagishi 报道抑制 NF-κB 的活性可增加人类恶性神经胶质瘤细胞对辐射的敏感性。将表达 IκBα 的质粒转染到实验细胞，经 X 线照射后，未转染的对照细胞 NF-κB 明显上升，转染细胞 NF-κB 无明显变化。但高表达 IκBα 的转染细胞辐射存活率明显降低，提示抑制 NF-κB 活性可使细胞对放射线的敏感性增加。MiraJung 研究报道，共济失调性毛细血管扩张症（AT）患者的纤维母细胞可转录表达大量的 IκBα，使 NF-κB 活性降低，细胞对电离射线表现出高敏感特性，其 Do 值（细胞活性下降 37% 所需剂量）与正常人类纤维母细胞比较明显下降（分别为 0.7Gy 和 1.2～1.4Gy）。将载断型 IκBα 质粒转入该细胞，IκBα 表达量和 NF-κB 活性恢复正常，细胞的 Do 值上升到 1.6～1.7Gy，放射敏感性大为降低。

2. 抑制 NF-κB 活性与细胞对 TNF 的敏感性 TNF 是肿瘤治疗中常用的细胞因子，但 TNF 处理后细胞往往表现出一定的抵抗性，Wang 等认为这是由于 TNF 对 NF-κB 的强激活作用引起细胞自身应激性保护所致。一般认为 Ser32，Ser36 位点是介导 IκB 磷酸化及降解信号的关键残基，因此突变的 IκBα 不能被磷酸化及降解，从而可作为超级抑制剂阻断 NF-κB 的激活，并可阻断其与 DNA 的结合。将有 Ser32、Ser36 位点突变的 IκBα 质粒转入 HT1080 细胞（一种人类纤维肉瘤细胞）获得 HT1080 I 细胞，经 TNFα 处理的 HT1080 I 细胞的 NF-κB 核转移被阻断，细胞存活率较对照组明显降低。将该细胞模型进行放射线照射，得到相同的结果。为进一步证明 NF-κB 激活、抑制与细胞脱敏、增敏之间的关系，将编码 NF-κB 亚单位 P50 和 P65 的质粒转入 HT1081 I 细胞，结果表明该细胞可表达 NF-κB 而表现出对 TNF 的抵抗性。Beg 也证实，Rel A（P65）/细胞对 TNF α 的敏感性明显高于 Rel A+/+细胞，表明 NF-κB 是细胞对应激产生耐受性的重要因子。IκB C 末端 PEST 序列也是 NF-κB 与 IκBα 解离所需的基本结构。Van Antwerp 研究表明，IκBα NH_2-和 COOH—端磷酸化位点产生突变，可形成 IκBα M，因 IκBα M 不被磷酸化而不能降解，故转染 IκBα M DNA 的细胞没有激活 NF-κB 的能力。

（三）NF-κB 与危重病

NF-κB 除了能介导多种炎性介质转录表达外，它也参与了细胞凋亡的调控，主要是通过调控凋亡相关的重要基因表达。当 NF-κB 激活时，可抑制细胞凋亡并延长细胞生存周期。

研究表明，ARDS 患者中性粒细胞的凋亡延迟，肺内数量增加的中性粒细胞激活并产生大量氧自由基和炎性介质。失血或内毒素所致急性肺损伤的实验模型也证明，NF-κB 活性在肺内明显增强，但未见于外周血中性粒细胞；肺内中性粒细胞的凋亡也受抑制。

对于 ARDS 患者，NF-κB 激活所致肺内炎性中性粒细胞凋亡受到抑制，可能是肺部炎症反应过程延长的原因之一。针对 ARDS 患者使用 NF-κB 靶向治疗策略可能有两方面优势：①抑制 NF-κB 介导的多种炎性介质表达，减少其对肺部及其他脏器的损害；②抑制 NF-κB 介导的免疫细胞抗凋亡作用，使得炎性中性粒细胞数量减少和作用减弱。

二、Toll 样受体家族

实验及临床研究表明外科应激时机体出现内分泌和代谢的一系列变化，通过直接影响免疫系统或激活下丘脑-垂体-肾上腺轴和交感神经系统影响机体的免疫系统，从而导致机体的免疫功能受损，表现为淋巴细胞数量减少、粒细胞功能受抑、免疫球蛋白产生减少、单核巨噬细胞表面受体的改变等。这种手术后的免疫抑制使得机体对病原微生物的易感性增加，可能导致术后局部及全身感染甚至发生全身炎症反应综合征（systemic inflamatory response syndrome，SIRS），其发生的原因之一在于微生物感染诱生的促炎细胞因子，如 TNF-α 和 IL-6 等。

宿主防御机制（包括非特异性免疫和特异性免疫）研究中发现哺乳动物细胞中存在与果蝇 Toll 受体结构、功能类似的受体家族，并将其命名为“Toll 样受体”（Toll-like receptors，TLRs）。单核巨噬细胞表面的 TLRs 可以识别病原体上保守的病原相关分子模式（pathogen associated molecular patterns，PAMPs），并将信号传递入胞内，活化 NF-κB 等核转录因子，促进 TNF-α、IL-1、IL-6 等炎性因子的转录、合成，启动机体的炎症反应来降低感染的发生，并对其后产生的适应性免疫起到至关重要的作用，在先天性免疫与获得性免疫间建立一个紧密相连的桥梁。TLRs 是与入侵机体的各种病原体直接接触的细胞膜表面蛋白。它是机体免疫系统的“前哨”，其免疫作用包括：①迅速激活 Mφ 以产生大量炎性介质，清除外来微生物，发挥非特异性免疫作用；②与病原体结合并内吞，将抗原成分加工处理并提呈给 T 淋巴细胞，启动更强有力的特异性免疫反应。

（一）Toll 家族蛋白的信号转导途径

在哺乳动物，TLRs 细胞部分与配体结合后，胞浆段的 TIR 结构首先与 MyD88 结合。MyD88 与果蝇的 Tube 相对应，与果蝇的 Tube 作用相同，但两者在结构上却无同源性，这是两条信号通路中的唯一不同。已知 MyD88 是 IL-1R 信号传递中的重要分子，作为接头蛋白，MyD88 的 C 末端 TIR 结构与 TLR 胞浆的 TIR 形成蛋白同嗜性结合，同时其 N 端的死亡区与下游的 IRAK（IL-1R 相关激酶）的死亡区也以此种方式结合。IRAK 与果蝇的 Pelle 对应，介导天然免疫效应的信号转导，IRAK 进而还能与 TNFR 相关因子 TRAF6 作用。TRAF6 可与 NIK（NF-κB 诱导激酶）形成免疫共沉淀，后者能活化 IκKs（IκB 激酶），使 IκB 磷酸化而降解，从而使 NF-κB 解除抑制发生核转位，诱导多个基因的表达。经 NIK 还能激活 MAPK 级联反应。

植物、动物 Toll 家族信号通路未完全明确，但现有研究结果认为不同种属生物之间这条通路是高度保守的，它们接收相似的刺激（感染、炎症），借助相同或相似的组分进行着相似的信号转导，完成相近的生理功能，似乎提示这是一条在植物和动物分化之前就已存在、至今已有数十亿年的古老信号通路。

比较不同种属 Toll/IL-1R 家族成员的信号通路可以发现，它的高度保守性表现在受体、蛋白激酶、转录因子、转录因子抑制物各个水平。由于这一信号通路能历经漫长的生物进化而被保留下来，说明它在动植物的生长发育中起着重要而且不可替代的作用。

（二）TLRs 的结构及其在免疫中的作用

人们研究果蝇时发现了 Toll 基因，该基因主要决定果蝇腹背侧体轴发展方向及非特异性免疫反应。Toll 基因编码的 TLRs 由富含亮氨酸重复序列的胞外区、跨膜区和胞内区组成。TLRs 胞内区与 IL-1 受体胞浆区有高度同源性，又将 TLRs 胞内区称为 Toll/IL-1 R（TIR）同源区，该胞内区是决定信号传导的主要区域。1997 年，Medzhitov 等首次克隆了人类 TLRs，目前已认识到人类及哺乳动物存在一个 TLRs 家族，该家族可识别病原菌，激活机体有效防御基因的转录，启动特异性与非特异性免疫反应以抵抗病菌入侵。不同 TLRs 识别谱有所不同。例如 TLR2 识别范围广，包括革兰阳性球菌的肽聚糖和脂磷壁酸、分枝杆菌和疏密螺旋体的脂蛋白、酵母菌、支原体等，缺乏 TLR2 可明显增加对葡萄球菌易感性；TLR3 可识别病毒双链 RNA，并激活 NF-κB 诱导 IFN 产生，发挥抗病毒效应；TLR4 主要识别 LPS、真菌表面多聚糖和热休克蛋白等，还可通过 IL-12 协同作用识别呼吸道合胞病毒。目前研究发现脂质 A 类似物 E5564 可特异性阻断 TLR4 识别 LPS 诱发的脓毒症，为通过 TLR4 途径治疗脓毒症提供了实验依据；TLR5 可识别带有鞭毛蛋白的病原菌，如沙门氏菌；TLR6 是支原体脂蛋白的受体（图 17-2），识别革兰阳性菌的肽聚糖（peptidoglycan，PGN）；TLR7 可激活先天性免疫反应识别单链 RNA 病毒、疱疹性口腔炎病毒和流感病毒，浆细胞起源树突状细胞（DC）和 B 细胞也可通过 TLR7 激活协同刺激分子，诱导获得性免疫反应清除病毒，缺乏 TLR7 可导致机体对疱疹病毒抵抗力下降。联合 CD40/TLR7 可诱导抗原特异性 $CD8^{+}$T 细胞增强溶菌酶活性和 IFN

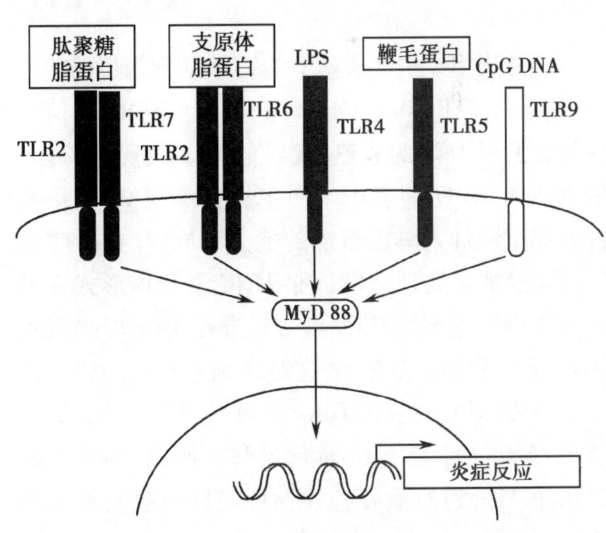

图 17-2　TLRs 在天然免疫中作用

的产生；TLR9 可识别细菌 DNA，主要是非甲基化 CpG 二核苷酸序列。最新研究发现 TLR11，表达在 Mφ 以及肝脏、肾脏、膀胱的上皮细胞中。TLR11 不对其他 TLR 配体发生反应，但对泌尿系统细菌发生特异性反应。不同 TLR 的分布也有所不同，TLR2、TLR4 在小鼠肝脏无论年龄变化都是高表达，在不成熟肺脏中几乎检测不到，但随年龄增长可成倍增加。人类 TLRs 在脑、心、肾、肝、肺、脾、卵巢、胃肠道、胎盘、皮肤、甲状腺、前列腺中都有表达，其中脾脏中表达最多。研究发现某些激素如地塞米松、生长激素等可增强 TLR2 表达，减弱 TLR4 表达，影响免疫系统。TLRs 将各种病原信息传递至胞膜内，经 MyD88 激活等一系列信号转导，迅速触发早期非特异性炎症反应。

非特异性免疫反应触发后，便激发机体的特异性免疫反应，表现为抗原特异性的 T、B 淋巴细胞大量增殖、分化和成熟。在非特异性免疫反应向特异性免疫反应转化过程中，树突状细胞（dendritic cells，DCs）的贡献最大。

感染早期，外周组织中发生的非特异性免疫反应作用有限，而更有效地抗感染免疫作用是发生在淋巴组织的特异性免疫反应。树突状细胞（DCs）能将机体免疫反应的中心从外周组织迁移至淋巴组织，并促发特异性免疫反应（图 17-3）。

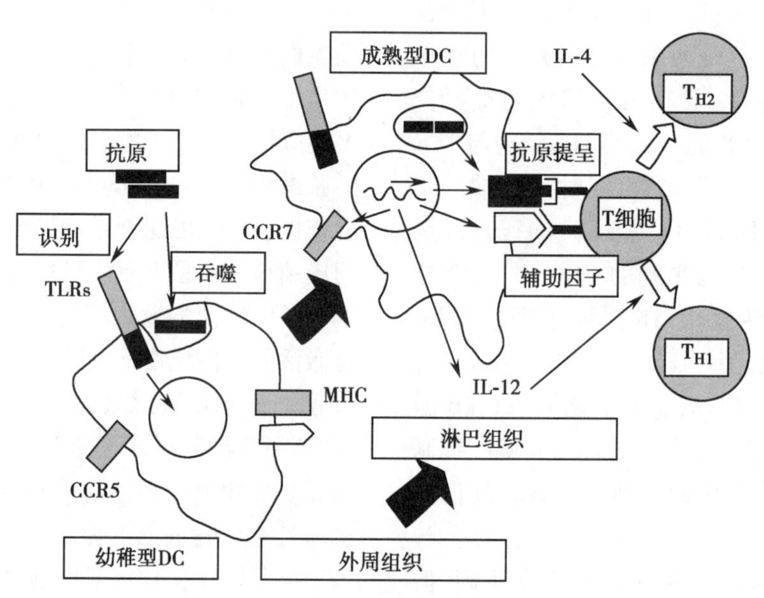

图 17-3　TLRs 在获得性免疫中的作用

在外周组织中非成熟 DCs 能接触到入侵的病原体，并通过 TLRs 识别或吞噬病原体。TLRs 的信号转导促发了 DCs 的成熟，成熟的 DCs 表现出 CCR5 低表达和 CCR7 高表达，这些变化使得 DCs 获得离开外周组织进入淋巴组织的能力。同时，被吞噬的病原体经加工处理后以抗原-MHC 复合体形式提呈给前 T 淋巴细胞。TLRs 信号转导使 DCs 增强表达 MHC 分子和辅刺激分子，这对 T 细胞克隆的激活发挥了重要作用。另外，TLRs 还可通过产生 IL-12 调节 T 细胞→T_{H1} 细胞的转化过程。所以，DCs 中的 TLRs 信号通道对激发特异性免疫反应起到重大的作用。

（三）TLRs 与细胞因子的关系

TLRs 在激活免疫反应时，影响细胞因子产生，例如 TLR4 诱导 IFN-β、TNF-α、IL-1β、IL-6 和 IL-10 产生，对 IL-4 和 IL-5 无影响；TLR2 可增强 IL-4、IL-6、IL-8 和 IL-10 生成，对 IL-1β 无影响。暴露给抗原时间长短可改变 TLRs 对配体反应强度，非洲加蓬地区血吸虫磷脂酰丝氨酸成分可诱导未感染儿童 TLR2 刺激 IL-8、IL-10、IL-6 和 TNF-α 生成，但是感染儿童的这种刺激反应明显减弱。

（四）TLRs 研究的应用前景

TLRs 在介导天然免疫应答，促使机体免疫系统早期启动抵御病原体的入侵中发挥着重要的作用，并且能够诱生多种促炎症细胞因子，活化抗原提呈细胞，从而介导对入侵病原体的获得性免疫应答，在天然免疫应答与获得性免疫应答之间架起了一座桥梁。此外在组织损伤（如缺血再灌注损伤和心血管疾病）的炎症和组织修复应答中的作用也日益受到人们关注。如果能够阻断或抑制 TLRs 的激活，则有可能抑制细胞活化，阻断细胞炎性因子的合成与分泌，避免多种细菌成分导致的严重炎症反应的发生。因此，通过干预 TLRs 信号转导通路或许可为将来感染的预防、治疗提供全新的治疗策略。

三、应激信号转导机制

要真正从本质上认识应激反应的实现过程，需要了解应激的信号转导分子基础。类似于介导细胞增殖/分化的信号转导机制，细胞应激反应的信号转导过程亦通过从细胞膜到细胞质再到细胞核的顺序得以实现。迄今的研究结果证实：应激的信号传递主要由两条通路介导，该两条通路的核心分子分别是 JNK 和 p38 激酶。因与应激密切相关，上述两类激酶又被称为应激活化蛋白激酶 1（stress-activated protein kinase 1，SAPK1）和应激活化蛋白激酶 2（SAPK2），该两条通路又分别称为 JNK/SAPK 通路和 p38 通路。

细胞内的信号转导网络中，存在一类重要的蛋白激酶分子，即有丝分裂原活化蛋白激酶（mitogen activated protein kinase，MAPK）。目前，MAPK 不仅仅指原来意义上介导细胞分裂、增殖的一类蛋白激酶分子，它们还介导包括凋亡等其他多种生化过程和生物效应。JNK 和 p38 均属于 MAPK 成员。作为介导应激过程的重要激酶分子，JNK 和 p38 的共同结构特征是具有 Thr-x-Tyr（苏氨酸-其他任一氨基酸-酪氨酸）双磷酸化位点，它们的上游分子恰恰作用于该位点使之激活。自从 1994 年 JNK 和 p38 被克隆成功以来，陆续发现并鉴定了两者各自的不同成员。其中，JNK 由 JNK1 ~ JNK33 个基因所编码，而且每种基因的 mRNA 尚存在不同的剪接形式，这样就产生了至少 10 种 JNK 分子，但这些剪接变异形式的意义尚不明确。通过对不同 JNK 产物的比较研究发现，JNK1 和 JNK2 的特异性底物分别是 c-Jun 和活化转录因子 2（activation transcription factor 2，ATF2），而且 JNK1 和 JNK2 表达组织分布亦存在一定差异。对 p38 而言，目前至少存在 p38α、p38β、p38β2、p38γ、p38δ 等多个成员，其中 p38α、p38β 在各种组织广泛表达，p38γ 主要在骨骼肌表达，而 p38δ 则主要表达于睾丸、前列腺、小肠、唾液腺、脑垂体和肾上腺等器官或组织。据推测，上述 JNK 和 p38 成员的多样性，有利于不同组织和器官实现各自的应激反应过程。

JNK 和 p38 被激活后，再分别作用于各自的底物。研究表明，JNK 和 p38 的底物分子非常广泛，其中最主要的一类底物是核内的转录调控因子，如 ATF、活化蛋白 1（activaton protein 1，AP1）作为 JNK 和 p38 的共同底物，均能被二者激活；c-Jun 则仅被 JNK 激活，而肌细胞增强因子（myocyte enhancer factor，MEF）是 p38 的特异底物。所有这些活化的转录因子，分别调控特定基因的转录和表达过程，产生相应的活性蛋白产物，进一步实现应激因素所导致的生理、生化反应。

应激的信号转导是由一系列的级联反应组成的。如上所述，JNK 和 p38 作为两类 MAPK，可分别激活各自特定的转录因子；作为底物，它们被称为 MAPK 激酶（MAPK kinase，MAPKK 或 MKK）的不同上游分子所活化。研究表明，MKK3、MKK6 和 MKK4、MKK7 分别是激活 p38 和 JNK 的 MAPKK。同样地，MAPKK 的上游分子 MAPKKK 也包括不同类别：如有丝分裂原活化激酶和胞外信号调节激酶激酶（mitogen-activated and extracelluar signal-regulated kinase，MEKK）、混合系列蛋白激酶（mixed-lineage protein kinase，MLK）、S 期激酶激活物（activator of S phase kinase，ASK）等，而这些蛋白激酶分子又受所谓小分子 G 蛋白，即 Ras 蛋白所激活，后者则在某些中间调节蛋白分子的介导下，应激或细胞因子作用于细胞膜所产生的信号所激活。如此便形成了迄今较明确的两条主要信号转导通路（图 17-4）。

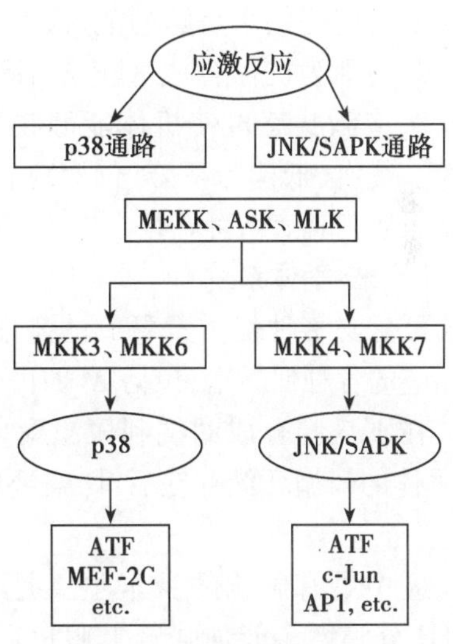

图 17-4 介导应激反应的 p38 和 JNK/SAPK 信号转导通路

应激研究目前的重点仍集中在发生机制和应激相关疾病两方面。神经递质、激素和免疫介质及其受体，以及相应细胞内信号转导系统是应激机制研究的重点内容。进一步明确应激系统在某些重要疾病中的作用，对于寻找新的防治靶点将会产生积极的作用。

第4节　应激反应时机体代谢和功能的变化

机体受到应激性的刺激，首先是蓝斑-交感神经-肾上腺髓质系统和下丘脑-垂体-肾上腺皮质轴系统（HPA axis）出现兴奋，同时许多组织和器官的功能发生变化，以维持内环境的稳定，恢复正常的生理状态。

一、应激反应时机体代谢的变化

代谢变化的特点是分解增加、合成减少，代谢率明显升高。应激时糖原的分解及糖异生明显增强，使血糖明显升高，甚至可超过肾糖阈而出现糖尿，称为应激性高血糖及应激性糖尿。在严重创伤及大面积烧伤时，这些变化可持续数周，称为创伤性糖尿病。机体的脂肪分解增加，使血液中游离脂肪酸及酮体有不同程度的增加，同时机体对脂肪酸的利用亦增加，严重创伤后机体所消耗的能量有75%～95%来自脂肪的氧化。蛋白质分解代谢也增强，血浆中氨基酸水平升高，尿氮排出增多，出现负氮平衡。应激时血糖水平、血液中游离脂肪酸水平等升高为机体应激反应提供了足够的能源；而血浆中氨基酸水平的升高则为机体合成APP及HSP提供了原料。但持续应激状态可使机体能源物质大量消耗，导致消瘦、贫血、抵抗力下降、创面愈合迟缓，如患者合并糖尿病则其病情可恶化。

（一）下丘脑-垂体系统

下丘脑可分泌多种促激素释放的激素，促进腺垂体分泌相应的各种促激素，包括ACTH、TSH、促生长激素等。在下丘脑合成的抗利尿激素（ADH）和PRL，通过垂体的门循环储存在后叶，需要时再释放入血液中。

应激反应中最有影响的激素主要是ACTH和ADH。ACTH分泌增多能加强肾上腺皮质的功能，促进对脂肪的利用，保存蛋白质和葡萄糖。ADH可加强肾远曲小管对水的重吸收，以维持细胞外液量和血容量。严重创伤后因ADH不断分泌，可导致创伤后稀释性低钠血症。肾上腺皮质激素（皮质醇和醛固酮）还可促进蛋白质分解、尿氮增加、负氮平衡、糖原异生和糖耐量降低、水钠潴留等。

（二）肾素-血管紧张素-醛固酮系统

有效循环血容量降低时，可使肾素-血管紧张素-醛固酮系统的功能活跃，有利于循环稳定。肾素作用于血管紧张素原（α_2-球蛋白），产生短链10肽的血管紧张素Ⅰ，后者在转化酶作用下生成8肽的血管紧张素Ⅱ对血管平滑肌起到强烈的收缩作用，也加强CAs的作用；同时血管紧张素Ⅱ使肾上腺皮质中的球状带分泌醛固酮。醛固酮可促进远曲小管重吸收钠和排出钾和氢离子，对调节钠和钾、恢复血容量有极重要的作用。

（三）胰岛素

应激反应时可发生胰岛素抵抗（resistence）增强，胰岛素所产生的效应要比预计的正常水平低，即产生了抵抗或称之为敏感性下降。所发生的机制较复杂，有多种因素参与作用。

应激反应发生胰岛素抵抗（IR）时，细胞膜表面有大量“闲置的”受体，正常时受体占用率只有11%，胰岛素浓度在400～700μmol/L发挥最大的效应时其受体占用率也只有20%～30%。因此受体数量减少不会影响胰岛素的效应。应激反应时GC、GH和胰高糖素都可下调受体的数目。胰肾联合移植术后发生的IR，与受体数目下调有关。胰岛素与受体α亚基结合导致β亚基磷酸化，并激活β亚基内在酪氨酸蛋白激酶（TRK）的活性，是胰岛素受体跨膜信号传递的重要环节。应激时胰岛素受体酪氨酸残基自身磷酸化受到抑制，从而胰岛素受体TPK的活性下降。胰岛素与受体结合所介导的信号转导以及一系列受体后变化的机制，可能是应激时胰岛素敏感性下调的关键。应激反应过程中产生的一些细胞因子，对胰岛素敏感性下降也有一定作用，如TNF-α、IL-1α和IL-6。手术应激可引起外周的胰岛素敏感性下调，此时产生的高胰岛素血症可诱导胰岛素样生长因子结合蛋白-3水解酶活性增高，进而导致胰岛素样生长因子-1的活性增高，以补偿胰岛素敏感性过度下降引起的损害，防止胰岛素敏感性过度下降而干扰糖代谢。

（四）胰高糖素

应激可引起胰高糖素分泌增多，经自主神经调节，由β-肾上腺素能系统介导，与创伤程度有关。

应激状态时因诱发肝糖原分解和糖原异生作用增强，促使血糖显著升高，持续时间较长。在应激状态下，胰高糖素协同其他应激激素，如皮质醇、CAs等对机体的蛋白质代谢产生重要影响，导致蛋白质分解加快和氮丢失增加。

（五）甲状腺激素

70%以上的促甲状腺释放激素（TRH）分布于下丘脑以外的脑脊髓部分。机体受到了强烈刺激后血清总三碘甲状腺原氨酸（TT_3）降低，反三碘甲状腺原氨酸（rT_3）升高，而血清总甲状腺素（TT_4）、游离甲状腺素（FT_4）和促甲状腺激素（TSH）的反应正常。这些改变曾经称为正常甲状腺病综合征，是机体为了适应应激期间代谢增高的需要而减少机体能量消耗。

（六）生长激素（GH）

应激反应时 GH 有不同程度的增加，其程度与受刺激的程度有关。GH 也能促进脂肪分解和增加糖原异生。在创伤或手术后约 1 周血中生长激素浓度恢复正常。

二、应激反应时机体功能的变化

（一）中枢神经系统

应激时中枢神经系统的变化主要涉及大脑皮层、边缘系统、下丘脑及脑桥的蓝斑等脑区。应激时脑桥蓝斑的 NE 能神经元激活，使其上行纤维投射区（下丘脑、海马、杏仁复合体、扣带皮质及新皮质等）的 NE 水平升高，机体出现兴奋、紧张、焦虑、恐惧及愤怒等情绪反应。人体在静止状态血中的肾上腺素约为 60μg/L，NE 约为 300μg/L。应激状态下肾上腺髓质的分泌可增加约 100 倍，以满足代谢需要。CAs 可加速分解代谢，促进糖原分解，并抑制胰岛素分泌，从而引起血糖升高。

（二）免疫系统

机体对创伤等刺激的应激反应，最终目的是恢复内环境的稳定，需要免疫、心血管、内分泌和神经系统的协作才能完成。免疫系统在应激反应过程中的作用呈抑制性。主要表现为：

1. 电击刺激可降低淋巴细胞对 PHA 的增殖反应，减弱脾脏中 NK 细胞活性，抑制 Mφ 生成 H_2O_2，但是脾脏淋巴细胞对电击刺激较易产生适应性。

2. 如果用 2-去氧葡萄糖抑制细胞对糖的氧化利用，可减少实验性自身免疫性疾病的发生率和严重性。

3. 应激可降低机体对单纯疱疹病毒（HSV）感染的免疫力，使脾脏中细胞毒性淋巴细胞数量减少，实验性肿瘤的转移率增加。

4. 外科手术的应激反应可使血浆中的激素和细胞因子浓度发生改变，如降低 GH、TT4 及 IL-2 等，增加 GC 及 IL-6。这些作用可被吲哚美辛（消炎痛）所阻断。外科手术的应激反应还可降低淋巴细胞对 PHA 的反应。机体在缺氧刺激后，首先引起外周淋巴细胞增多，$CD16^+$细胞增多，NK 细胞活性升高，随后出现细胞数量减少。

5. 心理因素造成的应激反应可降低机体免疫力，使体内潜伏的病毒激活；也能增高肿瘤的发生率和转移率。对应激因素的预见性和可控性可以有效地改善或防止应激反应。短时的应激刺激可出现免疫反应抑制，而较长时间的应激则可能引起免疫反应增强。这对器官移植中排异反应的发生可能有意义。

（三）单核-巨噬系统

目前将网状内皮系统称为单核-巨噬系统，Mφ 主要是来自骨髓内的单核细胞，为多功能细胞，在机体内起到防卫作用。在不同的器官中其名称各异，在肝脏为枯否细胞，中枢为小神经胶质细胞，肺脏为肺巨噬细胞。在许多急慢性病变过程中，一个重要的特征是单核-巨噬细胞的浸润。单核细胞在特异性趋化因子的作用下，聚集在不同的病变组织中，发挥其生物学效应。单核细胞自主或在诱导下可分泌单核细胞趋化蛋白-1（MCP-1）；血小板也可通过分泌血小板源性生长因子（PDGF），诱导成纤维细胞分泌 MCP-1。MCP-1 是一种趋化单核细胞的因子，使该细胞趋化、聚集在病变部位，发挥抵抗细菌的入侵、组织修复与重建的重要作用。

（四）凝血系统

不论何种原因引起的应激反应对凝血系统都有影响。急性应激时，炎症反应释放的介质如多种细胞因子、脂类、酶类、胺类、补体、黏附分子与其受体、纤维蛋白肽、纤溶酶、激肽、内皮素等均可激活凝血系统，损伤内皮细胞，促使血小板和白细胞黏附在内皮细胞上，并激活凝血因子生成凝血酶，使纤维蛋白原转变成纤维蛋白，且在微血管内有局部的血栓形成，导致局部组织器官缺氧，甚至形成弥散性血管内凝血（DIC）。早期患者的血液呈高凝状态。另外，纤溶系统也被激活，引起纤溶功能亢进，大量微血栓形成消耗了凝血因子，共同导致患者发生广泛的出血现象。

慢性应激时患者常出现贫血。其特点为低色素性，血清铁降低，类似于缺铁性贫血，但与缺铁性贫血不同的是其骨髓中铁含量正常甚至增加，用补铁治疗无效。其机制可能与单核-巨噬细胞系统对红细胞的破坏加速有关。有学者将上述血液系统变化称为血液应激综合征（haematological stress syndrome）。

第5节 麻醉应激对神经内分泌免疫系统的影响

麻醉应激时对神经、内分泌和免疫系统的影响比较复杂。麻醉和手术刺激引起的应激反应存在于整个围手术期，而手术刺激引起机体的应激反应远远大于麻醉，并且很难通过减轻手术刺激强度来防止应激反应。没有必要去干预轻度而短暂的正常应激反应，但是应积极处理严重持久并难以控制的应激反应。麻醉应激的影响首先是刺激下丘脑，然后作用于垂体，影响 ACTH、PRL、HG、TSH、β-EP 和 AVP 的作用以及促进肾上腺素能反应，继而增强肾上腺皮质（皮质醇分泌）、花生四烯酸代谢（PG 和白三烯产生）、甲状腺（甲状腺素分泌）、交感-肾上腺髓质和肾素-血管紧张素-醛固酮系统的作用。最终导致机体代谢增强、器官功能受损以及免疫能力降低。

麻醉对应激反应的影响包括以下几个方面：①麻醉前准备；②麻醉方法；③麻醉操作；④麻醉药物；⑤麻醉相关药物；⑥术后镇痛。麻醉与手术刺激所引起的应激反应很难截然分开，特别是在手术进程中和手术后恢复阶段，引起机体应激反应的原因为综合性，在临床上调控也应采取综合措施。

一、麻醉前准备

多数患者在手术前都存在不同程度的紧张、焦虑、恐惧等心理状态，通过神经内分泌系统的作用，引起患者器官系统功能的短暂变化。精神紧张可引起心率加快、血压升高等。对一些特别紧张患者在术前作好解释工作，并使用镇静药物，多数都能得到充分的术前准备。对伴有心血管系统和内分泌系统疾病的患者，术前都应作好心理准备，以减轻应激反应的发生。从另一方面看，应激反应是机体的一种生理保护机制，不应过度抑制，如处理不当则会走向过度抑制的极端。如术前为了减轻应激反应，用某些药物控制心率和血压，此时可能导致某些有特殊合并症的患者出现循环衰竭。术前已经存在的疾病如损伤、感染、炎症、失血、休克、低温等可使患者术前应激反应加强，甚至导致麻醉诱导期和维持期患者内环境不稳定，在术前应予以重视和处理。

二、麻 醉 方 法

创伤或手术部位的传入刺激，是引起围手术期应激反应的主要原因。切除神经、神经阻滞或脊髓损伤后这种应激反应明显减弱。

椎管内阻滞麻醉可以阻断交感神经和部分副交感神经的传入冲动，使外周血管扩张，体循环血管阻力下降，心脏前后负荷降低。上胸段（$T_{1\sim5}$）的阻滞还可改善心肌缺血区的局部血流，提高心内膜/心外膜的血流比例，改善心肌氧的供需平衡，降低心律失常的发生率。但是由于患者清醒状态下存在心理应激和迷走反射，硬膜外阻滞抑制应激反应的作用有限。因此有人主张采用硬膜外麻醉联合全身麻醉，来减轻患者的应激反应。吸入麻醉药包括异氟烷、七氟烷和氧化亚氮等。而静脉麻醉药包括镇静药（如咪达唑仑、依托咪酯、硫喷妥钠、丙泊酚等）和镇痛药（如芬太尼、苏芬太尼、瑞芬太尼等）以及肌肉松弛药（如维库溴铵、罗库溴铵、哌库溴铵等）。在冠状动脉搭桥术中，高位硬膜外麻醉复合全身麻醉时血流动力学稳定，应激反应减轻和血管活性药物用量明显减少，心肌缺血发生率降低。

创伤、手术应激状态下胰岛素敏感性降低（即胰岛素抵抗增强）。不同麻醉方法对术后胰岛素敏感性的变化有一定影响。有人报道硬膜外麻醉加氟烷麻醉后，出现胰岛素敏感性降低。

有报道体外循环期间及术后早期胰高糖素的浓度无变化。另有报道体外循环开始至转流结束后6h，血浆胰高糖素显著升高。体外循环期间可阻碍下丘脑-垂体水平释放 TSH，以及术中出现的游离 T_4 增高，结果抑制了垂体对游离 T_3 的反应。无论是全麻或者硬膜外麻醉都不影响手术中 TSH 分泌及其血浆浓度。

不同的麻醉方法和药物对手术应激时 CAS 的影响有所不同。椎管内阻滞麻醉能够明显抑制盆腔手术和下肢手术应激时血中 CAS 升高的反应。但硬膜外麻醉则不能抑制上腹部手术应激反应时 CAS 的升高。硬膜外麻醉阻滞平面在 T_8 以上时，NE 水平降低才有统计学上意义。而全身麻醉下手术患者的应激反应较硬膜外麻醉强烈。

蛛网膜下腔阻滞或硬膜外腔阻滞对血浆 ACTH、皮质醇均无显著的影响。手术开始后 60 分钟两者均升高。盆腔、前列腺和下肢手术时，椎管内阻滞麻醉能阻断手术区的伤害刺激向中枢传入，抑制 ACTH 和皮质醇的释放。但上腹部手术时，硬膜外阻滞麻醉不能完全阻断迷走神经、交感神经以及膈部与躯体神经的传入途径，因此可引起强烈的应激反应。也有研究证实，无论全身麻醉或者全身麻醉复合胸段硬膜外阻滞麻醉都不能阻断上腹部手术时 ACTH 和皮质醇的分泌。

三、麻 醉 操 作

麻醉操作引起的应激反应，研究较多的集中在麻醉诱导和气管内插管方面。

咽部的感觉神经和运动神经主要来自舌咽神经咽支、迷走神经咽支、副神经及交感神经组成的咽丛，其位于咽后壁外膜层内。支配喉部的神经有喉上神经和喉返神经，都是迷走神经的分支。喉上神经分内、外两支，外支主要为运动神经，内支主要为感觉神经；感觉神经分布于会厌谷、会厌、声门后部的声门裂上下方、口咽、小部分喉咽以及杓状软骨前面等处的黏膜。喉返神经主要是运动神经，也有感觉支分布于声门下、气管、食管及部分喉咽的黏膜。支配气管支气管的神经来自交感神经和副交感神经。交感神经来自星状神经节，分布于气管、支气管的平滑肌，支配气管、支气管的扩张；而副交感神经来自迷走神经，支配支气管的收缩。因此，从咽喉、声门至气管、支气管主要是由交感与副交感神经支配，这些部位在没有麻醉阻滞的情况下进行操作如置入喉镜、暴露声门、强行插入气管内导管等均能引起强烈的应激反应，甚至危及患者安全。

气管或支气管插管时，强调良好的局部黏膜表面麻醉可以减轻应激反应。术前给予阿托品可防止部分迷走神经反射。目前所知麻醉诱导药物中（硫喷妥钠、丙泊酚、咪达唑仑、依托咪酯等）并无预防和减轻应激反应的作用。肌肉松弛药有利于气管内插管的顺利进行，防止患者呛咳的刺激，但是常用的肌肉松弛药均无明显抑制应激反应的作用。加拉碘胺和潘库溴胺有一定的抑制副交感神经的作用。

麻醉诱导的平稳、麻醉深度恰当和气管内插管顺利可减轻患者的应激反应。反之，困难插管情况下伴有缺氧、二氧化碳积蓄、呛咳、屏气等，患者应激反应强烈。如果患者病情危重，这种强烈的应激可能导致严重并发症，甚至致命性并发症，特别是术前已有心血管系统或内分泌系统严重疾病的患者。

四、麻 醉 药 物

近年来，人们逐渐认识到并重视麻醉药物对神经内分泌免疫系统的影响。

（一）局部麻醉药

常用的局麻药为仲胺或叔胺类，与 H^+结合即变成离子型铵。多数局麻药溶液以带电铵离子和不带电胺分子两种形式存在，两者的平衡取决于 pH 值。局麻药阻滞神经传导的作用，主要是抑制钠离子内流。局麻药阻滞局部神经传入通路，可减少 ACTH、皮质醇、生长激素和 CAs 的释放。全身应用局麻药如普鲁卡因对应激反应几无抑制作用。

（二）吸入麻醉药

氧化亚氮本身对神经内分泌系统无影响。氟烷和60% 氧化亚氮合用，诱导后 15 分钟血浆皮质醇较诱导前升高 1. 33 倍，术中升高 2. 24 倍。而恩氟烷则使皮质醇较麻醉前轻度降低，ACTH 不升高。单纯吸入七氟烷对 ACTH 和皮质醇的浓度均无影响。吸入氟烷、恩氟烷、异氟烷时血中皮质醇水平均降低，如与氮化亚氮合用则血中皮质醇升高。目前常用的挥发性吸入麻醉药对肾上腺皮质均有抑制作用。

恩氟烷、异氟烷或七氧烷都不能有效地抑制手术应激反应时 CAs 的分泌增加。患者血浆肾上腺素和 NE 浓度升高与手术性质密切相关。

氟烷、恩氟烷、异氟烷等多数麻醉药都可以使血中的 T_4 升高，但是甲状腺并不增加分泌 T_4，说明 T_4 增加是从周围组织内，尤其是从肝脏转移而来。

（三）静脉麻醉药

硫喷妥钠静脉注射后 45 分钟，血浆皮质醇浓度即有降低，但不能抑制手术刺激引起的皮质醇浓度升高。氯胺酮与 γ-羟丁酸钠可使血浆 ACTH 和皮质醇的浓度升高。危重患者长时间应用依托咪酯镇静后，其死亡率增加，认为与该药抑制 11β-羟化酶和 17α-羟化酶的活性，导致皮质类固醇减少有关系。神经安定镇痛麻醉中使用氟哌利多和芬太尼后 45 分钟时，血浆皮质醇有暂时降低的倾向，术后则明显升高。神经安定镇痛麻醉不能有效抑制胃切除术患者术中血浆

CAs 的增高，不能用作上腹部手术的辅助用药。动物实验证明硫喷妥钠可以通过中枢神经系统改变 TSH 的分泌，但人体研究则证明对 TSH 无影响。

阿片类药物对细胞免疫和体液免疫均有一定程度的抑制作用，包括淋巴细胞增殖和分化、自然杀伤细胞（NK）活性、细胞因子生成和释放、抗体的产生等；中枢性阿片受体还可参与其他免疫反应，包括体液免疫反应和迟发型变态反应等，机制复杂，涉及细胞种类更多。其中，δ-阿片类受体介导小剂量内源性阿片肽对体液免疫反应和迟发型变态反应的调节作用，而 μ、κ 型阿片类受体则介导大剂量内源性阿片肽的免疫调节作用。大剂量芬太尼对下丘脑有抑制作用，也抑制 CAs 的释放。研究证实大剂量阿片类药物如芬太尼可抑制垂体激素的分泌。苏芬太尼对 μ-受体的亲和力更强，甚至在体外循环期间仍然抑制垂体激素的反应。临床上采用较大剂量苏芬太尼麻醉的心内直视手术的患儿，其术中胰高糖素、β-EP、肾上腺素和 NE 等激素的反应均受到抑制，术后数小时虽然血糖、皮质醇、乳酸、游离脂肪酸增加，但是胰高糖素、生长激素和甲状腺素减少，术后三天才逐渐恢复。

常用的各种肌肉松弛药不影响肾上腺皮质激素的分泌。

五、非麻醉类药

α_2肾上腺素能受体激动剂——可乐定、替扎尼定和右美托咪啶具有抑制交感神经、镇静、镇痛、催眠和抗焦虑等药理作用。可乐定具有有效的镇痛镇静作用，但由于非选择性 α 受体激动作用，其心血管副作用较大，临床使用受限。替扎尼定是可乐定的衍生物，也具有和可乐定相似的作用如镇静、抗焦虑和止痛作用，但血压和心率的副作用较少。用于治疗与痉挛有关的疼痛如肌筋膜综合征、头痛、腰背部疼痛等。右美托咪啶是新型高选择性的 α_2受体激动剂，作为麻醉辅助药在临床使用安全有效，可作为术前镇静药、全麻辅助药、区域麻醉辅助药和术后镇静、镇痛，尤其适用于非气管插管患者以及高风险患者的镇静、镇痛。右美托咪啶可有效减少麻醉剂和镇静剂的需求量，缩短麻醉恢复期，同时有潜在的心脏和脑保护作用。

β 受体阻滞剂——美托洛尔（metoprolol）、拉贝洛尔（labetalol）和艾司洛尔（esmolol），主要用来减轻全麻时气管内插管时的心血管应激反应。在冠脉搭桥手术中气管内插管、切皮和锯开胸骨时使用艾司洛尔，结果发现血流动力学稳定，心血管应激反应减弱，同时可预防心肌缺血的发生。

钙通道阻滞剂能够有效地控制高血压，减轻 NE 的升压反应，同时还可预防 CAs 诱发的冠脉痉挛和心肌炎。围手术期常应用其来控制高血压、心律失常及改善心肌缺血，但不宜与 β 受体阻滞剂合用。

硝普钠和硝酸甘油虽然能够有效地控制围手术期血压升高，但这类药可促使 CAs 的释放，往往加重心血管系统以外的应激反应，因此有人建议与 β 受体阻滞剂或 α_2受体激动剂联合使用。

应激反应可改变 PG 的代谢，而 PG 代谢产物又可加重应激反应的程度。已证实非类固醇抗炎药（如消炎痛）能缓解腹主动脉瘤切除术中肠系膜牵拉引起的血流动力学紊乱，减轻术后疼痛所致应激反应。TXA_2/PGI_2失衡是引起冠脉痉挛、心绞痛的机制之一，因此推测非类固醇抗炎药可能有利于围手术期心血管功能的稳定，特别对缺血性心脏病患者。

苯妥英钠是一种抗惊厥、抗癫痫的药物，近年发现它通过中枢可抑制交感神经、稳定神经细胞膜，扩张血管，因此有研究应用苯妥英钠来减轻围手术期心血管系统的应激反应。术前口服苯妥英钠的患者，整个术中和术后过程循环系统稳定。有研究证实患者在手术前日 16∶00 和 22∶00，以及手术当天 6∶00各口服苯妥英钠 200mg，全麻气管内插管时血压波动小，围手术期循环稳定，血浆 β-EP 较对照组明显降低。

总之，应激反应本质上是机体遭受外来刺激时的自我保护机制。它涉及神经、内分泌和免疫三个重要系统，所以要认识应激反应就应该全面地从神经内分泌免疫系统去探索。麻醉和手术创伤对患者都是强烈刺激，从患者的心理状态到康复出院，都是处在一种应激反应过程中。因此临床研究中单纯控制麻醉诱导中的心率加快或血压升高，就认为是减轻了应激反应，显然是不足的，从应激反应的内涵来说是比较片面的。掌握整个过程的病理生理变化规律，寻求治疗的手段，达到调控患者内环境稳定的目的，是研究应激反应的宗旨。

六、术后镇痛对应激反应的影响

（一）术后镇痛对应激激素的影响

由于手术创伤所致的神经源性疼痛，如剖胸手术后肋间神经损伤及中枢神经系统高敏感性等均可使阿片类镇痛药物的药效下降，过多依赖阿片类药物可能对呼吸循环产生不良后果。因此，局部镇痛（如椎旁阻滞和硬膜外阻滞等）得到了广泛应用。Richardson 等比较研究了 100 例剖胸手术后，患者应用布比卡因行椎旁阻滞或硬膜外阻滞镇痛对应激反应的影响。结果这两种方法均能使术后患者疼痛大为缓解，其中椎旁镇痛较硬膜外镇痛能更有效地控制术后血清皮质醇和葡萄糖的水平。这可能与椎旁镇痛能更有效地阻滞躯体神经、交感神经链及交通支有关。Giesecke 的研究也证实椎旁镇痛在上腹部及胸部手术中能有效地控制应激反应。Lewis 等研究表明，硬膜外镇痛可部分减弱下腹部、下肢术后的应激反应，但对上腹部、胸部的术后应激反应则效果不佳。局麻药物虽能用于减轻局部疼痛，但不能减轻应激反应。

（二）术后镇痛对代谢的影响

许多研究表明，应用硬膜外或静脉镇痛的患者术后血糖升高程度低于对照组，胰岛素变化范围也小于对照组。Barratt 等研究显示，上腹部手术患者，围手术期应用静脉营养时复合镇痛能有效地缓解疼痛，并能明显降低蛋白质的消耗，改善术后患者营养状况。另一项研究表明，在 17 例上腹部手术患者中应用术后镇痛，其血中游离氨基酸含量明显低于对照组。提示术后镇痛的应用可减慢外周组织的氨基酸分解，从而可减少蛋白质的消耗，改善患者术后的营养状况。

Carli 等研究认为硬膜外镇痛组患者血糖及血中激素水平变化不大，且不影响患者术后的脂肪代谢。但有一些研究报道硬膜外镇痛可影响患者术后血中甘油及脂肪酸的水平。

（三）术后镇痛对免疫功能的影响

大量研究表明，手术创伤所致的应激反应均可抑制患者的免疫功能，且免疫抑制时间越长，感染等并发症越多。研究表明，手术应激可引起免疫抑制性激素活性增强，而免疫增强性激素（如 IL-2）及淋巴细胞明显降低，并且免疫功能的抑制主要表现为细胞免疫的抑制。术后镇痛可缓解因疼痛所致的应激反应，从而对免疫抑制也有一定的缓解作用。但是 Gajdosz 研究表明，硬膜外镇痛对内源性免疫球蛋白及补体如 IgG、IgA、IgM、C2、C1 等均有抑制作用，且 CD4/CD8 比值下降。目前常用的阿片类药物对免疫功能均有一定的抑制作用。因此，术后镇痛在减轻应激反应的同时，可产生一定的免疫抑制作用。

（刘怀琼　刘宿　俞卫锋）

参 考 文 献

1. 李桂源. 病理生理学. 第 2 版. 北京：人民卫生出版社，2010，170-192.
2. 张理义. 应激障碍. 第 2 版. 北京：人民卫生出版社，2009.
3. Dedovic K，Duchesne A，Andrews J，et al. The brain and the stress axis：the neural correlates of cortisol regulation in response to stress. Neuroimage，2009，47（3）：864-871.
4. Beere HM. The stress of dying"，the role of heat shock proteins in the regulation of apoptosis. J Cell Sci. 2004，117（Pt 13）：2641-2651.
5. Hahnenkamp K. Herroeder S. Hollmann MW. Regional anaesthesia，local anaesthetics and the surgical stress response. Best Pract Res Clin Anaesthesiol，2004，18（3）：509-527.
6. Borsook D，George E，Kussman B，et al. Anesthesia and perioperative stress：Consequences on neural networks and postoperative behaviors. Prog Neurobiol，2010，92（4）：601-612.
7. Golubovic S. The proposed mechanism of action during different pain management techniques on expression of cytolytic molecule perforin in patients after colorectal cancer surgery. Med Hypotheses，2011，76（3）：450-452.
8. Banz VM，Jakob SM，Inderbitzin D. Improving outcome after major surgery：pathophysiological considerations. Anesth Analg，2011，112（5）：1147-1155.
9. 石世坚，张奕文，邢祖民. 术后静脉镇痛对肺癌手术患者围手术期免疫反应及儿茶酚胺的影响. 中国实用医药，2010，5（3）：24-26.
10. Kenny EF，O' Neill LA. Signalling adaptors used by Toll-like receptors：an update. Cytokine，2008，43（3）：342-349.
11. Ji FH，Wang YL，Yang JP. Effects of propofol anesthesia and sevoflurane anesthesia on the differentiation of human T-helper cells during surgery. Chin Med J，2011，124（4）：525-529.
12. Schneemilch CE，Bachmann H，Ulrich A，et al. Clonidine decreases stress response in patients undergoing carotid endarterectomy under regional anesthesia：a prospective，randomized，double-blinded，placebo-controlled study. Anesth Analg，2006，103（2）：297-302.
13. Mantz J，Josserand J，Hamada S. Dexmedetomidine：new insights. Eur J Anaesthesiol，2011，28（1）：3-6.
14. 邓小明，曾因明. 2011 麻醉学新进展. 北京：人民卫生出版社，2011.
15. Ilies C，Gruenewald M，Ludwigs J，et al. Evaluation of the surgical stress index during spinal and general anaesthesia. Br J Anaesth，2010，105（4）：533-537.
16. Pruessner JC，Dedovic K，Pruessner M，et al. Stress regulation in the central nervous system：evidence from structural and functional neuroimaging studies in human populations-

2008 Curt Richter Award Winner. Psychoneuroendocrinology, 2010, 35(1): 179-191.

17. Peng ZY, Serkova NJ, Kominsky DJ, et al. Glutamine-mediated attenuation of cellular metabolic dysfunction and cell death after injury is dependent on heat shock factor-1 expression. JPEN J Parenter Enteral Nutr, 2006, 30(5): 373-379.

18. 斯妍娜，鲍红光，胡玉宽，等. α2 肾上腺素能激动剂在临床麻醉应用的研究进展. 现代生物医学进展，2010，10(16)：3187-3190.

19. 樊伍峰，谭最. 围手术期患者免疫功能的影响因素. 临床肺科杂志，2011，16(10)：1583-1585.

20. 王德杰，刘兴国，张东. 糖皮质激素受体的研究进展. 现代生物医学进展，2010，10(8)：1592-1594.

第18章　麻醉与免疫

第1节　免疫学基础知识

随着生命科学其是分子生物学、细胞生物学的快速发展，现代免疫学已在基因、分子、细胞和整体的层面上研究免疫细胞生命活动基本规律的机制，对细胞活化、信号转导、细胞凋亡、细胞分化发育和细胞活动的生物活性调节分子等根本问题有了更深入的理解。现代免疫是指机体识别“自身”与“非己”抗原，对自身抗原形成天然免疫耐受，对“非己”抗原产生排斥作用的一种生理功能。正常情况下，免疫系统的生理功能对机体有益，可产生抗感染、抗肿瘤等维持机体生理平衡和稳定的免疫保护作用。在一定条件下，当免疫功能失调时，也会对机体产生有害的反应和结果，如引发超敏反应、自身免疫性疾病和肿瘤等。免疫系统的主要功能包括：①免疫防御功能（immunologic defence）：防止外界病原体的入侵、清除已入侵的病原体及机体内源性的危险分子。正常时可产生抗感染免疫的作用，防御功能过强会产生超敏反应，过弱则产生免疫缺陷；②免疫监视功能（immunological surveillance），监督机体内环境出现的突变细胞及早期肿瘤，并予以清除；③免疫耐受（immunological tolerance）：免疫系统对自身组织细胞表达的抗原不产生免疫应答，不导致自身免疫性疾病，反之，对外来病原体及有害生物分子表达的抗原，则产生免疫应答，予以清除；④调节功能：免疫系统参与机体整体功能的调节，与神经系统及内分泌系统连接，构成神经-内分泌-免疫网络调节系统，不仅调节机体的整体功能，亦调节免疫系统本身的功能。

一、免疫器官和组织

免疫系统由免疫器官和组织、免疫细胞（如造血干细胞、淋巴细胞、抗原提呈细胞、粒细胞、肥大细胞、红细胞等）及免疫分子（如免疫球蛋白、补体、各种细胞因子和膜分子等）组成。

免疫器官按其发生和功能不同，可分为中枢免疫器官和外周免疫器官，二者通过血液循环及淋巴循环互相联系。中枢免疫器官发生较早，由骨髓及胸腺组成，多能造血干细胞在中枢免疫器官发育为成熟免疫细胞，并通过血液循环输送至外周免疫器官。外周免疫器官或称次级淋巴器官，由淋巴结、脾及黏膜相关淋巴组织（mucosa associated lymphoid tissue，MALT）等组成，是成熟T细胞、B细胞等免疫细胞定居的场所，也是接受抗原刺激产生免疫应答的部位。免疫组织在人体分布广泛，其中肠道、呼吸道、泌尿生殖道等黏膜下含有大量的弥散性淋巴组织和淋巴小结（lymphoid nodule），在黏膜局部抗感染免疫中发挥主要作用。

淋巴细胞和单核细胞经血液循环和淋巴循环到达外周免疫器官和组织，构成免疫系统的完整网络，既能及时动员免疫细胞，使之聚集于各处病原体等抗原存在部位，又能使这些部位的抗原经抗原提呈细胞摄取并携带至相应外周免疫器官或组织，进而活化T细胞和B细胞，从而发挥特异性免疫应答及效应。

二、免疫细胞和免疫分子

（一）免疫细胞

1. 造血干细胞（HSC）和免疫细胞的生成　免疫细胞都源与于HSC，其中淋巴系祖细胞继续分化为B细胞、T细胞和自然杀伤细胞（NK细胞）；髓系祖细胞发育分化为红细胞、血小板、（中性、嗜酸性和嗜碱性）粒细胞、单核-巨噬细胞、巨核细胞和部分树突状细胞（图18-1）。

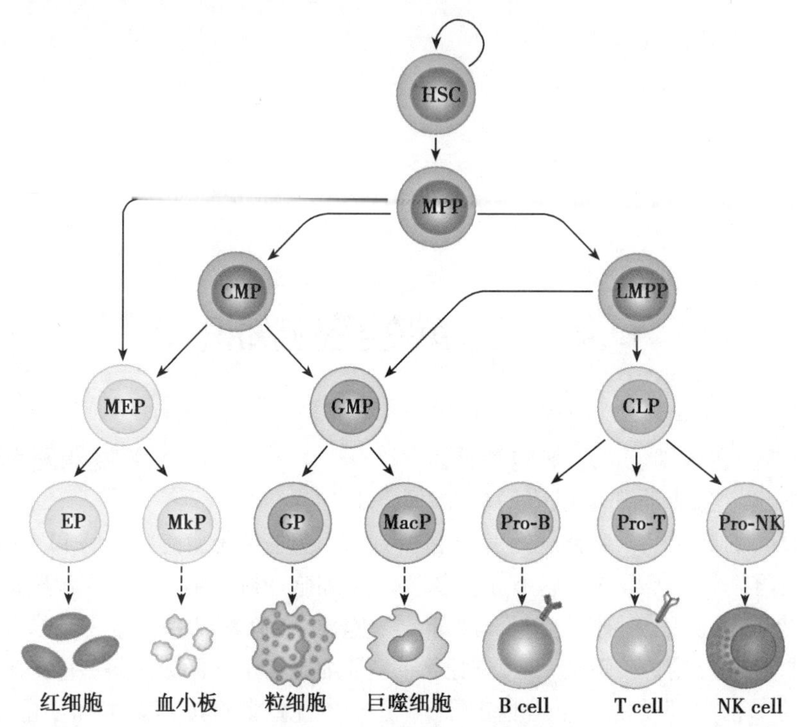

图18-1　造血细胞发育的表观遗传学

2. 吞噬细胞　吞噬细胞具有吞噬功能，包括单核-巨噬细胞以及中性粒细胞。

3. 淋巴细胞　淋巴细胞分为T淋巴细胞和B淋巴细胞，简称T细胞和B细胞。成熟T细胞来源于胸腺，成熟B细胞来源于骨髓。T和B细胞经抗原活化后，胞体变大，进行增殖，分化成效应细胞。

（1）T细胞：T细胞来源于骨髓中的淋巴样前祖细胞，在胸腺中接受激素胸腺肽的刺激发育成熟，在血液和淋巴中循环或者驻扎在淋巴结的副皮质区。T细胞具有高度的异质性，根据其表面标志和功能特征，T细胞可分为若干个亚群，各亚群之间相互调节，共同发挥免疫学功能。T细胞可介导适应性细胞免疫应答，在体液免疫应答中亦发挥重要的辅助作用。按分化群（CD）分子不同，T细胞可分为$CD4^+$和$CD8^+$两亚群；按T细胞受体（TCR）类型不同可分为TCRαβ（TCR Ⅱ型）和TCRγδ（TCR Ⅰ型）T细胞；按功能不同可分为辅助性T细胞（Th）、细胞毒性T细胞（CTL或Tc）和调节性T细胞（Tr）；按对抗原的应答不同可分为初始T细胞、抗原活化过的T细胞和记忆T细胞等。辅助T细胞，通过分泌不同细胞因子增强吞噬细胞介导的抗感染作用，促进B细胞的增殖、分化和抗体的生成。而Tc细胞，直接杀伤病毒感染靶细胞和肿瘤细胞。T细胞又是免疫调节细胞，具有辅助其他免疫细胞分化和调节免疫应答的功能，所以T细胞在机体的细胞免疫和体液免疫中均具有重要的作用。

（2）B细胞：B细胞是免疫系统中产生抗体（Ab）的细胞，它存在于血液、淋巴结、脾、扁桃体及其他黏膜组织，是介导体液免疫的主要细胞。依据其表面标志等不同，可将B细胞分为不同亚群，或区分B细胞所处的不同分化发育阶段。静息B淋巴细胞藉血循环进入淋巴结与脾脏。B细胞表面受体（BCR）对抗原的特异识别及两者的结合，在Th细胞辅助下，启动B细胞激活信号。此信号被转导入胞内，诱导B细胞激活、增殖，形成生发中心，进一步分化为分泌抗体的浆B细胞或记忆B细胞。此外，活化B细胞还具有加工和提呈抗原给T细胞的作用。

4. 抗原提呈细胞（APC）　APC能摄取、加工和处理抗原，并将蛋白质抗原降解为肽，提呈给淋巴细胞。该提呈过程是通过抗原提呈细胞表面的主要组织相容性复合物（MHC）来完成的。MHC 分子有两种类型，通常称为 MHC Ⅰ类和 MHC Ⅱ类。其中 MHC Ⅰ类分子在机体大多数细胞表面都有分布，而 MHC Ⅱ类分子只表达在专职抗原提呈细胞-树突状细胞（DC）、单核/巨噬细胞和活化的 B 细胞的表面。

5. NK 细胞　NK 细胞来源于骨髓 HSC，主要分布于外周血和脾脏，在淋巴结和其他组织中也有少量存在。NK 细胞属非特异性免疫细胞，它们无需抗原预先致敏，就可直接杀伤某些肿瘤和病毒感染的靶细胞，因此在机体抗肿瘤和早期抗病毒或胞内寄生菌感染的免疫过程中起到重要的作用。此外，NK 细胞活化后，还可分泌干扰素（IFN-γ）和肿瘤坏死因子（TNF-α）、IL-2 等细胞因子（CK），产生免疫调节作用。

6. 髓系抑制性细胞（MDSC）　在炎症、感染或肿瘤等病理状态下，不成熟髓系细胞（immature myeloid cells，IMCs）的分化受到抑制，并被激活形成 MDSC。由于 MDSC 是病理状态下形成的，因此其不属于骨髓细胞的一个亚型，而是不成熟骨髓细胞（IMCs）的一种异质性群体。MDSC 主要通过抑制多种免疫细胞活性，对机体的免疫功能起负性调节作用。

（二）免疫分子

1. 免疫球蛋白（Ig）　Ig 是指具有抗体活性或化学结构上与抗体相似的球蛋白。它存在于血液、组织液和外分泌液中，主要参与体液免疫。根据 Ig 重链恒定区抗原特异性的差异，Ig 可分为五大类，即 IgG、IgA、IgM、IgD 和 IgE。不同类别的 Ig 在体内发挥不同的免疫效应。

（1）IgG：IgG 是血液及其他体液中的主要抗体成分，是唯一能通过胎盘的抗体，故在新生儿抗感染中起到重要作用。它在出生后 3 个月开始合成，3～5 岁接近成人水平，主要由脾和淋巴结中的浆细胞合成并释放至血液和组织液中。由于 IgG 抗体是寿命最长的抗体类型，半衰期约为 3 周，所以能够提供一种长期的保护作用，而 IgM 抗体的半衰期大约只有 1 天。IgG 型抗体包括许多不同的亚型，这些亚型具有不同的功能。例如，IgG 型抗体的一种亚型 IgG3，固定补体的作用最强；IgG1 亚型擅长结合入侵者并调理它们以利于专职吞噬细胞的吞噬。类似于 IgM，IgG 也能很好地中和病毒。IgG 是再次免疫应答的主要抗体，大多数抗菌、抗病毒抗体和抗毒素为 IgG 类，某些自身抗体也是 IgG，如抗甲状腺球蛋白抗体和抗核抗体等。

（2）IgA：IgA 是人体内最丰富的抗体类型，其形似二聚化的 IgG。它有血清型和分泌型两种亚型，前者存于血清中，后者存于分泌液中，如泪液、鼻腔液、唾液、初乳和气管、胃肠及生殖泌尿器官的分泌液等。分泌型 IgA 是机体保护其呼吸道和消化道等黏膜表面的主要抗体，大约有 80% 位于这些黏膜表面下的 B 细胞会产生 IgA 抗体。二聚化的 IgA 分子有四个区结合抗原，所以 IgA 抗体非常有利于把病原体聚集成更大的簇，从而以黏液的形式排出体外。另外 IgA 抗体独特的尾部结构能抵抗消化道的酸和酶。

（3）IgM：IgM 是五种 Ig 中分子量最大、主要存在于血液中、个体发育中最早形成的抗体，在胚胎发育晚期即能产生 IgM，故脐带血 IgM 增高提示胎儿有宫内感染。在体液免疫应答中，IgM 是最先产生的抗体，是激活补体级联反应的关键抗体。血清 IgM 升高说明近期有感染，有助于早期诊断。IgM 与抗原结合能力比 IgG 强 100 倍。它对革兰阴性菌具有特别强的杀伤力。现已证明，冷凝素、类风湿因子、梅毒补体结合抗体均为 IgM。

（4）IgD：IgD 只占到免疫球蛋白 1% 的比例。它是人类抗体中最神秘的一种，其确切作用仍不明了。然而，该抗体主要出现在 B 淋巴细胞的表面上，可能与细胞识别有关，也可能与 B 淋巴细胞的分化有关。

（5）IgE：肥大细胞是一种位于所有暴露表面（如表皮或黏膜屏障）下的白细胞。当某些过敏体质的人第一次接触过敏原时，产生大量的针对这些过敏原的 IgE 抗体。IgE 也称反应素或亲细胞抗体。正常人血清中含量极少，是引发Ⅰ型超敏反应——过敏反应的主要抗体。

2. 补体系统　补体并非单一分子，而是存在于血清、组织液和细胞膜表面的一组经活化后具有酶活性的蛋白质，包括 30 余种可溶性蛋白和膜结合蛋白，故被称为补体系统。补体广泛参与机体抗微生物防御反应以及免疫调节，也可介导免疫病理的损伤性反应，是具有重要生物学作用的效应系统和效应放大系统。

构成补体系统的 30 余种成分按其生物学功能可分三类，即：①存在于体液中参与补体激活级联反应的各种固有成分，包括 C1q、C1r、C1s、C4、C2、C3、C5、C6、C7、C8、C9 和 B 因子及 D 因子；②以可溶性或膜结合形式存在的各种补体调节蛋白如 C1 抑制因子、I 因子和 H 因子等；③介导补体活性片段或调节蛋白生物效应的各种受体如 CR1～CR5 和 C3aR 等。

体内许多不同的组织细胞均能合成补体蛋白，其中肝细胞和巨噬细胞是主要合成细胞。在生理情况下血清中大多数补体成分均以无活性的酶前体形式存在，只有在某些活化物作用下或在特定的反应表面上，补体各成分才依次被激活。其激活过程依据其起始顺序的不同可分为三条途径：①由抗原-抗体复合物结合 C1q 启动激活的途径，因最先被人们所认识，故称为经典途径；②由甘露聚糖结合凝集素（MBL）结合至细菌启动激活的途径，称为 MBL 途径；③由病原微生物等提供接触表面而从 C3 开始激活的途径，称为旁路途径。上述三条激活途径具有共同的末端通路（terminal pathway），即膜攻击复合物（membrane attack complex，MAC），也是 C5～C9 级联激活的形成及其溶解细胞的效应。因此旁路激活途径是自发的，而凝集素激活途径通过 MBL 来确定目标，当抗体出现时，补体级联反应在抗体标记定位的靶细胞处发生。补体在细胞表面激活形成 MAC 并插入脂质双层膜，最终导致细胞渗透性溶解。这种补体介导的细胞溶解是机体抵抗微生物感染的重要防御机制，但在某些病理情况下，补体系统可引起自身细胞溶解，导致组织损伤。

在进化以及发挥抗感染作用过程中，最先出现或发挥作用的依次是不依赖抗体的旁路途径和 MBL 途径，最后才是依赖抗体的经典途径。因在感染早期抗体尚未产生时，补体即可通过旁路激活途径和 MBL 途径发挥杀菌、溶菌作用。补体激活后产生的活性片段还可发挥趋化、调理、免疫黏附和促炎症反应等作用。

除了建立 MAC，补体系统在先天性免疫中还有其他两项功能：①补体激活过程中产生的 C3b、C4b 和 iC3b 均是重要的调理素，可与细菌和其他颗粒物质结合，并促进吞噬细胞的吞噬作用；②C3a 和 C4a 是具有炎症介质作用的活性片段，它们作为化学趋化剂，趋化组织中的巨噬细胞和中性粒细胞到达炎症部位；作为配体与炎症细胞表面相应受体结合，激发炎症细胞脱颗粒，释放组胺之类的血管活性介质，从而增强血管通透性和刺激平滑肌收缩，总的后果是导致急性炎症反应。

补体的各种固有成分在不同激活物作用下，通过经典途径、MBL 途径或旁路途径被顺序活化，然后经共同的末端通路，最终形成具有溶细胞作用的 MAC，参与机体特异性与非特异性免疫效应机制。补体活化过程中还产生多种活性片段，可参与调节特异性免疫应答，并发挥广泛的生物学作用。此外，补体活化也可能导致对机体组织的损伤。补体的激活处于严格的调控之下，体内多种可溶性蛋白和膜蛋白参与对补体激活的调节。补体成分或补体调节蛋白的遗传性缺陷，均可导致补体功能的紊乱，并引发严重的病理后果。

3. 细胞因子　CK 是由细胞分泌的具有生物活性的小分子蛋白质的统称，其通过结合细胞表面的相应受体发挥生物学效应。CK 有多种，如单核-巨噬细胞产生的细胞因子称为单核因子，由淋巴细胞产生的细胞因子称为淋巴因子，可刺激骨髓干细胞或祖细胞分化成熟的细胞因子称为集落刺激因子（CSF）等。它们既是免疫应答的调节分子，也是效应分子。CK 与靶细胞上的受体结合后，可参与信号转导，并可激活多种负责生长、分化和细胞活化的基因。重组细胞因子已用于治疗某些疾病。

（1）CK 的共同特性：CK 种类繁多，生物学效应各异，但仍具有共同特征：①绝大多数 CK 是低分子量（15～30kDa）的蛋白或糖蛋白。②CK 是在抗原、丝裂原等刺激物作用下产生的，并通过旁分泌、自分泌或内分泌的方式发挥作用。③CK 具有多效性、重叠性、拮抗性和协同性。一种细胞可产生多种 CK，不同类型的细胞可产生一种或数种相同的 CK，一种 CK 可以对多种靶细胞发挥作用，几种不同 CK 也可对同一种靶细胞发挥作用，一种 CK 可以抑制或增强另一种 CK 的某种生物学作用，所以 CK 的免疫调节作用是十分复杂的网络。④通常情况下，CK 对靶细胞的作用没有抗原特异性，不受 MHC 限制，微量（1pg～1ng）即产生显著生物效应，但维持时间短暂。

（2）根据结构和功能，可将 CK 分为白细胞介素、干扰素、肿瘤坏死因子、集落刺激因子、趋化性细胞因子和生长因子六类。每类 CK 又包含许多种 CK。

1）白介素（IL）：最初是指由白细胞产生又在白细胞间发挥作用的细胞因子，但是后来发现白细胞介素可由其他细胞产生，也可作用于其他细胞。目前已发现了 29 种白细胞介素，分别被命名为 IL-1～IL-29。

2）IFN：IFN 是最早发现的细胞因子，由白细胞和其他细胞产生，有干扰病毒感染和复制的能力而得名。IFN 分为 α、β 和 γ 三种，IFN-α 和 IFN-β 主要由浆细胞样树突状细胞及病毒感染的细胞产生，合称为Ⅰ型干扰素。IFN-γ 主要由活化 T 细胞和 NK 细胞产生，也称为Ⅱ型干扰素。

3）TNF：TNF 分为 α 和 β 两种，由活化的单核-巨噬细胞和 T 细胞产生，主要功能是诱导局部炎症、杀伤或抑制肿瘤以及激活内皮细胞。

4）集落刺激因子（CSF）：CSF 能刺激多能 HSC 和不同分化阶段 HSC 的分化增殖。目前发现主要有三种 CSF：粒细胞/巨噬细胞集落刺激因子（GM-CSF）、巨噬细胞集落刺激因子（M-CSF）和粒细胞集落刺激因子（G-CSF），可分别刺激单核-巨噬细胞、巨噬细胞和粒细胞的增殖和分化。此外，红细胞生成素（EPO）、干细胞生长因子（SCF）、血小板生成素（TPO）和白细胞介素-11 也是重要的造血刺激因子。

5）生长因子（GF）：GF 具有刺激细胞生长的作用，包括转化生长因子-β（TGF-β）、表皮生长因子（EGF）、血管内皮生长因子（VEGF）、成纤维生长因子（FGF）和神经生长因子（NGF）、血小板衍生生长因子（PDGF）等。多种未以生长因子命名的细胞因子也具有刺激细胞生长的作用，如 IL-2 是 T 细胞的生长因子，TNF-α 是成纤维细胞的生长因子。有些生长因子在一定条件下也可表现对免疫应答的抑制活性，如 TGF-β 可抑制多种免疫细胞的增殖、分化及效应功能的表达。

6）趋化性细胞因子：趋化性细胞因子是一个由 10 余种结构有较大同源性的蛋白质所组成的家族，其分子量多为 8～10kDa 的多肽，主要由白细胞与造血微环境中基质细胞分泌。趋化性细胞因子的主要功能是招募血液中的单核细胞、中性粒细胞、淋巴细胞等进入炎症部位。迄今已发现人类至少有 40 余种趋化因子，根据半胱氨酸的位置可分为 4 个亚族：CC 趋化性、CXC 趋化性、C 趋化性以及 CX3C 趋化性。

（3）CK 受体：各种 CK 都有其相应的受体，两者结合后可介导细胞信号转导的启动，经过复杂的生物化学过程，引起细胞基因转录的变化，最终产生免疫应答效应。CK 受体绝大多数是跨膜蛋白，由胞膜外区、跨膜区和胞浆区组成。胞膜外区为识别、结合细胞因子的部位，胞浆区启动受体激活后的信号转导。根据 CK 受体结构的不同，可分为五个家族，即 Ig 基因超家族、Ⅰ型 CK 受体家族、Ⅱ型 CK 受体家族、Ⅲ型 CK 受体家族和趋化性细胞因子受体家族。大部分 CK 受体除表达在细胞膜上以外，还存在着分泌游离的形式，即可溶性 CK 受体。一些可溶性 CK 受体可作为相应 CK 的运载体，也可与膜受体竞争配体而起到抑制作用；检测这类受体水平有助于某些疾病的诊断、病程发展与转归的评价。一些细胞因子的受体存在天然拮抗剂，如 IL-1 受体拮抗剂（IL-1Ra）是一种由单核-巨噬细胞产生的多肽，它可以结合 IL-1 受体，从而抑制 IL-1α 和 IL-1β的生物学活性。有些病毒产生的细胞因子结合蛋白也是细胞因子的拮抗剂，如痘病毒产生的 TNF 和 IL-1 结合蛋白可抑制或消除 TNF 和 IL-1 的致炎症作用。

（4）CK 的生物学活性：①抗细菌作用：细菌可刺激感染部位的巨噬细胞释放 IL-1、TNF-α、IL-6、IL-8 和 IL-12，这些细胞因子转而启动对细菌的攻击。②抗病毒作用：IFN-α 和 IFN-β 可激活自然杀伤细胞，通过作用于病毒感染细胞和其邻近的未感染细胞产生抗病毒蛋白酶而进入抗病毒状态。被病毒感染细胞激活的 CTL 可分泌高水平的 IFN-γ。③介导和调节特异性免疫应答：多种细胞因子可刺激免疫活性细胞的增殖和分化，如 IL-2、4、6、12、13、15 等。在免疫应答的效应阶段，多种细胞因子可刺激免疫细胞对抗原性物质进行清除。如 IFN-γ 通过刺激 APC 表达 MHC-Ⅱ类分子，以促进 $CD4^+$ 细胞活性，也可激活单核巨噬细胞杀灭微生物。④诱导细胞凋亡：如 IL-2 可诱导抗原活化的 T 淋巴细胞凋亡，以避免免疫损伤的发生；TNF 可诱导肿瘤细胞的凋亡。⑤刺激造血：如 GM-CSF 可刺激粒细胞和单核细胞的产生；IL-7 可刺激未成熟 T 细胞前体细胞的生长与分化；红细胞生成素（EPO）可刺激红细胞的生成。⑥促进血管的生成：IL-8 等多种 CXC 趋化性细胞因子和成纤维细胞生长因子可促进血管的新生。

采用现代生物技术研制开发的重组细胞因子、细胞因子抗体和细胞因子受体拮抗蛋白已广泛应用于临床，并且在感染性疾病、肿瘤、移植物排斥、血细胞减少症、超敏反应和自身免疫性疾病的治疗等方面具有广泛的应用前景。美国 FDA 批准上市的细胞因子及其受体相关的生物制品包括重组 INF-α、重组促红细胞生成素（EPO）、重组 INF-γ、重组 INF-β、IL-11 等。

4. 白细胞分化抗原（LDA）和细胞黏附分子（CAM） 两者是重要的免疫细胞表面功能分子，参与免疫细胞之间的相互识别。

（1）LDA：LDA 是指血细胞在分化成熟为不同谱系、分化的不同阶段和细胞活化过程中出现或消失的细胞表面标记分子。应用以单克隆抗体鉴定为主的方法，将来自不同实验室的单克隆抗体所识别的同一分化抗原其编码基因及其分子表达的细胞种类均鉴定明确者，统称为分化抗原簇（cluster of differentiation，CD）。人类 CD 的编号已从 CD1 命名至 CD247，可大致划分为 T 细胞、B 细胞、髓系细胞、NK 细胞、血小板、CAM、内皮细胞、细胞因子/趋化性细胞因子受体、非谱系碳水化合物结构、树突状细胞、干细胞/祖细胞和红细胞 13 个组，其主要表达细胞、分子量、结构和功能的详细内容可参阅有关免疫学专著。

（2）CAM：CAM 是众多介导细胞间或细胞与细胞外基质间相互接触和结合分子的统称。CAM 以受体-配体结合的形式发挥作用，使细胞与细胞间、细胞与基质间或细胞-基质-细胞间发生黏附，参与细胞的识别、活化与信号转导、细胞增殖与分化以及细胞伸展与移动。CAM 是免疫应答、炎症发生、凝血、肿瘤转移和创伤愈合等一系列重要生理和病理过程的分子基础。CAM 与 CD 分子的命名方式不同。黏附分子以黏附功能来分类，而 CD 分子范围十分广泛，其中包括黏附分子簇组，因此大部分黏附分子已有 CD 的编号。根据结构特征，CAM 可分为整合素家族、选择素家族、Ig 超家族黏蛋白样血管递质素和钙黏蛋白家族等。

（3）临床应用：CD 和 CAM 及其单克隆抗体在基础医学和临床医学中的应用十分广泛，主要包括：①阐明发病机制：如 CD4 分子包膜外区第一结构域是人类免疫缺陷病毒（HIV）外壳蛋白 gp120 识别的部位，因此人类 CD4 分子是 HIV 的主要受体。HIV 感染 CD4 阳性细胞后，选择性地使 CD4 细胞数量锐减和功能降低。由于 $CD4^+T$ 细胞是免疫系统中最重要的免疫调节细胞，其可产生多种重要的细胞因子，因此 HIV 感染后临床上突出的表现是获得性免疫缺陷综合征。②辅助诊断和判断病情变化和预后：正常人 CD4/CD8 的比值在 1.7～2.0。如 HIV 感染后 CD4/CD8 比值迅速降低甚至倒置，若外周血中 $CD4^+T$ 细胞数目降至 200/μl，则为疾病恶化的先兆。③在预防和治疗中的应用：如临床上将抗胸腺细胞球蛋白和抗 CD3、CD25 等单克隆抗体用作免疫抑制剂，已取得明显疗效。

三、免疫应答的类型和作用

免疫应答是指机体免疫系统受抗原刺激后，淋巴细胞特异性识别抗原分子，发生活化、增殖、分化或无能、凋亡，进而表现出一定生物学效应的过程。免疫应答分为固有性免疫应答和适应性免疫应答。

（一）固有性免疫应答

固有性免疫应答是当各类病原体或其他抗原物质侵入机体后，在炎症早期（数分钟至 96h）首先并迅速起防卫作用的免疫应答，又称为非特异性免疫应答。参与这种免疫作用的组织和细胞等的功能在遇到抗原以前已经存在，执行功能后不产生免疫记忆。固有免疫应答在机体非特异性抗感染免疫过程中具有重要意义，在特异性免疫应答的启动、调节和效应阶段也起重要作用。参与固有免疫应答的物质主要包括：组织屏障，固有免疫细胞、固有免疫分子如补体、细胞因子以及具有抗菌作用的多肽、蛋白和酶类物质。

参与固有性免疫应答功能的有：

1. 皮肤和黏膜及其附属成分的屏障作用　主要包括：①物理屏障：由致密上皮细胞组成的皮肤和黏膜组织具有机械屏障作用，在正常情况下可有效阻挡病原体侵入体内。②化学屏障：皮肤和黏膜分泌物中含有多种杀菌、抑菌物质。③微生物屏障：寄居在皮肤和黏膜表面的正常菌群，可通过与病原体竞争结合上皮细胞和营养物质的作用方式，或通过分泌某些杀菌或抑菌物质对病原体产生抵抗作用。

2. 血脑屏障　血脑屏障由软脑膜、脉络丛的毛细血管壁和包在壁外的星形胶质细胞形成的胶质膜组成，其结构致密，能阻挡血液中的病原体和其他大分子物质进入脑组织及脑室，对中枢神经系统起到保护作用。

3. 胎盘屏障　胎盘屏障由母体子宫内膜的基蜕膜和胎儿的绒毛膜滋养层细胞共同构成，可防止母体内病原体和有害物质进入胎儿体内，从而保护胎儿免遭感染、使之正常发育。

4. 固有免疫细胞的作用　固有免疫细胞的作用主要包括：①吞噬细胞的吞噬作用：吞噬细胞包括中性粒细胞和单核-巨噬细胞，这些细胞是执行固有免疫作用的效应细胞。感染发生时，在局部某些细菌或其产物（如 LPS）、某些补体裂解片段（如 C3a、C5a）和促炎细胞因子（如 IL-1、IL-8、MCP-1、TNF 等）作用下，血液中的中性粒细胞、单核细胞及组织中的巨噬细胞可穿越血管内皮细胞和组织间隙，迁移募集至感染炎症部位。吞噬细胞通过表面模式识别受体或通过表面调理性受体与结合 IgG 和 C3b 的病原微生物结合，而迅速产生吞噬杀菌效应。在胞内氧依赖/氧非依赖杀菌系统和多种蛋白水解酶的作用下，将病原微生物杀伤破坏、消化降解。吞噬细胞可产生各种 CK（如 TNF-α、IL-1、IL-6、IL-8、IL-12 等）及炎性介质［如前列腺素（PG）E、白三烯（LT）B4、血小板活化因子（PAF）等］。此外吞噬作用还可启动特异性免疫应答。②NK 细胞：它们无需抗原预先致敏，就可直接杀伤某些肿瘤、病毒或胞内寄生菌感染的靶细胞；也可通过 ADCC 效应定向杀伤与 IgG 特异性结合的肿瘤细胞和病毒感染的靶细胞。NK 细胞通过释放穿孔素、颗粒酶和表达 FasL 使靶细胞溶解破坏和发生凋亡。NK 细胞可被 IFN-γ、IL-12 和 IL-18 等细胞因子激活，活化的 NK 细胞还可通过分泌 IFN-γ、IL-2 和 TNF 等细胞因子发挥免疫调节作用。③γδT 细胞是执行非特异免疫作用的 T 细胞，主要分布于黏膜和上皮组织。可直接识别结合某些完整的多肽抗原，且不受 MHC 限制，对肿瘤细胞也有一定的杀伤作用。④NK T 细胞：NK T 细胞是指表面具有 NK1.1 和 TCR-CD3 复合受体分子的 T 细胞，主要分布于肝脏、骨髓和胸腺。该细胞可非特异性杀伤肿瘤细胞和病毒或胞内寄生菌感染的靶细胞，并且可分泌 IL-4、IFN-γ 和 MCP-1α 和 MIP-1β 等细胞因子，参与免疫调节和介导炎症反应。

（二）适应性免疫应答

适应性免疫应答是机体在个体发育过程中接触抗原后发展而成的免疫能力，因而又称为获得性免疫或特异性免疫。它包括产生特异性抗体的体液免疫和致敏淋巴细胞介导的细胞免疫，两者相互作用和影响。其主要特点是免疫具有针对性，即机体只对原入侵的特定的病原体或抗原起免疫应答作用。

适应性免疫应答，首先是进入机体的抗原被 APC 细胞摄取、处理为具有免疫原性的多肽并与该细胞表面的 MHC 分子结合为抗原肽-MHC 分子复合物。该作为第一信号，可被 T 细胞的 TCR 识别而形成抗原肽-MHC（Ⅰ或Ⅱ类）分子-TCR 三元复合体，进而才可启动 T 细胞内的第二信号系统，使 T 细胞活化，最后在相应的 CK 参与下，增殖并分化为不同功能的效应 T 细胞。

B 细胞膜表达的 BCR 可直接识别并特异结合入侵抗原而被活化，在相应 CK 参与下增殖（克隆扩增）和分化为浆细胞，分泌抗体执行功能。T 细胞和 B 细胞在克隆扩增后，有一部分分化为记忆细胞，再次遇到相同抗原后，能执行高效持久的免疫功能。总之，特异性免疫应答是指免疫系统经过识别-应答-效应三阶段完成，最终清除非己抗原物质或诱导机体产生免疫耐受，从而维持机体正常生理状态。

1. 体液免疫　机体的特异性体液免疫应答主要由 B 细胞介导，B 细胞是免疫系统中的抗体产生细胞。静息 B 淋巴细胞藉血循环进入淋巴结与脾脏，B 细胞表面 BCR 特异识别抗原并与之结合后，在 Th 细胞辅助下，启动 B 细胞激活信号。此信号被转导入胞内，诱导 B 细胞激活、增殖，形成生发中心，进一步分化为分泌抗体的浆 B 细胞或记忆 B 细胞。B 细胞产生特异的免疫球蛋白，能特异性地与抗原结合。

（1）B 细胞表面标志：B 细胞表面最主要的分子是 B 细胞抗原受体复合物。BCR 复合物由识别和结合抗原的胞膜免疫球蛋白（mIg）和传递抗原刺激信号的 Igα（CD79a）/Igβ（CD79b）异源二聚体组成；B 细胞活化辅助受体，如 CD19/CD21/CD81/CD225 等对第一活化信号转导有辅助作用，增强 B 细胞对抗原刺激的敏感性；协同刺激因子（如 CD40、CD80 和 CD86 等）在 B 细胞分化、成熟和功能分化上十分重要，此外 B 细胞表面还有补体受体等。

（2）B 细胞特异性识别抗原后，启动 B 细胞的激活信号，导致细胞激活、增殖和分化，在此过程中依赖或者不依赖 Th 细胞的辅助，最终分化成分泌抗体的浆细胞或者记忆细胞。在浆细胞内抗体基因发生基因重排，形成由不同基因片段组成的功能基因，编码不同氨基酸序列的蛋白，从而产生理化性质及功能不同的五种特异性抗体：IgG、IgA、IgM、IgD 和 IgE。这些抗体经淋巴液和血液流向全身，血流中抗体在相当时间内可维持在一定的有效浓度。

（3）B 细胞的三个主要功能：B 细胞的三个主要功能是产生抗体、提呈抗原及参与免疫调节。

1）抗体以三种主要的方式参与免疫反应：①中合作用：抗体与病原体结合，可阻断病原体与靶细胞的结合。②调理作用：抗体与病原体表面结合，结合病原体的抗体 Fc 段又与吞噬细胞表面的 Fc 受体结合，将病原体带至吞噬细胞表面，使之易被吞噬。③抗体与病原体表面结合后，激活补体，并形成抗原-抗体-补体复合物，激活补体级联反应。

2）B 细胞可藉其表面的 BCR 结合可溶性抗原，通过内化和加工后，以抗原肽-MHC 分子复合物形式提呈给 T 细胞。只有活化 B 细胞才有抗原提呈作用，因为只有活化的 B 细胞才表达协同刺激分子 CD80，特别是 CD86。

3）活化的 B 细胞通过与其他细胞的接触及产生细胞因子参与免疫调节、炎症反应和造血过程。

2. 细胞免疫　细胞免疫是T细胞介导的。细胞免疫应答过程可分为三个阶段:①抗原识别阶段;②T细胞活化、增殖、分化阶段;③效应细胞产生和效应阶段。当特异抗原物质侵入机体后,可被APC处理,分解为抗原肽,并与该细胞所具有的MHC分子结合,表达于APC胞膜上,成为抗原肽-MHC复合体。

(1) TCR-CD3复合物:TCR为所有T细胞表面的特征性标志,以非共价键与CD3分子结合,形成TCR-CD3复合物。TCR不能直接识别蛋白质抗原表面的表位,只能特异性识别抗原提呈细胞或靶细胞表面的抗原肽-MHC分子复合物,即识别抗原肽的表位,也识别自身MHC分子的多态性部位。CD3蛋白锚定在细胞膜上,拥有足够长的胞质尾部能够进行信号传递。成熟的T细胞只能表达CD4或CD8分子,即$CD4^+$ T细胞或$CD8^+$ T细胞。CD4和CD8分子的主要功能是辅助TCR识别抗原和参与T细胞活化信号的转导。CD4可与MHC Ⅱ类分子结合,CD8可与MHC Ⅰ类分子结合,这样就形成了抗原肽-MHC-TCR三元复合体。T细胞的活化还需要第二信号的参与。

(2) 协同刺激信号与T细胞表面分子:抗原提呈细胞或靶细胞表面的协同刺激分子与T细胞表面的相应的协同刺激分子受体相互作用可产生第二信号(或称为协同刺激信号)。在协同刺激信号的作用下,已活化的抗原特异性T细胞增殖(克隆扩增),并分化为效应T细胞。T细胞表面的协同刺激分子主要包括:①CD28是协同刺激分子B7的受体。B7表达于专职性APC。CD28分子与B7分子结合产生的协同刺激信号在T细胞活化中发挥重要作用,该信号可促进T细胞增殖和合成IL-2及其他细胞因子,并促进T细胞的分化。②CTLA-4表达于活化的$CD4^+$和$CD8^+$T细胞,其配体亦是B7分子。与CD28相反,CTLA-4与B7分子结合产生抑制性信号,终止T细胞活化。③CD40L主要表达于活化的$CD4^+$T细胞,CD40表达于抗原提呈细胞。CD40L与CD40的结合可促进抗原提呈细胞活化,也促进T细胞的活化。

(3) T细胞中重要的效应细胞有两类:①Th细胞:Th细胞通常指表达CD4分子的T细胞。根据分泌的细胞因子的不同,Th细胞又可分化为Th1、Th2和Th3三类效应Th细胞;其中,Th1细胞和Th2细胞分别在细胞免疫和体液免疫应答中发挥重要作用。Th3细胞则通过分泌的TGF-β对免疫应答发挥负调节作用,分泌的细胞因子以TGF-β为主。②CD8+Tc(CTL)细胞:该细胞能够非特异性地杀伤病毒,清除异物,以及检测肿瘤的发生。

四、免疫调节和免疫耐受

(一) 免疫调节

免疫调节是机体本身对免疫应答过程作出的生理性反馈。针对病原体的入侵,机体一方面动员免疫系统的各种成分产生快速和足够强的应答,清除病原体;另一方面,高强度的应答可导致内环境稳定(homeostasis)的偏移,甚至诱发程度不同的病变和组织损伤。机体在病原体清除之后必须作出相应的反馈调节。因此免疫系统必须具备有效的内部调节和对其他系统的整体调节能力,以维持或恢复机体内环境的稳定,稳定状态的恢复是通过免疫调节。机体是否能动员高效的反馈调节能力,及时消除病理性的过激反应,不仅决定免疫应答能否在时空上被控制在有效而适度的范围,也是挽救患者生命的一个重要环节。免疫调节有赖于正、负反馈两方面的良好平衡。参与免疫调节的因素有:分子、细胞、整体和群体不同水平。

1. 免疫细胞存在两类功能相反的受体　激活性受体通常携带免疫受体络氨酸活化基序(ITAM)。该ITAM本身的磷酸化,可发挥募集胞质中各种分子的作用,包括各种游离的激酶和信号分子,条件是后者需带有SH2结构域,从而进行信号转导和基因的转录。抑制性受体分子胞内段所携带的免疫受体络氨酸抑制基序ITIM,造成带有SH2结构域的PTP(而不是PTK)对ITIM中发生磷酸化的酪氨酸进行识别,PTP被招募并进一步活化,起到抑制PTK参与的激活信号转导通路作用。如T细胞表面的CTLA-4和CTLA-1、NK细胞表面的KIR、B细胞表面的CD22和FcγRII-B等,它们启动的信号转导可抑制免疫细胞激活。

2. 调节性T细胞对免疫系统的调节作用　调节性T细胞主要为$CD4^+$、$CD25^+$、T细胞,包括天然和诱导两种类型。天然调节T细胞主要由胸腺T细胞发育而来,在人类和小鼠的外周血及脾脏T细胞中占5%~10%,具有免疫无反应性及免疫抑制性两大特性。调节性$CD4^+$、$CD25^+$、T细胞的激活,除了由TCR和抗原肽提供识别信号外,还需要CD28分子提供共刺激信号。调节T细胞主要通过细胞接触机制及分泌抑制性细胞因子等方式实现 $CD4^+/CD8^+$ 细胞的非特异性抑制效应。细胞接触抑制需要膜结合分子介导，主要涉及如 T 细胞毒性相关抗原 CTLA-4、糖皮质激素诱导的肿瘤坏死因子受体（TNFR）等，而抑制性细胞因子则主要包括如 IL-10、TGF-β 等。其中，叉头翼状螺旋转录因子 Foxp3 特异性表达于 $CD4^+$、$CD25^+$T 细胞上，其基因及其蛋白产物的表达状况直接影响着 Tr 表型及功能活性的发挥，关于 Foxp3 确切的调节机制尚未阐明。

3. 独特型网络调节　抗原进入体内后，表达特定 BCR 的 B 细胞发生克隆扩增，大量分泌特异性抗体（Ab1）；当数量足够大时，Ab1 可以作为抗原在体内诱发抗抗体（Ab2）的产生。抗抗体所针对的抗原表位只能是抗体分子上的独特型，因而 Ab2 称为抗独特型抗体（AId）。结构上，独特型主要位于抗体分子的抗原结合部位即互补决定区（CDR），另一些则分布在接近 CDR 的非抗原结合部分。这样，抗独特型抗体可以有两种，分别针对抗体分子 V 区的支架部分（α 型，称 Ab2α）和抗原结合部位（β 型，称 Ab2β）。其中的 Ab2β，因其结构和抗原表位相似，并能与抗原竞争性地和 Ab1 结合，因而 β 型的抗独特型抗体被称为体内的抗原内影像。抗抗体中的 Ab2α 和 Ab2β 都可作为一种负反馈因素，对 Ab1 的分泌起抑制作用。然后，大量抗抗体的产生，又可以诱发出抗体（Ab3）。如此反复，构成独特型网络。事实上，该网络在抗原进入前已经存在，只是针对某一特定抗原的 Ab1 及相应的 Ab2、Ab3 等，在数量上并未达到能引起应答性连锁反应的阈值。抗原一旦出现，Ab1 的数量上升，突破原有的阈值和平衡，呈现特异性独特型网络应答。

4. 凋亡对免疫应答的负反馈调节　Fas 介导的凋亡在特异性免疫调节中起到重要的作用。Fas 一旦和配体 FasL 结合，可启动死亡信号转导。Fas 是普遍表达的受体分子，可以出现在包括淋巴细胞在内的多种细胞表面，但是 FasL 的大量表达通常只见于活化的 T 细胞（特别是活化的 CTL）和 NK 细胞。因此活化的 CTL 往往能够最有效地以凋亡途径杀伤表达 Fas 分子的靶细胞。Caspase 简称半胱天冬氨酸蛋白酶，在 Fas 相关的凋亡信号转导中发挥重要作用。Fas 介导的凋亡途径中，发挥启动作用的是 caspase8。接着激活的是 caspase3 及其他的效应性 caspase，最终使细胞出现一系列特征性变化，包括：活化内切酶，在核小体处切断 DNA，形成 DNA 片段化、染色质浓缩；破坏细胞构架蛋白，使胞膜泡化、细胞皱缩、最终导致细胞死亡，并裂解形成凋亡小体。

5. 神经内分泌系统的下丘脑-垂体-肾上腺轴（HPA 轴）调节免疫应答　免疫细胞存在能接受多种激素信号的受体。在大多数情况下，皮质类固醇和雄激素等内分泌因子可通过相应受体下调免疫反应；而雌激素、生长激素、甲状腺素、胰岛素等增强免疫应答。神经细胞与免疫细胞可产生神经介质（如内啡呔、神经肽 Y 等）及其相应受体而相互作用。神经递质包括去甲肾上腺素、P 物质、血管活性肠肽和 5-羟色胺，对免疫功能也具有广泛而特异的作用。

抗体和细胞因子也可以针对神经递质受体和激素受体以及相应配体发生竞争性地结合。另外，多种细胞因子如 IL-1、IL-6 和 TNF-α 通过 HPA 轴刺激皮质激素的合成，后者可下调 Th1 和巨噬细胞的活性，使得细胞因子的含量降低，导致皮质激素合成减少，从而解除对免疫细胞的抑制。然后细胞因子含量又会增加，再促进皮质激素的合成。如此循环，构成调节网络。

（二）免疫耐受

抗原特异应答的 T 与 B 细胞，在抗原刺激下，不能被激活产生特异免疫效应细胞，从而不能执行正常免疫应答效应的现象，称为免疫耐受。免疫耐受是一种主动的反应，在概念上要区别于免疫缺陷和免疫抑制。免疫缺陷是指机体的病理状态导致整个免疫系统对病原体或者抗原反应的缺损或缺失，常见于遗传性疾病或者艾滋病毒的感染。而免疫抑制是指免疫系统的整体功能下降，一般多见于用免疫抑制剂对免疫反应的阻抑。免疫耐受分为天然耐受和获得性耐受。

天然耐受又称自身耐受，是指免疫系统能区分出这个抗原是否是自身，并且对自身抗原不响应。这是免疫系统实现其区分“自我”与“非我”的一种方法手段。获得性免疫耐受也称之为诱导性免疫耐受，是指在一定条件下可以人为地诱导免疫系统对某个特定抗原的不响应。在临床上，获得性免疫耐受可以用于预防免疫排斥。

免疫耐受是 T 及 B 淋巴细胞对抗原的特异不应答或负应答表现，对自身抗原的免疫耐受是免疫系统的正常功能，其形成主要机制是：①在 T 及 B 细胞发育过程中，对自身共有抗原应答的细胞被克隆消除或克隆无能（中枢耐受）；②在外周，对组织特异自身抗原应答的 T 及 B 细胞由于克隆无能、克隆不活化、免疫忽视以及免疫调节抑制 Tregs/Ts 细胞作用（外周耐受）而不能执行免疫应答所致。对自身抗原的免疫耐受,可因感染的分子模拟作用或 DC 及 TH 细胞旁路活化作用而被打破,结果导致自身免疫性疾病。对非己抗原的耐受是由于抗原剂量太低,不足以活化 APC 和淋巴细胞;或抗原浓度太高,导致细胞凋亡及诱导 Tregs/Ts 细胞功能。免疫耐受与临床医学密切相关,建立耐受可使移植物存活;恢复对自身抗原耐受,可治疗自身免疫性疾病。反之,打破免疫耐受、恢复免疫应答在抗感染、抗肿瘤免疫中具有重要作用。

五、免疫病理和免疫性疾病

免疫系统的功能除了对机体的防卫作用外,在一定条件下还可导致免疫病理性损伤及免疫性疾病,概括为三类:超敏反应、自身免疫性疾病和免疫缺陷病。

(一) 超敏反应

又称变态反应。免疫系统对经皮肤、消化道和呼吸道所接触的抗原或半抗原(如食物,花粉,衣物和金属离子等)一般情况下不产生应答。而少数人对上述抗原或半抗原发生较强的免疫反应,并由此导致皮肤、消化道和呼吸道等急慢性炎症。这种异常的、过高的免疫应答称为超敏反应。这是机体与抗原性物质在一定条件下相互作用,产生致敏淋巴细胞或特异性抗体,如与再次进入的抗原结合,可导致机体生理功能紊乱和组织损害的免疫病理反应。根据超敏反应发生机制和临床特点,可将其分为四型:Ⅰ型超敏反应,即速发型超敏反应;Ⅱ型超敏反应,即细胞毒型或细胞溶解型超敏反应;Ⅲ型超敏反应,即免疫复合物型或血管炎型超敏反应;Ⅳ型超敏反应,即迟发型超敏反应。

1. Ⅰ型超敏反应　又称过敏性变态反应(anaphylaxis),主要由特异性 IgE 型抗体介导产生,可发生于局部,亦可发生于全身。其主要特征是:①超敏反应发生快,消退亦快;②常引起生理功能紊乱,几乎不发生严重组织细胞损伤;③具有明显个体差异和遗传背景。

(1) Ⅰ型超敏反应的主要成分

1) 变应原:Ⅰ型超敏反应的变应原包括:①某些药物或化学物质,如青霉素、磺胺、普鲁卡因和有机碘化合物等;②常见的吸入性变应原均是体积很小、可溶性强的物质,如花粉颗粒、尘螨排泄物、真菌菌丝及孢子、昆虫毒液和动物皮毛等;③常见的食物变应原,如奶、蛋、鱼虾、蟹贝等食物蛋白或部分肽类物质;④金属和植物毒素常引起接触性皮炎。

2) IgE:针对某种变应原的特异性 IgE 型抗体是引起Ⅰ型超敏反应的主要因素。正常人血清中 IgE 抗体含量很低,而发生Ⅰ型超敏反应患者体内 IgE 抗体含量显著增高。这些个体易对变应原产生 IgE 类抗体而介导超敏反应的发生,因此亦常被称为特异性个体。IgE 主要由鼻咽、扁桃体、气管和胃肠道黏膜下固有层淋巴组织中的 B 细胞产生,这些部位也是变应原易于侵入引发过敏反应的部位。IgE 无需与抗原形成免疫复合物就能通过其 Fc 段与肥大细胞、嗜碱性粒细胞和嗜酸性粒细胞表面 IgE Fc 受体结合,而使机体处于致敏状态。

IgE 的产生依赖于 Th2 细胞产生的细胞因子 IL-4。Th2 细胞受变应原刺激活化,分泌 IL-4、IL-13 等细胞因子,可诱导变应原特异性 B 细胞增殖分化成浆细胞产生特异性 IgE 抗体。研究表明,敏感特异性个体的黏膜相关淋巴组织中的 Th 细胞倾向分化为 Th2 型。而 Th2 细胞的活化可被 Th1 细胞分泌的细胞因子 IFN-γ 和 DC、巨噬细胞分泌的 IL-12 抑制。因此,提高 Th1 细胞活性,减少 IL-4 及 IL-13 的产生,进而增加 IgG(如 IgG4)抗体产生,降低 IgE 抗体的产生,将有助于过敏反应患者的治疗。

3) 细胞:参与Ⅰ型超敏反应的细胞有:①肥大细胞和嗜碱性粒细胞:它们在形态学上非常类似,均来源于骨髓髓样前体细胞。肥大细胞主要分布于呼吸道、胃肠道和泌尿生殖道的黏膜上皮下及皮肤下的结缔组织近血管处。嗜碱性粒细胞主要分布于外周血中,数量较少,但也可被招募到变态反应发生部位发挥作用。这两种细胞表面都表达有高亲和力的 IgE 的 Fc 片段受体,胞质中含有嗜碱性颗粒,储存有肝素、白三烯(LTs)、组胺和嗜酸性粒细胞趋化因子等生物活性介质。②嗜酸性粒细胞:嗜酸性粒细胞来源于骨髓髓样前体细胞。它主要分布于呼吸道、消化道和泌尿生殖道黏膜上皮下的结缔组织内,循环血中仅有少量存在。嗜酸性粒细胞活化,使其胞质中嗜酸性颗粒脱出,释放一系列生物活性介质。其中一类介质是具有毒性作用的颗粒蛋白和酶类物质;另一类介质类似于肥大细胞和嗜碱性粒细胞释放的介质,如 LTs、血小板活化因子(PAF)等。这些介质可杀伤寄生虫和病原微生物。嗜酸性粒细胞还能释放组胺酶和芳基硫酸酯酶,抑制肥大细胞释放的组胺和 LTs,对炎症反应起到一定的抑制作用。

(2) Ⅰ型超敏反应的发生过程及机制

1）致敏阶段：变应原第一次进入机体后，可选择性诱导变应原特异性 B 细胞产生针对这些变应原的 IgE 类抗体应答。IgE 类抗体以其 Fc 段与肥大细胞或嗜碱性粒细胞表面相应的 Fc 受体结合，从而使机体处于对该变应原的致敏状态。通常致敏状态可维持数月甚至更长。如长期不接触相应变应原，致敏状态可逐渐消失。

2）激发阶段：处于对某种变应原致敏状态的机体再次接触相同变应原时，变应原与致敏的肥大细胞或致敏的嗜碱性粒细胞表面 IgE 抗体特异性结合，因为过敏原通常是具有重复序列的小蛋白质，因此过敏原就能交联许多肥大细胞上的 IgE 分子，从而把 Fc 区受体拖到一起。这种受体的簇集与 B 细胞受体的交联相似。这些受体的簇集可导致信号传递。这里的信号是脱颗粒，然后肥大细胞将其颗粒释放到组织中。

颗粒内储备的介质及其作用：①组胺：组胺是引起即刻反应的主要介质，其主要作用是：使小静脉和毛细血管扩张、通透性增强；刺激支气管、胃肠道等平滑肌收缩；促进黏膜腺体分泌增加。②激肽原酶：激肽原酶可作用于血浆中激肽原使之生成具有生物活性的激肽，其中缓激肽的主要作用是：刺激平滑肌收缩，使支气管痉挛；使毛细血管扩张、通透性增强；吸引嗜酸性粒细胞、中性粒细胞等向局部趋化。

细胞内新合成的介质及其作用：激发阶段细胞内新合成多种介质，主要有 LTs、前列腺素 D2（PGD2）、PAF 及多种细胞因子：①LTs 是引起晚期反应的主要介质，其主要作用是使支气管平滑肌强烈而持久地收缩，也可使毛细血管扩张、通透性增强，并促进黏膜腺体分泌增加。②PGD2 主要作用是刺激支气管平滑肌收缩，使血管扩张、通透性增加。③PAF 主要参与晚期反应，可凝聚和活化血小板使之释放组胺、5-羟色胺等血管活性胺类物质，增强Ⅰ型超敏反应。

3）效应阶段：此阶段是释放的生物活性介质作用于效应组织和器官，引起局部或全身性的过敏反应。根据效应发生的快慢和持续时间的长短，可分为早期反应（immediate reaction）和晚期反应（late-phase reaction）两种类型。早期反应通常在接触变应原后数秒钟内发生，可持续数小时。该种反应主要由组胺、前列腺素等引起，表现为血管通透性增强，平滑肌快速收缩。晚期反应主要发生在变应原刺激 6～12 小时，可持续数天或更长时间。这种反应主要是由新合成的脂类介质如 LTs、PAF 和某些细胞因子所致。此外嗜酸性粒细胞及其产生的酶类物质和脂类介质，对晚期反应的形成和维持也起一定的作用。

（3）临床常见的Ⅰ型超敏反应

1）药物过敏性休克：以青霉素引发最常见，此外头孢菌素、链霉素、普鲁卡因等也可引起。青霉素具有抗原表位，本身无免疫原性，但其降解产物与体内组织蛋白共价结合后，可刺激机体产生特异性 IgE 抗体，使肥大细胞和嗜碱性粒细胞致敏。

2）血清过敏性休克：临床应用动物免疫血清如破伤风抗毒素、白喉抗毒素。

3）呼吸道过敏反应：常因吸入花粉、尘螨、真菌和毛屑等变应原或呼吸道病原微生物感染引起。过敏性鼻炎和过敏性哮喘是临床常见的呼吸道过敏反应。

4）消化道过敏反应：少数人进食鱼、虾、蟹、蛋、奶等食物后可发生过敏性胃肠炎，出现恶心、呕吐、腹痛和腹泻等症状，严重者也可发生过敏性休克。

5）皮肤过敏反应：主要包括荨麻疹、特异性皮炎（湿疹）和血管神经性水肿。这些皮肤过敏反应可由药物、食物、肠道寄生虫或冷热刺激等引起。

2. Ⅱ型超敏反应　又称溶细胞或细胞毒型超敏反应，它是由 IgG 或 IgM 类抗体与自身组织细胞表面相应抗原结合后，在补体、吞噬细胞和 NK 细胞参与下，引起以细胞溶解或组织损伤为主的病理性免疫反应。

（1）发病机制：参与Ⅱ型超敏反应的抗体主要是 IgG 和 IgM 类抗体。该抗体与靶细胞表面抗原结合后，通过结合补体活化的经典途径以及补体裂解产物 C3b、C4b、iC3b 介导的调理作用，使靶细胞溶解破坏。该抗体还可以通过其 Fc 段与效应细胞表面存在的 Fc 受体结合，调理吞噬和（或）诱导 ADCC 作用，以溶解破坏靶细胞。靶细胞表面抗原主要有：①正常存在于血细胞表面的同种异型抗原，如 ABO 血型抗原、Rh 抗原和 HLA 抗原；②外源性抗原与正常组织细胞之间具有的类似抗原，如链球菌胞壁的成分与心脏瓣膜、关节组织的抗原相似；③感染和理化因素改变的自身抗原；④结合在自身组织细胞表面的抗原-抗体复合物。

（2）临床常见的Ⅱ型超敏反应

1）输血反应：多发生于 ABO 血型不符的输血。如将 A 型供血者的红细胞误输给 B 型受血者，由于 A 型血红细胞表面有 A 抗原，受血者血清中存在天然抗 A 抗体（IgM），两者结合后激活补体可使供血者红细胞溶解破坏引起溶血反应。

2）新生儿溶血症：母子间 Rh 血型不符是引起新生儿溶血症的主要原因。血型为 Rh 阴性的母体由于输血、流产或分娩等原因接受红细胞表面 Rh 抗原刺激后，可产生 Rh 抗体（IgG）。当体内产生 Rh 抗体的母体再次妊娠，且胎儿血型为 Rh 阳性时，母体内的 Rh 抗体便可通过胎盘进入胎儿体内，与其红细胞结合使之溶解破坏，引起流产或发生新生儿溶血。

3）自身免疫性溶血性贫血：服用甲基多巴类药物，或某些病毒感染机体后，能使红细胞膜表面成分发生改变，从而刺激机体产生红细胞自身抗体。这种抗体与自身改变的红细胞特异性结合，可引起自身免疫性溶血性贫血。

4）药物过敏性溶血：青霉素、磺胺等药物抗原表位能与血细胞膜蛋白或血浆蛋白结合获得抗原性，从而刺激机体产生抗体。这种抗体与药物结合的红细胞、粒细胞或血小板作用，或与药物结合形成抗原-抗体复合物后再与血细胞结合，可引起药物性溶血性贫血、粒细胞减少症和血小板减少性紫癜。

5）肺出血-肾炎综合征：该病产生针对基底膜抗原的自身 IgG 类抗体，该抗体可结合肺胞基底膜和肾小球基底膜，激活补体或通过调理作用，导致肺出血和肾炎。

6）毒性弥漫性甲状腺肿：又称 Graves 病，该病患者体内可产生针对甲状腺细胞表面甲状腺刺激素受体的自身抗体。该抗体与甲状腺细胞表面 TSH 受体结合，可刺激甲状腺细胞合成分泌甲状腺素，引起甲状腺功能亢进，而不是使甲状腺细胞破坏。

3. Ⅲ型超敏反应　又称免疫复合物型或血管炎型超敏反应。它是由可溶性自身或外来抗原与相应的 IgG 或 IgM 类抗体结合，可形成可溶性抗原-抗体复合物。正常状态下，免疫复合物会被单核-巨噬细胞吞噬清除。但是如果宿主的吞噬细胞功能异常或者所形成的复合物超过了它们的吞噬能力，则血液中的免疫复合物就会在组织中沉积下来，并通过激活补体和炎症细胞，引起以充血水肿、局部坏死和中性粒细胞浸润为主要特征的炎症反应和组织损伤。临床常见的Ⅲ型超敏反应性疾病有血清病、链球菌感染后肾小球肾炎、类风湿性关节炎和局部过敏坏死反应（Arthus 反应和类 Arthus 反应）。

4. Ⅳ型超敏反应　又称迟发型超敏反应（DTH），它是由致敏 T 细胞与相应抗原作用后引起。效应 T 细胞与特异性抗原结合作用后，可引起以单核细胞浸润和组织损伤为主要特征的炎症反应。DTH 与抗体和补体无关，而与效应 T 细胞、吞噬细胞及其产生的 CK（淋巴毒素、IFN-γ、TNF-β 和趋化因子等）有关。该型超敏反应发生较慢，通常在接触相同抗原后 24～72 小时出现炎症反应，因此而称为迟发型超敏反应。临床常见的Ⅳ型超敏反应性有结核菌素试验、肉芽肿和接触性皮炎。

超敏反应性疾病的发生机制十分复杂，临床所见往往是混合型，有些超敏反应性疾病可由多种免疫损伤机制引起。同一抗原在不同条件下可引起不同类型的超敏反应。同一种抗原物质，如青霉素可引起Ⅰ、Ⅱ、Ⅲ和Ⅳ型超敏反应。同一疾病，如链球菌感染后肾小球肾炎和系统性红斑狼疮（SLE）均可通过Ⅱ、Ⅲ型超敏反应引起。

（二）自身免疫性疾病

自身免疫性疾病是机体对自身成分发生免疫应答而导致的疾病状态。机体对外来抗原免疫应答的结果通常是外来抗原的清除，在对自身细胞或组织抗原发生免疫应答时，机体的免疫系统是持续不断地对自身细胞或组织进行免疫攻击，结果引起自身免疫性疾病。

自身免疫性疾病有下述特点：①患者体内可检测到自身抗体和（或）自身反应性 T 淋巴细胞；②自身抗体和（或）自身反应性 T 淋巴细胞介导对自身细胞或组织成分的获得性免疫应答，造成损伤或功能障碍；③病情的转归与自身免疫反应强度密切相关，有遗传倾向；④反复发作，慢性迁延。

自身免疫性疾病可分为器官特异性自身免疫性疾病和全身性自身免疫性疾病。前者的病变局限于某一特定的器官，由对器官特异性抗原的免疫应答引起。典型的疾病有：桥本甲状腺炎，突眼性甲状腺肿和胰岛素依赖性糖尿病。全身性自身免疫性疾病，又称系统性自身免疫性疾病，患者的病变可见于多种器官和组织。系统性红斑狼疮是典型的全身性自身免疫性疾病，患者的皮肤、肾脏和脑等均可发生病变，表现出相关的症状和体征。

（三）免疫缺陷病（IDD）

IDD 是免疫系统先天发育不全或后天损害而使免疫细胞的发育、分化、增殖和代谢异常，并导致免疫功能障碍所出现的临床综合征。按发病原因，IDD 可分为原发性（先天性）免疫缺陷病和继发性（获得性）免疫缺陷病。IDD 的主要临床特点是：患者对各种病原体的易感性增加，易发生反复感染且难以控制，这往往是造成死亡的主要原因；易发肿瘤；有高度伴发自身免疫性疾病的倾向；以 SLE、类风湿性关节炎和恶性贫血等多见；有遗传倾向。原发性 IDD 非常罕见且多发生于婴幼儿，其中体液免疫缺陷约占 50%，细胞免疫缺陷约占 18%，两者联合的免疫缺陷约占 20%。引起继发性 TDD 的常见因素有：①营养不良；②感染，如 HIV、风疹病毒、结核杆菌、麻疹病毒、巨细胞病毒等；③药物，如免疫抑制药（糖皮质激素、环孢菌素 A）、抗癌药物和放射性损伤等；④恶性肿瘤，特别是淋巴组织的恶性肿瘤可进行性抑制免疫功能。此外，手术、创伤和脾切除等均可引起免疫缺陷病。

第 2 节　麻醉、手术对免疫的影响

一、麻醉药、镇静药和镇痛药对免疫的影响

大量研究显示，手术和 ICU 中许多常用的麻醉药、镇静药和镇痛药能影响免疫系统的功能和免疫应答，具体机制还不是很清楚。

（一）局部麻醉药

局部麻醉药物对外科手术患者的影响主要是通过阻断外周神经传入纤维将伤害性信号传入中枢，从而降低神经内分泌应激反应，抑制外科创伤应激引起的免疫抑制效应。研究表明外科子宫切除的患者，全身麻醉联合硬膜外麻醉的患者其外科创伤应激引起的 NK 细胞细胞毒性抑制效应被阻断，并且阻断 NK 细胞细胞毒性抑制效应的作用与抑制皮质醇激素水平相关。另外研究表明全髋关节置换术患者，局部麻醉组患者血浆皮质醇水平低于全身麻醉患者。硬膜外麻醉手术患者体内淋巴细胞增殖和淋巴因子的产生没有减少。一项研究表明蛛网膜下腔麻醉可以阻止全身麻醉下前列腺外科手术患者有丝分裂原诱导的淋巴细胞增殖抑制效应。最近，动物实验也证实，硬膜外麻醉和蛛网膜下腔麻醉可以阻止外科手术应激导致 Th1/Th2 细胞失衡，使 NK 细胞/NK-T 细胞功能恢复，从而能够防止术后感染并发症的发生和肿瘤病灶的转移。最新 Yardeni IZ 等研究表明，术前和术中静脉应用利多卡因可以改善子宫切除手术患者术后疼痛，并且可以降低患者 IL-6 和 IL-1 受体拮抗剂水平，维持正常淋巴细胞增殖功能，减少外科手术应激诱导的免疫功能改变。

（二）吸入麻醉药

许多体内外研究已经证实吸入麻醉药对各种免疫效应细胞存在作用，可以抑制机体免疫效应。最早 Welch 报道氟烷能够可逆性的抑制中性粒细胞的体外杀菌功能，进一步研究也证实氟烷、恩氟烷、异氟烷、七氟烷均可以抑制活化的中性粒细胞活性氧（reactive oxygen species，ROS）的产生，从而抑制中性粒细胞的氧化杀菌活性，减少中性粒细胞与内皮细胞的黏附，抑制炎症反应。

Kotani N 等研究表明异氟烷可以降低人肺泡巨噬细胞的吞噬功能；同时，吸入异氟烷可以降低内毒素小鼠支气管肺泡灌洗液中 IL-1β 等促炎因子的水平。另外有研究表明，吸入异氟烷可以增加一氧化氮（NO）的释放和诱导型一氧化氮合酶（iNOS）的表达，从而发挥抑制炎症反应的作用。同时，Tschaikowsky 等研究发现除异氟烷外，其他吸入麻醉药（包括氟烷、恩氟烷和地氟烷）都能够增加 ILPS 和 IFN-γ 刺激的小鼠巨噬细胞 iNOS 的表达。但是，也有相反研究结果报道异氟烷或七氟烷可以抑制 LPS 诱导的鼠巨噬细胞 NO 的释放。至今为止，还没有吸入麻醉药对单核-巨噬细胞和 DC 细胞抗原提呈功能影响的研究报道。

Woods 和 Griffiths 研究发现氟烷和恩氟烷在体外能够可逆性的抑制 NK 细胞的活性，并呈剂量依赖性。体内外研究证实氟烷和异氟烷可以抑制 IFN-γ 诱导的小鼠脾脏 NK 细胞的细胞毒性作用。研究表明吸入麻醉药抑制 NK 细胞的活性可能与吸入麻醉药诱导 $CD8^{+}$T 细胞产生和活化神经内分泌系统、升高血浆皮质醇水平有关。

吸入麻醉药可以抑制淋巴细胞的增殖，同时，可以抑制外周血单个核细胞（PBMC）细胞因子的释放。1% 氟烷麻醉 5 小时的大鼠，其脾脏 T 细胞的增殖能力明显降低，有丝分裂原诱导表达 CD25 受体（IL-2）功能受损。氟烷还能够抑制有丝分裂原诱导淋巴细胞 IFN-γ 的释放。研究表明七氟烷、异氟烷和恩氟烷都能够抑制 PBMCs（包括淋巴细胞、NK 细胞）合成和释放 IL-1β 和 TNF-α。虽然目前关于吸入麻醉药抑制淋巴细胞功能的机制尚不是很清楚，但是吸入麻醉药诱导淋巴细胞凋亡在其中发挥着一定的作用。研究已经表明吸入麻醉药可以降低线粒体膜电位，促使线粒体膜释放细胞色素 c，干扰

MAPK 级联信号通路，从而发挥诱导淋巴细胞凋亡效应。

实验室和临床研究提示，吸入麻醉药可能通过调控 TNF-α、IL-1β 等炎症介质的基因转录、蛋白翻译加工，从而调节炎症反应程度，影响肺损伤的发生发展。研究表明吸入麻醉药七氟烷能抑制 LPS 刺激的肺泡巨噬细胞产生 TNF-α、IL-1β 等炎症因子，从而调节肺部免疫炎症反应。炎性小体可能在七氟烷调节肺上皮细胞免疫炎症反应中发挥重要作用。

（三）静脉麻醉药

目前对于静脉麻醉药物在围手术期炎症反应中研究最多的是丙泊酚。丙泊酚是酚羟基类药物，化学结构与抗氧化剂维生素 E 相似。许多研究表明丙泊酚可以抑制固有免疫反应中中性粒细胞、单核细胞和巨噬细胞功能，但对 NK 细胞和淋巴细胞功能没有明显影响。丙泊酚可以通过抗炎反应和抗氧化活性抑制免疫炎症反应，其效应可能部分与其临床制剂中的脂质载体有关。

研究表明丙泊酚可以降低中性粒细胞胞浆内钙离子浓度，从而剂量依赖性地抑制中性粒细胞的趋化活性和 ROS 产生。另外一项研究发现丙泊酚可以减少 LPS 刺激的中性粒细胞释放 IL-18，但是对细胞内 IL-18 的 mRNA 水平没有影响，表明丙泊酚在反应后水平调节 IL-18 的释放。Heller A 和 Chen RM 研究表明丙泊酚可以使单核细胞和巨噬细胞的化学趋化、呼吸氧暴发和吞噬功能受损，小鼠巨噬细胞化学趋化和呼吸氧暴发功能在丙泊酚去除 6～24 小时后恢复。丙泊酚降低巨噬细胞线粒体膜电位和 ATP 的合成是丙泊酚发挥调节巨噬细胞免疫功能的主要机制。研究还表明高浓度的丙泊酚（300μmol/L）可以诱导细胞死亡，然而，30μmol/L 浓度的丙泊酚则可以保护 NO 诱导的小鼠巨噬细胞凋亡和细胞死亡。目前研究表明，丙泊酚对 NK 细胞活性没有明显影响，不影响健康人淋巴细胞增殖反应，但是能够抑制危重患者 B 淋巴细胞的增值。研究还表明丙泊酚可以增加 PBMCs 中 Th1/Th2 的比例，维持细胞介导的免疫效应，有利于免疫功能不全的患者。

药理学浓度的硫喷妥钠和氯胺酮能抑制 LPS 诱导的 TNF-α 释放，但用低浓度丙泊酚则增加其浓度，IL-1β 仅受氯胺酮抑制。硫喷妥钠、依托咪酯和丙泊酚抑制 IL-1 受体拮抗剂的释放，而 IL-10 浓度增加。相反咪达唑仑和丙泊酚对任何细胞因子无影响。另一研究将人中性粒细胞与咪达唑仑和丙泊酚接触，虽然细胞内 IL-8 和 mRNA 水平仍然增加，但 LPS 介导的细胞外 IL-8 聚集却降低。说明药物改变 IL-8 释放发生于转录后水平，而不影响 mRNA 的产生。

（四）阿片类镇痛药

阿片类镇痛药具有免疫抑制效应。阿片类药物主要通过与阿片类受体作用、自主神经系统和 HPA，共同参与调节免疫功能。目前为止，主要鉴别出 4 类阿片类受体：δ、κ、μ、σ 受体。这些受体不仅分布在 HPA 等中枢神经系统，同时分布在免疫效应细胞包括：中性粒细胞和 NK 细胞均表达 μ 和 δ 受体，单核巨噬细胞和淋巴细胞表达 μ、δ 和 κ 受体。阿片类药物活化中枢 HPA 和自主神经系统阿片类受体能够调节外周免疫系统。HPA 阿片类受体活化之后，促使脑垂体产生促肾上腺皮质激素，促肾上腺皮质激素作用于肾上腺，促使糖皮质激素的释放，从而抑制免疫系统。阿片类药物通过活化自主神经系统，诱导儿茶酚胺类激素的释放，从而抑制淋巴细胞、NK 细胞和巨噬细胞的功能。

研究表明吗啡能够抑制固有免疫和获得性免疫系统功能。吗啡可以使单核细胞和中性粒细胞功能受损，抑制 NK 细胞介导的细胞毒性作用和淋巴细胞增殖，诱导巨噬细胞和淋巴细胞启动程序性细胞死亡。吗啡抑制免疫反应的效应与其与免疫细胞表面的阿片类受体作用有关，吗啡与细胞表面的阿片类受体作用后，可以下调胞浆内蛋白激酶 C 的活性，诱发促细胞凋亡酶活化连锁反应，从而诱导免疫细胞凋亡。吗啡的促免疫细胞凋亡效应能够被阿片类受体拮抗剂纳洛酮阻断。研究还表明吗啡能够与其他免疫细胞表面阿片类受体结合，通过改变 NO 的释放，抑制细胞黏附调节应激激素的水平从而调节免疫炎症反应。

与吗啡不同的是，合成类阿片类药物（芬太尼、苏芬太尼、瑞芬太尼）对免疫效应的影响很小。其原因可能是合成类阿片类药与淋巴细胞表面阿片类受体的作用非常弱。Yeager 等研究发现给健康志愿者注射芬太尼，其 NK 细胞和 $CD8^+$ 细胞增加。但是增加效应维持的时间短暂，并且注射芬太尼的志愿者体内多型核粒细胞超氧化物的产生和循环 B 和 T 细胞没有增加。

（五）非甾体类抗炎药

非甾体类抗炎药是目前临床疼痛治疗广泛应用的一类药物，它能有效控制轻中度的术后疼痛，但对于大的外科手术，单独非甾体抗炎药不能控制术后剧烈疼痛。随着 PGE 的免疫抑制作用的证明，越来越多的研究将能减少 PGE 生成、减轻术后细胞因子反应及细胞免疫抑制作用的非甾体类抗炎药联合抑制免疫功能的阿片类药用于大手术术后镇痛。此外非甾体类抗炎药通过抑制 COX，减少中枢及外周前列腺素及其代谢产物的生成，有效地阻断了它们所引起的外周敏感化及中枢敏感化的发生，因此非甾体类抗炎药常做为超前镇痛药物用于术后镇痛，从而获得满意的镇痛效果，同时又能减少术后阿片药 30% 左右的用量。采用脂质体包裹技术制备的氟比洛芬脂，还具有向手术切口及肿瘤部位靶向聚集、缓慢释放以及易跨越细胞膜起效快的优点。Kim 等研究了酮咯酸辅助吗啡静脉 PCA 用于经腹子宫切除术术后镇痛对细胞因子反应的影响，发现酮咯酸组与单纯吗啡组镇痛效果没有明显差异，但吗啡用量明显减少，此外术后 24 小时，单纯吗啡组 IL-6 水平明显高于酮咯酸组，术后 4h，单纯吗啡组 IL-10 水平明显低于酮咯酸组。Mahdy 等报道了双氯芬酸对泌尿道大手术术后细胞因子反应与应激反应的影响，发现术后 12 小时，双氯芬酸组 IL-6 浓度明显低于安慰药组，术后 6 小时，双氯芬酸组 IL-10 浓度明显高于安慰药组，同时双氯芬酸组发热、CRP 以及白细胞计数均较低。

（六）麻醉对免疫功能影响的小结

1. 对非特异性免疫功能的抑制作用 麻醉手术期间对非特异性免疫功能的抑制作用主要包括对免疫屏障的功能和结构完整性，吞噬细胞的数量和活性以及正常体液和组织中抗微生物物质的含量的影响。研究证实阿托品和高浓度氧的应用可使气管黏膜纤毛摆动受抑制，动静脉穿刺，气管插管以及手术可使皮肤黏膜的完整性破坏。早期报道认为长期接触 NO、三氯乙烯、氯仿、氟烷可使骨髓细胞发育停止，外周白细胞减少，而且氟烷、乙烷对吞噬作用和吞噬细胞的移动都有直接抑制作用。麻醉、手术、严重创伤、缺氧等应激反应存在或并存有病毒感染，抗生素和局部利多卡因浸润对吞噬作用及吞噬细胞的趋化性均可产生显著的抑制作用。糖皮质激素的应用可抑制中性粒细胞的代谢和细胞免疫功能，同时使皮肤变薄消弱了皮肤的防御功能。近期研究发现严重创伤，体外循环术后血清补体各种成份均有不同程度下降，而补体激活产物 C3a、C5a 等水平则明显升高，血中备解素含量下降，调理功能严重扰乱，特别是对大肠杆菌和绿脓杆菌调理作用明显下降。麻醉对补体系统的影响则研究甚少，有文献报道连续胸段硬膜外麻醉下补体 C3、C4 含量较麻醉前水平下降。

2. 对特异性免疫功能的影响 麻醉、手术对机体特异性免疫功能的各方面（包括细胞免疫、体液免疫、红细胞免疫等）均有影响。吸入全麻（包括氟烷、恩氟烷、异氟烷）可使淋巴细胞转化率、IgG、IgA、IC、C3 和 C1a 显著降低。近期有研究证明七氟烷吸入麻醉后 T 细胞总数显著减少，其中主要以辅助性或诱导性 T 细胞下降为主，静脉麻醉药中治疗量的硫喷妥钠、吗啡以及大剂量或长期使用依托咪酯、氯胺酮、丙泊酚可抑制淋巴细胞的转化功能（包括淋巴细胞的转化数、IL-2R 表达及诱生 IL-2 能力）显著下降。有研究发现椎管内麻醉后淋巴细胞转化率、IgG、IgA、IgM 和 C3 显著降低，而且对机体的红细胞免疫功能有明显抑制作用，包括红细胞 C3b 受体花环率（RC3bRR）、促肿瘤红细胞花环率（ETER）和协同肿瘤红细胞花环率（ATER）均明显低于麻醉前。新近研究证明，严重创伤大手术和体外循环术后均可显著抑制机体特异性免疫功能，增加术后感染发生率，甚至造成多器官功能衰竭。另外四环素、氨基甙类抗生素的使用也可抑制细胞免疫功能，大量输血可产生抗个体基因型抗体抑制机体的非特异性和特异性免疫功能。

二、创伤、手术对免疫的影响

（一）严重创伤与免疫应答

创伤后机体的主要反应是免疫功能下降。根据统计，严重创伤患者在治疗后期发生感染，脓毒症直接或间接导致的病死率高达 70% ~80%，从而成为创伤治疗后期患者死亡的主要原因。到 20 世纪 90 年代，人们发现创伤后免疫功能应为紊乱，并非单纯的免疫功能下降。机体一方面表现为过度的炎性反应状态，容易引起全身炎性反应综合征，造成组织损伤，成为细菌入侵的途径；另一方面表现为抗感染免疫防御能力下降，容易发生细菌的感染，从而导致脓毒症，最终导致预后不良。过度的炎性反应与受抑制的免疫功能最终可以导致多器官功能障碍综合征。

1. 细胞免疫和体液免疫的变化 淋巴细胞功能作为细胞免疫的一个标志，在创伤后受到很大的影响。国内外已有多项研究证明，在各种危重病如严重感染、重型颅脑损伤、急性重症胰腺炎和急性中毒时均有免疫功能，特别是细胞免疫的抑制。严重创伤后机体细胞免疫功能明显降低．主要表现为$CD3^+$、$CD3^+CD4^+$细胞百分比和$CD4^+/CD8^+$比值的下降，并在创伤后1～3天达到高峰，此后缓慢回升，在第14天基本恢复正常。说明T细胞和B细胞增殖抑制、B细胞分化抑制、NK细胞活性降低、淋巴细胞因子（IL-2，IL-3，IFN-γ）生成减少、IL-2受体表达下降、IL-4和IL-10生成增加、人白细胞抗原-DR（HLA-DR）表达降低和DTH皮肤试验反应减弱。细胞免疫功能受抑制程度与创伤严重程度ISS评分有关，但与病情严重程度APACHE Ⅱ评分无明显相关性。

2. 红细胞免疫 创伤后红细胞免疫功能明显下降，其改变与体内中β-内啡肽明显升高密切相关。机体在创伤应激反应下，下丘脑释放因子促使垂体前叶分泌释放大量β-内啡肽，部分进入血液使血浆β-内啡肽增高。血液中阿片类物质β-内啡肽水平升高，可使红细胞出现变形，屈曲能力降低，膜结构改变，致使CR1的表达和构型发生变化。β-内啡肽对红细胞CR1有双重调节作用，在一定范围内，红细胞免疫功能随着β-内啡肽含量的增加而增强，但超过一定范围，随β-内啡肽含量的增加红细胞免疫功能反而降低。并推测其原因是过多的β-内啡肽超过了红细胞表面β-内啡肽受体的结合点，改变了CR1的构象而降低其活性，从而影响了红细胞免疫黏附能力。

3. 细胞因子 创伤患者早期IL-2和TNF含量变化可能是创伤后机体免疫功能紊乱的表现，两种因子共同作用容易造成患者炎症反应并导致创伤后全身炎性反应综合征的发生。T淋巴细胞游走黏附依靠表面分子和毛细血管内皮细胞表面分子的相互黏附，需要依靠多种炎症介质调节如IL-1、TNF-α。严重创伤患者TNF-α、IL-1、IL-6、IL-8、IL-10等细胞因子合成和释放增加，并可诱发炎症反应的级联放大作用，对机体造成进一步损害。单核细胞增生、IL-6（和TNF-α）血浆水平上升、急性期蛋白合成增加、巨噬细胞生成IL-1减少、生成PGE2增加，导致粒细胞功能（趋化和吞噬）下降。

创伤、失血后有几种激素和介质可能影响宿主的免疫力，如褪黑激素和PRL可以刺激创伤后的细胞免疫功能；改善多种微生物脓毒症的存活率；睾丸酮降低创伤后免疫炎症反应；5-羟色胺剂量依赖性改善粒细胞功能。

（二）手术与免疫应答

手术对免疫系统的抑制作用是由血清因子、应激激素、抑制性细胞的激活、细胞因子IFN-γ和IL-2分泌降低及Th1/Th2平衡的改变所致。手术创伤是围手术期免疫抑制的重要因素，手术创伤愈大，免疫抑制愈明显，属短期免疫抑制，但与术后脓毒血症和死亡率有相关性。行腹部大手术患者IL-10基因表达与HLA-DR抗原表达降低呈相关性，可解释手术损伤有关的免疫抑制。

三、麻醉对应激反应的抑制

麻醉应激时对神经、内分泌和免疫系统的作用是比较复杂的。麻醉和手术刺激引起的应激反应存在于整个围手术期，手术刺激引起机体的应激反应是最主要的。严重持久且难以控制的应激反应，会给机体带来很大的损伤，应立即处理。麻醉应激的影响首先是刺激下丘脑，然后作用于垂体，影响ACTH、PRL、HG、TSH、β-END和AVP的作用，以及促进肾上腺素能反应，继而增强肾上腺皮质（皮质醇分泌）、花生四烯酸代谢（前列腺素和白三烯产生）、甲状腺（甲状腺素分泌）、交感-肾上腺髓质和肾素-血管紧张素-醛固酮系统的作用。最终对机体的作用是产生代谢增强、器官功能受损以及免疫能力降低。

有人报道自体外循环开始至转流结束后6小时，血浆胰高糖素显著升高。体外循环期间可阻碍下丘脑-垂体水平释放TSH，以及术中出现的游离T_4增高抑制了垂体对低游离T_3的反应。椎管内阻滞麻醉对血浆ACTH、皮质醇均无显著影响。手术开始后60分钟两者水平均升高，减弱IL-6反应。IL-6是Th2淋巴细胞产生的CK中之一。这样降低IL-6不仅能降低应激反应，还使Th1/Th2中Th1容易占优势。然而用全麻加硬膜外以消除应激反应与单纯全麻相比，并不导致IL-6浓度降低。盆腔、前列腺和下肢手术时，椎管内阻滞麻醉能较好地阻断从手术区传来的伤害刺激向中枢传入，抑制了ACTH、皮质醇的释放。但上腹部手术，由于硬膜外阻滞麻醉不能完全阻断迷走、交感神经以及膈、躯体神经的传入途径，会引起强烈的应激反应。也有人证实对上腹部的手术，无论是全身麻醉或者是全身麻醉复合胸段硬膜外麻醉，都不能阻断ACTH和皮质醇的分泌。

四、免疫应答与应激反应的相互作用

创伤和大手术后机体免疫功能普遍下降，包括白细胞趋化和吞噬功能下降，抑制单核-巨噬细胞对抗原的提呈，阻碍 B 细胞合成抗体和 T 细胞的转化。手术创伤应激导致该神经内分泌轴剧烈兴奋，大量的糖皮质激素释放入血，研究发现大手术后数天糖皮质激素仍是增高的，且糖皮质激素的水平与组织损伤的程度以及术后免疫功能抑制的程度密切相关。其次，所有的淋巴组织均受交感神经支配，大部分白细胞都表达 β 受体，围手术期大量的儿茶酚胺释放入血。体外研究提示儿茶酚胺通过 β 肾上腺素受体介导的 cAMP 通路直接抑制自然杀伤细胞（NK）和细胞毒淋巴细胞（CTL）活性，此外儿茶酚胺还可影响巨噬细胞和 T 细胞因子的分泌，减少 IL-2、IL-12、IFN-γ 释放，刺激具有免疫抑制作用细胞因子 IL-10 的释放。多项研究证明围手术期应用 β-受体阻断药可减轻术后免疫功能抑制。术后疼痛和应激导致垂体和肾上腺髓质分泌大量阿片肽，如脑啡肽、β-内啡肽和强啡肽等，尤其是 β-内啡肽入血。体内及体外试验均证明 β-内啡肽能抑制细胞免疫功能，Nelson 等报道腹腔镜术后大鼠应用纳曲酮能显著缓解术后免疫抑制，提高 NK 细胞的细胞毒作用，促进淋巴细胞增殖以及 IFN-γ 分泌。术中机体受精神紧张、麻醉、手术刺激等多种因素影响，各种因素可通过神经内分泌系统影响免疫应答，而免疫又可通过释放 CK、分泌内分泌激素和感受抗原刺激等方面发挥调节神经内分泌反应的功能。

（一）神经内分泌对免疫应答的影响

1. 糖皮质激素　糖皮质激素通过其受体介导以下作用：抑制化学物质（C3a、C5a、LTS）引起细胞趋化、活化；抑制 CK（IL-1、TNF、IFN-γ）生成，抑制花生四烯酸介导的炎症介质的释放。

2. 交感和副交感神经兴奋对免疫应答的影响　交感神经兴奋抑制免疫应答，副交感神经兴奋加强免疫应答。

3. 生长激素（GH）和阿片肽类　GH 几乎对所有的免疫细胞都有促进分化和加强功能的作用；Gilman 等研究发现：β-内啡肽在浓度为 0.33～33μmol/L 时可加强淋巴细胞转化，而浓度降到 10^{-1}～10^{-3} μmol/L 则明显抑制外周淋巴细胞的转化反应。

另外，一些神经细胞自身可以产生 CK 影响免疫应答。如星形胶质细胞和神经胶质细胞可合成 IL-1。

（二）免疫应答对神经内分泌功能的影响

1. 免疫细胞产生内分泌激素　免疫细胞在各种抗原刺激下可以合成并释放一些典型的内分泌激素及神经肽类，从而参与调节应激反应。现已知 β-内啡肽、ACTH、TSH、GH、PRL 等十多种激素均可由免疫细胞合成和释放。Smith 的实验提示病毒可通过刺激淋巴细胞产生 ACTH，再作用于肾上腺皮质。

2. 免疫细胞的感受功能　一般情况下神经内分泌系统并不能直接感受来自病毒、内毒素、肿瘤、异体蛋白等的刺激，而免疫系统对这些刺激较敏感，且可感受、识别、记忆。

3. CK 与神经内分泌的关联　免疫细胞被激活后可产生多种 CK，可影响神经内分泌活动。如 IL-1 可刺激下丘脑的前部使体温上升；IL-2 可通过垂体-肾上腺素轴促进肾上腺皮质激素分泌；IL-6 可促使垂体细胞释放 PRL、LH 和促黄体生成素等。

五、麻醉药和麻醉方案的选择

围手术期免疫炎症反应的改变对于不同的外科手术患者的远期预后产生不同的影响。研究表明，恶性肿瘤患者，尽管选择合适的麻醉技术和外科手术，患者最终死于肿瘤的进展、肿瘤病灶的多发转移。外科手术应激诱导的免疫抑制效应和麻醉/镇痛药物对免疫细胞的直接抑制作用可能加速肿瘤的复发和转移。外科应激本身引起的免疫抑制效应是麻醉药物和镇痛药物联合应用抑制免疫细胞效应的 3～4 倍。对于一个普通健康患者，免疫抑制效应达 20% 可能对机体不会产生大的危害。但是，对于老年患者、肿瘤患者和糖尿病患者等本身免疫处于抑制状态的人群，麻醉药物引起的免疫抑制效应可能显著恶化患者的预后。因此，全身麻醉联合硬膜外麻醉，可以减轻外科手术应激反应，保护肿瘤外科手术患者免疫功能进一步受损，利于患者的远期预后。但是，对于缺血-再灌注损伤和全身炎症反应的患者，麻醉药物抑制免疫炎症反应效应有利于减轻炎症反应对组织的损害，改善患者的预后。大量研究已经表明吸入麻醉药物可以通过抑制炎症因子的产生、中性粒细胞黏附分子的表达和聚集、活性氧簇反应等效应，抑制炎症反应，对心、肺、脑等脏器缺血-再灌注损伤具有保护作用。研究还发现 LPS 等诱导小鼠急性肺损伤后，持续吸入一定浓度的七氟烷或异氟烷能明显减少肺泡内炎性细胞和血浆蛋白的渗出，减轻肺组织损伤，改善组织的氧供，吸入麻醉药物对小鼠脓毒症肺损伤具有保护作用。因此，对于心肺转流手术、缺血-再灌注损伤以及 SIRS 患者，吸入全身麻醉方法可以抑制免疫炎症反应，保护脏器功能。

麻醉、手术对免疫功能抑制作用的并发症可能有：①术后感染：主要与高龄、肥胖、营养不良以及手术时间冗长及激素治疗有关；②肿瘤扩散：对肿瘤的抵抗需要免疫完整性，免疫缺陷和免疫抑制治疗常与肿瘤发生率增高有关，麻醉、手术和输血的免疫抑制作用可使肿瘤容易在术后扩散。

围手术期外科手术创伤、麻醉方式和药物的选择都可以影响患者的免疫功能。外科手术创伤应激反应引起的机体神经内分泌系统的改变以及麻醉药物对免疫细胞的直接抑制效应是围手术期免疫炎症反应抑制的主要原因。围手术期对于外科手术患者的远期预后至关重要，麻醉药物对免疫细胞的直接抑制作用是一把双刃剑，对不同患者利弊不一。免疫抑制效应可以增加肿瘤患者术后转移和术后感染风险。相反，抗炎反应有利于保护缺血-再灌注损伤和 SIRS 引起的组织损伤。因此，未来麻醉医生有必要依据外科手术患者本身的免疫状态选择合适的麻醉方式和麻醉药物，从而，最大程度地利于外科手术患者的远期预后。

硬膜外麻醉通过抑制皮质醇的分泌，减轻了皮质醇对细胞免疫功能的抑制。硬膜外麻醉及镇痛由于阻滞了手术创伤所致的传入刺激产生的经脊髓上传的神经冲动，从而抑制了对下丘脑-垂体-肾上腺皮质轴的兴奋性，使皮质醇产生减少；同时也减弱了交感神经-肾上腺髓质轴的兴奋性，从而改善 B 细胞和 T 淋巴细胞的免疫功能。全麻只能抑制大脑皮层边缘系统或下丘脑对大脑皮层的投射系统，不能有效地阻断手术区域伤害性刺激向中枢传导。全麻复合胸部硬膜外麻醉通过降低围手术期皮质醇反应来减轻对 T 细胞亚群的影响。同时，硬膜外复合全麻能够减少全麻药的用量，有可能减轻了全麻药本身对免疫系统的抑制作用，在一定程度上减轻 T 淋巴细胞亚群的波动。

总之，麻醉、手术对免疫应答都有影响，但以手术创伤引起的应激反应为主，且与手术的广泛程度、创伤的严重性、时间长短以及是否引起内毒素、肿瘤细胞扩散等密切相关，故手术应迅速、轻柔、减轻创伤和避免毒素释放。联合麻醉和恰当的麻醉药，使麻醉对术中各种伤害性刺激引起的不良反应调控得越完善，加之围手术期镇静、镇痛越充分，避免乏氧，减少能量消耗，则应激反应越轻，就越有利于对正常免疫应答的维护。

六、麻醉手术期间保护免疫功能的措施

1. 恢复机体的营养状态　麻醉手术期间的应激性高代谢反应常使机体处于营养不良的状态，目前认为改善机体的营养状态是抑制免疫功能低下及防止感染的最简单和有效的方法。具有免疫增强作用的营养成分主要包括精氨酸、核糖核酸（RNA）和 n-3 多聚不饱和脂肪酸。

2. 纠正细胞缺氧和钙过载　目前正在试用的措施包括肝素治疗、己酮可可碱、ATP-$MgCL_2$和硫氮䓬酮。上述方法主要通过改善血液动力学，增加淋巴细胞的功能，促进脾细胞 IL-2、IL-3 的合成和分泌等作用来增加机体的免疫功能。

3. 拮抗免疫抑制因子及抑制细胞的作用　主要措施包括：①抑制 PGE2 的产生；②一氧化氮合成酶抑制剂；③糖皮质激素受体抑制剂；④阿片肽受体抑制剂等。

4.细胞因子的应用　如前所述，细胞因子在免疫应答和免疫调节过程中具有十分重要的作用，目前所应用的具有增强免疫功能或免疫保护作用的细胞因子包括 IL-2、IL-8、IL-12、IFN-γ、胸腺素、类胰岛素生长因子 I 和粒细胞或巨噬细胞集落刺激因子（GM/CSF）。

第 3 节　麻醉与手术中的超敏反应

随着医学的快速发展，围手术期广泛应用大量合成药物和新的医用物品，导致麻醉与手术中超敏反应逐年增多。2002 年挪威研究表明围手术期超敏反应的发生率 1/6000，2010 年挪威调查发现大约有 70% 的患者在麻醉过程中会发生从皮肤到心血管和呼吸系统的程度不同的超敏反应。根据最新的法国流行病学调查，引起超敏反应的首要原因是肌松药（69.2%），其次是乳胶制品（12.1%），局麻药

(0.6%)最少,见表 18-1。过敏反应多为轻微和一过性,死亡极少,约 1/10 000。任何静脉注射的麻醉或非麻醉药均可引起过敏反应,有报道称麻醉中静脉药物引起过敏反应的患者约 1/5 000 至 1/15 000 例,死亡率 4% ~6%。

表 18-1　麻醉期间常发生过敏反应和类过敏样反应的物质

物质	与过敏反应相关药品	发生率(%)
肌松剂	司可林、罗库溴铵、阿曲库铵	69.2
乳胶制品	乳胶手套、止血带、引流管	12.1
抗生素	青霉素等	8.0
镇静药	丙泊酚、硫喷妥钠	3.7
血浆代用品	右旋糖酐、明胶	2.7
阿片类药物	吗啡等	1.4
其他物质	抑肽酶、鱼精蛋白等	2.9

按照发生机制,可将麻醉与手术期间的超敏反应分为四种类型:①过敏反应,即Ⅰ型超敏反应;②Ⅱ型超敏反应;③Ⅲ型超敏反应;④类过敏反应。类过敏反应是由药物直接刺激肥大细胞和嗜碱性粒细胞释放组胺所致,其症状与过敏反应相似,但无免疫系统参与,首次用药即可出现。因其机制是非免疫性,故不属Ⅰ~Ⅳ型超敏反应,无需事先致敏或有特异性抗体的存在。有学者建议将类过敏反应用非变态反应性过敏反应(nonallergic anaphylaxis)表示。类过敏反应的易发因素包括遗传如慢性特异质、补体缺陷以及与有关药物(如筒箭毒碱、琥珀酰胆碱、硫代巴比妥、咪噻吩、多黏菌素等)接触的次数。类过敏反应时血液组胺浓度与药物剂量及注射速度有关。血液组胺浓度小于或等于 1ng/ml 时,可无症状;1 ~2ng/ml 时,可仅有皮肤反应;大于 3ng/ml 时,可出现全身反应;大于 100ng/ml 时,可出现严重全身反应,主要表现为循环与呼吸系统症状。快速静脉注射药物时造成血浆高浓度比缓慢静脉注射更容易激起肥大细胞和嗜碱性粒细胞脱颗粒。同一患者产生的超敏反应可能涉及一种或一种以上的机制。

一、麻醉与手术中超敏反应的病因学

(一) 局部麻醉药

临床广泛使用局部麻醉药,但是不良反应少。局部麻醉药的所有不良反应中约 1% 属于免疫反应,似乎与组胺释放有关。对疑有局部麻醉药过敏的患者,仔细询问病史及发病表现常能明确其机制。如患者有荨麻疹和呼吸困难,可能是超敏反应;如用药后发生惊厥,则可能是局部麻醉药过量或误入血管;用药后出现心悸、头痛、头晕,则可能是局部麻醉药中过量肾上腺素吸收后的全身反应。

酯类局部麻醉药普鲁卡因较易引起过敏反应,因其代谢产物对氨基苯甲酸(PABA)具有高度抗原性和复合性。但其诱发的过敏反应还不足 1%。酰胺类局部麻醉药极少引起过敏反应,因其为非蛋白类物质,本身不能致敏,但有时可作为一种半抗原,同蛋白质或多糖结合形成抗原致超敏反应,其机制是激活补体系统的免疫反应,不涉及 IgE 抗体。

局部麻醉药超敏反应也可能与保存剂中的对羟苯甲酸甲酯或类似物质有关,后者在结构上类似于 PABA。抗氧化剂如亚硫酸氢盐或次亚硫酸氢盐也有这种可能性。

对局部麻醉药超敏反应的证据是皮内试验,但其可靠性尚有争议。如前所述,皮内试验必须用一种不含保存剂的制剂。尽管皮内试验有这些缺点,但有证据说明对一个有或疑有局部麻醉药超敏反应的患者,用该药 1∶100 稀释液作皮内试验,92% 为肯定的阴性,所以临床上用皮内试验进行估计还是有帮助的。

另一种更为实用的方法是:遇到对一种酯类局部麻醉药有超敏反应的患者,直接选用酰胺类局部麻醉药,反之亦然。此乃基于一种假定,即酯类和酰胺类局部麻醉药无交叉过敏性。这样皮内试验和体外诊断性试验只在一种情况下是必要的,即对两类药均有怀疑,如诊断仍不明确则所有局部麻醉药均不能使用。

(二) 静脉麻醉药及麻醉性镇痛药

所有静脉诱导药均可能引起致命性过敏反应,有的可能与其溶剂有关。

1. 巴比妥类药物　硫喷妥钠和甲己炔巴比妥两种药静脉注射后引起的超敏反应发生率极少,约 1∶30 000。硫喷妥钠超敏反应极少,约 1/22 000,大部分报道的病例都是有慢性特异质病史者。据案例报道,无论是静脉注射还是口服硫喷妥钠,均可能出现过敏反应或类过敏反应;典型者发病甚急,表现为严重低血压、支气管痉挛和全身性红斑。即使静脉注射硫喷妥钠前即开始用氨茶碱,也未能防止硫喷妥钠引起的支气管痉挛。

2. 依托咪酯　该药不引起组胺释放。罕见报道与依托咪酯有关的过敏反应，故认为该药适用于有特应性和有麻醉药类过敏反应史的高危患者。

3. 苯二氮䓬类药物　苯二氮䓬类药物不引起组胺释放。很少报道其有关超敏反应，可能与其早期溶剂-聚氧乙基蓖麻油溶液有关。一般认为这类药物适用于超敏反应的高危人群。

4. 丙泊酚　早期临床制剂为聚氧乙基蓖麻油溶液，现在制剂为含有大豆油的水乳剂。两种制剂的丙泊酚均有报道由 IgE 介导的超敏反应。国内多次报道丙泊酚第一次使用时即发生过敏反应，尤其是既往有药物过敏史的患者，常见诱导后面部、颈部出现红疹，呈一过性，较轻微。

5. 氯胺酮　临床上有类过敏反应报道。

6. 麻醉性镇痛药　临床常用的阿片类药物仅吗啡、哌替啶和可待因能明显释放组胺。其他麻醉性镇痛药极少引起超敏反应。

（1）吗啡：可引起组胺释放，静脉注射可出现沿该静脉的红斑，全身反应为外周血管扩张和直立性低血压。吗啡静脉注射后血浆组胺浓度与全身血管阻力和平均动脉压下降有关。这种反应可能是类过敏反应。

（2）哌替啶：对个别患者可引起超敏反应。

（3）芬太尼：不引起组胺释放，极少引起超敏反应。表现为低血压、循环衰竭和呼吸困难。苏芬太尼和阿芬太尼也有类过敏反应。

（三）肌松药

肌松剂为麻醉期间过敏反应的常见诱因，所有肌松药均可引起超敏反应。其中琥胆酰胆碱风险最高占 48%，阿曲库铵、维库溴铵分别占 18%、12%。目前对罗库溴铵诱发超敏反应发生率的报道具有争议，挪威报道其发生率为 1/3500，而美国为 1/445 000。肌松剂因其特殊的分子结构式-季铵基团，使其无需与大的载体分子结合或半抗原化，可直接与肥大细胞和嗜碱性粒细胞表面的 IgE 分子发生交联，诱发过敏反应。苄异喹啉类化合物的美维松起效时有三种结构，不易与 IgE 分子发生交联。肌松剂之间的交叉过敏发生率高达 60%，对一种肌松药过敏的患者中约 20% 对其他肌松药有交叉过敏。交叉过敏可以发生在某一类型肌松剂中（氨基甾类或苄异喹啉类），也可以发生在不同化学结构的肌松剂之间，因为过敏原可能是许多肌松剂共有的季铵基团。对肌松药过敏的患者中有 85% 为第一次使用肌松药。已有研究证明对抗肌松药的抗体可以持续 30 年。此外，对肌松药过敏的患者中有 10% ~ 50% 对相似结构的季铵基分子有交叉过敏，如抗组胺药物、新斯的明和吗啡也有交叉过敏，而且对含有相似季铵基结构的食物、化妆品和工业材料也有交叉过敏。这种交叉过敏可使患者在第一次使用肌松药即发生超敏反应。皮内试验帮助很少，因为即使浓度很低（1μg/ml）也常引起疹块和潮红。危及生命的肌松药超敏反应是Ⅰ型超敏反应。另外也有一些肌松剂可引起类过敏反应。

1. 琥珀酰胆碱　该药能释放组胺，但是远弱于某些非去极化类肌松药如筒箭毒碱。琥珀酰胆碱首次注射可使患者致敏，当第二次注射后可引起大量组胺释放。Ravindran 等报道 1 例有青霉素过敏史者，静脉注射琥珀酰胆碱后立即出现全身性红斑和上呼吸道水肿，注射后 5 小时血浆 IgE 抗体浓度增高，证明为超敏反应。此例 1 年前曾全麻一次，其中包括琥珀酰胆碱而无异常反应。Levy 等报道另一例患者，也有青霉素过敏和支气管哮喘史，在第一次用琥珀酰胆碱后出现呼吸道水肿而无心肺改变。其气道水肿直到术毕气管拔管后出现气道梗阻才发现，因是第 1 次使用琥珀酰胆碱即出现，考虑是类过敏反应。此两例中青霉素与琥珀酰胆碱不像是存在交叉过敏，因这两药在化学结构、药理学和免疫学上无共同特征。大多数琥珀酰胆碱超敏反应的表现为支气管痉挛和低血压，伴或不伴全身红斑，但 Assem 报道一例其唯一的表现为支气管痉挛，而既往无支气管哮喘和药物过敏史，事后经白细胞组胺释放试验证明出现了组胺，证实琥珀酰胆碱是过敏反应的原因，因是第一次使用该药，故推测为类过敏反应。Youngman 报道一组 28 例患者对琥珀酰胆碱有致命过敏反应，男女比例为 1∶8，有些是第一次用药，大多数对其他肌松药有交叉过敏，全组患者 50% 仅表现循环衰竭。琥珀酰胆碱的超敏反应也可能由其保存剂所致，皮内试验时应注意假阳性。琥珀酰胆碱发生过敏性休克的危险仅在多次全麻后才增加，所以琥珀酰胆碱仍被广泛应用。

2. 非去极化肌松药　当首次较大剂量快速静脉注射非去极化肌松药时，较易引起组胺释放。其组胺释放与肌松药的化学结构有关，其中筒箭毒碱、氯二甲箭毒、阿曲库铵和美维松较明显。可引起过敏反应的有筒箭毒碱、氯二甲箭毒、加拉碘铵、泮库溴铵、阿曲库铵、维库溴铵、美维松、杜什氯铵等。筒箭毒碱的过敏反应通常在第一次应用时即出现，因而被认为是类过敏反应。

（四）阿托品

很少与超敏反应有关，但仍有一例报道，38 岁女性患者在腰麻中静脉注射阿托品后过敏性休克，临床表现包括荨麻疹、面部水肿、心动过速和循环衰竭。后经皮内试验和被动转移试验均为阳性，说明有特异性 IgE 抗体，该患者对东莨菪碱无异常反应。

（五）皮质激素

皮质激素用于超敏反应的治疗，然而泼尼松、甲泼尼松龙琥珀酸钠本身也有报道产生超敏反应。虽然这些反应较少，但临床医师必须警惕：用于治疗超敏反应的药物本身也可引起超敏反应。

（六）鱼精蛋白

鱼精蛋白为低分子多肽，其成分为异体蛋白，可直接刺激细胞释放组胺，故发生过敏反应的几率较高。糖尿病患者长期使用含鱼精蛋白的胰岛素，其发生过敏反应的风险增加 10～30 倍，但与心脏手术鱼精蛋白的使用相比，其发生比例仅为 0.6%～2%，这主要是因为心脏手术中鱼精蛋白在短时间内使用量较大。Chalse 将鱼精蛋白引起的不良反应可分为 3 种类型：Ⅰ型为快速给药反应型（循环抑制型），最常见，当注射鱼精蛋白速度过快时易引起心肌抑制、外周血管阻力下降而导致低血压；Ⅱ型为过敏反应型，临床表现为皮肤潮红、黏膜和内脏水肿、支气管痉挛、外周血管阻力下降和血压下降；Ⅲ型为严重肺血管收缩型，除血压下降外，尚有肺血管收缩、肺动脉压力升高、右室膨胀和呼吸道阻力上升，临床较为罕见，预后较差。目前多主张缓慢给药，也有报道鱼精蛋白稀释后给药可减少过敏的发生。

鱼精蛋白过敏反应的确切机制尚不完全了解，可能包括补体、肥大细胞激活，或抗体形成。此外，鱼精蛋白-肝素复合物也可能通过传统途径激活补体系统。

（七）抗生素

青霉素、头孢菌素等 β-内酰胺类抗生素最常引起围手术期的过敏反应。其中青霉素的过敏反应报道最多，死亡率高达 75%。

据 WHO 统计，β-内酰胺类抗生素的过敏反应发生率为 0.7%～8.0%，过敏性休克发生率为 0.004%～0.015%，100 万例过敏患者中有 15～20 例死亡。青霉素过敏的患者对半合成青霉素和头孢菌素也有交叉过敏反应，发生率为 3%～5%。

青霉素是由 β-内酰胺和噻唑二个环组成的小分子药物，它本身没有抗原性，不能直接引发过敏反应。主要是其降解产物与蛋白质、多肽等大分子载体结合形成全抗原才可诱发机体产生抗体（IgE、IgM、IgG），抗体附着在肥大细胞与嗜碱性粒细胞表面使其致敏，当再次接触抗原时，两者相互作用，一分子抗原上所含有的两个以上的抗原决定簇与两分子抗体形成桥式结合，导致组胺、缓激肽、白三烯、乙酰胆碱等活性物质的释放，从而产生各种不同的超敏反应。但是，青霉素类抗生素也可直接与 T 细胞表面的 MHC-肽复合物结合，而不需要半抗原自身载体蛋白的递呈。

虽然头孢菌素与青霉素的 β-内酰胺环略有不同，但是两种药物间存在交叉过敏现象。青霉素抗原决定簇与亚胺培南间有很高的交叉反应率。多数有青霉素过敏史的患者用氨曲南可能较为安全。

快速静脉注射万古霉素可引起致死性过敏反应，10 分钟内静脉注射 1g 万古霉素，血压可下降 25%～50%，并伴有红斑样疹。万古霉素也可引起剂量依赖性心肌收缩性抑制。如历时 30 分钟缓慢滴注，血压不下降。也有报道静脉注射万古霉素有血压下降的患者有组胺释放，这可能是快速静脉注射后血压下降的原因。

（八）非甾体类抗炎药

阿司匹林、布洛芬和痛力克等常出现药物反应，临床表现类似于超敏反应，如支气管痉挛、荨麻疹、血管水肿和其他皮肤反应等，甚至出现过敏性休克。成人哮喘发作患者约 8%～20% 是由上述药物所致。然其机制尚不完全明了。

（九）抑肽酶

抑肽酶是一种非特异性的丝氨酸蛋白酶抑制剂，能抑制激肽释放酶，显著减少术中与术后出血。据报道，首次接触发生超敏反应的患者占 0.7%，二次接触其超敏反应上升至 10% 左右。值得注意的是，目前有较多的生物制品含有抑肽酶成分（如医用黏合剂等），故患者不一定有明确的抑肽酶使用病史。抑肽酶的不良反应轻者为全身皮肤红斑（A 型），重者为不明原因的呼吸循环不稳定（B 型）。8 个月内连续使用抑肽酶的患者发生超敏反应的几率增大，提示抑肽酶应用的次数越多，超敏反应的危险越大。

（十）木瓜凝乳蛋白酶

木瓜凝乳蛋白酶注射剂于 20 世纪 60 年代开始用于椎间盘突出症的治疗。该药可引起不同程度的超敏反应，甚至导致循环衰竭和死亡。新的制剂去除了保存剂，并减少了异体蛋白含量，超敏反应发生率可能降低。木瓜凝乳蛋白酶可作肉类的柔嫩剂、化妆品和啤酒，接触的人更易发生超敏反应。

（十一）血液制品

血液制品包括红细胞悬液、全血、新鲜冰冻血浆、血小板、冷沉淀和纤维蛋白胶复合物（fibrin glue compounds）。任何血液制品输注后都可发生许多不良反应。输注正确血型和交叉配型的血制品时超敏反应的发生率约为3%。

非溶血性输血反应包括抗原-抗体反应，发生在供血者白细胞、血小板和免疫球蛋白与受血者抗体之间。全血和成分输血治疗，包括红细胞悬液、新鲜冰冻血浆或血小板，可能发生严重、甚至致命的非溶血性输血反应，这是由于供血者抗体对抗白细胞抗原所产生的白细胞凝集。致命性溶血反应多发生于IgM介导的ABO血型不符的输血。

有些特殊患者血浆中缺乏IgA抗体，其输血的风险更高，因为这些患者体内已产生抗IgA抗体，当接受含有IgA的血液制品时可激发超敏反应。如需输血，则应接受缺乏IgA抗体的供血者的相容血或对供血者的血液进行洗涤，以去除血液中的IgA。

血液制品的超敏反应表现为瘙痒、红斑和荨麻疹，常伴有体温升高和嗜酸性粒细胞增多，也可能发生喉痉挛和支气管痉挛。如果发生白细胞凝集，可出现更严重的后果：微血管堵塞、血管炎症导致内膜损害、低氧血症、肺动脉高压和非心源性肺水肿。严重的反应需停止输血，并采用积极的治疗。

对有输血超敏史者，采取预防措施可能有益，如用苯海拉明和西咪替丁加上洗涤红细胞或血小板，以确保清除大部分潜在的有变应原性蛋白质。

（十二）血浆扩容剂

输注人造血浆代用品或人类血浆衍生物包括人类血清蛋白、葡聚糖（右旋糖酐）、明胶和羟乙基淀粉（HES）均可引起超敏反应或类过敏反应。

人造血浆代用品更容易引起类过敏反应而非超敏反应，或激活补体通路。有研究者观察了19 593例患者应用各类胶体后不良反应的发生率和严重程度。根据所用胶体的种类不同，过敏反应和类过敏样反应的发生率差别很大，明胶类为0.345%，右旋糖酐为0.273%，白蛋白为0.099%，羟乙基淀粉中的HES为0.058%。过敏反应和类过敏样反应的发生与所使用血浆代用品的种类、输注速度以及患者的特异性体质有关。明胶在血浆代用品中发生过敏反应或类过敏反应的几率最大。某些患者对明胶制剂的免疫敏感性起着重要的作用，特别是在风湿性疾病患者体内已经存在抗胶原抗体。这些抗体与明胶类过敏样反应间可能存在某些关系。有报道，长期应用HES的患者可出现难治性瘙痒，这类瘙痒具有剂量依赖性，潜伏期较长，提示可能是血管内淀粉颗粒沉积所致。HES发生过敏反应的机制尚不明了。

白蛋白发生超敏反应的机制是凝集物与IgG结合，启动补体系统或对稳定剂起作用。另外稳定剂可能改变白蛋白，引起致敏和组胺释放。

（十三）对比染料

注射离子造影剂后超敏反应发生率为5%～8%。临床表现有恶心、呕吐、潮红或感觉发热，严重者可有荨麻疹、血管神经性水肿，喘鸣、呼吸困难、低血压或死亡，占静脉注射对比染料的2%～3%。其机制多样，有免疫原性和非免疫原性，其中造影剂引起的反应被认为属于超敏反应，其确切机制尚不明了。有5种不同类型的反应：血管运动、血管迷走神经、皮肤、渗透和类过敏反应。最严重的反应是特应性性质的。有反应史者也不能预测将来的反应。对比剂溶液的渗透压过高（hyperosmolarity）可能对血流动力学有显著影响，或可直接作用于肥大细胞和嗜碱性粒细胞。没有证据支持造影剂所致的超敏反应是由IgE所介导。

（十四）血管移植物

血管移植物的材料可引起超敏反应，表现顽固性低血压和弥散性血管内凝血。一般认为血管移植物材料中的涤纶不会致敏，但与之混合的其他材料属各公司专利权，可能有所差别。

（十五）乳胶制品（天然橡胶）

由于乳胶制品（如面罩、橡胶手套、引流管和黏合剂等）在医学和其他领域的广泛应用，乳胶过敏反应日趋增多，已成为继肌松药发生过敏反应的第二大类物质。据报道，乳胶所致的过敏反应占手术期间过敏反应的12.1%。天然橡胶含有低分子量水溶性蛋白，可导致IgE介导的反应。已知橡胶蛋白有240种，其中60种与过敏有关。临床上表现为心血管系统、呼吸系统和皮肤症状，甚至过敏性休克。

先天性脊柱裂、长期留置导尿患者和医疗工作者中乳胶过敏高发。多次经历手术的患者7%对乳胶过敏，其发作时间可在接触后40～290分钟，其性质是超敏反应或类过敏反应。手术时乳胶手套直接与血液、黏膜和组织接触而缺乏皮肤屏障，这可能是乳胶过敏反应特别严重的原因。临床表现为循环系统、呼吸系统和皮肤症状，甚至过敏性休克。对乳胶敏感者应避免使用含乳胶的制品，而使用代用品如乙烯基或氯丁橡胶手套。

二、超敏反应的临床表现和诊断

(一) 临床表现

药物过敏反应或类过敏反应症状常在注药后1～5分钟内出现,80%以上来势凶猛,有的来不及抢救即已死亡。主要表现为在循环系统、呼吸系统和皮肤症状。

皮肤即刻反应的特征是皮肤潮红、瘙痒、风团样皮疹或一过性血管性水肿。皮肤症状是肥大细胞在局部释放化学介质的结果,是局部血管内液体大量丢失、静脉回流受阻所致。眼睑水肿可能很明显。少见而严重水肿部位是上呼吸道组织,特别是喉头。

循环系统一般首先表现为低血压,患者面色苍白、四肢厥冷、烦躁不安、冷汗、心悸;随后表现有胸闷、心律失常、脉率细速、血压迅速下降甚至神志不清、严重休克。很可能是由于组胺使毛细血管通透性增加,液体转移至血管外间隙,引起血管内容量明显减少所致。广泛凹陷性水肿提示血管内液体大量丢失。连续的血细胞比容测定可粗略地估计液体从血管内转移的量。组胺使血管平滑肌松弛,引起血液蓄积于静脉,也是血压下降的原因之一。与低血压并存的心动过速很可能与组胺诱导肾上腺释放内源性儿茶酚胺有关。心脏局部组胺释放可能是心律失常和(或)房室传导阻滞的原因。

呼吸系统首先表现为咽喉部发痒、咳嗽、喷嚏和声音嘶哑,严重时可出现咽喉部水肿,表现为迅速出现的喘息、喉痉挛、顽固性支气管痉挛、呼吸急促、严重发绀,甚至肺水肿。支气管痉挛是超敏反应中最威胁生命的表现。

清醒患者还可表现为呕吐和腹泻。还可出现有凝血障碍、白细胞减少和体温降低。

过去认为全身麻醉能抑制组胺,但这种推测的唯一的根据是全麻下极少发生超敏反应这一事实。实际上,麻醉药本身可改变介质释放,麻醉药(如吸入麻醉药或氯胺酮)可能影响超敏反应引起支气管痉挛的严重程度。因此有可能延误早期诊断。椎管内麻醉也不能减弱超敏反应中化学介质的释放。事实上由于周围交感神经阻滞了肾上腺分泌肾上腺素,反而能促进化学介质的释放;而且周围交感神经阻滞可制止代偿性血管收缩,从而加重低血压的程度。麻醉期间的超敏反应有时仅表现为心血管虚脱,但这已是超敏反应较晚期的表现。

超敏反应的症状轻重因人而异,差别很大。影响的因素有:注入的药量、肥大细胞和嗜碱性粒细胞的活性、支气管和血管平滑肌的反应性和自主神经系统的反应性,如果 α 和 β 受体的活性不平衡似乎也影响超敏反应的严重程度,特别在慢性特应性患者中,正常人的 α 受体的活化(引起细胞内 cGMP 浓度增高)将被 β 受体的活化(使细胞内 cAMP 浓度增高)所抵消。而有超敏反应史的患者其自主神经系统活性可能有持续的不平衡,使其易于发生超敏反应,即小量组胺注入特应性患者体内产生的反应比正常人严重。情绪的变化也可影响超敏反应的症状,因为周围自主神经系统的活性是受中枢神经系统影响的,例如手术和麻醉前的情绪变化可能影响支气管哮喘的严重程度。

目前国际通行做法是将过敏反应临床症状分为4级。Ⅰ级:仅仅出现皮肤症状;Ⅱ级:出现明显的但尚无生命危险的症状,包括皮肤反应,低血压(血压下降30%伴其他不可解释的心动过速):Ⅲ级:出现威胁生命的症状,包括心动过速或心动过缓,心律失常及严重的气道痉挛;Ⅳ级:循环无效,呼吸心搏骤停(表18-2)。

表 18-2　过敏反应和类过敏样反应的临床征象

器官或系统	非麻醉时症状	麻醉时症状
皮肤	发红、瘙痒、荨麻诊,血管性水肿	发红、荨麻疹、血管性水肿
消化系统	恶心,呕吐,胃肠痉挛,腹泻	全麻时不明显
呼吸系统	喉水肿,呼吸困难,呼吸停止	呼吸道阻力增加,支气管痉挛
循环系统	心动过速,血压下降,心律失常,心衰	心动过速,低血压,心律失常,心衰
肾脏	尿量减少	尿量减少(继发于急性肾小管坏死)
血液系统	DIC	DIC

当用此标准来比较临床症状的严重程度时,过敏反应的临床表现大大重于类过敏反应。大多数过敏反应的临床表现属于Ⅱ～Ⅲ级,多表现为心血管系统受损和支气管痉挛:而类过敏反应多属于Ⅰ级,主要表现为皮肤症状。类似的是,同样是过敏反应,由肌松药和抗生素引起的临床症状的严重程度往往超过了由乳胶引起的症状。

（二）诊断

大多数药物过敏反应的诊断是推测的，常基于问题的发生恰好在某一药物注射之后，而将二者联系起来。当应用某药物后出现血压下降，不管是否伴有支气管痉挛，都要考虑药物过敏反应。而要证实已经发生的过敏反应，临床资料最重要，但缺乏免疫学证据和实验室检查则难以明确诊断和引起反应的药物。

因为麻醉中药物的多样性，确定致敏药物很困难，通过皮肤试验和免疫化学分析检验显示特异性IgE可能为致敏原提供信息。常规实验室检查包括在反应发生后72小时内连续测定IgE抗体总量和补体蛋白C3和C4的血浆浓度（问题发生72小时后的血标本应该反映患者的正常值，所以事前缺乏对照值也无防）。有过敏史的患者发生超敏反应后1小时内的首先表现是血浆中IgE抗体浓度突然降低，说明对药物特异的抗体与新近注射的药物结合成复合物。以后又出现血浆IgE抗体浓度显著升高。经补体系统传统途径引起的超敏反应，连续测定其血浆补体成分，显示C3和C4的消耗。补体蛋白C3转化一般少于30%，如超过30%而无C4消耗或转化，提示其机制为补体系统替代途径。

然而连续测定血浆IgE抗体浓度和补体蛋白C3和C4浓度只能提示超敏反应的发生，而不能确定引起反应的药物。而对于严重的药物超敏反应重要的是确定引起反应的药物，以便对以后的用药作出选择。如用过多种药，常需作体内和（或）体外诊断性试验，找出引起超敏反应的具体药物，否则，为了安全起见只能在以后的麻醉中避免使用所有可疑的药。

如不良反应在第一次接触药物时即发生，而血浆IgE抗体和补体蛋白C3和C4均无改变，提示为类过敏反应。可用血浆组胺浓度测定、皮内试验、细胞试验和血浆特异蛋白分析进行检验。放射免疫法测定血浆组胺浓度很敏感，可能成为常规检查之一。

已用的体内和体外免疫诊断试验有：

（1）皮内试验：简单、便捷，诊断率高，是麻醉前估测过敏反应和类过敏样反应最常用的方法，是证实与药物起作用的特异性IgE抗体的存在。皮内注射一种或多种可疑药物，常为0.1ml，1∶1000稀释度，注入前臂内侧皮内，以刺激全身性超敏反应，但其表现局限于注射部位。尽管局部注射的药量很小，仍可出现全身性超敏反应，故强调作试验时应备有必要的急救措施。如果采用药物的商品制剂作试验，还应考虑到其稀释液或保存液引起超敏反应的可能性，所以单独用稀释液或保存液分别作皮内试验也是绝对必要的。

皮内试验阳性结果为：边界清晰的疹块，直径至少10mm（不包括红斑），注射后15分钟内出现，持续（距注射毕）至少30分钟。其周围是红斑，常感瘙痒。阳性皮内试验并不能明确超敏反应的机制，特别是以前接触过该药但无不良反应。如第一次接触该药即有超敏反应，皮内试验又是阳性，则提示为类过敏反应。

皮内试验假阳性的最常见原因是注射本身的机械创伤，引起局部组胺释放。由于这种机制引起的疹块称为皮肤划痕现象。可以用生理盐水对照性皮内试验来鉴别皮肤划痕现象。

皮内试验的用途和可靠性除了对青霉素外还有争议。如注射部位的条件不能使该药或其代谢产物与蛋白质载体结合，或不能使该药降解成抗原性物质，皮内试验就可能为假阴性。如循环血中的降解产物才是负责超敏反应的物质，那么皮内试验也可不呈阳性，或延迟数小时。还有，皮肤的蛋白质可能与循环血中的蛋白质不同，而后者才是与药物（半抗原）结合形成完全抗原的物质，其结果皮内试验也可以是假阴性。如果同时应用了治疗超敏反应或慢性特应性的药物，如抗组胺药、β-受体激动药、氨茶碱，则可能掩盖阳性皮内试验的产生。另外，皮内试验对局部麻醉药和肌松药是否有价值，尚有不同意见。

（2）被动转移试验：是皮内试验的变异方法。将怀疑发生过超敏反应患者的小量血浆注入无变态反应者的皮内，血浆标本中的IgE抗体局限地固定在受试者细胞上，24～48小时后将怀疑的药物注入该处皮内，如患者血浆标本中存在药物特异性抗体，20分钟内将出现疹块和潮红反应。此法可靠，可证明是否存在能产生超敏反应的抗体。其危险性是可能给受试者传染病毒性肝炎。

（3）IgE抑制试验：将超敏反应患者的血浆和所怀疑的药物一起孵育，在此以前和以后测定其中IgE抗体浓度，假如IgE浓度下降，说明存在药物特异性抗体。但此试验费时和昂贵。

（4）白细胞组胺释放试验：将发生过药物超敏反应患者的白细胞与可疑的药物放在一起孵育，如组胺浓度升高，证明此药即是引起类过敏反应的物质。如用不同浓度的药物作试验，还可证实在体内引起肥大细胞和嗜碱性粒细胞直接释放组胺所需的药物剂量。此试验是在超敏反应缺乏免疫学证据时用以建立类过敏反应的诊断方法，但此法做起来困难。白细胞组胺释放试验为超敏反应提供了一个基本的体外试验方法，已用于肌松药、硫喷妥钠和青霉素过敏反应后的诊断。当皮肤试验不能进行、皮肤试验结果阴性或模棱两可而需证实时和皮肤试验阳性但与病史不符时，可用白细胞组胺释放试验。

（5）放射变应原吸收试验：本法是在体外检测是否存在某一药物的特异性抗体的诊断性试验。用一种商品抗原制剂，加入患者血浆，便产生抗原-抗体（IgE）复合物，再加入放射标记的抗 IgE 抗体，抗原-抗体复合物的放射活性与特异性 IgE 抗体在体内的存在和浓度相关。敏感性高，可以定量测定血清中 IgE 存在，是确诊过敏反应的主要试验，可代替皮内试验和其他体外试验，对过敏物质检测的敏感性为 89% ~97%，特异性为 97%。

（6）放射免疫试验（RIA）是通过测定血浆的组胺浓度和血清的类胰蛋白酶浓度，对过敏反应和类过敏样反应进行鉴定，但其对多种过敏物质的分辨率差。血浆组胺浓度在反应开始后约 5 分钟出现，维持约 10 ~ 20 分钟。血浆组胺浓度在 9mmol/L 以上则为阳性。血清组胺浓度的实用价值低，因其半衰期短，相比较而言，尿中组胺浓度更为有用，在出现反应后 24 小时内可检出，正常值为 15 ~ 20μg/L。血清类胰蛋白酶是肥大细胞脱颗粒的最佳指示者，其半衰期为 1 ~ 2 小时，血中峰值约在出现反应后 1 ~ 10小时。血清类胰蛋白酶在 25μg/L 以上为阳性，其阳性诊断率为 92.6%。

（7）酶联免疫吸附试验：可用于测定 IgE 抗体，曾用于多种物质的抗体测定包括 HIV。但尚缺乏测定麻醉中药物反应所致 IgE 抗体的试剂盒。

三、超敏反应的预防和治疗

（一）术前预防

药物引起的过敏反应可发生于任何人，无法预测。尽管如此，一般认为有慢性特应性病史患者更容易对麻醉药中静脉注射的药物产生超敏反应，此外多次接触同一药物或相关药物也影响超敏反应的发生率，特别是对于那些有超敏反应历史的患者，所以对特应性患者，同样和同类药物应避免重复使用。对于既往全麻诱导时有超敏反应史或对某诱导药皮肤试验阳性的患者应避免使用同样的药物，并在术前药中应用泼尼松龙（50mg，麻醉前 13 小时、7 小时和 1 小时口服）和苯海拉明（50mg，术前 1 小时口服或肌内注射）。与药物多次接触的间隔期也很重要，2 周是药物超敏反应发展和发生的最佳潜伏期，静脉注射和肌内注射更容易发生超敏反应。以前用过且无不良反应的药物也不能排除再用时发生严重超敏反应的可能性。许多对硫喷妥钠或肌松药发生超敏反应的病例都是曾经多次用过均无明显不良反应。

过敏反应和类过敏样反应的发生虽然不可能绝对避免，但如果麻醉前给予足够的重视，并给予适当的预防措施，则可以尽可能地降低其发生率。

1. 询问过敏史　包括并存疾病、既往过敏史和麻醉意外史，其次了解既往接受相同结构或类似结构药物的反应史、如曾疑对某药有过敏反应停药后反应如何、治疗效果如何和各种诊断性试验或诱发试验结果。

2. 术前准备　对可疑的过敏患者，术前可进行药物的皮肤试验、IgE 抑制试验，以确定过敏药物。术前给予皮质激素或抗组胺类药物。

3. 正确使用药物　尽量选用过敏反应小，使用较为安全的药物，对于有过敏反应和异常症状产生的药物，在使用时要先用试验剂量，并严密监测血流动力学和呼吸功能变化，注射速度要缓慢。有异常症状出现，立即停止使用。

4. 加强观察和监测　对于多种药物有过敏史的患者，在使用药物后应密切观察患者的神志和生命体征，正确判断异常情况。

Beaven 及 Watkins 主张对有超敏反应史的患者，术前预防性用药以减少发生率和减轻严重程度。下列用药是合理的：H_1受体拮抗药苯海拉明 0.5 ~ 1mg/kg，口服或肌内注射，和 H_2受体拮抗药西咪替丁 4 ~ 6mg/kg，口服。这些药能够占据组胺的周围受体。麻醉性镇痛药引起的组胺释放常影响血流动力学。Philoin 等在静脉输注吗啡以前应用苯海拉明和西咪替丁可使其减轻，联合应用的效果较好。另外，预防性应用色苷酸能预防组胺从细胞内释放。

术前预防性应用组胺拮抗药对那些曾对某药有类过敏反应而随后又必须再用时特别适合。此外，在用某药时剂量要缓慢增加，尽可能避免血浆药物浓度过高，因为后者有利于肥大细胞和嗜碱性粒细胞脱颗粒。

对放射性造影剂有超敏反应史的患者需再用同样或类似的造影剂前，应口服泼尼松 50mg/6h，持续 1 日，最后一次服药在造影前 1 小时，此时加用苯海拉明50mg，均经口服或肌内注射。另外如无心绞痛、心律不齐或其他禁忌证可口服麻黄碱25mg。这一方案能预防严重的反应(5%仍有轻度反应)。

（二）治疗

围手术期发生药物过敏治疗的原则是立即终止致敏药物的使用，更换输液器具。如患者仅有轻度头晕、恶心、出汗和皮肤荨麻疹，在停止用药和及时、有效抢救的同时，进一步查清致敏药物，待病情稳定后再查明变应原。对于同时复合使用数种药物，尤其是麻醉期间用药较多时，则需及时、迅速、细致和客观地分析。根据过敏反应和类过敏样反应征象的轻重分为3度：轻度反应仅出现荨麻疹和血压轻度下降等体征，一般停药后病情会自动缓解，无需特殊处理；中度反应除全身荨麻疹外尚有低血压、心动过速、心律失常与气急，需吸纯氧，气管插管或气管造口行机械通气，扩容并给予多巴胺、肾上腺素等血管加压药物，维持循环、呼吸稳定。

重度反应出现呼吸困难，肺水肿、右心功能衰竭，病情进展迅速，即刻或数小时危及生命，治疗时应给予大剂量的肾上腺素或其他儿茶酚胺类药物，并随时做好心肺脑复苏准备。治疗的目标是纠正动脉低氧血症，抑制化学介质的继续释放和恢复血管内容量。具体措施是：①立即停止应用可疑有超敏反应的药物和停止使用麻醉药；②保持呼吸道通畅，吸入纯氧，对极严重者可能需要气管内插管和用氧气辅助呼吸；③立即缓慢静脉注射肾上腺素5μg/kg(不太严重者可皮下注射或肌内注射，剂量同前)或100μg(稀释至1∶10 000)，可在数分钟内重复一次。肌内注射较安全，静脉注射可能引发心肌缺血和梗死，对剂量应慎重，注意患者反应，最好有心脏监测。肾上腺素有迅速和救命之效，最可能的解释是增加细胞内cAMP的水平，从而降低肥大细胞和嗜碱性粒细胞释放化学介质的能力，另外是肾上腺素的β刺激效应和松弛支气管平滑肌的作用；④如肾上腺素不能迅速缓解休克应立即输晶体或胶体液，以后者为佳，因毛细血管渗透性已增加；⑤使用肾上腺素一次后可肌内或静脉注射H1受体阻断剂扑尔敏10mg，然后注射氢化可的松200mg以加强治疗。也可用苯海拉明0.5～1mg/kg，静脉注射，竞争H1受体，减少循环中组胺继续与相应受体的结合；⑥氨茶碱能解除支气管持续性痉挛，其机制认为是抑制磷酸二酯酶，从而使细胞内cAMP蓄积，以减少化学介质的释放；⑦在血管内容量恢复以前，也可能需要用去甲肾上腺素或一种拟交感药(间羟胺、苯肾上腺素)以维持灌注压。但必须了解α刺激作用可能增加细胞内cGMP的浓度，后者理论上可能促进肥大细胞和嗜碱性粒细胞释放化学介质。

早期使用皮质激素，以消除气道水肿，减轻症状。其他已证明的或理论上有效的药物有异丙肾上腺素和抗胆碱药。另外必须加强监测，必要时进行桡动脉和肺动脉漂浮导管置管，甚至经食管超声心动图了解心脏功能状态。过敏反应可能会重复反应，故对于发生过敏反应的患者应在ICU监测24h。

（三）长期治疗

包括预防、自我治疗和脱敏治疗。先通过病史、皮肤试验或放射免疫试验查出变应原，以后应尽量避免再次接触。自我治疗很重要，因早期治疗易使过敏反应逆转。对于容易发生严重过敏反应者，应配备预先包装好的肾上腺素针(成人300μg，儿童150μg)或喷雾剂以便自我治疗；口服抗组胺药也是有效的自我治疗药物。脱敏疗法，指干预治疗，对患者用小剂量特异性变应原长期注射，并逐渐增加剂量，通过调节患者对此过敏原的免疫反应，使其过敏反应症状逐渐减轻并最终消除。

第4节　自身免疫性疾病、免疫缺陷病与麻醉

一、自身免疫性疾病与麻醉

为缓解自身免疫性疾病的症状，除用免疫抑制剂治疗外，还采用胸腺切除、脾切除等外科治疗，这类患者也会有其他疾病需外科治疗，故麻醉医师应了解自身免疫性疾病与麻醉之间的相互关系。

（一）麻醉前准备

为缓解自身免疫性疾病症状，多数患者术前常合用抑制免疫的药物、细胞毒性药物和激素或用其代用药进行治疗，因此多需激素保护。凡属仍在用药者、过去半年以内曾用药达一个月以上者和新用药物总量经换算相当于氢化可的松1g以上者，应于术前或在麻醉前用药中加氢化可的松100～200mg肌内注射，术中术后再给予半量，如无术后并发症，自术后第一日起逐渐减量。术前用其他免疫抑制药者，因有细胞毒作用，有可能与某些麻醉药的免疫抑制作用相重叠，术前应停药，并等待肝、肾、骨髓功能

恢复后再行手术。常规剂量的哌替啶、芬太尼和吗啡的血药浓度不影响幼稚淋巴细胞。

（二）某些自身免疫性疾病的麻醉特点

1. 系统性红斑狼疮　临床表现有面部蝴蝶形红斑、雷诺现象、肾功能障碍、贫血、白细胞减少和持续性蛋白尿等。用激素治疗者须注意有无多发性消化道溃疡、肾上腺皮质功能不全和感染等。对鼻部及颊部有病变的盘状狼疮型患者麻醉时应注意使面罩与面部接触良好。

2. 慢性类风湿性关节炎　有的患者因骨端融合而致颈椎后仰受限，全麻时气管插管困难，可使用纤维气管镜清醒插管。腰椎受累时应当避免椎管内麻醉。据报道，约有26%的病例并发环杓软骨关节炎，表现为杓状软骨黏膜发红、肿胀和声门狭窄，软骨呈象牙样变性和纤维化，由于插管困难，很容易损伤声带，所以最好避免气管内插管，应考虑气管造口。对血清胆碱酯酶降低的病例，琥珀酰胆碱和普鲁卡因须慎用。肝功能异常主要表现为肝组织变性，选择麻醉药需注意。还可并发肺的弥漫性间质纤维化，术中术后呼吸管理也有一定困难。

3. 白塞综合征　表现为口腔黏膜和外阴的疼痛性小溃疡和眼症状，进而并发假性延髓麻痹、惊厥、颅神经麻痹和髓膜炎症状等。中枢神经系统受损害者称神经性白塞综合征。一旦出现中枢神经症状，病程多迅速发展，有时与麻醉后神经障碍的症状混淆不清，故最好避免椎管内麻醉。咽部溃疡瘢痕形成而局部变形的病例，应预料到插管可能困难，术前应做详细的气道评估。病变常累及大小血管，术中尽量维持血流动力学平稳。由于皮肤黏膜脆性增加，注意保护，减少不必要的有创操作。

4. 干燥（Sjögren）综合征　本综合征包括干燥性角结膜炎、口内干燥并发胶原病。由于气管和支气管黏膜分泌减少，麻醉前可不使用颠茄类药，麻醉中吸入气应增加湿化处理。因其他分泌腺功能也有异常，上呼吸道干燥可致气管支气管炎。

5. 多发性动脉炎　多为男性，表现为小动脉坏死性炎症性病变，多发生于动脉分支处。症状可因侵犯血管的部位不同而各异，除非早期行激素治疗，多经数月至一年左右死于脑、心和肾脏的损害。麻醉处理应注意可并发肺内感染和肾功能减退、有的可并发蛛网膜下腔出血、偏瘫和惊厥。对有发生心肌梗死可能者进行麻醉相当危险，多需以激素保护性治疗。

6. 特发性爱迪森病　术前应尽可能口服食盐10g/d，并给予乳酸复方氯化钠等输注。

7. 慢性甲状腺炎　表现为甲状腺功能低下，术前只用阿托品。以氧化亚氮-氧-肌松药维持浅麻醉，因颈动脉窦反射功能降低，改变体位时要注意。耐寒能力低，术中注意保温。急诊手术最好能静脉注射速效甲状腺素，无条件且病情允许者应延期手术，直至甲状腺功能得到改善。

8. 特发性上皮小体功能降低　术前应给予钙剂以保持血钙正常。术中如过度通气可发生抽搐。由于锥体外系已受损害，氟哌利多应慎用。

9. 主动脉炎综合征　表现为锁骨下动脉狭窄和闭塞而致一侧或两侧桡动脉搏动微弱或消失，难以测得上肢血压。可有颈动脉窦反射亢进，脑电图出现慢波化。肾动脉狭窄可致肾性高血压。降主动脉狭窄可致上半身高血压和脑缺血性病变，心电图示左室肥厚、ST段或T波异常等。麻醉中应考虑各脏器血管狭窄并非一致，应用多种监测仪掌握各重要脏器的血流量很重要。应以激素保护，术前术中应避免诱发心动过速和血压上升。

10. 自身免疫性心脏病　系心肌损害后或心脏手术后心脏产生的抗原反应。麻醉时应注意鉴别心肌梗死的复发，需使用激素和预防肺炎等。

11. 肺肾（Goodpasture）综合征　多见于青年男性，系急性肾小球性肾炎并发呼吸紊乱，以咯血为特征，早期有血尿，晚期出现蛋白尿。麻醉中应注意呼吸障碍、肾功能减退（急性肾功能不全）、贫血、激素治疗和肾性高血压等。

12. 类狼疮性（lupoid）肝炎　主要表现为肝、脾肿大，长期持续黄疸，血清谷丙转氨酶及谷草转氨酶升高，血清硫酸锌浊度试验、麝香草酸浊度试验强阳性，磺溴酞钠试验异常，并发胶原病。麻醉时应以激素保护，避免使用对肝有毒性的麻醉药，避免减少肝血流量的因素，并需注意肝肾损害、胸水和心包炎等全身性红斑狼疮并发的症状。

13. 溃疡性结肠炎　手术前多已用激素治疗或已停药1～2个月者，须行激素保护。因肺活量多低于预测值，术后应鼓励深呼吸和咳嗽等，以防心肺并发症。

14. 多发性肌炎　对既往有骨骼肌肌力降低、吞咽无力和肺并发症者，应尽量减少肌松药的用量，并防止误吸和肺并发症。

二、免疫缺陷病与麻醉

围手术期间,HIV 患者临床表现可以表现为各种并发症:①呼吸障碍;②神经系统功能障碍(与病毒因素,宿主反应和环境因素,如酗酒,吸毒成瘾,丙型肝炎病毒共感染有关)导致的认知功能不全或周围神经病变;③脂肪代谢障碍,血脂异常和胰岛素抵抗,是动脉粥样硬化的主要原因;④主要营养障碍,对艾滋病患者的麻醉几乎与正常人一样,没有艾滋病毒-区域麻醉的相关禁忌。麻醉药品的主要限制,在于蛋白酶抑制剂,这可能会影响阿片类药物、非甾体抗炎药和苯二氮䓬类药物(超过剂量的风险)的代谢途径。术后期间,后续治疗应包括血栓预防(与正常人相比风险增加)、对心血管的副作用、营养状况等。此外,心理状态和医师的密切配合也是至关重要的。

(一) HIV 感染患者的麻醉

关于 HIV 血清阳性患者麻醉和手术的总体风险报道极少,患者感染 HIV 病毒,只有到晚期 AIDS 时免疫系统才受严重破坏且其他器官和系统也受到损害。而 HIV 病毒携带者免疫系统损伤较轻,其他器官和系统基本不受损害。ASA 分级和手术固有的风险可用于综合风险评估,WHO 及美国疾病控制中心(center for disease control,CDC)根据临床症状和 CD4+T 细胞凋亡表现的免疫抑制程度将 HIV 感染分为四期:急性感染期、潜伏期、艾滋病前期、典型艾滋病期,可为 HIV 血清阳性者提供一个最好的综合性术前风险预测。

潜伏期 HIV 患者的麻醉没有特别注意事项,然而对第三和第四期的患者,需要采取谨慎的麻醉管理。术前要仔细进行体格检查,评估实验室结果,器官受损情况,药物的副作用,来推测患者感染的程度。实验室检查包括全血细胞计数,凝血功能和肝肾功能等。还应了解呼吸、神经、胃肠和血液系统并发症,以及继发性感染。应严格实施无菌技术,以预防机会感染。有创监测的潜在价值须与脓毒症的危险性衡量利弊。

HIV 患者并无特别需要的麻醉方式,麻醉方式的选择取决于患者的已有疾病和身体状况。免疫系统虽然与人体的应激系统有一定关系,但并不是主要的,所以患者对麻醉和手术刺激反应仍然敏感,若麻醉过浅或疼痛存在,这些患者同样可引起血压高、心率快、血糖高、儿茶酚胺高等应激反应,导致应激损伤,所以麻醉要足够深度。患者麻醉中的心率、血压、苏醒生命体征与 HIV 阴性患者无差异。HIV 病毒携带者,免疫系统受到一定程度损伤,加之麻醉、手术应激等均可对患者的免疫功能产生影响,所以抗病能力较正常人差,因此麻醉医师应该重点预防麻醉过程给患者带来继发感染,以尽量减少对病情的影响。脊髓型颈椎病、脊椎或脊髓肿瘤会增加椎管内麻醉中枢神经系统感染的风险。然而国外学者研究硬膜外麻醉、蛛网膜下腔麻醉不会使神经系统感染 HIV,并且对免疫功能影响较小,因此,HIV 感染者可选用连续硬膜外麻醉。目前 HIV 病毒感染患者术前术后相关免疫指标对照研究甚少,所以持续硬膜外麻醉是否为 HIV 患者感染者手术的理想麻醉方式还值得进一步研究。

全麻和阿片类药物可能对免疫功能有负面影响,对于 HIV 导致的免疫抑制的患者中术后的免疫抑制可更长一些,可能导致术后感染和促进肿瘤生长或转移。因此就麻醉技术而言,除非某些有神经系统病者,应选择区域阻滞麻醉。

(二) HIV 在麻醉、手术过程中的传播

1. HIV 病毒由患者传播给麻醉医师　通过对医护人员与总人群感染 AIDS 的比例对比,以此估计职业因素所带来的风险,发现医务人员并不高,且绝大多数是由非职业因素所致。

为了预防 HIV 由患者的传播,麻醉医师需要了解必要的自我防护措施,除常规更换手术室衣帽鞋裤外还要做到:①加穿一次性手术隔离衣,鞋套,戴双层手套;②凡有可能接触到患者血液、体液及分泌物时必须戴防护眼罩,手和皮肤有伤口时除认真包扎原伤口外必须戴双层手套。一般认为戴单层手套后被患者血液污染的机会可减少 80%,戴双层手套则可使穿透里层的危险性又减少 50%;③为预防围手术期被安瓿、针尖刺伤手和皮肤,安瓿瓶颈须用医用沙轮轻划后才能用手掰,使用完毕的空针不得再套上针头鞘套,针头放入损伤性医疗废物贮存器内;④气管内插管时用安全套(避孕套)作为咽喉镜片及镜柄的保护套,或使用一次性咽喉镜,并戴防护眼罩,全麻诱导时要防止患者呛咳分泌物飞溅沾染麻醉医师颜面;⑤吸痰、拔管、接触引流瓶等时必须穿隔离衣裤、鞋套、戴手套。

2. HIV 在患者间互相传播:数个患者共用一个注射器注射麻醉药有潜在的危险。麻醉设备的污染也是 HIV 传播的一个潜在危险。尽管呼吸管道在患者之间不重复使用,但其他麻醉设备可被患者分

泌物污染而成为新的污染源,例如丙肝可因为呼吸机Y型接头污染而暴发流行。热、湿过滤器可以过滤细菌、病毒,从而减少通气管道的污染。喉镜片和镜柄被可见或不可见的血液污染也常有发生。在一项调查中,检查了65套准备用于患者的喉镜,有26套(40%)被血污染。

预防术中HIV由患者间互相传播的措施有:①尽可能使用一次性器械和耗材,包括气管导管、吸痰管、牙垫及其他各种导管;②消毒和灭菌是常规用于预防HIV病毒传播的方法;③尽可能地使用呼吸道过滤器(也称人工鼻);④所有血液和血制品如为HIV抗体阳性经检验均可查出,但感染HIV后与血清反应阳性之间存在时间差,故这样仍不能消除传染HIV的危险性。输血传播HIV病毒几率为1∶100 000,因此,是否输血应慎重;⑤对麻醉机、呼吸机、监测仪器、钠石灰罐等,术毕用2%戊二醛涂抹,并用清水抹净,然后与手术房间一同消毒处理。

3. 麻醉医师对患者的传播　这种危险性很低,首先是麻醉医师受创伤导致出血,然后再污染器械和设备,后者再污染患者的组织,这种危险在百万次操作中只有2.4~24次。

(三) 对患者血液、体液及分泌物的处理

1. 患者的大小便、血液、胸腹腔引流液、呕吐物等均应放入专用的标志醒目的容器内,术毕向容器内加入0.5%(5000mg/L)过氧乙酸浸泡处理30分钟后方可倒入便池。

2. 对沾有患者血液、体液、痰、肠道、阴道分泌物等的敷料、棉球、纱球、一次性麻醉用具(硬膜外包、穿刺针、导管、螺纹管、钠石灰等)放入可防漏的袋内,术毕向袋内喷洒0.5%(5000mg/L)过氧乙酸密封消毒1h后由专人送到焚烧炉焚烧处理。

(四) 被带有HIV病毒的体液污染后的处理

如果不慎被针头刺伤的伤口又被带有HIV病毒的体液污染则具有高度危险,应尽快地实施污染后预防处理(postexposure prophylaxis,PEP),理想时间为1~2小时内,但伤后1~2周也可进行。很高危险的污染就不是预防而是在上述时间内进行治疗。一种推荐的方法为齐多夫定(zidovudine)250mg每日2次,拉米夫定(amivudine)150mg,每日2次,再加茚地那伟(indinavir)800mg,每日3次,共治疗4周。如果毒性大或治疗不确切则需换其他药物。

(五) HIV与疼痛

疼痛可发生于HIV感染的任何阶段,更常见于病情严重者,HIV疼痛综合征类似播散性恶性肿瘤者。与HIV感染有关的疼痛有头疼、单纯性疱疹感染、背痛、疱疹后神经痛、喉痛、腹痛、与HIV有关的关节痛或Reiters综合征(非淋病性关节炎、结膜炎和尿道炎)、与治疗药物(如叠氮胸苷蔼或indinavir)有关的疼痛和痛性周围神经病。虽然大多数与HIV相关的疼痛综合征不能作出诊断,重要的是排除机会性感染或癌引起的疼痛。

痛性周围神经病是有关HIV的最常见的神经病,可影响高至30% HIV感染者,可由HIV病毒或抗逆转录病毒(antiretroviral)药物引起。

HIV中的疼痛综合征可能诊断不明从而治疗不够。一项对315例HIV患者的多中心调查,多至30%的门诊患者和62%的住院患者诉痛。在中至重度疼痛者中57%未用过止痛药。

对HIV感染者疼痛的治疗应是多学科的,建议用下列方案:对疼痛应定位、定性、可能的病因(感染和癌)应排除、对痛的精神和情绪成分应剖析。评估应包括全面的病史和体格检查,包括用药史、使用或错(滥)用毒品史、神经和心理的评估。必要时应咨询疼痛治疗专家。当前治疗疼痛的药物包括:麻醉性和非麻醉性镇痛药、三环类抗抑郁药、抗惊厥药、物理治疗和心理治疗技术。治疗应按癌痛治疗原则。多学科综合的疼痛治疗将帮助患者改善其疾病临终阶段的舒适、功能和生活质量的水平。

(六) HIV和产科

HIV和AIDS已常见于育龄妇女,几乎没有明显证据提示HIV增加孕期的并发症或改变HIV感染的过程,但可能早产、死胎和其他并发症较多。

经阴道自然分娩则在生产过程中,阴道有撕裂等可能性,增加了感染的机会。而择期剖宫产则有充分的准备,如提前服用抗病毒药物、应用杀菌剂等,避免了产程中可能出现的危险性,故强烈建议选用剖腹产,联合应用抗逆转录病毒治疗和择期剖腹产可降低传染率至2%左右。一项研究显示,HIV血清阳性的临产妇用区域麻醉未见与麻醉或分娩过程有关的神经病学或感染性并发症。在产后即刻期间免疫功能的测定和其疾病的严重程度基本维持不变。

为了使艾滋病母婴传播阻断取得明显成就,必须在以下几个环节做工作:①对产妇进行生产前HIV抗体检测;②尽早发现HIV阳性人员;③对HIV阳性人员做好追踪服务,建议采取避孕措施,并给予药物治疗;④对HIV阳性孕妇尽可能在孕28周以前采用联合抗HIV病毒药物,对高危人群在孕前、产时、新生儿最初几周抗病毒干预和人工喂养,HIV 母婴传播率可以降到 2% 以下。因此,孕前期以及孕早期进行 HIV 抗体检测是预防艾滋病母婴传播工作成败的关键。

(方向明)

参考文献

1. 龚非力. 医学免疫学. 第 3 版. 北京:科学出版社,2009.
2. (美)L. 松佩拉克. 免疫学概览. 第 2 版. 李琦涵,施海晶 译 北京:化学工业出版社,2005.
3. Shin Kurosawa and Masato Kato, Anesthetics, immune cells, and immune responses. Journal of Anesthesia, 2008, 22:263-277.
4. JN. Siebert, Influence of anesthesia on immune responses and its effect on vaccination in children: review of evidence. Pediatric Anesthesia, 2007, 17:410-420.
5. Katarinasakic, Neuroimmunomodulation by regional and general Anaesthesia, Periodicum Biologorum UDC, 2009, 111:209-214.
6. Hogan Brian V., Peter Mark B, Shenoy Hrishikesh G. Surgery induced immunosuppression, surgeon-journal of the royal colleges of surgeons of Edinburgh and ireland, 2011, 9:38-43.
7. Forget Patrice, Collet Valerie. does analgesia and condition influence immunity after surgery? Effects of fentanyl, ketamine and clonidine on natural killer activity at different ages, European journal of anaesthesiology, 2010, 27:233-240.
8. Dewachter P, Mouton-Faivre C, Emala CW Anaphylaxis and anesthesia: controversies and new insights. Anesthesiology, 2009, 111(5):1141-1150.
9. 郑利民. 少见病的麻醉. 北京:人民卫生出版社,2004.
10. Vera von Dossow. Perioperative cell-mediated immune response. Frontiers in Bioscience, 2008, 13:3676-3684.
11. Leelanukrom R. Anaesthetic considerations of the HIV-infected patients. Curr Opin Anaesthesiol. 2009, 22(3):412-418.
12. Howard Cedar, Yehudit Bergman, Epigenetics of haematopoietic cell development, Nature Reviews Immunology, 2011, 11:478-488.
13. 田玉科. 围手术期过敏样反应和类过敏样反应. 医学新知杂志,2005,15(2):7-9.

第19章 麻醉与遗传

遗传学(genetics)是研究生物的遗传(heredity)和变异(variation)的科学。从遗传学的观点看,在一般情况下,遗传学差异对接受麻醉患者的安危无多大影响。但不同个体对同一剂量的同一种药物可以有不同的反应,即使年龄、性别以及体重等条件相同,仍可出现个体之间的差异。这种个体差异有些显然是由遗传因素决定的。遗传基因组成的差别构成人与人之间的药理学个性(pharmacologic individuality),影响患者个体对药物的吸收、代谢、排出速率和反应性。某些具有遗传缺陷的患者接受麻醉药物时可发生异常反应。药物反应遗传变异研究的迅速发展使遗传药理学(pharmacogenetics)成为独立的药理学分支。药物体内代谢过程均与酶和受体有关,基因突变可致某些酶缺陷,从而影响药代动力学和药效学。有些麻醉药物作为化学物质本身也可能具有致突变(mutagenicity)、致畸(teratogenicity)和致癌性(carcinogenicity)。此外,对具有遗传性疾病的患者接受手术治疗时,应根据不同疾病的解剖、生理和功能特点合理选择麻醉方法和用药。

第1节 医学遗传学基本知识

(一) 遗传学基础

细胞是生命的基本结构和功能单位,在光学显微镜下分为细胞膜、细胞质和细胞核。细胞膜控制物质出入,对信息传递、细胞识别有重要作用。细胞质中的细胞器各自发挥其重要的功能。细胞核在一定程度上控制着细胞代谢、生长、分化和繁殖等活动。

染色体(chromosome)是遗传物质的载体,是细胞核里的线形结构,能被碱性染料着色的细胞器。体细胞通常是二倍体,有两组染色体,人体体细胞的染色体数为46条,常染色体(autosome)为44条,男女一样。2条为性染色体(sex chromosome),男性为XY,女性为XX。染色体经过一定程序处理并用特定染料染色后,在普通光学或荧光显微镜下,染色体可呈现不同深浅颜色的条纹或不同强度的荧光节段,称为染色体带。各号染色体带的形态不同,称带型,染色体带型指在显带染色体标本上,一条染色体被着丝粒分为短臂(p)和长臂(q);两臂均由一系列染色深和染色浅的带所构成,不存在带间区。在长臂或短臂中都可依明显的形态特征(如着丝粒、端粒、明显的深染带或浅染带)作界标,区分为几个区,每区中包括若干个带、亚带。

基因(gene)是遗传的基本功能单位、突变单位、重组单位。基因是载着特定遗传信息的DNA分子片段,在一定条件下表达遗传信息,产生特定的生理功能。控制每种相对性状(trait)的基因在成对的同源染色体上占有相对应的位置,这种成双成对的基因称为等位基因(alleles)。等位基因在精子和卵子中并不成对。在一对基因中,只要一个存在就能够使性状得到表现,这一基因称为显性基因(dominant gene);而只有成双存在时才能使性状得到表达的基因,称为隐性基因(recessive gene)。等位基因同为显性或同为隐性,称为纯合子(homozygote),一个为显性而另一个为隐性基因,称为杂合子(heterozygote)。某些基因决定某个蛋白质或酶的分子结构,这些基因称为结构基因(structural gene)。有些基因起到控制其他基因的作用，称为调控基因（regulation gene）。结构基因的突变可导致某一特定蛋白质的一级结构（即蛋白质的氨基酸顺序）和蛋白质量的改变。调控基因的突变可以影响一个或多个结构基因的功能。对人类遗传性代谢疾病的研究证明“一个基因一个蛋白质”的概念是生物界的普遍规律。

（二）遗传方式

基因携带的遗传信息按一定方式从上代往下代传递，经过表达，形成一定的遗传性状或遗传病。致病基因的遗传方式多种多样，主要为单基因和多基因遗传两大类。此外，某些染色体病也有特定的遗传方式。

1. 单基因遗传（single gene inheritance）　这类遗传性状或遗传病主要与一对基因有关，并按简单的孟德尔方式遗传。

（1）常染色体遗传（autosomal inheritance）：单基因遗传中，凡某种性状的基因位于常染色体（第1～22号染色体）的任何一对上，这种性状的遗传属于常染色体遗传，可分为常染色体显性遗传和常染色体隐性遗传。

1）常染色体显性遗传（autosomal dominant inheritance）：一种性状或遗传病的基因位于常染色体上，这种基因性质如果是显性的，其遗传方式叫常染色体显性遗传（AD）。等位基因之间的显性和隐性关系是相对的。基因可以用符号来表示，显性基因用英文大写字母（如 A）表示，其等位的隐性基因则用英文小写字母（如 a）表示。由于体细胞中的基因都成对存在，所以一个个体的基因型可能是 AA、aa（纯合子）或 Aa（杂合子）。在显性遗传病中，基因型为 AA 的个体，由于纯合子的致病基因的作用，该个体是该病的患者；基因型为 aa 的个体，由于纯合子的正常基因的作用，该个体是无病的正常人；基因型为 Aa 的杂合子中，致病基因 A 的作用得以表现，也形成遗传病，基因 A 的作用表现出来，称显性基因，基因 a 的作用则被基因 A 所掩盖而得不到表现，叫隐性基因。如果等位基因之间不存在显性和隐性关系，而是独立地制造自己的产物，杂合子中两种基因的作用都能得到表现，叫共显性（如 ABO 血型遗传）。

2）常染色体隐性遗传（autosomal recessive inheritance）：一种性状或遗传病的基因位于常染色体上，这种基因作用如果是隐性的，这种性状的遗传方式就叫常染色体隐性遗传（AR）。隐性遗传病的特点是纯合状态时才表现为遗传病。在杂合状态时（Aa），由于有显性基因 A 的存在，基因 a 的作用不能表现，因而杂合体并不发病，与正常人近似，但可将致病基因 a 传给后代。这样的个体叫致病基因或变异基因携带者。

（2）性连锁遗传（sex-linkage inheritance）：如果基因位于 X 或 Y 染色体上，就与性连锁，这一基因所控制的性状传递方式就叫性连锁遗传，该遗传方式又可分为 X 连锁显性遗传、X 连锁隐性遗传、Y 连锁遗传（或限男性遗传）。

2. 多基因遗传（polygenic inheritance）　性状的表达受许多基因控制，而单个基因对表型的效应都很小，但若干对基因作用积累，可以形成一个明显的效应。研究表明，一些常见的畸形或疾病有明显的家族倾向，如高血压、冠心病、消化性溃疡及某些先天性畸形等，这些疾病有多基因遗传基础，可称为多基因遗传病。

（三）遗传的变异

遗传物质发生的可遗传的变异称为突变（mutation），可分为两类。

1. 染色体畸变（chromosome aberration）　染色体畸变指在某些条件下，细胞中的染色体组（genome）发生数量或结构上的改变，包括整个染色体组成倍的增加、个别染色体整条或某个节段的增减以及由于染色体个别改变位置所造成的染色体结构上的改变，其结果必然破坏基因作用之间的平衡，影响物质代谢的正常进行。染色体畸变所引起的疾病称为染色体病，通常伴有发育畸形和智力低下，同时也是导致流产与不育的重要原因。

2. 基因突变（gene mutation）　基因突变是指基因的碱基对组成或排列顺序由于物理、化学和生物等因素所引起的分子结构改变。基因突变可以有三种结果：一是变异的后果轻微，对个体不产生可察觉的有害或有利效应；二是可能给个体生存和生育能力即适合度带来一定好处；三是不利于个体的生育能力和生存，DNA 分子结构变化、遗传信息改变，不能合成正常的蛋白质或酶。蛋白质的质和量的异常所导致的一系列病理生理变化称为分子病。由于基因突变导致酶的质量改变，通过所催化的酶促反应引起的一类疾病，称为遗传性代谢病。

第2节　遗传因素对药代动力学的影响

麻醉药物的代谢主要在肝脏进行生物转化，代谢的方式包括氧化、还原、分解、结合等。许多药物的代谢过程是由肝脏或其他组织的特异性或非特异性药物代谢酶所催化。遗传基因调控药物代谢酶的合成，基因变异可导致药物代谢酶合成不足或缺陷，导致药物代谢异常。

（一）血浆胆碱酯酶变异

酯酶（esterases）是机体内作用于酯键使物质发生水解反应的一类代谢酶的总称。酯酶对人体具有重要的生理、病理、药理和毒理学意义，如重要神经递质乙酰胆碱在体内由特异性的乙酰胆碱酯酶灭活。人体有两种胆碱酯酶：一种是乙酰胆碱酯酶（又名真胆碱酯酶，acetylcholinesterase，AChE），主要分布于红细胞膜，能特异性水解乙酰胆碱，对其他胆碱酯类水解较慢，AchE的活性在人群中并不呈遗传多态性分布；另一种是丁酰胆碱酯酶（butyrylcholinesterase，BchE），又名血清胆碱酯酶、假胆碱酯酶（pseudocholinesterase）和非特异性胆碱酯酶，由肝脏合成释放入血，能有效的水解包括琥珀酰胆碱和普鲁卡因在内的许多胆碱酯和其他酯类。常规用量的琥珀酰胆碱能很快被BchE水解，仅有50%左右能到达神经肌肉接头，呼吸麻痹持续约2～3分钟。

1. BchE变异　BchE的活性在人群中呈遗传多态性分布，遗传变异可引起BchE酶活性降低或丧失，此类患者接受常规用量的琥珀酰胆碱后，肌肉麻痹可持续1h甚至数小时。这种异常临床反应是因为患者血清中的非典型（atypical，A）BchE对琥珀酰胆碱的亲和力很低，酶的活性降低，不能以正常的速率水解琥珀酰胆碱，神经肌肉接头处的琥珀酰胆碱积聚过多。研究发现，非典型BchE与带正电荷酯的结合能力缺陷是因为其本身带负电荷的底物结合部位有氨基酸改变。此外，BchE还存在一些其他变异，如缄默（silent，S）变异，对氟化钠抑制不敏感的变异（F），J变异，K变异，H变异等。S变异其纯合子的酶活性完全缺如或仅有正常酶活性的2%。H、J、K如果不合并其他变异，它们的表型（VH、VJ、VK）与正常个体（VU）则难以区别，但与其他变异如A变异合并杂合子（AH、AJ、AK）出现时，则易被检测出。H变异在家系研究中，可导致酶活性降低90%以上；J变异可使酶活性降低66%；K变异可使酶活性降低33%，是最常见的变异，其发生率达1%。应用琥珀酰胆碱时，VA或AK表型的个体肌肉麻痹与正常个体相比可略延长，AF、FS或AJ表型的个体则有较长时间的呼吸停止，而基因型为SS、AA或AS的个体则有显著的呼吸停止。

在临床实验中，对于琥珀酰胆碱反应异常的患者或有这种亲戚的患者，可间接通过酶抑制法确定BchE的表型和基因型，最常见的酶抑制剂是地布卡因（又名辛可卡因、dibucaine），地布卡因数目（dibucaine number，DN）指10μmol的地布卡因对BchE活性抑制的百分数。正常BchE对地布卡因很敏感，80%以上活性可被其抑制，非典型BchE对地布卡因不敏感，仅20%的活性被抑制，DN为20。确定DN分型时，应注意控制实验反应温度和浓度。其他抑制剂如氟化钠、琥珀酰胆碱、丁醇（butanol）和尿素（urea）等，使F、H、J和K等变异得以发现。

在临床上应用神经刺激器有助于发现BchE表型异常，应用神经刺激器后给予琥珀酰胆碱，若患者发生Ⅱ相（非去极化）神经肌肉阻滞，则表明患者有异常的BchE基因异常。

2. BchE遗传变异的分子遗传机制　正常BchE的蛋白为四聚体，四个亚基的结构完全一样，各包括574个氨基酸，这些氨基酸的分子量为65 092，每个BchE亚基有10个天冬酰胺残基，其中有9个被糖基化而各带一短糖链，四聚体的BchE共结合有36个糖链。BchE酶蛋白分子共带有72个负电荷。根据人类基因命名委员会的命名，BchE代表酶蛋白，而四个字母全部大写并斜体的*BCHE*表示相应基因。

（1）典型BchE的基因变异：研究表明，在正常BchE上存在一个由带负电荷的氨基酸残基如天冬氨酸、谷氨酸等构成的阴离子底物结合部位，而非典型BchE上缺乏这一部位，影响酶分子与带正电荷配基的亲和力。分子生物学研究显示，非典型BchE上的第209位发生A、G的突变，导致酶蛋白第70位的天冬氨酸变成了甘氨酸（Asp70Gly）。

（2）变异体：部分非典型BchE变异在基因水平上除Asp70Gly突变外，第1615位核苷酸可发生点突变，导致Ala539（GCA）变为Thr539（ACA）。人群中K变异的发生频率很高，突变纯合子发生率可达1%。

（3）缄默BchE：缄默BchE是由于BchE自第

351 位起发生了 GGT 到 GGAG 的基因变异。杂合子的 DN 正常，而 BchE 的活性仅为正常的 50%，纯合子的 BchE 活性极低甚至完全没有活性。

（4）J 变异体：J 变异个体的 BchE 上存在两个点突变，一个是 K 突变（Ala539Thr），另一个是第 1490 位的核苷酸由 A 变成了 T，相应地 Glu497 变为 Val497。BchE 酶活性可减少 60% 以上，因而具有较重要的临床意义。

3. BchE 活性降低的麻醉处理　在正常个体，琥珀酰胆碱静注 1 分钟内 90% 以上的药物由 BchE 水解，到达神经肌肉接头处的药物只占所给剂量的极小部分，其所产生的肌肉麻痹可以很快恢复。临床上遇有使用琥珀酰胆碱后肌力长时间不恢复者，首先要排除导致 BchE 活性降低和酶量减少的病理生理因素，由遗传变异所致的 BchE 活性降低，应在 DN 等遗传学检查后方能确定。对于 BchE 缺陷的个体，及时注射从人血浆中浓缩和纯化的正常活性的 BchE 可缩短肌肉麻痹的持续时间。但如注射过晚，则无明显的作用。对呼吸未恢复者，主要是控制呼吸，无需作其他特殊处理，同时补充麻醉药，使患者保持无意识状态。如果周围神经刺激证明去极化阻滞已变为Ⅱ相阻滞，可试用抗胆碱酯酶药依酚氯铵 1mg 予以拮抗。控制呼吸应持续到神经肌肉阻滞完全消失。

BchE 活性降低变异对某些麻醉药物的水解也有影响。据报道，具有非典型或缄默 BchE 的个体，在应用普鲁卡因或氯普鲁卡因时其麻醉作用时间明显延长，甚至出现毒性反应。因而对 BchE 变异个体使用此类药物应予以注意。

（二）生物氧化酶多态性

氧化是最常见的药物代谢反应，药物氧化均在一系列酶系催化下完成。微粒体 P450 是细胞色素 P450（CYP450）酶系中的一种，主要存在于肝细胞和肾上腺皮质细胞内质网。微粒体 P450 通过与相邻的黄素蛋白 NADPH-P450 氧化还原酶、细胞色素 b5 和氧接受传递电子对参与药物及皮质激素、脂肪酸的氧化代谢。在氧化药物过程中，活化的氧分子中的一个原子还原成水，另一个原子用以氧化药物，这种一个氧分子具有双重作用，因而微粒体 P450 被称为混合功能氧化酶。

人类许多药物代谢 CYP450 酶具有遗传变异，在人群中分布呈遗传多态性。CYP450 酶遗传多态性是一种单基因性状，其特异性基因的等位基因发生改变而引起该基因产物酶的缺失或变异，并在人群中至少有两种表型（或基因型）。CYP450 与 ZD6 有广泛的底物对象。如该酶缺乏，则有些药物治疗出现毒性，而有些药物则治疗失败。

抗高血压药物异喹胍（debrisoquin）的氧化过程需 CYP450 参与，如该酶缺乏，则异喹胍结构中脂环羟化受阻，代谢减慢，导致血药浓度升高，效应增强。异喹胍弱代谢者的基因表型的遗传方式是常染色体隐性遗传。这种人对异喹胍等 20 多种药物缺乏代谢能力，因而可能出现毒性作用（表 19-1）

表 19-1　CYP450 代谢的药物

药物	可能的毒性作用
异喹胍	低血压
美托洛尔、布非洛尔	β-受体阻滞效应过度增强
去甲替林	精神错乱
降糖灵	乳酸中毒
非那西丁	高铁血红蛋白
哌克昔林	肝毒性、神经病变

（三）醇脱氢酶的多态性

乙醇经醇脱氢酶作用可氧化成乙醛。该酶的多态性可引起个体对乙醇耐受力的差异。亚洲人群对该酶亲和力低者较多，这些人常出现戒酒反应，即少量饮酒后出现面红、心悸、头痛。

（四）尿苷二磷酸-葡萄糖醛酸转移酶（UDPGA）不足

UDPGA 主要分布在肝内，是参与人体药物代谢Ⅱ相结合反应的一种药物代谢酶，它可以催化葡萄糖醛酸与内生性胆红素结合。葡萄糖醛酸化是药物和环境化学物质排泄的主要途径，许多药物与葡萄糖醛酸结合后失去活性。如麻醉性镇痛药、苯二氮䓬类、洋地黄类及扑热息痛等。但吗啡与葡萄糖醛酸结合后仍有活性，如 UDPGA 不足，而吗啡用量又过大时，则易发生中毒。

人类 UDPGA 遗传变异呈多态性。临床上许多高胆红素血症都与 UDPGA 等位基因的突变有关。吉尔伯（Gibert）综合征是以轻度慢性高血胆红素为特点的良性疾病，其分子生物学机制是遗传性药物葡萄糖醛酸化障碍。为常染色体显性伴不完全外显性遗传，发生率为 2% ~5%。

（五）单胺氧化酶（monoamine oxidase，MAO）遗传多态性

MAO 主要位于细胞线粒体，可催化生物胺类包括神经递质如去甲肾上腺素、多巴胺、5-HT 的氧化

降解。MAO 活性与人类的某些疾病具有相关性，MAO 基因调控区存在遗传多态性。而许多激素和药物也可影响 MAO 活性，糖皮质激素可阻断切除肾上腺后所导致的 MAO 活性增高。丙基硫氧嘧啶、利血平也可增加 MAO 的活性。MAO 基因缺失则可导致严重的精神神经改变。

第3节　遗传因素对药效学的影响

遗传对药效学的影响是指在不直接影响药动学的条件下，对药效学所产生的影响。临床上有些疾病可能因使用某些药物而诱发代谢紊乱或临床表现，也有因解剖异常在使用某些药物后出现特殊药效学效应。

（一）卟啉症

卟啉症（porphyria）又名紫质症，是有先天性卟啉症代谢紊乱所致的卟啉前体及（或）卟啉在体内聚集的一组疾病。卟啉是血红素合成过程中的中间产物，主要在红骨髓和肝内合成。根据卟啉代谢紊乱的临床表现，卟啉症分为急性间歇型（acute intermittent porphyria，AIP）、遗传性粪卟啉型、变异型（variegate porphyria，VP）和症状型。与麻醉有密切关系的是 AIP。

1. 临床表现　AIP 是由于尿卟啉原合成酶 I 即 PBG 脱氨基酶缺乏所致，该病为常染色体显性遗传。青年女性居多，90% 为潜伏者，仅 10% 有临床症状。该类患者其 PBG 脱氨基酶活性仅为正常的一半。因肝脏卟啉前体，即 δ-氨基酮戊酸（δ-ALA）和卟胆原（porphoilinogen，PBG）生成过量，在体内堆积过多而出现腹痛和精神症状。临床症状为慢性并急性发作和间歇缓解。腹痛呈持续和绞痛状，并可向背部放射，腹软但有触痛，可伴有剧烈呕吐、脱水、电解质紊乱及便秘，其症状与阑尾炎、肠梗阻及胆石症相混淆而被施行手术。

2. 诱发因素　许多药物可使 CYP-450 肝酶原活性增强，从而 ALA 合成酶活性增强，δ-ALA 和 PBG 在体内堆积，出现急性发作的症状。

所有的巴比妥类、氯氮䓬、依托咪酯、磺胺类、安泰酮、吸入麻醉药如恩氟烷、甲氧氟烷，某些局麻药如利多卡因，均可诱发 AIP 急性发作。其他一些药物如乙醇、苯妥英钠、类固醇激素、氨基比林、丙咪嗪、尼可刹米、麦角新碱、硫脲类等，以及手术创伤、感染、进食不足、劳累、精神刺激、妇女的月经和妊娠，也可引起 AIP 发作。

3. AIP 急性发作的治疗措施　对 AIP 发作引起的脱水、低钠血症和低镁血症、心动过速及腹痛应给予对症处理。有癫痫发作时，用地西泮或硝西泮（clonazepam）作为巴比妥类的替代品。葡萄糖能抑制 δ-ALA 合成酶的活性，减少 δ-ALA 的合成，可静脉滴注葡萄糖 10～20g/h，直至接近 300g/d。若经上述处理神经精神症状仍进一步发展，可用羟高血红素（Hematin）静脉输注 4mg/（kg · 12h）以抑制卟啉前体过度生成，并注意预防急性肾功能衰竭（麻醉处理在后）。

（二）恶性高热

恶性高热（malignant hyperthermia，MH）是一种罕见的具有临床异质性疾病，是最先发现受体缺陷而具有遗传药理学特性的疾病之一。恶性高热是一种以体温升高、代谢亢进和肌肉强直为特征的致死性综合征。当易感个体用强效的全身麻醉药如氟烷合并去极化肌松药如琥珀酰胆碱时，可诱发该综合征。该病为常染色体显性遗传，其发生率呈年龄依赖性，儿童约为 1/15 000，成人约为 1/50 000，分布遍及全世界。白种人发生率远较黑种人为高，亚洲亦有发生该病的报道。连锁分析图谱及分子遗传学研究显示，假设的恶性高热基因与肌浆网钙释放通道的雷诺定（Ryanodine）受体基因位点紧密连锁。雷诺定受体基因位于 19 号染色体的长臂（19q131-132 区带），这种突变在人类恶性高热家庭中占 5%，另一可能的基因是激素敏感型酯酶。恶性高热临床表现、症状严重程度和病死率各不相同。恶性高热患者及其家族成员常患有隐性或显性先天性肌病，如先天性骨骼肌畸形、眼睑下垂、斜视、肌肉抽搐症、疝及自发性关节脱位，这些均为染色体改变的突出表现。不同麻醉用药对恶性高热发病率的影响程度不尽相同（见表 19-2）。

表 19-2　不同麻醉用药 MH 的发病率

麻醉方法	爆发型	不典型	MH 易感患者发病率
总发病率	1 : 251 063	1 : 17 435	1 : 16 303
全麻	1 : 221 811	1 : 15 404	1 : 14 403
琥珀酰胆碱	1 : 140 006	1 : 8819	1 : 8297
吸入全麻药	1 : 84 488	1 : 6653	1 : 6167

典型的恶性高热可发生于儿童、青春期或年轻人。已知的可引起MH的药物有：去极化肌松药、所有挥发性麻醉药以及氧化亚氮。易感患者在接受上述触发剂后出现突然长时间的肌肉强直，其程度可以是轻度的，也可能非常严重而成为最主要的临床表现，气管插管变困难，胸壁强直使呼吸减弱。经过长短不一时间后，体温开始上升，甚至可达44.4℃，同时出现严重的代谢性和呼吸性酸中毒。如治疗不及时，可能在数分钟内死于室颤，或数小时内死于肺水肿或凝血功能障碍，或数天内死于神经系统损害或肾功能衰竭。2/3的患者最终死于心跳骤停。

MH及易感者可安全使用的药物包括巴比妥类、丙泊酚、依托咪酯、麻醉性镇痛药、地西泮、咪达唑仑。酰胺类及酯类局麻药也可安全用于MH及易感患者。

丹曲林(dantrolene)是一种细胞内肌松剂，作为恶性高热的预防和特异性治疗用药已显著地改善了预后。恶性高热早先的病死率高达70%～80%，但早期诊断和非特异性治疗可使其降至30%。而丹曲林的早期使用可使麻醉诱发恶性高热的病死率降至10%以下。

(三) 葡萄糖-6-磷酸脱氢酶缺乏症

红细胞葡萄糖-6-磷酸脱氢酶缺乏症(glucose-6-phosphate dehydrogenase deficiency，G-6-PD)是一种X连锁遗传性疾病，是红细胞酶缺乏引起的溶血性贫血中最常见的一种。该病在我国主要分布在两广及西南省份。

正常人红细胞膜的完整性依赖于足量的还原型谷胱甘肽的存在，它可防止细胞内氧化性物质(包括外源性具有氧化性的药物)对细胞膜的损伤。G-6-PD缺乏时，使细胞内还原型辅酶Ⅱ(NADPH)产量减少，不能及时将氧化型谷胱甘肽(GSSG)还原成还原型谷胱甘肽(GSH)，因而体内GSH生成量减少。一般情况下GSH量不足，还不至于引起细胞膜损伤，但在某些情况下，如食入新鲜蚕豆、感染和新生儿期，使用了具有氧化性的药物，即可诱发急性溶血反应。

能引起溶血反应的药物和化学制剂有50多种，常见的有氨基喹啉类衍生物、磺胺类、呋喃类、解热镇痛药、维生素K等(表19-3)。

G-6-PD缺乏症患者麻醉时应避免使用上述可诱发溶血的药物。溶血发生后，患者可表现为头晕、发热、恶心、呕吐、腹痛、黄疸、血红蛋白尿、肝脾肿大等，严重者可发生脱水、酸中毒、休克、肾功能衰竭甚至死亡。抢救措施包括输血、纠正酸碱失衡及对症处理。

表19-3 G-6-PD酶变异时禁用、慎用的药物

禁用药物：	1. 磺胺类：磺胺、乙酰磺胺、磺胺吡啶、磺胺甲噁唑
	2. 抗疟药类：氨喹啉、帕马喹
	3. 硝基呋喃类
	4. 其他抗生素：萘啶酸
	5. 其他：苯肼、亚甲蓝、乙酰苯胺
	6. 硝普钠
慎用药物	1. 解热镇痛药：非那西丁、阿司匹林、氨基比林、安替比林等
	2. 磺胺类：磺胺西丁、磺胺咪、磺胺异噁唑、SM
	3. 维生素类：维生素K_3、维生素C
	4. 抗疟药类：氨奎、奎宁
	5. 各种退热止痛中成药
	6. 其他：氯霉素、左旋多巴、对氨基苯甲酸、秋水仙碱、苯海拉明、苯妥因钠、保泰松、丙磺舒、普鲁卡因酰胺、链霉素、乙胺嘧啶

(四) 受体遗传多态性与药物效应

受体的概念最初在药物效应研究中提出。药物和毒物等外源性活性物质进入体内后，经过代谢动力学，与靶器官的受体发生相互作用，最后导致药理或毒理效应。受体是基因表达的产物，而基因在进化过程中呈现结构多态性是一种普遍现象。受体遗传多态性至少包括了基因和蛋白质两个水平的多态性，这种遗传多态性一旦具有功能意义，就可能对药物效应产生影响。

1. 阿片受体的遗传多态性　阿片受体主要有3种类型：μ受体、δ受体和κ受体。阿片受体与痛觉形成及传导、镇静催眠、精神活动、循环及呕吐等多种生理功能和反应有关。阿片类药物是临床上常用的镇痛药，但目前该类药都有成瘾性问题。人群中对疼痛的刺激和对阿片类药的反应存在显著的个体差异。长期滥用阿片类药物或毒品会导致阿片成瘾性，包括个体对药物的耐受性(tolerance)和依赖性(dependence)。其中耐受性在很大程度上归因于阿片受体的下调或脱敏。研究表明，δ受体羟基末端的氨基残基对阿片受体下调起决定作用，而μ受体的羟基末端的某些氨基酸残基是受体脱敏的关键部位。有学者提出在μ受体基因调控区可能存在一些明显影响受体表达的多态性，这些多态性可能是个体对阿片类药物产生差异的主要原因。

2. 肾上腺素受体的遗传多态性　肾上腺素受体由α和β两个亚家族(subfamily)组成。α受体可

被分为 α_1 和 α_2 两种类型。β 受体也可被区分为 β_1、β_2 和 β_3 三种亚型。人群中肾上腺素受体的遗传多态性比较常见，目前以 β_2 受体的遗传多态性的研究报道较多。

β_2 受体基因突变 46A→G 导致受体蛋白 16 位氨基酸 Arg16→ Gly(Arg16Gly)的改变。Arg16Gly 在人群中的发生频率较高。临床观察似乎支持 Gly 受体与重症支气管哮喘的发生有关。也有报道 Gly16 受体介导较高的血管反应性，显然与药物效应的个体差异有关。有报道 Gly16 纯合子的重症心衰生存率显著低于其他基因型个体。因而 β_2 受体的遗传多态性可能是影响心血管疾病的发病程度、药物治疗效应和预后的重要遗传因素之一。

3. 其他 维生素 K 受体基因的遗传突变可使少数个体对抗凝剂香豆素的治疗具有抵抗性而导致治疗无效。长 Q-T 间期综合征可能与钾通道功能异常和钙/钙调节蛋白依赖性蛋白激酶Ⅱ变异有关，具有这些遗传性变异的人群，易于被某些药物如 H_1 受体拮抗剂、特非那丁和阿司咪唑引发室性心律失常。

第 4 节 麻醉用药对遗传物质的影响

随着对化学物致突变、致畸、致癌研究的进展，有些化学物(包括药物)已被证明为致突变物。大多数常用麻醉药不属于致突变物，有的毒性尚未肯定，仅含烯基成分的麻醉药具有较强的致突变作用。新合成的药物不断增加，其中也可能会出现新的致突变物。这类药物对机体的危害，主要是以损害遗传物质(DNA)为基础。突变无论在体细胞或生殖细胞内均可发生。当生殖细胞内 DNA 分子发生突变时，可导致死胎、不育和畸形；体细胞内 DNA 分子发生改变时，可引起肿瘤。因此，检测麻醉药的致突变性以筛选药物，对优生和预防疾病都具有重要的意义。由于致突变物对 DNA 的损伤可反映在染色体结构异常和姐妹染色单体互换上，故采用细胞遗传学技术，是敏感的细胞遗传损伤指标。常用方法为染色体畸变、姐妹染色单体交换和微核测定。

对一种药物损伤遗传物质的顾虑，主要集中在致突变、致畸、致癌三者的可能性。这三者之间有很高的相关性。90% ~95% 的致癌物，同时也是致突变的物质；通常致畸的剂量也都可导致突变。凡对生殖细胞有诱变作用的化学物质，也均可致癌。所以有些能使染色体断裂的药物，也可以同时是诱变因素。有些既能导致染色体断裂，又是致畸或致癌的因素，其作用是重叠的。由于用细胞遗传学方法测定致突变效应可较快地得到结果，而作致畸和致癌试验则相对地需要较长时间，故目前多是根据某种药物致突变性，来判断它是否具有潜在的致畸或致癌危害性。

(一) 致突变性

麻醉药、特别是吸入麻醉药可能有潜在的致突变性和致癌性，近年来颇受关注。

大量非人体研究表明，只有乙烯醚(divinyl-ether)和氟烯醚(fluroxene)得到致突变阳性结果。三氯乙烯(trichloroethylene)是一个弱诱变剂。值得注意的是氧化亚氮和氟烷对果蝇也是一个微弱诱变剂。一般而言，含有双键结构的麻醉药均有致突变性，与这类化学物质具有高度的化学反应活性相一致。因而，含有双键结果的吸入麻醉药的代谢产物，1-二氟-2-溴-氯乙烯和 1,1-二氟-2-氯乙烯也具有微弱的致突变性。

手术室无论是否安装排污装置，其工作人员外周血淋巴细胞姐妹染色单体交换和染色体畸变研究，虽有少数阳性结果，但大多数均为阴性结果。人体研究目前尚缺乏微量麻醉废气有致突变性的充分证据。

苯巴比妥、地西泮、氯氮䓬、东莨菪碱及氯丙嗪等镇静安定药也可能具有潜在的致突变性。

(二) 致畸性

致畸性指的是药物对发育生物学体系的副作用，即对生殖细胞、胎儿、未成熟的产后婴儿发育过程中的不良影响。

1. 吸入麻醉药对生殖细胞的影响 将实验动物长时间暴露于吸入麻醉药，2% 氧化亚氮、50ppm 氧化亚氮和 1ppm 氟烷或 500ppm 氧化亚氮和 10ppm 氟烷，可致生精管萎缩，精子减少，睾丸减轻，精子染色体损伤；1.2% 恩氟烷、0.04% 或 0.08% 氯仿、0.2% 三氯乙烯，轻度增加精子畸形数。但另有报道，0.3% 恩氟烷、50% 氧化亚氮对实验动物生殖细胞无影响。对人类精子的初步研究表明，手术室微量麻醉废气的影响为阴性结果。

2. 吸入麻醉药的胚胎毒性 包括两方面的内容：一是手术室工作人员长期暴露于微量麻醉废气对胎儿的致畸作用，二是孕妇接受吸入麻醉后对胎儿的致畸作用。

（1）动物实验研究：麻醉浓度的氟烷、氧化亚氮、恩氟烷及异氟烷等均降低实验动物胎儿体重和增加骨骼肌畸形率。由于这些阳性致畸结果也可能是氧分压、二氧化碳分压及体温等的变化所致，而且有报道用吸入麻醉药平均麻醉 6h～8h 并无致畸作用，反复暴露于吸入全麻药也为阴性结果，因而动物实验研究并未获得吸入麻醉药肯定致畸的充分证明。

氧化亚氮是动物实验中唯一有充足证据的弱的直接致癌剂，其机制是使维生素 B_{12}失活，耗竭叶酸，抑制谷氨酸合成酶，从而干扰正常的叶酸代谢，最后影响到 DNA 的合成，致使胚胎发育受阻而产生畸形。

补充外源性 N5 甲酰四氢叶酸，可使 DNA 合成恢复，但并不能完全消除因蛋氨酸合成酶缺乏所引起的不利影响。研究提示，暴露于 50% 氧化亚氮，1 小时内大鼠胸腺嘧啶脱氧核糖核苷酸的合成即受影响。危重患者，70% 氧化亚氮吸入 2 小时或更短时间即有影响，在 2～6 小时之间，其抑制程度与麻醉时间长短有关。

吸入麻醉药致畸性的注意点，近年集中在胚胎期和出生后，虽可观察到的中枢神经系统形态学改变，却有持续存在的行为学缺陷。在胚胎器官形成期，尽管许多器官和系统对化学致畸剂敏感，然而，或许特别易损的是在髓鞘形成期的中枢神经系统。某些动物实验研究，甚至还观察到了脑的结构变化。

（2）流行病学调查：仅有的几项大规模的调查显示，虽然怀孕妇女因宫颈发育不全等疾病行手术治疗似乎引起流产、早产和围生期婴儿死亡率增加，但与动物实验的阳性结果形成鲜明对比的是，孕妇接受吸入全麻，并不增加胎儿畸形率。有研究认为孕妇接受吸入麻醉，甚至硬膜外麻醉，对胎儿出生后的认识、运动技能和语言等行为的发展，至少在 7 岁以内受到一定程度的影响，但这种观点并非广泛赞同。

3. 其他麻醉药的胚胎毒性　巯戊巴比妥钠和甲哌卡因可能具有致畸性。此外，妊娠最初几周内服用甲丙氨酯、氯氮䓬、使新生儿畸形增加 1.5～4 倍。口服地西泮与婴儿唇裂增多的因果关系可能较小。酚噻嗪类可能引起心血管畸形。

虽然妊娠妇女接受吸入麻醉并不增加新生儿畸形率，但妊娠早期，特别是妊娠头 3 个月内，仍应尽可能避免手术和麻醉。必须接受麻醉时，宜选用局部麻醉。氧化亚氮在妊娠头 4 周内宜避免应用，若只在 2 小时内使用，并补充 N5-甲酰四氢叶酸，致畸危险性极小。妊娠早期也不宜应用硫戊巴比妥钠、地西泮、甲丙氨酯、氯氮卓、甲哌卡因及酚噻嗪类药。要将麻醉药致畸的危险性降至最低程度，除妊娠期少用麻醉药外，更应注意麻醉技术本身所带来的生理状态变化及其他环境因素对胚胎发育可能带来的不利影响。

第5节　某些遗传性疾病的麻醉特点

许多遗传性疾病因本身的畸形或并存疾病需手术治疗，麻醉处理与各相关系统疾病的麻醉类似，详见有关章节。本节仅列举某些特殊和少见遗传性疾病的麻醉特点。

（一）肌肉疾病

1. 肌强直症　包括强直性肌营养不良症、先天性肌强直症及先天性副肌强直症，均为常染色体显性遗传。肌强直的特征是骨骼肌主动收缩后需较长时间方能放松，经多次动作后症状好转。强直性肌营养不良症最为常见，其麻醉处理有以下特点：①加强呼吸管理。因呼吸肌和咽喉肌无力，常累及呼吸，反复发生吸入性肺炎。镇静安定药宜减量应用，气管插管至术后呼吸完全满意。②防治肌强直。琥珀酰胆碱、寒冷刺激及叩击，可诱发肌强直发作，因此，不用琥珀酰胆碱，注意保暖，避免冷刺激。局部静脉麻醉可能有助于减弱或终止肌强直。如果广泛的肌强直发作，用普鲁卡因胺、奎宁、苯妥英钠和泼尼松等膜稳定剂治疗。③注意防治因心脏传导系统异常所引起的血流动力学紊乱。④麻醉方法宜选用小剂量硫喷妥钠诱导，吸入麻醉药维持麻醉。对非去极化肌松药虽反应正常，仍以不用为好，如确需应用，宜选用作用时间较短的阿曲库铵和维库溴铵等，术后让呼吸自动恢复，不用新斯的明拮抗。另两种肌强直症的麻醉参照上述原则。

2. 周期性麻痹　周期性麻痹（periodic paralysis）是以反复发作的骨骼肌松弛性麻痹为特征的一组疾病。根据发作时的血清钾水平，分为低血钾性、高血钾性及正常血钾性周期性麻痹，均属常染色体显性遗传。

对低血钾性患者的麻醉处理应注意：①术前晚

餐不宜进食过多,以免钾随大量葡萄糖进入细胞内而加重低血钾;②术前尽可能纠正低血钾;③麻醉中输注 5% 葡萄糖,0.25% 氯化钠,以免钠负荷过大,诱发肌肉麻痹;④注意保暖,以免低温诱发肌无力;⑤术中加强心电图监测及血电解质,有助于早期发现低血钾;⑥术后长时间严密观察,全身肌肉麻痹时,及时气管插管,控制呼吸。

对高血钾性患者,严重而又长期无力发作时,可静脉注射葡萄糖酸钙或用葡萄糖和胰岛素以降低血钾,亦可用利尿剂以加速排钾。

对正常血钾者麻醉中输注大量生理盐水,可使肌麻痹好转。三种周期性麻痹患者,均应避免用琥珀酰胆碱,以免诱发肌强直发作。

3. 进行性肌营养不良症　进行性肌营养不良症(progressive muscular dystrophy)是一组原发于肌肉组织的遗传病,临床表现特征是进行性加重的肌肉萎缩与无力,但面部和手部肌肉常不受损害,属 X 性连锁遗传。因肌萎缩肌无力,常引起反复的肺部感染,吞咽和喉反射减弱,胃平滑肌受累,可致胃排空减慢。因此,麻醉前要控制已存在的肺部感染,麻醉前禁食至少 6 小时,麻醉中注意防止误吸。不用琥珀酰胆碱和挥发性吸入麻醉药,以免出现类似 MH 的表现。加强体温监测。若出现类似于 MH 的肌强直,迅速给予硝苯呋海因。麻醉方法宜选用局部麻醉和静脉麻醉复合氧化亚氮吸入。

(二) 骨和结缔组织疾病

1. 马方(Marfan)综合征　马方综合征特征性表现是手指细长和全身长管状骨过长,两臂伸开的长度超过身长。关节运动过度,肌肉发育差,常伴有主动脉扩张、主动脉瓣关闭不全及脊柱侧弯。心血管病变是最常见的直接死亡原因。

术前重点了解可能因颌骨过度生长而导致的高弓状硬腭和过度突出的颌骨对气管插管的影响及心血管状况。麻醉诱导前应置患者于合适体位以避免关节损伤或脱位,对心功能不全者可作动脉穿刺置管,但对于动脉壁已受损者则有一定危险。麻醉诱导时应预防气管插管所可能引起的高血压以防血管瘤破裂。喉镜暴露和气管插管应注意不要过度牵拉下颌关节。因脊髓管内容量增加可影响椎管内或硬膜外阻滞所需药量。

2. 成骨不全症成骨不全(osteogenesis imperfecta,OI)　是一种全身性结缔组织病,以脆弱易折的骨骼、蓝色的巩膜及耳聋为特征。妊娠时母亲和胎儿都是危险的,应进行剖腹产,麻醉中注意骨骼的机械结构异常、牙骨化不全及出血倾向。

3. 软骨发育不全　软骨发育不全(achondroplasia,AC)是由于软骨内成骨缺陷所致的遗传性侏儒症,主要病理变化是长骨干骺端软骨内成骨受阻而影响到骨的长度,为侏儒的最普遍形式。AC 妇女怀孕常需剖腹产以解决难产。麻醉诱导时面罩密闭常有困难,注意维持呼吸通畅。颈部手术时有脊髓缺血危险。臂丛神经易受损伤,注意安置适当体位。

4. 皮肤弹力过度症　又称埃唐(Ehlers Danlos)综合征。以薄则脆弱的皮肤和关节过度松弛为特征,可伴有心血管畸形、肌病及骨骼异常。气管插管易引起脆弱的血管出血,也可导致松弛的下颌关节脱位。血管畸形可影响到静脉通路的建立。麻醉方法以区域阻滞为首选。

(三) 皮肤病

1. 大疱性表皮松解症　大疱性表皮松解症(epidermolysis bullosa)是一组遗传性慢性非感染性疾病,临床特点是以轻微的机械损伤后,皮肤或某些黏膜即可发生水泡,特别是在手、足、肘膝等骨骼突出部位。表现为糜烂、结痂的重度皮损,最后形成瘢痕。口、喉、食管黏膜的瘢痕可使舌活动障碍,食管狭窄。麻醉中应保护皮肤,橡皮膏、心电图电极、透热垫等均可能引起水泡形成,甚至从病房将患者送至手术室的途中,便可能引起严重的皮肤损伤。局部浸润麻醉和肌肉注射均应避免。区域阻滞往往较易成功。放置面罩时小心谨慎,最好是用塑料面罩。如果气管插管,应保留至合适的拔管时期。伴有肌萎缩者应用琥珀酰胆碱可能引起高钾血症,宜慎重选用。

2. 无汗腺外胚层发育不良　主要临床表现为毛发稀少,牙齿发育异常,无汗或少汗,患者对热的耐受性差,应仔细监测体温变化。黏液分泌少所继发的肺部感染是术后常见的并发症。

其他遗传性疾病

1. 21 三体综合征(Down syndrome,DS)　本病临床体征多样,许多器官组织都有异常。肌张力低下,颅面部畸形,约 50% 患者患有先心病,免疫缺陷致常发呼吸道感染。麻醉前应常规给予镇静药,DS 患者呼吸道分泌物多,抗胆碱药须常规给予。该类患者因小下颌、舌突出,气管插管可能困难,气管导管型号选择应偏小。常用剂量的镇静药和麻醉药可能引起过度反应。

2. 遗传性血管神经性水肿(hereditary angioneurotic edema)　遗传性血管神经性水肿是一种较罕

见的常染色体显形遗传病。临床特征是发作性眼、唇、口、皮肤和肠急性水肿,上呼吸道水肿相当普遍。外伤可诱发发作。皮质激素和抗组胺药均无效。静脉给予肾上腺素仍是急性发作时的一线药物,6-氨基己酸等纤溶酶抑制剂及雄激素较为有效。新鲜血浆富含患者所缺乏的CI抑制因子,可用于预防4天内的发作和治疗。发作时应特别注意呼吸道通畅与否,严重喉水肿者应紧急气管切开。

3. 黏多糖贮积症(mucopolysaccharide storage disease) 黏多糖贮积症是一组由不同酶缺乏而导致的黏多糖过多分泌和沉积于组织中的遗传性疾病。与麻醉关系密切的是IH型,多为小儿,有智力差、侏儒状、头大、嘴唇大且外翻、舌大、牙小而疏松、颈短、扁桃体和腺样体异常增大、下颌短小、喉和气道异常等表现。麻醉危险性大,麻醉前应全面评价心、肺及神经功能。以地西泮和东莨菪碱作麻醉前用药,既达到镇静目的,又不严重抑制呼吸。麻醉诱导宜选用静脉麻醉药。气管插管前最好不用肌松药。采用各种方法,确保气管插管成功。有喉畸形时,呼吸音可作为气管插管是否满意的指征。麻醉维持,可用氯胺酮。术后注意呼吸支持。

4. 糖原贮积症(glycogen storage disease,GSD) 糖原贮积症是糖原降解代谢障碍所引起的一组疾病。麻醉处理较为特殊的是Ⅰ型(葡萄糖-6-磷酸酶缺乏症)和Ⅴ型(肌肉磷酸化酶缺乏症)。Ⅰ型主要累及肝脏,出生后即肝大,禁食可快速发生低血糖,感染和外科手术也能引起致死性低血糖、惊厥及乳酸性酶中毒。手术开始前即给予葡萄糖,围手术期定时监测血糖和酸碱平衡状态。如血小板异常,应避免局部麻醉。Ⅴ型仅累及肌肉,早期肌酸痛,运动时肌僵直,晚期发展成肌无力和肌萎缩。术中补充葡萄糖,不用止血带。由于肌肉异常,避免用琥珀酰胆碱,需用时以阿曲库铵为好。

5. 肝豆状核变性 以铜的转运和储存异常为特征。铜沉积在角膜内形成的卡-氟氏色素环具有诊断价值。通常表现为肝损害和精神症状,易被误诊为肝炎,可伴肌张力降低。麻醉前检查肝功能。治疗药物青霉胺易致过敏反应,需特别注意皮质激素用药史。抗惊厥用药史也应注意。虽然青霉胺易致皮肤损害,但该药及其他治疗仍宜用至术前。小心使用面罩,注意选择静脉穿刺和心电图电极放置的部位,以免加重已有的皮损。青霉胺本身可引起肌无力样表现,慎用肌肉松弛药,加强监测。

(王焱林)

参考文献

1. Katz J. Anesthesia and Uncommon Diseases. 2nd ed, W. B. Sauders Company, Philadelphia, 1981, 23-31, 545-557.
2. 杜传书,刘祖洞. 医学遗传学. 第2版. 北京:人民卫生出版社,1992,32-225,571-581.
3. 周宏灏. 遗传药理学. 北京:科学出版社,2001,24-40,174-187,223-227,293-310.
4. Ama T, Bounmythavong S, Blaze J, et al. Implications of pharmacogenomics for anesthesia providers. American Association of Nurse Anesthetists Journal, 2010, 78: 393-399.
5. Galinkin JL, Demmer L, Yaster M. Genetics for the pediatric anesthesiologist: a primer on congenital malformations, pharmacogenetics, and proteomics. Anesthesia and Analgesia, 2010, 111: 1264-1274.
6. Kim H, Clark D, Dionne RA. Genetic contributions to clinical pain and analgesia: avoiding pitfalls in genetic research. Journal of Pain, 2009, 10: 663-693.
7. 陈伯銮. 临床麻醉药理学. 北京:人民卫生出版社,2000,135-144.
8. Landau R, Kraft JC. Pharmacogenetics in obstetric anesthesia. Current Opinion in Anesthesiology, 2010, 23: 323-329.
9. Miller RD. Anesthesia. 3rd ed, Churchill Livingstone, Newyork, 1990, 155-163, 935-952.
10. Friedman JM. Teratogen update: anesthetic agents. Teratology, 1988, 37: 69-77.
11. 余金甫. 麻醉药致突变、致畸和致癌的研究. 国外医学麻醉与复苏分册. 1985, 5: 9-13.
12. Nunn JF. General Anaesthesia. 5th ed, Butterworths, London, 1989, 91-92, 655-687, 760-769, 799-802.
13. Vickers. Medicine for Anesthetists. 3rd ed, Blackneell Scientific Publications, Oxford London, 1989, 328-349.
14. Mac Lennan DH, Philips MS. Malignant Hyperthermia. Science, 1992, 256: 789-794.
15. de Leon J, Susce MT, Murray-Carmichael E. The AmpliChip CYP450 genotyping test: integrating a new clinical tool. Molecular Diagnosis and Therapy, 2006, 10: 135-151.

第20章 神经肌肉兴奋传递

自1942年加拿大麻醉医师Griffith H和Jonhson E成功将神经肌肉松弛剂(简称肌松药)Intocostrin用于临床麻醉,结束了深麻醉下开展手术的时代,开始了现代麻醉学的新纪元。传统观点认为肌松药作用于神经肌肉接头(又称运动终板)的接头后膜(又称突触后膜或终板膜)上的烟碱型-2乙酰胆碱受体(N_2-AChR),与递质-乙酰胆碱竞争接头后膜N_2乙酰胆碱受体从而阻滞运动神经冲动的正常传递,导致骨骼肌松弛。现研究发现肌松药除作用于接头后膜的N乙酰胆碱受体,也会与接头前膜的乙酰胆碱受体结合,产生接头前效应,发生易化现象。另外肌松药还可作用于乙酰胆碱受体通道,产生通道阻滞作用。近期采用电生理学研究发现一些非去极化肌松剂对乙酰胆碱受体还有激动作用。随着肌松药作用机制研究的深入,将会阐明先前无法解释的临床肌松药药理作用。

现今研究结果表明多种外源性和内源性分子共同参与乙酰胆碱合成、释放的调节;运动神经末梢和肌细胞释放的营养因子可调节运动神经末梢的发育形成,神经肌肉接头形成,以及肌肉功能状态的维持。今后将更加关注肌纤维在生理及病理情况下成熟型乙酰胆碱受体、不成熟型乙酰胆碱受体和α_7乙酰胆碱受体三种亚型合成和表达机制,乙酰胆碱受体锚定于神经肌肉接头的调控因素以及运动神经末梢在神经肌肉接头成熟过程中的作用,因其将会有益于指导对受损神经肌肉接头的修复。

第1节 神经肌肉接头的解剖学

运动神经元轴突的完整性保证其电兴奋在膜表面的传导和轴突胞浆运送各种酶、蛋白质、大分子物质等膜成分和离子通道到其神经末梢。这些物质都是在细胞体内合成的,经轴突运送到末梢,供给其正常功能所需。

神经肌肉接头(neuromuscular junction)由运动神经元的轴突分支的末梢及其末端的接头前膜(神经末梢膜)、肌纤维膜在接头部相应的增厚部分接头后膜、接头前膜和接头后膜之间的接头间隙(神经下间隙)和接头旁地带等组成。

一、运动神经末梢与接头前膜

在某些特殊的生长因子和激素作用下,来源于外胚层的胚胎干细胞在胚胎发育第三周到第四周时发育为运动神经元。运动神经元在神经生长因子刺激作用下分化出轴突向下延伸至肌肉组织,轴突末梢膨大形成接头前膜(pre-junction membrane)。其包含合成、包裹、运输、贮存以及释放乙酰胆碱的各种必需成分。在该部位的胞浆内,含有许多突触小泡以及一些微丝和微管、线粒体和滑面内质网等。在其接头前膜上含释放点、Ca^{2+}通道和乙酰胆碱受体等结构。神经肌肉接头示意图见图20-1。

(一) 突触囊泡(又称突触小泡,synaptic vesicle)

乙酰胆碱是运动神经末梢释放的重要递质,参与运动神经与肌纤维间的信息传递。乙酰基转移酶催化由胆碱和从乙酰辅酶A中获得的乙酸合成乙酰胆碱。占其总量60%的乙酰胆碱以量子的形式与

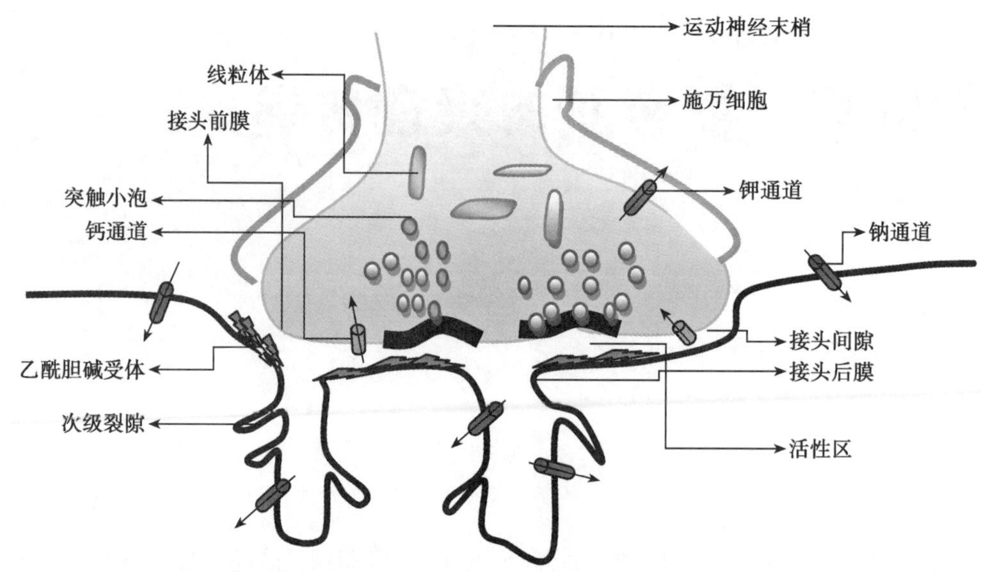

图 20-1　神经肌肉接头示意图

ATP 共同储存在囊泡内，其余乙酰胆碱存在于轴浆内。囊泡呈球形，直径 20～60nm，每个内含约 5000～10 000 个乙酰胆碱分子。囊泡主要存储在两个部位：一个位于接头前膜距接头后膜乙酰胆碱受体最近的释放点，这些囊泡直径较小，以集簇的形式有序分布，该部位又称活性区。其释放的乙酰胆碱可通过最短路径到达接头后膜并与乙酰胆碱受体结合。而神经末梢大多数比较大的囊泡存储在距离接头前膜较远位置，在神经高强度工作时，如高频长时间刺激，这些囊泡可通过细胞骨架运输到释放点释放。

囊泡表面附有囊泡相关蛋白，称突触素Ⅰ（synapsin Ⅰ），它使囊泡聚集并附在细胞骨架上。突触体素（synaptophysin）、突触素（synapsin）和囊泡相关膜蛋白（vesicle associated membrane protein，VAMP）等三种蛋白参与乙酰胆碱的包装、储存和释放。突触体素是囊泡上 Ca^{2+} 的结合蛋白，当神经兴奋到达末梢时，Ca^{2+} 内流增加，并与突触体素结合，参与囊泡的胞吐作用。突触素是神经细胞的磷酸蛋白，有调节神经递质释放的作用，囊泡相关膜蛋白是囊泡膜的结构蛋白，可能对囊泡代谢有重要作用。

（二）神经末梢内的重要亚显微结构

1. 线粒体（mitochondria）　线粒体集中分布在接头前膜高代谢释放点。参与细胞的新陈代谢，钙稳态，编程细胞死亡和乙酰胆碱合成、运输与释放以及通过肌动蛋白-依赖机制调节接头前膜分化等多种功能。

2. 滑面内质网（smooth endoplasmic reticulum，SER）　滑面内质网又名光面内质网，其在真核细胞细胞质内广泛分布，是由膜构成的扁囊、小管或小泡连接形成的连续三维网状膜系统。其主要功能与蛋白质的包装运输、脂类物质合成及纤维素合成有关。

3. 细胞骨架（cytoskeleton）　细胞骨架由三种纤维即神经丝、微管、微丝构成。微管是圆形细管，延伸到神经元的突起中，在胞质内与神经丝配列成束，交织成网。微管的表面有动力蛋白，它本身具有 ATP 酶的作用，在 ATP 存在状态下，可使微管滑动，从而使微管具有参与胞质内物质转运活动，接近微管表面的各种物质流速最大。微丝是最细的丝状结构，长短不等，集聚成束，交织成网，广泛分布在神经元的胞质和突起内，其主要功能具有收缩作用，适应神经元生理活动的形态改变。

4. 释放点（release site）（又称活性区，action zone）　指一些横跨神经末梢膜表面条带的交叉点，是囊泡破裂、乙酰胆碱进入接头间隙之前囊泡所附着的结构。释放点在接头前膜是电子致密度很高、小而厚的膜，电压-门控钙通道沿着囊泡间的活性区域分布，离释放点很近，钙离子由电压门控钙通道进入神经末梢，引起囊泡迅速释放。

（三）接头前乙酰胆碱受体（pre-synaptic acetylcholine receptor）

运动神经末梢存在着多种受体，除乙酰胆碱受体外，多数受体如阿片受体、肾上腺素受体、多巴胺受体和嘌呤受体以及腺苷受体和内源性激素、神经肽类和许多蛋白质的受体，这些受体的生理作用及麻醉药对其影响还不明确。现认为接头前膜乙酰胆碱受体是 $\alpha_3\beta_2$ 亚型，它与维持神经肌肉接头的营养功能有关，如乙酰胆碱和营养因子的释放和再补充。这过程所需信号要多种受体介导，接头前乙酰胆碱受体参与其中。在运动神经受到高频刺激时通过接头前乙酰胆碱受体正反馈作用，释放更多乙酰胆碱。非去极化肌松药和六烃季铵可抑制此受体，影响其正反馈机制使乙酰胆碱释放量降低，表现为强直刺激和四个成串刺激后出现的"衰减现象"。而去极化肌松药琥珀酰胆碱在首剂临床剂量范围内无此作用。接头前膜乙酰胆碱受体与接头后膜乙酰胆碱受体在药理特性上完全不同。前者仅仅控制特异性钠通道而后者控制非特异性阳离子通道。

（四）接头前膜钙通道和钾通道

钙通道和钾通道均存在于接头前膜。钙通道有数种，在接头前膜的钙通道主要是与乙酰胆碱释放过程关系紧密的 P 通道，此外还可能有 L 慢通道。电压门控钙通道分布在囊泡间的释放点，电压门控钙通道离乙酰胆碱释放点很近，从神经末梢去极化、钙通道开放、钙离子进入神经末梢至乙酰胆碱释放，只有 200μs 的时程。这些钙通道受神经膜电位改变调控通道开放与关闭。钙内流的改变影响乙酰胆碱释放。钾离子通道包括电压门控钾通道和钙激活性钾通道。钾通道限制神经末梢去极化的时间，因此影响钙内流和递质释放。钙内流的改变也可以影响神经递质的释放。钾离子通道阻滞剂（如 4-氨基吡啶，四乙铵）可以延长钙离子的流动，延缓或阻止钾离子外流，使乙酰胆碱释放量显著增加，从而可拮抗肌松药的作用。

（五）施万细胞（Schwann cell）

施万细胞的作用主要是维持神经肌肉之间的连接和促进运动神经元的生存。该功能是通过释放神经生长因子和施万细胞分泌的神经调节素以及神经末梢释放的营养因子来完成的。施万细胞在促进神经末梢损伤后再生发挥关键作用。神经损伤时，施万细胞发挥吞噬细胞功能，清理受损细胞的残留物质，为神经末梢再生做准备即促进神经末梢延长并到达肌纤维膜。施万细胞可以分泌多种神经营养因子促进轴突再生。

二、神经肌肉接头后膜（post-junction membrane）

接头后膜为神经肌肉接头的致密肌纤维膜。该部位接头后膜又凹陷形成许多深沟和皱褶，接头后膜皱褶又形成许多凹陷，分别称为初级裂隙和次级裂隙，这种结构能增大接头后膜总表面积数倍。在褶皱"肩部"分布有密集的乙酰胆碱受体，每个接头处约有五百万个乙酰胆碱受体，细胞骨架蛋白将乙酰胆碱受体锚定在接头后膜。在皱褶肩部分布的乙酰胆碱受体密度是皱褶底部的两个数量级。皱褶的肩部大致与接头前膜释放点相对，因而乙酰胆碱可通过较短距离到达接头后膜，与乙酰胆碱受体结合。在皱褶底部分布着大量 Na^+ 通道和少量的乙酰胆碱受体。

神经肌肉接头后膜乙酰胆碱受体是烟碱型乙酰胆碱受体，它由肌细胞核合成，通过特殊的 43kd 的细胞骨架蛋白锚定于肌纤维膜上。乙酰胆碱受体是 290kd 的糖蛋白，由 5 个同源性很高的亚基构成。5 个亚基环绕细胞外孔道呈漏斗样延伸为亲水性离子通道（图 20-2B）。每一个亚基都是一个四次跨膜蛋白，分子量约 60kd，约由 437 ~ 501 个氨基酸残基构成。跨膜部分为四条 α-螺旋结构（TM1-TM4）（图 20-2A），其中 TM2 含较多的极性氨基酸。跨膜区的外侧面氨基端有一很大的细胞质外区（ECD）（约 200 个氨基酸），它有一个由 13 个氨基酸和一小段羧基隔开的半胱氨酸二硫键。细胞内区域位于 TM3 和 TM4 之间。用通道阻滞剂标记受体研究发现受体五个亚基的 TM2 区排列成跨膜通道。TM2 区的氨基酸序列极其保守。TM2 影响受体对通道阻滞剂的敏感性、单通道离子电导系数和通道关闭后再开放的时间。用疏水探针标记研究表明受体 TM4 跨膜区直接与细胞膜的脂双层部分相连。对于 TM1 和 TM3 的结构和排列还不清楚，估计它们包含 β 结构，位于 TM2 和 TM4 之间。

接头后烟碱型乙酰胆碱受体有三种亚型：成熟型乙酰胆碱受体（又称成人型或接头乙酰胆碱受体），未成熟型乙酰胆碱受体（又称胎儿型或接头外乙酰胆碱受体，α_7-乙酰胆碱受体（图 20-2C）。成熟型乙酰胆碱受体由 2 个 α 亚基，1 个 β 亚基，1 个 ε 亚基和 1 个 δ 亚基组成。未成熟型乙酰胆碱受体由 2 个 α 亚基，1 个 β 亚基，1 个 γ 亚基和 1 个 δ 亚基组成。神经元型 α_7-乙酰胆碱受体由 5 个同源 α_7 亚基组成。5 个 α_7 亚基都有与配体或药物的结合位点。在 2 个 α 亚基上 2 个相邻的半胱氨酸是乙酰胆碱的结合位点，其对乙酰胆碱的亲和力不同，反应时间也稍有不同。这些位点同样是受体激动剂和受体拮抗剂的竞争目标。成熟型乙酰胆碱受体只在成人接头后膜表达。未成熟型乙酰胆碱受体和 α_7-乙酰胆碱受体见于胎儿未成熟的神经肌肉接头内外，上或下运动神经元损伤、烧伤、脓毒血症或其他原因导致的肌纤维失神经支配，肌蛋白分解等病理情况。未成熟型和 α_7-乙酰胆碱受体可在含接头后膜的肌

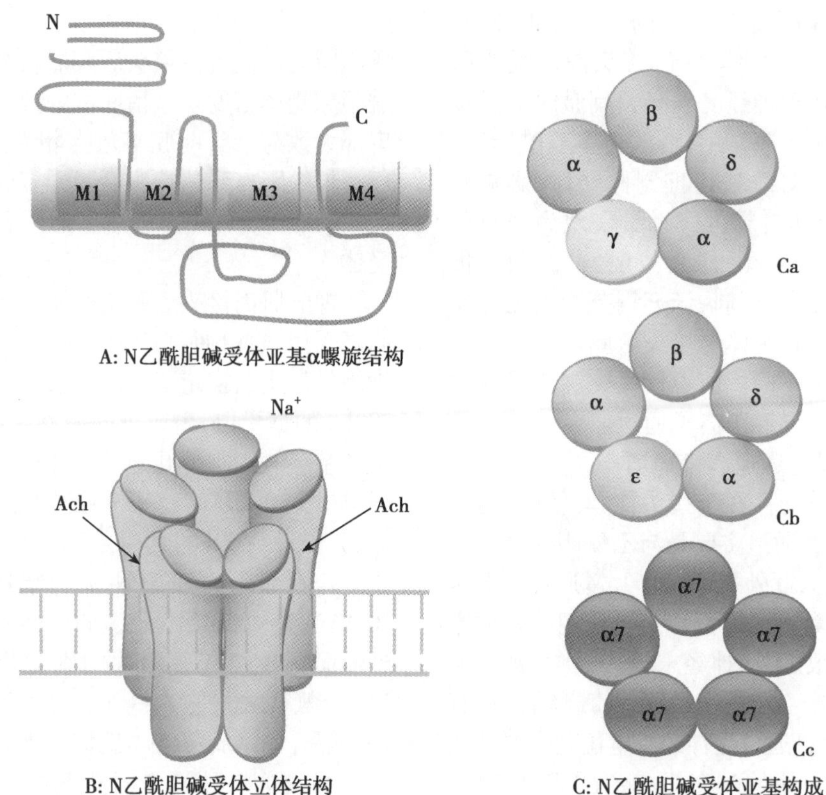

图 20-2　乙酰胆碱受体示意图

A. N 乙酰胆碱受体亚基是具有四个跨膜区(M1～M4)的 α 螺旋结构。B. N 乙酰胆碱受体由 5 个亚基组成,中间为离子通道。C:肌纤维表达三种烟碱型乙酰胆碱受体亚型的亚基构成。Ca:胎儿型乙酰胆碱受体;Cb:成人型乙酰胆碱受体;Cc:神经元型乙酰胆碱受体

纤维膜任何位置表达。健康成年人的接头后膜只表达成熟型乙酰胆碱受体,而在一些病理情况下,三种受体可共存于整个肌膜包括接头周围区域。由于三种受体的亚基构成和蛋白质结构不同,使机体对肌松剂反应存在差异,从而导致临床上肌松药药效学的改变。成熟型乙酰胆碱受体代谢较稳定,半衰期约 2 周;而未成熟型乙酰胆碱受体半衰期不到 24 小时,其单通道导电性较小,平均通道开放时间比成熟型乙酰胆碱受体长 2～10 倍。去极化肌松药或乙酰胆碱受体激动剂对未成熟型乙酰胆碱受体更易去极化产生阳离子流,其药量仅为成熟型乙酰胆碱受体的 1/100～1/10。未成熟型和 α_7-乙酰胆碱受体对非去极化肌松药抵抗,药效减弱,此可能与非去极化肌松药的亲和力下降有关。

三、接 头 间 隙

接头间隙为接头前膜与接头后膜之间的裂隙,宽度约为 50nm。其中有称为基底膜的蛋白丝将神经末梢和肌纤维膜紧密联合并分隔接头间隙。接头间隙内有许多胶原样物质形成网状结构,其内充填着能迅速降解乙酰胆碱的乙酰胆碱酯酶。接头处的乙酰胆碱酯酶是一种 B 型羧酸酯酶,由肌肉终板下合成为非对称的或 A12 结构蛋白。乙酰胆碱酯酶由肌组织分泌,通过胶原的细柄附着于肌细胞基底膜上。此酶分布最多的部位在前膜释放点至接头后膜最近距离处。接头外区域也有较低浓度的乙酰胆碱酯酶。接头前膜释放的乙酰胆碱都要绕过这些酶到达乙酰胆碱受体与该受体结合。由于这些酶的活性极高,那些经过酶活性区却未与受体结合的乙酰胆碱或与乙酰胆碱受体结合后又解离的乙酰胆碱几乎即刻被乙酰胆碱酯酶降解。无论是先天性或获得性乙酰胆碱酯酶活性改变均可引起神经肌肉功能紊乱。

四、旁接头地带

神经肌肉接头旁的区域组织称为旁接头地带,其在使接头信息转递至肌纤维膜发挥重要作用。旁

接头地带中包含低密度的乙酰胆碱受体以及高密度的钠通道，其钠通道密度远远超过肌纤维膜的其他区域，受体的混合存在增强了旁接头地带乙酰胆碱受体对终板电位的反应，并将其转化成去极化波，扩布到整个肌纤维，从而引发肌肉收缩。旁接头地带钠离子通道密度高于肌纤维膜远端。该区域离神经末梢较近，受其释放的神经递质影响。而且，在生命的不同时期，此区域的受体和通道会发生一些特殊变异，以回应神经活动的异常下降。也有一些乙酰胆碱受体、钠离子通道或钙离子通道存在先天异常(即突变)。这种变异或异常可能导致患者在不同年龄和病理条件下对肌松药产生不同反应。

第 2 节　神经肌肉兴奋传递

在运动神经元兴奋转化为肌纤维膜兴奋传递过程中存在两个主要环节，即：乙酰胆碱释放、降解、合成和再利用；乙酰胆碱与接头后膜乙酰胆碱受体结合引起的电位变化及兴奋在肌纤维膜上的传播。

一、神经末梢兴奋与乙酰胆碱释放

这过程有几点非常重要：

1. 神经末梢以“量子形式”释放乙酰胆碱　神经末梢内含乙酰胆碱的每个囊泡所含的乙酰胆碱总量叫一个递质量子，乙酰胆碱被释放时以小泡为单位成批地倾囊而出，这种释放方式称为量子性释放。在静息态时，一般只有一个到几个囊泡自发性量子式释放乙酰胆碱，产生微小去极化电位的变化，称为微小终板电位(MEPP)。微小终板电位只有神经刺激激发终板电位的百分之一。而当神经末梢去极化时，导致接头前膜几百个囊泡移行到释放点，并与接头前膜融合，约 10^7 个乙酰胆碱分子进入接头间隙。每个囊泡释放引起的微小终板电位的总和形成终板电位，足以诱发运动终板周围的肌纤维膜产生动作电位，引起肌肉收缩。

2. 神经末梢释放乙酰胆碱与钙离子内流关系十分密切　神经末梢去极化时，动作电位到达接头前膜使钙离子通道开放，细胞外内流的钙离子，进入接头前膜近释放点与囊泡壁靶蛋白结合，导致乙酰胆碱释放。细胞外钙离子浓度与神经末梢释放乙酰胆碱的量有极大关系。如细胞外液不含钙离子，用电刺激神经去极化神经末梢无乙酰胆碱释放。细胞外钙离子浓度增加 1 倍，可使终板电位的量子含量增加 16 倍。钙离子是通过电压门控依赖性钙通道进入神经末梢的。钙离子内流使乙酰胆碱囊泡移行到释放点，并与接头前膜融合，释放乙酰胆碱进入接头间隙。细胞内的钾离子经钾通道外流使膜电位复极化，钙通道关闭，从而限制神经末梢去极化时间，因此影响钙离子内流和乙酰胆碱释放。临床上的“强直刺激后易化”现象可在患者应用非去极化肌松剂后，用持续强直刺激频率刺激运动神经时发生。每一次刺激引起内流的钙离子不能即刻排出，而在强直收缩阶段出现蓄积。此时神经末梢内钙离子含量较正常多，如此时以一个单刺激刺激神经则刺激引起乙酰胆碱释放会超出正常。这些超量的乙酰胆碱释放使非去极化肌松药的相对浓度降低，起到拮抗作用，并出现特征性的肌肉收缩幅度增加，这就产生易化现象。

3. 胞吐作用　乙酰胆碱囊泡释放乙酰胆碱的整个过程称为胞吐作用。膜融合和胞吐过程有多种蛋白介导及钙离子发挥重要作用。胞吐作用经历三个预备过程，即分别为囊泡的集聚(recruitment)、锚定(docking)和预激(priming)过程。经过预备过程后，囊泡内的乙酰胆碱最后从囊泡与接头前膜形成的融合孔，将乙酰胆碱释放到接头间隙。囊泡释放递质前的三个预备步骤都依赖于钙离子，但不同环节对钙离子的依赖程度不同，最后的融合步骤需要的钙离子浓度最高。静息时，囊泡附着于距释放点较远的细胞骨架蛋白(如肌动蛋白)上。兴奋时，囊泡必须从细胞骨架上释放下来，并向释放点迁移和集聚，然后锚定在接头前膜上，此过程需要的钙离子浓度约为 0.5μmol/L。当囊泡与接头前膜结合后，并不立即释放神经递质，还需要在钙离子的存在下(0.3μmol/L)消耗 ATP 进行预激，此过程相对比较缓慢。预激后，当钙离子的浓度达到 >100μmol/L 时，囊泡就可以与接头前膜快速融合并形成融合孔、释放神经递质。

很多突触蛋白参与了囊泡递质的释放过程。突触素是一种存在于囊泡壁的蛋白质，具有四次跨膜结构，呈现电压敏感性离子通道的性质，参与囊泡集聚过程。在静息态下，突触素Ⅰ使突触囊泡结合于细胞骨架蛋白上。兴奋时，随着细胞内钙离子浓度的升高，钙离子激活钙调蛋白依赖性蛋白激酶（CaMK），后者磷酸化使其与囊泡的结合减弱，囊泡由细胞骨架蛋白上解离下来后向释放点集聚，锚定在接头前膜上，然后与接头前膜融合，释放乙酰胆碱。N-乙基马来酰胺敏感因子附着受体蛋白（N-ethylmaleimide-sensitive-factor attachment receptor protein，SNARE 蛋白）在囊泡的释放中起重要作用。SNARE 是由突触囊泡蛋白（小突触泡蛋白）、接头前膜相关蛋白、突触融合蛋白和 25kDa 突触小体相关蛋白（SNAP-25）组成蛋白质复合体。梭状芽胞杆菌的神经毒素，如破伤风毒素，可以将 SNARE 分解，因此可以阻断囊泡的神经递质释放。数种细胞浆蛋白也参与了囊泡的预激过程，如 N_2-乙基马来酰亚胺敏感因子（NSF）和可溶性 NSF 结合蛋白（SNAP）。当囊泡与接头前膜锚定后，NSF 通过 SNAP 与 SNARE 蛋白复合体连接，NSF 水解 ATP，并使 SNARE 蛋白复合物构象改变，完成预激过程。此时的囊泡膜就可以进一步与接头前膜发生融合，并形成融合孔，释放神经递质。现在认为融合孔的形成是囊泡膜上的突触素蛋白和接头前膜上的 physophilin 蛋白相互作用的结果。突触结合蛋白是囊泡胞吐步骤中最后的钙离子感受蛋白，其上具有多个磷脂依赖性的钙离子结合位点，提示它很可能是突触囊泡神经递质释放过程中的重要钙离子感受蛋白。

4. 囊泡修复、乙酰胆碱合成及再利用　由于神经末梢不能合成蛋白质，接头前膜上囊泡蛋白的再循环保证了囊泡的快速再生。如果没有突触囊泡的再循环，在刺激频率为 10Hz 的情况下，大约在 100s 内将耗竭神经肌肉接头处的囊泡。正常情况下，除了融合到接头前膜上的囊泡可以通过胞吞的方式再生外，突触结合蛋白（synaptotagmin）、囊泡膜蛋白动力素和细胞浆 Rab3A 也参与了突触前膜对囊泡的胞吞过程。

释放入接头间隙的乙酰胆碱被乙酰胆碱酯酶分解成胆碱和乙酸盐。胆碱可通过一个特殊的系统从细胞外液转运到胞浆中，乙酸盐则以线粒体中的乙酰辅酶 A 的形式摄取。乙酸根和胆碱经胆碱乙酰基转移酶合成乙酰胆碱。合成的乙酰胆碱先储存在胞浆中，然后被运输到囊泡。释放入接头间隙的乙酰胆碱也可以被接头前膜的转运蛋白重摄取，重新充盈囊泡。被胆碱酯酶降解为胆碱和乙酸，也可由接头前膜再摄取重新合成乙酰胆碱，然后被囊泡壁上的乙酰胆碱转运蛋白摄取。囊泡壁存在 H^+-ATP 酶，使囊泡内的质子浓度升高，囊泡内氢离子的同时反向转运是乙酰胆碱进入囊泡的能量来源。因此即使刺激频率较高时，也不会发生囊泡和神经递质耗竭的情况。

二、乙酰胆碱与接头后膜乙酰胆碱受体结合与兴奋传递

接头后膜上的乙酰胆碱受体，由五个亚基组成的圆柱状结构，其间有通道裂孔，在静息态时，其间的通道裂孔是关闭的。当受体激动剂如乙酰胆碱与受体的两个 α 亚基上的位点结合后，蛋白分子结构发生变形，使 5 个亚基间形成离子通道，出现肌纤维膜内外阳离子顺着浓度梯度流动，即钠离子与钙离子内流和钾离子外流。此通道只允许阳离子及一些中性分子通过，排斥阴离子通过。电子流动使肌纤维膜去极化，产生微小的电位变化。受体通道关闭，则电流消失。每个离子通道产生的电流很小，仅数 μA。但是运动神经元兴奋时神经末梢同时释放数百个乙酰胆碱囊泡，使约 50 万个离子通道同时开放，其产生总电量使终板去极化，形成终板电位。该电位足以向接头周围的肌纤维膜扩散，使整个肌纤维膜去极化，再通过肌肉兴奋-收缩耦联引起肌纤维的一次收缩。如果受体 2 个 α 亚基上的结合点没有与激动剂分子结合或仅有一个结合点与激动剂分子结合，则受体的结构不会变形，离子通道仍处于关闭状态。受体拮抗剂就是通过与受体 1 个或 2 个 α 亚基的结合点结合，阻滞了 α 亚基上的结合点与乙酰胆碱结合，从而阻止离子通道开放。非去极化肌松药和去极化肌松药都是和乙酰胆碱竞争结合位点。但不同的是非去极化肌松药结合后阻止了通道开放不产生去极化，而去极化肌松药结合后可引起通道开放和去极化。离子通道的构型变化如开放和关闭的快慢及其持续时间、开放方式是短暂开放或是重复开放和离子通过量的多少等均受多种因素影响，包括药物、膜流动性、温度及环境条件等。这些因素影响离子通道活性，其结果影响神经肌肉兴奋传递和肌肉收缩的强弱。

第3节　肌松药作用机制

肌松药作用部位在神经肌肉接头，且主要作用于接头后膜，阻滞正常神经递质乙酰胆碱与接头后膜乙酰胆碱受体结合产生的兴奋传递。但有些肌松药也表现有对接头前膜作用，即通过对神经末梢或接头前膜上的乙酰胆碱受体作用，影响受体的正反馈机制，影响乙酰胆碱囊泡的运转和释放，减少乙酰胆碱释放量，从而增强肌松药对接头后乙酰胆碱受体的竞争作用，增加阻滞程度。此外肌松药还可通过改变受体构型及受体功能和动力学而影响兴奋传递。

一、竞争性阻滞

（一）非去极化肌松药与去极化肌松药的共同点

两类肌松药都是与乙酰胆碱竞争接头后膜乙酰胆碱受体 α 亚基上的结合位点。每个受体的两个 α 亚基上结合部位中的一个或两个被去极化肌松药或非去极化肌松药的分子结合后，阻止了乙酰胆碱与受体结合，就阻断了正常的神经肌肉兴奋传递。而去极化肌松药与非去极化肌松药作用不同的是在肌松药分子与受体结合后，前者产生与乙酰胆碱相似的作用，使受体构型发生变化，离子通道开放，使终板膜去极化，而后者与受体结合不产生受体构型变化不引起终板膜内外离子流动，不产生终板膜去极化。

（二）非去极化肌松药作用机制

非去极化肌松药与乙酰胆碱竞争接头后膜受体，其阻滞兴奋传递取决于在接头后膜处肌松药与乙酰胆碱的相对浓度、两者与受体的相对亲和力以及肌松药在体内消除。肌松药相对浓度高或相对亲和力强则有利于增加肌松药与受体结合的占有率。非去极化肌松药对接头前膜的作用，减少乙酰胆碱释放量使肌松药的相对浓度增加则增强阻滞作用。肌松药的亲和力反映肌松药与受体的结合能力。乙酰胆碱是作用强大的信使但作用时间短暂，它完全释放后 1ms 内就会被破坏，且肌松药和乙酰胆碱在神经肌肉接头与受体结合是动态结合。亲和力强，则结合受体时间长。由于乙酰胆碱与受体结合时间非常短，仅数毫秒，乙酰胆碱与受体分离后又迅速被乙酰胆碱酯酶分解，乙酰胆碱分子与受体解离后就没有机会再与肌松药竞争受体；而肌松药与此不同，因其消除不是在神经肌肉接头。肌松药消除是要肌松药转移到血浆中，才通过不同途径消除。因此肌松药不仅比乙酰胆碱对受体亲和力强，且与受体结合时间长。由于肌松药停留在神经肌肉接头的时间长，因此肌松药分子与受体解离后仍有可能与受体再结合而维持其作用。只有当肌松药分子不断转入血浆后，才使神经肌肉接头处的肌松药浓度降低而减弱其作用。

用抗胆碱酯酶药拮抗非去极化肌松药就是通过抗胆碱酯酶药抑制了分解乙酰胆碱的作用，使在神经肌肉接头乙酰胆碱的相对浓度增加，并延长乙酰胆碱的活性时间，从而逆转非去极化肌松药作用。由于在受体结合上，只要有一个肌松药分子与受体的 1 个 α 亚基结合部位结合就可阻止受体功能，这说明两点：用提高乙酰胆碱浓度来拮抗非去极化肌松药的作用，其拮抗效果与乙酰胆碱和肌松药之间的相对浓度不是 1∶1的关系，例如筒箭毒碱的浓度加倍，则乙酰胆碱的浓度必须是原来的 4 倍才能够与筒箭毒碱相竞争；其次，高浓度非去极化肌松药引起的阻滞比低浓度非去极化肌松药产生的阻断作用更加难以逆转。只有等待非去极化肌松剂通过再分布或清除等作用后使肌松药浓度降到一个较低水平，此时再使用乙酰胆碱酯酶抑制剂，其拮抗作用才能很迅速地显示出来。钾离子通道阻断抑制剂（如 4-氨基吡啶）作用在神经肌肉接头前，阻滞了钾离子由神经末稍流出，延长了神经的去极化作用，间接地增加了流入神经末梢的钙离子，增加了神经肌肉接头前膜释放乙酰胆碱的时间和数量，从而对非去极化肌松药产生拮抗作用。γ-环糊精衍生物——舒更葡糖（sugammadex，布瑞亭）能够与氨基甾类非去极化肌松药（尤其是罗库溴铵）间依靠范德华力及氢键形成 1∶1牢固的不易分解的复合物，同时舒更葡糖分子亦可进入组织并包裹罗库溴铵，无论是结合或包裹均使肌松药失去活性，不能再与受体结合，结果是受体恢复活性率增加。

（三）去极化肌松药作用机制

去极化肌松药琥珀酰胆碱对神经肌肉兴奋传递有双重作用，开始是激动，引起肌纤维收缩，其后阻断神经肌肉兴奋传递而使骨骼肌松弛。琥珀酰胆碱对接头后膜乙酰胆碱受体激动作用是由于琥珀酰胆碱与乙酰胆碱的化学结构十分相似，因此有拟乙酰胆碱作用，可与受体结合呈现受体激动剂作用，引起受体构型改变，通道开放，使肌纤维膜内外离子流动而产生去极化作用，并可引起电流向接头外肌纤维扩散的终板电位，且其对受体的亲和力大于乙酰胆碱。琥珀酰胆碱在血中被血浆假性胆碱酯酶分解，而不能被神经肌肉接头内的乙酰胆碱酯酶降解，因此琥珀酰胆碱与乙酰胆碱竞争能保持较长的持续去极化作用。在接头后膜琥珀酰胆碱与乙酰胆碱受体结合后，同样阻碍了乙酰胆碱与受体结合，从而阻断了正常神经肌肉兴奋传递。琥珀酰胆碱使终板膜去极化并向外扩散激发肌纤维收缩。静注琥珀酰胆碱后出现肌纤维成束收缩，这是兴奋了运动神经元轴突分支所支配的肌纤维，产生运动单元内肌纤维同步收缩的结果，但整块肌肉内的许多运动单元之间并不同步收缩，因此可能引起运动单元亚显微结构之间的损伤。琥珀酰胆碱与受体结合保持受体构型改变，离子通道开放保持终板电位，直至琥珀酰胆碱与受体解离后，离子通道关闭，终止去极化。琥珀酰胆碱开始与受体结合最初产生的终板电位使接头旁肌膜去极化再扩散至整个肌纤维膜激发肌收缩。

接头旁肌膜上的钠通道的特性是对化学物质无反应，但在跨膜电压变化时开放，引起钠离子内流。该钠通道是由两部分组成的圆柱形跨膜蛋白，有两个闸门控制钠离子通过。离子通道内口是时间依赖性闸门即非激活闸门，肌膜外的离子通道外口是电压依赖性闸门。钠离子必须在两个闸门同时开放时才能通过，任何一个闸门关闭都将阻断钠离子流动。

静息状态的钠通道，位于通道内口的非激活的时间依赖性闸门开放，而位于通道外口的电压依赖性闸门关闭，此时钠离子不能通过。当邻近部位膜去极化时，电压依赖性闸门开放，此时时间依赖性闸门仍处于开放状态，钠离子通过通道，使肌膜去极化并产生电兴奋传递。但时间依赖性闸门开放极短时间后便自动关闭，此时通道外口的电压依赖性闸门虽然仍处开放状态，但离子流已被切断。时间依赖性闸门不再因电压依赖性闸门开放而开放，一直到终板去极化作用停止，致电压依赖性闸门关闭恢复到静息状态，内口的时间依赖性闸门再自动开放。整个过程如果是由乙酰胆碱引起，则时间很短。琥珀酰胆碱的终板去极化作用时间较长，由于琥珀酰胆碱引起持久的去极化，在持续的去极化过程中钠通道的时间依赖性闸门保持关闭状态，阻滞了终板电位向整个肌纤维膜扩散，从而阻断了神经肌肉接头的兴奋传递。

琥珀酰胆碱引起终板去极化时，整个肌纤维膜的钠通道和电位变化可区分为三个区域：①在接头后膜区，受体兴奋，离子通道开放，接头后膜去极化产生终板电位；②接头旁区域，在开始时钠通道电压门控闸门开放，开始产生去极化使终板电位向周围肌纤维膜传递；而终板持续去极化，接头旁区域电压依赖性闸门保持开放状态，时间依赖性闸门则处于关闭状态，此时钠通道处于失活态，不能传导兴奋；③肌纤维膜区，在持续去极化状态下肌纤维膜的钠通道处于静息状态，此时接头前膜释放的乙酰胆碱不能激活接头周边的钠通道，神经肌肉兴奋传递被阻断。该现象也称为适应(accommodation)。只有待这种终板去极化终止后，接头旁组织的钠通道恢复静息态才可兴奋。这说明为什么用抗胆碱酯酶药拮抗琥珀酰胆碱的去极化阻滞没有效果，并可能加强琥珀酰胆碱的阻滞作用。接头旁区肌纤维膜钠通道在去极化过程中变化模式图(图 20-3)。

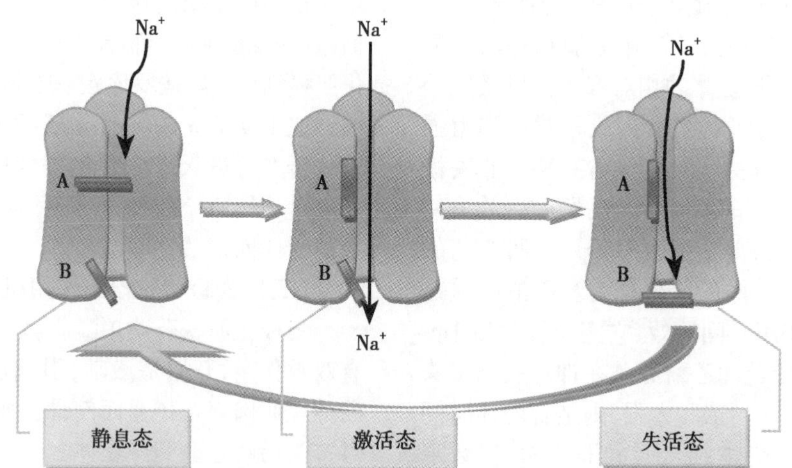

图 20-3　去极化过程中接头旁区钠离子通道活性变化模式图

A. 电压依赖性闸门；B. 时间依赖性闸门。静息态：A 闸门关闭，B 闸门开放；激活态：去极化初始时，A 闸门和 B 闸门均开放；失活态：持续去极化时 A 闸门开放 B 闸门关闭

二、非竞争性阻滞

非竞争性阻滞是指肌松药或其他药作用于乙酰胆碱受体的非乙酰胆碱结合位点，可通过影响肌纤维膜的膜流动性，从而影响神经肌肉兴奋传递。这些药物可改变乙酰胆碱受体动力学，影响受体开放或关闭状态或开放和关闭的时间长短，或同时影响开放和关闭。如果乙酰胆碱受体通道不能快速开闭，则兴奋传递减慢；如果受体通道关闭缓慢，则传递加强，从而改变离子通道及运动终板的去极化。有些药如普鲁卡因、氯胺酮和吸入麻醉药等均能作用于肌纤维脂膜，从而改变通道开放和关闭的特性。这些药物不符合经典神经肌肉接头作用模式。但对神经肌肉兴奋传递功能有削弱作用，且不能用胆碱酯酶抑制剂来拮抗。

1. 乙酰胆碱受体离子通道阻滞　乙酰胆碱离子通道阻滞是指肌松药或某些药物可直接非竞争性阻塞离子通道，或影响离子通道的离子流动，使神经肌肉接头后膜不能正常去极化，从而减弱或阻滞了神经肌肉兴奋传递。离子通道阻滞分为关闭型阻滞和开放型阻滞。开放型阻滞较常见，乙酰胆碱激动剂激活受体，通道开放后药物进入通道内，发挥其阻滞效应。但这种阻滞药物分子可以完全进入也可部分进入离子通道，其阻滞效应强弱取决于离子通道开放的多少和开放的频率。关闭型阻滞是药物分子阻塞在离子通道肌纤维膜外开口部分，在离子通道关闭时或开放时均可发生阻滞，能阻断通道开放时离子流通过，减弱终板去极化，从而阻断或削弱神经肌肉兴奋的传递。这些药物的作用位点不是乙酰胆碱的结合位点，故与乙酰胆碱无竞争性，抗乙酰胆碱酯酶药对其无拮抗作用。如应用新斯的明和其他抗胆碱酯酶剂虽也增加乙酰胆碱浓度使受体通道频繁开放，但不能解开其阻滞作用，相反会增强通道阻滞药的作用。局部麻醉药和钙通道阻滞药物能阻断钠通道和钙通道的离子流动。局部麻醉药、某些抗生素、可卡因、奎尼丁、三环类抗抑郁药、纳曲酮和纳洛酮等通过关闭型离子通道阻滞干扰神经肌肉兴奋传递。

一些肌松药可与乙酰胆碱结合位点相结合并进入通道，但不能穿过通道，这是因为离子通道的外口部较大而离子通道的内部较窄。泮库溴铵能与该结合位点结合。氯筒箭毒低剂量时，临床上可产生轻微的传导阻断作用；大剂量时，它可进入通道并阻断离子流。十烃季铵和琥珀酰胆碱作为激动剂可使通道开放，这些细长型的、分子小的肌松药甚至可进入通道将通道阻断，还可能进入肌纤维的细胞质。重症患者长期使用非去极化药物，是否会发生离子通道阻滞作用还不清楚。

2. 受体脱敏感阻滞　受体脱敏感阻滞指运动终板长时间受到乙酰胆碱或其他激动剂的作用，对激动剂开放离子通道的作用不再敏感。静息态的受体无激动剂结合则通道关闭。而受体的2个α-亚基均与乙酰胆碱结合则受体构型改变，通道开放，受体呈激活态。然而，当受体与激动剂结合后，构型无变化，通道也不打开，终板膜不再发生去极化，此时的受体称为脱敏感态。其表现为受体与激动剂的亲和力虽增强，单结合复合物的解离延缓，受体恢复至静息态的速率减慢。这种受体构型的多种形式受受体周边脂质的流动性和灵活性的影响。脱敏感受体增加，以至于功能正常的受体所产生的终板膜电位达不到引起肌纤维收缩的阈值时，就不再发生神经肌肉兴奋传递。有证据表明，受体蛋白中酪氨酸的磷酸化可能导致受体脱敏感。

能引起乙酰胆碱受体发生脱敏感现象的药很多，如乙酰胆碱受体激动剂、吸入麻醉药氟烷和异氟烷、局部麻醉药、巴比妥类药、抗胆碱酯酶药、钙通道阻滞药和多黏菌素B等。这些药可通过减少神经肌肉接头处的安全范围，或增强非去极化肌松剂阻断作用来削弱神经肌肉兴奋传递功能。该作用与经典的竞争性乙酰胆碱抑制机制不同。

乙酰胆碱受体激动剂如去极化肌松药（琥珀酰胆碱等）可促进受体进入脱敏感态，使受体很难转换回静息态，因而脱敏感受体比例增大，这也部分解释了琥珀酰胆碱使用后能增强在其后使用的非去极化肌松药的作用。非去极化肌松药亦可与受体紧密结合，阻止受体恢复到静息态，促进受体脱敏感。

3. Ⅱ相阻滞　去极化肌松药长时间和大量应用可产生Ⅱ相阻滞。Ⅱ相阻滞是与Ⅰ相阻滞相对应的，Ⅰ相阻滞是指去极化肌松药与接头后膜胆碱受体结合后发生的去极化阻滞作用。而Ⅱ相阻滞是指由于去极化肌松药长时间与胆碱受体结合，产生阻滞性质变化，其中可能引起受体脱敏感阻滞，但并不完全一样；此时，即使肌松药与受体已经分离，但是受体与乙酰胆碱结合能力下降，表现为类似非去极化阻滞状态。

Ⅱ相阻滞是一个复杂的现象，其发生在运动终板持续暴露在去极化肌松药作用下。发生Ⅱ相阻滞后，肌松监测显示为非去极化阻滞特点，即对强直刺激和4个成串刺激（TOF）的反应出现衰减，出现强直刺激后易化现象，可部分或全部被抗胆碱酯酶药拮抗。一般认为应用琥珀酰胆碱后，TOF比值（T4/T1）<50%即发生Ⅱ相阻滞。Ⅱ相阻滞发生的原因可能有：受体脱敏感阻滞，即激动剂使受体离子通道构型发生变化，使离子通道失活，接头后膜缓慢恢复到极化状态，但在肌松药长时间存在时，通道蛋白仍处于结构异常状态，接头仍不能正常传递；离子通道阻滞；激动剂通过离子通道进入胞浆而损伤细胞内结构；离子通道反复开放而影响邻近肌纤维膜的功能；可能因对突触前膜的作用影响乙酰胆碱的动员和释放。钙离子内流使受体及亚终板结构破裂。随着胞内钠离子增多，膜上钠钾泵活动增强，将细胞内的钠泵出，细胞外的钾泵入，使膜内外离子恢复平衡，膜电位趋于正常。也可能与通道长时间开放引起钠离子和钙离子不停进入细胞，钾离子持续出胞，而使接头部位膜内外电解质浓度失平衡，接头处膜功能遭到破坏；只要去极化药物存在，受体通道就保持开放状态，通过通道的离子流就保持很高的浓度。

多种因素可以影响Ⅱ相阻滞进程，包括暴露于药物的时间、使用药物的种类和浓度以及肌肉的类型（即快纤维和慢纤维）。麻醉药物之间以及麻醉药和其他药物之间的相互作用也影响此过程。所有这些药物可能都具有接头前膜效应，即影响神经递质的动员和释放。有如此多的因素影响神经肌肉兴奋传递，因此Ⅱ相阻滞是一个复杂和不断变化的现象。很难预测胆碱酯酶抑制剂逆转去极化肌松剂所导致的Ⅱ相阻滞的效果。可用四个成串刺激或肌强直反应来预测非去极化肌松剂的阻断程度，但是全身各部肌肉，即使同一肌肉的不同肌纤维，它们之间发生Ⅱ相阻滞水平亦不一致。因此，建议最好不用胆碱酯酶抑制剂逆转Ⅱ相阻滞，而且应用抗胆碱酯酶药拮抗Ⅱ相阻滞可能得到不同结果。

第4节 神经肌肉兴奋传递异常

神经肌肉兴奋传递有三个重要的环节：一是接头前膜钙离子通道开放，钙离子内流激发囊泡胞吐释放乙酰胆碱；二是乙酰胆碱进入接头间隙；三是乙酰胆碱与接头后膜乙酰胆碱受体结合，产生终板电位。

一、接头前病理生理理改变引起的神经肌肉兴奋传递异常

1. 接头前膜钙离子通道正常开放时只有钙离子内流，而其他二价无机阳离子（如镁，镉，锰）其浓度高于正常浓度二倍时也能通过P通道阻断钙内流，明显减弱神经肌肉兴奋传递。先兆子痫时孕妇使用硫酸镁治疗，孕妇和胎儿出现肌无力的原因可能与此有关。维拉帕米、地尔硫草、硝苯地平等属L型钙离子慢通道拮抗剂是否影响接头前膜释放乙酰胆碱还无定论。这些药物是L型钙离子慢通道拮抗剂，对P通道无影响，治疗剂量时不会明显影响乙酰胆碱的正常释放或神经肌肉兴奋传递。但也有一些研究报道钙离子通道阻断剂可轻微增加非去极化肌松剂对神经肌肉传导的阻断程度，从而推测接头前膜也可能有L型钙离子通道。

2. Eaton-Lambert肌无力综合征（Lambert-Eaton myasthenic syndrome，LEMS）是一种累及神经肌肉接头前膜电压门控钙离子通道，进而影响兴奋-收缩耦联过程的罕见自身免疫性疾病。其病因就是体内存在特异的接头前膜电压依赖性钙通道的自身抗体。这种疾病是因为钙通道功能受损使神经递质释放减少，去极化不充分，从而导致肌无力。LEMS易发人群为中老年患者，青少年偶有累及。约有50%的Lambert-Eaton肌无力综合征发生于肿瘤相关患者人群中，如小细胞肺癌、霍奇金淋巴瘤、非霍奇金淋巴瘤、T细胞淋巴瘤、非小细胞肺癌、前列腺癌以及膀胱移行细胞癌。其主要临床表现为晨起较严重，活动后即疲劳，但短暂用力收缩后肌力反而增强，而持续收缩后又呈疲劳状态。通常不累及呼吸肌及面部表情肌。

3. 接头前蛋白基因变异 接头前膜蛋白至少由26个基因编码，其中12基因与接头前膜结构缺陷有关。编码接头前膜蛋白的基因变异可导致接头前结构缺陷，影响囊泡的运输、胞吐作用、内吞作用及活性区及活性旁区的形成和神经肽的调节，从而引发乙酰胆碱释放减少，产生肌无力。

二、乙酰胆碱酯酶异常

一些先天性和获得性疾病可使乙酰胆碱酯酶活

性改变。先天性乙酰胆碱酯酶功能异常所致的综合征，可以导致神经肌肉的功能紊乱，其症状和体征类似于重症肌无力或肌无力综合征。骨骼肌去神经支配可以降低神经肌肉接头及接头外的乙酰胆碱酯酶浓度。获得性乙酰胆碱酯酶的疾病与乙酰胆碱酯酶的慢性抑制有关。如接触有机磷杀虫剂、神经毒气（如沙林）以及长时间应用溴吡啶斯的明治疗，都可以引起慢性的乙酰胆碱酯酶抑制。

三、接头后病理生理改变引起的神经肌肉兴奋传递异常

人类出生后胎儿型乙酰胆碱受体和 α_7-乙酰胆碱受体逐渐被成人型乙酰胆碱受体取代。烧伤、长期制动、严重感染或失神经支配等使胎儿型和 α_7-乙酰胆碱受体在肌纤维核重新表达合成。肌纤维表达的 α_7-乙酰胆碱受体不仅可与乙酰胆碱或琥珀酰胆碱结合，亦可与其他激动剂（如烟碱和胆碱）及拮抗剂（如肌松药泮库溴铵、眼镜蛇毒素和 α_7-银环蛇毒素）结合。骨骼肌失神经支配数小时后，肌纤维核激活开始重新表达胎儿型和 α_7-乙酰胆碱受体，并在几天后覆盖包括接头后膜的整个肌纤维膜（图 20-4）。此时终板部位乙酰胆碱受体数增加并可出现三种受体共存，称为“受体上调”。三种受体亚型的表达受许多因素调控，如电活动、生长因子信号（胰岛素与集聚蛋白、神经生长调节因子等）及是否受神经支配等。

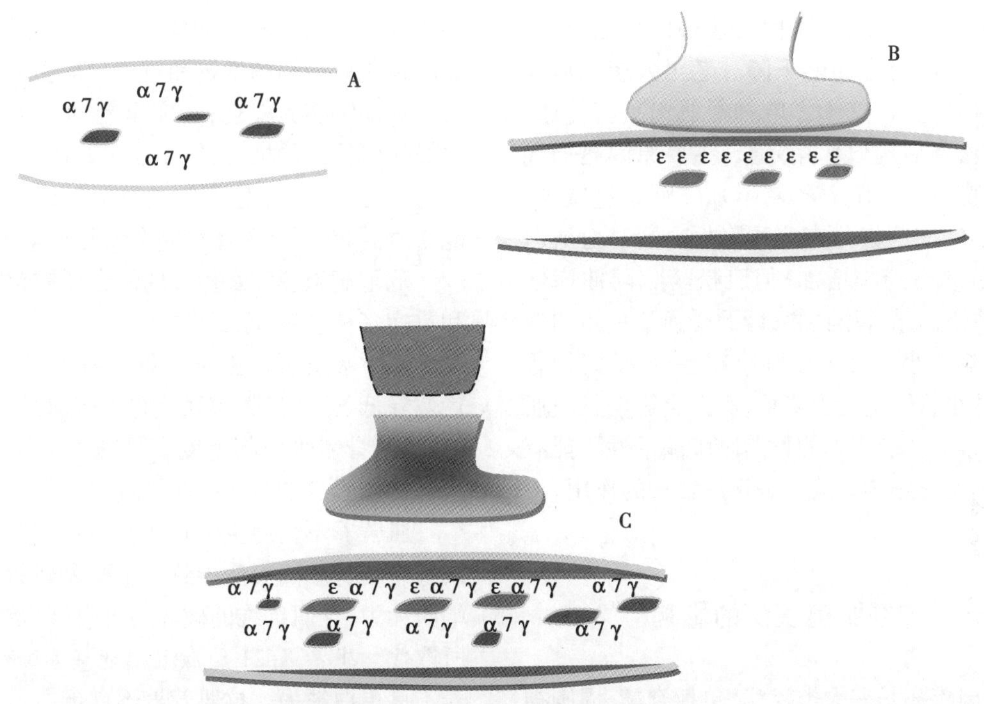

图 20-4　不同生理病理情况下，肌纤维膜乙酰胆碱受体亚型分布的变化示意图
A. 胎儿期，无神经支配的肌细胞核合成胎儿（γ）型和 α_7 乙酰胆碱受体，并分布在整个肌膜。B. 健康成人只在接头后膜表达成人型乙酰胆碱受体（ε），其由接头后膜下细胞核合成。C. 肌纤维去神经支配或其他如烧伤、制动、慢性肌松弛症、中风、脓毒症等病理情况可导致胎儿型和 α_7 乙酰胆碱受体在接头处和接头外再表达。注：γ 为成人型乙酰胆碱受体；ε 为胎儿型乙酰胆碱受体；α_7 为神经元型乙酰胆碱受体

骨骼肌成人型和胎儿型乙酰胆碱受体因亚基组成不同，其在电生理学、药理学及代谢方面特点各异。成人型乙酰胆碱受体代谢较稳定，半衰期约为 2w；而胎儿型乙酰胆碱受体半衰期不到 24 小时，其单通道导电性较小，平均通道开放时间比成熟型乙酰胆碱受体长 210 倍。小剂量的琥珀酰胆碱和乙酰胆碱即可激动胎儿型乙酰胆碱受体。烧伤、去神经和制动情况下的患者对非去极化肌松药表现不敏感。这种抵抗现象可能与胎儿型乙酰胆碱受体和 α_7-乙酰胆碱受体与非去极化肌松亲和性下降、接头周围受体上调有关。另一些非去极化肌松剂对胎儿型乙酰胆碱受体和 α_7-乙酰胆碱受体有部分激动作

用。

烧伤、去神经支配和制动等病情因受体上调和胎儿型及 α_7-乙酰胆碱受体对琥珀酰胆碱非常敏感，应用琥珀酰胆碱可引起严重的高钾血症。某些先天性肌营养不良，给予琥珀酰胆碱也可引起高钾血症和心搏骤停。

四、衰老对神经肌肉兴奋传递功能的影响

老年人肌力减弱除与收缩蛋白减少有关外，肌浆网对钙的摄取和 Ca^{2+}-ATP 酶活性均下降。老年人也发现骨骼肌中钙释放量减少。随年龄增加，运动神经元和有髓鞘轴突数目减少，运动单位数量减少，神经肌肉接头退化，与肌肉的接触面积缩小，接头间隙增宽，递质传递功能下降。老年人接头后膜乙酰胆碱受体减少但这不影响神经肌肉兴奋传递。老年人用肌松药后药效作用延长，主要原因是药代动力学的改变所致。随着年龄增加体液总量减少，脂肪相对增多，使药物分布容积降低。同时血清白蛋白减少，游离态药物增加，但肌松药除阿曲库铵外，为低血清蛋白结合率药物，因此受血清白蛋白浓度改变的影响较小。衰老使肾小球滤过率降低，肾血流减少，肾小管转运能力降低，因此会影响长效肌松药经肾脏排泄。老年人假性胆碱酯酶活性可能有变化，但并不明显影响该酶分解米库氯铵的作用。

五、神经肌肉疾病的影响

神经肌肉疾病是一大类疾病，包括脊髓、周围神经、神经肌肉接头和骨骼肌的疾病如周围神经病、重症肌无力、肌病和多系统萎缩等，其病理变化可影响神经肌肉兴奋传递功能和对肌松药反应。

多发性硬化是对中枢神经系统神经髓鞘抗原异常免疫反应所引起，可发生在脑和脊髓的任何部位，可引起感觉、运动、自主神经或神经精神异常。该类患者的运动单位的动作电位平均发放速度减慢和发放变异增大。基因异常或不明物质的致敏与发病有关。疾病、手术和麻醉应激可能加重病情衰竭速度，该疾病患者对局麻药敏感，高浓度局麻药可能有神经毒性。这类患者可能有接头后膜乙酰胆碱受体上调，表现为对去极化肌松药敏感而对非去极化肌松药作用增强或不明显，这与肌肉量的减少和神经肌肉兴奋传递安全系数（出现肌松的最低受体阻滞比例）降低有关。

吉兰-巴雷综合征系自身免疫性疾病，体内存在抗神经成分的自身抗体。这些抗体在急性期可阻断接头前电压门控 Ca^{2+} 通道和接头后乙酰胆碱受体通道，所以急性期血浆置换对病情有缓解作用。脱髓鞘病变可引起类似去神经状态，接头后膜乙酰胆碱受体上调，即使交感神经功能恢复很长一段时间后，琥珀酰胆碱仍有引起高钾血症的危险。

长期制动可引起肌肉废用性萎缩。与上、下运动神经元疾病不同，制动患者的神经功能本身无异常。肌肉蛋白合成下降、分解增多、肌萎缩、肌肉糖摄取减少、对胰岛素的反应性下降、甚至细胞凋亡均可见于废用性肌肉。尽管运动神经元正常，但仍有接头外非成熟的乙酰胆碱受体增生，同样表现出对非去极化肌松药的抵抗和对琥珀酰胆碱或乙酰胆碱敏感。动物实验发现，犬完全制动 4 天即出现对非去极化肌松药的抵抗，琥珀酰胆碱可引起高钾血症、心搏骤停和死亡；重新恢复活动，神经肌肉接头的功能有时需 20～50 天才可完全恢复正常。

危重病患者常发生衰弱综合征或包括重症肌病和重症多神经病，原因可能是多方面的，这些疾病均可导致呼吸机脱机困难。肌萎缩可能与废用、合成代谢降低、分解代谢增强等有关，有时发生类肌无力综合征、骨骼肌局部免疫增强现象以及接头后乙酰胆碱受体减少，并发现有受体抗体。

肌营养不良症主要是 X 染色体连锁隐性遗传病或患者自身基因突变导致。主要表现为进行性的近端肌无力，伴肌纤维的破坏与再生，以及为结缔组织所取代。患者 Xp21 位点上出现基因突变，使抗肌营养不良蛋白缺失。抗肌营养不良蛋白是肌纤维膜内部的一种结构性蛋白质。该病有明显的家族史，其中男性多于女性。由于慢性肌退变，成熟型和未成熟型乙酰胆碱受体同时在肌膜表达，对去极化肌松药异常敏感，应用琥珀酰胆碱可出现严重并发症甚至死亡。应用非去极化肌松药表现为作用时间延长，恢复缓慢。此类患者恶性高热的发生率高。有报道用 sugamadex（布瑞亭）可完全拮抗肌营养不良患者使用罗库溴铵的肌松效应。

重症肌无力（MG）是抗乙酰胆碱受体（AChR）抗体和肌特异性受体络氨酸激酶抗体（MuSK-Ab）介导、细胞免疫依赖、补体系统参与，主要累及神经肌肉接头突触后膜 AChR 的自身免疫性疾病。抗乙酰

胆碱受体抗体可引起相邻乙酰胆碱受体交联，激活补体，引起突触后膜溶解，导致受体数量和结构的变化。但这种抗体对神经系统 N-乙酰胆碱受体无作用。重症肌无力发病的诱因可能是外界因素与免疫遗传因素相互作用，前者包括病毒感染、某些药物如氨基糖苷类抗生素或 D-盐酸青霉胺等的使用；而免疫遗传因素则取决于不同的人类白细胞抗原（HLA）等位基因、T 细胞受体、免疫球蛋白、细胞因子等化学物质的基因多态性等。继发性重症肌无力患者，接头后膜乙酰胆碱受体数量可下降 30%，剩余的受体大多数也被抗体结合，对乙酰胆碱的敏感性下降，重复刺激后反应下降。先天性肌无力综合征则有囊泡、乙酰胆碱酯酶或 N_2-乙酰胆碱受体的遗传性变异引起的非自身免疫性疾病。重症肌无力患者由于乙酰胆碱受体数目减少或被抗体阻滞，对非去极化肌松药更敏感，对琥珀酰胆碱呈现抵抗效应，但经过治疗或血浆置换引起的假性胆碱酯酶减少可加强琥珀酰胆碱和米库氯铵的作用。

（赵雪莲　庄心良）

参考文献

1. 庄心良，曾因明，陈伯銮. 现代麻醉学. 第 3 版. 北京：人民卫生出版社，2008.
2. Ronald D. Miller. Miller's Anesthesia. 7th ed. London Churchill Livingstone Inc 2009.
3. Fagerlund M J, Eriksson L I. Current concepts in neuromuscular transmission. British Journal of Anaesthesia, 2009, 103 (1): 108.
4. Khaliq A, Jenkins F, DeCoster M, et al. A new 3D mass diffusion-reaction model in the neuromuscular junction. J Comput Neurosci, 2011, 30(3): 729.
5. Jang YC, Van Remmen H. Exp Gerontol. Age-associated alterations of the neuromuscular junction. H. Exp Gerontol, 2011, 46(2-3): 193.
6. Mahadeva B, Phillips LH, Juel VC. Autoimmune disorders of neuromuscular transmission. Semin Neurol, 2008, 28 (2): 212.
7. Martyn JA, Fagerlund MJ, Eriksson LI. Basic principles of neuromuscular transmission . Anaesthesia, 2009, 64.
8. Cullheim S, Thams S. Classic major histocompatibility complex class I molecules: new actors at the neuromuscular junction. Neuroscientist, 2010, 16(6): 600.
9. Bernard V, Girard E, Hrabovska A, et al. Distinct localization of collagen Q and PRiMA forms of acetylcholinesterase at the neuromuscular junction. Mol Cell Neurosci, 2011, 46 (1): 272.
10. Fox MA, Sanes JR, Borza DB, et al. Distinct target-derived signals organize formation, maturation, and maintenance of motor nerve terminals. Cell, 2007, 129(1): 179.
11. Sanders DB. Electrophysiologic tests of neuromuscular transmission. Suppl Clin Neurophysiol, 2004, 57: 167.
12. Serra A, Ruff R, Kaminski H, et al. Factors contributing to failure of neuromuscular transmission in myasthenia gravis and the special case of the extraocular muscles. Ann N Y Acad Sci, 2011, 1233: 26.
13. Colomar A, Robitaille R. Glial modulation of synaptic transmission at the neuromuscular junction. 2004, 47(3): 284.
14. Vincent A. Immunology of disorders of neuromuscular transmission. Acta Neurol Scand, 2006, 183: 1.
15. Guo X, Gonzalez M, Stancescu M, et al. Neuromuscular junction formation between human stem cell-derived motoneurons and human skeletal muscle in a defined system. Biomaterials, 2011, 32(36): 9602.
16. Favero M, Massella O, Cangiano A, et al. On the mechanism of action of muscle fibre activity in synapse competition and elimination at the mammalian neuromuscular junction. Eur J Neurosci, 2009, 29(12): 2327.
17. Gallego D, Gil V, Aleu J, , et al. Pharmacological characterization of purinergic inhibitory neuromuscular transmission in the human colon. Neurogastroenterol Motil, 2011, 23(8): 792-338.
18. Barth J, Volknandt W. Proteomic investigations of the synaptic vesicle interactome. Expert Rev Proteomics, 2011, 8(2): 211.
19. TomàsJ, Santafé MM, Lanuza MA, et al. Silent synapses in neuromuscular junction development. J Neurosci Res, 2011, 89(1): 3.
20. Luo F, Dittrich M, Stiles JR, et al. Single-pixel optical fluctuation analysis of calcium channel function in active zones of motor nerve terminals. J Neurosci, 2011, 31(31): 11268.
21. Slater CR. Structural determinants of the reliability of synaptic transmission at the vertebrate neuromuscular junction. J Neurocytol, 2003, 32(5-8): 505.
22. Majumder R, Krishnan KS . Synaptic vesicle recycling: genetic and cell biological studies. J Neurogenet, 2010, 24 (3): 146.
23. Rich MM. The control of neuromuscular transmission in health and disease. Handb Clin Neurol, 2008, 91: 103.
24. Johnstone AF, Viele K, Cooper RL. Structure/function assessment of synapses at motor nerve terminals. Synapse, 2011, 65(4): 287.
25. Rich MM. The control of nellromuscular transmission in heaith and disease. Neuroscientist, 2006, 12(2): 134.
26. Tarakanova OI, Petrov AM, Zefirov AL. The role of mem-

brane cholesterol in neurotransmitter release from motor nerve terminals. Dokl Biol Sci,2011,438:138.

27. Burré J,Volknandt W. The synaptic vesicle proteome. J Neurochem,2007,101(6):1448.

28. Zitman FM,Todorov B,Furukawa K,et al. Total ganglioside ablation at mouse motor nerve terminals alters neurotransmitter release level. Synapse,. 2010,64(4):335.

29. Zitman FM,Todorov B,Furukawa K,The synaptic vesicle cycle. Annu Rev Neurosci,2004,27:509.

30. Mavridou P,Dimitriou V,Margaritis A,et al. Anesthesia for laparoscopic surgery in a patient with myotonic dystrophy (Steinert's disease):beneficial use of sugammadex,but incorrect use of pethidine: a case report. Acta Anaesthesiol Belg,2011,62(2):101.

第21章 体液、电解质和渗透浓度

第1节 体液、电解质和渗透浓度基础知识

体液是以水为溶剂，以一定的电解质和非电解质成分为溶质所组成的溶液。相对于外界大自然环境（机体的外环境）而言，存在于细胞周围的体液，为机体的内环境。内环境的稳定与体液的容量、电解质的浓度比、渗透浓度和酸碱度等有关。围手术期患者体液容量、电解质浓度和成分等的变化将对脏器功能的稳定，手术的成功，患者的康复产生影响。麻醉医师应掌握有关体液的基础知识、失衡机制、诊断要点、治疗原则，从而在手术创伤等应激条件下，有效地纠正体液紊乱，维护内环境稳定，为患者的生命安全提供相应的保障。

一、体液的总量、分布和组成

（一）体液的总量

水是体液的主要成分。成人的体液约占体重的60%。70kg的成人，其体液量约为42L。年龄、性别及组织不同，体液所占的比例也有所不同。例如，肌肉组织中的体液占75%，脂肪组织中只占10%。胎儿体液含量较高，但在妊娠后期和出生后3～5岁内逐渐降低。出生0～1个月的婴儿体液约为体重的76%，1～2个月时约为65%。1～10岁小儿的体液则约为体重的62%。男性成人体液含量比女性多，约占体重的61%，女性成人为50%；60岁以上男性为52%，女性为46%。

（二）体液的分布

体液分为细胞内液（intracellular fluid，ICF）及细胞外液（extracellular fluid，ECF）两大部分。由细胞膜所分隔，水能自由通过细胞膜（图21-1）。ICF是细胞进行生命活动的基质，约占体重的40%，平均为400～450ml/kg。ECF是细胞进行新陈代谢的周围环境。婴儿的ECF约占体重的45%，随年龄增加逐渐降低，成人约占体重的20%，平均为150～200ml/kg。年轻成年男性的ECF比女性及老年人多。ECF可分为血浆和组织间液两部分，其中血浆约占体重的5%，为30～35ml/kg。组织间液则随年龄增长而变化较大：婴儿约占体重的40%，1岁小儿为25%，2岁～14岁为20%，成人为15%，相当于120～165ml/kg。血容量约60～65ml/kg，其中15%分布于动脉，85%分布于静脉系统。

组织间液的基本成分与血浆类似，只含有少量蛋白质且不含红细胞。绝大部分的组织间液能迅速与血管内液体或ICF进行物质交换，并取得相互平衡。在维持机体的水和电解质平衡方面起重要作用，称为功能性ECF。尚有部分组织间液不能或仅缓慢地与血浆或ICF进行物质交换，虽有一定的生理功能，但在正常情况下对维持机体的水和电解质平衡所起的作用甚微，称之为非功能性ECF。它们包括结缔组织液和跨细胞液（transcellular fluid），如胸、腹膜液、房水、淋巴液、脑脊液、关节液、消化道分泌液、尿液、汗液等，约占体重的1%～2%。在病理情况下，后者的产生量或丢失量显著增多时，也可导致水、电解质代谢紊乱。

临床上体液的分布与转移涉及到“第三间隙”的概念。一般而言，第一间隙是指组织间液。第二

间隙是指快速循环的血浆。血容量的增加或减少主要指血浆的增加或减少。第一间隙和第二间隙在毛细血管壁侧相互交换成分,处于动态平衡状态,都属于功能性 ECF。手术创伤、局部炎症可使 ECF 转移分布到损伤区域或感染组织中,引起局部水肿;或因疾病、麻醉、手术影响致内脏血管床扩张淤血;或体液淤滞于腔体内(如肠麻痹、肠梗阻时大量体液积聚于胃肠道内),这部分液体虽均衍生于 ECF,但功能上却不再与第一间隙和第二间隙有直接的联系,故称这部分被隔绝的体液所在的区域或部位为第三间隙。但是,Chappell 等人最近评估了相关文献后,对“第三间隙”的存在提出了质疑。

(三)体液的组成和血清电解质及非电解质正常浓度范围

前已述及,组织间液与血浆的电解质浓度类似,区别在于前者的蛋白质含量明显少于血浆。由于血浆富含蛋白,故血浆胶体渗透浓度明显高于组织间液。ECF 的电解质浓度与 ICF 的差异很大。ECF 中主要阳离子为高浓度的 Na^+,阴离子为 Cl^-、HCO_3^-。ICF 中主要阳离子为 K^+,其次为 Mg^{2+},阴离子以磷酸根和蛋白质为主(图 21-1,表 21-1,表 21-2)。

(四)渗透压和渗透浓度的基础知识

渗透指的是半透膜两侧因为不可自由穿透半透膜移动的溶质浓度的差别而造成水在半透膜两侧的净移动。渗透压指的是溶质浓度高的一侧产生的促进水跨膜移动以稀释溶质的压力。渗透压仅取决于溶剂中所含溶质分子颗粒的数量,而与其分子重量、体积、原子(或分子)价等无关。

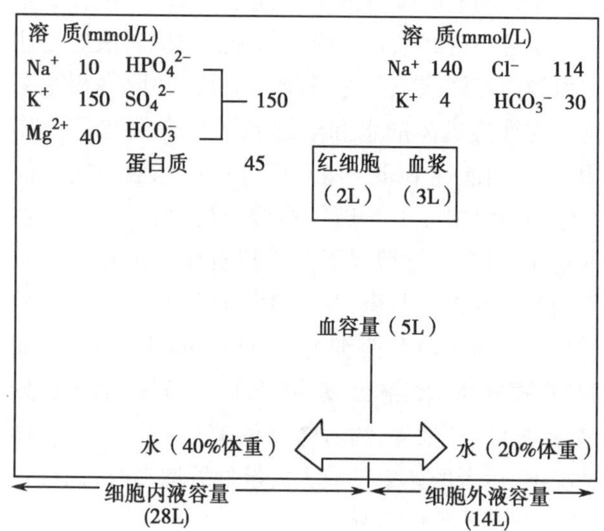

图 21-1 细胞内液与细胞外液水、电解质构成示意图(以 70kg 成人为例)

表 21-1 不同部位体液内电解质浓度(mmol/L)

电解质	血浆	细胞内液(骨骼肌)	组织间液
阳离子 Na^+	142	10	145
K^+	4	159	4.1
Mg^{2+}	1	40	1
Ca^{2+}	2.5	<1	2.4
总计	149.5	209	152.5
阴离子 Cl^-	104	3	117
HCO_3^-	24	7	27.1
蛋白质	14	45	<0.1
其他	7.5	154	8.4
总计	149.5	209	152.5

在溶液中,任何不解离或不能再进一步解离的溶质,其每一摩尔(mole,以下简写成 mol)都含有 6.023×10^{23} 个颗粒(即 Avogadro 常数)。因血浆和其他体液所含起渗透作用的溶质克分子数(osmole)较低,故均以它的千分之一,即毫渗透克分子数(milliosmole,简写为 mOsm)计量。1mOsm 的不可解离的溶质溶于 1kg 水中可产生 19.4mmHg 的渗透压。对于可电离的物质而言,1 摩尔可产生 n 摩尔的渗透克分子。因此,对于类似 NaCl 这样在溶液中溶解后高度解离的 1 摩尔物质应该产生 2 摩尔的渗透克分子。但实际上,由于阳离子和阴离子间的离子作用可降低电离程度,因此 NaCl 只有 75% 可以解离,1 摩尔可产生 1.75 摩尔的渗透克分子。

容积渗克分子浓度(osmolarity)是指每升溶液中渗透克分子的数目,重量渗克分子浓度(osmolality)是指每千克溶剂中渗透克分子的数目。由于溶剂的容积永远小于溶液的实际容积,所以重量渗克分子浓度的数值总是大于容积渗克分子浓度。例如血浆含水 93% 左右,若血浆重量渗克分子浓度为 280mOsm/kg,换算成容积渗克分子浓度则必须乘以 0.93,即 280×0.93=260mOsm/L;若其容积渗克分子浓度为 280mOsm/L,则重量渗克分子浓度为 280÷0.93=301mOsm/kg。在实际应用中,由于体液中溶质浓度极低,两者的差别常予不计,但在概念上必须明确区别。由于其数值不受血浆中脂类和蛋白质的影响,重量渗克分子浓度在临床上得到更广泛的使用。

表 21-2　血清电解质及非电解质正常浓度范围和异常改变程度

血清浓度	降低		正常范围	升高	
	重度	中度		中度	重度
Na^+(mmol/L)	<120	120～130	135～145	155～170	>170
K^+(mmol/L)	<2.5	2.5～3.0	3.5～5.5	6.5～8.0	>8.0
Ca^{2+}(mmol/L)	<1.6	1.6～2.1	2.2～2.6	3.0～3.7	>3.7
Cl^-(mmol/L)	<80	80～90	96～106	115～130	>130
CO_2(mmol/L)	<10	10～20	25～30	35～45	>45
pH	<7.0	7.0～7.15	7.35～7.45	7.5～7.6	>7.6
蛋白质(g/L)	30～45	60～80			
葡萄糖(mmol/L)	<1.1	1.11～2.22	3.9～6.1	16.6～33.3	>33.3
血尿素氮(mmol/L)			2.9～7.5	17.8～35.7	>35.7

根据 Van't Hoff 定律，渗透压的计算公式如下：

$$\pi = CRT \quad (21\text{-}1)$$

π：溶液的渗透压（以 kPa 为单位）

C：溶质总浓度（以 mol/L 为单位）

R：为摩尔气体常数，其值为 8.314kPa·L/(mol·k)

T：绝对温度[以 K(kelvin)为单位]

在体温条件下（37℃，即 273+37=310K），以重量渗克分子浓度 0.28 Osm/kg 代入公式可得人体血浆渗透压约为 721.66kPa（约相当于 5426mmHg）。由上述可知，渗透压和渗透克分子浓度（以下简称渗透浓度）是有区别的，而在以往的医学书籍中以及目前有些临床医师都习惯地将渗透浓度称为渗透压，比如人体血浆渗透浓度的正常值是“280mOsm/kg”，说成“人体血浆渗透压的正常值是 280mOsm/kg”，这样显然是混淆了压力与浓度两个不同性质的单位概念。对这种说法有更正的必要。但胶体渗透压仍习惯用 mmHg 这一压力单位来衡量。

利用溶质能降低水冰点的“超冻”原理，可直接测定溶液的重量渗透浓度 mOsm/kg。人体血浆渗透浓度（Posm）正常值波动于 275 mOsm/kg～290mOsm/kg。在缺乏实测渗透浓度条件的场合，可凭血浆[Na^+]、[葡萄糖]、和[尿素氮]用下式计算 Posm 的近似值：

$$\text{Posm} \cong 2\times[\text{Na}^+] \quad (21\text{-}2)$$

$$\text{或 Posm} \cong 2\times[\text{Na}^+]+\frac{\text{BUN(mg/dl)}}{2.8}+\frac{\text{血糖(mg/dl)}}{18} \quad (21\text{-}3)$$

以上计算所得的数值为（容积）渗透浓度近似值，要除以血浆含水的比率 0.93 方为（重量）渗透浓度的近似值，但一般可不再换算。

因为以上算式中只包括血浆的[Na^+]、[葡萄糖]和[BUN]，而其他物质都未考虑在内，故计算值总是小于实测值，两者的差值称为“渗透间隙”（osmolar gap），正常时约在 10mOsm/kg 范围内。如果超过 20～30mOsm/kg，则提示存在有高脂血症或高蛋白血症；也可能由于输入高渗溶液或存在内源性有毒物质（如乳酸）所致，若超过 40mOsm/kg，即可致死。后者可见于脓毒血症和休克患者中，这对判断危重患者的预后有重要的参考价值。

根据等渗浓度规律，所有 ECF（包括血浆）的渗透浓度必然与 ICF 相同。因此，静脉输入溶液的渗透浓度高低至关重要。凡输入的溶液与 ICF 间不存在渗透梯度，细胞容积和形状都不发生改变者，为等张溶液（isotonic solution）；渗透浓度低于 ICF，使水向细胞内转移，从而使细胞肿胀者，为低张溶液（hypotonic solution）；渗透浓度高于 ICF，使细胞内水向外转移，从而使细胞容积收缩者，为高张溶液（hypertonic solution）。虽然等张溶液都是等渗溶液，等张葡萄糖液和 NaCl 溶液也都可以算作等渗溶液，但等渗溶液并不都是等张溶液。例如 1.68% 尿素溶液的渗透浓度为 280mOsm/kg，虽为等渗溶液，但因它能自由通过半透膜，在红细胞膜两侧不能形成张力梯度，水随尿素进入红细胞内，红细胞膨胀而破裂（溶血），其效应与蒸馏水相似，虽是等渗，但不是等张。

二、机体对水、电解质的调节

每人每天从饮食中摄入的盐和水是有差异

的，但ECF在正常人却维持在较小的波动范围，这说明机体有精细的调控系统不断地监控和调节体液、电解质的平衡。该系统内含有感知渗透浓度、容量改变的感受器，存在各种信息物质的交换过程。肾脏是该系统中主要的效应器官。它通过对尿液的稀释和浓缩及对各种电解质的排出与重吸收，从而发挥调节水、电解质平衡的作用（图21-2）。

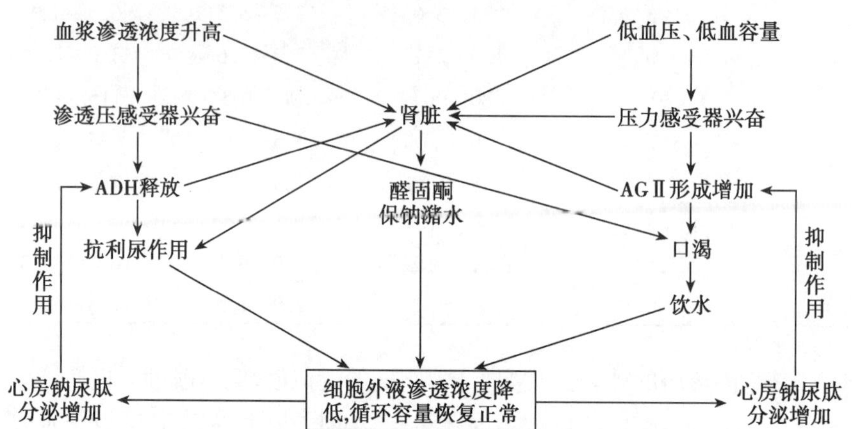

图21-2　血浆渗透浓度、血容量等对水钠代谢的影响

参与水钠代谢调节的因素如下：

1. 心房钠尿肽（ANP）　ANP是心房肌合成的多肽类激素，由28个氨基酸组成。它能明显促进钠和水的排出。当它与集合管上皮细胞的心房钠尿肽受体结合时，激活鸟苷酸环化酶，造成细胞内cGMP含量增加，后者使集合小管基底侧膜上的Na^+通道关闭，抑制Na^+重吸收，从而促使Na^+排出。ANP可使肾血管平滑肌舒张，增加肾血流量和肾小球滤过率，并能抑制肾素、醛固酮和抗利尿激素的分泌。除此之外，ANP可使所有血管壁对水的通透性明显增加，使血管内容量下降，起到调节ECF的作用。

2. 抗利尿激素（ADH）又称血管加压素（AVP）　ADH由9个氨基酸残基所组成的短肽。它是下丘脑的视上核及室旁核神经元分泌的一种激素，能提高远曲小管和集合管上皮细胞对水的通透性，从而增加水的重吸收，使尿液浓缩，尿量减少。ADH还增加髓袢升支粗段对NaCl的主动重吸收和提高内髓部集合管对尿素的通透性，从而增加髓质组织间液的溶质浓度，提高髓质组织间液的渗透浓度，利于浓缩尿液。引起ADH合成及分泌的因素有渗透性及非渗透性两类（如图21-2所示）。血浆渗透浓度升高可刺激ADH的释放。非渗透性刺激因素是指血管内容量的变化，在血容量相对不足时，可刺激ADH释放。

3. 醛固酮（肾素-血管紧张素-醛固酮系统）　在调节水、钠、钾平衡中起重要作用。详见下一节有关钠代谢调节的章节。

4. 前列腺素　前列腺素按分子结构的差别，可以分为多种类型，如前列腺素E_2（PGE_2）有强烈的舒血管作用，前列腺素F_2（PGF_2）则使静脉收缩。前列腺素可使血管对去甲肾上腺素和血管紧张素的敏感性降低。血管平滑肌生成的前列腺素在神经-平滑肌接头间隙作用于交感神经纤维末梢的前列腺素受体，使交感神经末梢释放递质减少。在低血容量时前列腺素使肾血管舒张，对维持肾血流量有重要意义。

5. 口渴机制　为正常机体最有效的补充失水的机制。各种原因致ECF渗透浓度增高时，刺激下丘脑视上神经核和室旁核的渗透压感受器。当兴奋传至大脑即感口渴，从而引起机体饮水的欲望。大量饮水后，血浆渗透浓度恢复正常，渴感解除，从而调节水、盐平衡。

6. 交感神经　肾交感神经由$T_{6\sim12}$脊髓侧角发出，当其兴奋时，引起入球小动脉和出球小动脉的收缩，肾小管周围血流量减少，肾小球滤过率减少，从而刺激近球小体中的颗粒细胞释放肾素，致体循环中的血管紧张素和醛固酮含量增加，增加肾脏对Na^+和水的重吸收。Na^+在近端小管的重吸收增加也与β肾上腺素能受体的作用有关。肾交感神经的兴奋可以提高钠泵活力，有利于Na^+的重吸收。

7. 多巴胺受体　小剂量多巴胺可扩张肾血管，增加肾血流量，从而增加尿量。

第2节　水、电解质平衡与管理

一、水　和　钠

(一) 水的生理作用与代谢

1. 水的生理作用　生命起源于水,生命活动离不开水。水作为溶剂,溶解电解质和非电解质成分形成体液。因此,水是机体内环境的最基本要素,在调节体温,润滑各关节、器官,物质转运等生命活动过程中起重要作用。

2. 水的摄入与排出　水的平衡主要由适当的水的摄入与排出来维持(图21-3)。肾脏是水排出的主要器官,每天约60%的水经尿排出。若环境温度增高,运动量增加,汗液增加可达正常水平的50倍之多,通过呼吸道的不显性挥发量也随之增加。在此情形下,由肾脏排出的水分将随之减少,以补偿经汗液和不显性失水所丢失的量(表21-3)。

表21-4列出的各年龄阶段对水的最低需求量,可供临床纠正水钠代谢紊乱时参考。

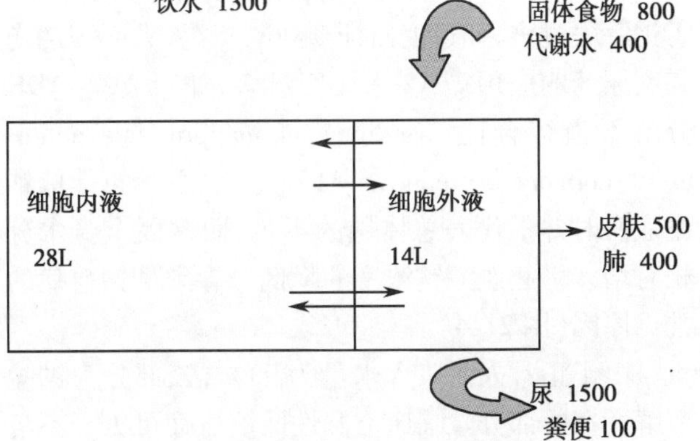

图21-3 日常水平衡(进出量　单位:ml)

表21-3　机体每日失水量(单位:ml)

	正常活动和正常体温	正常活动和高体温	持续重体力劳动
尿量	1400	1200	500
汗液	100	1400	5000
粪便	100	100	100
不显性失水量	700	600	1000
总量	2300	3300	6600

表21-4　各年龄组对水的最低需求量

年龄(岁)	体重(kg)	ml/(kg·d)	ml/h
成人	70	20~40	120
小儿8	35	50	70
2	15	60	40
1/2	8	70	25
新生儿	3	80~150	10~20

3. 水代谢的调节　主要受体液渗透浓度变化的影响。血浆渗透浓度上升时刺激渗透压感受器,一方面通过口渴机制增加饮水;另一方面ADH释放增多,减少水从肾脏的排出,从而保持水的稳态平衡。

4. 水代谢的紊乱　体液中水的代谢活动与电解质、渗透浓度及酸碱平衡密切相关,尤其与钠的关系最为密切。这是因为:①钠是ECF中重要的阳离子,钠总量的改变,对ECF容量的变化起关键性作用;②钠对ECF的渗透浓度的维持占重要地位。高渗状态或低渗状态合并缺水或水中毒均表现为ECF中钠浓度的变化,导致高钠血症或低钠血症。其临床诊断和处理,将在钠代谢紊乱中叙述。

(二) 钠的生理作用与代谢

1. 钠的生理作用　Na^+是ECF中含量最多的阳离子,在维持ECF的渗透浓度中起主要作用。Na^+在维持ECF容积,神经肌肉和心肌的应激性及动作电位中也起重要作用。

2. 钠的摄入与排出　通常情况下,机体钠的来源为食物中所含的钠盐。正常成年人每天摄入的食盐量相差很大,约6~12g不等。钠主要在空肠被吸收。人体维持正常钠平衡所必需的钠仅为85mmol左右,约相当于NaCl 0.5g。摄入多余的NaCl主要通过肾脏从尿液排出。消化液中含钠量较高,如胃液平均为60mmol/L,胆汁、胰液为140~150mmol/L,回肠液为120mmol/L,结肠液为80mmol/L。腹泻、呕吐或胃肠引流时可从胃肠道丢失大量的钠。人体失钠的另一个途径是出汗。汗液中含钠量约10~70mmol/L。在一般情况下,每天皮肤的不显性出汗约100~400ml不等,高温下可达1400ml,长时间重体力劳动可高达5000ml(表21-3),故有较多的钠丢失。

3. 钠代谢的调节　钠代谢的调节主要通过肾脏，在钠负荷增加时，每天可从肾脏排钠达几十克；在机体缺钠时，可仅排出 1mmol（23mg）。尿量随着血容量及尿钠浓度而变化。若钠吸收减少或血容量下降，肾脏产生抗排钠和抗利尿反应，减少尿钠和尿量排出。在病理状态下，尿钠排出可发生异常改变。

调控钠排出的主要机制与因素有：

（1）肾小球-肾小管平衡：依照肾小球滤过钠量的多少，肾小管随之成比例地重吸收钠，即近球小管的重吸收率始终占肾小球滤过率的 65%～70% 左右，称为肾小球-肾小管平衡，简称为球-管平衡。

（2）容量感受器：容量感受器在感知、调节容量变化的同时，起到对钠代谢平衡的调节作用。肾脏的容量感受器包括位于入球小动脉处的牵张感受器和远端小管起始部的致密斑感受器。它们主要通过干预肾素的分泌而发挥作用。当循环血容量减少时，肾入球小动脉压力下降，血流量减少，于是对小动脉壁的牵张刺激减弱，从而激活牵张感受器，肾素释放量增加。同时入球小动脉的压力降低和血容量减少，肾小球滤过率减少，滤过的钠量也因此而减少，以致到达致密斑的钠量减少，激活致密斑感受器，肾素释放量增加。肾外容量感受器主要位于心房、颈动脉窦、主动脉弓等处，它们通过刺激 ANP 的释放以及影响交感神经活力而发挥作用。

（3）肾素-血管紧张素-醛固酮系统（RAAS）：RAAS 在应激情况下起到调节钠的内稳态和肾功能的重要作用。RAAS 系统的激活由以下几种因素促发：肾动脉内血压的降低，流经肾致密斑的钠减少以及交感神经活性的增强。肾素是一种蛋白酶，由其前体肾素原合成并从近球旁细胞分泌，经肾静脉进入血液循环。血浆中的血管紧张素原作为肾素底物，在肾素作用下水解生成十肽，为血管紧张素Ⅰ。血管紧张素Ⅰ有刺激肾上腺髓质释放肾上腺素的作用，对血管的收缩作用较弱。在血浆和组织中，特别是在肺循环血管内皮表面，存在血管紧张素转换酶。在后者作用下，血管紧张素Ⅰ降解生成八肽，为血管紧张素Ⅱ。

血管紧张素Ⅱ有较强的缩血管作用，并能刺激肾上腺皮质球状带合成和分泌醛固酮。血管紧张素Ⅱ被氨基肽酶水解后形成七肽，为血管紧张素Ⅲ。其作用类似血管紧张素Ⅱ，但因其在血中浓度较低，故其作用不占主导地位。在血管紧张素Ⅱ作用下醛固酮的合成和分泌增加。醛固酮可调节远曲小管和集合管上皮细胞的 Na^+ 和 K^+ 的转运；并直接刺激近球小管对 Na^+ 重吸收，使尿中排出的 Na^+ 减少。血管紧张素Ⅱ还具有刺激中枢产生渴感、促使 ADH 释放增加和兴奋交感神经轴作用，从而增加远曲小管和集合管对水的重吸收，使尿量减少（表 21-5）。

表 21-5　影响尿钠排泄与抗尿钠排泄的主要因素

促尿钠排泄	
容量扩张状态	高盐摄入，ADH 分泌不当综合征（SIADH）
容量缺失状态	艾迪生病，肾盐排出过多，滥用利尿药
抗尿钠排泄	
水肿状态	心功能衰竭，慢性肝炎，肾病综合征，急性肾小球肾炎，自发性水肿
非水肿状态	失血，低盐摄入，禁盐饮食，服用盐皮质激素，经出汗和（或）呕吐等肾外丢失

（4）对钠调节的其他因素可参见第一节有关内容。

（三）水钠代谢紊乱

1. 低钠血症　血清钠低于 135mmol/L。这是临床上最常见的水、电解质代谢紊乱之一。因为 Na^+ 是人体血浆渗透浓度（Posm）的主要决定因素，故低钠血症经常表现为低渗状态。

（1）病因：导致低钠血症的机制有两方面：①钠丢失过多，如过度出汗、呕吐、腹泻、大面积烧伤和利尿药的应用等；②水潴留过多，如肾衰竭、ADH 分泌不当综合征（syndrome of inappropriate antidiuretic hormone secretion，SIADH）。须注意的是低钠血症有时并不代表总体钠的不足，而常因全身水分相对增多引起血清钠浓度的降低。导致低钠血症的常见原因（图 21-4）。

由于正常人血浆含水量为 93%，该部分为钠盐溶解所在的部分。临床上假性低钠血症可见于不溶性物质在血浆中增多，如高脂、高蛋白血症等。它们引起血浆容积的增大，势必减少水的容积，故血浆总容积中钠的浓度减低，而实际血浆水分中钠浓度仍正常，常被测定为低钠血症；又可见于可溶性物质在血浆中增多，如给予过多高张葡萄糖、甘露醇引起细胞内水转移到细胞外所致低钠血症。

总体钠的降低则常常是由于利尿药的应用。经肾钠丢失过多；或由于胃肠道丢失，皮肤丢失等肾外性钠丢失过多。经尿道前列腺切除术（transurethral resection prostate，TURP）时，经血管可能吸收大量灌洗液，从而导致低钠血症。

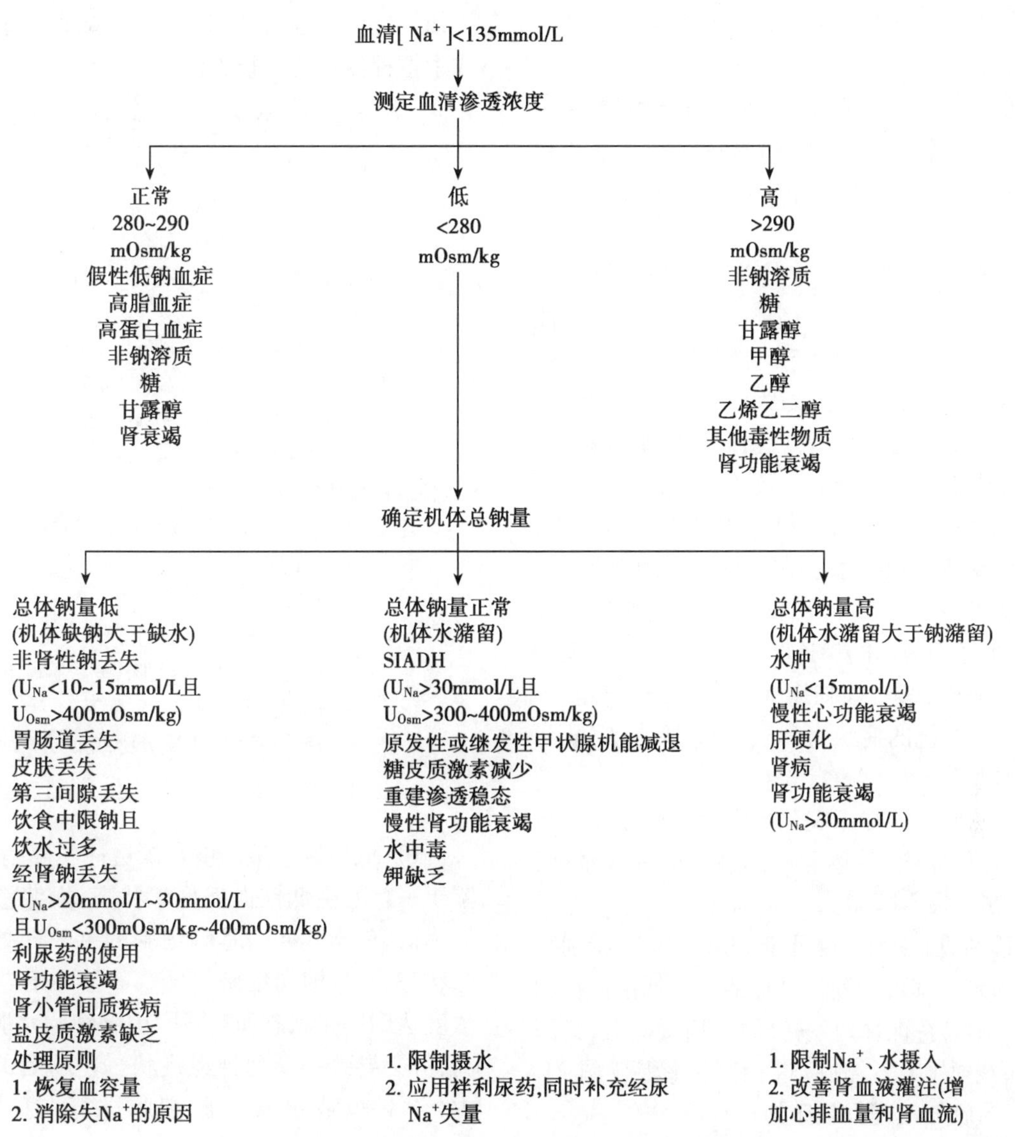

图 21-4 低钠血症病因、鉴别诊断和处理原则流程

导致低钠血症的另一常见原因是 SIADH,SIADH 常见于肺、颅脑疾病和一些肿瘤,尤其是支气管肺癌(表 21-6)。SIADH 是指在非生理性因素刺激作用下,即非血浆渗透浓度的增高或血容量的减少而引起抗利尿激素释放增加。近年来,有研究表明 SIADH 患者并非都存在 ADH 分泌增多。由于血管加压素 V_2受体基因突变或水通道蛋白 2(aquaporin 2)异常,当血中 ADH 并未升高时也表现为 SIADH。SIADH 的特征是体液张力减低,其诊断标准有三:①患者的血容量正常或稍增高;②血浆渗透浓度小于 280mOsm/kg,尿渗透浓度大于 300mOsm/kg ~ 400mOsm/kg;③肾、心、肝、肾上腺、甲状腺功能均正常。该病的基础治疗方法是控制水的摄取,或加用利尿药。术后 SIADH 多为暂时现象,可自行缓解。慢性 SIADH 需用去甲四环素治疗,该药可抑制 ADH 介导的肾集合小管对水的重吸收。

表 21-6 导致 SIADH 的因素

肿瘤	燕麦细胞癌、胰腺癌、淋巴瘤
肺部疾病	肺结核、肺气肿
中枢神经疾病	颅内出血、蛛网膜下腔出血、脑血栓、脑膜炎
药物	长春新碱、抗抑郁药、安妥明、氯磺丙脲、抗癫痫药
其他	甲状腺功能减退、正压通气、疼痛、创伤

重建渗透稳态(reset osmostat)时也可发生低钠血症。所谓重建渗透稳态是指渗透压感受器对血浆渗透浓度改变的反应正常,但 ADH 的释放阈值降低,结果使血钠浓度处于低水平(125 ~ 130mmol/L),部分病例渴感的阈值也降低。这一情况可见于

严重的营养不良等疾病,也可见于精神异常、妊娠、部分 SIADH 患者。

低钠血症伴容量负荷过重可由混合性原因所致,由于非渗透因素引起的抗利尿激素释放增加和尿钠分泌的减少,导致水、钠潴留,多见于难治性心衰、晚期肝硬化伴腹水患者。

(2) 临床表现:低钠血症的临床表现依据其发病的缓急,可分为急性低钠血症(48 小时内)及慢性低钠血症。主要表现为神经系统的症状及体征。由于血钠降低后,血浆的渗透浓度下降,ICF 相对呈高渗,水从 ECF 转移到细胞内,可引起脑细胞水肿,导致一系列的中枢神经系统症状及体症。急性低钠血症时,因脑细胞尚无适应性反应,水进入较多较快,故临床症状及体征较显著。在慢性低钠血症时,细胞内的溶质可外移,初始为钠和钾,而后则为氨基酸,从而使神经细胞内的渗透浓度也下降,与血浆的渗透浓度达平衡状态,故临床症状及体征较轻。低钠血症时消化系统的症状为食欲下降、恶心、呕吐并伴乏力和木僵等。

急性低钠血症的临床表现主要为头痛、恶心、呕吐、无力、木僵、惊厥、昏迷。尸体解剖可见脑水肿,沟回变平,亦可发生脑疝。

(3) 诊断:血清钠浓度低于 135mmol/L,特别是低于 132mmol/L 即可诊断低钠血症。因低钠血症的临床表现多不具特征性,且易被原发病所掩盖,又因低钠血症的病因众多,故应进行鉴别诊断(图 21-4),以便有的放矢地进行临床处理。

首先测定血清渗透浓度,判断是否存在低渗状态。如有低渗状态,则进一步评估 ECF 容量状况,尿钠含量有助于区别肾性和非肾性钠丢失,当超过 20mmol/L 提示肾性钠丢失;当尿钠低于 15mmol/L 则提示钠、水潴留。

(4) 治疗:低钠血症低渗状态的形成,不外乎血浆(ECF)中"无电解质水"(electrolyte free water, EFW)相对增多和 Na^+ 相对减少,形成这种情况,必须具备两个基本条件,一是 EFW 有来源,二是有 ADH 参与,阻止多余的 EFW 经肾排出。急性与慢性低钠血症在这两方面各有侧重(表 21-7),故在处理上应有所区别,预防在治疗中可能发生的危险。轻度或无症状性低钠血症一般不必治疗,主要以处理原发性疾病为主。严重低钠血症或伴有明显症状的低钠血症应及时加以处理。治疗低钠血症的目的是纠正血浆渗透浓度使之接近正常水平,以利于脑组织细胞内的水外移,减轻脑水肿。治疗中不宜过快纠正低钠血症,否则会产生渗透性脱髓鞘作用,造成中枢神经系统的损害。

表 21-7 急、慢性低钠血症的病因分类

急性低钠血症(<48h)
(一) EFW 的来源增多
1. 外源性(静脉输入或口服)
2. 内源性(静脉输液或体液被"脱盐")
(1) 术后早期
(2) 脑性脱盐(cerebral salt wasting)
(3) 水肿患者应用氢氯噻嗪利尿
(4) SIADH 患者应用等渗盐水
(二) 存在 ADH 的作用
慢性低钠血症(>48h)
(一) 也存在 EFW 的来源问题,但非最主要的因素
(二) ADH 的作用
1. 有效循环量降低
2. 疼痛、烦燥、恶心、精神障碍
3. 内分泌作用(肾上腺、甲状腺、脑垂体)
4. 代谢障碍(例如卟啉症)
5. 药物(刺激 ADH 分泌或加强其活性)
6. 其他

1) 低血浆渗透浓度与渗透性脱髓鞘综合征:有鉴于一旦发生低钠血症低渗状态,血浆渗透浓度明显降低,首当其冲的是脑细胞的 ICF 即处于相对高张状态,水分即向细胞内转移直至 ICF 与血浆渗透浓度达到等张状态而后止。因脑细胞水肿和脑压增高,势必导致一系列神经症状。在随后的一段时间内(一昼夜或更长),脑细胞进行"适应性反应"(adaptive response),排出 K^+、Cl^-、Na^+ 等电解质和水,其 ICF 容积基本上恢复正常;在几日内,还可排出肌醇(myo-inositol)、氨基酸等有机分子,以至其 ICF 和血浆一样处于低渗状态。在治疗时,如果血浆渗透浓度提高过快,对低渗状态已经适应的脑细胞,因来不及摄回已排出的有机分子,重建其正常的渗透浓度和成分,脑细胞因之被脱水而皱缩,可导致永久性神经损伤,此即所谓"渗透性脱髓鞘综合征"(osmotic demyelination syndrome, ODS),桥脑底部最为易损,常形成对称的脱髓鞘变化,故又名"中枢性桥脑髓鞘溶解"(central pontine myelinolysis)。最轻者可无症状,重者可表现为一过性神志紊乱,激动不安,可能发生严重的四肢软瘫或痉挛,该征可能损及延髓,后果更为严重。伴有营养不良或低钾血症的患者,因缺乏回补到脑细胞中的有机分子和 K^+,更易发生 ODS。ODS 一旦发生,病残率和死亡率极高,目前尚无有效的治疗方法。故而,对慢性低钠血症

低渗状态，切忌过快地提高血浆 Na^+ 浓度，应严格控制提高血浆 Na^+ 浓度的速率。对上述低渗状态本身和进行补钠治疗时可能发生的脑细胞损伤，尤其是 ODS 应该做到谨慎施治，强调预防为主。

2）急性低钠血症的治疗要点

A. 治疗目标在于使已经肿胀的脑细胞回缩，以控制抽搐和昏迷等神经症状，可首先应用高张 NaCl 溶液，用量可用下述方法计算：

预期 $[Na^+]$ 升高程度×（体重×0.6）= 补充的 Na^+ 量（mmol）

例如：某患者体重 50kg，术后 24h 血浆 $[Na^+]$ 降至 120mmol/L，计划在 1h 内使 $[Na^+]$ 升高 5mmol，代入上式：

$$5\times(50\times0.6)=150\text{mmol}$$

5% NaCl 溶液每升含 $[Na^+]$ 856mmol，所以其用量应为：

$$150/856\times1000=175\text{ml}$$

B. 用以上溶液静滴，一旦抽搐停止，即减慢滴速，在严密监测血浆 $[Na^+]$ 的条件下，使血浆 $[Na^+]$ 每小时增高 1mmol/L ~ 2mmol/L，直至达到 130mmol/L。

C. 维持血浆 $[Na^+]$ 于 130mmol/L 水平直至 ADH 的活性消退。为防止输入等张盐水后被肾“脱盐”（desalination，意即排出高渗尿，在体内留下新的“无电解质水”），而使血浆 $[Na^+]$ 再度下降，可采取“张力平衡”（tonicity balance）策略：a. 着眼于输入——输入与尿量和尿渗透浓度相等的高张盐水；b. 着眼于排出——使尿排钠减少。若尿液为高渗，可应用袢利尿药或渗透性利尿药，使尿转呈等渗后可开始输入与尿量相等的等张盐水，直到刺激 ADH 释放的诱因消退。随后患者开始排稀释尿，血浆 $[Na^+]$ 将自行回升。

3）慢性低钠血症的治疗：慢性低钠血症在住院患者中并不少见，一般并无明显的与低血浆渗透浓度有关的症状，往往在术前或术后做常规血液电解质测定时方才发现，病程早已超过 48 小时，机体组织细胞（尤其是脑细胞）已早完成了“适应性反应”，脑细胞容积已恢复正常，ICF 的张力已经与血浆渗透浓度取得平衡。在治疗时为防止 ODS 的发生，应采取按部就班的策略，使 ICF 已经低渗的脑细胞有充分的时间重新适应而复原。

慢性低钠血症（包括 SIADH）一般都存在原发病，对其诊断和治疗不属本章讨论的范畴，可参看有关章节或其他专著。存在水肿状态的低钠血症患者，原来总体 Na^+ 并未减少，且有 Na^+ 和水潴留，基本处理的重点在于限制 Na^+ 和水的摄入，同时改善循环和促进利尿。对肾衰竭患者在有条件时还可应用连续性血液透析和超滤，调整总体的水和电解质内稳态。

在处理原发病的前提下，处理慢性低钠血症低渗状态的要点如下：

A. 若患者存在昏迷、抽搐等严重症状，可像前述急性低钠血症患者一样，静脉输入高张盐水，至症状消退为度。此为“快处理”。

B. 因这类患者脑细胞的大小已近乎正常，为免发生 ODS，不容许使其快速改变。若静脉输入高张盐水，原则是血浆 $[Na^+]$ 增高的速率（每 24 小时）不能快于 8mmol/L；若患者还伴有低钾血症、营养不良或处于分解代谢状态（例如灼伤患者），补钠速度应更减慢。此为“慢处理”。

C. 在慢处理中，输用高张盐水时，宜同时考虑到以下三方面：a. 为使脑细胞内过多的“无电解质水”缓慢消失，除限制输入水量外还可适量选用利尿药等其他措施；b. 在 EFW 负平衡的同时造成 Na^+ 的正平衡，使 ECF 的成分恢复正常；c. 同时补充钾和其他营养物质，使脑细胞 ICF 的组成重新恢复正常状态。但是，须知这是一个相当缓慢的过程，对慢性低钠血症的治疗，在快处理达到目的后即宁慢勿急，切勿指望一蹴而就。应严密监测血浆 $[Na^+]$ 和血浆渗透浓度，控制 Na^+ 和水的入量和出量。输用高涨盐水时，在使用时注意血钠浓度不要超过 155mmol/L 或不能超过原血钠值 10mmol/（L·d）。

2. 高钠血症　血清 Na^+ 浓度大于 145mmol/L。高钠血症多伴有血浆渗透浓度升高，整个机体含钠量可升高、正常或降低，ECF 容量可正常、减少或增加。

（1）病因：造成高钠血症的主要原因是机体摄入水不足、失水大于失钠（表 21-8）、或钠摄入过量。如：由于大量渗透性物质从尿中丢失可引起糖尿病患者的多尿；由于垂体外科手术、颅脑骨折、严重头颅外伤后 ADH 缺乏所致的多尿。任何影响肾小管功能的疾病，无论是肾脏本身的还是全身性疾病，也可致肾源性高钠血症。

表 21-8　高钠血症的病因

1. 水摄入不足	昏迷，缺水
2. 经肾排出水过多	（1）渗透性利尿（应用甘露醇；糖尿病酮症酸中毒；高渗性非酮症昏迷）
	（2）中枢性尿崩症，肾性尿崩症
3. 经肾外水丢失	出汗，烧伤，呼吸道感染，消化液丢失
4. 钠摄入过多	昏迷后胃肠外高渗性营养

（2）临床表现：高钠血症在开始阶段为 ECF 失水，但随着血浆渗透浓度的升高，细胞内水分转移到 ECF，血容量暂时能维持。如缺水不能及时中止，病情进一步加重则会有血压下降。临床上最常见的一种类型是高钠血症伴有 ECF 量减少，钠与水均丢失，但水的丢失量大于钠的丢失量，形成高渗状态合并脱水。由于低渗性液体的丢失和水的入量不足，此时一旦发生高钠血症，多表示水的丢失量已相当大。

临床表现为低血压，心率加快，中心静脉压降低，少尿，体温上升。由于机体口渴机制的存在，血钠浓度轻微升高（如 3～4mmol/L），即可引起强烈的口渴感。如果高钠血症时无口渴感，应警觉患者渗透压感受器或大脑皮质的口渴中枢存在缺陷。高钠血症导致脑细胞脱水，将出现中枢神经系统的症状与体征，表现为嗜睡或精神状态改变，可发生昏迷和惊厥。其他的症状和体征可有休克、肌阵挛、肌震颤、肌强直、腱反射过度等。严重的或急性的高钠血症，因血浆渗透浓度迅速升高，神经细胞内的水分向细胞外快速转移，致脑组织萎缩，脑膜血管撕裂，甚至颅内出血。

（3）诊断：血清钠大于 145mmol/L，伴有血浆渗透浓度升高，即可诊断为高钠血症。高钠血症发生在成年人多伴有神志障碍，同时高钠血症的临床表现常被原有疾病所掩盖，因此临床上对高钠血症的病因应进行鉴别诊断，以指导临床正确处置（图 21-5）。

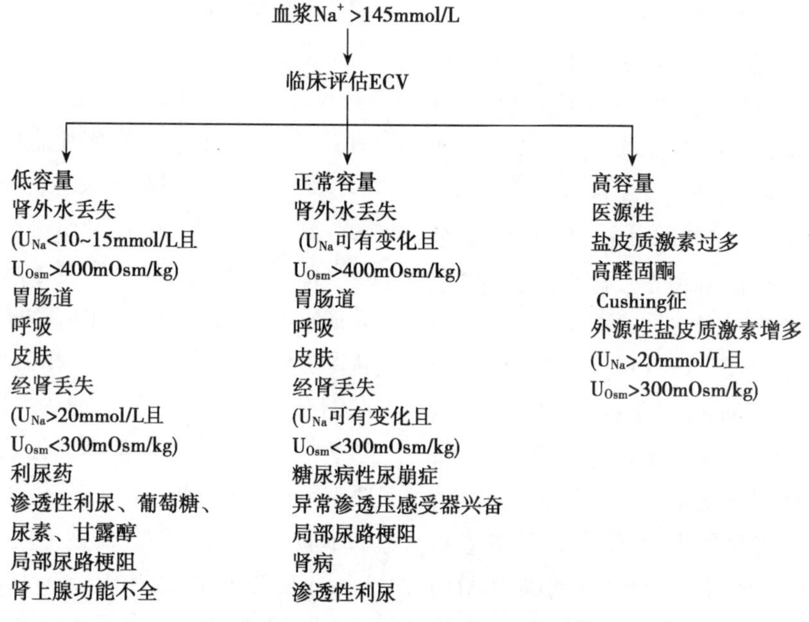

图 21-5　高钠血症鉴别诊断流程图

（4）治疗：主要是补水，逐步纠正高钠血症。治疗高钠血症时，切记不要纠正过快，若血浆渗透浓度迅速降低，神经细胞来不及重新适应，水将从血浆转移进入细胞内，导致脑水肿，出现抽搐，造成脑损害，严重者可致死。故多主张血清钠降低的速度以不超过 1～2mmol/h 为妥。在 48 小时内，降到 150mmol/L 为止，血清钠不应低于正常。以下为治疗措施：

1）高钠血症伴有 ECF 容量正常，以下列公式计算体内缺水量：

体内缺水量（L）= 体重（kg）×0.6×（测得血清钠值÷140－1）

女性计算体内缺水量时为体重×0.5，瘦人则为体重×0.4。公式中 140 代表正常血清钠水平（mmol/L）。

例如：体重 65kg 男性，测得血清［Na^+］为 170mmol/L，则其缺水量为：

$$65\times0.6\times(170\div140-1)=39\times0.21\approx8(L)$$

补充方法：能口服尽量口服，若不能口服可改用鼻饲方法给予。若两者都不能，则用5%葡萄糖液静脉滴注。补液种类依病因而定，单纯失水者用5%葡萄糖水，必要时给予少量胰岛素，若同时合并有失盐，补液总量的3/4可为5%葡萄糖水，另1/4为生理盐水。一般以每小时180ml补充所需水为宜，48小时将所需水补完。大量补水时应注意电解质和血流动力学的监测。

2）高钠血症伴有ECF容量减少：先给予生理盐水纠正血容量，当血容量基本恢复后，再用5%葡萄糖液补充所缺的水，调整血清钠的浓度，使其逐步恢复正常。

3）高钠血症伴有ECF容量增多：在以5%葡萄糖液补水稀释血清钠浓度的同时，辅用袢利尿药，排钠利尿，使血清钠和机体含水量都得到纠正。若患者伴肾功能衰竭，用透析方法纠正。

在发病较慢的高钠血症中，脑组织通过适应性反应调节自身体积。治疗多用低张晶体溶液、利尿药和(或)除去过多钠的方法来恢复正常的渗透浓度。纠正的速度主要看高钠血症发展的速度以及相关症状。慢性高钠血症多可以耐受，快速治疗不仅无利反而有害，甚至因脑水肿而致死。

二、钾

（一）钾的生理作用与代谢

1. 钾的生理作用　①细胞代谢：钾为糖代谢过程中某些酶的激动剂。每合成1g糖原需钾0.15mmol，合成1g蛋白质约需钾0.45mmol。②神经肌肉兴奋性和传导性：细胞内外钾离子浓度的比率是形成静息电位的基础。动作电位的产生则依赖于静息电位。一般来说，心肌、神经肌肉的兴奋性是由其静息电位和引起刺激兴奋的阈电位差来决定的。低钾血症增加静息电位的幅度，使细胞膜超级化，膜电位与阈电位之间的差值增大，细胞对兴奋刺激的敏感性降低。例如，严重低钾血症时常发生迟缓性麻痹；反之，高钾血症时，细胞兴奋性增高。但严重高钾血症时，因静息电位会降低到阈电位以下，在这种情况下细胞将不再能兴奋。因此，严重高钾血症时也能引起肌肉麻痹，甚至导致死亡。③钾是ICF的主要渗透分子，并参与酸碱平衡。

2. 钾的代谢　正常情况下，钾的摄入主要通过饮食从胃肠道进入体内。人体每日摄入钾量约为50～100mmol，其中90%以上由尿排出，其余大部分由粪便排出。钾的需求随年龄的变化而变化，婴儿每天需2.0～3.0mmol/kg，成人只需1.0～1.5mmol/kg。饥饿者进食后，由于细胞代谢的需要，钾的需求将增多。机体通过下述机制，精细调节细胞内外钾浓度的稳态平衡。

（1）Na^+、K^+-ATP酶：Na^+、K^+-ATP酶以3∶2的比率将Na^+泵出细胞外并将K^+泵入细胞内，从而维持细胞内外钠钾离子的浓度梯度。但由于细胞膜对K^+通透性较高，K^+外流形成了细胞去极化状态。在大量饮用富含钾的果汁后，Na^+、K^+-ATP酶可以将摄入的钾大部分转运入细胞内，以避免血清钾浓度的急剧上升。

（2）儿茶酚胺：β肾上腺素能受体激动剂能促使钾进入细胞内，其机制与增强Na^+、K^+-ATP酶活性有关；反之，β肾上腺素能受体阻滞药则减少钾向细胞内转移。α-受体的作用则相反，可使血钾升高。

（3）血糖和胰岛素：血糖升高可刺激胰岛素释放，后者促进钾向细胞内转移。

（4）血钾浓度：血浆和ECF内的钾浓度升高可促使钾向细胞内转移；反之血浆和ECF中的钾浓度降低，则促使钾向细胞外转移。

（5）运动：可促使钾从细胞内转移到细胞外，从而引起局部血管的扩张，形成一种适应性反应。因此抽取静脉血标本，扎上止血带后令患者做反复握拳运动，可使局部静脉充盈。这种运动之后，将使抽取血样中钾浓度明显升高，导致假性高钾血症或假性正常血钾而误导判断。若标本有溶血现象，则所测血钾会更高。

（6）肾脏对钾平衡的调节作用：摄入钾的增加将通过各种细胞机制促进肾脏对钾的排泄能力。肾脏的排钾活动受下列因素影响：

1）醛固酮：醛固酮可刺激远端肾小管分泌钾，对体内钾代谢调节起重要作用。其机制为醛固酮增强肾小管细胞膜上的Na^+、K^+-ATP酶活性，促使钾从ECF进入肾小管细胞内，从而提高了肾小管ICF与肾小管腔内尿液之间的钾浓度梯度，钾顺浓度梯度迅速渗透到管腔内，肾小管内的钾浓度随之升高。醛固酮尚可提高肾小管细胞膜的通透性，有利于钾从肾小管细胞内向小管腔内渗透。

2）血钾：醛固酮的释放受血钾浓度的影响。血钾增高，刺激醛固酮释放，故血钾浓度的高低对肾脏排钾活动起调节作用。

3）远曲肾小管内尿流量：如上所述，钾从肾小管细胞向小管腔的分泌是顺浓度梯度进行的，若尿流量增大，可将分泌到小管腔内的钾很快冲走，使浓度梯度不减小，故有利于肾小管细胞分泌钾，向体外排钾增多。某些利尿药能抑制钠和水重吸收，使尿液增多的同时，排钾也增多。

4）远曲小管及集合管上皮细胞内的 H^+浓度：K^+和 H^+在与 Na^+交换上具有竞争性，若肾小管上皮细胞内的 H^+浓度增加，Na^+与 H^+交换增加，而 Na^+与 K^+交换减少，K^+排出减少。

5）与 Na 的重吸收有关：当肾小管滤过率明显降低时，Na 在近曲小管几乎完全被重吸收，到达远曲小管的 Na^+已很少，Na^+与 K^+交换无法进行，K^+排出减少。

6）血 HCO_3^-水平增高，肾排钾增多。

（二）钾代谢紊乱

1. 低钾血症　血钾低于 3.5mmol/L。一般来说，血清钾的浓度与体内钾的总储备成正比。血清钾从 4.0mmol/L 降到 3.0mmol/L 时，体内钾的总量约缺失 100～400mmol。

（1）病因：①钾的摄入不足：如神经性厌食及禁食等。②胃肠丢失：正常情况下，每昼夜分泌到胃肠道的消化液约有 6L，每升消化液中含钾 5～10mmol。因此，呕吐、腹泻、肠瘘、胆瘘会造成大量钾丢失。③肾性钾丢失（如盐皮质激素分泌过多或过多使用利尿药）。④钾从细胞外转移到细胞内，常见于碱中毒、胰岛素治疗、应激状态下儿茶酚胺的分泌和低钾引起的周期性麻痹。手术应激可使钾浓度降低约 0.5mmol/L，儿茶酚胺类药物如异丙肾上腺素、特布他林、肾上腺素等均可降低血 K^+水平。临床上接受保胎治疗的孕妇、用 β_2受体激动药治疗呼吸系统疾病的患者以及需心血管支持的重症患者均可发生低钾血症。

（2）临床表现：低钾血症引起的各种症状及其严重程度与血清钾降低的程度有关。出现临床症状时，血清钾一般在 3.0mmol/L 以下，但不同患者之间存在着很大的个体差异。其临床表现有：

1）神经肌肉症状：骨骼肌表现为肌无力，严重者累及呼吸肌，可出现软瘫和呼吸肌麻痹。部分患者甚至发生肌纤维溶解。平滑肌无力或麻痹可表现为腹胀、便秘和麻痹性肠梗阻。长期低钾可累及心肌，出现心脏扩大。

2）心脏症状：由于低钾血症影响心肌细胞的除极和复极进程，所以常有心电图改变，其特征性改变是心室复极延迟。表现为 ST 段低平，T 波低平或倒置，U 波增高达 1mV 以上，P-R 间期和 Q-T 间期延长。因动作电位 0 期去极化速度减慢，导致传导减慢，易发生各种类型的心律失常（图 21-6）。

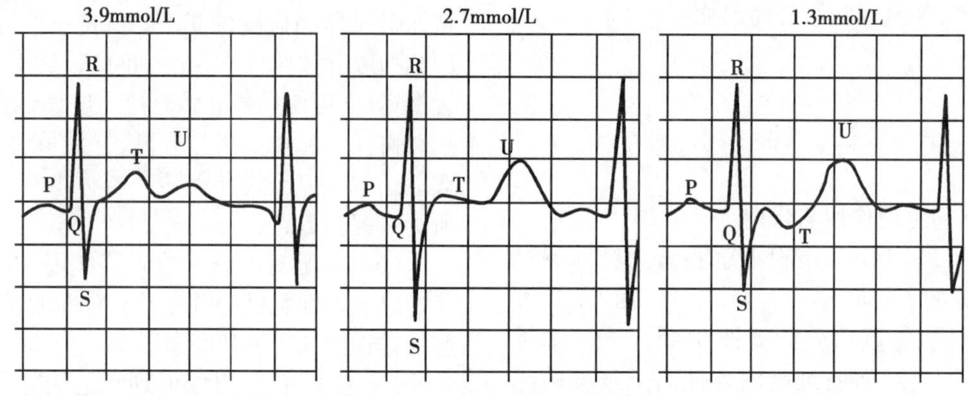

图 21-6　低钾血症心电图改变

3）肾损害：多尿、夜尿和烦渴，这是由于肾小管病变，肾脏浓缩功能明显障碍所致。

4）酸碱失衡：当 ECF 失 K^+，细胞内 K^+移至细胞外，等量 H^+和 Na^+反向转移，H^+进入细胞内增多，致细胞内酸中毒；ECF 中 H^+减少，致 ECF 碱中毒。肾小管上皮细胞内 K^+减少，而 H^+与 Na^+交换增加，结果尿液呈酸性。缺钾时，因 K^+贮不足，肾脏保留 Cl^-的功能减退，肾排出 Cl^-增多，当 Na^+重吸收时，不能与 Cl^-同时吸收，而与 HCO_3^-同吸收，结果 HCO_3^-吸收增加。因此，低钾血症时可出现代谢性碱中毒，而尿呈酸性这一重要特征。

（3）诊断：血清钾低于 3.5mmol/L 即为低钾血症，低于 2.5mmol/L 为严重低钾血症。结合病史、症状和体征诊断低钾血症并不困难。但在确定病因时需注意鉴别诊断，参见低钾血症诊断流程图（图 21-7）。

（4）治疗

1）病因学的治疗：积极防治原发病，如库欣综合征可进行手术治疗；预防导致低钾血症的诱因，如对呕吐、腹泻的患者除补液外尚需补钾。

2）缺钾量的评估：一般认为血清 K^+低于 3.5mmol/L 时，体内缺钾量约为 300～400mmol，若血清钾为 2.1mmol/L，缺钾量约为 400～800mmol。

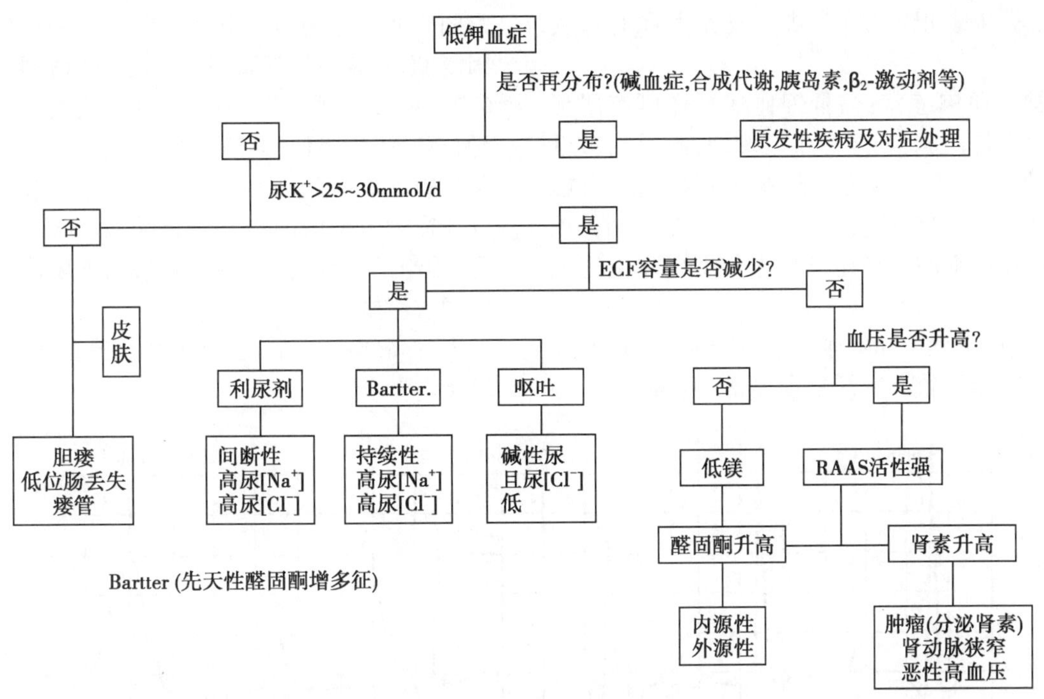

图21-7　低钾血症诊断流程图

但所补充的钾在细胞内外达到平衡约需15～18小时，故正确估算体内缺钾量相当困难，因而宜边补充边复查，逐步纠正血钾水平。

3）补钾的方法

A. 口服钾盐：轻度低钾血症，口服钾盐即可。

B. 静脉滴注补钾：多采用10%氯化钾。1g氯化钾含钾量为13mmol。

有关注意事项如下：a.“见尿补钾”，少尿或无尿时，应暂缓补钾。若每小时尿量在30～40ml以上时，补钾较为安全。b. 补钾速度不宜过快，多限制在每小时0.5～1.0mmol/kg以下，以免发生高钾血症。c. 补钾速率如达每小时10～20mmol应严密监测心电图，同时进行血清钾监测。d. 因葡萄糖可刺激胰岛素的释放，使ECF中钾转移入细胞内，因此有人建议将钾盐溶解于生理盐水内补充较好。若每升葡萄糖液中只加入氯化钾20mmol（1.5g），输入1L此溶液可使血钾降低0.2～1.4mmol/L。故轻中度低钾血症者合并应用洋地黄时，以此种方式补钾有促发心律失常的可能性。e. 顽固性低钾血症往往伴有低镁血症，应同时补镁方可纠正。f. 周围静脉补钾浓度不宜超过6g/L，速度不宜过快，否则会引起局部静脉疼痛、静脉炎和血栓形成。

如需快速静脉补钾（10～20mmol/h）应从深静脉输注并密切监测心电图，因更快速地从中心静脉（颈内静脉）补钾时心脏内局部钾浓度可能会极高，故此时选择股静脉更为安全。静脉补钾不宜超过240mmol/d。

2. 高钾血症　血清钾大于5.5mmol/L。

（1）病因：钾摄入过多，肾脏排钾功能下降，大量钾从细胞内转移到细胞外的情况下，均可发生高钾血症。要注意排除血细胞溶解、破坏等所致的假性高钾血症（表21-9）。

表21-9　导致高钾血症主要原因

1. 钾的摄取增加
2. 肾脏排钾减少
   （1）肾功能不全
   （2）血容量不足
   （3）醛固酮减少症：急、慢性肾上腺皮质功能减退及肾上腺腺瘤切除术后，应用肝素，血管紧张素转化酶抑制剂
3. 钾从细胞内转移到细胞外液
   （1）高钾血症型周期性麻痹
   （2）代谢性酸中毒
   （3）胰岛素缺乏和高血糖症
   （4）细胞破坏
   （5）应用β-受体阻滞剂
   （6）组织缺氧
   （7）剧烈运动
   （8）心脏手术　大量输入库血
   （9）某些药物：洋地黄，琥珀酰胆碱、盐酸精氨酸
4. 假性高钾血症
   （1）标本中细胞破坏
   （2）抽取标本时，患者反复握拳运动
   （3）实验室技术误差

（2）临床表现：主要症状为肌无力和心律失常。

1）神经肌肉症状：与低钾血症一样可有肌无力，主要累及骨骼肌，甚至产生肌麻痹、腱反射减低或消失。但如前所述其发生机制与低钾血症不同。高钾血症使静息电位降低，当降到与阈电位相等或阈电位以下时，细胞不产生动作电位即出现上述症状。

2）心脏：出现传导阻滞及各种快速性室性心律失常，严重时能导致心室纤颤和停搏（asystole）。心电图改变可分为以下几个阶段：第一阶段（早期），因复极加快，出现高尖T波，血清钾在5.5～6.0mmol/L水平；第二阶段，QRS波变宽，Q-R间期延长和ST段降低；第三阶段，P波降低增宽，最后消失。QRS波时间和P-R间期进一步延长，此时血清钾往往大于8.0mmol/L；第四阶段，QRS波群极度增宽，因与T波融合呈正弦曲线；第五阶段，出现心室纤颤或停搏。上述五个阶段的心电图变化除与血钾的上升高度有关外，还与血钾上升的速度有关（图21-8）。

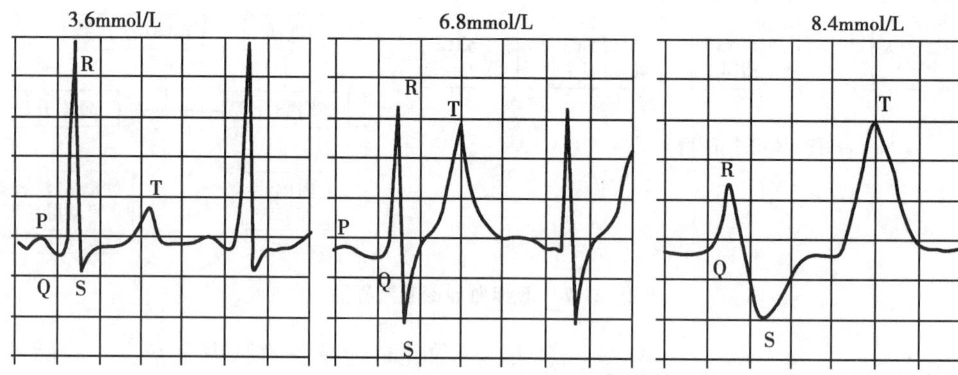

图21-8　高钾血症心电图改变

3）中枢神经系统症状：可出现淡漠、迟钝、嗜睡、昏迷等。

（3）诊断：高钾血症常见于肾衰竭、严重挤压伤、烧伤等患者。麻醉中如对此类患者或神经肌肉瘫痪患者误用琥珀酰胆碱可致高钾血症。在这种情况下，结合病史、心电图表现和血清学检查，不难作出高钾血症的诊断。

（4）治疗

1）限制钾的摄入。

2）促进钾的排泄以及向细胞内转移。

3）拮抗钾的心肌毒性作用。

一般认为血[K^+]>6.5～7.0mmol/L即为危险水平，对少尿、无尿的患者尤应警惕。高钾血症的治疗措施（表21-10）。临床上治疗高钾血症除要根据心电图及血钾浓度而定外，尚要考虑心脏的稳定性和静脉滴注钙的效应以及钾由血浆进入细胞内再分布的情况而综合制定。

表21-10　高钾血症的治疗措施

1. 拮抗K^+对心肌的毒性作用，常用钙盐、钠盐制剂
   （1）当发生心律失常时可用10%葡萄糖酸钙或5%的氯化钙10ml缓慢静注；
   （2）伴低钠血症时，可用3%～5%的氯化钠100ml～150ml静脉滴注；心、肾功能不全慎用
2. 促进K^+进入细胞内
   （1）静脉滴注葡萄糖-胰岛素液，一般用量为10%葡萄糖500ml+胰岛素12.5u；
   （2）用5%碳酸氢钠100～150ml静脉滴注，可促使K^+进入细胞内；
   （3）手术中过度通气
3. 促使钾排出体外
   （1）应用排钾利尿药
   （2）透析
4. 治疗原发病

三、钙

（一）钙的生理作用与代谢

1. 钙的生理作用　钙具有广泛的生理作用，如维持神经肌肉的正常兴奋性、调节肌肉收缩过程、影响心肌电生理、参与腺体分泌和激活补体、酶等。它是构成骨骼的主要成分。在细胞分子生物学中，钙作为第二信使参与多种信号传导过程。

2. 钙的摄入与排出　钙是体内最多的阳离子之一，70kg的成人体内约含1300g钙，99%贮存于骨和牙齿中，仅1%存在于ECF中。牛奶等奶制品中富含钙。食物中的钙仅有小部分由小肠吸收，大部

分从粪便和尿液中排出。血钙主要以三种形式存在：①与血浆蛋白（主要是白蛋白）结合，占 40%，它不能通过肾小球毛细血管壁；②离子钙（Ca^{2+}），有生理活性，能通过肾小球血管壁，浓度约为 1.0～1.25mmol/L，占 50%；③非离子钙，与磷酸、硫酸以及枸橼酸形成化合物，约占 10%。

3. 血钙的调节　血钙浓度主要受甲状旁腺激素与降钙素的调节，肾脏是效应器官。

（1）甲状旁腺素：它是由甲状旁腺细胞分泌的调节血钙水平的主要激素。有升高血钙和降低血磷的作用。它能动员骨钙入血，还能促进远曲小管对钙的重吸收，使尿钙减少，从而升高血钙。同时还能抑制近曲小管对磷的重吸收，增加尿磷排出，降低血磷。

（2）降钙素：主要降低血钙、血磷。其主要靶器官是骨，对肾也有作用。主要抑制破骨细胞活性，减少溶骨反应。同时还能抑制肾小管对 Ca^{2+}、磷的重吸收。使这些离子从尿中排出增多。pH 的改变将影响血浆蛋白钙的含量，尽管总钙水平不变，但离子钙的浓度会发生变化。所以 pH 升高时，Ca^{2+} 在血浆中的比例将降低；pH 降低时，Ca^{2+} 在血浆中的比例则升高。血浆中被滤过肾小球血管壁的 Ca^{2+} 主要在近端肾小管、髓襻的升支粗段以及远曲小管被重吸收。

Ca^{2+} 的浓度可应用特制的钙电极直接测得，由于 Ca^{2+} 的浓度主要受血浆蛋白的影响，也可通过以下公式计算出与蛋白结合钙的近似值：

$$\%\text{蛋白结合钙}=0.8\times\text{白蛋白}(g/L)+0.2\times\text{球蛋白}(g/L)+3$$

血钙水平的评估应考虑血浆白蛋白的数值，对于低蛋白血症的患者，若血浆白蛋白小于 40g/L，每降低 10g/L 白蛋白，所测的血钙浓度应增加纠正值 0.25mmol/L。如某患者所测血钙浓度为 1.95mmol/L（低于正常），血清白蛋白为 30g/L，则血清钙应增加纠正值 0.25mmol/L，经纠正后的血钙值为 2.2mmol/L，属于正常范围。pH 也影响血 Ca^{2+} 水平，pH 增加 0.1，Ca^{2+} 下降 0.04mmol/L（0.16mg/dl）。

正常成人每天摄取钙约 1g，从粪便排出钙每天约 0.8g。维生素 D 对钙的吸收起重要的调节作用。甲状旁腺切除术的患者，甲状旁腺素浓度将逐渐降低，从而破坏了血钙的平衡。降钙素是由甲状腺分泌的，它能短期抑制钙的重吸收，但对长期的钙平衡影响较少。外科切除甲状腺的患者，尽管不再分泌降钙素，也不会影响细胞外 Ca^{2+} 的浓度。

（二）血钙代谢失调

1. 低钙血症　血清钙低于 2.1mmol/L。

（1）病因：常见病因和机制见表 21-11。在手术过程中低钙血症最常见的原因是过度通气导致 pH 值升高和快速大量输含枸橼酸库血（每分钟超过 1.5ml/kg），其中多余的枸橼酸与循环血中的 Ca^{2+} 螯合而使 Ca^{2+} 失活，血清钙数值虽未降低，但可出现低钙的症状。低蛋白血症是造成低钙血症最常见的原因（一些重症患者如败血症、烧伤、急性肾衰竭以及大量输液者常存在低蛋白血症）。但是许多患者存在低蛋白、低血浆钙，而 Ca^{2+} 浓度却是正常的。

表 21-11　围手术期低钙血症的病因

甲状旁腺激素缺乏	先天性或获得性甲状旁腺功能减退，手术损伤或切除甲状旁腺
游离 Ca^{2+} 的减少	大量输入枸橼酸库血，严重碱血症，急性坏死性胰腺炎，EDTA，高镁血症
甲状旁腺激素功能抑制	严重或急性高磷酸血症，肿瘤坏死，急性肾功能衰竭，横纹肌溶解，纤维性骨炎

（2）临床表现：主要为神经肌肉的应激性和兴奋性增高，低钙血症的出现及其严重程度不仅与血钙降低的幅度有关，而且与降低的速度有关。其常见症状有：①神经肌肉症状，患者有感觉异常，四肢刺痛、发麻，可出现典型的手足搐搦发作，部分患者为隐性搐搦症。下列实验有助于诊断：面神经叩击试验（Chvostek 征）、束臂加压试验（Trousseau 征）阳性。②支气管平滑肌痉挛、喉痉挛、呃逆见于重度低钙血症患者。③神经精神症状，患者焦虑，烦躁，小儿易激惹。④心血管系统症状，主要为传导阻滞、心律紊乱，心电图 Q-T 间期延长，T 波异常，可有窦性心动过速伴心律失常。

（3）诊断：依据血清电解质检查，结合上述临床表现可作出诊断。

（4）治疗：治疗慢性低钙血症可口服钙剂、维生素 D。低血钙危象（血钙<0.87mmol/L）时，可发生喉痉挛、窒息或惊厥发作，须立即处理，抢救措施如下：

1）以 10% 葡萄糖酸钙或 10% 氯化钙 10～20ml，缓慢静脉推注，必要时可在 1～2 小时后再重复一次。

2）若抽搐不止者，可用上述药物的任何一种，取 20mmol 放入 5%～10% 葡萄糖溶液 500ml 中，持续滴入，每小时每公斤体重不超过元素钙4mg(10%葡萄糖酸钙10ml含元素钙40mg)。每2～3小时测血钙和其他电解质一次，以血钙达2.2mmol/L(9mg/dl)左右为宜。

3）若经上述方法补钙效果不好，应考虑低镁血症。可用25%硫酸镁20ml，肌内注射。亦可用25%硫酸镁10ml，放于5%～10%葡萄糖液100～200ml中，静脉滴入。

4）若抽搐严重，可辅用镇静剂如水合氯醛、苯二氮䓬类等药物。

2. 高钙血症　血清钙大于2.6mmol/L。

（1）病因：引起高钙血症的原因详见表21-12，主要与甲状旁腺激素、维生素D活性与水平、骨代谢状态、恶性肿瘤、肾衰竭等有关。

表21-12　高钙血症的病因

1. 与甲状旁腺有关	原发性甲状旁腺功能亢进，包括单发的或多发的腺瘤
2. 与维生素D有关	家族性低尿钙高血钙症 维生素D中毒 1,25(OH)$_2$维生素D增多症 肉瘤或其他肉芽肿疾病
3. 伴有高度骨质转化	甲状腺功能亢进，免疫抑制 噻嗪类利尿药，维生素A中毒
4. 恶性疾病	转移性硬癌 能对高钙血症产生体液调节的硬癌，恶性血液病
5. 伴有肾功能衰竭	严重的继发性甲状旁腺机能亢进，铝中毒 碱乳综合征

（2）临床表现：高钙血症最初可出现中枢神经系统的改变，如精神错乱、抑郁、反应迟钝、注意力不集中、肌无力。胃肠道症状：如恶心、呕吐、腹痛、便秘，同时胰腺炎和消化性溃疡发病率增高。肾脏表现：如多尿、肾结石、少尿性肾衰竭。心电图的特征性改变是Q-T间期缩短。严重高钙血症(血清钙大于4.0mmol/L)时，T波增宽，顶端圆钝，有使Q-T间期延长的倾向，并可发生心律紊乱。

（3）主要治疗方法：①利尿和给予生理盐水稀释血浆钙浓度；②给予钠制剂(如磷酸二氢钠盐等)，抑制肾脏对钙的重吸收；③其他措施：如使用降钙素，以及嘱患者下床活动等。与肿瘤相关的高钙血症可以用光辉霉素、糖皮质激素拮抗甲状旁腺素的作用。

血钙急剧增高超过3.7～4.5mmol/L(15～18mg/dl)时，可发生高钙血症危象。患者常因心律失常、心搏骤停、循环衰竭而致死，须行紧急处理。抢救措施如下：

1）补液：此类患者常有脱水，以致使肾小球滤过率降低，减少了钙从肾脏的排出，从而形成恶性循环。故首选静脉滴注生理盐水，不仅能纠正脱水和扩容，改善肾脏灌注，尚能使肾脏排钠增加的同时促使钙大量排出体外。

2）利尿药：输入生理盐水1000～2000ml后，如血容量补足，可静脉推注呋塞米40～80mg，必要时2～6小时后重复一次。

3）透析：适用于肾衰竭、心力衰竭患者。

在抢救的同时，密切监测电解质、血流动力学指标，并寻找病因和治疗原发病。如发现血磷降低，可口服补充磷酸钠盐；如系维生素D中毒，可用皮质激素；若系恶性肿瘤引起，可用光辉霉素和强的松。

对高钙血症的患者施行麻醉时，应当使用含钠液体扩容稀释血清钙，促使钙从肾脏排出。对于心电图有异常(P-R间期、Q-T间期延长和QRS波增宽)的患者同时进行心电监护，肌无力的患者应减少非去极化肌松剂的用量。

四、镁

（一）镁的生理作用与代谢

Mg^{2+}在机体的生化反应中占有重要的地位。镁是细胞内许多酶系统的激活剂，它能激活近300种酶，其中镁与三磷酸腺苷(ATP)结合，形成Mg^{2+}-ATP，能激活多种参与蛋白质、糖、脂肪代谢的酶，尤其与糖酵解和枸橼酸循环紧密相关。人体代谢所需的能量由ATP提供，有关酶与镁接合后ATP才得以产生并提供能量。镁对维持正常细胞膜结构起重要作用。此外DNA、RNA和蛋白合成均依赖镁。镁与钙关系密切。它是钙进入细胞，在细胞内发挥作用的重要调节物。因此镁可作为钙的天然拮抗药。

成人体内镁的总量约为1000mmol(相当于24g)。约53%～57%的镁分布在骨组织，约27%分布在骨骼肌细胞内，约19%分布在骨骼肌以外的软组织，其中肝脏最高，仅有1%存在于ECF。血清镁浓度为0.80～1.20mmol/L，约20%～30%与蛋白结合，15%被螯合，55%离子化，仅部分镁离子具有生理活性。

（二）镁的代谢紊乱

1. 低镁血症　血清镁低于 0.7mmol/L。

（1）病因：导致低镁血症的主要原因可分为三大类，详见表 21-13。

表 21-13　低镁血症的病因

1. 镁摄入不足	全凭胃肠外营养，长期饥饿
2. 镁丢失过多	（1）胃肠道：长期腹泻，胃肠减压，胰腺炎 （2）肾脏：利尿剂，酒精中毒，醛固酮增多症，甲状旁腺功能亢进症
3. 镁的重新分布	甲状腺功能亢进 甲状旁腺切除术后的“饿骨综合征”，糖尿病酮症酸中毒纠酸后，急性肾小管酸中毒的恢复期，长期使用肾上腺素类药物，SIADH

（2）临床表现：临床上低镁血症常与原发疾病的临床表现混杂在一起或为后者所掩盖；亦可被其他电解质的紊乱所掩盖。轻度低镁血症一般无症状，当血清镁下降到 0.5mmol/L 时，其症状和体征方才明显，故临床上不易识别，应仔细观察临床表现（表 21-14）和分析病情，并进行有关的实验室检查。

表 21-14　低镁血症的临床表现

1. 神经肌肉症状和体征	面神经叩击试验阳性，束臂加压试验阳性，手足搐搦，全身痉挛，肌纤维震颤
2. 精神症状	情感淡漠，抑郁，谵妄，人格改变
3. 中枢神经系统症状和体征	头晕，眼震颤，咽下困难，手足徐动样运动，腱反射亢进，偏瘫，失语
4. 心脏症状和体征	室性心律失常，室上性心律失常，扭转型室速，非特异性 ST-T 改变
5. 电解质紊乱	低钾血症，低钙血症

（3）诊断：低镁血症常见于住院患者尤其是监护病房的患者。轻度低镁血症出现在剧烈运动或代谢旺盛状态（如怀孕与寒冷气候）。可结合实验室检查和临床表现作出诊断。

（4）治疗：单纯镁缺乏，或由于联合应用利尿药和洋地黄引起的低镁血症可用口服镁剂治疗，选用氯化镁，1～2g/d，分次服用。在麻醉手术过程中，低镁血症患者有增加围手术期心律紊乱的危险，尚可造成呼吸肌无力，因而在麻醉或重症监护过程中会产生严重的后果。发生上述情况时可在严密监测电解质水平下静滴 $MgSO_4$ 1g。治疗急性心律失常时，常用 $MgSO_4$ 8～12mmol/L（200～300mg）于 1～5 分钟内静脉注射，同时应监测血压、心律。由于镁对心血管系统和神经系统具有抑制作用，因此在治疗中对于动脉压、深腱反射及血镁浓度的监测都是很重要的。

2. 高镁血症　血清镁超过 1.25mmol/L。

（1）病因：高镁血症的病因可分为三大类，详见表 21-15。

表 21-15　高镁血症的常见病因

1. 镁摄取与吸收过多	镁制剂：泻药、抗子痫药、含镁抗酸药、高镁透析液 肠管吸收：维生素 D、锂盐 肾小管吸收：甲状腺机能减退、肾上腺功能不全、甲状旁腺功能亢进
2. 镁的排出障碍	慢性肾功能不全、尿毒症
3. 镁的重分布（从细胞内转移到细胞外）	溶血、酸中毒、急性肝炎、细胞坏死、白血病

（2）临床表现：高镁血症的症状主要是中枢神经及周围神经和心血管系统的抑制，其表现与血镁水平相关。血镁水平大于 2.0mmol/L 时血压下降，皮肤潮红。大于 3.2mmol/L 时则抑制心脏传导，QRS 波增宽，P-Q 间期延长，自主神经功能障碍，出现恶心、呕吐。在 4.8～6.0mmol/L 时神志淡漠、昏迷、低通气、深反射受抑制或消失、肌无力及麻痹。大于 7.2mmol/L 时可发生完全性传导阻滞及心脏停搏。根据上述情况，临床上用镁治疗的患者应密切监测，以防镁中毒。

（3）诊断：结合病史，临床表现和实验室检查，血镁>1.25mmol/L 可作出诊断。

（4）治疗：高镁血症的治疗包括补液和利尿药的配合使用。确定性的治疗方法为透析。临时逆转镁作用可用钙剂。常用 10% 葡萄糖酸钙 10～20ml 缓慢静脉推注，能缓解症状。但高镁血症与高钙血症并存应谨慎用钙剂。此情况可见于慢性肾功能不全，也可见于大量吸入海水者。此时应注意分析危及患者生命的症状是高镁血症还是高钙血症所致，从而谨慎处理。

五、磷

（一）磷的生理作用与代谢

成人每天摄取约 1g 磷。其中约 70% 被小肠吸收，剩余的从粪便排出。通常情况下，除去存在腹泻、使用钙剂或抗酸剂以及磷由造瘘口或瘘管排出等情况外，磷主要由肠分泌入肠腔，再由肠壁细胞重吸收。肾脏滤过6g，重吸收5.3g，总共排出700mg磷。这样，肾排出量与小肠吸收量基本持平。因此磷的平衡调节主要由肾脏和胃肠道来完成。

磷酸盐的功能是通过高能磷酸键贮存和释放能量。磷是蛋白脂肪、骨骼肌以及神经组织和细胞膜的构成成分。血浆和ICF中的磷酸盐是血液缓冲系统的重要组成部分，对体液酸碱平衡和机体内环境的稳定起到重要作用。细胞内的磷酸盐，除了参与酸碱平衡的缓冲作用外，还是许多酶促反应的底物或产物。葡萄糖、果糖、碱血症、胰岛素、合成代谢均促进细胞对磷的吸收。磷存在有机和无机两种形式。临床上通常测定血清中的无机磷，其正常值成人0.8～1.45mmol/L（2.6～4.5mg/dl），小儿为1.45～1.78mmol/L（4.5～5.5mg/dl）血浆中含磷物质有磷脂、有机磷酸和无机磷酸盐，还有HPO_4^{2-}和$H_2PO_4^-$。正常pH值时，80%无机磷是二价的。甲状旁腺素抑制肾近曲小管对无机磷的再吸收，促使磷排出。切除甲状旁腺的动物，因缺乏甲状旁腺素，无机磷吸收显著增加致血磷升高。反之，原发性甲状旁腺功能亢进的患者，甲状旁腺激素分泌增多导致血磷降低，此时肾排磷的量不会显著增加，是因为磷从肾脏排泄量还取决于小肠对磷的吸收量。限制磷的摄取可以使肾重吸收100%的磷，从而使尿磷降至零水平。

（二）磷的代谢紊乱

1. 低磷血症　血磷小于0.81mmol/L（2.5mg/dl）为低磷血症。当血磷低于0.48mmol/L（1.5mg/dl）时，临床上出现低血磷的症状，若低于0.32mmol/L（1.0mg/dl）则为严重低磷血症，应立即进行治疗。

（1）病因：①经肠吸收的磷减少：如酒精中毒、呕吐与腹泻、吸收不良综合征、低磷饮食；②维生素D缺乏症；③尿中丢失磷过多：甲状旁腺功能亢进、利尿药、肾小管功能障碍；④磷向细胞内转移：如糖负荷增加，胰岛素应用、碱中毒等。

（2）临床表现：尿排磷减少，钙及镁排出增加。此时因碳酸氢根排出增多，而发生高氯性代谢性酸中毒。临床症状和体征有：食欲不振、恶心呕吐、胃肠张力降低、心肌收缩力降低，以及继发于肌无力的通气不足等；红细胞内2,3-DPG和ATP生成减少，使氧离曲线左移，易发生溶血；白细胞功能障碍、骨骼肌萎缩以及神经系统功能紊乱，如肢体麻木、腱反射降低、精神异常等。

（3）诊断：临床症状不明显，依据实验室检查血磷低于正常值即可确诊。

（4）治疗：在治疗之前应进行血气分析和检测离子钙、镁、钾及血清磷和尿磷的确切浓度以判断低磷的原因。磷酸钠、磷酸钾等可从静脉内补充，也可口服增加无机磷。

补磷量的计算公式为：

磷的缺失量（mmol/L）=［1.29－实测血磷浓度（mmol/L）］×0.2×体重（kg）

式中1.29为正常血磷水平，0.2代表ECF占体重的比例。

磷酸盐滴注的速率不能太快（24小时内不超过0.25mmol/kg），以避免低钙血症和组织损伤。口服量应小于每天30mmol（1g），以免引起腹泻。由于高磷血症会导致低钙血症，出现眼、心、肺、血管以及肾脏的晶体沉积物，所以应尽量避免高磷血症的发生。除长期低磷血症的患者外，一般低磷不会造成严重后果。一杯牛奶（含磷100mg/dl或33mmol/L）即可有效补充。血清磷正常后应测试血清无机磷、离子钙、24小时尿量以确保各指标均达平衡。

2. 高磷血症　成人血清磷大于1.50mmol/L（4.7mg/dl），儿童高于2.0mmol/L（6.2mg/dl）。

（1）病因：常因组织破坏，细胞崩解所致。中到重度高磷血症常继发于肾功能衰竭而致磷排出能力下降。医源性因素、肝衰竭也可能致高磷血症。

（2）临床表现：当发生急性高磷血症时，常伴有低钙血症，可发生手足抽搐等。当血磷缓慢升高时，可诱发继发性甲状旁腺功能亢进及启动肾脏调节作用，血钙浓度可正常，但其产生的磷酸钙因其溶解度小，在慢性肾衰竭时可出现组织钙化。

（3）治疗：主要用能结合磷的抗酸剂（如氢氧化铝凝胶，碳酸钙等）口服。当血磷急剧升高达3.23mmol/L（10mg/dl）以上时，将危及生命，应及时处理。肾衰竭患者可用透析治疗，非肾衰竭患者可输入葡萄糖溶液，同时加用胰岛素和排钠利尿药，以降低血磷。

第3节　手术患者的体液平衡与管理

一、体液状态评估

依据病史，体检和实验室检查结果，术前访视时可对手术患者的体液状态进行初步评估，为制定术前、术中液体治疗方案提供参考依据。

1. 病史　患者的年龄、性别、体重，此次手术治疗的疾病和并存的其他疾病；手术方式和术前禁食时间等均会影响水、电解质平衡。禁食时间越长机体缺水症状越明显。有报道，成人禁食12小时以上，失水量可达8～10ml/kg。小儿基础代谢率高于成人，水分丢失每小时可达1.5～2.0ml/kg。夏季和患者体温上升尚需注意经皮肤失水量的增加。术前肠道准备将会加重水和电解质紊乱。高血压患者长期服用的抗高血压药物及疾病本身对水、电解质平衡将产生影响。患者的饮食、摄水量、尿量、失血量和出汗量，有无呕吐、腹泻病史及口渴感等均应了解。

2. 体检　须注意因水、电解质紊乱对中枢神经系统、循环系统、消化系统、肾脏和外周灌注的影响。

（1）神志：反映了脑血流灌注和脑细胞功能情况。严重脱水时，患者嗜睡，表情淡漠，意识丧失。脑水肿时，患者可出现头痛，昏迷，呕吐，抽搐。

（2）皮肤：皮肤可反映外周组织灌注情况。脱水时皮肤干燥，无光泽，弹性差。皮肤四肢厥冷，反映了末梢循环差。皮肤凹陷性水肿，提示有水钠潴留。

（3）颈静脉充盈情况：颈静脉塌陷提示血容量不足；水钠潴留时颈静脉怒张并伴眼球结膜水肿。

（4）心率和血压：在血容量相对不足时，机体交感神经兴奋，引起外周血管收缩，心肌收缩力加强和心率加快，一般可能无明显低血压。只有血容量减少超过体重的30%时，血压才明显下降。仅以心率和血压尚不足以明确判断是否存在低血容量，还应结合病史，行体位试验来加以判断。若患者从仰卧位改为直立体位时，每分钟心率增加10次以上，或收缩压降低超过20mmHg，说明试验阳性，提示患者存在血容量不足，体液缺失量约占体重的6%～8%。

（5）尿量：尿量减少或无尿，提示机体缺水或容量不足、肾血流量及灌注压降低。

3. 实验室检查

（1）血清钠：如前所述，水、钠代谢密切相关。血清钠<135mmol/L，提示低钠血症伴低渗性状态。血清钠>145mmol/L，提示高钠血症，水分丢失多于钠丢失，处于高渗性状态。

（2）尿生化检查：尿量，尿钠浓度及渗透浓度监测是常用的监测体液紊乱的指标。除尿量反映了容量和组织灌注情况外，尿渗透浓度、电解质浓度和pH有助于鉴别诊断体液紊乱的病因。

（3）血液成分：容量不足、机体缺水时，Hct，Hb，BUN均上升，提示血液浓缩；反之，水相对过剩，血液被稀释。

二、液体的种类与选择

常用输液制剂分为晶体液与胶体液两大类。血制品及常用输液制剂的成分与渗透浓度见表21-16。

表21-16　常用容量治疗制剂的成分（mmol/L）与渗透浓度（mOsm/L）

制剂	Na^+（mmol/L）	K^+（mmol/L）	葡萄糖（g/L）	渗透浓度（mOsm/L）	pH	其他
CPD全血*	168～156	3.9～21.0	-	-	7.20～6.84	HCT=35～40
AS-1浓缩红细胞△	117	?～49	-	552	6.6	HCT=59
CPD浓缩红细胞△	-	?～95	-	-	6.6	HCT=77
CPDA-1浓缩红细胞△	169～111	5.1～78.5	-	-	7.55～6.71	HCT=65～80
新鲜冰冻血浆（FFP）	154	-	-	-	-	-
5%白蛋白	145±15	<2.5	0	330	7.4	COP=32～35mmHg
2.5%白蛋白	145±15	<2.0	0	330	-	
血浆注射剂（Plasmanate）	145±15	<2.0			7.4	COP=20mmHg
10%右旋糖酐40	0	0	50	255	4.0	-

续表

制剂	Na^+ (mmol/L)	K^+ (mmol/L)	葡萄糖 (g/L)	渗透浓度 (mOsm/L)	pH	其他
羟乙基淀粉						
200/0.5	154	0	0	310	5.9	–
130/0.4	154	<0	0	308	4.0~5.5	–
明胶	154	0.4	0	250~300	7.1~7.7	–
0.9%氯化钠	154	0	0	308	6.0	–
5%葡萄糖溶液	0	0	50	252	4.5	–
乳酸林格液	130	4.0	0	273	6.5	乳酸盐=28
醋酸钠林格液	140	5.0	0	294	7.4	醋酸根=27 葡萄糖酸根=23 Mg=3
5%葡萄糖复合乳酸林格液	130	4.0	50	525	5.0	–
5%葡萄糖复合0.45%氯化钠	77	0	50	406	4.0	–
Normosol	140	5.0	100	555	7.4	Mg=3,醋酸盐=27,葡萄糖酸盐=23
Normosol-M	40	13	50	363	5.0	Mg=3,醋酸盐=16,葡萄糖酸盐=27
Normosol-R	140	5.0	0	294	6.6	Mg=3,醋酸盐=27,葡萄糖酸盐=23
5%葡萄糖 Normosol-R	140	5.0	0	547	5.2	Mg=3,醋酸盐=27,葡萄糖酸盐=23
Normosol-R pH 7.4	140	5.0	0	295	7.4	Mg=3,醋酸盐=27,葡萄糖酸盐=23

* 指库存的天数:CPD(1~21d)、CPDA-1(35d)、AS-1(42d)

△表示以果糖取代葡萄糖

COP(colloid oncotic pressure):胶体渗透压;HCT(hematocrit):血细胞比容

1. 晶体溶液　包括平衡盐溶液、高张盐水和低张盐水。液体治疗时晶体溶液可提供水分及电解质,并起到扩容作用。用等张晶体溶液扩容的量须是失血量的3~4倍,因为晶体溶液在ECF的血管内液与组织间液之间呈1:4比例分布。

(1) 乳酸林格液(lactated Ringer's solution):属于平衡盐溶液(balanced salt solutions),其电解质浓度与ECF相似。钠离子浓度低于生理盐水,故它们所形成的渗透浓度比生理盐水低。该溶液在林格溶液的基础上增加了乳酸钠28mmol/L,经肝脏代谢后变为等当量的HCO_3^-,有缓冲酸性物质作用。术前、术中使用乳酸林格液具有降低血液粘稠度,稀释血液,有利于微循环灌注,扩容,保护肾功能和纠正酸中毒的功能。

(2) 醋酸钠林格液:又称醋酸钠平衡盐溶液,除不含Ca^{2+}外,其组成成分与ECF更近似,pH值与血浆相同,故不易引起静脉炎,与碱性药物合用时不会产生浑浊沉淀。其所含Cl^-浓度为98mmol/L,低于生理盐水与乳酸林格液,大量应用不会引起高氯性酸中毒。以醋酸根和葡萄糖酸根作为抗酸的缓冲物质,可避免肝肾功能损伤时,大量使用乳酸林格液所引起的血浆乳酸根浓度增高(乳酸酸中毒)。适用于术中液体治疗,失血性休克的液体复苏及代谢性酸中毒的防治。

(3) 生理盐水(normal saline,0.9% NaCl):等渗等张,但Cl^-含量超过ECF,大量使用会产生高氯血症。因不含缓冲剂和其他电解质,在颅脑外伤、代谢性碱中毒或低钠血症的患者,应用生理盐水比乳酸林格液更加优越。因不含K^+,更适合于高血钾患者(如肾衰竭需反复行血管造瘘者),主要用于补充ECF丢失和扩容。

(4) 高张盐溶液(hypertonic salt solution):高张盐溶液的钠浓度达250~1200mmol/L,平时在临床上应用较少,多用于低钠血症的治疗。常用制剂有

3%、5%、7.5%氯化钠和一些复方制剂。

由于其较小的容量可获得较好的复苏效果。近年来，在创伤（包括战伤）中的应用价值受到人们重视。其原理在于利用高张盐溶液产生的渗透压使水从相对低渗的细胞内转移到血管内间隙。这对于易发生水肿的患者至关重要（如长时间肠管手术、烧伤、脑外伤等）。临床已证实，中度高张盐溶液（Na^+=250mmol/L）与乳酸林格液相比，更能降低肌间隙的压力，也有利于肠道蠕动功能的恢复。有研究证实：输注高张盐溶液的动物颅内压较低。但在含钠量相同情况下，高张盐溶液的血管内半衰期并不比等张溶液更长。大多数研究提示：只有在液体复苏时使用了胶体液，高张盐溶液才能持续维持血容量的扩容效应。因高张盐溶液的高渗透浓度，注射部位可引起溶血。

（5）5%葡萄糖溶液（5% dextrose）：为临床常用等渗不含电解质的晶体液，起到补充能量和水的作用。成人糖的基础消耗量每小时约240～300mg/kg，输注5%葡萄糖液约240ml/h即可予以补充。手术创伤的刺激将引起儿茶酚胺、皮质醇、生长激素的释放增加，导致胰岛素分泌的相对不足，葡萄糖利用率下降，结果形成高血糖，故一般不用其作为术中补液之用，常用于防治糖尿病患者接受胰岛素治疗时产生的低血糖。

2. 胶体溶液和血浆替代品　胶体溶液因初始分布容积等同于相应的血容量，故常用于补充等量的血液丢失量。白蛋白的半衰期一般是16h，但在病理状态下可以缩短为2～3h，如果存在感染的情况，合成胶体、白蛋白制剂及蛋白片断的半衰期更短。血浆替代品对于暂时性扩容很有效，常作为进一步治疗的基础；并具有价廉、能长期保存和减少病毒性疾病传播的优点。

（1）5%白蛋白溶液（5% albumin）：5%人体白蛋白溶液是一种从健康成人血液中分离而得出的天然胶体溶液，该溶液为等渗，其渗透压为20mmHg（接近生理胶体渗透压）。若晶体液不能有效维持血容量时可用5%白蛋白来扩容，尤其适用于血浆白蛋白丧失的患者（如腹膜炎、大面积烧伤）。另有25%白蛋白制剂，为高渗溶液，使用时可用生理盐水稀释至5%。

（2）6%右旋糖酐液70（6% dextran70）：右旋糖酐溶液根据分子量的大小分为D40和D70两种。D40的平均分子量40 000道尔顿（40kD），为低分子右旋糖酐。而D70的分子量为70 000道尔顿（70kD），属中分子右旋糖酐。国内还有分子量为20 000道尔顿（20kD）的D20，属小分子溶液。右旋糖酐由蔗糖分解而来，最终都可被酶分解为葡萄糖。6%的D70与5%白蛋白的适应证相同。它所产生的胶体渗透压高于白蛋白溶液和血浆，适合用于扩充血容量，作用可持续4小时。D40在血中停留时间短，扩容作用只持续1.5小时，故很少用于扩容，和D20一样，常用于改善微循环和血管手术后预防栓塞。右旋糖酐可引起血小板的黏附力下降，红细胞缗钱状改变，剂量为每天20ml/kg时，出血时间相应延长。不良反应主要是过敏，发生率约为1/3300，偶尔会发生非心源性肺水肿。

（3）羟乙基淀粉（hydroxyethyl starch，HES）：羟乙基淀粉溶液是从玉米淀粉合成的高分子量支链淀粉。由于支链淀粉会迅速被α-淀粉酶降解，为减少这种降解，在其C_2、C_3和C_6位置上以羟乙基基团取代原葡萄糖基。因此羟乙基淀粉的分类主要参考其两个数值：平均分子量（M_W）和取代程度。以平均分子量划分：M_W小于100 000道尔顿称为低分子羟乙基淀粉；在100 000～300 000道尔顿之间为中分子羟乙基淀粉；大于300 000道尔顿为高分子羟乙基淀粉；以取代程度（用平均克分子取代级MS表示）：MS 0.3～0.5为低取代级，MS 0.6为中取代级，MS ≥0.7为高取代级。HES的扩容效应还与取代方式（C_2/C_6）有关。羟乙基淀粉的稀释效应和其他扩容液体相似，可使部分凝血活酶时间延长，反复使用会产生蓄积和副作用，如过敏反应。

新一代羟乙基淀粉（分子量130 000D/取代基0.4），相对于分子量200 000D/取代基0.5的羟乙基淀粉制剂来说，其取代级从0.5降低到0.4，平均分子量从200 000降低到130 000，取代方式（C_2/C_6）从5/1升至9/1，从而能够提供更加稳定可靠的容量效应和持续时间。其峰值血浆容量效力为100%，可以维持4h～6h的平台期，持续至少6h的相应临床容量效应，快速经肾脏清除，组织蓄积明显减少，每日最大用量可达50ml/kg，显示出更加有利的药理特性和安全性。

近年来，国际顶级学术刊物如NEJM、JAMA等连续发表文章，总体认为HES用于危重患者容量复苏或重症脓毒症患者液体治疗的效果不佳，甚至可能增加死亡率以及肾脏损害或出血风险。美国 FDA 于 2013 年 6 月 24 日对 HES 的临床应用发出黑框警告，推荐：①成人危重患者不应使用羟乙基淀粉（HES），包括脓毒症和 ICU 患者；②肾功能障碍患者避免使用 HES；③患者一旦出现肾损伤，应停用 HES；④已有报道，使用 HES 后 90 天，仍然存在需要肾脏替代治疗的可能性，因此对于使用 HES 的所有患者，均应持续监测患者的肾功能至少 90d；⑤体外循环下开胸以心脏手术患者应避免使用 HES，因可导致这类患者出血增加；⑥一旦出现凝血功能障碍，应停用 HES。

（4）明胶溶液（gelatin）：由牛胶原水解而成，是人造胶体溶液，临床用于补充血浆容量。目前最常用制剂为 4% 琥珀酰明胶（改性液体明胶），分子量为 35 000，血管内停滞时间为 2～3 小时，时间短于低于中分子右旋糖酐和羟乙基淀粉。可反复使用，对凝血系统无明显影响。适用于低血容量时的扩容，血液稀释，人工心肺机的预充液。休克容量补充和维持时，可在 24 小时内输注 10～15L（注意保持血细胞比容不低于 25%，年龄大者不低于 30%）。输注明胶制剂后，偶可出现类过敏样反应，如荨麻疹、低血压等。

3. 晶体液与胶体液的比较 两类输液制剂有各自的优缺点，表 21-17 对此进行了比较，供液体治疗时参考。液体在全身的分布可由 Starling-Landis 公式算得：$J_v=K_hA[(P_{m\xi}-P_T)-\delta(COP_{M\xi}-COP_T)]$。

表 21-17 胶体液与晶体液的比较

制剂	优点	缺点
胶体液	较少的输入量起到较好扩容效果 扩容维持时间长 很少引起外周组织水肿	费用高 影响凝血功能（右旋糖酐>HES） 肺水肿（肺毛细血管渗漏） 降低肾小球滤过率
晶体液	费用低 增加尿量 补充组织间液	短暂地改善血流动力学 外周水肿（蛋白稀释） 肺水肿（蛋白稀释及肺动脉嵌压升高）

公式中，J_v 表示单位时间通过毛细血管壁的净液体量，单位为 $\mu m^3/min$；K_h 表示水的液压传导率，即毛细血管壁对液体的通透性。K_h 值在普通毛细血管壁动脉端较静脉端高出 4 倍；A 为毛细血管表面积；$P_{m\xi}$ 表示毛细血管流体静水压；P_T 为组织静水压；δ 为血浆蛋白的折射系数。因毛细血管壁对血浆蛋白有轻微通透性，故为防止两侧的胶体渗透压相差过大，δ 是必需的。当 δ 为 0 时，分子可自由通过细胞膜，当 δ 为 1 时，分子不能通过细胞膜。正常情况下，在大多数器官的微血管中的血浆蛋白 δ 值超过 0.9 并保持稳定，但可因机体病理生理改变而明显降低，如低氧血症、炎症和组织损伤。$COP_{M\xi}$ 表示毛细血管内胶体渗透压；COP_T 是组织中胶体渗透压。

毛细血管壁两侧静水压及胶体渗透压的差异（如 Starling 力）导致水和溶质向组织间隙移动。相对于单纯扩散，这种移动在组织营养方面作用较小。折射系数反映半透膜阻止溶质移动的能力，其在不同组织中差别很大。相对于其他器官，肺的通透性为中度。在病理状态如外科创伤时，折射系数会进一步改变，因而改变毛细血管通透性。这可导致毛细血管通透性增加或者出现渗漏。在这种情况下，胶体更易进入间质引起间质水肿。

随着胶体分子渗漏入组织间隙，恶化的压力阶差导致组织进一步水肿。胶体分子由淋巴系统清除。胶体的清除时间比晶体长，尤其是烧伤和大手术患者。故有分析资料显示：创伤患者应使用晶体液复苏，而胶体液在非感染性、非创伤性、择期手术患者中更为有效。

三、术中液体补充

在 20 世纪 50 年代 Moore 指出，手术应激反应使 ADH 和醛固酮分泌增加，结果导致水钠潴留。因此，他主张限制手术中的输液量，提出所谓的“干架子”（dry side）理论。具体做法是：手术当日等渗氯化钠溶液输入不超过 500ml，根据手术失血量以等量的生理盐水补充。到 20 世纪 60 年代，Shires 提出了另一见解。他认为手术、创伤时 ADH 和醛固酮分泌亢进与 ECF 减少有关。这种体液减少与部分 ECF 被隔绝在局部损伤的组织间隙和滞留在某一体腔间隙（即第三间隙）有关。因此，为纠正这种非生理状态，须在术中、术后补充这一被“扣除”的 ECF 容量，方能达到循环稳定，恢复组织有效灌注的目的；故术中、术后不仅需要补充所丢失的血液，尚须补充所缺失的 ECF。

此外，手术、麻醉本身所致的生理改变对体液平衡的影响不可忽视。硬膜外阻滞麻醉、蛛网膜下隙麻醉、骶管麻醉均可导致相应的交感神经阻滞，引起相对性血管容量扩张。因此严重脱水、应用抗高血压药物和利尿药的患者麻醉后，可致血压严重下降。麻醉前应输注足量的液体以扩容，有时还需辅助应用血管收缩药，如麻黄碱、去氧肾上腺素等以克服交感神经阻滞所带来的血流动力学紊乱。

吸入麻醉药虽不直接引起液体丢失，但此类麻醉药物均可降低机体对低血容量及应激的反应能力。如手术应激状态下抗利尿激素释放增多的生理反应会被麻醉所抑制。各种静脉麻醉药和吸入麻醉药对心脏功能、静脉回流量及血管张力会产生不良影响。机械通气也可降低心钠素的释放水平、增加抗利尿激素的释放而致水钠潴留等。

四、术中常规补液方案

术中补液的主要目的是保持组织的有效灌注压，维持氧运输、体液、电解质浓度和血糖水平在正常范围。一般而言，术中所需输入液体总量的计算公式如下：输入液体总量=补偿性扩容+生理需要量+累计缺失量+继续损失量+第三间隙缺失量。以下分别予以简述。

1. 补偿性扩容（compensatory intravascular volume expansion，CVE）　由于麻醉本身可引起一定范围或某一程度上的血管扩张和心功能抑制，故在麻醉前应进行适当的 CVE，以弥补麻醉导致的相对性容量不足。一般在麻醉前或诱导时就必须静滴 5～7ml/kg 的平衡盐液来实施 CVE。

液体治疗以保证机体氧的运输，满足组织氧需要为目的。组织氧供与血红蛋白浓度、血氧分压、组织器官灌注压和血管阻力有关。组织灌注压则取决于体循环动脉压、静脉压或组织压。已知动脉压与心排血量和血管阻力有关。心排血量取决于每搏量和心率，每搏量又与前负荷、心肌收缩力、后负荷有关。大部分全麻药、局麻药均使动静脉扩张，血管内容量增大，外周静脉压降低，从而使回心血量减少及心排血量下降，因此必须在诱导前和诱导时实施 CVE 以弥补这一相对不足部分，防止由于相对性容量不足引起的组织氧供减少。全麻药物抑制心脏收缩力，根据 Starling 机制，输注相应液体后，将增加心脏前负荷，从而增加每博输出量，使心排血量达到合适的范围。手术后随着麻醉效应的终止，前述静脉扩张和心肌抑制即行消退。因此在心脏或肾脏受损的患者将有急性血容量过多的风险。

2. 生理需要量　一般根据 4-2-1 法则（表 21-18），可算出机体每天对水的基本需求量。以 70kg 手术后患者为例，生理需要量包括水 110ml/h，能量 110kcal/h，即每天需水 2640ml 和能量 2640kcal。成人所需的钠量每天约为 1.5mmol/kg；所需钾量为 1.0～1.5mmol/kg，即约为钾 100mmol，稀释在每日所需的 2640ml 水中。钾的浓度为 100mmol/2.64L=42mmol/L。若从周围静脉输注含钾溶液，钾浓度太高会产生化学性刺激引起局部血管壁疼痛，故要严格限制钾的浓度（氯化钾不宜超过 6g/L，即 80.4mmol/L）和输入量（每小时不超过 13mmol～20mmol）。大脑和红细胞消耗的葡萄糖量每分钟为 2mg/kg。如果碳水化合物提供不足，机体将加速蛋白质分解，经糖原分解和糖异生途径提供所需的葡萄糖。因此，提供必要的生理需要量的碳水化合物可减少蛋白质的分解。

表 21-18　4-2-1 法则*

体重(kg)	水比例(ml/kg)	体重(kg)	补液量(ml/h)
0～10	4	10	40
11～20	2	10	20
>21	1	5	5
总计	-	25	65

注：假设患者体重 25kg，结果每小时需水量为 65ml

* 即第一个 10kg 的液体量以 4ml/kg 计算，第二个 10kg 的液体量以 2ml/kg 计算，其余公斤体重所需液体以 1ml/kg 计算

但由于手术操作和创伤的应激作用，儿茶酚胺类激素、皮质醇和生长激素的分泌增加，将抑制胰岛素的释放量或拮抗胰岛素降低血糖的作用，使血糖升高。如果术中按正常速度输入含有 5% 葡萄糖的液体，将会引起严重的高糖血症，因此术中用于维持生理需要量的液体一般情况下应不含葡萄糖。

如果当日尚有额外丧失量（如胃肠引流等），必须同时补充已丧失的水与钠（表 21-19）。若胃引流 0.5L/d 将丢失 30～50mmol 的 Na^+ 和 50～60mmol 的 Cl^-，将这些额外丧失的水和盐加入到每日维持量中时，使其浓度近似于 0.45% 的 NaCl。这样配制的溶液适用于术后胃肠引流患者维持生理需要量和额外缺失量。

3. 累计缺失量　累计缺失量=生理需要量×禁食时间+术前额外缺失量和第三间隙丢失量。

表 21-19 唾液和胃肠液的容积(ml)和组成(mmol/L)

	24h 容积	Na^+	K^+	Cl^-	HCO_3^-
唾液	500~2000	2~10	20~30	8~18	30
胃液	1000~2000	60~100	10~20	100~130	0
胰液	300~500	135~145	5~10	70~90	95~120
胆汁	300~600	135~145	5~10	70~90	95~120
空肠	2000~6000	120~140	5~10	90~140	30~40
回肠	1000~2000	80~150	2~8	45~140	30
结肠	-	60	30	40	-

术前若因疾病、外伤引起额外缺失和向第三间隙丢失,造成有效血容量不足,此时体液丢失量和失血量往往难以估计,一般都根据对循环系统的影响来估计。因此麻醉诱导前最好输注充足的液体量以恢复平均动脉压、心率,使灌注压接近正常。若时间允许,最好也使尿量恢复到正常水平[>0.5ml/(kg·h)]。如果临床出现低血容量症状,但颈静脉怒张,CVP 或肺动脉压升高,不应快速大量输注液体,须严密监测血流动力学指标。对于情况尚可的患者,输注速率可以是一般维持速度的 3~4 倍,直至所计算的缺失量得到纠正。

在外科急诊情况时,常需要麻醉医师评估并纠正与外科情况直接有关的水、电解质紊乱,处理并存的内科疾病或调整有关的治疗(有关的原则可参见本章节其他部分)。麻醉诱导、应用机械通气和外科创伤引起的应激反应能引起水、蛋白质和电解质的再分布。最常见和需予关注的有 Na^+、K^+、Ca^{2+}、Mg^{2+} 等电解质的异常。累积缺失量应在入院后 8~12 小时内补充。对于择期手术且无额外液体丧失的患者,可在麻醉中补充,在手术时间内补完。

4. 继续损失量 术中额外损失的量(如出血、腹水)等应得到相应的补充,以维持正常的血容量和 ECF 组成。液体治疗时失血量与晶体容积比例为 1:3,而胶体液则为 1:1,即丢失 1ml 血就须以 3ml 平衡盐或生理盐水来替代,而胶体液只需 1ml 即可维持血压、心率和灌注压。若失血 2ml,则可输 1ml 浓缩红细胞,其余以胶体液或晶体液按照上述比例补充。若血容量正常,心功能无异常但交感兴奋,伴静脉血氧饱和度下降,心电图有心肌缺血表现时须补充红细胞。浓缩红细胞的血细胞比容为 60%。计算公式为:

浓缩 RBC=(目标 Hct-实测 Hct)×55×体重÷0.6

腹水和胸膜腔渗出液在手术中引流速度较快,其电解质组成与 ECF 相似,蛋白含量是血浆的 30%~100%,很适合用平衡盐溶液来补充。若患者的胶体渗透压(colloid osmotic pressure,COP)低于 15~17mmHg 时,就需用胶体液补充,否则晶体液的再分布容积将会显著增加。

经胃肠道丢失的体液的电解质含量,根据消化道部位不同而有所不同(表 21-19)。

手术部位经蒸发丢失的完全是水分。蒸发的数量与环境温度、暴露面积成正比,与环境相对湿度成反比。利尿药使用、尿糖或糖尿病性多尿应根据尿电解质的测定而补充。通常状况下尿 Na^+ 为 50~100mmol/L,尿 K^+ 为 20mmol/L~60mmol/L。

5. 再分布 再分布又称为第三间隙丢失,主要由于组织水肿或跨细胞液体转移所致,功能上这部分液体不能被动员参与维持血容量。胶体进入损伤组织的速度虽比进入正常组织时要快,但较电解质慢,所以肠壁水肿用胶体液治疗比应用晶体液治疗效果要好。第三间隙液的组成与 ECF 相似,适合用平衡盐溶液来补充。再分布量多少的补充与手术部位和方式有关。一般腹部小手术(如疝修补术)需补充 2ml/(kg·h),腹部大手术(如肠切除术)需补充 4~6ml/(kg·h)。

6. 术中输液方案的制定 术中输液计划的步骤参照表 21-20。

表 21-20 制定术中输液计划步骤

1. 术前评估患者生理状态,计算已缺失量
2. 计算每小时生理需要量
3. 计算禁食所造成的缺失量
4. 评估麻醉方式将引起的相对容量不足,所需要(CVE)
5. 评估手术中的出血量
6. 评估手术方式所将引起的第三间隙丢失量

举例说明常规的术中液体治疗方案如下:

70kg 体重男性患者拟行胃切除术,该患者术前 Hb 150g/L,禁食 10h。试制定液体治疗方案:

(1) 术前访视:该患者行择期手术,术前无明显的额外损失量。

(2) 计算每小时生理需要量:

依据 4-2-1 法则(表 21-18)

第 1 个 10kg 体重:10kg×4ml=40ml

第 2 个 10kg 体重:10kg×2ml=20ml

其余的公斤体重:50kg×1ml=50ml

总计:每小时生理需要量 110ml。

(3) 计算禁食所造成的缺失总量:

累积缺失总量等于生理需要量乘以禁食时间。

即:110ml/h×10 小时=1100ml。

一般将此量的 1/2 在手术第一小时之内输完，余量在后继的 2～3 小时内补完。

(4) 计算补偿性扩容量(CVE):

此例患者以 5ml/kg 计算。

即:5ml/kg×70kg=350ml。

在麻醉诱导前 15～20 分钟，输入 CVE 350ml，累积缺失量 220ml，生理需要量 110ml，总计 680ml。诱导至手术进腹约 1h 左右再输入累计缺失量 200ml 和生理需要量 110ml，计 330ml。

(5) 术中出血量:手术第 1 和第 2 小时各失血 100ml。以平衡盐溶液 3:1(即 300ml)来补充。第 3 小时失血量减少一半，故以 150ml 补充。第 4 小时不再失血，故停止补充此部分缺失量。

(6) 评估第三间隙丢失量:由于胃肠手术属腹部大手术，故第三间隙再分布量为每小时为 4～6ml/kg，我们取中间值每小时 5ml/kg，因此第三间隙再分布量为每小时为 350ml。第 4 小时关腹，第三间隙再分布量减少，故从每小时 350ml 减少至 200ml。

表 21-21 总结了该患者术中补液的方案，实际补液可分为两步进行。①扩容阶段:首先补充术前体液累计缺失量和麻醉诱导后的 CVE。②维持阶段:补充术中继续缺失量、生理需要量、第三间隙丢失量。

表 21-21　术中补液方案

时间	CVE (ml)	累积缺失 (ml)	生理需要量 (ml)	补充失血 (ml)	补充第三间隙量(ml)	每小时输液量(ml)	输液累计 (ml)
诱导前	350	220	110	0	0	680	680
诱导至手术进腹(约 1 小时)		220	110	0	0	330	1010
第 1 小时		220	110	300	350	980	1990
第 2 小时		220	110	300	350	980	2970
第 3 小时		220	110	150	350	830	3800
第 4 小时		0	110	0	200	330	4130

当然，术中补液应根据每个患者的实际情况并结合上述指标来调整。CVP 或尿量一旦增加，即可放慢补液速率。反之，若仍存在心动过速和少尿等，则应考虑加快补液。

7. 术中输液的监测　上述所介绍的术中液体治疗方案是在假设患者器官无严重的并发症的情况下拟订的，实际工作中尚有许多因素影响术中液体治疗。有关因素参见表 21-22。特殊疾病患者术中液体须采用必要的监测手段并针对其特殊性调整临床补液方案，具体方案可参见有关疾病麻醉的章节。有关观察项目如下:

(1) 患者临床症状或体征的观察:如皮肤弹性、眼球压、口腔黏膜干湿程度及婴儿囟门是否下陷或饱满，是估计缺水或水过多的重要体征。

(2) 呼吸系统的监测:①存在自主呼吸的患者，若出现呼吸急促，甚至出现呼吸肌麻痹，应考虑高镁血症;②出现过度通气，应考虑是否存在酸血症;③低通气，须注意是否有碱血症;④若有湿性啰音，乃至泡沫样痰，是肺水肿的征象。

表 21-22　影响液体治疗的因素

术前	血管内容量、心血管功能
术中	麻醉技术、麻醉药的药效 患者体位 体温调节 手术液体的给予 手术部位、手术方式 内脏缺血 术中心功能 毛细血管通透性:内毒素血症、全身性炎性反应综合征、脓毒血症、过敏反应

(3) 循环系统的监测:①颈静脉怒张是水过多征象;颈静脉塌陷多为液体欠缺;②心率增快多由于缺水或低钠血症所致，但需与手术刺激、麻醉偏浅、血管活性药物作用和心脏功能异常等其他原因相鉴别;③低血压见于高镁血症及低钠血症，一般维持术中收缩压大于 90mmHg 或平均动脉血压大于 60mmHg;④心律失常:低钾、高钾、高钙、低镁均可出现心律失常，房室传导阻滞，严重者可致心搏骤停。高镁血症的患者以房室传导阻滞为主;⑤脉搏血氧饱和度(SpO_2):SpO_2是围手术期的重要监测项目，

在组织血流灌注良好的情况下，SpO_2 波形描记随呼吸变化则提示患者血容量不足；但是若波形不随呼吸变化，不能完全除外患者血容量不足；⑥尿量：尿量是反映肾灌注和微循环灌注状况的有效指标，术中尿量应维持在 1.0ml/(kg·h)以上，但麻醉手术期间抗利尿激素分泌增加，可影响机体排尿，故尿量并不能及时反映血容量的变化。

近年来一些新的监测手段，如：经食管超声心动图(transesophageal echocardiography，TEE)、脉搏指数连续心排血量(pulse indicated continuous cardiac output，PICCO)等也逐渐应用到对患者循环系统的监测中，有助于临床医师对患者的液体管理。

(4) 相关实验室指标监测：当术中大量输血或输液时，应进行相关实验室指标的监测，如血气指标分析，凝血功能检查等。详见第四篇临床监测。

(5) 精神症状观察：①清醒患者出现精神症状：多由于低钠血症或低镁血症；②渴感：只出现于清醒患者，是缺水或高钙所致；③嗜睡：可为低钠血症或酸血症所引起，神志不清则可能为低钠血症所致；④木僵：见于水过多或代谢性碱中毒；⑤肢体麻木：可见于高钙血症。

(6) 肌力的改变：①手足搐搦：提示低钙、低镁；②肌无力：提示低钾血症、高钙血症或低镁血症；③肌麻痹：见于低钾、代谢性碱中毒。应用肌松药的患者不能显示肌无力或肌麻痹，但呼吸长时间不恢复或运动肌长时间麻痹，应该考虑到电解质失衡。

另外，若不明原因的体温升高应考虑缺水或低钠血症。未作气管切开的患者，出现喉鸣音，有可能为低钙。

(7) 有创血流动力学监测：例如中心静脉压、有创动脉血压、肺动脉楔压、FloTrac 等，可更直观地了解血流动力学参数的变化，具体参见有关监测章节。

近年来，围绕围手术期液体管理方案，即传统的“开放性补液”和近年提出的“限制性补液”之间展开了争议。主张开放性补液策略者认为，由于手术患者术前禁食、胃肠道准备、非显性出汗和手术创伤造成的体液重分布(第三间隙)等原因，手术患者是相对低血容量的。因此需要在围手术期进行积极的体液管理，通过应用胶体液和晶体液补充所缺失的体液量。目前临床上通用的“4-2-1 法则”即基于开放性补液理论。限制性补液策略则是根据近年来的临床调查研究的结果而提出的，即：经典的“第三间隙”实际上并不存在，它只是一个虚构的用来解释围手术期液体转移的概念；禁食和不显性蒸发引起的血容量可以忽略不计；开放性补液引起的术后体重增加与术后死亡率的上升有相关联系。在限制性补液策略基础上制定的补液方案中，患者所需要的补液量大大减少。在临床研究中，如小儿外科，腹部外科，血管外科的手术中，采用限制性输液方案的患者预后好于采用相对多量液体的对照组。由于能有效的降低术后肺水肿的发生率，限制性的输液方式在胸科手术中达成了共识。但是，对于一般情况良好，进行小手术的门诊患者，开放性输液的效果更好。

限制性或者开放性液体管理的争议尚没有结束，这涉及到个体、病种和手术方式的差异；以及实施准则、判断标准和临床监测指标的不统一。因此，临床实施液体治疗方案过程中，切忌机械地实施液体治疗计划，须加强监测工作，及时了解手术和患者情况的变化，依据血流动力学和组织氧合等指标所提供的反馈信息，相应地调整输液量、种类和补液速度及有关电解质的补充，从而达到维持手术患者循环稳定，组织灌注良好的目的。

(钱燕宁)

参考文献

1. Kaye A D, Riopelle J M. Intravascular Fluid and Electrolyte Physiology//Miller R D. Miller's Anesthesia. 7th ed. New York: Churchill Livingstone, 2009.
2. Neligan P J, Horak J. Monitoring and Managing Perioperative Electrolyte Abnormalities, Acid-Base Disorders, and Fluid Replacement. In: Longnecker D E, eds. Anesthesiology. New York: McGraw-Hill, 2007. 639-684.
3. Chappell D, Jacob M, Hofmann-Kiefer K, et al. A rational approach to perioperative fluid management. Anesthesiology, 2008, 109(4): 723-740.
4. Lobo S M, Ronchi L S, Oliveira N E, et al. Restrictive strategy of intra-operative fluid maintenance during optimization of oxygen delivery decreases major complications after high-risk surgery. Crit Care, 2011, 15(5): R226.
5. Forget P, Lois F, de Kock M. Goal-directed fluid management based on the pulse oximeter-derived pleth variability index reduces lactate levels and improves fluid management. Anesth Analg, 2010, 111(4): 910-914.
6. Roche A M, Miller T E. Goal-directed or goal-misdirected-how should we interpret the literature?. Crit Care, 2010, 14(2): 129.
7. Lees N, Hamilton M, Rhodes A. Clinical review: Goal-directed therapy in high risk surgical patients. Crit Care, 2009, 13(5): 231.

8. Kehlet H, Bundgaard-Nielsen M. Goal-directed perioperative fluid management: why, when, and how?. Anesthesiology, 2009, 110(3):453-455.

9. Jacob M, Chappell D, Rehm M. Clinical update: perioperative fluid management [J]. Lancet, 2007, 369 (9578): 1984-1986.

10. Yeager M P, Spence B C. Perioperative fluid management: current consensus and controversies. Semin Dial, 2006, 19 (6):472-479.

11. Grocott M P, Mythen M G, Gan T J. Perioperative fluid management and clinical outcomes in adults. Anesth Analg, 2005, 100(4):1093-1106.

12. Della R G, Pompei L. Goal-directed therapy in anesthesia: any clinical impact or just a fashion?. Minerva Anestesiol, 2011, 77(5):545-553.

13. Habicher M, Jr A P, Spies C D, et al. Contemporary fluid management in cardiac anesthesia. J Cardiothor Vasc An, 2011, 25(6):1141-1153.

第22章 酸碱平衡及其失常

人体体液只有在适宜的酸碱度环境中才能维持正常的生理功能，众所周知 pH 7.35～7.45 是比较理想的体内酸碱值。在人体正常的代谢过程中，会不断产生酸性物质，如碳酸、乳酸等固定酸，也会从食物中摄取酸性或碱性的物质，但通过体内缓冲系统以及肺与肾的调节，血液 pH 仍能维持在正常范围内，这即是酸碱平衡。但许多因素，特别是一些病理因素能够破坏这种平衡，引起酸碱平衡失调。

酸碱平衡是体液内稳态的重要组成部分，与麻醉和复苏关系密切。麻醉过程中，机械通气、输血输液、药物使用等均会影响机体的酸碱平衡。同时，对于酸碱平衡的认识也是逐步发展的。既往注重 H^+ 浓度、CO_2 平衡及碱剩余，后来认识到强离子差（SID）、二氧化碳分压和总弱酸浓度（A_{TOT}）的概念对于酸碱平衡也是非常重要的。

目前，临床医师可以方便快捷地获取动脉血 pH 和血气以及酸碱分析的各项数据，对于机体状态的把握更加精确。本章主要探讨与麻醉有关的酸碱平衡的基本概念和生理病理变化特点。

第1节 基本理论

一、酸与碱的概念

目前多数人接受 Brønsted 和 Lowry 所提出关于酸与碱的定义：凡能释放 H^+ 的物质称为酸（H^+ 的供者），凡能接受 H^+ 的物质为碱（H^+ 的受者）。据此定义，以下是一些常见的酸和碱：

酸	H^++碱	K 值
（盐酸）	$HCl \rightleftharpoons H^+ + Cl^-$	约 10^7
（碳酸）	$H_2CO_3 \rightleftharpoons H^+ + HCO_3^-$	$10^{-6.1}$
（水）	$H_2O \rightleftharpoons H^+ + OH^-$	10^{-10}
（铵）	$NH_4^+ \rightleftharpoons H^+ + NH_3$	$10^{-9.3}$
（蛋白酸）	$HPr \rightleftharpoons H^+ + Pr^-$	$10^{-6.6 \sim -7.8}$

从上可以看出，一种酸的存在必然有相应的一种碱，酸的强弱取决于释放 H^+ 的多少，而碱的强弱则取决于与 H^+ 结合的牢固程度；一种酸在水溶液中释放 H^+ 的多少取决于酸的性质，可用离解常数 K 表示。K 值愈大，能离解出的 H^+ 愈多，即为强酸；反之则为弱酸。强酸可快速地不可逆地释放 H^+，使 [H^+] 增加；强碱易于与 H^+ 结合，降低 [H^+]。相反，弱酸和弱碱提供和结合 H^+ 均是可逆的。

既然酸与碱的定义是以能否释放出或结合 H^+ 来区分的，所以体液的酸碱平衡实质上就是体液 [H^+] 的平衡。阳离子如 Na^+、K^+、Ca^{2+}、Mg^{2+} 等不能称之为碱，而阴离子如 Cl^-、HCO_3^-、SO_4^{2-}、PO_4^{2-} 等亦不能称为酸。相反，血浆中的阴离子大多是碱，因为它们能不同程度地接受 H^+。

二、酸 碱 平 衡

正常酸碱平衡的动态变化由机体的呼吸和代谢两个部份参与完成。机体新陈代谢可产生两种酸，即呼吸酸（H_2CO_3）和代谢酸。

呼吸酸（H_2CO_3）来自 CO_2，又可分解成 CO_2 和

H_2O,由于 CO_2 可由肺排出,也称为挥发性酸,在体内由碳水化合物、脂肪和氨基酸等物质生物氧化产生。体重 60kg 的人,每天约产生 15 000mmol 的 CO_2 或碳酸,若体液量是 36L,则相当于每升体液[H^+]增加了 416mmol。

代谢酸一般来自氨基酸、脂肪和碳水化合物的中间代谢产物(乳酸等有机酸;还有磷酸及硫酸等无机酸),每天可产生 50～100mmol H^+,它们主要由肾脏排出。

由此可以看出,酸碱平衡与机体的呼吸、代谢状态以及肺、肾功能有着直接的关系。

三、肾脏与 HCO_3^-

肾脏排酸由三部分组成,即尿铵(U_{NH4+})、可滴定酸(TA)排泄(U_{TA})和尿中丧失的 HCO_3^- 量($U_{HCO_3^-}$),三者的代数和($U_{NH4+}+U_{TA}-U_{HCO_3^-}$)称为净排酸(NAE),净排酸量等于体内产生的固定酸量时,酸碱才能平衡。

(一) 肾脏对滤过 HCO_3^- 的重吸收

每天经肾小球滤过的 HCO_3^- 总量,成年人约 4320mmol(来源于血浆)。这些 HCO_3^- 必须重吸收回血液,否则,NAE 为负值,相当于血液中加入了等量的 H^+。肾重吸收 HCO_3^- 的大致情况是:近端小管(PT)重吸收滤过总量的 85%;髓袢升支粗段(TAL)为 10%;远曲小管(DCT)与集合管(CD)约 5%。正常情况下尿中不会有 HCO_3^- 排出体外。

在上皮细胞内,CO_2 与 H_2O 经碳酸酐酶(CA)催化生成 H_2CO_3,后者离解为 H^+ 和 HCO_3^-;H^+ 经管腔膜上的 Na^+-H^+ 逆向转运体及 H^+-ATPase(H^+ 泵)转运至管腔液,即分泌 H^+。由于 PT 管腔膜上也有 CA,它催化滤过的 HCO_3^-,与分泌的 H^+ 迅速生成 H_2CO_3,H_2CO_3 分解为 CO_2 和 H_2O,CO_2 很易透过管膜进入细胞内,CO_2 与 H_2O 又生成 H^+、HCO_3^-。细胞内的 HCO_3^- 经基侧膜上 $3Na^+$-HCO_3^- 协同转运体和 HCO_3^--Cl^- 逆向转运体运送到管周间隙液;进入细胞的 Na^+,经 Na^+-K^+-ATPase 泵到间隙液,HCO_3^- 与 Na^+ 匹配进入血液。这样,PT 每分泌一个 H^+,相应的重吸收一个滤过的 HCO_3^-。

TAL 重吸收 HCO_3^- 的机制与 PT 基本相同。

DCT 后段和 CD 由主细胞与闰细胞两类细胞组成。闰细胞分泌 H^+ 和重吸收 HCO_3^-。闰细胞内也有 CA,它催化 CO_2 与 H_2O 生成 H^+ 和 HCO_3^-。H^+ 由管腔膜的 H^+-ATPase,可能还有 Na^+-K^+-ATPase 将其转运到管腔液,即分泌 H^+。这些节段小管的 H^+ 分泌与 Na^+ 虽然无直接耦联关系,但是主细胞重吸收 Na^+ 所造成的管腔负电位可促进 H^+ 分泌。细胞内生成的 HCO_3^- 由基侧膜上 Cl^--HCO_3^- 逆向转运体运送到间隙液,再与主细胞重吸收的 Na^+ 一起进入血液。

(二) HCO_3^- 重吸收的调节

1. 球-管平衡　球-管平衡是指 PT 重吸收 HCO_3^- 的量随 GFR 增减而增减的现象。

2. 机体的酸碱状态　无论代谢性酸中毒,还是呼吸性酸中毒,均可促进 PT、髓袢与 CD 重吸收 HCO_3^-。

3. 醛固酮　它能直接刺激闰细胞分成 H^+;又促进主细胞吸收 Na^+,后者也促进 H^+ 分泌。

(三) 肾脏新的 HCO_3^- 的生成

若肾脏仅仅把滤过的 HCO_3^- 全部重吸收回血液,机体仍不能保持酸碱平衡。因为体内每天还产生 50～100mmol 固定酸需要被缓冲。故肾脏还应重吸收等量 HCO_3^- 以及补充碱储备,这一部分 HCO_3^- 生成与滤过 HCO_3^- 无关系,称为肾新生成的 HCO_3^-。HCO_3^- 新生成量与管腔 $HPO_4^{2-}/H_2PO_4^-$ 及 NH_3/NH_4^- 两类缓冲物密切相关。

NH_3/NH_4^- 缓冲系统的调节因素有:细胞外液 pH 改变时,通过影响细胞内液 pH 而调节 NH_4^+ 生成。机体酸中毒时,肾上皮细胞的谷氨酰胺酶等受刺激,包括酶活性与合成新酶的增强,分泌氨增强,以适应机体酸碱状态的变化,完全适应需几天时间。

由上可以看出,肾脏调节酸碱平衡的作用起效较慢,但调节能力最强、最彻底,只要每天摄入的酸性或碱性物质不超过 500mmol,即可被调节到完全正常水平。

四、Henderson-Hasselbalch 方程式

碳酸(H_2CO_3)和碳酸氢盐($BHCO_3$)是体液中最重要的一个缓冲对。体液中 H^+ 浓度由下式得到,其中,K 是碳酸的离解常数,此即 Henderson 公式。

$$[H^+]=K\frac{[H_2CO_3]}{[BHCO_3]}$$

根据 pH 是[H^+]负对数(即 pH=-log[H^+])的

定义，上式可改写成：

$$-\log[H^+]=-\log K-\log\frac{[H_2CO_3]}{[BCO_3^-]}$$

因为 pH = -log[H⁺]，如再以 pK 代替-logK，则上式可写成：

$$pH=pK-\log\frac{[H_2CO_3]}{[HCO_3^-]}$$

若将-log 变成+log，则：

$$pH=pK+\log\frac{[HCO_3^-]}{[H_2CO_3]}$$

此公式就是 Henderson-Hasselbalch 方程式（以下称 H-H 公式）。

现已证实，分母部分的[H_2CO_3]实际上可以用 α · PCO_2来代表，因此上式又可写成：

$$pH=pK+\log\frac{[HCO_3^-]}{a\cdot PCO_2}$$

式中 pK 是常数，相当于溶质 50% 离解时的 pH 值；α 是 CO_2的溶解系数，即在每 1mmHg PCO_2下，1L 血浆中 CO_2的溶解量，约为 0.66ml。如将 ml 换算成 mmol，则$\frac{0.66}{22.2}$ = 0.0301mmol，故 α = 0.0301。在正常情况下，动脉血液中[HCO_3^-]为 24mmol/L，而 $PaCO_2$为 40mmHg，a · PCO_2为 40×0.03 = 1.2mmol/L。因此，$pH=pK+\log\frac{24}{1.2}=6.1+\log\frac{20}{1}=6.1+1.3=7.4$。

H-H 公式显示了血液的 pH 取决于血液中[HCO_3^-]与 PCO_2的比值。不论[HCO_3^-]或 PCO_2发生什么变化，只要其比值保持 20/1 不变，pH 亦将保持 7.40 不变。这就揭示了临床上发生代谢性酸中毒（以下简称代酸）、代谢性碱中毒（以下简称代碱）、呼吸性酸中毒（以下简称呼酸）或呼吸性碱中毒（以下简称呼吸性碱中毒）时，pH 仍可维持在正常范围的道理。

H-H 公式中的分子部分[HCO_3^-]反映的是代谢性酸碱平衡及其失常的情况，因此称之为代谢分量，其调节主要通过肾脏；公式中的分母部分是 PCO_2，反映着呼吸性酸碱平衡及其失常的情况，因此称之为呼吸分量，主要通过肺调节。基于上述分析，从生理学概念来认识问题，pH 值受到代谢和呼吸因素的共同影响，即与肾和肺的功能密切相关。因此，H-H 公式又称为肺-肾相关公式，或代谢分量-呼吸分量相关公式。代谢性酸碱失衡是由[HCO_3^-]发生原发性变化而引起，呼吸性酸碱失衡是由 PCO_2发生原发性变化而引起的。

在 H-H 公式中，pH、HCO_3^-和 PCO_2三个变量相关，此公式又称三量相关公式。只要测出其中两个数值，就可根据该公式计算出第三个数值。现代血液酸碱分析已可提供很多参数，但事实上直接测得的参数仅两项，即 pH 与 PCO_2，其他参数均是以 H-H 公式为基础计算所得。

五、酸碱平衡的调节

正常人体血液 pH 相当恒定，即动脉血 pH = 7.40，其波动范围甚小，为 7.35 ~ 7.45。这是由于机体具有完善的酸碱平衡调节机制。人体对酸碱平衡的调节主要有三种方式，即缓冲、代偿和纠正。离子转移仅影响 H^+的分布，可对细胞外液的 pH 产生影响，但不属于调节的范畴。下面简述缓冲、代偿和纠正的概念和特点。

（一）缓冲

缓冲作用从本质上说是一种化学反应：

强酸——缓冲⟶弱酸

$HCl+NaHCO_3 \longrightarrow NaCl+H_2CO_3$

强碱——缓冲⟶弱碱

$NaOH+H_2CO_3 \longrightarrow H_2O+NaHCO_3$

缓冲的特点是作用发生快，但它对机体酸碱平衡的调节作用必须以脏器功能正常作为基础，否则其作用是非常有限的。

缓冲作用由缓冲对来完成，每个缓冲对均由一弱酸与其弱酸盐组成。人体细胞外液缓冲系统有两类五对组成。

1. 开放性缓冲对

碳酸-碳酸氢钠（H_2CO_3-$NaHCO_3$）

$$\frac{[H^+][HCO_3^-]}{[H_2CO_3]}=K(\mathrm{pK}=6.1)$$

2. 非开放性缓冲对

磷酸二氢钠-磷酸氢二钠（NaH_2PO_4-Na_2HPO_4）

$$\frac{[H^+][HPO_4^{2-}]}{[H_2PO_4]}=K(\mathrm{pK}=6.8)$$

血浆蛋白酸-血浆蛋白根（HrP-Pr^-）

$$\frac{[H^+][Pr^-]}{HPr}=K(pK=6.6\sim7.8)$$

还原血红蛋白酸-还原血红蛋白根（HHb-Hb⁻）

$$\frac{[H^+][Hb^-]}{HHb}=K(pK=7.85)$$

氧合血红蛋白酸-氧合血红蛋白根（$HHbO_2^-$ HbO_2^-）

$$\frac{[H^+][HbO_2^-]}{HHbO_2}=K(pK=6.6)$$

五种缓冲对中以碳酸氢钠-碳酸缓冲对所起的作用最大。它不仅含量大，更因为 H^+ 与 HCO_3^- 结合成 H_2CO_3，H_2CO_3 极不稳定，很易分解成 CO_2 与 H_2O，CO_2 通过呼吸排出体外。当呼吸增强、通气量增加而使 CO_2 过度排出时，PCO_2 就会降低以保持 $\frac{[HCO_3^-]}{a\cdot PCO_2}=\frac{20}{1}$ 的比值稳定。因此这一缓冲对又有开放性缓冲对之称。

磷酸二氢钠-磷酸氢二钠在细胞外液中含量不多，作用不大，但是在肾脏超滤液排出 H^+ 的过程中起重要作用。

血浆蛋白缓冲对对[H^+]的调节作用是通过运输 CO_2 来完成的。由于细胞外液 pH＝7.40，稍带碱性，因此血浆蛋白处于蛋白根（Pr^-）状态。当机体代谢产生的大量 CO_2 到达血浆区时，即出现如下反应：

$$CO_2+H_2O$$
$$\downarrow$$
$$NaPr+H_2CO_3\rightarrow NaHCO_3+HPr$$

由于蛋白酸的离解度比碳酸的离解度更低，可对碳酸起缓冲作用，以抵消碳酸产生 H^+ 的影响。新形成的 $NaHCO_3$，又可成为碳酸氢钠-碳酸缓冲对中的 HCO_3^-。因此，血浆蛋白缓冲对对呼吸性酸碱失衡更有价值。

血红蛋白富含组氨酸，在 pH 5.7～7.7 范围内是有效的缓冲系，在细胞外液中，血红蛋白是最重要的非碳酸缓冲系。存在于红细胞的血红蛋白处于一种弱酸与钾盐的平衡状态。与碳酸盐缓冲系统相比，血红蛋白对于含碳（CO_2）和不含碳（非挥发性）的酸均具有缓冲作用。

还原血红蛋白和氧合血红蛋白亦在运输 CO_2 的过程中起缓冲作用。成人每日产生 CO_2 约 400L～470L。从组织进入血浆的 CO_2 大部份在红细胞内转化成 HCO_3^- 和 H^+，HCO_3^- 逸出红细胞，而 Cl^- 进入红细胞以保持电中性。此外，还有溶解在血浆中的 CO_2 以及与血浆蛋白、血红蛋白结合，形成氨基甲酸酯化合物的 CO_3^-。如果呼吸功能正常，由呼吸排出 CO_2 效率最高；若呼吸功能不能充分调节时，就大大地降低了 HCO_3^--H_2CO_3 缓冲对的缓冲效应。此时血红蛋白的两个缓冲对起主要作用，尤其是还原血红蛋白。此时血浆蛋白缓冲对亦起重要作用。

如果呼吸功能障碍不能被解除，CO_2 不能排出，就会出现如下改变：

$$CO_2+H_2O\Leftrightarrow H_2CO_3\Leftrightarrow H^++HCO_3^-$$

结果是使这三个缓冲对的缓冲潜力耗竭，PCO_2 就会不断增高，$\frac{[HCO_3^-]}{a\cdot PCO_2}=\frac{20}{1}$ 就必将发生变化，此时机体唯一的调节方式就是代偿，即依靠肾脏排出 H^+ 和保留 HCO_3^- 的功能。

（二）代偿

代偿系指 $\frac{[HCO_3^-]}{PCO_2}$ 中一个分量发生改变时，由另一个分量继发变化而使得比值接近 20/1。代偿有两种形式，即代谢分量代偿呼吸分量（简称肾代偿肺）和呼吸分量代偿代谢分量（简称肺代偿肾），其具体形式如下：

$$\frac{[HCO_3^-]\text{原发}\uparrow\text{或}\downarrow}{PCO_2\ \text{代偿}\uparrow\text{或}\downarrow};\frac{[HCO_3^-]\text{代偿}\uparrow\text{或}\downarrow}{PCO_2\ \text{原发}\uparrow\text{或}\downarrow}$$

肺的代偿性调节是通过增加或减少 CO_2 的排出来实现的。肾的代偿性调节则是通过排出 H^+ 和回收 HCO_3^- 或保留 H^+ 和排出 HCO_3^- 来实现的。

代偿是机体维持酸碱平衡的一个重要调节机制。具有以下几个特点：

1. 肺快肾慢　快与慢是指代偿作用的产主、并达到最大代偿程度和消退的速率而言。肺代偿起始于代谢分量变化后 30～60 分钟，在数小时内即可达高峰；与此相反，肾的代偿则始于呼吸分量变化后 8～24 小时，在 5～7 天方能达到最大代偿程度。肾代偿的消退亦慢，约需在呼吸分量纠正后 48～72 小时。充分认识“肺快肾慢”的这一特点，对临床病情判断与治疗都是十分重要的。临床上常见的慢性通气障碍的患者，其 PCO_2 升高。当病程达到 1 周左右后，机体对呼酸的代偿已很充分。因此，这些病例在 PCO_2 升高的同时，[HCO_3^-]亦相应升高，$\frac{[HCO_3^-]}{PCO_2}$ 的比值仍可接近 $\frac{20}{1}$；此时血液 pH 可维持或接近正常低值水平。给这样的患者通气治疗后，迅速排除体内 CO_2，PCO_2 可急剧下降，原有的呼酸被纠正，而通过肾脏代偿增加 H^+、K^+ 与 Cl^- 排出仍在进行，肾脏在一定时间内仍将继续排出酸性尿。机体使[HCO_3^-]下降，通常需要 2d 左右的时间。所以，这样的病例在通气改善、原有的呼酸被纠正后，短期内将后遗代碱，pH 明显升高而呈现碱血症。与此相反，在急性呼吸性酸碱失衡时，pH 常随着 PCO_2 的改变而改变，因为肾脏对急性呼吸分量的改变难以立即代偿，见图 22-1。

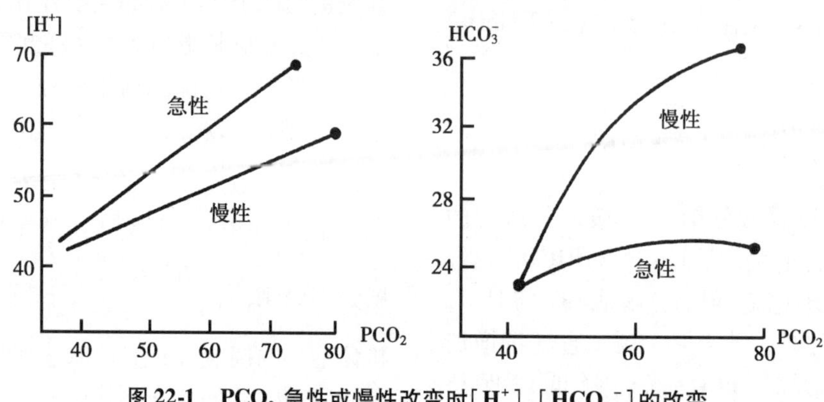

图 22-1　PCO_2 急性或慢性改变时[H^+]、[HCO_3^-]的改变

2. 代偿作用是有限度的　这就是代偿的极限概念。所谓肾代偿肺的极限，系指单纯性呼酸的患者，当 $PaCO_2$ 超过 60mmHg 并继续升高时，肾代偿也无法使血液中的 HCO_3^- 超过 40mmol/L；换言之，$HCO_3^- \leqslant 40$mmol/L 或 BE≤15mmol/L 就是肾代偿的极限。此时患者的 $PaCO_2$ 若进一步增加(>60mmHg)，pH 就会随着 $PaCO_2$ 的上升而相应地下降。根据同一法则，慢性呼酸患者，如果 BE>15mmol/L，则不应单纯归咎于代偿所致，而应考虑此病例合并有代碱，应当作出复合型酸碱失衡的判断。

慢性呼酸的最大代偿 95% 可信限，若以 SBE 为指标，其计算公式如下：

$$SBE = -10.7 + 0.285\ PaCO_2 \pm 3.8$$

将实测 $PaCO_2$ 代入上式，即可计算出最大代偿时的 SBE 值。若患者的 $PaCO_2$ 未超出 60mmHg，而实测 SBE 低于计算 SBE，则表示肾代偿不足或合并有代酸；若实测 SBE 高于计算的 SBE，则表明合并有代碱。

代酸时呼吸代偿(肺代偿肾)亦是很明显的，$PaCO_2$ 可随[HCO_3^-]的下降而相应地降低。当 BD 分别是 -5mmol/L、-10mmol/L、-15mmol/L 和 -20mmol/L时，通过肺代偿 $PaCO_2$ 的最大代偿值则分别约为 35mmHg、30mmHg、25mmHg 和 20mmHg。一般而言，$PaCO_2$ 在 15mmHg～20mmHg 是肺代偿代酸的极限。

至于慢性呼吸性碱中毒在临床上是比较罕见的。而肺对于代碱的代偿因受到生理反馈机制的约束，其作用亦很微小。

3. 代偿是机体的一种生理性反应，它以原发分量的改变为动力　代偿是一种继发性改变，在变化幅度上不会超越原发分量。在 H-H 公式中，虽然代偿分量的改变使 pH 变化幅度减小，但 pH 的变化仍然和原发分量相一致，也就是说代偿不会过度"。临床上发现"过度代偿"，应考虑复合型酸碱失衡。

4. 代偿作用以重要脏器功能为基础，代偿过程是有规律可循的、是可以预测的　在临床实践中，应按照单纯型酸碱失衡代偿反应的规律去认识疾病。在诊断方面，凡符合单纯型酸碱失衡代偿规律的患者，均可诊断为单纯型酸碱失衡。代谢分量和呼吸分量的关系是原发改变和继发性代偿改变的关系；凡是不符合代偿的速率和幅度者，均应考虑有复合型酸碱失衡的存在。在治疗方面，正确认识代偿反应，不要错误地把代偿当成原发酸碱失衡而纠正。亦不要操之过急，纠正原发改变(如 $PaCO_2$ 升高)应与代偿(如[HCO_3^-])改变的变化相适应。确立代偿的速率和幅度的正确概念，掌握其特点，是诊断慢性及复合型酸碱平衡紊乱的必备条件。

(三) 纠正

纠正系指 $\frac{[HCO_3^-]}{PCO_2}$ 中一个分量的改变由其相应器官来进行调节。纠正作用对 $\frac{[HCO_3^-]}{PCO_2}$ 的比值尽量接近$\frac{20}{1}$亦是十分重要的。纠正包括通过肺调节PCO_2和通过肾调节[HCO_3^-]。

在正常氧代谢时，代谢的最终产物主要是CO_2与H_2O。正常成人在静息状态下每分钟约产生CO_2约200ml，相当于10mmol。在剧烈运动时代谢亢进，CO_2的产生量可增加10倍，由于肺的纠正作用，PCO_2是相当恒定的，保持在36～44mmHg。如果机体产生CO_2增多，通过CO_2对延髓呼吸中枢以及化学感受器的作用，呼吸运动加快、增强，通气量增加，CO_2排出亦增加；反之亦然，这就是肺的纠正作用。

正常情况下，肾脏每天可排出H^+ 50～100mmol。当体内H^+产生增加时，肾脏的排H^+功能可增加10倍。肾脏排出H^+及保留HCO_3^-作用，就是肾脏纠正作用的基本形式。通过呼吸排出CO_2，虽然并没有直接排出H^+，但却可使H_2CO_3中的H^+灭活，所以，应当强调肺与肾排H^+作用的区别：

1. 肺只能排出具有挥发性的物质，即那些可转变成气相的物质，如乙醚、水、酒精等。因此，肺通过排出CO_2所能起到的排H^+作用是间接的，并非H^+直接排出，而是在排出CO_2的过程中去除有活性的H^+，因为$H_2CO_3 \rightarrow H^+ + HCO_3^- \rightarrow H_2O + CO_2$。肺只能起到使$H^+$灭活的作用，而肾脏却可以直接地将$H^+$从机体排出。

2. 通过改变肺泡通气量，可使P_ACO_2与$PaCO_2$很快发生改变，从而可以使血液pH很快地发生升高或降低的变化；而肾脏则通过排出H^+及电解质（随伴的阴离子）来改变血液pH值，需要一定的时间来完成这一过程，因此血液pH的改变亦发生得相对较慢。

除了上述三种调节机制外，通过离子转移可使[H^+]的分布发生改变。当细胞外液的H^+增加时，H^+可向细胞内转移，细胞内液中的K^+和Na^+相应地移出。所以酸血症通常存在有高钾血症，碱血症时情况则相反。当原发[K^+]改变时，则K^+亦可与H^+、Na^+交换。其关系如图22-2所示。

离子转移并不能使体内H^+数量发生变化，其本质上是一种稀释作用，其结果可减少细胞外液pH的波动，同时伴随着血钾浓度的变化。

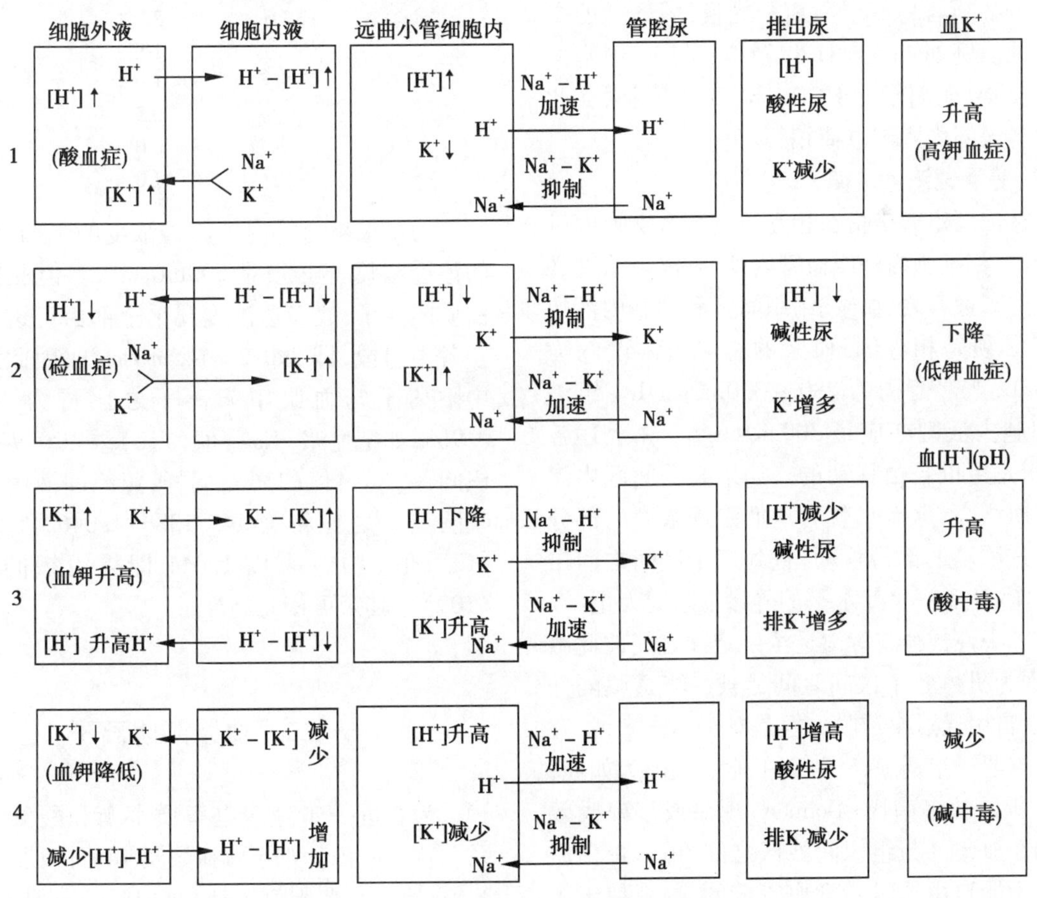

图 22-2　细胞外液中[H^+]和[K^+]的关系

除 H^+ 外，HCO_3^- 也可发生这样的转移。例如呼酸时，PCO_2 ↑，红细胞内 $CO_2+H_2O \rightarrow H_2CO_3$，由于 H_2CO_3 增加，还原血红蛋白首当其冲；$H_2CO_3+KHb \rightarrow KHCO_3+HHb$，此时 HCO_3^- 从红细胞转移到血浆区，血浆中的 Cl^- 则作相应地移入。呼吸性碱中毒时则相反，HCO_3^- 移入，而 Cl^- 移出。

第2节　酸碱平衡与电解质平衡的关系

酸碱平衡与电解质平衡之间是相互联系、相互依赖的，酸碱失衡可引起电解质的失常，电解质失常亦可引起酸碱失衡。

一、基本定律

（一）电中性定律

电中性定律是指在含电解质的溶液中，阴电荷数等于阳电荷数。据此定律，机体各间区，包括血浆、组织间液和细胞内液中的阴电荷数与阳电荷数必须相等，如以 mmol/L 表示，血浆、组织间液和细胞内液中的各阳离子电荷总和必然与各阴离子电荷总和相等。就血浆而言，阳离子与阴离子电荷均是 153mmol/L。因此，当体液在各个区间进行交换时，一个阳离子必须与另一个阳离子交换，阴离子的交换亦是如此。例如 Na^+ 与 H^+ 以及 Na^+ 与 K^+ 细胞内外之间的交换，阴离子如 HCO_3^- 与 Cl^- 的交换，如此才能保证各区间内阴阳电荷相等。

（二）等渗透浓度定律

等渗透浓度定律是指在相互能进行水交换的机体各区间内，如细胞内外或血管内外，其渗透浓度必须是相等的。换言之，血浆、组织间液和细胞内液的渗透浓度必须是相等的，血浆的总渗透浓度约为 300mOsm/L，正常范围为 280～320mOsm/L。组织间液与细胞内液则亦应是 300mOsm/L。在上述各个区间，水是可以自由移动的。如果某一间区内渗透浓度有所增高，那么水就会从低渗透浓度的部分向较高渗透浓度的部份移动，直到三个区间之间出现新的平衡，达到一个新水平的等渗透浓度为止。

有时电中性规律与等渗透浓度定律之间彼此出现干扰，因为机体各个区间之间是被一半透膜隔开的，水可以自由通过半透膜。但是对于离子来说，有些离子可以通过半透膜，有些则不能。正因为如此，就会出现所谓的多南氏（Donnon）现象或多南氏效应。例如在血浆区与组织间液区之间，由于蛋白质阴离子是不能自由通过毛细血管壁的，这就使组织间液缺少不透性蛋白质阴离子的存在。因此组织间液的渗透浓度完全由可透性阴离子来组成，此时要保待渗透浓度的平衡，只有增加毛细血管内可透性阴离子（如 Cl^-、HCO_3^- 等）的渗出才能既保持组织间液的电中性，又保持血管内外渗透浓度的平衡。与此同时，毛细血管内的阳离子（如 Na^+）亦因蛋白质阴离子不能透出而被吸引在血管内。因此，其最后的结果是组织间液中的阴离子[Cl^-]、[HCO_3^-]等要比血浆内高，而阳离子如[Na^+]等则相反，在组织间液中要比血浆中略低。为了便于理解，可以进行一下具体的计算。已知在血浆内的总渗透浓度约为 290mOsm/L，其中：

阳离子	Na^+	142	共150.5mOsm/L
	K^+	4.0	
	Ca^{2+}	2.5	
	Mg^{2+}	2.0	
阴离子	HCO_3^-	27	共138.5mOsm/L
	Cl^-	103	
	HPO_4^{2-}	1.0	
	SO_4^{2-}	0.5	
	有机酸	6.0	
	蛋白质	1.0	

为了保持血管内外渗透浓度的平衡，组织间液的渗透浓度亦必须是 290mOsm/L。但此区域无蛋白质阴离子，故渗透浓度几乎全部由可透性阴阳离子各半组成，即 290/2＝145mOsm/L，因此组织间液中阳离子与血浆中阳离子之比将为 145/150＝0.963，如把血浆[Na^+]值（142）乘以 0.963 即得组织间液[Na^+]值（136）；同样，组织间液阴离子与血浆阴离子之比将为 145/138＝1.046，如果把血浆[Cl^-]值（104）乘以 1.044 即得组织间液[Cl^-]（109）。其余可依此类推。

二、血浆阳阴离子

为了进一步理解电解质平衡和酸碱平衡的关系。首先应该仔细了解血浆阴阳离子对照，见图 22-3。血浆中主要阳离于是 Na^+（142mmol/L），Na^+ 占阳离子总量的 90% 以上，在各种不同的情况下，Na^+ 可以发生很大的变化，如高渗性脱水时，血浆 Na^+ 可以超过150mmol/L；相反，在低渗性脱水时，血浆 Na^+ 可以低于130mmol/L，其变化幅度可超过20mmol/L。但是，另外三种离子（K^+、Mg^{2+}、Ca^{2+}）的数量变化则相对比较稳定，且其变化对整个阳离子的总量影响并不大。即使三种离子同时上升1/2或同时下降1/2，其变化幅度亦不过6mmol/L。但是，这三种离子却有重要的生理功能。

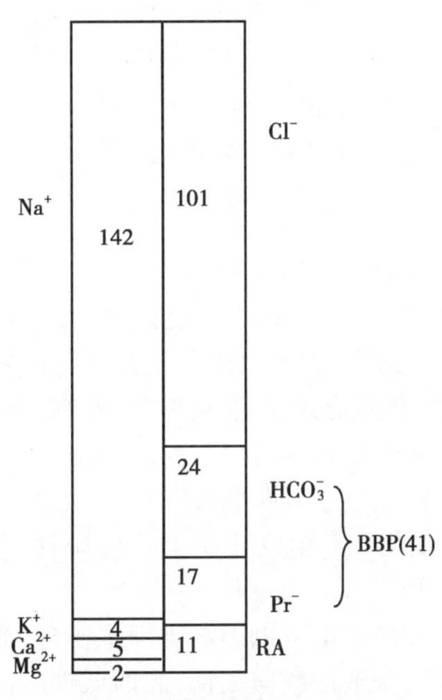

图22-3　血浆阴阳离子对照图
（单位mmol/L）

Cl^- 是血浆中的主要阴离子（101mmol/L），Cl^- 与 HCO_3^- 对血浆阴离子总量有着决定性作用，二者总量占阴离子总量的80%以上。Cl^- 的变化幅度有时是很大的，而 HCO_3^- 亦是很易发生变化的，两者的变化对阴离子总量将带来很大的影响。

如前所述，已知 HCO_3^- 是酸碱平衡中的重要组成部分，是H-H公式的分子部分即代谢分量。血浆中的阴离子还有蛋白质（17mmol/L）及其他一些低浓度的阴离子，包括 HPO_4^{2-}、SO_4^{2-} 和有机酸根离子（如乳酸根、丙酮酸根等）。这些离子的变化对血浆阴离子总量的影响不显著，但是在代酸中具有重要临床意义。蛋白质离子虽占阴离子总量的10%，但其含量亦是比较稳定的，很少发生1/2以上的变化。HPO_4^{2-}、SO_4^{2-} 及有机酸根离子的总量不及阴离子总量的10%，此三种阴离子又称为"残余阴离子"（RA）。

综上所述，通过血浆阴阳离子对照图，可以看到下列情况：

1. 阳离子总浓度=阴离子总浓度

即 $[Na^+]+[K^+]+[Ca^{2+}]+[Mg^{2+}]=[Cl^-]+[HCO_3^-]+[Pr^-]+[RA^-]$　(22-1)

2. 阳离子中的"相对稳定离子"（简称M）

$M=[K^+]+[Ca^{2+}]+[Mg^{2+}]=11mmol/L$　(22-2)

3. 阴离子中的"相对稳定离子"（简称R）。

$R=[Pr^-]+[RA^-]=28mmol/L$　(22-3)

$[RA^-]=[HPO_4^{2-}]+[SO_4^{2-}]+$[有机酸根离子]$=11mmol/L$　(22-4)

4. 血浆缓冲碱（BBp）

$BBp=[HCO_3^-]p+[Pr^-]p$　由于 HCO_3^- 变化显著，同时 HCO_3^- 是H-H公式中代谢分量，是酸碱平衡的要素之一，应当把 HCO_3^- 看成是联系酸碱平衡与电解质平衡的桥梁。

三、酸碱平衡与电解质平衡的关系

（一）血浆缓冲碱与钠氯离子的关系

1. BBp与 $[Na^+]p$、$[Cl^-]p$ 之差

血浆缓冲碱 $=[HCO_3^-]p+[Pr^-]p$　已于前述。血浆缓冲碱还可以另一种形式来表示，即血浆缓冲碱≌血浆钠氯浓度差。

$$BBp \backsimeq [Na^+]p-[Cl^-]p \quad (22\text{-}5)$$

公式对迅速判定酸碱平衡的动向是有益的。血浆钠浓度减去血浆氯浓度即得BBp，亦就是说虽然只测得两种电解质，但已能估计酸喊平衡中代谢性成分的变化。这亦反映了酸碱平衡与电解质平衡的关系，临床上遇到代酸等情况，血液酸碱分析BBp降低，电解质测定则显示 Na^+、Cl^- 差缩小。

此公式反映了 $[Na^+]p$、$[Cl^-]p$ 与BBp三者之间的关系，在临床上具有实际意义。例如在代酸患者中，部分患者可表现为BBp降低而 $[Cl^-]p$ 无明显变化，此时 $[Na^+]p$ 降低，经胃肠道或肾丢失 HCO_3^- 型代酸即属此例；当 H^+ 负荷增加而导致代酸，如高RA性代酸，由于其RA明显升高，$[HCO_3^-]$ 降低，而 $[Na^+]p$ 可以正常。当代碱（BBp升高）时，如合并有 $[Cl^-]p$ 降低，则 $[Na^+]p$ 可正常，如 $[Cl^-]p$ 正常，则 $[Na^+]p$ 可升高。

2. BEp与 $[Cl^-]$ 的关系　由于BE这一参数可以反映 $[HCO_3^-]$ 的净变化量，HCO_3^- 与 Cl^- 又常呈逆向的变量关系，因此：

实际 $[Cl^-]p \backsimeq$ 正常 $[Cl^-]p-BEp$　(22-6)

或实际[Cl^-]p≌103-BEp (22-7)

因此,我们可以从 BEp 的测定来推算患者的血氯浓度。按照公式(22-6)或(22-7),在正常情况下[Cl^-]p=103±3mmol/L,凡残余阴离子(RA)无明显改变者,BEp 升高常可伴有低氯血症。如测定 BEp 为+10mmol/L,[Cl^-]p 可降至 93mmol/L 左右,反之亦然,即 BEp 下降又常可伴有[Cl^-]p 升高,即高氯性代酸。

(二) 残余阴离子(RA)与酸碱平衡

按照阴阳离子对照图,不难发现:

RA≌([Na^+]p 十 11)-(BBp+[Cl^-]p)

其中([Na^+]p+11)为阳离子总量,在正常情况下,RA=(142+11)-(41+103)=9mmol/L。

计算残余阴离子的临床意义是诊断代酸,残余阴离子增高是原发性改变,故而 RA 增高即可诊断为 RA 增高型代酸。如糖尿病酮症酸中毒、休克时乳酸酸中毒等。代酸的一般规律是 BBp、BEp、HCO_3^-明显减少,RA 可增高,[K^+]p 增高,[Na^+]p 和[Cl^-]p 变化不大。其中 RA 增高与 HCO_3^-降低的比例是 1∶1。

计算残余阴离子主要有三个未知数,即[Na^+]p、[Cl^-]p 和 BBp,所以如果测定误差较大,计算误差会更大。因此,必须注意测定结果的可靠性,如测定可靠,残余阴离子的计算将比较可靠。应当通过临床病例的诊治过程具体地了解如何利用阴阳离子对照图和上述一般规律来理解酸碱平衡与电解质的关系。例如糖尿病酮症患者当有明显酸中毒时,RA 显著升高,在 BEp 显著降低的同时,可有[Na^+]p、[Cl^-]p 降低和[K^+]p 的升高;由于 pH 很低,补充 $NaHCO_3$是很重要的,否则可能很快死亡。但是对于已昏迷的患者,一般在给予适量的 $NaHCO_3$的同时,就应给予生理盐水,以补充 Cl^- 的不足。否则电解质的改变可出现[Na^+]p 回升,[Cl^-]p 仍低,而 RA 明显降低,[HCO_3^-]显著升高。此时,可有代碱的情况出现。鉴于血钾与血 pH 的关系,一旦发生碱血症还可以出现低钾血症,而低钾血症可能比代碱本身更为严重,对机体危害更为显著。关于[Na^+]、[K^+]、[H^+]的关系将在后面再讨论。

当代碱时,BEp 和 BBp 都是增加的。要保持电中性,必须使 BB 以外的阴离子减少,或使阳离子增多。因此代碱时,在一般情况下[Cl^-]p 总是降低的。在临床上代碱最常见的原因之一就是氯丢失,有氯离子丢失必然有其他阴离子的增加而取代氯,此时机体总是从代谢中利用 HCO_3^-,使[HCO_3^-]p 增加而补充[Cl^-]p 的下降,因此 BBp 升高。

应当知道,HCO_3^-在细胞外液的浓度不仅仅取决于其生成与排出情况,还取决于阳离子与阴离子的构成。HCO_3^-对 Na^+有较多的依附性,在 Na^+增多的情况下,HCO_3^-亦可以增加。

(三) H^+与 K^+的相互关系

[H^+]是酸碱平衡的核心,H^+与 K^+的关系亦是很密切的,在远球肾小管内钠钾交换(排出 K^+回吸收 Na^+)与钠氢交换,(排出 H^+回吸收 Na^+)是相互竞争的,下面的公式可以体现这一竞争关系。

[K^+]p(mmol/L)=26. 2-3pH (22-8)

当碱中毒时,钠氢交换抑制,钠钾交换加强,此时经肾脏回收的 $NaHCO_3$ 量也就相应减少,钾的排出增加,可出现低血钾;相反,当酸中毒时钠氢交换加强,钠钾交换受到抑制,此时经肾脏回收的 $NaHCO_3$量就相应增加,钾排出减少,可以出现血钾增高。公式(22-8)有助于判断酸碱失衡时的血钾情况。一般 pH 每变化 0. 1 单位,[H^+]p 要向相反方向变化 0. 3mmol/L。

除了酸碱平衡可以影响到钾平衡外,血钾的高低还可反过来造成酸碱失衡,此即低钾时的碱中毒并反常性酸性尿和高血钾时的酸中毒并反常性碱性尿。上述几种情况总结如下:

(1) 细胞外液[H^+]增高(即酸中毒)引起高钾血症。

(2) 细胞外液[H^+]减少(即碱中毒)引起低钾血症。

(3) 细胞外液[K^+]增高引起酸中毒和“反常性碱性尿”。

(4) 细胞外液[K^+]降低引起碱中毒和“反常性酸性尿”。

实际上不是一切酸中毒患者都有高血钾,也不是所有低血钾都有碱中毒,因为血钾浓度并不代表体钾的总量。在体钾总量不足但同时有脱水及严重酸中毒时(如腹泻),血钾可以正常。如果在此情况下测定血钾已有降低,则表示全身缺钾很严重;如果患者有低血钾病史而又有酸中毒,那么一旦用碱性药物纠正了 pH 后,应当预见到血钾将显著下降,应及时补充。

(四) RA、Cl^-与 HCO_3^-的关系

RA 与 Cl^-、HCO_3^-之间具有一种逆向变量的关系。当RA增加时(如糖尿病、肾衰),HCO_3^-+Cl^-即减少,RA可增至40以上,[Cl^-]p+[HCO_3^-]p可被压小到100~107mmol/L左右。

此外,正如前面已经提到的BE与Cl^-关系那样,Cl^-与HCO_3^-之间亦具有一种互相逆向变量的关系,即:

$$[HCO_3^-]p+[Cl^-]p=127mmol/L \quad (22\text{-}9)$$

由于[HCO_3^-]正常值为24mmol/L,因此上式可写成

24+BE+[Cl^-]p=127mmol/L,即:

$$BE+[Cl^-]p=103\pm3mmol/L \quad (22\text{-}10)$$

这一公式说明了HCO_3^-与Cl^-的相互关系,也说明了Cl^-与酸碱平衡的关系,亦即前面已经提到的所谓高氯性酸中毒与低氯性碱中毒。

当大量长期口服或静注氯化铵或稀盐酸时,由于NH_4Cl进入血循环,血氯可以升高。每当有一个NH_4Cl或HCl分子进入血液就会消耗一个HCO_3^-;同时由于电中性原理,HCO_3^-就必然被Cl^-所代替,按照公式(22-10)BE+Clp^-=103,[Cl^-]升高时[HCO_3^-]即下降,BE也相应下降,形成代酸。当大量胃液丢失时,如幽门梗阻呕吐,大量的Cl^-丢失,使Cl^-无法返回血液,血浆[Cl^-]降低,[HCO_3^-]升高,BE亦必将升高,即形成代碱。

总之,电解质与酸碱平衡都是细胞新陈代谢的必要条件。电解质平衡和酸碱平衡又是相互联系的,而这种联系受到很多因素的制约。因此,在临床治疗中,只有掌握了水、电解质、酸碱平衡及其失常的全部情况,搞清其互相的因果关系才能进行正确的治疗。要做到这一点,需要对全部实验室数据和病史资料进行综合分析,更需要对这些资料的动态研究和分析。

四、强离子差和弱离子总浓度

(一)强离子差

强离子差(SID)是指所有的包括完全和近完全离解的强阳离子(Na^+、K^+、Ca^{2+}、Mg^{2+})与强阴离子(Cl^-、乳酸根等)之差(图22-4)。尽管我们可计算出SID,但根据电中性理论,如果存在SID,那么必然存在其他未测出的离子。PCO_2是一个持续通气状态下的独立变量,HA的共轭碱是A^-,是由大多数磷酸盐和蛋白质组成,不随其他两个变量的变化而改变。

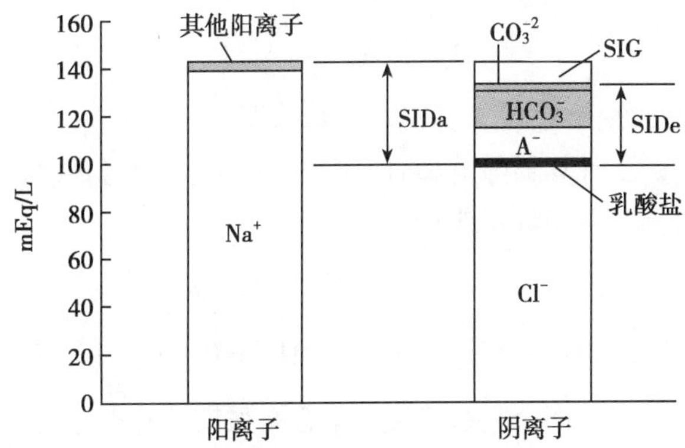

图22-4　强离子差(SID)

SIDa为表观强离子差;SIDe为有效强离子差。SIG=SIDa-SIDe,为强离子间隙,并代表阴离子间隙

SID独立地影响着H^+浓度(图22-5)。在人体的细胞外液中,SID是正值:

$$SID=([Na^+]+[K^+]+[Ca^{2+}]+[Mg^{2+}])-([Cl^-]+[A^-])=40mmol/L\sim44mmol/L$$

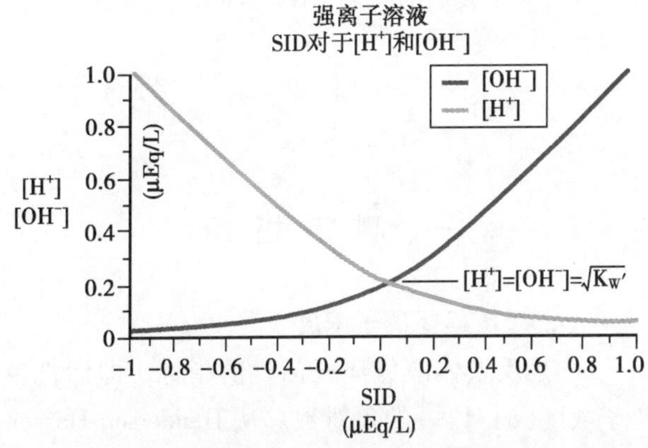

图22-5　强离子差(SID)的变化对于氢离子和氢氧根离子浓度的影响。(Stewart PA, Can J Physiol Pharmacol 61:1444-1461. 1983)

(二)弱离子总浓度

水的解离程度以及H^+浓度都受到弱酸的电荷的影响。弱酸是部分解离的化合物,其解离程度是由主要的环境温度和pH决定的。这组弱酸缓冲中占优势的分子是蛋白和磷酸盐。

Stewart是A_{TOT}代表影响酸碱平衡的弱离子总浓度。

弱酸HA仅部分解离,以如下平衡式表示:

$$[HA]=K_A[H^+][A^-]$$

K_A是弱酸的解离常数。如果我们假设 HA 和 A^-在这个反应中不发挥进一步作用(根据物质守恒定律),那么该溶液中 A^-的总量一定与最初的总量相等,因此:

$$[HA][A^-]=[A_{ror}]$$

在该式中$[A_{ror}]$是弱酸总浓度。

要计算弱酸解离对$[H^+]$的影响,必须考虑水的解离和电中性定律:

$$[H^+][OH^-]=K_w'(\text{水解离})$$

$$[SID]+[H^+]-[A^-]-[OH^-]=0(\text{电中性})$$

以上四个平衡式决定了含有强离子和弱酸的溶液中的$[H^+]$。SID 和 A_{ror}是自变量,其浓度取决于系统的总产量。K_w'和 K_A是恒定的。因此其他变量$[HA]$、$[H^+]$、$[OH^-]$和$[A^-]$必须调整到能满足以上平衡式,这些变量是因变量。

(三)影响水解离的独立因素

现在我们发现若干因素可影响溶液中的 H^+浓度,包括强离子、弱酸和 CO_2,我们结合衍生出来的等式计算$[H^+]$:

水解离平衡:$[H^+]\times[OH^-]=K_w'$

弱酸解离平衡:$[H^+]\times[A^-]=K_A\times[HA]$

弱酸的物质守恒:$[HA]+[A^-]=[A_{TOT}]$、

碳酸氢根离子形成平衡状态:$[H^+]\times[HCO_3^-]=K_c\times PCO_2$

碳酸根离子形成平衡状态:$[H^+]\times[CO_3^{2-}]=K_3\times[HCO_3^-]$

电中性:$[SID]+[H^+]-[HCO_3^-]-[A^-]-[CO_3^{2-}]-[OH^-]=0$

这里有六个独立的联立方程式,并由它们决定六个未知的因变量:$[HA]$、$[A^-]$、$[HCO_3^-]$、$[CO_3^{2-}]$、$[OH^-]$和$[H^+]$;有三个已知的自变量:SID、$[A_{ror}]$和 PCO_2。

虽然这些方程式看似简单,但它们需要四级多项式来计算,没有计算机技术无法完成。

计算$[H^+]$的方程式如下:

$$[SID]+[H^+]-K_c\times P_c/[H^+]-K_A-[A_{TOT}]/(K_A+[H^+])-K_3\times K_cP_c/[H^+]^2-K_w'/[H^+]=0$$

换而言之,$[H^+]$是 SID、Arror、PCO_2和其他许多常数的函数。所有的其他变量,特别是$[H^+]$、$[OH^-]$和$[HCO_3^-]$都是因变量,不能独立影响酸碱平衡。

第3节　常用测定指标

一、测定指标

(一)pH 与氢离子浓度

pH 是反映体液氢离子活性的指标。即活性氢离子浓度($\alpha[H^+]$)的负对数。从 Henderson-Hasselbalch 方程式可以看出,pH 是 HCO_3^-和 PCO_2二因素共同作用的结果。

用 pH 这一指标反映酸碱度主要是因为人体液中$[H^+]$量极微。但是 pH 值是经过负对数处理的,pH 值与$[H^+]$的变化并不呈现直线线性相关,pH 的数值每改变 0.3 单位,$\alpha[H^+]$就要加倍或减半(表 22-1)。

因此,近来仍主张用实际$[H^+]$来反映体液酸碱度。目前临床上将 pH 和$[H^+]$实现互换由三种方法:

1. Thumb 原则　即 pH 与$[H^+]$数值的换算方法。即将 pH 值的 7 及 7 后的小数点去掉,即变为$[H^+]$nmol/L。如 pH 7.40,去掉 7 及 7 后的小数点,

表 22-1　酸碱平衡测定指标的符号、名称及其单位

符号	名称	单位
Hb	血红蛋白	g/dl
$[H^+]$	氢离子浓度	mmol/L
pH	氢离子浓度负对数	无单位
pH_{NR}	无呼吸影响的 pH(理论值)	无单位
PCO_2	二氧化碳分压	mmHg
AB	实际碳酸氢盐	mmol/L
SB	标准碳酸氢盐	mmol/L
BB	缓冲碱	mmol/L
BBP	血浆缓冲碱	mmol/L
BBb	全血缓冲碱	mmol/L
BEp	血浆碱超	mmol/L
BE	全血碱超	mmol/L
BE_5	细胞外液碱剩余(SBE,即标准 BE)	mmol/L
BD	碱缺(即-BE)	mmol/L

注:[ ]表示浓度

既得[H^+]40nmol/L。当 pH 值低于 7.40 时，将低于 40 的值与 40 相加，即得 H^+浓度数值。当 pH 值高于 7.40 时，用 40 减去高于 40 的值即得 H^+浓度数值。此原则使用于 pH 7.28～7.55 之间，即 H^+浓度 52nmol/L～25nmol/L 之间，因在此范围内 pH 值与 H^+浓度近于线性关系（表 22-2）。

表 22-2　pH 与[H^+]的关系

pH	[H^+]（nmol/L）	
6.8（↓0.6）	160（40×2×2）	↑酸
7.1（↓0.3）	80（40×2）	
7.2	64	
7.3	50	
7.4	40	正常
7.5	32	碱
7.6	25	
7.7（↑0.3）	20（40/2）	
7.7	16	
7.8（↑0.6）	10（40/2/2）	↓

2. pH 0.1 改变规则　即 pH 值每升高 0.1，将 pH 为 7.0 时的 H^+浓度乘以 0.8。pH 为 7.0 时的[H^+]=100nmol/L，如 pH 为 7.1 则[H^+]=100×0.8=80nmol/L。如 pH 为 7.2，则[H^+]=100×0.8×0.8=64nmol/L。

（二）pH_{NR}和 pH_{NM}

pH_{NR}即无呼吸影响的 pH，是指排除了呼吸影响的 pH 值。亦就是假定 $PaCO_2$=40mmHg 时的 pH 值。因此，pH_{NR}可以认为是反映代谢性酸碱平衡状态的一个指标。如果将 pH_{NR}与 pH 相比较，则又可反映出呼吸因素的参与及其程度。不论 pH_{NR}大于还是小于 pH 的数值，都说明有呼吸因素的参与。如 pH_{NR}>pH 则说明存在有呼吸性酸中毒；相反，如 pH_{NR}<pH 则说明有呼吸性碱中毒。除了反映有无呼吸因素参与外，pH_{NR}还可帮助临床医师对呼吸性酸碱失衡患者的情况作出判断，即若呼吸异常立即纠正（$PaCO_2$=40mmHg），患者的 pH 应是多少。例如患者的 pH_{NR}=7.56、pH=7.35，此例 pH_{NR}>pH，说明体内 $PaCO_2$升高，有呼吸性酸中毒，若此时使呼吸迅速恢复正常，$PaCO_2$降到 40mmHg 时（如应用人工通气治疗），可以预测 pH 会从 7.35 升至 7.56。

pH_{NM}是指 BE=0 时的 pH 值，其原理与上述相同而含义相反。

一般地说，如果 $PaCO_2$无改变。[HCO_3^-]每增加 10mmol/L，pH 可升高 0.15 单位，因为 $pH=6.1+\log\frac{34mmol/L}{40mmHg}=6.1+\log 28.3=7.55$。按照同样的方法还可以计算出 $PaCO_2$变化 10mmHg，pH 可增减约 0.08 单位。这可以看作是二条定律，即 Thumb 原则 2，由于其误差很小，故很有实用价值。

临床上常用 Thumb 原则 2 进行 pH 值与 $PaCO_2$之间的换算。将 pH 值 7 即 7 后的小数点去掉，剩余的数值即为 $PaCO_2$值。例如 pH 值为 7.30，则预计的 $PaCO_2$为 30mmHg。此原则有助于估计代谢性酸中毒或代谢性碱中毒时 $PaCO_2$代偿性改变的预计值。

（三）TCO_2

即二氧化碳总量，是指存在于血浆中的各种形式的二氧化碳量的总和，以 mmol/L 为单位，测定条件是血温 37℃，血液标本应（包括取血与检验时）与大气隔绝，以免血浆中 CO_2逸出。

二氧化碳在血浆中的存在形式有以下几种：①大部分以结合形式存在，约占 95%（随[H^+]的改变而有所变动），其主要形式是 HCO_3^-。②以 CO_3^{2-}与蛋白质结合的形式存在，极少量。③约有 5% 主要以物理溶解的形式存在；还有极少量可离解的碳酸，占物理溶解 CO_2的 1/700 左右，但其能离解出 H^+对酸碱平衡的影响颇大。

（四）[$BHCO_3$]（碳酸氢盐浓度）

SB 即标准碳酸氢盐，是指血温在 37℃，血红蛋白充分氧饱和的条件下，经用 $PaCO_2$为 40mmHg 的气体平衡后所测得的碳酸氢盐浓度，此结果可以从 Siggaard-Andersen 列线图上查得（图 22-6）。它的特点是不受 $PaCO_2$和 SaO_2的影响，因此，被 Astrup 等认为是判断代谢性酸碱平衡改变的可靠指标，正常值为 24mmol/L。由于碳酸氢盐仅是整个缓冲碱的一个重要组成部份，因此用它来判断机体全部缓冲碱的变化仍有一定的局限性。

AB 即实际碳酸氢盐，是指未经 $PaCO_2$为 40mmHg 的气体平衡处理的血浆中[$BHCO_3$]。与 SB 相比，AB 包括了具体条件下呼吸因素的影响。在正常人，两者数值是一致的，即 AB 应等于或接近 SB，只有在呼吸性酸碱失衡时，二者才会出现不一致的情况。当 AB<SB 时，说明有呼酸的存在；当 AB>SB 则说明有呼吸性碱中毒存在。AB 受到呼吸因素的影响可以下式示之。

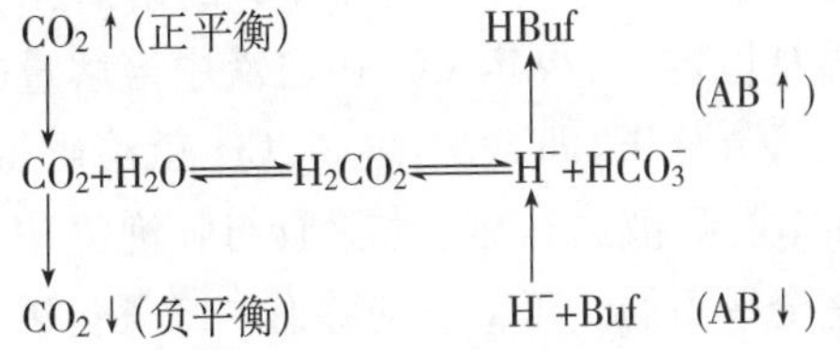

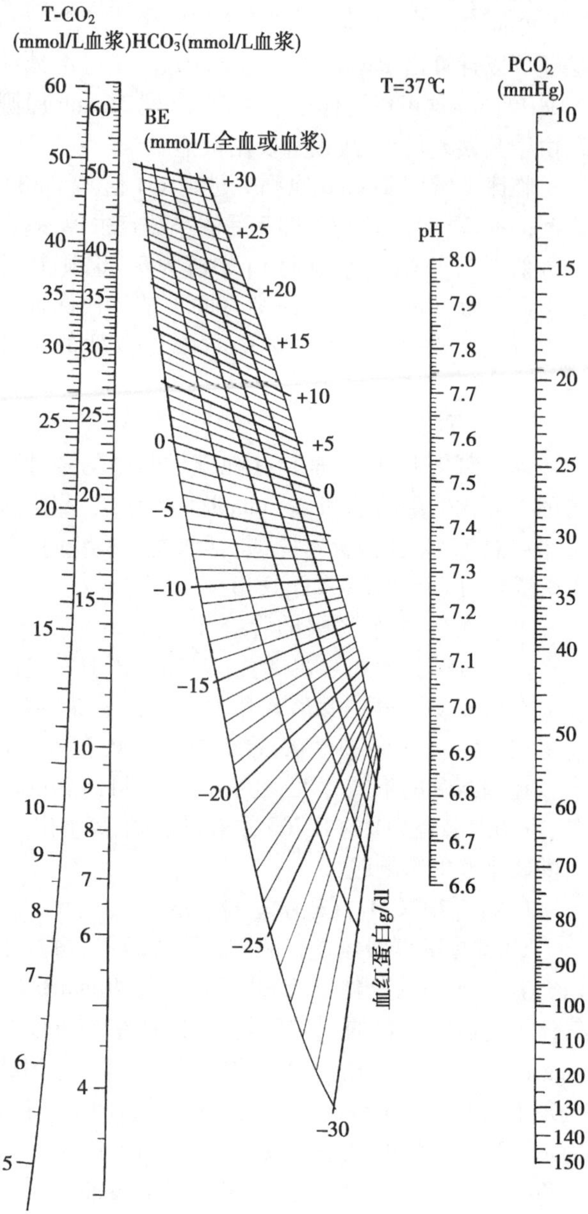

图 22-6 Siggaard-Andersen 列线图

（五）PCO_2

即二氧化碳分压或称二氧化碳张力，是指在血浆中溶解的二氧化碳所产生的压力。混合气体各成分都有其各自成分的分压，而分压的大小与该气体在混合气体中的浓度成正比。二氧化碳在水中的溶解度很小，在温度37℃下和纯CO_2气压为760mmHg时，在100ml水中仅能溶解51ml的CO_2，也就是1ml水中可溶解0.51mlCO_2，此即CO_2的溶解系数。人体体温是恒定的，决定CO_2在血液中溶解量的因素主要是CO_2分压，即PCO_2越高，CO_2就溶解得越多。由于CO_2的弥散力很强，动脉血与肺泡气中CO_2几乎是完全平衡的。正常时动脉血中二氧化碳分压等于肺泡气中二氧化碳分压，均为40mmHg左右。因此，溶于100ml血浆内的CO_2量等于$51\times\frac{40}{760}=2.6$ml，相当于1.2mmol/L。当以mmol/L计时，CO_2的溶解系数为0.0301，即每升血浆中每1mmHg的PCO_2，CO_2的溶解量约为0.03mmol。静脉血的二氧化碳分压比动脉血略高，约为46～50mmHg。当二氧化碳在血浆中的浓度升高时（高碳酸血症），二氧化碳分压也就增高，反之亦然。因此，二氧化碳分压是反映呼吸性酸碱平衡的重要指标。以往由于直接测量PCO_2方法很困难，因而妨碍这一指标在临床诊断中的普及应用。在50年代，Astrup利用pH与$\log PCO_2$之间的直线关系推算PCO_2，后来又利用4%与8%二氧化碳气体平衡法以求得PCO_2。目前，由于直接测量CO_2分压电极的应用，使PCO_2的测量更为简便与正确，临床应用亦更加方便。

（六）BB

即缓冲碱，系指一切具有缓冲作用的碱的总和，也就是具有缓冲作用的阴离子的总和。BBp系指血浆中的缓冲碱，主要包括碳酸氢根[HCO_3^-]和血浆蛋白[Pr^-]两个部分，即：

$$BBp=[HCO_3^-]+[Pr^-]$$

其正常值为41mmol/L。它是机体对酸碱失衡进行缓冲的重要物质基础。除此以外，血红蛋白也具有缓冲作用，但是，血红蛋白存在于红细胞之内。还有作用较小的磷酸盐部分，其作用部位主要在细胞内与肾脏远曲小管。BBb系指全血缓冲碱。

$$BBb=BBp+0.42Hb$$

以Hb为150g/L计算，BBb约等于47mmol/L

（七）BE和BD

在BE即碱超，BD即碱缺，是指在标准条件下，即血温37℃、$PCO_2$40mmHg和血红蛋白充分氧饱和的情况下，将血浆或全血的pH滴定至7.40时所需用的酸或碱量。凡pH>7.40，需加酸测定，说明体内碱过多，称为碱超（BE），其值冠之以“+”号。凡pH<7.40，需加碱测定，说明体内酸过多，称为碱缺（BD），其值冠之以“-”号。因为血液的正常pH就在7.40附近，因此无需滴定或仅需很少的酸或碱来滴定，所以正常人的BE或BD是在0附近变化。在代酸时BD负值增加；在代碱时BE增加。由于在测定这一指标时排除了呼吸的干扰，

BE 或 BD 是一个反应代谢性酸碱平衡及其失常的重要指标。

二、分析数据获取

（一）指标检测

常规血气检测包括氧气和二氧化碳分压（PO_2 和 PCO_2）、pH、[HCO_3^-]、碱剩余、血红蛋白和血氧饱和度。[HCO_3^-]通过 Hederson-Hasselbalch 等式、碱剩余通过计算图获得。

（二）标本收集

临床上通常动脉血进行血气分析。静脉血氧分压（正常值 40mmHg）反映组织摄取氧的情况，不能反映肺功能情况。静脉 PCO_2 通常比 $PaCO_2$ 高 4～6mmHg，结果静脉血 pH 比动脉血 pH 低 0.05U。血样用带肝素帽的注射器采取，并尽可能快速进行检测，必须排除气泡，样本加盖放置在冰块中以防止其中气体发生增减。肝素对 pH 影响很小，但可对 PCO_2 和 PO_2 产生影响。

（三）温度校正

温度的改变可直接或间接影响 CO_2 和 PO_2 的测定。尽管总的气体含量不变，温度降低可使溶液中的气体分压减少，因为气体溶解度与温度成反比。PO_2 和 PCO_2 在低温时降低，但 pH 增高，因为温度对[HCO_3^-]没有影响，$PaCO_2$ 降低，而[HCO_3^-]不变。血气值和 pH 是在 37℃ 测定的，对患者的测量值是否进行修正，以接近实际体温的真实值仍存在争议。患者实际体温下的血气值和 pH 是未知的。

第 4 节　酸碱失衡的诊断

一、分类和命名

（一）分类

酸碱平衡失衡可分为单纯型和复合型两大类。下表（表 22-3）中列出了临床常见的酸碱平衡失常，及 pH、BE、[HCO_3^-]和 $PaCO_2$ 等主要指标的变化。

用 SID 或 A_{TOT} 来分类：代谢性酸碱失衡由 SID 或 A_{ror}，或两者联合的改变引起。SID 增加可引起碱血症，SID 减少可导致酸血症。这种改变可能是由溶液中强离子总体或相对浓度的改变引起。例如，SID 减少（即阴离子相对多于阳离子）可引起酸中毒，这可能是由于阴离子的净增加（如高氯血症、乳酸血症）或是同等量离子的分布容积增加（如稀释性酸中毒）所引起（表 22-4）。

表 22-3　酸碱失衡的分类（一）

分类		名称	代谢性参数（BE，[HCO_3^-]）	呼吸性参数（$PaCO_2$）	pH
单纯型		代谢性酸中毒（代酸）	下降	下降（代偿）	下降或正常偏酸
		代谢性碱中毒（代碱）	上升	上升（代偿）	上升或正常偏碱
		呼吸性碱中毒（呼碱）	下降（代偿）	下降	上升或正常偏酸
		呼吸性酸中毒（呼酸）	上升（代偿）	上升	下降或正常偏碱
复合型	双重型	代酸+呼酸	下降	上升	下降
		代酸+呼碱	下降	下降	下降、上升或正常
		代碱+呼碱	上升	下降	下降、上升或正常
		代碱+呼酸	上升	上升	下降、上升或正常
		代酸+代碱	上升（RA 增加）	下降、上升或正常	下降、上升或正常
	三重型	代酸+代碱+呼酸	上升（RA 增加）	上升	下降、上升或正常
		代酸+代碱+呼碱	上升（RA 增加）	下降	下降、上升或正常

表 22-4　酸碱失衡的分类(二)

异常	酸中毒	碱中毒
呼吸性	PCO_2增加	PCO_2降低
代谢性		
SID 异常		
由水过多或水缺失引起	水过量=稀释性 ↓SID+↓[Na^+]	水缺失=浓缩性 ↑SID↓[Na^+]
由电解质引起	氯过量	氯缺失
氯离子(测得的)	↓SID↑[Cl^-]	↑SID+↓[Cl^-]
其他离子(未测得的),如乳酸和酮酸	↓SID↑[UMA^-]	——
A_{TOT}异常		
白蛋白[Alb]	↑[Alb](少见)	↓[Alb]
磷酸盐[Pi]	↑[Pi]	

[Alb],血清白蛋白浓度;A_{ror},弱离子总浓度;[Cl^-],氯离子浓度;[Na^+],钠离子浓度;PCO_2,二氧化碳分压;[Pi],无机磷酸盐浓度;SID,强离子差值;[UMA^-],未测阴离子。

引自:Fencl V, et al. Am J Respir Crit Care Med 162:2246-2251, 2000.

(二) 命名

在诊断酸碱失衡的命名中,酸中毒与酸血症,碱中毒与碱血症并不是同一概念。酸血症和碱血症是依据血浆中氢离子浓度,即以 pH 值为诊断标准的。当 pH<7.35 时诊断为酸血症;当 pH>7.45 时诊断为碱血症。酸中毒是引起酸在体内潴留、可导致酸血症的病理生理过程,而碱中毒则是引起碱在体内潴留、可引起碱血症的病理生理过程。应当指出,酸中毒或碱中毒是指由于原发改变导致酸性物质(或碱性物质)潴留或丢失的临床病理过程,不是由于这个过程所产生的结果。pH 降低或增高是酸中毒或碱中毒过程所造成的结果,是原发病因及其所引起的继发性改变共同作用的结果。临床病例中,pH 在正常范围时,同样可能存在酸中毒或碱中毒的情况,pH 在 7.36~7.44 之间并不能排除有酸中毒和碱中毒。因此,以实测 pH 来诊断酸中毒或碱中毒乃是一种误解。

呼吸性酸碱失衡是由于原发于呼吸因素改变,导致过度通气或通气不足而引起 $PaCO_2$ 改变,从而影响血液酸碱平衡的过程。代谢性酸碱失衡是由于原发性的得到或丧失固定酸或固定碱而引发[HCO_3^-]改变的过程。

在诊断中,首先要确定患者的原发过程。当原发过程为单纯性代酸时,机体继发的代偿反应是过度通气,导致 $PaCO_2$ 下降。为了强调代偿是一种继发性生理反应,不应将代偿反应写入诊断。不应写成"代酸伴代偿性呼吸性喊中毒",而应称为"单纯性代酸"。同理可诊断"单纯性慢性呼酸",而不应称为"呼酸伴代偿性代碱"。若同时存在两个原发过程,则诊断为复合型酸碱失衡。如代酸和呼酸并存,可诊断为"代酸合并呼酸"或"呼酸合并代酸"。一般应将严重的部分或主要的部分写在前面。

在呼吸性酸碱失衡诊断时,必须了解病因、发病过程和各种检查结果。首先要分清是急性还是慢性病程,这对正确分析判断非常重要。如急性呼酸,在肾未及代偿时,不能因此时的 pH 偏离正常范围,而称此为"失代偿",按其本质,应称"未代偿"为妥。单纯以 pH 为指标,把 pH 偏离正常统称为"失代偿",乃是对代偿的误解。

Van Slyke 等曾将代偿程度分为三种,即"未代偿"、"部分代偿"和"完全代偿"。所谓"完全代偿"不应理解为将 pH 代偿到 7.40,而是指在一定时限内达到了肾或肺代偿的上限:事实上单靠代偿,pH 是不可能达到 7.40 的。如果原发为酸中毒,即使"完全代偿"pH 总是小于 7.40;反之,如原发为碱中毒,则 pH 总是大于 7.40。因此,以"最大代偿",取代"完全代偿"可能更合理些。由于代偿作用而造成的某些指标的变化,不能诊断为复合型酸碱失衡。在代偿诊断方面,时间是一个很重要的因素,特别是呼吸性酸碱失衡的肾代偿更是如此。

二、各种酸碱失衡的特点

(一) 单纯型酸碱失衡

所谓单纯型酸碱失衡是可用一个病理生理过程预测的,由一个原发改变和其相对应的代偿性改变所组成的酸碱改变。原发改变是患者病理生理过程中的最初的和最基本的改变,有四种形式:代酸、代碱、呼酸和呼碱。代偿性改变是机体对原发改变进行的适应性调节改变,其生理意义就是阻止血浆 pH 偏离 7.40,其生理基础是各重要脏器的功能正常。在正常情况下代偿改变是按一定规律进行的,也就是说代偿性改变是一个可以预测的过程。这些规律包括代偿的速率、发挥最大代偿的时间、代偿幅度及极限,具体内容见表 22-5。认识这一点不仅可以深刻地理解单纯型酸碱失衡,而且对鉴别单纯型酸碱失衡与复合型酸碱失衡具有十分重要的意义。

表 22-5　常用单纯型酸碱失衡的预计代偿公式

原发失衡	原发变化	代偿反应	预计代偿公式	代偿时限	代偿极限(mmHg)
代酸	HCO_3^- ↓	$PaCO_2$ ↓	$PaCO_2=1.5\times[HCO_3^-]+8\pm2$ 或 $\Delta PaCO_2=SBE$	12~24h	10
代碱	HCO_3^- ↑	$PaCO_2$ ↑	$\Delta PCO_2=0.9\times\Delta[HCO_3^-]\pm5$ 或 $\Delta PaCO_2=0.6SBE$	12~24h	45
急性呼酸	$PaCO_2$ ↑	HCO_3^- ↑	代偿引起 HCO_3^- 升高 3~4mmol/L	数分钟	30
慢性呼酸	$PaCO_2$ ↑	HCO_3^- ↑	$\Delta[HCO_3^-]=0.35\times\Delta PCO_2\pm5.58$ 或 $SBE=0.4\times\Delta PaCO_2$	3~5d	42~45
急性呼碱	$PaCO_2$ ↓	HCO_3^- ↓	$\Delta[HCO_3^-]=0.2\times\Delta PCO_2\pm2.5$	数分钟	18
慢性呼碱	$PaCO_2$ ↓	HCO_3^- ↓	$\Delta[HCO_3^-]=0.5\times\Delta PCO_2\pm2.5$ 或 $SBE=0.4\times PaCO_2$	3~5d	12~15

a. 有 Δ 者为变化值,无 Δ 表示为绝对值;
b. 代偿极限是指单纯型酸碱失衡代偿所能达到的最小值或最大值;
c. 代偿时限是指体内达到最大代偿反应所需的时间

1. 代谢性酸中毒　代谢性酸中毒是临床最常见的一种类型。

(1) 引起代酸的主要原因见表 22-6,与麻醉相关的主要是某些麻醉药影响、术前禁食、术中缺氧、低血压、大量输注库血。

表 22-6　代谢性酸中毒的因素

阴离子间隙增加	胃肠道 HCO_3^- 丢失增加
内源性不挥发酸生成增加	腹泻
肾衰	使用阴离子交换树脂(消胆胺)
酮症酸中毒	摄入 $CaCl_2$、$MgCl_2$
糖尿病	瘘管(胰、胆或小肠)
饥饿	输尿管乙状结肠吻合术或回肠曲梗阻
乳酸酸中毒	肾 HCO_3^- 丢失增加
混合性	肾小管性酸中毒
非酮症高渗性昏迷	碳酸酐酶抑制剂
饮酒过度	醛固酮减少症
先天性代谢缺陷	稀释性
摄入有毒物质	大量输入不含碳酸氨盐液体
水杨酸盐	全静脉营养(含 Cl^- 的氨基酸盐)
甲醇	含氯的酸性物质摄入增加
乙二醇	氯化铵
聚乙醛	赖氨酸盐酸盐
甲苯	盐酸精氨酸
硫黄	
横纹肌溶解症	
阴离子间隙正常(高氯血症)	

在围手术期医疗中,我们常使用"生理盐水"(0.9% NaCI),其含有 154mmol/L 钠和 154mmol/L 氯。这种溶液的 SID 是 0。如某患者丢失了 5L 的 ECF,输注 5LNaCI 作为补充,将出现 Na^+ 和 Cl^- 净增加。在这种情况下,[Na^+]增加到 144mmol/L,[Cl^-]增加到 118mmol/L,[K^+]下降到 2.6mmol/L,SID 降低到 29mmol/L。这是高氯性酸中毒的基础。

(2) 主要的体内变化:

1) H^+产生增多和(或)排出受阻并积聚时:

$$H^+\uparrow \begin{cases} H^+ + HCO_3^- \rightarrow H_2CO_3 \cdots\cdots([HCO_3^-]减少) \rightarrow CO_2 + H_2O \\ H^+Buf^- \rightarrow HBuf \cdots\cdots([Buf^-]减少) \end{cases}$$

2) HCO_3^-丢失过多时:

$$CO_2+H_2O$$
$$\downarrow$$
$$H_2CO_3+Buf^- \rightarrow HBuf+HCO_3^- \cdots\cdots(丢失)$$

上述两项改变造成了体内缓冲碱减少(Buf、HCO_3^-、BE 均下降)。至于 CO_2,前者是产生了过多的 CO_2,后者则是 CO_2 被利用,正常情况下,这种多余或被利用的 CO_2 量与机体代谢产生的 CO_2 量相比很微小,不足以对酸碱平衡产生影响。

3) 作为代偿,患者呼吸兴奋,通气量增加,导致 $PaCO_2$ 下降,从而可减轻 pH 下降的幅度。患者 AB、SB 均下降,但 AB<SB。

(3) 临床主要表现:呼吸深快是代谢性酸中毒最主要的表现。轻者可无症状或有轻度乏力、全身不适、头痛、恶心。重症则上述症状加重,出现头晕、昏睡,甚至昏迷。

2. 代谢性碱中毒

(1) 代碱现在认为是 SID 增高或 A_{TOT} 降低所致。主要原因见表 22-7,与麻醉相关的主要是某些碱性药物用量过大,大量输血后血中枸橼酸钠含量增加,麻醉后呕吐等均可导致代碱。

表 22-7 代谢性碱中毒的原因

代氯性	库欣综合征
胃肠因素	摄食甘草类药物
呕吐	巴特综合征:先天性醛
胃引流	固酮增多症
腹泻	严重的低血钾
绒毛状腺瘤	混合因素
肾性原因	大量输血
利尿剂	含醋酸盐的胶体溶液
高碳酸血症	肾功能不全给予强碱
氯摄入过低	碱治疗
大汗	复合抗酸药和阳离子交
囊性纤维化病	换树脂治疗
高氯性	高钙血症
盐皮质激素活性增强	乳碱综合征
原发性醛固酮增多症	骨转移
水肿(继发性醛固酮增多症)	头孢青霉素类
	餐后给予葡萄糖

(2) 体内主要变化:

1) H^+丢失过多时:

$$CO_2+H_2O \downarrow$$

$$OH^- \uparrow \begin{cases} OH^-+H_2CO_3 \rightarrow HCO_3^-+H_2O \cdots\cdots (HCO_3^-\text{增加}) \\ OH^-+HBuf \rightarrow Buf^-+H_2O \cdots\cdots (Buf^-\text{增加}) \end{cases}$$

2) HCO_3^-增多时:

$$HCO_3^-+HBuf — Buf^-+H_2CO_3$$

$$\downarrow$$

$$H_2O+CO_2 \cdots\cdots (Buf^-\text{增加})$$

体内缓冲碱增多(Buf^-、HCO_3^-、BE 均增加)。CO_2的变化则与代酸时相反,但意义相似。

3) 作为代偿,$PaCO_2$理应升高,但是由于肺的这种代偿作用很微弱,因此,发生代碱时 pH 通常随着[HCO_3^-]增加而升高。这种患者的 AB、SB 增加,但是 AB>SB。

(3) 临床主要表现为:代碱特殊症状是呼吸浅慢,但严重脱水和循环衰竭时,呼吸变化不明显。可有精神淡漠、惊厥、嗜睡、谵妄、手足麻木、抽搐等神经症状,低钾时可有肌肉软弱无力、腹胀。呕吐者可伴有脱水表现。

3. 呼吸性酸中毒

(1) 呼吸性酸中毒主要原因见表 22-8,与麻醉相关的主要是围手术期机械通气时呼吸参数设置不当而引起。

表 22-8 呼吸性酸中毒原因

肺泡通气不足	睡眠障碍
中枢神经系统抑制	下呼吸道
药物导致	严重的哮喘
睡眠障碍	肺慢性阻塞性疾病
肥胖通气低下综合征(皮克韦坎综合征)	肿瘤
脑缺血	肺实质病变
脑外伤	肺水肿
神经肌肉障碍	心源性
肌病	非心源性
神经病变	肺栓塞
胸壁异常	肺炎
连枷胸	误吸
脊柱后侧凸	间质性肺病
胸膜异常	通气障碍
气胸	CO_2生成增加
胸膜腔积液	热量摄入过多
气道梗阻	恶性高热
上呼吸道	强烈的寒战
异物	持续性癫痫
肿瘤	甲状腺危象
喉痉挛	大面积烫伤(烧伤)

(2) 体内主要变化:

1) 呼酸的主要原因是肺泡有效通气量不足,此时体内 CO_2蓄积,$PaCO_2$升高,产生如下反应,即:$CO_2+H_2O \rightarrow H_2CO_3$,而 $H_2CO_3+Buf^- \longrightarrow HBuf+HCO_3^-$。因此,每增加 1mmol/L CO_2,即可增加 1mmol 的 HCO_3^-(AB),同时减少 1mmol 的 Buf^-。在呼酸时,Buf^-的减少首先是 Pr^-、Hb^- 和 HbO_2^-的减少。当 Pr^-、Hb^- 和 HbO_2^-的潜力耗尽,H_2CO_3将随 CO_2的继续蓄积而升高,从而导致[HCO_3^-]与 $PaCO_2$比值改变而导致 pH 的改变。因此,Buf^-减少,AB 升高,SB 及 BE 无明显改变,而 AB>SB。

2) 作为代偿,当 $PaCO_2$升高时,肾脏以 HPO_4^{2-}和 NH_4^+的形式被排出 H^+,HCO_3^-则被再吸收,体内[HCO_3^-]增加。但这一作用的完成需要较长时间。如图 22-7 所示,急性 H_2CO_3增加时 HCO_3^-无显著改变。pH 常随着 $PaCO_2$的增加而相应下降。当慢性 $PaCO_2$增加时,[HCO_3^-]增加,pH 的下降幅度反可减少,此时 SB 升高,BE 增加,但 AB 仍大于 SB。

3) 麻醉期间由于呼吸抑制造成体内 CO_2蓄积是比较常见的。所谓高 CO_2血症系指 $PaCO_2$>45mmHg,而高 CO_2血症与呼酸的实际含义是相同的。就病程而言,麻醉期间的呼酸都是急性的,特别

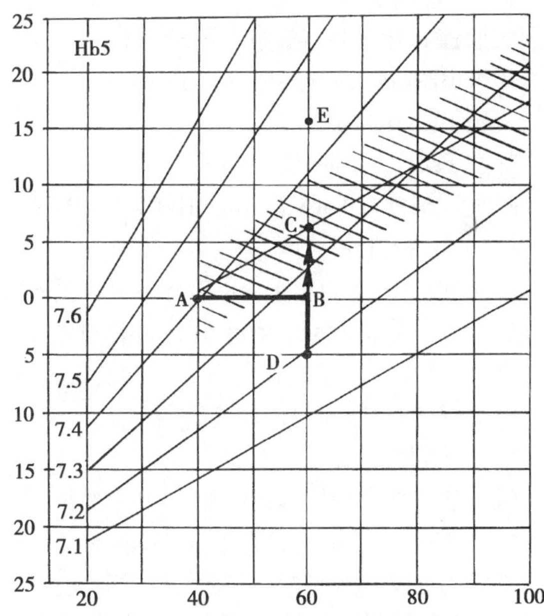

图 22-7 对呼吸性酸中毒的代谢代偿

在腹腔镜手术中很常见。呼酸对人体的生理机能有着广泛的影响,主要包括:

A. 急性呼酸时由于肾脏未及代偿,pH 一般均随 $PaCO_2$ 升高而下降。$PaCO_2$ 每增加 10mmHg,pH 大致下降 0.08 单位。

B. $PaCO_2$急性增高可导致脑血管显著扩张,在 $PaCO_2$ 20mmHg ~ 100mmHg 范围内,$PaCO_2$ 升降 1mmHg,脑血流量可相应增减 4% ~7%,或(2~3)ml/100g 脑组织。因此,当 $PaCO_2$ 到达 70mmHg 时,脑血流量可增加 1 倍;$PaCO_2$150mmHg 时,脑血管极度扩张,其容积达正常的 240%。由于脑血流量增加,颅内压亦随之升高。应当指出,$PaCO_2$升高时,脑血管的自身调节作用减弱,而低氧血症则可强化 $PaCO_2$的血管扩张作用。此外,当脑组织有损害时,$PaCO_2$升高可致窃血综合征。

C. $PaCO_2$升高可刺激肾上腺素能神经释放去甲肾上腺素,肾上腺髓质释放儿茶酚胺;由于垂体-肾上腺皮质系统兴奋,血液中皮质类固醇也增加。

D. 在心血管方面,表现为心率增快,心肌收缩力增强,心排血量增加。当 $PaCO_2$ 从 40mmHg 升至 60mmHg 时,心脏指数可增加一倍。$PaCO_2$ 升高时心、脑和皮肤血管扩张,骨骼肌和肺血管则收缩,可导致或加重肺动脉高压。

E. 通过中枢和化学感受器的作用,可显著兴奋呼吸,但在麻醉期间这一作用常不能显示出来。综上所述,在麻醉期间,尤其是保留自主呼吸的静脉麻醉和腔镜微创手术,防止 CO_2 蓄积乃是呼吸管理的基本目的之一。

(3)临床表现:急性呼酸可无明显症状,若呼吸发生障碍,换气不足,可骤然诱发室颤。慢性呼酸通常都有慢性肺部疾病的表现,如慢性咳嗽、呼吸短促、紫绀、桶状胸等。全身症状有疲劳、头痛等,重者可有谵妄、昏迷、抽搐等。

4. 呼吸性碱中毒

(1)呼吸性碱中毒主要原因见表 22-9,与麻醉相关的主要是:机械通气过度、呼吸兴奋剂使用、麻醉过浅或效果不佳。

表 22-9 呼吸性碱中毒主要原因

中枢性刺激	低氧血症
疼痛	高原病
焦虑	肺部疾病
缺血	充血性心力衰竭
脑卒中	非心源性肺水肿
肿瘤	哮喘
感染	肺栓塞
发热	严重贫血
药物因素	未知的机制
水杨酸	脓毒血症
黄体酮(妊娠)	代谢性脑病
苏醒药(多沙普仑)	医源性
外周刺激	呼吸机诱导

(2)体内变化:

1)呼吸性碱中毒起因于过度通气,此时体内 CO_2 排出增多,$PaCO_2$ 下降,因此体内 HCO_3^- 减少(AB)。即 $HCO_3^- + Hbuf \rightarrow H_2CO_3 + Buf^-$,而 $H_2CO_3 \longrightarrow CO_2 + H_2O$。每减少 1mmol$CO_2$,即可减少 1mmol HCO_3^-,同时增加 1mmolBuf^-。因此 AB 下降,AB<SB。

2)由于临床上慢性呼吸性碱中毒是很少见的,肾的代偿作用亦常不明显,故 pH 随 $PaCO_2$的下降而上升。当[HCO_3^-]无改变时,$PaCO_2$ 每下降 10mmHg,pH 大致升高 0.08 单位。

3)麻醉期间由于过度通气致 CO_2 排出过多很常见的。主动性过度通气系指通过神经中枢发出冲动传导至呼吸肌而使通气增强,被动性过度通气则指由于辅助或控制通气所致的通气过度,麻醉期间以后者为多见。所谓低碳酸血症与呼吸性碱中毒的实际含义是相同的。过去认为呼吸性碱中毒对机体利多弊少,现已证实,呼吸性碱中毒可在短期内使脑血管收缩,脑血流减少,颅内压相应下降;当 $PaCO_2$ 快速下降到 20mmHg 时,脑血流降至正常的 60%;

当$PaCO_2$低于15～20mmHg时，脑血流减少可造成脑组织缺氧的危险。$PaCO_2$下降可使氧离解曲线左移，P_{50}下降，影响氧从血红蛋白向组织释放；对心血管的影响主要是心排血量减少，心脏、脑和皮肤血管收缩，肌肉血管则扩张；由于对中枢和外周化学感受器的刺激减弱，可致呼吸抑制，这在应用全麻和镇痛药的患者更加明显，不但会出现过度通气后的低通气阶段，而且需要有较高的$PaCO_2$方能刺激呼吸的恢复。当$PaCO_2$降低时，还可发生血钾降低，全身氧耗量增加。因此，应当提倡麻醉期间合理控制$PaCO_2$水平，避免盲目的过度通气造成呼吸性碱中毒。

（3）临床表现：呼吸增强，表现为呼吸深而快，有时伴有头晕、恶心、呕吐、四肢麻木、手足抽搐等。

（二）复合型酸碱失衡

所谓复合型酸碱失衡是指由各种原因引起的，由两个或两个以上原发改变和相应的代偿改变所构成的酸碱平衡紊乱。通常所说的复合型酸碱失衡是指各个单纯型代谢性酸碱失常与单纯型呼吸性酸碱失常的同时出现。在呼吸性酸碱失衡中，一个患者不可能同时既存在呼吸性碱中毒，又有呼酸，所以没有呼吸性碱中毒和呼酸合并存在。代谢性酸碱失衡则不然，代谢性酸碱失衡的类型很多，而RA概念的引入使我们有可能对各种单纯型代谢性酸碱失衡加以区分，因此就有了代酸与代碱二重酸碱失衡复合的情况。RA的正常值为12mmol/L，RA增高提示有酸中毒的存在，往往是复合型酸碱失衡中代酸存在的唯一线索。如果在此基础上再加上一种呼吸性酸碱失衡，就就构成了三重酸碱失衡。复合型酸碱失衡的改变比较复杂，要根据病因、病程、治疗措施、电解质及酸碱检查结果等，进行动态观察、综合分析，才能做出准确的判断。

三、诊断和分析

对酸碱失衡的诊断应了解病史、病程（时间及治疗情况），并对实验室指标（包括电解质等）进行综合分析。一个正确而全面的诊断总是这三者的综合。在血液酸碱测定中，临床医师所能获得的指标很多，但对诊断酸碱失衡最重要的是四项，即pH、$PaCO_2$、BE或HCO_3^-和RA，对这四项指标的分析在诊断中具有重要地位。

（一）诊断标准

酸血症 pH<7.35，碱血症 pH>7.45

代酸 BE<-3mmol/L，或 RA>15mmol/L

代碱 BE>3mmol/L

呼酸 $PaCO_2$>45mmHg（6kPa）

呼吸性碱中毒 $PaCO_2$<35mmHg（4.67kPa）

（二）分析方法

可对pH、BE（HCO_3^-）、$PaCO_2$和RA四项指标的数值进行如下分析判断。整个分析过程见图22-8，可分为两个阶段：①根据血气分析结果作出最初诊断；②证实最初诊断而得出最终诊断。

1. 做出最初诊断

（1）首先注意pH的改变：血浆pH可给出两方面的信息：①根据pH可以诊断酸血症或碱血症。②根据pH的倾向性推测单纯型酸碱失衡的原发改变。pH的倾向性是指pH虽然在正常范围内，但其改变方向总是与BE（或HCO_3^-，代谢分量）或$PaCO_2$（呼吸分量）改变的方向相一致。如pH的变化与一个指标（BE或HCO_3^-与$PaCO_2$）的变化方向相一致，则相一致的分量常为原发过程，而另一个分量可能为继发性代偿改变。

（2）注意BE与$PaCO_2$的变量关系：当BE或HCO_3^-与$PaCO_2$呈反向变化时，应诊断为复合型酸碱失衡（相加性二重复合型）。如BE或HCO_3^-下降、$PaCO_2$升高为代酸合并呼酸；BE或HCO_3^-升高、$PaCO_2$下降，则为代碱合并呼吸性碱中毒。

当BE与$PaCO_2$呈同向变化时，则可能是：①单纯型酸碱失衡，二者的关系属原发改变和继发性代偿改变的关系；②二重复合型酸碱失衡（对消性二重复合型），鉴别的要点是pH的倾向性、代偿的速率和代偿的幅度。凡超越代偿速率和幅度者均为复合型酸碱失衡。③三重复合型酸碱失衡。

2. 证实最初诊断而得出最终诊断

（1）代偿的速率、幅度和极限：若pH的改变与一个指标的数值相一致，而另一个指标的数值已超越了代偿的速率与幅度，亦应认为复合型酸碱失衡。在代酸、代碱的病例中，检查$PaCO_2$以证实呼吸性酸碱失衡的存在。如果$PaCO_2$大于预计值，就复合有呼酸；若$PaCO_2$明显少于预计值，就提示存在有呼吸性碱中毒。估计呼吸性酸碱失衡的代谢代偿，应根据临床情况首先区别急性和慢性失衡。在所有的呼吸性酸碱紊乱中，如果[HCO_3^-]较预期值高，就提示同时存在代碱；若[HCO_3^-]较预期值低，就同时存在代酸。在急性呼酸，[HCO_3^-]仅轻度增加；在慢性呼吸性酸碱失衡时，[HCO_3^-]的改变幅度较大。

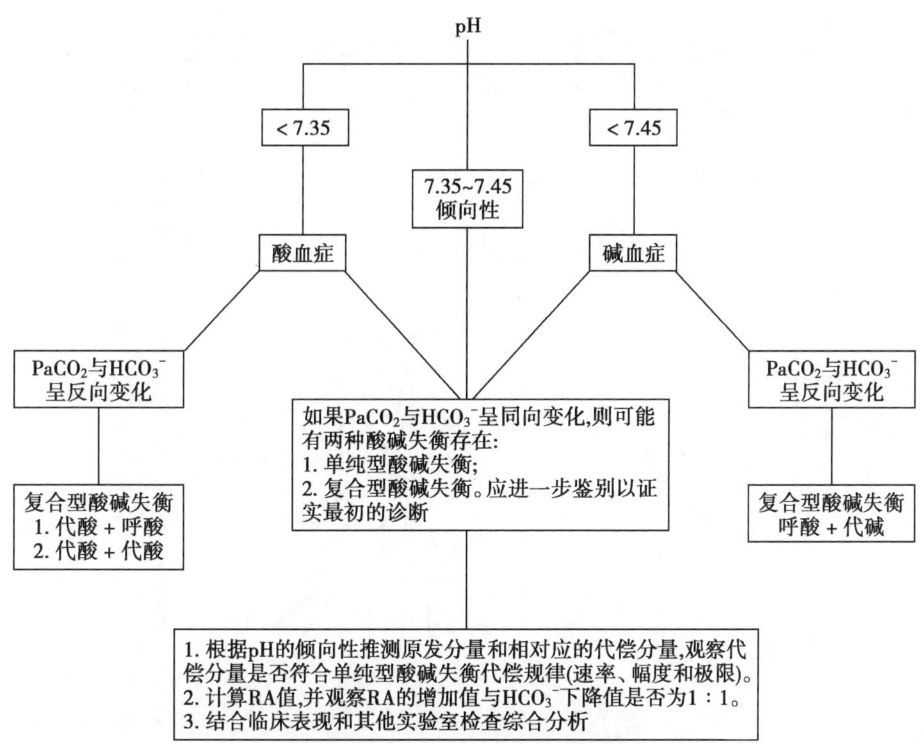

图 22-8　酸碱平衡诊断步骤示意图

代偿时肺快肾慢,代偿的幅度以不超过 20∶1为准则,即不改变 pH 倾向于原发分量的规律。肾与肺的代偿均有极限,超越极限时也应诊断为复合型酸碱平衡失常,一般 $PaCO_2$ 为 2. 66kPa 或 7. 98kPa, BE 为±15mmol。

代酸的呼吸代偿:BE 为-5mmol/L、-10mmol/L、-15mmol/L、- 20mmol/L 时, $PaCO_2$ 下降 4. 522kPa、3. 724kPa、2. 926kPa、2. 218kPa。代碱的呼吸代偿:[HCO_3^-]每升高 1mmol/L, $PaCO_2$ 约升高 0. 0789kPa。慢性呼酸肾代偿: $PaCO_2$ 每升高 1. 33kPa,[HCO_3^-]可升高 3. 5mmol/L。慢性呼吸性碱中毒肾代偿: $PaCO_2$ 每降低 1. 33kPa,[HCO_3^-]可升降低 5. 6mmol/L。

(2) 比较 RA 增加的幅度与 HCO_3^-下降的幅度:RA 增加 5mmol/L,可以诊断患者有代酸。在单纯型 RA 增高型代酸,血浆中[HCO_3^-]下降的数量应等于 RA 增高的数量。如果血浆 RA 增高的数量超过[HCO_3^-]下降的数量,则推测有另一个 HCO_3^- 来源,提示有同时存在的代碱,如静脉给予碳酸氢钠治疗等,应诊断为代酸合并代碱;如果 RA 增加的幅度明显小于[HCO_3^-]的下降幅度,可以推测患者有两个导致[HCO_3^-]下降的过程,即一个正常 RA 型代酸,另一个是 RA 增高型代酸,此时应诊断为代酸合并代酸。在诊断代谢性酸碱紊乱的过程中,应当明确代偿性 $PaCO_2$变化的预期值。如果 $PaCO_2$ 明显低于预期值,说明患者有同时存在的呼吸性碱中毒;如果 $PaCO_2$明显高于预期值,说明患者有同时存在的呼酸。

(3) 将临床表现和实验室检查结果与酸碱失衡结合起来分析。

(4) 诊断复合型酸碱失衡的注意事项

1) 对实验室检查结果能进行正确分析的前提就是要资料正确。有两种方法可以检查实验室错误。第一种方法就是计算血浆 RA。如 RA 非常低或者为负值,则至少有一种电解质的值是错误的,除非患者有多发性骨髓瘤或低蛋白血症。第二种估计实验室结果的方法是将[H^+]、[HCO_3^-]和 $PaCO_2$代入 H-H 公式。如果其误差>10%,三个参数中至少有一个是不正确的;如果差别太大足以改变诊断,这个试验就应当重新进行检查并证实错误的存在。

2) 在呼吸性酸碱平衡紊乱时,我们应当根据临床表现对急性和慢性(大于 3 ~4 天)酸碱失衡加以区别,因为两者的生理代偿程度不同。

Siggaard-Anderson 酸碱诊断图(图 22-9)有助于临床使用,一般在意义带以外应考虑有复合型酸碱失衡。

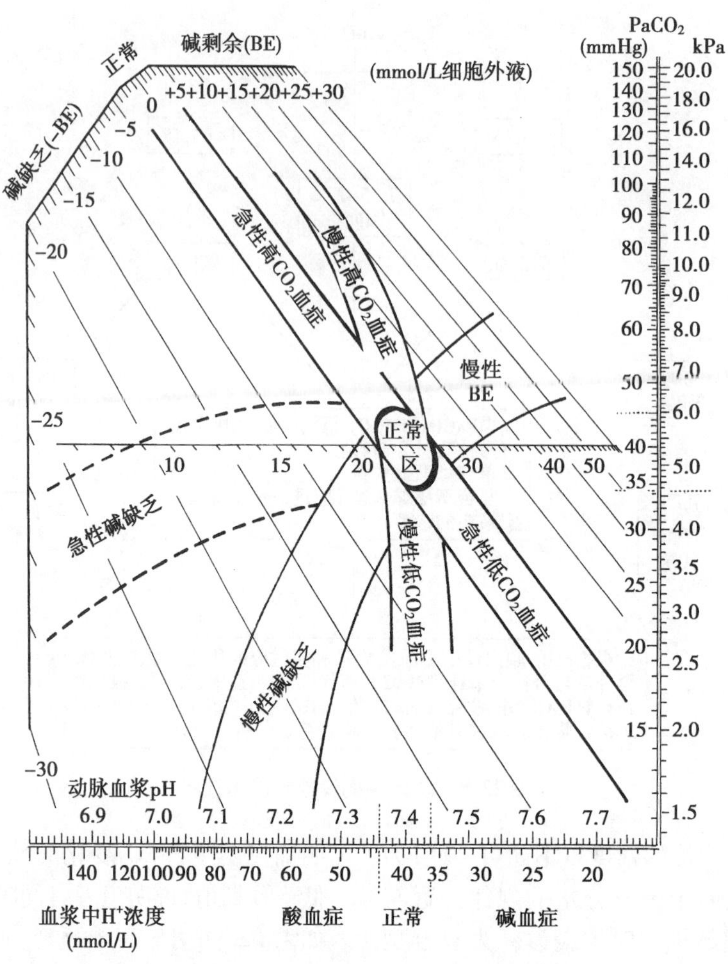

图 22-9　Siggaard-Anderson 酸碱诊断图

(三) 例解

为了有助于理解上述分析方法,下面举例进行分析。

例 1:pH=7.3

$PaCO_2$=70mmHg

BE=+9mmol/L

首先根据诊断标准可以诊断为酸血症。然后发现 $PaCO_2$和 BE 呈同向变化。如上所述,同向变化见于单纯型酸碱失衡和复合型酸碱失衡两种情况,需要进一步分析。患者 pH 为酸血症,倾向于 $PaCO_2$的增高。可以假设患者的原发改变为呼酸而把 BE 增高看做是对呼酸的代偿。患者为慢性呼吸衰竭,慢性呼酸预计代偿公式为:

$$SBE=0.4\times\Delta PaCO_2$$

根据预计代偿公式计算得预计 SBE=0.4×30(70-40)=12。而实际测得 SBE 为 9,在预计代偿范围内,符合代偿规律,可以认为患者呼酸是原发过程,BE 升高是一种代偿型改变(肾代偿),属单纯型酸碱失衡,可诊断为单纯性慢性呼酸。若该患者病程较短,肾未及代偿,则应诊断为呼吸性酸中毒合并代谢性碱中毒。

例 2:pH=7.3

$PaCO_2$=30mmHg

BE=-10.0mmol/L

首先根据诊断标准可以诊断为酸血症。然后观察 $PaCO_2$和 BE 彼此的变化方向,两者呈同向变化。如上所述,同向变化见于单纯型酸碱失衡和复合型酸碱失衡两种情况,需要进一步分析。患者 pH 为酸血症,倾向于 SBE 降低。可以假设患者原发改变为代酸而把 $PaCO_2$降低看做是对代酸的代偿。代酸预计代偿公式为:

$$\Delta PaCO_2=SBE$$

现患者 BE 为-10mmol/L,符合单纯性代酸的代偿规律,可诊断为单纯型酸碱失衡,代酸。代酸是原发过程,而低 CO_2 血症($PaCO_2$下降)是一种代偿性改变(肺代偿),而且已达到最大代偿。

例3：pH=7.4　　pH=7.4

$PaCO_2$=51mmHg　　$PaCO_2$=31mmHg

BE=6.2mmol/L　　BE=-4.7mmol/L

首先看pH，两组pH均等于7.40，无倾向性。假设两者均为单纯型酸碱失衡，无论其代谢分量和呼吸分量何者为原发改变，代偿不能过度，代偿只能阻止pH偏离7.40，而不会将pH代偿至7.40。pH等于7.40恰恰说明患者不是单纯性酸碱失常，而是复合性酸碱失常。上述两患者可诊断为：呼酸合并代碱（左）；呼吸性碱中毒合并代酸（右）。

例4：pH=7.2

$PaCO_2$=60mmHg

BE=-5.0mmol/L

本例pH达到酸血症诊断标准，而BE与$PaCO_2$呈反向变量，即代谢分量和呼吸分量都使得pH向酸的方向发展。此例可以直接诊断为：酸血症、代酸合并呼酸，不必进一步分析。

例5：pH=7.5

$PaCO_2$=70mmHg

BE=30mmol/L

首先根据pH值可以诊断为碱血症。而BE与$PaCO_2$呈同向变化，需进一步分析。pH的改变与BE相一致，即pH的倾向性偏碱，因此，假设患者为单纯性代碱为原发改变，而把呼吸分量的改变看做是对代碱的代偿性改变。但因$PaCO_2$=70mmHg已超越肺代偿的限度，说明$PaCO_2$的升高不可能是代偿引起，推测患者有另外一种可导致通气不足的情况存在，即呼酸。因此，此例可诊断碱血症、代碱合并呼酸。

例6：pH=7.3

$PaCO_2$=90mmHg

BE=20.1mmol/L

此例可诊断为酸血症。代谢分量和呼吸分量呈同向变化，需要进一步分析。根据pH的倾向性，可以假设为单纯性呼酸，而把BE增高看做是代谢分量对呼酸的代偿过程。此例SBE=20.1mmol/L已经超越了肾脏的最大代偿能力，应考虑第二种疾病（代碱）的存在。因此可诊断为酸血症、呼酸合并代碱。

例7：某慢性肾功能不全患者因上腹部不适呕吐而急诊入院。血气分析和电解质检查结果如下：pH=7.39，$PaCO_2$=43.8mmHg，HCO_3^-=26.3mmol/L，BE=+2，Na^+=142mmol/L，K^+=3.5mmol/L，Cl^-=96.5mmol/L。

本例pH、HCO_3^-、BE、$PaCO_2$均在正常范围内，似乎没有明显的酸碱失衡存在。但计算AG时我们发现：AG=Na^+-（HCO_3^-+Cl^-）=142-26.2-96.5=19.3。较AG正常值12高出7.3mmol/L，提示有高AG性代酸的存在。如果患者属单纯性高AG性代酸，则AG升高值应该等于[HCO_3^-]的下降值，即[HCO_3^-]的预计值应该等于25-10.8=14.2，而本患者的实测[HCO_3^-]为26.3，远远高于预计值。加上患者发生过呕吐，可因Cl^-丢失而发生[HCO_3^-]增高，提示患者合并代碱。本例患者可以诊断为高AG性代酸合并代碱。

例8：一位24岁的妇女患有肾小管酸中毒，有严重腹泻，出现循环血容量不足的临床表现。其临床表现如表所示。

pH=6.83，HCO_3^-=5mmol/L，AG=22，$PaCO_2$=30mmHg，Na^+=130mmol/L，K^+=2.3mmol/L，Cl^-=103mmol/L，血浆乳酸浓度=10mmol/L。

患者出现严重的酸血症。AG增高提示有高AG性代酸存在，乳酸浓度增高证实了上述判断。如果是单纯性高AG性代酸，其AG增高值应当等于[HCO_3^-]下降值，[HCO_3^-]下降的预计值应当为25-10=15mmol/L，而[HCO_3^-]的实测值为5mmol/L远较[HCO_3^-]预计值低，提示患者由其他原因导致的[HCO_3^-]丢失，这与患者有肾小管酸中毒病史相一致。代酸呼吸代偿$PaCO_2$的预计值=1.5×[HCO_3^-]+8=1.5×5+8=15.5mmHg，而$PaCO_2$的实测值为30mmHg，说明患者有呼酸存在，尽管患者实测$PaCO_2$尚低于40mmHg。这也可以从病史中找到证据。

该病例的病理生理解释如下：患者因严重腹泻导致肠液大量丢失，一方面使得循环血容量减少，不能输送足够的氧以满足组织有氧代谢的需要，导致乳酸在体内潴留，导致高AG性代酸的出现；另一方面使得[HCO_3^-]大量丢失，引起正常AG性代酸。患者因血容量不足，醛固酮分泌增多再加上患者的肾小管酸中毒导致大量K^+丢失，K^+缺乏导致肌肉无力，影响到呼吸肌肉而致通气不足，不能对代酸进行相应的代偿而使$PaCO_2$达到预期的水平。因此患者有三种单纯性酸碱失衡同时存在，即三重酸碱失衡：呼酸合并高AG型代酸（乳酸酸中毒）合并正常AG型代酸。

以上例解仅是对前述诊断方法的具体理解和应用。在临床实践中，我们所遇到的病例是多样的、复杂的，并非都如此易于分析。此外，还应当注意药物治疗（诸如碱性药、利尿药及激素等）还可造成医源性酸碱失衡，在诊断时应排除或指出这些因素。动态诊断是指对患者的连续测定与诊断，这比一次性诊断重要得多，因为它不仅有助于提高诊断的正确性，还有助于指导治疗以及判断治疗措施是否正确与及时、适量，因而提倡在临床实际工作中使用。

第5节　酸碱失衡的治疗

酸碱失衡并不是一种独立的疾病，而是继发于多种病因的病理生理过程。因此，病因治疗应占首要的地位，只有去除病因才能从根本上纠正酸碱失衡。但是，酸碱失衡本身可对机体的基本生命活动构成了干扰和威胁，特别是对血流动力学和代谢的影响尤甚，严重时甚至可促进或导致患者死亡。为了维持患者的基本生命活动，为病因治疗创造条件与争取时间，必要的治疗措施亦是十分重要的。

一、代谢性酸中毒

代酸根据 AG 的改变分为两种类型，由于其病因和病例生理的不同，治疗方面，AG 增高型代酸更应强调病因治疗，AG 正常型代酸在病因治疗的同时强调 HCO_3^- 的补充和 H^+ 的排出。

（一）紧急措施

在生化检查结果出来前，保证适当的通气、充分的循环功能和氧供是努力追求的目标。

（二）避免对生命的威胁

确定 H^+ 产生的速率是非常重要的。H^+ 产生速率很高，终止 H^+ 产生的最有效措施就是增加氧供。导致代酸的原因对患者是严重威胁。特异性治疗是最重要的治疗。某些类型的酸中毒与低钾血症有关，在给予 $NaHCO_3$ 之前或使用期间，必须补充 K^+ 以避免严重的心律失常或呼吸衰竭。

1. 终止 H^+ 产生　在 H^+ 产生速率非常快的情况下终止 H^+ 的产生至关重要。缺氧时 L—乳酸酸中毒产生的速率可达 72mmol/(L·h)。

2. 通过降低静脉血 PCO_2 以降低 H^+ 与蛋白质结合的量　快速降低细胞内 H^+ 与蛋白质结合量的措施有两种。第一是保证一定程度的过度通气，第二是增加重要脏器的血流量。这些措施在相加性复合型酸中毒（如心搏骤停患者）是最有效的，也是最基本的治疗。由于糖尿病酮症酸中毒和甲醇过量的患者，H^+ 离子产生的速率非常低，此时终止 H^+ 的产生就没有那么紧迫。

3. 增加内源性 HCO_3^- 产生　增加内源性 HCO_3^- 产生是用于高 AG 型代酸患者治疗的一项措施，这项治疗的价值在于增加循环中有机阴离子的代谢。这些有机阴离子的净减少是由于清除速率超过了产生速率。

（三）对酸负荷的治疗

轻度代酸常可随脱水的纠正而好转，一般可给予适量的平衡液。如病情较重，则需用碱性药物治疗。其中碳酸氢钠作用快，是常用的药物。每 1g 碳酸氢钠中含 HCO_3^- 约为 12mmol。乳酸钠则有赖于肝脏氧化代谢后产生 HCO_3^-，因此，当患者肝功能障碍或血流锐减（如休克）、病情紧急时（如心肺复苏），均不宜选用。每 1g 乳酸钠约相当于含有 HCO_3^- 9mmol。三羟基氨基甲烷（THAM）1g 中约相当于含有 HCO_3^- 8.2mmol。

紧急情况下可按 5% $NaHCO_3$ 每次 3～5ml/kg 或 11.2%乳酸钠 2～3ml/kg 缓慢静脉滴注（4～8 小时）。化验结果获得后可按以下公式计算：

$$5\%\ NaHCO_3(ml)=\frac{(\text{二氧化碳结合力正常值}-\text{测得值})}{2.24}\times\text{体重}(kg)\times0.3$$

$$11.2\%\text{乳酸钠}(ml)=\frac{(\text{二氧化碳结合力正常值}-\text{测得值})}{2.24}\times\text{体重}(kg)\times0.2$$

$$63\%\ THAM(ml)=\frac{(\text{二氧化碳结合力正常值}-\text{测得值})}{2.24}\times\text{体重}(kg)\times2$$

得到动脉血气结果也可按下式计算：

补充碱量（mmol）= BE×0.25×kg（体重）。

经计算先用 1/2～2/3 量，用药 1 小时后再进行酸碱测定，然后按 BE 计算后再补给。应当指出，碱性药物的补充要适量，如过量或短时间内输入过快、过多，易致碱血症、低钾血症、高渗状态、氧离解曲线左移以及脑血流减少等不良后果，应予注意。

使用碳酸氢钠推注或输注治疗急性代谢性酸中毒仍存在争议。很少有证据显示在乳酸酸中毒和酮症酸中毒中使用该药物是有益的。处理酸碱失衡的关键不在于改变酸碱平衡，而在于纠正潜在的病因。碳酸氢钠可增加 SID，同时也是一种 8.4% 的高渗溶液，有血浆扩张的效应，可引起稀释性酸中毒，并增加 $PaCO_2$。这种扩张效应在休克患者可带来血流动力学的益处。对等待透析的患者输注碳酸氢钠，目的在于提高 SID，减轻患者的症状并防止高钾血症。

代酸常伴有 Na^+ 和水的丢失及热量的消耗，血 K^+ 可能偏高，但体内钾总量仍可能缺少，应分析情况，予以纠正。特别是酸中毒纠正以后，注意补充 K^+ 和 Ca^{2+}。

婴幼儿要防止大量应用碳酸氢钠引起高钠血症，如需用量大时，宜选用 THAM，可同时纠正呼吸性酸中毒和代谢性酸中毒，兼有利尿作用。

二、代谢性碱中毒

代碱的治疗中应特别强调纠正电解质紊乱的重要性，因为两者因果关系非常密切。

（一）低细胞外液和低有效循环容量

有细胞外液容量减少的患者需要补充 Na^+ 和 Cl^-。Cl^- 与代碱的关系很密切。当阴离子总量无明显改变时，[Cl^-] 的减少往往由 [HCO_3^-] 的增加所补偿，而补充 Cl^- 则是使 [HCO_3^-] 下降的重要前提。KCl 溶液仅能补充 K^+，而补充 Cl^- 还需用生理盐水。当细胞外液容量恢复时，[HCO_3^-] 将由于稀释的原因而稍有下降；若 ECF 过度膨胀，碳酸氢根尿就会出现。总之，当给予 NaCl 时，即使在 K^+ 缺乏尚没有完全恢复时，细胞外液中 [HCO_3^-] 即下降。此时，细胞内大量的钾缺乏和细胞内酸中毒就很容易被忽视。因此，补充 NaCl 仅仅是这些患者治疗的一部分，因为单纯补充 NaCl 不能逆转同时出现的细胞内酸中毒和钾缺乏。在很多情况下，缺 K^+ 与代碱有密切关系。缺 K^+ 既可是代碱原发诱因，又是代碱持续存在的原因，而碱血症又可促进 K^+ 的排出。因此，代碱治疗时要补足够的 K^+。

有些代碱的患者几乎没有细胞外液减少。对于这样的患者 NaCl 就不是治疗的关键了。为了治疗细胞内液酸中毒和 K^+ 消耗，K^+ 必须补充，同时给予能促使 K^+ 保留与细胞内液的阴离子。大多数情况下经过给予 KCl，K^+ 进入到细胞内，而大部分 Na^+ 和 H^+ 排出。H^+ 中和细胞外液过多的 HCO_3^-，过多的 NaCl 依细胞外液容量的情况不同而保留下来或排出体外。如果某些 K^+ 缺失是由于 K^+ 和磷酸根的丢失，钾的全部缺失不可能被很快补足，必须等待细胞内磷酸酯的合成。

（二）高或正常细胞外液容量

如果代碱是由于有效循环血容量减少伴有细胞外液容量的扩张（如有充血性心力衰竭患者正在使用利尿剂），患者需要用氯化钾治疗，不应再补充 Na^+。因为 K^+ 进入细胞内，Na^+ 进入细胞外液而增加细胞外液容量，患者必须排出过多的 Na^+。此时 [Cl^-] 无明显改变，[HCO_3^-] 增高导致代碱，体内 Na^+ 总量可增加，细胞外液容量增加，增加了治疗的复杂性。应同时纠正 HCO_3^- 增多并注意肾功能。如果患者有肾功能衰竭和严重的碱血症，应给予含有 H^+ 的 HCl 和 NH_4Cl 治疗。如果患者正在透析，其透析液中应不含有碳酸氢根。如果患者有肾上腺皮质功能亢进症，阻滞 Na^+ 在集合管重吸收的药物在治疗中起重要作用。有镁缺乏的患者应当及时纠正。醋氮酰胺有时被用于快速缓解碱血症，但这种药物常加重 K^+ 丢失。如果患者正在进行机械通气，有固定的肺泡通气，动脉血 $PaCO_2$ 可能随着 H^+ 的输入而增高。$PaCO_2$ 轻微增高并没有什么不利影响。

（三）紧急措施

代碱较重时，可发生手足搐搦、脑血流减少和呼吸抑制。有手足抽搐时可用 10% 葡萄糖酸钙 20ml 静脉注射以纠正缺钙。此外，由于 P_{50} 下降，可致细胞缺氧，应补充 NH_4Cl，一般补充 NH_4Cl 2～3mmol/kg，能提高 [Cl^-] 约 10mmol/L，可配成 0.8% 溶液静脉滴注。肝病患者宜选用盐酸精氨酸钠或盐酸精氨酸钾，避免使用氯化铵。补充 KCl 在多数情况下仍属必需，即使是由于服用碱性药物过多而造成的代碱，虽然此时血 [Cl^-] 可正常，血 [Na^+] 增加，但 K^+ 排出仍多，因此必须补充 K^+，而 Cl^- 则不必积极补给。若给予 0.1mmol 的等渗盐酸，必须选用中心静脉匀速滴入，先给予预计量的 1/2，根据病情再决定后续补充量。补氯量可用以下公式计算：

补氯量(mmol) = (100－实测血氯) × 体重(kg) × 0.2

三、呼吸性酸中毒

在呼酸的治疗，改善通气占主要地位，液体治疗仅是一种辅助。要保持气道通畅，根据病情选用经口或经鼻气管内插管、或气管造口，进行人工通气。常用的通气方式是间歇正压通气（IPPV）；当换气功能衰竭时，则可应用呼气末正压（PEEP）。

对呼酸的患者盲目补充碱性药物将增加治疗的复杂性，严重时甚至可危及生命。

慢性呼酸的患者在进行通气治疗时，要警惕通气障碍纠正后由于肾代偿（高碱血症）后遗的碱血症和低钾血症。通气的调节应使血液 pH 不超过 7.45～7.50。由于肾脏代偿的消失需要时间，而排出 HCO_3^- 必须有足够的 Cl^-，应适当地补充 Cl^- 和 K^+。应用 $BBp=[Na^+]-[Cl^-]$，pH_{NR} 等公式或指标将有助于对病情的预测。

麻醉期间以急性呼酸为多见。如果 $PaCO_2$ 较高，而且持续一定时间，经治疗 $PaCO_2$ 快速下降时可发生二氧化碳排出综合征，表现为血压下降、心动过缓、心律失常，甚至心搏停止。其原因有：①$PaCO_2$ 升高时的应激反应突然消失；②骨骼肌等血管扩张，加之过度通气时胸内压增高，使回心血量减少；③CO_2 突然排出可使冠状血管和脑血管收缩，以致心脏和脑供血不足。处理方法是对 $PaCO_2$ 升高的患者，人工通气量要适当控制，逐步增加。此外，要注意补充血容量，必要时可使用多巴胺、间羟胺等升压药或异丙肾上腺素等 β 肾上腺素能兴奋药。

四、呼吸性碱中毒

呼吸性碱中毒可延长阿片类药物引起的呼吸抑制，这可能与阿片类药物蛋白结合增高有关。呼吸性碱中毒引起脑血流量明显减少，可继发脑缺血，特别在低血压时更易发生。伴有低钾的碱血症患者要注意严重心律紊乱。有报道碱血症时非去极化肌松药作用增强，可能和伴有的低钾相关。

单纯性呼吸性碱中毒的处理以治疗原发病为主。如适当降低人工呼吸机的通气量，或加大死腔以使患者重复吸入死腔的空气，或吸入 O_2 及 5% CO_2 混合气体，亦可应用镇静药以适当减少通气量，停用呼吸兴奋剂，纠正细胞外液容量的不足，减轻疼痛，治疗感染与发热。当合并有低氧血症时，应积极而合理地纠正缺氧等。若碱血症程度严重，pH>7.55，有发生室性心律失常、抽搐等严重致命性并发症的危险，可使用肌肉松弛药，并应用人工通气调节 $PaCO_2$，使 pH 下降。当病情延续至数日，则应注意补充 K^+。对严重碱中度者尚可考虑补充 HCl 和其他氯化物，因血 Cl^- 升高可促进肾脏排出 HCO_3^-，以利于碱中毒的纠正。当 $PaCO_2$ 下降的同时伴有 PaO_2 的下降时，提示换气功能可能有问题，应警惕 ARDS 的发生。

五、复合型酸碱失衡

复合型酸碱失衡的治疗原则是：注重针对基础疾病或病因的防治，强调在整个治疗全过程中应以 pH 的变化作为指导治疗的准则，注意在一种原发酸碱失衡被纠正后会引起或加重另一种原发性酸碱失衡的程度。

（一）代谢性酸中毒合并呼酸

此型酸碱失衡 $[HCO_3^-]$ 减低，$PaCO_2$ 增高，pH 可显著降低。此型失衡的治疗主要在于改善通气、纠正缺氧与 CO_2 潴留及治疗和去除引起代酸的病因，并在这些综合治疗的基础上，适当补充碱性药，使 pH 回升。pH<7.20 是呼酸合并代酸的用药指征，应及早用药，使 pH 上升到 7.20～7.30，或使 HCO_3^- 浓度上升到 15～18mmol/L。

（二）代谢性碱中毒合并呼酸

此型失衡 $PaCO_2$ 增高，$[HCO_3^-]$ 增高且高于呼酸时 $[HCO_3^-]$ 代偿预计值，pH 可正常、轻度增高或轻度降低，故常不需要特殊治疗以纠正 pH。然而对原发性代碱的认识和治疗是很重要的，因为增高的 $[HCO_3^-]$ 本身即可抑制呼吸甚至相当严重。在治疗上首先应去除引起代碱的诱因，如停用排钾利尿剂、肾上腺皮质激素、呼吸兴奋剂，以及调节人工呼吸器通气量、治疗呕吐等。在针对病因防治的基础上，在酌情选用下列各种治疗：①补氯补钾；②醋氮酰胺的应用；③静脉输注稀盐酸。

（三）代谢性碱中毒合并呼吸性碱中毒

此型失衡 $[HCO_3^-]$ 增高，$PaCO_2$ 减低或正常，pH 增高。该复合型失衡由于代谢过程（$[HCO_3^-]$ 增高）阻止了呼吸性碱中毒的代偿，而呼吸过程（$PaCO_2$ 降低）又阻止代碱的代偿，故而可出现严重碱血症，严重影响患者的预后。为使 pH 降至正常，从理论上说必须同时纠正两种原发性失衡，如补氯、补钾和补充细胞外液以治疗代碱，通过各种措施提

高 $PaCO_2$，以治疗呼吸性碱中毒。然而，在纠正引起通气过度的病因之前，要使得过度通气的患者其 $PaCO_2$ 升高是很困难的。对这类复合型酸碱失衡的治疗，应把注意力集中在纠正代碱，而对呼吸性碱中毒则可允许其存在，强调病因治疗。

（四）代谢性酸中毒合并呼吸性碱中毒

此型复合型酸碱失衡较少见，多较严重。多因严重感染、休克、肝肾综合征等造成酸的蓄积而形成高AG 型代酸。本型多表现为：$PaCO_2$ 降低，[HCO_3^-]降低，AG 增高，以呼吸性碱中毒为主者 pH 增高或正常，以代酸为主者 pH 降低或正常。对此型酸碱失衡治疗应注意 pH。如果 pH 正常，只治疗原发因素和纠正电解质紊乱，不宜使用酸性药物或碱性药物，否则治疗不当会导致 pH 值明显异常。以代酸为主者，pH<7.20 时可适当给予少量碱性药物，使 pH>7.20，同时积极治疗原疾病；以呼吸性碱中毒为主者在积极治疗原发疾病的同时，注意不应使 pH>7.50。

（五）代谢性酸中毒合并代谢性碱中毒

此型复合型失衡[HCO_3^-]与 $PaCO_2$ 可增高、略低或正常，取决于每种单纯型失衡的程度，pH 常接近正常，此时判断代酸的存在具有一定困难，但反映高 AG 代酸的 AG 值具有诊断意义，AG 值增高可作为判断代酸的指标。如果血气值都在正常范围，但AG 明显增高，则可判断代酸合并代碱的存在。代碱合并代酸时，因 pH 通常很少偏离正常，故治疗应放在基础疾病上。应该记住，在纠正此复合型酸碱失衡中的某一失衡时，可能会使另一失衡失去对抗而加重，从而可使 pH 明显偏离正常，加重病情，处理时应十分慎重。

（闻大翔　周仁龙　杭燕南）

参 考 文 献

1. 庄心良，曾因明，陈伯銮. 现代麻醉学. 第 3 版. 北京：人民卫生出版社，2003.
2. 杭燕南，庄心良，蒋豪，等. 当代麻醉学. 上海：上海科学技术出版社，2002.
3. 戴体俊，刘功俭，姜虹. 麻醉学基础. 上海：第二军医大学出版社，2013.
4. 岳云，吴新民，罗爱伦主译. 摩根临床麻醉学. 第 4 版. 北京：人民卫生出版社，2007.
5. Miller RD. Miller's Anesthesia. 7th ed. Churchill Livingstone, 2010.
6. Barash PG, Cullen BF, Stoelting RK, et al. Clinical Anesthesia. 6th ed. Philadelphia: Lippincott Williams & Wilkins, 2009.
7. Porter RS. Merck and The Merck Manuals. Merck Sharp & Dohme Corp, 2012.
8. Claure-Del Granado R, Bouchard J. Acid-base and electrolyte abnormalities during renal support for acute kidney injury: recognition and management. Blood Purif, 2012, 34(2): 186-193.
9. Berend K. Acid-base pathophysiology after 130 years: confusing, irrational and controversial. J Nephrol, 2013, 26(2): 254-265.
10. Goraya N, Wesson DE. Acid-base status and progression of chronic kidney disease. Curr Opin Nephrol Hypertens, 2012, 21(5): 552-556.
11. Dzierba AL, Abraham P. A practical approach to understanding acid-base abnormalities in critical illness. J Pharm Pract, 2011, 24(1): 17-26.
12. Kaplan LJ, Kellum JA. Fluids, pH, ions and electrolytes. Curr Opin Crit Care, 2010, 16(4): 323-331.
13. Kraut JA, Madias NE. Metabolic acidosis: pathophysiology, diagnosis and management. Nat Rev Nephrol, 2010, 6(5): 274-285.
14. Adrogué HJ, Gennari FJ, Galla JH, Madias NE. Assessing acid-base disorders. Kidney Int, 2009, 76(12): 1239-1247.
15. Madias NE. Renal acidification responses to respiratory acid-base disorders. J Nephrol, 2010, 23 (Suppl) 16: S85-91.

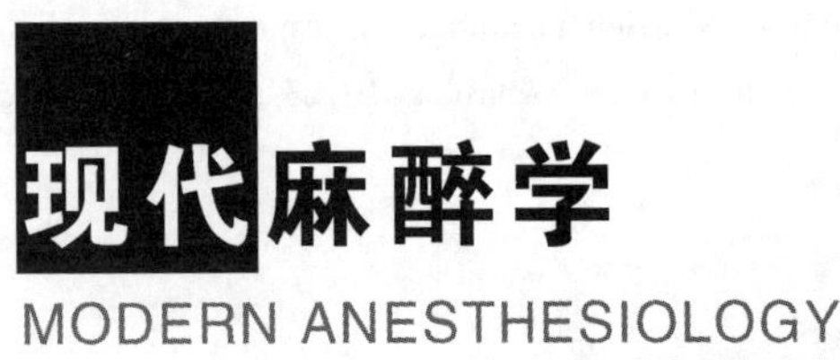
现代麻醉学
MODERN ANESTHESIOLOGY

第三篇　麻醉药理学

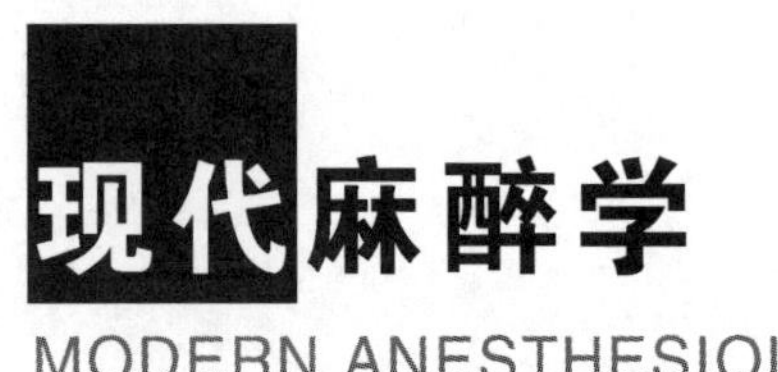
现代麻醉学
MODERN ANESTHESIOLOGY

第23章 麻醉药理学基础

药物(drug)指用于预防、诊断、治疗疾病或计划生育的化学物质。药理学(pharmacology)是研究药物与机体(包括病原体)相互作用的科学。其中,研究药物对机体作用(防治作用、不良反应等)的称为药物效应动力学(pharmacodynamics),简称药效学;研究机体对药物作用(吸收、分布、生物转化、排泄等)的称为药物代谢动力学(pharmacokinetics),简称药动学。与神经药理学、心血管药理学等一样,麻醉药理学(anesthetic pharmacology)是药理学的一个分支,是麻醉常用药物(全麻药、局麻药、肌松药等)的药理学,主要研究这些药物与机体的相互作用。麻醉药理学是麻醉学的一门专业基础课。其主要任务是为麻醉科医师合理用药打下基础。

第1节 药物代谢动力学

药代动力学是研究机体对药物处置动态变化的学科。大多数药物的治疗作用、作用时间、不良反应与机体处置进入体内药物的过程密切相关。调控体内药量(或血药浓度)既可达到用药的预期目的,又可减少或避免不良反应。药动学一是定性研究药物的体内过程,包括吸收、分布、代谢及排泄等;二是定量研究药物在体内随时间变化的过程。药代动力学的研究通常是总结生物体内药量与时间的函数关系,从而建立数学模型,并确定有关参数,导出算式,以便用数学语言定量并概括地描述药物在机体内动态变化的规律。根据该数学模型可以模拟、探讨并预报一定时间内生物体药量或血药浓度或效应部位药物浓度变化的规律,从而指导合理用药、设计和优选给药方案,为临床用药提供科学依据。

一、房室模型

药物在体内吸收、分布、代谢及排泄都是随时间推移而变化的动态过程。房室模型把机体视为一个系统,根据药物跨过生物膜的转运速率不同,该系统之内又划分一个或若干个房室(compartment),其中有一个室处于中心位置,能与其他各室进行可逆的药物转运。将处于中心位置的房室称为中央室,其余各房室统称外周室,并假定消除仅发生在中央室,并且吸收、分布及消除均为一级动力学过程。房室概念与解剖学、生理学的概念不同,它是人为地把机体内药物转运速率及分布相仿的部位合并成同一房室,所以它是理论上的空间组合,是一个抽象名词。房室的划分主要根据药物与组织的亲和力、蛋白结合率以及组织、器官的血流量、生物膜的通透性等因素而定。一般认为,中央室包括血液以及血流丰富的组织和器官,如肝、肾、心、脑及腺体等;外周室包括脂肪、皮肤及静止状态的肌肉组织等血流差的组织和器官。其中脑组织对脂溶性高的药物可视为中央室,对脂溶性低、极性高的药物则应划为外周室。药物进入血液循环后,向全身分布,很快在(通常1～2分钟)各组织、器官中达到动态平衡,形成匀一单元,于是整个机体可视为单一房室,称之为一房室(或一室)模型。若在平衡之前有较慢的转运过程,然后逐渐与各组织、器官之间达到动态平衡,此时就应把机体视为多房室模型,如二房室(或二室)模型、三房室（或三室）模型等（图23-1），其中二、三房室模型最为常用。

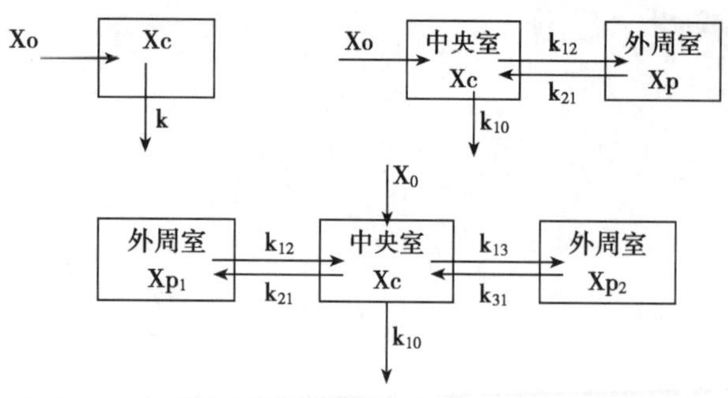

图23-1

Xc、Xp：中央室、外周室的药量；X_o：给予的药量；k_{12}、k_{21}、k_{13}、k_{31}：药物按一级动力学转运的速率常数；k、k_{10}：药物按一级动力学消除的速率常数

二、细胞膜的结构与药物的转运

药物达到作用部位产生药理效应，除首先溶于水之外，还必须跨过各类细胞膜。药物跨过细胞膜的运动称为药物的转运。

（一）药物的转运方式

药物等物质经细胞膜转运时，从其驱动力和转运方式上大致可分为被动转运（passive transport）、载体转运（carrier transport）和膜动转运（membrane moving transport）。

1. 被动转运　又称非载体转运（non-carrier transport）或下山转运，指存在于膜两侧的药物顺浓度梯度，即从高浓度一侧向低浓度一侧扩散的过程，分为简单扩散和滤过两种形式。药物转运以被动转运为主。

（1）简单扩散（simple diffusion）：又称脂溶扩散，是药物转运的一种最常见、最重要的形式，主要受药物的脂溶性、极性和解离度等因素的影响。脂溶性高、极性低的药物容易直接溶于膜的脂质中，从而容易通过细胞膜。大多数药物属弱电解质或有机弱酸或有机弱碱。在体液中，药物的解离型与非解离型处在动态平衡之中。由于非解离型药物为脂溶性，易于通过细胞膜，而解离型药物较难溶于脂类，不易通过细胞膜，因此在考虑药物扩散的速率时，除了解药物的脂溶性外，还要了解药物非解离型与解离型的浓度比。该比值主要取决于药物本身的 pK_a 和所在环境的 pH，它们之间的关系可用 Henderson-Hasselbalch 公式表示。

以弱酸性药物为例：

$$HA \xrightleftharpoons{K_a} H^+ + A^-$$

$$K_a = \frac{[H^+][A^-]}{[HA]}$$

$$pK_a = pH - \log\frac{[A^-]}{[HA]}$$

$$pH - pK_a = \log\frac{[A^-]}{[HA]}$$

所以：$10^{pH-pK_a} = \frac{[A^-]}{[HA]}$　即$\frac{[解离型]}{[非解离型]}$

同理：弱碱性药物 $10^{pK_a-pH} = \frac{[BH^+]}{[B]} = \frac{[解离型]}{[非解离型]}$

由此可见，当 pH＝pKa 时，[HA]＝[A⁻]，[B]＝[BH⁺]，即 pKa 是弱酸性或弱碱性药物在50%解离时溶液的 pH 值。当 pH 值与 pKa 值的差以数学值增减时，解离型药物与非解离型药物浓度的比值则相应地以指数值变化，即 pH 变动1时，二者的比值随之变动10倍。弱酸性药物 pKa>pH 时，如酸性药物在胃中，未解离型药物浓度比例大；弱碱性药物 pKa>pH 时，解离型药物浓度比例大，随着小肠 pH 从上到下逐渐增大，未解离型药物浓度增大，药物吸收量增加。总之，药物所处环境的酸碱度显著影响药物的解离度，从而影响药物的转运。

（2）滤过（filtration）：又称膜孔扩散，指药物通过亲水膜孔的转运，主要与药物分子大小有关。不论极性或非极性物质，只要分子小于膜孔，又是水溶性，都可以借助细胞膜两侧流体静压或渗透压差被水带到低压侧，该过程称为滤过，如肾小球的滤过等。

被动转运的特点是：①顺浓度梯度转运，即从高浓度向低浓度转运；②不需要载体，膜对通过的物质无特殊选择性；③不消耗能量，扩散过程与细胞代谢无关；④不受共存的类似物的影响，即无饱和现象和竞争抑制现象，一般也无部位特异性。

2. 载体转运　指细胞膜上的载体蛋白与药物结合，并载运该药物到膜的另一侧的过程，包括促进扩散和主动转运两种形式。

（1）促进扩散（facilitated diffusion）：又称易化扩散，指物质在细胞膜载体的帮助下由膜高浓度侧向低浓度侧扩散的过程。促进扩散时，细胞膜上的载体蛋白在膜外侧与药物结合，然后通过蛋白质的自动旋转或变构将药物转入细胞膜内。

促进扩散需要载体的参与，一种载体蛋白只能转运某种结构的物质，且载体蛋白的数量有一定的限度，故具有结构特异性和饱和现象。一种物质的促进扩散作用往往会被其结构类似物竞争抑制。促进扩散与被动转运的相同点是都服从顺浓度梯度扩散原则，不消耗能量，但是促进扩散的速度要比单纯扩散的速度快得多。研究发现，在小肠上皮细胞、脂肪细胞、血-脑脊液屏障血液侧的细胞膜中，单糖类、氨基酸、季铵盐类药物的转运属于促进扩散。

（2）主动转运（active transport）：指药物借助载体或酶促系统的作用，从低浓度侧向高浓度侧的跨膜转运。主动转运是人体重要的物质转运方式，生物体内一些必需物质如单糖、氨基酸、水溶性维生素、K^+、Na^+、I^-以及一些有机弱酸、弱碱等弱电解质的离子型都是以主动转运方式通过生物膜。

主动转运的特点是：①逆浓度梯度转运；②需要消耗能量，能量主要来源于细胞代谢产生的 ATP；③需要载体参与；④具有结构特异性和部位特异性，如维生素 B_{12}的主动转运仅在回肠末端进行，而维生素 B_2 和胆酸仅在小肠的上端被吸收；⑤受代谢抑制剂的影响，如氟化物可抑制细胞代谢而影响主动转运过程；⑥同时使用结构类似物能产生竞争性抑制作用；⑦主动转运的速率及转运量与载体的量及其活性有关，当药物浓度较低时，载体的量及活性相对较高，药物转运速度快。

3. 膜动转运　通过膜的运动而转运大分子物质，包括胞饮和胞吐。

（1）胞饮（pinocytosis）：又称吞饮或入胞，指大分子物质通过膜的内陷形成的小泡进入细胞。

（2）胞吐（exocytosis）：又称胞裂外排或出胞，指大分子物质从细胞内转运到细胞外。

三、药代动力学的速率过程

药代动力学的研究直接涉及到药物跨过细胞膜转运速率。药物跨膜转运或在机体内消除，其药量变化的微分方程：

$$\frac{dx}{dt}=-kX^n \tag{23-1}$$

X：药量；t：时间；k：跨膜转运（或消除）的速率常数；n=1 时为一级动力学方程；n=0 为零级动力学过程；负号：药量随时间延长而减少。

1. 一级动力学过程

当（n=1），则（23-1）式写成：$dx/dt=-kX$

积分，整理得：
$$X_t=X_0e^{-kt} \tag{23-2}$$

X_0：初始药量；X_t：t 时刻的药量。从上式可见，药量的变化与初始药量成正比，随时间的延长，药量呈指数衰减。对（23-2）式取对数得：

$$\log X_t=\log X_0-\frac{k}{2.3026}t \tag{23-3}$$

此式相当 Y=a+bx，故称线性动力学。如以 X_t对 t 在半对数纸作图，则可得一条直线，直线的斜率 b=-k/2.3026，$\log X_0$ 为截距。k 是一项比例常数或转运速率常数或消除速率常数。根据（3）式 t_1、t_2 时体内的药量分别为：

$$\begin{cases}\log X_{t_1}=\log X_0-\dfrac{k}{2.3026}t_1\\ \log X_{t_2}=\log X_0-\dfrac{k}{2.3026}t_2\end{cases}$$

解此联立方程得：

$$k=2.3026\left(\frac{\log X_{t_1}-\log X_{t_2}}{t_2-t_1}\right)$$

k 的含意是单位时间内转运或消除的比例。k 能定量地描述一种药物转运或消除的快慢。k 值越大，说明转运或消除速率越快。

2. 零级动力学过程

当（n=0），则（23-1）式改写成：dx/dt=-k。

积分，整理：
$$X_t=X_0-kt \tag{23-4}$$

X_t 对 t 作图在普通坐标纸上呈一直线，斜率 b=-k，X_0 为截距，$k=(X_0-X_t)/t$，即单位时间内转运或消除恒量的药物。

总之，药物跨膜转运或消除为一级动力学过程时，药物的剂量随时间的延长呈指数衰减；而药物跨膜转运或消除为零级动力学过程时，随时间的延长，单位时间跨膜转运或消除的药量恒定。一级动力学药量-时间曲线在半对数纸上是一条直线，而零级动力学药物量-时间曲线在普通坐标纸上是一条直线。此外，一级动力学过程的药物转运或消除半衰期与体内的药量无关，是一常数；而零级动力学过程的药物转运或消除半衰期与体内药量成正比，不是恒值。

四、药物的吸收

吸收（absorption）是指药物从给药部位进入血循环的过程。除直接注入血管内之外，给药后至出现全身作用之前，都要经细胞膜的转运被吸收入血。吸收速率和吸收程度直接影响血药浓度和药物作用强度。

影响吸收的因素甚多，诸如药物的理化性质、剂型、给药途径、给药部位的血流量以及病理状态等。多数情况下，药物以被动转运的方式吸收。脂溶性大、极性小、分子量不大的药物易跨过细胞膜，其跨膜转运的速率与细胞膜两侧的浓度差、吸收面积成正比。细胞两侧浓度差增大时，吸收增加。休克时由于微循环障碍或局部使用血管收缩药，吸收减慢。吸入给药时，由于肺泡表面面积大，药物吸收迅速；增加吸入麻醉药的浓度或增加肺泡的通气量，肺泡内麻醉药的浓度和血中麻醉药浓度（尤其是溶解度大的吸入麻醉药）上升就加快。极性较大的药物虽然不易跨过细胞膜，但是炎症时膜的通透性增加，药物也易通过。肌内注射，如以水相作溶媒，脂溶性高的药物吸收快且完全；如以有机物溶剂助溶（如加入丙二醇等），吸收比口服等剂量的药物还要慢，且不完全，例如地西泮注射液，其原因可能是由于在给药部位丙二醇相转为水相，形成药物沉淀所致。

口服给药，除上述影响吸收的因素外，尚与片剂崩解速度、胃排空、肠蠕动、药物伍用以及肠内、肝内药物代谢等有关。虽然弱酸性药物在酸性胃液中非解离型占优势，易于吸收，但是由于小肠黏液表面积大，血流丰富等原因，药物大部分仍在肠道吸收。

某些药物口服后，经肠壁或（和）肝内药物代谢酶的作用，进入体循环的药量减少，该现象称为首过消除（first pass elimination）。

生物利用度（bioavailability）的含义应包括吸收速率和吸收程度。但是实际工作中生物利用度常常只用来说明药物吸收的程度或药物进入全身循环的量。口服给药后，进入体循环量常小于所给剂量，其原因是：一些水溶性差的药物剂型，达到结肠前仅释放了一部分药物；极性大的药物吸收受到了限制；有些药物存在着明显的首过消除等。血管外给药的生物利用度（F）常根据血药浓度-时间曲线下总面积（area under the curve，AUC）与静脉注射同剂量的曲线下总面积之比来估算：

$$F=\frac{AUC(\text{口服})}{AUC(\text{静注})}\times 100\%$$

鞘内给药时，药物直接进入脑脊液，迅速发挥中枢神经系统作用。由于肺泡面积大，吸入给药的药物可以迅速进入循环，与静脉给药一样迅速发挥作用，同时还可避免药物的肝脏首过消除效应以及血管外给药的吸收延迟。

五、药物的分布

药物被吸收后，随血液分布（distribution）到各组织、器官。药物在各组织、器官的分布常具有选择性，即药物在体内的分布不均一，但是处于动态平衡，即随药物的吸收与消除不断变化。虽然药物的分布并非完全与其药理作用平行，但是药理作用强度取决于药物在效应部位的浓度。一般地说，药物血浓度或剂量与药物效应成正相关。药物在血液中的分布、血药浓度或效应部位的浓度随时间变化的规律是药代动力学研究的主要目的。了解药物分布，不但可指导合理用药，而且可警惕不良反应的发生。

1. 表观分布容积（apparent volume of distribution，V_d）　表观分布容积系指给药后，体内总药量（X_0）与零时间血药浓度（C_0）的比值，即：

$$V_d=\frac{X_0}{C_0} \tag{23-5}$$

它是一个计算值，在多数情况下，并非药物在机体内分布的真实生理容积，只是表示药物在体内分布广窄程度，故称表观分布容积。V_d 是药代动力学中一项重要的基本参数。某药的 V_d 大小取决于该药的理化性质（如 pKa 等）、药物在各组织中的分配系数、与血浆蛋白或组织蛋白结合率等。如果比较药物的 V_d 与体液数据，则可大致推测药物在体内的分布情况。70kg 的人体，总含水量约为 40 ~ 46L，其中血浆约 3 ~ 5L，细胞外液和细胞内液分别为 13 ~ 16L 和 25 ~ 28L。如果算得某药 V_d = 5L，则提示药物基本分布在血液中；如 V_d = 10 ~ 20L，药物主要分布在细胞外液中；如 V_d = 40L，药物主要分布在细胞内、外液中；如 V_d = 100 ~ 200L，则提示药物大量分布或贮存在组织内或某些器官中。

中央室分布容积（central volume of distribution，Vc）：Vc 包括心脏、血管、肺、肝、肾等组织和器官容积。这些组织和器官也可摄取某些药物。如肺组织对阿芬太尼摄取量小于芬太尼和苏芬太尼，其原因与阿芬太尼的脂溶性低、pKa 小有关，所以阿芬太尼的 Vc 小于芬太尼和苏芬太尼的 Vc。血管内给药时，某些药物给药后在血管内代谢，这些药物的 Vc

也较小。Vc 主要用来计算静脉注射后药物的峰浓度。对于脑组织来讲，脂溶性高、极性小、分子量不大的药物容易跨过血-脑脊液屏障，此时脑组织则属于中央室，否则属于外周室。

外周室分布容积（peripheral volumes of distribution，Vp）：Vp 反映药物在组织中的溶解能力，它比 Vc 大。某药的 Vp 大小取决于药物的理化性质，在人群中该数值可以说是一常数，但受年龄、疾病等因素的影响。例如老年人脂肪增加、瘦体重（lean body mass）减小、总体水减少，脂溶性大的药物 Vp 增加。

稳态分布容积（volume of distribution at steady state，Vdss）：Vdss 指药物静脉输注达稳态时，体内药物总量与血浆药物浓度的比值。它等于此时的中央室和外周室容积之和。

2. 影响药物在体内分布的因素　影响分布的因素很多，诸如药物本身的理化性质、组织和器官的血流量、组织的亲和力等。

（1）药物与血浆蛋白结合：大多数药物进入血液循环后，不同程度地与血浆蛋白（白蛋白、α 球蛋白）结合，不同药物与白蛋白上的不同位点相结合。除少数药物以共价键的方式与血浆蛋白结合外，大多数药物的结合是可逆的，呈动态平衡。只有解离型（未结合的）的药物才能跨过细胞膜进一步被转运，或与靶细胞结合，或被代谢，或被排泄等。所以药物与血浆蛋白结合后暂时失去活性，是一种暂时贮存形式。药物与血浆蛋白的结合使解离型药物相对减少，增加细胞膜两侧的浓度差有利于吸收，但是不利于进一步转运。

蛋白结合率系指治疗剂量下血浆蛋白与药物结合的百分率。血浆蛋白与药物的结合有一定的限量。药物与血浆蛋白结合达到饱和后，继续增加剂量会迅速升高解离药物浓度，其作用增强，但是毒性也增加。血浆白蛋白减少或变性时，常用剂量的药物也可因其解离型增加而引起药物逾量的效应，甚至中毒。此外，如果两种药物与相同的血浆蛋白位点结合，则结合力强的药物可以置换结合力弱的药物。尤其是结合率高、V_d 小及消除慢的药物，彼此间可出现明显的竞争性抑制，从而增强药物的效应，甚至导致毒性反应。例如双香豆素与保泰松的蛋白结合率分别为 99% 和 98%，后者可将前者从血浆蛋白中置换出来，如置换出 1% 则使双香豆素解离型浓度增加 1 倍，作用增强 1 倍以致抗凝作用增强，甚至引起出血不止。

（2）组织器官的贮积作用：体内脂肪总量相对较多，脂溶性高的药物分布到脂肪组织后往往有相当部分被贮存，从而影响药理作用。例如弱酸性药物硫喷妥，其脂溶性高、pKa = 7.6，在血浆中非解离型多，易通过细胞膜，由于脑的血流量［70ml/（min · 100g 组织）］比脂肪血流量［1ml/（min · 100g 组织）］高，静脉注射后硫喷妥迅速分布到脑组织而产生麻醉作用。但是由于脂肪组织的量大，又能摄取脂溶性药物，所以药物逐渐从脑中向脂肪中转移，并被贮存起来，这一过程称为“再分布”（redistribution）。此后脂肪组织释放的硫喷妥可出现血浆浓度的第二次峰值，虽不足以产生深度麻醉作用，但是可能使患者长时间不能完全苏醒。芬太尼单次静脉注射，虽然消除半衰期长，但是由于存在再分布，故其作用时间短暂。

肺、胃的 pH 低于血液，往往是弱碱性药物的贮存场所，例如芬太尼单次静脉注射后约有 75% 的药物被肺所摄取，同时胃壁也有摄取，当通气改善后大量药物可从肺转移到血液中，引起血药浓度再度升高。

（3）各种屏障对药物分布的影响：血-脑脊液屏障：脑毛细血管内皮细胞连接紧密，外表又被星形胶质细胞包围，这就在血浆与脑细胞外液之间形成一道屏障，将血浆与脑脊液分开；脉络膜丛也与其相似。只有脂溶性高的非解离型物质才容易通过血-脑脊液屏障，大分子或极性高的药物很难进入中枢神经系统。延髓催吐化学感受区及下丘脑处血-脑脊液屏障薄弱，易受一些药物的影响，不少药物的不良反应（如恶心、呕吐）与此有关。

胎盘屏障：胎盘屏障是由胎盘将母体与胎儿血液隔开的屏障。胎盘对药物的转运与一般细胞膜无明显差异，妊娠后期比前期更有利于药物的转运。因此应注意一些药物对胎儿的作用，防止引起胎儿中毒及畸形的可能。

（4）体液 pH 对药物分布的影响：体液 pH 直接影响一些药物的解离度。弱酸性药物在酸性条件下解离型少，非解离型多，有利于药物转运；而在碱性条件下解离型多，不利于转运。因此弱酸性药物一般趋向于集结在 pH 较高的部位；弱碱性药物则与弱酸性药物相反，多集结于 pH 较低的部位。细胞内液 pH（7.0）低于细胞外液（pH = 7.4），所以弱酸性药物在细胞外液浓度较高，弱碱性药物在细胞内浓度较高。例如，弱酸性药物苯巴比妥（pKa = 7.3）在细胞外液的药物浓度是细胞内浓度的 2 倍。当苯巴比妥中毒时，口服或静脉输注碳酸氢钠碱化血液，可促进药物自细胞内转运到细胞外，有利于排泄。

六、药物的消除

药物作用的终止取决于药物的消除（elimination）。药物的消除包括药物的代谢（metabolism）（生物转化）及排泄（excretion）。绝大多数药物经生物转化失去药理活性，同时其水溶性和极性增加，有利于最终被排出体外。机体中不少脏器和组织含有参与药物代谢的某些非特异酶系，其中以肝脏转化外源性化合物最为重要。吸入全身麻醉药在人体内代谢率低，对其药效学影响不明显，但与其毒性作用有关。

机体代谢药物的方式有氧化、还原、分解和结合等方式。药物代谢的过程并非千篇一律，而是以不同的方式在不同组织中同时或先后进行。一般分为两个时相：第一时相包括氧化（羟基化、脱烃基、脱氨基、脱卤素）、还原或分解。经第一时相代谢，多数药物失活，分子极性增加，易于排泄。某些药物经第一时相代谢后，代谢产物具有母体样药理活性，如氯胺酮的代谢产物去甲氯胺酮；某些药物原无药理活性，经代谢后表现药理活性，如环磷酰胺代谢为醛磷酰胺；某些药物经代谢后生成毒性代谢物，如氟烷在肝内代谢为三氟乙酰氯（半抗原）。代谢的第二时相是将第一时相的代谢产物或药物原形与体内一些物质（葡萄糖醛酸、甘氨酸、硫酸、乙酰基等）相结合，使药物失去活性，分子量增加，极性和水溶性增加，利于排泄。

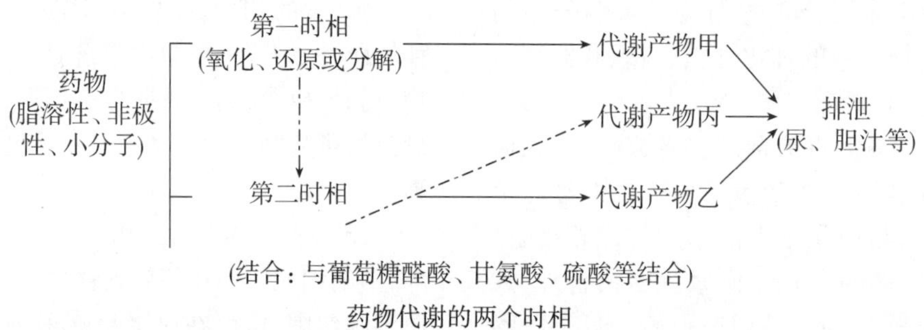

药物代谢的两个时相

药物代谢依赖于体内各种酶系的催化作用。催化药物代谢的酶系大致可分成三类：①微粒体酶系；②非微粒体酶系，如线粒体（如单胺氧化酶降解儿茶酚胺等）、细胞浆（如醇脱氢酶、醛氧化酶以及黄嘌呤氧化酶等）和血浆中（如瑞芬太尼和琥珀胆碱为血浆假性胆碱酯酶所水解）的多种酶系；③肠道菌群的酶系统。

微粒体酶系也存在于肝外某些组织细胞中，但是以肝脏最为重要。药物以及其他外源性物质主要是经肝脏细胞光面内质网微粒体酶催化来进行代谢。目前已知200多种药物的代谢与此酶有关，故又称肝药酶，即肝脏微粒体的细胞色素P-450酶相系统。细胞色素P-450是一种含铁的酶，为一个大的家族，人类约有50～200种，目前对其中30种有所了解，例如细胞色素P-450-2E亚家族与吸入麻醉药的代谢密切相关，其中细胞色素P-450-2E1最为重要。该亚家族也存在于肝外组织如肾、肺以及结肠内皮细胞。苯巴比妥的代谢与P-450-2B亚家族有关，该家族也代谢甲氧氟烷及氟烷。人类肝脏中细胞色素P-450-3A含量最高，约占细胞色素P-450的60%，它与非极性药物（阿芬太尼、利多卡因、咪达唑仑等）代谢有关。肝药酶作用的选择性不高，活性有限，达到极限后数种药物之间可产生竞争性抑制现象。肝药酶个体差异很大，除先天遗传差异外，还受生理、病理、性别、年龄、药物伍用及营养等因素的影响。例如新生儿、早产儿缺乏此酶，肝病患者的肝药酶活性也下降。一些药物可诱导肝药酶的数量或活性增加，称为酶诱导作用（enzyme induction），例如苯巴比妥、苯妥英等。另一些药物可抑制该酶的活性，称为酶抑制作用（enzyme inhibition），例如西咪替丁、氯霉素、保泰松等。与酶诱导药伍用可加快药物的代谢，使药理作用减弱，作用时间缩短，例如苯巴比妥的酶诱导作用可使双香豆素的代谢加快，血药浓度下降，造成双香豆素的作用减弱，从而缩短凝血酶原时间。与酶抑制药伍用可使药物代谢延缓，药理作用增强，作用时间延长，例如氯霉素的酶抑制作用可使苯妥英或甲苯磺丁脲的代谢减慢，血药浓度上升，甚至可引起毒性反应。与酶诱导药伍用，虽可出现药物作用减弱，但是停用酶诱导药可产生对药物敏感性增加的现象。苯巴比妥自身的酶诱导作用可能是其产生耐受性的机制之一。

药物的排泄是药物作用彻底消除的过程。肾脏是药物排泄的主要器官，某些药物也可由胆汁、肺、乳腺和汗腺排泄。药物的肾脏排泄与肾小球滤过、肾小管主动分泌和重吸收有密切关系。肾功能欠佳时,可根据患者的肌酐清除率来调整一些药物的剂量和给药时间间隔。肾小管重吸收可使药物在肾小管部位浓缩,药物浓度增加,有利于一些药物治疗泌尿系统的感染。但有些药物浓度增加后,可加重肾小管的损害。脂溶性高的药物,因肾小管浓缩作用可增加重吸收,减慢排泄。近曲小管有转运有机弱酸性药物、有机弱碱性药物两类系统,有机弱酸转运系统分泌乙酰唑胺、氢氯噻嗪、呋塞米、青霉素类、丙磺舒、吲哚美辛等;有机弱碱转运系统主要分泌吗啡、美加明、普鲁卡因胺等。如伍用经同一通道分泌的药物,可产生竞争性抑制,例如丙磺舒抑制青霉素类在近曲小管的分泌而使青霉素排泄减慢。碱化尿液可加速弱酸性药物的排泄,例如巴比妥、水杨酸类药物。酸化尿液则加速弱碱性药物排泄,如哌替啶、氨茶碱等。由于尿液碱化的范围比酸化窄,所以在临床实际应用中,酸化尿液加速弱碱性药物的排泄较为有意义。吸入麻醉药主要从肺脏排出,N_2O 部分可经皮肤排泄。

药物经胆汁排泄时,一些药物被小肠重吸收进入血液循环,称为肝肠循环。这一循环可延缓药物的排泄,例如红霉素、洋地黄毒苷等。

清除率(clearance,CL)是药代动力学中一个重要参数,用以衡量机体对药物消除的能力。

全身清除率(systemic clearance,CL_s)系指机体在单位时间内能将多少体积的血浆中的药物全部清除,单位为 $ml \cdot min^{-1}$,它等于全身各器官清除率之和,即 $CL_s = CL_{肝} + CL_{肾} + CL_{其他}$。符合一室模型的药物,$CL_s = V_d \cdot K$;符合二室模型药物 $CL_s = Vc \cdot K_{10}$。

消除半衰期(elimination half-life time)系指机体内药物消除一半所需时间,又称终末半衰期(terminal half-life time)。血浆半衰期系指血浆药物浓度下降一半所需时间。对于一房室模型药物来说,消除半衰期与血浆半衰期是等同的。对于多房室模型药物,由于药物在机体中存在着再分布,两个半衰期则存在差异。即使是同一个药物,静脉输注持续的时间不同,停药后血浆浓度下降一半的时间不同,不同药物间差异更大。为此,提出输注即时半衰期(context-sensitive half-time)的概念,其含义为静脉输注维持血浆药物浓度恒定时,任一时间停止输注,血浆药物浓度下降 50% 所需时间。在临床麻醉实践中,虽然单次注射苏芬太尼的消除半衰期比阿芬太尼的长,但两药在维持恒定的血药浓度输注中,输注的时间不同各药血药浓度下降 50% 所需时间则不同,且阿芬太尼所需时间都比苏芬太尼长(图 23-2)。例如两药皆维持输注 200 分钟,阿芬太尼血浆浓度下降 50% 需 55 分钟,苏芬太尼仅需 25 分钟。

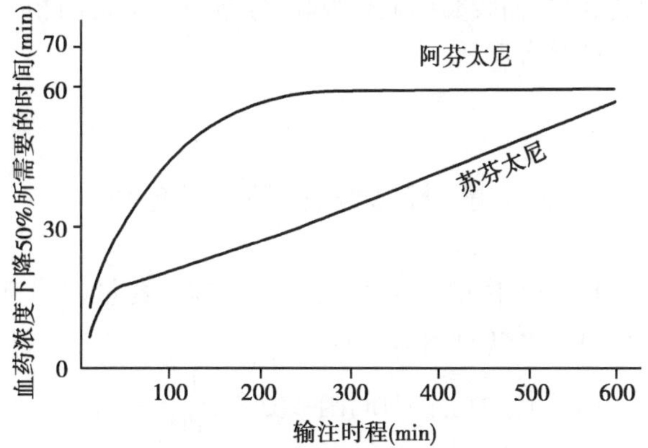

图 23-2　维持恒定血药浓度输注时间与输注即时半衰期的关系(阿芬太尼、苏芬太尼)

七、药物的时量关系

绝大多数药物的药理作用强弱与血药浓度平行。血药浓度随时间的推移而变化。一次给药后在不同时间测定血药浓度,可以描记出血药浓度与时间关系的曲线(图 23-3)。曲线中上升段反映药物吸收和分布的快慢,药物吸收快,升段坡度就陡,反之平坦。曲线的高度反映吸收的量,同一药物剂量大时,峰值较高,反之较低。降段反映消除的快慢,消除快,曲线下降快,反之则下降平坦。用药开始至发生疗效的一段时间,称为潜伏期;维持基本疗效的时间,称为持续期;血药浓度下降到最小有效水平以下,但尚未被机体完全消除这段时间,称为残留期。反复用药,药物在体内蓄积引起毒性反应,称为蓄积

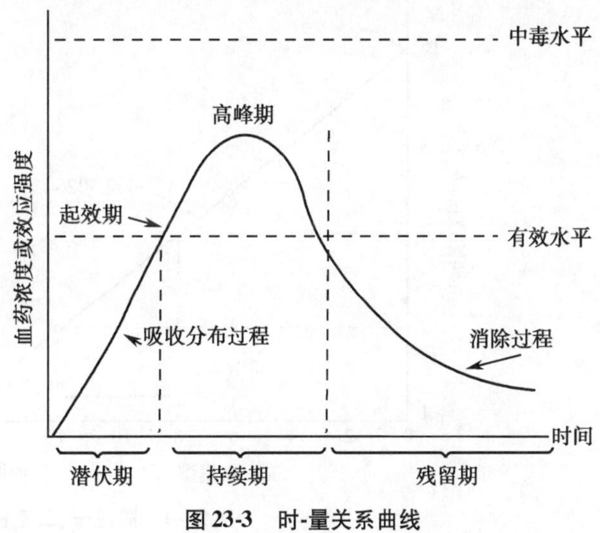

图 23-3　时-量关系曲线

中毒。临床药物治疗中，不仅要求给药后血药浓度尽快达到预期水平，而且要求该浓度能够维持适当的时间。总之，药物在体内的吸收与消除是同时进行的，时量曲线实际上是吸收、分布与消除之间相互消长的综合反映。

八、静脉注射药代动力学分析

1. 一室模型　静脉推注某药，体内药量（Xt）随时间（t）变化（见图 23-1）。

（1）体内药量-时间函数方程：$\frac{dx}{dt}=-kt$，k：一级消除速率常数，解得：

$$X_t=X_0e^{-kt} \quad (23\text{-}6)$$

（2）血药浓度-时间函数方程：上式两边同除以 V_d 得：

$$C_t=C_0e^{-kt} \quad (23\text{-}7)$$

从上式可见静脉推注一个剂量后，血药浓度随时间延长呈指数衰减。对（23-7）式取对数得：

$$\lg C_t=\lg C_0-\frac{k}{2.3026}t \quad (23\text{-}8)$$

上式在半对数纸上 C_t-t 作图得一直线，截距为 $\lg C_0$，斜率为-k/2.3026（图 23-4）。

（3）血浆半衰期（half-life time，$T_{1/2}$）：血浆药物浓度衰减一半所需的时间。根据定义，当 $t=T_{1/2}$，$C_t=C_0/2$ 代入上式得：$T_{1/2}=0.693/k$。由此可见，按一级消除动力学消除的药物，其 $T_{1/2}$ 是一恒值，与血药浓度无关。

根据（7）式，令 $t=nT_{1/2}$，且将 $k=0.693/T_{1/2}$ 代入得：$C_{nT_{1/2}}=C_0\left(\frac{1}{2}\right)^n$。当 n=1 时，$C_{T_{1/2}}=0.5C_0$；n=3.32 时，$C_{3.32T_{1/2}}=0.1C_0$；n=5 时，$C_{5T_{1/2}}=0.03C_0$；n=6.64 时，$C_{6.64T_{1/2}}=0.01C_0$。由此可见，静脉推注后，药物在机体内经 $5T_{1/2}$ 达到基本消除。

2. 二室模型　静脉推注某药后，体内药量随时间而变化。根据图 23-1。

（1）体内药量-时间函数方程：

$$\begin{cases}\frac{dX_c}{dt}=k_{21}X_p-(k_{12}+k_{10})\cdot X_c\\ \frac{dX_p}{dt}=k_{12}X_c-k_{21}X_p\end{cases}$$

Xc、Xp 分别为中央室、外周室的药量；dXc/dt、dXp/dt 分别为中央室、外周室瞬间药量变化的微分式；k_{12} 为中央室向外周室转运的速率常数；k_{21} 为外周室向中央室转运的速率常数；k_{10} 为中央室消除的速率常数。

上式经拉氏转换解得：

$$X_c=\frac{X_0(\alpha-k_{21})}{\alpha-\beta}e^{-\alpha t}+\frac{X_0(k_{21}-\beta)}{\alpha-\beta}e^{-\beta t} \quad (23\text{-}9)$$

其中 α 为分布速率常数，β 为消除速率常数。

（2）血药浓度-时间函数方程：（23-9）式二边同除以中央室表观分布容积（Vc）得：

$$C_t=\frac{X_0(\alpha-k_{21})}{V_c(\alpha-\beta)}e^{-\alpha t}+\frac{X_0(k_{21}-\beta)}{V_c(\alpha-\beta)}e^{-\beta t} \quad (23\text{-}10)$$

令上式等号右侧二项系数分别为 A、B，则（23-

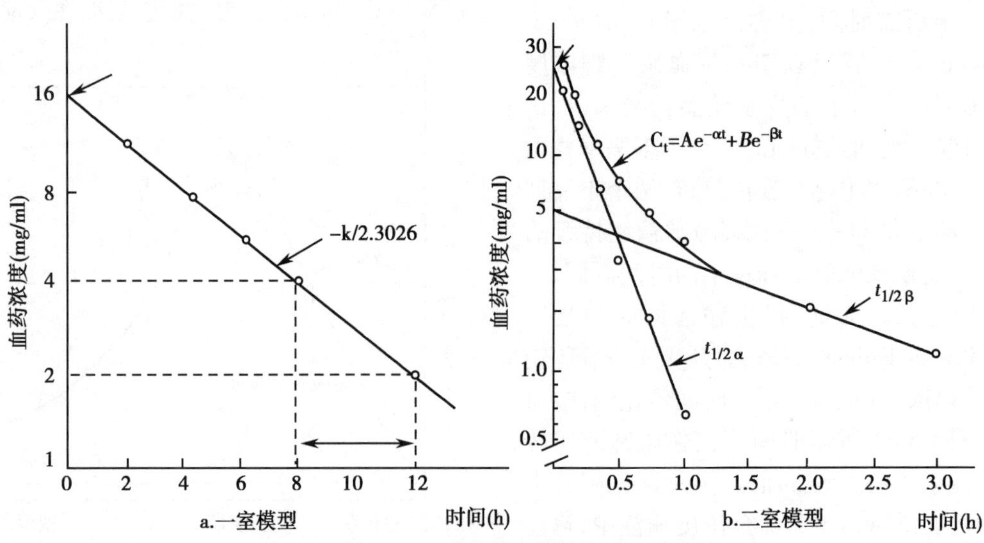

图 23-4　静注一、二室模型药物血药浓度-时间曲线

10)式改写为：

$$C_t = Ae^{-\alpha t} + Be^{-\beta t} \quad (23\text{-}11)$$

从上式可见，二室模型药物静脉推注后，血药浓度随时间呈二项指数衰减。如 C_t 对 t 在半对数纸上作图则呈二项指数式，见图 23-4。

（3）各项参数的关系：$\alpha+\beta=k_{10}+k_{12}+k_{21}$；$\alpha\beta=k_{10}\cdot k_{21}$；$C_0$（零时血药浓度）$=A+B$；Vc（中央室表观分布容积）$=\frac{X_0}{C_0}$；$k_{21}=\frac{\alpha B+\beta A}{A+B}$；$AUC_{(0\to\infty)}=\frac{A}{\alpha}+\frac{B}{\beta}=\frac{X_0}{V_c\cdot k_{10}}$；CLs（全身清除率）$=\frac{X_0}{AUC}=V_c\cdot k_{10}$；$T_{1/2\alpha}$（分布相半衰期）$=\frac{0.693}{\alpha}$；$T_{1/2\beta}$（消除相半衰期）$=\frac{0.693}{\beta}$；$V_d$（总分布容积）$=\frac{X_0}{\beta AUC}=\frac{V_c\cdot k_{10}}{\beta}$。

九、静脉滴注药代动力学分析

1. 一室模型　某药作恒速静脉滴注，体内药量（X）随时间（t）变化，其图解：

$$\xrightarrow{R_0} \boxed{X} \xrightarrow{k}$$

（1）体内药量-时间函数方程：$dx/dt=R_0-kx$，R_0：恒速滴注速率，k：一级消除速率常数。经拉氏转换解得：

$$X_t=\frac{R_0}{k}(1-e^{-kt}) \quad (23\text{-}12)$$

（2）血药浓度-时间函数方程：(23-12)式两边同除以 V_d 得：

$$C_t=\frac{R_0}{V_d\cdot k}(1-e^{-kt}) \quad (23\text{-}13)$$

从(13)式可见 C_t 随 t 延长而增加，当 $t\to\infty$ 时，$e^{-kt}\to 0$，血药浓度趋向恒值，即稳态浓度（C_{ss}）或坪浓度。

$$C_{ss}=\frac{R_0}{V_d\cdot k} \quad (23\text{-}14)$$

由(23-14)式可见 C_{ss} 与 R_0 成正比，即不同的滴注速率产生不同的 C_{ss}，此时体内药物消除速率等于滴注速率。

将(23-14)式代入(13)式得：

$$C_t=C_{ss}(1-e^{-kt}) \quad (23\text{-}15)$$

由于 $k=\frac{0.693}{T_{1/2}}$，且令 $t=nT_{1/2}$，代入(15)式，当 n=1，则 $C_{1T_{1/2}}=0.5C_{ss}$；当 n=4，则 $C_{4T_{1/2}}=0.93C_{ss}$；当 n=5，则 $C_{5T_{1/2}}=0.97C_{ss}$，说明恒速静脉输注欲使血药浓度达到稳态水平需 $5T_{1/2}$。

2. 二室模型　某药作恒速静脉滴注，体内药量随时间变化，其图解：

$$\xrightarrow{R_0}\boxed{Xc}\underset{k_{21}}{\overset{k_{12}}{\rightleftarrows}}\boxed{Xp},\quad Xc\xrightarrow{k_{10}}$$

R_0：恒速静脉滴注速率

（1）体内药量-时间函数方程：

$$\begin{cases}\frac{dX_c}{dt}=R_0+k_{21}X_p-(k_{12}+k_{10})X_c\\ \frac{dX_p}{dt}=k_{12}X_c-k_{21}X_p\end{cases}$$

经拉氏转换解得：

$$X_c=\frac{R_0}{k_{10}}\left(1-\frac{k_{10}-\beta}{\alpha-\beta}e^{-\alpha t}-\frac{\alpha-k_{10}}{\alpha-\beta}e^{-\beta t}\right) \quad (23\text{-}16)$$

（2）血药浓度-时间函数方程：(16)式两边同除以中央室表观分布容积（V_c）得：

$$C_t=\frac{R_0}{V_c\cdot k_{10}}\left(1-\frac{k_{10}-\beta}{\alpha-\beta}e^{-\alpha t}-\frac{\alpha-k_{10}}{\alpha-\beta}e^{-\beta t}\right) \quad (23\text{-}17)$$

当 $t\to\infty$ 时

$$C_\infty=C_{ss}=\frac{R_0}{V_c\cdot k_{10}} \quad (23\text{-}18)$$

由(23-18)式可见，C_{ss} 与 R_0 成正比。

（3）静脉滴注停止后，血药浓度-时间函数方程：

$$C_t=\frac{R_0(k_{21}-\alpha)(e^{-\alpha T}-1)}{V_c(\alpha-\beta)\cdot\alpha}e^{-\alpha t_1}+\frac{R_0(\beta-k_{21})(e^{-\beta T}-1)}{V_c(\alpha-\beta)\cdot\beta}e^{-\beta t_1} \quad (23\text{-}19)$$

式中 T：静脉滴注时间；t_1：停滴后时间。

十、效应室药物浓度

效应室系指药物作用的效应部位，诸如机体

的细胞膜、受体或其他分子结构。临床麻醉中静脉诱导时，血药浓度可立即达到峰浓度，但效应部位脑的药物浓度上升并引起意识消失尚需要延迟一段时间。为了定量地研究剂量或血药浓度与效应室药物浓度的关系，了解效应室药物浓度变化的规律，Sheiner 等于 1979 年提出药代动力学—药效动力学模型（PK-PD 模型），即在原药代动力学线性模型加一个效应室（图 23-5）。近年来 PK-PD 模型受到越来越广泛的关注，尤其在新药研发的各个阶段得到广泛的应用。这一方面加速了新药研发的进程，提高了药物开发决策效率，为临床用药的安全性和有效性提供了更为科学的理论依据；另一方面有助于阐明药物作用机制、评价药物相互作用、模拟临床试验及探明药效个体差异的来源等。

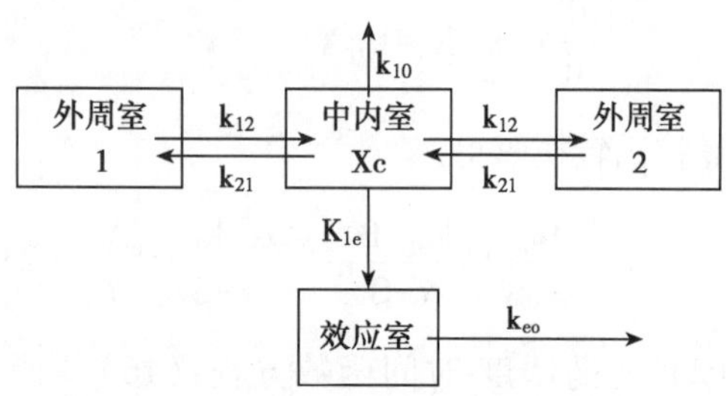

图 23-5　三室模型效应室示意图

效应部位是一特定部位，其药物浓度目前尚难以测得。但效应室的药物浓度与其效应是平行的，因此我们监测药物的效应即可了解效应室的药物转运。假定维持恒定的血浆药物浓度时，效应室的药物浓度达到 50% 血浆药物浓度的时间则记为 $T_{1/2keo}=0.693/k_{eo}$，其中 k_{eo} 是效应室药物消除速率常数，主要影响效应室药物峰浓度以及药物效应的滞后时间。

静脉注射一个剂量后，效应室药物浓度到达峰浓度所需时间应受 k_{eo} 和药代动力学的影响。图 23-6 中，假定 A、B、C 三个药物的药代动力学相同，$T_{1/2keo}$ 分别等于 1、2、5 分钟。随着 k_{eo} 的增加，效应室药物浓度达到峰浓度的时间也增加，峰值浓度也减小，药物效应滞后时间也增加。例如阿芬太尼 k_{eo} 约为 0.69min^{-1}，$T_{1/2keo}$ 约等于 1 分钟，效应室的峰浓度约在静脉注射后 90 秒钟出现，其峰浓度约是血浆浓度的 37%。苏芬太尼 k_{eo} 为 0.14min^{-1}，$T_{1/2keo}$ 约为 4 分钟，约在静注后 5～6 分钟达峰浓度，其峰浓度约是血浆药物浓度的 20%。两药相比，静脉注射后，前者效应室药物浓度上升快、峰值浓度高、药物效应出现早，滞后时间短，后者效应室浓度上升的慢、峰值浓度低、药物效应出现晚，滞后时间长，因此要想迅速发挥药理效应，应选择具有相似药理作用的药物中 k_{eo} 大的药物（如阿芬太尼）。k_{eo} 小的药物 $T_{1/2keo}$ 大、药物滞后时间长。临床应用中应注意虽然血药浓度下降，但由于效应滞后，效应的衰减并非与血药浓度平行，停药后，较低的血药浓度却出现较明显的药物效应。如果效应室达到相同的峰浓度，苏芬太尼（k_{eo} 小，$T_{1/2keo}$ 大）所需的静脉注射剂量大于阿芬太尼（k_{eo} 大，$T_{1/2keo}$ 小）所需剂量。在临床用药中如反复给药可根据 $T_{1/2keo}$ 进行估算给药间隔时间。例如咪达唑仑 $T_{1/2keo}$ 等于 4 分钟，因此临床反复静脉注射的间隔时间约为 5～7 分钟以避免效应室药物浓度过高。此外，k_{eo} 还可用于预报效应室药物浓度等（从略）。

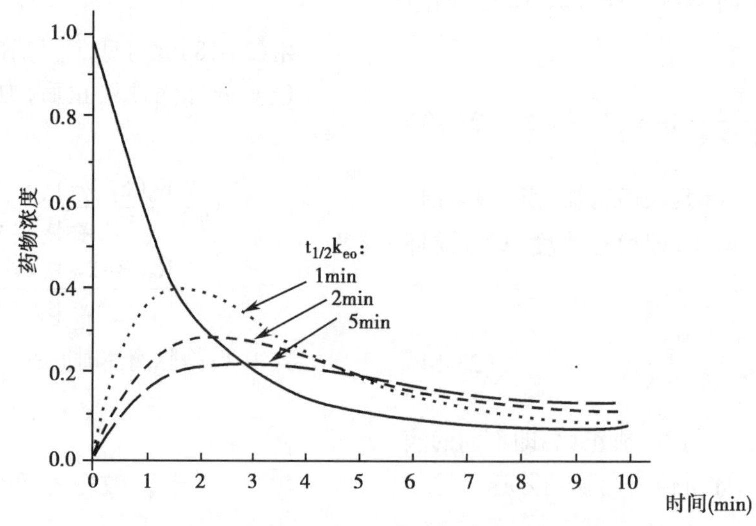

图 23-6　静脉注射后效应室药物浓度与 $t_{1/2keo}$ 的关系

十一、计算机辅助输注

计算机辅助输注（computer-assisted continuos infusion，CACI）是由计算机、接口、输液泵组成。在临床药物治疗中，CACI可分为闭环式（closed-loop）和开环式（open-loop）两种。前者在医生设置目标水平后，输注中自行反馈调节。例如，在药物输注前设定血压在正常水平，如所用药物有降压作用则血压低于正常水平CACI系统停止运行，如高于正常水平则CACI系统恢复运行。此外肌收缩幅度、脑电指数皆可预先设置。开环式系指医生在进行药物治疗时，根据预期目标水平需要，随时可更改指令。例如在临床麻醉中，医生可根据某药的治疗窗口及手术中的需要（如麻醉诱导、切皮、维持、缝合等）设置，调整预期血药浓度，使治疗实现个体化。

1968年Krüger-Thiemer提出二室模型药物坪水平给药方案，首先静脉注射X_0的剂量（$X_0 = Cpss \cdot Vc \cdot LBM$）后血药浓度立即达到Cpss，继以静脉输注维持，输注速率为Kt[$K_t = X_0(K_{10} + K_{12}e^{-k_{21}t})$]，其中Cpss为预期稳态浓度，LBM为瘦体重。按此方案给药后，血药浓度立即达到Cpss，并始终维持在该水平。由于药物输注速率是时间的函数，手工操作难以实施。随计算机技术的发展，1985年始见以计算机辅助完成上述方案输注的实验报告。近年来，CACI已广泛应用于临床药物治疗。

现以Krüger-Thiemer的二室模型药物为例，进行预期Cpss：

静脉注射剂量（X_0）= Cpss · Vc · LBM（假定为mg，下同）

配制静脉输注药液的浓度（C）= Cpss · Vc · k_{10} · LBM（mg/ml）

静脉输注药液总体积（V）= $\int_{t_1}^{t_2}\left(1+\frac{k_{12}}{k_{10}}e^{-k_{21}t}\right)dt$（ml），t为输注时间$t_2>t_1\geqslant 0$。

静脉输注速度（V_t）= $1+\frac{k_{12}}{k_{10}}e^{-k_{21}t}$（mg/△t，△t = 3～15s）

LBM：（Lean Body Mass，瘦体重）

LBM（男）= 0.407BW+26.7H−19.2

LBM（女）= 0.252BW+47.3H−48.3，BW = 体重（kg），H = 身高（m）

将上述函数方程编程则可应用，可使血药浓度恒定在预期水平。

在临床实施中，也可不配制药液，使用原药液，但须要增加必要的程序。

此外，还有单纯指数衰减方案：$K_t = Cpss \cdot V_c \cdot K_{10}\left(1+\frac{K_{21}-\beta}{\beta}e^{-k_{21}t}\right)$。血药浓度-时间函数方程为$C_t = Cpss(1-e^{-\alpha t})$。应用该方案进行药物治疗仅需一个分布相半衰期时间，可达到1/2*Cpss*，经过5个分布相半衰期时间，即可达到Cpss。此方案与恒速静脉输注相比，由于药物的$T_{1/2\beta} \gg T_{1/2\alpha}$，因此大大缩短了到达Cpss的时间；与Krüger-Thiemer方案相比，不需要静脉注射，尤其适用于不允许静脉推注的药物治疗。

CACI系统输注精度的考查：在输注药液期间定时抽取患者血样，进行血药浓度分析，实际测定的血药浓度与理论值进行比较，执行百分误（the percent performance error，PE%）应小于±30%，不得超过±50%～60%。执行百分误的计算：PE% =［（实测值−理论值）/理论值］×100%。输注的偏差以执行百分误绝对值中位数表示（the median absolute value of percent performance error，MAVPE）。

（戴体俊　孟晶　段世明）

第2节　药物效应动力学

一、药物的基本作用

药物作用（drug action）是指药物对机体所产生的初始作用，是动因，是分子反应机制。药物效应（drug effect）指初始作用所引起的机体功能和（或）形态改变，是继发的。例如，肾上腺素对支气管平滑肌的初始作用是激动支气管平滑肌细胞膜上的β_2受体，并引起一系列生理、生化反应。其效应则是使支气管平滑肌松弛。但习惯上，药物作用与药物效应两者常互相通用。

（一）兴奋作用和抑制作用

任何药物都不能使机体产生新的作用，只能使机体原有活动的功能水平发生改变。使原有功能提高的称为兴奋（excitation）、亢进（augmentation），功能降低的称为抑制（inhibition）、麻痹（paralysis）。过度兴奋转入衰竭(failure),是另外一种性质的抑制。

(二) 药物作用的选择性(selectivity)

1. 概念　指同一剂量的某一药物对不同的组织器官引起不同的反应(兴奋或抑制,强度亦可不同)。

2. 机制　产生选择性的机制多种多样,如药物在体内分布不匀;与不同的组织、受体、受体亚型亲和力不同;各组织器官结构不同、生化过程有差异等。

3. 特点　药物作用的选择性是相对的,有的药物选择性较高,有的药物则选择性较低。同一药物剂量小时往往选择性较高,剂量增大后则选择性降低。如主要兴奋大脑皮质的咖啡因剂量增大时可兴奋皮层下中枢和脊髓。

4. 意义　通常选择性高的药物针对性强,是研制新药的主要方向。但少数情况下,选择性低的药物如广谱抗菌药、广谱抗心律失常药在应用上也具有优势。

(三) 局部作用和全身作用

从药物的作用部位来看,药物作用可分为局部作用(local action)和全身作用(general action)两种。局部作用指药物被吸收进入血液之前对其所接触组织的直接作用,如口服硫酸镁(magnesium sulfate)在肠道不吸收引起的导泻作用。全身作用指药物进入血液循环后,分布到全身各部位引起的作用,也称吸收作用或系统作用(systematic action),如注射硫酸镁产生的抗惊厥和降压作用。

二、麻醉药物的不良反应

药物作用具有二重性(dualism)。凡符合用药目的、达到防治疾病效果的称为治疗作用(therapeutic action);凡不符合用药目的、甚或引起不利于患者的反应称为不良反应(untoward reaction)。显然,区分标准为是否符合用药目的。

不良反应又可分为副反应、毒性作用、后遗效应、停药反应、特异质反应、变态反应、“三致”作用等。

(一) 副反应(side reaction)

又称副作用,是药物在治疗剂量时出现的与治疗目的无关的,会给患者带来不适,但多数可以自行恢复的功能性变化,系药物选择性不高、作用广泛所致。当把某药的某一药理作用当作治疗作用时,其他药理作用就成为与治疗目的无关的副作用。多数药物的作用并非单一,如阿托品可阻断多部位的M胆碱受体,产生扩瞳、心率加快、抑制腺体分泌和松弛平滑肌等多种效应。当阿托品用于缓解内脏绞痛时,其松弛平滑肌的作用符合用药目的,是治疗作用,而其他作用因不符合用药目的,是副反应,如抑制腺体分泌可致的口干等。而当阿托品用作麻醉前给药以预防呼吸道并发症时,其抑制腺体分泌的作用是治疗作用,而其他作用为副反应,如松弛平滑肌所致的腹胀等。所以,副反应是随用药目的的改变而改变的。再如,普鲁卡因是常用的局部麻醉药。当普鲁卡因用于局麻时,其局部作用(即阻滞给药部位神经冲动的产生和传导)符合用药目的,是治疗作用。此时,普鲁卡因被吸收入血后产生的全身作用因不符合用药目的,成为不良反应。但普鲁卡因用于静脉复合麻醉时,其全身作用(镇静、镇痛、抑制腺体分泌和神经肌肉接头传递以及抗心律失常作用等)符合用药目的,因此是治疗作用而不是副作用。

副反应是药物本身所固有的,是在常用剂量下发生的,可以预知并可设法纠正。如某些吸入麻醉药可刺激呼吸道腺体分泌,可合用抗胆碱药物进行预防。

局部刺激性也是副反应的一种,不论何种给药途径(口服、吸入、注射等)均可产生,主要由药物制剂本身的理化性质引起。例如:口服药物刺激胃肠道黏液可引起恶心、呕吐、腹痛、溃疡、出血等。乙醚对呼吸道的刺激性最强,可引起呛咳、屏气、喉痉挛和反射性呼吸停止,并引起呼吸道分泌物增加,同时可刺激眼球引起眼结膜炎。因此,乙醚麻醉前应给于阿托品以减少腺体分泌,用眼膏涂于眼部并敷以橡胶片。此外,异氟烷、地氟烷亦有一定的刺激性,但比乙醚弱,恩氟烷、氟烷、七氟烷和氧化亚氮对呼吸道无明显刺激性。

刺激性强的药物(如静脉麻醉药硫喷妥钠)肌内注射时可引起疼痛、硬结和坏死,故应少用,必须应用时需深部注射;静脉注射时可引起局部疼痛、静脉炎,漏出血管外可造成组织坏死,一旦发生,应立即停药,局部热敷并给普鲁卡因封闭;若误入动脉,可引起动脉强烈收缩、肢体和指端剧痛、皮肤苍白、脉搏消失,此时应立即从动脉注入血管扩张药(利多卡因、罂粟碱等)或作臂丛阻滞,以解除动脉痉挛。若处理不当,可造成肢体坏死。

(二) 毒性反应(toxic reaction)

毒性反应主要由药物剂量过大或用药时间过长

所引起。有时剂量虽在规定范围内,但由于机体对药物的敏感性增高(高敏性,hyperreactivity),也可引起毒性反应。毒性反应通常比副反应严重,但也是可以预知、可以避免的。如所有的挥发性麻醉药都可因吸入浓度过高导致血压下降。恩氟烷吸入浓度过高时还可引起惊厥性脑电和肢体抽搐等。即使是对呼吸抑制比较轻微的氯胺酮、羟丁酸钠,在剂量较大时,也可引起严重的呼吸衰竭。

毒性反应中,因剂量过大而迅速发生者,称为急性毒性(acute toxicity);因长期用药而逐渐发生者,称为慢性毒性反应(chronic toxicity)或长期毒性。

致突变(mutagenesis)、致畸胎(teratogenesis,简称致畸作用)和致癌(carcinogenesis)作用统称为"三致"作用,属于特殊的慢性毒性反应,是药物损伤细胞遗传物质引起的,是评价药物安全性的重要指标。药物损伤DNA、干扰DNA复制所引起的基因变异或染色体畸变称致突变作用,引起此变异的物质称为致突变原。基因突变发生于胚胎生长细胞可致畸胎,发生于一般组织细胞可致癌。药物通过妊娠母体进入胚胎,干扰正常胚胎发育,导致胎儿发生永久性形态结构异常的作用称为致畸作用。具有致畸作用的物质称为致畸因子或致畸原,阿司匹林、苯二氮䓬类药物、华法林、苯妥英钠均有一定的致畸作用。妊娠第三周至第三月末是胎儿器官的分化形成期,最易造成畸胎,此期最好不要用药。药物造成DNA或染色体损伤,使抑癌基因失活或原癌基因激活,导致正常细胞转化为肿瘤细胞的作用称为致癌作用。具有致癌作用的物质称为致癌因子。砷化合物、氯霉素、环磷酰胺等均有一定致癌作用。具有致突变作用的药物同样具有致癌和致畸作用,例如抗肿瘤药物烷化剂。

(三) 后遗效应(residual effect,after effect)

停药后血浆中的药物浓度已降至阈浓度(最低有效浓度)以下,残存的药理效应称为后遗效应。如睡前服用长效巴比妥类药物苯巴比妥后,次晨仍感头晕、头痛、乏力、困倦、嗜睡等,被称为"宿醉"现象,便是后遗效应的一种。后遗效应也可能比较持久,如长期应用肾上腺皮质激素,由于其对垂体前叶的负反馈抑制作用引起肾上腺皮质萎缩,一旦停药后,肾上腺皮质功能低下,数月内难以恢复。硫喷妥钠静注后10~20秒便可使意识消失。由于该药迅速由脑"再分布"到肌肉、脂肪等组织,15~20分钟便可出现初醒。但醒后仍有"宿醉"现象,这就是后遗效应,系因硫喷妥钠由肌肉、脂肪组织缓慢释放到血液所致。

(四) 继发反应(secondary reaction)

由药物的治疗作用(符合用药目的)所引起的直接不良后果(不符合用药目的)称为继发反应或治疗矛盾(therapeutic paradox)。例如长期应用广谱抗生素时,由于改变了肠道正常菌群,敏感细菌被消灭,不敏感的细菌如葡萄球菌或真菌大量繁殖,导致葡萄球菌肠炎(假膜性肠炎)或念珠菌病(菌群交替症)等继发性感染。

(五) 变态反应(allergic reaction)

变态反应又称超敏反应(hypersensitivity),指药物引起的病理学免疫反应,即机体受抗原刺激时出现的免疫应答导致的组织损伤或功能紊乱。变态反应按发生机制一般可分为四型。其中,Ⅰ型变态反应(反应素型或速发型)也称过敏反应(hypersensitive reaction),其反应类型、性质和严重程度与药物原有效应及剂量无明显关系,药物本身、药物的代谢产物、制剂中的杂质或辅剂均可成为变态原(allergen),即能引起变态反应的抗原。大分子多肽、蛋白质类药物可直接具有抗原性,小分子药物可能作为半抗原与体内蛋白质结合形成抗原。药物变态反应的特点是:①过敏体质容易发生;②首次用药很少发生,需在第一次接触药物7~14天(敏化过程或致敏过程)后,第二次或多次用药后出现。但有少数人第一次用药即可出现,可能存在隐匿性敏化过程;③已致敏者其过敏性可能消退,多数可能保持终生;④结构相似的药物可有交叉过敏反应;⑤皮肤敏感试验可呈假阳性或假阴性。

变态反应的表现各药不同,各人也不同,形式多样,严重程度不一。轻者有皮疹、发热、血管神经性水肿,重者有哮喘、血清病样反应、造血系统抑制和肝肾功能损害,最严重的表现是过敏性休克,以青霉素较为常见。值得一提的是,几乎所有的药物、包括一些抗过敏药都可能引起变态反应。有些变态反应可能在以前多次用过该药均无明显不良反应。

变态反应的防治原则是:①询问药物过敏史,避免使用可疑药物;②皮肤敏感试验;③严密观察患者,警惕过敏先兆;④做好抢救过敏性休克的准备。防治药物的作用在于:①脱敏;②阻止活性介质释放;③对抗活性介质作用;④改善效应器官的反应性。

(六) 类过敏反应(anaphylactoid reaction)

类过敏反应,也称为过敏样反应,指不需预先接触抗原,无敏化过程,也无抗体参与,可能与药物直接促使组胺释放有关。某些静脉麻醉药、局麻药、肌松药和麻醉性镇痛药均可直接促使肥大细胞和嗜碱粒细胞释放组胺；有些药物则通过补体旁路系统激活 C3，释放介质；还有些药物（右旋糖酐等）因注射速度过快或与其他药物混合使蛋白质与循环中某些免疫球蛋白（IgM 或 IgG）发生沉淀。类过敏反应的临床表现与变态反应相似。

（七）特异质反应（idiosyncratic reaction）

机体对某些药物产生的遗传性异常反应称为特异质反应。目前认为特异质反应指少数遗传缺陷者，因为特定的生化（蛋白质、酶）功能的缺损，而对药物反应异常（通常是特别敏感）。这种反应不是变态反应，不需要预先敏化过程，无免疫机制参与。如遗传性血浆胆碱酯酶缺陷者（西方人多见），常规剂量的琥珀胆碱就可引起长时间呼吸麻痹。又如葡萄糖-6-磷酸脱氢酶缺乏者，在接受伯氨喹、奎宁、氯霉素、磺胺类或维生素 K 治疗时，易发生溶血现象。

（八）耐受性（tolerance）和耐药性（resistance）

与高敏性相反，机体对药物的敏感性或反应性降低称为耐受性。耐药性则指病原体或肿瘤细胞对治疗药物（抗病原体药物、抗肿瘤药物的总称）的敏感性或反应性降低。耐受性与耐药性二词意义相似而所指对象不同。

耐受性有先天的和后天获得的两种。先天耐受多与遗传有关，第一次用药即可出现，属于个体差异（individual variability）。后天获得性是在反复多次用药后发生的，增加剂量可达到原有效应，停药后机体对药物的敏感性或反应性可逐渐恢复到原有水平。其中，短期内反复用药数次即产生耐受性的称为快速耐受性（tachyphylaxis），如麻黄碱、垂体加压素和硝酸酯类药物。

耐受性是非常普遍的现象。由于机体在长期的生物进化过程中获得了强大的适应能力，能对药物的多次刺激发生适应性变化，所以很多药物反复使用后均可产生耐受性，只是产生的速度与强度不等而已。麻醉药物也不例外，如硫喷妥钠、氯胺酮都较易产生耐受性，两者耐受性的产生除与连续用药使神经组织对其产生适应性外，还与自身酶诱导作用有关，即两者均经肝微粒酶进行生物转化，同时又都是此酶的诱导剂，均可增加此酶的降解活力，从而加速了自身的代谢而产生耐受性。

（九）药物依赖性（drug dependence）

药物依赖性是反复用药（具有依赖性潜力的药物）引起的机体对该药心理和（或）生理的依赖状态，表现出渴望继续用药的行为和其他反应，以追求精神满足和避免不适。

药物依赖性分为躯体依赖性（physical dependence）和精神依赖性（psychic dependence）两种。

精神依赖性俗称“心瘾”，指药物可使人产生一种愉快、满意的感觉，并在精神上驱使人们具有一种继续用药的欲望，以获得满足感，停药后，不出现躯体戒断症状。精神的欣快给人留下的记忆和渴求非常强烈，精神依赖性非常顽固，难以消除，是戒毒者复吸的主要原因，也是当前治疗的难点和方向。

躯体依赖性是由于多次用药造成的机体对药物的适应和依赖状态，一旦停药，机体即出现严重的生理功能紊乱（即戒断综合征），甚至可危及生命。患者非常痛苦，难以忍受，可能有自残、自杀行为，因惧怕戒断症状而继续用药。

（十）停药反应（withdrawal reaction）

长期使用某些药物，突然停药使原有疾病症状迅速重现或加重的现象称为停药反应或反跳现象（rebound）。例如长期使用 β 受体阻断药治疗高血压或冠心病，一旦突然停药就会出现血压升高或心绞痛发作。苯二氮䓬类和糖皮质激素类药物也可引起停药反应。

为避免停药反应，结束治疗时应逐渐减量后停药，或在减量同时加用有类似治疗作用的其他药物。一旦出现停药反应，需要重新开始治疗。

三、药物作用的构效、时效和量效关系

（一）构效关系

药物的化学结构与其效应的关系称为构效关系（structure activity relationship，SAR）。药物作用的特异性取决于化学反应的专一性，后者取决于药物的化学结构，包括基本骨架、活性基团、侧链长短、立体构型、旋光性、手型等。多数药物的左旋体药理活性较强，而右旋体较弱或全无。但也有少数药物的右旋体作用强，如右旋糖酐、右旋筒箭毒碱等。同类药物往往有相同的基本骨架，若其他结构稍有变化，便可有强度上或性质上（后者如同一受体的激动药和阻断药）的改变。但也有部分药物的作用与其结构关系不大，如全身麻醉药。

了解药物的构效关系不仅有助于了解药物的作用机制，对寻找和合成新药也有指导意义。

（二）时效关系

药物效应与时间的关系称为时效关系（time-effect relationship）。药物效应常随着时间变化。从给药到开始出现效应的一段时间成为潜伏期（latent period），主要反映药物的吸收、分布过程和起效的快慢。静脉注射时无吸收过程但可能有潜伏期。根据潜伏期可将药物分成（超）速效、中效、慢效药。从开始起效到效应消失称为持续期（persistent period），反映了药物作用维持时间的长短。根据持续期可将药物分为（超）短效、中效、长效药。

机体“生物钟”对药物效应有明显影响，由此产生一门分支科学——时间药理学（chronopharmacology）。时间药理学是研究药物与机体生物节律（biological rhythm）相互关系的科学，是时间生物学（chronobiology）与药理学的交叉学科。生物节律对药物的药动学、药效学均有影响，药物也可影响生物节律。我国学者研究发现：7∶00 给人前臂注射利多卡因作用维持 20 分钟，13∶00 注射维持 52 分钟，23∶00注射维持 25 分钟。镇痛药曲马多（tramadol）对小鼠的急性死亡率、镇痛作用及药动学均存在昼夜节律性。了解时间药理学对制订合理的治疗方案、选择最佳给药时机、发挥最大疗效和减少不良反应均有重要意义（图 23-7）。

（三）量效关系

药物的剂量与其效应的关系称为量效关系（dose-effect relationship）。不同的药物有不同的量效关系，量效曲线也多种多样。但一般说来，在一定的范围内，药物效应随剂量的增大而增强（但并非成正比）。若剂量继续增大到一定限度，效应可不再增强甚至减弱，而不良反应往往加重。因此，不能为提高疗效而任意加大剂量（图 23-8）。

药理效应分为量反应（graded response）和质反应或全或无反应（quantal response or all-or none response）两种。量反应指效应的强弱呈连续增减的变化，可用具体数量或最大反应的百分率表示，如血压的升降、平滑肌的舒缩、细胞数的增减等，其研究对象为单一的生物单位。质反应以阳性或阴性、全或无的方式表现，如死与活、睡与醒、惊厥与不惊厥等，其研究对象为一个群体。

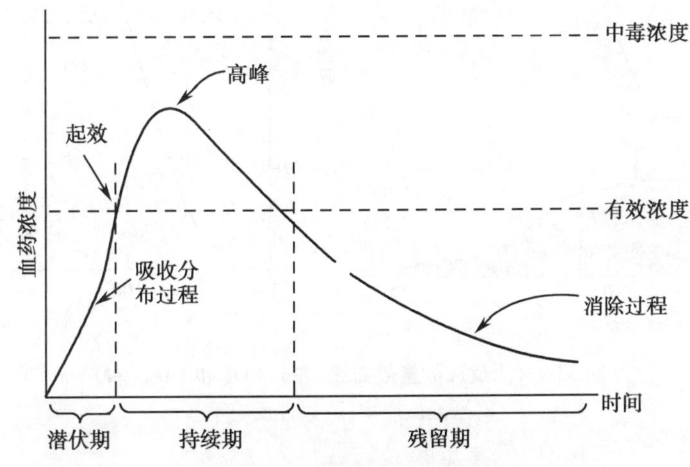

图 23-7　药物作用的时效关系

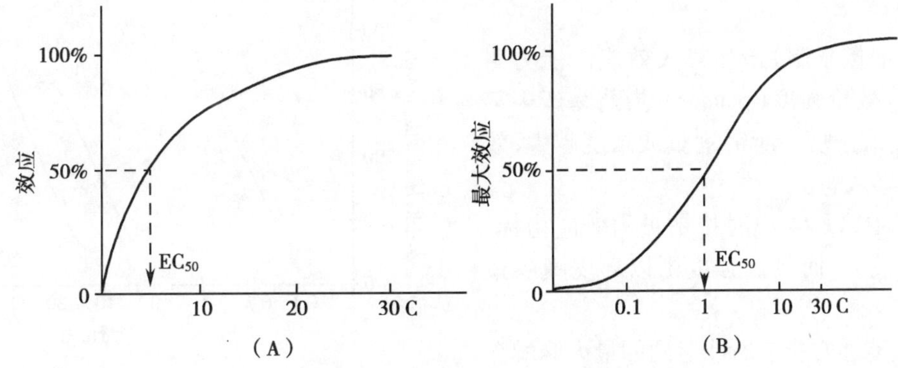

图 23-8　药物作用的量-效曲线

能引起药理效应的最小剂量（浓度）称为最小有效量或阈剂量（threshold dose），高于此剂量的依次称为治疗量（常用量）、极量、最小中毒量和最小致死量。极量（maximal dose）是药典规定的最大用量，超过极量用药引起医疗事故者应负法律责任。

半数有效量（median effective dose，ED_{50}）指药物引起半数实验动物发生阳性反应（质反应）的剂量。若以死亡作为阳性反应的指标，则为半数致死量（median lethal dose，LD_{50}）。因此，LD_{50}可视为ED_{50}的一个特例。ED_{50}表示药物作用强度的大小，LD_{50}表示药物毒性的大小，两者的测定原理、计算方法相同。药物的治疗指数（therapeutic index，TI）等于两者的比值，即 $TI = LD_{50}/ED_{50}$，表示对半数动物有效的剂量增大多少倍可引起半数动物死亡，是评价药物安全性的重要指标。TI 越大，药物越安全。但以治疗指数评价药物的安全性还不够，因为药物的和两条曲线的首尾有重叠（图 23-9），即有效剂量与其致死剂量之间有重叠。为此，有人用 1% 致死量（LD_1）与 99% 有效量（ED_{99}）的比值或 5% 致死量（LD_5）与 95% 有效量（ED_{95}）之间的距离来衡量药物的安全性（图 23-9）。

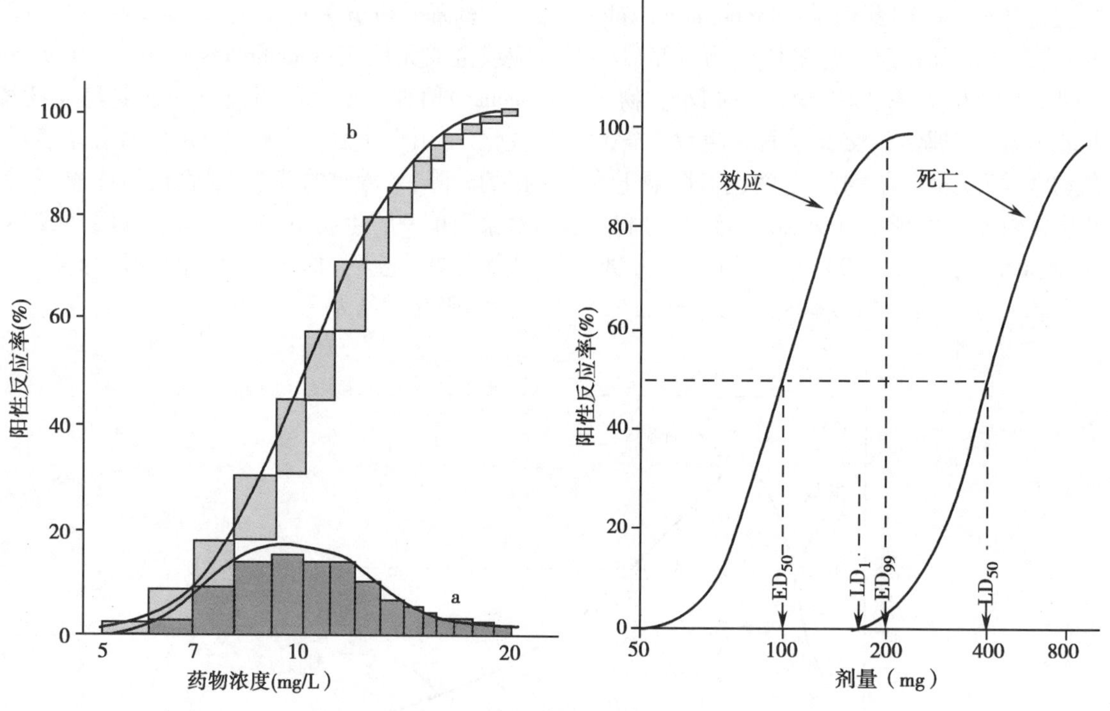

图 23-9　质反应的量效曲线（左）、ED_{50}和 LD_{50}（右）

a：区段反应率；b：累计反应率

四、麻醉用药的效能和效价强度

药物（不受剂量限制）产生最大效应的能力叫效能（efficacy）。效价强度（potency）指药物产生某一效应所需剂量或浓度。所需剂量或浓度越大，效价强度越小（图 23-10）。

在图 23-10 中，以 24 小时排钠量为效应指标，论效能，呋塞米最大，而效价强度则以环戊噻嗪最大。

全麻药的效能通常指它所能达到的最大麻醉深度。例如，乙醚、氟烷等挥发性全麻药，如果给予足

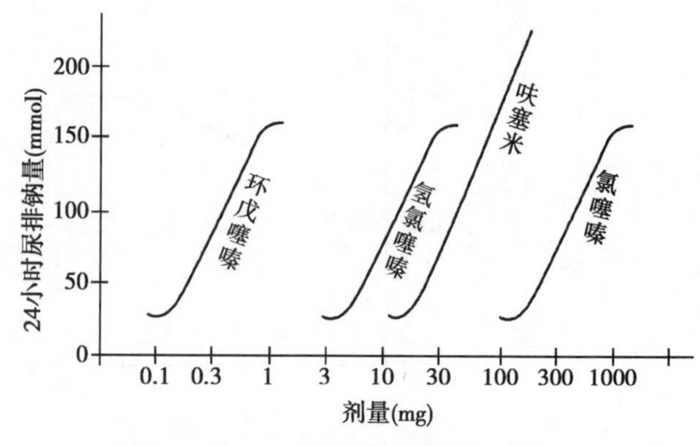

图 23-10　利尿药的效价强度和效能

够高的浓度，均能使患者的麻醉达到三期四级、甚至延髓麻痹而死亡，故都是高效能全麻药。而氧化亚氮，即使吸入浓度高达 80%，也只能引起浅麻醉，再加大浓度，则势必引起缺氧，甚至吸入 100% 氧化亚氮(临床上不允许)，也不能产生深麻醉，如造成死亡，也是由缺氧引起，而非麻醉太深所致，因此是低效能全麻药。又如东莨菪碱，即使与氯丙嗪、哌替啶合用，也只能引起浅麻醉，加大东莨菪碱剂量，不仅不能加深麻醉，反会引起患者兴奋，如烦躁、谵妄、肌肉紧张、抽搐等。因此，氧化亚氮和东莨菪碱的全麻效能均低。吗啡对锐痛有效，而阿司匹林等解热镇痛药仅对钝痛有效，无论是用多大剂量，也不能明显缓解锐痛和内脏绞痛，故吗啡的镇痛效能高而阿司匹林的镇痛效能低。达到某一效应所需要的剂量或浓度，叫做药物的效价强度(potency)，达到此效应所需要的剂量或浓度越小，则效价强度越大。吸入全麻药的效价强度常用“肺泡气最低有效浓度”(minimum alveolar concentration，MAC)表示。MAC 指在一个大气压下，使 50% 的患者或动物对伤害性刺激不再产生体动反应(逃避反射)时呼气末气体(相当于肺泡气)内麻醉药浓度，单位是 Vol%。乙醚、氟烷虽同属高效能全麻药，但效价强度不同。氟烷的 MAC 较小，故其效价强度大于乙醚。氧化亚氮的 MAC 高达 105%，其不仅效能低且效价强度也小。全麻药甲氧氟烷的 MAC(0.16%)最小，故其效价强度最大。又如吗啡、芬太尼虽属高效能镇痛药，由于芬太尼 0.1mg 的镇痛作用与吗啡 10mg 相当，故称芬太尼的镇痛作用比吗啡约强 100 倍，这是指效价强度而非效能。临床使用的同类药的制剂中，每片或每支的含量虽然不同，但其产生效应的强度可能相似。如每支吗啡为 10mg，哌替啶为 100mg，芬太尼为 0.1mg，它们的镇痛效果大致相似，称为“等效剂量”。同类药物的比较，常在等效剂量下进行。如吸入麻醉药的比较，通常在同一 MAC 下进行。如不说明是效能还是效价强度，仅说某药比另一药作用强若干倍，容易引起误解。如不造成使用不便，效能高低往往比效价强度大小更有意义。

麻醉深度取决于脑内麻醉药的分压，后者则直接取决于该药在动脉血中的分压，间接取决于该药的肺泡内的分压或浓度。由于临床上很难直接测定脑组织内麻醉药浓度，便用 MAC 作为吸入全麻药的镇痛效价强度指标。

采用肺泡内浓度(分压)的基本原理是：在稳定状态下(即达到动态平衡时)，肺泡内麻醉药的分压和动脉血、脑组织相等，故肺泡内麻醉药的分压可反映脑内分压，从而作为麻醉深度和从麻醉状态恢复的指标。由于脑血流量大，吸入麻醉药脂溶性高，可较快达到这种平衡。

MAC 是一个广泛应用的重要概念。它有以下特点：肺泡内药物浓度容量反复、频繁、精确地测定；对各种伤害性刺激，无论是夹鼠尾还是切开腹壁，或是电刺激，MAC 几乎不变；个体差异、种属差异都较小；性别、身长、体重以及麻醉持续时间等均不明显影响 MAC(但联合用药、温度和年龄等可使之改变，如老年人 MAC 较低)。此外，麻醉药的 MAC 可以“相加”，即一种药物 0.5MAC 加另一种 0.5MAC 全麻药仍然使一半动物对伤害性刺激不发生体动反应。

MAC 实即半数有效量的一种，改变指标，亦可人为地定出“清醒 MAC”(亚 MAC 范围)或“气管插管 MAC”(深麻醉范围)。通过测定循环、呼吸抑制时的 MAC，可确定治疗指数(安全系数)。通过配伍药物引起的全麻药 MAC 的改变，可知二者合用是协同还是拮抗。

尽管 MAC 是吸入麻醉药极其重要的参数，但全麻药的作用包括镇痛、镇静、催眠、遗忘、肌松、意识消失等诸多方面，MAC 仅反映吸入麻醉药的制动(immobility)作用，用它来代替吸入麻醉药的全部作用是不全面的。

五、药物的作用机制

药物作用机制(mechanism of action)指药物在何处起作用、如何起作用和为什么起作用的问题。学习药物的作用机制有助于更好地了解和使用药物，也有利于研究、发展新药和生命科学。

药理的作用机制可以归纳为下列两大类型：

(一) 非特异性作用机制

非特异性作用机制一般是药物通过其理化性质，如酸碱性、脂溶性、解离度、表面张力、渗透压等发挥作用，而与药物的化学结构无明显关系，主要有：

1. 改变细胞外环境的 pH　如给消化性溃疡、胃酸过多的患者用氢氧化钠或碳酸镁等抗酸药，通过中和作用，降低胃酸酸度，促进溃疡愈合。

2. 螯合作用　如汞、砷、锑等重金属化合物中毒的患者应用二巯基丙醇，后者可与汞、砷、锑等离子螯合生成螯合物，促进毒物经尿排出。

3. 渗透压作用　如口服硫酸镁，由于 Mg^{2+} 和 SO_4^{2-} 均不易由肠胃吸收，从而使肠腔内渗透压升高，阻止水分向肠腔吸收，肠内容物容积增大而刺激肠壁，促进肠蠕动，产生泻下效应。给脑水肿患者静注甘露醇使血浆渗透压升高，可促使脑组织间液进入血液，经肾排泄时，由于甘露醇不被肾小管重吸收而使原尿的渗透压升高，阻止水分重吸收，产生利尿作用，使脑水肿减轻。

4. 通过脂溶性影响神经细胞膜的功能　全身麻醉药由于脂溶性高，进入细胞膜时可引起膜膨胀，并使膜脂质分子排列紊乱、流动度增加，干扰细胞膜传导冲动的功能，产生全身麻醉作用。还有一些药物作用在于改变细胞膜兴奋性，但不影响其静息电位。膜稳定药（membrane stabilizer）可降低细胞膜对离子的通透性，如局部麻醉药、某些抗心律失常药等；膜易变药（membrane labilizer）则增加细胞膜对离子的通透性，如藜芦碱等。这些都是作用特异性低的药物。

5. 消毒防腐　例如酸类、醛类、卤素类、重金属化合物或表面活性剂等，分别通过分子、离子或表面活性作用于病原微生物，或使蛋白质变性，或使细胞内物质外流，从而发挥杀灭微生物的作用。

（二）特异性作用机制

药物的特异性作用机制与其化学结构有密切的关系。

1. 对酶的影响　例如胆碱酯酶抑制药通过抑制胆碱酯酶，使神经末梢释放的乙酰胆碱灭活缓慢而堆积，通过乙酰胆碱引起药理效应或毒性；胆碱酯酶复活药解磷定通过使受有机磷酸酯类农药或战争毒剂抑制的胆碱酯酶恢复活性，而产生解毒作用。

2. 对离子通道的影响　例如钙拮抗剂的作用机制中就包括着对细胞膜钙通道的阻滞作用；局部麻醉药进入外周神经细胞后，能从膜内侧阻滞钠通道等。

3. 影响自体活性物质的合成和储存　例如色甘酸二钠通过稳定肥大细胞的细胞膜，阻滞组胺和过敏介质的释放而发挥预防支气管哮喘发作的作用。

4. 参与或干扰细胞代谢　补充生命代谢物质以治疗相应缺乏症的例子很多，如铁盐补血、胰岛素治糖尿病等。有些药物化学结构与正常代谢物非常相似，参与代谢过程却往往不能引起正常代谢的生理效果，实际上导致抑制或阻断代谢的后果，称为抗代谢药（antimetabolite）。例如：5-氟尿嘧啶结构与尿嘧啶相似，插入癌细胞 DNA 及 RNA 中干扰蛋白合成而发挥抗癌作用。

5. 影响核酸代谢　核酸（DNA 及 RNA）是控制蛋白质合成及细胞分裂的生命物质。许多抗癌药是通过干扰癌细胞 DNA 或 RNA 代谢过程而发挥疗效的，许多抗生素（包括喹诺酮类）也是作用于细菌核酸代谢而发挥抑菌或杀菌效应的，这将在有关章节详述。

6. 影响免疫机制　除免疫血清及疫苗外，免疫增强药（左旋咪唑）及免疫抑制药（如环孢霉素）通过影响免疫机制发挥疗效。某些免疫成分可直接入药。

7. 影响转运体、基因　转运体（transporter）是细胞膜上可促进内源性递质或代谢产物转运的蛋白质成分。如丙磺酸可竞争性抑制肾小管对弱酸性代谢物的主动转运，抑制原尿中尿酸再吸收而治疗痛风。又如氢氯噻嗪抑制肾小管对 Na^+、K^+、Cl^- 的再吸收而利尿。基因是 DNA 分子上具有遗传效应的特定核苷酸序列的总称。基因治疗指用基因转移方式将正常基因或其他有功能的基因导入体内，并使之表达以获得疗效。

8. 通过受体　相当多的药物作用都是直接或间接通过受体而产生的。

必须指出：一个药物可以有多种机制，甚至同时包括特异性和非特异性机制。

六、药物与受体

（一）受体研究简史

受体（receptor）的概念是 1878 年 Langlay 根据阿托品和毛果芸香碱对猫唾液分泌具有拮抗作用这一现象提出来的，他认为在神经末梢或腺细胞中可能存在一种能与药物结合的物质。1905 年他在观察烟碱与箭毒对骨骼肌的兴奋和抑制作用时，认为两药既不影响神经传导，也不是作用于骨骼肌细胞，而是作用于神经与骨骼肌之间的某种物质，并将这种物质称为接受物质（receptive substance）。1908 年 Ehrlich 首先提出受体概念，指出药物必须与受体结合，方可产生作用，同时也提出了受体应具有两个基本特点：其一是特异性识别配体（ligand）或药物的能力，其二是药物受体复合物可引起生物效应，即类似锁与钥匙的特异性关系。此后，许多学者又提出了几种假说，如占领学说（occupation theory）、速率学说（rate theory）、二态模型学说（two model theory）等。1948 年 Ahlguist 提出的肾上腺素受体可分为 α 和 β 两种类型的假设，直到 1955 年发现选择性的 β 受体阻断剂方得以证实。1972 年 Sutherland 发现环磷酸腺苷（cAMP）及其与 β 肾上腺素受体间的关系，创立了第二信使学说，为研究神经递质、激素等与受体相互作用及信号转导机制开辟了新的途径，填补了药物和受体结合后与产生效应之间的空白。近 30 年来，随着受体的分离纯化及分子克隆技术的发展，大量受体结构被阐明，不仅促进了药物作用机制的研究，也推动了新药的研制、生命科学和医学的发展。

（二）受体的概念和特性

受体是一类介导细胞信号转导的功能蛋白质，能识别周围环境中某种微量化学物质，首先与之结合，并通过中介的信息放大系统，触发后续的生理反应或药理效应。体内能与受体特异性结合的物质称为配体（ligand），也称第一信使。受体对相应的配体有极高的识别能力，受体均有相应的内源性配体，如神经递质、激素、自体活性物质（autacoid）等。受体是大分子蛋白质，配体是小分子物质，故配体只能与受体大分子中的小部分结合，该部位叫做结合位点或受点（binding site，receptor site）。受体具有如下特性：①灵敏性（sensitivity），受体只需与很低浓度的配体结合就能产生显著的效应；②特异性（specificity），引起某一类型受体兴奋反应的配体的化学结构非常相似，但不同光学异构体的反应可以完全不同。同一类型的激动药与同一类型的受体结合时产生的效应类似；③饱和性（saturability），受体数目是一定的，因此配体与受体结合的剂量反应曲线具有饱和性，作用于同一受体的配体之间存在竞争现象；④可逆性（reversibility），配体与受体的结合是可逆的，配体受体复合物可以解离，解离后可得到原来的配体而非代谢物；⑤多样性（multiple-variation），同一受体可广泛分布到不同的细胞而产生不同效应，受体多样性是受体亚型分类的基础，受体受生理、病理及药理因素调节，经常处于动态变化之中。

（三）受体药物效应动力学

Clark 于 1926 年提出的占领学说认为：受体只有与药物结合才能产生效应，而效应的大小与被占领的受体数目成正比，当受体全部被占领时出现最大效应。此学说是以后众多学说的基础，但不能解释受体阻断药的作用。Ariens 1954 年提出，药物与受体结合不仅需要亲和力（affinity），而且还需要有内在活性（intrinsic activity）才能激动受体而产生效应。内在活性指药物与受体结合后产生效应的能力。只有亲和力而没有内在活性的药物，虽可与受体结合，不但不能产生效应，反而会阻碍激动药物与受体的结合，拮抗激动药物的作用。

根据质量作用定律，药物与受体的相互作用，可用以下公式表达：

$$\mathrm{D+R}\,\frac{k_1}{k_2}DR\rightarrow E \qquad (23\text{-}20)$$

（D：药物，R：受体，DR：药物-受体复合物，E：效应）

$$K_D=\frac{k_2}{k_1}=\frac{[D][R]}{[DR]} \qquad (23\text{-}21)$$

（K_D是解离常数）

设受体总数为 R_T，R_T 应为游离受体（R）与结合型受体 DR 之和，即 $R_T=[R]+[DR]$，代入（23-21）式则

$$K_D=\frac{[D]([R_T]-[DR])}{[DR]} \qquad (23\text{-}22)$$

经推导得：

$$\frac{[DR]}{[R_T]}=\frac{[D]}{K_D+[D]} \qquad (23\text{-}23)$$

根据占领学说，受体只有被药物占领才能被激活并产生效应，而效应的大小与被占领的受体数目成正比，全部受体被占领时出现最大效应，由上式可得：

$$\frac{E}{E_{\max}}=\frac{[DR]}{R_T}=\frac{[D]}{K_D+[D]} \qquad (23\text{-}24)$$

当$[D]\gg K_D$ 时，$\frac{[DR]}{[R_T]}=100\%$，达最大效应，即 $[DR]_{\max}=[R_T]$

当$\frac{[DR]}{[R_T]}=50\%$时，即 50% 受体与药物结合时，$K_D=[D]$

K_D 表示药物与受体的亲和力，单位为摩尔，其意义是引起最大效应的一半时（即 50% 受体被占领）所需的药物浓度，K_D 越大，表明药物与受体的亲和力越小。将药物受体复合物的解离常数 K_D 的负对数（$-\lg K_D$）称为亲和力指数（pD_2），其值与亲和力成正比，且数字简明，故较为常用。

药物与受体结合产生效应不仅要有亲和力，而

且还要有内在活性，后者可决定药物与受体结合时产生效应的大小，可用 α 表示，通常 0≤α≤1 故。公式(23-24)应加入这一参数：

$$\frac{E}{E_{\max}}=\alpha\frac{[DR]}{[R_T]}$$

当两药亲和力相等时，其效应强度取决于内在活性的大小，当内在活性相等时，则取决于亲和力大小。

(四) 作用于受体的药物分类

根据药物与受体结合后所产生效应(其实质是内在活性)的不同，可将作用于受体的药物分为激动药、部分激动药、拮抗药(阻断药)和反向激动药 4 类。

1. 激动药(agonist)　激动药既有亲和力又有内在活性，能与受体结合并激动受体而产生效应。依其内在活性大小又可分为完全激动药(full agonist)和部分激动药(partial agonist)。前者具有较强亲和力和较强内在活性(α=1)；后者有较强亲和力，但内在活性较弱(α<1)，单独使用时起激动剂的作用，而与激动药合用时则可拮抗激动药的部分效应。如吗啡为完全激动药，而喷他佐辛则为部分激动药。

2. 拮抗药(antagonist)　拮抗药能与受体结合，具有较强亲和力而无内在活性(α=0)。它们本身可能产生或不产生明显作用，但因占据受体而拮抗激动药的效应，如纳洛酮和普萘洛尔均属于拮抗药。

根据拮抗药与受体结合是否具有可逆性而将其分为竞争性拮抗药(competitive antagonist)和非竞争性拮抗药(noncompetitive antagonist)。竞争性拮抗药能与激动药竞争相同受体(受点)，其结合是可逆的。通过增加激动药的剂量与拮抗药竞争结合部位，可使量效曲线平行右移，但最大效应不变。拮抗参数(pA_2)可表示竞争拮抗药的作用强度，其含义为：使激动药(A)的剂量提高到 2 倍仍产生原水平效应所需拮抗药的摩尔浓度的负对数值。pA_2 越大，表明拮抗作用越强。pA_2 还可用以判断激动药的性质，如两种激动药被同一拮抗药拮抗，且二者 pA_2 相近，则说明此两种激动药作用于同一受体。

非竞争性拮抗药与激动药并用时，不仅使激动药的量效曲线右移，而且也降低其最大效应(图 23-11)。这可能是非竞争性拮抗药与受体共价键连接，结合非常牢固，产生不可逆结合。此时，即使增大激动药剂量也不能产生原最大效应。

占领学说强调受体必须与药物结合才能产生效应，而效应强度与药物所占领的受体数量成正比，全部受体被占领时方可产生最大效应。但一些活性高的药物只需与一部分受体结合就能发挥最大效应，在产生最大效应时，剩余的未结合的受体称为储备受体(spare receptor)，拮抗药必须完全占领储备受体后，才能发挥其拮抗效应如肌松药。

二态模型学说可解释为什么化学结构类似的药物对于同一受体有的是激动药，有的是拮抗药，还有的是部分激动药？二态学说认为受体蛋白有两种可以互变的构型状态：活动状态(active，R_a)与静息状态(inactive，R_i)。静息时(没有激动药存在时)平衡趋向 R_i。有激动药存在时，平衡趋向的改变取决于药物对 R_a 及 R_i 亲和力的大小。如激动药对 R_a 亲和力大，可使平衡趋向 R_a，并激动受体产生效应。完全激动药在剂量足够大时，可使受体构型完全转为 R_a。部分激动药对 R_a 的亲和力大于对 R_i 的亲和力，即便是有足够的药量，也只能产生较小的效应。拮抗药对 R_a 及 R_i 亲和力相等，并不改变两种受体状态的平衡。另有些药物(如苯二氮䓬类的 β-CCE)对 R_i 亲和力大于 R_a，药物与受体结合后引起与激动药相反的效应，如惊厥和焦虑，称为反向激动药(inverse agonist)(图 23-12)。

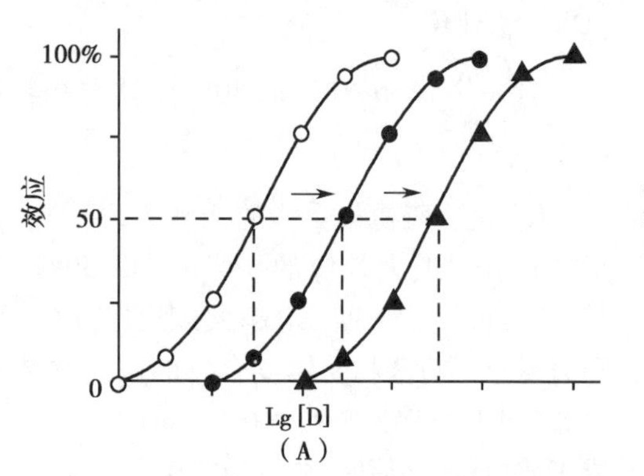

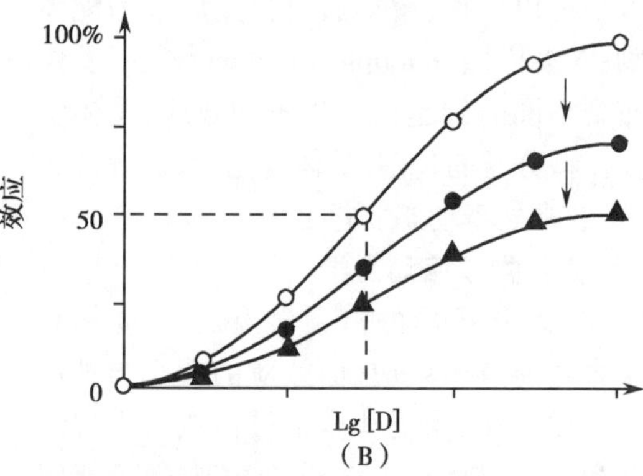

图 23-11　竞争性拮抗药(A)与非竞争性拮抗药(B)

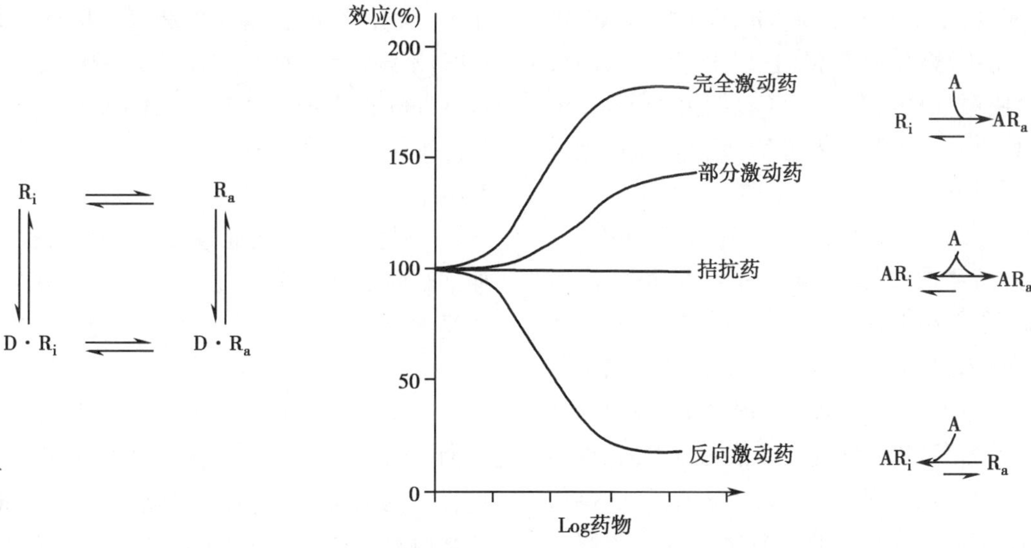

图 23-12　受体的二态模型

(五) 受体的分类

根据受体蛋白结构、信号转导过程、效应性质、受体位置等特点,受体一般分为以下 5 类(图 23-13):

1. 离子通道受体　离子通道按生理功能分类,可分为配体门控性离子通道(ligand-gated ion channel)与电压门控性离子通道(voltage-gated ion channel)。配体门控离子通道受体(ligand-gated ion channel receptor)由配体结合部位及离子通道两部分构成,此类受体包括 N 型乙酰胆碱受体、γ-氨基丁酸(GABA)受体等。受体由多个亚单位组成。亚单位由单一肽链往返 4 次穿透细胞膜形成,并由 4～5 个亚单位组成穿透细胞膜的离子通道,受体激动时离子通道开放使细胞膜去极化或超极化,引起兴奋或抑制效应。

2. G 蛋白耦联受体(G protein-coupled receptor)　G 蛋白耦联受体是一类由 GTP 结合调节蛋白(简称为 G 蛋白,G-protein)组成的受体超家族,可将配体带来的信号传送至效应器(effector)蛋白,产生生物效应。此类受体目前种类最多,包括生物胺、激素、多肽激素及神经递质等受体。G 蛋白的调节效应器包括腺苷酸环化酶(adenylatre cyclase,AC)、磷脂酶 C(phospholipase C,PLC)等酶类及 Ca^{2+}、K^{+}等离子通道。

众多 G 蛋白耦联受体结构都非常相似,均为单一肽链形成 7 个 α 螺旋往返穿透细胞膜形成。N 端在细胞外,C 端在细胞内。胞内部分有 G 蛋白结合区。G 蛋白是由 α、β、γ 三种亚单位组成的三聚体,静息状态时与 GDP 结合。当受体激活时,GDP-$\alpha\beta\gamma$ 复合物在 Mg^{2+} 参与下,结合的 GDP 与胞浆中 GTP 交换,GTP-α 与 $\beta\gamma$ 分离并激活效应器蛋白,同时配体与受体分离。α 亚单体本身具有 GTP 酶活性,促使 GTP 水解为 GDP,再与 $\beta\gamma$ 亚单位形成 G 蛋白三聚体恢复原来的静息状态。

G 蛋白有许多类型,常见的有兴奋型 G 蛋白(stimulatory G protein,G_s),激活 AC 使 cAMP 增加;

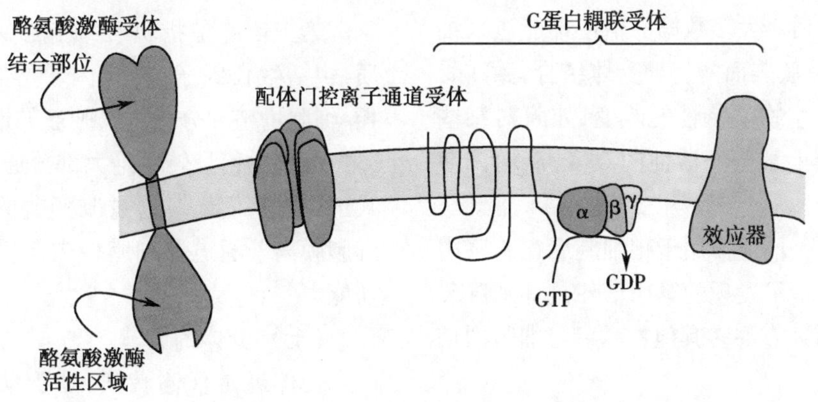

图 23-13　受体结构及其信号通路

抑制型 G 蛋白（inhibitory G protein，G_i）抑制 AC 使 cAMP 减少；磷脂酶 C 型 G 蛋白（PI-PLC G protein，G_P）激活磷脂酰肌醇特异的 PLC；转导素（transducin，G_t）及 G_o。一个细胞可表达 20 多种 G 蛋白耦联受体，一个受体可激活多个 G 蛋白，一个 G 蛋白可以转导多个信号给效应器，调节许多细胞的功能。

3. 酪氨酸激酶受体（tyrosine-protein kinase receptor）　此类受体本身具有酪氨酸蛋白激酶的活性，称为酪氨酸蛋白激酶受体，如胰岛素及一些生长因子的受体。这一类受体由三个部分组成：细胞外侧与配体结合部位，用于接受外部信息；与之相连的是一段跨膜结构；细胞内侧为酪氨酸激酶活性区域，既能促进自身酪氨酸残基的磷酸化而增强此酶活性，又能促进细胞内底物的酪氨酸残基磷酸化，激活胞内蛋白激酶，增加 DNA 及 RNA 合成，加速蛋白合成从而产生生长效应。

4. 细胞内受体　甾体激素、甲状腺激素、维生素 D 及维生素 A 受体属于细胞内受体，其作用是调节某些特殊基因的转录。甾体激素受体存在于细胞浆内，与相应的甾体激素结合物后进入细胞核中发挥作用；甲状腺素受体存在于细胞核内，功能与甾体激素大致相同。这两种受体产生的细胞效应很慢，常需数小时。

5. 其他酶类受体　鸟苷酸环化酶（ruanylate cyclase，GC）是一类具有酶活性的受体。心钠肽（atrial natriuretic peptides）可兴奋鸟苷酸环化酶，通过使 GTP 转化为 cGMP 而产生生物效应。

（六）细胞内信号转导

受体在识别相应配体并与之结合后，需通过第二信使（second messenger）将信息放大、分化、整合并传给效应器，才能产生特定的效应。在此过程中，第一信使是指药物、多肽类激素、神经递质及细胞因子等细胞外信使物质。大多数第一信使不能进入细胞内，而是与靶细胞膜表面的特异受体结合，激活受体而引起细胞某些生物学特性的改变，如膜对某些离子的通透性及膜上某些酶活性的改变，从而调节细胞功能。

第二信使是第一信使作用于靶细胞后在胞浆内产生的信息分子。最早发现的第二信使是环磷腺苷（cAMP），现在知道还有许多其他物质参与细胞内信号转导，主要有：

1. 环磷腺苷（cAMP）　cAMP 是 ATP 经 AC 作用的产物，cAMP 被磷酸二酯酶（phospho-diesterase，PDE）水解为 5'-AMP 后灭活。cAMP 能激活蛋白激酶 A（protein kinase P，PKA），PKA 能在 ATP 存在的情况下使许多蛋白质特定的丝氨酸残基和（或）苏氨酸基磷酸化，从而产生生物效应。β 受体、D_1 受体、H_2 受体等激动药通过 G_s 使 AC 活化，催化 ATP 使细胞内 cAMP 增加。α 受体、D_2 受体、M_2 受体、阿片受体等激动药可 G_i 抑制 AC，使细胞内 cAMP 减少。

2. 环磷鸟苷（cGMP）　cGMP 是 GTP 经 GC 作用的产物，也被 PDE 灭活。cGMP 作用与 cAMP 相反，使心脏抑制、血管舒张、肠腺分泌等。cGMP 可激活蛋白激酶 C（protein kinase C，PKC）而引发各种效应。

3. 肌醇磷脂（phosphatidylinositol）　α_1、H_1、5-HT_2、M_1、M_3 等受体被激动后，通过 G 蛋白介导激活磷脂酶 C，磷脂酶 C 使 4，5-二磷酸肌醇（PIP_2）水解为二酰甘油（DAG）及 1，4，5-三磷酸肌醇（IP_3）。DAG 再激活 PKC，使许多靶蛋白磷酸化而产生腺体分泌、血小板聚集、中性粒细胞活化及细胞生长、代谢、分化等效应。IP_3 能促进细胞内钙池释放 Ca^{2+}，引发多种效应。

4. 钙离子　细胞内的 Ca^{2+} 浓度在 1μmo/L 以下，不到血浆 Ca^{2+} 浓度的 0.1%，对细胞功能有多种重要的调节作用，如肌肉收缩、腺体分泌、白细胞及血小板活化等。细胞内的 Ca^{2+} 可以从细胞外经细胞膜上的钙离子通道流入，也可以从细胞内肌浆网等钙池释放，两种途径互相促进。前者受膜电位、受体、蛋白、G 蛋白、PKA 等调控，后者受 IP_3 作用而释放。细胞内的 Ca^{2+} 激活 PKC，与 DAG 有协同作用，共同促进其他信息传递蛋白及效应蛋白活化。很多药物通过影响细胞内的 Ca^{2+} 而发挥其药理效应。

第三信使是指负责细胞核内外信息传递的物质，包括生长因子、转化因子等。它们参与基因调控、细胞增殖和分化以及肿瘤的形成等过程。

细胞内信号转导绝大部分通过酶促级联反应方式进行。它们最终通过改变酶的活性、开启或关闭细胞膜离子通道及细胞核内基因的转录，调节细胞功能。

（七）受体的调节

受体经常代谢转换，处于动态平衡状态，其数量、亲和力及效应力经常受到各种生理及药理因素的影响。

受体的调节是维持机体内环境稳定的重要方式,包括脱敏和增敏等。

1. 受体脱敏(receptor desensitization)　受体脱敏指使用受体激动剂后,组织或细胞对激动剂的敏感性下降。若脱敏仅限于该激动药本身,而对其他激动药的敏感性不变,称为同种脱敏(honologous desensitization)或激动药特异性脱敏(agonist-specific desensitization);若对其他激动的敏感性也下降,则称为异种脱敏(heterologous desensitization)或激动剂非特异性脱敏(agonist-non-specific desensitization)。同种脱敏可能因受体自身的变化(如磷酸化、内移等)引起;而异种脱敏可能是所有受影响的受体拥有一个共同的反馈调节机制,或者是它们信号转导通路上的某个共同环节受到调节。

2. 受体增敏(receptor hypersensitization)　受体增敏指受体对激动剂的敏感性增高,多因受体激动药水平降低或长期应用阻断药引起。如长期应用 β 受体阻断药普萘洛尔时,突然停药可致"反跳"现象,这是由于 β 受体的敏感性增高所致。若受体脱敏和增敏只涉及受体密度的变化,则分别称之为下调(down regulatio)和上调(up regulation)。

七、影响药物作用的因素

药物的作用受药物和机体多种因素影响,表现为不同个体药物代谢动力学差异(pharmacokinetic variation)或药物效应动力学差异(pharmacodynamic variation),这两方面的差异,均能导致药物效应的个体差异(interindividual variation)。个体差异在绝大多数情况下只是"量"的不同,但有时药物作用出现"质"的差异。

(一)药物因素

1. 药物制剂和给药途径　药物可制成各种不同的剂型,采用不同的途径给药。如供口服给药的有片剂、胶囊、口服液;供注射用的有水剂、乳剂、油剂;还有控制释放速度的控释剂。通常注射药物比口服起效快,作用显著。缓释制剂用无药理活性的基质或包衣减慢药物的释放。控释制剂则可控制药物释放的速度。

药物的制备工艺和原辅料的不同,也可能显著影响药物的吸收和生物利用度,如不同药厂生产的相同剂量的同一药物,口服后血浆药物浓度可相差数倍甚至十余倍。

有的药物采用不同给药途径时,还会产生不同的作用,如硫酸镁(magnesium sulfate)外敷可消炎,内服可以导泻和利胆,注射则产生抗惊厥和降低血压的作用。

2. 药物相互作用　两种或两种以上药物同时或先后序贯应用时,使药物的药理效应或毒性发生变化,称为药物相互作用(drug interaction)。药物相互作用有利有弊。合理的联合用药可提高疗效、减少不良反应、降低医疗费用。不合理的联合用药增加了不良反应的发生率,合并用药的种类越多,不良反应的发生率越高。有资料报道,合并用药 1～5 种,不良反应的发生率为 3.5%,6～10 种为 10%,10～15 种为 28%,16～20 种为 54%。这些不良反应可能比原疾病更严重。

合并用药后效应增强称为协同(synergism),效应降低称为拮抗(antagonism)。药物相互作用产生的机制有药剂学、药动学和药效学三个方面。

药剂学机制指药物在体外发生物理性或化学性相互作用(变色、浑浊、沉淀、药效降低或生成新的毒性物质等),又称为配伍禁忌(incompatibility)。药物混合静注或静脉滴注时尤其应注意,应参阅相关图表。

药物相互作用的药动学机制指药物合用后改变了药物的吸收、结合、生物转化和排泄。如抑制胃排空的抗胆碱药阿托品延缓药物的吸收;促进胃排空的甲氧氯普胺则加快药物的吸收。血浆蛋白结合率高的双香豆素类抗凝药和口服降血糖药易受阿司匹林等解热镇痛药置换,使解离型药物增加,作用增强,分别产生出血或低血糖反应。苯巴比妥、利福平、苯妥英钠等通过诱导肝药酶活性增加在肝脏转化药物的消除使药效减弱。异烟肼、氯霉素、西咪替丁等则抑制肝药酶活性,减慢在肝脏转化药物的消除使药效加强。用碳酸氢钠碱化尿液可加速酸性药物的排泄,减慢碱性药物的排泄;酸化尿液则相反。水杨酸盐可竞争性抑制甲氨蝶呤自肾小管排泄而增强后者作用;丙磺舒则竞争性地抑制青霉素从肾小管的分泌。

药物相互作用的药效学机制指合并用药后血药浓度不一定改变,它包括:

（1）生理性协同或拮抗：两种药物作用于同一生理系统，作用相似则协同，作用相反则拮抗。如吸入全麻药合用时的“相加”作用；麻醉前用药中的镇静催眠药、镇痛药多因中枢抑制作用增强麻醉药的麻醉作用（亦为中枢抑制作用）；很多中枢兴奋药则具有非特异性的催醒作用；呼吸兴奋药也具有非特异性拮抗阿片类药物和麻醉药的呼吸抑制作用。

（2）受体水平的协同或拮抗：同一受体的激动药与拮抗药合用因竞争同一受体（受点）而产生拮抗，如氟马西尼可拮抗苯二氮䓬类药物的作用；纳络酮拮抗吗啡的作用比呼吸兴奋药更有效。同一受体的激动药（不包括部分激动药）合用则往往产生相加作用。

（3）改变组织对药物的敏感性：排钾利尿药使血钾降低，从而使心脏对强心苷的敏感性增强，容易发生毒性反应；氟烷则增强心肌对儿茶酚胺的敏感性而易诱发心律失常，故氟烷麻醉时不宜使用肾上腺素。

（4）干扰神经递质的转运：利血平可使递质耗竭，从而降低吸入麻醉药的MAC；丙咪嗪抑制儿茶酚胺的再摄取，可使儿茶酚胺类药物的作用增强。

（二）机体因素

1. 年龄　大多数药物在肝脏和肾脏消除。新生儿和老年人体内肝脏降解和肾脏排泄功能不全，大部分药物在新生儿和老年人体内作用更强烈、更持久，故有特殊的老人剂量和小儿剂量。老年人各系统多有退行性变化（如心血管反射减弱），脂肪在机体中所占比例增大，导致药物分布容积发生相应的改变。同时由于老年人常需服用多种药物，发生药物相互作用的可能性相应增加。

新生儿体内的药物结合代谢能力低，如胆红素与白蛋白结合的位点被药物置换后引起核黄疸；由于肝脏的结合代谢能力低下导致氯霉素蓄积可致“灰婴综合征”。由于脂肪在机体内的构成比例随着年龄增长而增加，引起脂溶性药物的分布容积增高，导致一些药物的$t_{1/2}$随着年龄的增长而延长。

新生儿肾小球滤过率和肾小管最大分泌率均仅为成人的20%，故主要经肾清除的药物在新生儿中的$t_{1/2}$比成人长。肾小球滤过能力大约从20岁开始缓慢减弱，到50岁和75岁时分别降低约25%和50%，导致药物的肾脏清除速率降低。

老年人对药物的敏感性发生改变，如苯二氮䓬类药物在老年人中更易引起精神错乱。降压药物在老年人中因心血管反射减弱常引起直立性低血压。

2. 性别　雄（雌）性激素类药物可使女（男）性患者男（女）性化。妇女月经期不宜服用泻药和抗凝血药以免盆腔充血、月经过多。女性体重一般轻于男性，在使用治疗指数低的药物时，女性可能需要剂量较小。与男性相比，女性体内脂肪所占比例大，水所占比例小，这也可影响药物的分布和作用。

由于进入母体的药物多能进入胎儿体内，凡能对母体产生影响的药物都可能影响胎儿的发育，故除维持妊娠的药物以外，应尽量不用其他药物。震惊世界的“反应停”事件极大地促进了临床药理学的发展。在分娩过程中，对母体使用的药物可影响子宫收缩而改变产程，也可能对新生儿产生影响，因为新生儿不仅自身对药物的代谢和排泄的功能不全，而且也因切断和母体的循环联系而不能利用母体内消除药物的机制。此外，药物可影响乳汁的分泌或通过哺乳进入婴儿体内，故哺乳期用药要慎重，现已发展为一门围产期药理学（perinatal pharmacology）。

3. 遗传因素　遗传是影响药物效应最重要的因素。基因可决定药物代谢酶、药物转运蛋白和受体活性及功能表达等的结构基础，其突变可引起所编码的药物代谢酶、转运蛋白和受体蛋白的氨基酸序列和功能的异常，成为产生药物效应个体差异和种族差异的主要原因。特异质反应也与遗传因素有关。

4. 病理状态　消化道黏液水肿时，会因吸收障碍而使药物吸收不完全；肝肾功能损伤易引起药物在体内蓄积，产生过强或过久的药物作用，甚至发生毒性反应；中枢神经系统处于抑制状态时，能耐收较大剂量的中枢兴奋药；任何降低机体抵抗力的因素都会降低疗效；甲状腺功能低下时对镇痛药哌替啶的敏感性增高；体温过低（特别是老年人更易发生）可显著降低许多药物的消除。

5. 心理因素　患者的精神状态、对医生的信任程度等与药物疗效关系密切。安慰剂（placebo）一般指由本身没有特殊药理作用的物质如乳糖、淀粉等制成的外形、气味似药的制剂。但从广义上讲，安慰剂还包括那些本身没有特殊作用的医疗措施如假手术等。安慰剂产生的效应称为安慰剂效应。

药物治疗的效应实际是由多种因素引起的，包括药理学效应、非特异性药物效应、非特异性医疗效应和疾病的自然恢复等。安慰剂不仅对功能性疾病有效，对器质性疾病也有效，因此在评价药物的临床疗效时，应充分考虑安慰剂效应的影响。实际上不少药物或其他手段的治疗效果往往不是药物本身的作用，只是安慰剂效应。故在药物临床研究中，应采用双盲法安慰剂对照试验。

6. 长期用药引起的机体反应性变化　长期用药可引起耐受性、耐药性、依赖性、停药反应（详见前）等，均可影响药物疗效。

（三）其他因素

如时间因素、生活习惯与环境因素等等。

（戴体俊　武玉清　段世明）

参考文献

1. 杨世杰. 药理学. 第2版. 北京：人民卫生出版社，2010，5-40.
2. 戴体俊，喻田. 麻醉药理学. 第3版. 北京：人民卫生出版社，2011，1-27.
3. 刘惠、金满文主译. Goodman & Gilman 药理学和治疗学手册. 北京：科学出版社，2009，3-24.
4. 杨宝峰. 药理学. 第7版. 北京：人民卫生出版社，2008，1-42.

第24章　全身麻醉原理

第1节　概　　述

自1846年10月16日，William T. G. Morton在美国波士顿麻省总医院（Massachusetts General Hospital）公开演示乙醚吸入麻醉取得成功以来，至今已有160多年的历史。目前临床常用的吸入全麻药有氧化亚氮和卤化烷类药物，如恩氟烷、异氟烷和七氟烷等。实际上，已发现具有全麻作用的化合物有近百种，在化学结构上分别属于脂肪类、脂环族、芳香族、醇类、醛类、酮类、酯类、醚类及卤化烃等，甚至有些单质分子也具有全麻作用（图24-1）。此类化合物无论是化学结构、分子大小或化学特性之间等都有很大的差别。这些结构、大小和化学活性相距甚远的化合物是如何产生相似的全身麻醉作用的呢？

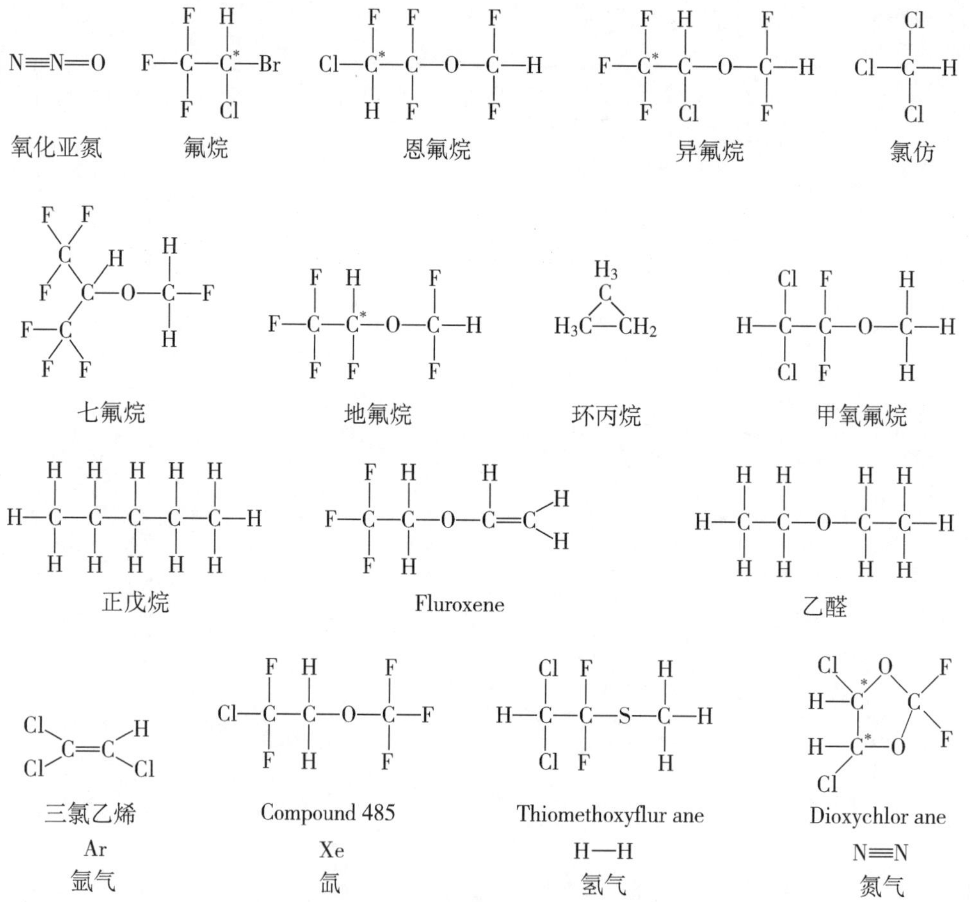

N≡N=O
氧化亚氮

氟烷

恩氟烷

异氟烷

氯仿

七氟烷

地氟烷

环丙烷

甲氧氟烷

正戊烷

Fluroxene

乙醚

三氯乙烯

Compound 485

Thiomethoxyflur ane

Dioxychlor ane

Ar
氩气

Xe
氙

H—H
氢气

N≡N
氮气

图24-1　吸入全麻药的分子结构

主要是通过什么途径发挥作用？是否具有共同的作用部位和作用靶点？其基本电生理机制和分子机制又是什么等。这些问题一直是困扰麻醉学界的世界难题，也是全麻机制研究者一直力图揭示和阐明的基本问题。

对于这些问题的解释至今仍然不十分清楚，以往曾进行过无数次实验研究并提出过许多的理论、学说与观点。但随着麻醉学、神经药理学、神经科学的飞速发展和研究的不断深入，有些学说和观点随着新的发现正在不断的完善和修正，有些则因得不到确切证据而被淘汰。近年来，随着电生理学、分子生物学、免疫组织化学、分子影像学和核医学技术等学科的快速发展，如膜片钳技术、PCR 单链构象多态性分析、变性梯度凝胶电泳、高压液相色谱分析、免疫组化多重标记及神经束路追踪技术、分子影像学的探针技术、分子影像学的图像融合技术、分子影像学的信号放大技术，及 Micro CT 和 Micro MR 微型成像系统等先进技术用于全麻机制的研究，极大地增加了对全身麻醉作用部位及分子作用机制等诸多环节的了解，获得了许多新的发现，提出并形成了一些新的观点和理论。

就全麻药作用部位而言，需要从宏观解剖神经核团、细胞类型到亚细胞群、分子结构等多个层次或水平做出定位。就宏观结构而言，全身麻醉无疑作用在中枢神经系统，包括脑和脊髓。虽然近年来多项研究表明，全身麻醉其中枢作用部位与不同脑区敏感神经核团内的神经元有密切关系，但仍不清楚这些神经核团内哪些类型的神经元与吸入麻醉药作用的特异性有关系，也没有证据表明哪些中枢部位、神经核团或神经元与吸入性全身麻醉痛觉抑制和意识消失有直接关系。丘脑是自然睡眠和吸入麻醉导致意识消失的关键部位，产生自然睡眠机制在 CNS 网络内的神经元之间的联系是复杂的，以往认为全身麻醉导致的意识消失与自然的睡眠机制不是共同通路。近来研究表明吸入麻醉药可干扰皮质和丘脑神经元之间的多站点信号网络的联系，其中包括觉醒和睡眠核团所有信息的集成。一个有意义的研究是在丘脑注射钾离子通道阻滞剂能够引起吸入麻醉期间意识恢复，可表明吸入全麻引起的意识消失和自然睡眠可能共享相同的途径，这就为探讨丘脑和皮质神经元以及 CNS 网络内的觉醒和睡眠的神经核团对吸入全麻药的敏感性和易感位点提供了重要基础。即便如此，仍未能回答吸入麻醉药在分子水平作用的确切机制，以至对作用部位是在细胞膜的脂质或特异性膜蛋白的争论，也成为当今全麻机制探讨的焦点问题之一。

吸入全麻药在结构上的多样性可以说明麻醉药并非直接作用于单一特定的受体部位。虽然多年来人们试图去寻找吸入麻醉的共同分子机制（一元论），但从现有的吸入麻醉药的分子结构和化学活性分析，很难想象这一类分子结构和化学活性都有很大差异的吸入全麻药，可以通过某一种共同机制而产生麻醉作用。从物理特性上分析，即吸入麻醉药的脂溶性与其麻醉作用强度之间存在不完全但却显著的相关特性，虽然这种关系并不能说明麻醉的具体机制，但有助于理解吸入麻醉药产生麻醉作用的环境。

综观近年来的研究成果，全麻药的分子机制很可能统一在膜蛋白受体和离子通道构型发生可逆性改变为首发启动因素。但由于参与中枢神经系统活动的受体和离子通道多达数十种，如何从众多的分子结构差异性较大的吸入全麻药物筛选或确定作用于哪几种受体，或以不完全相同的方式作用于哪些受体而产生相同或相似的全麻作用呢？

无论何种麻醉理论或学说，都必须能解释全身麻醉药在动物和人体上的整体影响。例如，根据全麻过程中机体的反应，全麻药进入机体后意识迅速消失，而停药后又迅速苏醒？这种由全麻药引发的生理和生化方面的改变为何能在短至数秒钟内完成？而由麻醉药引起的其他生理生化方面的改变又如何在数小时或数天内恢复稳定的？同时，还需解释只有在临床浓度、生理温度及合适麻醉水平等条件下，全麻药引起的物理和生化水平的改变才有意义，高浓度的麻醉药可能会产生与全麻机制无关的毒性作用。与麻醉状态有关的所有物理生化改变，在麻醉消失后又能恢复正常。

本章将按解剖水平顺序和全麻原理研究历程中提出的、对现今仍有影响的理论与学说为导引，结合近年来的神经生理和分子生物学研究结果，对全麻药作用机制进行阐述和讨论。

一、吸入麻醉药作用强度

为了便于衡量吸入麻醉作用的强度和阐明全身麻醉的作用机制，最低肺泡有效浓度（MAC）是用来测定和评估吸入麻醉药作用强度的最常用指标。实际上，MAC 仅反映了药物的镇痛作用。MAC 是指在

1 大气压下，能使 50% 的受试对象对伤害性刺激无体动反应时的呼气末肺泡气体浓度。MAC 的测定是给人或动物一个伤害性刺激（钳夹、切皮或电刺激等），然后用序贯法（或称上下法）测定一半研究对象无体动反应时呼气末的吸入麻醉浓度。显然，这是一个质反应，相当于半数有效量（ED_{50}），只能反映药物的抗伤害性效应，即镇痛作用的大小。MAC 越小，药物的镇痛作用越强，MAC 越大，镇痛作用越弱。

（一）评价吸入麻醉强度的指标

全身麻醉作用的涵义包括多种生理现象改变的综合，除镇痛外，还应包括镇静、催眠、安定、遗忘、意识消失、肌肉松弛和抑制异常应激反应等等。而且，仅就镇痛而言，MAC 也只反映了机体对皮肤伤害性刺激的反应，而手术中患者还要经受气管内插管、切皮、组织分离与切割、骨膜剥离与截骨、内脏牵拉、血管舒缩等多种刺激，这些都会改变 MAC 的值。如气管内插管 MAC（$MAC_{插管}$）为超镇痛水平，失去呼唤反应作指标测定的 MAC 值（MAC_{awake}）低于切皮刺激者为亚镇痛水平，而后者又低于气管插管时的 MAC，夹尾的 ED_{50}（MAC）与翻正反射的 ED_{50} 也不一样，前者高于后者，两者测定值的比率平均为 1.8。比值在不同麻醉药之间也有轻微差异（表 24-1）等。因此，尽管 MAC 是一个极其重要的概念，代表吸入全麻药最重要的镇痛作用（麻醉首先要解决的是疼痛），但是，用 MAC 代表吸入全麻药的全部作用——麻醉强度是不全面的。上述至少提示抑制翻正反射与抑制夹尾刺激反应是通过两种不同的途径；吸入麻醉药作用强度的测定与伤害性刺激的方式及其作用途径有关。尽管存在上述差异，通过资料分析显示，采用翻正反射所测定鼠的 ED_{50} 与在人体所测 MAC 是紧密相关的（图 24-2）。

表 24-1 夹尾 ED_{50} 与翻正反射 ED_{50} 比率

麻醉药	小鼠	大鼠
氟烷	1.67	1.74
恩氟烷	1.91	–
异氟烷	2.10	2.41
氯仿	1.61	–
环丙烷	1.97	–
氧化亚氮	>1.82	–
甲氧氟烷	1.63 ~ 2.08	–
乙醚	–	1.25

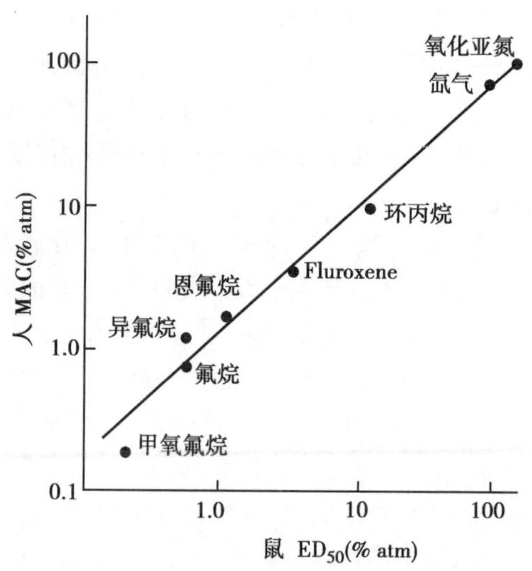

图 24-2 鼠 ED_{50} 与人 MAC 的相关性

（二）吸入麻醉的效能与效价强度

药物的效能指药物不受剂量限制所能产生的最大效应。全麻药的效能通常指它能达到的最大麻醉深度。例如乙醚、氟烷等挥发性麻醉药，如果给予足够的吸入浓度，均能使患者的麻醉达到三期或四期，甚至延髓麻醉而死亡，故都是高效能的吸入麻醉药。而 N_2O，即使吸入浓度高达 80%，也只能引起浅麻醉，如再加大吸入浓度，势必引起缺氧，甚至吸入 100% N_2O（临床禁止）也不能产生深度麻醉。如造成死亡，也是缺氧所致，而非麻醉过深。因此，N_2O 是低效能吸入麻醉药。

药物的效价强度是指达到某一效应水平所需要药物的剂量或浓度。MAC 是指 50% 的实验对象对伤害性刺激无体动反应时吸入麻醉药浓度，显然是效价强度而非效能。乙醚、氟烷等虽同属效能麻醉药，但氟烷的效价强度（MAC）较小，故其效价强度大于乙醚。N_2O MAC 高达 105%，故不仅效能低，且效价强度也小。同等 MAC 的吸入麻醉药称为"等效浓度"，吸入麻醉药之间比较一般应在等效浓度即同等 MAC 条件下进行比较。

应用 MAC 值作为吸入全麻药作用强度指标具有以下优点：①当药物在肺泡、血液和脑组织分布在短时间内平衡后，MAC 浓度直接代表麻醉药在中枢神经系统（CNS）的分压，与药物在其他组织的摄取和分布无关；②可通过直接测定呼气末的药物浓度而作为快速判断麻醉深度的综合指标之一；③MAC 值在同种不同个体之间、或不同种属个体之间，能保持十分稳定的一致性。这种一致性有助于辨别麻醉药需要量的细微改变，从而为研究全麻机制提供线索。

吸入全麻药的重要作用之一是抑制学习和记忆。在非手术情况下，抑制人类视听信息的学习需要约 0.3MAC 的吸入麻醉药浓度。在动物模型中，针对不同的刺激方式抑制大鼠学习能力的吸入麻醉药的浓度为 0.2～0.6MAC 之间。

二、影响全身麻醉作用的因素

近年来，随着全麻作用机制研究的深入和大量临床实践发现，某些物理因素、生理因素、手术与麻醉时间均可对全麻药的作用强度产生一定的影响。

1. 麻醉持续时间　关于麻醉持续时间对 MAC 值是否有影响的的问题，以往认为在整个手术麻醉期间 MAC 值是不会变化的，也就是说麻醉持续时间不影响 MAC 值。但有人用电刺激测定手术前后异氟烷的 MAC 时发现，手术前的 MAC 为 1.28%±0.22%，手术开始后 3 小时为 1.04%±0.22%，研究证实各种同等刺激条件下的吸入全麻药 MAC 值，均随着手术麻醉时间的延长而降低。这表明可能在 CNS 的组织中溶解内存的吸入全麻药增多，也可能是与某种神经递质合成与释放有关，或者与初次测定 MAC 时吸入全麻药在组织中的平衡时间太短有关。

2. 伤害性刺激方式与部位　早在 1996 年，Satas 等用新生的小型猪测定 MAC，发现无论在正常体温或低温条件下，氟烷、异氟烷的夹尾 MAC 都低于夹爪时的 MAC 值，推测是不同部位对疼痛的敏感性不同所需要的 MAC 值也不同，随后用同等电刺激强测得异氟烷的 MAC 值为 1.03%±0.09%，而切皮刺激时 MAC 值上升为 1.16%，这种刺激方式和刺激部位的不同而 MAC 也随之变化的现象引起了临床的重视。在传统切皮刺激观察体动反应测量 MAC 值方法的基础上，相继出现了清醒 MAC（$MAC_{awake95}$）、半数清醒 MAC（MAC_{awake}）、半数气管插管 MAC（MAC_{EI}）和阻滞肾上腺素能反应 MAC（MAC_{EAR}）值等。

3. 温度的影响　所有麻醉药在哺乳动物中的 MAC 值均随体温下降而下降，体温每下降 1℃，不同吸入全麻药的 MAC 下降值有所不同（2%～5%），例如体温每下降 1℃，环丙烷的用量减少 2%，而氟烷则减少 5%。但这种随温度变化产生的麻醉药作用强度改变，只在气相麻醉药 MAC 中有所反映，在麻醉药的液相浓度中，并无此种温度相关的作用强度变化，原因是随着温度下降，液相中麻醉药溶解量增加。经校正后，液相麻醉药的 ED_{50} 在温度变化时保持稳定（图 24-3）。在体外实验中，目前临床使用的吸入全麻药达到 1MAC 时在液相中浓度为 200～600μm。

4. 压力的影响　外周环境压力增加可导致机体失去反应所需的吸入全麻药浓度增加。随着外周环境压力的不断升高，而吸入全麻作用逐渐减弱直至消失的现象称为压力逆转效应。在哺乳动物实验中，应用无麻醉作用氦气加压至 100 个大气压时，大鼠翻正反射消失时的吸入全麻药的 MAC 值增加 30%～60%。但也有研究表明并非所有种系动物均能出现这种压力逆转现象，例如，氟烷、氯仿及乙烷对淡水虾在水中活动的抑制可不被高压所逆转。那

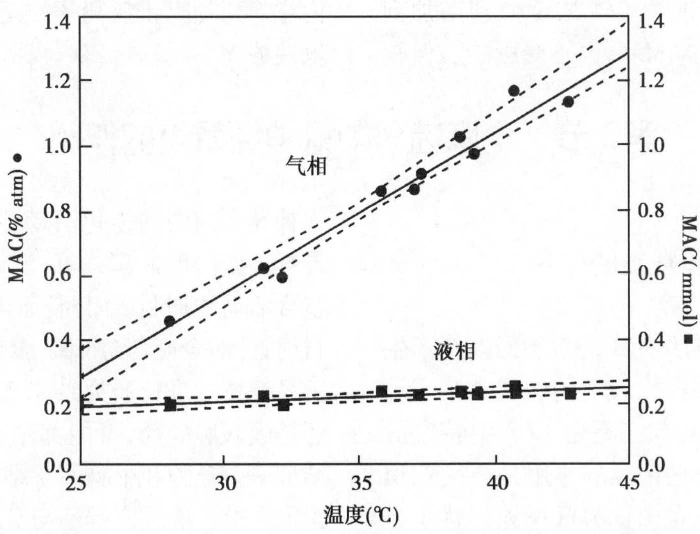

图 24-3　不同温度下氟烷 MAC 的气相分压与液相计算浓度变化

么，吸入麻醉的压力逆转现象是麻醉作用部位构象变化，还是一种非特异性的拮抗呢？目前尚待证实。

5. 年龄的影响　在临床麻醉中发现，随年龄的增加吸入麻醉药的 MAC 值逐渐减低，这种现象见于所有的吸入麻醉药。6 月龄左右婴儿的吸入麻醉药 MAC 值最大，80 岁时仅为婴儿的一半。因此，老年患者的 CNS 对吸入麻醉药的抑制更为敏感。在动物实验中也发现同样的改变。例如，消除大鼠翻正反射所需氧化亚氮的 ED_{50} 随鼠龄增加，而从 1.48atm（标准大气压）降至 1.09atm。在鼠和人的相对寿命阶段作比较显示，二者随年龄增长所致麻醉药需要量减少十分相似（图 24-4）。

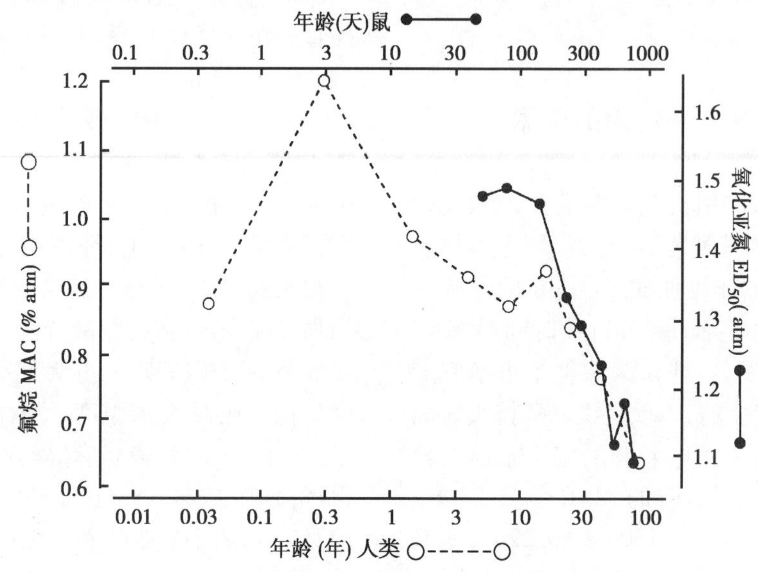

图 24-4　与年龄相关的氟烷和氧化亚氮需要量

6. 离子浓度的影响　在 CNS 中 Na^+、K^+、Ca^{2+}、Mg^{2+} 等离子浓度的变化对全麻药作用强度有一定的影响。如高钠血症时脑脊液（CSF）中 Na^+ 成比例增加，氟烷的 MAC 也可增加达 43%。相反，低钠血症时 CFS 钠下降，氟烷 MAC 也降低。但实验性高钾血症时，狗的 CSF 中 K^+ 含量增加对 MAC 均无明显影响，甚至向鼠脑室内注射 cromakalim 和 pinacidi 使流经钾通道的离子流增加时 MAC 也无明显改变。给狗输注钙剂使血清和 CSF 中 Ca^{2+} 浓度分别增加到 2.6 倍和 1.3 倍时，氟烷的 MAC 也不受影响。但较高浓度的钙通道阻滞剂可增强吸入麻醉药的作用。如异搏定（0.5mg/kg）可使狗氟烷 MAC 降低 25%，尼莫地平（1μg/kg）可使异氟烷 MAC 降低 22%。增加狗血清镁 5 倍使 CFS 中镁增加 12%，对氟烷 MAC 无影响。当大鼠血清镁增加到达对照值 10 倍时，氟烷的 MAC 降低 60%。输注盐酸或碳酸氢钠改变阴离子浓度并使动脉血 pH 明显改变之后，吸入麻醉药的 MAC 值几乎无明显影响。而给鼠鞘内或脑池内注射药物阻止氯离子转运时，则可增加异氟烷和氟烷的 MAC 值。

第 2 节　全麻药对中枢神经系统的作用

一、对脑和脊髓的作用

全麻药物究竟是如何作用于中枢神经系统产生意识消失的状态，至今仍存在着不同的观点。一种观点认为机体的意识觉醒状态是由 CNS 中特定的神经结构维持，药物对这些部位的作用是产生意识消失的关键；而另一种观点则认为意识觉醒状态与整个中枢神经系统信号传导网络的整合活动有关，如神经元间的同步化活动、神经振荡、适应性共振、自行更新的反射模式等，意识的消失是药物对这种整合活动的抑制或阻断，而与特定的神经结构无关。目前，针对全麻药对 CNS 影响的这个问题，应用 PET 脑显像技术进行研究结果表明：无论是静脉麻醉药还是吸入麻醉药，可能都是通过作用于特定的神经结构——丘脑和中脑网状结构，抑制其功能，产生意识消失的。静脉麻醉药与吸入麻醉药相比有着不同的中枢作用通路，静脉麻醉药更倾向于抑制皮质上相关神经元的活动，而吸入麻醉药的作用则更为广泛和复杂；麻醉药的镇静和遗忘作用是对皮质上与觉醒和记忆相关脑区（如前额皮质、顶皮质等）的神经元活动抑制的结果；同时，全麻药物的中枢抑制作用具有剂量依赖性和结构特异性。

如全身麻醉药是通过改变CNS中某些核团敏感神经元的活性而产生全身麻醉作用，至少应包括对意识水平的抑制和对伤害刺激引起的体动反应的抑制。由于脑干网状上行结构在维持意识和觉醒状态，在调节运动神经活动起重要作用。大脑是意识和CNS的最高部位，有理由认为大脑皮质兴奋性的抑制可使意识消失而导致麻醉，无论这种抑制是全麻药直接作用于皮质神经元，或是通过抑制皮质下的某些结构及其向皮质的投射通路所致。外周痛信号需要通过痛觉上行传递系统，直接或间接地将伤害性信息传递到丘脑，经丘脑不同核团神经元对痛信息进行初步分析整合后，再传递到大脑皮质的不同区域产生痛觉。然而，痛觉信息在上传的同时，也能激活脑的内源性镇痛系统，即脑干下行抑制系统引起机体抗伤害反应，或提高痛阈。现已证实，痛觉上行通路基本上可以分为：①脊髓丘脑束（STT）/腹外侧系（VLF）通路：丘脑腹后外侧核（VPL）/腹后内侧核（VPM）到大脑皮质躯体感觉Ⅰ区（SⅠ）通路；②STT/背外侧系（DLS）通路：丘脑腹后下核（VPI）/丘脑腹内侧核后部（VMPo）到大脑皮质躯体感觉Ⅱ区（SⅡ）。前者与产生生理痛感觉和痛识别有关，后者与产生病理性痛觉和情感有关。有学者认为，在大脑皮质实际上不存在一个所谓的“痛中枢”，而存在很多“与痛相关的脑区”。这些脑区很可能就是吸入麻醉的作用部位。此外，在大脑皮质感知到痛觉后，中枢必定会产生保护调控机制，以往的研究肯定了脑干内存在着中枢内源性下行痛觉调控系统。该系统主要由中脑导水管周围灰质（PAG）、延髓头端腹内侧结构（RVM）和部分中脑、脑桥背外侧被盖（如蓝斑核群）的神经元组成，其轴突经背外侧束下行，对延髓和脊髓背角痛觉感受性信息的传入产生抑制性作用。揭示全麻药对痛觉上行传导系统和脑干下行抑制系统的关系是阐明全麻药中枢镇痛机制的重要问题。

实验的确证实，临床浓度吸入全麻药对哺乳动物大脑皮质、嗅皮质及海马神经元的自主和诱发活动产生影响，通常能引起这些神经元的兴奋性减低。但也有实验结果表明是使兴奋性增高。吸入全麻药还可影响神经元的抑制性传递，例如氟烷可延长海马神经元对γ-氨基丁酸（GABA）诱发的抑制过程，使神经元的抑制性突触后电流的幅度增加和持续时间延长，但也可选择性降低抑制性突触后电位。此外，丘脑与大脑某些脑区的传导、联系被认为是重要的麻醉作用途径，现知吸入全麻药对其通路的抑制既有兴奋性也有抑制性成分。上述表明，大脑是全麻药干扰神经冲动信息传递的重要部位。

研究发现，全麻药对网状结构神经元活动的影响是多种多样的，其结果可以使兴奋性增加、不变或降低。选用的药物或神经元的取材不同，所测定的结果也不同，即全麻药引起的网状结构神经元活动的改变，可能取决于具体药物与具体的神经元之间的相互作用。另有动物实验显示，大范围损伤网状结构虽可完全消除唤醒的脑电图反应，但动物仍有清醒行为。上述表明，脑干网状结构无疑是麻醉作用的重要部位，但意识水平并不能简单地等同于网状结构活动的改变，也不能简单地认为全身麻醉仅仅是由于网状上行系统的兴奋性受抑制所致。

吸入全麻药可以改变大鼠脊髓背角神经元的兴奋性和抑制神经传递，其麻醉作用取决于吸入全麻药的浓度及检测的部位。研究证明全麻药能明显影响脊髓背角神经元对伤害性和非伤害性刺激反应，并对抑制性神经元也能产生明显的抑制作用。全麻药对脊髓的直接作用应该是减弱伤害性刺激向丘脑和大脑皮质传递从而产生痛觉抑制。除直接作用外，尚可通过间接作用调节来自大脑下行抑制系统的冲动影响脊髓神经元的活动，使机体对伤害性刺激失去反应机制与感觉处理能力下降。从总体上分析，全麻药对脊髓感觉和运动神经元对伤害刺激反应的抑制作用，与全麻药产生的对伤害刺激的运动反应抑制有关。因此，脊髓是全麻作用的重要部位之一。

研究发现，在仅含30～50个神经元的软体动物神经节中存在一些对吸入麻醉药高度敏感神经元。当氟烷浓度为0.8%时神经核群中有的神经元发电频率受到抑制，提示在神经核群中存在对吸入麻醉药高敏感的神经元。应用膜片钳全细胞记录技术在新生大鼠脑薄片上观察结果表明，0.75%、1.5%和2.5%和5%的氟烷对视上核、中央杏仁核和中脑导水管周围灰质等神经元的自发放电频率可产生浓度依赖性抑制作用。在大鼠的运动区也发现能表达AST-K-1通道的躯体运动神经元对临床浓度吸入麻醉药敏感，敏感性增高的机制可能与吸入麻醉药诱发钾电流而导致细胞膜超极化有关。因此，上述有关吸入全麻药对脑和脑干多个不同解剖部位的作用研究，虽未能证实大脑或脑干网状结构在全麻机制中所起的关键作用，但发现在CNS中存在着对吸入全麻药相对敏感的神经元，这些神经元可能在全身麻醉中起重要作用。

大多数学者认为，吸入全麻药的作用部位源于脊髓以上，虽然意识消失和遗忘的产生可能是吸入麻醉药作用于脑内不同神经核团敏感神经元共同效应，但是吸入全麻药抑制运动性神经元对伤害性刺激出现的体动性反应能力很可能来自脊髓而不是脑内的作用部位。切除包括丘脑和海马在内的大鼠双侧大脑皮质，或者在高位胸段横断大鼠的脊髓从而使大脑与脊髓在功能上分开时MAC值没有发生明显变化。山羊的大脑供血特点使得可以优先麻醉前脑，实验时异氟烷的MAC值比通过正常循环给药高2倍，说明抑制疼痛所需要的吸入全麻药浓度（MAC值）的主要部位在脊髓。如果全身麻醉的定义至少包括意识消失和对伤害性刺激无体动反应两层含义，那么吸入全麻药的作用部位在解剖学上也应该包含两个部分，产生意识消失和遗忘作用在脊髓以上部位，而与抑制对伤害性刺激产生体动反应主要部位在脊髓。

总之，吸入全麻药可对CNS中多个解剖部位的神经冲动的传递产生影响，通常是兴奋性传递被抑制和抑制性传递被增强，但也可有兴奋性传递被增强，或抑制性传递被减弱。提示吸入麻醉药的作用并非是高度选择性和单一性。人类CNS由数十亿神经元组成，每一神经元又拥有数千个突触，所以试图阐明全麻药具体共同通路或者是具体确切的作用部位是一个复杂而又巨大的挑战。

二、对神经传导的作用

（一）对外周感受器的作用

现有研究结果和临床现象均表明，全身麻醉药没有类似于局部浸润麻醉的作用，不能够通过阻滞位于感觉神经末梢的感受器，抑制伤害性刺激产生的痛信号或阻止痛信号向中枢传入而导致麻醉作用。有研究表明，临床浓度的乙醚、氟烷或甲氧氟烷不但不能改变鼠皮肤受体对触觉及毛发运动的反应，甚至可增加哺乳动物A和C纤维对伤害性刺激的敏感性和所产生的兴奋性。进一步采用区域灌注方法研究表明，使全身麻醉药不能进入伤害刺激区域，再观测对MAC的影响，发现异氟烷的MAC无明显改变。因此，说明全麻药对外周期外周感受器无明显影响，同时也不影响外周期神经冲动的传导。

（二）轴突传导和突触传递的影响

1. 对轴突传导的影响　现已证明，神经轴突对全麻药不敏感。虽然，有研究发现，全麻药对神经轴突的传导可产生一定的抑制作用，尤其是对海马部位较细的无髓鞘纤维，而且可影响神经轴突的动作电位的扩布对突触传递产生影响。但阻滞神经轴突传导所需全麻药是突触的5倍，比临床应用浓度高得多。故一般认为神经轴突对全麻药是不敏感的。此外，对海马结构和嗅皮质的研究显示，当兴奋性突触传递已被全麻药明显抑制时，从轴突末梢传入冲动的电位幅度和潜伏期并无变化，上述均不支持轴突传导阻滞假说。另外，轴突阻滞学说也不能解释全麻药为何能增强抑制性突触的功能。很难设想，释放抑制性递质和释放兴奋性递质的轴突末梢，两者在性质上会有根本不同，相同的神经轴传导抑制何以产生相反的作用。因此，临床麻醉作用并非是神经轴传导阻滞所致，全麻药对突触传递的阻滞，也并非由于抑制轴突末梢的电传导所产生，而更可能是直接作用于突触的化学传递过程所致。

2. 对突触传递的影响　突触是神经元之间彼此广泛联系的基本结构，在中枢的调节活动中具有最重要的作用，也是全麻药作用的重要部位。在功能上可将突触分为兴奋性和抑制性两类。正常情况下，神经冲动抵达神经末梢时，使突触前膜去极化，引起电压门控型钙通道开放，Ca^{2+}经突触前膜进入膜内，神经末梢内游离钙增加，触发突触囊泡释放兴奋性递质；后者与突触后膜受体结合，使后膜对Na^{+}通透性增强，并引起去极化，产生兴奋性突触后电位（EPSP），致使突触后神经元发生兴奋性动作电位。抑制性突触是指中枢中普遍存在的所谓突触后抑制，是在胞体上接受多半来自抑制性中间神经元返回的神经冲动。其传递过程与兴奋性突触相似，但释放的是抑制性递质如GABA，与突触后膜上的受体结合后，主要是增加突触后膜对K^{+}和Cl^{-}的通透性，使突触后膜超极化，产生抑制性突触后电位（IPSP），因而降低了其后神经元的兴奋性，故称超极化抑制。另外，中枢内尚存在轴突-轴突型的突触前抑制。这种抑制在生理上的意义尚不完全清楚，据推测可能与高级中枢控制感觉传入，以保持“注意力”集中有关。有研究结果表明静脉麻醉药丙泊酚对大鼠海马CA1区突触传递具有双向作用，能够直接激活$GABA_A$受体，且增强长时程增强（LTP），同时抑制长时和抑制（LTD）。

全麻药主要通过以下几种方式干扰正常的突触传递，通过影响突触前神经末稍向突触间隙释放神经递质，影响神经递质的重吸收、影响神经递质与后膜受体的结合，及干扰其结合后产生的效应等方面的影响突触的传递过程。现已证实，多数吸入全麻药可对兴奋性突触传递产生抑制，而抑制性突触传递产生增强作用。

（1）对突触前膜传递的影响：应用电生理方法测定突触前刺激诱发或直接应用神经递质产生的突触后电位的比较，突触前膜是吸入麻醉药重要的作用部位。在小鼠的海马切片中，1MAC的氟烷可使谷氨酸能兴奋性突触后电流降低50%。但是增加谷氨酸激动剂后氟烷提高到5MAC对诱发电流没有明显影响。对豚鼠丘脑和大鼠海马神经元的研究显示，七氟烷和异氟烷也能明显抑制电刺激诱发的兴奋性突触后电位，亦并不影响谷氨酸盐诱发的去极化反应，均提示吸入麻醉药的作用是在突触前。吸入麻醉药也可促进突触前神经递质的释放，如氟烷可增加猫中缝核神经元GABA的释放，也有报道吸入麻醉药不影响大鼠皮质突触体谷氨酸基础释放量，但对K^+诱发的谷氨酸释放可产生抑制。因此，吸入全麻药对突触前神经递质释放的影响仍未完全阐明。除对突触前神经递质释放影响外，吸入全麻药尚可通过影响神经末梢递质的重摄取而改变递质的作用持续时间，包括对5-HT、多巴胺和谷氨酸重摄取增加。

（2）对突触后膜传递的影响：现有研究表明吸入全麻药对兴奋性和抑制性神经元突触后均产生一定影响。吸入麻醉药对突触后膜的作用主要是能够直接作用于突触后膜受体。采用离子电渗法研究豚鼠新皮质脑片的树突，结果表明氟烷和异氟烷（0.5～2.5MAC）可明显降低乙酰胆碱或谷氨酸诱发的去极化反应，并且对乙酰胆碱反应的抑制程度高于谷氨酸，但对GABA的诱发反应几无影响或抑制甚弱；在分离的鼠海马及孤束核神经元，吸入麻醉药可增加GABA的诱生电流等。另外，临床所见吸入麻醉药产生的肌松作用，现知与其减低乙酰胆碱诱发的终板电位幅度及加快终板电位的衰减速率有关，并显示吸入麻醉药的作用与抑制乙酰胆碱诱发终板去极化能力有密切关联。如果全麻药是通过阻滞突触传递而起作用的话，可以推测多突触通路比单突触通路更易被麻醉药所阻滞，因为突触点数量增加时被阻滞的可能性就越大。但研究表明，吸入麻醉药抑制单突触或多突触的反应是等同的，甚至对前者的抑制更明显。因此，突触通路的多寡对全麻药在神经传递方面的影响似乎并不重要。

总之，全麻药可作用于突触部位，包括神经末端的传入。全麻药能够影响分散的单突触或多突触系统的轴突和突触传导，并对突触前和突触后都可能有作用。临床浓度的吸入麻醉药对突触前神经递质的释放和突触后反应可能产生抑制、不变或增强作用，这些变化取决于脑的不同部位、神经传导的频率、不同的神经递质和全麻药。

第3节　全麻药对中枢神经递质的影响

随着对脑研究的不断深入，在CNS中新发现的神经递质种类在不断增加，除了经典递质外，内源性氨基酸和肽类也可能起到神经递质的作用或者调节其他神经递质的作用。虽然中枢神经递质的种类在不断增多，但真正符合神经递质条件者仍是经典的传统递质和氨基酸递质。前者包括乙酰胆碱、肾上腺素、去甲肾上腺素、多巴胺和5-羟色胺，后者则为谷氨酸、门冬氨酸、γ-氨基丁酸（GABA）及甘氨酸等。而神经肽类、环核苷酸、一氧化氮（NO）和ATP等只是在神经信息的传递过程起调节作用。研究表明吸入全麻药对影响中枢神经递质的影响是多方面的，包括对递质和其成分的摄取、合成、释放、重吸收、耗损等。不同全麻药对不同神经介质的上述生物学过程有不同的影响，试图以全麻药对某一介质生物学过程的影响来一元化解释全麻机制显然是不符合实际的。根据目前的研究结果，吸入全麻药产生的全麻作用应是全麻药与中枢神经系统多个介质系统相互作用的综合结果。

（一）对经典神经递质的影响

1. 乙酰胆碱（Ach）　Ach属于兴奋性神经递质，对意识水平的控制起重要作用。有研究表明，吸入全麻药对大鼠大脑皮质的Ach的浓度没有影响，但能增加或减少某些脑神经核团内Ach的含量。吸入全麻药能降低Ach的更新速率，在不同脑区降低的速度也不完全相同。吸入麻醉药异氟烷和七氟烷可以抑制大鼠大脑皮质内Ach的释放，而氧化亚氮却使之增加。吸入麻醉药能够减少 Ach 的合成，这与抑制其摄取有关。虽然临床浓度氟烷、恩氟烷及异氟烷对大脑或全脑的 Ach 总含量无显著影响，但可明显抑制鼠突触体对胆碱的摄取，限制了 Ach 的合成速率，也减低了皮质及皮质下某些脑区 Ach 的更新速率。有实验运用微透析的方法，研究表明临床浓度的氟烷、甲氧氟烷、恩氟烷及氯胺酮对中枢 Ach 的释放无明显影响。因此，全麻药对 Ach 生物过程的影响目前尚难下确切结论。

2. 儿茶酚胺　目前，儿茶酚胺被作为神经递质的主要是去甲肾上腺素（NA）和多巴胺（DA）。NA 的生理功能主要与体温、摄食行为、镇痛、心血管和精神状态调节有关。脑内 NA 含量与精神状态有密切关系，含量减少可致精神抑制，过多可出现狂躁。脑内 NA 含量与麻醉也有密切关系，应用氟烷或环丙烷麻醉大鼠后，大部分脑的 NA 浓度变化不明显，但伏隔核、蓝斑和中央灰质 NA 的含量增加，氯胺酮也使交感神经元释放去甲肾上腺素增多。另外，部分切除鼠脑干中 NA 含量较丰富的区域后，全麻药的 MAC 可减少 16% ～35%。有关全身麻醉与 NA 关系的研究主要在 NA 释放及脑内 NA 含量两方面。利用脑内 NA 含量的改变能明显影响吸入麻醉药需要量，应用 α_2-肾上腺素受体激动剂可明显降低动物和人对吸入全麻药的需要量。给脊髓内应用 α_2-肾上腺素受体拮抗剂能够阻断氧化亚氮和异氟烷的镇痛作用，说明吸入全麻药中枢镇痛作用与肾上腺素能机制有关。丙泊酚对皮质内去甲肾上腺素的作用可能与影响重吸收功能有关。有学者应用培养的牛肾上腺髓质细胞，观察不同浓度的丙泊酚对去甲肾上腺素转运体的影响，结果发现短时间呈浓度依赖性的抑制作用，长时间则可增强转运体的作用（6h～12h）。

DA 在中枢的作用与 NA 相反，其含量似乎与麻醉需要量成反比关系。用甲基多巴增加鼠纹状体 DA 含量可产生与剂量相关的氟烷 MAC 下降。相反，以化学物损毁多巴胺能神经元并减少 DA 含量，可使氟烷 MAC 增加。用微透析-电化学技术检测结果表明，丙泊酚可非竞争性的抑制了多巴胺转运蛋白（DAT）的转运功能，降低了 DA 的再摄取，导致突触间隙 DA 浓度升高，从而增强了中枢多巴胺能神经信息的传递。临床研究发现，丙泊酚麻醉后患者恶心、呕吐的发生率较低与抑制 DA 及 5-HT_3 受体有关，此为中枢多巴胺能系统参与全身麻醉的作用。

3. 5-羟色胺（5-HT）　在 CNS 中 5-HT 与睡眠、行为、镇痛、体温调节及精神活动等有密切关系。有研究表明，吸入麻醉对大鼠大部分脑区的 5-HT 水平改变不明显，但脑内一些特殊结构如黑质和中缝背核中 5-HT 明显增多。另有研究证实，氟烷、恩氟烷及异氟烷等均可抑制突触体对 5-HT 的摄取，如损毁富含 5-HT 的侧缝核可减少吸入全麻药需要量的 25%，静脉麻醉药丙泊酚可抑制中枢 5-羟色胺转运蛋白。但临床上应用治疗术后恶心呕吐的 5-HT_3 受体拮抗剂昂丹司琼并不能影响异氟烷的 MAC，这表明 5-HT_3 与吸入全麻引起外科手术无体动反应无明显关系。有关全麻药对 5-HT 释放影响的研究尚需进一步深入。

（二）对氨基酸类递质的影响

1. γ-氨基丁酸（GABA）　GABA 是脑内主要抑制性递质。睡眠时，大脑皮质 GABA 释放增多，GABA 对中枢神经元有普遍抑制作用，既可作用于突触前神经末梢，减少兴奋递质的释放引起突触前抑制，又可作用于突触后引起突触后神经元超极化抑制。上述 GABA 介导的突触前或突触后抑制是通过 Cl^- 内流所致。实验发现用 3% 氟烷处理的皮质脑片，GABA 代谢受到抑制而使含量增加。另有研究证实，吸入 1% ～4% 的氟烷 30 分钟，虽不影响整个脑组织 GABA 的含量，但可改变某些脑区 GABA 的水平。临床研究表明，临床浓度氟烷、恩氟烷、氯仿和乙醚等虽对 GABA 的释放与再摄取过程无影响，但可明显抑制其降解代谢过程。当突触内 GABA 积聚增多，可致中枢抑制过程增强。如果因为 GABA 在抑制性神经元中堆积而出现抑制性作用增强，则可推论全麻状态的产生是突触传递减弱所致。实验证明，应用能够透过血脑屏障的 $GABA_A$ 受体激动剂 THIP 能使啮齿类动物产生麻醉状态，异氟烷介导大鼠海马神经元增强 $GABA_A$ 受体的激活，导致细胞内 Ca^{2+}浓度增加。应用突触体模型观察到丙泊酚对 GABA 释放的影响，不同的脑区可有不同的结果，如丙泊酚可剂量依赖性的抑制大鼠皮质突触体的 GABA 的释放，而对纹状体 GABA 的释放不产生影响，但对其重吸收功能则产生抑制作用。有许多证据表明 GABA 是全麻药发挥作用的重要神经递质。

2. 甘氨酸　甘氨酸是 CNS 中（主要是脊髓）中主要抑制性神经递质，也存在于其他脑区，其作用与 GABA 相似，主要作用于受体-Cl^- 离子通道复合物。近年来，研究表明高浓度的吸入全麻药能够轻微增加大鼠整个脑区的甘氨酸水平，甘氨酸受体拮抗剂（士的宁）可以增加异氟烷的 MAC，表明甘氨酸受体在吸入全麻引起外科手术无体动反应过程中起一定作用。因为相关研究较少,尚不能得出更多结论。

3. 兴奋性氨基酸　在 CNS 中兴奋性氨基酸主要包括谷氨酸和门冬氨酸。兴奋性氨基酸在脑内广泛分布,对维持中枢神经系统功能正常活动具有重要作用。谷氨酸是脑内含量最高的氨基酸,主要参与学习、记忆和精神状态的维持等中枢神经活动。门冬氨酸在脊髓腹根中分布较多,是脊髓中间神经元的兴奋递质。如果抑制兴奋性氨基酸在 CNS 中的生物代谢过程,就可能降低 CNS 的兴奋性,应该成为产生全麻作用的重要机制之一。

现已知,吸入全麻药抑制由谷氨酸引起的兴奋性传递,并证实应用兴奋性氨基酸神经传递的拮抗剂可减少吸入全麻药需要量的 50%,可见兴奋性氨基酸在吸入全麻中起到一定作用。但发现氟烷和恩氟烷可增加兴奋性氨基酸递质的释放,使全脑的门冬氨酸及谷氨酸含量增加,由此可见吸入全麻期间并不引起兴奋性氨基酸总量的减少。恩氟烷增加突触体释放谷胺酸被认为与恩氟烷麻醉时出现的异常脑电波有关,还发现吸入全麻药异氟烷能够增加兴奋性氨基酸转运体 3(EAAT3)的活性和转运过程,从而介导异氟烷产生全麻作用。离体研究表明,丙泊酚主要抑制脑内突触前膜谷氨酸的释放,而这种抑制作用可被 $GABA_A$ 受体拮抗剂荷包丹碱完全拮抗。

(三) 对其他活性介质的影响

1. 腺苷　内源性腺苷浓度的轻微变化不会影响吸入全麻药的需要量。但外源性给予狗或鼠腺苷或腺苷同类物可减低氟烷 MAC 的 50%,其机制可能与腺苷诱发减低中枢去甲肾上腺素能的传递有关,但临床应用加压素维持血压的剂量,不改变七氟烷 MAC 和 $MAC_{清醒}$。虽然腺苷可能有助于减轻慢性疼痛,但不能改变外科手术引起无体动反应时的吸入全麻药的用量。

2. 内源性阿片肽　在 20 世纪 70 年代后期,有学者提出,吸入全麻药有可能是通过阿片受体在发挥镇痛作用。经临床验证各种麻醉性镇痛药无论外周给药或是脑室给药均可显著减少吸入麻醉药的用量。阿片类药物的拮抗剂纳洛酮,可部分拮抗吸入全麻药的作用,但大剂量的纳洛酮对吸入全麻药的需要量(MAC)影响很小或没有影响。进一步研究发现,吸入麻醉后大鼠脑内 β-内啡肽和甲硫脑啡等肽样物质增加,经颅电刺激使大鼠的氟烷 MAC 减少作用可被纳洛酮逆转。氧化亚氮对啮齿类动物和人的镇痛作用可被阿片拮抗药部分拮抗,认为吸入全麻药的镇痛作用是通过释放内源性阿片物质起作用。但是,联合应用氟烷、氧化亚氮或异氟烷麻醉的患者 CSF 中阿片肽并无变化。妇科手术患者单独使用七氟烷血浆中褪黑激素和 β-内啡肽的水平无明显改变,这些证据均不支持内源性阿片肽的释放参与全身麻醉过程。此外,以阻断伤害性刺激反应或抑制翻正反射作指标进行量效曲线分析发现,纳络酮拮抗后吸入麻醉药的量效关系只发生轻微偏移,即使纳络酮剂量高达 250mg/kg,仅使 MAC 轻微增加(不超过 10%)。因此,纳络酮对吸入全麻药作用的轻微拮抗,并非是药理学上与阿片受体竞争的结果。

综合两种不同的研究结果,阿片受体和内源性阿片肽是参与了吸入全麻药的镇痛过程,但单一以阿片受体和内源性阿片肽作用来解释吸入全麻药的镇痛机制尚缺乏足够的证据。

3. 环核苷酸　环磷鸟苷(cGMP)和环磷腺苷(cAMP)为核苷酸代谢生成的化合物,在 CNS 信息传递过程中起第二信使作用,而神经递质和吸入全麻药可能会影响环核苷酸的生成。多数吸入全麻药能够增加脑中 cAMP 的含量,但不同的受试对象和不同的脑区 cAMP 的含量增加幅度有所不同。研究表明,吸入全麻药可通过激活腺苷酸环化酶、抑制磷酸二酯酶的活性从而影响脑内 cAMP 或 cGMP 的含量,脑内 cAMP 增加或 cGMP 减少也可使吸入麻醉作用加强。与 cAMP 的情况相反,吸入全麻药可减少脑组织中 cGMP 的含量,而脑内 cGMP 减少时又可使全麻药的作用加强。一氧化氮可激活鸟苷酸环化酶而形成 cGMP,吸入麻醉药可通过干扰 NO-cGMP 通路而减少脑组织中 cGMP 的含量。

4. 一氧化氮(NO)　NO 是体内分布和生理功能均十分广泛的一种因子,其生理功能涉及心血管、呼吸、胃肠、神经和免疫等多方面的活动。在脑内 NO 是调节 CNS 活动的重要神经介质,并在意识状态的调控中起重要作用。研究表明,中枢 NO 通路与全身麻醉的发生有密切关系,给予选择性较高的神经型一氧化氮合成酶抑制剂 7-硝基吲唑,可使大鼠的脊髓神经元 NO 合成酶活性降低;同时可产生剂量相关的加强吸入麻醉药作用,氟烷的 MAC 可降低至 0.05%。给啮齿类动物应用一氧化氮合成酶抑制剂可降低氟烷和异氟烷和 MAC 约 30% ~ 50%,但也并不能证实所有一氧化氮合成酶抑制剂均可减少吸入麻醉药的用量。NO 通过 cGMP 和各种神经递质通路影响细胞内信号传递过程,而这些过程对于全麻醉状态的产生非常重要。

5. 钙离子　Ca^{2+}通常被认为是一种介质，对维持CNS的兴奋性有重要作用。近年来的研究结果表明，吸入麻醉药能够改变细胞内Ca^{2+}浓度，通过Ca^{2+}依赖性神经递质的释放而影响神经元的兴奋性。吸入全麻药可使静息细胞的胞浆Ca^{2+}浓度增加，从而减少神经元受刺激所引起的细胞内Ca^{2+}增加。例如氟烷对鼠海马脑片的抑制与神经元内的储备钙释放，导致由GABA介导的抑制效应发生。Ca^{2+}浓度的改变可通过钙相关的神经递质释放而影响神经元的功能。

第4节　全麻药对细胞膜的影响

全麻药在CNS的宏观作用部位主要位于脑和脊髓或可能位于部分区域敏感核团神经元，而微观结构主要位于细胞膜，尤其是突触前膜和突触后膜是信息传递和神经元发挥功能的重要部位。无论是早期根据吸入麻醉药的理化性质和应用橄榄油模拟的膜结构进行的全麻机制研究，或是晚近采取的细胞电生理与分子生物学技术结合的研究结果，均认为全麻状态是药物与细胞膜中某些成分发生相互作用，干扰了神经冲动正常传递的结果。那么，全麻过程中全麻药是如何与细胞膜发生作用、与细胞膜中哪些成分发生作用?

现知构成细胞或细胞器表面生物膜的化学成分主要是脂质和蛋白质。细胞膜主要由胆固醇-磷脂构成，呈液态双层结构，厚度约为4nm。膜蛋白以多种形式镶嵌在细胞膜上，有的仅松散地倚靠在膜表面，有的被包埋在脂质双层中，有的则贯穿细胞膜，这些蛋白为细胞与外界进行物质交换的通道，如离子通道等。因此，吸入全麻药可以与细胞膜的脂质发生作用来影响神经元的功能，也可与膜蛋白发生作用影响离子通道的功能而产生麻醉。

全麻原理的一元论认为所有的吸入全麻药都在特定分子结构上具有共同的作用方式，通过研究吸入全麻药的物理特性与效能的关系，人们对这个假定共同部位的性质进行了探索，希望从吸入全麻药的效能与物理特性之间的内在关系以揭示其作用机制，如MAC和脂溶性之间的关系表明，吸入麻醉强度与疏水性有一定关系。虽然多年来的研究结果尚不能阐明全麻机制，但在吸入麻醉作用下神经细胞膜形态或相关功能基团构形的变化一定是产生全麻醉的基础。在全麻机制研究的百年历史上，经过知识的不断进化和筛选主要有以下几种学说。

一、疏水学说

早期的全麻机制研究，大多根据全麻药的某些特定的物理特性与其作用强度之间的关系，探讨吸入麻醉药的作用部位及其物理化学特性。例如，MAC与脂溶性的关系，提示作用部位是疏水的。这一基本特性至今仍受重视。

（一）Meyer-Overton法则

在20世纪初，Meyer和Overton通过吸入全麻药的物理特性研究发现，吸入全麻药的脂溶性与麻醉效能之间关系最为密切。因而推测吸入麻醉的作用机制可能是药物与神经细胞膜脂质发生物理和化学结合，从而导致神经细胞结构的正常关系发生改变而产生全身麻醉作用，由此命名为Meyer-Overton法则，即为全麻机制的脂质学说。该法则的主要依据是，对于绝大多数吸入全麻药而言，在10万倍的麻醉药分压范围之内各种吸入全麻药分压与橄榄油油/气分配系数的乘积之间基本上没变化，趋于一常数(表24-2)。脂溶性与麻醉作用强度的显著相关关系提示：①CNS存在着全麻药分子作用的单一共同部位；②这个部位的理化特性具有疏水性；③当一定数量的全麻药分子与CNS特定的疏水部位结合即产生全身麻醉作用。

为研究全麻作用部位的性质，发现吸入全麻药的作用强度与其在橄榄油的溶解度密切相关，提示橄榄油酷似麻醉的作用部位。当全麻药分子进入CNS脂质部位并达到一定的临界浓度即可出现全身麻醉状态。但是橄榄油是多种分子油的混合物，从理化属性分析难以确定其特性。为了更好确定麻醉作用部位的性质，应在结构较为单一的溶剂中确定全麻药的脂溶性，并以表示分子间力的溶解度值作为纯溶剂的划分指标。研究表明，在溶解度参数为$8\sim11(cal/cm^3)^{1/2}$的溶剂中，吸入全麻药的麻醉强度与其溶解性呈最佳相关。此类溶剂的代表为苯和辛醇。结果提示全麻药的作用部位类似于苯和辛醇的性质，即疏水性。

尽管近年来的研究发现许多化合物的麻醉特性并不完全遵循Meyer-Overton法则，但至今尚无比脂溶性与麻醉作用强度的显著相关关系更能广泛适合

表 24-2　吸入全麻药的油/气分配系数（λ）及其对狗、鼠、人的麻醉强度

药物	油/气分配系数（λ,37℃）	狗		鼠		人	
		MAC（atm）	MAC×λ	ED_{50}（atm）	ED_{50}×λ	MAC（atm）	MAC×λ
硫代甲氧氟烷	7230	0. 00035	2. 53				
Dioxychlorane	1286	0. 0011	1. 41	0. 0033	4. 24		
甲氧氟烷	970	0. 0023	2. 23	0. 0023	2. 33	0. 0016	1. 55
氯仿	265	0. 0077	2. 08	0. 00357	0. 95		
氟烷	224	0. 0087	1. 95	0. 00645	1. 45	0. 0074	1. 66
氟环丙烷	124	0. 0184	2. 28				
$HFClCOCHFCF_3$	96. 6	0. 0224	2. 16				
恩氟烷	96. 5	0. 0267	2. 58	0. 0123	1. 19	0. 0168	1. 62
Synthane	95	0. 012	1. 14				
异氟烷	90. 8	0. 0141	1. 28	0. 00663	0. 60	0. 0115	1. 04
地氟烷	18. 7	0. 072	1. 35			0. 060	1. 12
乙醚	65	0. 0304	1. 98	0. 032	2. 08	0. 0192	1. 25
Fluroxene	47. 7	0. 0599	2. 86	0. 0345	1. 65	0. 034	1. 62
七氟烷	47. 2	0. 0236	1. 11			0. 0205	0. 97
Iso-Indoklon	27. 0	0. 460	1. 24	0. 0265	0. 72		
化合物—485	25. 8	0. 125	3. 23				
环丙烷	11. 8	0. 175	2. 06	0. 142	1. 68	0. 092	1. 09
氧化亚氮	1. 4	1. 88	2. 63	1. 54	2. 16	1. 04	1. 46
氙气	1. 9	1. 19	2. 26	0. 95	1. 80	0. 71	1. 35
乙烯	1. 26			1. 30	1. 64	0. 67	0. 84
氪气	0. 5			4. 5	2. 25		
六氟化硫	0. 293	4. 9	1. 44	5. 4	1. 58		
氩气	0. 15			15. 2	2. 28		
四氟化碳	0. 073	26	1. 90	18. 7	1. 36		
氮气	0. 072	43. 5	3. 13	34. 3	2. 47		
均值±标准误			2. 04±0. 14		1. 80±0. 19		1. 30±0. 08

注：(1) atm 为标准大气压。通常 MAC 以 atm 的%表示，如人的恩氟烷 MAC 通常写作 1. 68%

(2) 鼠的 ED_{50} 检测指标为翻正反射

于吸入全麻药的特性，也没有比脂质学说更能对脂溶性与麻醉强度高度相关的合理解释。

（二）Meyer-Overton 法则的相加效应

根据 Meyer-Overton 法则，全身麻醉状态的产生主要取决于吸入全麻药溶解于作用部位的分子数量，而与其分子存在形态和类型无关。同时应用两种 0. 5MAC 不同的吸入全麻药所产生的麻醉强度应该与单独任何一种 1. 0MAC 的吸入麻醉药所产生的麻醉强度相等，称为 Meyer-Overton 法则的相加效应。在人和整体动物复合应用甲氧氟烷、氟烷、恩氟烷及三氯乙烯等所获的实验数据表明，与此推论是相符的。在鼠和儿童也观察到同时吸入氧化亚氮和其他麻醉气体时出现有轻微的拮抗作用，不过大量临床实践的证据表明吸入全麻药间的作用在人和整体动物是相加的。

（三）Meyer-Overton 法则的例外现象

由表 24-2 发现，尽管全麻药的脂溶性与其作用强度之间存在着密切的关系，但毕竟存在一些偏离

现象，各种吸入麻醉药的 MAC 与油/气分配系数的乘积也并非真正成一个常数。这种差异现象提示，除脂溶性外尚有其他因素参与吸入全麻药的作用强度。如果结论成立就会出现非 Meyer-Overton 法则的现象。

1. 同分异构体的作用强度差异　由同分异构体组成的某种吸入全麻药因其同分异构体的脂溶性不同而出现麻醉作用强度的差异，这种现象称为 Meyer-Overton 法则的例外现象。例如恩氟烷和异氟烷是同分异构体，油/气分配系数大致相同，但两者的 MAC 相距甚远，前者的麻醉需用量比后者大 45% ~90%（表 24-2）。甚至同一化合物但由于旋光结构不同，也会出现类似的麻醉作用强度差异。例如具有相似油/气分配系数的旋光异构体 D-medetomidine 和 L-medetomidine，前者的麻醉作用比后者强 8 倍多。现知，临床常用的几种吸入麻醉药中，氟烷、恩氟烷、异氟烷及地氟烷均以两种互为旋光异构体的混合形式存在。这类异构体有着不同的理化性质，在整体动物的麻醉作用强度也有所差异，例如，异氟烷的正构体（+）比反构体（-）的强度增加 17%。但此种轻微的作用强度改变并不能说明 Meyer-Overton 法则是完全错误并予全面的否定，只能说明存在偏差。

2. 致惊厥效应　偏离 Meyer-Overton 法则的另一现象是某些脂溶性化合物具有致惊厥作用。当某些烷烃及醚类末端甲基被完全卤化后，其麻醉作用减弱而致惊厥作用增强，这类化合物不能作为理想的吸入麻醉药。例如化合物-485，结构上是恩氟烷和异氟烷的同分异构体（其末端甲基完全卤化），应具有相似的作用强度和溶解特性。但事实上，它的 MAC 值高达 12.5% atm，而油/气分配系数低至 25.8，甚至当吸入浓度达 6% atm 时可使狗产生惊厥。再如，丁烷上的 H 被卤素全面取代生成的 2,3-二氯八氟丁烷和 1,2 二氯六氟环丁烷，给药后虽可迅速到达脑中，但却产生兴奋甚至惊厥作用。

许多脂溶性气体具有麻醉和致惊厥双重效应。例如，flurothyl（$CF_3CH_2OCH_2CF_3$）在高浓度时具有麻醉作用，其抑制大鼠翻正反射的 ED_{50} 浓度为 1.22%，但低浓度时可致惊厥，使 50% 大鼠产生惊厥的浓度为 0.122%。同样，恩氟烷在动物和人也有此双重效应，使猫产生最大惊厥效应浓度是3% ~4%。对于这些不遵从 Meyer-Overton 法则现象尚无合理的解释。但已发现，致惊厥性卤化烷具有不同于麻醉性卤化烷的物理特性，前者的特征是溶解参数低。例如 flurothyl 的溶解参数为 6.9，而麻醉卤化烷的数值接近 8.0。此外，在蟹的神经-肌肉接头中发现，两类卤化物对突触传递有不同的影响。吸入麻醉药降低兴奋性谷氨酸的生理作用，对 GABA 的抑制性信号传递无明显影响，而致惊厥则是抑制性传递受到阻滞而不是兴奋性。应用大鼠脑神经元的研究发现，氟烷和恩氟烷可增强 GABA 的效应，而 flurothyl 使此效应减弱。据此推测，与兴奋性及抑制性传递有关部位的分子微环境可能存在彼此不同的溶解度参数，使得两类药物在这些部位的分布不同，从而产生不同的生理效应。

3. 截止效应　在同系列化合物研究中惊奇的发现，n-烷烃并不遵从 Meyer-Overton 法则，当分子链增加到一定长度时，即使其脂溶性较强，但麻醉作用却减低或消失，这种现象称之为截止效应。例如 n-癸烷、n-辛烷及 n-戊烷属同系列脂溶性化合物，前二者的脂溶性均高于后者，但 n-癸烷却没有麻醉作用，n-辛烷虽可抑制离体神经的传导性，其作用却低于脂溶性较低的 n-戊烷。对于这种截止效应很难作以解释，曾推测是由于 n-癸烷分子过大以至不能进入麻醉作用部位，或由于长链烃同系物在作用部位的溶解度受限所致。虽然给大鼠单独应用饱和的蒸气压的癸烷也不能产生麻醉作用，但癸烷能降低异氟烷的需要量从而显示其麻醉特性，全氟烷烃可产生“真正的”截止效应，全氟甲烷（CF_4）对大鼠具有麻醉作用（MAC ≈60% atm），而全氟乙烷（CF_3CF_3）和更长链的全氟化衍生物虽然可以溶于疏水性溶剂和组织但没有麻醉作用。

二、亲水区作用学说

多年来，关于全麻机制的研究主要集中在脂溶性与作用部位的疏水性方面，但也有部分学者认为全麻作用部位也有可能是亲水性的。Pauling 指出全麻药通过与水形成微结晶水合物而产生全身麻醉作用，称之为水相学说。脑组织含水量占脑总重量的 78%，某些吸入全麻药如氯仿、氙气等可在体外形成水合物微结晶体，故推测吸入全麻药进入脑组织后与水分子发生作用，形成以全麻药分子为中心的水合物微晶体，干扰了细胞膜表面的电传导或突触部位的冲动传递，使 CNS 的正常活动受抑制。但计算表明，吸入全麻药形成的水合物微晶的能力与麻醉强度关系远不如与油气分配系数密切。难以单纯用水相学说来解释全麻机制，而且至今也没有吸入全麻药形成水合物微晶的证据，因此这一学说基本被否定。

另一种亲水假说认为，某些吸入全麻药可通过干扰氢键，使带电流的水合离子的传送发生改变，而引起神经元功能障碍。但此假说也不能作为一个整体理论来解释，如氙气和氩气不形成氢键但具有麻醉作用。还有学者认为，全麻作用的靶部位除了在总体上为疏水性外还含有极性成分，这种极性成分是一个较弱的氢键供体但与水一样接受氢键。如果氢键改变是全麻状态发生的关键，那么全麻分子中的氢与重氢（氘）原子进行互换，应能改变氢的键合能力以至影响其麻醉作用强度。但实验表明，氯仿和氘化氯仿、氟烷和氘化氟烷的麻醉作用强度是相同的，并不支持这种假说。

三、容积膨胀学说

（一）临界容积学说

根据 Meyer-Overton 法则，当足够数量的全麻药分子溶入某些特定部位，使神经细胞膜产生容积膨胀而出现全身麻醉作用，被称为膜容积膨胀学说。Mullins 认为，全麻作用强度与药物摩尔容积有关，当全麻药分子进入作用部位，填充了膜脂质中孔隙的自由容积而导致全身麻醉。但根据此学说测定的多种全麻药与其摩尔容积之间的关系仍有一定误差，也不能解释为何产生麻醉。后经修正补充为临界容积学说，认为当药物进入作用部位后，使疏水区容积膨胀，当此种膨胀超出一定临界值时，可阻塞离子通道或改变神经元的电特性而产生麻醉。

根据临界容积学说，吸入麻醉药在疏水的模型中可使容积产生膨胀，同时产生一定的压力或降低模型的温度应使疏水区的容积回缩，在整体动物中的全麻状态也应随之逆转。此推测如在体外和整体实验中得到证实，不仅进一步证实全麻药的作用强度与其神经脂质区所占的容积相关，尤其与膜膨胀相关，说明全麻药的作用部位与压力逆转部位是同一部位，就可以一元化地解释全麻原理。研究证实，临床麻醉剂量的吸入麻醉药可引起疏水溶剂的容积显著增加，在整体动物实验中也表明在高压下可实现麻醉逆转，当环境压力增高时，消除鼠翻正反射所需吸入麻醉药量增加，而且每种吸入全麻药剂量增加的百分率是相似的，线性与斜率也基本一致，与公式推算亦大致相符。似乎较为圆满地阐述压力与吸入全麻药之间的相互作用。

临界容积学说还提示，降低温度应使疏水区膨胀的容积回缩，并像压力逆转一样产生“低温逆转”而抵消全身麻醉作用。但是，这种假说不仅至今未能在动物实验中得到证实，而且恰恰相反。当体温下降时，MAC 非但不升反而进一步减低，事实与临界容积学说是矛盾的。但应注意到，低温的影响是复杂的，不仅使吸入全麻药在水相及非极性成分中的分配增加，同时对机体有未确定的影响。

由于在压力逆转全身麻醉作用时发现，所需的压力并非像推测那样呈线性改变，对不同吸入麻醉药产生的全麻作用，高压逆转的程度不尽相同。因此，临界容积学说对于评估压力和吸入麻醉药之间的关系是一个很好的模型，但用于一元化解释吸入麻醉药原理可能过于简单化，所以又有学者了提出了多部位膨胀学说。

（二）多部位膨胀学说

多部位膨胀学说是对临界容积学说的补充与完善，如果产生全身麻醉的基本作用机制是作用部位的容积膨胀学说，其核心是全麻药的作用部位不是一个而是多个，而且这些部位的大小和物理特性各不相同，即全身麻醉是全麻药分子作用在多个限定容积不等、疏水特性不同部位而产生的结果。因此，不同部位对不同种类全麻药的亲和性和受全麻药分子饱和的程度不同，所产生的容积改变不同，因而出现麻醉作用强度的差异。作用部位的容积大小取决于脂质所在的部位，如位于细胞膜的膜脂质容积较大，而位于某些具有受体和通道特性膜蛋白周围，尤其在蛋白的卷曲部位者容积较小。后一部位可能是各类全麻药具有不同效应的基础。现已证实全麻药分子的确可与某些通道蛋白周围或内部的疏水部位发生相互作用。

多部位膨胀学说不仅可以解释不同全麻药之间作用强度的差异，而且不难解释压力逆转各种全麻药作用时呈现的不同曲线坡度及非线性改变。因此该学说对全麻机制的解释至今仍有较强的说服力。

四、全麻药与膜脂质的相互作用

（一）全麻药与膜脂质的结合

研究表明，吸入全麻药的作用强度与其在膜脂质中的溶解度密切相关，其相关程度与橄榄油模型中结果相近。全麻药的分布几乎不受模型膜中磷脂的脂肪酸链长度及饱和度的影响，但磷脂双层中加入胆固醇可减少吸入全麻药的分布，不过并不改变吸入全麻药作用强度与脂膜溶解度之间的相关性。温度降低也可增加吸入麻醉药在磷脂膜中分布。当吸入全麻药浓度接近 1.0MAC 时，脂质膜中磷脂分子数与药物分子数之比为 80∶1，全麻药在膜脂质中的分布是一动态过程，药物分子可在膜脂质和膜内外水相中迅速进行交换，也可积聚在双层的中间或附着在磷脂膜头部的极性基团部位，甚至可穿越整个脂质双层进入细胞浆内。目前，虽然对吸入全麻药在脂质膜分布的确切部位尚不清楚，并可能受吸入全麻药特性及实验模型脂质结构成分的影响，但根据生物膜结构特征和 Meyer-Overton 法则，吸入全麻药在脂质膜疏水区的作用部位的分布可能为：①磷脂双层内部非极性区；②膜蛋白嵌入脂质双层内的疏水囊穴；③膜蛋白突出膜外部分的疏水囊穴；④膜内蛋白质与脂基质间的疏水交界面（图 24-5）。据此推测，吸入麻醉作用抑制伤害性反应可能与界面部位有关，而遗忘作用则可能与吸入全麻药渗入磷脂双层膜的非极性内部区域有关。

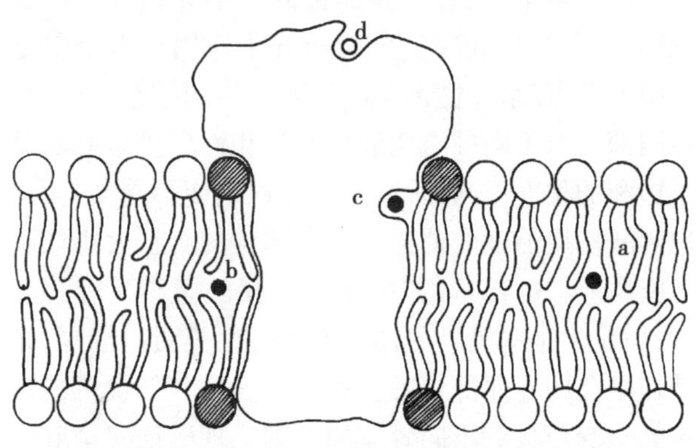

图 24-5　全麻分子（●）在神经细胞膜的可能作用部位

a. 磷脂双分子层内部非极性区；b. 膜内蛋白质与脂质间的疏水界面；c. 嵌入脂质双分子层内膜蛋白的疏水囊穴；d. 膜蛋白突出膜外部分的疏水囊穴

（二）全麻药对膜通透性的影响

全麻药可促进阳离子和质子跨脂质膜流动。有研究显示吸入全麻药可剂量依赖性的增加脂质体膜对阳离子的通透性，使脂质体内的离子从内向外流出。吸入全麻药使脂质体膜通透性增高的意义在于使突触内贮存神经递质的囊泡对质子的通透性增加，从而改变了囊泡贮存神经递质所需的 pH 梯度，使突触囊泡内儿茶酚胺等递质外泄以至耗竭，导致神经传递功能受抑制而产生全麻作用。但此种推测的可能性并不充分，因为，虽然中枢去甲肾上腺素含量减少可增加对全麻药的敏感性，但在全麻过程中 CNS 的去甲肾上腺素含量并无明显减少，临床浓度吸入麻醉药对囊泡内儿茶酚胺释放的影响也是极其轻微的，况且并不是所有的吸入全麻药都可使囊泡内的阳离子外流增加。最新研究表明，离子电流的变化主要归因于氯离子的跨膜转运，吸入麻醉药氟烷、氯仿、乙醚和三氯乙烯能够介导双层脂质膜内亲水性电解质离子浓度的增加，从而改变膜离子渗透系数，结果对进一步揭示吸入全麻药对细胞膜脂质学说和水相学说的结合有重要意义。

（三）全麻药对膜容积的影响

脂质双层膜的一侧吸收吸入全麻药后，该侧的容积增大，同时侧向压力增加。此压力增加的程度与吸入全麻药的作用强度相一致，并可被高压所逆转，此发现与吸入麻醉作用的临界容积学说是一致的。由于离子通道受到膜膨胀所致的外部压迫而关闭或开放受阻，冲动传导受到阻抑，从而产生全身麻醉。目前认为，膜膨胀的原因除吸入麻醉药分子的本身占有容积外，尚可能由于药物与脂质分子之间、药物与脂相中的水分之间，以及受药物作用发生了变化的脂质分子与水分子之间的相互作用等导致膜容积的改变。并进一步推测吸入全麻药引起的膜容积膨胀增加了脂质双层膜的厚度，使跨膜电场发生改变并影响离子经通道流入膜内。

但精确的容积测定显示，吸入全麻药引起的膜膨胀程度是很小的。将膜悬挂在含 1.0MAC 吸入全麻药的水相介质中，其容积膨胀率仅为 0.1%。在显微镜下直接观测红细胞的表面，显示 1～4MAC 的氟烷、甲氧氟烷、乙醚、fluoroxene 及异氟烷仅可使红细胞表面积膨胀 0.13%～0.62%。况且无麻醉作用的长链醇类也可使红细胞的表面积扩增。此外，根据临界容积学说，增加压力或降低温度可使膜容积压缩，应能逆转麻醉。但是，临床上体温降低时不仅不能逆转反而是增强麻醉的。实验证明，吸入麻醉药与温度降低引起的膜改变并不相同，前者引起膜膨胀时并不改变膜厚度，而低温所致的膜收缩则伴随厚度增加。有关膜膨胀在全麻产生中的确切作用尚待证实。

（四）全麻药对细胞膜物理状态的影响

在关于分子变化的进一步研究中，生物膜中的脂质双层不仅作为屏障以保持细胞内环境的稳定，而且对镶嵌其中的膜蛋白质的功能起支持作用。当脂质环境发生改变，如膜脂质流动性增加、由排列较为整齐的胶晶态，变为排列不规则的液态的相互转换等，可致膜双层结构中脂质分子的侧向运动和立体旋转的改变，可直接影响膜的受体蛋白和离子通道功能，当达到一定程度时，便产生全身麻醉状态。关于吸入全麻药分子对膜脂质区物理状态的改变及其对膜蛋白功能的影响，提出了下述设想：

1. 膜流体性假说　细胞膜脂质含有较多不饱和脂肪酸，融点低于正常体温，在正常情况下处于流动状态，呈流体样等特性。正常情况下细胞膜的这种流动性可保持均匀一致，当与吸入全麻药分子接触后，膜流体性增加、黏滞性降低、膜容积增大，从而影响和干扰膜蛋白的正常功能。研究证实，吸入全麻药增加膜脂质流体性的程度与药物分子结构及脂质膜成分有关。例如，在电中性的磷脂膜中混入胆固醇或神经节苷脂时，可增强吸入全麻药所致的膜紊乱作用。临床浓度的吸入全麻药可使膜脂质的流体性增加 0.5% ~31%。实验研究表明，脂质的流体性发生微小变化就可显著影响膜的生理功能。例如，当流体性结构参数改变 1% ~2% 时，可引起脂质体的阳离子流出明显增加以及鼠脑突触小体的钠进入受阻，并可能与吸入全麻药引起磷脂囊泡熔化现象有关。也有人认为吸入全麻药可加速突触后膜兴奋电流的衰减以及加快关闭开放的膜通道，可能是由于突触后膜流体性增加，导致膜通道蛋白松弛，以至返回关闭构型加快。另一不支持的研究表明，主要是温度改变与该假说预计不符。按预计，低温应使膜脂质的流体性减低而产生拮抗作用，但实际却可增加氟烷的麻醉作用；尤其是临床剂量的吸入麻醉可引起的脂质双层流体性增加，仅相当于温度升高 0.2℃所致的改变程度。如此之小的流体性变化，难以对活体膜蛋白功能发生强有力的影响，更不能解释高热患者缘何不出现全麻状态。

2. 相转换假说　细胞膜脂质分子是高度协调的组合群体，并有胶晶态和液态两种相态。当在某些物理因素(如温度)的作用下，膜脂质出现组合紊乱，当超出某一临界值时，就可发生由正常的胶晶态变为液态的所谓相转换现象。许多实验证明，某些膜特性的变化如流体性及表面积的增加、膜厚度及表面电荷密度的减低等，均与膜脂质中的相转换成函数关系。进一步的研究证实，当温度升高超出临界值时，由单一磷脂组成的脂质体可由固相或凝胶相突然转变为液相或流动相。例如，一种称作二棕榈磷脂酰胆碱(DPPC)的卵磷脂分子，含有两条由16个碳原子组成的饱和脂肪酸链，通常在41℃时发生明显的相转换。临床浓度的氟烷可使 DPPC 的相转换温度降低 0.5℃。吸入麻醉药引起的相转换温度降低的幅度，取决于脂质双层的组成及所带电荷，并可被压力所逆转。此学说认为，钠通道蛋白正常活动时，要求其外周的脂质分子群应保持相对固态。吸入全麻药分子与其作用后，这种固相的“脂质群”流动性增加，使通道蛋白变为无功能构形。由于此种理论过于简单化，且实验中未能证实温度与 MAC 之间存在着突变性的相关，故至今尚未得到广泛认同。

3. 侧向分离假说　神经细胞膜脂质是以流体态的液相与凝胶态的固相两种形式共同存在。如图 24-6 所示膜蛋白四周的脂质分子排列较松散，所占体积较大，相对呈液相；而外周的脂质分子排列紧密、规则，所占体积较小，相对为固相。这种两个相区的交错分界现象称为侧向分离(图 24-6A)。在生理情况下，离子通道(膜蛋白)的开放及使离子通过，需要侧向分离处的一部分排列松散的分子转变为排列紧密，即脂质发生了由流体相向凝胶相的转换，此时膜蛋白发生膨胀，使通道由关闭态转向开放，此现象为侧向压缩(图 24-6B)。当吸入麻醉药分子进入膜脂区后，可使相转换临界温度降低，致使液相区扩大，侧向分离界面远离膜蛋白(图 24-6C)，甚至固相消失。因此膜蛋白侧向膨胀难以发生，而无法开放通道(图 24-6D)。

以上三种假说均可通过高压逆转实验证实，均获得不同程度的支持和认可，但由于这些假说对体温升降及随年龄增大所预计的膜流体性或膜紊乱改变程度而造成对全麻作用的影响均无法做出合理的解释，也无法解释以下的事实，即温度升高 1℃所致的脂质流体性增加与临床浓度吸入全麻药所产生的作用相当，但并不能因此而产生麻醉。此外，有关吸入麻醉药进入膜脂区后如何影响膜蛋白功能的臆测学说尚有很多。由于对蛋白质的结构、作用机制及其与膜脂质的相互关系知之尚少；尤其是各种离子通道和受体等的激活与失活状态如何发生，现仅知与构型和变构有关。至于内中具体过程均是按各家提出的许多假说予以说明，皆未证实。因此全麻药分子如何通过改变膜脂区的物理特性来改变膜蛋白功能，也只能依据这些假说予以推论，均无充足证据予以完全肯定或否定。

五、全麻药与蛋白质之间的相互作用

几乎所有研究者都认为，全麻药的最终作用部

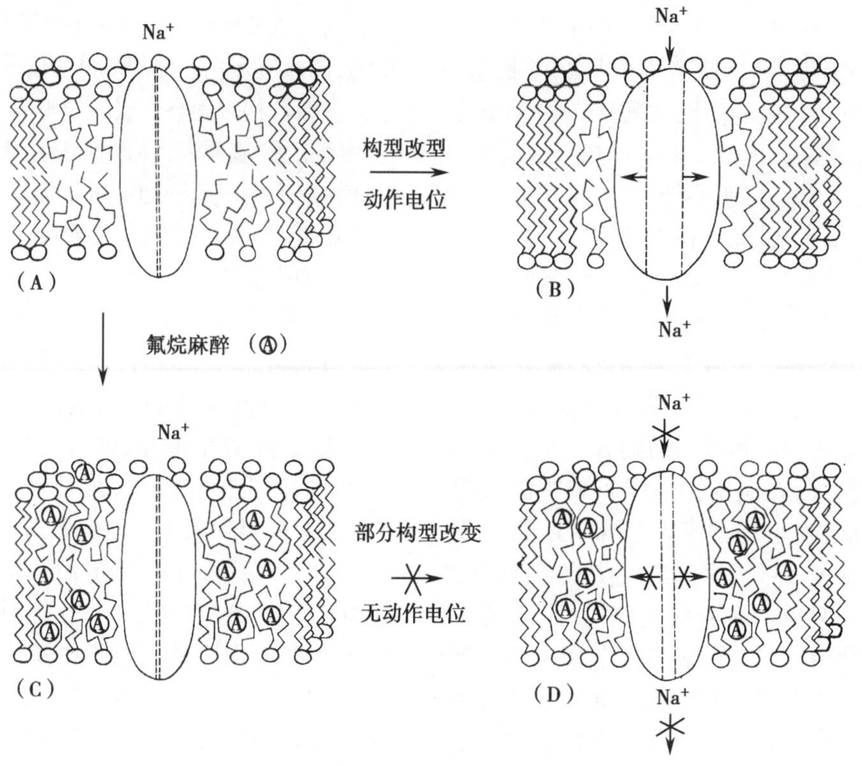

图 24-6　侧向分离假设示意图

位是特定的膜蛋白，当类似脂质的膜疏水区蛋白质与全麻药分子相互作用时产生离子跨膜移动。虽然尚未得到在分子水平直接结合的确切证据，但多数学者认为全麻药与膜结合后产生麻醉作用。由于在全麻或脑匀浆的蛋白质中寻找麻醉药的作用部位非常复杂，人们通过研究麻醉药和分离蛋白质之间的相互作用来简化研究方法。

（一）全麻药对可溶性蛋白的作用

通过血红蛋白、肌红蛋白及血清白蛋白等几种可溶性蛋白的研究，业已确定存在全麻药的结合部位。而且全麻药的分子可在结合部位与蛋白外周液体之间快速移动，与血清白蛋白结合的平均时间是200μs。肌红蛋白由于其分子侧链相互折叠，其内部可形成一系列腔穴，并借助通道相互连通或通达蛋白分子表面；内部的蛋白侧链群构成多个腔穴，外周液相中的吸入全麻药分子通过缝隙在到达结合部位引起蛋白构型的改变，其构型的改变程度与其脂溶性和麻醉强度有一定相关关系。

酶活性的变化可间接反映全麻药与可溶性酶的相互作用。很多可溶性酶对临床浓度吸入全麻药高度敏感。例如，接近 1.0MAC 的吸入麻醉药可阻止荧光素酶与其基质荧光素的特异性结合，抑制率近50%，而且可被高压所逆转。应用氟烷研究表明，全麻药抑制酶的活性机制是与荧光素相互竞争结合部位。由此认为，吸入全麻药是通过与内源性配体竞争与特异性蛋白结合而发挥作用。但也发现，有些酶对全麻药并不敏感，如多种糖解酶、乙酰胆碱酯酶、胆碱乙酰基转移酶及血浆胆碱酯酶等，即使吸入高浓度吸入全麻药对其他多种酶的活性并无有效抑制作用。

（二）全麻药对膜蛋白的作用

离子通道蛋白是镶嵌在细胞膜脂质中的跨膜蛋白，是由 4～5 个亚基围绕而成，中间是一贯穿细胞内外的孔道。当通道开放时，可允许某些离子通过而产生电兴奋。根据通道开启时是否需要特殊激动剂激活将离子通道分为配体门控和电压门控两类。肌型和神经型乙酰胆碱受体、甘氨酸受体、$GABA_A$ 受体、5-羟色胺受体及离子型谷氨酸受体等同属于配体门控通道家族，其共同特征均为 5 聚体（亚基）结构，每一亚基有 4 个跨膜的疏水片段（M_1～M_4）；而 Na^+、K^+ 和 Ca^{2+} 等电压门控通道由 4 个高度同源的亚基组成（Ⅰ～Ⅳ），每一亚基又含有 6 个跨膜片段（S_1～S_6）。吸入全麻药具有抑制兴奋性突触和增强抑制性突触的传递作用，而这些作用是通过膜蛋白离子通道实现的。因此，研究全麻药对各类通道蛋白的作用是阐明全麻机制的重要环节。

1. 配体门控离子通道

（1）谷氨酸受体通道：根据谷氨酸受体对多种激动剂存在不同的敏感性，至少可分为三种亚型，如 NMDA（N-甲基-D-门冬氨酸）、KA（红藻氨酸、Kainate）及 AMPA 受体亚型。其中 NMDA 亚型对氟烷最为敏感，并认为与全身麻醉和脊髓镇痛机制有密切关系。研究发现，全麻药在 NMDA 受体通道上有其特异的结合位点。MDA 受体拮抗剂 dizocilpine、D-CPP-ene 或 CGS19755 均可减低异氟烷 MAC 的 33% ~54%，联合应用 NMDA 和 AMPA 受体拮抗剂（CGS19755 和 MBQX）时可使氟烷的 MAC 降低 80%。氯胺酮麻醉新生大鼠可引起神经功能和海马 NMDA 受体及转运体 GLAST 的远期改变。以上结果表明全麻药与 NMDA 系统有着多种间接或直接的联系。

（2）n-乙酰胆碱受体（nAchR）通道：人们发现 nAchR 由五亚基组成，每个亚基又均有可与氟烷结合的部位，而且多种全麻药均可减低 nAchR 对激动剂的敏感性，也可与通道内某些氨基酸残基结合产生通道阻滞作用。异氟烷和恩氟烷使单通道的平均开放时间缩短，还可使通道产生摇曳摆动，干扰离子通过；乙醚可在 nAchR 通道孔内发生结合，产生频繁、短暂、断续的通道阻滞。吸入全麻药还可使 nAchR 与激动剂呈高亲和性结合，成为脱敏感受体，导致通道处于持续失活状态，其中神经型比肌型 nAchR 对吸入全麻药更为敏感，甚至 0.1MAC 的浓度即可对神经型受体产生抑制作用。此种差异可能与两型通道亚基在跨膜功能区部位的氨基酸种类不同有关，导致该区的疏水性和对吸入全麻药的敏感性不同。氯胺酮引起新生大鼠空间辨别记忆能力的下降，可能与海马胆碱能系统有关，单次给药能引起短期内海马胆碱能系统变化，而重复给药则可导致长时间的影响。

（3）$GABA_A$ 受体通道：GABA 受体有多种亚型，其中 $GABA_A$ 亚型与全身麻醉关系最为密切。研究表明多种吸入和静脉全麻药可以通过不完全相同的方式作用于 $GABA_A$ 受体，使神经元的自发动作电位受到抑制。现知 $GABA_A$ 受体介导的是 Cl^- 电流，导致突触后超极化抑制。氟烷、恩氟烷及异氟烷等吸入麻醉药都可延长及增强 GABA 触发的超极化作用。吸入麻醉药对 $GABA_A$ 受体的作用存在立体选择性，正构体异氟烷在整体动物的麻醉作用为其反构体的 2 倍，并在鼠海马神经元中证实，此种增强作用是由于延长了 $GABA_A$ 受体介导的抑制性突触后电流所致。ED_{50} 浓度全麻药一般可增强低浓度 GABA 的诱发电流 50% 以上。静脉麻醉药作用于 $GABA_A$ 受体可以产生镇静、催眠、遗忘和抑制体动作用，由于不同亚单位 $GABA_A$ 受体亚型对同一种静脉麻醉药分别产生不同的药理学效应。

（4）甘氨酸受体通道：甘氨酸是脊髓和低位脑干的主要神经递质，所以配对甘氨酸受体也应在全麻过程中发挥重要作用，不过目前此方面的研究尚不多。对鼠孤束核分离神经元的研究发现，与 $GABA_A$ 受体一样，吸入全麻药可增加甘氨酸与受体的亲和性，增强低浓度甘氨酸诱发的抑制性 Cl^- 电流，导致超极化抑制。

2. 电压门控离子通道　电压门控离子通道的离子主要是受跨膜电场控制，其类型有 Na^+、K^+ 和 Ca^{2+} 通道，功能与神经元动作电位扩布和神经递质释放等的控制有关。临床浓度吸入麻醉药可对 Na^+ 电流产生抑制作用，也可使 Na^+ 通道去极化稳态活动和曲线和超极化稳态失活曲线移位，但这种移位是非常微小，轴突传导基本不受影响。一般认为，电压门控 Na^+ 通道对吸入麻醉药不敏感。近期研究认为，K^+ 通道可能是吸入麻醉药作用的靶位之一，因为氟烷、恩氟烷和异氟烷都对 K^+ 通道闸门产生有调节作用。研究表明 1% ~4% 的氟烷可减弱甚至阻断神经元的 K^+ 通道电流。

电压门控 Ca^{2+} 通道有 4 种亚型，分别为 T、L、N 和 P 亚型。T 和 L 型通道广泛分布在兴奋性和非兴奋性细胞，而 N 和 P 型通道主要发现在神经元。P 型通道对突触前神经递质的释放有直接影响。虽然有发现 2% 异氟烷可抑制电压门控性 Ca^{2+} 电流，并使大鼠感觉神经元的 Ca^{2+} 电流对氟烷高度敏感，但多数研究认为电压门控 Ca^{2+} 通道对临床浓度吸入全麻药不敏感。

3. G 蛋白耦联受体　细胞膜与 G 蛋白耦联的受体很多，其中包括代谢型谷氨酸受体，这些受体本身不具备离子通道功能，但与 G 蛋白耦联后者是神经细胞膜内与鸟苷酸相连的蛋白质。当神经递质与受体结合后可改变 G 蛋白的功能状态，依次控制离子通道的开闭。这种结构关系与配体门控通道显著不同，与 G 蛋白相关的离子通道改变或兴奋信息传递常需较长的时间（数百毫秒）才能实现，而配体门控通道仅需数毫秒。研究发现，吸入全麻药可与 G 蛋白发生作用并产生一定的麻醉作用。例如，吸入全麻药能抑制 $5\text{-}HT_{2A}$ 型受体和代谢型谷氨酸 mGluR5 受体与 G 蛋白耦联，表明这些代谢型氨受体与制动作用关系不大，但可能与吸入全麻药引起的行为学的改变有关。

G 蛋白可能是吸入全麻药发挥功能作用的部位，它们是结合鸟嘌呤核苷酸的神经元膜蛋白，在脑内将许多神经递质受体与离子通道连接起来。神经递质与受体结合能影响 G 蛋白的激活状态，从而控制离子通道的开放或关闭。吸入全麻药能减少鸟嘌呤核苷酸的交流关促进 G 蛋白 α 和 βr 亚基的相互作用，为吸入全麻药在 G 蛋白上的靶部提供支持证据。但是，应用氟烷和标记技术在 G 蛋白亚基上没有发现直接的结合部位。另外一种机机制可能是吸入全麻药直接作用于耦联的离子通道从而抑制代谢型受体的功能。

4. 细胞膜转运蛋白　吸入全麻药对细胞膜转运蛋白研究表明，氟烷可直接与存在于突触膜上的 Ca^{2+}-ATP 酶结合产生抑制作用，1MAC 的吸入全麻药可抑制其活性达 20% ~30%。细胞膜上可同时转运 Na^{+}、K^{+}、Cl^{-} 的 Na-K-Cl 转运蛋白，可被氟烷以剂量相关及竞争性方式抑制，1.0% atm 氟烷可抑制其活性 33%。但此种抑制只发生在氟烷，其他吸入全麻药如乙醚、恩氟烷、异氟烷、氯仿、甲氧氟烷和三氯乙烯等在临床浓度时无抑制作用。推测此转运蛋白含有一个疏水穴，此穴只能与氟烷结合而不能被其他吸入麻醉药结合。

5. 蛋白激酶 C　蛋白激酶 C(PKC)是一种与蛋白磷酸化有关的酶，它能够通过影响递质的释放和跨膜通道的离子电导而调节神经传递。PKC 以几种同功酶的形式存在，麻醉药对这些酶的作用也非常复杂，活性测定影响因素较多。近年来研究表明，吸入全麻药可影响 PKC 的活性，从而影响蛋白的磷酸化过程，导致神经递质释放、离子传导和神经信息传递受阻。PKC 的抑制剂 staurosporine 还可减少吸入全麻药需要量。同时发现吸入全麻药对 5-HT_{2A} 型受体、代谢型谷氨酸 mGluR5 受体、P 物质受体及选择性钠通道的抑制作用都被认为依赖于 PKC 的激活。

（三）蛋白质作用学说

近年来越来越多的研究认为，吸入全麻药的作用部位不是脂质而是蛋白质，而且这种观点也日益受到关注。关于蛋白质学说理由主要以下几点：①随着研究的深入，脂质学说的缺陷越来越明显，一些按脂质学说做出的推论或权威性论断，如压力逆转麻醉及温度对麻醉的影响等，不仅未能得到进一步的解释或证实，反而被某些实验的相反结果所质疑。②吸入全麻药与蛋白质相互作用现象十分普遍，尤其与细胞膜上的受体通道蛋白的相互作用，可直接影响神经信号的传递，导致麻醉作用的产生。③吸入全麻药的同分异构体麻醉作用的质或量的差异、或采取分子生物学方法改变受体通道蛋白多肽链上的氨基酸组成，可使全麻药的作用受到明显影响等，均提示吸入全麻药是直接与膜上的功能性蛋白作用的结果。④在临床上，药物作用的普遍机制是直接与蛋白质结合，此规律也可推广引申：全麻药理应也以同样的方式即作用于蛋白质而发挥作用。因此，蛋白质学说认为，吸入全麻药可能通过选择性作用在突触离子通道或通道的调节系统上产生作用，而这些部位的分子基础是蛋白质。

虽然蛋白质学说得到越来越多分子生物学研究结果的支持，但也有些研究结果对蛋白学说并不十分支持，例如，多数蛋白质对吸入全麻药是不敏感的，但在立体选择性研究中，加入胆固醇的脂质双层对异氟烷的作用同样具有立体选择性，吸入麻醉药也可能作用于疏水部位影响通道的功能等。更重要的是蛋白学说至今仍未形成较系统的理论，未能对全麻机制研究中的一些重要事件做出解释，如全麻药的脂溶性-作用强度的一致性与蛋白质作用是何关系，压力逆转全麻时是怎样通过蛋白质实现的等。

目前，人们仍然不能确定全麻药在宏观、微观和分子水平的作用部位，但全麻药在 CNS 的许多区域中确实会干扰神经信号的传递，它们可能会通过干扰 CNS 中多信号网络站点的联系，其中包括觉醒、睡眠、痛觉调控等所有信息的集成，或增强或抑制轴突或突触的兴奋性或抑制性，产生突触前和突触后效应。无论解剖学上的宏观作用部位在哪，吸入全麻药的最终作用部位应该是神经细胞膜。虽然吸入全麻药对神经元胞浆某些成分产生影响，也可能是通过第二信使而发挥作用的。脂溶性与吸入全麻药效能之间的关系表明可能存在疏水性或两性部位。非制动剂和不影响 MAC 的脂溶性化合物的发现表明对于不同的麻醉深度其作用部位可能不完全相同。吸入全麻药能结合并干扰膜上的蛋白质和脂质，但尚未明确哪种成分和途径最为重要。

（张惠　徐礼鲜）

参考文献

1. Novikova NS, Kazakova TB, Rogers V, et al. Expression of the c-fos gene in spinal cord and brain cells in rats subjected to stress in conditions of exposure to various types of halothane anesthesia. Neurosci Behav Physiol, 2004, 34(4): 407.

2. Liu CR, Duan QZ, Wang W, et al. Effects of intrathecal isoflu-

rane administration on nociception and Fos expression in the rat spinal cord. Eur J Anaesthesiol. Eur J Anaesthesiol, 2011,28(2):112.

3. Fukuda S,Yasuda A,Lu Z,et al. Effect sites of anesthetics in the central nervous system network-looking into the mechanisms for natural sleep and anesthesia. Masui,2011,60(5):544.

4. Vincent WS,Philip P,Herbert C,et al . Determining minimum effective anesthetic concentration of hyperbaric bupivacaine for spinal anesthesia. Anesth Analg,2006,102(2):593.

5. Satas S,Haaland K,Thoresen M,et al. MAC for halothane and isoflurane during normothermia and hypothermia in the newborn piglet. Acta Anaesthesiol Scand,1996,40(4):452.

6. 邹振宇,杨小霖. 吸入麻醉药的 $MAC_{BAR.}$ 2009,30(5):748.

7. Rau V,Oh I,Liao M,Bodarky C,et al. Gamma-aminobutyric acid type A receptor β3 subunit forebrain-specific knockout mice are resistant to the amnestic effect of isoflurane. Anesth Analg,2011,113(3):500.

8. Han LC,Zhang H,Wang W,et al. The effect of sevoflurane inhalation on gabaergic neurons activation:Observation on the GAD67-GFP knock-in mouse. Anat Rec (Hoboken),2010, 293:2114.

9. 吴利平,徐礼鲜. 吸入麻醉剂氟烷对大鼠视上核和杏仁中央核神经元自发放电频率的影响. 神经解剖学杂志, 2002,18(3):247.

10. Mikulec AA,Pittson S,Amagasu SM,et al. Halothane depresses action potential conduction in hippocampal axons. Brain Res,1998,796(1-2):231.

11. Hirota K,Sasaki R,Roth SH,et al. Presynaptic actions of general anesthetics are responsible for frequency-dependent modification of synaptic transmission in the rat hippocampal CA1. Anesth Analg,2010,110(6):1607.

12. Puil E,E1-Beheiry H. Anaesthetic suppression of transmitter actions in neoccortex. Br J Pharmacol,1990,101:61.

13. Zhao YL,Xiang Q,Shi QY,et al. GABA ergic excitotoxicity injury of the immature hippocampal pyramidal neurons' exposure to isoflurane. Anesth Analg,2011,113(5):1152.

14. Lee SN,Li L,Zuo Z. Glutamate transporter type 3 knockout mice have a decreased isoflurane requirement to induce loss of righting reflex. Neuroscience,2010,171(3):788.

15. Fassoulaki A, Kostopanagiotou G, Meletiou P, et al. No change in serum melatonin,or plasma beta-endorphin levels after sevoflurane anesthesia. J Clin Anesth,2007,19(2):120-124.

16. Miller KW. The nature of the site of general anaesthesia. Int Rev Neurobiol,1985,27:1.

17. Eger EI II,Koblin DD,Harris RA. Hypothesis:Inhaled anesthetics produce immobility and amnesia by different mechanisms at different sites. Anesth Analg,1997,84:915.

18. Hichiri K,Shirai O,Kano K. Influence of inhalation anesthetics on ion transport across a planar bilayer lipid membrane. Anal Sci,2012,28(1):45.

19. Barber AF,Liang Q,Amaral C,et al. Molecular mapping of general anesthetic sites in a voltage-gated ion channel. Biophys J,2011,101(7):1613.

20. Rebecchi MJ,Pentyala SN. Anaesthetic action on other targets:Protein kinase C and guanine nucleotide-binding proteins. Br J Anaesth,2002,62:89.

第25章 吸入麻醉药

第1节 概　　述

吸入麻醉利用气体或挥发出来的气体通过呼吸道进入体内而起到麻醉作用。气体吸入麻醉药包括氧化亚氮、乙烯、环丙烷。挥发性吸入麻醉药又分为烃基醚，卤代烃基醚和卤烃三类。烃基醚包括双乙醚(即乙醚)、双乙烯醚、乙基乙烯醚等，卤代烃基醚包括甲氧氟烷(二氟二氯乙基甲醚)、恩氟烷、异氟烷、七氟烷及地氟烷等，卤烃类包括氟烷、三氯乙烯、氯仿等。吸入麻醉药经过摄取及分布后作用于神经系统而引起感觉丧失。某些因素如麻醉药的溶解性、患者的心排血量以及肺泡气体交换量等均可影响到麻醉药物的效能。

所有的吸入麻醉药对呼吸和循环系统的功能均有影响，同样地也会影响到其他系统器官的功能。有些作用是与产生麻醉效果无直接相关且对机体产生不良反应，这些作用被认为是它们的副作用。吸入麻醉药的麻醉效能、对全身的影响以及新型吸入麻醉药的特殊副作用等均有待于进一步探讨。

近年来静脉麻醉药有很大发展，如起效快、苏醒快的丙泊酚和瑞芬太尼在临床中得到了广泛应用，但吸入麻醉药具有麻醉效能强和易于调控麻醉深度的优点，故在全身麻醉中仍占有重要地位。理想的吸入麻醉药应具备下列条件：

1. 麻醉作用为可逆性，无蓄积作用；
2. 安全范围广；
3. 麻醉作用强，可使用低浓度；
4. 诱导及清醒迅速、舒适、平稳；
5. 化学性质稳定，与其他药物接触时不产生毒性物质；
6. 在机体内代谢率低，代谢产物无毒性；
7. 无燃烧爆炸性；
8. 制造简单、易提纯、价廉；
9. 良好的肌肉松弛；
10. 能抑制不良的自主神经反射；
11. 具有松弛支气管平滑肌的作用；
12. 无臭味，对气道无刺激作用；
13. 对呼吸系统、循环系统抑制轻；
14. 不增加心肌对儿茶酚胺的应激性；
15. 无肝、肾毒性；
16. 无依赖性及成瘾性；
17. 无致突变、致癌及致畸作用。

然而，实际上目前没有一个药物能完全符合这些条件。

第2节 吸入麻醉药的理化性质

气体麻醉药通常以液态贮存于高压钢瓶内，挥发性麻醉药在室温时易挥发成蒸气。吸入麻醉药的结构式见图25-1，理化性质见表25-1。

吸入麻醉药的理化性质决定其麻醉强度、给药方法、摄取速率、分布与排除，因此也关系到全麻器械、诱导和苏醒的快慢、患者和手术室工作人员的安全等。

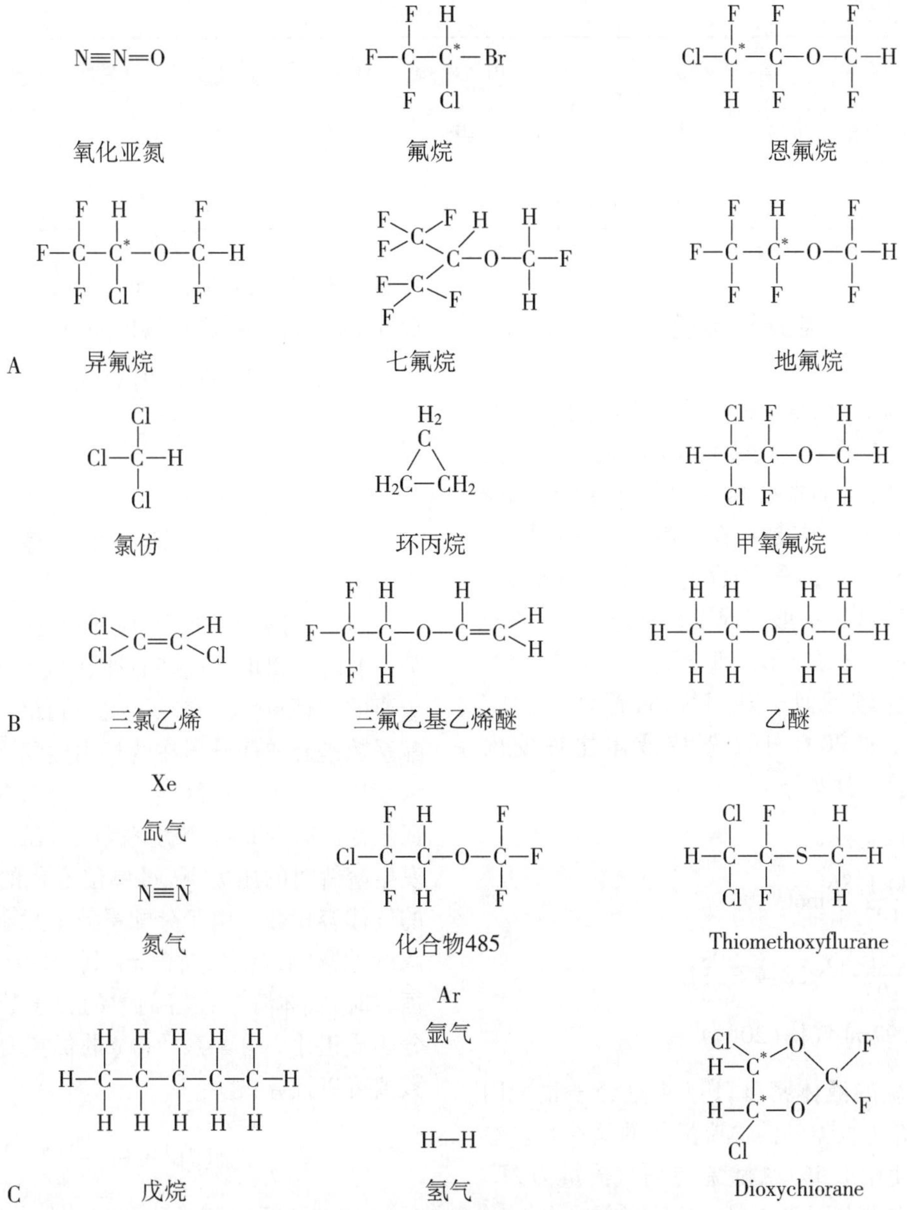

A

N≡N=O　氧化亚氮

F—C(F)(F)—C*(H)(Cl)—Br　氟烷

Cl—C*(F)(H)—C(F)(F)—O—C(F)(F)—H　恩氟烷

F—C(F)(F)—C*(H)(Cl)—O—C(F)(F)—H　异氟烷

$(CF_3)_2CH$—O—CH_2F　七氟烷

F—C(F)(F)—C*(H)(F)—O—C(F)(F)—H　地氟烷

B

Cl—C(Cl)(Cl)—H　氯仿

H_2C—CH_2—CH_2（环）　环丙烷

H—C(Cl)(Cl)—C(F)(F)—O—C(H)(H)—H　甲氧氟烷

Cl_2C=CHCl　三氯乙烯

F—C(F)(F)—C(H)(H)—O—C(H)=CH_2　三氟乙基乙烯醚

H—C(H)(H)—C(H)(H)—O—C(H)(H)—C(H)(H)—H　乙醚

C

Xe　氙气

N≡N　氮气

Cl—C(F)(F)—C(H)(H)—O—C(F)(F)—F　化合物485

H—C(Cl)(Cl)—C(F)(F)—S—C(H)(H)—H　Thiomethoxyflurane

H—C(H)(H)—C(H)(H)—C(H)(H)—C(H)(H)—C(H)(H)—H　戊烷

Ar　氩气

H—H　氢气

Dioxychiorane

图 25-1　吸入麻醉药的分子结构式

A. 目前临床使用的麻醉药；B. 以往临床使用的麻醉药；C. 试验用麻醉药；

碳原子上带星号（*）的麻醉药是其光学异构体的混合物

表 25-1　常用吸入麻醉药的理化性质

	乙醚	氟烷	甲氧氟烷	恩氟烷	异氟烷	七氟烷	地氟烷	氧化亚氮
分子量	74.1	197.4	165.0	184.5	184.5	200	168	44.0
沸点（1 个气压）℃	34.6	50.2	104.7	56.5	48.5	58.5	23.5	-88.0
蒸气压 20℃（kPa）	59.1	32.1	3.0	23.3	31.8	20.9	89.3	5200
（mmHg）	442	241	22.5	175	240	156.9	670	39 000
潜热 20℃（kJ/mol）	27.6	28.9	33.9	32.3	-	7.90	-	18.2
液体比重（g/ml）	0.72	1.86	1.43	1.52	1.50	1.25	1.45	-
Antoine 常数A（kPa）	6.151	5.892	6.206	6.112	4.822	-	-	6.702
B	1109.58	1043.70	1336.58	1107.84	536.46	-	-	912.90
C	233.2	218.3	213.5	213.1	141.0	-	-	285.3

续表

	乙醚	氟烷	甲氧氟烷	恩氟烷	异氟烷	七氟烷	地氟烷	氧化亚氮
每 ml 液体产生的蒸气(ml) 20℃	233	227	208	198	196			
MAC	1.92	0.77	0.16	1.68	1.15	1.71	7.25	105.0

一、克分子容量

分子量及密度(比重)常用于计算挥发性麻醉药由液态变为气态的量。1 摩尔(mole,用克表示的分子量)的任何物质都含有相等的分子数(6.023×10^{23} Avogadro 常数)。它是指在标准状态下(0℃、1 个大气压力)等容积的气体含有相等的分子数,1mole 容积为 22.4L。一般情况下,由测得的气体密度来计算气体的克分子容积均低于理论值。挥发性麻醉药的蒸气比较近似于理想气体,符合 22.4L/mole 这个数值,如 20℃、1ml 氟烷液体能挥发出 227ml 气体,计算方法如下:

$$=1\times1.86\text{g}$$
$$=\frac{1\times1.86}{197.4}\text{mole}$$
$$=\frac{1\times1.86}{197.4}\times22.4\times\frac{293}{273}\text{L}$$
$$=227\text{ml 气体}(20℃)$$

1.86 是氟烷的液体密度,197.4 是分子量。用此计算法可计算挥发器的液体麻醉药的消耗量。参考表 25-1。如使用 1.5% 恩氟烷,新鲜气流量为 2L/min 时 1h 约消耗恩氟烷 9.1ml。其计算方法为:

消耗的吸入麻醉药的量=新鲜气流量(ml)×挥发器的刻度×吸入时间(min)÷每毫升吸入麻醉药的液体所产生的蒸气量,具体如下:

$$\frac{2\times1000\times0.015\times60}{198}=9.09\text{ml}$$

二、溶　解　度

血/气、脑/血、肌肉/血和油/血分配系数是决定吸入麻醉药摄取、分布和排除的重要因素,麻醉药最重要的物理特性是它在体内不同组织的溶解度。分配系数是麻醉药分压在两相中达到平衡时的麻醉药浓度比。当第二相是气体时分配系数就等于奥斯特瓦尔德(Ostwald)溶解度系数,即在测量时的温度和发生溶解时的压力下,每单位容积的溶剂所能吸收的气体容积数。由于分配系数一般不受麻醉药绝对浓度的影响,所以它符合亨利(Henry)定律,即温度恒定时,气体溶解在溶剂中的分子数与液面上气体分压成正比。分配系数(λ)的优点是不同相之间的数值可以换算:

$$\lambda\text{ 肌肉/气}=\frac{\lambda\text{ 肌肉/气}}{\lambda\text{ 血/气}}$$

表 25-2 是不同的麻醉气体的分配系数,有些因素可影响麻醉药的溶解度。

表 25-2　常用吸入麻醉药 37℃时的分配系数

吸入麻醉药	血/气	脑/血	油/气	肝/血	肾/血	肌肉/血	脂肪/血	诱导
地氟烷	0.45	1.3	18.7	1.4	1.0	2.0	27	快
氧化亚氮	0.47	1.1	1.4	0.8	—	1.2	2.3	非常快
七氟烷	0.65	1.7	55	1.8	1.2	3.1	48	快
异氟烷	1.4	1.6	98	1.8	1.2	2.9	45	快
恩氟烷	1.8	1.4	98	2.1	—	1.7	36	快
氟烷	2.5	1.9	224	2.1	1.2	3.4	51	快
乙醚	12	2.0	65	1.9	0.9	1.3	5	慢
甲氧氟烷	13	1.4	970	2.0	0.9	1.6	38	慢
氙	0.115	0.13	1.85	—	—	0.1	—	快

影响麻醉药溶解度的因素：

1. 麻醉药本身的影响　对于同一种溶剂（橄榄油）甲氧氟烷的溶解是 N_2O 的 700 倍。

2. 溶剂的影响　一般麻醉药较难溶于水，而较易溶于油或脂质，氟烷在油中的溶解度约为水的 300 倍，在血中的溶解度介于水和脂肪之间。血溶解度因血液成分、分配系数以及机体的营养和血液状态不同而变化（图 25-2）。一般溶解度由小到大排列顺序是水、血液、脂肪。溶解的越多，其血中分压升高就越慢，也就是说气体的溶解度越大，麻醉起效也就越慢，如甲氧氟烷比氧化亚氮要慢得多。当吸入氧化亚氮时血中氧化亚氮分压就会快速升高，这是因为氧化亚氮的血/气分配系数低（0.47），相比之下由于甲氧氟烷的血/气分配系数高（13），在血中溶解的多，其血中分压就升高的非常慢。

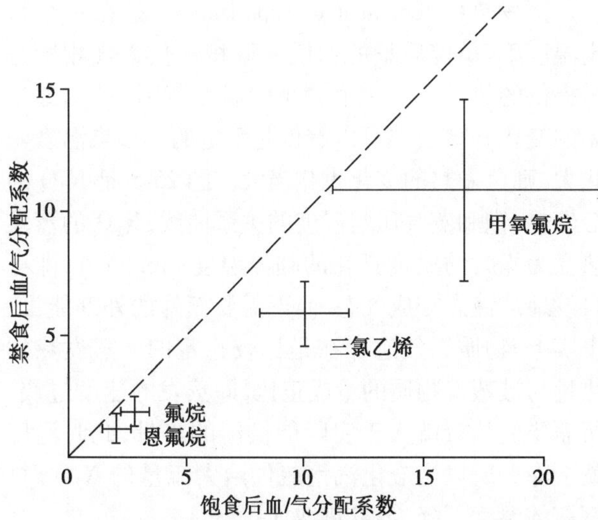

图 25-2　饱食后及禁食后对血气分配系数的影响（虚线是横等线）

血/气分配系数也因年龄的不同而变化（图 25-3），各种血浆成分随年龄的增加而增加。各种组织的分配系数还有种属间差异。非生物性溶剂对橡胶、塑料/气分配系数的影响见表 25-3。某些麻醉药可被麻醉机上的橡胶或塑料大量摄取。

3. 温度的影响　气体溶解时释放热量，温度越高，溶解度越低（表 25-4）。麻醉气体在水和油介质中的温度系数与麻醉药的溶解性有关，即麻醉药越易溶解，负性温度系数就越大。也就是说，油/气分配系数随着温度下降而增加，意味着在疏水作用点的有效浓度增加，使麻醉药的强度增加，即 MAC 在低温时减小，在高温时增加。

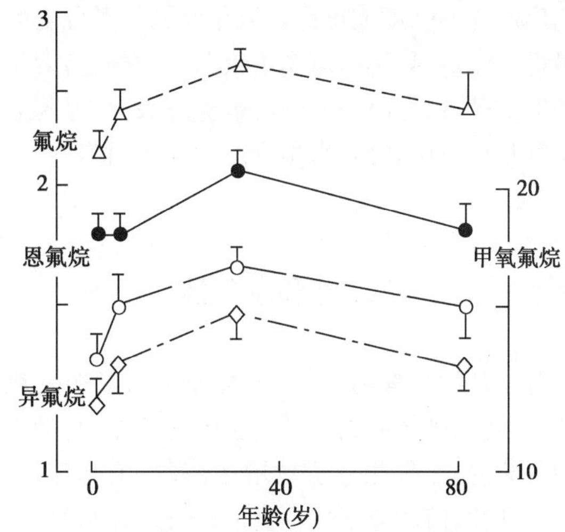

图 25-3　年龄对血气分配系数的影响

○—○ 甲氧氟烷　△—△ 氟烷　●—● 恩氟烷　◇—◇ 异氟烷

表 25-3　橡胶或塑料/气分配系数（20℃～25℃）

	导电的橡胶/气	聚氯乙烯/气	聚乙烯/气
氯仿	300		
环丙烷	6.6		
乙醚	58		
恩氟烷	74	120	2
氟烷	120	190	26
异氟烷	62	110	2
甲氧氟烷	630		118
氧化亚氮	1.2		

表 25-4　温度和分配系数的变化

	$\lambda_{水/气}$ 20℃	水温度系数（% ℃）	$\lambda_{油/气}$ 20℃	油温度系数（% ℃）
甲氧氟烷	9.3	-4.18	2108	-4.58
三氯乙烯	3.4	-3.94	1570	-4.53
氯仿	7.7	-3.76	881	-4.54
氟烷	1.6	-4.01	469	-4.36
恩氟烷	1.4	-3.22	180	-3.51
乙醚	30.5	-4.89	117	-3.39
环丙烷	0.3	-2.11	16.7	-2.18
氧化亚氮	0.7	-2.33	1.7	-1.13

吸入麻醉药的药代动力学受溶解度的影响很大。麻醉诱导与苏醒的速度多与含水组织的溶解度有关，如与血/气分配系数成正比；而油/气分配系数

多与麻醉药的强度成正比。氧化亚氮两者分配系数均最低，所以诱导迅速而作用很弱。此外，易溶于橡胶的麻醉药，诱导时一部分可被橡胶吸收，停药后又可不断从橡胶中释出，影响麻醉的诱导和苏醒。

三、饱和蒸气压

分子从液相变为气相，也有分子从气相变成液相，蒸发是两种效应之差。在密闭的容器中，随着液相向气相变化，气相分子数增多，蒸气压上升，气相向液相变化，液相分子数也会上升，最后两者达到平衡形成饱和蒸气，此时的压力就称为饱和蒸气压。当蒸气压强小于饱和压强时，为达到饱和蒸气压，液相将继续蒸发为气相。此外，容易蒸发的液体，其饱和蒸气压高。

1. 温度对饱和蒸气压的影响　温度上升，分子平均动能增大，将有更多的分子容易蒸发，使平衡时的蒸气密度上升，导致饱和蒸气压增大。

2. 液面形状对饱和蒸气压的影响　凹液面时，由于与水平面相比，分子离开液面要受到更多分子的吸引，就使蒸气压下降；相反，凸液面时，由于与水平面相比，分子受到液面较少分子的吸引，更易离开液面，使蒸气压上升。表面曲率越小，气压就越大。

所有吸入麻醉药在正常情况下都是以液体形式贮存的，处于室内温度和 1 个大气压下为液体（如氟烷、异氟烷），或在高压下以液化气形式贮于钢瓶内（如氧化亚氮）。

液体的蒸发主要是依其饱和蒸气压和温度，而不依靠总大气压。表 25-1 中说明不同吸入麻醉药在 20℃时的饱和蒸气压，以及其饱和蒸气压等于大气压时的液体沸点，Antoine 方程描述了饱和蒸气压随温度变化的情况。

$$\log(P) = A \frac{B}{t+C}$$

A、B 和 C 是不同的常数，C 是 273.15℃（即℃转换成°K），则此方程通过改变 C 与 A 和 B 能较好的符合原始数据。Rodgers 和 Hill 在 1978 年列出了 Antoine 常数，从这些常数可计算出特定温度下的蒸气压，关于这两个函数的概括图如图 25-4 所示。

四、蒸　发　热

蒸发热（latent heat of vaporization）是在一个特定温度下，单位质量的物质从液相转化为气相所必需提供的热量。在一个较小的温度范围内（例如室温的变化），蒸发热可以看作是恒定的。如果温度变化大，则蒸发热的变化也相当大。图 25-5 是 N_2O 的蒸发热、饱和蒸气压与温度的关系曲线，N_2O 的蒸发热变为零时的温度是它的临界温度（36.5℃），即可自发地从液态变成气态，而不需要额外的外部能量。事实上，物质以气态存在是比较稳定的。蒸发热的热量与被蒸发物质的量成正比，即蒸发的速度过快，所需要的热量就大于实际能供给的热量，此时温度就下降。所以当液化汽钢瓶供给大流量的 N_2O 时，钢瓶的温度下降，蒸发热增加。

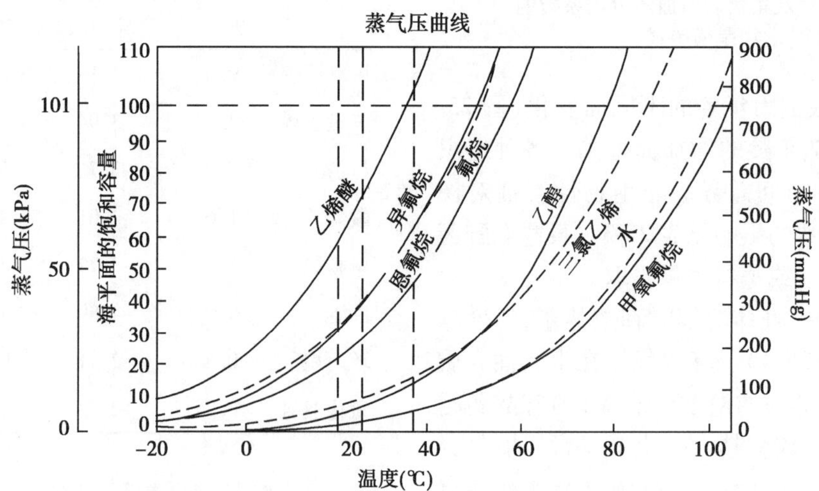

图 25-4　水、乙醇及十余种麻醉药温度与蒸气压的关系
纵线代表 20℃、25℃、37℃，横线代表海平面时的沸点

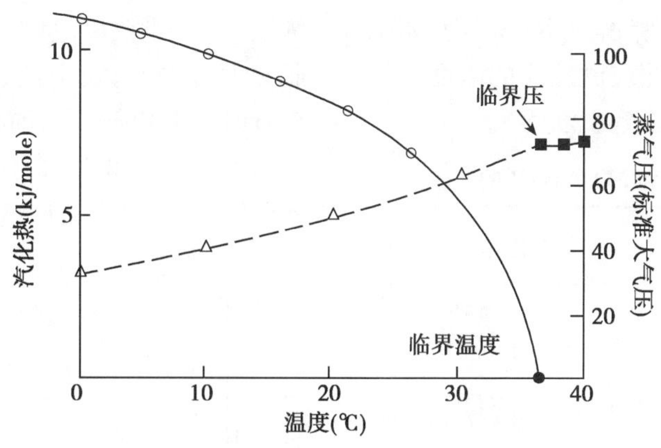

图 25-5　N_2O 的蒸发热、饱和蒸气压与温度的关系

第 3 节　吸入麻醉药的肺泡气最低有效浓度

一、肺泡气最低有效浓度的概念

在吸入麻醉中，必须明确一个非常重要的概念，即肺泡气最低有效浓度（minimum alveolar concentration，MAC）。其定义是在一个大气压下有 50% 患者在切皮刺激时不动，此时肺泡内麻醉药物的浓度即为 1 个 MAC。MAC 的概念包含有 4 个基本要素：①当受到强的有害刺激后必须发生一个全或无的体动反应；②把肺泡内呼气末麻醉药浓度作为一个平衡样点，以反映脑内麻醉药浓度；③用适当的数学方法表达肺泡内麻醉药的浓度与相应反应间的量化关系来评估 MAC；④MAC 还可量化以反映生理或药理状态的变化，如可以作为一项敏感的手段以确定其他麻醉药、中枢性药物与吸入麻醉药的相互影响。由于 MAC 非常类似药理学中的反映量效曲线的 ED_{50}的值，通过此指标可进行各种吸入麻醉药药效（或副作用）的比较，而且还能以相加的形式来计算，即两种麻醉药的 MAC 均为 0.5 时，可以认为它们的总 MAC 为 1.0MAC。这个概念不但应用于临床麻醉，而且还可用于吸入麻醉药的基础研究。用 MAC 来评价不同的吸入麻醉药的效能存在着不同的观点，因为 MAC 只是一个单一的方面，它不能反映肌肉对疼痛的反应。这个概念缺乏对反应曲线斜率的重要性的认识。另外，还有其他一些方法，如 MAC/清醒比率等，但 MAC 仍应用得最广泛。

二、MAC 与药理学原理

MAC 使用的是量子剂量（浓度）-反应曲线，区别于等级反应和顺序反应曲线。等级反应可以连续地在度量衡上精确地测定出来，如体温、脉率、血压等。顺序反应在本质上是定性的，如可以知道 X 大于 Y，Y 大于 Z，但其差别无法用数字表示，即尚无精确的测定方法，乙醚麻醉深度体征就是一种顺序反应。量子反应是“是”或“不是”观察数目的计算，受试者仅能反应两种中的一种。这种量子剂量-反应曲线实质上是一种累积频数分布，它适用于 MAC。

MAC 提供了一种麻醉药效力的测量方法，不是麻醉深度的剂量-反应曲线，而是表示连续麻醉深度中一个设定的点，其他端点表示不同水平的麻醉深度。MAC 的各种扩展皆基于此原理。

1. 半数苏醒肺泡气浓度（MAC $awake_{50}$）　MAC $awake_{50}$（又简称为 MAC awake）为亚 MAC 范围，是 50% 患者对简单的指令能睁眼时的肺泡气麻醉药浓度。MAC $awake_{95}$指 95% 患者对简单的指令能睁眼时的肺泡气麻醉药浓度，可视为患者苏醒时脑内麻醉药分压。MAC_{awake} = 0.4MAC，不同麻醉药的 MAC_{awake}与 MAC 的比值均为 0.4。

2. MAC EI_{50}　MAC EI_{50}是半数气管插管肺泡气浓度，指吸入麻醉药使 50% 患者于咽喉镜暴露声门时，容易显示会厌，声带松弛不动以及插管时或插管后不发生肢体活动所需要的肺泡气麻醉药浓度，而 MAC EI_{95}是使 95% 患者达到上述气管内插管指标时吸入麻醉药肺泡气浓度。在小儿气管插管较切皮的 MAC 高 30%。

3. MAC BAR　MAC BAR 是阻滞肾上腺素能反应的肺泡气麻醉药浓度，是超 MAC 范围。MAC BAR_{50}是指 50% 患者在切皮时不发生交感、肾上腺素等内分泌应激反应（通过测定静脉血内儿茶酚胺的浓度）所需要的肺泡气麻醉药浓度，而 MAC BAR_{95}是使95%患者不出现此应激反应的浓度。氟烷和恩氟烷的各种 MAC 的比较见表25-5。

表25-5　MAC、插管 MAC 和 MAC BAR 的比较

	氟烷	恩氟烷
MAC_{50}	1.0MAC（0.7±0.03%）	1.0MAC（1.68±0.04%）
MAC EI_{50}	1.3MAC	1.4MAC
MAC BAR_{50}	1.5MAC	1.6MAC
MAC_{95}	1.2MAC	1.1MAC
MAC EI_{95}	1.7MAC	1.9MAC
MAC BAR_{95}	2.1MAC	2.6MAC

4. 95%麻醉剂量（AD_{95}）与99%有效剂量（ED_{99}）　MAC 相当于半数麻醉剂量，AD_{95}为95%患者对手术刺激无反应时的麻醉药剂量，在临床上更为常用。临床麻醉中，AD_{95}与ED_{99}的含义基本相同。不同麻醉药的AD_{95}与ED_{99}基本上等于1.3MAC。

5. 0.65MAC　是较常用的亚 MAC（Sub MAC）剂量，大多是一种挥发性麻醉药与 N_2O 或其他静脉麻醉药、麻醉性镇痛药合用时，常采用的挥发性麻醉药浓度。

6. 超 MAC（super MAC）　超 MAC 一般为2MAC，目的在于确定吸入麻醉药的毒、副作用以及确定麻醉药安全界限，为动物实验时提出的参考指标。临床麻醉中在诱导期及手术刺激过大或饮酒患者时应用。临床常用麻醉药的 MAC、AD_{95}及 MAC_{awake}见表25-6。

表25-6　常用麻醉药的 MAC、AD_{95}及 MAC_{awake}

麻醉药	0.65MAC	1.0MAC	MAC_{awake}	AD_{95}	2MAC
氟烷	0.48	0.75	0.30	1.00	1.50
恩氟烷	1.09	1.68	0.67	2.20	3.36
异氟烷	0.75	1.16	0.46	1.51	2.32
甲氧氟烷	0.10	0.16	0.06	0.20	0.32
氧化亚氮	65.00	105.00	41.00	131.00	—
七氟烷	1.11	1.71	0.68	2.22	3.42

另外，异氟烷麻醉下不同刺激对机体的反应，其吸入麻醉药浓度与反应曲线如图25-6所示。对于不同刺激能使50%患者产生不动的呼气末异氟烷浓度如下：呼唤反应时的浓度是0.37%；挤压斜方肌时为0.84%；50Hz 电强直刺激时为1.03%；喉镜检查时为1.0%；切皮时为1.16%；喉镜下气管插管时为1.76%。说明了不同刺激需要不同浓度的吸入麻醉药，而这个不同浓度即可反映出麻醉的深度。

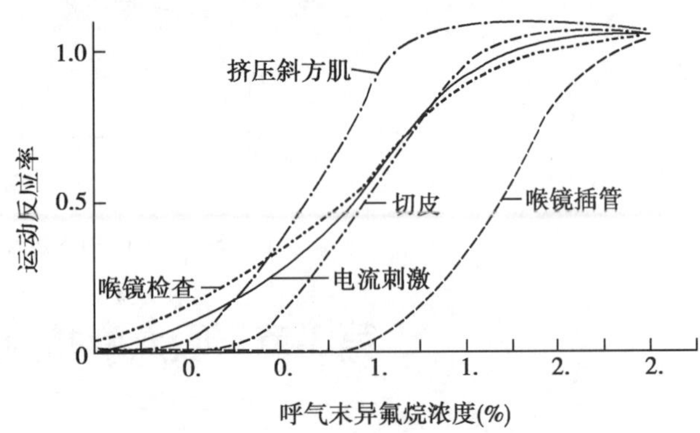

图25-6　呼气末异氟烷浓度与运动反应率

以前许多有关 MAC 的研究都认为吸入麻醉药抑制体动反应的作用是在中枢的脑皮质，但近来一些研究认为其作用是在大脑皮层和皮质下（脊髓）水平。

三、影响 MAC 的因素

（一）降低 MAC 的因素

1. $PaCO_2$>90mmHg 或 $PaCO_2$<10mmHg（动物）；

2. 低氧血症，PaO_2<40mmHg（动物）；

3. 代谢性酸中毒；

4. 贫血（血细胞比容在10%以下），血中含氧量<4.3ml/dl（动物）；

5. 平均动脉压在50mmHg 以下（动物）；

6. 老年人。对于人类而言，挥发性药物的 MAC 在6个月大时最高。随着年龄的增加 MAC 逐渐降低，80多岁时仅为婴儿期的一半。吸入麻醉药的强度均随年龄的增加而增加（即 MAC 降低）。年龄每增长10岁，麻醉药的作用强度平均约增加6%；

7. 使中枢神经儿茶酚胺减少的药物（如利血平、甲基多巴等，动物）；

8. 巴比妥类及苯二氮䓬药物（人和动物）；

9. 麻醉药物，如氯胺酮或并用其他吸入麻醉药及局麻药（人和动物）；

10. 妊娠（动物）；

11. 低体温（动物）　所有麻醉药在哺乳动物中的 MAC 均随温度的下降而下降，但是体温每下降

1℃时不同麻醉药的MAC下降值有所不同(2%～5%)。虽然吸入性药物的气相效能随温度的下降而升高,但是,由于药物的溶解度随着温度的下降而增加,所以当温度下降时药物的液相效能仍保持相对稳定;

12. 长期应用苯丙胺(动物);

13. 胆碱酯酶抑制剂(动物);

14. α_2 受体激动剂(动物)。

(二) 升高MAC的因素

1. 体温升高时MAC升高,但42℃以上时MAC则减少(动物);

2. 使中枢神经儿茶酚胺增加的药物,如右旋苯丙胺等(动物);

3. 脑脊液中 Na^+ 增加时(静脉输注甘露醇、高渗盐水等);高钠血症时犬脑脊液(cerebrospinal fluid,CSF)中的 Na^+ 浓度成比例地增加,犬的氟烷MAC增加约43%;相反,低钠血症时犬CSF中的 Na^+ 水平下降,氟烷的MAC降低。高钾血症不影响犬CSF中的 K^+ 水平及MAC。给犬输注钙剂使血清和CSF中 Ca^{2+} 水平分别增加2.6倍和1.3倍时并不影响氟烷的MAC。将犬血清中 Mg^{2+} 水平增加5倍从而使CSF中 Mg^{2+} 水平增加12%时也不影响氟烷的MAC。当大鼠血清中 Mg^{2+} 浓度增加到对照组的10倍时,氟烷的MAC降低约60%。输注盐酸或碳酸氢钠从而改变阴离子浓度之后,除了动脉血pH值发生变化之外MAC基本没有影响。

4. 长期饮酒者可增加异氟烷或氟烷MAC约30%～50%;

5. 甲状腺功能亢进(动物);

6. 环境压力增加 当生物体所处环境中的压力增加时,生物体失去反应所需的麻醉药剂量将增加,这种现象称为"麻醉作用的压力逆转"(pressure reversal of anesthesia)。在哺乳动物实验中,氦气在高压下很少或根本不产生麻醉作用,所以人们用氦气来增加压力。当加压至100个大气压时,消除小鼠翻正反射所需的吸入麻醉药分压增加30%～60%。不过,压力逆转现象是麻醉药作用部位的特异性拮抗还是对抗麻醉药全身抑制作用的一般现象,目前尚存争议。

(三) 不影响MAC的因素

1. 性别(人和动物);

2. 麻醉时间,麻醉开始及经过数小时皆不改变(人和动物);

3. 昼夜变化;

4. 甲状腺功能减低;

5. $PaCO_2$ 在10～90mmHg之间;

6. PaO_2 在40～500mmHg之间;

7. 等容性贫血(动物);

8. 高血压(动物)。

四、MAC的应用意义

MAC是衡量麻醉药效能强度的指标,也是监测患者麻醉深度的基础。当行外科手术时约需1.5倍～2.0倍的MAC,但也可因患者状况的不同以及当时并用的药物等因素而有所差异。

以MAC作为麻醉药作用强度的指标具有以下优点:①在短时间平衡之后,MAC代表麻醉药在中枢神经系统(central nervous system,CNS)内的分压,与药物在其他组织内的摄取和分布无关;②对于特定的动物或种属以及不同种属或纲之间MAC能保持一致,这种一致性有助于辨别麻醉药需要量的细微改变,从而为寻找麻醉药作用机制提供线索。吸入麻醉药应在溶剂中发挥作用,其作用部位是在细胞膜还是细胞质,是水还是脂质或蛋白质等仍有待于进一步确定。如果该溶剂中有相同数目的麻醉药分子时,则应得到相同水平的麻醉效果。虽然不同麻醉药的MAC及脂肪/气分配系数λ(f/g)的差异甚大,但其MAC·λ(f/g)值却很近似(表25-7),此表明在MAC浓度下,存在于脂肪内吸入麻醉药分子数大致是一定的,而水中溶解量及含水化合物的形成不一致(图25-7)。由此可以推测吸入麻醉药的作用部位是脂质或与脂质性质近似的蛋白质疏水部分。

表25-7 各种吸入麻醉药的MAC和脂质分配系数及乘积

吸入麻醉药	MAC(%)	λ(f/g)	MAC·λ(f/g)
甲氧氟烷	0.16	970	155
氯仿	0.17	394	67
氟烷	0.75	224	168
恩氟烷	1.68	98	165
乙醚	1.92	65	125
环丙烷	9.2	11.2	109
氙	71	2.8	199
氧化亚氮	105	1.4	147
六氟化硫	490	0.29	142

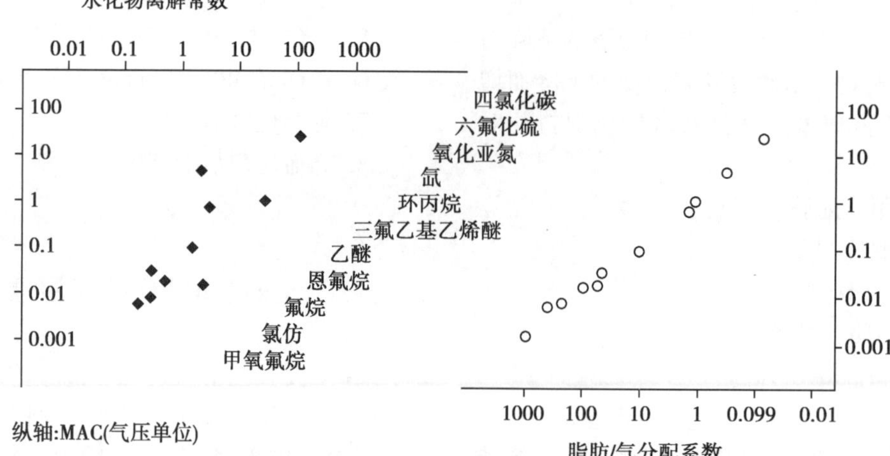

图 25-7 脂肪、水的溶解度与 MAC 的关系

第4节 吸入全身麻醉药分布与吸收

吸入麻醉药的药代动力学与静脉麻醉药有许多相同之处,但吸入麻醉药必须依靠其分压梯度从麻醉机进入肺,再经循环系统带至中枢神经系统而发挥其麻醉作用。全身麻醉药的吸入最终达到肺泡、各周围组织、中枢(脑)内的麻醉药分压相等,即达到动态平衡。其排出体内的过程将按相反的方向或顺序进行。

一、麻醉药的肺泡气浓度

气体的扩散是从高分压区向低分压区进行,吸入麻醉时吸入麻醉药的分压梯度是挥发罐>肺内>肺毛细血管>周围组织(脑)。由于麻醉回路内有一定的容量,大约是 7L(贮气囊 3L,二氧化碳吸收罐 2L,螺纹管及附属器 2L),气流量为 5L/min 时,若要 75% ~100% 的完全洗入需要 10 分钟。

麻醉药的吸入浓度(见“浓度效应”)和肺通气量是决定肺泡气(F_A)达到吸入气浓度(F_I)速率的两个因素,后者又称为“通气效应”。气体流过挥发罐所带出的麻醉药浓度在麻醉回路进口处大致与挥发罐所指示的刻度相符合,但在回路前端患者吸入浓度则因气体总流量以及患者的分钟通气量的多少而发生变化。当每分钟气体总流量超过患者的分钟通气量时,则吸入浓度近似于挥发罐所指示的麻醉药浓度。如果分钟通气量大于每分钟气体总流量,由于受麻醉回路内呼出浓度的影响,吸入浓度则偏低。吸入浓度(分压差)越大,麻醉药向肺泡内扩散越快,达到平衡所需要的时间就越短。在诱导期间加强通气可使肺泡内吸入药浓度快速升高(F_A/F_I 接近 1),这个过程与去氮给氧是类似的。通常,在无重复吸入的情况下,95% 或更高的氧洗入需要 2 分钟或更短,而吸入麻醉药的洗入却不如氧气迅速。这是因为吸入麻醉药的溶解度远比氧或氮气高,高溶解性意味着将有更多麻醉药以溶解的形式通过肺进入血液,这种摄取能够对抗肺通气提升肺泡气麻醉药浓度的效果。通气带来的麻醉药与摄取带走的麻醉药之间的平衡决定了 F_A/F_I 的比值。F_A/F_I 与吸入麻醉药的摄取有直接关系,摄取越多,F_A/F_I 就越小,反之,摄取越少,F_A/F_I 就越大,例如,如果摄取带走了 1/3 的吸入麻醉药分子,$F_A/F_I=0.67$;如果摄取带走了 2/3 的吸入麻醉药分子,$F_A/F_I=0.33$。(图 25-8)。

时间常数是反映肺泡气浓度变化的一个指标,是指新鲜气流的成分改变引起整个环路气体成分相应变化所需的时间。它可以通过 Conway 公式计算出来:

$$T=V_S(\dot{V}_D-\dot{V}_U)$$

其中 T 为时间常数,V_S 是整个环路容积,$\dot{V}_D$ 为新鲜气流中的麻醉药量,$\dot{V}_U$ 是机体摄取量。若 V_S 和 $\dot{V}_U$ 是已知的,则时间常数与新鲜气流量成反比,即当流量由高变低时,时间常数明显延长。若需快速改变环路内或肺泡气麻醉气体的浓度(吸入麻醉加深或减浅),应增加新鲜气流量。

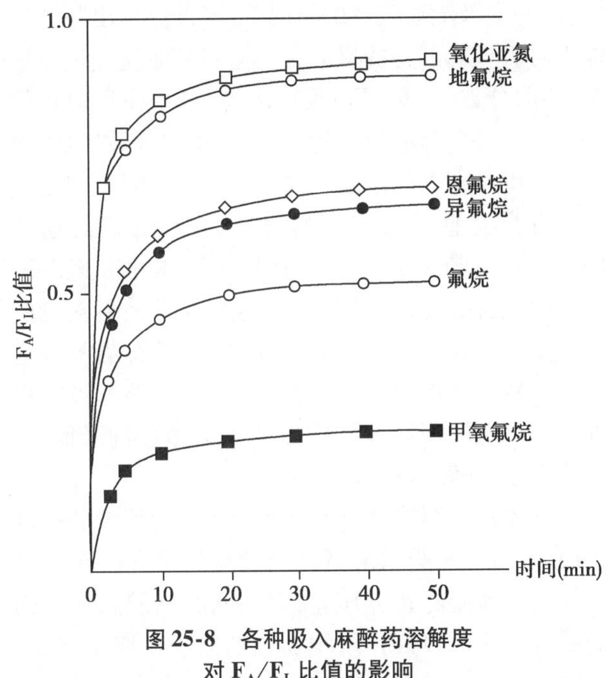

图25-8　各种吸入麻醉药溶解度对 F_A/F_I 比值的影响

肺泡通气量大，则肺泡气麻醉药分压就升高的快，反之，则升高的就慢。另一方面，肺内残气量也是影响肺泡气浓度的一个重要因素，肺泡通气量一定，肺内残气量越大，时间常数延长，肺泡气麻醉药分压升高就慢，反之，升高就快。

二、吸入麻醉药的摄取

影响吸入麻醉药摄取的因素有：药物的溶解度、心排血量以及肺泡气与静脉血药物分压差（P_A-P_V），可以表示为：

摄取=溶解度（λ）×心排血量（Q）×（P_A-P_V）

吸入麻醉药的溶解度实际上就是血/气分配系数。由上面的表达式可以看出，三个因素均与摄取成正比，三个因素中任何一项为零时，其摄取为零。较大的血/气分配系数产生较大的摄取，由此引起 F_A/F_I 比率下降。

吸入麻醉药的血/气分配系数的跨度非常大，从地氟烷的0.45到甲氧氟烷的15，而组织/血的分配系数（组织的溶解度）一般是1～3.4。例如，氟烷的脑/血分配系数是1.9，意味着在相同的氟烷分压下，每毫升脑组织所含的氟烷是血液的1.9倍。

脂肪组织的组织/血分配系数也是明显大于1的，尤其是对于效能强的麻醉药物。脂肪/血分配系数由氧化亚氮的2.3到氟烷的51，以及甲氧氟烷的61，所表达的意思与血气分配系数类似。

吸入麻醉药在体内的摄取应是吸入浓度与呼出浓度之差，同时要考虑潮气量的影响，应以 $1-F_A/F_I$ 来表示体内的摄取量，而不是 F_A/F_I 本身。

吸入麻醉药的摄取主要受心排血量的影响，血流通过肺的量越多，从肺泡中带走的麻醉药就越多，由此就导致肺泡内麻醉药浓度的下降。一般认为，心排血量越大，将肺泡的麻醉药带到组织的就越多，组织中药物的分压就会上升得快。但事实上，增加心排血量并不能加速组织麻醉药分压与动脉血分压间平衡。相反，心排血量大时动脉血中的麻醉药分压却比心排血量正常时要低。心排血量对吸入麻醉药的摄取作用类似于溶解度的作用，如溶解度大将使等容血量摄取多量的麻醉药，但心排血量使麻醉药摄取量的增加则是由于血容量的增加所致。

呼吸对麻醉药摄取也有影响，在心排血量不变的情况下，增加潮气量使进入肺泡内麻醉药增多，加快 F_A/F_I 升高的速率，但 F_A/F_I 的升高与麻醉药溶解度也有密切相关，即溶解度大的吸入麻醉药 F_A/F_I 的升高越明显。如将通气由2L/min增加到8L/min，溶解度大的乙醚的 F_A/F_I 将升高3倍，氟烷升高2倍，而溶解度低的氧化亚氮则变化不明显。同时，吸入麻醉药从肺血流进入体内也越多，麻醉药呼出的浓度就减少，结果 F_A/F_I 曲线降低（图25-9）。若增加潮气量，经肺血流进入体内麻醉药的量不变，而呼出麻醉药浓度增加，则 F_A/F_I 曲线上升。相反，心排血量增加，带进体内的量多，呼出麻醉药浓度减少，F_A/F_I 曲线下降，曲线以上的面积增大；反之，心

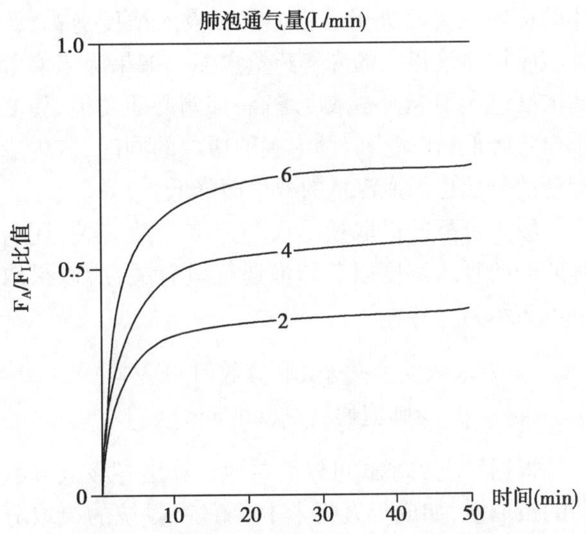

图25-9　肺泡通气量与 F_A/F_I 比值的关系

肺泡通气量增加，体内摄取部分减少；肺泡通气量减少，体内部分摄取增加

排血量减少，呼出麻醉药浓度增加，F_A/F_I 曲线上升，曲线以上的面积减少（图 25-10）。因此，在吸入麻醉药的体内摄取过程中，潮气量的影响远不如心排血量明显。

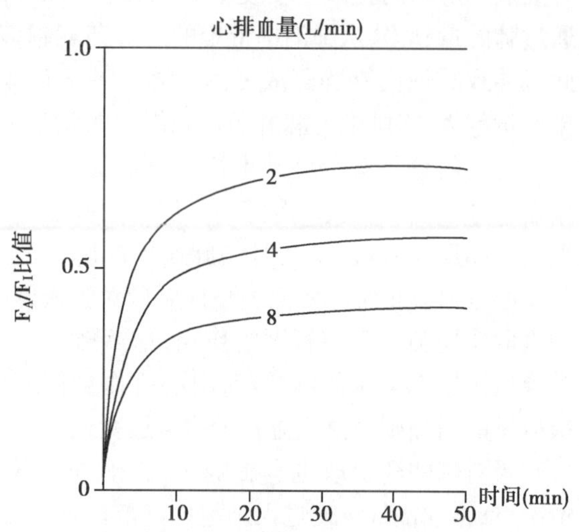

图 25-10　心排血量与 F_A/F_I 比值的关系
心排血量增加，体内摄取部分增加；心排血量减少，体内摄取部分减少

肺泡膜对麻醉药的摄取也有影响，气体跨肺泡膜的摄取完全是一个顺浓度差的被动弥散过程，严格遵循 Fick 原则，吸入麻醉药的吸入也不例外，故其扩散速度应为 $(P_1-P_2)\times DAK/X$，其中 D 为弥散常数，A 代表肺泡膜与麻醉药接触的总面积，K 为所给麻醉药固有的溶解系数，X 为肺泡膜的厚度，P_1，P_2 分别代表肺泡膜内外两侧的麻醉药的气体分压。由此可见吸入麻醉气体的弥散对浓度的依赖性，而气体的摄取主要取决于心排血量。吸入浓度愈高，跨肺泡膜被血液摄取的麻醉药量愈多。如果吸入麻醉药浓度过大引起血中浓度增高，抑制心肌功能，使心排血量降低，在减少跨肺泡膜的摄取的同时，脑内麻醉药的分压也因血流量的减少而降低。

吸入麻醉的摄取量不仅与摄取分数有关，还与麻醉药的吸入浓度以及肺泡通气量有关，所以摄取量可表示为

$$\text{吸入浓度}(\%)\times\text{摄取分数}(1-F_A/F_I)\times\text{肺泡通气量}(ml/min)$$

根据以上关系式可以简单地计算出各吸入麻醉药的摄取量，如成年人吸入 1% 氟烷，氟烷的摄取分数为 0.5，假设肺泡通气量 3000ml/min，则其摄取量大约为：$1/100\times(1-0.5)\times3000ml/min=15ml/min$，如果吸入浓度增至 2%，摄取量即为 30ml/min。所以，在一定肺泡通气量的情况下，可以计算出每分钟体内对吸入麻醉药的摄取量。但当肺泡通气量增加时，摄取分数（$1-F_A/F_I$）反而减少，结果净摄取仍保持不变；反之，肺泡通气量减少时，摄取分数增加，净摄取量也没有大的改变。这也进一步说明肺泡通气量本身没有直接参与麻醉气体的摄取过程，这与 Fick 公式中肺泡通气量没有参与气体弥散速度一样。因此，在一般情况下，肺泡通气量的改变对麻醉药的摄取只起到间接或辅助的作用，只有当肺泡通气量突然大量地减少时，由于不能及时补充被肺血液循环带走的药量，而导致肺泡吸入浓度的降低，体内的摄取也随之减少。

身体各组织器官对麻醉药均有不同程度的摄取作用，各组织对吸入麻醉药摄取量的总和决定了肺泡气与静脉血药物分压差，以及此时麻醉药在肺内的摄取。这是因为各组织器官的血液供应不同，其摄取也不同。如果没有组织的摄取，回到肺的静脉血与离开肺的动脉血中将含有相同的麻醉药量，肺泡气（等于动脉血）-静脉血分压差将为零。当血液通过组织时血液中的一部分麻醉药将被组织吸收，影响吸收比例的因素与影响肺吸收的因素相似：组织的溶解度（即组织/血液分配系数）、流经组织的血流量以及动脉血-组织分压差。组织的摄取量是以上各因素的乘积，如果任何一个因素为零，组织摄取也将不复存在。组织吸收麻醉药的量等于组织的容积与麻醉药在该组织中溶解度的乘积。

各种麻醉药的血/气分配系数跨度比较大，从地氟烷的 0.45 到甲氧氟烷的 15（33 倍的范围）。相反，无脂肪组织的组织/血分配系数跨度相对较小，范围从 1 左右最高达到 3.4；对于不同的无脂肪组织而言，每毫升组织从血液中吸收麻醉药的能力非常接近。与血/气分配系数一样，组织/血分配系数是指平衡时麻醉药的浓度比值。例如，氟烷的脑/血分配系数是 1.9，意味着在相同氟烷分压下 1ml 脑组织所含的氟烷量是 1ml 血液的 1.9 倍。

组织的体积与其血流相比要大得多，促使麻醉药从血液向组织内转移。但是，将麻醉药转运入容量相对高于血流的组织需要更长的时间。对肌肉等组织来说，需要更长的时间才能与血液中的麻醉药分压达到平衡，使动脉血和肌肉之间的麻醉药分压差（以及摄取）维持更长的时间。由于脑的血流灌注快，脑内麻醉药分压与血中麻醉药分压能很快达到平衡。每毫升肌肉组织的血流灌注速度是每毫升脑组织的 1/20，因此肌肉达到平衡的时间比脑长 20

倍,在脑组织停止摄取麻醉药后肌肉对麻醉药的摄取还要持续很长一段时间。

麻醉药的脂肪/血分配系数远远大于 1,尤其是那些效能较强的麻醉药,其范围从 2.3(N_2O)到 51(氟烷)和 61(甲氧氟烷)。在相同的 N_2O 或氟烷分压下,每毫升脂肪组织溶解的 N_2O 或氟烷分别是血液的 2.3 倍和 51 倍。脂肪的这种强大容纳能力意味着当血液流经脂肪时血液中的麻醉药绝大多数被脂肪吸收。虽然血液中的麻醉药大部分进入脂肪,但是脂肪组织中的麻醉药分压上升得非常缓慢。脂肪的高容积和低灌注延长了动脉血和脂肪之间麻醉药分布平衡所需的时间。

表 25-8 表明了血液丰富的组织虽然所占体重的比例不高,却获得较高比例的血液供应,而占体重 50% 的肌肉却只得到不足 20% 的心排血量。

表 25-8　体内组织的供血情况

	供血丰富的组织	肌肉	脂肪	供血差的组织
占体重的%	10	50	20	20
占心排血量的%	75	19	6	0

各种麻醉药的组织/血分配系数(脂肪组织除外)的差异不似血/气分配系数差别那样大(表 25-9)。根据组织的容积及血供状态,可将全身组织分为四类。

1. 血管丰富组织类　包括高血流量的脑,心,肝,肾,内脏和分泌腺。这类组织只需要短时间即可与动脉血中的麻醉药分压达到平衡。

2. 肌肉组织类　包括肌肉和皮肤,血流供应虽为中等,但单位容积组织的灌注量较低,组织内与动脉血中的麻醉药分压达到平衡的时间很长。

3. 脂肪组织类　与肌肉组的差别不但是组织的灌注量很低,而且麻醉药的溶解度有很大的差异,如氧化亚氮的脂肪/血分配系数低至 2.3,氟烷则高达 51。总而言之,麻醉药在该组达到平衡所需的时间甚长。

4. 血管稀疏组织类　包括骨,肌腱韧带和软骨。它们占机体很大比重,但灌注量却甚少,故在计算摄取和分布时可忽略不计。

血流丰富的组织如脑、心脏、内脏血管床,肝、肾,以及内分泌等器官。虽这些器官所占重量不足体重的 10%,但其血流量却占心排血量的 75%。这些供血丰富的组织会在麻醉诱导早期摄取大量的麻醉药,用组织麻醉药分压达到动脉血中分压一半所需的时间,即半平衡时间来反映吸入麻醉药在组织中的摄取情况。氧化亚氮的半平衡时间仅为 1 分钟,而氟烷为 2 分钟。由于氟烷组织/血分配系数高,故需较长的半平衡时间。由于供血丰富的组织与动脉血中麻醉药分压的平衡在 4~8 分钟内即可达到 90% 以上,因此 8 分钟以后在血流丰富组织的摄取显著下降,也就是动脉与血流丰富组织间麻醉药分压差越小,对肺泡内麻醉药浓度的影响越大。尽管 8 分钟后供血丰富组织对麻醉药的摄取明显减少,但仍有其他组织将继续摄取麻醉药,主要的摄取是肌肉组织。

表 25-9　各种吸入麻醉药血中浓度与各组织浓度达到平衡所需的时间

	组织重量(kg)	组织灌流量(L/min)	氟烷			异氟烷			地氟烷		
			组织/血分配系数	组织容量	时间常数(min)	组织/血分配系数	组织容量	时间常数(min)	组织/血分配系数	组织容量	时间常数(min)
脑	1.4	0.75	1.9	2.65	3.55	1.6	2.24	2.99	1.3	1.82	2.43
心	0.3	0.25	1.8	0.54	2.16	1.6	0.48	1.92	1.3	0.39	1.56
肝	2.6	1.56	2.1	5.46	3.64	1.8	4.68	3.12	1.3	3.38	2.25
肾	0.3	1.26	1.0	0.30	0.23	1.2	0.36	0.29	1.0	0.30	0.23
肌肉	31.0	0.84	3.4	105.40	125.48	2.9	89.9	107.02	2.0	62.0	73.81
脂肪	27.4	0.84	51	1397.4	1663.6	45	1233	1467.9	27	739.8	880.7

肌肉与皮肤组成了肌肉群,它们有相同的血液供应和溶解度特性。低灌注(每 100ml 组织中每分钟大约有 3ml 血液)是区别于血流丰富组织[70ml 血液/(100ml 组织 · min)]的主要特征。尽管身体近一半的组织是肌肉和皮肤,但它们在休息时只得到 1L/min 的血流。这个组织群所获得麻醉药的量仅为血流丰富器官的 1/4。说明在麻醉诱导期大多数分布到肌肉群的麻醉药是通过肌肉血流运过来

的，同时肌肉群继续长时间地从血流中运转麻醉药物。要达到半平衡时间，氧化亚氮大约需要 20～25 分钟，七氟烷或氟烷则为 70～80 分钟。所以，在血流丰富组织器官达到平衡以后的一段时间，肌肉要继续摄取大量的麻醉药，这个组织达到平衡需要2～4 分钟。

肌肉达到完全平衡后，还有脂肪组织将进一步地摄取而继续完成有效的储存。一般情况下，脂肪占身体的 1/5，得到大约 400ml/min 的血流，也就是每 100ml 的脂肪灌注近似等于静止状态下的每 100ml 肌肉。所以，在麻醉药向组织转运的开始，脂肪就能获得肌肉群的 40% 的麻醉药。脂肪对于麻醉药的亲和力也不同于肌肉，其高亲和力特性大大延长了它吸收麻醉药的时间。其半平衡时间氧化亚氮是 70～80 分钟，而七氟烷和氟烷是 30 小时。

三、浓 度 效 应

吸入麻醉药浓度对肺泡气浓度以及达到该浓度的速率均在影响，吸入的浓度愈高，则升高的速率愈快。当吸入浓度为 100% 时，肺泡气浓度上升速率极快。因为此时肺泡内浓度上升速率完全取决于通气洗入肺内速度，即在吸入浓度 100% 时，摄取不影响 F_A/F_I 水平。浓度效应的原理在于浓缩效应和吸气的增加。如图 25-11 所示，第一部分表示吸入气含 80% N_2O，假设有一半 N_2O 被吸收，1% 的第二气体和 19% 的氧化不变，则剩余 N_2O 体积为 40，气体总体积由 100 降为 60，N_2O 浓度就下降至 67%（图 25-11A），即一半的摄取并未使浓度减半，因为 N_2O 吸收后肺泡容积缩小使剩下的气体在一个较小的体积内浓缩所致。同时，下一次呼吸潮气量增加，以填补由于气体吸收而产生的“真空”，即再次吸入气体的总量为 40 体积，其中 1% 的第二气体、80% 的 N_2O 以及 19% 的氧气，由此再进入肺泡内 N_2O 的量就为 40×80% ＝32%，再加上原来剩余的 40%，结果 N_2O 最终浓度为 72%（图 25-11B）。肺泡内麻醉药浓度的提高有利于药物的吸收和麻醉的加深。

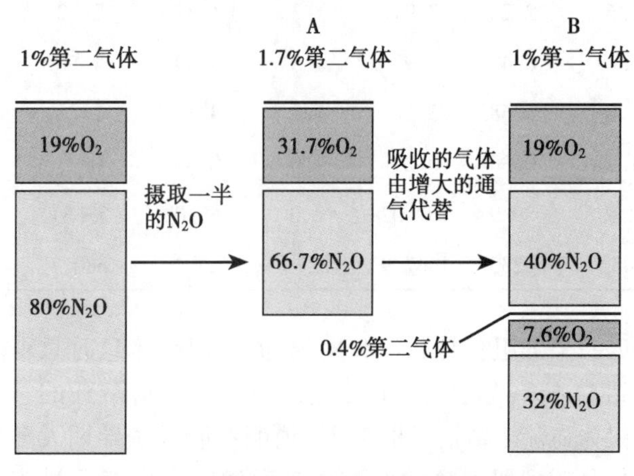

图 25-11 浓度效应和第二气体效应示意图

四、第二气体效应

决定浓度效应的因素也同样影响同时吸入的另一种麻醉药的浓度。同时吸入高浓度和低浓度两种气体时，高浓度气体很快被吸收，而低浓度气体也同时被吸入，其吸收的速率比单独吸入时为快。也就是说，当高浓度气体被大量吸收后，肺泡内低浓度气体的浓度就相应升高，其吸收的速度就会加快。通常将高浓度的气体称为第一气体，低浓度气体称为第二气体，并将这种效应称为第二气体效应。这种第二气体效应适用于氟烷或恩氟烷与 N_2O 同时吸入时，由于 N_2O 被摄取，肺内容量减少，浓缩了氟烷或恩氟烷的浓度（图 25-11）。下一次呼吸，吸气量增加，以填补由于 N_2O 被吸收而留下的真空。由此又进一步提高了肺内氟烷或恩氟烷的浓度。

Epstein 等通过动物实验验证了浓度效应和第二气体效应。给实验犬 0.5% 氟烷并用 10% N_2O 或 0.5% 氟烷并用 70% N_2O。当吸入 70% N_2O 时，N_2O 的 F_A/F_I 比值上升速度快于吸入 10% N_2O 时（浓度效应），氟烷的情况相同（第二气体效应）。

五、有效血液浓度

肺泡气与血中的麻醉药分压差始终存在，要使脑内麻醉药分压与肺泡内分压达到平衡，一般需要 15min 左右。麻醉气体是从肺泡进入血液，再由血液运送到脑。尽管肺泡浓度能反映脑内的麻醉药浓度，但由于受多种因素的影响，动脉血中麻醉药分压与肺泡气分压或与脑内分压平衡需要一定的时间。所以单纯以肺泡浓度不能较准确地反映脑内麻醉药浓度，即不能准确地反映麻醉深度。由于混合静脉血中麻醉药浓度代表了血管丰富组织的饱和状态，也就是说可以通过混合静脉血中麻醉药浓度来代表脑内浓度。由此表明了有效血液浓度能更合理地反映麻醉深度（即脑内麻醉药浓度）。有效血液浓度的概念，消除了时间对 MAC 的限制。

另外，混合静脉血中麻醉药浓度也可以通过麻醉药的吸入和呼出浓度简单地计算出来，方法及原理如下。肺泡膜将肺泡内吸入的麻醉气体与来自肺动脉的混合静脉血分开。肺毛细血管跨肺泡膜摄取麻醉气体也遵循 Fick 原理：

$$\text{跨肺泡膜的速度}=DAK/X\cdot(C_i-C_b)$$

C_i 和 C_b 分别代表吸入气和混合静脉血中麻醉药浓度。假设肺泡血流量（心排血量）在一定时间内不变以及吸入麻醉药的浓度不变，表示肺泡膜特性的 DAK/X 应是衡定的，可以用一个肺泡膜常数 K 来表示。该公式可以简化为：

$$\text{跨肺泡膜的速度}=K\cdot(C_i-C_b)$$

当心排血量和肺通气量保持不变时，经口端连续测量吸入麻醉药浓度，麻醉药摄取速率应是吸入麻醉药浓度（C_i）与呼出麻醉药浓度（C_a）之差：

$$\text{麻醉药的摄取速率}=C_i-C_a$$

由于跨肺泡膜的速度就等于麻醉药的摄取速率，所以：

$$C_i-C_a=K\cdot(C_i-C_b)$$

也可写成：

$$K=\frac{C_i-C_a}{C_i-C_b}$$

当患者吸入麻醉药时，肺残气量洗入完成后 $C_b=0$。通过测量的吸入麻醉药浓度（C_i）和呼出麻醉药浓度（C_a）可以计算出肺泡膜常数 K：

$$K=\frac{C_i-C_a}{C_i}=1-\frac{C_a}{C_i}$$

在麻醉过程中，经过短暂的肺残气量洗入时间，都可以通过测量的吸入（C_i）和呼出麻醉药浓度（C_a）计算出混合静脉血中的麻醉药浓度：

$$C_i-C_a=K\cdot(C_i-C_b)$$

公式转换得到 C_b：

$$C_b=\frac{C_i(K-1)+C_a}{K}$$

有些动物实验验证了上述公式，结果显示：混合静脉血和呼出气氟烷浓度的相关系数高达 0.9。在人体使用同样的方法以及快速降低吸入浓度平衡的方法也证明了其可行性。

六、循环系统的功能状态

吸入麻醉药经过肺泡吸收进入动脉血后，必须通过循环系统将药物带到脑部达到或维持一定的浓度。为了达到此目的，要保证有充足的组织器官的灌注压，也就是要有足够的有效循环血量及足够的心排血量。脑组织中麻醉药的浓度决定于脑血流量和脑组织/血分配系数，通常可以通过脑组织容量、脑血流量，以及脑组织/血分配系数计算出脑组织内麻醉药浓度达到平衡所需的时间。

$$\text{时间常数}=\text{脑组织容量}\times\frac{\text{脑组织/血分配系数}}{\text{脑血流量}}$$

组织与血中麻醉药浓度达到平衡时通常需要 3 个时间常数。氟烷的 1 个时间常数 = 1400×1.9/750 = 3.55（分）。也就是脑组织浓度要与血中浓度达到平衡需要 10～15 分钟的时间（3 个时间常数）。

不同的麻醉药因脑组织/血分配系数不同，其时间常数也不同（表 25-10）。如地氟烷的脑组织/血分配系数为 1.3，其时间常数为 1400×1.3/0.75 = 2.43（分）。因达到血中所需浓度的时间常数的缩短，其麻醉速度加快。同时也说明了只能通过增加吸入麻醉药的浓度或增加心排血量，否则很难缩短与血液浓度达到平衡所需的时间。如果一味地增加吸入麻醉药的浓度，又容易抑制循环功能，反过来又进一步降低对麻醉药的摄取、延长麻醉作用发挥的时间。临床实际中，麻醉诱导时经常人为地过度通气可以增加麻醉药向肺内的输送，进而加快肺泡麻醉药浓度的上升；另一方面，过度通气降低血中二氧化碳分压，引起脑血管收缩，导致脑血流量的减少，延缓了脑内麻醉药浓度的升高。

表 25-10　各种吸入麻醉药血中浓度与脑组织浓度达到平衡所需的时间

	脑/血分配系数	脑容量（ml/%）	脑血流量（ml/min）	时间常数（min）
地氟烷	1.3	1820	750	2.43
七氟烷	1.7	2380	750	3.17
异氟烷	1.6	2240	750	2.99
恩氟烷	1.4	1960	750	2.61
氟烷	1.9	2660	750	3.55
氧化亚氮	1.1	1540	750	2.05

第5节 吸入麻醉药的排出

吸入麻醉药除一小部分被代谢,极少量经手术创面、皮肤排出体外,大部分以原形经肺排出。其肺排出量与该麻醉药的脂肪/血分配系数呈反比。皮下脂肪有储存吸入麻醉药的作用,它可以减少麻醉药经皮肤的排出。氧化亚氮可以经皮肤、腹膜等处排出,因而在紧闭循环麻醉超过6小时后,还需适当增加流量以补充所排出的量。

吸入麻醉的苏醒过程,即麻醉药的排出过程,恰好与麻醉诱导过程的方向相反,组织→血液→肺泡→体外。

吸入麻醉药的排出也受多种因素的影响,其中影响较大的有血液溶解度、组织/血分配系数、血/气分配系数、心排血量以及肺泡通气量。组织溶解度高的麻醉药,如乙醚,甲氧氟烷麻醉苏醒时间就会延长。血液溶解度低的麻醉药,如氧化亚氮,恩氟烷,容易从血中移至肺泡,苏醒较快。目前临床上所应用的吸入麻醉药,如恩氟烷、异氟烷、七氟烷以及地氟烷均具有麻醉苏醒快的优点,尤其是与氧化亚氮混合应用,苏醒会更快、更平稳。与苏醒快慢有关的因素还有患者本身的因素,即心排血量及肺泡通气量。没有足够的心排血量就不能将吸入麻醉药从组织带到血液,再从血液带到肺泡。所以,任何影响组织血流灌注、降低心排血量的因素,均可影响患者的苏醒。肺泡通气量也是影响吸入麻醉药排出的一个非常重要的因素。一方面肺泡通气量大,可以将血液中带到肺泡的麻醉药很快地排出体外,但另一方面,肺泡通气增大,势必造成血中二氧化碳分压下降,导致各器官及组织的血供下降,反过来影响麻醉药物的排泄。目前常用的吸入麻醉药大部分都会在6~10分钟内降至苏醒浓度以下。

第6节 吸入麻醉药的生物转化(代谢)

一、吸入麻醉药的生物转化(代谢)方式

药物发生分子结构的改变,包括功能(活性)基团的增减、交换以及分子的结合或降解,统称为药物的生物转化(代谢)。药物经转化后,其药理作用和活性也随之消失或改变。业已证明,许多组织均存在使药物转化的某些非特殊酶类,其中以肝脏转化外源性化合物的功能最强。

吸入麻醉药并不像其他药物在体内发生生物化学转化后就失去活性,而是大部分经原形排出体外;但也有是经CYP2E1催化代谢,如氟烷。CYP2E1是细胞色素P450的一种同工酶,主要参与麻醉药的代谢。吸入麻醉药在体内的代谢主要经过以下几个过程。

(一)药物的生物转化

麻醉药脂溶性大,不能由肾排出,必须先转化成为水性的代谢物后经肾排出。代谢分两个阶段进行。

$$\underset{(\text{基质})}{\text{RH}}\xrightarrow[\text{羟基化作用}]{\text{第一阶段}}\text{ROH}\xrightarrow[\text{结合作用}]{\text{第二阶段}}\underset{(\text{水溶性化合物})}{\text{ROR'}}$$

第一阶段(第一相反应)指羟基化、脱羟基、脱氨基等氧化代谢过程。第二阶段(第二相反应)指与硫酸酯、葡萄糖醛酸等亲水性功能基团的结合过程。药物通过以上反应转化后排出体外。药物的代谢过程如图25-12所示。

肝内质网的细胞色素P450,是最主要的药物氧化代谢酶,细胞色素P450在还原型辅酶Ⅱ(NADPH)及分子氧存在下催化第一阶段的反应。

1. 在有氧条件下,体内的药物R与细胞色素P450(Fe^{3+})结合;

2. 酶-基质-复合体中的细胞色素的Fe^{3+}通过NADPH-细胞色素P450还原酶作用,接受NADPH的电子,还原为Fe^{2+};

3. 与分子状态的酶相结合;

4. 因为酶-二价铁-基质复合体不稳定,又恢复成Fe^{3+};

5. 由NADPH细胞色素P450还原酶导入电子,形成过氧化物;

6. 向基质输入氧,而释放出ROH,细胞色素P450与基质分开而复原。

(二)药物代谢的酶诱导

吸入麻醉药中氟烷、甲氧氟烷、N_2O等皆有自身酶诱导作用,可加速其自身代谢的速率。长时间吸入亚麻醉剂量的健康人,其肝脏药物代谢能力明显增加,每周4小时连续2周,其唾液安替比林(一种

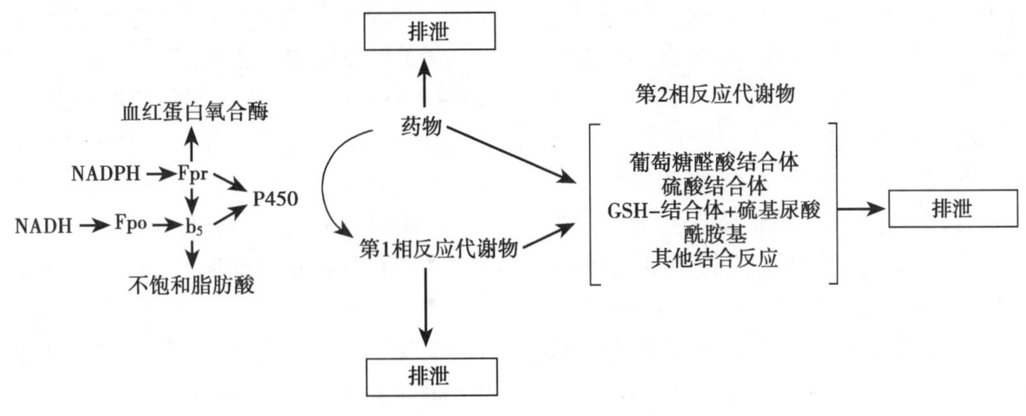

图 25-12 吸入麻醉药的代谢过程

F_{po}:NADH-细胞色素 b_5 还原酶 F_{pr}:NADH-细胞色素 P450 还原酶 b_5:细胞色素 b_5

药物代谢标记物)清除率增加 29%。若将实验动物长时间接触亚麻醉剂量的恩氟烷和异氟烷后,可以明显缩短戊巴比妥的睡眠时间,表明了这些吸入麻醉药有酶诱导作用。

(三) 自由基团的形成与过氧化脂质

所有化学结合由 2 个电子构成,按下述方式结合分离 A-B→A· + ·B。2 个电子向左右分开,此过程称为异种溶解(heterolysis),其生成物是基团,它在溶液中以均匀的状态自由移动,故称为自由基团。此基团反应活跃,一旦生成后即可破坏构成生物膜磷的脂质中的不饱和脂肪酸,易成为连锁反应,产生脂质过氧化物的蓄积。但通常情况下,由于维生素 E 及还原型谷胱甘肽等抗氧化物的作用,在连锁反应的早期即可控制自由基团的产生,但在维生素 E 缺乏症、放射线损伤及有麻醉药中间代谢物时,都可引起自由基团生成。

(四) 代谢活性物质与组织的结合(共价结合,covalent binding)

近年来认为许多物质的毒性反应是因共价结合(即与组织内高分子化合物如蛋白质、核酸、脂质等结合)所致,尤其许多致癌物质在受到代谢致活后即与组织内高分子物质结合。自由基能与磷脂脂肪链共价结合,也可以与脂双键的碳原子结合使邻近碳原子活化,而激活脂过氧化反应,最终引起如氟烷对肝脏的损害作用(肝细胞膜结构破坏、肝细胞凋亡)。

二、各种吸入麻醉药的代谢

众所周知,三氯乙烯在体内代谢而其他吸入麻醉药尤其是新的吸入麻醉药大部分均以原形经肺排出。事实上吸入麻醉药在体内均有不同程度的代谢物产生,只是代谢的多少而异。表 25-11 中显示,三氯乙烯的代谢率最高(15.0~20.0),而地氟烷和异氟烷最低。

表 25-11 吸入麻醉药的代谢

吸入麻醉药	尿中代谢物	代谢率(%)
乙醚	葡萄糖醛酸,脂肪酸,胆甾酸,甘油三酯	2.1~3.6
三氯乙烯	三氯乙酸,三氯乙醇	15.0~20.0
氯仿	盐酸	4.5~5.0
三氟乙基乙烯醚	三氟乙酸,三氟乙醇	12.1~15.4
氟烷	Br^-,Cl^-,F^-,三氟乙酸	10.6~23.2
甲氧氟烷	F^-,甲氧二氟乙酸,草酸	7.4~44.0
恩氟烷	F^-,有机 F^-	2.4~2.9
异氟烷	F^-,有机 F^-	0.17~0.20
七氟烷	F^-,有机 F^-	3.0
地氟烷	F^-,有机 F^-	0.1

(一) 氧化亚氮的代谢

氧化亚氮在体内的代谢不是通过酶作用的结果,而是经肠道内细菌与维生素 B_{12} 反应生成氮气(N_2)。N_2O 在细菌中的降解是以单纯电子传递形式产生 N_2 和自由基。有人提出 N_2O 形成的自由基对人体可能产生毒性作用,但至今还没有证据证实 N_2O 对手术患者产生有害作用。一些动物实验结果表明,长时间应用 N_2O 不引起肝脏的损害。应用

N_2O 能抑制蛋氨酸合成酶的活性，但这一作用是由维生素 B_{12} 被氧化，改变了与 B 族维生素相似的蛋白质结构所引起。

（二）甲氧氟烷的代谢

甲氧氟烷在体内实验证明，反复给动物苯巴比妥及甲氧氟烷后，会产生肝酶诱导，促进甲氧氟烷的代谢。对人用 ^{14}C 标记的甲氧氟烷进行观察，表明在麻醉初始可出现代谢，且持续 9～12 天，如图 25-13 所示。血清及尿中无机氟逐渐增加，在近端肾小管有草酸钙蓄积。血清及尿中的无机氟含量与甲氧氟烷的用量平行，肾毒性亦与用量相关。因此，临床上应控制甲氧氟烷给药量及用药时间，且对应用有肝酶诱导的其他药物及用异烟肼、庆大霉素的患者应慎用甲氧氟烷。

$CH_3—O—CF_2—CHCl_2 \xrightarrow{[O]} [CH_3—O—CF_2—CCl_2OH]$

$\downarrow [O]$　　　　　　　　　　　　　　　$\downarrow$

$[CH_2OH—O—CF_2—CHCl_2]$　　$[CH_3—O—CF_2—CClO + Cl^-]$

$\downarrow$　　　　　　　　　　　　　　　$\downarrow HOH$

$CH_2O + [CF_2OH—CHCl_2]$　　$CH_3—O—CF_2COOH + Cl$

$\downarrow$

$F^- + [CFO—CHCl_2]$

$\downarrow HOH$

$F^- + COOH—CHCl_2$

$\downarrow [O]$

$2Cl^- + COOH—COOH$

图 25-13　甲氧氟烷的代谢

（三）氟烷的代谢

人体有 12%～20% 的氟烷在体内被代谢，在 2 周内以非挥发性物质由尿中排出。氟烷亦能引起肝脏的酶诱导。Cohen 等对氟烷代谢的研究结果表明，0.4% 的氟烷成为 CO_2，11.6% 被代谢成为非挥发性物质由尿中排出，29% 以原形留在脂肪组织内，其余以原形排出体外。非挥发性物质都为低分子量（700～1000 以下）化合物，大部分是三氟乙酸钠（CF_3COONa）的乙醇胺化合物，主要存在于肝脏、胆汁、肾及精液腺中。乙醇胺的来源可能是细胞膜中的磷脂酰乙醇胺。三氯乙酸的形成是经过如图 25-14 所示的分解过程。有人认为三氟乙酸盐是无害的，但三氟乙酸易与蛋白质、多肽、氨基酸及脂质结合，可能因致敏反应而引起肝损害。

$CF_3—CHBrCl \xrightarrow{[O]} [CF_3—COCl] + Br^- \xrightarrow{HOH} CF_3—COOH + Cl^-$

$\downarrow e^-$

$[CF_3—CHBrCl] \rightarrow CF_2{=}CBrCl + F^- \xrightarrow{[GSH?]} CH_2—S—CF_2CHBrCl$

$CH—NHCOCH_3$

$COOH$

$\xrightarrow{e^-} CF_2{=}CHCl + F^- + Br^- \xrightarrow{[O]} [?] + F^-$

$\downarrow$

$[CF_3—CHCl] + Br^-$

$RH \rightarrow R^\cdot$

$\downarrow$

$CF_3—CH_2Cl$

图 25-14　氟烷的代谢

（四）恩氟烷的代谢

恩氟烷有近 82.7% 以原形经肺排出，有近 2.4% 以非挥发性氟代谢产物由尿中排出。麻醉后 7 小时排氟率最高，恩氟烷主要在肝脏微粒体内代谢。有 2.5%～10% 的恩氟烷在肝内降解为无机氟与有机氟化物。其代谢途径如图 25-15 所示，其中以途径Ⅱ的去卤化作用最为重要。

$CHF_2—O—CF_2—CHClF \xrightarrow{[O]} [CH_2—O—CF_2—CClFOH]$

$\downarrow [O]$　　　　　　　　　　　　　　$\downarrow$

$CF_2O + [CF_2OH—CHClF]$　　$HF_2—O—CF_2—CFO + Cl^-$

$\downarrow HOH$　　　$\downarrow$　　　　　　　　$\downarrow HOH$

$CO_2 + 2F^-$　　$CFO—CHClF + F^-$　　$CHF_2—O—CF_2—COOH—F^-$

$\downarrow HOH$

$COOH—CHClF + F^-$

图 25-15　恩氟烷的代谢

恩氟烷吸入的浓度和所吸入的时间决定了血清氟化物的多少，即 MAC · h。吸入的浓度越高、持续的时间越长，则血清氟化物浓度就越高，如吸入 2.7MAC · h 后，血清氟化物平均峰值达 22μmol/L，健康人吸入 9.6MAC · h 后则峰值可达 34μmol/L。

恩氟烷的代谢受酶诱导的影响，动物实验表明，苯巴比妥处理过的大白鼠微粒体较未处理者恩氟烷的代谢作用增大 60%～80%。但在临床中未得到证实，恩氟烷麻醉前用过巴比妥类药的患者，血清氟化物峰值并不高。

（五）异氟烷的代谢

由于异氟烷的组织溶解度低，化学性质稳定，因此在体内的代谢甚少。虽然少，但仍有一部分被代谢，其最终代谢产物是三氟乙酸及无机氟。有研究结果表明，以 1.2% 异氟烷吸入麻醉 4 小时，在麻醉

$CHF_2—O—CHClCF_3 \xrightarrow{[O]} [CHF_3—O—CClOH—CF_3]$

$\downarrow [O]$　　　　　　　　　　　　　$\downarrow$

$CF_2O + [CHClOH—CF_3]$　　$[CHF_2—O—CO—CF_3] + Cl$

$\downarrow HOH$　　　$\downarrow$

$CO_2 + 2F^-$　　$CHO—CF_3 + Cl^-$

$\downarrow$

$COOH—CF_3$

图 25-16　异氟烷的代谢

后 6 小时测定血清无机氟的量仅为 4.4μmol/L，24 小时内即可恢复至正常值。其代谢过程见图 25-16。

（六）七氟烷的代谢

七氟烷的代谢近些年来倍受重视，研究表明，七氟烷的主要代谢产物是六氟异丙醇（hexafluoroisopropyl alcohol）、CO_2 和 F^-（图 25-17）。这些代谢物又很快地从体内被排出，如六氟异丙醇以葡萄糖醛酸缩合物形式从尿中排出，该化合物与无机氟化物在停用七氟烷后 48 小时内几乎完全排出体外。

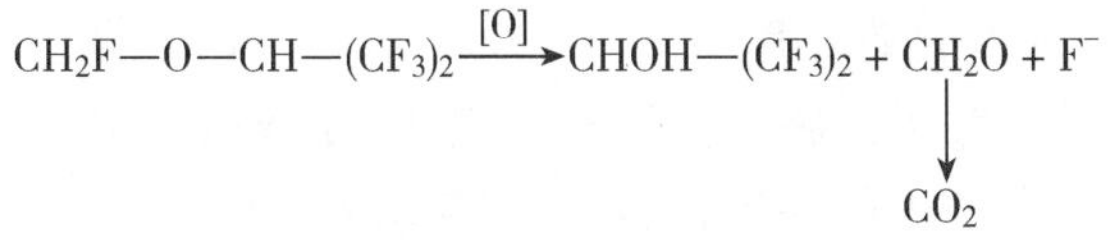

$$CH_2F—O—CH—(CF_3)_2 \xrightarrow{[O]} CHOH—(CF_3)_2 + CH_2O + F^-$$
$$CH_2O \downarrow CO_2$$

图 25-17　七氟烷的代谢

在体外的研究表明七氟烷与甲氧氟烷的代谢程度近似。但在大鼠体内，七氟烷麻醉后血浆中氟化物的含量较甲氧氟烷麻醉低。在志愿者七氟烷麻醉 1 小时后峰氟浓度是 22.1±6.0μmol/L。这种浓度相对低的原因可能是其在脂肪中的溶解度为甲氧氟烷的 1/20，术后代谢的可能性非常小。此外，与甲氧氟烷不同，七氟烷的有机氟化物是稳定的。七氟烷的代谢可被苯巴比妥和其他相似的诱导剂所诱导，然而氟浓度不会增加到导致肾脏毒性的程度。

（七）地氟烷的代谢

地氟烷是目前在体内代谢最少的吸入麻醉药。动物实验结果表明，地氟烷代谢产生的 F^- 及非挥发性有机氟化物均较异氟烷少。鼠吸入地氟烷后约 4 小时达血浆峰氟浓度。其代谢途径可能与异氟烷相同。异氟烷用一个氟原子取代氯原子形成地氟烷，能降低 α-碳的代谢。用苯巴比妥或乙醇预处理能增加血浆浓度。地氟烷的代谢如图 25-18。

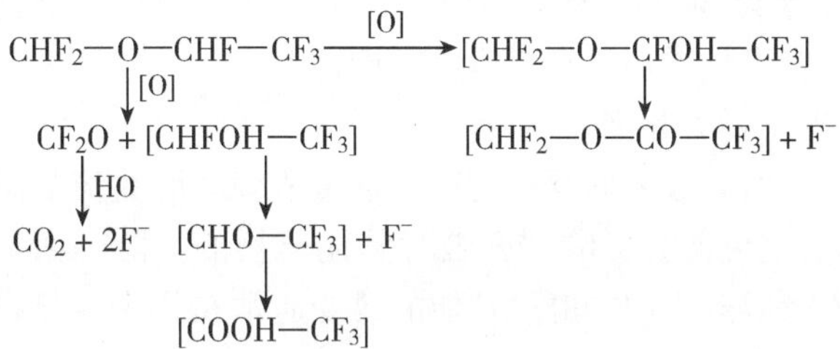

图 25-18　地氟烷的代谢

第 7 节　吸入麻醉药的副作用

（一）心血管系统

1. 血压　除氧化亚氮外所有的吸入麻醉药均使血压产生剂量依赖性降低。氧化亚氮则可以轻度升高血压，氟烷和恩氟烷引起血压的下降主要是由于抑制了心肌的收缩力，而地氟烷、异氟烷和七氟烷主要是由于全身血管阻力降低所致。

2. 心率　异氟烷和地氟烷引起剂量依赖性心率增快，在吸入小量的异氟烷或大量的地氟烷时，可以并用阿片类药物以减轻心率的增快。氧化亚氮、氟烷和七氟烷对心率变化的影响不大。

3. 心脏功能　氟烷和恩氟烷由于抑制心肌收缩力，可致剂量依赖性心排血量降低。氧化亚氮有拟交感神经作用，可增加心排血量，但大剂量时也可引起心肌抑制。异氟烷、地氟烷及七氟烷对心排血量无明显作用。

4. 全身血管阻力　异氟烷、地氟烷及七氟烷均可产生剂量依赖性全身血管阻力下降。

5. 肺血管阻力　氧化亚氮可提高肺血管阻力，尤其使原有肺动脉高压症更趋升高。至于其他吸入麻醉药均可降低肺血管阻力，并削弱缺氧性肺血管收缩反射（HPV）。

6. 冠状血流　异氟烷可引起冠状血管扩张，甚至引起冠状血管的“窃血”现象，即血液从供血不足区分流至供血相对较好的区域血管。然而，大多数临床研究结果表明应用异氟烷并不增加心肌缺血发生的危险，目前仍然广泛应用于冠状动脉搭桥手术以及 ICU 患者的镇静等。恩氟烷、氟烷、地氟烷以及七氟烷对冠状血管的作用均较异氟烷弱。

7. 心律失常　氟烷将提高心肌对儿茶酚胺的敏感性，与肾上腺素合用时更易引起心律失常，临床上应特别引起重视。所有的吸入麻醉药对心脏的抑制作用是可逆的。即使吸入麻醉超过 5 小时，待停药后其心排血量、心率以及全身血管阻力仍可恢复到基础水平。

（二）呼吸系统

1. 呼吸频率　所有的吸入麻醉药均可引起剂量依赖性呼吸频率增快。这主要是因潮气量降低所致，进一步会产生分钟通气量的下降，从而引起二氧化碳蓄积。吸入麻醉药还可降低中枢对高二氧化碳水平的反应性，这也反映出吸入麻醉药对呼吸中枢的直接抑制作用。同时，所有的吸入麻醉药也能抑制呼吸对动脉低氧血症的反应，此反射通常是由颈动脉体所引起的。也就是说，吸入麻醉药可以减弱缺氧和二氧化碳蓄积对呼吸的刺激作用。

2. 呼吸道阻力　恩氟烷、异氟烷、七氟烷、氧化亚氮，尤其是氟烷可产生剂量依赖性气道压力降低。氟烷曾用于治疗哮喘状态，而单独吸入地氟烷进行麻醉诱导时可引起咳嗽和喉痉挛，表明地氟烷对呼吸道有刺激作用。

3. 功能残气量　所有的吸入麻醉药包括氧化亚氮均可降低功能残气量。

（三）泌尿系统

所有挥发性麻醉药可产生剂量依赖性的肾血流量降低、尿少以及肾小球滤过率下降。吸入麻醉药对肾毒性作用将在以后进行论述。

（四）肝脏

所有吸入麻醉药均产生剂量依赖性肝血流的降低，这可能会影响到肝脏对其他药物的清除。由吸入麻醉药引起的肝脏功能的改变通常在临床上显得并不重要，有关挥发性麻醉药潜在的肝毒性作用将在以后详细论述。

（五）中枢神经系统

所有吸入麻醉药都具有脑血管扩张作用，即引起脑血流及脑血容量的增加，从而导致颅内压的增高，且颅内压的升高与脑血流量的增加直接相关。恩氟烷有诱发癫痫样活动的可能性。

（六）生殖系统

吸入麻醉药有剂量依赖性子宫血管扩张作用，并且降低子宫的收缩力。吸入麻醉药引起子宫的松弛将有助于胎盘的娩出。但是，由于子宫血管的扩张可引起产科手术或分娩过程的失血。此外，母体吸入的吸入麻醉药，也可能通过胎盘屏障影响到胎儿。

（七）骨骼肌系统

挥发性麻醉药不但具有神经肌肉阻滞剂的作用，还呈有各自不同的肌松特性。恩氟烷、异氟烷、地氟烷以及七氟烷均可产生骨骼肌的松弛，其程度大约为氟烷的 2 倍。氧化亚氮无肌松作用，尤其在与阿片类药物合用时将引起骨骼肌的强直。此外，氟烷有诱发恶性高热的危险。

（八）红细胞

在呼吸回路内由钡石灰或钠石灰降解的吸入麻醉药所产生的一氧化碳，可引起患者一氧化碳中毒。这些情况多发生在周一的早晨，因为麻醉机经过周末的闲置，气流的通过使二氧化碳吸收剂干燥。地氟烷产生一氧化碳的浓度最高，其次是恩氟烷和异氟烷，而七氟烷和氟烷最低。产生高一氧化碳的因素有：干燥的吸收剂、二氧化碳吸收所产生的高温，钡石灰（相对于钠石灰），吸入高浓度挥发性麻醉药等。所以，在每例手术结束时必须减小通过麻醉机的新鲜气流量，且在晚上或周末必须关闭气源。这样才能减少 CO_2 吸收剂可能发生的变化。

术中一般不易发现一氧化碳中毒，双波长脉搏血氧饱和度监测不能区别碳氧血红蛋白和血红蛋白。地氟烷和异氟烷的降解产物三氟甲烷可与吸收剂反应生成一氧化碳和恩氟烷。在地氟烷和异氟烷麻醉期间，若气体分析屏上出现恩氟烷，就说明已经有一氧化碳的存在。

第 8 节　几种吸入麻醉药的药理作用及特点

一、氟　　烷

氟烷（fluothane，halothane）又名三氟氯溴乙烷，1951 年由 Suckling 合成，1956 年 Raventos 对其药理作用进行了详细研究，1956 年 Johnston 首先应用于临床，从此氟烷被广泛应用于临床麻醉。

（一）药理作用

1. 中枢神经系统　氟烷为强效吸入麻醉药，对中枢神经系统可产生较强的抑制作用。但镇痛作用弱。与其他吸入麻醉药有相同的扩张脑血管作用，使颅内压升高。

2. 循环系统　氟烷对循环系统有较强的抑制作用，主要表现在抑制心肌和扩张外周血管。氟烷麻醉时，血压随麻醉加深而下降，其下降程度与吸入氟烷浓度相关。血压下降原因是多方面的：氟烷直接抑制心肌，使心排血量中度减少；轻度神经节阻滞作用，使外周血管扩张，回心血量减少，心排血量也随之下降；由于交感和副交感神经中枢性抑制，削减了去甲肾上腺素对周围循环的作用，从而降低交感神经维持内环境稳定的有效作用，使氟烷对心血管的直接抑制得不到有效的代偿；由于压力感受器的敏感度改变，限制了交感肾上腺素系统做出相应的反应。

氟烷引起的心排血量减少，虽与其他麻醉药的程度相似，但因失去交感神经反应，血压下降表现的更为明显。

氟烷能增加心肌对肾上腺素、去甲肾上腺素的敏感性，给氟烷麻醉的犬静脉注射肾上腺素后可产生室性心动过速。但氟烷应用于人时，若 $PaCO_2$ 正常，并不出现室性心律失常；而 CO_2 蓄积的患者或存在内源性儿茶酚胺增加的其他因素时，则可出现室性心律失常。

氟烷麻醉中低血压伴心动过缓时，宜慎用阿托品，因阿托品可使迷走神经张力完全消失，从而增加室性心律失常的发生率。

3. 呼吸系统　氟烷对呼吸道无刺激性，不引起咳嗽及喉痉挛，小儿可用做麻醉诱导，且有抑制腺体分泌及扩张支气管的作用，术后肺并发症较少。氟烷对呼吸中枢的抑制较对循环的抑制为强。随着麻醉加深，通气量减少，直至呼吸停止。氟烷使支气管松弛，易于进行控制呼吸。

4. 消化系统　术后很少发生恶心和呕吐，肠蠕动恢复快，但对肝脏影响较大。

5. 肾脏　氟烷麻醉中肾小球滤过率及肾血流量只在血压下降时才减少，血压恢复后即恢复。

6. 肝脏　由于氟烷是卤化合物，对肝会有一定的影响，但动物实验未能证实。随着氟烷的普及推广，临床上出现了氟烷损害肝的报道，对此进行了大量的观察与研究。氟烷麻醉后肝损害表现为麻醉后7d内发热，同时伴有胃肠道症状，嗜酸性粒细胞增多，血清谷草转氨酶（SGOT）、血清碱性磷酸酶增高，凝血酶原时间延长，并出现黄疸，病死率高。肝组织检查有肝小叶中心坏死，周围空泡变性，脂肪变性，与病毒性肝炎在组织学上不易区别。

通过大量研究对比，氟烷麻醉对肝损害与其他全身麻醉相比，并无统计学差异。但在1个月内接受2次以上氟烷麻醉者，则对肝功能影响较大，黄疸发生率亦较高，病死率远高于病毒性肝炎，可能与氟烷的致敏作用有关。亦有人认为多次氟烷麻醉后肝炎的发生率高是抑制了免疫反应所致，因此再次施行氟烷麻醉，应间隔3个月以上。

7. 子宫　浅麻醉时对子宫收缩无大影响，麻醉稍深即可使子宫松弛，收缩无力，用于产科内倒转术虽较理想，但易增加生产出血。

8. 内分泌系统　ADH、ACTH、肾上腺皮质醇，甲状腺素血中浓度稍增加，较乙醚引起的改变轻微。血中儿茶酚胺在浅麻醉时升高，而加深麻醉后则不增加。人类生长激素及胰岛素几乎不增加。此外，对血糖的影响轻。

（二）临床应用

1. 优点及适应证　①无燃烧爆炸性，可使用电灼及电刀的手术；②麻醉效能强，适用于各科手术，尤其适合于出血较多需行控制性降压者；③对气道无刺激，诱导和苏醒迅速，适用于吸入诱导，尤其适合于小儿的麻醉诱导；④有扩张支气管作用，对哮喘、慢性支气管炎患者有利；⑤不升高血糖，因此适应于糖尿病患者的麻醉；⑥术后恶心呕吐发生率低。

2. 缺点及注意事项　①因有较强的呼吸、循环抑制作用，因此对于心功能不全、休克患者及中毒性心肌损害的患者禁用；②使心肌对肾上腺素的敏感性增高，需并用肾上腺素者禁用；③安全范围小，须有精确的挥发器；④镇痛作用弱，最好并用其他镇痛药；⑤肌松作用不充分，需要肌松的，最好与肌松剂合用；⑥对橡胶，金属有腐蚀作用；⑦可发生严重肝损害，所以急慢性肝脏疾病患者禁用；⑧由于对子宫的松弛作用，剖宫产术禁用。由于氟烷麻醉有以上缺点，目前已不主张单独使用。近年来使用精确的环路外挥发器，并与其他麻醉药（如氧化亚氮、其他静脉麻醉药或麻醉性镇痛药）复合应用，以减少氟烷的用量和浓度，氟烷仍在临床上继续应用，尤其是在小儿麻醉中。

3. 使用方法

（1）用于小儿：因略有果香味及不刺激气道，所以最适用于小儿麻醉的诱导。一般在口服术前药的小儿，入手术室后可用半开放回路（如Bain回路）或F型多用途回路直接面罩吸入氟烷（由0.5%逐渐增加到1%）及50%～60%的氧化亚氮来完成麻醉诱导。同时进行静脉通路的开放，当肌松药静注后即可行气管内插管。同时，氟烷也可并用50%～65%氧化亚氮的吸入进行麻醉维持。但对于曾经用过氟烷吸入麻醉的病例，尤其是近期（三个月）内用过的，最好不再选择吸入氟烷麻醉，因可诱发急性坏死性肝炎。

（2）用氟烷挥发器半紧闭法施行高流量或低流量麻醉，也可作全紧闭法麻醉。临床上一般不单独应用氟烷的吸入麻醉，经常与其他吸入麻醉药或静脉药物复合应用。在全紧闭法氟烷麻醉时，尤其并用氧化亚氮复合麻醉时，除要有比较好的麻醉机外，还要有相应的监护设备，如氧浓度监护仪、二氧化碳以及呼出末麻醉药浓度或麻醉深度监护仪等。此外，在低流量或全紧闭麻醉时还要注意二氧化碳吸收剂可降解氟烷，生成具有毒性作用的不饱和复合物。在复合麻醉时，要相应减少各麻醉药物的用量。

二、恩　氟　烷

恩氟烷(enflurane，ethrane)由 Terrell 合成后，1963 年由 Krantz 用于动物实验，1966 年 Virtue 作了进一步的动物实验与对人的应用研究，目前在世界上已广泛应用。

(一) 药理作用

1. 中枢神经系统　随血中恩氟烷浓度升高，中枢神经系统抑制逐渐加深，脑电图呈高电压慢波。吸入 3% ~3.5% 恩氟烷，可产生爆发性中枢神经的抑制，有单发或重复发生的惊厥性棘波。临床上可伴有面及四肢肌肉强直性阵挛性抽搐。在脑电图上还可以看到恩氟烷能增强对视、听刺激的诱发反应。惊厥性棘波是恩氟烷深麻醉的脑电波特征，$PaCO_2$ 低于正常时棘波更多。当 $PaCO_2$ 升高时，棘波的阈值也随之升高。所以减浅麻醉与提高 $PaCO_2$ 值，可使这种运动神经受刺激的症状立即消失。对儿童若吸入 3% 恩氟烷并有中等度 $PaCO_2$ 下降，即见到癫痫样脑电活动。临床应用的资料与动物实验都没有证明恩氟烷会引起持久的中枢神经系统功能改变。

恩氟烷麻醉时若动脉压保持不变，则脑血管扩张，脑血流量增加，颅内压升高。

恩氟烷是较强的大脑抑制药。麻醉愈深，脑氧耗量下降愈多。吸入 3% 恩氟烷，中枢氧耗量降低 50%。恩氟烷麻醉出现癫痫样活动时，则代谢率升高，但也只增高到接近麻醉前水平。

2. 循环系统　恩氟烷对循环系统有抑制作用，抑制程度随剂量增加而加重。以离体心脏乳头肌进行实验研究，比较几种全身吸入麻醉药的抑制作用，发现恩氟烷的抑制作用大于氟烷与甲氧氟烷。但 1978 年 Smith 对人进行的研究结果却表明，恩氟烷对心血管系统抑制较氟烷轻，心脏麻醉指数(心脏衰竭浓度/麻醉所需浓度)为 3.3，较氟烷(3.0)大。

恩氟烷降低心排血量。吸入 1MAC 的恩氟烷即可产生抑制；2MAC 可严重减少心排血量。心排血量的下降是由于每搏量降低所致，并与 $PaCO_2$ 值有关；$PaCO_2$ 升高时，心指数明显增加。

恩氟烷麻醉时心率变化不定，与麻醉前的心率相关。麻醉前心率略快者(90 次/min)，麻醉后可减慢；心率略慢者(65 次/min)则可增快。

恩氟烷降低动脉压的程度与减少心排血量的程度一致或更重。由于低血压与麻醉深度成正比，临床上把血压下降作为恩氟烷麻醉过深的指标。吸入 1MAC 和 1.5MAC 恩氟烷，可使血压分别下降 30.0% ±3.3% 与 38.3% ±4.0%。恩氟烷 1.5MAC 对血压及心排血量的抑制程度相当于氟烷 2MAC。血压下降是恩氟烷直接抑制心肌与扩张血管的结果。术前血压高的患者经恩氟烷麻醉后血压下降较多，无手术刺激时降低最多。手术开始后由于刺激可使血压回升到正常，减浅麻醉、输液或用血管收缩药，也可使血压回升或恢复正常。

恩氟烷和氟烷、乙醚、甲氧氟烷一样，抑制心交感神经末梢释放去甲肾上腺素。恩氟烷麻醉时心律稳定。心电图上虽可见到房室传导时间延长，但对心室内传导无影响。即使出现室性期前收缩，也往往持续时间短，改善通气即可消失。恩氟烷不增加肾上腺素对心律反应的敏感性。吸入 1.25MAC 恩氟烷麻醉时，50% 患者出现室性期前收缩的肾上腺素用量是 10.9μg/kg，而在 1.25MAC 氟烷麻醉下则是 2.1μg/kg。

3. 呼吸系统　临床应用的恩氟烷浓度，对呼吸道无刺激作用，不增加气道分泌。增加吸入浓度亦不引起咳嗽或喉痉挛等并发症。

与其他吸入麻醉药相比，恩氟烷是一种较强的呼吸抑制药，对体弱患者可引起呼吸性酸中毒。1978 年 Wolfson 用大白鼠作实验证明，“呼吸麻醉指数”(呼吸停止浓度/麻醉所需浓度)较甲氧氟烷、氟烷均低。在小儿，甚至未达手术麻醉深度便发生严重呼吸抑制。呼吸抑制主要为潮气量下降，虽然呼吸频率增快，但不足以代偿潮气量的降低。通气量下降程度与麻醉深度成正比，$PaCO_2$ 升高亦与麻醉深度相平行。1966 年 Virtue 等对健康人的研究表明，用 1MAC 恩氟烷，$PaCO_2$ 为 61mmHg；用 1.5MAC 则为 76mmHg；若用 2MAC，则可发生呼吸暂停。手术刺激可对抗一部分恩氟烷的呼吸抑制作用，各项呼吸参数趋向恢复到对照值水平。

恩氟烷能降低肺顺应性，恩氟烷浓度为 1.0% 时降低 8.3%，为 2% 时则降低 14%，但停药后肺顺应性迅速恢复至原有水平。有少数研究表明恩氟烷麻醉引起支气管收缩反应，但应用于慢性阻塞性肺疾病的患者，恩氟烷与氟烷麻醉均可收到同样好的效果。也有研究表明，恩氟烷能抑制犬气管黏膜纤毛运动，抑制程度与剂量相关，随着麻醉药的排出，抑制作用消失。

4. 肝脏　通过对麻醉后血清酶的检查证实，恩氟烷对肝功能的影响很轻。恩氟烷对肝脏无毒的结论也在动物实验中得到证实。1978 年 Stacey 等调查卤族麻醉药对鼠肝细胞的毒性作用，以细胞内钾离子逸出和内氨酸转氨酶释放作为毒性作用指标，结果表明恩氟烷不影响细胞对钾的通透性与丙氨酸转氨酶的释放，甚至使用最高浓度 60min 也不发生变化。有些研究结果表明了重复应用恩氟烷不产生明显肝功能损害，多次吸入氟烷后 37% 的患者肝功能试验异常，而多次恩氟烷麻醉者只有 14% 肝功能试验异常。因此短期内需反复麻醉的患者，用恩氟烷较氟烷安全。此外，临床上也有恩氟烷麻醉后肝功能损害的报道，但不能肯定肝损害与恩氟烷的应用有直接的关系。即使所报道的病例与恩氟烷有关，其发生率也极低，不超过 1/250 000。

5. 肾脏　恩氟烷能产生轻度肾功能抑制，但麻醉结束后很快恢复。恩氟烷麻醉时，尿量无明显变化，有时也减少尿量。肾小球滤过率可减少 20% ~ 25%。肾血流量减少 23%，麻醉停止后 2 小时内上述变化均恢复正常。

恩氟烷麻醉后血清无机氟有一定的变化，最高可达 22.2μmol/L，但未超过损害肾功能的阈值（50μmol/L ~ 80μmol/L）。这说明短时间恩氟烷麻醉后肾脏损伤的危险性很小。氟离子对肾小管的毒性除与氟离子浓度有关外，还与肾小管上皮细胞接触高浓度无机氟离子的时间长短有关。恩氟烷麻醉后尿中排氟率最高可达 180μmol/L，但至 24 小时急骤减少至 15μmol/L，说明排氟浓度高的持续时间越短，对肾小管损伤越小。苯巴比妥不增加恩氟烷的代射。重复麻醉也不增加尿中无机氟排出量。对于术前有肾脏疾病的患者，恩氟烷麻醉后发生暂时性肾功能损害，并且血清氟化物浓度增高。有报道肾脏无功能的患者，恩氟烷麻醉后血清氟化物的峰值与肾功能正常者无差异，说明肾脏不是清除血内氟化物的唯一器官，骨组织可能是清除氟化物的有效器官。但对术前已有肾脏疾病者，或手术过程中有可能累及肾功能者，使用恩氟烷仍应慎重。

6. 子宫与胎儿　恩氟烷有松弛子宫平滑肌的作用，0.5MAC 恩氟烷对子宫肌肉的松弛作用轻微，但吸入 1.5MAC 时，抑制子宫肌收缩的程度可达 74%。由于无论处于产程的任何阶段，均可出现与剂量相关的宫缩减弱，甚至出现宫缩无力或产后出血。

7. 对神经肌肉的作用　恩氟烷单独使用或与肌松药合用所产生的肌松作用可满足各种手术的需要。恩氟烷的神经肌肉阻滞作用与剂量有关，1.25MAC 时对肌肉刺激表现为收缩无力，进而抑制强直反应，强直后易化作用消失。新斯的明不能完全逆转其阻滞作用，故推测恩氟烷对神经肌肉的作用方式有别于非去极化肌松药。恩氟烷抑制乙酰胆碱引起的运动终板去极化，可能是干扰离子通过膜通道所致。

恩氟烷对氯化筒箭毒碱、潘库溴铵等非去极化肌松药有强化作用，其程度随恩氟烷肺泡气浓度增加而增强，作用时间也随之延长。恩氟烷麻醉时，氯化筒箭毒碱的用量只需氟烷麻醉时的 1/2。

8. 眼内压　恩氟烷能降低眼压，故适用于眼科手术。

9. 内分泌　除使血中醛固酮浓度升高外，对皮质激素、胰岛素、ACTH、ADH 及血糖均无影响。

（二）临床应用

1. 优点及适应证　①化学性质稳定，无燃烧爆炸危险；②诱导及苏醒快，恶心呕吐少；③不刺激气道，不增加分泌物；④肌肉松弛好；⑤可并用肾上腺素。以上优点也就决定了其适应证，恩氟烷吸入麻醉适应于各部位、各年龄的手术；重症肌无力手术；嗜铬细胞瘤手术等。

2. 缺点及禁忌证　①对心肌有抑制作用；②在吸入浓度过高及低 $PaCO_2$ 时可产生惊厥；③深麻醉时抑制呼吸及循环。禁忌证应包括：严重的心、肝、肾脏疾病，癫痫患者，颅内压过高患者。

3. 麻醉方法

（1）低流量紧闭法：①用环路内挥发器，多用各种简易装置，应注意用药量及密切观察麻醉深度的临床体征；②用环路外挥发器，例如能精确提供预定浓度的恩氟烷挥发器，按体重或体表面积计算不同时间的恩氟烷用药量，并用氧化亚氮时，氧流量不得低于每分钟耗氧量，充分排氮，维持量应递减。

（2）半紧闭法：可并用氧化亚氮，方法与氟烷麻醉相同,只是吸入浓度应是氟烷的2倍左右。

(3)复合麻醉:与氧化亚氮同时吸入或与静脉麻醉药、硬膜外阻滞等复合麻醉,此时各麻醉药的用药剂量必须相应减少。

在临床上单独应用恩氟烷麻醉时,从麻醉诱导直到麻醉结束都应该逐步加深麻醉,同理也应逐步减浅麻醉,否则患者可能出现痉挛抽搐或术后恢复期间特别不平稳。

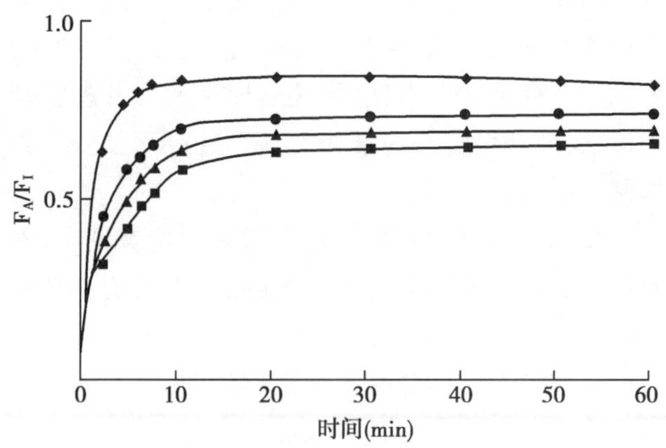

图25-19　不同吸入麻醉药的 F_A/F_I

F_A/F_I 肺泡气浓度/吸入浓度

◆—◆七氟烷　▲—▲恩氟烷

●—●异氟烷　■—■氟烷

三、异　氟　烷

异氟烷(isoflurane, forane)由 Terrell 合成于1965年,后经 Krantz、Rudo 和 Dobkin 等进行了实验研究,阐明了其药理作用。1975年 Dobkin, Byles, Stevens 及 Eger 先后在犬、猴的实验中证实了长时间应用异氟烷麻醉,无论有无二氧化碳蓄积或低氧血症,肝肾均无损害,无毒性作用。而 Corbett 通过鼠实验说明了异氟烷可致肝癌,由此当时停止了推广使用。1978年 Eger 等进行大量相同实验,结果证明异氟烷无致癌作用后,开始在世界上先后大量应用。

(一)药理作用

1. 麻醉效能　异氟烷的组织及血液溶解度低,血/气分配系数仅1.48,高于地氟烷及七氟烷,但低于恩氟烷和氟烷,其肺泡气浓度/吸入浓度见图25-19。异氟烷的 MAC 在31～55岁是1.15%,20～30岁是1.28%,55岁以上是1.05%,如并用70%氧化亚氮则分别降至0.50%、0.56%及0.37%。低温、妊娠、利多卡因和镇静药可降低异氟烷用量。清醒较氟烷、恩氟烷稍快(为7min～11min)。

2. 中枢神经系统　异氟烷对中枢神经系统的抑制与用量相关。在1MAC以内,脑电波频率及波幅均增高;超过1MAC时,波幅增高,但频率减少;深麻醉时两者皆减。1.5MAC出现爆发性抑制,2MAC出现等电位波。深麻醉时、$PaCO_2$ 低或施加听刺激等不产生恩氟烷样的抽搐。吸入0.6MAC～1.1MAC异氟烷时,脑血流量可不增加;但吸入1.6MAC时,脑血流量倍增,但增加幅度仍不如氟烷,故颅内压升高亦少。对开颅患者异氟烷在低 $PaCO_2$ 条件下可防止颅内压升高,而氟烷及恩氟烷则不易达到此目的。

3. 循环系统　异氟烷对心功能的抑制小于恩氟烷及氟烷,心脏麻醉指数为5.7,大于恩氟烷(3.3)及氟烷(3.0),2MAC以内则较安全。随吸入浓度的增加,心排血量明显减少。与相同MAC的氟烷相比,异氟烷使动脉压下降的幅度相似,而心排血量几乎不减,说明异氟烷降低血压主要是由于周围血管阻力下降所致。异氟烷能减低心肌氧耗量及冠状动脉阻力,但并不改变冠状动脉血流量。

异氟烷使心率稍增快,但心律稳定,对术前有室性心律失常的患者,应用异氟烷麻醉维持期间并不增加发生心律失常的频率。异氟烷与氟烷相比,在1.5MAC条件下,异氟烷麻醉引起的50%动物发生室性心律失常的肾上腺素剂量为氟烷麻醉时的3倍多。Homi 等在异氟烷麻醉时观察到将 $PaCO_2$ 增至70mmHg,亦不产生室性期前收缩,而氟烷麻醉时则易产生。

4. 呼吸系统　异氟烷抑制呼吸与剂量相关,能严重地降低通气量,使 $PaCO_2$ 增高,且抑制对 $PaCO_2$ 升高的通气反应。Flemming 等认为其抑制呼吸的作用小于氟烷,在1.1MAC时呼吸对 CO_2 的反应仍为清醒时的85%,同样深度的氟烷为清醒时的68%,约2MAC时所有麻醉药的反应曲线均等于零。麻醉浓度增高时呼吸停止。

异氟烷和其他吸入麻醉药一样,抑制人和犬对 PaO_2 下降的呼吸反应。所有麻醉药浓度大于0.1MAC时,上述反应即受到抑制,1.1MAC时完全消失。异氟烷麻醉增加肺阻力,并使顺应性和功能残气量稍减。

5. 肝脏　由于异氟烷的物理性质稳定,对抗生物降解,这就提示可能无肝毒性或毒性甚小。临床证明异氟烷对肝无损害。肝酶血清水平(SGOT、SGPT和LDH)在异氟烷麻醉后加上手术创伤,仅有轻度增加。

6. 肾脏 异氟烷降低肾血流量,使肾小球滤过率和尿量减少,与恩氟烷、氟烷或氧化亚氮差距很小。异氟烷麻醉后不对肾脏产生抑制或损害。异氟烷由于代谢少和迅速经肺排出,肾功能没有或只有轻微影响。长时间麻醉后血清尿素氮、肌酐或尿酸不增加。

7. 子宫 异氟烷对子宫肌肉收缩的抑制与剂量相关。浅麻醉时并不抑制分娩子宫的收缩力、收缩率和最大张力,在深麻醉时有较大的抑制,因而分娩时若用异氟烷麻醉较深时易引起子宫出血。浅麻醉时胎儿能耐受;深麻醉时,由于子宫血液灌注降低,对胎儿可产生不良影响。

在终止妊娠的手术中,异氟烷和氟烷一样增加吸刮时的子宫出血,故施行这类操作时不宜用异氟烷麻醉。

8. 神经肌肉 异氟烷能产生足够的肌肉松驰作用。其肌松作用大于氟烷,可增加非去极化肌松药的作用,随麻醉加深,肌松药用量减少。正常人 2MAC 异氟烷麻醉下,氯化筒箭毒碱 ED_{50} 为 1.6mg/m^2,ED_{90} 为 3mg/m^2,为氟烷麻醉下的 1/20 ~ 1/3。异氟烷还能增强琥珀胆碱的作用,而恩氟烷及氟烷则无此作用。由于异氟烷本身有良好的肌松作用,并可免用或少用肌松药,适用于重症肌无力患者的麻醉。

(二) 临床应用

1. 优点及适应证

(1) 优点:①麻醉诱导及苏醒快,无致吐作用;②无燃烧、爆炸危险;③循环稳定;④肌松良好;⑤扩张冠状动脉,有利于心肌缺血的患者;⑥对颅内压无明显的升高作用,适合于神经外科手术的麻醉。

(2) 适应证:临床应用的适应证与恩氟烷相同,而优于恩氟烷,异氟烷对老年人、冠心病患者影响较小,对此类患者可以应用。由于不引起抽搐,可用于癫痫患者。在临床麻醉深度对颅内压影响不大,可用于颅内压增高患者。此外,低浓度的异氟烷吸入还适用于 ICU 患者的镇静。

2. 缺点及禁忌证

(1) 缺点:①价格贵;②有刺激性气味影响小儿的诱导;③增加心率。

(2) 禁忌证:因增加子宫出血,不适于产科手术。

3. 麻醉方法 与恩氟烷相同,如吸入异氟烷 5min ~ 10min,肺泡气中异氟烷浓度为吸入浓度的 50%,也可以说诱导时所需的吸入浓度是肺泡气浓度的 2 倍。一般诱导时若肺泡气浓度大于 MAC 的 50%,便可加速脑平衡。与 70% N_2O 合并应用时肺泡气中异氟烷浓度需 1.1%,单纯吸氧时则需要 1.7%,按此推算吸入气中所需的异氟烷浓度应分别为 2.2% 及 3.4%。麻醉维持期间,可降低吸气浓度,只需要补偿组织异氟烷平衡所需量即可。在监测呼气末异氟烷浓度,保持为 1.3MAC 的条件下,来调节异氟烷的吸入浓度。

在异氟烷吸入麻醉时,由于阻力血管的扩张作用,经常会出现血压的下降,尤其是在术前禁食水时间过长或应用了脱水药物、胃肠道的准备后,麻醉后血压下降的更为明显,应与麻醉过深相鉴别。最好是在麻醉前或麻醉中补充一定的液体后进行麻醉,可以避免血压和心率大幅度的波动。

四、氧 化 亚 氮

氧化亚氮(nitrous oxide)俗称笑气。1779 年由 Priestley 制成,1779 年 Davy 发现有麻醉作用,1844 年 Wells 用于拔牙麻醉,当今仍为广泛应用的吸入麻醉药之一。

(一) 药理作用

1. 中枢神经系统 麻醉作用极弱,吸入 30% ~ 50% 氧化亚氮有镇痛作用,80% 以上时有麻醉作用,氧化亚氮 MAC 为 105。

吸入 75% 氧化亚氮时的麻醉效能相当于氟烷 0.5% ~ 1.0%。氧化亚氮有升高颅内压作用,对脑肿瘤患者吸 66% 氧化亚氮可使颅内压平均升高 26.7mmHg。有研究表明,吸 0.2% 氟烷的犬再吸 60% 氧化亚氮,脑血流量增加达 2 倍。

2. 循环系统 对心肌无直接抑制作用,对心率、心排血量、血压、静脉压、周围血管阻力等均无影响。但在氟烷麻醉下,吸入氧化亚氮时出现平均动脉压、右房压、食管温度升高,全身血管阻力增加,瞳孔增大。另外,氧化亚氮可使肾血流量减少,认为氧化亚氮有 α-肾上腺素能作用。

3. 呼吸系统 对呼吸道无刺激性,亦不引起呼吸抑制,但术前用镇痛药的患者,硫喷妥钠诱导时产生呼吸抑制,再吸氧化亚氮时增强呼吸抑制作用。

(二) 不良反应

1. 对骨髓的作用 为治疗破伤风、小儿麻痹等连续吸氧化亚氮 3 ~ 4 天以上的患者,可出现白细胞减少，以多形核白细胞和血小板减少最先出现。骨髓涂片出现渐进性细胞再生不良，与恶性贫血时的骨髓改变相似。因此，吸入50%氧化亚氮以限于48小时内为安全。

2. 体内气体容积增大作用　由于氧化亚氮弥散率大于氮，氧化亚氮麻醉可以使体内含气腔隙容积增大，麻醉3小时后容积增大最明显，故肠梗阻、气腹、气脑造影等体内有闭合空腔存在时，氧化亚氮麻醉应列为禁忌。

3. 弥散性缺氧　氧化亚氮易溶于血中，在氧化亚氮麻醉结束时血中溶解的氧化亚氮迅速弥散至肺泡内，冲淡肺泡内的氧浓度，这种缺氧称为弥散性缺氧。Shaffer等在氧化亚氮麻醉后3～5分钟（此时氧化亚氮呼出量最大），自主呼吸状态下吸空气时的测定结果PaO_2由69mmHg下降至54mmHg，而$PaCO_2$由50mmHg减至42mmHg。因此为防止发生低氧血症，在氧化亚氮麻醉后继续吸纯氧5～10分钟是必要的。

（三）临床应用

1. 优点及适应证

（1）优点：①只要不缺氧，氧化亚氮并无毒性；②麻醉诱导及苏醒迅速；③镇痛效果强；④对气道黏膜无刺激；⑤无燃烧性。

（2）适应证：①与其他吸入麻醉药、肌松药复合可行各类手术的麻醉；②对循环功能影响小，可用于严重休克或重危患者；③分娩镇痛。

2. 缺点及禁忌证

（1）缺点：①麻醉作用弱，使用高浓度时易产生缺氧；②体内有大的闭合空腔时，引起其容积增大。

（2）禁忌证：①肠梗阻、空气栓塞、气胸等患者；②能增加空气栓塞可能的手术，如体外循环或部分体外循环的患者；③麻醉装置的氧化亚氮流量计、氧流量计不准确时禁用。

3. 使用方法　一般临床上不单独使用氧化亚氮麻醉，均与其他吸入麻醉药、静脉麻醉药或硬膜外阻滞等联合应用。临床上使用的氧化亚氮浓度一般为50%～66%，也有用40%或30%的。当开胸手术或颅内手术时，即氧耗量相对较大时，应将氧化亚氮的吸入浓度降低至50%以下，防止组织缺氧。

近些年来，氧化亚氮也被应用于低流量麻醉或全紧闭吸入麻醉，使氧化亚氮的临床麻醉应用范围更加扩大。采用氧化亚氮低流量或全紧闭吸入麻醉时，一定要根据麻醉医师的知识水平、具有的临床经验以及监护设备等来决定，不可盲目实施。

五、七氟烷

七氟烷（sevoflurane）于1968年由Regan合成，于1971年Wallin等最先报道并于1975年对其理化性质、药理作用及毒理学进行了评价，1976年由Holaday、1984年由池田和之分别进行临床一期试验，1986年完成了三期临床试验，1990年日本国正式批准临床使用。

（一）理化性质

七氟烷的化学结构为$FCH_2OCH(CF_3)_2$，化学名为氟甲基-六氟-异丙基醚。为无色透明、带香味无刺激性液体，血/气分配系数为0.63。对医用高分子材质如传导性橡胶、丁苯橡胶、聚氯乙烯、聚乙烯的吸附性低于氟烷及恩氟烷，对铜、铝、不锈钢、铁无腐蚀性。分子量为200.05，沸点58.6℃，20℃时饱和蒸气压156.9mmHg。临床使用浓度不燃不爆，但在氧中浓度达到11%、在氧化亚氮中达10%时可燃烧。七氟烷化学性质不够稳定与碱石灰接触可产生五种分解产物（P_1～P_5）：P_1是氟甲基二氟（三氟甲基）乙烯醚，为七氟烷的脱羟基氟化产物；P_2是氟甲基甲氧二氟（二氟甲烯）乙醚；P_3是氟甲基甲氧二氟（三氟甲基）乙醚；P_4和P_5氟甲基甲氧二氟（三氟甲基）乙烯醚有相同的质谱峰，可能是同一结构的顺式与反式。其产生与温度有关，室温及40℃时只产生P_1，此物质为七氟烷中的不纯物，有微弱的麻醉作用，对机体无害。其余分解产物在45℃以上出现，其中P_3对机体毒性尚不明确，半紧闭法时不出现、全紧闭法有时产生需要注意。

（二）药理作用

1. 中枢神经系统　用4%七氟烷、氧面罩吸入诱导2min患者意识消失，脑电出现有节律的慢波，随麻醉加深慢波逐渐减少，出现类似巴比妥盐出现的棘状波群。用1%七氟烷行慢诱导，10min意识尚不消失，脑电也无变化。七氟烷抑制中脑网状结构的多种神经元活动，且与剂量相关。七氟烷麻醉过深时也可引起全身痉挛，但较恩氟烷弱，临床上无此顾虑。七氟烷也增加颅内压、降低脑灌注压，但此种作用较氟烷弱。

2. 循环系统　给犬吸入0.9%～7%（约0.4～3.0MAC）七氟烷，在一定的前负荷及心率条件下，左室收缩功能降低，此作用与剂量相关，其抑制程度与异氟烷相似，而较氟烷轻微。对人吸入 2%（约 1.2MAC）及 4%（约 2.4MAC）七氟烷，左室收缩及心泵功能皆降低且与剂量相关，4%（约 2.4MAC）七氟烷的抑制与 1.5%（2MAC）氟烷的抑制程度大致相等或略轻。

吸入 2% ~3% 七氟烷（自主呼吸下、$PaCO_2$ 约 50mmHg）收缩压约下降 11%，吸 2% ~4% 七氟烷（机械呼吸、$PaCO_2$ 保持正常情况下）使平均动脉压下降约 15%，动脉压的下降与心功能抑制、心排血量减少及阻力血管扩张有关。七氟烷对心率的影响不明显。使用 10% 七氟烷诱导时，心率减少约 5%，但用 2% ~3% 七氟烷维持期（自主呼吸下、$PaCO_2$ 约 50mmHg），可恢复至麻醉前值。在正常 $PaCO_2$ 条件下吸 1.5% 氟烷时心率减慢，但吸 2% ~4% 七氟烷有心率增快倾向。动物实验犬吸 5%（约 2MAC）七氟烷，可出现中心静脉压升高，吸 1.8% ~3.15%（约 0.8 ~1.3MAC）心脏每搏量减少，但由于心率增快，故心排血量下降较少。

吸入麻醉药与肾上腺素引起的室性期前收缩、心室纤颤心肌敏感评分，七氟烷为 9.7，氟烷为 34，两者有显著差异。犬吸入 1.3MAC 七氟烷、氟烷、恩氟烷时的“肾上腺素致心律失常剂量”（arrhythmogenic dose of epinephrine，ADE）及此时的血中肾上腺素浓度，由低至高的顺序为：氟烷，恩氟烷，七氟烷。在 1.25MAC 时的 ADE 及血中肾上腺素浓度与异氟烷相似。2MAC 七氟烷与异氟烷比较，降低冠状血管阻力的程度无明显差异。

3. 呼吸系统　七氟烷对气道的刺激非常小，经常通过面罩吸入进行小儿的麻醉诱导，与氟烷相似。

七氟烷随麻醉加深呼吸抑制加重。以 CO_2 反应曲线及 $PaCO_2$ 为指标检查呼吸抑制作用，1.1MAC 的七氟烷与氟烷抑制程度相等。1.4MAC 七氟烷麻醉时，可使 $PaCO_2$ 升高至 55mmHg。动物实验证明七氟烷不抑制肺血管对低氧的收缩作用，但七氟烷可松弛土拨鼠的气管平滑肌，抑制乙酰胆碱、组胺引起的支气管收缩作用，此作用与氟烷、恩氟烷一样与剂量相关。七氟烷可治疗实验性喘息，故可用于喘息患者的麻醉。

4. 肝脏　七氟烷麻醉后肝血流量下降，但麻醉结束后迅速恢复正常。门脉血流也减少，且在麻醉后恢复较慢。七氟烷麻醉时总肝血流量维持正常，上述肝血流减少与七氟烷麻醉深度相关。七氟烷麻醉对肝细胞线粒体呼吸活性及细胞能量负荷均无明显影响。临床中七氟烷麻醉后血清 SGOT 有轻度增高，一周内恢复正常。大白鼠在卤化麻醉药麻醉和低氧状态下可引起肝损害，12% 氧浓度的低氧状态下，氟烷引起肝损害为 100%，异氟烷为 88.5%，七氟烷为 86.8%，而在 14% 氧浓度的低氧状态下出现的肝损害分别为 95.7%、57.1% 和 42.3%。可以认为七氟烷较氟烷和异氟烷对肝损害少。麻醉及手术引起的肝损害是多因素的，今后需要在不同条件下进行研究。

5. 肌松作用　七氟烷麻醉下应用潘库溴铵时，从剂量反应曲线求得的 ED_{50}，氟烷麻醉下潘库溴铵用量为 1、七氟烷麻醉为 0.6。显然七氟烷对潘库溴铵的肌松作用有强化作用，而对维库溴铵作用更强。各种吸入麻醉药加强维库溴铵作用的顺序是七氟烷>恩氟烷>异氟烷>氟烷。

6. 肾脏　含氟麻醉药在体内的代谢程度若很高，用药后血清氟浓度上升到一定程度并持续一定时间，便可造成肾脏损伤。七氟烷的组织溶解性较低，化学性质较稳定，在体内的代谢相对较低。与甲氧氟烷相比，七氟烷麻醉后血清氟离子浓度约为甲氧氟烷麻醉后血清氟离子浓度的 1% 左右。在大鼠，用 0.5% 的甲氧氟烷麻醉 3 小时和用 1.4% 的七氟烷麻醉 4 小时比较，血清中氟离子浓度分别为（26.3±0.8）μM 和（11.5±1.8）μM。七氟烷麻醉后，尿中氟离子排出量约为甲氧氟烷的 1/3 ~3/4。七氟烷麻醉后血清氟离子浓度恢复正常所需时间明显缩短，为 48 小时，而甲氧氟烷需 4 天。目前尚未见有七氟烷造成肾脏损伤的报道。Cook 等用七氟烷麻醉大鼠 10 小时并未发现肾损害，而甲氧氟烷麻醉 1 ~3 小时，就能引起中度多尿和抗 ADH 性的肾毒性。

（三）临床应用

1. 优点及适应证

（1）优点：诱导迅速、无刺激味、麻醉深度易掌握。

（2）适应证：凡需要全身麻醉的患者皆可应用。

2. 缺点及禁忌证

（1）缺点：遇碱石灰不稳定。

（2）禁忌证：①1 个月内施用吸入全麻，有肝损害者；②本人或家属对卤化麻醉药有过敏或有恶性高热因素者；③肾功能不全者慎用。

3. 麻醉方法　可用静脉诱导插管或用七氟烷-氧、七氟烷-氧-氧化亚氮面罩诱导插管后用高流量 10 ~20 分钟后改用低流量吸入麻醉维持。

因诱导及苏醒快，可用于小儿或成人的门诊小手术或检查性手术的麻醉，此时用面罩吸入法。因七氟烷与钠石灰作用后产生有毒的分解产物，尤其是在二氧化碳吸收剂的温度升高至45℃时，有害代谢产物更多，故不宜使用钠石灰的全紧闭麻醉，需要时可用钡石灰并降低二氧化碳吸收剂的温度。

六、地　氟　烷

1959 年至 1966 年 Terrell 等合成了 700 多种化合物，其中第 635 个即地氟烷(desflurane)，因合成时用氟元素有爆炸危险很难合成，且蒸气压接近 1 个大气压，不便使用标准挥发器而被摒弃。随着门诊或需要当天出院的手术越来越多，这些手术要求麻醉后苏醒快、无并发症，故对地氟烷要求愈加强烈。1988 年 9 月在加州大学首次通过鉴定，1990 年初 Jones 首先在临床试用，而后英、美等国许多学者都相继报道了地氟烷的应用研究。由于地氟烷具有组织溶解度低、麻醉诱导快、苏醒快、对循环功能影响小和在机体内几乎无代谢产物等特点倍受青睐。

(一) 药理作用

1. 中枢神经系统　地氟烷对中枢神经系统的抑制程度与用量有关，脑电图表现为脑皮质电活动呈剂量相关性抑制，但不引起癫痫样改变，也不引起异常的脑电活动。地氟烷与异氟烷脑皮质抑制相似，在相等的 MAC 浓度作用下地氟烷与异氟烷脑电图的参数变化相同；浓度增加，脑电图波形的振幅及频率均降低，表明抑制程度增加。$PaCO_2$ 正常时，吸入 0.8MAC 或 1.2MAC 的地氟烷或异氟烷均出现单一的偶发尖波，它与外界刺激无关，可能是正常脑电图变化；在低二氧化碳血症时，地氟烷与异氟烷的高频电活动略有增加，爆发性抑制轻度减少，但恩氟烷相反，易发展为爆发性癫痫样的异常脑电活动。地氟烷和其他吸入麻醉药一样，大剂量时可引起脑血管扩张，并减弱脑血管的自动调节功能。地氟烷对神经元的抑制程度与其剂量呈正相关。

由于地氟烷的低溶解特性，所以麻醉后恢复迅速，比七氟烷、异氟烷、氟烷更快。鼠吸入 1.2MAC 持续 2 小时后，恢复至肌肉能协调运动所需的时间，地氟烷为(4.7±3.0)分钟，七氟烷为(14.2±8.1)分钟，异氟烷(23.2±7.6)分钟，氟烷为(47.2±4.7)分钟，差异明显。

2. 循环系统　对健康志愿者，在控制呼吸维持正常的 $PaCO_2$ 条件下地氟烷和异氟烷一样降低血管阻力及平均动脉压，升高静脉压，此作用与剂量相关。与异氟烷不同的是浅麻醉(0.83MAC)下心率无明显变化，但在深麻醉时(1.24MAC 和 1.66MAC)出现与剂量相关的心率增加。与氟烷不同的是地氟烷升至 1.66MAC 时心排血量不变，并能维持良好的心室射血分数(ventricular ejection fraction)。和其他现代挥发性麻醉药一样，地氟烷能抑制心血管功能，然而在一定 MAC 下并用氧化亚氮能减轻地氟烷的循环抑制及心率加快作用，如与 1.66MAC 的地氟烷/O_2 麻醉相比，1.74MAC 的地氟烷/氧化亚氮麻醉不出现心动过速。若以地氟烷麻醉 7h 与麻醉最初 90min 相比其抑制循环却呈减轻。

在冠心病患者，地氟烷能抑制劈开胸骨的血压反应，从而保持正常的心脏指数及肺毛细血管楔压(PCWP)。

3. 呼吸系统　地氟烷抑制呼吸，减少分钟通气量、增加 $PaCO_2$，并降低机体对 $PaCO_2$ 增高的通气反应，其抑制作用与剂量有关。但地氟烷对呼吸的抑制程度不如氟烷、异氟烷强，由此可通过观察潮气量和呼吸频率的变化来估计麻醉的深度。

4. 肝脏　Jones 给 10 名健康男性志愿者吸入 3.6% 地氟烷 89 分钟，分别测定吸入地氟烷后 4 小时、24 小时、72 小时、192 小时的总胆红素、间接胆红素、血清天冬氨酸酶、丙氨酸转氨酶、γ-谷氨酰环化酶和碱性磷酸酶，结果在地氟烷吸入前后所测定的上述各项指标无显著变化，说明对肝脏功能影响不大。

5. 肾脏　对肾功能的影响包括观察吸入地氟烷后 24 小时、72 小时肌酐清除率、尿浓缩能力和尿中视黄醇结合蛋白(Retinol-binding protein, RBP)和 β-N-乙酰-D-氨基葡萄糖苷酶(β-N-acetyl-D-glucose-aminidase, NAG)的变化，结果表明各测定值在用药前后无显著变化。其中 NAG 反映药物诱发的肾脏毒性作用，RBP 是反映有无肾小管损伤的敏感指标。

6. 毒性反应　地氟烷是已知的在机体内生物转化最少的吸入麻醉药，在血和尿中所测到的氟离子浓度远小于其他氟化烷类麻醉药。Koblin 在小鼠实验中，先注射苯巴比妥后，分别吸入氟烷、异氟烷和地氟烷，结果表明氟烷组血浆和尿中氟离子浓度较对照组显著增高,异氟烷组轻度增高,地氟烷组则无显著变化。Jones 同样用术前注射苯巴比妥的小鼠,以 1.2MAC 的氟烷、异氟烷和地氟烷麻醉 1 小时,24 小时后发现,氟烷组小鼠肝细胞肿胀、坏死,异氟烷组有轻度的肝细胞肿胀,而地氟烷则无显著的肝组织表现。

(二)临床应用

1. 优点　①血、组织溶解度低,麻醉诱导及苏醒快;②在体内生物转化少,对机体影响小;③对循环功能干扰小,更适用于心血管手术麻醉;④神经肌肉阻滞作用较其他氟化烷类吸入麻醉药强。

2. 缺点　①沸点低,室温下蒸气压高,需用特殊的电子装置控制温度的挥发器;②有刺激气味;③药效低,价格昂贵。

3. 麻醉方法　由于地氟烷对气道的刺激性,临床上很少单独加氧气用于麻醉诱导。一般是先用静脉麻醉诱导后,单纯吸入地氟烷或加用60%氧化亚氮进行麻醉。临床上可用硫喷妥钠4～8mg/kg 静注后,按 40∶60 比例吸入地氟烷和氧化亚氮的混合气体,顺利完成气管插管。许多静脉麻醉药或镇痛药均可降低吸入麻醉药的用量,静注芬太尼 3μg/kg 可使地氟烷-氧化亚氮的MAC 下降 20%。术前用药也可不同程度地降低吸入麻醉药的用量,术前 0.05mg/kg 咪达唑仑可使地氟烷 MAC 从 6.0±0.3 下降至 4.7±0.3。麻醉维持用 2.3%～3.0%地氟烷加 60%氧化亚氮和 O_2,也可并用静脉麻醉药、阿片类镇痛药或相应部位的硬膜外阻滞均可降低地氟烷的使用量及单独应用所引起的副作用。

当前吸入麻醉应用于心脏及大血管手术的麻醉,在防止术中知晓方面取得好的作用。同时,与短效阿片类镇痛药联合应用更适应于不停跳冠状动脉搭桥手术以及快通道手术患者的麻醉。

七、氙

氙(Xenon)虽然在 1951 年由 Culen 提出,但将其作为吸入麻醉药进行深入研究只有十几年。氙是无色、无味,并且无环境污染的气体麻醉药,化学符号中 Xe,相对分子质量为 131.2,密度是空气的 4 倍,熔点为-111.9℃,沸点为-108.1℃。氙的水/气分配系数为 0.085(37℃)～0.095(25℃),血/气分配系数为 0.115,油/气分配系数为 1.8～1.9(37℃),最低肺泡气浓度 MAC 0.71。故麻醉诱导及苏醒快,麻醉效能大于氧化亚氮。

目前氙不能人工合成,只能通过空气液化提取,纯度可达 99.995%。若将 70%的氙和 30%的氧气混合后通过普通的重复吸入的呼吸环路(新鲜气流量 0.5L/min)中,2h 后实际进入呼吸环路的氙<20%。约 80%的氙漏入大气中。所以当前用氙麻醉时,只能通过紧闭方式来完成。此外,氙具有与氧化亚氮同样效能的镇痛作用。

氙不影响心肌的电压门控性离子通道,也不增加心肌对肾上腺素致心律失常的敏感性,对肠系膜血管阻力也无明显变化,不抑制心肌的收缩性,因此适用于心血管手术的患者。虽然对心血管系统影响轻,但有增加脑血流的可能性。对呼吸的影响是可轻度增加气道阻力。

由于氙目前不能人工合成,价格昂贵,临床上尚未推广应用。

(李文志　席宏杰)

参考文献

1. 郑方. 临床麻醉药理学. 北京:人民卫生出版社,2000.
2. Ronald D. Miller. Miller's Anesthesia 7th ed. Churchill Livingstone/Elsevier,2009.
3. Jana S,Paliwal J. Molecular mechanisms of cytochrome P450 induction:Potential for drug-drug interactions. Curr Protein Pept Sci,2007,8:619-628.
4. Harris PD,Barnes R. The uses of helium and xenon in current clinical practice. Anaesthesia,2008,63:284-293.
5. Baillie TA. Metabolism and toxicity of drugs. Two decades of progress in industrial drug metabolism. Chem Res Toxicol,2008,21:129-137.
6. Baumert JH,Hein M,Hecker KE,et al. Autonomic cardiac control with xenon anaesthesia in patients at cardiovascular risk. Br J Anaesth,2007,98:722-727.
7. Coburn M,Baumert JH,Roertgen D,et al. Emergence and early cognitive function in the elderly after xenon or desflurane anaesthesia:A double-blinded randomized controlled trial. Br J Anaesth,2007,98:756-762.
8. Baumert JH,Hein M,Hecker KE,et al. Xenon or propofol anaesthesia for patients at cardiovascular risk in non-cardiac surgery. Br J Anaesth,2008,100:605-611.
9. Gascon E,Klauser P,Kiss JZ,Vutskits L. Potentially toxic effects of anaesthetics on the developing central nervous system. Eur J Anaesthesiol,2007,24:213-224.
10. Iwasaki S,Yamakage M,Satoh J-I,Namiki A. Different inhibitory effects of sevoflurane on hyperreactive airway smooth

muscle contractility in ovalbumin-sensitized and chronic cigarette-smoking guinea pig models. Anesthesiology, 2006, 105:753.

11. Nyktari VG, Papaioannou AA, Prinianakis G, et al. Effect of the physical properties of isoflurane, sevoflurane and desflurane on pulmonary resistance in a laboratory lung model. Anesthesiology, 2006, 104:1202.

12. Sakata DJ, Golapakrishnan NA, Orr JA, et al. Hypercapnic hyperventilation shortens emergence time from isoflurane anesthesia. Anesth Analg, 2007, 104:587.

13. Shiraishi Y, Ikeda K. Uptake and biotransformation of sevoflurane in humans: a comparative study of sevoflurane with halothane, enflurane, and isoflurane. Journal of Clinical Anesthesia, 1990, 1:381.

第26章 静脉麻醉药

第1节 概 论

1934年,由Water和Lundy首次将硫喷妥钠应用于临床,标志着现代静脉麻醉的开始。此药静脉注射后起效迅速,并且无兴奋现象。但在临床应用初期,由于对其临床药理学特性了解甚少,麻醉中低血压、苏醒延迟等不良反应的发生率极高。进入20世纪50年代,随着对硫喷妥钠药代动力学的深入了解,用药方法也得到不断的改良,使其逐渐成为经典的静脉麻醉药。但是硫喷妥钠和其他巴比妥类药并非理想的静脉麻醉药,这主要是由于它们仅有催眠作用,而且持续或反复用药后,清醒时间明显延迟。理想的静脉麻醉药应具有催眠、镇痛、遗忘和肌肉松弛作用;具有良好的可控性,静脉注射能迅速起效,无论单次静注还是反复持续静脉注射均无体内蓄积,可快速清醒;无循环和呼吸等重要生命脏器功能抑制等不良反应;良好的理化特性,易溶于水,溶液稳定,可长期保存;对静脉及组织无刺激性和损伤作用,不产生血栓或血栓性静脉炎;安全范围大,不易出现用量偏大带来的不良反应。但遗憾的是,尽管目前有10余种静脉麻醉药物应用于临床,但尚无一种能满足上述要求,往往需多种药物联合应用方可产生部分或全部的上述效果。近年来,随着丙泊酚等一些新型可控性良好的静脉麻醉药以及先进的静脉给药系统的出现,静脉麻醉药的临床应用逐渐呈现增多的趋势。

已如前述,目前临床应用的麻醉药物,无论是静脉麻醉药还是吸入麻醉药物,单独应用时均不能平衡地满足临床麻醉的多元需求,故现代的麻醉管理中,需多种麻醉药物的联合应用。20世纪末一项大样本的临床麻醉病例研究显示,联合应用多种麻醉药物的复合麻醉较仅应用1种或2种麻醉药物所行麻醉的方法更为安全,7天内的死亡率更低。虽然从文献的数据分析很难对其原因做出解释,但联合应用多种麻醉药物更有利于麻醉管理,已成为目前麻醉医学界的共识。新型静脉麻醉药的不断涌现不仅使麻醉医生有了更多的选择,而且多种药物的合理复合应用使现代麻醉更为安全。而合理复合应用的前提条件是,不仅需要了解各单个麻醉药物的药效动力学和药代动力学特性,还应掌握各药物复合应用时在药效和药代方面可能存在的相互作用。

本章介绍目前临床应用的主要非阿片类静脉麻醉药。

第2节 丙 泊 酚

一、历 史

丙泊酚,又名异丙酚(propofol,disoprofol,diprivan)。是目前最常用的静脉麻醉药。在20世纪70年代初期人们就对具有催眠作用的各种苯酚衍生物进行了研究并开发出2,6-双异丙基酚。1977年Kay与Rolly首次报道了丙泊酚用于麻醉诱导的临床试验,确认丙泊酚可作静脉诱导药物。此后,各类临床研究报道逐年增多,对其药效动力学与药代动力学进行了系统而深入的研究，大量的文献结果为丙泊酚临床推广应用奠定了坚实的理论基础。

丙泊酚临床作用特点是起效迅速，作用时间短，苏醒迅速而完全，持续输注后无蓄积，这些均为其他静脉麻醉药所无法比拟。目前广泛用于麻醉诱导、麻醉维持和各类无痛诊疗技术，也常用于手术后与ICU病房的镇静。

二、理化性质

丙泊酚化学名称为2,6-双异丙基酚（2,6-di-isopropyl phenol）。从化学结构看（图26-1），此药与已知的任何一类静脉麻醉药均不同。

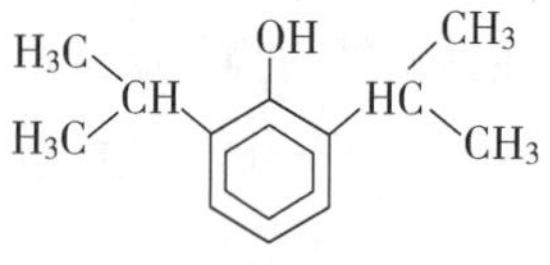

图26-1　丙泊酚的化学结构

丙泊酚为烷基酚的衍生物，具有高脂溶性，室温下为油状，不溶于水。早期临床制剂为聚氧乙基蓖麻油溶液（cremophor EL），此药没有酚的局麻与腐蚀作用。因过敏反应与此种溶媒有关，故现改为乳剂，内含1%丙泊酚（W/V）、10%大豆油（W/V）、2.25%甘油（W/V）、1.2%纯化卵磷脂（W/V）。在美国还加入0.005%依地酸二钠（disodium edentate），作为细菌生长的抑制剂。在美国，丙泊酚还有另一种配方，其中含有焦亚硫酸盐作为抗菌剂。在我国和欧洲，还有浓度为2%的配方及含有中、长链甘油三酯混合物的配方。后一配方在减轻静脉刺激和减少机体脂代谢紊乱方面存在优势。目前临床应用的各类丙泊酚制剂为白色乳状液体，pH值7.0，稍有黏性，易于注射，在室温下稳定，对光不敏感。安瓿以氮气密封，使用前应振荡混匀，不推荐与其他药物混合静脉注射。如果需要静脉注射低浓度丙泊酚，可用5%葡萄糖水溶液稀释。应在25℃环境下保存，不宜冰冻。

三、药代动力学

关于丙泊酚在不同剂量单次注射及连续输注后的药代动力学研究众多，数据结果也不尽相同。总体来说，可按二室及三室药代动力学模型进行描述。

单次静脉注射丙泊酚后，由于在体内迅速再分布，以及代谢与排泄，全血丙泊酚药物浓度很快下降。静脉注射诱导剂量2mg/kg，达到麻醉时的血药浓度为2～5μg/ml，当血药浓度下降为1.5μg/ml以下时患者开始苏醒。丙泊酚的初期分布半衰期为2～8分钟，应用二室模型的研究显示，消除半衰期为1～3小时不等。但根据丙泊酚的特性，此药更适合于按三室模型描述，其初期与慢相分布半衰期分别为1～8分钟与30～70分钟，消除半衰期为4～23.5小时。消除半衰期长说明存在一个灌注有限的深部房室，从而导致丙泊酚返回到中央室缓慢。由于丙泊酚能在中央室快速消除，而从深部房室反流回中央室缓慢，因此药从深部房室缓慢返流时，对丙泊酚浓度的初期快速降低影响很少。

连续输注不同剂量的丙泊酚，其消除半衰期为4～7小时，清除率为20～30ml/(kg·min)，此数字超过了肝血流量，提示丙泊酚有肝外代谢。中央室的分布容积为20～40L，稳态表观分布容积（VD_{SS}）为2～10L/kg。其与其他临床用静脉麻醉药的药代动力学参数的比较见表26-1。从这些参数对比来看，并不能很充分地解释丙泊酚的临床作用特点。近十几年来，人们在研究静脉麻醉药物持续输注的药代动力学参数与麻醉恢复的相关时，发现静脉输注时量相关半衰期（context sensitive half-time）更能客观准确地反映临床实际。所谓时量相关半衰期是指在静脉连续输注过程中，在任何时点停止输注，血浆药物浓度下降一半所需要的时间。这一参数数值与单次注射后所测得的半衰期不同，随输注的时间

表26-1　常用静脉麻醉药的药代动力学参数

药物	消除半衰期（h）	清除率[ml/(kg·min)]	稳态分布容积(L/kg)
丙泊酚	4～7	20～30	2～10
依托咪酯	2.9～5.3	18～25	2.5～4.5
氯胺酮	2.5～2.8	12～17	3.1
右旋美托咪啶	2～3	10～30	2～3
咪达唑仑	1.7～2.6	6.4～11	1.1～1.7
地西泮	25～50	0.2～0.5	0.7～1.7
硫喷妥钠	7～17	3～4	1.5～3
甲乙炔巴比妥钠	2～6	10～15	1.5～3
氟哌利多	1.7～2.2	14	2.0

不同可能会有所变化，故其更能准确反映临床麻醉的实际情况。研究显示，静脉连续输注丙泊酚时，随时间的延长，其时量相关半衰期并不呈现显著的增加，这就可以解释：即使长时间输注丙泊酚进行麻醉维持时，停药后患者仍可以较迅速地清醒。有报道，连续输注丙泊酚 8 小时，其静脉输注时量相关半衰期短于 40 分钟。因为丙泊酚镇静与麻醉时，苏醒所需要的血药浓度降低一般小于 50%，所以即便延长输注时间也能很快苏醒。

丙泊酚具有很强的亲脂性，注入体内后能迅速而广泛地从血液分布到各器官和身体各部位的组织中。开始时为快速分布相，继而为快速中间相，最后为缓慢地消除。在分布后的时相，丙泊酚浓度很快下降，其平均消除相半衰期（$t_{1/2}\beta$）为 35 ~45 分钟。所有患者均出现缓慢的终止相，此相反映丙泊酚从血流灌注缺乏区域如脂肪组织向血液回流再排出体外的过程。丙泊酚到达峰效应的时间平均为 92s，故其起效很快。

丙泊酚的药代动力学参数受诸如性别、年龄、体重、伴发疾病及同时所用药物的影响。女性丙泊酚的分布容积和清除率高于男性，但二者消除半衰期相似。老年人清除率下降，但中央室容积变小。儿童中央室容积较大（50%），清除率较快（25%）。3 岁以上儿童，其分布容积和清除率应按体重进行调整。3 岁以下儿童，其药代动力学参数也与体重呈一定比例，但是与成人和年长儿童相比，其中央室及全身清除率均较高。这一发现可解释此年龄段丙泊酚所需剂量增加的现象。上述药代动力学参数的变化也可解释儿童期丙泊酚剂量需求的增大。基于脑电图（EEG）抑制（与意识消失密切相关）计算出丙泊酚血浆药物浓度和脑电图效应之间的平衡半衰期为 2.5 分钟。达峰效应时间为 90 ~100 秒。丙泊酚脑电图效应起效时间似乎与年龄无关。但是，若以收缩压作为测量指标，其起效时间更慢（延长 1 倍），并随着年龄增大而增加。

心排血量和肝脏血流对丙泊酚的药代动力学和药效均有显著影响。丙泊酚麻醉时，心排血量下降、肝血流减少，从而使药物室间的清除与肝脏自身的清除减少。心排血量的变化可影响丙泊酚单次注射和恒速输注时的血药浓度。心排血量增加，丙泊酚血药浓度则降低，反之亦然。在出血性休克模型中发现，休克代偿期丙泊酚的血药浓度可增加 20%；而达失代偿性休克后，血药浓度可更显著而快速地升高。此外，在体外循环下行冠状动脉搭桥手术时，丙泊酚药代动力学参数会出现变化。在体外循环转流时，中央室容积增加、初期清除率加快，故在开始转流初期，丙泊酚输注速度应适当增加，才能使丙泊酚血药浓度维持在转流前的水平。

丙泊酚与阿片类药物，包括芬太尼、阿芬太尼、苏芬太尼及瑞芬太尼等复合应用，是近 20 年来最常用的静脉麻醉组合。丙泊酚与阿片类药物合用时，在诱导意识消失和抑制手术刺激所致反应方面均显示明显的协同，它们在药代动力学方面的相互影响，可能是其协同作用的原因之一。关于阿片类药物对丙泊酚药代动力学参数的影响有较多的临床及基础研究。有许多研究显示，阿片类药物明显影响丙泊酚的分布与消除过程。阿芬太尼在 400ng/ml 的血浆浓度可使患者血浆丙泊酚浓度增加 20%，这可能与阿片类药物减少丙泊酚最初的肺摄取量有关。相对应的是，丙泊酚也可增加阿芬太尼的血浆浓度。芬太尼也可引起丙泊酚的药代动力学变化。静注芬太尼 0.1mg，使丙泊酚分布容积和消除减少 40%，从而使其血浆水平上升，但并不改变其半衰期。对人肝细胞的离体研究发现，丙泊酚可剂量依赖性地抑制苏芬太尼和阿芬太尼的酶解过程。这些都是丙泊酚与阿片类药物存在药代动力学相互作用的证据。但是，也有报道指出单次静脉注射丙泊酚与芬太尼时，后者并不改变前者的药代动力学参数。进一步的研究发现，在芬太尼给药后立即给予丙泊酚，猫的肺脏对丙泊酚的摄取量可降低 30%，若在 3 分钟后给予则不受影响。故而，用药时机不同可能是以上一些研究结果存在差异的原因。

丙泊酚在血药浓度为 0.1 ~20μg/ml 范围内，药物与白蛋白的结合率达 95%。肝脏病患者的稳态分布容积与中央室容积可能较大，消除半衰期稍延长。一定程度肝肾功能受损者，丙泊酚的清除不受影响，提示肝脏代谢此药的能力很强，并存在有肝外代谢部分。丙泊酚在肝内与葡糖苷酸和硫酸盐通过共轭作用，很快代谢为水溶性的化合物而经肾脏排泄，以原型从尿排出不足 1%，随粪便排泄仅 2%。丙泊酚的代谢产物无药理学活性，故适合于连续输注法静脉给药。肾脏疾病不影响丙泊酚的药代动力学。研究显示，丙泊酚的清除率超过肝血流量，成为其有肝外代谢的佐证之一；另外，肝移植手术时无肝期丙泊酚药代动力学的研究结果，也基本确认此药存在肝外代谢。体外试验发现人体肾与小肠的微粒体可形成丙泊酚葡糖苷酸。丙泊酚对细胞色素 P-450 有抑制作用，从而会影响依赖此酶药物的代谢。

丙泊酚的代谢与排泄很快，故苏醒期迅速而完全。

四、药 理 作 用

（一）作用机制

丙泊酚主要是一种催眠剂，其确切的作用机制可能与γ-氨基丁酸（GABA）A受体的β亚基相关。丙泊酚通过与$GABA_A$受体的β亚基结合增强GABA诱导的氯电流，从而产生催眠作用。$GABA_A$受体跨膜区域β_1（M286）、β_2（M286）、β_3（N265）亚基上的位点对丙泊酚的催眠作用至关重要。α亚基和γ2亚型似乎也参与调控丙泊酚对GABA的作用。丙泊酚还可以作用于海马的$GABA_A$受体，抑制海马和前额叶皮质释放乙酰胆碱，有人推测这与丙泊酚的镇静作用相关。另外，研究还显示丙泊酚具有较弱的士的宁（strychnine）敏感甘氨酸受体作用，通过中枢这另外一个重要的抑制性氨基酸受体系统而发挥一定的作用。对其他可能的受体机制尽管研究众多，但均非确定：包括中枢α2肾上腺素能受体系统、胆碱能受体系统以及兴奋性氨基酸N-甲基-D-门冬氨酸（NMDA）受体系统等。同其他全麻药一样，丙泊酚的催眠作用为压力逆转性，其麻醉效能与辛醇/水分布系数相关。

（二）中枢神经系统

丙泊酚对中枢的作用主要是催眠、镇静与遗忘，也可产生短暂而轻度的镇痛。2.5mg/kg静脉注射后，一个臂-脑循环时间即迅速起效，90～100秒达到最大效应。催眠作用时间约为5～10分钟。与硫喷妥钠不同之处是无抗镇痛作用，亚催眠剂量也不增强躯体对疼痛刺激的敏感性，故用于镇静较为理想。亚催眠剂量的丙泊酚可用于诊断和治疗中枢性疼痛，但对神经病理性疼痛无效。在外科手术或有创操作过程中，采用静脉推注泵持续静脉推注丙泊酚，可维持良好而稳定的镇静催眠状态。在良好的神经及椎管内阻滞或无疼痛刺激的情况下，静脉输注使丙泊酚血药浓度大于2μg/ml可达到良好的镇静效果。但如果为单独使用，即使在更高的浓度，也不能保证所有患者均获得充分的遗忘。过如需获得充分的遗忘，多需复合其他药物，如苯二氮䓬类药物和吸入麻醉药等。短小外科手术，丙泊酚麻醉后患者的情绪可能有变化，但较硫喷妥钠轻微。丙泊酚苏醒后患者常有安宁和舒适感，这也是患者易于接受丙泊酚麻醉的重要原因。少数患者麻醉后出现幻觉、性幻想与角弓反张等不良反应。肌阵挛现象较硫喷妥钠麻醉后多，但较依托咪酯或甲己炔巴比妥钠少。

麻醉后脑电图的变化与其他静脉麻醉药相似。静脉注射丙泊酚2.5mg/kg，然后连续输注时脑电图初期为α节律增加，继之为γ和θ频率，快速输注时可出现爆发性抑制。脑电图功率分析显示诱导后振幅增加，此后在血药浓度3～8μg/ml时无改变。血药浓度高于8μg/ml时，振幅明显降低，并有爆发性抑制。双频谱指数（BIS）反映中枢镇静的程度，此指数与血药浓度相关良好，麻醉前清醒患者BIS一般在90以上，麻醉加深时可降至0。丙泊酚麻醉时BIS指数降低，呈血药浓度依赖性抑制。在BIS值63与51时，分别有50%与95%的患者对语言指令无应答。在BIS值77时95%的患者无回忆。丙泊酚麻醉时BIS值的变化曲线与异氟烷、咪达唑仑的曲线大致相同，受试者95%神志消失时的BIS值均为50或略低。丙泊酚可使躯体感觉诱发电位的早期成分振幅降低，P40和N50成分潜伏期小幅度延长。与其他静脉麻醉药一样，丙泊酚对脑干听觉诱发电位无影响，但潜伏期延长，并可使皮质的中潜伏期听觉电位振幅降低。研究显示清醒患者进入无应答状态后听觉诱发电位指数可有突发性变化；而BIS指数不同，在给丙泊酚后随着镇静程度的加深与神志逐渐消失，BIS指数逐渐下降。

丙泊酚对致癫痫性脑电活动的作用尚有争议。早期研究提示丙泊酚对小鼠既不能导致惊厥，也无抗惊厥作用。最近研究报道显示，丙泊酚对许多动物模型具有直接抗惊厥效应，并呈剂量依赖性，也有报道可用于处理癫痫发作。丙泊酚在电惊厥治疗后也可引起体动和脑电图癫痫发作，但较使用甲己炔巴比妥诱发的持续时间短。有趣的是，丙泊酚可导致癫痫大发作，而且可用于癫痫灶的皮层定位。还有关于丙泊酚麻醉后数日（6日）发生惊厥的病例报道。虽然其中绝大多数患者有惊厥病史，但有一些却无类似病史。此副作用的发生率极低（约1∶50 000），还有关于丙泊酚多次麻醉或长时间输注（持续数日）后发生耐受的报道，但是尚无患者一次麻醉后即出现急性耐受。除耐受外，还有丙泊酚成瘾的报道。最近发现丙泊酚可有效地治疗慢性顽固性头痛，但成熟的治疗方案有待进一步摸索。

临床研究显示，丙泊酚可降低脑血流、颅内压和脑代谢率。对颅内压正常与升高的患者，丙泊酚均可降低颅内压，这对颅内手术有利。颅内压正常者，麻醉后颅内压的降低(30%)与脑灌注压稍下降(10%)有关。由于丙泊酚可使颅内压升高患者的脑灌注显著下降而降低颅内压(30%～50%),因此可能对机体并非有益。小剂量芬太尼复合适量丙泊酚可消除气管内插管时反应性颅内压升高。输注丙泊酚时,脑血管对 CO_2 的正常代偿性反应与自动调节功能尚存在。丙泊酚可使脑氧代谢率(cerebral metabolic rate of oxygen,$CMRO_2$)降低36%。若同时吸入0.5%的恩氟烷,丙泊酚仍可使 $CMRO_2$ 降低18%,而乳酸和葡萄糖代谢不变。丙泊酚是否有神经保护作用仍存在争议。在大鼠不完全缺血模型中,致暴发性抑制剂量的丙泊酚与芬太尼相比可显著改善神经系统预后,并减轻脑组织损伤。丙泊酚对急性缺血性损伤也具有同氟烷或硫喷妥钠相同程度的脑保护作用。同输注脂肪乳的清醒对照组相比,缺血性损伤后即刻或1小时后输注镇静浓度的丙泊酚均可显著减少梗死面积。丙泊酚的神经保护作用可能与减轻缺血性损伤对三磷酸腺苷(ATP)、钙、钠和钾的影响,以及抑制脂质过氧化的抗氧化作用有关。不过丙泊酚预处理对局灶性缺血性损伤并无保护作用。另也研究结果认为在脊髓损伤模型中,丙泊酚在损伤后1小时仅能减轻脂质过氧化,而硫喷妥钠还能改善超微结构。儿童应用丙泊酚长时间镇静可引起神经系统后遗症。值得注意的是,用丙泊酚对分离培养的新生大鼠皮质进行处理,3天后胶质细胞和GABA能细胞死亡,但是完整的海马切片用丙泊酚处理7天却无损害。尽管部分研究显示丙泊酚的脑保护作用,且可降低 $CMRO_2$,但由于其对循环系统的抑制性影响,使其用于循环骤停后脑复苏的治疗尚存有顾虑。

丙泊酚能快速使眼内压降低30%～40%,较硫喷妥钠降低眼内压的作用更为明显。因此,可用于预防琥珀胆碱与气管内插管时眼内压升高。丙泊酚引起脑电图爆发性抑制时,动静脉氧含量差的测量结果显示脑组织代谢仍可维持正常的自主调节。

丙泊酚有两种药理作用值得关注,即止吐作用和产生安宁感。丙泊酚可增加伏隔核的多巴胺浓度(常见于药物滥用)。丙泊酚的止吐作用可能与其作用于GABA受体,降低极后区的5-羟色胺水平有关。

若无其他药物影响,对语言指令反应消失的丙泊酚稳态血浆药物浓度(C_{P50})为2.3～3.5μg/ml。丙泊酚防止切皮时体动的 C_{P50} 为16μg/ml。通过增加芬太尼或阿芬太尼血药浓度可显著降低丙泊酚抑制切皮体动的 C_{P50}。小手术术中所需丙泊酚血药浓度(复合66%氧化亚氮)为1.5～4.5μg/ml,大手术为2.5～6μg/ml。血药浓度降至1.6μg/ml以下时通常患者可清醒,而1.2μg/ml以下则可恢复定向力。但是,若血中丙泊酚与效应部位达到平衡,清醒所需血药浓度(2.2μg/ml)则更接近于对语言指令反应消失的血药浓度。年龄也是影响麻醉所需的丙泊酚血药浓度的重要因素之一,通常随年龄的增加而降低。

(三)呼吸系统

诱导剂量的丙泊酚可引起呼吸暂停,发生率和持续时间取决于给药剂量、注射速度和合并用药情况。丙泊酚对呼吸的影响与硫喷妥钠相似,注药后先有瞬间的呼吸急促,多不为人所察觉。然后呼吸呈轻度抑制,呼吸减浅、变慢,潮气量、每分通气量和脉搏氧饱和度(SpO_2)均稍下降。但持续时间很短便可恢复正常的呼吸,一般不用处理。麻醉诱导后有25%～30%患者出现呼吸暂停,若与阿片类药并用,呼吸暂停时间能长达30秒以上,且发生的机会增多,对此应引起重视。即使短小手术如人工流产、内镜检查的麻醉时,亦应备有辅助和控制呼吸的器具和设备。静脉持续输注丙泊酚100μg/(kg·min)时,呼吸频率增加20%,潮气量减少40%,而分钟通气量变化不定。输注速度加倍时(由100μg/(kg·min)增加至200μg/(kg·min),呼吸频率无改变,而潮气量进一步减少。丙泊酚维持麻醉期间,呼吸对 CO_2 的反应减弱,CO_2 反应曲线的斜度下降,丙泊酚输注速度为100μg/(kg·min)时,CO_2 反应曲线降低58%,与1MAC氟烷对 CO_2 反应性抑制程度相近,与短时间输注硫喷妥钠3mg/(kg·min)相似。若输注速度加倍(假设血药浓度也增高一倍),CO_2 反应性仅继续略微减低;而吸入2MAC氟烷时,CO_2 反应曲线继续降低一半。丙泊酚诱导后,随呼吸的抑制,$PaCO_2$ 很快升高,PaO_2 一般下降不明显。

丙泊酚对慢性梗阻性肺疾病患者有支气管扩张作用。但是其扩张支气管作用不如氟烷和氯胺酮。丙泊酚血药浓度较低时可减弱迷走反射引起的支气管收缩,高血药浓度时可减弱乙酰胆碱诱发的支气管收缩。丙泊酚还可能是直接作用于毒蕈碱受体,以及通过产生磷酸肌醇和抑制钙释放从而抑制受体耦联信号转导途径,并最终发挥支气管扩张作用。丙泊酚的支气管扩张作用与其保存剂有关,含有焦亚硫酸盐的丙泊酚不能抑制迷走神经或乙酰胆碱诱发的支气管收缩。

丙泊酚也影响成人呼吸窘迫综合征肺脏的病理生理过程。在脓毒性内毒素血症的动物模型中发现,丙泊酚 10mg/(kg·h)可明显减轻氧自由基介导环氧合酶催化的脂质过氧化过程。此外,PaO_2 及血流动力学也可维持接近基础水平。但在临床,丙泊酚的上述有益作用尚未被证实。治疗范围血药浓度的丙泊酚对小鼠巨噬细胞具有保护作用,能防止一氧化氮所致的细胞凋亡和死亡。

在犬的慢性模型中发现,丙泊酚对基础肺血管张力及肺血流无影响;但若肺血管张力处于增加状态,丙泊酚则可增强血管收缩;若用药物降低血管张力,这一收缩影响消失。丙泊酚还可剂量依赖性地减轻缺氧性肺血管收缩的程度,这一点在胸科手术等单肺通气的麻醉管理中需予以关注。丙泊酚对肺血管张力的影响可能部分是通过一氧化氮和一种细胞色素 P450 代谢物(可能是内皮源性超极化因子,EDHF)抑制乙酰胆碱诱导的肺血管舒张而实现的。

诱导剂量的丙泊酚对喉反射有一定抑制作用,故而由气管内插管引起的喉痉挛很少见;并可降低下鄂肌群的张力,有利于无肌松剂条件下喉罩和气管内导管置入的操作。

(四)心血管系统

关于丙泊酚用于麻醉诱导和维持对心血管系统产生各种影响的相关研究很多。通常诱导剂量的丙泊酚对心血管系统有明显的抑制,特别在快速静脉推注时,可使动脉压显著下降,其发生几率与程度并不亚于硫喷妥钠。静脉注射丙泊酚 2～2.5mg/kg,收缩压下降可达 25%～40%,舒张压与平均动脉压的变化也是这样。动脉压的下降与心排血量、心脏指数、每搏指数和全身血管阻力的减少有密切关系。这是由于丙泊酚引起外周血管扩张与直接心脏抑制的双重作用,且呈剂量与血药浓度依赖性。丙泊酚的血管扩张作用则可能与交感神经抑制及对平滑肌细胞内钙移动直接产生影响有关。与等效量的硫喷妥钠相比,丙泊酚的外周血管扩张作用更为明显,所以其降压的程度也较硫喷妥钠显著。在心脏瓣膜病患者,肺动脉压与肺毛细血管楔压也下降,提示动脉压的下降是由于前负荷与后负荷均降低的缘故。

丙泊酚给予诱导剂量后心率变化不明显,是由于其抑制压力感受器反射,从而减弱了机体对低血压的心动过速反应。随着丙泊酚镇静程度的加深,心脏副交感张力也相应下降。此药对窦房结功能和正常房室传导途径的直接作用很小。丙泊酚可剂量依赖性减弱心率对阿托品的反应性。丙泊酚以 10mg/(kg·h)输注,阿托品累计剂量达 30μg/kg 时仅能使 20%受试者的心率增加 20 次/min 以上;而无丙泊酚时,则为 100%。值得注意的是,有研究发现丙泊酚可抑制房性(室上性)心动过速,因此电生理检查时应避免应用。

在丙泊酚静脉输注麻醉维持阶段,收缩压一般较麻醉前水平低 20%～30%。静脉输注 100μg/(kg·min)时,全身血管阻力明显降低,甚至可达 30%,而心脏指数与每搏指数无改变。若术前给阿片类药、术中复合氧化亚氮,丙泊酚输注速度为 54μg/(kg·min)和 108μg/(kg·min)维持麻醉时,全身血管阻力无明显降低,而心排血量与每搏量减少。这或许是由于丙泊酚抑制交感神经活性与压力感受器反射被减弱的缘故。在高碳酸血症时,交感神经的反应性较易维持,增加丙泊酚输注速度至 108μg/(kg·min),动脉压下降的程度仅稍增加约 10%。由于丙泊酚对心肌的抑制与外周血管扩张作用均为血药浓度依赖性,故连续输注对血压的影响较诱导时单次注射轻微。丙泊酚维持麻醉时心率可增加、减慢或保持不变。心肌血流与心肌氧耗量明显减少,提示心肌整体氧供/需能保持平衡。

丙泊酚对心血管系统的抑制作用与患者年龄和注药速度有关。用同样剂量的老年人可发生严重低血压,而青年人则较轻微。缓慢注射时降压不明显,且发生率减少,但麻醉效果减弱。老年人诱导前先给小剂量芬太尼,应酌情将丙泊酚减量,虽在气管内插管时可有呼吸抑制,但可以减轻丙泊酚对心血管的抑制作用,提高临床使用安全性。

(五)肝肾功能

丙泊酚对肝肾功能无影响,麻醉后肝脏酶(天门冬氨酸转氨酶、丙氨酸转氨酶)和血浆碱性磷酸酶均没有明显变化。除钠离子排泄稍减少外,对肾功能无影响。

(六)其他作用

同硫喷妥钠一样,丙泊酚不增强非去极化和去极化肌肉松弛剂的神经阻滞作用。丙泊酚也不影响诱发肌电图和颤搐张力,但是有报道单用丙泊酚即可提供良好的气管插管条件,与其降低下颚肌群张力的作用特性相关。丙泊酚不诱发恶性高热,故有恶性高热病史或恶性高热易感倾向的患者可以应用。

单次静脉注射或连续输注丙泊酚不影响皮质甾体的合成,也不改变机体对 ACTH 刺激的正常反应,故重复应用对肾上腺皮质功能无影响。

乳剂配方的丙泊酚也不影响肝脏、血液系统以及纤溶功能。但是离体环境中,脂质乳剂本身可减少血小板聚集。还有丙泊酚发生类过敏反应的报道。其中有一部分患者是对丙泊酚而非脂质溶剂发生免疫反应。对丙泊酚发生类过敏反应的患者大部分有变态反应病史。对多种药物过敏的患者应慎用丙泊酚。

小剂量(亚催眠剂量)丙泊酚具有明显的抗呕吐作用。10mg 丙泊酚单次注射可有效治疗术后恶心。丙泊酚还成功用于治疗顽固性术后恶心呕吐。丙泊酚平均血药浓度 0.3～0.4μg/ml 时即具有抗呕吐作用。给予负荷剂量丙泊酚 10～20mg 以后再以 10μg/(kg·min)输注即可达到此血药浓度。乳腺手术用丙泊酚维持麻醉预防术后恶心呕吐效果优于昂丹司琼 4mg 静注。麻醉清醒后抗呕吐的效果仍能继续数小时,对癌症化学药物治疗引起的反应性呕吐也有效。丙泊酚的抗呕吐作用与中枢多巴胺 DA2 受体无关,其确切机制尚不明了,可能与其作用于 GABA 受体,降低极后区的 5-羟色胺水平有关。此外,小剂量丙泊酚可治疗胆汁性瘙痒,还可用于治疗椎管内阿片类引起的瘙痒,疗效与纳洛酮相同,但也有研究未发现丙泊酚具有止痒作用。丙泊酚可剂量依赖性降低血管收缩的体温调节阈值,但不影响出汗阈值。

丙泊酚可降低多形核白细胞趋化性,但不影响其黏附、吞噬及杀伤作用。丙泊酚可抑制多形核白细胞对金黄色葡萄球菌和大肠杆菌的吞噬和杀伤作用。有作者认为这些发现与应用丙泊酚可使全身性严重感染增多密切相关。值得注意的是,在发生上述感染的医院,对打开的丙泊酚安瓿和装有丙泊酚的注射器进行有害微生物培养均呈阳性,故而也不能排除药物污染所产生的影响。因丙泊酚的溶剂脂肪乳是良好的培养基,在使用操作中,应严格遵守无菌操作规程。在丙泊酚制剂中加入依地酸二钠或焦亚硫酸盐可抑制细菌生长。

丙泊酚的药理学特点与其他常用静脉麻醉药的比较见表 26-2。

表 26-2　常用静脉全身麻醉药的主要特点($\bar{X}$±SD)

	丙泊酚	硫喷妥钠	氯胺酮	依托咪酯
理化性质				
水溶性	−	+	+	+
溶液稳定	+	−	+	+
保存期长	+	−	+	+
注射痛	++	−	−	++
静脉血栓少	−	+	+	−
药效学				
快速起效	+	+	−	+
诱导期				
兴奋	+	−	+	+++
呼吸合并症	+	−	−	−
呼吸抑制	++	++	+	−
循环抑制	++	+	−	+
镇痛	−	−	++	−
抗镇痛	−	+	−	?
与肌松药作用	−	−	−	−
术后呕吐	−	−	++	+
苏醒期谵妄	−	−	++	+
药代学				
苏醒原因				
再分布	+	+	+	+
代谢	+			+
蓄积	−	++	−	−
$T_{1/2}\beta$(h)	4～7	11.6±6.0	2.5～2.8	2.9～5.3
Cl(ml/(kg·min))	20～30	3.4±0.5[cle]	12～17	18～25
Vdss(L/kg)	2～10	2.5±1.0	3.1	2.5～4.5

Vdss 稳态分布容称(volume of distribution at steady state)
$t_{1/2}\beta$ 消除半衰期(elimination half-life)
Cl 清除率(clearance)
Cle 消除清除率(elimination clearance)

五、临床应用

(一) 麻醉诱导

丙泊酚是目前临床最为常用的麻醉诱导用药,也常用于麻醉维持。丙泊酚的诱导剂量为 1～2.5mg/kg。决定诱导剂量的因素包括年龄、瘦体重和血容量等;另外,术前用药也是至关重要的决定因素。在之前未使用可增强丙泊酚药理作用药物的成人患者，丙泊酚的 ED_{95} 为 2～2.5mg/kg；而在丙泊酚之前使用了苯二氮䓬类药或阿片类药者，由于药物之间的协同作用，丙泊酚的诱导剂量可大为减少。如 0.02～0.04mg/kg 的咪达唑仑，可使丙泊酚的麻醉诱导剂量降低 50%～65%。按公斤体重计算，小儿及儿童的麻醉诱导所需量高于成人，而且不同年龄段间也存有差异，一般来说，其 ED_{95} 为 2～3mg/kg。为避免血药浓度快速升高对循环的抑制，尽量减少低血压的发生率，对于一般情况差、循环不稳定或心脏外科患者，除在容许范围内给予充分的容量负荷外，丙泊酚的使用应强调缓慢、分次、小剂量给药(10～30mg 或输注)直至患者意识消失。如采用计算机辅助靶控输注(TCI)模式进行诱导，在这类患者还是推荐使用血浆靶浓度控制模式；如采用靶位浓度控制模式，则应选择梯度递增的方式，初浓度可设为 1.0μg/ml 或 1.5μg/ml，然后再以 0.5μg/ml 为梯度，逐渐增加浓度，直至意识消失。将丙泊酚稀释至 0.5mg/ml 行静脉推注，也可减轻诱导时血流动力学的波动。

（二）麻醉维持

丙泊酚静脉持续注射维持麻醉，是目前国内较为常用的麻醉维持方法之一。由于丙泊酚缺乏镇痛作用，故多需复合其他药物使用，包括阿片类药物(芬太尼、苏芬太尼、阿芬太尼及瑞芬太尼等)、氧化亚氮、挥发性吸入麻醉药等。持续静脉注射的模式可采用微量泵持续推注或连续静脉滴注。在短小手术也可在麻醉诱导后间断静脉推注维持麻醉。连续输注或滴注时，如未复合或只少量复合其他药物，其维持剂量一般为 100～200μg/(kg·min)，需根据手术刺激反应随时调整注药速度；采用 TCI 模式时，靶浓度应在 3～6μg/ml。如复合其他麻醉药物，丙泊酚的维持剂量应根据复合药物的种类、剂量等酌情减少，可至 50～150μg/(kg·min)或 2～4μg/ml。

单纯使用丙泊酚麻醉时，麻醉后苏醒很快，而且定向力恢复较完全。但需注意，复合其他药物时，会在不同程度影响其恢复期特点的体现。已如前述，由于丙泊酚具有抗呕吐作用，其麻醉后恶心、呕吐发生率显著减少。如丙泊酚复合阿片类药物全凭静脉麻醉与异氟烷麻醉相比，术后 72 小时恶心呕吐发生率可降低 15%～20%。

丙泊酚静脉麻醉用于短小的体表手术、介入治疗时，由于其具有的苏醒快、恶心呕吐发生率低等特点，优势尤其明显。加之其定向力恢复完全而迅速，目前已成为门诊各项无痛诊疗技术的首选麻醉药物。需注意的是，在某些疼痛刺激偏强的诊疗中，复合适量阿片等镇痛药物，可获得更加满意的临床效果和循环稳定。丙泊酚应用后貌似简单的临床过程，使得许多人轻视了它管理的难度和风险。某些国家已通过相应的法规，同意非麻醉医生的医务人员在临床应用丙泊酚。在我国，目前仍仅限于麻醉医生应用此药物。而且在诸多特殊人群，如有睡眠呼吸暂停综合征的患者，即使是进行类似无痛胃肠镜检查等简单的操作，对丙泊酚应用中可能出现的种种风险和相应处理措施，均应进行系统而良好的培训，制定相应的预案。

心脏手术亦可应用丙泊酚进行麻醉诱导和维持麻醉。诱导时需减少剂量并缓慢注射；麻醉维持中，输注速度可在 50～200μg/(kg·min)范围内逐渐调节，并复合阿片类药物。良好的用药方法可使其与其他的药物组合一样获得满意的血流动力学稳定效果。文献显示[4]，丙泊酚/阿片类药物复合麻醉在血流动力学可控性和缺血性事件发生率上，与其他以阿片类药物为主的麻醉相类似。在类似心脏疾患等循环功能不稳定的患者，如使用丙泊酚作为主要的麻醉维持用药，推荐应用麻醉/镇静深度监测。因在此类患者，临床上往往以降低丙泊酚的使用速率或浓度为代价，以获得循环功能的稳定。这有时就使得麻醉/镇静的深度偏浅而达不到充分的遗忘。而适当的麻醉/镇静深度监测，如应用脑电双频谱指数(Bispectral Index，BIS)监测，可指导调控丙泊酚的用药量和用药速率，以达到满意而恰当的临床麻醉/镇静深度，避免麻醉偏浅导致的术中知晓和麻醉偏深带来的循环功能抑制。

（三）镇静

丙泊酚镇静广泛应用于重症监护室(ICU)患者的机械通气。连续输注丙泊酚镇静，镇静深度易于调节，一般输注达 30μg/(kg·min)以上便能使记忆消失。而且无论输注时间长短，停药后苏醒迅速。有报道在 ICU 用丙泊酚镇静 4 天的患者仅需 10 分钟即可恢复意识。在镇静 1 天和镇静 4 天的患者，不仅其镇静所需丙泊酚血药浓度相近，而且苏醒时的血药浓度也相近；另外，其苏醒速度和血药浓度下降速度均相似。这些均提示机体未出现丙泊酚的蓄积和耐受。与单纯应用咪达唑仑行 ICU 患者镇静相比，丙泊酚苏醒更快、可控性更强，有利于按需早期拔除气管内导管及恢复呼吸道的保护性反射。在 ICU 较长期的镇静中，也有建议将小量咪达唑仑与丙泊酚联合使用，这样即可进一步降低丙泊酚的使用剂量,减少某些不良反应的发生率,又可保留单纯丙泊酚镇静所具有的诸多优点。

丙泊酚镇静较多地应用于手术患者的局部麻醉、神经阻滞麻醉以及椎管内麻醉等,其所需输注速度为 30～60μg/(kg·min);靶控输注时,其所需靶浓度为 11～3μg/ml,仅为全身麻醉所需速率或浓度的 1/2 或更少。老年患者(超过 65 岁)和病情较重患者所需输注速度显著降低,应按个体化原则调节输注速度。丙泊酚也可用于手术后患者自控镇静,但用于心脏或其他大手术后,以及老年人术后镇静,丙泊酚的剂量应酌减。

六、不良反应和禁忌证

(一) 低血压

较常见于麻醉诱导时,麻醉诱导前合用阿片类药物、循环容量不充分以及用药速度过快等,均易诱使低血压的出现。故小剂量缓慢给药、补足循环血量均可减轻动脉压的下降程度。

(二) 呼吸暂停

诱导剂量的丙泊酚可引起呼吸暂停,报道的呼吸暂停发生率为 25%～30%。发生率和持续时间取决于给药剂量、注射速度和合并用药情况。合用阿片类药物可明显增加呼吸暂停的发生率,并可延长呼吸暂停的时间,使呼吸暂停长达 30～60 秒以上。这一点在丙泊酚复合阿片类药物用于无痛诊疗技术中尤应予以注意,用药前充分吸氧以使机体达到充分氧合可增强机体对呼吸暂停的耐受。短暂的呼吸暂停后,机体可恢复正常的呼吸状态。但需注意上呼吸道通常情况,及时纠正舌根后坠导致的呼吸道梗阻。

(三) 静脉刺激致注射痛甚或血栓性静脉炎

注射痛尤见于小静脉,发生率较依托咪酯低或相同,但比硫喷妥钠高。选用较粗的静脉、预先注射利多卡因或芬太尼,以及在丙泊酚药液中加入利多卡因均可减少注射疼痛的发生。不过后一措施可能会影响制剂的稳定性。新近上市的以中长链三酰甘油丙泊酚注射液也可大大降低注射痛的发生。丙泊酚误入动脉或血管外不会造成肢体坏死或组织损伤。

(四) 肌阵挛

发生率高于硫喷妥钠,但低于依托咪酯。极个别患者可出现惊厥发作,尽管丙泊酚也具有抗惊厥作用。

(五) 过敏反应

尽管极其少见,但目前临床所用丙泊酚制剂存在过敏反应,包括对乳剂过敏和对丙泊酚本身过敏。在有对其他药物或物质过敏病史的患者,应用丙泊酚时更需谨慎观察,及时防治可能出现的过敏反应。对丙泊酚注射液有过敏史者,为其禁忌证。

(六) 丙泊酚输注综合征(**propofol infusion syndrome**)

是其极为罕见的不良反应,但可危及生命。1992 年有几例儿童因上呼吸道感染行机械通气时应用丙泊酚镇静发生死亡的报道,定义为丙泊酚输注综合征,之后在成年危重患者及超级病态肥胖患者也有报道。多发生于丙泊酚输注速度超过 80μg/(kg·min),并且输注时间超过 48 小时的患者。临床表现主要为心肌病伴急性心功能衰竭,同时伴有代谢性酸中毒、骨骼肌病、高钾血症、肝大和脂血症等某项或全部症状。现有证据表明该综合征可能是由于游离脂肪酸进入线粒体过程受抑制以及线粒体呼吸链功能障碍引起游离脂肪酸代谢障碍所致。

第 3 节　巴比妥类药

一、历　　史

巴比妥类药(barbiturates),特别是硫喷妥钠,曾经是最常用的静脉麻醉药。Fischer 与 von Mering 于 1903 年合成了第一个具有镇静作用的巴比妥类药——二乙基巴比妥酸(diethylbarbituric acid),其作为口服镇静剂,作用时间长,在临床得以应用。此后近 30 年间,陆续出现了许多催眠性巴比妥类药,包括数种可静脉注射用药物,但均因各种缺陷,限制了它们在临床的广泛应用。

巴比妥类静脉麻醉药的实际临床应用始于 1932 年,Weese 和 Scharpff 将环己巴比妥钠(sodium hexobarbital)作为静脉麻醉药应用于临床。此药尽管有兴奋性副作用,但起效快、持续时间短的优势使其在临床占据一席之地。同年合成硫喷妥钠(sodium pentothal)后,在 1934 年由 Water 和 Lundy 首次临床应用。由于硫喷妥钠起效迅速,作用时间短，而且无环己巴比妥钠的兴奋作用，作为静脉麻醉药物，临床应用逐渐得以推广。在临床应用初期，由于对其临床药理学特性缺乏充分认识，低血压、苏醒延迟等不良反应的发生率极高，并多有死亡病例出现，一度被称为“安乐死的理想方法”。随着对其药代动力学的进一步了解，特别是在20世纪60年代，Brodie和Price等人证实，长时间静脉输注巴比妥类药物后药物再分布是导致患者苏醒延迟的主要原因，临床逐步改良硫喷妥钠的使用方法，扬长避短，使其逐渐成为了所谓“经典静脉麻醉药物”。数十年来，人们虽不断寻找新的巴比妥类药，合成了许多其他巴比妥类衍生物，但临床上无一能超过硫喷妥钠。目前临床应用的巴比妥类药物，根据单次应用后起效时间和作用持续时间，可分为四类：①超短效类：硫喷妥钠、甲己炔巴比妥钠、硫戊巴比妥钠；②短效类：戊巴比妥钠、司可巴比妥钠、环己巴比妥钠；③中效类：异戊巴比妥钠、烯丙异丙巴比妥钠、仲丁巴比妥钠；④长效类：巴比妥钠、苯巴比妥钠、甲苯比妥钠。需强调的是，所谓超短效药，是此类药物由于再分布使脑内浓度下降，患者清醒。但其后续药物作用的消退，则依赖药物自体内的清除。而这些药物的代谢和清除时间并不亚于长效巴比妥类，故会出现较长时间的嗜睡，精神运动功能恢复也较慢。故称其为速效或超速效药物更为合适。这一点，在临床应用时需予以关注。目前，四类药物中，仅有硫喷妥钠、甲己炔巴比妥钠和硫戊巴比妥钠这些超短效类药物作为静脉麻醉药用于麻醉诱导。尽管在我国随着丙泊酚等新型静脉麻醉药的出现，硫喷妥钠逐渐淡出人们的视线，而甲己炔巴比妥钠和硫戊巴比妥钠尚未在国内临床应用，但在北美等地，由于良好的性价比，硫喷妥钠仍为临床非常常用的麻醉诱导用药。本节将以硫喷妥钠为主线，介绍巴比妥类药物的临床药理。

二、理化性质

（一）构效关系

巴比妥类药是巴比妥酸具有催眠作用的衍生物，巴比妥酸是由丙二酸与脲缩合而成（图26-2），它本身并无催眠作用。但第5位碳（C5）上的两个氢原子、第1位氮（N1）上的氢原子或第2位碳（C2）上的氧原子被替代后便具有催眠及麻醉作用。C5上侧链的长度对其作用时间与作用强度有相当影响。

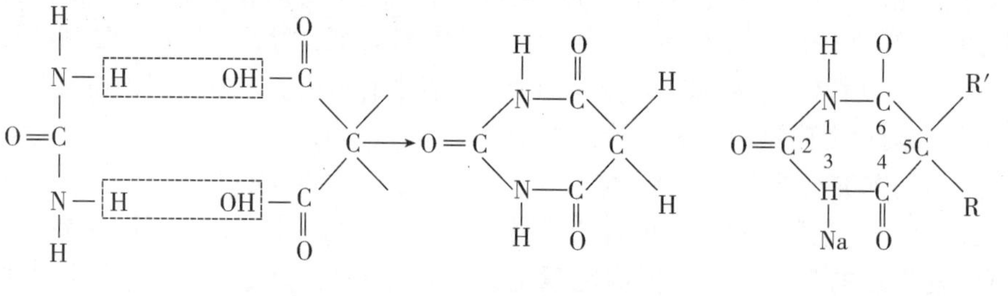

脲　+　丙二酸 ——→ 巴比妥酸 $+2H_2O$　　巴比妥酸盐类药物

图26-2　巴比妥酸与巴比妥酸盐类药物

巴比妥类药根据N1和C2的取代基不同，分为四类：①羟基巴比妥类，又称为氧合巴比妥类，氢原子位于N1端，氧原子位于C2，特点是起效慢、作用持久；②硫代巴比妥类，氢原子位于N1端，硫原子位于C2，脂溶性增高，起效加快，时效缩短，如硫喷妥钠和硫戊巴比妥钠；③甲基代羟基巴比妥类，甲基位于N1端，氧原子位于C2，起效更快，时效更短，但产生兴奋现象，如甲己炔巴比妥；④甲基硫代巴比妥类，甲基位于N1端，硫原子位于C2，具有明显的兴奋作用，未能在临床推广应用，如甲基硫丁巴比妥钠。上述化学结构式与药效学的关系见表26-3。

表26-3　巴比妥类静脉全麻药的化学结构与药效的关系

化学分类	1位	2位	药效特点
甲基代巴比妥酸盐	CH_3	O	快速起效，苏醒亦很快，不自主运动发生率较高
硫代巴比妥酸盐	H	S	快速起效，入睡平稳，苏醒亦相当快
甲基硫代巴比妥酸盐	CH_3	S	起效与苏醒均很快，但不自主运动发生率很高，以至难以在临床上应用

C5 上的氢原子被羟基或芳香基(即 R 和 R′)替代后形成多种催眠药或麻醉药。在一定限度内,此侧链之一的碳原子数增加时,麻醉效能亦增强,但在体内的稳定性亦降低,作用时间缩短。硫喷妥钠、硫戊巴比妥与戊巴比妥的一个侧链的碳原子数均为 5,其麻醉效能无明显差别。甲己炔巴比妥的一个侧链的碳原子数为 6,麻醉效能显著增强,约为硫喷妥钠的 2 ~3 倍,但作用时间较硫喷妥钠短一半。

C5 上的两个侧链应有明显的不同,否则催眠效能降低,作用时间延长。其中一个侧链应简短,两个侧链的碳原子总数以 4 ~8 个为宜,过多将失去催眠作用,容易出现惊厥反应。侧链中有分支或不饱和键时,麻醉效能增加,作用时间缩短。

立体异构现象对构效关系有密切的影响,许多巴比妥类药物在巴比妥环的 C5 上附着二个不对称的含碳侧链。硫喷妥钠、硫戊巴比妥钠和戊巴比妥的左旋与右旋异构体,尽管进入中枢神经系统的速度相似,但前者较后者的作用强两倍。市售上述药物均为外消旋合剂。

现将硫代巴比妥、甲基代羟基巴比妥和甲基硫代巴比妥三类共 7 种药,按其化学结构及元素替代关系列于表 26-4。

表 26-4　巴比妥类静脉全麻药的化学分类和结构

药物名称	化学分类	1 位	2 位	5R 位	5R′位
硫喷妥钠 (thiopental)	硫代巴比妥酸盐	H	S	$CH_3—CH_2—$	$—CH(CH_3)—CH_2—CH_2—CH_3$
硫戊巴比妥钠 (thiamylal)	硫代巴比妥酸盐	H	S	$CH_2═CH—CH_2—$	$—CH(CH_3)—CH_2—CH_2—CH_3$
丁硫巴比妥钠 (buthalital)	硫代巴比妥酸盐	H	S	$CH_2═CH—CH_2—$	$—CH_2—CH(CH_3)_2$
硫烯丙巴比妥钠 (thialbarbital)	硫代巴比妥酸盐	H	S	$CH_2═CH—CH_2—$	$—C{=}CH—CH_2—CH_2—CH_2—CH_2—$(环)
甲硫硫比妥钠 (methitural)	硫代巴比妥酸盐	H	S	$CH_3—S—CH_2—CH_2—$	$—CH(CH_3)—CH_2—CH_2—CH_3$
甲己炔巴比妥钠 (methohexital)	甲基代羟基巴比妥酸盐	CH_3	O	$CH_2═CH—CH_2—$	$—CH—C≡C—C_2H_5$
环己巴比妥钠 (hexobarbital)	甲基代羟基巴比妥酸盐	CH_3	O	$CH_3—$	$—C{=}CH—CH_2—CH_2—CH_2—CH_2—$(环)
甲基硫丁巴比妥钠 (methylthiobutabarbital)	甲基硫代巴比妥酸盐	CH_3	S	$CH_3—CH_2—$	$—CH_2—CH_2—CH_3$

(二) 化学性质与制剂

目前,巴比妥类药中用于静脉麻醉/静脉麻醉诱导主要有硫喷妥钠,甲己炔巴比妥钠与硫戊巴比妥钠也尚有应用。其制剂均为相应巴比妥酸的钠盐,加入 6%(W/W)无水碳酸钠作为缓冲剂。使用前用 0.9% 氯化钠或注射用水配制成 2.5% 硫喷妥钠、2% 硫戊巴比妥钠或 1% 甲己炔巴比妥钠。缓冲剂的作用是在大气的环境下保持巴比妥酸盐溶液为适当的碱性(pH 10 ~11),碱性可防止药物产生游离酸而沉淀。所以制剂不能用乳酸钠林格注射液稀释,也不能与酸性溶液如诱导时常用的泮库溴铵、维库溴铵、阿曲库铵、阿芬太尼、苏芬太尼与咪达唑仑等相混合。在注入硫喷妥钠后,如自同一静脉再注入肌松药,需间隔 30 秒,方可避免发生沉淀。

此类药最为常用的硫喷妥钠(thiopental sodium 或 thiopentone sodium,商品名 Pentothal sodium),属硫代巴比妥类药物,其化学名称为乙基(1-甲基丁基)硫代巴比妥钠盐[5-ethyl-5-(1-methylbuty1)-2-thiobarbituric sodium],为淡黄色、非结晶粉末,味苦,有硫臭气味;可溶于水,2.5% ~5% 水溶液的 pH 值为 10.6 ~10.8,呈强碱性;2.8% 水溶液为等渗;安瓿内充以氮气,以避免吸收 CO_2 形成游离酸。水溶液不稳定，一般可保存24～48小时，但在冷藏条件下可保存1周。此药具有一定的杀菌与抑菌作用，可能与其pH值较高有关。

三、药代动力学

（一）分布与清除

巴比妥类药的药代动力学可用生理模型和房室模型描述，近年来后者较受推崇。在生理模型中，巴比妥钠先与中央血容量混合，然后迅速分布至血流灌注丰富但容积小的组织（如脑组织），接着缓慢再分布至低脂肪组织（肌肉），此时诱导剂量的药效消失。在这一模型中，由于脂肪组织灌注率很低以及药物清除缓慢，因此巴比妥类药的脂肪组织的摄取和代谢清除对其诱导剂量药效的消失作用不大。在房室模型中，单次诱导剂量的硫喷妥钠和甲己炔巴比妥钠也是通过快速再分布而使药效消失，但此模型更可用来解释连续输注硫喷妥钠时苏醒延迟的原因，即药效的消失主要取决于药物被脂肪组织缓慢摄取以及再释放后通过肝脏代谢或清除的过程。长时间输注巴比妥类药时，使用非线性米氏（Michaelis-Menten）方程来计算其药代动力学最为接近。

$$消除速率=V_{max}\times C/(Km+C)$$

其中，V_{max}为最大清除率，单位是：浓度/时间；C是药物浓度；Km是米氏常数，相当于最大清除速率下降一半时的药物浓度。

当大剂量或长时间静脉输注硫喷妥钠，其血药浓度达到或超过Km时，消除速率主要取决于机体对药物的代谢能力，而不取决于血药浓度，属于0级方程。而当硫喷妥钠血药浓度低于Km时，米氏方程可用一级方程描述，即消除速率与硫喷妥钠血药浓度成正比。长期输注硫喷妥钠时，Km的个体间差异较大，但多数在50μg/ml。

硫喷妥钠静脉注射后经过一次臂-脑循环时间（约10秒），便能发挥作用。这是因此药具有很高的脂溶性，与中枢神经系统有特殊的亲和力，且脑血流丰富的缘故。由于此药脂/血分配系数很高，且很少离子化，故易于透过血脑屏障，作用于中枢神经系统。

硫喷妥钠在体内的分布，大致分成三个阶段。静脉注射后很快与中心静脉血混合，首先到达血流灌注丰富的内脏器官。注药1分钟，55%（亦有报道90%）的药物便已进入只占总体重6%的脑、心、肝、肾等组织，28%进入肌肉等组织，脂肪吸收5%，而血浆只剩留12%。药物在体内的分布系借助于血流和在组织中的分子扩散作用。这与组织血流灌注程度、药物亲和力以及药物在血液和组织中的浓度差有密切关系。血液灌流量多而组织容量低的脑组织很快与血中高浓度的硫喷妥钠达到平衡，于是进入麻醉状态。第二阶段，药物由于浓度差，经血流再分布于血流灌注少而缓慢，但组织容量大的肌肉、结缔组织、骨骼和皮肤内，使脑中药物浓度迅速减少。注药后半小时，只有5%的药物存留于脑等内脏器官，脂肪的含量升高至18%，而肌肉等组织内高达75%～80%。这一再分布过程使约80%的药物由内脏器官转移到肌肉等组织。其速度很快，以致脑内浓度峰值仅能维持5分钟，20分钟时脑内仅剩1/10，30分钟时，脑内浓度峰值的96%已转移出去。肌肉中浓度达高峰时，脑内浓度已显著降低，于是患者很快苏醒。所谓“超短作用时间”，并非因其在体内迅速破坏或排泄的关系，而是由于再分布的结果，故将硫喷妥钠等称为速效巴比妥类药较为确切。第三阶段为脂肪摄取。脂肪组织血流贫乏，开始时分布极少。药物由内脏器官向肌肉转移时，其含量也随之增多，约在2.5～6小时浓度达峰值，这时肌肉中浓度反而显著降低。约历8小时，体内达平衡时，脂肪含60%，内脏含4%，除已代谢外，其余在肌肉等组织内。硫喷妥钠的亲脂性虽很强，但脂肪的血流灌注少，故其含药量在初期并不多，直到中枢神经系统药效减弱时才逐渐升高。储存在脂肪中的硫喷妥钠再缓慢释放出来，使患者苏醒后又有较长时间的睡眠。由此可知，脂肪丰富的患者，麻醉后期体内蓄积量多。在计算硫喷妥钠诱导量时，肥胖者应与同龄正常体重者相同，而不应绝对按体重计算，否则会导致脑和呼吸、循环系统的严重抑制。低血容量的患者，药物在血浆内稀释程度低，又因肌肉血管代偿性收缩，故进入脑内药物浓度高，且向肌肉转移减慢，于是对脑和心脏的抑制加重，故这类患者应限量慎用硫喷妥钠。此药在体内的分布和再分布情况参见图26-3。

采用间断注射或持续静脉滴注硫喷妥钠时，在体内的分布状况与单次静脉注射完全不同。硫喷妥钠在血液、脑和其他器官内的浓度很易达到平衡，却难以从脑和血液内移出。这种变化导致消除减慢，消除半衰期明显延长，所以硫喷妥钠连续滴注时容易过量，且苏醒会显著延迟。硫喷妥钠的静脉输注

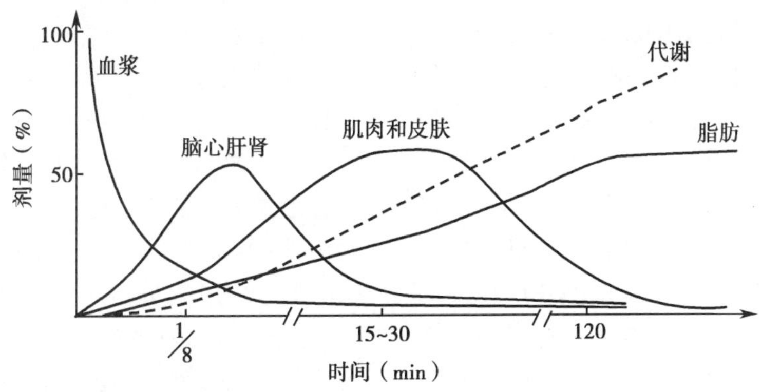

图 26-3　硫喷妥钠在体内的分布

时量相关半衰期自输注开始就随输注时间而迅速延长。在持续输注剂量达 477 ~600mg/kg 时，其可延长至 16 ~30 小时。前述应用米氏方程计算硫喷妥钠的清除速率也显示，硫喷妥钠在高血药浓度时，表现为 0 级方程消除。这些均提示，该药不适用于需要维持较高血药浓度的长时间输注。也即硫喷妥钠非静脉持续输注（包括 TCI）静脉麻醉的合适选择。

硫喷妥钠进入血液循环后，约 72% ~86% 与血浆蛋白（主要是白蛋白）疏松结合而暂时失去活性。硫喷妥钠与血浆蛋白的结合直接影响其在体内的分布。结合的数量减少，游离者便增多，使药物弥散加快，加速体内分布，促使脑和心肌内的药物浓度升高，导致硫喷妥钠的作用加强，时效延长。硫喷妥钠的结合率受许多因素的影响：在药物相互作用方面，磺胺异恶唑（sulfafurazole）与蛋白结合能力很强，可与硫喷妥钠竞争，使后者的结合减少，麻醉作用增强。鼠试验发现静脉注射大剂量阿司匹林或保泰松，可使硫喷妥钠麻醉渐苏醒的动物再次入睡，也和竞争性替换硫喷妥钠与白蛋白的结合有关。结合率还受某些疾病的影响，例如在贫血、营养不良和血浆蛋白低的患者游离部分增加。肝硬化和尿毒症的患者游离部分可由正常人的 28% 分别升高至 53% 和 55%。尿毒症患者主要是由于低蛋白血症，加之含氮的代谢产物竞争性地抑制硫喷妥钠与蛋白结合；而肝硬化患者则是由于低蛋白血症而使结合的硫喷妥钠减少。所以在这两类患者透过脑组织的硫喷妥钠数量增多，药物的消除和排泄减慢。此种患者对硫喷妥钠特别敏感，作用时间较长，麻醉程度亦较深。临床研究报道，硫喷妥钠血浆浓度为 39 ~42μg/ml，其中游离浓度 5.9 ~6.3μg/ml 时，能使角膜反射和疼痛反应消失，进入麻醉状态。此药与血浆蛋白的结合还受血液 pH 值的影响。二氧化碳蓄积使 pH 值下降时，结合的硫喷妥钠增多，血浆药物浓度降低，因而麻醉效果减弱，时效缩短；过度通气使 pH 值升高时，麻醉效果增强，时效延长。但在酸中毒时脑的含量增加，从而使麻醉加深。

硫喷妥钠在体内的分布还与解离的程度密切相关。药物呈离子状态后便不能通过细胞膜发挥作用。在正常的血液 pH 7.4 时，61% 是非解离型，如果未与蛋白结合，便可通过血脑屏障。由于此药的 pKa7.6 接近生理 pH，所以酸中毒时解离程度减少，进入脑组织的药物增多；碱中毒时则恰相反。因此，酸中毒将使硫喷妥钠麻醉加深，而碱中毒时减浅，这种现象在代谢性酸中毒时较呼吸性酸中毒时更为明显。

使用硫喷妥钠可以产生快速耐受性。耐受性的发生早于酶的诱导。硫喷妥钠初次作用于脑以后，即能迅速产生适应现象，需给较大剂量才能维持原麻醉深度。有报道显示硫喷妥钠产生最大耐药性时，用量增加 6 倍之多，这个剂量至少比酶诱导作用增加的用量高出两倍。临床还可见一现象：麻醉诱导的剂量越大，注射的速度越快，患者苏醒时的药物水平越高，也就是说，同等剂量的药物，快速注射较慢速注射时苏醒的快。但这并不是由于机体产生了药物的耐受性，而是脑组织与外周药物分布不一致所致。巴比妥类药用于镇静和催眠时，较抗惊厥等作用易于产生耐药性。其降低氧耗和降低代谢的作用也可产生耐药性，硫喷妥钠第一次给药后降低氧耗的作用较同量追加剂量明显。上述现象说明血浆药物水平并不是影响麻醉深度的唯一因素。事实上，血药浓度与脑电图所反映的麻醉深度也并不一致。临床上尽管硫喷妥钠的用量与体重有一定的关系，但不宜将体重作为掌握药量的唯一标准。应考虑病情、注速、患者对药物的反应和快速耐受性等因素选择用药剂量。

硫喷妥钠与甲己炔巴比妥钠药代学参数的比较见表 26-5。此表显示此两药的中央室分布容积(Vc)超过血管内容量。因其起效甚快,故脑可能是 Vc 的一部分。由于药物从较小的 Vc 再分布到较大的总表观分布容积 Vdss,从而药效消退,说明机体其他组织能广泛摄取。硫喷妥钠的清除率和肝摄取率低系因与蛋白广泛结合所致。尽管甲己炔巴比妥的蛋白结合率也较高,但其肝摄取率与清除率却高于硫喷妥钠。由于消除半衰期与分布容积直接相关,而与清除率的关系相反,两药消除半衰期的差异,系与不同的清除率所致。两药的清除率有三倍之差,但均属超短效巴比妥类药,说明是再分布是而非清除率是时效短的主要原因。在重复注射或连续静脉滴注时,组织与血液中很易达到平衡,再分布失去作用,而依赖药物的清除方可消除其作用。故两药中,清除率低的硫喷妥钠的药物作用时间延长更为显著。而甲己炔巴比妥钠的清除率为硫喷妥钠的三倍之多,外周组织需较长时间才能发生蓄积和饱和,加之较快的清除速度,用于麻醉维持优于硫喷妥钠。

表 26-5 硫喷妥钠与甲己炔巴比妥钠的药代学参数($\bar{X}$±SD)

	硫喷妥钠	甲己炔巴比妥钠
剂量(mg/kg)	6.7±0.7	2.4±0.4
分布半衰期($t_{1/2}\alpha$,分)		
快速相	8.5±6.1	5.6±2.7
慢速相	62.7±30.4	58.3±24.6
消除半衰期($t_{1/2}\beta$,小时)	11.6±6.0	3.9±2.1
清除率[Cl,ml/(kg·min)]	3.4±0.5	10.9±3.0
分布容积(L/kg)		
中央室(Vc)	0.38±0.10	0.35±0.10
稳态(Vdss)	2.5±1.0	2.2±0.7

估计肝摄取率:硫喷妥钠 0.15,甲己炔巴比妥钠 0.50

药物分布的参数相比较,硫喷妥钠与甲己炔巴比妥钠无太大差异,因此,单次注射后,两者的清醒时间相近。但由于后者的整体清除速率明显快,使得其单次用药后,精神运动能力的恢复也相对早而完全。临床有选择应用甲己炔巴比妥钠完成门诊麻醉,但由于其中枢的药物残余作用仍可持续近一天,因此逐渐为丙泊酚所取代。

(二)代谢与排泄

巴比妥类在体内主要经两种方式消除,一种是经肝脏转化为无活性水溶性代谢产物经肾排出,另一种是以原型由肾排出。短效和超短效类药物多以前一种方式消除,而中效和长效药物中,部分是以后一种形式为主消除。巴比妥类药的生物转化分为四个步骤:①C5 位芳香基、烷基或部分苯基的氧化;②氮原子位脱烷基;③硫代巴比妥盐类在 C2 位脱硫基;④巴比妥酸环的破坏。最重要的途径是氧化,可生成有极性(带电荷)的醇类、酮类、苯酚或羧酸。这些代谢产物可从尿中排出,或者与葡萄糖醛酸结合后经胆汁排泄。肝脏氧化能力极强,并有相当量的储备。故仅在肝功能受到严重损害时,巴比妥类药物才会因代谢降低而使作用延长。能诱导氧化微粒体酶的药物可增强巴比妥类药物的代谢。长时间服用巴比妥类药物也可诱导此酶。

除微量(0.3%)通过肾脏原型排泄外,硫喷妥钠绝大部分在肝内被微粒体酶所代谢。硫喷妥钠肝脏摄取率为 0.08~0.20,提示经血液流经肝脏的药物,只有 8%~20% 的比率被肝脏代谢。机体总清除率为 1.6~4.3ml/(kg·min)。其代谢过程是,首先 C5 的烃基侧链(甲基丁基根)氧化,形成硫喷妥羧酸(thiopental carboxylic acid),但保留硫代巴比妥酸盐的结构,然后脱硫形成戊巴比妥,最后巴比妥酸环破裂。此过程较为缓慢,一般每小时仅有 10%~15% 分解,消除半衰期为 11.6 小时。硫喷妥钠经肝脏清除的特点是摄取率较低,并依赖肝脏酶的活性。但在肝硬化的患者,血浆硫喷妥钠清除率与正常人之间差异不显著,单次给药后作用时间也无明显延长,提示肝脏氧化功能尚处于可满足其代谢需要的水平。硫喷妥钠麻醉后,尿中和血浆中戊巴比妥的存留时间至少较注射等克分子量的戊巴比妥长 2 倍。硫喷妥钠麻醉后,神志完全恢复至少需 8 小时,24 小时内不能作驾车等精细动作。其代谢产物经肾脏和消化道排泄,一般需 6~7 小时,仅较长效的巴比妥类略短。

甲己炔巴比妥钠较硫喷妥钠脂溶性低,血浆药物比率相对高,经肝脏代谢,生成无活性产物—羟基甲己炔巴比妥钠,而经原型排泄的甲己炔巴比妥钠不足 1%。如表 26-5 所示,甲己炔巴比妥钠在分布半衰期、中央室容积(Vc)和稳态分布容积(Vdss)均与硫喷妥钠相近,蛋白结合率也类似,但由于甲己炔巴比妥钠的肝摄取率为 0.5,也即流经肝脏的药物,有近 50% 被摄取代谢;此摄取率远远高于硫喷妥钠

(0.15%),所以其清除速率较后者快三倍之多。体现在消除半衰期上,甲己炔巴比妥钠约为4小时,而硫喷妥钠可长达三倍时间,为12小时。

(三) 影响用药剂量的因素

硫喷妥钠诱导量的个体差异,多是由于药物的药效动力学和初期分布发生变化所致,而与稳态分布容积、清除率和清除半衰期的变化关系不大。

1. 年龄　年龄对硫喷妥钠诱导量有显著影响,年老者用药量少于年轻人。事实上,老年人的药效学并没有改变,但随着年龄的增长,硫喷妥钠分布的初期容积减少,使药物的稀释程度降低,导致血浆药物浓度升高,从而药效增强。而小儿的诱导剂量大于成年人则较难单纯用药代动力学解释,可能与小儿脑对硫喷妥钠的敏感性较低有关。

2. 性别　性别对诱导剂量的影响要小于年龄因素或其他病理因素。女性的诱导量小于男性,主要原因为女性的瘦体重相对较低,使得药物迅速分布的容积减少,药物血浆浓度因而偏高所致。

3. 肥胖　已如前述,因肥胖患者的中央分布容积与正常同龄人类似,在计算硫喷妥钠诱导量时,应与同龄正常体重者相同,而不应绝对按体重计算,否则会导致脑和呼吸、循环系统的严重抑制。由于肥胖患者的稳态分布容积较大,而总药物清除率按体重计算则无明显差异,故消除半衰期(27.8小时)显著长于正常体重者(6.3小时),使其作用时效明显延长。

4. 低血容量　出血性休克或脱水患者,由于血容量降低,使得稀释药物的中央室的容积减小,加之其他组织(如肌肉)的灌注较少,使得用药初期脑摄取药物的速率和比率增高;而且硫喷妥钠自脑向外移出的速度也减慢。故在此类患者,应减少剂量。

5. 慢性肾功能不全或肾功能衰竭　低蛋白血症和含氮的代谢产物竞争性地抑制硫喷妥钠与蛋白结合,使得硫喷妥钠在血浆中的游离部分显著增多,可增达2倍,故诱导量需减少近1/2。不过此类患者的清除率与分布容积均增加,所以消除半衰期无明显改变。

6. 肝功能不全　与肾功能不全相似,由于低蛋白血症使血浆中游离硫喷妥钠增多,对药物的敏感性增加,故应降低剂量。在应用小剂量硫喷妥钠,时效延长并不显著,只有在大剂量时,才出现时效延长现象。

7. 酸碱平衡紊乱　酸中毒,特别是代谢性酸中毒者,非离子化硫喷妥钠的比例增加,其更易透过血脑屏障,同时只有药物的非离子形式才可穿过细胞膜。故而,酸中毒时,硫喷妥钠对中枢的抑制性增强,同时对循环的抑制也增加。而碱中毒时则需增加药物剂量,方可达到相同的麻醉/镇静深度。

8. 其他　严重贫血、烧伤、营养不良、恶液质、溃疡性结肠炎及肠梗阻患者,均可出现药物在体内再分布过程变化或血浆蛋白结合程度的变化,故诱导时应相应降低其剂量。

四、药 理 作 用

(一) 作用机制

γ-氨基丁酸(γ-aminobutyric acid,GABA)受体是巴比妥类最可能的作用靶点,其他的作用机制尚不清楚。根据巴比妥类药对中枢神经系统神经生理作用的选择性可将其分为两类:一类为增强抑制性神经递质的突触作用,另一类为阻断兴奋性神经递质的突触作用。在人体中枢神经系统内,GABA是主要的抑制性神经递质,其受体是一种低聚物的复合体,至少含有5个蛋白亚单位,集合形成GABA受体及其相关的氯离子通道,以及GABA、巴比妥类、苯二氮䓬类及其他分子的特异性结合点。巴比妥类药能增强和模拟GABA的作用。当与受体结合后,此类药物可减少GABA与受体的离解,同时能使氯离子通道开放的频率和时间延长。给予稍高于临床浓度的巴比妥类药物,甚至在无GABA时,也能直接激活氯离子通道。巴比妥增强GABA的作用,与其镇静与催眠效果相关;在稍高浓度时的拟GABA作用,可使此药产生麻醉作用。

另外,巴比妥类药还可能特异性地作用于谷氨酸等兴奋性受体通路,阻断突触离子通道而抑制兴奋性中枢神经系统的传导。

(二) 中枢神经系统

硫喷妥钠的中枢作用部位主要是大脑皮质和网状结构,抑制后者的上行激活系统,降低皮质的兴奋性,且直接影响皮质的多突触传导;对小脑、前庭和脊髓的抑制作用较弱。静脉注射常规诱导剂量后,诱导迅速,约一个臂-脑循环时间即可使意识消失,1分钟可达其最大效应,5~10分钟即可清醒。麻醉所需的血药浓度约为80μg/ml,游离药物浓度约为6μg/ml。初醒后,睡眠可持续3~5小时。甲己炔巴比妥钠的诱导剂量为1.2~1.6mg/kg,起效时间和麻醉维持时间与硫喷妥钠类似,诱导不如硫喷妥钠平稳,但后续睡眠时间则较短。硫喷妥钠诱导时,脑电图的变化类似自然睡眠,由清醒状态时的 α 波形渐变为高幅、低频的 δ 和 θ 波,直至出现爆发性抑制,大剂量时可使脑电活动出现等电位状。脑电图恢复至正常需要 48 小时,也说明药物代谢缓慢,后续持续对中枢产生影响。

硫喷妥钠可降低脑代谢率,高活动区尤其明显,同时伴有相应区域脑血流量减少。20 世纪 70 年代的研究表明,硫喷妥钠可剂量依赖性降低脑氧代谢率($CMRO_2$),使脑电活动进行性减慢、ATP 消耗减少,当脑电活动呈等电位状时,$CMRO_2$ 抑制达最大程度(55%)。这是由于中枢神经元活动减少而降低的氧需量,而不是脑基础代谢的降低,中枢神经元的基础代谢仍需要相应的氧供。故而,硫喷妥钠等巴比妥类药物只对不完全性脑缺血性损伤具有保护作用。临床上,低温是唯一可通过降低脑基础代谢而减少氧耗的手段。在 $CMRO_2$ 呈剂量依赖性降低的同时,脑血流与颅内压呈平行性下降,达最低时,脑血流约减少 48%,颅内压可降低 50% 左右。硫喷妥钠降低颅内压的同时,也降低动脉血压。因颅内压下降的幅度较动脉压明显,故脑灌注压反而上升。颅内压的降低能缓解脑疝及氯胺酮、氟烷等引起的颅内压升高,对颅脑手术有利。但此作用短暂,有时仅持续 3～7 分钟,对颅内压正常者却无影响。若用药发生呼吸抑制,由于二氧化碳蓄积和脑血流增加,反而使颅内压升高。

硫喷妥钠可提高大脑皮质神经元的兴奋阈,故有抗惊厥作用。但甲己炔巴比妥钠却有产生肌颤甚至致惊厥的作用,临床有其诱发癫痫发作的病例报道。

硫喷妥钠麻醉时双频谱指数(bispectral index, BIS)保持在 55 以下则患者很少在术中觉醒。许多研究者曾对硫喷妥钠催眠作用时的血浆药物浓度做过测定,提示当50%患者自主运动功能丧失时的血药浓度是 11.3μg/ml,50% 对口头指令无反应时是 15.6μg/ml,50%脑电图出现爆发性抑制时是 33.9μg/ml,50%对强直刺激无反应时是 30.3μg/ml,对斜方肌紧缩无反应是 39.8μg/ml。50%患者对放置喉镜及气管插管无反应时,则需要更高的硫喷妥钠血药浓度,两者分别为 50.7μg/ml 与 78.8μg/ml。

对于需要监测体感诱发电位的手术,虽然硫喷妥钠是较好的麻醉药,但它对运动诱发电位的振幅有影响。硫喷妥钠与丙泊酚抑制运动诱发电位的程度较依托咪酯或甲己炔巴比妥钠的抑制程度大。对正中神经体感诱发电位与脑干听觉诱发电位,硫喷妥钠可产生剂量依赖性改变,但当其剂量达到使脑电活动呈现等电位时,便不能获得诱发电位的任何成分。

在硫喷妥钠亚麻醉浓度下患者呈痛觉过敏,即对疼痛刺激的反应增强。由于当时记忆已缺失,故并无疼痛的回忆,但手术后疼痛反应异常强烈。麻醉中,痛觉过敏的表现有心动过速、肌张力增强、出汗、流泪与呼吸急促。硫喷妥钠麻醉后患者可因痛觉增强而挣动,甚至持续较长时间,其原因可能是同时阻断网状结构内疼痛传入的抑制系统。这种痛觉过敏或抗镇痛作用使其不能用作唯一的手术麻醉药。

(三)呼吸系统

硫喷妥钠、甲己炔巴比妥钠等巴比妥类药对呼吸中枢有明显的抑制,其程度和持续时间与剂量、注药速度、术前药有密切关系。呼吸的频率与幅度均受影响,但主要是潮气量减少,此点与阿片类药不同,后者主要是呼吸变慢。硫喷妥钠诱导时呼吸暂停有时能持续近 30 秒,因患者给肌松药施行控制呼吸以便气管内插管,故对此多不介意。单次剂量静脉注射,自主呼吸恢复后,表现为频率慢、潮气量减少。尽管患者的呼吸在数分钟内能恢复正常,但高碳酸血症与低氧血症可持续较长时间。麻醉后,呼吸中枢对二氧化碳的敏感性降低,以致在深麻醉时呼吸的维持不得不依靠缺氧对颈动脉体和主动脉体的刺激,反射性地使呼吸恢复。如果麻醉深至此类反射也受抑制时,呼吸便完全停止。经给氧后,缺氧虽改善,但控制呼吸应稍停数十秒,待呼吸中枢的敏感性恢复和体内二氧化碳足以使其兴奋时,自主呼吸才能恢复正常。

硫喷妥钠对呼吸的变化受多种因素所影响。如阿片类药物不仅能加重呼吸抑制,并进一步降低呼吸中枢对二氧化碳的敏感性。因此,病情危重和心、肺功能受损的患者以及婴幼儿,硫喷妥钠复合应用阿片类药物时呼吸抑制的发生率高且严重,应慎重使用。硫喷妥钠麻醉时,手术刺激可使呼吸加深、增快,有时肢体挣扎;停止操作后,呼吸迅速变浅,甚至通气量不敷需要。若试图增加剂量来消除疼痛反应具有危险,必然导致呼吸严重抑制。总之,硫喷妥钠并不是理想的全麻药,仅用于麻醉诱导,或与其他镇痛性麻醉药联用。

常规剂量的硫喷妥钠不能抑制喉反射和咳嗽反射,喉镜、气管插管和分泌物对呼吸道的刺激,均有可能诱发喉痉挛和支气管痉挛。如不使用肌松剂，必须给予大剂量方能完成气管插管。在这一点上，丙泊酚远优于硫喷妥钠。

硫喷妥钠诱导后唾液分泌增多的现象很少见，但无支气管扩张作用，而且可引起组胺释放；另外，其通过抑制交感神经活性使副交感神经活性相对增强。故硫喷妥钠不宜用于有支气管哮喘病史等气道高反应性的患者。

（四）循环系统

硫喷妥钠等巴比妥类药物对循环可产生剂量依赖性的抑制作用，其可通过中枢作用和外周作用（对血管和心脏的直接作用）来抑制心血管功能。其对循环的影响包括：使外周血管扩张，血液淤滞于静脉系统，回心血量减少；通过减弱神经元一氧化氮合成酶的活性并抑制心肌细胞膜的钙转运，抑制由心肌细胞内钙离子释放通道因子（ryanodine）诱发的肌浆网钙的流出，减少心肌细胞内钙离子浓度，使心肌收缩力产生一定的抑制，但此作用的程度较挥发性麻醉药为轻；作用于交感神经中枢，一过性降低其活性。这些影响可使心输出量减少。但硫喷妥钠在诱导剂量对于健康个体的血压及心输出量影响并非非常显著，血压下降 10～20mmHg，心率增加 15～20 次/分钟。血压和心输出量改变较小，是因为颈动脉压力感受器反射的代偿作用，可通过反射性外周交感活性增加，使肝、肾等内脏血管收缩和心率加快，来代偿周围血管的扩张，血压不致显著降低，全身血管总阻力不变，甚至升高。如果没有颈动脉压力感受器的代偿性调节，外周交感神经系统活性不增高，血液将淤积于外周血管床，静脉回流明显减少，心排血量和血压将明显下降。低血容量患者及应用β-受体阻滞剂的患者，上述代偿能力将减弱，硫喷妥钠诱导时，会导致明显的血压降低；另外，缩窄性心包炎、严重瓣膜狭窄、冠状动脉狭窄以及心功能不全患者，或是上述代偿能力减弱，或是代偿反应会带来不良后果，故硫喷妥钠虽非绝对禁忌，应用仍需要十分慎重。除严格控制剂量和注射速度外，宜稀释成 1.25%～2%溶液静脉注射。硫喷妥钠对循环的抑制与注药速度密切相关，注射速度越快，循环抑制越明显，即使小剂量也可能造成明显的循环抑制，故应特别注意给药速度。

随着硫喷妥钠剂量的增加，麻醉加深后，收缩压与心排血量将明显下降，深麻醉时下降可超过 25%，说明循环抑制的加重。每搏量较心排血量所受的影响更为明显，系与代偿性心动过速有关。

心肌耗氧量因心率增快而增加。当主动脉压相对无改变时，冠状动、静脉氧差保持正常，这是因为冠状血管阻力与心肌血流的增加成比例地降低。但当动脉压明显下降时冠状血流减少，对于心肌供血不全或心动过速的患者不宜采用硫喷妥钠麻醉。高血压的患者，不管是否经过治疗，此药的降血压作用都较正常血压的人明显，特别是使用 β 受体阻断药作为治疗用药者，可增加低血压发生的几率，加重其程度。心肌应激性一般不受影响，同期和氧供正常时，麻醉诱导后无心律失常发生。

（五）肝肾功能

单独应用硫喷妥钠仅使肝血流量轻度降低，临床剂量的硫喷妥钠对肝功能无明显影响，甚至肝功能已受损者，也未见对肝脏有毒性作用。大剂量输注时，术后肝功能可轻度抑制，数日内自行恢复，这种情况很难与缺氧引起的肝功能轻度抑制相区别。肝功能差的患者，由于药物消除减慢，麻醉后嗜睡时间可能较肝功能正常者延长。巴比妥类药物用药2～7 天后，可产生酶诱导作用，使肝微粒体酶含量增加。这种酶诱导作用，不但可加速其他依赖此酶代谢药物消除，还可增强自身的代谢而产生药物耐受。

硫喷妥钠能引起肾血流和肾小球滤过率轻度下降，可能与血压降低和心输出量下降有关，亦有人认为与麻醉时垂体抗利尿激素分泌增多有关。硫喷妥钠诱导后，无任何肾脏组织学的改变。

（六）代谢与内分泌

麻醉后血糖轻度升高，但无临床意义，血清胰岛素水平无变化，糖尿病者并不禁忌。血浆皮质醇浓度降低，但硫喷妥钠不能防止手术应激反应的肾上腺皮质兴奋现象，此与依托咪酯的作用不同。硫代巴比妥酸盐如硫喷妥钠和硫戊巴比妥钠，与甲己炔巴比妥钠和戊巴比妥不同，可产生剂量依赖性的组胺释放；临床诱导剂量不会引起循环和呼吸系统改变，但在气道高反应性患者需谨慎用之。

（七）子宫与胎儿

硫喷妥钠对妊娠子宫既不增强也不抑制其肌张力，也无胎儿致畸作用，故用于孕妇的手术诱导，安全可行。

胎盘对于硫喷妥钠等巴比妥类药物向胎儿转运无屏障作用，这是因高脂溶性药物很容易通过胎盘屏障的缘故。有报道静脉注射诱导量达 6mg/kg 时，对剖宫产的胎儿无明显影响。分娩时脐带血药浓度仅为母体浓度的一半，其在母体与胎体的再分布可避免胎儿脑与脊髓内血药浓度过高。对娩出胎儿影响不著这一现象可解释为：①药物在母体组织的再分布多于胎儿，从而使母体与胎儿的药物浓度梯度很快减小；②硫喷妥钠从胎盘绒毛间隙穿过进入胎儿有一定时间的延迟；③药物进入胎儿脑组织之前，被胎儿肝脏优先摄取并被胎儿血液成分稀释。这些因素的综合结果是：生产时未有足以造成中枢抑制的硫喷妥钠进入胎儿脑组织。因此，剖宫产在硫喷妥钠诱导后10分钟内取出胎儿尚安全。硫喷妥钠诱导后剖宫产的新生儿，其一般情况好于咪达唑仑诱导者，但神经行为不如氯胺酮或硬膜外麻醉下阴道分娩。但另有报道指出，硫喷妥钠易通过胎盘，且新生儿对此药敏感，出生后四肢无力、反应迟钝，甚至持续1周之久。故也有主张剖宫产在胎儿娩出前，不宜使用此药。

（八）药物的相互作用

已服用中枢性抑制剂如乙醇、抗组胺药、异烟肼、单胺氧化酶抑制剂者，将使硫喷妥钠的中枢抑制作用增强。可乐定、右美托咪啶等 α_2 肾上腺素能受体激动剂可使硫喷妥钠的需要量减少。高浓度的可竞争性与蛋白结合药物如非甾体类抗炎药阿司匹林、扑热息痛等，可增加游离硫喷妥钠浓度，加强其作用。同时给予氨茶碱能减弱硫喷妥钠的镇静程度与缩短其作用时间。前面已提及，作为肝微粒体酶诱导剂，长期给予巴比妥类药物能诱导肝微粒体的药物代谢酶，这可加速其本身与其他依赖细胞色素P-450系统代谢酶药物的代谢作用。

（九）其他

硫喷妥钠麻醉时胃肠道功能无变化。因贲门括约肌松弛，胃内容物若反流，误吸会造成窒息。麻醉后眼内压下降，对内眼手术有利。脾脏增大，血液中有形成份转移至脾，因而红细胞计数可能减少。麻醉剂量的硫喷妥钠对肿瘤免疫有一定影响，使致敏白细胞吞噬肿瘤细胞的功能抑制，因而降低患者术后的防御能力。

五、临床应用

临床上巴比妥类药可用于麻醉诱导和维持以及麻醉前给药。还可用于癫痫治疗以及有不完全性脑缺血风险患者以提供脑保护作用。而用于静脉麻醉诱导甚或麻醉维持的仅有超短效的硫喷妥钠、甲己炔巴比妥钠和硫戊巴比妥钠。

（一）麻醉诱导

硫喷妥钠在一次臂-脑循环时间（10～30秒）内快速起效，在1分钟内作用达高峰。由于从脑向其他组织再分布，故单次剂量的有效作用时间仅持续5～10分钟，苏醒很快。因药物作用完全恢复依赖药物的体内消除，而且体内其他组织中残存药物可再分布至脑，所以苏醒后仍有嗜睡现象。健康成人的诱导量为3～4mg/kg，儿童4～5mg/kg，根据性别、年龄、全身情况、术前药种类、合并病等因素酌情增减。诱导前静脉注射芬太尼5μg/kg，可使硫喷妥钠神志消失的 ED_{50} 较少45%，从而避免对收缩压的影响。应强调指出，硫喷妥钠与其他静脉注射的麻醉药或辅助药一样，注药速度至关重要。即使是规定的剂量，快速注射也会造成明显的呼吸循环抑制。静脉诱导时，2.5%硫喷妥钠宜先注入5ml作为观察量，视患者神志的反应及耐受程度再继续给药。

甲己炔巴比妥钠是麻醉诱导时唯一可与硫喷妥钠相比的静脉巴比妥类药。诱导剂量为1～1.5mg/kg，诱导和苏醒迅速。亦可在一次臂-脑循环时间内起效，与同效量硫喷妥钠相比，对循环系统抑制较轻，低血压相对少见。但缺点是有兴奋现象，如震颤、肌张力增高、自发性肌肉运动以及呛咳和呃逆。而且剂量越大、注射越快，上述症状越显著。合用阿片类药物可减轻其兴奋症状。甲己炔巴比妥钠在小儿可直肠给药，剂量为20～30mg/kg，当血药浓度达2μg/ml时，意识消失。

（二）麻醉维持

作为平衡麻醉或全静脉麻醉的催眠成分，硫喷妥钠可用以维持患者睡眠状态。在麻醉诱导后再分次追加硫喷妥钠，每次50～100mg，每10～12分钟追加一次。同时给予芬太尼并吸入氧化亚氮，适用时间不长的手术。长时间的手术麻醉，采用分次注入与连续滴注法均易导致药物蓄积致苏醒显著延迟，现已几乎不再有临床应用。

甲己炔巴比妥钠清除较硫喷妥钠快，外周部位需较长时间才能发生蓄积和饱和，因此用于麻醉维持优于硫喷妥钠。分次推注剂量为20～40mg，每4～7分钟追加一次。甲己炔巴比妥钠短时间输注（短于60分钟）时，调整输注速度维持催眠[50～150μg/(kg·min)]，患者的苏醒与丙泊酚相似。尚未确定其输注的安全上限，但是有报道，神经外科患者应用大剂量甲己炔巴比妥钠（24mg/kg）后出现癫痫发作。

（三）抗惊厥

硫喷妥钠可用作痉挛或惊厥的对症治疗，能迅速控制癫痫、破伤风、高热或局麻药中毒引起的痉挛或惊厥。成人剂量为75～125mg，小儿2～3mg/kg，必要时重复。但现在的抗惊厥和癫痫治疗基本由苯二氮䓬类药物所替代。偶可用于心脏电复律和电休克治疗。

（四）脑保护

巴比妥类药物具有脑保护作用，可以通过抑制中枢神经元电活动而减低脑代谢率以及降低颅内压等起到脑保护作用。但其不能提高因心脏骤停引起全脑缺血的存活率。这是因巴比妥类药只能在脑组织的代谢有降低余地和脑电活动尚存在时，通过大幅降低脑氧需求量，使缺血部位的脑血流量能够满足其代谢需要，从而起到脑保护作用。硫喷妥钠剂量达40mg/kg，而使脑电活动呈现等电位时，能减少体外循环心脏直视手术后的神经精神合并症。心肺复苏后静脉注射30mg/kg可用以防治缺氧性脑损伤。但大剂量硫喷妥钠对循环造成的抑制又会带来诸多临床问题，利弊衡量，其临床价值有待进一步验证。硫喷妥钠通过降低脑代谢提供脑保护作用的机制，可能与抑制一氧化氮环鸟苷酸系统（NO-cGMP system）、从而降低兴奋性传导有关。对于严重外伤后顽固性颅内高压患者，硫喷妥钠的控制颅内压的效果要优于戊巴比妥。神经外科手术中，硫喷妥钠1.5～3.5mg/kg可降低颅内压，可用于脑外伤和开颅手术患者降低颅内压的治疗。

（五）基础麻醉

小儿肌内注射硫喷妥钠15～20mg/kg，注入臀部深肌层，可起到基础麻醉的作用。但由于药液碱性强，易导致深部无菌性坏死；另外，还可能产生呼吸循环抑制和喉痉挛等并发症，现已很少使用。经直肠给药也可用于小儿基础麻醉，有报道利用硫喷妥钠30mg/kg灌肠，成功用于儿童MRI检查。但具体操作时，麻醉深浅有时不易把握，临床很少应用。

六、不良反应和禁忌证

（一）低血压

由于外周血管扩张致回心血量减少，心肌收缩力降低及交感中枢一过性抑制等，硫喷妥钠诱导可引起血压降低及反射性心率增快。用药剂量偏大、推注速度过快以及在一些特殊患者，如循环容量不足、心功能不全及严重冠心病等患者，血压降低会更加显著。故严重循环功能不稳或休克患者应为硫喷妥钠的禁忌。

（二）呼吸抑制

硫喷妥钠、甲己炔巴比妥钠等巴比妥类药可产生中枢性呼吸抑制，降低呼吸中枢对二氧化碳的敏感性，出现呼吸频率减少与幅度降低，小部分患者可出现呼吸暂停。呼吸抑制的程度和持续时间与剂量、注药速度、合并用药有密切关系。慢阻肺患者对药物的呼吸抑制更为敏感。硫喷妥钠麻醉诱导过程中需注意辅助或控制呼吸，保证充分气体交换。

（三）兴奋症状

硫喷妥钠和硫戊巴比妥钠诱导时极少有兴奋症状，而甲己炔巴比妥钠发生率相对较高，出现肌张力亢进、肌震颤或抽搐，以及咳嗽与呃逆等现象。合用阿片类药物可减少兴奋症状的发生。

（四）药物注射致不良反应

静脉注射2.5%硫喷妥钠很少出现注射痛，但1%甲己炔巴比妥钠有1/4的患者出现注射点疼痛。因硫喷妥钠呈强碱性，对静脉管壁有刺激性，往往在手术后3～4天出现静脉炎。硫喷妥钠误入皮下可造成局部组织刺激，产生疼痛、肿胀、红斑、硬结、溃疡，甚至皮肤坏死。误注动脉后果极为严重，此时患者上肢可立即发生剧烈的烧灼性疼痛，皮肤苍白、脉搏消失，继而出现一系列局部急性缺血的体征如溃疡、水肿、手指青紫、肢体坏死等，系因化学性动脉内膜炎并形成血栓的缘故。故推注硫喷妥钠之前，确认静脉通路的位置正确及无渗漏非常有必要。发生误入动脉的意外时，应立即由原动脉注射普鲁卡因、罂粟碱或妥拉佐林（tolazoline），并作臂丛或星状神经节阻滞，以解除动脉痉挛，改善血液循环。肝素抗凝可治疗和预防血栓形成。甲己炔巴比妥钠静脉外注射的后果远较硫喷妥钠轻微。

（五）过敏反应

有发生严重过敏反应的报道，出现循环衰竭、喉头水肿及支气管痉挛。治疗时应及时使用肾上腺素及采用其他急救措施。

硫喷妥钠具有剂量依赖性的组胺释放作用，可引起类过敏反应。

对此类药物过敏者，为其禁忌。

组胺释放可导致气道高反应性患者出现气道痉挛，此类患者应列为相对禁忌。

（六）诱发卟啉病急性发作

硫喷妥钠最严重的异常反应是对潜在性卟啉病，又称紫质症（porphyria）患者诱发急性发作。此病是血卟啉代谢异常而引起。硫喷妥钠能刺激δ-氨基乙酰丙酸合成酶（ALA合成酶）的活性，ALA系卟啉原前驱物质，从而使卟胆原和尿卟啉原的产生增多。发作时急性腹痛，呈阵发性绞痛，神经精神症状有弛缓性瘫痪、谵妄、昏迷，严重者死亡。虽不是每种类型的卟啉病均受影响，但因其后果严重，故可疑病例均应视为绝对禁忌证。

（七）气道痉挛

全麻诱导过程中，麻醉偏浅而外来刺激过强，包括喉镜、使用气管内插管等刺激会出现顽固的气管痉挛与喉痉挛。因为浅麻醉下患者喉反射与气管反射不受抑制，若与等效剂量的丙泊酚相比，硫喷妥钠诱导后喉反射更为活跃。故在某些不使用肌松药的某些操作，如置入喉罩等，不应使用硫喷妥钠作为诱导用药。

硫喷妥钠对呼吸系统及气道的作用特点大大增加了哮喘持续状态患者呼吸管理的难度，应列为禁忌。

第4节　苯二氮䓬类及其拮抗药

一、概　　述

苯二氮䓬类药（benzodiazepines）具有抗焦虑、抗惊厥、中枢性肌肉松弛、催眠、遗忘、增强其他药物麻醉作用和一定抗心律失常等作用。且具有毒性低、安全范围大、副作用小等特点。特别是其镇静、遗忘、抗惊厥、强化麻醉及低毒性等特性，均为临床麻醉所需要。故此类药物的研究发展非常之快，特别是短效类药物咪达唑仑问世后，其在临床应用也日益广泛，在许多方面取代巴比妥类药物，成为各类麻醉中常用的镇静安定药。其临床常用作：①临床麻醉中作为麻醉前用药、麻醉诱导药和麻醉辅助用药。②消除焦虑，治疗失眠；③控制各类原因致惊厥及癫痫发作；④治疗酒精和巴比妥类药所致的戒断综合征。

苯二氮䓬类药的发现及应用于临床仅有半个世纪的时间。Sternbach于1955年合成甲氨二氮䓬（利眠宁），1960年其作为第一个口服的苯二氮䓬类药于上市。同年，发现甲胺二氮䓬在大剂量时具有较强的催眠和遗忘作用，但当时尚无静脉用的针剂可用于麻醉。1959年由Sternbach合成地西泮（安定），并于1965年作为静脉麻醉诱导药应用于临床。奥沙西泮（舒宁Serax）是地西泮的一种代谢产物，1961年由Bell合成。1971年为了增强药效，在奥沙西泮的C2位用氯取代，合成了劳拉西泮。1976年Walser及同事成功合成了咪达唑仑，成为应用于临床的第一个水溶性苯二氮䓬类药。咪达唑仑的问世，大大地拓展了苯二氮䓬类药物在临床麻醉中应用的领域范围，也为临床麻醉管理的优质管理提供了良好的药物选择。

苯二氮䓬受体（BZ受体）的发现，是这类药物发展史上革命性事件。1977年丹麦学者Squires和Braestrup以及瑞士学者Moehler和Okada几乎同时发现动物脑内存在苯二氮䓬受体，之后在人体也证明其存在。对苯二氮䓬受体机制的发现和不断深入了解，使化学家能够不断研发出各种激动剂供临床应用。这些化合物的化学结构很相似（图26-4），作用也基本相同，但药效存在差别。此外，BZ受体的发现还直接导致了受体特异性拮抗剂—氟马西尼（flumazenil）的成功合成，为临床使用苯二氮䓬类药物进一步提供了安全保证。随着受体功能不断细化和深入了解，将会有更加理想和实用的药物应用于临床。

这类药都是1,4-苯二氮䓬的衍生物，其构效关系尚未完全阐明，初步看来有以下几点：①A环上R_7被Cl或NO_2取代，其药理活性增强；②B环上R_1为甲基时，其药理活性增强；③C环上$R_{2'}$被Cl或F取代，其药理活性增强；④B环上1,2融合成咪唑环，可加速其生物转化。

BZ受体分布于整个中枢神经系统，而且在其他组织（如肾、肝、肺）等中也存在。在中枢神经系统中分布最密的是嗅球、大脑皮质、海马、小脑、黑质和下丘脑，而纹状体、脑干下段和脊髓等部位也有一定存在。BZ受体位于神经元突触的膜上，与GABA受体相邻，偶合于共同的氯离子通道，成为GABA受体-氯离子通道复合体的组成部分。在BZ受体水平存在着GABA调控蛋白（GABA-modulin），它能阻止GABA与其受体结合；而苯二氮䓬类与BZ受体结合时就阻止GABA调控蛋白发生作用，从而增强GABA与其受体的结合，促使氯离子通道开放，大量氯离子进入细胞内，细胞膜电位超极化，由此产生苯二

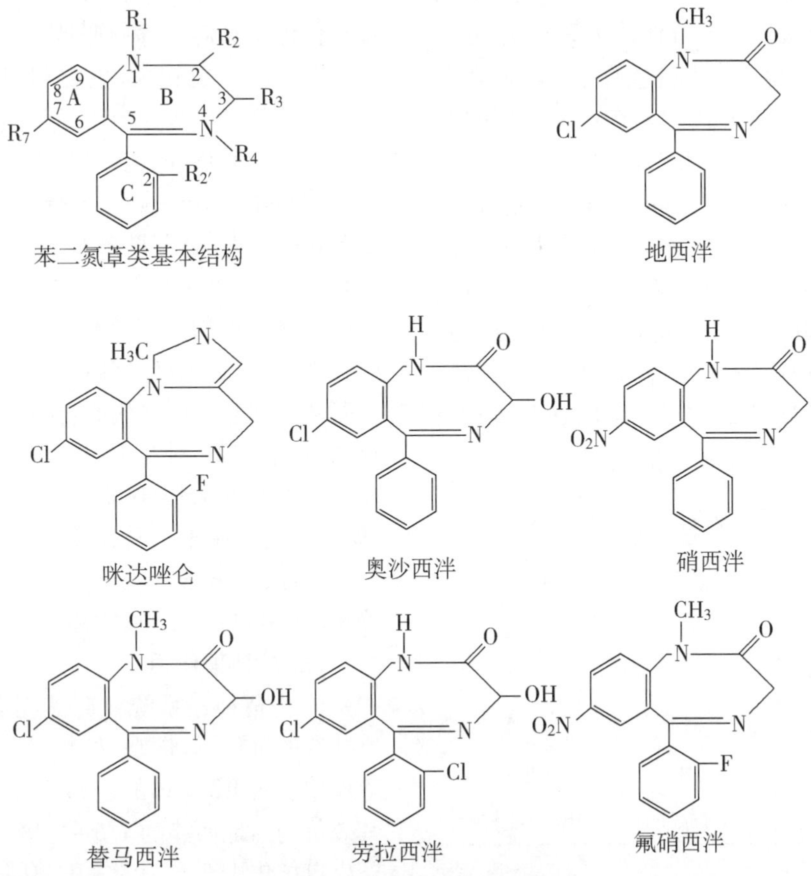

苯二氮䓬类基本结构　　地西泮

咪达唑仑　　奥沙西泮　　硝西泮

替马西泮　　劳拉西泮　　氟硝西泮

图 26-4　苯二氮䓬类的化学结构

氮䓬类的一系列作用。GABA 受体是杂五聚体离子通道,其组分多达 19 种亚单位。苯二氮䓬敏感的 $GABA_A$ 受体复合体由 α、β、γ 三种蛋白亚基构成,含有 γ_2 亚基和四种 α 亚基(α1,α2,α3,α5)中的一种。这个受体复合体含有其不同配体的结合位点,β 亚基为 GABA 的结合位点,而苯二氮䓬类药结合位点位于 γ_2 亚基。通过基因学技术,发现 $GABA_A$ 各种亚型介导不同的生物学效应,如遗忘、抗惊厥、抗焦虑和催眠等。其中,镇静、顺行性遗忘及抗惊厥作用由 α1-$GABA_A$(含有 α1 亚基的 $GABA_A$ 受体)受体亚型介导,而抗焦虑和肌肉松弛作用则由 α2-$GABA_A$(含有 α2 亚基的 $GABA_A$ 受体)受体亚型介导。研究还表明,苯二氮䓬类的作用还与 BZ 受体被占领的量有关;20% BZ 受体被占领产生抗焦虑效应,30% ~50% 被占领产生镇静效应,60% 以上的受体被占领方可使意识消失。从作用部位来说,苯二氮䓬类药物与边缘系统的受体结合可能是产生抗焦虑作用的主要机制;与大脑皮质的受体结合与其抗惊厥作用有关,而与脊髓的受体结合则与其肌肉松弛作用有关。麻醉中常用的三种苯二氮䓬类药物 BZ 受体的亲和力依次为:劳拉西泮>咪达唑仑>地西泮,其对于 BZ 受体均呈现高度的亲和力,并具有立体特异性和饱和性。

三种麻醉用 BZ 受体激动剂按照其消除速率快慢,可分为短效药,咪达唑仑;中效药,劳拉西泮;长效药,地西泮。另外,受体特异性拮抗剂氟马西尼在临床应用也较为广泛,本节将对这些药物进行重点介绍。

二、咪 达 唑 仑

(一) 理化性质

咪达唑仑(midazolam)又名咪唑安定或咪唑二氮䓬,商品名速眠安(Hypnovel 或 Dormicum),合成于 1979 年,是当前临床应用的唯一的水溶性苯二氮䓬类药。其化学名为 8-氯-6-(2 氟-苯基)-1-甲基-4H-咪唑-(1,5a)(1,4)苯二氮䓬,化学结构见图 26-4(原图 22-1)。

咪达唑仑溶液浓度为 1mg/ml 或 5mg/ml,含 0.8% NaCl 及 0.01% 依地酸二钠,以及 1% 苯甲基乙醇作为防腐剂。咪达唑仑为亲脂性物质,但其溶解度具有 pH 值依赖性，其化学结构的融合咪唑环 2 位上有碱性氮，在酸性缓冲介质（pH 值为 3.5）中可配制成为稳定的水溶性盐。咪达唑仑的咪唑环使其在溶液中性质稳定，并可迅速代谢。其临床所用的制剂为其盐酸盐或马来酸盐，pH 3.3。在体内生理性 pH 条件下，其亲脂性碱基释出，可迅速透过血-脑脊液屏障。其制剂可溶于生理盐水、5% 葡萄糖溶液或乳酸盐林格液，供静脉输注。不能与硫喷妥钠等碱性药物相混。由于其水溶性的特点，不需用丙二醇一类的有机溶媒，故肌内注射后容易吸收，用于静脉注射对局部刺激作用也非常轻微。临床麻醉中常用的三种苯二氮䓬类药物的理化性质比较见表 26-6。

表 26-6　三种苯二氮䓬类药物的理化性质

	咪达唑仑	地西泮	劳拉西泮
分子量（道尔顿）	362	284.7	321.2
Pka(20℃)	6.2	3.3	11.5
水溶性	是	否	几乎否
脂溶性	高度亲脂性	高度亲脂性	但亲脂性较差

（二）药代动力学

咪达唑仑由于脂溶性高，口服后吸收迅速，1/2～1 小时血药浓度达峰值。但由于通过肝脏的首过消除大，生物利用度仅 40%～50%，故口服剂量需增大到静脉注射剂量的 2 倍才能获得相同的效果。

单次静脉注射后，于效应室的平衡时间略慢于丙泊酚，约为 1～5.6 分钟，故静脉给药后，应考虑其有足够的达峰时间。分布半衰期为 0.31h±0.24h，相当于地西泮的 1/2，药物发挥作用后，很快分布到无生物效应的组织和被肝脏代谢，使作用得以消除，属于短效苯二氮䓬类药物。其消除半衰期（2.4±0.8）小时，约为地西泮的 1/10。与血浆蛋白的结合率高达 94%±1.9%。稳态分布容积为（0.68±0.15）L/kg。血液总清除率为（502±105）ml/min，相当于正常肝血流量的 1/3，故清除受肝灌注的影响。此药静脉输注的药代动力学与单次静脉注射相似，持续输注时量相关半衰期随输注时间的延长增加的并不显著，停止输注后血药浓度迅速下降，未发现明显蓄积现象。

肌内注射后吸收迅速且基本完全，注药后 30 分钟血药浓度达峰值，生物利用度为 91%。小儿也可通过直肠注入给药，约（16±7）分钟血药浓度达峰值。但由于经痔上静脉吸收后进入门静脉，通过肝脏的首过消除也较大，生物利用度不到 60%，故直肠注入的剂量也应相当于静脉注射剂量的 2 倍。此药也可透过胎盘，但透过的量较地西泮少。

此药作用短暂，除与再分布有关外，主要与其生物转化迅速有关，其咪唑环上 1 位的甲基使之易于氧化，故代谢迅速。其主要代谢途径是通过肝微粒体酶的氧化机制使其羟化，产生的代谢物为 1-羟基咪达唑仑，小量 4-羟基咪达唑仑，以及极小量 1,4-二羟基咪达唑仑。这些代谢物与葡萄糖醛酸结合后由尿中排出。12h 排出量占 35%～43%，24 小时占 90%。以原形从尿中排出的不到 0.5%，约 2%～4% 从粪便中排出。其代谢物 1-羟基咪达唑仑也有药理活性，但由于其消除半衰期短（0.7 小时）和清除率高（1000ml/min），故并不延长其作用持续时间。

（三）药理作用

1. 中枢神经系统　咪达唑仑具有苯二氮䓬类所共有的抗焦虑、催眠、抗惊厥、肌松和顺行性遗忘等作用。对 BZ 受体的亲和力约为地西泮的 2 倍，故其效价约为地西泮的 1.5～2 倍。根据剂量不同，可产生自抗焦虑至意识消失的不同程度的效应。但临床观察表明，其药理效应的个体差异较大，可能与血浆蛋白浓度、表观分布容积以及是否用术前药等因素有关。

与巴比妥类药和丙泊酚相类似，咪达唑仑及其他苯二氮䓬类药可降低 $CMRO_2$ 和 CBF，并呈剂量相关性。不同的是，咪达唑仑不使脑电活动产生等电位，提示其随剂量增加降低 $CMRO_2$ 的作用将出现封顶效应。尽管动物实验中，咪达唑仑可改善不完全脑缺血损伤的预后，但临床尚未证实其具有脑保护作用。咪达唑仑和地西泮可使 $CBF/CMRO_2$ 比值维持正常。咪达唑仑 0.15mg/kg 可使健康志愿者睡眠，CBF 降低 34%，$PaCO_2$ 从 34mmHg 轻度升高至 39mmHg。另有一项有关自愿者的研究发现，静脉给予 10mg 咪达唑仑 15～30 秒后脑电图出现 22Hz 的节律性 β 波节律。60 秒内出现第二个频率为 15Hzβ 波节律。α 波在 30 分钟时开始出现，但是 60 分钟后抵抗性节律性 β 波逐渐明显。咪达唑仑的脑电图变化与地西泮类似，虽然临床上可观察到睡眠状态，但是其脑电图并不是浅睡眠的典型波形。目前监测咪达唑仑麻醉深度的最佳方法是应用脑电双频谱指数。

咪达唑仑与地西泮和劳拉西泮都能增高小鼠的

局麻药致惊厥初始阈值，并降低给予致死剂量局麻药小鼠的死亡率。咪达唑仑和地西泮可延长小鼠在5%氧气环境下的生存时间，证实二者对脑缺氧有剂量相关性的保护作用。咪达唑仑的保护作用强于地西泮，但较戊巴比妥钠弱。咪达唑仑的止吐作用不明显。约有近1%应用咪达唑仑的患者会出现兴奋症状，可用BZ受体拮抗剂氟马西尼予以治疗。

2. 呼吸系统　同大多数静脉麻醉药一样，苯二氮䓬类药可呈剂量依赖性抑制呼吸中枢。咪达唑仑的呼吸抑制作用可能大于地西泮和劳拉西泮。咪达唑仑0.15mg/kg与地西泮0.3mg/kg使无呼吸系统疾病患者每分通气量减少，下降程度两者相似。CO_2通气反应曲线的斜率比正常（对照）组平坦。药物浓度与呼吸抑制的量效关系曲线分析显示，在等血药浓度情况下，咪达唑仑的呼吸抑制作用是地西泮的5～9倍。咪达唑仑0.13～0.2mg/kg可迅速产生通气抑制，3分钟左右抑制作用最强，显著的通气抑制可持续60～120分钟。呼吸抑制与给药速度相关，给药速度越快，最大通气抑制发生的越迅速。慢性阻塞性肺疾病患者静脉注射咪达唑仑呼吸抑制更显著，作用时间更长。另外，老年、消耗性疾病以及其他呼吸抑制药都可增加咪达唑仑引起呼吸抑制的发生率和程度。

3. 心血管系统　此药单独应用时对正常人的心血管系统影响轻微，主要的血流动力学变化是由于全身血管阻力降低所引起的动脉压轻度下降，药物作用强度与剂量相关，但会产生平台效应。静脉注射0.15mg/kg可使心率轻度增快，血压略有降低，体循环阻力、肺血管阻力和心脏指数也仅有轻度降低，而且其循环影响的时间短暂，约5～20分钟内就得以恢复。咪达唑仑降低动脉压的程度略大于其他苯二氮䓬类药物。左室充盈压和每搏量轻度下降，但对心肌收缩力无影响，表明循环的影响主要源于外周血管扩张，回心血量的减少。但在低血容量患者，咪达唑仑的循环影响会更为严重。

4. 其他　此药无组胺释放作用；不抑制肾上腺皮质功能；可透过胎盘；无镇痛作用。

（四）临床应用

咪达唑仑由于具有水溶性和消除半衰期短的特点，临床麻醉中应用较广，是目前应用最广的苯二氮䓬类药，主要用于下列情况。

1. 麻醉前用药　经口服、肌内注射或静脉注射都有效，效果优于地西泮和羟嗪。肌内注射剂量为5～10mg，注射后10～15分钟产生镇静效应，经30～45分钟产生最大效应，对呼吸和循环无明显影响。口服剂量须加倍。对小儿可用直肠注入，剂量为0.3mg/kg，起效时间与静脉注射基本相同。

2. 全麻诱导　静脉注射咪达唑仑作全麻诱导，效果优于地西泮，而稍逊于硫喷妥钠，主要适用于不宜用硫喷妥钠的危重患者。剂量0.1～0.4mg/kg，依年龄、体格情况和是否用术前药而定。咪达唑仑（0.2mg/kg，5～15秒内注完）28秒内可产生麻醉作用。在年轻健康志愿者予以咪达唑仑10mg静注，约15min可苏醒（时间和地点定向力恢复）；诱导剂量为0.15mg/kg时，约需17min可苏醒。有其他术前用药的患者，咪达唑仑诱导剂量通常为0.05～0.15mg/kg。与其他麻醉药物如丙泊酚、硫喷妥钠或阿片类药物合用时，具有很强的协同作用，诱导剂量应小于0.1mg/kg。在我国临床更多的情况是，将咪达唑仑作为丙泊酚的辅助用药，联合作为催眠药用于麻醉诱导，此时咪达唑仑的需要剂量大为降低，利用其协同作用，使丙泊酚的用药剂量也大为减少。如0.02～0.04mg/kg的咪达唑仑，可使丙泊酚的麻醉诱导剂量降低50%～65%，并能在遗忘效果和循环稳定方面获益。另外，由于咪达唑仑良好的镇静和遗忘作用以及作用相对短暂等优点，也是健忘镇痛慢诱导中常用的药物，用药剂量应小于0.1mg/kg，一般0.02～0.05mg/kg即可达到非常好的抗焦虑、镇静及顺行性遗忘作用。由于咪达唑仑等苯二氮䓬类药存在药效个体差异较大的特点，故应用于慢诱导时，主张分次滴定式给药，从小剂量开始，根据个体的反应情况再酌情增加剂量。

3. 麻醉维持　由于其具备的镇静和遗忘作用，以及良好的循环稳定，用于静脉复合或静吸复合全麻的维持有其优势。可采取分次静脉注射或持续静脉输注的方法。由于其无镇痛作用，需与其他有镇痛效能的药物（芬太尼、氯胺酮等）合用，或同时吸入恩氟烷、异氟烷等全麻药。可适用于各类手术，尤其适用于心血管手术和颅脑手术等不需术后短期内拔管的手术。需要强调的是，尽管咪达唑仑是目前临床麻醉所用苯二氮䓬类药中作用时间最短、清除最快，时量相关半衰期随输注时间延长最小的药物，但如果其作为麻醉维持中唯一或主要的镇静/催眠药物而反复静注或持续输注，手术结束时也会发生药物蓄积，使得唤醒时间延长。在需全麻的门诊小手术，咪达唑仑维持麻醉也有应用，但由于精神运动功能恢复不如丙泊酚等完善，故目前门诊麻醉中，更多地选择后者。

4. 各类麻醉镇静　可辅助用于局部麻醉、神经阻滞麻醉以及椎管内阻滞麻醉等，可产生镇静、松弛、遗忘作用，并可提高局麻药的惊厥阈，其效果优于地西泮。一般剂量为0.05～0.15mg/kg。镇静剂量的咪达唑仑还常用于消化道内镜检查、心导管检查、心血管造影、脑血管造影、心律转复等诊断性和治疗性操作，辅以阿片类药物可获得更佳的临床效果。

5. ICU患者镇静　对于需用机械通气支持或需镇静的ICU患者，咪达唑仑单独或与丙泊酚、芬太尼等配合使用可以使患者保持镇静，控制躁动。即使用于心脏手术后患者，对血流动力的影响也很小。

（五）不良反应与禁忌证

较常见的不良反应为麻醉恢复期的嗜睡、镇静过度和共济失调。静脉注射可引起呼吸抑制，在合用阿片类药物时，遗忘呼吸更易出现，需注意呼吸管理。在严重低血容量等循环不稳定患者，用量偏大或速度过快时，可导致严重低血压。

尽管鲜有过敏反应报道，但有对本药或其他苯二氮䓬类药物过敏史者禁用。

三、地　西　泮

（一）理化性质

地西泮（diazepam）又名安定或苯甲二氮䓬，合成于1959年，商品名Valium。化学名7-氯-1,3二氢-1-甲基-5-苯基-2H-1,4-苯二氮䓬-2-酮。分子量较小，生理pH值下为脂溶性。其化学结构见图26-4。

本品为微白色结晶粉末，无臭，味微苦，基本上不溶于水，可溶于乙醇。临床上所用的制剂为溶于有机溶剂（主要为丙二醇、乙醇、苯甲酸等）的黏稠溶液，其pH为6.4～6.9。由于使用有机溶剂，其对静脉有一定刺激作用。此制剂与水和生理盐水相混可生成白色雾状物，不久即消散，一般不影响其药效。其部分理化性质见表26-6。

（二）药代动力学

口服后吸收完全而迅速，30～60分钟血药浓度达峰值，效果可维持120分zhogn。肌内注射后吸收缓慢，且不完全，其血药浓度峰值不及静脉注射后的20%，仅为口服后的60%。临床效应以静脉注射后最强，口服后次之，肌内注射后最差。因此给药途径尽可能采用口服或静脉注射。如果用肌内注射途径，必须注射到深部肌肉，注射于三角肌部位较其他部位更易吸收。

由于脂溶性高，静脉注射后迅速透过血-脑脊液屏障而进入中枢神经系统，故起效快，约为1分钟。然后很快再分布到其他组织，故作用消失也快，仅维持9min。地西泮与血浆蛋白的结合率为90%～98%。其表观分布容积为0.7L/kg～2.6L/kg。

地西泮的消除半衰期20～40小时，清除率为0.2～0.5ml/（kg·min）。只有不到1%以原形从尿排出，其余几乎全部在肝脏进行生物转化。首先脱去甲基后成为去甲地西泮（desmethyldiazepam），再加羟基后成为奥沙西泮（oxazepam），后者与葡萄糖醛酸结合后由尿排出。去甲地西泮和奥沙西泮都有类似地西泮的药理活性作用，而且其半衰期长，前者为60～95小时，后者为9～21小时。因此反复用药后易引起蓄积作用。

随着年龄的增长，其表观分布容积增加，消除半衰期延长，80岁时长达90小时。因此老年人使用地西泮，剂量宜酌减；用药间隔应相应地延长。

此药可透过胎盘，胎儿血药浓度可较母体高40%，新生儿可出现长时间的呼吸抑制，因此产妇不宜用此药。

（三）药理作用

1. 中枢神经系统　地西泮具有抗焦虑、肌松、遗忘和抗惊厥作用。均是通过BZ受体而发挥其作用，地西泮与BZ受体的亲和力约为咪达唑仑的1/3～1/6，并具有饱和性。其抗焦虑作用是通过对边缘系统的海马和杏仁核的选择性抑制作用而产生，肌松作用则是通过抑制脑干网状结构内和脊髓内的多突触通路而产生。所产生的遗忘是顺行性遗忘，即对用药后一段时间（30分钟至数小时）内经历的事情失去记忆。如前述，由于地西泮及其活性代谢产物的消除半衰期长，持续或反复静脉用药会产生明显蓄积，明显影响麻醉苏醒，故不适用于麻醉维持。药物效应的个体差异大，特别在于其他中枢抑制药物，如丙泊酚、巴比妥类或阿片类药物合用时，个体差异更为显著。

对人体的作用依其剂量大小和用药途径而异，从轻度镇静到麻醉状态。由于焦虑状态下边缘系统神经元活动增强，激活脑干网状结构，使皮层兴奋而致失眠。地西泮小剂量应用即可抑制边缘系统对网状结构的激活，并对网状结构有直接抑制作用，从而产生抗焦虑、镇静和治疗失眠的作用，但不影响意识；大剂量静脉注射则产生嗜睡，甚至意识消失。地西泮无镇痛作用，但可增强其他全麻药的效力。静脉注射地西泮 0.2mg/kg 可使吸入麻醉药 MAC 降低约 30%，但至此会呈现封顶效应，再加大地西泮剂量并不能使 MAC 进一步下降。

地西泮的脑电变化与咪达唑仑相似。也可剂量依赖性地降低 $CMRO_2$ 和 CBF，并可使脑血流量（CBF）/$CMRO_2$ 比值维持正常。与咪达唑仑类似，地西泮也不使脑电活动产生等电位，提示其降低 $CMRO_2$ 的作用出现封顶效应。

脑皮质、丘脑和边缘系统的异常放电可导致癫痫发作，地西泮虽不能抑制异常放电，但对异常放电的扩散有较强的抑制作用，故有很好的抗癫痫作用，静脉注射治疗癫痫持续状态疗效显著。

2. 呼吸系统临床剂量的地西泮对呼吸影响不显著，明显轻于咪达唑仑。但剂量较大，尤其经静脉注射时，对呼吸有一定抑制作用，使 $PaCO_2$ 轻度增加，甚至可产生一过性呼吸暂停。对慢性阻塞性肺疾病患者，此种呼吸抑制作用增强，特别与阿片等药物联合应用时，呼吸抑制更为明显。静脉注射地西泮 0.4mg/kg 后 3 分钟，通气对 CO_2 的反应曲线斜率降低，但幅度明显小于咪达唑仑，斜率降低约持续 25 分钟，与意识水平变化过程相类似。

3. 心血管系统对循环影响抑制轻微，但仍可使全身血管阻力轻度下降。静脉注射临床剂量的地西泮（0.2mg/kg），血压可稍下降，心排血量无明显变化。偶可引起一过性心动过缓和低血压，可能与溶剂中的丙二醇有关。静脉注射地西泮可扩张冠状动脉，增加冠状动脉血流，可能与其局部作用有关。

尽管正常状态时对循环影响轻微，但由于地西泮对压力反射有一定抑制，在低血容量患者仍可引起血压明显下降。

（四）临床应用

1. 术前用药　其良好的抗焦虑、镇静、遗忘作用，使其适于用作为麻醉前用药。肌内注射吸收差，口服为佳。入室前 30～60 分钟口服，成人 10～15mg，小儿 0.2～0.3mg/kg，最大剂量 10mg。可充分地镇静，消除术前的焦虑。此外，还有助于预防局麻药中毒，减少琥珀胆碱所致的血清钾升高和术后肌肉疼痛等不良反应。

心律转复和局麻下施行内镜检查之前静脉注射地西泮 10～20mg，可使患者消除紧张，产生肌肉松弛，还可使患者对操作过程产生遗忘。

2. 抗惊厥　可用于局麻药中毒的预防与治疗、癫痫发作的治疗和破伤风抽搐的治疗。成人剂量 10～30mg；小儿剂量 0.05～0.3mg/kg，15～30 分钟后可重复应用；5 岁以内最大剂量为 5mg，5 岁以上，最大剂量达 10mg。地西泮抗惊厥作用的持续时间超过了地西泮的消除半衰期，也说明其代谢产物去甲地西泮具有相应的药理活性。

3. 麻醉中应用　静脉注射地西泮可用于全麻的诱导，对心血管的影响轻微，但起效慢，效果不确实，现已被咪达唑仑取代。

地西泮可用作局部麻醉、神经阻滞以及椎管内阻滞麻醉的辅助用药。

地西泮曾用作复合全麻的组成部分。地西泮与喷他佐辛并用，组成所谓改良的神经安定麻醉，既往在日本较常用。地西泮与氯胺酮并用，可减少氯胺酮用量，减轻氯胺酮的高血压反应和精神运动性反应。但由于地西泮消除缓慢，使得麻醉恢复往往会出现延迟，并且恢复质量不佳，故地西泮目前已很少由于全身麻醉的维持。

（五）不良反应及禁忌证

临床麻醉中，静脉注射速度过快或剂量较大时，可引起血压下降、呼吸暂停等不良反应，特别在循环容量不足、慢阻肺的特殊人群，更应予以警惕。

经小静脉注射地西泮可引起注药部位疼痛，局部静脉炎发生率较高，因此应选用较粗大的静脉。

地西泮的毒性很小，有人报道用通常剂量的 100 倍，仍能恢复如常，无后遗症。连续用药时常见的副作用为嗜睡、眩晕、疲劳感、共济失调等。长期用药，可产生耐药性，但很少产生依赖性。如果产生依赖性，停药后可出现戒断症状，表现为焦虑、失眠、震颤等。

剂量偏大时，偶尔可引起躁动、谵妄、兴奋等反常反应，可能与增强了中枢神经系统内多巴胺能系统作用或抑制了胆碱能系统作用有关。用毒扁豆碱可消除此种不良反应。

此药可透过胎盘，胎儿血药浓度可较母体高 40%，因此待产妇不宜用此药。其在动物实验中曾显示致畸作用，故不推荐孕妇使用。

对地西泮及其他苯二氮草类药物过敏者禁用。

四、劳拉西泮

（一）理化性质

劳拉西泮（lorazepam），又名氯羟安定或氯羟二氮，商品名 Ativan。化学名 7-氯-5-（2′-氯苯基）-1，3 二氢-3-羟-2H-1，4-苯二氮草-2-酮，化学结构见图 26-

4(原图22-1)。

本品呈白色粉末,不溶于水。临床上所用的注射制剂为溶于聚乙二醇和丙二醇的溶液。由于含有机溶剂,故对静脉刺激性较强。本品在我国仅有片剂,临床用于抑郁症的治疗等。注射剂在我国尚未有临床应用。

(二) 药代动力学

劳拉西泮的脂溶性较地西泮小,透过血脑屏障的速度较慢,故起效也慢于地西泮和咪达唑仑。单次注射其分布半衰期为4.1分钟,故其临床作用时间较短。消除半衰期为10~20小时,清除率为0.8~1.8ml/(kg·min)。由于其清除速率较慢,故其持续输注时量相关半衰期随用药时间延长增加也非常明显,反复用药或持续输注后,患者恢复时间明显延长,临床极少用于麻醉维持。其代谢是在肝脏内与葡萄糖醛酸结合,形成无药理活性代谢产物而失活,大部分代谢物(94.4%)从尿中排出,小部分(5.6%)从粪便排出。12小时排出约50%,48小时排出80%,经5天接近排尽。因其代谢不依赖肝微粒体酶活性,肝功能异常、年龄变化或影响肝微粒体酶活性的药物对其消除影响很小。

口服后吸收迅速,2~4小时血药浓度达峰值。与血浆蛋白结合率85%。肌内注射后吸收较地西泮迅速和完全。但由于其脂溶性较地西泮低,透过血-脑脊液屏障较慢,故不论口服或肌内注射,都在45~60分钟才出现最大效应。此药在体内分布不如地西泮广泛,故有效血药浓度维持较久。肌内注射后7~8小时临床作用消失,但血药浓度仍接近峰值,至24小时血药浓度仍较高,在以后的24小时缓慢下降。口服后2小时血药浓度约为肌内注射后的一半,维持此水平约4小时,然后缓慢下降,至24小时仍保持峰值浓度的一半以上。静脉注射后血药浓度迅速达到峰值,但很快下降到接近肌内注射后的水平。

(三) 药理作用

1. 中枢神经系统　与BZ受体的亲和力约为咪达唑仑的2倍,地西泮的5~10倍。此药有很强的抗焦虑、镇静、催眠作用。镇静作用是咪达唑仑的2~3倍、地西泮的5~6倍。有很强的顺行性遗忘作用,遗忘作用强度是咪达唑仑的4倍,静脉注射5mg产生的遗忘作用持续达24小时。此药也有中枢性肌松作用和加强其他中枢神经抑制药的作用。但由于其起效慢、作用时间较长,限制了其在麻醉诱导、维持、局麻镇静以及各种无痛技术中的应用。

2. 呼吸系统　对呼吸没有抑制作用。但与阿片类药物合用,特别用于老年人或身体衰竭的患者时,仍需谨慎。

3. 循环系统　对血压、心率和外周阻力影响轻微,静脉注射后,血压及外周阻力变化幅度明显小于咪达唑仑和地西泮。

(四) 临床应用

1. 术前用药　由于其抗焦虑和遗忘作用较地西泮强,而且无呼吸抑制作用,口服此药1~5mg作为麻醉前用药,其效果较地西泮更佳。氯胺酮麻醉时用此药作麻醉前用药,有助于消除或减轻苏醒期精神运动性反应。如采用静脉注射,应在术前20~30分钟应用,剂量为0.5~2mg。

由于此药作用持续时间长,对于手术时间短而且希望手术后迅速清醒的手术患者,不宜用它作为麻醉前用药。

2. ICU镇静　对ICU保留气管插管并行机械通气的患者,可采用持续静脉输注或间断注射劳拉西泮进行镇静。首次3~6mg,静脉注射,此后0.5~2mg/h的剂量进行维持。但苏醒时间较长,脱离机械通气和拔除气管导管的时间可长达数日。

3. 抗惊厥　适应证类似于地西泮。

(五) 不良反应和禁忌证

常见的不良反应为嗜睡、头晕,少数患者会出现定向力障碍等;在肥胖患者作用延迟更为显著;老年体弱及合并阿片类药物者,仍存在呼吸抑制的问题;有静脉刺激症状,可形成血栓性静脉炎。

五、其他苯二氮䓬类药

临床用苯二氮䓬类药物还有许多,但除上诉三种药物在麻醉临床中有所应用,而且咪达唑仑还为常用药物外,其他极少用于临床麻醉,下面仅予以简单描述。

(一) 奥沙西泮(oxazepam)

又名去甲羟安定,商品名为舒宁(Serax),是继地西泮后于1965年合成的药物,实际上也是地西泮在体内的代谢物,其化学结构见图26-4。

此药的作用与地西泮基本相同,只是效力稍弱,15mg相当于地西泮5mg。口服后吸收较慢,4小时内血药浓度达峰值。口服后生物利用度50%~70%。与血浆蛋白结合率约86%。吸收后分布于各脏器,其中肝、肾代谢的分布占总量的半数以上。

其消除半衰期为9～21小时，代谢方式为与葡萄糖醛酸结合而成为无活性的代谢物，随尿排出。

此药没有注射用制剂，只能口服。主要用于抗焦虑，由于对自主神经系统的作用较为显著，故对胃肠道、心血管、呼吸系统不适引起的焦虑症状有较好的效果。在临床麻醉中很少应用。

（二）硝西泮（nitrazepam）

又名硝基安定或硝基二氮䓬，商品名Mogadon。其化学结构见图26-4。

此药也有类似地西泮的作用，但以催眠和抗惊厥的作用为突出。

口服后吸收率53%～94%，平均78%，2小时内血药浓度达峰值。吸收后分布于各脏器，表观分布容积为2.1L/kg。半衰期21～25小时。除很小量以原形从尿排出外，绝大部分在肝内降解，主要代谢物为7-氨基和7-乙酰胺基衍生物，经肾脏排出。

临床上此药主要用以替代巴比妥类作为催眠药，治疗失眠症，一般剂量为10mg口服。

（三）替马西泮（temazepam）

又名羟基安定，化学结构见图26-4。此药口服后吸收完全，口服后2.5h血药浓度达峰值。对呼吸的抑制作用与地西泮相似。此药在肝内经受生物转化，代谢物与葡萄糖醛酸结合后排出。此药主要用于治疗失眠症，临床麻醉中可作为麻醉前用药。常用剂量为15～30mg口服。

（四）氟硝西泮（flunitrazepam）

又名氟硝安定或氟硝二氮䓬，商品名Rohypnol。化学名7-硝基-1,3二氢-1-甲基-5-(2′-氟苯基)-2H-1,4-苯二氮䓬-2-酮。化学结构见图26-4。

本品是一种黄色结晶，不易溶于水，易溶于乙醇。临床上所用的为溶于有机溶剂的制剂，每毫升含1mg，供肌内或静脉注射。

此药的作用与地西泮基本相似，只是效力更强。除催眠作用外，也有解痉、肌松和抗惊厥作用。对小鼠的催眠效力相当于地西泮的1000倍，戊巴比妥的15 000倍；对人的催眠效力约为地西泮的10倍。静脉注射此药2mg后1～2分钟即产生完全的睡眠，持续约2.5小时，并有长时间的遗忘作用。此药本身无镇痛作用，但有增强镇痛药效应的作用。其毒性较地西泮为小，安全界限为地西泮的4倍。

此药对心血管的影响很小，用药后血压可下降15～20mmHg，10分钟内趋于稳定。对心率无明显影响，有时稍增快。对呼吸有轻度抑制作用，与静脉注射的速度有关。此药有降低颅内压的作用，静脉注射后1分钟脑脊液压力即显著下降，至3分钟降至最低值，平均下降约30%。氟硝西泮不像地西泮那样使食管下端括约肌张力减低，而是使之增加，故有助于防止胃反流。

口服后吸收迅速而完全，约30分钟即达到有催眠作用的血药浓度（6～8μg/L），经1～1.5小时达峰值。与血浆蛋白的结合率约为80%。口服后血药浓度变化曲线与静脉注射后相似。其分布半衰期是(3.0±0.8)小时，消除半衰期是(21.5±1.7)小时。此药几乎全部（98%）在肝内进行生物转化，仅2%以原形从尿中排出。生物转化的方式是还原、去甲基和羟基化，然后进一步降解。尿中已发现12种代谢物。这些代谢物并无药理活性作用，约90%经肾脏排泄，10%经胆道排泄。

氟硝西泮的临床用途与地西泮基本相同，可用于消除焦虑，治疗失眠，控制痉挛等。

由于此药的效力强，而且并发症少，在临床麻醉中已被采用，主要用于长时间手术时复合全麻的组成部分。

氟硝西泮与氯胺酮复合，可消除氯胺酮引起的精神运动性反应。有人将这种复合麻醉称为安神镇痛（ataranalgesia）或安神麻醉（ataranesthesia）。这种方法可用于各类手术，包括心内直视手术。但由于不能完全消除术中高血压反应，对于缺血性心脏病和控制不良的高血压患者仍以不用为宜。

六、苯二氮䓬类拮抗药——氟马西尼

氟马西尼（flumazenil，商品名为安易醒）合成于1979年10月，是当前应用于临床的第一个特异性苯二氮䓬类药物拮抗剂。药理实验表明，氟马西尼与BZ受体亲和力大、特异性高、内在活性低。氟马西尼是BZ受体的竞争性拮抗剂，其拮抗作用表现为可逆性和可竞争性。当其作为拮抗剂存在时，其他激动剂占据BZ受体的比例与二者与受体的亲和力及浓度有关。

（一）理化性质

氟马西尼为咪唑苯二氮䓬衍生物，化学名称为乙基-8-氟-5,6-二氢-5-甲基-6-氧代-4H-咪唑(1,5-α)(1,4)苯并二氮杂-3-羧酸酯。其化学结构与咪达唑仑及其他经典的苯二氮䓬类药相似，与咪达唑仑的主要区别是其苯基被羰基取代，见图26-5。

临床上所用制剂的商品名安易醒（Anexate），是

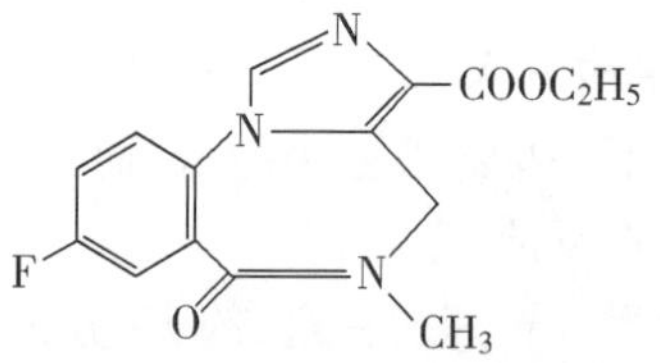

$$\text{(chemical structure)}$$

图 26-5 氟马西尼的化学结构

一种无色结晶粉末，可水溶性较弱，但可配置成水溶液。其配方如下：氟马西尼 1.0mg，依地酸钠 1.0mg，氯化钠 93mg，乙酸 1.0mg，氢氧化钠（1mol/L）适量至 pH=4，注射用水加至 10ml。此制剂可溶于生理盐水或 5% 葡萄糖溶液，在室温下可保持稳定 24 小时。生理 pH=7.4 时，具有中度脂溶性。

（二）药代动力学

氟马西尼口服后容易吸收，口服后 20～90 分钟（平均41 分钟）血浆浓度达峰值，但由于在肝脏内首过代谢显著，生物利用度仅 16%。静脉注射后 1～3 分钟起效，6～10 分钟达峰值，持续时间与用药剂量相关 30～60 分钟，甚或达 2～3 小时。与血浆蛋白结合率为 40%～50%。稳态分布容积为 0.6～1.6L/kg。总清除率为 5～20ml/(kg·min)；消除半衰期为 0.7～1.3 小时。其清除速率显著短于常用的苯二氮草类药，故单次注射后拮抗作用一旦消失，又可重现苯二氮草类的作用，即如果受体部位残留的激动剂浓度足够高，可能发生再次镇静。故在拮抗清除速度较慢的药物如地西泮的作用时，为维持长时间恒定的血药浓度，则需要反复给药或持续静脉推注。其推注速度可为 0.5～1.0μg/(kg·min)。

此药在肝脏内经受广泛的生物转化，仅 0.12% 在静脉注射后 12 小时以原形从尿中排出。其代谢部分受肝血流的影响，代谢产物包括 N-去甲氟马西尼、N-去甲氟马西尼酸和氟马西尼酸，其他代谢产物的性质、其代谢产物的生物活性以及与葡萄糖醛酸结合的情况尚未完全确定。

（三）药理作用

1. 中枢神经系统　最初的动物实验研究表明，氟马西尼无内在药理活性，在不用苯二氮草类药的条件下，既不产生苯二氮草类的效应，也不产生其相反的效应。因此，氟马西尼的主要药理作用是拮抗苯二氮草类药的所有中枢抑制效应，包括抗焦虑、镇静、遗忘，直到抗惊厥、肌松和催眠。氟马西尼对 BZ 受体有很强的亲和力，通过对 BZ 受体的竞争结合，拮抗苯二氮草类药的中枢抑制作用。对人静脉注射 ^{11}C 标记的氟马西尼后以正电子发射体层扫描观察表明，放射性浓度最高的部位在枕叶内侧，其次为小脑、额叶、丘脑和脑桥，而这些都是 BZ 受体含量丰富的部位。进一步研究表明，此药有很弱的激动效应或相反激动效应，但并无临床意义。

氟马西尼拮抗苯二氮草类药时，0.007mg/kg 即可生效，预计有效血药浓度为 10～20ng/ml 或以上。实际上，由于激动剂和拮抗剂与受体结合的特点，BZ 受体可能被残余的激动剂占据，所以对于不同的激动剂，所需氟马西尼的剂量和血药浓度有所不同。氟马西尼起效迅速，静脉注射后 1 分钟内即生效，单次注射后拮抗效应维持时间与用药剂量有关，可达 0.5 小时甚或 3 小时之久。影响氟马西尼作用时间的因素包括受体总数、激动剂占领受体的浓度、激动剂受体解离常数、受体处激动剂浓度以及受体处拮抗剂浓度。其拮抗的效应不仅与氟马西尼剂量有关，而且还与苯二氮草类药所用的剂量有关。如苯二氮草类药严重中毒时，静脉注射氟马西尼 1mg 即足以使人苏醒，但如果尚有 20% 左右 BZ 受体被激动剂占领，则仍可维持其抗焦虑作用。

2. 呼吸和循环系统　对呼吸无影响。在志愿者静脉注射达 0.1mg/kg 时，不产生任何呼吸抑制。对苯二氮草类药引起的呼吸抑制，有一定的拮抗作用，但拮抗不完全；对巴比妥类和麻醉性镇痛药的呼吸抑制则无拮抗作用。对循环系统无明显影响，在拮抗苯二氮草类药物作用时，几乎不产生心血管效应。即使在缺血性心脏病患者和 ASA Ⅲ～Ⅴ级的患者，也未见生命体征的明显变化。

3. 安全范围　氟马西尼的毒性非常小。啮齿类动物能耐受的最大非致死剂量为 62.5mg/kg，而临床治疗剂量为 0.02mg/kg，因此其治疗指数约达 3125。静脉注射后局部无疼痛，不引起静脉炎。偶见短暂的轻度眩晕、头痛，但与剂量无关，可能与溶媒有关。

（四）临床应用

临床苯二氮草类药拮抗剂的应用并不多，主要有以下 3 种用途：

1. 诊断性及治疗性拮抗苯二氮草受体激动剂　对可疑为药物中毒的昏迷患者，可用氟马西尼鉴别。氟马西尼可从 0.2～0.5mg 逐渐增加剂量至 3mg。如果用药后有效，基本上可肯定是苯二氮草类药中毒。对于肯定为苯二氮草类药中毒的患者，氟马西尼可采取小量分次静脉注射的方法，每次 0.1mg（或 0.003mg/kg），每分钟 1 次，直至苏醒或总量达 3mg。为维持疗效，可用首次有效量的半量重复注射；也可采取静脉输注的方法(0.1～0.4mg/h)。

2. 麻醉后拮抗苯二氮䓬类药的残余作用　对于以苯二氮䓬类药作为复合全麻用药或部位麻醉时镇静用药的手术患者，如果手术结束后要求患者立即清醒，可用氟马西尼拮抗其残余作用。首次剂量0.1～0.2mg静脉注射(相应血药浓度为3～6ng/ml)，以后0.1mg/min，直至患者清醒或总量达1mg。氟马西尼可有效地逆转苯二氮䓬类药引起的镇静、呼吸抑制和遗忘作用。但是，有证据表明氟马西尼对激动剂不同作用的拮抗存在差异。氟马西尼较易拮抗苯二氮䓬受体激动剂的催眠和呼吸抑制作用，对遗忘作用的拮抗则较差。拮抗作用时间取决于激动剂和氟马西尼二者的药代动力学。单次注射氟马西尼拮抗长效苯二氮䓬类药物时，因为其作用时间短，应加强监测。为防止出现再次镇静，可持续输注氟马西尼以拮抗作用时间较长的苯二氮䓬受体激动剂。

3. 用于ICU患者　对ICU中长时间用苯二氮䓬类药控制躁动、施行机械通气的患者，如要求恢复意识，试停机械通气，可用氟马西尼拮抗苯二氮䓬类药的作用。

4. 治疗肝性脑病　最近有人在动物实验的基础上试用此药治疗肝性脑病，取得初步效果。治疗有效者在开始治疗后1小时即清醒，血氨在治疗后24小时下降。但其疗效尚须在临床上经过广泛应用和严格的对照研究后加以验证。

(五) 不良反应与禁忌证

口服或静脉给予大剂量氟马西尼，毒性反应均较小。它没有局部或组织刺激作用，也无组织毒性。同所有苯二氮䓬类药一样，其安全范围广，甚至高于激动剂，因为它没有显著的中枢神经系统抑制作用。应该注意的是，由于其半衰期相当短，可能发生再次镇静。另有极少数患者可以诱发癫痫。

第5节　氯胺酮

一、历　史

氯胺酮是苯环己哌啶类药物中，唯一仍在临床麻醉中使用的药物。苯环己哌啶类静脉麻醉药的基本化学结构为环己胺，故亦称环己胺类药。

1958年Greifenstein等介绍一种芳香基环己胺，即苯环己哌啶(phencyclidine)，具有较强的镇痛作用，给药后呈现类似痴呆的状态。苏醒期几乎所有患者均有精神症状的副作用，25%的患者有激动现象，甚至持续至术后数小时。现此药仅被当作毒品在非法娱乐时使用。1962年Stevens合成氯胺酮(ketamine，ketalar，ketaject)，为苯环己哌啶的衍生物，1965年Corssen和Damino首先在人体上应用，1970年正式进入临床。作为一种极其特殊的静脉麻醉药，氯胺酮40余年的临床应用过程可谓毁誉参半。氯胺酮不同于其他静脉麻醉药，它具有明显的镇痛作用，且对呼吸循环影响很小，这些优势点使其比其他麻醉药物更接近理想静脉麻醉药，也是其目前仍在临床使用的主要原因；遗憾的是，尽管较轻微，但它依然存有苯环己哌啶的精神副作用，这又几乎使它接近了被淘汰出临床麻醉的边沿。氯胺酮由二种光学异构体组成：S-(+)和R-(-)，目前临床应用的为其消旋混合物。而S-(+)异构体的麻醉与镇痛药效较强，相应的不良反应较少。最近由于临床显示氯胺酮对痛觉过敏阿片类药耐受具有一定的预防和治疗效果；另外，包括我国在内的部分国家S-(+)氯胺酮已经或即将上市、进入临床应用，使得此药又逐渐引起临床的关注。

二、理化性质

氯胺酮化学名称为2-氯苯-2-甲基胺环己酮盐酸盐，分子量238kD，化学结构见图26-6。此药为白色结晶，易溶于水，为无色透明液体，制剂略呈酸性，水溶液pH值为3.5～5.5，pKa7.5。内含1:10 000苄索氯铵(benzethonium chloride)作为防腐剂。10mg/ml的生理盐水溶液是等渗溶液。市售氯胺酮是其等量的右旋与左旋异构体的消旋体。

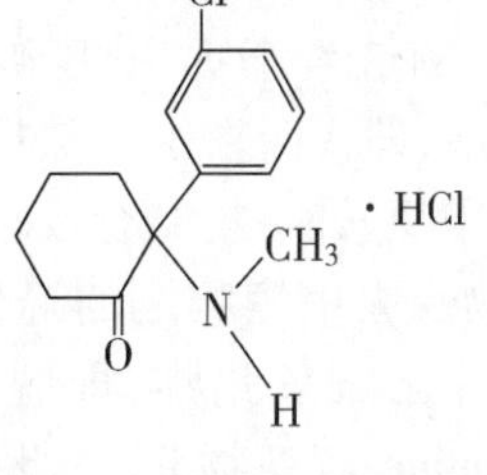

图26-6　氯胺酮的化学结构

三、药代动力学

（一）分布与清除

氯胺酮肌内注射的生物利用度高，达93%；而因肝脏的首过效应，口服的生物利用度仅有17%。氯胺酮呈高度脂溶性，约为硫喷妥钠的5～10倍，因而能迅速透过血脑屏障进入脑内。静脉注射氯胺酮后30秒起效，1分钟可达峰效应。而肌注后5分钟血浆药物浓度达峰值，脑血流量同时增加，促其在脑内很快分布，患者迅速入睡。达峰效应后，药物较快地分布到血流量较低的组织区域，血浆药物浓度下降，脑内浓度亦降低。但由于此药脂溶性高，血浆蛋白结合率低（12%～47%），故中枢神经系统贮留的药物较血浆多。随着氯胺酮从脑向其他器官和组织转移，这种再分布现象促使神志迅速恢复。动物实验表明，静脉注射后10min，70%的药物集中在骨骼肌、肠、肝和皮肤内，随后再分布于脂肪和其他血管少的组织。此药在血浆内的衰变曲线呈三相，前45分钟迅速下降；继以12小时缓慢降低；第三相更缓慢地减少，持续时间较长。单次静脉注射后药代学参数符合二室开放模型。消除半衰期2.5～2.8小时，稳态表观分布容积（VDss）3.1L/kg。值得注意的是，相对短的分布半衰期11～16分钟反映此药在体内的快速分布，相对大的分布容积提示其脂溶性高。清除较快，清除率为12～17ml/（kg·min）。整体平均清除量1.4L/min，相当于肝血流，所以肝血流的减少将影响氯胺酮的清除。尽管许多研究认为小儿的药物清除率较高，分布容积小，消除半衰期短，但是经体重校正后，与成人的药代动力学参数无显著差异。

氯胺酮两种异构体的药代动力学不同。S-（+）氯胺酮的清除率和分布容积均较R-（-）氯胺酮高。S-（+）氯胺酮对脑电图的抑制作用也较R-（-）氯胺酮和消旋混合物强。

（二）代谢与排泄

此药主要在肝内代谢，其途径还不很清楚。一般认为系通过肝脏药物代谢酶系统P-450酶的作用进行生物转化。首先经N-脱甲基作用形成去甲氯胺酮（norketamine，即代谢物Ⅰ），然后环己酮环羟基化，转变成羟去甲氯胺酮，再结合成较易溶于水的葡萄糖醛酸衍生物。去甲氯胺酮的羟化代谢物，遇热脱水形成一种环己酮氧化物，即脱氢去甲氯胺酮（dehydronorketamine，代谢物Ⅱ）。此外，氯胺酮亦可在未脱甲基前进行环羟基化作用，但不是主要代谢途径。代谢物Ⅰ具有药理活性，其麻醉效力约为氯胺酮的1/5～1/3；代谢物Ⅱ的麻醉效力为氯胺酮的1%。此两代谢物在脑中没有足够的浓度，不能产生睡眠作用，但可使苏醒期延长。氯胺酮的分解产物5天内可在尿中排出91%，有的报道尿中含有4%左右的原型或代谢物Ⅰ，16%为羟化衍生物，粪中排泄量仅占3%。有少量经胆系排泄，结扎总胆管后睡眠时间可延长、血浆药物浓度也升高。

氯胺酮在体内的转化速度受许多因素的影响，如地西泮（diazepam）为氯胺酮脱烃基作用的竞争性抑制剂，术前并用地西泮或速可眠（secobarbital sodium）较并用阿托品时氯胺酮的平均血浆半衰期显著延长。鼠实验发现氟烷能延长氯胺酮及其代谢物Ⅰ的摄取、分布和再分布，这可能与氟烷抑制心血管和使肝血流减少，导致氯胺酮的生物转化减慢有关。其他吸入麻醉药也可能有类似作用。动物实验表明肝药物代谢酶抑制剂（SKF_{525}-A）和诱导剂（苯巴比妥）能分别延长和缩短氯胺酮麻醉后共济失调与激动状态的时间。实际上，氯胺酮本身即为酶诱导剂。事先用氯胺酮处理的鼠，再给同药后肝代谢增加，氯胺酮的血浆衰变率增快。临床也可见重复给药后的耐药现象，如烧伤患者在较短的间期反复重复用药，需增加药量才能维持原镇痛深度。但麻醉苏醒迅速主要是因再分布的关系，酶诱导现象对麻醉时效可能无明显影响。

此药可迅速通过胎盘，胎儿和母体内的血浆药物浓度很接近。若分娩时用此药超过2mg/kg，能引起胎儿抑制。

四、药理作用

（一）作用机制

氯胺酮为中枢神经系统主要的兴奋性受体系统N-甲基-D-天门冬氨酸（NMDA）受体的非特异性阻断剂，目前认为，阻断NMDA受体传导是氯胺酮产生全身麻醉和某些镇痛作用的主要机制。NMDA受体是中枢谷氨酸受体的成员之一，由多个亚基组成的离子通道偶联的受体复合体，其中包括有NMDA结合位点和苯环己哌啶类药物结合位点，后者是包括氯胺酮在内的苯环己哌啶类药物作为非竞争性拮抗剂的结合位点。氯胺酮与此位点结合后，可阻断受体Ca^{2+}通道，减少Ca^{2+}内流，从而抑制其兴奋性作用。NMDA受体广泛分布于大脑皮质、丘脑、海马、纹状体以及脊髓等，参与中枢兴奋性神经冲动的传导,与机体的意识维持、疼痛传导与调节、学习记忆、细胞损伤以及癫痫惊厥的发生有密切关系。NMDA 受体在大脑皮质和丘脑分布密度较大,参与中枢兴奋性冲动的传递。而氯胺酮则可通过阻断感觉冲动在丘脑-新皮层系统的投射而产生麻醉作用。氯胺酮在选择性抑制皮层及丘脑部分神经元功能同时,兴奋部分边缘系统的功能,从而产生中枢不同区域功能状态不一致性变化而出现所谓"分裂"现象。

氯胺酮通过阻断丘脑-新皮质投射系统,非特异性地抑制中脑和丘脑核的痛觉传导通路以及对脊髓 NMDA 受体的作用可部分解释其镇痛作用。NMDA 受体与脊髓痛觉传导和调节密切相关,NMDA 受体的特异性拮抗剂具有镇痛作用。研究显示 S-(+)氯胺酮对 NMDA 受体的亲和力是 R-(-)氯胺酮的四倍,同时,前者在人体的镇痛强度也是后者的四倍,也提示氯胺酮的镇痛作用与 NMDA 受体的阻断相关。另外,氯胺酮的阿片受体作用也参与了它镇痛作用的产生。有证据显示氯胺酮可与脑、脊髓内的阿片受体结合,使阿片受体兴奋。其与阿片受体的结合具有明显的立体特异性,S-(+)氯胺酮异构体对阿片 μ-受体具有更强的亲和力,与其较 R-(-)氯胺酮具有更强的镇痛作用相对应。另外,动物实验和临床研究中均观察到纳洛酮可部分拮抗氯胺酮的镇痛作用,也佐证其镇痛与阿片受体相关的观点。但目前为止,氯胺酮各项临床作用的确切机制尚未完全明了,也无特异性拮抗药能拮抗其全部中枢作用。

(二) 中枢神经系统

氯胺酮是唯一同时具有镇静和镇痛作用的静脉麻醉药。此药的分子量小,解离常数 pKa 接近生理 pH 值,且其脂溶性较高,故很快透过血脑屏障。静脉注射可在 30s 内发挥作用,较硫喷妥钠起效稍慢,约 1 分钟作用达峰值,单次静脉注射 2mg/kg 的麻醉持续时间为 10～15 分钟。时效与麻醉剂量有关,静脉注射 0.5mg/kg 只能使半数患者神志消失,1mg/kg 睡眠平均为 5.7 分钟,1.5mg/kg 为 9.1 分钟,2mg/kg 达 10 分钟。再增大剂量,并不能使时效显著延长,副作用反而增多,可发生全身痉挛、抽搐。停药后 15～30 分钟定向力恢复,完全苏醒需 0.5～1 小时。氯胺酮产生镇痛作用的血药浓度显著低于意识消失所需的浓度。静脉注射亚麻醉剂量的氯胺酮 0.2～0.4mg/kg,血浆药物浓度达 0.1μg/ml 时痛阈升高,达 0.2μg/ml 产生镇痛作用;当血浆浓度达 1.1μg/ml 时对疼痛刺激失去反应。由此不难理解氯胺酮麻醉后镇痛期能持续较长时间。氯胺酮可抑制中枢痛觉敏化,并可减弱阿片类药物的急性耐受,用于预防性镇痛时,其可以明显减少术后镇痛阿片类药物的需要量。静脉注射诱导量 2mg/kg,血浆药物浓度达 0.7～2.2μg/ml 便可进入外科麻醉期,而 3.6μg/ml 才能使眼睑反射消失;血浆浓度低于 0.5μg/ml 患者苏醒。

氯胺酮的麻醉体征与传统的全麻药不同。静脉注射氯胺酮时不像其他全麻呈类自然睡眠状,而呈木僵状。随着意识逐渐消失,往往表现为眼睛睁开凝视,眼球震颤,肌张力增加,有时出现不自主肌肉活动。眼睑、角膜和喉反射不受抑制。脑电图表现为 α 波活动减弱,出现 θ 和 δ 波。有时在丘脑和边缘系统出现癫痫样波形,但不向大脑皮质扩散。麻醉中脑电双频谱指数(BIS)不随麻醉深度变化而降低,故 BIS 不适用于氯胺酮麻醉的麻醉深度监测。麻醉后眼睛睁开,虽然各种反射如角膜反射、咳嗽反射与吞咽反射依然存在,但无保护作用。对麻醉与手术失去记忆,但遗忘作用不如苯二氮䓬类药显著。神志完全消失,但肌张力增强、眼球呈凝视状或震颤,外观似浅麻醉。此现象曾被描述为分离麻醉(dissociative anesthesia)。氯胺酮镇痛作用显著,即使阈下剂量(subdissociative dose)或称作亚麻醉剂量(subanesthetic dose)也产生镇痛效应,尤其体表镇痛明显。这一作用特点使其在战伤现场救治或前方伤员处理中,发挥过良好的作用;也是目前在这些特殊环境下具有开发前途的静脉麻醉药物之一。此药虽有良好的镇痛作用,但对内脏的镇痛效果差,腹腔手术时牵拉内脏仍有反应。麻醉中有的患者流泪和唾液分泌增多,并且膝反射、跟腱反射和 H 反射(脊髓传入反射)亢进。诱发电位的研究结果表明,视觉冲动和躯体感觉冲动仍可从末梢到达皮质感觉区,但因脑不能解读这些传入信息,因而无法对光刺激和皮肤切口的疼痛刺激作出恰当的反应。麻醉期,患者颈部和肢体骨骼肌的张力增强,少数有牙关紧闭和四肢不自主活动。这种表情淡漠、意识消失、眼睛睁开、深度镇痛和肌张力增强的麻醉现象,一般称为类倔强状态或木僵状,系氯胺酮麻醉的特征。

前面已有所描述,氯胺酮选择性地作用于大脑的联络系统,对脑干网状结构激活系统没有或很少影响。感觉的传入冲动可到达大脑皮质,但不能辨识,因为一些联络区已被氯胺酮所抑制。动物实验发现氯胺酮麻醉后,对中枢与中脑网状结构行电刺激,疼痛刺激和光刺激所诱发的电位消失,说明此药作用的部位是在弥散的丘脑新皮质投射系统,使通过非特异性网状结构和丘脑的冲动产生功能性阻滞。此外，牙髓疼痛性刺激在皮质的驱体感受区、非特异性丘脑核和中脑网状结构内所引起的电位，也可被氯胺酮消除，提示此药可阻断疼痛冲动向丘脑和皮质区的传播。因而认为氯胺酮的镇痛作用是由于非特异性中脑和丘脑核的通路产生功能性障碍所造成。除抑制丘脑新皮质系统外，氯胺酮还激活边缘系统，使两者功能分离。边缘系统兴奋，可导致苏醒期患者情绪方面的过度活动。脑电图显示用药后α节律抑制，丘脑新皮质系统呈同步性高δ波，而海马和边缘系统呈慢θ波，可证实上述看法。

氯胺酮抑制丘脑内侧核，阻滞脊髓网状结构束的上行传导，兴奋边缘系统。因这种选择性的兴奋和抑制作用，以致出现感觉与环境分离、情绪活动与神志消失不符、外观似浅麻醉与深度镇痛作用不一致；感觉虽仍能传入中枢，但不能识别等矛盾现象。这些由于中枢作用不匀质而导致的氯胺酮非常特殊的临床麻醉现象，将其称作"分离麻醉"似乎可将其与传统或经典的全身麻醉状况相区别。当然，如果对于这种状况有更为形象或准确概括其中枢变化机制的称谓，将更易获得学者们的认可。

静脉注射氯胺酮能增加脑代谢、脑血流和颅内压。脑氧代谢率（$CMRO_2$）亦随之增多。动物实验显示，2mg/kg 氯胺酮可使脑血流增加 80%，脑耗氧量增加 16%，持续 20～30 分钟，而颅内压随着脑血流的增多而升高。故颅内占位性病变等颅内压升高的患者应避免使用，或预先使用可抵消或阻断其升高颅内压的措施时，才予以应用。预先给硫喷妥钠或地西泮能阻断此药增加脑血流与升高颅内压的作用；氯胺酮麻醉时脑对 CO_2 的扩血管反应不受影响，因此过度通气降低 $PaCO_2$ 也能减弱其颅内压升高作用。此药还可使眼内压升高，此作用与镇痛作用的持续时间相一致，15 分钟达峰值，30 分钟后恢复到注药前水平。青光眼患者不宜用此药。

氯胺酮的麻醉性能与其旋光性质有关。临床应用系其对映体的外消旋合剂，含 R-(－)氯胺酮与 S-(＋)氯胺酮各半。在等剂量时，R-(－)氯胺酮与 S-(＋)氯胺酮对心血管的影响及苏醒期的精神反应方面，两者作用强度相似。但 S-(＋)氯胺酮较消旋氯胺酮或左旋异构体的麻醉性能强。据报道 S-(＋)氯胺酮的镇痛效力要比左旋体强 3.4 倍，催眠效力强 1.5 倍。故在等效的条件下，S-(＋)氯胺酮所需剂量减小，使其副作用更少，治疗指数高，安全界限大。消旋混合体的药效则介于两者之间。

在不完全脑缺血再灌注的动物模型中，氯胺酮还可减少脑组织坏死，改善神经系统功能。氯胺酮减少细胞死亡可能与降低交感张力、抑制 NMDA 受体介导的离子电流有关。近年来有研究发现，S-(＋)氯胺酮可影响大鼠缺血再灌注后 4 小时凋亡调节蛋白的表达。因此，氯胺酮的神经保护作用除了与能减少细胞坏死和死亡外，还与抗凋亡机制有关。但氯胺酮在临床是否可实现其神经保护作用以及所需剂量仍有待研究阐明。

氯胺酮在麻醉恢复期较高的精神反应发生率为其致命弱点。患者可出现视、听、本体感觉错乱和错觉，常伴有恶梦。其精神反应和恶梦在给药后 24 小时内均能出现，但多见于苏醒后 1 小时内，可持续 1 小时至数小时。恶梦可能与氯胺酮抑制下丘脑和内侧膝状核，引起听觉、视觉错乱和本体感丢失有关。

（三）心血管系统

氯胺酮对心血管的影响主要是直接兴奋中枢交感神经系统的缘故，在无自主神经控制时，对心肌有直接抑制作用。在临床诱导剂量，此药可升高动脉压 20%～30%，同时使脉搏加快，持续约 5～15 分钟。与此相一致，心脏指数、心肌耗氧量和肺动脉压也增加。受试者静脉注射 0.1mg/kg 虽不能入睡，但可使收缩压升高 25mmHg，舒张压升高 16mmHg，脉搏稍加快。静脉注射 0.5mg/kg 时，血压升高与脉搏加快的程度更为明显；再增大剂量血压并不再升高，心率也不进一步加快。注药后 3～5 分钟血压升高达峰值。收缩压降低时，舒张压仍上升。血压的变化有明显个体差异。重复注射时血流动力学的变化较初次注射时轻微，甚至相反。健康人与心脏病患者，其血流动力学的变化相似，但伴有肺动脉高压的二尖瓣或先天性心脏病患者，其肺血管阻力的升高较全身血管阻力的升高更明显。

氯胺酮对循环系统的兴奋作用是中枢性的，将其直接注入中枢时可立即出现交感神经系统的血流动力学反应；氯胺酮也使交感神经元释放去甲肾上腺素增多；此药由于对延髓孤束核 NMDA 受体的作用而减弱压力感受器的功能。巴比妥类、苯二氮䓬类与氟哌利多等药能阻断其循环兴奋作用；硬膜外阻滞、各种肾上腺素能（α 及β）受体拮抗剂、交感神经节阻滞药、各种血管扩张药及可乐定等，可对抗氯胺酮的升压反应和（或）心率增快的作用。其中，合用苯二氮䓬类药物最为最常用措施，小剂量的咪达唑仑和地西泮就可在一定程度抑制其循环兴奋作用。

氯胺酮对心脏的作用，有两种不同的观点，目前前一种观点更得到认同。一种观点认为此药直接作用于心肌，减弱心肌收缩力，但中枢性交感神经的兴奋作用可能胜过对心肌的直接抑制，故影响并不明显。氯胺酮抑制心肌收缩的程度与剂量相关。交感神经系统功能耗竭和儿茶酚胺不足时氯胺酮对心肌的抑制特别明显。此药用于危重患者可见到每搏功降低，肺毛细血管楔压增高，心排血量减少，心脏指数下降，以及平均动脉压降低，甚至心脏停搏。另一观点则认为，氯胺酮能使心肌收缩力加强，体内试验时由于交感神经活动增加，故此种表现更为明显。氯胺酮与钙离子有相似的心肌效应，在心肌收缩力增强的同时耗氧量也增加，对心肌氧供不足的患者不利。氯胺酮与氟烷合用，有时会呈现负变力性作用，动脉压反而降低。心脏储备能力差、自主神经功能受损或低血容量的患者也有类似现象，即动脉压下降、心率减慢或加快。氯胺酮一般不增加外周血管阻力，但舒张压升高，可能是外周阻力增加的缘故。麻醉后中心静脉压升高，其部分原因可能与全身肌张力增加有关。

（四）呼吸系统

氯胺酮对呼吸的影响轻微。临床麻醉剂量时偶有短暂的呼吸抑制，若呼吸道能保持通畅，一般不需作辅助呼吸，多能自行恢复。剂量过大，特别是老年人和小儿静脉注射速度过快时，可出现一过性呼吸暂停。临床上常在注药后 1 ~ 2 分钟，呼吸减浅、变慢，经过 3 ~ 5 分钟缓慢恢复到注药前水平，有时较麻醉前略增快。氯胺酮对潮气量的影响较对呼吸频率的影响明显。注射速度过快，剂量过大，或用麻醉性镇痛药辅助时，可造成明显的呼吸抑制，甚至呼吸停止较长时间。此时应施行辅助呼吸或人工呼吸，不宜依靠呼吸兴奋药。麻醉时呼吸中枢对 CO_2 的反应不受影响，在呼吸抑制、$PaCO_2$ 升高时能反射性地使呼吸增快而得以维持通气量的正常。

氯胺酮具有支气管平滑肌松弛作用，此药与氟烷、恩氟烷一样能有效地预防实验性支气管痉挛。因此，氯胺酮曾用于治疗对常规处理无效的哮喘持续状态。氯胺酮麻醉时肺顺应性增加，呼吸道阻力降低，并能使支气管痉挛缓解。离体实验亦证明此药能松弛支气管平滑肌，可对抗卡巴胆碱（carbachol）或组胺引起的支气管痉挛。麻醉时咽喉保护性反射一般不消失，舌后坠与喉痉挛较少发生，所以易于保持呼吸道通畅。氯胺酮的这种支气管松弛作用可能是其拟交感神经作用的结果。

氯胺酮使呼吸道腺体和唾液分泌增多，小儿尤为明显，不利于保持呼吸道通畅。喉头分泌物的刺激会导致喉痉挛，所以麻醉前给予抗胆碱药如东莨菪碱很必要。有报道说阿托品能加重氯胺酮对心脏的作用，血压升高更为明显。尽管氯胺酮麻醉时吞咽、呛咳和呕吐反射等仍然存在，但仍有误吸可能。

（五）其他作用

氯胺酮增加妊娠子宫的肌张力、收缩强度及频率，通常情况下无病理性作用。但是在子宫活动异常增加时，例如强直性子宫收缩、胎盘早剥与脐带脱垂等情况下，常规临床剂量氯胺酮可能会产生不利影响，应相应减少用药剂量。

麻醉时骨骼肌张力增加，有时肢体不自主运动或突然抽动。因肌紧张，眼外肌失去平衡，故产生眼球震颤现象，眼内压升高可能与此有一定关系。

氯胺酮对肝、肾功能没有明显影响。

氯胺酮不影响免疫机制，无免疫抑制作用。麻醉期中出汗增多。血糖有时轻度升高。

五、临床应用

氯胺酮是一种具有深度镇痛，且对呼吸和循环系统影响较轻的静脉全麻药，尤其体表镇痛效果好。缺点是出现精神症状较多，且循环兴奋效应较明显。目前对其前途有争论，不过，由于此药优点多，副作用尚可预防，所以仍不失为可选用的静脉麻醉药之一。术前宜使用抗胆碱药物以对抗氯胺酮使腺体分泌增加的副作用。格隆溴铵优于阿托品和东莨菪碱，因后两者较易通过血脑屏障，可增加精神副反应的发生率。氯胺酮目前主要用于各种体表的短小手术、烧伤清创、麻醉诱导、静脉复合麻醉与小儿麻醉、小儿镇静及疼痛治疗。也可用于神经阻滞麻醉及椎管内麻醉的辅助用药。氯胺酮可经静脉、肌肉、口服、鼻腔、直肠及硬膜外等多种途径给药，但临床麻醉常用的是前两种。

（一）麻醉诱导

全麻诱导时的剂量是，静脉注射 0.5 ~ 2mg/kg，肌内注射为 4 ~ 6mg/kg，老年人与危重者酌减。在合并呼吸系统疾患（尤其支气管痉挛性疾病患者）、心血管系统疾患（缺血性心脏病除外）、低血容量以及其他病情危重（如 ASA 分级Ⅳ级）患者，氯胺酮为较好的麻醉诱导药物。当然，麻醉诱导前尽量优化患者基础条件，如降低气道高反应性、补充血容量等仍为不可忽略的措施。否则，在某些失血性休克患者，由于体内儿茶酚胺储存严重不足，加之氯胺酮对心肌的抑制，不仅不能提升血压，反而会使血压下降。氯胺酮对心包填塞与缩窄性心包炎患者是可用的静脉诱导药。因其交感神经兴奋作用，使心率与右房压能够得以维持。用于有右向左分流的先心病患者麻醉诱导，也有良好临床效果的报道。

（二）麻醉维持

此药与咪达唑仑、丙泊酚及苏芬太尼联合应用，可连续输注维持麻醉。但需强调的是，尽管氯胺酮持续输注的时量相关半衰期随输注时间延长增加的并非十分明显，但由于其代谢产物具有药理活性，故反复或易持续输注仍容易出现蓄积作用，导致麻醉恢复延迟，并且恢复质量不佳。故氯胺酮作为主要成分维持麻醉的方法在临床已很少使用。目前有利用其阈下剂量即有很好镇痛作用的特点，持续静脉输注 0.25～1mg/(kg·h)剂量的氯胺酮作为辅助成分，用于静脉复合麻醉或静吸复合麻醉。在满足麻醉要求的前提下，可减少其他麻醉药和阿片类药物的用量，更好地维持循环的稳定。输注中，需注意随手术时间的延长，递减氯胺酮的单位时间的剂量；另外，在手术结束前尽早地停止其输注，可避免或减少其麻醉恢复延迟以及恢复质量偏差的问题。

在有呼吸系统疾患、气道处于高反应性的患者，氯胺酮舒张支气管、降低气道阻力的特点使其可替代吸入麻醉药用于麻醉维持。另外，氯胺酮麻醉时，低氧性肺血管收缩反射保存良好，适用于有肺部疾患或术前血气异常患者实施单肺通气的麻醉管理。

氯胺酮常用于烧伤患者切痂、更换敷料，可于静脉诱导量 1～1.5mg/kg 后，再分次追加，每次 0.5～1mg/kg，或合并吸入氧化亚氮。肌内注射 2～6mg/kg 也可满足其需要，约 5 分钟起效，20 分钟达峰效应，用药量小，术后精神症状也较少。需注意，尽管缺乏大样本临床研究支持，连续反复应用氯胺酮麻醉有可能产生药物耐受。

（三）小儿麻醉

氯胺酮是目前国内小儿临床麻醉非常常用的药物，尽管有减少的趋势，但在我国中小医院，其临床应用依然非常普遍。氯胺酮小儿麻醉的精神副反应，这一副作用明显低于成人患者，故其优势体现的更为充分，也是其使用较为普遍的原因之一。临床麻醉中，对于不合作的小儿，氯胺酮 4～6mg/kg 肌内注射，可达到很好的基础麻醉效果；然后可开放静脉，实施全身麻醉诱导或阻滞麻醉。氯胺酮适用于手术室外儿科手术的镇静，小儿肌内注射氯胺酮本身即可满足许多小手术、骨折复位以及有创检查的需要。氯胺酮持续用药也可作为小儿全身麻醉维持用药，恢复期精神反应的发生率明显少于成人，而且具有良好的术后镇痛作用；但其影响麻醉恢复质量的缺点依然存在。

（四）镇静与镇痛

可作为成人和小儿局部麻醉、神经阻滞以及椎管内阻滞麻醉的辅助用药，与咪达唑仑、地西泮或丙泊酚合用可获得更佳的临床效果，减少不良反应。氯胺酮与苯二氮䓬类药物复合，可产生镇痛、镇静、遗忘等效果。氯胺酮 0.5mg/kg 与咪达唑仑 0.05～0.15mg/kg 或地西泮 0.1～0.3mg/kg 合用均可产生良好的临床效果，但与咪达唑仑合用时镇静、遗忘效果更佳。

持续静脉输注可复合用于 ICU 机械通气患者的镇静，增加患者对气管插管和机械通气的耐受，减少其他镇静或镇痛药物的用量。

小剂量氯胺酮可用于胸科手术后镇痛，特别是对阿片类药物呼吸抑制存有顾虑的患者；氯胺酮用于有哮喘病史患者的术后镇痛也是较好的选择；由于氯胺酮具有抑制中枢痛觉敏化、抑制阿片类药物急性耐受出现的作用，手术开始前小剂量(10～20mg)应用，即可减少术后镇痛药的用量；氯胺酮与阿片类药物，如吗啡合用可用于手术患者静脉自控镇痛(PCA)；近些年经椎管内给药用于术中和术后疼痛的治疗，或用于癌痛治疗的报道日益增多，并取得满意临床效果。氯胺酮于椎管内给药时，应选用不含防腐剂的药物制剂。有证据显示市场上某些消旋氯胺酮制剂中含具有神经毒性的防腐剂(如三氯叔丁醇，chlorobutanol)，这些药物则不适宜于椎管内给药。

六、不良反应与禁忌证

（一）苏醒期精神反应

如前所述，精神反应为氯胺酮麻醉中最为常见的不良反应，也大大影响其在临床的应用。发生率报道不一，在 5%～45% 之间，最高也有 100% 发生的报道，特别在单纯或主要应用氯胺酮作为麻醉用药时。患者可出现精神激动和梦幻现象，如谵妄、狂躁、呻吟、精神错乱和肢体乱动，严重者可出现抽搐；主观有飘然感或肢体离断感；出现视觉异常，如视物变形、复视或暂时失明；可出现幻觉、幻听、幻视现象,从而导致胡言乱语;偶有夜游现象。完全苏醒后精神症状常消失,但有个别患者数日或数周后再发。氯胺酮麻醉后的谵妄现象有时与其他麻醉药产生的现象不同,说话似已清楚,但实为梦语。精神反应出现的原因前文已有叙述。

影响苏醒期精神反应发生的因素有:年龄、剂量、性别、神经敏感性及合用药物等。总体来说,成人多于儿童,女性高于男性;短时间手术多于长时间手术;增大剂量或大剂量快速给药可增高不良反应的发生率;某些性格类型也易于发生此类反应,平时易做梦的患者若使用氯胺酮,术后住院期间做梦的可能性也高;单一氯胺酮麻醉多于氯胺酮复合麻醉;氟哌利多、苯二氮䓬类或吩噻嗪类药可使症状减轻,麻醉前给予一种或两种上述药物有一定预防作用。苯二氮䓬类药中,除地西泮外,劳拉西泮(lorazepam)的效果较好。如果麻醉前未用,则在麻醉终了时注射亦有一定防治作用。麻醉后应将患者放在安静的室内,减少视觉、听觉的刺激,并避免不良的暗示语言。

有精神分裂症病史或对氯胺酮有精神不良反应史的患者,禁用或不宜再使用氯胺酮。

(二) 心血管兴奋现象

可引起高血压、心动过速及心肌耗氧量增加,并使体循环和肺循环阻力增加,在有心肌供血不足的患者,可导致心肌缺血加重。不应单独应用于严重高血压、动脉硬化、冠心病、心功不全、肺心病、肺动脉高压等患者。同样,也不可用于动脉瘤患者。

(三) 增高颅内压

氯胺酮,包括 S-(+)氯胺酮在内,可明显升高颅内压,故颅内占位以及其他颅内高压患者,在开颅减压前或采取其他预防措施前,应为禁用。

(四) 增加眼内压和眼球震颤

氯胺酮可增加眼内压,故禁用于眼内压增高以及开放性眼外伤患者,否则会引起严重不良后果;眼球震颤的作用使其不适于眼科手术和眼科检查。

(五) 其他不良反应与禁忌

自主神经兴奋的表现,眼泪、唾液分泌增多,偶有喉痉挛及气管痉挛发生,术前用抗胆碱药则可避免或减少发生;消化系统有时并发急性胃扩张,可发生在术中或术后,系因唾液、胃液分泌增多,咽喉反射不消失,吞进大量气体与液体而造成,应采取胃肠减压治疗;此外,偶有呃逆、恶心和呕吐。

氯胺酮无组胺释放作用,过敏反应罕见,偶有麻醉后皮疹的报道。

其他禁忌证包括:癫痫、甲状腺功能亢进及嗜铬细胞瘤患者。

第6节　依托咪酯

一、历　史

1964 年合成依托咪酯(etomidate, amidate, hypnomidate,又名乙咪酯)后,1972 年推荐入临床。此药为咪唑类衍生物,系催眠性静脉麻醉药。对呼吸循环影响轻微,诱导与苏醒均较快,安全性高,LD_{50}/ED_{50} 达 26,是硫喷妥钠的 6 倍之多,临床应用曾一度较为广泛。20 世纪 80 年代,不断有关于长时间使用依托咪酯而抑制肾上腺皮质功能的报道,影响了其在临床上的使用。之后有大量研究证明,其单次诱导剂量或短暂输注对肾上腺皮质不会产生具有临床意义的抑制,使其临床应用又有升温趋势(图 26-7)。

二、理化性质

依托咪酯为咪唑的羟化盐,其化学名称为 R-(+)-乙基-1(1-甲基苄基)-H-咪唑-5-羧化盐,化学结构式见图 26-7,分子量为 342.36kD,只有其左旋异构体才具有催眠效应。此药系白色结晶粉末,不溶于水,中性溶液中不稳定。在临床应用中主要有两种剂型:①水剂:依托咪酯溶于 35% 丙二醇中制备而成的注射液;②脂肪乳剂:依托咪酯溶于 20% 中长链甘油三酯中制备而成的注射液。两种剂型除主要溶媒不同外,最主要的区别是渗透浓度不同。水剂的渗透浓度为 4640mOsm/L,远远高于生理渗透浓度;乳剂的渗透浓度为 390mOsm/L,接近生理渗透浓度范围。因此与水剂相比较,脂肪乳剂可显著减少注射痛和血管损伤等副作用。依托咪酯与临床

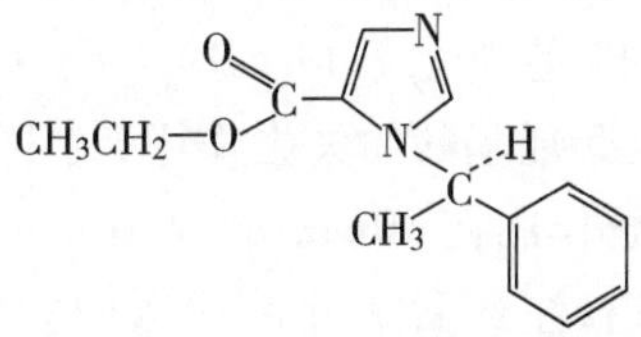

$CH_3CH_2—O—C(=O)$ … N … C—H, CH_3

图 26-7　依托咪酯的化学结构

麻醉常用药物如肌松药、血管活性药或利多卡因等混合时不发生沉淀。依托咪酯注射液宜在 2～25℃ 温度下保存，不宜冰冻。

三、药代动力学

（一）分布与清除

静脉注射后，迅速通过血脑屏障，很快进入脑和其他血流灌注丰富的器官，其次是肌肉内，脂肪摄取较慢。注药后 1 分钟脑内浓度达峰值，迅速起效，患者进入睡眠状态；此后药物很快从脑向其他组织转移，催眠作用与脑内药物浓度呈线性相关。脑内药物浓度下降后，患者迅速苏醒。两种光学异构体[R(+)]与[S(-)]在血、脑和肝中的分布基本上无差别，但[S(-)]几乎没有催眠作用，提示脑内受体区有立体构相特异性。

单次静脉注射依托咪酯 0.3mg/kg，血浆药物浓度立即上升，然后快速下降，呈双相状态，其动力学变化符合开放三室模型。初期分布半衰期为 2.7 分钟，再分布半衰期为 29 分钟。消除半衰期为 2.9～5.3 小时。肝脏清除率很高，达 18～25ml/(kg·min)，其摄取率为 0.5～0.9。因此，影响肝血流的药物会改变依托咪酯的消除半衰期。此药在体内的再分布是影响时效的重要因素，肝功能异常催眠作用的时间无明显变化。但肝硬变的患者分布容积加倍，而清除率无改变，所以消除半衰期相应延长。依托咪酯的稳态分布容积(VDss)为 2.2～4.5L/kg，其分布容积大，提示存在组织摄取。随着年龄的增加，初期分布容积减少，清除率降低。消除半衰期相对短，而清除相对快，其时量相关半衰期随输注时间延长而增加的较少，从这一特点来说，此药既适合单次注射或重复给药，也适宜连续静脉输注。

依托咪酯进入血液循环后，有 76.5% 与血浆蛋白结合（几乎全是白蛋白）。血浆白蛋白减少，游离部分增多，药效增强。低蛋白血症患者，结合量减少，会出现麻醉作用加强的现象，剂量须酌减。

（二）代谢与排泄

此药的代谢过程是借助于各种酯酶的作用，在肝脏和血浆内迅速水解成(R)-(+)-1-(1-甲基苄基)-1H-咪唑-5 羟基酸而失去作用，其主要代谢产物为羧酸。水解作用初 30min 最快，6 小时仍未完全。有的文献报道，注药后 7 分钟代谢产物即可在血浆内达峰值。依托咪酯在体内代谢的速度很快，故其时效短不仅与药物在体内再分布有关，迅速水解代谢也是其主要原因。除 2%～3% 以原型随尿排泄以外，85% 的代谢产物随尿排出，仅 13% 的代谢产物经胆系排泄。此外，还有少量依托咪酯经氧化脱烃基作用，代谢为苯乙醇酸和苯甲酸由泌尿系排出。

四、药理作用

（一）中枢神经系统

依托咪酯为快速催眠性静脉全身麻醉药，静脉注射后，可在一个臂-脑循环时间内迅速入睡。其催眠作用为硫喷妥钠强的 12 倍，甲己炔巴比妥钠的 4～5 倍。具有类似 GABA 样作用。诱导期安静、舒适、平稳、无兴奋挣扎、且有遗忘现象。从脑电变化分析可见，依托咪酯的催眠作用源于其对大脑皮层的抑制，而对丘脑和脑干的痛觉传导无明显影响，其缺乏镇痛作用也支持这一观点。最近的研究结果证明，依托咪酯的作用有部分可通过抑制脑干网状系统功能，从而对皮层产生抑制而实现的。其作用机理尚未完全阐明，目前文献结果支持依托咪酯通过 $GABA_A$ 而发挥其部分药理作用的论点。其主要位点可能在 $GABA_A$ 受体的β2 和β3 亚基上，$GABA_A$ 受体拮抗剂可拮抗依托咪酯的催眠作用。

未用术前药的成年患者，其最小麻醉剂量约为 0.25mg/kg，但临床推荐剂量为 0.3mg/kg。在临床剂量范围内（0.1～0.4mg/kg）静脉注射，可迅速起效，7～14 分钟自然苏醒，苏醒时间与等效量的丙泊酚接近，较甲己炔巴比妥钠稍快，并显著快于硫喷妥钠。依托咪酯无镇痛作用。麻醉维持期间血浆药物浓度大约为 300～500ng/ml，镇静浓度为 150～300ng/ml，清醒时为 150～250ng/ml。

单次静脉注射 0.2～0.3mg/kg 依托咪酯在不影响平均动脉压的情况下，脑血流减少 34%，但脑氧代谢率($CMRO_2$)降低 45%，因此，脑氧供需比明显增加。此外，依托咪酯可使颅内压随剂量的增加而显著下降，因而依托咪酯对保持脑灌注压有益。由于依托咪酯能降低脑氧代谢率和颅内压，因而具有一定的脑保护作用。颅内压升高的患者用此药麻醉至脑电波呈突发性抑制时，颅内压下降 50%。此药的优点是颅内压降低时平均动脉压并不下降，这与硫喷妥钠不同。麻醉时脑血管的反应性不消失，理论上过度通气仍能降低颅内压。

麻醉时脑电图的变化与硫喷妥钠相似，初期 α

波幅增加，伴有突发性 β 波，然后为 δ-θ 波混合，在突发性抑制前 δ 波占优势。麻醉中致癫痫病灶的脑电活动增加，这有助于外科摘除病灶的手术中为癫痫病灶定位。注射依托咪酯后睡眠开始时的脑电图有兴奋现象，其程度与频率接近等效量的甲己炔巴比妥钠，麻醉前用药应给阿片类药，以削弱这种作用。此药对听觉诱发电位的影响类似吸入性麻醉药，潜伏期延长，初期皮层成分的振幅降低，脑干诱发电位无变化。当需要监测经颅刺激的运动诱发反应时，依托咪酯对脑电振幅的抑制轻，此点优于丙泊酚。

（二）心血管系统

此药对心血管功能的影响很小，是其主要临床优势之一，也是临床在老年、危重及循环不稳定等患者的麻醉诱导中宜优先选用依托咪酯的主要理由。静脉注射 0.3mg/kg，可使动脉压轻度下降，末梢阻力稍减小，心排血量和心脏指数稍增加，心率略减慢，dp/dtmax 轻微升高，其最大效应发生在注药 3 分钟时。与硫喷妥钠和丙泊酚相比，其易保持心血管系统稳定成为其突出优点。此药对心率无明显影响，对冠状血管有轻度扩张作用，使其阻力减小、血流增加、心肌耗氧量降低、心肌收缩力一般无明显改变，这有利于心肌氧供或血供受损的患者。对于不能借助冠状血管自动调节功能以增加心肌血供者很重要。临床实践证实，瓣膜病、冠心病等心脏病患者静脉注射 0.3mg/kg 后，循环系统稳定，中心静脉压、平均动脉压、平均肺动脉压均无明显改变。但二尖瓣或主动脉瓣病患者平均动脉压的下降可达 20%，较无心瓣膜病者明显。由于对心血管和呼吸系统影响较小，依托咪酯可用于休克或创伤患者的全麻诱导。

依托咪酯麻醉时血流动力学稳定，与其不影响压力感受器功能、不影响外周血管舒缩功能和不抑制心肌收缩力有关。此药缺乏镇痛作用，不能消除放置喉镜与气管内插管的交感反应，故麻醉诱导与气管内插管时应并用阿片类药物。

（三）呼吸系统

静脉注射依托咪酯诱导后，大多数患者先呈过度通气，持续时间很短，然后转平稳，一般认为此药对呼吸系统无明显抑制作用。用较大剂量或注速过快时偶有呼吸暂停，个别可长达 45 秒。但亦有报道用一般剂量后，呼吸暂停发生率高达 30%，平均持续 30 秒。麻醉诱导过程中，由于随后注射肌松药以行气管内插管，均同时用密闭口罩加压给氧，故多忽略其引起的呼吸变化。但如将依托咪酯用于一些无痛诊疗技术或非气管插管的小手术麻醉等，对其呼吸的影响应予以关注。出现呼吸暂停时，上托下颌维持呼吸道通畅，自主呼吸会很快恢复，必要时用手压胸壁法人工呼吸数次，或以呼吸囊辅助呼吸，也可使自主呼吸迅速恢复。依托咪酯与巴比妥类静脉麻醉药类似，均对延髓呼吸中枢有抑制，使呼吸对 CO_2 的反应和通气的驱动减弱，但其程度显著轻于后者。故而可见，在等 CO_2 张力条件下，依托咪酯麻醉后的通气量均大于巴比妥类药物。因此，欲保持自主呼吸时采用依托咪酯诱导有许多优点，值得选用。需注意的是，麻醉前用药或联合用药，特别是阿片类药物会影响依托咪酯呼吸暂停的发生率。

依托咪酯对已处于收缩状态的支气管平滑肌具有一定舒张作用，但对迷走张力增高所致平滑肌收缩的预防和治疗作用弱于丙泊酚，对气道迷走反射的抑制也弱于后者。故在气道高反应性患者，如果不合并心血管疾患和循环不稳定，麻醉诱导更多地选用丙泊酚。

（四）肾上腺皮质功能

依托咪酯对肾上腺皮质功能有一定抑制，但单次注射或短时间应用对肾上腺皮质功能并不出现有临床意义的影响。长时间给药如 ICU 患者镇静，脑外伤患者降低颅内压等，由于依托咪酯对肾上腺皮质功能的抑制，死亡率可能增加。一般认为此药对肾上腺皮质内甾体的合成有抑制作用。

依托咪酯可逆性抑制 11-β-羟化酶将 11-脱氧皮质醇转化成皮质醇，对 17-α-羟化酶的影响很小（图 26-8），其结果是皮质醇的前体 11-脱氧皮质醇与 17-羟孕酮，以及促肾上腺皮质激素（ACTH）增多。依托咪酯产生的对 11-β-羟化酶（主要阻断部位）和 17-α-羟化酶（阻断程度较轻）合成皮质醇和醛固酮的阻断作用，可能与依托咪酯结合细胞色素 P-450 酶形成的游离咪唑基有关，从而导致人体甾体生成所需要的抗坏血酸（维生素 C）的再合成被抑制。阻断细胞色素 P-450 依赖性的 11-β-羟化酶也可使盐皮质激素的生成减少及中间体 11-脱氧皮质酮增多。依托咪酯麻醉后补充维生素 C 能将皮质醇水平恢复正常。单次静脉注射依托咪酯也会出现肾上腺皮质功能轻微抑制现象，但这种抑制多是暂时的；皮质醇水平虽较诱导前降低，但依然在正常范围内，且麻醉后数小时很快恢复。依托咪酯诱导数百万例的临床经验并没有发现不良后果，麻醉手术中强烈的应激反应有助于抵消这种肾上腺皮质功能的暂时性抑

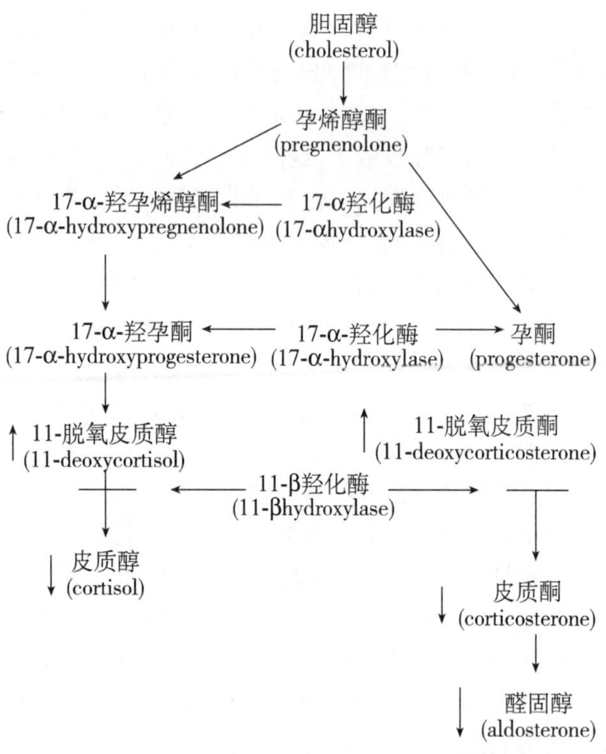

图 26-8 皮质醇与醛固酮的生物合成,依托咪酯抑制羟化酶的作用,从而影响皮质醇与醛固酮的生成

制。曾报道连续静脉输注依托咪酯麻醉后血浆内皮质醇、醛固酮均降低,而用硫喷妥钠者增高,且明显高于依托咪酯麻醉的患者。此外,依托咪酯也可抑制催乳素的产生,此激素在外科手术后和在应激反应时升高,提示依托咪酯麻醉后患者应激能力下降。因为血浆醛固酮水平也降低,故对于长时间或应激反应剧烈的手术,是否应补充肾上腺皮质激素或将其水平调控于何种水平利于改善患者预后,值得研究。

(五) 其他作用

依托咪酯轻度增强非去极化肌松药的神经肌肉阻滞作用。血浆胆碱酯酶活性低的患者,在依托咪酯诱导后再给琥珀胆碱,后者的作用会明显延长。

依托咪酯快速降低眼内压,静脉注射 0.3mg/kg 可使眼内压下降达30% ~60%,持续约5 分钟,对内眼手术有利。

依托咪酯不促进释放组胺,但偶有麻醉后头、颈和躯干上部出现红疹。

五、临 床 应 用

依托咪酯属于快速起效的静脉麻醉药。因缺乏镇痛作用,故主要用于麻醉诱导和短小手术的麻醉维持。

(一) 麻醉诱导

依托咪酯麻醉时循环稳定、呼吸抑制轻微,安全界限较大。所以,依托咪酯适合于心血管疾病、呼吸系疾病、颅内高压等疾病以及不宜采用其他药物施行麻醉诱导休克或创伤危重患者。

依托咪酯诱导剂量为 0.2 ~0.6mg/kg,一般剂量为0.3mg/kg,在 30 ~60 秒内注射完,即可达到满意效果。本药麻醉诱导时起效速度快,单次给药作用持续时间与剂量呈直线相关。儿童直肠给药诱导6.5mg/kg,4 分钟可进入睡眠。若与阿片类药物或苯二氮䓬类药物合用,应减少其剂量。10 岁以上儿童用量可参照成人。

对于心血管手术,尤其是主动脉瘤手术,依托咪酯是合适的诱导用药选择。与阿片类药物如芬太尼合用,即使依托咪酯剂量达到 0.6mg/kg 时,对循环影响依然很小;在心肺移植手术麻醉诱导中,其保持循环稳定的特点也尤为突出。在气道高反应性患者,如果合并有循环不稳定或心血管疾患,也可选择依托咪酯。尽管抑制气道反射和舒张气道平滑肌的作用不如丙泊酚,但其无组胺释放作用,不致诱发气道痉挛,逐渐给予较大剂量达插管所需麻醉深度时,也可维持循环稳定和充分的冠脉灌注,故仍显示其优势。

(二) 麻醉维持

依托咪酯的药代动力学特点,使其适用于持续输注用于麻醉维持。其持续输注时量相关半衰期随输注时间延长而增加的并不显著,故停药后患者可较快地清醒。依托咪酯达麻醉所需的血浆药物浓度为300 ~500ng/ml,要达此浓度,往往需在单次注射或较快输注(100μg/(kg · min))一定时间后,以 10μg/(kg · min)的速率进行维持,手术结束时,停药 10min 左右患者可清醒。因其无镇痛作用,需与 N_2O 及阿片类药物等复合应用。因其对肾上腺皮质功能的抑制,长时间用药应视为禁忌。依托咪酯用于麻醉维持时,苏醒期出现谵妄或认知障碍的发生率高于丙泊酚,精神运动功能的恢复也不如丙泊酚完善。

(三) 短时镇静

依托咪酯短时间镇静可用于血流动力学不稳定患者实施短小手术或操作,如心脏电复律术,急性心肌梗塞或不稳定心绞痛患者行某些处理或操作的镇静,重症患者行气管插管的镇静等。用于镇静时,负荷剂量是10 分钟内 15 ~20μg/(kg · min),然后以

2.5～7.5μg/(kg·min)剂量输注。

利用其呼吸循环影响轻微的优点，有将依托咪酯用于无痛胃肠镜等各类有创检查或治疗的镇静，效果良好。但其较高的恶心呕吐发生率使其使用受到限制。

六、不良反应与禁忌证

（一）肾上腺皮质功能抑制

其机制已于前文描述。肾上腺皮质功能的严重抑制可能会引起不良预后甚至增加其死亡率，故依托咪酯长时间输注应列为禁忌。

（二）静脉刺激

注射部位疼痛的发生率为 10%～50%，在手背部或腕部的小静脉穿刺，以及慢速注射时疼痛的发生率高，故认为静脉壁接触药物的时间是影响疼痛发生的重要因素。经肘部较大的静脉注射，术前给芬太尼或在注药前自同一静脉先注利多卡因可使疼痛减轻。静脉注射麻醉后数日并发血栓性静脉炎者较多，其发生率与用药剂量有关，0.3mg/kg 的发生率为 13%，剂量超过 0.9mg/kg 则高达 37%，甚至麻醉后 14 天仍有 24% 发生。依托咪酯乳剂静脉刺激较水剂明显减轻。

（三）肌肉阵挛和呃逆

麻醉诱导时，10%～65.5% 的患者在上肢等部位出现肌阵挛，严重者类似抽搐，有时肌张力显著增强，其严重程度超过甲己炔巴比妥钠。这种现象与脑电图上癫痫样放电无关，主要是中枢性诱发的缘故。用药前 1～2 分钟给予咪达唑仑和（或）阿片类药物如芬太尼可消除或减少其发生，严重者需用其他全麻药控制。

麻醉诱导后咳嗽与呃逆并不常见。发生率较硫喷妥钠高，却低于甲己炔巴比妥钠，持续时间很短，一般不影响麻醉过程。麻醉前给阿片类或苯二氮䓬类药物可减少并减轻这种并发症。

（四）其他

麻醉后恶心呕吐时有发生，甚至高达 30%～40%，加用芬太尼使其发生率增多，对于有恶心呕吐倾向的患者，最好避用依托咪酯。

依托咪酯可使 5-氨基乙酰丙酸盐合成酶（ALAS）的活性增加，粪卟啉与光卟啉分别增多 85% 与 40%，因而认为此药具有潜在性卟啉生成作用，故禁用于紫质症患者。

癫痫患者禁用。有免疫抑制、脓毒血症及进行器官移植的患者禁用或慎用。

第 7 节　右旋美托咪啶

一、历　史

根据对不同胺类的反应，Ahlquist 最初将肾上腺素能受体分为 α 与 β 受体两种。α2-肾上腺素能受体激动剂具有镇静、抗焦虑、催眠、镇痛和解交感作用。麻醉中应用 α2-肾上腺素能受体激动剂的研究最早开始于接收可乐定治疗的患者。随后发现可乐定能降低氟烷的 MAC。右旋美托咪啶是选择性较高的 α2-肾上腺素能受体激动剂，对 α2 受体的选择性较 α1 受体高 1600 倍。1999 年美国药品与食品管理局（FDA）批准应用于重症监护病房（ICU）镇静，2008 年 FDA 批准用于非插管患者在手术和其他操作前和（或）术中的镇静，2009 年 6 月 FDA 批准可用于全身麻醉的手术患者气管插管和机械通气时的镇静。2009 年右旋美托咪啶在我国上市。由于其具有良好的抗焦虑、镇静及镇痛作用，目前在手术患者气管插管、术中及 ICU 患者机械通气时应用广泛。

二、理 化 性 质

美托咪啶是高度选择性的 α2-肾上腺素能受体激动剂。右旋美托咪啶是其特异性立体异构体，其化学名称为：(+)-4-(S)-[1-(2,3-二甲基苯基)乙基]-1H-咪唑盐酸盐，目前临床应用的为静脉用针剂，pH 为 4.5～7.0，其结构见图 26-9。

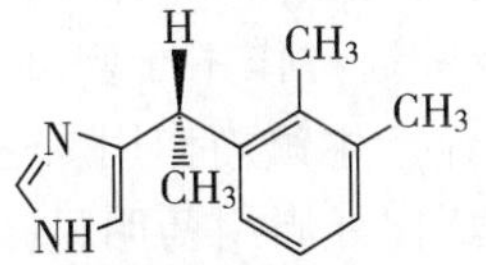

H　CH_3　CH_3　N　CH_3　NH

图 26-9　右旋美托咪啶的化学结构

三、药代动力学

右旋美托咪啶分布迅速，绝大部分在肝脏代谢，经尿和粪便排泄。它通过结合反应(41%)、N-甲基化(21%)或者先羟基化反应进行代谢。右旋美托咪啶的蛋白率为94%,其全血和血浆的药物浓度比值为0.66。其分布半衰期($t_{1/2}\alpha$)为6min,消除半衰期($t_{1/2}\beta$)为2~3小时,清除率为10ml/(kg·min)~30ml/(kg·min),稳态分布容积为2L/kg~3L/kg。右旋美托咪啶对血流动力学影响较大,并可影响其自身的药代动力学。右旋美托咪啶大剂量时引起显著的血管收缩,导致药物分布容积减少。其药代动力学基本上为非线性。因为该药的治疗剂量范围较窄,为0.5~1.0ng/ml,该剂量范围内其药代动力学更符合三室模型(见表26-1)。持续输注时量相关半衰期随输注时间延长增加显著,如输注10分钟时,时量相关半衰期为4分钟,而输注8小时则可延长达250分钟。故麻醉维持中如长时间输注,会显著影响术后清醒。

四、药 理 作 用

(一) 作用机制

右旋美托咪啶的镇静、催眠和抗焦虑作用通过作用于蓝斑核的α2受体起作用。α2受体激动剂能引发并且维持自然非动眼睡眠,对人类自愿者进行的交叉研究证实,右旋美托咪啶引起的血流信号与自然睡眠状态下的血流信号相似。故作为α2受体激动剂,右旋美托咪啶的镇静作用与其他作用与GABA系统的镇静药不同,其是通过内源性促睡眠通路发挥其催眠作用。它可减少蓝斑投射到腹外侧视前核的活动,因而使结节乳头核的GABA能神经递质和促生长激素神经肽释放增加,从而使皮层和皮层下投射区组胺的释放减少。α2受体激动剂可抑制L及P型钙通道的离子电流,增强电压门控钙离子激活的钾通道电流。α2受体拮抗剂(阿替美唑)可以拮抗α2受体激动剂的催眠作用。

右旋美托咪啶通过作用于蓝斑核、脊髓以及外周器官的α2受体产生镇痛作用。达到同等镇痛效果时,其脊髓用药比外周用药明显减少。提示其主要是通过脊髓α2受体产生镇痛作用。其作用机制包括:①作用于脊髓背角的初级传入神经末梢的突触前膜受体,抑制神经递质的释放;②抑制脊髓广动力型神经元(wide-dynamic range neuron,WOR),较少P物质和其他伤害性感受神经递质的释放;③作用于脊髓背角传入神经末梢的突触后膜受体,从而抑制二级传入神经元的兴奋。纳洛酮不能阻断α2受体激动剂的强效镇痛作用,提示阿片受体并非其作用机制所在。但其与阿片类药物合用时,可产生协同镇痛作用,又提示它们在受体后效应机制上具有相同的传导通路。

(二) 中枢神经系统

右旋美托咪啶的镇静、催眠和抗焦虑及镇痛作用。静脉缓慢注射负荷剂量1μg/kg,10分钟注射完毕,其起效时间10~15分钟,达峰时间为25~30分钟。其引发的镇静催眠效果类似于自然睡眠状态,这一特点不同于其他临床常用的静脉麻醉药物。其还具有极强的抗焦虑作用,能强效抑制心理的恐慌。另外,右旋美托咪啶可产生剂量依赖性的遗忘作用。右旋美托咪啶可被用作手术患者气管插管、麻醉维持及ICU患者机械通气时镇静。短时间使用不会产生耐受、依赖性和成瘾,但长期应用也可产生受体耐受现象。右旋美托咪啶可用于阿片类药快速脱毒、可卡因戒断症状以及长时间镇静引起的医源性苯二氮䓬类药和阿片类药的耐受。与阿片类药不同,右旋美托咪啶不引起动物痛觉过敏,停药后也不异常疼痛。对吗啡发生耐受的大鼠,右旋美托咪啶的催眠和镇痛作用均降低。当阿片类药物的耐受得以改善后,右旋美托咪啶催眠作用的恢复比镇痛作用的恢复要快。

右旋美托咪啶还具有一定神经保护作用。在不完全脑缺血再灌注损伤的动物模型中,右旋美托咪啶可减少脑组织坏死范围,改善神经系统预后。在兔的局灶性缺血损伤模型,使氟烷MAC降低50%剂量的右旋美托咪啶可减轻皮层的神经元损害,效果优于单独给予等效MAC的氟烷。但实验研究还显示,α2受体激动剂和α2受体拮抗剂都有一定神经保护作用,改善脑缺血的预后。故右旋美托咪啶的神经保护作用是否是通过α2受体实现的,尚不能确定。迄今为止,关于右旋美托咪啶对颅内压和脑血流的影响尚所知甚少。右旋美托咪啶的血浆靶浓度为0.6ng/ml时,不引起垂体手术患者的腰段脑脊液压力升高。随着右旋美托咪啶血药浓度的增加,动脉二氧化碳分压增加,但经颅多普勒测得的脑血流速度却与平均动脉压平行降低。右旋美托咪啶在低血药浓度(0.40~0.52ng/ml)和高血药浓度(0.521~0.73ng/ml)时均可使志愿者的全脑血流量减少30%,停止输注后脑血流量的减少还可持续至少30min。在大鼠惊厥模型中,右旋美托咪啶促进痉挛的作用明显,这与抑制中枢去甲肾上腺素能传导可易化惊厥的表达研究结果一致。但在临床尚无应用右旋美托咪啶后发生惊厥的报道。右旋美托咪啶可减轻大剂量阿片类药引起的肌肉强直。

（三）呼吸系统

右旋美托咪啶在镇静的同时对呼吸的影响轻微，通气的变化与正常睡眠非常相似。这是其具有很大临床应用价值的重要原因之一。持续输注右旋美托咪啶使血药浓度达到 15ng/ml 时，仍可使自主呼吸充分得以保留，动脉氧合及 pH 值均无变化。浓度极高时，$PaCO_2$ 可增高 20%。呼吸的主要变化是潮气量减少，而呼吸频率变化不大。与阿芬太尼合用时，可增强其镇痛作用，但不会进一步加重呼吸抑制。

（四）心血管系统

α2 受体激动剂同时通过外周与中枢机制作用于心血管系统。α2 受体激动剂可作用于周围神经末梢突触前膜，抑制去甲肾上腺素的释放，这可能为其减慢心率主要机制；而其中枢神经系统作用，抑制交感及增强迷走活性也参与了其心血管作用的形成机制。其主要心血管作用是减慢心率，降低全身血管阻力，间接降低心肌收缩力、心排血量和血压。人体单次注射右旋美托咪啶时，血流动力学呈双相变化。静脉注射负荷剂量右旋美托咪啶后，先出现一过性血压升高及心率减慢，其变化幅度与给药速度和剂量相关。给药速度越快，血压升高越显著。故临床建议负荷剂量应在 10 分钟左右输入。初期血压升高可能是由于右旋美托咪啶作用于外周 α 受体所致。15 分钟后心率可恢复至基础水平，而血压在 1h 后逐渐降低，低于基础值 15%。若以相同剂量进行肌注时，则没有初期的血压上升过程，血压和心率都维持在基础值±10% 范围内。输注右旋美托咪啶可引起全身交感张力代偿性降低，而压力反射的敏感性没有变化。右旋美托咪啶对冠脉血流的影响较为复杂，其对冠脉可产生直接收缩作用，但通过交感神经张力的降低，又抵消了其血管收缩作用。其对冠脉血流阻断后的缺血心肌有一定的保护作用，其机制可能为降低心肌氧耗以及使冠脉血流从非缺血区再分布至缺血区。右旋美托咪啶也可使冠脉缺血模型犬心率减慢、儿茶酚胺水平降低，从而使血清乳酸水平降低，提示心肌缺血得以改善；其还可使心内膜-心外膜血流比值增加 35%。

（五）其他

可直接抑制胰岛β细胞，使胰岛素释放减少，但临床未见明显的高血糖反应；对促进肾上腺皮质激素、催乳素、肾上腺类固醇生成均无明显影响；使生长激素的释放增加，机制和其临床意义尚不明确。

可抑制唾液分泌，有止吐作用，并可减弱胃肠蠕动。

五、临 床 应 用

作为麻醉辅助用药，右旋美托咪啶在临床麻醉中主要用于镇静、抗焦虑、减少麻醉药的用量、降低麻醉和手术引起的交感兴奋效应，从而提高血流动力学的稳定。右旋美托咪啶可用于麻醉诱导及术中维持，以及 ICU 机械通气患者的镇静。它可以减少清醒镇静及麻醉维持时其他镇静催眠药和阿片类药的用量。当手术患者心肌缺血风险较大时也可考虑应用。

（一）麻醉诱导

由于右旋美托咪啶作用特点，其不适于单独用作快诱导麻醉用药，但可作为辅助用药使用。麻醉诱导前静注 0.5～1.0μg/kg，与手术前 15 分钟给药，可有效地减少其他麻醉诱导药物用量，很好地减轻诱导插管过程中的循环波动。

右旋美托咪啶可单独使用或与芬太尼合用，于术前 45～90 分钟肌注给药，剂量为 2.5μg/kg。此给药方案与咪达唑仑复合芬太尼相比，两者抗焦虑作用相同，但前者插管反应较轻，并可减少术中吸入麻醉药用量，术后寒战的发生率也较低，但心动过缓的发生率较高。

右旋美托咪啶的镇静、遗忘、镇痛和呼吸抑制轻微的特点，使其非常适合于遗忘镇痛慢诱导气管插管尤其适用于可能困难插管的患者，复合适量阿片类药物和充分表麻，可获得满意的临床效果。

（二）麻醉维持

同样，右旋美托咪啶在麻醉维持中多充当辅助角色。其与吸入麻醉药、丙泊酚、咪达唑仑以及阿片类药物都具有协同作用，以 0.2～0.4μg/(kg·h) 持续静脉输注，辅助其他麻醉镇痛药物维持麻醉，可使麻醉更易于管理，循环更为平稳，麻醉恢复更加平顺，尤其可大为降低患者麻醉恢复期烦躁的发生率。但需注意的是，长时间输注可能使麻醉清醒时间明显延长。故右旋美托咪啶输注辅助用于麻醉维持时，需于术毕前 40～60 分钟停药，方可避免其出现术毕清醒延迟。

右旋美托咪啶具有良好的术中唤醒的特点，因此在神经外科的手术中右旋美托咪啶更能显示其优点。当手术部位涉及到某些特殊的功能部位时，需要在术中进行神经生理学检查以确定手术部位或评估手术可能引起的神经功能改变。对于这种情况以往常用局麻醉复合丙泊酚、咪达唑仑或者短效阿片类药，但经常不能取得较满意的效果。而右旋美托咪啶用于清醒镇静，术中能更好的配合医生手术，安全性较其他镇静剂高，且患者的满意度也较高。

（三）术中镇静

可用于局部麻醉、神经阻滞麻醉和椎管内阻滞麻醉的辅助镇静。其剂量范围为0.2～0.7μg/(kg·h)。可获得满意的镇静，有效地控制患者的紧张和焦虑。需注意预防与治疗循环波动，特别是椎管内阻滞平面偏高时。有观察显示，右旋美托咪啶术中以0.7μg/(kg·h)平均速度输注时可维持BIS指数在70～80之间。停止输注后，其镇静恢复时间较丙泊酚长，血压的恢复也较慢。但是术后第1小时阿片类药的用量也较低。

有将右旋美托咪啶用于各类无痛诊疗技术，如无痛内镜检查的报道，但其长时间镇静的缺点，影响了它在门诊麻醉中的应用。

右旋美托咪啶2μg/kg肌注用于短小手术镇静维持，如需快速恢复，可用选择性α2受体拮抗剂阿替美唑50μg/kg拮抗其镇静作用。

（四）ICU镇静

在ICU对于需要机械通气的患者镇静和镇痛是必不可少的。理想的镇静药应具有：①镇静的同时可被唤醒；②兼有镇痛、抗焦虑作用；③无蓄积任用；④对呼吸无抑制作用且血流动力学稳定；⑤不引起恶心、呕吐和便秘。右旋美托咪啶基本具有上述优点，肌注1μg/kg右旋美托咪啶相关于0.08mg/kg的咪达唑仑。相比较其他现有的镇静药，右旋美托咪啶具有对呼吸影响小，明确的镇痛作用及血流动力学稳定等优点。但是右旋美托咪啶能否用于长时间镇静还需进一步的研究。

研究发现，右旋美托咪啶用于术后机械通气患者镇静时优于丙泊酚。右旋美托咪啶和丙泊酚逐渐给药达到相同镇静水平，监测BIS指数（约50）及Ramsay镇静评分（5分），右旋美托咪啶组所需的阿芬太尼量明显要低（2.5mg/h：0.8mg/h）。虽然右旋美托咪啶组心率较慢，但两组平均动脉压相似。值得注意的是，右旋美托咪啶 PaO_2/FiO_2 比值显著升高。停止输注后两组拔管时间相似，均为28min。右旋美托咪啶组的患者对在ICU的回忆较清楚，但总体上对两者的评价均为满意。与丙泊酚或苯二氮䓬类药相比，右旋美托咪啶镇静可减少阿片类药的用量（超过50%）。很多研究发现右旋美托咪啶用于镇静时逐渐减量，血流动力学更稳定。这个发现对心肌缺血风险较高的患者显然是有益的。与麻醉中使用相类似，ICU镇静时的负荷剂量也应于10分钟内缓慢给药，缓慢输注可减少严重心动过缓和其他血流动力学紊乱的发生。给予负荷剂量后继以0.1～1μg/(kg·h)速度输注通常可维持充分的镇静，通常的速率为0.4μg/(kg·h)。使用时间不宜超过72小时。

（五）其他临床应用

右旋美托咪啶还可用于预防和治疗阿片类药物成瘾后的戒断症状；也可用于治疗老年患者术后谵妄。

六、不良反应和禁忌证

右旋美托咪啶常见的不良反应为低血压、心动过缓及口干（由唾液分泌减少引起的）。通常可自行缓解，也可用抗胆碱药处理，无不良后果。右旋美托咪啶肌注和静脉给药可引起严重心动过缓（<40次/分），小部分患者偶尔可发生窦性停搏或暂停。迷走张力高、糖尿病、高血压、高龄、肝功能或肾功能有损伤的患者更易发生心动过缓，甚至窦性停搏，重度心脏传导阻滞和重度心室功能不全患者禁用。出现低血压或心动过缓应减量或停止给予右旋美托咪啶，加快输液，抬高下肢，静脉注射阿托品或麻黄素。

第8节　氟哌利多

一、历　　史

氟哌利多是丁酰苯化合物，具有强效安定、镇静和镇吐作用。20世纪60～80年代，其作为神经安定镇痛术（neuroleptanesthesia，NLA）主要成分，曾在临床麻醉中得到较为广泛的应用。神经安定镇痛术是将神经安定药氟哌利多与麻醉性镇痛药芬太尼联合应用，产生镇静与镇痛的一种麻醉方法。其镇静和镇痛良好，轻微抑制意识与反射，使患者处于精神淡漠、安静与镇痛的觉醒状态。此概念与组合由比利时医生 DeCastro 及 Mundeleer 于 1959 年首先提出，起初是将氟哌啶醇与苯哌利定（一个哌替啶的衍生物）合用，成为 NLA 的先驱。随着 Jassen 合成了氟哌利多（氟哌啶醇的衍生物）和芬太尼（苯哌利定的同源化合物），并由 DeCastro 及 Mundeleer 将两者按比例组成合剂，命名为 Innovar 应用于临床，结果发现效果优于氟哌啶醇和苯哌利定。该配方镇痛起效更快，呼吸抑制较小，锥体外系不良反应也较少。20 世纪 70～80 年代在我国曾较广泛地使用，后由于其他新型可控性良好的麻醉药物不断出现而减少。现代麻醉中，已不再使用所谓 NLA 技术。氟哌利多在麻醉中主要用作止吐、镇静和抗瘙痒。2001 年美国 FDA 就其延长 Q-T 间期和可能增加心脏意外事件提出“黑匣子”警告后，其临床使用进一步减少。氟哌利多在一些国家已经停用。近年来，有众多学者对使用小剂量氟哌利多是否能引起 QT 间期延长、心律失常以及死亡提出质疑。此药物在我国临床麻醉中仍有使用，在止吐和治疗术后谵妄方面，均有其重要位置。

二、理化性质

氟哌利多（droperidol 或 dehydrobenzperidol）又名氟哌啶或达哌丁苯，商品名 Inapsine、Droleptan，属丁酰苯类化合物，是吩噻嗪类的氟化衍生物。化学名 1-{1-[γ-(4-氟代苯甲酰基)丙基]-1,2,3,6-四氢-4-吡啶基}-2-苯并咪唑啉酮，化学结构见图 26-10。

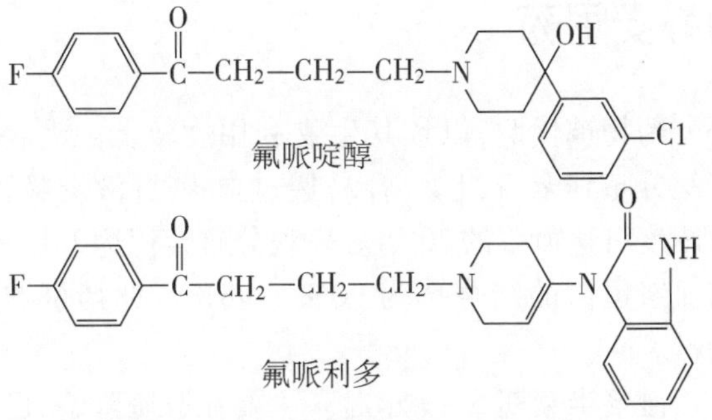

氟哌啶醇

氟哌利多

图 26-10　氟哌啶醇和氟哌利多的化学结构

三、药代动力学

氟哌利多与血浆蛋白结合率为 85%～90%。半衰期为 2～3 小时。除 10% 以原形从尿排出外，其余均在肝内降解，先水解为对-(氟代苯甲酰基)丙酸和哌啶，再进一步降解为其他代谢物，大部分在 24 小时内从尿或粪便中排出。氟哌利多在肝脏进行生物转化，主要生成两种代谢产物，其血浆消除可用二室模型描述。其药代动力学见表。氟哌利多的清除率较高，为 14ml/(kg·min)，消除半衰期也较短，为 103～134 分钟。氟哌利多血浆消除的时程与芬太尼类似，Innovar 是由两者配置而成，但是它们的作用时间却各不相同，因而受到了质疑。由于氟哌利多对中枢的作用时间较长，有些学者认为氟哌利多可能占据了中枢神经系统的受体，而且与受体的结合程度也大于芬太尼。

四、药理作用

（一）中枢神经系统

氟哌利多静脉注射后 5～8 分钟生效，最佳效应持续时间约 3～6 小时。其安定作用相当于氯丙嗪的 200 倍，氟哌啶醇的 3 倍。此药也可增强其他静脉麻醉药物和麻醉性镇痛药的效应。氟哌利多通过竞争性抑制受体作用，影响中枢神经对多巴胺、去甲肾上腺素和 GABA 在突触的转运，而发挥药理作用。氟哌利多是强效的丁酰苯类药，与同类的其他药物一样，它在中枢的作用部位与多巴胺、去甲肾上腺素及 5-羟色胺受体分布相近，可作用于脑干网状结构，抑制皮质下中枢而产生镇静，但不产生遗忘。

氟哌利多通过拮抗多巴胺 D_2 受体，抑制延髓呕吐中枢，从而产生极强的镇吐作用。其镇吐作用为氯丙嗪的 700 倍。故在临床麻醉中，其较多地用于术后恶心呕吐的预防与治疗。特别是应用阿片类药物行术后自控镇痛时，多合用氟哌利多以减少恶心呕吐的发生。

动物实验中，氟哌利多可使犬脑血管显著收缩，脑血流减少 40%，但不引起 $CMRO_2$ 的明显变化，此作用对脑缺血患者可能会带来不良后果。清醒患者的脑电图显示频率下降，偶尔可减慢。用于预防呕吐的小剂量氟哌利多在门诊患者出院时刻导致平衡障碍。氟哌利多可引起锥体外系症状，加重帕金森病的病情。在极罕见的情况下，可诱发恶性神经安定综合征。

（二）心血管系统

对心肌收缩力无影响，但有轻度 α-肾上腺素受体阻滞作用，口服或肌内注射后对血压无明显影响，静脉注射则可引起血管扩张，导致血压轻度下降，对血容量不足的患者降压作用尤为显著，须慎加注意。同大多数抗精神病药一样，氟哌利多可延长心肌复极化过程，引起 QT 间期延长，诱发尖端扭转型室性心动过速。该剂量为剂量依赖性，当有其他导致 QT 间期延长的原因并存时，可能有临床意义。氟哌利多还有类似奎尼丁样的抗心律失常作用。

（三）呼吸系统

对呼吸几乎无明显影响。不抑制呼吸中枢，较大剂量时 PaO_2 和 $PaCO_2$ 也无明显改变。

（四）其他系统

对肝、肾功能无明显影响。降温作用较氯丙嗪弱，临床不作为降温辅助用药使用；可使全身基础代谢率减低，使耗氧量减少 20% ~30%。

五、临 床 应 用

目前，围手术期应用氟哌利多主要限于其止吐和镇静作用。其止吐作用强大，在较小的剂量即可达到其止吐的极效应。剂量范围为 10 ~20μg/kg（相当于 70kg 时 0.6 ~1.25mg）。在手术麻醉开始时给予，作用可持续 1 小时，恶心呕吐的发生率可降低大约 60%。在诱导时给药对苏醒时间的影响不大，若在术毕时给药，则可能强化其他药物的残余催眠作用。氟哌利多还可用于儿科患者，300μg/kg 口服，与甲氧氯普胺（0.15mg/kg 口服）合用时药效可增强。氟哌利多止吐的总体效能与昂丹司琼相同，不良反应也相似，但是价格-药效比更好。氟哌利多与 5-色胺拮抗剂和（或）地塞米松合用可增强其止吐作用。

肌内注射 5 ~10mg 可作为麻醉前用药。与氯胺酮合用，有助于减少苏醒期精神运动性反应。

氟哌利多与芬太尼合用，组成所谓Ⅱ型神经安定镇痛（neuroleptanalgesia NLA），用以实施神经安定镇痛。最初曾将此二药以 50∶1的比例配成合剂（即每毫升含氟哌利多 2.5mg 和芬太尼 0.05mg），商品名英诺佛（Innovar 或 Thalamonal）。鉴于氟哌利多的作用持续时间长，手术中很少需要追加，而芬太尼的作用持续时间短，手术中需反复追加，已不再主张制成合剂，而以分别应用更为灵活方便。实际在目前临床麻醉中，已极少应用所谓神经安定镇痛术。

氟哌利多还作为止吐的辅助用药用于患者术后的自控镇痛，可间断给药或持续输注。氟哌利多还可有效地治疗和预防阿片类药引起的瘙痒，采用静脉注射和硬膜外腔给药均可。还可有效地减少恶心的发生，但是可加深镇静。

六、不良反应与禁忌证

氟哌利多也可产生锥体外系症状，但发生率远较氟哌啶醇为低。氟哌利多可延长心肌复极化过程，引起 QT 间期延长，诱发尖端扭转型室性心动过速。因此，使用静脉注射氟哌利多时应注意心电监测。

第 9 节　其他镇静安定药

一、氯　丙　嗪

氯丙嗪（chlorpromazine）商品名氯普马嗪、冬眠灵（Largactil，Thorazine，Wintermine）等，由 Charpentier 合成于 1950 年，后由 Laborit 和 Huguenard 引用于临床麻醉。其化学名 2-氯-10（3-二甲胺基丙嗪）-吩噻嗪，化学结构见图 26-11。临床上所用制剂为其盐酸盐。本品为白色或乳白色结晶粉末，极易溶于水。水溶液呈酸性，2%溶液的 pH 为 4 ~4.5，不应与碱性药物相混。接触日光后渐变为红棕色，故应避光保存。

（一）药代动力学

口服后吸收良好，但透过肠壁和经过肝脏时有部分药物被代谢，以致其生物利用度较低。吸收后广泛分布到全身组织，容易透过血-脑脊液屏障，脑内浓度可达血浆的 70 倍。表观分布容积达 20L/kg。与血浆蛋白的结合率为 90% ~98%。此药可透过胎盘。

血浆半衰期 6 ~9 小时。主要在肝脏降解，已发现有 50 余种代谢物从尿和粪便排出。其降解方式是经过苯环的羟化、N-去甲和 S-氧化等过程，形成一系列代谢物，其中一部分有药理活性，再与葡萄糖醛酸结合成为无药理活性的代谢物。约 70% ~80% 随尿排出，20% ~30% 从粪便排出。

此药的吸收、转化和排泄在个体之间的差异很大，相同剂量可产生不同的血药浓度和临床效应，故

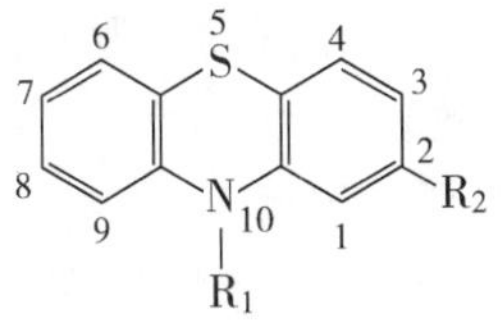

吩噻嗪类的基本结构（母核：5 位 S，10 位 N 连接 R_1，2 位连接 R_2）

吩噻嗪类的基本结构

药名	R_1	R_2
氯丙嗪	$-CH_2-CH_2-CH_2-N(CH_3)_2$	$-Cl$
乙酰丙嗪	$-CH_2-CH_2-CH_2-N(CH_3)_2$	$-CO-CH_3$
三氟丙嗪	$-CH_2-CH_2-CH_2-N(CH_3)_2$	$-CF_3$
奋乃静	$-(CH_2)_3-N\langle\rangle N-(CH_2)_2-OH$	$-Cl$
三氟拉嗪	$-(CH_2)_3-N\langle\rangle N-CH_3$	$-CF_3$
异丙嗪	$-CH_2-CH(CH_3)-N(CH_3)_2$	$-H$

图 26-11　吩噻嗪类的化学结构

在临床上确定剂量时要慎加注意。

（二）药理作用

1. 中枢神经系统　氯丙嗪是中枢性抑制药，主要作用于边缘系统、网状结构和下丘脑。可产生安静、活动减少、淡漠无欲、嗜睡等。入睡后呼之能醒，脑电图改变与正常睡眠相似。可增强催眠药、镇痛药和其他中枢抑制药的效应。氯丙嗪抗精神病效应系由于在脑内阻断多巴胺受体而致，其镇静作用系由于抑制脑干网状结构的上行激活系统。

氯丙嗪对下丘脑的抑制作用产生自主神经阻滞，有较显著的抗肾上腺素作用和轻度抗胆碱作用。其抗肾上腺素作用使之有一定的抗休克作用。抑制体温调节中枢，消除寒冷反应，有利于降温。氯丙嗪对第四脑室底的化学感受区及延脑呕吐中枢有抑制作用，故有显著的镇吐作用。

2. 心血管系统　其抗肾上腺素作用导致外周血管阻力降低，血管扩张，致血压下降，但外周血流量却增加。心率增快，可能是对血压下降的代偿反应，也可能与其抗胆碱作用有关。对心肌收缩力和心电图无明显影响，心排血量无变化，或是因外周阻力降低而增加。心肌应激性可因其抗肾上腺素作用而降低，有助于预防肾上腺素诱发的心律失常。

3. 呼吸系统　对呼吸中枢无抑制作用，潮气量和呼吸频率一般无明显变化。呼吸道分泌物可因其抗胆碱作用而减少。

4. 其他作用　氯丙嗪本身无神经肌肉阻滞作用，但可增强肌松药的效应。对唾液和胃液分泌有一定的抑制作用。抑制平滑肌张力，故有抗痉挛作用。可抑制抗利尿激素的分泌，从而产生利尿作用。其抗组胺作用很弱。

（三）临床应用

氯丙嗪是第一个用于治疗精神分裂症的吩噻嗪类药，为精神病的治疗开辟了新途径。近年来由于效力更强和副作用更少的新药问世，此药已较少应用。

氯丙嗪 12.5～25mg 术前 1 小时肌内注射作为麻醉前用药，可产生镇静，加强镇痛药和麻醉药的效应，减少手术后恶心、呕吐。近年来随着咪唑安定、氟哌利多等静脉麻醉药物的广泛应用，此药作为麻醉术前药已逐渐少用。

对于手术中发生的顽固性呃逆，静脉注射氯丙嗪 10～20mg 可迅速制止。手术后呕吐和其他原因的呕吐，用此药也可收到显著疗效。

氯丙嗪 50mg、异丙嗪 50mg 和哌替啶 100mg 组成所谓 1 号冬眠合剂（lytic cocktail），20 世纪 50 年代 Laborit 和 Huguenard 曾用以实施所谓人工冬眠。现在人工冬眠这一概念已被弃用。此种合剂有时仍用于临床麻醉，作为麻醉前用药、辅助用药，或静脉复合全麻的组成部分。但也早已被神经安定镇痛合剂所取代。

（四）不良反应和禁忌证

由于药液的刺激性，肌内注射可引起疼痛，静脉注射可产生血栓性静脉炎，故静脉注射须用其稀释的溶液。

由于其血管扩张作用，可引起体位性低血压，对血容量不足的患者不宜用此药。

少数患者用此药后可发生黄疸，临床表现类似梗阻性黄疸。其发生机制可能是由于用药后胆汁黏稠度增加，胆汁郁滞，肝内胆管阻塞所致。据认为这并非是药物的毒性作用，而是一种变态反应，停药后即自行消退，但再度用药有复发的可能。

长期应用大剂量氯丙嗪，可引起锥体外系症状，表现为肢体震颤、肌张力增高、运动减少、静坐不能等。一般在停药后可消失，症状严重时可用抗胆碱药治疗。氯丙嗪长期应用也可产生神经安定药恶性综合征。

二、异丙嗪

异丙嗪(promethazine)商品名非那根(Phenergan),是最早合成的吩噻嗪类药。化学名(2′-二甲胺基丙基)-吩噻嗪,化学结构见图26-11。

此药对中枢神经系统也有类似氯丙嗪的抑制作用,但没有抗精神病作用。其镇静作用较氯丙嗪强,用药后易入睡,在其他方面则不如后者显著。有的作者报道,它减弱镇痛药的镇痛效应,但最近的研究又认为它可增强镇痛效应。它也有镇吐作用。对心血管系统无明显影响。对呼吸系统有松弛支气管平滑肌和抑制分泌的作用。

异丙嗪与氯丙嗪的显著不同点在于有突出的抗组胺作用,因此被归类为 H_1 受体阻滞药,临床上主要用于治疗过敏性疾病。

临床麻醉中此药作为麻醉前用药,有较好的镇静和抗呕吐作用。与哌替啶合用,俗称杜非合剂,常用于辅助硬脊膜外阻滞。此药也是冬眠合剂的主要组成成分之一。

三、氟哌啶醇

氟哌啶醇(haloperidol)又名氟哌丁苯,商品名Serenase、Haldol,化学名4-[4-(对-氯苯)-4-羟基哌啶]-4-氟丁酰苯。化学结构见图26-10。

(一) 药代动力学

口服后2~6小时、肌内注射后10~15分钟血药浓度达峰值。口服后生物利用度45%。与血浆蛋白结合率约90%。吸收后在体内分布广泛,表观分布容积达20L/kg左右,消除半衰期长达12.6~22.0小时。除1%以原形排出外,其余都在肝内经受生物转化。其降解方式是氧化、脱烃,并与甘氨酸结合,形成氟苄丙酸等代谢物,随着尿和粪便排出。

(二) 药理作用

有很强的抗精神病作用,持续时间长达24小时,但镇静作用远弱于氯丙嗪。抗肾上腺素作用也较氯丙嗪弱,故对血压影响较轻。止吐作用很强,其效力相当于氯丙嗪的50倍。可增加巴比妥类和镇痛药的效应。对呼吸无明显影响。

(三) 临床应用

主要用于治疗精神分裂症。

对于顽固性呕吐和持续性呃逆,肌内注射2.5~5.0mg有显著疗效。

治疗精神障碍的患者时,有些学者发现氟哌啶醇能改善认知功能,现临床将其用于术后和ICU谵妄的预防和治疗,可收到良好的效果。但其改善认知功能的机理尚不清楚。治疗术后谵妄可采用静脉给药,剂量5mg,以25%葡萄糖液稀释后在1~2分钟缓慢注入,每8小时1次;肌内注射每次5~10mg,2~3次/天。

临床麻醉上此药曾用于实施神经安定镇痛(NLA),与苯哌利定合用,组成所谓Ⅰ型NLA。但由于此药作用持续过久,且易引起锥体外系副作用,起初即已被氟哌利多取代。

(四) 不良反应

锥体外系反应较重且常见,急性肌张力障碍在儿童和青少年更易发生,可出现明显的扭转痉挛,吞咽困难,静坐不能及类帕金森病。

长期应用氟哌啶醇等神经安定药的患者可发生一种类似恶性高热的严重不良反应,称为神经安定药恶性综合征(neuroleptic malignant syndrome,简称NMS)。其主要表现为高热,骨骼肌张力增高,意识障碍,以及自主神经功能紊乱;转氨酶和肌酸磷酸激酶常增高。病死率可高达20%。其发生机制可能是中枢多巴胺受体过度阻滞所致的中枢性多巴胺能神经传递功能障碍。其他的不良反应包括长期大量使用可出现迟发性运动障碍。口干、视物模糊、乏力、便秘、出汗等。部分患者可出现血浆中泌乳素浓度增加。极少数患者可能引起抑郁反应、过敏性皮疹、粒细胞减少及恶性综合征。

基底神经节病变、帕金森病、帕金森综合征、严重中枢神经抑制状态者、骨髓抑制、青光眼、重征肌无力及对本品过敏者禁用氟哌啶醇。

(米卫东)

参考文献

1. Cohen MM, Duncan PG, Tate RB. Does anesthesia contribute to operative mortality? JAMA, 1988, 260: 2859-2863.
2. Schifilliti D, Grasso G, Conti A, et al. Anaesthetic-related neuroprotection: intravenous or inhalational agents? CNS Drugs, 2010, 24(11): 893-907.
3. Wang L, Jing W, Hang YN. Glutamate-induced c-Jun expression in neuronal PC12 cells: the effects of ketamine and propofol. J Neurosurg Anesthesiol, 2008, 20(2): 124-130.
4. Uderwood SM, Davies Sw, Feneck RO, et al. Anaesthesia for myocardial revascularisation. A comparison of fentanyl/propo-

fol with fentanyl/enflurane. Anaeshesia,1992,47:939-945.

5. Ramaiah R, Lollo L, Brannan D, et al. Propofol infusion syndrome in a super morbidly obese patient (BMI = 75). Int J Crit Illn Inj Sci,2011,1(1):84-86.
6. Kam PC, Cardone D. Propofol infusion syndrome. Anaesthesia,2007,62(7):690-701.
7. Pérez-Bárcena J, Llompart-Pou JA, Homar J, et al. Pentobarbital versus thiopental in the treatment of refractory intracranial hypertension in patients with traumatic brain injury: a randomized controlled trial. Crit Care,2008,12(4):R112.
8. Mohler H, Fritschy JM, Rudolph. A new benzodiazepine pharmacology. J Pharmacol Exp Ther,2002,300:2-8.
9. Henrik R, Matt M, Atul K. Sedation practice in the intensive care unit: a UK national survey. Crit Care, 2008, 12(6): R152.
10. Brogden RN, Goa KL. Flumazenil: a reappraisal of its pharmacological properties and therapeutic efficacy as a benzodiazepine antagonist. Drugs,1991,42(6):1061-1089.
11. Lugoboni F, Faccini M, Quaglio GL, et al. Intravenous flumazenil infusion to treat benzodiazepine dependence should be performed in the inpatient clinical setting for high risk of seizure. J Psychopharmacol,2011,25(6):848-849.
12. Andrada J, Livingston P, Lee BJ, et al. Propofol and etomidate depress cortical, thalamic, and reticular formation neurons during anesthetic-induced unconsciousness. Anesth Analg,2012,114(3):661-669.
13. Carollo DS, Nossaman BD, Ramadhyani U. Dexmedetomidine: a review of clinical applications. Curr Opin Anaesthesiol,2008,21(4):457-461.
14. Yuen, VM, Irwin MG, Hui TW, et al. A double-blind, crossover assessment of the sedative and analgesic effects of intranasal dexmedetomidine. Anesth Analg, 2007, 105(2): 374-380.
15. Ebert, TJ, Hall JE, Barney JA, et al. The effects of increasing plasma concentrations of dexmedetomidine in humans. Anesthesiology,2000,93(2):382-394.
16. Dasta JF, Jacobi J, Sesti AM, et al. Addition of dexmedetomidine to standard sedation regimens after cardiac surgery: an outcomes analysis. Pharmacotherapy, 2006, 26(6): 798-805.
17. Shehabi Y, Botha JA, Boyle MS, et al. Sedation and delirium in the intensive care unit: an Australian and New Zealand perspective. Anesth Intensive Care,2008,36(4):570-578.
18. Gerlach, AT, Dasta AF. Dexmedetomidine: an updated review. Ann Pharmacother,2007,41(2):245-252.
19. White PF, Song D, Klein KW, et al. Effect of low-dose droperidol on the QT interval during and after general anesthesia. Anesthesiology,2005,102(6):1101-1105.
20. Charbit B, Alvarez JC, Daque E, et al. Droperidol and ondansetron-induced QT interval prolongation: a clinical drug ineraction study. Anesthesiology,2008,109(2):206-212.

第27章 阿片类药物

阿片类药物(opiates)严格的定义是专指天然的阿片生物碱及其半合成的衍生物;而将与阿片有关的所有化合物称为阿片样物质(opioid)。实际工作中往往将阿片类药物和阿片样物质这两个名词混用。

阿片类药物被用作疼痛控制可以追溯到古老的苏美尔人时代,距今已有几百年的历史。苏美尔人将罂粟记载在他们的药典中并命名为"HU GIL",意为一种可以产生欣快感的植物。"鸦片"这一词来源于希腊语和拉丁语,希腊语中意为从罂粟属获得的汁液,拉丁语中意为可以产生睡意的药物。鸦片中包含了大约20种不同的自然产生的名为罂粟碱的生物碱类,如吗啡和可待因等。1805年,德国药学家Serturner从鸦片中分离出一种纯净的物质——吗啡,并以希腊梦神Morpheus的名字来命名,1925年由Gulland和Robinson确定了其化学结构。Eisleb和Schauman于1939年合成的哌替啶是第一个合成的阿片类药物。1942年合成了烯丙吗啡,首次发现其具有拮抗吗啡的作用。近年来,随着人们对新型阿片受体激动剂的不断探索,许多新的阿片类药物及其拮抗剂相继合成,扩大了治疗上的选择范围。

阿片类药物在临床麻醉缓解围手术期患者疼痛方面发挥着重要作用,但其毒副作用以及潜在的成瘾性也为人们所担忧。目前必须按国家颁发的《麻醉药品管理条例》严加管理。

近年的研究发现,除阿片受体外,中枢神经系统还可通过其他机制产生镇痛效应,从而开发出一些非阿片类中枢性镇痛药,其中已在临床广泛应用的是曲马多,也在本章一并介绍。

第1节 概　述

一、构效关系

吗啡及其他有镇痛作用的阿片类药物都具有Ⅰ、Ⅱ、Ⅲ三个环构成的氢化菲核(phenanthrene)作为基本骨架(图27-1a)。吗啡环Ⅰ的3位和环Ⅲ的6位分别有一个羟基,其具有重要的药理作用。3位羟基被甲氧基取代,成为可待因;3位和6位羟基均被甲氧基取代,成为蒂巴因,就改变了药物的性能。环Ⅰ与环Ⅲ之间有氧桥相连。此氧桥如被破坏,就形成阿朴吗啡,失去其镇痛效能而产生很强的催吐作用。环Ⅱ9位与13位之间有乙撑胺链[$-CH_2CH_2-N(CH_3)-$]相连。吗啡的镇痛性能取决于γ-苯基-N-甲基哌啶的存在(图27-1b)。这也是许多的镇痛药所共有的基本结构。此结构的N上的甲基被烯丙基取代,即生成具有拮抗作用的药物,如烯丙吗啡。

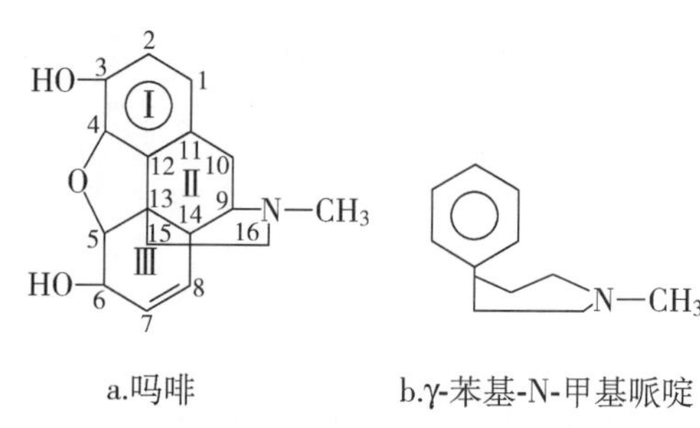

图27-1　吗啡的化学结构

二、阿 片 受 体

1973 年以来,相继发现在脑和脊髓内存在着阿片受体(opioid receptors)。这些受体分布在痛觉传导区以及与情绪行为相关的区域,集中分布在导水管周围灰质、内侧丘脑、杏仁核和脊髓罗氏胶质区(substantia gelatinosa)等。1975 年以来又先后发现体内有数种内源性阿片样肽(β-内啡肽、脑啡肽、强啡肽)是这些受体的内源性配基。阿片受体和内源性阿片样肽的发现,为解释阿片类药物的药理作用提供了理论依据。

基于放射配基结合测定实验推断出三类阿片受体,命名依次为:吗啡型为 μ 受体,酮基环唑新(ketocyclazocine)型为 κ 受体,SKF10047(N-allylnormetazocine)型为 δ-受体。后来发现与 SKF-10047 相关的 δ 型综合征不能被普通阿片类药物拮抗剂纳洛酮(naloxone)所阻断,因此 δ 型受体不再被认为是阿片受体家族的成员。另外,在小鼠输精管内发现了一种对脑啡肽具有高度亲和力的受体,将其命名为 δ 受体。而且在大鼠输精管内还发现了与 β-内啡肽结合的 ε 受体。μ 受体分布于脑和脊髓中,介导了阿片类药物一系列的药理作用。根据药理学分类,可将 μ 受体进一步分为 μ_1、μ_2 和 μ_3 受体三个亚型。各型受体激动后产生的效应,以及与其相应的内源性阿片样肽和激动药的代表,详见表 27-1。

表 27-1　阿片受体的分类

型别	效　应	内源性配基	激动药代表
μ	脊髓以上镇痛,呼吸抑制,心率减慢,依赖性	β-内啡肽	吗啡、哌替啶
κ	脊髓镇痛,镇静,缩瞳,轻度呼吸抑制	强啡肽	喷他佐辛、布托啡诺
δ	脊髓镇痛,缩瞳,调控 μ-受体活性	脑啡肽	-
ε	激素释放	β-内啡肽	-

已证明 β-内啡肽、强啡肽、脑啡肽分别是 μ、κ 和 δ 受体的内源性激动剂。从哺乳动物组织中已纯化出这些多肽,也已克隆它们前体的 cDNA。20 世纪 90 年代早期,分子生物学研究已阐明了阿片受体的分子结构及信号转导机制。已分离出阿片受体家族中 4 种不同类型的 cDNA,证实其中 3 种在药理学上与 μ、δ 和 κ 受体相对应。第 4 种受体与阿片配体之间亲和力不高,已确认一种新的称为痛敏肽/孤啡肽 FQ 的肽类为阿片受体家族中第 4 个成员的内源性激动剂。1995 年,分离出这种与强啡肽序列具有高度同源性的新型内源性阿片肽,该多肽被称为孤啡肽 FQ 或痛敏肽,在某些情况下它能降低疼痛阈值。

阿片受体属于 G 蛋白耦联受体家族。阿片受体的激活能抑制腺苷酸环化酶,导致细胞内环磷酸腺苷(cAMP)减少。电生理上,阿片受体抑制电压门控型钙离子通道,激活内向整流的钙离子通道,其结果是阿片受体的激活使神经兴奋性降低。

脑内不同部位的阿片受体可能与阿片类药物的不同作用有关:孤束(solitary tract)及其附近区域的受体可能与呼吸抑制、镇咳和恶心、呕吐有关;蓝斑(locus coeruleus)等部位的受体则可能与依赖性有关,蓝斑含有去甲肾上腺素能神经元和高浓度的阿片受体,其在警觉、惊慌、恐惧及焦虑中起重要作用。

阿片类药物具有镇痛作用是因为它们能够直接抑制脊髓背角伤害性刺激的上传,以及通过激活从中脑下行经延髓头端腹内侧区(RVM)到达脊髓背角的疼痛控制回路。阿片类药物也可通过外周机制产生镇痛作用。炎症部位浸润的免疫细胞可释放内源性阿片样物质,这些物质对位于初级感觉神经元的阿片受体产生作用。

三、阿片类药物的分类

(一) 按药物的来源分类

可分为下列三类:

1. 天然存在　如吗啡、可待因、罂粟碱、二甲基吗啡。

2. 半人工合成　如二乙酰吗啡(海洛因)、二氢吗啡酮/吗啡酮。

3. 全人工合成　按其化学结构不同,又分为:①苯基哌啶类,如哌替啶、苯哌利定、芬太尼、苏芬太尼、阿芬太尼、瑞芬太尼;②苯基吗啡类,如喷他佐辛;③吗啡喃类,如左啡诺、布托啡诺;④二苯基丙胺类,如美沙酮。

(二) 按药物与阿片受体的关系分类

将阿片类药物及其拮抗药分为以下三类(表 27-2)。

表 27-2　阿片类药物及其拮抗药分类

分　　类	药 物 代 表
阿片受体激动药	吗啡、哌替啶、苯哌利定、芬太尼族
阿片受体激动-拮抗药	
以激动为主的药物	喷他佐辛、丁丙诺啡、布托啡诺、纳布啡
以拮抗为主的药物	烯丙吗啡
阿片受体拮抗药	纳洛酮、纳曲酮、纳美芬

1. 阿片受体激动药(opioid agonists)　主要激动 μ-受体,如吗啡、哌替啶等。

2. 阿片受体激动-拮抗药(opioid agonist-antagonists)　又称部分激动药,主要激动 κ 和 δ-受体,对 μ 受体有不同程度的拮抗作用,如喷他佐辛等。

3. 阿片受体拮抗药(opioid antagonists)　主要拮抗 μ 受体,对 κ 和 δ 受体也有一定的拮抗作用。

可用于区别阿片受体激动药和拮抗药的一项体外试验指标是钠指数(sodium index)。钠指数是指在有和无钠离子的条件下 IC_{50}的比值,IC_{50}是表示药物与受体的亲和力的指标,即对高度选择性配基产生 50% 抑制的浓度。在存在钠离子的条件下,拮抗药与受体的结合力加强,而激动药的结合力则减弱;激动药的钠指数高,而拮抗药的钠指数低。

(三) 按镇痛强度分类

1. 强阿片类药物　如吗啡、芬太尼、苏芬太尼、哌替啶、美沙酮等。

2. 弱阿片类药物　如可待因、双氢可待因等。

四、阿片类药物的药理作用

(一) 阿片类药物的神经生理作用

阿片类药物镇痛的一个显著特点是不伴有意识消失,麻醉中单独使用易导致术中知晓。阿片类药物对伤害性疼痛有效,其抗伤害作用的水平取决于伤害性刺激的强度以及阿片类药物的内在效能;但对神经病理性疼痛效果较差,常需要较大的剂量。另外,阿片类药物镇痛作用存在性别差异。阿片类药物通常可在一定程度上降低脑代谢率(CMR)和颅内压,但这些改变会受到与其合用的其他药物或麻醉药以及患者的状态的影响。当同时应用的麻醉药引起血管扩张时,阿片类药物更大可能是引起脑血管收缩。当与 N_2O 合用时,阿片类药物也会降低脑血流量(CBF)。当单独应用阿片类药物或与能引起脑血管收缩的药物同时应用时,阿片类药物常常对 CBF 没有影响或仅引起 CBF 轻度增加。

阿片类药物可增强肌张力并可引起肌肉强直。阿片类药物麻醉引起肌强直的发生率相差很大,这主要与阿片类药物给药的剂量及速度的差异、是否同时应用 N_2O、是否同时应用肌肉松弛药以及患者的年龄等因素有关。阿片类药物所致肌强直的特点是肌张力进行性增强,直至出现严重的僵直并可导致患者血流动力学及呼吸的改变。阿片类药物引起肌肉强直的确切机制还不完全清楚,可能是由于激活了中枢 μ 受体,而脊髓水平的 δ_1 和 κ_1 受体可减弱这种作用。

阿片类药物中大多数 μ 受体和 κ 受体激动剂通过对副交感神经支配的瞳孔产生兴奋作用而引起瞳孔收缩。阿片类药物能解除动眼神经核的皮层抑制,从而引起乳头肌的收缩。瞳孔大小的改变与阿片类药物作用的强度相关性有限,因此,其用于评估阿片作用程度的临床价值也有限。

应用阿片类药物所致的瘙痒可能是通过 μ 受体介导的,纳洛酮可逆转阿片类药物所引起的瘙痒,该发现支持瘙痒症是由受体介导的中枢性机制引起的。但阿片类拮抗剂并不是抗瘙痒症的理想药物,因这类拮抗药同样可逆转阿片类药物的镇痛作用。或许一些混合型阿片类药物如纳布啡和布托啡诺对 μ 受体和 κ 受体具有低到中等效能,用于控制瘙痒较为有效,因为它们可以部分拮抗 μ 受体作用而保持 κ 受体作用完整,因而保持了其镇痛作用。

(二) 阿片类药物对呼吸系统的作用

呼吸抑制作用是阿片类药物最严重的副作用。虽然阿片类药物导致的呼吸抑制相关的严重副作用在理论上是可以预防的,但无论采取哪一种给药途径,围手术期呼吸抑制发生率均为 0.1% ~1%。动物实验提示,镇痛和呼吸抑制作用有可能是通过 μ 受体激活的不同信号转导机制所介导的,高选择性的 δ 受体拮抗剂纳曲吲哚可以逆转苏芬太尼导致的呼吸抑制,但其对镇痛效应无明显影响。

通过镇痛作用及降低中枢性通气驱动力的作用,阿片类药物是预防疼痛或焦虑所致的过度通气的有效药物。阿片类药物具有中枢性镇咳作用,但当静脉单次注射芬太尼、苏芬太尼或阿芬太尼时,许多患者会出现短暂的咳嗽,尤其是静脉给药速度过快时。阿片类药物是抑制上呼吸道、气管以及下呼吸道反射极佳的药物，能够减弱或消除气管插管引起的躯体以及自主神经反射，使患者耐受气管插管，而不引起咳嗽，也能帮助缓解哮喘引起的支气管张力增高。

许多因素可影响阿片类药物所致呼吸抑制的程度及持续时间，包括年龄、合并应用其他麻醉药物、肝肾功能以及疼痛等。

（三）阿片类药物的心血管作用

阿片类药物麻醉用药时，使手术过程中血流动力学稳定。其机制主要从以下四个方面简单介绍。

1. 神经机制　脑干中整合心血管反应和维持心血管稳态的关键区域是孤束核、背侧迷走核、疑核以及臂旁核。其中，孤束核和臂旁核在血管紧张素分泌和血流动力学控制方面起重要作用，含脑啡肽的神经元和阿片受体就分布在这些区域。另外，作为介导镇痛作用的关键区域，中脑导水管周围灰质的腹外侧区对血流动力学的控制有影响。阿片类药物也能通过下丘脑-垂体-肾上腺轴经受体介导作用来调节应激反应。大多数阿片类药物可降低交感张力，增强副交感张力。对于容量不足及依赖于高交感张力或外源性儿茶酚胺来维持心血管功能的患者，应用阿片类药物后易发生低血压。阿片类药物对心率的影响是通过刺激中枢迷走核团产生心动过缓。阿片类药物的交感阻断作用也与其所致心动过缓的作用有关。与其他阿片类药物相反，哌替啶很少导致心动过缓，但能引起心动过速。

2. 心脏机制　已证实阿片受体存在于不同种属的心肌细胞中，阿片类药物的直接心脏效应明显弱于其他静脉和吸入麻醉药，尤其是对心肌收缩的影响。

阿片类药物所致的心动过缓是通过 CNS 介导的，然而亦有阿片类药物直接作用于心脏起搏细胞产生效应的报道。阿片类药物可抑制心脏传导。这些作用被认为是通过直接的膜作用所介导，并非由阿片受体作用所致。阿片类药物麻醉的综合作用是抗心律失常，其作用机制可能是直接作用于心肌细胞离子通道。

动物实验表明阿片类药物具有心肌保护作用，刺激 δ_1 受体可通过线粒体 ATP 敏感性 K^+通道产生氧自由基，从而减少心肌细胞的氧化应激反应及细胞死亡，腺苷 A_1 受体和蛋白激酶 C 也被认为参与了阿片类药物的心肌保护作用。

阿片类药物对冠状血管的舒缩或心肌代谢无明显作用，不发生窃血现象，且并不减弱大的冠脉分支动脉对血管活性药的反应能力。中等剂量芬太尼对压力感受器反射无明显影响，而大剂量芬太尼能抑制此反射。芬太尼、苏芬太尼和瑞芬太尼可显著增强斜视手术中牵拉眼外肌导致的眼心反射。

3. 组胺释放　吗啡可引起组胺释放并可激活交感-肾上腺素能系统。可待因和哌替啶能激活肥大细胞，进而释放组胺，其机制可能并非是通过 μ 受体介导的。应用吗啡之后，血浆组胺浓度增高引起终末小动脉扩张，并产生直接的心脏正性变时性和变力性作用。哌替啶较其他多数阿片类药物更易引起组胺释放。与吗啡或哌替啶不同，芬太尼、阿芬太尼和瑞芬太尼不引起血浆组胺增加，低血压的发生亦较少。

4. 血管机制　以药理学方法确定了一种新型的阿片受体亚型，即 μ_3 受体。其对阿片类生物碱敏感，而对阿片肽不敏感（包括先前提到的那些对 μ 受体具有亲和力的肽类）。该受体能在人类内皮细胞中表达，通过产生 NO 使血管扩张。吗啡引起的血管扩张作用可能部分是通过激活 μ_3 受体而介导的。药理学研究表明，芬太尼、苏芬太尼和瑞芬太尼对外周血管平滑肌具有明显松弛作用。瑞芬太尼可引起短暂的血流动力学不稳定，然而这种变化并不仅仅是由于自主神经系统或中枢神经系统被抑制，或是中枢性迷走神经兴奋。在大鼠胸主动脉模型的一项药物研究表明，瑞芬太尼的血管扩张作用可能是通过内皮依赖性机制（如前列环素及 NO 释放）和非内皮依赖性机制（可能是通过抑制电压依赖性钙通道）所致。

阿片类药物会影响肺循环和体循环。最近一项研究表明，去氧肾上腺素通过激活 $\alpha\text{-}_{1B}$ 肾上腺能受体收缩犬的肺血管；当芬太尼与 $\alpha\text{-}_{1B}$ 肾上腺能受体结合并直接抑制其作用后，该效应减弱。

内皮细胞上表达的乙酰胆碱毒蕈碱样受体的激活可引起 NO 合酶的激活和 NO 的释放，后者通过激活 3,5-鸟甘酸环化酶使血管平滑肌舒张。有研究报道，芬太尼可减弱乙酰胆碱对预先使用去氧肾上腺素收缩的大鼠主动脉的舒张作用，其机制可能是芬太尼通过对涉及内皮细胞 M_3 乙酰胆碱毒蕈碱样受体激活通路上 NO 合酶激活以后水平的抑制作用而实现的。

（四）阿片类药物的内分泌作用

神经内分泌应激反应的主要组成部分包括促肾上腺皮质激素释放激素的脑部中枢（如下丘脑室旁核）以及蓝斑-去甲肾上腺素/自主神经系统区域。

应激性激素水平的升高被认为是不良效应,因为它们能加重血流动力学的不稳定性并促进术中及术后分解代谢。某些情况下,手术引起的激素及代谢反应极其严重,并可能导致手术死亡率的增加。

阿片类药物能在神经轴索的几个不同水平通过减弱伤害性感受以及影响中枢介导的神经内分泌反应来降低应激反应。阿片类药物是垂体-肾上腺素轴的强效抑制剂。内源性阿片肽不仅可作为其他激素分泌的调节剂,而且它本身也可能发挥着应激性激素的作用。该结论的主要根据是,研究发现 β-内啡肽和促肾上腺皮质激素(ACTH)均来自于相同的前阿黑皮素原前体,且在应激过程中同时被分泌。

(五) 阿片类药物的消化系统作用

阿片类药物能降低胃肠蠕动,因而可被用作止泻药。术前接受口服阿片类药物治疗的患者,无论是否处于禁食状态,都容易有"饱胃"感。

在肠肌层神经元存在几种阿片受体。κ 和 μ 受体激动剂能调节肠肌层神经丛的胆碱能传递。κ 受体激动剂通过百日咳毒素敏感性 G 蛋白作用于豚鼠回肠,抑制 N-型电压敏感性 Ca^{2+} 通道,在调节乙酰胆碱释放方面较 μ 受体激动剂作用更强。阿片类药物通过作用于脊髓上(迷走神经介导)、脊髓水平以及外周机制而延迟胃排空。纳洛酮可逆转阿片类药物引起的胃排空延迟。甲基纳曲酮是一种不能通过血脑屏障的纳洛酮的四级衍生物,它能减弱吗啡引起的胃排空延迟,提示在阿片类药物对胃肠道作用中,有外周机制参与。

所有阿片类药物通过阿片受体介导的机制,呈剂量和药物依赖性地增加胆管压力及 Oddi 括约肌(胆总管十二指肠括约肌)张力。然而,临床上阿片类药物对胆管的作用常很小。虽然传统的教科书认为吗啡可引起 Oddi 括约肌"痉挛",而不应被用于急性胰腺炎患者,但目前没有证据能表明吗啡禁忌用于急性胰腺炎患者。除哌替啶外,其他阿片类药物增加胆管压力的作用均可被纳洛酮逆转。

术后恶心呕吐是困扰患者和麻醉医师的一个严重问题。术中阿片类药物的应用是发生术后恶心呕吐的一个危险因素。阿片类药物很可能通过 δ-受体刺激位于延髓网状结构极后区化学感受器触发带,从而导致恶心呕吐的发生。在平衡麻醉或全凭静脉麻醉(TIVA)中,丙泊酚的使用可显著降低阿片类药物所致恶心呕吐的发生率。当应用阿片类药物时,应考虑预防恶心呕吐的发生,包括抗胆碱能活性药、丁酰苯、多巴胺拮抗剂、5-羟色胺拮抗剂及指压疗法。已证实 5-羟色胺受体拮抗剂如昂丹司琼等对阿片类药物所致的术后恶心呕吐有效。对于预防剖宫产术后采用硬膜外吗啡(3mg)镇痛所致的恶心呕吐,静注地塞米松(8mg)和静注氟哌利多(1.25mg)同样有效。

(六) 阿片类药物的泌尿系统作用

μ 受体激活能引起抗利尿作用,并减少电解质排泄;κ 受体激活主要引起利尿作用,但几乎不影响电解质的排泄。阿片类药物的间接作用包括抑制或改变 ADH 及心房钠尿肽的分泌。用药后血浆 ADH、肾素及醛固酮水平并无增高,提示在人体芬太尼、苏芬太尼、阿芬太尼或(可能也包括)瑞芬太尼很有可能能够保护人类肾功能或对肾功能影响轻微。阿片类药物引起尿潴留的机制仍不明确。阿片类药物对下尿路的作用包括以尿潴留为特征的排尿障碍,尤其是鞘内应用阿片类药物后。鞘内注射吗啡和芬太尼可呈剂量依赖性地抑制逼尿肌收缩和减少排尿冲动。在对尿流动力学的影响方面,不同阿片类药物的作用存有差异,但吗啡作用似乎尤为显著。

(七) 阿片类药物的其他作用

对于孕产妇,分娩前肠道外应用阿片类药物仍是常用的镇痛方法。M 和 κ 受体激动剂可抑制大鼠子宫颈扩张引起的伤害性感受,但雌激素可降低 μ 受体激动剂而非 κ 受体激动剂的镇痛作用。母体应用阿片类药物的致命性副作用包括心率变异性降低。母体应用吗啡或哌替啶后,会引起新生儿出现副作用,而胎儿酸中毒又增加了阿片类药物从母体向胎儿的转运。限制第一产程阿片类药物的应用可使阿片类药物对新生儿的影响降到最低。在剖宫产前应用短效阿片类药物阿芬太尼可降低母体的应激反应,但会导致 Apgar 评分略降低。在接受阿片类药物静脉镇痛的母亲中,母乳中可检测到吗啡和哌替啶。据报道,虽然芬太尼和吗啡在母乳中均被浓缩,其母乳与血浆中的比率为(2~3):1,但对新生儿未见有明显影响。药物成瘾的母亲的新生儿可表现出阿片类药物戒断症状,因而需要观察及适当的治疗。

真正的阿片类药物的过敏反应及全身类过敏反应罕见,而由保存剂或组胺引起的局部反应更常见。在麻醉诱导期应用芬太尼、苏芬太尼和阿芬太尼有助于防止眼内压的增高。

目前已肯定阿片类药物能影响免疫调节。阿片激动剂的直接作用包括调节免疫细胞活性、特异酶的降解及免疫过程。几种免疫细胞群，包括 T 细胞、巨噬细胞和自然杀伤细胞（NK）是阿片类药物作用的靶目标。阿片类药物免疫抑制作用的潜在机制可能是吗啡通过激活 μ_3 受体，以 NO 依赖方式抑制炎症刺激诱发的 NF-κB 激活。

五、临 床 应 用

近年来，由于经济水平的发展以及人们素质水平的提高，患者对手术的要求也越来越高，尤其是术后疼痛方面。使患者安全、舒适的度过围手术期成为每个医务工作者的挑战。阿片类药物在镇痛方面起到了不可替代的作用，尤其适用于严重创伤、急性心肌梗死等引起的急性疼痛，以及围手术期疼痛。

临床麻醉中，目前认为除非患者有急性疼痛，手术前不必作为常规用药。近年来这类药主要用于静脉复合麻醉或静吸复合麻醉的组成部分，同时在术后镇痛方面应用也较广泛。

随着脊髓胶质区中阿片受体的发现，椎管内给药目前应用也较多。小剂量注入硬膜外或蛛网膜下间隙，可产生显著的镇痛效应，适用于术后镇痛和癌症患者镇痛。此种给药途径的常见并发症是尿潴留和皮肤瘙痒。最重要的并发症是延迟性呼吸抑制，虽然发生率不高（0.25%～0.5%），但却难以预防或预测，且有时可造成严重后果，临床应用应小心谨慎。

六、耐受、依赖和成瘾

阿片受体激动药反复应用均可产生耐受性，无论是急性应用或是长期慢性用药，需要逐渐增加剂量方可产生原来的效应。既往的解释是阿片受体平时处于基础水平的内源性阿片样肽作用之下，当连续给予阿片受体激动药之后，阿片受体受到“超载”，通过负反馈机制使内源性阿片样肽的释放减少，甚或停止。阿片受体为了补偿内源性阿片样肽的减少，就需要更多的阿片受体激动药才能维持原来的镇痛效应，这样就产生了耐受性。同时，由于内源性阿片样肽减少，就对药物产生了依赖性。如果突然停药，内源性阿片样肽来不及释放补充，就出现戒断综合征（withdrawal syndrome），表现为烦躁不安、失眠、肌肉震颤、呕吐、腹痛、散瞳、流涎、出汗等。阿片受体激动-拮抗药（如喷他佐辛等）很少产生耐受性和依赖性。

药物依赖性和耐受性的机制涉及遗传、分子水平、细胞水平、生理及其他功能性因素。在大脑主要的去甲肾上腺素能核团——蓝斑，长期暴露于阿片类药物能导致腺苷酸环化酶抑制和蛋白酶 A 活性降低，cAMP 途径上调。在耐受出现之前或耐受发生过程中出现 μ-受体密度的改变并非是阿片类药物产生耐受所必需的。阿片类药物耐受性的发生机制可能涉及蛋白激酶信号转导级联反应，通过调节靶基因表达将细胞外信号与细胞的改变联系起来。中枢皮质激素受体（GR）被认为与神经元可塑性的细胞机制密切相关，而神经元可塑性与阿片类药物耐受的细胞机制有着很多相同的细胞间信号传递步骤。阿片受体都是由 G 蛋白介导，通过与第二信使 cAMP 偶联而产生效应。长期接受阿片类药后，G 蛋白-cAMP 系统发生适应，逐渐上调，形成稳态。当骤然撤药时，上调的 G 蛋白-cAMP 系统失去阿片类药的抑制而导致稳态失衡，G 蛋白-cAMP 系统急剧增高，引发 cAMP 依赖蛋白激酶（PKA）的活性升高；随之一些 PKA 底物蛋白（如儿茶酚胺生物合成的限速酶酪氨酸羟化酶）的磷酸化增加，从而出现一系列的戒断症状，尤以去甲肾上腺素能系统紊乱为明显。还有人提出，长期应用吗啡后有抗阿片样物质（anti-opioids）释放到脑脊液，导致阿片受体上调，产生耐受性和依赖性。抗阿片样物质中最重要的是缩胆囊肽（cholecystokinin），后者是胃肠道分泌的八肽激素，具有抗阿片受体的作用，可能是通过负反馈机制产生的内源性拮抗阿片受体的物质。

在动物模型中，反复应用或持续输注阿片类药物后，能引起痛觉过敏，这一现象似乎与阿片类药物耐受有关。阿片类药物所致的痛觉过敏是由于谷氨酸和 P 物质对脊髓致敏所致。

对阿片类药物成瘾患者的麻醉管理方面，需要考虑一系列的问题。阿片类药物成瘾患者的并发症包括心肺疾病、肾病及贫血。病毒性和非病毒性肝炎、获得性免疫缺陷综合征、骨髓炎、肌无力和神经系统并发症亦可见于成瘾患者。阿片类药物依赖或成瘾患者的麻醉处理包括术前用药中使用适当剂量阿片类药物、术中或术后补充应用阿片类药物以及使用非阿片类镇痛药和神经阻滞等。

近年的实验和临床研究表明，对无疼痛的个体长期给予阿片类药物可产生耐受性，而对慢性疼痛患者，只要按时给药，不让疼痛反复出现，并不会产生耐受性，临床上见到的需增加剂量的现象，并不是由于产生真正的耐受性所致，而是由于伤害性增加所致。但有关耐受性问题还存在着不同的观点，有待进一步研究。

第2节　阿片类受体激动药

阿片类受体激动药(opioid agonists)主要是指作用于μ受体的激动药。典型代表是吗啡。自哌替啶合成以来，又相继合成了一系列药物，其中在临床麻醉中应用最广的是芬太尼及其衍生物。所谓麻醉性镇痛药主要也是指这类药物。

一、吗　啡

吗啡(morphine)是鸦片中的主要生物碱，在鸦片中的含量约为10%。其化学结构见图27-1。临床所用的制剂为其硫酸盐或盐酸盐。

(一) 药理作用

1. 对中枢神经系统的作用　吗啡的主要作用是镇痛，作用于脊髓、延髓、中脑和丘脑等痛觉传导区阿片受体而提高痛阈，对伤害性刺激不再感到疼痛。吗啡对躯体和内脏的疼痛都有效；对持续性钝痛的效果优于间断性锐痛；疼痛出现前应用的效果较疼痛出现后应用更佳。在产生镇痛作用的同时，还作用于边缘系统影响情绪的区域的受体，消除由疼痛所引起的焦虑、紧张等情绪反应，甚至产生欣快感(euphoria)。环境安静时，患者易于入睡，脑电图上表现为α快波被较慢的δ波取代。

吗啡的缩瞳作用是由于动眼神经Edinger-Westphal核中自主神经成分受激动的结果。瞳孔呈针尖样是吗啡急性中毒的特征性体征。吗啡作用于延髓孤束核的阿片受体，抑制咳嗽；作用于极后区(area postrema)化学感受器，可引起恶心、呕吐，尤其在用药后不卧床时更易发生。

吗啡对脊髓的多突触传导途径有抑制作用，而对单突触传导途径则有兴奋作用，因而脊髓反射和肌张力可增强。

在维持通气的情况下，吗啡本身使脑血流量减少，颅内压降低；但在呼吸抑制而致$PaCO_2$升高的情况下，脑血流量增加，使颅内压增高。

2. 对呼吸的作用　吗啡有显著的呼吸抑制作用，表现为呼吸频率减慢。潮气量变化则依给药途径而异：静脉注射后一般都减少；其他途径给药时先增加后减少。呼吸频率减慢但潮气量增加时，分钟通气量仍可正常；而潮气量减少时，则分钟通气量亦随之下降。呼吸抑制程度与剂量相关，大剂量可导致呼吸停止，这是吗啡急性中毒的主要致死原因。吗啡对呼吸的抑制，主要在于延髓呼吸中枢对二氧化碳的反应性降低；其次在于脑桥呼吸调整中枢受抑制。此外，吗啡还降低颈动脉体和主动脉体化学感受器对缺氧的反应性。

吗啡由于释放组胺和对平滑肌的直接作用而引起支气管挛缩，对支气管哮喘患者可激发哮喘发作。

3. 对心血管系统的作用　治疗剂量的吗啡对血容量正常者的心血管系统一般无明显影响。吗啡通过作用于心肌内表达的δ_1阿片受体，降低Ca^{2+}瞬变，但不影响心脏收缩，并且能增强肌丝钙敏感性，有时可使心率减慢，可能与延髓迷走神经核受兴奋和窦房结受抑制有关。由于对血管平滑肌的直接作用和释放组胺的间接作用，可引起外周血管扩张而致血压下降，这在低血容量患者或用药后改为直立位时尤为显著。

大剂时量吗啡(1mg/kg)对正常人的血流动力无明显影响，而对有瓣膜病变的心脏患者，由于外周血管阻力降低，后负荷减小，心脏指数可增加，但由于外周血管扩张，血压可下降。

4. 对消化系统的作用　吗啡(80μg/kg)能增加食管的运动速度，但并没有改变运动的幅度或食管原发性蠕动的持续时间，同时它也缩短了吞咽引起的食管下段括约肌松弛的持续时间并降低其松弛程度。吗啡可增加胆道平滑肌张力，使奥狄括约肌收缩，导致胆道内压力增加。

5. 对泌尿系统的作用　吗啡可增加输尿管平滑肌张力，并使膀胱括约肌处于收缩状态，从而引起尿潴留。动物实验中，吗啡可增加下丘脑-垂体系统释放抗利尿激素(ADH)，使尿量减少。但在人体中证实，在没有疼痛刺激的情况下，吗啡并不引起ADH释放。

6. 其他作用　吗啡可引起组胺释放而致皮肤血管扩张。吗啡由于兴奋交感神经中枢，促使肾上腺素释放，引起肝糖原分解增加，导致血糖升高。吗啡可抑制ACTH的释放。由于体温调节中枢受抑制，加上外周血管扩张，体热丧失增加，体温可下降。

（二）药代动力学

吗啡与芬太尼类药物的药代动力学有显著区别。这主要是由于吗啡的脂溶性相对较低。肺脏对吗啡几乎没有一过性的首过摄取作用。吗啡的 pKa（8.0）比生理 pH 值高，因此静脉注射后，只有一小部分（10% ~20%）吗啡呈非离子型。吗啡进出大脑比其他阿片类药物慢，约 20% ~40% 的吗啡与血浆蛋白结合，多数是与白蛋白相结合。由于吗啡的亲脂性很低，只有极小部分（静脉注射后不到 0.1%）透过血-脑脊液屏障而到达中枢神经系统，但由于与阿片受体的亲和力强，可产生强效镇痛作用。小儿的血-脑脊液屏障更易被透过，故小儿对吗啡的耐量小。吗啡可透过胎盘而到达胎儿。

吗啡主要以结合方式经肝脏代谢，但肾脏在吗啡的肝外代谢中起关键作用。吗啡的主要代谢产物是吗啡-3-葡萄糖醛酸（M3G），它不与阿片受体结合，有很小或者几乎没有镇痛作用。实际上，M3G 可拮抗吗啡，这一作用可能与吗啡镇痛治疗中的反应及耐受的变异性有关。M6G 占吗啡代谢产物的 10%，是一种强于吗啡的 μ 受体激动剂，其作用持续时间与吗啡相似。据报道，在肾功正常的患者，M6G 在吗啡的镇痛方面起着实质性作用。而在肾功不全患者，M6G 的蓄积能导致呼吸抑制等副作用发生率增高。由于吗啡的肝脏摄取率高，因而其口服给药的生物利用度（20% ~30%）显著低于肌肉或皮下注射。吗啡肌内注射后经 15 ~30 分钟起效，45 ~90 分钟产生最大效应，持续约 4h。静脉注射后约 20min 产生最大效应。

吗啡主要在肝脏经生物转化，60% ~70% 与葡萄糖醛酸结合，5% ~10% 脱去甲基后形成去甲吗啡。吗啡的 6 位和 3 位羟基与葡萄醛酸结合而形成两个葡糖苷酸（glucuronides），其中 6 位羟基形成的葡糖苷酸（M6G）约占 80%，具有镇痛和呼吸抑制作用，尤其在口服吗啡或多次应用后在镇痛和延迟性呼吸抑制的发生中起一定作用。吗啡的代谢物主要从尿排出，约 7% ~10% 随胆汁排出。此外，不到 10% 以原形随尿排出。吗啡的消除半衰期为 2 ~4 小时，清除率为 14.7 ~18ml/（kg · min）。老年人的清除率约减少一半，故用量须适当减少。

（三）临床应用

吗啡主要用于急性疼痛患者，成人常用剂量为 8 ~10mg，皮下或肌内注射。对休克患者应采用静脉注射途径，剂量酌减。

吗啡在临床上还常作为治疗急性左心衰竭所致急性肺水肿的综合措施之一，以减轻呼吸困难，促进肺水肿消失。其作用机制尚未完全阐明，可能是，一方面降低呼吸中枢对肺部传入刺激的敏感性，从而减弱过度反射性呼吸兴奋；另一方面是扩张外周血管，降低外周血管阻力，从而减轻心脏负担。因吗啡对平滑肌的兴奋作用较强，故不能单独用于内脏绞痛（如胆绞痛等），而应与阿托品等有效的解痉药合用。

大剂量吗啡（1mg/kg）静脉输注曾一度用于复合全麻以施行瓣膜替换术等心脏手术。实践证明此种麻醉的深度不足以抑制对疼痛的应激反应，而且大剂量吗啡对血流动力学的干扰也较明显，近年来已被芬太尼及其衍生物取代。

吗啡禁用于下列情况：①支气管哮喘；②上呼吸道梗阻；③严重肝功能障碍；④伴颅内高压的颅内占位性病变；⑤诊断未明确的急腹症；⑥待产妇和哺乳妇；⑦甲状腺功能减退、皮质功能不全；⑧前列腺肥大、排尿困难；⑨1 岁以内婴儿。

阿片的另一制剂阿片全碱（papaveretum）是阿片的全部水溶性生物碱的混合物，约含 50% 无水吗啡。阿片全碱 20mg 所含的吗啡约相当于硫酸吗啡 13.3mg。由于其镇静作用较吗啡强，英国常将其作为麻醉前用药。

（四）急性中毒及其处理

应用过量吗啡可造成急性中毒，其突出表现是：昏迷、严重呼吸抑制和瞳孔针尖样缩小。此外，还可有血压下降、体温下降，以及缺氧所致的抽搐。最后因呼吸麻痹而致死。

对吗啡急性中毒的解救，首要的是气管插管后进行人工通气，补充血容量以维持循环，并给予特异性拮抗药纳洛酮（参阅本章第四节）。

二、哌替啶和苯哌利定

哌替啶（pethidine）和苯哌利定（phenoperidine）都是苯基哌啶（phenylpiperidine）的衍生物。哌替啶的商品名度冷丁（dolantin），化学名 1-甲基-4-苯基哌啶-4-羧酸乙酯。苯哌利定又名菲诺哌啶，化学名 1-（3-羟基-3-苯基丙基）-4-苯基哌啶-4-羧酸乙酯。两药的化学结构很相似（图 27-2）。

1. 药理作用　哌替啶和苯哌利定的作用都与吗啡相似。哌替啶的镇痛强度约为吗啡的 1/10。肌内注射哌替啶 50mg，可使痛阈提高 50%；肌内注射 125mg，使痛阈提高 75%，相当于吗啡 15mg 的效

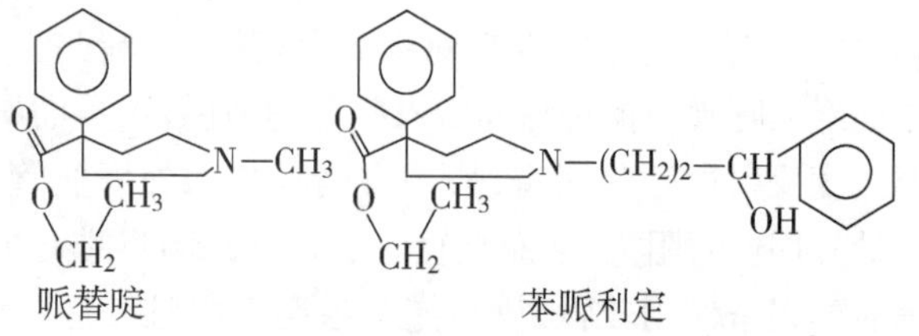

图 27-2 哌替啶和苯哌利定的化学结构

应。其作用持续时间约为吗啡的 1/2～3/4。苯哌利定的镇痛强度约为哌替啶的 50～100 倍。静脉注射后作用持续约 30～60 分钟，但其残存的镇痛作用可持续 4～6 小时。这两药的镇静作用较吗啡稍弱，也可产生轻度欣快感。反复使用也容易产生依赖性。

这两药对呼吸都有明显的抑制作用，其程度与剂量相关。

哌替啶有奎尼丁样作用，降低心肌的应激性。对心肌有直接的抑制作用，尤其在代偿机制受到削弱的情况下更为明显。对血压一般无明显影响，但有时可因外周血管扩张和组胺释放而致血压下降，甚至引起虚脱。心率可增加，可能与其阿托品样作用有关。苯哌利定也使血压轻度下降，心率轻度增快或减慢。

两药的其他作用，如引起呕吐、抑制胃肠蠕动、增加胆道内压力等，与吗啡相似，但较弱。

2. 药代动力学　与吗啡不同，静脉注射哌替啶后，肺的首过摄取约占 65%。哌替啶可经肠道吸收，但其生物利用度仅为肌内注射的一半。肌内注射后 5～15 分钟血浆浓度达峰值。与血浆蛋白结合较吗啡高，大部分（70%）与 α_1-酸性糖蛋白结合，其余迅速分布至各脏器和肌肉组织，分布容积达 3. 8L/kg。此药也可透过胎盘。与吗啡类似，由于哌替啶肝脏摄取率相对较高，因此肝血流量决定了其生物转化。哌替啶的主要代谢产物去甲哌替啶有镇痛活性，其导致动物痉挛发作的强度约为哌替啶的 2 倍。去甲哌替啶的消除半衰期较哌替啶明显更长，因此重复给药易导致这种毒性代谢产物在有肾脏疾病的患者体内蓄积，并可能引起痉挛发作。

苯哌利定进入体内后约有 50% 在肝内进行生物转化，形成哌替啶和哌替啶酸，哌替啶再按上述方式转化，然后随尿排出。另有 50% 以原形从肾脏排出。

3. 临床应用　哌替啶和苯哌利定的临床用途和禁忌证与吗啡基本相同。在临床麻醉中哌替啶较吗啡更常作为辅助用药。苯哌利定分次静脉注射可用于心脏手术的复合全麻，效果与芬太尼相似。

4. 不良反应　特大剂量哌替啶常先引起中枢神经系统兴奋现象，表现为谵妄、瞳孔散大、抽搐等，可能是由于其代谢物去甲哌替啶大量蓄积所致。接受单胺氧化酶抑制药（如异丙烟肼等）的患者应用哌替啶，可产生严重反应，表现为严重的高血压、抽搐、呼吸抑制、大汗和长时间昏迷，甚或致死。其原因可能是单胺氧化酶抑制药抑制体内单胺氧化酶活力，使哌替啶及其代谢物去甲哌替啶的降解受到抑制，从而引起毒性反应。

三、芬　太　尼

芬太尼（fentanyl）商品名 Sublimaze，合成于 1960 年，为合成的苯基哌啶类药物，是当前临床麻醉中最常用的阿片类镇痛药，其化学结构见图 27-3。临床所用的制剂为其枸橼酸盐。

1. 药理作用　芬太尼及其衍生物对大鼠的药效与哌替啶的比较见表 27-3。临床上芬太尼的镇痛强度约为吗啡的 75～125 倍，作用时间约 30 分钟。

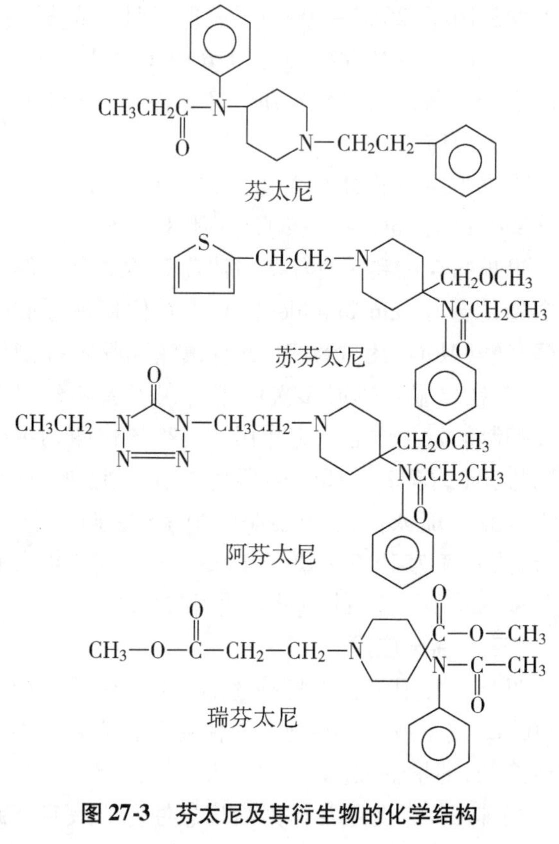

图 27-3 芬太尼及其衍生物的化学结构

表 27-3　芬太尼及其衍生物对大鼠的药效与哌替啶比较

药　名	ED_{50} (mg/kg)	LD_{50} (mg/kg)	治疗指数 (LD_{50}/ED_{50})	效价比较*
哌替啶	6.0	29.0	4.8	1
阿芬太尼	0.044	47.5	1080	137
芬太尼	0.011	3.1	277	550
苏芬太尼	0.00071	17.9	25211	8500

*以哌替啶镇痛强度为 1 时其他药物相同剂量的效价

芬太尼对呼吸有抑制作用，主要表现为频率减慢。静脉注射后 5～10 分钟呼吸频率减慢至最大程度，抑制程度与等效剂量的哌替啶相似，持续约 10 分钟后逐渐恢复。剂量较大时潮气量也减少，甚至停止呼吸。

芬太尼对心血管系统的影响很轻，不抑制心肌收缩力，一般不影响血压。可引起心动过缓，此种作用可被阿托品对抗。小剂量芬太尼可有效地减弱气管插管的高血压反应，其机制可能是孤束核以及第 9 和第 10 脑神经核富含阿片受体，芬太尼与这些受体结合后可抑制来自咽喉部的刺激。

芬太尼也可引起恶心、呕吐，但没有释放组胺的作用。

2. 药代动力学　血浆芬太尼浓度的衰减过程可用三室模型来描述。肺脏具有明显的首过效应，并一过性摄取芬太尼注射剂量的约 75%。约 80% 的芬太尼与血浆蛋白结合，且相当一部分（40%）被红细胞摄取。芬太尼的作用时间相对较长，很大原因是因为其在机体组织中分布广泛。芬太尼的脂溶性很强，故易于透过血-脑脊液屏障而进入脑，也易于从脑重新分布到体内其他组织，尤其是肌肉和脂肪组织。尽管芬太尼单次注射的作用时间较吗啡和哌替啶短暂，其消除半衰期却较长，见表 27-4。

表 27-4　麻醉性镇痛药的药代动力学参数

药　名	与血浆蛋白结合率 (%)	分布容积 (L/kg)	清除率[ml/(kg·min)]	消除半衰期 (h)
吗啡	30	3.2～3.7	14.7～18	2～4
哌替啶	70	3.8	10.4～15.1	2.4～4
芬太尼	84	4.1	11.6～13.3	4.2
苏芬太尼	93	1.7	12.7	2.5
阿芬太尼	90	0.86	6.4	1.2～1.5
瑞芬太尼	70	0.39	41.2	9.5min

芬太尼在肝脏主要经脱羟作用和羟化代谢，代谢物早在注射后 1.5min 开始在血浆中即出现。人体静脉应用芬太尼 48h 后，尿中仍可测到其主要代谢产物去甲芬太尼。

3. 临床应用　芬太尼主要用于临床麻醉，麻醉诱导常联合应用负荷剂量的芬太尼（～6μg/kg）以及镇静-催眠药（以硫喷妥钠或丙泊酚最常用）和肌松剂。麻醉维持常用氧气复合 N_2O（60%～70%）以及低浓度的强效吸入麻醉药，并追加一定剂量的芬太尼（每 15～30 分钟间断静脉注射 25～50μg，或以 0.5～5.0μg/(kg·h)的速度持续输注）。芬太尼术后镇痛所需的血浆浓度约为 1.5ng/ml。不同患者之间阿片类药物的药代动力学和药效动力学差异相当大。据报道，肥胖患者以总体重计算芬太尼的剂量可能导致药物过量。反复给药或持续输注芬太尼常导致明显的自主呼吸抑制。

4. 不良反应　快速静脉注射芬太尼可引起胸壁和腹壁肌肉僵硬而致影响通气，可用肌松药处理。

由于其药代动力学特点，芬太尼反复注射或大剂量注射后，可在用药后 3～4 小时出现延迟性呼吸抑制，临床上极应引起警惕。

芬太尼也可产生依赖性，但较吗啡和哌替啶轻。

四、苏 芬 太 尼

苏芬太尼（sufentanil）是芬太尼的衍生物，合成于 1974 年，其化学结构见图 27-3。

1. 药理作用　苏芬太尼作用与芬太尼基本相同，只是苏芬太尼的镇痛作用更强，约为芬太尼的 5～10 倍，作用持续时间约为其 2 倍，其与芬太尼对大鼠的药效比较见表 27-3。

苏芬太尼呼吸抑制程度与等效剂量的芬太尼相似，只是苏芬太尼持续时间更长。对心血管系统的影响很轻，也没有释放组胺的作用。苏芬太尼可引起心动过缓。苏芬太尼引起恶心、呕吐和胸壁僵硬等作用也与芬太尼相似。

2. 药代动力学　苏芬太尼的药代动力学特性适合通过三室模型来描述。静脉注射后，肺脏对苏芬太尼的首过摄取、保存、释放与芬太尼相似。苏芬太尼的 pKa 与吗啡(8.0)相同，因此在生理 pH 值下只有一小部分（20%）以非游离形式存在。苏芬太尼脂溶性为芬太尼的 2 倍，与血浆蛋白，包括 α1-酸性糖蛋白，高度结合（93%）。虽然其消除半衰期较芬太尼短，但由于与阿片受体的亲和力较芬太尼强，故不仅镇痛强度更大，而且作用持续时间也更长。苏芬太尼在肝内经受广泛的生物转化，主要代谢途径包括脱羟作用、氧化脱甲基作用和芳香基羟化作用。形成N-去烃基和O-去甲基的代谢物，然后随尿和胆汁排出。不到1%以原形从尿中排出。其代谢物去甲苏芬太尼有药理活性，效价约为苏芬太尼的1/10，亦即与芬太尼相当，这也是苏芬太尼作用持续时间长的原因之一。

3. 临床应用　苏芬太尼在临床麻醉中也主要用作复合全麻的组成部分。苏芬太尼的镇痛作用最强，心血管状态更稳定，更适用于心血管手术麻醉。据报道，避免喉镜暴露和气管插管时血流动力学反应的苏芬太尼平均血浆 Cp_{50}（半数有效血浆浓度 the median effective plasma concentration）为1.08ng/ml，变化范围在0.73～2.55ng/ml之间。麻醉维持可采用氧气复合 N_2O（60%～70%）并追加一定剂量的苏芬太尼［间断静注0.1～0.25μg/kg或持续输注0.5～1.5μg/(kg·h)］。苏芬太尼切皮时的 Cp_{50}（2.08ng/ml±0.62ng/ml）是未使用术前药患者气管插管时的2倍。在 N_2O-O_2 麻醉中，切皮时苏芬太尼、芬太尼和阿芬太尼的 Cp_{50} 的比值约为1∶2∶150，这一比值与传统的以药物剂量为基础计算的比值有所不同，但可能更为准确。在行冠状动脉搭桥手术的患者，苏芬太尼剂量大于1.25ng/ml±0.21ng/ml时，可使手术过程中需要的异氟烷的浓度降至0.5%以下。

五、阿芬太尼

阿芬太尼（alfentanil）也是芬太尼的衍生物，合成于1976年，其化学结构见图27-3。

1. 药理作用　阿芬太尼作用与芬太尼相似，阿芬太尼的镇痛强度较芬太尼小，为其1/4，作用持续时间为其1/3。其药效比较见表27-3。

阿芬太尼对呼吸的抑制作用与等效剂量的芬太尼相似，只是持续时间较短。对心血管系统的影响较轻，没有组胺释放作用。引起恶心、呕吐和胸壁僵硬等作用也与芬太尼相似。

2. 体内过程　静脉注射阿芬太尼后，其血浆浓度可用二室或三室模型来描述。阿芬太尼与血浆蛋白（主要是糖蛋白）结合的比例（90%）较芬太尼高。由于其相对低的pKa（6.5），在生理pH值下，大部分（90%）呈非解离形式。因此，尽管阿芬太尼蛋白结合力更强，但其溶解部分比芬太尼的更多，因而透过血-脑脊液屏障的比例也大，起效更迅速。这也部分解释了为什么阿芬太尼在静脉注射后达到峰值效应的潜伏期短。

阿芬太尼的主要代谢途径与苏芬太尼相似，包括氧化脱羟作用和脱甲基作用、芳香基的羟化作用和葡萄糖醛酸化。阿芬太尼在肝内迅速转化为无药理活性的代谢物，主要为去甲阿芬太尼；不到1%以原形从尿中排出。

阿芬太尼曾被认为是“短效阿片类药”，因为单次注射10～20μg/kg只持续10～20分钟，但近年研究表明，长时间输注后其作用持续时间迅速延长。Hughes等最近提出一个药代动力学新概念——输注即时半衰期（context-sensitive half-time，以下称 $t_{1/2C\text{-}S}$，即随输注持续时间变化的血药浓度减少50%的时间）。芬太尼、阿芬太尼和苏芬太尼输注4h后，其 $t_{1/2C\text{-}S}$ 分别为262.5分钟、58.2分钟和33.9分钟。这表明阿芬太尼长时间输注后作用持续时间反而比苏芬太尼长。

3. 临床应用　由于阿芬太尼能够迅速渗透入脑组织，所以阿芬太尼在血浆浓度比苏芬太尼和芬太尼稍高时即可达到血浆和CNS的平衡。这种特性可以解释为什么在应用镇静-催眠药前或与其同时给药时，小剂量阿芬太尼（10～30μg/kg）有效。

阿芬太尼（25～50μg/kg IV）加上睡眠剂量的任何镇静-催眠药（如50～100mg硫喷妥钠）的滴注，常可有效防止喉镜暴露及气管插管时出现明显的血流动力学变化。对于短小手术，可通过追加输注阿芬太尼［0.5～2.0μg/(kg·min)］或间断单次静脉注射（5～10μg/kg）来完成。在同时应用强效吸入麻醉药行平衡麻醉时，相对较低的血浆阿芬太尼浓度（如29ng/ml）可降低异氟烷MAC值约50%。在丙泊酚麻醉中，丙泊酚的血浆靶浓度为3μg/mL时，阿芬太尼在气管插管时的 EC_{50} 为92ng/mL，切皮时的 EC_{50} 为55ng/mL，打开腹膜时的 EC_{50} 为84ng/mL，术中腹腔内操作时的 EC_{50} 为66ng/mL±38ng/mL。阿芬太尼曾被认为可用于持续静脉输注，但长时间输注后其作用时间可延长，故可能被瑞芬太尼取代。

六、瑞芬太尼

瑞芬太尼（remifentanil）为芬太尼族中的最新成员，最初的代号为GI87084B，是有酯键的芬太尼衍生物,其化学结构见图 27-3。由于其独特的性能被誉为 21 世纪的阿片类药物。

1. 药理作用　瑞芬太尼是纯粹的 μ 受体激动药。以抑制电诱发豚鼠回肠收缩的半数有效量剂量(EC_{50})作为激动 μ 受体的效价指标,瑞芬太尼的 EC_{50} 为 2.4nmol/L±0.6nmol/L,与芬太尼(EC_{50} 1.8nmol/L±0.4nmol/L)大致相当,活性高于阿芬太尼(EC_{50}20.1nmol/L±1.2nmol/L),而低于苏芬太尼(EC_{50}0.3nmol/L±0.09nmol/L)。临床上其效价与芬太尼相似,为阿芬太尼的 15~30 倍。注射后起效迅速,药效消失快,是真正的短效阿片类药。可增强异氟烷的麻醉效能,降低其 MAC,其程度与年龄相关。对 40 岁年龄者,瑞芬太尼血药浓度 1.2μg/L 时异氟烷 MAC 降低 50%,32μg/L 时产生封顶效应。对脑电图的影响与阿芬太尼相似,表现为频率减慢,幅度降低,最大效应时产生 δ 波。

对呼吸有抑制作用,其程度与阿芬太尼相似,但停药后恢复更快,停止输注后 3~5 分钟恢复自主呼吸。可使动脉压和心率下降 20% 以上,下降幅度与剂量不相关。不引起组胺释放,也可引起恶心、呕吐和肌僵硬,但发生率较低。

2. 药代动力学　虽然在化学性质上与芬太尼有关,但瑞芬太尼的化学结构独特,它具有独特的酯键结构。瑞芬太尼的酯键使其易被血和组织中的非特异性酯酶水解,导致其在停止输注后迅速被代谢且血药浓度下降迅速。因此瑞芬太尼是第一个用于全身麻醉的超短效阿片类药物。三室模型能最好地描述瑞芬太尼的药代动力学特性。其清除率较正常肝血液量快数倍,这与其广泛的肝外代谢相一致。然而,瑞芬太尼在肺脏无明显代谢或潴留。它是一种弱碱,其 pKa 值为 7.07。它具有高脂溶性,在 pH 值为 7.4 时,其辛醇/水分配系数为 19.9。瑞芬太尼能与血浆蛋白(主要是 α_1-酸性醣蛋白)高度结合(70%)。瑞芬太尼的游离碱部分含有甘氨酸,而甘氨酸被证实为一种抑制性神经递质,给啮齿类动物鞘内注射时可产生可逆性运动无力,因此瑞芬太尼未被允许用于脊髓或硬膜外给药。

瑞芬太尼的主要代谢途径是去酯化,形成一种羟基酸代谢产物-GI90291(图 27-4),其效力为瑞芬太尼的 0.001~0.003 倍。GI90291 对 μ-受体亲和力低,且对大脑的穿透力差,使其在体内效力低。GI90291 的排泄依赖于肾清除机制。实际上,犬的研究表明,即使在肾功能衰竭的情况下,瑞芬太尼的代谢产物也是完全无活性的。肾功能衰竭或肝功能

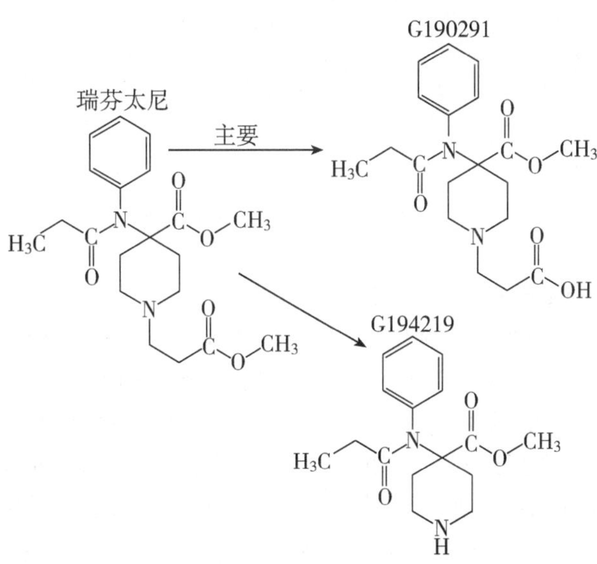

图 27-4　瑞芬太尼的代谢产物

衰竭对其药代动力学无明显影响。在血中,瑞芬太尼主要是被红细胞中的酶代谢。瑞芬太尼不是假性胆碱酯酶的理想底物,因此不受假性胆碱酯酶缺乏的影响。

3. 临床应用　由于瑞芬太尼作用持续时间很短,为维持阿片类药物的作用,应在初始单次给药之前或给药后即刻即开始输注。在平衡麻醉中瑞芬太尼的维持输注速度范围是[0.1~1.0μg/(kg·min)]。瑞芬太尼能有效抑制自主神经、血流动力学以及躯体对伤害性刺激的反应,其麻醉苏醒迅速且可预测。瑞芬太尼苏醒迅速(5~15 分钟),无术后呼吸抑制。以 0.1μg/(kg·min)±0.05μg/(kg·min)的速率输注,可在维持镇痛的条件下恢复自主呼吸及反应性。在瑞芬太尼麻醉苏醒期,其缺点是手术结束停止输注后没有镇痛效应,应预料到需要及时使用替代性镇痛治疗。

七、二氢埃托啡

二氢埃托啡(dihydroetorphine)是东罂粟碱(oripavine)的衍生物,化学结构见图 27-5。

1. 药理作用　二氢埃托啡是迄今为止作用最强的镇痛药。对小鼠和兔的镇痛效价分别为吗啡的 6277 倍和 11 488 倍,对人体的镇痛效果约为吗啡的 250~1000 倍,同时也产生很强的的心理依赖性。

此药对呼吸也有抑制作用;也有缩瞳、减慢心率

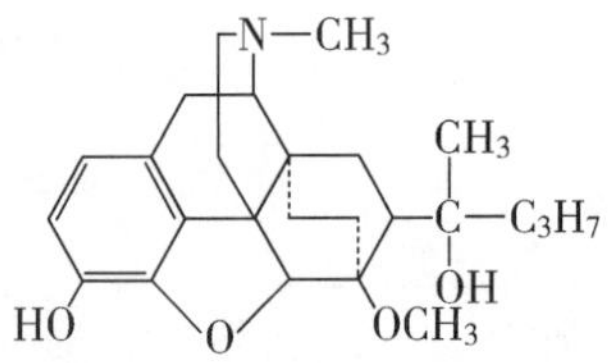

图 27-5　二氢埃托啡的化学结构

等作用，但无明显催吐作用。

动物实验证明，此药产生的身体依赖性比吗啡轻，但临床应用表明，此药也容易产生依赖性。

2. 体内过程　二氢埃托啡舌下含服吸收很快，达到血药浓度峰值的时间与皮下注射后接近，均在 10 分钟左右；但舌下含服的生物利用度仅为皮下注射的 29.2%。给小鼠皮下注射后分布容积为 2.0L/kg，清除率 75ml/(kg·min)，消除半衰期为 27.7min。

3. 临床应用　二氢埃托啡可用于创伤镇痛和手术后镇痛，可舌下含服 20～40μg 或肌内注射 10～20μg。舌下含服的显效时间（15～20 分钟）较肌内注射（5～10 分钟）稍慢，但维持时间（3～4 小时）也较后者（2～3 小时）稍长。此药对平滑肌痉挛引起的绞痛也有效。用于晚期癌症的疼痛可收到显著效果，但长期应用也可产生耐受性和依赖性。

此药曾试用于静脉复合或静吸复合全麻，对心血管系统的影响不大，但由于个体差异较大，剂量不易掌握，现已基本不用。

此药的重要副作用是呼吸抑制，舌下含服时发生率较低（0.82%），而静脉注射时则可引起呼吸暂停，发生率自 12.5%～33.3%。

第 3 节　阿片受体激动-拮抗药

阿片受体激动-拮抗药（opioid agonist-antagonists）是一类对阿片受体兼有激动和拮抗作用的药物。阿片受体激动-拮抗药常常是由氮己哌啶烷化产生及在吗啡上加上 3 碳的侧链，如丙基、烯丙基或甲基烯丙基。丁丙诺啡是 μ 受体的部分激动剂。其他化合物是 μ 受体拮抗剂及 κ 受体完全或部分激动剂。因为阿片受体激动-拮抗药很少引起欣快感，且多无觅药行为和生理性依赖，因此鲜有滥用倾向（但并非不存在）。

这些化合物的剂量数据如表 27-5 所示。阿片受体激动-拮抗药的呼吸抑制作用与吗啡相似，但存在封顶效应（表 27-6）。

表 27-5　阿片受体激动-拮抗药和吗啡的剂量

	肌注等效镇痛剂量（mg）	镇痛时间（h）	口服-肌内注射效能比
吗啡	10	4～5	1:6
丁丙诺啡	0.3～0.4	>6	1:2*
布托啡诺	2	3～4	–
纳布啡	10	3～6	1:4～5
喷他佐辛	40	3	1:3

*舌下-肌注效能比

表 27-6　阿片受体激动-拮抗药与吗啡相比的呼吸抑制作用

药物	剂量相关呼吸抑制作用
吗啡	按剂量成比例递增
丁丙诺啡	成人 0.15～1.2mg 出现封顶效应
布托啡诺	30～60μg/kg 出现封顶效应
纳布啡	成人 30mg 出现封顶效应
喷他佐辛	提示存在封顶效应，但由于有致幻作用，因而很难研究

一、喷他佐辛

喷他佐辛（pentazocine）商品名镇痛新（Talwin），为苯吗啡烷类（benzmorpans）合成药，其化学结构见图 27-6。

口服后容易吸收，但通过肝脏的首过消除大，生物利用度仅 20%。口服后 1～3 小时、肌内注射后 15～45 分钟达血浆峰浓度。与血浆蛋白结合率 35%～64%。此药亲脂性较吗啡强，在体内分布广泛，分布容积 3L/kg。容易透过血-脑脊液屏障，也可透过胎盘。此药主要在肝内经受生物转化，其甲基氧化成醇，再与葡萄糖醛酸结合，代谢物随尿排出。约 5%～25% 以原形从尿排出，不到 2% 随胆汁从粪

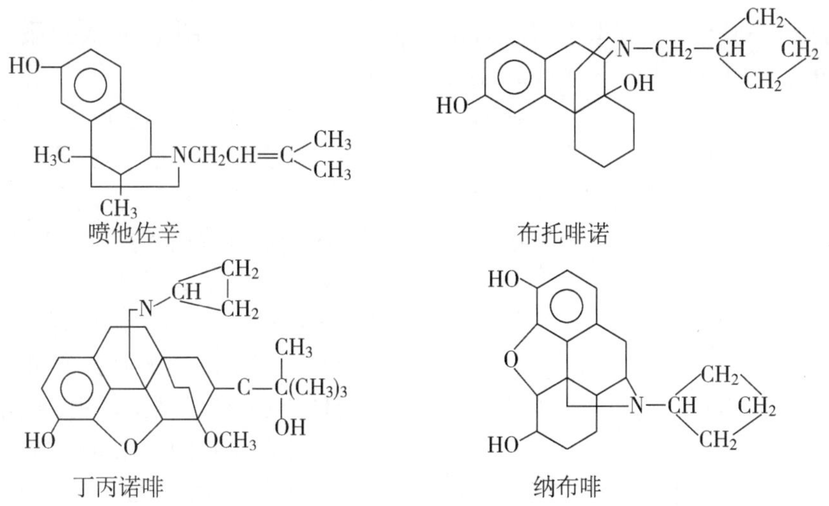

喷他佐辛　　布托啡诺

丁丙诺啡　　纳布啡

图 27-6　阿片受体激动-拮抗药的化学结构

便排出。消除半衰期 2～3 小时。

喷他佐辛的镇痛作用主要与刺激 κ 受体有关。喷他佐辛的效能是吗啡的 1/2～1/4，在 30～70mg 出现镇痛作用和呼吸抑制作用的双重封顶效应。肌内注射后 20 分钟起效，持续约 3h。虽然其成瘾性小于吗啡，但长期应用也能导致生理性依赖。丙烯吗啡样烦躁不安的副作用常见，尤其是在老年人大剂量使用后（>60mg），与激动 σ 受体有关。纳洛酮能逆转喷他佐辛的烦躁不安作用。此药的呼吸抑制作用与等效吗啡相似，主要也是使呼吸频率减慢。对心血管的影响不同于吗啡，可使血压升高，心率增快，血管阻力增高和心肌收缩力减弱，故禁用于急性心肌梗死时镇痛。镇痛新由于术后恶心呕吐高发生率高、镇痛作用有限、能部分拮抗其他阿片类药物的作用、能引起不良心血管反应且有致幻作用，因此应用范围很有限。

二、布托啡诺

布托啡诺（butorphanol）为吗啡南的衍生物，其化学结构见图 27-6。

布托啡诺是 κ 受体激动剂，其对 μ 受体是拮抗或部分激动作用，对 σ 受体的亲和力低，很少产生烦躁不安等不适感。其作用效能是吗啡的 5～8 倍，仅供胃肠外使用。肌肉注射后起效迅速，在 1 小时内出现镇痛的峰值效应。布托啡诺的作用持续时间与吗啡相似，其血浆半衰期仅为 2～3 小时。虽然布托啡诺（10mg IM）的呼吸抑制作用与相同剂量的吗啡一样，但更大剂量用药时出现封顶效应。

肌内注射后吸收迅速，几乎完全。与血浆蛋白结合率 65%～90%。在肝内经受生物转化，形成羟基布托啡诺，大部分随胆汁排出，部分从尿中排出。清除率 3.8L/(kg·min)，消除半衰期 2.5～3.5 小时。

此药口服后生物利用度仅 5%～17%。最近提出可采用经鼻给药途径，生物利用度可增加到 48%～70%。经鼻给药后的血药浓度-时间曲线与静脉注射和肌内注射后的曲线相似，表明不经过肝脏首过代谢，也不在鼻黏膜代谢。经鼻给药后吸收迅速，15 分钟内产生镇痛效应，30～60 分钟达峰浓度。每 6 小时给药一次，48 小时达稳态浓度，相当于单次给药的 1.8 倍。

由于布托啡诺对阿片受体的独特作用，因此具有以下特性：①在具有阿片类药物的良好镇痛作用的同时，很少有临床意义的呼吸抑制；②很少引起胃肠活动减少和平滑肌痉挛；③很少引起皮肤瘙痒；④很少引起尿潴留；⑤躯体依赖性极低。

布托啡诺的主要副作用是嗜睡。老年人以及不能唤醒的深度睡眠必须加强监测，酌情减低剂量。在健康志愿者，布托啡诺（0.03mg/kg 或 0.06mg/kg IV）无明显心血管作用。然而在心脏病患者布托啡诺能引起心脏指数、左室舒张末压及肺动脉压的显著升高。

临床上主要用于中小手术后镇痛：①患者自控静脉镇痛：在手术结束前 30 分钟静脉注射布托啡诺 0.5～1mg，作为负荷量；手术结束后 8～12mg 加入 100ml 生理盐水，每小时 2ml，制止突发痛可冲击剂量每次2ml,锁定时间10~15分钟;②静脉镇痛:手术结束前30分钟静脉注射布托啡诺0.5~1mg,作为负荷量;手术结束后每4~6小时间断静脉注射1~2mg,持续24~48小时。国内外的大量临床研究证实布托啡诺用于产妇和其他强阿片受体激动剂相比具有更好的安全性,几乎不引起新生儿呼吸抑制。可用于无痛分娩或剖宫产术后静脉或硬膜外镇痛。

三、纳 布 啡

纳布啡(nalbuphine)又名纳丁啡,是结构与羟吗啡酮和纳洛酮相关的阿片类激动-拮抗剂,能与μ受体、κ受体和δ受体结合,见图27-6。

纳布啡对μ受体呈拮抗作用,对κ受体呈激动作用。脊髓上和脊髓的κ受体激活能导致有限地镇痛、呼吸抑制和镇静作用。与其他激动-拮抗剂一样,纳布啡干扰纯μ受体激动剂的镇痛作用。

纳布啡的镇痛强度与吗啡相似,约为喷他佐辛的3倍,拮抗作用的强度介于烯丙吗啡与喷他佐辛之间,相当于前者的1/4。其呼吸抑制作用与等效剂量的吗啡相似,但有封顶效应(ceiling effect),即超过一定剂量,呼吸抑制作用不再加重。由于对σ受体激动效应很弱,很少产生不适感,也不引起血压升高、心率增快。此药也可产生依赖性。

纳布啡只有胃肠外使用的剂型。其作用起效迅速(5~10分钟),持续时间长(3~6小时),因为其血浆消除半衰期长达5h。肌内注射后吸收迅速,30分钟血药浓度达峰值。与血浆蛋白结合率为60%~70%。主要在肝内经受生物转化,大部分与葡萄糖醛酸结合,一部分随尿排出,另一部分随胆汁排出,小部分以原形从尿中排出。

由于纳布啡对μ受体有拮抗效应,在吗啡或芬太尼麻醉后,应用此药既可拮抗这些药物的呼吸抑制作用,又可利用其本身的镇痛作用,尤其适用于心血管患者。纳布啡已被用作清醒镇静或平衡麻醉中的镇痛药,同时也已用于术后镇痛及慢性疼痛的治疗。用作术后患者硬膜外自控镇痛时,氢吗啡酮(0.075mg/ml)和纳布啡(0.04mg/ml)联合应用,与单纯应用吗啡酮相比,患者恶心的发生率低,且较少需要留置尿管。

四、丁 丙 诺 啡

丁丙诺啡(buprenorphine)商品名Temgesic,是一种二甲基吗啡的衍生物,见图27-5。

丁丙诺啡是真正的μ受体部分激动药,其结构与吗啡相似,但效能约为其33倍,可产生封顶效应。芬太尼能迅速从μ受体解离(半衰期6.8分钟),而丁丙诺啡的亲和力高,解离时间长(半衰期为166分钟),由于对μ受体有很强的亲和力,可置换结合于μ受体,从而产生拮抗作用,不引起烦躁、不安等不适感。丁丙诺啡的作用起效慢,峰值效应可出现在3小时以后,作用时间延长(<10小时)。丁丙诺啡的分布容积是2.8L/kg,清除率是20ml/(kg·min)。其代谢产物丁丙诺啡-3-葡萄糖醛酸和去甲丁丙诺啡的效能显著减低,且与μ-受体的亲和力较低。

丁丙诺啡产生的主观作用(如欣快感)与吗啡相似。丁丙诺啡能降低分钟通气量,在3μg/kg时,呼吸抑制作用出现平台(封顶效应),约为基础值的50%。这与芬太尼的作用不同。芬太尼能呈剂量依赖性地抑制呼吸,在剂量大于2.9μg/kg时导致呼吸暂停。丁丙诺啡已被成功用作术前用药(0.3mg IM)、在平衡麻醉中作为镇痛药物(4.5~12μg/kg)以及术后镇痛(0.3mg IM)。与其他激动-拮抗剂一样,丁丙诺啡不能单独作为麻醉药使用,如果使用了其他μ受体激动剂,则其受体的动态作用特性限制了它的应用。长期用药后停用丁丙诺啡会缓慢出现阿片类药物的戒断症状(5~10天)。

此药肌内注射后吸收迅速,注射后5分钟血药浓度与静脉注射后相似。由于亲脂性强,进入体内后迅速分布到脑和其他组织,分布容积1.5~2.8L/kg,与血浆蛋白结合率为96%。在体内只有1/3在肝内经受生物转化,代谢物随尿和胆汁排出,约2/3未经代谢以原形随胆汁由粪便排出。清除率13~19ml/(kg·min)。消除半衰期约3小时。

五、烯 丙 吗 啡

1942年,Weijland和Erickson成功地合成了第一个阿片类激动-拮抗剂烯丙吗啡(nalorphine),又名N-烯丙去甲吗啡(N-allylnormorphine),商品名Lorfan,其化学结构是吗啡的N-甲基被烯丙基($-CH_2CH{=}CH_2$)取代。

此药的镇痛强度与吗啡相似，但不产生欣快感，而且由于对 σ 受体有强的激动效应，反可引起烦躁不安等不适感，故临床不将它作为镇痛药应用。此药也有呼吸抑制作用，相当于等效吗啡的74%，使分钟通气量减少约36%，但持续时间较吗啡短。

烯丙吗啡可拮抗阿片受体激动药的作用，包括镇痛、欣快感、呼吸抑制、瞳孔等作用，但对镇痛作用拮抗不完全，其拮抗效价大体是烯丙吗啡1mg拮抗吗啡3～4mg。对于麻醉性镇痛药成瘾者，烯丙吗啡激发戒断症状，故可用于阿片类药物成瘾的诊断。对于喷他佐辛和其他阿片受体激动-拮抗药引起的呼吸抑制，烯丙吗啡不仅无拮抗作用，反可使之加重。对于巴比妥类和全身麻醉药所致的呼吸抑制，烯丙吗啡也无拮抗作用，而且由于其本身的呼吸抑制作用，还可使之加重。

此药经皮下注射后吸收迅速，15～30分钟血药浓度即达峰值。易于透过血-脑脊液屏障，皮下注射后90分钟脑内浓度为相同剂量吗啡的3～4倍。其药效持续时间为1～4小时。此药也在肝内经受生物转化，大部分与葡萄糖醛酸结合后随尿排出，小部分以原形从尿中排出。

此药主要用于阿片受体激动药急性中毒的解救。临床麻醉上用于复合全麻结束时拮抗阿片受体激动药的残余作用以恢复自主呼吸。一般先静脉注射10mg或150μg/kg，10分钟后再注射首次剂量的一半。由于此药兼有激动阿片受体的效应，近年来已被纳洛酮取代。

第4节　阿片受体拮抗药

阿片受体拮抗药本身对阿片受体并无激动效应，但对 μ 受体有很强的亲和力，对 κ 受体和 δ 受体也有一定的亲和力，可移除与这些受体结合的阿片类药物，从而产生拮抗效应。阿片类药物拮抗剂主要用于阿片类药物过量或阿片类药物麻醉患者自主呼吸不佳时促进自主呼吸恢复。另外，阿片类药物拮抗剂能减少或逆转多种阿片类药物治疗（如神经轴索镇痛技术）时出现的恶心呕吐、瘙痒、尿潴留、肌强直和胆管痉挛。当前临床上应用的阿片受体拮抗药，主要是纳洛酮，其次是纳曲酮和最近合成的纳美芬。

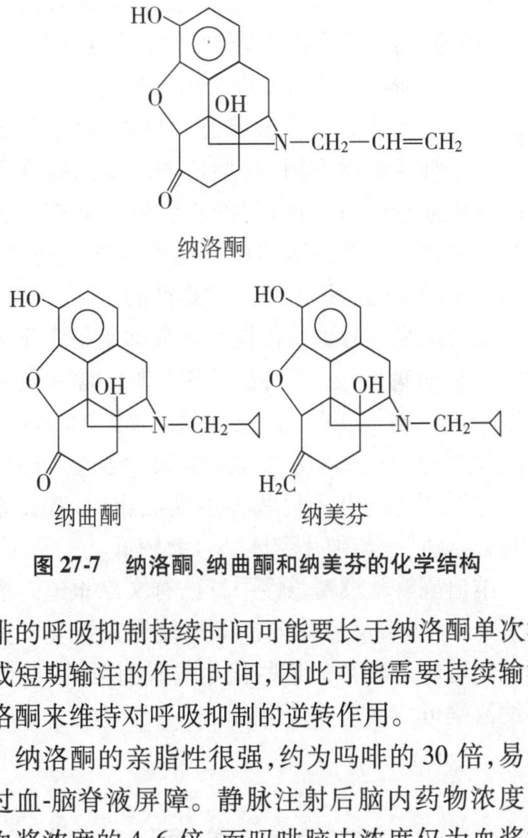

图27-7　纳洛酮、纳曲酮和纳美芬的化学结构

一、纳　洛　酮

纳洛酮（naloxone）又名N-烯丙去甲羟基吗啡酮（N-allyl-noroxymorphone），商品名Narcan，与羟基吗啡酮的关系恰如烯丙吗啡与吗啡的关系，化学结构见图27-7。

纳洛酮在20世纪60年代后期开始应用于临床。最初纳洛酮的推荐剂量是0.4～0.8mg。静脉注射纳洛酮起效迅速（1～2分钟），半衰期和作用时间都很短，约30～60分钟。如果无静脉通路，经气管内给予与静脉相似剂量的纳洛酮后也可被有效地吸收。纳洛酮的拮抗作用会受丁丙诺啡与 μ 受体高亲和力及解离缓慢的影响，其逆转作用决于丁丙诺啡的剂量和纳洛酮给药的正确的时间窗。由于丁丙诺啡的呼吸抑制持续时间可能要长于纳洛酮单次注射或短期输注的作用时间，因此可能需要持续输注纳洛酮来维持对呼吸抑制的逆转作用。

纳洛酮的亲脂性很强，约为吗啡的30倍，易于透过血-脑脊液屏障。静脉注射后脑内药物浓度可达血浆浓度的4.6倍，而吗啡脑内浓度仅为血浆浓度的1/10。因此纳洛酮起效迅速，拮抗作用强。纳洛酮分布容积为1.81L/kg，与血浆蛋白结合率为46%。主要在肝内经受生物转化，与葡萄糖醛酸结合后随尿排出，清除率14～30ml/（kg·min）。消除半衰期30～78分钟。由于在脑内的浓度下降迅速，故药效维持时间短。

纳洛酮是目前临床上应用最广的阿片受体拮抗药，主要用于：①拮抗阿片类药物药急性中毒的呼吸抑制；②在应用阿片类药物实施复合全麻的手术结束后，用以拮抗其残余作用；③娩出的新生儿因受其母体中阿片类药物影响而致呼吸抑制，可用此药拮抗；④对疑为阿片类药物成瘾者，用此药可激发戒断症状，有诊断价值。

由于此药的作用持续时间短暂，用于解救麻醉性镇痛药急性中毒时，单次剂量拮抗虽能使自主呼吸恢复，一旦作用消失，可再度陷入昏睡和呼吸抑制。为了维持药效，可先静脉注射 0.3 ~0.4mg，15 分钟后再肌内注射 0.6mg，或继之以静脉输注 5μg/(kg·h)。

有数个机制参与了纳洛酮拮抗阿片类药物后引起的动脉血压升高、心率增快以及其他明显的血流动力学改变。这些机制包括疼痛、迅速苏醒以及未必是疼痛引起的交感激活。当患者因术中体温丢失而存在低体温时，这时若用纳洛酮拮抗阿片类药物作用，则患者的氧耗量和分钟通气量可增加 2 ~3 倍。这种代谢需求的增加也会因心排血量的增加而导致心血管系统处于应激状态。另外，由于伴随出现的交感神经刺激作用，在拮抗阿片类药物作用时高碳酸血症越严重，所引起的心血管刺激作用也越强。对嗜铬细胞瘤或嗜铬细胞组织肿瘤的患者，逆转阿片类药物的后果可能是灾难性的。

使用纳洛酮后出现再发性呼吸抑制是由于纳洛酮的半衰期短所致。“再次麻醉”现象常常发生在使用纳洛酮拮抗长效阿片类药物(如吗啡)时。短效阿片类药物(如阿芬太尼)则很少发生“再次麻醉”现象，因为与芬太尼和苏芬太尼相比，其血浆浓度衰减迅速，且与阿片受体结合力较低。

纳洛酮解救酒精急性中毒已有文献报道。静脉注射0.4 ~0.6mg 后几分钟即可使意识恢复。其作用机制可能是酒精的某些代谢物具有阿片样作用，而纳洛酮可拮抗这些代谢物。

二、纳　曲　酮

纳曲酮(naltrexone)的商品名为 Trexan，其化学结构与纳洛酮相似，只是 N 上烯丙基被环丙甲基取代，见图 27-7。

纳曲酮是一种 μ 受体、δ 受体和 κ 受体拮抗剂，其拮抗强度在人体中约为纳洛酮的两倍。作用持续时间可长达 24 小时。

口服后吸收迅速，1 小时血浆浓度达峰值，生物利用度 50% ~60%。与血浆蛋白结合率 20%。分布容积 16.1L/kg。生物转化途径主要是还原后再与葡萄糖醛酸结合，最后从尿中排出。口服后消除半衰期 4 ~10 小时，其差别与个体之间肠肝再循环的变异有关。一项双盲、安慰剂对照研究表明，行剖宫产术的患者预防性口服纳曲酮(6mg)能有效减少硬膜外给予吗啡引起的瘙痒症和呕吐，但镇痛时间缩短。

此药主要用于阿片类药成瘾者的治疗，先停用阿片类药 7 ~10 天，再试用纳洛酮证实不再激发戒断症状后可开始用纳曲酮治疗。

三、甲基纳曲酮

甲基纳曲酮(methylnaltrexone，MNTX)是纳曲酮的衍生物，是美国 Progenics 公司开发的第一个外周性阿片受体拮抗剂，其拮抗阿片类药副反应的作用良好，本身没发现有毒副作用，同时不减弱阿片类药的中枢镇痛效应。

纳洛酮和纳曲酮既是外周又是中枢阿片受体桔抗剂，因此在减弱阿片类药副反应的同时，也减弱了中枢镇痛作用。MNTX 于 20 世纪 70 年代由美国芝加哥大学学者合成，他们在无意中发现 MNTX 具有良好的外周阿片受体阻断作用。其分子结构是：在纳曲酮的 N 末端连接一个甲基团，由此构成新型化合物(图 27-8)，与纳曲酮相比，具有脂溶性低、不易通过血脑屏障、阻断外周阿片受体，从而不会干扰阿片类药的中枢镇痛效应，也不引起阿片类药戒断综合征。MNTX 与阿片类药外周受体结合时，不激活此受体。实验证明，这种受体与吗啡结合的外周受体是同一种受体，所以，MNTX 的拮抗性质是竞争性拮抗。MNTX 连接于纳曲酮分子结构的甲基团含有一个正电子。由于血脑屏障以正电荷居多，从而限制了 MNTX 通过血脑屏障，无法作用到中枢阿片受

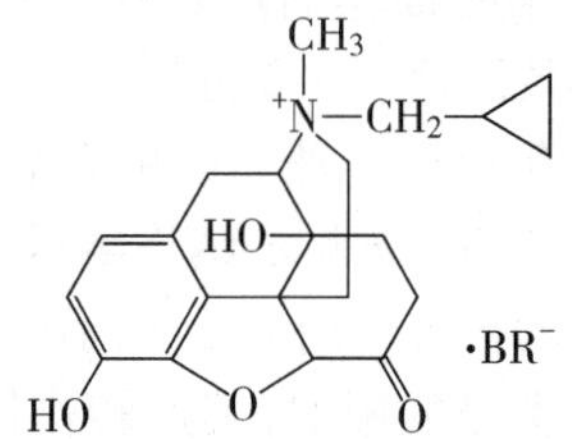

图 27-8　甲基纳曲酮化学结构

体,因此不能在中枢产生作用。

MNTX 对下列阿片类药的副作用有治疗作用:长期用阿片类药物引起的便秘;手术后胃肠功能紊乱;恶心呕吐、尿潴留;阿片类药物引起的周身极度不适、部位不明确的瘙痒;呼吸抑制等。

MNTX 有口服、静脉及皮下给药等多种剂型。①静脉给药 0.3 ~ 0.4mg/kg,疗效确切,均未发现毒副作用;②皮下给药剂量 0.1 ~ 0.3mg/kg,疗效均良好;③口服给药剂量 3.2mg/kg 或 6.4mg/kg 时,疗效都很确切;口服剂量增高到 19.2mg/kg 时,治疗吗啡副反应的效应仍好,而未发现毒副作用。口服 MNTX 后数分钟即可起效。

四、纳　美　芬

纳美芬(nalmefene)是纳曲酮的衍生物,与后者的区别是 6 位的氧被亚甲基取代,见图 27-7。

纳美芬对 μ 受体的亲和力较对 δ 受体或 κ 受体强,与阿片受体激动药竞争中枢神经系统中 μ、δ、κ 受体的作用位点,本身无激动作用。其 6 位的亚甲基基团不仅增加其效价和延长其半衰期,而且增加其口服的生物利用度,是 40% ~ 50%。其效价在猕猴中为纳洛酮的 16 倍,在大鼠中为纳曲酮的 12 倍,纳洛酮的 28 倍。临床观察表明,纳美芬 0.4mg 拮抗吗啡的呼吸抑制效应与纳洛酮 1.6mg 的效果相同或更佳。其作用持续时间约为纳洛酮的 3 ~ 4 倍。作用持续时间与剂量相关:0.5mg 至少维持 2 小时,1mg 维持 4 小时,2mg 维持 8 小时以上。

此药对小鼠、大鼠和兔的毒性很低,治疗指数约为 5000。人对纳美芬的耐受良好,即使剂量增至 12 ~ 24mg,也只产生头沉、视力模糊、讲话费力等轻度不良反应,而临床最大剂量为 1 ~ 2mg,表明此药的安全性很大。

静脉注射后,血浆浓度呈三相方式下降。先经数分钟的快分布相,再经慢分布相(约 0.9 ~ 2.5 小时),最后经终末相,其消除半衰期约 8.2 ~ 8.9 小时。其稳态分布容积甚大,达 485L±123L,表明其分布广泛。其清除率为 60 ~ 65L/h,相当于肝血流量的 70%,表明口服后首过代谢广泛。口服后生物利用度约 40% ~ 56%。其主要代谢途径是在肝脏与葡萄糖醛酸或硫酸结合后从尿中排出。约 5% 以原形由尿排出。

此药在临床上主要用于拮抗阿片类药物。临床麻醉时为拮抗阿片类药物的残余作用,可先静脉注射 0.25μg/kg(心脏患者可从 0.1μg/kg 剂量开始),每 2 ~ 5 分钟注射一次,直到出现疗效为止,总量一般不超过 1μg/kg。用于阿片类药物急性中毒的救治,先静脉注射 0.5mg/70kg,2 ~ 5 分钟后增至 1mg/70kg,总量不超过 1.5mg/70kg。临床上还将此药试用于酒精中毒及酒精成瘾的治疗。

第 5 节　非阿片类中枢性镇痛药

近年来,合成的新型镇痛药曲马多和氟吡汀属于非阿片类中枢性镇痛药。前者的镇痛作用机制与阿片类药不完全相同,后者则完全不同。

一、曲　马　多

曲马多(tramadol),商品名 Tramal,化学结构见图 27-9。

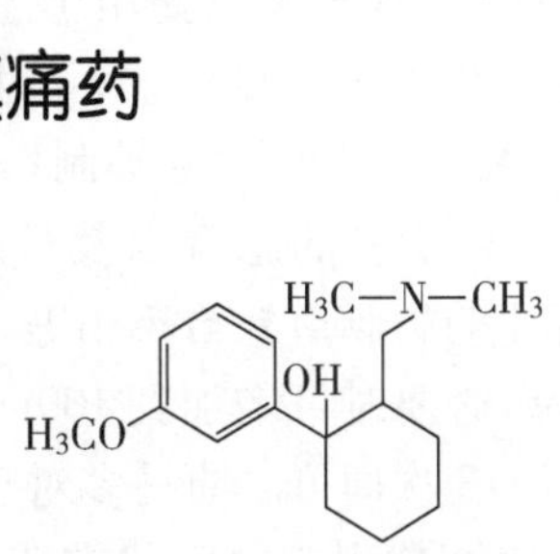

1. 药理作用　曲马多虽然也可与阿片受体结合,但其亲和力很弱,对 μ 受体的亲和力相当于吗啡的 1/6000,对 κ 和 δ 受体的亲和力则仅为对 μ-受体的 1/25。可以完全拮抗吗啡抗伤害效应剂量的纳洛酮,只能使曲马多抗伤害效应减少 45%。因此对曲马多的镇痛作用不能完全用阿片受体机制来解释。现知曲马多具有双重作用机制,除作用于 μ 受体外,还抑制神经元突触对去甲肾上腺素和 5-羟色胺的再摄取,并增加神经元外 5-羟色胺浓度,从而归因于曲马多是一消旋混合体,其(+)对映体对 μ 受体有较强的亲和力,并调控单胺下行性抑制通路,影响痛觉传递而产生镇痛作用。此双重作用机制对 5-羟色胺再摄取有更强的抑制作用,而(-)对映体对去甲肾上腺素的再摄取有更强的抑制作用。

$H_3C-N-CH_3$　OH　H_3CO

图 27-9　曲马多的化学结构

临床上此药的镇痛强度约为吗啡的 1/10。口服后20～30分钟起效，维持时间约3～6小时。肌内注射后1～2小时产生峰效应，镇痛持续时间约5～6小时。其镇痛作用可被纳洛酮部分地拮抗。此药不产生欣快感，镇静作用较哌替啶稍弱，其镇咳作用约为可待因的50%。治疗剂量不抑制呼吸，大剂量则可引起呼吸频率减慢，但程度较吗啡轻。

对心血管系统基本无影响，静脉注射后5～10分钟产生一过性心率增快和血压轻度增高。不引起缩瞳，也不引起括约肌痉挛。无组胺释放作用。

动物实验证明，此药仅产生轻微耐受性和依赖性。临床观察表明，产生依赖性的危险很小，约为1/10万。

2. 药代动力学　曲马多口服后可迅速而几乎完全吸收（至少90%）。口服后2小时血药浓度达峰值。单次服药后生物利用度65%～68%，显著高于吗啡；多次服用后增至90%～100%。对组织的亲和力高，表观分布容积203L（静脉注射）～306L（口服）。与血浆蛋白结合率约为20%。

此药在肝脏内降解，口服后约85%被代谢，先经N-或O-脱甲基，然后与硫酸或葡萄糖醛酸结合。代谢物中只有一个（O-去甲曲马多）有药理活性，对μ受体的亲和力约为曲马多的200倍。口服后约90%代谢物经肾脏排出，其余随粪便排出。消除半衰期约5～6小时。肝、肾功能障碍时，消除半衰期延长约1倍。同时服用卡马西平，消除半衰期缩短约50%。

3. 临床应用　曲马多主要用于急性或慢性疼痛。用于手术后中度至重度疼痛，可达到与吗啡相似的镇痛效果；由于不产生呼吸抑制作用，尤其适用于老年人、心肺功能差的患者以及日间手术患者。口服后效果几乎与胃肠道外给药相等。成人常用剂量为口服50mg；必要时可增加到100mg。由于维持时间长，每日2～3次即可。曲马多对于椎管内麻醉以及全身麻醉苏醒期引起的寒战有明显改善效果，成人的剂量为50～100mg静推。

此药很少引起不良反应，恶心、呕吐、便秘等发生率均很低。

二、氟　吡　汀

氟吡汀（flupirtine）的商品名为Katadolon，化学结构见图27-10。

1. 药理作用　氟吡汀与μ、κ和δ三种阿片受体都不结合，其镇痛效应也不被纳洛酮拮抗。初步认为其作用机制是作用于去甲肾上腺素下行性疼痛调控途径而产生镇痛作用，但尚待进一步证实。

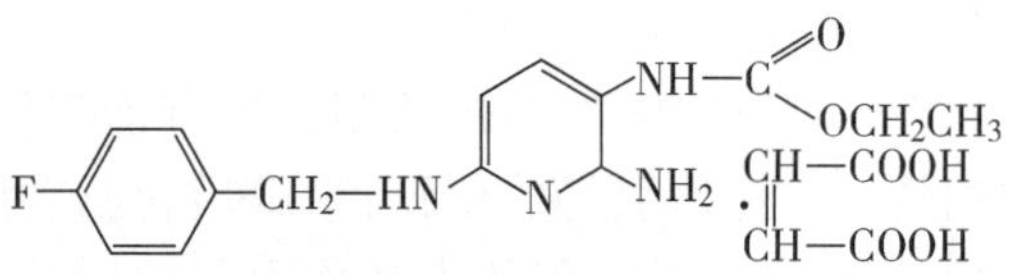

F—C6H4—CH2—HN—(pyridine)—NH—C(=O)—OCH2CH3, NH2 · CH—COOH ‖ CH—COOH

图27-10　氟吡汀的化学结构

对小鼠的实验研究表明，氟吡汀的镇痛强度大致与喷他佐辛相等，约为吗啡的50%。

此药无呼吸抑制作用，也不产生便秘、尿潴留等不良反应。长期应用后不产生耐受性和依赖性。

2. 药代动力学　此药口服后容易吸收，生物利用度90%。在体内经受生物转化后约20%～36%从肾脏排出，大部分从粪便排出。消除半衰期2h～3h。

3. 临床应用　氟吡汀主要用于处理术后疼痛和癌症疼痛，效果优于喷他佐辛。口服100mg，每天3次，可获得稳态血药浓度。

（熊源长　李斌本）

参 考 文 献

1. 邓小明，曾因明主译. 米勒麻醉学. 第7版. 北京：北京大学医学出版社，2011.
2. 庄心良，曾因明，陈伯銮. 现代麻醉学. 第3版. 北京：人民卫生出版社，2003.
3. Kest B, Sarton E, Dahan A. Gender differences in morphine analgesia: Animal and human studies. Anesthesiology, 2000, 93: 539-547.
4. Vankova ME, Weinger MB, Chen DY, et al. Role of central m, *d*-1, and κ-1 opioid receptors in opioid-induced muscle rigidity in the rat. Anesthesiology, 1996, 85: 574-583.
5. Colbert S, O' Hanlon DM, Chambers F, et al. The effect of intravenous tenoxicam on pruritus in patients receiving epidural fentanyl. Anaesthesia, 1999, 54: 76-80.
6. Blunk JA, Schmelz M, Zeck S, et al. Opioiinduced mast cell activation and vascular responses is not mediated by μ-opioid recepotors: An in vivo microdialysis study in human skin. Anesth Analg, 2004, 98: 364-370.
7. Celerier E, Rivat C, Jun Y, et al. Long-lasting hyperalgesia induced by fentanyl in rats: Preventive effect of ketamine. Anesthesiology, 2000, 92: 465-472.
8. Kuipers PW, Kamphuis ET, van Venrooij GE, et al. Intrathecal opioids and lower urinary tract function: A urodynamic evaluation. Anesthesiology, 2004, 100: 1497-1503.
9. Thompson DR. Narcotic analgesic effects on the sphincter of

Oddi: A review of the data and therapeutic implications in treating panceratitis. Am J Gastroenterol, 2001, 96: 1266-1272.

10. Tzeng JI, Wang JJ, Ho ST, et al. Dexamethasone for prophylaxis of nausea and vomiting after epidural morphine for post-caesarean section analgesia: Comparison of droperidol and saline. Br J Anaesth, 2000, 85: 865-868.

11. Sandner-Kiesling A, Eisenach JC. Pharmacology of opioid inhibition to noxious uterine cervical distension. Anesthesiology, 2002, 97: 966-971.

12. Sandner-Kiesling A, Eisenach JC. Estrogen reduces efficacy of μ-but not κ-opioid agonist inhibition in response to uterine cervical distension. Anesthesiology, 2002, 96: 375-379.

13. Hoskin PJ, Hans GW. Opioid agonist-antagonist drugs in acute and chronic states. Drugs, 1991, 41: 326.

14. Gillis JC, Benfield P, Goa KL. Transnasal butorphanol: a review of its pharmacodynamic and pharmacokinetic properties and therapeutic potential in acute pain management. Drugs, 1995, 50: 157.

15. Scott LJ, Perry CM. Tramadol: a review of its use in perioperative pain. Drugs, 2000, 60: 139.

16. Yuan CS, Foss JF, Roizen MF, et al. Effects of enteric coated methylnaltrexone in preventing opioid-induced delay in oral-cecal transit time. Clin Pharmacol Ther, 2000, 67: 398-404.

第28章 非甾体类抗炎镇痛药

非甾体类抗炎镇痛药(nonsteriodal antiinflammatory drugs,NSAIDs)是一类具有解热、镇痛、且多兼具消炎、抗风湿、抗血小板聚集作用的药物。因为NSAIDs的化学结构和抗炎作用机制不同于基本结构为甾核的肾上腺皮质激素类(甾体类)抗炎药,故被称为NSAIDs。NSAIDs虽不能根本改变疾病本身的性质和过程,但因其卓越的抗炎、镇痛、解热作用,能迅速缓解症状和体征。而广泛地应用于关节炎、疼痛及不同原因所致发热的对症治疗,且近年来用于心血管疾病及肿瘤的防治。在我国NSAIDs是处方药和非处方药用量最大的药物之一,是仅次于抗生素的第二大类药物。

第1节 概　述

NSAIDs在临床的应用可追溯到古希腊及古罗马时期,那时人们使用柳树皮的浸出液治疗炎症、疼痛及发热,后来证实其有效成分就是水杨酸。1899年,德国化学家霍夫曼(Hoffmann)成功地合成了具有抗炎和解热镇痛作用的乙酰水杨酸——阿司匹林,应用至今。随后保泰松、吲哚美辛分别于1949年和1963年应用于医学领域。1952年保泰松用于临床后,国际上首次提出NSAIDs这一概念与肾上腺皮质激素类甾体抗炎药相区别。

百余年来,人们对NSAIDs的作用机制进行了广泛研究,Vane. J. R等人于1964年发现并于1971年证实阿司匹林具有抑制内源性前列腺素合成酶(prostaglandins synthetase, PGs)的作用,并了解NSAIDs的共同作用机制是通过抑制PGs——环氧合酶(cyclooxygenase, COX)减少或阻断前列腺素(prostaglandin,PG)的合成,实现其解热、镇痛、抗炎作用。

20世纪30年代,瑞典Von Euler等发现人精液中含有一种可使平滑肌收缩的物质,认为是来自前列腺,故称之PG。现知PG来源广泛,种类繁多,均为廿碳多不饱和酸花生四烯酸(arachidonic acid, AA)的衍生物。除红细胞外,全身各组织均有合成PG的酶系,血小板内还有血栓素合成酶。细胞膜磷脂含有丰富的AA,当细胞受到外界刺激如血管紧张素Ⅱ、缓激肽、肾上腺素、凝血酶及某些抗原抗体复合物或一些病理因子刺激后,细胞膜中磷脂酶A_2被激活使磷脂水解释放出AA,然后在一系列酶作用下合成PG、血栓素A_2(thromboxane A_2,TXA_2)、白三烯(leukotrienes,LTs),在局部释放发挥作用。

为便于理解NSAIDs的药理作用,首先应了解AA代谢。AA经COX和脂氧合酶(lipoxygenase, LOX)两条途径氧化成不同的代谢产物。①AA经过COX作用催化形成PGG_2,再经过氧化物酶催化形成PGH_2,PGH_2在异构酶作用下生成PGE_2,在血栓素合成酶作用下生成TXA_2和TXB_2。②AA经过LOX作用产生LTs。PG、血栓素、LTs是三种主要参与炎症反应的生物活性物。而NSAIDs主要是通过抑制COX,阻断PG和TXA_2的产生起到抗炎、镇痛、退热和抗血小板聚集等作用。

一、脂肪酸环氧合酶代谢途径

COX存在于哺乳动物各种细胞的内质网中,具有很高的活性。AA 经 COX 催化后转化为 PGG_2，再经 PG 过氧化氢酶降解为 PGH_2，同时释放氧自由基。PGG_2、PGH_2 不稳定，在不同细胞分别代谢为各种 PG 和血栓素两大系统。在巨噬细胞、中性粒细胞和淋巴细胞中，PGH_2 经 11-酮异构酶作用转变为 PGD_2，或经 9-酮异构酶作用转变为 PGE_2，后者经 9-酮还原酶作用转变为 $PGF_{2\alpha}$。PGH_2 还可经 PGs 作用转变为前列环素 I_2(prostacyclin, PGI_2)，PGI_2 迅速自发水解为6-酮前列腺素 1α(6-keto-$PGF_{1\alpha}$)。PGH_2 在血小板中经血栓素合成酶作用生成为 TXA_2。

PG 一般不在细胞内贮存，只是在受到某种刺激时才合成和释放。PGE_2 和 PGI_2 具有较强烈的扩血管作用，可降低血管张力、提高血管通透性、加强缓激肽与组胺引起的水肿、刺激白细胞的趋化性并抑制血小板聚集。在 AA 代谢过程中，生成 PG 的同时产生各种氧自由基，包括超氧离子、羟自由基、环氧自由基和过氧化氢等，均能引起组织损伤。此外，不同 PG 之间以及 PG 与 TXA_2 和其他炎性介质之间具有相反的作用，如 PGF_2 提高血管张力和降低血管通透性，PGI_2 抑制白细胞趋化性，TXA_2 提高血管张力和血小板聚集能力。PGE_1 和 PGI_2 本身不引起疼痛，但能使痛觉敏感化。

Vane. J. R 关于炎症与 PGs 关系理论的提出，有力地推动了 NSAIDs 药物的发展进程，也促进了对 COX 的深入研究。1976 年首次分离出具有催化活性的 COX，1990 年 Needleman 等又发现了一种不同于以往的新型 COX，就把原来的 COX 命名为 COX-1，新的 COX 命名为 COX-2。还可能存在变异性 COX-3，被认为是 COX-1 的同分异构体，但现在研究尚无定论。

（一）COX-1 和 COX-2 的结构与功能

COX 是一种结构同型酶，COX-2 和 COX-1 有 60% 的氨基酸序列相同，并有相似的部位与 AA 或 NSAIDs 结合，COX-2 的活性部位较 COX-1 更广，因此可接受更多的物质作为底物，催化 18 或 20 碳脂肪酸；而 COX-1 只对 20 碳四烯酸呈特异性，两种酶对 AA 代谢有类似的结合常数和最大反应速度值。COX-1 广泛分布于除红细胞外各种细胞的内质网中，为正常细胞的组分蛋白。COX-1 激活后促进 PG 的合成，具有保护胃黏膜、调节肾血流量及维持其他组织内环境稳定等功效。COX-1 的表达也受细胞因子的调节并参与炎症部位 PG 的产生，导致炎症反应及痛觉敏化。COX-1 在正常情况下保持稳定水平，但当受到某些激素、生长因子或外界刺激时，水平可提高 2～4 倍。

在炎症反应时 COX-2 急剧表达约为正常时的 8～10 倍，促使炎症部位 PGE_2、PGI_2、PGE_1 的合成增加，导致炎症介质释放，增强炎症反应和组织损伤，诱发疼痛和炎症。但 COX-2 并非只是诱导性酶，也是构成性酶，在脑、肾、胃肠道、卵巢中均有结构性表达，履行正常的生理功能。例如 COX-2 参与维持肾脏功能平衡，影响肾素释放和肾素-血管紧张素-醛固酮系统，调节近端重吸收，维持钠水平衡和血压稳定，也参与胃肠道黏膜的保护。

（二）NSAIDs 对 COX-1 和 COX-2 的选择性

NSAIDs 对 COX-1 和 COX-2 选择性抑制作用的大小，可通过它们活性的 IC_{50} 比值(IC_{50} COX-2/IC_{50} COX-1)来表示，即抑制 50% 酶活性所需的药物浓度。IC_{50}越高的药物其抑制酶活性的能力也就越低，两者比值越小，说明该药对 COX-2 的选择性抑制作用越大。表 28-1 列举了部分 NSAIDs 的 IC_{50}COX-2/IC_{50}COX-1 比值。对 COX-1 和 COX-2 不同的选择，可能是使其药理作用和不良反应不一的原因之一。

表 28-1　NSAIDs 的 IC_{50}COX-2/IC_{50}COX-1 的比值

药　物	IC_{50}COX-2/IC_{50}COX-1 的比值
吡罗昔康	250
阿司匹林	173
舒林酸	100
吲哚美辛	60
布洛芬	15.16
扑热息痛	7.5
氟布洛芬	1.24
美洛昔康	0.80
双氯芬酸	0.70
萘普生	0.58
尼美舒利	<0.007
塞来昔布	0.0027
伐地昔布	0.033

COX-1 和 COX-2 都参与生理和病理过程，在炎症反应部位和胃肠道、肾脏共同存在、共同发挥作用，因此不能简单认为 COX-1 是有益酶(生理性酶)，COX-2 是有害酶(病理性酶)，在正常情况下它们处于平衡状态。所谓“COX-2 抑制作用越特异，副作用越小”的观点也是不对的。理想的 NSAIDs 发

展方向是对 COX-2 有适度的选择性抑制，即在抑制炎症组织的 COX-2 前提下，不抑制正常组织的 COX-2；或在抑制 COX-2 的同时，对 COX-1 也有适度抑制。使在治疗炎症的同时，维持正常组织 COX-1 和 COX-2 功能上的平衡，避免或减少药物对胃肠道的刺激和心血管不良反应。

二、脂肪酸脂氧合酶代谢途径

AA 代谢的另一途径是 LOX 途径。5-LOX 是生成 LTs 的主要代谢酶，只存在于中性粒细胞、嗜碱粒细胞、嗜酸粒细胞、单核巨噬细胞和某些肥大细胞内。AA 经 5-LOX 作用先形成不稳定的过氧化氢二十碳四烯酸（hydroperoxyeicosatetraenoic acid, HPETE），并转化为不稳定的 LTA_4，然后进一步转化为 LTB_4 或 LTC_4 硫化多肽，后者可经一系列转肽酶逐步代谢为 LTD_4、LTE_4 和 LTF_4 硫化多肽。LTB_4 主要产生于中性粒细胞，单核细胞和巨噬细胞产生 LTB_4 和 LTC_4，嗜碱粒细胞、嗜酸粒细胞及某些肥大细胞主要产生白三烯硫化多肽。在血小板中，AA 经 12-LOX 作用形成 12-HPETE，进一步分解为 12-羟二十碳四烯酸（12-HETE）。此外，15-LOX 将 AA 转化为 15-HPETE，再进一步转化为 15-HETE 及三羟基二十碳四烯酸，即脂氧素（lipoxins）。

LTs 增强血管通透性，使炎症部位水肿；LTB_4、LTC_4、LTD_4、LTE_4 都可引起毛细血管及其后的微静脉渗出增多。LTB_4 具有强的血管收缩作用，可引起微血栓。同时还是重要的炎性介质。对中性粒细胞、单核细胞和嗜酸粒细胞具有很强的趋化作用，是目前所知的最强的白细胞趋化剂，使白细胞尤其中性粒细胞聚集于炎症部位，促进白细胞黏附于毛细血管和微血管内皮，加速白细胞跨越毛细血管，从静脉壁而渗出。LTC_4、LTD_4 和 LTE_4 被统称为过敏性慢反应物质，对许多过敏性炎症的发生起重要生理病理作用。它们可致支气管平滑肌强烈收缩，是引发哮喘的重要介质。同时通过收缩血管降低胃肠道黏膜血流量，导致胃肠道损伤。

AA 可通过 COX 和 LOX 两条途径代谢，COX 与 LOX 代谢产物间存在着一定平衡制约关系。单纯抑制其中一条代谢途径将引起 AA 大量进入另一条代谢途径，促进炎症进一步发展。

上述 AA 的代谢产物都具有广泛的生理活性（图 28-1）。尽管 NSAIDs 抑制 COX 是其主要作用机制，但并非唯一的机制。近年研究表明 NSAIDs 还可通过与抑制 COX 活性无关的途径发挥抗炎作用，这些途径包括作用于转录因子、蛋白激酶、核受体、热休克反应及 iNOS 等，甚至还包括抑制 PG 的转运。但这些途径间并非截然分开，而是有着密切的关联。其综合作用是抑制 COX 表达、减少部分细胞因子的产生、抑制炎症细胞分化与成熟及炎症介质的产生。包括其抗癌及抗阿尔茨海默病在内的所有

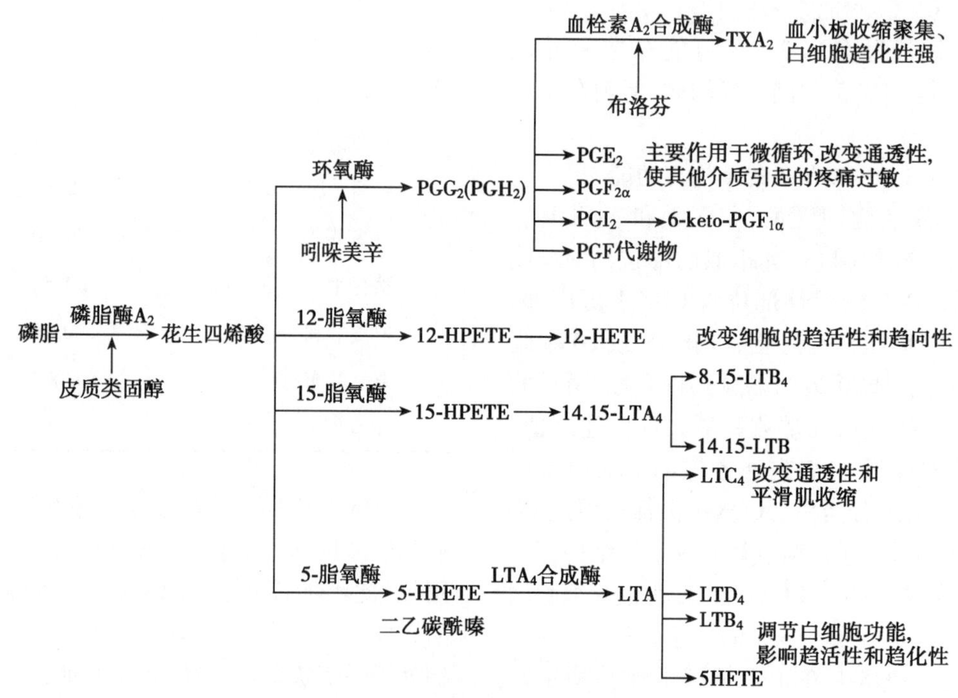

图 28-1　AA 代谢物及其生理活性

作用均是作用于细胞内一系列生化过程及信号转导的结果，并非通过单一途径产生。对 NSAIDs 作用机制进一步的研究，不仅有利于新型抗炎药物的开发，还有助于对炎症全过程的认识。

第 2 节　非甾体类抗炎镇痛药的药理作用

一、解热作用

NSAIDs 解热效果好、可靠而迅速；其主要作用是增强机体的散热，而不抑制其产热过程。在治疗剂量下，只能使升高的体温降低，对正常体温不发挥效应。在体内致热源经过与多形核粒细胞和单核细胞相互作用产生内热源。内热源作用于视前区丘脑下部的前区（AH/POA），促使 PGE 的合成和释放而引起发热。这些内热源尚可激活单核细胞和组织巨核细胞释放细胞介质，主要为白介素 1（interleukin, IL-1）和肿瘤坏死因子（tumor necrosis factor, TNF），导致下丘脑 Na^+/Ca^{2+} 比值升高，进而增强发热。目前认为 NSAIDs 的解热机制是抑制体内 COX，抑制 PG 的生物合成，使体温调节点恢复至正常水平。NSAIDs 的作用强度与对 PGs 的抑制有显著的相关性。在体外比较 NSAIDs 抑制 PGs 的强度，其顺序为：甲氯芬那酸（meclofenamic acid）>尼氟灭酸（niflumic acid）>吲哚美辛（indomethacin）>甲芬那酸（甲灭酸 mefenamic acid）>氟芬那酸（氟灭酸 flufenamic acid）>保泰松（phenylbutazone）>萘普生（naproxan）>布洛芬（ibuprofen）>阿司匹林（aspirin）（表 28-2）。

表 28-2　各药对人皮微粒体抑制 PGs 合成强度

NSAIDs	抑制 50% PG 合成的强度（mm）		
	PGE_2	$PGF_{2\alpha}$	PGD_2
吲哚美辛	0.53	0.52	0.53
甲芬那酸	0.87	0.87	0.89
氟芬那酸	1.05	1.00	1.07
保泰松	4.70	4.73	4.20
甲氧奈普生	6.62	6.75	6.70
布洛芬	11.41	11.52	11.50
阿司匹林	11.85	11.65	11.80

二、镇痛作用

组织损伤或炎症反应时产生的缓激肽、5-羟色胺（5-hydroxy tryptamine, 5-HT）、PG 等致痛物质经一系列酶促反应，直接或间接使痛觉感受器膜上的 Na^+ 通道开放，Na^+ 的内流导致膜去极化产生动作电位，使伤害性感觉神经纤维末梢兴奋产生痛觉。同时组织 AA 代谢也被激活，生成 PG 和 LTs。PGE_2 和 PGI_2 分别与伤害性感觉神经纤维末梢上的 PGE_2 和 PGI_2 受体结合使 K^+ 通道关闭，K^+ 停止外流，细胞膜静息电位下降，促进伤害性感觉纤维去极化，使物理或化学性刺激致痛效应增强，亦即痛觉感受器对缓激肽等致痛物质的敏感性提高。可见在炎症过程中 PG 的释放对炎性疼痛起放大作用，且 PGE_1、PGE_2 及 $PGF_{2\alpha}$ 本身也有致痛作用。NSAIDs 的镇痛作用主要部位在外周神经系统，但也具有一定的中枢性镇痛作用。

NSAIDs 通过抑制 COX 减少外周和中枢 PG 的合成，从而减弱伤害性刺激引起的外周和中枢痛觉敏感化，减轻炎性疼痛反应，故可用于一般性疼痛、炎症性疼痛、术后疼痛和癌性疼痛的治疗。

（一）一般性止痛

NSAIDs 可用于治疗头痛、牙痛、肌肉痛、关节痛、神经痛及月经痛，妇女月经期因子宫内膜 PG 分泌增加，引起局部充血和疼痛。NSAIDs 可抑制局部 PG 合成迅速发挥止痛作用。

（二）炎症性疼痛的治疗

对炎症引起的轻、中度疼痛，NSAIDs 有较强的镇痛作用，尤其对炎症导致痛觉敏化有效。镇痛剂量的阿司匹林不产生镇静、情绪变化或其他感觉功能障碍，亦不影响疼痛刺激引起网状结构产生的觉醒反应。

（三）术后镇痛

术后疼痛是人体受到手术伤害刺激后的一种急性反应，可分为静息状态下的静息痛和活动时引发的诱发痛两种类型。术后疼痛使人体出现一系列的病理生理改变，严重者可影响到手术效果。术后疼痛往往随着伤口的愈合而减轻、消失。因此，术后镇痛只是对症治疗，尤其是在术后 24 ~ 48 小时内的急性疼痛管理是麻醉科医生的主要任务之一。术后镇痛的目的是减轻机体不良反应，促进组织和器官功能恢复，减少术后慢性疼痛的发生。术后疼痛的形成机制不仅与外周神经敏感化有关，中枢敏感化也是重要机制之一。引起术后疼痛的主要原因有：①组织切割激动了伤害感受器；②肌肉的损伤除可引起疼痛外，常伴有肌肉痉挛和肌梭张力增加；③腹腔手术常累及内脏功能，肠痉挛、肠胀气可使肠壁牵张使感受器受到刺激；④其他因素，如患者改变体位时牵涉到切口部位造成的疼痛。术后疼痛的程度常因人而异，多受年龄、性别、精神状态、对术后疼痛的认识、个人的文化修养及切口大小、部位、外周环境等诸因素所影响。

术后镇痛以药物治疗为主。NSAIDs 虽为轻度镇痛药，但通过有效抑制 PG 的合成与释放，减轻外周及中枢疼痛敏感化，对于某些术后疼痛表现出比阿片类药物还要好的镇痛效果。NSAIDs 对术后静息痛和诱发痛都有效，却无阿片类药常有的呼吸抑制、过度镇静、术后肠蠕动减缓和尿潴留等副效应。合理应用可减少术后阿片类药物用量 20% ~50%，达到协同或相加的镇痛效果，减少副效应，减缓阿片类药物剂量升级率。临床上 NSAIDs 是多模式镇痛的必用药之一。

（四）超前镇痛

超前镇痛（preemptive analgesia）指伤害性刺激作用开始前就给予镇痛药，以减轻手术强烈刺激所致的中枢神经元兴奋，减少有害刺激传入所致的外周和中枢敏感化，抑制神经可塑性变化，从而减轻术后神经的异常感受性，以达到缓解术后疼痛和减少镇痛用药的目的。目前研究较多的是将 NSAIDs 用于超前镇痛。NSAIDs 的超前镇痛机制与其直接作用于脊髓、抑制中枢敏感化和阻止 AMPA 受体（a-amino- 3-hydroxy-5-methyl-4-isoxa-zolep-propionate receptor，AMPAR）和 NMDA 受体（N-methyl-D-aspartic acid receptor）激活等机制有关。NSAIDs 可以有效抑制创伤、炎症部位以及脊髓水平的 COX 活性上调，减轻外周及中枢痛觉敏感化，减轻术后疼痛，达到超前镇痛作用。荟萃分析表明术前给予 NSAIDs 能有效地减轻术后疼痛，减少镇痛药的用量。

（五）癌痛治疗

癌痛约占所有疼痛患者总数的 3%，80% 晚期癌症患者都伴有轻度到重度疼痛。疼痛严重损害癌症患者的生活质量，对患者、家属和社会都有很大的影响。

癌痛的治疗可分为抗癌治疗止痛和疼痛对症治疗两大类方法，药物治疗是癌痛治疗的主要方法之一。WHO 推荐的癌痛三阶梯治疗方案中，第一阶梯是对轻、中度癌痛选用 NSAIDs；第二阶梯是对中、重度癌痛需增加弱阿片药如可待因、双氢可待因或曲马多；第三阶梯是严重疼痛的治疗需使用强阿片药物如吗啡或芬太尼。

NSAIDs 是癌痛治疗的首选药物，尤其对骨转移癌患者的中度至重度疼痛有较好的效应，其主要机制是抑制 PG 的合成。NSAIDs 没有耐药性和依赖性，但有封顶效应，即当达到一定剂量后再增加剂量，其镇痛效果也不明显提高，而需加用麻醉性镇痛药。

三、消炎抗风湿作用

NSAIDs 除了非那西丁、扑热息痛之外，均具有较强的消炎抗风湿作用，主要用于治疗风湿性关节炎和类风湿关节炎。其消炎抗风湿的机制有：抑制缓激肽的生物合成、稳定溶酶体的作用和抑制 PG 的合成。

四、心血管疾病的预防

近年来大量临床试验证实阿司匹林对心血管疾病的治疗作用，使之广泛用于心血管疾病的一级和二级预防。目前认为选用小剂量阿司匹林（75 ~ 325mg/d），既可发挥抗血小板作用，又可减少消化道不良反应。

在血小板凝集诱发剂作用下，血小板可释放出 AA。AA 在 COX 等作用下的代谢产物之一是 TXA_2，TXA_2 极不稳定，很快转化为稳定的 TXB_2。血管壁内皮细胞释放的 AA 也经 COX 作用转化为 PGI_2。不稳定的 TXA_2 和 PGI_2 具有强烈的生物学活性，TXA_2 能诱发血小板释放反应，加速血小板凝集，而 PGI_2 则相反，具有抑制血小板凝集的作用，两者在体内形成一种分子调节机制。阿司匹林通过抑制 COX，使血小板内的 COX 分子活性中心的丝氨酸乙酰化，阻止 TXA_2 的合成，同时还使血小板膜蛋白乙酰化，并抑制血小板膜酶，从而防止血小板凝集。阿司匹林对血小板的强大抑制作用是不可逆的。口服阿司匹林 0.3 ~0.6g 后对 COX 的抑制作用可持续 24 小时，出血时间延长 2 倍。即使血内未测出阿司匹林，其作用仍可持续 2 ~7 天，这种长效抑制作用是来自阿司匹林不可逆性的乙酰化作用。但这并不意味着只需 2 ~3 天服用一次阿司匹林，即可维持其抗血小板作用。因为循环中血小板每日约更新 10%，且不受前一天服用的阿司匹林所影响，故仍需每日服用。

阿司匹林可对 TXA_2 和 PGI_2 的合成均有抑制作用，这种矛盾的作用不影响其抗血小板凝集作用：①阿司匹林对 TXA_2 合成的抑制>PGI_2 的抑制，低浓度的阿司匹林主要是阻断 TXA_2 的产生，如每日口服阿司匹林 0.18g 即可抑制血小板 COX 合成的 99%，只有用大剂量才对 PGI_2 的生成产生作用；②服用阿司匹林后，PGI_2 的浓度恢复快，TXA_2 恢复慢；③严重硬化的冠状动脉几乎没有能产生 PGI_2 的细胞，故阿司匹林只抑制 TXA_2 的生成。这对防止血栓形成可能有重大的意义。

部分患者存在阿司匹林抵抗现象。阿司匹林抵抗是指即使规律性服药仍不能完全防止血栓形成和栓塞问题的发生；不延长出血时间，在体外也不抑制血小板聚集或血小板 TXA_2 的形成。阿司匹林抵抗可以分为临床抵抗和实验室抵抗。临床阿司匹林抵抗也可认为是阿司匹林治疗的失败。实验室阿司匹林抵抗表现为阿司匹林不能抑制血小板血栓素生成或不能在体外抑制血小板聚集功能。至于阿司匹林抵抗的完整机制尚不十分清楚，但可能的机制：①阿司匹林服用剂量的影响；②环氧合酶异常，血小板中高表达的是 COX-2 而不是 COX-1，此外，COX-1 基因变异也会使 COX-1 结构改变而不能被阿司匹林灭活；③血小板膜糖蛋白的多态性；④ADP 受体的基因变异；⑤异 PG 形成；⑥其他因素如吸烟、血脂含量增高和手术等均可引起阿司匹林抵抗。阿司匹林抵抗的发生率为 5% ~50%。

五、防 治 肿 瘤

有研究表明，长期应用 NSAIDs 可以降低直肠癌的发病率，并对多种肿瘤（如食管癌、胃癌、乳腺癌、前列腺癌、膀胱和卵巢癌等）有一定的治疗作用。NSAIDs 可抑制肿瘤的发生、发展及转移，并且与其他抗肿瘤药物有协同作用。COX-2 在肿瘤中的高表达及其抑制细胞凋亡、刺激血管生成和免疫抑制等作用可能是 NSAIDs 抗癌活性的重要靶点。COX-2 不仅在肿瘤细胞中有过表达，而且在原发或转移肿瘤组织的新生血管内皮细胞也呈过表达。COX-2 至少参与了如下致肿瘤机制：①刺激细胞增殖，抑制细胞凋亡；②促进肿瘤新生血管形成；③抑制机体免疫反应；④参与致癌物质代谢；⑤增加肿瘤细胞的侵袭性和转移能力。

六、防治阿尔茨海默病

阿尔茨海默病（Alzheimers disease，AD）又称早老性痴呆，是一种以进行性记忆障碍和认知能力下降为特征的神经退行性疾病。PG、正五聚蛋白、生长因子、补体成分、过敏毒素、细胞因子、趋化因子、蛋白酶、蛋白酶抑制剂、黏附分子和自由基等炎症性因子参与了 AD 的病理炎症损伤过程。长期应用 NSAIDs 可降低 AD 发病率，减缓 AD 的发展和推迟痴呆的发生。NSAIDs 可通过作用于 COX、β-淀粉样蛋白（amyloid β-protein，Aβ）、过氧化物酶体增殖物激活受体 γ（peroxisome proliferator-activated receptor，PPARγ）、核转录因子 κB（nuclear factor-kappa B，NFκB）等产生抗炎及抗血栓作用，对 AD 具有一定保护作用，因要大剂量用药，其严重的胃肠道不良反应使用于 AD 的长期治疗受限。

第 3 节　非甾体类抗炎镇痛药的不良反应

一、胃肠道损害

（一）NSAIDs 引起的胃肠道损害

美国 FDA 的报告指出，"NSAIDs 可诱发上消化道溃疡、大出血或穿孔。其发生率在 NSAIDs 治疗 3 ~6 个月的患者中是 1%，1 年者为 2% ~4%，且该比率随着治疗时间的延长而增高。而在一般人群中此比率为 0.1% ~0.2%。即使短期使用 NSAIDs 治疗也并非完全没有风险"。

服用 NSAIDs 是上消化道出血的常见病因，约 15% ~30% 可患消化性溃疡，并使溃疡并发症如出血、穿孔等的危险性增加 4 ~6 倍。由于 NSAIDs 有较强的镇痛作用，其溃疡常表现为"无痛性"，临床上多以上消化道出血为首要表现，或表现为恶心、厌食、消化不良、腹胀等消化道非特异性症状。因症状严重而中断用药者约占 2% ~10%。英国药物安全委员会和美国 FDA 公布的 NSAIDs 常见严重不良反应见表 28-3。

志愿者服用阿司匹林 24 小时内，胃镜下可见早期呈黏膜下出血，以后2周内发生糜烂和溃疡。对于长期服用阿司匹林的患者，1周至3个月后开始适应，约有半数患者胃十二指肠黏膜的糜烂和溃疡消失，黏膜损伤程度与阿司匹林剂量呈正相关。除阿司匹林外，其他NSAIDs同样对胃肠道黏膜产生损伤。不同的NSAIDs服药后胃肠道不良反应情况见表28-3。

表28-3　NSAIDs严重胃肠道不良反应、并发症发生率(%)(每10^6次处方)

药品名称	不良反应（英国）	并发症（美国）
阿扎丙宗(Azapropazone)	67.0	-
吡罗昔康(Piroxicam)	58.7	6.52
芬布芬(Fenbufen)	35.7	-
二氟尼柳(Diflunisal)	33.5	2.87
酮洛芬(Ketoprofen)	33.2	-
奈普生(Naproxen)	32.8	3.11
非诺洛芬(Fenoprofen)	32.2	3.01
氟比洛芬(Flurbiprofen)	27.4	-
舒林酸(Sulindac)	23.9	3.56
双氯芬酸(Diclofenac)	20.9	-
布洛芬(Ibuprofen)	6.6	1.79
托美丁(tolmetin)	-	5.92
甲氯芬那酸(meclofenamicacid)	-	1.2

NSAIDs的上消化道并发症包括表浅黏膜改变、糜烂性胃炎、溃疡以及溃疡并发症，如消化道出血、穿孔、梗阻等。随着胶囊内镜、小肠镜等技术运用于小肠疾病的检查和诊断，发现NSAIDs相关性小肠黏膜损伤比胃黏膜损伤更为常见，在长期口服NSAIDs的患者中，小肠黏膜受损者可多达75%。NSAIDs的下消化道并发症包括黏膜红斑、黏膜剥脱、淤血斑点、绒毛萎缩、溃疡、出血、隔膜形成、肠腔狭窄和穿孔等。隔膜样病变是NSAIDs相关小肠损伤的特征性病变。由NSAIDs引起的小肠出血、蛋白质丢失、回肠吸收障碍、肠通透性升高等统称为NSAIDs相关性肠病。服用NSAIDs者如出现不明原因贫血、低蛋白血症，应警惕NSAIDs相关肠病的可能。

（二）NSAIDs引起胃肠道损害的机制

1. 与弱酸有关　主要是破坏胃黏膜屏障。绝大多数NSAIDs是弱有机酸，故能直接损害胃黏膜。此外，一些药物如阿司匹林和吲哚美辛还刺激胃酸分泌而损伤胃黏膜屏障。在正常胃液pH 2.5的酸性环境中，NSAIDs多成非离子状态。由于胃黏膜表面呈亲脂性，故非离子化的NSAIDs易于进入胃黏膜细胞，在细胞内环境pH 7.0又离解成离子状态，这种现象称为“离子捕集”，使这些药物浓聚于胃黏膜细胞中。当NSAIDs迅速扩散入胃黏膜细胞，细胞膜通透性的改变，使K^+、Na^+进入胃液内，而H^+则逆向扩散入黏膜内，造成黏膜细胞损害。

2. 抑制PG　PG具有胃黏膜保护作用。由于NSAIDs能抑制COX，使PG合成减少，削弱胃黏膜保护作用，引起胃黏膜损伤。

3. 白介素介导的胃黏膜损伤　由于NSAIDs抑制了COX代谢途径，使LOX代谢途径增强，白介素(IL)合成增加。IL可介导血管收缩。同时，在LOX代谢过程中产生大量氧自由基，直接损伤血管，造成胃黏膜缺血性损伤。

（三）NSAIDs引起胃肠道损害的危险因素

1. 剂量和疗程　发生严重胃肠道并发症的危险与NSAIDs剂量和疗程呈正相关。但小剂量阿司匹林也可导致胃黏膜损害。

2. 种类　胃肠道损害的风险高低依次是吲哚美辛>萘普生>双氯芬酸>吡罗昔康>替诺昔康>布洛芬>美洛昔康。

3. 溃疡病史　既往有溃疡病史者将增加NSAIDs胃肠黏膜损伤的危险。

4. 幽门螺杆菌(Helicobacter pylori，Hp)感染可增加NSAID相关胃肠道并发症。

5. 年龄>60岁　尤其大于70岁的老年人应用NSAIDs易引起消化性溃疡，且明显增加因溃疡引起的死亡率。

6. 联合用药　同时使用低剂量阿司匹林、糖皮质激素或抗凝剂以及多种NSAIDs联用。

7. 吸烟。

（四）NSAIDs相关性胃肠道损害的防治

尽量避免不必要的长期应用和重复用药。并应于餐后服用，宜戒烟、忌酒、避免服用含咖啡因或酸性饮料。出现胃肠道不良反应时应及时停药。对老年人、既往有溃疡病、应用糖皮质激素等高危患者，应慎用或避免使用NSAID。预防措施包括合并使用奥美拉唑等质子泵抑制剂(proton pump inhibitors，PPI)或米索前列醇等PG类似物、最小有效剂量低毒性的NSAIDs短程使用、选择性COX-2抑制剂、同时治疗共存的危险因素等，对于需要NSAIDs较长程治疗者，应先检测Hp感染与否，阳性者应进行根除

Hp 治疗。

二、对心血管系统的不良反应

NSAIDs 可引发心血管系统的不良反应，相关指南指出增加心血管不良反应是所有 NSAIDs 的类效应。选择性 COX-2 抑制剂和非选择性 NSAIDs 均显著增加脑卒中风险。NSAIDs 能明显干扰血压使平均动脉压上升，即使血压正常者也有轻度升压作用。NSAIDs 可导致心肌梗死、不稳定心绞痛、心脏血栓、猝死等血栓性并发症，增加充血性心力衰竭、高血压、冠心病等的发生率的风险。

发生心血管意外可能的机制：①血栓学说：由于选择性 COX-2 抑制剂可抑制具有血管保护作用的内皮细胞内 COX-2 依赖性前列环素合成，但不影响促血栓形成的 COX-1 源血栓素生成，从而使内皮细胞表面“促血栓”和“抗血栓”作用间失平衡，促进血栓形成。如果选择性 COX-2 抑制剂抑制了巨噬细胞内产生的保护性 PG—PGD_2，则会增加心血管意外的风险；②心肾学说：动脉血压升高是 COX-2 抑制剂引发心血管风险的要素之一。COX-2 依赖性的前列环素不仅是有力的血小板聚集抑制剂，还能干预导致高血压、动脉粥样硬化和心功能不全的进程。长期抑制 COX-2 生成可导致外周水肿、高血压，并通过抑制肾脏对水、盐的排泄使已有的高血压进一步恶化。即使是较小的血压变化也可以对心血管系统产生较大影响；③其他学说：COX-2 源的 PG 可上调入平滑肌细胞凝血酶抑制剂血栓调节蛋白。同时，推测 COX-2 抑制剂还可能通过不依赖血小板的机制而导致促血栓效应。

三、对血液系统的影响

NSAIDs 可引起多种血液系统损害，包括各种血细胞减少和缺乏，其中以粒细胞减少和再生障碍性贫血较为常见，一般发生率不高。服用阿司匹林后出现血红蛋白下降者为 1.6%。在文献中，有萘普生引起溶血性贫血、双氯芬酸钠引起血小板减少以及吡罗昔康发生过敏性血小板减少性紫癜的报告。

几乎所有 NSAIDs 药物都可抑制血小板凝集，降低血小板黏附力，使出血时间延长。但除阿司匹林外，其他 NSAIDs 对血小板的影响是可逆的。应用阿司匹林 0.3g 即可出现出血时间延长，0.6g 时出血时间显著延长，可持续 4 ~ 7 天。治疗剂量的阿司匹林或其他水杨酸制剂一般只引起轻微出血。对肝功能损害、低凝血酶原血症、维生素缺乏和手术前的患者应慎用阿司匹林等水杨酸类药，尤其当与抗凝药同用时应减少或停止后者用药。对术前长期服用此类药物者应慎用或禁用椎管内麻醉。

四、对肝、肾的损害

多数 NSAIDs 可致肝损害，从轻度的转氨酶升高到严重的肝细胞坏死。服用 NSAIDs 发生肝病的危险是未用 NSAIDs 者的 2.3 倍。NSAIDs 所致肝损害多为一过性肝功能异常，但老龄、肾功能损害、长期大剂量应用者可增加肝损害的风险。

多数 NSAIDs 类药物导致的肝脏损害为特异体质反应。由药物引起的超敏反应或个体对药物的代谢异常所致，其特点是发生率低、与剂量无关、潜伏期较长（数周至数月）且不固定，其发生不可预测。阿司匹林、对乙酰氨基酚和贝诺酯等少数几种 NSAIDs 为内在肝脏毒性药物，对组织结构造成损伤直接导致细胞代谢障碍，或因细胞代谢障碍间接导致组织结构损伤。其特点是发生率高、与剂量有关、潜伏期较短（数天至数周）而且相对一致，其发生可以预测。NSAIDs 肝脏损害的病理学特征为肝脏实质细胞毒性或小胆管破坏，主要表现为肝细胞变性、坏死，肝内小胆管炎症和坏死。超敏反应所致的肝损害可见肉芽肿样炎症的特点。

应用 NSAIDs 者发生急性肾衰竭的危险性大约是未应用者的 3 倍。NSAIDs 引起严重的肾损害表现为水钠潴留和水肿、高钾血症、低钠血症、肾病综合征、急性间质性肾炎、肾乳头坏死及肾功能障碍。

NSAIDs 导致急性肾衰竭的危险性主要受药物种类、剂量和用药时间的影响。下列情况也是诱因：老年人，有效循环血容量不足，原有肾血管病、肾小球肾炎、肾病综合征、尿路梗阻、慢性肾功能不全等疾病，以及与利尿剂、β 受体阻断剂、氨基糖苷类抗生素和血管紧张素转化酶抑制剂类药并用时。其他如严重感染、脓毒血症、恶性高血压、应激状态等均为诱发因素。

NSAIDs 肾损害的主要机制在于其抑制 PG 合成，使肾脏灌注血流量减少和肾小球滤过率下降而导致肾功能异常；通过其代谢物晶体沉积引起肾小管梗阻；破坏线粒体、耗竭细胞内谷胱甘肽等物质产生直接毒性及细胞介导免疫损伤等多种机制导致急、慢性肾损伤的发生。COX-2 对肾脏正常发育起重要作用，并调节水和电解质平衡及保护肾小球功能。无论传统的 NSAIDs 或新型选择性 NSAIDs 都对 COX-2 起抑制作用，削弱其肾保护作用，从而引发药物相关的肾脏不良反应。

五、过 敏 反 应

NSAIDs 的过敏反应发生率为 0.2%，表现为皮疹、荨麻疹、瘙痒及光敏，也有中毒性表皮坏死松解及多型红斑、血管神经性水肿或休克。过敏反应多在用药后 2h 内发生，且多有既往过敏史，有些患者服药后迅速出现呼吸困难、喘息，严重可导致死亡，称为“阿司匹林哮喘”。它不是以抗原-抗体反应为基础的过敏反应，而是因 COX 活性受抑制，导致大量 AA 进入 LOX 代谢途径使 LTs 生成增多，内源性支气管收缩物质居于优势，导致支气管痉挛，诱发哮喘急性发作，严重者可致死。阿司匹林本身虽不是致敏物质，但进入机体后可使蛋白乙酰化，也会导致过敏，也是其致过敏的机制之一。肾上腺素治疗“阿司匹林哮喘”无效，可应用糖皮质激素、LTs 受体拮抗剂及合成抑制剂如 Zileuton 治疗。阿司匹林过敏、哮喘和鼻息肉三联征往往与遗传和环境因素有关。因此，对哮喘和鼻息肉及慢性荨麻疹患者禁用阿司匹林。

六、神经系统副效应

NSAIDs 引起神经系统症状的发生率<5%，但吲哚美辛可高达 10% ~15%。神经系统副效应的常见症状有头痛、头晕、耳鸣、耳聋、嗜睡、失眠、感觉异常、麻木等，可发生视神经炎和球后神经炎。还有些不常见症状如：多动、兴奋、肌阵挛、震颤、共济失调、幻觉等。大剂量阿司匹林可引起水杨酸综合征，表现为眩晕、耳鸣、呕吐、精神错乱及呼吸中枢兴奋，引起通气过度甚至呼吸性碱中毒。

七、选用非甾体类抗炎镇痛药的原则

临床使用 NSAIDs 时，应遵守以下几条原则：①正确诊断，严格掌握 NSAIDs 的适应证，防止滥用。NSAIDs 用于解热一般限用 3 天，用于止痛一般限定 5 天；②避免联合用药，只用一种 NSAIDs，避免副作用累积发生；③应尽可能以最低剂量，最短的疗程，对风湿性等其他疾病尽早加用治疗药物；④个体化用药，在用药过程中不断调整，以求达到最好的疗效，最小的毒副作用；⑤尽量避免和减少其他危险因素对用药的影响。对既往有溃疡病、高血压、心功能不全、脱水、严重感染及败血症、高血钾、高血钠或应用利尿剂、糖皮质激素、氨基糖苷类抗感染药等患者，应慎用或避免使用；⑥老年人慎用；⑦长期应用 NSAIDs 患者应定期检查血常规、大便潜血及肝、肾功能；⑧加用胃黏膜保护剂 PGE_1 衍生物米索前列醇或 PPI。

第4节　非甾体类抗炎镇痛药的时间药理学

长期以来，药理学在研究和论述药物的治疗作用、毒副反应以及药动学的同时，常设定给药时间对其没有影响。如以时间生物学的观点和方法来考察药物作用时，就可发现药物的治疗作用、毒副反应以及药动学都具有时间节律性，随时间而异，某些药物作用的节律和波动十分明显，以致在实验研究或临床使用中都不能对其忽视。因此，应根据时间生物学和时间药理学的原理选择最适时间进行治疗，以达到最佳疗效和最小毒副作用的目的。

炎症反应节律性变化的详尽机制迄今尚未阐明，可能与下列因素有关。首先，炎症反应的强弱与机体内源糖皮质激素分泌的昼夜节律有关。当血中糖皮质激素浓度低时，炎症反应性低，水肿较轻。其次，机体对各类致炎物质（如组织胺、缓激肽、PG 等）的敏感性呈昼夜乃至季节性差异。白细胞的数目与功能也与炎症反应的节律性有密切关系。

痛觉以及人体对疼痛的耐受性也存在着昼夜的差异。健康人的痛觉峰值时间约在 00:00 ~03:00 左右，谷值在 15:00 左右。如牙痛患者持续疼痛的峰值时间是 03:00 ~07:00，谷值是 15:00 ~16:00。风湿性关节炎的主要症状是疼痛、晨僵及炎症，一般患者症状在清晨加重，以致晨僵成为风湿性关节炎的主要特征性症状之一。时间药理学主要研究昼夜节律对药物作用或体内过程的影响。因此，根据这些节律设计用药方案，应会提高药物的疗效。

多数 NSAIDs 如吲哚美辛和阿司匹林等早晨 7 时服药比晚上 7 时服药吸收迅速而安全，血药浓度峰值高，代谢和排泄均较慢，半衰期长，疗效好。故合理的给药方案应该是略减少早晨用量，晚间宜加服 1 次。用双盲法将氟联苯丙酸 200mg/日用于治疗风湿性关节炎，表明分两次用药疗效比四次用药高；若有一次用于夜间或能更有效的控制疼痛及晨僵。但也有报道以 75mg 吲哚美辛缓释剂用于骨关节炎患者进行自身对照，用药三周，第一周 8:00 服药，第二周 12:00 服药，第三周 20:00 服药，结果表明早上用药副效应发生率为 32%，而夜间用药为 7%。镇痛效果也与用药时间明显相关，08:00 及 12:00 用药镇痛效果均为 28%，夜间用药为 35%。

第 5 节　临床常用的非甾体类抗炎镇痛药

属于 NSAIDs 的药物繁多，美国 FDA 确认的 NSAIDs 分成三类：即乙酰水杨酸盐类，包括阿司匹林；非乙酰基水杨酸类，包括水杨酸镁、氟苯水杨酸等；非水杨酸盐类，包括布洛芬、吲哚美辛等。按照其化学结构分为七大类，包括：①甲酸类：也称水杨酸类，代表药物是阿司匹林等；②乙酸类：代表药物为双氯芬酸钠、吲哚美辛等；③丙酸类：代表药物为布洛芬、奈普生等；④昔康类：吡罗昔康、美洛昔康等；⑤昔布类：塞来昔布、罗非昔布等；⑥吡唑酮类包括氨基比林、保泰松等；⑦磺酰丙胺类：尼美舒利等。还可根据其对 AA 的不同代谢途径来分类。按其对 COX、LOX 的代谢途径作用强度不同可分为环氧酶抑制剂、环氧酶/脂氧酶抑制剂或 LOX 抑制剂。根据对 COX 抑制特性将 NSAIDs 分为四类：①COX-1 倾向性抑制剂：如小剂量肠溶性阿司匹林；②非选择性 COX 抑制剂：如吲哚美辛、双氯芬酸等；③选择性 COX-2 抑制剂：如美洛昔康等；④COX-2 特异性抑制剂：包括塞来昔布、罗非昔布等。

临床常用的非甾体类抗炎药其药理作用的比较见表 28-4。

表 28-4　常用 NSAIDs 的药理作用

药物	半衰期(h)	抗炎	镇痛	解热	总剂量(mg/d)	用法		备注
						mg	次/d	
水杨酸类								
阿司匹林	3~5	+	+	+	<2500	500	3	价廉有效可作为轻度疼痛的首选药物；可引起胃肠道不适、耳鸣、出血和过敏等不良反应
氟苯水杨酸	8~13	+	+	−	500~1500	500	2	抗炎镇痛作用为阿司匹林的 10 倍，解热作用为后者的 1.5 倍，胃肠道刺激反应少见
丙酸类								
奈普生	13	+	+	+	250~1500	375~500	2	为炎症性关节炎疾病首选药，不良反应少见；以奈普生最佳。苯酮酸为一前体药，在肝中转化为活性型，较少引起胃肠道出血
布洛芬	2	+	+	+	1200~3200	600	4	
氟苯布洛芬	4	+	+	+	400	100	4	
苯酮酸	10	−	+	+				
酮基布洛芬	2	+	+	+	200	50	4	
口丙秦	50	+	+					对环氧酶和脂氧酶有双重抑制作用，治疗类风湿关节炎较好，不良反应轻
氟比洛芬	6	+	+	+	300	50	2~4	

续表

药物	半衰期(h)	抗炎	镇痛	解热	总剂量(mg/d)	用法		备　注
						mg	次/d	
乙酸类								
吲哚美辛	2	++	+	+	150	50	3	抑制环氧酶作用最强，临床效果良好，但不良反应发生率高，最常见是头痛
舒林酸	7	+	+	+				为一前体药，可与其活性型硫化代谢物互变，作用时间长，效力仅为吲哚美辛的一半
灭酸类								
甲氯芬那酸	2	+	+	+	1600	400	4	中度抗炎作用；可致胃肠道反应，可能引起腹泻，可引起溶血性贫血
甲芬那酸	4	±	+	+	1000	250	4	
昔康类								
吡罗昔康	45	++	+	+	20	20	1	是广泛应用于慢性炎症性疾病治疗的一种药物；胃肠道刺激反应发生率达 20%，可致耳鸣、发疹，在肝中代谢，每日服 1 次，有多次血浆峰值出现，提示有肝肠循环，老年人或伴肾功能不全者可无蓄积现象
美洛昔康	25	+	+					选择性抑制 COX-2，不良反应很小，多用于类风湿关节炎和骨关节炎的治疗
氯诺昔康	3～4	+	+	+	16	8	2	
吡唑酮类								
保泰松	5～100	++	±	+	400	20	1	作用强，作用时间长，毒性也大，可致肝肾损害和骨髓发育不良；限用于关节强直性脊椎炎
对乙酰氨基酚	2～4	－	+	+	2000			治疗剂量对轻度疼痛安全有效，过量可致严重中毒
磺酰丙胺类								
尼美舒利	2～5	+	+	+				具有很强的抗炎、解热、镇痛作用，对类风湿关节炎、骨关节炎、发热、呼吸道感染、痛经、牙科手术后疼痛具有明显的治疗作用，且不良反应发生率低
昔布类								
塞来昔布	8～12	+	+	+	800	100～200	2	
罗非昔布	17	+	+	+	50	12.5～50	1	
伐地昔布	8～11	+	+	+		10	1	
帕瑞昔布	0.13～0.17	+	+	+	80	20～40	2～4	

一、阿 司 匹 林

阿司匹林(aspirin)又名乙酰水杨酸(acetylsalicylic acid),醋柳酸,醋酸基水杨酸。

(一) 理化性质

阿司匹林为白色结晶或结晶性粉末,无臭或微带醋酸臭,味微酸,遇湿气即缓慢水解成水杨酸与醋酸,难溶于水,水溶液呈酸性反应,易溶于乙醇、乙醚和氯仿。熔点 135~140℃。分子式 $C_9H_8O_4$,分子量 180.16(图 28-2)。

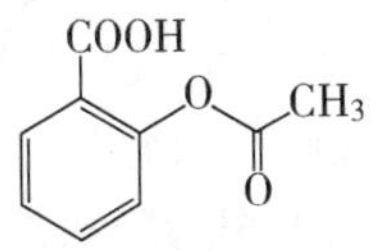

COOH　O　CH_3　O

图 28-2　阿司匹林的化学结构

(二) 药理作用

为水杨酸类解热镇痛药中最常用的药物,其作用和用途主要有解热、镇痛、抗炎抗风湿和抗血小板凝集。

1. 解热作用　可使发热患者的体温降到正常,但对正常体温却无影响,常用于呼吸道感染的解热治疗。其解热机制可能是多方面的:①直接兴奋下丘脑前区的体温散热中枢,加强散热过程;②抑制白细胞释放内致热原和阻断致热原进入脑组织;③抑制下丘脑合成和释放 PG。PG 是极强的致热物质。阿司匹林通过抑制 COX 使 PG 合成减少,引起外周血管扩张、皮肤血流增加、出汗、使散热增加而起解热作用。

2. 镇痛作用　通过抑制 PG 合成而产生镇痛效应,但只具中度镇痛效应,无成瘾性和依赖性,常与其他解热镇痛药配成复方制剂。临床广泛用于头痛、牙痛、神经痛、关节痛、肌肉痛及痛经等中度钝痛,对外伤性剧痛及内脏平滑肌绞痛无效。其镇痛的作用部位主要在外周,但也有中枢镇痛机制参与。

3. 抗炎抗风湿效应　其抗炎作用机制也是由于抑制 PG 合成,从而消除了 PG 对缓激肽、组胺、5-羟色胺等致炎介质的致敏作用。其抗风湿作用除解热、镇痛等因素外,主要在于抗炎,临床上作为急性风湿性和类风湿关节炎的主要用药。控制急性风湿热的疗效迅速而确实。

4. 抗血小板凝集作用　阿司匹林对血小板聚集有特异性抑制作用,临床上广泛用于预防心房颤动、人工心脏瓣膜、动静脉瘘及其他手术后血栓的形成,也用于预防动脉粥样硬化、一过性脑缺血发作和缺血性心脏病等,降低病死率及再梗死率。还应用于血管成形术及旁路移植术后防止血栓形成。

5. 其他用途　干扰 PG 类物质的形成而缓解偏头痛发作;儿科用于皮肤黏膜淋巴结综合征(川崎病)的治疗;缓解癌性疼痛;对糖尿病所致的血栓性动脉硬化病、坏疽、冠脉硬化有些疗效。阿司匹林还可用于结肠癌、直肠癌、直肠腺瘤、前列腺癌乳腺癌、卵巢癌、食管癌、胃癌等肿瘤的防治,可起到预防及降低复发率和转移率的作用。其他见于报道的用途包括用于治疗大骨节病、早期老年性白内障、真性红细胞增多症、降低血压及治疗妊娠高血压综合征、子宫内胎儿生长迟缓等。

(三) 体内过程

阿司匹林口服后大部分在小肠上部迅速被吸收,口服生物利用度为 68%±3%,约 1~2 小时达血药浓度高峰。阿司匹林吸收后易被血浆和胃黏膜、红细胞及肝中的脂酶水解成乙酸和仍有活性的水杨酸盐,后者与血浆蛋白结合率为 80%~90%。分布容积为 0.17L/kg±0.03L/kg,可分布到全身各组织和体液中,可进入关节腔及脑脊液并易通过胎盘。水杨酸经肝药酶代谢,大部分代谢产物与甘氨酸结合,少部分与葡萄糖醛酸结合后,经肾脏排泄,其肾清除率为 9.3ml/(min·kg)±1.1ml/(min·kg),老年人肾清除率降低。阿司匹林血浆半衰期为 20 分钟,其水解产物水杨酸盐在一般剂量(每日<1g)时,按一级动力学代谢,血浆半衰期为 3~5 小时;大剂量(每日>1g)时,甘氨酸、葡萄糖醛酸的结合反应已达到饱和,代谢从一级动力学转变为零级动力学,血浆半衰期可延长 15~30 小时。阿司匹林产生解热镇痛作用的剂量较小,血药浓度为 25~50μg/ml,一次口服 0.6g,其峰浓度可达 40μg/ml,足以达到解热和镇痛作用;其血浆有效抗炎浓度为 150~300μg/ml,中毒浓度>200μg/ml,因此要防止蓄积中毒。血药浓度达稳定状态所需时间随每日剂量的增大而增加,在大剂量用药(如抗风湿)时一般需要 7 天,但需 2~3 周或更长时间以达到最佳疗效。

服用较小剂量水杨酸时主要以结合型经肾排泄,小部分以水杨酸盐排出。但大剂量时因肝脏的转化能力饱和,会有大量的水杨酸经肾排泄,碱性尿液能促使其解离减少肾小管的再吸收而增加排泄,可排出 85% 的水杨酸盐。在酸性尿液时则仅能排出 5%。故水杨酸类药物中毒时可用碳酸氢钠碱化尿液以加速排泄。

(四) 药物相互作用

1. 与麻醉性镇痛药　阿司匹林与哌替啶、可待因、吗啡、喷他佐辛等麻醉性镇痛药合用时，可增强镇痛作用并减少麻醉性镇痛药的用量和不良反应。

2. 与巴比妥类　阿司匹林能竞争硫喷妥钠的血浆蛋白结合部位，置换出与血浆蛋白结合的苯巴比妥，使硫喷妥钠、苯巴比妥的血浓度升高，效应增强。同时苯巴比妥为酶诱导剂可加速阿司匹林的代谢使其疗效降低。

3. 与抗凝药　阿司匹林能阻止肝脏利用维生素K，抑制凝血酶原的合成。并能从血浆蛋白结合部位置换双香豆素类抗凝血药，增加其血药浓度，使其抗凝作用显著增强。还可降低血小板的黏附性致易出血，故两药不宜同时应用。腹蛇抗栓酶系通过促进纤维蛋白溶解而发挥疗效，不宜与阿司匹林等NSAIDs同时应用，以防溃疡加重和出血。

4. 与血管紧张素转换酶抑制剂　卡托普利、依那普利等血管紧张素转换酶抑制剂能降低缓激肽水平，增加PG水平，导致血管扩张，阿司匹林抑制PG合成，从而减弱卡托普利的降压作用。

5. 与β-受体阻滞剂　阿司匹林抑制PG合成，而β-受体阻滞剂可刺激PG合成，两药合用时可减弱普奈洛尔等β-受体阻滞剂的降压效果。

6. 与糖皮质激素合用，可增强激素抗炎作用，但也使溃疡发生率增加。

7. 与利尿药合用　阿司匹林可干扰襻利尿剂如呋塞米的利尿效果，但呋塞米也可竞争肾小管分泌系统使水杨酸排泄减少，易造成水杨酸中毒。

8. 其他　氯丙嗪、异丙嗪、甲氧氯普胺均可增强阿司匹林药效。阿司匹林可抑制或完全阻断去甲肾上腺素的血管收缩作用，两药应避免同时使用。

(五) 不良反应

用于解热时仅对胃肠道有轻微刺激，偶有皮疹、哮喘、血管神经性水肿或黏膜充血等过敏反应。大剂量口服对胃黏膜有直接刺激作用，引起上腹部不适、恶心、胃出血或胃溃疡，宜与抗酸药如PPI合用。用量过大可出现精神紊乱、呼吸加快、酸碱平衡紊乱、皮疹及出血等水杨酸反应，此时应立即停药并对症治疗。少数患者(0.3%)可发生阿司匹林过敏。过敏者禁用阿司匹林及其他PGs抑制剂。12岁以下儿童患病毒性感染如流感及水痘时应用阿司匹林，还可能发生致死性脑病(瑞氏综合征Reye's syndrome)伴有肝脂肪变性及功能障碍。长期大量服用时可引起凝血功能障碍和肝肾功能损害。

有部分患者会发生阿司匹林抵抗，长期服用阿司匹林者应定期检测阿司匹林敏感性。

(六) 临床应用

阿司匹林对缓解轻、中度疼痛效果较好。用于感冒等发热疾病的退热。可用于风湿热，起解热和减轻疼痛的作用。抑制血小板凝集，能阻止血栓形成，可用于预防短时脑缺血、心肌梗死及心瓣膜术后的血栓形成。

用法与用量：中等剂量0.3～0.6g，3次/天，用于解热，作用迅速，疗效确实，镇痛也有效。大剂量3～5g/d，分次口服，其消炎、抗风湿作用显著。75～100mg/d用于预防血栓形成。0.3～0.6g用于镇痛有效，达0.6～1.0g则时效延长，但其镇痛效能不与剂量呈线性相关，加大剂量只增加药物毒性。

二、对乙酰氨基酚

对乙酰氨基酚(paracetamol, acetaminophen, APAP。)又名扑热息痛，醋氨酚。

(一) 理化性质

对乙酰氨基酚为白色结晶或结晶性粉末，无臭、味微苦。易溶于乙醇、热水，溶于丙醇，微溶于水和氯仿，水溶液弱酸性。化学名：N-(4-羟基苯基)乙酰胺，分子式 $C_8H_9NO_2$，分子量151.17(图28-3)。

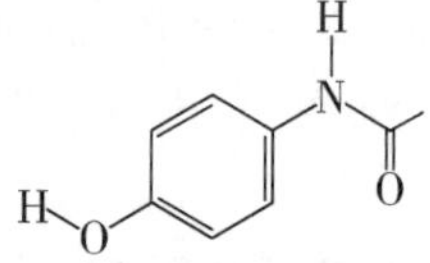

图28-3　对乙酰氨基酚的化学结构

(二) 药理作用

本品是乙酰苯胺类解热镇痛药，为非那西汀在体内的代谢产物，对中枢神经系统PGs抑制作用较外周强。解热作用较强，与阿司匹林类似。对轻、中度疼痛有效，镇痛作用缓和，持久，但较阿司匹林弱。几乎没有抗炎抗风湿作用。对胃肠道刺激小，对血小板及凝血机制无影响。

(三) 体内过程

口服吸收迅速而完全，吸收率达90%～99%。0.5～1.0小时达血药峰浓度，作用持续时间3～4小时，达血药稳态时间约10～20小时。血浆蛋白结合率约为25%～50%。90%～95%在肝脏代谢，中间代谢产物对肝脏有毒性，主要以与葡萄醛酸结合的形式从肾脏排泄；24 小时内约有 3% 以原形随尿排出。半衰期 1 ~4 小时，肾功能不全时半衰期不受影响，但肝功能不全患者及新生儿、老年人半衰期有所延长，而小儿则有所缩短。能通过乳汁分泌。

（四）药物相互作用

吗啡、哌替啶、阿托品等影响其胃肠道吸收而降低其疗效。苯巴比妥和苯妥英钠等肝药酶诱导剂可使其代谢加速，药效降低或缩短，并增加肝损害。可待因与其联用可加强镇痛作用，但两药均需适当减量。口服抗凝剂与其联用可增强和延长抗凝作用，易发生出血，联用时应监测凝血酶原时间、调整用药剂量。与阿司匹林或其他 NSAIDs 药联用明显增加肾毒性。嗜酒及长期严重酗酒者服用中等剂量的对乙酰氨基酚即可发生肝中毒。可干扰血糖、血清尿酸、肝功能、凝血酶原时间等的测定。

（五）不良反应

常规剂量下，对乙酰氨基酚的不良反应很少。偶尔可引起恶心、呕吐、厌食、腹痛等，很少引起胃肠道出血。可出现过敏反应，表现为药物热、皮疹、荨麻疹、剥脱性皮炎、大疱性表皮松解症等。长时间用药可引起粒细胞减少、血小板减少、偶可导致溶血性贫血、再生障碍性贫血等。长期或大剂量用药可致肝脏损害、瘀胆型肝炎、肾乳头坏死。

（六）临床应用

主要用于感冒发热、头痛、偏头痛、关节痛、神经痛、肌肉痛、痛经、癌性疼痛及手术后疼痛等。还可用于对阿司匹林过敏、不耐受或不适于应用阿司匹林的患者如水痘、血友病及其他出血性疾病患者。禁用于严重肝肾能不全者、对本品过敏者。慎用于乙醇中毒、肝病或病毒性肝炎、肾功能不全的患者。新生儿及三岁以下小儿应避免使用。

成人口服每次 0.3 ~0.6g，每日 3 ~4 次。每日剂量不宜超过 2g，退热治疗一般不超过 3d，镇痛不超过 10d。

三、布　洛　芬

布洛芬又名异丁苯丙酸（ibuprofen，brufen）、异丁络芬、拔怒风、芬必得。

（一）理化性质

布洛芬为白色结晶粉末，稍有异臭，几乎无味。不溶于水，易溶于乙醇、乙醚、氯仿、丙酮及碱性溶液。熔点 74.5 ~77.5℃。化学名：a-甲基-4-（2-甲基丙基）-苯乙酸或异丁苯丙酸，属丙酸类衍生物。分子式 $C_{13}H_{18}O_2$，分子量为 206.27（图 28-4）。

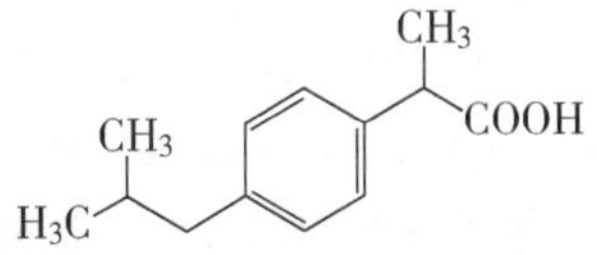

CH_3　COOH　CH_3　H_3C

图 28-4　布洛芬的化学结构

（二）药理作用

布洛芬可选择性抑制 COX-2，减少炎症部位 PG 合成，还抑制白细胞活性及溶酶体酶释放，故有较强的抗炎、抗风湿及解热镇痛作用。动物实验证明布洛芬的消炎、解热、镇痛作用均较阿司匹林、保泰松、扑热息痛强。临床报道，其效果与阿司匹林和保泰松相似而优于扑热息痛，类似于吲哚美辛。但对胃肠道刺激较阿司匹林轻，易耐受，不良反应小。对轻、中度术后疼痛、痛经等镇痛疗效优于阿司匹林，约为阿司匹林的 16 倍。对血小板黏附和凝集反应亦有抑制作用，并延长出血时间。

（三）体内过程

布洛芬口服吸收迅速，生物利用率达 80%，服药后 1 ~2 小时血药浓度可达峰值。与食物同服时吸收减慢，但吸收量不减少。血浆半衰期约 2 小时（老年人为 2.4 小时），与血浆蛋白结合率可达 99% 左右，使其进入中枢神经系统及其靶组织和靶器官的速度缓慢，药理作用延长。其分布容积为 0.15L/kg，可缓慢透过滑膜腔，服药 5 小时后关节液浓度与血药浓度相等。服药后 12 小时内关节液浓度高于血浆浓度。能透过胎盘。主要经肝脏代谢，90% 以上代谢物是以羟基化合物和羧基化合物形式从尿中排出，肾清除率为 0.75ml/（min・kg）±0.20ml/（min・kg）。部分随粪便排出。

（四）药物相互作用

布洛芬可以降低苯妥英钠、磺脲类口服降糖药、磺胺类药的血浆蛋白结合率，使其作用增强。可与抗凝药如华法林、双香豆素等竞争血浆蛋白结合点，从而使抗凝药的游离型血药浓度增加，延长凝血酶原时间。维拉帕米、硝苯地平、地高辛、锂盐、甲氨蝶呤和苯妥英钠可以增强布洛芬的作用。

（五）不良反应

不良反应较轻，主要为胃肠道刺激症状，如上腹部不适、恶心、呕吐、腹泻、腹痛，但其发生率低于阿司匹林和吲哚美辛，一般不影响继续用药。偶有发生消化道溃疡及出血、肝肾功能异常、粒细胞和血小板减少，头疼、眩晕、耳鸣以及皮疹等过敏反应。哮喘、孕妇、哺乳妇女禁用，溃疡病和出血倾向者慎用。

（六）临床应用

主要用于缓解类风湿关节炎、骨关节炎、强直性脊柱炎的症状。也可用于软组织损伤、腰背痛、痛经及口腔、眼部等手术后的镇痛；对炎性疼痛的效果比创伤性疼痛效果好。解热作用与阿司匹林相当，对急性痛风有一定疗效。因可降低月经液中 PG 水平及抑制子宫收缩，为治疗痛经的主要药物。据报道增加布洛芬的摄入可使结肠癌、乳腺癌、肺癌和前列腺癌的风险指数降低。此外布洛芬对肺囊性纤维化、阿尔茨海默病、帕金森病、夜间遗尿症及早产儿动脉导管未闭等疾病也有一定疗效。

用法与用量：用于解热、镇痛时成人每次剂量 0.3～1.0g，每隔 3～4 小时给药 1 次。抗风湿时 5～8g/d，每次 1.0g。

四、萘 普 生

萘普生又名甲氧萘丙酸，消痛灵（naproxen，naprosyn）。

（一）理化性质

萘普生为白色或微白色结晶粉末，无臭。几乎不溶于水，溶于甲醇、乙醇、氯仿。熔点 152～154℃。化学名：(+)-α-甲基-6-甲氧基-2-萘乙酸，分子式 $C_{14}H_{14}O_3$，分子量 230.3（图 28-5）。

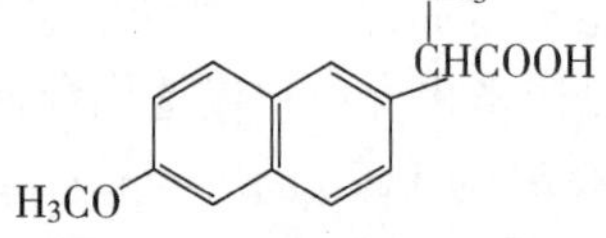

$$H_3CO-C_{10}H_6-CH(CH_3)COOH$$

图 28-5 萘普生的化学结构

（二）药理作用

萘普生是一种高效低毒的消炎、解热镇痛药。对 COX-1 和 COX-2 抑制作用相近。药理作用性质及临床应用与布洛芬相似。其镇痛、解热作用分别是阿司匹林的 7 倍和 22 倍，作用时间也较长，为 7～8 小时。抗炎作用强于阿司匹林和吲哚美辛，是保泰松的 11 倍。作用机制为抑制 COX 活性，阻断 PG 合成和炎性介质的释放。能较强地抑制白细胞趋化，抑制溶酶体酶和中性粒细胞释放，降低胶原酶活性，对血小板的黏附和聚集反应也有一定的抑制作用。

（三）体内过程

萘普生口服吸收迅速而完全，2～4 小时血药浓度达峰值。血浆半衰期为 13～14 小时。在治疗浓度下，与血浆蛋白结合率为 99%。约 60% 主要以葡萄糖醛酸形式由肾脏排泄；28% 以葡萄糖醛酸化的 6-去甲代谢物的形式排泄，5% 以原形从尿中排泄；3% 的萘普生及其代谢物从粪便排出。能透过胎盘和进入乳汁。

（四）药物相互作用

本药可降低呋塞米的利尿作用，对使用 β 阻滞剂和利尿剂的高血压患者，可引起血压明显升高。阿司匹林能加速萘普生的排出，降低萘普生血药浓度，合用不能提高疗效，却可加重胃肠道刺激。氢氧化铝可使本药吸收率稍减低，碳酸氢钠可使之提高。

（五）不良反应

萘普生可长期服用，耐受性良好。少数患者用药后有消化不良、恶心、呕吐、腹部不适及胃部烧灼感等，比阿司匹林和吲哚美辛反应轻。偶有消化道溃疡及出血。萘普生与阿司匹林有交叉过敏反应，可出现皮肤瘙痒、过敏性皮疹、气急及呼吸困难等。偶见水肿、心悸、粒细胞减少、血小板减少、再生障碍性贫血和自身免疫溶血性贫血等。也有发生间质性肾炎、肾病综合征和可逆性肾功能衰竭的报道。因萘普生也可延长出血时间，接受抗凝治疗和有出血倾向者应慎用。

（六）临床应用

主要用于风湿性、类风湿关节炎、骨关节炎、强直性脊柱炎和急性痛风等。对各种原因引起的轻、中度疼痛如痛经、偏头痛、牙痛及手术后疼痛等也有确切疗效。

用法与用量：镇痛时，首次 0.5g，以后给 0.25g，1 次/6～8 小时；抗风湿治疗时，成人每次 0.25g，2 次/天；急性痛风时首次 0.75g，以后 0.25g，1 次/8 小时，直到急性发作停止。萘普生还被用于治疗早老性痴呆，每次 200mg，2 次/天。

五、吲 哚 美 辛

吲哚美辛（indomethacin，inteben indometacin，indocin）又名吲哚辛、消炎痛、意施丁（控释片）。

（一）理化性质

吲哚美辛为类白色或黄色结晶性粉末，几乎无臭、无味。不溶于水，微溶于苯和乙醇，略溶于乙醚和氯仿，可溶于碱性溶液，但随即分解，易溶于丙酮。熔点 158～162℃。化学名：2-甲基-1-(4-氯苯甲酰基)-5-甲氧基-1 氢-吲哚-3-乙酸，分子式 $C_{19}H_{16}ClNO_4$，分子量 357.79（图 28-6）。

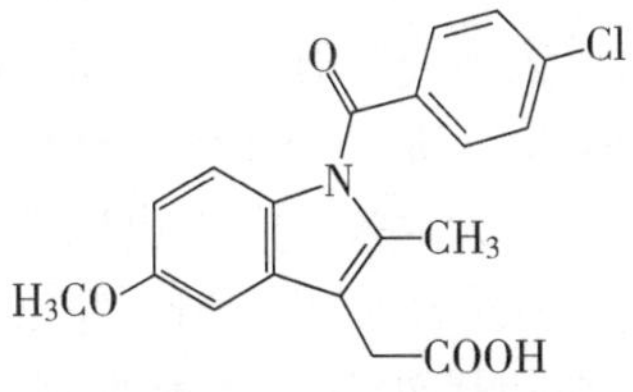

图 28-6　吲哚美辛的化学结构

（二）药理作用

吲哚美辛是吲哚芳基乙酸衍生物，具有明显的抗炎、解热、镇痛作用，是最强的 PGs 抑制剂之一，对 COX-1 和 COX-2 均有强大抑制作用，选择性不强。镇痛作用也最强，50mg 的抗炎镇痛效果相当于 600mg 的阿司匹林。作用机制与阿司匹林相似，除抑制 PG 合成外，还能抑制多形核白细胞的活动，减少其在炎症部位的浸润和溶酶体酶释放对组织的损伤。下视丘体温调节中枢的 PG 合成受抑制后，使体温中枢兴奋性下降，引起外周血管扩张，出汗，增加散热起退热作用。还有减轻免疫反应、降低门脉压、抗肿瘤、降低颅内压和减轻脑水肿等作用。

（三）体内过程

吲哚美辛口服吸收完全而迅速，生物利用度达 98%，1～4 小时后血药达峰值，饭后服药可延迟到达峰值时间。其有效血药浓度为 0.3～3μg/ml，中毒浓度 75μg/ml，血浆半衰期是双指数，最初的半衰期包括药物分布至组织间隙，约为 1～2 小时，随后的半衰期大约为 13h。与血浆蛋白结合率为 90%，广泛分布于组织液中，仅小量进入脑脊液，分布容积为 0.26L/kg±0.07L/kg。约 50% 经肝去甲基代谢，部分与葡萄糖醛酸结合或经脱酰化。肾清除率为 2.04ml/(min · kg)±0.4ml/(min · kg)，50% 于 48 小时内从尿中排出，部分从胆汁和粪中排泄，从胆汁排泄的药物（约 43%）大部分又被重吸收，有明显的肝肠循环，这可能是胃肠道毒性发生率高的原因。可透过胎盘并经乳汁排出，5 小时后母亲和胎儿间药物浓度达到平衡。上午口服吲哚美辛血药浓度较高，晚上较低；晚上适量加服，疗效更好。

（四）药物相互作用

与阿司匹林合用不能增强疗效反而增加毒性，且有交叉过敏反应，吲哚美辛能降低袢利尿剂、噻嗪类利尿药、α 和 β 受体阻断剂及血管紧张素转换酶抑制剂的利尿或降压作用，与氨苯蝶啶合用可引起肾功能损害。可增强口服降糖药的疗效，降低肾脏对地高辛的清除率，两药联用地高辛应减半，可减弱氨茶碱的止喘作用。与氟哌啶醇联用可产生严重困倦反应。与氟喹诺酮类抗生素联用可能发生惊厥癫痫等毒副反应。

（五）不良反应

吲哚美辛不良反应发生率高达 35%～50%，约有 20% 患者必须停药。不良反应多与剂量过大有关。常见的有食欲不振、上腹不适、恶心、呕吐、腹泻等症状，也能诱发或加重胃溃疡，甚至造成穿孔。中枢神经系统症状如头痛、头晕、失眠、视力模糊、幻觉、精神抑郁或错乱等。也可引起肝功能损害、粒细胞减少、再生障碍性贫血或血小板减少。过敏反应如皮疹、哮喘、血管性水肿及呼吸困难等。吲哚美辛诱发哮喘主要用激素治疗，肾上腺素与抗组胺药无效。可拮抗外周肾素活性，是 NSAIDs 中升压作用最强的药物之一，持续使舒张压增加 5～6mmHg，使心脑血管意外增加 15%。本药禁用于阿司匹林过敏者、哮喘者、哺乳期妇女、抑郁症患者、14 岁以下儿童、精神失常、癫痫或帕金森病、溃疡病及肾病患者。孕妇忌用，尤其在妊娠期后 3 个月，可致胎儿的动脉导管闭合。有出凝血障碍者慎用。长期应用应定期检查血常规、肝肾功能及视力。

（六）临床应用

吲哚美辛对炎性疼痛有良好的镇痛作用，50mg 吲哚美辛相当于 600mg 阿司匹林的镇痛效能。对强直性脊柱炎、骨关节炎和急性痛风性关节炎有较好的疗效，可用于治疗顽固性和恶性肿瘤发热。近年来还用于治疗原发性痛经、肿瘤综合治疗、急性颅脑损伤、慢性肾炎和肾病综合征、新生儿脑室内出血、早产儿动脉导管未闭及预防习惯性流产等。由于不良反应较多，尤其是胃肠道毒性发生率高，因此推荐栓剂直肠给药。一般不作为解热镇痛、抗风湿的首选药物，仅应用于其他药物疗效不显著或不耐受的病例。

用法与用量：吲哚美辛每次 25～50mg，2～3 次/天，餐中或餐后服，以后每周可递增 25mg 至每日总量为 100～150mg。最大不超过 200mg/d，长期用药者以每日不超过 75mg 为宜，以避免发生不良反应，栓剂 100mg，早晚各一次。癌肿退热：口服每次 12.5～25mg，3～4 次/天。痛经：推荐用栓剂，100mg/d。新生儿先天性动脉导管未闭，可用胃管纳入，吲哚美辛 0.1～0.3mg/kg，每 8 小时 1 次，一般用 2～3 次，用药 20～30 小时可使动脉导管关闭。

六、吡罗昔康

吡罗昔康（piroxicam）又名炎痛喜康，匹洛昔康，吡氧噻嗪。

（一）理化性质

吡罗昔康为白色、微黄绿色针状结晶或结晶性粉末，无臭无味，易溶于氯仿、丙酮、乙醚、吡啶或碱溶液中，难溶于乙醇，几乎不溶于水。熔点 198℃～200℃。化学名：2-甲基-4-羟基-N-（2-吡啶基）-2 氢-1，2 苯并噻嗪-3-甲酰胺 1，1-二氧化物，分子式 $C_{15}H_{13}N_3O_4S$，分子量 331.4（图 28-7）。

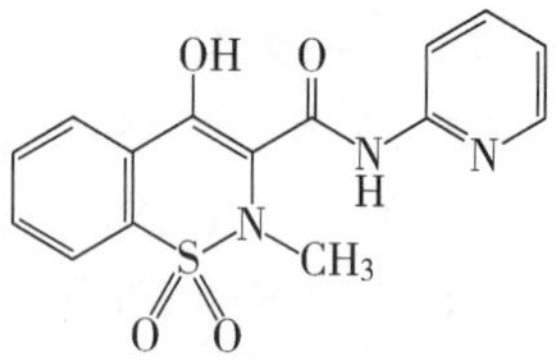

图 28-7　吡罗昔康的化学结构

（二）药理作用

吡罗昔康为长效 NSAIDs。其特点是半衰期长，用药剂量小（仅 20mg/d），作用迅速而持久，长期服用耐受性好，副效应小，疗效显著。其抗炎作用与抑制 PG 合成有关，还可通过抑制白细胞凝集及钙的移动起抗炎作用。抑制溶酶体的释放以及抑制软骨中的粘多糖酶和胶原酶活性，可减轻软骨破坏和炎症反应。

（三）体内过程

吡罗昔康口服易吸收，迅速而完全，2～4 小时血药浓度达峰值。血浆半衰期为 35～45 小时，血浆蛋白结合率约 99%。分布容积 0.12～0.15L/kg，清除率为 0.04ml/（min·kg）。一次服药后，可多次出现血药峰值，提示本药有肝肠循环，作用迅速而持久，且不会在血中聚积。主要经肝脏代谢，以羟化物及葡萄糖醛酸结合物形式自尿排泄，部分从粪排泄，少于 5% 的药物以原形自尿粪排出。

（四）药物相互作用

苯巴比妥可加速其代谢；吡罗昔康与普奈洛尔合用可减弱后者的降压作用和副效应；可减弱利尿药的利尿和降压作用；与甲氨蝶呤合用增强肾毒性，易致肾功能衰竭。阿司匹林可使吡罗昔康血药浓度降低 20%。

（五）不良反应

吡罗昔康耐受性比阿司匹林和吲哚美辛好，不良反应发生率低。吡罗昔康常见的胃肠道反应主要为呕吐、腹痛、便秘、胀气、腹泻、胃溃疡和胃肠道出血。神经系统的反应主要有头痛、头晕、瞌睡、疲乏及出汗；皮肤反应的症状有皮疹、荨麻疹、血管炎，以及毒性表皮坏死、大疱性多形红斑（Stevens-Johnson 综合征）及寻常性天疱疹。首次出现皮疹、黏膜病变或其他高敏反应时，应终止治疗。偶见鼻出血和粒细胞减少，长期使用注意复查血常规及肝肾功能。吡罗昔康不宜长期大量应用，禁用于消化性溃疡患者和妊娠妇女，凝血机制障碍、哮喘、心功能不全、高血压、肝肾功能不全、感染性疾病和老年患者均应慎用。有胃肠病史和过敏史患者，特别是有 Stevens-Johnson 综合征、毒性表皮坏死溶解及多形性红斑、皮肤反应史者禁用；吡罗昔康禁与其他非甾体类抗炎药物如阿司匹林及抗凝药如华法林联用。

（六）临床应用

主要用于风湿性或类风湿关节炎，也适用于骨关节炎、强直性脊柱炎、急性痛风等。对腰肌劳损、肩周炎、术后及创伤性疼痛等也有一定疗效。治疗原发性痛经的疗效与奈普生相仿。肌注 20mg 具有良好的解热效果，肌注后 30 分钟生效，2 小时平均降温可达 1.5℃，4 小时达 2℃，一次给药可维持疗效 4h 以上。退热平稳，一般不引起体温骤降和过度出汗而发生虚脱现象。

用法与用量：吡罗昔康每次 20mg，1 次/天，餐时服；用于痛风时每次 40mg，1 次/天，连续使用 4～6 天。

七、氯诺昔康

氯诺昔康（lornoxicam、chlortenoxicam、Xafon）又名罗诺昔康、可塞风。

（一）理化性质

不定型、黄色结晶物质，化学名：6-氯-4-羟基-2-甲基-N-2-吡啶基-2H-噻吩-〔2，3-e〕-1，2-噻嗪-3-碳乙二酰乙二胺-1，1-二氧化物。分子式为 $C_{13}H_{10}C_1N_3O_4S_2$，分子量为 371.82.7（图 28-8）。

（二）药理作用

氯诺昔康系噻嗪类衍生物，是 COX 的选择性抑制剂，抑制 COX-1 和 COX-2 的 IC_{50} 分别为 3～

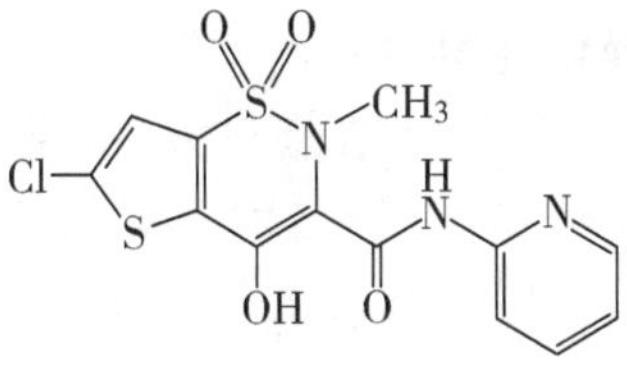

图 28-8　氯诺昔康的化学结构

5nmol/L 和 8nmol/L。本药抑制环氧酶的作用比替诺昔康、吲哚美辛、双氯芬酸强 100 倍，抗炎作用比吡罗昔康和替诺昔康强 10 倍，镇痛作用比吡罗昔康和替诺昔康强 12 倍，是阿司匹林的 2000 倍，是布洛芬的 140 倍。氯诺昔康不抑制 5-LOX 的活性，从而不抑制 LTs 的合成，也不改变花生四烯酸向 5-脂氧合酶的转变途径。因此 AA 及其 LOX 代谢物可能具有逆向递质作用，除了降低上行性疼痛兴奋性的传导外，还可能激活阿片神经肽系统，从而发挥中枢镇痛作用。抑制内毒素介导单核细胞 $IL_{2\alpha}$ 的合成，降低 $TNF_{2\alpha}$ 和 $TNF_{2\beta}$ 的活性；抑制诱导型 NO 合成酶的活性，进而抑制 NO 的合成。本药镇痛作用较强，不良反应较轻微，耐受性较好。

（三）体内过程

肌内注射后 0.4 小时达血药峰值浓度，无首过效应。绝对生物利用度为 97%，平均半衰期 3～4 小时，总蛋白结合率为 99.7%，无浓度依赖性。主要分布在滑膜液中，分布容积为 0.1～0.2L/kg。片剂口服吸收迅速完全，2.5 小时内达血药峰值，生物利用度 100%，平均半衰期 3～5 小时。主要在肝脏中代谢，代谢完全，在血浆中以原型和无活性的羟基化代谢产物 5-羟基氯诺昔康形式存在。约 42% 经肾排泄主要为代谢产物。50% 经粪便排泄。清除半衰期为 4 小时，5-羟基氯诺昔康的清除半衰期为 11 小时。氯诺昔康连续给药时、肾功能损害不严重时或与抗酸药合用时，其药代动力学参数无显著性差异。

（四）药物相互作用

显著加强华法林的抗凝作用，并能增强口服磺酰脲类药物的降血糖作用。

（五）不良反应

常见的不良反应为头晕、头痛、胃肠功能障碍、胃痛、腹泻、消化不良、恶心和呕吐。躁动、血压升高、心悸、寒战、多汗、味觉障碍、口干、血细胞减少及排尿困难等发生率在 1% 以下。

肝、肾功能受损者、胃肠道出血或十二指肠病患者、凝血障碍患者、哮喘等患者慎用。禁用于以下情况对乙酰水杨酸过敏者；有出血性素质、凝血障碍或手术中有出血危险或凝血机制不健全的患者；中重度肾功能受损，脑出血或疑有脑出血者；大量失血或脱水者；肝功能严重受损者；心功能严重受损者；妊娠和哺乳期患者。对年龄<18 岁或>65 岁老人应慎用。

（六）临床应用

针剂用于急性中度手术后疼痛以及急性腰坐骨神经痛相关的疼痛，每次 8mg，每日剂量一般不超过 16mg。片剂适用于各种急性轻、中度疼痛和风湿性疾病引起的关节疼痛和炎症。急性轻度或中度疼痛：每日剂量量为 8～16mg，需用足量水送服。仅一次使用时，服用 8～16mg。如需反复用药，每日最大剂量为 16mg。分 2 次服用。

八、尼美舒利

尼美舒利（nimesulide）商品名美舒宁，瑞芝雪（颗粒剂）。

（一）理化性质

尼美舒利为类白色或微黄色粉末。化学名：N-(4-硝基-2 苯氧基苯基)甲磺酰胺。分子式 $C_{13}H_{12}N_2O_5S$，分子量 308.31（图 28-9）。

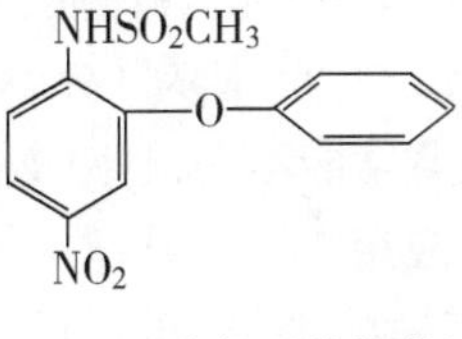

图 28-9　尼美舒利的化学结构

（二）药理作用

尼美舒利是新型 COX-2 选择性抑制剂，除可减少 PG 合成外，还具有抗氧化作用，发挥解热、镇痛和抗炎作用。尼美舒利生物利用度高，抗炎作用强，毒性低，治疗指数高。对疼痛、炎症、发热的改善程度优于吡罗昔康、扑热息痛、甲灭酸等，体内的抗炎作用是吲哚美辛的 3 倍，保泰松的 17 倍，布洛芬的 10 倍，镇痛效应为阿司匹林的 25 倍，耐受性好于阿司匹林。退热作用与吲哚美辛和吡罗昔康相似，由于尼美舒利选择性抑制 COX-2，而对 COX-1 抑制不明显，不影响胃内保护性。还可以抑制细胞因子、组织胺的释放，抑制激活的白细胞产生氧自由基和多形核白细胞的氧化反应，减轻炎症时氧自由基导致的组织损害；且抑制 LOX 代谢产物 LTs 的产生。

(三) 体内过程

口服吸收迅速而完全。一次口服100mg约1～2小时可达最大血药浓度,半衰期为2～3小时;直肠给药4小时达血浆峰值,半衰期5小时,有效治疗浓度持续6～8小时。血浆蛋白结合率高,游离型药物仅占0.7%～4.0%。药物吸收后主要分布在细胞外液,表观分布容积为0.19～0.39L/kg,血浆清除率39.7～90.9ml/(h·kg)。在肝脏被代谢为羟基衍生物,该代谢产物仍具有药理学活性,80%通过尿液排泄,20%通过粪便排泄。多次服用无累积现象。

(四) 药物相互作用

尼美舒利可降低口服呋塞米的生物利用度和蛋白结合率,降低其促尿钠排泄作用,与水杨酸合用,可以互相影响彼此的蛋白结合率。菲诺贝特可降低尼美舒利的蛋白结合率。一般不影响华法林的作用,但少数患者可表现出抗凝作用增强,与磺脲类无相互影响。

(五) 不良反应

与其他NSAIDs相比,尼美舒利的不良反应发生率低。常见有轻微、短暂的胃灼热、恶心、胃痛等,一般无需中断治疗。罕见服药后出现过敏性皮疹、出汗、脸部潮红、兴奋过度、红斑和失眠以及Stevens-Johnson综合征。出现视力下降,应停止用药。在对NSAIDs敏感的患者中可出现体质特异性肝毒性,但罕有严重肝损害,发生率为1/1 000 000。对其他NSAIDs过敏者、肾功能不全、孕妇及<12岁儿童禁用。

(六) 临床应用

临床上用于镇痛消炎,也可用于关节炎症的对症治疗。对术后疼痛,口服尼美舒利10mg的止痛效应相当于肌注吗啡5mg或10mg的疗效;对短期急性疼痛的效果,可替代吗啡。与阿片类合用,可减少阿片类用量的25%～50%,从而减少后者的不良反应,加快胃肠功能恢复。

用法与用量:口服,每次10mg,每日1～4次,严重疼痛的患者剂量可增至每次20～30mg,每日3～4次。中、重度疼痛首次可肌注30～60mg,以后每6小时用药一次,每次20～30mg,一次最大量不超过90mg,每日总量不超过100mg。疗程不能超过15天。

九、氟 比 洛 芬

氟比洛芬(flubiprofen)又名氟布洛芬,氟联苯丙酸,苯氟布洛芬,风平。

(一) 理化性质

氟比洛芬为白色结晶粉末,微刺激臭并有刺激味,熔点114.5～115.5℃。易溶于乙醇、乙醚、丙酮、氯仿,几乎不溶于水。化学名:2-氟-α-甲基(1,1'-二苯基)-4-乙酸,分子式 $C_{15}H_{13}FO_2$,分子量244.27(图28-10)。

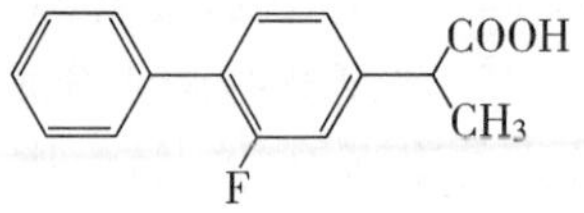

COOH
CH_3
F

图28-10 氟比洛芬的化学结构

(二) 药理作用

氟比洛芬是丙酸衍生物,其作用机制是通过抑制环氧合酶干扰PG的合成,发挥抗炎、解热和镇痛作用。可以抑制血小板聚集。

(三) 体内过程

口服吸收良好,血药浓度达峰时间约为1.5小时,血浆蛋白结合率约90%,消除半衰期约为6小时,主要经尿排泄。在乳汁中分泌少。

(四) 药物相互作用

氨苯砜可以加快氟比洛芬在体内的代谢。

(五) 不良反应

较常见的不良反应是消化道反应,发生率可达20%～36%,主要表现为消化不良,腹泻、腹痛、恶心、便秘、胃肠道出血、腹胀、呕吐、血清转氨酶升高等,偶见中枢神经系统反应如头痛、嗜睡、视力变化、头晕等,也可以出现皮疹。

(六) 临床应用

用于类风湿关节炎、骨关节炎、强直性脊柱炎、滑囊炎、急性痛风等。也可以用于扭伤、劳损等软组织疼痛以及痛经和手术后疼痛、牙痛等轻重度疼痛的对症治疗。

用法用量:口服,每次50mg,每日2～4次,必要时可增加剂量,但每日最大剂量不超过300mg。

十、氟比洛芬酯

氟比洛芬酯(flurbiprofen axetil),商品名:凯纷。

(一) 理化性质

氟比洛芬酯为白色乳液,略带黏性,有特异性气味。化学名:2-(2-氟-4-联苯基)丙酸-1-乙酰氧基乙酯。分子式 $C_{19}H_{19}FO_4$,分子量330.36(图28-11)。

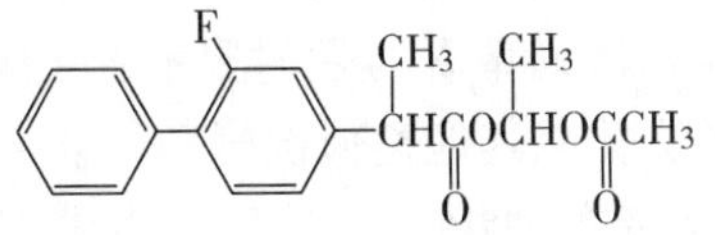

图 28-11　氟比洛芬酯的化学结构

氟比洛芬酯注射液是以脂微球为药物载体的静脉注射用 NSAIDs。脂微球的直径 0.2μm，是由大豆油和卵磷脂制成的药物载体，氟比洛芬酯被包裹其中。

（二）药理作用

氟比洛芬难溶于水，酯化后的氟比洛芬即氟比洛芬酯，具有很强的亲脂性。氟比洛芬酯注射液由脂类包膜和其所包裹的药物有效成分氟比洛芬酯两部分构成。脂微球对所包裹药物药效的影响主要有 3 个方面：①靶向性，使被其包裹的药物分子高浓度聚集在炎症反应或肿瘤、损伤病变局部，在增强药效的同时，减轻全身反应；②控制包裹药物的释放，使药效持续时间延长；③脂微球外膜主要是磷脂，与血管内皮细胞膜和平滑肌细胞膜主要成分相似，使脂微球易于跨越细胞膜，促进包裹内药物快速吸收，缩短起效时间，治疗效果明显提高。药物在正常组织分布极少，毒、副作用和不良反应明显减轻，达到高效低毒效果。正常情况下，脂微球沿血管边缘流动，血管内壁光滑，内皮细胞排列致密，细胞间隙小，脂微球很难附着或沉积。而手术切口处血管内壁因损伤粗糙、炎性介质大量合成和释放导致内皮细胞间隙扩大，使脂微球大量聚集。同样，肿瘤部位新生毛细血管渗透性增强，同时伴随的炎性病变导致内皮细胞间隙扩大，脂微球也可大量聚集。当氟比洛芬到达炎症反应或肿瘤部位（靶区）后，首先被 PG 合成细胞，如巨噬细胞和中性粒细胞摄取，进入细胞内的药物，抑制 PG 前体 PGG_2 的合成，从而进一步抑制 PG 的生物合成，发挥药理作用。

氟比洛芬酯静脉注射具有显著的镇痛、解热和抗炎作用，强于酮洛芬肌内注射和赖氨酸阿司匹林（aspirin-DL-lysine）静脉注射。与喷他佐辛（镇痛新）肌内注射相比，氟比洛芬酯静脉注射的镇痛作用更强，作用时间更长。起效时间更短，胃肠道反应更少。

（三）体内过程

C^{14}标记测定发现，氟比洛芬酯注射液静脉注射后，释放出的氟比洛芬乙酸乙酯即被血浆酯酶迅速水解成活性代谢产物氟比洛芬。在静脉注射 5 分钟后，血内即查不到原形药物，而只有活性药物氟比洛芬，脂微球迅速自血中消失，消除半衰期（$t_{1/2}\beta$）12 分钟。健康受试者静脉注射 50mg，血药浓度达峰时间 5～10 分钟，$t_{1/2}\beta$ 为 5.8 小时。主要以氟比洛芬羟化物和葡萄糖醛酸结合物的形式经肾脏排泄。用药后 48 小时尿中药物累积排泄量约为给药剂量的 85%。连续给药 5 次，每次间隔 12 小时，最后一次用药后 48 小时，尿中药物累积排泄率近 100%，未见药物蓄积。

（四）药物相互作用

与阿司匹林、双香豆素等抗凝血、血小板性聚集抑制药合用时，会导致出血时间延长，加大出血风险，需调整剂量。不推荐阿司匹林和氟比洛芬酯二者合用，二者可能互相竞争代谢途径。

氟比洛芬酯与第 3 代喹诺酮类抗生素如诺氟沙星、洛美沙星和依诺沙星等合用时可能会引起痉挛。多数学者认为：氟比洛芬和血浆蛋白结合能力强，能使血浆中游离的喹诺酮类药物增加，使喹诺酮类药物进入中枢的增多，从而增强这三种抗生素抑制 γ-氨基丁酸释放的作用，最终引起痉挛。

（五）不良反应

氟比洛芬酯不良反应发生率低，为 2.9%，主要为胃肠道反应如恶心、呕吐、腹泻。静脉用药使其对胃黏膜的损害作用小于其他 NSAIDs 口服药物。神经精神症状可见发热、嗜睡、畏寒，个别患者出现注射局部反应，皮下出血和注射部位疼痛。GOP、GPT 或 BUN 值异常发生率为 1%，但尚不能确定与用药有关。

（六）临床应用

氟比洛芬酯是静脉注射用药物，不用于其他给药途径（如硬膜外、肌注、局部注射等），其用量为 1mg/kg 或 50～100mg 缓慢注射，注药时间为每 50mg 不少于 1 分钟。大多主张手术开始前用药，要比术后用药的镇痛效果更好。由于脂微球制剂有较好的稳定性，使得氟比洛芬酯可单独或与其他镇痛药混合用于静脉自控镇痛。

十一、塞来昔布

塞来昔布（celecoxib，celebrex）又名西乐葆。

（一）理化性质

塞来昔布为口服硬胶囊，除活性成分外尚含有一水乳糖、十二烷基硫酸钠、聚乙烯吡咯烷酮、羟甲纤维素钠和硬脂酸镁，并含有磺胺基团。化学名：4-[5-(4-甲基苯基)-3-(三氟甲基)-1H-吡唑-1-基]苯磺，分子式：$C_{17}H_{14}F_3N_3O_2S$，分子量：381.37（图 28-12）。

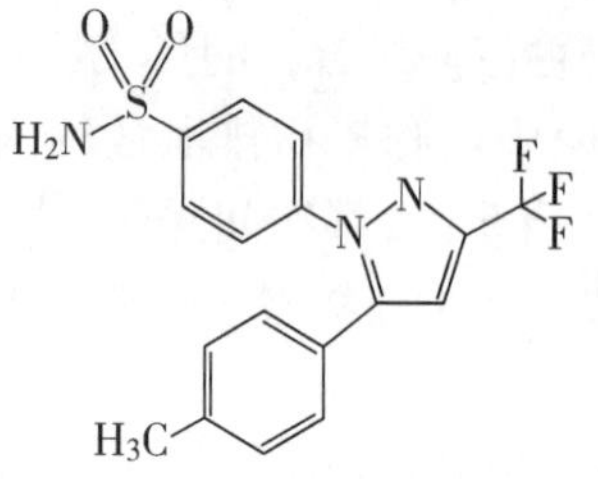

图 28-12　塞来昔布的化学结构

（二）药理作用

塞来昔布能特异性地抑制 COX-2，阻止 PG（尤其是 PGE_2）的产生，达到抗炎、镇痛及退热作用。塞来昔布通过其独特的亲水磺胺侧链，与 COX-2 的亲水侧袋紧密结合阻断此通道。由于塞来昔布缺少可以和 COX-1 结合的羧基，故基本不阻断 COX-1，其 COX-2/COX-1 IC_{50} 比值为 0.002 7。不影响血小板功能。塞来昔布有着强大的抗炎抗风湿能力，其治疗类风湿关节炎、骨性关节炎的疗效与大剂量的双氯芬酸相似。有良好的胃肠道耐受性，溃疡并发症发生率仅为传统 NSAIDs 的 1/8，且不增加高血压和外周水肿的发生率。

（三）体内过程

空腹口服塞来昔布吸收良好，约 2～3 小时达血浆峰浓度，与高脂食物同时服药，则延缓吸收，达血浆峰浓度时间延至 4h，生物利用度增加约 20%，连续给药 5d 内达到稳态血药浓度。在整个治疗剂量内，塞来昔布具有与剂量呈线性正比关系的药代动力学特征。血浆蛋白结合率约为 97%，在达到稳态血药浓度时的表观分布容积约为 500L/70kg。在组织中分布广泛，可通过血脑屏障。主要通过肝脏代谢成无活性的产物，清除半衰期为 8～12 小时，清除率约为 500ml/min。少于 1% 剂量的原形从尿中排出。在肝脏的代谢主要通过细胞色素 P450-CYP2C9，经羟化、氧化和葡萄糖醛酸化后的主要代谢物无 COX-2 和 COX-1 抑制活性。

（四）药物相互作用

氟康唑（fluconazol，广谱抗真菌药对 CYP2C9 有抑制作用）能抑制塞来昔布的代谢，使其血浆浓度大约增加一倍，而半衰期无显著变化。但酮康唑（ketoconazole）与塞来昔布间无明显的相互作用。塞来昔布表现为非浓度依赖性蛋白结合，与高蛋白结合药物如华法林和格列苯脲合用时具有药物相互作用。因此在与华法林或其他类似抗凝药物联合应用的前几天，或塞来昔布剂量改变后几天内应密切监测其抗凝作用。

（五）不良反应

主要有头痛、眩晕、便秘、恶心、腹痛、腹泻、消化不良，胀气、呕吐、上呼吸道感染及瘙痒等。偶见外周水肿、高血压。

（六）临床应用

用于缓解急性期或慢性期骨关节炎和类风湿关节炎的症状。

用法与用量：骨关节炎：口服 200mg，1 次/天或分 2 次服用，最大剂量 400mg/d；类风湿关节炎：口服 100mg 或 200mg，3 次/天，最大剂量 800mg/d；老年人：不必调整剂量。没有在 18 岁以下人群中进行过临床研究。禁用于对塞来昔布中成分及对磺胺类过敏者。避免应用于妊娠期、哺乳期以及传统 NSAIDs 诱发的哮喘患者。慎用于溃疡病史、水钠潴留、高血压或心衰的患者。

十二、伐地昔布

伐地昔布（valdecoxib，bextra）。

（一）理化性质

伐地昔布为白色或淡黄色结晶粉末，溶于乙醇，几乎不溶于水，片剂为干白色薄膜包一片，化学名：4-(5-甲基-3-苯基-异嗯唑基)苯磺酰胺，分子式 $C_{16}H_{14}N_2O_3S$，分子量 314.36（图 28-13）。

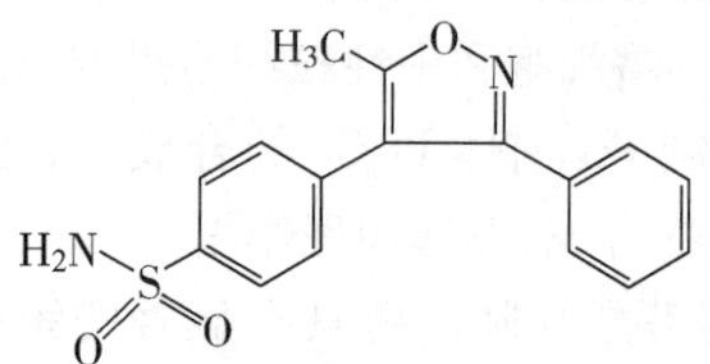

图 28-13　伐地昔布的化学结构

（二）药理作用

伐地昔布特异性抑制 COX-2 抑制炎性 PG 的合成，产生抗炎、镇痛和解热作用，COX-1/COX-2 IC_{50} 比值为 30，治疗浓度下对 COX-1 没有抑制作用。能够缓解关节炎患者疼痛、压痛、肿胀和僵硬等症状，每日 10mg 与萘普生 500mg 每日 2 次等效。治疗原发性痛经时，20mg 的镇痛起效和持续时间相当于萘普生 550mg。

（三）体内过程

伐地昔布口服给药后吸收迅速，约 3h 达血药峰值，与食物同服可使达峰时间延迟 1～2 小时，生物利用度为 83%，蛋白结合率约为 98%，消除半衰期为 8～11 小时。主要经过肝脏代谢，活性代谢物对 COX-2 亦具有较高的选择性抑制作用。5% 以下的原型药和主要代谢物 N—葡萄糖苷酸共轭物由尿中排泄。

（四）药物相互作用

细胞色素 P450 同工酶 3A4 和 2C9 抑制剂可能会提高伐地昔布血药浓度，与阿司匹林同时使用有增加胃肠道溃疡的危险。可降低锂的肾清除率，但对甲氨蝶呤的血清浓度或肾清除率没有影响。能减弱血管紧张素转换酶抑制剂（ACEI）和利尿剂的抗高血压作用。可增强华法林的抗凝作用。与丙泊酚、格列本脲或咪达唑仑无药物相互作用。

（五）不良反应

不良反应轻，主要表现为胃痛、腹泻、胃灼热、头痛。少见不良反应有：皮疹、水肿、黑便、呕血、上腹不适、体重增加、乏力、瘙痒、流感样症状，皮肤巩膜黄染及呼吸困难。罕有发生 Stevens-Johnson 综合征、中毒性表皮松解坏死、剥脱性皮炎或环形红斑。

（六）临床应用

可用于骨关节炎、类风湿关节炎和原发性痛经。可与食物同服。关节炎每日 1 次 10mg。原发性痛经，每日 1 次 20mg。有进展性肾病不主张应用。对哮喘、阿司匹林或其他 NSAIDs 有过敏史的患者、磺胺类药物过敏者禁用。妊娠末期患者禁用（可导致早产儿动脉导管未闭）。有体液潴留、高血压、心力衰竭、肝、肾疾病患者慎用。

十三、帕瑞昔布

帕瑞昔布（parecoxib，dynastat）又名特耐。

（一）理化性质

帕瑞昔布钠为白色或类白色冻干块状物。化学名：N-[[4-(5-甲基-3-苯基-4-异噁唑基)苯基]磺酰基]丙酰胺钠盐，是伐地昔布的水溶性非活性前药。分子式：$C_{19}H_{17}N_2O_4SNa$，分子质量：392.41（图 28-14）。

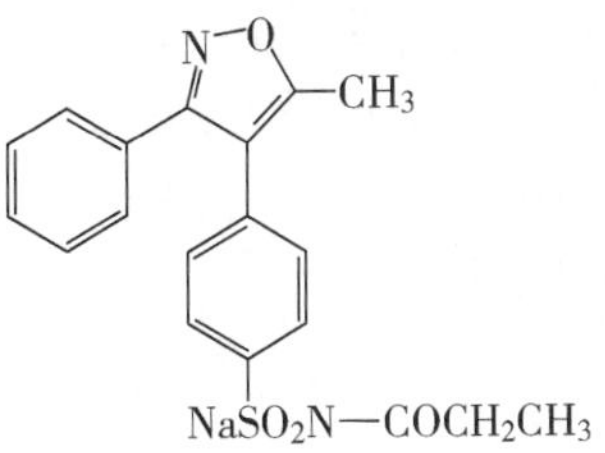

图 28-14　帕瑞昔布的化学结构

（二）药理作用

帕瑞昔布钠是高选择性 COX-2 抑制剂伐地昔布的酰胺前体化合物，静脉注射后可迅速被肝脏羧酸酯酶水解成伐地昔布，通过特异性抑制 COX-2 阻断 AA 合成 PG 而发挥抗炎镇痛作用。

（三）体内过程

静脉注射后迅速被肝脏羧酸酯酶水解为活性代谢物伐地昔布和丙酸，血浆半衰期（$t_{1/2}$）较短，为 0.13～0.17 小时。血浆蛋白结合率为 98%。静脉注射较肌内注射血浆中伐地昔布达峰浓度高20%～30%，达峰时间更短，分别为 0.15 小时和 1.15 小时，70% 代谢产物经肾脏排泄。单次静注 40mg 后，7～13 分钟起效，23～39 分钟效果明显，并于 2 小时内达到最大效果，止痛时间在 6～12 小时甚至更长。伐地昔布峰浓度与帕瑞昔布剂量呈线性相关，并与止痛作用起效和持续时间相关。进一步的代谢途径以及潜在的药物相互作用与伐地昔布相同。老年和肝功能损伤的患者，应降低给药剂量，但肾功能损伤对该药的消除无影响。

（四）药物相互作用

对阿司匹林抑制血小板聚集的作用或出血时间没有影响，可以与低剂量（325mg）阿司匹林合用；与肝素合用不影响其药效学特性（活化部分凝血活酶时间）。在肝脏内迅速水解为伐地昔布，帕瑞昔布能提高右美沙芬、奥美拉唑等的血浆浓度。氟康唑和酮康唑可抑制帕瑞昔布的代谢，合用时应减量。利福平、苯妥英钠、地塞米松等酶诱导剂有可能影响帕瑞昔布的代谢。

（五）不良反应

不少于 1% 的患者有以下不良反应：消化不良，外周水肿，血压改变，背痛，失眠，术后贫血，呼吸困难，瘙痒，少尿，短期使用可能发生胃肠道溃疡，糜烂。对出血时间的影响类似于酮咯酸。

不用于 18 岁以下的患者。对体重<50kg 的老年患者、中度肝功能损害的患者，建议适当调整剂量。对肾功能衰竭的患者使用时应小心，但无需调整剂量。禁用于急性胃肠道出血、消化性溃疡、炎性

肠病、严重肝功能衰竭及严重充血性心力衰竭患者。禁用于对其他 NSAIDs 过敏者,慎用于冠脉搭桥手术者、肾功能衰竭患者。

(六)临床应用

帕瑞昔布用于手术后中重度疼痛,有较好镇痛效果。同时不增加胃肠道不良反应,不影响血小板功能。

用法用量:推荐剂量为 40mg 静脉注射或肌内注射给药,随后视需要间隔 6~10 小时给予 20~40mg,每天总剂量不超过 80mg。

第6节 非甾体类抗炎镇痛药的开发与展望

NSAIDs 是一类具有重要应用价值的抗炎镇痛药。虽然大多数患者能耐受 NSAIDs,但此类药物仍有较高的不良反应发生率,其中有胃肠道反应者可达 20%~50%。因此,寻求高效低毒的 NSAIDs 已成为药物学家努力的方向。经典的 NSAIDs 只能抑制 COX 代谢物的形成。近年来又陆续研制开发出一氧化氮释放型 NSAIDs、对 COX 和 5-LOX 同时有抑制作用的新型 NSAIDs,明显降低了其不良反应发生率。

一、一氧化氮释放型非甾体类抗炎药

一氧化氮(nitric oxide,NO)是体内重要的小分子信使物质和效应分子,在神经信息的传递、血管以及免疫功能的调节等方面具有重要的生物学功能。NO 也是保护胃肠黏膜的一种重要介质,在胃黏膜中与 PG 具有协同效应,如刺激黏液分泌、维持黏膜的血流量和防止白细胞黏附等作用,NO 能抵消传统的 NSAIDs 胃肠道副作用,并促进溃疡的愈合。若能在 NSAIDs 上引入一个能产生 NO 的部分,则其抗炎、镇痛活性要比其母体药物强,而对胃肠道的不良反应将大大降低。NO 释放型 NSAIDs(NO-NSAIDs)的研发是近年来减少 NSAIDs 和 COX-2 选择性抑制剂不良反应的重要策略。已有一些 NO-NSAIDs 进入临床研究阶段,如 NO-萘普生已进入Ⅲ期,NO-阿司匹林处于Ⅱ/Ⅲ期,NO-对乙酰氨基酚进入Ⅱ期,NO-氟比洛芬、NO-布洛芬药已在Ⅰ期,NO-酮基布洛芬和 NO-双氯芬酸等即将进入临床研究。临床试验表明 NO-NSAIDs 对多种疾病有良好的治疗作用,如 NO-对乙酰氨基酚优良的抗炎镇痛作用;NO-阿司匹林应用于抗血小板聚集与抗血栓作用及预防动脉经皮腔内冠状动脉成型术后再狭窄;具有抗氧化剂连接基的 NO-氟比洛芬应用于阿尔茨海默病(AD)的防治;具有脂肪族连接基的 NO-氟比洛芬可综合 PG 和 NO 两者调节骨吸收,用于治疗绝经期后骨质密度的变化等。

诱导性 NO 合成酶产生过量的 NO 具有细胞毒作用可加剧炎症的发展和组织的损伤。因此对 NO-NSAIDs 在体内的 NO 释放量与释放速率控制非常重要,是此类药物研究的重点。

Naproxcinod 由萘普生(naproxen)与 NO 供体偶联所得,是首个具有 COX 抑制作用的 NO 供体,目前正在进行治疗骨关节炎的Ⅲ期临床研究。临床前研究结果表明,naproxcinod 抗炎活性和止痛作用均与萘普生相近,但对胃的损伤小于萘普生。Ⅱ期和Ⅲ期临床研究结果也表明 naproxcinod 的胃肠道毒副作用小于萘普生。

(一)理化性质

化学名:(S)-2-(6-甲氧基-2-萘基)丙酸 4-硝基氧丁基酯。分子式:$C_{18}H_{21}NO_6$ 分子量:347.36(图 28-15)。

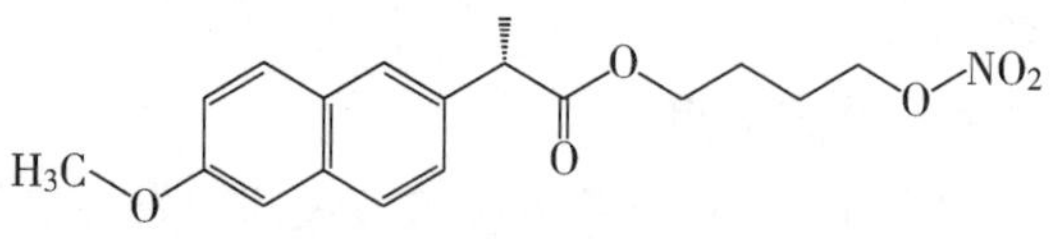

图 28-15 naproxcinod 的化学结构

(二)药理作用

naproxcinod 化学性质稳定,能在血液、肝匀浆等生物组织中通过酶促反应缓慢分解为 NO 和萘普生。naproxcinod 与萘普生对 COX-1 和 COX-2 均有抑制作用,进而可抑制炎性介质 PG 的合成。NO 通过环磷酸鸟苷依赖性或非依赖性机制发挥作用。缓慢释放的 NO 使萘普生的药理活性度发生改变,如胃肠道毒性显著降低,抗炎镇痛作用得到改善。

(三)体内过程

Naproxcinod 在血液和肠道中可被水解为萘普生、硝酸盐和其他代谢产物,而由其释放的萘普生生物利用度低于口服萘普生。单次和重复经口给药后,血浆中硝酸盐水平会明显升高。但口服生物利用度较低,若在进食后再服药,则其生物利用度可增加数倍,至少有 94% 被吸收,且至少 9%~20% 以原形药物形式被吸收。它在人体内的血浆蛋白结合率也极低约为 0.1%，$t_{1/2}$ 为 3h～10h，反复给药后未见明显的药物蓄积。尽管口服萘普生和 naproxcinod 后，血液中萘普生的 $t_{1/2}$ 和稳态血药浓度谷值均相近，但与直接给予萘普生相比，口服 naproxcinod 时，其中萘普生吸收程度略低。

（四）安全性

对胃黏膜损伤作用均显著小于其母体 NSAIDs 化合物，高剂量静脉注射也不会改变全身血压。

（五）临床应用

可用于髋关节和膝关节骨关节炎。口服 375mg 或 750mg，2 次/d。

二、COX 和 5-LOX 双重性抑制剂

传统的 NSAIDs 如阿司匹林、吲哚美辛等的治疗作用和副作用都是抑制了 COX，导致 LOX 活性增高，加速 AA 向 LTs 的转化，进一步促进炎症的形成和 NSAIDs 引发的副作用。因此开发均衡抑制 COX 和 5-LOX 的双重作用特别是 COX-2/5-LOX 双重抑制剂是降低 NSAIDs 的不良反应、提高抗炎作用的一条有效的途径。

正在研究开发的 COX/5-LOX 双重抑制剂从化学结构上可分为吡咯类化合物、二叔丁基苯酚类化合物、甲磺酸类衍生物、异羟肟酸类化合物等几类。

（一）Licofelone

Licofelone 是第一个 5-LOX/COX 双重抑制剂。化学名：2,2-二甲基-6-(4-氯苯基)-苯基-1H-2,3-二氢吡咯里嗪-5-乙酸，代号 ML3000，是吡咯类化合物。分子式：$C_{23}H_{22}ClNO_2$ 分子量：379.87（图 28-16）。

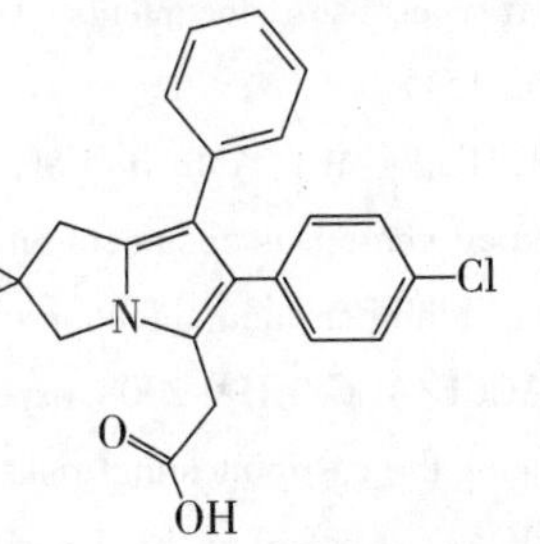

图 28-16　Licofelone 的化学结构

其对 COX-1、COX-2 和 5-LOX 的 IC_{50} 分别为 0.16μmol/L、0.37μmol/L 和 0.21μmol/L，在 100mg/kg 剂量下不会导致胃溃疡。具有抗炎、镇痛、解热、抗支气管收缩、抗血小板特性。其治疗骨关节炎作用与萘普生和塞来昔布相似，具有良好的耐受性和胃肠道安全性。同时能有效抑制 TXA_2 生成，具有明显的抗炎和抗血小板积聚活性，和较好的心血管安全性。它具有很好的组织分布，在肺、肝、肾、心脏和大小肠中的检出率都很高。而且动物模型和临床研究显示该药具有较小的肝、肾毒性，目前该药正进行Ⅲ期临床实验。现有资料显示，Licofelone 较其他 NSAIDs 胃肠安全性更好，而且有可能延缓或抑制骨关节炎病变的发展。由于保留了对 COX-1 的部分抑制作用，不仅具有 NSAIDs 对心肌的保护作用，而且避免了昔布类药物易发生血管栓塞的危险，有望成为传统非选择性 NSAIDs 和昔布类的替代药物。

（二）Tenidap

Tenidap（替尼达普）具有对 COX 和 LOX 的双重抑制作用，由于对其 LOX 的抑制使 LTs 生成减少，抑制 IL-1、IL-6 和肿瘤坏死因子（TNF）及胶原酶的产生。近 1500 名患者长期用药结果表明：对类风湿的疗效优于吡罗昔康、萘普生和双氯酚酸，相当于羟氯喹或金诺芬加萘普生。但在日本的临床研究中发现其会降低骨密度、导致蛋白尿和严重肝功能异常。用于治疗类风湿关节炎，口服 150mg 每日一次；骨关节炎，口服 100mg 每日一次，效果显著。主要不良反应有胃肠道不适，20% 的患者发生可逆性的蛋白尿（见图 28-17）。

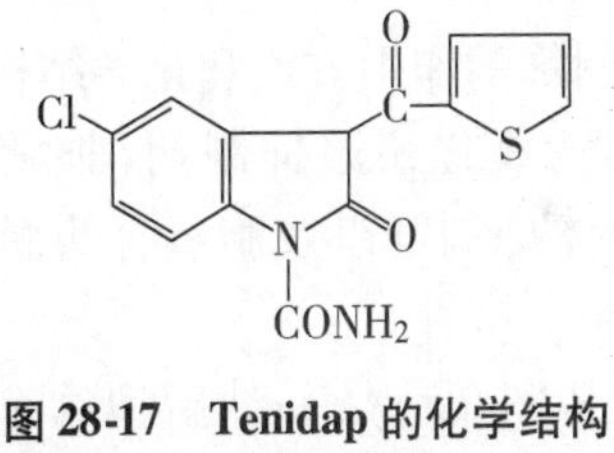

图 28-17　Tenidap 的化学结构

（三）替美加定（Timegadine）

替美加定是一个强的抗炎、解热镇痛药。它对 COX 和 5-LOX 均有抑制作用，还能抑制磷脂酶 A_2 活性，从而抑制了 AA 的释放。对 LOX 的抑制，抑制了 LTs 的生成及其引发的过敏反应；对 COX 的抑制作用比吲哚美辛和萘普生强。其急性毒性和胃肠道副作用均低于吲哚美辛。替美加定用于类风湿关节炎，口服 250mg，每日 1～2 次，连续使用 2～3 周，患者耐受性良好，未见严重不良反应（见图 28-18）。

COX/5-LOX 双重抑制剂作为一种新的设计思路被人们所重视，其中一些化合物已经进入临床研究，虽然还没有上市药物，但这种运用拼合原理将作用于不同酶的两种药效团结合成具有双重疗效的单一化合物的设计思想值得在新药的研发中借鉴。已

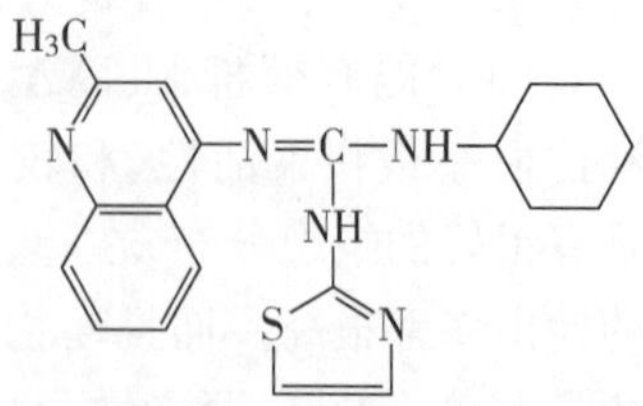

图 28-18　替美加定的化学结构

有的研究结果提示，COX/5-LOX 双重抑制剂具有和 COX 抑制剂等效或增强的抗炎作用，同时能避免其胃肠损伤、肾毒性以及心血管副作用。由于在许多肿瘤组织中 COX-2 和 5-LOX 均表达上调，COX/5-LOX 双重抑制剂可能在预防肿瘤方面开辟出一个新天地。

三、脂氧合酶抑制剂

5-LOX 是 AA 代谢合成 LTs 的关键酶。LTs 是许多炎症和过敏性疾病的重要介质，并与心血管疾病和癌症密切相关。理论上通过抑制 5-LOX 减少 LTs 合成，有望避免 NSAIDs 引发的胃肠道、心血管及肾脏的毒副作用。但是作为抗炎药物 5-LOX 抑制剂的抗炎强度不够，现主要用于哮喘的预防和治疗。

LOX 抑制剂的作用方式和化学结构类型多种多样。一般分为：氧化还原抑制剂、非氧化还原抑制剂、铁离子配体抑制剂以及脂氧合酶激活蛋白抑制剂等。

齐留通（Zileuton）是一种新型的选择性 5-LOX 抑制剂，是铁离子配体抑制剂第一代羟基脲类衍生物的代表。

化学名：N-羟基-N-［1-（2-苯并噻吩）乙基］脲。分子式：$C_{11}H_{12}N_2O_2S$。分子量：236.29（图 28-19）。

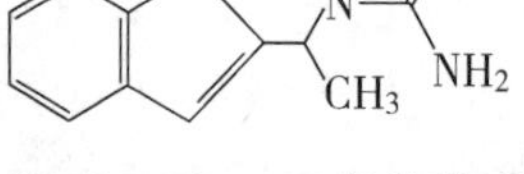

图 28-19　Zileuton 的化学结构

（一）药理作用

通过抑制 5-LOX 减少其代谢产物 LTB_4 和羟基二十碳四烯酸（5-HETE）的生成，在哮喘、动脉粥样硬化、器官损伤等多种疾病中对 LTs 所致的病理生理作用和对 5-LOX 的其他代谢产物生成均表现出抑制效应，能有效控制哮喘炎症发展过程，具有一定的气管保护、气管扩张和抗炎作用。Zileuton 还能减轻伴随着炎性反应的疼痛，在小鼠的痛觉感知实验中 Zileuton 可上调痛阈，并且鼠爪的活组织检查也能观察到它逆转 LTs 造成的炎性病理改变。

（二）副作用

如头痛，腹痛，乏力；消化系统可出现恶心、呕吐；运动系统可出现肌痛等；最严重副作用是导致转氨酶升高，长期用药患者应定期监测肝功能。

（三）适应证及用法

成年人哮喘的预防和长期治疗，12 岁以下儿童服药的安全性和有效性尚待确定。

用法用量：口服，每次 600mg，每日 4 次。

NSAIDs 是临床上应用非常广泛的一类药物，随着注射制剂的不断出现，在围手术期的应用也日益增多，如何提高疗效降低毒副作用倍受关注，一氧化氮释放型 NSAIDs、具有 COX 和 LOX 双重抑制作用 NSAIDs 等药物的研发，使 NSAIDs 的应用前景更加光明，但其长期应用的效果和安全性仍有待于进一步积累和证实。

（容俊芳　张东）

参 考 文 献

1. Bertram G. Katzung. Basic & Clinical Pharmacology. 11th ed. McGraw-Hill Companies, 2009.
2. Ronald D. Miller. Miller's Anesthesia 7th ed. Churchill livingstone, 2010.
3. 孙凌云. 风湿病临床药理学. 北京：科学出版社，2005.
4. Bhatt DL, Scheiman J, Abraham NS, et al. ACCF/ACG/AHA 2008 expert consensus document on reducing the gastrointestinal risks of antiplatelet therapy and NSAID use: a report of the American college of cardiology foundation task force on clinical expert consensus documents. J Am Coll Cardiol, 2008, 52: 1502-1517.
5. Abraham NS, Hlatky MA, Antman EM, et al. ACCF/ACG/AHA 2010 expert consensus document on the concomitant use of proton pump inhibitors and thienopyridines: a focused update of the ACCF/ACG/AHA 2008 expert consensus document on reducing the gastrointestinal risks of antiplatelet therapy and NSAID use: a report of the American college of cardiology foundation task force on expert consensus documents. J Am Coll Cardiol, 2010, 56: 2051-2066.
6. American College of Rheumatology Ad Hoc Group on Use of Selective and Nonselective Nonsteroidal Antiinflammatory Drugs. Recommendations for use of selective and nonselective nonsteroidal antiinflammatory drugs: an American college of

rheumatology white paper. Arthritis Rheum, 2008, 59: 1058-1073.

7. Ong CK, Lirk P, Seymour RA, et al. The efficacy of preemptive analgesia for acute postoperative pain management: a meta-analysis. Anesth Analg, 2005, 100: 757-773.
8. Richy F, Bruyere O, Ethgen O, et al. Time dependent risk of gastrointestinal complications induced by non-steroidal anti-inflammatory drug use: a consensus statement using a meta-analytic approach. Ann Rheum Dis. 2004, 63: 759-766.
9. Schug SA, Joshi GP, Camu F, et al. Cardiovascular safety of the cyclooxygenase-2 selective inhibitors parecoxib and valdecoxib in the postoperative setting: an analysis of integrated data. Anesth Analg, 2009, 108: 299-307.
10. Puolakka PA, Rintala S, Yli-Hankala A, et al. The effect of parecoxib on kidney function at laparoscopic hysterectomy. Ren Fail, 2009, 31: 284-289.
11. Mehta V, Johnston A, Cheung R, et al . Intravenous parecoxib rapidly leads to COX-2 inhibitory concentration of valdecoxib in the central nervous system. Clin Pharmacol Ther, 2008, 83: 430-435.
12. Munsterhjelm E, Niemi T T, Ylikorkala O, et al. Influence on platelet aggregation of i. v. parecoxib and acetaminophen in healthy volunteers. Br J Anaesthe. 2006, 97: 226-231.
13. Koppert W, Frötsch K, Huzurudin N, et al. The effects of paracetamol and parecoxib on kidney function in elderly patients undergoing orthopedic surgery. Anesth Analg, 2006, 103: 1170-1176.
14. Kulkarni SK, Singh VP. Licofelone-a novel analgesic and anti-inflammatory agent. Curr Top Med Chem, 2007, 7: 251-263.
15. Rubin P, Mollison KW. Pharmacotherapy of diseases mediated by 5-lipoxygenase pathway eicosanoids. Prostaglandins Other Lipid Mediat, 2007, 83: 188-197.
16. Watkins PB, Dube LM, Walton-Bowen K, et al. Clinical pattern of zileuton-associated liver injury: results of a 12-month study in patients with chronic asthma . Drug Saf, 2007, 30: 805-815.

第29章　肌肉松弛药及其拮抗药

第1节　概　　论

肌肉松弛药简称肌松药，这类药物选择性作用于神经肌肉接头，暂时干扰了正常的神经肌肉兴奋传递，从而使肌肉松弛。

自从1942年氯筒箭毒碱被首次使用临床以来，其他肌松药也相继进入临床，包括氯二甲箭毒、琥珀酰胆碱、氨酰胆碱、阿库氯铵、加拉碘铵、泮库溴铵、维库溴铵、阿曲库铵、罗库溴铵、哌库溴铵等。这些肌松药各有优缺点，其中一些还在使用，另一些已为其他性能更好的肌松药取代，目前尚在研发中的新的肌松药有更他氯铵等。

最早期肌松药由植物提取研制，以后研制的肌松药均为半合成和完全合成的化合物，如氯筒箭毒碱是由植物中提取的天然生物碱，氯二甲箭毒、阿库氯铵是半合成的肌松药，其余均为合成的肌松药。

临床麻醉中肌松药主要用于麻醉诱导时方便气管插管，以及麻醉维持期间根据麻醉和手术需要保持良好的肌松状态，方便手术操作。在ICU中机械通气时出现患者与呼吸机呼吸不同步，可用肌松药消除人机对抗，以利于行机械通气。肌松药也偶尔用于治疗如破伤风及癫痫持续状态等肌肉痉挛性疾病，以及精神病患者电休克治疗时防止肌肉强烈收缩产生的并发症。肌松药的临床使用减少了全麻药用量，避免了深麻醉带来的危害，促进了麻醉和外科事业的发展。但是肌松药没有镇静和镇痛作用，不能取代镇静药和镇痛药，肌松药不能用于清醒患者，使用肌松药必须作辅助呼吸或控制呼吸。使用肌松药后应监测和评估肌松程度，尤其是手术结束后，要评估肌力恢复程度，避免术后残余肌松所致的不良反应和并发症。

一、肌松药分类

肌松药根据阻滞性质、化学结构及时效而分类。根据神经肌肉阻滞性质不同，肌松药可分为去极化肌松药和非去极化肌松药，目前在临床使用的去极化肌松药只有琥珀酰胆碱，其余均为非去极化肌松药。

根据化学结构不同，肌松药可分为氨基甾体类、苄异喹啉类、其他复合物类，或者分为胆碱酯类和非胆碱酯类。维库溴铵、泮库溴铵、罗库溴铵、瑞库溴铵、哌库溴铵等属于氨基甾体类；氯筒箭毒碱、氯二甲箭毒、阿曲库铵、顺式阿曲库铵、米库氯铵和杜什氯铵等属于苄异喹啉类；其他复合物类，如更他氯铵属不对称混合氯化延胡索酸盐，加拉碘铵属苯乙醚衍生物，阿库氯铵属毒马钱碱二丙烯基衍生物。分子结构中含有胆碱酯结构的琥珀酰胆碱、氨酰胆碱、米库氯铵和杜什氯铵等属于胆碱酯类肌松药，不含胆碱酯结构的属于非胆碱酯类肌松药。

根据作用时间长短，肌松药可分为超短时效、短时效、中时效和长时效4类。肌颤搐25%恢复时间短于8分钟的为超短时效肌松药，如琥珀酰胆碱；在8～20分钟之间的为短时效肌松药，如米库氯铵和瑞库溴铵；在20～50分钟之间的为中时效肌松药，如阿曲库铵、顺式阿曲库铵、罗库溴铵和维库溴铵；超过50分钟的为长时效肌松药，如泮库溴铵、哌库溴铵和杜什氯铵。

二、肌松药药理学

无论是去极化或是非去极化肌松药均是季铵化合物。多数肌松药含有两个季铵基，氯筒箭毒碱、维库溴铵、罗库溴铵、瑞库溴铵为单季铵化合物，加拉碘铵有三个季铵基，琥珀酰胆碱由两个乙酰胆碱分子组成。肌松药两个季铵基之间为亲脂性桥式结构相连，不同桥式结构与肌松药的作用性质、代谢、排泄等有关；苄异喹啉类肌松药分子桥式结构为线性二酯链，氨基甾体类为雄烷骨架。肌松药分子中的季铵基带有正电荷，这与乙酰胆碱分子的季铵基相似。肌松药选择性作用于神经肌肉接头突触后膜烟碱型胆碱能受体，产生神经肌肉阻滞作用，也能与其他胆碱能受体结合，如作用于神经肌肉接头突触前膜或自主神经系统的烟碱型和毒蕈碱型胆碱能受体，但对这些受体选择性差、亲和力低。肌松药作用于神经肌肉接头，阻滞神经肌肉兴奋传递，产生肌松作用的原理详见第 20 章。

（一）肌松药的药效动力学

神经肌肉兴奋传递有较大的安全阈，神经肌肉接头后膜乙酰胆碱受体被阻滞达 75% 以上，肌颤搐才出现减弱，接头后膜受体被阻滞 95% 以上，肌颤搐才完全消失。

临床上常以给药到产生最大肌肉松弛作用的时间作为起效时间；以给药到肌颤搐恢复 25% 的时间作为临床时效；以给药到肌颤搐恢复 95% 的时间作为总时效；以肌颤搐恢复 25% 到 75% 的时间作为恢复指数，反映了肌力的恢复速率。

肌松药对肌颤搐的抑制程度随着药量增加而增大，肌松药的效能以剂量效应曲线表示。以对数剂量为横轴，每个剂量产生的肌颤搐抑制程度为纵轴绘制的肌松药的量效曲线成 S 形，其中肌颤搐抑制 20% 到抑制 80% 之间接近线性，在此范围可以确定有效剂量的肌松作用，如可用 ED_{50}来比较不同肌松药的作用强度。评价肌松药的插管剂量常用 ED_{95}，而 ED_{95}量已超出肌松药量效曲线的线性部分，应改用对数剂量的概率分析法，使肌松药的量效曲线从肌颤搐抑制 0 到 100% 之间均呈线性关系，这样可以非常方便地确定每个肌松药在不同阻滞程度的用量，如测定 ED_{25}、ED_{50}、ED_{90} 和 ED_{95} 分别表示肌颤搐抑制 25%、50%、90% 和 95% 所需剂量。根据不同肌松药量效曲线，可以比较不同肌松药的作用强度和分析作用机制，但应该明确一点，量效线性关系在超过 ED_{80} 和小于 ED_{20} 部分是根据数学方程式推算得到的。

全身骨骼肌对肌松药的敏感性不同，位于身体中轴部的肌肉，包括喉内收肌、膈肌等与呼吸相关的肌肉对肌松药的敏感性差于躯体肌和四肢肌等其他肌肉，这可能与后者肌纤维类型和肌纤维上乙酰胆碱受体较多等因素有关。但肌松药在呼吸相关肌肉的起效时间明显较其他肌肉快，可能与这些肌肉血供多且距心脏较近有关。同样呼吸相关肌肉内肌松药血药浓度下降也较迅速，由于呼吸肌对肌松药相对不敏感，因此其肌力恢复时血药浓度较其他肌肉要高，肌力恢复也较快。上呼吸道的肌肉对肌松药较敏感，临床上患者呼吸恢复但仍可能存在吞咽反射迟钝，有反流误吸的风险。临床上肌松监测常用拇收肌，由于全身不同骨骼肌对肌松药的反应不同，因此拇收肌肌力不能完全反映呼吸肌和其他肌肉的肌力情况。

（二）肌松药的药代动力学

肌松药的药代动力学可适用二室或三室模型。肌松药是高度解离的极性化合物，具有很高的水溶性而脂溶性很低，因此肌松药不易透过血脑屏障和胎盘，易通过肾小球滤过，不被肾小管分泌和重吸收，在体内分布容积有限，接近于细胞外液容积。肌松药口服吸收慢且不规则，进入门静脉系统经肝脏又被肝摄取代谢。

肌松药一次静注后血浆浓度很快升高，而后随着肌松药在体内的分布和消除，其血药浓度降低，出现两个明显的时相，即最初的分布相和其后的消除相。

分布相的肌松药血药浓度下降迅速，最初分布容积是肌松药分布到血供丰富脏器的容积，随后肌松药也可分布到血流灌注低的组织。肌松药在血液与各组织细胞外液间取得平衡时的分布容积是稳态分布容积。分布半衰期是指消除相开始前血药浓度下降一半的时间。

消除相开始时肌松药血药浓度下降迅速，而后下降速度逐渐减慢，下降曲线的形状取决于药物的消除速率。肌松药在体内的消除有多种途径，一般说来，长时效肌松药在体内很少代谢，以原形经肾排出，肝脏代谢是次要的消除途径；中时效肌松药经肝脏代谢和随胆汁排出为主，也有部分经肾排出；而短时效肌松药经酶分解为主，或经其他化学机制降解。中时效肌松药阿曲库铵和顺式阿曲库铵可在组织内经霍夫曼降解，前者还有部分经酯酶分解，消除不依赖肝肾功能，因此其药代动力学不适用房室模型。短时效非去极化肌松药和超短时效去极化肌松药在血浆内被酶降解，其在人体内消除开始于分布相内，仅一小部分分布到组织中。

药的消除以血浆清除率表示，血浆清除率是指单位时间内有多少单位血浆中的药被机体不可逆地清除出去。消除相血药浓度下降速率经常用消除半衰期表示，消除半衰期是血药浓度降低一半的时间。在消除相组织药浓度大于血药浓度。血药浓度下降速率取决于两种因素，药从组织返回血浆的速率和药的血浆清除率。一般说来，药从组织返回血浆的速度非常快，因此药的血浆清除率决定了血药浓度下降速度。

肌松药的分布半衰期很短，一般在2～10分钟之间，消除半衰期因药而异，长时效的肌松药可达1.5小时或更长，中时效的氨基甾体类肌松药维库溴铵和罗库溴铵约为70分钟，苄异喹啉类的阿曲库铵和顺式阿曲库铵约为20分钟，短时效的米库氯铵更短。大多数非去极化肌松药的分布过程要快于消除过程，最初血药浓度快速下降主要是药向组织中分布的结果。但是米库氯铵例外，因其清除率高，被血浆假性胆碱酯酶代谢，血药浓度迅速下降的原因是由于其在体内被迅速清除。正常人肌松药的药代动力学参数和肌松药在体内的消除，见表29-1和表29-2。

表29-1 正常人肌松药的药代动力学参数

肌松药	稳态分布容积(ml/kg)	清除率[ml/(kg·min)]	消除半衰期(min)	蛋白结合率(%)
琥珀酰胆碱	6～16	200～500	2～8	30
氯筒箭毒碱	200～450	2～4	120～200	40～50
氯二甲箭毒	400～470	1.2～1.3	220～360	35
米库氯铵				
顺～反	146～588	26～147	1～5	–
反～反	123～338	18～79	2～8	–
顺～顺	191～346	2～5	41～200	–
阿曲库铵	180～280	5.5～10.8	17～20	51
顺式阿曲库铵	110～200	4～7	18～27	–
杜什氯铵	230	2.7	99	28～34
瑞库溴铵	200～457	8.5～11.1	72～88	–
罗库溴铵	170～210	3.4	70～80	25
维库溴铵	180～250	3.6～5.3	50～53	30～57
泮库溴铵	150～340	1.0～1.9	100～132	30
哌库溴铵	340～425	1.6～3.4	100～215	–

表29-2 肌松药在体内的消除

肌松药	排泄(%)		代　谢
	肾脏	肝脏	
琥珀酰胆碱	<10	–	胆碱酯酶分解(90%)
氯筒箭毒碱	40～60	10～40	–
氯二甲箭毒	40	2	–
米库氯铵	<5	–	胆碱酯酶分解(95%～99%)
阿曲库铵	10～40	–	霍夫曼消除和酯酶分解(60%～90%)
顺式阿曲库铵	10～15	–	霍夫曼消除(80%)
杜什氯铵	60～80	10～20	<10%
瑞库溴铵	<25	–	肝脏(50%)
罗库溴铵	30	70	肝脏(10%)
维库溴铵	20～30	70～80	肝脏(40%)
泮库溴铵	70	30	肝脏(10%～20%)
哌库溴铵	70	20	肝脏(10%)

肌松药分布到肌肉的时间较分布到肝、肾、心、肺等血供丰富的脏器慢，因此在肌细胞外液与血液之间达到平衡的时间较血供丰富的组织长，而在不同部位肌组织内的肌松药浓度达峰值时间并不一样，受心排血量、心脏至该肌组织之间的距离和其血流量等多种因素的影响。注射肌松药后血药浓度立即达峰值，此时肌松作用可能并未出现，随后肌松药血药浓度迅速下降，但肌松作用逐渐出现并增强，血药浓度持续性下降很长时间，肌力逐渐恢复。血药浓度和药效应脱节是因为肌松药作用部位不是在血浆而是在神经肌肉接头处，肌松药必须从血浆弥散到神经肌肉接头处才能产生神经肌肉阻滞作用，然后药物从神经肌肉接头处返回血浆，肌松效应才能消除。因此，神经肌肉接头处的药浓度要滞后于血药浓度，即阻滞效应起始阶段低于血药浓度，肌松恢复阶段高于血药浓度。肌松药的量效曲线没有考虑到该滞后现象。因此，必须直接测定与肌松效应相

关的神经肌肉接头部位肌松药浓度，才能反映肌松药真实的量效关系。

从药代动力学上可以知道一些疾病和药的相互作用可以改变肌松药的药效，脏器和代谢功能改变可以影响肌松药的时效，这些资料有助于指导不同患者肌松药的用药方法，以及在用药过程中根据患者的反应调节药量。例如：肝脏功能障碍患者药分布容积增加，注射相同剂量肌松药，早期血药浓度可能比器官功能正常的患者要低，而该疾病造成的低蛋白血症使游离肌松药浓度增加，结果肌松效应可能并未发生明显变化。又如：肾功能障碍患者肌松药消除减慢，单次用药肌松作用时间可能不会延长，但肌松水平从 25% 恢复到 75% 及以上，或者大剂量、反复注射肌松药，肌力恢复更加依赖于药的消除而不是分布，肌松作用时间就会延长。

第 2 节　肌松药的临床应用

肌松药主要用于辅助全麻诱导时气管插管和在手术过程中为手术提供良好的肌松。选用肌松药应根据不同肌松药的药理特点、患者病理生理情况以及手术操作时间等综合考虑。肌松药的药量应能满足手术操作的肌松要求，又是安全的、不良反应小的最低剂量。肌松药存在个体差异，人体各部位骨骼肌对肌松药的敏感性不同，手术操作时不同手术所涉及的肌肉不同，不同手术阶段肌松深度要求不同，因此应根据需要和患者对肌松药的反应合理调控肌松深度，这既可减少肌松药用量及与肌松药药量有关的不良反应，又有利于术后肌力的自主恢复，减少及便于用拮抗药逆转残余肌松。手术时适当的麻醉深度，良好的手术体位以及复合应用区域阻滞等可减少肌松药的用量。

一、肌松药起效与气管插管

全麻诱导期在患者意识消失，咽喉部保护性反射已被抑制，气管插管之前的最大危险是胃内容物反流误吸，尤其是饱胃和腹内压增高的患者更容易发生。因此，全麻诱导期应尽可能早地完成气管插管，而控制气道是防止反流误吸的关键。肌松药为气管插管提供良好条件，肌松药的起效决定了气管插管时间。

（一）决定肌松药起效的因素

肌松药起效取决于神经肌肉接头处乙酰胆碱与肌松药的相对浓度，并与肌松药到达神经肌肉接头的速度、肌松药对受体的亲和力、血浆清除率和肌松药的阻滞性质等多种因素有关。在其他条件相同的情况下，肌松药的起效时间与其效能成反比，即肌松药的效能越弱起效越快，反之亦然。为达到相同的神经肌肉阻滞效果，低效能肌松药通常需要使用较大剂量，这就意味着有更多的肌松药分子从中央室向效应室扩散，血浆浓度与神经肌肉接头处浓度梯度增加，肌松药加速进入神经肌肉接头，从而加快起效。肌松效能强的肌松药与受体亲和力大，在肌松药与受体的动态结合过程中，亲和力强的肌松药与受体结合的时间长，阻碍肌松药分子向周围扩散，产生缓冲扩散，而效能弱的肌松药没有这种缓冲扩散。肌松药起效另一相关因素是该肌松药的清除率，在其他条件相同的情况下，清除率高的肌松药起效快，反之亦然。肌松药产生最大作用的时间是其血浆浓度和神经肌肉接头处浓度相同的时点，在此之前血浆浓度不断下降，神经肌肉接头处的浓度不断上升，在此之后血浆和神经肌肉接头处的浓度都在下降，同时自然恢复开始。这就提示，清除率高的肌松药峰效应出现的时间早，起效也就快。

气管插管要求松弛的肌群包括喉内收肌、膈肌和咬肌，这些肌肉位于身体的中轴部位，肌群距离心脏近且血流灌注量相对较大，肌松药在这些肌肉内血浆浓度与效应室浓度之间达到平衡的时间较短。虽然喉肌与膈肌对肌松药的敏感性不及拇收肌，喉肌与膈肌的 Ce50 比拇收肌高 50% ~100%，要达到喉肌和膈肌松弛的肌松药药量较拇收肌大，但肌松药药量只要能达到能松弛喉肌和膈肌的浓度，其起效时间就较拇收肌短。如果注入肌松药的药量小，在这些肌群的肌松药最大浓度还达不到气管插管要求，此时拇收肌肌松起效更加迅速。另一方面，这些肌肉对肌松药敏感性差，加上血流丰富，因此在这些肌群内肌松药浓度消退速度比拇收肌更迅速，使肌松时效短，肌力恢复快。气管插管一般用 2 倍 ED_{95} 非去极化肌松药，喉肌起效时间比拇收肌早 1 ~2 分钟，而在眼轮匝肌的起效、阻滞深度和恢复与喉肌相似，所以气管插管时监测眼轮匝肌较监测拇收肌更能反映喉肌的肌松情况，对选择气管插管时机和评估气管插管条件更有指导意义。而在评估肌力恢复上，监测拇收肌较好，因为拇收肌肌力完全恢复较喉肌和膈肌晚。

目前用于临床的肌松药中，起效最快的仍是琥珀酰胆碱，但为避免琥珀酰胆碱的不良反应和对应用琥珀酰胆碱有禁忌证的患者，应改用非去极化肌松药，其中起效最快的是罗库溴铵和瑞库溴铵，其起效时间虽还不及琥珀酰胆碱，但已接近琥珀酰胆碱的起效时间。一般不选择长时效肌松药用于气管插管。

（二）加速非去极化肌松药起效的方法

缩短非去极化肌松药的起效时间，常用的方法有联合用药、预给量法和加大药量。

联合应用两种不同肌松药，如米库氯铵和罗库溴铵，其目的是达到迅速起效，同时减少不良反应和不延长时效，但结果并不令人满意。

临床上另一个缩短肌松药起效时间的方法是预给量法。预给量法是将气管插管时应用的肌松药总量分成两个部分，其中较小的一部分约为总量的1/10～1/6为预给量，在全麻诱导时先行推注，待4～5分钟后再注入插管药量剩余部分。预给量肌松药虽然剂量很小，但能占据较多神经肌肉接头受体，降低神经肌肉兴奋传递的安全阈，减少了注入插管量肌松药后达到完全神经肌肉阻滞的时间。预给量法能加快大部分非去极化肌松药的起效时间大约30～60秒，在给予插管量肌松药约90秒内即可完成气管插管。预给量应该是亚肌松药量，药量过小仍不能在注入插管量肌松药后90秒内达到能满足气管插管所要求的肌松深度。患者对肌松药的敏感性不一，给予亚肌松药量的预给量肌松药后，部分患者可有复视、吞咽困难、误吸、气道阻塞和呼吸困难的症状，令患者有不舒适的感觉，所以在注入预给量后应严密观察和监测肌力变化，预防反流误吸。经预给药法产生的插管条件比琥珀酰胆碱提供的插管条件差，因此快速起效的非去极化肌松药罗库溴铵应用临床之后，已经很少使用预给量法。

在一定范围内，肌松药的起效与药量有关，药量大，起效时间短，但肌松药的作用受Keo和消除速率等影响，不能无限制地增加肌松药药量以试图相应地缩短起效时间，而且随着药量的增加，肌松药的时效延长，不良反应也增加。有些肌松药安全性较差，在2.5～3倍ED_{95}的插管剂量就可能引起组胺释放，出现血压下降等不良反应，如阿曲库铵和米库氯铵，又如泮库溴铵解迷走作用的安全范围是3倍ED_{95}，氯筒箭毒碱的安全范围更低。常用肌松药气管插管药量，以及为满足临床需要加速肌松药起效，要求在90s内完成气管插管而增加肌松药药量，其量效关系见表29-3，表29-4。

表29-3　气管插管肌松药药量及其起效和时效

	气管插管量				
	ED_{95} (mg/kg)	剂量 (mg/kg)	起效 (min)	临床时效	
				T 25%恢复(min)	T 95%恢复(min)
琥珀酰胆碱	0.3～0.6	1.0	1.0	6～12	12～15
氯筒箭毒碱	0.3	0.6	3～4	90～110	140～160
氯二甲箭毒	0.25	0.3～0.4	2～4	100～120	180～240
米库氯铵	0.08	0.2	2～3	12～15	30
阿曲库铵	0.2	0.3～0.4	2～3	40～50	50～70
顺式阿曲库铵	0.05	0.2	2.6～2.7	66～70	83～91
杜什氯铵	0.03	0.05	5～7	72～83	109～133
哌库溴铵	0.045	0.08	2～3	90～120	120～150
泮库溴铵	0.05	0.08～0.1	2～3	90～100	120～150
维库溴铵	0.04	0.08～0.1	2～3	45～60	60～80
罗库溴铵	0.3	0.6	1.5	23～75	60～70

表 29-4　快速气管插管肌松药药量及其起效和时效

	剂量(mg/kg)	起效	临床时效	
			T 25%恢复(min)	T 95%恢复(min)
琥珀酰胆碱	1.5	45～60s	10～12	15
阿曲库铵	0.5	2min	45～60	60～90
顺式阿曲库铵	0.4	1.8～2.0min	88～95	115～128
杜什氯铵	0.08	3～5min	125～190	200～230
哌库溴铵	0.15	2min	150～200	200～300
泮库溴铵	0.2	1.5～2.0min	120～150	180～300
维库溴铵	0.2	1.5～2min	60～80	80～120
罗库溴铵	1.2	45～75s	38～150	-

（三）小剂量肌松药气管插管

要求术后肌力快速恢复的短小手术，气管插管时可减少肌松药药量，如用 0.25～0.5mg/kg 罗库溴铵(约相当于 0.8～1.7 倍 ED_{95})，喉肌肌松的最佳时间是注药后 1.5 分钟之后，应用与罗库溴铵等效量的维库溴铵，喉肌达到相同肌松深度的时间约为 3.3 分钟。应用小剂量肌松药气管插管，虽然肌松药时效短，恢复快，需要肌松拮抗药的药量小，但其插管条件显然不及常用量肌松药，但如果复合阿芬太尼和丙泊酚可改善气管插管条件。

二、肌 松 维 持

气管插管后肌松的维持是满足外科手术的需要，在追加肌松药时要考虑以下问题：

（一）在用单刺激或 4 个成串刺激监测肌力时，出现肌颤搐抑制约相当于肌松药阻滞 75% 及以上受体，同样当肌颤搐开始恢复时，只有 25% 左右的受体恢复神经肌肉兴奋传递功能，神经肌肉接头部位肌松药浓度仍很高，肌松维持只要追加其消除量，所给维持量基本在 ED_{95} 以下即可。

（二）手术期间肌松要求不同，所以没有必要自始至终维持肌颤搐完全被抑制，在整个手术期间应使用满足外科手术肌松要求的最低剂量。例如腹部手术对肌松要求较高，一般要求肌颤搐抑制 95%，用 TOF 监测只能保留 1 个肌颤搐。而一般外科手术，肌颤搐应抑制 85%，TOF 监测可以保留 2～3 个肌颤搐。有许多特殊情况要求更深度肌松，如颅内血管瘤手术处理血管时，要避免刺激气管隆突可能引起呛咳，或要求完全抑制膈肌收缩，这时肌松要求达到强直刺激后单刺激计数保持在 0～2，但要求这种深度肌松的机会不多，即使要求也仅限于相关操作的短时间之内，因此应及时根据手术对肌松的要求，调控肌松深度。

（三）根据麻醉方法和复合用药情况调节肌松药用量。复合吸入麻醉时，吸入麻醉药的种类、麻醉深度和用药时程均影响肌松药的追加量。一般吸入麻醉药可减少肌松药用量 20%～50%，吸入麻醉药增强非去极化肌松药作用的大小依次为地氟烷>七氟烷>异氟烷>氟烷>氧化亚氮；吸入麻醉药浓度高，应用时程长，肌松药用量减少更大。吸入麻醉药对中短效肌松药的影响较长效肌松药相对较小。使用麻醉性镇痛药、静脉麻醉药，复合部位麻醉也可以减少肌松药用量。

（四）肌松药间断静脉注射追加量大小及间隔时间长短，或静脉持续滴注速度快慢应根据肌松药的药效和患者消除肌松药的药代调整。如有影响肌松药消除的因素存在，则应相应调整药量和给药间隔时间，或持续给药速度。由于肌松药存在个体差异，因此用药要个体化，特别要注意首剂肌松药的反应以及其药效强度与时效长短；在首剂肌松作用开始消退，出现肌力恢复时，根据首剂肌松药用量所引起的反应，决定追加量大小。首剂肌松药肌力恢复与肌松药在体内分布关系密切，而追加剂量或持续静脉滴注后肌力的恢复与肌松药在体内的消除关系密切，因为反复或持续用药时，肌松药在体内再分布，开始时分布到血流灌注多的组织，以后逐渐分布到血流灌注少的组织，经一定时间后，分布到全身各个脏器组织，肌松药分布到神经肌肉接头以外的组织是肌松药在体内的贮存仓库。血浆中的肌松药随着体内消除，血浆浓度下降，当血浆中肌松药浓度低于组织中肌松药浓度，组织中的肌松药不断地回到血浆中，因此肌松药在体内的消除决定了神经肌肉接头部位肌松药浓度的降低速度，也就决定了肌力的恢复速度，所以追加肌松药后要比较追加后的肌松程度和时效，不可自始至终按固定模式间隔相同时间追加相同药量，注意避免肌松药在体内的蓄积。

（五） 应用肌松药时应在手术期间允许肌松深度适当变化，尤其在长时间应用肌松药时，适当使肌力恢复，使体内肌松药分布有一个脱饱和过程，肌力适当恢复后再追加药物，有利于停药后肌力恢复。使用肌松药时监测肌力，对正确使用肌松药具有指导作用，这使停药后肌力自然恢复快，发生残余肌松少，应用肌松拮抗药的效果好。

（六） 肌松药作用维持可以是间断静脉注射，或是持续静脉滴注。前者适用于不同时效的肌松药，而持续静脉滴注不适用于时效长的肌松药，中时效肌松药可以持续静脉滴注，同时要监测肌力，而持续静脉滴注更适用于短时效和超短时效肌松药；调节滴注速度维持所需的肌松深度，操作较便利，但仍应根据肌松维持原则，应用肌松药要个体化。稀释溶液不稳定易自行降解的肌松药，如阿曲库铵和顺式阿曲库铵等，持续静脉滴注时间长可能影响药效。肌松药持续静脉滴注速度及停药后肌力恢复见表29-5。

表29-5 肌松药静滴速度和停药后肌力恢复

	静滴速度［μg/(kg·min)］	T 25%恢复(min)	T 5%恢复至95%(min)
琥珀酰胆碱	30～100	6	15～30
米库氯铵	8.3	4.0～6.5	13.6～16.6
阿曲库铵	7～10	12～15	25
顺式阿曲库铵	1.6		
维库溴铵	1～2	12～15	30
罗库溴铵	10	9～17	27～65

三、肌松药的复合应用

肌松药复合应用的结果取决于肌松药的化学结构、阻滞性质、药量和用药顺序。

两种不同阻滞性质的肌松药前后复合应用，如在全麻诱导时为消除琥珀酰胆碱的不良反应先用小量非去极化肌松药，再用琥珀酰胆碱，或是利用琥珀酰胆碱起效快，先用琥珀酰胆碱作气管插管，其后肌松维持用非去极化肌松药。不同阻滞性质的肌松药前后复合应用有一定拮抗作用，非去极化肌松药使用在前，这种拮抗作用明显，其后琥珀酰胆碱的插管剂量要适当增加，但是泮库溴铵是例外，由于泮库溴铵对分解琥珀酰胆碱的假性胆碱酯酶有抑制作用，因此复合应用的结果使琥珀酰胆碱作用增强。如果琥珀酰胆碱应用在前，在琥珀酰胆碱去极化作用基础上再用非去极化肌松药，泮库溴铵、维库溴铵、阿曲库铵和罗库溴铵的复合肌松作用不是拮抗，而是增强或影响不明显。由于琥珀酰胆碱的消除半衰期短，所以琥珀酰胆碱用在前对其后的肌松药时效也没有明显影响。如果在手术过程中长期应用非去极化肌松药，其后应用琥珀酰胆碱，其复合作用就比较复杂，不仅使其后追加的琥珀酰胆碱时效延长，且可能引起阻滞性质的变化，有可能发展为Ⅱ相阻滞或混合阻滞，这可影响肌力恢复和肌松药的拮抗效果。两个非去极化肌松药同时复合应用的效果与肌松药化学结构有关，一般来讲两种不同化学结构肌松药复合应用其作用有协同作用，如氨基甾体类肌松药罗库溴铵、维库溴铵与苄异喹啉类肌松药米库氯铵、阿曲库铵或顺式阿曲库铵联合应用，其结果是协同作用，而同一类化学结构的肌松药复合应用，其结果是相加作用。不同化学结构肌松药复合应用产生协同作用的机制还不清楚，可能与不同化学结构的药物作用于神经肌肉接头不同部位，如接头前膜和接头后膜，或是同一受体不同结合位点有关，以及与肌松药的药理特性有关，如泮库溴铵抑制假性胆碱酯酶可以增强由该酶分解的肌松药（琥珀酰胆碱、米库氯铵等）的肌松作用。两个非去极化肌松药前后复合应用，前一个肌松药的时效可以影响后一个肌松药的时效，如长时效肌松药用在前可延长其后应用的中、短时效肌松药的时效，反过来，中、短时效肌松药用在前可以缩短其后应用的长时效肌松药的时效，其原因是肌松药在神经肌肉接头部位的相对浓度决定两种肌松药与受体结合的数量，当前一个肌松药作用恢复时追加后一个肌松药，此时与受体结合的肌松药仍然是前一个肌松药为主，随着时间的推移，前一个肌松药对后一个肌松药的影响逐渐变小，要经过前一个肌松药3个消除半衰期或更长时间之后，前一个肌松药不再明显影响后一个肌松药的时效。

不同肌松药的复合应用的目的是发挥不同肌松药的优点，减少可能的不良反应，但肌松药药效可控性差，因此应尽可能减少复合用药，尤其要避免在长时间应用一种阻滞性质的肌松药后贸然改用另一种不同阻滞性质的肌松药，这种应用的结果可能不仅仅是影响药效强弱和时效长短，而且有可能引起阻滞性质转化，影响肌力恢复或肌松拮抗药的效果。

四、非去极化肌松药在ICU中的应用

肌松药在ICU中应用的范围包括：①消除患者自发呼吸与机械通气不同步而产生的人机呼吸对抗；②根据患者病理生理状态设定通气参数行机械通气，如过度通气治疗颅内高压，小潮气量高频率机械通气治疗急性呼吸窘迫综合征，降低机械通气时气道峰压，减少气压伤的风险；③治疗痉挛性疾病，如破伤风、肉毒杆菌中毒及癫痫持续状态；④减少呼吸做功及降低自主活动氧耗，消除低温引起的寒颤等；⑤偶尔用于辅助诊断和治疗操作。

ICU如何应用肌松药首先应考虑肌松药的药理特性，尤其是时效、消除和不良反应。如心动过速、心律失常的患者不应使用泮库溴铵。因疾病因素可能导致乙酰胆碱受体上调的患者，不能使用去极化肌松药，乙酰胆碱受体下调的患者非去极化肌松药应减量。应尽量避免使用长时效肌松药。许多肌松药依靠肝肾消除，肾脏是长时效肌松药消除的主要途径，肾功能不全时主要依靠肾脏排泄的肌松药时效明显延长，如哌库溴铵、泮库溴铵、杜什氯铵等。肝脏是肌松药消除的重要途径，肝功能不全和阻塞性黄疸患者，主要依靠肝脏代谢的肌松药时效明显延长。维库溴铵是主要经胆道消除的中时效肌松药，经肾消除并不是其主要途径，但维库溴铵的代谢产物3-羟基维库溴铵有较强的肌松作用，经肾排出，肾功能不全的患者长期使用维库溴铵，其代谢产物积聚，肌松作用时效延长。阿曲库铵和顺式阿曲库铵经霍夫曼消除，在体内的代谢不依赖肝肾功能，长期应用后较少发生肌力恢复延迟，但阿曲库铵经霍夫曼消除时产生N-甲四氢罂粟碱，虽然还没有人体长期应用阿曲库铵后N-甲四氢罂粟碱血药浓度升高引起惊厥的报道，但是N-甲四氢罂粟碱经肾排泄，部分在肝代谢，合并肝肾功能障碍长期使用阿曲库铵的患者，仍有这一风险存在。顺式阿曲库铵肌松作用强，用药量小，消除过程中N-甲四氢罂粟碱的产量相应较低，比较安全。

在ICU应用肌松药可能产生一些严重问题，因此只有在其他常用治疗措施不能达到预期效果时才考虑选用。例如消除患者人机呼吸对抗，应先采用镇静药，或应用对呼吸有抑制作用的麻醉性镇痛药，或改变通气模式等处理，无效时再考虑使用肌松药。必须使用肌松药时，用量宜小，以能达到治疗效果即可。使用时间不宜过长，一般控制在两天之内。用药方式以间断静脉注射，避免持续静脉滴注。使用过程中要使肌力有恢复的时机，最好能根据肌松监测指导用药。应用肌松药时，应给患者适当的镇静和镇痛，以免患者发生恐惧、疼痛和其他应激反应。

在ICU使用肌松药与在手术室麻醉时使用有显著不同，ICU患者的特点是病情复杂且严重，用药品种多，用药时间长。危重病患者病理生理变化、机械通气、长期制动、治疗用药和肌松药的相互作用等，可能会引发神经肌肉功能紊乱，影响肌松药的药效动力学和药代动力学，在ICU应用肌松药发生严重不良反应和并发症均多。

与麻醉期间相同，肌松药在ICU应用也可能因组胺释放、解迷走神经作用、自主神经阻滞、代谢产物积聚、过敏和类过敏反应等，引起循环和呼吸变化。机械通气使用肌松药，长期肌松，患者制动，使患者失去防御性保护反射能力，可能产生压迫性褥疮和外周神经损伤；减弱和抑制咳嗽反射，气管黏膜纤毛活动受抑制，下呼吸道的分泌物不能排出，可能引起肺炎、肺不张；长期卧床制动患者易发生深静脉血栓和肺栓塞；机械通气故障，呼吸参数设置问题或呼吸回路脱落未能及时发现等均可造成灾难性后果。

危重病患者发生衰弱综合征相当普遍，其中有些并发重症肌病和重症多神经病。其发生原因除肌松药外，也与患者病情复杂、败血症、长期卧床、负氮平衡、依靠机械通气维持生命以及治疗过程中使用激素和其他对神经肌肉系统有影响的药物有关。重症肌病以弥漫性肌弛缓无力为特点，机械通气脱机后患者呼吸肌无力不能维持最低有效分钟通气量，这时组织学检查可以发现患者呼吸肌Ⅰ型和Ⅱ型纤维明显萎缩，有炎症反应，神经肌肉接头乙酰胆碱受体发生数量和质量变化，出现乙酰胆碱受体的抗体，骨骼肌内细胞因子表达，提示有局部免疫机制参与。长期应用肌松药引起的肌病与长期使用激素导致的肌病相似，多见于应用氨基甾体类肌松药的患者，但是长期应用苄异喹啉类肌松药也可能引发。重症多神经病患者表现为感觉与运动神经同时受累，其发病机制可能是危重病患者有多器官功能障碍及全身炎症反应等，病情严重导致细胞因子、自由基过氧化

物释放，微循环受损，引起外周神经系统病变。重症肌病与重症多神经病临床表现可重叠，电生理检查、血清肌酐激酶测定及组织活检有助于诊断和决定治疗措施。

五、影响非去极化肌松药作用的因素

许多生理和病理因素可以影响肌松药的药效动力学和药代动力学，从而影响肌松药的起效、效能和时效，围手术期使用的多种药物与肌松药相互作用，可能增强或减弱肌松药的作用和不良反应。

（一）不同病理生理变化对肌松药作用的影响

老年人因组织退行性变，体液总量和肌组织量减少，脂肪组织量相对增加，分布容积减少，肝肾血流减少，代谢和排泄能力降低，从而影响肌松药的消除。老年人神经肌肉接头处的生理和解剖也有改变，神经肌肉兴奋传导减弱，因此肌松药作用增强，时效延长。对于不经肝肾代谢的药物，如阿曲库铵、顺式阿曲库铵经霍夫曼降解清除，作用时间似乎不受年龄的影响。老年人假性胆碱酯酶的活性仍在正常范围，但比青年人降低大约26%。米库氯铵经假性胆碱酯酶代谢，因此其清除率在老年人中略有减少，作用时间延长20%～25%，恒速输注维持稳定肌松深度时剂量应减少。老年人肌松恢复普遍延迟，除阿曲库铵和顺式阿曲库铵外，追加时间间隔应延长，且剂量要减少。

小儿肌松药的分布容积大，消除慢，半衰期长，但因发育不成熟，对肌松药作用较成人敏感，结果是肌松药用量大，但其时效延长。

肥胖对非去极化肌松药的药效动力学影响的报道相互矛盾。泮库溴铵的作用时间不受患者体重的影响，肥胖患者应用维库溴铵或罗库溴铵后神经肌肉阻滞恢复较慢，提示这些药物的清除减慢。阿曲库铵所致的神经肌肉阻滞恢复不受肥胖的影响，可能与其不依赖终末器官清除有关。肥胖人群应用肌松药时给药量可以按标准体重计算约多出20%，按其实际体重计算应减量，这样才不会导致用药相对过量。

肝脏疾病患者分布容积增加，肌松药起始量要比肝功能正常的患者大。肝脏是多种肌松药的代谢器官，肝功能障碍患者肌松药血浆清除率降低，使用泮库溴铵、维库溴铵、罗库溴铵及米库氯铵可能表现为阻滞时间延长，肌力恢复缓慢。阿曲库铵和顺式阿曲库铵不经脏器清除，因此血浆清除率几乎不受肝脏疾病的影响，甚至有轻度增加；阿曲库铵和顺式阿曲库铵清除在中央室内、外均存在，肝脏疾病患者分布容积增大可能是清除率增加原因。阿曲库铵用于肝脏疾病患者可能会出现N-甲四氢罂粟碱的蓄积。严重肝脏疾病的患者，由于肝内酶类的合成减少，假性胆碱酯酶活性降低，因此米库氯铵血浆清除率下降大约50%，作用时间延长。

肾脏衰竭可使患者体内水钠潴留，增加肌松药的分布容积，使起效减慢时效延长，但长期透析的患者可以没有水钠潴留，甚至在超滤后有轻度脱水，血容量降低致分布容积减小，此时肌松药的起效时间缩短而非延迟。肾脏衰竭并不影响患者对泮库溴铵、维库溴铵、罗库溴铵或阿曲库铵神经肌肉阻滞作用的敏感性，但会影响经肾排泄的非去极化肌松药的清除，肌松药的作用时间延长且个体差异增加。长效肌松药主要经肾脏消除，因此肾脏衰竭对长效肌松药时效的影响更大，肾脏衰竭不影响阿曲库铵和顺式阿曲库铵的消除及时效，阿曲库铵主要代谢产物N-甲四氢罂粟碱消除半衰期在肾脏衰竭患者中延长，但可能并无临床意义。

琥珀酰胆碱和米库氯铵由血浆胆碱酯酶分解。由于遗传基因变异引起该酶质的变化，或者肝硬化、妊娠、严重营养不良等情况，苯乙肼、抗胆碱酯酶药、甲氧氯普胺等药的作用，可引起该酶血浆浓度降低，分解琥珀酰胆碱和米库氯铵的作用就会相应减弱。

神经肌肉疾病中重症肌无力对非去极化肌松药非常敏感，对琥珀酰胆碱相对不敏感且容易发生Ⅱ相阻滞。肌无力综合征患者对非去极化和去极化肌松药均敏感，肌强直患者对非去极化肌松药反应正常，而去极化肌松药可引起肌肉持续痉挛性收缩。上运动神经元和下运动神经元损伤、神经脱髓鞘病变，该神经支配肌肉的神经肌肉接头外的乙酰胆碱受体大量增生，使用去极化肌松药异常敏感，有引起高钾血症的危险，但这类疾病对非去极化肌松药有抵抗。

烧伤、严重感染、挤压伤、长期卧床制动患者肌细胞烟碱型乙酰胆碱能受体增加，而且以胎儿型为主，这导致了其对非去极化肌松药抵抗，以及对琥珀酰胆碱的敏感性增加。应用琥珀酰胆碱时，血清钾离子浓度会明显上升，并可导致室性心动过速、室颤、室内传导阻滞和心搏骤停，反应性高钾血症程度与烧伤严重程度可能并不紧密相关。烧伤24h后肌肉发生反应性改变，因此24小时内应用琥珀酰胆碱虽仍属安全，但仍应慎用。烧伤恢复过程中，正常皮肤长出，且感染消退时，正常乙酰胆碱受体开始出现。烧伤患者高钾血症危险期的长短尚不明确，保守的方法应让患者在烧伤后 24 ~ 48 小时以及至少在烧伤皮肤愈合 1 ~ 2 年内避免应用琥珀酰胆碱。

低温影响肌肉和肝肾等血流量，影响肌肉对肌松药的敏感性，以及肌松药的消除。低温时，非去极化肌松药效能增强，时效延长。此外内环境的紊乱如呼吸性酸中毒、低钾血症、低钙血症、高钠血症、高镁血症等均可增加机体对非去极化肌松药的敏感性。低温和酸中毒影响霍夫曼降解，延长阿曲库铵和顺式阿曲库铵的时效。

（二）治疗用药与肌松药的相互作用

许多治疗用药影响肌松药的药代动力学，包括肌松药的分布容积、蛋白结合率、血浆与神经肌肉接头药浓度平衡速率、经肝肾的消除以及体内代谢降解和酯酶活性等多方面，也会影响肌松药的药效动力学，包括接头前乙酰胆碱的释放、接头后乙酰胆碱受体敏感性以及对肌纤维的直接作用，其综合结果是导致肌松药起效、药效和时效发生改变。

多数氨基糖甙类抗生素有神经肌肉阻滞作用，与肌松药联合使用时增强肌松作用，延长时效，其作用机制较复杂，如多粘菌素、林可霉素和克林霉素既作用于接头前，抑制乙酰胆碱的释放，又有接头后作用，降低神经肌肉接头对乙酰胆碱的敏感性；四环素仅是接头后作用。抗生素增强肌松药的作用，用抗胆碱酯酶药拮抗，效果并不确切，钙离子有部分拮抗作用，但不能加快肌力的恢复，而且钙离子的拮抗作用并不持久，还可能影响抗生素的抗菌作用。青霉素和头孢类抗生素在临床应用剂量范围不明显增强肌松药的作用。

硫酸镁增强非去极化肌松药的作用即有神经肌肉接头前作用，也有神经肌肉接头后作用。高浓度镁离子抑制钙通道，影响乙酰胆碱的释放，且能减弱运动终板对乙酰胆碱的敏感性，抑制神经肌肉接头后膜电位。镁离子对琥珀酰胆碱可能有拮抗作用。锂用于治疗躁狂抑郁症，锂离子可以延长去极化和非去极化肌松药的作用时间，可能是锂作用于神经肌肉接头前膜激活钾通道，抑制兴奋传递，以及抑制接头后的肌肉收缩。

钙通道阻滞剂维拉帕米、硝苯地平和尼卡地平等可能增强非去极化肌松药作用，与抗生素合用时，增强作用更加明显。维拉帕米会加重肌肉萎缩症患者肌无力症状，其作用机制可能是神经肌肉接头前与接头后双重作用，阻滞钙内流减少乙酰胆碱的释放，和对肌肉收缩的直接抑制作用。用于治疗心律失常的钙通道阻滞剂主要作用于 L 型钙通道，而神经肌肉接头前主要是 P 型钙通道，因此其作用机制还需深入研究。其他抗心律失常药如利多卡因、普鲁卡因酰胺、苯妥英钠等均可延长非去极化肌松药时效，奎尼丁可强化残余肌松作用。局麻药均能增强去极化和非去极化肌松药的作用。

β 受体阻滞药具有膜稳定作用，可降低神经肌肉接头后膜对乙酰胆碱的敏感性，增强肌松药作用和延长时效。普萘洛尔和艾司洛尔对假性胆碱酯酶活性可能还有抑制作用，影响由该酶分解肌松药的作用，如延长琥珀酰胆碱的时效。β 受体阻滞药可加重抗胆碱酯酶药导致的心动过缓。

抗癫痫药一般都在神经肌肉接头部位抑制乙酰胆碱释放和接头后膜对乙酰胆碱的敏感性降低。但长期应用抗癫痫药，如苯妥英钠的患者，对泮库溴铵、维库溴铵等非去极化肌松药（阿曲库铵和米库氯铵除外）有抵抗作用，使时效缩短，药量增加，可能的原因是长期应用苯妥英钠后，肌松药分解代谢能力增强，或是肌松药与 α1 酸性糖蛋白结合，血中游离肌松药减少，还有可能是乙酰胆碱受体上调。

终末期肾脏衰竭患者使用速尿可增强氯筒箭毒碱的肌松作用和延长时效，在离体膈肌实验中速尿能增强氯筒箭毒碱和琥珀酰胆碱的肌松作用，但临床上这一作用并不明显。渗透性利尿剂如甘露醇等不明显影响肌松药的作用，影响肌松药经肾排泄的是肾小球滤过滤作用。

免疫抑制药环孢素增强阿曲库铵和维库溴铵的肌松作用，而硫唑嘌呤对肌松药有轻微的拮抗作用，环磷酰胺能延长琥珀酰胆碱的时效。具有抑制胆碱酯酶活性的药，如治疗青光眼的依可碘酯可增强琥珀酰胆碱和米库氯铵的药效。激素类药物中，类固醇激素有促进接头前乙酰胆碱释放和对接头后乙酰胆碱通道阻滞，因此低浓度可能有肌松拮抗作用，而高浓度增强肌松作用，长期应用激素对长期制动或应用肌松药的患者可导致重症肌病的发生，尤其是使用氨基甾体类肌松药的患者。

第3节　肌　松　药

一、去极化肌松药

目前,临床应用的去极化肌松药只有琥珀酰胆碱,而过去曾用于临床的去极化肌松药有中时效的十烃季铵和长时效的氨酰胆碱。由于去极化肌松药作用机制复杂,以及有许多与去极化作用相关的不良反应和缺点,因而限制了其临床应用。琥珀酰胆碱起效快,肌松完善,持续时间短,便于临床调控,所以仍然应用于临床全麻快速诱导气管插管及一些短小手术,但也逐渐为起效快的新的非去极化肌松药所取代。

去极化肌松药的临床特点是:①首次静脉注射在肌松作用出现前一般有肌纤维成束收缩;②对强直刺激或四个成串刺激反应不出现衰减;③强直刺激后对单刺激反应没有易化;④去极化肌松药的去极化阻滞作用不能用抗胆碱酯酶药拮抗。

(一) 琥珀酰胆碱的药理作用

琥珀酰胆碱(司可林,succinylcholine)是超短效去极化肌松药,其分子是一个狭长而有柔韧性的双季铵化合物,它由一个琥珀酸分子与两个胆碱分子经脱水酰化而成,过去曾名为琥珀酰双胆碱,琥珀酰胆碱也可看作两个乙酰胆碱分子在乙酸甲基位背靠背连接而成,过去琥珀酰胆碱又称为双乙酰胆碱(图29-1)。

琥珀酰胆碱不仅分子结构与乙酰胆碱非常相似,而且作用与乙酰胆碱也有许多相似之处。琥珀酰胆碱可与乙酰胆碱竞争神经肌肉接头后膜的烟碱型胆碱能受体,并与该受体结合使离子通道开放,产生持久去极化作用,从而阻断正常的神经肌肉兴奋传递。此外琥珀酰胆碱能与接头前膜和接头外肌膜上的胆碱能受体结合,以及与自主神经的烟碱型和毒蕈碱型胆碱能受体结合,使乙酰胆碱受体中的离子通道开放,琥珀酰胆碱对这些受体的敏感程度与乙酰胆碱有所不同,与这些受体的结合可能与其临床上一些不良反应有关。琥珀酰胆碱与接头后膜上烟碱型胆碱能受体结合的亲和力比乙酰胆碱要强近1000倍,结合时间长,在神经肌肉接头部位乙酰胆碱酯酶能迅速分解乙酰胆碱,但不能分解琥珀酰胆碱,琥珀酰胆碱只能为血浆中的假性胆碱酯酶分解。静脉注射琥珀酰胆碱后,约有90%的琥珀酰胆碱即在血中被分解而能弥散到神经肌肉接头的仅占10%。神经肌肉接头部位琥珀酰胆碱作用消失必须要该药再弥散入血后,被血浆假性胆碱酯酶分解,因此该酶的活性决定了琥珀酰胆碱的分解速度和影响琥珀酰胆碱的起效与时效。琥珀酰胆碱极小部分经肾脏排出,绝大部分在血中被假性胆碱酯酶分解,第一步是先脱去一个胆碱分子,中间代谢产物是琥珀酰单胆碱,第二步是琥珀单胆碱水解成琥珀酸和胆碱。第一步反应非常迅速,第二步反应相对缓慢,琥珀单胆碱与琥珀酰胆碱不同,它的肌松作用很弱,且是非去极化阻滞,时效较长,因此曾有假设认为琥珀酰胆碱应用较长时间后产生Ⅱ相阻滞以及肌松作用延长可能与琥珀酰胆碱的中间代谢产物琥珀酰单胆碱积聚有关。

因应用不同测试方法,琥珀酰胆碱ED_{95}有差异。琥珀酰胆碱对拇收肌的ED_{95}为0.3~0.63mg/kg之间。假性胆碱酯酶活性正常的人,一次静脉注射1mg/kg琥珀酰胆碱,60秒内即使肌肉完全松弛,其中部分患者可以在30秒内完成气管插管,呼吸暂停时间维持4~5分钟,90%肌颤搐恢复时间约为9~13分钟。静脉注射0.5~0.6mg/kg,琥珀酰胆碱起

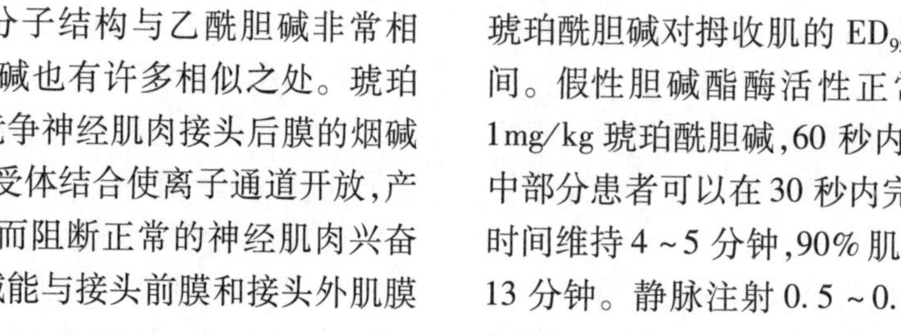

$$CH_3-\overset{+}{N}(CH_3)_2-CH_2-CH_2-O-\overset{O}{\overset{\|}{C}}-CH_3$$

乙酰胆碱

$$CH_3-\overset{+}{N}(CH_3)_2-CH_2-CH_2-O-\overset{O}{\overset{\|}{C}}-CH_2-CH_2-\overset{O}{\overset{\|}{C}}-O-CH_2-CH_2-\overset{+}{N}(CH_3)_2-CH_3$$

琥珀酰胆碱

图29-1　乙酰胆碱和去极化肌松药琥珀酰胆碱的结构

效时间为 60～90 秒，在 60s 内均可达到气管插管要求。持续静脉滴注琥珀酰胆碱可维持较长时间肌松，静脉滴注浓度为 0.1%～0.2%，速度为 50～100μg/(kg·min)，过去曾复合静脉滴注 1% 普鲁卡因增强琥珀酰胆碱的肌松效应，使琥珀酰胆碱的药量可以减少 1/3 到 1/2。但持续静脉滴注或间断静脉注射琥珀酰胆碱，时间超过半小时或总量超过 500mg，均有可能发生肌松阻滞性质转变，由Ⅰ相阻滞逐渐变化为Ⅱ相阻滞。琥珀酰胆碱与普鲁卡因合用，普鲁卡因可以促使琥珀酰胆碱肌松阻滞性质演变成Ⅱ相阻滞，且其演变过程中没有明显的琥珀酰胆碱快速耐药相，这种复合给药方法现已被新的非去极化肌松药所取代。

加大琥珀酰胆碱的药量可以在一定程度上缩短起效时间，但同时也延长时效和增加不良反应，如将琥珀酰胆碱药量由 1.0mg/kg 降至 0.6mg/kg，插管时血氧饱和度降低的发生率可相应降低，且不影响膈肌自主运动恢复时间。琥珀酰胆碱的时效虽短，但对困难气道全麻诱导时仍要谨慎应用，如果气管插管失败仍存在很大的风险。

在临床应用中，琥珀酰胆碱常与非去极化肌松药前后复合应用。为消除琥珀酰胆碱的一些不良反应，在静脉注射琥珀酰胆碱前先静脉注射小量非去极化肌松药，这可能影响琥珀酰胆碱的起效和药效，使起效时间延长约 30%，时效缩短约 30%～50%，削弱气管插管条件，因此有时要相应增加琥珀酰胆碱的药量，但也有报道，先静脉注射泮库溴铵，此药对假性胆碱酯酶有抑制作用，因此可增强琥珀酰胆碱的作用。全麻诱导时用琥珀酰胆碱，其后用非去极化肌松药维持，琥珀酰胆碱可能会增强非去极化肌松药的强度而对后者时效没有影响。

分解琥珀酰胆碱的假性胆碱酯酶存在质的变异和量的差异。假性胆碱酯酶质的变异是遗传变异所致，大部分原因是基因内氨基酸编码错误而变异为非典型基因。正常假性胆碱酯酶是由两个正常基因(U)组成的纯合子(UU)。如果该酶由两个非典型基因(A)组成纯合子(AA)，则几乎不能分解临床浓度的琥珀酰胆碱，使其作用增强，体内消除主要依靠经肾排泄，时效异常延长。如果该酶由一个非典型基因(A)与一个正常基因(U)组成杂合子(UA)，则假性胆碱酯酶活性有不同程度影响。

假性胆碱酯酶活性可用地布卡因指数表示，地布卡因对正常假性胆碱酯酶活性的抑制很强，可抑制 80%，地布卡因指数为 70～80，而对非典型基因结合的纯合子(AA)酶抑制差，约抑制 20%，地布卡因指数为 20～30，对非典型基因与正常基因结合的杂合子(UA)酶抑制水平介于 20%～80% 之间，地布卡因指数为 30～70。在人群中很大部分为正常假性胆碱酯酶，由非典型基因组成的酶很少，尤其是非典型基因结合的纯合子酶更加少见，其发生率在不同种族之间有差异。

引起假性胆碱酯酶量减少或其活性降低的因素很多。假性胆碱酯酶是一种由肝脏合成的珠蛋白，因此肝脏疾病、营养不良、烧伤、妊娠、长期血液透析等均可使假性胆碱酯酶量减少，活性降低。一些药如口服避孕药、单胺氧化酶抑制剂、抗胆碱酯酶药、含磷农药、细胞毒性药、抗肿瘤药等使假性胆碱酯酶活性明显抑制，对琥珀酰胆碱的药效产生一定影响。

（二）琥珀酰胆碱的不良反应

琥珀酰胆碱引起的持久的去极化肌松作用，以及其对神经肌肉接头以外的胆碱能受体的作用，这些与琥珀酰胆碱不良反应有密切关系。

1. 肌纤维成束收缩　首次静脉注射琥珀酰胆碱常引起肌纤维成束收缩，这是琥珀酰胆碱作用于神经肌肉接头后膜引起运动单元内肌纤维同步收缩所致，但每块肌肉内有许多运动单元，不同运动单元不同步收缩可能引起肌纤维间显微结构损伤，这可能导致术后肌痛。肌纤维成束收缩与琥珀酰胆碱引起的颅内压升高、腹内压升高和眼内压升高有一定关系。

(1) 肌痛：琥珀酰胆碱引起术后肌痛的发生率报道不一，女性、小手术、门诊手术以及术后早期下床活动的患者术后肌痛发生率高。术后肌痛可能与静脉注射琥珀酰胆碱引起肌纤维成束收缩有一定相关性，部分患者使用琥珀酰胆碱后出现肌红蛋白血症和血清肌酐激酶升高提示有肌肉损伤的可能。用小剂量非去极化肌松药预处理可以明显减弱琥珀酰胆碱引起的肌纤维成束收缩强度，但这并不能完全消除琥珀酰胆碱引起的肌痛。用前列腺素抑制剂(赖氨酸乙酰水杨酸)预处理能有效降低琥珀酰胆碱引起的肌痛，提示前列腺素和环氧合酶可能参与了琥珀酰胆碱引起肌痛的发生。临床上防止琥珀酰胆碱引起肌痛，也有预处理用静脉注射局麻药普鲁卡因或利多卡因、芬太尼、镁剂、钙剂等，其效果均无确切定论。

(2) 眼内压增加：琥珀酰胆碱静脉注射后可引起一过性眼内压升高，2～4 分钟达峰效，持续 6 分钟后消退。琥珀酰胆碱引起包裹眼球的眼外肌产生痉挛性收缩，这是眼内压升高的重要原因，此外琥珀酰胆碱对眼内血管的作用，使脉络膜血管扩张，也可能与眼内压升高有关。对闭角型青光眼患者，琥珀酰胆碱引起眼内压升高的幅度更大，持续时间更长，应避免使用。对开放性眼球贯通伤患者，琥珀酰胆碱有引起眼内容物脱出的危险，也应避免使用。麻醉诱导和维持期间引起眼内压升高的因素很多，例如气管内插管、气管插管时患者的呛咳等，琥珀酰胆碱仅是其中之一。保持适当的麻醉深度和良好的肌松，避免强烈的应激反应、剧烈的咳嗽和过高的肌力，这些均是防止眼内压升高的重要措施。

（3）颅内压增加：琥珀酰胆碱可一过性地使颅内压增加，持续时间不长仅数十秒钟，但对颅内有占位性病变或其他原因已有颅内压升高的患者，其脑顺应性差，琥珀酰胆碱升高颅内压的幅度大，持续时间长。琥珀酰胆碱升高颅内压与肌纤维成束收缩使颈静脉回流受阻，以及其他原因使颅内血管扩张，血流量增加有关，如 $PaCO_2$ 升高使颅内血管扩张等。虽然用小剂量非去极化肌松药预处理防止琥珀酰胆碱升高颅内压有一定效果，但是对颅内压已经升高的患者，还是应避免使用琥珀酰胆碱。

（4）胃内压增加：琥珀酰胆碱引起胃内压升高的主要原因是腹壁肌肉肌纤维成束收缩，腹内压升高而使胃内压上升。婴幼儿一般没有肌纤维成束收缩，即使发生程度也轻，所以不会引起胃内压明显升高。用非去极化肌松药预处理，减弱或消除琥珀酰胆碱引起的肌纤维成束收缩，能减轻胃内压升高。此外琥珀酰胆碱的乙酰胆碱样作用增加胃壁张力可能也是胃内压升高的重要原因。琥珀酰胆碱升高胃内压最高可达 40cmH_2O 以上，而胃内压超过 28cmH_2O 即有可能引起贲门闭锁不全，胃内容物反流导致误吸。而腹内压增高的患者，如妊娠、腹水、腹内肿块、肠梗阻患者，即使胃内压低于 15cmH_2O 也有可能引起贲门闭锁不全。腹内压增高及有食管裂孔疝的患者，即使食管入胃的正常斜角发生改变，更易引起胃内容物反流。对饱胃、上消化道出血、高位肠梗阻的患者在全麻诱导气管插管过程中，应采取必要的预防措施，包括用小剂量非去极化肌松药预处理，调节适当体位，静脉注射琥珀酰胆碱作气管插管时要压迫环状软骨，以及作辅助呼吸或控制呼吸时注意控制容量和气道压力等。琥珀酰胆碱起效快，可以迅速行气管插管和及早控制气道，减少发生反流误吸的时间，但在患者全麻诱导意识消失至气管插管完成前的一段时间内仍有可能发生反流误吸，因此采用起效迅速的非去极化肌松药不发生肌纤维成束收缩及不升高胃内压，也是可选择的方法，但对饱胃患者仍要警惕胃内容物反流误吸的可能。

2. 心律失常

（1）心血管效应：琥珀酰胆碱的拟乙酰胆碱作用，作用于自主神经所有的胆碱能受体，包括交感和副交感神经节烟碱型胆碱能受体和心脏窦房结毒蕈碱型胆碱能受体，可诱发多种心律失常，琥珀酰胆碱引起心律失常与琥珀酰胆碱的药量和患者病理生理特点有关。小剂量琥珀酰胆碱引发心肌的负性变力和变时作用，表现为窦性心动过缓、结性心律和室性心律失常，预先给予阿托品会减弱这种作用。大剂量琥珀酰胆碱对心肌表现为正性变力和变时作用，引发窦性心动过速。

（2）窦性心动过缓：琥珀酰胆碱兴奋窦房结的毒蕈碱型胆碱能受体引发窦性心动过缓，迷走神经张力较高的患者，例如术前药未给阿托品的儿童更容易发生。首次剂量后 5 分钟再给第二剂量琥珀酰胆碱也容易诱发心动过缓，可能与琥珀酰胆碱的水解产物琥珀酰单胆碱和胆碱的作用有关。硫喷妥钠、阿托品、神经节阻滞药和非去极化肌松药可能会预防窦性心动过缓的发生，而琥珀酰胆碱与增强迷走张力的药物，如苏芬太尼等合用可加重窦性心动过缓。

（3）结性心律：琥珀酰胆碱用药后常发生结性心律，可能机制在于琥珀酰胆碱兴奋窦房结的毒蕈碱型胆碱能受体，抑制了窦房结功能而出现房室结起搏。给第二个剂量的琥珀酰胆碱后结性心律的发生率升高。

（4）室性心律失常：琥珀酰胆碱增加儿茶酚胺释放，同时又降低儿茶酚胺引发室性心律失常的阈值，以及其升高血钾浓度的作用，这些均能促使室性心律失常的发生。琥珀酰胆碱引起严重的窦性和房室结性心率减慢有可能导致室性逸搏。气管内插管、缺氧、高碳酸血症和外科操作等自主神经刺激对引发室性心律失常有协同作用。

3. 高钾血症　琥珀酰胆碱的去极化作用使肌细胞内钾离子外流致血钾升高，一般升高血钾浓度 0.5mmol/L 左右。人体可以耐受钾离子的轻微升高，一般不会产生严重不良反应，但对已有高钾血症的患者，例如肾脏衰竭或伴有代谢性酸中毒和低血容量，使用琥珀酰胆碱后可能会发生严重高钾血症，这些患者应避免使用琥珀酰胆碱。

各种原因引起肌肉失神经支配，或长期制动和卧床，肌纤维发生营养代谢变化，肌纤维膜上乙酰胆碱受体上调,出现大量胎儿型乙酰胆碱受体,且受体分布范围不再局限于神经肌肉接头部位,可广泛分布于整个肌纤维表面,静脉注射琥珀酰胆碱后可引起严重血钾升高,产生高钾血症的严重程度与失神经支配的肌肉多少有关,严重的可使血钾升高 4mmol/L 或更高,以致产生严重心律失常甚至心搏骤停。这种情况除可发生在上、下运动神经元损伤引起的偏瘫或截瘫,或大的运动神经干损伤引起肢体瘫痪的患者,也可发生在一些神经肌肉疾病,如肌营养不良、格林巴利综合征等患者,以及大面积软组织损伤,大的创伤、烧伤,严重腹腔感染,破伤风,闭合性颅脑损伤等患者,这些患者都应列为琥珀酰胆碱禁忌证。肌纤维在失神经支配之后 1 周到 6 月均可发生琥珀酰胆碱引起的高钾血症,烧伤和创伤患者在受伤 2 周到 2 月左右,琥珀酰胆碱引起高钾血症的发生率最高,如伴有感染,危险期的持续时间可能更长。用非去极化肌松药预处理可以降低血钾升高幅度,但不能防止血钾升高。处理高钾血症可静脉推注氯化钙 1 ~ 2g,补充葡萄糖胰岛素溶液等。

4. 咬肌痉挛　琥珀酰胆碱引起咬肌痉挛的发生率约为 0.5% ~ 1%,静脉注射琥珀酰胆碱后 1 ~ 2 分钟,咬肌力不是消失而是增加。发生咬肌痉挛最常见的原因是咬肌过强收缩,琥珀酰胆碱药量不足可引起,但要警惕咬肌痉挛可能是恶性高热的前驱症状,恶性高热可以伴有咬肌痉挛,但并不是所有恶性高热都有咬肌力增加。

恶性高热的发生率极低,是一种遗传性疾病,有家族史。恶性高热多见于琥珀酰胆碱与氟烷合用的患者,静脉注射琥珀酰胆碱后全身肌肉强烈收缩产热,体温急剧升高,严重代谢性酸中毒,肌纤维损伤出现肌红蛋白血症和肌红蛋白尿,全身耗氧增加,心动过速,可导致肾脏衰竭,溶血、凝血功能障碍和急性神经系统损害。处理措施包括良好的通气和氧供,补充碱性溶液,纠正酸中毒和碱化尿液,物理降温,保持水电解质平衡,特别是纠正高钾血症,使用丹曲林等。

5. Ⅱ相阻滞　琥珀酰胆碱持续静脉滴注超过 30 分钟,或反复间断静脉注射,药量达 7 ~ 10mg/kg,其阻滞性质由开始时的去极化阻滞逐渐演变为Ⅱ相阻滞。用 4 个成串刺激监测可出现衰减,T4/T1 比值开始时接近 1.0,随着持续静脉滴注,T4/T1 比值逐渐降低,当比值降到≤0.5 时,可以确认阻滞性质已演变为Ⅱ相阻滞。琥珀酰胆碱Ⅱ相阻滞的特征是:①出现强直刺激和 4 个成串刺激的肌颤搐衰减;②强直刺激后单刺激出现肌颤搐易化;③多数患者肌力恢复延迟;④Ⅱ相阻滞 T4/T1 比值≤0.5,可以试用抗胆碱酯酶药拮抗。琥珀酰胆碱输注期间Ⅰ相阻滞和Ⅱ相阻滞的临床特征见表 29-6。

表 29-6　琥珀酰胆碱输注期间Ⅰ相阻滞和Ⅱ相阻滞的临床特征

特征	Ⅰ相	转化	Ⅱ相
强直刺激衰减	无	轻微	明显
强直刺激后易化	无	轻微	有
TOF 刺激衰减	无	中度	明显
TOF 比值	>0.7	0.4 ~ 0.7	<0.4
依酚氯铵	增强阻滞作用	几乎无影响	拮抗阻滞作用
肌松恢复	迅速	迅速转为缓慢	明显延长
剂量(mg/kg)	2 ~ 3	4 ~ 5	>6
快速耐受性	无	有	有

Ⅱ相阻滞的发生与琥珀酰胆碱的用量、维持时间、用药方式和伍用药等因素有关。静脉滴注琥珀酰胆碱总量超过 1g 容易发生Ⅱ相阻滞,如用量控制在 0.5g 以下,则发生Ⅱ相阻滞机会较少。重症肌无力、电解质紊乱和血浆胆碱酯酶异常等患者容易发生Ⅱ相阻滞。与吸入麻醉药如恩氟烷和异氟烷或局部麻醉药如普鲁卡因等合用,发生Ⅱ相阻滞时琥珀酰胆碱的药量降低,这些药可以促使琥珀酰胆碱发生Ⅱ相阻滞。

在出现Ⅱ相阻滞早期,停用琥珀酰胆碱,肌力恢复仍很迅速。出现Ⅱ相阻滞能否用抗胆碱酯酶药拮抗至今还有争议,因为琥珀酰胆碱发生Ⅱ相阻滞是一个过程,全身各肌肉之间以及同一肌肉不同肌纤维发生Ⅱ相阻滞可能不在同一程度。典型的Ⅱ相阻滞可以用抗胆碱酯酶药新斯的明或依酚氯铵拮抗,但抗胆碱酯酶药不能拮抗去极化阻滞,因此 T4/T1 比值大小对拮抗效果有提示作用。T4/T1 比值越小,提示发展成Ⅱ相阻滞的肌纤维百分比越高,拮抗效果越确切。

二、非去极化肌松药

目前临床上应用较多的非去极化肌松剂有短时

效的米库氯铵和瑞库溴铵，中时效的维库溴铵、罗库溴铵、阿曲库铵和顺式阿曲库铵，长时效的泮库溴铵、哌库溴铵和杜什氯铵，而氯筒箭毒碱、氯二甲箭毒、加拉碘铵、阿库氯铵和法扎溴铵现已在临床上逐渐少用或停用。非去极化肌松药根据结构及作用时间分类见表29-7。

非去极化肌松剂的特点是：①在出现肌松前没有肌纤维成束收缩；②对强直刺激和四个成串刺激的反应出现衰减；③对强直刺激后的的单刺激反应出现易化；④肌松能被抗胆碱酯酶药拮抗。

表29-7　非去极化肌松药根据结构及作用时间分类（T1恢复到对照值的25%）

	临床作用时间			
	长时效（>50min）	中时效（20～50min）	短时效（10～20min）	超短效（<10min）
氨基甾体类肌松剂	泮库溴铵	维库溴铵	瑞库溴铵	
	哌库溴铵	罗库溴铵		
苄异喹啉类	氯筒箭毒碱	阿曲库铵	米库氯铵	
	氯二甲箭毒	顺式阿曲库胺		
	杜什氯铵			
其他				
不对称混合氯化延胡索酸盐				更他氯铵
酚醚	加拉碘铵			
毒马钱碱的二丙烯基衍生物	阿库氯铵			

（一）非去极化肌松剂的不良反应

非去极化肌松药与去极化肌松药相似，其不良反应与肌松药作用于神经肌肉接头以外的乙酰胆碱受体有关，包括自主神经节的烟碱型受体和副交感神经节后纤维的毒蕈碱型受体，此外与促进组胺释放和引起过敏反应等有关。

1. 心血管反应　多种氨基甾体类肌松药具有解迷走作用，如泮库溴铵引起心动过速，可能是其抑制窦房结毒蕈碱型乙酰胆碱受体的结果，泮库溴铵还能促进肾上腺素能神经末梢去甲肾上腺素的释放，抑制交感神经元对去甲肾上腺素的再摄取，这些作用均可导致血压升高、心动过速、房室传导加速、心排血量增加、心律失常。尤其是与氟烷和三环类抗抑郁药合用时，泮库溴铵可能引发严重心律失常。泮库溴铵心血管不良反应与其化学结构有关，泮库溴铵甾核的A环和D环上各有一个乙酰胆碱样结构，其A环上的结构导致了心血管不良反应。维库溴铵与泮库溴铵不同，维库溴铵是单季铵化合物，其甾核A环上没有导致心血管不良反应的季铵基，不会引起心动过速、心律失常等反应。罗库溴铵也是单季铵化合物，其甾核A环上2位和3位结构的改变，减弱了其解迷走神经作用，罗库溴铵的心血管作用介于泮库溴铵和维库溴铵之间。

在临床应用剂量范围产生组胺释放的多见于苄异喹啉类肌松药，如氯筒箭毒碱、氯二甲箭毒、阿曲库铵、米库氯铵等，该类肌松药中，顺式阿曲库铵几乎不释放组胺。肌松药引起组胺释放并不是免疫反应，而是肌松药在血浆中达到一定浓度时，可以兴奋肥大细胞和嗜碱粒细胞释放组胺，其作用与药量和注药速度有关，减少药量和减慢注药速度可减少组胺释放及其不良反应，预先静注组胺H_1和H_2受体拮抗剂也能降低其不良反应。组胺释放有快速耐药性，后续剂量不超过初始剂量不会再引起组胺释放，这与非去极化肌松药引起的自主神经反应不同，后者有剂量依赖性并且随时间呈叠加趋势，后续剂量达到初始剂量，可再现相似反应。氨基甾体类非去极化肌松药中维库溴铵虽不促进组胺释放，但对分解组胺的N-甲基转移酶有较强的抑制作用，有可能使组胺一过性升高。

肌松药引起组胺释放，使组胺血浆浓度超过基础值水平2～3倍，即有可能出现临床症状，如面部、颈部和躯干上半部分出现红斑，动脉压短暂下降，心率轻中度加快，支气管痉挛比较罕见，对气道高反应性的患者可能诱发哮喘。

氯筒箭毒碱引起低血压除与组胺释放有关，还有其自主神经节阻滞作用参与。维库溴铵或顺式阿曲库铵均没有解迷走神经作用，与阿片类药物联合应用可能发生严重心动过缓，甚至心搏骤停，这可能是阿片类药物的作用。

2. 呼吸效应　苄异喹啉类肌松剂（顺式阿曲库铵和杜什氯铵除外）导致的支气管痉挛与组胺释放有关，气道高反应性患者使用苄异喹啉类肌松剂尤其容易诱发气道阻力增加和支气管痉挛。

非去极化肌松药除促进组胺释放，引起支气管收缩外，还可作用于气道内的毒蕈碱受体而影响气道功能。气道内有三种毒蕈碱型乙酰胆碱受体（M_1 ~ M_3），M_1 受体受交感神经支配，调节支气管舒张。M_2 受体位于突触前，受节后副交感神经支配，以负反馈机制限制乙酰胆碱的释放。M_3 受体位于突触后，调节气道平滑肌收缩。非去极化肌松剂作用于 M_1 ~ M_3 受体，阻滞气道平滑肌的 M_3 受体能抑制迷走神经诱发的支气管收缩，而阻滞 M_2 受体则使乙酰胆碱释放增多，乙酰胆碱作用于 M_3 受体引起支气管收缩。瑞库溴铵对 M_2 受体的亲和力是 M_3 受体的 15 倍，临床应用期间严重支气管痉挛的发生率很高，为此瑞库溴铵在一些国家现已退出医疗市场。肌松药对自主神经作用及促组胺释放作用详见表 29-8。

表 29-8　肌松药对自主神经作用及促进组胺释放作用

药　名	自主神经节	心脏毒蕈碱受体	组胺释放
琥珀酰胆碱	兴奋	兴奋	轻度
氯筒箭毒碱	阻滞	无	强
二甲筒箭毒碱	阻滞弱	无	轻度
加拉碘铵	无	阻滞强	无
泮库溴铵	无	阻滞弱	无
阿库氯铵	微弱	阻滞弱	无
法扎溴铵	中度	无	无
阿曲库铵	无	无	中度
顺式阿曲库铵	无	无	无-轻度
维库溴铵	无	无	无
罗库溴铵	无	阻滞弱	无
瑞库溴铵	无	无	轻度
米库氯铵	无	无	中度
哌库溴铵	无	无	无

评估肌松药对自主神经作用和组胺释放安全范围常根据肌松药引起自主神经作用 ED_{50} 或组胺释放 ED_{50} 和该药引起神经肌肉阻滞 ED_{95} 的比值，比值越大，发生不良反应的几率越低，临床应用的安全性越高。如阻滞迷走神经的 ED_{50}/神经肌肉阻滞的 ED_{95}，阻滞交感神经节的 ED_{50}/神经肌肉阻滞的 ED_{95}，组胺释放的 ED_{50}/神经肌肉阻滞的 ED_{95}，这些测定结果多数来自动物实验，但对临床还均有较好的参考价值。如果安全比值<1，提示这种肌松药发生不良反应的机会多且很严重；如果安全比值>5，则临床应用时不会发生与此有关的不良反应；安全比值在 2 ~ 3 或 3 ~ 4，分别反应其不良反应为中度或轻微。苄异喹啉类肌松药组胺释放的安全范围，氯筒箭毒碱为 0.6，米库氯铵与阿曲库铵分别为 3.0 和 2.5。阻滞交感神经节的安全范围只有氯筒箭毒碱为 2.0，低于 5。阻滞迷走神经的安全范围低于 5 的有氯筒箭毒碱、泮库溴铵和罗库溴铵，分别为 0.6，3.0 和 3.0 ~ 5.0。

3. 过敏和类过敏反应　肌松药相关的过敏和类过敏反应已引起临床重视，严重过敏反应可引起患者死亡，据报道，肌松药引起严重过敏反应导致过敏性休克占麻醉手术期间过敏性休克的半数以上。

过敏反应是由免疫介导的，肌松剂含有季铵基团，能被特异性 IgE 识别。对某一种肌松药过敏，则不仅可能对其他肌松药过敏，且对某些食物、化妆品、消毒剂和工业原料发生交叉过敏。类过敏反应不是免疫介导的，没有特异性 IgE 抗体。除非血中检验出特异性 IgE，临床上其实很难区分过敏反应和类过敏反应，因为症状与体征相似，治疗方式也基本相同。

对肌松药过敏目前尚无明确的诊断试验，可对过敏患者作皮肤试验，包括划痕试验、皮内试验，或检测特异性 IgE。皮内试验可能出现假阳性，如罗库溴铵皮内试验浓度在 1∶10 就可能出现假阳性，而稀释成 1∶1000 不产生假阳性，皮内试验药液浓度高，患者可出现风团反应。

（二）非去极化肌松药

1. 苄异喹啉类

（1）氯筒箭毒碱：氯筒箭毒碱的分子结构是二苄基取代的四氢异喹啉季铵化合物（图 29-2）。天然的氯筒箭毒碱是一个单季铵化合物，但此药在生理 pH 下，其另一个氮原子能质子化变成季铵基。

氯筒箭毒碱是长时效肌松药，在体内很少代谢，几乎全部以原型经肾排泄，或与葡萄糖醛酸结合随

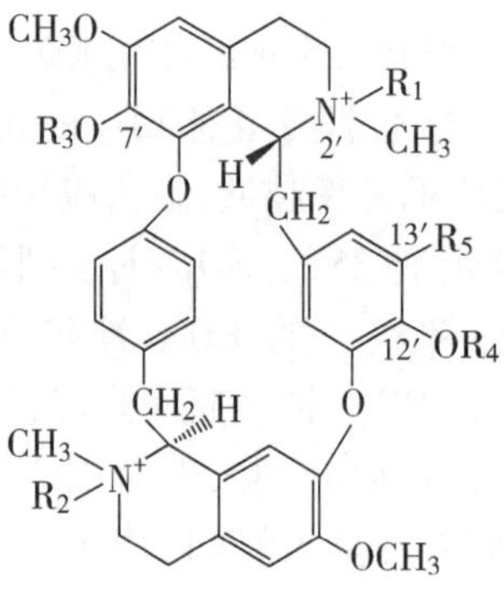

环苄基异喹啉

环苄基异喹啉衍生物

名称	R_1	R_2	R_3	R_4	R_5	1	1'
氯筒箭毒碱	CH_3	H	H	H	H	*S*	*R*
氯二甲箭毒	CH_3	CH_3	CH_3	CH_3	H	*S*	*R*

图 29-2　氯筒箭毒碱、氯二甲箭毒的化学结构

胆汁排除。肾脏衰竭患者经肾排泄减少，消除半衰期延长，但并不改变对此药的敏感性。氯筒箭毒碱能促进组胺释放，0.3～0.5mg 就有组胺释放作用，这是此药临床上引起低血压的原因之一，术前应用抗组胺药如异丙嗪可以减轻氯筒箭毒碱引起的低血压。较大剂量的氯筒箭毒碱有神经节阻滞作用。此药引起低血压与用药量和麻醉种类有关。在浅麻醉时氯筒箭毒碱很少发生低血压，但如与有神经节阻滞作用的氟烷合用，则降血压作用增强。吸入麻醉药，如恩氟烷、氟烷等均增强氯筒箭毒碱的作用，因而用量应减少。支气管哮喘和重症肌无力患者应避免使用。氯筒箭毒碱起效慢，时效长，初量 0.1～0.2mg/kg 使四肢松弛，0.4～0.5mg/kg 使腹肌松弛，剂量增至 0.5～0.6mg/kg，可满足气管插管要求，静注 ED_{95}剂量 0.5mg/kg 后，6 分钟起效，恢复指数为 25～35 分钟，90% 肌颤搐恢复时间 70～90 分钟，肌松维持在神经安定镇痛麻醉时为 0.1mg/kg，吸入麻醉时为 0.05mg/kg，由于此药的心血管不良反应及时效长，现已很少使用。

（2）氯二甲箭毒：氯二甲箭毒是氯筒箭毒碱的甲基衍生物（见图 29-2），其肌松作用为氯筒箭毒碱的 2～2.5 倍，起效与时效与氯筒箭毒碱相仿，且其组胺释放和神经节阻滞作用均较氯筒箭毒碱弱，因此临床应用时致低血压及心率减慢均较少。

氯二甲箭毒的药代动力学参数与氯筒箭毒碱相似，在体内很少被代谢，且消除更依赖肾脏排泄。由于氯二甲箭毒心血管不良反应少，所以在维库溴铵和阿曲库铵应用于临床前，氯二甲箭毒常与泮库溴铵合用，两药合用对严重心脏病患者可增强肌松效应，降低心血管不良反应。氯二甲箭毒气管插管用量为 0.44～0.5mg/kg，给药后 90 秒可作气管插管，维持肌松 150 分钟，静注 ED_{95}剂量 0.25mg/kg 后 5 分钟起效，恢复指数为 30～40 分钟，90% 肌颤搐恢复时间 80～90 分钟。

（3）杜什氯铵：杜什氯铵是一个长时效具有酯型结构的双季铵苄异喹啉类非去极化肌松药，其分子结构中两个季铵氮原子之间的链长比阿曲库铵或米库氯铵均短，而其苄异喹啉的甲氧基团比阿曲库铵或米库氯铵长，杜什氯铵为 6 个甲氧基团，而阿曲库铵和米库氯铵分别为 4 个和 5 个（图 29-3），这与其药效强和组胺释放少有关。杜什氯铵是非去极化肌松药作用最强的一种，在体内极小量为血浆酯酶水解，主要以原型经肾排泄，少量随胆汁排出，因此肾脏衰竭明显延长其消除半衰期和时效，肝衰竭并不影响其药代动力学。此药无心血管不良反应和没有组胺释放作用，ED_{95}量的杜什氯铵不影响心率与血压。其 ED_{95}量为 0.025～0.03mg/kg，10～14 分钟起效，90% 肌颤搐恢复时间 80～100 分钟。气管插管量为 0.05～0.06mg/kg，维持临床肌松时间为 90～120 分钟。追加维持量在神经安定镇痛麻醉为 0.04mg/kg，吸入麻醉为 0.02～0.03mg/kg，适用于长时间手术或术后不需迅速拔除气管导管，送返病房需继续作人工通气患者。

（4）阿曲库铵：阿曲库铵是一个合成双季铵酯型的苄异喹啉类非去极化肌松药，其分子结构中两个季铵基团通过二个酰结构碳氢链相连接（图 29-3），具有四个不对称中心，因此可能有 16 个立体异构体，而市售阿曲库铵含 10 个异构体，根据季铵异喹啉环构型有三种几何异构体，即顺-顺，顺-反和反-反，这三种异构体的比率约为 10∶6∶1，其所占百分比分别为 50%～55%，35%～38% 和 6%～7%。

阿曲库铵的优点是在体内消除不依赖肝肾功能，而是通过非特异性酯酶水解和 Hofmann 消除自行降解。Hofmann 消除是在碱性介质中季铵化合物除去 β 位-氢原子和 α 位 C-N 键自动断裂而转化为叔胺化合物，Hofmann 消除受到 pH 与温度影响，碱性强、温度高此反应更容易。阿曲库铵在生理 pH 和体温下即能进行 Hofmann 消除，因此阿曲库铵应贮存在 4℃ 和 pH 3 的条件下。阿曲库铵在人体肝内由酯酶分解约占 60%，余 1/3 经 Hofmann 消除。研究发现阿曲库铵对神经肌肉接头的乙酰胆碱受体有高度选择性，并有弱的交感阻滞作用，剂量超过临床

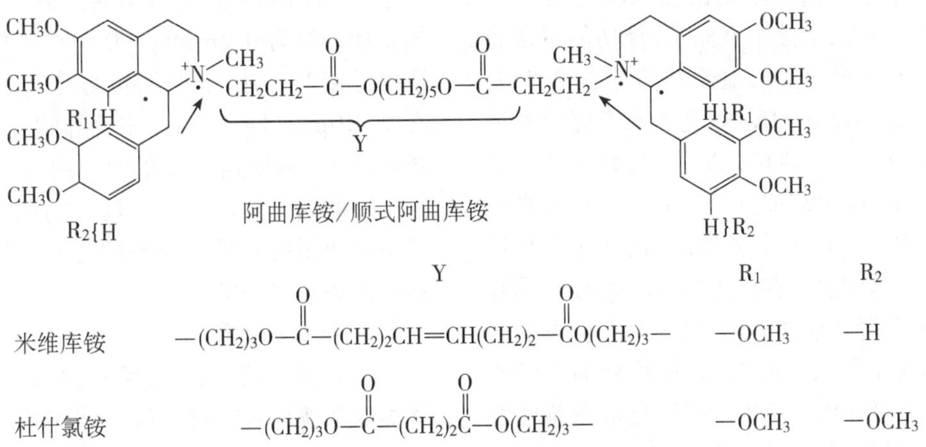

阿曲库铵/顺式阿曲库铵

Y：$-CH_2CH_2-\overset{O}{\overset{\|}{C}}-O(CH_2)_5O-\overset{O}{\overset{\|}{C}}-CH_2CH_2-$

	Y	R_1	R_2
米维库铵	$-(CH_2)_3O-\overset{O}{\overset{\|}{C}}-(CH_2)_2CH{=}CH(CH_2)_2-\overset{O}{\overset{\|}{C}}O(CH_2)_3-$	$-OCH_3$	$-H$
杜什氯铵	$-(CH_2)_3O-\overset{O}{\overset{\|}{C}}-(CH_2)_2\overset{O}{\overset{\|}{C}}-O(CH_2)_3-$	$-OCH_3$	$-OCH_3$

图 29-3　阿曲库铵、顺式阿曲库铵、米库氯铵和杜什氯铵的化学结构

应用量可能有迷走神经阻滞作用，其组胺释放低于氯筒箭毒碱，但快速静注大剂量时（1mg/kg），因组胺释放而引起低血压和心动过速，还可能引起支气管痉挛。一次静脉注射剂量控制在 2 倍 ED_{95} 并缓慢注射，在注射药前先给予抗组胺 H_1 和 H_2 受体药可避免组胺释放所致的不良反应。阿曲库铵的分解产物包括 N-甲四氢罂粟碱、丙烯酸盐和叔胺。N-甲四氢罂粟碱是叔胺化合物，可通过血脑屏障，犬实验证明高血浆浓度的 N-甲四氢罂粟碱可引起惊厥，但临床尚未有报道，N-甲四氢罂粟碱对中枢神经有兴奋作用以及在麻醉时有唤醒作用，使氟烷麻醉变浅和提高氟烷的 MAC，丙烯酸盐有肝毒性，但也无临床上引起肝损伤的报道。

阿曲库铵的 ED_{95} 量为 0.2mg/kg，起效时间为 4～5 分钟，恢复指数为 10～15 分钟，90% 肌颤搐恢复时间为 30 分钟。增加剂量可缩短起效时间和延长时效，复合给药或持续静脉滴注无蓄积作用。恢复指数不受用药总量影响，肌颤搐一旦开始恢复其恢复指数相对恒定，儿童及老年人肌力的恢复与成人一样，不因持续用药而要降低药量或延长注药间隔时间。气管插管量为 0.4～0.5mg/kg，时效维持 25～40 分钟，追加量在神经安定镇痛麻醉时为 0.1mg/kg，吸入麻醉时为 0.07mg/kg。持续静脉滴注速度为 5～10μg/(kg·min)。此药消除虽不受肝肾功能影响，适用于肝肾功能不全患者，但肾功能不全患者和长时间或反复用药时，其恢复时间可能延长。N-甲四氢罂粟碱在肾脏衰竭患者可能产生蓄积，但其血浆浓度尚远低于其毒性水平，急性肝脏衰竭患者阿曲库铵分布容积增加，但消除半衰期保持不变。低温使阿曲库铵的分解降低，时效延长。

（5）顺式阿曲库铵：顺式阿曲库铵是组成阿曲库铵的 10 个异构体中的一个，其作用强度是阿曲库铵的 4～5 倍。顺式阿曲库铵与阿曲库铵一样均是中时效肌松药，ED_{95} 量为 0.05mg/kg，起效时间为 7.5 分钟，比阿曲库铵长 2 分钟，时效 45 分钟。TOFR 恢复至 0.7 以上的时间为 67 分钟。顺式阿曲库铵剂量增至 0.2mg/kg，起效时间为 2.7 分钟。顺式阿曲库铵的恢复指数不受给药总量及给药方式的影响，清除率约为 5ml/(kg·min)，消除半衰期约为 24 分钟，其消除主要通过 Hofmann 消除，占 77%。此药不经酯酶消除，有 23% 通过器官消除，其中 16% 经肾消除，其主要代谢产物 N-甲四氢罂粟碱主要经肾排泄。由于顺式阿曲库铵作用较阿曲库铵强，用量少及代谢产生的 N-甲四氢罂粟碱也少，因此 N-甲四氢罂粟碱所致的不良反应减少。顺式阿曲库铵的药效动力学和药代动力学均与阿曲库铵相似，其消除不受肝肾功能及年龄的影响，而在肝功能不全时其起效时间可缩短。顺式阿曲库铵与阿曲库铵不同的是不释放组胺，健康人作择期手术时迅速给予 8 倍 ED_{95} 量的顺式阿曲库铵，也未有组胺释放的征象。冠状动脉搭桥手术患者用 4 倍 ED_{95} 量也未有血流动力学改变。

（6）米库氯铵：米库氯铵是短时效双季铵双酯型苄异喹啉类非去极化肌松药，与阿曲库铵相比其分子结构中两个季铵氮原子之间的连接链较长（图 29-3），米库氯铵有 3 个异构体，顺式-反式（35%～40%）、反式-反式（50%～60%）和顺式-顺式（4%～8%），前两种异构体活性较高，而后者较低，仅为前两者的 1/10。

米库氯铵的消除半衰期约为 2min，清除率为 50～100ml/(kg·min)，这是因为此药迅速被血浆胆碱酯酶分解，其速率为此酶分解琥珀酰胆碱的

70%～80%。顺式-顺式米库氯铵被该酶分解速度较其他两个异构体慢，消除半衰期长，肾功能正常者消除半衰期为53～68分钟，血浆清除率为3.8ml/(kg·min)，而顺式-反式和反式-反式米库氯铵的消除半衰期分别为2.0分钟和2.3分钟，血浆清除率为106ml/(kg·min)和57ml/(kg·min)。此外在尿和胆汁中也发现有少量米库氯铵，因此可能有小量经肾和肝消除。米库氯铵在体内消除不直接依赖肝和肾功能，但肝和肾功能两者均衰竭时，直接影响分解米库氯铵的血浆胆碱酯酶，因此肾脏衰竭可能使胆碱酯酶活性降低30%～50%，而延长米库氯铵的时效。在血浆胆碱酯酶异常或活性低下时，可以影响米库氯铵的时效。米库氯铵的分解产物不具有肌松作用。米库氯铵心血管不良反应与阿曲库铵相似。0.2mg/kg量有1/3患者可因释放组胺而引起一过性低血压及面部红斑，剂量增至0.25mg/kg有50%患者有组胺释放，减少用量及减慢给药速度可减轻组胺释放所致的不良反应。停止静脉滴注米库氯铵后，肌力的自然恢复时间与琥珀酰胆碱相近，约相当于阿曲库铵和维库溴铵停药后恢复时间的50%。米库氯铵ED_{95}量为0.08mg/kg，3～6分钟起效，25%肌颤搐恢复时间为15分钟，恢复指数为6～8分钟，90%肌颤搐恢复时间为25分钟。剂量增大3倍，起效时间缩短至2分钟，而时效仅延长20%。气管插管量为0.2mg/kg，90秒可作气管插管，临床肌松维持15～20分钟，持续静脉滴注给药速度维持在5～10μg/(kg·min)，不论静脉滴注时间多长，肌颤搐从5%恢复到95%的时间约为15分钟，无蓄积倾向。此药尤其适用于停药后需肌力迅速恢复，而又不希望用抗胆碱酯酶药的患者，以及用于需气管插管的短时间手术。

2. 氨基甾体类

(1) 泮库溴铵：泮库溴铵是人工合成的氨基甾体类双季铵长时效肌松药，在甾核的A环与D环上各有一个季铵基(图29-4)，其肌松强度为氯筒箭毒碱的5倍，时效较之短或近似。泮库溴铵一部分在肝内羟化代谢，代谢产物中3-羟基化合物的肌松作用最强，其强度为泮库溴铵的40%～50%，17羟基化合物的肌松作用为泮库溴铵的20%，代谢产物由肾排出，泮库溴铵的消除主要经肾，小部分经肝排出。肝功能不全或肾功能不全时泮库溴铵的消除时间延长。阻塞性黄疸患者的泮库溴铵消除虽无明显变化，但因稳态分布容积增加，使起效时间延长。在临床剂量范围无神经节阻滞作用，也不释放组胺，所以不致引起低血压，但此药有轻度迷走神经阻滞作用和交感兴奋作用，以及抑制儿茶酚胺在神经末梢

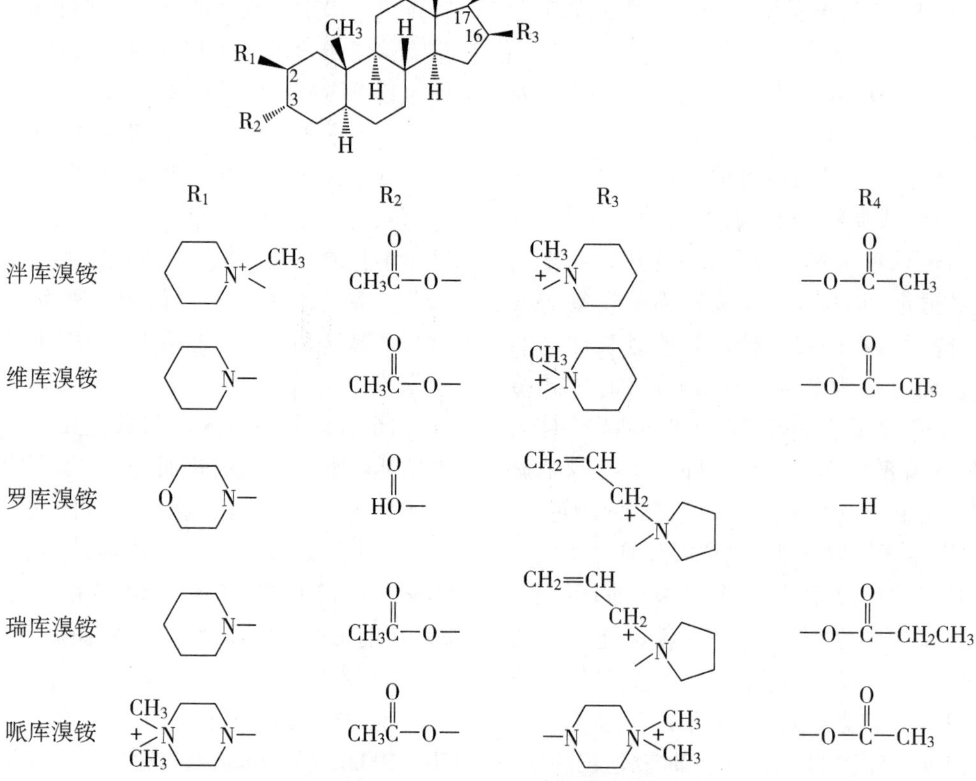

图29-4　泮库溴铵、维库溴铵、罗库溴铵、瑞库溴铵和哌库溴铵的化学结构

的吸收，可致心率增快、血压升高和心排血量增加，尤其是剂量在 2～3 倍 ED_{95} 或更大时更明显，因此高血压、心动过速及心肌缺血时应避免使用。泮库溴铵能抑制假性胆碱酯酶。

泮库溴铵的 ED_{95} 为 0.05mg/kg，静脉注射 2 倍 ED_{95} 量时最大峰效应时间为 3.5 分钟。静脉注射泮库溴铵 0.12～0.20mg/kg，90 秒后可以作气管插管，临床肌松时间约为 80 分钟，总时效为 120 分钟。追加药量在神经安定镇痛麻醉时为 0.015mg/kg，吸入麻醉时可减至 0.007mg/kg。重复用药则时效逐渐延长，出现蓄积作用。

（2）维库溴铵：维库溴铵是单季铵甾体类中时效肌松药，它与泮库溴铵不同，仅保留与肌松作用有关的甾核 D 环上的季铵基，而在甾核 A 环上与心血管作用有关的季铵基经去甲基成叔胺基（图 29-4）。这种改变的结果使其起效增快，药效增强，脂溶性增高，肝脏的代谢与消除增加，以及解迷走神经作用明显减弱。维库溴铵的肌松强度较泮库溴铵强，时效比泮库溴铵缩短 1/3～1/2。维库溴铵在溶液中不稳定，因此其制剂为冻干粉。

维库溴铵不促进组胺释放，所以特别适用于心肌缺血和心脏病患者。由于维库溴铵在临床剂量没有泮库溴铵的解心脏迷走神经作用，所以在术中应用迷走兴奋药、β 受体阻断药或钙通道阻断药时，容易产生心动过缓，甚至可发生心搏骤停。

维库溴铵主要在肝脏代谢和排泄，与泮库溴铵相似，其代谢产物中 3-羟基维库溴铵的肌松作用最强，为维库溴铵的 50%～60%，而另两个代谢产物 17-羟基和 3，17-二羟基维库溴铵几乎没有肌松作用。维库溴铵代谢产物经肾排泄，虽然维库溴铵的消除半衰期较阿曲库铵长，但由于其分布更迅速，致血浆浓度快速下降，所以时效与恢复速率与阿曲库铵相似，但大剂量应用时恢复指数增加，重复用药可能出现蓄积作用。阻塞性黄疸及肝硬化患者维库溴铵消除减慢，时效延长。维库溴铵 15%～25% 经肾排泄，肾脏衰竭时可通过肝消除来代偿，因此可应用于肾脏衰竭患者。

维库溴铵 ED_{95} 为 0.04mg/kg，起效时间 4～6 分钟。增加药量可缩短起效时间，剂量增加到 3 或 5 倍 ED_{95} 量时，起效时间可分别缩短至 2.8 分钟和 1.1 分钟左右，用预给药量法也可缩短起效时间。静脉注射 ED_{95} 剂量，其恢复指数为 10～15 分钟，90% 肌颤搐恢复时间为 30 分钟，气管插管量 0.07～0.15mg/kg，追加药量在神经安定镇痛麻醉时为 0.02mg/kg，吸入麻醉时为 0.015mg/kg。维库溴铵持续静脉滴注 1～2μg/（kg·min），保持肌颤搐抑制 90%，持续恒速静脉滴注用于 60 岁以上成人及 1 岁以下婴儿其恢复时间增加。维库溴铵的剂量即使超过 0.1mg/kg，其本身也无拟交感神经作用和解迷走神经作用，但因其抑制组胺 N-甲基转换酶，影响组胺分解代谢，所以偶有用维库溴铵引起组胺样反应的报道。

（3）哌库溴铵：哌库溴铵是一种双季铵长时效氨基甾体类非去极化肌松药，其分子结构与泮库溴铵相似，在甾核的 A 环与 D 环上均为哌嗪环，而泮库溴铵均为哌啶环（图 29-4）。与泮库溴铵相比，其时效长，作用强度强，而解迷走神经作用只有泮库溴铵的 1/10。

哌库溴铵临床应用剂量无心血管不良反应，也不促进组胺释放，其消除主要经肾以原型排出，少量随胆汁排出，小部分在肝内代谢，代谢产物 3-羟基哌库溴铵的肌松强度为哌库溴铵的 40%～50%。哌库溴铵消除半衰期为 100min，肾脏衰竭明显延长其消除半衰期。

ED_{95} 为 0.05～0.06mg/kg，起效时间 5～6 分钟，恢复指数 30～40 分钟，90% 肌颤搐恢复时间 80～90 分钟。气管插管量 0.1mg/kg，3～3.5 分钟完全起效，临床时效 70～110 分钟，追加维持量在神经安定镇痛麻醉时为 0.06mg/kg，吸入麻醉时为 0.04mg/kg。此药尤其适用于心肌缺血性疾病、长时间手术，以及术后不需要早期拔除气管导管的患者。单次静脉注射哌库溴铵对成人和婴儿的作用较儿童强，老年人起效时间较慢，如无肾功能不全则不影响时效。

（4）罗库溴铵：罗库溴铵是起效快的单季铵中时效氨基甾体类非去极化肌松药，其分子结构在甾核 A 环氮原子上没有泮库溴铵和维库溴铵均有的乙酰酯基，在甾核 2 位和 16 位碳原子引入环状取代基而非哌啶基，此结构与其药效有关（图 29-4）。罗库溴铵作用强度为维库溴铵的 1/7～1/6，时效为维库溴铵的 2/3，起效时间虽不及琥珀酰胆碱，但罗库溴铵是至今临床上广泛使用的非去极化肌松药中起效最快的一个，其强度弱可说明其起效快。罗库溴铵有弱的解迷走神经作用，但在临床应用剂量并无明显的心率和血压变化。罗库溴铵不促进组胺释放。其药代动力学与维库溴铵相似，消除主要依靠肝脏，其次是肾脏，肾脏衰竭时虽然血浆清除减少，但并不明显影响其时效，而肝功能障碍可延长时效达 2～3 倍。老年人用药量应略减。氟烷麻醉下，重复追加

3 次以上可能发生轻微的蓄积作用。

罗库溴铵 ED_{95} 为 0.3mg/kg，起效时间 3～4 分钟，时效 10～15 分钟，90% 肌颤搐恢复时间 30 分钟，临床肌松维持 45 分钟。如作快速气管插管用量增至 1.0mg/kg，60～90 秒即可插管，临床肌松时效延长达 75 分钟，此药尤其适用于禁用琥珀酰胆碱又要作快速气管插管的患者。

（5）瑞库溴铵：瑞库溴铵是一种起效快，单季铵短时效氨基甾体类非去极化肌松药，其分子结构在甾核 D 环季铵基上是丙烯基而不是甲基（图 29-4）。这与罗库溴铵相似，与泮库溴铵和维库溴铵不同。瑞库溴铵的肌松强度弱，是维库溴铵的 1/10。瑞库溴铵虽无明显心血管反应，但因其有解迷走神经作用，剂量达 2～3mg/kg 可以引起轻度心动过速和短暂的血压下降。剂量达 3mg/kg 可使组胺浓度增加。瑞库溴铵在体内迅速分解，血浆清除率为 8.5ml/（kg・min），主要经肝代谢，经肾消除约占 22%。瑞库溴铵的代谢产物 3-去乙酰瑞库溴铵的肌松作用比瑞库溴铵强 1 倍，代谢产物 3 羟基衍生物的肌松强度约为原型的 50%。瑞库溴铵的代谢产物在体内消除较维库溴铵慢，另外瑞库溴铵单次用药其恢复快，肌力恢复发生在肌松药的分布相内，而长期静脉滴注停药后肌力恢复慢，其恢复发生在此药的消除相内。因此随着用药时间延长其时效也在延长，追加药量后其药效由短时效发展成中时效。

瑞库溴铵 ED_{95} 量为 1.15mg/kg，静注 1.5mg/kg 后用 TOF 监测拇收肌的峰效应时间是 96 秒，喉肌的峰效应时间是 62 秒，在给药后 60s 内有良好的气管插管条件，临床时效维持约 20 分钟，肌力完全自然恢复时间在 24 分钟内。如果给药后 2min 静脉注射新斯的明，其 TOFR 恢复至 0.7 的时间不超过 12 分钟。静脉滴注速度为 9～12μg/（kg・min）。

由于瑞库溴铵起效快，几乎已达琥珀酰胆碱的起效时间，因此可替代琥珀酰胆碱用于全麻诱导时气管插管。由于其对 M_2 胆碱能受体有很强的亲和力，阻滞 M_2 受体则释放大量乙酰胆碱，有报道该药临床应用时引起儿童严重支气管痉挛而产生不良后果，美国已于 2001 年在临床上停用此药。

3. 其他复合物类

（1）苯乙醚衍生物：加拉碘铵。加拉碘铵含有三个季铵基团（图 29-5），是最早广泛应用于临床的合成肌松药。其水溶液稳定，与硫喷妥钠可以混合而不产生沉淀。肌松作用约为氯筒箭毒碱的 1/6～1/5。此药在体内不代谢以原型经肾排泄。肾脏衰竭时，其清除率下降 80%，清除半衰期延长 5 倍。加拉碘铵可引起心动过速，以及增加心排血量和外周血管阻力。加拉碘铵有显著的解迷走神经作用，且与用量有关，其组胺释放作用仅为氯筒箭毒碱的1/5～1/2。成人静脉注射 40mg 使四肢肌松弛，快速静脉注射 80～120mg 使腹肌松弛，气管插管量 3～4mg/kg。肌松维持在神经安定镇痛麻醉时为 0.6mg/kg，吸入麻醉时为 0.3mg/kg。ED_{95} 量 2.5mg/kg，4～5 分钟起效，恢复指数为25～40 分钟，90% 肌颤搐恢复时间为 70～80 分钟。现已不在临床应用。

（2）毒马钱碱的二丙烯基衍生物：阿库氯铵。阿库氯铵是半合成的瓢箭毒衍生物，有两个季铵基，是长时效肌松药（图 29-6）。其肌松作用为氯筒箭毒碱的 1～1.5 倍，此药在体内几乎不代谢，主要以原型由肾排泄，可能有小量经胆汁排出。阿库氯铵的不良反应少，因其解迷走神经作用和神经节阻滞作用均弱，以及临床剂量时并不促进组胺释放，但偶有增加心率和产生低血压。静脉注射 0.3mg/kg，3 分钟后即可做气管插管。其时效与氯筒箭毒碱相近似，但较氯筒箭毒碱更易恢复，ED_{95} 量约为 0.2～0.26mg/kg，与吸入麻醉药合用时，阿库氯铵用量可减少 30%～50%。

（3）不对称混合氯化延胡索酸盐：更他氯铵（gantacurium）。更他氯铵是不对称混合氯化延胡索酸盐，有两个季铵基（图 29-7），是一种新的、起效

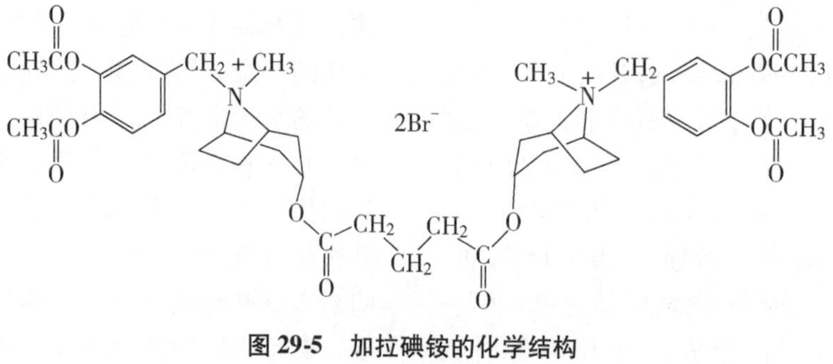

图 29-5　加拉碘铵的化学结构

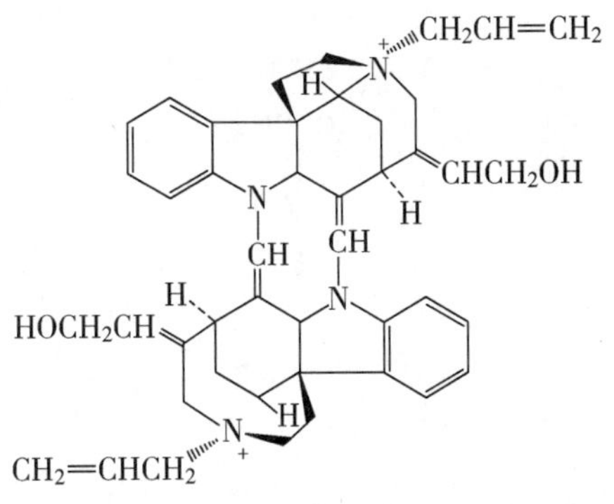

图 29-6　阿库氯铵的化学结构

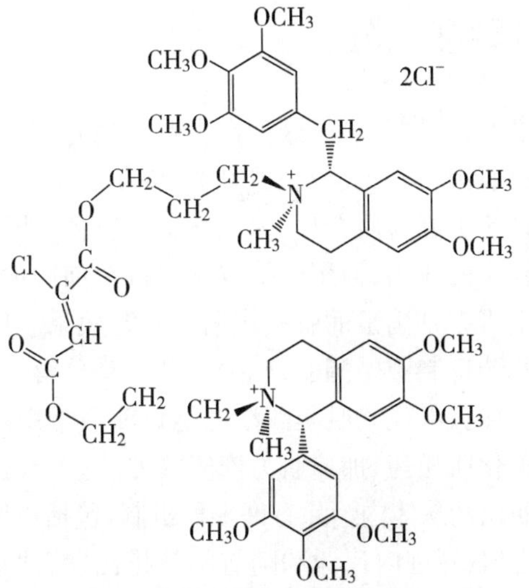

图 29-7　更他氯铵的化学结构

快、恢复迅速的超短时效非去极化肌松药。根据动物实验结果，其时效超短，有望替代超短时效去极化肌松药琥珀酰胆碱。根据人体志愿者试验，其 ED95 为 0.19mg/kg，90% 肌颤搐阻滞起效时间为 1.3～2.1 分钟，起效时间与用药剂量有关。给予 3 倍 ED95 剂量，更他氯铵起效可以与琥珀酰胆碱媲美，60 秒气管插管成功率达到 90% 以上，T1 恢复时间稍逊。更他氯铵时效 4.7～10.1 分钟，且随药量增加时效延长。肌颤搐由 5% 恢复到 95% 和由 25% 恢复到 75% 的时间分别为 7 分钟和 3 分钟，恢复时间不依赖于给药量。

更他氯铵代谢不依赖体内脏器，在人体全血中有两种不经酶的降解方式：①化学水解，迅速形成没有明显活性的半胱氨酸结合物混合噻唑烷，应用半胱氨酸可以拮抗更他氯铵的神经肌肉阻滞作用；②酯键缓慢水解，形成氯化延胡索酸单酯和乙醇。更他氯铵可被依酚氯铵拮抗，使其恢复时间缩短。

更他氯铵主要不良反应是引起明显的组胺释放，少数患者出现面色潮红，一过性血压降低，但不引起肺的顺应性变化，此时血浆组胺浓度可 > 0.3μg/L。更他氯铵剂量过大（超过 3 倍 ED95），推注速度过快，促进组胺释放，增加不良反应。

（4）偶氮吡啶化合物：法扎溴铵。法扎溴铵是一种肌松作用强的偶氮吡啶化合物（图 29-8），肌松作用相当于氯筒箭毒碱的 1/3～1/2。此药在体内几乎不代谢，以原型经肾排出，半衰期约为长时效肌松药的 1/2～2/3。起效较快，时效较氯筒箭毒碱和泮库溴铵均短，较维库溴铵和阿曲库铵长。法扎溴铵由于有较强的解迷走神经作用而引起心动过速，用较大剂量做气管插管时常因神经节阻滞作用而引起低血压，但法扎溴铵释放组胺作用并不强。气管插管量为 1.0～1.5mg/kg，追加量在神经安定镇痛麻醉时为 0.5～1.0mg/kg，吸入麻醉能增强其肌松作用。

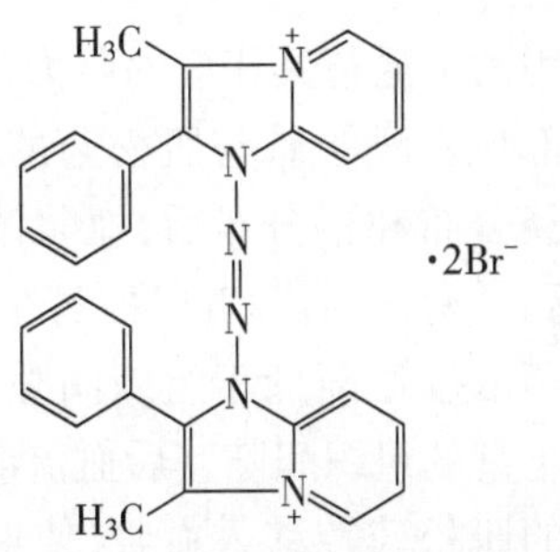

图 29-8　法扎溴铵的化学结构

（5）双四价托品二酯衍生物：TAAC3 和 G-1-64。G-1-64 是托品二酯衍生物中的一种双四价铵盐，是在研究一系列托品二酯衍生物时，发现的起效最快、效价最高的化合物。动物实验显示 G-1-64 的起效时间 0.9～2.1 分钟，与罗库溴铵相近，维持时间 5～12 分钟，较罗库溴铵更短。G-1-64 不良反应较小，可能存在一定程度的迷走神经阻滞作用，神经节阻滞和组胺释放作用。该药尚未在人体中进行研究。

TAAC3 也是托品二酯衍生物（图 29-9），可能较 G-1-64 更有临床应用前景，目前已进入临床前试验阶段。动物实验显示 TAAC3 ED95 为 90～425μg/kg，起效时间 0.8～1.0 分钟，恢复指数 0.6～1.1 分钟，维持时间 1.8～3.5 分钟，起效和恢复均较罗库溴铵短，甚至能和琥珀酰胆碱媲美。低剂量 TAAC3 无迷走神经阻滞作用和组胺释放作用，但大剂量能使动物出现轻度心率加快、血压升高。

许多新的肌松药研发过程中实验室结果令人满意，但应用于临床就可能出现一些意想不到的问题，最终限制了其在临床的推广应用。

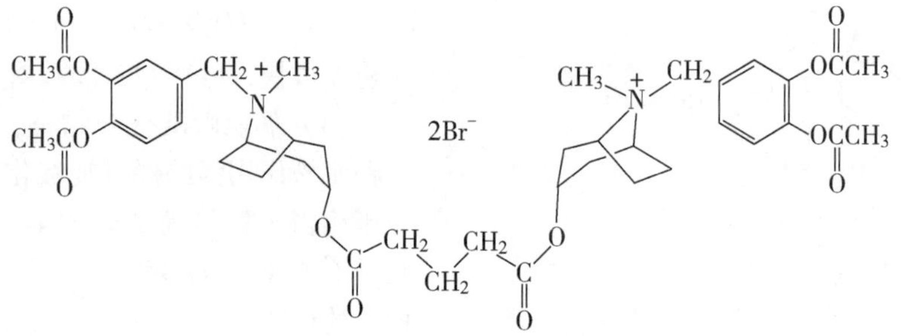

图 29-9 TAAC3 的化学结构

第4节 神经肌肉阻滞作用的消退

一、肌松作用的消退与肌力的自然恢复

肌松作用的消退与其相应的肌力恢复取决于神经肌肉接头部位乙酰胆碱与肌松药的相对浓度，肌松药在体内经分布和再分布后，血浆浓度与组织间隙内浓度达到平衡，此后随着肌松药在体内的消除，血浆内肌松药浓度逐渐低于组织间隙内浓度，起初血流灌注量丰富的组织间隙其后血流灌注量较少的组织间隙内的肌松药转移入血浆，使血浆与组织间的肌松药浓度间不断取得平衡和不断降低。肌松作用消退最终取决于肌松药在体内的消除或失去活性，肌松药清除率的大小决定血浆肌松药浓度下降的速率。肌松药不断地从神经肌肉接头进入血浆，使局部肌松药浓度持续不断下降，神经肌肉接头处乙酰胆碱的浓度超过肌松剂浓度，当乙酰胆碱结合的受体超过一定阈值，神经肌肉兴奋传递功能逐步恢复正常，肌力自然恢复。

二、逆转肌松作用，加速肌力恢复

加速肌松作用消除和肌力恢复，对非去极化肌松药可以从改变神经肌肉接头部位乙酰胆碱与肌松药之间的相对浓度着手，这可以通过增加接头前膜乙酰胆碱的释放和减少乙酰胆碱的分解，增加肌松药在体内的清除，或是用化学方法使肌松药在血液内失活。

4-氨基吡啶是钾离子通道阻滞剂，在接头前膜阻滞钾离子外流可以延长接头前膜的去极化，使去极化过程中钙离子持续内流，促使运动神经末梢释放更多的乙酰胆碱，但这种作用特异性差，且除作用于神经肌肉接头前膜外，还可影响自主神经和中枢神经系统引起递质释放，因此不良反应多，严重影响其在临床的应用，但用于拮抗某些接头前膜的作用，如抗生素多粘菌素的肌松作用有一定效果。用抗胆碱酯酶药抑制胆碱酯酶，减少乙酰胆碱分解，增加神经肌肉接头部位乙酰胆碱浓度是目前最常用的拮抗非去极化肌松药、加速肌力恢复的方法。

肌松药从体内消除有许多种机制，包括以原形从尿液排出、肝脏内代谢和随着胆汁排出、酶性水解和化学性裂解。多种因素可以影响神经肌肉传递功能的恢复速度，包括伴发疾病、吸入麻醉药、酸中毒、低钾血症、低温、合并用药等，都会增强残余肌松作用。

用特殊的化学药与肌松药结合使肌松药失去活性，是近几年研制的新的拮抗非去极化肌松药方法，如用布瑞亭与罗库溴铵螯合，及用半胱氨酸加速更他氯铵失活。

三、抗胆碱酯酶药

（一）抗胆碱酯酶药的作用

接头前膜所释放的乙酰胆碱越过接头间隙时，大部分乙酰胆碱被乙酰胆碱酯酶分解，到达接头后膜的乙酰胆碱量不到释放量的一半，在接头后膜没有与受体结合或与受体结合后又分离的乙酰胆碱同样被乙酰胆碱酯酶迅速分解。乙酰胆碱酯酶具有强大的催化能力，每个位于酶蛋白深部的活性位点能催化4000个乙酰胆碱分子，此酶活性中心有两个位点，即与底物结合和定向性有关的阴性位点和与水解过程有关的酯性中心。抗胆碱酯酶药抑制乙酰胆碱酯酶,使神经肌肉接头部位乙酰胆碱分解减少,局部乙酰胆碱浓度增加,从而拮抗非去极化肌松作用。常用的抗胆碱酯酶药有新斯的明、吡啶斯的明和依酚氯铵,这三种药物抑制胆碱酯酶的作用相似,但其作用机制并不完全一样。新斯的明和吡啶斯的明的分子中带正电荷的氮与乙酰胆碱酯酶催化部位的负电荷相互吸引,结合产生不能再发挥作用的氨基甲酰化酶,阻断了乙酰胆碱酯酶的催化部位,抑制了酶的活性;而依酚氯铵分子中没有氨基甲酸酯基团,其通过静电吸引与乙酰胆碱酯酶阴性中心结合,和通过氢键与酯性中心结合,抑制乙酰胆碱酯酶活性。此外还有接头前作用,通过抑制钾通道增加乙酰胆碱释放量,以及直接增强神经肌肉兴奋传递和肌纤维收缩。

(二) 三种抗胆碱酯酶药

新斯的明抗胆碱酯酶的药效最强,为吡啶斯的明的 5 倍和依酚氯铵的 12 倍。依酚氯铵起效最快,吡啶斯的明起效最慢,新斯的明、吡啶斯的明和依酚氯铵达到峰效时间分别为 7～11 分钟、15～20 分钟和 1～2 分钟。依酚氯铵对神经肌肉接头部位乙酰胆碱酯酶选择性最高,不为该部位乙酰胆碱酯酶分解,且不抑制血浆假性胆碱酯酶,其他两种药可为神经肌肉接头部位乙酰胆碱酯酶分解。抗胆碱酯酶药主要经肾消除,新斯的明为 50%,吡啶斯的明为 75%,依酚氯铵为 70%。依酚氯铵时效最短,吡啶斯的明时效最长,可能与其消除半衰期长有关。肾脏衰竭时这三种抗胆碱酯酶药的清除率下降,消除半衰期延长,拮抗肌松的时效也会延长。抗胆碱酯酶药的药代动力学参数见表 29-9。

表 29-9　抗胆碱酯酶药的药代动力学参数

	分布容积(ml/kg)	清除率[ml/(kg・min)]	分布半衰期(min)	消除半衰期(min)
新斯的明	0.7	9.2	3.4	77
吡啶斯的明	1.1	8.6	6.7	112
依酚氯铵	1.1	9.6	7.2	110

(三) 影响抗胆碱酯酶药拮抗效果的因素

抗胆碱酯酶药拮抗非去极化肌松药作用与用拮抗药时的神经肌肉阻滞深度、肌力自主恢复速度、拮抗药及其药量、肌松药种类和拮抗时吸入麻醉浓度等有关。

肌松作用逆转和肌力恢复是一个过程,最终神经肌肉阻滞作用消除和肌力恢复取决于肌松药在体内的消除或失活,用抗胆碱酯酶药暂时增加神经肌肉接头部位乙酰胆碱浓度有利于神经肌肉兴奋传递,一次足量的新斯的明其峰效应约在用药后 10 分钟。在这个时间段之后,肌力如不能完全恢复,其后的恢复就较缓慢,主要依靠肌松药清除,此时神经肌肉阻滞程度较深,追加抗胆碱酯酶药不仅不可能增加拮抗效果,相反可增加拮抗药的不良反应。抗胆碱酯酶药用量有封顶效应,最大药量新斯的明为 0.07mg/kg,吡啶斯的明为 0.35mg/kg,依酚氯铵为 1.5mg/kg,在此药量已经完全抑制胆碱酯酶活性,再追加药量不能得到更好效果。不同抗胆碱酯酶药其拮抗肌松作用都是抑制同一种酶,因此联合用药不能起到增效作用。

拮抗肌松药的时机应选择肌力开始恢复时,拮抗效果较神经肌肉阻滞程度较深时好。如用 TOF 监测,肌颤搐出现三个时(即 T1～T3),用新斯的明拮抗可在 10 分钟内使 T4/T1 达到 0.7,而当肌颤搐仅出现一个(T1),用同样药量的新斯的明进行拮抗,使 T4/T1 恢复至 0.7 的时间要 23 分钟。

肌松药在体内消除越快,肌力恢复越快,中时效肌松药的消除比长时效肌松药快,用拮抗药拮抗肌松的效果较好。

新斯的明、吡啶斯的明对血浆胆碱酯酶有抑制作用,影响米库氯铵的分解及其肌松拮抗效果,这与抑制神经肌肉接头部位乙酰胆碱酯酶的作用有矛盾。依酚氯铵对神经肌肉接头部位乙酰胆碱酯酶有选择性抑制作用,对血浆胆碱酯酶无抑制,因此拮抗米库氯铵的肌松作用用依酚氯铵较好。米库氯铵是短效肌松药,在循环中迅速为假性胆碱酯酶分解,因此其肌力恢复快,一般不需用肌松拮抗药,如果发生米库氯铵作用延长,可能是假性胆碱酯酶活性下降所致,此时补充正常活性的假性胆碱酯酶可加快肌力恢复,正常人群中血浆假性胆碱酯酶活性异常的极少,因此输血或血浆可以补充具有活性的假性胆碱酯酶。吸入麻醉药能降低抗胆碱酯酶药的拮抗效果,低体温、血容量不足、水电解质酸碱失衡也会不同程度地影响肌松拮抗效果。

(四) 抗胆碱酯酶药的不良反应

用抗胆碱酯酶药抑制乙酰胆碱酯酶使乙酰胆碱增加,后者作用于神经肌肉接头烟碱型乙酰胆碱受体,可促进神经肌肉兴奋传递,逆转肌松作用,但增加的乙酰胆碱作用于自主神经节后纤维支配的毒蕈碱型乙酰胆碱受体,可能引起严重的心血管不良反应,如发生心动过缓甚至心搏骤停,因此应用抗胆碱酯酶药要联合应用抗胆碱药,如阿托品或格隆溴铵。阿托品的抗胆碱作用起效快,宜与依酚氯铵合用,如阿托品 7μg/kg 与依酚氯铵 0.5～1.0mg/kg 联合应用。格隆溴铵起效慢,常与新斯的明或吡啶斯的明联合应用,格隆溴铵的用量分别为新斯的明的 1/5,或吡啶斯的明的 1/20。阿托品可以透过血脑屏障,而格隆溴铵不能透过血脑屏障,且发生心律失常较少。抗胆碱酯酶药与抗胆碱药应该缓慢给予(如2～5 分钟),以减少心律失常的发生率及其严重程度。抗胆碱酯酶药通过增加乙酰胆碱作用于毒蕈碱型乙酰胆碱受体,可引发恶心呕吐、胃肠道痉挛以及支气管痉挛等,因此有支气管哮喘、心律失常尤其是房室传导阻滞和肠梗阻患者以及患有严重心脏瓣膜疾病、心肌缺血和心力衰竭的患者应禁用或慎用。

四、其他非去极化肌松药拮抗药

(一) Sugammadex(布瑞亭)

Sugammadex(Org25 969)是一种经化学修饰的γ-环糊精,其三维结构类似一个中空的截锥体,结构外部含有羟基极性基团,呈亲水性,内部存在一个疏水空腔,通过疏水相互作用将药物捕获至环糊精空腔,形成一个水溶性客体-主体螯合物(图 29-10)。以 1∶1比例形成紧密的螯合物,以极高的结合速率和极低的解离速率达到平衡状态,螯合物十分稳定。因此 Sugammadex 迅速清除了血浆中游离肌松药,使神经肌肉接头内的肌松药分子向血浆内转运,再与血浆内未螯合的游离 Sugammadex 结合,神经肌肉接头部位肌松药分子不断向血浆内扩散,而使神经肌肉兴奋传递恢复。

用 Sugammadex 拮抗肌松作用,恢复肌力有以下几个特点:

1. 这种拮抗作用不是对所有肌松药都有效,仅是针对氨基甾体类肌松药。虽然未经修饰的γ-环糊精有一个比其他环糊精类大的亲脂性空腔(7.5～8.3Å),但仍然不足以容纳较大的罗库溴铵分子,因此通过增加侧链修饰这个空腔,使其达到 11Å,以适合罗库溴铵的四个疏水甾环,并且在侧链尾部加上带有负电荷的羧基基团,以增强其与罗库溴铵带正电荷的季铵基中氮的静电结合。罗库溴铵-Sugammadex 螯合物的稳定性取决于分子间作用力的相互作用(范德华力),包括氢键和疏水作用。所以 Sugammadex 对罗库溴铵的拮抗效果最好,对其他氨基甾体类肌松药亦有相对较弱的拮抗作用,其拮抗作用强弱依次为罗库溴铵>维库溴铵>泮库溴铵。Sugammadex 对分子狭长的苄异喹啉类肌松药几乎没有作用,也不能拮抗去极化肌松药的作用。

2. Sugammadex 拮抗肌松作用的机制与抗胆碱酯酶药的药理作用完全不同,没有抗胆碱酯酶药作用于毒蕈碱型乙酰胆碱受体所产生的心血管不良反

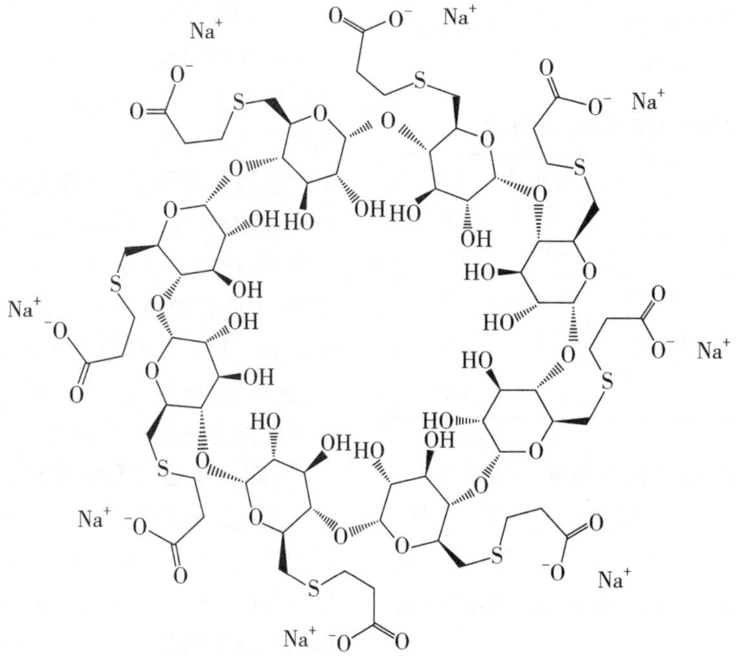

图 29-10　合成γ-环糊精 Sugammadex(ORG 25969)的结构

应,因此不需要联合应用抗胆碱药,也没有抗胆碱药所引起的不良反应。

3. Sugammadex 拮抗罗库溴铵肌松作用的另一特点是可以在任何肌松深度下用其逆转罗库溴铵引起的神经肌肉阻滞作用,如 0.6mg/kg 罗库溴铵静脉注射 3 分钟后,静脉注射 8mg/kg 或 4mg/kg Sugammadex,T4/T1 比值恢复到 0.9 所需的时间分别是 2 分钟和不到 4 分钟。如果使用 0.6mg/kg 罗库溴铵或 0.1mg/kg 维库溴铵,肌颤搐 T1、T2 恢复后再用 Sugammadex 拮抗,用 4mg/kg Sugammadex,T4/T1 恢复至 0.9 的平均时间分别为 1.1min 和 1.5min。与其他肌松拮抗药比较,使用 0.6mg/kg 罗库溴铵,TOF 监测发现 2 个肌颤搐时,分别用 4mg/kg Sugammadex、0.07mg/kg 新斯的明、1mg/kg 依酚氯铵拮抗,T4/T1 恢复到 0.9 的时间分别为 107s、1044s 和 331s,即 Sugammadex 比新斯的明快 10 倍、比依酚氯铵快 3 倍。在用药后 5min 时,依酚氯铵组没有 1 例 T4/T1 恢复至 0.9,新斯的明组仅 5% 患者 T4/T1 恢复至 0.9,而 Sugammadex 组患者 T4/T1 全部恢复至 0.9。

4. Sugammadex 剂量在 0.5mg/kg 以下,不足以拮抗肌松作用。Sugammadex 可逆转大剂量罗库溴铵的肌松作用,罗库溴铵快速气管插管量为 1.2mg/kg,其 T4/T1 恢复至 0.9 的平均时间是 122.1min,而用 16mg/kg Sugammadex 拮抗,其 T4/T1 恢复至 0.9 不需要 2min。因此这可用在罗库溴铵紧急气管插管失败后,用 Sugammadex 快速逆转罗库溴铵的肌松作用,这种拮抗效果甚至超 1.0mg/kg 气管插管量琥珀酰胆碱的肌力自然恢复速度。

5. 未螯合的 Sugammadex 清除率较罗库溴铵慢 3 倍,Sugammadex 与罗库溴铵的螯合物不能经胆道排泄,但其具有水溶性,因此经肾排出是其主要排泄途径。未螯合的罗库溴铵消除主要经胆道排泄(约超过 75%),仅 10% ~25% 经肾排泄,罗库溴铵螯合后改变了消除途径,这可能是其后罗库溴铵清除率降低的原因。

6. Sugammadex 的不良反应最多的是低血压、咳嗽、恶心呕吐、味觉改变及对温度变化敏感等,但均不严重。Sugammadex 可导致尿中 N-乙酰氨基葡萄糖苷酶水平异常和心电 QT 间期延长。Sugammadex 还能与强的松、阿托品和维拉帕米等甾类和非甾类化合物螯合,但与这些化合物螯合的能力比罗库溴铵低,尚未发现其临床意义。不过有一点值得引起重视,氨基甾体类肌松药用 Sugammadex 拮抗后,再用其他氨基甾体类肌松药其作用减弱,如临床有需要,应改用非氨基甾体类肌松药为妥。

(二) 半胱氨酸拮抗更他氯铵的肌松作用

更他氯铵尚未在临床推广使用,此药在体内失活是通过化学途径水解而降解,并可迅速与半胱氨酸结合而失活,因此可用半胱氨酸加速逆转更他氯铵的肌松作用。动物实验中,使用 3 倍 ED_{95} 量更他氯铵,10 分钟后神经肌肉兴奋传递完全恢复,如用半胱氨酸拮抗,肌力在 4 分钟内完全恢复。

对去极化肌松药尚无理想的拮抗药,胆碱酯酶异常引起琥珀酰胆碱作用延长的患者,应维持机械通气直至肌力恢复,输血或输血浆提高血浆假性胆碱酯酶活性,可加速肌力的恢复,补充胆碱酯酶制剂效果虽好,但此方法应用不广。

(张莹　庄心良)

参 考 文 献

1. Jonsson Fagerlund M, Dabrowski M, Eriksson LI. Pharmacological characteristics of the inhibition of nondepolarizing neuromuscular blocking agents at human adult muscle nicotinic acetylcholine receptor. Anesthesiology, 2009, 110(6): 1244-1252.
2. Bhatt SB, Amann A, Nigrovic V. Onset-potency relationship of nondepolarizing muscle relaxants: a reexamination using simulations. Can J Physiol Pharmacol, 2007, 85(8): 774-782.
3. Cerny V, Herold I, Cvachovec K, et al. Guidelines for managing neuromuscular block: not only Czech beer deserves a taste. Anesth Analg, 2011, 112(2): 482.
4. Liu M, Dilger JP. Synergy between pairs of competitive antagonists at adult human muscle acetylcholine receptors. Anesth Analg, 2008, 107(2): 525-533.
5. Puthucheary Z, Rawal J, Ratnayake G, et al. Neuromuscular blockade and skeletal muscle weakness in critically ill patients: time to rethink the evidence? Am J Respir Crit Care Med, 2012, 185(9): 911-917.
6. Fan E. Critical illness neuromyopathy and the role of physical therapy and rehabilitation in critically ill patients. Respir Care, 2012, 57(6): 933-944.
7. Craig RG, Hunter JM. Neuromuscular blocking drugs and their antagonists in patients with organ disease. Anaesthesia, 2009, 64 Suppl 1: 55-65.
8. MAHaolin, ZHUANG Xinliang. Selection of neuromuscular blocking agents in patientsin undergoing renal transplantation under general anesthesia Chinese medical Journal 2002; 115(11): 1692-1696.
9. Heier T, Caldwell JE. Impact of hypothermia on the response to neuromuscular blocking drugs. Anesthesiology, 2006, 104

(5):1070-1080.

10. Paul M, Fokt RM, Kindler CH, et al. Characterization of the interactions between volatile anesthetics and neuromuscular blockers at the muscle nicotinic acetylcholine receptor. Anesth Analg, 2002, 95:362-367.
11. Jonsson M, Dabrowski M, Gurley DA, et al. Activation and inhibition of human muscular and neuronal nicotinic acetylcholine receptors by sccinylcholine. Anesthesiology, 2006, 104:724-733.
12. 赵雪莲,庄心良等. 维库溴铵和阿曲库铵对骨骼肌细胞膜上成人型和胚胎型乙酰胆碱受体的作用. 中华麻醉学杂志, 2004, 24(3):194.
13. Martyn JA, Richtsfeld M. Succinylcholine-induced hyperkalemia in acquired pathologic states: Etiologic factors and molecular mechanisms. Anesthesiology, 2006, 104:158-169.
14. 庄心良,王珍娣,华惠娟等. 普鲁卡因利多卡因对琥珀酰胆碱效应影响的临床研究. 中华麻醉学杂志, 1985, 3(2):69-72.
15. Claudius C, Garvey LH, Viby-Mogensen J. The undesirable effects of neuromuscular blocking drugs. Anaesthesia, 2009, 64 Suppl 1:10-21.
16. Jooste EH, Sharma A, Zhang Y, et al. Rapacuronium augments acetylcholine-induced bronchoconstriction via positive allosteric interactions at the M3 muscarinic receptor. Anesthesiology, 2005, 103(6):1195-1203.
17. Fink H, Hollmann MW. Myths and facts in neuromuscular pharmacology. New developments in reversing neuromuscular blockade. Minerva Anestesiol, 2012, 78(4):473-482.
18. Illman HL, Laurila P, Antila H, et al. The duration of residual neuromuscular block after administration of neostigmine or sugammadex at two visible twitches during train-of-four monitoring. Anesth Analg, 2011, 112(1):63-68.
19. Lien CA. Neostigmine: how much is necessary for patients who receive a nondepolarizing neuromuscular blocking agent? Anesthesiology, 2010, 112(1):16-18.
20. Suy K, Morias K, Cammu G, et al. Effective reversal of moderate rocuronium-or vecuronium-induced neuromuscular block with sugammadex, a selective relaxant binding agent. Anesthesiology, 2007, 106:283-288.
21. Sacan O, White PF, Tufanogullari B, et al. Sugammadex reversal of rocuronium-induced neuro-muscular blockade: A comparison with neostigmine-glycopyrrolate and edrophonium-atropine. Anesth Analg, 2007, 104:569-574.
22. Phringer FK, Gordon M, Demeyer I, et al. Sugammadex rapidly reverses moderate rocuronium-or vecuronium-induced neuromuscular block during sevoflurane anaesthesia: a dose-response relationship. Br J Anaesth, 2010, 105(5):610-619.
23. Lien CA. Development and potential clinical impairment of ultra-short-acting neuromuscular blocking agents. Br J Anaesth, 2011, 107 (Suppl 1):60-71.

第30章 局部麻醉药

局部麻醉药简称局麻药，是一类能可逆性阻断神经冲动的发生和传导，在神志清醒条件下，使相关神经支配部位出现暂时性、可逆性感觉丧失的药物。1884年Koller首次将可卡因作为表面麻醉剂应用于眼科手术，Einhorn于1905年合成首个可用于注射的局麻药普鲁卡因，Lofgren于1943年合成利多卡因——至今仍是临床应用最广泛的局麻药之一。目前临床常用的局麻药已有十余种，但学者们仍在不断探索更为理想的局麻药，希望其不仅起效快，能满足不同手术所需的麻醉时效，且能降低局部组织和全身毒性，既可用于神经阻滞和椎管内麻醉，又具有表面麻醉的特点。近年来，随着对局麻药作用机制研究的不断深入，特别是对心脏和中枢神经系统毒性作用的研究，为局麻药中毒的救治和新型局麻药的研发提供了基础。

第1节 概 述

一、局麻药的分类

（一）按化学结构分类

局麻药均属于芳香基-中间链-胺基结构化合物，其结构式如图30-1所示。中间链为羰基，又可分为酯链和酰胺链，前者为酯类局麻药，如普鲁卡因，后者为酰胺类局麻药，如利多卡因。亲脂基（芳香基）在酯类局麻药为苯甲胺，在酰胺类为苯胺；亲水基（胺基）除含有可溶性氮，还有乙醇或醋酸氨衍生物。大多数局麻药为弱碱性叔胺（R_3N），少数为仲胺（R_2N），如丙胺卡因。中间链为4~5个原子结构，原子数量多少决定药物分子与膜受体作用的特性，中间链延长可增加局麻药的效能，但超过一定长度又降低其效能。

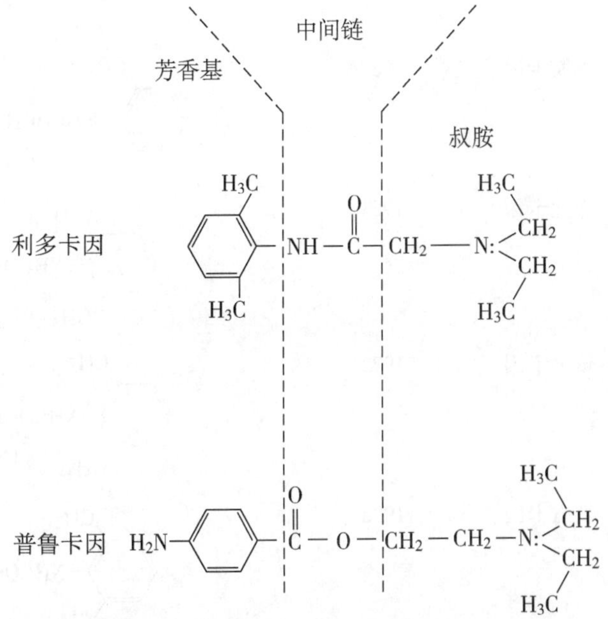

酯类局麻药包括：普鲁卡因、氯普鲁卡因、丁卡因和可卡因。酰胺类局麻药包括：利多卡因、甲哌卡因、布比卡因、依替卡因、丙胺卡因和罗哌卡因。酯类和酰胺类局麻药，除起效时间和时效有明显不同外，前者相对不稳定，在血浆内被胆碱酯酶水解代谢，酰胺类局麻药十分稳定，在肝内被酰胺酶分解。但有两种局麻药代谢方式例外：酯类局麻药可卡因主要在肝脏经羧酸酯酶代谢；酰胺类局麻药阿替卡因，常用于口腔麻醉，其

图30-1 酯类与酰胺类局麻药的化学结构。两者均为疏水性芳香基经中间链与亲水性碱基叔胺相连接

芳香环上的甲基酯在血浆羧酸酯酶作用下断裂导致分子失活。一般认为，酯类局麻药代谢产物对氨基苯甲酸可形成半抗原，可能引起变态反应；酰胺类代谢产物不含对氨基苯甲酸，故引起变态反应者极为罕见。临床常用局麻药的化学结构及理化特性见表30-1。

表30-1　常用局麻药的化学结构及理化特性

名　称	首次临床应用时间	化学结构式	分子量	脂溶性	pKa	相对麻醉效能
普鲁卡因	1905	$H_2N-C_6H_4-COOCH_2CH_2N(C_2H_5)_2$	273	0.6	8.92	1
地布卡因	1929	喹啉环（2-OC_4H_9，4-$CONHCH_2CH_2N(C_2H_5)_2$）	380		8.54	
丁卡因	1930	$H_9C_4(H)N-C_6H_4-COOCH_2CH_2N(CH_3)_2$	300	80	8.49	8
利多卡因	1944	2,6-二CH_3苯环$-NHCOCH_2N(C_2H_5)_2$	271	2.9	7.85	2
氯普鲁卡因	1955	$H_2N-C_6H_3(Cl)-COOCH_2CH_2N(C_2H_5)_2$	307	0.4	9.1	1
甲哌卡因	1957	2,6-二CH_3苯环$-NHCO-$哌啶环（N-CH_3）	285	1.0	7.65	2
丙胺卡因	1960	2-CH_3苯环$-NHCOCH(CH_3)-NH-C_3H_7$	257	0.8	7.9	1.8
布比卡因	1963	2,6-二CH_3苯环$-NHCO-$哌啶环（N-C_4H_9）	324	28	8.05	8
依替卡因	1972	2,6-二CH_3苯环$-NHCOCH(C_2H_5)N(C_2H_5)(C_3H_7)$	312	141	7.9	8
罗哌卡因	1992	2,6-二CH_3苯环$-NHCO-$哌啶环（N-C_3H_7）	328.8	147	8.07	

相同类别的局麻药属于相同系列化合物，其化学结构的改变只引起如麻醉效能、时效和代谢速率等不同生物学特性的量变；不同类别的局麻药属于不同系列化合物，具有代谢方式、途径等质的不同。丁卡因与普鲁卡因在结构上的差别，仅在普鲁卡因芳香环上加以丁基，如此不仅显著增强其脂溶性，且导致其与蛋白质的结合力提高近10倍，使局麻药的时效和毒性都有明显的增加。若将丁基取代甲哌卡

因胺基上的甲基，则为布比卡因，其脂溶性及与蛋白质的结合力均高于甲哌卡因，其麻醉时效也相应延长。依替卡因与利多卡因也有相似的结构，即以丙基取代利多卡因胺基上的乙基，并在中间链 α-碳位上加乙基，使其脂溶性增加 50 倍，麻醉效能与时效增加。

（二）生物学分类

Takman（1975）依据局麻药对机体细胞作用部位的不同，提出生物学分类。

A 类：作用于 Na^+通道外表受体的药物，还包括一些生物体毒素，如河豚毒和蛇毒。

B 类：作用于 Na^+通道轴浆（axoplasmic）侧（内侧）受体的药物，如 QX-314、QX-572、QX-222 等利多卡因季铵类衍生物。

C 类：非特异性作用于神经膜，引起膜容量增加和膜膨胀，或改变膜结构的药物，如苯佐卡因（benzocaine），正丁醇（N-butanol）和其他中性局麻药。

D 类：通过物理化学机制既作用于神经膜，又作用于 Na^+通道轴浆侧的药物。临床常用的局麻药多属于此类，如普鲁卡因、利多卡因、甲哌卡因、丙胺卡因、布比卡因和依替卡因等。

（三）临床分类

依据局麻药作用时效的长短进行分类。

短效局麻药：普鲁卡因和氯普鲁卡因；中效局麻药：利多卡因、甲哌卡因和丙胺卡因；长效局麻药：布比卡因、丁卡因、罗哌卡因和依替卡因。

二、局麻药作用的理化基础

（一）离解度

局麻药多为弱碱性叔胺或仲胺，这些胺不溶于水，在空气中也不稳定。为便于应用，必须与酸结合形成可溶于水的盐，如盐酸普鲁卡因。可如下反应式表示：

$$\underset{\text{(碱基)}}{R{\equiv}N} + HCl \longrightarrow \underset{\text{(盐)}}{R{\equiv}NH^+ \cdot Cl} \quad \cdots (30\text{-}1)$$

在水溶液中，上述复合盐将离解为带电荷的季铵离子和不带电荷的碱基（叔胺）。

$$R{\equiv}NH^+ \rightleftharpoons R{\equiv}N + H^+ \quad \cdots (30\text{-}2)$$

（带电荷的阳离子，可溶于水，不溶于脂）　（不带电荷的碱基，可溶于脂不溶于水）

此反应式左右平衡的变化，不仅影响局麻药的生物物理特性，也将影响其对神经冲动的阻滞。

（二）离解常数（pKa）

依照质量守衡定律，药物分子离解作用的方向，即局麻药的阳离子与碱基之比，受溶液 H^+浓度影响。在酸性条件下，其反应方向左移，局麻药多处于阳离子形式；在碱性条件下，反应方向右移，局麻药多处于碱基形式。在平衡状态下，上述离解常数：

$$Ka = \frac{[H^+][碱基]}{[阳离子]} \quad \cdots\cdots\cdots (30\text{-}3)$$

Ka 多以负对数表示，故（30-3）式可导为：

$$pKa = pH - \log\frac{[碱基]}{[阳离子]} \quad \cdots\cdots (30\text{-}4)$$

从（30-4）式可见，溶液 pH 值决定局麻药碱基与阳离子数量的比率。碱基与阳离子数量相等（碱基：阳离子=1）时，log1=0，pKa=pH。换言之，当溶液 pH 值等于局麻药的 pKa 值时，碱基与阳离子数量相等。大多数局麻药的 pKa 值处于 7.5～9.0。为便于通过 pH 值来了解阳离子与碱基数量之比，可将（30-4）式改写为：

$$\log\frac{[碱基]}{[阳离子]} = pKa - pH \quad \cdots\cdots (30\text{-}5)$$

局麻药的阳离子和碱基各有特性，但彼此间又是相互补充和平衡。例如只有阳离子才能与阴离子膜受体结合，阻断 Na^+通道，以阻断神经冲动的传导。而局麻药从注射部位通过纤维性屏障弥散至神经膜，又需要不带电荷的脂溶性碱基来承担输送任务。所以最终到达神经膜的局麻药分子数量，取决于该药离解后的碱基浓度。在碱性条件下（$pKa-pH<0$），碱基的比率增加，增强局麻药的弥散能力。在临床上，因局麻药在酸性条件下只生成小量的脂溶性碱基，因而无法运送更多的局麻药分子到达神经膜，其作用强度要比在生理 pH 值范围内差。一旦局麻药分子到达神经膜后，酸性条件可延长阳离子与膜受体的作用时间。

三、局麻药作用的解剖学基础

（一）神经纤维

神经纤维根据有无髓鞘可分为有髓神经纤维和无髓神经纤维。根据其传导速率、阈值和后电位的不同,神经纤维又分为A、B、C三型。A型和B型为有髓神经纤维,C型为无髓神经纤维。A型纤维依据其轴径的递减又分为α、β、γ和δ四个亚型。Aα型纤维传导迅速,与锐痛有关;而C纤维则与慢性疼痛相关,C纤维约占外周感觉神经的75%~80%和自主神经节前纤维的95%。各型神经纤维的轴径、传导速率和功能如表30-2所示。

在外周神经系统,髓鞘主要由施万细胞(Schwann cells)的胞膜多层包裹构成。相邻两个髓鞘节段之间的狭窄部分称为郎飞结(Ranvier node)。在神经纤维上一般每个髓鞘节段长50μm~1mm,而郎飞结长约1μm。髓鞘具有良好的绝缘性,其包绕使轴突膜不能与周围细胞外液接触,这样动作电流只能沿着轴突胞浆传递到郎飞结,跨膜离子转运得以进行。因此,髓鞘使兴奋在有髓神经纤维上的传导呈跳跃式。Na^+通道在有髓神经纤维郎飞结处分布密集,但在无髓神经纤维整个轴突膜均有分布。如图30-2。

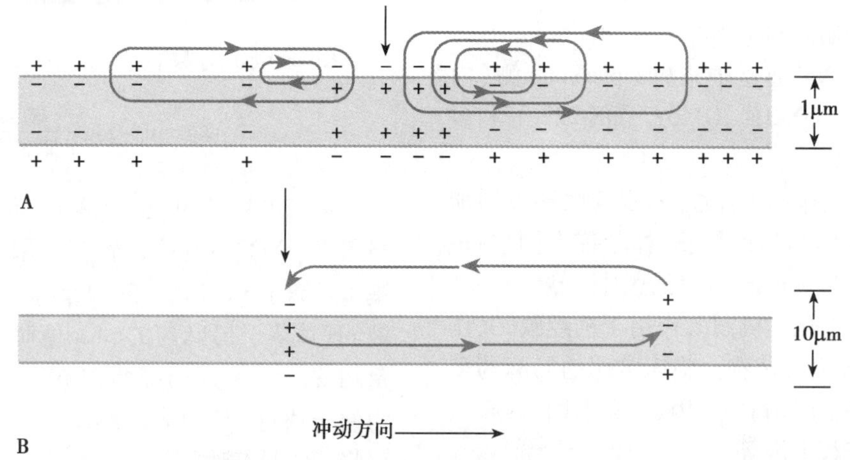

图30-2　冲动沿无髓C纤维轴突(A)和有髓轴突(B)传播的"局部回路电流"流动方式。在冲动传播期间,电流由冲动初始部位自左向右进入轴突,并穿过轴突浆(局部电流回路),使相邻膜去极化。轴突膜边界上的"+"和"-"表示轴突膜的极性状态:静息状态下膜内部为阴性,动作电位引发去极化期膜内部为阳性,局部回路电流通过区域为弱阴性。此离子电流可相对均匀地沿无髓轴突传导,但在有髓轴突,电流受到限制并只能经郎飞结进入轴突,单次动作电位可同时引发相邻数个郎飞结去极化

Wildsmith等(1985)观察了不同酯类局麻药作用于兔离体迷走神经(A、B和C纤维)的敏感性和传导阻滞起效时间,结果表明A、B和C纤维对局麻药的敏感性因其脂溶性和效能强度而异。A纤维对所有酯类局麻药的传导阻滞最为敏感,C纤维最差。局麻药的效能强度与其脂溶性有关,等效浓度的不同局麻药对C纤维的阻滞速率大致相同,但丁卡因由于脂溶性高,对A纤维的阻滞速率快于C纤维,若降低其脂溶性将削弱局麻药透过A纤维周围脂性屏障的弥散能力进而降低其对A纤维的阻滞速率。这与传统认为的C纤维对局麻药阻滞最为敏感的说法矛盾,可能由于混淆了绝对敏感性与传导阻滞速率两个不同的概念所致。目前神经轴径与局麻药绝对敏感性间的关系还不清楚。事实上,如高pKa相对不溶性的普鲁卡因,弥散通过A纤维周围脂性屏障速度缓慢,不易产生完善的阻滞,但对C纤维却可产生完善阻滞。对于低pKa高脂溶性的依替卡因,即使是较粗髓鞘的纤维对低浓度的依替卡因也很敏感。可见欲得完善的运动神经阻滞宜选用依替卡因。研究神经纤维功能和生理学特性,以及不同类型神经纤维冲动阻滞与功能丧失间相互关系,可为发展功能选择性神经阻滞提供理论依据。外周神经纤维的解剖与生理学的特性,如表30-2所示。

总之,欲获得满意的传导阻滞效果,应具备三个条件:①局麻药必须达到足够的浓度;②必须有充分的作用时间,使局麻药分子到达神经膜上的受体部位;③有足够的神经长轴与局麻药直接接触,如Aα神经纤维的结间最长距离为1.6mm,但至少要有3.2~3.5mm的纤维长度与局麻药溶液接触,或者有三个以上的神经结受到阻滞,才能完成对神经传导的阻滞。

(二)神经束

人体脊神经和脑神经只被一层很薄的纤维所覆盖,但外周神经如坐骨神经却被很厚的纤维层和非神经组织(包括脂肪)包绕。包绕单个神经纤维的薄膜称为神经内膜(endoneurium),而包绕神经束的

表30-2　外周神经纤维的解剖与生理学的特性

纤维类型	亚型	髓鞘	轴径(μm)	传导速率(m/s)	部　位	功　能	局麻药阻滞敏感性
A	α	+	6～22	30～120	传出至肌肉	运动	++
	β	+	6～22	30～120	由皮肤和关节传入	触觉,本体感觉	++
	γ	+	3～6	15～35	传出至肌梭	肌张力	++++
	δ	+	1～4	5～25	传入感觉神经	疼痛,温觉,触觉	+++
B		+	<3	3～15	交感神经节前纤维	自主神经功能	++
C	sC	-	0.3～1.3	0.7～1.3	交感神经节后纤维	自主神经功能	++
	dγC	-	0.4～1.2	0.1～2.0	传入感觉神经	自主神经功能,疼痛,温觉,触觉	+

弹性纤维组织则为神经束膜(perineurium)。依据神经束轴径的大小,向心性神经束膜可多达15层;就神经束膜的厚度而言,腕部神经>腋神经;正中神经>尺神经。显然,厚的神经束膜使局麻药的弥散受到限制。但真正影响局麻药弥散的屏障,是位于神经束膜最内层的间皮膜,即周膜(perilemma)。如图30-3。

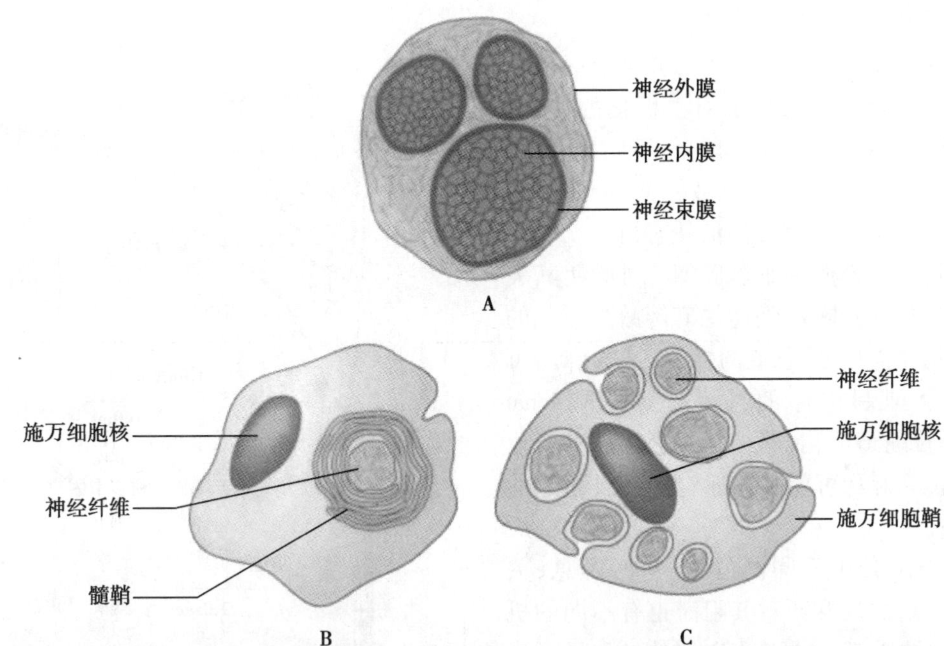

图30-3　外周神经横切面(A):最外层为神经外膜,内层为神经束膜(包绕神经束),神经内膜(包绕每条有髓纤维)。有髓纤维(B)外表由单个施万细胞形成的多层膜性髓鞘包绕,髓鞘之间的狭窄连接,即郎飞结。无髓纤维(C)以5～10根轴突成为一束,每条轴突均由施万细胞膜紧密包绕但只形成一层膜性结构

神经外膜含有营养血管、淋巴管和脂肪,约占神经横断面积的30%～75%。尽管局麻药易在疏松、网眼样组织中扩散,但较致密的屏障如神经束膜将耗损大部分的局麻药。这足以说明为何在活体上所需的局麻药最低麻醉浓度高于离体实验。

四、局麻药最低麻醉浓度(Cm)

在一定时间内阻滞神经纤维冲动传导所需的局麻药最低浓度,称为最低麻醉浓度(Cm)。若对标准的神经纤维和时间进行系列局麻药的Cm测定,便可反映出不同局麻药的相对效能。Cm不仅受电解质浓度影响,而且受如下因素影响:①神经纤维的轴径粗细:对粗轴径纤维的阻滞,需要较高浓度的局麻药,因此Cm相对较高。②pH值:某些局麻药在高pH值条件下所需的Cm,低于低pH值时;如pH值7.0时,利多卡因对有髓鞘神经纤维阻滞所需的Cm仅为pH值5.0时的1/100。③Ca^{2+}浓度:局麻药的效能与抑制Ca^{2+}和磷脂的结合相关,大多数局麻药

效能与溶液 Ca^{2+} 浓度成反比。④神经兴奋的频率：在离体实验中，个别局麻药效能与神经兴奋频率成正比。因此，所谓 Cm 即指该浓度下局麻药能在最短时间内以最短距离阻滞三个以上的神经结。

五、局麻药的作用机制

局麻药溶液只有同时存在不带电荷的碱基和阳离子时，才能较好的发挥麻醉作用。阳离子是不能透过神经膜的，当不带电荷的脂溶性碱基通过神经膜之后，处于水相状态又可离解，使阳离子能迅速与轴膜结合而阻滞神经传导。此外，不带电荷的碱基也具有内源性药理活性。除叔胺基外，分子结构中含有羟基（如乙醇）或烷基类（如苯佐卡因）的药物也可阻断 Na^+ 通道，产生神经传导阻滞。

随着局麻药浓度的增加，神经去极化速率和程度降低，时间的迁移进一步增加对去极化的抑制。同时由于复极化速率和传导速率降低，不应期延长，在单位时间内输送的动作电位频数锐减，最终去极化无法达到阈电位而呈现完全阻滞状态。

目前认为，局麻药阻断细胞膜 Na^+ 通道使其失活，可能通过三方面机制实现：①局麻药减少活化的通道数量，即增加"失活"通道的数量；②局麻药可能部分或完全抑制构形的进程（comformational steps），直接干扰通道活化，即抑制通道从静息转化为开放状态；③局麻药可能减少通过各开放通道的离子流。

由于 Na^+ 通道处于不同的位相（包括静息、关闭、开放和失活），故局麻药对其阻滞也有不同的机制：①阻滞开放的通道，当局麻药与受体结合后形成一种复合物，随之可逆性离解，即所谓闪烁的阻滞（flicking block）反应，也可加速失活（失传导性）；②静息和失活的通道，有选择性和局麻药结合，促其长期持续失活，亦可缩短其开放时间；③局麻药结合于活化关闭中期的通道，可破坏其活化过程，降低闸门离子流和开放的数量（抑制活化）。

无论是叔胺和季胺类，还是中性局麻药均通过两种不同模式来抑制 Na^+ 流，即张力性（tonic）抑制和位相性（phasic）抑制。可用电压钳技术来直接测定神经冲动的 Na^+ 流及局麻药的抑制作用。应用亚临床剂量利多卡因（0.2mmol/L）时，于去极化之始 Na^+ 流即呈减少，改用临床剂量利多卡因（40mmol/L）时，Na^+ 流完全停止（图 30-4A）。如果实验性去极化反复进行，且频率>5Hz（5 次/秒），则随着脉冲增加使 Na^+ 流进一步减少（张力性抑制），直至达到一个新的抑制稳定水平。当刺激减慢或停止，则可恢复至张力性抑制水平。这种随着频率而发生的抑制，称为位相性抑制（图 30-4B）。局麻药产生张力性抑制和位相性抑制的效能依赖于其结构、疏水性和 pKa。静息状态时，局麻药可能只有一个位点与 Na^+ 通道结合，表现为张力性亲和力；开放和失活状态时，局麻药较静息状态时更易与 Na^+ 通道结合。不管通道处于何种状态，结合局麻药越多则该状态越稳定。因此在位相抑制过程，更多失活状态的通道与药物结合，使能够被激活的通道数量越来越少。膜去极化可使局麻药的结合增加，其原因一是通道激活过程可产生更多的结合位点，其次是药物与失活状态通道的离解慢于静息通道。

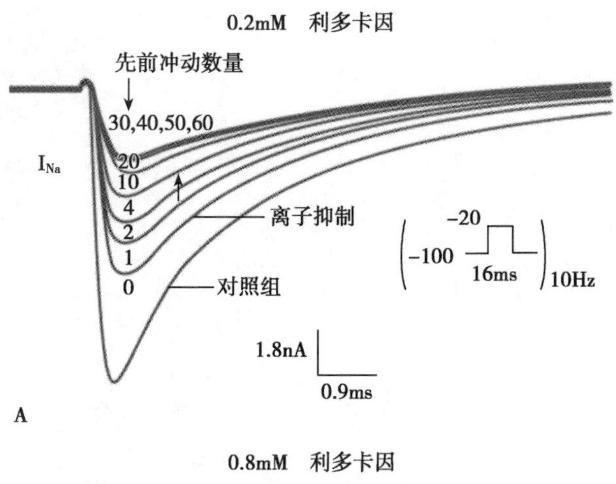

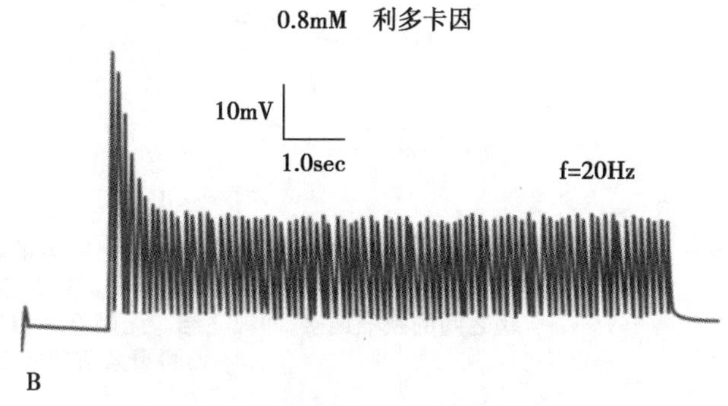

图 30-4　电压钳技术测定神经冲动的 Na^+ 离子流及局麻药的抑制作用

随着去极化膜 Na^+ 通道的开放，Na^+ 通过增加。但 Na^+ 通道和闸门的开放受 Ca^{2+} 的制约，Ca^{2+} 增加将阻止 Na^+ 通过。欲使 Na^+ 通道开放，则必须使 Ca^{2+} 从该处移开，因此认为局麻药与 Ca^{2+} 竞争闸门处地位，以控制或阻滞 Na^+ 通过。

随着对 Na^+ 通道研究不断深入，目前已证实有 10 种 Na^+ 通道亚型，其中至少 4 种分布于外周神经系统，某些亚型只与伤害性感受传入有关。如能选择性阻断这些通道，则既可产生镇痛又不影响其他功能，但目前尚无这样选择性的药物问世。Na^+通道亚型的突变可能与某些异常疼痛性疾病有关。有报道证实，$Na_V1.7$ 亚型通道的异常可能导致自发性疼痛或痛觉不敏感发生。

局麻药产生神经阻滞的确切机制仍需进一步探讨，主要有如下三种学说：

（一）受体部位学说

局麻药对 Na^+通道的阻滞部位，可以是通道的外侧和内部。外侧受体可被不能穿过脂质膜的带电荷的亲水性河豚毒素和石房蛤毒素所阻滞。它从表面堵塞通道，阻止 Na^+进入；换言之，Na^+内流可抑制局麻药与受体的结合。Na^+通道内受体是被带电荷形式的局麻药所结合（阻滞）。局麻药与 Na^+竞争受体而出现的拮抗说明：局麻药的受体位于 Na^+通道的含水带，或局麻药可能与 Na^+通过两个不同相互作用的部位而发生变构拮抗（allosteric antagonisms）。

（二）表面电荷学说

假设局麻药分子的亲脂部分与轴膜脂质发生普遍非特异性结合，而在膜外侧仍保留已经质子化的带正电荷的胺。一旦膜外侧所累积的正电荷足以中和外膜原相对负电位时，则可在不改变细胞内静息电位情况下，提高跨膜电位，从而抑制来自邻近非麻醉区域的膜电流，使麻醉区去极化不能达到阈电位，最终导致传导阻滞。但这种学说只限于解释带电荷形式局麻药的作用机制，却无法阐明中性局麻药苯佐卡因的作用，因为它不存在带电荷的形式。

（三）膜膨胀学说

由于相对疏水性局麻药分子与脂质膜相互作用，引起膜脂质结构形态的改变，膜膨胀使 Na^+通道变窄，阻止 Na^+的传导，抑制去极化。实验表明，通过增高周围的压力可逆转无电荷局麻药分子的麻醉作用，而带电荷的局麻药如利多卡因的季铵衍生物能抵御这种压力的逆转作用。因此，这一学说只限于解释中性局麻药苯佐卡因的作用机制。

第2节　局麻药的药效学

一、局麻药的作用过程

局麻药只能注入神经周围，不可注入神经内，以免引起神经损伤或压迫供养神经的血管。如何使局麻药分子以最快的速度到达神经受体部位，同时又能减少其在非神经组织中的损耗具有重要临床意义。局麻药从注射至充分发挥神经阻滞作用的过程，不仅涉及解剖学结构，同时还受到药物动力学的制约。

（一）弥散

局麻药分子主要依靠浓度梯度，从一个部位转移向另一部位。因此，局麻药的弥散与浓度梯度密切相关。

处于表层的神经束能很快与较高浓度的局麻药接触，首先出现传导阻滞。处于核心部位的神经束，因局麻药需穿过较长距离的屏障，故发生阻滞的时间稍迟。同时，局麻药分子从注射部位呈扇形扩散，经组织液稀释、非神经组织损耗以及神经外膜淋巴管和毛细血管的吸收，故能到达核心部位神经束的局麻药浓度也低于表层。

由于胚胎发育原因，大神经干内的神经束支配人体躯干的不同部位。例如肢体神经的表层神经束支配肢体近侧部分，核心部位神经束支配其远侧部位，故阻滞过程先从肢体近侧部位开始，逐渐扩散至远侧部位。因此臂丛神经阻滞时，先出现上臂皮肤麻木，随之扩散至肘和前臂皮肤，最后到达手指。

（二）诱导

局麻药在神经内呈不均衡的分布。表层神经纤维接触到的局麻药浓度大于最低麻醉浓度（Cm），而核心部位神经纤维接触的局麻药浓度仍低于 Cm，于是整个肢体呈不完全阻滞。所谓诱导，是指神经外间隙与神经内的局麻药浓度达到平衡，出现"牢固"的神经阻滞。

起效时间（潜伏期，诱导期）系指从注射局麻药至发生神经完全阻滞所需的时间。就药效动力学而言，此时药物弥散达到平衡状态。起效时间的因素影响包括：局麻药浓度、离解常数、神经轴的粗细及其周围组织结构等。局麻药弥散的速率与药物浓度呈对数关系，如局麻药浓度增加一倍，其起效时间缩短 1/3，但临床上所见的效果较理论上要差一些。高浓度药物有利于提高深部神经阻滞的成功率，对阻滞速率的影响相对较小。起效时间与神经轴半径成正比，与局麻药弥散常数成反比，与局麻药碱基浓度呈函数关系，如表30-3 所示。

表 30-3　利多卡因碱基浓度与起效时间的关系

利多卡因碱基浓度(mM)	起效时间(min)*
0.15	40
0.20	25
0.33	17
0.50	10
1.00	8
2.00	7
6.00	5
10.00	3

*系蛙坐骨神经浸浴于不同浓度利多卡因溶液中，时间以 α 电位消失 99% 为准

(三) 消退

由于神经外间隙局麻药陆续向周围弥散，经组织摄取、吸收和组织液稀释，其浓度逐渐低于神经内，因此局麻药开始出现由内向外方向的弥散。但因神经的血液灌流有限，不易使局麻药从膜结合部位移开，故神经内局麻药浓度在一定时间内仍保持在 Cm 以上。所以肢体近侧阻滞先远侧消退。由于核心部位与表层神经束存在浓度梯度，局麻药将从核心向表层(外侧)弥散。一旦核心部位局麻药浓度低于 Cm，则整个神经干功能可恢复正常。Winnie 报道在行锁骨上臂丛神经阻滞时，出现上臂镇痛消退，但肌肉运动仍处于麻痹状态。对此现象的解释，可能是因该处神经干存在运动(表层)和感觉(核心)的分隔现象。必须指出，局麻药消退时的浓度梯度较诱导时小，故恢复时要迟缓一些。

局麻药的消退呈指数式进展，先快而后才逐渐缓慢恢复正常神经功能。从开始消退到神经功能完全恢复的时间称为恢复时间。若使用浓度较高的局麻药，其阻滞和恢复时间较长；若浓度仅稍大于 Cm，则相应的阻滞时间和恢复时间较短。强效局麻药，其恢复时间也较长。如长效局麻药(丁卡因、布比卡因)与组织结合牢固，故其消退较短、中效局麻药(普鲁卡因、利多卡因)缓慢。由于局麻药消退呈指数程式进展，不易确定神经功能完全恢复的瞬间。所以，一般以神经复合动作电位恢复至对照幅度 50% 时为测定的终点。pH 值影响局麻药的起效时间，同样也影响局麻药的恢复时间。总之，中性或略碱性局麻药溶液，便于药物与神经轴膜结合，明显缩短神经阻滞起效时间。但发生结合之后，酸性条件有利于延长和强化神经阻滞。

(四) 连续性(周期)阻滞

为延长神经阻滞时间，临床上常在神经附近放置导管，以便周期性补充局麻药。第二次补充药物的药效动力学状态与首次并不相同：①首次注射的局麻药开始消退时，表层神经束局麻药浓度已小于 Cm，但核心部位浓度仍等于或大于 Cm，因此再次注药使所有神经束重建 Cm 的时间间隔要比首次注药缩短，可迅速发生牢固的阻滞；②表层局麻药浓度虽已小于 Cm，但仍残留一定数量局麻药分子，只要补充少量局麻药就能重建 Cm；③首次注药后，在神经内部及其周围非神经组织早已耗损一定数量的局麻药，故再次注药耗损量较首次量减少，可使更多的局麻药分子发挥阻滞作用。因此，再次注射局麻药时只需较低浓度、较小容量就能迅速达到完全阻滞。

(五) 快速耐药性

快速耐药性指在反复注射局麻药后，出现神经阻滞效能减弱，时效缩短，连续硬膜外阻滞时甚至出现阻滞节段范围缩小的趋势。尤其当上次局麻药消退的第一体征出现后 15 分钟才追加局麻药，则更易于出现快速耐药现象。反复注药的次数越多，同样越容易出现上述现象。Bromage 指出，若在患者恢复感觉的即刻追加局麻药，则局麻药可较上一次剂量减少 1/4～1/3。若延缓至感觉恢复 1h 左右再追加局麻药，则剂量要较上次剂量增加 1/4～1/3。对发生快速耐药性的解释主要包括：①注射部位血管扩张和组织水肿，使血管的摄取与分布进行性增加，并阻碍药物的弥散。②一般市售局麻药为盐酸盐(pH 值 4.0～6.0)，注射部位组织需进行缓冲，才能达到生理范围 pH 值，使足量的碱基通过神经膜；但局麻药反复注射后，组织的缓冲力大为减弱，以致局麻药离解为碱基的比率下降，因而影响到药物的扩散。可见快速耐药性的发生与局麻药的 pKa 值直接相关，pKa 值接近于 7.4 的局麻药(如甲哌卡因)更易出现上述现象。③长时间保留导管可引起局部组织反应，纤维蛋白沉淀，甚至包绕在导管周围，形成有碍药物扩散的屏障。

二、影响局麻药作用的因素

(一) 剂量

剂量大小可影响局麻药的起效时间，阻滞程度和持续时间。局麻药的剂量可通过增加药物浓度和容量而增加。例如硬膜外应用布比卡因时，在注射

容量(10ml)不变情况下,浓度从0.125%升高至0.5%,其起效时间缩短,镇痛效果更满意,作用持续时间延长。神经阻滞和硬膜外腔阻滞常以扩大容量增加剂量,如1%利多卡因30ml较3%利多卡因10ml的阻滞平面扩大约4个神经节段。临床应用中,应避免局麻药浓度或容量不足导致的阻滞失败,同时应注意片面追求麻醉效果而忽略剂量过大可能引发的不良反应。

B型超声断层扫描引导神经阻滞的应用,使穿刺针的定位较常规方法更为精确,在提高神经阻滞成功率的同时减少局麻药剂量,是值得提倡的神经阻滞方法。

(二)加入血管收缩药

局麻药溶液中加入适量血管收缩药如肾上腺素,可降低局麻药经血管吸收速度,使更多局麻药分子到达神经膜,增强麻醉效果及延长作用持续时间。局部浸润、外周神经阻滞时,肾上腺素浓度以1∶20万(5μg/ml)为宜。增加肾上腺素浓度,不仅不会增加其效果,甚至出现出汗、心动过速等交感神经兴奋反应。其他血管收缩药,如去甲肾上腺素、去氧肾上腺素也可应用,但其效果并不优于肾上腺素。肾上腺素延长局麻药的时效与局麻药的种类、浓度及注药部位有关。血管收缩药不适用于患心血管疾病或甲状腺功能亢进的患者,也禁用于手指、足趾或阴茎局部阻滞。

(三)局麻药的碳酸化与pH值

局麻药多为弱碱性叔胺或仲胺,这些胺基不溶于水且不稳定,必须与酸结合形成可溶于水的盐。多数局麻药pKa处于7.5~9.0,局麻药溶液pH值增加,使未带电荷的碱性形式局麻药含量增加,因此增大了穿透神经鞘和神经膜的弥散速度,导致局麻药起效更加迅速。

临床上常用的局麻药多为盐酸盐,离体实验证实碳酸盐局麻药所释放的CO_2能迅速通过神经膜,使轴浆内pH值下降,引起已进入膜内的碱基能离解出更多的阳离子,不仅可缩短局麻药的起效时间,且能加强对神经冲动的阻滞。但在临床上仍存在争议,有研究表明碳酸利多卡因硬膜外神经阻滞的起效并不比盐酸利多卡因快,在碳酸布比卡因与盐酸布比卡因间也有相似情况。

(四)局麻药混合应用

混合应用局麻药可利用不同药物的优缺点相互补偿。一般以起效快的短效局麻药与起效慢的长效局麻药合用,如将起效快、毒性低的氯普鲁卡因与作用时间长的布比卡因混合应用,理论上可显示出明显的优越性,但目前临床实际应用中局麻药混合液并未表现出明显的优越性。需要警惕的是不要大剂量应用两种局麻药的混合液,也不要错误地认为其毒性反应是互不相干的,在没有确切证实之前,应假定其毒性作用是叠加的。

(五)妊娠

妊娠妇女硬膜外麻醉和脊麻平面扩散及麻醉深度均超过非妊娠妇女。这种差异不仅与妊娠产生的机械性因素(硬膜外静脉扩张减少了硬膜外和蛛网膜下隙)有关,还与妊娠期间雌激素水平的改变可能增强局麻药的敏感性有关。妊娠和非妊娠妇女脑脊液中黄体酮浓度与脊麻时每节段所需的利多卡因剂量存在相关性。因此,妊娠患者的局麻药用量应适当减低。

第3节　局麻药的药代动力学

局麻药进入体内中央室的速率与给药方式直接有关。如局部麻醉时的吸收速率主要取决于该部位血液灌流状态,一般需经15~30分钟血内才达到峰值。若行静脉注射,则注射即刻血内就可达到峰值。各种局麻药的分布形式大体上相似,人体对药物不同的处置速率与各药物的理化性质相关。

一、吸　　收

从局麻药注射部位吸收至血液内,受注射部位、剂量、局部组织血液灌流、药物-组织结合,以及是否加用血管收缩药等因素的影响。

(一)注射部位

不同部位神经阻滞局麻药的吸收速率不同,特别是当注射部位有丰富的血管时,可使吸收速率和程度均增加。通过不同部位注射利多卡因发现:利多卡因血药浓度以肋间神经阻滞为最高,肋间神经阻滞>骶管阻滞>硬膜外腔阻滞>臂丛神经阻滞>坐骨-股神经阻滞。应用利多卡因400mg进行肋间神经阻滞时,血药浓度峰值可达7mg/ml,如此高的浓度足以导致一些患者发生中枢神经系统征状。用相同剂量利多卡因进行臂丛神经阻滞,则血药浓度峰值仅为3mg/ml,患者很少发生毒性反应。应强调指出，宫颈旁阻滞即局麻药在宫颈旁侧至阔韧带间进行广泛浸润时，因临产孕妇子宫周围血管丛异常充盈，有可能加速局麻药的吸收，引起胎儿发生局麻药毒性反应。

局麻药吸收的快慢还与该部位血液灌流是否充足直接相关。当犬的血容量降低15%时，硬膜外腔利多卡因的吸收速率降低30%。

表面麻醉时局麻药从皮肤、黏膜和接近肌肉的浅表部位吸收。①眼：常用局麻药为丁卡因。由于黏膜对局麻药pH值的缓冲能力有限，以致离解出的阳离子比率过大而影响麻醉效能，所以黏膜表面麻醉所需局麻药浓度较神经阻滞高数倍。②咽喉与气管：可卡因不仅吸收速率快，且有血管收缩作用，有利于手术的操作。若在咽喉梨状窝处应用，5分钟内血药浓度就能达静脉注射量的1/3～1/2。气管黏膜对局麻药的吸收较慢，4%利多卡因气管内表面麻醉后，约在8分钟内血药浓度达峰值水平。局麻药气管内表面麻醉，其吸收速率除与气管表面积有关外，更重要的是能否到达肺泡内，后者有更广泛的吸收表面积，从而加快吸收速率。③膀胱：完整的膀胱黏膜仅能吸收极少量局麻药，如黏膜发生炎症或损伤，将加速局麻药吸收。

（二）注射剂量

局麻药血药浓度的峰值与其剂量直接相关。高浓度局麻药，虽其形成的浓度梯度有利于药物弥散，但因浓度高、容量小，与组织接触面积小。因此在剂量相同时，1%与2%局麻药溶液的血药浓度相似，毒性也相似。但甲哌卡因例外，2%甲哌卡因溶液吸收速率远较1%甲哌卡因快，前者血药浓度峰值高于后者。1%甲哌卡因与组织结合已接近饱和，再增加浓度只能使血内非结合（游离）状态的局麻药增加，毒性也随之增加。

（三）与组织的结合

主要包括局麻药的脂溶性和组织的结合力两方面：①脂溶性：神经膜含有丰富的脂质和蛋白质，因此局麻药的脂溶性可作为衡量其与神经亲和力的指标。长效局麻药（如丁卡因、布比卡因和依替卡因）脂溶性较短、中效局麻药（如利多卡因和甲哌卡因）高，易于与注射部位组织结合，只有相对少量的局麻药被摄入中央室。此外，大多数器官对局麻药的亲和力远高于血浆蛋白，可做为有效的贮存库缓冲局麻药在血内的浓度。②与组织的结合力：多以组织/血浆分配系数表示，与组织的结合力增强可使更多的利多卡因分子与心肌相结合，这对应用局麻药治疗心律失常有较大意义。③组织屏障：从局麻药分子离解出的带电荷季铵基不能通过血脑屏障。高pKa局麻药（如利多卡因）是否更易于通过血脑屏障，目前尚不能肯定。通过标记的利多卡因、甲哌卡因和丁卡因研究表明，这些药物可通过血脑屏障，其分布与血运丰富的心、肝脏相似。

（四）与血浆蛋白的结合

吸收至血内的部分局麻药与血浆蛋白相结合，被结合药物暂时失去药理活性。结合与非结合形式药物间是可逆的，又是相互平衡的。局麻药分子主要与血浆中α-酸性糖蛋白结合，与白蛋白有较大的亲和力，很少与血红蛋白结合。与血浆蛋白结合的多寡，除与亲和力有关，还受药物浓度和血浆蛋白水平影响。血浆蛋白结合率与血内局麻药浓度成反比，一旦结合达到饱和，血内将出现更多非结合（游离）形式药物。如当利多卡因血药浓度1mg/ml时，有71%的利多卡因处于结合形式；当增至20mg/ml时，仅有28%呈结合形式。由此可说明，为何低蛋白血症患者易发生局麻药毒性反应。表30-4为各种局麻药与血浆蛋白结合率。

表30-4　各种局麻药与血浆蛋白结合率

局麻药	与血浆蛋白结合率（%）
丙胺卡因	55
利多卡因	51～64
甲哌卡因	65～77
丁卡因	75
布比卡因	84～85
依替卡因	94
罗哌卡因	94

因胎儿缺少α-酸性糖蛋白，故其血浆蛋白与局麻药亲和力仅为母体的1/2。脐静脉与母体静脉局麻药血药浓度之比：丁卡因0.2～0.4，利多卡因0.5～0.6，甲哌卡因0.6～0.7，布比卡因0.3～0.44，丙胺卡因1.0～1.18。丙胺卡因通过胎盘远较利多卡因容易，在硬膜外腔应用丙胺卡因后10分钟，母体与胎儿间的血药浓度几乎相等，随后胎儿又较母体略高，故丙胺卡因不适用于临产孕妇。

二、分　　布

局麻药从注射部位经毛细血管吸收广泛分布

至全身各器官系统。通过人体静脉应用酰胺类局麻药进行药代动力学研究证实，首先承受药物负荷的是血液灌流丰富的器官，如心、脑、肝和肾脏，随后以较慢的速率再分布到灌流较差的肌肉、脂肪和皮肤，最后经生物转化，清除和排出体外。由于酯类局麻药血浆半衰期极短，其组织分布的研究较少。

1. 快速稀释相　人体初始的稀释容量约 0.44～0.77L/kg。如利多卡因在数秒内便可广泛稀释为水相或脂-水相，从血内向外弥散至细胞外间隙而不受血管壁的影响，此时相的半衰期为 1.5 分钟。如对 70kg 的人体静脉注射利多卡因 100mg，若都保留在血管内，其血药浓度将达 20mg/kg，远超过中毒剂量。但事实上，其初始分布室相当于 700ml/kg，血药浓度短暂出现峰值后，迅速下降为 2mg/ml，正适于治疗心律失常的剂量。

2. 慢分布相　是随快速稀释相之后的第二相，表明局麻药已进入第二室。此时局麻药浓度-时间曲线呈缓慢或呈直线式下降。此相反映血液灌流差的器官和组织对局麻药的摄取。一般药物输入、摄取和清除间约需数小时才可达平衡。

3. 稳态分布容积（Vdss）　随着药物初始快速稀释和器官摄取，药物分布已渐趋稳定状态。人体的 Vdss 一般要超过体内总容量，提示有更多的局麻药分布于脑、肝、脂肪之中。心脏指数正常的患者，其利多卡因 Vdss 约为 1.32L/kg；随着心排血量的下降，影响器官的血液供应，Vdss 可降至 0.88L/kg，给予相同剂量的利多卡因，血内局麻药浓度将提高 50%。各种局麻药的分布容积差异较大，正常人体利多卡因、依替卡因和布比卡因的 Vdss 分别为 91L、133L 和 72L。Vdss 至少比初始阶段分布容积大 1 倍，是一个有价值的“贮存库”，为用药量起到缓冲作用，也可用来说明为何局麻药诱发的惊厥表现是短暂和自限的。若多次反复给药，可使“贮存库”接近饱和，有发生药物蓄积的可能。酰胺类局麻药的药代动力学参数见表 30-5。

表 30-5　酰胺类局麻药的药代动力学特性

局麻药	稳态分布容积（L）	$t_{1/2}\alpha$（min）	$t_{1/2}\beta$（min）	$t_{1/2}\gamma$（h）	消除率（L/min）
丙胺卡因	261	0.5	5.0	1.5	2.84
利多卡因	91	1.0	9.6	1.6	0.95
甲哌卡因	84	0.7	7.2	1.9	0.78
布比卡因	72	2.7	28.0	3.5	0.47
依替卡因	133	2.2	19.0	2.6	1.22

此外，年龄也是影响局麻药生理性降解的因素之一，如 22～26 岁健康人静脉注射利多卡因半衰期约 80 分钟，而 61～71 岁健康人半衰期可延长至 138 分钟。肝脏功能状态影响酰胺类局麻药的降解速率，如肝血流下降或肝功能差的患者，其血内局麻药的浓度较高。肝功能正常的志愿者利多卡因半衰期平均为 1.5 小时，而肝病患者半衰期平均可达 5 小时。充血性心力衰竭患者利多卡因消除速率也明显延缓。新生儿由于肝酶系统尚未成熟，其利多卡因和布比卡因消除半衰期延长。

三、生物转化和清除

局麻药以原型形式从尿内排泄的比率，受到种族、化学结构、给药途径及尿液 pH 值等因素的影响。其余部分的药物通过酶的催化作用进行转化，代谢产物经粪便和尿排出，罕有通过呼气和唾液途径排出。

酯类局麻药主要在血浆中被假性胆碱酯酶水解，产生芳族酸和氨基醇，属肝外代谢。酰胺类局麻药代谢主要在肝细胞内质网内进行，经微粒体细胞色素 P450 同工酶的催化，需 NADPH 和氧的参与，再经氧化脱烃作用将叔胺降解为较易水解的仲胺。就普鲁卡因和利多卡因的生物转化分述如下：

1. 普鲁卡因　首先由组织和血浆内酯酶水解，产生对氨基苯甲酸（PABA）和二乙氨基乙醇（DEAE）。PABA 可以原型或不同的结合产物进行排泄，约 2/3 DEAE 经进一步氧化、脱羟、脱氨和降解，1/3 以上以原型排泄。仅有微量的原型普鲁卡因随尿液排出。

2. 利多卡因　主要通过肝脏微粒体混合功能

氧化酶和酰胺酶进行代谢，而脑、肾或胎盘可能是代谢的另一场所。生物转化首先是将氨基氮进行氧化去乙基，产生中间体仲胺-乙基甘氨酸二甲代苯胺（MEGX）和乙醛。MEGX 较利多卡因易水解为原二甲代苯胺和 N-乙基甘氨酸，但大部分 MEGX 是通过乙基从氨基氮处折脱，而产生甘氨酸二甲代苯胺（GX）。血内 GX 的半衰期极长，在肌内注射利多卡因 2 天后仍可测出微量，此时 MEGX 虽已消退，而 GX 仍可能潜在蓄积。MEGX 可保持类似利多卡因的心血管作用，并可加强利多卡因诱发惊厥；GX 本身虽不诱发惊厥，但仍有协同利多卡因引起中枢神经系统毒性作用。

从放射性元素标记利多卡因实验表明，利多卡因首先在肝内浓缩，经胆道排至肠道吸收后从尿内排出，仅有微量存于粪便。从尿液排泄利多卡因的量取决于 pH 值。因其 pKa 接近于人体 pH 值，当酸化尿液时，将增加阳离子的质子化比率，呈水溶性而有利于排泄，但对 MEGX（pKa 8.1）的排泄影响甚微。

通过胎盘进入胎儿血液循环的利多卡因代谢与成人相似。第一步经 N-脱烃作用而形成 MEGX，在出生后第一个 24 小时内婴儿尿内的代谢物浓度比原型约大 3 倍，超过 1∶1比率，说明它并非单纯从母体被动转移而来，在婴儿体内也有主动形成过程。另一方面应注意温度对其代谢的影响，若保持在 37～38℃，其半衰期为 58 分钟，当降温至 20～22℃时，其半衰期可延长至 83 分钟。新生儿对利多卡因有充分的处置能力，但由于肝脏发育还不十分成熟，对甲哌卡因代谢能力有限，主要依靠从尿内排泄原型的甲哌卡因。

苯巴比妥具有酶诱导作用，有可能缩短利多卡因的生物转化时间，降低其血药浓度。

清除指从分布容积中清除局麻药（溶质）的全部效能，一般以每分钟的流量（L/min）来表示。可见局麻药清除还直接与药物的半衰期（$t_{1/2}$）有关，如利多卡因的半衰期为 1.5 小时，当经历 5 个 $t_{1/2}$（即 7.5 小时）之后，其药理效能消失。原型药物在体内清除几乎与肝内清除相当。因此局麻药清除速率可作为药物相对毒性的参考。利多卡因静脉内给药，其清除速率分别测定为 0.95L/min、0.77L/min、0.76L/min，此差异与当时的肝血流量的不同有关，与血内浓度无关。新生儿对利多卡因的清除速率是甲哌卡因的 3 倍。

第 4 节　局麻药对中枢神经系统和心血管系统的作用

一、对中枢神经系统的作用

局麻药罕有直接应用于大脑皮质，多经血流进入大脑。一种方式是经注射部位的血液吸收；另一种方式为局麻药误入血管。对中枢神经系统的作用，取决于血内局麻药的浓度，低浓度（如普鲁卡因）有抑制、镇痛、抗惊厥作用，高浓度则诱发惊厥。利多卡因、甲哌卡因、地布卡因，甚至可卡因均有抗惊厥的作用。但利多卡因的治疗范围较广，从抗惊厥至诱发惊厥间的剂量相差 2 倍。利多卡因抗惊厥剂量，与治疗心律失常的剂量十分接近（1～5mg/ml）。

局麻药所诱发的惊厥，被视为局麻药的毒性表现，将在第 5 节详述。

二、对心血管系统的作用

局麻药对心功能的影响主要是阻碍去极化期间的 Na^+电流（动作电位 0 位相），使心肌兴奋性降低，复极减慢（4 位相），延长不应期。对心房、房室结、室内传导和心肌收缩力均呈与剂量相关性抑制。局麻药对心肌的主要作用，是因减少了细胞膜 Na^+快通道的利用，反映在浦肯野纤维和心室肌快传导组织去极化速率的降低。同时缩短动作电位时间和有效不应期，且提高浦肯野纤维和心室肌有效不应期和动作电位间比值。

但不同局麻药，其电生理效应存在显著差异。布比卡因对浦肯野纤维和心室肌去极化快速相（Vmax）的抑制较利多卡因更强。此外，经布比卡因处理的乳头肌从应用依赖性阻滞（use-dependent block）恢复的速率慢于利多卡因。由于其恢复慢，在两个动作电位间 Na^+通道的利用尚未完全恢复，尤其是处于快速心率状态时。上述电生理效应的差异，可能是利多卡因抗心律失常作用和布比卡因致心律失常作用的机制。

人体或动物研究均表明，血中高浓度的局麻药可使心脏各部的传导都延缓，心电图表现为 PR 间期延长和 QRS 波群增宽。当达极高浓度时，将抑制窦房结自然起搏活动，引起心动过缓甚至窦性停搏。

所有局麻药对心肌都具有剂量依赖性负性变力作用。局麻药通过影响 Ca^{2+} 内流和触发 Ca^{2+} 释放抑制心肌收缩力。心肌收缩力的抑制与局麻药的传导阻滞效能呈一定比例关系。

局麻药对外周血管平滑肌具有双向作用：低浓度利多卡因和布比卡因在鼠提睾肌中产生血管收缩效应，高浓度则引起血管扩张。可卡因可抑制运动前神经元对去甲肾上腺的摄取，增强神经源性血管收缩效应，是唯一各种浓度均可引起血管收缩的局麻药。

第5节　局麻药不良反应

局麻药的不良反应可分为局部和全身性两种类型。局部不良反应多为局麻药与组织直接接触而引起。一般局麻药的使用浓度比理论上的最低麻醉浓度高7倍左右，以抵消其在体内输送过程中的损耗，但浓度过高势必引起局部组织的反应。全身反应除了高敏性与变态反应外，多与用药剂量有关。

一、接触性不良反应

由于局麻药浓度过高或与神经接触的时间过长，可造成神经损害，其他软组织受损一般不至引起严重后果。

（一）组织毒性

所涉及的因素包括创伤性注射方法，药物浓度过高，吸收不良和其他机械性因素所引起的肉眼或显微镜下的组织损伤。事实上，常用的麻醉药并没有组织毒性，若在皮肤或皮下注入高渗浓度的局麻药，可引起暂时性水肿，加用肾上腺素虽可改善其水肿程度，但又进一步增加组织毒性。注入1%以下普鲁卡因、利多卡因、甲哌卡因溶液不至于影响伤口愈合。

（二）神经毒性

能导致神经组织损害的浓度多大于最低麻醉浓度数倍。若在神经或神经束内直接注射麻醉药，则可引起神经功能或结构上的改变，这并非单纯药物本身所致，而与物理因素（压力）有关。曾报道因不慎将2%～3%氯普鲁卡因20ml注入蛛网膜下隙，引起运动和感觉的长期缺失，有认为与该溶液pH值过低（pH3.12～3.16）有关；另有认为该溶液对血液或红细胞有不良作用，易致血管炎或血管内血栓形成。

（三）细胞毒性

常用浓度的局麻药不会影响到红细胞的完整性，较高浓度溶液则会暂时性影响离子跨膜输送系统。若浓度再增高，则可引起红细胞溶解。若应用大剂量的丙胺卡因进行局部麻醉（10mg/kg），其代谢物O-甲苯胺的蓄积，可使血红蛋白（Hb^{2+}）转化为正铁血红蛋白（Hb^{3+}），一旦其含量在血内达3～5g/dl时，可引起发绀，血液呈棕色。由于其携氧障碍可对心肺疾病患者和婴儿产生不良影响，因此应予以及时治疗，即应用还原剂亚甲蓝（1～5mg/kg）或抗坏血酸（2mg/kg）静脉注射，使正铁血红蛋白还原为血红蛋白。

当利多卡因血药浓度为50～100mg/ml时，可出现剂量相关性淋巴细胞转化抑制。至于麻醉手术后免疫力的下降，还应考虑与手术本身因素有关。

二、全身性不良反应

（一）高敏反应

患者个体对局麻药的耐受有很大差别。当应用小剂量局麻药，或其用量低于常用剂量时，患者就发生毒性反应初期症状，应该考虑为高敏反应。一旦出现反应，应停止给药，并给予治疗。

（二）变态反应

经常将局麻药引起的某些反应归咎于“局麻药过敏”，是不正确的。事实上，变态反应发生率只占局麻药不良反应的2%，真正的变态反应是罕见的。在临床上必须将变态反应、毒性反应及血管收缩药反应加以区别。

变态反应是由于亲细胞性免疫球蛋白E（IgE，反应素）附着于肥大细胞和嗜碱性粒细胞表面，当抗原与反应素抗体再次相遇时，则从肥大细胞颗粒内释放出组胺和5-羟色胺等。这些生物胺可激发起快速而严重的全身防御性反应，出现气道水肿、支气管痉挛、呼吸困难、低血压以及因毛细血管通透性增加所致的血管性水肿，皮肤荨麻疹，并伴有瘙痒。反应严重者可危及生命。

酯类局麻药引起变态反应远比酰胺类多见。一般认为，酯类局麻药的残根 $NH_2-C_6H_4-COOH$ 与 IgE

形成半抗原，同时局麻药的防腐剂如甲基对羟苯甲酸酯（methylparaben）和对羟基苯甲酸盐（phydroxybenzoate）也可形成半抗原，是引起变态反应的另一潜在因素。有人提出质疑，即局麻药与蛋白质的结合是可逆的、暂时性的，蛋白质因此而变成为抗原，似乎还缺乏确切的证据。

同类型的局麻药，由于结构相似而可能出现交叉性变态反应，如对普鲁卡因发生反应，应避免应用丁卡因或氯普鲁卡因。

对疑有变态反应的患者可行如下试验：①结膜试验：用一滴局麻药点滴于结膜囊内，另一侧用生理盐水对照，待10分钟后检查其反应结果。②皮内注射试验：用极少量（0.05ml）局麻药注入前臂掌侧皮内，另一侧前臂注射生理盐水作为对照，在注射后15分钟和30分钟分别检查两侧风团大小、色泽和伪足。③嗜碱细胞失粒试验：在实验室试管内进行，先以家兔嗜碱细胞与患者血清进行孵育。若有抗原存在，将覆盖于嗜碱细胞表面，这种经制备过的细胞和未经制备的细胞分别用疑为过敏原的药物进行激惹，随之进行细胞染色和细胞颗粒计数。若有抗原-抗体反应，将导致效应细胞出现失粒现象，因此经制备的嗜碱细胞计数降低。

应强调指出，皮内注射试验由于继发于皮内组胺释放而出现假阳性反应较多，而阴性者仍有发生高敏反应的可能，故其试验结果仅供参考。

临床上为保证患者安全，除必须严密观察外，还应采取如下措施：①如果局麻药未加用肾上腺素，在注药后应仔细观察药液皮丘和皮下浸润后的反应。若局部出现广泛的红晕和丘疹，随后注药的速度要慢，用量也要减少；②表面局麻应强调分次用药，仔细观察与药液接触的黏膜有无异常局部反应，以及吸收后的全身反应；可采用少量给药，增加给药次数，必要时延长给药间隔时间；③用局麻药前，可常规口服或注射地西泮。

有时因局麻药内加用肾上腺素过多，引起面色苍白、心动过速和高血压，被误认为“变态反应”。特别是应用三环抗忧郁药患者，其反应更为严重；因此有此类药用药史的患者，应避免应用肾上腺素。

（三）中枢神经毒性反应

血内局麻药浓度骤然升高，可引起一系列毒性症状，按其轻重程度排序为：舌或唇麻木、头痛头晕、耳鸣、视力模糊、注视困难或眼球震颤、言语不清、肌肉颤搐、语无伦次、意识不清、惊厥、昏迷和呼吸停止。此时，局麻药血药浓度一般在4mg/ml～6mg/ml，但强效的布比卡因或依替卡因在较低浓度（2mg/ml）就可出现毒性症状。酰胺类局麻药中毒的脑电图改变，可呈α波消失和慢θ和δ波显著增多。局麻药毒性症状虽已明显，但在脑电图上可无显著改变。

局麻药引起的惊厥为全身性强直阵挛性惊厥。由于肌肉不协调的痉挛而造成呼吸困难。同时因血内局麻药浓度较高对心血管的抑制，造成脑血流减少和低氧血症，也间接影响脑功能。发生惊厥的机制可能与局麻药作用于边缘系统、海马和杏仁核有关，杏仁核血液灌流较其他部位更为丰富，局麻药通过杏仁核的血脑屏障也较容易。因局麻药选择性抑制大脑抑制性通路，使易化神经元的释放未遇到阻抗，故出现兴奋和惊厥。若血内浓度继续升高，则易化和抑制性通路同时受到抑制，使全部中枢神经系统处于抑制状态。

惊厥发生与下列因素有关：

1. CO_2　动物实验表明，凡 $PaCO_2$ 升高时，用低剂量的局麻药就能引起惊厥。若应用过度通气使 $PaCO_2$ 下降，则可提高大脑皮质的惊厥阈。$PaCO_2$ 与局麻药惊厥剂量的对数成正比。其机制：①高碳酸血症，使脑血流量增加，可带入更多的局麻药至脑内；②随 CO_2 向神经细胞内弥散，使其pH值下降，致局麻药的碱基向阳离子转换，导致更多的局麻药作用于 Na^+ 通道；③转换成阳离子的局麻药，难于透过神经细胞膜，而产生离子捕获，以至发生在细胞内积聚。因此，对局麻药毒性表现，可首先采取的步骤是过度通气，以降低 $PaCO_2$。

2. pH值　呼吸性和代谢性酸中毒都将加强局麻药的毒性。

3. 温度　物理因素如寒冷、高热均能影响到中枢神经系统的毒性，高热将增加大脑对局麻药的敏感性，可能与增加吸收速率有关。

4. 药物相互作用　单胺氧化酶抑制药如优降宁，可提高脑内单胺的蓄积，增强可卡因诱发的惊厥，但对普鲁卡因影响较小。利血平可使脑内单胺的蓄积耗竭，对可卡因诱发的惊厥起抑制作用，但对普鲁卡因和利多卡因无相应作用。大剂量哌替啶可增强利多卡因诱发惊厥的可能，巴比妥类和苯二氮䓬类药可减少惊厥发生。全麻药一般都具有抗惊厥作用，如氧化亚氮是效能最弱的吸入性全麻药，但可提高利多卡因的 CD_{50}（半数致惊厥量）达50%。因此，在局部麻醉时，辅以浅全麻可减轻中枢神经系统对局麻药的毒性反应。

（四）心脏毒性反应

布比卡因的临床应用,引起人们对局麻药心脏毒性反应的注意。局麻药中枢神经系统毒性表现多先于心脏毒性,而布比卡因则与此相反。布比卡因与利多卡因的主要区别有以下五点:①产生不可逆的心血管虚脱与中枢神经系统毒性(惊厥)间局麻药剂量之比(CC/CNS),布比卡因、依替卡因较利多卡因低。动物实验表明利多卡因约为7.1,相当于7倍惊厥剂量才引起不可逆的心血管虚脱,布比卡因和依替卡因 CC/CNS 约为3.7 和4.4。②血管内误入过量布比卡因能引起室性心律失常与致死性室颤。③孕妇较非孕妇女对布比卡因的心脏毒性更敏感。④布比卡因引起的心血管意外复苏困难。⑤酸中毒和缺氧可显著强化布比卡因的心脏毒性。

当发生心血管虚脱时,心肌内布比卡因和依替卡因浓度远高于利多卡因。由此可见,强效局麻药所出现的较强的心脏毒性,与心肌对药物的摄取有较大关系。

离体心肌电生理研究表明,局麻药对心肌动作电位最大升高速率(Vmax)的抑制,与药物剂量、膜电位和刺激频率相关。起搏速率50~100bpm 时,布比卡因 1mg/ml 可致 Vmax 严重抑制,利多卡因 10mg/ml 仍未能产生抑制。起搏速率150bpm 以上时,利多卡因与布比卡因有相似程度的抑制,但 Vmax 恢复的时间布比卡因较利多卡因延长5~6倍。Vmax 的抑制在完整心脏表现为 PR 和 QRS 间期延长,由于传导缓慢引起再折返,故布比卡因多呈现室性心律失常和心室纤颤。布比卡因和利多卡因对左室呈剂量相关性抑制,两者之比相当于麻醉效能之比(4∶1),但引起 QRS 间期延长的剂量之比为 1∶16,即布比卡因对 QRS 的抑制较利多卡因强16倍。布比卡因对 SA 结、A-V 结和浦肯野纤维-心室肌细胞传导的抑制也较强。大剂量布比卡因和利多卡因对浦肯野纤维和心肌纤维的电生理效应,如表30-6 所示。

表 30-6　大剂量布比卡因、利多卡因对浦肯野纤维和心室肌纤维电生理效应

	布比卡因	利多卡因
膜电位	↓	-
PF. VM 的 Vmax	↓↓↓	↓
PF 动作电位	↓↓↓	↓
VM 动作电位	↓↓↓	↓
PF-VM 传导时间	9/10 从↑→阻滞	1/10 从↑→阻滞
自率性	↓↓↓	↓
兴奋阈	↑↑	↑
PF 恢复至 1∶1时间(min)	18	3
传导恢复至 1∶1时间(min)	48	6

PF:浦肯野纤维　VM:心室肌纤维　9/10、1/10 均为制备例数

高浓度利多卡因对 Na^+通道的阻滞,呈快进快出,与受体结合比较松动,能迅速解脱,且与去极化频率关系不大。低浓度布比卡因的阻滞呈慢进慢出,高浓度布比卡因则呈快进慢出,故阻滞时间长,且阻滞在心率慢时就开始积累。

（五）手性局麻药——罗哌卡因和左旋布比卡因

目前市售的布比卡因是 S-构型和 R-构型对映体混合物。空间构型的改变可能通过影响局麻药对 Na^+、Ca^{2+}等离子通道的亲和力,使 S-构型局麻药的心脏毒性低于 R-构型局麻药。罗哌卡因和左旋布比卡因均为单一 S-构型对映体,大量研究表明罗哌卡因与左旋布比卡因较布比卡因安全,较少发生心脏毒性反应,但已证实甲哌卡因与布比卡因的 S-构型对映体在肝内代谢要慢于 R-构型对映体,连续应用时可能出现更多的体内蓄积。

最近有报道认为,大剂量应用时罗哌卡因心脏毒性低于布比卡因,但在临床应用剂量范围内罗哌卡因较布比卡因并无明显优势。

三、毒性反应的预防和治疗

（一）预防

局麻药重症毒性反应的突出表现是惊厥。此时,由于气道和胸、腹部肌肉不协调和强烈收缩,影响呼吸和心血管系统,可危及生命,因此应积极防止其毒性反应的发生:①应用局麻药的安全剂量;②在局麻药溶液中加用肾上腺素,以减慢吸收和延长麻醉时效;③防止局麻药误注入血管内,必须细心抽吸有无血液回流;在注入全剂量前,可先注试验剂量以观察反应;④警惕毒性反应的先驱症状,如惊恐、突然入睡、多语和肌肉抽动。此时应立即停止注射,采用过度通气以提高大脑惊厥阈。若惊厥继续进展,则需行控制呼吸,以保持心脏和大脑的充分氧合。⑤一般习惯应用非抑制量的巴比妥药物(1~2mg/

kg)作为麻醉前用药,以期达到预防反应的目的。事实上,它只起镇静作用,并不具有保护性意义。苯妥英钠也无保护作用。有效的预防药物是地西泮和其他苯二氮䓬类药,其对惊厥有较好的抑制作用,且对机体生理干扰较小。研究表明,地西泮剂量仅0.1mg/kg即可提高惊厥阈,故麻醉前用药可口服地西泮5~7mg。

(二）治疗

由于局麻药在血液内迅速稀释和分布,所以一次惊厥持续时间多不超过1分钟。①发生惊厥时要注意保护患者,避免发生意外损伤;②吸氧,并进行辅助或控制呼吸;③开放静脉输液,维持血流动力学稳定;④静注硫喷妥钠50~100mg(2.5%溶液2~4ml)或其他快速巴比妥类药物,但勿应用过量以免发生呼吸抑制;也可静脉注射地西泮2.5~5.0mg。静脉注射短效的肌松药如琥珀胆碱(1mg/kg),即可停止肌肉阵挛性收缩,但不能抑制大脑惊厥性放电。必须有熟练的麻醉专业人员方可应用肌松药,且要有人工呼吸设备。如果患者在应用巴比妥类或地西泮后仍继续惊厥,则是应用肌松药的适应证。

(三）脂肪乳剂在局麻药中毒复苏中的应用

1998年Weinberg等首次报道脂肪乳剂可有效用于小鼠局麻药中毒的复苏。脂肪乳剂成功复苏局麻药中毒患者的首例报道发表于2006年,此后一系列成功复苏病例陆续报道。2007年英国麻醉学会发布了严重局麻药中毒的处理指南,其中推荐脂肪乳剂用于局麻药致心搏骤停的复苏,2010年美国区域麻醉和疼痛医学学会(ASRA)局麻药中毒处理建议对脂肪乳剂的应用方法做了进一步说明,2010年美国心脏病学会(AHA)心肺复苏指南将脂肪乳剂作为局麻药中毒致心搏骤停的复苏措施。

脂肪乳剂逆转酰胺类局麻药所致心脏停搏的机制,可能是脂肪乳剂输注后在血浆中产生脂肪相,使血浆水溶相中的脂溶性布比卡因分子溶于脂肪相中,导致游离可弥散的布比卡因分子减少。根据药物浓度平衡的理论,组织中的布比卡因浓度减少,布比卡因和心肌细胞结合减少而逆转局麻药中毒,即"脂肪池"理论。然而,脂肪乳剂逆转局麻药所致心脏停搏的效果之快,单纯以脂肪池机制解释仍有不足之处;因此提出脂肪乳剂逆转局麻药对线粒体脂肪酸转运的抑制。目前认为两种机制共存。

目前可供参考的脂肪乳剂用于局麻药致心搏骤停复苏的方案为:在持续心肺复苏的同时,静注20%脂肪乳剂1.5ml/kg,然后以0.25ml/(kg·min)速率静脉输注;如果5分钟后循环恢复不满意,可重复静注首剂量,并将输注速率增至0.5ml/(kg·min),一直持续到循环恢复。30分钟内脂肪乳剂的最大用量不应超过10ml/kg。在脂肪乳剂治疗期间须持续进行心肺复苏术,一方面脂肪乳剂到达心脏有赖于心肺复苏术建立的人工循环,另一方面持续有效的心肺复苏术有助于减缓组织酸中毒的进展,有利于脂肪乳剂与局麻药结合。在可能发生局麻药致心脏中毒的场所,应至少储备20%脂肪乳剂1000ml,以备急救所需。

应特别指出,上述治疗方案仅依据动物实验和有限的临床病例报道,至于脂肪乳剂复苏的安全性和有效性尚待进一步观察。

第6节　常用局麻药

一、酯类局麻药

(一）普鲁卡因(奴佛卡因,Procaine,Novocaine,Planocaine)

化学结构为对氨基苯二乙胺乙醇,为对氨苯甲酸酯族药物的代表。它的局部麻醉时效短,一般仅能维持45~60分钟;pKa高,在生理pH值范围呈高离解状态,故其扩散和穿透力较差。具有扩张血管作用,能从注射部位迅速吸收,表面麻醉效能差。小剂量对中枢神经系统产生抑制,出现嗜睡和痛觉反应迟钝。虽有奎尼丁样抗心律失常作用,但因中枢神经系统毒性和生物转化过快,不适于作为抗心律失常药。

普鲁卡因经血浆胆碱酯酶水解产生氨苯甲酸可削弱磺胺类药物的药效。它与琥珀胆碱作用于相同的酶,可延长琥珀胆碱肌松作用。抗胆碱酯酶药可抑制普鲁卡因的降解,从而增加普鲁卡因的毒性。先天性血浆胆碱酯酶异常可致普鲁卡因代谢发生障碍。

用法和剂量:0.25%~1.0%普鲁卡因溶液,适用于局部浸润麻醉,其他神经阻滞可用1.5%~2.0%溶液,一次注入量以1g为限。3%~5%溶液可用于蛛网膜下隙阻滞,一般剂量为150mg,不能再提高浓度,以免造成脊髓损害。在行局部浸润或神经阻滞时可加入 1∶20 万～30 万肾上腺素。

（二）丁卡因（地卡因，邦妥卡因，Tetracaine，Pontocaine，Amethocaine，Dicaine）

丁卡因化学结构是以丁氨基取代普鲁卡因芳香环上的对氨基，并缩短其烷氨尾链。它是一种长效局麻药，起效时间 10～15 分钟，作用时效可达 3 小时以上。丁卡因的麻醉效能为普鲁卡因的 10 倍，毒性也为普鲁卡因的 10 倍，而其水解速度较普鲁卡因慢 2/3。其水解产物为丁氨基苯甲酸与二甲胺基乙醇。丁卡因不适于多次高压灭菌。

用法与剂量：眼科常以 1% 等渗液作角膜表面麻醉，鼻腔黏膜和气管表面麻醉常用 2% 溶液。硬膜外腔阻滞可用 0.2% ～0.3% 溶液，一次用量不超过 40～60mg，目前已很少单独应用。常与利多卡因混合应用，含有 0.1% ～0.2% 丁卡因与 1.0% ～1.5% 利多卡因的混合液，具有起效快、时效长的优点。

蛛网膜下隙阻滞只能应用特制的丁卡因粉剂，一般为 10mg；可用 1% 葡萄糖液、麻黄碱、脑脊液各 1ml，配制成 1∶1∶1 重比重溶液，成人剂量 8～10mg（即 2.5～3.0ml），时效可达 120～180 分钟。

（三）氯普鲁卡因（2-氯普鲁卡因，Chloroprocaine，2-Chloroprocaine，Nesacaine）

氯普鲁卡因的作用与普鲁卡因相似。在血内水解的速度较普鲁卡因快 4 倍，故毒性低，起效快，只需 6～12 分钟，时效为 30～60 分钟，依据其用药量而定。

用法与剂量：盐酸氯普鲁卡因不适于表面麻醉。1% 溶液可用于局部浸润麻醉，一次最大剂量 800mg，加用肾上腺素后时效可达 30 分钟；2% ～3% 溶液适用于硬膜外阻滞和其他神经阻滞，具有代谢快，胎儿、新生儿血内浓度低的优点，适用于产科麻醉。

应该指出，氯普鲁卡因溶液的 pH＝3.3，若不慎将大量氯普鲁卡因注入蛛网膜下腔可引起严重神经并发症。当氯普鲁卡因与布比卡因或依替卡因混合应用时，后者可能抑制氯普鲁卡因的代谢，其所引起的神经毒性，可能与干扰神经能量需求平衡有关。

二、酰胺类局麻药

（一）利多卡因（赛罗卡因，Lidocaine，Lignocaine，Xylocaine，Xylotox）

利多卡因为氨酰基酰胺类中效局麻药。具有起效快，弥散广，穿透性强，无明显扩张血管作用的特点。其毒性随药物浓度而增加，在相同浓度下，0.5% 浓度与普鲁卡因相似；1% 浓度则较普鲁卡因大 40%；2% 浓度则较普鲁卡因大 1 倍。除了用于麻醉目的外，可静脉注射或静脉滴注利多卡因治疗室性心律失常。

用法与剂量：口咽及气管表面麻醉可用 4% 溶液（幼儿则用 2% 溶液），用量不超过 200mg，起效时间为 5 分钟，时效约可维持 15～30 分钟。0.5% ～1.0% 溶液用于局部浸润麻醉，时效可达 60～120 分钟，依其是否加用肾上腺素而定。神经阻滞应用 1% ～1.5% 溶液，起效约需 10～20 分钟，时效可达 120～240 分钟。硬膜外和骶管阻滞则用 1% ～2% 溶液，出现镇痛作用约需 5 分钟，达到完善的节段扩散约需 16 分钟，时效为 90～120 分钟。2% ～4% 溶液可用于蛛网膜下腔阻滞，一次用量限于 40～100mg，时效为 60～90 分钟，由于阻滞的范围不易调节，临床并不常用。

神经阻滞和硬膜外阻滞，成人一次用量为 400mg，加用肾上腺素时极量可达 500mg。硬膜外阻滞用量为 400mg，其血药浓度可达 2～4μg/ml。血药浓度超过 5μg/ml 可出现毒性症状，血药浓度超过 7μg/ml 出现惊厥症状。

（二）罗哌卡因（Ropivacame，LEA103）

其化学结构与布比卡因、甲哌卡因相似，其氮己环的侧链被丙基取代。与多数酰胺类局麻药不同，它不是左消旋混合物而是单一对映结构体（S-形），市售罗哌卡因是含一水的盐酸盐。其脂溶性大于甲哌卡因和利多卡因，小于布比卡因，神经阻滞效能高于利多卡因，低于布比卡因，但罗哌卡因对 Aδ 和 C 神经纤维的阻滞较布比卡因更为广泛。经肝脏代谢，动物实验表明经肝摄取大于布比卡因。对心脏兴奋和传导抑制均弱于布比卡因。利多卡因、布比卡因和罗哌卡因致惊厥量之比为 5∶1∶2；致死量之比约为 9∶1∶2。临床上 1.0% 罗哌卡因与 0.75% 布比卡因的起效时间和运动阻滞时间无显著差异。

用法与剂量：适用于神经阻滞和硬膜外阻滞，常用浓度为 0.5% ～1.0% 溶液，若均以 20ml 来计算则其血浆浓度分别为 0.43μg/ml，0.95μg/ml，是属安全范围。0.5% 溶液适用于产科阻滞或镇痛，可避免运动神经的阻滞。起效时间 5～15 分钟，感觉阻滞时间可达 4～6 小时，加用肾上腺素不能延长运动神经阻滞时效。

（三）布比卡因（丁吡卡因，丁哌卡因，唛卡因，Bupivacaine，Marcaine）

布比卡因的结构与甲哌卡因相似，其氮己环上加3个甲基侧链，使其脂溶性与蛋白质结合力增加，其分解代谢是先除去氮己环侧链，分解产物为哌可二甲代苯胺（pipecolyl xylidine，PPX），毒性反应仅为甲哌卡因的1/8。PPX与原型布比卡因缓慢从尿液排出。正常人的消除半衰期（$t_{1/2}$）约为8小时，新生儿达9小时。对温度较稳定，可行高压灭菌。

布比卡因的镇痛作用时间较利多卡因、甲哌卡因长2～3倍，较丁卡因长25%。近来认为，加用肾上腺素可进一步提高麻醉效能，降低血内浓度。临床常用浓度为0.25%～0.75%溶液，成人安全剂量为150mg，极量为225mg。胎儿/母血的浓度比率为0.30～0.44，故对产妇应用较为安全，对新生儿无明显抑制。布比卡因适用于神经阻滞、硬膜外阻滞和蛛网膜下腔阻滞。

用法与剂量：0.25%～0.5%溶液适用于神经阻滞；若用于硬膜外阻滞，对运动神经阻滞差，加肾上腺素适于术后镇痛。0.5%等渗溶液可用于硬膜外阻滞，但对腹部肌松不够满意，起效时间为18min，时效可达300分钟。应用0.75%溶液可缩短起效时间，且运动神经阻滞趋于完善，适用于腹部外科手术。0.125%溶液适用于分娩时镇痛或术后镇痛，对运动阻滞较轻。

（四）左旋布比卡因（levobupivacaine）

左旋布比卡因为布比卡因的单一S-构型对映体，另一异构体为右旋布比卡因（dextrobupivacaine），市售布比卡因为左旋（S-）与右旋（R+）两种镜像体的等量混合型。采用膜片钳技术就消旋体、S体和R体三种不同结构的布比卡因对Na^+、K^+通道的阻滞进行对比表明，不同对映体都有各自主体选择性，R体对失活状态通道阻滞的EC_{50}要低39%。同时，K^+通道的离解常数（K_D）值，R体与S体分别为27.3μM和4.1μM，提示R体对K^+通道的阻滞要比S体强7倍左右。在动物实验中，R体对心乳头肌Vmax抑制较S体强，且使传导缓慢。R体阻滞后的恢复缓慢，所需时间约为S体的两倍（981ms∶560ms），S体即使发生毒性也易于恢复。Harding等就S体、消旋体布比卡因和罗哌卡因对Vmax和动作电位时间的影响进行了比较，当30μM时消旋体降低Vmax要比S体和罗哌卡因低50%。经冲洗40分钟后，S体和罗哌卡因的Vmax可完全恢复，而布比卡因则不能。若用于灌注离体兔心脏，则消旋体与R体引起5/6心脏发生A-V传导阻滞，并发展为室颤和心脏停搏；S体有4/6心脏呈A-V阻滞，但无一例发生室性心动过速、室颤或停搏。

用法与剂量：目前建议临床应用左旋布比卡因一次最大剂量为150mg，24小时最大用量为400mg。为了提高安全性，用大剂量时应分次给药。曾对20例患者用0.5%左旋布比卡因进行腋路臂丛阻滞，最大单次用量达300mg（>3mg/kg），血药浓度达3.7μg/ml，并未发现有心血管和中枢神经系统毒性。用于区域性阻滞时，其效能与布比卡因相似。用0.75%左旋布比卡因20ml进行硬膜外阻滞（腹部大手术），在感觉与运动阻滞的起效时间与布比卡因无显著差异，但感觉阻滞平均时间较布比卡因延长（556分钟∶506分钟），运动阻滞平均时间较布比卡因缩短（355分钟∶376分钟），腹肌松弛程度两者无显著差异。

（五）甲哌卡因（卡波卡因，甲吡卡因，Mepivacaine，Carbocaine）

甲哌卡因的麻醉效能和毒性与利多卡因相似，以肝内代谢为主，与葡萄糖醛酸结合的形式排入胆汁，肠道再吸收经肾脏排泄，仅1%～6%原型出现于尿液，极少量从粪便排出。

其pKa接近生理范围pH值，故注射后能离解出较大比率不带电荷的脂溶性碱基，与利多卡因相比，其血内浓度要高50%。母体血内水平高，可迅速经胎盘向胎儿转移，胎儿/母体比率达0.65～0.70，故不适用于产科麻醉。

1%～2%溶液加1∶20万肾上腺素行硬膜外阻滞，起效稍慢于利多卡因，为6.2分钟，完善节段扩散时间约需17.5分钟，麻醉时效比利多卡因长20%。

（六）依替卡因（衣铁卡因，Etidocaine，Duranest）

依替卡因为利多卡因的衍生物，即在利多卡因的结构上加一个甲基和乙基，因此使蛋白结合力增加50%，脂溶性增加50%，其优点是起效快，时效持久。麻醉效能为利多卡因的2～3倍，皮下注射毒性为利多卡因的2倍，静脉内注射毒性可增至4倍。

用法和剂量：适用于浸润麻醉、神经阻滞和硬膜外阻滞。0.5%～1.0%溶液适用于神经阻滞，1.0%～1.5%适用于硬膜外阻滞，成人一次用量150～300mg。在注射的初始，少数患者有短暂不适或疼痛感，这可能与其pH值低（3.0～4.5）引起局部刺激有关。起效时间5～15分钟，时效可达147～170分钟。因其对运动神经的阻滞较感觉神经更为显著，适用于要求有满意肌松的腹部手术。

（七）丙胺卡因（Prilocaine, Citanest, Propitocaine）

丙胺卡因的结构也与利多卡因很相似，易于分解，故毒性较为少见。适用于局部浸润麻醉和神经阻滞、硬膜外阻滞。起效时间较利多卡因慢。按麻醉时效与阻滞效能比较，其3%溶液相当于2%利多卡因加肾上腺素，故3%溶液可用于对肾上腺素有禁忌的患者（如甲亢）。局部浸润麻醉用0.5%溶液，1%～3%溶液用于硬膜外阻滞，成人安全剂量为400mg。用量在600mg以下，不会出现正铁血红蛋白症。

（八）地布卡因（沙夫卡因，纽白卡因，辛可卡因，Dibucaine, Sovcaine, Nupercaine, Percaine, Cinchocaine）

地布卡因虽为酰胺类局麻药，但不同于利多卡因，属于氨烷基酰胺系列。为长效局麻药，其麻醉效能与毒性均相当于普鲁卡因的12～15倍。代谢主要通过肝脏缓慢转化，大部分以原型形式从尿内排泄。地布卡因目前在临床上已很少用，已被其他毒性低、时效长的局麻药所取代。故只限于表面局麻和蛛网膜下隙阻滞。

用法与剂量：0.3%～0.5%软膏制剂，可供皮肤和黏膜表面局麻用。蛛网膜下隙阻滞，一般用0.2%～0.5%重比重液，剂量5.0～10mg。

临床常用局麻药浓度、剂量与用法见表30-7。

表30-7 常用局麻药浓度、剂量与用法

局麻药	用法	浓度（%）	一次最大剂量（mg）	起效时间（min）	作用时效（min）	产生中枢神经系统症状阈剂量（mg/kg）
普鲁卡因						
	局部浸润	0.25～1.0	1000			
	神经阻滞	1.5～2.0	600～800			19.2
	蛛网膜下隙阻滞	3.0～5.0	100～150	1～5	45～90	
	硬膜外阻滞	3.0～4.0	600～800			
丁卡因						
	眼表面麻醉	0.5～1.0		1～3	60	
	鼻、咽、气管表面麻醉	1.0～2.0	40～60	1～3	60	
	神经阻滞	0.2～0.3	50～75	15	120～180	2.5
	蛛网膜下隙阻滞	0.33	7～10	15	90～120	
	硬膜外腔阻滞	0.2～0.3	75～100	15～20	90～180	
利多卡因						
	局部浸润	0.25～0.5	300～500	1.0	90～120	
	表面麻醉	2.0～4.0	200	2～5	60	
	神经阻滞	1.0～1.5	400	10～20	120～240	7.0
	蛛网膜下隙阻滞	2.0～4.0	40～100	2～5	90	
	硬膜外腔阻滞	1.5～2.0	150～400	8～12	90～120	
甲哌卡因						
	局部浸润	0.5～1.0	300～500		90～120	
	神经阻滞	1.0～1.5	300～400	10～20	180～300	7.0
	硬膜外腔阻滞	1.0～2.0	150～400	5～15	60～180	
布比卡因						
	局部浸润	0.25～0.5	150		120～240	2.0
	神经阻滞	0.25～0.5	200	15～30	360～720	
	蛛网膜下隙阻滞	0.5	15～20		75～200	
	硬膜外腔阻滞	0.25～0.75	37.5～225	10～20	180～300	

续表

局麻药	用 法	浓度（%）	一次最大剂量（mg）	起效时间（min）	作用时效（min）	产生中枢神经系统症状阈剂量(mg/kg)
依替卡因						
	神经阻滞	0.5～1.0	300	10～20	360～720	4.0
	硬膜外腔阻滞	1.0～1.5	150～300	5～15	170	
丙胺卡因						
	神经阻滞	1.0～2.0	400	10～20	120～180	8.0
	硬膜外腔阻滞	1.0～3.0	150～600	5～15		
地布卡因						
	表面麻醉（软膏）	0.25～1.0				0.4
	蛛网膜下隙阻滞	0.25～0.5	5～10			
罗哌卡因						
	神经阻滞	0.5～1.0	200	2～4	240～400	3.5
	蛛网膜下隙阻滞	0.5～1.0	10～15	2	180～210	
	硬膜外腔阻滞	0.5～1.0	100～150	5～15		

（容俊芳 岳立辉）

参考文献

1. Bertram G. Katzung. Basic & Clinical Pharmacology. 10th ed. New York: McGraw-Hill, 2007.
2. Ronald D. Miller. Miller's anesthesia. 7th ed. Philadelphia: Elsevier, 2009.
3. Sheets PL, Jackson JO, Waxman SG, et al. A Na 1.7 channel mutation associated with hereditary erythromelalgia contributes to neuronal hyperexcitability and displays reduced lidocaine sensitivity. J Physiol, 2007, 581(pt3):1019-1031.
4. Casati A, Baciarello M, Di Cianni S, et al. Effects of ultrasound guidance on the minimum effective anaesthetic volume required to block the femoral nerve. Br J Anaesth, 2007, 98(6):823-827.
5. Sinnott CJ, Cogswell III LP, Johnson A, et al. On the mechanism by which epinephrine potentiates lidocaine's peripheral nerve block. Anesthesiology, 2003, 98(1):181-188.
6. Ford DJ, Raj PP, Singh P, et al. Differential peripheral nerve block by local anesthetics in the cat. Anesthesiology, 1984, 60(1):28-33.
7. Yang S, Abrahams MS, Hurn PD, et al. Local anesthetic Schwann cell toxicity is time and concentration dependent. Reg Anesth Pain Med, 2011, 36(5):444-451.
8. Beilin Y, Halpern S. Focused review: ropivacaine versus bupivacaine for epidural labor analgesia. Anesth Analg, 2010, 111(2):482-487.
9. Neal JM, Bernards CM, Butterworth JF 4th, et al. ASRA practice advisory on local anesthetic systemic toxicity. Reg Anesth Pain Med, 2010, 35(2):152-161.
10. Vanden Hoek TL, Morrison LJ, Shuster M, et al. Part 12: cardiac arrest in special situations: 2010 American Heart Association Guidelines for Cardiopulmonary Resuscitation and Emergency Cardiovascular Care. Circulation, 2010, 122(18 Suppl 3):S829-S861.

第31章　自主神经系统药理学

第1节　自主神经系统递质

一、去甲肾上腺素

（一）去甲肾上腺素的合成

合成去甲肾上腺素的基本成分为酪氨酸，其经主动转运至交感神经节后纤维末端的囊泡内，在酪氨酸羟化酶（tyrosine hydroxylase，TH）作用下转化为二羟苯丙氨酸（多巴）。TH 是存在于胞浆的去甲肾上腺素合成限速酶，其活性受多因素调控，急性调控以改变酶的活性为主，如去甲肾上腺素水平升高抑制 TH 活性，反之则增强 TH 活性。而交感神经兴奋性及氧含量变化亦可影响 TH 活性。此后多巴在多巴脱羧酶的催化下生成多巴胺。多巴胺本身可作为神经递质，但在多数肾上腺素能神经，多巴胺迅速在β-羟化酶（DβH）催化下发生 β-羟化，转化为去甲肾上腺素。肾上腺髓质中的苯乙醇胺氮位甲基转移酶（PNMT），将 85% 去甲肾上腺素转化为肾上腺素。肾上腺皮质生成的糖皮质激素可激活 PNMT，因而伤害性刺激反应可通过糖皮质激素释放使肾上腺素的生成增加。

（二）去甲肾上腺素的储存与释放

去甲肾上腺素储存在具有高密度核心的大囊泡中，现已证明囊泡群分为两种，一种为活动性囊泡群，神经递质优先摄入其内，受刺激时优先释放，神经递质循环使用；另一种为储备囊泡群，仅在过度刺激时方释放神经递质。

当动作电位到达神经末梢时，突触前膜去极化，电压门控性钙通道开放，细胞内钙离子浓度升高，触发囊泡发生胞吐作用，以此释放神经递质。胞吐作用是递质释放的主要方式，一般每次去极化反应可引起 1% 的去甲肾上腺素储备、释放。去甲肾上腺素的释放受多种因素影响：血管紧张素Ⅱ、前列环素和组胺可促进囊泡释放，而乙酰胆碱和前列腺素 E 可抑制其释放。神经递质释放完毕后，经细胞内吞突触囊泡膜回吸收，囊泡重新充满神经递质（图 31-1）。

（三）去甲肾上腺素的灭活

释放的大部分去甲肾上腺素通过被称为“胺泵”的特异性转运系统或非神经组织摄取快速从突触间隙移出，“胺泵”在去甲肾上腺素的灭活过程中占主导地位。所释放的去甲肾上腺素先进入神经膨

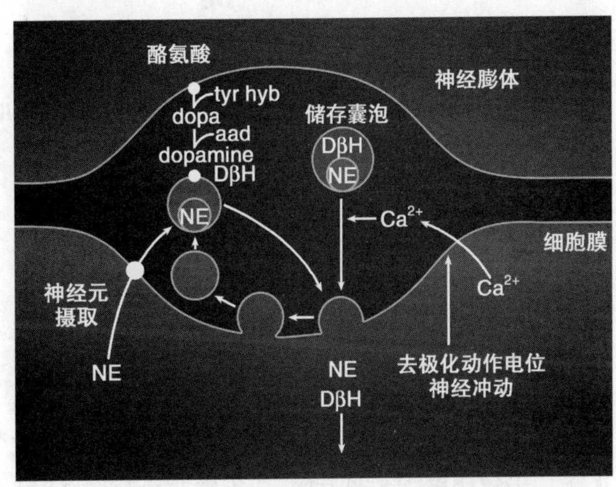

图 31-1　去甲肾上腺素在交感神经末梢部位的释放和再摄取

aad-芳香 L-氨基脱羧酶；DβH-多巴胺 β-羟化酶；dopa，多巴；NE-去甲肾上腺素；tyrhyd-酪氨酸羟化酶

体，再转运至储存囊泡中循环利用，少量未进入囊泡的去甲肾上腺素被单胺氧化酶(monoamine oxidase, MAO)代谢。

不同组织摄取去甲肾上腺素的能力不同，如外周血管几乎不摄取去甲肾上腺素，而心脏再摄取的速率最快。某些疾病也可影响去甲肾上腺素的摄取，在正常情况下，一次肺循环肺脏可清除约25%的去甲肾上腺素，肺动脉高压时该能力减弱，可能由于肺血管壁增厚所致。充血性心力衰竭(CHF)患者出现心脏儿茶酚胺耗竭及对去甲肾上腺素的再摄取减少。

(四) 去甲肾上腺素的代谢

在储存与再摄取过程中，少量去甲肾上腺素未被神经末梢摄取进入再循环，位于血液、肝脏或肾脏中MAO及儿茶酚胺氧位甲基转移酶(COMT)共同或单独灭活(图31-2)。由肾上腺髓质释放的肾上腺素，亦由上述酶灭活。灭活后最终的代谢产物为3-甲氧基4-羟基苯乙醇酸(VMA)。

由于清除迅速，去甲肾上腺素及大多数生物胺的血浆半衰期非常短(短于1min)。由于其半衰期短，使用此类药物应持续输注。儿茶酚胺含量的测定是检测其代谢产物而不是本身，当诊断去甲肾上腺素型嗜铬细胞瘤时，通常测量其尿中3-甲氧基肾上腺素和VMA的含量，而非尿中的少量去甲肾上腺素。抑制MAO可对此类患者交感神经功能产生较大影响。由于其对MAO抑制剂(MAOIs)的耐受性较好，即使患者状况稳定，其胺类代谢可能已发生严重改变。

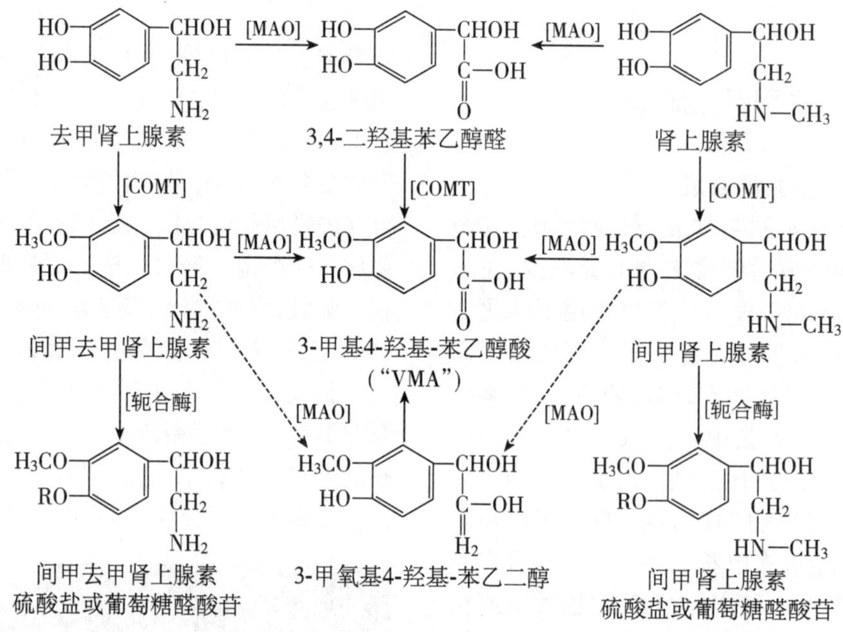

图31-2　儿茶酚胺的代谢

二、乙酰胆碱

(一) 乙酰胆碱的合成

乙酰胆碱在轴突线粒体中胆碱乙酰转移酶作用下，由乙酰辅酶A和胆碱合成。其所需胆碱主要来自食物中的磷脂、肝脏合成的卵磷脂以及乙酰胆碱水解。多数胆碱均来自肝脏，作为磷脂进行转运，并被高亲和力的Na^+泵主动转运，通过神经膜进入神经细胞。与胆碱具有高亲和力的Na^+泵系统决定神经系统中乙酰胆碱的水平，血中胆碱的水平亦可影响乙酰胆碱的释放量。

(二) 乙酰胆碱的储存和释放

在神经突触处(包括神经肌肉接头)，神经末梢具有很多含有乙酰胆碱的突触囊泡，向特定的释放部位移动，然后与突触前膜融合开放，其释放出的内含物通过突触间隙与突触后膜的受体结合(图31-3)。当神经冲动到达突触前神经末梢时，引起钙离子跨膜内流。促使100～300个突触囊泡在活化区特殊释放部位与突触前膜融合，乙酰胆碱释放到突触间隙。储存乙酰胆碱的囊泡直径约为300μm，大约含有10 000个乙酰胆碱分子。

(三) 乙酰胆碱的灭活

乙酰胆碱是一种酯类，在碱性环境下自动水解

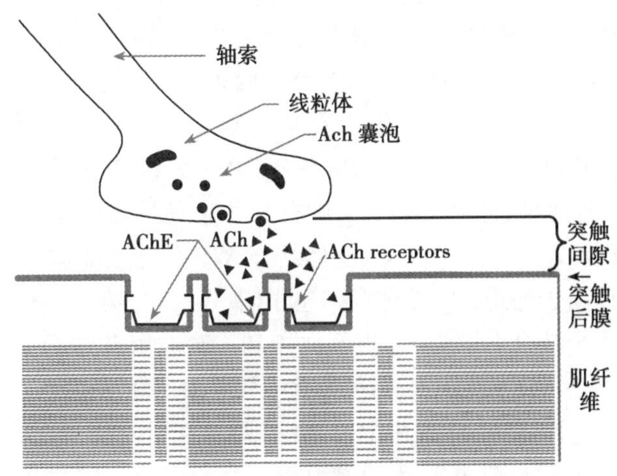

图 31-3　乙酰胆碱储存与释放

成胆碱和乙酸盐，这两种物质均无明显药理活性。体内胆碱的水解速率因有酶的催化作用而显著加快。其中最为重要的两种酶为乙酰胆碱酯酶和丁酰胆碱酯酶。

乙酰胆碱酯酶又称组织酯酶或真性酯酶，是一种膜结合酶，存在于所有的胆碱能突触中，其作用为灭活神经末梢释放的神经递质。并且是效率最高的酶之一，能在释放后几毫秒内破坏乙酰胆碱，终止神经冲动的传递。该酶也存在于非神经支配的组织中，如红细胞，其作用尚未明确。丁酰胆碱酯酶，亦称血浆胆碱酯酶或假性胆碱酯酶，是一种可溶性酶。由肝脏合成，存在于血液循环中。该酶在正常情况下的作用不详。

乙酰胆碱酯酶存在于所有胆碱能突触中，灭活神经释放的乙酰胆碱，每秒催化底物 2500 个分子，催化持续 40μs。对某些不为乙酰胆碱酯酶代谢的药物而言，丁酰胆碱酯酶则比较重要。

酶的催化部分包含 2 个区域，阴离子区域带有负电荷，酯区域含有亲电子氨基酸。在水解乙酰胆碱时，胆碱酯酶阴离子区域的负电荷与其四价氮的正电荷相互作用，胆碱酯酶的酯区域与乙酰胆碱上的酯结合。当分子间电荷互相结合后，乙酰基从胆碱被传递至酶的氨基酸，胆碱基脱落，留下共价键和乙酰化酶。随后乙酰基与水中的羟基结合并与酶分离，乙酰基漂移，酶重新恢复活力并与其他乙酰胆碱分子结合。近年发现乙酰胆碱酯酶的分子结构与传统观念有所不同，且乙酰胆碱酯酶和乙酰胆碱的结合方式亦有所变化，认为季铵与酶上的 14 芳香氨基酸形成裂隙结合。

抑制乙酰胆碱酯酶，可阻断胆碱能突触内的乙酰胆碱破坏，同时活化所有胆碱能系统。胆碱酯酶抑制剂除其治疗作用外，亦可作为杀虫剂及许多神经毒气内的活性成分。

三、自主神经系统中的非肾上腺、非胆碱能神经递质（NANC）

（一）NANC 的组成

NANC 的组成成分有单胺、嘌呤、氨基酸及多肽。经组织化学及免疫组织化学方法证实，位于血管周围神经的递质尚包括 ATP、腺苷、血管活性肠肽（vasoactine intrestinal peptide，VIP）、P 物质、5-羟色胺、神经肽（NPY）、降钙素基因-相关肽（CGRP）。

（二）NANC 的共存及共传递

免疫细胞化学研究表明数种神经递质或假性神经递质可共存于相同的神经中。最常见的血管周围神经递质共存为交感神经系统中的去甲肾上腺素、ATP 和 NPY（图 31-4）；副交感神经系统中的乙酰胆

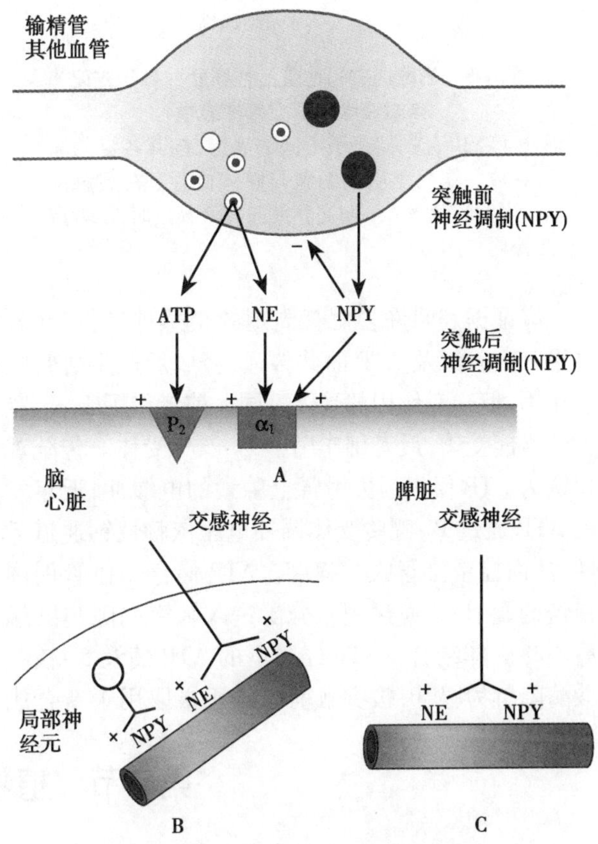

图 31-4　支配脉管的交感神经释放神经肽 Y、三磷酸腺苷与去甲肾上腺素及其相互作用

A. 在输精管及其他血管中，可能由小颗粒囊泡释放 NE 与 ATP，相互之间存在协同作用，并分别作用于肾上腺素能受体及嘌呤受体，引起平滑肌收缩（+）；B 与 C. 心和脑交感神经的刺激传递

碱和 VIP(图 31-5),以及 P 物质、CGRP 和感觉-运动神经的 ATP。而共存的神经递质及假性神经递质可通过共传递(即同时合成、储存和释放多个递质)起作用。自主神经功能经递质共存、共传递调控的概念近年已逐渐被接受。

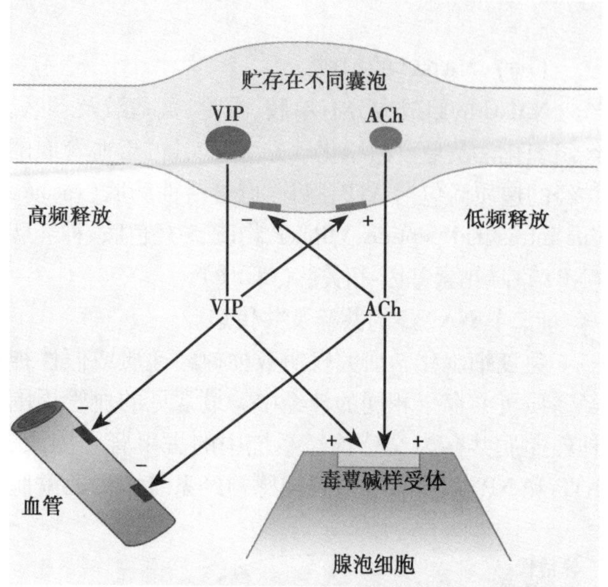

图 31-5　乙酰胆碱和血管活性肠肽共存于支配猫唾液腺的副交感神经中

Ach 和 VIP 分别储存于不同的囊泡,按其各自的频率释放并作用于腺泡细胞与腺体血管。在突触前后,当低频刺激 Ach 与高频刺激 VIP 释放时,二者产生协同作用

有证据表明许多血管周围的交感神经,存在着去甲肾上腺素及 ATP 的共传递,释放后产生血管收缩作用,但二者作用的受体不同。前者作用于 α_1-肾上腺素能受体,后者则作用于 P_2-嘌呤受体。传统观念认为 ATP 仅作为去甲肾上腺素的电缓冲,近年发现 ATP 通过 P_2-嘌呤受体调控电压依赖性钙通道活性,从而控制血管收缩程度。ATP 储存于血管周围神经的囊泡中,通过细胞分泌进入轴突间隙与突触后嘌呤受体结合。ATP 经膜上的 ATP 酶及 5′-核苷酸酶降解为腺苷,被突触前神经元摄取用于新合成 ATP,并包装进囊泡以备再次释放。嘌呤受体分为 P_1 与 P_2 受体。P_1 受体与腺苷结合,而 P_2 受体则与 ATP 结合。现已发现 P_1 受体四种亚型,其分别为 A_1、A_{2A}、A_{2B}、A_3,所有 P_1 受体均与膜蛋白上的 G 蛋白耦联。P_2 受体分为 P_{2X}与 P_{2Y}两种亚型,P_{2X}再分为 7 种亚型,即 $P_2X_{1\text{-}7}$7,P_{2Y}则有 8 种亚型,分别命名为 $P2Y_{1,2,4,6,11,12,13,14}$。$P_{2X}$受体结合 ATP 并开放配体-门控离子通道;$P_{2Y}$受体与 G 蛋白耦联,并与第二信使系统结合。部分 P_{2Y}更倾向于和二磷酸腺苷结合而不是 ATP,部分 P_{2Y}则可为嘧啶核苷酸所激活。

NPY 可与去甲肾上腺素及 ATP 共存。部分 NPY 对血管几乎无直接作用,而是在神经突触前抑制去甲肾上腺素的释放,突触后则强化去甲肾上腺素的作用(图 31-4A)。在其他血管,尤其是脾脏、骨骼肌、脑及冠脉系统,NPY 具有直接收缩血管的作用;而心、脑非交感性神经元将 NPY 作为首选递质(图 31-4B);NPY 与去甲肾上腺素在支配脾脏血管的神经中表现为真正的共传递特性(图 31-4C)。

经典的神经递质如乙酰胆碱可在许多器官的非交感神经中与 VIP 共存。但在此情况下,两种递质分别储存于不同的囊泡中,在不同的刺激频率下两者以不同的方式释放,低频刺激引起乙酰胆碱释放而高频刺激则释放 VIP。

(三) NANC 作用的调控

神经递质的作用受多种因素调控,神经调节素为主要调控因素之一。神经调节素的成分可能是循环利用的神经激素、局部递质或相同及邻近神经释放的神经递质。神经调节素可在突触前增加或减少传递中的递质总量,亦可在突触后改变神经递质的作用范围与时间。在突触前后的神经调控中,神经调节素均可加强或减弱神经传递。与神经突触不同之处,自主神经效应器中神经递质须传递较远距离,但其半衰期普遍较短,因此神经调节素在一定程度上扩大或延长了其生物作用。

第 2 节　植物神经递质受体

近年根据对特殊药物的不同反应将 α 及 β 受体分为 α_1、α_2、β_1、β_2 受体,α_1、α_2、β 各自再分出 3 种主要亚型,共 9 种次亚型(图 31-6)。α_1、α_2、β_1 及 β_2 受体的分布、生理学效应及其各自代表性激动剂和拮抗剂见表 31-1。

一、受体分类与分布

(一) α 肾上腺素能受体

α 受体的基因编码定位于 2,4 和 10 染色体上,

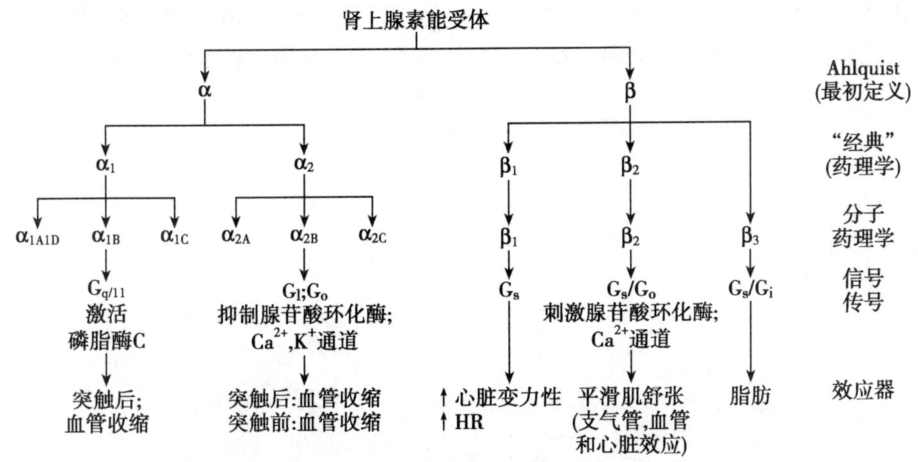

图 31-6　肾上腺素能受体的分类

表达于外周神经系统、中枢神经系统及多种组织器官,包括血小板、肝脏、胰腺、肾脏与眼。根据功能、亲和力测定及分子生物学方法又将 α-肾上腺素能受体分为几个亚型,如 α_1 受体进一步分为 $\alpha_{1a/d}$、α_{1b} 和 α_{1c}受体;α_2 受体也存在同源异构体如 α_{2a}、α_{2b} 和 α_{2c}受体。α 受体亚型分类的临床意义为当 α_{2c}突触前功能降低和 β_1 受体亲和力增强时,可引起肾上腺素能反应过度,并易引发 CHF。突触前后膜均存在 α 受体,而位于突触前的 α_2 受体可能临床意义最大:突触前 α_2 受体通过负反馈机制调控去甲肾上腺素和 ATP 的释放,即去甲肾上腺素激活 α_2 受体后,可抑制神经刺激所诱发的去甲肾上腺素释放。

表 31-1　肾上腺素受体的分布及作用

受体	分布	反应	激动剂	拮抗剂
α_1	平滑肌	收缩	甲氧明	哌唑嗪
α_2	突触前	抑制去甲肾上腺素释放	苯福林 可乐定 右美托咪啶	育亨宾
β_1	心脏	变力 变时	多巴酚丁胺	美托洛尔
β_2	平滑肌	舒张	特布他林	

(二) β 肾上腺素受体

与 α 受体相似,β 受体是具有 7 个跨膜单环结构的蛋白超家族。这些跨膜区被标记为 M_1 ~ M_7,β 受体拮抗剂有其特定的结合区域,而 β 受体激动剂则广泛地与跨膜疏水区结合(图 31-7)。受体的细胞外部分为氨基端,细胞内的羟基端为磷酸化部位。在 β 肾上腺受体的细胞浆区域,有与 G 蛋白和激酶包括 β 肾上腺素受体激酶相互作用的位点。

β 受体可进一步分为 β_1、β_2 和 β_3 亚型。传统认为 β_1 受体只分布于心脏,而 β_2 受体仅分布于血管和支气管平滑肌。但事实上 β_2 受体对心脏功能的影响远比 β_1 重要。首先,β_2 受体在人类心脏有广泛的分布,在心室约占 β 受体总数的 15%,而在心房可达 30% ~40%;其次,当机体受到慢性儿茶酚胺刺激或患 CHF 时,可通过保持 β_2 受体对儿茶酚胺的反应代偿 β_1 受体的下调,即使在充血性心肌病末期,对 β_2 受体的数量的影响亦不大;此外,除了正性变力作用外,人类心房的 β_2 受体尚参与心率的调节。β_2 受体的基因编码出现突变可引起 β 受体下调及夜间哮喘发作。

(三) 胆碱能受体

传统上胆碱能受体主要分为烟碱与毒蕈碱受体两类,毒蕈碱类受体主要存在于外周内脏器官,烟碱受体存在于交感和副交感神经节(神经亚型)以及骨骼肌神经肌肉接头(神经肌肉亚型)。

这两种结构和功能截然不同的受体对乙酰胆碱的反应亦明显不同。所有胆碱能激动剂均为季胺与孤电子对形成氢键的原子,两者间距离决定激动烟碱或毒蕈碱受体。毒蕈碱受体激动剂两者间距离须为 4. 4Å,而烟碱受体激动剂则为 5. 9Å。

1. 烟碱受体　神经节烟碱受体与运动终板上的烟碱受体并不相同,因此可被不同药物阻断。非去极化肌肉松弛剂主要阻断神经节及神经肌肉接头的胆碱能受体,而六烃季铵阻断神经节受体。有证据表明神经节烟碱受体对麻醉药物的反应比神经肌肉接头的受体敏感,但其临床意义尚未明了。运动终板及神经节的烟碱受体为五聚体膜蛋白构成的非选择性阳离子通道。包括两个 α 单位(每个 40kd)

及单个β、ε、δ单位，五个亚单位围绕着离子通道。通过该通道，钠及钙流入细胞，钾流出细胞，每个离子均有独立的通道。要使通道开放，乙酰胆碱必须占领每个α单位的受体结合位点（图31-8）。

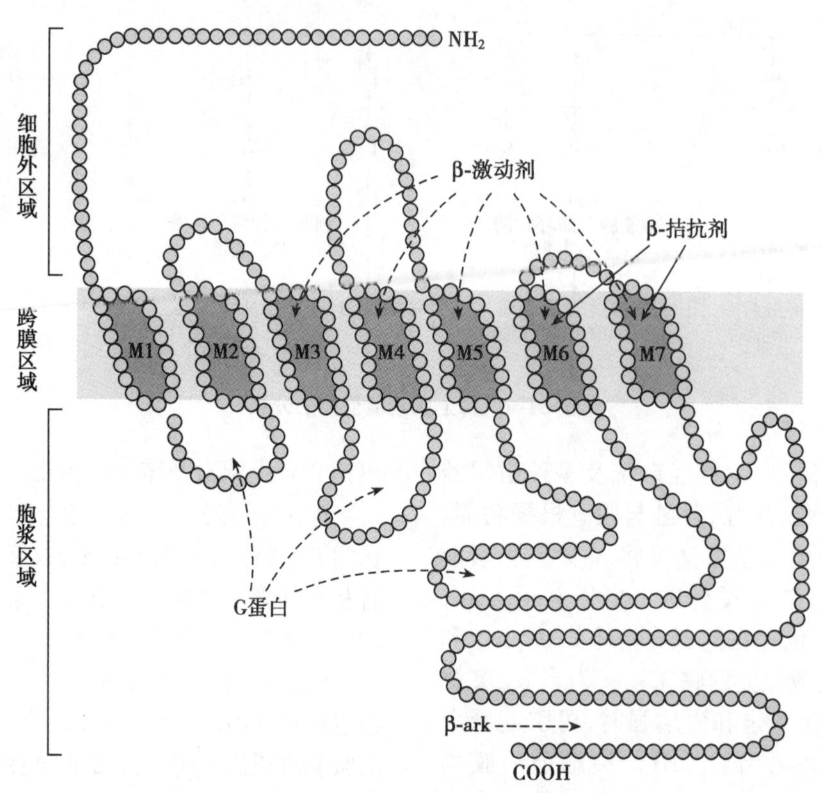

图31-7 β-肾上腺素能受体的分子结构

跨膜区作用类似配体结合袋，胞浆区与G蛋白和激酶如β-肾上腺素能受体激酶（β-ARK）相互作用，后者能使受体磷酸化并脱敏

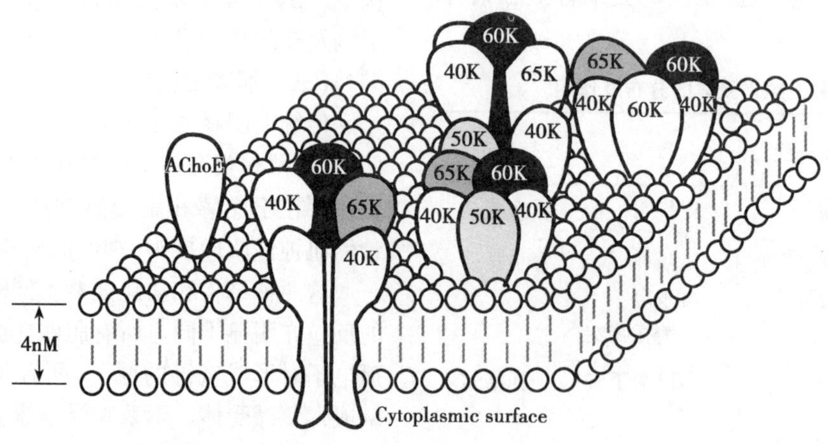

图31-8 突触后烟碱样胆碱能受体及其附近的胆碱酯酶（AChoE）分子模式图

2. 毒蕈碱受体 与离子门控烟碱受体相比，毒蕈碱受体属于G蛋白耦联受体超家族。毒蕈碱受体与α、β肾上腺素能受体的同源性高于烟碱受体。与受体家族其他成员相似，毒蕈碱受体具有七个螺旋结构（即α_2、β_1、β_2、5-羟色胺、视紫红质、视蛋白），并通过G蛋白进行信号转导。五种毒蕈碱受体亚型（$M_1 \sim M_5$）的第五和第六跨膜区之间巨大的胞浆侧环中存在结构变异性。尽管分子研究揭示毒蕈碱受体有五种亚型，但只有四种亚型药理学特性明确（即M_1，M_2，M_3和M_4），现在仍无选择性拟毒蕈碱药物。M_2型胆碱能受体为突触后受体，主要存在于内脏器官，支气管平滑肌中存在M_2、M_3受体。体外实验表明，M_3受体介导收缩和分泌反应，而β肾上腺素能受体激动剂逆转其引起的支气管痉挛效果欠佳的原

因，可能与支气管平滑肌中存在大量 M_2 受体有关。

毒蕈碱类受体具有不同的信号转导机制。奇数序列的受体亚型（如 M_1、M_3、M_5）主要通过水解聚磷酸肌醇起作用，而偶数序列的受体主要通过 G_i 蛋白（抑制性 G 蛋白）调控腺苷酸环化酶活性。毒蕈碱受体与第二信使系统耦联，如环核苷酸或磷酸肌醇，后者再与离子通道耦联，通过阳离子内流以启动细胞反应。因阳离子不同所起的效应亦不相同，如心房毒蕈碱受体活化可使钾离子外流，产生细胞膜超极化，其外流可减慢传导使起搏速度减慢或停止。在腺体中，钙离子和（或）钠离子流入引发细胞内多种活动，促使细胞分泌。平滑肌细胞中同类离子的内流引起平滑肌收缩。由于耦联复杂，毒蕈碱系统反应较为缓慢，应用乙酰胆碱后反应可延迟几秒至几分钟后出现。同样，其作用持续时间要比激动剂存在时间长。尽管递质迅速被灭活，其激活产生的一系列细胞反应仍可持续几分钟。

（四）多巴胺受体

多巴胺作为去甲肾上腺素合成的中间产物存在，可表现为 α 和 β 肾上腺素能效应（依据使用剂量不同而异）。目前已知的 5 种多巴胺受体中，1 型多巴胺受体（DA_1）和 2 型多巴胺受体（DA_2）最为重要，两者生理特性明显不同（图 31-9）。

DA_1 受体为突触后受体，分布于肾脏、肠系膜、脾脏和冠状血管平滑肌，通过刺激腺苷酸环化酶、增加 cAMP 的产生引起血管舒张，其对肾动脉的血管舒张作用最强，尤其是可引起肾血流的再分布。对此观念虽存在较大争议，但多巴胺仍在临床普遍应用。此外，肾小管的 DA_1 受体通过 Na^+-K^+ATP 酶与 Na^+-H^+交换促进尿钠排泄。

DA_2 受体为突触前受体，可能具有抑制去甲肾上腺素和乙酸胆碱释放的作用。中枢也存在 DA_2 受体，可介导恶心和呕吐反应。氟哌利多止吐作用可能与其对 DA_2 活性的影响有关。

1. GTP-耦联调节蛋白（G 蛋白）　肾上腺素能受体激动后，α_1 与 β 受体与 G 蛋白耦联，G 蛋白被激活后可介导细胞内第二信使的合成与激活（图 31-10）。激活的第二信使在细胞浆内扩散并激活酶级联反应，第一信使→受体→G 蛋白→效应器→第二信使→酶级联反应过程虽存在于很多细胞中，但在此过程中发挥不同作用的特殊物质在不同细胞间差异很大。

G 蛋白分布于细胞膜内表面亦能直接改变跨膜离子通道的活性。G 蛋白为三聚体复合物，其亚单位分别为 α、β 及 γ。β 和 γ 组成一个稳定的复合体，α 以可逆的方式与此复合体结合。β 和 γ 亚单位的结构几乎无改变，但 α 亚单位则不同，现已发现 20 种不同 α 亚单位。G 蛋白功能由所结合的 α 亚单位的结构决定。α 亚单位被分为四类：α_s、α_i、α_q 和 α_o。当这些亚单位与 β、γ 复合物结合时，相应的 G 蛋白就称为 G_s、G_i、G_q和 G_o。

每一类的肾上腺素能受体均与不同的 G 蛋白亚族相对应，以产生不同的效应。α_1、α_2 受体及 β 受体分别与 G_q、G_i及 G_s相结合，其效应分别为磷脂酶 C 的活化（α_1 受体）、腺苷环化酶的抑制（α_2 受体）与激活 β 受体。除此之外的 G 蛋白其余部位则与二磷酸鸟苷（GDP）结合，且不与受体耦联。但受体被第一信使激活后，后者则能刺激 G 蛋白释放 GDP 并将三磷酸鸟苷（GTP）结合至 G 蛋白的 α 亚单位上，以此激活 G 蛋白。与 GTP 结合后 G 蛋白分解为两个部分，α-GTP 结构和 β、γ 亚单位复合物。α 亚

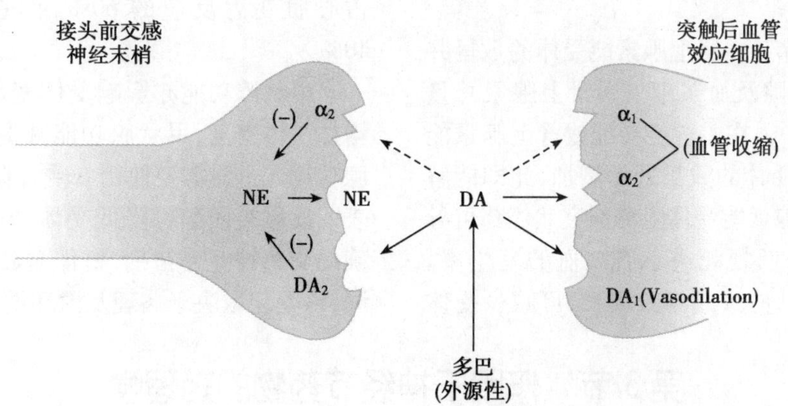

图 31-9　多巴胺-1（DA_1）受体，α_1 和 α_2 受体在突触后血管效应细胞的定位；DA_2 受体和 α_2 受体在接头前交感神经末梢的定位

当使用多巴胺时，激动 DA_1 受体导致血管扩张，而激动 DA_2 受体能抑制储存颗粒释放去甲肾上腺素（NE）。较大剂量的多巴胺激动接头后效应细胞的 α_1 和 α_2 受体导致血管收缩，和激动交感神经末梢突触前的 α_2 受体抑制 NE 释放。交感神经接头前释放的 NE 也对 α_1 和 α_2 受体产生作用

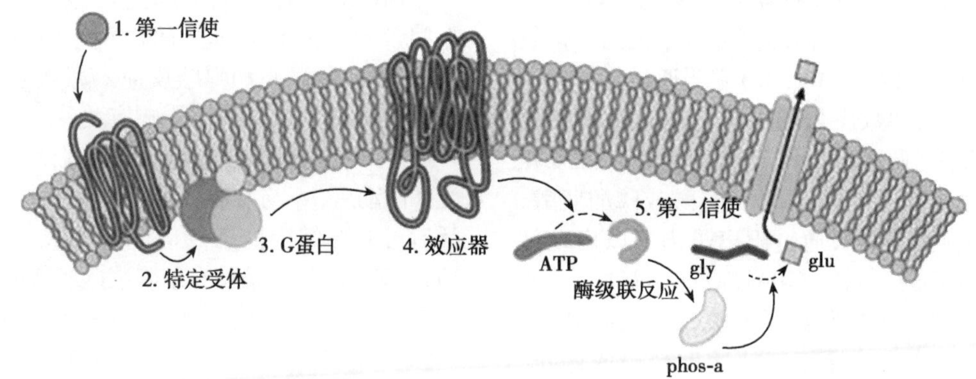

图 31-10　肝细胞中肾上腺素引起的肝糖原分解显示 G 蛋白在细胞功能中的作用

第一信使（肾上腺素）和其特异的受体结合，刺激 G 蛋白（在本图中为 Gs）激活腺苷酸环化酶效应器。该酶将三磷酸腺苷（ATP）转化为环磷酸腺苷，第二信使随后触发酶级联反应，并活化酶磷酸化酶，将糖原转换成葡萄糖

单位释放给效应器并将其激活。此后 GTP 转化为 GDP，α 亚单位与 β、γ 亚单位复合物重新结合，重构 G 蛋白以备下一次的信号转导。

心肌细胞对受体的刺激反应不同，取决于第一信使的特性。心肌收缩力的抑制或增强两种相反的作用，均由受体→G 蛋白→效应器→下游酶这一级联反应产生。但在此级联反应中，化学物质（第一信使）的特性各不相同。当去甲肾上腺素作为第一信使与 α 受体结合，刺激兴奋性 G 蛋白（G_s）并激活腺苷酸环化酶时，致使心肌细胞收缩力增强，此时 α 亚单位引起钾离子通道开放及钾外流；当乙酰胆碱作为第一信使并刺激其受体激活抑制性 G 蛋白（G_i或 G_o）时，心肌收缩力则减弱。由 G_o引起的离子流大于 G_s，在临床上予以调控较为重要，故当患者未予术前用药时，迷走神经抑制剂对心率的影响往往大于交感神经兴奋剂。

2. 受体密度调节　β 肾上腺素能受体的数量并不恒定，其随突触间隙及血浆中去甲肾上腺素总量而处于动态的变化中。在去神经支配或肾上腺素能阻断后 30min 内，β 受体的数量开始增加，此即能解释为什么当 β 肾上腺素能受体阻滞剂突然停药可导致心动过速，增加心肌梗死或心肌缺血的发生率。许多慢性进程如静脉曲张或年龄增长，可减少受体数量或降低系统的反应性。

当受体连续暴露于肾上腺素能受体激动剂，其对许多激素与神经递质反应却迅速衰退，此现象称为脱敏。脱敏的假设机制有：受体的解耦联（比如磷酸化作用）、隔离和下调。

β 肾上腺受体的快速脱敏机制主要与 β 受体和 G 蛋白解耦联后的功能改变有关，但受体被隔离的状况亦可影响功能性 β 肾上腺素能受体经去磷酸化与受体再循环途径的再生。

在终末期心力衰竭的患者中，其心脏 β 受体的密度显著下降以对应血浆儿茶酚胺水平的上升，可解释外源性 β 受体激动剂对此类患者相对无效。Bristow 等证明在充血性心衰的患者中，心室受体 β_1 密度下降并不伴有 β_2 受体密度的改变。因此，在受异丙肾上腺素刺激时，衰竭的心脏中 β_2 激动剂占心肌变力反应的 60%，而在非衰竭心脏则占 40%。

甲状腺功能亦影响受体密度，甲状腺功能亢进增加受体密度，甲状腺功能减退则相反。说明甲状腺功能亢进时需要使用 β 受体阻滞剂治疗。有证据表明皮质类固醇可降低受体密度。因此，即使是明确的交感神经兴奋剂，机体对其反应也可能大不相同，该变化取决于病理及内环境状态。

第 3 节　作用于神经节药物的药理学

神经节作用远比细胞的神经突触与附近细胞胞体之间的简单连接要复杂，其整合作用可能有助于 ANS 反应与组成。神经节刺激的电生理较复杂，至少有四种不同电刺激反应（表 31-2）。

神经节兴奋的主要表现形式是兴奋性突触后电位（EPSP）。乙酰胆碱与烟碱受体相互作用，提高对钠离子的通透性，突触后膜快速去极化。去极化主要是由钠离子通过烟碱受体门控通道内流引起，可

表 31-2　交感神经节节后神经元的快速与慢速反应

电位	时程	介质	受体
快速 EPSP	30ms	乙酰胆碱	胆碱能受体
慢速 IPSP	2s	多巴胺	D_2
慢速 EPSP	30s	乙酰胆碱	M_1 胆碱能
迟慢 EPSP	4min	GnRH	GnRH

D_2,多巴胺受体通过抑制性 G 蛋白抑制腺普环化酶;EPSP,兴奋性突触后电位;GnRH,促性腺激素释放激素;IPSP,抑制性突触后电位

被非去极化烟碱受体阻滞剂(如六烃季铵)阻滞。电刺激神经节后引起电位变化表明神经节兴奋尚存在其他通路:①慢速 EPSP;②迟慢 EPSP;③抑制性突触后电位(IPSP),而这些通路对经典的烟碱受体拮抗剂不敏感。神经节的抑制则表现为神经节的持续去极化或出现 EPSP。

自主神经节可被两组药物兴奋,即烟碱与毒蕈碱受体激动剂。烟碱受体激动剂能使兴奋效应快速出现,类似初始的 EPSP,可被经典的非去极化神经节阻滞剂阻断;毒蕈碱受体激动剂的兴奋效应出现延迟,可被阿托品阻断,类似慢速 EPSP。

自主神经节亦可被两类药物阻断。第一类典型的代表药物为烟碱,先激动受体再发挥神经节传导阻滞作用,表现为持续去极化;第二类药物发挥神经节阻滞作用前无神经节兴奋作用或改变神经节电位,此类药物包括六烃季铵、曲美芬和美卡拉明。曲美芬在神经节与乙酚胆碱竞争胆碱能受体,六烃季铵可阻断开放的通道。无论哪种机制均能抑制 EPSP 出现与阻断神经节传导。

某些药物可影响神经节的传导功能。如毒蕈碱受体拮抗剂或 α 受体激动剂虽不能完全阻断神经节传导,但可对神经冲动的正常调节起抑制作用。刺激 β 肾上腺素能受体可促进烟碱和毒蕈碱受体传导,而刺激 α 肾上腺素能受体可抑制神经节传导。5-HT 促进神经节传导的作用最强,但在特定区域可产生抑制作用。多巴胺能通过产生 IPSP 发挥抑制作用。肾上腺髓质是一特殊神经节突触,因此亦受与其他自主神经节类似的影响。

第 4 节　药物与自主神经系统

药物对自主神经系统的影响是许多急性和慢性疾病治疗的基础,此类药物通过影响自主神经系统递质的合成、储存及调控受体活性等方式,使自主神经系统功能维持平衡,从而达到治疗疾病之目的。

一、影响肾上腺素能神经传导的药物

(一)拟内源性儿茶酚胺药物

儿茶酚胺是拟交感神经药物的重要部分,内源性交感神经递质如去甲肾上腺素、肾上腺素和多巴胺均属儿茶酚胺类(图 31-11)。拟内源性儿茶酚胺类药物共有的组成部分均含有 β-苯乙胺,其包括一个苯环和一个乙胺侧链。将苯环 3,4 位上的羟基转变为儿茶酚,此类化合物统称为儿茶酚胺。异丙肾上腺素和多巴酚丁胺虽为人工合成,但亦属儿茶酚胺类。非儿茶酚胺类药物则具有与其相似的结构,因而可产生拟交感神经作用。

儿茶酚胺类药物大部分由儿茶酚胺氧位甲基转移酶(COMT)代谢。如果失去两个羟基中的任意一个,因不再由 COMT 代谢而使口服药物效应增强、作用时间延长。非儿茶酚胺类药物基本均经单胺氧化酶(MAO)代谢。

1. 肾上腺素　常将肾上腺素作为心搏骤停、循环衰竭与过敏反应等危急事件的抢救用药。也可局部使用肾上腺素,以延缓局麻药吸收入血速度、延长其作用时间、减少局部出血。肾上腺素的全身效应变异性较大且与血容量有关。根据应用目的和紧急程度不同,可选择不同的剂量与给药方式。

肾上腺素可激活所有肾上腺素受体:α_1、α_2、β_1、β_2 及 β_3。其治疗作用包括对心脏的正性变力作用、变时作用和变传导作用(β_1 受体),血管和支气管平滑肌松弛(β_2 受体)和血管收缩(α_1 受体)。血管收缩时,主动脉舒张压升高,从而增加心搏骤停时冠状动脉的血流量,这是肾上腺素作为心肺脑复苏一线药物得以沿用至今的重要因素。肾上腺素对内分泌和代谢的作用包括升高血糖、血乳酸及游离脂肪酸水平。

肾上腺素可单次或持续静脉输注。用于提高血压的初始单次剂量为 2 ~ 8μg;治疗循环衰竭、心搏骤停、室颤、电机械分离和过敏性休克的剂量为 0.02mg/kg,或最大可达 1mg;有时则需更大剂量来

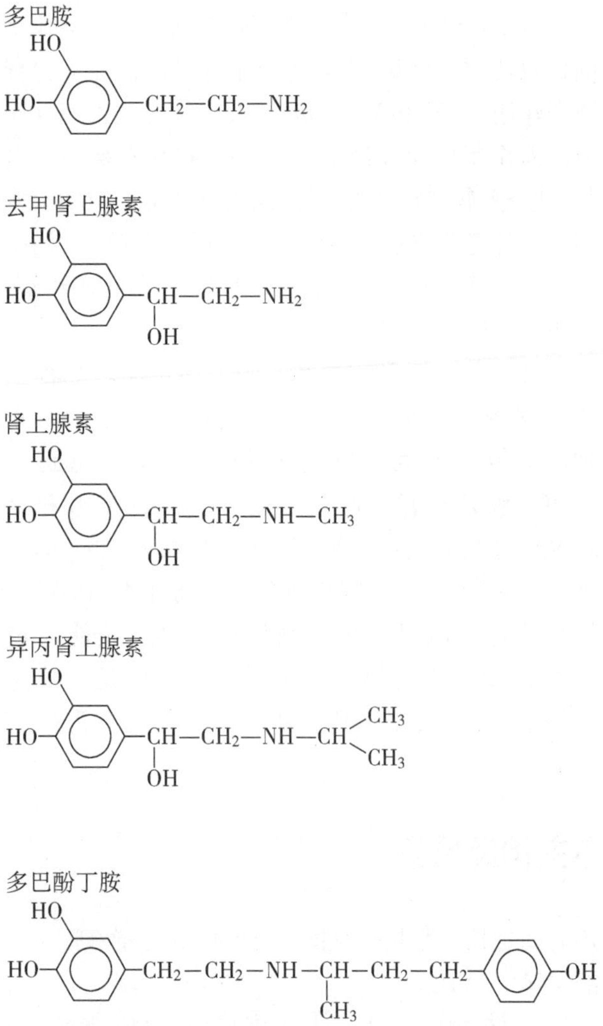

多巴胺

HO

HO—(苯环)—$CH_2—CH_2—NH_2$

去甲肾上腺素

HO

HO—(苯环)—$CH(OH)—CH_2—NH_2$

肾上腺素

HO

HO—(苯环)—$CH(OH)—CH_2—NH—CH_3$

异丙肾上腺素

HO

HO—(苯环)—$CH(OH)—CH_2—NH—CH(CH_3)_2$

多巴酚丁胺

HO

HO—(苯环)—$CH_2—CH_2—NH—CH(CH_3)—CH_2—CH_2$—(苯环)—OH

图 31-11　拟内源性儿茶酚胺药物的化学结构

一个苯环和两个相邻的羟基基团形成儿茶酚原子团

收缩周围血管以维持心肌和大脑血流灌注。心搏骤停复苏时，曾应用过大剂量肾上腺素（0.1～0.2mg/kg），但并未增加成人脑复苏成功率。小儿心搏停止后的治疗效果难以预测，故目前推荐在给予初始剂量肾上腺素（0.01mg/kg）后，3～5分钟重复输注一次。在特殊情况下，更大剂量如0.2mg/kg可能有效。患者对药物的反应差别很大，输注速度并不能使所有患者达到预期的血药浓度，而此时对肾、脑与心肌灌注的监测较用药方案更为重要（表31-3）。研究表明1～2μg/min的剂量可率先激活β_2受体，产生松弛血管和支气管平滑肌的效应，2～10μg/min［25～120ng/（kg·min）］的剂量可通过房室结增加心率、增强心肌收缩力及加快传导，并缩短不应期，当剂量超过10μg/min［100ng/（kg·min）］时，产生显著α受体的激动作用，引起全身性血管收缩。肾上腺素可直接激活α受体并间接促进肾素释放，引起强烈的肾血管收缩。小剂量肾上腺素虽能直接激活β_1受体，增快心率。但在大剂量应用时，由于周围血管收缩引起显著血压升高，可使心率反射性减慢。

表 31-3　剂量依赖性变力和变时作用的药物

药物*	受体	常用输注剂量
肾上腺素	β_2	1～2μg/min
	$\beta_1+\beta_2$	2～10μg/min
	α_1	≥10μg/min¥（单次2～10μg，0.5～1mg$）
去甲肾上腺素	α_1、$\beta_1 \gg \beta_2$	4～12μg/min¥
	多巴胺	0～3μg/（kg·min）
	β	3～10μg/（kg·min）
	α	>10μg/（kg·min）¥
多巴酚丁胺	$\beta_1 \gg \beta_2$，α	2.5～10μg/（kg·min）¥
异丙肾上腺素	$\beta_1>\beta_2$	0.5～10μg/（kg·min）¥
氨力农	通过抑制磷酸二酯酶增	0.75μg/kg负荷剂量超过2～3min
	加环磷酸腺苷	5～10μg/（kg·min）

*除外氨力农（$t_{1/2}$，3.6h；充血性心衰患者为5.8h）外，所有药物的清除半衰期为数分钟

¥临床已使用的剂量远高于此常用输注剂量

$伴有室颤或心搏骤停

以往曾以吸入1%（1g/100ml）肾上腺素溶液治疗支气管痉挛，但目前已被特异性β受体激动剂所取代。消旋体肾上腺素（即左旋和右旋肾上腺素混合物）可使水肿的黏膜收缩，从而治疗严重哮鸣与拔管后或外伤性气道水肿。将2.25%溶液（MicroNefrin或Vaponefrin）用蒸馏水或盐水按1∶8的比例稀释后进行雾化吸入，每2h应用1次，效果持续30～60分钟。首次用药后应密切观察患者至少2小时，以防用药2小时后出现反跳性水肿。临床上虽常用消旋体肾上腺素，但左旋肾上腺素比消旋体作用效能强15～30倍，并且治疗性价比更高。

支气管痉挛亦可每20分钟皮下注射肾上腺素300μg，最多3次。除能直接舒张支气管外，肾上腺素尚可抑制因抗原诱发内源性支气管痉挛物质的释放，对过敏反应性支气管痉挛治疗效果尤佳。相对禁忌证包括高龄、严重心动过速、高血压和冠状动脉阻塞性疾病。皮下注射肾上腺素吸收缓慢，因其能引起局部的血管强烈收缩，皮下注射应加大剂量，如

0.5～1.5mg 的肾上腺素，其效果仅相当于静脉注射 10～30μg/min。若静脉输入与皮下注射等量的肾上腺素，将引起致命的室性停搏、高血压和脑出血。Sus-Phrine 为肾上腺素缓释剂型，可应用于儿童皮下注射，但严禁静脉注射。

黏膜表面常应用肾上腺素以控制术野出血。其可与局麻药混合后用于局部浸润或鞘内注射。此用法通过 α 受体介导血管收缩，以减少局部出血，减缓局麻药的吸收，延长其作用时间，降低血浆峰浓度。该方法可能引起全身不良反应，但有研究表明除非静脉注射，否则通过血管吸收后升高血浆肾上腺素的水平有限，其影响甚至不如心理紧张时的应激反应。

部分药物可与肾上腺素产生相互作用，如可卡因能增强外源性肾上腺素的效应，延长作用时间；肾上腺素与 α_1 受体阻滞剂伍用可引起低血压及心动过速，即所谓“肾上腺素作用翻转”现象，类似于 β_2 受体血管舒张效应；应用非选择性 β-受体阻滞剂可表现出难控性 α 受体效应，选择性 β_1 阻滞剂则无此效应。

氟烷可增加心脏对儿茶酚胺的敏感性，浅吸入麻醉下可能引起棘手的心律失常。肾上腺素通过缩短心肌不应期，使心脏更易发生心律失常。吸入麻醉药 1.25MAC 浓度，引起 50% 成人（ED50）每分钟出现三个室性期前收缩的肾上腺素剂量分别为：氟烷 2.1μg/kg、异氟烷 6.7μg/kg、恩氟烷 10.9μg/kg。小儿较成人能耐受更大剂量的肾上腺素，小儿吸入氟烷，每 10min 皮下注射肾上腺素量的最大剂量为 10～15μg/kg。

2. 去甲肾上腺素　去甲肾上腺素在肾上腺素结构上缺少一个甲基。此药作用于 α 和 β 受体，但其以 α 激动作用为主，是维持体循环血管阻力的最后选择。近年此观念有所改变，临床扩大应用适应证尚存在争议。由于其半衰期较短，为 2.5 分钟，建议持续输注。当输注速度小于 2μg/min［30ng/（kg·min）］时，表现为 β 受体激动效应；常用输注剂量与速度应大于 3μg/min［50ng/（kg·min）］，以达到激动 α 受体，收缩外周血管之目的。

去甲肾上腺素收缩外周血管升高血压并反射性引起心动过缓；静脉收缩使回心血量增加，心排血量不变或减少，心肌耗氧量明显增加。因其可增加肺血管阻力，慎用于肺动脉高压者。

大剂量去甲肾上腺素可强力收缩肾脏与肠系膜血管，从而引起肾衰竭，肠系膜坏死及外周组织低灌注，但目前小剂量去甲肾上腺素对肾脏血管的影响存在争议。肝血流减少可致血浆中通过肝脏代谢的药物（如利多卡因）浓度明显增加。为减轻肾脏损害，常将小剂量多巴胺与较大剂量去甲肾上腺素合用。血管外注射去甲肾上腺素会引起组织坏死，可局部应用酚妥拉明治疗。长时间应用去甲肾上腺素可造成肢端坏疽。

3. 多巴胺及 DA_1 受体激动剂　此药作用于 α、β 受体和多巴胺受体，其还能促进去甲肾上腺素的释放，因此具有直接与间接的混合效应。多巴胺虽为去甲肾上腺素的前体物质，但其最主要的作用是使周围血管舒张。在休克时多巴胺通过激动突触后膜多巴胺受体增加肾脏和肠系膜血流。多巴胺经 MAO 和 COMT 快速代谢，半衰期大约为 1 分钟。与其他内源性儿茶酚胺相同，多巴胺适用于静脉持续输注。应用较小剂量时 0.52～2.0μg/（kg·min），激活 DA_1 受体，肾脏和肠系膜血管舒张。除了改善肾脏血流，其尚可增加肾小球滤过率与钠排泄。剂量为 2～10μg/（kg·min），即可激活 β_1 受体，增加心肌收缩力及心排血量。当剂量大于 5μg/（kg·min）时，多巴胺即可促进内源性去甲肾上腺素的释放，并作用于心脏。剂量为 10～20μg/（kg·min）时，同时激活 α 和 β_1 受体，以 α 受体介导的血管收缩效应为主，此时多巴胺对肾脏的保护作用消失。

多巴胺常用于休克的治疗（尤其败血症所引起的血管舒张），亦曾普遍认为由于其能增加肾血流，输注多巴胺能保护肾功能并有助于利尿。但最近的研究表明对休克状态的肾功能并无有利作用，因而此类患者是否应用多巴胺值得怀疑。

盐酸多培沙明（Dopacard）是一种变力性血管舒张剂，为人工合成多巴胺类药物，可用于 CHF 治疗。与多巴胺相比，多培沙明对 β_2 受体的作用是前者的 60 倍，对 DA_1 受体的作用为前者的 1/3，而 DA_2 受体的作用仅为前者的 1/7。与多巴胺不同，多培沙明不具有 α 受体和 β_1 受体激动作用，故无收缩血管作用。在健康成人中多培沙明的半衰期为 3～7 分钟，而在心排血量降低的患者则为 11 分钟。β_2 受体激动作用使全身血管舒张，并引起间接变力作用（通过抑制神经元对去甲肾上腺素的摄取）。对多巴胺受体的激动可选择性舒张肾脏和脾脏血管，提高肾小球滤过率、增加尿量及尿钠。

非诺多泮是一种选择性 DA_1 受体激动剂和血管舒张剂（为多巴胺效能的 6～9 倍），可增强尿钠排出、利尿和增加肾脏血流。由于其生物利用度较低及临床研究所得结果差异较大，现已不再作为治疗慢性高血压和 CHF 的可选药物。非诺多泮起始输注速度 0.1μg/(kg·min)，增加速度为 0.1μg/(kg·min)，最快可达 0.8μg/(kg·min)，此剂量范围可治疗严重高血压，15min 内非诺多泮达峰效应。

亦可作为硝普钠的替代品，相对不良反应（无硫氰化物毒性、反跳作用或冠脉窃血）较少，尚能改善肾脏血供。

（二）拟交感神经胺类药物

除β受体激动剂异丙肾上腺素与α受体激动剂去氧肾上腺素（苯福林）、甲氧明作用于单个受体外，大部分拟交感神经胺类药物均可作用于α和β两种受体。而大部分非儿茶酚胺拟交感神经胺类药物可通过两种机制作用于α和β受体：①直接作用于受体；②促进释放内源性去甲肾上腺素间接作用于受体。

美芬丁胺（Wyamine）、麻黄碱和间羟胺（Aramine）均为具有混合作用的药物。麻黄碱能升高血压并有正性肌力作用，由于对子宫血流无不良影响，麻黄碱曾广泛用于产妇低血压的治疗。但近年临床研究发现因其β受体作用，使胎儿/新生儿出现酸血症（氧供与氧需失衡、脐带血低 pH 值、碱储量下降、乳酸升高等代谢过高的反应），现已趋于否定。麻黄碱对α与β_1受体的作用，可用于处理中度低血压，尤其伴有心动过缓的患者。其直接激动β_2受体的作用，可作为支气管扩张药口服使用。其常用剂量为静脉注射 2.5～25mg，肌内注射 25～50mg。美芬丁胺药效与麻黄碱相似，而间羟胺则有相对较强的α_1受体激动作用，并可能引起反射性心动过缓。

对受体间接作用的快速耐受，可能与去甲肾上腺素储备耗竭有关。所有拟交感神经胺类药物均能产生耐受或快速脱敏，以间羟胺最为明显。交感神经末端摄入间羟胺，取代去甲肾上腺素，产生拟交感神经作用。应用一段时间后，药物作为一种伪神经递质，会削弱交感神经作用。故如有其他药物可供选择，以不用间羟胺为佳。间接作用的药物在术中低血压的处理时常作为首选，但选择此类药物抢救威胁生命的疾病则可能增加死亡率。

1. α受体激动剂　苯福林和甲氧明为选择性α_1受体激动剂，常用于心排血量正常，而需收缩外周血管升高血压的患者。如脊麻可能出现的低血压，合并冠心病或主动脉狭窄需在不影响心率的前提下增加冠脉灌注的患者。苯福林静脉给药起效迅速，相对作用时间较短（5～10 分钟）。可单次给予 40～100μg，或以初始剂量 10～20μg/min 持续输注。必要时可应用大剂量 1mg，可反射性减慢室上性心动过速时的心率。苯福林还可用作散瞳剂和鼻部黏膜血管收缩药。在麻醉操作中，局部单独或与局麻药软膏合用于经鼻腔插管，也可加入局麻药中以延长蛛网膜下腔麻醉时间。甲氧明作用时间更长（30～60 分钟），大剂量的甲氧明具有一定的膜稳定与β受体阻滞作用。

α_2受体激动剂目前是一种麻醉辅助药与镇痛药。该药通过激动突触前α_2受体，负反馈减少外周去甲肾上腺素释放；亦可通过突触前、后机制及直接激动脊髓神经节前交感神经元以抑制尾侧核的中枢神经递质传递。实际的主要作用为交感神经阻滞。此类药物曾用于防治高血压，但现发现其具有镇静、抗焦虑及镇痛作用，因而用于辅助麻醉。

该类药物的代表为可乐定，部分选择性激动α_2受体，大约 200∶1（α_2∶α_1）。通过抑制中枢及外周交感神经活性与激活中枢非肾上腺素能-咪唑林受体起抗高血压作用，但中枢交感神经活性降低及抑制外周交感神经元的活性并不影响压力感受器反射。与其他降压药不同之处为可乐定降低动脉血压不出现直立性低血压。由于可乐定呈脂溶性，其可穿过血脑屏障到达下丘脑与髓质。此药不同于甲基多巴，不转化为其他物质。可乐定停药后可引起高血压危象，因此应在围手术期持续应用，需密切监测血压和并做好处理高血压的准备，同时尚需准备其他替代药物。

α_2受体激动剂不宜作为麻醉药物药单独应用，但其能减少麻醉药的用量，稳定心血管系统，可能与其抗交感神经活性从而抑制心血管系统伤害性反应有关。有证据表明无论口服、静脉、硬膜外或鞘内应用可乐定，均能增强吸入或静脉麻醉药的效能，减少全身或局部麻醉药物的用量，同时减少麻醉药物不良反应。荟萃分析显示，接受血管手术的患者如在围手术期使用可乐定或右美托咪啶、米伐折醇，其心肌梗死发生率与围手术期死亡率显著降低。

右美托咪啶对α_2与α_1受体选择性为 1600∶1，现已推广应用于区域、局部和全身麻醉的辅助用药，右美托咪啶的半衰期 2.3 小时，分布半衰期则小于 5 分钟，因此其临床效应短暂。

在健康志愿者中，右美托咪啶产生剂量依赖性镇静、镇痛与遗忘作用，并减慢心率、减少心排血量，降低循环中的儿茶酚胺。临床已证实右美托咪啶可减少吸入全麻药的 MAC 与静脉全麻药的需要量，与其伍用时其他麻醉药需减量。右美托咪啶尚可用于机械通气患者的镇静，现已在 ICU 中推广应用。

除应用于手术麻醉中，α_2 受体激动剂也可用于急慢性疼痛治疗，尤其作为局麻药与阿片类药物的辅助用药。合用可乐定可延长镇痛药的作用时间，并降低用量。对口服、贴剂、肌内注射或硬膜外应用阿片类药物已至最大量，镇痛差的难治性疼痛，可以辅助应用可乐定或右美托咪啶增强镇痛效果。对于伴有反射性交感神经营养不良或神经源性疼痛的患者同样有效。剂量较大的可乐定可单独鞘内(450μg)或硬膜外[1～2μg/(kg·h)]应用于术后镇痛，但一般不建议此种用法。可乐定不会产生严重的呼吸抑制，但可轻度加重阿片类药物所致的呼吸抑制。右美托咪啶基本不抑制呼吸功能，能在适度镇静的前提下维持自主通气，尤其适用于困难气道的处理，如纤维支气管镜引导下清醒镇静气管插管、伴有阻塞性睡眠呼吸暂停综合征肥胖患者的气道管理。

可乐定尚可治疗躁狂症，阿片类药物、苯二氮䓬类药物与酒精的戒断症状，戒烟后对香烟的渴求感、肿瘤化疗出现的呕吐及糖尿病腹泻等。由于可乐定可抑制胰岛素释放，可能导致血糖升高。不同于椎管内应用阿片类药物，可乐定不引起尿潴留，反而会缩短脊麻后首次排尿时间。

右美托咪啶的临床应用经验虽少于可乐定，但其作为麻醉或镇痛的辅助用药，其优势可能强于可乐定。右美托咪啶的重要特性是"可唤醒"的镇静，尤其是患者可在较深镇静状态下，唤醒后仍可对指令保留准确反应。鉴于右美托咪啶的临床药理学特点，静脉输注现已用于 ICU 患者机械通气的镇静、区域神经阻滞或全身麻醉的辅助用药、神经外科功能区手术唤醒、辅助术后急性镇痛治疗等。

2. β 受体激动剂

（1）非选择性 β 受体激动剂

1）多巴酚丁胺：临床剂量的多巴酚丁胺主要作用于 β_1 受体，同时亦可作用于 β_2 和 α_1 受体。与多巴胺不同之处为其并不能直接促使内源性去甲肾上腺素释放，亦不作用于多巴胺受体。与异丙肾上腺素相比，其 β_2 受体效应弱；α_1 受体效应弱于去甲肾上腺素。

由于 α_1 受体升压效应弱，严重低血压时多巴酚丁胺升压效果不显著，但应用于心肌缺血时，由于其不增加梗死面积或不易引发心律失常，相对较安全。多巴酚丁胺用量小于 20μg/(kg·min)时，不引起心动过速。慢性 CHF 患者多数处于儿茶酚胺耗竭状态，多巴酚丁胺直接激动 β_1 受体而并不依赖于去甲肾上腺素的储备。由于此类患者 β 受体下调，多巴酚丁胺大于上述剂量亦可能不出现心动过速。

多巴酚丁胺作用于 β_2 受体导致的血管舒张几乎完全被其 α_1 受体激动效应所抵消。此药对 β_2 受体的激动作用仅在应用非选择性 β 受体阻滞剂后方能显现。对于失代偿性 CHF 患者，其所致外周血管的舒张主要与多巴酚丁胺缓解该类患者的高动力肾上腺素能状态相关，血管舒张作用非 β_2 受体所介导，故临床需降低后负荷时，以选用硝普钠。

长期应用多巴酚丁胺可引起 β 受体下调，3 天后出现明显的耐受，可通过暂时增加输注速度予以缓解。对心力衰竭患者间断输注多巴酚丁胺可改善运动耐量，但并不能提高存活率。

2）异丙肾上腺素：异丙肾上腺素为非选择性 β 受体激动剂，无明显的 a 受体激动作用。其对 β_1 受体的激动作用明显强于 β_2 受体，但其对 β_2 受体的激动作用仍强于多巴酚丁胺。随着其他变力性药物的开发研制，由于心动过速和心律失常的不良反应，异丙肾上腺素的应用范围现已大幅减小。异丙肾上腺素曾用于治疗心动过缓或对阿托品耐受的传导阻滞，但美国心脏协会制订的高级心脏生命支持方案中并未提及异丙肾上腺素，目前主要作为心脏移植后的变时性药物应用。此类患者由于其自身交感神经纤维随着心脏移植而被分离，对刺激不能产生内源性交感神经反应。异丙肾上腺素的临床适应证目前均有更好的替代药物，因此现已不作为一线药物。成人输注初始剂量为 0.5～5μg/(kg·min)。异丙肾上腺素不能被肾上腺素能神经末梢摄取，故其作用时间略长于内源性儿茶酚胺。

(2) 选择性 β_2 受体激动剂：曾利用异丙肾上腺素的 β_2 受体激动作用治疗支气管痉挛，但 β_1 受体激动产生的不良反应限制其应用，现多应用选择性 β_2 受体激动剂治疗支气管痉挛。而此类 β_2 受体选择性药物其特异性有限，大剂量应用时该选择性可能消失。此外，窦房结 β_2 受体兴奋也可引起心动过速。该类药物的结构经修饰后代谢减慢，作用时间延长，并可口服。儿茶酚胺的氨基结构对 β_2 受体选择性较高，对 α 受体的亲和力降低，能减缓 COMT 代谢此类药物。药物经雾化吸入后，加速起效时间，降低血浆药物浓度，减少全身不良反应。

β_2 受体激动剂直接作于心脏或经 β_2 受体诱导低钾血症，均可引起心律失常。长期应用此类药物能增强气道反应性，可能导致哮喘患者死亡率有所增高，值得关注。

常用药物包括间羟异丙肾上腺素（alupent，metaprel）、特布他林（brethine，bricanyl）及沙丁胺醇（proventil，ventolin）。间羟异丙肾上腺素对 β_2 受体的选择性小于特布他林和沙丁胺醇。特布他林是唯一可皮下注射给药的 β_2 受体激动剂，因此哮喘持续状态时具有选择优势。常用剂量为 0.25mg 皮下注射，15～30 分钟后可再次给药。

（三）α 受体拮抗剂

α_1 受体拮抗剂曾被广泛用于高血压治疗，但近年已不常用。抑制 α_1 受体作用，并且减少内源性儿茶酚胺释放，可产生血管舒张效应，在站立或低血容量时此效应更易出现，随后可能出现反射性心动过速与液体潴留。

酚苄明（dibenzyline）为经典 α_1 受体拮抗剂，其不可逆性与 α_1、α_2 受体结合，因此在其作用消失前，须有新的受体合成。口服给药的半衰期尚不清楚，静脉给药后半衰期约为 24 小时。酚苄明可降低外周阻力，增加心排血量与皮肤及脏器血流。其主要不良反应为直立性低血压。除能阻断 α_1、α_2 受体外，酚苄明尚能抑制神经元及神经元外组织摄取儿茶酚胺。其常用于嗜铬细胞瘤的治疗，长期用药至术前可达到“药物性去交感神经术”的效果，从而控制血压，纠正循环容量，预防儿茶酚胺引起的心脏损伤。应用 α_1 受体拮抗剂后再给予外源性拟交感神经药物，其收缩血管的作用将被抑制。酚苄明与受体结合虽不可逆，但当其过量引起低血压时仍推荐输注去甲肾上腺素治疗，因仍有部分受体未与酚苄明结合。

酚妥拉明（regitine）为一短效 α_1 与 α_2 受体拮抗剂，曾用于治疗肺动脉高压，但现已被硝酸甘油与硝普钠取代。酚妥拉明可用于组织内注射治疗药物外渗，如去甲肾上腺素渗出所致的组织损伤，主要通过舒张被收缩的血管发挥作用，将 5～10mg 药物用 10ml 的生理盐水稀释后组织内注射。酚妥拉明的主要不良反应为低血压与胃肠道功能紊乱。作用于 α_2 受体时，可引起反射性心动过速与心律失常。冠状动脉疾病与胃溃疡者为相对禁忌证；其过量引起低血压时，应用去甲肾上腺素治疗。

哌唑嗪（minipress）为强效选择性 α_1 受体拮抗剂，其拮抗去甲肾上腺素与肾上腺素引起的血管收缩，使外周血管阻力下降，回心静脉血减少，直立性低血压为其主要不良反应。与其他抗高血压药物不同，哌唑嗪可降低低密度脂蛋白、提高高密度脂蛋白水平。主要用于治疗高血压与 CHF。此药主要在肝脏代谢。

α_2 受体拮抗剂育亨宾可通过增加去甲肾上腺素释放而提高交感神经活性。除应用于泌尿科外，该药物很少在临床麻醉中应用。

（四）β 受体拮抗剂

1. 药理学　β 肾上腺素能受体拮抗剂（如 β 受体阻滞剂）常用于患者的术前准备。β 受体阻滞剂的适应证包括：缺血性心脏病、心肌梗死后治疗、心律失常、肥厚型心肌病、高血压、心力衰竭及预防偏头痛。传统观念认为麻醉状态下使用 β 受体阻滞剂易引起血流动力学不稳定，但目前常用此类药物调控围手术期伤害性刺激反应程度、保护心血管系统功能。健康护理研究与质量监控机构的分析表明，围手术期应用 β 受体阻滞剂可降低高危患者行非心脏手术的并发症发生率与死亡率。

临床上有多种 β 受体阻滞剂可供选择。长期应用 β 受体阻滞剂时，其对心脏的高选择性、内源性拟交感神经活性及药物脂溶性为选择药物的重点。在临床麻醉中，β 受体阻滞剂的选择，注重于对心脏作用的高选择性、药物作用时间及其是否适合静脉注射（表 31-4）。β 受体阻滞剂在结构上与异丙肾上腺素相似，与 β 受体激动剂竞争 β 受体（图 31-12），

表 31-4　选择性 β 受体阻滞剂的药代动力学与药理学特性

种类	阿替洛尔	美托洛尔	普萘洛尔	拉贝洛尔	艾司洛尔	卡地洛尔
药物名称	天若敏	酒石酸美托洛尔	心得安	盐酸拉贝洛尔	艾司洛尔	卡地洛尔
β 受体选择性	+	+	0	0	+	0
内在拟交感活性	0	0	0	+	0	0
膜稳定性	0	0	++	0	0	–*
脂溶性†	低	中	高	低	低	高
主要消除途径	RE(大部分原形)	HM	HM	HM	红细胞酯酶水解	HM
在肾脏疾病时药物是否蓄积	是	否	否	否	否	否
消除半衰期(h)	6～9	3～4	3～4	≈6	9min	2～8
常用维持口服剂量	50～100mg qd	50～100mg Qid	60mg qid	100～600mg bid	N/A	25～50mg bid
常用静脉注射剂量		5mg q5min*3	0.1mg/kg(最大)	1～2mg/kg	50～300μg/(kg·min)静脉输注	

*无可用数据

† 由辛醇和水分配比例决定

HM,肝脏代谢;N/A,无可用剂型;RE,肾脏排出;0,无;+,轻度;++,中度

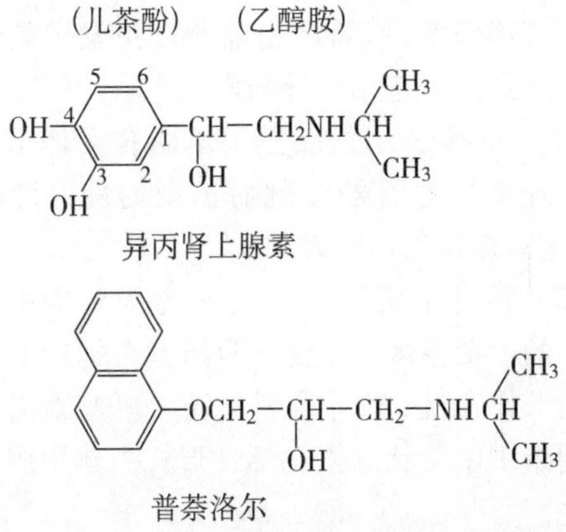

(儿茶酚)　(乙醇胺)

异丙肾上腺素

普萘洛尔

图 31-12　异丙肾上腺素和普萘洛尔的化学结构

增加 β 受体激动剂用量可对抗 β 受体阻滞剂对 β 受体的作用。

非选择性 β 受体阻滞剂作用于 β_1 与 β_2 受体。这类药物包括普萘洛尔、纳多洛尔、吲哚洛尔、索他洛尔、氧烯洛尔、喷布洛尔和噻吗洛尔。

具有心脏高选择性的 β 受体阻滞剂,对 β_1 受体的亲和力明显高于 β_2 受体,其主要作用部位为心脏。β_1 受体的阻滞可使房室结传导速率、心率和心脏收缩力降低,同时肾小球旁器分泌肾素和脂肪细胞分解脂肪的能力均下降。当剂量增大时,其对 β_1 受体的相对选择性消失,将同时阻滞 β_2 受体,表现为支气管与外周血管收缩,糖原分解减少。心脏选择性 β 受体阻滞剂包括阿替洛尔、倍他洛尔、贝凡洛尔、艾司洛尔和美托洛尔。此类药物更适用于合并外周血管疾病、雷诺综合征和糖尿病的患者。荟萃分析的结论认为心脏选择性 β 受体阻滞剂可安全用于 COPD 患者,但由于其 β 受体选择性受用药剂量影响,临床剂量下亦可能丧失其选择性,此类患者应用该类药物须注意监测。

部分 β 受体阻滞剂尚具有舒张血管的效应,如拉贝洛尔通过阻滞 α_1 受体与直接激动 β_2 受体舒张血管,此类药物应用于高血压与 CHF 的治疗效果较好。某些 β 受体阻滞剂在拮抗 β 受体激动剂的作用时亦部分激动 β 受体,因而该类药物具有内在拟交感神经活性(ISA)作用。具有 ISA 的 β 受体阻滞剂包括醋丁洛尔、卡替洛尔、塞利洛尔、地来洛尔、氧烯洛尔、喷布洛尔及吲哚洛尔。这类药物降低血压的同时,在静息状态下减慢患者心率与抑制左室功能的作用不明显。当交感神经活性增强如运动,上述药物与传统 β 受体阻滞剂的治疗作用相同。但当患者合并心动过缓、外周血管疾病或气道高反应性疾患时,则显现此类药物 ISA 作用的优势。ISA 作用可预防 β 受体阻滞剂停药后综合征。普萘洛尔与醋丁洛尔尚具有心肌细胞稳定膜活性(MSA)作用,

亦称其为奎尼丁样或类局麻药作用，此作用可降低心脏动作电位上升速率。

2. 围手术期β受体阻滞剂的作用　20世纪90年代的研究即已肯定冠心病患者围手术期应用β受体阻滞剂的作用与价值。研究200例存在冠脉疾病并接受手术的患者，将其随机分为安慰剂组和阿替洛尔组。结果表明，术后6～8个月，应用阿替洛尔使心脏事件的发生率显著降低，且在术后2年患者死亡率明显下降。术前明确诊断罹患缺血性心脏病的患者，治疗组给予比索洛尔，并调整剂量使患者心率降至缺血阈值之下，围手术期心源性死亡与心肌梗死的发生率降低10倍。说明冠心病患者围手术期应用β受体阻滞剂的必要性。

但最近有研究对常规应用β受体阻滞剂提出质疑。有研究显示应用β受体阻滞剂并不降低血管手术患者30天内的死亡率；研究表明围手术期应用β受体阻滞剂不影响行非心血管手术的糖尿病患者并发症发生率。对780 000例住院患者死亡率的回顾性研究表明，无明确冠脉疾患的患者围手术期应用β受体阻滞剂并未显示出有利作用。因此，提示围手术期β受体阻滞剂适用于冠心病患者，且应将心率控制在不引起心肌缺血的阈值以下（60～70次/分钟为宜），而不建议围手术期以某种心率作为统一标准，将β受体阻滞剂应用于所有患者。

如果患者术前使用β受体阻滞剂治疗心绞痛、有症状的心律失常及高血压，这类药物应一直用到手术开始，如胃肠道给药不便时则改为静脉给药。术前停止应用β受体阻滞剂可增加冠心病患者反跳性心动过速与心肌缺血的风险。

全麻及全麻药物与β受体阻滞剂之间相互作用的相关学说与观念尚存在争议，有待深入研究予以明确。

（1）防治心肌缺血：目前β受体阻滞剂仍为心肌缺血药物治疗的重要组成部分。此类药物通过减慢心率与抑制心肌收缩力以降低其耗氧量。曾有人认为β_2受体的阻滞可能增强α受体介导的血管收缩反应，从而加重缺血，但此顾虑随着新型β受体阻滞剂的应用而基本消除。β受体阻滞剂用于治疗急性心肌梗死，并长期应用以降低再梗发生率与死亡率，围手术期继续用药尤为重要。对接受溶栓治疗的患者早期静脉应用β受体阻滞剂能降低心肌缺血与再梗塞及严重室性心律失常的发生率。已明确证实围手术期应用β受体阻滞剂（如噻吗洛尔、普萘洛尔、美托洛尔、阿替洛尔）可降低心肌梗死后患者的死亡率。

（2）治疗充血性心力衰竭：β受体阻滞剂现已成为治疗缺血性或非缺血性CHF的一线用药。其治疗心力衰竭的优势为用药后可使心肌收缩力恢复正常，心肌结构正常重建，降低去甲肾上腺素引起的心肌细胞凋亡，其抗心律失常作用降低心脏病猝死的发生率。最近的研究亦证实β受体阻滞剂能改变心肌基因表达，以此调节心肌收缩力与抑制心脏病理性肥厚。为防止加重患者心力衰竭症状及降低负性变力作用，β受体阻滞剂从小剂量开始用药，逐渐尝试加大剂量，力求术前达到满意治疗效果。如应用β受体阻滞剂治疗CHF出现失代偿性心力衰竭，可复合应用磷酸二酯酶抑制剂，因其药理作用不被β受体阻滞剂拮抗。

（3）抗心律失常：β受体阻滞剂属于B类抗心律失常药。此类药物降低窦房结和任何异位起搏点的去极化速率，抑制心房组织与房室结的传导速率，延长房室结不应期。因而可将房性心律失常转化为窦性节律，治疗折返型快速心律失常、预激综合征（Wolff-Parkinson-Whlte综合征）、二尖瓣脱垂及QT间期延长。该类药物亦可治疗洋地黄类中毒引起的快速型心律失常，但需严密监测以免发生类似洋地黄毒性所致的房室结传导阻滞。

（4）处理心动过速：围手术期β受体阻滞剂多用于处理使用血管舒张剂后出现的反射性心动过速，强化降血压的治疗效果。

（5）治疗甲状腺危象：心脏并发症为甲状腺危象死亡的主要原因。β受体阻滞剂可抑制心动过速与防治节律紊乱，但所需剂量较大。普萘洛尔可抑制外周组织中甲状腺素向活性形式三碘甲腺原氨酸的转化。

3. 围手术期常用的β受体阻滞剂

（1）普萘洛尔（inderal，ipran）：为经典的β受体阻滞剂，一种具有MSA但不具有ISA的非选择性β受体阻滞剂。其脂溶性高，较易穿过血脑屏障，主要在肝脏代谢。有效剂量范围较大，每天可口服10～320mg。药物清除受肝脏疾病及其血流变化的影响，肾功能损害不需减小剂量。其半衰期4小时，但抗高血压作用可持续更长时间，每日只需服药1～2次。普萘洛尔的静脉输注剂型适用于单次或持续输注给药，但围手术期持续输注给药已被艾司洛尔所取代。单次注射剂量为0.1mg/kg，但临床上多选择更小的剂量，如0.25～0.5mg，尔后逐步增加，直至显效。普萘洛尔可使氧和血红蛋白解离曲线右移,以此作用治疗血管痉挛性疾病。

(2)美托洛尔(lopressor):可用于治疗心绞痛与急性心肌梗死,其无 ISA 与 MSA 作用。因经肝脏单胺氧化酶系统代谢,肾衰竭者亦不需调整剂量。常用口服剂量 100~200mg/d,治疗高血压每天 1~2 次,治疗心绞痛每天 2 次。亦可经静脉注射给药,每 2~5 分钟给予 2.5~5mg,最多给予 15mg。

(3)拉贝洛尔(trandate,normodyne):作用于 α_1 受体与 β 受体,为 β 受体竞争性拮抗药的代表药物。其 β 受体阻滞作用约为 α 受体阻滞作用的 5~10 倍。临床常用口服剂量为每日 2 次,200~400mg。拉贝洛尔经肝脏代谢,其清除受肝脏血流影响。肾脏功能障碍的患者不需减量。亦可每 5 分钟静脉注射 5~10mg,或持续注射最大达 2mg/min。该药能明显改善气管插管引起的心血管反应,因其在舒张血管的同时不伴有心动过速,能有效改善高血压急症及心脏外科术后患者的病情。拉贝洛尔可长期给药,治疗妊娠期高血压,即使血压显著降低亦不影响子宫血流。

4. 不良反应及禁忌证 β 受体阻滞剂主要的不良反应为对心肺功能的影响,可出现心脏收缩力抑制及致命的心动过缓甚至停搏。对于支气管痉挛性肺部疾病,阻滞 β_2 受体可发生致命性事件。

糖尿病是 β 受体阻滞剂长期应用的相对禁忌证,因当交感神经系统活性被抑制时,低血糖的征象如心动过速、肌震颤,包括代偿性的糖原分解均将被掩盖或受抑。由于 β 受体阻滞剂阻滞 β_2 受体,导致外周血管灌注不良加重病情,甚至可诱发雷诺病。

β 受体阻滞剂虽可降低肾脏血流及肾小球滤过率,但仍可用于肾衰竭患者。嗜铬细胞瘤患者不单独应用 β 受体阻滞剂,因 β_2 受体阻滞可加重高血压。交感神经处于高度兴奋的患者,应用非选择性 β 受体阻滞剂可引发高血压反应。

β 受体阻滞剂存在药物复合应用禁忌。维拉帕米对心率与心脏收缩力的作用与 β 受体阻滞剂可叠加,两者联合应用,尤其在静脉注射治疗急性室上性心动过速时需密切监测心脏反应。地高辛与 β 受体阻滞剂联合应用可显著影响心率与心脏传导性,应严密监测。西咪替丁与氢氯噻嗪可减少肝脏灌注,从而增加脂溶性 β 受体阻滞剂的血浆浓度,并延长其半衰期。巴比妥类药物、苯妥英钠、利福平与吸烟能诱导肝酶系统,加速 β 受体阻滞剂代谢。普萘洛尔能减少肝脏对利多卡因的清除,增加其毒性。

二、抑制去甲肾上腺素合成、储存或释放的药物

部分早期应用的抗高血压药物以伪神经递质形式取代神经末梢的去甲肾上腺素发挥效能。甲基多巴(aldomet)即属于此类药物,β 受体阻滞剂应用于临床前其为常用的非利尿型抗高血压药物。甲基多巴也参与去甲肾上腺素的生物合成过程(图 31-13),脱羧基后,转化为 α-甲基去甲肾上腺素。起初认为这种化学物质可发挥伪神经递质作用,后来发现其与去甲肾上腺素的效能几乎完全相同。在中枢神经系统,甲基多巴进一步转化为 α-甲基肾上腺素,作用于 α 受体抑制交感神经活性,降低血压。由于其不良反应包括催眠、液体潴留、直立性低血压和偶发肝坏死,现已很少使用。

甲基酪氨酸(metyrosine,demser)是酪氨酸羟化酶的强抑制剂(图 31-13),此为生物合成去甲肾上腺素的限速环节,故该药可显著降低内源性儿茶酚胺水平,能有效治疗不能手术或恶性嗜铬细胞瘤。

利血平使摄取去甲肾上腺素的部位由神经元膜改变至囊泡膜,因而可抑制去甲肾上腺素与多巴胺的运输、储存。服用利血平,去甲肾上腺素的储备被耗竭,突触后受体数量增加,肾上腺素的效应增强。利血平的中枢作用为催眠,而外周作用则为抗高血压效应。

胍乙啶(ismelin)首先表现为抑制去甲肾上腺素释放,随后被肾上腺素能神经末梢摄取,由此耗竭去甲肾上腺素储备。其他药物治疗无效时方考虑应用胍乙啶治疗高血压。其不能通过血脑屏障,无催眠作用。胍那决尔(hylorel)与胍乙啶相似,但起效更快,作用时间更短。

溴苄胺是一种胃肠道外应用的第Ⅲ类抗心律失常药,用于治疗致命性室性心动过速。其被肾上腺素能神经末梢摄入,但其作用机理不同于胍乙啶。溴苄胺首先促使去甲肾上腺素释放,随后降低交感神经兴奋性,抑制去甲肾上腺素释放,而溴苄胺并不耗竭去甲肾上腺素的储备。

MAO 和 COMT 为降解儿茶酚胺的重要酶。单胺氧化酶抑制剂(MAOIs)与这些酶不可逆性结合,增加突触前胺的浓度。胺浓度升高与其抗高血压、抗抑郁和治疗发作性睡眠病有关。MAOIs 亦通过伪神经递质机制治疗抗高血压。酪胺在胃肠道内由 MAO 将其氧化脱氨,当应用 MAOIs 时,酪胺增加,其

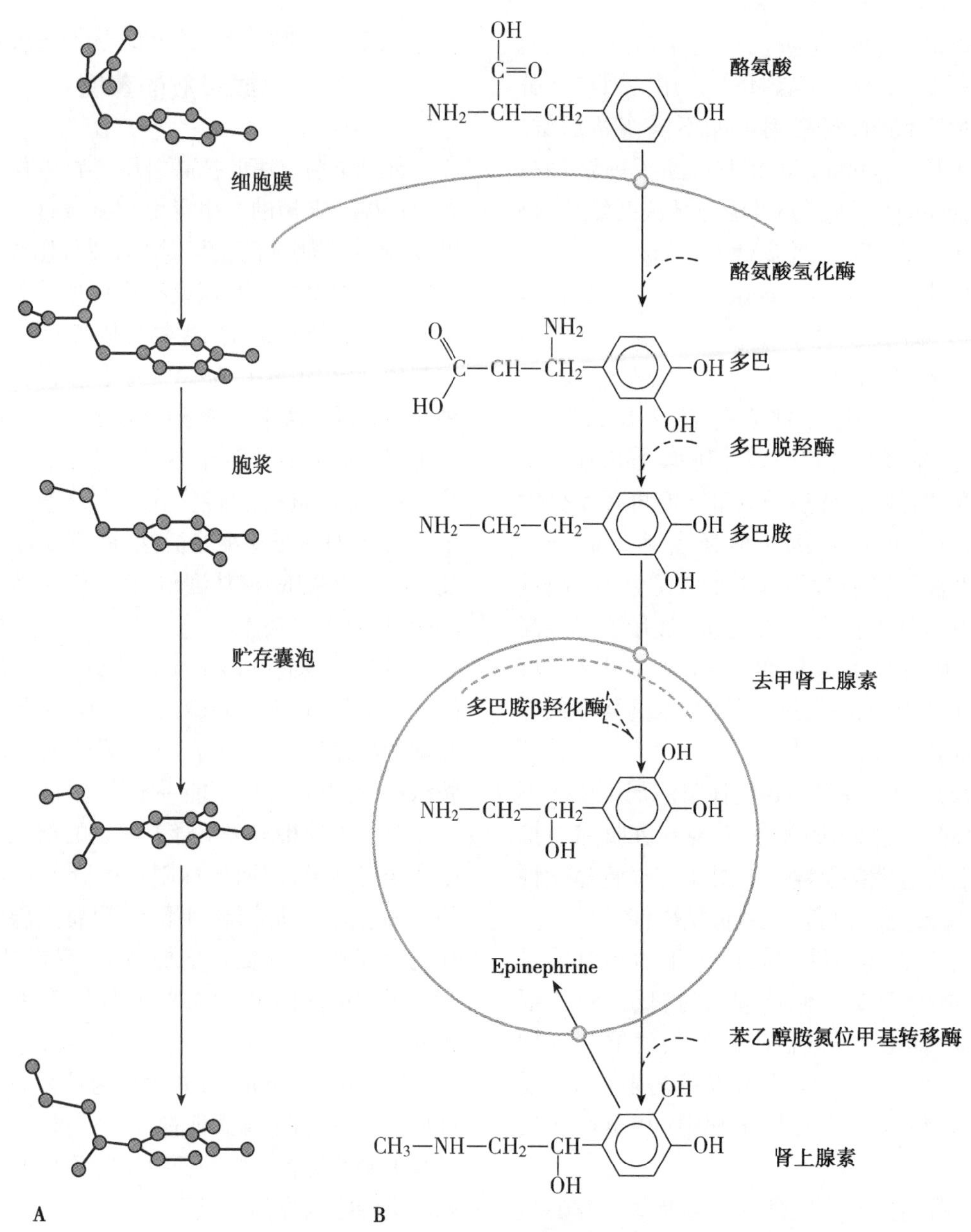

图 31-13　去甲肾上腺素与肾上腺素在交感神经末梢的生物合成

A. 分子透视图;B. 酶催化过程

被交感神经末梢摄取进入囊泡,由 DBH 将其转化为鳟胺,其交感神经受体作用较弱,将交感神经受体上的去甲肾上腺素取代,由此引起血压下降。因有性价比更高的新药应用于临床,MAOIs 已经不再用于降血压治疗。

三、影响肾素-血管紧张素系统的药物

肾素-血管紧张素系统主要是维持血压和体液平衡,此系统的主要终产物血管紧张素Ⅱ为强力血管收缩药,同时能刺激肾上腺皮质释放醛固酮,醛固酮经肾脏引起钠、水潴留。血管紧张素Ⅱ产生的机制为:由肾近球细胞分泌的肾素,将肝脏合成的蛋白即血管紧张素原水解,生成血管紧张素Ⅰ;其在血管紧张素转换酶(ACE)的作用下迅速水解为血管紧张素Ⅱ。ACE 主要存在于肺内皮细胞,除直接收缩血管外,血管紧张素Ⅱ尚可作用于突触前,促使交感神经末梢释放去甲肾上腺素,并可增强交感神经传出神经的活性。血管紧张素Ⅱ能直接抑制肾小管内皮细胞的重吸收功能,促进抗利尿激素与促肾上腺皮质激素的分泌,并刺激醛固酮分泌影响钠、水平衡。

ACE同时降解能舒张血管的缓激肽，ACE抑制剂（ACEIs）能阻断血管紧张素Ⅱ的合成，并延缓缓激肽及前列腺素的降解。

ACEIs通过抑制ACE活性从而影响肾素-血管紧张素-醛固酮系统功能，其在高血压与CHF的治疗中起重要作用，能降低心肌梗死后的死亡率。已证实所有ACEIs均可用于治疗高血压，卡托普利、依那普利、雷米普利和群多普利亦可用于治疗CHF，降低CHF患者死亡率。血浆肾素已升高的患者（如CHF或低盐状态），对ACEI类药物极为敏感，ACEI治疗须以小剂量开始，标准剂量易致显著的低血压。

ACEIs类的不良反应为咳嗽、血管性水肿、急性肾衰竭与高钾血症。血管性水肿好发于第一次用药后，主要影响面部、四肢、口唇、黏膜、舌体、声门或喉头，偶尔可致生命危险。卡托普利较其他同类药物不良反应发生率高，药物间的相互作用致不良反应亦较多。ACEI可引起肾功能可逆性损害，用药时注意监测肾功能。ACEIs抑制醛固酮分泌，引起血清钾升高，应监测血清钾水平。应用ACEI类药物可增加胎儿的发病率与死亡率，妊娠第3个月至9个月禁用此类药物。

因ACEIs不良反应相对较多，血管紧张素Ⅱ受体拮抗剂在临床的应用备受关注，其疗效及不良反应似乎优于ACEIs，有待更多流行病学资料或对比性研究予以证实。目前此类药物已有氯沙坦等6种沙坦类药物在临床应用。

四、作用于胆碱能神经的药物

（一）药物作用机制

作用于胆碱能神经的药物通过模拟、增强与抑制乙酰胆碱的效应发挥作用。但其作用与乙酰胆碱不完全相同，作用特异性高，效应部位较乙酰胆碱少，作用时间较乙酰胆碱长。

此类药物通过4种途径影响副交感神经功能：①作为激动剂，兴奋乙酰胆碱受体；②作为拮抗剂，阻断或抑制乙酰胆碱受体介导的作用；③抑制或兴奋自主神经节的受体；④抑制乙酰胆碱分解，提高或延长其效应。

（二）胆碱能激动剂

胆碱能激动剂因其不良反应而被限制应用。胆碱能激动剂为乙酰胆碱的衍生物，不易被胆碱酯酶水解，作用时间较长。利用此类药物有限的器官、受体特异性，发挥其治疗优势。醋甲胆碱（provocholine）主要吸入给药，引起M受体激动作用。作为诱发支气管痉挛的激发药，可诊断气道高反应性。氨基甲酸酯由醋甲胆碱与氯贝胆碱（氨甲酰甲胆碱）衍生而来，偶尔用于术后促进肠蠕动恢复或促使弛缓的膀胱排尿，仅皮下注射或口服使用，以避免引起机体其他器官的不良反应。局部或眼内应用卡巴胆碱缩瞳用于开角型青光眼长期治疗。当局部应用时，其耐受性优于眼内应用抗胆碱酯酶药，对毛果芸香碱与毒扁豆碱耐药者亦可能有效。生物碱毛果芸香碱曾用于治疗青光眼，现已被新的药物所取代。

（三）M受体阻滞剂

M受体阻滞剂与神经元释放的乙酰胆碱竞争毒蕈碱受体，与之结合并阻断乙酰胆碱的激动作用，在无神经支配的毒蕈碱受体亦能拮抗毒蕈碱受体激动药的作用。此类药物作用于肾上腺素能神经末梢突触前的M受体，能抑制去甲肾上腺素的释放，因而M受体阻滞剂可增强交感活性。M受体阻滞剂临床作用差异见表31-5。

表31-5　毒蕈碱受体阻断剂

药物	作用时间	中枢神经系统	止涎	心率
阿托品	短	兴奋	+	++
格隆溴铵	长	0	++	++
东莨胆碱	短	镇静	++	0/+

*临床剂量的阿托品作用有限，但在老年患者作用明显

0，无效应；+，轻度效应；++，中度效应

M受体阻滞剂曾用于治疗消化道溃疡、肠痉挛综合征，上呼吸道疾病与哮喘。因特异性组胺受体（H_2）阻滞剂应用于治疗消化道溃疡，如西咪替丁，M受体阻滞剂已被取代。阿托品曾用于治疗支气管痉挛，现已普遍应用β_2受体激动剂，仅眼科局部应用其散瞳。

阿托品易透过血脑屏障（图31-14）。应用较大剂量（1～2mg）可出现中枢神经系统（CNS）症状；人工合成的M受体阻滞剂格隆溴胺（robinul）不透过血脑屏障，且作用时间较阿托品长，在以抗胆碱酯酶药逆转非去极化肌松药残余作用时，拮抗抗胆碱酯酶药所致的毒蕈碱样作用，格隆溴胺优于阿托品。小剂量阿托品（0.5mg以下）在起效前可出现短暂性心动过缓，应用时注意选择剂量及注意监测心率。

东莨菪碱外周作用与阿托品相似，CNS作用明显。东莨菪碱的片剂可用于预防晕动病及术后恶心

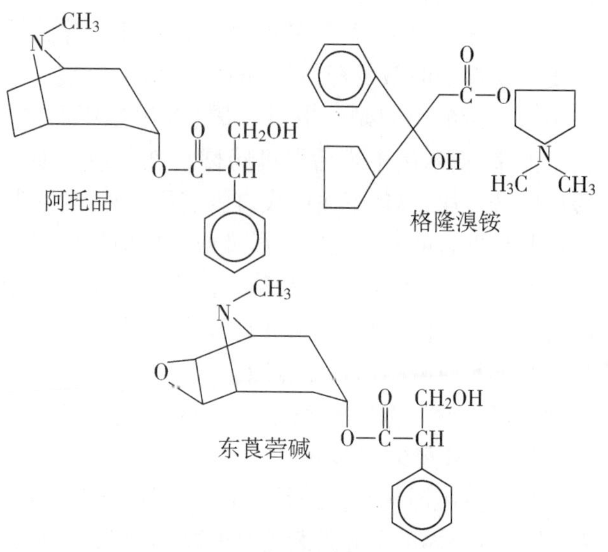

图 31-14　临床常用抗毒蕈碱药物的化学结构

呕吐，但无论口服或胃肠道外给药，均可引起眼、膀胱、皮肤与精神不良反应。

异丙托溴胺（异丙阿托品）的出现，使 M 受体重新用于治疗哮喘和支气管痉挛性疾病。当吸入给药时极少被吸收，即使大剂量吸入亦几乎无肺外效应，吸入时药物的 90% 被吞咽，仅有 1% 被机体吸收。在健康志愿者异丙托溴胺几乎能完全缓解多种诱发因素引起的支气管痉挛。但在哮喘患者中，结果则差异较大。目前只提供异丙托溴胺定量吸入气雾剂型，每喷 18μg，每次 2 喷，每日 4 次。30～90 分钟出现最大程度的支气管舒张，可持续 4h。

M 受体阻滞剂对外周与 CNS 毒蕈碱受体的阻滞作用可引起毒性反应。用药后外周效应如口干渴，患者较难忍受。与成人相比，儿童更依赖于出汗调节体温，易出现高热。CNS 效应所致的幻觉、妄想、谵妄及精神异常虽呈可逆性，但应注意防治。

盐酸戊乙奎醚能与 M、N 胆碱受体结合，抑制节后胆碱能神经支配的平滑肌与腺体生理功能，对抗乙酰胆碱和其他拟胆碱药物的毒蕈碱样及烟碱样作用。能透过血脑屏障，具有较强的中枢和外周抗胆碱作用。同阿托品比较其主要作用特点为对 M_1、M_3 受体有高度选择性，而对心脏和神经元突触前膜的 M_2 受体无明显作用，对心率具有双向中枢性反馈调节机制，既能充分抑制迷走神经反射和腺体分泌等不良反应，又能稳定心率，不增加心脏做功及耗氧量，有利于血流动力学的稳定和保护心肌，尤其适用于窦性心动过速、甲亢和心脏疾病的麻醉前给药。对抗有机磷的毒性作用时，由于常用的抗胆碱药如阿托品、东莨菪碱等对 M_1、M_2、M_3 亚型受体均有作用（无选择性），故疗效和许多不良反应会同时出现。当用药剂量过大导致阻断突触前膜 M_2 受体时，则出现一系列由于乙酰胆碱释放调节失控的毒不良反应，如阿托品中毒后期常出现的昏迷，肺水肿、脑水肿和呼吸循环衰竭等。盐酸戊乙奎醚由于对 M_2 受体无明显作用，用于治疗上述疾病时，不但可充分发挥其治疗效应，而且不良反应少；用药剂量过大时，也不易出现上述毒不良反应。此外，盐酸戊乙奎醚作用于中枢 M_1 受体，具有中枢镇静作用，可以抑制觉醒、学习和记忆，调控其他神经递质的释放。

（四）胆碱酯酶抑制剂

胆碱酯酶抑制剂能产生持久、全身性胆碱能激动症状。该类药物多用于逆转肌肉松弛药的残余作用，治疗重症肌无力。

胆碱酯酶抑制剂有三类化合物：氨基甲酸酯类、有机磷酸酯类和季铵乙醇类。毒扁豆碱、新斯的明和吡斯的明属于氨基甲酸酯类，而依酚氯铵属季铵乙醇类。当胆碱酯酶酯解部位与醋酸盐、氨基甲酸酯或磷酸盐结合时，酶的活性被抑制。有机磷酸酯类包括氟磷酸二异丙酯等多种化合物杀虫剂。有机磷酸酯类杀虫剂的毒性主要与其抗胆碱酯酶活性有关，但其效应机制与临床应用的胆碱酯酶抑制药不同。有机磷酸酯类对胆碱酯酶对产生不可逆性抑制，并伴有中枢神经系统反应。因此需通过化合物置换与酶结合的杀虫剂治疗有机磷酸酯类中毒，恢复胆碱酯酶的活性。

临床所应用的胆碱酯酶抑制剂能增强和延长神经元释放乙酰胆碱的效应，可用于乙酰胆碱释放减少引起的疾患，如重症肌无力。新斯的明常与阿托品复合应用，以逆转非去极化肌肉松弛药的残余作用，其常用剂量为新斯的明 0.04mg/kg、阿托品 0.02mg/kg，应掌握使用新斯的明与阿托品的适应证与禁忌证及逆转时机。抗胆碱酯酶药偶尔用于增强肠道功能或作为缩瞳药眼内局部使用。

天然生物碱毒扁豆碱（Antilirium）为胆碱酯酶抑制药，可透过血脑屏障。静脉注射 1～2mg 可成功治疗静注阿托品或东莨菪碱引起的术后 CNS 症状。毒扁豆碱也可逆转其他具有抗胆碱活性药物引起的 CNS 症状，包括三环类抗抑郁药、与此相关的镇静药与抗组胺药。毒扁豆碱也可拮抗苯二氮卓类药物的镇静效应，但特异性苯二氮䓬受体拮抗剂——氟马西尼，现已替代毒扁豆碱。

（徐世元　郑艇）

参考文献

1. Miller RD, Eriksson LI, Fleisher LA, Wiener-Kronish JP, Young WL. Miller's Anesthesia. In The Autonomic Nervous System 7th ed. Philadelphia: Churchill Livingstone, 2010.
2. Small KM, Wagoner LE, Levin AM, et al. Synergistic polymorphisms of β1-and α2c-adrenergic receptors and the risk of congestive heart failure. N Engl J Med, 2002, 347: 1135.
3. Holmes CL, Walley KR. Bad medicine: Low-dose dopamine in the ICU. Chest, 2003, 123: 1266.
4. Jones D, Bellomo R. Renal-dose dopamine: From hypothesis to paradigm to dogma to myth and finally, superstition? J Int Care Med, 2005, 20: 199.
5. Wijeysundera D, Naik J, Beattie W. Alpha-2 adrenergic agonists to prevent perioperative cardiovascular complications. meta-analysis. Am J Med, 2003, 114: 742.
6. Bergese S, Khabiri B, Roberts W, et al. Dexmedetomidine for conscious sedation in difficult awake fiberoptic intubation cases. J Clin Anesth, 2007, 19: 141.
7. Avitsian R, Lin J, Lotto M, Ebrahim Z. Dexmedetomidine and awake fiberoptic Anesthesiol, 2005, 17: 97.
8. Ramsay M, Saha D, Hebeler R. Tracheal resection in the morbidly obese patient: The role of dexmedetomidine. J Clin Anesth, 2006, 18: 452.
9. Bekker A, Sturaitis M. Dexmedetomidine for neurological surgery. Neurosurgery, 2005, 57(Suppl): 1.
10. Wahlander S, Frumento R, Wagener G, et al. A prospective, double-blind, randomized, placebo-controlled study of dexmedetomidine as an adjunct to epidural analgesia after thoracic surgery. J Cardiothorac Vasc Anesth, 2005, 19: 630.
11. Opie L, Pode-Wilson P. Beta-blocking agents. In: OpieLH, GershB, ed. Drμgs for the Heart, 6th ed. Philadelphia: Elsevier Saunders; 2005.
12. Westfall T, Westfall D. Adrenergic agonists and antagonists. In: BruntonL, LazoJ, ParkerK, ed. Goodman and Gilman's The Pharmacological Basis of Therapeutics, 11th ed. New York: McGraw-Hill; 2006: 268.
13. Salpeter SS, Ormiston T, Salpeter E, et al: Cardioselective beta-blockers for chronic obstructive pulmonary disease. Cochrane Database Syst Rev, 2002, 2: CD003566.
14. London MJ. Con: Beta-blockers are indicated for all adults at increased risk undergoing noncardiac surgery. Anesth Analg, 2007, 104: 11.
15. Fleisher L, Beckman JA, Brown KA, et al. for the ACC/AHA Task Force on Practice Guidelines: ACC/AHA 2006 guideline update on perioperative cardiovascular evaluation for noncardiac surgery: Focused update on perioperative beta-blocker therapy—a report of the American College of Cardiology/American Heart Association Task Force on Practice Guidelines (Writing Committee to Update the 2002 Guidelines on Perioperative Cardiovascular Evaluation for Noncardiac Surgery). Anesth Analg, 2007, 104: 15.
16. The POBBLE study (POBBLE Trial Investigators): Perioperative β-blockade (POBBLE) for patients undergoing infrarenal vascular surgery: Results of a randomized double-blind controlled trial. J Vasc Surg, 2005, 41: 602.
17. Juul AB, Wetterslev J, Gluud C, et al: for the DIPOM Trial Group. Effect of perioperative β blockade in patients with diabetes undergoing major non-cardiac surgry: Randomized placebo controlled blinded multicentre trial. BMJ, 2006, 332.

第32章 作用于心血管的药物

第1节 强心苷

一、结构与分类

强心苷又称强心配糖体，是具有强心作用的苷类化合物，临床上主要用于治疗心力衰竭和某些心律失常。它由苷元和糖结合而成，核心是甾核，C_{17}位连接内酯环，C_3 位连接糖基，C_{14}位连接羟基，其化学结构见图 32-1。

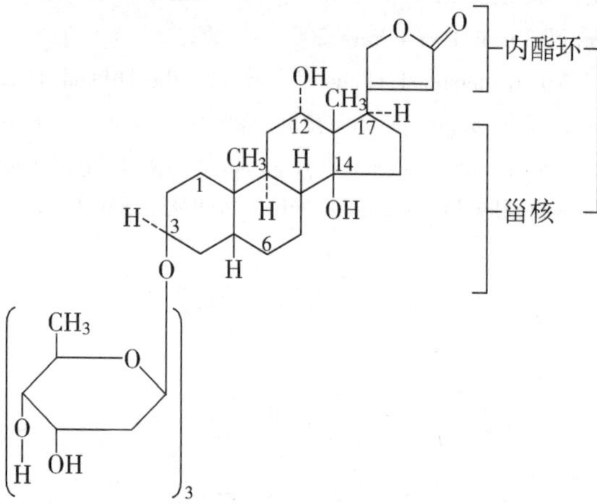

图 32-1 强心苷的化学结构

强心苷主要来源于毛花洋地黄等被子植物，故也统称为洋地黄类药物。其有一级苷和二级苷之分，从天然植物中直接提取的为一级苷，如去乙酰毛花苷；而在提取过程中经水解失去某些乙酰基和糖后成为二级苷，如地高辛等。

二、药理作用

强心苷类药物的基本作用是增强心肌收缩力，此外还有其他方面的作用。

（一）对心脏的作用

1. 正性肌力作用 强心苷对心肌具有选择性，治疗剂量即可增强心肌收缩力，对其他器官组织无明显作用。离体心脏实验发现，在没有受神经支配的情况下，也可观察到强心苷增强心肌收缩力的作用，且能不被 β 受体阻断剂所阻滞。因此它是直接作用于心肌，与交感神经递质及其受体无关。

强心苷可作用于正常和衰竭的心肌，使心肌缩短的速率和幅度增加、收缩力增强，Frank-Starling 曲线向左上移位，每搏功增加。其与儿茶酚胺类药物强心作用的区别在于，它只增加心力衰竭患者的心排血量，而不增加正常心脏的心排血量。因为它对正常人还有收缩血管、提高外周阻力的作用；而心力衰竭患者的反射性交感神经活性较低，使用后不增加外周阻力。

在心肌耗氧量方面，它可使正常心肌耗氧量增加，而不增加甚至可减少衰竭心肌的耗氧量。因为心力衰竭患者的心脏扩大、室壁张力提高和代偿性心率加快等因素使心肌本身耗氧量增加。在使用强心苷后，心肌收缩力的增强虽然增加了一定氧耗，但同时它又能使心室排空完全，静脉压降低，心脏体积缩小，室壁张力降低，还可减慢心率，因此心肌总的耗氧量是降低的。由此可见，强心苷的这些药学特性尤其适用于心力衰竭患者。

关于强心苷增强心肌收缩力的具体机制尚未完全清楚，但肯定和收缩期细胞浆中 Ca^{2+} 含量增高密切相关，因为 Ca^{2+} 增加是增加肌细胞缩短速率和幅度的基础。强心苷可和肌膜的 Na^+-K^+-ATP 酶结合，产生抑制作用，使细胞内 Na^+ 增加，K^+ 减少。胞内 Na^+ 增多后，又通过 Na^+-Ca^{2+} 双向交换机制，使 Na^+ 外流增加，Ca^{2+} 内流增加，胞内 Ca^{2+} 浓度上升，最终导致肌浆网摄 Ca^{2+} 增多，储存 Ca^{2+} 增多，从而增强心肌收缩力。

2. 减慢心率作用　心功能不全时，由于心排血量不足，通过反射性调节交感神经活性，使心率代偿性增加。强心苷可使心率减慢。以前人们认为其负性频率作用是由于心肌收缩力增强，心排血量增加，反射性提高迷走神经兴奋性所致。目前实验证明，心率减慢在正性肌力之前即出现，故认为其可直接激动迷走神经或抑制交感神经系统，使心率减慢。

3. 对心肌电生理特性的影响

（1）传导性：小剂量的强心苷，可增强迷走神经活性，使 Ca^{2+} 内流减少，房室结除极减慢，房室传导速度减慢；当剂量较大时，抑制了 Na^+-K^+-ATP 酶活性，使心肌细胞内 K^+ 减少，最大舒张电位减少，减慢房室传导。

（2）自律性：治疗剂量的强心苷对窦房结及心房传导组织的自律性作用不明显，而是间接地通过刺激迷走神经，使自律性降低。中毒量时则直接抑制浦肯野纤维细胞膜 Na^+-K^+-ATP 酶的活性，使细胞内失 K^+，最大舒张电位减少，接近阈电位，导致自律性增高。这是强心苷中毒时出现室颤或室性心动过速的机制。

（3）有效不应期：加速 K^+ 外流，使心肌复极加速，有效不应期缩短。

4. 对于心电图的影响　治疗剂量的强心苷最早可使 T 波低平倒置，S-T 段呈鱼钩状，是临床上判断洋地黄化的依据。随后可见 P-R 间期延长和 Q-T 间期缩短，这分别是房室传导减慢和心室有效不应期和动作电位时程缩短的表现。中毒剂量的强心苷可引起各种心律失常，可从 ECG 上发现。

（二）对心脏以外的作用

1. 血管　强心苷能直接收缩血管平滑肌，使外周阻力增高。但对于慢性心力衰竭患者，血压上升并不明显。因为由心力衰竭造成的交感神经活性降低超过了用药后血管收缩的效应。但中毒量强心苷仍可显著增加外周阻力，甚至可引起冠状动脉收缩。

2. 肾脏　强心苷具有明显的利尿作用。主要是因为心排血量的增加，使肾血流量和肾小球滤过率得到改善；此外与其抑制肾小管 Na^+-K^+-ATP 酶的活性，减少肾小管对 Na^+ 重吸收，促进钠水的排出有关。

3. 自主神经系统　强心苷可直接抑制交感神经系统的活性，增强迷走神经系统的活性。

4. 内分泌系统　强心苷可抑制肾素-血管紧张素-醛固酮系统，降低血浆肾素活性，进而减少血管紧张素Ⅱ及醛固酮的分泌，减少心力衰竭患者的容量负荷。

三、体 内 过 程

强心苷类药物由于侧链的不同，导致它们在药代动力学上也有所差异。地高辛口服制剂主要在肠道吸收，生物利用度可达 60% ～80%。毛花苷丙及毒毛花苷 K 注射制剂脂溶性低，口服吸收很差。强心苷类药物进入血液后，与血清蛋白有不同程度的结合。洋地黄毒苷主要在肝内代谢转化，但仍有一部分会以原形从胆汁排出，在肠内又被重新吸收，形成肠肝循环。因此洋地黄毒苷的蓄积性强，作用持久。地高辛及其他静脉制剂主要以原形从肾排出，肾功能不全者应适当减量。

四、临 床 应 用

（一）适应证

1. 治疗慢性心功能不全　强心苷可增强心肌收缩性，使心排血量增加，对慢性心功能不全有一定疗效，但病因不同，疗效也有一定的差异。如对伴有房扑、房颤及心室率快的心功能不全疗效最好。对心脏瓣膜病（重度二尖瓣狭窄的病例除外）、先天性心脏病及高血压性心脏病等所引起的心功能不全也具有良好的疗效。对肺源性心脏病、活动性心肌炎以及严重心肌损害等，疗效较差。因为这些疾病心肌往往都伴有严重缺氧，导致能量产生发生障碍。对于缩窄性心包炎、重度二尖瓣狭窄等因机械性阻塞引起的心力衰竭，疗效很差或无效。这类疾病的主要矛盾是心室舒张受到限制，使用强心苷后并不改善心排血量。

2. 治疗某些心律失常　强心苷具有抑制房室传导和减慢心率的作用，适用于某些伴有心功能衰竭或心室率异常增快的心律失常，如心房纤颤或扑动、阵发性室上性心动过速等。

3. 急性左心衰竭　适用于已知有心室扩大伴左心室收缩功能不全并伴有快速心室率的患者，短效强心苷可联合其他药物进行综合治疗。但不宜用于心肌梗死急性发作的患者。

（二）禁忌证

1. 禁忌证　①与钙剂合用；②任何强心苷制剂中毒；③室性心动过速、心室颤动；④梗阻性肥厚性心肌病（如果伴有收缩功能不全或心房颤动仍可考虑使用）；⑤预激综合征伴心房颤动或心房扑动。

2. 慎用　①低钾血症者；②不完全性房室传导阻滞者；③高钙血症者；④甲状腺功能低下者；⑤缺血性心脏病、急性心肌梗死或心肌炎者；⑥肾功能障碍者。

（三）用法及用量

强心苷的治疗剂量因人而异，不能机械地使用“剂量标准”。其安全范围较窄，为减少中毒的发生，常需监测血药浓度。目前不推荐全效量后再维持使用，而是倾向于小剂量的维持疗法，如每日给予维持量的地高辛，经过4～5个半衰期，可达到稳态血药浓度。去乙酰毛花苷主要用于治疗急性心力衰竭，首次静脉注射为0.4～0.8mg，2～4小时后再注射0.4mg。手术中需用强心苷时，也多用此药。常用强心苷的作用时间和剂量见表32-1。

表32-1　常用强心苷的作用时间和剂量

药　名	给药方法	起效时间	最大效应时间	毒性消失时间	药效消失时间	全效量(mg)	每日口服维持量(mg)
洋地黄毒苷	口服	2～4h	8～12h	3～10d	2～3周	0.7～1.2	0.05～0.1
	静脉	30min	4～8h		2～3周	0.5～1.2	
地高辛	口服	1～2h	3～6h	1～2d	4～7d	1.0～1.5	0.12～0.5
	静脉	5～30min	2～4h		3～6d	0.75～0.125	
去乙酰毛花苷	静脉	5～30min	1～2h	1～2d	3～6d	1.0～1.6	
毒毛花苷K	静脉	5～15min	1～2h	6h	1～4d	0.25～0.5	

五、药物相互作用

许多药物可影响洋地黄类药物的药代动力学特性，使其血药浓度降低或增高，导致药效减弱或中毒。有些药物则通过协同作用，诱发或加重洋地黄的毒副作用。与麻醉相关的药物主要包括：

1. 琥珀酰胆碱　琥珀酰胆碱可引起一过性血钾升高，对洋地黄化的患者使用后可引起室性心律失常，严重者甚至发生停搏。

2. 新斯的明　洋地黄化的患者使用后可加重心动过缓，应注意监护。

3. 吸入性麻醉药　洋地黄化的患者在使用吸入性麻醉药的过程中，因兴奋迷走神经而可能出现心动过缓。此外其还可影响强心苷的药效，引起强心苷的过量或用量不足。

4. 利尿剂　排钾利尿药可致低血钾症，和强心苷合用易引起心律失常，应严密监测K^+浓度。

5. 拟肾上腺素药物　可提高心肌的自律性，使心肌对强心苷的敏感性增高，易引发中毒。

6. 心律失常药物　如胺碘酮、钙通道阻滞剂、心律平等，可减少强心苷的肾清除率和分布容积，导致血药浓度增高。

六、毒性反应及其防治

强心苷的安全范围很窄，治疗量接近中毒量的60%，很容易产生毒性反应，尤其存在以下诱发因素：低血钾、高血钙、低血镁、心肌缺氧、酸碱平衡紊乱、高龄及合并其他用药等。其毒性反应的主要表现为：

1. 心脏毒性　心脏毒性是最严重的毒性反应。可产生各种心律失常，如室性期前收缩，常呈二联律、三联律、各种心脏传导阻滞和心动过缓、室性心动过速，甚至心室颤动等。快速性心律失常又伴有传导阻滞是洋地黄中毒的特征性表现。心电图ST-T可发生改变，但不能作为诊断依据。

2. 胃肠道反应　胃肠道反应是中毒的早期反应，常见食欲不振、恶心、呕吐及腹泻等。

3. 中枢神经系统反应　中枢神经系统反应常表现为眩晕、头痛、疲倦、谵妄、黄视症、绿视症和视物模糊等。视觉异常通常是中毒的先兆，可作为停药指征。

强心苷在用药过程中应严密观察临床表现和心电图改变,并测定血药浓度。如地高辛血药浓度在1～2μg/L属治疗水平,一般不产生毒性反应;超过3.0μl/L可认为中毒;2～3μg/L可结合临床表现来判断。

一旦确诊为中毒,首先应停用强心苷以及可诱发毒性反应的药物,并及时纠正电解质紊乱、缺氧等诱发因素。对Ⅰ度房室传导阻滞、心室率偏慢的心房颤动或较快的房室交界心律,可暂不作处理,但需在监护条件下调整剂量。对于窦性心动过缓、Ⅱ度或Ⅲ度房室传导阻滞,可用阿托品0.5～1mg。对强心苷引起的快速型心律失常,血钾过低可予补钾;如血钾不低,可给予苯妥英钠,首剂3～5mg/kg,稀释后缓慢静脉注射,10～15min后再注射100mg,2小时内总量不超过500mg。对于室性心律失常,可用利多卡因。电复律一般禁用,易引起室颤。地高辛特异抗体Fab片段可使强心苷从受体部位迅速解离,是治疗严重中毒的有效方法。

第2节　非苷类强心药

一、结构与分类

非苷类强心药主要包括儿茶酚胺类药物和磷酸二酯酶Ⅲ抑制剂(phosphodiesterase esterase Ⅲ inhibitor,PDE Ⅲ抑制剂)。这里重点介绍后者。PDE Ⅲ抑制剂从1978年开始应用。虽然有临床证据显示其长期应用不良反应多,可增加病死率、缩短生存时间,但由于安全范围大、作用持久且无耐药现象,对于重症进展性心力衰竭患者短期的使用,具有很好的疗效。临床上常用氨力农和米力农。近年来依诺昔酮的应用也有所增加。

氨力农又名氨利酮或氨双吡酮,为双吡啶类衍生物,化学名5-氨基-3,4,-二吡啶-6(1H)-酮;米力农又名甲氰吡酮或米力酮,也是双吡啶衍生物,化学名为1,6-二氢-2-甲基-6-氧基-(3,4,-二吡啶)-5-甲腈;依诺昔酮的化学结构不同于前两者,化学名为1,3二氢-4甲基-5-(4-(甲基硫代)-苯甲酰)-2H-咪唑-2酮,见图32-2。

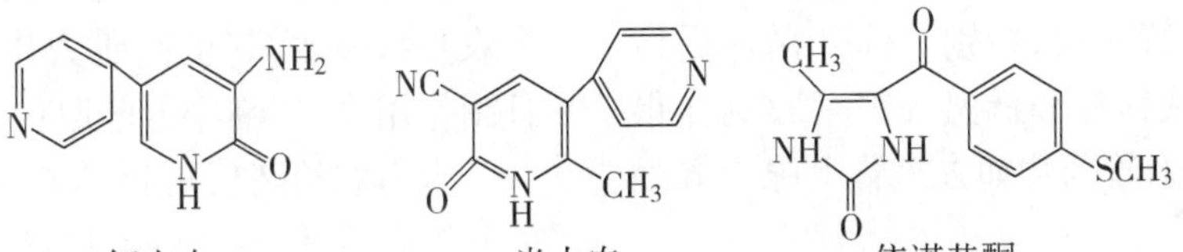

图32-2　磷酸二酯酶抑制剂的化学结构

二、药理作用

1. 正性肌力作用　心肌细胞内cAMP由腺苷酸环化酶催化生成,再被磷酸二酯酶水解为AMP。PDE Ⅲ抑制剂通过抑制cAMP的水解,使其含量增加。cAMP再通过激活蛋白激酶,调控心肌内膜的钙通道,使Ca^{2+}内流增加,同时更多的Ca^{2+}从肌浆网释出,共同激活收缩蛋白,产生正性肌力作用。

2. 缩短心肌舒张时间　PDE Ⅲ抑制剂加快肌质网Ca^{2+}的回收,同时降低肌钙蛋白C对Ca^{2+}的亲和力,使细胞内Ca^{2+}水平下降速率加快,从而心肌舒张速度加快。此效应重要性在于可改善心脏的舒张功能,有利于心室充盈和增加冠脉血流。

3. 血管舒张作用　血管平滑肌细胞内的cAMP增加后,使肌质网回收Ca^{2+}增加,使胞浆内Ca^{2+}水平下降,导致血管平滑肌松弛,血管扩张,从而减少心脏前、后负荷,在增加心排血量的同时,不增加心肌耗氧。

4. 其他　PDE Ⅲ抑制剂可抑制血小板聚集,使血小板活性降低。

三、临床应用

(一)适应证

1. 急性心力衰竭　强心作用和血管舒张作用是PDE Ⅲ抑制剂治疗心力衰竭的药理学基础。心力衰竭患者的心肌细胞cAMP生成减少,而PDE Ⅲ抑制剂则可以抑制cAMP的水解,起到代偿作用。

它对于急性心力衰竭造成的心源性休克、低血压、血流灌注不足、肺水肿具有良好的治疗作用。但长期使用 PDE Ⅲ抑制剂可造成心肌损害加重，不宜用于慢性心功能不全患者。

2. 心脏围手术期的心功能支持　此类药物最常用于心脏手术中的心功能支持。在体外循环停止前应用可增强左心室收缩功能和增加心排血量，有助于成功撤机。转流结束后使用可改善血流动力学状况，防治低心排综合征。对非体外循环的冠脉搭桥手术，可减轻心脏搬动或转位造成的心脏抑制、心排血量下降和严重低血压的发生。

3. 肺动脉高压　其扩张血管的作用可使肺循环阻力下降，对肺动脉高压具有辅助治疗作用，使右心衰患者的呼吸功能得到改善。

（二）禁忌证

有致室性心动过速的不良反应，故心动过速患者慎用。心肌梗死急性期忌用，肾功能不全者宜减量。

四、不良反应及防治

1. 低血压　是发生最多的不良反应。PDE Ⅲ抑制剂有较强的扩血管作用，特别在体外循环后体循环阻力受麻醉、血液稀释和低温等因素影响变得较低时。常常需用缩血管药物如去氧肾上腺素等处理。

2. 长期使用 PDE Ⅲ抑制剂可使心肌耗氧量增加而造成损害加重，导致死亡率增高。如需较长时间使用，可与 β 受体阻滞剂合用，以减弱此不良反应。

3. 室性心律失常　用药速度过快可导致室性期前收缩和短阵性室性心动过速。应缓慢注射或泵注维持。

4. 可抑制血小板活性，致肝功能损害，用药期间应定期检查，停药后多可恢复。

五、常 用 药 物

（一）氨力农（amrinone）

是第一代 PDE Ⅲ抑制剂，具有显著的正性肌力作用和血管扩张作用，对于心力衰竭患者可产生有益的血流动力学效应，如心排血量、每搏量指数（stroke volume index，SVI）、每搏作功指数、射血分数等参数提高，同时右房压、肺毛细血管楔嵌压、外周阻力、肺血管阻力降低，从而使心脏前、后负荷降低，心功能得到改善。氨力农一般不影响心率，对房室结和传导系统有增强功能。

药代动力学符合开放二室模型。分布半衰期为 1.4 分钟，分布容积 1.3L/kg±0.36L/kg，血浆蛋白结合率低于 50%。氨力农主要在肝脏降解，60% ~ 90% 与葡萄糖醛酸结合后经肾排出，约 26% ~ 40% 以原形从尿中排出，消除半衰期为 2.5 ~ 4 小时，在严重心力衰竭患者可延长一倍。

氨力农在临床上主要用于：①围手术期特别是心脏手术中发生的心功能不全；②对经强心苷、利尿剂及血管扩张剂等传统方法治疗效果不佳心力衰竭患者，如原发性扩张性心肌病并充血性心力衰竭；③心源性肺水肿呼吸衰竭患者。

剂量与用法：现口服用药已被否定，多采用静脉注射。单次静脉注射的剂量一般为 1.0 ~ 1.5mg/kg，5 ~ 10 分钟内缓慢静脉注射。在麻醉手术中多采用负荷剂量后维持输注，负荷剂量为 0.5 ~ 1.0mg/kg，维持量 5 ~ 10μg/（kg · min）。

（二）米力农

米力农是第二代 PDE Ⅲ抑制剂，作用机制与氨力农基本一致，其正性肌力作用较后者强约 20 倍，且副作用少，在临床上已取代氨力农。

米力农给药后可迅速被心肌摄取并发挥效应。静脉注药后 0.56 分钟心肌部位浓度达峰值，为注药剂量的 1.89%，但药物的最大效应是在峰浓度后 7 ~ 10 分钟。给药后 12.5 分钟浓度降低至峰浓度的 69.1%。米力农清除主要经肾脏，约 80% 的药物以原形从尿排出，其消除半衰期为 2 ~ 3 小时，严重心力衰竭或肾功能不全患者的半衰期延长。

米力农除具备氨力农的适应证外，在临床上还适用于：

1. 治疗肺动脉高压　前瞻性研究证明，对 Fontan 术后肺循环阻力高的患儿联合使用米力农和 NO，相比单独使用 NO，更能显著地降低跨肺循环阻力。它对于重症肺炎导致的婴幼儿肺动脉高压也具有一定疗效。

2. 移植血管痉挛的防治　冠脉搭桥手术中，桥血管的痉挛是棘手的问题。其病理机制是血小板的激活和血栓素 A_2 的释放。一般多使用硝酸甘油防治，但其会产生耐药性，且需依赖血管内皮的完整性，效果并不十分理想。米力农对移植动脉有强大的抗痉挛作用，因其可影响血小板的数量及活性并对抗血栓素 A_2，并且血管内皮受损不会影响其扩血管作用。临床试验证实，治疗剂量的米力农即可达到扩张桥血管作用。

3. 心脏原位移植患者中的应用　对等待心脏移植的患者，当其他正性肌力药及主动脉球囊反搏无效时，使用米力农可保持血流动力学的稳定，改善临床症状。

米力农多采用负荷剂量后维持输注，推荐剂量为：负荷剂量 50μg/kg，10 分钟内缓慢静注，维持量 0.375～0.75μg/(kg·min)，持续输注。

米力农的不良反应轻微，即使长时间治疗的患者，出现血小板减少和肝功能异常的几率亦低。

(三) 依诺昔酮

依诺昔酮是咪唑酮类衍生物，是一种新型强心药，同属于 PDE Ⅲ抑制剂，但在化学结构上不同于二吡啶类，具有正性肌力和扩张血管作用。

此药的正性肌力作用与剂量相关，还可减少舒张期心室壁张力，增快心肌舒张速度，增加心室顺应性，对心室舒张功能有益。对血管具有直接扩张作用、下降体循环和肺循环的阻力。对心率影响不明显。其最大的特点是在心脏每搏作功量增加的同时，耗氧量增加不明显。这点优于氨力农，对心力衰竭患者十分有利。

依诺昔酮口服后 1.3～2.5 小时血浆浓度达峰值，生物利用度为 53%～60%，血浆蛋白结合率 70%～85%。正常人口服给药的分布容积为 2.7L/kg，静脉注射给药为 1.8L/kg，而心力衰竭患者相对分布容积增大，达 2.1～8.0L/kg(平均 4.2L/kg)。静脉输注给药后 0.5～4 小时达到最佳效应，药效维持可长达 14 小时。此药在体内绝大部分被生物转化，不足 1% 以原形从尿中排出。主要代谢物为其亚砜代谢物，尿中亚砜代谢物相当于接受剂量的 64%～78%。正常人消除半衰期 1～2 小时，而心力衰竭患者延长到 2.9～20 小时。

依诺昔酮主要用于充血性心力衰竭患者，尤其对采用传统方法治疗效果不佳的中、重度患者。口服 150～450mg/d 可使患者心功能改善至少一级，呼吸困难和乏力记分减低，运动耐量和整体生活质量提高。依诺昔酮也常用于心脏手术期间的循环功能支持。有研究报道心内直视手术停止 CPB 前 10 分钟静注依诺昔酮 1mg/kg，停机后心功能各指标改善明显，尿量增多，并有利于脱离 CPB，效果优于儿茶酚胺类药物。

依诺昔酮推荐的剂量和用法：治疗心力衰竭时口服 300mg/d；心脏外科手术时静脉注射负荷量为 0.5～1mg/kg，缓慢推注，维持量为 5～20μg/(kg·min)，最大剂量不超过 24mg/(kg·d)。

依诺昔酮在常规剂量下无明显副作用，常见的不良反应为消化道症状，一般减少剂量即可消除。少数患者可诱发心律失常等。与其他 PDE Ⅲ抑制剂一样，不建议长期应用。此外须注意，此药不能以葡萄糖溶液稀释，需要单独的通路使用。

(四) 维司力农

维司力农是一种口服有效、伴有血管扩张作用的正性肌力药物，其作用机制除选择性抑制心肌内 PDE Ⅲ外，也作用于肌细胞膜上的电压型钠、钾通道。因此在发挥正性肌力作用时，还可延长动作电位时程和降低心率。此作用有别于其他 PDE Ⅲ抑制剂。在临床，左心室射血分数低于 25% 的严重心力衰竭患者，应用维司力农后明显改善心功能，使左、右心室的收缩功能得到加强。除上述心血管作用外，在动物实验和体外研究中发现，维司力农可以抑制某些致炎性细胞因子的生成，并显示有抗病毒活性。

维司力农一般给药剂量为 60mg/d，胃内 pH 增加(抗酸药物治疗)可影响其吸收速度，但不影响吸收的完全性。静脉制剂为托波力农，尚处于临床研究阶段。

使用维司力农的最大的缺点是剂量相关性死亡率增加，严重心力衰竭患者口服维司力农 60mg/d 可明显改善心功能和生活质量，若剂量增加至 120mg/d，治疗作用增加不多，但急性死亡的发生率明显增加。不良反应有中性粒细胞减少症，发生率约为 5%，多在治疗后第 1～5 个月内发生。人类重组粒细胞集落刺激因子(G-CSF)已被成功地应用于治疗维司力农所致的严重粒细胞减少症。

(五) 其他

除上述外，还有一些新型 PDE Ⅲ抑制剂，如匹莫苯、左西孟旦等，此类药物虽也具有 PDE 抑制作用，但主要通过增加心肌收缩成分对 Ca^{2+} 的敏感性而起强心作用，故又称此类药物为钙增敏剂(calcium sensitizers)。以左西孟旦为例，作一介绍。

左西孟旦(levosimendan)主要是通过与肌钙蛋白 C(TnC)结合，增强了任何 Ca^{2+} 浓度下肌动蛋白-肌球蛋白的相互作用。肌收缩是由 Ca^{2+} 依赖的 TnC 和肌钙蛋白 I(TnI)相互作用所调节的。左西孟旦与 TnC 结合，通过部分稳定 TnC 上 Ca^{2+} 结合位点，改变 TnI 调节构象开放关闭之间的动态平衡，促进心肌收缩。它可在不增加细胞内钙浓度的情况下增加心肌收缩力，所以不会引起耗氧量增加。此外，还可通过刺激ATP敏感和电压敏感的钾通道开放，产生扩血管作用。大剂量时，左西孟旦具有部分PDE Ⅲ抑制作用。

左西孟旦的代谢方式主要是通过结合形成无活性的代谢产物，还有20%转变为有活性的代谢产物，另30%以原形由尿液排出。

左西孟旦能够使左心室心搏指数明显增加、体循环血管阻力明显降低。目前主要用于充血性心力衰竭的患者，可改善心功能和运动耐量。它还可用于心脏冠状动脉旁路移植手术或介入手术后心肌顿抑的治疗。左西孟旦相比传统强心药，优势在于不会因细胞内钙超载而诱发心律失常，导致细胞损伤和凋亡。在酸中毒和心肌顿抑等状况下仍有逆转心肌收缩功能紊乱的作用，且治疗宽度大，无耐药现象，理论上可长期使用，但仍需要大量的临床试验进行验证。

临床上推荐左西孟旦剂量为，负荷量12～24μg/kg，大于10分钟缓慢注射，之后以0.05～0.1μg/(kg·min)维持。

左西孟旦的安全性优于多巴酚丁胺及其他PDE Ⅲ抑制剂。头痛和低血压是较常见的不良反应，且常发生在大剂量应用时。欧洲急性心力衰竭指南不推荐用于收缩压<85mmHg的患者。左西孟旦对心脏电生理影响小，很少发生心律失常。

第3节 血管扩张药

一、概　　述

血管扩张药是一类应用广泛的血管张力调节药物，它通过神经、体液等多种途径作用于血管平滑肌，降低血管张力，达到调节灌注压力、增加微循环血流量、降低心脏前、后负荷等作用。在临床麻醉史上，早在20世纪50年代初就采用神经阻断药使周围血管扩张，血压下降，减少手术术野出血。随着血流动力学监测技术的完善，血管扩张药的应用范围也已扩展到治疗高血压危象、缺血性心脏病、肺动脉高压、瓣膜反流性心脏病以及多种原因导致的急、慢性心力衰竭等领域。本节主要讨论血管扩张药作用机制，临床药物选用的指征及常用药物。

（一）血管扩张药的作用机制

1. 血流量的生理特点　血液在心血管系统中流动的一系列物理学问题属于血流动力学的范畴。血流动力学和一般的流体动力学一样，也遵循泊肃叶定律(Poiseuille's Law)，即单位时间内血液的流量(Q)与血管两端的压力差(P_1-P_2)以及血管半径γ的4次方成正比，与血管长度l及血液的黏滞度η成反比。

$$Q=(P_1-P_2)\pi\gamma^4/8\eta l$$

血管长度一般不易改变，但如血管半径增加2倍，阻力就会减少16倍，如要使血压保持恒定，血流量就必须成比例增加。这是血管扩张药的理论基础。但由于人体循环系统结构复杂，血压同时受血管壁张力、血液内成分及神经系统调节等诸多因素影响，实际数值会和理论差距较大。

2. 血管扩张药作用机制　血管扩张药近年发展很快，药物众多，除少数药物作用机制不甚清楚外，大多数药物的作用机制归纳为以下三种：

(1) 受体依赖性血管扩张：这类药选择性与血管壁受体结合，阻断了体内神经递质对血管壁上受体的作用，从而引起血管舒张，如肾上腺素能α受体阻滞药哌唑嗪、酚妥拉明等。

(2) 改变离子通道特性所致血管舒张：如钙通道阻滞剂因能减少细胞内钙离子，可引起血管舒张，对肌球蛋白轻链激酶的激活有调节作用；钾通道开放剂如米诺地尔(minoxidil)通过增加细胞膜对钾的通透性，使钾外流增加，导致细胞膜超极化，电压依赖性钙通道不易开放，减少细胞膜内Ca^{2+}，从而使血管平滑肌松弛和血压下降。

(3) 直接舒张血管平滑肌：硝基氢氰酸盐和有机硝酸盐类通过释放一氧化氮或直接作用，使细胞内的环磷酸鸟苷(cGMP)生成增多，抑制蛋白激酶C(PKC)的磷酸化，减弱肌球蛋白和肌动蛋白间的相互作用，使血管平滑肌舒张。

（二）血管扩张药应用的临床意义

心排血量主要取决于心率、前负荷、后负荷和心肌收缩力。这些参数相互配合、互相依赖，以维持循环系统的稳定性。依据平均动脉压=心排血量×周围血管阻力，在心功能正常的心脏，应用扩血管药降低周围血管的阻力，可在心排血量很少改变的情况下使动脉压下降，达到控制性降压的目的。心力衰竭时，血管扩张药使周围血管扩张,阻力降低,减轻衰竭心肌泵血时的负荷,心排血量相应地增加,其结果可不发生动脉压下降,因此,就药物作用机制而言是完全一样的,但由于两者循环系统状况不同,用药的目的与要求不同,血管扩张药就发挥了不同的作用。

心力衰竭重要的机制之一是左心室功能损害,常见于缺血性心脏病、原发性心肌病以及慢性压力或容量过负荷,如高血压与瓣膜性心脏病等。心力衰竭时,心肌收缩力降低,引起每搏量和心排血量降低,使重要器官和组织的血流不足和相应的静脉系统血液淤滞。与此同时,循环系统固有的代偿机制和交感神经系统张力增高、循环血流中儿茶酚胺浓度增加,以及肾素-血管紧张素-醛固酮系统的代偿作用,调整前、后负荷、心肌收缩力和心率,使每搏量和心排血量增加,达到新的平衡。问题是每个代偿机制有其有利的方面,同样也对心功能带来不利的一面。如心动过速、心肌收缩力加强会造成心肌耗氧量增加;钠水潴留,使循环负荷增加。此时如不干预,会引起循环系统的失代偿,使心排血量降低和外围血管阻力的增高,进一步恶化循环系统,如图 32-3 所示。此时采用血管扩张药,适当阻断代偿过程,降低心脏的排血阻抗,就可以改善整个循环动力功能。从图 32-4 也可以看出周围阻力对心搏量的影响。心功能正常时,心排血阻抗(后负荷)增加,心室每搏量改变甚小;中度心功能不全时,阻抗增加即引起较显著的心室每搏量降低;严重心功能不全时,心室射血阻抗轻微增加就可引起心室每搏量剧降。心力衰竭时,心肌收缩力实际上已经固定,此时心脏作功和心排血量主要由周围循环阻力决定。

临床实践证明,心力衰竭时周围血管阻力增加并不是一个有益的生理代偿机制。采取扩血管药治疗,可使患者心排血量增加,而动脉压并不一定下降。同样,心力衰竭患者常并有静脉系统过度收缩,应用血管扩张药使静脉扩张,就可使心室充盈压降

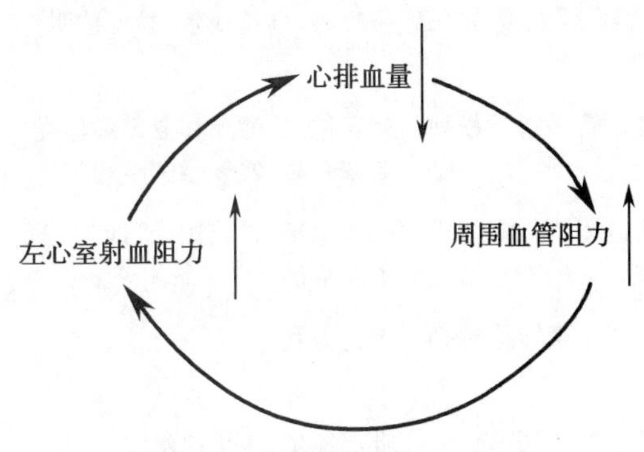

图 32-3　心力衰竭时的恶性循环

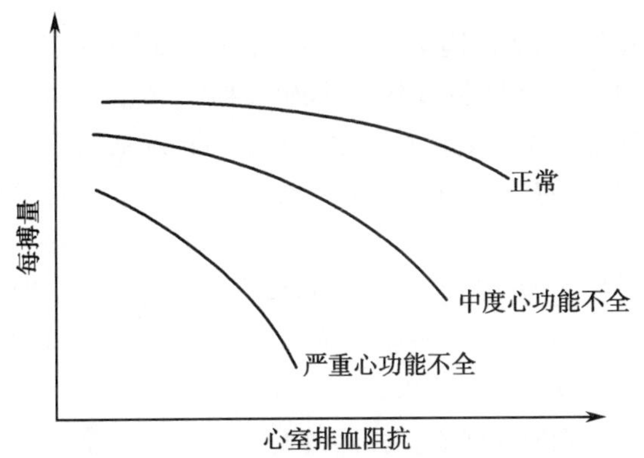

图 32-4　心室排血阻抗与每搏量之间的关系

低、肺静脉和周围静脉压下降,从而使呼吸困难和肺水肿得到改善。

心排血量降低代偿性增加周围血管阻力以保持动脉压,然而周围血管阻力增加后阻碍左心室射血,引起心排血量进一步下降。

此外,血管扩张药虽然对心肌收缩力并无直接作用,但由于用药物后可对前、后负荷产生影响,使心室内压和心室容量降低,从而降低心肌需氧。此时若主动脉舒张压未发生显著的改变,由于心室内压的下降,可使冠脉血流量增加,从而改善心内膜下区的缺血状态,间接起到强心的作用。

(三) 血管扩张药的适应证

临床上应用血管扩张药的主要适应证见表 32-2。血管扩张药的临床应用,最早见于手术期间控制

表 32-2　血管扩张药临床应用的适应证

1. 手术期间控制性降压	
2. 缺血性心脏病	(1) 周围阻力增加使心肌氧耗增加的情况 (2) 急性心肌梗死
3. 高血压危象、高血压脑病和恶性高血压等需急速降压的紧急情况	
4. 心力衰竭	(1) 急性和慢性难治的心力衰竭 (2) 有并发症的心肌梗死,如心源性休克、急性二尖瓣反流或室间隔破裂 (3) 慢性瓣膜病变,引起二尖瓣或主动脉瓣反流 (4) 心脏手术后,特别是体外循环心内直视手术后低心排综合征 (5) 急性肺水肿,主要是心源性肺水肿

性降压，不久即用于治疗恶性高血压和高血压危象。1969 年酚妥拉明和 1972 年硝普钠用于治疗心肌梗死后心功能不全和慢性顽固性心力衰竭取得了良好的效果，使这类药物应用不断推广。由于血管扩张药主要作用于周围血管，一般对心肌收缩力和心率无直接影响，目前已成为急性心肌梗死并发心源性休克，伴有左心室舒张末期压升高和外周阻力增加患者的首选治疗措施。

治疗应用血管扩张药的基本指征是周围血管阻力升高和(或)心室充盈压升高。必须认识到，心功能不全的患者对血管扩张药的血流动力效应与正常人不同，主要由于基础状况不同。图 32-5 显示药物引起静脉扩张可使正常人或充盈压未增高的患者每搏量减少，导致低血压和反射性心动过速，这在控制性降压患者中经常见到；而在充盈压升高的患者由于每搏量增加，动脉压可不变或升高，心率无明显的改变。因此对循环功能不全患者，若心室充盈压不高，原则上要避免使用血管扩张药，若需应用，则应同时补充血容量。

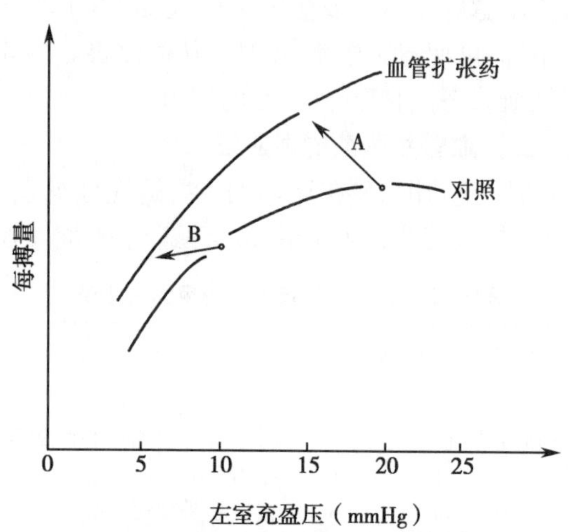

图 32-5　心功能曲线(对照)和用血管扩张药后上移的曲线

A. 表示开始时充盈压增高的患者，经用血管扩张药后每搏量增加；B. 表示充盈压正常或低下的患者应用血管扩张药会引起每搏量降低

血管扩张药治疗的主要问题是会引起严重的低血压，因此在用药过程中要密切监测血流动力学指标。表 32-3 表示药量与血流动力效应的一般规律。小剂量时心排血量增加，肺毛细血管楔压或左室充盈压降低，动脉压则很少改变；剂量中等时，进一步增加心排血量和降低充盈压，同时伴有动脉压轻度下降；大剂量时，由于显著的血管扩张，心排血量、充盈压和动脉压均下降，药物作用由有益变成有害，且常伴有代偿性心率增加。

表 32-3　不同剂量血管扩张药对血流动力学的作用

药物剂量	心排血量	肺毛细血管扩张	动脉压
小	↑	↓	⟷
中	↑↑	↓↓	↓
大	↓↓	↓↓	↓↓

个体间对血管扩张药的耐受程度有很大的差别。在应用时应遵循控制性降压的原则。治疗时应先从小剂量开始给药，依据血流动力学效应逐渐加量，以达到理想的血流动力效应。为确保安全性，必须进行多方面的监测，如：连续监测动脉压、心电图和中心静脉压；观察周围循环状态、肢端温度、色泽；记录尿量、并定期测定动脉血气和 pH。若能直接测定肺毛细血管楔压和心排血量则更理想，由此可计算出肺血管和周围血管阻力，对治疗有指导意义。一般认为在用血管扩张药治疗过程中应保持肺毛细血管楔压不低于 15～18mmHg，中心静脉压在正常范围。用药后如出现临床症状改善，如指(趾)端逐渐温暖红润、尿量增加、脉搏强而有力，脉压增宽等征象，即使不测定肺毛细血管楔压和心排血量，亦可证明药物发挥了有益的治疗效果。

（四）血管扩张药的分类

依据药物的作用部位和机制可将血管扩张药分为如下几类(表 32-4)。

表 32-4　血管扩张药作用部位和机制

作用部位和机制	药　品
交感神经节阻滞	季铵类：六烃季铵、环轮宁、戊双吡铵 非季铵类：樟磺咪芬、美加明、3 甲哌啶
肾上腺素能神经组滞	胍乙啶、利血平
肾上腺素能受体 α 阻滞	哌唑嗪、乌拉地尔、酚妥拉明
直接血管平滑肌松弛	硝普钠、硝酸酯和亚硝酸酯类 肼苯哒嗪、双氢肼苯哒嗪等
钙通道阻滞(慢通道阻滞)	硝苯地平、维拉帕米、地尔硫䓬、尼卡地平等
血管紧张素转移酶抑制	卡托普利
钾通道开放药	吡那地尔、米诺地尔

目前，围手术期中常用的扩血管药物主要是直接松弛血管平滑肌药、钙通道阻滞药及α肾上腺素能受体阻断药，而血管紧张素转换酶抑制药卡托普利也常用于术前控制原发性高血压。依据药物对动静脉的不同作用程度，可分成三组（表32-5）：第一组主要扩张静脉，如硝酸酯、亚硝酸酯和咪噻芬等；第二组主要扩张小动脉，如酚妥拉明、肼苯哒嗪等；第三组对动脉和静脉具有相互平衡作用，引起动、静脉扩张，如硝普钠、哌唑嗪和巯丙脯酸等，这样的分类只不过表示不同药对动、静脉的作用有程度方面的差别。借此为临床选药提供参考。表32-6是常用的血管扩张药对血流动力学的主要影响。

表32-5　对动静脉作用程度不同的血管扩张药

药　名	对动脉（A）或静脉（V）的相对作用
硝酸酯	V>A
亚硝酸酯	V>A
咪噻芬	V>A
酚妥拉明	A≫V
肼苯哒嗪	A≫V
米诺地尔	A≫V
钙通道阻滞剂	A≫V
转换酶抑制剂	A>V
硝普钠	A=V
哌唑嗪	A=V

表32-6　常用的血管扩张药的血流动力效应

药物	静脉张力	小动脉张力	心率	血压	心排出量	左室充盈压
酚妥拉明	↓	↓↓	↑	↓	↑↑	↓↓
硝普钠	↓↓	↓↓	⟷	↓	↑↑	↓↓
硝酸甘油	↓↓	↓	⟷	↓	↑	↓↓
咪噻芬	↓↓	↓	⟷	↓	⟷或↑	↓

二、常用的血管扩张药

（一）神经节阻滞药

该类能阻滞神经节的传导功能，其主要是通过与神经节细胞内N_1胆碱能受体竞争性结合而发挥作用。一般分季铵类和非季铵类二类，前者如六甲溴铵等，后者如樟磺咪芬等，这类药物作用于交感、副交感神经节，使节前纤维末梢释出的乙酰胆碱不能与神经节内相应的受体接近或结合，因此，神经节的兴奋传递暂时中断。常规用量时，交感、副交感系统一并阻滞，除血压下降外，还有各种副交感神经阻滞的副作用。

1. 药理作用

（1）心血管系统：这类药可阻滞交感神经节，产生强烈和迅速的扩血管作用造成血压下降显著，并常使血压调节失灵。目前多已不用，仅用于控制性降压和急需降压的重度高血压或高血压危象病例。

（2）胃肠道等器官：由于副交感神经节同时被阻滞，使胃肠道运动及肌肉张力降低，减少唾液，胃液等分泌量。此外，尚可引起不同程度的瞳孔散大、眼肌麻痹，尿潴留等。

2. 体内过程　注射给药后，大部分以原形由肾脏排泄。

3. 常用药物

（1）六甲溴铵（六烃季铵，hexamethonium，C_6）：此药使动、静脉扩张，致使血压降低。用药后易发生体位性低血压。控制性降压时，成人静脉注射50～100mg，收缩压可降至60～70mmHg，持续30～50分钟。为防止用药后血压骤降，可先静脉注射试验量5～30mg，然后按需分次注射20～30mg，总量一般不超过100mg。由于药物作用时间长，不良反应较多，目前已少用。该药主要经肾脏排泄，肾功能不全的患者慎用。

（2）樟磺咪芬（三甲噻芬，trimethaphan）：商品名阿方那特（arfonad）。此药除有神经节阻滞作用外，还能直接扩张血管平滑肌和释放组胺，因此降压作用强，较少依赖体位。一般用0.1%溶液静脉滴注，一次用量不宜超过250mg，作用迅速，停药后血压迅速回升。缺点是降压过程心率常增快，严重时伴有心律失常。由于此药有组胺释放作用，可诱发支气管痉挛，目前也已基本不用。代谢途径与琥珀酰胆碱类同，大部分由胆碱酯酶破坏，与琥珀酰胆碱并用时应慎重。

（二）α肾上腺素能受体阻滞药

见第31章第3节。

（三）改变离子通道特性致血管舒张的药物

1. 钾通道开放药　钾通道开放药是一类选择性作用于钾离子通道，增加细胞膜对钾离子的通透性，促进钾离子外流的药物。对于血管平滑肌，外向性K^+离子传导增多会引起细胞超极化，Ca^{2+}进入减少，降低细胞的兴奋性，导致血管松弛。经典的直接作用于血管的扩张剂为二氮嗪和米诺地尔。而尼可地尔（nicorandil）、吡那地尔（pinacidil）和克罗卡林（cromakalin）是新一代 K^+ 通道开放药，因副作用少而在血管扩张药中显示独特的作用谱。

（1）米诺地尔（minoxidil）：中文异名较多，有每乐血定、长压定、每乐定、降压定、英文异名有 minkdyl，prexidil，loniten 等。分子式为 $C_9H_{15}N_5O$，分子量 209.3。本品在冰醋酸中溶解，在乙醇中略溶，在氯仿或水中微溶，在丙酮中极微溶解。该药降压作用强而持久，米诺地尔在肝内代谢为米诺地尔 N-O 硫酸盐，后者能激活 ATP 敏感性钾通道，促 K^+ 外流，引起血管平滑肌细胞膜超极化，而使血管平滑肌松弛和血压下降。主要舒张小动脉，对容量血管无明显作用，并反射性使心率增快，心收缩力和心排血量增加，肾素分泌增加，水钠潴留。用药后皮肤、骨骼肌、消化道、心脏等部位的血流量也都增加。其血流动力学效应与肼苯哒嗪相仿，但作用更强。

该药特别适用于重度原发性高血压和肾性高血压。应用该药时须与利尿剂和肾上腺素能受体阻滞剂合用，以阻止反射性心排血量增加和体液潴留。治疗高血压初用量：口服，2.5mg/次，2 次/d，逐渐增至 5～10mg/次，2 次/d，一般不超过 40mg/d。

应用该药有水钠潴留、体重增加、水肿、心率加速等副作用，少数患者用药后出现心力衰竭、心包积液。每日用量 10mg 以上，连用数月可出现多毛症。有时可出现心电图 T 波平坦或倒置，此与钾通道开放药加速心肌细胞复极与缩短不应期有关。嗜铬细胞瘤患者禁用；肺源性心脏病、心绞痛、慢性充血性心力衰竭及严重肝功能不全患者慎用。

（2）吡那地尔（pinacidil）：英文异名为 pindac，分子式为 $C_{13}H_{19}N_5$，分子量 245.3，通过开放血管平滑肌细胞膜 K^+ 通道，促 K^+ 外流，使细胞膜超极化，从而使血管平滑肌舒张和血压下降。口服给药后 1～3 小时，降压作用达峰值，但持效较短（6 小时内），降压时，心率反射性加快。如服用其控释胶囊剂，作用时间可达 8～12 小时。吡那地尔还能逆转左室肥厚和改善脂质代谢（降低血中总胆固醇、三酰甘油和低密度胆固醇，增加高密度胆固醇）。口服易吸收（其控释胶囊剂的生物利用度为 57%），血浆蛋白结合率为 39%～65%，主要在肝内代谢，吡那地尔及其代谢物的半衰期分别为 1 小时及 3～4 小时。临床上主要用于轻度及中度原发性高血压，与 β 受体阻断药、利尿药合用可增强其抗高血压疗效并减轻其不良反应。治疗高血压初始用量：口服，12.5mg/次，2 次/d，一般维持量为 12.5～25mg/次，2 次/d，老年、肝肾功能不良的高血压患者，与其他抗高血压药（如利尿药、β 受体阻断药）合用时，其剂量应适当减小。

常见不良反应有头痛、心悸和水肿等，其他不良反应如脸部潮红、体重增加、多毛症、鼻黏膜充血、心电图 T 波改变及直立性低血压等。

（3）二氮嗪（diazoxide）：中文异名氯苯甲噻嗪、低压唑、降压嗪。英文异名 eudemine、hyperstat、hypertonalum、proglicem、proglycem；分子式为 $C_8H_7CLN_2O_2S$，分子量 230.77。静脉注射降压作用出现快而强，通过激活 ATP 敏感性钾通道，使小动脉血管平滑肌松弛和血压下降，对静脉系统无影响。降压时反射性兴奋交感神经，使心率增快，心排血量增加、肾素分泌增多，水钠潴留。虽口服易吸收，但主要经静脉注射用于治疗高血压危象，血浆 $t_{1/2}$ 为 48 小时，但降压作用时间差异较大（4～20 小时）。静脉注射后 1 分钟内见效，3～5 分钟作用达高峰，在体内通过肾脏排泄及肝脏代谢。

主要用于治疗高血压危象或高血压脑病患者，应用时每 10～15 分钟静脉注射 50～100mg。因溶液碱性强，应避免漏至血管外。另外，静脉注射可致静脉炎，并可引起水钠潴留、多毛症、低血压、心脑缺血、心率增快而诱发心力衰竭等。该药能抑制胰岛 β 细胞分泌胰岛素而使血糖升高，连用数日后，应测血糖，妊娠妇女患子痫时，静脉注射二氮嗪可因松弛子宫平滑肌而影响分娩。

2. 钙通道阻滞剂　钙通道阻滞剂除了具有抗心绞痛和抗心律失常作用外，也具有舒张外周小动脉和降低血压的作用。其扩张血管作用的机制是抑制 Ca^{2+} 向动脉平滑肌细胞内的流动，从而使外周阻力降低，血压随之下降，但对静脉血管影响较小。外周阻力下降的同时可激活压力感受器介导的交感神经兴奋。二氢吡啶类的硝苯地平由于交感神经兴奋，刺激窦房结，引起轻度到中度的心率加快，心排血量维持不变或轻度增加，维拉帕米对心脏的作用最强，可引起心率减慢，心排血量下降。硫氮酮的作用介于两者之间。

临床上不同的钙通道阻滞剂之间存在的血流动力学特性上的差别（表 32-7），使用时可按实际需要选择特定的药物。这些药物的药理作用和不良反应在下一节详细讨论。

表 32-7　钙通道阻滞剂的药理效应

	地尔硫草	维拉帕米	双氢吡啶类
心率	↓	↓	↑—
心肌收缩力	↓	↓↓	↓—
房室结传导	↓	↓↓	—
外周血管扩张	↑	↑	↑↑

（四）血管平滑肌松弛药

1. 硝普钠(sodium nitroprusside,niprode)

(1) 理化性质:硝普钠是亚硝基铁氰化钠,分子式是 $Na_2Fe(CN)_5NO \cdot 2H_2O$,其化学结构见图32-6。系红综色结晶,易溶于水。临床应用的硝普钠每安瓿含 50mg 粉剂,使用时以 5% 葡萄糖液稀释,此时药液显橘红色。稀释后的溶液不稳定,曝光3小时后药效降低 10%,48 小时后降低 50%,因此须临用前配制,避光下使用。如药液变成普鲁士蓝色(含高铁亚铁氰化物)时,表明药液已分解破坏,不能再用。

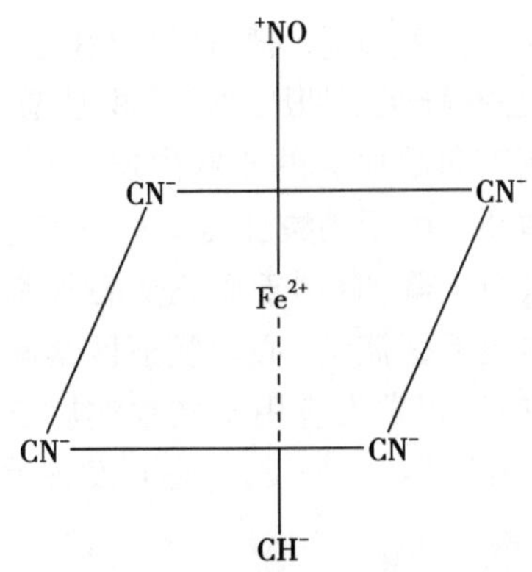

图 32-6　硝普钠的化学结构

(2) 药理作用:其作用机制是当硝普钠与血管内皮细胞和红细胞接触时,其分子即分解释放出NO,后者激活血管平滑肌细胞及血小板的鸟苷酸环化酶,使 cGMP 形成增加,导致血管平滑肌舒张。

硝普钠是强烈的血管扩张药,静脉用药后,引起动脉压迅速下降,伴周围血管阻力下降,肺动脉压及右心房压迅速下降。血压正常的患者,静脉注射硝普钠 0.61 ~ 3.87μg/(kg · min),平均动脉压下降37.2%,周围血管阻力下降 31.1%,心排血量降低8.8%,心率增加 5.5%。停药后 2 分钟可恢复到对照值的 90%。

心功能状态不同,硝普钠的血流动力学效应会有显著差别。对于心功能正常者,硝普钠使周围血管阻力降低,左心室充盈压下降,动脉压降低和心排血量不同程度的下降,结果多伴有反射性心动过速,一般可使心率增加 16% ~20%,尤以青壮年患者为显著。但对于心功能不全患者,可使肺毛细血管楔压及肺动脉压均有所下降,心排血量和每搏量显著增加。由于心功能改善,心率并不随动脉压的合理下降而反射性增速,相反会减慢。在左心室充盈压升高的患者,使用硝普钠治疗过程中左心室充盈压过度下降时,心排血量增加不明显甚至下降;若患者周围血管阻力不高,硝普钠增加心排血量的作用相对较小,反而会引起显著的低血压。因此在使用硝普钠时应结合患者具体情况。

硝普钠对血管运动中枢和交感神经末梢均无任何直接作用,对心肌收缩力也无不良影响。治疗量硝普钠对子宫、十二指肠或膀胱平滑肌亦无影响。对脑组织灌流和代谢的影响一般不明显,但控制性降压时给药速度过快会引起颅内压升高。该药对肾功能影响不大,但会抑制血小板凝集,引起凝血异常,可能与细胞内 cGMP 增加有关。使用较大剂量硝普钠时,发现脑、心肌、肝脏和横纹肌等器官和组织的静脉血氧分压增高和动、静脉血氧分压差减小,提示组织摄氧受抑制,这究竟是药物在治疗过程中释放氰化物干扰组织对氧的利用,还是药物对微循环的影响,尚待进一步证明。

(3) 体内过程:硝普钠的代谢很快,在体内降解,代谢过程中会形成氰化物,氰化物在肝脏被还原成硫氰化物,从尿液中排泄。一般治疗量的硝普钠不会引起中毒,一旦药量过大或药物代谢障碍,氰化合物可在体内积聚,或通过硫氰氧化酶作用可逆形成氰化物(图 32-7)。氰离子(CN^-)很容易与含高铁(Fe^{3+})离子的酶和高铁血红蛋白结成复合物,其中尤以含有高铁离子的细胞色素氧化酶对 CN^- 更为敏感。当细胞色素氧化酶被抑制,呼吸链即中断,引起细胞内窒息,临床表现为代谢性酸中毒和组织缺氧、心律失常、过度低血压甚至引起死亡。硝普钠短期用药最小致死量大约为 200 ~ 300mg。麻醉期间降压,用量一般 20 ~ 30mg 已足够,中毒量为有效量的10 倍,因此短期使用无需担心会发生中毒。长期使用硝普钠治疗时,可将血中硫氰酸盐的浓度作为反映其毒性的指标。正常人血中硫氰酸盐的浓度不超过 2.9mg/dl,如浓度超过 10 ~ 15mg/dl,需引起警觉。已有报道硫氰酸盐浓度达 20mg/dl 引起患者死亡。此外,检测血液乳酸盐浓度和碱剩余对是否发生毒性反应也颇有价值。

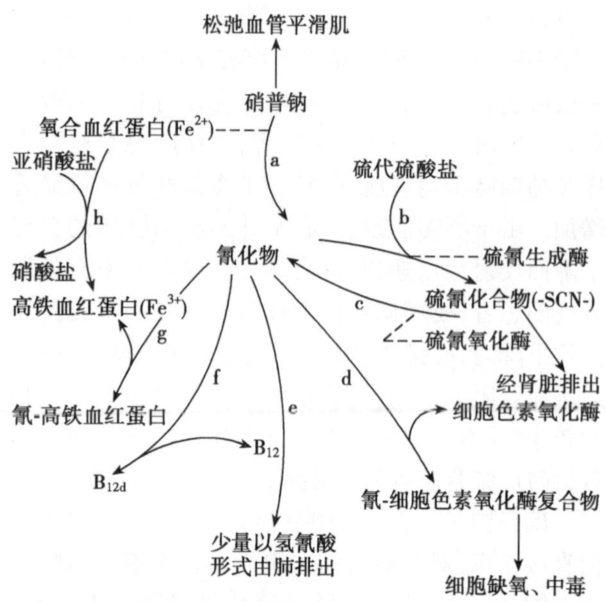

图 32-7　硝普钠和氰氧化物在体内分解,毒性和解毒

用药过程中若患者出现疲劳、恶心、厌食、呕吐、定向障碍、肌肉抽搐并有代谢性酸中毒,常表明已存在氰化物中毒。除立即停药外应给患者吸氧和维持有效的循环,并设法治疗,迅速恢复细胞色素酶的活性和加速氰化物转变为无毒或低毒性的物质。常用的药物有:①高铁血红蛋白形成剂如亚硝酸钠和亚硝酸异戊酯等,它们是氰化物中毒的有效解毒剂,不仅能消除血中游离的 CN^-,而且能加速已与细胞色素氧化酶结合的氰重新释放出来。亚硝酸钠对血管平滑肌有松弛作用,静注不易过快,以免血压骤降;②硫代硫酸钠:作为硫的供体,在硫氰生成酶的协助下使氰化物变为基本无毒的硫氰酸盐,从尿中排出。一般用硫代硫酸钠 150mg/kg,3～5 分钟静脉注射;③羟基钴维生素及氯钴维生素:它们与 CN^- 相遇即形成无毒的氰钴维生素,迅速由尿排出,既可解除又可预防氰化物中毒,但由于性质不甚稳定,用量大且不方便。

(4) 临床应用:控制性降压和高血压患者的降压可静脉滴注 0.01% 药液,开始按 0.25～10μg/(kg·min),平均为 3μg/(kg·min)速度滴注,经 2～3 分钟血压徐降,调节滴速,一般于 4～6 分钟就可使血压降至预计水平。停药后一般经 1～10 分钟血压回升接近降压前水平。心功能不全或低心排状态一般从 0.5μg/(kg·min)开始,根据患者的血压进行调整,逐渐增加剂量,直到获得预期效果。为不危及冠状动脉灌注,应密切监测动脉压,使舒张压保持在 8kPa(60mmHg)以上。低血容量患者对硝普钠很敏感,为避免血压剧降,首先应补充血容量。较长时间应用硝普钠,应检测血液 pH、乳酸值、混合静脉血氧和血硫氰酸盐浓度。

2. 硝酸甘油(nitroglycerin)　是硝酸的有机化合物制剂。此外还有亚硝酸酯,习惯上统称亚硝酸类。临床上最初用作心绞痛的治疗,后又用于心功能不全的治疗和控制性降压。

(1) 药理作用:硝酸甘油作为前体药物(prodrug)在平滑肌细胞及血管内皮细胞中被生物降解产生 NO,通过 NO 而起作用。一般认为 NO 由血管内皮细胞中的 L-精氨酸-NO 合成途径产生,并从内皮细胞弥散到血管平滑肌细胞,它能激活鸟苷酸环化酶(GC),增加细胞内 cGMP 的含量,激活 cGMP 依赖性蛋白激酶,降低胞浆中 Ca^{2+} 浓度,促肌球蛋白轻链去磷酸化,进而松弛平滑肌,尤其是血管平滑肌。

以往认为硝酸甘油抗心绞痛作用是药物引起的冠状血管扩张,现认为是该药减低心肌耗氧量,恢复心肌对氧的供需平衡。硝酸甘油主要扩张静脉,减少回心血量,从而降低心室的充盈压和减小舒张末期容积。由于心肌耗氧量与舒张末期容积有关,减少舒张末期容积就可降低耗氧量。在心绞痛、心肌缺血时,左心室舒张末期压力或容积是增加的,这不仅抑制血流流向缺血区的心壁内层,而且阻碍血液流过侧支循环。由于硝酸甘油使左心室舒张末期压力和室壁张力下降,有利于血流从心外膜和侧支向缺血的心内膜下区流动(心内膜下区是缺血时最易受损的部位)。正常人应用硝酸甘油后心肌耗氧量常增加,而心绞痛者则相反,这是其发挥治疗作用的主要因素。

急性或慢性心功能不全患者用药后,通过扩张血管,减轻心室前负荷、使左心室充盈压下降,能有效提高心排血量,改善呼吸困难和肺水肿症状,对心率改变不大或轻度增加。对于无心功能不全的患者,硝酸甘油由于降低了心室充盈使心排血量降低,同时血压下降可引起交感神经兴奋,使心率加快,心肌氧耗量反而增加。

(2) 体内过程:药物口服后,可在胃肠道吸收,但经肝脏迅速破坏而失效,因此达到全身血液循环中的药物浓度较低。经舌下、皮肤或静脉给药后,经过动静脉血管床后由肝脏迅速代谢,在谷胱甘肽硝酸酯还原酶催化下进行部分脱硝酸化,产生 1,3 和 1,2 甘油二硝酸酯、甘油单硝酸酯和有机硝酸酯。由于药物在体内再分布和肝脏快速代谢,药物半衰期仅 2 分钟。患者有可能对硝酸甘油产生耐药性。

硝酸甘油主要与血管平滑肌膜上的巯基(–SH)反应,形成二硫化合物并释放出无机硝酸盐。已发现在耐药性患者的组织中的硫基团减少。硝酸甘油代谢后产生亚硝酸根离子(NO_2^-)能迅速使血红蛋白氧化成高铁血红蛋白,而出现高铁血红蛋白血症,这可能是硝酸甘油的中毒原因;硝酸根离子(NO_3^-)则在高浓度时才有此作用。由于该药主要在肝内代谢,严重肝病患者此药应慎用。

(3) 临床应用:

1) 控制性降压:硝酸甘油用于手术期间控制性降压,起始时可静注 1 ~ 2μg/kg,后以 0.5 ~ 5μg/(kg · min)维持,根据血流动力学参数调整剂量,使血压降至所希望的水平。停药后血压回升较硝普钠略慢。硝酸甘油与硝普钠降低收缩压的药能基本相等,但硝普钠降低舒张压较硝酸甘油明显,表明硝酸甘油降压时心肌可保持较高的灌注压,有利于心肌血供。

硝酸甘油降压时会引起颅内压升高,特别在颅内高压的患者,除非预先采取了控制颅内高压的措施,否则应在脑膜切开后才开始使用。青壮年患者用硝酸甘油降压,有时会有困难,常需加用其他麻醉药如恩氟烷、异氟烷等。

2) 心功能不全、心肌梗死:硝酸甘油已广泛用于冠状动脉旁路手术期间预防和治疗高血压发作和心肌氧耗量的增加及慢性心力衰竭和急性心肌梗死所致的心功能不全,以及体外循环心内直视手术后心源性休克等。通常以 0.25μg/(kg · min)开始,直至 1μg/(kg · min),可达到理想的治疗效果。心功能差的患者用量一般较心功能良好者为大。

3) 治疗心绞痛:心绞痛急性发作时,舌下含服硝酸甘油 0.3 ~ 0.6mg,2 ~ 3 分钟后即可得到有效缓解,持续约 0.5 小时。此外,硝酸甘油有许多长效剂型,手术前使用可防止冠心病患者在麻醉和手术期间因血压急性升高而引起的心肌缺血、缺氧等。如 2% 硝酸甘油软膏敷在 3cm×5cm 大小的胸腹部或四肢皮肤,作用可维持约 3 小时。心前区使用硝酸甘油缓释贴片(5 ~ 10mg)更为方便,作用时间长达 12 小时以上。

(五) 其他扩血管药

1. 肼苯哒嗪(hydralazine)和双肼苯哒嗪(dihydralazine)　对动脉阻力血管有选择性的扩张作用,主要血流动力学作用是降低周围血管阻力,增加心排血量。慢性充血性心力衰竭患者口服此药后周围血管阻力降低 40%;心排血量增加 50%,心率和血压可无显著改变。此药对静脉几无扩张作用,治疗时可按需联合应用静脉血管扩张药(如硝酸酯类)。

肼苯哒嗪口服吸收良好,初始剂量 25mg,然后按需增至 100mg,每日 3 次。该药可增加心排血量,且因血压下降可引起反射性心动过速,严重者导致心悸、诱发心绞痛等,首先给予 β 受体阻滞药可以预防此类副作用。较重要的不良反应是体液潴留和药物性狼疮,前者可增加利尿药量加以控制,至于狼疮多系长期较大量用药所致,停药后即消失。

肼苯哒嗪和双肼苯哒嗪有静脉制剂,适用于急性左心功能不全、体外循环心内直视手术后低心排血综合征的治疗;也常用于处理围手术期尤其是术后高血压。

2. 血管紧张素Ⅰ转化酶抑制药(angiotensin converting enzyme inhibitors, ACEI)　肾素-血管紧张素-醛固酮系统(RAAS)在血压调节及高血压发病中都有重要的影响。整体 RAAS 是众所周知的,现代分子生物学研究证明尚存在局部的 RAAS。在心血管、脑、肾等组织中存在着肾素、血管紧张原的 mRNA,且局部有相关基因表达,故提出在组织中存在独立的 RAAS,该系统以旁分泌方式对心血管及神经系统功能起调节作用。ACEI 可抑制血管紧张素 Ⅰ 转化酶的活性,从而减少血管紧张素 Ⅱ 的形成。近年合成了一系列 ACEI,如:卡托普利(captopril),依那普利(enalapril),雷米普利(ramipril),赖诺普利(lysinopril),培哚普利(perindopril),贝那普利(benazapril),西拉普利(cilazapril)和福辛普利(fosinopril)等。下面以卡托普利为例说明其作用。

卡托普利又名开搏通(captopril),该药对静脉作用较弱,可增加肾血流量,对冠脉血流量则无明显影响。口服该药后 70% 吸收,15 分钟显效,1 ~ 2 小时药效达高峰,初始剂量 12.5 ~ 25mg,每日三次,最大可达 100 ~ 300mg/d。目前常用于①治疗原发性高血压:在围手术期高血压的治疗中,和硝苯地平共同列为常用药物;②治疗慢性充血性心力衰竭。此药毒性小,不良反应主要有低血压(2%)、咳嗽(5% ~ 20%)、高血钾、皮疹、眩晕、恶心及呕吐等,减量或停药后即消失。

3. 吲达帕胺(indapamide)　为非噻嗪类吲哚啉衍生物,利尿作用弱。可直接舒张小动脉,降低血管壁张力和血管对升压物质的反应性,从而使外周阻力下降,扩血管作用与其阻滞钙离子内流,降低细胞内钙浓度有关，故有人认为该药也是钙拮抗药。此外，其还有促进血管内皮产生血管源性舒张因子及抗心肌肥厚等作用。口服吸收完全，30 分钟后血药浓度达峰值，生物利用度达 93% 以上，在肝脏代谢，肾衰竭患者不产生药物蓄积。应用于轻、中度高血压，伴有水肿者更适宜。不良反应轻，长期应用可使血钾降低。

4. 酮色林（ketanserin，凯他舍林）　为 5-羟色胺受体阻断药，可选择性阻断 5-HT_2 受体，对 α_1-受体和组胺 H_1-受体也有阻滞效应。其通过抑制 5-HT 诱发的血管收缩而降低外周阻力，其中肾血管阻力降低最为明显。还能抑制 5-HT 的促血小板聚集的作用。长期应用不产生耐药性。不良反应有头晕、疲乏、水肿、口干、胃肠不适及室性心律失常。本品不宜与排钾利尿药合用，有明显心动过缓、Q-T 间期大于 500ms、低血钾或低血镁的患者禁用本品。

第4节　钙通道阻滞药

钙通道阻滞剂（calcium channel blocker）是指在通道水平上选择性地阻滞 Ca^{2+} 经细胞膜上的钙离子选择性通道进入细胞内、减少细胞内 Ca^{2+} 浓度、从而影响细胞功能的药物。此类药物的机制是阻滞 Ca^{2+} 的进入，所以也称之为钙进入阻滞药（calciun entry blocker）。随着膜片钳和分子生物技术的成熟，该类药物的作用机制的研究取得了重大突破。目前钙通道阻滞剂的临床应用相当广泛，而且新药也正在不断问世，成为心血管系统的重要药物之一。

一、分　类

钙通道阻滞药的化学结构及药理作用各不相同，新的药物不断增多。为合理用药，1987 年 WHO 根据钙通道阻滞药对钙通道阻滞作用的选择性，分为选择性和非选择性两大类，又根据其药理作用再分为 6 类。

A. 选择性钙通道阻滞药

Ⅰ类：维拉帕米类；Ⅱ类：硝苯地平类；Ⅲ类：地尔硫䓬类。

B. 非选择性钙通道阻滞药

Ⅳ类：氟桂利嗪类；Ⅴ类：普尼拉明类；Ⅵ类：其他。

1992 年国际药理学联合会又将钙通道阻滞药重新分类，共分为三类：

1 类　该类药物选择性地作用于 L 型钙通道，结合部位在 α_1 亚基，根据它们在 α_1 亚基上的结合位点，又将其分为 4 个亚类：

1a 类　双氢吡啶类：硝苯地平，氨氯地平，尼莫地平，尼卡地平，尼群地平，尼索地平，非洛地平，伊拉地平，尼伐地平，拉西地平，马尼地平，贝尼地平，乐卡地平等。

1b 类　地尔硫䓬类：地尔硫䓬，克仑硫，二氯呋利。

1c 类　苯烷胺类：维拉帕米，加洛帕米，噻帕米等。

1d 类　氟桂利嗪、粉防己碱。

2 类　选择性地作用于其他电压依赖性 Ca^{2+} 选择性通道的药物：

作用于 T 通道：脉搏地尔。

作用于 N 通道：ω-CTX（ω-conotoxins），从海蚯蚓中提取的复合毒素。

作用于 P 通道：某些蜘蛛毒素，如 AgeIVA。

3 类　非选择性通道调节物（non-selective channel modulators）芬地林，普尼拉明，苄普地尔，卡罗维林，桂利嗪及氟桂利嗪等。

本节主要介绍 1 类药物，近年对 T 通道的研究取得长足进展，故对作用于 T 通道的药物也略作介绍。

二、药 理 作 用

（一）药效学

1. 对心肌的作用

（1）负性肌力作用：钙通道阻滞药阻止 Ca^{2+} 经钙通道内流，降低胞浆内的游离 Ca^{2+} 浓度，可明显降低心肌收缩性，使心肌耗氧量相应减少；又由于血管扩张，心肌后负荷降低，耗氧量可进一步减少。硝苯地平明显扩张血管，可反射性兴奋交感神经，表现为轻微的正性肌力作用。

（2）负性频率和负性传导作用：钙通道阻滞药降低窦房结及房室结等慢反应细胞的 0 相上升速率（Vmax）、动作电位振幅（APA）和 4 相缓慢除极，因而可降低窦房结的自律性，减慢心率，同时减慢房室结的传导速度，延长有效不应期，从而消除折返激动，故可用于治疗阵发性室上性心动过速。但钙通道阻滞药减慢心率的作用常被反射性交感神经兴奋作用部分抵消，故其治疗窦性心动过速的疗效欠佳，其中硝苯地平最差。

（3）对缺血心肌的保护作用：心肌缺血时，其能量代谢发生障碍，使心肌细胞各项功能减退。又因钠泵、钙泵抑制及钙的被动转运加强，使细胞内钙蓄积，进而形成钙超负载，最终引起细胞凋亡及坏死。Ca^{2+} 阻滞剂可减少细胞内钙量，避免细胞凋亡而保护心肌。

2. 对平滑肌的作用　多数平滑肌主要依靠跨膜钙流维持静息时的张力和收缩反应。钙通道阻滞药可使这些细胞松弛。特点是血管平滑肌最敏感，冠状动脉比周围动脉敏感，小动脉又比小静脉敏感。在“血管选择性”方面有很大的差异（见表 32-8），一般二氢吡啶类对血管平滑肌作用强于对心肌的作用，而且，作用强度依血管床的不同而不同，如尼莫地平对脑血管的选择性特别强，可用来治疗局部脑血管痉挛时的蛛网膜下腔出血。

表 32-8　钙通道阻滞药对心血管作用的比较

	硝苯地平	维拉帕米	地尔硫䓬
冠脉张力	---	--	--
冠脉流量	+++	++	++
扩张外周血管	+++	+	++
心率	○，++	-	-
心肌收缩力	○，+	○，-	○，-
房室结传导	○	-	-
房室结 ERP	○	-	-

3. 改善组织血流的作用

（1）抑制血小板聚集：钙拮抗药可影响血小板第一相的可逆性聚集和第二相的不可逆性聚集。

（2）增加红细胞的变形能力，降低血液黏滞度　正常时红细胞有良好的变形能力，能缩短其直径而顺利通过毛细血管，保持正常血液黏滞度。当红细胞内钙含量增多时，其变形能力降低，血液黏滞度增高易引起组织血流障碍。钙拮抗药降低红细胞的钙含量，改善血液流变学，降低循环阻力，并能改善组织血液供应，长期应用可阻止冠脉损伤的发展。

4. 其他作用

（1）抗动脉粥样硬化作用：Ca^{2+} 参与动脉粥样硬化斑块形成和钙化。多项研究已证明钙拮抗药具有抗动脉粥样硬化、延缓其发展的作用。抗动脉粥样硬化的机制包括：①通过阻止 L 型钙通道降低胞内钙浓度、减少细胞内 Ca^{2+} 超负荷；②与抗钙作用无关，主要通过抑制血管平滑肌细胞的迁移和增殖，增强生长因子依赖性低密度脂蛋白（LDL）受体基因的转录及 LDL 受体的表达及增加细胞因子 IL-6 的产生与分泌，从而使胆固醇降低，同时还能抑制细胞外基质的基因表达与细胞外基质合成，从而发挥其抗动脉粥样硬化作用。

（2）抑制内分泌腺体的作用：钙通道阻滞剂对腺体和神经末梢刺激-分泌耦联的影响很小，但大剂量下可抑制多种内分泌腺体功能，如抑制垂体后叶分泌催产素、加压素；抑制垂体前叶分泌促肾上腺皮质激素、促性腺激素、促甲状腺激素；抑制胰岛素及醛固酮的分泌等。还能抑制交感神经末梢释放去甲肾上腺素，具有微弱的非特异性抗交感作用。

（3）逆转肿瘤的抗药性：许多肿瘤在药物治疗过程中具有抗药性，与其多种耐药基因的过度表达有关。据报道，钙通道阻滞剂能抑制这种抗药性，可能和耐药基因产物 P-糖蛋白结合，并抑制其表达有关。

（二）药代动力学

现有的钙通道阻滞药化学结构虽不相同，但药代动力学却很相似（表 32-9）。口服后血浆中浓度达峰值时间需 30 分钟～3 小时。因肠道吸收受限及肝脏首过效应，该类药的生物利用度仅为 20%～40%。在血浆内可广泛地与蛋白结合。这类药的分布容积较大，可达 3～8L/kg，但 $t_{1/2\beta}$ 较短，约为 3～7 小时，主要经肝脏代谢成脱甲基或脱烷基等代谢产物。由于清除率很高，意味着其消除可由总肝血流调节。除了双氢吡啶衍生物外，代谢产物如去甲维拉帕米及去甲地尔硫䓬等仍具有阻滞钙通道的药理特性。大部分钙通道阻滞药及其代谢产物主要随尿排出。当长期应用使肝脏首过效应饱和时，可延长消除半衰期，如维拉帕米可延长至 6～9 小时。

三、临 床 应 用

钙通道阻滞药已成功地应用于治疗高血压、心肌缺血、心律失常、充血性心力衰竭及血管痉挛性疾病等。对其长期用药的安全问题，曾有过很大的争论。在 1995 年，Furberg 等发表研究报道发现对高血压患者分别服用利尿剂、β 受体阻滞剂、钙通道阻

表 32-9 常用钙通道阻滞药的药代动力学

	维拉帕米	地尔硫草	硝苯地平	尼卡地平	尼群地平	尼莫地平	氨氯地平
口服(mg)	80 ~ 160/8h	30 ~ 120/8h	10 ~ 40/8h	10 ~ 20/8h	10 ~ 20/12h	10mg/24h 240/24h	
静脉注射(μg/kg)	70 ~ 150	70 ~ 150	5 ~ 20	5 ~ 20			
静脉滴入(μg/(kg · min))	1 ~ 5	1 ~ 5	0.1 ~ 0.3	0.5 ~ 1.5		2mg/h	
口服吸收率(%)	>90	>90	>90	99	80	>90	64
超效时(min)	<30	15	3(鼻)20(口)	20 ~ 60	15 ~ 30	30 ~ 90	210
口服后肝首过摄取率(%)	75 ~ 90	70 ~ 80	40 ~ 60	20 ~ 40		90	60
生物利用度(%)	20	24	40 ~ 60	30	20	5 ~ 10	60 ~ 65
血浆蛋白结合率(%)	90	89	90	98	98	99	98
分布容积(L/kg)	2.3 ~ 6.2	2.9 ~ 8.5	0.8 ~ 2.7	0.6 ~ 6.6	2 ~ 6		21.0
消除半衰期(h)	4 ~ 10	2 ~ 6	3 ~ 5	3 ~ 5	12	2	3 ~ 35
生物转化	经肝	经肝	经肝	经肝	经肝	经肝	经肝
代谢产物	去甲维拉帕米	去乙酰地尔硫草	无活性代谢产物				
血浆治疗浓度(ng/ml)	50 ~ 250	100 ~ 250	10 ~ 100	5 ~ 100		10 ~ 30	2.4
肾清除(%)	70	35	80	55	85	20	10
经肝代谢(%)	15	65	20	45	8	80	
原形经尿排出(%)	3 ~ 4	0.2 ~ 4	0.1	<0.03	<0.1		

滞剂等药物后,单独使用钙通道阻滞药或合用利尿药的患者,心肌梗死的危险性比单用利尿剂者高60%,且随钙通道阻滞剂用量增大,风险也会相应增加。后来其又在一项关于将硝苯地平作为心肌梗死后二级临床预防药物的 Meta 分析中,得出结论是硝苯地平使患者的死亡率增加 16%。许多学者对上述研究使用的统计方法和所采用的资料进行了再分析,认为偏颇较多。最近的研究结果表明,钙通道阻滞药并不增加冠心病患者的病死率。临床上钙通道阻滞药应用的适应证见表 32-10。

围手术期钙通道阻滞药主要用于下列情况:

(一) 抗心律失常

钙通道阻滞药维拉帕米、地尔硫草治疗阵发性室上性心动过速及后除极触发活动所致的心律失常有良好效果;在终止持续性窦房结折返、房室结折返或伴 WPW 综合征的顺行性房室互换心动过速发作时,在先采用迷走神经手法刺激和给予腺苷后,进一步可考虑静脉用维拉帕米或地尔硫草。维拉帕米和地尔硫草可在几分钟内终止 60% ~90% 以上的阵发性室上性心动过速。维拉帕米也有助于治疗一些胎儿的室上性心动过速。尽管维拉帕米和普萘洛尔可同时静脉应用,但这种联合用药应在严密观察下使用。

表 32-10 应用钙通道阻滞药适应证

1. 心绞痛
   稳定性心绞痛
   不稳定性心绞痛
   变异性心绞痛
2. 心律失常的治疗及预防
3. 高血压及高血压危象
4. 肥厚性心肌病:维拉帕米
5. 充血性心力衰竭:氨氯地平
6. 心肌梗死:地尔硫草
7. 原发性肺动脉高压:硝苯地平
8. 外周血管疾病:雷诺病、间歇性跛行
9. 脑动脉痉挛(蛛网膜下腔出血):尼莫地平
10. 中风:尼莫地平
11. 急性胃肠痉挛
12. 预防偏头痛:尼莫地平
13. 延缓动脉粥样硬化
14. 预防心肌肥大

维拉帕米降低心室反应,可治疗房颤或房扑,尤其可将新近发生的病例转复为窦性心律。但奎尼丁、氟卡胺和艾司洛尔在房颤患者转复为并维持窦性心律方面似乎比维拉帕米更有效。静脉使用维拉帕米可加速 WPW 综合征伴房颤患者的心室反应,因此禁忌使用。而口服维拉帕米或地尔硫草则能防止房室结折返和伴 WPW 综合征患者顺应性房室互换心动过速的再发生,也有助于无旁路传导患者发生房扑或房颤时维持较低的心室反应。维拉帕米可终止左室间隔的心动过速,但对常见的室性心动过速类型的患者静脉给药可发生血液动力学虚脱。因此,室性心律失常目前多用Ⅰ类抗心律常药治疗,如利多卡因等。

维拉帕米用于有明显血流动力学障碍的患者或服用β受体阻滞剂治疗的患者时需谨慎,可能发生低血压、心动过缓、房室传导阻滞和心搏骤停。对窦房结异常患者应用维拉帕米也需谨慎,可能明显抑制窦房结功能甚至导致心搏骤停,可用异丙肾上腺素、钙、高血糖素、多巴胺、阿托品或暂时性起搏治疗。

维拉帕米和地尔硫䓬治疗心律失常的禁忌证包括晚期心力衰竭、无起搏器的Ⅱ度或Ⅲ度房室阻滞、房颤和旁道的顺行性传导、明显的窦房结功能不全、大多数室性心动过速等。

(二) 治疗高血压

钙通道阻滞药硝苯地平、地尔硫䓬及维拉帕米均能有效地预防及治疗围手术期急性血压增高,也可用于轻、中、重度高血压及高血压危象的治疗,尤其适用于高血压合并冠心病、心肌缺血、外周血管疾病、哮喘及慢性阻塞性肺病的患者。如应用维拉帕米 0.1mg/kg 静脉注射或硝苯啶 10mg 舌下可有效地防止麻醉诱导置入喉镜时的升压反应,且不影响心率。尼卡地平 0.5～2mg/kg 静脉注射可控制血管手术时发作的高血压,并且不影响左、右室充盈压及心率。嗜铬细胞瘤手术的患者用尼卡地平或维拉帕米合用硝普钠控制血压可抑制肿瘤释放儿茶酚胺及阻滞 α_2-突触后膜。目前国际上在处理高血压危象时尼卡地平排在第五位。冠脉旁路手术后高血压用地尔硫䓬 150～300μg/kg 静脉注射、硝苯地平 20～50mg 滴鼻或硝普钠 1μg/(kg · min)静脉滴入均可取得同样的效应。地尔硫䓬还可降低心率及心肌耗氧量,降低每搏功指数。颈动脉内膜剥脱术术后高血压,用硝苯地平 10mg 滴鼻,效果良好,同时还可升高心脏指数和混合静脉血氧饱和度,降低肺动脉楔压。

(三) 控制性低血压

钙通道阻滞药均有不同程度降低周围血管阻力及负性变力效应,常应用在麻醉中短时间控制性低血压。如维拉帕米 0.07mg/kg 静脉注射,动脉压可下降 10%～20%,维持约 10 分钟,心率及肺动脉压不变。动脉导管未闭结扎或切断前,可反复静注使收缩压下降至 74mmHg 左右。髋关节手术时为了减少出血,静脉滴入尼卡地平 1～3μg/(kg · min),使收缩压降至 60mmHg。硝苯地平静脉注射 5～15mg/kg 可维持稍长时间低血压。地尔硫䓬 0.1～0.3mg/(kg · min)静脉滴入可轻度降压,停药后还可维持 30 分钟,也无心动过速及反跳性高血压。地尔硫䓬不引起颅内压增高,但已有颅内压增高的患者地尔硫䓬也与维拉帕米和硝苯地平一样可进一步增高颅内压,还可能发生心脏停顿。大剂量应用易产生房室传导阻滞,所以只能用于需要短暂降压的手术。

(四) 抗心肌缺血

钙通道阻滞药通过抑制血管平滑肌与心肌 Ca^{2+} 内流,舒张冠状动脉,增加冠状动脉血流量而改善心肌缺血;扩张外周血管减轻心脏负荷,并能抑制心肌收缩性,减慢心率,从而降低心肌耗氧量。此外,钙通道阻滞药还可防止缺血心肌细胞钙离子超负荷,避免心肌坏死。钙通道阻滞药对心肌氧供/需平衡的血流动力学效应见下表 32-11。

表 32-11　钙通道阻滞药对心肌氧供/需的血流动力学效应

	维拉帕米	硝苯地平	地尔硫䓬	尼卡地平	苄普地尔(Bepridil)
氧需					
室壁张力	↑⟷	⟷(反射性)	⟷	⟷(反射性)	↑
收缩压	↓	↓	↓	↓	⟷
心室容量	↑	⟷	⟷	⟷	↑
心率	↓	↑(反射性)	↓⟷	↑(反射性)	↓
心肌收缩性	↓↓	↓	↓	⟷↓	⟷
氧供					
冠脉血流量	↑	↑↑	↑	↑↑	↑
冠状动脉阻力	↓	↓↓	↓	↓↓	↓
痉挛(冠脉)	↓	↓	↓	↓	↓
舒张期灌注时间	↑	↓	↑⟷	↓	↑
侧支循环血流量	⟷	↑	↑	↑	↑

钙通道阻滞药对冠状动脉痉挛及变异性心绞痛最为有效，也可用于稳定型及不稳定型心绞痛。但硝苯地平对不稳定型心绞痛的治疗有一定的局限性，因其有引起心率加快而增加心肌缺血的危险。维拉帕米和地尔硫䓬则不同，可直接作用于心脏，引起心率轻度减慢。钙通道阻滞药对急性心肌梗死能促进侧支循环，缩小梗死面积。有研究显示钙通道阻滞药对冠心病患者预防心肌缺血的效应仍不如β受体阻滞剂显著（表32-12）。大量研究表明钙通道阻滞药合并应用硝酸酯类及亚硝酸类及β受体阻滞剂，其抗心绞痛效应比单独使用其中任何一种药物均明显，钙通道阻滞药与β受体阻滞剂合并应用时应注意对心脏过度抑制所造成的严重不良反应如心脏阻滞，心动过缓及低血压等。两药合并应用时的血流动力学效应见表32-13及表32-14。

表32-12　钙通道阻滞药、β受体阻滞剂及硝酸酯类对心肌氧供需诸因素影响

心肌氧供需决定因素	硝酸酯类	β受体阻滞剂	钙通道阻滞药
室壁张力	↓	±	↓↑
心室容量	↓	↑	±
心室腔内压力	↓	↓	↓
心脏体积	↓	↑	±
心率	↑	↓	±
心肌收缩性	↑	↓	±
心内外膜血流比率	↑	↑	↑
侧支血流量	↑	↑	↑

表32-13　钙通道阻滞药、β受体阻断药及合并应用时血流动力学效应

	钙通道阻滞药	β受体阻断药	两者结合
心率	↓⟷↑	↓	↓⟷
心肌收缩性	↓⟷	↓	↓⟷
室壁张力	↓↑	⟷	↓
收缩压	↓	↓	↓
左室容量	↓⟷	↑	↑⟷
冠脉阻力	↓	↑⟷	↓⟷

（五）保护缺血组织

组织缺血引起膜除极化，缺血细胞钙内流增加，细胞内钙的升高增强了几种ATP-消耗酶的活性，进一步耗竭细胞内能量的储存，使细胞对缺血损伤更敏感。已有很多基础研究结果说明钙通道阻滞药对心肌、肾及脑缺血性损害有保护作用。至今还很难证明这类药在缺血性损害保护措施中是否起主要作用，所以只能作为参考指征。如心脏手术时将硝苯地平200μg/L加至停跳液中具有降低心肌缺血的效应，但也常导致体外循环停机困难。地尔硫䓬150μg/kg也有助于心肌保护，但可能引起心肌抑制及传导紊乱。在冠脉旁路术时将维拉帕米50mg加至体外循环预冲液中可预防冠状动脉痉挛。

表32-14　钙通道阻滞药、硝酸酯类及合并应用时血流动力学效应

	硝酸酯类	钙通道阻滞药	两药合用
心率	↑（反射性）	±	↑（反射性）
血压	↓	↓	↓↓
心脏大小	↓○	±↑	○
心肌收缩性	↑（反射性）	↓	○
静脉舒缩张力	↓	↑○	↓
外周血管阻力	↓	↓	↓↓?
冠脉阻力	↓	↓	↓↓?
冠脉血流量	↑	↑	↑↑
侧支血流量	↑	↑	↑↑?

尼莫地平高脂溶性，易穿过血脑屏障，可用于脑保护。猴脑缺血后静脉注射尼莫地平10μg/kg可改进组织学评分。心搏骤停患者复苏后静脉注射尼莫地平虽可缩短昏迷时间，但不会改变预后。急性缺血性脑卒中患者在24小时内口服尼莫地平可降低死亡率，并可使心血管的并发症减少。从上述研究看，尼莫地平脑保护作用主要靠脑血流增加，而不是改变缺血后的脑代谢。此外，还应注意的是对已危及颅内顺应性的患者应用钙通道阻滞药会进一步增高颅内压。若同时并发脑水肿则可使神经状态恶化。

四、钙通道阻滞药与麻醉药的相互作用

（一）卤素类麻醉药

卤素类吸入麻醉药可影响钙通道阻滞药的药代动力学，可降低钙通道阻滞药的肝清除率，血浆中钙

通道阻滞药浓度也高于使用芬太尼或硫喷妥钠麻醉及未麻醉的患者。

卤素吸入麻醉药对心肌的负性变力效应和周围血管的扩张效应还可能加强钙通道阻滞药的效应,特别是对左室功能不全、低血容量、已用β-受体阻滞药治疗及有房室传导阻滞的患者。不同的吸入麻醉药并用钙通道阻滞药对心肌的抑制也不同,如维拉帕米或苄普地尔并用恩氟烷导致平均动脉压降低的程度较等效氟烷和异氟烷显著,其中并用恩氟烷或氟烷还增加体循环阻力及降低心排血量,而并用异氟烷使体血管阻力升高、不变或下降。

不同的钙通道阻滞药对心肌抑制效应也不同,如氟烷与地尔硫䓬或维拉帕米并用较与硝苯地平或尼卡地平并用时对心肌的抑制明显。钙通道阻滞药与卤素类吸入麻醉药并用,对心脏传导系统的抑制有相加作用。如应用恩氟烷麻醉(1.2MAC)的狗,静脉滴入地尔硫䓬40mg/(kg·min)约40min,可导致窦性停搏。维拉帕米减慢房室传导的程度比地尔硫䓬明显,而硝苯地平对房室传导无显著影响。另外,维拉帕米和地尔硫䓬可对抗氟烷麻醉狗肾上腺素所致的心律失常。

钙通道阻滞药和卤素类吸入麻醉药并用的负性变力效应,可被氯化钙逆转,但对传导障碍无效,后者对异丙肾上腺素和电刺激有效应。

总之,术前已用钙通道阻滞药治疗的患者仍可使用卤素类吸入麻醉药,但用氟烷或恩氟烷麻醉时,特别对并有心力衰竭或传导阻滞的患者,建议术前不应用维拉帕米或地尔硫䓬。

(二) 其他麻醉药

大剂量芬太尼或巴比妥类麻醉药并不影响钙通道阻滞药的药代动力学。如左室功能良好的冠心病患者,在大剂量芬太尼麻醉下能耐受维拉帕米70μg/kg~150μg/kg静注,且无不良作用。用硫喷妥钠100mg/kg麻醉的狗,静注地尔硫䓬0.15mg/kg,只出现一过性血压下降,而不改变心排血量。

钙通道阻滞药可强化芬太尼及巴比妥类麻醉药的止痛效应。如尼莫地平增强鼠的环己巴比妥的麻醉时间及深度。硫喷妥钠也与维拉帕米一样在中枢神经系统内抑制突触色素钙离子的内流而降低去甲肾上腺素的释放。另外,在脑内脑啡肽受体可能与钙通道存在偶联,以致地尔硫䓬及维拉帕米本无止痛效应,却能强化吗啡的止痛效应。应用硝苯地平还可引起脑啡肽的释放,但此效应是间接地通过肾上腺释放皮质醇激发的。表明钙通道阻滞药还有强化麻醉药的中枢效应。所以对术前已用钙通道阻滞药治疗者,应降低麻醉药剂量。

维拉帕米有较强的局麻活性,当患者进行区域麻醉时,并用此药有可能增加局麻醉药中毒的危险。动物实验证明地尔硫䓬或维拉帕米与利多卡因并用及硝苯地平与丁吡卡因并用,均易增加心脏毒性反应。

(三) 肌松药

钙通道阻滞药对骨骼肌不产生松弛作用,也不改变电刺激的肌颤搐高度。但这类药可强化去极化及非去极化肌松药的神经-肌肉阻滞效应,因为钙对释放乙酰胆碱有重要影响。此外,钙通道阻滞药维拉帕米抑制快钠通道的钠流动显示局麻效应也可能是强化神经-肌肉阻滞效果的因素之一。钙通道阻滞药减少突触前释放乙酰胆碱,可能妨害神经-肌肉阻滞效果的拮抗。如维拉帕米强化非去极化神经-肌肉阻滞效果时用依酚氯胺较新斯的明拮抗更为有效。术后拮抗残余肌松药时,硝苯吡啶有加重低通气的报道,也应引起重视。

(四) 其他

普萘洛尔可显著降低钙通道阻滞药清除率,可能与降低心排血量及肝血流有关。也可能增加维拉帕米传导阻滞,并用时应减少用量。

钙通道阻滞药可减慢钾离子内移,因此用维拉帕米治疗的患者存在低钾血症时应输小剂量氯化钾溶液进行治疗,此类患者输库血过多可能发生高钾血症。

钙通道阻滞药还可增加强心苷的血浆中浓度,在围手术期应用需格外注意。

五、常用钙通道阻滞药

(一) 维拉帕米

又称异搏定(isoptin)或戊脉安,分子式为$C_{27}H_{38}N_2O_4 \cdot HCL$,分子量491.1。5%水溶液的pH值为4.5~6.5,在碱性溶液中易析出。

1. 药理作用

(1) 对心脏的抑制作用:维拉帕米的负性频率负性传导及负性肌力作用是第一代钙通道阻滞药中最明显的。其降低慢反应组织的舒张期自动去极化速率的作用,使窦房结发放频率减慢。过高浓度甚至可使窦房结和房室结的电活动消失。抑制慢反应动作电位的上升速率,使传导减慢,此作用在房室结表现较明显，减慢房室传导是其治疗室上性心动过速的机制所在。动物实验和临床研究均表明，该药能使心电图的P-R间期延长，且呈剂量依赖性。

（2）增加冠脉血流：维拉帕米扩张冠状动脉，增加冠脉血流量。实验性冠状动脉结扎后，立即使用维拉帕米可增加结扎处远端（缺血区）的血流量，这可能是由于通向缺血区的侧支小动脉被扩张或（和）缺血区内的血管阻力降低所致。提高细胞外Ca^{2+}浓度可使维拉帕米的扩血管作用减弱或完全消失，而β-受体阻断药或迷走神经切除则对其无影响。

（3）扩张血管：维拉帕米对外周血管具明显的扩张作用，使外周阻力降低，平均动脉压下降，继而心脏氧耗降低，对冠心病患者是有利的。

（4）对非血管平滑肌的作用：明显抑制非血管平滑肌的收缩活动，如抑制胃肠道平滑肌，引起便秘。

2. 体内过程　维拉帕米口服几乎完全吸收（>90%），但首关消除明显，无论是常规制剂或控释剂，生物利用度仅约20%，然而长期应用，生物利用度增加。T_{peak}为1～3小时。血药浓度个体差异大，且难以预料，长期用药清除率降低，血药浓度可增加2倍，提示应适当减量以避免不良反应。静脉注射，绕过开始的肝清除，不仅用量小，且起效快（5分钟），持续久（4～6小时）。口服剂量要比静脉注射剂量大8～10倍才能达到相同的血药浓度。V_d 4L/kg，个体差异大。肥胖者V_d增加，$t_{1/2\beta}$延长。药物在肝中被代谢成多种代谢产物，其中去甲基维拉帕米（norverapamil）为活性代谢产物，作用强度约为原药的20%。总清除率很大程度上取决于肝血流及功能，严重肝病（如肝硬化）需减少用量。该药可通过胎盘屏障，也可经乳腺分泌。约70%以代谢物形式经肾排泄，以原形排泄的药物不足4%。维拉帕米是肝P450 3A4的强抑制剂。

3. 临床应用

（1）治疗室上性心律失常：包括房颤、房扑、阵发性室上性心动过速，但预激综合征除外，推荐使用静脉注射10mg；也有人认为每隔1min缓慢静脉注射1mg更为合适；症状控制后可改用口服片剂维持。

（2）治疗高血压：口服，每次40～120mg，每日3～4次，达满意降压效果后，再仔细调节维持量。用药前血压水平越高，维拉帕米的降压作用越好，所以较适用于老年高血压患者（这部分患者血压水平较高），而在轻、中度高血压的治疗中不作首选；在治疗顽固性高血压的联合用药方案中，维拉帕米也作为可选药物之一，只是在与β-受体阻断药合用时需谨慎。

（3）治疗心绞痛：可用于各种心绞痛，用量与治疗高血压时相同。治疗高血压和心绞痛可选用缓释片，每日只需服用1次，120～240mg。

4. 药物相互作用　增加强心苷的血药浓度，减少奎尼丁和环孢素A的清除，肝药酶诱导剂可降低维拉帕米的生物利用度。维拉帕米可能与α_1和α_2受体结合，此可解释其与某些药物的相互作用（如奎尼丁、氯丙嗪、α受体阻断药），苯巴比妥可加速维拉帕米代谢。

5. 不良反应与禁忌证　便秘最为常见，而房室传导阻滞则最严重。使用维拉帕米的主要禁忌证为：低血压、心源性休克、晚期心力衰竭、病窦综合征、Ⅱ～Ⅲ度房室传导阻滞。治疗心绞痛时突然停药，可使病情恶化。

（二）硝苯地平

又名硝苯吡啶或心痛定，分子式为$C_{17}H_{18}N_2O_6$，分子量346.34。在丙酮或氯仿中易溶，在乙醇中略溶，在水中几乎不溶。

1. 药理作用

（1）扩血管：硝苯地平对冠状动脉和外周血管平滑肌的舒张作用非常突出，对处于相对除极的血管平滑肌（如高血压，冠心病时）的舒张作用尤为明显。硝苯地平增加冠脉血流量的作用明显，舌下含服硝苯地平20mg后，正常心肌和冠脉狭窄区的血流量均有增加。硝苯地平还能对抗乙酰胆碱、去甲肾上腺素、5-羟色胺及强心苷等引起的冠脉痉挛。由于能解除冠脉痉挛，故对变异性心绞痛有良好效果。

（2）对心脏的作用：临床用量的硝苯地平对窦房结和房室结的直接抑制作用很弱，因快速、有效的降压作用所引起的反射性交感神经兴奋足以掩盖或超过其直接抑制作用，故心率和房室传导可不变或加快。对心脏、特别是传导系统的电生理无明显影响，在整体条件下，不抑制心脏的收缩性，故可与β-受体阻断药或地高辛合用。

（3）血流动力学效应：降压作用强，起效迅速，外周血管阻力降低而心排血量增加。左室压力上升速率，根据交感反射强弱可微降或微升。

（4）其他：硝苯地平有明显的抗血小板聚集、利尿及抑制血管平滑肌增生的作用。

2. 体内过程　硝苯地平胃肠道的吸收快而完全，胶囊剂的吸收比片剂快，嚼碎后吞服可加快吸收。首关消除明显，生物利用度约为45%～70%，血浆蛋白结合率约90%。舌下含服、口服片剂，分别在3分钟、20分钟后出现降压作用，T_{peak}分别为20～30分钟和1～2小时，作用持续时间相近，约6～8小时。长期口服常规片剂，$t_{1/2\beta}$为4～11小时。主要在肝脏代谢，其代谢产物无药理活性，也不在体内蓄积。血药浓度达20～300ng/ml时产生临床效应。老年人首关消除少，$t_{1/2}$增加，故用量应为年轻人的一半。肝功能障碍者半衰期延长，肾衰竭患者的用量和代谢无变化。

3. 临床应用　用于预防和治疗心肌缺血，包括无症状性心肌缺血和各种心绞痛。可用于轻度、中度、严重高血压和高血压危象的治疗，尤其适于高血压合并冠心病的患者。适用于因哮喘病而不能使用β-受体阻断药的高血压和心绞痛患者。短期应用，对顽固性充血性心力衰竭有较好的疗效，但不宜长期用药。可治疗外周血管痉挛性疾病，如雷诺病的手指血管痉挛。

围手术期，硝苯地平多采用舌下含服的方式，剂量为10～20mg，2～3分钟后起效。

4. 药物相互作用　乙醇、西咪替丁、地尔硫䓬、丙戊酸钠、奎尼丁等抑制硝苯地平的代谢，可表现为浓度-时间曲线下面积增加；肝药酶诱导剂苯妥英钠、苯巴比妥可增加硝苯地平的代谢；硝苯地平可对抗环孢素A的肾毒性，增加地高辛的血药浓度。如与镁盐同时应用，可产生过度降压作用，并可能产生神经-肌肉接头阻滞作用。

5. 不良反应　使用普通制剂的硝苯地平，不良反应发生率为17%，包括头痛，脸红、心悸、踝部水肿、眩晕、恶心呕吐、乏力及精神不振等，多数不良反应由其强而快速的扩血管作用引起的反射性交感兴奋所致。另有一研究报道，在心绞痛患者中不良反应的发生率约40%，仅眩晕的发生率就>10%。长期单用硝苯地平治疗，约4.7%的患者因不良反应停药。

低血压患者慎用，肝硬化患者用药时需严密观察，孕妇禁用。

硝苯地平的控释剂起效缓慢，血药浓度波动小，血压波动小，可避免短效制剂所致的反射性交感神经兴奋，不良反应的发生率明显降低，作用时间长，用药次数少，患者易于接受。

（三）氨氯地平(amlodipine)

又名络活喜、安洛地平或阿莫洛地平，分子式为$C_{20}H_{25}CLN_2O_5$，分子量408.9，为第二代二氢吡啶类药物。

1. 药理作用　其作用与硝苯地平相似，但血管选择性更高，且有许多特点：①起效缓慢，可减轻由扩张血管所致的心动过速、头痛、面红；②作用时间长，每天用药1次即可；③能较好耐受；④生物利用度高，剂量间血药浓度的峰谷波动小，既能在24小时内较好控制血压，又可减少在此期间因血压波动所致器官损伤。舒张血管的作用主要表现在外周动脉及冠脉系统，引起反射性心动过速的作用极弱或不出现。明显增加慢性稳定型心绞痛患者的运动耐量，减少心绞痛的发作次数，减少硝酸甘油的用量。促进缓激肽介导的NO的产生，明显增加慢性心功能不全者冠脉微血管中的NO含量，后者通过缓激肽受体依赖性机制调节心肌氧耗量，这也是其重要的治疗作用机制。防止或逆转心肌肥厚，还有抗肿瘤坏死因子及白介素等的作用。

2. 体内过程　口服吸收良好，不受食物影响，无首关消除，T_{peak}为6～12小时，生物利用度约60%～65%，药物主要在肝中代谢，但无活性代谢物生成，只很少部分(<10%)以原形经肾排出。V_d为21L/kg(i·v·)，可能因其在生理pH范围主要呈离子型而与膜亲和力高，与血浆蛋白结合率高(98%)。$t_{1/2}$长，正常血压者为36小时，高血压者为45～50小时，达稳态浓度约需7～8天。在老年人及肝功能不全者，排出时间长，在肾功能不全者排出时间无变化。

3. 临床应用　治疗高血压、各型心绞痛及慢性心功能不全。剂量为口服5～10mg，1次/d。

4. 药物相互作用　氨氯地平与下列药物合用是安全的：噻嗪类利尿药、β-受体阻断药、血管紧张素转化酶抑制剂、长效硝酸酯类、舌下用硝酸甘油、非甾体抗炎药、抗生素和口服降糖药。不改变地高辛的血药浓度，不影响地高辛、苯妥英、华法林及吲哚美辛的血浆蛋白结合率。西咪替丁不改变氨氯地平的药代动力学。

5. 不良反应　与硝苯地平相似，但发生率较低。

（四）地尔硫䓬(diltiazem)

又名硫氮酮或恬尔心、盐酸地尔硫䓬。分子式$C_{22}H_{26}N_2O_4S \cdot HCL$，分子量451.0，在水、甲醇、氯仿中易溶，在乙醇、苯中不溶。

1. 药理作用

(1) 对心脏抑制作用：对心脏表现为轻度的负性肌力和负性频率作用。地尔硫䓬的心脏电生理效应与维拉帕米类似，直接减慢心率的作用较强，阻断除极化的心浦肯野纤维的自发放电，抑制房室传导及延长不应期。

（2）冠脉扩张作用：地尔硫䓬对大的冠状动脉和侧支循环均有扩张作用。在冠脉阻塞后，地尔硫䓬使血流重新分配而改善缺血心肌灌流，使抬高的S-T段有所降低并改善心功能、抑制室性期前收缩并延长存活时间。临床证明，地尔硫䓬可使患者冠脉扩张，心排血量、静脉回流量及心率均下降。本药对变异性和劳累型心绞痛都有显著效果。

（3）扩张血管：地尔硫䓬扩张外周血管，降低全身血管阻力进而降低血压。地尔硫䓬在降低血压的同时对脉压无明显影响，提示本品同时降低收缩压和舒张压。由于其能明显地降低心脏负荷，尽管对心脏作功略有抑制，但不会使充血性心力衰竭症状进一步恶化。

2. 体内过程　地尔硫䓬口服吸收迅速而完全，生物利用度约40%。但长期用药后，肝脏脱甲基和脱乙酰基作用饱和，绝对生物利用度增加，代谢产物去乙酰地尔硫䓬的生物活性约为原药的25%～50%。用药后15～30分钟在血浆中即可出现，T_{peak}为30分钟，血浆蛋白结合率约80%，V_d为5L/kg，血浆$t_{1/2}$约为5小时。老年人肝血流减少，肝清除率降低，峰值浓度增加，持续时间增加。肾功能不全者仍可安全使用此药。

3. 临床应用　治疗室上性心律失常、劳力性心绞痛、变异性心绞痛、高血压和肥厚性心肌病。治疗室上性心律失常时，第一次静脉注射量0.25mg/kg，2分钟注完，约75%的患者可转复为窦性心律，小剂量0.15mg/kg常无良好作用。如需要，15分钟后，可再给予0.35mg/kg，若需继续给药，应根据心率情况决定用药量。

4. 药物相互作用　与某些β-受体阻断药如普萘洛尔、美托洛尔合用，可使后者的清除率降低，从而可能引起心动过缓。与硝苯地平合用，可相互抑制彼此在肝脏的代谢，使血浆药物浓度增加。H_2受体阻断药可增加地尔硫䓬的血药浓度。常规使用环孢素A的肾移植患者，合用地尔硫䓬60～80mg/d，可减少环孢素A的用量（减少费用），并可明显减轻环孢素A的肾毒性。

5. 不良反应　地尔硫䓬对外周血管和心脏的作用居于硝苯地平和维拉帕米之间，不良反应的发生率约4%，主要表现为头昏、头痛、面红及胃肠不适。注射可能出现房室传导阻滞，有的患者可出现药疹。

（五）尼莫地平（nimodipine）

又名尼莫通，分子式为$C_{21}H_{26}N_2O_7$，分子量418.4。

1. 药理作用　为是强效的脑血管扩张药，对冠脉和外周血管影响很小，其脂溶性高，可迅速通过血脑屏障，脑脊液中的药物浓度约为血浆的10%。其在降压作用不明显时就表现出对脑血管的舒张作用，许多脑缺血、脑缺氧的实验，均证明其对脑细胞有保护作用，能逆转脑血管痉挛，增加脑血流量，改善脑循环。临床试验表明，在蛛网膜下腔出血的患者中，尼莫地平能缓解脑血管痉挛，减少神经症状及病死率。据称其对记忆有保护或促进作用。

2. 体内过程　口服后在胃肠道迅速吸收，首关消除明显，生物利用度约13%。血浆蛋白结合率约为95%，$t_{1/2}$为2～9小时。

3. 临床应用　尼莫地平用于脑血管疾病，如蛛网膜下腔出血后的处理、缺血性中风、脑血管灌注不足、脑血管痉挛及偏头痛等。用于蛛网膜下腔出血应在出血后4天之内开始给药。口服尼莫地平，每4小时60mg，持续21天。脑缺血时，口服20～40mg/次，2～3次/d。

4. 不良反应　与安慰剂对照组比较，不良反应的发生率无明显差别（分别为21%和25%），脑水肿和颅内高压患者慎用，肝功能不全者初始剂量减半。与其他药物的相互作用和硝苯地平相同。

（六）尼卡地平（nicardipine）

又名佩尔地平及硝苯苄胺啶、盐酸尼卡地平，分子式为$C_{26}H_{29}N_3O_6 \cdot HCL$，分子量516.0。在甲醇和冰醋酸中溶解，在乙醇、氯仿中略溶，在水、乙醚中几乎不溶。熔点为179～185℃，熔融时伴分解。

1. 药理作用　尼卡地平对冠脉和外周血管具有很强的扩张作用，对外周血管的扩张作用类似硝苯地平，但扩张冠脉的作用更强，对脑血管也有较好的扩张作用。对心脏的抑制作用为硝苯地平的1/10，即血管选择性更高。用尼卡地平后，射血分数和心排血量增加，而心脏传导无变化。在Ⅲ和Ⅳ度心力衰竭患者中，尼卡地平治疗9d后，心脏指数增加28%，左室舒张末压减少18%和22%，运动时程增加。

2. 体内过程　在胃肠道中被迅速吸收，经可饱和的首关消除。口服30mg后，生物利用度为35%，蛋白结合率约97%。由于药代动力学呈非线型，剂量的增加与血药浓度的变化不成比例。在肝中代谢，$t_{1/2}$约8小时。

3. 临床应用　在围手术期的主要用于控制高血压，其优点是起效快、疗效好、作用时间短、安全性好。静脉注射10～30μg/kg或1～2mg，1分钟后血压开始下降，维持时间约为20分钟。在全麻诱导插管或术后拔管前，分别给予尼卡地平30μg/kg或20μg/kg，可以有效抑制应激引起的血压增高，但心率可增快。也可用于术中控制性低血压，起始输注速度为2.5μg/(kg·min)，待血压下降至理想水平后，调低至1μg/(kg·min)维持，效果确切。

4. 不良反应　轻微不良反应的发生率高(54%～63%)，均因扩张外周血管所致，往往于用药过程中消失。其他不良反应的发生率较硝苯地平和维拉帕米低。在治疗心绞痛和高血压时，最常见的不良反应为踝部水肿、眩晕、头痛、无力、面红、心悸，总发生率<10%。急性期颅内出血患者、颅内高压者、孕妇、哺乳期妇女禁用。药物相互作用与硝苯地平相似。

(七) 尼群地平(nitrendipine)

又名硝苯甲乙吡啶，分子式为 $C_{18}H_{20}N_2O_6$，分子量为360.4。在丙酮或氯仿中易溶，在甲醇或乙醇中略溶，在水中几乎不溶。

1. 药理作用　与硝苯地平相似。短程治疗比较：血管选择性约为硝苯地平的10倍，扩张外周血管的作用较硝苯地平强，但对冠脉的作用较弱，对窦房结和房室结传导无明显影响。在心绞痛患者中，两药产生相同的血流动力学变化。本药有明显的利尿作用。高血压患者用尼群地平每日20mg，全身血管阻力降低，降压作用温和而持久。同时应用地高辛时，尼群地平可使地高辛的血药浓度增高，故应适当减少地高辛的用量。

2. 体内过程　口服后易吸收，首关消除明显，绝对生物利用度仅10%～20%。蛋白结合率为98%，$t_{1/2}$为6～15小时。在肝内代谢，无活性代谢产物生成，主要经肾排泄。

3. 临床应用　主要用于抗高血压治疗。剂量为口服每日1～2次，20mg/d。

4. 不良反应　该药长期治疗高血压时，最常见的不良反应是头痛、面红、眩晕(10%～20%)、外周水肿(占6%～15%)及疲倦(占5%～10%)。

第5节　抗心律失常药

心律失常是由生理、病理、心源性和非心源性等因素导致的心肌细胞电生理紊乱的结果，而电生理改变又是离子转运异常的表现。抗心律失常药系通过直接或间接的方式影响离子转运，从而纠正电生理紊乱，最终达到治疗心律失常的目的。但需要引起重视的是现有抗心律失常药均有程度不同的致心律失常作用，包括原有心律失常的加重或恶化，或引起新的心律失常。因此，要求应用抗心律失常药时需有明确的指征，并根据患者的心律失常类型、有无器质性心脏病、心功能情况及血流动力学变化进行综合评定，同时纠正可能的诱因及针对病因治疗，强调用药的个体化及避免药物滥用。

一、抗心律失常药的电生理简介

(一) 抗心律失常药对心肌细胞膜电位的影响

抗心律失常药对心肌细胞膜电位的影响简介如下：

0相：0相的除极化速度和幅度是 Na^+ 快速进入细胞内的主要表现，亦是决定传导速度的主要因素。0相时动作电位的最大上升速度(Vmax)又与最大舒张期电位的大小有关。钠通道属于快通道，目前认为是存在于细胞膜上的一种蛋白质，由某种带电基因组成，起着“闸门”作用，有m闸门与h闸门。通过闸门的启闭可对钠通道起到开放或关闭作用。凡是能使h闸门关闭或变窄的药物均可降低膜反应性，使 Na^+ 进入细胞内的速度变慢，减慢0相的上升速度，传导速度亦相应降低，如奎尼丁类药物。

1相：系 K^+ 短暂外流所致。由于h闸门关闭、钠通道失活，Na^+ 难以进入细胞内，此时 Cl^- 进入细胞内，膜电位急剧下降。

2相：由于钙通道(慢通道，由“闸门”d和f控制)开放，Ca^{2+} 进入细胞内，促使膜电位在一定时间内保持在相对较高的水平，因此在动作电位上形成“平台”。凡能抑制 Ca^{2+} 内流的药物，均可使慢反应细胞(如窦房结等)的自律性受到影响。例如维拉帕米系钙通道阻滞药，能阻止 Ca^{2+} 内流，从而使2相的“平台”变得低而倾斜。因此，钙通道阻滞药可以延长慢反应细胞的不应期。

3 相：由于 K^+ 从细胞内流出增加，使细胞膜电位发生急剧的变化，使动作电位经历了一段时间的“平台”后又快速下降。利多卡因和苯妥英钠等药物由于可以促进 K^+ 外流，因而缩短 3 相的时程，亦即缩短不应期和动作电位时程。此类药物在 4 相可继续促进 K^+ 外流，因此，4 相的静息电位可降低，即最大舒张期电位的负值增大，这就降低了细胞的自律性，使自律细胞发放冲动减慢。

4 相：奎尼丁可阻止 4 相的 Na^+ 内流。由于自律细胞在 4 相时不断地有少量 Na^+ 进入细胞内（“漏电”现象），形成自动除极。因此当 Na^+ 内流受限抑制时，可导致 4 相的斜度减小和最大舒张期电位增大，从而抑制细胞的自律性。

（二）抗心律失常药的基本电生理作用

药物的基本电生理作用是影响心肌细胞膜的离子通道，通过改变离子流而改变细胞的电生理特性。针对心律失常发生的机制，可将药物的基本电生理作用概括为以下几项：

1. 降低自律性　可通过增加最大舒张电位，或减慢 4 相自动除极速率，或上移阈电位等方式降低自律性。此外，延长动作电位时程（APD）也将延长心动周期，从而减慢自动起搏。

2. 减少后除极和触发活动　①减少早后除极，可通过促进或加速复极以减少早后除极的发生，或抑制早后除极上升支的内向离子流或提高其阈电位水平，或增加外向复极电流以增加最大舒张电位等三种方式。②减少晚后除极，主要是减少细胞内钙的蓄积，钙拮抗药能有效的发挥这一作用，另外，能抑制这一过性 Na^+ 内流的药物也能减少晚后除极，如钠通道阻滞药利多卡因等。

3. 改变膜反应性而改变传导性、终止或取消折返激动　①增强膜反应性加快传导，以取消单向传导阻滞，终止折返激动。②降低膜反应性减慢传导，变单向阻滞为双相阻滞而终止折返激动。

4. 延长不应期终止及防止折返的发生　影响不应期的三种情况如下：①延长 APD、有效不应期（ERP），而以延长 ERP 更为显著，为绝对延长 ERP。②缩短 APD、ERP 而以缩短 APD 更为显著，为相对延长 ERP。如复极过程过度缩短也易于发生折返性心律失常。③使相邻细胞不均一的 ERP 趋向均一化。因复极不均是诱发心律失常的基础，以上三种情况均可取消折返，理想的抗心律失常药应该对 APD 的长短进行双向调节而发挥作用。

二、抗心律失常药物的分类

分类主要根据浦肯野纤维离体实验所得的药物电生理效应及作用机制，目前多采用改良 Vaughan Williams 分类法，可将抗心律失常药分为四类，第一类药又分为 A、B、C 三个亚类。

（一）Ⅰ类——钠通道阻滞药（包括以下三个亚型）

1. ⅠA 类　适度阻滞钠通道。适度抑制 0 相除极，适度减慢传导，还能明显延长复极过程（APD、ERP），属此类的有奎尼丁、普鲁卡因酰胺、异丙吡胺、安搏律定等。

2. ⅠB 类　轻度阻滞钠通道。轻度抑制 0 相除极，轻度减慢或不减慢传导，能缩短复极过程，属此类的有利多卡因、苯妥英钠、美西律、室安卡因等。

3. ⅠC 类　明显阻滞钠通道。重度抑制 0 相除极及减慢传导。对复极过程则少有影响，属此类的有英卡胺、氯卡胺、氟卡安、心律平、乙码噻嗪等。

（二）Ⅱ类——β 肾上腺素能受体阻断药

主要因阻断 β 受体而有效，属此类的有：普萘洛尔、美多洛尔、纳多洛尔、阿替洛尔、噻吗洛尔、吲哚洛尔、醋丁洛尔、艾司洛尔。

（三）Ⅲ类——选择性地延长复极过程的药物

主要延长 APD 及 ERP，属此类的有胺碘酮、溴苄铵。

（四）Ⅳ类——钙通道阻滞药

能抑制 Ca^{2+} 经慢钙通道向细胞内的流动，代表性药物有维拉帕米、硫氮卓酮、双苯吡乙啶等。

其他类药　腺苷、硫酸镁等。

Vaughan Williams 分类法尽管有局限性，但由于已广为了解，成为学术交流的便捷手段，因此仍以此分类介绍抗心律失常药，但应注意药物的实际作用远比此分类所述要复杂。Sicilian gambit 分类法，似乎更实际些，它通过区分各种心律失常的机制，分析心律失常的易被调变的有关参数，又从中选择最可能影响这些参数的“靶因素”，后再由对“靶因素”的作用选择合适的抗心律失常药物。

三、常用抗心律失常药

（一）ⅠA 类药物

这类药物能适度阻滞钠通道，减少除极时的

Na^+内流，降低 0 相上最大速率，降低动作电位振幅，减慢传导速度；也能减少异位起搏细胞 4 相 Na^+内流（if）降低自律性；也延长钠通道失活后恢复开放所需的时间，即延长 ERP/APD，且以延长 ERP 为显著；这类药还能不同程度地抑制 K^+ 和 Ca^{2+} 的通透性，因而有膜稳定作用。这类药物主要为奎尼丁、普鲁卡因酰胺、异丙吡胺、茚丙胺等。

1. 奎尼丁（qiuinidine）　奎尼丁是草科植物金鸡钠（cinchona ledgeriana）树皮所含的一种生物碱，是奎宁的右旋体，它对心脏的作用比奎宁强 5～10 倍。金鸡钠制剂用于临床已达几个世纪。研究证明金鸡钠树皮所含有的三个主要生物碱（奎宁、奎尼丁和辛可宁）有抗心律失常的作用，其中以奎尼丁为最强。

（1）药理作用：基本作用是与钠通道蛋白质相结合发挥阻滞作用，适度抑制 Na^+内流，除这种对钠通道的直接作用外，奎尼丁还通过自主神经而发挥间接作用。

1）降低自律性：治疗浓度奎尼丁能降低浦肯野纤维的自律性，对正常窦房结影响微弱。对病窦综合征者则明显降低窦房结自律性。

2）减慢传导速度：奎尼丁能降低心房、心室、浦肯野纤维等的 0 相上升最大速率和膜反应性，因而减慢传导速度。这种作用可使病理情况下的单向传导阻滞变为双向阻滞，从而取消折返。

3）延长不应期：奎尼丁延长心房、心室、浦肯野纤维的 ERP 和 APD（图 32-8）。延长 APD 是其减慢 K^+外流所致，在心电图上表现为 Q-T 间期延长；因此，奎尼丁对尖端扭转型室速禁用。对 ERP 的延长更为明显，因而可以取消折返。此外，在心脏局部病变时，常因某些浦肯野纤维末梢部位 ERP 缩短，造成邻近细胞复极不均一而形成折返，此时奎尼丁使这些末梢部位 ERP 延长而恢复均一化，从而减少折返的形成。

4）对自主神经的影响：动物实验见奎尼丁有明显的抗胆碱作用，产生阻抑迷走神经的效应。奎尼丁的抗胆碱作用，与血浆浓度有关，当奎尼丁的血浆浓度较低时，则以抗胆碱作用为主。在口服治疗的初始期间，奎尼丁的抗胆碱作用最为明显，而后，当奎尼丁的血浆治疗浓度处于稳定阶段时，则其直接的电生理作用趋向于优势。同时，奎尼丁还有阻断 α-受体的作用使血管舒张，血压下降而反射性兴奋交感神经。这两种作用相合，使心率增加。

（2）体内过程：口服后吸收良好，经 2 小时可达

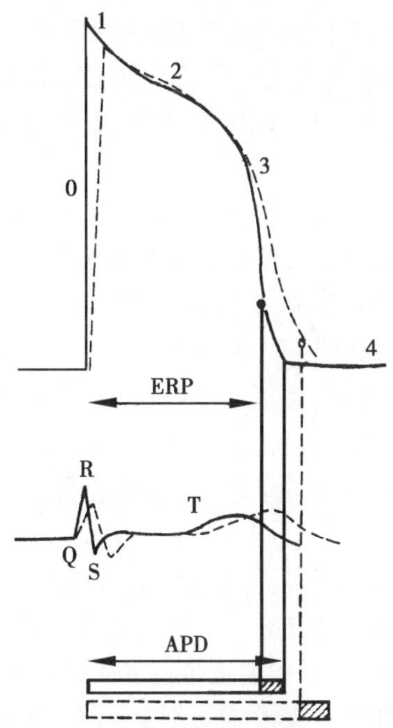

图 32-8　奎尼丁对心室肌动作电位，单级电图（中）及 ERP、APD 影响的模式图

——为正常情况　------给奎尼丁后情况

血浆峰浓度。生物利用度为 72%～87%。治疗血药浓度为 3～6μg/ml，超过 6～8μg/ml 即为中毒浓度。在血浆中约有 80%～90% 与蛋白相结合，心肌中浓度可达血浆浓度的 10 倍。表观分布容积为 2～4L/kg。在肝中代谢成羟化物，仍有一定活性，终经肾排泄。原型排泄约 10%～20%，尿 pH 自 7 增至 8 时，肾脏排泄下降 50%，但因尿中原形者少，故尿碱化不会影响血药浓度。

（3）临床应用：奎尼丁是广谱抗心律失常药，常规剂量为口服 300～600mg，其葡萄糖盐酸制剂的推荐剂量为 200mg 肌注。适用于治疗房性、室性及房室结性心律失常。对房颤及房扑，目前虽多采用电复律，但奎尼丁仍有应用价值，电复律前合用强心苷和奎尼丁可以减慢心室频率，电复律后用奎尼丁可维持窦性节律。预激综合征时，奎尼丁可以中止室性心动过速或抑制反复发作的室性心动过速。血清钾浓度在奎尼丁的心脏组织作用中起主要的决定因素。降低细胞外的钾离子浓度可拮抗奎尼丁对膜反应性的抑制效应。增加细胞外钾离子浓度可增强奎尼丁抑制膜反应性作用。奎尼丁的这种依赖钾离子浓度的作用，可以用来解释其对低血钾患者抗心律失常效应不佳。还必须予以注意的是细胞外 K^+ 浓度过高时，将增强奎尼丁对房室结及起搏点细胞的抑制作用。

（4）不良反应：奎尼丁应用过程中约有 1/3 患

者出现各种不良反应,使其应用受到限制。常见的有胃肠道反应,多见于用药早期;长时间用药后,有耳鸣失听等金鸡钠反应及药热、血小板减少等过敏反应。

心脏毒性较为严重,治疗浓度可致心室内传导减慢(Q-Tc 延长),延长 50% 是中毒症状,必须减量。高浓度可致窦房阻滞、房室阻滞、室性心动过速等,后者是传导阻滞而浦氏纤维出现异常自律性所致。

奎尼丁治疗房颤或房扑时,应先用强心苷抑制房室传导,否则可引起"矛盾性"心室频率加快,因奎尼丁可使房性冲动减少,反而容易通过房室结而下传至心室。

晕厥或猝死是偶见而严重的毒性反应,称之为奎尼丁晕厥。发作时患者意识丧失、四肢抽搐、呼吸停止,心电图显示尖端扭转型室性心动过速,甚至心室纤颤而死亡。其发生与剂量无关,认为是心室内弥漫性传导障碍与复极不均一所致。发作时宜立即进行心肺复苏、电除颤等措施抢救。药物抢救首选 10% ~25% 硫酸镁 2g,继而 3 ~20mg/min 维持,或小心使用异丙肾上腺素。乳酸钠可碱化血液,使奎尼丁与血浆蛋白结合增加,减少毒性。

(5) 药物相互作用:药物代谢酶诱导剂如苯巴比妥,能加速奎尼丁的代谢而缩短并减弱其作用,使一般治疗量难达有效浓度。一旦停用苯巴比妥等药又会使奎尼丁浓度突然升高,导致中毒,应注意。

奎尼丁因有 α-受体阻断作用而可能降低血压,与其他血管舒张药有相加作用。合用硝酸甘油应注意诱发严重的体位性低血压的风险。

普萘洛尔等药能明显降低肝血流量而降低奎尼丁在肝中的代谢,合用时将增高奎尼丁的血药浓度。

2. 普鲁卡因酰胺(procainamide) 它是普鲁卡因的衍生物,以酰胺键(-CO-NH-)取代普鲁卡因的酯键(-CO-O-)而成,它能耐受血浆丁酰胆碱酯酶的水解,故无论口服、肌注或静脉注射都有效且作用较久。

(1) 药理作用:普鲁卡因酰胺对心肌的直接作用与奎尼丁相似但较弱,能降低浦肯野纤维自律性,减慢传导速度,延长 APD、ERP,普鲁卡因酰胺对心肌没有间接作用,它仅有微弱的抗胆碱作用,而无受体阻断作用。

(2) 体内过程:口服易吸收,生物利用度约 80%,经 1 小时血药浓度达高峰,与血浆蛋白结合率为 20%,表观分布容积达 1.5 ~2.5L/kg。约一半在肝中代谢成仍具活性的 N-乙酰普鲁卡因胺,再经肾排泄,原型排出约为 30% ~60%。

(3) 临床应用:适应证与奎尼丁相同,临床上常用于室性心律失常,如室性期前收缩、阵发性室性心动过速。静脉注射适用于抢救危急病例。剂量为 100mg 或 1.5mg/kg,再次给药需间隔 5 分钟,总量在 1g 或 15mg/kg 之内。

(4) 不良反应:长期应用可引起胃肠道反应,静脉注射可致低血压。大剂量可致窦性停搏,房室阻滞。口服时常见皮疹、药热、粒细胞减少等过敏反应。用药数月或 1 年,约有 10% ~20% 患者出现红斑性狼疮样综合征,患者体内可检测到抗核抗体,与临床所见的系统性红斑狼疮不同,即不产生抗 DNA 抗体,肝脏乙酰化反应慢者容易发生,该综合征不累及肾脏及大脑。停用普鲁卡因酰胺后可消失。

3. 异丙吡胺(达舒平,disopyramide) 主要用于治疗室性期前收缩、室性心动过速、房颤和房扑的抗心律失常药物,因作用时间较长,故具有很大的应用价值。

(1) 药理作用:异丙吡胺对心肌传导组织的影响,是由药物对心肌电生理的直接作用和药物通过对心脏胆碱能受体竞争性阻断的间接作用两方面所构成的。

1) 自律性:它可降低异位起搏点的自律性,血浆治疗浓度(1.3 ~5.6μg/ml)对窦房结影响不大,不改变或轻度增加窦性心率。

2) 传导速度:减慢心房、希氏-浦肯野系统和心室肌的传导速度。对房室结传导速度净效应取决于对房室结直接抑制作用和抗胆碱的间接加速作用的结果;在血浆浓度较低时,以抗胆碱作用为主,而中毒浓度时,以直接抑制作用为主。

3) 不应期:异丙吡胺延长心房肌、浦肯野纤维和心室肌的 APD,从而延长 ERP,平均治疗血浆浓度的异丙吡胺对房室结 ERP 影响不大或轻度缩短。

(2) 体内过程:口服吸收良好(83%),存在肝脏首过消除效应。口服 2 小时内可达到血浆峰浓度,血浆蛋白结合率 15%,在体内代谢不完全清楚,主要的代谢产物为单-N-去烷基产物,具有抗心律失常活性。血浆半衰期 5 ~7 小时,作用时间长,异丙吡胺及其主要的代谢物血浆清除率取决于肾脏的排泄,且不受尿 pH 的明显影响。

(3) 临床应用:用于持续心房颤动的复律及复律后巩固窦性节律、室上性心动过速、室性心动过速及预激综合征并发室上性心动过速。每 6 小时口服 100 ~200mg 即可达到血浆治疗浓度。由于异丙吡胺对已受强心苷配糖体抑制的心脏传导产生额外的抑制作用，故治疗因洋地黄诱发的室性心律失常时，不宜使用。

（4）不良反应：不良反应多由抗胆碱作用引起，约10%～40%的患者出现口干和排尿困难，此外，尚有视力模糊、恶心、便秘和尿潴留，偶见中枢神经系统兴奋和幻觉发生。长期治疗的严重不良反应的发生率可能较奎尼丁为低。

在抗心律失常效应的血浆浓度时，异丙吡胺对心肌收缩力产生明显的抑制作用，该作用导致左室舒张末期压的增高和心排血量的降低，其对心脏功能的抑制，比等效的奎尼丁和普鲁卡因酰胺明显，并和剂量成正相关。

异丙吡胺不用于心源性休克、Ⅱ或Ⅲ度房室传导阻滞或已知对该药有高敏的患者。同时也不应用于心脏代偿差、心功能障碍或有严重低血压的患者，如出现Ⅰ度房室传导阻滞应减量，如出现Ⅱ度或Ⅲ度房室传导阻滞需停药。QRS或Q-T间期的延长超过25%时也需减量或停药。

由于该药的抗胆碱能作用，故禁用于青光眼患者，尿潴留和良性前列腺肥大者为相对禁忌证。此外，异丙吡胺对神经肌肉接头处有局部麻醉作用，故应用于重症肌无力患者可能加重肌无力现象。先天性Q-T间期延长（Jervell-Lang-Nielsen综合征）的患者禁用异丙吡胺、奎宁丁、普鲁卡因酰胺，因为心室复极化的进一步延缓可进一步引起Q-T间期延长，增加心室纤颤的发病率。

表32-15　ⅠA类主要药物的药代动力学参数

	奎尼丁	普鲁卡因酰胺	异丙吡胺
口服吸收%（生物利用度）	70%～80%	75%～90%	83%
清除率（ml/min·kg）	1.5～7.0	11.8	3.4
分布容积（L/kg）			
Ve	0.91	0.1	0.13
V_{Dss}	3.03	2.2	1.29
血浆 $t_{1/2}$	4～8小时	2～5小时	5～7小时
尿中未变化形排泄%	10%～20%	50%～60%	52%
血浆中游离型（非结合型%）	10%～20%	85%	
血浆治疗浓度（μg/ml）	3～6	4～10	2～5

（二）ⅠB类药物

这类药物能轻度阻滞钠通道，轻微降低0相上升最大速率，略减慢传导速度，但在特定条件下能促进传导；也能抑制4相 Na^+ 内流，降低自律性；由于它们还有促进 K^+ 外流的作用，因而缩短复极过程，且以缩短APD更较显著；这类药物有较明显的膜稳定作用。

1. 利多卡因（lidocaine）　是局部麻醉药，现广泛用于静脉给药，治疗危及生命的室性心律失常。

（1）药理作用：利多卡因对心脏的直接作用是抑制 Na^+ 内流，促进 K^+ 外流，但仅对希氏-浦肯野系统发生影响，对其他部位心脏组织及自主神经并无作用。

1）降低自律性：治疗浓度（2～5μg/ml）能降低浦肯野纤维的自律性，对正常窦房结没有影响，仅在其功能失常时才有抑制作用。由于4相除极速率下降而提高阈电位，又能减少复极的不均一性，故能提高致颤阈。

2）传导速度：利多卡因对传导速度的影响比较复杂。治疗浓度对希氏-浦肯野系统的传导速度没有影响，但在细胞外 K^+ 浓度较高时则能减慢传导。血液趋于酸性时，减慢传导的作用被增强。心肌缺血部位细胞外 K^+ 浓度升高且血液偏于酸性，所以利多卡因对此有明显的减慢传导作用。这可能是其防止急性心肌梗死后心室纤颤的原因之一。对低钾血症或部分（牵张）除极者，则因促 K^+ 外流使浦野纤维超极化而加速传导速度。高浓度（10μg/ml）的利多卡因则明显抑制0相上升速率而减慢传导。

3）缩短不应期：利多卡因缩短浦肯野纤维及心室肌的APD、ERP，且缩短APD更为显著，故为相对延长ERP（图32-9）。这些作用是阻止2相小量 Na^+ 内流的结果。

（2）体内过程：口服吸收良好，但肝脏首过消除明显，仅1/3量进入血液循环，且口服易致恶心、呕吐，因此常用静脉给药法。血浆蛋白结合率约70%，在体内分布广泛迅速，心肌中浓度为血药浓度的3倍。表观分布容积为1L/kg。利多卡因几乎全部在肝中经脱乙基代谢。仅10%以原型经肾排泄，$t_{1/2\beta}$ 约2h，作用时间较短，常用静脉滴注以维持疗效。

（3）临床应用：利多卡因是一窄谱抗心律失常药，仅用于室性心律失常，特别适用于危急病例。治

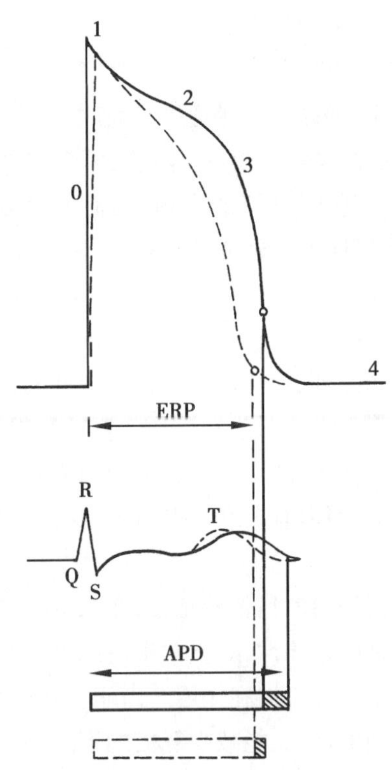

图 32-9　利多卡因对心室肌动作电位，单级电图（中）及 ERP、APD 影响的模式图
——为正常情况　------为给利多卡因后情况

疗急性心肌梗塞及强心苷所致的室性期前收缩、室性心动过速及心室纤颤。也可用于心肌梗塞急性期以防止心室纤颤的发生。因利多卡因不影响心房的不应期和心房的传导速度，故对室上性心律失常无效。若室上性心律失常系起因于洋地黄中毒，则应用利多卡因治疗可奏效，其机制可能与该药能使 K^+ 外流增加有关。由于利多卡因抑制房室旁路的传导及延长旁路的有效不应期，因而对预激综合征患者的室上性心动过速可能有效。治疗剂量利多卡因可促进复极化而不延长 Q-T 间期，因而可用于低血压或脑血管意外所致伴有巨大 U 波的延迟复极性心律失常的治疗。

虽然利多卡因可肌肉注射，但最常用的仍为静脉给药。肌肉注射剂量为 4～5mg/kg，15 分钟后达有效血浆浓度并维持约 90min。静脉注射起始剂量为 1～1.5mg/kg，如 5～10 分钟后无效，可再追加一次，但静脉注射累积量不宜超过 300mg/h，有效后以 1～4mg/min 或 15～30μg/(kg·min) 静脉滴注维持，1 小时内累积量不宜超过 300mg。如维持过程中再次出现心律失常可能是由于血浆浓度不足，可临时静脉注射 125mg。对那些须静脉推注 1 次以上达治疗效果的患者，其心律失常只对更高血浆浓度的利多卡因有反应[40～50μg/(kg·min)]。对心功能不全的患者，利多卡因总负荷量需降低，其后的静脉滴注速度也应有所减慢；应测定血药浓度，调整剂量以确保血药浓度在治疗范围内（1.5～5μg/ml），并可最大限度地减少毒性。

（4）不良反应：最常见的不良反应为与剂量相关的中枢神经系统毒性：嗜睡、眩晕，大剂量引起语言障碍、惊厥、甚至呼吸抑制，偶见窦性心动过缓、房室阻滞等心脏毒性。此外，它可取消心室自发性起搏点的活性，故慎用或禁用于病态窦房结综合征、Ⅱ度Ⅱ型和Ⅲ度房室传导阻滞者。

2. 苯妥英钠（phenytoin sodium）　原为抗癫痫药。后有学者设想心肌梗死后心律失常的发生机制与癫痫发作有类同处，即刺激冲动电流都来自正常区与病变坏死区的交界部位，后经实验证实。

（1）药理作用：与利多卡因相似，也仅作用于希氏-浦肯野系统。

1）降低自律性：抑制浦肯野纤维自律性，也能抑制强心苷中毒时迟后除极所引起的触发活动，大剂量才抑制窦房结自律性。

2）传导速度：作用较复杂，随用药剂量、细胞外 K^+ 等因素而异。正常血 K^+ 时，小量苯妥英钠对传导速度无明显影响，大剂量则减慢；低血 K^+ 时小量苯妥英钠能加快传导速度，当静息膜电位较小时（强心苷中毒、机械损伤之心肌），加快传导更为明显。

3）缩短不应期：缩短房室结、希氏-浦肯野系统的有效不应期，缩短心室肌的动作电位时程。可逆转洋地黄引起的房室有效不应期的延长及房室传导速度减慢的效应，使洋地黄中毒患者的房室传导恢复到正常。此外，苯妥英钠还能抑制洋地黄诱发的心室自律性升高。

（2）体内过程：口服苯妥英钠几乎完全吸收。首过效应不明显。治疗血浆浓度为 10～18μg/ml，大约 93% 的血浆浓度以血浆蛋白结合形式存在，其分布容积为 0.5～0.8L/kg，被肝微粒体酶系代谢，代谢物在肝内与葡萄糖醛酸结合并在尿中排出。治疗血浆浓度可消除 3/4 患者的反应性心律失常。由于剂量与稳定血浆浓度之间的非线性关系，企图维持恒定的血药浓度是相当困难的。

（3）临床应用：与利多卡因一样，苯妥英钠治疗室性心律失常较室上性心律失常更为有效。可用于洋地黄中毒、急性心肌梗死、开胸手术、麻醉、心导管术、心复律和血管造影术所并发的心律失常。在治疗洋地黄中毒并发的室性或室上性心动过速最为有效，为首选药物。静脉注射剂量为 50～100mg，再次给药需间隔 5 分钟，直到达到治疗效果，总量在 1g 以内。

（4）不良反应：静脉内给苯妥英钠，尤其是快速给药（每分钟超过 50mg）时，可出现呼吸抑制、低血压、心动过缓、房室传导阻滞、甚至心脏停搏，长期或剂量过大使血药浓度大于 >20μg/ml 时可出现中枢神经系统的毒性表现，如眩晕、共济失调、震颤、远侧凝视时的眼球震颤、复视、视力模糊、言语不清、镇静和眼睑下垂。对造血系统也有一定的毒性，表现为贫血、各类血细胞减少和网状内皮系统的疾患，停药后自行消退。

3. 美西律（慢心律，mexilitine）　美西律的化学结构与利多卡因相似。对心肌电生理特性的影响也与利多卡因相似。可降低自律性，降低心房、心室浦肯野纤维传导速度，常规剂量对窦房结恢复时间、窦房传导时间及心房不应期无影响。可供口服，剂量为 200mg，可增加至 400mg，疗效较久，达 6～8 小时以上。在肝内代谢，经肾脏消除，并受尿 pH 的影响，尿酸化（pH 5.0）时血浆消除半衰期为 2.8 小时，碱性尿（pH 8.0）时半衰期增至 8.6 小时，尿中几乎没有药物原型排泄。

用于治疗急性或慢性室性心律失常，特别对心肌梗死急性期患者有效，可消除室性期前收缩，或使配对间期延长从而消除 R-on-T 现象。但不能防止室性心动过速和室颤的复发。对利多卡因治疗无效的患者可能有效。

不良反应有恶心、呕吐，长期使用后可见神经症状，如震颤、眩晕、共济失调等。静脉注射剂量过大时，可出现低血压，心动过缓。

（三）ⅠC 类药物

这类药物有明显的钠通道阻滞作用。能明显降低 0 相上升最大速度而减慢传导速度，主要影响希氏束以下的传导纤维；也能抑制 4 相 Na^+ 内流而降低自律性；对复极过程影响很少。

1. 氟卡尼（flecainide）　又名氟卡胺，为白色结晶，溶于水。分子式 $C_{17}H_{20}F_6N_2O_3 \cdot C_2H_4O_2$，分子量 474.4。

（1）药理作用：可明显阻滞钠通道，能较强地降低心房、心室及希浦系统 0 相上升速率而减慢传导，也可延长房室旁路的传导；抑制 4 相钠内流而降低自律性，对复极过程影响小。

（2）体内过程：口服吸收迅速而完全，2～4 小时血药浓度达峰值，心肌的药物浓度约为血药浓度的 12 倍，经肝脏代谢，代谢产物无活性，$t_{1/2}$ 在酸性尿中为 10 小时，而在碱性尿中可延长至 17 小时，约 30% 以原型经肾排泄。心、肾功能障碍者，$t_{1/2}$ 可延长。

（3）用途：对室上性及室性心律失常均有效，如房性和室性期前收缩、房性和室性心动过速及房颤。有报道该药治疗心肌梗死后心律失常的病死率为安慰剂的 2 倍，故认为其应保留用于危及生命的室性心动过速。口服 50mg，2 次/d，根据需要剂量可逐渐增至 100～200mg，2 次/d，最大剂量 600mg/d。静脉注射，1mg/kg，15 分钟后可重复 0.5mg/kg，总量为 2mg/kg。

（4）不良反应　常见恶心、呕吐、头痛、眩晕及视力模糊。最严重的是致心律失常作用，包括增加心房扑动患者的心室率、增加折返性室速者的发作频率及心肌梗死恢复期患者的病死率。禁用于有房室传导阻滞及有室内传导阻滞的患者。

2. 恩卡尼（encaninide）　又名英卡胺，为白色固体，溶于水，微溶于乙醇。分子式 $C_{22}H_{28}N_2O_2 \cdot HCL$，分子量 388.9，作用同氟卡尼，主要抑制钠通道，使快钠内流受阻。口服吸收完全，1～2 小时血药浓度达峰值，在肝内代谢，部分代谢物具有较强活性，$t_{1/2}$ 为 3 小时。其对室上性及室性心律失常均有效，对室上性期前收缩及心动过速、预激综合征合并心房纤颤均有较好疗效。对室性期前收缩、非持续性室性心动过速也有较好的疗效，总有效率为 80% 左右。此外，致心律失常恶化者占 4%～25%。不良反应较多，基本同劳卡尼（详见劳卡尼相关内容）。口服 25mg，3 次/d，必要时逐渐增加至 50mg，3 次/d，每日最大剂量不超过 200mg，否则可明显增加毒性反应而疗效并不增加。

3. 劳卡尼（lorcainide）　又名氯卡胺，分子式 $C_{22}H_{27}CLN_2O \cdot HCL$，分子量 407.4。药理作用同氟卡尼、恩卡尼相同。口服吸收完全，1～2 小时血药浓度达峰值，经肝代谢，其代谢物也有抗心律失常活性，但其 $t_{1/2}$ 较母药为长，约 30 小时，而母药 $t_{1/2}$ 为 8 小时，肾功能不全及心力衰竭者，$t_{1/2}$ 可明显延长。临床主要用于室上性及室性心律失常，如期前收缩、阵发性室上性心动过速，尤其对预激综合征合并室上性心动过速及房颤者可转复为窦性心律。对室性期前收缩总有效率为80%左右，对室性心动过速有效率为30% ~65%，本药在国内应用不多。口服100mg，2次/d，总量不超过400mg/d。静脉1 ~2mg/kg，缓慢注射5 ~10分钟，最大剂量每日不超过300mg。不良反应较多，主要为神经系统症状，如失眠、恶梦、头痛、眩晕、焦虑、感觉异常。消化道反应有恶心、食欲减退，最严重的是致心律失常和原有心律失常的恶化。禁用于房室传导阻滞、室内传导障碍及病窦综合征者。

4. 普罗帕酮（propafenone） 又名心律平，为白色或类白色结晶性粉末，无臭，味苦。熔点为171 ~174℃，微溶于乙醇、氯仿或冰醋酸中，极微溶于水。

（1）药理作用：普罗帕酮是具有局麻作用的ⅠC类药物，能降低浦肯野纤维及心室肌的自律性，明显减慢传导速度，延长ERP及APD。此外，亦阻断β受体及阻滞L型钙通道，故具有轻度负性肌力作用。

（2）体内过程：口服吸收完全，30min起效，2 ~3小时作用达峰值，但首关消除显著，生物利用度低于20%，蛋白结合率大于90%。它通过肝P4502D6代谢成5-羟普罗帕酮，该代谢物阻滞钠通道的作用与母药等效，但阻滞β受体的作用则较弱；也可通过非P4502D6中介的代谢而形成N-去乙酰普罗帕酮，该代谢物的作用较母药为弱。缺乏P4502D6的患者，其首关消除少，血浆中普罗帕酮的浓度高，在治疗时不良反应发生率高。$t_{1/2}$为2.4 ~11.8小时。本药与地高辛合用可提高地高辛的血药浓度，故合用时应将后者用量减少。

（3）临床应用：适用于室上性及室性期前收缩、室上性及室性心动过速以及预激综合征伴发心动过速或心房颤动者。口服150mg，3次/d，3 ~4日后剂量增至300mg，每日2次。静脉注射70mg/次，稀释后3 ~5分钟内注完，如无效，20分钟后可再注射1次，每日总量不超过350mg。

（4）不良反应 常见恶心、呕吐、味觉改变、头痛、眩晕，一般不须停药；严重时可致心律失常，如传导阻滞，窦房结功能障碍，加重心力衰竭等。禁用于心源性休克、严重房室传导阻滞、双束支传导阻滞或窦房结功能障碍者。对有病窦综合征、心力衰竭及低血压者应慎用或不用。与其他抗心律失常合用时可能会加重其不良反应。

（四）Ⅱ类药——β-肾上腺素能受体阻断药

这类药物主要阻断β-受体而对心脏发生影响，同时还有阻滞钠通道、促进钾通道、缩短复极过程的效应。表现为减慢窦房结、房室结的4相除极而降低自律性；也能减慢0相上升最大速率而减慢传导速度；某些β-受体阻断药能缩短APD和ERP，且以缩短APD为显著；某些药在高浓度时还有膜稳定作用。下面以普萘洛尔为例说明其抗心律失常作用。

1. 普萘洛尔（心得安，propranolol） 普萘洛尔具有旋光性，是等量的左旋和右旋异构体的混合物，仅左旋体有β-受体阻断作用，其右旋异构体有类似奎尼丁的直接电生理学作用，即"膜稳定"作用，但左旋体在高浓度时也具有膜稳定作用；故普萘洛尔与其他抗心律失常药不同，它具有两个相互分离而独特的作用。

（1）药理作用：交感神经兴奋或儿茶酚胺释放增多时，心肌自律性增高，传导速度增快，不应期缩短，可能引起快速型心律失常。普萘洛尔则能阻止这些反应。

1）降低自律性：对窦房结、心房传导纤维及浦肯野纤维都能降低自律性，在运动及情绪激动时作用明显。也能降低儿茶酚胺及强心苷所致的迟后除极幅度而防止触发活动。

2）传导速度：高浓度时（阻断β-受体所需剂量的10倍以上），有膜稳定作用。明显减慢传导速度，使单向阻滞发展成双向阻滞，停止折返激动。对某些必须应用大量普萘洛尔始能见效的病例，这种膜稳定效应可能起了一定作用。

3）不应期：低浓度不影响APD和ERP，高浓度则因膜稳定而缩短APD，当血药浓度大于100ng/ml时，则有膜稳定作用，对房室结ERP有明显的延长作用。

（2）体内过程：静脉注射本药后，有90%与血浆蛋白结合。口服后血药浓度峰值时间为1 ~3小时，主要在肝脏代谢，故口服虽然吸收完全，但生物利用度不高。当口服较大剂量（>30mg）时，肝脏的消除功能饱和，其生物利用度才得以提高。代谢产物90%以上从肾脏排泄，不同个体血浆浓度相差可达20倍之多。

（3）临床应用：这类药物适用于治疗与交感神经兴奋有关的各种心律失常。

①室上性心律失常：包括房颤、房扑、阵发性室上性心动过速及并发于WPW综合征的复发性室上性心动过速，此时常与强心苷合用以控制心室率，二者有协同作用。对房扑或房颤的治疗效果略逊于洋地黄，对洋地黄中毒所致的心律失常不宜选用心得安治疗，而应选用苯妥英钠治疗，因为前者可能诱发严重的房室传导阻滞，甚至可致心搏骤停。普萘洛尔也用于治疗由焦虑、嗜铬细胞瘤、甲状腺功能亢进等引发的窦性心动过速。

②室性心律失常：对症状性室性期前收缩疗效显著，能改善症状。对由运动或情绪激动所诱发的室性心律失常效果良好。

③用法：口服普萘洛尔剂量为从10～20mg开始，3～4次/d，根据需要增量至最佳疗效。缺血性心脏病患者的室性心律失常需用较大剂量（0.5～1.0g/d）。静脉注射时密切注意心率、血压及心功能状况，一般在2～3分钟内给1mg，总量不超过4mg。

（4）不良反应：大多是与它们的基本药理作用，即β-受体阻断作用有关。

1）β_1-受体阻滞副作用：诱发心力衰竭、加重房室传导阻滞、窦性心动过缓及低血压，其中心力衰竭是最严重的不良反应，这是因为对潜在心力衰竭患者来说，其心脏代偿功能的维护，部分是通过心脏交感张力增高机制，而β-受体阻滞剂突然撤掉心脏的肾上腺素能支持，从而取消了肾上腺素能兴奋的正性肌力和变时性效应。除此以外，普萘洛尔直接的心肌抑制效应也是一个很重要的因素。对普萘洛尔所致的心力衰竭不能应用具有肾上腺素能正性肌力作用的药物进行常规治疗，因为普萘洛尔阻断心脏对肾上腺素、去甲肾上腺素、异丙肾上腺素或多巴胺的反应。不仅如此，大剂量应用这些药物，因产生末梢血管收缩，心脏不能对外周阻抗急剧上升产生反应，反而加剧左心衰竭的发生，故对普萘洛尔所致的心力衰竭最佳的治疗是应用多肽类激素——胰高血糖素，该药能立即逆转普萘洛尔所有的心脏抑制效应，且副作用小。

2）β_2-受体阻滞副作用：诱发支气管哮喘、呼吸困难、低血糖等。故普萘洛尔禁用于支气管哮喘和其他慢性阻塞性肺疾病患者。

3）其他：变态反应、药疹、发热和血小板减少等。此外，长期服用心得安的患者，突然撤药会增加心绞痛、冠脉痉挛和心肌梗死的发病率，原因不太清楚，可能与β肾上腺素能的阻断掩盖了缺血性心脏病的恶化，或长期β阻断导致内源性交感活性的增高有关。

2. 美托洛尔（metoprolol）　美托洛尔属选择性β_1受体阻断药，主要治疗高血压，也用于冠心病、心绞痛及心肌梗死，可缩小梗死面积，减少再梗死发生率和降低病死率，并可减少致命性心律失常。作用类似普萘洛尔但较弱，对窦房结、房室结的自律性和传导性有明显抑制作用。对心律失常有一定效果，对儿茶酚胺诱发的室性、室上性心律失常疗效较好。对急性心肌梗死患者，用药后可使室性心动过速、心室颤动发生率明显减少，从而降低病死率。口服从小剂量开始，25～100mg/d，分2次服，少数可用至200～450mg/d，静脉注射总量0.15mg/kg，分次注射。病窦综合征、严重心动过缓、房室传导阻滞、严重心力衰竭和低血压患者及孕妇禁用。严重支气管痉挛及肝、肾功能不良者慎用。

3. 艾司洛尔（esmolol）　艾司洛尔为超短时效的选择性β受体阻断药，可抑制窦房结、房室结的自律性和传导性，提高缺血心肌的致颤阈。主要用于室上性心律失常，可减慢房颤、房扑者的心室率。还可减少心肌耗氧量，对急性心肌梗死者，可能有缩小梗死面积的作用。口服无效，静注后起效迅速，分布半衰期仅2分钟。入血后很快被红细胞的酯酶水解，消除半衰期仅8分钟。给负荷剂量后6～10分钟即产生最大血流动力学改变，停药后20分钟即减弱β阻滞效应。该药无膜稳定作用，治疗室上性心动过速，开始负荷剂量为250～500μg/kg，静注1分钟以上，接着维持剂量50～200μg/（kg·min），剂量过高［>250μg/（kg·min）］可能因心排血量降低而出现严重的低血压。

（五）Ⅲ类药——选择性延长复极过程的药物

这类药物能选择性地延长APD。延长心房肌、心室肌和浦肯野纤维细胞APD和ERP，而不影响传导速度。

1. 胺碘酮（乙胺碘肤酮，amiodarone）　胺碘酮是苯丙呋喃类衍化物，含有2个碘原子，占分子量的37.2%，最初作为冠状动脉扩张剂用于心绞痛治疗进入临床。

（1）药理作用

1）自律性：对浦肯野纤维的自律性少有影响，但能降低窦房结起搏细胞的自律性。

2）传导速度：一般对心房和心室肌的传导速度并无影响，给药数周后，传导速度略有减慢，对浦肯野纤维和房室结的传导速度则有抑制作用。

3）不应期：用药数周后，心房肌、心室肌及浦肯野纤维的 APD、ERP 都明显延长，并且能延长 WPW 综合征患者的附加通路的不应期，此作用比其他抗心律失常药更为明显。上述三方面电生理效应与其阻滞钠、钾、钙等通道的作用有关。

4）血管平滑肌：胺碘酮静脉给药能降低外周阻力，增加冠脉血流量，降低血压，减少心肌氧耗量，这是其松弛血管平滑肌的作用所致。这可能与其 α-受体阻断和 Ca^{2+} 拮抗作用有关。有时对治疗有利，个别情况需停药。

（2）体内过程：口服吸收缓慢，生物利用度约50%，分布容积为 1.2L/kg，心肌中药物浓度较血药浓度高 30 倍，恒量长期口服需经数周才能达到最大疗效，停药后仍可维持疗效达 4～6 周。$t_{1/2\beta}$为 10～50 天。在肝中代谢成有活性的脱乙基衍生物。

（3）临床应用：胺碘酮是目前临床上使用得最为广泛的广谱抗心律失常药。它适用于各种室上性和室性心律失常，如房颤、房扑、心动过速以及伴预激综合征的快速心律失常。对于其他药物治疗无效的非持续性室速、室颤有一定的疗效，也可用于预防术后房颤的发生。美国心脏协会将胺碘酮列为心肺复苏的一线抗心律失常药物。它的适应证和用法是：

1）持续性室速：用于血流动力学稳定的持续性室速和未明确诊断的宽 QRS 波心动过速。首剂静脉用药为 150mg（2.5mg/kg），10 分钟内缓慢推注，转复后初始 6 小时以 1mg/min 维持，随后 18 小时以 0.5mg/min 维持。如负荷量 10～15 分钟后未见转复可追加 150mg。如仍未能转复，应考虑电复律。24 小时药物总用量应控制在 22g 内。第二个 24 小时及以后的维持量根据心律失常发作情况酌情减量。

2）预防恶性室性心律失常：用于无可逆原因引起的室颤或室速、置入心律转复除颤器（ICD）或使用 β-受体阻滞剂后无效的非持续性室速的患者等。口服初始负荷量为 800～1600mg/d，分次服用，共 2～3 周，然后 600mg/d 服用 4～8 周。经过 2～3 个月的治疗后，以 400mg/d 或低于 400mg/d 的剂量维持，最后调节到不良反应发生最少的最低有效剂量。对置入 ICD 患者，合并应用小剂量胺碘酮（200mg/d）可以降低室颤或室速发作次数及频率，使血流动力学变化易于耐受。

3）房颤的治疗：转复房颤的口服剂量为 0.4～0.6g/d，分 2～3 次口服，1～2 周后根据需要改为每日 0.2～0.4g 维持。静脉剂量为 5～7mg/kg，30～60 分钟内注射完，然后以 1.2～1.8g/d 静脉滴注或分次口服，直至总量达 10g。

4）室颤或无脉室速的抢救：在心肺复苏中，如 2～3 次电除颤和血管加压药物无效时，立即用胺碘酮 300mg（5mg/kg）静脉快速推注，然后再除颤。如无效 10～15 分钟后重复追加胺碘酮 150mg（2.5mg/kg）。注意用药不应干扰心肺复苏和电除颤。室颤转复后，胺碘酮可静脉维持，方法同治疗持续性室速。

（4）不良反应

1）心脏毒性：窦房结或房室结原有病变患者，胺碘酮可引起症状性心动过缓或心搏骤停；也可诱发和加重心力衰竭。

2）心脏外毒性：胺碘酮可造成许多不良反应，包括造成有潜在生命危险的肺纤维化。长期应用其毒性反应发生率和严重程度与药物蓄积程度有关，必要时限制其应用（特别是用量大时，如每日剂量接近或超过 400mg）。

胺碘酮可浓集于组织中，但全身分布广泛，用药数周，即可在角膜形成黄棕色沉积——微小结晶。这种沉积物一般不影响视力，但有时，特别是夜间也会出现视物模糊。一旦出现视力减退，应停药或减量；约 25% 皮肤沉积的患者引起光敏性皮炎，故用药者应避免日光下暴晒；近 5% 患者皮肤发生褪色反应，局部呈灰蓝色。

感觉异常、震颤、共济失调和头痛等神经系统不良反应也常见。

约 5% 患者出现甲状腺功能失调（甲状腺功能低下或亢进），用药前和用药过程中应注意监测甲状腺功能。

胺碘酮也可引起胃肠道反应，20% 患者出现便秘，部分患者可出现肝细胞坏死，也可能出现肺炎或肺纤维化。其中肺纤维化发生率为 5%～15%，甚至个别有生命危险。

胺碘酮与其他药物合用也可互相影响，胺碘酮可降低华法林、茶碱、奎尼丁、普鲁卡因酰胺和氟卡尼等药的清除率。

2. 溴苄铵(bretylium)　是一种四价铵复合物,由 FDA 认可仅经非胃肠道途径应用于危及生命的室性快速性心律失常患者。开始作为降压药应用于临床,后发现该药不仅妨碍儿茶酚胺类神经递质的释放,而且具有直接的抗心律失常作用。

(1) 药理作用

1) 对心脏的作用:溴苄铵可延长心室肌(对心房肌无效)细胞 APD 和有效不应期,尤以对 APD 本已较短的缺血细胞效果明显。实验表明,溴苄铵可明显提高冠状动脉夹闭时的室颤阈,延迟室颤发生时间,这种抗室颤作用似乎与其妨碍儿茶酚胺类神经递质释放作用无关。

溴苄铵首先可促进儿茶酚胺类释放,故用药初期有部分正性肌力作用,这往往可加重室性心律失常,故用药时须密切观察。

2) 心脏外的作用:溴苄铵心脏外作用主要与影响儿茶酚胺类神经递质释放有关。主要不良反应是直立性低血压,同时使用三环抗抑郁药如普罗替米可避免其发生;溴苄铵静脉注射量大时易出现恶心、呕吐。

(2) 药代动力学:溴苄铵口服和经非胃肠道途径应用均有效,但胃肠道吸收差且不稳定。生物利用度低于 50%,几乎全部经肾分泌消除,未发现重要的代谢产物或活性代谢产物。清除半衰期为 5 ~ 10 小时。肾功能障碍患者服用时需减量。在室性心动过速或心室颤动的幸存者中发现单次静脉用溴苄铵后清除半衰期为 13.5 小时。

(3) 临床应用:溴苄铵用于有监护条件的患者和有危及生命的复发的室性快速性心律失常并且其他药物治疗无效的患者,特别是室颤时用利多卡因治疗和复律失败的情况下应用。溴苄铵对有些耐药性的快速性心律失常患者和院外的心室颤动的患者治疗有效。溴苄铵对室性期前收缩几乎无效。

主要以静脉注射方式给药,5% 葡萄糖稀释,剂量为 3 ~ 5mg/kg,10 ~ 20 分钟注入,继以 0.5 ~ 2mg/min 维持。肌肉注射的剂量为 250 ~ 500mg/次,每 1 ~ 2 小时重复 1 次,直至出现疗效或总量达 2g。

(4) 不良反应:低血压是最重要的不良反应,绝大多数为体位性低血压,也可能在仰卧位时发生,能用三环类抗抑郁药如普罗替林预防。一过性高血压、窦性心动过速及由缺血或洋地黄过量而致心律失常的恶化,可发生于初次用药后,可能是初始儿茶酚胺的释放所引起的。溴苄铵应用时需谨慎或不用于心排血量相对稳定的患者,如严重主动瓣狭窄患者。血管舒张剂或利尿剂能增加低血压反应。经非胃肠道应用后可发生恶心、呕吐。口服药物 2 ~ 4 个月后经常发生就餐时腮腺痛,腮腺并无肿大但多涎。

3. 索他洛尔(sotalol)　又名心得怡,甲磺胺心定,盐酸索他洛尔分子式为 $C_{12}H_{20}N_2O3S \cdot HCL$,分子量 308.5。

(1) 药理作用:为一选择性抑制 I_{kr}(快速激活的延迟整流钾通道)的钾通道阻滞药,能明显延长心肌复极时间,延长 APD 及 ERP,对传导几乎无影响。同时,它又是非选择性的缺乏膜稳定作用及内在拟交感活性的强效 β 受体阻断药,能降低窦房结及浦肯野纤维的自律性,减慢房室传导,延长房室不应期而中止折返激动。

(2) 体内过程:口服吸收迅速,生物利用度高,几乎接近 100%,有效血药浓度为 1 ~ 4μg/ml,几乎不与血浆蛋白结合,$t_{1/2}$ 为 7 ~ 18 小时,清除率为 150ml/min,大于 75% 的原型药物经肾排出,肾衰竭者可使药物的排出速率下降,但不受肝功能的影响,肾功能不良者应根据患者的血药浓度对剂量进行调整。

(3) 临床应用:属广谱抗心律失常药,也可用于治疗高血压、心肌梗死,尤其因能用于治疗致命性心律失常而受到重视,用于各种心律失常,包括心房纤颤、心房扑动、室上性心动过速、预速综合征伴发的室上性心动过速、室性期前收缩、室性心动过速及室颤。对急性心肌梗死并发严重心律失常者,可采用此药。紧急复律时,静脉注射 0.2 ~ 1.5mg/kg,注射时间不少于 10 分钟,宜在心电图监护下使用,并控制好血压。长期治疗心律失常,口服 80 ~ 160mg,2 次/天,对室性心动过速可 160 ~ 480mg/d,2 次/天,最大剂量不超过 640mg/d,否则有可能诱发尖端扭转型室速(torsades depointes,Tdp)。

(4) 不良反应:Tdp 发生率较低;静脉注射后短时间内可出现症状性窦房结功能异常及心功能不全;过量时可明显延长 Q-T 间期,少数 Q-T 间期延长者可出现 Tdp,常发生于任意增加剂量或有低钾血症、严重心肌病、心肌缺血或同时使用其他致复极延长的药物时。有遗传性 Q-T 延长综合征者使用本药应特别谨慎。不与排钾利尿药合用,以防低血钾。

(六) Ⅳ类——钙通道阻滞药

详见本章第四节。

(七) 其他类药

1. 腺苷(adenosine)

(1) 药理作用:是存在于全身的一种内源性核苷,是机体代谢的中间产物,也是体内重要的活性成分之一,正常水平为 0.03 ~ 0.3μgmol/L,其作用是通过激活腺苷受体(A 受体)而实现的,该受体有 A_1、A_{2a}、A_{2b}、A_3 几个亚型,在心房、窦房结及房室结中,腺苷通过与 G 蛋白偶联的 A 受体而激活 ATP 敏感性钾通道,使钾外流增加,致细胞膜超极化而降低自律性。它还能明显增加 cGMP 水平,并通过 cGCP 拮抗 cGCP 对钙通道的活化而减弱钙电流,延长房室结的不应期和减慢传导,抑制交感兴奋或异丙肾上腺素所致的早后、晚后除极而发挥其抗心律失常作用,腺苷还具有扩张血管、抑制缺血区细胞钙内流、增加能量产生等作用。此外,腺苷在脑内起着抑制性调质作用,可抑制某些神经递质如谷氨酸的释放,具有神经保护功能。

(2) 体内过程:本药在体内代谢迅速,起效快而作用短暂,其 $t_{1/2}$ 只有 10 ~ 20 秒,故该药的静脉注射速度要迅速,否则在其到达心脏之前可能已被消除。

(3) 临床应用:腺苷成为急性终止室上性心动过速如房室连接区心动过速、房室结或房室折返的首选药物。对儿童患者有效,可判断旁道切除术的有效性。腺苷能产生房室阻滞或终止房性心动过速和窦房结折返。在心房扑动或心房颤动时引起一过性房室阻滞。通常在 30 秒内静注 12mg,可终止 92% 的室上性心动过速,能终止一过性心动过速的最小有效剂量为 2.5mg。成功率与维拉帕米相似,因腺苷的有效性和极其短的作用期,在许多病例中倾向于用腺苷而非维拉帕米,尤其是曾静脉使用过 β 受体阻滞剂、心力衰竭代偿不佳或严重低血压患者及新生儿患者。具体应用时开始注射剂量为 3mg,迅速注射(最好经中心静脉),如在 1 ~ 2 分钟内无效,可给予 6mg,必要时在 1 ~ 2 分钟之后再给予 12mg。

(4) 不良反应:极短暂,常见不良反应有头晕、恶心、呼吸困难、胸部不适、颜面潮红等,但在 1 分钟内消失。吸入给药时可能诱发支气管收缩,加剧哮喘,故本药不宜用于支气管哮喘及 COPD 患者。有时可引起心动过缓、心搏骤停、传导阻滞等心律失常。对病态窦房结综合征、房室传导阻滞者也不宜应用。

2. 硫酸镁(magnesium sulphate)　最早用于治疗洋地黄类药物引起的低血镁伴发心律失常,后发现血镁正常的心律失常注射镁也有一定疗效。镁抗心律失常具体机制不详,但已经发现镁可影响细胞膜 Na^+-K^+-ATP 酶、钠通道、特定钾通道以及钙通道。镁的临床适应证为洋地黄类药物引起的心律失常伴低血镁、血镁正常的部分尖端扭转型室性心律失常及部分急性心肌梗死伴发的心律失常。镁常用剂量为 1g(硫酸盐),20 分钟以上时间静脉滴注,如疗效不显,可再给药 1 次。以后静脉滴注 2 ~ 3g/d,一般不超过 3 日。静脉注射过快或剂量过大,可致血压下降、呼吸抑制等,肾功能不良者慎用。

(缪长虹　史琪清)

参考文献

1. 陈修,陈维洲,曾贵云.心血管药理学.第 8 版.北京:人民卫生出版社,2002.
2. 杭燕南,邓小明,王祥瑞.围手术期心血管治疗药.上海:世界图书出版公司,2008.
3. Kjeldsen K. Bundgarrd H. Myocardial Na. K-ATPase and digoxin therapy in human heart failure. *Ann N Y Acad Sci*, 2003,986:702-707.
4. Lapostolle Frederic, Borron Stephen W, Verdier Carine. et al. Digoxin-specific Fab fragments as single first-line therapy in digitalis poisoning. Critical care medicine, 2008, 36: 3014-3018.
5. Cai J, Su Z, Shi Z, et al. Nitricoxide and milrinone: combined effect on pulmonary circulation after Fontan Type procedure: a prospective, randomized study. Ann Thorac Surg, 2008, 86: 882-888.
6. Bolt J, Suttner S. Combined use of ultra-short acting β-blocker esmolol and inravenous phosphodiesterase 3 inhibitor enoximone. Expert Opin Pharmacother, 2007, 8: 2135-2147.
7. Nieminen Markku S, Pollesello Piero, Vajda Gusztav. et al. Effects of Levosimendan on the Energy Balance: Preclinical

and Clinical Evidence. J Cardiovascular Pharmacology,2009, 53:302-310.

8. Morelli A,De Castro S,Teboul JL. et al. Effects of levosimendan on systemic and regional hemodynamics in septic myocardial depression. Intensive Care Med,2005,31:638-644.

9. Weinlander G,Kornek G. ,Raderer M. et al. Treatment of advanced colorectal cancer with doxorubicin combined with two potential multidrug-resistance-reversing agents:high-dose oral tamoxifen and dexverapamil. J Cancer Res Clin Oncol 1997, 123:452-455.

10. Eisenberg MJ, Brox A. , Bestawros AN. Calcium channel blockers:an update. Amer J Med,2004,116:35-43.

11. 岳云,于布为,姚尚龙主译. 卡普兰心脏麻醉学. 第3版. 北京:人民卫生出版社,2008.

第33章 麻醉期间的药物相互作用

目前，联合用药作为现代临床麻醉实践中最重要的用药方法，已经广泛地被临床麻醉医师所接受。虽然联合用药在提高麻醉质量、保证患者安全和降低医疗费用等诸多方面均发挥出了十分重要的作用，但麻醉期间不良药物相互作用的问题也越来越突出，给患者带来的潜在危害同样不容忽视。为此，广泛深入地研究药物相互作用问题，充分发挥其有益的作用，避免不良反应的发生，已成为现代麻醉学的一项重要课题，本章拟就这些问题进行阐述。

第1节 概 述

一、药物相互作用的概念

药物相互作用(drug interaction)是指同时或者先后应用两种或两种以上的药物，由于药物间的相互影响或干扰，改变了其中一种药物原有的理化性质、体内过程(吸收、分布、生物转化和排泄)或组织对该药物的敏感性，从而改变了该药物的药理学效应和毒理作用。广义的药物相互作用除了包括药物-药物之间的相互作用之外，还应包括药物与食物、内源性物质、环境或工业原料以及化学试剂等化学物质之间的相互作用。

由于联合用药种类不同以及患者对药物敏感性和耐受性的差异明显，因而药物相互作用可引起完全不同的临床后果。它既可产生有益的结局，使药物治疗效应增强或毒副作用减轻，即表现为“临床所期望得到的药物相互作用”(clinically desired drug interaction)；同样亦能造成有害的影响，使药物的治疗效应降低或毒副作用增强，即表现为“不良的药物相互作用”(adverse drug interaction)。

联合用药在临床治疗中已越来越广泛地被人们所采纳，自然也带来了不少药物相互作用问题，尤其是对可能发生不良反应的相互作用，临床医师必须给予足够的重视。研究发现，大约5%住院患者的发病原因与药物的不良反应有关，并且0.5%～1%住院患者的死亡原因可归咎于不合理用药所造成的后果，其中就包括不良药物相互作用。一项研究曾调查了9900例患者，他们共服用了832 200种药物，在所发生的3600例药物不良反应中，234例(6.5%)与药物相互作用有关。在另一项调查了2422例患者的研究中，有113例服用了可发生相互作用的药物，但仅有7例(0.3%)获得了证实。虽然目前还很难预知发生药物相互作用的确切比例，但可以肯定药物相互作用的发生几率将随着用药种类的增多而呈几何级数的增加(表33-1)。

表33-1 药物相互作用的发生率

药物种类	发生率(%)
0～5	4.2
6～10	7.4
11～15	24.2
16～20	40.0
>21	45.0

二、药物相互作用的类型

药物相互作用的机制非常复杂，可涉及药剂学、药效动力学和药代动力学等不同的内容。联合应用后药物效应或毒性作用的改变一般被归纳为四种类型，药理学中常常是据此对之加以分类。

（一）相加作用

联合应用两种药物时，引起的效应等于它们各自单独应用时的代数和，称为相加作用（addition）。可发生相加作用的两种药物大多作用于同一部位或受体，并能表现出相同的内在活性。联合应用两种吸入麻醉药或两种苯二氮䓬类药物均表现为效应相加作用。作用于不同部位或受体的两种药物有时也能发生相加作用，例如联合应用作用于 NMDA 受体的氯胺酮和作用于 GABA 受体的咪达唑仑时，在催眠效应方面就表现为相加作用。

相加作用的实质并非一种药物使另一种药物的效能增强，而只是两种药物同一效应的相互叠加。从某种意义上讲，两种药物之间这种简单的相加作用并非是真正的药物相互作用。凡是联合应用时能够发生相加作用的两种药物，均应适当减少各药的剂量，否则就有发生药物中毒的危险。例如，抗胆碱药物与氯丙嗪等具有抗胆碱效应的药物联合应用时，可引起胆碱能神经功能低下的中毒症状；氨基糖苷类抗生素可抑制神经肌肉接头处的神经冲动传递，联合应用时可增强硫酸镁引起的呼吸肌麻痹。

（二）协同作用

两种药物联合应用时，引起的效应大于它们各自单独应用时效应的代数和，称为协同作用（synergism）。这种类型的药物相互作用一般多见于作用部位或受体完全不同的两类药物之间。另外，作用于同一受体不同部位的两种药物也能发生协同反应。例如，阿司匹林和阿片类药物是作用机制完全不同的两类药物，联合应用时前者可增强后者的镇痛效能，这是临床上非常经典的一种协同性质的相互作用；苯二氮䓬类药物和巴比妥类药物的催眠作用均与脑内 $GABA_A$受体-氯离子通道复合物有关，联合应用时它们可结合于该受体的不同位置，使其立体结构发生改变，从而相互增强对方与受体的亲和力，表现出催眠效应的协同作用。

协同作用是最重要的药物相互作用之一。临床上可利用它来降低药物的毒性作用，并能用小剂量的药物实现所需的效应，同时亦需要注意对严重不良反应的预防。例如，应用小量的咪达唑仑可显著减少丙泊酚的麻醉诱导剂量，使患者的血流动力学更易于维持稳定；然而，在吸入麻醉期间，联合应用降压药物或肌肉松弛药时，则要警惕手术中可能因协同作用而导致严重的不良后果。

（三）敏感化作用

一种药物虽不具有某种特殊的效应，但却能使相关组织或受体对其他药物的反应性增强，称之为敏感化作用（potentiation）。例如，氟烷可使心肌对儿茶酚胺的敏感性增加，降低肾上腺素引起心律失常的阈值；应用排钾利尿药物可降低血钾水平，提高心脏对强心苷作用的反应性，从而增加发生洋地黄中毒反应的危险。另外，利血平或胍乙啶则能导致肾上腺能受体发生类似去神经性的超敏现象，从而使具有直接作用的拟肾上腺素药物（例如去甲肾上腺素或肾上腺素等）的升压作用明显增强。

（四）拮抗作用

联合应用两种药物时，其中一种药物能降低另一药物的效能，称之为拮抗作用（antagonism）。拮抗性相互作的发生具有四种不同的机制：

1. 竞争性拮抗　竞争性拮抗（competitive antagonism）是指作用于同一受体或部位的两种药物，由于相互竞争与作用部位的可逆性结合而发生的拮抗反应。例如氟马西尼（flumazenil）拮抗苯二氮䓬类药物的作用、纳洛酮拮抗阿片类药物的作用以及去极化和非去极化肌肉松弛药间的拮抗作用等均属此类反应。两种药物在同一受体发生的竞争性拮抗（占位性竞争）是受质量作用定律的调控的，即浓度高或亲和力强的药物能取代浓度低或亲和力弱的药物与受体的结合。

2. 非竞争性拮抗　非竞争性拮抗（non-competitive antagonism）是指结合于受体不同部位（位点）的两种药物，一种药物可拮抗另一药物的作用，但两种药物却互不干扰对方在受体部位的结合。当发生这种性质的拮抗反应时，拮抗剂的作用不会因增加激动剂的剂量而被减弱或逆转。例如，苯氧苄胺与 α 肾上腺素能受体结合后，受体性质发生改变，不再接受去甲肾上腺素的激动作用。另外，作用于不同受体的药物之间亦可发生非竞争性拮抗作用。例如，联合应用阿片受体部分激动药—布托啡诺（butorphanol）可拮抗咪达唑仑的顺行性遗忘作用。

3. 化学性拮抗　化学性拮抗（chemical antagonism）是指对组织或受体具有激动作用的一种药物因与另一种药物发生化学反应，而形成一种新的复合物，但该复合物已不再具有对组织或受体的激动作用。例如，当体内存在大量肝素时，常常通过离子键结合反应，用强碱性的鱼精蛋白中和强酸性的肝素，以消除其抗凝作用。

4. 生理性或功能性拮抗　生理性或功能性拮抗（physiological/functional antagonism）是指联合应用药效相反的两种药物时出现的相互拮抗效应。例如，抗胆碱药物可通过阻断呼吸道平滑肌上 M 受体的活性而拮抗由 β 肾上腺素能受体阻滞剂所致的支气管痉挛。

虽然药理学中对上述四种类型的药物相互作用均有非常明确的定义，但在临床实际工作中人们对之的区分却并不那么严格，甚至有时还把它们作为同义词而混用。对此，有人曾给予过严厉的批评。诚然，按照药理学中的定义严格区分药物相互作用的不同类型，可以帮助人们更深刻地认识与了解药物的相互作用，为临床合理用药确定更坚实的基础，也更有利于提高联合用药的目的性和安全性。但临床医师根据自己在实际用药过程中的最直接体会，将药物相互作用仅理解为药效（毒性）的增强或减弱两种类型，在某些情况下也不失为一种简洁且实用的方法。

三、药物相互作用的分析方法

目前，人们已经设计出各种不同的方法，用来研究由药物相互作用引起的药物效应改变。

（一）等辐射分析法

等辐射分析法（isobolographic analysis）是药理学中研究药物相互作用最常用且最精确的方法（图 33-1）。该方法是首先分别测算出两种药物产生某种效应时各自的半数有效剂量（ED_{50}），并标记在分别代表两种药物作用强度的 X 轴和 Y 轴上，再连接两个 ED_{50} 值画一条直线，然后通过联合应用两药后达到"半数效应"（对 50% 患者产生作用）时所需剂量在等辐射图上的位置，便可准确判断它们之间相互作用的类型。如果为相加作用，两药采用各种不同剂量组合方式达到半数效应所对应在等辐射图上各点的连线成一直线，恰与 ED_{50} 连线重合。发生协同作用时，则这些点的连线不呈直线，并且是位于 ED_{50} 连线的左下方，所以有时亦称之为"超加作用"（supra-addition）。对于拮抗作用，这些点的连线也非直线，但却位于 ED_{50} 连线的右上方，所以有时也

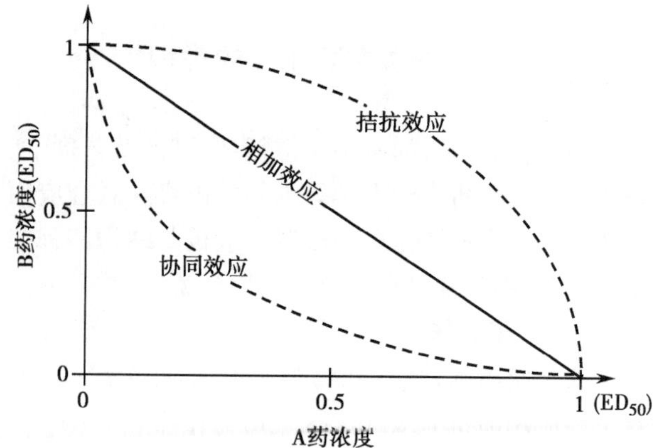

图 33-1　药物相互作用的等辐射图示法

称之为"次加作用"（infra-addition）。

（二）分数分析法

分数分析法（fractional analysis）同样能够表示药物相互作用的类型，即相加作用表示为 $da/Da+db/Db=1$；协同作用表示为 $da/Da+db/Db<1$；拮抗作用则表示为 $da/Da+db/Db>1$。其中 Da、Db 代表两种药物的 ED_{50} 值，da、db 则分别代表联合应用两药时的实际用量。

（三）概率分析法

概率分析法（probit analysis）是通过比较一种药物在与其他药物联合应用后剂量-效应曲线的变化来确定药物之间相互作用的类型。

四、药物反应的正常变异性与药物相互作用

变异是生物学现象中普遍存在的一种规律，药物反应亦不例外。同一剂量的某种药物在不同个体之间可引起程度不同的反应，有时这种个体差异甚至还可影响药物作用的性质。例如，虽然应用催眠剂量的巴比妥类药物可促使大多数患者入睡，但在个别患者则无催眠效果，甚至还可引起焦躁不安和入睡困难；应用地西泮和吗啡时亦有类似情况发生。这种药物反应变异性的出现势必会使药物相互作用更趋复杂，个体之间的差异也更为明显。

体内有多种因素可影响机体对药物的反应，故在临床联合应用时，必须权衡利弊，尤其需要注意疾病和年龄等因素的影响。有证据显示，不同个体对大多数静脉麻醉药物反应性的差异可高达 300% ~ 500%，尤其是在罹患高血压、冠心病、糖尿病和肝肾功能损害等疾病时，很容易发生不良的药物相互作

用。例如,出血性休克患者对麻醉药物的耐受性明显降低,咪达唑仑在脑脊液中仅需达到较低的浓度就可引起催眠效应,而且此类患者在吸入麻醉期间对β肾上腺素能受体阻滞剂的作用非常敏感,所以在围手术期很容易发生严重循环功能抑制,应用时必须尤为慎重。老年人由于体内各脏器生理功能衰退,发生药物相互作用的比例较年轻人明显增加,而且一旦发生这些不良反应,造成的伤害亦会更大。

近年来,遗传因素对药物反应的影响备受人们关注。虽然目前对大多数药物作用中遗传药理学的影响尚不十分清楚,但是随着人类基因组序列破译工作的完成及人们对其功能认识的加深,未来有可能根据遗传药理学来阐明药物相互作用的机制,并为药物相互作用效应提供科学的预测。另外,给药次序、途径、时间、患者的生物节律、饮食状况、季节变化和气候条件等因素也能明显影响药物反应和相互作用。

五、围手术期的药物相互作用

围手术期联合用药现象极为普遍,尤其是在麻醉期间,更多是采用联合用药。实际上,以单一药物实施麻醉在现代临床麻醉实践中所占的比例已越来越小,而多种药物、多种技术复合的麻醉方法,例如协同诱导、静吸复合麻醉、蛛网膜下隙-硬脊膜外间隙联合阻滞等,几乎已经成为一种"基本原则"。临床实践证明,这些方法能更好地平衡各种麻醉药物治疗效应与毒副作用之间的矛盾,扬长避短,为患者提供更为安全、充分和舒适的麻醉处理,加速手术后苏醒,并促进麻醉费用的降低。

联合应用多种药物能明显增加围手术期药物相互作用的发生率。一项对外科手术患者用药情况的统计调查显示,药物相互作用的发生比例高达17%。各种回顾性或前瞻性研究的结果亦显示,麻醉期间发生药物相互作用的比例远远高于其他各项医疗活动,并且仍有持续增加的趋势。主要原因为:①现代医学越来越提倡多种方法的"综合治疗",手术前准备日益受到临床麻醉医师的重视,为此可能需要患者服用多种药物以达到满意的手术前准备;②"手术禁区"不断被突破,外科治疗领域也不断拓展,越来越多的高龄、合并有严重全身疾病的高危患者需要通过手术治疗来重获健康,而这些患者的围手术期用药情况则往往极为复杂;③平衡麻醉方法的普遍采用促进了麻醉用药的多样化,即使在一般情况下,麻醉期间的用药也可达5~10种之多,而在ICU中患者有时用药竟可高达30~40种。

由于药理学研究的进展,临床上预防或治疗不良药物相互作用的手段日益多样化,为此联合用药方法目前已被人们所普遍接受。为了能够更好地适应药理学发展的这种趋势,麻醉医师必须及时、正确地调整自己的用药习惯,巧妙地利用各种药物的特性,通过围手术期合理的联合用药,趋利避害,充分发挥药物相互作用中的有益功效,努力避免不良药物相互作用的发生,以保证患者围手术期用药的安全。

第2节　药物相互作用的基本机制

药物相互作用大多是发生在体内,而在体外则较少发生。许多药物相互作用的发生均可能涉及多种作用方式,但其基本作用机制只有三种:①药剂学相互作用;②药效动力学相互作用;③药代动力学相互作用(表33-2)

表33-2　药物相互作用机制

药代动力学相互作用	药效动力学相互作用
药物吸收	影响药物对靶位的作用
改变消化道pH值、胃肠动力	作用于同一生理系统或生化代谢系统
影响胃肠黏膜功能	改变作用部位的条件
影响肠道菌群	理化结合
首过效应改变	**药剂学相互作用**
药物分布	化学反应
改变药物的蛋白结合状况	物理反应
药物代谢	
酶诱导/酶抑制	
药物排泄	

一、药剂学相互作用

药剂学相互作用(pharmaceutical interaction)主要是指药物与药物之间,或药物与输液、容器之间发生了直接的物理或化学反应,从而使药物性质发生变化或药效发生改变。当药物因这种理化反应而发生变性时，常常会出现混浊、沉淀、产气或变色等变化，造成药效降低，甚至丧失。药剂学相互作用主要是发生在体外，只要在临床工作中给予足够的重视，则能避免其发生。为此，麻醉医师必须熟悉常用的药物配伍禁忌，不可盲目地混合应用药物。

硫喷妥钠溶液呈碱性（pH = 10.8），如果与氯胺酮、泮库溴铵、哌替啶、麻黄碱、普鲁卡因、苯海拉明、吗啡或酚噻嗪类药物等混用，可形成硫喷妥酸盐沉淀物。这种沉淀物不仅不溶于血浆，而且还容易堵塞静脉通道。所以不仅禁忌将硫喷妥钠与这些药物混合应用，而且宜在推注硫喷妥钠的静脉管道中用生理盐水冲洗后再注射第二种药物。其他许多药物也只有在一定 pH 值范围内才能保持药液理化性质的稳定和确切的治疗效应。例如，pH 值升高可使酚噻嗪类药物、儿茶酚胺类药物、毒毛花苷 K 或胰岛素失效或作用减弱；而 pH 值降低则可使巴比妥类药物或茶碱类药物失效或作用减弱。

输血时血液中不宜加入其他药物，尤应禁止与右旋糖酐或其他血浆扩容溶液混合应用，因为后者可使红细胞聚集。血液也不可与高张的甘露醇溶液相混合，如果将两者混合，红细胞会发生皱缩，输入人体后常常引起严重不良反应。将多种儿茶酚胺类药物加到某些静脉注射液中可被氧化。

有些药物可因直接被吸附于输液容器或管道上，造成药物效应不同程度的降低。例如，硝酸甘油可结合于聚氯乙烯塑料输液容器或管道上而失活；胰岛素可因吸附于玻璃或塑料容器上而致使药物效应减低。药物混用或注入某种液体后，可因溶解状态受到破坏而析出沉淀，但有时沉淀物因吸附于玻璃或塑料的表面而不呈现浑浊，从而造成识别困难，临床上需要特别留意观察。

麻醉通气环路中的橡胶螺纹管、塑料面罩和气管导管等均可吸附一定量的吸入麻醉药，使其吸入浓度降低，从而可延长麻醉诱导时间，降低预期的麻醉效应；而在麻醉结束后，溶解吸附的吸入麻醉药解离释出后则可被患者所吸入，导致苏醒时间延长。另外，卤族吸入麻醉药还可与 CO_2 吸附剂发生反应，生成复合物 A 和 CO 等毒性物质。

二、药代动力学相互作用

药代动力学相互作用（pharmacokinetic interaction）是指一种药物可影响另一药物的体内处置过程（即吸收、分布、代谢和排泄）中的一个或多个环节，改变其血药浓度和作用部位的浓度，从而造成药物效应改变（增强或减弱）。麻醉期间发生不良药物相互作用时，药代动力学相互作用是最常见的一种原因，其中尤以影响药物分布和代谢的相互作用最为重要。

（一）影响药物吸收的相互作用

经血管外途径用药时，药物吸收的速率和程度对药物效能的发挥可产生重要的影响。然而，由于药物的吸收过程受自身理化性质、用药部位的组织特性和血液灌注等多种因素的影响，所以个体差异较大。受其他药物的影响也是其中不可忽视的一个因素。

口服给药具有用药方便、痛苦小等优点，是临床最常用的一种给药方法。但是，药物在消化道的吸收容易受胃肠道 pH 值、离子作用、吸附剂、胃肠动力和食物等多种因素的影响。经胃吸收的药物（例如水杨酸）在较低的 pH 值环境中更容易被吸收，而在小肠上端的药物吸收（例如吗啡）则主要是受胃肠动力学的影响。手术前应用阿片类药物或抗胆碱药物可延长胃排空时间，减缓药物的吸收，而甲氧氯普胺（metoclopramide）可加速胃排空，增加口服药物的吸收。为了不影响患者手术后口服用药的效果，手术中宜选用吸入麻醉方法。研究发现，短时间吸入氟烷（1% ~2%）-氧化亚氮-氧气一般不会影响口服药物的吸收；即使长期吸入强效全身麻醉药物也仅能轻微延缓机体的胃排空时间，对口服药物吸收的影响远不及吗啡等静脉麻醉药物。

肌内注射药物的吸收受局部血管舒缩的影响。为了避免血管外途径用药的吸收易受干扰这种弊病，围手术期以采用静脉途径给药为宜，尤其是麻醉期间。

肺血流对肺泡内麻醉气体的摄取主要是受吸入麻醉药溶解度（血/气分配系数）、肺泡-混合静脉血气体分压差和心排血量等因素的影响。许多静脉麻醉药物、麻醉性镇痛药可抑制心肌收缩力，降低心排血量，减少吸入麻醉药的摄取，促进肺内和脑内吸入麻醉药浓度上升的速度；然而它们同时也因趋于减少分钟通气量，降低了吸入麻醉药肺泡-混合静脉血气体分压差，可使吸入麻醉药的起效速度减慢。

（二）影响药物分布的相互作用

药物吸收进入血液后，将随血液分布于体内的各脏器、组织和体液之中。药物在体内的分布受许多因素的影响，其中包括：①心排血量；②组织血流量；③药物的蛋白结合率；④药物的脂溶性；⑤药物的解离程度；⑥药物的组织溶解度。在这些因素中，尤以血流动力学影响和血浆蛋白置换作用最为重要。

1. 血流动力学影响　机体血流动力学状况是影响药物分布的重要因素之一。全身麻醉药物可造成机体血流动力学的明显改变，引起全身血流分布和组织灌注的变化，从而影响药物的体内分布过程，而机体肝脏、肾脏血流量的变化则对药物代谢和排泄过程的影响尤为明显。研究发现，给随机分为四组的犬肌内注射维拉帕米（200mg/kg），在保持清醒的对照组，该药的中央室分布容积（Vc）为（31.4±2.1）L；在分别吸入1.2%氟烷、2.5%恩氟烷和1.6%异氟烷的三个实验组，该药的Vc值则明显降低，分别为（25.1±7.6）L、（19.8±2.0）L和（15.7±2.6）L。另外，该药的稳态分布容积在全身麻醉组也明显降低。全身麻醉下钙通道阻滞剂的心肌抑制作用明显增强，这就可能与全身麻醉药对钙通道阻滞剂体内分布过程的这种改变有关。

2. 血浆蛋白置换作用　药物在血液中以两种形式存在，即：①游离型药物；②结合型药物。药物与血浆蛋白或组织蛋白的结合是一种可逆性过程。只有游离型药物才具有生物学效应，并参与体内的消除过程；而结合型药物只是游离型药物的一种储备形式，无药理学活性，不能通过血脑屏障，亦不能被肝脏代谢或经肾脏排泄，但它却是药物转运到效应室的有效形式。

同时应用两种可结合于相同血浆蛋白同一位点的药物时，药物之间相互竞争与该位点的结合服从质量作用定律。在结合位点上亲和力强的药物将取代亲和力差的药物，使后者的游离型药物浓度增加，治疗效应增强，甚至引发毒性反应。例如，联合应用时，普鲁卡因可竞争性置换结合型的琥珀酰胆碱，增强其肌肉松弛作用；地西泮亦可通过置换作用而增加伍用布比卡因的游离型药物浓度，使其毒性作用增强。

容易发生具有临床意义的置换性相互作用的药物应具有以下特征：①蛋白结合率高（>90%）；②表观分布容积（Vd）小；③治疗浓度范围窄。符合这些条件的药物包括：口服抗凝药物（例如华法林）、磺酰脲类降糖药物（例如甲磺丁脲）、洋地黄毒苷、奎尼丁、苯妥英钠、地西泮、萘啶酸、保泰松、氨甲蝶呤、依他尼、氯甲苯噻嗪等。至于蛋白结合率低、Vd大的药物，即使被其他药物从血浆蛋白上所置换，临床意义也大多不明显。例如，均是被从血浆蛋白上置换出了3%的药物，A药的游离型浓度可从1%升高到4%，增加了3倍，药物效应明显增加；而B药的游离型浓度则仅从50%上升到53%，只增加6%，药物效应无明显的变化（图33-2）。

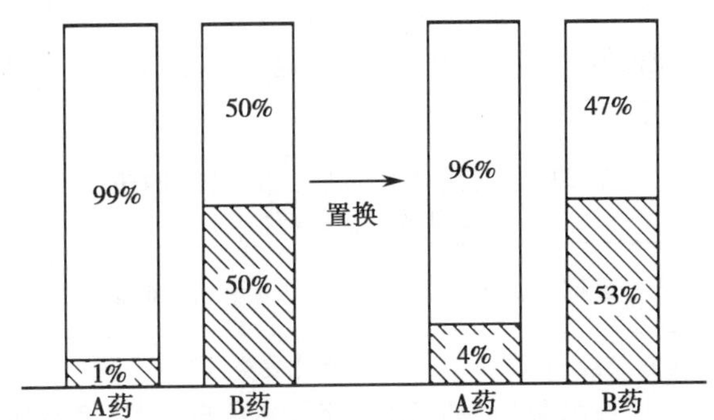

图33-2　置换作用对不同蛋白结合率药物影响的比较
□ 结合形式；▨ 游离形式

在大多数情况下，因置换作用而出现的药物游离型浓度增高和药物效应增强的现象持续时间较短。因为游离型药物浓度升高后，机体将代偿性增快药物在体内的生物转化和排泄速率，增加药物的消除，很快抵消因置换而增强的药物效能（或毒性反应）。此时药物虽然保持较高的游离分数，但其游离浓度已接近正常。因此，一般不需为此而调整药物的剂量或用药方案。

（三）影响药物代谢的相互作用

通常情况下仅有少部分药物以原型排出体外，大部分的药物均需经过体内代谢过程而转化成极性增加的代谢产物，然后再排出体外。药物代谢主要是发生在肝脏、肾脏、肠道和肺脏，其中尤以肝脏内的生物转化作用最为重要。

药物在肝脏内进行的生物转化过程包括两类不同的化学反应过程，即第Ⅰ相反应和第Ⅱ相反应。第Ⅰ相反应是在肝细胞微粒体内进行，包括氧化、还原、水解反应等一系列生物转化反应，其中最重要的氧化反应是由一组混合功能氧化酶催化完成。肝细胞混合功能氧化酶，又称细胞色素P450单氧化酶，主要存在于肝脏内质网，是一种与膜结合的血红素蛋白，为体内最强的氧化酶。该酶系包括有100多种同工酶，每种同工酶均有其特定的作用底物，但很大一部分作用底物均彼此相互重叠。依据其氨基酸组成序列的不同，可将其划分为CYT1、CYT2和CYT3三型，每型中又包含许多亚型。$CYT3A_4$是其中最重要的一种同工酶，作用底物范围广，可介导包括咪达唑仑、芬太尼在内的大约65种不同药物的代谢。许多药物可与该酶系统发生反应,使其活性增强(酶诱导作用)或减弱(酶抑制作用),从而影响其他药物在生物体内的生物转化过程(表 33-3)。第Ⅱ相反应为药物的代谢产物(或原型药物)与葡萄糖醛酸、硫酸等水溶性配基的结合反应,这种结合物的极性增加,更容易经肾脏或胆道排泄。该过程无需肝脏药酶的参与,药物之间也很少通过该过程发生相互作用。

表 33-3 常见可影响肝脏细胞色素 P450 氧化酶功能的药物

酶抑制药物	酶诱导药物
抗生素类药物	巴比妥类药物
大环内酯类(例如红霉素、三乙酰竹桃霉素等)	抗癫痫药物(例如卡马西平、苯妥英钠、扑痫酮)
	三环类抗抑郁药物
氟喹诺酮类	吩噻嗪类药物
异烟肼	利福平
吡咯类抗真菌药(例如酮康唑、伊安康唑等)	双氯安替比林
	乙醇
钙通道阻滞剂(例如维拉帕米、地尔硫䓬等)	香烟
苯丙咪唑	
西咪替丁	
丙泊酚	

1. 酶诱导作用 酶诱导作用是指通过增强肝脏药酶活性或(和)增加肝脏药酶含量以促进药物代谢的生物学现象,亦称作酶促作用。酶诱导作用是机体的一种适应性调节反应,可防止外源性异物在体内蓄积而产生毒性反应。虽然目前人们尚未完全了解其确切的发生机制,但可以肯定它不只是单纯的酶激活过程,可能还与相关基因的过度表达、特异性 mRNA 的大量合成与蓄积以及细胞内内质网的异常增生等因素有关。大多数药物的酶诱导作用只有在应用较大剂量时才得以体现。但有些药物在治疗剂量就可表现出酶诱导活性,例如利福平、巴比妥类药物、苯妥英钠和卡马西平等。大多数酶诱导药物仅选择性增强 CYP 家族中某几种同工酶的活性,例如乙醇和香烟仅分别诱导 $CYP2E_1$ 和 $CYP2A_1$ 的活性;而有些酶诱导药物则表现出非选择性的多功能特性,甚至还能增加“尿苷二磷酸葡萄糖醛酸转移酶”(UDPT)的活性,例如苯巴比妥、苯妥英钠和卡马西平等。

利福平是一种强效的酶诱导药物,可增强苯二氮䓬类药物和麻醉性镇痛药的体内代谢,降低其血药浓度,联合应用时必须增加这些药物的剂量,才能达到所需的效应。值得注意的是,利福平还可通过诱导 $CYP2E_1$ 的活性,增加氟烷麻醉时三氟乙酸的生成,促使氟烷性肝炎的发生,甚至可导致致命性肝脏坏死的发生。同样,在长期服用利福平的患者应用吸入麻醉时,恩氟烷和异氟烷的体内代谢率也明显提高,从而造成血浆氟离子浓度增高。

苯巴比妥是最早被确认的酶诱导药物;另外,卡马西平和苯妥英钠等抗癫痫药物也是常见的强效酶诱导药物,均能促进多种药物的生物转化。例如通过诱导 CYP3A 活性,卡马西平和苯妥英钠均可增强环孢素 A 的氧化代谢,降低这种免疫抑制剂的血药浓度,增加围手术期发生移植排斥反应的危险。另外,它们还能促进华法林、双香豆素的代谢,降低其抗凝活性。

2. 酶抑制作用 酶抑制作用是指通过减弱肝脏药酶的活性或(和)减少肝脏药酶的含量以阻碍药物代谢的生物学现象,亦称作酶抑作用。酶抑制药物可直接与肝脏药酶结合,改变酶的空间构型,使得 NADPH 大量消耗,造成药物氧化时的脱耦联现象;也可通过阻碍或竞争药物进入微粒体的过程,使肝脏药酶难以与药物接触;还可改变各种亚型细胞色素 P450 酶的比例,但最终的结果均是导致肝脏药酶的有效含量减少或(和)活性减弱。虽然酶抑制药物的种类不及酶诱导药物,但在麻醉中由酶抑制药物引起的不良反应却更为多见。

肝脏药酶受到抑制后,血浆药物浓度升高大多为暂时的可逆性变化,毋需为此调整用药剂量。因为血浆药物浓度升高后,药物与靶组织或细胞的结合增加,组织对药物的摄取增加,药物经肾脏或胆道的排泄亦增加,从而使该药物很快在体内达到新的稳定状态,并且血浆药物浓度或药物效应也恢复正常。但是,如果药物的分布、代谢和排泄途径已呈饱和状态,则血浆药物浓度可持续升高,使药物活性异常增强,甚至可引发毒性反应。因此,酶抑制作用对机体影响的关键是在于血浆药物浓度升高的持续时间。时间越长,对患者的影响越明显。如果药物能很快完成重新分布和平衡,血浆药物浓度增高持续的时间很短,对患者就不会造成明显的影响。

西咪替丁是围手术期常用的一种酶抑制药物。研究发现,西咪替丁可降低氟烷等吸入麻醉药的体内代谢降解,减少具有肾毒性作用的氟化物生成,对氟烷麻醉后出现的氟烷性肝炎也具有一定的保护作用。新型静脉麻醉药物—丙泊酚也能影响肝脏药酶的作用,从而能够与许多药物发生相互作用。例如,它可抑制 $CYP2A_1$ 和 $CYP2B_1$ 的功能,破坏普萘洛尔的体内代谢;还能通过抑制 $CYP3A_4$ 的功能而减少芬太尼和苏芬太尼的代谢。

葡萄汁(不包括其他柑橘水果汁)中的黄素样成分可抑制 $CYP3A_4$ 的功能,能影响许多药物的生物利用度,例如双氢吡啶类钙通道阻滞剂、环胞素、特非那定(terfenadine)等。预先饮用葡萄汁可使口服咪达唑仑的生物利用度从 24% 升高到 35%,并且咪达唑仑的血浆峰浓度亦可增高 56%;但葡萄汁不影响静脉应用咪达唑仑的药代动力学。为此,有人建议在小儿手术前宜饮用少量葡萄汁,以增强口服咪达唑仑的镇静作用。

3. 肝脏血流量的改变　对于某些高脂溶性的"流量限定性"药物,例如哌替啶、吗啡、镇痛新、利多卡因和普萘洛尔等,它们的肝脏摄取率很高,在通过肝脏的瞬间大部分即被清除,所以这些药物在肝脏的代谢和清除明显受肝脏血流量的影响,即能够影响肝脏血流量的药物均能影响到这些药物的肝脏代谢。例如在氟烷麻醉下,羊的肝脏血流量可降低 40%,如果同时应用哌替啶,其肝脏摄取率、肝脏清除率和肝脏清除率分别降低 96%、60% 和 16%。另外,在吸入麻醉时,利多卡因、普萘洛尔、吗啡等药物的消除半衰期明显延长,血药浓度明显升高。在口服应用这些药物时,因为其明显的肝脏"首过效应",生物利用度容易受其他药物的干扰。例如口服普萘洛尔、哌替啶或维拉帕米等药物时,只有大约 30% 的药物能最终通过胃肠和肝脏而到达血液循环,而西咪替丁则可通过减少肝脏血流量而明显增加它们的生物利用度。静脉注射丙泊酚也能发生这种"首过效应",但其发生部位却是肺脏,而不是肝脏。在猫实验中发现,预先应用芬太尼可使肺脏对静脉注射丙泊酚的摄取率从 60% 降低至 40%,从而增高丙泊酚的血浆浓度。

4. 其他　除肝脏之外,体内其他组织的生物酶也常常参与某些药物的生物转化,并可介导药物的相互作用。例如,二乙氧膦酰硫胆碱(echothiaphate)可抑制血浆胆碱酯酶的活性,长期应用该药滴眼的患者手术中应用琥珀酰胆碱时,其肌肉松弛效应明显增强,作用维持时间也可延长。单胺氧化酶抑制剂可通过对单胺氧化酶活性的抑制,增加神经末梢内去甲肾上腺素的含量,从而增强间接性作用拟交感神经药物的效应,甚至可导致高血压危象的发生。

(四) 影响药物排泄的相互作用

除了吸入麻醉药之外,大多数药物及其代谢产物均要经过肾脏或胆道排出到体外,其中尤以肾脏排泄最为重要。联合应用两种药物时,一种药物可通过改变肾小球滤过率、肾小管的主动分泌和重吸收功能或肾脏血流量,影响另一种药物的排泄,改变其消除率,从而造成该药物效能的变化。例如全身麻醉药可通过改变机体的肾脏血流量和肾小球滤过压,造成其他药物经肾脏排泄的减少;甘露醇则可通过利尿效应加速药物经肾脏的排泄。

尿液 pH 值关系到许多药物在原尿中的解离度,而药物的解离程度对其在肾小管的重吸收具有重要的影响。对于弱解离性的有机药物,非解离型部分的脂溶性大,容易被肾小管重吸收,而解离型部分则不容易被肾小管重吸收。在临床上,常常通过改变尿液 pH 值,改变药物解离型和非解离型的比例,从而对药物的排泄进行调控(表 33-4)。例如应用碳酸氢钠升高尿液 pH(碱性尿)可增加苯巴比妥、双香豆素等弱酸性药物的排泄;相反,应用维生素 C 和氯化铵等酸化尿液(酸性尿)则能增加吗啡、哌替啶、麻黄碱、氨茶碱等弱碱性药物的排泄。另外,手术中可通过碱化尿液的方法,增加吸入麻醉时氟离子的排泄率,降低血浆氟离子浓度,以预防其可能造成的肾脏损害。

表 33-4　尿液 pH 值对药物排泄的影响

药物	排泄量	
	酸性尿	碱性尿
酸性药物	↓	↑
碱性药物	↑	↓

吸入麻醉药在体内的降解较少,而且因脂溶性较大,不能经肾脏排泄,只能以原型经肺脏排出体外。与其在肺脏的吸收过程相似,凡能影响肺脏血流量和肺泡通气量的药物,均能影响吸入麻醉药经肺脏的排泄。例如,手术中应用 β 肾上腺素能受体阻滞剂可降低患者的心排血量和肺血流量,从而减慢吸入麻醉药经肺脏排泄的速率,延长患者手术后的苏醒时间。

三、药效动力学相互作用

药效动力学相互作用(pharmacodynamic interaction)是指联合应用几种药物时，某种药物在药代动力学过程和作用部位浓度(数量)未发生改变的情况下，因受其他药物的影响而发生的药物效能(毒性)变化。药效动力学相互作用的过程极其复杂多样，目前人们对它的认识还非常有限，远不及人们对药代动力学相互作用的理解那样深刻。

(一) 影响药物对靶位的作用

1. 受体部位的相互作用　在细胞水平，一种药物可增强或减弱另一药物与受体的结合，从而改变其效能。例如，鞘内注射少量可乐定可促进吗啡等麻醉性镇痛药与脊髓阿片受体的结合，增强其抗伤害效应；利血平或胍乙啶可诱发肾上腺能受体反应的改变，类似去神经性超敏现象，使直接作用的拟肾上腺素药物的升压效应增强。

有些药物还能通过影响受体后的细胞内信号传导过程，改变其他药物的效能。例如，吸入麻醉药可增强心肌细胞内腺苷酸环化酶的活性，从而增强β肾上腺素能受体激动剂的致心律失常作用；长期嗜酒可提高脑内 GABA 受体的耐受性，增加吸入麻醉药的 MAC 值。

2. 影响神经递质功能　一种药物可因影响体内某种神经递质的合成、释放或摄取等过程，而与另一药物发生相互作用。例如，单胺氧化酶抑制剂可阻碍去甲肾上腺素在神经组织内的灭活，引起该递质在神经末梢内大量聚积，一旦再使用利血平，就可引起聚积的去甲肾上腺素大量释放，使抑郁症患者转入狂躁状态；新斯的明可抑制胆碱酯酶活性，降低乙酰胆碱的水解，拮抗非去极化肌肉松弛药的效应。

(二) 影响同一生理系统或生化代谢系统

作用于同一受体或部位的两种药物，联合应用时因各自内在活性的不同(激动剂或拮抗剂)而产生相加或相减性质的相互作用。例如联合应用肾上腺素和异丙肾上腺素，它们对肾上腺素能受体的激动作用呈相加反应，而肾上腺素的激动作用则可被普萘洛尔所拮抗。麻醉时常常联合应用同一类型的两种药物，以期在获得预期效果的同时，减轻它们的毒副作用，例如将吸入麻醉药和氧化亚氮联合应用，利多卡因和布比卡因联合应用等。

有时，虽然两种药物作用于不同受体或部位，但只要在细胞水平或亚细胞水平有相同的作用路径，就有可能影响同一生理系统或生化代谢系统，在联合应用时发生相互作用。麻醉期间发生的药物相互作用大多与此有关。例如，咪达唑仑可通过 BZ 受体影响 GABA 受体-氯离子通道复合物的功能，增强硫喷妥钠、丙泊酚等直接作用于 GABA 受体的静脉麻醉药物的催眠效能；而阿托品则可通过阻断 M 受体的功能而减弱β肾上腺素能受体阻滞剂减慢心率的作用。

(三) 改变药物作用部位的内稳态

有些药物可因改变体内水-电解质代谢和酸碱平衡等内稳态，而影响其他药物的效能。例如排钾利尿药物可降低机体的钾储备，增强强心苷类药物的毒性作用，拮抗奎尼丁、利多卡因等抗心律失常药物的作用，而且还能增加神经肌肉接头部位的跨膜电位，延长非去极化肌肉松弛药的作用时间。

(四) 药物之间的理化结合

有些药物可因理化反应与另一种药物发生结合，从而改变其效能。例如强碱性的鱼精蛋白能通过离子键与强酸性的肝素相结合，形成无活性的复合物，所以在体外循环结束后常用鱼精蛋白来逆转肝素的抗凝作用。

第3节　麻醉药物的相互作用

一、吸入麻醉药的相互作用

虽然临床麻醉中常常不会同时应用两种吸入麻醉药，但在麻醉诱导和维持过程中则有可能先后应用两种不同的吸入麻醉药。动物实验证实，卤族吸入麻醉药是很好的肝脏药酶抑制剂，预先应用的吸入麻醉药可降低后来应用的吸入麻醉药的肝脏代谢率，减少其具有肝脏和肾脏毒性作用的代谢物的生成，从而有利于提高吸入麻醉的安全性。但在临床实际工作中，由于麻醉诱导时间相对较短，应用吸入麻醉药是否也有这种作用还有待于临床研究的进一步的证实。

氧化亚氮作为一种重要的吸入麻醉药，无论是在麻醉诱导，还是在麻醉维持中均常常与其他吸入麻醉药联合应用。氧化亚氮的麻醉效能较弱，其 MAC 值高达 105%，研究早已发现，氧化亚氮可减少任何一种吸入麻醉药的 MAC 值，联合应用时呈明显的相加效应(图 33-3)。例如，单纯吸入异氟烷的 MAC 值，年轻人为 1.28%，老年人为 1.05%；如果同时应用 70% 的氧化亚氮，则异氟烷的 MAC 值分别降至 0.56% 和 0.37%，即 70% 氧化亚氮相当于

0.56～0.65MAC。七氟烷的 MAC 值为 1.71%，吸入 70% 氧化亚氮可使七氟烷的 MAC 值降低至 0.6%。然而，有些研究则提出了不同的观点，认为既往对氧化亚氮麻醉效能的估测偏高（图 33-4），有些实验甚至还对氧化亚氮与吸入麻醉药相互作用是否符合相加效应的线性特征提出了质疑（图 33-5）。例如，以脑电频率（2～3Hz）、记忆能力和临床表现等作为指标，发现每增加 10% 的氧化亚氮仅能使吸入的异氟烷浓度降低 0.035%～0.045%。另外，在小鼠实验中，当氧化亚氮浓度超过 30% 时，其与吸入麻醉药的相互作用就不再表现为相加效应，而呈现为相互拮抗的表现。综合上述结果不难看出，氧化亚氮可减少联合应用的吸入麻醉药的浓度，但这种作用可能非常有限，所以吸入麻醉时联合应用氧化亚氮的意义尚待进一步的研究。

动物实验发现，联合应用氧化亚氮可增强吸入

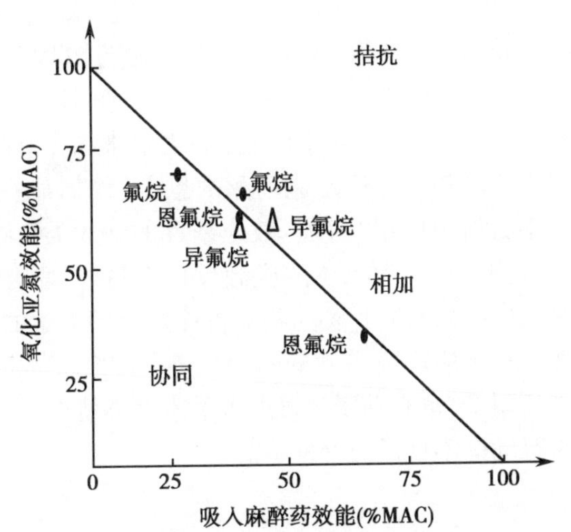

图 33-3 吸入麻醉药与氧化亚氮之间的相互作用

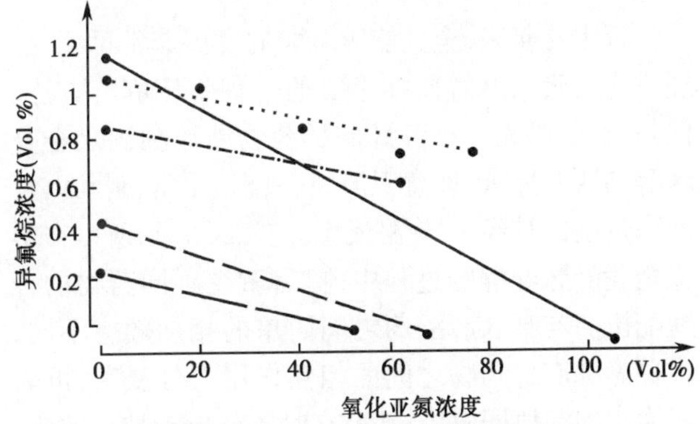

图 33-4 不同方法研究吸入麻醉药与氧化亚氮之间相互作用结果的比较

说明：—— 最低肺泡浓度；- - - 抑制学习功能的 ED_{50}；- - - - - 清醒最低肺泡浓度；- · - · - 临床指征；· · · · · · 中等脑电频率（2～3Hz）

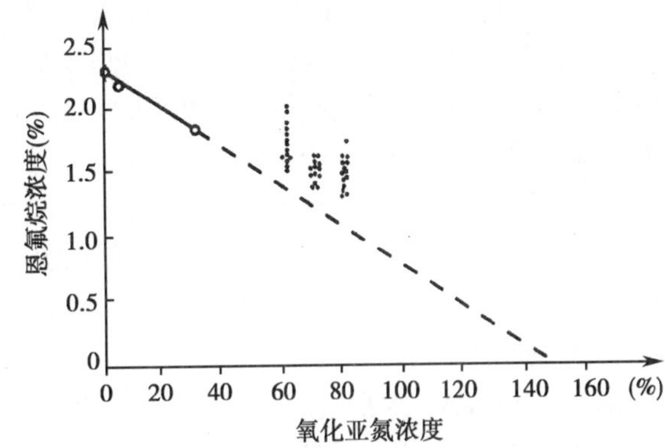

图33-5 不同浓度氧化亚氮对恩氟烷 MAC 的影响

圆点代表实测数值；虚线代表推测数值

麻醉药诱发的心肌抑制和心肌缺血，但此结果不仅未得到临床应用情况的支持，甚至有些研究发现联合应用氧化亚氮可减轻吸入麻醉药的心肌抑制作用。吸入麻醉药与氧化亚氮联合应用可加重麻醉过程中的脑缺血，建议在严重颅脑损伤或脑组织灌注障碍患者的麻醉中不宜联合应用氧化亚氮。另外，氧化亚氮本身对呼吸功能具有兴奋作用，联合应用氧化亚氮后可减少吸入麻醉药对呼吸功能的影响。但氧化亚氮可抑制生物体内缺氧性肺血管收缩反应，从而削弱机体自主调节局部通气/血流比的能力，所以在发生低氧血症的情况下最好停用氧化亚氮而改为纯氧吸入。

联合应用氧化亚氮和吸入麻醉药时，还可产生所谓的“第二气体效应”，影响机体对吸入麻醉药的摄取和排泄。在麻醉诱导开始吸入高浓度的氧化亚氮气体时，肺泡与肺泡壁毛细血管之间的分压差促使大量氧化亚氮迅速弥散入血，降低了肺内气体容积，从而使同时吸入的麻醉药的肺泡内分压升高速度增快，有利于其向肺血管内的扩散，加快麻醉诱导速度。而在麻醉结束时，大量的氧化亚氮反向弥散入肺泡，迅速降低肺泡内的氧分压，如果此时仅吸入空气，则不能保证充足的肺泡供氧，所以很容易发生“弥散性低氧”。另外，氧化亚氮还可溶解在挥发罐中的吸入麻醉药液中，在停用氧化亚氮而改吸纯氧后，可被迅速释放而增加新鲜气流量以携带出更多的吸入麻醉药，从而影响挥发罐输出的吸入麻醉药气体浓度的精确度。

阿片类药物是一种重要的麻醉辅助用药，手术中常常是与吸入麻醉药联合应用。大量研究显示，阿片类药物可通过协同作用方式降低吸入麻醉药的 MAC 值，并表现出明显的剂量依赖性关系。有研究曾用犬观察了不同浓度芬太尼对异氟烷 MAC 值的

影响(图 33-6),结果发现芬太尼的最小镇痛浓度为 0.6ng/ml,超过 2.0ng/ml 就会出现明显的呼吸抑制作用;逐步增大芬太尼的血药浓度可使异氟烷的 MAC 不断降低,其中在 1.67ng/ml 水平时恰使异氟烷的 MAC 值降低 50%,而且芬太尼的血浆浓度在 0.5ng/ml ~ 2.0ng/ml 范围内变化时,异氟烷 MAC 值的降低最为明显;然而,一旦芬太尼的血浆浓度超过 5ng/ml,则会出现"封顶"效应(ceiling effect),即异氟烷浓度在 0.2MAC 水平处出现了难以继续降低的平台。阿芬太尼、苏芬太尼和瑞芬太尼亦均能降低吸入麻醉药的 MAC 值,并表现出与芬太尼相似的效应,即在较低浓度范围时,可迅速降低吸入麻醉药的 MAC 值,而在高浓度水平则产生"封顶"效应,而且所有吸入麻醉药均是在 0.2 ~ 0.3MAC(接近清醒 MAC)水平时出现坪值(表 33-5)。

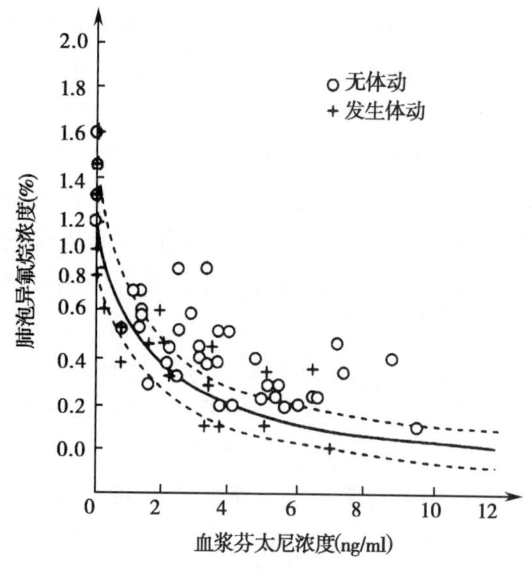

图 33-6　异氟烷与芬太尼之间的相互作用

说明:实线代表抑制 50% 患者在切皮时出现体动反应的相互作用曲线;虚线代表其 95% 可信区间

表 33-5　不同阿片类药物影响异氟烷 MAC 值效能的比较

药物	使异氟烷 MAC 降低 50% 时的血浆药物浓度(ng/ml)	产生封顶效应时的血浆药物浓度(ng/ml)	相对效应
芬太尼	1.67	5	1
苏芬太尼	0.14	0.5	12
阿芬太尼	28.8	400	1/16
瑞芬太尼	1.37	5	1.2

纳布啡(nalbuphine)和布托啡诺(butorphanol)等部分阿片受体激动剂降低吸入麻醉药 MAC 值的效应小于纯阿片受体激动剂。新近研究表明,阿片类药物降低吸入麻醉药 MAC 值的作用可能是通过其对脑干蓝斑结构等部位的作用所介导的。

由于"封顶"效应的存在,所以吸入麻醉中不主张联合应用大剂量的阿片类药物。因为一旦达到相互作用的平台,再增加阿片类药物的剂量不但不会进一步降低吸入麻醉药的 MAC 值,反而还能明显延长麻醉苏醒时间和自主呼吸恢复时间。考虑到这两种药物不同的药理学特征,手术中宜吸入能够使患者意识消失所需的最低吸入麻醉药浓度(例如 0.3% 的异氟烷),即相当于其清醒 MAC 值,而联合应用的阿片类药物的血药浓度则应维持在相当于 1 ~ 2ng/ml 芬太尼的水平;如果手术中出现麻醉深度不满意的征象,则可适当增加吸入麻醉药的浓度,而不采用追加阿片类药物的方法。因为相比之下,前一种方法更有利于手术后患者的苏醒和恢复。但是,由于瑞芬太尼的"时量相关半衰期"(context-sensitive half time)较短(3 ~ 5 分钟),血药浓度降低 80% 也仅需 10 ~ 15 分钟,并且与用药时间长短无明显相关性,所以手术中可追加瑞芬太尼来加深麻醉。但对于不希望手术后迅速苏醒的患者(例如某些心脏手术),则可应用"封顶"效应浓度的阿片类药物,以充分抑制手术中机体的应激反应。另外,联合应用吸入麻醉药和阿片类药物对机体血流动力学的干扰要比单纯应用吸入麻醉药轻得多,所以更容易被患者所耐受,也有助于改善患者手术后苏醒的质量,减少躁动等不良反应的发生。

二、静脉麻醉药物的相互作用

近十几年来,全凭静脉麻醉的发展非常迅猛,已经成为与吸入麻醉同样重要的一种临床麻醉方法。但是,目前尚无一种静脉麻醉药物能单独满足全身麻醉的所有要求,即意识消失、遗忘、无痛、制动以及消除过度的神经-内分泌反应(应激反应),所以在实施全凭静脉麻醉的过程中,更需重视不同药物的合理配伍。与吸入麻醉药之间简单的相加效应不同,各种静脉麻醉药物之间的相互作用十分复杂,可表现为相加或协同效应,甚至有时还会出现拮抗效应。这些相互作用常常是药代动力学和药效动力学相互作用的共同结果。随着"计算机辅助持续输注装置"(computer-assisted continuous infusion,CACI)的问世,使人们有可能像应用吸入麻醉药挥发罐那样准确地调节和保持静脉麻醉药物的血药浓度，所以对静脉麻醉药物之间药效动力学相互作用的研究越来越受到重视。

咪达唑仑的效能呈明显的剂量依赖性，只有在应用较大剂量时才产生催眠效能。动物实验证实，咪达唑仑可明显增强硫喷妥钠的催眠效应，两药具有明显的协同作用(图 33-7)。研究发现，提前 1 分钟静脉注射小剂量咪达唑仑(0.02mg/kg)，可使硫喷妥钠的麻醉诱导剂量(使睫毛反射消失)从 3.87mg/kg 降低至 1.97mg/kg(用量减少 96%)，其剂量-效应曲线明显左移(图 33-8)；同时还发现，患者对硫喷妥钠越不敏感，在联合应用咪达唑仑后产生的协同作用越明显(表 33-6)。所以，采用协同诱导不但可减少硫喷妥钠的用量，而且还能使患者对硫喷妥钠作用的反应性差异明显缩小，而这种改变无疑可提高麻醉的可预测性和安全性。另外，联合应用咪达唑仑和其他巴比妥类药物(例如甲己炔巴比妥钠)亦可产生类似的协同作用。

临床研究证实，丙泊酚与咪达唑仑在催眠方面存在协同作用(图 33-9)，而且它们之间的协同作用强于硫喷妥钠与咪达唑仑的协同效应，但在抑制伤害刺激引起的体动反应方面两药却未表现出协同作用。另外，与单纯应用丙泊酚相比，麻醉诱导时联合应用小剂量咪达唑仑不但有利于维持循环和呼吸功能稳定，而且还能使注射部位疼痛明显减轻。与硫喷妥钠相似，咪达唑仑与丙泊酚之间的相互作用也与 GABA 受体的功能有关。它们结合于该受体的位置不同，诱发受体空间立体结构改变，不但能增加受体对内源性配基物质的亲和力，而且还能彼此增强对方与受体的结合，从而产生催眠效应的协同作用。同时，咪达唑仑

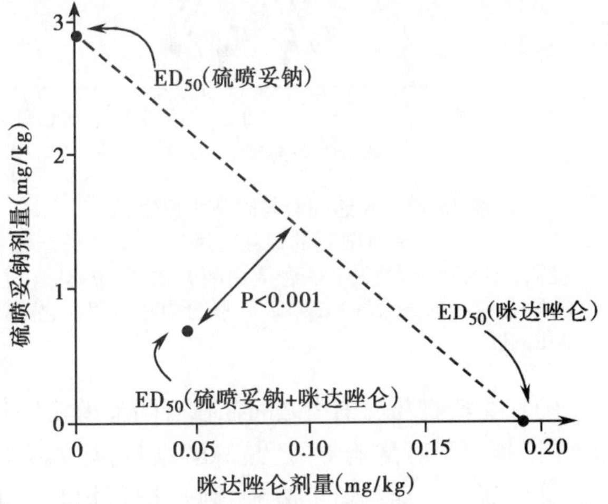

图 33-7　咪达唑仑与硫喷妥钠之间催眠效能的相互作用

与丙泊酚在受体水平的相互作用还与内源性递质——γ-氨基丁酸在受体部位的浓度有关。当受体部位的γ-氨基丁酸浓度为 0.3～1.0μmol/L 时，丙泊酚和咪达唑仑可通过协同作用显著增强 γ-氨基丁酸诱发的神经元电流强度变化；如果 γ-氨基丁酸浓度超过 3μmol/L，它们之间则呈现相加作用。

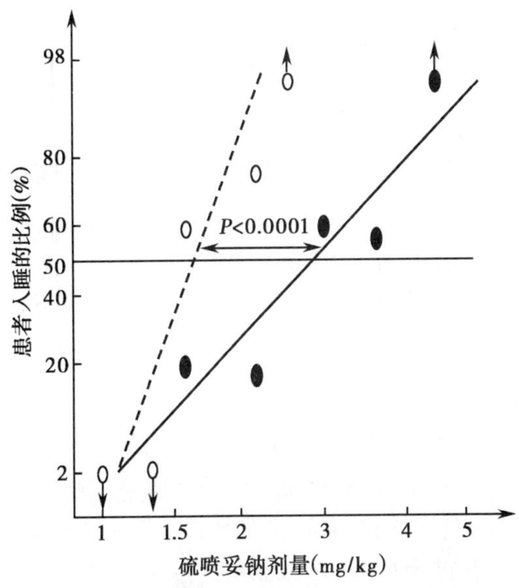

图 33-8　咪达唑仑与硫喷妥钠之间催眠效应相互作用的剂量-效应曲线

实线代表单独应用硫喷妥钠；虚线代表联合应用硫喷妥钠和咪达唑仑

表 33-6　联合应用咪达唑仑(0.02mg/kg)后硫喷妥钠麻醉效能的改变

	硫喷妥钠(mg/kg)			
反应程度	生理盐水	咪达唑仑	硫喷妥钠效能的改变(%)	*P* 值
ED_{01}	0.98	1.04	–	NS
ED_{10}	1.46	1.25	+17	NS
ED_{30}	1.95	1.42	+37	<0.05
ED_{50}	2.38	1.57	+52	<0.001
ED_{70}	2.90	1.72	+69	<0.001
ED_{90}	3.87	1.97	+96	<0.005
ED_{99}	5.75	2.37	+143	<0.02

NS 代表无显著性差异

众所周知，阿片类药物的催眠效能相当微弱，即应用大剂量也难以使患者入睡。但是研究发现，苯二氮䓬类药物可显著增强阿片类药物的催眠效能，联合应用时可呈现明显的协同作用。例如，使患者对言语命令反应丧失的 ED_{50} 值，在单纯应用芬太尼时为

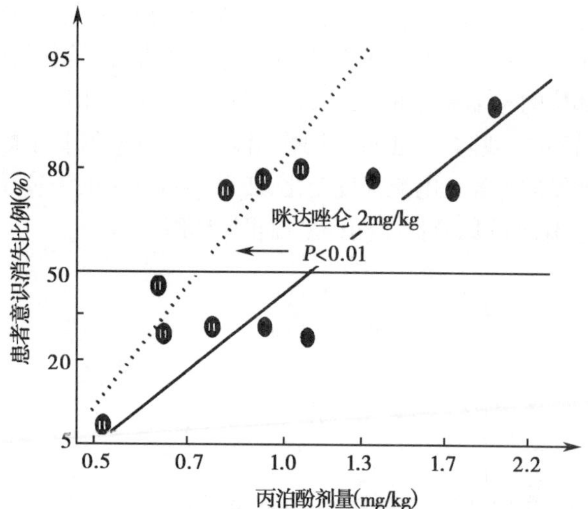

图 33-9　咪达唑仑与丙泊酚之间的相互作用
实线代表单独应用丙泊酚；虚线代表联合应用丙泊酚和咪达唑仑

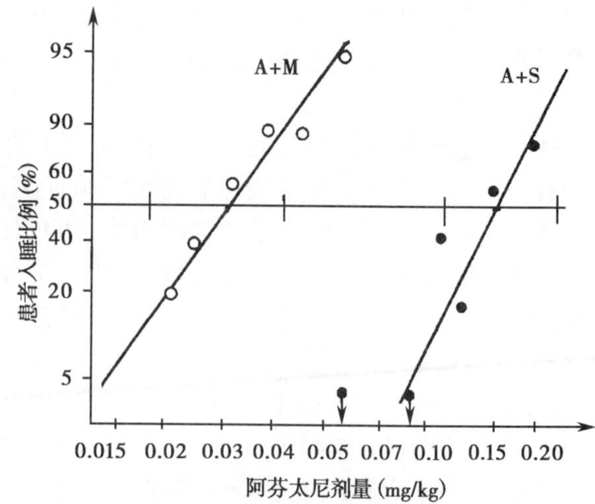

图 33-11　阿芬太尼与咪达唑仑之间催眠效能的相互作用
A+M—阿芬太尼+咪达唑仑；A+S—阿芬太尼+生理盐水

7.7μg/kg，在单纯应用咪达唑仑时为 0.19mg/kg；然而，在联合应用两药时，仅需 1.9μg/kg 芬太尼（剂量减少大约 75%）和 0.04mg/kg 咪达唑仑（剂量减少大约 80%）就能达到相同的"半数效应"，两者相互作用分数之和仅为 0.46（$P<0.001$）（图 33-10）；如果提前 1min 静脉注射小剂量的咪达唑仑（0.07mg/kg），可使阿芬太尼诱导入睡的 ED_{50} 从 130μg/kg 降低至 27μg/kg（减少大约 79%），其剂量-效应曲线明显左移（图 33-11）。当然，联合应用苯二氮䓬类药物同样也能增强阿片类药物的呼吸抑制和血管扩张作用。

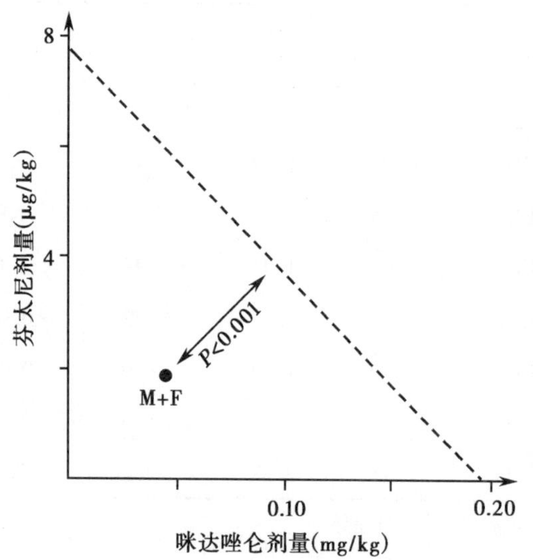

图 33-10　芬太尼与咪达唑仑之间的相互作用

同理，阿片类药物亦能增强苯二氮䓬类药物的催眠效能（图 33-12）。在门诊手术中常用的"清醒镇静"（conscious sedation）麻醉法就常常联合应用亚镇痛和亚镇静剂量的阿片类药物（例如芬太尼 50μg 或阿芬太尼 500μg），以增强咪达唑仑等催眠药物的效能，减少其用量，加快患者手术后的苏醒速度。另外，联合应用阿片类药物和巴比妥类药物在镇静、催眠方面也具有非常强的协同作用（图 33-13）。

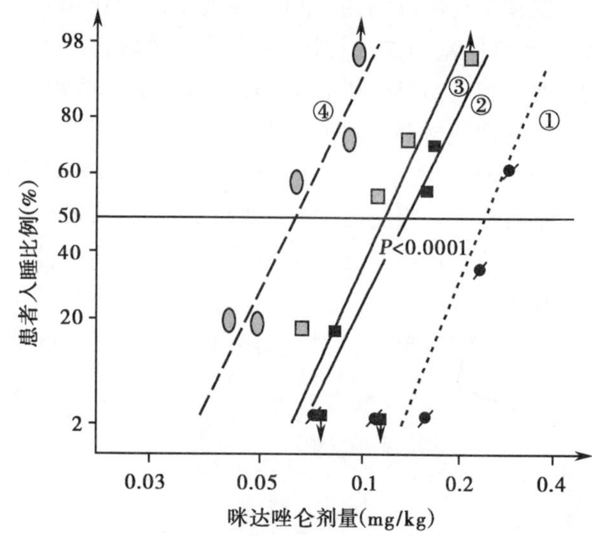

图 33-12　咪达唑仑与阿芬太尼之间催眠效能的相互作用
说明：①无阿芬太尼；②联合应用阿芬太尼 3μg/kg；③联合应用阿芬太尼 6μg/kg；④联合应用阿芬太尼 20μg/kg

阿片类药物与丙泊酚之间存在有明显的协同作用，无论是用于麻醉诱导，还是麻醉维持，均具有明显的临床意义。而且研究发现，阿片类药物与丙泊酚之间的协同作用与刺激强度密切相关，刺激强度越大，协同作用也越明显。例如，两药产生的促意识

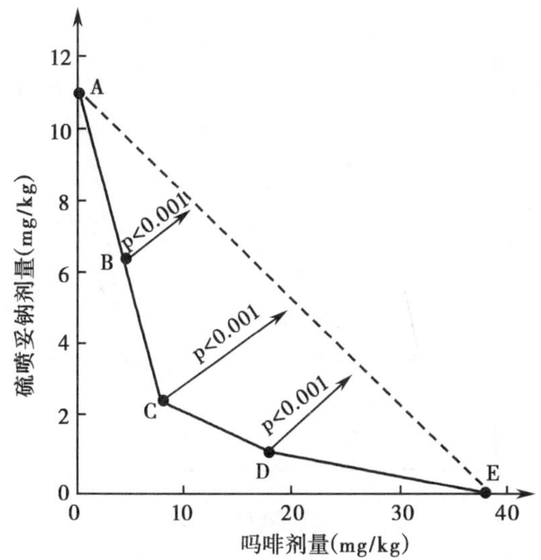

图 33-13　吗啡与硫喷妥钠之间的相互作用

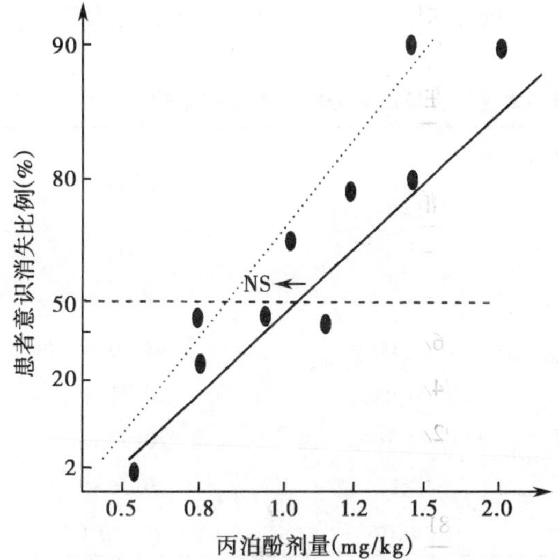

图 33-14　丙泊酚与阿芬太尼促意识消失效能的相互作用

实线代表单独应用丙泊酚；虚线代表联合应用丙泊酚和阿芬太尼

消失作用 < 对切皮时体动反应的抑制 < 对腹腔内手术操作时体动反应的抑制。在麻醉诱导时，阿片类药物通常可增强丙泊酚的催眠效能(图 33-14)；手术中联合应用阿片类药物亦能增强丙泊酚的麻醉效能，而且该效应类似于阿片类药物对吸入麻醉药效能的增强作用。例如，当芬太尼的血浆浓度在 0～3ng/ml 之间时，抑制患者切皮时体动反应所需的丙泊酚血浆半数有效浓度(EC_{50INC})从正常的 16μg/ml 降低到 2.5μg/ml(大约相当于丙泊酚的催眠浓度)；如果芬太尼的血浆浓度超过 3ng/ml，其对丙泊酚的增强作用则出现“封顶”效应，即丙泊酚的 EC_{50INC} 值不再进一步降低。另外，阿片类药物还能影响患者手术后苏醒时的丙泊酚浓度。

必须指出，在增强丙泊酚麻醉效能的同时，阿片类药物的镇痛作用亦能被丙泊酚所增强，而且丙泊酚还能减弱阿片类药物的催吐作用。但是，丙泊酚可增强阿片类药物的呼吸抑制作用。同样，阿片类药物增强丙泊酚的循环抑制作用，有时可引起严重的心动过缓和低血压，甚至造成心搏停止。为此，有些学者主张在联合应用阿片类药物和丙泊酚时必须同时加用抗胆碱药物。

在临床上联合应用丙泊酚和阿片类药物时，应根据这两种药物相互作用的这些特点和各种手术的不同要求，选择适当的组合方式(图 33-15)。其中高浓度的丙泊酚(血浆浓度 3μg/ml～8μg/ml)与低浓度的阿片类药物(例如血浆浓度 25ng/ml～60ng/ml 的阿芬太尼)联合应用适用于手术中需药保留自主呼吸的患者；联合应用高浓度的阿片类药物(例如血浆浓度>400ng/ml 的阿芬太尼或血浆浓度>0.8ng/ml 的苏芬太尼)和低浓度的丙泊酚(血浆浓度 0.8～2μg/ml)则有利于麻醉过程的平稳和对手术应激反应的抑制，但是患者手术后苏醒时间明显延长，并需要一段时间的通气支持；联合应用中等浓度的丙泊酚和阿片类药物也能造成患者的呼吸抑制，手术中宜采用机械通气，但患者手术后能很快地恢复意识和各种保护性反射。丙泊酚与阿片类药物的“最适配伍浓度”(optimal combination concentration)应该在满足手术需要和保证患者记忆缺失的基础上，使患者手术后苏醒的时间最短。而这种组合则与联合应用的阿片类药物种类以及它们的给药时间具有密切的关系。

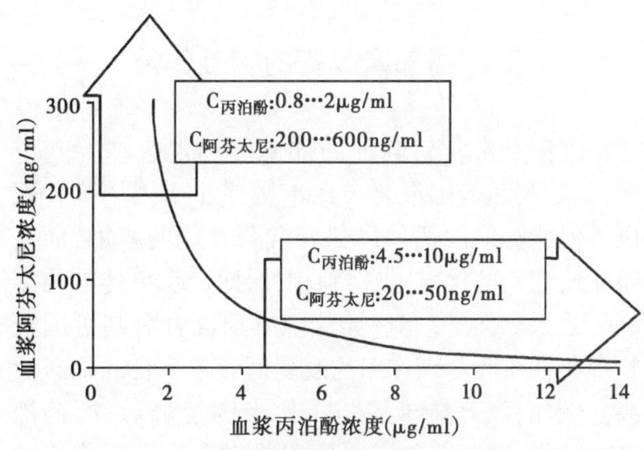

图 33-15　丙泊酚与阿芬太尼不同组合方式的意义

硫喷妥钠和丙泊酚在催眠效能方面的协同作用相对较弱。联合应用时，可使单纯应用硫喷妥钠的 ED_{50} 值从 1.9mg/kg 降低至 0.86mg/ml，丙泊酚的

ED_{50}值也从1.17mg/ml降低至0.46mg/kg，相互作用的分数和为0.86。另外，吗啡或芬太尼与依托咪酯联合应用时也呈现协同作用。但是氯胺酮与丙泊酚、硫喷妥钠或咪达唑仑在催眠和麻醉效应方面则表现为相加作用。

三种静脉麻醉药物共同应用，可表现出某些特有的相互作用，并且有时很难用两种药物之间的相互作用进行解释。例如，虽然硫喷妥钠与吗啡，或硫喷妥钠与咪达唑仑联合应用均能产生催眠效应的协同作用，但联合应用这三种药物时，硫喷妥钠则能明显减弱吗啡与咪达唑仑之间在催眠效应方面的协同作用。丙泊酚-阿芬太尼-咪达唑仑联合应用仍能表现出催眠效应方面的协同效应（图33-16），通过联合应用小剂量阿芬太尼和咪达唑仑，可使丙泊酚的麻醉诱导剂量降低84%，但是比较后发现，它们之间的协同作用并未强于咪达唑仑与阿芬太尼之间的协同作用（表33-7）。

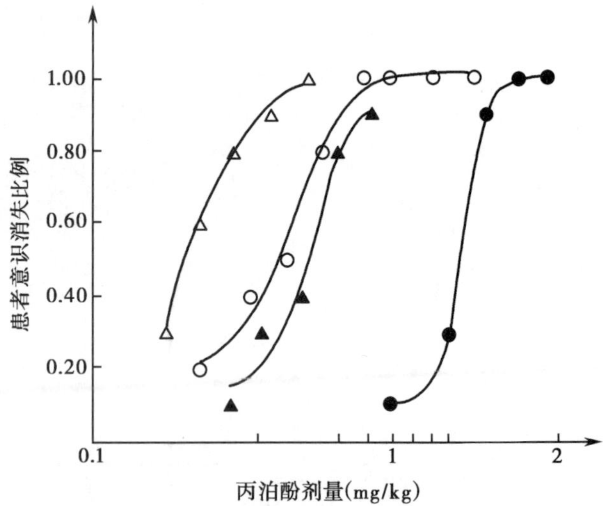

图33-16　丙泊酚-咪达唑仑-阿芬太尼催眠效能的相互作用

说明：● 丙泊酚；○ 丙泊酚+咪达唑仑；▲ 丙泊酚+阿芬太尼；△ 丙泊酚+咪达唑仑+阿芬太尼

表33-7　以不同方式联合应用咪达唑仑、丙泊酚和阿芬太尼时在催眠效应相互作用的比较

配伍方法	用药种类（ED_{50}剂量（mg/ml）/ED_{50}分数）			分数和
	咪达唑仑	阿芬太尼	丙泊酚	
Ⅰ	0.27/1.00	–	–	1.00
Ⅱ	–	0.14/1.00	–	1.00
Ⅲ	–	–	1.16/1.00	1.00
Ⅳ	0.02/0.07	–	0.74/0.64	0.71
Ⅴ	–	0.02/0.14	0.92/0.79	0.93
Ⅵ	0.07/0.26	0.028/0.20	–	0.46
Ⅶ	0.036/0.13	0.018/0.13	0.181/0.16	0.42（$P<0.001$）

三、局部麻醉药的相互作用

临床上常常将两种局部麻醉药混合在一起应用，例如利多卡因混合布比卡因或丁卡因。这种配伍不但能够促成两种局部麻醉药效能的相加，而且还能使它们的优、缺点得到相补，而产生更佳的临床麻醉效果。但是，有些局部麻醉药混合后则可因药物理化性质和药理作用的改变而导致不良的临床后果。例如，氯普鲁卡因与布比卡因混合后，因药液pH值降低和氯普鲁卡因代谢物对布比卡因作用的抑制，可显著降低布比卡因的药效；与甲哌卡因混合应用时，布比卡因可明显减少甲哌卡因与α_1酸性糖蛋白的结合率，从而可导致甲哌卡因毒性反应的发生。

普鲁卡因、利多卡因等局部麻醉药具有微弱的中枢抑制作用，在手术中应用可减少全身麻醉药物的用量。例如血药浓度为3～6mg/L的利多卡因可使全身麻醉时吸入麻醉药的需要量降低10%～25%。普鲁卡因还能与琥珀酰胆碱发生协同作用，显著增强其肌肉松弛效应，延长其作用时间。

无论是在临床麻醉还是在疼痛治疗中，局部麻醉药与阿片类药物的联合应用均十分普遍。这两类药物的镇痛机制各不相同，联合应用可产生明显的协同效应，可显著提高镇痛效能。动物实验证实，鞘内联合应用吗啡时，利多卡因或布比卡因的抗伤害刺激作用（夹尾实验或热盘实验）起效加快、作用时间延长和峰作用增强。临床研究也发现，联合应用小剂量阿片类药物可明显减少手术中局部麻醉药的用量，提高局部麻醉药的镇痛和麻醉效能。同时，联合应用阿片类药物还能避免局部麻醉药快速耐药性的出现，即使长期应用局部麻醉药也不必提高药量，因而可相应减少局部麻醉药毒性反应的发生。然而值得注意的是，并非所有的阿片类药物均适于与局部麻醉药联合应用，例如氯普鲁卡因及其代谢物可阻断 μ 受体，当与芬太尼联合应用时，有时可使其达不到镇痛目的，反而使患者的痛感增强。

动物实验发现，脊髓后角Ⅱ层内存在有高密度的苯二氮䓬类受体，咪达唑仑可作用于这些受体，引起可作用于脊髓 δ 受体的内源性阿片类物质释放，从而产生镇痛作用，并能增强局部麻醉药的镇痛效应。例如鞘内注射咪达唑仑 1mg 或 2mg，可使布比卡因的术后镇痛作用时间分别延长 2 小时和 4.5 小时，术后镇痛药物的需要量也明显减少。虽然咪达唑仑自身具有一定的神经毒性作用，但在临床常用剂量范围内，鞘内注射咪达唑仑不会造成神经毒性作用。

临床上常常在局部麻醉药液内加入肾上腺素等血管收缩剂，以减慢局部麻醉药的吸收，延长其作用时间，增加其作用强度，同时也有助于降低局部麻醉药的血浆浓度，减少毒性反应的发生。但是临床上至今对上述作用仍有不同的认识，即在应用布比卡因、依替卡因或丙氨卡因等组织亲和力大、扩血管作用不明显的局部麻醉药时，联合应用血管收缩剂是否还有必要？另外，对高血压和甲状腺功能亢进患者，理应禁用肾上腺素。动物实验和临床研究均证实，局部麻醉药溶液中加入碳酸氢钠可改善其作用。加入碳酸氢钠后，可提高细胞外液的 pH 值，增加非未解离的局部麻醉药分子（碱基形式），增强其脂溶性，以促进局部麻醉药在组织中的扩散和缩短起效时间。另一方面，由于 CO_2 扩散至细胞内，降低了细胞内 pH 值，促进轴浆内解离型局部麻醉药分子（阳离子形式）的形成，故使局部麻醉药效能增强。但加入碳酸氢钠后，局部麻醉药液的稳定性显著降低，而且一旦添加碳酸氢钠过量，还容易造成大量游离碱基的结晶析出，所以建议在应用前临时配制碱化局部麻醉药溶液，而且在 20ml 布比卡因、甲哌卡因和利多卡因中添加 7% 碳酸氢钠的量分别不能超过 0.02ml、0.5ml 和 0.5ml。另外，加入透明质酸酶或右旋糖酐也能增强局部麻醉药的作用。

混合局部麻醉药制剂 EMLA（商品名：恩纳）中的丙氨卡因可促进体内高铁血红蛋白的生成。因此，围手术期需要应用其他促高铁血红蛋白生成的药物时，例如磺胺类药物、醋氨酚、硝酸甘油、硝普钠、苯妥英钠等，再用 EMLA 可导致高铁血红蛋白血症的发生。

由于地西泮可与布比卡因竞争与血浆蛋白的结合，所以联合应用时可增加布比卡因的毒性作用。临床研究发现，小儿经直肠应用地西泮 0.6mg/kg 可使硬脊膜外间隙阻滞时布比卡因的峰血浆浓度从未应用地西泮的对照组的 1.7μmol/L 升高至 2.9mmol/L。所以，联合应用地西泮可明显影响布比卡因的最大安全剂量，但联合应用咪达唑仑则无这种现象的发生。另外，哌替啶、苯妥英钠、奎尼丁、脱甲丙咪嗪（desipramine）等也有类似的作用，可使血浆游离布比卡因浓度增加 300% ~500%，故联合应用时同样需预防布比卡因毒性反应的发生。

四、肌肉松弛药的药物相互作用

（一）麻醉药物与肌肉松弛药的相互作用

除地氟烷之外，在临床常用浓度范围内吸入麻醉药并不减弱肌肉颤搐反应，但能延长神经肌肉接头传递的平均不应期，降低肌肉对高频强直刺激的收缩反应，使肌肉强直收缩的张力不能维持而出现衰减。所以，联合应用吸入麻醉药可增强非去极化肌肉松弛药对肌肉颤搐反应的抑制，延长其作用时间，降低其用量。例如全凭静脉麻醉时维持 90% 肌肉颤搐抑制所需的罗库溴铵静脉滴注速率为 9.8±3.7μg/(kg·min)，而在恩氟烷和异氟烷麻醉时仅分别为 5.9±3.1(kg·min)和 6.1±2.7μg/(kg·min)，降低大约 40%；吸入 1.25MAC 恩氟烷或异氟烷可使美维库铵的恢复指数从平衡麻醉时的(5.5±1.6)分钟分别延长到(12.6±1.5)分钟和(7.4±2.0)分钟。

不同麻醉药物对非去极化肌肉松弛药作用的影响并不一致，例如麻醉药物增强右旋筒箭毒碱肌肉松弛药作用的强弱顺序为：恩氟烷和异氟烷>氟烷>氧化亚氮和静脉麻醉药物（图 33-17）。七氟烷增强维库溴铵、泮库溴铵和阿曲库铵作用的效能与异氟烷相当，而地氟烷增强维库溴铵作用的效能则稍强于异氟烷。另外，吸入麻醉药对不同非去极化肌肉松弛药作用的影响也各不相同。吸入麻醉药对阿曲库铵、维库溴铵等中效非去极化肌肉松弛药的影响不及其对泮库溴铵和右旋筒箭毒碱等长效非去极化肌肉松弛药的影响。与静脉麻醉相比，异氟烷麻醉时维库溴铵和阿曲库铵的用量仅降低 20%，而泮库溴铵的用量减少则可高达 50%。

吸入麻醉药对非去极化肌肉松弛药作用的影响

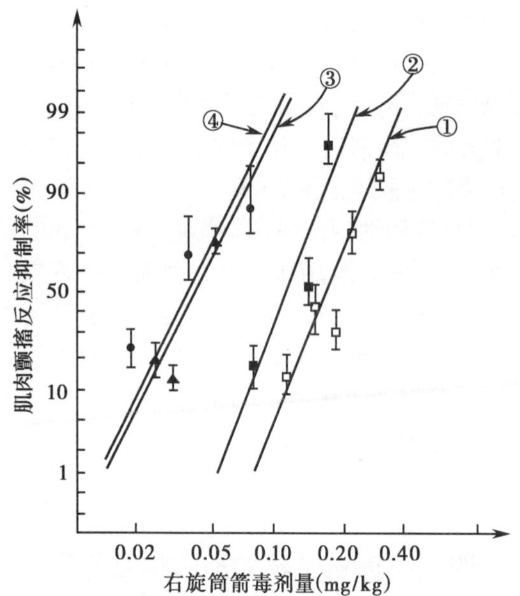

图 33-17　不同吸入麻醉药对右旋筒箭毒碱肌肉松弛作用影响的比较

说明:①氧化亚氮　②氟烷　③恩氟烷　④异氟烷

呈剂量依赖性(图 33-18),即随着吸入麻醉药浓度增加,手术中肌肉松弛药的用量持续递减,作用时间随之延长。但这种改变并非呈线形。例如,在吸入 0.5%、1.0% 和 1.5% 异氟烷时,泮库溴铵的 ED_{50} 分别为 0.60mg/m²、0.36mg/m² 和 0.18mg/m²;与静脉麻醉相比,吸入 0.25MAC 异氟烷时四个成串刺激监测的罗库溴铵 TOF 比值恢复到 25% 所需的时间延长 2 倍,而吸入 1.0MAC 异氟烷时,则延长 3~4 倍。

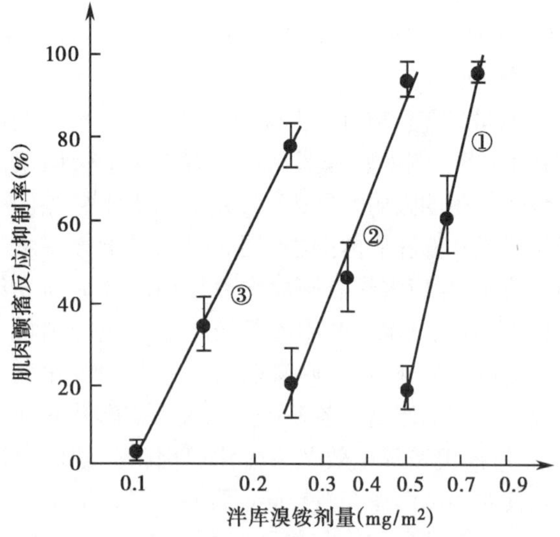

图 33-18　吸入麻醉药对泮库溴铵肌肉松弛作用影响的剂量依赖性改变

说明:①0.5% 氟烷　②1.0% 氟烷　③1.5% 氟烷

吸入麻醉药对非去极化肌肉松弛药作用的影响还与其应用时间的长短有关,但不同吸入麻醉药的这种时间依赖性表现各异。氟烷麻醉的时间对非去极化肌肉松弛药效能的影响不明显,恩氟烷则表现出明显的时间依赖性。在保持泮库溴铵血药浓度恒定的情况下,恩氟烷可使该肌肉松弛药的效能每小时增强 9%±4%。实际上,许多吸入麻醉药均需经一定的应用时间才能发挥其增加肌肉松弛药作用的最佳效能。

吸入麻醉药可阻断新斯的明或艾宙酚(edrophonium)对非去极化肌肉松弛药作用的逆转,并且七氟烷>异氟烷>地氟烷。虽然目前对此仍有争议,但可以肯定的是,降低吸入麻醉药浓度将促进神经肌肉传递功能的恢复。例如持续静脉滴注泮库溴铵时,将吸入的恩氟烷浓度从 2.2% 降低至 0.5%,可使肌肉颤搐抑制从 92% 恢复到 8%。

吸入麻醉药与去极化肌肉松弛药的相互作用比较弱。早期研究发现,异氟烷增强去极化肌肉松弛药的效能强于氟烷,即异氟烷麻醉时琥珀酰胆碱的 ED_{50} 较氟烷麻醉时降低 32%。但随后的研究发现,恩氟烷和异氟烷对间断静脉注射或持续静脉滴注琥珀酰胆碱的肌肉松弛效应均无影响,甚至还能加快琥珀酰胆碱快速耐药性的出现,促使阻滞性质的转变,加快Ⅱ相阻滞的发生。

吸入麻醉药增强肌肉松弛药作用的确切机制目前仍不十分清楚,可能与吸入麻醉药的下列作用有关:①增加肌肉血流量,使更多的肌肉松弛药转运到神经肌肉接头部位;②中枢性抑制作用促进肌肉松弛;③抑制运动神经末梢内乙酰胆碱的动员和释放;④影响神经肌肉接头后膜上乙酰胆碱受体的功能;⑤降低神经肌肉接头后膜对诱发其去极化反应的各种因素的敏感性,促进受体脱敏感的发生;⑥对神经肌肉接头后膜之外肌细胞膜的非特异性影响,例如肌肉松弛药溶解于肌纤维膜的脂质中后,可引起膜脂质膨胀、破裂和液化,从而增加肌纤维膜的流动性。

(二) 肌肉松弛药之间的相互作用

全身麻醉中常常将琥珀酰胆碱与非去极化肌肉松弛药联合应用。它们之间的相互作用非常复杂,因用药顺序不同可产生不同的临床效果。主要包括以下三种情况。

1. 全身麻醉诱导时应用琥珀酰胆碱完成气管插管,然后用非去极化肌肉松弛药维持肌肉松弛。此时,两者一般表现为协同效应,琥珀酰胆碱可增强非去极化肌肉松弛药的效能,加快其起效速度。研究发现,琥珀酰胆碱可延长随后应用阿曲库铵、罗库溴铵和维库溴铵的作用时间,但对泮库溴铵、哌库溴铵、杜什溴铵和美维库铵的作用时间却无明显影响。

2. 为预防静脉注射琥珀酰胆碱所致的手术后肌肉疼痛、高钾血症、眼内压和胃内压升高等副作用,预先静脉注射小剂量非去极化肌肉松弛药。虽然应用亚麻痹剂量的非去极化肌肉松弛药进行预处理可避免肌纤维成束收缩,却削弱了琥珀酰胆碱的肌肉松弛效应,延长其起效时间和缩短其恢复时间。在这种情况下,只有增大琥珀酰胆碱用量(1.5mg/kg)才能顺利完成气管插管。

3. 手术中应用非去极化肌肉松弛药维持肌肉松弛,在手术即将结束时,为了达到顺利关闭腹膜等目的而临时追加去极化肌肉松弛药琥珀酰胆碱。当非去极化肌肉松弛药已部分恢复时再应用琥珀酰胆碱,其引起的反应将因非去极化肌肉松弛药的残余作用、神经肌肉传递恢复程度以及应用琥珀酰胆碱剂量的不同而表现各异。由于对神经肌肉接头生理功能的干扰,这种方法可能会促进脱敏感阻滞的发生;而且在琥珀酰胆碱作用明显减弱时,只有增大用量才能达到加深肌肉松弛的目的,这也必然会增加发生脱敏感阻滞的危险。为了避免上述情况的发生,可改用适量的中、短效非去极化肌肉松弛药(手术后再拮抗),或通过加深麻醉来增强肌肉松弛的程度。

由于罗库溴铵、维库溴铵、哌库溴铵和杜什溴铵等心血管系统副反应少的肌肉松弛药相继问世,目前临床上已很少需要联合应用两种非去极化肌肉松弛药。由于对神经肌肉接头前、后膜受体亲和力的不同,联合应用两种非去极化肌肉松弛药可出现相加或协同效应。通常情况下,联合应用两种相同类型的非去极化肌肉松弛药(苄异喹啉类或氨基甾类),对神经肌肉传递的阻断作用呈相加效应;而联合应用两种不同类型的非去极化肌肉松弛药时,对神经肌肉传递的阻断作用则呈协同效应。另外,先后复合应用两种非去极化肌肉松弛药时,因受前一种肌肉松弛药的影响,随后应用的肌肉松弛药的时效可发生明显变化。

(三) 局部麻醉药与肌肉松弛药的相互作用

局部麻醉药能够增强肌肉松弛药的效能。在大剂量静脉用药时,大多数局部麻醉药均能引起神经肌肉接头传递阻滞;虽然小剂量用药时局部麻醉药无如此强度的肌肉松弛效应,但是却能增强非去极化和去极化肌肉松弛药的效能。在围手术期,尤其容易忽视此类药物的相互作用,例如在手术后静脉应用局部麻醉药治疗心律失常时,可因肌肉松弛药残余作用增强而导致严重呼吸抑制的发生。

局部麻醉药影响肌肉松弛药作用的机制包括神经肌肉接头和接头外两种途径。小剂量静脉给药时,局部麻醉药可影响神经肌肉接头前膜的功能,减少运动神经末梢内乙酰胆碱囊泡的数量,抑制强直后易化。大剂量静脉给药时,局部麻醉药产生神经肌肉接头后膜稳定作用,阻断由乙酰胆碱释放所诱导的肌肉收缩反应。同时,局部麻醉药还可直接影响肌纤维的膜结构,替代膜上的钙离子,从而抑制由咖啡因诱导的肌纤维收缩。普鲁卡因还能抑制血浆胆碱酯酶活性,通过抑制琥珀酰胆碱和美维库铵水解而增强其神经肌肉阻滞效能。

第4节 麻醉药物与围手术期用药之间的相互作用

一、治疗心血管疾病的药物

(一) 抗高血压药物

抗高血压药物包括利尿药物、肾上腺素能受体阻滞剂、血管扩张药和血管紧张素转换酶抑制药物等,其中许多药物均可与麻醉药物发生相互作用。为了避免手术中出现严重的循环功能抑制,既往曾强调手术前必须停用抗高血压药物。但在实际临床工作中发现,手术前突然停用抗高血压药物,容易出现高血压反跳现象,更不利于维持围手术期循环功能稳定,对患者安全的威胁也更大。因此,目前大多主张应持续服用抗高血压药物至手术当日,以控制患者血压处于适当的水平。但手术中必须注意抗高血压药物对麻醉产生的可能影响,选择适当的麻醉方法和麻醉药物,以避免加重对循环功能的抑制。

1. 利尿药物　利尿药物可干扰机体正常的水电解质代谢,造成不同程度的水电解质代谢失调,破坏机体正常的内稳态。如果患者手术前长期服用利尿药物,并且未及时纠正机体内缺水状态时,体液容量可明显减少,从而对各种麻醉药的心肌抑制作用和血管扩张效应异常敏感,手术中极易发生低血压。

长期服用利尿药物可引起电解质紊乱，其中以钾离子浓度异常最为重要，也最为常见。虽然不一定造成低钾血症，但是排钾利尿药物将引起全身总体钾含量降低，从而增强非去极化肌肉松弛药的效能，并延长其作用时间。另外，机体缺钾还可诱发心律失常，增强强心苷类药物的毒性反应。因此，这类患者手术前宜适量补钾，而且只要患者不存在血浆镁浓度增高，最好是同时补镁。长期服用螺内酯、氨苯蝶啶等保钾利尿药物可导致高钾血症，使患者出现进行性肌肉无力、心脏传导障碍和室性心律失常等症状，尤其是在应用琥珀酰胆碱之后，血浆钾浓度可进一步升高，甚至可诱发致死性心律失常。因此，手术前需要将患者的血浆钾浓度控制在5.5mmol/L之内。

对于服用噻嗪类利尿药物的患者，还应注意其对锂离子代谢的影响。因为该类药物可造成体内钠离子的大量丢失，促使机体代偿性增加近曲小管对锂离子的吸收，减少锂离子经肾脏的排泄，增加血浆锂离子浓度。一旦手术中再联合应用其他可影响血浆锂离子浓度的药物，例如钙通道阻滞剂、非甾体类抗炎药和三环类抗抑郁药物等，则需注意预防锂离子毒性反应的发生。

2. β肾上腺素能受体阻滞剂　β肾上腺素能受体阻滞剂是治疗心血管疾病的常见药物。如果患者手术前长期应用此类药物，则需持续用药至手术当日，以防止突然停药后出现“反跳”现象而造成更严重的危害。对于围手术期需要应用此类药物的患者，手术中一定要警惕不良药物相互作用的发生，以免造成严重的心肌功能抑制。

大量研究发现，β肾上腺素能受体阻滞剂与吸入麻醉药在抑制心室肌功能和心肌电生理活性方面存在协同或相加效应，尤其是在低血容量的情况下，更易发生循环危象。例如应用普萘洛尔后，1%氟烷所致的心肌抑制程度相当于1.5%氟烷。在服用普萘洛尔的犬发现，吸入恩氟烷后，两药的协同效应使心率减慢、房室结和心室肌不应期延长以及平均动脉压、心排血量和心肌收缩力明显降低。相比较之下，异氟烷麻醉时应用普萘洛尔的心肌抑制作用则较轻，不至于对心血管系统产生明显的不良影响。服用普萘洛尔的犬在吸入2%恩氟烷时能够很好地耐受麻醉，但在恩氟烷浓度升高至3%时则可出现明显的负性变时和变力作用。可见上述相互作用产生的效应与吸入麻醉药的浓度有关。同时还应注意，全身麻醉时血流动力学的改变可影响到β肾上腺素能受体阻滞剂的药代动力学过程，使其清除率降低和血浆药物浓度增高。

β肾上腺素能受体阻滞剂与麻醉药物相互作用产生的心肌抑制效应还与内源性儿茶酚胺释放有关。应用氯胺酮等药物麻醉时，机体通过刺激内源性儿茶酚胺释放维持循环功能，一旦β肾上腺素能受体被阻断，内源性儿茶酚胺释放不但不能起到代偿性作用，反而可因外周的α肾上腺素能受体优势，加重这些麻醉药物的心肌抑制作用。因此，一旦长期服用β肾上腺素能受体阻滞剂患者手术中出现严重的低血压和心动过缓，应首选阿托品进行治疗，可反复静脉注射小剂量阿托品，一般每5分钟注射0.5mg，最大剂量不超过2.0mg。如果仍然不能纠正，则可考虑应用小剂量的肾上腺素[0.02μg/(kg·min)~0.04μg/(kg·min)]、多巴酚丁胺(dobutamine)、羟基苯心安(prenaltarol)等β肾上腺素能受体激动剂来逆转循环功能抑制。禁忌应用α肾上腺素能受体激动剂，以免引起外周血管阻力骤增而加重心脏负荷。

具有膜稳定效能的β肾上腺素能受体阻滞剂(例如普萘洛尔)可降低神经肌肉接头后膜对乙酰胆碱的敏感性，强化肌肉松弛药对神经肌肉传递的阻断作用，延长其肌肉松弛效应。然而，由于阿曲库铵可使β肾上腺素能受体阻滞剂的心肌抑制作用增强，所以手术中应避免联合应用这两类药物。另外，抗胆碱酯酶药物的M样作用能与β肾上腺素能受体阻滞剂的心肌作用相加，有时可引起严重的心动过缓和低血压。

由于β肾上腺素能受体阻滞剂可降低心排血量和抑制肝脏微粒体酶活性，从而降低机体对局部麻醉药的清除率，并增加其血浆浓度。例如，口服普萘洛尔可使利多卡因的血浆稳态浓度增高30%，使布比卡因清除率降低35%。为此，手术中宜降低局部麻醉药用量，以避免毒性反应的发生，同时也能减轻其对β肾上腺素能受体阻滞剂心肌抑制效应的增强作用。联合应用β肾上腺素能受体阻滞剂时，局部麻醉药中不宜加用肾上腺素。因一旦肾上腺素的β肾上腺素能受体效应被阻断，α肾上腺素能受体作用便趋优势，可引起外周血管收缩和血压升高，并反射性增加迷走神经张力，引起心率降低和房室传导阻滞，有造成致命并发症的危险。

3. 钙通道阻滞剂　钙通道阻滞剂与吸入麻醉药均能干扰细胞膜上钙离子的流动，联合应用两者在抑制心肌功能和扩张血管方面呈相加效应。其中，维拉帕米（verapamil）、地尔硫䓬（diltiazem）等与氟烷、恩氟烷作用相似，均能产生较明显的心肌抑制效应，而硝苯吡啶（nifedipine）、尼卡地平（nicadipine）等则更近似于异氟烷，可产生明显的血管扩张效应。钙通道阻滞剂与恩氟烷联合应用时产生的心肌抑制作用较与氟烷或异氟烷联合应用时强，氟烷与维拉帕米、地尔硫䓬联合应用时产生的心肌抑制作用较与硝苯地平或尼卡地平联合应用时强，而异氟烷与硝苯吡啶联合应用时则可因明显的血管扩张作用而导致严重低血压的发生。

应用高浓度的吸入麻醉药可抑制压力反射，消弱机体对钙通道阻滞剂降压效应的代偿，从而影响手术中血流动力学稳定。虽然联合应用时可引起机体动脉压降低，但全身麻醉时应用钙通道阻滞剂对冠状动脉血流的影响则取决于冠状动脉灌注压降低和冠状动脉扩张两者之间的平衡。例如异氟烷麻醉时应用尼卡地平，虽然动脉压降低，但心肌血流量却升高。另外，异氟烷或氟烷与维拉帕米联合应用可使肺血管的低氧性收缩反应降低40%～90%，所以慢性阻塞性肺疾病患者实施胸科手术时应慎用这两类药物。

吸入麻醉药可明显加重钙通道阻滞剂对心脏传导系统的抑制，甚至可引起严重心动过缓（<30次/min）、房室传导阻滞和窦性停搏等严重致命性心律失常，如果不立即停用吸入麻醉药，无论采用何种治疗方法均将难以奏效。吸入麻醉药与维拉帕米联合应用时，对房室传导的抑制较吸入麻醉药与地尔硫䓬联合应用时明显，而吸入麻醉药与硝苯地平联合应用则对房室传导无明显的影响。钙通道阻滞剂并不增强吸入麻醉药对普尔基涅纤维和心室内传导的抑制作用，而且维拉帕米、地尔硫䓬还可降低氟烷麻醉时肾上腺素诱发心律失常的阈值。

临床实践证明，围手术期应用钙通道阻滞剂的患者可以应用吸入麻醉方法。相比之下，异氟烷和氟烷对钙通道阻滞剂的增强作用较恩氟烷轻，更宜于使用。对于心功能衰竭或房室传导阻滞患者，在吸入麻醉时应避免使用维拉帕米或地尔硫䓬。如果联合应用两类药物时出现严重的慢性心律失常，应立即停止吸入麻醉药，必要时可应用小剂量的钙剂，以恢复正常的心肌传导功能。

钙通道阻滞剂可抑制中枢神经系统的肾上腺素释放，影响脑内阿片受体功能，从而增强麻醉药物和阿片类药物的中枢神经系统抑制作用。例如，维拉帕米可降低氟烷的MAC值；地尔硫䓬可增强吗啡的镇痛效能。但是，联合应用钙通道阻滞剂和大剂量阿片类药物不会产生严重的不良反应。例如心功能良好的冠心病患者实施大剂量芬太尼麻醉时，每次静脉注射维拉帕米5mg，仅使外周血管阻力和动脉压轻度降低，而肺毛细血管楔压和心排血量均无明显变化。

虽然钙通道阻滞剂不影响肌肉颤搐反应，但是它可通过抑制钙离子内流而引发乙酰胆碱释放，增强肌肉松弛药的作用。这种效应与抗生素的肌肉松弛效应非常相似。动物实验发现，钙通道阻滞剂可增强琥珀酰胆碱、泮库溴铵和维库溴铵的肌肉松弛效应。另外，手术后应用硝苯吡啶可增强肌肉松弛药的残余作用，加重患者肺通气不足的程度。但是，在联合应用钙通道阻滞剂时，抗胆碱酯酶药物对非去极化肌肉松弛药的拮抗作用仍然有效，其中艾宙酚的作用比新斯的明更为有效。

4. 血管紧张素转换酶抑制剂　长期服用血管紧张素转换酶抑制剂（angiotensin converting enzyme inhibitor，ACEI）可引起机体肾素-血管紧张素-醛固酮系统功能抑制，使患者对麻醉药物循环功能抑制效应的敏感性明显增强，可造成手术中血压突然降低，尤其是在体液大量丢失或神经-内分泌应激性反应因受各种疾病或药物影响而遭到抑制时，更易发生严重低血压反应。长期服用ACEI还可耗竭血管中的血管紧张素Ⅱ，虽然这有益于维持血管结构“正常”，但增强了血管内皮细胞的扩血管功能，造成机体对肾上腺素能药物的反应性降低，所以一旦手术中出现低血压，应用传统升压药物进行治疗效果常常并不理想。在临床研究中，将长期服用恩那普利（nalapril）的患者分为手术前停药和未停药两组发现，在静脉应用芬太尼5μg/kg和咪达唑仑0.15mg/kg麻醉诱导时，停药组100%的患者出现了低血压，并且必须应用去氧肾上腺素进行治疗，而未停药组仅有20%的患者发生低血压。为此，有人建议手术当日清晨应停用ACEI，以策安全。但有人则认为这种做法的证据不足，因为研究发现长期服用ACEI患者体内的肾素-血管紧张素-醛固酮系统仍然保留有部分活性，只要围手术期不损害机体交感神经反应的完整性，就可维持循环功能状态稳定。为此，手术中宜适量减少麻醉药物用量和减慢麻醉药物的注射速度，以便为机体发挥代偿作用留有充裕的反应时间，同时还应注意及时补足液体。另外，手术前不停用ACEI还具有一些难以替代的有益作用：①预防手术中高血压反应；②改善肾功能和减轻冠状动脉收缩等作用，对心脏和肾脏发挥保护作用。

5. 其他　利血平可消耗体内儿茶酚胺储存，使服用该药的患者对麻醉药物的心血管系统抑制作用非常敏感，从而手术中发生血压降低和心率减慢，故需特别警惕。采用椎管内阻滞麻醉时，低血压反应更为普遍，并且程度也较为严重。一旦服用利血平的患者在手术中发生低血压，在选用药物治疗时应格外慎重。如果应用直接作用的拟交感神经药物（例如肾上腺素、去甲肾上腺素等），则可发生增敏效应和引起血压骤升，而应用间接作用的拟交感神经药物（例如麻黄碱）升压效应却常常不明显。有人推荐应用甲氧胺进行治疗，小剂量分次给药，每次0.25mg，以提升血压至满意水平。利血平可增强吸入麻醉药的效能，使其MAC减少20%～30%；但由于它能降低机体的惊厥阈，手术中不宜吸入高浓度的恩氟烷。

胍乙啶的降压作用机制与利血平相似，只是不能通过血脑屏障，故无中枢神经系统作用。该药可增加患者对交感神经阻滞的敏感性，引起容量血管扩张，而且还能造成机体反射性血压调节机制障碍，所以麻醉时低血压反应可非常明显。与利血平一样，胍乙啶亦能改变拟交感神经药物的效能，在联合应用氯胺酮、可卡因、泮库溴铵等具有内在拟交感神经活性的药物时，可导致血压过度升高。三环类抗抑郁药物和神经安定药物均可妨碍胍乙啶进入肾上腺素能神经元，使其降压效应消失。

（二）α_2 肾上腺素能受体激动剂

目前，α_2 肾上腺素能受体激动剂已很少用于高血压的治疗，但作为一种麻醉辅助用药，它在临床麻醉和疼痛治疗中的应用却越来越广泛，甚至还有人单独应用高选择性 α_2 肾上腺素能受体激动剂——右美托咪啶（dexmedetomidate）在ICU中代替丙泊酚或咪达唑仑用于危重患者的长时间镇静处理。α_2 肾上腺素能受体激动剂除了具有镇静、镇痛作用之外，还具有降血压、抗焦虑、抗惊厥和抗休克等多种效能。

α_2 肾上腺素能受体激动剂可产生与苯二氮䓬类药物相似的良好的抗焦虑和镇静作用；而且该药可作用于脑干蓝斑肾上腺素能神经元突触前膜的 α_2 受体，降低中枢交感神经张力，以协同作用方式增强全身麻醉药物的作用，减少麻醉诱导和维持时麻醉药物的用量，所以可作为麻醉前用药。例如，手术前口服可乐定（clonidine）2μg/kg或4μg/kg，小儿吸入麻醉诱导和气管插管所需的七氟烷浓度（MAC_{TI}）由对照组的3.2%±1.3%分别降低至2.5%±0.1%和1.9%±0.2%；手术前静脉注射右美托咪啶0.6μg/kg，可使硫喷妥钠的麻醉诱导剂量降低23%，手术中维持剂量也明显降低；在异氟烷-氧化亚氮-氧-芬太尼麻醉下行择期手术的患者，手术前口服可乐定5μg/kg可使手术中维持麻醉所需的异氟烷浓度降低40%。但由于其改变麻醉药物效能的作用具有“封顶”效应，所以手术前不宜应用大剂量的 α_2 肾上腺素能受体激动剂。手术前应用 α_2 肾上腺素能受体激动剂还有助于减轻喉镜显露和气管插管时的不良心血管系统反应，有效降低此时体内儿茶酚胺、皮质醇和β内啡呔等应激性激素的释放，以维持血流动力学稳定，加速手术后患者的苏醒。

无论采用何种途径给药，α_2 肾上腺素能受体激动剂均能通过 α_2 肾上腺素能受体的介导而干扰体内P物质释放，影响5-羟色胺能神经元和胆碱能神经元的功能，从而实现对体内抗伤害反应机制的调节，产生强效的镇痛作用，并增强阿片类药物的镇痛效能。例如，手术前口服可乐定5μg/kg，可使手术中芬太尼和阿芬太尼用量分别减少50%和40%；与手术前肌内注射咪达唑仑0.08mg/kg相比，手术前肌内注射右美托咪啶2.5μg/kg的患者手术中需要应用的芬太尼剂量可降低35%；应用可乐定的患者，手术后经患者自控镇痛装置应用的吗啡剂量亦明显减少。另外，可乐定还能增加椎管内应用阿片类药物的镇痛效能。必须指出的是，α_2 肾上腺素能受体激动剂仅与δ受体激动剂产生协同性抗伤害作用，而与μ受体或κ受体激动剂仅产生相加效应。

虽然 α_2 肾上腺素能受体激动剂有如此明显的优点，但是至今其尚未成为一种常规的手术前用药。因为联合应用 α_2 肾上腺素能受体激动剂后，围手术期心动过缓和低血压的发生率较高，有时甚至可高达50%。因此，有人主张围手术期应用 α_2 肾上腺素能受体激动剂时应联合应用抗胆碱药物，尤其是在手术中应用阿片类药物或新斯的明等其他具有拟迷走神经作用的药物时，抗胆碱药物的使用更是不可缺少。

研究证实，可乐定可增强局部麻醉药的脊髓麻醉效能，延长其作用时间，甚至比肾上腺素更为有效。由于应用剂量较小，鞘内注射可乐定并不引起脊髓局部缺血和神经毒性作用，也不增强局部麻醉药的毒性作用。关于可乐定的这种效能是否也适用于硬脊膜外间隙阻滞，目前临床上尚无一致的意见。而且可乐定对局部麻醉药血药浓度的影响也不肯定。

（三）抗心律失常药物

由于各种抗心律失常药物（心肌抑制作用为主，周围血管作用次之）均可影响机体血流动力学稳定，而许多麻醉药物亦可影响心肌电生理功能，所以联合应用它们将产生非常复杂的相互作用，不仅可造成机体循环功能状态的剧烈变化（例如严重低血压），而且可能加重已有的心律失常或诱发新的心律失常，所以手术中应特别注意。例如，美西律的心肌抑制作用非常轻微，但在麻醉后心功能减退的情况下再应用该药，则可导致严重的血流动力学紊乱；氯丙嗪具有奎尼丁样作用，与麻醉药物联合应用后可诱发严重的室性心动过速，甚至晕厥；普鲁卡因酰胺（procainamide）可增强氟烷、恩氟烷或异氟烷等强效吸入麻醉药的心血管抑制效应，可导致严重低血压，而麻醉药物又能增强普鲁卡因酰胺对异位起搏点和房室传导的抑制，有诱发心搏停止的危险。

麻醉期间发生室性心律失常时，常常首选利多卡因治疗。由于大多数麻醉药物可减少肝脏血流量、降低利多卡因的清除和提高其血浆浓度，所以麻醉过程中应用利多卡因应酌情减量，以预防利多卡因毒性反应的发生，尤其是在持续静脉点滴利多卡因时，更应如此。氟烷可因对心脏房室传导的干扰而诱发室性心律失常，利多卡因不能消除这种心律失常，反可使之加重。据报道，联合应用利多卡因和巴比妥类药物时，患者呼吸暂停的发生率增加；口服普鲁卡因酰胺患者静脉滴注利多卡因时，随着利多卡因用量增大，患者可出现躁动不安和谵妄；应用奎尼丁患者给予利多卡因后可出现室性停搏。奎尼丁与利血平、胍乙啶或甲基多巴等降压药物联合应用时，毒性作用增大，心肌抑制作用增强，而后者的降压作用也更为明显。

影响心脏传导等心肌电活动的各种抗心律失常药物均能干扰神经肌肉接头的离子传导，从而增强肌肉松弛药的效能。例如，利多卡因、普鲁卡因酰胺、普萘洛尔和苯妥英钠等抗心律失常药物可使右旋筒箭毒碱的作用时间延长25%；手术后在麻醉恢复室应用奎尼丁治疗心律失常可强化肌肉松弛药的残余作用，使患者出现呼吸抑制，而且应用艾宙酚拮抗不能逆转。为此，联合应用抗心律失常药物时，手术中宜适量减少肌肉松弛药用量，手术后应特别警惕"再箭毒化"（recurarization）现象的发生。

（四）强心苷类药物

麻醉药物可改变强心苷类药物的毒性作用。动物实验发现，氟烷、恩氟烷、氯胺酮、芬太尼和氟哌利多等均可减少应用强心苷类药物后心律失常的发生；虽然苯巴比妥对应用强心苷类药物后心律失常的发生无影响，但是其可通过酶诱导作用加速强心苷类药物的代谢速率和降低其血浆浓度。通常情况下，清醒状态下能够达满意治疗效果的强心苷类药物剂量，在麻醉后常常显得用量不足；麻醉状态下剂量适宜的强心苷类药物在清醒后则呈现有过量的表现。另外，应用地高辛或洋地黄毒苷的患者，尤其是已达洋地黄化状态时，再应用琥珀酰胆碱可因一过性高血钾反应而发生心律失常，严重者甚至可出现心室停搏。

强心苷类药物可与许多其他药物发生相互作用。例如，拟交感神经药物（特别是β肾上腺素能受体激动剂）在提高心肌自律性的同时，可增强强心苷类药物的毒性作用；氟烷、新斯的明等药物则可因迷走神经样作用而加重强心苷类药物减慢心率的效应，诱发心动过缓；强心苷类药物与利血平、胍乙啶等儿茶酚胺耗竭药物联合应用可引起心动过缓、房室传导阻滞，甚至出现窦性停搏。奎尼丁、胺碘酮和地西泮等高蛋白结合率药物可因蛋白置换作用提高血浆中游离型地高辛浓度，因而易于出现洋地黄中毒现象。

长期应用排钾利尿药物或机体肺通气功能异常均可使患者体内出现低钾血症、低镁血症和酸碱平衡紊乱，从而增加强心苷类药物的毒性作用；保钾利尿药物则可降低地高辛的清除率和升高其血药浓度。应用强心苷类药物的患者必须禁用儿茶酚胺类药物、甲状腺激素、溴苄胺或钙盐，即使大量输血后补充小剂量的钙盐也应谨慎，以免诱发严重心律失常。对于年老、体重过轻或肝肾功能不良的患者,必须减少强心苷类药物的用量,与其他药物联合应用时则更应小心。预激综合征患者和应用维拉帕米的患者均禁忌应用强心苷类药物。

(五) 拟交感神经药物

卤族吸入麻醉药可增强心肌对拟交感神经药物的敏感性,增加手术中心律失常的发生率。为了预防这种不良反应,手术中需要应用肾上腺素时,不宜选用氟烷麻醉,而选用异氟烷或七氟烷麻醉最为恰当,恩氟烷次之;即使应用异氟烷和七氟烷麻醉,手术中肾上腺素的用量也应限制在≤3μg/(kg·30min)的水平。吸入麻醉药增强心肌对肾上腺素敏感性的特性可受许多药物的影响。例如硫喷妥钠、钙盐和抗胆碱药物可增加吸入麻醉时应用肾上腺素诱发心律失常的可能,尤其是在应用硫喷妥钠进行麻醉诱导后,吸入麻醉药更易促使肾上腺素诱发心律失常。然而,镁盐、普萘洛尔、钙通道阻滞剂和增强迷走神经张力的药物则能减少吸入麻醉时应用肾上腺素诱发心律失常的危险。

有些静脉麻醉药物,例如硫喷妥钠和丙泊酚等,也有与卤族吸入麻醉药相似的特性,可使心肌对肾上腺素的致心律失常作用增敏。在采用硫喷妥钠20mg/kg麻醉的犬,诱发心律失常所需的肾上腺素静脉输注速率为0.8μg/(kg·min),而以1.3MAC氟烷或依托咪酯麻醉时,诱发心律失常所需的肾上腺素静脉输注速率则分别增加至2.6μg/(kg·min)和10.7μg/(kg·min)。丙泊酚对肾上腺素致心律失常作用的增敏作用与氟烷相当。为此,手术中选用硫喷妥钠或丙泊酚麻醉时,应严格控制肾上腺素的用药剂量,或替换应用依托咪酯、咪达唑仑等其他静脉麻醉药物,以减少心律失常的发生。另外,在处理含肾上腺素局部麻醉药所致的毒性反应时,为避免发生危险的室性心律失常,也不宜应用硫喷妥钠或硫戊巴比妥(thiamylal),而应采用其他巴比妥类药物(例如苯巴比妥或甲己炔巴比妥钠)或苯二氮䓬类药物。

二、治疗中枢神经系统疾病的药物

(一) 抗抑郁药物

1. 单胺氧化酶抑制剂　单胺氧化酶(monoamine oxygenase,MAO)是生物体内的一种重要代谢酶,可催化大约15种生物胺类物质的氧化脱氨基反应,主要有两种同工酶,其中A型MAO可降解去甲肾上腺素、肾上腺素和5-羟色胺;B型MAO可降解苯乙胺、苄胺等非极性的芳香胺类物质;而多巴胺和酪氨酸则可被A型或B型MAO共同降解。单胺氧化酶抑制剂(monoamine oxygenase inhibitor,MAOI)是最早用于治疗抑郁症的药物,其经典药物有苯乙肼(phenelzine)、异卡波肼(isocarboxazid)、超苯环丙胺(tranylcypromine)等,可通过与MAO的不可逆性共价结合,抑制MAO的功能。另外,这类药物还能抑制肝脏微粒体酶等其他酶系统,并具有明显的肝脏毒性作用,可影响肝脏对许多药物的代谢。一般情况下,停药2周后肝脏的MAO才能通过缓慢的合成过程恢复其原有活性。目前,这些药物正逐步退出临床,而被新型的MAOI所代替。这种新型药物能通过可逆性竞争过程,特异性抑制A型MAO(例如吗氯贝胺,moclobemide)或B型MAO(例如司来吉林,selegiline),所以副作用明显减少,而且停药后MAO的功能可很快恢复。

MAOI能够与许多麻醉药物发生相互作用。MAOI可减慢巴比妥类药物在肝脏的代谢,提高其血药浓度,手术中宜适当减少巴比妥类药物的用量,以策安全;而MAOI与依托咪酯、丙泊酚、苯二氮䓬类药物或神经安定类药物联合应用则较为安全,罕有严重不良反应的发生。即使长期服用MAOI,患者仍可应用吸入麻醉药和氧化亚氮进行全身麻醉。但需要指出的是,由于MAOI对肝脏微粒体酶的抑制,它们可增强氟烷的肝脏毒性作用,而且还可提高心肌对肾上腺素的敏感性,故手术中容易发生心律失常。

服用MAOI的患者应用拟交感神经药物必须谨慎。由于MAOI可引起神经末梢内去甲肾上腺素大量蓄积,联合应用间接作用的拟交感神经药物(例如麻黄碱、间羟胺、苯丙胺等)后,可引起体内蓄积的去甲肾上腺素大量释放,从而导致剧烈的肾上腺素能反应,甚至引起高血压危象。所以,临床上应避免联合应用这两类药物,对兼有直接和间接作用的多巴胺也相对禁忌。MAOI与直接作用的拟交感神经药物(例如肾上腺素、去甲肾上腺素、异丙肾上腺素、甲氧胺、去氧肾上腺素等)联合应用则较为安全,只是有时可导致作用时间延长。

必须强调的是,MAOI与哌替啶之间相互作用可引起两种不同类型的严重不良反应。Ⅰ型不良反应呈现为兴奋性反应,患者表现为突发的激动、谵妄、头痛、低血压或高血压、肌挛缩、高热和惊厥,甚至出现昏迷和死亡。造成此类反应的原因是:哌替啶阻断了突触前膜对5-羟色胺的摄取,从而增强单胺氧化酶抑制剂升高脑内5-羟色胺浓度的作用,而且哌替啶分解后生成的致惊厥作用代谢物——去甲哌替啶也参与了这一反应。Ⅱ型不良反应呈现为抑制性反应,患者可出现呼吸抑制、心血管虚脱或昏迷。此反应尤为凶险,主要原因是MAOI对肝脏代谢哌替啶的N-脱甲基酶的抑制,使哌替啶在体内大量堆积。改用新型MAOI,可明显减少联合应用这两类药物时严重不良反应的发生。虽然个别报道称MAOI与吗啡或喷他佐辛联合应用时也有类似严重不良反应的发生,但目前大多数学者认为,除了哌替啶之外,联合应用其他阿片类药物与MAOI仍较安全。需要注意的是,苯哌利啶可代谢生成哌替啶、去甲哌替啶和尼酸,也应禁忌与MAOI联合应用。

既往一直主张手术前应停用MAOI 2～3周。新近的观点则认为,只要做好认真的手术前准备,服用MAOI的患者即使手术前不停药,仍能以较小的风险接受麻醉,尤其是在新型MAOI问世之后,服用此类药物患者的麻醉风险更是明显降低。

2. 环族抗抑郁药物　三环类抗抑郁药物包括丙咪嗪(imipramine)、氯丙咪嗪(clomipramine)、多塞平(doxepine)和阿米替林(amitriptyiine)等,它们可阻断突触前膜摄取去甲肾上腺素、5-羟色胺和多巴胺,增加中枢和外周肾上腺素能神经的功能,是治疗抑郁症的一类经典药物。由于具有明显的抗胆碱作用和心脏毒性作用,目前它们正逐渐被新型的四环类抗抑郁药物,例如马普替林(maprotiline)、米安色林(mianserine)等所取代。虽然这类药物在围手术期可引起一些严重的不良药物相互作用,但只要手术前做好周密的麻醉计划,并准备好应急措施,则能避免和减轻这些不良反应,故手术前不必停药。

环族抗抑郁药物在提高中枢神经系统兴奋性的同时,可降低机体的惊厥阈值,尤其是四环类抗抑郁药物——马普替林,该作用较传统的三环类抗抑郁药物更强。因此,在恩氟烷麻醉时有诱发患者癫痫发作的可能。在异氟烷麻醉下,不会出现脑电图的棘波活动,可避免发生此种不良反应,所以更适宜在服用该类药物的患者应用。

三环类抗抑郁药物具有中枢和外周双重性抗胆碱能作用。当围手术期与其他具有抗胆碱能作用的药物联合应用时,可增强其抗胆碱能效应,使患者在手术后出现意识模糊、定向力障碍、幻觉和谵妄等“中枢性抗胆碱综合征”的表现。因此,围手术期需要服用此类药物的患者(尤其是老年人),手术前应适当降低阿托品或东莨菪碱的用量,或选择无中枢神经系统作用的抗胆碱药物,例如后马托品(homatropine)、溴化甲基东莨菪碱(methscopolamine bromide)、格隆溴铵(glycopyrrolate)或盐酸戊乙奎醚(长托宁)等作为手术前用药。

三环类抗抑郁药物可增强患者对肾上腺素、去甲肾上腺素等拟交感神经药物的反应,容易导致高血压和心律紊乱等反应,甚至可引起中风和死亡。据报道,三环类抗抑郁药物与氯胺酮、泮库溴铵等具有内在性拟交感神经作用的药物联合应用也能发生升压反应和心脏毒性作用,而且三环类抗抑郁药物可增强氟烷和恩氟烷的致心律失常作用。为此,长期服用三环类抗抑郁药物的患者手术中宜采用异氟烷麻醉,并应避免应用具有拟交感神经作用的药物,如果必须应用这些药物,则应酌情减量。一旦发生高血压危象,应给予α肾上腺素能受体阻滞剂或血管扩张药进行治疗。在实施局部麻醉时,局部麻醉药液中应加入不与三环类抗抑郁药物发生相互作用的血管收缩剂,例如合成多肽类升压药苯赖加压素(felypressin),浓度宜控制在0.03U/ml,总量少于8ml。

(二)抗癫痫药物

许多抗癫痫药物均是重要的酶诱导药物,尤其是卡马西平和苯妥英钠,不仅是细胞色素P450酶系的强效诱导剂,同时还能诱导尿苷二磷酸葡萄糖醛酸转移酶等其他生物酶的活性。因此,抗癫痫药物可与许多药物发生相互作用,影响它们治疗效应的发挥。当联合应用两种抗癫痫药物时,因相互之间的酶诱导作用,治疗效应不但不能增强,反而可诱发毒性反应。

抗癫痫药物可促进苯二氮䓬类药物的生物转化,降低其抗焦虑和镇静作用。在服用卡马西平或苯妥英钠的患者发现,口服咪达唑仑15min后,其血浆峰浓度和血浆药物浓度-时间曲线下面积(AUC)仅为对照组的7.4%和5.7%,消除半衰期缩短为对照组的42%,而且咪达唑仑的镇静作用显著减弱。

由于地西泮的代谢产物——去甲安定仍具有镇静作用,所以联合应用抗癫痫药物不会降低地西泮的治疗效应。

长期服用抗癫痫药物患者的肝脏功能均有不同程度的损害,手术中较易发生麻醉药物蓄积中毒反应,并且在苏醒前还可出现困倦、眩晕甚至昏睡等现象。某些抗癫痫药物还能影响神经肌肉传递功能,从而改变肌肉松弛药的效能。例如,在服用苯妥英钠的患者,泮库溴铵和维库溴铵的肌肉松弛作用减弱,但对阿曲库铵的肌肉松弛作用则无影响。

大多数抗癫痫药物均能与血浆蛋白结合,尤其苯妥英钠的蛋白结合率更高,所以它们对其他药物的蛋白置换作用比较敏感。例如地西泮、利眠宁(librium)等药物就能与苯妥英钠竞争与血浆蛋白的结合,置换后升高血浆中游离型苯妥英钠的浓度,增加其毒性作用。通常情况下,在麻醉前适当调整抗癫痫药物的用量,即可保持血药浓度稳定。

(三) 抗精神病药物

1. 吩噻嗪类药物　吩噻嗪类药物包括氯丙嗪(chlorpromazine)、异丙嗪(promethazine)和奋乃静(perphenazine)等,是临床上常用的具有强安定作用的抗精神病药物。它们能增强巴比妥类药物和苯二氮䓬类药物的中枢抑制作用。例如临床观察发现,氯丙嗪可延长硫喷妥钠的催眠时间,使其手术中的用量降低60%。另外,吩噻嗪类药物可降低机体癫痫发作的阈值,选用能诱发癫痫发作的恩氟烷、氯胺酮等药物进行麻醉应慎重。手术前应用异丙嗪、奋乃静或甲哌氟丙嗪(trifluperazine)的患者,应用甲己炔巴比妥钠实施麻醉诱导时,患者可出现肌颤、无意识躁动和肌张力增高等明显的中枢神经系统兴奋表现。

吩噻嗪类药物具有外周性和中枢性双重抗肾上腺素能效应,不仅可引起血压降低,而且还能阻断α肾上腺素能受体激动剂的升压效应。一旦手术中发生低血压,应在积极补液的基础上选用适量的α肾上腺素能受体激动剂——去甲肾上腺素或去氧肾上腺素提升血压,但不能应用肾上腺素。因为肾上腺素兼有α肾上腺素能受体和β肾上腺素能受体双重激动作用,而吩噻嗪类药物,尤其氯丙嗪和甲硫达嗪(thioridazine)可选择性阻断α肾上腺素能受体而强化肾上腺素对β肾上腺素能受体的激动作用,所以应用肾上腺素不但不能升高血压,反而可因血管扩张造成血压的进一步降低。

吩噻嗪类药物具有明显的抗胆碱能作用,能够与其他药物的抗胆碱能作用发生相加反应,从而引起外周抗胆碱效应增强(例如肠胀气、眼压升高和尿潴留等)和中枢抗胆碱效应增强(例如意识模糊、易激惹、谵妄和发热等)等一系列不良反应。因此,服用此类药物的患者,尤其是老年人,手术前用药宜选用无中枢神经系统作用的抗胆碱药物,例如后马托品、溴化甲基东莨菪碱或格隆溴铵等。

吩噻嗪类药物还能以相加或协同方式增强阿片类药物的镇痛作用,并能减轻阿片类药物的催吐作用,所以在临床上联合应用这两类药非常普遍。然而,新近研究发现许多吩噻嗪类药均具有轻度的抗镇痛作用,而且与阿片类药物联合应用时可加重抑制呼吸和降低血压的作用,值得引起注意。

2. 丁酰苯类药物　丁酰苯类药物是临床治疗精神病的常用药物,其中氟哌啶醇和氟哌利多还常常作为强效安定药物被广泛应用于临床麻醉。丁酰苯类药物与吩噻嗪类药物有许多相似的作用,例如α肾上腺素能受体阻滞和抗胆碱能作用,手术中与其他药物联合应用时应注意对相关不良反应的预防。丁酰苯类药物可诱发锥体外系反应,但这种副作用可被其他联合应用的麻醉药物或肌肉松弛药等所掩盖,待后者的作用消失后才明显地表现出来。

临床麻醉中常常联合应用氟哌利多和哌替啶或芬太尼,以实施神经安定镇痛麻醉,或辅助其他麻醉药物以加深麻醉水平。氟哌利多可增强哌替啶的呼吸抑制作用,尤其是用于产科镇痛时可引起新生儿呼吸抑制。丁酰苯类药物还可与氯胺酮联合应用,以减少患者苏醒期的精神运动反应。

三、抗感染类药物

(一) 抗生素

虽然许多抗生素均能增强肌肉松弛药的作用,但其作用机制和效能强弱却各不相同。氨基糖苷类抗生素在神经肌肉接头前膜可发挥类似镁离子的作用,阻碍运动神经末梢的钙离子内流,从而影响乙酰胆碱释放。另外,它对神经肌肉接头后膜还具有膜稳定作用。所以联合应用氨基糖苷类抗生素可增强非去极化肌肉松弛药的作用，并延长其作用时间。不同氨基糖苷类抗生素与肌肉松弛药联合应用产生的协同作用各异，动物实验结果所提示的强弱顺序为：新霉素>链霉素>庆大霉素>双氢链霉素>阿米卡星（amikacin）>西索米星（sisomicin）>卡那霉素>阿贝卡星（arbekacin）。

在抗生素对神经肌肉接头功能的影响中，尤以多粘霉素（polymyxin）的作用最强。多粘霉素具有影响神经肌肉接头前膜和后膜的双重效应，联合应用后引起的肌肉松弛效应不能被钙离子或胆碱酯酶抑制剂所拮抗。林可霉素和氯洁霉素可增强非去极化肌肉松弛药的作用，但不能增强去极化肌肉松弛药的作用，而且其部分效应可被钙离子或胆碱酯酶抑制剂所拮抗。

在临床常用剂量范围内，青霉素类和头孢菌素类抗生素不会明显增强肌肉松弛药的作用。由于抗生素增强肌肉松弛药作用的机制非常复杂，所以当临床上因伍用抗生素而导致肌肉麻痹时间延长时，最好是在维持人工通气的情况下耐心等待自然恢复。此时，应用胆碱酯酶抑制剂不但很难将之完全拮抗，反而可加重神经肌肉接头功能紊乱。虽然钙剂可拮抗它们引起的肌肉麻痹，但同时也会导致抗生素灭菌效能减弱，故不提倡应用。

大环内酯类抗生素具有明显的酶抑制作用，可与麻醉药物发生不良相互作用。大环内酯类抗生素可与肝脏 $CYP3A_4$ 的血红素结合形成一种稳定的复合物，表现出对 $CYP3A_4$ 功能的剂量依赖性抑制，从而影响体内苯二氮䓬类药物和阿片类药物的代谢，延长其作用时效。例如，与红霉素联合应用时，阿芬太尼的消除半衰期可从（84±8.2）分钟延长至（131±43）分钟，清除率从（3.9±0.8）ml/kg 降低至（2.9±1.2）ml/kg，其呼吸抑制作用也明显延长。但是，红霉素对苏芬太尼的代谢过程无影响。研究发现，口服红霉素 1 周（500mg/次，3 次/日）的患者，手术前口服咪达唑仑后，咪达唑仑的 AUC 较对照组增加 4 倍，血浆峰浓度增高 3 倍，镇静和遗忘等作用时间明显延长。

氨基糖苷类和头孢类抗生素可增强香豆素类抗凝药物的作用，其相互作用的具体机制目前尚不清楚，可能是与体内维生素 K 缺乏有关。

（二）抗结核药物

利福平是目前治疗结核病的一线药物，可与多种药物发生相互作用。通过对肝脏细胞色素 P450 酶系的诱导作用，利福平可增加吗啡、芬太尼等阿片类药物的代谢，从而需要应用更大的剂量才能达到镇痛要求。例如联合应用利福平和美散酮的患者，停用利福平后，体内美散酮的血浆浓度明显增加（33%～68%）。另外，利福平还能诱导肠道内（主要是小肠近端）$CYP3A_4$ 的活性，影响口服苯二氮䓬类药物的生物利用度。利福平还能加快糖皮质激素代谢，联合应用也必须增大糖皮质激素用量。

长期服用抗结核药物——异烟肼可明显增加恩氟烷麻醉时血浆氟离子浓度。在一项流行病学调查中，服用异烟肼的 20 例实验患者中有 9 例在恩氟烷麻醉后血清氟离子浓度达肾脏毒性水平，是未服用异烟肼对照患者的 4 倍。研究证实，异烟肼的代谢物之一——联胺可促进肝脏微粒体细胞色素氧化酶 P450 的生成，加速体内卤族吸入麻醉药的脱氟基反应，从而增加氟离子生成。因此，服用异烟肼的患者不宜进行恩氟烷麻醉。另外，由于异烟肼的代谢物具有单胺氧化酶抑制作用，所以也不宜与哌替啶联合应用。

（三）抗真菌药物

吡咯类抗真菌药物不但可抑制真菌的细胞色素 P450 酶，也能抑制人肝脏微粒体酶系的功能，其中对 $CYP3A_4$ 的作用最为明显，对 $CYP1A_2$ 的作用次之，而对 CYP2C 和 CYP2D 的作用最弱。由此可见，抗真菌药物能够与许多药物发生相互作用。例如联合应用抗真菌药物可减少环孢素的用量，降低肿瘤患者应用该药的治疗费用。抗真菌药物对苯二氮䓬类药物的水解也具有明显的抑制作用，可明显增强其治疗效应。

四、其　他

（一）支气管扩张药物

氨茶碱通过抑制磷酸二酯酶以松弛支气管平滑肌，常用于治疗哮喘和阻塞性肺疾病。由于氨茶碱的治疗窗窄，毒性作用较大，所以临床上已逐步被选择性 β_2 肾上腺素能受体激动剂所取代。据报道，在吸入麻醉中联合应用氨茶碱，大约 5%～10% 的患者出现心律失常，其血药浓度均超过了治疗范围，尤其是在应用麻黄碱或去甲肾上腺素后再给予氨茶碱时，更易诱发心律失常的发生。研究证实，吸入麻醉药可抑制茶碱在肝脏的代谢，明显延长其清除半衰期(氟烷为3.3倍，恩氟烷为1.6倍)，并增强心肌对该药的敏感性，从而导致心律失常。因此，吸入麻醉时应慎用茶碱类药物，尤其不宜再联合应用其他具有拟交感神经作用的药物。

虽然氯胺酮和氨茶碱均不降低机体的癫痫阈值，但联合应用两药后却可使机体的癫痫阈值降低，也须谨慎伍用，已有应用氨茶碱的患者在氯胺酮麻醉时出现癫痫发作的临床报道。另外，氨茶碱对肝脏药酶诱导剂和抑制剂的作用较为敏感，联合应用时应注意调整氨茶碱的用量。

高选择性β_2肾上腺素能受体激动剂是目前治疗支气管痉挛的首选药物，此类药物毒性作用较低，很少与其他药物发生严重的不良相互作用。

(二) H_2受体阻滞剂

H_2受体阻滞剂——西咪替丁是强效的肝脏药酶抑制剂，它可通过其咪唑环上的氮原子直接与细胞色素P450酶血红素上的铁原子结合，实现对该生物酶功能的抑制，使阿片类药物、苯二氮䓬类药物、利多卡因和华法林等多种药物的生物转化(Ⅰ相反应)过程受到抑制。所以，当西咪替丁与这些药物联合应用时，可使其血药浓度增加和作用增强。例如，静脉注射西咪替丁可显著增加咪达唑仑的稳态血浆浓度，使其从(56.7±7.8)ng/ml增加到(71.3±19.6)ng/ml；西咪替丁与地西泮联合应用时，能够使地西泮的血浆浓度增加62%。另外，西咪替丁还可使利多卡因的清除率降低25%～30%、分布容积降低、血浆浓度增高和半衰期延长，从而促发利多卡因所致的局部神经毒性作用以及惊厥、心律失常等全身毒性反应；但西咪替丁不影响布比卡因的药代动力学。

由于雷尼替丁(ranitidine)的结构中用呋喃环取代了西咪替丁结构中的咪唑环，所以虽然雷尼替丁仍能与肝脏细胞色素P450酶形成复合物，但其酶抑制作用明显弱于西咪替丁。其他H_2受体阻滞剂，例如法莫替丁(famotidine)和尼扎替丁(nizatidine)等也不能抑制肝脏细胞色素P450酶的活性。

(三) 抗癌药物

许多抗癌药物均需依赖肝脏药酶催化来完成生物转化，长期用药后可明显影响该酶系统的功能，使各种麻醉药物的肝脏代谢过程受到影响。因此，对于长期服用抗癌药物或免疫抑制药物的患者，麻醉时需要适当减少麻醉药物的用量。由于许多抗癌药物可抑制血清胆碱酯酶的活性，而且癌细胞本身也能激活胆碱酯酶的抑制物，所以癌症患者应用肌肉松弛药时必须非常谨慎。据报道，局部麻醉药不仅可增强肿瘤细胞的热敏感性，而且亦可对抗癌药物产生增敏效应。甲基苄肼可抑制MAO，增加间接拟交感神经药物的升压作用，与氯丙嗪等联合应用时有诱发高血压危象的危险，并能引起或加重患者的锥体外系症状。

(四) 激素类药物

巴比妥类药物不但可通过抑制促肾上腺皮质激素的功能而降低自体皮质激素的分泌，而且还能通过酶促作用降低皮质激素类药物的效应。联合应用皮质激素和噻嗪类利尿药物可加剧机体钠丢失，增强肌肉松弛药的作用和提高强心苷类药物的毒性作用。另外，肾上腺皮质激素可降低机体的癫痫阈值，手术中最好不与恩氟烷和氯胺酮联合应用。

长期服用性激素可造成肝脏功能的严重损害，麻醉时应尽量避免应用卤化烃类吸入麻醉药或其他可加重肝脏功能损害的药物。雌激素促进哌替啶的代谢和灭活，减弱其药理学作用。对长期服用雌激素的患者应避免长时间吸入氧化亚氮，在手术后还应注意补充叶酸和维生素B_{12}。

甲状腺激素可提高心肌对儿茶酚胺的敏感性，患者可因麻醉和手术操作所致的应激反应而出现心血管意外，并且手术中心律失常的发生率明显增加。因此，手术前应考虑停用，并慎重选择适宜的麻醉方法。

(五) 抗凝药物

肝素是心血管外科手术中常用的抗凝药物。在酸性环境下肝素容易失活，所以不宜与其他药物或溶液随意混合应用。与葡萄糖溶液混合时间过长的肝素也不能再使用。右旋糖酐能够抑制红细胞和血小板聚集，防止血栓形成，与肝素联合应用时可增强肝素的抗凝活性，增加患者的出血倾向，所以应适当减少肝素的用量。

临床上常用鱼精蛋白来中和肝素的作用，一般10分钟内以50mg为限，注射速度应控制在20mg/min以内，因为注射速度过快容易导致血压降低，潮红、心动过速，甚至出现呼吸困难等不良反应。

口服抗凝药物的治疗指数低，一些药物可通过不同方式改变其吸收、蛋白结合和代谢等过程，以改变其抗凝活性。例如，保泰松（butazolidin）、阿司匹林和氯丙嗪等药物可置换与血浆蛋白结合的香豆素类抗凝药物，使其游离型药物浓度增高，抗凝作用增强；巴比妥类药物、苯妥英钠等肝脏药酶诱导药物可加速华法林的代谢和灭活，联合应用时必须增大用药剂量才能达到预期的抗凝作用；而酶抑制药物——西咪替丁则可减慢华法林的代谢，增加其血药浓度，联合应用时应该适当减量。

（六）产科用药

在全身麻醉下，静脉应用催产素可引起低血压、心动过速和心律失常等不良反应，尤其是在氟烷麻醉时，这些不良反应更为常见，也更为严重。目前认为这些不良反应可能是与其血管扩张作用有关。氟烷、硫喷妥钠和吗啡等麻醉用药能够促使子宫松弛，从而可减弱催产素的子宫收缩作用。

硫酸镁是产科治疗子痫的常用药物，其镁离子常常与肌肉松弛药发生相互作用。过量的镁离子除了对中枢神经系统产生抑制作用之外，其亦可抑制神经肌肉接头部位乙酰胆碱的释放，减弱运动终板对乙酰胆碱的敏感性和肌纤维的兴奋性，增强去极化和非去极化肌肉松弛药的作用。为此，应用硫酸镁的患者手术时，手术中应酌情减少肌肉松弛药用量，并需对患者的神经肌肉接头传递情况进行密切的监测。

（七）锂盐

锂盐是治疗躁狂症的药物。由于治疗窗很窄（0.4～0.75mmol/L），在临床上大多主张手术前停用锂盐12小时以上，对于大手术，停药时间还应进一步延长，以策安全。研究发现，锂盐可延长琥珀酰胆碱的作用时间，但对除泮库溴铵之外非去极化肌肉松弛药的作用时间则无明显影响。另外，应用利尿药物或钠离子摄入受限的患者，服用锂盐后可因锂离子排泄障碍而增加锂离子中毒的危险。

（八）抗震颤麻痹药物

帕金森病患者常用左旋多巴进行治疗，临床常用剂量对患者的血压和心率一般无明显影响。由于左旋多巴的作用时间较短，所以手术前可正常服药，手术后也应及时恢复用药以免患者的病情失控。但是，在氟烷麻醉时，服用左旋多巴治疗的患者则可出现低血压和心律失常。另外，左旋多巴也不宜与氟哌利多和氟哌啶醇联合应用，因丁酰苯类药物可拮抗脑内多巴胺的功能。

（九）口服避孕药物

长期口服避孕药物的妇女，如果麻醉和手术中应用6-氨基己酸（6-aminocaproic acid，EACA）等止血药物，其凝血作用将增强，因为口服避孕药物可提高人体血浆中Ⅶ、Ⅷ、Ⅸ和Ⅹ等凝血因子的含量。

第5节 药物相互作用与临床合理用药

联合用药作为一种重要的治疗方法，正日益广泛地应用于临床各个学科，而且其美好的发展前景也吸引了众多研究者的目光，不少药学家和临床医师均把药物相互作用作为研究的主题，许多国家的药品管理机构甚至还专门为此成立了一些学术委员会负责管理和指导这方面的研究。在浩如烟海的医学文献中，药物相互作用内容所占的比例正在逐年增加，但也许是受传统的影响，这些研究内容更多地偏向于药物的不良相互作用，或只介绍联合用药的副作用，以致令人产生错觉，认为联合用药并不安全。其实，不良药物相互作用仅占其中的很小部分，在更多的情况下，通过联合用药获得了最佳的临床治疗效应，就麻醉而言也不例外。有人曾根据临床意义将药物相互作用划分为四类：Ⅰ类，危险的相互作用（hazardous interaction）；Ⅱ类，应注意的相互作用（interaction of note）；Ⅲ类，可能的相互作用（possible interaction）；Ⅳ类，有益的相互作用（beneficial interaction）。其中Ⅰ类药物联合应用可引起严重的不良反应，在任何情况下均属禁忌；Ⅱ类药物仅在必要时才可联合应用，用药过程中应密切观察，并需采取适当的措施以预防不良反应的发生；Ⅲ类药物联合应用不会产生危害，属安全应用；Ⅳ类药物联合应用则可有明显的优点，能更好地满足临床治疗需要，应积极主动地加以应用。

药物相互作用是一种复杂的药理学现象。在患者年龄、身体状况、遗传背景和疾病等各种易感性因素和保护性因素的影响下，联合用药的治疗效应可表现出明显的个体差异。面对药物相互作用复杂的内涵，临床医师在处理联合用药问题时，也因各自药理学知识和临床经验的不同，采取了迥然不同的态度和方法，其中一味地拒绝联合用药或一味地忽视不良药物相互作用的存在这两种极端的作法均不值得提倡。在处理药物相互作用问题时，选择其他不会发生不良药物相互作用的药物进行治疗永远是最基本和首选的策略；但是，如果无其他更合适的药物可供选择，而且患者的治疗又确实需要联合应用一些有可能发生不良相互作用的药物时，临床医生要勇于和巧于联合应用这些药物。为此，临床医师在用药过程中必须熟悉所用药物的药理学特性，尽可能地全面掌握它的治疗效应和各种毒副作用，了解它与其他药物之间可能存在的各种相互作用，学会根据患者的临床表现（尤其是血药浓度监测情况）或参考其他相关的临床报道、资料来制定和调整患者的用药方案，而且用药期间要始终保持高度的警惕性，细心监护，提前预防、及时发现和及早处理各种不良药物相互作用。只有依靠这种态度，才能科学合理地解决临床中的药物相互作用问题，保证患者的用药安全。

目前，新型药物不断问世，传统药物新的用途和新的用药方法也层出不穷，从而药物相互作用的内容得以日益充实和丰富；而围手术期药物相互作用内容作为其中的一个重要组成部分也在不断地发展和完善。面对如此众多的药物相互作用，即使是一名优秀的麻醉医师也不太可能（也没有必要）熟悉其中每一种具有重要临床意义的药物相互作用。但是，对于以下临床联合用药的基本原则，则必须牢牢掌握，而且在实际工作中也必须自觉地遵循。

1. 手术前应详细了解患者的病史，尤其是用药史，不能忽略任何与药物应用有关的有用信息；对重症患者，更应仔细询问手术前1周内的用药情况。

2. 对于治疗指数比较窄或需严格控制血药浓度在一定范围的药物，例如抗凝药物、降糖药物、抗癫痫药物、抗惊厥药物、三环类抗抑郁药物、抗高血压药物、抗心律失常药物、抗感染药物、强心苷类药物、免疫抑制药物、细胞毒性药物等，在围手术期应慎重使用，权衡利弊，细心观察患者反应。

3. 牢记常用的肝脏药酶诱导药物和抑制药物，依据其药代动力学和药效动力学特点调整围手术期的用药方案。

4. 药物主要依靠是肝脏和肾脏进行消除，而老年人肝脏和肾脏功能降低，用药风险明显增大。为此，在选择药物种类、确定用药剂量和给药间隔时必须格外慎重。

5. 在有多种治疗方案可供选择时，要善于多中选好，好中选优，尽量减少围手术期用药的种类，避免应用容易发生不良药物相互作用或对其效能难以控制的药物。

6. 通常情况下，应选择那些对其药理特性比较熟悉、临床用药经验比较多的药物进行治疗，不宜在治疗过程中频繁地更换药物。

总之，要实现围手术期的合理用药，尤其是使联合用药发挥最佳的治疗效应，需要一名临床医师具有深厚的药理学基础和丰富的临床经验。这将是一种不断积累、不断提高的漫长过程，需要付出艰辛的努力，注意对相关知识的点滴积累，而且能够敏于发现、及时总结临床用药中药物效能的各种变化，才能不断提高处理药物相互作用的能力。

（薛富善　李平　廖旭）

参考文献

1. Heyse B, Proost JH, Schumacher PM, et al. Sevoflurane remifentanil interaction: comparison of different response surface models. Anesthesiology 2012;116(2):311-323.
2. Schumacher PM, Dossche J, Mortier EP, et al. Response surface modeling of the interaction between propofol and sevoflurane. Anesthesiology 2009;111(4):790-804.
3. Johnson KB, Syroid ND, Gupta DK, et al. An evaluation of remifentanil-sevoflurane response surface models in patients emerging from anesthesia: model improvement using effect-site sevoflurane concentrations. Anesth Analg 2010;111(2):387-394.
4. Barnett SR. Polypharmacy and perioperative medications in the elderly. Anesthesiol Clin 2009;27(3):377-389.
5. Collier MA. Drugs in the peri-operative period: 1--Stopping or continuing drugs around surgery. Drug Ther Bull 1999;37(8):62-64.
6. Wolf A, McGoldrick KE. Cardiovascular pharmacotherapeutic considerations in patients undergoing anesthesia. Cardiol Rev 2011;19(1):12-67.
7. Gayle JA, Kaye AD, Kaye AM, Shah R. Anticoagulants: newer ones, mechanisms, and perioperative updates. Anesthesiol Clin 2010;28(4):667-679.
8. Smith I, Jackson I. Beta-blockers, calcium channel blockers, angiotensin converting enzyme inhibitors and angiotensin receptor blockers: should they be stopped or not before ambulatory anaesthesia? Curr Opin Anaesthesiol 2010;23(6):687-690.
9. Urban BW, Bleckwenn M, Barann M. Interactions of anesthetics with their targets: non-specific, specific or both? Pharmacol Ther 2006;111(3):729-770.

10. Borgeat A, Aguirre J. Update on local anesthetics. Curr Opin Anaesthesiol 2010;23(4):466-471.

11. Bouillon TW. Hypnotic and opioid anesthetic drug interactions on the CNS, focus on response surface modeling. Handb Exp Pharmacol 2008;(182):471-487.

12. Ingelmo PM, Ferri F, Fumagalli R. Interactions between general and regional anesthesia. Minerva Anestesiol 2006; 72(6):437-445.

13. Nathan N, Odin I. Induction of anaesthesia: a guide to drug choice. Drugs 2007;67(5):701-723.

14. Wheeler SJ, Wheeler DW. Medication errors in anaesthesia and critical care. Anaesthesia 2005;60(3):257-273.

15. Eilers H, Niemann C. Clinically important drug interactions with intravenous anaesthetics in older patients. Drugs Aging 2003;20(13):969-980.

16. Rosow CE. Anesthetic drug interaction: an overview. J Clin Anesth 1997;9 (6 Suppl):27S-32S.

17. Glass PS, Gan TJ, Howell S, Ginsberg B. Drug interactions: volatile anesthetics and opioids. J Clin Anesth 1997;9(6 Suppl):18S-22S.

18. Schug SA, Saunders D, Kurowski I, Paech MJ. Neuraxial drug administration: a review of treatment options for anaesthesia and analgesia. CNS Drugs 2006;20(11):917-933.

19. Hendrickx JF, Eger EI 2nd, Sonner JM, Shafer SL. Is synergy the rule? A review of anesthetic interactions producing hypnosis and immobility. Anesth Analg 2008;107(2):494-506.

20. Christensen LQ, Bonde J, Kampmann JP. Drug interactions with inhalational anaesthetics. Acta Anaesthesiol Scand 1993;37(3):231-244.

21. Sear JW, Higham H. Issues in the perioperative management of the elderly patient with cardiovascular disease. Drugs Aging 2002;19(6):429-451.

22. Sweeney BP, Bromilow J. Liver enzyme induction and inhibition: implications for anaesthesia. Anaesthesia 2006;61(2):159-177.

23. Mealey KA, Matthews NS. Drug interactions during anesthesia. General principles. Vet Clin North Am Small Anim Pract 1999;29(3):629-643.

24. 庄心良,曾因明,陈伯銮. 现代麻醉学. 第 3 版. 北京:人民卫生出版社,2003,718-765.

25. 王恩真,熊利泽,薛富善. 神经外科麻醉学. 第 2 版. 北京:人民卫生出版社,2012,125-145.

26. 胡国昌,黄宇光. 围手术期药物相互作用. 北京:中国医药科技出版社,1996,1-10.

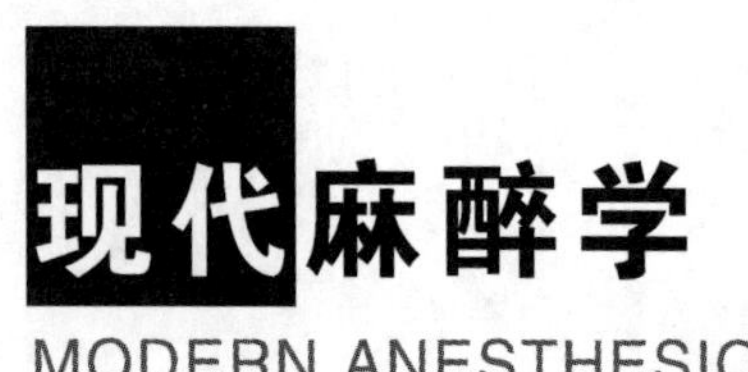
现代麻醉学
MODERN ANESTHESIOLOGY

第四篇　临床监测

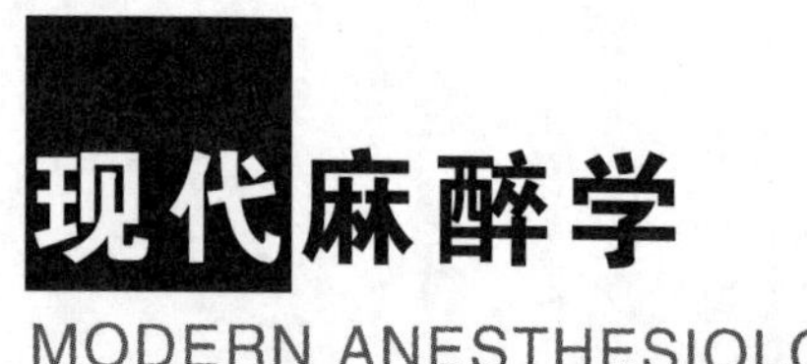
现代麻醉学
MODERN ANESTHESIOLOGY

第34章 监测仪的基本原理

物理学是研究物质运动和能量以及它们之间交互作用的科学。物理学的范畴从微观原子内部,到宏观银河系的各种运动。解释和量化宇宙万物的表现是物理学的永恒追求。仪器设备原理涉及物理科学,但仪器设备不是物理学的研究对象。如今新型的监测仪层出不穷,但是新的物理现象却很少发现。在监测仪器技术内容中蕴含着大量的工程理论。感觉器官的生理局限性会产生误判,监测仪受设计原理的限制,在一定情况下也会被欺骗。使用者需要懂得仪器的设计原理,才能预知仪器在什么时候会产生错误数据。但是这些仪器原理极其复杂,远远超出医学教育的知识范围,以至于许多麻醉医师把这些仪器及其提供的临床数据看作是不可思议的黑匣子。在仪器故障停机时束手无策,贻误医学救治;在仪器误差时茫然处置,导致错误的医学决策和干预。鉴于本书其他章节将按照临床医学框架分别介绍常见生理功能的监测项目,为避免内容的重复,本章按照工程学框架介绍常见麻醉监测仪的工作原理,着重阐述工程技术误差的来源,以期帮助麻醉医师在监测仪器出现异常情况时,澄清是非曲直,做出正确的医学决策。

第1节 监测的基本概念

医学实践始于体检,视触叩听是医师的行业基本功。随着科学技术的进步,现代医学已经突破了视触叩听的疆界。仪器监测技术的长足发展不仅拓展了医师的视觉、触觉和听觉生理功能,将我们带入了过去无法感知的领域,还拓展了医师的体力限度,为长时间自动动态观察病情发展提供了物质基础。正是这种超越人体功能的长时间持续监视事物状况的仪器监测技术打造了现代安全生产理念,同时在产品开发领域也提出了越来越高的技术要求。如今在麻醉专业人员对患者的专业监护基础上,仪器监测已经成为麻醉学的重要学科内容之一。由于麻醉学拥有这些监测仪产生的数据,这门学问才变得越来越高深。麻醉医师不仅应该懂得并解释来自监测仪的数据,还应该能够预知并识别监测仪器产生的误差,说的清才能打得赢,保证患者安全度过手术。本节简要介绍仪器监测技术领域常用的术语和概念。

(一) 测量与监测

测量是参照已知的标准尺度,用数据来描述观察现象,对非量化事物做出量化描述的过程。在测量中一要有可以感知的物理表征,二要有可参照的量化尺度。比如要测量绳子的长度要有尺子,测量脉率要借助钟表。

一次测量结果只能说明事物的一时状态,而医学实践中患者生理处于不断变化中,随机检测数据的临床意义存在局限性。当人们需要知道某种事物变化规律时,就需要反复多次的测量,并将测量数据相对时间表达为流水账数列、时间坐标记录表,甚或连续实时显示的曲线。例如为了了解患者病情变化规律,每天早上测量体温,每5分钟测量一次血压,这种按照一定时间间隔进行的医学测量称为定时监测。19世纪70年代Clover在实施氯仿吸入麻醉时左手把持患者脉搏的画像,彰显了麻醉监测的理念,谱写了手不离脉搏的古训(图34-1)。1894年Cushing 在哈佛医学院学习期间,评估麻醉药理时创建了最早的麻醉记录单,记录内容只有时间坐标上的脉率。1902 年他又将动脉收缩压观察值记在这种麻醉记录单上(图 34-2)。这样的实践开创了麻醉监测的记录格式,一直沿用至今,载入麻醉学发展史。

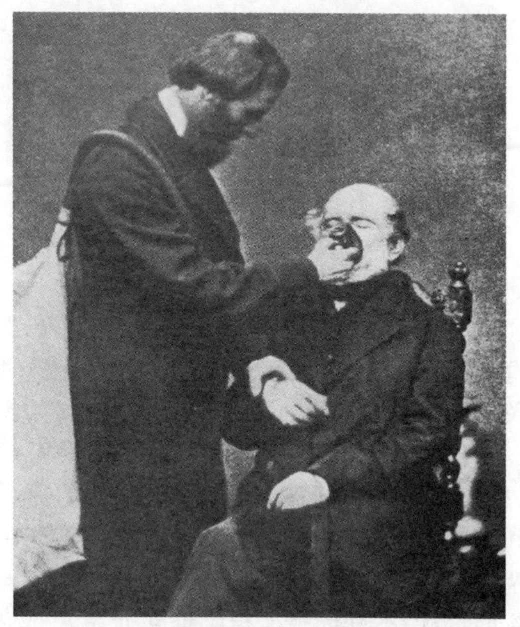

图 34-1　Clover 在 1870s 实施验氯仿麻醉时的画像

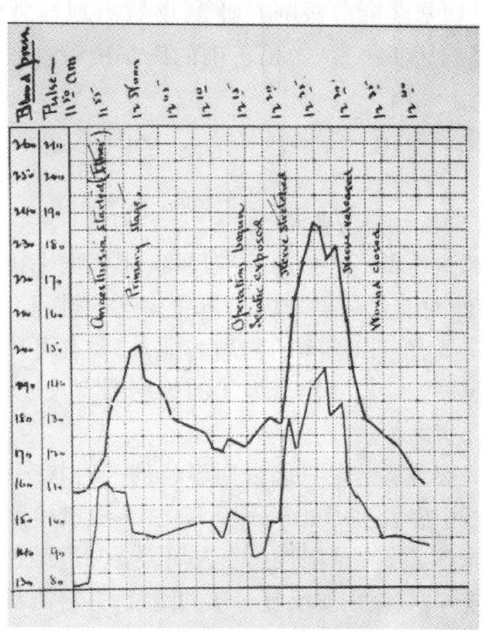

图 34-2　Cushing 于 1903 年做的麻醉记录单(摘自第 7 版《米勒麻醉学》)

现代科技为借助仪器连续监测某些生理现象提供了技术可行性,如今我们不仅能够监测周期性生理信号的速率和节律,还能细致地观察到每一个周期中生理信号的细节变化,比如心电监测,SpO_2 脉搏波监测等。生命体征的连续仪器监测大大提前了异常生理变化的预警时间,是麻醉安全的主要支撑技术。

(二) 测量的灵敏度和选择性

灵敏度(sensitivity)指仪器输出量与信号输入量之比,即计量仪器的响应变化值除以相应激励变化值,说明信号参数的变化对系统输出的影响程度。输入信号很小即可输出明显信号称为灵敏度高,灵敏度低的仪器监测失败率高,临床实用度降低。

选择性(selectivity)是信号接收装置对专一信号反应的性能指标,表示装置仅让某一种信号通过而阻止其他信号通过的能力。如果装置对多种信号均可发生反应时,称为选择性差,选择性差的仪器测量值容易受到无关干扰信号的影响。

(三) 线性和非线性

线性(linear)是指换能器或模拟放大器的输出值与输入值量之间按比例、成直线的关系。仪器测量值跟随输入信号变化的直线性,在数学上可以理解为二者关系属于一阶导数为常数的函数;输出信号与输入信号成比例是保证监测计量准确度的关键。

非线性(non-linear)则指输出信号强度与输入信号不成直线比例相关,二者之间函数关系的一阶导数不为常数。非线性失真是造成计量误差的重要原因之一。

(四) 测量误差

任何测量都会有误差,就像射击弹着点与靶心总会存在一定距离。理论上的误差是指测量值与真值的差别。在医学检测中将公认检测方法得到的测量值称为金标准,代表真值。不同测量方法的误差通过与金标准的比照来确定。然而即使是金标准,也会与真值存在偏差。所以在不影响医学判定的情况下,测量仪器可以存在一定的误差范围,称为允许误差。按照误差的统计分布特征有随机误差、系统误差和非线性误差。常见误差现象(图 34-3)。

在相同测量条件下,对同一观察对象进行多次重复测量时,偏差的大小和符号(正值或负值)保持不变;或者在条件变化时,按一定规律变化的误差,称为系统误差,又叫做规律误差。系统误差的特点是测量结果的偏离数值总是按一定规律变化,或者偏大,或者偏小,具有重复性、单向性。多次测量结果求平均值不能消除系统误差,但可以在具体实验条件中,找出产生系统误差原因,采取适当措施降低它的影响。最常见的方法是重新校正仪器的灵敏

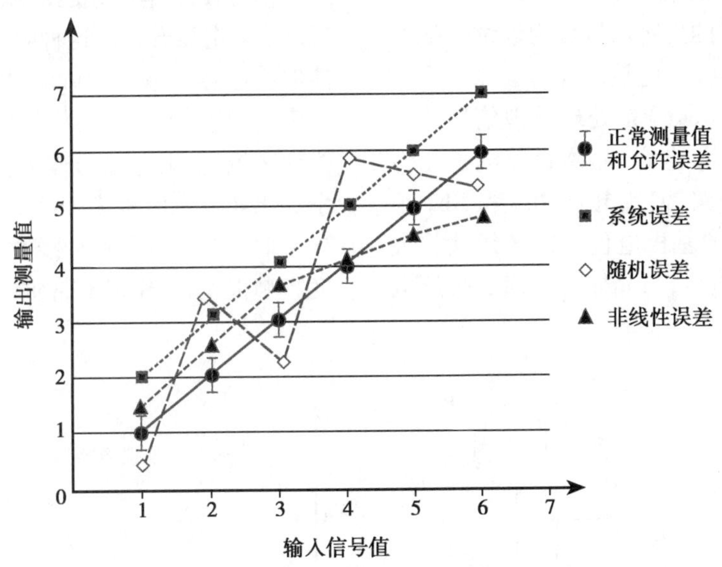

图 34-3　测量标准曲线和常见误差现象

度，使之测量值接近真值或符合金标准。

在相同条件下对同一观察对象多次测量，测量值与金标准之间的误差或高或低不一定，其绝对误差值和符号无法预计的测量误差称为随机误差，也称为偶然误差或不定误差，是由于测量过程中一系列有关因素的随机波动而形成的误差。由于具有误差值的随机性和相互抵偿性，可以通过多次测量取平均数的方法逼近真值，但不能通过校准的方法消除随机误差。

非线性误差是仪器测量值与输入信号不成直线比例相关造成的计量误差。常见的抛物线型误差往往造成高端计量偏低的误差。

（五）测量准确度和精度

准确度（accuracy）是衡量仪器系统误差的指标，表示测量值与理论值的偏离程度，可表示为：

$$准确度=\frac{理论值-测量值}{理论值}\times100\%$$

准确度数值越小，表示仪器测量值越接近理论真值。

精度（precision）是衡量仪器随机误差程度的量化指标，也称重复性。定义为多次测量值与金标准之间差别的标准差。表示仪器对同一样本反复测量时，测量值相对金标准的离散度。较大的精度值意味着仪器不稳定，存在较大的随机误差，所以这个统计值更恰当的名称应为“不精确度”。系统误差能够校正得到准确的测量结果，但没有办法校正随机误差。精度太差的仪器测量值忽高忽低，不能临床应用。

（六）漂移和校准

由于环境条件变化或电路元件质变导致监测仪器性能偏离设计标准的现象称为漂移（drift）。仪器性能漂移包括零点漂移和线性漂移。零点漂移是输入信号为零时，输出不为零的现象。线性漂移是仪器输出信号与输入信号的比例关系偏离设计标准的现象。仪器性能漂移是造成测量系统误差的重要原因，仪器性能漂移是一种缓慢变化过程，可以通过定期校准恢复仪器的测量准确度。

将仪器的输出示值调整到输入信号理论值或相对标准值的过程称校准（calibration）。目的是通过与标准值对照纠正仪器的测量偏差。主要操作步骤有：

1. 设定标准输入信号。例如已知的电压，已知浓度的气体或液体样本。标准信号的精准度是校正仪器准确度的关键。

2. 在规定条件下，输入标准样品，观察仪器的输出示值，确定示值与理论值的偏差是否超出允许误差范围。

3. 调整仪器的工作点（灵敏度）使输出示值与标准信号值相符。

例如测氧仪的校准，先行输入空气，调节仪器使之显示 20% 或 21%，再输入纯氧，调节仪器使之显示 100%。

（七）模拟信号和模拟电路

信号（signal）是某种物理量随时间变化的现象。模拟信号（analog signal）是指时间和幅度连续变化的信号,连续的含义是在任意取值范围内可以取无穷多个数值。在自然界的生物信号均为连续变化的模拟信号,比如体温变化、心电波形等。

模拟电路(analog circuit)是处理模拟信号的电子电路。图 34-4 是电阻、电容、晶体管等电子元件组成的基本模拟放大电路,偏置电阻 Rb1 和 Rb2 组成分压电路,将晶体管的基极电位固定于线性放大区的中部。Rc 为负载电阻,与晶体管串联成分压电路。信号使晶体管导通电流增大时,Vo 电压下降,反之,Vo 电压升高。这种阻容耦合的单管放大电路能够将电容 C 输入的微弱电信号倒相 180°,并放大几十倍,甚至上百倍。模拟电路中的晶体管工作于线性区域,输出电量与输入信号之间成一定比例关系。比如输入信号为 1mV,输出 1V;输入信号变为 3mV 时,输出 3V。这种线性放大关系对于计量准确度影响很大,是模拟电路质量的重要指标。

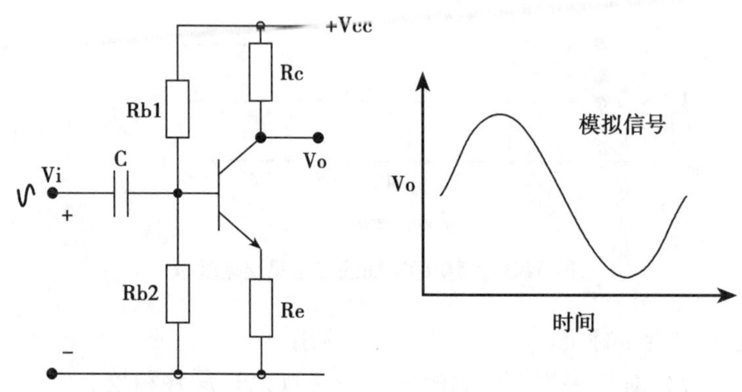

图 34-4 基本模拟放大电路和模拟信号

(八) 数字信号和数字电路

数字信号(digital signal)是指时间和幅度上都是离散的量化信号。数字信号通常来自数字电路产生的二进制数据串。一位二进制数字信号由一个基本数字电路的输出端电压表达,如 3 ~ 5V 高电平计做 1,0 ~ 0.7V 低电平计做 0,见图 34-5。图中 Rb 使晶体管基极电位处于低电位,所以信号为 0 时晶体管始终处于截止状态,Vo 保存高电位 1。Rs 输入一个高电平信号时,晶体管跃变为完全导通的饱和状态,Vo 输出低电位 0。信号消失后 Vo 恢复高电位。这种输出信号与输入信号的倒相关系在二进制数据处理中称之为补码关系。

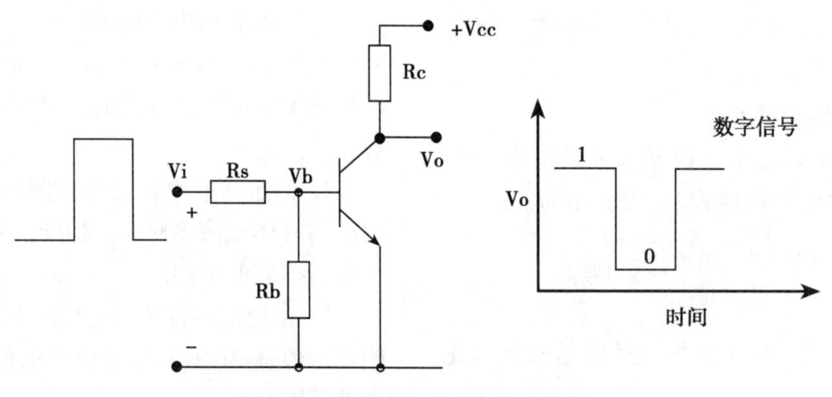

图 34-5 基本数字电路和数字信号

8 个二进制位称为一个字节(byte,简称为 B),字节是数字电路中最基本的信息储存和表达单位,每个字节需要 8 位数字电路来表示,见图 34-6。一个字节可以表示 0 ~ 255 的数据,可以储存一个英文字母或符号编码,两个字节可以储存一个国标汉字编码。现代计算机还有八进制数和十六进制数,都是在二进制字节基础上建立起来的。

数字电路(digital circuit)是以二进制逻辑代数为基础处理数字信号的电子电路。由于数字电路中的晶体管或完全导通,或完全截止,工作于全或无的开关状态,速度快,成本低,没有非线性失真的问题,有利于数字信号的储存和处理,而且电路中信号电压远大于一般的干扰信号电平,具有较强的抗干扰性能。由于数字电路非常适应二进制逻辑代数,既

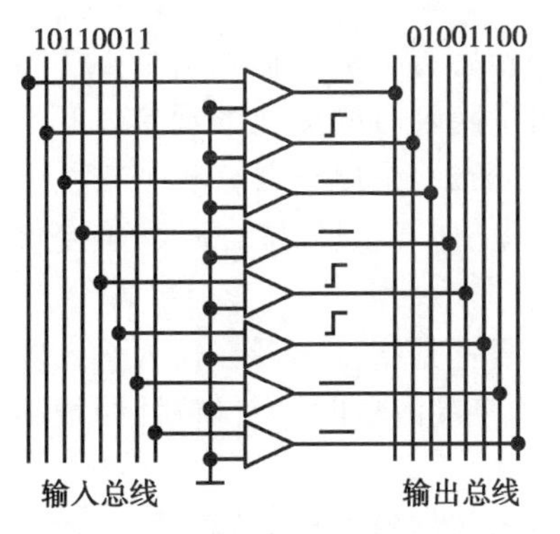

图34-6　数字信号和数字电路

能进行二进制的加、减、乘、除,甚至微积分等数学运算,又能方便地进行与、或、非、比较、判断等逻辑运算。所以大规模数字集成电路已经成为现代计算机的硬件基础。

(九) 硬件和软件

硬件(hardware)是各种电子电路组成的可见物理集合,是各种信号电子技术处理的物质基础。计算机就是各种功能大规模集成电路构成的硬件平台。硬件是软件的基础,我们在监测仪上看到的检测数据实质上都是硬件电路对信号的处理结果。

软件(software)是一系列组织硬件电路按照特定顺序操作的指令集合,由计算机指令语言编写的程序及其相关文档组成。实质上软件是调用计算机内固有数字电路资源序贯执行特定功能的操作系统。

进行复杂数学计算时,信号需要按照计算顺序分别进入各种功能的硬件电路来完成。比如要进行上千次的相加,上千次的相乘。如果完全用硬件来完成,就需要有上千个加法器和上千个乘法器依次连接的庞大电路,虽然执行速度很快,但在体积、成本上都是难以想象的。而在计算机硬件平台上,由软件控制数字信号处理,只需要上千次的调用计算机硬件中固有的加法器和乘法器就可以了。虽然执行速度会减慢,但其成本和实用灵活度上具有极大的优势。所以,现代监测仪大多借助通用计算机或工控计算机的硬件平台。监测信号经初级放大、滤波后都要进行模数转换,以便通过软件调用计算机中固有的硬件资源进行数字信号的各种数学运算。

(十) 生物信号处理

信号处理是对连续变化的信号进行分析或计算,提取有价值信息的过程。广义的信号处理包括从信号采集到信号显示的全部过程。人体存在着多种多样的生命体征,例如血压、脉搏、呼吸、体温四大生命体征,还有生物电活动以及新陈代谢的化学改变信号。信号微弱并常常淹没于干扰噪声中是生物信号的最大特征。对这些生命现象的感知和测量是现代生命科学发展最为活跃的技术领域。

从工程设计角度看,医用监测仪是进行人体生物信号处理的专门仪器。由机械部分、电路部分、机壳和操作面板,以及外设耗材等部件构成的。从信号处理技术角度看,医学监测仪对生理信号的处理分为信号采集、模拟信号处理、数字信号处理和信号显示等四个技术环节。

第2节　信号采集

物理测量是对物质质量和能量的测量。生命活动产生的生物信息总是具有某种物理参量的改变,生物信号的采集是通过一定工程原理对生命活动特征性物理量进行电学量化测量的首要环节。医学生物工程将生命信息的声、光、电、磁和力学信号分为电量信号和非电量信号两大类。医用监测仪器信号采集系统的基本功能是提取人体电量信号,或将非电量信号转化为电量信号。其作用类似于人体获得外部世界信息的感觉器官,其性能好坏直接影响到监测仪器的整体性能,是医学监测领域里的前沿技术。

收集生物体电量信号或电阻抗信号的元件称为电极。收集生物体非电量信号(例如血压、脉搏、体温等)的装置称为传感器(sensor)。"传感器"在新韦式大词典中定义为:"从一个系统接受功率,通常以另一种形式将功率送到第二个系统中的器件"。根据这个定义,传感器的作用是将一种能量转换成另一种能量形式,所以不少学者常用换能器(transducer)来称谓传感器。国家标准GB7665-87对传感器下的定义为:"能感受规定的被测量并按照一定的规律转换成可用信号的器件或装置,通常由敏感元件和转换元件组成"。敏感元件主司对物质运动的机械感知,比如体温表的玻璃泡接触物体传导温度,转变为水银的体积膨胀;机械压力表的膜盒感知压力并形变,驱动表芯齿轮和指针的圆周运动。转换元件强调将一种能量信号转变为另一种能量信号,习称换能器。比如流量测量中差压管将流速信号转变为压强信号,属于传感元件。压力换能器将差压信号转变为电压信号,属于转换元件。现代监测仪器都采用电子技术进行后期信号处理，一般情况下，生物传感器都要将非电量信号转变为电量信号，所以医学生物工程界常常将传感器与换能器混为一谈。

简单生命体征可以通过单一物理原理测量，有些生命体征则需要多种物理原理才能完成测量。比如呼吸气体的顺磁氧监测需要利用交变磁场，氧气分子的顺磁性和流体力学等物理原理才能完成测量。还有些生命体征可以分别通过不同的测量方法取得。比如我们可以通过心电得到心率、通过无创血压监测得到大动脉脉率，还可以通过脉搏血氧仪得到末梢循环脉率。虽然都是心血管活动周期的频率，但临床意义完全不同，在心律紊乱、血流动力学功能障碍病理情况下，三者之间不能确认谁为金标准。

生物信号采集对传感器的一般要求：

1. 静态特性　传感器的静态特性是指传感器输出量与静态输入信号之间的交互关系。因为静态条件下输入量和输出量都和时间无关，所以静态特性可用一个不含时间变量的代数方程，或以输入量作横坐标，输出量作纵坐标画出的特性曲线来描述。表征传感器静态特性的主要参数有：线性度、灵敏度、迟滞、重复性、漂移等。

(1) 线性度：指传感器输出量与输入量之间的实际关系曲线拟合直线的程度。表示在测量范围内，换能器输出信号强度与输入信号强度之间存在一定的比例关系。传感换能不失真，并保持线性关系才能保证测量准确。但是通常情况下，传感器的实际静态特性输出多为曲线而非直线。在实际工作中，为使仪器具有均匀的测量分度，常用一条拟合直线近似地代表实际特性曲线。线性度就是这个近似程度的性能指标。为了保证传感器的线性度，量程范围应位于传感器全量程范围关系曲线近似直线的中部。

(2) 灵敏度：灵敏度是传感器静态特性的一个重要指标。其定义为输出增量与引起该增量的相应输入增量之比。是传感器在稳态条件下输出量变化 Δy 对输入量变化 Δx 的比值。例如，某位移传感器，在位移变化 1mm 时，输出电压变化为 200mV，其灵敏度表示为 200mV/mm。灵敏度高意味着能够从微弱的生物信号中取得较大的信号输出，有利于后期的信号处理。但灵敏度愈高，测量范围愈窄，信噪比和稳定性也往往愈差。

(3) 迟滞：传感器在输入量由小到大（正行程）及输入量由大到小（反行程）变化期间其输入输出特性曲线不重合的现象成为迟滞。迟滞现象与传感器敏感元件应变材料的惰性相关，直接影响测量的重复性。

(4) 漂移：是指传感器在静态输入信号不变的情况下，传感器输出量随着时间变化的现象。产生漂移的原因有两个方面，一是传感器自身结构性质不稳定；二是周围环境（如气压、温度、湿度等）变化对传感器性能的影响。

(5) 重复性：重复性是指传感器在输入量按同一方法作全量程连续多次测量时，所得特性曲线不一致的现象。

(6) 稳定性：是指传感器在反复测量同一物理量时，所得结果保持一致的特性。实际传感器在多种因素影响下，可能发生测量结果不一致的现象。不稳定的传感器不能临床应用，以免误导医学判断。

2. 动态特性　传感器的动态特性是指传感器对于随时间变化的输入量的响应特性。实际工作中传感器的动态特性常用它对某些标准动态输入信号的响应来表示。最常用的标准输入信号有阶跃信号和正弦信号两种，所以传感器的动态特性也常用阶跃响应和频率响应来表示。

(1) 响应速度：表示换能器输出信号随输入信号变化的快慢程度。响应速度快，表示换能器能迅速跟随被测量的变化而变化；响应速度慢，表示输出信号不能及时跟随输入信号的变化而变化。

(2) 频率特性：表示传感器的通频带满足被测信号频率范围的性能，频率特性好可以减少幅频失真和相位失真。

(3) 分辨率：是传感器可感知的最小变化量的能力。如果输入量从某一非零值缓慢地变化。当输入变化值未超过某一数值时，传感器的输出不会发生变化，即传感器对此输入量的变化是分辨不出来的。只有当输入量的变化超过分辨率时，其输出才会发生变化。通常传感器在满量程范围内各点的分辨率并不相同，因此常用满量程中能使输出量产生阶跃变化的输入量中的最大变化值作为衡量分辨率的指标。上述指标若用满量程的百分比表示，则称为分辨率。分辨率与传感器的稳定性呈负相关性。

3. 信噪比　在换能器输出电量中，有效生物信号大小与混入的噪声大小之比。比值越大越好，这就要求传感器具有较好的选择性，能够尽量排除检测信号以外无关信号，并且本身没有或只有很小的附加噪声。

4. 输出阻抗　换能器的阻抗应与相接的放大器输入阻抗相匹配，否则会影响信号的传输质量。所以监测仪器换用其他型号同类换能器时会发现信号质量下降。

根据生命体征的物理属性，本节简要介绍电学、温度、压力、声学、光学和电化学等生物传感器的基本原理，以及这些信号采集过程中常见的误差机制。

一、电　极

生命体存在自发或诱发的生物电活动，这些电活动产生的电信号可以用电极直接采集。根据生物电位产生部位和传输特点，应用电极的结构也不一样。探测单个细胞电活动要采用微电极；观察组织深部电位改变要采用针电极；测量体表电位则需要采用体表电极。

导体内的电流由电子流形成。人体的主要成分为电解质溶液，在电场作用下，电解质会解离成为正负离子，正离子向负电极运动，负离子向正电极运动，形成体内电流的实质是离子流，称为容积导电。

人体具有电兴奋性生理特征的组织细胞（如心肌细胞、神经细胞）在静息状态下，依钾离子扩散浓度细胞内为负电位，细胞膜外为正电位。这些可兴奋细胞的细胞膜受到刺激后会开放钠通道，形成膜电位逆转，称为去极化。去极化电位会向未兴奋部位扩布传播，在传播界面上形成如同小电池一样的电偶，其正极在前，负极在后，矢量指向扩布传播方向。兴奋不应期后，细胞膜离子交换泵运行，重建细胞内外的钾钠离子分布，恢复膜电位。复极过程也会形成电偶电位，负极在前，正极在后。这种随时间改变的电位场使容积导电体中的各点都存在电位差，电位的高低取决于测量点与电偶的距离。电偶中心的垂直平面上无电位差，零电位面将容积导电体分为正负两个电位区。用两个电极即可在不同极性的电场之间测得体表电位。常见生物电信号的体表电位信号特征见表 34-1。

表 34-1　常见生物电信号的幅值和频率

信号	幅值	频 率 范 围
心电	0.1～8mV	DC～100Hz
脑电	0～200μV	1～60Hz
诱发电位	0～0.002μV	1～60Hz
皮层脑电	0.01～5mV	DC～150Hz
肌电	20～30mV	10～3000Hz
胃电	50～2mV	DC～20Hz
视网膜电	50～200μV	DC～20Hz
眼电图	0.05～3.5mV	DC～50Hz

注：DC，直流电

微电极、针状电极能够直接引导组织细胞的生物电信号，使用中存在组织损伤和感染问题，主要用于生理科研。临床监测多使用体表电极。体表电极的种类有金属平板电极、吸附电极、圆盘电极、悬浮电极、软电极和干电极等。电极材料可见有铜合金镀银电极、镍银合金电极、锌银铜合金电极、不锈钢电极和银-氯化银电极，目前国内外广泛采用银-氯化银电极贴片。电极贴片外观有圆形、长方形、方形、椭圆形等。按照用途可见心电电极、脑电电极等，结构大致相同，由背衬片、按扣式电极，银-氯化银电极和导电胶构成，见示意图 34-7。

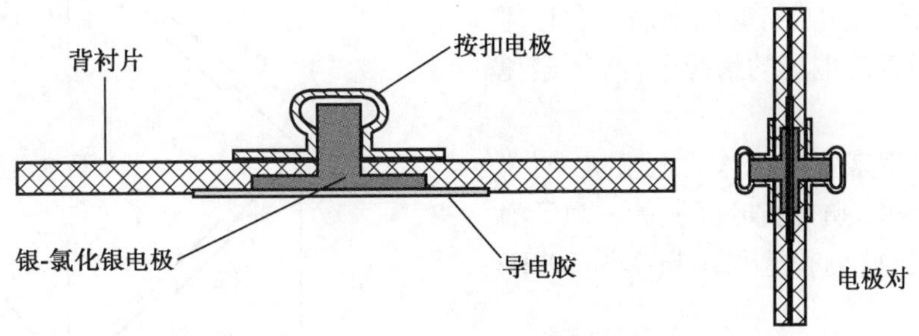

图 34-7　常见体表电极贴片构造和电极对示意图

1. 背衬片有海绵衬和无纺布衬两种材料；海绵背衬具有特别强的黏性，即使大量出汗也能正常使用；使用过程中不卷曲，海绵背衬最适宜在运动中诊断和监护，如运动平板，动态 Holter 以及专业运动员心电测试等。无纺布衬具有通透性和呼吸性，最适宜于皮肤，适宜于长期监护，如 ICU，CCU 以及床边监护等。

2. 按扣电极为铜质镀银为好，具有一定标准规格，可与各种监测仪配接。

3. 银-氯化银电极呈黑色，由银粉和氯化银粉混合压制而成，有利于降低电极极化电压。电极柱状结构与连接电极孔状结构静配合压紧。导电胶黏附于电极板前表面。

4. 导电胶有液体胶和固体胶两种，用于保证电极与皮肤的接触良好。液体胶对皮肤具有较强的穿透力和湿润效果，能够提供非常快捷和稳定的心电波形，适宜于皮肤干燥，粗糙，汗毛重人群及低温环境的心电诊断和监护。例如：老年人，体力劳动者，和干燥低温地区。固体胶自身具有黏性，即使使用者施加压力或运动幅度较大，导电胶也不会瞬间脱离皮肤表面，使电信号瞬间消失。适宜在运动中对心电诊断和监护，如运动平板，动态 Holter 以及专业运动员心电测试等。

将两个相同的电极贴片面对面黏在一起组成电极对，可以对电极产品进行性能测试。电极对的电气性能行业标准见表 34-2。

表 34-2　电极对的电气性能的行业标准

检测项目	阻抗	直流失调电压	内部噪声	偏置电流耐受	除颤偏置电压
行业标准	<3kΩ	<100mV	<150μV	<100mV	<100mV

直流电压施与两个体表电极，它们之间的机体组织有电流通过，这种电流由正负离子的定向流动形成。负离子趋向于积聚在阳电极，而正离子则倾向于积聚在阴电极。这种在阴阳电极周围的离子聚集会在每个电极附近形成自己的电动势。这种电极电动势总是与原始电动势极性相反，对抗原始电动势。随着两个电极阻抗的增加，原始信号电流被减弱，这种现象称为电极的极化。电极极化不仅会减低信号强度影响测量的准确性，还会带来临床危害。例如，除颤或直流电复律后若干秒内，电极极化阻抗增加削弱心电信号，足以导致误判为无心电活动而错误的给予第二次电击。另外电极间长时间的直流电压作用还可能导致在电极周围聚集有毒离子，引起皮肤灼伤或组织坏死。

银和氯化银复合电极具有中和阴阳离子的作用，被称为非极化电极，能够最小化电极周围的离子聚集。目前大多数体表电极都采用这种材料制作。即使这种非极化电极的使用也有时间限制。在任何组织之间长时间应用直流电压的情况下，必须避免普通电极的应用。

体表电极还可以用来检测机体的电阻抗变化，如阻抗心动图、脑血流图、胸阻抗呼吸波等。为了消除电极极化现象，阻抗监测普遍采用频率为 50kHz 的交变恒流源。

库存过期的电极表现为电解液干涸，粘贴不紧，交流电干扰严重，常常因信噪比增大导致检测失败。使用者可以用普通万用表测试体表电极，于千欧电阻档位，测试笔分别接触电极对的两个电极接头，表头即可显示电极对的直流电阻，通常应为几百欧姆。随着测量时间延长，还可以观察到电阻值逐渐增大的极化现象。用户应该选择直流阻抗较小，极化现象较轻的产品。

电极位置变动对生物电信号的大小和波形有明显影响，应严格按照统一的检查规范安置电极，例如标准心电导联、脑电导联等。由于机体容积导电特性，全身任何部位都存在大小不等的生物电位，不规范连接或错接电极也可以有电位信号，但波形数据不能横向比较作为诊断依据。

二、惠斯通电桥

桥式电路是用比较法测量阻抗的一组电路，分为直流电桥和交流电桥，前者用于测量电阻，后者用于测量电容、电感。电桥电路有多种形式，可分为平衡电桥与非平衡电桥两种。监测仪器中常用直流单臂非平衡电桥，称惠斯通电桥（Wheatstone Bridge）。典型的惠斯通电桥如图 34-8 所示。

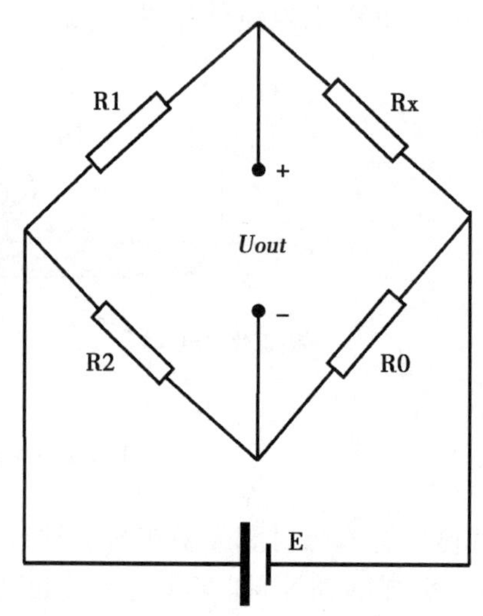

图 34-8　惠斯通电桥原理图

当$\frac{R_1}{R_2}=\frac{R_x}{R_0}$时，电桥处于平衡状态，Uout 两端电位相等，输出电压 Uout = 0。当传感器 R_x 在生物信号作用下阻值改变，而 R_0、R_2 支路 Uout-电位不变时，电桥失去平衡。R_x 变大时 Uout+为高电位，R_x 变小时 Uout+为低电位。Uout 输出的电压信号与 R_x 阻值改变成比例。惠斯通电桥可与压敏电阻、热敏电阻、光敏电阻等电阻性传感器配合使用，将阻抗变量转换为电压改变的输出信号。为此，近年来许多产品将惠斯通电桥直接设计在传感器内部。所以，与其说惠斯通电桥是一种接收电路，倒不如说惠斯通电桥是一种用途广泛的换能电路。

组成惠斯通电桥的电阻质量不稳定是造成零点漂移的主要原因，实用电路中 R_x 或 R_0 常连接微调电阻实现电路调零的功能。

三、温度测量换能器

运动的物质具有能量，静止物质的分子运动也具有能量。物质分子运动的动能表现为温度。用来量度物体温度数值的计量体系叫温标。温标规定了温度的读数起点（零点）和划分温度的基本单位。目前国际上常用的温标有华氏温标、摄氏温标和热力学温标。

华氏温标（℉）规定：在标准大气压下，冰的熔点为 32℉，水的沸点为 212℉，中间划分 180 等分，每等分为华氏 1℉，符号为℉。

摄氏温度（℃）规定：在标准大气压下，冰的熔点为 0℃，水的沸点为 100℃，中间划分 100 等分，每等分为摄氏 1℃，符号为℃。

所有分子运动都停止时，物质表现的最低温度，即为绝对零度，定义为 0°K，相当于-273.15℃。这种状态提供了所有温度测量的参照点，所以，热力学计算都必须表达为开尔文温标。开尔文温标分度量值与摄氏度相等。

三种温标之间的换算关系为：

摄氏温度值=热力学温度值-273.15=（华氏温度-32）×5/9

华氏温度=32+摄氏温度×9/5

温度的传感途径一为传导，二为辐射。温度传导传感器必须直接接触被测物体。辐射传感器基于在绝对温度零度以上的物体都会以电磁波的形式连续向外发送热量的热传递现象。根据斯特藩-波尔兹曼定律，理想黑体（对入射电磁波全部被吸收，既没有反射，也没有透射，只向外辐射的物体）的全波长辐射能量为：

$$E_0=\sigma T^4$$

式中 E_0 为黑体的辐射能量，单位 $W \cdot m^{-2}$；σ 为斯特藩-波尔兹曼常数，$5.67\times10^{-8}\,W/(m^2 \cdot K^4)$；T 为黑体的绝对温度，单位 K。辐射测温法就是通过物体的辐射能量测量温度的方法。辐射测温方法还衍生出现代红外线热成像技术。

常见温度传感器有热电偶、热敏电阻和热敏半导体三类。

热电偶是由两种不同成分导电体组成的测温元件。工作原理基于塞贝克效应（Seebeck effect）：两种不同成份的均质导体组成闭合回路时，热电偶的工作端和参比端存在温差时会直接产生热电动势。可以在外电路与电流表连接指示温度变化，常用于工业高温测量。辐射温度换能器由多个热电偶串接组成的热电堆构成，能够将接收到的红外辐射热能转换为电动势信号。实际产品还附加了冷端参比和光学聚焦系统，用于医学临床可实施不接触测温和热成像诊断。

铂丝常用作热敏电阻，物理原理是金属的电阻随温度上升而增加。铂丝连接在惠斯通电桥内，即可将温度引起的电阻值变化转换为电压变化。输出电压改变与已知温度对应校正即可检测温度变化。

热敏半导体与铂丝的热阻特性相反，受热时电阻下降。由于热敏半导体可以做得非常小，升高传感器温度所需要的热量很小，所以对温度变化反应速度最快。热敏半导体也必须接入惠斯通电桥才能完成电量换能。大多数用于麻醉的温度探头都属于热敏半导体传感器。

温度换能器常见故障为电阻丝或引线断裂导致极高或极低的温度显示。常见的临床问题是探头位置移位导致错误的报数和临床解释，例如食管温度探头误置在口咽部位，测量温度值不是机体的中心温度，而是气道温度。

温度测量技术还被扩展用于流量测量领域，其基本原理是：流体运动可以带走发热体的热能，发热体的热散失速率与流体运动速度正相关，流量越大，热散失越快。例如连续热稀释心排血量监测采用电热线圈短暂加热流过肺动脉导管周围的动脉血流，导管顶端的热敏半导体实时观测温度变化，温度散失变化曲线可以积分计算出心排血量。这种血流测量技术必须对多次测量信号平均计算，需要较长的测量间隔时间。另外，为了不损害细胞，加热血液有一个温度的上限，用于发热的患者，心排血量信号降低。

恒温热丝流量计常用于麻醉回路实时监测潮气量和分钟通气量。工程原理是电源提供一定电流维持热丝恒温，呼吸气流带走热量使热丝温度下降，阻值降低时，控制电路增大工作电流恢复热丝温度。保持热丝恒温的情况下补偿电流与气体流量成比例。热导式通气量计的测量准确度受回路温度、水汽含量以及回路气体成分改变的影响，特别是传感器局部积水会导致测量值严重偏差，甚至麻醉机不能通过自检程序。

近年来还发明了化学测温法，原理是某些晶体物质在温度改变时材料分子结构的变化，可以引起光散射的频带转移。以此原理开发的变色测温贴片是一种能够随物体温度变化而呈现不同颜色的产品。

四、压力测量换能器

习惯说法压力的规范术语应为压强，其定义为作用于单位面积上的力。国际标准单位为 Pa，表示 $1N/m^2$。压强分为绝对压强和相对压强。绝对压强以绝对真空为基准。相对压强以当时当地大气压为基准，也称表压。表压加上大气压即为绝对压强值。医学测量中多采用以大气压为基准的相对压强。

如果将一个与重力垂直的透明管插入静脉，可以观察到管道内血液上升到一定高度，反映出局部静脉压对抗重力的平衡点，液体的高度即为管端的血管内平均压强。这种简单可靠的测量方法形成了最早的压强表达单位，如沿用至今的 cmH_2O、mmHg 等习惯单位。液柱高度与压强的换算关系为：

$$P=\rho gz$$

式中 P 为压强，单位 Pa，ρ 为液体密度，单位 kg/m^3，g 为重力加速度常数 $9.8m/s^2$，z 为液柱高度，单位 m。

例如：$10cmH_2O$：$z=0.1m$，水的密度 $\rho=1000kg/m^3$。

$P=1000\times9.8\times0.1=980Pa$，约为 1kPa。

再如，15mmHg：$z=0.015m$，水银的密度 $\rho=13\ 600kg/m^3$。

$P=13\ 600\times9.8\times0.015=1999.2Pa$，约为 2kPa。

由于液柱压力计本身的惯性特征、液柱重量、管壁摩擦阻碍了高度的迅速变化，不能反应快速变化的压强信号。常见压力换能器是一种可以对压力快速变化做出电阻反应的固态装置。弹性元件、电阻应变片和惠斯通电桥是压力换能器的主要构成部件。结构见图 34-9。

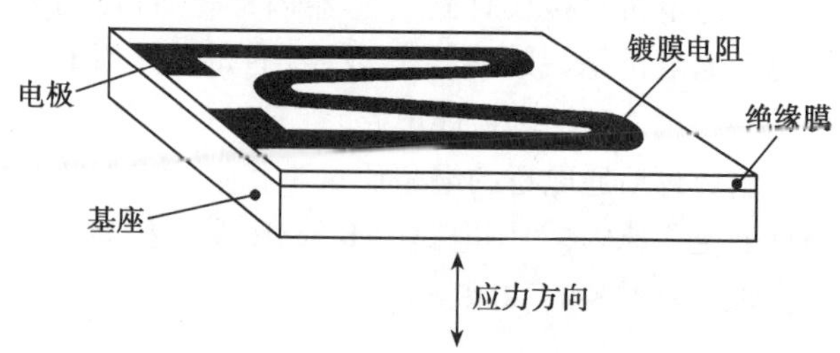

图 34-9　电阻应变片结构示意图

弹性元件在外力作用下产生弹性变形，使粘贴在它表面的电阻应变片也产生跟随变形，电阻应变片变形后，其阻值将发生变化，再经惠斯通电桥把电阻变化转换为电压信号，从而完成了将外力变换为电信号的过程。由金属或半导体制成的应变电阻转换元件称为电阻应变片，简称应变片。静息时电应变片阻为 R：

$$R=\frac{\rho L}{A}$$

式中 A、L 和 ρ 分别为电阻应变片的截面积、长度和电阻率。

应变片跟随弹性元件变形，应变片的长度、截面积和电阻率都会发生微小改变，造成总阻值 R 的变化。半导体材料压阻效应明显，应变灵敏系数比金属材料应变灵敏系数要高出 50～100 倍，并具有良好的分辨率和频率响应特性，但温度漂移也很明显，表现为零位（无信号时的静息电阻）随环境温度不停变化。

将电阻应变片连接于惠斯通电桥即可完成电压输出换能。为了抑制温度变化的影响，先进的压力换能器采用现代微电子工艺将惠斯通电桥直接制作在电阻应变片上，由于制作材料温度漂移性质相同，并同处于一个局部环境内，随温度变化的电阻值在电桥电路中互相抵消，大大改善了压力换能器的零位稳定特性，故称为温度补偿压力换能器。

工业压力换能器的量程高，常采用金属材料制作的弹性元件。医学临床压力测量量程属于低压范畴，弹性元件常由塑料等有机材料制作。某些消杀物质（如臭氧）能够腐蚀这些有机材料，造成压力传感器的损坏。表现为测量误差激增,短时期内即不能通过自检。

同理在弹性应变片上覆以电容、电感或压电晶体器件可以制成多种形变-电量的传感器。

临床上压力换能器不能直接接触血液,体外压力换能器需要通过一条充满液体的管道连接血管内导管才能观察到心动周期中时间-血压波形的细节。例如动脉压波形,收缩压、舒张压、平均压(最高、最低、平均)等。然而,充满液体的管道和压力换能器组成的压力传导系统在机械原理上相当于质量-弹簧谐振器。在物理学弹性振动系统中,当作用力的频率和系统的固有频率相等时,系统振动的振幅最大。这种现象叫谐振,也叫共振。如图 34-10 手拿一个橡皮条,末端连接一个重物,在你缓慢上下移动手时,重物会准确的随你手上下运动,增加手的运动频率,重物运动就会滞后,同时重物运动的振幅开始增加,达到这个系统的共振频率时,重物上下移动幅度变得最大。

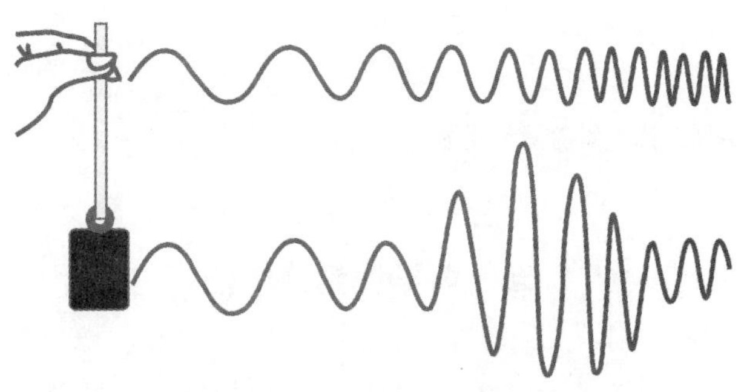

图 34-10　机械共振现象示意图

在液体耦合动脉压测量系统中,介质液体质量相当于重物,液体在测压管内的来回运动摩擦力相当于双向抵抗振动的减震器,管道顺应性和传感器弹性元件为储放能量的弹簧。动脉压作用于一定质量的液体上下推动弹簧,系统具有一定的固有频率,称系统的共振频率。当动脉压变化频率接近或等于系统共振频率时会引起对输入信号的异常放大,放大的程度与质量(导管内液体容量)和管道弹性正相关,与摩擦力(管道口径和长度)的大小负相关。对于液体耦合压力换能器系统,僵硬的导管(顺应性低)或较短的导管(质量小)形成的系统固有频率较高,发生共振需要较高的脉率。

目前多数临床产品中,液体耦合系统的固有谐振频率为 10 ~ 15Hz,似乎远高于动脉压力波的正常频率范围(心率 60 ~ 120bpm)。可是,动脉压力波形不是单一成分的正弦波,而是由若干数倍于心率的正弦波叠加组成的复合波形。动脉波形中的高频成分(高谐波)接近于系统固有频率,此时波形振幅会异常增大,这就是我们在动脉压波形中看到的拍击现象。如图 34-11 所示,表现为收缩压起始升支陡峭,峰值明显高于实际动脉压。在这种情况下,不论心率本身是否接近共振频率,检测的收缩压增加,同时伴随舒张压的降低,脉搏减慢或增加阻尼装置避开共振频率,即可恢复正常。为了使动脉压的潜在增幅最小化,液体耦合系统应该采用尽可能短的小口径无顺应性(僵硬)导管,在传导管道中加装过滤器阻尼也可以减少这种失真。

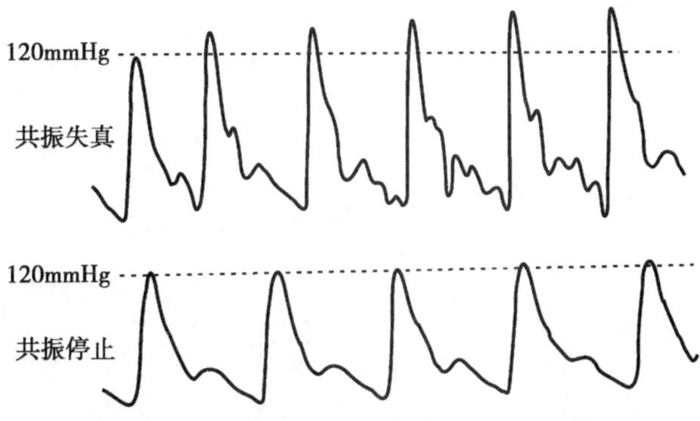

图 34-11　有创动脉压监测时的共振现象示意图

手术室内常用的自动无创血压计采用了更复杂的气压振动传感技术。气压振动动脉压监测不仅需要压力换能器采集袖带内的气压信号,还需要定时充气和程序减压等信号采集的辅助装置。袖带是压力传感部件,袖带太小或太大,能改变压闭动脉血流的气压值,造成血压偏高或偏低的现象。动脉硬化病变能抵抗袖带气压会造成收缩压偏高。患者体动或术者的靠压情况下,都可以引起与动脉压不相关的袖袋内压力振动,常常形成平均压或舒张压偏高的错误数据。尽管这种动态压力测量方法的准确度存在争议。但其实用性已经得到广泛的临床认可,一些国家和医院开始逐步替代汞柱血压计。

压力传感原理还广泛应用于气体流量监测。习惯用语"流量"定义为单位时间通过特定界面的流体数量(体积或质量)。国际标准单位中气体流量单位是 m^3/s。在医学领域最常见的流量单位是 L/min。由于日常生活中还可以有 24h 流量,几分钟流量的各种表达,所以将流量称之为流率(flow rate)更为严谨。

麻醉医师最熟悉麻醉机上的浮子流量计是由上大下小的锥形玻璃管和浮子构成。气流由浮子与锥度管之间的环形缝隙流过，流速动能形成浮子的升力，当浮子重力与升力平衡时，浮子停留的高度直接与流量对应。流量增加时，环形缝隙流速加大，升力增加，浮子上升使环形缝隙增大，流速降低，在新的高度上恢复浮子重力与浮力的平衡。反之，流量降低时，浮力减小，浮子下降使环形缝隙减小，流速增大，在较低的高度上恢复浮子重力与浮力的平衡。浮子流量计的通气口径可变，平衡位置上跨浮子压差不变，故称为可变孔径恒压流量计。这种可变孔径流量计的浮子相当于感知气流动能变化的压力传感元件，采用压力平衡原理测量流量。

某些进口麻醉机采用滚轮容积泵作为精确流量控制器，由于滚轮容积泵的电机转速与输出流量直接相关，故可以间接显示流量。实质上这种麻醉机电子流量计显示的是控制参数，而非流量测量参数。在输出气路故障情况下，显示值不一定是真正的流量。采用这种流量控制原理的麻醉机，必须同时具备普通针型阀流量控制装置，以备停电时维持新鲜气流的供给。

旁流式肺通气监测是压力换能器进行流量测量的典型应用。依据比托管原理制作的各种差压管（图 34-12）接入测量气路作为传感器。由于差压管内的几何结构，气流通过时都会在阻力结构上下游之间形成压强差，差压信号传送到压力换能器即可得到与流速相关的电信号。

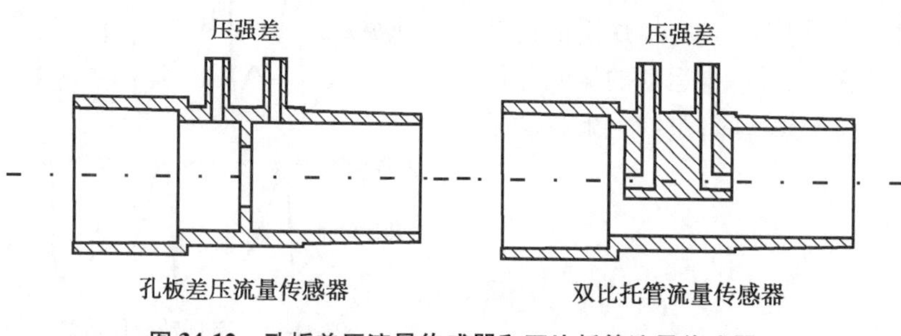

图 34-12 孔板差压流量传感器和双比托管流量传感器

由于差压是流速平方的函数，在气体密度、差压管截面积已知的条件下，即可按照经典公式通过差压值计算出流量来。

$$Q=\mu A\sqrt{\frac{2P}{\rho}}$$

式中 Q 为流量 m^3/s，μ 为差压管的流量系数，A 为差压管的有效截面积 m^2，P 为压强差 Pa。

流量测量的多种方法都有技术局限性和不确定性。比如气体密度不总是稳定和已知的，再者任何插入流体中的装置都会由于传感器的存在而干扰流动。所以基于差压原理的流量计测量准确度总是允许较大的误差。

压力换能器还被引用到医学气体测量领域。在医学气体中只有氧气分子具有顺磁性，在交变磁场作用下，氧气分子会反复颠倒运动，这种分子扰动导致的气流阻力增加可以用压力换能器检测到。例如，快速反应的顺磁氧监测仪在 2.4T 交变磁场作用下，采用差压换能器监视空气参比气路和呼吸气体检测气路之间的压强差，可以得到与两个气路间氧气浓度差别成比例的差压信号，达到连续监测呼吸气体氧气浓度的目的。这种微压测量技术，信号采集装置非常精密。

五、声学测量换能器

声波是机械波。机械波分为横波与纵波，横波如海浪，其中的质点运动垂直于波的运动方向。纵波如动脉血流，其中的质点在波的运动方向上来回运动。与电磁波相比，声音可以通过固体、液体或空气等物质传播，但不能在真空中传播。声波的物理量有音速、频率、波长和波幅。音速受传播介质的影响，在理想气体中，音速（a）与温度的平方根成比例。室温下空气中音速为 344m/s，海拔 13 000m 标准气温为 -57℃，音速仅为 295m/s。声音在液体中的传播速度比空气中快的多，15℃水中的音速为 1450m/s，接近于声音通过身体大多数固体成分的速度。在固体中，音速随介质密度有很大的变化，花岗岩中的音速可达 6000m/s，橡胶中只有 54m/s。声音的波长 = 音速/频率。在介质一定的情况下，声音频率越高波长越短。声波的振幅代表声音的强度，通常用分贝来表示。在不同物质的交界面上，音速与密度的乘积（ρ×a）突然改变，声阻抗急剧变化，会引起较大的反射和传导损耗。

声学在医学领域的应用已有上百年历史。被动声学检查中，声波由患者产生，比如嗓子发音，还有体内的心音、血管音、呼吸音。人耳直接贴到患者体表听取患者体内声音的古老实践导致了听诊器的发明。听诊器是一种自然现象本身提供能量的声学传感器，尽管听诊检查中，听诊者经验和生理限制会造成诊断信息的遗漏，但听诊器至今还是医师的必备工具。如今仪器监测意外停机期间，心前区或食管内听诊器持续监听心音仍然具有独到的价值。主动声学检查时声波传输到患者机体，以反射回声作为分析资料。主动声学诊断技术起源于胸壁的叩诊。熟练的医师可用这种方法定性地检测到肺的实变、气肿、胸腔积液等胸腔病理情况，但不能对病变精确定位。而采用超过人耳听阈的超声波精确测量回声时间的现代超声技术，突破了叩诊的技术限制。1842 年多普勒首先描述：声源向着听者运动时，声调升高，反之，音调降低。声源和听者相对运动时声波频率偏离的确切值取决于听者与声源的相对运动情况。这种多普勒效应为现代超声技术开辟了重要的应用领域。

超声换能器是超声探头的核心部件。实现电能与超声相互转换的换能元件为压电晶体。如图 34-13 所示，如果对压电晶体施加压力，晶体两端的电极便会产生电位差，称为正压电效应。反之晶体两端的电极施加电压，则晶体产生机械振动，称为逆压电效应。压电晶体具有机械能与电能之间转换和逆转换的良好特性。如果作用机械波是高频震动，压电晶体产生高频电流，高频电流加在压电晶体上产生高频机械震动(超声信号)。所以，同一压电晶体既可发射超声，又可接收超声反射波，是一种双向换能器。现代超声仪器探头中的换能器基本都是采用压电陶瓷材料，所以超声探头又称为压电换能器。

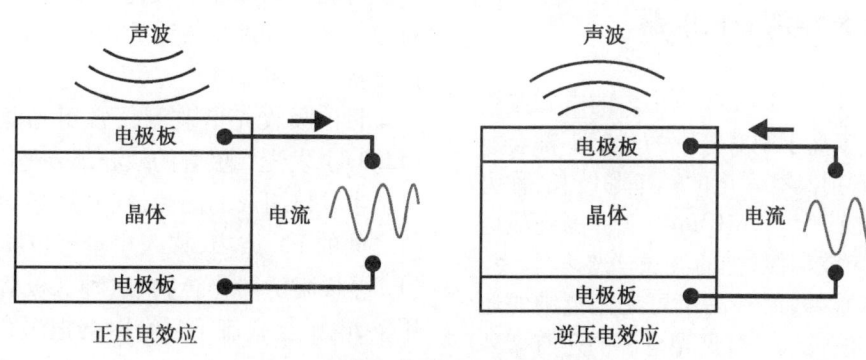

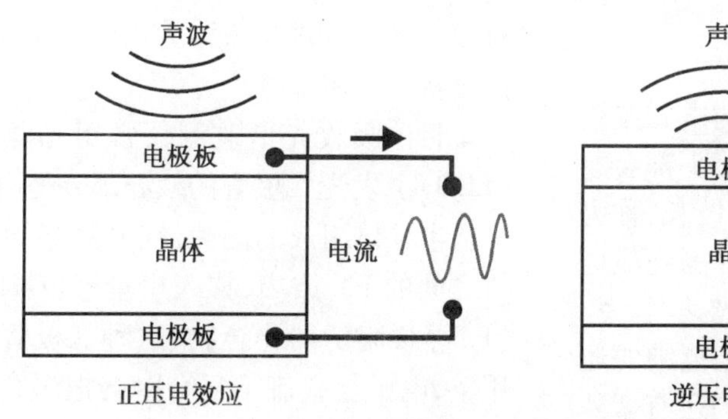

图 34-13　压电效应示意图

超声换能器分辨率是探头分辨探测物体空间尺寸的能力，空间分辨度分为纵向分辨率和横向分辨率。换能器纵向分辨率分辨取决于波长和探测物体的大小关系，物体大于波长，纵向分辨良好。物体小于半波长，纵向分辨度变差。例如 256Hz 中音在组织内波长达 5.7m，难以用于医学，而 1MHz 声波在组织中的波长为 1.5mm，理论上可以分辨 1mm 的物体。换能器工作频率越高，超声激励脉冲的持续时间越窄，纵向分辨率越高。超声换能器横向分辨率取决于压电晶体发出声束的辐射性，声束能量集中截面尺寸小，扩散角小，指向性好，邻场区干扰小，横向分辨力就高。但随声波频率的升高，声能在组织中的衰减加剧。因此，要求探测深度时，应选取较低的工作频率；要求提高分辨度时，应选用较高的工作频率。

单一超声换能器只能探测一条线，不能满足临床需要，近年来超声技术的发展主要集中在多元和多平面超声换能器的技术开发上。跨食管超声探头(TEE)就是这样一种特制的超声换能器。早期的 TEE 换能器为单平面 TEE 探头，由 64 晶体片组成，频率多为 5MHz 或 7.5MHz。只能作一个平面扫描，需要使用者前后左右操作探头位置，才能完整显示心脏解剖结构。为此，双平面 TEE 探头设计了水平扫描和纵向扫描两组换能器，分别由 32 和 48 个压电晶体片排列组成，由计算机控制两组压电晶体片分别进行两个垂直平面的扫描，能方便地显示主动脉弓横断面和心脏长轴切面。为了全方位显示探测目标，多平面 TEE 探头采用了相控阵列压电晶体片旋转扫描装置，可使声束进行 360°连续扫描心脏和大血管结构，最大限度地提高了 TEE 显示心脏解剖结构的能力。

随着 TEE 换能器的技术应用，食管内超声心动图已经成为术中血流动力学监测的流行技术。2～10MHz 的短促脉冲激励压电晶体,超声波声束以探照灯柱的形式定向投射到不同方位的周围组织。每一个脉冲激励之后,换能器听取来自周围组织的反射回声。因为食管内接收来自心脏的回声传导道中没有气腔和骨质,声波通过心脏及其周围软组织的速度大约恒定为 1540m/s,精确测量脉冲发射到接收回声的间隔时间即可获得临近解剖结构的准确距离。随后即可通过计算机辅助成像系统重建剖面图像。使操作者能够相当容易地从切面解剖信息构思心脏的三维立体结构。

多普勒效应引入跨食管超声心动图,对 TEE 换能器接收到的回声进行频谱分析,使我们得以观察到红细胞的运动速度和方向,为检查心脏瓣膜回流的存在和程度,以及心排血量的动态监测提供了工程技术上的可行性。

六、光学测量换能器

可见光是波长 0.5～0.8μm 范围内的电磁波辐射。各种物质在温度高于绝对零度的情况下都会放出电磁辐射,这种辐射具有一定的频率和波长,称为发射光谱。理论上光速为 3×10^8m/s(1 秒围绕地球赤道 7.5 圈)。与声波相似,光的波长=光速/频率。无线电波长在千米范畴,波长高于可见光范围的还有红外线、微波等,波长低于可见光范围的还有紫外线和高能射线。

电磁波和声波具有明显的区别。声波的传播中质子运动与传播方向一致,称为纵波。而电磁波中电子和磁场的运动垂直于传播方向,称为横波。声波只能借助介质传播,但电磁波可以在真空中无衰减传播。光的速度比海平面空气中声波速度快大约 100 万倍,一般情况下,观察者的运动速度相对光速微不足道,不足以形成多普勒现象。所以爱因斯坦相对论的基本前提是光的速度对任何参照系中的任何观察者都是一样的。

可见光和红外线具有电磁辐射的常见属性,在通过物质时,可以被反射、透射或吸收。各种物质都具有吸收一定波长光能的特征性吸收光谱。吸收光谱测量传感器如图 34-14 所示。需要有光源、光电换能器和一定规格的测量室。

已知强度的光线透射已知距离的测量室,如果分别测量入射和透射的光强度。可以计算出测量室内溶液中溶解物质的浓度:

$$I_t = I_i^{-dCa}$$

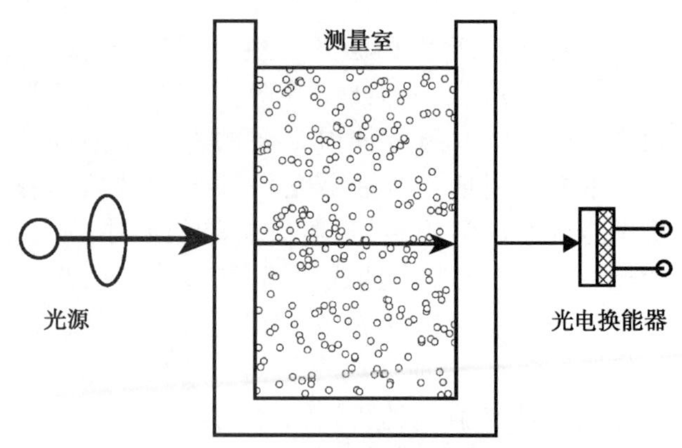

图 34-14 吸收光谱测量原理示意图

式中 C 为溶解物质的浓度,d 光路的长度,a 是溶解物质对使用波长光线的吸收常数。I_i 和 I_t 分别为入射和透射的光强度。浓度 C 的解析式为:

$$C=(1/da)\ln(I_i/I_t)$$

可见未知浓度 C 反比于 d,正比于 I_i 和 I_t 比值的对数。这一物理现象称为比尔-朗伯定律,是吸收光谱分析的基本原理。

目前吸收光谱监测仪常用光源为发光二极管(LED)。发光二极管的核心部分是由 P 型半导体和 N 型半导体组成的晶片,在 P 型半导体和 N 型半导体之间的 PN 结中,掺入少量镓(Ga)与砷(AS)、磷(P)等载流子的化合物,这种二极管在正向电压作用下,电子与载流子复合时会把多余的能量以光的形式释放出来,从而把电能直接转换为光能。注入不同的载流子元素可发出从紫外到红外不同颜色的光线,例如磷砷化镓(AlGaAs)二极管发红光及红外线,磷化镓二极管发绿光,碳化硅二极管发黄光。发光的强弱与工作电流有关。

光电换能器是利用光电效应将光信号转换成电信号的光电转换器件。自光电效应发现至今,各种光电转换器件已广泛地应用在各行各业。常用的光电换能器有光敏电阻、光电倍增器、光电池、光电二极管等。

不对称的分子偶极运动时具有红外线吸收现象,常见气体特征性吸收光谱多位于红外线区域,见图 34-15。麻醉临床应用的医学气体中二氧化碳和吸入麻醉气体具有红外线特征吸收,而氧气分子不吸收红外线,不能采用红外线测量。为此气体检测多采用发出红光和红外线的磷砷化镓(AlGaAs)发光二极管作为光源,光电二极管作为换能器,由于普通玻璃吸收红外线,所以测量室光路必须用蓝宝石或其他可穿透红外线的材料制作。

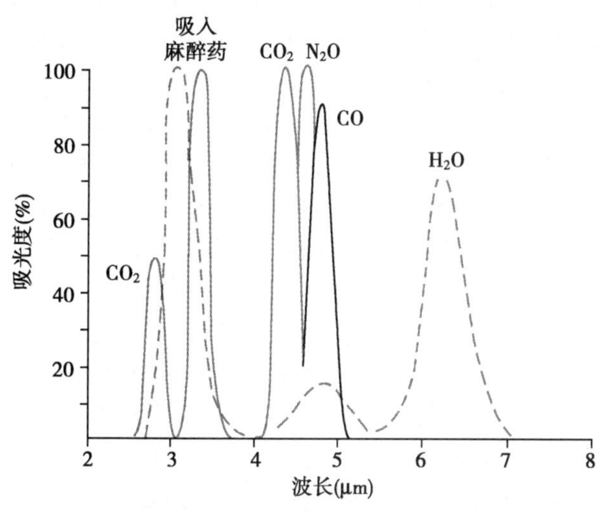

图 34-15　医学气体的红外线吸收特性

单纯二氧化碳分析仪和二氧化碳麻醉气体分析仪都是利用比尔-朗伯定律分析呼吸气路中的成分含量。二氧化碳分析仪仅测量呼末二氧化碳浓度值并显示气道内相对时间的二氧化碳波形图。为了显示二氧化碳分压值，监测仪还需要配置电子大气压计提供换算数据。根据采样原理，二氧化碳分析仪分为主流和旁流两种类型。主流式二氧化碳分析仪光吸收测量室直接放置于通气管道内，光源透射测量室，在呼气和吸气过程中实时测量透射光强度计算出二氧化碳浓度，见图 34-16。这种传感技术的优点是反应时间非常快，而且不存在采样管阻塞的问题。但昂贵的红外线测量装置直接放置在气管导管气道上，探头笨重易损使用不便，而且主流式二氧化碳分析仪不能同时测量吸入麻醉气体的浓度。

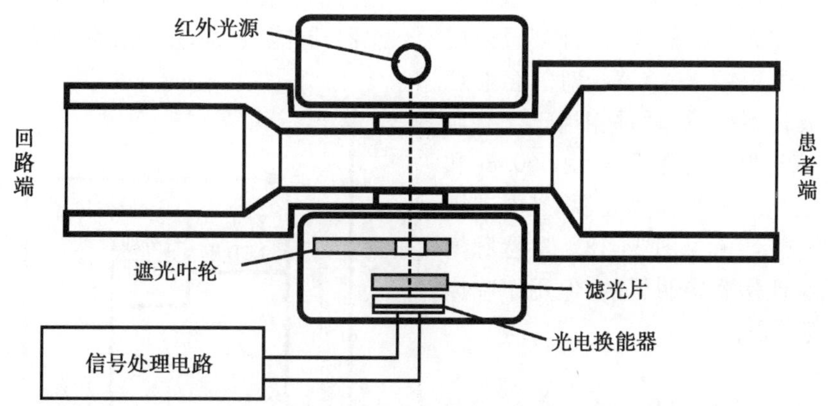

图 34-16　主流式二氧化碳红外线检测换能器

最常用于手术室的是旁流式二氧化碳麻醉气体监测仪，这种监测仪传感器结构复杂并具有辅助采气装置，见图 34-17。采样管连接于接近气管导管出口的气路上，采气装置以 200～400ml/min 速率采集

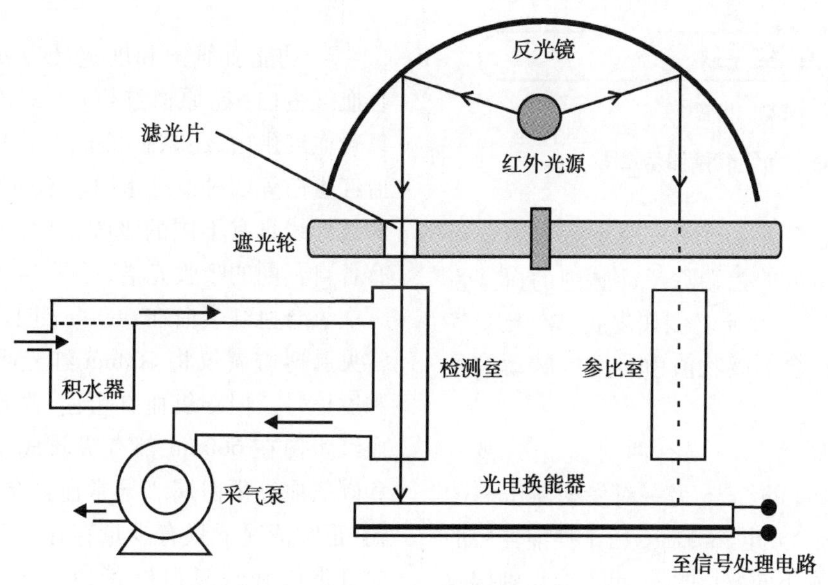

图 34-17　旁流式红外线气体监测换能原理

呼吸气体进入监测仪内的测量室。这种方法的优点是红外线检测器安装于机内，工作环境稳定，有利于保证检测精度，可以同时进行二氧化碳和吸入麻醉气体的测量。采气管简单轻便，不影响麻醉医师的操作，旁流式麻醉气体检测技术的主要缺点是反应时间延迟，麻醉回路气体损耗多，采气管冷凝水阻塞常常导致检测失败。

吸入麻醉气体和二氧化碳监测采用同样的工程原理，但这些气体的吸收光谱会互相干扰，选择不同波长的光源，选择合适的测量波长，才能提高测量的选择性。理论上只要有足够多的波长可用，分别测量他们的浓度仍然是可行的。但复杂的传感器制作技术影响到实际产品的研发。

脉搏血氧计也是利用比尔-朗伯定律的吸收光谱测量仪器。最早的光电血氧计是在第二次世界大战中航空调查中应用的无创血氧仪，这种装置采用两种波长的光透射耳垂组织，一个波长对氧合血红蛋白敏感。另一个波长不敏感，耳垂相当于含有血红蛋白的测量室。流行脉搏血氧仪采用660nm和940nm两种波长的发光二极管作为光源，光电二极管为换能器，指夹为测量室，见图34-18。虽然脉搏血氧计的基本物理原理是简单明了的，但用于临床却涉及到诸多工程学难题。

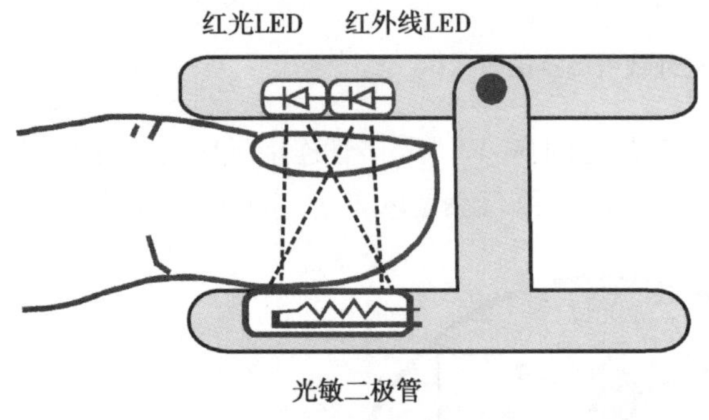

图 34-18 SpO_2传感器示意图

1. 理论上仅需要通过动脉波动血流来测定血氧饱和度，但测量室内的指端除了动脉内的血红蛋白以外还有许多光吸收物质。例如皮肤、软组织、静脉和毛细血管血液，全部吸收值中有用的脉动信号非常小。

2. 在SpO_2传感器的一侧有两对发光二极管LED，一对发射660nm的红光，另一对发射940nm的红外光；对侧只有一个光电探测器。由于换能器中的光电二极管不能区别不同波长的光，也不能识别接收的光是来自红光LED，还是红外线LED，或是室内光源。因此，需要LED交替打开或关闭，光电二极管才能分辨出不同波长的吸收量。大多数的脉搏血氧计采用红光和红外线交替照射的办法解决这个问题。首先点亮红光LED，光电二极管检测来自红色LED和室内光线引发的电信号，然后红光LED熄灭，红外线LED点燃，检测信号代表红外线LED和室内光照，最后两种LED都熄灭，检测信号只有室内光。

图34-19所示为LED的开关顺序，在所有LED关闭时段，光电探测器检测的光为环境光，光电探测器所检测的电流称为暗电流。从每一波长的透射光中减去这一部分信号，即可消除环境光对检测的影响。这种每秒钟上百次的交替检测，使得测氧计可以基本排除环境光干扰，甚至在迅速改变室内照明的情况下也能正常工作。但一些波动性的光源还是能引来误差。临床上简单实用的办法是避光遮盖传感器，即能最大限度地排除环境光照干扰。

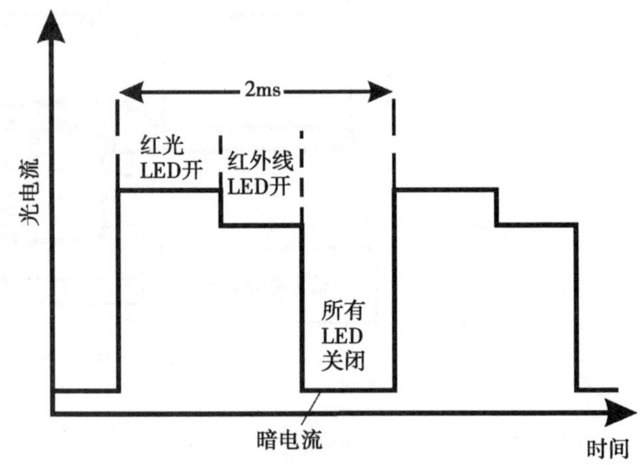

图 34-19 SpO_2传感器LED开关次序

3. 功能血氧饱和度定义为氧合血红蛋白/(氧合血红蛋白+还原血红蛋白)的比值。血液内含有氧合血红蛋白、还原血红蛋白、高铁血红蛋白和碳氧血红蛋白等四种血红蛋白。不同的血红蛋白对红光和红外线具有不同的吸收常数，每种血红蛋白都具有各自不同的吸收光谱，见图34-20。

氧合血红蛋白在660nm处具有特征吸收，所以常见脉搏血氧仪将660nm红光吸收值作为血氧饱和度信号。但碳氧血红蛋白、高铁血红蛋白和还原血红蛋白在660nm都有吸收成分。高铁血红蛋白和碳氧血红蛋白属于异常血红蛋白，不参与血氧运输，正常情况下只有少量存在。理论上只有在高铁血红蛋白和碳氧血红蛋白均为零时，SpO_2才会与SaO_2相等。

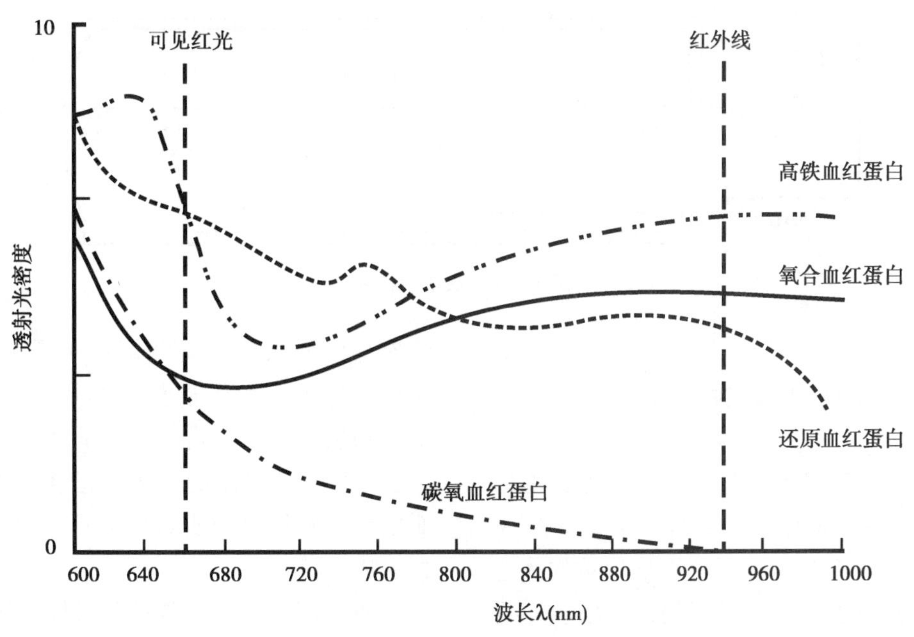

图 34-20 血红蛋白对光谱的吸收特征

在高铁血红蛋白明显增多的情况下，将使 SpO_2 数值下降趋向 85%；而碳氧血红蛋白增多情况下，将使 SpO_2 数值趋向 100%。理论上至少需要四种波长的光源，分别完成四种血红蛋白的计量，才能保证功能血氧饱和度的测量准确。为了解决这个问题，最新的多波长脉搏血氧计使用了 8 种波长的光源。使之能够在脉搏和 SpO_2 常规测量基础上，还可测量碳氧血红蛋白和高铁血红蛋白。另外，活体组织表面接受反射光测定血红蛋白氧饱和度的试验尽管技术难度更大，但初步证明来自活体组织的光反射信号确实存在组织内血红蛋白平均饱和度的有用信息，可以反映静脉、动脉和毛细血管三者总的氧合状态。

七、电化学测量换能器

电化学是研究物质化学性质或化学反应与电学关系的科学。根据溶液中被测物质的电化学性质，对溶液特定组分进行定量测定的仪器分析方法称为电化学分析法(electrochemical analysis)。1922 年极谱电极问世，大大推进了电化学分析的技术发展。电化学换能器的基本原理是浸入电解质溶液的两个不同金属电极会发生氧化还原反应，形成稳定的电池电位。产生的电子通过连接两电极的外电路从阳电极流到阴电极，当电解质溶液中被测物质发生浓度变化时，电化学电位即会随之变化，即可将被测定物质的浓度转化为电学参量加以测量。

极谱电极(polarographic electrode)又称 Clark 电极，主要由选择性通透膜、电极和电解液构成，依据不同的用途可有不同的结构设计。如图 34-21 所示，氧气极谱电极由聚丙烯膜、银/氯化银阳极、金或铂阴极和饱和氯化钾电解液构成。

20 世纪 60 年代以后，离子选择电极和酶电极相继问世，拓展了极谱电极的应用范围。例如血气分析仪的 PCO_2 电极、pH 测定电极和各种离子选择电极大大加快了患者水电酸碱平衡的监测速度。酶电极(enzyme electrode)是在基础电极通透膜表面覆盖一层很薄的含酶凝胶的离子选择电极。当电极插入待测溶液时，通透膜上的酶发生催化反应产生电极活性物质，引起基础电极电位变化，由此测出该酶所催化的反应底物或反应产物的浓度。例如，如在极谱氧电极膜上固化葡萄糖氧化酶凝胶，即构成测定溶液中葡萄糖含量的酶电极。由于酶的专一性强，故酶电极的选择性特别好。目前已有几十种测定人体生化系列的酶电极，在生化研究，生物监测领域发挥了重要的作用。极谱电极体积小，用途广泛，但电极极化现象严重，电极电位容易漂移，换能信号随时间降低，需要经常重新校准。另外，通透膜老化和电极内电解液流失影响电极寿命，必须定期更换，延长使用时间会带来难以临床解释的测量值偏低现象。

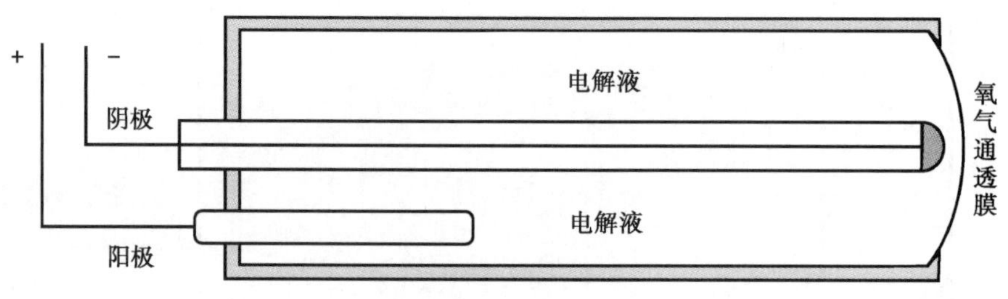

图 34-21　极谱氧电极

八、质量测量检测器

质量是物质的基本物理量，质量的国际标准单位为 kg。早在古代人们就采用参比的方法来衡量不同物体的重量，如今日常生活中准确称重物体已经是一种司空见惯的事情，甚至还可以在实验室看到天平精准计量几毫克的物质。但在微观物理领域里测量物质分子的质量就没有那么容易了。1898 年 W. 维恩用电场或磁场使正离子束发生偏转时发现，电荷相同时，质量小的离子偏转得多，质量大的离子偏转得少。1913 年 J. J. 汤姆孙和 F. W. 阿斯顿用磁偏转仪证实氖有两种同位素。阿斯顿于 1919 年制成第一台能分辨 1/100 质量单位的质谱计，用来测定同位素的相对丰度，鉴定了许多同位素。1940 年以后质谱法对复杂烃类混合物进行分析，证实了复杂分子能产生确定，并能够重复的质谱。开拓了有机质谱的时代。经典质谱法（mass spectrometry，MS）是利用电磁场将运动的离子（带电荷的原子、分子或分子碎片）按照它们的质荷比分离后精确测定离子质量的分析技术。质荷比是带电粒子质量与荷电量的比值（m/z）。由于物质分子的准确质量都是多位小数，而且决不会有两种物质分子的质量是完全一样或成整倍数。所以精确测量离子质量后即可推算出离子的化合物组成。

如图 34-22 所示，常见四级杆质谱仪由离子室、质量分析室和检测靶电极构成。首先在离子源用电子轰击法将样品碎裂成较小质量的多种碎片，并使它们带上正电荷。带电粒子（离子）经加速电场的作用获得一定动能形成离子束。在高度真空条件下离子束进入质量分析器。质量分析器利用电场和磁场中速度较慢的离子偏转大，速度快的偏转小的性质，将同时进入其中的不同质量的离子，按质荷比 m/z 大小分离。不同质荷比的离子聚焦在不同的点上，分离后的离子被分别依次聚焦到法拉第筒或电子倍增器，靶电极收集检测到的电信号形成质谱图，从而确定其质量。随着质谱仪的分辨率和灵敏度的性能大大提高，只需要微克级甚至纳克级的样品，就能得到一张满意的质谱图。

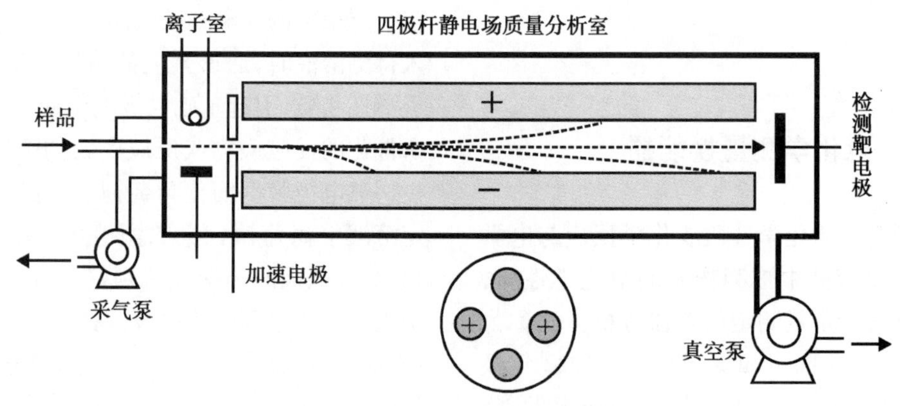

图 34-22　四极杆质谱检测器原理示意

为了避免杂质干扰测定，质谱仪需要样品具有一定纯度，必须在高真空下才能工作。建立真空度的阀泵系统能维持离子源和质量分析器中的真空度达到 0～10mmHg。对于微量不纯的化合物，可以利用气相色谱或液相色谱先行将化合物分离成单一组分，再导入质谱仪得到质谱图，此时质谱仪的作用如同色谱仪的检测器。目前气相色谱-质谱和高压液相-质谱技术已经得到广泛应用。

早年的质谱分析基于带电粒子在电磁场中运动轨迹偏转角度与物质质量成正比的物理现象，近代质谱技术则越来越关注带电粒子在电磁场中的运动速度与物质质量成反比的物理现象。离子迁移质谱（ion mobility spectrometer，IMS）是最近几十年才发展起来的一门新型质谱检测技术，原理示意见图 34-23。

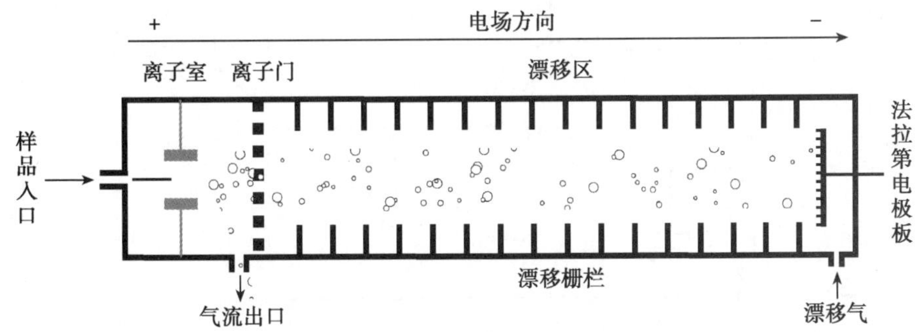

图 34-23　离子迁移质谱检测器原理示意

检测样品蒸汽或微粒首先在离子室被破碎并离子化，然后让离子在弱电场中获得平均动能向靶电极漂移运动，为了延缓漂移速度，提高分辨度，漂移室内具有反向的漂移气流。在电场的驱动和漂移气流的碰撞阻力综合作用下，离子化的样品碎片在漂移区的运动速度不同，质量小的粒子迁移率快，先到达离子收集器，质量大的分子碎片迁移率慢，后到达离子收集器。在漂移距离相等的条件下，依据物质质量（分子量）大小、荷电量多少和几何形态的不同，到达靶电极的时间不同。这就可以根据漂移时间和靶电极的电量信号对样品鉴别并定量。

IMS 检测速度快，分析过程用时仅 20～50ms，并具有很高的敏感度，痕量检测低限达到 ng/L 和 pg/L 水平（ppb-ppt 级），显示出强劲的发展优势。我国学者首先将此技术用于麻醉患者呼出气体监测，检出了丙泊酚、芬太尼等静脉麻醉药物信号，还发现了患者器官功能衰竭时的呼出气体标志物，为 IMS 的医学应用开辟了新的应用前景。

第 3 节　模拟信号处理

生物信号均为连续变化的模拟信号。模拟信号处理是模拟电路对生物信号进行技术处理的过程。模拟信号的任何技术处理都具有专门的硬件电路。采用模拟电路完成复杂的生物信号处理需要庞大的硬件电路。所以，现代监测仪总是对原始信号进行简单的初级放大和滤波后就进行模数转换，随后即借助通用计算机的硬件平台进行数字信号处理。

一、放　大　器

通常生物信号换能器的输出电量低，极易受到外界无关信号（噪声）干扰。必须先进行信号电压或电流的放大，才能进一步完成信号的转换、分析、量化。模拟放大是模拟信号处理的必须环节。

简单模拟放大器在放大生物信号的同时还会混入大量无关的干扰信号，特别是由电源电路串入的交流共模信号，往往会淹没真正的生物信号。为了抑制共模干扰信号，分立件差分放大器由两个完全对称的电阻耦合单管放大电路组成，见图 34-24。差分放大电路具有两个输入端和两个输出端。信号在两个输入端上分为大小相等、极性相反的一对信号，称为差模信号。是输入信号中有用的变化成分。经分别放大后，Vo1 和 Vo2 两个输出端电位一增一减，输出放大信号。而电路干扰信号（如感应交流电）则为大小相等，相位也相同的共模信号，输入差分放大器后，两个输出端电位同步增减，没有输出信号。理想的差分放大器可以放大差模信号，同时完全消除共模信号输出。

差模信号增益与共模信号增益之比称为共模抑制比（common mode rejection ratio，CMRR），是衡量生物电放大器的重要指标，共模抑制比越大，放大器检出差模信号（生物信号）和抑制共模信号（干扰信号）的能力越强。

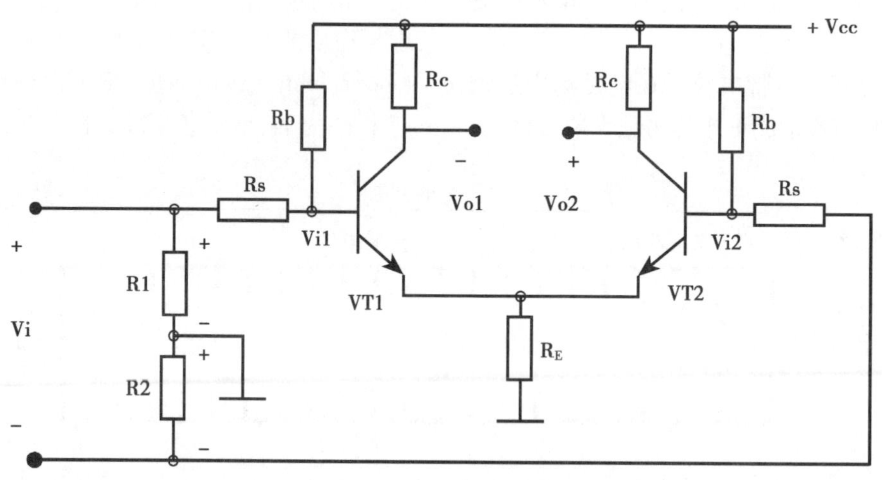

图 34-24 差分放大器原理图

零点漂移(zero drift)是放大器的输入量为零时,输出量不为零的现象。这种现象主要来自温度对半导体导电特性的影响,可以导致测量值偏离真值的系统误差。由于差分放大器的两组放大电路及其元件完全对称,输入信号为零时,输出为零。温度变化时两组电路发生同相变化,也可以保证无电压输出。所以差分放大器具有良好的温度补偿和零点漂移抑制性能,广泛用于集成运算放大器的输入级。

频率响应(frequency response)是仪器保持线性输出时允许输入信号频率变化的范围。在电子工程学中又称为频率特性,是放大气对不同频率信号的稳态响应特性。由电阻、电容和电感元件组成的电子电路与力学共振系统一样,也具有一定的谐振频率。比如收音机调节自身谐振电路频率,当谐振频率等于某电台发射频率时,该电台信号最强就是这个原理。放大电路也存在这种现象。当信号频率等于电路固有频率时,电信号振幅会达到峰值,这种谐振会造成输出信号的严重失真。为了不失真地放大或传输生物信号,我们希望模拟放大器在不发生谐振的情况下,具有足够宽的频响范围。

信噪比(signal to noise ratio)是模拟信号放大后,输出电量中有用信号功率与噪声功率之比。有用信号为真正的生物信号,噪声是除被测信号以外的所有其他干扰信号。为了尽可能多地取得生物信号,我们希望模拟放大器具有尽可能高的信噪比。

放大器线性(linear)是指模拟放大器的输出量与输入量之间成直线的比例关系。放大器跟随输入信号变化的直线性,输出信号与输入信号成比例是保证量化准确的关键。非线性(non-linear)则为放大器输出量与输入量不成直线比例相关,二者之间函数关系的一阶导数不为常数的失真现象。普通放大器的工作特性都存在一定程度的非线性,特别是输入信号过大的情况下,放大器会进入饱和状态,输出不随输入信号变化。为了保证监测计量准确,必须保证信号强度适当,工作点位于放大器的线性范围。

集成电路是在 0.2 ~ 0.25mm 厚的 P 型硅质基片上,做出含有数十甚或上百个晶体管,及其相关电阻和连接导线的电器元件,其功能取决于电路设计。由于这种集成电路元件通过简单外设电路即可完成加、减、乘、除等模拟数学运算功能,故称为集成运算放大器(integrated operational amplifier),简称运放。如图 34-25 所示。

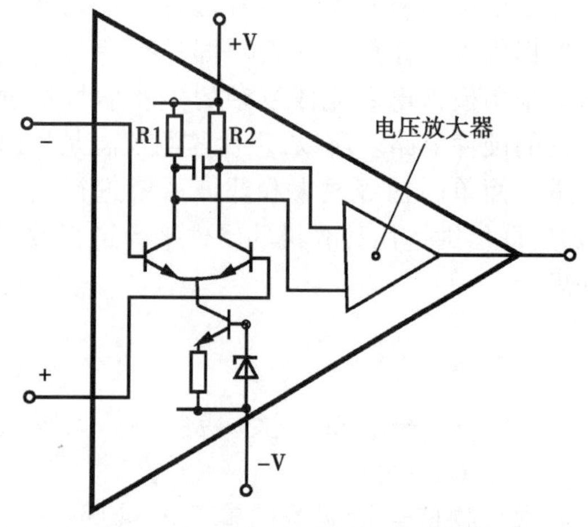

图 34-25 集成运算放大器内部电路示意图

通用型集成运算放大器是双端差分输入、多级直接耦合放大,单端输出的极高增益放大器。它的增益可达几万倍以上,输入阻抗可达几十千欧至百万兆欧，共模抑制比高，线性好，零位漂移小，配合不同的外设电路可以实现多种高精度模拟电路功能。已经成为现代模拟电路的“模块”元件，也是现代通用计算机中的基本硬件单元。

典型的运放电路见图 34-26。图中 Vi 是运算放大器的输入电压，Vo 是运算放大器的输出电压，R1 为输入电阻，R2 是反馈电阻。反向放大器放大的电压和输入的电压反向，其输出电压与输入电压的关系式为 Vo=-(R2/R1)×Vi。正向放大器输出电压与输入电压同向，其输出电压与输入电压的关系式为 Vo=Vi×(R1+R2)/R1。所以改变 R1 和 R2 电阻值的比例关系即可调节集成运放的电压放大倍数。

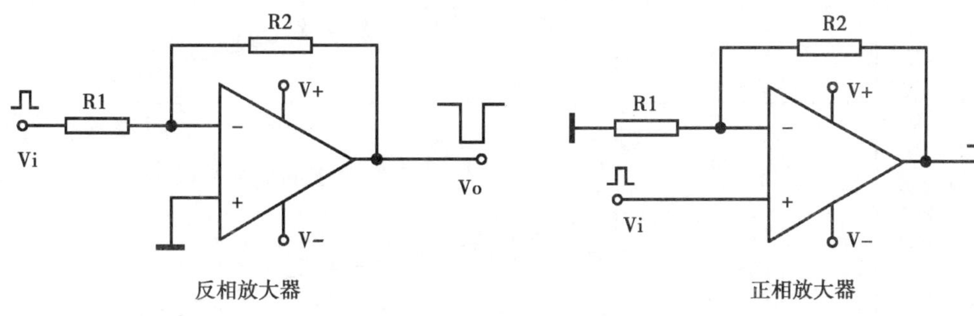

图 34-26　典型的集成运算放大电路

二、滤　　波

滤波电路是对信号频率进行选择的电路，具有滤除噪声和分离不同频率信号的功能。电路作用是尽可能衰减无用信号，尽可能无衰减地让有用信号通过。滤波的基本原理在于电容、电阻和电感元件对不同频率电信号有着不同的作用。电容器由两个互相绝缘的极板制成，不允许直流或电压变化缓慢的信号通过。但电容器可以充放电，在外电路电压低于极板电压时电容器放电，外电路电压高于极板电压时电容器充电，这样对于交流或电压不断变化的电信号，电容器表现为通路。电感元件由线圈制成，作用与电容器相反，在电流方向或强度发生改变时电感线圈内会出现反电动势。所以直流或电压电流变化不大的电信号可以顺利通过，但对高频交变电流具有很大的阻抗。电阻器对交变电流的阻抗远大于本身的直流阻抗，其电路作用与电感元件相似。将这些无源的滤波元件与放大器组合，即能组成不同功效的有源滤波器。

如图 34-27 所示，高通滤波器(high-pass filter)电容器位于信号输入通道内，可以通过高频信号，直流和变化缓慢的信号不易通过，由阻抗较低的电阻器释放，可将某一频率以上的信号分量放大，而对该频率以下的信号分量大大抑制。低通滤波器(low-pass filter)电阻器位于信号输入通道内，可以通过直流和变化缓慢的信号，高频信号不易通过，由阻抗较低的电容器释放，结果某一频率以下的信号分量放大，而对该频率以上的信号分量大大抑制。频率选择与电路中电阻电容参数相关。

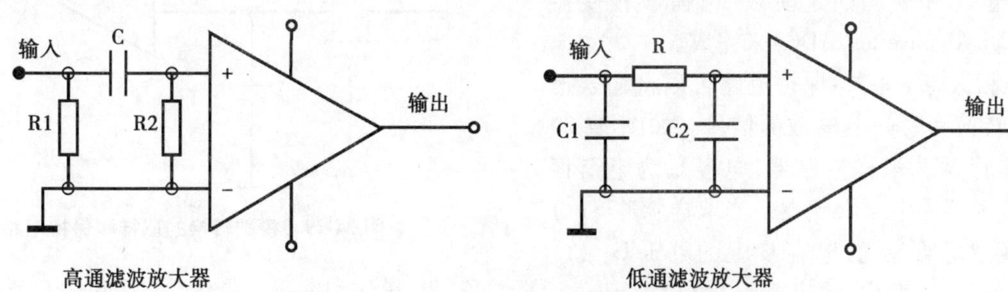

图 34-27　高通滤波放大器和低通滤波放大器

滤波电路除了抑制干扰信号以外，还常常用来分离不同频率的模拟信号。比如，气压振动无创血压计工作时，首先袖带充气超过动脉收缩压，袖带内动脉搏动信号完全消失。然后袖带缓慢放气，第一个突变振动信号对应的袖带压强定义为收缩压。在袖袋内压力降低过程中信号振幅逐渐增大，脉冲振幅最大值对应的袖带内压定义为平均动脉压。随后袖带压力继续降低，振动信号进行性衰减，见图 34-28。压力换能器得到的袖带内压力信号为复合信号，需要低通放大器取得袖带内的渐变的压强值，还需要高通放大器提取动脉搏动引发的气压振动信号。

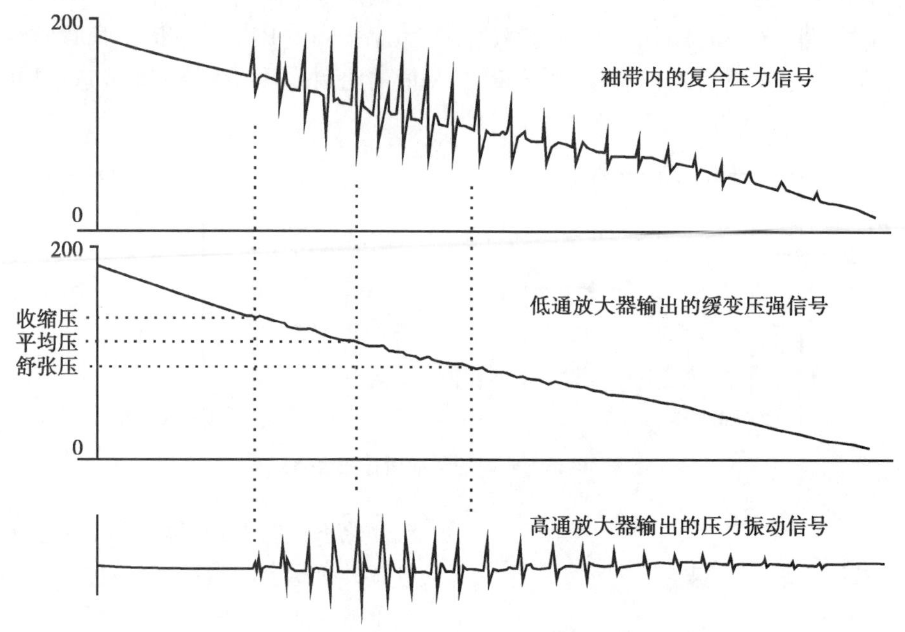

图 34-28　无创血压计测量过程的滤波处理示意

三、模数转换和数模转换

在大多数的情况下，单纯模拟信号处理不能完成生物信息的提取和量化，必须借助数字信号处理技术才能量化或计算出生物信号中的有用信息。在进行数字信号处理之前需要将信号从模拟域转换到数字域。将时间-幅值都连续变化的模拟量转换为时间点-数字代码的离散数列的过程称为模数转换。模数转换是对模拟信号的重要处理技术，需要经历取样、保持、量化和编码四个阶段，由模数转换器（analog to digital converter, ADC）来完成。

1. 取样和保持　取样-保持电路可以将输入连续的模拟量转换为时间上离散的信号。如图 34-29 所示，场效应管 V 为取样控制器，电容 C 为电荷存储器，运算放大器为电压跟随器。当取样脉冲 S(t) 高电平时，场效应管导通，电容 C 上的电压 $U_0'(t)$ 跟随输入电压 $U_i(t)$ 变化，输出电压 $U_0(t)$ 等于输入电压 $U_i(t)$。当 S(t) 为低电平时，场效应管截断，采样停止。由于电压跟随器的输入阻抗很高，C 存储的电荷无法泄漏，C 上的电压能保持不变，所以 $U_0(t)$ 也保持不变，一直保持到下个取样脉冲到来。这样取样的模拟信号为一个正弦波时，取样保持电路的输出信号变为离散时间点上的一系列电压值。采样次数少就会丢失模拟信号的信息。为保证取样信号的准确，取样频率必须高于模拟信号的变化速度。转换时间越短，单位时间内取样次数越多，对原始信号的保真度越高。理论上取样频率越高，信号失真越小。目前中速 ADC 转换频率上千赫兹，高速 ADC 取样频率可上兆赫兹，转换时间在 50ns 以内。

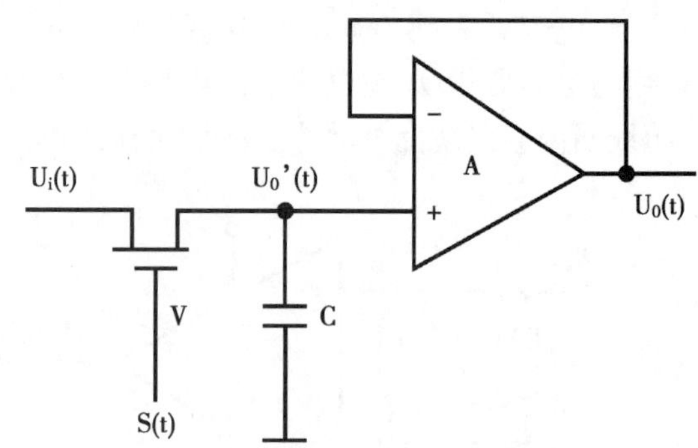

图 34-29　模数转换的取样和保持电路

2. 量化和编码　量化是将采集的系列电压值 $U_0(t)$ 转换为数字量的过程。为此需要设定最小量化单位⊿，每个电压值 $U_0(t)$ 都要除以最小量化单位⊿，由于 $U_0(t)$ 不一定被⊿整除，通常采用舍尾和四舍五入法取整。将取整的结果转化为相应代码的过程称为编码，如二进制码。ADC 最终输出结果是一系列量化的代码。例如,设最小量化单位为 0.1V,某时刻取样电压为 0.3V,量化结果是 3 ⊿,输出二进制编码为 011。由于量化总是将模拟量转换成最小量化单位的整倍数,量化结果与模拟信号 $U_0(t)$ 相比会存在一定误差。所以量化单位越小,编码位数越多,ADC 输出的分辨精度越高。目前高精度 ADC 转换精度可达 24 位。

模数转换将时间-电量连续信号转变为时刻-代码离散信号,为进一步从信号中提取有价值信息提供了技术前提。理想的模数转换后,时刻-代码坐标图轮廓图像应与原始信号一致。如图 34-30。

数模转换器与模数转换器功能相反,是将数字信号转变为模拟信号的电路元件。基本原理见图 34-31,电子开关阵列将二进制代码数字信号转变为开关的闭合位数,电阻阵列根据电子开关的开放数形成不同的输入电流,经模拟电压跟随器线性放大和电容滤波后,即可将离散的数字信号转变为连续的模拟信号。

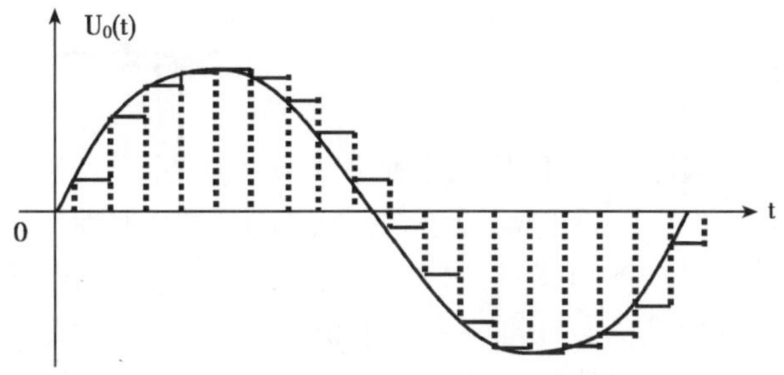

图 34-30　模数转换取样保持后的图像

模数转换器的输入电路属于模拟电路,但输出端为数字电路。而数模转换器输入数字信号,输出端则属于模拟电路。所以说模数转换器和数模转换器是模拟电路与数字电路的交界性元件。

如果模数转换取样时间长,次数少,就会使输出信号的频率、相位和幅度都发生畸变。如图 34-32,原始信号为 50Hz 正弦波,周期为 20ms。如果取样频率为 60Hz,取样周期为 13.3ms,结果输出的正弦波与输入信号面目全非。

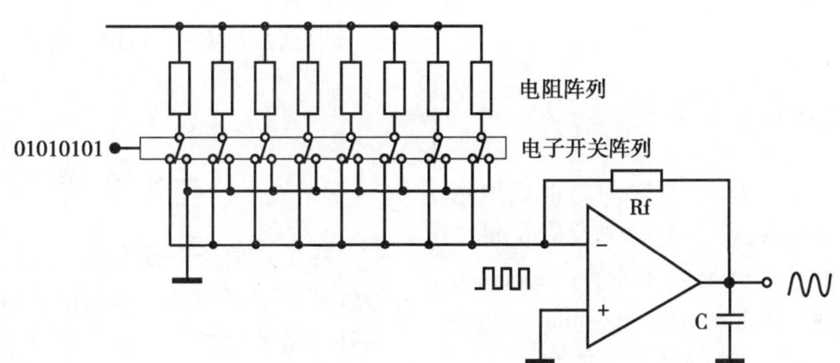

图 34-31　数模转换电路的原理示意图

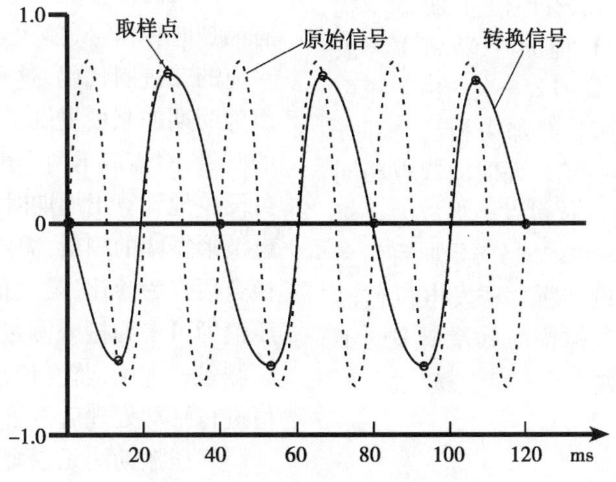

图 34-32　取样频率低,输出信号畸变

第4节　数字信号处理

随着大规模集成电路和数字计算机的飞速发展,加之20世纪60年代以来数字信号处理理论和技术的成熟和完善,用数学方法来处理信号已逐渐取代模拟信号处理。广义来说,数字信号处理是研究用数字方法对信号进行分析、变换、滤波、检测、调制、解调以及快速算法的一门技术学科。随着信息时代、数字世界的到来,数字信号处理已成为一门极其重要的学科和技术领域。生物数字信号处理是利用计算机或专用数据处理设备对模数转换后的数字信号进行计算和测量,提取有价值生物信息的技术过程。由于数字信号处理技术借助现代计算机硬件平台,技术处理过程均可以通过程序软件完成,虽然执行速度慢于模拟电路,但具有灵活、精确、硬件成本低的突出优点,都是模拟信号处理技术无法比拟的。本节简要介绍监测仪中叠加、平均、测量、频谱分析、相关统计计算等常见的数字信号处理过程。

一、叠　　加

在物理学的任何线性系统中,时间与地点给定情况下,由两个或多个刺激产生的合成反应是每个刺激单独产生反应的和。称为叠加性质(superposition property),也叫叠加原理(superposition principle),在数学中,这个性质更常被叫做可加性。

微弱的生物信号常常淹没在噪声之中,无法在模拟放大处理中提取。根据叠加原理我们可以将这样的信号进行上百次叠加,提取有用信号,抑制干扰噪声信号。例如听觉诱发电位监测时,将每次声波刺激后100ms内的信号依次叠加256次。由于噪声在时间和相位上具有随机性,在叠加中相当一部分噪声会因为相位相反而数学抵消。而时间起点相同的有效诱发电位信号因相位一致得以叠加放大。然而,噪声中也会有偶然相位一致的成分,叠加后仍会有一些无关信号干扰监测,例如听觉诱发电位监测时耳机脱落后,还会显示一些振幅高低差不多的不规则波形,并报出没有诊断价值的错误指数。

二、平　　均

生物信号振幅、频率、相位常常具有较大的变异范围,在进行参数测量前必须经过平均计算。例如脉搏血氧监测中,吸光度的波动性对脉率测量是一种有用的信号,但对于血氧饱和度的测量却是一种烦人的干扰。为了取得稳定的饱和度测量结果,通常采用取平均数计算的测量方法。但是患者体动导致的光路距离和静脉脉动变化,均具有很高的信号强度,是很难排除的干扰。增加平均计算的信号数据量能够降低偶然干扰的影响。然而,如果仪器需要一个较长的时间进行平均值计算,会延长急性血氧饱和度改变的反应时间。例如在患者急性缺氧时,监测仪 SpO_2 保持正常值的冻结现象。目前多数脉搏血氧监测仪允许用户选择平均计算时间,如10秒或30秒。选择时间短,饱和度报数不稳定,但有利于及时发现意外情况,平均计算时间长,饱和度报数稳定,但可能出现患者已经发绀,SpO_2 饱和度报数正常的尴尬情景。未来产品需要采用更加复杂的算法来识别并排除这些偶然伪差。

三、测 量 计 算

在生物信号中提取我们感兴趣的信息是数字信号处理的重要任务。函数图象特征点的识别是数字信号测量的关键。数字信号处理中常常选择数字信号的零位基线、最大值、最小值或 dv/dt 最大值等特征数据作为测量的起止点。

时间的测量最为基础,一般来说,计算机中都具有晶振时钟信号,模数转换输出的是与时刻序列相对应的二进制代码,这种以时间为自变量的二维数组为间期的测量提供了方便。比如心电频率和脉率的测量,只需取得两个最大数据之间的时间间隔,即可简单地计算出周期时间和每分钟频率。再比如心电波形振幅的测量,需要将1mV标准电压的模数转换数值作为参比,最大值与基线值的差除以标准电压值即可得到振幅测量值。为了排除噪声干扰,提高测量稳定性,监测仪总是要对有限多的信号测量值进行平均处理后再予以输出显示。

气压振动法无创血压监测的压力换能器持续监视袖带内压力复合信号,经滤波和模数转换后,可以得到与时间顺序对应的缓变压强值和突变压力脉冲数据组成三维数组。与第一个振动信号对应的缓变压强为收缩压,最大振动对应的缓变压强为平均压。随后袖带内压强降低过程中,动脉压相关振动逐渐减小,不易鉴别舒张压。舒张压需要通过收缩压和平均动脉压的已知关系推算出来。

正常生理条件下,在已知收缩压和舒张压的情况下,

平均压=舒张压+(收缩压-舒张压)/3

据此可以推导出,在已知收缩压和平均压的情况下,

舒张压=(3 平均压-收缩压)/2。

由于这样的计算方法,在测量期间患者体动或术者靠压袖带干扰时常常造成平均压和舒张压的偏差。

四、相关分析计算

脉搏血氧计最困难的工程问题是怎样从大量干扰信号中识别动脉脉搏图形的波动吸光度。典型的 SpO_2 吸光度图谱如图 34-33 所示,包含了各种组织成分对透射光的吸收。脉搏容积波基线以下稳定的吸光度代表静脉、毛细血管和非波动性动脉血对光的吸收。包括动脉血管的脉动性扩张,增加了光路长度形成波动的吸收峰值,所以只有图像顶端波动的吸光度信号包含动脉血的光吸收特性。脉搏血氧计将各种组织和静脉血的光吸收归纳为静止信号,将动脉的光吸收归纳为波动信号,并确认只有波动性吸光度 AC 部分含有血氧饱和度信息。所以模数转换后得到的非搏动性吸光度为最小吸光度,平均值为 DC。最大吸光度值减去 DC,得到波动性吸光度信号 AC,相当于波动性的动脉血光吸收值。然而 AC/DC 不是血氧饱和度的数值。于是设计者对两种波长下的 AC/DC 比值进行计算,得到与血氧饱和度具有一定函数关系的系数 R。

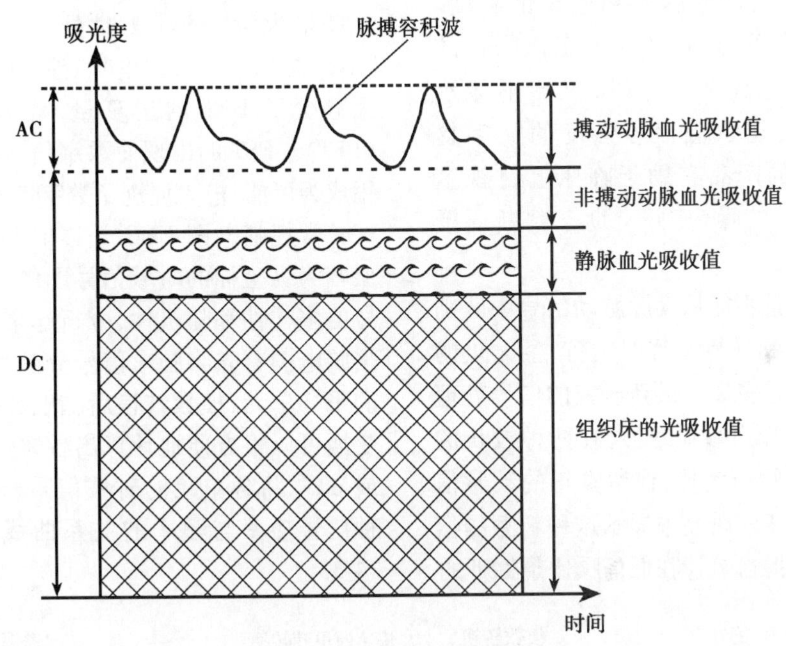

图 34-33　SpO_2的吸光度信号分析

$$R=\frac{AC660/DC660}{AC940/DC940}$$

尽管 R 还不能直接指示血氧饱和度,但经与血氧饱和度金标准测量值的相关回归分析,证明 R 与血氧饱和度之间呈非线性负相关。比如 R 值范围在 0.4~3.5 之间。R=3.4,SpO_2=0%;R=1,SpO_2=85%;R=0.4,SpO_2=100%。

虽然每个制造商精确的校正曲线都未公开,但所有的商业脉搏血氧计采用的计算表都以健康成人志愿者的实验研究为基础。这些工作曲线非常相似,如图 34-34 所示。这样的相关工作曲线以表格的形式存储于血氧仪的程序中,使用中根据 R 值直接在程序中查表获取对应的 SpO_2。

周围循环低灌注情况下,由于换能器检测到脉动吸光度信号很小,信噪比很低,常见的脉搏血氧计会尽可能的放大这个信号,并根据放大的吸光度比值估算血氧饱和度,结果由于噪声常常使红光和红外线信号相等,使两者比值 R 总是接

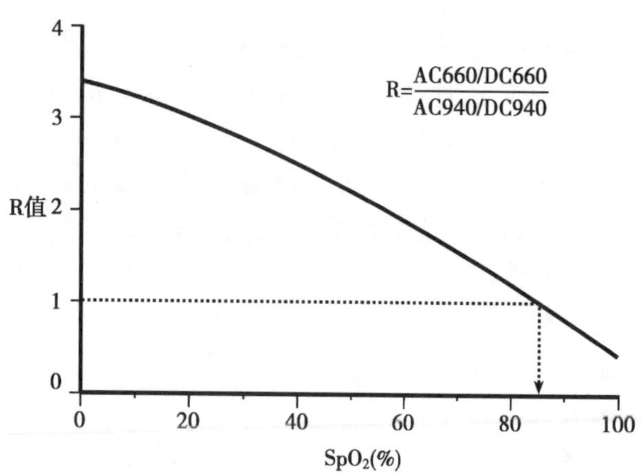

图 34-34　R 值与 SpO_2 的相关曲线

近于 1,结果 SpO_2 显示总是在 85% 左右。这种现象还可以在早期的脉搏血氧计上演示出来。将一纸片放置在 SpO_2 传感器指夹中,一些放大背景噪声的早期产品在搜索脉搏时,会自动增加放大倍数,直至最终报出纸片的脉率和血氧饱和度。为了防止这种人为误差,近代产品预定信噪比的最小值。发现信噪比低于指标时,仪器不显示 SpO_2,一些产品还会显示低信号强度的文字提示。显示脉搏波形的产品有助于临床上目视鉴别那些振幅频率异常的噪声,并有助于判断周围循环的状况。

常见的脉搏血氧计不能从动脉脉动信号中区别静脉脉动信号。在受到外界干扰时,会产生大量的低 SpO_2 报告,甚或信号丧失。最新研究的信号处理算法能够计算出静脉噪声参比信号,在两种波长的光吸收度信号中减去噪声参比,保留真正的动脉信号。成人志愿者和临床前研究中提示这种新型的信号提取算法提高了脉搏血氧计在低信噪比条件下的检测成功率。

五、频谱分析

频谱分析是在频域中描述杂乱波形信号特性的数学分析方法。随机信号本身在时域中是不确定的,但它的相关函数却肯定存在。在信号均值为零时,它的相关函数通过傅里叶变换可以表示为随机信号的功率谱密度函数,一般简称为功率谱。这一数学理论认为:任何一个周期性信号 $f(t)$ 都是由很多振幅不同、相位不同、频率不同的正弦函数和余弦函数组成的。

$$f(t)=\frac{a_0}{2}+\sum_{n=1}^{\infty}(a_n\cos n\omega t+b_n\sin n\omega t)$$

根据这个原理可以通过傅里叶变换将看似杂乱无章的生物信号由时域信号转变为频域信号,但其计算量太大,很难实时处理。1965 年,Cooley 和 Tukey 提出了离散傅里叶变换(DFT)的快速算法,大大减少了 DFT 的运算量,称为快速傅里叶变换(FFT)。FFT 的出现使数字信号频域分析的实际应用成为可能,极大促进了数字信号处理学科的进步。

常规脑电图 EEG 是以时间为横坐标,脑电波振幅为纵坐标的时域信号图像,由于这种生物电信号的多样性和随机性,分析起来十分困难。现代数据脑电图首先将脑电信号分解为一系列 2~4 秒长的采样单元,模数转换后脑电数据通过快速傅里叶变换可以很方便地计算出各频带下的电量强度 μV 或 μV^2,将各单元的时域信号转换为频域函数,这种信号功率与频率的关系曲线即为功率谱,见图 34-35。

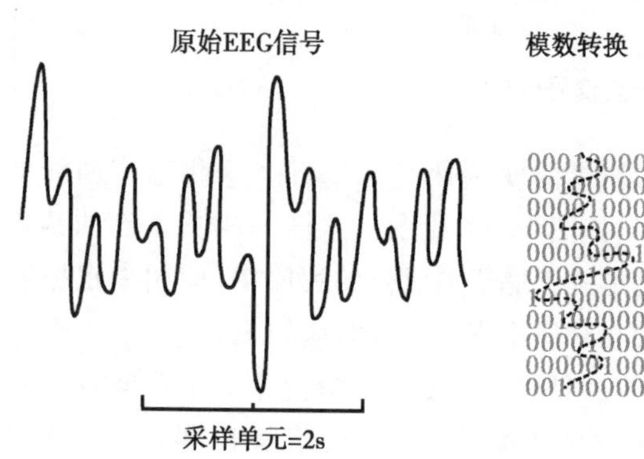

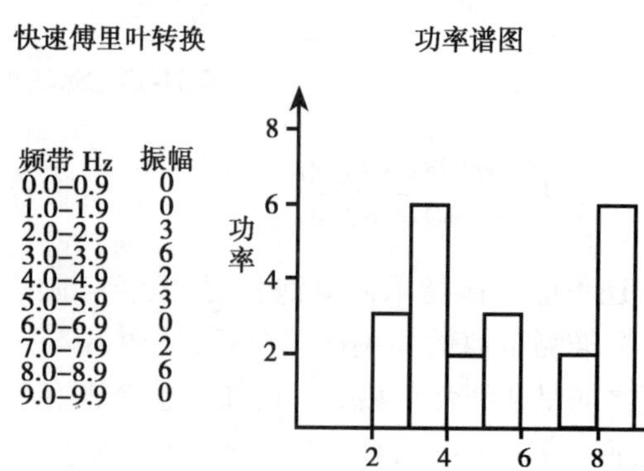

图 34-35　频谱分析的四个过程

脑电功率谱分析(EEG power spectrum analysis, PSA)按照上述四个技术步骤将原始脑电图的时域信号转化成频域信息,然后以频率为横坐标,脑电功率为纵坐标即可做出脑电功率谱图,见图 34-36。把随时间变化的脑电波电量变换为随频率变化的脑电功率谱图,可以反映脑电信号在每一个频带的分布特征,从而获得许多对麻醉管理有价值的脑电信息。

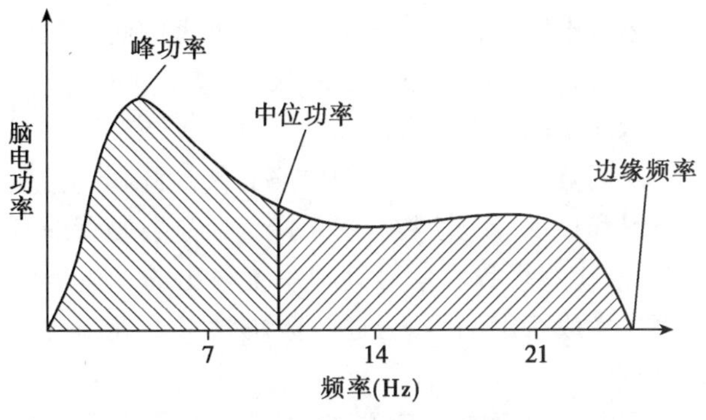

图 34-36 脑电功率谱图

脑电双频谱分析(BIS)是功率谱分析以后,进一步采用非线性相位锁定原理对来自傅里叶变换的脑电波信息进行逐级回归分析处理,两次频谱分析之后的数据可以提取出更多与麻醉深度相关的脑电信息,并能更好地排除干扰信号。

六、指数化运算

为了能够方便地应用于医学临床,数字信号处理还可以采用赋予变量一定系数的运算方法,将图像波形转化为具体的指数。比如,BIS 对全身麻醉中 EEG 的不同特征进行分析,对时域、频域和高阶谱变量(双谱分析)三种特性的 EEG 进行定量分析,通过特定的非线性算法,将有用信号综合成一个无量纲数字,称为双频谱指数(bispectral index),用于表示大脑的抑制程度。目前 BIS 指数(bispectral index)已经成为反映麻醉深度变化的量化数据。

如图 34-37 所示,听觉诱发电位(AEP)监测的指数运算比较简单,原理是观察波段内分为 256 个点,逐一测量相邻两点间的电压差,累加值赋予适当的系数 k,使之在清醒状态下,指数为 100。随着麻醉加深诱发电位波形振幅降低,由于相邻两点间电压差随之减少,结果指数下降,达到指示麻醉深度的目的。

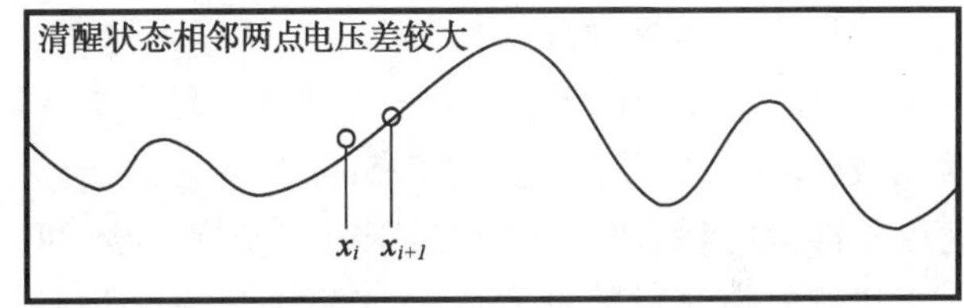

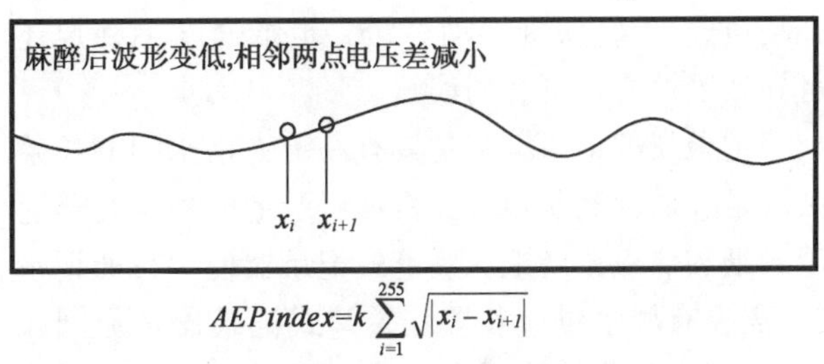

$$AEPindex=k\sum_{i=1}^{255}\sqrt{|x_i-x_{i+1}|}$$

图 34-37 听觉诱发电位指数运算原理

第 5 节 信号显示系统

信号显示系统是将信号处理系统从原始生物信号提取出来的测量信息通过一定方式展示给使用者的专门设备。信号显示系统提供的可视信息主要有图像和数据两种形式。早期的监测仪信号显示主要以波形图像为主,图像中的时间和振幅信息需要医师进行手工测量来取得,例如 Q-T 间期、心率和心电电压等。随着数字信号处理技术的发展,数字化的图像识别技术越来越多地取代了手工测量,以至于今天的我们可以不用脚规和计算尺就可以直接看到实时变化的生理数据。按照工程学原理现代监测仪的信号显示系统可分为纸质记录仪、数码显示器和屏幕显示器三种形式。

一、记 录 仪

记录仪是将一个或多个随时间变化的波形信号记录到纸质媒介的专用设备。通常由功率放大器、电流计、记录笔、直流电机驱动的机械走纸系统组成,见图 34-38。早年的监测仪没有数字信号处理,模拟信号经功率放大后直接驱动电流计,将电量的强弱转变为电流表指针(相当于记录笔)的偏转角度。早期的记录仪容易发生基线漂移,甚至电流计指针极度偏转到一侧,无法显示信号。

直流电机驱动的走纸系统是将电量振幅回归到时域信号的装置。记录时记录纸按照一定速度移

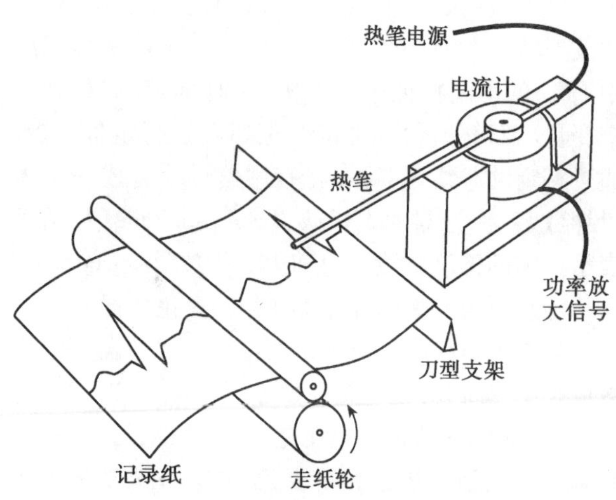

图 34-38　热笔记录仪原理示意图

动,即可将电流计指针的上下运动转变为随时间变化的波形。医学界常规采用 25mm/s 的走纸速度。频率较高时可以选用 50mm/s 走纸速度。较低频率检测或长时间观测可以选用 12.5mm/s 速度。走纸速度不准确(过快或过慢)相当于时间坐标改变,可以直接造成频率测量的误差,如走纸速度慢会误判心动过速,走纸快则心动过缓。走纸速度不稳定还可导致窦性心律不齐的误解。

记录仪的记录纸都是具有一定方格水印的长条纸。常卷成圆筒状包装。根据记录笔的性质有普通记录纸和热敏记录纸。墨笔式记录器使用普通记录纸,需要有墨水供应装置。墨笔式记录器常见圆弧失真,墨水装置故障还会造成记录不清和图像污染现象。医学临床常用热笔记录仪,其电流计指针呈筒状,内有电阻丝加热,必须使用热敏记录纸。这种记录纸涂有一层白色的腊膜,在记录纸经过刀形支架时,热笔划过的部位蜡膜融化,露出黑色的纸基,避免了弧形失真。但这种记录纸保存时间不长。潮解和温度变化可以使热敏纸的记录痕迹完全消失,不具备纸质硬拷贝可以永久保存的文档属性。现代监测仪多借助通用计算机系统,将记录信息转化为文本格式,用打印机替代了普通记录仪,为原始记录的规范化提供了良好的设备。

二、数 码 显 示

数码管是专门用来显示阿拉伯数字的显示输出元件,近年来主要使用 LED 数码管。常用的 8 段数码管由 7 个 LED 分别构成 8 字的七个字段,还有一个 LED 构成小数点。根据显示位数需要可以将数个数码管并排使用。

按发光二极管管脚连接方式分为共阳极数码管和共阴极数码管。共阴极数码管将所有字段的发光二极管阴极接到一起形成公共阴极(COM)。应用时将公共极 COM 接到地线上,各字段的阳极为低电平时,相应字段不亮。当某一字段发光二极管的阳极为高电平(+5V)时,相应字段就点亮。从而通过译码驱动电路可以用来将数字信号处理的测量数据显示出来,如温度、血压、心率等数字参数,有时还可以显示简单的英文字母。

译码器为一种组合逻辑电路器件,可以分为:变量译码和显示译码两类。显示译码器是数码管的专门配件,能够将数字信号处理系统输出的二进制编码直接译成特定的编码,通过数码管以十进制的形式显示出来。

根据数码管的驱动方式,可以分为静态驱动和动态驱动两类。静态驱动编程简单,显示亮度高,但硬件电路复杂。数码管动态驱动时,通过位选通电路控制数码管轮流显示,每位数码管的点亮时间为 1～2ms,由于人的视觉暂留现象及发光二极管的余辉效应,只要扫描的速度足够快,给人的印象就是一组稳定的显示数据,不会有闪烁感,动态驱动显示功耗低,并能够节省大量的接口电路资源。所以数码管动态驱动应用最为广泛。

三、屏幕显示器

波形图像的传统记录需要医师手工测量才能提取出临床需要的数据,数码管只能显示数据,但不能显示波形图像,都难以令人满意。临床需求和计算机技术的高度发展使现代监测仪器选择了通用计算机的屏幕显示器作为信号显示系统。这是一种能够通过屏幕输出各种可视信号的显示工具。已经广泛用于各种技术领域作为显示输出设备。传统阴极射线管(CRT)显示器正在让位于液晶(LCD)显示器和发光二极管(LED)显示器。数字化显示器的基本原理是将屏幕划分为有限多的小方点,这种最小影像单位称为像素(pixel),像素越多分辨率越高,图像越清晰。比如计算机显示器常用 800×600 的分辨度。通用计算机系统通过特定的显示卡电路单元,将监测仪数字信号处理系统的输出信号整理转换成为适合屏幕分辨率的点阵显示文件,每一幅屏幕的点阵文件为一帧。屏幕上的每一个像素按照点阵指令点亮或熄灭,相关的亮点即可连成线,构成画面。不仅能够显示波形图像,还能提供完美的数字显示和文字提示。通过不断更新点阵文件即可显示活动图像。活动画面显示如同数码管动态驱动原理,当更新频率足够快时,即可看到连续的活动图像,比如计算机显示器常用 60Hz 的更新频率,即每秒更新 60 帧屏幕画面,观察者看到的即为稳定的活动图像。

借助通用计算机强大的信息存储和处理功能,我们还能在监测仪一帧屏幕上看到患者几个小时期间的生理变化趋势,甚至是几天前事件的发生过程。看到细致的心脏解剖断层也已经不是幻想。比如超声心动图的计算机辅助断层扫描图像。通用计算机显示器为现代监测仪提供了功能齐全的信息显示功能,也为用户提供了友好的释读界面,触摸屏技术更是锦上添花为医师提供了方便的操作平台。这说明医学监测仪的技术发展不是孤立的,也说明医学监测仪器的发展依赖于基础工业的进步。

现代信息处理、储存和传输技术的发展已经为麻醉监测的网络化信息管理提供了技术可行性。麻醉监测信息管理系统已经能够成为数字化医院平台的成员。将来还会有新的生物信号采集技术帮助我们去认知更有价值的生理信号,还会有新的数学计算方法帮助我们从检测信号中获取更有意义的生命信息。今天的医师在欣赏现代监测仪器屏幕画面时不要忘记:

1. 你所看到的数据和图像不是生物信号的原始状态,而是历经了传感、换能、放大、滤波、模数转换、数学计算,数模转换、模拟成像等一系列技术处理后重建的图像和测量数据。他们与原始生物信号可能存在一定的差别。

2. 因为生物信号处理,特别是数字化的信号处理需要经历一定的分析计算时间,你所看到的图像和数据可能是 10 秒以前,甚至是 5 分钟以前的生理数据,所以,永远不要用监测仪上的正常数据和图像否决你在患者身上听到、看到或摸到的异常情况。

3. 当你看到奇怪图像或数据时,不要责怪监测仪出了什么毛病。这些偶然一过性的奇怪图像和数据主要来自信号采集系统,比如体表电极或传感器的松动和脱落,血压袖带的碰触等。所以,在视触叩听评估患者的同时别忘了检查电极和传感器。

4. 监测仪的频繁报警是令人烦恼的情况,这些报警往往来自不适当的报警阈值设定。常见情况为低限设置太高、高限设置太低,比如心动过速患者心率报警上限还是设在 120bpm;单肺通气阻力大,气道压报警上限还是设在 20cmH$_2$O。所以,在排除患者异常的情况下,别忘了调整报警设置。

5. 在监测仪显示消失情况下,不能忘记自己的临床体检基本功,手不离脉搏的古训依然不失临床价值。

（赵嘉训　刘长明）

参 考 文 献

1. Ronald D. Miller Miller’s Anesthesia. 6th ed. Philadelphia: Churchiu Livingtong,2005.
2. Ronald D. Miller Miller’s Anesthesia. 7th ed. Philadelphia: Churchiu Livingtong,2009.
3. Barash PG,Cullen BF,Stoelting RK. Clinical Anesthesia. 3th ed. Lippincott-Raven,1996.
4. Jerry AD $ Susan ED. Understanding of Anesthesia Equepment. 4th ed. Williams $ Wilkins,1998.
5. 庄心良,曾因明,陈伯銮. 现代麻醉学. 第 3 版,北京:人民卫生出版社,2008.
6. 赵嘉训. 麻醉设备学. 第 3 版. 北京:人民卫生出版社,2011.
7. 蔡增基,龙天渝. 流体力学泵与风机. 第 4 版. 北京:中国建筑工业出版社,2008.
8. 李启炎、李维波,模拟信号处理. 北京:中国电力出版社,2005.
9. 姚天任,孙洪. 现代数字信号处理. 武汉:华中科技大学出版社,1999.
10. 瞿安连. 电子电路. 武汉:华中科技大学出版社,2010.
11. 希林,彼罗菲. 电子电路:分立与集成. 北京:中国农业机械出版社,1984.
12. 林国荣. 电磁干扰及控制. 北京:电子工业出版社,2003.
13. 王志功,陈莹梅,集成电路设计,北京:电子工业出版社,2009.
14. 谢世健,李桂宏. 集成电路设计宝典. 北京:电子工业出版社,2006.
15. (美)申戈尔德(D. H. Sheingold)著,模数转换技术. 杜毅仁译. 南京:江苏科学技术出版社,1982.
16. 高光天,薛天宇. 模数转换器应用技术. 北京:科学出版社,2001.
17. 滕旭,胡志昂. 电子系统抗干扰实用技术. 北京:国防工业出版社,2004. 06.

18. 刘振安.微型机应用系统抗干扰技术.北京:人民邮电出版社,1991.

19. (美)Ned Mohan Tore M. Undeland William P. Robbins, Power Electronics: Converters, Applications, and Design. 北京:高等教育出版社,2004.

20. Frank d. petruzella. programmable logic controllers. 2st ed. glencoe mcgraw-hill,1998.

第35章　麻醉深度监测

麻醉学已经经历了一个半多世纪的发展，但是学科的最基本问题仍未得到解决，就是麻醉深度的定义和监测。在肌肉松弛药应用于临床之前，麻醉医师常担心麻醉过深所带来的危险。肌肉松弛药带来平衡麻醉的诞生，全身麻醉深度趋于偏浅，麻醉医师又担心手术中知晓等并发症。随着时代的进步和患者对医疗服务期望值的增高，人们不仅要求麻醉医师在全身麻醉中保证患者意识消失、无痛、肌肉松弛和避免并发症，还要求能够精确地应用适量的麻醉药物，缩短患者麻醉后恢复时间或出院时间，达到最佳的麻醉恢复质量和术后死亡率的降低。近年研究发现，麻醉过深与术后死亡率增加有关。全身麻醉深度的精确监测和判断成为了一项亟待解决的课题。

第1节　麻醉深度的概念

乙醚麻醉的发现是人们努力寻求使患者摆脱对伤害性刺激的疼痛感受和反应的结果。最初只使用“乙醚化”(etherization)这个词来描述患者吸入乙醚后的药理学表现，而没有其他的术语可以采用。不久，人们引入希腊语“麻醉”(anesthesia)和“昏迷”(narcosis)来描述“乙醚化”。希腊语“麻醉”的含义是感觉缺失(without feeling)，“昏迷”的含义是昏睡(stupor)和麻痹(paralysis)。这些术语所要描述的内容在于两方面，乙醚化使患者无体动，同时没有不愉快的伤害性感受。

最初的手术患者除了要求无痛之外，对意识是否消失并无更高的期望。然而，乙醚、氯仿和许多随后临床应用的吸入麻醉药随着吸入浓度的增加，患者的意识首先消失，然后才产生明显的或完全的镇痛作用。这样意识消失很快被认为是全身麻醉重要的和所希望的成分之一，因为从临床角度看无意识的患者在手术中不会焦虑也不会记住疼痛，这不仅有益于患者，而且可促进手术的进行。疼痛是一种主观感觉，无意识的患者不会感觉到疼痛。虽然无意识的患者对伤害性刺激无外显记忆，但是仍可能存在有内隐记忆，同样可导致心理创伤或手术后慢性疼痛。而且，作为对组织损伤的反应，不仅疼痛相关受体可发生改变，而且大量的化学介质亦可从细胞释放，例如细胞因子、生长因子、激肽、嘌呤、胺类、前列腺素类化合物和离子，这些化学介质均不利于机体的恢复。

乙醚和氯仿作为单一的麻醉药物用于临床长达100多年，它们作为一个单一的化学物质能够获得临床全身麻醉所有的必须成分，如无意识、镇痛、遗忘、抑制应激和肌肉松弛。1937年，Guedel提出了经典的乙醚麻醉分期，使人们对麻醉深度的掌握有了一个规范化的认识。然而，现代平衡麻醉概念的应用，使乙醚麻醉分期失去了临床意义。平衡麻醉由针对不同麻醉成分的药物联合应用来达到，提高了麻醉的安全性，却使人们对麻醉还有无深度和如何监测麻醉深度产生了疑问。

一些学者认为麻醉是一种药物诱导的意识消失状态，在这种状态下，患者既不能感知又不能回忆伤害性刺激。而意识消失又是全或无的，因此麻醉没有深度概念可言。然而，即使平衡麻醉是采用多种药物来达到不同的麻醉成分，但是各自仍然保留着“深度”这一临床特征，例如清醒程度(镇静评分)和脑的认知功能(外显记忆、指令反应、内隐记忆)随着麻醉药浓度增加而呈逐级变化;伤害性刺激诱发的血流动力学反应和神经肌肉阻滞的程度也都存在剂量依赖性特征。

现代全身麻醉大多是联合应用镇痛药物、催眠药物和肌肉松弛药。各种药物的使用剂量相对独立,单一的参数不足以判断麻醉是否合适。这样全身麻醉深度的概念在现代麻醉下受到了挑战。目前已经发展了一些仪器对全身麻醉中各个麻醉效应的成分如肌肉松弛、应激反应和催眠等,分别同时加以监测,以保证达到临床麻醉的目标。但是,尚无单一的客观指标整体量化麻醉深度。因此,麻醉深度的定义不能被简单化和统一化。

麻醉深度定义的复杂性给监测麻醉深度带来了困难。虽然无共同认可的麻醉深度定义,但是在实践中已经达成共识的临床麻醉目标。所谓麻醉深度的监测是研究各监测指标与麻醉各目标点的关系。研究的困难在于以临床麻醉的各个目标点为标准来评价监测指标的效能,虽然给麻醉深度监测带来了一线希望,但是这些临床目标点的生理来源不一,具有异质性,不能成为一个统一的实体,监测一个目标点很有效的指标不能用于另一个目标点的监测,或者监测效能很弱。这就决定了该监测指标仅能局部地反映麻醉深度,在一定的条件下才有意义。其二,研究中所使用的有关术语缺乏固定的准确内涵,例如意识、知晓的定义至今仍有争议,它们与指令反应、手术后记忆的关系常常被混淆。这就导致了不同的研究很难进行横向比较,也限制了该领域的进一步深入研究。面对困难,学者们还是进行了艰辛的探索,在临床麻醉和实验研究中发展了一些指标,试图揭开麻醉深度的神秘面纱。

第2节 监测麻醉深度的意义与思路

一、麻醉深浅是麻醉的本质

现代医学发展到今天,麻醉医师可以根据病情需要监测机体各个系统的功能指标,却唯独对麻醉药作用的靶器官没有监测或没有常规监测。这固然与大脑功能过于复杂,目前还缺乏理想的监测手段有关。也与麻醉医师的思想观念有关。其实麻醉深度的监测是与生俱来的。自麻醉诞生,实施麻醉时对患者生理功能的观察本质上就是观察麻醉的深浅。然而,想要真正了解麻醉深浅却并非易事。一例患者在全身麻醉下,切皮时发生体动反应。外科医师说:患者动了或患者醒了。然而术后认真调查,患者没有对术中任何事件的回忆。说明体动仅是脊髓反射,与麻醉诱导的意识状态无关。又如,一个麻醉医师认为他实施的麻醉很满意,患者的血压、心率等生理指标非常平稳。但是术后随访,患者却抱怨说他对在手术中发生的事情全都知道。

近年来自美国麻醉医师协会(ASA)的调查,手术患者对麻醉最担心的事件是:失去记忆、术中知晓、术后疼痛、术后恶心呕吐和死亡。5项中2项与脑功能和麻醉深度相关。与近年ASA提出的五条麻醉应达到的目标:避免术中知晓、最佳的麻醉恢复质量、维持理想的血流动力学、避免术后神经认知功能障碍和避免术后死亡率,大相径庭。

ASA将避免术中知晓定为麻醉的首要目标。然而术中知晓的发生率并不高,国外约为0.1%~0.2%,国内大样本多中心的调查,术中知晓的发生率为0.41%。但是全身麻醉中发生知晓会对患者造成心理学后遗症,包括心理和行为的异常,如睡眠障碍、焦虑多梦以及精神失常等,这种精神症状可持续数月或数年,常需进行心理治疗。严重者可发展为创伤后应激紊乱(PTSD)。PTSD是指经历创伤事件后患者思维与记忆中不由自主地反复涌现创伤性情境、逃避以及生理过激反应等为特征的一系列综合征。最新统计数据显示约22%的术中知晓患者出现后遗症。Myles牵头的B-Aware研究,对研究中发生术中知晓的患者随访,发生PTSD的比例为71%,明显高于对照组(12%)。症状持续平均4.7年。可见,发生术中知晓的患者易于出现后期心理障碍,PTSD发生率高且持续时间长。术中知晓会给患者造成不愉快的手术麻醉体验,并导致严重的后遗症。因此术中知晓不仅是患者担心的问题和严重的麻醉并发症,同时对麻醉医师来说也是医疗纠纷的原因之一。美国针对麻醉医师的诉讼有2%是关于术中知晓,并高额赔付。

预防术中知晓并不代表可以在术中维持过深的麻醉。目前有越来越多的证据表明深麻醉可能与远期发病率和死亡率有关。研究发现术后死亡率与累计低BIS值(脑电双频谱指数)麻醉持续时间有关。

2005年，Monk等人首先指出手术中累计深睡眠持续时间（累计低BIS值持续时间）是非心脏大手术术后1年死亡率的独立预测因子。此后一些关于BIS监测预防术中知晓的临床研究，根据随访和对资料的二次分析，也证实死亡率与深睡眠存在相关性。在这些数据追加分析中，Lindholm等发现BIS值小于45的累计时间与术后2年死亡风险增加有关。Myles等用BIS预防高危风险患者知晓的B-aware研究，随访发现，非低BIS组患者的死亡率及发病率（心肌梗死及中风）与低BIS组（BIS<40持续大于5min）相比明显降低。Kertai等B-Unware研究的数据追加分析同样证实了累计低BIS持续时间与术后死亡率相关。在这项研究中，17.8%的患者在进行心脏手术后3年内死亡，术中BIS值低于45的持续时间每增加1h死亡风险增加29%。此外，Watson等发现ICU患者在使用镇静剂后，经历爆发性抑制的患者与没有经历爆发性抑制的患者相比，6个月死亡率明显升高（59%比33%）。一组来自神经科ICU昏迷患者的资料也显示，住院期间死亡的昏迷患者BIS明显低于生存的昏迷患者（51.1%比74.5%）。

意识到这个问题后产生了各种各样的疑问。BIS作为深麻醉的唯一客观指标本身存在局限性。高危患者对麻醉药的敏感性高于健康的患者。因此相同麻醉下术中低BIS值可能只是并存疾病和高危风险的一个标志，优化术中的BIS水平未必能改善高危患者的预后。但是既然发现催眠状态和远期死亡率之间存在着联系，值得重视和探讨这一问题。

人为的失误也需要麻醉深度监测的预警。有过这样的教训，患者入手术室后，麻醉机面罩吸氧。还没给药就发现神志淡漠到意识消失，面罩紧闭吸氧，并紧急请上级医师和神经科医师会诊。随后自主呼吸也减弱，决定气管内插管，拿开面罩时，闻到麻醉药的味道，才发现七氟烷挥发器没有关闭。类似的机械和设备故障也有发生，如果有常规的脑功能和麻醉深度监测的客观指标，将极大提高临床麻醉的安全性。

二、监测给药指标是麻醉深度监测的重要组成

麻醉深度是麻醉药物的抑制与伤害性刺激的激惹之间相互作用的一种中枢神经系统状态，取决于麻醉药、镇痛药的效能和手术刺激强度的平衡。手术刺激增强、药效不足，均可以引起麻醉深度和意识水平的变化。米勒麻醉学（第7版）认为，麻醉深度可以被定义为用药物消除对刺激的反应性的概率，并要取决于刺激的强度和抑制反应性的难度。实际上是强调用麻醉药的最低肺泡有效浓度（MAC）、半数有效剂量（ED_{50}）、半数有效浓度（C_{50}）的概念来衡量麻醉深度。因此应该重视监测麻醉给药指标的作用，虽然他们不是患者反馈的客观指标，但是确实是在各种不同刺激和反应时精确测定的麻醉药浓度，例如1.0MAC、苏醒MAC、气管插管MAC，意识消失C_{50}、疼痛刺激反应消失C_{50}等。

吸入麻醉药MAC概念的出现于麻醉药物浓度能够准确测定后，麻醉深度的术语转向主要指麻醉药物浓度。1.0MAC指50%的患者对手术切皮刺激没有体动反应的呼气末麻醉药浓度。有无体动是麻醉是否适当的重要指征。由此衍生出来不同目标点的MAC值，如苏醒MAC（MAC-awake），指麻醉苏醒期50%患者呼之睁眼的MAC值，通常为该麻醉药MAC值的1/3到1/4；切皮MAC（MAC-skin incision），即1.0MAC；气管插管MAC（MAC-intubation），指50%患者对气管插管无体动和呛咳的MAC值，高于切皮MAC；消除自主反应MAC（MAC-BAR），指50%防止切皮引起的肾上腺素能反应（静脉血儿茶酚胺浓度）的MAC值等。这些概念为临床规范吸入麻醉的深度提供了重要指标（表35-1）。

表35-1　吸入麻醉药异氟烷在不同刺激条件下的MAC值

刺激条件	呼气末麻醉药浓度（%）	相应MAC值
手术切皮（MAC的定义）	1.16	1.0MAC
呼之睁眼（MAC-awake）	0.37	0.32MAC
挤压斜方肌	0.84	0.72MAC
喉镜检查	1.0	0.86MAC
50Hz强直电流	1.03	0.89MAC
喉镜插管（MAC-intubation）	1.76	1.52MAC
自主反应MAC（MAC-BAR）	2.55	2.2MAC

静脉麻醉不像吸入麻醉，无法床旁连续监测血药浓度是它的弱点。药代动力学的多室模型应用于临床麻醉实践，发明了靶浓度控制输注给药系统（TCI）。TCI在完成麻醉实施的同时，更重要的贡献是为临床麻醉提供了实时的血药浓度。尽管它是根

据药代动力学模型计算出来的血药浓度，非实测浓度，但仍然是静脉麻醉的革命性进步。

TCI提供的血药浓度为滴定药物作用的治疗窗，为静脉麻醉中的药效学研究提供了条件，促进了临床麻醉药效学的发展。标志是确定了不同临床目标点（意识消失、对痛刺激反应消失等），静脉麻醉药和麻醉性镇痛药的半数有效浓度（C_{50}）（表35-2、表35-3）；催眠药与镇痛药的相互作用（图49-3）；以及药物相互作用的药效学响应曲面（图49-4）。

表35-2　静脉麻醉药意识消失时的半数有效浓度（C_{50}）

	丙泊酚（μg/ml）	依托咪酯（μg/ml）	咪达唑仑（ng/ml）
意识消失			
血浆浓度	3.8(2.86～4.80)		
效应室浓度	2.2(1.29～3.18)	0.50±0.22	150～250

表35-3　麻醉性镇痛药抑制伤害性刺激反应的半数有效浓度（C_{50}）

刺激条件	芬太尼（ng/ml）	苏芬太尼（ng/ml）	阿芬太尼（ng/ml）
气管插管			
N_2O麻醉下		1.08(0.73～2.55)	429±42
丙泊酚麻醉下			92±20
手术切皮			
N_2O麻醉下	3.26/4.17*	2.08±0.62	101±16
丙泊酚麻醉下			55±16

*分别指抑制体动反应和血流动力学反应或自主反应（C_{50}-BAR）

静脉麻醉TCI的C_{50}为麻醉医师控制麻醉深度提供了一定的依据，也推动了药代动力学和药效学结合，使TCI从单纯药代动力学模式向药代-药效模式（PK-PD models）转换。PK-PD模式用来描述预期药物浓度和效应的时间过程。图49-5显示了典型的丙泊酚和瑞芬太尼的PK-PD模式，反映出该药的血药浓度在C_{50}至C_{95}效应窗内变化的时间过程。PK-PD模式不仅可以用于单一药物，也可以用于反映两种药物相互作用后的结果。图49-6展示高科技水平的SmartPilot View工作平台，可以计算和显示静脉催眠药（或吸入麻醉药）和镇痛药复杂的相互作用而产生的麻醉水平的二维图。图中不仅显示催眠药（或吸入麻醉药）和镇痛药相互作用的效应窗（C_{50}至C_{90}），而且显示根据当前给药速率计算得到的当前的麻醉深度信息，并预测麻醉深度走势。

TCI虽然在一定程度上解决了静脉麻醉无法连续监测血药浓度变化的弱点，但是毕竟不是实测浓度。近年采用质谱仪分析呼出气气体中丙泊酚浓度（ETpropofol）的研究取得重要进展。呼气末气体中丙泊酚浓度与血浆中实测丙泊酚浓度直线相关性非常好（图49-7），有望不久成为床旁监测指标，真正解决静脉麻醉中连续、实时监测血药浓度变化的难题。

静脉麻醉的革命性发展为麻醉医师提供了准确的给药指标，使静脉麻醉与吸入麻醉达到同一平台。但是这些给药指标的确立毕竟来自群体药代动力学和药效学的数据，是否适合每例具体患者还需要靠患者的反馈指标。也就是说，不能替代麻醉深度的监测和观察。麻醉医师可以参考这些确立的给药指标，结合自身的经验和对具体患者病情和耐受的判断，加以调整。

麻醉给药指标与麻醉深度监测技术结合，就是麻醉的闭环控制给药系统（closed-loop drug delivery system）。其发展受限，目前主要的原因是麻醉深度监测技术还欠完美。因此，应该认为监测吸入和静脉给药指标，这是麻醉深度监测的重要组成部分。典型的例子，美国圣路易斯华盛顿大学的研究发现，麻醉中维持呼气末麻醉药浓度在0.7MAC以上和用BIS监测麻醉深度（控制在40～60），在预防术中知晓的发生上，作用没有差别，甚至优于BIS监测的作用。

三、麻醉成分与监测终点

监测吸入和静脉给药指标是麻醉深度监测的重要组成，但是不能替代麻醉深度监测的客观指标。因为前者除科学性外尚存在一定的主观性；而后者是个体的客观反应。麻醉可以被定义为无意识、对伤害性刺激无不良反应和肌肉松弛三个主要成分的状态。由于肌肉松弛的监测已经有很好的量效监测手段（详见相关章节），因此可以认为麻醉深度监测主要是针对消除意识和消除对伤害性刺激的不良反应（应激）两个主要成分。

麻醉下的意识消失定义为清醒程度和脑的认知功能包括对环境的知觉、思考、注意和记忆等的可逆性改变。因此麻醉下消除意识不仅保证患者入睡，而且要确保无术中知晓。然而麻醉下是否发生术中知晓，麻醉医师当时并不可知。目前的意识和(或)镇静水平的监测指标，可以确定出个体在意识消失点的参数，并提出一个临床满意麻醉状态的范围(例如BIS 40~60)。但是并不能在麻醉中预测有无术中知晓发生。既然监测无法量化，我们是否可以换个思路，把量变改为质变，将"确保无术中知晓"作为麻醉深度监测在意识水平方面的标准或称为"底线"。

患者无意识地度过手术过程，且对手术期间的疼痛也无任何记忆，并不意味着他没有受到任何伤害性刺激。疼痛是一种复杂的生理心理活动，它包括伤害性刺激作用于机体所引起的痛感觉(主观感觉)，以及机体对伤害性刺激的痛反应[躯体运动性反应和(或)内脏自主反应]。躯体反应包括体动(逃避)和呼吸反应；自主反应包括血流动力学反应、催汗反应、内分泌反应、免疫反应等多方面应激反应。由于同意识水平的监测一样很难量化，因此，在镇痛水平的监测方面也提出一个标准或"底线"，即确保无伤害性刺激引起的不良(应激)反应。

保障临床满意的麻醉，在意识水平的监测方面，确保无术中知晓；在镇痛水平的监测方面，确保无伤害性刺激引起的不良(应激)反应。也可以再加上确保肌肉松弛。以这2个或3个标准或"底线"来探索麻醉深度监测的技术和方法。

第3节　意识层面的监测

一、意识与麻醉下的记忆

人们很少认识到，人类的意识是大脑最大的奥秘和最高的成就之一。意识如何定义是个难题，不同的领域对意识的理解也是不同的。对意识定义的通顺理解，指人类能够在他所处的环境下处理外界信息的一种状态。科学的定义解释为，意识所涉及的是注意和短时记忆相结合的神经机制。

这里提到意识包含的两个要素：注意力和记忆。注意力意味着觉醒状态。脑干、间脑和基底前脑的结构是睡眠-觉醒环路的基础。这些结构维持觉醒状态，但意识产生于大脑皮层。睡眠与觉醒是对立统一体。睡眠作为第一需要仍保持神秘，持续睡眠缺失可导致体温调节、代谢和免疫功能受损，最终导致死亡。因此，睡眠在进化方面有着迄今仍不明确的好处。对觉醒状态的精确调控有助于维持生存。例如，一个猎食动物如果在追逐中睡着了将会饿死；同理，被捕食动物在不适当的时候入睡也会遭遇一样的命运。研究表明，不同的神经解剖区域分别介导觉醒、注意和记忆过程。然而产生意识的生理过程和与意识相关的复杂神经结构不甚明了。听觉诱发电位的皮层事件相关电位(P3波)长期以来受到科学家们的关注，是因为它代表着大脑对重复信号突然发生变化时的反应，这种反应对物种生存的意义十分重大，这是因为动物大脑不断接受单调的重复信号刺激，但却需要迅速对可能代表着某种危险或机遇的异常信号做出反应。

意识与思维和记忆有相互作用关系。没有思维，意识就不可能产生；没有意识，思维不可能发展到高级。如果没有思维时，大脑里只能记忆。这些记忆只能用两种形式记录：一种是现在人们还不能解读的大脑信息代码；另一种是用对感觉信号简化后形成的知觉(即形象)。可见促使意识生成的关键不是记忆，而是思维。但是意识离不开记忆，意识生成后，通过对记忆的认识，使记忆在意识的控制下得到改进和提高。

意识与学习和记忆的关系很复杂。人类的学习常常是有意识的。然而当太快地给予受试者以信息，让其不足以有意识地感知时，或者当受试者在无意识的状态下接受信息时，无意识学习就会发生，这称为内隐学习。内隐学习和外显学习均可以产生记忆，分为内隐记忆和外显记忆。

麻醉下意识与记忆的密切相关，表现在麻醉催眠药物随着血浆浓度的增加导致镇静程度增加，首先削弱记忆功能，即遗忘；而后产生意识消失。但是麻醉药物诱导意识消失的作用位点还知之甚少。一些可能参与意识形成的结构，如大脑皮层、丘脑和网状结构，是全身麻醉药作用的靶点。使用正电子发射断层扫描(PET)技术了解麻醉药物作用位点和对脑代谢的影响，发现全身麻醉药抑制皮层、丘脑和网状结构的代谢。丙泊酚可使内侧丘脑和其他与觉醒有关的脑区代谢下降。但是要完全阐明麻醉药物如何影响意识还相距甚远。

术中知晓是指全身麻醉术后，患者可以回忆起手术中发生的与手术相关联的事件。也就是说对术中事件产生了记忆。这种记忆不仅包括外显记忆，也包括内隐记忆。手术中知晓更广泛的定义可以包括做梦。做梦通常认为是浅麻醉的征象,多是出现在麻醉苏醒期和恢复期。有学者认为,不愉快的梦境能够反映手术中知晓,因为这两者总是联系在一起的。但是临床报道的术中知晓发生率并不包括内隐记忆和做梦。

临床判断术中知晓的困难在于,麻醉医师无法在手术当中判断患者有无知晓发生。研究如何检测麻醉下的记忆成为重大课题。

记忆是将获得的知识储存和读出的神经过程。分为陈述性记忆和非陈述性记忆。记忆又是随时间而变化的神经过程,可分为短期记忆和长期记忆。短期和长期记忆是整个记忆过程的不同阶段。短期记忆持续几秒或几分钟;长期记忆持续数小时直至永久。短期记忆的读出机制容易受影响,转入长期记忆后就相对稳定。短期和长期记忆有不同的神经机制和不同的神经结构产生;边缘系统如海马和杏仁核对记忆形成起重要作用,并与麻醉药诱导的遗忘有关。

目前证实,脑内突触连接是信息传递和加工的重要环节,记忆过程中突触可发生某些形态和功能的变化,即突触可塑性的改变。短期记忆的神经基础仅仅是一种电流性变化,是正在工作的神经元活动以电流形式的变化将信息储存下来,学习和记忆过程存在突触传递的增强和减弱。长期记忆则需上升为生物化学变化和形态学变化,首先把来自外界的刺激换成电流信号,再以生物化学的变化来接收信号,新的神经突触。因此长期记忆与脑内某些永久性功能和结构变化有关,需要合成新的 mRNA 和蛋白质分子。

麻醉下听觉是最后消失的感觉。听觉也是接受术中事件的最重要通道。因此听觉刺激产生的脑听觉诱发电位(AEP)成为研究麻醉下记忆的重要手段。AEP 包括短潜伏期、中潜伏期和长潜伏期听觉诱发电位。

短潜伏期听觉诱发电位又称脑干听觉诱发电位(BAEP)。大多数麻醉药对 BAEP 作用很小或根本无作用。因此可以认为麻醉下听觉信息可以传递到脑干以上的部位。

中潜伏期听觉诱发电位(MLAEP)是皮层事件相关电位(ERP)的早期波形。因为发生时段早于记忆形成的时段,不能反映记忆过程。但它与全麻状态下记忆的形成有联系。MLAEP 监测的是听觉而不是对声音的感知(需要认知和记忆过程参与)。在一定麻醉深度时,试验对象意识丧失不能感受声音,但其对声音的反应还在,因此 MLAEP 成为监测麻醉深度的可靠指标。

长潜伏期听觉诱发电位(LLAEP)属皮层事件相关电位(ERP)。志愿者麻醉下意识消失后,ERP 的外源性成分 N1 波仍保持麻醉前水平不变,证实麻醉下听觉信息可以通过感觉传入通道传至大脑皮层。虽然 ERP 的 P3 波是大脑对异常刺激的反应,但与工作记忆有密切的联系。被大脑记住和没有被记住的材料在编码阶段的 ERP 反应是不同的。P3 波振幅增大代表记忆能力的增强。如果 P3 波消失,说明大脑皮层已不能对传入信息进行有意识的加工处理。

要完全阐明麻醉下记忆的发生,道路还很遥远。

二、麻醉下意识的监测

(一) 麻醉下意识的常规监测

反映麻醉深度的临床常规观察指标有指令反应消失、睫毛反射消失、对伤害性刺激的体动反应消失和血流动力学平稳。通常以指令反应消失和睫毛反射消失作为意识消失的标准。但是,如果使用了肌肉松弛药,很难观察到患者这些有目的的反应。体动和血流动力学反应不能代表意识水平。即便不用肌肉松弛药和术中生命体征正常,仍然可能发生术中知晓。何况术中使用的肌肉松弛药和心血管药物本身可以掩盖体动和血流动力学反应。

麻醉下判断意识水平,经典的是隔离前臂法(isolated forearm technique,IFT),指全身麻醉过程中使用肌肉松弛药前应用血压袖带将前臂血流阻断,以便在注射肌肉松弛药后免受其阻滞作用,麻醉者可通过患者前臂的反应来判断指令是否被患者接受执行。IFT 可作为意识判断的金标准,直接反映意识存在与否。而其他脑电图监测指标都是间接反映意识,应由 IFT 来检验。但是 IFT 通常用于科学研究,临床并不适用。

用临床工具来评价意识状态,目前有改良观察者觉醒/镇静评分(modified observer's assessment of alertness/sedation scale,MOAA/S)。根据表 35-4 的 MOAA/S 量表,评分达到 1 分以下,认为意识消失。但是通常 MOAA/S 量表主要用于镇静水平的判断,并不适合麻醉下的意识评价。

表35-4 改良观察者警觉/镇静评分量表

评分	反应状态
5	反应清晰,并能以正常的音调讲话
4	反应不够清晰,昏睡状态,但能以正常的音调讲话
3	只有在名字被重复大声呼叫后才有反应
2	只有在被轻微地戳刺或摇晃后才有反应
1	只有在很重地对斜方肌捏掐后才有反应
0	即使很重地对斜方肌捏掐后也无反应

(二)麻醉下意识的神经电生理监测

目前临床上能够直接监测脑功能状态变化的仍是神经电生理监测。近年神经电生理技术迅猛发展,计算机技术、信号处理技术和脑电活动相结合,产生了许多定量脑电图和诱发电位指标。如脑电双频谱指数(BIS)、脑电熵指数(entropy index)、Narcotrend麻醉/脑电意识深度监测指数(NI)、听觉诱发电位指数(AEPI)等。多数研究证实这些神经电生理指标与镇静程度之间有良好的相关性。但是并不能明确判断出患者的意识清醒和意识消失的界限。因此监测意识,准确发现术中知晓仍是艰巨的挑战。

1. 脑电双频谱指数(BIS) 双谱分析是在功率谱分析基础上加上脑电相干函数谱(位相和谐波)分析,真正包含了EEG信号的全部信息。因为脑电功率谱分析仅包括了频率和功率(振幅),几乎未包含节律、同步、波形和谐波的有关信息。因此,双谱分析既测定EEG的线性成分(频率和功率),又分析EEG成分波之间的非线性关系(位相和谐波)。

双谱的变量是通过多变量数学回归方程计算产生的双频谱指数(bispectral index,BIS)——一个单一变量的概率函数。BIS是一个统计数值,它来源于对大样本接受不同麻醉药物(包括异氟烷、丙泊酚、咪达唑仑和硫喷妥钠、辅以阿片类药物、氧化亚氮)输注的受试者的双额脑电图的记录,所有被记录的脑电图及其相联系的意识状态和镇静水平(临床麻醉目标点)组成数据库。计算数据库中脑电图的双谱和能量谱参数(傅立叶转换),并与相关的临床资料(临床麻醉目标点,1.0版本采用MAC和血流动力学为目标点,2.0以上版本采用意识和知晓为目标点)进行相关分析,将最能区分临床麻醉目标点的双谱和能量谱参数如脑电图的爆发抑制比例(时域特性)、相对α/β比例(频域特性)和单个脑电图间的相干性组合起来,并使用多因素回归模型将每个特性参数在达到临床麻醉目标点中的相对作用转换为线性数字化指数即为BIS。范围从0(等电位脑电图)到100(完全清醒)。BIS的算法是随原始脑电图的样本量的增加不断更新的,软件版本升级也较快。迄今已超过数百万麻醉病例使用了BIS监测。BIS也是第一个通过美国FDA认证的麻醉药物对大脑效应的测量手段。

BIS是唯一进行过预防术中知晓大样本研究并证明有效的麻醉深度监测指标。Lindholm等应用BIS监测预防知晓的研究表明(n=4945),可以将术中知晓率降低77%(与历史对照,0.18%降至0.04%)。Myles的B-Aware研究,将BIS用于有术中知晓风险的患者指导麻醉,结果较对照组术中知晓率下降了82%(2/1238比11/1225)。美国圣路易斯华盛顿大学发表在New England Journal of Medicine上的B-Unaware研究,发现BIS监测(维持BIS 40~60)和呼气末麻醉气体浓度(ETAG)监测(维持ETAG 0.7MAC~1.3MAC)在麻醉中预防术中知晓的作用无统计学差异(2/967比2/974)。此项研究样本例数偏少。该研究者新近又完成大样本比较BIS和ETAG监测预防术中知晓效果的研究,结果显示ETAG监测减少术中知晓发生率(0.07%)优于BIS监测(0.24%)。国内岳云牵头的应用BIS监测预防全静脉麻醉下术中知晓的多中心、大样本的研究(n=5228),结果比对照组术中知晓率降低77%(0.65%降至0.14%)。

BIS监测并不能完全避免术中知晓,这包括两方面的原因。首先,监测BIS不代表能及时发现麻醉减浅和给予相应处理。因此,适当的预警可能比BIS本身更重要,目前已有研究得出了关于BIS指导下闭环输注丙泊酚麻醉的可行结论。另一方面的原因,是由于BIS本身的缺陷造成的。BIS是整合了脑电的能量和位相信息,经特殊的演算方法得到的从0~100的线性指数。它是通过使用镇静药达到显著差异镇静状态的大样本人群的脑电参数得来的。因此,BIS在监测意识消失和恢复时,存在个体差异。在BIS值显示较深麻醉时仍有出现知晓的报道。BIS受到麻醉药综合作用的影响,也就是由不同麻醉方案得到相同的BIS值,并不意味着有相同的麻醉深度。BIS还受到术中很多因素的影响,包括肌肉松弛药,体位,低温,应用麻黄素、肾上腺素、异丙肾上腺素等药物。BIS值的得出由于需要一定时间对原始脑电图进行数学处理,故有滞后性。综合上述情况,维持BIS在40~60之间,并不能完全避免术中知晓。

2. 脑电熵指数(entropy index) 非线性科学已

成功运用到生命科学的许多学科当中,成为当今活跃的学科之一。利用非线性动力学研究和分析 EEG 是近年的新进展。由于脑电显示的信号是混乱状态或者是非线性状态,所以它似乎适合应用非线性动力学理论的方法来进行分析。熵是热力学中的一个物理量,用来表示某种物质系统状态的一种量度,或说明其可能出现的程度,1865 年由德国物理学家 Clausius 首先引入。Shannon 于 1948 年在信息理论中给出了熵的概率解释,在信息理论中,熵被定义为是一种对不确定性的度量。信息量越大,不确定性就越大,熵就越大;信息量越小,不确定性就越小,熵也越小。

同一 EEG 信号的熵,有不同的计算方法。从时域分析角度,有近似熵(appmximate entropy,ApEn)及 Shannon 熵;从频域分析角度计算的有频谱熵。近似熵是源于 Kolmogorov-Sinai 熵公式的统计学参数,是一种相对简便的复杂性和系统不规则性的测量方法。近似熵量化了通过前面已知的 EEG 振幅预测随后的 EEG 振幅的预测能力。Shannon 熵是一种离散数据的概率密度的量化方法。Shannon 熵以在信号中已经观察到的振幅值的可能分布情况为基础,量化了对未来 EEG 的可预测性。但是,Shannon 熵没有经过 EEG 总功率的标准化过程。因此,它的绝对值可能因信号强度个体差异的存在而不同。这限制了 Shannon 熵的临床应用。频谱熵的出现克服了这一缺陷。频谱熵是通过对脑电图和前额肌电图(FEMG)信号的采集,将 Shannon 熵的概念运用到经过傅立叶转换的 EEG 信号的功率分布中计算得出的,其应用了傅立叶分析中的时域分析(即爆发性抑制)和频域分析。这种方法已经被命名为"时间-频率平衡的谱熵分析法"。2003 年上市的 GE Healthcare 熵监测模块(Datex-Ohmeda M-熵),将熵指数的概念作为监测手段提供给临床实践。

熵指数分析脑电图和前额肌电图信号的复杂性。在信号分析中,熵指数描述了信号的不规则性和不可预测性。当熵指数用于描述脑电图信号的分析技术时,它可用来描述脑电图的复杂性或"秩序性"。麻醉深度增加时,脑电图数据变得更可预测或包含更多的"秩序性",更多的秩序性代表复杂性更小,熵指数更低。而当麻醉深度减浅时,脑电图数据出现秩序性降低,不规则性增加。熵指数不依赖于脑电图的绝对频率和幅度范围。由此可见,与 BIS 运算法则不同,熵指数的运算法则是以所测患者的生理状况为分析基础。

熵指数模块有两个指标:状态熵(state entropy,SE)和反应熵(response entropy,RE)。面部肌电活动的频率>20Hz,与脑电频率范围(0.8～32Hz)之间存在交叉,可干扰皮层脑电活动分析。面部肌电的活动可因意识水平变化和应用肌肉松弛药物而发生改变。肌电活动也可能与镇痛药物需要有关。熵指数模块通过创建两个参数来探索这种变化。SE 分析的频率范围是 0.8～32Hz,主要包含脑电成分的变化;RE 分析的频率范围是 0.8～47Hz,包含了脑电图和面部肌电活动的数值。因此,当肌电活动很低时,SE 和 RE 应该是相同的。但是当唤醒和面部肌电活动增加时,RE 增加。SE 的数值是从 0(脑电等电位时)到 91(完全清醒时);RE 的数值是从 0～100。表 35-5 列出国内多中心研究结果,丙泊酚静脉麻醉意识消失时,RE 和 SE 数值,及与 BIS 的比较。麻醉下熵指数与 BIS 有相似的功能,满意的麻醉状态变化范围是 40～60。理论上说,如果 SE 的数值超出该范围,需要对镇静药的剂量进行调整;如果 SE 数值在该范围内,但 RE 比 SE 高 10 个数值,则可能是需要应用更大剂量的镇痛药。但是来自国内多中心研究发现(表 35-6),麻醉诱导气管内插管时心率和血压都有明显升高,说明存在气管插管的心血管反应。然而,RE 和 SE,包括 BIS 都没有明显变化。说明三个指标对伤害性刺激的反应还不如血压和心率敏感。

表 35-5　丙泊酚麻醉意识消失时 BIS、RE 和 SE 数值(n=280)

	麻醉前	意识消失时
BIS	95.6±3.75	62.5±11.08
RE	96.9±3.07	63.6±16.61
SE	87.5±2.99	59.7±16.80

表 35-6　麻醉诱导气管内插管时 RE、SE、BIS、心率和血压的变化(n=280)

	插管前	插管时	插管后 1min	插管后 3min
BIS	48.4±9.29	47.4±9.36	48.6±9.02	45.9±10.07
RE	50.1±13.07	50.5±12.57	50.8±12.58	50.6±11.12

续表

	插管前	插管时	插管后 1min	插管后 3min
SE	47.6±12.82	47.2±12.23	47.9±12.03	47.6±11.17
MAP(mmHg)	80.1±15.21	90.1±18.83**	92.6±15.97**	81.3±13.70*
HR(RPM)	79.3±13.88	88.9±18.03**	91.2±14.15**	84.8±13.45**

* $p<0.05$；** $p<0.01$

3. Narcotrend 指数(NI)　NI 是德国 Hannover 大学医学院研制的 Narcotrend 麻醉/脑电意识深度监测系统。Narcotrend 能将麻醉下的脑电图进行自动分析并分级，从而显示麻醉深度。这种思想来源于 1937 年 Loomis 等对人类睡眠期间脑电变化的系统描述，他们将脑电的变化分为 5 个级别 A-E 加以区分。1981 年 Kugler 扩展了 Loomis 的分级，定义了若干亚级别并应用到麻醉下脑电图的分级中(表 35-7)。2000 年 Schultz 等开始使用带有亚级别的分级系统对不同吸入和静脉麻醉药下的脑电图进行视觉分析分类，并把这种分级称为 Narcotrend 分级。后来又发展了 Narcotrend 脑电自动分级系统，将 Narcotrend 脑电自动分级系统转化为类似 BIS 的一个无量纲的数值，称为 Narcotrend 指数(NI)，范围为 0～100。Narcotrend 监测仪通过计算 NI 对意识状态和麻醉深度进行分级，共分 A～F 6 个级别，表示从觉醒到深度麻醉再到脑电爆发抑制期间脑电信号的连续性变化。其中 B、C、D、E 级又各分为 0、1、2 三个亚级别，B、C 级表示镇静，D、E 级表示麻醉。每个级别均对应于一定的数值(NI)，与 BIS 相似，从 100 到 0 定量反映镇静和麻醉深度的连续性变化。研究表明，分级在 D2 时，对应的 BIS 值 95% 的可信区间在39～52。

表 35-7　Narcotrend 分级及 Narcotrend 指数(NI)

	Narcotrend 分级	NI
清醒	A	95～100
非常浅的睡眠(镇静)	B_0	90～94
	B_1	85～89
	B_2	80～84
浅睡眠(浅麻醉)	C_0	75～79
	C_1	70～74
	C_2	65～69
中等深的睡眠(全身麻醉)	D_0	57～64
	D_1	47～56
	D_2	37～46
非常深的睡眠(深度麻醉)	E_0	27～36
	E_1	20～26
	E_2	13～19
昏迷(爆发抑制)	F_0	5～12
	F_1	1～4

Narcotrend 监测仪与 BIS 监测仪的功效相似。Narcotrend 分级显示剂量依赖性变化。Schmidt 等的研究表明，NI 与 BIS 值的相关性良好，可作为丙泊酚和瑞芬太尼麻醉期间评价麻醉状态的可靠指标，与丙泊酚浓度具有良好的相关性。但 Narcotrend 分级和 BIS 不能反映麻醉深度中的镇痛成分。Narcotrend 分级可预测丙泊酚镇静的不同水平，预测概率(Pk)达 0.92。Kreuer 等研究了丙泊酚麻醉期间的 BIS 和 NI 的变化，发现 NI 预测丙泊酚效应室浓度的 Pk 为 0.88±0.03，而 BIS 的 Pk 为 0.85±0.04。

研究显示，NI 和 BIS 在麻醉意识消失时很接近(表 35-8)。意识消失时的 NI 大约相当于 D_1 的分级水平。但是从表 35-9 可以看出意识消失时 Narcotrend 分级的跨度很大，从 B_2 到 E_0，说明个体差异较大。

表 35-8　丙泊酚麻醉患者意识消失时 BIS 与 NI 的比较(n=80)

	基础值	意识消失时
BIS 值	96.6±2.1	57.2±11.5
NI 值	98.0±2.2	51.4±12.1

表 35-9　丙泊酚麻醉患者意识消失时 Narcotrend 分级

Narcotrend 分级	例数
B_2	1
C_0	3
C_1	4
C_2	2
D_0	30
D_1	24
D_2	12
E_0	4
总计	80

在监测七氟烷吸入麻醉深度变化方面，脑电BIS监测仪和Narcotrend监测仪也显示出了相似的作用。BIS和NI均与七氟烷MAC值（0MAC～2.3MAC）呈线性相关，相关系数分别为-0.836和-0.817（图35-1A，图35-1B）。BIS整体变化虽然与麻醉药物浓度呈线性相关，但是在高浓度范围（七氟烷>1.5MAC），BIS与七氟烷浓度的相关性明显低于NI与七氟烷浓度的相关性（R=-0.275比R=-0.614）。图35-1b看出NI在意识消失前后似乎有一个拐点，是否更有助于监测意识的变化还有待研究。

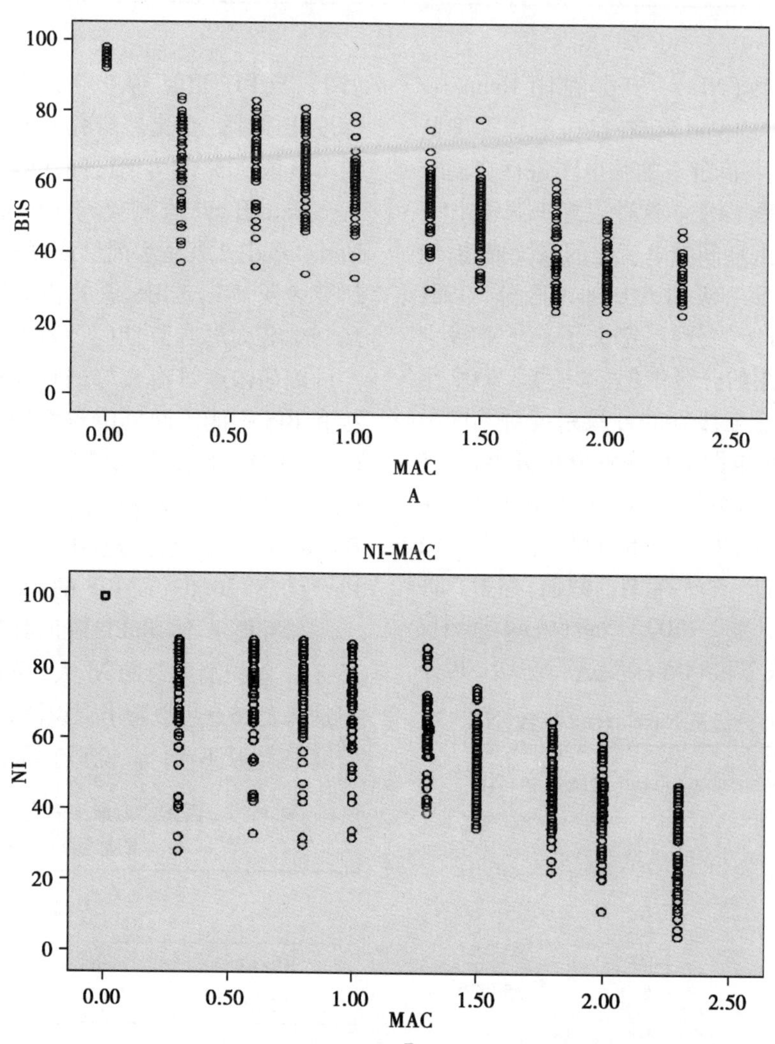

图35-1 七氟烷MAC值与BIS(1a)和NI(1b)变量之间关系的散点图

BIS和NI均与七氟烷MAC值（0MAC～2.3MAC）呈线性相关，相关系数分别为-0.836和-0.817。BIS整体变化虽然与麻醉药物浓度呈线性相关，但是在高浓度范围（七氟烷>1.5MAC），BIS与七氟烷浓度的相关性明显低于NI与七氟烷浓度的相关性（R=-0.275比R=-0.614）。图35-1B看出NI在意识消失前后似乎有一个拐点，是否更有助于监测意识的变化还待研究

4. 中潜伏期听觉诱发电位（MLAEP） 听觉刺激产生的脑听觉诱发电位（AEP）包括短潜伏期、中潜伏期和长潜伏期AEP。MLAEP发生于脑皮层特异的感觉区，属原始听皮层。可被麻醉药或过度通气等生理因素改变，适用于麻醉深度监测。MLAEP监测的是听觉而不是对声音的感知（需要认知和记忆过程参与）。在一定麻醉深度时，试验对象意识丧失不能感受声音，但其对声音的反应还在，因此MLAEP成为监测麻醉深度的指标。研究证实发生术中知晓的患者麻醉中MLAEP的典型波形Pa波和Nb波对听刺激保持反应，而未发生术中知晓的患者Pa波和Nb波对听刺激失去反应。

A-line 监测仪与脑电 BIS 监测仪一样，计算生成听觉诱发电位指数（auditory evoked potential index，AEPI 或 AAI），指数的范围是从 100（清醒状态）到 0（深镇静状态），推荐的手术麻醉 AAI 指数变化范围是 15～25。表 35-10 比较了丙泊酚麻醉下效应室浓度与 BIS 和 AEPI 的关系。有研究报道，丙泊酚麻醉意识和内隐记忆消失的 95% 截断点，AEPI 为 28，丙泊酚效应室浓度为 2.3μg/ml。目前二代的听觉诱发电位监测仪，也应用脑电变化数据来补充听觉诱发电位的数据。

表 35-10　丙泊酚麻醉下效应室浓度与 BIS 和 AEPI 的关系（n=20）

丙泊酚效应室浓度（μg/ml）						
0	1	2	3	4	5	
AEPI	92±8	71±17	48±22	23±6	16±5	13±3
BIS	96±4	80±4	67±8	53±8	39±7	32±6

作为意识状态的监测，图 35-2 显示丙泊酚麻醉下意识消失和苏醒过程中 BIS 和 AEPI 的变化对比。图中灰色区域代表麻醉前后的清醒阶段，中间的无色区域表示麻醉状态。B 点是麻醉诱导，丙泊酚静脉麻醉诱导后两个指数均明显下降。E 点是麻醉药停止输注，可以看出，丙泊酚停药后 BIS 是随着麻醉药浓度的逐渐降低而缓慢上升，显示出与丙泊酚血药浓度的良好相关性。而 AEPI 在停止麻醉药输注后并没有回升，而是在意识恢复时（I 点）出现一个拐点，跳跃性地升高（恢复），与 BIS 形成鲜明的对照。说明 AEPI 与意识的关系优于与血药浓度的关系。

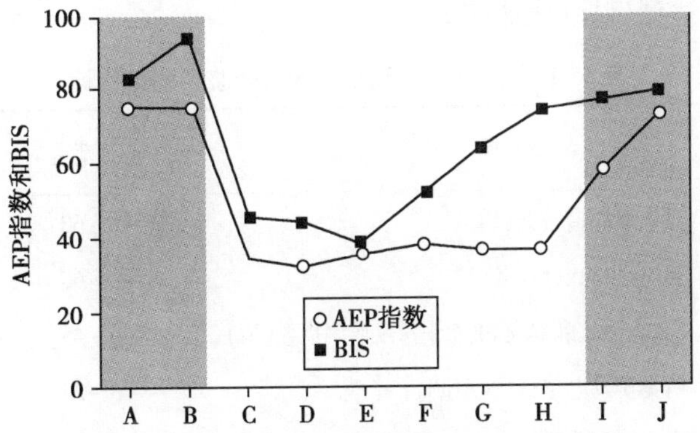

图 35-2　丙泊酚麻醉下意识消失和苏醒过程中 BIS 和 AEPI 的变化对比

图中灰色区域代表麻醉前后的清醒阶段，中间的无色区域表示麻醉状态。B 点是麻醉诱导，丙泊酚静脉麻醉诱导后两个指数均明显下降。E 点是麻醉药停止输注，停药后 BIS 是随着麻醉药浓度的逐渐降低而缓慢上升，显示出与丙泊酚血药浓度的良好相关性。而 AEPI 在停止麻醉药输注后并没有回升，而是在意识恢复时（I 点）出现一个拐点，跳跃性的升高，与 BIS 形成鲜明的对照

但是表 35-11 的数据提示，无论 BIS 还是 AEPI 在有意识和无意识的变化范围内，都有相互交叉。因此即便麻醉维持推荐的适宜范围，BIS 40～60，AEPI 15～25，并不能确保每一个个体都处于无意识状态。

表 35-11　有意识与无意识状态 AEPI 和 BIS 值的比较

	AEPI	BIS
有意识	74.5（51～110）	89.5（70～97）
无意识	36.7（19～66）	48.8（1～94）

尽管神经电生理技术日新月异，从单纯的脑电功率谱分析发展到脑电双频谱分析，又进而发展到脑电非线性动力学分析，但是毕竟只是分析手段的变化，而并未跳出脑电波活动的范畴。因此在麻醉深度监测上没有带来革命性的突破。一个理想的监测麻醉深度的指标，应该与麻醉药物的血药浓度变化相关，尤其应该与意识及镇静水平变化相关，还与伤害性刺激强度变化相关。目前任何一个单一指标都没有达到理想标准。

脑电监测有许多局限性。例如氧化亚氮麻醉期间脑电 BIS 值可不变甚至升高。静脉麻醉药氯胺酮亦可升高脑电 BIS 值，这可能是氯胺酮增加脑电功率波谱中 β 波成分的结果。氯胺酮和氧化亚氮主要是通过 NMDA 天门冬氨酸受体产生作用的；气体麻醉剂氙的麻醉作用，也是通过这一受体系统产生的，其变化同样不能被脑电 BIS 值所反映。更加引人深思的是，氯胺酮能升高脑电功率谱和脑电 BIS 值，而作用机制相似的氧化亚氮却减少状态熵和反应熵的数值。这些不足意味目前的麻醉深度监测仪与意识的神经生理机制变化并不太一致，还需要做更多细致的研究工作。

三、以术中无知晓作为麻醉下意识监测的目标

综上所述，评估麻醉患者的意识水平对麻醉医师来讲仍然是一项挑战，因为临床指征不可靠，而且又无敏感的特异性监测仪。在现有条件下，我们应该转变思路，不要寄希望于某一项体征或检测指标，而是综合各种技术和措施，以术中无知晓作为麻醉下意识监测的目标，达到监测意识的最终目的。

1. 遗忘作用　麻醉药物在亚催眠剂量下产生的遗忘作用是防止术中知晓的有效措施。许多麻醉药有良好的顺行性遗忘作用，即用药后患者对药物作用期间所发生的事件回忆不起来。特点是药物作用期间即刻记忆完整（短期记忆），事后记忆受损。说明在亚催眠剂量下，苯二氮䓬类药物咪达唑仑和静脉麻醉药丙泊酚影响长期记忆而非短期记忆，主要是通过影响短期记忆向长期记忆的过渡，即长期记忆的存储而发生作用。临床亚催眠剂量即可以起到很好的遗忘作用，增大剂量并不明显提高疗效。当咪达唑仑的血浆浓度达到 40ng/ml 或丙泊酚的血浆浓度达到 0.9μg/ml 时，虽然人类能够在 15min～30min 内进行记忆的编码和存储，但是这些记忆在形成永久性记忆之前就会丢失。新近研究证实咪达唑仑产生明确遗忘作用的半数有效剂量（ED_{50}-ED_{95}）为 0.03mg/kg～0.04mg/kg。50% 受试者开始恢复记忆的时间为 23.8min，95% 受试者开始恢复记忆的时间为 54.0min。在人类对吸入麻醉药进行的研究发现，当吸入麻醉药浓度为 MAC 的 25% 时，记忆的形成即受到损害。在啮齿类动物的研究中，当吸入麻醉药浓度为 MAC 的 50% 时，记忆的形成可被损害。

苯二氮䓬类药的遗忘是一种特殊作用，与镇静作用无关或相关但非因果关系。亚催眠剂量作用期间，保持清醒状态，仍有遗忘作用。遗忘与镇静的时间过程也不同，对苯二氮䓬类药镇静作用耐药的患者仍有遗忘作用，提示不是简单抑制中枢神经系统。研究表明，边缘系统如海马和杏仁核对记忆形成起重要作用，并与麻醉药诱导的遗忘有关。

咪达唑仑对伤害性刺激的影响也很有特色。患者尽管在手术或检查中有明显的伤害性刺激反应的客观表现（体动），但事后无任何疼痛的主观回忆。说明咪达唑仑可以消除对疼痛的回忆，但并不影响对疼痛的反应。

除了术前预防性地应用遗忘药物外，术中有知晓危险状态时，如遇到困难气道的情况，气管插管时间长，麻醉诱导药的作用消失，要及时追加镇静药。术中发生浅麻醉的事件，如体动、睁眼、人为失误、设备故障等情况，也提倡用麻醉镇静药治疗。理论上麻醉药的顺行性遗忘作用对用药前发生的事件不产生遗忘作用，但是临床实践告诉我们，事后追加镇静药补救仍然有效。对脊柱侧弯手术患者术中唤醒试验的知晓调查，术后仅有 16.7% 的患者对术中唤醒事件有回忆。也提示唤醒后立刻加深麻醉有助于减少知晓的发生率。

2. 有效的监测指标　麻醉期间常规监测项目中，血流动力学稳定不是麻醉满意与否的指标；肌肉松弛药可以掩盖躯体体征，如体动，但是不用肌肉松弛药并不能防止术中知晓发生；脑功能监测仪目前虽然还达不到 100% 预防术中知晓的发生，国内外的临床研究和指南都支持和提倡脑功能监护作为麻醉深度监测的指标。多项多中心、大样本的随机对照研究已证实采用神经电生理指标控制麻醉深度，已经可以极大程度地降低术中知晓的发生率。在此基础上，加上其他综合措施的防范，应该说基本可以达到目标（表 35-12）。

表 35-12　推荐用于预防手术中知晓的临床指标

指　标	适宜范围
脑电双频谱指数(BIS)	40～60
脑电熵指数(SE/RE)	40～60
Narcotrend 麻醉/脑电意识深度监测指数(NI)	30～45
听觉诱发电位指数(AEPI)	15～25
吸入麻醉药呼气末浓度(MAC)	0.7～1.3
静脉麻醉药半数有效浓度(C_{50}-C_{95})	
丙泊酚血浆浓度(μg/ml)	3.8～4.8
丙泊酚效应室浓度(μg/ml)	2.2～3.2

由于术中知晓的发生率较低，要验证一个神经电生理监测指标预防知晓是否有效，需要上万的样本量。耗费人力物力较大，伦理委员会可能不会再批准与 BIS 监测指标类似的研究。但是众多研究已证实脑电熵指数、Narcotrend 麻醉/脑电意识深度监

测指数、听觉诱发电位指数等，这些神经电生理指标与 BIS 之间有良好的相关性。在监测催眠镇静深度方面没有多大差别。应该把它们也列为监测意识，预防术中知晓的有效指标。

第 4 节　伤害性刺激反应的监测

一、伤害性刺激的概念

对机体组织细胞产生损伤的刺激称为伤害性刺激。在麻醉深度监测范畴，通常是指麻醉和手术操作所造成的伤害，如气管内插管、外科手术切皮等。外科在术中和术后一段时间内连续地制造不同程度和性质的伤害性刺激，包括机械性、化学性、温度性和放射性等，除了对清醒患者引起疼痛外，还引起一些躯体反应和自主反应，以及代谢和内分泌反应等。伤害性刺激引起的躯体反应包括感觉（疼痛）、运动（逃避）和呼吸反应。自主反应包括血流动力学反应、催汗反应和内分泌反应，表现为血压升高、心率增快、出汗等。

当机体遭受强烈刺激时，应激反应启动，包括下丘脑-垂体-肾上腺皮质系统和交感神经-肾上腺髓质系统的强烈神经内分泌反应，反应的范围几乎涉及全身各个系统。血浆肾上腺素和去甲肾上腺素水平迅速升高，从而心排血量增加和血液再分布；呼吸增强和糖原分解增加，以对抗应激原的影响；同时下丘脑-垂体-肾上腺皮质系统兴奋使血浆糖皮质激素浓度和血糖浓度升高，发挥保护机体的作用。虽然这些防御和代偿反应对维持机体生存具有重要意义，但是同时亦可引起内脏缺血、机体能量快速消耗等一系列不良影响。如果创伤性应激反应过于强烈或持续时间过长，则可导致机体功能失代偿，进而发展成为功能障碍，甚至衰竭。

伤害刺激可导致局部组织破坏，释放各种内源性致痛因子，引起疼痛。疼痛是一种复杂的生理心理活动，它包括伤害性刺激作用于机体所引起的痛感觉，以及机体对伤害性刺激的痛反应（躯体运动性反应和内脏植物性反应）。外科手术术中术后一段时间内连续存在不同程度和性质的伤害性刺激。患者无意识地度过手术过程且对手术期间的疼痛也无任何记忆，并不意味着他没有受到任何伤害性刺激。适宜的麻醉深度除消除意识外还要有足够的镇痛，以尽量减少自主反应，以及代谢和内分泌反应等。手术中的伤害性刺激远较麻醉药的抑制作用复杂的多。应尽可能地避免伤害性刺激对机体的损害。

二、伤害性刺激的监测方法

（一）有针对性地预防术中伤害性刺激发生

预防术中伤害性刺激发生与监测术中伤害性刺激发生看起来是两个不同概念，实际上，在麻醉深度监测层面，意义是一样的。前文提到，从某种意义上说，麻醉深浅是麻醉的本质。麻醉医师在实施麻醉的时候，自始至终都在判断麻醉深浅。手术操作引起的伤害性刺激的强度是不同的，有经验的麻醉医师通常会在发生较强刺激之前，预防性给予麻醉药或镇痛药，例如气管插管、手术切皮、开胸开腹等，以达到防止或减轻伤害性刺激引起过度应激反应的目的。这实际上是临床麻醉中很重要的对麻醉深度的判断，也可以叫监测。麻醉深度本身就是相对的，是麻醉药物的抑制与伤害性刺激的激惹之间相互作用的一种中枢神经系统状态，取决于手术刺激与催眠药和镇痛药之间的平衡。麻醉药量不变，手术刺激增强，可导致患者血压增高，心率增快，麻醉相对过浅；相反，手术刺激小，例如麻醉诱导后至手术开刀前，往往显得麻醉相对过深。因此，提倡有针对性地预防术中应激反应的发生作为术中伤害性刺激监测的辅助手段，以达到无伤害性刺激引起的不良反应的目标。如果再结合一些特异性监护仪的客观指标，主观判断结合客观预警会达到更完美的效果。因为刺激反应发生后再用药干预与预测性的提前用药对机体内稳态的影响是大不一样的。前者不能避免体内生理指标的大起大落。

（二）监测伤害性刺激的常规方法和专用仪器

1. 体动反应是机体对伤害性刺激的逃避反射，是典型的全或无反应。体动反应通常作为判断麻醉深度的标准，典型的是用于定量吸入麻醉药强度，即吸入麻醉药的最低肺泡有效浓度（MAC）。

体动反应指手术切开皮肤后即刻明显的随意肌肉运动，包括一个或多个肢体的收缩或屈曲、摇头，但不包括皱眉、咳嗽、吞咽反应等。在动物实验中，体动反应的标准刺激是钳夹动物的尾根部。对刺激的反应必须是确实的、全身性的，有目的的肌肉运动,通常是头部和四肢的扭动,但肌肉抽搐和痛苦表情不能认为是体动反应。咳嗽、僵直、吞咽和咀嚼是不确实的体动反应。

体动反应由脊髓产生,麻醉中体动并不代表有意识。被麻醉的动物或者人在无意识的状态下仍会对伤害性刺激产生体动反应。用山羊颅旁支路模型,可以选择性地对羊大脑或躯干分别麻醉。选择性地麻醉大脑,产生完全制动的异氟烷浓度比选择性地麻醉躯干需增加3.5倍。麻醉中使用肌肉松弛药后体动反应丧失,并不意味着麻醉深度足够,因此已失去判断麻醉深度的意义。

2. 心血管反应是临床麻醉中判断麻醉深度的常用指标之一。心血管反应是机体对伤害性刺激的自主反应中的循环反应,属机体防御反应的一部分。机体受到伤害性刺激,引起急性疼痛,导致机体产生应激反应,交感肾上腺活动增强,释放一系列的内源性活性物质,导致患者血压增高和心率增快,甚至心律失常。心肌耗氧量增加,心肌氧供需失衡,冠心病的患者可致心肌缺血以及心绞痛发作。

疼痛刺激影响心血管功能主要是引起交感神经末梢和肾上腺髓质释放儿茶酚胺(肾上腺素和去甲肾上腺素),血液中的儿茶酚胺主要来源于肾上腺髓质,交感神经末梢释放的神经递质亦有少量进入血液。儿茶酚胺与α受体和β受体结合,产生交感神经兴奋的一系列的生理表现。此外,伤害性刺激引起下丘脑视上核和室旁核神经元分泌血管升压素,经垂体后叶释放进入血液。血管升压素促进肾脏对水的重吸收,增加血容量。血管升压素可作用于血管平滑肌的血管升压素受体,引起血管平滑肌收缩。疼痛刺激还激活肾素-血管紧张素-醛固酮系统,肾脏近球细胞释放肾素,使血管紧张素原水解为十肽血管紧张素Ⅰ,在血管紧张素转化酶的作用下转化为血管紧张素Ⅱ和血管紧张素Ⅲ,与血管紧张素受体结合,产生相应的生理效应。肾上腺皮质激素和醛固酮的释放增多,引起肾脏保钠保水和排钾,导致细胞外液增加。

这些伤害性反射和心血管及神经内分泌反应的临床体征包括体动,流泪,出汗,血压、心率、呼吸频率增加等。在全身麻醉下,意识丧失后对疼痛的主观感觉消失;应用肌肉松弛药后,体动反应、呼吸反应等也不存在;临床常用的判断指标只有心血管反应。但是血压、心率对伤害性刺激的反应有时缺乏特异性,心血管药物(如β受体阻滞药)可掩盖症状。内分泌反应由于不能实时监测缺乏临床实用性。需要开发监测伤害性刺激反应的客观指标。

3. 末梢灌注指数(tip perfusion index,TPI)是反映机体应激状态的指标。伤害性刺激可引起机体交感神经张力的改变,进而引发心血管系统应激反应。在应激反应的初始阶段,机体的末梢小动脉即可因交感神经缩血管纤维张力增高而发生收缩,导致末梢血流灌注降低。脉搏血氧仪监测可随动脉搏动生成正弦波,其容积波幅代表末梢血管内通过的血容量大小。通过指端光传感器转化为电信号,生成血管容积波,经计算机处理后转化为0~100的指数,就是TPI。TPI是反映交感神经缩血管纤维的张力,从而可评估交感神经的紧张度,并间接反映机体的应激状态。

TPI容易受外界因素的干扰,将其与反映心脏交感神经张力的指标,心率变异性(HRV)经加权综合形成新的指数,能够更准确地反映自主神经的张力,就是手术应激指数(surgery stress index,SSI)。

在确保患者意识消失的情况下,TPI和SSI主要是反映麻醉镇痛的程度。有研究将TPI和SSI与有创动脉血压进行比较,结果发现在监测伤害性刺激反应方面比血压(MAP)有明显优势(表35-13)。患者麻醉意识消失后,对强直电刺激仅有6%的患者MAP升高≥20%;然而有超过半数的患者TPI和SSI升高≥20%(阳性反应)。虽然TPI和SSI的敏感性较高,但是特异性还不令人满意。由于其容易受各种内、外因素的影响而产生偏差,所以需要结合其他监测指标进行综合判断。

表35-13　MAP与TPI和SSI对麻醉下不同伤害性刺激的阳性反应率*比较

	强直电刺激	手术切皮	气管插管	反应时间(sec)	持续时间(sec)
体动	100%				
MAP	6%	12%	58%	10~20	>60
TPI	50%	44%	64%	8.7±3.6	<60
SSI	54%	40%	60%	10.1±4.9	<60

*MAP、TPI、SSI增加≥20%认为有临床意义(阳性反应)

4. 心率变异性(heart rate variability,HRV)指逐次心跳之间的微小时间差异。正常窦性心律,心搏间期之间存在几十毫秒的时程差异。心率变异性产生于心脏自主神经系统对窦房结自主节律性的调节,反映自主神经系统的张力和均衡性。当机体受到伤害性刺激时,导致交感神经系统兴奋性的改变,产生心率变异性变化。脑的高级神经活动,中枢神经系统和自主神经系统的自发节律活动,以及通过压力和化学感受器引起的心血管反射活动等各种因素,通过对心交感神经、心迷走神经的调制作用而导致心率波动,因此心率波动信号蕴含了大量与心血管调节功能状态有关的信息,对这些信息的提取和分析可定量地评估心交感神经、心迷走神经活动的紧张性和均衡性。

麻醉药可作用于患者的自主神经系统导致交感/副交感功能和 HRV 的改变。伤害性刺激可对自主反射介导的 HRV 产生明显作用。因此,HRV 可动态、定量评估麻醉药及伤害性刺激对自主神经系统的影响,HRV 稳定即表明镇痛充分。

心率变异性测定和分析的方法主要有两种,即时域分析法和频域分析法。频域分析对交感和迷走神经功能状态分析的更具体。频域分析中超低频功率谱成分(VLF,0. 004 ~0. 04Hz)反映温度和内分泌活动;低频功率谱成分(LF,0. 04 ~ 0. 15Hz)反映交感和副交感神经活动;高频功率谱成分(HF,0. 15 ~ 0. 40Hz)仅反映副交感神经活动。麻醉和手术中有许多因素如药物、创伤、应激,均可使交感副交感神经功能改变,从而影响心率变异性。因此它对临床麻醉深度监测的实用价值仍需研究。此外,采用频谱分析法,可以计算出 HRV 的总功率、高频和低频功率的变化。但是由于变异较大,可以作为变化趋势观察,尚未达到作为全身麻醉期间患者疼痛状况的定量和定性指标。

目前一些新的 HRV 分析技术,以指数化的客观指标来判断镇痛与伤害性刺激之间的平衡开始用于临床麻醉。

5. 镇痛/伤害平衡指数(analgesia/nociception index,ANI)是法国 Lille 大学研发一种新的监护系统(PhysioDoloris),通过呼吸对心电图 RR 间隙的影响,计算出 HRV 的指数,定量和定性地分析判断全身麻醉期间镇痛与伤害性刺激之间的平衡状态。

ANI 的工作原理是采用小波分析技术,仅仅分析 HF(仅反映副交感神经活动)的变化。因为当副交感张力存在时,每次呼吸周期会影响 RR 间隙,称为呼吸性心律不齐。如果副交感张力减弱,呼吸周期的影响变小。因此可以通过呼吸对 RR 间隙的影响来判断副交感张力的活动,进而评价镇痛与伤害性刺激间的平衡。当手术引起的伤害性刺激增强,或镇痛作用减弱,交感活动增强而副交感张力减弱,并导致血流动力学的反应。

临床研究表明,手术应激和伤害性刺激影响的副交感张力的改变与 ANI 的相关性很好。如果外科手术刺激不变,ANI 低于 30,患者 10 分钟内出现反应的概率为 100%;ANI 高于 82,患者 10min 内不出现反应的概率为 100%。因此推荐临床镇痛/伤害平衡满意的 ANI 范围在 50 ~70。低于 50,说明伤害性刺激增强或麻醉的镇痛作用减弱;大于 70,提示正好相反。

三、以控制应激反应在生理范围为监测目标

应激反应是指机体在受到各种内、外环境刺激时所出现的非特异性全身反应。任何躯体或心理刺激,只要达到一定的强度,除了引起与刺激直接相关的特异性改变之外,还可引起与刺激性质无直接关系的全身性非特异性反应。在生理学范畴内,适度的应激反应对机体具有保护作用。但是,过度的应激反应则可引起多器官功能损害,甚至危及患者的生命,属于病理生理学范畴。

所谓“适度应激”和“过度应激”没有截然分界。由于手术过程中的不同操作和不同时段所致的伤害性刺激程度各异,所以对麻醉药物的应用也必须进行相应地调整。因此,麻醉深度的改变实际上是对“伤害性刺激程度变化-调整麻醉药物用量”这一动态平衡的反映。所有监测指标的改变,无一不是刺激-反应这一平衡被打破的结果。从临床角度来讲,由于应激反应本身的复杂性和监测手段的限制,所以很难对应激反应程度进行分级,麻醉医师能够做到的只是尽量维持重要生命体征平稳,并保护重要脏器的功能不受或少受手术和麻醉的伤害。

前些年,曾有学者提出无应激麻醉状态(stress-free)。实际上,这是不可能也无必要实现的。患者在整个围手术期是一直处于一定程度的应激状态,这是机体的正常保护性反应。虽然全身麻醉可

消除疼痛和恐惧所致的应激反应,但是外科手术本身则可通过多种途径诱发机体的应激反应,并可涉及全身各个系统。由于受认识水平以及监测和治疗手段的限制,全身麻醉不可能完全消除手术诱发的应激反应。监测术中伤害性刺激反应的目标(底线)主观上可以定为消除创伤性应激反应对机体造成的不良影响。事实上手术中如何界定和监测创伤性应激反应的不良影响非常困难。因此监测术中伤害性刺激反应的客观目标还是要定为监测和维持刺激 应激反应处于一种生理范围的动态平衡状态。目前,监测麻醉的常规项目和针对伤害性刺激反应的特殊监测项目,结合麻醉医师的经验判断是可以基本胜任的。然而,创伤性应激反应是一种几乎涉及全身各个系统的复杂反应过程,术中不可能对其进行全面监测,要想真正做到消除创伤性应激反应对机体造成的不良影响这个目标还为之甚远。

满意控制创伤性应激反应要求麻醉医师具有一定的预见性,例如通过熟悉患者的病史、了解外科疾病本身和并发症可能的影响以及熟知手术操作步骤等,适当提前加深或减浅麻醉深度,并注意麻醉联合用药的相互作用。然而,正如适度应激与过度应激反应难以截然分开一样,在全身麻醉过程中不会存在"最适合"的衡量麻醉是否适度的绝对标准,麻醉医师常常需要根据患者情况、手术刺激、液体平衡、所用的麻醉药物种类和剂量等,对各项监测指标的变化趋势进行综合解读,才能做出正确的判断和处理。

如何更加有效地监测全身麻醉下机体的应激反应仍在进行不懈的探索,鉴于应激反应的高度复杂性,可以预见在未来很长的一段时间内,对全身麻醉下创伤性应激反应程度的判断很大程度上仍然需要依靠麻醉医师的临床经验。

(岳 云)

参考文献

1. 岳云.生命机能监测.北京:人民卫生出版社.2011,228.
2. Gelb AW, Leslie K, Stanski DR, Shafer SL. Monitoring the depth of anesthesia. In Miller RD(ed):Miller's Anesthesia, 7th ed. New York, Churchill Livingstone, 2010, 1229-1265.
3. Xu L, Wu AS, Yue Y. The incidence of intra-operative awareness during general anesthesia in China: a multi-center observational study. Acta Anaesthesiol Scand 2009, 53: 873-882.
4. Avidan MS, Jacobsohn E Collaborators. Prevention of intraoperative awareness in a high-risk surgical population. N Engl J Med 2011, 365: 591-600.
5. Monk TG, Weldon C. Anesthetic depth is a predictor of mortality. Anesthesiology 2010; 112: 1070-1072.
6. Jeanne M, Logier R, De Jonckheere J, et al. Heart rate variability during total intravenous anesthesia: effects of nociception and analgesia. Auton Neurosci 2009, 147: 91-96.
7. Ogawa Y, Iwasaki K, Shibata S, et al. Different effects on circulatory control during volatile induction and maintenance of anesthesia and total intravenous anesthesia: autonomic nervous activity and arterial cardiac baroreflex function evaluated by blood pressure and heart rate variability analysis. J Clin Anesth 2006, 18: 87-95.
8. Guen ML, Jeanne M, Sievert K, et al. The Analgesia Nociception Index: a pilot study to evaluation of a new pain parameter during labor. International Journal of Obstetric Anesthesia 2012, 21: 146-151.
9. Panousis P, Heller AR, Burghardt M, et al. The effects of electromyographic activity on the accuracy of the Narcotrend monitor compared with the Bispectral Index during combined anaesthesia. Anaesthesia, 2007, 62: 868-874.
10. Kertai MD, Palanca BJA, Pal N, et al. Bispectral index monitoring, duration of bispectral index below 45, patient risk factors, and intermediate-term mortality after noncardiac surgery in the B-Unaware Trial. Anesthesiology 2011; 114: 545-556.
11. Gao JD, Zhao YJ, Xu CS, et al. Evaluation of entropy for monitoring the depth of anesthesia compared with bispectral index: a multicenter clinical trial. Chin Med J 2012, 125: 1389-1393.
12. Zhang C, Xu L, Ma Y, et al. Bispectral index monitoring prevent awareness during total intravenous anesthesia: a prospective, randomized, double-blinded, multi-center controlled trial. Chin Med J 2011, 124: 3664-3669.
13. Xu P, Liu F, Yue Y, et al. C50 for Propofol-Remifentanil Target-Controlled Infusion and Bispectral Index at Loss of Consciousness and Response to Painful Stimulus in Chinese Patients: A Multicenter Clinical Trial. Anesthesia & Analgesia 2009, 108: 478-483.
14. Wang Y, Yue Y, et al. Can bispectral index or auditory evoked potential index predict implicit memory during propofol-induced sedation? Chin Med J 2006, 119: 894-898.
15. Liu JS, Zhang JM, Yue Y. Variation of bispectral index monitoring in paediatric patients undergoing propofol-remifentanil anaesthesia. European Journal of Anaesthesiology 2008, 25: 821-825.

16. Lysakowski C, Elia N, Czarnetzki C, et al. Bispectral and spectral entropy indices at propofol-induced loss of consciousness in young and elderly patients. Br J Anaesth 2009, 103:387-393.

17. Kreuzer M, Zanner R, Pilge S, et al. Time delay of monitors of the hypnotic component of anesthesia: Analysis of state entropy and index of consciousness. Anesth Analg 2012, 115:315-319.

18. Lobo FA and Schraag S. Limitations of anaesthesia depth monitoring. Current Opinion in Anesthesiology 2011, 24:657-664.

第36章 心电图

在过去的几十年,心电图在麻醉手术中的应用取得了长足的进步。麻醉手术期间由于各种原因容易导致循环系统方面的紊乱,发生心血管事件,同时麻醉手术患者术前合并有冠心病及其他心脏疾病,需术中心电监测。因此围手术期心电监测是保证循环功能稳定的重要手段之一,能及时发现心肌缺血和心律失常等,避免严重意外发生。目前已成为围手术期麻醉手术患者必需的一项常规监测方法,也是麻醉医生必须掌握的基础知识之一。

第1节 正常心脏电活动

在心脏发出机械收缩之前,总是先有电活动出现,此电活动之后大约 0.02s ~ 0.07s,开始机械活动,使得血液在闭锁的循环系统中持续地流动。把心脏的电学活动用心电图机连续描记下来所形成的曲线称为心电图(electrocardiogram,ECG)。也就是说,心电图是心脏电学活动的记录。

一、心肌细胞的动作电位

心肌细胞膜是一层含类脂质的半通透性膜,它对于不同离子的通透性不同,对 K^+通透性最强;在安静状态下,细胞内外离子分布是不均衡的,细胞内 K^+是细胞外 37 倍,细胞外 Na^+是细胞内 6 倍;由于细胞膜对 K^+通透性最强,而膜内阴离子不能通过,所以依离子梯度向细胞内扩散,使得细胞内电位降低,从而形成膜电位。

(一) 心肌细胞膜电位

1. 静息膜电位　心肌细胞在静息状态下,细胞外的电位为 0,细胞内电位约为-90mV,形成电位差,也称为极化状态(图 36-1)。

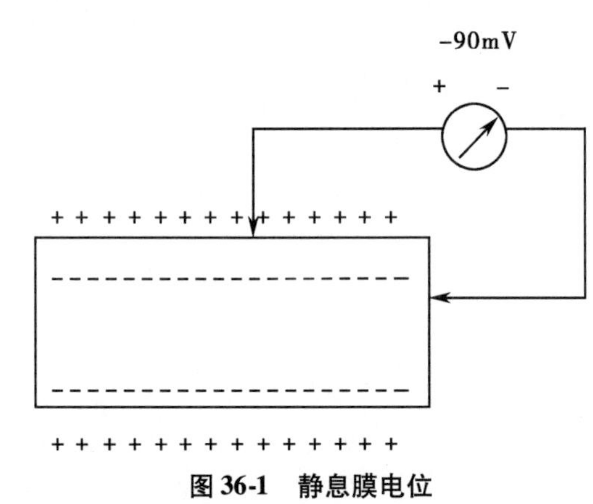

图 36-1　静息膜电位

2. 动作电位　心肌细胞受到一定程度的刺激时,细胞膜通透性发生改变,膜电位发生逆转,膜电位由-90mV 变为+30mV,膜外由正电位变为负电位,这一过程称除极化过程(图 36-2)。

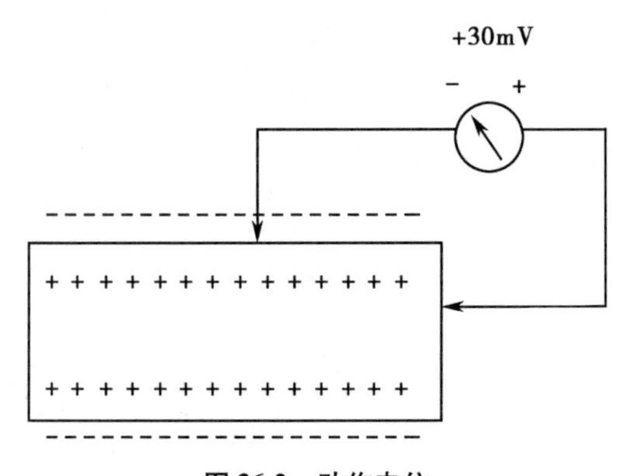

图 36-2　动作电位

动作电位按发生时间顺序分为5个位相：

0位相：快速除极期，大量Na^+内流，细胞内电位升高。

1位相：快速复极初期，Cl^-内流，细胞内电位降低。

2位相：缓慢复极期，Ca^{2+}缓慢内流与Cl^-内流达动态平衡，形成平台期。

3位相：快速复极末期，主要为K^+快速外流，细胞内电位降低。

4位相：静息期，细胞恢复了极化状态。

（二）双相动作电位

1. 除极过程　在细胞膜内外表面上带有电量相等的异性电荷，安静状态亦称极化状态。如将电流计的两极放在肌纤维的两端，在电路中不出现电流；如刺激肌纤维的两端使之兴奋，则两端膜电位立即发生逆转，膜内电位由负电位转变为正电位，膜外电位由正电位变为负电位，称除极化过程。此时甲乙两端产生电位差，电流计中有电流通过，而记录下电流曲线。当兴奋继续传到乙端时，整个纤维除极完毕，甲乙两端电位相等，这时不产生电流，指针回到零点，所记录的电流曲线就回到基线上(图36-3)。

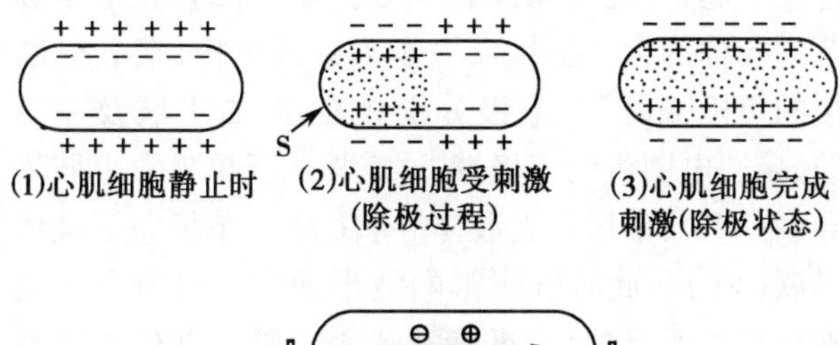

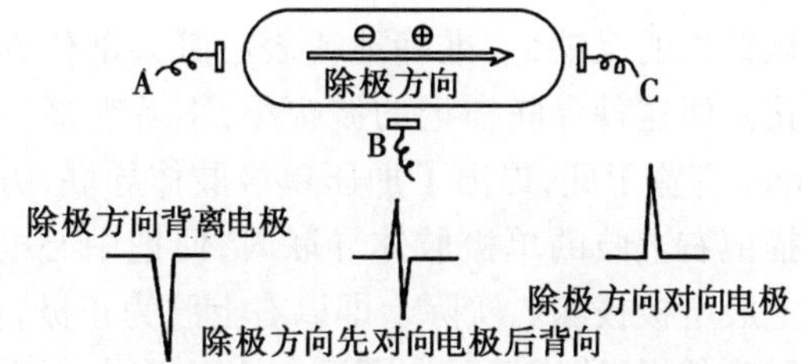

图36-3　心肌细胞受刺激后的除极过程以及所产生的电位与检测电极位置的关系

2. 复极过程　复极过程与除极过程相反，膜电位恢复，膜内电位由正转为负，膜外电位由负电位转为正电位。复极时面向正电荷，其前端为负电荷，也就是说，在除极过程中，电源在前，电穴在后；而复极时相反，所以所记录电流曲线与除极相反(图36-4)。

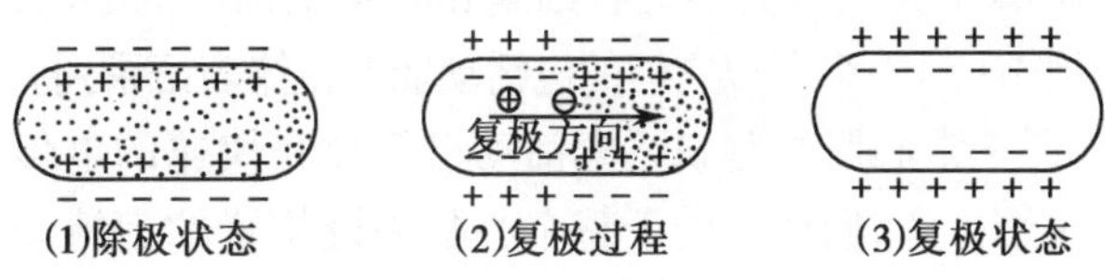

图36-4　心肌细胞复极过程

（三）膜电位的离子理论

膜电位主要由两种因素决定：

1. 细胞膜内外各种离子的浓度不同。

2. 安静状态与兴奋状态时，膜对不同离子的通透性不同。

二、心脏冲动的形成和传导

单个心肌细胞甚至一小部分心肌细胞的电活动，产生的电位均不足以在体表记录到。临床心电

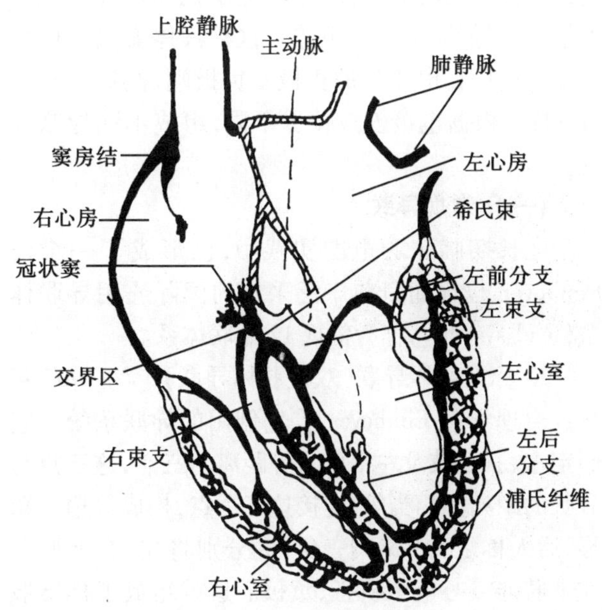

图36-5　心脏的传导系统

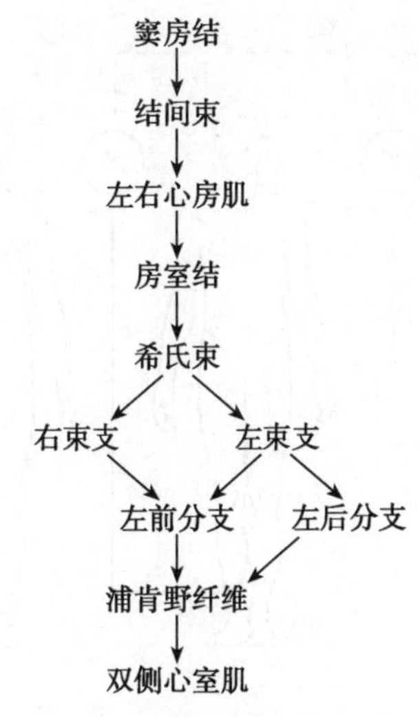

图36-6　心脏激动正常传导顺序

图记录的是大量的心房肌细胞和心室肌细胞的激动，因细胞足够多，所以它们的电活动能够在体表记录到。

正常心肌细胞缺乏电活动自律性和快速的电传导能力。它们依靠处于整个心脏关键位置的起搏和传导系统。心脏传导系统组织是由一小部分特殊的纤维组成，起着产生冲动和传导冲动的特殊作用。开始于窦房结，通过结间束至房室结，到希氏束向下分左右束支，最后分成细小的分支形成浦肯野纤维(图36-5)。

心脏激动传导按一定的顺序进行，如图36-6。

第2节 常用的导联系统及监测系统

一、常用的导联系统

从体表描记出心脏搏动这一微弱电流，必需的条件是在体表安装至少两个电极板，通过导联线将电极板传来的心脏电流，经心电图机加以准确地放大描记，方能完成一个电路。这种具体安放电极板及如何连接在电流计的正极及负极端，便称为导联(lead)。根据电极安放位置不同，组成不同导联系统。

(一) 常规导联

在长期临床心电图实践中，已形成了一个由Einthoven创设而目前广泛采纳的国际通用导联体系(lead system)，称为常规12导联体系。

1. 标准肢体导联(双极肢体导联) 为1907年荷兰生理学家Einthoven首先创用的导联系统。它假定左、右上肢及左下肢为等距离的三点，这三点与心脏的距离亦相当等，连接这三个点，构成等边三角形，后人称之为“艾氏三角”。分别将左、右上肢及左下肢连接心电图机正、负极。这就组成了标准肢体导联，又称为双极肢体导联。具体连接方法如下(图36-7)：

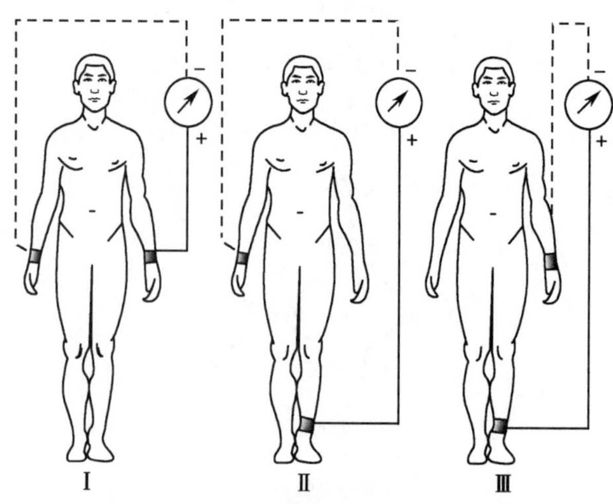

图36-7 标准肢体导联连接法

Ⅰ导联：左上肢(+)，右上肢(-)。它反映左、右上肢两点间的电位差，代表心脏高侧壁电位变化。

Ⅱ导联：左下肢(+)，右上肢(-)。它反映左下肢与右上肢两点间的电位差。

Ⅲ导联：左下肢(+)，左上肢(-)。它反映左下肢与左上肢两点间的电位差。

标准肢体导联是反映人体表面某两点间电位差。

Ⅱ导联是围手术期最常用的监护导联，能够较好地显示心电图形，可发现左心室下壁的心肌缺血。

2. 加压单极肢体导联 20世纪30年代末40年代初，在美国一组以Wilson为首的学者，把上述三个标准肢体导联的左、右上肢及左下肢的电极板连在一起，发现其综合电位几乎等于零，便把这个综合电极称为“中心电端”，作为无效电极，接心电图机的负极端，探查电极分别放在左、右上肢及左下肢，接心电图机的正极端，这就构成了单极右上肢体导联(VR)，单极左上肢体导联(VL)，单极左下肢体导联(VF)。此时所测得的波形即为心脏电学变化在该部位的反映，它准确地代表心脏某部位的电学变化。但这种导联描记的波幅小，不易观察。Goldberger有鉴于此，提出了加压单极肢体导联，方法是在描记右上肢的单极肢体导联时，便把中心电端的右上肢电极拔除。实际上即以右上肢为正极，左上、下肢为负极，这样记录的图形与VR相同，但图形增大了50%，故称为加压单极肢体导联(augmented unipolar limb lead)。同理，描记VL时，也只把正极连左上肢，负极只连右上肢、左下肢；描记VF时，把正极连左下肢，负极只连右上肢、左上肢。加压单极肢体导联分别为(图36-8)：

加压单极左上肢导联(aVL)：探查电极放在左上肢，无效电极为右上肢及左下肢相连的中心电端。它反映心脏高侧壁的电学变化。

加压单极右上肢导联(aVR)：探查电极放在右上肢，无效电极为左上肢及左下肢相连的中心电端。它反映心室腔内的电位变化。

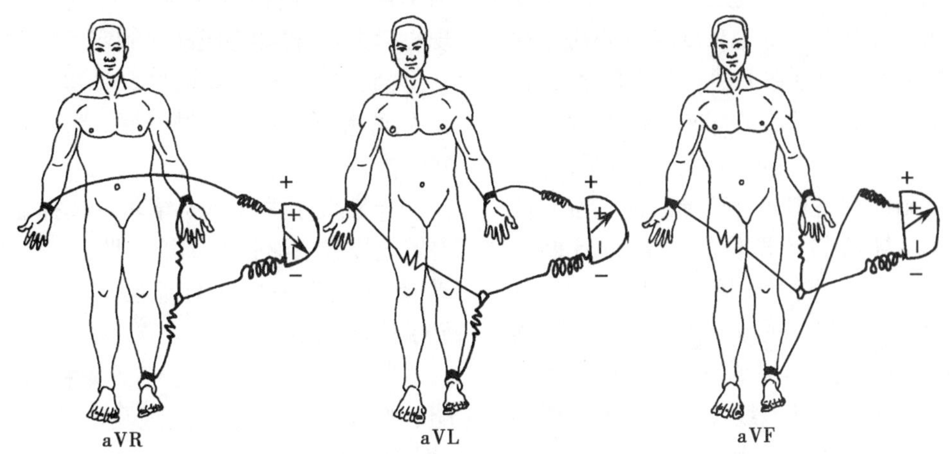

图 36-8 加压单极肢体导联连接法

加压单极左下肢导联(aVF):探查电极放在左下肢,无效电极为左、右上肢相连的中心电端。它反映心脏下壁的电学变化。

aVF 最容易反映左心室下壁的心肌缺血。

3. 胸前导联 常用的胸前导联为单极胸前导联,该导联系统由 Wilson 提出,其探查电极置于胸前一定位置,无效电极为左、右上肢及左下肢所连成的中心电端。由于这些正极电极直接连接于胸前,因此被称为胸前导联。它反映心脏横面的电位变化,故也称为横面导联(horizontal leads)。常用的导联为(图 36-9):

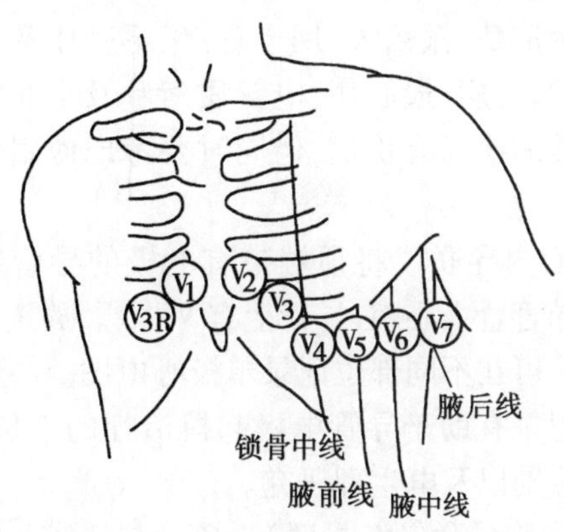

图 36-9 胸前导联探查电极的位置

V_1:探查电极置于胸骨右缘第 4 肋间。

V_2:探查电极置于胸骨左缘第 4 肋间。V_1、V_2一般反映右室壁的电位变化。

V_3:探查电极置于 V_2与 V_4导联连线的中点上。一般反映左、右心室过渡区的电位变化。

V_4:探查电极置于第 5 肋间左锁骨中线。反映心尖部的电位变化。

V_5:探查电极置于 V_4导联同一水平左腋前线处。

V_6:探查电极置于 V_4导联同一水平左腋中线处。

V_4 ~ V_6:监测左前降支及回旋支冠脉支配的心肌,围手术期常用 V_5。

综上所述,从 20 世纪 40 年代开始便出现了 12 个导联,即 3 个"标准肢体导联",3 个"加压单极肢体导联"和 6 个"胸前导联",共计 12 个导联。现今为了比较全面地了解心电图,就至少应描记出这 12 导联心电图。

(二) 特殊导联

由 Einthoven 等提出的常规导联心电图在世界范围内已经使用了近 100 年,但其有不可克服的缺点,如右室盲区、难辨 P 波、定位不够准确、诊断标准不断变化等。为了提高心电图的诊断能力,近年来人们提出了许多不同的导联体系,试图克服以上弊端。

1. 右胸导联 将探查电极置于右胸壁相当于 V_3 ~ V_6的部位。对右室肥厚、右位心及右室梗死有较大的诊断价值。

2. 后壁导联 将探查电极置于左腋后线、左肩胛线及后正中线,与 V_4、V_5、V_6导联同一水平,称 V_7、V_8、V_9导联,对诊断后壁心肌梗死有辅助价值。

3. 改良的胸部监护导联(modified chest lead, MCL 导联) 对标准双极肢体导联有各种改良方法,主要有 MCL、CS_5、CB_5、CM_5和 CC_5等。目的是试图增大 P 波的高度,利于诊断室上性心律失常,增加 ECG 监测前壁和侧壁心肌缺血的敏感性。

(1) MCL_1导联:正极置于 V_1位置,负极置于左肩附近。其特点是与 V_1导联结构相类似,具有以下优点:能够清楚地显示 P 波,因该导联向量垂直于 P 波电轴,故窦性P波常为双向(一般先正后负)而逆行P波直立,因此MCL_1导联能较好地反映异位心房节律(如房颤、房扑),有助于鉴别室上性和室性心律失常;能鉴别室性异位搏动来源于右室抑或左室;易显示右束支阻滞图形,有助于区别左或右束支传导阻滞;能鉴别出是右束支阻滞型室内差异传导或是左室异位搏动。移动MCL_1导联的正极位置很容易转换至MLC_3导联以确定P波的极性,或转换至$MCL_{5(6)}$以鉴别室内差异传导和心室异位搏动。因电极位置远离左胸,故不影响心电监测时的听诊及直流电击除颤和复律的操作。主要缺点是其地线及负极位置可能影响CCU/ICU患者锁骨下静脉穿刺置管术。

(2) $MCL_{5、6}$导联:正极置于V_5、V_6位置,负极置于左肩附近。其突出优点在于与V_5导联结构相似,能辨明室性异位搏动起源。通常,起源右室的异位搏动因其激动方向指向MCL_6导联而显示宽大向上的QRS波群;源于左室者则因其激动方向背离MCL_6导联而常表现为宽大之rS型。此外,该导联可较敏感地反映左室缺血或损伤(ST-T改变),甚至反映浦肯野纤维复极异常(U波倒置)。主要缺点是其正电极位置不利于心脏听诊及直流电击除颤的进行,地线及负电极位置又影响锁骨下静脉穿刺置管,因此,Ritota建议在CCU/ICU内$MCL_{5(6)}$导联仅在确定室性异位搏动起源时使用,而后应将电极放置于其他监测导联位置上。

MCL_1、$MCL_{5、6}$导联地线均连接于右肩附近,这是目前常用的监护导联,如图36-10。

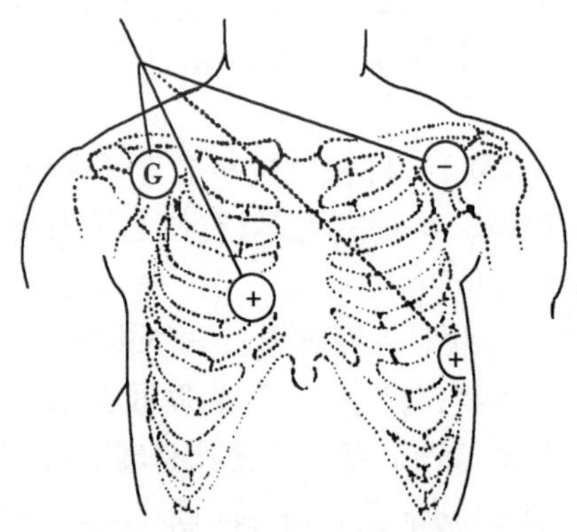

图36-10 MCL导联

注:+. 正极安放部位;-. 负极安放部位;
G. 接地线部位

(3) CM_5导联:监护仪上选择显示Ⅰ导联,左上肢电极移到V_5处,右上肢电极移到胸骨上缘或右锁骨附近。

(4) CB_5导联:即中心背部导联。正极放在V_5的位置,负极放在右肩胛部,可显示较大的P波,发现心律失常,检测心肌缺血和室上性心动过速。

(5) CC_5导联:双极导联正极(左下肢导联)放在V_5位置,负极(左上肢导联)置于V_5R处,用Ⅲ导联记录。

(6) S_5导联(Lewis导联):选择显示Ⅰ导联,将左臂电极置于胸骨右缘第5肋间,右臂电极置于胸骨柄处。该导联能较好地反映心房的电活动,P波显示清晰,是反映心房波最好的导联之一。还能显示室性异位搏动的起源位置。电极放置的位置不影响心脏听诊、直流电击除颤及锁骨下静脉穿刺置管(图36-11)。

4. 食管导联 利用装有单极或双极的心电图导联和食管听诊器导管,将探测电极通过橡皮管送入食管内,正极与左上肢导线相连,负极与右上肢导线相连,用Ⅰ导联描记到食管心电图。探查电极在距门齿15~25cm处,心电图主要反映心房的电位变化。探查电极在距门齿40~50cm处,心电图主要反映左心室后壁的电位变化。电极以E为标志,E右下角注明电极距门齿的厘米数,如E_{25}。食管导联心电图的优点是波形清晰,干扰少,对诊断心律失常很有价值,对复杂心律失常(如区别室性、室上性等)确定率高。

5. 气管导联 电极安置在气管导管的气囊上,气囊充气后电极可紧贴气管壁,作用电极在左臂,使各波显示清楚、振幅大,用于昏迷、不合作及全麻的患者,对风心病、冠心病、电解质紊乱及小儿室上性心律失常的诊断有价值,但同时要考虑使用的安全性。

6. 心内导联 将顶端带有电极的导管通过中心静脉导管置入心腔,导管上有V探头,放置到心房或心室。可在不同部位记录单极心电图。心腔内心电图的记录有助于导管电极起搏治疗的定位、心律失常的鉴别以及电生理研究。

7. 头胸导联(HC导联) 负极与地线并置右前额,相距5mm,正极置于胸部V导联各点。HC导联适用于右室梗死、缺血及劳损的诊断,对膈面高侧壁病变定位更精确。

8. 房室束(希氏束)电图导联 希氏束位于三尖瓣环上方,冠状静脉窦口前方,是房室间唯一的正常传导途径。房室结和房室束兴奋时所产生的电位变化很小,不能从一般的体表心电图上反映出来。用带有多电极的导管,经静脉插至右心房,在右房室瓣附近,经过适当的心电放大和频率过滤,以较快的

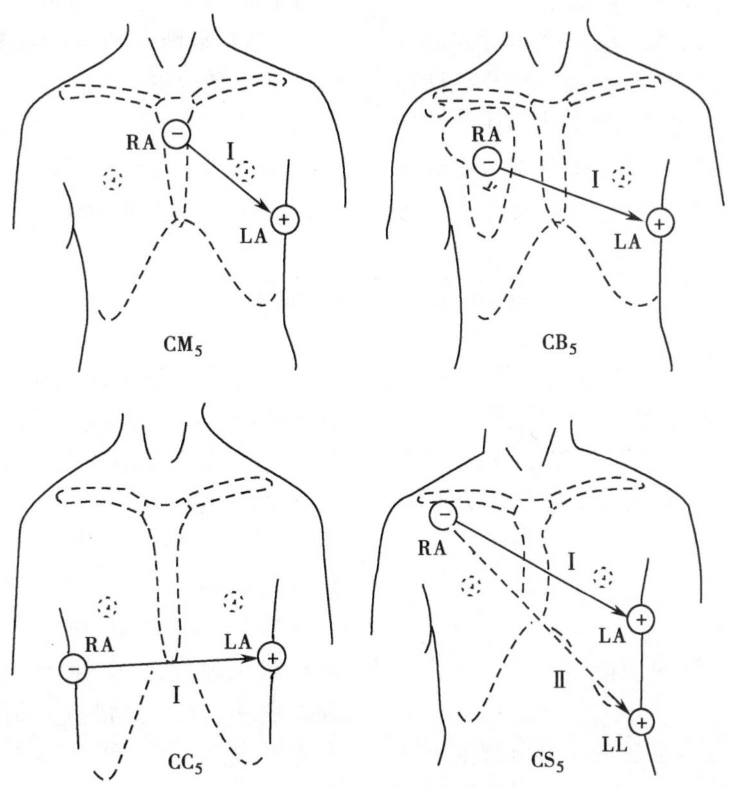

图 36-11　改良的胸前导联

纸速，可以记录到反映房室束兴奋过程的图形。房室束电图对房室传导阻滞的定位、确定心室激动起源于房室交界抑或心室，都有重要作用。

9. 冠状动脉内心电导联　进行冠状动脉手术时，在冠状动脉内置入电极，首次报道于1985年，与体表心电图相比，其最大优势在于对心肌缺血的监测。

二、常用的心电监测系统

（一）心电监测仪和心电监测系统

心电图是通过体表记录心肌的电活动，是通过连接一系列测定电位的电极，也就是前面所讲的各种导联获得，然后通过各种监视器显示，动态地观察心电变化，也可通过打印记录纸记录下来，进行详细分析和永久保存。临床上心电监测仪种类很多，根据功能有不同种类，这里不作重点介绍。

（二）动态心电图监护（Holter）

动态心电图通常称为Holter，是以美国的物理学家Norman. J. Holter的名字所命名，1961年应用于临床，是用一种随身携带的记录仪，预先安置好导联可连续记录人体24～72小时的心电变化，然后将记录下的信息进行处理、分析及打印记录出的心电图。主要用于心血管疾病的诊断，特别对阵发性心律失常及一过性心肌缺血的检出有重要意义。

（三）遥测心电图监护仪

这是通过遥测遥感技术使导联和心电监护仪不用导联线而进行遥控，观察患者的心电变化。近者用于CCU、ICU，远者可遥测数千里，甚至宇航员的心电活动，围手术期也可应用。

（四）电话传输心电监测

由患者佩戴的心电监测器，经电话输送至心电监护中心，通过电脑处理，显示和打印出心电图，进行诊断处理。

（五）希氏束心电图

用中心静脉导管电极，经过特殊的希氏束心电图仪测量希氏束图。可诊断和治疗复杂的心律失常，判断室性、室上性心律失常，鉴别传导阻滞和药物对传导的影响，以及预激综合征。

（六）植入式动态心电监测仪（ICR）

通过安装心脏起搏器，附有电转复和电除颤装置，并装有示波器及记录器的心电监护系统，可以长时间观察患者的心电变化。不仅用于心脏病重症患者的监护和指导处理，也可用于围手术期的监护及判断处理，对不明原因的晕厥发作诊断价值较大。

（七）无线局域网心电监护系统

应用移动通讯技术、嵌入式应用技术等先进技术，实现对人体心电信号的实时采集、处理、存储和在显示器上显示。利用无线局域网技术与医院监护中心连接，将患者的心电信号及时传输到医院的服务器上，这样在医院的监护中心就可以对各个病房的患者进行实时监控，做到防治结合。

（八）麻醉监护信息网络系统

通过联网将手术间的心电监测仪与中央站相连接，在中央站可同时观察到所有麻醉手术患者的生命体征，这便于科主任及时了解、观察麻醉手术患者情况，并进行相应的指导处理，提高监护的效率和管理的水平。

第3节 正常心电图

通过心电图的改变，帮助医务人员识别心脏病变和（或）心律失常的性质及严重程度。在这些方面心电图的确具有其他方法难以取代的作用。为了分辨心电图是否正常，首先需认清正常心电图。

一、伪差的识别

心电图应该忠实地记录心脏激动时所产生于身体表面的电位差，凡不是由于心脏激动而发生于心电图上的改变都称为“伪差”（artefacts）。

（一）伪差产生的原因

产生伪差的原因很多，大多数是由于操作技术而引起，但也有一小部分是由于客观情况，如患者体质、病情或心电图机及其导联线内的缺点而发生。

（二）识别伪差的重要性

首先，不至于把并非由心肌激动本身产生的电位误认为心肌激动所产生的改变，从而导致误诊。

其次，某些伪差可以掩盖心电图本身的异常情况，使诊断发生困难。

（三）常见的几种伪差

1. 基线漂移　见于电极与皮肤接触不良或脱开；电极干涸；放置部位受呼吸运动影响；电极质量差等。关键是处理好皮肤，使皮肤与电极适度黏牢。

2. 伪差性心律失常　其伪差类型多样，以伪室性期前收缩多见，偶可见伪室性心动过速、伪房室传导阻滞、伪窦性停搏等，多为电极黏附不佳；导联线或连接电缆断裂或个别线似断非断；受检者活动度过大；静电干扰；用磁带存储式的可能是磁带不洁；电池容量不足，记录仪及回访分析系统故障。处理方法为处理好皮肤，在安置电极后，应仔细检查导联线有无断裂；嘱咐患者控制运动强度及上身活动幅度；不穿易产生静电的化纤纺织物，不进入高频电场和强磁场；对磁带应及早进行消磁及清洁处理；使用仪器前，监测电池容量是否充足，记录仪、回放分析系统是否有故障。

3. 伪低电压　电压与波形失真。安置前注意部位的选择，选择质量较好的电极，现多采用一次性的“银、氯化银”电极，它黏附力强不易脱落，对皮肤无刺激，导电性能好，记录图形不失真；处理好皮肤，其主要特点是清洁表皮及去脂，多毛者先要皮肤剃毛，再用75%乙醇浸润的棉球或纱布擦拭安置电极的位置，可轻擦至皮肤微红，部位皮肤粗糙者可用高压消毒过的细砂纸小片从四个方向各轻擦皮肤1～2次，使皮肤与电极保持良好接触；使用前应检查导联线和电池的电容量是否正常。

4. 各自导联图形错位　常由于导联错位或导联线与机器口接错。

二、心电图各个波形的形成及正常值

正常心电图是由一组波形构成的。心脏的激动自窦房结发出，经结间束，向右房及左房传导，使心房兴奋，并将激动传至房室结，经房室结达左、右束支，左束支在室间隔左侧中部首先分出间隔支，故心室激动首先自室间隔左侧中部开始，然后经过左、右束支及末梢浦肯野纤维，向两心室扩布，引起心室激动，形成正常心电图的各波、段。

心电向量：心房、心室除极或复极过程中产生无数的电动力，使一定方向、不同大小的量向机体各部传播，称心电向量。心电图是空间心电向量环在相关平面上的投影而成。心电向量图能较全面地判断心电向量在空间的位置、电压大小及运行情况，是解释心电图图形的基础，更有助于对心电图的理解和诊断。P、QRS、T波的形成，如图36-12。

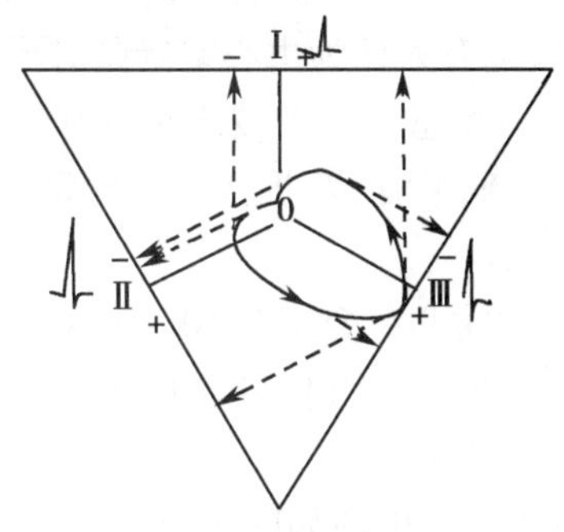

心电向量环在标准肢体导联轴上的投影
——标准肢体导联QRS波群形成图解

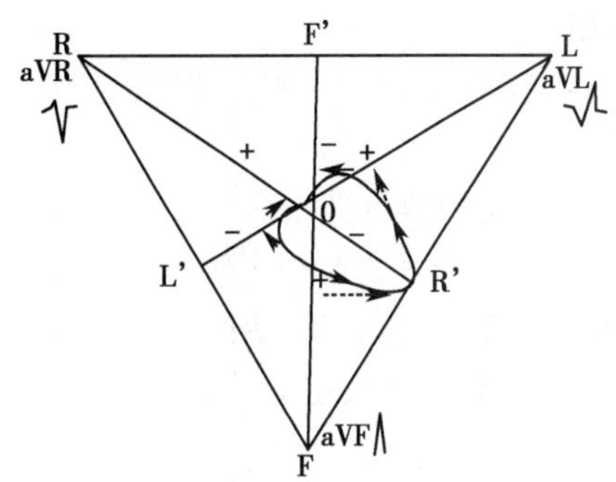

心电向量环在单极肢体导联轴上的投影
——单极肢体导联QRS波群形成图解

图 36-12 P、QRS、T 波的形成

(一)P 波

1. P 波的意义 P 波是心房除极,即左心房、右心房除极的混合波形,可分为窦性 P 波和异位 P'波,未加注明者均指的是窦性 P 波。由于窦房结位于右房,接近上腔静脉入口附近,故右房除极早于左房 0.03 秒,左、右房共同除极的最大平均向量是自右上向左下(多偏前),它在各导联轴上的投影形成各导联 P 波的形态。

2. 形态 Ⅰ、Ⅱ、aVF 导联 P 波直立,aVR 导联倒置,Ⅲ、aVL 导联可以是直立、倒置或双相。V_1导联直立或双向,V_4~V_6直立,正常直立的 P 波呈圆凸形,无切迹。

3. 振幅 肢体导联<0.25mV,心前导联<0.15mV。

4. 时间 时间<0.11 秒。

(二)P-R 间期

1. 意义 P-R 间期为从 P 波开始到心室波(Q 或 R 波)之间的 P-R(或 P-Q)间期,表示激动从窦房结发出,心房开始除极到心室开始除极所需的时间。

2. 正常值 正常成人心率在 70 次/分,P-R 间期为 0.12~0.20 秒,但该值受年龄和心率快慢的影响。

(三)QRS 波群

1. 意义 为心室除极时产生的波群。

2. 形态 QRS 波群一般由三个相连的波形组成。第一个向下的波为 Q 波,代表心脏除极的初始向量;第二个波向上称 R 波,代表心室游离壁除极;第三个波向下称 S 波,代表心室肌终末除极向量。由于导联不同,该波群可呈多种形态。

(1) 导联 aVR 主波向下,呈 QR 型或 rS 型。

(2) 导联 aVL、aVF 主波向上,呈 qR 或 rS 型。

(3) 导联 V_1多呈 rS 或 QS 型,R/S<1。

(4) 导联 V_6呈 qR 或 Rs 型,R/S>1。

3. 电压

(1) Q 波:在Ⅰ、Ⅱ、aVL、V_5、aVF 等导联 Q 波时间<0.04 秒,Q<1/4R。

(2) R 波和 S 波:①aVL 以 R 波为主时,R<1.2mV;②aVF 以 R 波为主时,R<2.0mV;③aVR 的 r 波<0.5mV;④导联 V_1 的 R<1mV,Rv_1+Sv_5<1.2mV;⑤导联 V_5 的 R<2.5mV,Rv_5+Sv_1 男性<4.0mV;女性<3.5mV。

4. 时间 正常成年人 QRS 波群时间为 0.06~0.10 秒。

(四)S-T 段

1. 意义 反映心室除极完毕以后至复极再度在体表产生的电位差以前的一段水平线段。

2. 位置

(1) S-T 段位于等电位的水平线上。

(2) 偶尔抬高或压低,但压低<0.05mV,抬高肢体导联 V_4~V_6均≤0.1mV,V_1~V_3可达到 0.2~0.35mV。

(3) 正常抬高呈凹面向上,否则可能为异常改变。

(五)T 波

1. 意义 为心室复极波,代表左右心室肌复极过程的电位变化。

2. 形态 正常 T 波形态呈圆钝状,无错折和切迹,其升支由基线缓慢上升,到达顶点,随即迅速下降,形成其升降支不对称。

(1) 以 R 波为主的导联,T 波直立,aVR 导联 T 波倒置。

(2) 以 R 波向下的导联 T 波低平或倒置。

(3) V_3导联的 T 波可直立、双向或倒置。

3. 电压 直立 T 波约 3mV~5mV,在以 R 波为主的导联 T≥R/10。

（六）Q-T 间期

1. 意义　代表心室肌除极与复极过程的总时间或称电收缩时限。

2. 正常值　Q-T 间期的数值受心率的影响。心率越慢，则 Q-T 间期越长；心率越快，则 Q-T 间期越短。正常心率下其正常值一般<0.40 秒左右。为除外心率对 Q-T 间期的影响，常用校正 $Q\text{-}T_C$ 间期。

（七）U 波

1. 意义　为浦肯野纤维复极或乳头肌复极的结果，也有人认为由心室舒张时形成的后电位产生。

2. 形态　在 T 波之后 0.02～0.04 秒出现的圆钝状的低平波，以Ⅱ、V_2、V_3 导联比较明显，方向与 T 波相同。

3. 时间　介于 0.10～0.30 秒之间。

4. 电压　肢体导联 0.01～0.15mV；V_1、V_2 导联 0.2～0.3mV。

正常心电图如图 36-13。

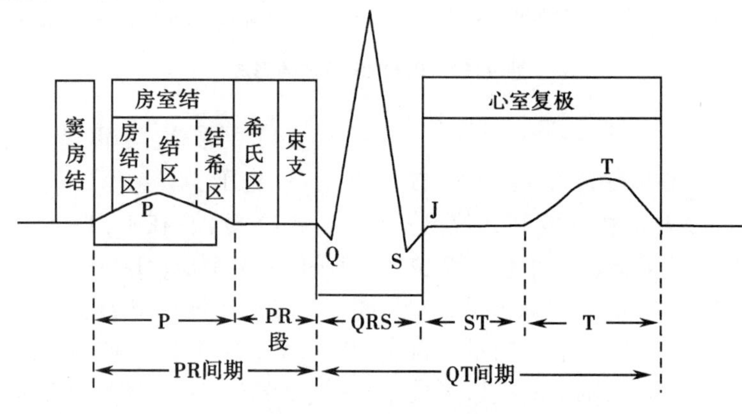

图 36-13　正常心电图

三、特殊人群的心电图特点

（一）小儿心电图的特点

1. 心率较快，P-R 间期短，10 岁以上可同成人。

2. 新生儿心电图为“悬垂型”。

3. 三月内 QRS 向量向左，无 Q 波。

4. 随年龄的增长，从右室占优势改变为左室占优势。

5. T 波变异较大，常低平或倒置。

（二）老年人心电图特点

1. 异常心电图较多。

2. 心律失常多见，如期前收缩、房颤、束支阻滞等。

3. 房室肥大多见，左室肥厚高电压、右室肥厚高电压。

4. 多见 ST 段改变，多数有心肌缺血表现。

四、心　电　轴

心电轴是指心脏电活动的最大平均向量，由于心脏是一个立体结构，所以在额面、横面、侧面，其最大平均向量均不同。心房除极最大平均向量称为 P 电轴，心室除极的最大平均向量称为 QRS 电轴；临床一般所指电轴是指心室电活动在额面的最大平均向量，即 QRS 环的最大平均向量，它是以最大平均向量与Ⅰ导联正侧端夹角的度数表示，正常心电轴为+30°～+90°（图 36-14）。

（一）心电轴的测定方法

1. 坐标法　根据Ⅰ导联、Ⅲ导联 QRS 波振幅的

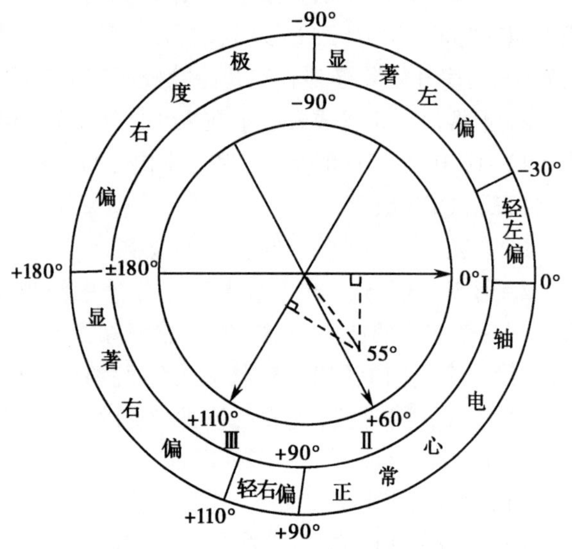

图 36-14　正常心电轴与其偏移

代数和（最高的R波与最深的Q波或S波的代数和），分别向各自导联作标记，自此点分别向各导联轴做垂线，两垂线相交于A点，连接OA，OA即为所求的电轴，用量角器测量它与Ⅰ导联正侧端夹角的度数（图36-15）。临床上根据Ⅰ导联、Ⅲ导联QRS波振幅的代数和查表（由坐标法制成的表格）求出相对应的心电轴度数。

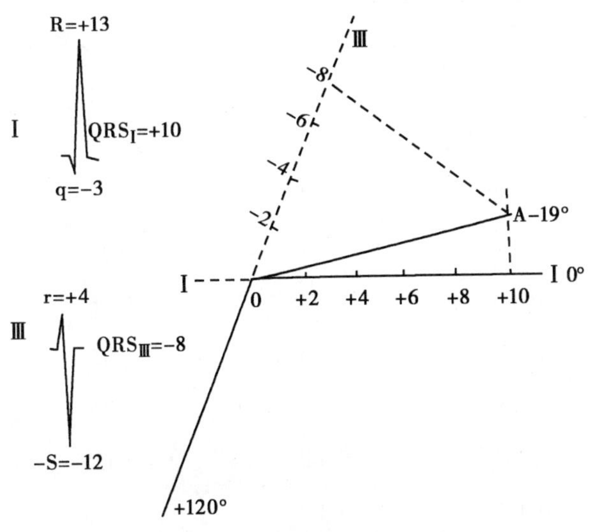

图36-15　坐标法测定心电轴

2. 粗略估计法（目测法）　以Ⅰ、Ⅲ导联QRS主波方向略估。如果两个主波方向相反，表示左偏，相对表示右偏，一致不偏（图36-16）。

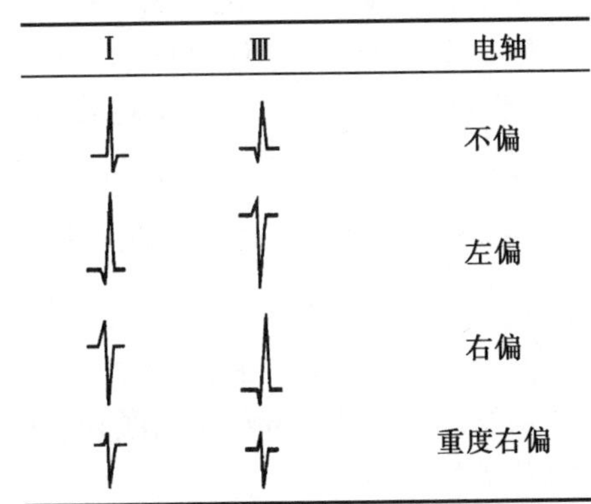

图36-16　根据Ⅰ、Ⅲ导联QRS波主波方向对心电轴的判断

（二）影响电轴偏移的因素

1. 电轴左偏　轻度0°～+30°；中度0°～-30°；显著左偏-30°～-90°。

（1）心脏位置改变、体型矮胖、大量腹水及早期妊娠。

（2）左心室肥厚。

（3）左束支传导阻滞。

2. 电轴右偏　轻中度+90°～+120°；显著右偏+120°～+180°。

（1）瘦长体型、婴儿、右位心。

（2）右心室肥厚。

（3）右束支传导阻滞。

第4节　心电图分析及监护仪使用

一、心电图的显示、记录

美国心脏学会（AHA）已经发布了在特殊监护病房进行心电图监测的操作和实施标准，该标准建议监护仪应能够同时显示和分析多个导联，并且使用者应该了解标准模式下可接受的最小精确值。这些标准的许多相关细节的规范同样适用于术中心电图监测。

（一）基本要求

心电图机应能显示、记录、放大和监测心电图。所有心脏手术的心电监护仪必须有纸质打印功能，从而有利于复杂心律失常的分析、诊断。

（二）示波显示器

大多数现代示波显示器是具有高解析度的单色或彩色屏幕，与电脑技术中应用的屏幕一样。现代的心电监护仪可以同时显示3个导联的波形，还可以显示心率、某些心律失常及ST段的信息。

（三）标准心电图记录

正常情况下，心电图是记录在一种画有横竖线的纸上。竖线间隔代表时间间隔，横线间距代表电压。在每一个记录中应有1cm的校正标志，表明心电图校正正常。每次进行心电图监测前，都应进行校正。

二、心电图分析

每一份心电图都由以下9个部分组成：频率、节律、P波形态、PR间期、QRS波群形态、ST段形态、T波形态、U波形态及Q-T间期及节律，需要系统地分析。

（一）心率是多少？心律是否规则？

1. 计算心率有查表法、计算法、快速估计法。须连续测量至少5个R-R间期，求平均数，即为每个心动周期所需的时间，然后用公式计算。

心率=60（秒）/平均P-R时间（秒）

2. 心律　心脏活动的节律性即为心律。正常支配心室电活动的激动起源在窦房结，称为窦性心律；若在窦房结以外的其他部位发出激动，支配心室电活动，则称为异位心律。

窦性心律心电图表现：

（1）每个QRS波前都有一个相关的P波；

（2）P-R间期≥0.12秒；

（3）P波符合窦性P波的规律，即P波在Ⅰ、Ⅱ、aVF导联P波直立，aVR导联倒置，Ⅲ、aVL导联可以是直立、倒置或双相。V_1导联直立或双向，V_4～V_6直立。

（二）有无P波，每一个P波后是否有QRS波群，判断其关系如何。

（三）P-R间期是多少，P-R间期计算与年龄及心率关系见表36-1。

表36-1　正常P-R间期的最高限度表

心率（次/分）	≤70	71～90	91～110	111～130	>130
成人（高大）	0.21	0.20	0.19	0.18	0.17
（瘦小）	0.20	0.19	0.18	0.17	0.16
14～17岁	0.19	0.18	0.17	0.16	0.15
7～13岁	0.18	0.17	0.16	0.15	0.14
1.5～6岁	0.17	0.165	0.155	0.145	0.135
0～1.5岁	0.16	0.15	0.145	0.135	0.125

（四）Q-T间期和QRS波群是否正常。

如QRS波群以Q波开始，则从Q波测量到T波终结的时间；如QRS波群以R波开始，则从R波开始。测量QRS最好选择QRS波群清楚，基线稳的导联，尤其要注意排除由于S-T段抬高或压低造成的QRS时间测量的误差。

（五）ST段和T波是否有改变，并注意ST段改变的形态。

（六）电轴是否正常。

三、监护仪使用

（一）排除干扰因素

1. ECG电极松动或导联断裂　在手术室一般使用银或氯化银电极。导联引起的干扰主要因为导联的绝缘完整性被破坏，结果造成手术室其他电器的干扰信号增强（如来自电烧、电凝的干扰）。

2. 电极放置或粘贴不当　只有记录电极放置在体表合适的位置，才能进行正确的心电图诊断。

3. 体动　如寒战、颤抖、膈肌运动及外科操作。心电图的电极应尽可能放在骨性突起上，避免因肌肉收缩引起的寒战干扰心电图。

4. 手术室设备　手术室中多种设备产生的磁场都能影响心电图的监测，如电刀、激光设备、体外循环机、冲洗或吸引设备及电钻、电锯等。手术室中对心电图影响最明显的是电凝器，它经常可以使心电图失去波形。电凝器有3中不同频率，其中800～2000Hz是影响心电图最严重的部分。手术室还有一些其他因素会影响心电图。如术中体感诱发电位的监测。

5. 患者因素　心脏产生的电变化在体表记录到的电压很微弱，只有0.2～2mV，因此，一定要在患者皮肤和电极之间做一些处理，如去处电极放置处的毛发，用酒精擦拭皮肤，这样能降低皮肤的电阻。

（二）注意事项

1. 正确使用监测仪　电源、功能及色彩。

2. 电极与皮肤的接触要好，皮肤或电极要涂抹导电膏，用砂纸或酒精轻擦皮肤油脂。

3. 接好各种接头、导线。

4. 暂时可拔除各种设备的电源接头。

5. 接好地线。

第5节　术中心电图的应用

心电图应用于临床麻醉手术各时期，持续动态地显示心电活动。可以监测心率和心律，发现和诊断心律失常，发现心肌缺血、心肌梗死、电解质紊乱，估计心脏起搏器的功能，估计药物治疗的效果，判断麻醉深度、是否有缺氧及CO_2蓄积和容量不足，观察特殊手术操作引起的不良反应等。

一、心肌缺血的监测

心肌缺血可引起心脏功能的明显变化，并诱发一系列严重事件，如心肌梗死、心律失常、急性心力衰竭、肺水肿等，甚至死亡。围手术期心肌缺血监测尤为重要，整个围手术期监测心肌缺血可达到多个目的，因此，围手术期心肌缺血的监测不仅应完整，而且应采用各种方法、技术，以提供重要的诊断与判断预后的信息，做出正确的处理。

心肌缺血为冠状动脉供血量不能满足心肌对能量的需要，相对于心肌氧需的氧供下降，缺乏足够的血流亦不利于清除有害的代谢产物。

（一）围手术期引起心肌缺血的因素

1. 原有的冠心病　术前确诊为冠心病的或未被发现的心肌缺血病史，而术中诱发因素引起心肌缺血。

冠心病一般是指冠状动脉粥样硬化性心脏病，或称缺血性心脏病。其临床表现大致为六种类型：隐性冠心病，心绞痛，心肌梗死，心律失常，心力衰竭，猝死。

2. 围手术期的因素　围手术期引起心肌缺血的因素很多，除原有的疾病外，尚与下列因素有关：

（1）患者本人：如年龄、体质。

（2）手术大小、种类、手术部位及手术操作。

（3）麻醉因素：如药物作用、缺氧、二氧化碳蓄积及麻醉深浅度等。

（4）容量不足：贫血、长时间低血压、低体温。

（二）心电监测方法

1. 心电图监测仪器

（1）心电监护系统和心电监护仪。

（2）动态心电图监护。

（3）遥控心电图监护。

2. 心电导联选择　围手术期因手术部位的因素，选择导联有一定局限性。

（1）标准肢体导联：Ⅱ导联是手术中较常用的导联，能够较好显示P波，可发现左心室下壁的心肌缺血，但QRS波显示稍差。

（2）加压单极肢体导联：aVF最容易反映左心室下壁的心肌缺血。

（3）胸前导联：常用V_5监测左前降支及回旋支冠状动脉支配的心肌。

（4）特殊导联：改良的胸部监测导联、食管导联和气管导联前面已介绍，监测心肌缺血可应用，特别是围手术期全麻患者，非常适合应用食管和气管导联，其优点是各波显示清楚、干扰少。心内导联和希氏束心电导联适用于危重病患者的手术、大手术及心脏手术。

（三）心电图特征

1. ST段改变

（1）ST段形态改变：ST段位于等电位线时间>0.12秒，ST段与T波升支交接角变锐。

（2）ST段降低：是心肌缺血最重要的表现。ST段下降>0.05mV，ST段降低改变有以下几种类型，应注意识别（图36-17）。

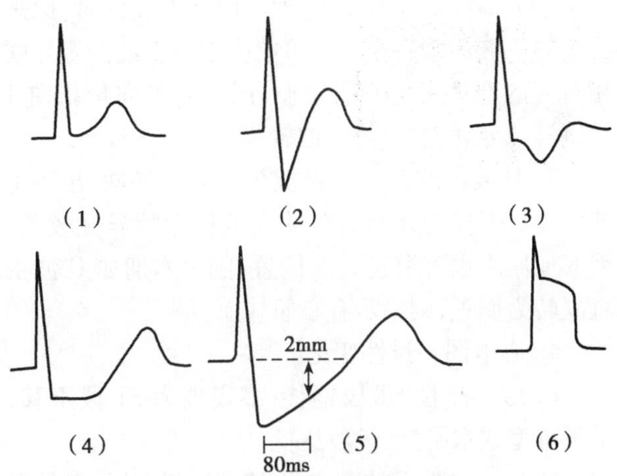

图36-17　ST段偏移的常见类型

注：（1）正常ST段；（2）快速上升连接点型ST段压低（J点压低）；（3）下垂型ST段压低；（4）水平型ST段压低；（5）缓慢上升连接点型ST段压低；（6）ST段抬高

1）下垂型：J点明显下降，ST段从J点开始向下呈斜坡形下移，直至与T波交接。下移的ST段与R波形成的夹角>90°。常提示合并乳头肌缺血性损害。

2）水平型:ST 段从 J 点开始水平下移,直至与 T 波交接。下移的 ST 段与 R 波形成的夹角等于 90°,持续时间至少 0.08 秒。

3）缓慢上升连接点型:J 点明显下移,从 J 点开始 ST 段缓慢升至基线。

4）快速上升连接点型:J 点明显下移,从 J 点开始 ST 段快速升至基线。

（3）ST 段抬高:ST 段抬高反映心外膜下心肌缺血。与 ST 段降低常可见于同一患者的不同导联,提示有两个不同部位均发生心肌缺血。

ST 段抬高的标准为:肢体导联两个或两个以上导联 ST 段抬高≥0.1mV,胸导联两个或两个以上导联 ST 段抬高≥0.2mV。

2. T 波变化

（1）T 波高耸:反映心内膜下心肌缺血。肢体导联 T 波>0.5mV,胸前导联 T 波>1.0mV。但仅凭 T 波高耸不能诊断心肌缺血。因为正常人 V_3、V_4 导联的 T 波可高达 1.5mV,若伴有 ST 段下移,U 波倒置,则可诊断心肌缺血。

（2）T 波倒置、双相:理论上讲,T 波倒置反映心外膜下心肌缺血,而实际临床上常见的左室心内膜下心肌缺血多表现为 T 波倒置。由于心电向量关系,一般Ⅰ、aVL、V_4 ~ V_5 导联 T 波常是倒置,而 V_1 ~ V_2、aVR 导联 T 波可相对增高。

（3）T 波伪性改变:急性心肌缺血发作时,原来倒置的 T 波转为直立。这可能由于与 T 波倒置导联相对应的部位发生心肌缺血,产生的 T 向量指向 T 波倒置的导联,故可使 T 波转为直立。

3. U 波的改变　在 R 波为主波的导联,出现 U 波倒置。但作为诊断心肌缺血的指标特异性较差,因其他原因也可引起 U 波倒置,围手术期如 U 波由直立转为倒置,则提示有心肌缺血。

4. 心电图一过性变化

（1）一过性 ST 段偏移:多表现为 ST 段下移,呈下垂型或水平型 ST 段压低。

（2）一过性 T 波变化:T 波高耸或倒置,多见于左胸导联。

（3）一过性 U 波倒置:Q-T 间期延长。

（4）一过性心律失常:如期前收缩、心房颤动、阵发性心动过速、传导阻滞等。若合并有 T 波低平、U 波倒置,提示有心肌缺血。

（5）一过性 Q 波:提示有严重的心肌缺血。

（6）一过性心电轴变化:如心电轴左偏或右偏。

（四）心电图在围手术期心肌缺血诊断中的作用

围手术期心肌缺血监测,心电图是最常用和最方便的监测手段。首先应将监测仪中 ECG 监测调至诊断模式,以检测 ST 段变化。一旦心电图出现缺血性改变则提示心肌缺血严重。其次,ECG 导联的数量与位置可影响心肌缺血的检出结果,在 12 导联中,V_4 和 V_5 导联最为敏感;多数学者推荐应用Ⅱ、V_5,但对心肌缺血检出率仅为 80%,如联用Ⅱ、V_5 和 V_4 可进一步提高敏感性,检出率达 96%,如联用Ⅱ+ CS_5+V_4R 即可 100% 监测到左右心缺血时 ST 段的变化。Landeberg 等认为联合 V_3、V_4、V_5 检出率最高,同时应具备 ECG 打印设备,以利于更深入的分析。研究表明,即使有经验的医师亦只能辨别出荧光屏上显示心肌缺血的 15% ~40%。因此,应注意监测仪上 ST 段趋势,先进的监测系统可以追踪 ST 段的变化趋势。通过多变量分析,作出定性和定量诊断。有报道应用 ST 段自动分析监测系统后,由于能及时监测到 ST 段的轻微变化而得以处理,结果缺血的发生率由 17% 降到 6%。

二、心肌梗死的监测

心肌梗死(acute myocardial infarction,AMI)是在冠状动脉病变的基础上,发生冠状动脉血供急剧减少或中断,使相应的心肌严重而持久地急性缺血所致。心肌坏死程度不一,心肌坏死面积超过左室面积 5% ~10% 时,多出现明显临床症状、心电图改变和血清生化标志变化。

（一）急性心肌梗死的分类

1. 根据坏死部分分为:心内膜下心肌梗死和透壁性心肌梗死。

2. 根据急性冠脉综合征概念分为:不稳定型心绞痛、非 ST 段抬高型和 ST 段抬高型心肌梗死。

3. 根据心电图有无病理性 Q 波分为:Q 波型心肌梗死(QMI)和无 Q 波型心肌梗死(NQMI)。

（二）心肌梗死的心电图特征

根据梗死部位心肌受损的程度可分为中心坏死区、坏死周围损伤区和最外周的缺血区。故心电图的改变为坏死型、损伤型和缺血型改变三者的合并。

1. 缺血性 T 波的改变　AMI 发病数小时,发生于冠脉阻塞的初期,它只影响心肌的复极过程,只表现为 T 波振幅与方向的异常。缺血性 T 波具有下列

3个特点：①升支与降支对称；②高而尖耸；③由直立变为倒置，可能由于坏死心肌细胞内钾离子外逸到细胞外液，引起局部高钾所致。

缺血部位不同，T波形态与方向不一。

（1）心内膜下心肌缺血：心内膜易发生心肌缺血，使复极时间延长，但复极方向未曾改变，故T波方向不变。心电图表现为T波直立，高而宽，Q-T间期延长。

（2）心外膜下心肌缺血：心外膜下心肌缺血，复极延长，结果内膜下心肌复极优先，遂使复极方向逆转。故心电图表现为T波倒置，深而对称，即"冠状T"。

2. 损伤性ST段改变　随着缺血的发展，出现ST段损伤性的改变。心电图改变为ST段抬高，是心外膜下心肌损伤。这是因为ST向量朝向损伤部位。而内膜下心肌损伤ST段则表现为降低。

3. 坏死型Q波改变　心肌缺血进一步加重，则导致细胞的变性、坏死和一系列修复过程，影响心肌的除极与复极过程，心电图出现异常Q波或QS波，为不可逆的损害。Q波时间≥0.04秒，深度>1/4R。

4. AMI心电图演变及分期　AMI除有特征性心电图改变外，其图形演变对诊断AMI具有重要意义。

表36-2　心肌梗死的定位诊断

阻塞的冠状动脉	梗死部位	导　联
左前降支	前间壁	$V_1 \sim V_3$
左前降支	前壁（心尖）	$V_2 \sim V_4$
左前降支、左回旋支	前侧壁	$V_4 \sim V_6$
左前降支、左回旋支	高侧壁	Ⅰ、Avl
左前降支	广泛前壁	Ⅰ、aVL、$V_1 \sim V_6$
右冠状动脉或左回旋支	下壁	Ⅱ、Ⅲ、aVF
左回旋支	正后壁	$V_7 \sim V_9$（$V_1 \sim V_3$）
右冠状动脉或左回旋支	下侧壁	Ⅱ、Ⅲ、aVF、$V_4 \sim V_6$
右冠状动脉或左回旋支	下后壁	Ⅱ、Ⅲ、aVF、$V_7 \sim V_9$（$V_1 \sim V_3$）

（1）超急性期：见于AMI发生后数分钟或数小时，是围手术期最常见的情况，此期无异常Q波。心电图主要表现为：①T波高尖；②ST段抬高，始呈上斜形，继是凹面向上型，进而弓背向上型抬高；③室壁激动时间（VAT）延长>0.045秒，QRS增宽>0.12秒，R波振幅增高；④致命性心律失常。

（2）急性期：见于AMI发生后数小时或数日，持续到数周。心电图特点为：①坏死性Q波：在以S波为主的导联，如V_1、V_2表现为QS型；在以R波为主波的导联，如V_5、V_6表现为QR型，可伴有顿错或切迹；②R波降低或消失；③ST段抬高逐渐加重，出现典型的凸面向上，呈单向曲线；④T波倒置。

5. AMI定位诊断（表36-2）

（三）心电图诊断急性心肌梗死的现代观点

1. 提高体表心电图诊断AMI的可靠性　临床上诊断AMI主要依靠3项指标：临床症状、心电图改变和血清生化标志。如果3项指标具备，就可以确诊。围手术期AMI主要靠心电图早期诊断。心电图诊断AMI特异性高，但敏感性仅为中度。据Sgarbossa等报道，AMI患者有15%～18%第一次心电图无改变，20%患者改变不典型，这可能由于梗死面积过小，梗死部位特殊，描记时间过早或时间不当及描记导联不够，这就引起我们更加重视围手术期连续监测心电图，并进行系列描记，观察心电图的动态变化，认真细致地观察和前后对比及增加描记导联，以提高心电图诊断的可靠性，更好地发挥心电图对急性心肌梗死的诊断价值。

据统计，缺血性胸痛患者心电图ST段抬高对诊断AMI的特异性为91%，敏感性为46%，80%～90%的AMI患者有特征性的心电图改变。围手术期诊断、发现AMI主要靠心电图，具有早期、方便、实用、经济和敏感性、特异性较高等优点，适用于任何医疗单位。

2. 急性心肌梗死心电图分类方法的演变过程

（1）20世纪80年代以前，将AMI分为急性透壁性和心内膜下心肌梗死，心电图依据为是否出现病理性Q波。

（2）80年代以后，有人将尸检资料与心电图比较，发现以病理性Q波作为诊断AMI依据既不敏感，又不特异，因而提出将AMI分为Q波型和无Q波型心肌梗死。

（3）近年来，有学者提出AMI早期应根据心电图有无ST段抬高，分为ST段抬高型和非ST段抬高型心肌梗死。AMI早期只出现ST段变化，病理性Q波一般于发病后8～12小时才出现，所以根据ST段变化诊断 AMI 有意义。近来有人把 ST 段抬高型心肌梗死分类方法与冠状动脉解剖相关联，从而分为：

1）近侧左前降支心肌梗死：心电图 V_1 ~ V_6、aVL 导联均出现 ST 段抬高，并伴有右束支和左前分支阻滞。

2）中段左前降支心肌梗死：心电图 V_1 ~ V_6、Ⅰ及 aVL 导联出现 ST 段抬高。

3）远侧左前降支心肌梗死：心电图 V_1 ~ V_4 导联出现 ST 段抬高。

4）左前降支对角支闭塞心肌梗死：仅Ⅰ、aVL、V_5 及 V_6 导联出现 ST 段抬高。

5）小面积下壁心肌梗死：仅Ⅱ、Ⅲ及 aVF 导联出现 ST 段抬高。

6）中、大面积下壁心肌梗死：心电图Ⅱ、Ⅲ及 aVF 导联出现 ST 段抬高，此外还可出现以下一项或三项改变：V_3R ~ V_4R 导联 ST 段抬高，V_5 和 V_6 导联 ST 段抬高，V_1 和 V_2 导联 R/S>1。

3. 心电图诊断 AMI 的新标准和等位(同)性 Q 波

（1）长期以来，新出现的病理性 Q 波和 2 个相邻的导联出现 ST 段抬高被认为是诊断急性心肌梗死(AMI)的可靠指标，但对病理性 Q 波和 ST 段抬高的具体程度要求不尽一致。2000 年欧洲心脏病学会/美国心脏病学会(ESC/ACC)公布的急性心肌梗死心电图诊断的新标准可供参考(表 36-3)。

表 36-3 急性心肌梗死心电图诊断标准(ESC/ACC,2000)

导联	进展性 AMI	确立的 AMI
	ST 段抬高(mV)	Q 波时间(ms)
V_1、V_2	≥0.2	任何 Q 波
其他导联(aVR 除外)	≥0.1	≥30

注：上述的心电图改变至少出现于 2 个导联，且 Q 波深度≥0.1mV

（2）等位(同)性 Q 波的概念：一些 AMI 病例心电图出现不典型改变，有人将其统称为等位性 Q 波，因其与病理性 Q 波有等同的诊断价值。等位性 Q 波必须与临床、血清生化标志密切结合进行分析。

1）V_1、V_2 导联 rS 型波之前出现小 q 波，如能排除右室肥厚、左前分支阻滞，多提示前间壁心肌梗死。

2）V_3 ~ V_6 导联出现 Q 波，未达到病理性 Q 波诊断标准，但出现 $QV_3>QV_4$ 或 $QV_4>QV_5>QV_6$，多提示前壁心肌梗死。

3）进展性 Q 波：发病开始 Q 波微小，但逐渐加宽和(或)加深，高度提示心肌梗死，但必须将电极位置固定，排除操作因素的影响。

4）胸前导联 R 波是逆向递增，如 $RV_3>RV_4$ 或 $RV_4>RV_5$，提示前壁心肌梗死。

5）V_4 ~ V_6 导联 R 波起始部位出现>0.5mm 的负向波，与病理性 Q 波有同等诊断价值。

6）急性胸痛患者 R 波振幅进行性降低，提示心肌梗死存在。

7）病理性 Q 波区：Q 波虽未能达到病理性 Q 波的标准，但上下一个肋间或左右轻度偏移均能描记出 Q 波，反映病理性 Q 波区的存在，提示心肌梗死。

三、心律失常监测

手术中常见心律失常，其原因多种多样。心律失常是指背离心脏正常节律活动规律，而心律起源部位和心律频率、节律以及冲动传导等任何一项或多项异常。是临床上常见的病症，多数是发生于各种器质性心脏病。围手术期由于麻醉、药物、手术过程、电解质紊乱、低温、低氧血症等易引起心律失常，所以围手术期心电图作为常规监测项目，这是非常必要的，能够及早发现心律失常，及时作出处理，保证围手术期患者的安全(参见第 96 章)。

四、具有预测严重猝死的几种心电图监测

有严重器质性心脏病的，易发生猝死。另有部分仅电生理异常，称原发性电疾患，也会产生不良后果。多数原发性电疾患出现一些典型心电图改变，临床上应加以重视。

(一) Brugada 综合征

本综合征是 Brugada 兄弟 1992 年首次报道，国内 1998 年发现。该征可能是由于基因突变引起的离子通道缺陷，使动作电位Ⅰ相末短暂性钾离子外流增强，引起动作电位时程缩短及 2 相平台期消失，形成 2 相折返，诱发室性心律失常。

1. 心电图特征

（1）V_1 ~ V_3 导联 ST 段抬高，T 波倒置，其他导联 ST 段改变不明显。

（2）V_1 ~ V_3 可出现右束支阻滞图形 rSR'型，而 V_5/V_6 导联无宽 S 波(图 36-18，36-19)。

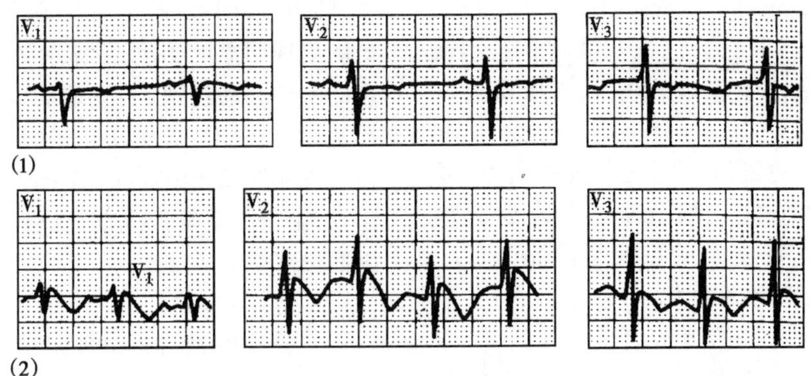

图 36-18 Brugada 综合征(一)

注:(1) 发作期间描记;(2) 发作晕厥后 1 小时描记

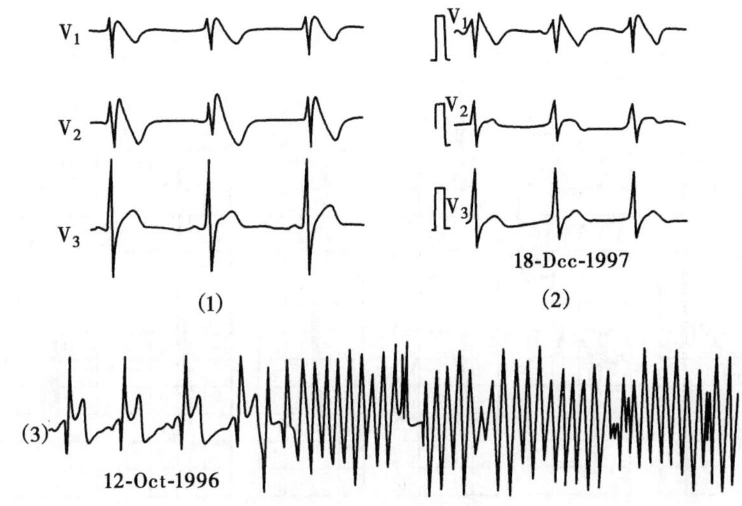

图 36-19 Brugada 综合征(二)

注:(1) $V_1 \sim V_3$ 导联 ST 段呈下斜形抬高;(2) $V_1 \sim V_3$ 导联 ST 段呈动态变化;(3) 发作心室颤动

2. 临床意义

(1) 许多疾患如急性心包炎、右室心肌梗死、肺栓塞等均有类似心电图改变,应加以鉴别,这些疾患应有明显的临床症状。

(2) 若出现此种心电图改变,应特别重视,进一步做详细的检查。有报道奎尼丁、西洛他唑对 Brugada 综合征可能有效。

(二) 特发性长 Q-T 综合征(LQTS)

特发性长 Q-T 综合征多因先天性、遗传性发病。从 1980 年以来,国内报道一个典型的家族及 2 例散发病例,发病机制同 Brugada 综合征。

1. 心电图特征

(1) Q-T 间期延长,Q-Tc≥0.48s,伴有晕厥发作可确诊。

(2) T 波形态改变为双向、双峰、切迹 T 波,在胸导联明显。有时 T 波交替性变化。

(3) 心率明显慢,有窦性停搏,出现长间歇(图 36-20)。

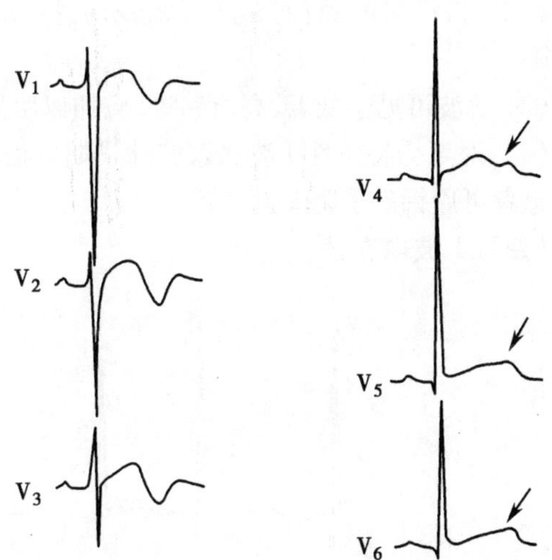

图 36-20 特发性长 Q-T 综合征

注:本图描自同一患者,$V_1 \sim V_3$ 导联 T 波双向,$V_4 \sim V_6$ 导联 T 波出现切迹(箭头所指),可能有 U 波参与

2. 临床意义

（1）特发性长 Q-T 综合征应与获得性长 Q-T 综合征相鉴别。后者多有明确的病因，如服用某些药物、电解质紊乱等。

（2）本综合征一旦确诊，应立即进行治疗，多数患者对 β 受体阻滞剂有效，无效可行左侧交感神经切除（LSCD）或安放人工心脏起搏器（PM）。在全麻腹腔镜下手术，手术创伤小、恢复快，但在围手术期应减少诱发 LQTS 的因素，合理应用 β 受体阻滞剂改善症状，预防室性心动过速及室颤的发生。

（三）特发性 J 波（早期复极综合征）

1994 年 Bjerregard 等报道特发性室颤患者的心电图出现明显的 J 波，后来有人发现 J 波与临床出现的室性心动过速、心室颤动等有关。其机制尚不清楚，可能由于心外膜层及 M 肌层心肌细胞动作电位时程缩短，2 相平台期消失，3 相快速复极期提前出现，由于心室复极提前，除极复极重叠时间加宽，因而出现明显 J 波。

1. 心电图特征

（1）QRS 波群末出现明显的 J 波，多见于胸导联，在长间歇、室性心动过速前后特别明显。

（2）可出现右束支阻滞心电图形。

（3）心内电生理检查，H-V 间期延长（图 36-21）。

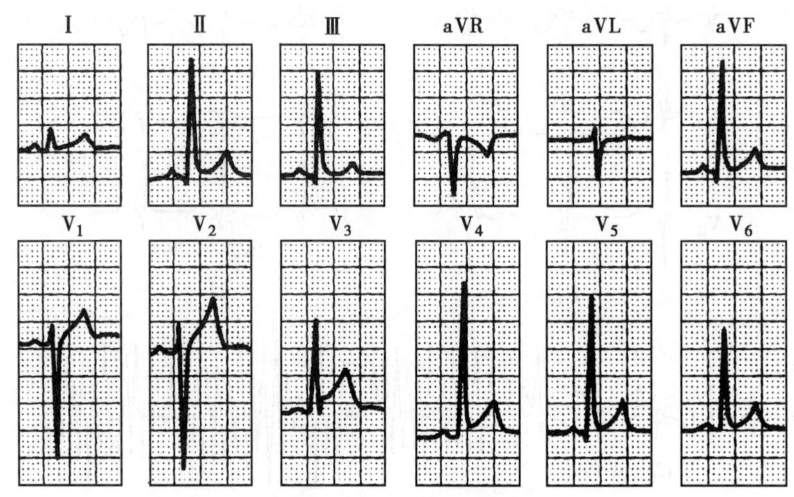

图 36-21　特发性 J 波（早期复极综合征）

注：Ⅰ、Ⅱ、aVF、V_3 ~ V_6 导联均见 ST 段抬高，呈斜直型，部分导联可见 J 波

2. 临床意义

（1）特发性 J 波要与心电图 J 点相鉴别。因 J 点振幅低，持续时间短；而 J 波振幅较高，持续一定的时限。

（2）J 波可见于低温、高血钙等，应加以鉴别。

（3）对疑为特发性 J 波和家族性早期复极综合征的患者可用钙离子阻滞剂治疗。

（四）T 波电交替

T 波电交替发生机制尚不明确，因其多发生于心肌缺血，缺血时动作电位时程和形态变化、复极不一致性，导致单向阻滞和折返，产生 T 波电交替。

1. 心电图特征

（1）仅 T 波的方向和（或）形态发生交替改变，形成 2∶1电交替。

（2）其他波形无相应的变化（图 36-22）。

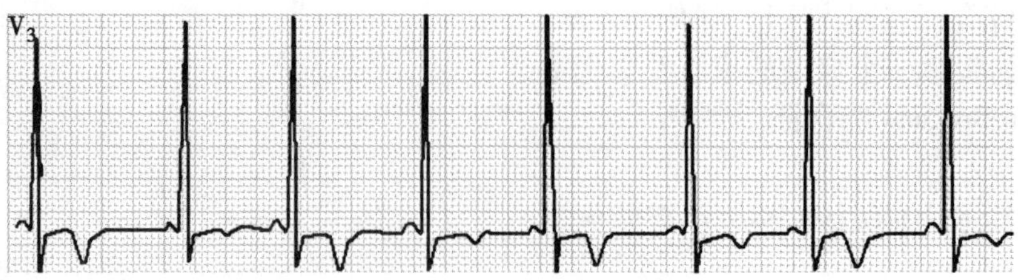

图 36-22　T 波电交替

注：图示 S-T 和 T 波以 2∶1发生交替改变

2. 临床意义

(1) T波电交替与恶性室性心律失常有密切联系。在心绞痛、心肌梗死、严重心肌缺血、多种电解质紊乱也可出现T波电交替。

(2) 应用计算机技术发展而成的频谱-时间标测技术可明显提高T波电交替的检出率。

(3) 出现T波电交替,应进一步进行电生理检查,同时积极治疗原发病,也可适宜服用抗心律失常药物及β受体阻滞药,必要时置入植入型体内自动除颤器(ICD)。

(五) Epsilon 波

Epsilon 波简称"E"波,1977 年由 Fontaine 首先报道。见于右室心肌病(ARVC)患者。因右心室延迟除极产生,也称后激电位或右室晚电位。

1. 心电图特征

(1) 在 V_1、V_2 导联 QRS 终末出现向上的小棘波,称 E 波,可持续数十毫秒。

(2) Fontaine 设计了双极胸导联,可提高 E 波的检出率(图 36-23,36-24)。

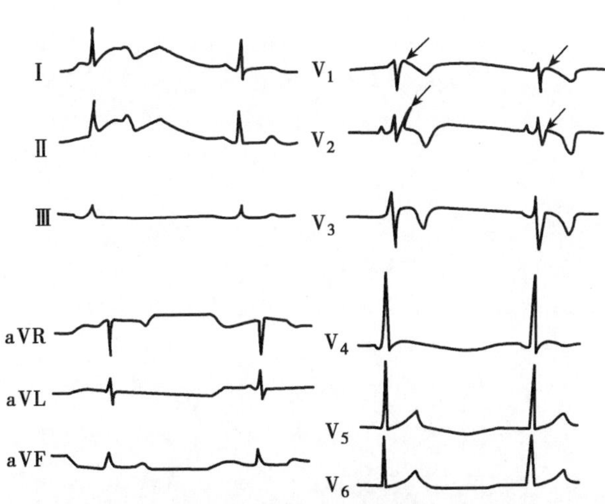

图 36-23 ARVC 患者的 Epsilon 波

注:V_1、V_2 导联 QRS 波终末部分可见向上的小波(箭头所指)

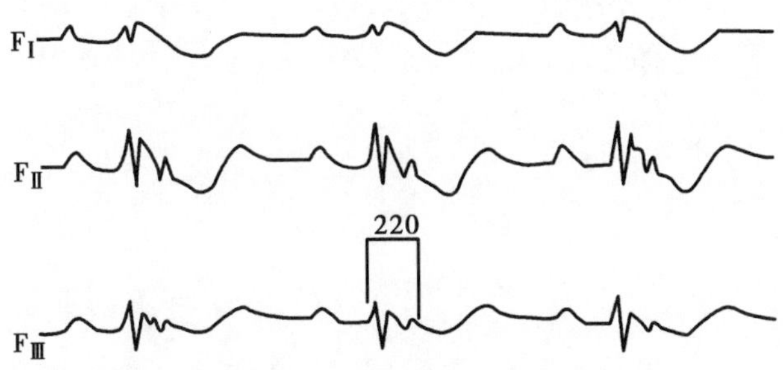

图 36-24 Fontaine 双极胸导联记录的"E"波

注:患者为弥漫性 ARVC,记录的心电图 QRS 时间 220ms,并有多个电位形成"E"波

2. 临床意义

(1) 心电图有 E 波出现,高度提示右室心肌病的可能及经常发作室性心动过速等,所以 E 波检出对预防室性心动过速等有很大价值。

(2) E 波还可能见于后壁心肌梗死、右室心肌梗塞等,应追问病史,加以鉴别。

(六) 短 Q-T 综合征

Gussak 等首次报道了家族性 Q-T 综合征,也属于遗传性离子通道缺陷疾患。由于心室复极期钠离子和钙离子内流减少和(或)钾离子外流增加导致复极期加速,使 Q-T 间期缩短,心肌的有效不应期缩短,就易发生快速性心律失常。

1. 心电图特征

(1) Q-T 间期明显缩短,≤300ms。

(2) Gussak 提出实测 Q-T 间期与预期的 Q-T 间期(Q-Tp)的比例,计算 Q-T 间期的变化。

$$\text{Q-Tp(ms)} = 656/(1+\text{心率}/100)$$

当 Q-T 间期小于 Q-Tp 的 88% 时为 Q-T 间期缩短,小于 Q-Tp 的 80% 时为明显缩短。

2. 临床意义 明确 Q-T 间期缩短,伴有不明原因晕厥发作、发作特发性心房颤动、室性心动过速、心室颤动者,可应用奎尼丁、维拉帕米及钾通道阻滞药,安置 ICD 是首选治疗措施。

(刘保江)

参 考 文 献

1. 陈新. 黄苑临床心电图学. 第6版. 北京:人民卫生出版社,2009,1-20.
2. (美)瓦格纳主编. 谢双伦,王景峰主译. Marriott 实用心电图学. 北京:科学出版社,2010,8-31.
3. 岳云. 生命机能监测. 北京:人民卫生出版社,2011,1-49.
4. 党瑜华. 异常心电图图谱. 北京:人民卫生出版社,2005,1-23.
5. Nelwan SP, Kors JA, Meij SH, et al. Reconstruction of 12 lead electrocardiograms from reduced lead sets. J Electrocardiol, 2004,37:11-18.
6. 梁拓,郭玉玲,吕金兰,等. 心电图导联的临床应用进展. 实用心电学杂志,2009,18(6):470-471.
7. (美)米勒. 米勒麻醉学. 第6版. 曾因明,邓小明主译. 北京:北京大学医学出版社,2006,1411-1434.
8. Ritsema van Eck HJ, Kors JA, van Herpen G. The U wave in the electrocardiogram: a solution for a 100-year-old riddle. Cardiovasc Res, 2005,67:256-262.
9. 郭继鸿. 心电图学. 北京:人民卫生出版社,2002,358.
10. 党瑜华. 心电图名医解. 郑州:河南科学技术出版社,

2010,161-278.

11. 张文博,李跃荣. 心电图诊断手册. 第 3 版. 北京:人民军医出版社,2007,1.

12. 宋文宣,曲彦,王晏平,等. 冠心病的诊断与治疗. 北京:人民卫生出版社,2006,12.

13. 余守章,岳云. 临床监测学. 北京:人民卫生出版社,2005,12.

14. 杨静,李立环. 围手术期心肌缺血的监测和治疗. 临床麻醉学杂志,2006;22(9),719-721.

15. Kamineni R. Alpert JS. Acute coronary syndromte: Initial evalution and risk stratification. Progr Cardiovasc Dis,2004,46:379-390.

16. Karnath MK, Champion JC, Anmad M. Electrocardiographic manifestation of proximal left anterior descending attery occlusion. J of Eletrocardiol,2003,36:173-177.

17. Antezelevitch C, Brugada P, Brugada J, et al. Brugada syndrome: from cell to bedside. Curr Pral Cardiol,2005,30(1):1-54.

18. Wu JC, Child JS. Common congenital heart disorders in adults. Curr Probl Cardiol,2004,29:637-700.

第37章　血流动力学监测

血流动力学监测是临床麻醉和ICU重要内容之一，也是术中及危重患者抢救和治疗不可缺少的监测和指导治疗的手段。此外，血流动力学监测还为临床研究提供了重要的数据。血流动力学监测可分为无创伤性和创伤性两大类。无创伤性血流动力学监测（noninvasive hemodynamic monitoring）是指采用对机体组织没有机械损伤的方法，经皮肤或黏膜等途径间接取得有关心血管功能的各项参数，具有安全、无或很少发生并发症的特点。创伤性血流动力学监测（invasive hemodynamic monitoring）指经体表将各种导管或监测探头置入心腔或血管腔内，连接各种监测仪或监测装置直接测定各项生理指标，并通过对所测得的数据进行分析和计算获得相应的参数数据，从而可深入、全面地了解病情，有利于疾病的诊治和预后的评价。本章重点介绍周围动脉压、中心静脉压和肺动脉压测定的方法、操作步骤和临床价值；心排血量、射血分数和混合静脉血氧饱和度的测定以及各项血流动力学参数监测的临床意义。

第1节　动脉压监测

循环系统内足够的血液充盈和心脏射血是形成血压的基本因素。在心室收缩时，主动脉压急剧升高，在收缩中期达到最高值，这时的动脉血压称为收缩压（SBP）。心室舒张时，主动脉压下降，在心室舒张末期动脉血压的最低值称为舒张压（DBP）。收缩压和舒张压的差值称为脉搏压，简称脉压。一个心动周期中每一瞬间动脉血压的平均值称为平均动脉压（MAP）。动脉血压的数值主要取决于心排血量和外周阻力，因此凡能影响心排血量和外周阻力的各种因素，都能影响动脉血压。动脉压监测，又名血压监测，是围手术期最基本的血流动力学监测项目，是反映心脏前后负荷、心肌氧耗与做功以及周围循环的指标之一。血压的测量方法可分为无创测量法和有创测量法。

一、无创测量法

无创测量法可根据袖套充气方式的不同，分为手动测压法和自动测压法两大类，前者包括搏动显示法、听诊法和触诊法；后者分为自动间断测压法与自动连续测压法。

（一）手动测压法

为经典的血压测量方法，该方法所用的设备简单，便于携带，但用手法控制袖带充气费时费力，且不能连续监测，不能及时反映患者血压的变化，故目前仅用于门诊及病房内患者的血压监测。

1. 搏动显示法（oscillatory method）　使用弹簧血压表袖带充气后缓慢放气，观察指针摆动最大点为收缩压，而指针摆动再次变得不明显时为舒张压。该方法精确性较差，舒张压只能作粗略估计，故目前临床已很少使用。

2. 听诊法（auscultatory method）　是临床上使用最普遍的方法，利用柯氏音（korotkoff sound）的原理。柯氏音是血压计袖带放气后用听诊器在其远端动脉皮肤投影处听到的声音。典型的柯氏音可分为5相，当袖带充气后放气，开始听到响亮的柯氏音（第1相开始），即为收缩压；柯氏音变音时（第4相开始，音调变低）为舒张压。至于舒张压测量究竟在柯氏音减弱或消失时读数，尚有争议。

3. 触诊法（palpate method）　将袖带充气至动脉搏动消失，再缓慢放气，当搏动再次出现时的压力值为收缩压，继续放气后出现水冲样搏动后突然转为正常，此转折点为舒张压。用触诊法测得的血压值较听诊法低。

手动测压法导致误差的因素有：

（1）袖带：袖带使用不当是导致手动测压出现误差的最常见原因。一般袖带宽度应比上臂周径大20%，袖带太窄或包裹太松，测得的血压值偏高；而袖带太宽，测得的血压值相对较低。

（2）肥胖患者或婴儿测压时应注意其准确性。肥胖者手臂较一般人粗而不结实，使用标准宽度袖带，充气后部分压力仍作用于脂肪组织，故读数就不够准确。小儿袖带宽度应覆盖上臂长度 2/3，婴儿只宜使用宽度为 2. 5cm 的袖带。

（3）放气速度：放气过快易导致测量值偏低，尤其在心率偏慢时。以 3mmHg/s 或每次心跳放气 2mmHg 的速度可提高测压的准确性。

（4）校对：血压计应定期校对，误差不可超过±3mmHg。

（二）自动测压法

自动测压法又称自动化无创测压法（automated noninvasive blood pressure，NIBP），是目前临床麻醉和 ICU 中使用最广泛的血压监测方法之一，是 20 世纪 80 年代血流动力学监测史上又一重大进展。

1. 自动间断测压法　主要采用振荡技术（oscillometry），即上臂绑上普通橡胶袖带，与测压仪连接。测压仪内装有压力传感器、充气泵和微机等，能够定时地使袖带自动充气和排气。当袖带充气压迫肱动脉时，动脉搏动消失，接着逐渐排气。动脉搏动的大小就形成袖带压力的变化，通过压力传感器形成振荡电信号，再经放大器将信号放大，振荡最大时为平均动脉压。而收缩压和舒张压的数值是通过检测压力振荡变化率各方程式而获得，收缩压的定点通常取自压力振荡由最大的 25% 升高至 50% 时，而舒张压的定点取自压力振荡下降达 80% 时（图 37-1）。测压仪能自动定时显示收缩压、舒张压、平均动脉压。该仪器的特点是对伪差的检出相当可靠，如上肢活动时能使袖带充气暂停，接着测压又自动进行。

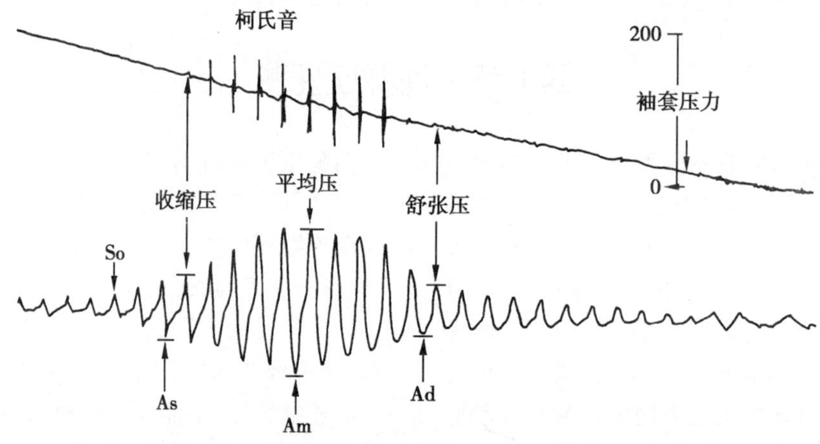

图 37-1　未放大的压力振荡（下图）和袖套测压法的 Korotkoff 音（上图）

So 示袖套压力振荡开始增加；As 示振幅与听诊收缩压相当；Ad 示振幅与听诊舒张压相当；Am 示最大的振荡幅度为平均压

NIBP 的优点：

（1）无创伤，重复性好，操作简单，易于掌握；

（2）适用范围广泛，包括各年龄段的患者和拟行各种大小手术的患者；

（3）自动测压，能够按需要定时测压，省时省力；

（4）能够自动检出袖带的大小，确定充气量；

（5）血压超出设定的上下限时能自动报警。

应注意的是，虽然自动测压法为无创伤性，但在临床中如不注意正确使用，如频繁测压、测压时间过长或测压间隔太短，有发生疼痛、上臂淤点和淤斑、上肢水肿、静脉淤血、血栓性静脉炎、外周神经病变及骨筋膜间室综合征等并发症的可能。因此，对意识障碍、有外周神经病变、动静脉功能不全及心律不齐等患者使用时应注意。

2. 自动连续测压法　该方法操作简便无创伤

性，可及时反映血压的变化，目前主要有四种方法。

（1）Penaz 技术：1973 年 Penaz 首先报道采用伺服指脉测压仪进行连续血压监测，20 世纪 80 年代初制成商品后应用于临床。测压仪包括微机、伺服控制系统、手指套和红外线光电手指体积描记器。于食指或拇指第 2 节置指套，通过红外线光源发光，红外线透过手指，由光检出器接收，又经手指体积描记器，可连续测量指动脉的大小（直径），再经伺服控制系统的反馈环路和微机系统，于屏幕上显示 SBP、DBP 和 MAP 的数值以及和心动周期同步的动脉搏动波，同时可记录动脉压力变化趋势。该仪器主要缺点是：当动脉出现收缩痉挛时，可影响外周动脉血流而导致测量失真。

（2）动脉张力测量法（arterial tonometry）：其原理是在桡动脉部位安装特制的压力传感器，其内部有 31 个独立监测性能的微型压力传感器，通过电子系统确定传感器在桡动脉上的最佳位置，可取得动脉搏动的信号。但是传感器的位置移动或受到碰压时会影响测压的准确性。

（3）动脉延迟检出法（pulse wave delay detection）：是在身体的不同部位（如前额、手指）安置 2 个光度测量传感器，对动脉波延长的部分进行延迟检测。与动脉张力测量法相同，该方法需用标准的 NIBP 法校对。

（4）多普勒法（Doppler）：多普勒超声血压计是根据多普勒效应（doppler effect）原理，用探头测定充气袖带远端动脉壁运动的声波频率，从而间接测量血压。同小儿动脉内直接测量的血压相比，SBP 相关性好。其突出优点是在小儿和低血容量状态下测量血压较准确，缺点是不容易准确测定 MAP 和 DBP。此外，多普勒探头的位置变化也影响其准确性。

二、有创动脉压监测

有创动脉压是临床麻醉和 ICU 中的重要监测指标。早期监测有创动脉压采用水银或弹簧血压计测压装置，只能测量出平均动脉压。目前，临床上更多地通过传感器把机械性的压力波转变为电子信号，经放大由示波屏直接显示动脉压力波形和 SBP、DBP 及 MAP 的数值，并可连续记录、储存，供分析研究。采用周围动脉内置管直接测压方法简便、效果确切，操作虽带有一定的创伤性，但并发症较少，若注意操作技术，减少损伤和污染，对患者利多弊少。

（一）有创动脉压监测的指征

1. 各类危重患者、循环功能不全、体外循环下心内直视手术、大血管手术及颅内手术等，均需连续监测动脉压。

2. 严重低血压、休克和需反复测量血压的患者，以及用间接法测压有困难或脉压狭窄难以测出时，采用直接动脉内测压，即使压力低至 30～40mmHg，亦可较准确地测量。

3. 术中血流动力学波动大，患者需大量或反复使用血管活性药物治疗时，连续监测动脉内压力不仅可保证测压的及时性和准确性，且可及早发现使用药物引起的血压突然变化，如嗜铬细胞瘤手术。

4. 术中预计有大量失血或大量液体转移的患者。

5. 术中需进行血液稀释或控制性降压的患者。

6. 采用动脉压波形分析法或染料稀释法测量心排血量时，由周围动脉内插管获得动脉压波形或经周围动脉连续采血分析染料的浓度。

7. 需反复采集动脉血样作血气分析的患者，为减少采取动脉血样的困难及频繁动脉穿刺引起的不适和损伤，一般也主张作动脉内置管，既可对血流动力学进行监测，又可在必要时采取血样进行检测分析。

（二）周围动脉置管途径

周围浅表动脉只要内径够大、可扪到搏动，均可供置管测压。可根据手术部位、术中患者体位、局部动脉通畅情况以及预计留管的时间等因素综合考虑选择适当的外周动脉。原则上应选择即使由于插管引起局部动脉阻塞，其远端也不易发生缺血性损害的动脉。因部位表浅、手部侧支循环比较丰富，故桡动脉常为首选，此外依次可选用股动脉、腋动脉、尺动脉、足背动脉。理论上肱动脉因缺少侧支循环，一旦阻塞易导致前臂和手部缺血坏死，但临床研究显示选择肱动脉穿刺测压，动脉阻塞或栓塞的发生率很低。此外，新生儿亦可采用脐动脉或颞浅动脉。

1. 桡动脉　根据手术部位和体位的不同选择左侧或右侧。桡动脉位置浅表，相对固定，因此穿刺置管比较容易。桡动脉与尺动脉在掌部组成掌深和掌浅弓，形成平行的血流灌注。桡动脉置管后若发生阻塞或栓塞，只要尺动脉平行循环良好，一般不会引起手部血流灌注障碍。因此在作桡动脉置管前可测试尺动脉供血是否畅通。清醒患者可用改良 Allen 试验法测试，操作步骤如下：

（1）患者若手部寒冷，应先将手浸于温水中，使动脉搏动更清楚，且便于察看手掌部的颜色。

（2）测试者用手指分别压迫尺、桡动脉，终止血流。嘱患者将手举过头部并做握拳、放松动作数次，然后紧紧握拳（图 37-2A）。

（3）放松对尺动脉压迫，但保持对桡动脉的压迫，嘱患者将手下垂（图 37-2B），并自然伸开（图 37-2C）。

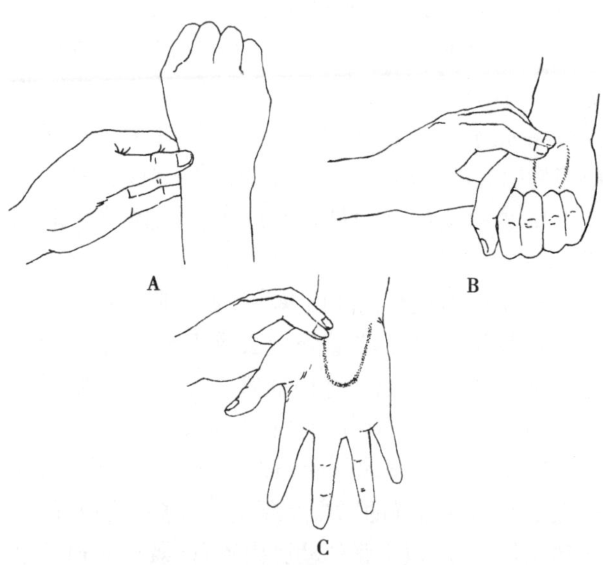

图 37-2 改良 Allen 试验

A. 举手，握拳以驱血，同时压迫桡动脉；B. 将手放下；C. 自然伸开手掌，6 秒钟内手掌色泽恢复，指示尺动脉通畅，掌浅弓完整

（4）观察手、掌部颜色由苍白转红的时间。若尺动脉畅通和掌浅弓完好，转红时间多在 3 秒左右，最长不超过 6 秒。若颜色恢复延迟至 7～15 秒为可疑，说明尺动脉充盈延迟、不畅。当手部颜色在 15 秒以上仍未变红，说明尺动脉血供有障碍。

（5）测定桡动脉通畅情况可重复以上试验，用压迫尺动脉代替对桡动脉的压迫。

对于不能配合的患者如幼儿、意识不清和全麻后患者，可采用多普勒血流检测仪或指脉波容积描记图以判断手掌部的血流供应及平行循环供血情况。

尽管 Allen 试验常被用于判断桡动脉穿刺置管后缺血并发症的危险性，但其预测性仍受到质疑。国外文献报道了对 1699 例行桡动脉插管患者统计资料，其中有 3.9% 的患者 Allen 试验提示尺动脉血供不足，但仍进行了桡动脉插管，结果并未发生明显的血流异常或手部缺血性损害。亦有研究通过荧光素染料注射法或容积描记图测定发现，Allen 试验的结果与远端血流没有关系。应该指出，在老年、周围血管硬化者，无选择性地进行桡动脉插管测压，有可能造成手部供血不足和组织坏死，故对此类患者应谨慎。

2. 股动脉　是用于周围动脉穿刺测压中最大的动脉。股动脉位于腹股沟韧带中点的下方，外侧是股神经，内侧是股静脉。血管搏动清楚，穿刺成功率高。由于管径较粗，股动脉远端缺血的发生率远低于桡动脉。但对于动脉粥样硬化的患者，置管时导引钢丝的放置和导管的置入，易引起粥样斑块脱落，形成栓塞。另外，由于股动脉位于腹股沟，因此管理不方便，感染机会较大，不适于长时间保留导管。

3. 尺动脉　可代替桡动脉置管测压，特别是经 Allen 试验证实手部血供以桡动脉为主者，选用尺动脉可提高安全性，但成功率相对较低。

4. 腋动脉　腋窝部腋动脉远近之间有广泛的侧支循环，腋动脉结扎或血栓形成并不会引起远端肢体的血流障碍。腋动脉管径粗，靠近主动脉，即使周围动脉收缩搏动摸不清，腋动脉常维持其压力和搏动，有利于穿刺成功。一般在腋窝的最高点，摸清动脉搏动，直接经皮穿刺并不困难。需要时可将导管插入 15～20cm，使管端达主动脉弓以直接测量主动脉内压力，记录压力波形和由此估计患者的心排血量。经此动脉插管不但成功率高，且患者舒适、方便，即使较长时间留管，并发症发生也只在 0.1%～0.2% 左右，均无肢体或手指坏死。腋动脉穿刺置管时应选择左侧，因导管尖端距离主动脉弓和其他大血管较远，发生脑栓塞的几率降低。冲洗时应防止血凝块、其他颗粒物质或空气误入而引起脑血管栓塞。此外，穿刺时如果发生血肿，可引起神经压迫损伤。遇此情况应作紧急探查，必要时作减压手术。

5. 足背动脉　是胫前动脉的延续，在伸拇长肌腱外侧向下平行至足背部皮下。足底外侧动脉是胫后动脉的终末支，是供应足部的另一主要动脉，胫前、后动脉在足部建立动脉弓，足背动脉穿刺置管前要了解胫后动脉的血供情况，以免引起踇趾缺血性坏死。方法是压迫、阻断足背动脉，然后压迫踇趾甲数秒钟使大踇趾变苍白，放松对趾甲的压迫，观察趾甲颜色转红的情况。若颜色迅速恢复，说明有良好的侧支血流，进行足背动脉穿刺置管是安全的。但约有 5%～12% 的患者足背动脉摸不清，且常是双侧性的。

6. 其他　新生儿抢救可经脐动脉或颞浅动脉穿刺置管。经颞浅动脉置管，即使形成血栓也不会引起组织缺血，且感染机会较少。但需在耳前作切口，显露动脉后穿刺，故常有困难。

三、置 管 技 术

以桡动脉为例分为经皮动脉穿刺置管和直视动脉穿刺置管两种方法。

（一）经皮穿刺插管

成人选用 20G 或 22G 套管针，长约 3.2～4.5cm。穿刺时患者仰卧，上肢外展于托手架上，腕部垫高使腕背伸，拇指保持外展。消毒铺巾并行穿刺点局麻后，穿刺者用示指、中指与拇指持针，于腕横线桡骨茎突旁桡动脉搏动最清楚处进皮，然后穿刺针沿桡动脉搏动行踪向着动脉进针（图 37-3），针干与皮肤呈 30°～45°角。当针尖抵达动脉表面时，用略带冲击的力量将针尖刺入动脉，此时有鲜红的血液喷射至针蒂，表明内针已进入动脉。再进针约 1～2mm，使外套管也进入动脉内，然后一手固定内针，另一手捻转并推进外套管，在无阻力的情况下将外套管送入动脉腔内。拔除内针，有搏动性血流自导管喷出，证实导管位置良好，即可连接测压装置。若外套管推进遇有阻力，常提示外导管未进入动脉管腔。穿刺时有突破感，且有少量血液入针蒂，但血流不畅，此时穿刺针可能偏向一侧或已穿透动脉血管后壁。遇此情况可将穿刺针沿此方向进一步置入，拔除针芯，将外套管接注射器并缓慢退出，当见有血液喷出时，保持导管与血管方向一致，捻转推进导管。也可在拔退外套管过程中见到良好血液喷、滴出时，经套管内插入细导引钢丝，在导引钢丝引导下推进套管。若均未成功则重新穿刺。

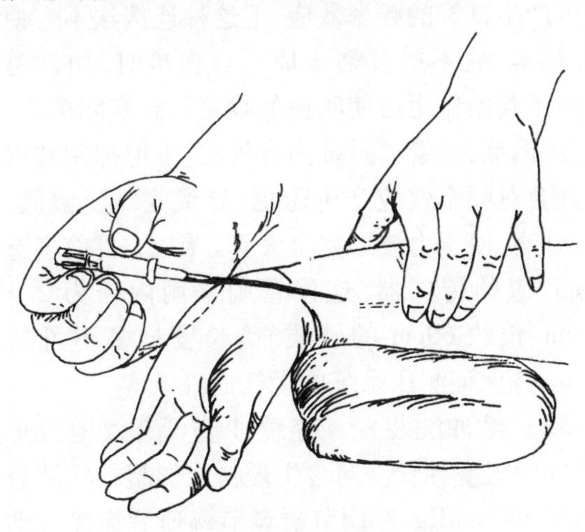

图 37-3　经皮桡动脉穿刺示意图

目前市场上亦有带导引钢丝的经皮外周动脉穿刺套件。穿刺时若见有血液喷射至针蒂，即可将自带的导引钢丝送入动脉内，然后沿导引钢丝捻转推进外套管。

经皮桡动脉穿刺成功率与动脉搏动强弱及技术熟练程度有关。

（二）直视穿刺插管

随着穿刺技术及设备的发展和提高，该方法目前较少应用于临床。具体操作方法是在上述穿刺部位作约 1cm 长纵切口，显露动脉后在动脉下安置一根丝线，不结扎，仅作远端血流阻断和牵引用，直接用套管针进行穿刺置管。移除牵引线，缝合皮肤。如局部出血，可加压包扎止血。

四、测 压 装 置

（一）压力计测压

动脉内置管成功后，用导管连接到弹簧血压计，可直接测压。该方法使用简单、方便，不需要特殊设备。但缺点是仅能监测平均动脉压。弹簧血压计测压由套管针、三通开关、连接导管和弹簧血压计组成（图 37-4）。测压时具体操作步骤如下：

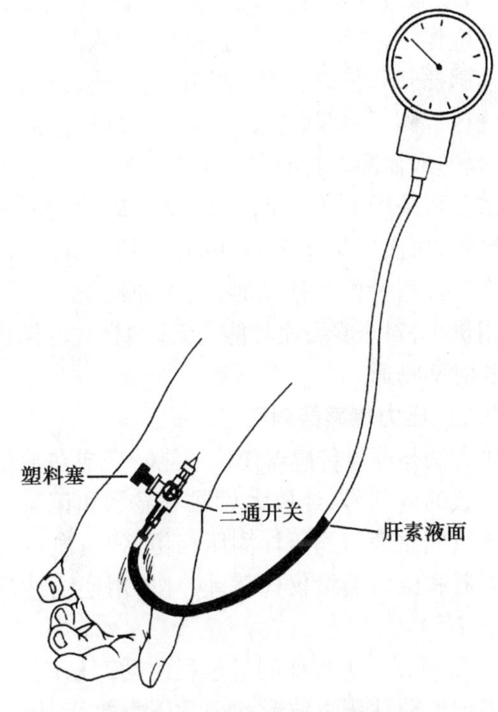

图 37-4　弹簧血压表测压装置

1. 先将塑料管的一端与三通开关连接。
2. 拨转三通开关，通向塑料连接导管；取下三通开关上的塑料塞，并经此用注射器注入稀释的肝素液(100U/ml)，使之充满管长约1/4。

3. 将塑料连接管的另一端与弹簧血压计连接。

4. 再注入肝素液，使血压计指针从零上升至140mmHg左右，或超过患者的平均动脉压。

5. 拨转三通开关于各路全封闭位，取下注射器，用塑料塞保护，防止污染。其后该部位仅用于采集动脉血样以及冲洗。

6. 将三通开关与动脉插管座连接，拨转三通开关，使动脉插管与塑料连接管相通，就可见到管内肝素液面和弹簧血压计指针随心动周期而波动，指针所指的刻度即为所测得的平均压数值。

正常桡动脉的平均压为70～100mmHg，但通过观察肝素液面或血压计指针摆动的幅度大小，可粗略估计患者的脉压和心排血量是否良好。

应用测压计装置测压要注意：①测压数值的可靠性直接与弹簧血压计的精确程度有关，应定期校验，避免误差；②装置中仅用一个三通开关，测压、采血和冲洗均方便，但必须严格无菌操作。各部位连接要牢固，不能有渗漏；③为防止血液反流堵管，在动脉插管与测压装置连通之前，一定要注入肝素液，使弹簧血压计指针所指的数值高于患者的平均动脉压。这样测压时，由于测压系统内的压力略高于动脉内压，接通后随即有少量肝素液进入动脉血管内起到冲洗作用，否则患者的血液可反流入测压系统，造成动脉插管和三通开关血凝阻塞，影响测压；④用弹簧测压计测压，每次心搏均有一定量的血液喷射反流，是造成血凝堵管的主要原因。为此，冲洗液中肝素浓度可采用100U/ml，每1～2小时冲洗三通开关和导管，每次用量0.5～1.0ml。当测压计液面或弹簧血压计指针停止摆动时，应立即冲洗。由于肝素总用量小，对全身凝血功能应无影响，并可保持导管较长时间畅通。

（二）压力传感器测压

该方法是通过传感器使机械能转变成在数量上与其一致的电信号，经放大后即可显示和记录。测压系统组成原理与测压计测压相仿，弹簧血压计则由换能器和压力测量仪代替，同时加用连续冲洗装置(图37-5)。

1. 传感器　为保证测量过程的动态精确性，真实地描记出动脉压力波形和记录压力数值，传感器的性能极为重要。传感器由隔膜和感应部分组成。当隔膜随压力波动后便带动感应部分，产生相应的电信号。感应部分可采用电阻、电感和电容等形式。

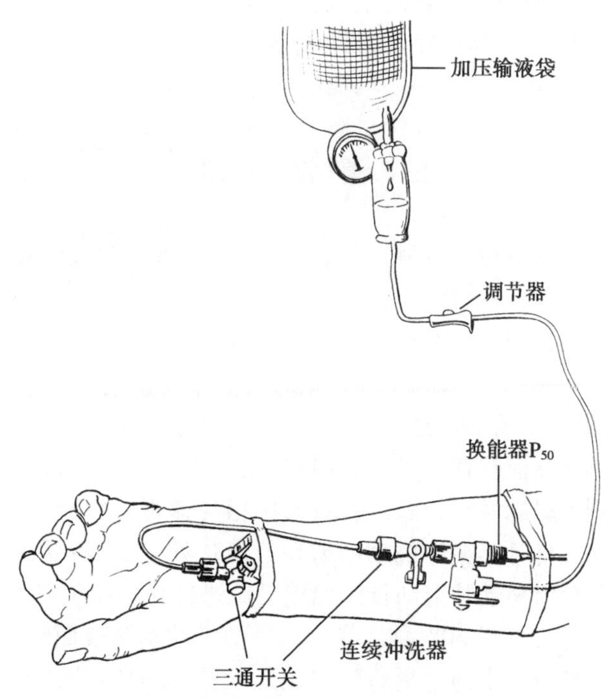

图37-5　换能器测压和连续冲洗装置

目前多采用电阻式传感器。为了提高传感器的精度及动态特性，目前多采用一次性传感器，其基本结构由硅片或感应膜连接惠斯登电桥组成，硅片表面有膨胀系数相等的金属薄膜保护，可减少损坏的机会。传感器测压范围可从-50mmHg至+300mmHg，且可耐受10 000mmHg高压而不损坏。

2. 连接管道　为保证测压系统达到满意的稳定性、敏感性、线性和适当的频率效应，连接从动脉到传感器之间的管道水力学传递通道的特性非常重要，其可显著改变整个测压系统的效能。可归纳为阻尼和共振二方面。最理想的连接是用大口径尽可能短的硬质导管，不通过三通开关直接与传感器相连，可产生良好的频率效应，但这种连接法不方便采集血标本，故不适合临床应用。连接时，如管道过长，由于共振作用可使测得的收缩压较实际值高，而舒张压偏低；如管道系统内有气泡，不但抑制共振发生，且会对频率效应产生阻尼，导致收缩压偏低，舒张压升高，使压力波形完全失真。因此，目前多选用高频效应的传感器，连接管则采用内径为2.0～3.0mm、长约60cm的硬质管，长度最多不可超过120cm，并保证测压系统内无气泡。

3. 连续冲洗装置　连续冲洗可有效地防止血液凝固而阻塞导管。向含生理盐水的塑料输液袋外加压至300mmHg，经调节器调节滴速后连接自动冲洗装置，以1～3滴/min(或1～3ml/h)的速度连续冲洗管道。测压过程中发现压力波形减幅或失真时按压快速冲洗杠杆(或牵拉橡皮活塞),可快速冲入 1.5ml/s 的冲洗液进行冲洗。虽然冲洗系统的压力可高达 300mmHg,由于注速缓慢,与动脉导管尖端的压力相差不超过 2%,故不会影响测得的血压值。以往,为防止连接管内出现凝血,冲洗液内常加入低浓度肝素(1~2U/ml)。研究发现,无肝素的冲洗液不会增加凝血的发生,而使用肝素增加了肝素引起血小板减少的风险,故目前多采用无肝素的冲洗液。

五、测压时应注意的问题

(一) 不同部位的压差

在周围动脉不同部位测压,要考虑到不同部位的动脉压差。仰卧时,测定主动脉、大动脉及其分支和周围动脉压力时,收缩压依次升高,而舒张压逐渐降低,脉压相应地增宽。决定血流的平均动脉压从主动脉至周围小动脉则渐降低。足背动脉离心脏的距离约为桡动脉离心脏距离的两倍,平卧时同时测量此二处的压力,不但波形不同(离主动脉越远,由高频成分组成的脉搏波切迹就越不明显),且压力数值也有显著不同。足背动脉收缩压可较桡动脉约高 10mmHg,而舒张压约低 10mmHg。

(二) 零点

用弹簧血压计测压时,要注意调节弹簧血压计悬挂的高度,使塑料连接管内肝素液面与心脏在同一水平,否则肝素液柱静压强的作用会影响测压的数值。若液面较心脏水平高出 13.6cm,则测得的动脉压将比实际压力值低约 10mmHg;反之,当液面较心脏水平低时,测得的压值将比实际值为高。同样,采用传感器测压时,传感器固定的高度应在右心房水平即右侧第四肋间隙平腋中线水平。当患者体位改变时应随时调整传感器的高度。监测脑部血压时,传感器应与脑水平一致,避免由此而造成测压误差。调零时应先将传感器放置适当的位置,打开临近的三通开关使传感器与大气相通,按下监护仪上的校零键,以此建立参考零点。

(三) 导管口方向

血压是血液对血管壁所施的侧压,即指侧压强。采用动脉内置管测压比较正确的测法应该是管口方向与血流方向垂直,但临床上常难以实现。通常测定动脉压的导管口是迎向血流方向,因此测出的压力是血管内侧压强与血液流动的动压强之和。当血流速度较慢时,管口方向的影响可以忽略不计。但在心率增快、血流速度增加以及动脉管腔由于导管插入而遭阻塞形成“终端”动脉时,可造成动脉压力波的反响、共振,使测得的压力数值显著高于实际数值。

(四) 直接测压和间接测压的比较

直接测压和间接测压之间有一定的差异。对比观察的结果显示,收缩压在 100~150mmHg 范围之间,两者结果相仿;超过或低于此范围就会出现差别。一般认为直接测得的动脉压比间接法略高,收缩压常常会高出 5~20mmHg。在休克、低血压和低体温患者,由于血管收缩,此种差别还会增加。如果由间接法测得的压力大于直接法时,多数系由于压力监测系统发生故障或操作不当而引起误差,包括监测仪零点的偏移。如果发现动脉压力波幅降低,呈现阻力,提示导管系统有问题,最常见的原因是气泡、血凝块、机械性阻塞或连接部分松动脱开等。假如动脉波形正常,则应检查用作间接测压的袖带大小是否适当、放置部位是否有误等。

(五) 测压计的校验

采用传感器测压由于其本身、测压装置和各种其他因素的影响,均会使测得的数值发生偏差。因此应在使用前用水银或弹簧血压计分别在不同压力点进行测试,观察监护仪所显示的压力数值是否与上述压力点一致。在测压过程中除反复校验零点外,还可用回转血流法(return-to-flow method)测试。如经桡动脉插管测压时,可在同侧上臂绑上测压袖带,连接水银或弹簧血压计,袖带充气,阻断动脉血流,此时监护仪显示器上动脉压力波形也随之消失。然后缓慢放气减压,使袖带内压力降低,当低于血管内压,血流重新开始恢复时,显示器上亦出现小的搏动性波形,此时水银或弹簧血压计所指示的压力数值为收缩压,与传感器测压所显示的收缩压应基本一致,否则表明传感器或测压装置有误。

六、常见并发症及其预防

动脉穿刺置管的主要并发症是由于血栓形成或栓塞引起血管阻塞。至于阻塞的远端是否出现缺血或坏死,则取决于侧支循环和阻塞后的再通率。其他并发症包括出血、感染、假性动脉瘤、动静脉瘘和外周神经病变等。除此之外,并发症还包括对数据的错误解释和设备应用错误(表 37-1)。

表 37-1 直接动脉内测压的并发症

并发症
远端缺血
假性动脉瘤、动静脉瘘
出血、血肿
局部感染、败血症
周围神经病变
对数据的错误解释和设备应用错误

（一）血栓形成

血栓形成多由于导管留置而引起。随着导管留置时间延长，血栓形成的发生率增加。用 18G 导管留置 20 小时，血栓发生率为 25%，20～40 小时则达 50%。导管越粗，与动脉血管内径相比越大，越容易损伤血管内膜，越容易阻碍导管周围的血流而形成血栓。因此，用 20G 套管针作桡动脉穿刺置管可明显降低血栓形成。在股、腋动脉等较粗动脉插管，由于导管与血管直径之比相对较小，对局部血流影响少，血栓形成机会减少，可供较长时间留置测压导管。此外，导管的外形和材料也会影响血栓形成的发生率。用同样粗细、保留时间相同的聚乙烯导管，血栓形成率达 90%，而用聚四氟乙烯导管仅 29%。反复动脉穿刺、损伤动脉内膜时，血栓形成率增加。切开皮肤显露动脉直视穿刺的血栓形成率并不比经皮穿刺有显著增加。为了减少长时间留管拔管后血栓形成，一般主张在测压结束拔除动脉内导管时，压迫阻断近端动脉血流，用注射器连接测压导管边吸边拔，尽量吸出导管周围的小凝血。拔管后局部加压包扎注意松紧，既要防止血肿形成，也要防止长时间过度压迫而促使血栓形成。一旦桡动脉血栓形成，只要尺动脉血供良好，一般不会引起严重后果。但由于桡动脉分支供应大鱼际区域常是终末动脉，在桡动脉被血栓阻塞后容易出现鱼际区血供不足的临床表现。桡动脉血栓形成有 70% 发生在拔管后的 24 小时内，最迟在 7 天内形成。血栓形成后绝大多数可以再通。

（二）栓塞

栓子多来自围绕在导管尖端的小血块、冲洗时误入气泡或混入测压系统的颗粒状物质。一般认为用连续冲洗法可减少血栓栓塞的机会。间断冲洗时要注意将血凝块抽吸出来而不能注入。在桡动脉插管后，若发生了近端局部皮肤坏死，则是由于桡动脉的皮支栓塞引起。腋动脉插管后最好采用连续冲洗，若进行间断冲洗，只能用少量冲洗液缓慢冲洗，避免大容量带着血凝块或气泡的冲洗液逆入动脉而进入脑血流引起脑栓塞。

（三）出血和血肿

穿刺时损伤、出血可引起血肿，一般加压包扎均可止血。拔管后若处理不当也可在发生血肿的基础上引起感染。拔除桡动脉测压管后，应局部压迫并高举上肢 10 分钟，然后加压包扎以防血肿，通常在 30 分钟后便可放松加压包扎。

（四）感染

导管留置时间越长，感染机会越多，一般导管留置不要超过 3～4 天。当局部出现感染或有任何炎症征象时，应立即拔除导管。

第 2 节 中心静脉压的监测

中心静脉压（CVP）是指位于胸腔内的上、下腔静脉或右心房内的压力，是评价右心排出回心血量能力的指标。临床上常采用中心静脉穿刺置管来监测中心静脉压。

一、中心静脉穿刺置管的指征

中心静脉穿刺置管的指征如下（表 37-2）：

1. 严重创伤、休克以及急性循环功能衰竭等危重患者需监测中心静脉压；

2. 需接受大量、快速输血输液的患者，利用中心静脉压的测定可随时调节输入量和速度；

3. 心血管代偿功能不全患者，进行危险性较大的手术或手术本身会引起血流动力学显著的变化，

表 37-2 中心静脉穿刺置管的适应证

适应证
危重患者监测中心静脉压
肺动脉导管置入和监测
经静脉心内起搏
注射药物
高浓度血管活性药物
静脉营养液
化疗药物
刺激外周静脉的药物
长时间抗菌素治疗（如感染性心内膜炎）
快速输血输液
创伤、出血
较大的外科手术
抽吸气栓
外周血管条件差
需反复采取血样

如嗜铬细胞瘤、大动脉瘤和心内直视手术等；

4. 需长期输液、静脉抗菌素治疗或化疗；

5. 全胃肠外营养治疗；

6. 经导管安装心脏临时起搏器；

7. 研究麻醉药或治疗用药对循环系统的作用时收集有关资料。

二、中心静脉穿刺置管的途径和方法

通过不同部位的周围静脉均可将导管置入到中心静脉部位。由于在腹股沟部穿刺置管有引起血栓形成和增加感染的危险，而且如导管尖端未越过膈肌平面，实际测得的可能是腹腔内压，造成临床判断困难，因此临床上较少采用经股静脉置管及测压。目前多选择颈内静脉或锁骨下静脉。

（一）颈内静脉

1. 解剖　颈内静脉起始于颅底，在颈部全程由胸锁乳突肌覆盖。上部颈内静脉位于胸锁乳突肌前缘内侧，中部位于胸锁乳突肌锁骨头前缘的下面、颈总动脉的前外方，在胸锁关节处与锁骨下静脉汇合成无名静脉入上腔静脉。成人颈内静脉较粗，当扩张时直径可达2cm。右颈内静脉与无名静脉和上腔静脉几成一直线，加之胸导管位于左侧，以及右侧胸膜顶低于左侧，故临床上多选择右侧颈内静脉。

2. 进路　根据颈内静脉与胸锁乳突肌之间的相互关系，可分别在胸锁乳突肌的前、中、后三个方向进针。

（1）前路：患者取平卧位，头略转向对侧。操作者的左手中、示指在中线旁开约3cm于胸锁乳突肌前缘向内推开颈总动脉，确认胸锁乳突肌前缘中点进针，针干与皮肤（冠状面）呈30°～45°角，针尖指向同侧乳头或锁骨中、内1/3交界处前进，常在胸锁乳突肌中段后面进入静脉（图37-6A）。亦可在甲状软骨上缘水平触及颈动脉搏动，在搏动的外侧旁开0.5～1cm进针，针干与皮肤呈30°～45°角，针尖指向同侧乳头。此进路可避免发生气胸，但易误伤颈总动脉。

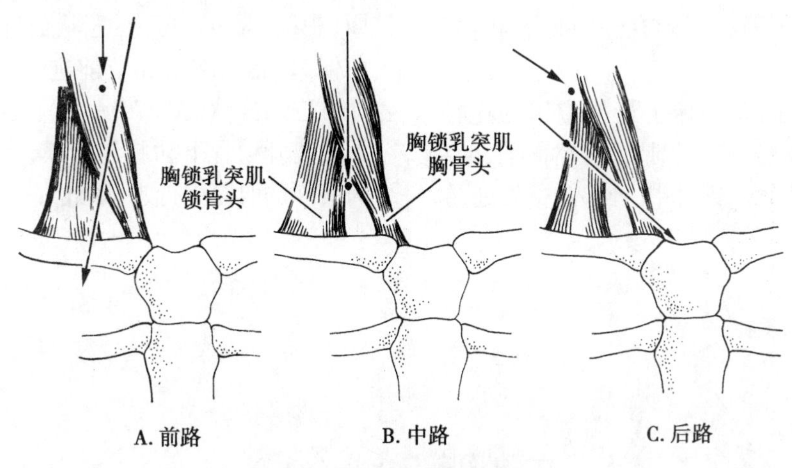

图37-6　颈内静脉穿刺途径

（2）中路：胸锁乳突肌下端胸骨头和锁骨头与锁骨上缘组成一个三角，称胸锁乳突肌三角，颈内静脉正好位于此三角的中心位置。在三角形的顶端处约离锁骨上缘2～3横指作为进针点，针干与皮肤呈30°角，与中线平行直接指向尾端。若试探未成功，针尖向外偏斜5°～10°指向胸锁乳突肌锁骨头内侧的后缘，常能成功（图37-6B）。遇有肥胖、小儿以及全麻后患者，胸锁乳突肌标志常不清楚，作颈内静脉穿刺定点会有一定困难。此时利用锁骨内侧端上缘的小切迹作为骨性标志，颈内静脉正好经此而下行与锁骨下静脉汇合。穿刺时用左大拇指按压，确认此切迹，在其上方约1～1.5cm进针，针干与中线平行，与皮肤呈30°～45°角，指向尾端前进。一般刺入2～3cm即入静脉；若未成功，针尖略偏向外侧即可进入静脉（图37-7）。

（3）后路：在胸锁乳突肌的外侧缘中、下1/3交点或锁骨上2～3横指处作为进针点。在此部位颈内静脉位于胸锁乳突肌的下面略偏外侧。穿刺时肩部填高，头转向对侧，针干保持水平位，在胸锁乳突肌的深部指向胸骨上窝方向前进（图37-6C）。针尖不宜过分向内侧刺入过深，以免损伤颈总动脉。

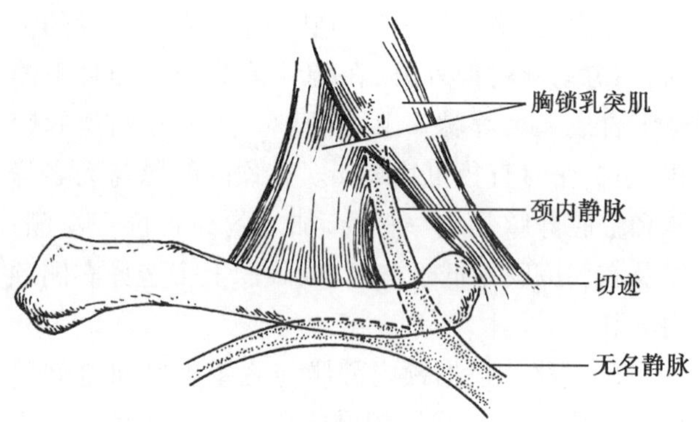

图 37-7 经锁骨上凹切迹颈内静脉穿刺

（二）锁骨下静脉

1. 解剖 锁骨下静脉是腋静脉的延续,起于第1肋骨的外侧缘,成人长约3～4cm。静脉的前面为锁骨的内侧缘,下面是第1肋骨宽阔的上表面,后面为前斜角肌。静脉越过第一肋上表面轻度向上呈弓形,然后向内、向下和轻度向前跨越前斜角肌,然后与颈内静脉汇合。静脉最高点在锁骨中点略内,此处静脉可高出锁骨上缘。侧位时静脉位于锁骨下动脉的前方略下(图37-9B),其间可有前斜角肌分开,成人此肌肉可厚达0.5～1.0cm,从而使穿刺时损伤锁骨下动脉的机会减少。

2. 进路 锁骨下静脉穿刺有经锁骨下和锁骨上两种进路。

(1) 锁骨下进路:是临床上最早应用的途径。患者上肢垂于体侧并略外展,保持锁骨略向前,使锁肋间隙张开以便于进针。锁骨中、外1/3交界处,锁骨下方约1cm为进针点,针尖向内轻度向头端指向锁骨胸骨端的后上缘前进。若未刺到静脉,可退针至皮下,使针尖指向甲状软骨方向(图37-8)。在穿刺过程中尽量保持穿刺针与胸壁呈水平位、贴近锁骨后缘。由于壁层胸膜向上延伸可超过第1肋约2.5cm,因此当进针过深越过了第1肋或穿透了静脉前后壁后可刺破胸膜及肺,引起气胸。

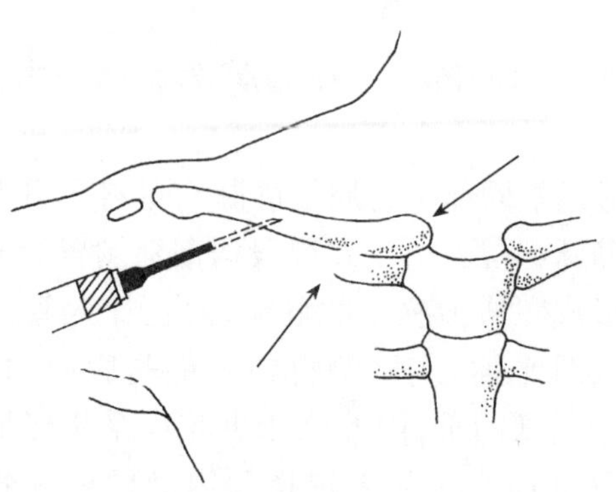

图 37-8 经锁骨下穿刺锁骨下静脉

(2) 锁骨上进路:患者肩部垫高,头尽量转向对侧并挺露锁骨上窝。在胸锁乳突肌锁骨头的外侧缘、锁骨上约1cm处为进针点。针干与锁骨或矢状面(中线)呈45°角,在冠状面针干保持水平或略向前偏15°指向胸锁关节前进,通常进针1.5～2.0cm即可进入静脉(图37-9A、B)。进针过程中针尖实际上是离开锁骨下动脉与胸膜,而在胸锁乳突肌锁骨头的深部肌膜中行进,因此安全性可有保证。

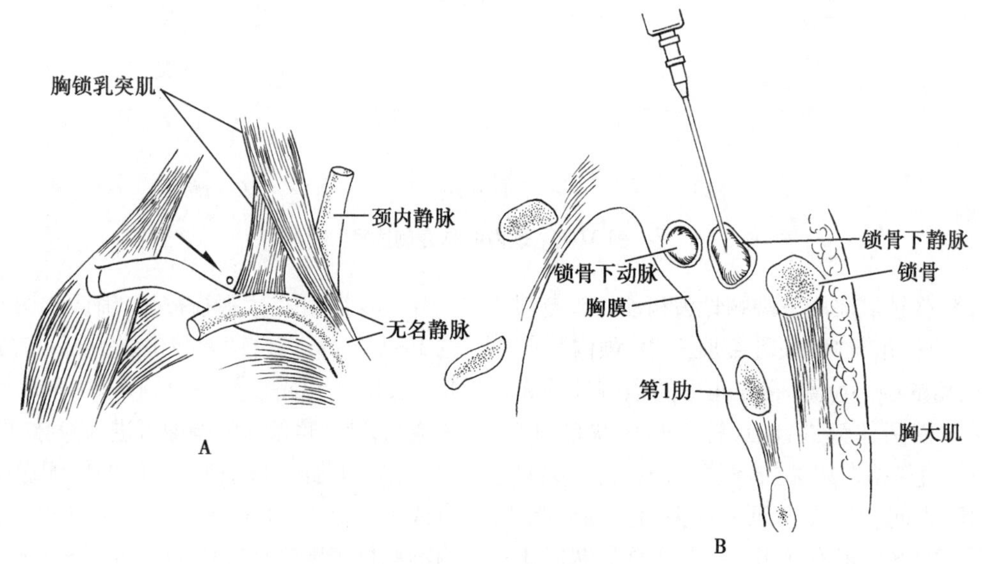

图 37-9 经锁骨上穿刺锁骨下静脉

A. 示进针点;B. 胸腔纵切面示进针方向

（三）颈外静脉

颈外静脉多年来一直作为临床观察静脉充盈程度和静脉压高低的部位。早期有人将粗针插入颈外静脉测量其压力来粗略地估计中心静脉压。由于颈外静脉是周围静脉，其在入锁骨下静脉处呈锐角，且有静脉瓣，患者的呼吸和头颈位置的改变均使测值不准。目前多采用穿刺后将导管插入至锁骨下静脉。此方法具有安全、并发症少的优点，但要求颈外静脉充盈可见。

（四）股静脉

在颈内静脉、锁骨下静脉不能使用或上腔静脉阻塞的情况下，如头颈部及上胸部烧伤或外伤、布加综合征患者，可选用股静脉置管测压。穿刺时，在腹股沟韧带下方中点触及股动脉搏动，于搏动内侧0.5～1cm进针。股静脉置管虽可避免气胸、颈动脉或锁骨下动脉损伤等并发症，但因其穿刺部位位于腹股沟，易引起感染及下肢静脉血栓等并发症，故不推荐常规使用。

（五）腋静脉及其他外周静脉

在腋静脉穿刺置管既可提供良好的静脉通路，亦可通过置入标准的20cm长的中心静脉导管来监测CVP。腋静脉的进针点为腋动脉旁0.5～1cm。

目前，在需要长期静脉内药物治疗的患者中已广泛开展了经外周静脉置入中心静脉导管技术（PICC），常选用贵要静脉和头静脉。此方法具有操作简单、方便和可在患者床旁完成的优点。但导管尖端是否能达到中心静脉部位常需通过影像学检查加以判断，且某些导管产品尖端设置有防反流单向活瓣，无法测量CVP，应予注意。另外，导管在血管内行程过长及长时间留置，血栓性静脉炎发生的机会增加。

三、操作方法

上述各种途径仅提供了中心静脉插管的可能性，要使置管成功，关键是操作的技术。麻醉医师必须熟练掌握各种穿刺插管的路径和方法，才能应付各种紧急状态。

（一）穿刺插管工具

中心静脉穿刺的器材主要包括：套管针、穿刺针、导引钢丝、中心静脉导管等。单腔导管，一般成人用14G或16G，长15～20cm；穿刺针18G，长5～10cm；30～45cm J型导引钢丝，该钢丝的优点是J型头端柔软易通过静脉弯曲处，对静脉壁损伤小，其粗细是以顺利通过穿刺针为合适。其他类型导管如长期留置于中心静脉内、由特殊材料制成的皮下埋置式导管；婴幼儿中心静脉导管；双腔或三腔中心静脉导管；表面涂有洗必泰和磺胺嘧啶银的抗菌导管等。

（二）插管技术

颈内或锁骨下静脉置管虽各有不同进路，但置管技术基本上是一致的。现以经中路颈内静脉穿刺置管为例加以说明。

1. 患者取头低15°～30°屈氏位，若患者存在肺动脉高压或充血性心力衰竭则可保持水平卧位穿刺。

2. 肩背部略垫高，头转向对侧，使颈伸展。经锁骨上穿刺锁骨下静脉还要使肩胛下移，挺露锁骨上窝。

3. 戴消毒手套，消毒皮肤、铺巾。

4. 触摸胸锁乳突肌的胸骨头和锁骨头以及与锁骨所形成的三角，确认三角形的顶部作为皮肤定点。清醒患者遇有胸锁乳突肌显露不清，可嘱患者抬头并深吸气，常可显露胸锁乳突肌的轮廓。

5. 用5ml注射器抽吸1%利多卡因在皮肤定点处做皮内及皮下浸润，然后将针干与皮肤呈30°～45°角进针试探，方向指向同侧乳头。在进针过程中保持注射器内轻度持续负压，一旦顺利抽到静脉血，认准方向、角度和进针深度后拔出试探针。

6. 按试探针的角度、方向及深度用18G穿刺针或套管针进行穿刺，边进针边回抽，当顺畅地抽到静脉血，表示针尖位于颈内静脉。如穿入较深，针尖已穿破颈内静脉，则可慢慢退出，边退针边回抽，直到顺畅抽到静脉血。当血液回抽和注入十分通畅时，注意固定好穿刺针位置，不可移动，否则极易滑出颈内静脉。

7. 用套管针者可将外套管置入颈内静脉，然后将J形导引钢丝经外套管置入颈内静脉。如用18G穿刺针，可直接将导引钢丝经穿刺针置入颈内静脉。置入导引钢丝时若遇阻力，应调整穿刺针的角度和斜面方向。如依然有阻力，应将导引钢丝取出，重新调整穿刺的位置和深浅，直到通畅地回抽到静脉血，然后再插入导引钢丝后退出穿刺针。注意导引钢丝置入不可过深，一般为10～15cm，过深可使导丝进入心脏，引起心律失常。

8. 插入导管扩张器扩张皮肤和皮下组织。

9. 将导管套在导引钢丝外面，导管尖端接近穿刺点，导引钢丝必须伸出导管尾端，用手拿住，将导管沿钢丝置入颈内静脉,同时边将钢丝退出。一般成人从穿刺点到上腔静脉右心房开口处约 12cm 左右。退出钢丝后,用注射器回抽血液,若通畅注入生理盐水冲洗导管,然后接肝素帽、输液器或 CVP 测压装置。导管固定后,覆盖可透气敷贴。

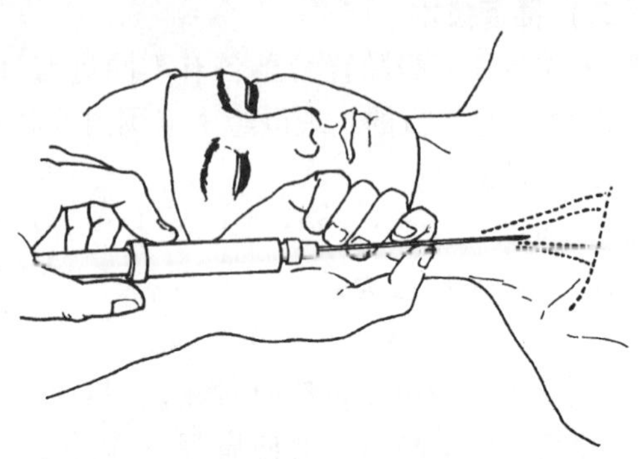

图 37-10 外套管穿刺针由颈内静脉中路穿刺法

(三) 操作中注意事项

1. 穿刺时,穿刺针尖的落点不一定正巧在血管的中央,有时可偏在一侧,虽可抽得回血但置入导引钢丝会遇阻力。此外,当穿刺针进入过深,顶于血管的对侧壁,置入导引钢丝时也会遇阻力。遇此情况不能用暴力强行推进导丝,应改变穿刺针的方向和深浅或重新穿刺。

2. 掌握多种进路,不要片面强调某一进路的成功率而进行反复多次的穿刺。在操作过程中一定要注意患者体位和局部解剖标志之间的关系。作颈内静脉穿刺时,由于头向对侧偏转的程度不同,必然影响到胸锁乳突肌与其下方静脉之间的解剖关系,穿刺时需随时调整进针方向;有困难时改经锁骨上穿刺锁骨下静脉常容易成功。反之,若患者肩胛下移受限,锁骨上窝不能很好显露,由锁骨上穿刺锁骨下静脉常会有困难,可选择颈内静脉穿刺。因此当在某进路用细针试探未成,另改进路常可获成功。此外,目前已介绍有多种进路供操作者学习,通过反复临床实践才能提高成功率。

(四) 超声引导下中心静脉穿刺置管

根据患者体表标志、解剖结构和操作者的经验进行中心静脉穿刺置管的成功率虽然较高,但当患者存在解剖结构异常、血容量不足及操作者缺乏经验时,依然会出现穿刺失败以及并发症。近年来,随着超声技术的发展及便携式超声诊断仪的出现,超声技术越来越广泛地应用于麻醉领域。

1984 年,Legler 等首次报道了在超声引导下进行颈内静脉穿刺。随后大量临床观察及实践表明,超声引导下中心静脉穿刺的成功率增加、穿刺所需时间降低、而穿刺引起的并发症也明显减少。由于解剖位置比较表浅,超声技术在指导颈内静脉穿刺时的优势大于锁骨下静脉。

一般情况下,动静脉往往是伴行的(图 37-11A),因此在超声显像中区分动静脉非常重要。静脉在受压迫时管腔明显变窄,而动脉较少出现类似变化(图 37-11B),同时动脉还具有搏动性,据此特征可区分动静脉。另外,根据多普勒信号也可区分动静脉。临床使用时,既可用超声定位标记后穿刺,也可实时显示整个穿刺过程。通过短轴观可看到并行的动静脉,长轴观则可清晰地看到穿刺针及导引钢丝在静脉中的位置,因此在临床应用中可将短轴观和长轴观联合使用,进一步增加穿刺的准确性和提高成功率。

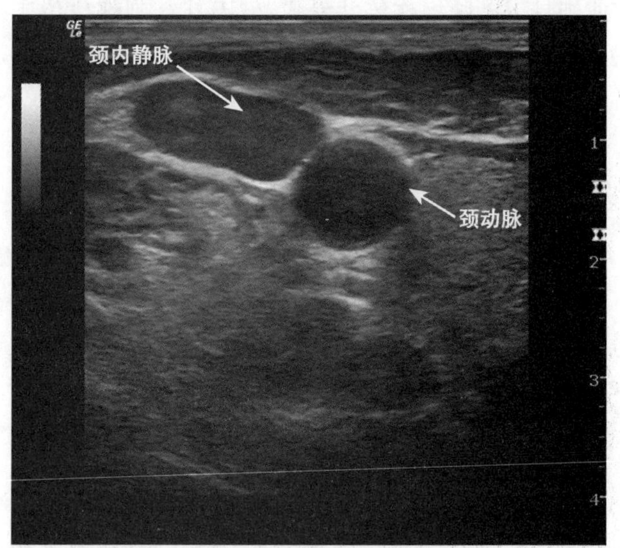

图 37-11A 超声下显示的颈内静脉和颈动脉

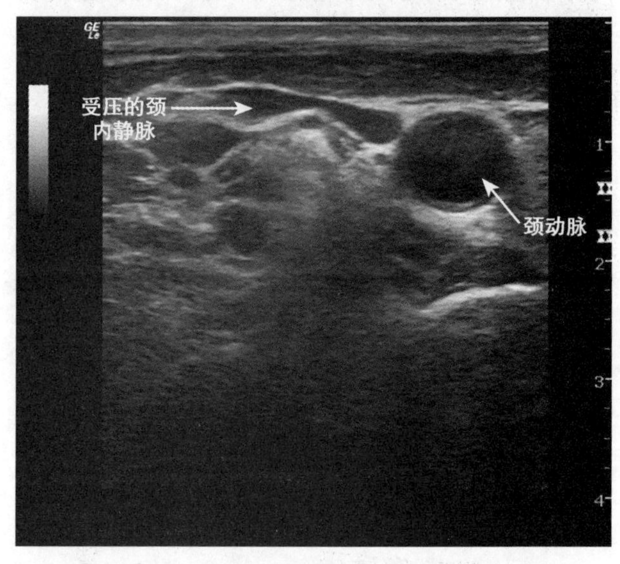

图 37-11B 超声下显示受压颈内静脉和颈动脉

（五）测压方法

1. 传感器测压　应用传感器测压可连续记录静脉压和描记静脉压力波形。正常中心静脉压波包含 a、c、v 三个正波和 x、y 二个负波（图 37-12）。波形与心脏活动和心电图之间有恒定的关系，c 波、x 波和 v 波出现在心动周期的收缩期，而 y 波和 a 波出现在舒张期。a 波是由于右心房收缩引起，出现在心电图 P 波后的舒张末期，反映了心房内压力增高，心房收缩推动血液通过三尖瓣充盈右心室。房颤患者 a 波消失；三尖瓣狭窄、右心室肥厚和肺动脉高压时可出现较大的 a 波（图 37-13）；房室交界性心律时也可以出现高大的 a 波。c 波是由于右心室等容收缩时三尖瓣关闭凸向右心房导致右心房压瞬间增高所致，常出现在心电图 R 波后。房颤患者出现明显的 c 波。x 波谷出现在右心室收缩中期，此时右心房舒张，压力也持续下降至最低点。当三尖瓣反流时，x 波谷消失；右心室缺血或心包缩窄时，x 波谷变陡。v 波发生在心室收缩末期，腔静脉血流充盈心房，而三尖瓣仍然关闭所导致的右心房压力增高。v 波常紧接心电图的 T 波后出现。当三尖瓣反流时，x 波谷消失，同时出现大的 v 波；右心室缺血或心包缩窄时，出现高 v 波。当三尖瓣开放，血液从心房流至心室，心房内压力下降产生了 y 波谷。由于 CVP 是低压力值，因此传感器测压装置需要有良好的低压传感系统，而在测量过程中任何环节的微小变化均可使测得的压力数值与实际数值发生偏差。

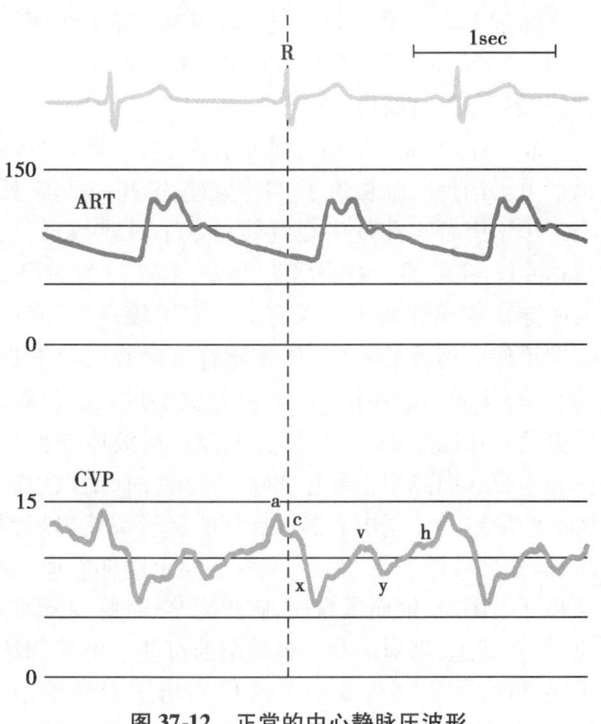

图 37-12　正常的中心静脉压波形

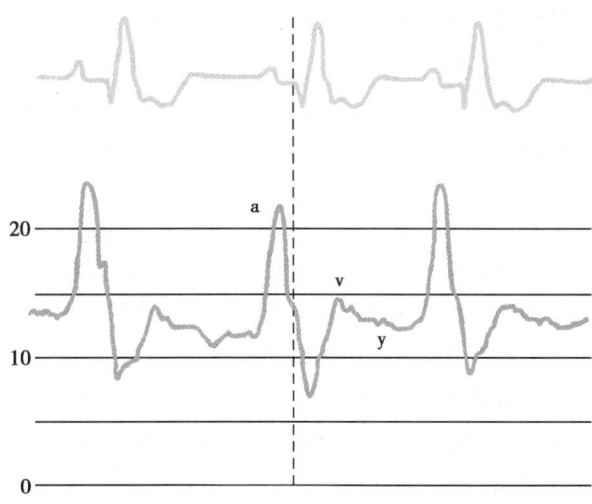

图 37-13　三尖瓣狭窄患者 CVP 波形

2. 水压力计测压　中心静脉压是低压值系统，故可用水压力计直接测压。该方法结构简单、使用方便且经济，一般医疗单位均可实施。临床上常用的测压装置是由 T 形管或三通开关分别连接患者的中心静脉导管、测压计的玻璃（或塑料）测压管和静脉输液系统。若用大孔径的塑料三通开关替代 T 形管则更方便。测压计上端有固定夹，可把测压计垂直地固定在输液架上，并可随意地升降调节高度，零点是第 4 肋间腋中线水平。

四、影响中心静脉压测定值的因素

（一）导管位置

测定 CVP 时，导管尖端必须位于右心房或近右心房的上、下腔静脉内。经外周静脉置入导管时，常依据体表穿刺位置估计导管需插入的长度。遇有导管扭曲或进入了异位血管，导管尖端就无法达到上述位置，而使测压不准。故插管后应常规作 X 线透视或摄片以准确判断导管的位置。据体外循环心内直视手术时观察，成人经颈内或锁骨下静脉插入导管 12～13cm，约 10% 的导管尖端达右心房入口处，其余约 90% 均位于近右心房的上腔静脉内。

（二）标准零点

中心静脉压值仅数厘米水柱，零点发生偏差将显著影响测定值。现常以右心房中部水平线作为标准零点，仰卧位时相当于第 4 肋间前、后胸径中点（腋中线）的水平线，侧卧位时则相当于胸骨右缘第 4 肋间水平。患者体位发生改变时应随时调整零点。一般标准零点的偏差不要超过±1cm，以免由此变异而影响中心静脉压真实的变化。

（三）胸内压

影响CVP的因素除了心功能、血容量和血管张力外，胸内压也是重要影响因素之一。右心室的有效充盈压常以CVP与心包腔的心室外壁压之差表示，正常的心室外壁压即是胸内压。当胸内压增加时，心室外壁压随之增高，此压差减小而影响心脏的有效充盈。实验和临床均证明当胸腔开放、胸内负压消失相当于心室外壁压升高，使充盈压差减低，心室有效的充盈压也随之降低。此时可通过代偿性周围静脉张力增加，CVP升高，使压差回至原来差距。患者咳嗽、屏气、伤口疼痛、呼吸受限以及麻醉和手术等因素均可通过影响胸内压而改变CVP的测量数值。机械通气时常会使胸腔内平均压升高，因此测压时如患者情况许可，最好暂停机械通气。

（四）测压系统的通畅度

测压系统通畅，才能提供正确的测压数值。因此置入的中心静脉导管要足够粗，一般选用14G导管。在采用水压力计测压时，水柱升降快速，液面波动明显常提示导管通畅。较长时间测压，由于血液反流、血凝块堵管或管端存在活瓣状的血凝块造成导管不畅时，常影响测得压力值的准确性。当需要较长时间监测中心静脉压、输液速度又较缓慢时，可于每500ml液体内加肝素300～500U，以预防管端形成血凝块，保持测压系统的通畅。

五、CVP测定常见的并发症

由于经皮穿刺置入中心静脉导管往往是根据患者的体表标志和操作者的经验来进行，当患者解剖结构存在变异或出现操作失误及管理不当时，可能会引起相关并发症。近年来随着人们的认识及技术的提高，各种并发症已明显减少，但仍需高度重视。常见的并发症包括以下几方面：机械性、血栓形成和感染。

1. 血肿　是中心静脉穿刺时较常发生的并发症。导致血肿的主要原因是穿刺过程中误伤邻近静脉的颈动脉、颈横动脉或锁骨下动脉。经前路穿刺颈内静脉插管，误伤动脉的机会可高达8.5%～23%。穿刺过程中一旦误伤动脉，直接压迫止血，一般不引起明显血肿。但正在进行抗凝治疗或有凝血功能障碍的患者，血肿形成的风险较大，故穿刺置管应慎重，有条件者可在超声引导下穿刺置管。

2. 气胸　是较常见的并发症。早期经锁骨下行锁骨下静脉穿刺时，气胸的发生率可高达2%～10%。而采用锁骨上进路或颈内静脉置管可降低气胸的发生率。当穿刺时难度较大、穿刺过程中患者出现剧烈咳嗽以及穿刺后患者出现呼吸困难、同侧呼吸音降低，应考虑到发生气胸的可能，必要时可通过胸片明确诊断，并及早作胸腔引流减压。穿刺时损伤肺尖，发生局限性气胸，患者可无临床症状，肺上小的刺破口也可自行闭合。但若穿刺后患者进行机械通气，则有可能引起张力性气胸，导致严重后果。

3. 血胸、水胸　穿刺过程中若将静脉或锁骨下动脉壁撕裂或穿透，同时又将胸膜刺破，血液经破口流入胸腔，则形成血胸。胸腔存在负压可造成血液大量流入，此时导管可位于中心静脉内。若中心静脉导管误入胸腔或纵隔，液体注入上述部位，就引起水胸或水纵隔。为避免水胸或水纵隔的发生，插管后应常规测试导管尖端是否位于血管腔内，方法是降低输液瓶高度，使之低于心脏水平，同时放开输液调节器，观察回血是否畅通。胸片亦有助于诊断。为争取时间，临床上一旦出现肺受压症状，应立即拔除导管并作胸腔穿刺引流。

4. 空气栓塞　空气经穿刺针或导管进入血管多发生在经针孔或套管置入导引钢丝或导管时，常在取下注射器并准备置管导管前1～2秒内有大量空气经针孔进入血管。实验证明若压差为5cmH_2O，空气通过14G针孔的量可达100ml/s。静脉快速误入100～150ml空气，就足以致命。穿刺时患者取头低位，多可避免此种意外。

5. 心包填塞　多由心脏穿孔引起，一旦发生后果严重。国外文献报道了34例心包填塞中78%死亡。70%患者穿孔发生在置管后数小时或数日，最长达8d。穿破部位右心房为44%，右心室为36%，表明穿孔与导管插入过深有关。应用较硬的导管，尖端顶住心房或心室壁，导管随着每次心脏收缩损伤心壁，从而引起穿孔。一旦导管尖端进入心包腔，即引起心包腔积液，少数伴有积血。当液体或血液在心包腔或纵隔中积聚达300～500ml时，足以引起致命的填塞。留置中心静脉导管的患者突然出现紫绀、面颈部静脉怒张、恶心、胸骨后及上腹部疼痛、烦躁和呼吸困难，继而低血压、脉压变窄、奇脉、心动过速、心音低远，都提示有心包填塞的可能。由于病情进展迅速，在心搏停止前常难以作出正确的诊断。因此，遇有上述紧急情况应：①立即中断静脉输注；

②降低输液瓶的高度,使之低于患者的心脏水平,利用重力尽量吸出心包腔或纵隔内的积血或积液,然后慢慢地拔出导管;③如经由导管吸出的液体很少,病情未得到改善,应考虑作心包穿刺减压;④严密观察患者,防止心包积血再次发生。

由于心包填塞确诊和抢救难以及时,死亡率又高,因此预防就显得特别重要。具体措施是:①选用适当硬度且尖端柔软的导管;②导管插入不要过深,导管尖端应位于上腔静脉或右心房入口处;③防止导管移动深入,应在皮肤入口处缝固导管或装固定夹;④经常检查中心静脉导管,观察回血情况及测压水柱液面是否随呼吸波动和压值是否显著异常;⑤有怀疑时可经导管注 2 ~ 5ml 造影剂进行 X 线检查,以判断导管尖端的位置。

6. 感染　导管在体内留置时间过久可引起血栓性静脉炎。局部或全身感染发生率各家报道的差别很大,导管尖端细菌培养的阳性率为 0 ~ 39.8% ,而阳性率的高低直接与操作者的经验有关。无菌操作不严格和反复穿刺均增加了污染的机会。局部组织损伤、血肿亦增加局部感染的机会。导管留置期间无菌护理非常重要,每天用碘酒或酒精涂敷局部、更换敷料,常可达到预防感染的目的。经中心静脉导管进行静脉内营养治疗,发生感染的机会增加,可能由于这类患者免疫力较低,或早已存在感染,加之营养液适合细菌、霉菌生长,故应随时注意感染的发生与发展。当临床上出现不能解释的寒战、发热、白细胞升高、局部压痛和炎症等,应考虑拔除导管并作细菌培养。

7. 血栓形成　导管源性血栓形成是中心静脉置管的严重并发症,在所有的穿刺径路中锁骨下径路的血栓发生率最低。静脉内血栓形成可能导致静脉不通畅、上腔静脉综合征及肺动脉栓塞。因此,长期放置中心静脉导管的患者应警惕此并发症的发生。

六、CVP 变化的意义

CVP 的正常值为 4 ~ 12cmH_2O。临床上常根据 CVP 的变化来估计患者的血流动力学状况。正常情况下,CVP 的高低取决于心功能、血容量、静脉血管张力、胸内压、静脉回流量和肺循环阻力等因素,尤以静脉回流与右心室排血量之间的平衡关系最为重要。在液体输注过程中,CVP 不高,表明右心室能排出回心血量,可作为判断心脏对液体负荷的安全指标。对 CVP 的监测不应过分强调所谓正常值,更不能强求输液以维持所谓的正常值而引起输液过量。作为反映心功能的指标,连续观察其动态变化比单次的绝对值更有指导意义。一般 CVP 不高或偏低,输血、补液是安全的。心脏泵血功能依赖于 CVP,心排血量和 CVP 二者之间的关系可描绘成心功能曲线。在一定限度内,心排血量随 CVP 升高而增加,形成心功能曲线的上升支,超过一定限度,进一步增加 CVP 就引起心排血量不变或下降,形成心功能曲线的下降支。正常或大多数病理情况下,心脏是在曲线的上升支工作,监测 CVP 的目的是提供适当的充盈压以保证心排血量。由于心排血量不能常规测定,临床工作中常依据动脉压的高低、脉压大小、尿量及临床症状、体征并结合 CVP 变化对病情作出判断,指导治疗。表 37-3 可作为参考。

表 37-3　引起中心静脉压变化的原因及处理

CVP	动脉压	可能的原因	处理
低	低	血容量不足	补充血容量
低	正常	心功能良好,血容量轻度不足	适当补充血容量
高	低	心功能差,心排血量减少	供氧、强心、利尿、纠正酸中毒、适当控制补液或谨慎选用血管扩张药
高	正常	容量血管过度收缩,肺循环阻力增高	控制补液,用血管扩张药扩张容量血管及肺血管
正常	低	心脏排血功能减低,容量血管过度收缩,血容量不足或已足	强心,补液试验,血容量不足时适当补液

临床情况要较上述划分复杂得多,除血压和 CVP 之外,还要参考其他的临床症状和体征综合判断,必要时可作进一步的心脏功能监测。此外,CVP 仅反映右心室的功能情况,当左心室由于疾病、缺氧和毒素等影响而出现功能不全时,患者出现肺水肿而 CVP 可仍正常甚或偏低,但此时肺小动脉楔压已有明显升高,因此用 CVP 难以准确判断及预防肺水肿。

第3节　肺动脉压监测

肺动脉压的监测在临床上具有重要意义。通过将特殊的导管经右心置入肺动脉内，可迅速、方便地在床旁监测各种血流动力学参数，该方法对于了解左心室功能、估计疾病的进程、研究心脏对药物的效应、评价新的治疗方法、诊断和治疗心律失常、鉴别各种原因的休克、帮助诊断右心室心肌梗死、心包填塞、肺梗死和急性二尖瓣反流等，均可提供较可靠的依据。

一、肺动脉导管的种类和结构

（一）微导管

1969年Sheinman等用100cm长、外径0.94mm、管壁厚0.18mm的尼龙导管经周围静脉插入，由于导管细而柔软，可随血流动力导向漂移前进，经右心房、右室而进入肺动脉。经临床试插，69%导管可达肺动脉，17%仅达心室，14%失败。也可采用端孔硅化聚乙烯塑料导管监测肺动脉压。导管长125cm，管端逐渐变细变软，距管端约8～9cm处制成一定弯度，尾部接9号平头针。导管外径1.32mm、内径1.10mm，而管端最细处外径约1.0mm、内径0.8mm，质轻而软，能浮于水面，但仍具有可操作转动的硬度。用此导管经周围静脉插管，导管入肺动脉的成功率约80%，可供较长时间监测肺动脉压。近年来，随着气囊导管的广泛应用，微导管已不再应用于临床。

（二）气囊导管（Swan-Ganz导管）

70年代初由Swan和Ganz首次将该导管应用于临床，用以监测急性心肌梗死患者的血流动力学情况。而到20世纪90年代中期，美国年使用量已达200万根。最早制成的导管为双腔导管，即在主管腔的壁上有一个平行的小腔，现常用的是四腔或五腔导管。成人用7F，小儿5F，不透X线。7F导管长110cm，从管口开始每隔10cm有黑色环形标记，导管主腔从管口至尾端连接处逐渐增粗，即使是5F导管，内径亦可达0.9mm。管壁柔软，在管端10cm保持一定的弧度，使导管容易通过右心室。每根导管有三个腔和一根金属导线，导管顶端供测量肺动脉压和采取血标本。导管近端开口（7F距顶端30cm，5F距顶端15cm），用于测量右心房压或CVP以及供测量心排血量时注射冰生理盐水或染料。第三个腔的开口位于靠近导管顶端的气囊内，气囊的充气容量为1.25～1.5ml，充气后有助于导管随血流向前推进。在距离导管口3.5～4.0cm处安置热敏电阻探头，连接心排血量计算机，就可以进行热稀释法测心排血量。此外，若在气囊漂浮导管的管壁装上白金电极就可用作心腔内心电图监测，管端装上起搏电极可进行心脏临时起搏。

近年来，肺动脉导管（PAC）不断得到改进，用途有所增加。含有光导纤维的漂浮导管可持续测定混合静脉血氧饱和度（$S\bar{v}O_2$）；而带有快反应热敏电阻的漂浮导管可测定右心室射血分数（RVEF）；在距肺动脉导管顶端14～25cm处加上电热丝，通过血液热稀释法，可连续监测心排血量（CO）。如在漂浮导管上安装超声探头，还可连续测定肺动脉血流。Swan-Ganz导管及测压装置见图37-14A、图37-14B。

二、插 管 技 术

插管前首先连接好传感器、测压仪和各种连接导管，并对传感器进行测试、调整零点和校正。插管时要保持严格的无菌操作，消毒铺巾的范围足够大，以减少插入长而盘曲的导管时发生污染的机会。任何可进行中心静脉置管的位置都可置入PAC导管，

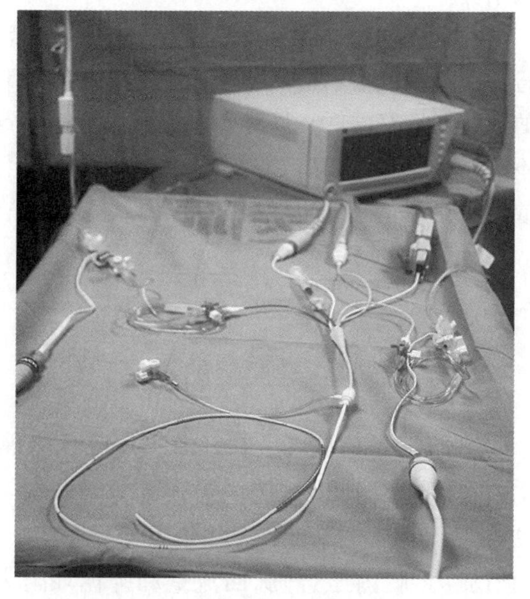

图37-14A　漂浮导管和测压装置

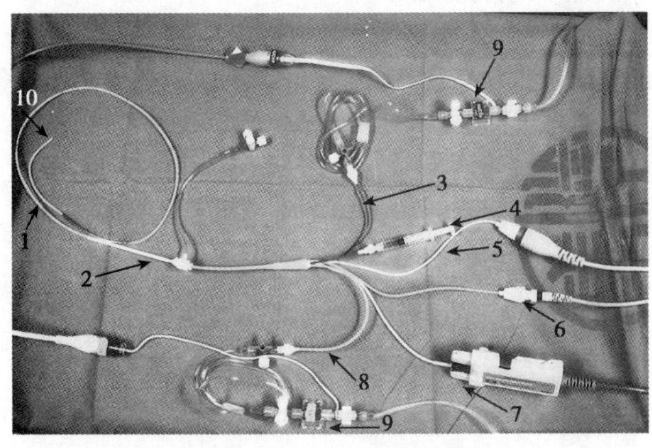

图 37-14B　漂浮导管各部分

1. 漂浮导管;2. 导管鞘;3. 测 CVP 端;4. 气囊注气端;5. 热敏元件接头;6. 测温端;7. 混合静脉血氧饱和度监测端;8. 肺动脉压监测端;9. 压力传感器;10. 气囊

但以右侧颈内静脉最为常用。置管过程中根据导管置入的深度可大致判断导管尖端的位置。从右侧颈内静脉置管,导管到达右心房时大约 20 ~ 25cm,到达右心室时大约 30 ~ 35cm,到达肺动脉时约为 40 ~ 45cm,在 45 ~ 55cm 时可获得楔压。选择不同的穿刺点,导管置入的深度亦不同(表 37-4)。置管过程根据压力和波形的变化可准确判断导管前进所到达的位置,并连续监测患者的心电活动。

表 37-4　不同穿刺点距右心室的距离

穿刺点	至右心室距离(cm)
右颈内静脉	35
右锁骨下静脉	35
左颈内静脉	45
股静脉	50
右肘前静脉	60
左肘前静脉	70

经颈内静脉穿刺置管的步骤:

1. 选择合适的导管,用导管内配备的注气空针向气囊内充入 1.25 ~ 1.5ml 空气,测试气囊的完整性,然后将气囊内的气体抽空。

2. 清醒患者皮肤穿刺点局麻后用 18G 穿刺针行颈内静脉(图 37-15A)穿刺,成功后经针腔内插入导引钢丝(图 37-15B)。当钢丝插入静脉到达预计的深度后,即拔除穿刺针。

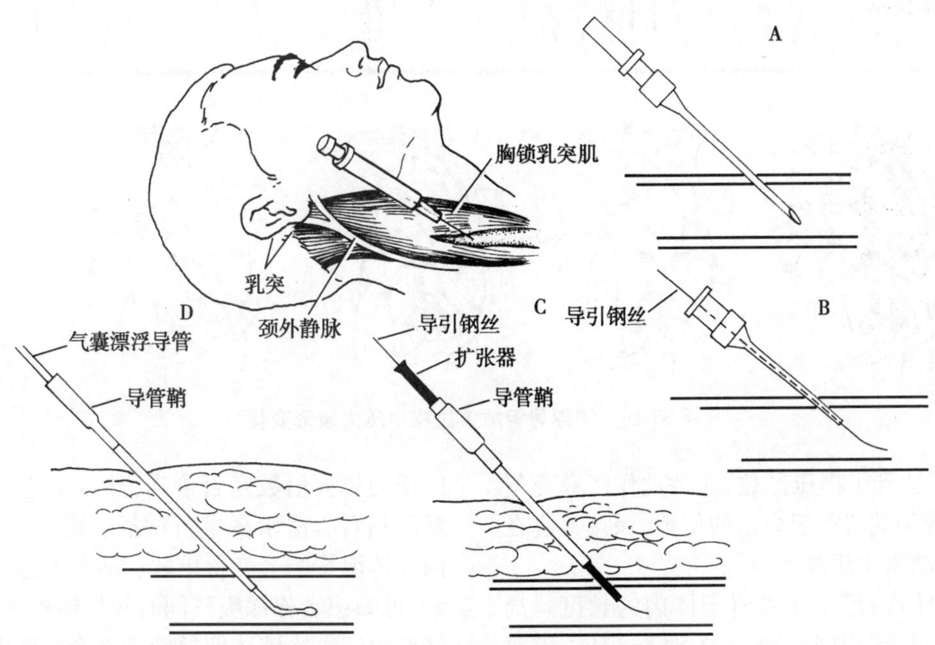

图 37-15　经右颈内静脉插气囊漂浮导管

A. 用内颈能通过导引钢丝的穿刺针穿刺颈内静脉;B. 经针孔内插入导引钢丝,然后拔除穿刺针;C. 在导引钢丝引导下插入扩张器和导管鞘;D. 导管鞘入颈内静脉后,拔除导引钢丝及扩张器,由导管鞘内插入气囊漂浮导管

3. 用尖头刀挑开导引钢丝周围的皮肤，并直达浅筋膜，以便置入 PAC 导管鞘。

4. 沿导引钢丝插入套有导管鞘的扩张器，捻转推进扩张器。如遇有阻力，可再用尖刀扩张深部组织，使扩张器及导管鞘沿着钢丝进入静脉（图 37-15C）。整个操作过程要小心控制好导引钢丝在血管外部分，既要防止钢丝过深引起心律失常，又要防止钢丝全部滑入血管腔内。

5. 拔除导引钢丝和扩张器，保留导管鞘在静脉内。

6. 将管腔内充满生理盐水的 PAC 导管经导管鞘插入（图 37-15D），连接测压装置监测压力并推进导管。一般插入 20cm，导管尖端到达右心房，可记录到低平的静脉压波形。

7. 向气囊内注入 1.25～1.5ml 空气使其膨胀，然后缓慢推进导管，每次约 1～2cm。当导管通过三尖瓣进入右心室时，可记录到收缩压突然升高、舒张压迅速降至零点的心室压力波形。导管再前进，就可进入肺动脉，此时收缩压高度保持与右心室相同，而舒张压高于右心室。

8. 导管继续前进到达肺动脉的分支，肺血管腔由于气囊阻塞，肺血流受阻，出现接近于肺动脉舒张压的小振幅波，即为肺小动脉楔压（PAWP）。气囊排气后立即又可呈现肺动脉压力波形。图 37-16 是插入导管过程中记录到的连续压力变化曲线以及肺小动脉楔压与肺动脉压之间的关系。

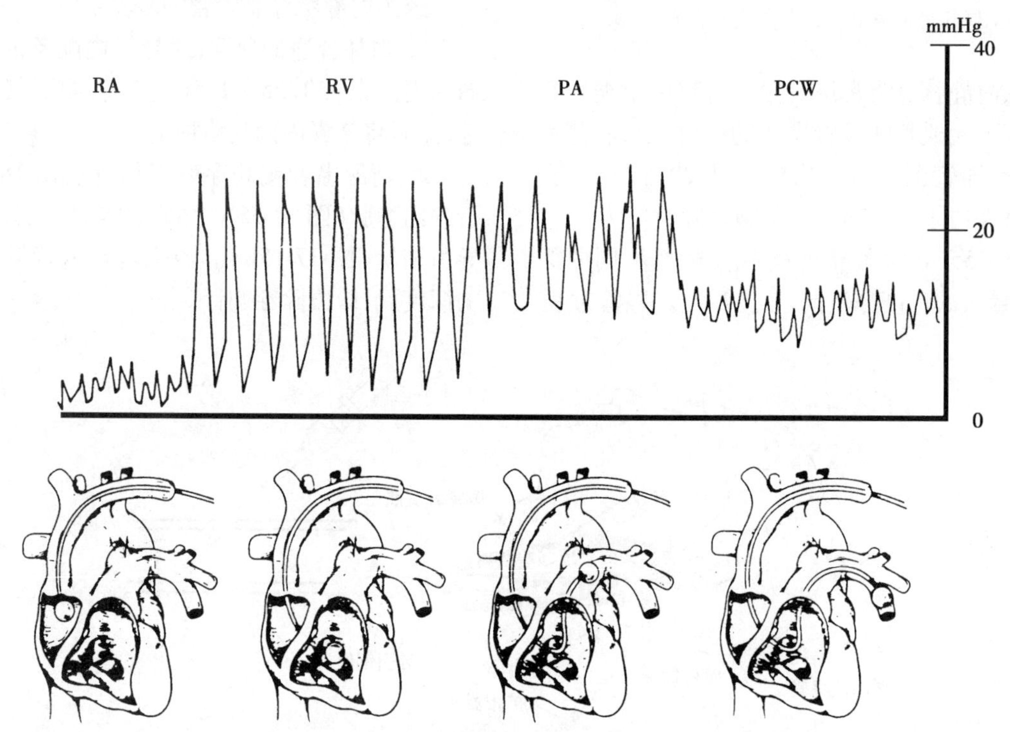

图 37-16　漂浮导管放置过程中压力波形变化

9. 当导管达到了楔压部位，交替地作气囊充气及放气，使导管尖端留置于合适的位置，保持气囊在适量充气时才获得楔压波形。

10. 固定导管，记录导管留于体内的长度。局部覆盖消毒敷料，或用塑料套保护，预防污染，随时按需进退导管，调节位置。导管鞘的侧孔（管）可连接输液装置。

在严重心力衰竭、心动过速、肺动脉高压、右心房、右心室扩大和存在三尖瓣反流以及带有心内起搏导线的患者，插管时导管常难以达到右心室或肺动脉。插管过程中如未获得预期的压力波形，首先用肝素液冲洗导管腔，并检查测压系统包括所选择的压力放大倍数是否恰当，然后抽空气囊后将导管撤回到右心房水平重行试插。由于导管柔软，在体内受体温影响会变得更软。遇有上述插管困难的患者，可嘱患者作深吸气同时较快地推送导管，或向导管腔内注入冷液体使导管壁受冷变硬以利插入。

三、肺动脉导管的临床应用

（一）监测肺动脉压（PAP）和肺动脉楔压（PAWP）

动物实验和临床研究证明，当气囊阻塞肺动脉分支，经导管尖端测得的压力与在 X 光透视下经心导管把导管真正插至肺小动脉的楔入部位所测得的压力即肺动脉楔压（PAWP）并无显著差异，从而为临床广泛应用气囊漂浮导管提供了依据。左心房与肺循环之间不存在瓣膜，当导管的气囊充气后随血流嵌闭肺动脉分支阻断血流，导管尖端所测得的压力是从左心房逆流经肺静脉和肺毛细血管所传递的压力。当左心室和二尖瓣功能正常时，PAWP 仅较左心房压高 1 ~ 2mmHg，因此 PAWP 可用于估计肺循环状态和左心室功能，特别对评估左心室的前负荷提供了可靠而有价值的指标。据心脏外科患者同时测量 PAWP 和左心房压（LAP）大量资料比较，二者相差在±4mmHg 之内。正常肺动脉收缩压为15 ~ 30mmHg，舒张压 6 ~ 12mmHg，平均压 9 ~ 17mmHg，PAWP 5 ~ 12mmHg。

研究证明，在无肺血管病变时，肺动脉舒张末压仅较 PAWP 高 1 ~ 3mmHg，且与左心室舒张末压（LVEDP）及左心房压有很好的一致性，故可以用肺动脉舒张末压表示上述各部位的压力。

肺栓塞、慢性弥散性肺纤维化以及其他任何原因引起肺血管阻力增加时，肺动脉的收缩压和舒张压均增高，而 PAWP 正常或反而降低。当肺动脉舒张压和 PAWP 之间的压差达到 6mmHg 以上，就表示患者有原发性肺部病变存在。若再结合动静脉血氧差，就可鉴别心源性或肺源性呼吸功能衰竭。

PAWP 的波形有 a、c 及 v 波，心房收缩产生 a 波，二尖瓣关闭产生 c 波，但通常与 a 波融合，心室收缩后期产生 v 波。若 PAWP 超过肺动脉舒张压，并有高大的 v 波，常提示急性二尖瓣反流。

左心室的前负荷应该由左心室舒张末压来表示，因 PAWP 测定方便，故临床上采用 PAWP 来代替左室舒张末压。在左心室功能不全、心室壁顺应性降低和心室舒张时心房的收缩作用，均可引起左心室舒张末压显著升高，常超过 PAWP 和肺动脉舒张末压，有时可超过 10mmHg。此时由 PAWP 或肺动脉舒张末期压表示左心室舒张期末压就不恰当。导管尖端在肺野的位置也会影响 PAWP 测量的准确性（图 37-17），当导管的尖端与左心房之间有开放的液体通道时，测得的 PAWP 代表了左心房的压力。在肺生理 3 区内，由于肺动脉压大于肺静脉压和肺泡压，血流量大，形成了开放的液体通道，因此测得的 PAWP 最为准确。胸内压的改变同样影响 PAWP 的准确性。在间歇正压或呼气末正压通气时，要考虑由此而引起胸内压和肺泡压改变的影响。当肺泡压低于左心房压时，测出的 PAWP 才能准确地反映左心房压。如呼气末正压超过 10cmH_2O，就有可能造成肺泡压大于左心房压，使测出的 PAWP 仅反映了肺泡内压。因此，若患者情况允许，测量 PAWP 时最好暂时停用呼气末正压。临床上，所测得的 PAWP 数值高于实际左心室舒张末期压力的现象还见于慢性阻塞性肺疾病（COPD），二尖瓣狭窄、梗阻或反流及心内有左向右分流的患者。当患者存在主动脉瓣反流、肺栓塞及肺叶切除术后，所测得的 PAWP 数值则低于实际左心室舒张末期压力。因此，在使用时应结合临床加以鉴别和判断。

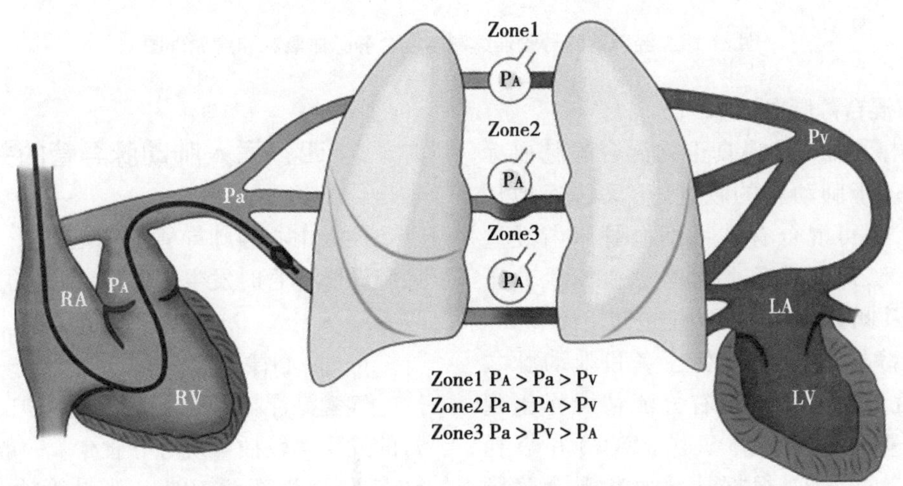

图 37-17　导管尖端在肺野内不同位置对 PAWP 的影响

（二）监测心排血量

以温度这一物理因素作为指示，利用气囊漂浮导管可迅速、方便地测定心排血量（CO）。临床上常用比患者血液温度低的溶液作为指示剂，从位于右心房水平离导管尖端 30cm 处导管腔的开口注入。溶液随血液的流动而被稀释，在稀释的过程中溶液吸收热量，其温度逐渐升高至与血温相一致。离导管开口 4cm 处的热敏电阻能很快感知溶液的温度与血液温度取得一致的过程，即温度稀释的过程，通过记录就能得到温度-时间稀释曲线。指示剂溶液可采用室温（15～25℃）或冰（0～5℃）生理盐水或5%葡萄糖液，但现在一般主张采用 10ml 室温注射液，既方便同时也提高了测定的准确性。目前临床测量 CO 大多采用此法，并已发展到可连续监测。

临床上采用温度稀释法测定 CO 时，应注意液体注射速度，一般而言注速越快，信-噪比越高，测定值越可靠，10ml 液体在 4 秒内注入较好。

患者的不同病理状态可影响 CO 测定的准确性。在伴有三尖瓣反流或心内双向分流的患者，CO 的测定值通常偏低，而房颤患者因每搏量的变化很大，应在一段时间内反复多次测定，并取其平均值。

（三）记录心腔内心电图和心室内临时起搏

在导管壁表面一定部位安放电极即可监测心腔内心电图。离管端 11cm 和 12cm 安装白金电极可用于监测右心室腔内心电图；若电极离管端 26cm 和 28cm，可记录右心房内心电图，对心律失常的诊断有帮助。在导管前端近气囊处安装白金电极，插管时由此电极记录心电图，以了解导管尖端的位置。当出现右心室心电图后，气囊立即排气，不使导管入肺动脉而嵌入右心尖，可用作床旁临时紧急起搏。

（四）连续监测混合静脉血氧饱和度（$S\bar{v}O_2$）（图 37-18）

在传统的气囊漂浮导管内安装两组光导纤维束即成为光纤肺动脉导管。首先由发射器发射的脉冲进入发光二极管，后者发出三个不同波长的脉冲光波交替激发红光和红外线。光波通过光导纤维传至肺动脉端，分别被红细胞内的氧合血红蛋白（HbO_2）和还原血红蛋白（Hb）吸收，再由光导纤维传回并进入光波检测器。经光波检测器检测后的光波信号再传至微处理机，区分各种不同的发光百分，最终显示出氧合血红蛋白的含量（饱和度）。

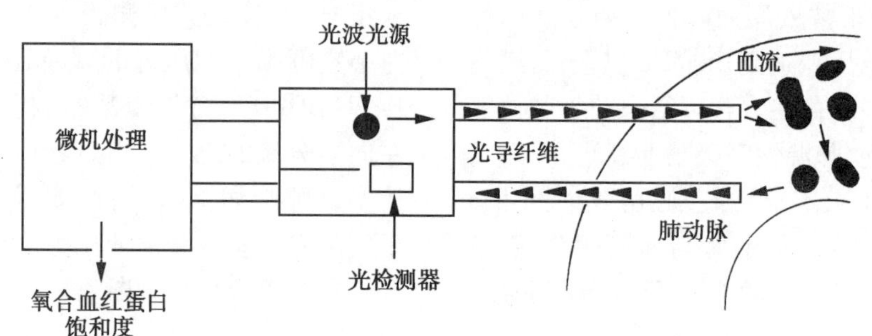

图 37-18　经肺动脉导管连续测定混合静脉血氧饱和度原理图

（五）采取混合静脉血标本

从肺动脉内采血可获得真正的混合静脉血标本。但当导管位于肺动脉的较远端，又快速地从导管内采血时，则可混合有从毛细血管床内经过氧合的反流血液，从而引起混合静脉血的氧分压值假性增高，因此采血速度不宜超过 3ml/min。分别测量上腔静脉、右心房、右心室和肺动脉之间的血氧差，就可对心内左至右分流情况作出判断。近年来危重患者的整体氧供（DO_2）和氧耗（VO_2）关系颇受重视，而根据动脉血和混合静脉血氧含量差（$Ca\text{-}_{V}O_2$）与 CO 即可得到患者的实际分钟氧耗量，对临床诊断与治疗具有一定的指导意义。

四、插入肺动脉导管的并发症

插入中心静脉导管所引起的并发症，均可在插入肺动脉导管时发生。此外，常见的并发症还有（表 37-5）。

（一）心律失常

气囊漂浮导管顶端有气囊保护，置管时心律失常的发生率较插常规心导管少。一般以室性早搏为最多见，发生率约 10%。当导管插入右心室后，若出现持续的心律失常，可抽空气囊，将导管退回至右心房，心律失常可立即消失。然后把气囊足量充气后再行插管。频发室性早搏持久存在时，可经导管注射利多卡因 40～50mg。严重的心律失常包括室性心动过速、房颤和室颤等，一旦发生应紧急处理。插气囊漂浮导管过程中亦会引起右束支传导阻滞，预先存在左束支传导阻滞的患者插管时可发展成完全性房室传导阻滞。因此对这种患者应该先安置好临时起搏器后再插管。

表 37-5　肺动脉导管的并发症

放置导管引起的并发症
中心静脉置管引起的并发症
导管剪切
导引钢丝栓塞
心律失常
室上性心律失常、房颤
室性心律失常、室速、室颤
右束支传导阻滞
完全性房室传导阻滞
空气栓塞
扩张鞘粗
气囊破裂
由右向左心内分流
导管留置（后期并发症）
机械问题
导管截留
导管盘绕、打折或打结
导管移动
鞘问题
气囊破裂
感染
败血症
心内膜炎、瓣膜损伤
组织结构损伤
迟发的血管损伤或瘘
心脏穿孔
心内膜、三尖瓣、肺动脉瓣损伤
肺动脉破裂或形成假性动脉瘤
血栓形成或肺栓塞
肺梗死
血小板减少

（二）气囊破裂

血液中的脂蛋白会附着于乳胶膜气囊表面，使气囊的弹性逐渐丧失。导管多次使用、留管时间长或频繁地过量充气囊，就会引起破裂。正常循环情况下 0.8～1.0ml 空气注入右侧心腔或肺动脉内，不会引起有害的结果。存在右向左分流的患者，可采用二氧化碳充气囊，以避免发生气栓。向气囊内注气阻力感消失，放松时注射器内栓也不再弹回，常提示气囊已破裂。移去注射器开放连接气囊开口的活塞开关，在注气孔有时可出现数滴血液，便可证实气囊破裂，此时不应再向气囊内注气。

（三）肺梗死

通常是小范围而无症状，仅在比较插管前后的胸片时才可能诊断。除因气囊破裂误注入了过量空气或导管周围形成的血栓脱落引起相关的肺血管阻塞而发生肺梗死外，多数是由于保留导管期间心脏有节律的收缩和血流的推动力促使导管袢倾向延伸，导管尖端向远侧肺动脉移位，造成对肺动脉阻塞，时间过久就可引起肺梗死。因此，导管保留期间应连续监测肺动脉压。若自动出现了楔压，表示导管尖端移到了嵌入位，应立即将导管拔出 2～3cm。每次气囊充气的时间要尽量缩短，完成测量后即放松气囊，排尽囊内气体，否则由于气体残留囊内，容易由血流推动向前而阻塞肺血管。

（四）肺动脉破裂和出血

导管的尖端位于肺动脉小分支，气囊充气膨胀直接损伤肺血管引起破裂出血，多见于有肺动脉高压的患者。临床表现为突然发生咳嗽、大量咯鲜红色血液。若注意导管插入的深度，避免快速、高压地向气囊内注气，可减少此种并发症的发生。测定 PAWP 时，应缓慢地向气囊内注入限量的气体，当肺动脉压力波形变成楔压波形时，即终止注气。若注入的气量较先前注入的量小就得到楔压波形，常表示导管已经移位或过深，应适当拔出导管。有怀疑时，可经 X 线胸片了解导管的确切位置。

（五）导管打结

导管在心腔内成袢，进一步形成打结。导管越细软，卷曲打结的机会越多。当导管已插入右心房或右心室，经继续推进 15cm 仍未记录到右心室或肺动脉的压力波形，常提示导管在右心房或右心室可能成袢，应抽空气囊退出导管并重新插入。一旦发生导管打结，而又无法松开时，可把导管从静脉内慢慢拉出直至插管处，需要时作一小切口取出打结导管。拔出气囊漂浮导管时，应当放松气囊，以免损伤肺动脉瓣或三尖瓣。

五、直接左心房压测定

如心功能正常，左心房压（LVP）与左心室舒张末期压（LVEDP）基本一致，因此 LVP 是表示左心室前负荷的更可靠指标。临床上除用 PAWP 间接地代表左心房压外，也可以直接将导管插入左心房测压。

二尖瓣、主动脉瓣、冠状动脉病变患者由于左心室功能差，经手术纠治后停止体外循环有困难时，即有指征作左心房内插管测压，为手术后处理提供帮助。常用内径为1.0～1.2mm、30cm长的测压导管由术者经右上肺静脉或左心房手术切口处插入，保留导管尖端在左心房，尾端由切口下端引出，连接测压装置测压。依据压值的高低可较准确地估计左心室功能状况，并指导容量治疗和预防肺水肿的发生。对上述病例也可选择性将测压导管从房间沟或左心耳插入，经由上腹部引出，连接测压装置，供术后监测。操作和测压过程中，要严格预防血凝块或空气小泡经导管进入循环系统而引起冠状动脉、肾和脑血管等的栓塞。导管留置时间尽量要短，最迟应在拔除胸腔引流管之前拔除，如此拔管后一旦有出血可及早发现处理。

六、肺动脉压或肺动脉楔压监测的价值

患者左心室功能不全为主时，CVP不能反映左心室的功能情况，应监测PAP或PAWP以指导诊断与治疗。气囊漂浮导管对重危患者的监测起到了良好的作用，当PAWP超过20～24mmHg时，表明左心室功能较差。由于90%以上的心肌梗死发生在左心，常会造成急性左心功能不全和肺水肿，此时PAWP的高低和肺水肿的发生有着密切的联系。当PAWP 18～20mmHg时肺开始充血，21～25mmHg肺轻至中度充血，26～30mmHg中至重度充血，大于30mmHg开始出现肺水肿。临床和X线检查显示有肺水肿的患者，PAWP均增高，并超过20～25mmHg。但肺水肿的临床和X线表现常比PAWP升高为延迟，有时可迟12小时才能看出肺部有足量水肿液积聚；肺水肿X线表现的消失又比PAWP下降明显推迟，因为液体再吸收缓慢，有时可长达4天。此外，在急性心肌梗死后出现低血压的患者中有39%伴PAWP明显降低，但在这些低PAWP患者中1/3体检时有第三心音，其余2/3肺部有异常的X线表现和明显的肺水肿。对心梗后低血压伴PAWP明显降低的患者应采用适当扩容的治疗方法而不是采用针对肺水肿的治疗方法。

危重患者在测定PAWP的同时测定心排血量，并依据二者之间的相互关系可绘制出左心室功能曲线（图37-19）。曲线A表示心功能正常，曲线B代表心功能受抑制。由此判断循环功能状态，对采取

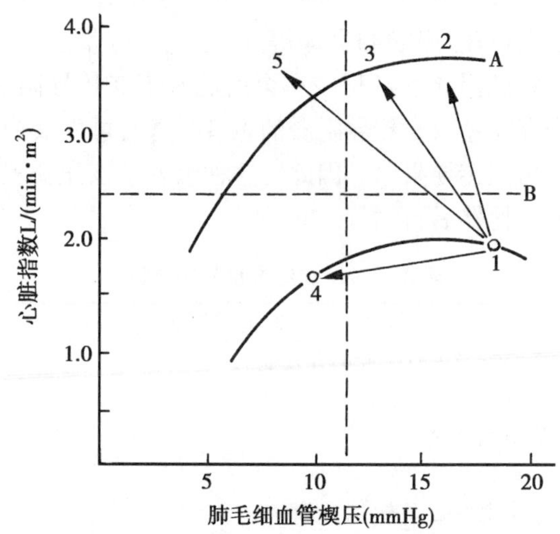

图37-19　心功能曲线

A. 心功能正常；B. 心功能抑制

心功能不全治疗：1. 治疗前；2. 增强心肌收缩药；3. 扩血管药；4. 扩血管药过量或用利尿药；5. 增强心肌收缩药+扩血管药

正确的治疗很有帮助。假如患者经血流动力学监测和计算获得如下数据：血压80/40mmHg、心率90次/min，心脏指数2.0L/(min·m^2)、PAWP 18mmHg，周围血管阻力3500dyne·s/cm^5。在心功能曲线图上将位于点1，提示患者心功能不全、低血压、周围血管阻力高以及可能伴有容量过荷等情况，处理时当选用增加心肌收缩力的药物（如多巴酚丁胺），将使点1向上并略向左移至点2，此时虽可增加CO和增高血压，但PAWP仍在较高水平。若选用扩张血管药物（如硝普钠）使后负荷降低，能使点1移至点3，除增加CO外，还可使PAWP有较显著的下降。但若硝普钠的用量太大，使容量血管发生了显著的扩张，或应用了利尿药产生了大量利尿，就会造成患者的前负荷过分降低，使点1移至点4，出现血压和CO进一步降低，在治疗中应避免该种情况的发生。一旦发生，适当补充容量常可使点4回到点3或点1。比较理想的治疗方案是增强心肌收缩药与血管扩张药配合应用，则可使点1移到点5，既增加CO和血压，又使PAWP回到正常范围。同样在麻醉和手术期间出现血压升高时，若患者CO和左心室功能良好，宜选用增加挥发性吸入麻醉药来控制血压；而当存在低CO伴周围血管阻力增加时，则使用周围血管扩张药如硝普钠、酚妥拉明等较恰当。患者手术后存在低血压80/50mmHg，心率85次/min，PAWP 15mmHg，分析原因究竟是周围阻力血管扩张抑或心功能不全。经测CO，若达6.5L/min以上，计算周围阻力在

100kPa/(s·L)(1000dyne·s/cm^5)以下,可使用小剂量有 α 受体兴奋作用的血管收缩药如苯肾上腺素。如患者的 CO 仅为 2.0L/min,周围血管阻力大于 250kPa/(s·L)(2500dyne·s/cm^5),治疗宜选用增加心肌收缩力的药物和加用血管扩张药。由此可见,血流动力学监测不但在疾病的发展中具有重要意义,在治疗上又常是成功与否的依据,了解这方面的基础知识在诊断和治疗方面就可减少盲目性。

七、血流动力学监测的演算数据

(一) 心脏指数(CI)

心排血量主要与机体氧消耗或代谢率有关,已知代谢率与体表面积存在很好的相关性,故可用心脏指数代替心排血量。

$$心脏指数(CI)=\frac{心排血量(CO)}{体表面积(BAS)}$$

[正常:2.5～4.0L/(min·m^2)]

(二) 每搏量(SV)和每搏指数(SI)

$$每搏量(SV)=\frac{心排血量(CO)}{心率(HR)}\times 1000$$

(正常:60～90ml)

$$每搏指数(SI)=\frac{每搏量(SV)}{体表面积(BAS)}$$

(正常:40～60ml/m^2)

(三) 心脏做功

在力的作用下使物体发生位移时,力就对物体做了功。因此功可是物体在力的作用下沿力的方向位移的乘积。对流动液体作功情况可以用压强和液体流动的体积的乘积来计算。因此心脏活动时做功可以用心室内压强和从心室排出的血量乘积表示。临床上一般用主动脉或肺动脉平均压代替心室内压强计算左、右心室每搏功(SW)或每搏功指数(SWI)。

$$左心室每搏功指数=\frac{1.36(周围动脉压-PAWP)}{100}\times 每搏指数$$

[正常:40～60(g·m)/m^2]

$$右心室每搏功指数=\frac{1.36(肺动脉压-中心静脉压)}{100}\times 每搏指数$$

[正常:5～10(g·m)/m^2]

在上述计算式中将每搏指数改为每搏量即获得左、右心室每搏功。

(四) 血管阻力

血管阻力完全类同于欧姆定律电压、电流和电阻之间的关系。

$$电压=电流\times 电阻,故电阻=\frac{电压}{电流}$$

$$同样,周围血管阻力=\frac{周围动脉平均压-右心房压}{心排血量}$$

由于右心房压仅 5mmHg 左右,可略而不计。当心排血量为 5L/min,平均动脉压为 100mmHg 时,代入上式,则(用 mmHg 值计算):

$$周围血管阻力=\frac{100mmHg}{5L/min}=20mmHg/(L\cdot min)$$

鉴于 1mmHg=1333dyne/cm^2,而 1L/min=1000cm^3/60s,所以:1mmHg/(L·min)=80dyne·s/cm^5。因此,将上述单位乘以 8,即可换算成临床上常用的单位 kPa/(s·L),正常值为 90～160kPa/(s·L);将上述单位乘以 80,即可换算成临床上常用的单位dyne·s/cm^5,正常值为 900～1600dyne·s/cm^5。

$$肺血管阻力=\frac{肺平均动脉压-肺毛细血管楔压}{心排血量}\times 80$$

正常值为 5～15kPa/(s·L)(50～150 dyne·s/cm^5)。

(五) 三重指数(triple index,TI)

是用于估计心肌氧耗量的指标,是以收缩压心率乘积再乘以肺动脉楔压,一般认为较收缩压×心率更能反映心肌耗氧情况,三者中任何一项增加,均引起心肌耗氧增加。正常一般不超过 150 000。

(六) 张力时间指数(tension time index,TTI)

又称收缩压时间指数,是通过计算左心室收缩时压力曲线下面所包含的面积,一般与主动脉收缩压曲线下方面积相仿。因此 TTI=主动脉收缩压均值×收缩时间。它表示心肌收缩时的需氧量。

(七) 舒张压时间指数(diastolic pressure time index,DPTI)

主动脉舒张压曲线所包含的面积减去左心室舒张期压力曲线所包含的面积。临床计算时,DPTI=(主动脉舒张期均压-左心房或肺毛细血管均压)×舒张时间。它代表心肌的供氧情况,当舒张压降低、左心室充盈压增高或舒张时间缩短时,均使心肌的氧供降低。

(八) 心内膜存活率(endocardial viability ratio,EVR)

亦称心内膜功能活存率,以估计心内膜下区部位氧供应是否充裕。心脏收缩时，心肌内膜部位承受的压力高于心外膜部位，容易引起缺血、缺氧。因此EVR的含义是舒张压时间指数与收缩压时间指数的比值；实际上也表达心肌灌注梯度（主动脉舒张压-肺动脉楔压）和收缩期间心室进行压力做功之比。

$$EVR=\frac{DPTI}{TTI}=\frac{(\text{舒张压}-\text{肺动脉楔压})\times\text{舒张时间}}{(\text{收缩压}\times\text{收缩时间})}=\frac{\text{氧供}}{\text{氧需}}$$

正常值应大于1，当小于0.7时，表示心内膜下缺血。

Swan-Ganz导管常用的测定值和计算值见表37-6。

表37-6 Swan-Ganz导管测定值和计算值

参数	缩写	正常值	单位
心率	HR	60~100	Bpm
中心静脉压	CVP	6~12	cmH_2O
右心房压	RAP	-1.0~8(4)	mmHg
右室压	RVP	15~28(24)/0~8(4)	mmHg
肺动脉压	PAP	12~28(24)/5~16(10)	mmHg
肺动脉楔压	PAWP	5~12(9)	mmHg
左心房压	LAP	4~12(7)	mmHg
左室压	LVP	90~140(130)/4~12(7)	mmHg
平均动脉压	MAP	85~95	mmHg
心排血量	CO	4~8	L/min
心脏指数	CI	2.5~4.2	$L/(min\cdot m^2)$
每搏量	SV	60~90	ml
每搏心排血指数	SVI	30~65	$ml/(beat\cdot m^2)$
体循环外周阻力	SVR	900~1400	$dyne\cdot s/cm^5$
肺循环外周阻力	PVR	150~250	$dyne\cdot s/cm^5$
射血分数	EF	>0.50	
左心室每搏功指数	LVSWI	43~61	$(g\cdot m)/m^2$
右心室每搏功指数	RVSWI	7~12	$(g\cdot m)/m^2$

第4节 心排血量监测

心排血量（cardiac output，CO）是反映心泵功能的重要指标，受心率、心肌收缩性、前负荷和后负荷等因素影响。CO监测不仅可反映整个循环系统的状况，而且通过计算出有关血流动力学指标，绘制心功能曲线，指导对心血管系统的各种治疗包括药物、输血、补液等。因此，在临床麻醉和ICU特别在危重患者及心脏患者治疗中很有价值。CO的监测方法可分为无创和有创两大类。

一、创伤性心排血量测定

有创CO监测的方法有温度稀释法（热稀释法）、染料稀释法、锂稀释法、连续温度稀释法和动脉压力波形分析法（APCO）。

（一）温度稀释法

1. 通过Swan-Ganz导管 是临床上传统的温度稀释法（thermodilution method）CO测量方法，通过借助Swan-Ganz导管能方便、迅速地得到CO的数值。指示剂可采用室温（15～25℃）或冷（0～5℃）的生理盐水及5%葡萄糖液，以生理盐水应用为多，常用量为成人10ml，小儿5ml。将溶液从肺动脉漂浮导管距头端30cm开口于右心房的管腔内快速注入，溶液随之被血液稀释，同时液体的温度随即由低而升高，经离导管顶端4cm处的热敏电阻连续监测，记录温度-时间曲线，同时在仪器中输入常数，以及CVP、PAP、平均动脉压、身高和体重（计算体表面积，BAS），仪器很快显示出CO及其他血流动力学指标，常规连续做3次，取其平均值。计算的公式如下：

$$CO=\frac{V\cdot(Tb-T_I)\cdot D_I\cdot S_I}{A\cdot Db\cdot Sb}\cdot\frac{60}{1000}(L/min)$$

V＝注入生理盐水量（ml） Tb＝肺动脉血温度

T_I＝注入生理盐水温度 Db、D_I＝血和生理盐水的密度

Sb、S_I＝血和生理盐水的比热 A＝稀释曲线所包含的面积

Salgado和Galetti报道温度稀释法所得出的CO可高于实际血流量的2.9%。Bilfinger报道认为用室温生理盐水所测得值与对照相比可差7%～8%，用冷盐水时可相差11%～13%。在体外实验中温度稀释法的准确性可有±7%～±13%的变异，与电磁血流量计得到的主动脉血流量比可有±3%的误差。热指示剂的剂量和温度也会影响测量值的准确性，当注射液剂量太多，温度太低可使测得的CO偏低，静脉输液过速可使CO变异达80%。除此之外，心内或心外分流、三尖瓣或肺动脉瓣反流、血块凝结导致热敏探头失灵和呼吸周期都是影响热稀释法监测CO精确性的因素。

2. 通过周围动脉（股动脉） 临床上应用的PiCCO监测仪，通过整合计算脉搏波曲线下面积的积分值而获得每搏量（SV），这个面积与左心室每搏量在比例上相近似，CO就是由SV与心率计算而得。计算的过程需要一个标准值（calibration factor），再通过以下公式：

$$CO=A\cdot HR\cdot cal$$

（A：脉搏曲线下面积，HR：心率，cal：标准值）

要获得最初的标准值，PiCCO使用动脉热稀释法以方便此测量，不需置入肺动脉导管，只要由中心静脉导管快速注入一定量的冰生理盐水或葡萄糖水（水温5℃～10℃，10ml），再由另一条动脉热稀释导管（置于股动脉）可得热稀释的波形，此步骤重复三次，PiCCO监测仪将自行记录这几次的结果并计算出一个标准值，PiCCO以此标准值，再根据患者的脉搏、心率通过上述公式而持续算出CO。

用PiCCO监测仪除可监测CO外，还可测定每搏量变异指数（SVV）、胸内血容量、心脏前负荷和肺血管外肺水，用以指导液体治疗。

（二）染料稀释法

染料稀释法（dye dilution method）是温度稀释法问世前常用的心排血量测定方法。指示剂采用吲哚氰蓝绿（indocyanine green），无毒，可被肝细胞迅速自循环中排除至胆汁，对心血管系统无副作用。注入后可与血浆蛋白结合，通过肺循环时仍能保留在循环内，染料以单次方衰减，每分钟消失26%，注射后20min仅留有35%于循环内，不使皮肤和黏膜染色，在一定时间间歇后可以反复使用。

注射药量一般为1ml（5mg/ml），注射部位与样本抽取部位原则上越近越好，理想的注射部位是右心房，样本抽取部位在肱动脉或腋动脉。临床上常采用肘静脉和桡动脉或足背动脉。注射速度宜快，使染料在单位时间比较恒定，获得的曲线比较好，以减少误差。

染料稀释法的曲线还可用于诊断心内分流，左向右分流时可产生染料浓度峰值下降，消失时间延迟，同时无再循环峰值；右向左分流时可使曲线提早出现。在严重瓣膜反流或低心排患者，首次循环时曲线可延缓至很长时间，甚至再循环峰出现在前一曲线开始下降前，影响到心排血量的测定。在操作、计算等因素影响下，一般误差可达10%～15%。

（三）锂稀释法

锂稀释法是以指示剂稀释法为基础的另一种心排血量监测方法。在静脉内注射小剂量的氯化锂后，将离子选择电极安装于外周动脉导管以测量锂稀释曲线，从而推算出心排血量。早期该技术要求由中心静脉导管注入氯化锂，但新的研究指出由外周静脉注射也可获得相近的精度。

（四）连续心排血量测定

连续心排血量测定（continous cardiac output，CCO）采用与Swan-Ganz相似的导管（CCOPACs）置于肺动脉内，在心房及心室这一段（10cm）有一加温系统，可使周围血温度升高，然后由热敏电阻测定血液温度变化，加热时间断进行的，每30秒一次，故可获得温度-时间曲线来测定CO。开机后3～5分钟

即可报出CO,以后每30s报出以前所采集的3~6分钟的平均数据,成为连续监测。

(五)动脉压力波形分析法心排血量(APCO)监测

近年来,基于动脉压力波形分析的FloTrac/Vigileo监测系统成为连续监测心排血量的又一技术选择。该系统通过对外周任意动脉获得压力波形信号,根据动脉压力波形特征的计算并结合患者的人口统计学资料来监测CO。该方法具有创伤小、操作简单、实时数据更新和无需外部校准等优点。除CO外,还可通过监测呼吸对动脉压的影响,计算出每搏量变异率(SVV),用于评估患者的血容量并指导液体治疗。由于此方法的原理是对动脉压力波形进行分析,因此血管阻力、顺应性、心功能和放置位置等因素都会影响到APCO监测的准确性,目前该方法仅适用于行机械通气且无心律失常的患者。

二、无创伤性心排血量测定法

(一)心阻抗血流图(Impedance cardiogram,ICG)

心阻抗血流图是利用心动周期于胸部电阻抗的变化来测定左心室收缩时间(systolic time interval,STI)和计算出每搏量,然后再演算出一系列心功能参数。1986年Sramek提出胸腔是锥台型,因此改良了Kubicek公式,应用8只电极分别安置在颈根部和剑突水平,测量胸部电阻抗变化,通过微处理机,自动计算CO,连续显示或打印CO。ICG是一项无创伤性的方法,操作简单、安全。可动态连续监测CO及与其有关的血流动力学参数,最新研制的阻抗血流图仪能显示和打印16个测定和计算参数及心功能诊断和治疗图。

(二)超声心动图(ultrasonic cardiogram,echocardiogram,UCG)

超声心动图是指利用超声波回声反射的形式记录心脏信息的检查方法,通过观察心脏和大血管的结构和动态,了解心房、心室收缩及舒张情况与瓣膜关闭、开放的规律,为临床诊断提供信息和有关资料。该方法对某些心脏疾病诊断的准确性较高,还能测量主动脉及各瓣膜口的直径,而且对患者无创伤,因此是当前心血管疾病重要的诊断方法之一。临床上有M型超声心动图、二维超声心动图及多普勒超声心动图及经食管超声心动图,近年来又研制出三维超声心动图,使监测和诊断的指标及准确性得到了进一步提高。通过经食管超声心动图(transesophageal echocardiography,TEE)可监测每搏量,左室射血分数(EF)、左室周径向心缩短速率(VCF)、舒张末期面积(EDA)、心室壁运动异常(RWMA)、室壁瘤以及评定外科手术修复的效果。此外,近年研究表明TEE监测术中心肌缺血不仅比心电图更为敏感和准确,而且发现变化早。

(三)超声多普勒心排血量监测

所谓多普勒原理是指光源与接收器之间的相对运动而引起接收频率与发射频率之间的差别。多普勒原理心排血量监测正是利用这一原理,通过测定主动脉血流而测定CO(图37-20)。根据测定血流部位不同,目前临床应用的有经肺动脉导管、胸骨上、经食管及气道多普勒监测,除肺动脉导管多普勒测CO技术属有创技术外,其他均为无创伤性监测技术。进行多普勒测CO时,均需完成下列步骤:

(1)测定升主动脉横截面的面积值(area ao,

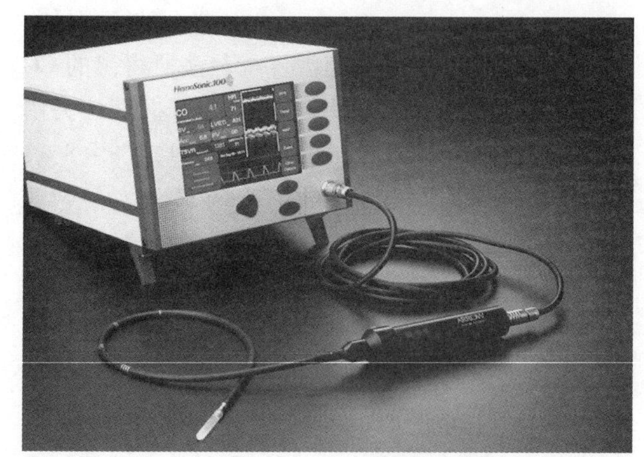

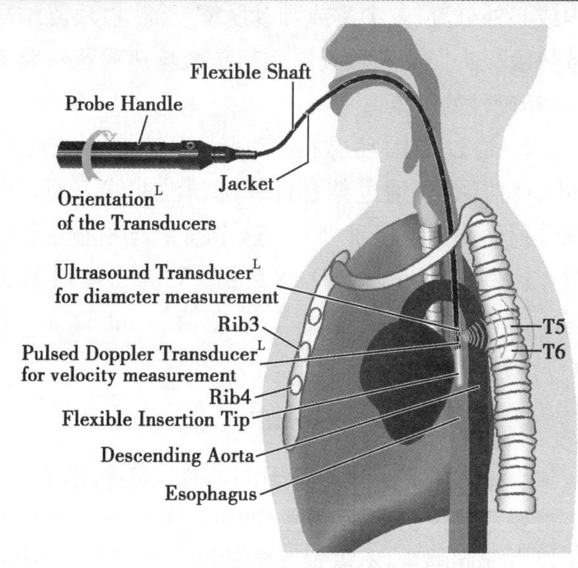

图37-20 超声多普勒心排血量监测

Aao)；

（2）超声传感器的位置应是所射波束与主动脉血流紧密平行；

（3）超声仪必须测定射血期间(Tei)血流速度，并确定每搏的平均流速(Vavg)；

（4）将 Vavg、Aao、Tei 和心率(HR)的乘积求得 CO，即 CO = Vavg · Aao · Tei · HR。

（四）二氧化碳无创心排血量测定

二氧化碳无创心排血量测定是利用二氧化碳弥散能力强的特点作为指示剂，根据 Fick 原理来测定心排血量，其测定方法很多，常用的方法有平衡法、指数法、单次或多次法、三次呼吸法及不测定 $PvCO_2$ 的测定方法。不管采用何种方法，其计算心排血量的基本公式如下：

$$CO = VCO_2/(CvCO_2 - CaCO_2)$$

第 5 节　射血分数监测

每搏量(SV)及其衍生指标虽可反映左室的泵血功能，但后者是左室前负荷、后负荷和心肌收缩力综合作用的结果，因此 SV 受到左室后负荷的显著影响。如在一正常大小的心脏，假设左室舒张末期容量为 100ml，收缩末期容量为 40ml，则心搏量为 60ml。当左室扩大一倍时，左室舒张末期容量为 200ml，收缩末期容量为 140ml 时，心搏量仍为 60ml，但后者的收缩功能已显著降低，因此单纯测量心搏量和心排血量不能准确反映左心室心肌收缩力的变化。为了矫正左室前负荷对心搏量的影响，需计算射血分数。射血分数(ejection fraction，EF)为舒张末期容量(EDV)与收缩末期容量(ESV)之差与 EDV 的比值，正常大于 0.55，小于 0.50 表示心功能减退。虽然每搏量的明显前负荷依赖性可以通过除以舒张末期容积算出 EF 而降至最小。然而，EF 仍对后负荷的改变高度敏感，因此，最好是将其看作为一个心肌收缩性能指标，而不是一个纯粹的收缩力指标。

临床上可通过有创或无创方法测定 EF。心导管术及定量选择性造影术是 EF 测定的标准方法，最常用的方法是通过 Fick 法和温度稀释法。但是这些有创方法均有一定危险性，也不宜在同一患者反复进行，因此研究人员寻找了可靠的无创方法测定心腔容积。在观察心功能系列改变和评价药物及心脏手术对心脏的即刻和远期影响时，尤需要无创伤性方法。常用的无创伤性方法有：超声心动图、核素血管造影、超速 CT 及磁共振成像(MRI)。所有这些方法都是用来替代血管造影术，测定心室容积和(或)体积。除测定 EF 外，还可无创测定射血期各种指标。本节主要介绍无创伤性方法测定 EF。

一、超声心动图

（一）二维超声心动图

通过测量左室舒张末期和收缩末期容量，两者相减即为 SV，根据 SV 可求出 EF 值。对比研究结果表明，在二维超声的三类数学模型中，双平面 Simpson 公式(所谓 Simpson 公式是指从二尖瓣到心尖将左室平分成四等份，并获得四个短轴切面的切面超声心动图，求出各短轴切面左室面积)测量的左室射血分数与心导管左室造影的结果相关性最佳，因此此种方法应作为二维超声心动图测量左室 EF 值的首选方法。在无明显节段性室壁运动异常的患者，单平面 Simpson 公式或单平面面积-长度公式亦可采用。近年来出现的声学定量技术，可自动显示和跟踪血液-组织界面，该技术采用单平面 Simpson 公式计算左室容量，实时显示左室容量曲线和射血分数。与传统的人工逐帧描绘心内膜轮廓的方法学相比，声学定量技术有下列优点：①大大减少了左室容量和 EF 值测量的工作量；②避免了人工描绘心内膜轮廓的主观误差，提高了测值的重复性和可比性；③可实时观察每次心搏的 EF 值，使该方法优于其他测量方法，为观察左室射血分数的动态变化和疗效反应提供了新的手段。在具有明显节段性室壁运动异常的患者，可采取声学定量技术，分别测量心尖多个切面的 EF 值并加以平均，从而保证测量的正确性。

（二）三维超声心动图

应用三维超声心动图技术测量左室舒张末期和收缩末期容量后，可计算出 EF 值。临床研究表明，在无显著的左室节段性室壁运动异常的情况下，经胸双平面 Simpson 公式和多平面经食管三维超声心动图，所测量的左室 EF 值与心导管左室造影的测值，均有高度的相关关系。但如左室出现显著的节段性室壁运动异常,多平面经食管三维超声心动图技术的准确性显著高于经胸双平面 Simpson 公式。尽管如此,多平面经食管三维超声心动图技术受到患者插管不适和计算机后处理的限制。经胸的多平面三维超声心动图技术,虽可提供左室三维重建的安全、可靠的新途径,但仍可受到计算机速度的限制,因而在短时间内不能完全取代二维超声心动图测量技术。

二、核素血管造影

放射性核素 EF 的测定及心功能的评估方法有两类:一为放射性核素弹丸行经中心循环的首次通过法(首次通过核素心血管造影);二为广泛应用的血管内标记数小时后的平衡期重复显像法(平衡期放射性核素心血管造影)。

(一) 首次通过法放射性核素心血管造影术

该方法是用于心脏生理学研究的第一个放射性核素技术。该技术在 1927 年由 Blumgart 和 Weiss 首次报道,20 世纪 70 年代引起临床和研究重视,虽应用没有平衡法广泛,但仍作为核素血管造影的另一种方法。首次通过法放射性核素心血管造影术是指在弹丸行经中央循环时的最初数秒内进行采样。这种放射行走的高频成分被记录和定量分析。此时示踪剂在血内充分混合,因而计数变化与容量改变成正比。首次通过时,每个心室内应有放射性的时间和解剖上的分隔。这是首次通过法足以单独进行左、右心功能及射血分数分析的基础。该方法最适合右室功能的评估。

(二) 平衡法放射性核素心血管造影技术

该方法利用心电图来确立核数据的采集和心动周期容量组份间的时间关系。根据心动周期内发生的生理性分隔的核数据,重复采样数百次心跳。积累数据直至放射性计数值足以进行有意义的统计。心电图提供一种灵敏和容易确定的生理信号,可将它用于静态显像。数据定量化,并以连续环的电影显示,以增加视觉判断和分析的定性资料。根据计数方法,在心动周期各个点的左室放射性可计算左室射血分数和其他充盈以及射血的指标。这种方法得到的数据和其他标准方法如 X 线左心室造影有良好的相关性。

三、磁共振成像

多种磁共振成像(magnetic Resonance Imaging, MRI)技术已被用于评价心血管功能的几个方面。其中最具吸引力的是回波平面成像(EPI),它实际上是一种实时成像法。它又有两种方法:单发射或多发射法。单发射法在一次心跳中 40~80ms 内采集整幅图像。而多发射法在连续 2~4 次心跳中的 20~40ms 内采集图像。因此,电影 EPI 可在 1 个或 2~4 个心动周期内完成。速度编码 EPI 也能做。所以,使用电影 EPI 和速度编码电影 EPI,可实时地、几乎在每个心动周期时间内完成心室收缩功能的分析和血流定量。

因为 MRI 是一种三维成像技术,可用于直接测量。所以对左室功能的临床评价由此而获取。根据包含左室的几组图像,可计算舒张末期、收缩末期容积、每搏量以及射血分数。这些数据可以直接获得,而并不像超声心动图和 X 线血管造影那样依赖于几何估测。另外,MRI 可直接三维显示心肌,而且肌壁边缘清晰,所以可测定左室质量。MRI 的结果同尸检测定结果十分符合。针对不同几何类型的心脏,在左室长轴上的一幅图像或相互垂直的长短轴图像上,可以测定左室容积和质量,这些测量结果也已得到证实。

四、计算机体层摄影

用作心脏检查的计算机体层摄影(CT)通常需在检查身体其他部位的常规 CT 技术基础上加以改良。因为除测形态学外,还需能测量心脏大小和功能,就必须用到毫秒级 CT 机。所以超快速(电影、电子束)CT 机比螺旋 CT 机更适合心脏体积和功能测定,因为超快速 CT 扫描机不受运动的机械部件惯性的限制,通过采用经聚焦的 X 线束,能在 50ms 内完成心脏扫描。左室容积和射血分数可用心血管造影、超声心动图、门控血池核素显像等测定。尽管并非只有电影 CT 才能测定心室体积和射血分数,但其准确性可能超过其他技术。其他心脏成像技术,如超声心动图和左室造影可估计左室容积,但它只是根据 1 个或 2 个平面上的测量结果所作出的几何学推测。这些结果可因存在左室形态学异常而不准确。超快速 CT 通过测定每幅体层图上的心脏血池的面积,直接测量心脏容积以达到精确容积测定。研究表明超快速 CT 测定左室容积、射血分数、每搏量具有很高准确性,并且观察者之间以及同一个体不同情况下的测定结果可重复性好。在正常人群中,用超快速 CT 测得的左右心室每搏量相等。

超快速 CT 扫描机可测定心室每搏量,如有另一项技术可用于测定前向(有效)每搏量,这些测定结果可以结合起来估计反流量;反流量是总体每搏量和前向每搏量之差。超快速 CT 扫描机还可用于同时测定左右心室每搏量。两心室每搏量之差等于一侧心脏瓣膜的总反流量。在急性主动脉瓣膜反流的动物模型中，用这种方法测定反流量很准确。但是若左右心室同时存在瓣膜反流，那么这种方法就不准确了。

第 6 节　氧供需平衡监测及其临床意义

机体的氧供需平衡状况，临床上可通过监测混合静脉血氧饱和度（$S\bar{v}O_2$），氧供（DO_2）、氧耗（VO_2）和血乳酸浓度测定来获得。

一、混合静脉血氧饱和度（$S\bar{v}O_2$）

$S\bar{v}O_2$可以反映组织氧摄取情况，可通过计算动-静脉氧差来估计心排血量。80 年代初曾在漂浮导管的基础上加上光纤部分作 $S\bar{v}O_2$测定，现已可与连续心排血量测定（CCO）同时进行。

$S\bar{v}O_2$的变化主要取决于四个因素：心排血量、SaO_2、Hb 和机体氧耗的变化，凡是影响此四种因素的原因均能引起 $S\bar{v}O_2$的改变（表 37-7）。

表 37-7　引起混合静脉血氧饱和度改变的常见原因

临床 $S\bar{v}O_2$的范围	产生机制	原　因
增高（80% ~90%）	氧供增加	心排血量增加，吸入氧浓度提高
	氧耗减少	低温、脓毒血症、麻醉状态、应用肌松药
减少（<60%）	氧供减少	贫血、心排血量降低（低血容量、心源性休克）、低氧血症（通气不足、窒息、通气/血流比失调、肺内分流、心内右向左分流、肺水肿）
	氧耗增加	发热、寒战、抽搐、疼痛、活动增多

ICU 中通过连续监测 $S\bar{v}O_2$的意义有：①连续反映心排血量的变化；②反映全身氧供和氧耗之间的平衡；③确定输血指征。在心排血量、体温和 SaO_2相对稳定时，$S\bar{v}O_2$反映了 Hb 浓度能否满足血液向组织供氧，从而帮助确定有无必要输血。$S\bar{v}O_2$正常值为 75%（60% ~80%）。根据 Fick 方程

$$S\bar{v}O_2=SaO_2-\frac{VO_2}{CO\cdot K\cdot Hb}$$

式中 K 是常数（1.34），因此 $S\bar{v}O_2$受到动脉血氧饱和度（SaO_2）、心排血量（CO）、血红蛋白（Hb）和氧消耗（VO_2）的影响，其中前三项代表氧输送，而 VO_2则是机体实际氧耗量。凡是影响机体氧输送或氧消耗的任何因素，皆能引起 $S\bar{v}O_2$的相应改变。

手术室内及外科重症监护室（SICU）中，若能连续监测 $S\bar{v}O_2$，则有助于早期发现各种意外事件如出血、血容量不足、心律失常、心功能不全、心肌梗死及吸入气氧浓度过低等。由于 $S\bar{v}O_2$ 是衡量机体氧供需平衡的综合指标，因此利用连续 $S\bar{v}O_2$ 监测可评估血管活性药物多巴胺、多巴酚丁胺、硝普钠和硝酸甘油的治疗效果。在 SICU，用于指导呼吸衰竭、ARDS 和肺水肿患者调整呼吸机参数及最适 PEEP 数值，可避免反复进行血气分析。

应该指出的是 $S\bar{v}O_2$仅能反应全身的氧供需平衡。由于全身各个器官的组织供血和氧耗量不同，即使 $S\bar{v}O_2$正常，亦不足以说明各个器官均已获得了良好的氧供。此外，当外周循环功能不全、尤其是微循环功能障碍者，因其周围组织血液灌注不良，而组织氧摄取降低，因此尽管氧供减少，但 $S\bar{v}O_2$反可不变甚至高于正常，此类情况多见于脓毒症、脓毒性休克、多器官功能障碍综合征等，若能测定血乳酸水平，则有助于确认组织缺氧的存在。

二、氧供（DO_2）和氧耗（VO_2）

利用气囊漂浮导管技术，依据 Fick 原理，可以方便地测定 DO_2和 VO_2。

$DO_2=CaO_2\times CI$［正常值为：580 ~700ml/（min · m^2）］

$VO_2=(CaO_2-CvO_2)\times CI$［正常值为：110 ~130ml/（min · m^2）］

氧耗和氧供的比值称为氧摄取率（ERO_2），计算公式为：

$ERO_2=VO_2/DO_2\times 100\%$，经简化可得：

$ERO_2=\frac{CaO_2-CvO_2}{CaO_2}\times 100\%$（正常值：23% ~32%）

DO_2代表心脏给外周循环输送的氧量，受到四个因素的影响，即血红蛋白浓度（Hb）、心脏指数

(CI)、动脉血氧饱和度(SaO_2)和动脉血氧分压(PaO_2)。增加心排血量和血红蛋白浓度,提高动脉血氧饱和度均可增加全身的氧供。但血红蛋白提高过多可增加血液粘度,反而使组织血液灌注减少。一般认为 Hb 保持在 100g/L 即 Hct 为 30% 即可,因此,增加心排血量是提高氧供的最有效途径。氧耗反映了机体的总代谢需求。在正常生理状态下,氧耗和氧供是互相匹配的,即使在运动时,氧消耗增加,此时机体通过增加心脏指数提高氧输送,同时周围组织还能通过增加氧摄取以满足代谢需求。只有当氧供降至临界水平以下时,氧供的减少才会引起氧耗的明显减少,此时出现无氧代谢的证据。这一现象被称为生理性氧供依赖。正常人麻醉后的临界氧供(DO_2 Crit)值约为 330ml/(min·m^2)。近年来许多研究发现,在危重患者,当氧供仍处于正常或高于正常时,氧耗已表现为氧供依赖,即 DO_2 下降或上升时,ERO_2 均保持不变,VO_2 和 DO_2 呈线性关系。这显然与生理状态的氧供、氧耗关系不同,被称为病理性氧供需依赖,这一现象主要存在于 ARDS、脓毒性休克、心力衰竭、COPD、肺动脉高压及急性肝功能衰竭的患者。究其原因,上述患者均存在程度不等的微循环障碍或血流分布异常,尤其在 ARDS、脓毒性休克、多器官功能障碍综合征的患者,血管内皮细胞受损,致使毛细血管通透性增加,组织水肿,影响了细胞的氧摄取,同时各种有害物质使细胞内线粒体利用氧的能力受损,最终造成组织缺氧,无氧代谢增加。

在临床实践中,监测 DO_2、VO_2 及 DO_2-VO_2 关系,可以了解组织灌流和氧合情况,指导临床治疗及评价疗效。为了改善组织氧供,应努力采取措施以:①提高血红蛋白浓度,纠正低氧血症,增加动脉血氧含量;②补充血容量,提高心脏指数;③必要时输注正性肌力药物如多巴胺、多巴酚丁胺、米力农等以提高心脏指数;④改善微循环。

监测氧消耗还可用于重危患者的代谢评估。结合 CO_2 生成量测定和尿氮排出量,可计算出危重病员的呼吸商和能量消耗,进而指导营养治疗。

第 7 节 血容量监测

适当的血容量是维持血流动力学稳定和保持良好组织灌注的重要因素。因此,在大手术及危重患者进行容量监测来指导诊断和治疗至关重要。以往,临床上都以血压、心率、尿量、CVP 或 PAWP 来评估患者的容量状况。但以上指标都易受到其他因素的影响而不能准确反映容量状态,如血压不仅受到容量影响,麻醉和手术应激都会使血压发生变化。同样 CVP 和 PCWP 作为评估血管内容量的价值也受到了质疑。近年来,随着技术的发展,越来越多的创伤小、操作方便及结果准确的血容量监测方法应用于临床。

一、血容量无创监测法

(一)脉搏灌注指数变异度(PVI)

研究表明,机械通气时,脉搏血氧饱和度波形在呼吸周期中的变异度(Respiratory variations in pulse oximetry plethysmographic waveform amplitude,ΔPOP)对于机体前负荷的变化敏感,脉搏灌注指数变异度(pleth variation index,PVI)与脉搏灌注指数(inperfusion index,PI)作为脉搏血氧饱和度波形衍生图形指数,可以作为自动连续测定 ΔPOP 的方法。

机械通气时,吸气过程使胸腔内压力增加而导致腔静脉回流减少和右心室后负荷增加,因此右室每搏量减少,其减少程度在吸气末达到峰值。与此同时,由于胸廓内压力增高对肺静脉的挤压作用使左心室回心血量增加,导致左室每搏量的增加。由于吸气所导致的右心室每搏量减少引起了左心室回流血量在 2~3 个心动周期后的减少和左心室每搏量的减少,并在呼气时达到最小值。所以左心室每搏量的大小在接受机械通气期间发生周期性变化,在吸气时达到最大值,在呼气时达到最小值。这种每搏量随呼吸变化的规律是 ΔPOP 等参数监测机体容量状况的基础。

目前,临床上用于测定 PVI 的方法是将脉搏氧探头连接患者食指并避光包裹固定,另一端与安装了 PVI 计算软件的监测器连接,即可连续监测 PVI、PI。脉搏氧波形是通过机体吸收脉搏氧探头中的红光和红外光后产生的,由两部分组成:皮肤、骨骼、其他组织及非搏动性血液持续不断地吸收探头中的光线,称之为持续性吸收(direct current,DC)。而动脉血对光线的吸收则随着血液的搏动变化，称之为搏动性吸收（alternating current，AC）。PI 是指对红外光搏动性吸收和持续性吸收的比值，即 PI =（AC/DC）×100%。PVI 反应呼吸对于 PI 的变异度，在至少包含一个完整的呼吸周期的时间中，通过测定 PI 在呼吸周期中最大值及最小值（PImax、PImin），即可得到 PVI 的值，即 PVI =［（PImax－PImin）/PImax］×100%。

研究表明 PVI 与 SVV、ΔPOP、PPV 等容量监测指标有良好的相关性，可用来预测手术中患者的容量变化，并且具有无创、连续、实时监测等优点。但 PI 的测定受外周血管阻力的影响，外周血管阻力的变化可影响对脉搏氧探头中红光的吸收，因此 PVI 的测定尚不能区分 PI 的变化是由于容量变化或外周血管阻力变化而引起。在手术中，外科手术刺激、麻醉药物及血管活性药物的应用、术中体温变化、脉搏氧探头体表放置处的血管阻力、患者长期服用血管活性药物等因素均会导致外周血管阻力的改变而影响 PVI 测定的准确性。此外，在自主呼吸患者中，PVI 变异较大，不能作为预测自主呼吸患者的容量的指标，这可能与非机械通气状态下患者交感神经张力较高有关。而在机械通气的患者中，潮气量、呼气末正压的设定参数不同也会影响 PVI 判断机体容量的诊断阈值及准确性。在目前不同的研究及实验条件下，PVI 监测容量反应的阈值在一定范围内波动。因此，在应用 PVI 监测术中容量状态时，要结合患者所处的状态、术中处理等因素，综合判断 PVI 数值变化的临床意义。

（二）经食管超声心动图

目前，经食管超声心动图（TEE）在手术中的应用日益普及，其应用范围也不断扩大。术中应用 TEE 除可提供实时的心脏结构、功能变化参数外，还可监测血流动力学参数和血容量的变化，为麻醉管理和手术提供有力的帮助。

TEE 在胃底取乳头肌短轴切面可测得代表左室前负荷的左室舒张末面积（LVEDA）。LVEDA 不受呼吸、气道压、肺循环阻力、心室顺应性及瓣膜病变的影响，直观反映心室收缩前的容量状况以及药物、体位改变等对前负荷的影响，被认为是反映左室前负荷最敏感和最可靠的指标。近年来三维超声的应用，使测量的数据更为精准可靠。

二、血容量有创监测法

（一）脉搏指示连续心排血量监测技术（PiCCO）

心脏前负荷是指心室舒张末期的容积，在生理状态下是由静脉回心血量决定，受静脉顺应性影响，因此心室舒张末期容量是表达前负荷的实际指标。以往临床多以测定 CVP 和 PAWP 来间接反映容量状况，缺乏准确性，并受到多种因素影响。

PiCCO 是经肺温度稀释法与动脉搏动曲线分析技术相结合的监测方法。PiCCO 通过在大动脉内测量温度-时间变化曲线来监测全心血流动力学参数包括胸腔内血容量（ITBV）、肺血管外肺水（EVLW）、肺毛细血管通透指数（PVPI）、全心舒张末期容积（GEDV）、每搏变异量（SVV）、脉压变异（PPV）、全心射血分数（GEF）、心脏功能指数（CFI）及体循环血管阻力（SVR）等。全心舒张末期容积（GEDV）和胸腔内血容量（ITBV）直接反映了心脏前负荷，避免了胸腔内压力和心肌顺应性等因素的影响，可在血容量、儿茶酚胺、机械通气等多种因素变化时不受影响，仍能准确反映心脏容量负荷的变化。

SVV 和 PPV 是监测心脏前负荷的另一项指标，多用于机械通气的患者。通过记录单位时间内的每搏量和脉压，计算出它们在该时段内的变异程度来预测心血管系统对液体负荷的反映效果，从而更准确判断循环系统前负荷状态。

（二）每搏量变异率（SVV）

近年来，基于动脉压力波形分析的 FloTrac/Vigileo 监测系统成为连续监测心排血量的又一技术选择。FloTrac/Vigileo 系统是通过对外周任意动脉连续监测其压力波形信息，分析动脉压和血管顺应性，并结合患者的人口统计学资料，计算得到患者的每搏量，乘以脉率后，可以连续显示心排血量（CO）。除 CO 外，还可通过监测呼吸对动脉压的影响，计算出另一个重要参数：每搏量变异率（SVV），公式表示为 SVV =（SVmax－SVmin）/［（SVmax＋SVmin）/2］×100%。SVV 可用于评估患者的血容量并指导液体治疗。文献报道，与常规补液组相比，以 SVV 为监测指标作目标指导下的补液，可明显降低患者的术后并发症。但值得注意的是由于此方法的原理是对动脉压力波形进行分析，因此血管阻力、顺应性、心功能和放置位置等因素都会影响到测量的准确性，目前该方法仅适用于行机械通气及无心律失常的患者。

第8节　血流动力学监测的评价

目前创伤性血流动力学监测已经广泛应用于各种危重患者的抢救和各类大手术中，所获得的参数能及时帮助判断临床上诊断和治疗方面的疑难，为制定正确的治疗方案提供依据。但应注意的是创伤性血流动力学监测对患者有一定的损伤，对病程较长的患者不易反复进行，这正是无创或微创血流动力学监测应运而生的原因，特别在观察血流动力学持续改变和评价药物及心脏手术对心脏的远期影响时，更需要无创或微创方法监测。

在现有的创伤性监测项目中，直接动脉内测压应用最广，主要原因是操作简便、创伤小、严重并发症少、提供的数据确切可靠且可进行实时监测，适用于各种大手术及ICU中危重患者的监测，一般医院均可实施。中心静脉压监测虽有一定的并发症，但简单、方便，随着操作技术的改进、经验的积累以及超声技术的广泛应用，其成功率大大提高，并发症也显著降低。由于多数患者的CVP变化与PAWP变化之间存在一定相关性，在PAWP升高30～60分钟后CVP也开始上升，因此可把后者看作是前者的延迟相。尽管CVP监测对左心室功能判断会失实，但对右心功能不全监测有一定价值，因此在没有条件监测PAWP时，CVP的监测仍有相当重要的意义。在心功能正常或基本正常的患者，CVP的动态变化对监测和评估患者的血容量有着重要的作用。

自1970年Swan和Ganz在新英格兰医学杂志首次介绍利用5F的双腔导管在100例患者应用测定肺动脉楔压以来，Swan-Ganz导管的作用已由原来单一测压和抽取血标本，发展到利用Swan-Ganz导管进行心脏起搏及心排血量、混合静脉血氧饱和度、右心射血分数、连续心排血量测定等多种功能。目前，该技术主要用于：①区别心源性和非心源性肺水肿；②指导正性肌力药和血管活性药的使用；③诊断肺动脉高压；④评估左心前负荷；⑤指导体液治疗；⑥评估氧供需平衡。近年来，随着医学电子计算机、影像及生物技术的迅猛发展，原来需借助Swan-Ganz导管获得的数据和资料，现可通过无创和微创方法获得，如采用经食管超声心动图（TEE）测定舒张末期面积从而测定CO及评估容量状态、通过动脉压波形连续测定心排血量、通过脉搏氧饱和度波形变化监测容量负荷的变化。此外，有回顾性研究表明应用肺动脉导管会增加患者在ICU逗留的时间、死亡率及费用。虽然许多学者对该研究结果有分歧并指出该研究的局限性，但面对日新月异的医学发展，在临床上迫切需要对肺动脉导管的应用进行重新评估，为此美国和欧洲专门召开是否继续应用肺动脉导管的论证会和专家座谈会，会议认为在随机的前瞻性研究结论出现之前继续应用，至于是否用无创性检查部分或全部替代Swan-Ganz的应用不仅要对肺动脉导管进行前瞻性评估，而且对这些无创伤性检查同样需要进行随机的前瞻性评估。

在容量监测方面，以往多根据患者的心率、血压、尿量、CVP和PAWP来评估患者的容量状态，但这些指标都易受到其他因素的影响而不能准确反映容量情况。近年来，涌现出大量微创和无创监测仪，通过监测SVV、PVI、LVDEV、GEDV和ITBV等参数评估容量状态及对液体和药物治疗的反应，来指导临床诊断和治疗。虽然这些参数的应用还有一定局限性，但其简单、方便、创伤小并能实时监测的优点使其在临床上的应用日趋广泛。

近年来，随着超声技术的不断发展，TEE在手术室及ICU的应用越来越广泛。TEE除可提供实时的心脏结构、功能变化参数外，还可监测血流动力学参数和血容量的变化，为麻醉管理、危重症患者的诊断和治疗提供有力的帮助。

目前，血流动力学监测的项目和设备较多，在具体实施过程中应结合既有的设备和技术条件，原则上要少而精。既要防止盲目追求不必要或过多的参数收集和不切实际而繁琐的难度较高的操作，又应根据病情需要及时、迅速地进行各项监测，不贻误时机。除此之外，每一个麻醉医师还应牢记，虽然各种有创或无创监测能为麻醉医师提供最大的方便，但决不能代替麻醉医师认真、细致的观察和全面、准确、及时的判断与处理，千万不能为了进行监测而影响麻醉的实施和对危重病患者的紧急救治。

（仓静　蒋豪）

参考文献

1. Gilberr HE, Vender JS. Monitoring the Anesthetized Patient. In: Barash PG, Cullen BF, Stoelting PK, eds: Clinical Anesthesia. 2rd ed. JB Lippincott, Philadelphia, 1992, 747.

2. Schweiss JF. Mixed venous hemoglobin saturation:Theory and Application. International Anesthesiology Clinics, 1987, 25: 113.
3. Murphy LM. Central venous catheter care in parenteral nutrition. A Review JPEN,1987,11:190.
4. Ronald D. Miller. Cardiovascular Monitoring. :Miller's Anesthesia. 7th ed. 2010,1267-1328.
5. Gilbert HC, Vender JS. Cardiovascular Monitoring In: Kirby RR, Gravenstein N, eds: Clinical Anesthesia Practice. W. B. Saunders CO,1994,360.
6. Y vorchuk, K. J, Davies, RA, Chang, KL. Measurement of left ventricular ejection fraction by acoustic quantification and comparisonwith radionuclide angiography. Am. J. Cardiol, 1994,74:1052.
7. 陈旭,徐美英. FloTrac/Vigileo 系统在心排血量监测中的临床应用进展//邓小明,曾因明 2011 年麻醉学新进展. 北京:人民卫生出版社,2011,221-223.
8. Mayer J, Boldt J, Mengistu AM et al. Goal-directed intraoperative therapy based on autocalibrated arterial pressure waveform analysis reduces hospital stay in high-risk surgical patients: a randomized, controlled trial. Crit Care, 2010, 14(2): 414.
9. Cannesson M, Attof Y, Rosamel P, et al. Respiratory variations in pulse oximetry plethysmographic waveform amplitude to predict fluid responsiveness in the operating room. Anesthesiology,2007,106:1189-1194.
10. Maxime Cannesson, Bertrand Delannoy, Antoine Morand, et al. Does the pleth variability index indicate the respiratory-induced variation in the plethysmogram and arterial pressure waveforms? Anesthesia & analgesia, 2008, 106(4): 1189-1194.
11. Martin V A, Saboya S, Patio Rodriguez M, et al. Hemodynamic monitoring: PICCO system. Enferm Intensiva, 2008, 19(3):132-140.
12. Scheuren K, Wente M N, Hainer C, et al. Left ventricular end-diastolic area is a measure of cardiac preload in patients with early septic shock. Eur J Anesthesiol,2009,22(9):65-69.
13. Xavier Monnet, Jean-Louis, Teboul. Volume responsiveness. Current Opinion in Critical Care,2007,13:549-553.
14. Keller, G. , et al. Ability of pleth variability index to detect hemodynamic changes induced by passive leg raising in spontaneously breathing volunteers. Crit Care, 2008. 12(2): R37.
15. Desebbe, O. and M. Cannesson, Using ventilation-induced plethysmographic variations to optimize patient fluid status. Curr Opin Anaesthesiol, 2008. 21(6):772-778.

第38章 经食管超声心动图监测

第1节 概 述

经食管超声心动图(transesophageal echocardiography,TEE)是超声心动图的一种类型,使用前端安置超声换能器的弹性长管状探头,经食管壁和胃壁采集心脏、大血管及其周围组织的超声回波信号,经主机处理后生成的心脏及大血管的动态超声影像。

早在1971年,美国Guy医学院的Side和Gosling就尝试将连续多普勒探头镶嵌于胃窥镜的顶端,置入食管来观察胸主动脉内的多普勒效应。1975年,美国学者Frazin等报道了M型经食管超声心动图(TEE),借以克服因肺气肿、肥胖等因素所致经胸超声心动图(TTE)图像不佳的情况,并获得初步成功。1977年日本学者Hisanaga等首先推出二维机械扇扫经食管超声心动图。1982年,德国学者Souquet和Hanrath等推出电子相控阵经食管超声探头。之后相继出现了单平面经食管超声探头,双平面经食管超声探头,多平面经食管超声探头,1987年在高分辨率的经食管探头实现了彩色多普勒功能,从而使TEE广泛、迅速用于临床。2003年出现了面阵经食管超声探头的专利,2007年经食管实时三维超声探头得到广泛的临床应用。

目前TEE探头在技术上已经和常规经胸超声心动图(TTE)探头完全同步,具备了M型、二维、脉冲和连续多普勒和彩色多普勒等基本功能;且其他新的技术也在TEE探头上得到应用,包括变频技术、二次谐波技术等;TEE的定量技术也朝着自动化、多维化模型辅助等方向发展,包括应变/应变率、声学定量/彩色室壁运动技术(acoustic quantification/color kinesis,AQ/CK)、自动/半自动瓣膜定量等;同时,TEE探头也由单平面、双平面、多平面发展到今天的实时三维平面阵探头,使其在技术上日趋成熟,临床应用更加方便。

TEE的逐渐成熟不仅引起了心内科专家的注意,同时也吸引了麻醉科医师的极大兴趣。TEE检查有一定的侵入性,有些医院术中TEE发展较心内科更加迅速和成熟。TEE的早期临床应用侧重点在欧洲与美国略有不同。欧洲主要是侧重于各种心脏病的诊断,而在美国TEE开始时主要侧重于术中心功能的监测。近年来随着我国术中TEE培训项目的快速推广,术中TEE的培训标准和考核制度的建立逐渐引起重视,计算机仿真模拟技术也将在术中TEE操作模拟培训方面发挥作用。

表38-1 TEE与TTE比较的主要特点

	TEE	TTE
探头频率(MHz)	2.5~7.5	2.5~3.75
基本功能	二维M型多普勒	二维M型多普勒
优点	图像清晰 TTE不能理想显示的部分结构,如左心耳、成人房间隔及降主动脉等 可在术中使用	使用方便 探头可移动范围大 无禁忌证
缺点	探头移动范围有限 有禁忌证	图像不够清晰 远场结构显示不理想 不能用于术中

与 TTE 相比较，TEE 探头直接从与心脏比邻的食管内显示心脏结构，其探头频率（一般为 $2.5MH_Z$ 或 $7.5MH_Z$）较 TTE 探头高（2.5 ~ $3.75MH_Z$），故其图像分辨率高于 TTE；且由于超声束不经过胸廓，避开了胸廓或肺内气体干扰，尤其适合于肥胖、肺气肿和胸廓畸形的患者。此外，TEE 从心脏后方显示心脏结构，使 TTE 不能理想显示的部分结构（主要位于 TTE 的远场），如肺静脉、降主动脉、成人房间隔得以理想显示。提高了对肺静脉异位引流、主动脉夹层、成人房间隔缺损的诊断准确性；TEE 在显示人工二尖瓣的反流方面也明显优于 TTE。需要注意的是，TEE 虽然在以上几个方面明显优于 TTE，但作为术前诊断技术而言，TEE 只是常规 TTE 的补充和完善，不能完全替代 TTE。一般认为仅 10% 左右的患者因 TTE 检查不理想而需接受 TEE 检查。

目前，术中 TEE 的内涵不断扩展和完善。其应用也逐渐从心脏手术推广到非心脏手术，包括在手术室内麻醉后手术前的所谓"术前诊断"（注意不要与手术室外的术前诊断相混淆）、术中监测和术后即刻的诊断（重点是评价手术效果）。有些医师将 TEE 探头带到 ICU 病房继续 TEE 监测，也属于术中 TEE 范畴。因此准确的命名应该叫围手术期经食管超声心动图，简称围手术期 TEE。围手术期 TEE 是指围绕手术进行的经食管超声心动图，包括了术前诊断、术中监测及术后评估三大功能。目前，大部分围手术期 TEE 应用于心脏手术，也有一部分 TEE 应用于高危患者的非心脏手术。

第2节　超声成像基本原理及 TEE 的基本设备

超声成像是由特别设计的发射电路给探头施以高频交变电场，探头的压电晶体产生了超声波。经技术处理的单向声束传入人体各种组织，因遇有大小各种介面而引起反射回波，反射回波作用于压电晶体使其产生电位变化。对回波电信号进行时相性、空间性、幅值性及频率变化等多种形式的显示即形成各种类型的超声影像。

一、超声心动图成像原理

（一）二维超声心动图

以模拟型彩色超声诊断仪为例，二维超声心动图成像过程容易理解，当探头对运动的心脏和大血管发射多条声束时，有一定角度的心血管组织界面将超声信号反射至探头，仪器将不同角度的声束与单一声束的辉度信号分别施加给显像管的水平与垂直输入极板，就构成了组织的一幅回波信号的二维心血管声像图。当这种二维图像的更替频率达到一般电影或电视的速度时，就能够看到连续活动的心脏影像。

（二）M 型超声心动图成像原理

经典的 M 型超声心动图成像原理是把辉度信号加在示波器的垂直方向输入，而给其水平方向输入施加 25mm/s 或 50mm/s 等速度的基信号时，示波器上出现的是某一声束所经组织界面回声辉度与距离信号随时间变化的线条样运动图像，即 M 型回声显像。

（三）连续多普勒

连续多普勒（continuous wave Doppler，CW）的换能器工作方式与通常超声成像探头的不同之处在于，这种探头发射与接收超声波的晶体片是分开的，发射晶体片连续不断地发射超声波，而接收晶体片则连续不断地接收超声波，仪器快速计算出多普勒频移并给以一维频谱显示。其特点为所接收的是整个声束通道上所有血流信息的总和，但因接收晶体片接收到的回波脉冲频率实际上与超声发射频率相同，一般在 2MHz 以上，故以频谱方式显示的频移信息量极大，也即能较真实地测出高速血流。

（四）脉冲多普勒

脉冲波多普勒（pulsed wave Doopler，PW）的探头超声波的发射与接收由同一晶体片完成，并且依次交替进行。对回声信号出现的早晚与组织器官距探头的距离有关，所以应用脉冲式多普勒技术的真正目的是测距式定位能力的应用。只要对回声脉冲超声进行时间上的选择性截获并计算频移加以频谱显示，即可对声速通道上的血流进行定位取样分析。

（五）彩色多普勒

彩色多普勒血流显像是在脉冲波多普勒技术的基础上发展起来的。彩色多普勒血流显像是多条声束上进行多点取样，并且将不同的多普勒频移信号（转换成速度信息）按照国际照明委员会的规定，显示为红、绿、蓝三种基本颜色及其混合色，这些彩色信息点即构成血流状态的二维影像。一般以红色规定为正向多普勒频移(朝向探头的血流),而将蓝色规定为负向多普勒频移(背离探头的血流)。当血流仍朝向探头但为湍流时显示为黄色(红与绿的混合色),而反向湍流编码为深蓝色(蓝与绿的混合色)。彩色的亮度显示血流速度,颜色越明亮,血流速度越高。

二、术中 TEE 的基本设备

(一)基本设备

一台完整的配备了 TEE 的超声仪包括 TEE 探头(换能器)、主机和与之匹配的图像记录系统。主机主要是控制发射超声频率和接收反射回来的超声信号,以灰阶图像或多普勒频谱等显示出来。主机配备有专业图像处理系统。

TEE 换能器主要有四个部分组成:声透镜、压电材料、导线和背衬材料。声透镜的材料和工艺影响波束的聚焦和指向性,换能器通常使用氮化硅等压电陶瓷,压电材料的均质性和加工工艺决定了 TEE 探头的大小和功能。导线与阵元间的连接工艺是也是决定探头成像质量的重要因素(左箭头)(图 38-1)。

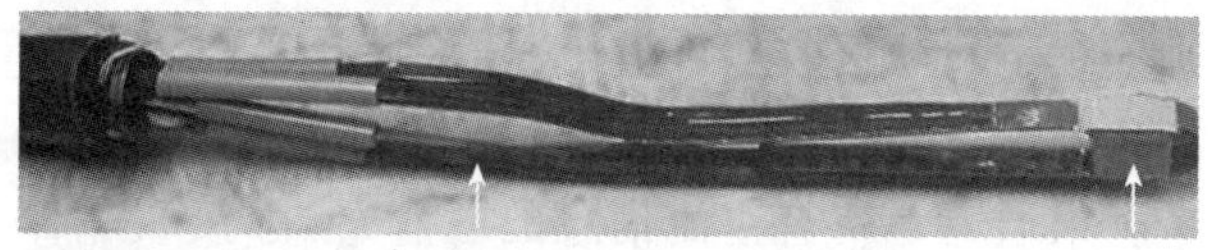

图 38-1　TEE 探头换能器结构

背衬材料(右箭头所示)需要根据探头声场测量结果选择声学匹配的配方,才能获得最佳的响应-时间曲线。

TEE 探头是一种前端安置超声换能器的弹性长管,从手柄头到探头尖端一般长约 100～120cm。用经食管超声探头可实现经食管壁和胃壁观察心脏和其他结构。TEE 探头需要超声主机配合才能成像。探头的后端为针式矩阵接头与主机波束形成器的矩阵式插座相连,波束形成器控制探头前端的超声波换能器,通过压电晶片或压电薄膜将电信号换成超声信号发射至波束前方的组织,然后将其反射回来的超声回波信号转换成电信号,称为射频信号,原始的射频信号如同乱码,无法解读,需要经过快速傅里叶变换(fast Fourier transform)之后得到有振幅的回声信号,通过波谱、灰阶图像或者多普勒频谱等方式显示。

仪器的设置和校正直接影响图像质量和 TEE 诊断效果。探头频率增加可提高图像的分辨力,但其穿透性随之降低。因此越靠近探头的结构如主动脉瓣等,使用的频率越高成像效果越佳;相反,越远离探头的结构如左室心尖部位等远场结构,使用的频率越低成像效果越佳。调整影像的探查深度使被检查的结构位于视野中央,并聚焦于目标部位。调整图像增益和动态范围使心腔中的血液显示为黑色,周围组织显示为灰色,从而使二者区分开来。调整时间增益补偿来统一整个视野的明亮程度和对比色。调整彩色血流多普勒增益到刚好去除彩色区域黑色背景的杂音干扰。缩小彩色区域的尺寸和深度可增加速度伪像和帧频。缩小二维影像的宽度也可相应增加帧频。

(二)探头种类

目前 TEE 探头主要有下列三种:

单/双平面 TEE 探头:早期的成人 TEE 探头是单平面,该换能器由 64 晶体片组成,频率多为 5MHz 或 7.5MHz,长约 27mm,宽约 13mm,厚约 11mm,安装在直径约 10mm 的胃镜的前端。单平面 TEE 探头只能作水平扫描,不利于完整显示心脏解剖结构。该探头有二个操作控制钮来控制换能器的前后倾斜和左右位移。双平面 TEE 探头也是一种早期的探头,该探头由水平扫描和纵向扫描两组换能器上下排列组成,换能器均由 32 或 48 晶体片组成,其中心点相距约 1cm,由计算机控制两组晶体片交替互相垂直方向发射扫描。在多平面 TEE 探头出现后,由

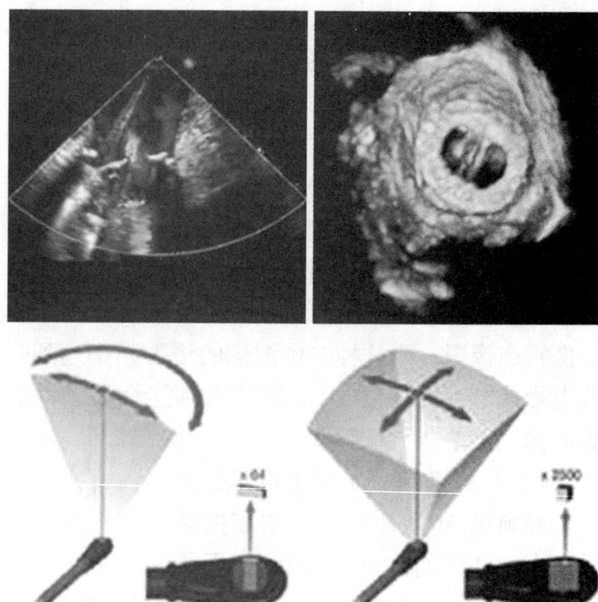

图 38-2　多平面 TEE 探头(左)和面阵 TEE 探头(右)成像的区别

于单/双平面 TEE 探头比多平面探头的体积小，曾用于小儿 TEE 监测，随着儿童和新生儿多平面探头的出现，单平面和双平面探头逐渐退出临床应用。

多平面 TEE 探头：2D 多平面 TEE 探头通常是 64 个阵元的晶片，围绕中心轴转动，产生 181 个声平面。采用了相控阵晶片旋转装置，可使发生声束从 0°～180°范围连续扫查心脏和大血管结构，最大限度的提高了 TEE 显示心脏解剖结构，尤其是相互关系的能力，使操作者从切面解剖信息构思其立体三维结构变得相对容易。同时，多平面 TEE 也促进了重建三维超声心动图的发展面阵 TEE 探头。

面阵 TEE 探头：近年来出现的矩阵压电晶体微型化加工技术，将矩阵单晶镶嵌于经食管探头，从而诞生了经食管实时三维（real-time 3D，RT3D）超声心动图，也称为 4 维（4D）超声心动图（图 38-2）。目前临床常用的 RT3D-TEE 探头上有 2500 个独立的压电晶片（阵元），组成 50×50（或 60×60）的矩阵，紧邻压电晶片背面连接集成电路芯片，在探头前端完成部分波束形成和偏转控制，这样就大大减少了导线的数目，RT3D TEE 克服了经胸三维超声心动图图像较差的缺点，同时也克服了重建三维超声心动图实效性较差的缺点。加上最新的 3D 成像软件的出现，使得快速数据获取和在机/脱机数据重建成为可能。在成像质量中等或更好的情况下，可以实时显示心脏结构的 4D 透视图，但容量和腔室射血分数的 3D 重建只能脱机实现。

第 3 节　基本检查技术

TEE 操作规范：

患者在检查前，检查前应详细了解患者是否存在 TEE 检查的禁忌证。必须按照 ASA NPO 指南要求严格禁食禁饮，置入探头前应检查 TEE 换能器有无缺损和裂隙，确保其严密的防水性，应预先检查患者有无口腔外伤和牙齿松脱。

术中 TEE 检查时，应在气管插管完成后进行，插入 TEE 探头前应在口腔放置支撑垫，防止有牙患者对线缆的破坏并利于进退，并适当涂抹液体润滑凝胶，利于放入，减少损伤，也利于成像形成声窗（*acoustic window*）。往往需轻轻向前提起下颚骨，沿躯体正中线向下插送探头，某些情形下前曲颈部会有所帮助。切忌使用暴力强行推送。极少数情况下，若盲插困难，可借助喉镜充分显示声门，沿其右后方直接将探头插入食管。一旦探头进入食管，进退时不应该感到阻力。前进或后退时应将探头的顶端回归于自然居中状态。在食管中移动探头禁忌使用操作柄弯曲探头。每次使用完毕后应首先检查探头有无血迹，再清洁和消毒探头。

TEE 检查时，应先将探头送至所需到达的部位，再转换探头方向以获得满意的切面图像，并通过观察影像变化来定位探头。虽然大多数情况下，可由定位探头和多平面角度来获得图像，但最终满意图像的形成仍需依据所显示出的解剖结构来进行调整。食管和心脏之间的解剖关系存在着个体差异。某些患者的食管紧邻后房室沟，而另一些患者的食管则位于左房的正后方，因此在转换切面时应考虑到这一解剖关系。检查过程中应尽可能地运用多平面角度的转换和探头位置的调整对每一结构进行系统全面的检查。超声心动图提供的是二维的切面影像，通过灵活转动和变换探头方向，多平面多角度的获取所检查部位立体形态的三维图像信息。

探头在成像过程中操作的方法见图 38-3。假定患者处于标准的解剖位置，扫描平面在食管中直接向前穿透心脏。以心脏为参照，其上方为头，下方为足，后方是脊柱，前方朝向胸骨，“左/右”分别表示患者的左侧和右侧。

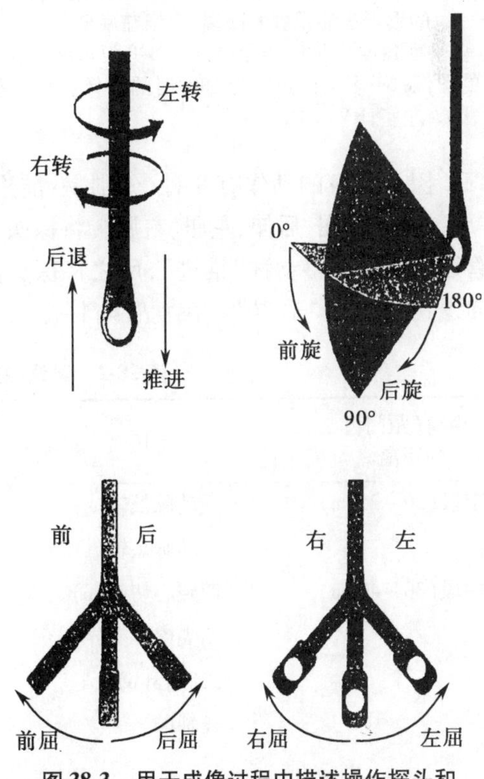

图 38-3　用于成像过程中描述操作探头和传感器的术语

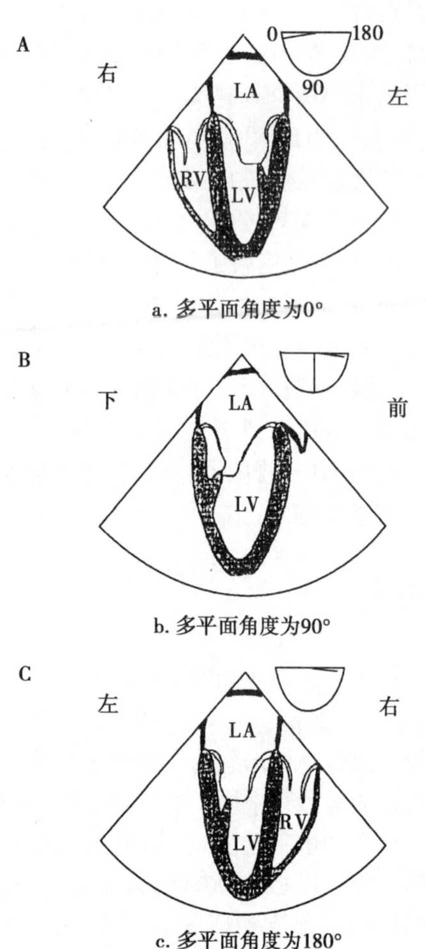

图 38-4　根据指南的标准图像。探头的位置与图像的近场在显视屏的顶端，远场在底部。

A. 多平面角度为0°时的图像；B. 多平面角度为90°时的图像；C. 多平面角度为180°时的图像。LA. 左房；LV. 左室；RV. 右室

TEE 探头本身的动作有 8 种，分别是：前进、后退、左旋、右旋、前屈、后伸、左屈、右屈。将探头顶端向食管远端或胃部移动称"推进"，反之将探头向相反方向退出称之为"后退"。在食管内将探头顺时针方向朝向患者右侧转动称之为"右转"，而逆时针转动称之为"左转"。使用操作柄的大轮将探头顶端向前弯曲称之为"前屈"，反之向后弯曲称之为"后屈"。使用操作柄的小轮将探头顶端向左方弯曲称之为"左屈"，反之称为"右屈"。向前旋动多平面角度从0°～180°称为"前旋"，反向从180°～0°旋转切面角度称之为"后旋"。

美国超声心动图学会（ASE）/心血管麻醉医师协会（SCA）建议使用 20 多个标准切面作为术中系统 TEE 检查的系列切面，见图 38-3。其命名依据 ASE 以往制定的命名原则和标准，并尽可能的与已被广泛接受的经胸超声心动图（TTE）的命名方法相一致。每一切面的描述均由探头的定位（位置）、影像平面（如长轴、短轴）和图像中的主要解剖结构等几部分组成。若不加特定术语，"短轴"即指左室短轴切面（经胃中部短轴切面和经胃心底部短轴切面），"长轴"指左室的一系列长轴切面，包括主动脉瓣水平和二尖瓣水平（食管中段长轴切面、经胃长轴切面和胃底长轴切面）。TEE 检查时所使用的术语应尽可能地与 TTE 相关的术语一致，如 TEE 的食管中段四腔心切面可以被理解成 TTE 的心尖四腔心切面。表 38-2 列举了获得某一切面图像所需的探头深度和多平面角度的大概范围。除二维显像外，同一切面可由彩色血流多普勒（CFD）和频谱多普勒（PW/CW）重复检查，显示出流经心腔和瓣膜的血流方向和血流速度，如肺静脉流入道、经二尖瓣和左室流出道等结构。

术中 TEE 检查既要快速、高效又不能漏诊重要异常，应从临床上最常见最基本的问题开始，按照心腔，房、室壁，瓣膜，血流，心功能的检查顺序，将 TEE 的异常发现与临床病理生理特征相联系，用来指导术中诊疗决策。

表 38-2　建议使用的经食管超声心动图标准切面

声窗（距门齿的距离）	切面	多平面角度	影像构成
食管上段（20～25cm）	主动脉长轴（s）	0°	主动脉弓，左头臂 V
	主动脉短轴（t）	90°	主动脉弓，PA，PV，左头臂 V
食管中段（30～40cm）	四腔心切面（a）	0°～20°	LV，LA，LAA，MV，TV，IAS
	二尖瓣叶交界（g）	60°～70°	MV，LV，LA
	二腔心（b）	80°～100°	LV，LA，LAA，MV，CS
	长轴（c）	120°～160°	LV，LA，AV，LVOT，MV，升主动脉

续表

声窗(距门齿的距离)	切面	多平面角度	影像构成
	右室流入-出(m)	60°~90°	RV,RA,TV,RVOT,PV,PA
	AV 短轴(h)	30°~60°	AV,IAS,冠状动脉开口,LVOT,PV
	AV 长轴(I)	120°~160°	AV,LVOT,升主动脉近端,右 PA
	上下腔静脉(l)	80°~110°	RA,SVC,IVC,IAS,LA
	升主动脉长轴(o)	0°~60°	升主动脉,SVC,PA,右 PA
	升主动脉短轴(p)	100°~150°	升主动脉,右 PA
	降主动脉长轴(q)	0°	胸主动脉,左胸腔
	降主动脉短轴(r)	90°~110°	胸主动脉,左胸腔
经胃(40~45cm)	基部短轴(f)	0°~20°	LV,MV,RV,TV
	中部短轴(d)	0°~20°	LV,RV,乳头肌
	二腔心(e)	80°~100°	LV,MV,腱索,乳头肌,CS,LA
	长轴(j)	90°~120°	LVOT,AV,MV
	RV 流入(n)	100°~120°	RV,TV,RA,TV 腱索,乳头肌
经胃深部(45~50cm)	长轴(k)	0°~20°(前屈)	LVOT,AV,升主动脉,主动脉弓

V,静脉;PA,肺动脉;PV,肺动脉瓣;LV,左室;LA,左房;RV,右室;RA,右房;MV,二尖瓣;TV,三尖瓣;IAS,房间隔;LAA,左心耳;CS,冠状窦;AV,主动脉瓣;LVOT,左室流出道;RVOT,右室流出道;SVC,上腔静脉;IVC,下腔静脉;RPA,右肺动脉。

第 4 节　术中 TEE 的主要临床应用

一、完善、补充术前诊断

目前绝大多数心血管疾病的术前诊断主要依据无创的 TTE、超高速 CT(ultrafast tomographic computer,UFCT)和磁共振成像等检查。其中,又以 TTE 为主要术前诊断技术。少数病人术前行 TEE 检查,主要为大血管病变、人工瓣瓣周漏等。但不论是有创还是无创性诊断,难免有欠完整的一面。美国 Duke 大学报道 154 例瓣膜成形术研究结果显示,19% 的患者术中 TEE 在不同程度上改变了预定的术式或麻醉计划。术中 TEE 在左房血栓、主动脉夹层破口、瓣膜结构和功能、赘生物的探查方面意义尤为突出。

二、血流动力学监测

(一) 左心整体功能

早在 1983 年,Beaupre 等首先报道用二维 TEE 监测心血管麻醉和术中患者左心内径的改变,以估计前负荷的影响。他们将用 TEE 所获的左室短轴面积变化与用漂浮导管所测肺小动脉楔压变化和热稀释法所测结果同步进行比较,发现 91% 的患者从左室短轴面积的改变所计算的每搏量与热稀释法所测结果一致。目前新的超声技术如自动边缘识别系统(ABD),可连续显示每一心动周期中瞬时心腔面积及面积的变化速率,为术中自动监测左心功能提供了新的方法。

TEE 测量心排血量主要有两种方法:一种取食管下段四腔心和两腔心切面,手动描记或采用心内膜自动描记法描记左室腔的心内膜。Simpson 法计算出左室舒张末容积(LVEDV)和收缩末容积(LVESV),两者相减即为每搏量(SV),SV 乘以心率即得 CO,SV÷LVEDV×100% 即为射血分数(EF)。另一种方法为取主动脉瓣口,二尖瓣瓣口或右室流出道的血流频谱,计算时间速度积分,乘以各瓣口的截面积即得每一心动周期跨瓣的血流量,也即 SV,再乘以心率即可得 CO。两种计算结果均与血管造影和热稀释法相关良好。但第一种方法测得的 CO

绝对数值明显小于血管造影测得的数值，其原因主要在于超声对左室长轴的低估。对 EF 的测量各种方法数值接近，相关良好。除了以上两种 EF 的计算方法外，还可取胃底左室乳头肌短轴水平测量舒张末面积(EDA)和收缩末面积(ESA)，计算短轴缩短率(FAC)，FAC =(EDA-ESA)/EDA，FAC 数值的大小可以反映 EF 的变化。另外，在术中连续从不同的切面观察到心室的整体收缩运动和局部室壁运动也有助于粗略地判断心室射血功能。

舒张功能：近年来，对舒张功能的重要性认识越来越深入，舒张功能异常是心衰的主要原因之一，而且舒张功能的异常常早于收缩功能的改变，及早发现舒张功能的异常变化对于心脏病患者的转归和预后有着重要意义。舒张功能的异常主要表现在左室舒张末压的升高，麻醉监测主要通过 PAWP 的增高来反映。但如上所述，漂浮导管存在的缺陷限制了它的使用，因是间接反映，影响因素多，可靠性降低。

经食管超声主要通过测量二尖瓣、肺静脉的血流频谱来反映舒张功能的变化，与核素检查等相关性良好。舒张功能的异常在血流频谱上主要表现为舒缓的减慢、左室充盈的假性正常和左室充盈的限制阶段。血流频谱的不同变化不仅可反映心肌缺血、心力衰竭，而且其中的二尖瓣 E 峰减速时间在众多独立的致死影响因素中是最好的预后指标。

(二) 前后负荷

前负荷的定义为心肌收缩之前遇到的负荷，对左室而言即左室舒张末期容积(LVEDV)，心室舒张时的容积在心腔内形成一定的压力即左室舒张末压(LVEDP)。麻醉中应用 PCWP 反映左室充盈即于此。但当左室顺应性下降或存在二尖瓣反流时 PCWP 就不能反映真正的前负荷。TEE 取胃底乳头肌短轴切面可以准确地反映前负荷，并能及时反映药物、体位改变对前负荷的影响。后负荷指心室射血时所面对的阻抗，即心室壁的张力，TEE 可通过计算左室壁的应力来反映后负荷，但此法较复杂且未见与漂浮导管测量的外周血管阻力相关。

(三) 心肌缺血监测

节段性室壁运动：心血管手术和麻醉有可能诱发心肌缺血和梗死，及时发现对治疗及预后有重要意义。心电图为术中监测心肌缺血和梗死的传统方法，但大量实验和临床资料表明，心电图检测心肌缺血的敏感性并不高。大量实验已经证明心肌缺血时 TEE 所显示节段性室壁运动异常的发生早于心电图改变。美国学者 Smith 报道了 50 例心血管手术中 TEE 检测节段性室壁运动与 7 导联心电图的对照研究。50 例中 24 例于术中出现节段性室壁运动异常，仅 6 例出现心电图的 ST 段改变，且该 6 例均有节段性室壁运动异常。3 例术中发生心肌梗死者均出现持续性室壁运动异常，仅 1 例出现心电图 ST 段改变。以后又有大量临床研究证明 TEE 在监测心肌缺血方面优于 12 导心电图及动态心电图。需注意的是，在比较 TEE 与心电图监测心肌缺血时，必须连续监测室壁运动，但由于术中 TEE 往往仅仅用于观察室壁运动，故有可能忽略短暂的节段性室壁运动异常。此外，由于心脏的旋转运动或分支阻滞等影响，对室壁运动的判断较为困难，尤其是对室间隔运动的判断更为困难。

经食管超声主要通过观察心室壁的节段性室壁运动异常(SWMA)来反映心肌缺血。根据美国超声心动图学会推荐的标准，将左室壁分为 16 个节段，此模型将左室壁由心底部至心尖部分为三个水平：心底部、中部和心尖部。心底部和中部的心肌环心腔一周被分别划分为 6 个节段，心尖部则被分为 4 个节段，见图 38-4。每一节段常见的冠状动脉分布如图 38-5 所示。实际操作中，左室功能由目测的室壁运动情况和收缩期节段室壁增厚度将室壁运动分为 5 级来进行评估和分析。室壁运动情况的分级评分标准为：1 = 运动正常(收缩期室壁增厚度>30%)，2 = 轻度运动减弱(室壁增厚度为10% ~ 30%)，3 = 重度运动减弱(室壁增厚度<10%)，4 = 运动消失(收缩期室壁不能增厚)，5 = 矛盾运动(收缩期反向运动)。对每个节段分别评分，进行半定量分析，此方法反映心肌缺血的敏感性明显高于 ECG 及血流动力学指标。在冠心病搭桥病人 SWMA 较为常见，而且搭桥后 SWMA 的出现是病人术后转归的预测指标之一(图 38-6)。

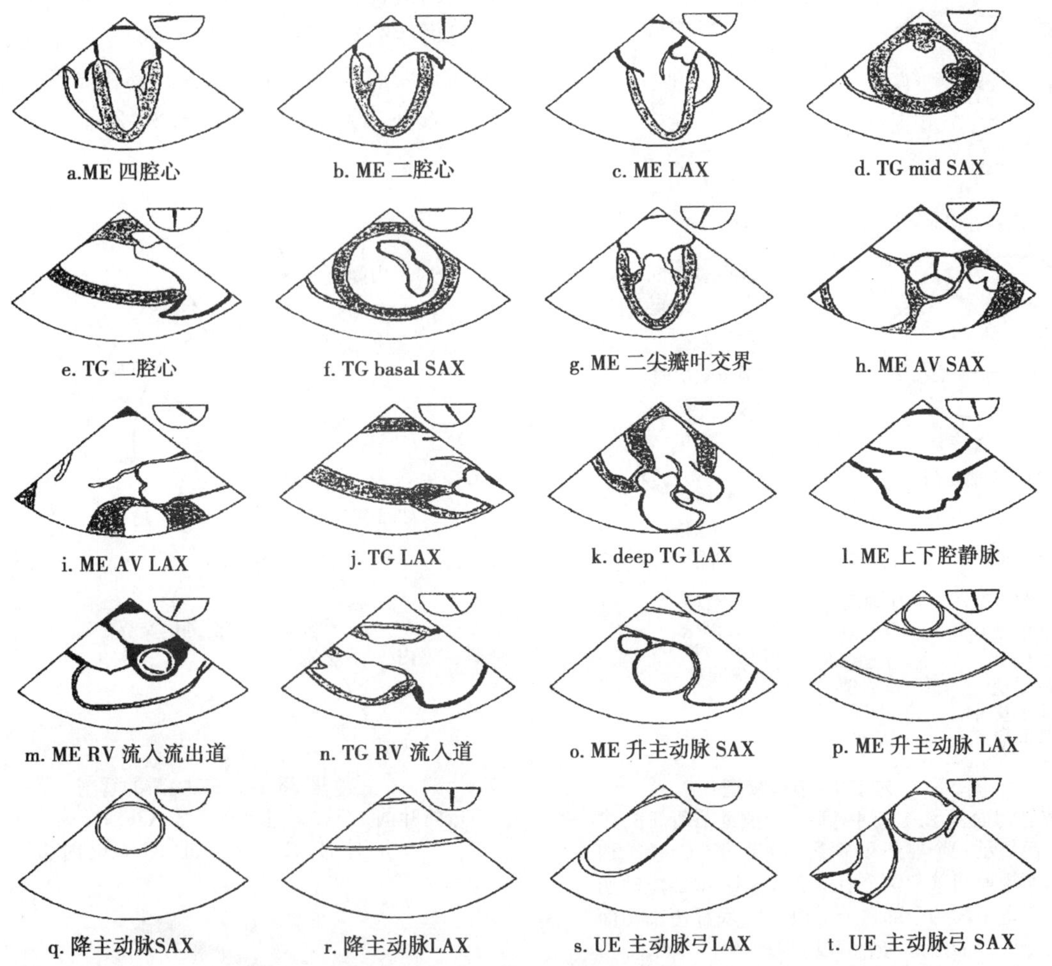

图 38-5　经食管超声心动图系统检查的 20 个标准切面

每幅图均有相应的多平面角度指示。ME,食管中段;LAX,长轴;TG,经胃;SAX,短轴;AV,主动脉瓣;RV,右室;UE,食管上段

三、手术效果即刻评价

即刻评价各种心血管手术的效果是术中 TEE 最主要的价值之一。美国麻醉学会和心血管麻醉学会在全面总结以往术中 TEE 研究结果的基础上,结合有关专家意见,于 1996 年制定了术中 TEE 操作指南。该指南根据术中 TEE 的价值大小及有关专家意见,将术中 TEE 应用分为三类。第一类术中是已经被证实 TEE 应用价值最大,为指南所推荐;主要包括:①患者存在急性持续性威胁生命的血流动力学紊乱的手术;②瓣膜成形术;③需体外循环的先心病手术;④肥厚性心肌病左室流出道疏通术;⑤心内膜炎可能累及瓣周组织或术前诊断不明确的手术;⑥病情不稳定的主动脉夹层、主动脉瘤或血管撕裂;⑦主动脉夹层可能累及主动脉瓣;⑧心包开窗术;⑨术后 ICU 应用对病情不稳定、血流动力学紊乱、怀疑瓣膜病变或血栓栓塞等。第二类术中应用有价值,但证据不如第一类充足,也为专家所推荐;包括:①术中会加重心肌缺血或梗死的手术;②术中可能加重血流动力学紊乱的手术;③瓣膜替换术;④室壁瘤手术;⑤心脏肿瘤摘除术;⑥术中探查异物;⑦术中探查气栓;⑧心内血栓摘除术;⑨肺动脉血栓摘除术;⑩疑诊心脏创伤的手术;⑪疑诊急性胸主动脉夹层、动脉瘤、胸主动脉破裂的手术;⑫主动脉夹层可能未累及主动脉瓣的手术;⑬探查主动脉粥样硬化斑块或主动脉栓子来源;⑭心包切除术、心包积液的探查或评价心包手术;⑮心脏移植或心肺移植术中探查吻合口;⑯术中插管和有关操作的定位和功能监测。第三类是目前尚无证据证实其术中 TEE 的价值,故其应用价值不明确,但也许以后会得到证实;主要包括:①术中评价心肌灌注,冠状动脉解剖,或血管桥的通畅性;②其他心肌病手术(肥厚梗阻型心肌病除外);③病情不复杂的心内膜炎的非心脏手

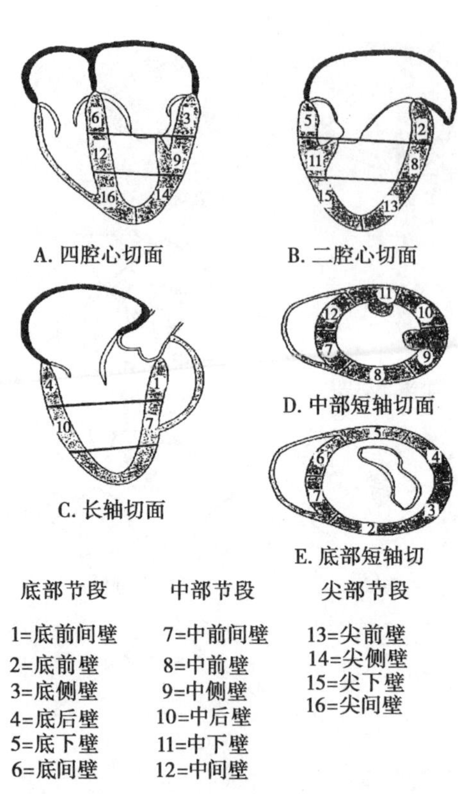

图 38-6 左室 16 节段模型

A,四腔心切面显示三个间壁和三个侧壁节段。B,二腔心切面显示三个前壁和三个下壁节段。C,长轴切面显示两个前间壁和两个后壁节段。D,中部短轴切面显示左室中段的全部六个节段。E,底部短轴切面显示位于底部的全部六个节段

术;④矫形外科术中栓子监测;⑤胸主动脉损伤手术的术中评价;⑥病情不复杂的心包炎;⑦术中评价胸膜肺部病变;⑧术中评价中心静脉和肺动脉导管放置部位;⑨停跳液灌注的术中监测。

(一) 瓣膜成形术

瓣膜成形术的发展与术中 TEE 密切相关。术中 TEE 能在手术前/后即刻准确评价瓣膜结构和功能,使外科医师能够即刻了解成形术的效果。如成形术不理想,还能分析不理想的具体原因,从而使外科医师有机会在患者离开手术室前重新完善成形术或改行瓣膜置换术。其结果是不仅二次开胸大大减少,且术后的复发率和死亡率均大大减少。美国 Duke 大学报道 154 例瓣膜成形术的 TEE 研究结果,其中 10 例(6%)由 TEE 证实成形术不成功而立即再次手术。术后 TEE 显示 123 例(80%)瓣膜功能正常患者中,18 例(15%)术后有明显并发症,其中 6 例(5%)死亡;而术后 TEE 显示中度瓣膜功能不全的 7 例(5%)患者中,6 例(86%)术后有明显并发症,其中 3 例(50%)死亡。综合资料显示约 9% ~ 13% 的病例体外循环转机前 TEE 能提供新的诊断信息而改变术式;6% ~ 11% 的病例转机后 TEE 提示明显瓣膜功能不全,3% ~ 10% 的病例不得不再次转机修补二尖瓣(图 38-7,图 38-8)。

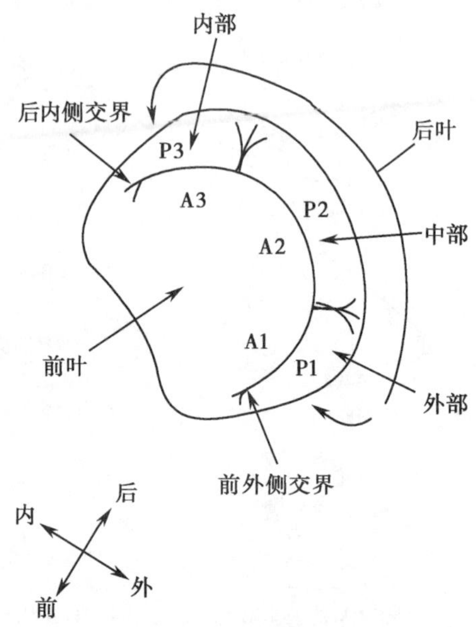

图 38-7-a 二尖瓣的解剖

A1,前叶前 1/3;A2,前叶中 1/3;A3,前叶内 1/3;P1,后叶外部;P2,后叶中部;P3,后叶内部

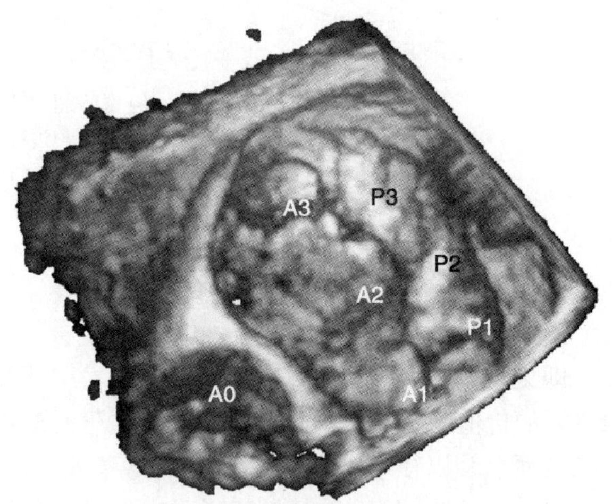

图 38-7-b 经食管实时三维显示主动脉瓣及二尖瓣的毗邻关系(面对心脏)

(二) 人工瓣功能

手术后即刻评价人工瓣,尤其是机械瓣功能是对术中 TEE 的一大挑战。由于人工瓣本身的声影、多重反射等干扰给 TEE 显示人工瓣的结构和血流带来困难。此外,由于各种人工瓣都存在不同程度的狭窄和关闭不全,且不同种类、不同大小人工瓣的有效瓣口面积各异,使对每一例具体病例的分析显得十分复杂和困难。

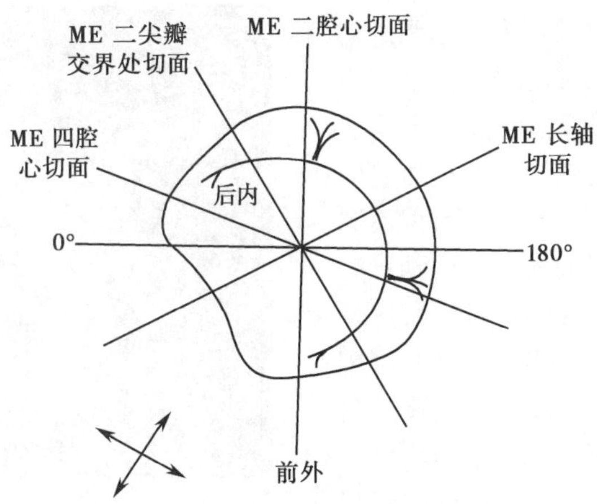

图 38-8-a　食管中段各主要切面切分二尖瓣的示意图(面对心脏)

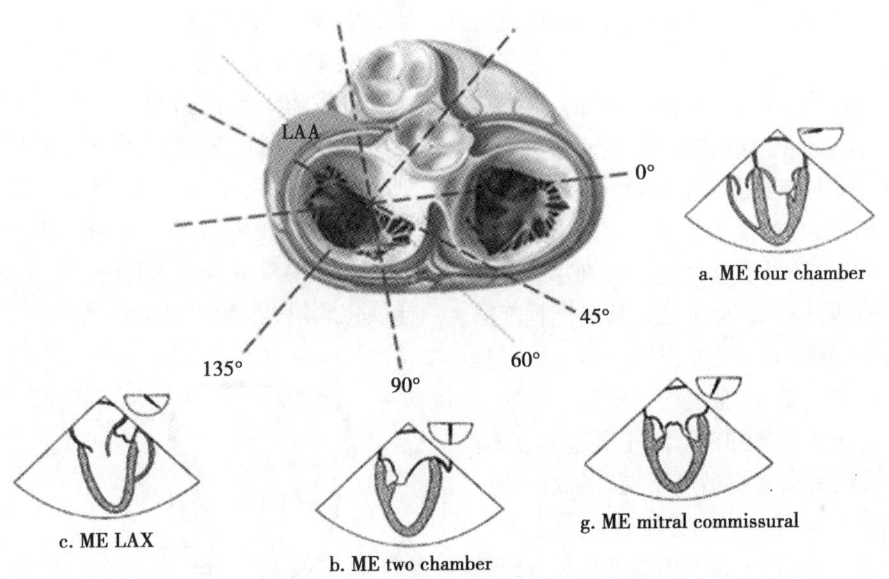

图 38-8-b　食管中段各主要切面切分二尖瓣的示意图(背对心脏)

TEE 探头位于左房后方,在显示人工二尖瓣时,其机械瓣所产生的声影及多重反射等干扰影位于远场的左室内,而左房的显示十分清楚,故能清晰显示人工二尖瓣的反流。而主动脉瓣位人工瓣的探查就不如二尖瓣理想。早期的单平面 TEE 主要用于对人工二尖瓣的评价,对人工主动脉瓣的探查价值十分有限。多平面 TEE 增加了探查切面,从而明显提高了 TEE 对主动脉瓣位人工瓣的探查的价值。

术中 TEE 在探查人工瓣时,重点是以下几个方面:

1. 人工瓣结构是否完整、位置是否正常　由于人工瓣本身的故障或人工瓣瓣环缝合线断裂,可能造成人工瓣瓣叶的活动障碍或整个瓣架的易位、脱落。TEE 能够显示瓣叶的异常活动,如脱垂、连枷样改变等。同时也能显示瓣架易位、脱落所致的异常运动。

2. 人工瓣上是否有异常结构附着　由于人工瓣声影和多重反射的干扰,人工瓣上异常结构如血栓和赘生物的判断有时十分困难。有研究报道 TEE 在显示人工瓣的异常血栓、赘生物方面优于 TTE。而多平面 TEE 可能更有利于血栓和赘生物的检出。

3. 人工瓣周围是否存在瓣周血肿或脓肿　TEE 显示瓣周脓肿或血肿是在人工瓣周围新近形成的小腔,一般直径为数毫米,有时可显示其中的有形成分。彩色多普勒可显示血流信号进出。TEE 在显示瓣周脓肿或血肿方面优于 TTE。Daniel 等报道 16 例人工瓣术后心内膜炎所致的瓣周脓肿,TTE 仅检出 5 例(31%),TEE 检出 14 例(88%)。

4. 人工瓣有无狭窄　不同类型、大小及不同部位(二尖瓣、主动脉瓣)的人工瓣其血流动力学参数不一。TEE 在评价二尖瓣和三尖瓣位人工瓣功能方面较理想。需注意的是跨人工瓣的峰值流速和平均流速(峰值压差和平均压差)与心排血量有关,如心排血量增加或有瓣膜反流,跨瓣峰值流速和平均流速就会增加。压差半降时间相对较少受心排血量的影响,更适合于判断人工瓣有无狭窄及程度,但不同类型和部位人工瓣的压差半降时间各异。主动脉瓣位人工瓣由于其血流方向与超声束夹角过大,测量其血流速度和压差半降时间均不可靠,但 TEE 可用于探查有无引起人工瓣狭窄的机械因素,如瓣叶附着血栓、赘生物等,从而间接分析有无人工瓣狭窄。

5. 人工瓣有无反流及性质　人工瓣反流包括以下几种类型:

(1) 瓣膜关闭过程中的反流:此反流系人工瓣瓣叶关闭过程中所产生。持续时间短,压差小,无病理意义。

(2) 跨瓣反流(transvalvular regurgitation):此类反流持续整个收缩期(二尖瓣)或舒张期(主动脉瓣),又分为以下几种:①正常反流:用彩色多普勒探查,所有人工机械瓣均存在不同程度的反流。其产生是由于瓣叶关闭后与瓣环附着缘或瓣叶支架之间存在细小缝隙所致,其反流程度一般较轻。不同人工瓣其反流程度略有差异。②病理性反流:系人工瓣损害所致。机械瓣可由于其机械障碍如卡瓣,或血栓栓塞所致。一般反流程度较重,且多伴有人工瓣的狭窄,往往需急诊手术。生物瓣的病理性反流特点与机械瓣不同,多数由于瓣叶的退行性病变所致,故有一个轻度到中度反流,最后发展为重度的过程。但生物瓣也可因急性撕裂导致急性重度反流,也需急诊手术。③瓣周漏:其反流起源于瓣环外侧,少量的瓣周漏并不少见,术中即刻也可显示,其反流多为偏心性。瓣周漏不论反流程度轻重,都是病理性。TEE 在显示瓣周漏时需系统、全面检查瓣环周围,多平面 TEE 在瓣周漏检出率方面明显优于单平面和双平面 TEE(图 38-9)。

(三) 冠心病

术中 TEE 在冠心病外科治疗中的应用价值至少包括以下三个方面:①即刻探查冠脉旁路术后是否有新的节段性室壁运动异常,从而间接推断血管桥是否通畅。一组 50 例冠脉旁路术的术中 TEE 研究显示,10% 的病例显示对外科手术有帮助的信息,其中 2 例(4%)完全由 TEE 显示新的节段性室壁运动异常,3 例(6%)TEE 显示新的节段性室壁运动异常,同时配合其他临床征象提示血管桥闭塞,使术者能即刻施行血管桥疏通术或必要的药物治疗。②术

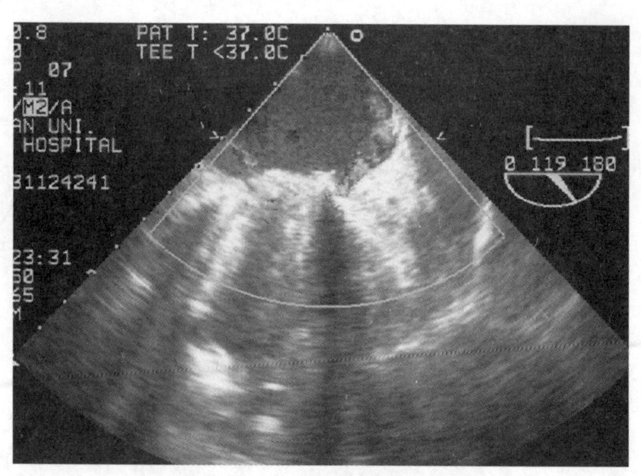

图 38-9　二尖瓣位机械瓣瓣周漏

中 TEE 能在体外循环前及时检查患者是否合并其他心内病变,如瓣膜病等。一组 182 例冠脉旁路术的术中 TEE 研究显示,5 例(2.7%)患者术中 TEE 探查到术前未预料到的较严重二尖瓣反流,从而改变术式,同时行二尖瓣置换术。而另有 51 例术前计划行冠脉旁路术加二尖瓣手术的患者中,22 例(43%)术中转机前 TEE 显示二尖瓣病变很轻,从而取消了二尖瓣手术。③有研究显示升主动脉内的粥样硬化斑块是 65 岁以上患者心血管病术后发生脑

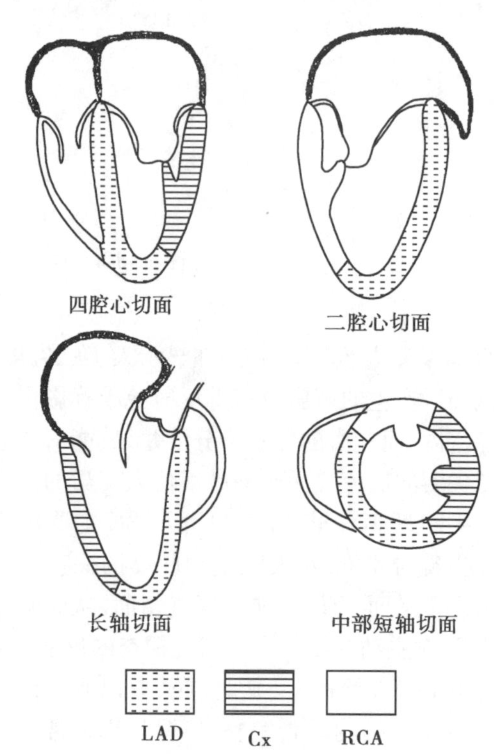

图 38-10　左室主要冠状动脉灌注区域的心肌

出现其他情况说明有正常解剖变异或有相关血流改变的冠状血管病变。LAD,左前降支;Cx,回旋支;RCA,右冠状动脉

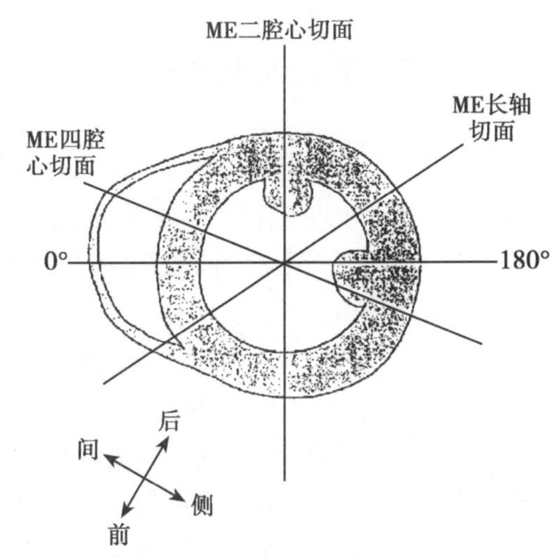

图 38-11　用左室中段乳头肌水平短轴简图说明食管中段切面怎样切分左室

从 0 到 180 度前旋多平面角度，使切面通过中轴线切分整个左室。ME，食管中段

卒中的唯一独立危险因素。术中 TEE 能较好显示升主动脉的粥样硬化斑块，可提示外科医师在升主动脉操作，如插管、阻断时避免粥样斑块脱落，从而减少术后脑卒中的发生。不过，有研究显示，虽然术中 TEE 在探查升主动脉粥样斑块方面较敏感，但不如心外膜超声更敏感。有作者认为，如术中 TEE 在主动脉内（不论升主动脉或降主动脉）探查到大于 5mm 的斑块，就应进一步行心外膜超声探查升主动脉和主动脉弓部。这只需 TEE 主机额外配置一个线阵 B 超探头即可，主控界面上很容易将两者切换（图 38-10，图 38-11）。

（四）先心病的术中监测

先心病手术多为少儿患者。近年来小儿多平面 TEE 探头已经用于临床，促进了术中 TEE 在先心病的应用。资料显示，术前 TTE 诊断中，转机前 TEE 发现新的病变者高达 30%；转机前 TEE 改变治疗方案的占 1% ~16%；转机后 TEE 提示行再次转机或改变术后治疗的占 3% ~45%。对于复杂的膜周型室间隔缺损需要在超声引导下行微创外科封堵术，心血管麻醉医师可与心脏外科医师一起参与缺损的形态学评估和术中的心功能评价和管理（图 38-12）。

（五）肥厚性梗阻型心肌病

一般认为心外膜超声在肥厚性梗阻型心肌病术中价值更大。但由于心外膜超声干扰手术进程，可能引起术后感染，故外科医师更喜欢术中 TEE 监测。事实上，目前多平面 TEE 在肥厚型心肌病术中一样具有重要价值。术中 TEE 可提示术者需切除的肥厚间隔的部位、长度和深度。手术理想的病例，术后 TEE 可显示：①左室流出道部位的间隔明显变薄，左室流出道增宽；②二尖瓣前叶的收缩期前向运动（SAM）消失；③连续多普勒测量左室流出道与主动脉之间的压差明显减少，甚至接近正常；④二尖瓣反流减少或消失。由于室间隔疏通有损伤心脏传导束甚至切穿室间隔的危险，故术中 TEE 显示其左室流出道疏通十分理想的并不多见，该手术效果尚有待进一步提高。

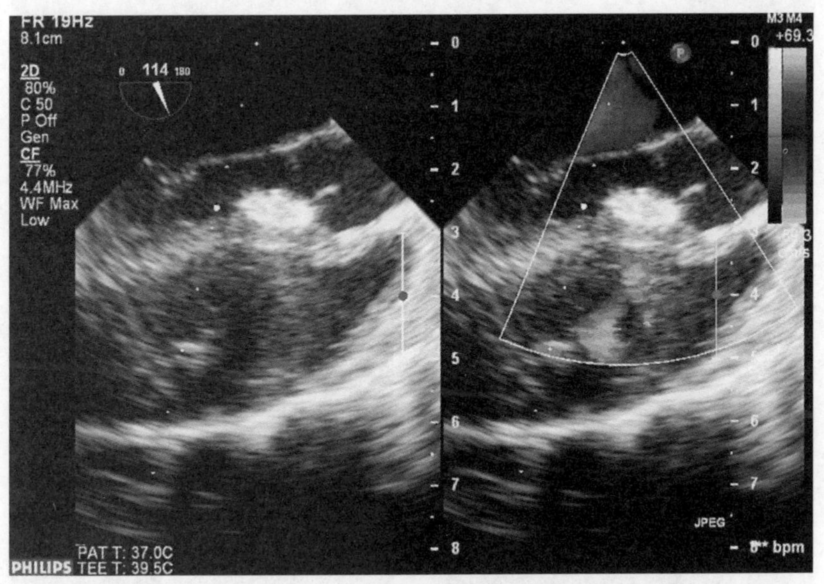

图 38-12　TEE 引导 VSD 外科封堵

（六）大血管病变

TEE 在主动脉夹层和主动脉瘤中的诊断价值明显高于 TTE 已为众多的临床研究证实。TEE 不仅能够显示主动脉病变的部位和范围，还能显示主动

脉夹层原发破口的部位和大小、夹层是否累及冠状动脉及头臂动脉、同时还能评价主动脉瓣功能等，在术中可以发挥积极作用。但目前有关大血管病变的术中TEE应用价值报道甚少，有研究显示，约14%的主动脉夹层患者术中TEE对治疗提供重要信息。即使目前有关资料不多，但美国麻醉学会和心血管麻醉学会仍将大血管病变的术中TEE监测定为第一类之中。

术中TEE在即刻评价各种心血管病手术效果方面的价值十分重要，但其另一潜在的价值也是不容忽视的。临床工作中，由于术中TEE提示手术效果很不理想而不得不即刻再次手术的毕竟是少数。确有一些患者，术中超声提示手术效果并非完全理想，但其缺陷又不值得再次手术，或者由于技术原因，即使即刻再次手术也可能不会改进或无法改进手术效果，如瓣膜成形术后仍存在少量反流或轻度狭窄。对这些手术而言，更重要的是术中TEE的信息可能提醒外科医师在今后遇到同样情况时会设法使手术更加完善，从而有助于提高外科医师的技术水平。

四、其他术中监测

1. 术中排气　心内直视手术后心腔内可能残留过多的气体，进而导致脑血管、肺血管或冠状动脉的气体栓塞。术中TEE可检测到心腔中气体并指导外科医师及时准确地排气。

2. 插管定位　术中TEE在血管穿刺，尤其是颈外静脉、锁骨下静脉穿刺方面能帮助麻醉医师准确显示穿刺导丝是否进入上腔静脉或右房。在放置飘浮导管和主动脉内球囊反搏导管时也具有准确定位作用。在刚刚兴起的微创心外科中，TEE将指导麻醉医师经颈内或颈外静脉穿刺将心肌停跳液逆灌注管植入冠状静脉窦或右房；指导外科医师将主动脉内阻断管经股动脉准确放入升主动脉；也可以指导将主动脉内球囊反搏的气囊放入降主动脉的合适位置。在放置飘浮导管和主动脉内球囊反搏导管时也具有准确定位作用。TEE监测下动脉导管结扎术，如合并双动脉瓣赘生物需要全面监测。另外体外循环术中气管内水囊可以为观察无名动脉提供声窗（图38-13，图38-14）。

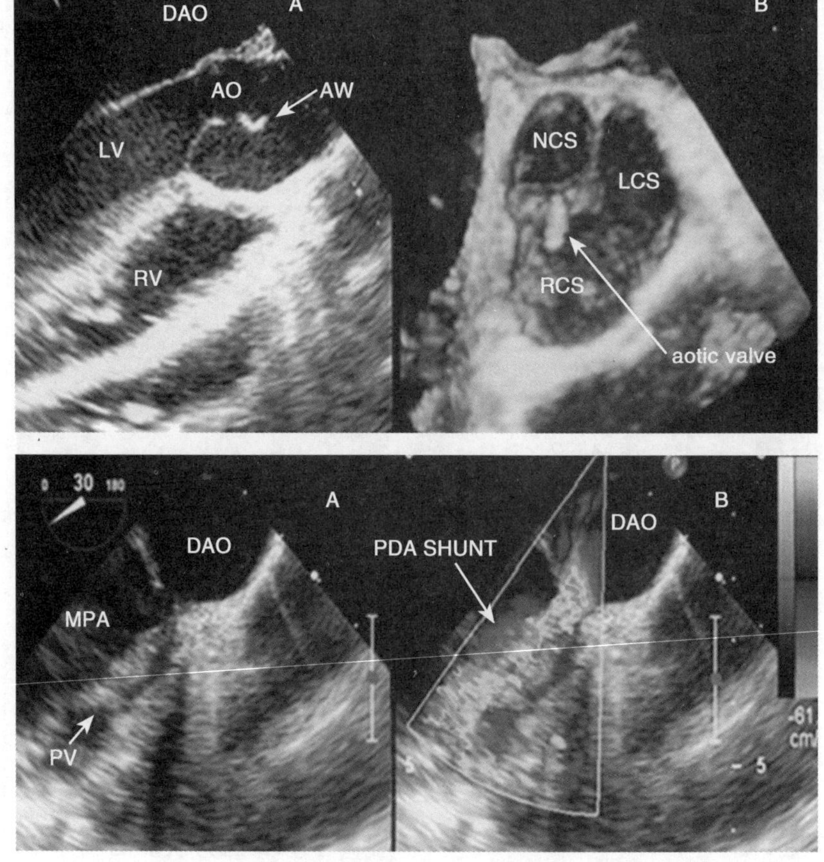

图38-13　感染性心内膜炎双动脉瓣赘生物

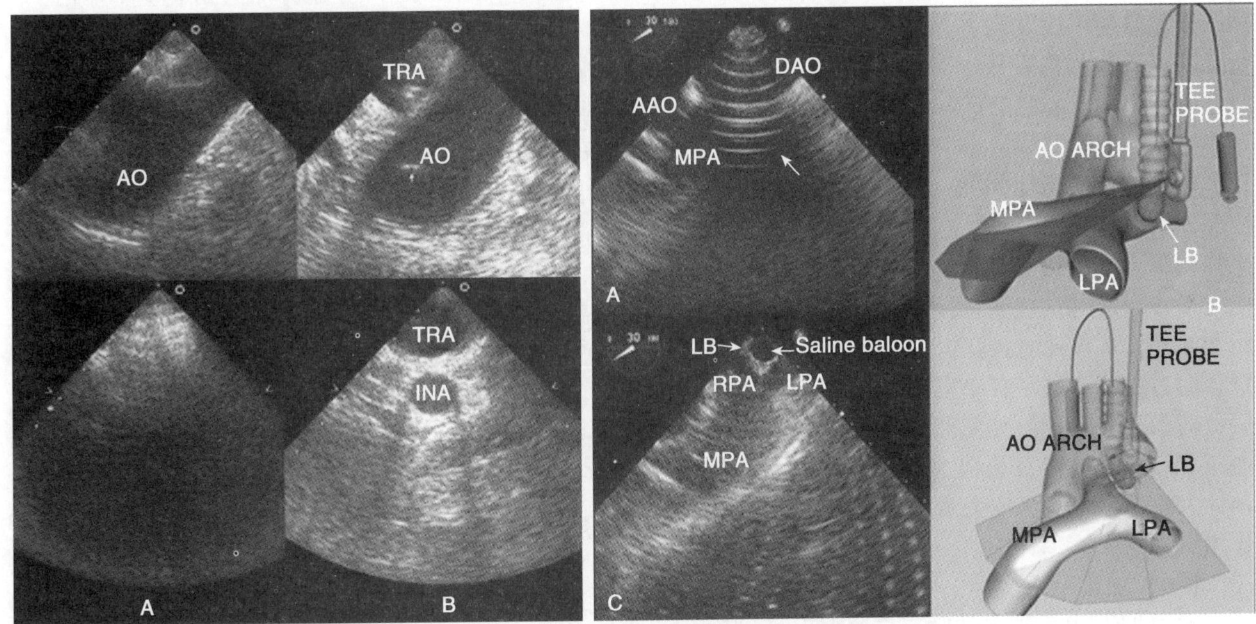

图 38-14　气管内水囊-TEE 检查的新声窗

五、非心脏手术 TEE 监测

1983 年 TEE 被用于神经外科术中气栓的监测，这是 TEE 在非心脏手术中的首次应用。我国首次 TEE 非心脏应用是骶尾部肿瘤切除术中，腹主动脉球囊阻断术中监测肾血流。随后进行了术中肝脏、肾脏血流灌注的研究（图 38-15）。

非心脏手术 TEE 监测分为两种类型：心脏病患者的非心脏手术和高风险非心脏病患者的手术。先天性心脏病、瓣膜病、冠心病等的代偿期可在术中 TEE 等血流动力学监测下施行部分非心脏手术。高血压、糖尿病多合并心、脑、肾等靶器官损害，TEE 可结合心电图监测术中心肌缺血的发生；嗜铬细胞瘤、甲亢、妊娠等患者常合并血容量异常或心脏动力异常，肺心病患者常合并右心功能不全，TEE 可持续监测左、右心室功能，评价前负荷，测量心排血量等。

评价心肌缺血　围手术期 ST 段改变被证实伴随有较高的术后心肌缺血发生。缺血性 ST 段改变通常迟发于冠状动脉梗阻。心肌缺血发作首先表现为舒张功能障碍，接着是室壁运动异常（WMAs），再

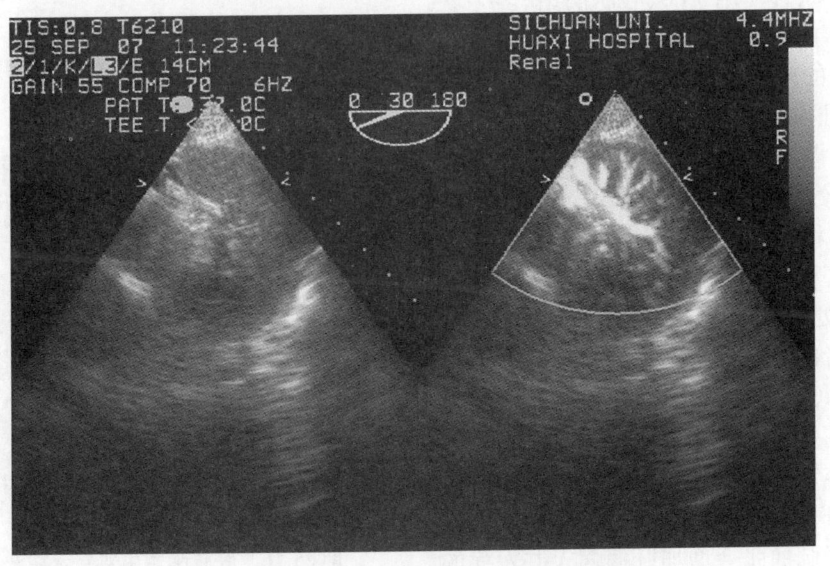

图 38-15　TEE 能量多普勒监测左肾血流灌注

者是心电图改变,最后是临床症状。因此,TEE 可以早于其他监测手段发现并诊断心肌缺血,它可以在冠脉阻塞后数秒内发现 WMAs,这意味着它对心肌缺血的发现早于心肌酶谱。

血流动力学监测　术中血流动力学异常是术中 TEE 监测的重要指征,了解心脏容量情况和泵功能情况,能够在诊断和监测治疗反应方面提供帮助,且比肺动脉导管相比更加微创、快捷且重复性好。相比之下,通常体格检查的发现非常有限,而置入肺动脉漂浮导管不仅耗时且获得的信息有限,准确性低。TEE 通过迅速观察左右心室,监测左心整体功能、前后负荷、心肌缺血等,如对于血管手术、不明原因低血压、低血容量、器官移植手术、急诊创伤手术以及预计大出血手术等高危手术病人的容量治疗有指导作用。

（一）血管手术

术中 TEE 可用于主动脉夹层、创伤性动脉损伤和动脉瘤的腔内手术治疗。在主动脉病理分型、手术锚定区定位和手术疗效等方面都有应用价值。而且研究发现,TEE 对诊断术后主动脉内瘘和旁路的敏感性高于血管造影。

（二）创伤

创伤的早期诊断和治疗对提高患者的生存率和降低相关疾病死亡率非常重要。当病人同时存在胸部穿透伤和钝器伤时,患者的患病率和死亡率都相当高。快速准确的诊断、伤员鉴别归类以及明确的治疗成为改善创伤死亡率的有力保障,而 TEE 使心血管创伤的筛查其成为可能。胸部钝器伤易引发创伤性动脉损伤和心脏挫伤,动脉损伤可以为壁内血肿、完全离断以及出血。虽然目前挫伤缺乏明确的诊断标准,但 TEE 联合使用 TTE、心肌酶谱、多导联心电图仍不失为有价值的诊断方案。需要注意的是,TEE 在创伤中的应用也存在禁忌证。TEE 探头的置入会增加颈椎损伤患者颈椎进一步失稳定的风险。另外,上颌面损伤以及头骨颌面部固定装置会使探头置入和图像获得变得非常困难。

（三）器官移植手术

对于需要器官移植的手术病人,由于疾病的复杂进程,这些病人都处于器官衰竭的终末状态,同样,这一疾病进程对患者的心脏解剖结构和功能状态都有损害。而且手术中常伴有巨大的液体进出量和对血流动力学干扰。在处理这些复杂的病人过程中,TEE 可以提供有创血流动力学监测所不能提供的相关信息。对 TEE 应用于肝移植和肺移植的研究显示,虽然凝血障碍和食管静脉曲张会增加肝病病人并发症的风险,但 TEE 操作并发症发生率仍然较低。对于这些病人,基于 TEE 操作的风险和收益分析应个体化。

术中 TEE 对终末期肺病行肺移植的患者有益。TEE 可准确、方便的评估其心脏功能、容量状态和外科解剖结构。术中 TEE 还可发现患者未知的解剖异常并实施手术干预。例如肺动脉栓塞、卵圆孔未闭和房室间隔缺损,在移植手术中,这些解剖缺陷可同时进行修补,改善术后预后。

TEE 应用于移植手术病人还包括心脏捐献者的筛选,肾移植病人术前多巴胺应激心脏超声检查。

（四）TEE 指导心房纤颤复律

TEE 由于其高频探头及紧邻心房的特点,已成为探查左心房、尤其是 TTE 难以显示的左心耳(LAA)血栓的极佳方法,而 LAA 又是血栓的好发部位。TEE 引导复律的优点有:①降低复律后栓塞的危险:由于 TEE 复律前可排除心房血栓及证明原先血栓已溶解,加上复律前后 1 个月的短程抗凝。②减少出血并发症:由于抗凝期由 7～8 周缩短至 1 个月,据称抗凝<1 月者无 1 例发生出血并发症。③可早期复律:由于更早恢复心房功能而获得生理学益处,减少发生血液动力学不稳。缩短 AF 持续时间有可能使复律和维持窦律的成功率增高。④提高了费/效比。⑤可追踪心房血栓经抗凝后是否溶解,提高复律安全性。⑥复律前 TEE 测量的参数如 LA 大小、PLAAE 可作为复律成功和维持窦律一年的预报因子。

（五）产科手术

产科手术通常在区域神经阻滞下进行。然而急诊剖腹手术和孕妇的非产科手术需要实施全身麻醉。在某些情况下,这些病人可以从术中 TEE 获益。有文献报道术中 TEE 应用于电生理异常、肺动脉高压和先心孕妇的分娩以及羊水栓塞后的心肺复苏。

（六）其他手术

TEE 监测可以发现患者未闭的卵圆孔,检测气体栓塞的风险,并可评估容量(图 38-16)。

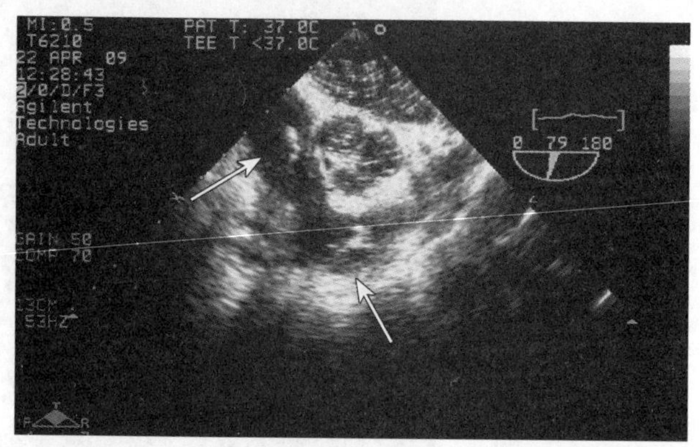

图 38-16　肝脓肿术中双氧水冲洗后,三尖瓣及肺动脉瓣可见赘生物

第 5 节　TEE 在 ICU 中的应用

目前 TEE 已用于 ICU 中危重病人的病情诊断和监测，对临床实践具有很强的指导作用。TEE 检查方法可在 ICU 病人床旁进行，直接得到有关心脏解剖、心功能及血流动力学方面的信息，从而可及时准确地做出诊断，为治疗方法的选择及疗效的评估提供确实可靠的证据。

一、TEE 检查的适应证

在危重病人中应在具有明确适应证时方可考虑进行 TEE 检查。其适应证包括：①具有重要临床意义而急需明确诊断的心脏瓣膜病，如二尖瓣反流、修复瓣膜功能失调；②感染性心内膜炎；③低血压和血容量的具体评价；④病情危重状态下左、右室功能评价；⑤心源性栓塞的病因诊断；⑥明确低氧血症者有无经未闭卵圆孔的右向左分流；⑦胸痛的鉴别诊断，特别是对主动脉夹层和心肌梗死后并发症的鉴别；⑧心包积液、心包占位性病变及纵隔出血的诊断；⑨胸部外伤时心脏的并发症诊断等。

二、TEE 的临床应用

（一）低血压的病因诊断

TEE 检查可较为准确地估测出病人实际血容量，有关低血压病因及其病理生理改变的 TEE 评价指标见表 38-3。

（二）呼吸困难和肺水肿的病因诊断

TEE 检查容易发现可引起急性左心衰的多种病因，因而对急性呼吸困难的诊断和及时处理具有非常重要的意义。对急性呼吸困难者进行 TEE 检查，应注意是否存在以下疾病：主动脉夹层、创伤性或感染性心内膜炎引起的急性主动脉瓣反流；连枷样二尖瓣叶及其腱索或乳头肌异常所致的严重反流；心电图不典型心肌梗死或缺血；肺栓塞。

表 38-3　低血压病因的经食管超声心动图评价

病因	左室舒张期面积	左室面积变化分数	肺静脉血流	二尖瓣血流 E/A	左室节段性室壁运动异常
低血容量	↓↓	↑↑	S 波>D 波	↓	±
心源性休克	↑	↓↓	S 波<D 波	↑	±
右心室梗死	不定	↓	S 波>D 波	↓	+
二尖瓣反流	↑	↑	SFR	↑	±
肺栓塞	↓	↑	S 波>D 波	↓	
心包积液	↓	↑	随呼吸变化	随呼吸变化	−

SFR：肺静脉收缩期逆向血流

第 6 节　术中 TEE 检查的适应证及安全性

一、适　应　证

由于术中 TEE 为心血管病外科术中提供上述重要临床价值，从广义上讲，它对任何心血管病手术都有价值。它可能在转机前修正术前诊断，从而改变术式，甚至取消不必要的手术。在术中它可用于监测心脏整体功能和节段性室壁运动，术后即刻可评价手术效果。因此，只要没有食管插管禁忌证的患者，术中 TEE 都有价值。可以这样理解，给患者术中用上 TEE，就给患者增加了一份保险。目前术中对 TEE 应用较常见的已如前述，主要包括瓣膜成形术，人工瓣替换术，冠心病，先心病及肥厚梗阻型心肌病等。从战略意义上讲，现在心血管手术中普及TEE监测的意义可与20世纪50年代在心血管手术中普及心电图监测相提并论。实际上在发达国家,TEE已在心血管手术中普遍使用。

TEE用于非心脏手术可以改善总体的预后,其中最重要的适应证是血流动力学异常和大出血,在围手术期一旦发生血流动力学异常,TEE可用于评价心肌收缩力和前负荷,有助于发现原因并指导容量治疗,也可以监测心脏和大血管中的各类栓子。

二、禁忌证

主要是与食管插管有关的禁忌证,又分绝对禁忌证和相对禁忌证。前者包括口咽部疾病、食管肿瘤、撕裂和穿孔、食管憩室、活动性上消化道出血、上消化道手术后不久等。相对禁忌证包括食管静脉曲张、既往食管手术、外伤史,胃部疾病严重的颈椎病变等。后者在考虑术中TEE监测时一定要权衡利弊,慎重为好。对拟行术中TEE监测的病人,术前探视时一定要仔细询问上消化道病史。此外,TEE操作者未经过相关的培训及认证,TEE监测未得到患者的同意等也不宜施行。

三、并发症

虽然TEE属于侵入性检查,但大量的临床应用证实是相当安全的。美国Mayo Clinic 6年中7134例术中TEE结果显示并发症发生率为2.8%,主要包括一过性的高血压或低血压、一过性的心律失常如室性期前收缩,短阵室上速等,但也有食管穿孔、破裂,甚至死亡的报道。TEE使用不当也可造成气管导管移位,食管内壁热灼伤,探头重复使用造成的感染,消毒液造成化学伤害,故操作者一定要随时牢记可能发生的并发症,并且有必要的抢救、预防措施。术中TEE在手术室进行,有较完备的处理各种意外事故的设施和技术力量,但由于手术患者的保护性反射受到抑制,一定要注意尽可能减少不必要的并发症发生,尤其是与探头插管有关的并发症。

综上所述,TEE在心血管术中的应用非常广泛和深入,既可以用于术前诊断和术后手术效果评估,又可以监测术中众多参数,如左室整体功能和局部功能。它使术中对很多重要病情[如动脉导管未闭(PDA)和室间隔缺损(VSD)术后残余分流、瓣膜置换术和成形术后的效果等]的诊断由较原始的看、摸、听的临床评估变为使用现代高新技术的定性化和定量化的确诊;且其应用领域还有待进一步开发,如药物,尤其是麻醉药物对心功能的影响、小儿先心病术中应用研究及超声心动图学中的新技术,如动态三维成像、组织多普勒显像、心肌声学造影、彩色室壁动力学和多巴酚丁胺药物负荷实验等在术中TEE的应用研究尚有待进一步开发。可以想象,术中外科医师在TEE实时提供的心脏结构和血流的动态三维重建图像的指导下手术将是多么美妙的情景。可以说目前尚没有任何一种技术在应用广度和深度上能与之相比。但需要强调的是,TEE只是为心血管外科和麻醉增加了一种较理想的监测方法,并不说明术中TEE将取代目前的任何相对成熟的监测技术,起码目前如此,而只是一种补充和完善,其最终目的是提高心血管手术和麻醉监测的质量。

麻醉医师将怎样对待术中TEE呢?虽然术中TEE的开展几乎与非手术室TEE同步发展,但麻醉医师操作术中TEE是否合适的问题一直伴随着术中TEE的发展。当然,心内科医师在超声心动图方面有丰富的临床经验,但他们有自己的工作,不可能总在手术室。而且心内科医师对麻醉科和外科不熟悉,可能对术中TEE需解决的问题不如麻醉医师更清楚。因此麻醉医师掌握术中TEE是医学发展的需要,并具有重要的意义。麻醉医师能够将术中TEE与其他术中监测一道利用起来,从而能最大限度的发挥术中TEE在术中的价值。TEE与临床麻醉的结合,不仅扩大了术中麻醉监测的内容和质量,而且麻醉医师还承担了一部分相当重要的诊断工作,随着超声引导介入治疗的开展和完善,熟练掌握TEE技术的麻醉医师很有可能承担一部分术中治疗工作。这些无疑将丰富麻醉学的内涵,促进麻醉学科的发展。作为麻醉医师,这是一次机遇,更是一次挑战。我们相信,麻醉科医师只要经过一定时间的严格训练,熟练掌握超声心动图知识是完全可行的。美国麻醉学会和心血管麻醉学会已经制定了相应的麻醉医师TEE培训指南。当然,麻醉医师与心内科医师(心血管超声科医师)的互相合作、取长补短在术中TEE的健康发展中也是必不可少的。

近年来,TEE监测在围手术期各个专业迅速普及,使TEE逐渐成为心脏麻醉医师、心脏内科医师、心脏外科医师以及体外循环医师在围手术期交流、沟通的影像学工具，成为多学科诊疗团队规范病理生理学评估的手段；此外，麻醉医师将TEE作为高危患者非心脏手术麻醉的重要监测手段，急诊和重症医师应用TEE监测急危症的心、肺功能，这都将有利于提高临床诊疗决策质量，改善患者的预后。

（宋海波 魏蔚 刘进）

参考文献

1. Frazin L, Talano JV, Stephanides L, et al. Esophageal echocardiography. Circulation, 1976, 54: 102.
2. Hisanaga K, Hisanaga A, Nagata K, et al. A new transesophageal real-time two-dimensional echocardiographic system using a flexible tube and its clinical application. Proc Jpn soc Ultrason Med, 1977, 32: 43-44.
3. Souquet J, Hanrath P, Zitelli L, et al. Transesophageal phased array for imaging the heart. IEEE Trans Biomed Eng, 1982, 29: 707.
4. Sheikh KH, de Bruijn NP, Rankin JS, et al. The utility of transesopageal echocardiography and Doppler color flow imaging in patients undergoing cardiac valve surgery. JACC, 1990, 15: 367-372.
5. Beaupre PH, et al. Intraoperative detection of changes in left ventricular segmental wall motion by transesophageal echocardiography. Am Heart J, 1984, 107: 1021.
6. 张树彬. 超声心动图学. 北京医科大学，中国协和医科大学联合出版，1996.
7. Practice guidenlines for perioperative transesophageal echocardiography. A report by the Amerticna Society of Anesthesiologists and the Society of Cardiovascular Anesthesiologists Task Force on Transesophageal Echocardiography. Anesthesiology, 1996, 84: 986-1006.
8. Smith JS, Cahalan MK, Benefiel DJ, et al. Intraoperative detection of myocardial ischemia in high-risk patients: electrocardiography versus two dimensional transesophageal echocardiography. Circulation, 1985, 72: 1015-1021.
9. Erbel R, Rohmann S, Drexler M, et al. Improved diagnostic value of echocardiography in patients with infective endocarditis by transoesophageal approach. A prospective study. Eur Heart J, 1988, 9: 43-53.
10. Mugge A, Daniel WG, Frank G et al. Echocardiography in infective endocarditis: reassessment of prognostic implications of vegetation size determined by the transthoracic and the transesophageal approach. JACC, 1989, 14: 631-638.
11. Daniel WG, Mugge A, Martin RP et al. Improvement in the diagnosis of abscesses associated with endocarditis by transesophageal echocardiography. N Engl J Med, 1990, 324: 795-800.
12. Chambers J, Jackson G, Jewitt D; Limitations of Doppler ultrasound in the assessment of function of prosthetic mitral valves. Br Heart J 1990; 63: 189-94.
13. Flachskampf FA, O' shea JP, Griffin BP, et al. Patterns of Normal Transvalvular Regurgitation in Mechanical Valve prostheses. JACC, 1991, 18: 1493-1498.
14. Flachskampf FA, Hoffmann R, Franke A, et al. Does multiplane transesophageal echocardiography improve the assessment of prosthetic valve regurgitation? J Am Soc Echocardiogr, 1995, 8: 70-78.
15. Deutsch HJ, Curtius JM, Leischik R, et al. Diagnostic value of transesophageal echocardiography in cardiac surgery. Thorac Cardiovasc Surg, 1991, 39: 199-204.
16. Sheikh KH, Bengtson JR, Rankin JS, et al. Intraoperative transesophageal Doppler color flow imaging used to guide patient selection and operative treatment of ischemic mitral regurgitation. Circulation, 1991, 84: 594-604.
17. Katz ES, Tunick PA, Rusinek H, et al. Protruding aortic atheromas predict stroke in elderly patients undergoing cardiopumonary bypass: experience with intraoperative transesophageal echocardiography, JACC, 1992; 20: 70-77.
18. Konstadt SN, Reich DL, Kahn R, et al. Transesophageal echocardiography can be used to screen for ascending aortic atherosclerosis. Anesth Analg, 1995, 81: 225-228.
19. Schulmeyer MC, Santelices E, Vega R, Schmied S: Impact of intraoperative transesophageal echocardiography during noncardiac surgery. J Cardiothorac Vasc Anesth, 2006, 20: 768-771.
20. Burns JM, Sing RF, Mostafa G, et al: The role of transesophageal echocardiography in optimizing resuscitation in acutely injured patients. J Trauma, 2005, 59: 36-40.
21. Song H, Liu F, Dian K, Liu J. Echo rounds: intraoperative transesophageal echocardiography-guided patent ductus arteriosus ligation in an asymptomatic nonbacterial endocarditis patient. Anesth Analg, 2010, 111(4): 878-880.
22. Tao K, Lin K, Shi Y, Song H, Lui RC, Gan C, An Q. Perventricular device closure of perimembranous ventricular septal defects in 61 young children: early and midterm follow-up results. J Thorac Cardiovasc Surg, 2010, 140(4): 864-870.
23. Yang PL, Wong DT, Dai SB, Song HB, Ye L, Liu J, Liu B. Anesth Analg, 2009, 108(5): 1418-1424.
24. Li YL, Wong DT, Wei W, Liu J. A new method for detecting the Proximal aortic arch and innominate artery by transesophageal echocardiography. Anesthesiology, 2006,

105:226.

25. Yang P, Han P, Hou J, Zhang L, Song H, Xie Y, Chen Y, Xie H, Gao F, Kang YJ. Electrocardiographic characterization of rhesus monkey model of ischemic myocardial infarction induced by left anterior descending artery ligation. Cardiovasc Toxicol, 2011, 11(4):365-372.
26. 袁定华,李守平,杨浣宜,等. 胸主动脉病变术中经食管超声应用初探. 中国循环杂志,1996,11(2):76-78.
27. Khandheria BK, Seward JB, Tajik J. Transesophageal echocardiography. Mayo Clin Proc, 1994, 69:856-863.

第39章 呼吸功能监测

呼吸功能是人体生命功能之一。简单的说，呼吸过程就是给全身组织输送氧气、排出二氧化碳的过程，受呼吸影响最重要的器官是脑和心。但从自然界生物体的生命现象中却发现，呼吸不是一个简单的转运过程。有生物学家作过试验，一个半径为0.5cm的单细胞生物体如果仅仅靠氧气的弥散摄取氧，那么在其中新获得氧气所需的外界压力要高达25个大气压，氧分压必须高达19 000mmHg。一般认为呼吸过程至少可分为两大部分，首先是气体的输送和弥散，包括经肺、胸腔的运动将氧气直接输入血液及二氧化碳经血液弥散排出的过程称为外呼吸；其次是组织内部利用氧和排出二氧化碳的细胞内交换过程称为内呼吸。生理学家及临床医师注重的是前者，而后者多为生物学家所关注。

呼吸功能的监测项目非常繁多，分为肺容量、通气功能、换气功能、小气道功能、呼吸动力学等。以下介绍各种监测项目的名称，测定原理或方法及其正常值。

第1节 肺功能的简单测定方法

一、基本监测方法

主要包括各种物理检查方法，通过望、触、叩、听等可观察到呼吸功能的变化。

1. 呼吸运动的观察　麻醉前检查患者胸廓的形态，有无扁平胸、桶状胸、佝偻病胸及由脊柱病变引起的胸廓畸形等。观察胸廓与上腹部的活动情况，男性及儿童呼吸方式以膈肌运动为主，胸廓上部及上腹部活动比较明显，形成腹式呼吸。女性呼吸以肋间肌运动较为重要，形成胸式呼吸。实际上这两种呼吸单独存在的机会很少。同时还应观察呼吸的频率和节律，呼吸周期中呼气相与吸气相的比率。必要时可配合触诊、叩诊进行检查。开胸手术时可直接观察肺的膨胀及膈肌活动情况。

呼吸困难时患者主观感觉为空气不足，表现为呼吸费力，严重时鼻翼煽动，张口呼吸，甚至辅助呼吸肌亦参与呼吸运动。如上呼吸道部分梗阻时，吸气相出现胸骨上窝、锁骨上窝、肋间隙向内凹陷的三凹征。吸气时间延长，为吸气性呼吸困难。下呼吸道梗阻时，呼出气流不畅，呼气用力，呼气时间延长，出现呼气性呼吸困难。不论何种呼吸困难均可引起呼吸频率、深度、节律的异常。心源性呼吸困难出现端坐呼吸并有呼吸音的变化。

2. 呼吸音的监测　利用听诊器或食管听诊器，监听呼吸音的强度、音调、时相、性质的改变，可鉴别正常与病理呼吸音及其部位，如呼吸音消失、减弱、增强；呼气时间延长、断续呼吸音、鼾音、哮鸣音、水泡音、捻发音、胸膜摩擦音等。如患者与麻醉机接通时，可经过气管内导管、回路中的螺纹管、呼吸囊等进行监听。

3. 临床表现

(1) 发绀：是指血液中还原血红蛋白增多，使皮肤与黏膜等部位呈紫蓝色的体征。也包括少数由于异常血红蛋白衍生物，如高铁血红蛋白或硫化血红蛋白引起的皮肤黏膜发绀现象。在皮肤菲薄、色素较少和毛细血管丰富的部位，如口唇、鼻尖、颊部、耳廓、甲床等处，较易观察，变化也明显。手术麻醉时可观察手术区血液的颜色变化，但应注意由于出血过多、严重贫血（Hb<50g/L）时可不表现发绀。

（2）咳嗽、咳痰：是一种保护性反射，将呼吸道内的分泌物或异物，借咳嗽反射咳出体外。手术麻醉中由于呼吸道原有病变或其他因素对呼吸道的刺激，使分泌物增多，引起咳嗽和咳痰。麻醉前应了解患者呼吸道状况，如改变仰卧位为侧卧位或坐位时，可诱发咳嗽并有痰咳出，说明气管内有分泌物或有支气管炎存在。如作深呼吸或吸入冷空气时有刺激性咳嗽发生，说明气道的反应性增强。这些患者围手术期呼吸系统的并发症增多。麻醉过程如发生咳嗽、咳痰，应分析发生的原因，除患者呼吸系统病变外，还与麻醉过浅、吸入药物刺激、误吸、呼吸道出血、脱落的瘤块等异物刺激有关。如发生急性肺水肿，则有粉红色泡沫样痰咳出。

二、其他临床检查

1. 痰液检查　包括每日的咳痰量、颜色、性状，以及必要的实验室检查和细菌培养，可作为诊断某些疾病的的依据，以便在手术前采取相应的治疗措施，改善呼吸功能。对有大量咳痰、咳血的患者，手术又不能推迟，则应采取安全措施，如选用双腔气管导管，运转正常的吸引器，气管切开准备等，以防意外发生。

2. 呼吸系统的X线检查　可以了解胸内病变部位、性质及严重程度，以及对肺、纵隔、气管的情况了解，如有无占位病变、是否压迫了重要器官、气道有否梗阻移位等。为麻醉方法选择（如气管或支气管插管），呼吸管理及防止呼吸系统并发症发生等提供参考。

三、呼吸功能的简易测定

1. 屏气试验　即俗称的“憋气”，先令患者深呼吸数次后，深吸一口气屏住呼吸，正常人可持续30秒以上，呼吸循环功能代偿差者，屏气时间少于30秒。

2. 吹气试验　患者深吸气后，将手掌心对准患者的口，让患者尽快将气呼出，如感觉吹出气体有力、流速快，且能在大约3秒内呼尽则肺功能正常。常用以下方法：

（1）火柴试验：将点燃的火柴置于患者口前一定距离，让患者用力将火柴吹灭。如不能在15cm距离将火吹灭，则可估计时间肺活量第1秒率<60%，第1秒量<1.6L，最大通气量<50L/min。如距离为7.5cm时仍不能吹灭，估计最大通气量小于40L/min。

（2）蜡烛试验：与火柴试验相似，患者如能将90cm以外点燃的蜡烛吹灭，估计呼吸功能基本正常，反之，则说明可能不正常。

（3）呼吸时间测定：置听诊器于患者的胸骨上窝，令患者尽力呼气，然后测定呼气时间，如果超过7秒，估计最大通气量小于50L/min，时间肺活量第1秒率低于60%。

上述呼吸功能的监测方法不需要特殊的仪器设备，是临床上对呼吸系统疾病及其功能检查常用的基本方法，虽然对患者的肺功能仅是粗略了解，但方法简单、易行，在临床上仍有重要参考价值。某些危急情况中，它们可能是最迅速、直接的判断指标，不容轻视。

第2节　肺的容量与通气

传统的肺量计是水封筒计纹鼓式肺量计，有单筒和双筒式两种类型（图39-1）。可以测定各种肺容量（除残气量外）、时间肺活量、静息氧耗量等。后来，又有Wright肺量计（图39-2）、Drager肺量计等，可以测量潮气量、静息通气量、最大通气量、肺活量、补呼气量等。随着科学技术的进步，尤其是在生物医学工程领域里电子工程技术突飞猛进的发展，使临床上可更方便地定量地监测患者的肺功能。

一、肺的容量

肺容量即肺内气体的容量，是肺在不同的膨胀情况下肺内容积变化的一些参数。从根本上说，其变化遵循一定的规律，众多的肺容量参数变化可归为两大类。

（一）基本肺容量（volume）

除解剖无效腔量（death volume，V_D）外，有以下

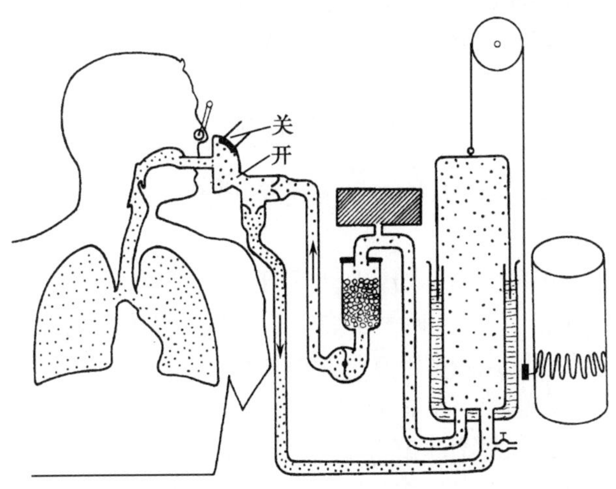

图 39-1　单筒式肺量计

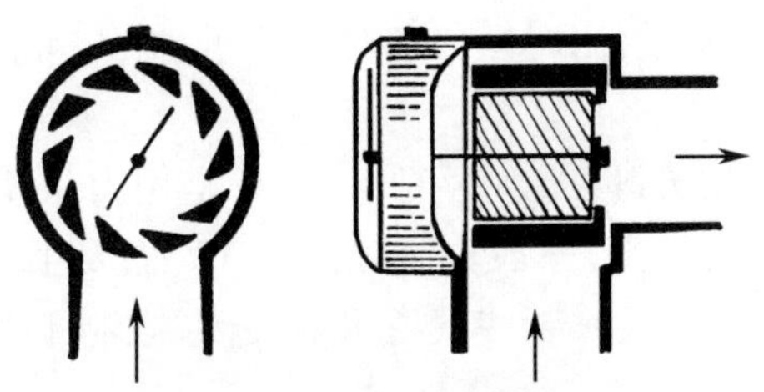

图 39-2　Wright 肺量计

四个基本肺容量：

1. 潮气量（tidal volume，V_T）　V_T为平静呼吸时一次吸入或呼出的气量。平均值为男性 600ml，女性 490ml。根据体重可以计算出每公斤体重的 V_T，约为 10ml/kg。

2. 补吸气量（inspiratory reserve volume，IRV）　IRV 为平静吸气后，用力作最大吸气时所能吸入的气量。平均值为男性 2.16L，女性 1.4L。

3. 补呼气量（expiratory reserve volume，ERV）　ERV 指在平静呼气后，用力作最大呼气时所能呼出的气量。平均值为男性 0.91L，女性 0.56L。

4. 残气量（residual volume，RV）　RV 是指深呼气后不能呼出的肺内残余气体。残气量的测定可使用气体稀释法（详见 FRC）。平均值为男性 1.53L，女性 1.02L。

（二）复合肺容量（capacity）

复合肺容量是指在基本肺容量的不同组合下形成的肺容量。临床上常用的有四项指标分别是：

1. 深吸气量（inspiratory capacity，IC）　IC 指平静呼气后，作最大吸气所能吸入的气量，即潮气量与补吸气量之和。平均值为男性 2.66L，女性 1.90L。

2. 肺活量（vital capacity，VC）　VC 是最大吸气后，作最大呼气所能呼出的气量。即潮气量、补呼气量、补吸气量之和。平均值为男性 3.47L，女性 2.44L。还可以根据体重计算出每公斤体重的肺活量。按经验公式计算出肺活量预计值（VCP），测定值与预计值之比（% VC），正常偏差范围在±20%。

3. 功能残气量（functional residual capacity，FRC）　FRC 指平静呼气后存留于肺内的气量，即补呼气量与残气量之和。平均值男性为 2.33L，女性 1.58L。

临床上最常用氦（He）稀释法来测量 FRC，是基于氦气不被吸收的物理性质。给吸入一定浓度的氦、氧混合气体，一般含氦气浓度 7% 左右。呼吸数分钟后，待氦气在肺内分布均衡，根据如下计算公式计算。

$$He\%s \times V = He\%b \times (V + FRC)$$

$$FRC = \frac{V \times (He\%s - He\%b)}{He\%b} \qquad RV = FRC - ERV$$

式中：He% s＝吸气前所配制混合气体的氦气浓度；He% b＝呼吸数分钟达到平衡后的气体氦气浓度；V＝肺容量计的容积；FRC＝功能残气量；RV＝残气量。

由于功能残气量的存在，肺泡在每次呼气末不至于完全萎陷，使肺毛细血管内的血液和待交换的气体之间存在着缓冲空间，这样，在一呼一吸的间歇期，血液与肺泡气之间仍有气体交换。肺泡气的氧分压不会在呼气末骤降，也不会在吸气末随新鲜空气的氧分压急剧上升，而是始终平衡在 109mmHg 左右，使气血交换能在相对衡定的环境中进行。

功能残气量的大小直接影响到肺内原有气体的交换速率，这可说明为何临床上在吸入麻醉诱导、恢复的过程中，肺气肿患者进入麻醉期或从麻醉中恢复均需更长时间的原因。

4. 肺总量（total lung capacity，TLC）　TLC 为深吸气后肺内所含的全部气量，即残气量、补呼气量、潮气量、补吸气量之和。平均值男性 5.02L，女性 3.46L。还可以计算出残气量与肺总量之比（RV/TLC），健康年轻人为 25% ~30%，老年人为 40%。

肺容量与年龄、性别、体表面积和测定时的体位有关。肺容量的测定是静息通气功能测定的基本项目，其中潮气量和肺活量最常用。由于它只代表呼吸在某一阶段内的气量或容积，不能反映通气的动态变化,有一定的局限性。

二、肺的通气功能

肺通气是指依靠呼吸运动将氧气吸入肺中,同时排出二氧化碳的过程,反映了肺呼吸生理的动态变化。事实上,单位时间肺内气量的变化以及肺内气体的分布,要比肺容量更有临床意义。最常用的监测项目如下:

(一) 分钟通气量(V_E)

分钟通气量为潮气量与呼吸频率(f)的乘积。平均值男性6.6L,女性4.2L。

(二) 分钟肺泡通气量(V_A)

分钟肺泡通气量即每分钟通气量减去无效腔量,用公式表示为:

$$V_A = f \times (V_T - V_D)$$

一般认为成人的解剖无效腔量(V_D)约为2ml/kg。但临床实践中,无效腔通气并不仅仅由解剖无效腔造成,往往还受肺泡腔内无效通气(又称肺泡无效腔通气)所影响,故生理无效腔包括解剖无效腔和肺泡无效腔。如将每分通气量减去生理无效腔量则为肺泡每分钟有效通气量,据国外统计,V_A值为4.2L/min左右。根据Bohr公式可计算生理无效腔量。

$$V_D = V_T \times \frac{PaCO_2 - PeCO_2}{PaCO_2 - PiCO_2}$$

式中:V_D=生理无效腔量;V_T=潮气量;$PaCO_2$=动脉血二氧化碳分压;$PeCO_2$=呼出气二氧化碳分压;$PiCO_2$=吸入气二氧化碳分压。

正常人生理无效腔量平均为男性0.128L,女性0.119L。与潮气量之比(V_D/V_T)<0.3。所以生理无效腔、潮气量、呼吸频率是影响通气效率的重要因素,其次还和机体的代谢状态有关。通常以血中二氧化碳含量高低来确定通气适当与否,当$PaCO_2$高于正常值是低通气,反之$PaCO_2$低于正常值是通气过度的表现。

(三) 最大通气量(MVV)

MVV是指每分钟用力呼出和吸入的最大气量,一般以测定15秒的最大通气量乘以4得出,平均值男性为104L,女性为82.5L。MVV是通气功能中较有价值的项目,主要用于评估通气储备功能。凡中枢病变,胸廓运动、呼吸道和肺组织异常的患者均可出现MVV的下降。临床中用通气储备百分比(MVV%)去衡量通气储备能力,计算公式如下:

$$MVV\% = \frac{MVV - V}{MVV}$$

公式中:MVV为最大通气量;V代表平静呼吸时通气量。

正常值为93%以上,低于86%为通气功能不佳,低于70%为通气功能严重受损。身体虚弱或有严重心肺疾患者不宜行此项检查。

(四) 时间肺活量(TVC)

TVC是描述用力呼出气量与时间相关的参数,主要反映支气管有无阻塞,有可能会取代最大通气量,因为TVC适合体力衰弱不能接受最大通气量测试者。测定方法为深吸气后以最快的速度呼气,按时间顺序描绘出时间与容量关系的曲线,可以得到以下参数:

1. 用力肺活量(FVC) FVC是用力从TLC呼出的最大气量,一般比慢呼出的VC值要小。这是因为用力呼气时某些气道可能关闭,限制了气体的排出。

2. 用力呼气量(FEV) FEV为一次最大吸气后再用力尽快呼气时,在一定时间内所能呼出的气体量。正常第1秒量(FEV_1)2.83L,第2秒量(FEV_2)3.30L,第3秒量(FEV_3)3.41L。因FEV_1不受FVC的影响,常用于评估使用气管扩张剂后气道阻力下降的效应。

3. 时间最大呼气率(FEV%) FEV%指一定时间内呼出气占用力肺活量的百分比。正常第1秒率($FEV_1\%$)>83%,第2秒率($FEV_2\%$)>96%,第3秒率($FEV_3\%$)应达到99%。$FEV_1\%$<80%反映大气道阻塞和阻塞性障碍。

4. 最大呼气流速(MEFR) MEFR是测定FVC时自200ml至1200ml的速度,正常成人应>300L/min。因为MEFR的测定部分依赖于肺容量,所以在体格小、肺容量低的人中MEFR值有可能小于300L/min。其临床意义与FEV_1类似,但因测定较复杂,所以较FEV_1使用少。

5. 最大呼气中期流速(MMEF) MMEF为用力肺活量测定中容量从25%~75%的那一段变化中的气体流速。平均值男性为3.36L/s,女性为2.88L/s。MMEF可反映小气道通气状况,为测定气道阻塞的敏感指标。

6. 最大吸气流速(MIFR) MIFR是指自FRC

位用力吸气至TLC位时，从200～1200ml时的吸气速度。有神经肌肉病变者、体力虚弱时和胸腔外气道梗阻者，其值降低。正常值300L/min。

7. 最大呼气流速—容量曲线　它是指在作用力呼气容量测定时，将每一刻呼气流速与其相关的容量在XY轴上绘出所得之曲线。如果这种测定延续至吸气期，那么曲线也和每一呼吸周期一样呈现环形（图39-3A）。呼气初期约占呼气容积的20%左右，是患者主动用力达到的最大流速期，用力愈大，流速愈快。此段流速与用力有关。而呼气其余部分（75%肺容量以下），随着肺容量逐渐减少，流速也相应减慢，它们取决于肺的弹性和周围小气道阻力的影响。因此，曲线的这一部分与患者用力无关。常表示肺实质或小气道病变，或两者兼有。这也是不同情况下流速-容量曲线差异的原因（图39-3B）。

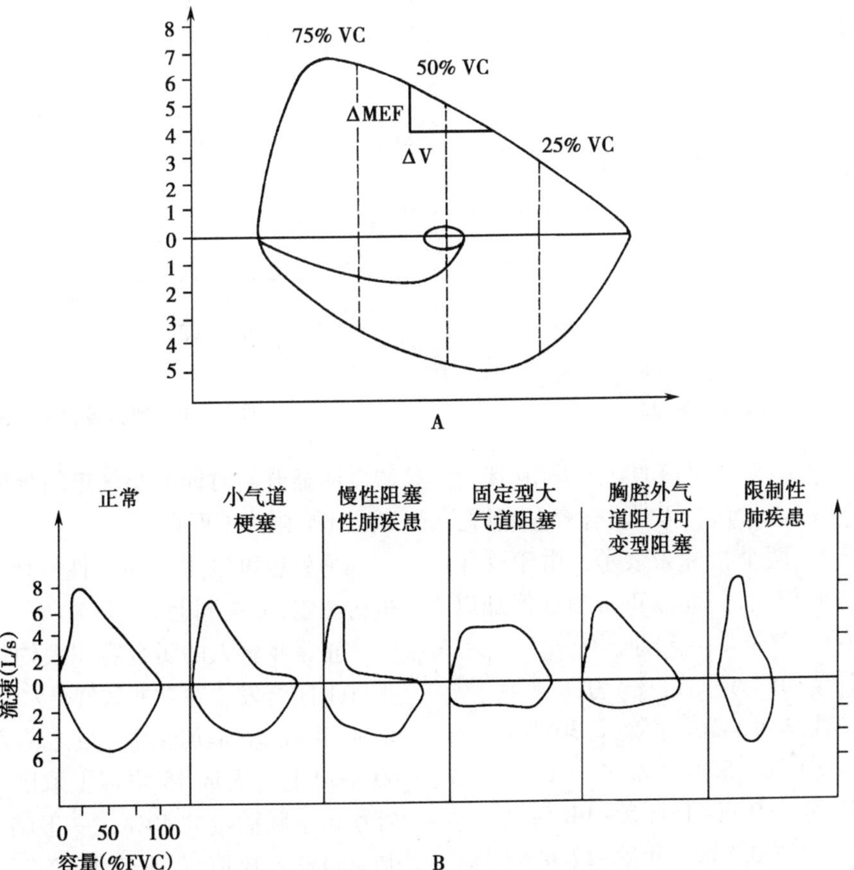

图39-3

A. 流速-容量环；B. 各种情况下流速-容量环比较

8. 气速指数　气速指数对鉴别阻塞性或限制性通气功能障碍有一定价值，气速指数<1提示为阻塞性，>1提示为限制性。其计算公式为：

$$气速指数=\frac{最大通气量实测占预计值\%}{肺活量实测占预计值\%}$$

（五）闭合容量（CC）与闭合容积（CV）

呼气中小气道关闭时的肺容量称为闭合容量，而闭合容量减去残气量则为闭合容积。一般认为慢性阻塞性肺疾患的患者早期就有闭合容积的变化，这项检查比其他测定更敏感（图39-4A）。

小气道无软骨支持，其通畅程度取决于气道内外部的压力差（跨壁压力）及小气道周围组织的弹性拉力。正常人在直立位时，由于重力的影响，使胸膜腔内的压力不均衡，肺尖部胸膜腔内负压要大于肺底部。因此，呼气末肺尖部的跨肺压力比肺底部要高，接近残气量时，下垂部肺区的小气道趋于关闭，上部肺区仍开放。上下胸膜腔内压力差可达7.5cmH_2O。但在老年人或合并肺部疾患者，闭合容量可大于功能残气量，即使潮气量呼吸时小气道也可发生闭合。

闭合容量可用氮气法或氦气法（弹丸法）加以测定，氮气法不需指示气体，方法简便，但精确度稍差；弹丸法需用氦气做指示气体，价格昂贵，操作复杂，但精确度较高。目前常用氮气法。

一口气氮测定法：最先由 Fowlew 提出，又称为夹心法（Sandwich—Technic）。受试者呼气至 RV 位，吸入纯氧至 TLC 位然后缓慢均匀呼气（流速 0.5L/S）在 X-Y 记录仪上记录下一条上升型曲线。曲线分为四相：第Ⅰ相是呼气的起始段，呼气中出现氮 0% 的平段，来自解剖无效腔。第Ⅱ相为肺泡与无效腔的混合气体，氮浓度急剧上升，线段呈陡

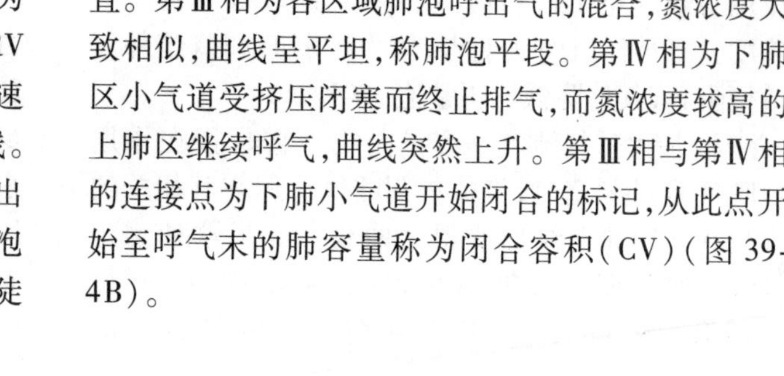
直。第Ⅲ相为各区域肺泡呼出气的混合，氮浓度大致相似，曲线呈平坦，称肺泡平段。第Ⅳ相为下肺区小气道受挤压闭塞而终止排气，而氮浓度较高的上肺区继续呼气，曲线突然上升。第Ⅲ相与第Ⅳ相的连接点为下肺小气道开始闭合的标记，从此点开始至呼气末的肺容量称为闭合容积（CV）（图 39-4B）。

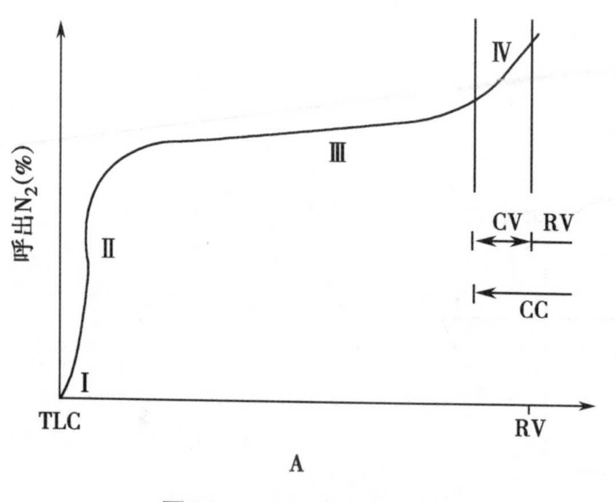

图 39-4A 闭合容量曲线

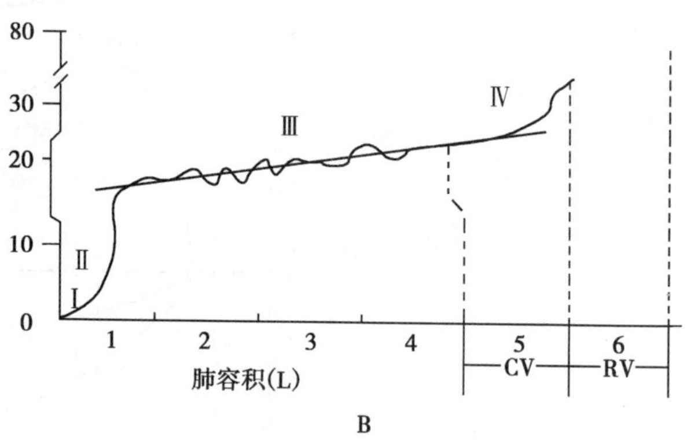

图 39-4B 闭合容积示意图

正常值和临床意义：闭合容积的判断采用（闭合容积/肺活量）%［（CC/VC）%］及（闭合容量/肺总量）%［（CC/TLC）%］两个指标来表示。由于受年龄等生理因素的影响较大，因而以正常预计值加以判断，增加时提示有小气道功能障碍。

闭合容积预计值回归方程式（%）为：

（CC/VC）%（男）= 0.3856×年龄-2.3081

（CC/VC）%（女）= 0.3569×年龄-0.688

（CC/TLC）%（男）= 0.6044×年龄-14.5432

（CC/TLC）%（女）= 0.5383×年龄-17.4062

Ⅲ相斜率是指通过 CV 曲线上Ⅲ相后 2/3 部分划斜线，每升呼出气氮浓度的上升值，以 $\Delta N_2\%/L$ 表示。$\Delta N_2\%L$ 增高提示有气体分布不均。

Ⅲ相斜率氮浓度差预计值回方程式

$\Delta N_2\%/L$（男）= 0.710+0.01×年龄±0.43

$\Delta N_2\%/L$（女，<60 岁）= 1.036+0.009×年龄±0.57

$\Delta N_2\%/L$（女，>60 岁）= 1.777+0.058×年龄±1.30

方法如下：先令测试者呼气至 RV 位，然后慢慢吸空气至 FRC 位，这部分空气（包括存在于无效腔内的空气）先充满肺尖部。然后改吸纯氧至 TLC 位，这部分氧气主要分布在肺底部，冲淡那里的氮气浓度。此时呼气至 RV 位，呼气期将即刻的氮气浓度和肺容量相应在 XY 轴画图，曲线分为四期，氮气浓度明显升高时即为小气道闭合期，可得出 CC 值，减去 RV 则为 CV 值。

另外也可以用一些惰性气体，如氦、氩、氙$_{133}$来进行测定，方法同上。

正常年轻人的闭合容积大约是肺活量的 10%，小气道闭合发生在功能残气量水平以下。随着年龄增加，可在达到功能残气量之前发生小气道闭合。60 岁以上的人或 45 岁以上取卧位时，他们的闭合容积可达肺活量的 40%。一般临床常用闭合容量/肺总量% 的比值，正常值为 12.7%±0.5%。在气道病变中它的变化要早于闭合容积/肺活量% 的变化。

（六）通气的分布

呼吸时由于肺不同区域的阻力和顺应性不同，所以各部分的膨胀程度也不同，以至于通气不均。即使在正常人，也是肺尖及肺门部张缩程度较小，而肺下部和边缘部较大。肺有病变时，如慢性支气管炎、肺气肿等，则气体分布明显不均，引起无效腔量增加，导致低氧血症。病情较重时，即使分钟通气量正常，亦可有二氧化碳潴留发生。通气分布常用的测定方法有：

1. 单次吸氧测定法（SBO_2） 在深吸一次纯氧后作一次深呼气，测定呼出气（750～1250ml）中的氮气浓度，正常值<1.5%（年轻人为 0.7%±0.3%，老年人为 1.8%±1.1%）。否则说明肺泡单位充盈与

排空不同步，意味着肺通气不匀（图 39-5）。

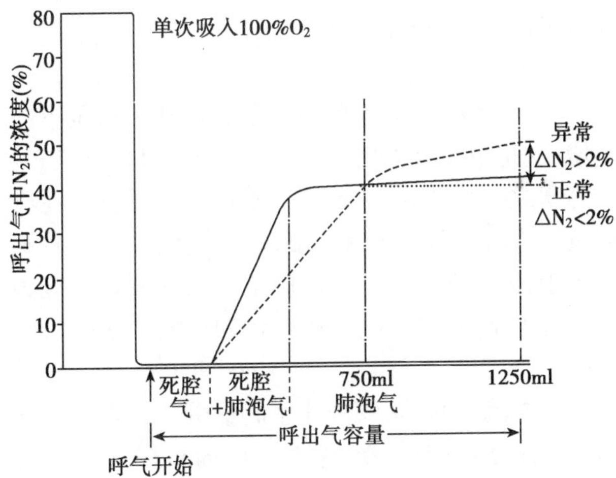

图 39-5　通气分布测定的单次吸氧测定图

2. 七分钟氮气洗出法（SBN_2）　该方法指在正常潮气量通气下，吸入纯氧 7min 后，再作最大呼气，此时经气道测定氮气浓度的峰值。由此可估算氮气的洗出率。正常值应小于 2%。如果有较多的肺单位时间常数延长，那么这些肺单位的潮气量会明显降低，致使氮气浓度降低减慢。严重者要通气 20min 后才可达到 2%（图 39-6）。

通常在中度气道狭窄患者中，SBO_2测试结果异常。如是支气管痉挛或急、慢性支气管炎引起的肺气肿或哮喘，则 SBO_2和 SBN_2测试结果均异常。

通气功能的测定是以分钟通气量、最大通气量、时间肺活量等项目比较常用，如有条件时可以测定闭合容积、气体分布等有关项目。通气功能需借助多项检查才能比较全面了解其损害程度，因此，要选用几种参数来相互印证。同时参考胸部 X 线和物理检查，了解肺的通气分布和循环状态。

（七）内源性呼气末正压（PEEPi）

PEEPi 是指在呼气末期由于气体陷闭在肺泡内产生的压力，常见于两方面原因，一是由于机械通气参数调节不当，呼气时间过短。二是由于气道阻力及肺顺应性的改变，使呼气流速减慢，同时狭窄的气道受压后容易陷闭而造成的。正常值小于 3cmH_2O。也是指导呼吸机使用指征中的参数之一。

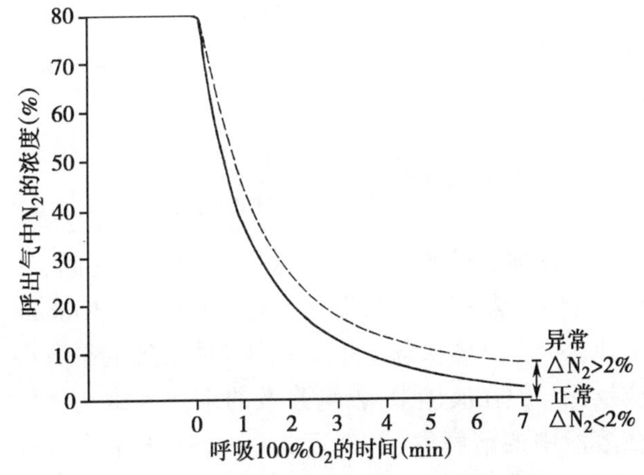

图 39-6　通气分布测定的 7 分钟氮洗出图

第 3 节　肺的换气功能

换气系肺泡将外界的氧弥散于肺毛细血管中，并把二氧化碳从血中弥散于肺泡排出体外的过程。诸多因素如肺容量改变、通气量减少、肺内气体分布不均、肺血流障碍、血液成分改变等都可直接或间接地影响换气功能。肺的换气功能主要包括弥散功能和通气/血流比。

一、肺的弥散功能

肺内气体弥散过程，可分为以下 3 个步骤：①肺泡内气体弥散；②气体通过肺泡壁毛细血管膜的弥散；③气体与毛细血管内红细胞血红蛋白的结合。

根据物理学概念，肺弥散量实际上是肺弥散阻力的倒数，即弥散阻力越大，弥散量越小。弥散阻力指产生一个单位弥散量所需的压力差。如果 2 个或 2 个以上阻力串联时，其总阻力应为各阻力之和。肺弥散总阻力包括肺泡内阻力、肺泡毛细血管膜阻力与肺泡壁毛细血管中红细胞内阻力三种。由于肺泡内阻力很小，可忽略不计，肺弥散总阻力可以下列公式表示：

$$\frac{1}{D_L}=\frac{1}{D_M}+\frac{1}{\theta V_C}$$

公式中：D_L = 肺弥散量；D_M = 肺泡毛细血管膜弥散量；θ = 二氧化碳（或氧）与血红蛋白反应速率；Vc = 肺毛细血管血容积。

临床上常用的测定方法有如下三种：

（一）重复吸收试验

患者经过 1 分钟的运动，经密闭呼吸 20s 空气，然后作一次最大呼气，测定呼出气中氧和二氧化碳容积百分比。肺泡氧浓度男性为 8.62% ±0.13%，女性为 8.96% ±0.14%；肺泡二氧化碳浓度男性为 8.33% ±0.98%，女性为 7.83% ±0.10%。当肺泡氧浓度小于9.5%时,说明换气功能正常;超过10.5%,说明换气功能减弱,包括通气不足、无效腔量增加、气体分布不均、弥散功能障碍、肺内分流等。

(二)静息通气一分钟氧吸收量

可用肺量计描计出静息下一分钟氧吸收量,正常值为250~300ml/min。如同时测定分钟通气量,则可计算出氧吸收率,即静息通气时每升通气量中所吸收的氧气量,约为46.8ml/min±7.1ml/min。氧吸收量和氧吸收率降低,均表示换气功能降低。

(三)肺弥散量(DL)

肺弥散量为最常用的一种测定肺弥散功能的参数,是指肺泡与肺泡毛细血管之间气体分压差为1mmHg时,1min内透过界面的气体量(ml),一般用一氧化碳来测量肺弥散量(DLco)。静息状态下正常值为26.5ml/(mmHg·min)~32.9ml/(mmHg·min)。

$$弥散量=\frac{每分钟一氧化碳吸收率}{肺泡一氧化碳分压}$$

气体弥散量的大小与弥散面积、距离、时间、气体分子量及其在弥散介质中的溶解度有关。Graham定律认为在气体状态下弥散率和气体密度的平方根成反比。但在液体中,影响弥散的重要因素是气体在溶液中的溶解度(指温度为37℃时,1个大气压下,1ml水中溶解的气体毫升数),弥散量和溶解度成正比。由此可以计算出二氧化碳弥散能力约为氧气的21倍。因此肺弥散功能发生障碍时,主要表现为缺氧。

二、肺的通气与血流比

(一)通气/血流比(V_A/Q)与肺泡动脉血氧差($A\text{-}aDO_2$)

正常人每分钟静息肺泡通气量约为4L,肺血流量约为5L,则通气/血流比值正常为0.8。如果肺泡通气量大于血流量(比值升高),则等于无效腔量增加,可以用Bohr公式计算出来。若血流量超过通气量(比值下降),则产生肺内分流,可通过肺泡动脉血氧分压差($A\text{-}aDO_2$)来测定。$A\text{-}aDO_2$可以通过公式计算出来,正常值在吸入空气时为4~10mmHg(平均为8mmHg,高限为25mmHg),吸入纯氧时($FiO_2=1.0$)为25~75mmHg。$A\text{-}aDO_2$增大则反映弥散或分流异常。此外,还可以测定吸气动脉血氧分压差($I\text{-}aDO_2$),与$A\text{-}aDO_2$意义相同,但容易测定。呼吸指数(RI)可以由$A\text{-}aDO_2/PaO_2$计算出来,这些项目可以反映肺的氧合情况。

1. 影响V_A/Q的因素

(1)重力:正常人胸腔内压力从肺上部至下部递增,这是由肺重力关系所致。由于胸腔内负压与肺容积改变的关系呈"S"形,即肺容积的改变在胸腔负压小时较负压大时明显,肺下区胸腔负压较肺上区小,因而在正常呼吸时肺下区通气量较上区为大。肺上下区通气量分别为0.24L/min与0.82L/min。

肺血流方面,立位时肺血流量由上部至下部递增,分别为0.07L/min与1.29L/min,较前所述肺上、下部通气量改变的差别更为明显,因此V_A/Q由肺上部至下部递减,分别为3.3与0.63。

(2)吸入氧浓度:吸入氧浓度增高时,分流样效应随之变小;反之,吸入氧浓度降低时,分流样效应就越趋明显。

(3)病理因素:气道阻力与血管阻力的病理因素,如慢性支气管炎、肺气肿、肺水肿与肺间质纤维化等,均可影响V_A/Q的比值。

2. V_A/Q对换气功能的影响 V_A/Q与肺泡单位氧分压(P_AO_2)和二氧化碳分压(P_ACO_2)关系密切,因而影响换气功能,当V_A/Q增大致肺泡无效腔增大时,P_AO_2增高而P_ACO_2下降;反之,当V_A/Q减小形成强分流样效应时,P_AO_2下降而P_ACO_2增高。由于肺不同部位V_A/Q不相同,故P_AO_2与P_ACO_2也不同,肺上部V_A/Q最高,故P_AO_2最高而P_ACO_2最低,肺下部则恰恰相反。

病理情况下,缺氧和二氧化碳潴留都能引起通气和肺血流量的增加。由于二氧化碳解离曲线呈直线形,因此那些通气超过相应血流的肺泡部分(即高V_A/Q区)可排出较多的二氧化碳,而氧的摄取则因氧解离曲线已处于平坦部分,虽然P_AO_2有所增加而氧饱和度增加有限,因此高V_A/Q区的肺泡可以代偿低V_A/Q区的二氧化碳潴留,而无助于纠正缺氧。因此,V_A/Q不均主要引起PaO_2下降,而对$PaCO_2$影响可能不大。

(二)生理无效腔(V_D)的测定

进入肺泡的气体,如由于某些肺泡无血流灌注或灌注不足而不能进行正常的气体交换,就变成了无效腔样通气,通常用生理无效腔来代表无效的通气,假若分钟通气量不变,生理无效腔越大则肺泡通气量越小,肺泡通气量减小造成的后果为P_AO_2减低

与 $PaCO_2$ 增高。

生理无效腔占潮气量的比率可用Bohr公式计算：

$$\frac{V_D}{V_T}=\frac{PaCO_2-PeCO_2}{PaCO_2}$$

式中：V_D=生理无效腔量；V_T=潮气量；$PaCO_2$=动脉血二氧化碳分压；$PeCO_2$=呼出气二氧化碳分压。

临床上常以生理无效腔量与其占潮气量之比（V_D/V_T）作为判断指标。其正常值约为0.25～0.3。生理无效腔是反映肺内通气与血流灌注比例是否正常的一项指标，有助于对一些肺部疾病严重程度的判断，生理无效腔增大见于各种原因引起的肺血管床减少、肺血流量减少或肺血管栓塞，如呼吸衰竭、二氧化碳潴留、肺栓塞等，V_D/V_T 可高达0.6～0.7。

（三）肺动静脉分流量（Q_S）与分流率（即分流量/心排血量，Q_S/Q_T）

肺动静脉分流率正常值<7%。分流率与心排血量的乘积即为分流量。使用特殊技术可计算分流率和分流量，计算公式如下：

$$\frac{Q_S}{Q_T}=\frac{Cc'O_2-CaO^2}{Cc'O^2-CvO^2}$$

式中：$Cc'O_2$ 代表肺泡毛细血管末端血内的氧含量，CaO_2 为动脉血氧含量，CvO_2 为混合静脉血氧含量。

第4节　肺的呼吸动力功能

呼吸肌是呼吸运动的主要动力，呼吸动力的作用在于克服以下三方面的力：①肺与胸廓的弹性回缩力；②肺与胸廓运动产生的非弹性阻力，即肺与胸廓变形造成的摩擦力；③通气过程中，气体在气道内流动的阻力。以上诸阻力越大，则呼吸越费力。同时最大通气量、时间肺活量、最大呼气或吸气气流速率等也可间接地反映呼吸动力学的变化。如需进一步了解呼吸动力功能，可测定下列项目。

一、呼吸压力

由于呼吸肌的收缩和松弛，使胸腔容量发生改变，引起一系列压力变化，产生了呼吸运动的动力。

（一）胸膜腔内压

由于肺组织弹力与胸廓弹力，两个相反方向力的作用结果，产生胸膜腔负压。在静息呼吸周期中，胸膜腔内压始终低于大气压，因而促使周围静脉血回流心脏，胸膜腔内压力在正常呼气时为-3～-5mmHg，吸气时为-5～-10mmHg。

（二）肺泡压

是胸膜腔内压与肺组织弹力作用的结果。吸气时，胸内负压增加，超过肺组织弹力，则肺泡压成为负压，空气被吸入肺泡；呼气时，胸腔负压逐渐减少，当低于组织弹力时，肺泡压转为正压，大于大气压，肺内气体排出体外，故在呼吸周期中，肺泡压在大气压上下呈正负波动，吸气为负，呼气为正。

（三）气道内压

大气压与肺泡内压间出现压力差时即产生气道压力的变化。吸气时，肺泡压为负压，气道内压自呼吸道开口向肺泡递减；在呼气时则相反。平静呼气终末时，气道内压与大气压相等。

（四）气道压

是扩张或压缩呼吸道的压力，由气道内压与胸膜腔内压差决定。呼气时胸膜腔内负压减少，气道内外压差也随之减少，管口径缩小。临床上应用机械通气治疗可以增加呼吸压力，提高气道内压力，防止气道陷闭，保持呼吸道通畅。

（五）胸肺压

为扩张和压缩胸壁与肺的总压力，相当于肺泡与胸廓外大气压的差数。自主呼吸时，胸肺压缩，肺泡压高于大气压，反之低于大气压。当自主呼吸消失，使用机械正压通气，吸气末的气道压力即为跨胸肺压。跨胸肺压增加，提示胸壁或肺组织弹性减弱。

（六）跨肺压

肺泡压与胸膜腔内压差，也就是使肺扩张和收缩的力量。在呼吸周期中，由于跨肺压存在区域性差异，肺各部分容积变化不一，使吸入气体分布不均。

（七）跨胸壁压

跨胸壁压是扩张或压缩胸壁的压力，胸膜腔内压与胸外大气压的差值。

二、顺 应 性

（一）胸肺顺应性的定义及分类

顺应性（compliance，C）反映肺与胸廓弹性特征，其定义为“单位压力改变时的容积改变”，单位是 L/cmH_2O。根据所测的部位及方法不同又分类如下：

1. 胸廓顺应性（Cc） 胸廓是一个弹性密闭腔，由于呼吸肌的收缩和松弛，使胸廓扩张和收缩，在一般呼吸幅度范围内，呼吸肌作用的力（经克服胸廓、肺的弹性回缩力后，以跨胸壁压力表示）与胸廓容积的变化成正比，两者的比值即为胸廓顺应性，如在潮气量范围内测定，正常值是 $0.2L/cmH_2O$。自主呼吸时胸廓一侧为大气压，另一侧为胸膜腔内压力（Ppl）的变化，所以，在自主呼吸时跨胸壁压力即胸膜腔内压力。计算公式如下：

$$Cc=\frac{\Delta V}{\Delta Ppl}$$

式中：Cc 为胸廓顺应性；ΔV 为胸廓内容积变化；ΔPpl 为胸膜腔内压力变化。

因食管内压力（Pes）随胸膜腔内力高低而变化，食管内压力可反映胸膜腔内压力的变化。故可用△Pes 代替△Ppl。

2. 肺顺应性（C_L） 如上所述，经测定胸膜腔内压力与气道出口（如口腔内）之间压力差，再与潮气量比较，即可得到肺的顺应性，正常值为 $0.2L/cmH_2O$。

3. 胸肺总顺应性（C_T） C_T是指肺与胸廓整体的顺应性，它的倒数是胸廓顺应性及肺顺应性倒数之和。关系如下，正常值为 $0.1L/cmH_2O$。

$$\frac{1}{C_T}=\frac{1}{Cc}+\frac{1}{C_L}$$

4. 静态顺应性（Cst） Cst 是指在压力与容量改变静止的瞬间所测得的两者之间关系计算得到的结果，其完全反映了肺与胸廓的弹性回缩特征。如分别以压力与容量变化一一对应在 X、Y 轴上画图，可得一直线，其斜率即为顺应性值。在不同的肺容量水平测定时，其值不同。

5. 动态顺应性（Cdyn） Cdyn 是指在呼吸周期中连续、动态地测量压力与容量变化之间关系所得的结果，除了反映胸廓与肺的弹性回缩特征外，还受其他因素的影响，如气流产生的阻力等。正常肺的静态顺应性和动态顺应性几乎相同，但有肺疾患者，气道阻力增加或肺顺应性下降时，如肺阻塞性病变者，其动态顺应性较静态顺应性为低。

6. 比顺应性 比顺应性是指某肺容积下的顺应性与该肺容积的比值，同一肺的比顺应性始终不变。凡胸廓或肺组织有病变时，如肺气肿、肺纤维化、肺水肿、肺充血、胸膜增厚、脊柱侧凸或胸廓变形等，胸廓与肺组织弹性减退、硬变而致扩张受限，则顺应性和比顺应性降低。

（二）机械通气时的顺应性

机械通气时，肺和胸廓的扩张同样须克服其弹性及相反的气流阻力，其中弹性成分为静态顺应性而阻力首先是呼吸道阻力。一次完整的机械通气的呼吸气流（V）、气道压（Paw）和潮气量（V_T），其顺应性及总气流阻抗的计算方法为：

$$肺-胸顺应性=V_T/[Pp\text{-}EEP]$$

$$有效顺应性=V_T/[Pm\text{-}EEP]$$

$$动态顺应性=V_T/[Po\text{-}EEP]$$

式中：Pp 为呼吸平台压，是在通气完 1～2 秒时 V_T平均再分布时测得；EEP 为呼气末压，也是在无气流时测得；Pm 为最大吸气压，是压力最大值；Po 是无气流那一刻的气道压，不包括呼吸道阻力所致压力。

呼吸系统总气流阻力（含机械性）可由两个公式计算：（Pm-Pp）/V 或（Pm-Po）/V；前者指呼吸频率为零时气道的最大阻力，后者指的是呼吸频率无限大时气道内的最小阻力。

呼吸机通气时的吸气末有一段时间气流为零，此时吸气末气道压下降；气道峰压反映肺-胸弹性回缩力与吸气末气流对抗呼吸道阻力所产生的压力；无气流期间呼吸道阻力这一因素消失，从而气道压降低。由于局部的肺膨胀不同步或者说膨胀所需的时间不同，致气体重新分布。从吸气末的平台压看出肺-胸顺应性较低。如果只是测顺应性，吸气末无气流时间则 1 秒就可使气体再分布充分；而对于严重的慢性阻塞性肺部疾病（COPD）患者，吸气末无气流时间应予相应延长。

机械通气时顺应性可分为三种类型：有效顺应

性（C_{eff}）、动力学顺应性（C_{dya}）和统计学顺应性（C_{LT}）。

C_{eff}来自通气回路吸气峰压时的气道值，一般是在气流刚好为零时测量，这时就需要呼吸速度描计图或其他的气流相关轨迹图来进行记录。C_{eff}一般常用于手术室，而C_{eff}和C_{LT}可用于ICU。C_{LT}对于呼吸机麻痹或重度镇静状态的患者更容易测得，可通过一个超级注射器用已知的容量使其肺-胸膨胀后，测定气道压，从而得到准确的C_{LT}。

对没有肺或胸壁病变的正常成人，其正常的C_{LT}在60～100ml/cmH_2O之内，对于严重急性低氧血症的呼吸衰竭患者，其C_{LT}一般小于30ml/cmH_2O。对于急性呼吸衰竭患者，连续监测C_{LT}有指导治疗及评估预后的价值。

机械通气期间气道压反映肺和胸壁的共同作用，区分两者需要测定胸膜腔压力；而一般可用食管压来反映其胸膜腔压的变化。对于重症患者，区分肺及胸廓顺应性，可了解跨肺压对循环的影响。

肺顺应性（C_L）和胸廓顺应性（C_C）与气道（肺泡）压（Paw）有以下关系：

$$\Delta P_{pl}=\Delta P_{aw}\times\frac{C_L}{C_L\times C_C}$$

式中：ΔP_{pl}为胸膜腔压力的变化，ΔP_{aw}为气道压力的变化。

当$C_L=C_C$时，胸膜腔压的变化为气道压变化的一半；对于僵直肺（肺泡顺应性明显下降），其比例下降。而对于胸壁僵直，该比例则上升。这样设定一个气道平台压，C_L下降则吸气末跨肺压降低。对于大多数危重患者，其肺-胸顺应性的变化一般是反映肺的情况而并不反映胸廓的情况；除非C_C异常低，例如极度肥胖、腹部膨隆、严重脊柱后侧突、俯卧位等。

三、最大吸气力（IF 或 MIP）和最大呼气力（EF 或 MEP）

用压力计可分别测定最大吸气时或最大呼气时气道内的压力，吸气时呈负压，正常范围为-30～-140cmH_2O。呼气时为正压，用于估计呼吸肌的肌力。

四、呼吸驱动力（$P_{0.1}$）

呼吸驱动力是阻断气道情况下吸气开始0.1s时的口腔压力，又称口腔闭合压（$Pm_{0.1}$），它反映了呼吸肌的收缩性能。其改变与膈神经及膈肌呈线性相关，反映了呼吸中枢兴奋性。常用于评价呼吸中枢功能，对进行呼吸支持患者的撤机拔管有指导意义，正常值为-2～-4cmH_2O。

五、压力时间乘积（PTP）

通气时送气压力与时间的积，可反映呼吸肌功能与呼吸形式，正常值为200～300cmH_2O・sec/min。与体表面积相除得压力时间指数（PTI），正常值为0.05～0.12cmH_2O・sec/（min・cm^2）。

六、气体流速（AFR）

呼吸时气体在气道内进出，可由流速仪测定其流速。平静呼吸时吸气流速平均为29L/min，呼气时平均流速为23L/min。从流速曲线所显示的流速幅度和呼吸时间上的比较，可以评估呼吸动力功能的变化。

七、气道阻力（AR）

气流在气道内流动时所遇到的阻力即为气道阻力，其变化规律近似电学中的欧姆定律。气道阻力的大小与气流速度、气道的管径、形态、气体的特性如密度、粘滞度等有关。如气道管径大、管壁光滑、流速缓慢、气流为层流时，则阻力较小；相反，若气道管径狭窄、曲折、流速快、尤其呈湍流时，阻力增加。气道阻力是指单位时间内推动一定容积气体的压力差，以每秒钟推动1L的通气量时所需要的压力（cmH_2O）表示，正常值为2～5cmH_2O/（L・s）。在层流中计算公式如下：

$$气道阻力(AR)=\frac{压力差(\Delta P)}{流速(V)}$$

而湍流时则为：

$$AR=\frac{\Delta P}{V^2}$$

气流通过一段管道时，所需要的驱动力（或称为压力差 ΔP）和一些因素有关，用公式表示如下：

$$\Delta P=V\times\frac{8\eta L}{\pi\cdot r^4}$$

式中 η 为气体的黏滞度；L 为气道的长度；π 为圆周率；r 为气道的半径。

如果从以上公式推导，则得出如下公式：

$$AR=\frac{\Delta P}{V}=\frac{8\eta L}{\pi\cdot r^4}$$

由此得出，气道阻力与气体的黏滞度和气道长度成正比，与气道半径的四次方成反比。因此，肺气肿、支气管哮喘或痉挛时，气道阻力明显增加。正常值为 $1\sim3cmH_2O/(L\cdot s)$，吸气时平均值为 $1.23cmH_2O/(L\cdot s)$，呼气时为 $1.27cmH_2O/(L\cdot s)$。

八、跨膈压（Pdi）

跨膈压（Pdi）是指腹内压与胸内压之间的压差值。由于胃内压（Pg）基本等于腹内压，食管内压（Pes）基本等于胸内压，故常以两者差值来表示，即 Pdi = Pg−Pes。

（一）测定方法及参数

受试者取坐位，自鼻孔插入两条顶端带有气囊的导管，其一置于胃内测定 Pg，另一置于食管下 1/3 处测定 Pes。测量时胃气囊和食管气囊分别充气 0.8～1.0ml 和 0.4～0.6ml。导管外接压力传感器和记录仪。当受试者在平静呼吸时所测得的胃-食管压力差即为 Pdi。当受试者呼气至 FRC 位时，闭合上气道（可紧闭声门或用阻断阀）作最大吸气，最好同时作最大限度的鼓腹运动，此时所记录的 Pdi 称为最大跨膈压（Pdi max）。

测定参数中主要有 Pdi、Pdi max，在临床应用中尚有以下参数可供分析判断：①跨膈压占最大跨膈压的百分比（Pdi/Pdimax）：常结合临界跨膈压比（Pdi crit）进行膈肌疲劳的研究；②膈肌张力-时间指数（TTdi）：TTdi = Pdi/Pdi max×Ti/Ttot。Pdi/Pdi max 的比值反映了收缩强度，吸气时间与呼吸周期总时间的比值 Ti/Ttot 反映了膈肌收缩持续时间；③膈肌耐力时间（Teim），指以一定的跨膈压呼吸时所能持续的时间。

（二）正常值和临床意义

临床上常以 Pdi max 作为代表膈肌收缩力的重要指标，其正常值约为 $90\sim215cmH_2O$，因受年龄、性别等生理因素影响，个体差异很大。Pdi 及 Pdi max 明显下降时提示膈肌疲劳，见于重度 COPD 及神经肌肉疾病的患者。Pdi crit 正常值为 0.4，当 Pdi/Pdi max<Pdi crit 时，膈肌可长久有效地收缩而不发生疲劳，如 Pdi/Pdimax>Pdi crit 时，膈肌在一段有效收缩之后会发生疲劳，常见于 COPD 患者。TTdi 正常值为 0.015（平静呼吸），增加时提示膈肌功能储备减少，易发生膈肌疲劳，COPD 患者 TTdi 常明显增加。Teim 在 40 岁以上健康男性约为 9～12 分钟，COPD 患者可明显减少。

九、呼吸功（WOBp）

为呼吸时所作的机械功。根据物理定律（功 = 力×距离），呼吸功 = 压力×容积。测定出胸腔内压力差和肺容量的乘积，即等于呼吸功，测定步骤与肺顺应性相同。或通过积分测得压力-容量环内的面积来表示。静息状态的呼吸功正常值为 0.246（kg・m）/min（约 0.3～0.6J/L）。任何使肺弹性或通气阻力增加者，均可导致呼吸功增加。

临床上对呼吸动力功能的测定，有助于进一步了解不同病理变化引起的呼吸功能障碍，在一定条件下结合对肺顺应性、气道阻力的测定，尤其是在 ICU 或呼吸治疗科内的连续测定有助于指导某些呼吸功能障碍的治疗和其转归的预测。

第 5 节　血气监测及临床意义

呼吸系统的基本功能就是为人体提供正常而稳定的气体分压和酸碱度，包括 O_2、CO_2 和 pH，以维持正常的代谢和生理功能。围手术期各种因素均会影响患者内环境，而动脉血气分析就是目前最常用和可靠的一种用于评估肺功能障碍及酸碱失衡的严重程度的检查手段。通过血气分析酸碱监测有助于判断患者呼吸功能和纠正内环境失衡，是重危患者抢救的一项重要监测项目。下面将对临床上常用的血气监测技术作一些介绍。

一、动脉内血气分析

动脉血气分析已有100多年的历史，随着研究认识的深入，仪器技术的改进，具有反应迅速、需血量少、连续分析等优点。下面就其测定的原理及应用进行介绍。

（一）血液 PCO_2 测定

测定 PCO_2 有两种方法，即平衡法及直接法。若操作准确，两种方法所测得的 PCO_2 值基本一致。

1. 平衡法（即 Astrup 法）

（1）原理：Strup 证明在 pH 值和 PCO_2 的对数值之间存在着一种线性相关，故可利用此关系通过测定 pH 来求出 PCO_2。

（2）方法：将所采取的血样分别和两种已知浓度的 $CO_2 \sim O_2$ 混合气体平衡后再分别测定其 pH 值，然后再测定该血样的实际 pH 值。通常所用 $CO_2 \sim O_2$ 混合气分别为 4% $CO_2 \sim O_2$ 及 8% $CO_2 \sim O_2$，因此这两种混合气中的 PCO_2 分别是 28mmHg 和 56mmHg 左右。混合气中的氧是为了在平衡时使所有血红蛋白充分氧合。这样就可在图中将已知 PCO_2、pH 划出两个点（A_1、A_2），并连成一直线，然后再根据实测 pH 在此连线上读出相应的 PCO_2（图39-7）。

（3）注意事项：用平衡法来测定血液的 PCO_2，实际上是将同一血样在三种不同情况下分别测定其 pH，即血液实际 pH，两个与已知 PCO_2 的混合气体平衡后的 pH 值，因此，为求得精确的 PCO_2 值必须注意以下几点：

1）三个 pH 值的精度及其重复性允许误差要小于0.005。实验结果表明，平衡后所测的两个 pH 值中只要有一个误差达 0.005，则 PCO_2 就有 ±6mmHg以上的误差。如果患者有高碳酸血症或低碳酸血症，这种误差可以更加明显。若平衡后两个 pH 值误差均达0.005，则 PCO_2 的误差就更大。其原因即在于 pH 的改变必然导致缓冲的斜率（即倾斜度）发生改变。

2）应根据大气压来计算 4% 和 8% $CO_2 \sim O_2$ 混合气中的 PCO_2 的值。但一般仍将 4% 和 8% CO_2 常规定为 28mmHg 和 56mmHg，历年固定不变。事实上大气压每日均有变动，因而混合气中 PCO_2 值亦随之变化。若两个分压横线误差达 1mmHg，则亦可造成 PCO_2 值有±6mmHg 的误差。

3）CO_2 浓度的精度亦非常重要，因它直接影响到 CO_2 分压横线，因此，混合气平衡的时间要充分，一般要达5min。如果时间过短，平衡不充分，pH 值亦将受到影响。

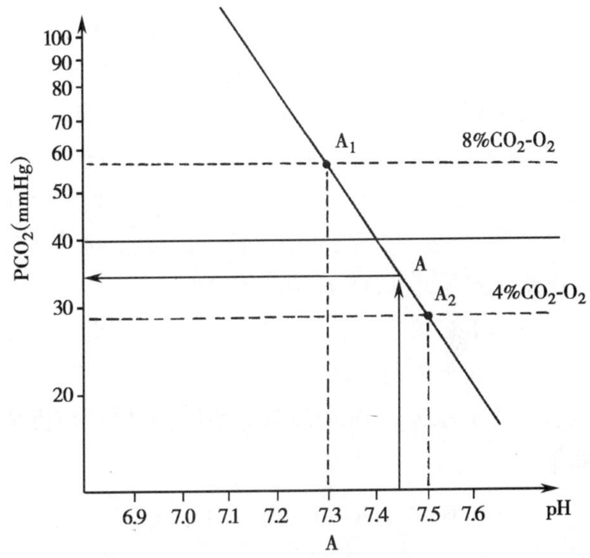

图39-7　用平衡法测定 PCO_2

A_1 以 PCO_2 为 56mmHg 平衡后测定的 pH；A_2 以 PCO_2 为 28mmHg 平衡后测定的 pH；A 以实测 pH 求得的该血样 PCO_2

2. 直接法（即 Severinghaus 和 Bradley 法）

（1）原理：Severinghaus 和 Bradley 所介绍的直接测定 PCO_2 的电极实际上是一种改良的 pH 电极，只是这种电极不是用标准缓冲液来定标，而是用混合气中的 CO_2 按其 PCO_2 值来定标。PCO_2 电极是一个由稀释的碳酸氢溶液（即电极外溶液）所包绕的 pH 玻璃电极，以一层仅能透过 CO_2 的薄膜（常用硅胶膜或聚四氟乙烯膜）将测量室与电极外溶液隔离开。当气体或血液注入测量室接触此薄膜时，样本中的 CO_2 透过薄膜弥散到 pH 电极所接触的外溶液中，经过一定时间后，薄膜两侧的 PCO_2 就平衡相等。此时可发生如下反应：

$$CO_2+H_2O \rightarrow H_2CO_3 \rightarrow H^+ + HCO_3$$

因此，电极外溶液中的 H^+ 增加，从而使 pH 值下降，两者之间的数量关系如下式：

$$pH = C - \log PCO_2$$

C 对于同一样本是一常数，所以电极外溶液中 pH 值变化与 PCO_2的对数呈线性关系。另外从 Henderson-Hasselbalch 方程式中亦可知：在[HCO_3^-]无改变的情况下，pH 值与 PCO_2的对数呈线性相关。但仪器并非记下实际 pH 值，而是将电极测得的 pH 值经放大器转换成 PCO_2值，再由仪表或数学显示器反映出来。

（2）注意事项

1）定标：目前常用有气体定标法及液体定标法两种。

气体定标法：采用已知 PCO_2的混合气体来定标，待仪器调整并稳定后方开始测量血液 PCO_2。气体定标法需要纯 CO_2和气体混合仪，这在偏僻地区可能难以办到，但气体 PCO_2很稳定，因而容易保证定标的准确性是其优点。使用"气温标"时亦需注意大气压和混合气中 CO_2(浓度)分压的关系，并予以校正，否则定标值可发生误差，必然影响 PCO_2测定的正确性。

气体混合仪在定标前至少要开启 30 分钟，以便排除所有管道内的残余气体。

液体定标法：首先要配制标准液，其原理与方法如下：

$$NaHCO_3 + HCl \rightarrow NaCl + H_2O + CO_2 \uparrow$$

上述化学反应若在密闭容器内进行，则 CO_2溶解于溶液中，溶解的 CO_2所产生的 PCO_2值可按下式计算：

$$PCO_2 = C/S$$

C：为 CO_2毫摩尔浓度(mmol)，此处系 $NaHCO_3$ 的 mmol 浓度。

S：为 CO_2在水溶液中的溶解系数，37℃时为 0.03286mmol/(L·mmHg)。

根据上述计算公式，欲配制 PCO_2为 30.4mmHg 及 60.8mmHg 的标准溶液，只需将 0.3mmol/L 的 HCl 0.2ml 分别和 1.0mmol/L 及 2.0mmol/L $NaHCO_3$各 20ml，在密闭条件下混合即可获得。

将上述标准液分别注入 PCO_2电极测量室，将仪器调到 30.4mmHg 及 60.8mmHg，用清水清洗测量室并吸干，再注入血液即可测得血液的 PCO_2值。此法的缺点是，标准液需要每日新鲜配制，而且不易配制正确，标准液必需置于 37℃水中备用，一般实验室还无法对标准液进行质控。

2）恒温：由于 CO_2在不同温度下的溶解系数不同，PCO_2电极必须恒温在 37℃±0.1℃的条件下，而且至少预热半小时，使 PCO_2的精度及可重复性才能比较理想。

3）硅胶膜：原则上应每两周更换一次，同时更换电极外液，若 PCO_2测试正常，可酌情延长。安装硅胶膜时应避免在电极头、尼龙网、硅胶膜之间留有微小气泡。PCO_2电极长期不用，以干燥保存为妥。

4）PCO_2电极反应时间一般需 1 分钟，国产硅胶膜稍厚，反应时间更长，约需 2～3 分钟。因此，注入血液后需有足够的等待时间才能读数。而注血量多少与测定值无明显关系。

（二）血液 PO_2测定

目前均用电极法测定 PO_2，氧电极的测定原理与极谱分析原理相同，都是以氧化还原为依据。当样本进入氧电极的测量室后，氧分子就会电解产生与氧浓度成正比例的电解电源，此电源经放大后由仪表显示反映。

1. 氧电极结构和原理　氧电极以封闭在玻璃棒内仅露出截面的铂丝为阴极，以 Ag/AgCl 为阳极，两者组装成一整体装入电极套内(图 39-8)，电极套内盛有磷酸盐氯化钾溶液。电极套一端装有 15～20μm 厚度的聚丙烯薄膜，它可以透过氧而阻止血液进入电极外溶液中，在阴极与阳极之间施加特定的 0.63～0.7V 的极化电压。

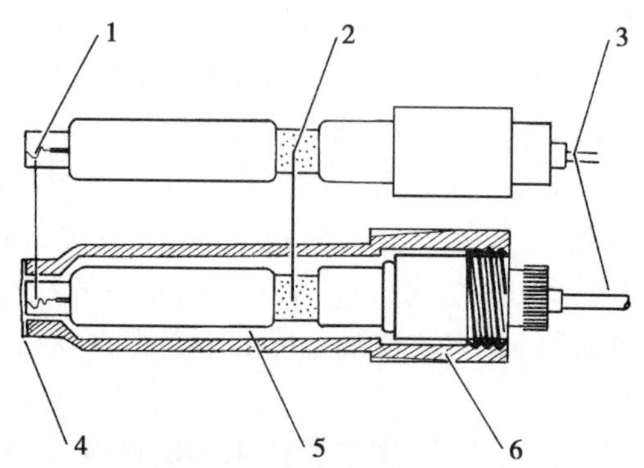

图 39-8　氧电极示意图

1. 铂丝；2. Ag/AgCl；3. 导电线；4. 氧电极薄膜；5. 电极外溶液-磷酸盐氯化钾溶液；6. 电极外套

当被测血液中的氧分子透过聚丙烯薄膜而弥散到电极外溶液时，薄膜两侧氧分子很快达到平衡，此时电极外溶液中的氧分压就等于被测标本中的氧分压。由于极化电压的作用，氧分子从铂阴极得到电子，从而产生如下的反应：

$$O_2 + 2H_2O \xrightarrow{2e} H_2O_2 + 2(OH)^-$$

这样就形成了以铂阴极为中心的扩散层，与此同时产生扩散电源，这种电源的大小与标本中氧分压呈线性相关。铂阴极上产生的氧电源信号经放大由仪表显示，即可获得读数。

2. 注意事项

（1）氧电极的校准：一般均采用两点校准法。一点用无氧液作为电极的零位校准，另一点用37℃恒温循环水（与空气充分平衡的恒温水）作为电极的灵敏度校准。通过如此校准除保证测量准确外，尚可检验氧电极有无损坏。如注入无氧溶液后电极反应超过了厂方规定的标准，即表示电极已损坏。

（2）氧电极的定标：一般均用 37℃恒温水作为定标溶液。已知空气中氧浓度为 20.95%，根据 Dalton 定律，$PO_2=(PB-PH_2O)\times 20.95\%$，约为 150mmHg。

液体中亦有氧、二氧化碳、氮和水的分子，这些分子不断地从液体的表面逸出而恢复成气相，又可从气相状态再转变为液相状态。某一气体逸出液体表面成为气相的分压与气态再回复为液相的分压相等，因此液体中也有氧、二氧化碳和氮的分压。

根据上述原理，以 37℃恒温水作为定标溶液，其 PO_2 值约为 150mmHg。但由于针筒抽吸恒温水时所造成的负压，可使原有 150mmHg 的 PO_2 值下降至 132～142mmHg 左右。其原因是由于负压的作用使液体中的氧分子逸出液体成气相，而液体中氧分子的减少必然会造成氧分压值的下降。因此以针筒抽取 37℃恒温水时，速度要缓慢，避免针筒内有任何小气泡存在，如此反复二、三次，以恒温水定标，即可获得 150mmHg 的定标值。

若以空气作为定标气体，由于不同温度，其水蒸气分压亦不同，每次定标均需要根据大气压以及各种室温下水蒸气分压来计算空气中的 PO_2 值。此外，测量室及其管道均已加温至 37℃，较难精确计算室温时水蒸气分压，因而以空气来定标仅能作为一个参考数据，一般约为 156mmHg 左右。

（3）薄膜及电极外溶液：至少应每两周更换一次。由于铂阴极事实上处于电解场中，可因电解关系而被污染。在更换电极膜时，宜用细软毛刷蘸肥皂水轻轻刷洗。

（4）氧电极的残余电流：应每月用无氧溶液测试一次。若发现残余电流大于厂方规定的数值，说明电极已损坏，应及时更新。

（5）氧电极外溶液的选择：国产氧电极宜用 0.5mol/L KCl。若用磷酸盐氯化钾，则同一电极的残余电流将明显增加，这可能与铂阴极直径大小及极化电压不同有关。

（6）预热：如同 PCO_2 和 pH 电极一样，仪器亦应预热半小时以保证氧电极、测量室、电极外溶液均恒温至 37℃。

（三）动脉内血气分析的应用

随着麻醉学的发展，已有呼吸循环功能障碍和（或）需要呼吸循环支持的手术麻醉患者也逐渐增多，对吸入气体的调节，对通气量的控制及对通气模式等的调整，能够使患者的呼吸状态更能符合生理状态与各种特殊要求。围手术期血气分析在疾病监测、诊断、指导治疗、预后判断等方面发挥重要作用，现已成为麻醉科最常使用的监测方法之一。

1. 评估呼吸状态　动脉血气检测的第一个目的是评估肺换气功能，通过比较 PaO_2 和 $PaCO_2$ 能够分析肺换气功能异常的严重程度。而动脉血低氧的原因评估需要根据下面的公式计算肺泡气-动脉血氧分压差：

$$PA-aO_2=[(PB-PH_2O)\times FiO_2-PaCO_2/R]-PaO_2$$

其中 PB 为海平面大气压（约 760mmHg），PH_2O 为气道内水蒸气压力（37℃时约为 47mmHg），FiO_2 为吸入气体氧分压，R 为呼吸频率。

需要提及的是 PaO_2 正常值随年龄而改变，一般的，每增加 10 岁，其平均值下降约 4mmHg（表 39-1）。动脉低氧血症的原因与 $PA-aO_2$ 和 PaO_2 的关系见表 39-2。

表 39-1　正常人在标准大气压下呼吸空气时的血气值

	年龄（岁）	动脉血	混合静脉血
pH		7.40	7.36
$PaCO_2$（mmHg）		40.0	46.0
PaO_2（mmHg）	20～29	84～104	
	30～39	81～101	
	40～49	78～98	
	50～59	74～94	
	60～69	71～79	

表 39-2　$PA-aO_2$ 与动脉低氧血症的原因

原因	PaO_2	$PA-aO_2$（空气）	$PA-aO_2$（FiO_2>0.6 时）
低通气	↓	↔	↔
V/Q 不匹配	↓	↑	↔
弥散功能障碍	↓	↑	↑↔
分流	↓	↑↑	↑↑↑

在人工通气的患者中，评估低氧血症严重程度时，不能单独依据 PaO_2 的绝对值进行判断，推荐使用 PaO_2/FiO_2 的比值。虽然 PaO_2/FiO_2 也受 FiO_2 改变的影响，但较肺泡-动脉氧分压差轻。PaO_2/FiO_2 降低提示存在气体交换异常。正常情况下，PaO_2/FiO_2 大于 400mmHg。当气体交换能力下降时，PaO_2/FiO_2 下降。

2. 判断酸碱平衡　动脉血气检测的第二个目的是评估体内酸碱平衡情况。围手术期常见的酸碱平衡失调见表 39-3。简单的酸碱平衡失调可参见表 39-4。

表 39-3　围手术期常见的酸碱失衡

类　型	原　因
呼吸性酸中毒	低通气（昏迷，肌松剂残余作用）
呼吸性碱中毒	过度通气（焦虑，疼痛）
继发于宽阴离子间隙的代谢性酸中毒	低灌注（乳酸性酸中毒、糖尿病酮症酸中毒，肾衰竭）
继发于正常阴离子间隙的高血氯代谢性酸中毒	高氯酸血症（注射白蛋白或羟乙基淀粉，肾小管性酸中毒，膀胱再造）
继发于游离水过多的代谢性酸中毒	过多注射低张液体，失钠（腹泻），注射低渗透压液体（甘露醇，酒精），低蛋白血症
代谢性碱中毒	既往存在二氧化碳蓄积的患者过度通气，高血钠（使用碳酸氢钠，大量输血），氯丢失（胃肠吸引）

表 39-4　$PaCO_2$、pH 值与酸碱失衡

原因	pH	$PaCO_2$	HCO_3
呼吸性酸中毒	↓	↑	↑
呼吸性碱中毒	↑	↓	↓
代谢性酸中毒	↓	↓	↓
代谢性碱中毒	↑	↑	↑

进行动脉血气分析时，反复多次取血仍可丢失可观的血容量，对危重患者、严重贫血者或婴幼儿增加了一定危险性。近年来国内外临床上越来越多的使用连续动脉内血气监测（continuous intra-arterial blood gas monitoring，CIABG）。采用动脉置管的方法，将校准后的血管内传感器插入动脉，传感器与监测仪之间通过光电子导线相连，提供动态的 PaO_2、$PaCO_2$、pH、温度和 SaO_2 等参数与趋势变化图形，从而对危重患者酸碱平衡或氧合状况的及时处理提供指导。

动脉内血气分析属于创伤性检查手段，使用起来仍有局限性，如动脉损伤、感染、并发假性动脉瘤等。除了上述有创的血气监测，患者体内血气的变化也可通过直观而又无创的方式获得。

二、脉搏血氧饱和度

脉搏血氧饱和度（SpO_2）监测是一种连续、无创监测脉搏波（指脉图）和动脉血氧饱和度的方法，通过对动脉脉搏波的分析，测定血液在一定的氧分压下，氧合血红蛋白（HbO_2）占功能性血红蛋白的百分比值，即 $HbO_2/(Hb+HbO_2)\times\%$。其基本原理是采用 Lambert-Beer 定律，利用氧合血红蛋白和还原血红蛋白（Hb）对特定波长的红光、红外线的不同吸收特性，以反映血红蛋白与氧结合的程度。

成人血液中通常含有四种类型的血红蛋白：HbO_2、Hb、正铁血红蛋白（MetHb）和碳氧血红蛋白（COHb）。除病理情况外，后两种血红蛋白的浓度很低，脉搏血氧饱和度所测定的是 HbO_2 与 Hb，而 MetHb 和 COHb 不包括在内，所以又称为功能性血氧饱和度（图 39-9）。

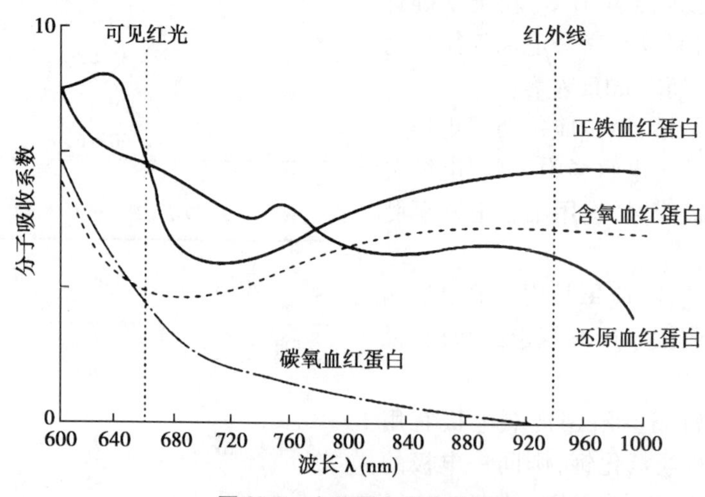

图 39-9　血红蛋白吸收曲线

脉搏血氧饱和度监测仪根据分光光度计比色原理，利用不同组织对不同波长光线特异性消光系数的差异设计而成，由光电感应器、微处理机和显示器三部分组成。其基本原理有二：①HbO_2与 Hb 对不同波长的光吸收作用不同；②在两个波长的光吸收作用都有一个脉搏波部分。HbO_2和 Hb 可吸收不同波长的光线，且有别于其他不同的组织。Hb 可吸收波长为 660nm 的可见红光而让更多的红外光透过，而 HbO_2 吸收波长为 940nm 的红外光而让更多的红光透过。SpO_2 传感器中的两对发光二极管 LED 交替发射出 660nm 和 940nm 的光线，通过动脉床即搏动性组织传到对侧的分光光度计探头，随着动脉搏动吸收不同的光线，而没有搏动的皮肤和骨骼不起作用。光线经过组织后转变为电信号，由模拟计算机将电信号放大，数字微处理机通过换算将光强度数据处理成搏动性 SpO_2 百分比值。

血氧饱和度监测仪在光传导的途径上，除了动脉血内血红蛋白外，还有其他可吸收光的物质，如皮肤、软组织、骨骼、静脉血和毛细血管等。早期的血氧饱和度仪是通过对组织加压减少组织内血液，从而限制组织对光的吸收，并将无血组织对光的吸收作为基线，同时还对组织加热以获得一个与动脉有关的信号。而现在的脉搏血氧饱和度仪，则用完全不同于上述的方式来处理软组织和静脉血等非搏动组织对光吸收的影响。当两束入射光经过手指或耳垂时，被血液及组织部分吸收，这些被吸收的光除搏动性动脉血的光吸收因动脉压力波的变化而变化外，其他组织成分所吸收的光强度（DC）都不会随时间改变且保持相对稳定。动脉的搏动性膨胀使光传导的路程增长，因此光吸收作用增强，从而形成光吸收性脉搏（AC）。

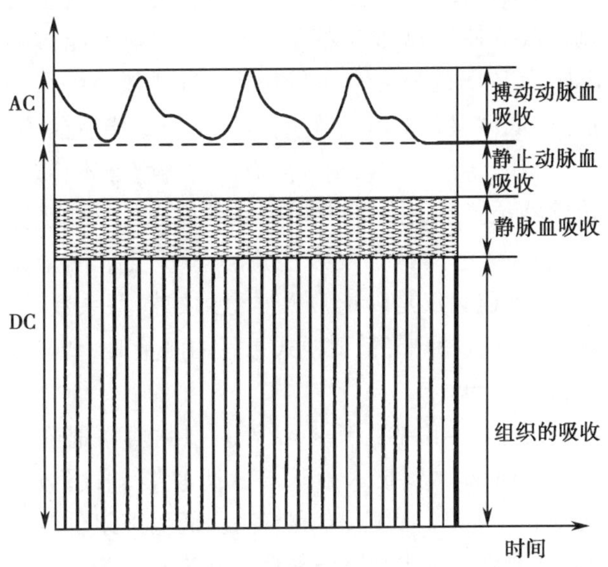

图 39-10　搏动组织（AC）和非搏动组织（DC）对光的吸收

通过光电感应器可测得透过手指或耳垂的光强度，组织对光的吸收可看作是搏动吸收与非搏动吸收之和。如图 39-10 所示，AC 部分为动脉搏动血流所致，DC 部分为非搏动组织对光的恒定吸收，计算两个波长的光吸收比率（R）：

$$R=\frac{AC660/DC660}{AC940/DC940}$$

R 与 SpO_2 呈负相关，通过二者之间的校正曲线，可以求出 SpO_2。R 值范围在 0.4～3.5：R=0.4，SpO_2=100%；R=1，SpO_2=85%；R=3.4，SpO_2=0%。

正常志愿者和患者的数据资料显示，SpO_2 与 SaO_2 呈显著相关性，其相关系数为 0.90～0.98。根据氧离曲线的特点，血红蛋白氧饱和度（SaO_2）与氧分压（PaO_2）成正相关，因此可将 SpO_2 和 PaO_2 的相关性简化为表 39-5。

表 39-5　SpO_2 和 PaO_2 的对应关系（pH=7.4，T=37℃）

SpO_2(%)	99	98	97	96	95	94	90	80	70	60	50
PaO_2(mmHg)	159	110	92	81	74	69	57	44	37	31	27

多数临床情况下，SpO_2 的读数是正确的；由于工程技术和生理学方面的某些不足，SpO_2 监测也会出现误差，应在临床上仔细加以鉴别。①患者活动伪差：患者活动时对信号的吸收会发生很大的波动，是目前临床上最难以消除的伪差因素。②静脉搏动：SpO_2 监测仪是以动脉血流搏动对光的吸收率作为测量依据的，但静脉血的光吸收也存在搏动成分，因此在静脉充血时 SpO_2 读数往往偏低。③血液内染料：如亚甲蓝等静脉注射后可影响 SpO_2 的准确性。④血红蛋白异常：普通 SpO_2 监测仪只适用于测定 HbO_2 和 Hb，如患者血液中 MetHb 或 COHb 等异常血红蛋白浓度显著增高时，SpO_2 读数就会出现错误。⑤氧离曲线：SaO_2 和 PaO_2 在一定范围内呈线性相关，氧离曲线呈平坦状；当氧分压较高时（PaO_2 >

160mmHg)，SpO_2不能再准确反应 PaO_2；在当患者病情改变使氧离曲线左移或右移时，均可能影响 SaO_2和 PaO_2的相关性。⑥患者严重缺氧、贫血，低血压、低体温致末梢低灌注，或涂抹黑绿指甲油等，SpO_2信号将消失或精确度降低。⑦传感器不稳定、传感器位置不正确、高频电刀或外界光的干扰也会对 SpO_2测量的精确度产生影响。⑧组织模型系数：SpO_2监测仪是以正常人群得到的模型系数，当其用于具有特殊光散射模式患者的测量时，会造成较大的差异。

近年来，出现了 Masimo 等新型脉搏碳氧血氧仪。Masimo 血氧技术不基于脉搏波形，采用数字化饱和度转化(DST)、专利算法及低噪声组件等技术，可准确识别出静脉波动信号并将其归为噪声并隔离，从而测出真实动脉血氧值。Masimo 信号萃取技术的发展，打破了历史技术上的局限性，使由于患者活动、低灌注、静脉搏动波、外界光线干扰等环境因素所造成的低信噪比减少，减少了 SpO_2读数误差。

三、呼气末二氧化碳

呼吸末二氧化碳是指呼气终末期呼出的混合肺泡气中所含二氧化碳分压($P_{ET}CO_2$)或二氧化碳浓度($C_{ET}CO_2$)。临床上通常采用 $P_{ET}CO_2$来评价患者的通气功能、循环功能、肺血流、肺泡通气、细微的重复吸入以及整个气道及呼吸回路的通畅度等情况，其正常值为 35 ~ 45mmHg。

$P_{ET}CO_2$受机体 CO_2的产量、肺泡通气量以及肺血流灌注量的影响。CO_2的弥散能力很强，极易从肺毛细血管进入肺泡内，肺泡和动脉血 CO_2能在极短时间内达到完全平衡。因此，对正常人而言，$P_{ET}CO_2 \approx P_ACO_2 \approx PaCO_2$；但在病理状态下，肺泡通气与肺血流比值(V/Q)的变化以及肺内分流(Q_S/Q_T)的存在，$P_{ET}CO_2$就不能完全代表 $PaCO_2$。

(一) $P_{ET}CO_2$的测量原理

1. 气体采样方法

(1) 主流型(main stream)：将红外线传感器连接在气管导管接头上，直接测量通过的呼吸气流。主流型的优点是反应快、准确性高、波形失真少；缺点是传感器本身具有一定的重量，且容易损坏，故应牢靠固定。由于检测位置接近患者呼吸道，容易受到水蒸气和呼吸道排除无污染，影响检测的精度。为防止水蒸气干扰，传感器附有恒温加热功能，可能存在灼伤患者的隐患。此外，主流型不便用于自主呼吸的患者，无效腔过大也会影响测量结果。

(2) 旁流型(side stream)：在患者气道出口处连接气体采样管，由具有流量调节的采气泵将气体样本送至红外线测量室进行检测；也可将采样管直接放置在患者的鼻腔前庭，监测自主呼吸患者的 CO_2浓度。旁流型检测仪的传感器安装在主机内、远离患者，工作环境稳定，有利于精确测量。但检测的气体需要经过较长的采样管才能到达传感器，故存在一定的时间延迟。

2. 测量方法

(1) 红外线法：最常用的 CO_2浓度的测量方法。CO_2能吸收波长为 4.3μm 的红外光，在红外线传感器的一侧用红外线照射，另一侧检测所接收红外线的衰减程度，其衰减程度与 CO_2浓度成正比。通过旋转滤光盘不断变换滤光信号，使得 CO_2-空气对照-空白对照轮流变动为脉冲电信号，再由微电脑处理获得 $P_{ET}CO_2$或 $C_{ET}CO_2$，并以数字(mmHg 或 kPa%)和图形显示。

(2) 质谱仪法：将气体以 60ml/min 输入质谱仪，气体分子在阴极电子束的作用下离解为离子，正离子经加速和静电聚焦成正电子束进入测试室，在加强磁场的作用下依据其质量-电荷比值不同分散成不同的弧形轨道，即形成质谱。再经测量不同气体离子所带的电流，电流量大小与气体内离子数目成正比，经计算机处理后，显示出具体的数值和波形。其优点是只需要较少的气体样本就可以同时检测患者呼出气中的不同成分及其浓度，包括 O_2、CO_2和其他挥发性麻醉药浓度，且反应时间迅速仅需 200μs，但仪器价格较昂贵。

(3) 比色法：是一种简便有用的方法，多于用急诊气管插管的确认，通过探测器的色泽变化来简单确定 $C_{ET}CO_2$以判断气管导管是否位于气管内。但接触胃液或其他酸性物质后探测器色泽不能复原，影响判断。

(二) 临床常见二氧化碳曲线图

1. 正常二氧化碳波形　呼出气二氧化碳曲线图是展示二氧化碳浓度与时间或呼气容积之间关系的曲线图。最常用的是在呼吸过程中将测得的二氧化碳浓度与相应时间一一对应描图，得到的标准曲线分为四部分（图 39-11）。第一个时期为呼出解剖无效腔的过程。呼气相延续并进入第二个时期，表现为 s 型曲线，为肺泡气体与无效腔气体快速混合的过程。第三个时期称为肺泡平台期，代表肺泡内富含二氧化碳的气体，这一期持续的时间最长。第四个时期的开始表示进入吸气相。可将曲线与基线之间的面积类比为二氧化碳排出量。

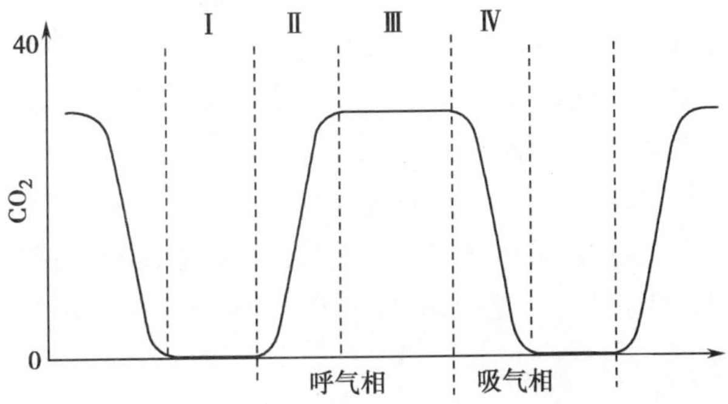

图中横轴为时间，Ⅰ、Ⅱ、Ⅲ、Ⅳ分别表示标准曲线的四个时期

图 39-11　呼出气二氧化碳-时间曲线图

2. 异常二氧化碳波形

（1）呼气末二氧化碳过高：其重要的生理意义是肺泡通气不足或输入肺泡的 CO_2 增多。常有以下四种情形出现，曲线图形各异：①呼吸频率和峰相正常，但 E_TCO_2 值高于正常：常见于人工通气患者，其预定的呼吸频率可正常，但分钟通气量太低，或由于病情发生变化，如恶性高热时增加 CO_2 的产生等。②呼吸缓，峰相长，E_TCO_2 高于正常：见于颅内压增高，麻醉性镇痛药如哌替啶、芬太尼等对呼吸的抑制，呼吸频率与分钟通气量均过低。③呼吸过速，峰相短，E_TCO_2 高于正常：见于浅而快呼吸，试图以提高呼吸频率来代偿呼吸的抑制，如吸入挥发性麻醉药有自主呼吸的患者；机械通气时呼吸频率较快，但潮气量不足。④值得警惕的一种严重通气不足，表现为呼吸快速，潮气量极低，多数的峰相不正常，只在按压胸部后或一次用力呼气才可见到真实的 CO_2 值。这见于有较严重呼吸肌麻痹患者的自主呼吸中或机械通气时呼吸机故障或回路系统漏气（图 39-12A、B、C、D）。

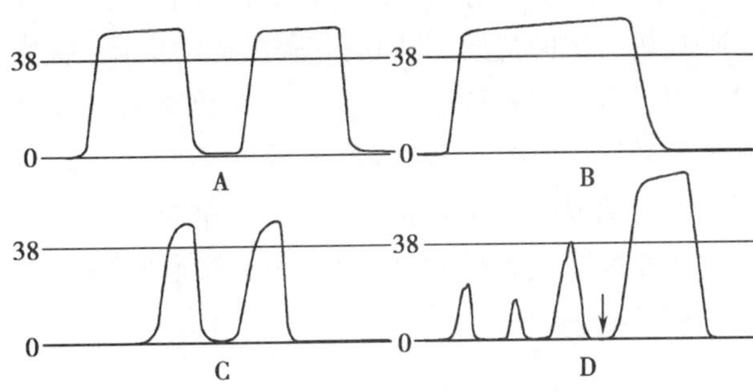

图 39-12　常见的呼出气 CO_2 升高图形

（2）呼气末二氧化碳过低：主要是肺泡过度通气或输入肺泡的 CO_2 减少。有以下三种情形：①呼吸频率和峰相正常，但 E_TCO_2 过低。见于潮气量过大的机械通气；休克、体温低下的患者；亦可见于处在代谢性酸中毒代偿期的自主呼吸患者。②呼吸过缓，峰相长，E_TCO_2 值低。如人工通气时，频率过慢，潮气量过大；患有中枢神经系统疾病可呈中枢性通气过度，另外体温太低时也有类似的表现。③呼吸过速，峰相短，E_TCO_2 值低。人工通气的频率和潮气量均属太高；患者因疼痛、代谢性酸中毒、低氧血症、严重休克状态或中枢神经性的通气过度（图 39-13A、B、C）。

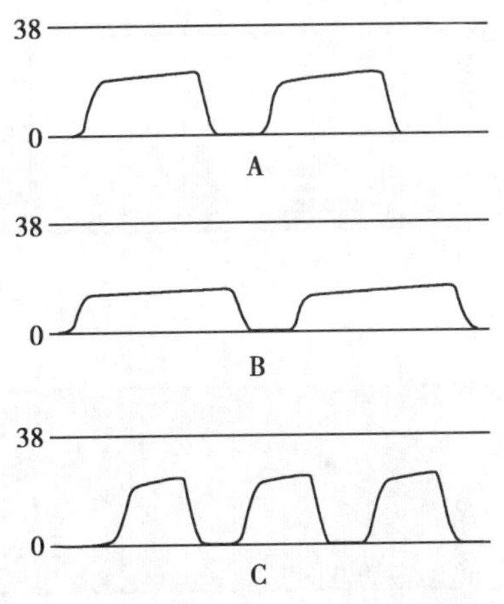

图 39-13　常见的呼出气二氧化碳降低图形

（3）人与呼吸机对抗：当患者恢复自主呼吸时，易与呼吸机发生对抗，表现为 CO_2 曲线的规律中断，夹杂着自主呼吸的曲线，随着患者呼吸运动迅速增加，呼吸肌的不协调活动使机体代谢率上升，此时潮气末 CO_2 呈稍升高状（图 39-14）。当麻醉过程出现这样的图形时，表明需追加肌肉松弛药。

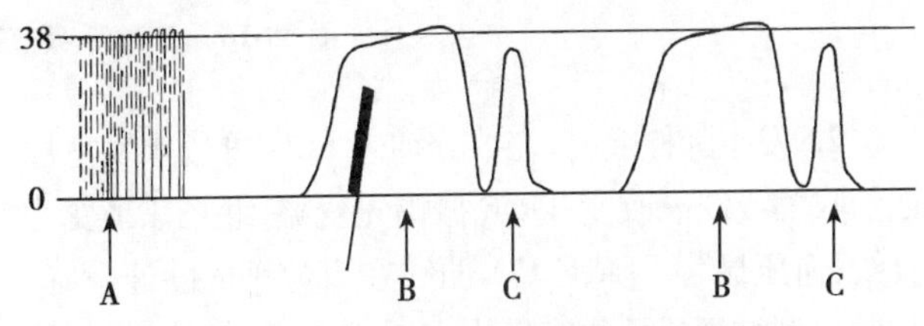

图 39-14　自主呼吸与呼吸机对抗时的呼出气二氧化碳曲线图

（4）箭毒样残余作用：多见于患者的自主呼吸与呼吸机对抗的初期；肋间肌和膈肌运动失调；颈神经有损害者。主要特点为E_TCO_2略高、峰相的右1/3处出现裂口、其深度与肌肉麻痹程度呈反比。如为麻醉恢复期或呼吸支持治疗的患者，须等待裂口消失后才能拔除气管插管，因为它提示有通气障碍存在（图39-15）。

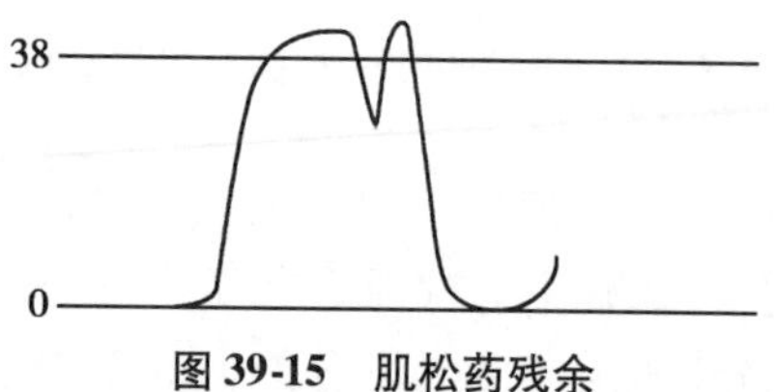

图39-15 肌松药残余

（三）二氧化碳曲线趋势图与呼吸、循环及代谢的关系

1. 呼吸节律紊乱 只见于自主呼吸的患者中。①陈-施式呼吸，每组呼吸后都有心源性振动，可见于严重的脑动脉硬化、脑损害、酒精中毒或危重的患者；②喘息性呼吸：特点为呼吸频率慢（2～6次/分），CO_2值多超过正常，每次CO_2曲线后常有心源性振动。见于非常严重的呼吸抑制或垂死的患者；③叹气样呼吸：曲线波形规则，被有规律的间歇深叹气所中断，CO_2值可高于、低于正常或正常。人工通气时如使用间断深叹气功能，亦可得到这种图形。正常患者深叹息时CO_2值低于平均值（见图39-15C-a），阻塞性肺疾患者深叹息时，CO_2值高于平均值（见图39-15C-b）。年轻人或老人，在5分钟内发生深叹气1次以上应考虑为病理性，提示有脑损害。生理状态下婴幼儿，或高龄人在睡眠或麻醉状态下也可出现深叹气；④不规律呼吸：见于严重脑损害的患者，各曲线波大小、形态和高度毫无规则，CO_2平均值高于正常。（见图39-16A、B、C、D）

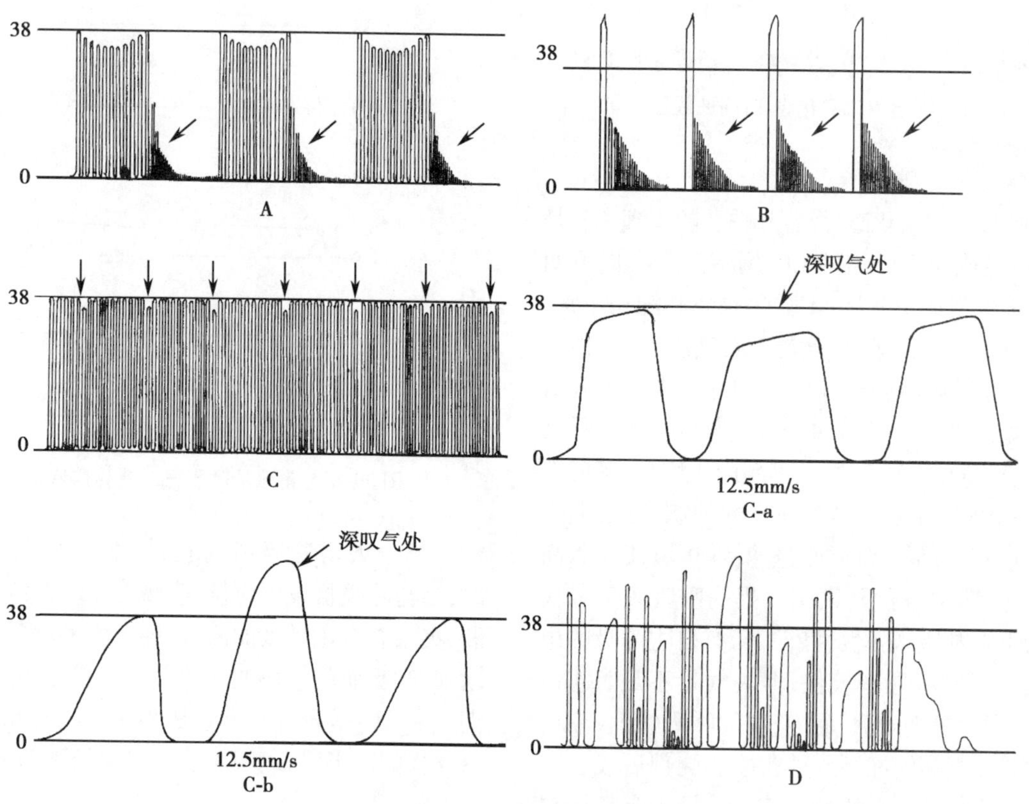

图39-16 各种呼吸节律紊乱的二氧化碳曲线图

2. 发生肺栓塞时，在数分钟内ECG可呈频发室性期前收缩或缺氧改变，Pleth振幅先变宽，继之几乎变为直线，血压显著下降，E_TCO_2曲线在1分钟内陡速下降。如此典型肺梗死征象多发生在手术中，如气栓、脂肪栓塞、羊水栓塞、心血管内栓子脱落等，患者往往处于极度危险之中。即使不危及生命的小栓塞，这些变化也要经5～10分钟后才能恢复到原来水平（图39-17）。

3. 心脏停搏时，典型表现为：①心电图显示室性期前收缩后逐渐停止；②Pleth的振幅降低变为直线；③血压降到零；④CO_2曲线呈冲洗曲线状，可以不

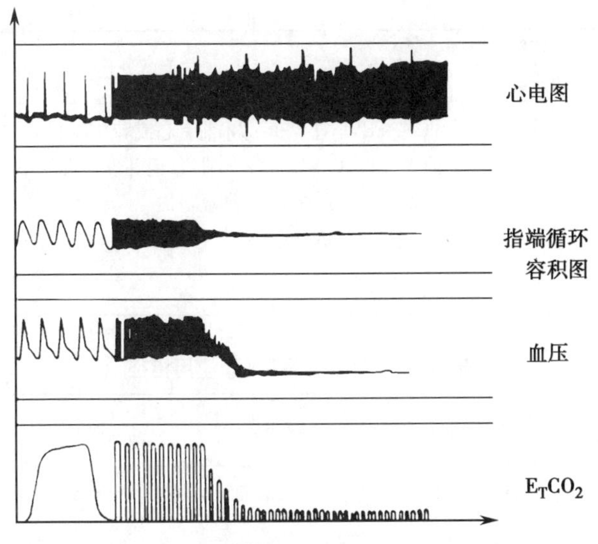

图 39-17　肺梗塞（气栓、脂肪栓、羊水栓、血栓等）CO_2 曲线图

降到零；如经抢救措施后，仍无回升改善的迹象，则预示患者濒于死亡（图 39-18）。

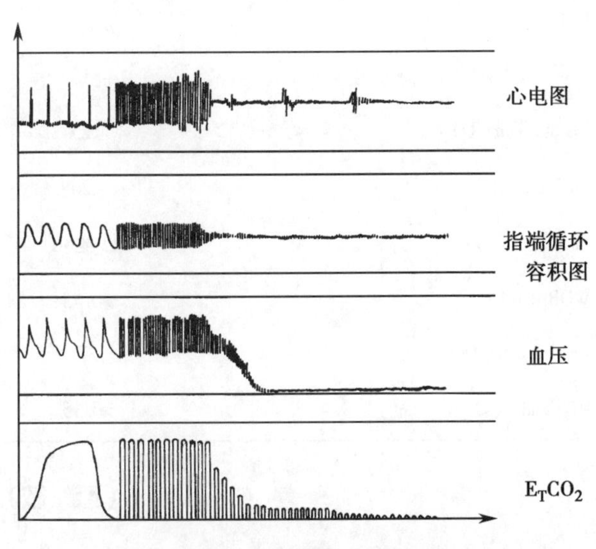

图 39-18　心停搏时 CO_2 曲线图

4. 在中枢呼吸抑制或呼吸机频率太慢的患者，或正常儿童中，因心脏或胸内大血管搏动时拍击肺所致。表现为出现在较长呼气末端之后，与心跳同步的低频小潮气量呼吸曲线，E_TCO_2 可略高。

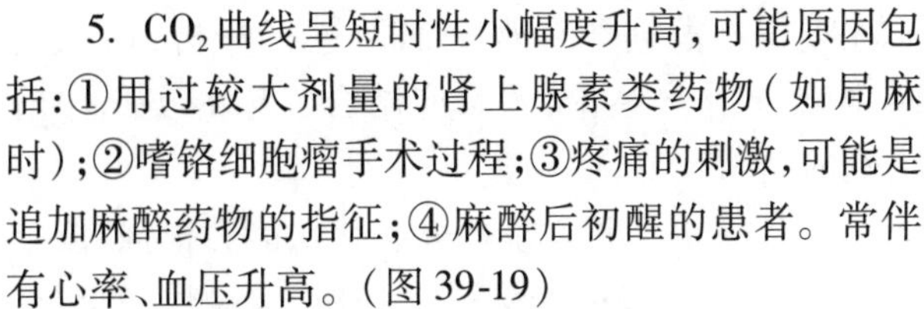

5. CO_2 曲线呈短时性小幅度升高，可能原因包括：①用过较大剂量的肾上腺素类药物（如局麻时）；②嗜铬细胞瘤手术过程；③疼痛的刺激，可能是追加麻醉药物的指征；④麻醉后初醒的患者。常伴有心率、血压升高。（图 39-19）

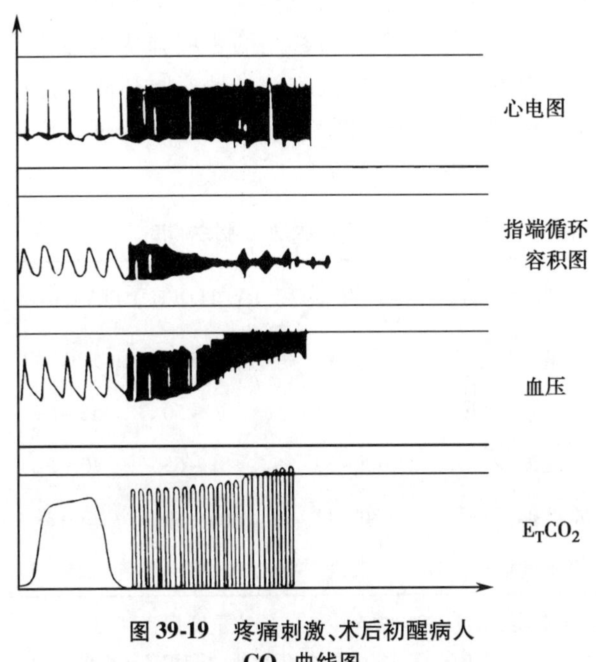

图 39-19　疼痛刺激、术后初醒病人 CO_2 曲线图

E_TCO_2 曲线监测直观快捷，不仅是肺通气效率的指标，亦可为循环功能及为两者间的关系提供参考。已成为麻醉手术患者和重症患者重要监测指标之一，一些国家的卫生部门把这项监测技术列为开展麻醉手术基本工作条件之一。

第 6 节　呼吸功能监测的注意事项

呼吸功能的监测，对于诊断某些呼吸系统疾病，估计呼吸功能损害程度，起到很大作用。除了对疾病本身的治疗意义外，更重要的是指导围手术期患者的呼吸管理、急救复苏、重症患者的诊断治疗等。机体在多种因素下发生呼吸生理功能紊乱的同时，常伴有循环、神经、内分泌代谢、肝肾等其他系统功能的变化，且它们之间又可互为因果。因此在进行呼吸监测的同时，应全面地对其他系统进行监测，才不至于顾此失彼。

呼吸监测内容和监测方法多种多样，有些仪器设备精良，但价格昂贵，有些测试项目需有专业人员掌握。因此要因地制宜，根据需要与可能，灵活运用。其中应注意：①呼吸监测的内容，不应仅仅局限以上提及的某些呼吸功能监测项目范围内，还应重视病史、体格检查、X 线以及其他诸如病理、细菌、免疫等方面的变化；②从目前情况看，在一般治疗单位中，仅能够重点地测试某些通气功能指标或血气分析项目，虽可初步满足临床上一些呼吸功能监测的

需要，但离现代化的要求还有一定的差距。尤其麻醉科所需的先进麻醉机与监测仪器设备的补充和发展更是一个突出问题，应予以重视解决；③即使是最先进的仪器，由于各种因素的影响，对所测得的呼吸功能数据要客观全面地进行分析，切忌武断、偏颇地作出结论，尤其应结合临床的实际作出正确的判断。

总之，正常人肺功能的储备代偿能力很强，但个体差异大，并受多种因素影响，因此，对测定的结果必须结合具体问题分析，根据综合资料作出正确判断。为方便起见，下面将常用的一些肺功能参数及其相关联系列出，以助大家简洁地对肺功能作出综合诊断，并进一步指导对患者的治疗和处理。详见表39-6、表39-7和表39-8。

表 39-6 肺呼吸功能评定标准

呼吸功能	MVV(%)	RV/TLC(%)	FEV1.0(%)
正常	>75	<35	>70
轻度损害	60~74	36~50	55~69
中度损害	45~59	51~65	40~54
重度损害	30~44	66~80	25~39
极重度损害	<29	>81	<24

综合评定：重度：三项中至少有二项达重度损害

中度：①三项中至少有二项中度损害；或②三项中轻、中、重度损害各一项

轻度：损害均不足中度者

表 39-7 心肺储备功能评定

心肺储备功能级别	检查结果	麻醉处理
Ⅰ 正常	均正常	可选择各种麻醉
Ⅱ 储备减少	VC或(和)FEV1约为正常值的50% $PaCO_2$正常，PaO_2>70mmHg Q_S/Q_T<10%	可选择各种麻醉，如使用全麻药物或全麻时，应根据情况分别给以吸氧、辅助呼吸或控制呼吸。术后经恢复室(包括短期呼吸支持、吸氧等)恢复后回病房
Ⅲ 储备严重减少	VC或FEV1为正常值的25%~50%，$PaCO_2$正常，PaO_2<70mmHg，Q_S/Q_T>10%，运动能力<正常值75%	如选用局麻、神经阻滞，尽量减少其他全麻药应用，并需吸氧或辅助呼吸。如全麻，应控制呼吸，术后大多需在ICU作呼吸支持后恢复
Ⅳ 无储备	VC或FEV1<正常值的25% $PaCO_2$>48 mmHg，$PvCO_2$>60 mmHg PaO_2<50mmHg Q_S/Q_T>25%	术前有心或肺功能衰竭，同Ⅲ级，但并发症发生率明显增加

表 39-8 氧吸入及呼吸器使用指征

测定项目	氧吸入治疗	机械通气支持
RR(次/min)	25~35	>35
VC(ml/kg)	15~30	<15
PaO_2(mmHg)	70~90	<70
$PaCO_2$(mmHg)	40~60	>60
V_D/V_T(%)	40~60	>60
RSB[次/(min·L)]指数		>105
RAW[cmH_2O/(L·s)]		>15
CL(ml/cmH_2O)		<25
MIP(cmH_2O)		<20
P0.1(cmH_2O)		<2或>6
WOBp(J/L)		>0.75
PEEPi(cmH_2O)		>3
PTI[$cmH_2Os/(m·cm^2)$]		>0.15

(严 敏)

参考文献

1. 庄心良，曾因明，陈伯銮. 现代麻醉学. 第3版. 北京：人民卫生出版社，2010，1977-2037.
2. Miller RD, et al. Miller's Anesthesia. 7th ed. New York: Churchill Livingstone, 2009.
3. 余守章，岳云. 临床监测学. 上海：上海科学技术出版社，2005，146-211.
4. Allardet-Servent J, Forel JM, Roch A, et al. FIO2 and acute respiratory distress syndrome definition during lung protective ventilation. Crit Care Med, 2009, 37: 202-207.
5. Palange P, Ferrazza A M. A simplified approach to the interpretation of arterial blood gas analysis. Breathe, 2009, 6(1): 14-22.

6. Bahrami KR, Rivera O, Miskell GT, et al. Continuous Blood gas monitoring using a in-dwelling optode method. Comparison to intermittent arterial blood gas sampling in ECMO patients. Journal of Perinatology, 2002, 22:472-474.
7. Mary L, D Deborah G, Marthe J. Introduction to critical nursing. 4th ed. Westline Industrial Drive, ST LM: Elsevier Saunders, 2005.
8. Adams AP Atkinson RS, Adams AP. Recent Advances in Capnography and pulse oximetry. Anaesthesia and Analgesia, 1989, 155-175.
9. Tinker JH, Dull DL, Caplan RA. Role of monitoring devices in prevention of anesthetic mishaps. A closed claims analysis. Anesthesiology, 1989, 71:541-546.
10. Moon RE, Camporesi EM. Miller RD. Respiratory Monitoring. In: Anaesthesia Vol I. 5th ed. New York: Churchill Livingstone, 2000.
11. Jacqueline D M, Msnju B. Capnography. India J Anaesth, 2002, 46(4):269-278.

第40章　肾脏功能监测

第1节　概　　述

急性肾损伤(acute kidney injury,AKI)是指肾小球滤过率突然和持续下降,导致含氮(如尿素、肌酐)和非含氮代谢废物在血液中堆积,从而引起的一种临床综合征。其在住院患者中的发生率为5%,而在重症患者中的发生率为30%。此外,在接受大手术治疗后的危重患者中,AKI也是一个比较严重的并发症。AKI预后较差,原因不仅由于肾功能丧失以及体内大量液体潴留和电解质紊乱,还因为机体不能有效地清除有害代谢产物如炎性介质等。此外,这些患者往往还合并其他并发症,如脓毒症、呼吸衰竭、胃肠道出血及中枢神经系统功能失调等,从而加重预后。

急性肾衰竭(acute renal failure,ARF)的死亡率较高。调查发现,第二次世界大战期间ARF死亡率为91%,朝鲜战争时为68%,越南战争时67%。目前在重症监护病房ARF死亡率为50%~80%。在术后没有任何合并症的情况下,ARF死亡率为10%~40%;如术后伴有其他并发症,ARF死亡率则可高达60%。因而麻醉医师在临床工作中要密切观察患者术中肾功能情况,预防AKI的发生,并予以早期治疗。

流行病学调查结果表明,1%的门诊患者存在ARF,而住院患者中为2%~5%。从ARF被首次提出到现在的40年间,尽管ARF在围手术期的发生率没有较大变化,但是对其的诊断能力却在逐渐提高。由于患者老龄化的出现以及越来越多的危重患者接受高风险手术,预防并减少ARF的发生越来越为医疗界所关注。目前减少围手术期ARF的措施是提高肾功能损害的早期监测手段,为医师在临床工作中及早发现ARF提供有力帮助。

根据肾脏损伤的严重程度和持续时间不同,AKI可表现为严重的急性肾衰竭(如需要肾脏替代治疗),或仅表现为轻度的血肌酐升高(如升高44.2μmol/L)。由于对AKI缺乏统一的概念和诊断标准,临床中很难判断AKI治疗的有效性和预后。因此,为改善这一现状,急性透析质量倡议(acute dialysis quality initiative,ADQI)小组根据肾小球滤过率

表40-1　急性肾损伤的RIFLE诊断标准

项　目		诊断标准	
严重程度	危险	血肌酐增加>1.5倍或GFR下降>25%	尿量<0.5ml/(kg·h)持续6h
	损伤	血肌酐增加>2.0倍或GFR下降>50%	尿量<0.5ml/(kg·h)持续12h
	衰竭	血肌酐增加>3.0倍或GFR下降>75% 或血肌酐≥355μmol/L 或血肌酐急性升高44.2μmol/L	尿量<0.3ml/(kg·h)持续24h或无尿12h
预后	丧失	持续肾功能完全丧失>4周	
	终末期肾病	终末期肾病持续>3个月	

(glomerular filtration rate,GFR)和尿量提出了急性肾损伤的 RIFLE(Risk of renal dysfunction;Injury to the kidney;Failure of kidney function;Loss of kidney function;End-stage kidney disease)诊断标准(表 40-1),对 AKI 的严重程度和临床预后进行分层,根据严重程度将 AKI 分为危险、损伤和衰竭。根据临床预后则分为肾功能丧失和终末期肾病,以利于及时进行肾功能评估。但这一概念对 AKI 的定义有很强的主观性,而敏感性和特异性不高;而且没有考虑如年龄、性别、种族等对肌酐生成的影响。因此,探讨并确立一套能被广泛接受的评价 AKI 或肾功能衰竭的标准,仍然是今后研究的热点和难点。

围手术期很多因素都能导致患者发生 AKI,早期识别轻微 AKI 是预防并减少 ARF 发生的关键,目前最大难点是缺少早期识别轻微 AKI 的方法。传统肾衰竭的监测方法通常敏感性较差,只有当肾单位的功能减到正常 40% 以下时才能检测出来,由此导致当出现尿毒症症状时,肾单位只能保留正常功能的 5%。因此,提高肾功能检测能力对制定 AKI 危险分层标准和更好地保护肾功能至关重要。近些年不断出现的能快速、准确和特异性反映 AKI 的早期生物学标志物为 AKI 的诊断及预后判断提供了可能,也大大推动了肾脏功能监测的发展。

第 2 节　肾脏功能监测的间接指标

有效循环血容量可对肾脏功能造成直接或间接的影响。研究表明,慢性肾病合并严重脱水可导致肾衰竭,糖尿病合并血容量不足则可使 ARF 发生率增加 100 倍。因此,正确评估氧供、血容量、组织灌注和血流量等可间接了解肾脏功能状态。

一、氧　　供

动脉血氧分压(PaO_2)与肾脏血流量关系密切。研究表明,PaO_2升高时,肾脏血流灌注可增加;当 PaO_2小于 40mmHg 时,肾脏血管明显收缩,血流灌注明显减少。在内环境和各生理指标正常的情况下,只需平均动脉压、心率、氧饱和度就可以反映机体的氧供水平。但在极度血液稀释情况下,单靠上述指标无法判定机体氧供氧耗情况,需要更为直接的监测手段来判断。

(一) 血细胞比容(Hct)

红细胞是将氧运送到各个组织进行能量代谢的主要载体。目前有许多关于体外循环过程中贫血对肾脏功能影响的相关研究。发现在进行体外循环前输注晶体液或胶体液会使机体的携氧能力下降 30%。动物实验则发现:体外循环过程中的中度血液稀释(Hct 20% ~30%)对肾脏具有一定保护作用,其机制可能是降低血液粘度从而增加了肾脏血流量。虽然临床上可接受极低 Hct(<20%),但有研究发现其与不良事件有一定相关性。Swaminathan 等研究发现,低 Hct(22% ~24%)患者术后 AKI 风险增加。Karkouti 等研究了 9080 例心脏外科手术体外循环时低 Hct 与透析之间的关系,结果显示 Hct<21% 的患者其透析风险率比 Hct 21% ~25% 的患者增加 2 ~3 倍。

(二) 直接氧供-氧耗(DO_2-VO_2)平衡监测

氧供计算公式:

$$DO_2=CO(L/min)\times[Hb(g/L)\times SpO_2\times 1.34+0.0031\times PaO_2(mmHg)]$$

氧耗计算公式:$VO_2=CO(L/min)\times[CaO_2(ml/L)-CvO_2(ml/L)]$

以上测定氧供和氧耗的方法,需要放置 Swan-Ganz 导管或连续温度稀释法(CCO)导管以及进行血气分析,以获取心排血量(CO)和混合静脉血氧含量(CvO_2)等数据。

(三) 间接的 DO_2-VO_2平衡监测

1. 混合静脉血氧饱和度(SvO_2)　SvO_2是衡量机体氧供需平衡的综合指标,其正常值范围为 60% ~70%。理论上 $SvO_2=SaO_2-(VO_2/DO_2)$,在麻醉过程中 SaO_2一般保持相对恒定,当 DO_2减少或 VO_2增加,VO_2/DO_2比值增大,SvO_2下降;当 DO_2增加或 VO_2减少,VO_2/DO_2比值减小,SvO_2上升,因而 SvO_2可以较直观地反映机体整体的氧供-氧耗关系。

2. 乳酸　乳酸是无氧代谢的产物,血内乳酸变化可很好反映组织灌注和无氧代谢情况,即组织氧供情况。

二、全 身 灌 注

研究发现,术后发生围手术期肾功能不全的风险与血管代偿低血压的能力有关。其原因可能是低血压导致组织灌流减少，动脉顺应性降低可引起组织灌注减少，肾脏损伤的几率增加。多中心流行病学研究显示，术前收缩期高血压（>160mmHg）和脉压增大（>40mmHg）是心脏冠脉搭桥患者术后 AKI 和透析的危险因素，而上述二个危险因素均与动脉顺应性异常有关。

肾血流的自动调节机制对维持肾功能起主要作用，但体外循环（CPB）中肾脏血流量（renal blood flow，RBF）不能自身调节，主要由泵流速和血压决定。Fisher 等研究发现，肾脏损伤程度与 CPB 转流持续时间、低流量以及 CPB 中血压低于 60mmHg 的持续时间等有关。

肾动脉狭窄可能影响 RBF。Conlon 等通过对 798 例冠脉搭桥患者肾血管造影的回顾性研究发现，18.7%的患者至少存在一侧肾动脉狭窄 50%以上(9 例患者双侧肾动脉狭窄 95%以上)；然而，多变量回归分析显示肾动脉狭窄的严重程度及是否存在肾动脉狭窄与术后 AKI 无显著关系。

三、血管内容量

足够的血管内容量对维持充足的肾血流十分关键。目前，可通过监测中心静脉压（CVP）、肺毛细血管楔压（PCWP）、左房压（LAP）、左室舒张末容积（LVEDV）和每搏排出量变异度（SVV）等评估血管内容量，但应根据患者的心功能状态及外科手术大小来合理选择上述监测方法。

（一）CVP

只有在心室功能、肺血管阻力及二尖瓣、三尖瓣和肺动脉瓣功能正常情况下，才可依据 CVP 来评估前负荷。CVP 正常值为 $5cmH_2O \sim 12cmH_2O$，可以依据测定结果对血容量和心功能做出初步判断，如 CVP 小于 $2.5cmH_2O$ 则表明右心室容量不足或血容量不够，如 CVP 大于 $15cmH_2O$，则提示心功能不全。值得注意的是，根据 CVP 进行动态观察比数据的绝对值更有意义。同时，更为准确的容量评估应结合血压、肺动脉压和治疗结果等加以综合考虑。

（二）PCWP

PCWP 作为间接判断心室前负荷的金标准基于如下假设，即：如果肺动脉导管（PAC）位置正常，那么 LAP≈PCWP；如果患者不合并有二尖瓣疾病，那么 LVEDP≈LAP；如果心室顺应性正常，那么 LVEDP 可反映 LVEDV；如果此时患者心室无几何变形，则 LVEDV 可反映心室前负荷。但这些假设在临床很多情况下不成立，Diebel 等报道约 52%患者采用 PCWP 和 CVP 监测不能准确反映容量负荷。

（三）LAP

由于 LAP 降低可引起肾血管收缩，监测 LAP 可了解肾脏的压力-血流关系。LAP 下降（如出血性休克）和 LAP 升高（如心源性休克），其心排血量和动脉血压都下降，但前者 RBF 下降更为显著。可能机制是心排血量下降伴 LAP 降低会引起反射性肾脏血管收缩，LAP 升高则主要通过刺激左房压力感受器释放心房钠尿肽来调节肾脏血管的舒缩。

（四）SVV

SVV 是近年来用于预测机体对于液体治疗反应性的重要功能性参数。它是在机械通气期间，最高每搏排出量（SV_{max}）与最低每搏排出量（SV_{min}）的差值与每搏排出量平均值（SV_{mean}）的比值，计算公式为 $SVV=(SV_{max}-SV_{min})/SV_{mean}\times100\%$。SVV 产生的原理是基于呼吸对于每搏排出量及血压的影响。PICCO 监测技术能实时动态监测功能性血流动力学参数 SVV。其方法简便、易于临床实施，仅需在已有中心静脉插管的基础上再置入一根动脉导管，即可以获得 SVV 等血流动力学参数。

SVV 的意义在于早期预测液体复苏治疗的效果，以维持循环稳定和组织氧供。目前已有研究报道应用 SVV 来评估容量状态：当 SVV>9.5%时，给予 100ml 液体可以增加每搏排出量 5%，其敏感度为 79%，特异度为 93%。用 PICCO 系统 SVV>12.1%为界值预测心排血量增加的敏感度为 87%，特异度为 76%。即使在心脏功能不全的患者，SVV 仍能很好地预测液体复苏治疗的反应性。射血分数低于 35%的患者，SVV≥9.5%预测液体复苏治疗效果的敏感度为 71%，特异度为 80%。因此，SVV 持续监测可准确地指导液体复苏，维持最佳前负荷，防止由于有效循环血容量不足导致的低灌注，是一种简便、有效的实时监测手段。虽然 SVV 对预测液体复苏治疗的效果具有很好的指导意义，但也存在一些局限。

1. 自主呼吸　SVV 的研究对象都是完全控制性机械通气患者。目前没有文献支持 SVV 能预测自主呼吸患者对扩容治疗的反应性。Pemer 等研究证实 SVV 不能预测压力支持通气或面罩吸氧患者对液体治疗的反应性。

2. 潮气量　SVV 产生于机械通气对于胸腔内压的影响，而不同潮气量对胸腔内压的影响不同，因此机械通气时潮气量对 SVV 也有影响。有研究显示 VT=5ml/kg 扩容前后 SVV 没有明显变化；而 VT=15ml/kg 时，血容量充足情况下 SVV 也会显示对扩容治疗有反应。

3. 心律失常　SVV 不适于房颤、频发期前收缩等心律失常患者。因为心律失常本身使 SV 变异程度增大，导致 SVV 变异程度也相应增加。

4. PEEP　呼吸机在吸气相产生正压，气体进入肺部，在呼气末气道开放时，气道压力仍保持高于大气压，对胸腔内压的影响可以导致 SVV 增加。

5. 其他　β 受体阻滞剂、扩血管或缩血管的药物会增高或降低 SVV，评价容量状态时需综合考虑。

因此，临床上除了依靠 SVV 预测液体治疗的效果，还应密切注意影响 SVV 测定的因素，并结合患者的病情以及其他血流动力学参数做出综合判断。SVV 在危重病领域的进一步推广尚需大样本临床研究支持。

（五）LVEDV

测定 LVEDV 能精确反映左心室的前负荷，是评估左心室功能的有效指标。手术过程中，评估血管内容量最直接的方法之一是通过食管超声心动图监测 LVEDV。

此外，通过监测动脉血氧饱和度、酸碱平衡、心排血量、左室射血分数也可以部分评估血容量和肾灌注情况。目前，还没有证据显示使用有创监测如肺动脉导管、动脉插管和经食管超声心动图可以减少 ARF 发生率。

四、肾血流量

RBF 对于 GFR 有着十分重要的影响，凡能影响肾灌流的因素（如肾血管自身调节机制、神经体液因素等）均可对 GFR 产生继发性的影响。如果有效循环血容量减少，或者局部肾血管收缩使肾血流量减少，均会导致肾灌注流量不足，GFR 下降，引起少尿或者无尿。肾动脉多普勒波形图像，可用于评估 RBF。

五、肾脏血流自主调节

RBF 约占心排血量的 20%，当平均动脉压在 80～160mmHg 范围内波动时，肾血流可通过自身调节机制维持相对恒定。在将肾神经完全去除和将肾血流与全身循环隔离后，上述现象仍能够保持。因此，这是肾脏血管对其血流量的一种自身调节。其主要通过肌源性机制和管-球反馈来完成。当肾动脉灌注压的变化超出上述范围后，RBF 就随灌注压改变而发生相应变化。肾脏血管阻力主要取决于入球小动脉、出球小动脉和小叶间动脉的阻力；在自身调节中，入球小动脉阻力变化起主要作用。

肾血流的自主调节机制对维持肾功能起主要作用。人体在高位（T_5 以上）脊髓阻滞时，尽管支配肾脏的交感神经已不能传导中枢的下行冲动，但肾脏血流量并无异常改变，证明肾脏自主调节机制占主导地位。关于肾血流量自主调节机制有以下两种学说。

1. 肌源性学说　当肾血管灌注压升高时，肾入球小动脉血管平滑肌压力升高而受到的牵张刺激加大，使平滑肌紧张性加强，阻力加大。反之，当动脉血压降低时，肾入球小动脉平滑肌受到的牵张刺激降低，血管平滑肌就舒张，阻力降低。当动脉血压低于 80mmHg 时，平滑肌舒张达到极限；当动脉血压高于 180mmHg 时，平滑肌收缩达到极限，故肾血流量随血压改变而变化。用罂粟碱、水合氯醛或氰化钠等药物抑制血管平滑肌活动后，自主调节即减弱或消失，表明其与血管平滑肌的功能有关。

2. 管-球反馈　管-球反馈是肾血流量调节的另一种机制。当 RBF 和 GFR 增加时，到达远曲小管致密斑的小管液流量增加，Na^+、K^+、Cl^- 的转运速率也相应增加，致密斑将变化反馈至肾小球，使入球小动脉和出球小动脉收缩，肾血流量和肾小球滤过率将恢复正常。反之，当肾血流量和肾小球滤过率减少时，流经致密斑的小管液流量减少，致密斑又将变化反馈至肾小球，使肾血流量和肾小球滤过率增加至正常水平。这种由小管液流量变化而影响肾小球滤过率和肾血流量的现象称为管-球反馈。有关管-球反馈的机制与肾脏局部的肾素-血管紧张素系统有关，肾脏局部产生的腺苷、一氧化氮和前列腺素等也可能参与管-球反馈的调节过程。

第 3 节　肾脏功能监测的实验室指标

围手术期监测 AKI 的理想方法应该精准、简单、方便、价廉，并且与 AKI 具有很好的相关性，目前尚无这样的检测手段。因此,探索早期诊断 AKI 生物学标志物的存在和价值意义重大。

一、传统反映 AKI 的生物学指标

传统反映 AKI 的生物学指标包括尿量、尿比重、尿渗透压、血肌酐(Cr)、血尿素氮(BUN)、尿钠值、滤过钠排泄分数(FENa)、自由水清除率、肌酐清除率(CCr)、菊粉清除率以及肾浓缩和稀释试验等。

(一)尿的一般理化检查

1. 尿量 围手术期通过监测尿量来评价肾功能存在争议,尤其对于"术中"。许多非肾性因素可以影响尿液生成。多项研究表明,烧伤、创伤、休克或行心血管手术患者的尿量与急性肾小管损伤、GFR、CCr 以及血清 Cr 和 BUN 变化没有相关性。

患者术中出现血流量或心排血量减少、激素(如醛固酮、肾素、ADH)水平波动、神经系统反射、儿茶酚胺浓度增加以及全身麻醉影响等均可改变 GFR;因此,少尿不能作为术中评价肾损伤的可靠指标。与术中不同,术前或术后出现明显且时间长的少尿[<0.5ml/(kg·h)持续超过 6h]可以预测甚至诊断为 AKI。

2. 尿比重 尿比重是指 4℃时同体积尿与纯水的重量比,可反映尿液中所含溶质浓度,正常范围是 1.002~1.030。但由于影响因素多,尿比重仅用于估计肾脏的浓缩功能,且不可靠。

3. 尿渗透压 尿渗透压亦称尿渗量,反映单位容积尿中溶质分子和离子的颗粒数。尿比重和尿渗量都能反映尿中溶质含量,但尿比重易受溶质微粒和分子质量大小的影响,而尿渗透压仅与溶质分子浓度相关。因此,尿中蛋白质及葡萄糖等含量变化均可影响尿比重,而对尿渗透压影响较小,故测定尿渗透压变化能更真实地反映肾小管浓缩和稀释功能。尿渗透压波动范围为 600~1000mOsm/L(均值为 800mOsm/L),尿渗透压与血浆渗透压之比为 3~4.5:1。

在临床中,预测急性肾小管坏死或鉴别急性肾小管坏死与肾前性氮质血症时,尿渗透压的敏感性和特异性尚不确定。研究发现:当尿渗透压>500 mOsm/L 时,60%~100% 可诊断为肾前性氮质血症;当尿渗透压<350mOsm/L 时,69%~95% 可诊断为急性肾小管坏死。

(二)肾小球功能的实验室指标

1. 血 Cr 血 Cr 是肾功能损害的可靠指标,但其敏感性不高,不能及时、准确反映肾功能。GFR 只有降低 75% 以上,血 Cr 才升高到异常水平。

2005 年 9 月由肾脏病学家和重症监护学家组成的国际协作组织将血 Cr 48h 内升高 1.5 倍或>0.3mg/dl(1mg/dl=88.4μmol/L),或少尿超过 6h 作为诊断 AKI 的标准。胸外科医师协会将心脏手术 ARF 的诊断标准定为血 Cr 升高 2 倍或超过 2.0mg/dl。另外,常用的 AKI 诊断标准为血 Cr 超过正常值的 25% 或 0.5mg/dl。

血 Cr 可反映 GFR,但也存在不足。如围手术期血流动力学不稳,血 Cr 可能无法准确反映肾小球滤过功能。此时,血 Cr 动态变化比其是否在正常范围内更为重要。由于肌酐的产生与肌肉质量正相关,因此,在患有慢性疾病、营养不良和老年患者中虽然其肾脏功能已经明显受损,但血 Cr 仍可在正常范围。相反,对于高营养支持、休克、感染或创伤患者其肾脏功能可能未明显受损,但其血 Cr 已升高。尽管采用血清 Cr 评价肾功能损害有局限性,但其仍是目前有效、高性价比反映肾脏功能变化和预后的临床检测方法。

2. 内生肌酐清除率(Ccr) 如在严格控制饮食条件和肌肉活动相对稳定的情况下,血浆 Cr 生成量和尿排出量较恒定,其含量变化主要受内源性 Cr 的影响,而且 Cr 大部分是从肾小球滤过,不被肾小管重吸收,排泌量很少。故单位时间内,将若干毫升血浆中的内生肌酐全部清除出去,称为 Ccr。Ccr 试验可反映肾小球滤过功能,粗略估计有效肾单位数量,故为测定肾损害的定量试验。因其操作方法简便、干扰因素较少和敏感性较高,为目前临床常用可较好反映肾功能的指标。

计算公式为:Ccr=尿肌酐浓度×每分钟尿量/血肌酐浓度,正常范围为:80~120ml/min。

临床意义:

(1)判断肾小球滤过功能损害及程度:Ccr 降低可发现较早期的损害,并可根据降低程度评估肾小球滤过功能受损程度;Ccr 在 51~70ml/min 为轻度损害,31~50ml/min 为中度损伤,低于 30ml/min 为重度损伤。慢性肾功能衰竭患者若 Ccr 在 11~20ml/min 多为早期,6~10ml/min 多为晚期,低于 5ml/min 则为终末期肾功能衰竭。值得注意的是,血 Cr 浓度较高时通过肾小管排泌的量明显增多,故在严重肾小球滤过功能损害者,Ccr 与 GFR 间会出现分离现象。

(2)指导治疗:Ccr 低于 40ml/min 时,应限制

蛋白摄入;低于 30ml/min 时,噻嗪类等中效利尿药治疗往往无效,不应使用;低于 10ml/min 时,呋塞米(速尿)等高效利尿药疗效也明显降低,是进行人工肾透析治疗的指征。

3. 血 BUN　血 BUN 目前仍广泛应用于评估肾功能,但特异性和敏感性均差。正常范围是 8 ~ 20mg/dl(1mg/dl = 0. 357mmol/L)。BUN 是蛋白质代谢产物,当蛋白质摄入增加、胃肠道出血或分解代谢增加(如创伤或败血症患者)时,BUN 也会增加;当肝功能受损时,尿素合成减少,BUN 随之降低。此外,围手术期的血液稀释也可能会影响 BUN 水平。因此,血 BUN 并不是评估 GFR 的金标准。一般认为,综合评估 BUN 和血肌酐水平,能更好反映肾功能状况。

4. 菊粉清除率(inulin clearance, C_{in})　C_{in} 指单位时间内从肾脏排出菊粉总量相当于多少毫升血浆中所含的菊粉量,此血浆毫升数即菊粉的血浆清除率,简称 C_{in}。菊粉是人体内不含有的一种无毒、不参加体内代谢、分子量仅为 5200D 的多糖。同时,其不与血浆蛋白结合,可自由经肾小球滤过,并且不被肾小管重吸收,也不被肾小管排泌,故为监测 GFR 的理想物质。计算公式:C_{in} = 尿菊粉浓度×每分钟尿量/血浆菊粉浓度。参考范围:成人男性 120 ~ 138ml/min;女性 110 ~ 138ml/min。C_{in} 能较好地反映肾小球滤过功能。C_{in} 降低不仅见于肾小球滤过功能障碍,还可见于肾血流量减少和肾小球有效滤过压下降等。

5. 有效肾血浆流量及滤过分数　流经肾脏的血液仅部分供应肾单位,而供应肾单位的血流量与肾脏功能密切相关,称有效肾血流量(effective renal blood flow, ERBF)。测定 ERBF 可直接了解肾单位的血供,协助诊断肾功能状态及原因。ERBF 除可通过影像学检查获取,还可通过实验室检查准确测定。若某种体内不被代谢的物质在短时间内(如 1 分钟)几乎全部由肾小球滤过或肾小管排泌,且不被重吸收,则该物质的肾血浆清除率就等于有效肾血浆流量(effective renal plasma flow, ERPF)。

外源性物质对氨马尿酸(PAHA)及放射性核素标记物 ^{131}I-邻碘马尿酸钠,低浓度时在 1 分钟内均有近 20% 从肾小球滤过,近 80% 由肾小管排泌,它们在体内既不被代谢,也不被肾小管重吸收。若用化学显色比色法分别测定 PAHA 血浆浓度(Cp)和尿浓度(Cu),根据尿量(V),按下列公式计算得出 C_{PAHA},可视为 ERPF, C_{PAHA} = Cu · V/Cp = ERPF。再根据 Hct,即可计算得出 ERBF, ERBF = ERPF/(1 - Hct)。如选用 ^{131}I-邻碘马尿酸钠,则以单光子计算机体层摄影检测双肾区的时间-放射活性,可分别测定左、右肾 ERPF。

如果同时测定 C_{in} 或 Ccr,并以此代表 GFR,则 GFR/ERPF 的比值称滤过分数(filtration fraction, FF),表示 ERPF 中流经肾小球产生滤过作用的部分。

正常参考范围:双肾 ERPF 为 600 ~ 800ml/min; ERBF 为 1200 ~ 1400ml/min。FF 为 0. 20 ~ 0. 22。

临床意义:定量反映 RBF 变化。围手术期 RBF 减少可见于高血压致血管痉挛、有效血管床减少、肾小管受损、休克、心力衰竭等。FF 降低则表明肾小球有效血流量减少。

(三) 近端肾小管功能的实验室指标

1. 尿钠浓度　当肾灌注降低时,正常肾功能会通过自身调节及神经体液调节保钠保水。当尿钠浓度低于 20mEq 时,提示肾前性氮质血症;当尿钠浓度高于 40mEq 时,则提示急性肾小管坏死。部分急性肾小管坏死可根据尿钠水平来诊断。尿钠除受肾功能影响外,还受容量、液体等影响。因此,临床上用其来诊断急性肾小管坏死或肾前性氮质血症的特异性也不强。

2. 滤过钠排泄分数(FE_{Na})　FE_{Na} 是测定肾小球滤过钠和尿排泄钠的百分率,即经肾小球滤过而未被肾小管重吸收钠的百分率。其计算方法是:

滤过钠排泄分数 = [(尿钠×血肌酐)/(血钠×尿肌酐×100)]%

FE_{Na} 是鉴别肾前性氮质血症和急性肾小管坏死的敏感指标。肾前性氮质血症因肾小管对钠的重吸收相对增高,使尿钠排出减低, FE_{Na}(%)<1;急性肾小管坏死,肾小管不能重吸收钠,故尿钠排出明显增多, FE_{Na}(%)>1。应用利尿剂后使尿钠排出增多时,不能采用 FE_{Na} 作为诊断肾小管损伤的依据。

3. 肾小管葡萄糖最大重吸收量(tubular maximum reabsorption of glucose, TmG)　正常情况下血浆中的葡萄糖可经肾小球自由滤入原尿,但在近端肾小管全部被重吸收。当原尿中葡萄糖浓度超过肾小管重吸收葡萄糖的阈值,超出部分葡萄糖将从尿中排出,此时葡萄糖重吸收量即为 TmG。静脉注入葡萄糖,使滤入原尿中的葡萄糖超过其重吸收阈值,分别测定血浆(P_G)和尿(U_g)葡萄糖浓度,根据尿量(V)及菊粉清除率(C_{In}),以单位时间内肾小球滤出的葡萄糖减去该时间内尿中排出的葡萄糖，就是T_mG。即$T_mG=(P_G \times C_{In})-(U_g \times V)$。

正常值：成人TmG男性为300～450mg/min；女性为250～350mg/min。

临床意义：TmG受有效肾单位的数量和肾小管重吸收功能的影响。其降低多见于各种原因导致的肾小管上皮细胞损伤，对葡萄糖重吸收能力降低；也可见于肾发育不全、部分肾小球闭塞等导致葡萄糖滤过减少。

4. 尿/血肌酐比值　1950年Bull等首次引入尿/血肌酐比值来评估急性肾小管坏死，但其敏感性和特异性较差，不能作为诊断急性肾小管坏死和肾前性氮质血症的可靠依据。Miller等认为尿/血肌酐比临床应用价值不大。Espinel和Gregory等的研究表明，当尿/血肌酐比小于10时，可能为急性肾小管坏死，小于40则可能是肾前性氮质血症，但是33%的患者有重叠现象。

（四）远端肾小管功能的实验室指标

1. 自由水清除率（C_{H_2O}）　自由水代表尿中的无溶质水。正常时由于肾脏的浓缩功能，C_{H_2O}应为负值，计算公式如下：

$$C_{H_2O}=V-(Uosm \times V/Posm)$$

V为每分钟尿量，Uosm为尿渗量，Posm为血浆渗量。

由于将尿量分作尿渗透溶质清除率（Cosm）和C_{H_2O}两部分，故C_{H_2O}比尿比重和尿渗量更能准确定量地了解肾脏稀释-浓缩功能。C_{H_2O}若为负值，则提示远端肾小管稀释-浓缩功能正常；C_{H_2O}为正值时，表明浓缩功能丧失而稀释功能仍存在。

连续检测C_{H_2O}有助于ARF的早期诊断及病情预后判断。当C_{H_2O}由负值趋于零，提示浓缩功能进行性损害；C_{H_2O}维持为0时，提示存在ARF，稀释-浓缩功能完全丧失；C_{H_2O}恢复到负值，则表明进入恢复期。Baek等研究发现，通过C_{H_2O}诊断ARF要比其他实验室指标早1～3天，建议将连续检测C_{H_2O}作为ARF的早期诊断指标。Shin等研究认为C_{H_2O}大于20ml/h且C_{Cr}小于25ml/min，则肾功能不全的可能性增加。同时认为，在预测创伤患者ARF时，自由水清除率的敏感性不如肌酐清除率高。

2. 肾浓缩和稀释试验　肾浓缩和稀释原尿功能主要在髓袢升支、远端肾小管、集合管和直小血管中进行。在特定饮食条件或给予药物干预时，观察患者尿量和尿比重变化，此即浓缩和稀释试验，以浓缩试验较常用。受检者在一定时间内限制饮水或输注高渗盐水，升高血浆渗透压而刺激垂体后叶抗利尿激素（ADH）分泌；亦可直接注射ADH（即ADH试验）。分次收集处理尿液，测定尿比重。正常范围：成人至少有一次尿比重>1.025（儿童>1.022）。

临床意义：若3次禁水试验尿比重均低于参考范围，可诊断为肾浓缩功能损害。提示存在肾髓袢升支、远端肾小管及集合管损害，常见于肾性尿崩症、Bartter综合征、肾小管性酸中毒以及慢性肾功能不全等。ADH试验主要用于鉴别垂体性及肾性尿崩症。垂体性者，注射ADH后60min内，尿量即明显减少，尿比重升高1%以上；肾性者，尿量和比重均无变化。

二、敏感反映AKI早期的生物标志物

理想的急性肾脏损伤早期生物标志物可及早发现AKI、判断AKI损伤程度并反映AKI类型，其对于AKI的早期识别、诊断、监测及预后具有重要意义。

（一）反映肾小球滤过功能的生物标志物

1. 胱抑素C　胱抑素C即半胱氨酸蛋白酶抑制蛋白C，人体内几乎各种有核细胞均可表达、分泌的一种碱性蛋白，每日分泌量较恒定。分子量仅13 000D，故可自由透过肾小球滤膜。原尿中的胱抑素C几乎全部被近曲小管上皮细胞摄取、分解，并不回到血液中，尿中仅微量排出。与肌酐一样，胱抑素C在肾损伤时能在循环中蓄积，因此能作为反映肾小球滤过功能的可靠指标。正常范围：成人0.6～2.5mg/L。

由于胱抑素C分泌恒定，浓度不受含蛋白质和肌酸饮食、身高、体重等影响，干扰因素较少。其血浆浓度与GFR的线性相关性显著优于血尿素、Cr、Ccr和其他内源性小分子蛋白，并且敏感性高，轻度损伤即可出现胱抑素C升高。经受试者操作特征曲线（ROC）比较评估，表明在判断肾小球滤过功能上，胱抑素C的诊断性能与菊粉清除率相当，显著优于血尿素、Cr、Ccr，并且只需单次测定。因此，现在推荐以胱抑素C取代传统的血尿素、Cr、Ccr检查，将其作为判断肾小球滤过功能的首选常规指标。

2. 前心房利钠肽（1-98）[ProANP（1-98）]　ProANP（1-98）是在心房利钠肽产生过程中形成的残余激素原。ProANP（1-98）主要由肾脏清除，故适用于评估肾小球滤过率。现在有许多关于ProANP（1-

98)与慢性肾病关系的研究,但其与 AKI 的关系尚需进一步研究。对脓毒症患者的研究结果显示,ProANP(1-98)比胱抑素 C 能更好地预测 ARF。

3. 色氨酸糖复合物[Tryptophan glycoconjugate 2-(α-mannopyranosyl)-L-tryptophan] 代谢过程与菊粉相似,也是测量肾小球滤过率的理想物质,但由于其价格昂贵,现应用较少。

(二) 定位肾小管损伤的生物标志物(肾小管性尿酶)

尿中的酶若特异性存在于某段肾小管上皮细胞,上皮细胞损伤后始释放入尿;或其他组织存在但不能滤过入原尿而又是某段肾小管特有,则其在尿中大量出现便可作为该段肾小管损伤的定位标志物。此外,某段肾小管上皮细胞特异分泌的蛋白,在尿中排出量的改变,亦可用作其病变的定位标志物。目前能反映肾小管损伤的定位标志物包括谷胱甘肽转移酶(GST)、N-乙酰-β-D-氨基葡萄糖苷酶(NAG)、γ-谷氨酰转肽酶(γ-GT)、碱性磷酸酶、丙氨酸-(亮氨酸-甘氨酸)-氨基肽酶(Ala-(Leu-Gly)-aminopeptidase)等。通过测定这些物质可以鉴别 AKI 与其他疾病。Westhuyzen 等对 26 例危重症患者研究发现,检测肾小管性酶类可比检测血肌酐至少提前 12h 发现 AKI。通过研究 36 例健康者与 51 例肾脏疾病患者[急性肾小管坏死(ATN)、慢性肾病、肾前性氮质血症]发现,急性肾小管坏死患者中 79% 的尿肾小管上皮抗原(HRTE-1)浓度增加。作为一项诊断试验,HRTE-1 鉴别 ATN 与慢性肾病及 ATN 与肾前性氮质血症的特异性分别是 90% 和 81%。

1. N-乙酰-β-D-氨基葡萄糖苷酶(NAG) NAG 是人体内一种重要的溶酶体水解酶。它广泛存在于各脏器内的溶酶体中,但以肾脏近端肾小管上皮细胞中含量最高。NAG 分子量为 130~140KD,通常不能被肾小球滤过,正常情况下尿液中可测得少量的 NAG。如出现急性肾小管功能损害,则尿 NAG 明显升高。有文献报道,尿 NAG 作为监测肾功能的指标,与 BUN、Scr、Ccr 检测比较,具有变化幅度大、发生时间早、灵敏度高等优点,能更好地反映肾功能受损程度、转归及影响因素。正常范围:11.6~26.5U/L。

临床意义:

(1) NAG 是检测肾小管缺血、坏死的敏感指标。缺血或者引起肾小管坏死、肾小管-间质病变时,尿 NAG 明显升高。

(2) 预测肾移植后排异反应:肾移植排异的早期诊断困难。肾移植后发生排异时,尿 NAG 增高;70% 患者在排异症状出现前 1~3 天即可有尿 NAG 升高,部分病例尿 NAG 与血肌酐同时上升。故可作为早期预测肾移植后排异反应的灵敏指标。

(3) 先天性肾小管病变、双侧肾发育不良、肾囊肿和肾积水时,尿 NAG 酶活性亦升高,反映了病变的活动性。

同时检测血肌酐,并计算尿中 NAG 与肌酐比值能够最大限度地减轻尿液稀释和浓缩对 NAG 的影响。

2. 尿 T-H 糖蛋白 T-H 糖蛋白(Tamm-Horsfall protein,THP)是仅由髓袢升支粗段和远曲小管上皮细胞合成、分泌的糖蛋白。在该部位肾小管腔面形成覆盖层,可阻止水重吸收,参与原尿稀释功能。尿中 THP 也是管型和结石的主要基质成分。随机尿宜同时检测尿肌酐,以校正 GFR 的影响。

正常范围:成人 29.8~43.9mg/24h 尿,随机尿为 0.9~1.7μg/μmol 肌酐。

临床意义:

(1) 尿 THP 增多:为远端肾小管损伤标志物,提示各种原因致远端肾小管病变,THP 覆盖层破坏和分泌增加。重铬酸钾中毒和肾移植后急性排异反应期可见尿 THP 一过性升高。THP 长期较高水平者易形成尿结石。

(2) 尿 THP 持续低水平:可见于慢性肾衰及急性肾小球肾炎所致 GFR 显著降低。下尿路感染时尿 THP 多无变化。

正常情况下,THP 仅存在于远端肾小管上皮细胞腔侧膜表面,未暴露于免疫系统,故血中无抗 THP 抗体。若血中检出该抗体,则表明有肾小管-间质性病变,使 THP 漏入间质引起免疫反应。

3. 其他 其他泌尿成分也可以检测特定区域的肾细胞毒性和异常变化。α-GST 主要存在于近曲小管,而 π-GST 主要存在于远曲小管。Ala-Leu-Gly 氨肽酶与 γ-GT 是近端肾小管刷状缘损伤的特异标志物。尿钠氢交换亚型 3(NHE-3)是近曲小管上皮细胞顶膜的 Na^+/H^+ 交换器,主要负责 Na^+ 摄取和 H^+ 排泌;当肾小管受损时,尿中可检测出 NHE-3。还有实验证实聚集素(clusterin)用于评估氨基糖苷类药物引起的肾毒性与 NAG 相比灵敏度相似,但特异性更强。

(三) 反映肾小管功能不全的生物标志物(肾小管性蛋白尿)

当小管间质受损或各种重金属中毒时,近端肾小管对正常滤过的蛋白质重吸收受损，导致小分子蛋白质从尿中排除，称为肾小管性蛋白尿。肾小管性蛋白尿中可能包括尿 β_2-微球蛋白、尿 α_1-微球蛋白、白蛋白、腺苷脱氨酶结合蛋白、肾小管上皮细胞抗原-1、视黄醇结合蛋白、溶菌酶、核糖核酸酶、IgG、转铁蛋白、铜蓝蛋白、尿总蛋白以及 λ 和 κ 轻链等。

1. 尿 α_1-微球蛋白（α_1-MG） α_1-MG 为肝细胞和淋巴细胞产生的糖蛋白，分子量为 26 000D，因其电泳出现于 α_1 区带而得名。血浆中 α_1-MG 以游离或与 IgG、清蛋白结合的两种形式存在。游离 α_1-MG 可自由滤过肾小球，但原尿中 99% 以上的 α_1-MG 被近曲小管上皮细胞以胞饮方式重摄取并分解，仅微量从尿排泄。

正常范围：成人尿 α_1-MG < 15mg/24h 尿，或 <10mg/g 肌酐；血清游离 α_1-MG 为 10～30mg/L。

临床意义：

（1）近端肾小管功能损害：尿 α_1-MG 升高是各种原因所致近端肾小管早期功能损伤的特异、敏感指标。与 β_2-MG 比较，α_1-MG 不受恶性肿瘤影响，酸性尿中不会出现假阴性，故更为可靠。

（2）评估肾小球滤过功能：根据上述 α_1-MG 排泄方式，血清 α_1-MG 升高提示肾小球滤过率降低导致其在血中蓄积。其比血 Cr 更灵敏，在 Ccr<100ml/min 时，血清 α_1-MG 即出现升高。血清和尿 α_1-MG 均升高，多提示肾小球滤过功能和肾小管重吸收功能均受损。

（3）严重肝实质性病变：如重症肝炎、肝坏死时 α_1-MG 生成减少，血清 α_1-MG 浓度降低，当肾小球滤过功能损伤时亦不明显升高。

2. 尿 β_2-微球蛋白（β_2-MG） β_2-MG 分子量为 11 800D，因其电泳出现于 β_2 区带得名。正常人 β_2-MG 生成量较恒定，为 150～200mg/d。由于分子量小且不与血浆蛋白结合，可自由滤入原尿，但原尿中 99% 以上的 β_2-MG 被近曲小管上皮细胞以胞饮方式重摄取并分解，仅微量从尿排泄。

正常范围：成人血清 β_2-MG 1～2mg/L；尿 β_2-MG<0. 3mg/L，或以尿肌酐校正为<0. 2mg/g 肌酐。

临床意义：

（1）尿 β_2-MG 升高：较敏感地反映近端肾小管重吸收功能受损。由于肾小管重吸收 β_2-MG 阈值为 5mg/L，超过阈值将出现非重吸收功能受损的尿 β_2-MG 升高。因此应同时测定血 β_2-MG，只有血 β_2-MG<5mg/L 时，尿 β_2-MG 升高才反映肾小管损伤。

（2）血清 β_2-MG 升高：见于下列病理情况：①肾小球滤过功能受损，β_2-MG 在血中蓄积。在评估肾小球滤过功能上，血清 β_2-MG 升高比血肌酐更灵敏，在 Ccr<80ml/min 时即可出现，而此时血肌酐浓度多无改变。若同时出现血和尿 β_2-MG 升高，但血 β_2-MG<5mg/L，则提示肾小球和肾小管功能均受损。②IgG肾病、恶性肿瘤以及多种炎性疾病如肝炎、类风湿关节炎等均可致 β_2-MG 生成增多，若超出肾小管重吸收阈值，亦可同时出现尿 β_2-MG 明显增多。

3. 尿溶菌酶（Lys） Lys 是一种小分子（分子量为 18 000D）蛋白酶，正常情况下存在于人体各种组织中。血浆中的溶菌酶主要来自于中性粒细胞、单核细胞和巨噬细胞的溶酶体。因溶菌酶的分子量较小，可以自由通过肾小球滤过，且近端小管对溶菌酶有强大的重吸收能力，因而正常人尿液中的溶菌酶含量极低（小于 1. 9mg/ml）。当肾小管损伤时，溶菌酶的重吸收减少，尿含量增高，超过 5mg/ml 说明肾小管损伤。由于中性粒细胞中含有大量溶酶体，所以尿路感染时血浆中溶菌酶含量也升高，应予以注意。

4. 尿视黄醇结合蛋白（RBP） RBP 是肝脏分泌的一种低分子量蛋白（21 000D），血浆中 RBP 约有 90% 与甲状腺素结合前蛋白结合，形成高分子蛋白复合物，不被肾小球滤过膜滤过。当视黄醇被转运到靶细胞后，RBP 便游离到血浆中，迅速被肾小球滤过，几乎全部被肾近曲小管重吸收而分解。正常情况下，在尿中稳定性强，不易分解，不受 pH、性别、体位及昼夜间差异的影响，RBP 排量甚微（<0. 2mg/24h）。但在肾近曲小管损伤时，其尿排量明显增加，故 RBP 排量增加可作为肾近曲小管损伤的标志物。尿 RBP、尿 N-乙酰-β-D 氨基葡萄糖苷酶（NAG）均是肾近曲小管损伤的标志，但尿 RBP 是比 NAG 更敏感的肾近曲小管损伤的早期诊断指标。

（四）反映肾小管应激反应时的生物标志物

评估肾小管应激反应的生物标志物包括：中性粒细胞明胶酶相关脂质运载蛋白（NGAL），尿白细胞介素-18（IL-18），血小板活化因子，肾损伤因子-1（KIM-1）和半胱氨酸高蛋白-61（CYR-61）等。

1. 中性粒细胞明胶酶相关脂质运载蛋白（NGAL） 在正常情况下，肾组织很少表达 NGAL。当发生肾缺血后，NGAL 能使损伤的肾小管重新上皮化，且在肾单位再生过程中，对细胞成熟起关键作用。在大鼠肾缺血模型中，给予 NGAL 能减轻大鼠 AKI。Mishra 等对 20 例心脏分流术后发生 AKI 的儿童研究发现，当以尿 NGAL 为 50μg/L 作为诊断分界值时，检出 AKI 的敏感性和特异性分别为 100% 和 98%。Bennet 等对 196 例接受心脏体外循环手术儿童的尿样进行分析，发现术后发生急性肾损伤儿童的尿 NGAL 水平于术后 2 小时升高 15 倍以上，相反血肌酐则在术后 2～3 天升高。进一步分析表明，术后 2 小时尿 NGAL 检测值与 AKI 的严重程度和持续时间密切相关。除了尿 NGAL 外，血浆 NGAL 亦能够早期监测术后 AKI 的发生。Dent 等在对 120 例行体外循环手术的儿童血浆 NGAL 进行检测后发现，若发生 AKI，血 NGLA 在术后 2 小时即可升高 3 倍，早于血肌酐。多变量分析显示，术后 2 小时的 NGAL 值是预测术后 AKI 的有利因子。但由于 NGLA 在患者中变异较大，其应用受到较大限制。因此，与许多早期生物学指标一样，NGAL 要成为临床上评价肾功能及预后的指标还需要进一步验证。

2. 白介素-18（IL-18）　IL-18 即 γ-干扰素诱导因子，在中性粒细胞、巨噬细胞、内皮细胞及心肌细胞均可产生，其在炎症、免疫及感染性疾病的发生和发展中具重要作用。动物研究表明，IL-18 是急性肾小管损伤的重要炎性介质。研究显示，尿 IL-18/血浆肌酐（500pg/mg）比值用于诊断急性肾小管坏死的敏感性和特异性分别是 85% 和 88%。Parikh 等发现，心脏体外循环手术后发生 AKI 患者尿液中 IL-18 在术后 4～6 小时即升高，与血肌酐相比，尿 IL-18 更能早期反映肾损伤。

3. 肾损伤因子-1（KIM-1）　KIM-1 是一种跨膜蛋白，在正常肾脏中微量表达，当缺血或肾毒性肾损伤时，KIM-1 表达会显著增加。大鼠尿 KIM-1 水平与血肌酐水平有明显相关性。研究表明，在急性肾小管损伤患者的肾组织活检中 KIM-1 表达明显增加，伴随尿 KIM-1 水平升高。患者急性肾脏损伤时，KIM-1 12 小时即开始升高；但是，目前还没有有关 AKI 损伤程度与 KIM-1 关系的报道。在顺铂或高剂量叶酸肾毒性损害时，尿 KIM-1 比血肌酐升高更早出现。

4. 富含半胱氨酸蛋白-61（CYR-61）　CYR-61 是一种富含半胱氨酸的肝素结合蛋白，为一种信号分子，是由包括肾脏在内的受损组织分泌的，它与组织的生长和修复有关。在肾脏损伤后很快表达于外髓近端小管，由于诱导生成迅速，其可作为肾脏损伤的早期标志。在动物模型中，CYR-61 在肾组织缺血受损后 1h 即表达，3～6 小时可在尿中检出，6～9 小时达高峰。在肾组织缺血损伤后，CYR-61 基因表达会比正常上调 10 倍以上。值得注意的是，当动物出现肾前性氮质血症时，尿中并不会出现 CYR-61。

5. 血小板活化因子　血小板活化因子作为一种炎性介质也参与 AKI 的病理生理过程。研究表明，血和尿中血小板活化因子与诊断 ARF 的临床实验室指标相关，但其临床价值还有待进一步验证。

第 4 节　肾脏功能的术前评估

患者自身的危险因素越多、外科手术创伤越大以及手术时间越长，围手术期发生肾功能不全的可能性就越大，故术前评估肾功能非常必要和重要。术中血流动力学的波动，重要器官的灌注不足以及患者本身的合并症继续恶化都是导致术后出现肾功能损害的重要因素。若患者已存在肾功能不全，42% 的患者会发生肾功能进行性恶化，如果需要透析治疗则预后不良。对那些已存在肾功能不全的患者，接受心血管手术后更易发生 ARF。因此，术前肾功能状况、适当血容量的维持及心功能正常与否是决定术后肾功能的重要因素。

术前应当全面评估肾功能的储备情况。除了肾脏本身存在的疾病外，一些外在因素也会影响肾功能的检测结果：如细胞内和细胞外液体容量、心血管系统功能及神经内分泌因素等。另外老年患者肾功能储备会明显降低。青壮年的肾小球滤过率大约为 125ml/min，到 60 岁时降低为约 80ml/min，80 岁时为 60ml/min。对于高血压患者的肾功能保护也是不能忽视的。虽然肾衰竭患者并存高血压并不是其发展为终末期肾病的主要原因，但它是心血管病患者发生终末期肾病的主要危险因素。

除原发性高血压和糖尿病肾病会因肾动脉硬化而发展为肾衰竭外，随着年龄增加，高血压也会逐渐损害肾功能。术前收缩期高血压及脉压增大是术后肾功能不全的独立危险因素。

术前对尿常规检测结果进行准确的分析，有利于围手术期进行有针对性的肾功能保护。

尿常规的定性结果须仔细分析：①血尿（尿沉渣每高倍视野下大于 2 个红细胞）提示肾小球疾病，如果是外伤患者则提示肾脏损伤或下泌尿道损伤。尿检无红细胞而尿隐血试验阳性提示尿中存在游离血红蛋白或肌红蛋白。②脓尿（每高倍视野下大于 4

个白细胞)提示泌尿系统感染。③管型尿:正常尿液中可以存在少量透明管型和颗粒管型,但细胞管型提示一种病理状态,如红细胞管型则提示肾小球肾炎、系统性红斑狼疮性肾炎、血型不合输血、肾移植后急性排异反应、肾梗死及肾静脉血栓形成等所致肾实质出血;白细胞管型多见于肾盂肾炎、间质性肾炎等肾实质感染性疾病;肾小管上皮细胞管型在各种原因所致肾小管损伤时出现。④尿 pH 可以帮助诊断一些酸碱紊乱的疾病,当造成肾衰竭的原因是肾前性而非肾后性时,尿 pH 值倾向于偏酸。⑤尿蛋白定性试验阳性可为生理性,也可为病理性,但生理性蛋白尿尿蛋白定性试验多不超过1+,如为3+或4+,常提示为肾小球疾病;肾小球性蛋白尿以清蛋白等中、大分子蛋白为主(占 70% ~80%),肾小管性蛋白尿以 α_1 微球蛋白、β_2 微球蛋白等小分子蛋白为主(50% 以上)。⑥血糖正常性糖尿多为近端肾小管病变导致葡萄糖重吸收阈值下降所致。

虽然目前血肌酐仍作为临床医师对肾功能检测的重要指征之一,但需要注意的是,血肌酐水平只能对肌酐清除率进行一个快速而非准确的评估。有近 5% 的住院患者及 20% 的重症监护患者血肌酐水平会急速升高,其发生率与患者的创伤严重程度及疾病程度直接相关。术前血肌酐大于 2mg/dl 的患者发生急性肾衰竭的可能性及严重程度更高;当肾功能发生改变时,单纯依靠检测血肌酐来衡量 GFR 是不可靠的。评估肾功能尤其是当肾功能发生改变时,观察血肌酐的变化趋势比单独测量值更有用。测量 Ccr 虽然有其限制条件,但其仍是评估 GFR 的最佳选择。在一项 131 例重症患者的研究中,超过一半的患者肌酐清除率下降时,尿量、血尿素氮、血肌酐仍然正常。虽然血肌酐可能比血尿素氮能更可靠地评估肾小球功能,但同时测定两项指标能更完整地评估肾功能。通常情况下,血尿素氮与血肌酐的比值大约为 10,如果血尿素氮水平大约是血肌酐的 10 倍,临床医师会认为测量结果较为准确。如果比值严重偏离 10,临床医师会考虑有非肾脏因素影响了血尿素氮和(或)血肌酐的水平。总之,三种测量结果(血尿素氮、血肌酐和肌酐清除率)需要仔细分析。综合评估制定有效的肾功能保护措施才有利于围手术期预防 AKI 的发生。

(余剑波　王国林)

参 考 文 献

1. 庄心良,曾因明,陈伯銮. 现代麻醉学. 北京:人民卫生出版社,2003.
2. 王鸿利. 实验诊断学. 北京:人民卫生出版社,2005.
3. 王海燕. 肾脏病学. 北京:人民卫生出版社,2008.
4. 岳云,吴新民,罗爱伦主译. 摩根麻醉学. 北京:人民卫生出版社,2007.
5. 于永浩主译. 麻省总医院临床麻醉手册. 天津:天津翻译出版公司,2009.
6. Miller RD, Eriksson LI, Fleish LA, et al. Miller's Anesthesia. 7th ed. Philadelphia: Churchill Livingstone, 2009.
7. Sharkey RA, Mulloy EM, O'Neill SJ. Acute effects of hypoxaemia, hyperoxaemia and hypercapnia on renal blood flow in normal and renal transplant subjects. Eur Respir J, 1998, 12(3):653-657.
8. Bellomo R, Chapman M, Finfer S, et al. Low-dose dopamine in patients with early renal dysfunction: a placebo-controlled randomised trial. Australian and New Zealand Intensive Care Society (ANZICS) Clinical Trials Group. Lancet. 2000, 356 (9248):2139-2143.
9. Bellomo R, Ronco C, Kellum JA, et al. Acute renal failure-definition, outcome measures, animal models, fluid therapy and information technology needs: the Second International Consensus Conference of the Acute Dialysis Quality Initiative (ADQI) Group. Crit Care, 2004, 8(4):R204-212.
10. Miklaszewska M, Pietrzyk JA, Zachwieja K, et al. Early laboratory markers of acute renal failure. Przegl Lek. 2006, 63 (2):81-84.
11. Rosner MH, Bolton WK. Renal Function Testing. American Journal of Kidney Diseases, 2006, 47(1):174-183.
12. Aronson S, Fontes ML, Miao Y, et al. Risk Index for Perioperative Renal Dysfunction/Failure: Critical Dependence on Pulse Pressure Hypertension. Circulation, 2007, 115: 733-742.
13. Swaminathan M, Shaw AD, Phillips-Bute BG, et al. Trends in acute renal failure associated with coronary artery bypass graft surgery in the United States. Crit Care Med, 2007, 35 (10):2286-2291.
14. Soni SS, Ronco C, Katz N, et al. Early diagnosis of acute kidney injury: the promise of novel biomarkers. Blood Purif, 2009, 28:165-174.
15. Waring WS, Moonie A. Earlier recognition of nephrotoxicity using novel biomarkers of acute kidney injury. Clin Toxicol (Phila), 2011, 49:720-728.
16. Urbschat A, Obermuller N, Haferkamp A. Biomarkers of kidney injury. Biomarkers. 2011, 16 (Suppl 1):S22-30.
17. Hawkins R. New biomarkers of acute kidney injury and the cardio-renal syndrome. Korean J Lab Med, 2011, 31:72-80.
18. Al-Ismaili Z, Palijan A, Zappitelli M. Biomarkers of acute kidney injury in children: discovery, evaluation, and clinical

application. Pediatr Nephrol,2011,26:29-40.

19. Bagshaw SM,Langenberg C,Haase M,et al. Urinary biomarkers in septic acute kidney injury. Intensive Care Med, 2007,33:1285-1296.
20. Han WK,Waikar SS,Johnson A,et al. Urinary biomarkers in the early diagnosis of acute kidney injury. Kidney Int,2008, 73:863-869.
21. Cavallaro F, Sandroni C, Antonelli M. Functional hemodynamic monitoring and dynamic indices of fluid responsiveness. Minerva Anestesiol,2008,74:123-135.
22. Monnet X,Teboul JL. Volume responsiveness. Curr opin Crit Care,2007,13:549-553.
23. Hofer CK,Senn A,Weibel L,etal. Assessment of stroke volume variation for prediction of fluid responsiveness using the modified FloTrac and PiCCOplus system. Critical Care, 2008,12:R82.
24. Reuter DA,Kirchner A. Usefulness of left ventricular stroke volume variation to assess fluid responsiveness in patients with reduced cardiac function. Crit Care Med, 2003, 31: 1399-1404.
25. PenerA,FaberT. Stroke volume variation does not predict fluid responsiveness in patients with septic shock on pressure support ventilation. Acta Anaesthesiol Scand, 2006, 50: 1068-1073.
26. Renner J,Cavus E,Meybohm P,etal. Stroke volume variation during hemorrhage and after fluid loading:impact of different tidal volumes. Acta Anaeshesiol Scand,2007,51:538-544.
27. Rex S,Brose S,Metzelder S,et al. Prediction of fluid responsiveness in patients during cardiac surgery. Br J Anaesth, 2004,93:782-788.
28. Kubitz JC,Annecke T,Kemming GI,et al. The influence of positive end-expiratory pressure on stroke volume variation and central blood volume during open and closed chest conditions. Eur J Cardiothorac Surg,2006,30:90-95.

第41章 神经功能监测

第1节 引 言

外科手术中可因操作直接或间接(如累及供血动脉)损伤而导致神经结构和功能发生改变(表41-1),由此造成的永久性神经功能损害,被认为是手术并发症和手术相关病死率的主要原因之一。术中神经损伤的严重程度与术后结局和康复能力密切相关,因此任何可能减少、防止,甚至逆转神经损伤的技术对外科医师、麻醉医师以及患者都具有非常重要的价值。

表41-1 手术及其相关的神经损伤

手术类型	损伤类型
颈动脉内膜切除术	卒中
脑动脉瘤手术	卒中
脑肿瘤切除术	卒中、脑损伤
听神经瘤切除术	神经损伤
眼耳鼻喉科手术	神经损伤
脊柱矫形	脊髓缺血、脊髓损伤
胸主动脉瘤手术	卒中、脑病
心脏手术	卒中、脑病
胸腹主动脉瘤手术	卒中、脊髓缺血
胸血管内主动脉修补术	卒中、脊髓缺血

术中保持清醒状态是发现和预防神经功能损伤的有效策略。但是对于全身麻醉的患者,术中避免和预防神经损伤需要有效的技术来检测可能将发生或已经发生的神经损伤。而术中神经电生理监护(NIOM)可对神经损伤进行早期识别,从而在神经损伤前进行干预,以避免发生永久性损害或启动早期干预治疗以减轻损伤的程度(表41-2)。手术过程中如果出现患者的神经电生理变化可以提醒手术医师,患者是否可能发生潜在的伤害。NIOM的目标是在发生永久性神经损伤前能够实时检测到由于缺血、占位效应、牵拉、热损伤或直接损伤导致的神经功能障碍。NIOM也可用于神经系统结构的操作过程中识别和保护重要的神经功能结构(如运动或语言功能区的定位)。

表41-2 术中神经电生理监护(NIOM)技术及应用

技术	术中应用
脑电图(EEG)	监测脑缺血、癫痫发作;评价脑代谢状态
体感诱发电位(SSEP)	监测卒中的发生;感觉神经缺血和损伤;脊髓缺血和损伤
运动诱发电位(MEP)	运动神经缺血和损伤;脊髓缺血和损伤
脑干听觉诱发电位(BAEP)	听觉通路损伤;Ⅷ脑神经损伤
视觉诱发电位(VEP)	视觉通路完整性;枕叶损伤;视神经损伤
肌电图(EMG)	脑神经损伤;外周神经损伤

神经生理实验室可以对患者的正常神经电生理数值建立其标准。然而术中神经电生理监护的情况有所不同,在手术室内,麻醉、温度和环境等因素对神经生理功能监护有明显的影响。一般以患者术前自身数值作为基准,以术中基线的变化作为预警信号。但是,监护者(可能是神经监护技术员、麻醉医师或神经内科医师)在解释这些信号变

化时必须考虑麻醉药和温度等因素对神经电生理信号可能产生的影响，以避免错误解读结果而误导手术操作。

在手术室环境下，难以获取人体电信号。50Hz的噪声或电凝、电钻、显微镜和其他电子设备的操作过程中都可产生电磁干扰，常常造成伪迹，从而难以实施神经电生理监护。术中还存在其他技术上的困难，包括线路和设备故障以及操作困难等。因此，术中监护需要有经验的技术人员以及能与麻醉和手术医师紧密合作的神经生理学家。

NIOM 的有效性尚存争议。首先是目前没有双盲或随机试验来支持 NIOM 在临床诊疗中的有效性。NIOM 的风险效益比明显有利，因为与手术有关的风险相比，应用 NIOM 是一个低风险的措施。对存在术中神经损伤高风险的患者进行神经电生理监护有其必要性同时也符合医学伦理和法律。其次，术中 NIOM 发生显著的改变与神经损伤之间难以建立直接的联系。例如，如果应用 NIOM 监测到即将发生的伤害，并提醒手术医师以避免或有效地扭转神经电生理变化。但由于不能在麻醉患者中进行神经学检查，因此无法证实这种因果关系。最后，术中急性神经损伤比较少见，因此需要大样本研究来明确其有效性。因此，临床 NIOM 的应用主要依赖于实验动物研究，回顾性病例对照研究以及专家共识。同时 NIOM 的临床应用也需要临床经验评估以及敏感性和特异性的计算。另外也可以通过多模式的神经电生理监测，来验证不同 NIOM 技术在预测同一患者发生神经损伤的有效性。

第 2 节　神经电生理技术

术中神经电生理监护包含监测（monitoring）和定位（mapping）两种技术。监测技术是通过术中反复测定诱发电位和（或）脑电图、肌电图等来持续评价特定神经通路的完整性；而定位技术是指某个手术阶段在未明确功能的神经组织内确认靶神经或神经功能区。由于存在功能区神经解剖学上的个体差异，特别是语言区，因此在脑功能区附近进行操作时必须进行皮质和（或）皮质下功能定位。

一、术中监测

不同的外科手术造成的神经损伤，可能出现不同的损伤类型。应用不同的 NIOM 技术可以监测神经系统的各个部分。具体方法包括脑电图（EEG）、肌电图（EMG）和诱发电位（表 41-2）。诱发电位包括体感诱发电位（SSEP）、运动诱发电位（MEP）、脑干听觉诱发电位（BAEP）和视觉诱发电位（VEP）等。目前一体化的神经电生理监护仪可在术中对上述指标进行监护（图 41-1）。

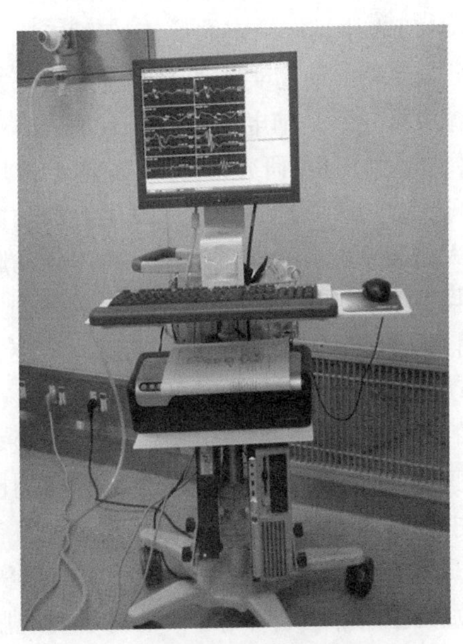

图 41-1　美国 Axon 多参数神经电生理监护仪

（一）脑电图

1. 记录技术　脑电图是一种以标准模式在患者头皮放置电极，或在大脑皮质上直接放置无菌条状或网格状电极记录自发脑电活动的技术。采用何种电极以及多少电极用于记录脑电图可达到最佳尚存在争议，通常采用标准的国际脑电图 10-20 系统（图 41-2）进行电极的放置。电极之间脑电活动的差异被放大，并进行连续波形的记录。这些波形具有不同的频率和振幅，记录的数据可以在一系列的通道上显示为原始的脑电图，或分解成频率和幅度的基本组成成分，作为频谱分析显示。

2. 术中干预的标准　在手术过程中，患者脑电活动基线的变化可能表明大脑皮质缺血，其程度可能是局灶性也可能是整个皮质。一般认为大于 50% 的非 δ 脑电活动的衰减或大于 1Hz 的 δ 脑电活

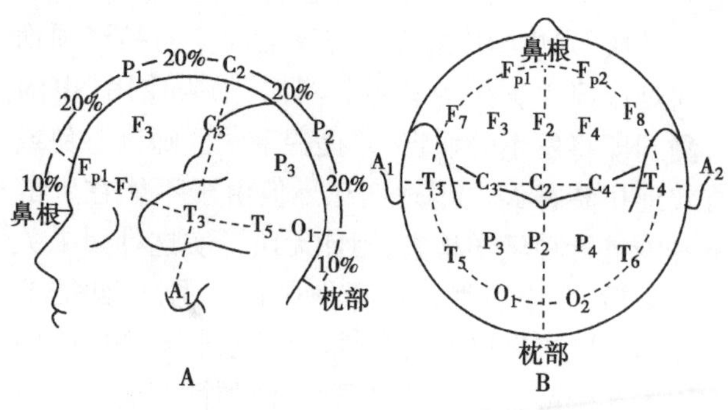

图 41-2 国际脑电图 10-20 系统

动增加是大脑损伤(如大脑低灌注)2 分钟后出现的显著脑电图变化。

3. 术中应用　在一些医学中心,颈动脉内膜切除术(CEA)及其他颅内血管手术,如颅内动脉瘤夹闭术和动静脉畸形手术,或其他可能导致大脑皮质缺血的手术,术中常规监测 EEG。在这些手术中大脑缺血性损伤主要由脑组织低灌注导致。CEA 术中卒中的发生率约为 2% ~3%,栓塞是主要的原因。由研究证实 EEG 在 CEA 中具有一定的价值,但缺乏大样本随机对照研究支持。动物实验和人脑血流研究发现大脑血流减少可导致是脑电活动减弱或消失。在一项大样本(1152 例)CEA 研究中,持久而显著的 EEG 变化(12 例)能够 100% 地预测术中发生神经功能并发症。CEA 过程中的一个关键时点是夹闭颈动脉进行动脉内膜切除术,如果在夹闭颈动脉时监测到大脑缺血,使用升压药提高血压或放置颈动脉分流装置可以治疗颈动脉临时阻断过程中发生的脑缺血。在颈动脉阻断的情况下,高达 25% 的患者可以发生显著的脑电图改变,但即使没有实施分流,大部分病例也不会发生卒中,推测可能存在对侧血流代偿。

EEG 可在心血管手术体外循环期间监测脑缺血。特别是主动脉修补术中,EEG 对于发现脑灌注异常非常有用。在体外循环开始时假血管腔插管可以引起主动脉分支血管的灌注异常,EEG 可以快速监测到脑的异常灌注,从而迅速地进行干预避免出现不必要的神经功能受损。EEG 也可用于术中癫痫的检测。术中发生癫痫的危险因素有直接皮质或皮质下电刺激以及药物诱导。在麻醉状态下患者的神经学表现可以被肌松药或麻醉药所掩盖,而术中 EEG 则可监测到麻醉下患者的癫痫发作。

4. 影响因素　全身麻醉药可降低 EEG 的波幅和频率。巴比妥类药物、丙泊酚和依托咪酯剂量依赖性地抑制 EEG 信号,并且在单次大剂量给药时可完全抑制 EEG(暴发抑制或脑电静止,图 41-3)。吸入麻醉药也可浓度依赖性地抑制 EEG,如 1.75% 异氟烷呼气末浓度可产生暴发抑制。阿片类镇痛药在麻醉剂量时很少对 EEG 产生明显影响。因此在需要进行 EEG 监测的手术中,全麻的实施一般采用平衡麻醉技术,如小剂量的镇静催眠药联合阿片类镇痛药、肌松药和 0.5 MAC 的吸入麻醉药。在给予单次镇静药或改变吸入麻醉药浓度时需要标注事件的时间,这将有助于区别全麻药引起的 EEG 改变和神经损伤(如脑缺血)所致的 EEG 改变,从而避免错误地解释 EEG 信号的变化。低温也会影响 EEG。EEG 在治疗性低温(抑制脑代谢)中是一种有效的监测工具。它可用来判断控制性低温状态对患者是否足够。在心脏和神经外科手术中需要临时性循环暂停的患者,控制性低温期间 EEG 出现大脑皮质脑电静止可以评估深低温停循环的条件。研究表明鼻咽温度为 29.6℃时 EEG 上出现周期性的脑电复合波形;在 24.4℃时出现暴发抑制;而脑电静止一般出现在 17.8℃。当 EEG 用于监测深低温停循环的患者时,达到脑电静止所需的鼻咽温度存在个体差异,有研究表明脑电静止的鼻咽温度约为 12.5℃,且体外循环降温至少需要 50 分钟。新技术的出现(如腺苷诱导的短暂心脏停搏用于颅内动脉瘤夹闭术)可能会减少 EEG 在深低温停循环中的应用,但新技术诱导的临时性循环暂停对 EEG 的改变以及 EEG 在其中的应用价值尚有待研究。

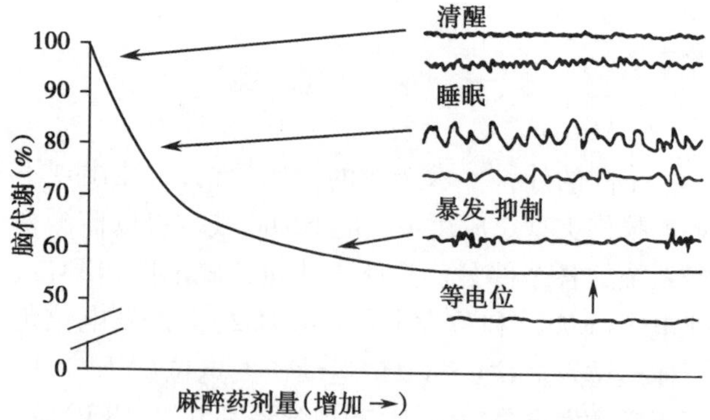

图 41-3 不同靶控浓度丙泊酚对脑电图波形及脑代谢的影响

随着麻醉药剂量增加,脑电图波形发生明显变化,直至出现等电位线。在出现暴发抑制时,脑代谢抑制已达到最大,但仍保持在基础值的 40% ~50%

(二) 体感诱发电位

诱发电位是指经特定刺激诱发的具有相对固定时间间隔关系(锁时关系)的神经系统电活动。累加平均技术是最经典的诱发电位信号处理方法，也是电生理测量中提高信噪比最常用的方法。当该诱发电活动沿着神经传导通路进行传播时，在神经系统的不同部位可以采用电极记录到反复刺激产生的波形。目前术中用于监测感觉通路完整性的技术是体感诱发电位（SSEP）。

1. 解剖和血液供应　体感系统由脊髓背侧束-丘脑通路，或后侧束通路和脊髓丘脑通路组成。前者介导触觉和本体感觉，而后者介导温度觉和痛觉。一般认为标准的体感诱发电位监测背侧束-丘脑通路。通常背侧束-丘脑通路的血液供应来自于脊髓后动脉。后动脉来源于椎动脉，在脊髓后外侧沟内行走并供应整条脊髓两侧后三分之一，包括后角以及背侧束-丘脑通路。然而，在血管起源上存在明显的个体差异，可发出不同数量的根动脉，特别是在胸段脊髓。

2. 刺激和记录　SSEP 是由重复电刺激周围神经产生，在传入感觉通路上，如外周神经、脊髓，脑干和初级躯体感觉皮质记录的平均电位（图 41-4）。监测方法包括刺激和记录。对于一个特定的手术，术中进行有效 SSEP 监测的第一步是刺激相应的神经。在一般情况下，选择术中刺激的神经应该在高危手术区域之下，而记录点则在手术区域以上。例如，在胸椎侧凸矫正术中，仅监测上肢 SSEP 是不够的，因为可能会错过支配下肢的脊髓背侧束发生损伤。当然上肢 SSEP 同时监测也将提供有用的信息来解释下肢的 SSEP 变化。

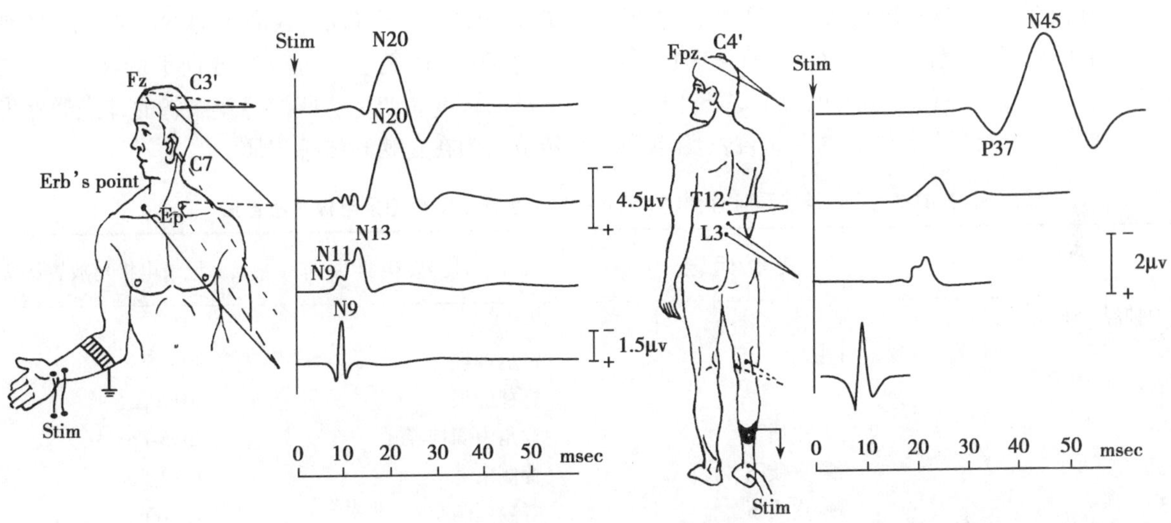

图 41-4　刺激正中神经（上肢，左图）和胫后神经（下肢，右图）后在不同部位记录获得的体感诱发电位（SSEP）波形

Stim：刺激；Ep：硬膜外

从硬件的角度来看，选择合适的电极对成功地 SSEP 监测也至关重要。刺激电极选择包括栅状电极，金属盘状电极，皮下针形电极，以及黏合表面电极。虽然每种电极都有优缺点，但黏合电极和盘状电极通常用于术中监测。因为其无创性，可以可靠和持续地监测整个手术期间感觉通路的动态变化（包括体位不当导致的神经损伤）。当需要在无菌区域如术野进行刺激时，建议使用皮下针形电极，因为它们可由术者以无菌的方式放置在手术区内。在需要刺激的神经上正确地放置刺激电极也是获得持续稳定 SSEP 的关键。电极的放置取决于使用电极的种类（如表面电极一般都相距 2～3cm，而皮下针形电极相距 1cm）和需要刺激的神经。上肢 SSEP 常需刺激的外周神经，包括正中神经和尺神经。最常用的上肢正中神经电刺激，阴极（连接到刺激器负极的近端电极）放置在正中神经腕横纹近端 2～4cm 处，而阳极（连接到刺激器正极的远端电极）安置在正中神经远端 2～3cm。而最常选择的下肢神经包括踝关节处的胫后神经和腓骨小头处的腓总神经。胫后神经刺激时，阴极放置在内踝和跟腱之间，并靠近内踝；阳极放置在胫后神经远端 2～3cm。腓总神经刺激时，阴极放置在腓骨小头内侧；阳极置于远端 2～3cm。因为均是混合神经，刺激诱发相应的肌肉抽搐可以确认电极放置是否正确。

SSEP 监测采用一系列方波脉冲的电刺激，包括刺激时程和刺激强度。当刺激感觉运动混合神经时，为避免干扰，需要调整刺激强度以使运动神经支配引起的远端肌肉抽搐最小。对于单纯感觉神经，建议刺激强度是混合神经刺激阈值的 2～3 倍。典型的刺激强度范围在 10～50mA。然而，有时候由于麻醉药的影响或本身存在神经病理疾病，刺激强度可能需要高达 100mA，才能诱发重复性好，可识别的波形。刺激的频率一般为2～5Hz。为了有效地降低噪声，刺激频率应避免选择有线电源频率(50Hz或60Hz)的整数倍来提高SSEP的波形质量。刺激可以是单侧或双侧。双侧同时刺激可以增强SSEP的波幅，但可能掩盖单侧的波形改变。为了同时有效地监测双侧感觉通路，建议可左右侧刺激交替进行。

记录参数包括电极类型，电极位置(记录放置法，见表41-3)以及具体设备参数，包括通道可用性，过滤，平均和时间轴(如上肢SSEP显示时间长度为50ms，下肢SSEP为100ms的波形)。同刺激电极一样，也有多种记录电极可供选择。用于SSEP监测的电极需要用胶带固定，防止术中脱落或移位。有时候也选用螺旋形电极，可以快速放置和牢靠固定。头皮记录电极是根据国际脑电图10-20系统放置的。记录电活动的放置法，可表示为：记录电极-参考电极(如C3'-Fpz)。获取诱发电位后，需要对信号进行一些处理，以区别于背景噪声如自发脑电活动，心电活动，肌电活动或50Hz噪声。放大器是用来增加生物电信号，而过滤器是用来降低噪声。对反复刺激产生的信号进行平均，可以提高信噪比。美国术中神经监护委员会指南建议对500～2000次刺激进行信号平均，但真正临床应用时为快速获得波形需要减少信号平均的刺激次数。一个清晰可辨的SSEP特征性波形，可以用来测量电压和时间，在波形图上以波幅(mV)和潜伏期(ms)表示。一般情况下，这一特征性的波形来源于沿神经通路各位点的突触放电。这些位点被称为波形发生器。波形被标记为"N"和"P"来表示信号的极性，随后的整数代表正常人刺激后波形的潜伏期。例如，正中神经刺激在头皮记录，特征性的波峰N20(在刺激后约20ms出现的一个负的，或向上的波峰)和P22(刺激后约37ms出现的一个正的，或向下的波谷)定义为波形的幅度。产生这些波峰或波谷的神经通路发生器被认为在丘脑和体感皮质。

表41-3 正中神经和腓总神经SSEP神经发生器及常用记录电极对放置法

标记	其他标记	神经发生器	记录电极对放置法
正中神经SSEP			
N9	Erb's	臂丛神经	EPi-EPc
N11		脊神经根	Crv-Fpz
N13a	颈，皮质下	背角中间神经元	Crv6-Fpz
N13b	颈，皮质下	背侧束	Crv2-Fpz
P13	颈，皮质下	脊髓延髓交界	Crv-Fpz
P14	颈，皮质下	丘系通路，楔束核	Crv-Fpz
N19	N20，皮质	初级感觉皮质	Cc-Fz，Cc-Ci
P22		初级感觉皮质	Cc-Fz，Cc-Ci
腓总神经SSEP			
腘窝		腓神经动作电位	腘窝
N23	腰部	背角中间神经元	T12-髂嵴
P31	颈，皮质下	延髓	Crv-Fpz
P34	N37	初级感觉皮质	Cc-Fpz
P38	P39，P40，皮质	初级感觉皮质	Ci-FPz，Cz'-Fpz，Ci-Cc，Cz'-Cc
N38		初级感觉皮质	Cc-Fpz

3. 术中干预的标准　获得重复性好、可识别的基准波形是术中SSEP监测成功的基础。术中SSEP是否发生变化是参照这些基准波形。术中手术和麻醉的影响，可能使SSEP监测过程面临挑战，并使波形变化的解释复杂化。有时候仅仅依据术中波幅和潜伏期的变化很难作为干预的依据。公认的标准是与基线电位相比，连续两次测定的脊髓或大脑皮质SSEP波幅下降50%或潜伏期延长10%，并且排除麻醉或生理原因，认为是需要介入的显著变化。这些报警标准的有效性已经得到一些研究的证实。

4. 术中监测　沿完整的传入感觉系统进行连续的波形记录可以了解感觉传导通路功能障碍的位置。这种功能障碍可由缺血、占位效应或局部损伤所致。上肢SSEP已经用于颈动脉内膜切除术和颅内前循环血管病变手术中的监测(图41-5)。而下肢SSEP用于涉及脑后循环血管病变的颅内手术。同时监测双上肢和下肢的SSEP用于脊髓可能受损的高危手术,如脊柱侧弯、脊柱肿瘤或降主动脉修补术。

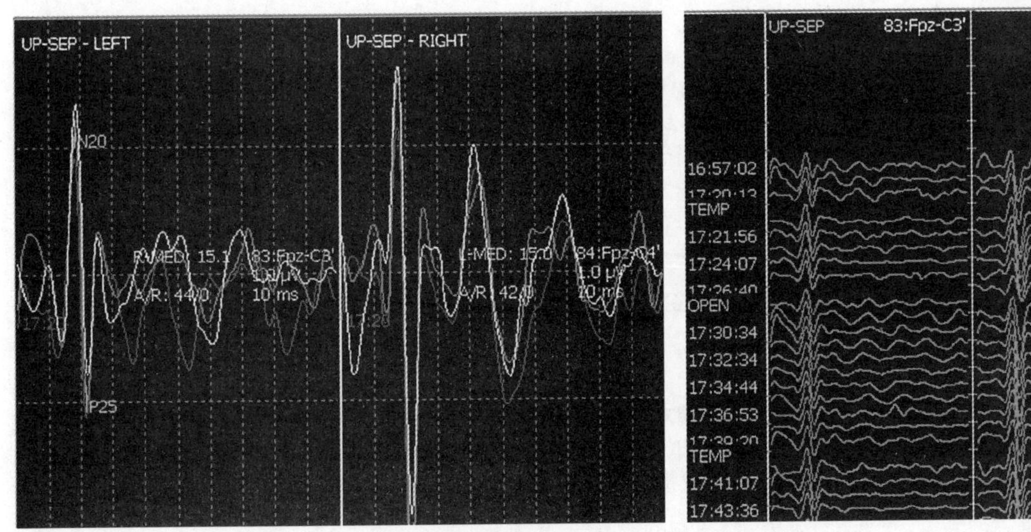

图41-5　术中体感诱发电位(SSEP)监测

左侧为上肢SSEP波形,右侧为SSEP波形堆站

使用体感诱发电位识别早期脊髓损伤已成为一些医疗中心进行脊髓受损高危手术的常规。脊髓损伤的风险随手术种类而不同,如在脊柱侧弯矫形术中发生率为1%～2%,而在涉及脊髓髓内病变如肿瘤的手术中,损伤的风险则高达65%以上。术中体感诱发电位发生明显的变化用于预测脊髓损伤,已经在几个行复杂颈椎和胸椎手术的小样本研究中得到证实,但存在假阳性和假阴性的情况。在降主动脉修补术中,预示脊髓缺血的SSEP信号永久丧失,可预测到术后患者发生截瘫。此外,通过改善脊髓血流灌注逆转SSEP变化也在术后确实获得了良好的结局。术中体感诱发电位丧失时间(40～60分钟)和截瘫的发生率有直接的关系。上肢SSEP监测也可用于CEA手术。虽然EEG可以提供更大面积的大脑皮质的神经生理信息,但在CEA手术中应用SSEP的原因是SSEP可以监测皮质下结构。对颅内动脉瘤手术应用SSEP监测也进行了研究。如颅内动脉瘤夹闭术中,为增加动脉瘤夹放置的安全,临时阻断近端血管(如颈动脉)有时候是必须的。在这期间,SSEP监测可以通过波形的改变发现侧支血流不足或者动脉瘤夹位置不当。术中SSEP监测也可用于监测高危人群发生急性卒中,研究表明大脑半球卒中的SSEP改变表现为急性单侧皮质SSEP幅度降低或丧失,而周围神经和脊髓体感诱发电位仍然存在。另外,术中SSEP监测也有助于阐明在开放心脏手术和胸主动脉腔内修补术中发生血栓栓塞性卒中的机制。

SSEP监测的另一作用是在切除感觉-运动皮质附近肿瘤或血管病变时定位运动皮质,从而避免损伤运动功能区。通过直接放置在暴露皮质上的电极条或电极带记录SSEP,获得正中神经SSEP最大的N20波。依据中央沟前后的皮质所记录到正中神经SSEP具有极性反转的特性,可以确定中央沟和运动皮质的位置。

尽管SSEP发生显著变化提示可能存在神经损伤,但其不足主要是在脊髓处于受损危险时仅能反映脊髓感觉通路的完整性,而对其运动通路则无法进行监测。

5. 影响因素

(1) 麻醉药:全身麻醉药可能会干扰术中SSEP监测,延长其潜伏期,并降低波幅。吸入麻醉药可引起剂量依赖性的体感诱发电位潜伏期和波幅变化(图41-6)。联合氧化亚氮和吸入麻醉药对SSEP产生相加的衰减效应,但应用低于0.75MAC吸入麻醉药的平衡麻醉技术仍可以获得令人满意的SSEP波形。为尽量减少麻醉诱导的SSEP信号改变,监测期间保持恒定的呼气末吸入麻醉药浓度是很重要的。巴比妥类药物和丙泊酚也可延长SSEP潜伏期和降低波幅,但对皮质SSEP的影响最大。如果剂量保持不变,25～50μg/(kg·min)的丙泊酚持续输注可以实现全身麻醉下的SSEP监测。与巴比妥类药物和丙泊酚不同,静脉麻醉药依托咪酯和氯胺酮增加皮质SSEP的波幅。苯二氮䓬类药物只对SSEP产生轻度抑制作用,而阿片类镇痛药则基本没有影响,因此可以用于平衡麻醉术中 SSEP 监测。神经肌肉阻滞剂不会影响 SSEP,由于可抑制电刺激诱发的肌肉收缩能改善术中 SSEP 监测的条件。区域神经阻滞或中枢神经轴阻滞将消除从阻滞侧肢体产生的 SSEP。

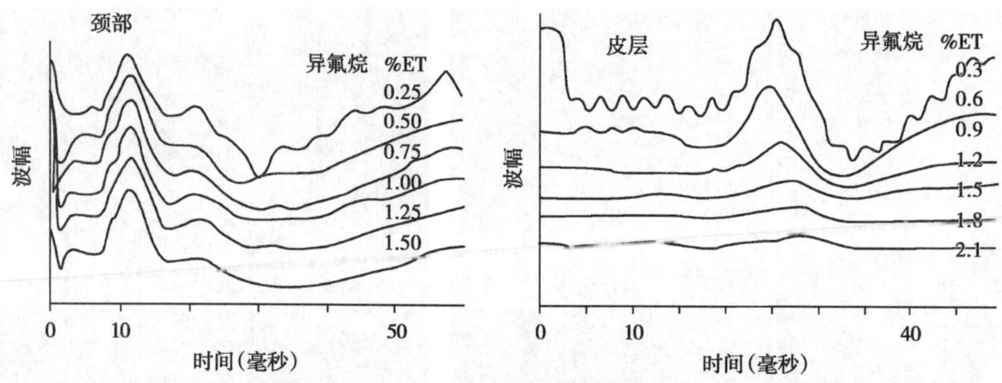

图 41-6　吸入麻醉药异氟烷对正中神经体感诱发电位(SSEP)的影响

左图:随着异氟烷浓度的逐渐增加,颈部记录的 SSEP(N13)的波幅和潜伏期没有明显影响;右图:随着吸入异氟烷浓度的逐渐增加,皮层记录的 SSEP(N20)波幅降低,潜伏期延长。至 1.8% 浓度 N20 波几乎消失

(2) 组织灌注:血压和神经组织灌注的变化可以影响 SSEP。如果灌注不足,SSEP 波幅出现下降。正常体温下,脑血流降至约 18ml/(min · 100g)组织时会发生这种情况。组织灌注进一步下降,当低于 15ml/(min · 100g)组织时,可造成皮质 SSEP 消失。皮质下神经对组织灌注减少的敏感性低。局部因素导致的局部缺血,伴或不伴任何程度的全身性低血压,也可影响 SSEP。如脊柱撑开,手术牵拉、体位放置不当、止血带、血管损伤或血管阻断(临时或永久)诱导的缺血。因此在各种原因导致的低灌注状态时,应及时告知术者,并采取措施及时升高血压,或移除、调整阻断血管的器械、牵拉装置等。

(3) 通气/氧合:血氧和二氧化碳分压的变化可影响 SSEP。术中低氧血症会导致 SSEP 波幅下降,而二氧化碳分压在 50mmHg 以下的高碳酸血症一般不会影响 SSEP。清醒志愿者过度换气时,可出现皮质波幅增高和潜伏期轻度变短。然而,在异氟烷麻醉的患者中,二氧化碳分压在 20 ~ 25mmHg 时低碳酸血症未造成明显波幅改变,仅有潜伏期轻度缩短。

(4) 颅内压:颅内压增高可降低皮质 SSEP 幅度和延长潜伏期。由于颅内压力增加,与压力相关的皮质 SSEP 会降低,而脑疝形成可导致皮质下 SSEP 消失。

(5) 温度:低温可导致 SSEP 变化。进行性的低温导致 SSEP 潜伏期延长,波幅下降,并最终消除信号。不同部位 SSEP 对低温的敏感性存在差异。在深低温停循环下进行胸主动脉手术中应用 SSEP 监测时,发现在平均鼻咽温度为 21.4℃ 时 N20-P22 皮质 SSEP 信号消失;在平均鼻咽温度为 28.6℃ 时 N13 皮质下 SSEP 信号消失。

(三) 运动诱发电位(MEP)

运动诱发电位可以从放置在头皮上的电极经颅电刺激获得(TcMEP),其波形(D 波和 I 波)可经靠近脊髓的硬膜外电极(脊髓运动诱发电位)和上肢或下肢(肌源性运动诱发电位)电极进行记录(图 41-7)。在开颅手术中运动诱发电位也可直接电刺激运动皮质或皮质下运动通路(运动皮质或锥体束功能定位的一种手段)获得。在运动皮质或皮质脊髓束受损高危的手术中,TcMEP 可以实时评价运动皮质到运动神经支配肌肉整个通路的完整性。TcMEP 监测正在越来越多地被运用到功能神经外科,主动脉或脊髓手术中监测运动通路的完整性。与 SSEP 相比,TcMEP 似乎在监测缺血时间分辨率上具有优势(30 分钟 vs5 分钟)。这可能是因为除了监测脊髓运动有髓纤维束的完整性外,TcMEP 还监测对缺血极为敏感的脊髓灰质功能完整性。

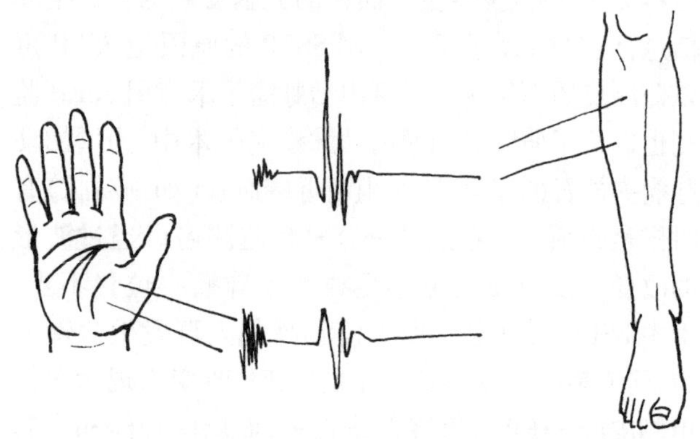

图 41-7　运动诱发电位的记录和波形。通过放置在大鱼际肌(左)和胫前肌(右)内的针形电极记录经颅电刺激获得的复合肌肉动作电位(CAMP)

1. 解剖和血液供应　运动通路从运动皮质开始下行，在脑干越过中线，并在同侧脊髓前索下行。运动功能通路对缺血比感觉通路更敏感。脊髓运动束主要由脊髓前动脉形成的血管网供血，包括脊髓前部的前2/3～4/5灰质和前角细胞。脊髓前动脉供应的脊髓区域包括：

- 颈髓区域-起源于颈或锁骨下动脉，在C_3，C_5，C_7分别有3支血管；
- 胸髓区域-起源于肋间动脉，主动脉或髂动脉，一支血管来自T_2或T_3，另一支血管来自T_7～L_4之间（又名Adamkiewicz动脉）。

Adamkiewicz动脉占脊髓前动脉血供的75%，因此对胸腰脊髓前部非常重要。颅内运动区的血液供应也很脆弱。从大脑中动脉发出的穿支动脉和豆纹动脉供应运动皮质和内囊。这些血管横跨较长的距离，容易发生由脑灌注压（CPP）下降或血管阻断（如颅内动脉瘤或动静脉畸形手术）导致的缺血。因此MEP监测可以提供脊髓前部、内囊以及运动皮质的血流灌注情况。

2. 刺激和记录技术　术中MEP监测需要经颅（或皮质）电或磁刺激运动皮质产生下行反应，通过皮质脊髓束，并最终产生复合肌肉动作电位（CMAP，图41-8）或脊髓前角细胞的突触反应（直接波，D波）。标准的MEP监测使用电流刺激运动皮质锥体细胞而发生去极化波，但一般只能激活皮质脊髓束的4%～5%。经颅电刺激通常由3～7次100～400V（最高可达1000V）的电脉冲组成。根据脑电图国际10-20系统，刺激电极最常置于体感头皮电极前几厘米，即C3'或C4'。刺激时程最常用0.2～0.5ms，刺激间隔（刺激之间的时间，ISI）可以选择2～4ms。螺旋形头皮电极可增加刺激表面积，减少高能量所致的烧伤危险。调节刺激数目、间隔、时程以及强度可以优化运动皮质刺激（图41-9）。这些参数设置可以克服一些运动信号传播的障碍，如麻醉、已经存在的神经病变、刺激点到运动皮质的距离、运动神经元功能减退以及年龄等因素。获得一个MEP所需的时间一般少于10秒。

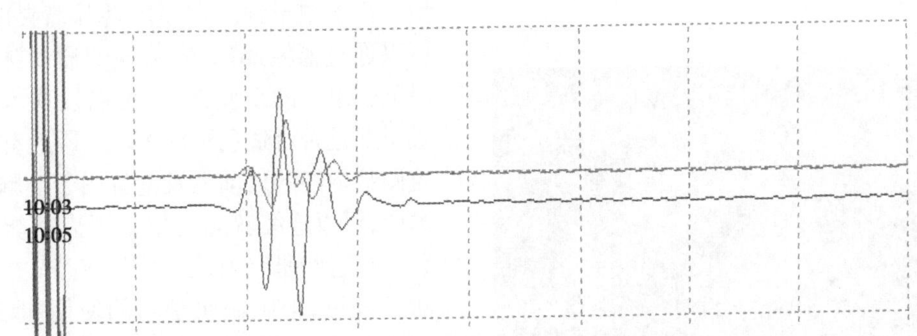

图41-8　经颅成串（4次）电刺激后在靶肌肉上记录到的典型复合肌肉动作电位波形

下一波形显示基础状态下（未使用去极化肌松剂）的波幅，上一波形为使用顺式阿曲库铵后四个成串刺激（TOF）出现2个颤搐时的波幅

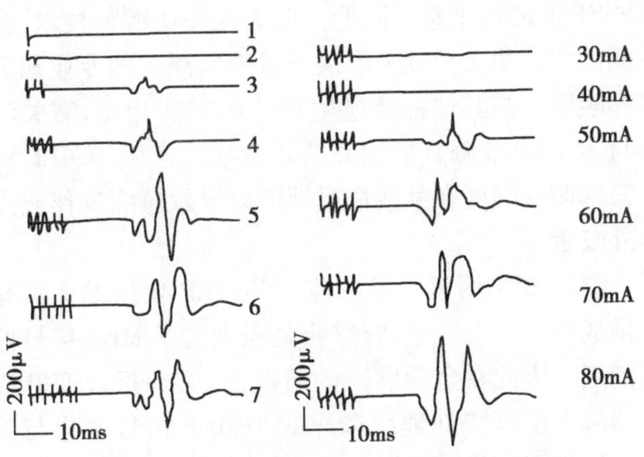

图41-9　刺激数目（左图）和刺激强度（右图）对复合肌肉动作电位的影响

虽然在一些手术中采用硬膜外腔记录D波和I波，但最常用还是记录靶肌肉上的CMAP。CMAP常通过针形电极记录，而这些电极一般放置在上肢大鱼际处肌肉（拇外展肌或拇短屈肌），下肢肌肉（腓肠肌，胫骨前肌，踇展短肌），或躯干肌肉（肋间肌，腹直肌）内。获取下肢"最好"（最大和最可重复）的反应是整个监测过程中要遵循的选择。成年人经常有合并疾病，如糖尿病、脊髓或神经根损伤、慢性缺血、轴突传导改变等均会减少CMAP的反应，因此在这些情况下CMAP有时很难获得。儿童尤其是6岁以下，中枢神经系统发育尚不成熟，很难获得MEP。

3. 术中干预的标准　TcMEP监测的缺陷是目前尚没有明确的标准来定义运动通路正在受到损害

时波形变化的临界值。正常清醒的情况下 MEP 基线存在明显的个体差异，而在全身麻醉下这种差异性可能放大，因此提出 TcMEP 干预的标准是比较困难的。评估 MEP 反应最常见的标准是固定的刺激参数（刺激数目和强度）产生相似的肌肉反应（波幅、潜伏期或波峰数目）。尽管存在争议，目前不同的监测小组已经提出若干标准。已有研究采用 CMAP 幅度的降低，或不同的刺激阈值变化（产生 CMAP 所需的刺激电流量）来定义损害发生的临界变化。如刺激强度的增加大于 50V，增加刺激数目，或波幅显著下降（通常>80% 无肌肉松弛剂时的起始反应）通常被认为是发生了显著改变。也有小组把 CMAP 反应的存在或不存在（即全或无）作为唯一的警报标准。这个标准允许使用肌肉松弛剂。还有小组关注的是 MEP 波峰数目的减少。

4. 术中监测　除了术者的要求外，在下列特定的脊椎手术中必须进行 MEP 监测：

脊柱畸形，脊柱侧弯大于 45°；

先天性脊柱异常；

髓内与髓外肿瘤切除；

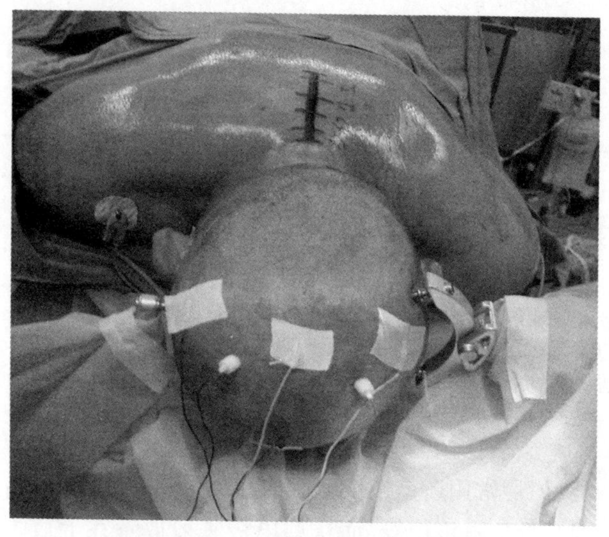

图 41-10　颈髓手术中进行运动诱发电位监测
该病例中 C3'和 C4'使用的是螺旋形电极

广泛前壁和（或）脊髓型颈椎病椎管狭窄后路减压；

马尾和（或）个别神经根功能障碍。

研究表明，脊髓髓内肿瘤切除术中应用 MEP 可以改善患者术后长期的运动功能（图 41-10，图 41-11）。同时髓内肿瘤的边界可以通过 MEP 定位，使手术切除和运动功能预后更佳。颅内动脉瘤和动静脉畸形进行血管内栓塞、切除或临时性和永久性动脉阻断时可导致皮质或皮质下区域缺血。由于 MEP 对运动功能区血流灌注变化反应迅速，因此可用于确定血流灌注不足的运动区及相邻区域。及时识别这种变化并进行干预治疗大幅减少了永久性的运动功能损害。

在高危手术中发现脊髓缺血或损伤的最佳监测方案仍存在争议。目前尚不清楚在涉及脊髓结构或血管病变的骨科手术以及降主动脉修补术中应用 TcMEP 是否优于 SSEP。自 20 世纪 80 年代以来，SSEP 监测一直是日常临床实践中传统的术中脊髓功能监测标准。理论上，脊髓 SSEP 仅监测脊髓感觉白质束，特别是后束，而在监测皮质脊髓束缺血方面敏感性尚存在争议。尽管有多个研究报道认为 SSEP 监测在主动脉和脊柱手术中可以改善神经功能预后，但是新近研究表明，TcMEP 监测确实增加了预测运动通路受损的灵敏度。几项研究在同一手术中同时进行 TcMEP 和 SSEP 监测，并对这两项技术进行了比较。结果显示 TcMEP 似乎更为敏感，比 SSEP 发现脊髓缺血开始和功能恢复更早，从而更早地进行术中干预。在颅内动脉瘤夹闭手术中，不仅可以通过监测 MEP 来发现载瘤动脉供应皮质或皮质下脑组织的缺血，而且可以发现术者动脉瘤夹放置位置是否合适（图 41-12）。最近有一些研究通过监测脑神经的运动诱发电位用于小脑桥脑角区的手术中，可以连续获知皮质脑干束功能是否完整的信息。在这些研究中，虽然调整麻醉方案可以优化 TcMEP 监测，但限制肌松药的使用却增加了 SSEP 监测的困难。因为诱发 TcMEP 信号使 SSEP 波形的获取受到干扰。因此目前尚没有确切的证据支持 SSEP 或 TcMEP 监测在脊髓缺血或损伤高危的手术中哪个选择更好。实施和解释 TcMEP 必须权衡 SSEP 监测的敏感性降低。但无论使用哪种技术，监测的成功很大程度上取决于术中监测者的专业知识和经验。与其他神经电生理监测方法相比，需关注与 TcMEP 监测直接相关的并发症。产生 TcMEP 所需的刺激强度在某些情况下可以导致癫痫发作或意外咬舌。

5. 影响因素　术中监测 TcMEP 在技术上具有挑战性。如上所述，麻醉药是强大的 TcMEP 信号抑制剂。因此在全身麻醉的情况下，必须把改变麻醉药浓度或麻醉处理所造成的 TcMEP 信号变化与手术操作引起的神经通路损伤或缺血变化区分开来。吸入麻醉药在临床有效浓度，可抑制大脑皮质活化和脊髓前角运动神经元的激活。如果吸入麻醉药用

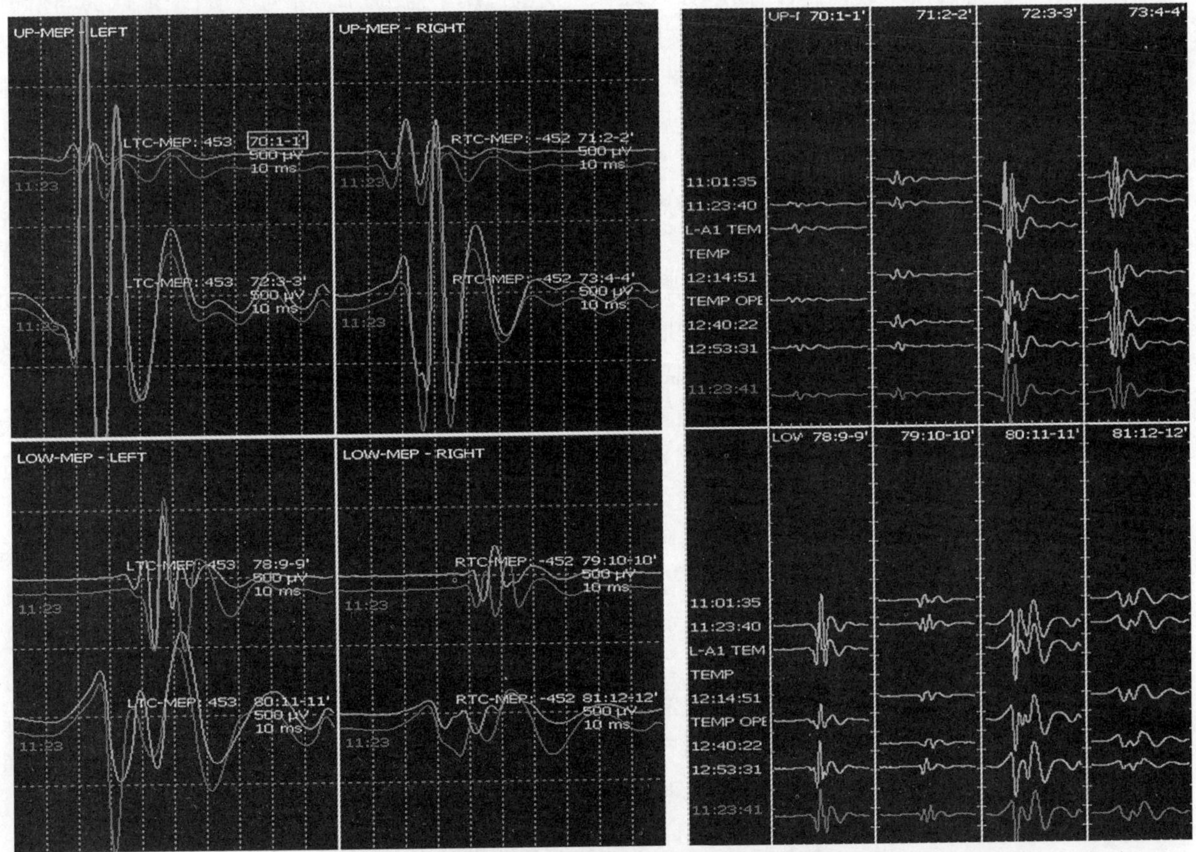

图 41-11　术中经颅电刺激运动诱发电位(TcMEP)监测

左侧上部为左右侧上肢拇短展肌记录的复合肌肉动作电位(CAMP),下部为左右侧胫前肌记录的 CAMP。右侧为运动诱发电位波形堆站

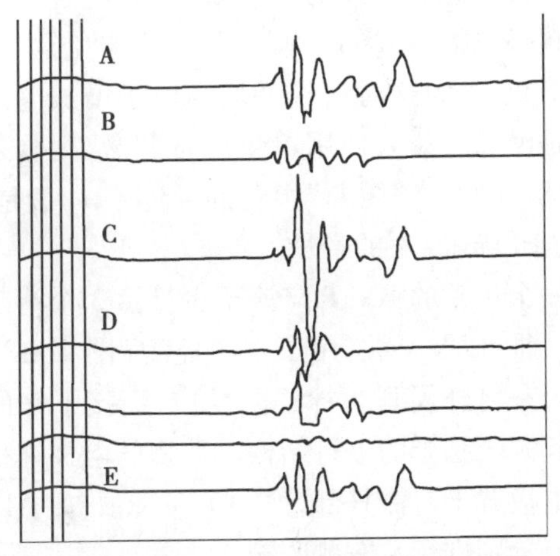

图 41-12　基底动脉瘤手术中运动诱发电位(MEP)的改变

A:基础值　B:放置动脉瘤临时夹　C:松开临时夹　D:重新放置临时夹　E:重新调整临时夹位置

于监测 TcMEP,必须控制在较低的浓度,比如 0.5MAC 以下。巴比妥类药物和丙泊酚也引起剂量依赖性的 TcMEP 信号抑制,而单次给药可能会导致短暂的或长时间的抑制,甚至信号消失。连续输注丙泊酚维持麻醉已应用于术中 TcMEP 监测,如输注范围在 25~100μg/(kg·min)进行麻醉维持。加快丙泊酚输注速率时,采用多脉冲刺激技术可以改善 TcMEP 的波幅。苯二氮草类药物也会抑制 TcMEP,但比巴比妥类药物和丙泊酚的抑制作用弱。与其他静脉麻醉药相比,氯胺酮和依托咪酯很少影响 TcMEP 的监测。然而氯胺酮和依托咪酯的副作用,限制了其在开颅手术中的应用。如氯胺酮可能会增加颅内压,术后出现精神异常;而依托咪酯引起剂量依赖性的肾上腺皮质抑制。不过作为麻醉辅助药,其对术中 TcMEP 监测仍是有用的。阿片类镇痛药对 TcMEP 监测几乎无影响。所以间断静脉注射芬太尼,连续输注苏芬太尼或瑞芬太尼已成为目前监测术中 TcMEP 常用的麻醉方案。

最佳的 TcMEP 监测要求完全避免使用神经肌肉阻断剂,这也意味着术中患者可能由于受到手术或电刺激产生体动导致的伤害风险增加。有时候仅应用镇静催眠药及麻醉性镇痛药并不能完全防止患者发生体动,特别是在显微神经外科手术中。因此足够的麻醉深度和术中维持肌肉松弛是预防患者发生体动所必需的。因此,连续静脉输注短效或中效的神经肌肉阻滞剂，如阿曲库铵，顺式阿曲库铵或维库溴铵，维持所需的神经肌肉阻滞程度（一般保持2个TOF值或基础肌肉单抽搐波幅的20%～50%）并保持恒定的肌电反应，以便在TcMEP变化时可以准确解释。最近也有研究采用新型肌松拮抗剂Sugammadex在术中快速拮抗非去极化肌松剂的作用而获得良好的MEP波形。

全身麻醉下最佳的TcMEP监测需要监测者、手术者和麻醉医师之间的协调。目前尚无统一的麻醉方案适应所有手术操作中所需的术中TcMEP监测。使用TcMEP监测胸腹主动脉瘤修补术中的脊髓缺血时，全身麻醉诱导可以使用芬太尼10μg/kg，硫喷妥钠2～5mg/kg，阿曲库铵0.5mg/kg。然后静脉输注芬太尼1.5μg/（kg·h），东莨菪碱8μg/（kg·h），和阿曲库铵0.2μg/（kg·min）维持全身麻醉。通过每2分钟测量复合肌肉动作电位来记录TcMEP幅度，并通过测定的TOF值随时纠正神经肌肉阻滞水平。在接受神经外科手术的患者，有报道用于监测TcMEP的麻醉方案是连续静脉输注丙泊酚10mg/（kg·h）和瑞芬太尼0.25μg/（kg·min）。采用这种麻醉方案，除麻醉诱导进行气管插管时应用顺式阿曲库铵0.15mg/kg静脉注射外，麻醉维持阶段不再应用任何肌肉松弛剂。其他的方案还包括口服使用地西泮0.1～0.15mg/kg作为麻醉前用药，依托咪酯0.3～0.4mg/kg或硫喷妥钠3.5～4.0mg/kg进行诱导。术中芬太尼3～5μg/kg，咪达唑仑0.03～0.07mg/kg和70%氧化亚氮维持麻醉。神经外科和骨科手术中成功进行TcMEP监测的麻醉方案还可吸入低浓度异氟烷（0.25%～1.0%）以维持全身麻醉。

（四）脑干听觉诱发电位（BAEP）

脑干听觉诱发电位是听觉神经和脑干对传递到耳朵的反复“喀啦”音产生反应得到的波形。在可能损害听觉神经功能的手术过程中，利用BAEP潜伏期及波幅的变化可评估听觉通路的完整性。

1. 听觉通路的解剖和血供　听觉系统以一个连续的方式处理声音信号。首先，声音的声波能量在内耳耳蜗转换成可编码的电化学信号。然后信号沿听觉通路第八对脑神经，脑干和脑的初级听觉皮质进行传输。所有这些位点都可以记录到听觉诱发电位。波形由波峰和波谷组成，每个波峰或波谷按照波幅和潜伏期进行命名。根据声音刺激到诱发反应出现之间的时间为基础，可分为短，中和长潜伏期听觉诱发电位。长潜伏期听觉诱发电位在麻醉状态下消失，因此无法用于术中监测。中潜伏期听觉诱发电位用于监测初级听觉皮质，一般认为与麻醉深度相关。术中用于听觉通路完整性监测的是短潜伏期听觉诱发电位，即BAEP。BAEP主要用于监测从耳蜗神经到中脑之间的听觉通路，而颅内手术常危及到该通路。

耳蜗接收小脑前下动脉的分支——内听动脉的血供。内听动脉直径相当小，沿第八对脑神经从内听道穿过。脑干（延髓，脑桥和中脑）从椎基底动脉接受血液供应。内侧膝状核位于背侧丘脑，接收来自于大脑后动脉分支——外后动脉的血液供应。位于颞叶的初级听觉皮质是由属于大脑前循环的大脑中动脉分支供血。损伤这些血管可造成相关听觉通路缺血或梗死。

2. 刺激和记录技术　BAEP在声音刺激后不到10ms出现，起源于听神经和脑干。术中一般以100ms时间长度的“咔哒”声作为听觉刺激。这个“咔哒”声包括广谱的音调频率，能够激活大部分耳蜗。根据术前听力阈值的测定结果可决定刺激强度（音量）。听力正常情况下，70分贝的刺激强度通常会产生较大的听觉反应。如果术前未行听力测试，那么经常选用90～95分贝刺激强度，尤其适用于术前就存在听力障碍的患者。

由于脑干水平以下的听觉反应发生在刺激后10ms内，刺激频率可调整到30～50Hz。如果术前存在巨大听神经瘤导致的听力缺失，可能需要更慢的刺激频率（10～15Hz）。刺激频率应避免是50Hz频率的倍数，因为这时信号平均倾向于增加电磁干扰而不是消除。如果使用单侧声音刺激，则会采用对侧持续白噪声来“阻断”声音的骨传导，一般是30分贝，低于“咔哒”声的音量。

一个正常的BAEP应该至少显示3个清楚的波形：Ⅰ，Ⅲ，以及Ⅴ波，用于术中监测（图41-13）。Ⅰ波代表来自外周耳蜗神经的反应，而接下来的四个小波起源于脑干的上行结构。典型的电极连接法有一个电极置于对侧耳部，另一个在头顶，如A1-Cz和A2-Cz，分别进行左右侧监测。

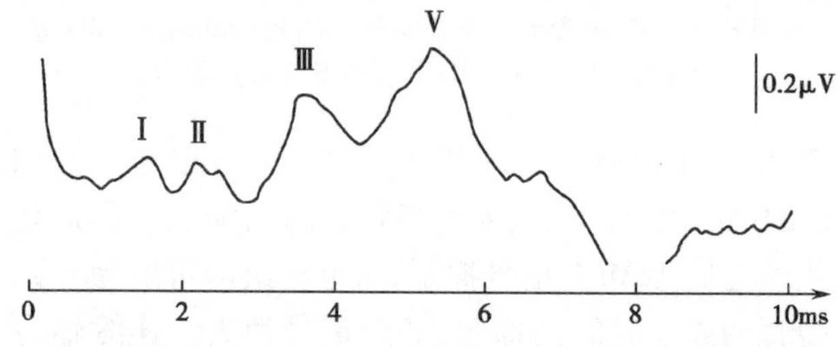

图41-13　典型的脑干听觉诱发电位（BAEP）波形图

3. 术中干预的标准　Ⅰ波波幅下降或消失将导致听力的下降或丧失。听神经颅内段可以受神经或脑干的牵拉而导致Ⅰ和Ⅲ波潜伏期的延长，这种变化仅发生在损伤神经的对侧。Ⅲ波去同步化的程度可反映损伤的严重程度。

4. 术中监测　BAEP 监测常应用在后颅窝神经外科手术中，如听神经瘤切除术，以防止缺血或牵拉导致第八对脑神经的损伤。由于缺血或占位效应而导致脑干可能损伤的手术，如涉及脑干和四脑室的颅内肿瘤切除或动静脉畸形（AVM）修补术，BAEP 在确认和防止神经损伤方面也是非常有用的。

5. 影响因素　全身麻醉药，包括吸入麻醉药和静脉麻醉药，对 BAEP 波形记录影响甚微。氧化亚氮在咽鼓管积聚可以减少在中耳传导。需要注意的是液体包括术中出血进入中耳也会对声音的传导产生影响，进而影响 BAEP。

（五）视觉诱发电位（VEP）

VEP 是由枕叶皮质对视觉刺激（通常情况下，通过 LED 护目镜上的闪烁光）反应产生的波形。VEP 通过放置于枕叶皮质上的电极进行记录，监测手术过程中视觉通路完整性。VEP 监测已成功地用于涉及视神经和视交叉附近的肿瘤和血管病变的神经外科手术。支持 VEP 监测的证据尚不多，原因是在手术室难以获得有效的信号。吸入和静脉麻醉药可引起剂量依赖性的 VEP 波幅下降和潜伏期延长，因此在监测 VEP 时应注意控制麻醉药的用量。

（六）肌电图和神经传导研究

在外科手术中，由于体位放置不当，或电灼、切割等直接损伤，可造成周围神经或脑神经挤压、拉伸、结扎、缺血或热损伤。肌电图（EMG）和神经传导研究（NCS）可以对外周和脑神经进行监测，以评估其完整性，并且可以通过记录其所支配肌肉上的 CAMP 定位该神经（图 41-14）。在手术过程中，通常是由放置在肌肉内的针形电极，来监测并确认支配该肌肉的神经。NCS 则可以确定特定长度的神经是否在刺激和记录电极之间传导电活动。如果神经不能传导信号，这可能表明该神经已经遭到明显损伤。

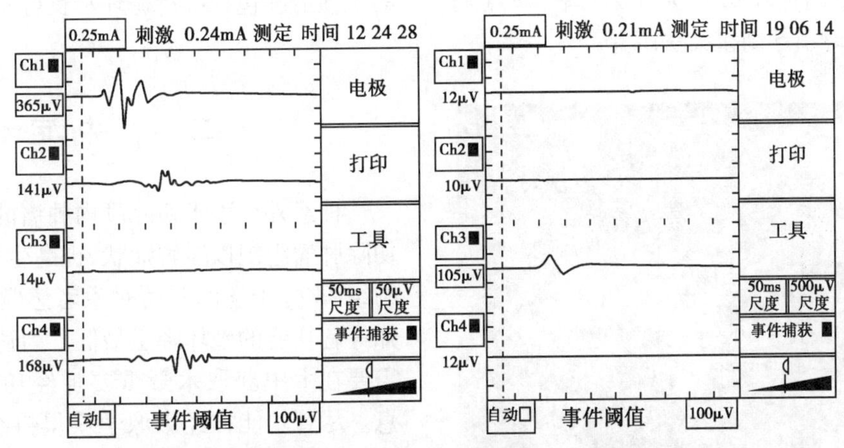

图 41-14　复合肌肉动作电位（CAMP）

左图为刺激面神经后获得的 CAMP，右图为刺激舌咽神经后获得的 CAMP
1 导联眼轮匝肌；2 导联口轮匝肌；3 导联茎突咽肌；4 导联咬肌

EMG 监测还可以用于观察肌肉的自主活动，特别是在未使用肌松药的情况下。EMG 波形的改变表明支配该肌肉的神经可能遭受意外的伤害。这种方式往往用于监测脑神经运动支。在后颅窝手术中，经常对容易损伤的第七对脑神经进行监测，有时也在腮腺手术或其他涉及头颈，耳或鼻窦的耳鼻喉科手术中使用。所有四肢和躯干的周围神经同样可以进行监测。周围神经的监测有助于术者在神经修复或肿瘤切除术中定位和保护神经组织。

在全身麻醉患者中进行 EMG 或 NCS 监测需要避免使用神经肌肉阻滞剂。如果全麻诱导需要气管插管，可以选用短效的肌松剂。在使用肌松监测仪确认神经肌肉接头已全面恢复后，再进行 EMG 或 NCS 监测。

（七）多模式监测

尽管缺乏大样本随机对照研究证实术中神经电生理监护确实可以改善患者术后的神经功能，但在系列病例报道中已经发现这种监测是有效的，如 CEA 中 EEG 监测脑缺血，SSEP 和 MEP 用于脊柱手术中的监测，BAEP 监测用于后颅窝手术，以及 EMG

用于监测术中医源性的脑神经损伤。因此在一些临床医学中心建议在容易损伤神经功能的手术中，必须使用这些神经监测技术。

由于单独一项监测技术可能造成假阴性或假阳性，从而造成监测结果难以解释或不可靠，甚至误导围手术期的处理；同时一种监测手段难以覆盖所有的神经功能，因此在涉及可能损伤多种神经功能的手术中，如脊髓内肿瘤切除术中可能会同时影响感觉和运动功能，需要同时监测上肢或下 SSEP 以及 MEP。同样地，在后颅窝手术中，面神经和听神经可能受累，因此 EMG、面神经 MEP 以及 BAEP 同时进行监测将大大降低神经功能损伤的风险（图 41-15）。而在许多神经外科中心，进行围脑干区域以及颅底微创手术时会同时进行 SSEP、MEP 和多组脑神经（包括 BAEP）的监测以避免脑干及脑神经的损伤。多种神经电生理技术联合应用，即所谓的多模式监护可能有助于确定神经损伤，特别是当一种监测方法因技术原因失败时，另一种方法仍然可用。研究表明多模式神经电生理监护可以明显降低脑干和颅底部位手术后的神经功能损伤发生率，缺点是可能增加成本，有时引起结果无法解释。

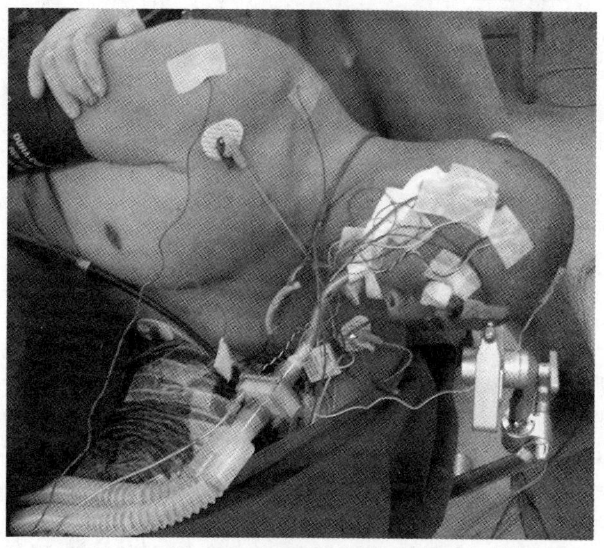

图 41-15　小脑桥脑角区听神经瘤切除术中行多模式神经功能监测

监测的项目包括面神经（肌电图），听神经（脑干听觉诱发电位），运动通路（经颅刺激运动诱发电位）

（八）术中监测的麻醉原则

术中神经电生理监护技术的应用和发展，麻醉医师不可或缺。特别是支持神经电生理监护的麻醉技术和术中生理功能的管理已得到大大改进。尽管有其他专业的人员加入到术中电生理的监护中来，但麻醉医师仍然继续积极参与其中，并不断地为优化术中神经电生理监护提供良好的麻醉方案。

在全身麻醉下进行手术，麻醉的原则首先需要保持意识消失和无痛，并尽可能达到术中制动。因此麻醉药物必需持续输注（或吸入）以保持稳定的麻醉深度，尽量避免术中单次推注。如上所述，全身麻醉药可对突触传递和神经传导产生影响，因此神经电生理监测的成功往往在于避免某些麻醉药物的应用，如 SSEP 监测尽量避免吸入麻醉药；MEP 和 EMG 监测尽量不用肌松药等。由于麻醉医师在麻醉药物应用以及生理功能控制方面具有专业知识，因此在进行特殊手术之前，需要监测者、麻醉医师和术者进行充分沟通，确定需要监测的目标，选择合适的技术和方法，制定有针对性的麻醉方案（如吸入还是静脉麻醉，是否需要使用肌松药等），避免生理紊乱以及麻醉药物对神经电生理信号产生干扰。在出现神经电生理信号出现异常时，首先要排除麻醉方面的问题，在确认无误后保持血流动力学稳定。除术者需要调整手术步骤外，麻醉医师可能需要采取的干预措施包括维持循环和良好的氧合等。

二、术 中 定 位

神经外科手术切除颅内肿瘤的目标是最大化地切除肿瘤组织以缓解症状，提高生存率，并提供准确的组织/分子学诊断而对患者感觉、运动、语言和认知等脑功能的破坏降至最低。为达到上述目标常常需要在术中获取术野重要神经功能区域的分布信息。尽管功能神经影像学获得持续的进展，但由于存在功能神经解剖学上的个体差异，通过皮质电刺激来诱导神经功能发生改变来进行定位，仍然是临床上应用最为广泛的一种脑功能定位方法（图 41-16）。该方法已在大量行脑内肿瘤或功能神经外科手术的患者中用于定位功能皮质，并成为预测术后神经功能损害的金标准。不过有时候尽管保留了皮质功能区的解剖结构，但如果破坏了皮质下功能结构，同样会导致术后神经功能损伤。近来术中电刺激皮质下定位技术的进展证实定位白质（如语言或运动通路）对避免术后永久性的神经功能损伤至关重要。

（一）皮质和皮质下电刺激技术和方法

皮质和皮质下定位是新发展起来的一种术中神经电生理监护技术，其目的是能可靠地确认涉及运

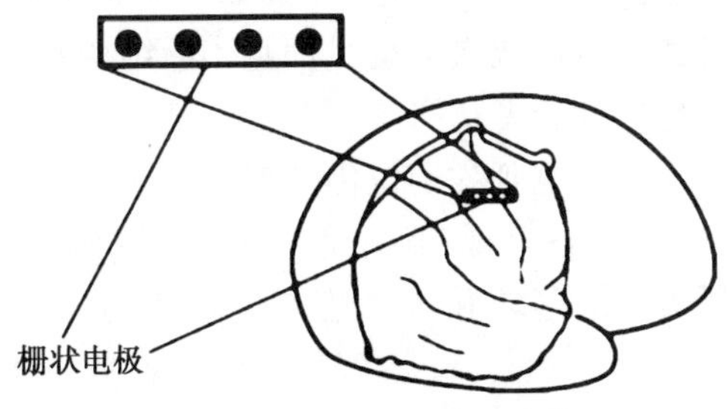

图 41-16　放置栅状电极在暴露的皮层上进行直接电刺激

动、感觉、语言和认知功能的皮质和皮质下功能通路，因此电刺激参数的设置和技术的选择至关重要。

1. 刺激参数　目前 Penfield 技术是皮质或皮质下直接电刺激的标准方法。其一般采用双相刺激，由 50～60Hz 的成串刺激组成，刺激间隔 20ms，刺激强度为 16～20mA。Penfield 技术可用于诱发阳性反应，如刺激初级运动皮质引起对侧肢体活动，这可能仅需很短的时间；或干扰皮质功能诱发阴性反应，如刺激 Broca 语言区导致说话停止，而这常常需要持续刺激几秒钟。短串高频刺激由 Taniguchi 等引入临床，与 Penfield 技术一样用于皮质和皮质下运动通路的定位。其刺激时程更短（0.5ms）而刺激间隔仅 2～4ms，刺激频率则可高达 250Hz。与短串电刺激技术相比，Penfield 技术诱发术中癫痫的几率更高（1.2% vs 9.5%）。由于存在这种风险，直接皮质电刺激常在电皮质图监护下进行，以避免临床癫痫的发作以及由于后放电而不是特定功能区的激活误导定位结果。近来低频（5～10Hz）电刺激作为一种 Penfield 替代技术在降低后放电方面可能具有价值。同样地，与恒压刺激相比，恒流刺激被认为更安全和可靠，因为其传递预设电流不依赖于皮质和皮质下组织的阻抗。

2. 刺激电极　传统上 penfield 刺激应用双极刺激电极，而短串高频刺激则采用单极刺激电极。但事实上这两种刺激技术均可采用双极或单极刺激，重要的是所选刺激模式的刺激参数。大多数皮质下电刺激研究采用双极刺激电极，因为这种刺激方式对探测皮质下语言或运动通路是安全和可靠的。Szelényi 等对刺激技术和刺激电极进行不同组合来确定哪种模式在皮质和皮质下运动功能区定位中更佳。结果发现刺激电极的选择要比刺激技术本身更重要，而单极刺激模式下的短串技术对皮质下定位是最佳的方法。有人建议在皮质下电刺激中放弃使用 Penfield 技术，因为与双极刺激相比，单极电极对显微神经外科操作干扰更小；而且高频的单极电极刺激所需的刺激强度明显低于低频的双极刺激，其产生的电流以半径的方式扩散，允许在阈值水平上进行操作来了解刺激点与皮质脊髓束的距离，如皮质下低于 5mA 的阈值提示单极刺激电极的针尖离皮质脊髓束不超过 5mm。应用单极电刺激时采用类似神经阻滞时定位外周神经的策略，通过调节刺激电流大小同样能成功地获得锥体束纤维的运动诱发电位，精确地定位到锥体束。不过几乎所有研究者都认为 8～10mm 是切除病变时保留皮质脊髓束的临界距离。

在刺激方法上，动物研究还发现在单极电刺激时，应用阴极刺激和阳极刺激所引起的皮质和皮质下神经元激活方式不同。在阳极刺激时，皮质深部神经元更易兴奋，而在应用阴极刺激时，皮质表浅的神经元更易兴奋。这种不同极性刺激所产生的效应具有频率和幅度依赖性。

3. 刺激阈值　皮质的刺激阈值定义为用于诱发运动或语言等功能反应而无后放电时最小的电刺激强度。皮质的电兴奋性取决于年龄、病变部位、组织学以及结构和功能上有内在联系的脑叶间差异，同时这些因素也影响功能皮质定位时电刺激的阈值。Wang 等分析了唤醒开颅术中预测定位语言功能区的刺激阈值强度，发现颞叶语言功能区的平均刺激阈值高于额叶语言功能区 1.45 倍。靠近病变区和水肿带的皮质所需的平均刺激阈值要高于正常组织（分别为 2.6 倍和 1.8 倍）。在全身麻醉状态时，麻醉药的选择和麻醉深度也会直接影响皮质电刺激的阈值。全凭静脉麻醉和吸入麻醉分别增加单极多脉冲成串刺激阈值 1.27mA 和 4.84mA，而麻醉诱导所致的 EEG 受抑呈平坦线时间每增加 1s，则刺激阈值增加 1.08mA。

用于定位功能皮质和传导束的直接皮质和皮质下电刺激技术在原则上也可应用于小儿神经外科手术中。然而由于儿童的运动或语言神经系统正处于发育阶段，较低的皮质和功能通路兴奋性很难诱发出相应的功能反应。因此在这种情况下可以应用超阈值刺激，来确认是否存在功能神经区，但这可能超过后放电阈值或激活远处功能区而导致定位错误；另外也可采用低于后放电阈值 1～2mA 的恒定刺激强度以减少上述引起的问题，但可能增加遗漏功能神经区的错误。

（二）皮质和皮质下电刺激的应用

功能区内或周围的手术需要在最大化切除肿瘤

组织和最小的神经功能损伤之间保持平衡。直接电刺激受病变累及的皮质和皮质下结构来定位脑功能区，可为神经外科医师提供肿瘤与该区域的地形关系（图41-17）。由于胶质瘤倾向于侵犯正常脑组织而不是取代它，因此皮质和皮质下电刺激定位在胶质瘤切除术中应用也最为广泛，并且在唤醒开颅术中取得了良好的术后效果，减少了与肿瘤切除相关的并发症。

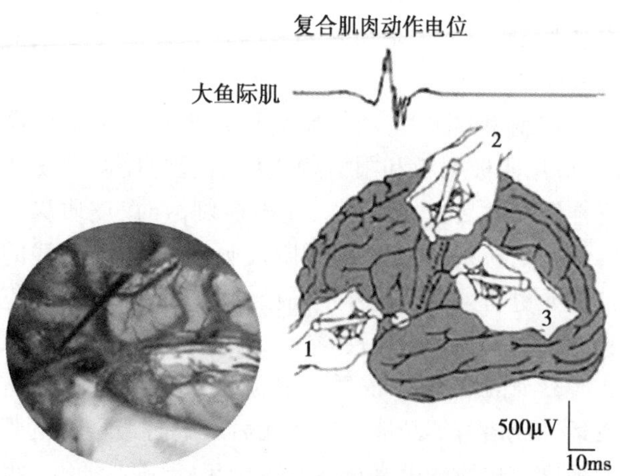

图41-17 术中直接皮层电刺激诱发大鱼际肌复合肌肉动作电位

1. 术中定位 Fukaya等刺激皮质下白质后通过记录颈部硬膜外的D波用于定位初级运动皮质和皮质下功能区。单极刺激比双极刺激获得的D波更清楚，而且它们在波幅大小与刺激点与运动皮质或皮质脊髓束之间的距离呈负相关。Maldonado等应用皮质和皮质下直接电刺激对清醒麻醉下优势脑左枕下叶的胶质瘤手术进行功能区定位，结果发现在皮质和皮质下直接电刺激定位下，所有的体感、运动和语言结构均得到保留，并提高了肿瘤全切率。研究表明皮质和皮质下直接电刺激定位有助于优化该部位胶质瘤手术切除后的神经功能。也有作者报道了在右半球胶质瘤手术时应用直接皮质电刺激可避免术后发生交叉性失语症。他们发现对那些术前发生癫痫或进行神经精神功能评价时存在语言障碍的右半球肿瘤患者进行唤醒开颅术时，术中直接电刺激右半球中央前回偏外侧皮质、颞上回皮质，甚至额下回，可诱发不同的语言功能障碍。手术结束时刺激瘤腔边缘的皮质下白质通路也可产生可重复性语义或语音性失语，因而避免了右半球病变的右利手患者发生语言功能并发症。在Duffau等皮质下语言通路的电刺激定位研究中，他们不仅确认到了1个或数个皮质下语言位点，安全最大化地切除了涉及语言功能区的Ⅱ级胶质瘤（术后影像学证实有83%的患者达到全切或次全切），而且术后维持术前功能水平或更好的患者达98%。

尽管术中电刺激定位仍是脑功能区定位的金标准，但由于担心出现"假阳性"，以及精确区分神经功能所必需的区域和可代偿的区域，围手术期联合功能神经成像技术已经变得越来越有价值。Yamaguchi等把改良的双极刺激电极整合到神经导航系统中，用来定位初级运动皮质和锥体束。在确认初级皮质后进行胶质瘤切除，然后在神经导航仪的引导下，通过电刺激获得瘤腔壁到锥体束的距离。神经外科医师就能够知道还需要切除多少含瘤组织而不至于损伤到锥体束。在Bello等的研究中联合使用白质束弥散张量成像（DTI）和直接皮质下电刺激进行术中确认皮质下白质束，术后运动和语言功能发生损伤的几率分别为72.2%和84%，而在随访一个月后，运动和语言功能缺失的患者分别有94%和96.8%恢复正常。不仅如此，联合应用这两种技术在功能区肿瘤切除术中，也有助于术中适时启动直接皮质下电刺激，降低安全确认白质束所需的刺激次数，从而减少手术时间以及癫痫和患者疲劳发生的可能性。另外，在唤醒麻醉中长时间的操作使患者合作程度降低，不再用直接语言测试，这时就可以在DTI技术的导航下继续手术切除直到接近皮质下白质束，从而能够保持患者的功能完整性。

除了皮质或皮质下功能定位外，事实上对刺激作出反应的每个区域是一个大尺度下皮质-皮质和皮质-皮质下网络的输入口，而不是一个只具有孤立分离功能的网点。因此直接电刺激还能监测皮质和皮质下各功能单位的解剖功能连结性，有助于了解更广泛的脑功能网络结构。另外，最近的研究表明在颅内动脉瘤手术中，直接皮质刺激进行MEP监测与经颅电刺激相比，能够更好地发现皮质下脑缺血而导致的皮质脊髓束功能损害，并且术中发生体动的几率也更低。

2. 需要考虑的因素

（1）在进行术中电刺激定位时，一般需进行三次刺激以保证定位的准确性。由于运动远比单个肌肉收缩更为复杂和高级，因此目前也推荐在唤醒麻醉下进行运动功能区的定位而不仅仅是全麻下进行TcMEP监测。不过定位期间反复的测试会引起清醒患者的疲劳而降低定位的可靠性，因此选择合适的刺激和任务执行时机也是保证电刺激成功定位的重要因素。

（2）以往手术需暴露较大的皮质来获得"阳

性”位点，然而近来更小的手术野暴露使得“阳性”位点很难获得。因此，“阴性”位点技术（即未定位到功能区）逐渐替代“阳性”位点技术，允许最小的肿瘤区域皮质的暴露，更少的术中电刺激次数，从而使神经外科操作更有时效。不过某些作者过于强调“阴性定位”的价值。在高级别胶质瘤手术中由于外科手术的目的主要是切除肿瘤的增强部分而可以推荐定位方法，但在弥散性低级别胶质瘤切除术中“阴性定位”技术则显得很危险，因为这种性质的肿瘤边界不清，肿瘤的切除必须在定位所获得的功能边界外进行。由于方法学上的原因，假阴性也可引起“阴性定位”，从而不能保证刺激位点不包含功能区域。更重要的是“阳性定位”允许术者一直切除到出现功能反应（即到达功能边界）为止，从而增加了手术切除的程度。

（3）在切除前植入硬膜下电极栅进行电生理记录和刺激来定位功能区，这对儿童尤为重要（在清醒状态下容易进行功能区定位）。然而，术前电生理定位常常使用 1cm 宽的电极栅，限制了定位的精确性。另外，这种方法必须进行两次手术：一次植入电极，一次才真正切除病灶。因此有可能产生硬膜下感染的风险。最重要的是，只有皮质可以被定位，而对皮质下结构无法提供有效的信息。

（三）皮质和皮质下电刺激的局限性

理想的直接电刺激首要的是对脑实质是安全的；其次应用到神经结构时必须诱发出可重复性的反应；最后允许定位皮质和皮质下功能结构。不过目前这种技术还存在一些不足。

1. 安全性　虽然按照目前临床设定的刺激参数进行直接皮质或皮质下电刺激不大可能产生显微镜下的神经元损伤，但主要的缺点是产生放电的风险（图 41-18），可导致患者在术中发生严重的癫痫，不过采用术野冷盐水灌洗几乎可以控制这些癫痫的发展。

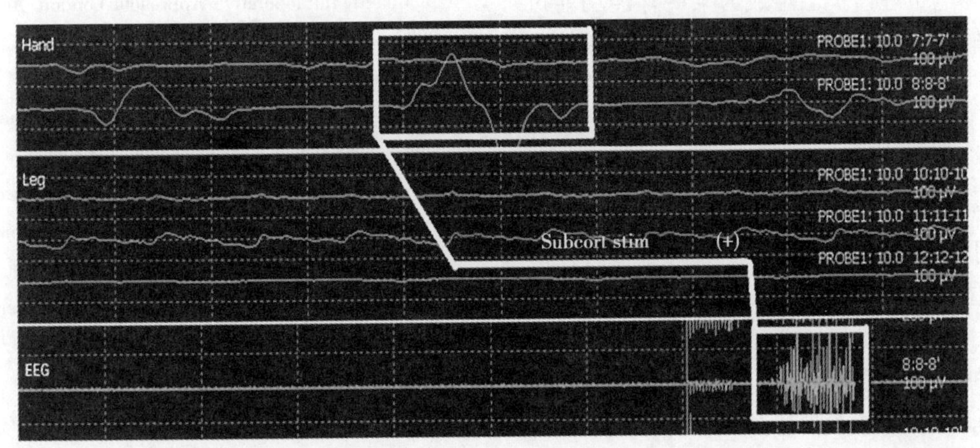

图 41-18　术中直接皮质下电刺激诱发大鱼际肌复合肌肉动作电位，并在皮质脑电图（EEG）上出现后放电效应

2. 精确性　尽管皮质或皮质下直接电刺激是目前最佳的脑功能区定位方法，然而也不是绝对的金标准。由于皮质之间存在较强的功能连接性，以及直接电刺激产生的电流扩散，有时可能高估了对功能而言重要的皮质范围，而低估了可以安全手术切除的范围，因此其预测术后结果的特异性可能会降低。特别是电刺激时如果存在后放电的情形，产生的运动或语言反应可能并不可靠。另外由于需要相对较长的时间以及反复的刺激可能造成唤醒麻醉患者的疲劳而致配合程度下降，从而影响定位的准确性。

3. 复杂性　研究发现个体之间运动皮质功能区存在变异。就刺激阈值而言，直接皮质电刺激后诱发运动反应的阈值不仅在个体间存在差异，而且在个体内的不同脑区，即使仅相差几毫米也存在明显变化。同时后放电的阈值也存在个体间和个体内的差异。嵌合体（在限定的脑区代表不止一个身体部分）和多变性（功能区位置颠倒）进一步使定位结果的解释复杂化。

4. 功能单一性　直接皮质或皮质下电刺激常常只用于定位，而很少用于持续的监测。由于语言任务的复杂性和特殊性，在定位不同语言皮质或皮质下功能位点时，电刺激对某种任务可能出现阴性，而对另一种任务则可能为阳性，从而使语言区定位不能在单次电刺激时同时完成。

（四）定位技术中的麻醉原则

需要皮质或皮质下刺激进行定位的神经外科手术中，依据患者自身、功能区的情况以及手术者的偏好而采用不同的麻醉技术,包括从清醒镇静到气管插管下的全身麻醉。全身麻醉下的皮质和皮质下电刺激所需要的条件与运动诱发电位监测相似,而在语言区进行操作时常常选用唤醒麻醉:包括无需气道操作的监护性麻醉(MAC),清醒-麻醉-清醒(即AAA技术)或麻醉-清醒技术。目前采用何种唤醒麻醉方案最佳尚不清楚。简单而言,术中麻醉管理的关键或称为唤醒麻醉成功的要诀在于合适的患者,充分地沟通,完善的镇痛(主要是局部头皮阻滞)以及合适的麻醉深度(不明显抑制呼吸循环)。在镇静药物选择方面,丙泊酚和(或)右美托咪啶连续输注已经成为唤醒麻醉用药的主流。镇痛药采用短效的瑞米芬太尼比较合适。然而这些麻醉药物在唤醒麻醉中对皮质或皮质下神经元兴奋性(阈值)的效应如何在大多数研究中并没有提及。少数研究提示丙泊酚可以显著降低某些神经核团的放电频率并记录到长间歇。

由于皮质和皮质下电刺激术中需要花费时间较久,并且刺激和唤醒麻醉本身会会带来各种风险,在这些手术中比较常见的并发症包括呼吸抑制或气道阻塞导致高碳酸血症而增加颅内压;疼痛刺激或出血等带来的循环不稳以及电刺激导致的癫痫发作。针对这些情况,必须保持呼吸道的通畅并予以吸氧;维持循环的稳定以及控制癫痫。因此术前必须制订详细的麻醉计划,并与神经外科医师和监测者保持充分的沟通,提前了解关键时间点,便于神经电生理监护,及时处理可能发生的事件。

第3节 展 望

术中神经电生理监护已经成为某些神经功能可能损害手术的标准程序,从而大大提高了手术的安全性,降低了术后神经功能缺失的发生率。术中监测和麻醉技术的进展也早已使诱发电位/脑电图等像心电图等生命体征监测一样容易,不再成为障碍。但在提高敏感性和特异性方面仍然需要进一步改善,联合使用多种神经功能监测技术将使我们在高危的手术部位如脑干区发挥良好的作用,同时新材料和无线技术的应用也将使能够在术中磁共振环境中开展连续的神经电生理监护。功能神经影像学允许我们更好地了解个体大脑神经网络的组织结构和功能连接性,但在清醒或全麻下进行术中皮质和皮质下刺激不仅可以精确可靠地确定皮质语言和运动等区域,也可以实时提供功能白质束和深部灰质核团的分布。选择合适的直接皮质或皮质下电刺激进行定位可获得功能边界,从而对以往认为“不可切除”脑区进行操作,无疑可以最大化地进行肿瘤切除并保留患者的神经功能,最终提高外科预后和改善患者生活质量。同时脑功能定位将让我们对大脑信息处理有更好的理解,特别是关于其解剖-功能的连结性和可塑性。

(张 军 梁伟民)

参考文献

1. Aage R. Møller. Intraoperative Neurophysiological Monitoring. 3rd ed. New York:Springer,2011.
2. Vedran Deletis,Jay L. Shils. Neurophysiology in Neurosurgery: A Modern Intraoperative Approach. London:Academic Press, 2002.
3. Antoun Koht,Tod B. Sloan,J. Richard Toleikis. Monitoring the Nervous System for Anesthesiologists and Other Health Care Professionals. New York:Springer,2012.
4. Mirela V. Simon. Intraoperative clinical neurophysiology: A Comprehensive Guide to Monitoring and Mapping. New York: Demos Medical Publishing,2010.
5. Rath G, Chandra NS. Intraoperative neurophysiological monitoring by anesthesiologists. Minerva Anestesiol,2011,77:857-858.
6. Fulkerson DH, Satyan KB, Wilder LM, et al. Intraoperative monitoring of motor evoked potentials in very young children. J Neurosurg Pediatr,2011,7:331-337.
7. Thirumala PD,Kassasm AB,Habeych M,et al. Somatosensory evoked potential monitoring during endoscopic endonasal approach to skull base surgery: analysis of observed changes. Neurosurgery,2011,69(Suppl Operative 1):ons64-76.
8. Reid S,Shields MO,Luney SR. Use of sugammadex for reversal of neuromuscular blockade in 2 patients requiring intraoperative neurophysiological monitoring. J Neurosurg Anesthesiol,2011,23:56-57.
9. ter Wolbeek C,Hartert M,Conzelmann LO,et al. Value and pitfalls of neurophysiological monitoring in thoracic and thoracoabdominal aortic replacement and endovascular repair. Thorac Cardiovasc Surg,2010,58:260-264.
10. Morota N,Ihara S,Deletis V. Intraoperative neurophysiology for surgery in and around the brainstem: role of brainstem mapping and corticobulbar tract motor-evoked potential monitoring. Childs Nerv Syst,2010,26:513-521.

11. Guo L, Gelb AW. The use of motor evoked potential monitoring during cerebral aneurysm surgery to predict pure motor deficits due to subcortical ischemia. Clin Neurophysiol, 2011, 122: 648-655.
12. 王芸,张军,徐振东,等. 部分肌松条件下术中面神经运动诱发电位监护的临床应用。中华神经外科杂志,2010, 26: 1082-1085.
13. Szelényi A, Bello L, Duffau H, Fava E, Feigl GC, Galanda M, Neuloh G, Signorelli F, Sala F. Intraoperative electrical stimulation in awake craniotomy: methodological aspects of current practice. Neurosurg Focus, 2010, 28: E7.
14. Szelenyi A, Joksimovic B, Seifert V. Intraoperative risk of seizures associated with transient direct cortical stimulation in patients with symptomatic epilepsy. J Clin Neurophysiol, 2007, 24: 39-43.
15. Szelényi A, Senft C, Jardan M, et al. Intraoperative subcortical electrical stimulation: a comparison of two methods. Clin Neurophysiol, 2011, 122: 1470-1475.
16. Vedran Deletis, Francesco Sala. Subcortical stimulation (mapping) of the corticospinal tract. Clin Neurophysiol, 2011, 122: 1275-1276.
17. Wang SG, Eskandar EN, Kilbride R, et al. The variability of stimulus thresholds in electrophysiologic cortical language mapping. J Clin Neurophysiol, 2011, 28: 210-216.
18. Simon MV, Michaelides C, Wang S, Chiappa KH, Eskandar EN. The effects of EEG suppression and anesthetics on stimulus thresholds in functional cortical motor mapping. Clin Neurophysiol, 2010, 121: 784-792.
19. Fukaya C, Sumi K, Otaka T, Shijo K, et al. Corticospinal descending direct wave elicited by subcortical stimulation. J Clin Neurophysiol, 2011, 28: 297-301.
20. Nader Sanai, Mitchel S. Berger. Intraoperative stimulation techniques for functional pathway preservation and glioma resection. Neurosurg Focus, 2010, 28: E1.

第42章　神经肌肉功能监测

第1节　概　　述

肌松药是全麻的重要辅助药，麻醉和手术中都需要应用肌松药，从用药的安全与合理考虑，使用肌松药理应对其引起的神经肌肉功能变化进行监测。但是这项监测尚未在临床常规应用，其原因可能是多方面的，包括没有合适的监测设备，或受临床用药习惯及医师个人的临床经验影响等。

通过近数十年研究，神经肌肉功能监测设备有了可喜变化，许多新技术已在神经肌肉功能监测中应用，并取得很好的效果。目前已有更多的性能优良的设备可供临床使用，同时临床研究证明，神经肌肉功能监测深化了临床医师对肌松药药效动力学认识，这对肌松药的合理应用，减少并发症以及提高麻醉质量与安全发挥了重要作用。人们已认识到监测神经肌肉功能的重要性，归纳有以下几点共识：

1. 用药个体化　肌松药存在着个体差异、不同病理生理情况及药物间相互作用均可影响肌松药的药效及药代动力学。根据监测调控肌松药药量，可避免用药过量或药量不足所造成的不良作用，这对危重病患者尤为重要。

2. 科学合理地用药　麻醉和手术不同阶段对肌松的要求不同，通过监测调节药量或给药方法，满足不同阶段的肌松要求，这对一些复杂精细或有危险的手术或某个操作阶段尤为重要，短时间的深度肌松为手术创造良好的条件，又可避免肌松不好引起的不良后果，又能减少全过程肌松药药量，避免或减少与药量有关的不良反应。

3. 防治术后残余肌松　术后残余肌松是引起严重肺部并发症和可能危及患者生命的重要因素。根据监测调控肌松药药量，避免自始至终的深肌松状态，可以减少药量和残余肌松的发生率。术后正确评估肌力和指导应用抗胆碱酯酶药等拮抗肌松，包括选择合适的拮抗时机、拮抗药量和评估拮抗效果等。

第2节　神经肌肉功能监测方法

一、神经肌肉功能监测

监测肌松药引起的神经肌肉功能变化，具体讲就是监测肌力变化，因此最好的方法是直接测定肌力。清醒患者可以直接令其做随意动作，并评估做随意动作时的肌力强度，但是在全麻期间或患者尚未恢复意识前，这种测试显然是不可能的。全麻期间根据呼吸皮囊的张力及自发呼吸的潮气量和吸气力的大小，可以粗略地估计肌力，但其精确性和重复对比性均差，且这些指标都受肌松药以外的因素影响，因此不能正确地代表肌松药引起的肌力改变。现在应用于临床监测肌松药引起的神经肌肉功能变化的是神经肌肉功能监测仪，这是用周围神经刺激器刺激神经，诱发该神经支配的肌肉收缩效应，评定肌收缩力或与肌收缩过程有关肌力的信息变化。这种监测方法的优点是：

1. 指标客观且不受患者意识影响；

2. 结果重复对比性好，可动态观测应用肌松药引起神经肌肉功能变化；

3. 对肌松药作用可以量化，反映不同阻滞程度；

4. 对肌松药的阻滞性质可定性，区分去极化阻滞、非去极化阻滞及去极化阻滞药由去极化阻滞发展为Ⅱ相阻滞；

5. 可明确诊断术后残余肌松，指导残余肌松的拮抗，及评估拮抗效果；

6. 可鉴别术后呼吸不恢复的原因是中枢性药物作用还是周围性肌松药作用。

二、神经肌肉功能监测仪的组成

神经肌肉功能监测仪主要由两部分组成：即周围神经刺激器和诱发肌收缩效应的显示器。

（一）周围神经刺激器

用电或用磁刺激周围神经，用磁刺激虽有优点如刺激不产生疼痛，刺激时可与人体不接触等，但至今在设备上或是性能上还不够成熟，没有达到在临床上推广应用的条件。现在临床上应用的都是电刺激。

周围神经刺激器实质上是一种特定的电脉冲发生器，其基本脉冲是波宽为 0.2～0.3ms 的单向矩形波。连续输出时其常用的基本频率有 0.1Hz、1.0Hz 和 50Hz 三种，这三种不同频率与不同的刺激时间组合成不同的刺激模式，不同的刺激模式有不同的临床意义。常用的刺激模式有单刺激（single-twitch stimulation，SS）、强直刺激（tetanic stimulation，TS）、四个成串刺激（train-of-four stimulation，TOF）、强直刺激后单刺激肌颤搐计数（post-tetanic count，PTC）和双短强直刺激（double-burst stimulation，DBS）5 种。

脉冲的波幅反映刺激强度，调节刺激强度可通过调节电流或调节电压，但神经肌肉兴奋传递是电流变化，因此刺激强度现均用调节电流的方法。周围神经刺激器的经皮刺激强度的电流调节范围在 0～60mA 之间，最高不超过 80mA。

（二）诱发肌收缩效应的显示器

显示刺激神经所诱发的肌收缩效应可以有多种不同的方法，但其共同点是收集与肌收缩效应有关的信息，再将其转化为电信息后经放大、整流再经计算器分析和处理，然后把结果显示出来。用不同的传感器，把肌收缩效应产生的肌力或反映肌收缩过程中与肌力有关的信息再转变成电信息，根据采集信息的方法，目前应用的显示器有肌机械图（mechanomyography，MMG），肌电图（elechomyography，EMG），肌加速度图（acceleromyography，AMG），肌压电图（piezoelectric-elechomyography，PZEMG）和肌声图（phonomyography，PMG）。不同方法采集的信息不同，受不同条件制约，因此有不同的生理意义。不同方法测出结果之间也有其共同基础，因此其结果之间有一定的相关性，但因刺激条件不同，因此不能直接互换比较。

三、实施神经肌肉功能监测应重视的几个问题

神经肌肉功能监测是与神经肌肉兴奋和兴奋传递、肌肉收缩与肌松药作用、以及有关的电生理知识有关。下面列举几个在实施监测时应重视的问题：

（一）肌力与神经和肌肉兴奋的全或无

对单一神经细胞或肌纤维来说，阈上刺激引起兴奋，阈下刺激不引起兴奋，每一运动神经纤维支配的肌纤维所产生的肌纤维收缩是产生肌力的单位。而对整个肌肉来说肌力的大小取决于整个肌肉内发生收缩的肌纤维数目，刺激周围神经引起其支配的肌肉内肌纤维收缩的数目与刺激强度有关。增强刺激强度使肌纤维收缩的数目增多致肌力增强，刺激强度达到足以使该肌肉内所有肌纤维收缩，产生最大肌力时，此刺激强度为最大刺激强度；而在麻醉期间，为保证每次刺激都得到最大的肌收缩效应，则在最大刺激强度基础上再把强度上调 20% 左右，这种刺激强度称为超强刺激。超强刺激在用肌松药前确定，在肌松药应用后用超强刺激诱发的肌收缩效应就反映肌松药作用下神经肌肉功能变化，即肌松药的阻滞程度。

（二）肌纤维收缩与活性乙酰胆碱受体

肌松药与乙酰胆碱在神经肌肉接头部位竞争乙酰胆碱受体，肌松药分子与该受体结合，使其失去传递兴奋的能力，不产生肌纤维收缩。肌松药分子与该受体分离后，则受体恢复活性和恢复传递兴奋的功能，所以在神经肌肉接头部位，肌松药分子与乙酰胆碱的相对浓度决定肌松程度；肌松药相对浓度增加，相应地增加失活受体数，使更多肌纤维失去收缩功能，则反映阻滞程度加深；相反肌松药相对浓度下

降,相应地增加活性受体数,使更多的肌纤维恢复收缩功能,则反映阻滞程度减浅。临床上监测出肌力在失活受体数超过70%时,才出现肌力下降,而当失活受体数上升至95%以上时,则不能测得肌力。在恢复过程中,肌力出现恢复和肌力恢复到用药前对照值,其活性受体数分别约为5%和25%~30%水平。

1. 强直刺激后衰减和易化　一次刺激产生一个肌颤搐,当刺激频率数增加,相应增加肌颤搐数,当频率增加到刺激产生的肌颤搐无法分清而融合成持续的肌收缩状态时,这种肌收缩就是强直收缩,产生肌强直收缩的刺激便是强直刺激。正常情况下短程肌强直收缩,其肌力能维持不变。而在非去极化肌松药引起的不完全肌松时,用强直刺激诱发的肌力不能维持,即在持续刺激时出现肌力比开始时的肌力降低的情况,这称为衰减。而在强直刺激后一段时间内用单刺激引起肌颤搐增强,称为易化(图42-1)。非去极化肌松药可出现衰减和易化,这与非去极化肌松药与乙酰胆碱在神经肌肉接头部的相对浓度改变有关。强制刺激引起衰减是肌松药作用于接头前乙酰胆碱受体,这影响了乙酰胆碱在神经纤维内立即可动用和释放的乙酰胆碱量增加。在强直刺激开始时由于乙酰胆碱动用和释放量增加,使肌收缩力增强,但持续刺激很快使储存在囊泡内的乙酰胆碱量耗尽,致可立即动用和释放的乙酰胆碱减少,且释放乙酰胆碱速度减慢,使阻滞加深则出现肌力下降,直到乙酰胆碱动员和合成达到新的平衡时肌力一直维持在这较低水平。易化是在强直刺激后一段时间内,乙酰胆碱的动员和合成增加,在这段时间内单刺激引起的乙酰胆碱释放量较强直刺激前增加,导致肌松程度减弱出现肌颤搐反应增强。

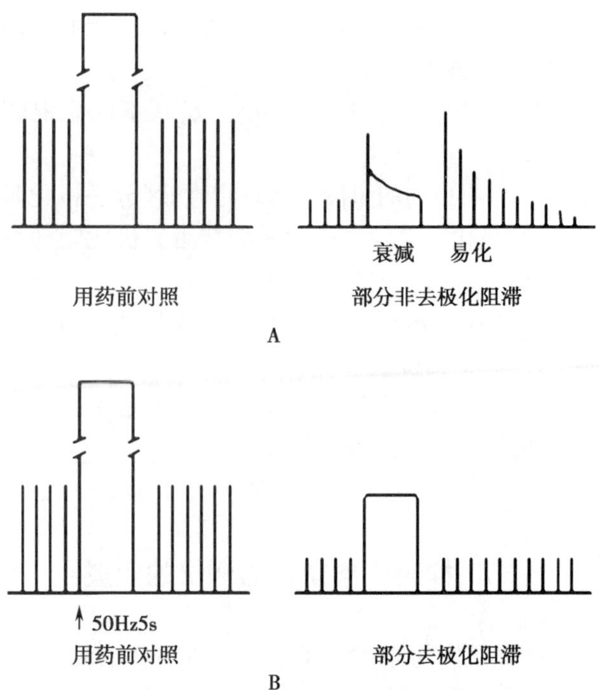

图42-1　非去极化阻滞的衰减与易化

A. 部分非去极化阻滞,强直刺激引起的肌收缩效应不能维持出现衰减及强直刺激后单刺激肌收缩效应增强即出现易化;B. 部分去极化阻滞,强直刺激引起的肌收缩效应良好维持无衰减及强直刺激后单刺激肌收缩效应无增强

2. 神经刺激器与神经刺激　神经刺激器刺激神经时非常重要的是维护刺激强度恒定,也就是保持对神经刺激的电流恒定。刺激电流通过电极经皮肤、皮下组织到达神经时,阻抗一般在2kΩ以下,但在低温时阻抗明显增加,可达5kΩ,所以神经刺激器的电路设计上最低要保证阻抗在5kΩ时仍能恒流输出。另一方面,在使用神经刺激器时,要尽可能降低人体的阻抗,如清除皮肤表面油脂、电极上涂导电膏以及电极尽可能置于神经表面的皮肤上,可缩短电极与神经之间距离,同时注意全身及肢体保温等。神经刺激器发出的是单向矩形波,因此有极性,负极的刺激强。矩形波的波宽为0.2~0.3ms,如果波宽增宽达0.5ms时,可能直接刺激电极下的肌肉,以及对神经可能产生二次刺激。刺激频率大于0.15Hz时肌颤搐幅度会出现较刺激前变小而维持在略低于刺激前水平,所以连续刺激频率不能大于0.15Hz。强直刺激诱发的肌强直收缩,对该肌肉有后效应,后效应的大小和持续时间与强直刺激的频率、刺激强度和刺激持续时间等因素有关。后效应影响两次刺激间隔时间,并可能影响监测的正确性。长时间对同一神经刺激还可以引起该肌肉对刺激的抵抗,使所监测的肌肉不能反映身体其他部位肌肉的神经肌肉功能变化。

第3节　神经刺激的模式及其临床意义

临床上常用的刺激模式有:单刺激(SS)、强直刺激(TS)、四个成串刺激(TOF)、强直刺激后单刺激肌颤搐计数(PTC)和双短强直刺激(DBS)。每种刺激模式都有不同的用途及不同的临床意义。

一、单刺激(SS)

单刺激是最基本的刺激模式，一次刺激产生一个肌颤搐。连续单刺激常用的频率有 1.0Hz 和 0.1Hz。1.0Hz 仅用于确定超强刺激强度，目的是缩短确定超常刺激时间。0.1Hz 可用于肌松药作用监测，如诱导时用于选择合适的气管插管时间。注药至肌颤搐达到最大抑制之间的时间称为起效时间，肌颤搐从无至肌颤搐开始恢复之间的时间为无反应期，在恢复过程中肌颤搐的高度由 25% 恢复到 75% 的时间称为恢复指数，此反映肌颤搐恢复速率。在麻醉全过程中已很少用 0.1Hz 连续单刺激监测，单刺激的优点是简单，刺激引起的皮肤疼痛及刺激的后效应均小，但单刺激反应肌松程度必须与用药前对照值相比较才能确定肌松程度。如果在麻醉全过程用单刺激监测，必须保持位置等刺激条件恒定，不然影响与对照值比较的正确性。

二、强直刺激(TS)

强直刺激诱发肌强直收缩。强直刺激引起皮肤疼痛程度强及后效应持续时间长，这限制其在临床应用。强直刺激的强度愈强、频率愈高、刺激持续时间愈长，引起的疼痛程度愈强以及产生的后效应愈大。目前临床上应用的强直刺激频率为 50Hz，刺激持续时间为 5s。强直刺激对非去极化肌松药可出现衰减和对其后单刺激出现易化，这可确定肌松药阻滞性质。用 50Hz 连续刺激 5s 不出现衰减，对评定肌张力恢复比单刺激更可靠，但问题是会引起清醒患者疼痛，以及其后效应长，不能短期内多次重复测定，因此已不再单独使用。

三、四个成串刺激(TOF)

TOF 是由一串四个频率为 2Hz 的单刺激组成。连续 TOF 刺激时，串间距相隔 10s 以上。TOF 的四个刺激产生 4 个肌颤搐，依次为 T_1、T_2、T_3 和 T_4。用 TOF 监测非去极化肌松药时有衰减现象，T_4/T_1 的比值<1，并且随着阻滞程度加深，T_4/T_1 比值逐渐变小，直至 T_4 不显示（T_4/T_1 的比值=0），随着阻滞进一步加深，则 T_3、T_2 和 T_1 相继消失。而肌力恢复时，肌颤搐恢复顺序与此相反，T_1 先恢复，其后是 T_2、T_3 和 T_4 依次恢复，T_4 恢复后 T_4/T_1 比值逐渐增大，肌力完全恢复的指标是 $T_4/T_1 \geq 0.9$。TOF 反映的阻滞程度与单刺激肌颤搐抑制程度之间有一定的相关性，在 TOF 只出现 T_1 时相当于肌颤搐抑制 95% 左右，TOF 相继出现 T_2、T_3 和 T_4 时相当于单刺激的肌颤搐抑制约为 90%、80% 和 70%。用 TOF 监测去极化肌松药时因无衰减现象，所有四个肌颤搐抑制程度均是一样的，即 $T_4/T_1 \approx 1.0$（图 42-2）。根据 TOF 刺激时的衰减现象有和无，可确定肌松药阻滞性质。血浆假性胆碱酯酶活性正常的患者，应用去极化肌松药时其 $T_4/T_1 = 1.0$，而当去极化肌松药连续应用一段时间后 T_4/T_1 比值逐渐减小。当 T_4/T_1 比值降低至 ≤ 0.5 时，提示此时阻滞性质已发展为以Ⅱ相阻滞为主的去极化阻滞。TOF 具有单刺激和强直刺激的优点，TOF 引起皮肤疼痛及后效应均小，这与单刺激相似；TOF 监测可以确定肌肉松弛药的阻滞性质，这与强直刺激相似。TOF 可以连续监测，且 TOF 监测不需要用药前的对照值，连续应用去极化肌松药时根据 T_4/T_1 比值的变化可以监测其阻滞性质转化。TOF 刺激模式可应用在没有诱发肌效应显示器的情况下，根据手触感或肉眼观察 TOF 诱发 4 个肌颤搐的多少，来评估肌松深浅和调节用药量。如在 4 个肌颤搐全部消失时可行气管插管；而在术中肌松维持时，TOF 刺激只出现 1 个或 2 个肌颤搐提示其肌松阻滞程度为 90%，可满足绝大多数手术要求；当腹腔内手术要求肌松更深，TOF 刺激肌颤搐应为 0～1 水平。但没有诱发肌效应显示器用手触感确定术后肌力恢复时，根据手触感分辨 T_4 和 T_1 之间的衰减程度，其分辨衰减程度，即使有丰富临床经验的麻醉医生也仅在 T_4/T_1 为 0.3～0.4 水平，而肌力完全恢复要求达到 $T_4/T_1 \geq 0.9$ 的水平，因此要评定没有残余肌松，不能仅凭手触感 T_4 和 T_1 衰减，必须要用诱发肌力的显示器。

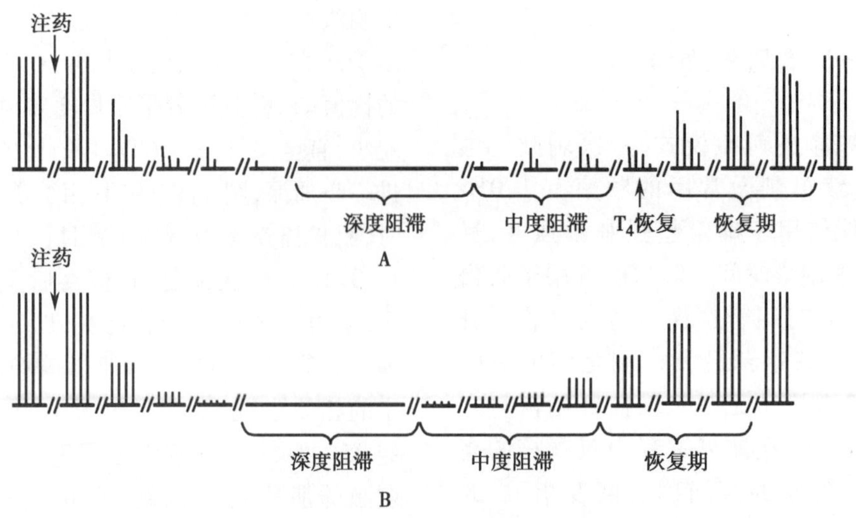

图 42-2 四个成串刺激监测示意图

A. 非去极化肌松药;B. 去极化肌松药

四、强直刺激后单刺激肌颤搐计数(PTC)

PTC 是由强直刺激与单刺激复合组成,其作用是利用强直刺激的衰减和强直刺激后的易化,探测比单刺激和 TOF 不出现肌颤搐时更深层的肌松程度。PTC 刺激模式是一组刺激,开始时 50Hz 强直刺激刺激 5s 后间歇 3s 再连续 1.0Hz 的单刺激,根据单刺激诱发的肌颤搐数确定肌松程度(图 42-3)。计数为零肌松最深,次数增多肌松程度相应减小,当计数到 10 左右时一般用单刺激或 TOF 均可出现肌颤搐。

PTC 的临床意义有两个:

1. 可测定比单刺激或 TOF 无肌颤搐时更深层的肌松程度 临床上监测拇收肌,当单刺激或 TOF 无肌颤搐出现时,如果气管导管在气管内移动,刺激隆突仍可出现严重的呛咳。这是由于人体膈肌对肌松药的敏感性比拇收肌差,因此当拇收肌没有肌颤搐时,膈肌并未完全抑制。临床上进行精细复杂手术或有危险性操作时,为防止突然体动、咳嗽、打嗝等,要求极深度肌松,此时可用 PTC 监测。在 PTC 计数为 1 ~2 时患者还可能有微弱咳嗽,要使咳嗽完全抑制,必须达到 PTC 为零的水平。

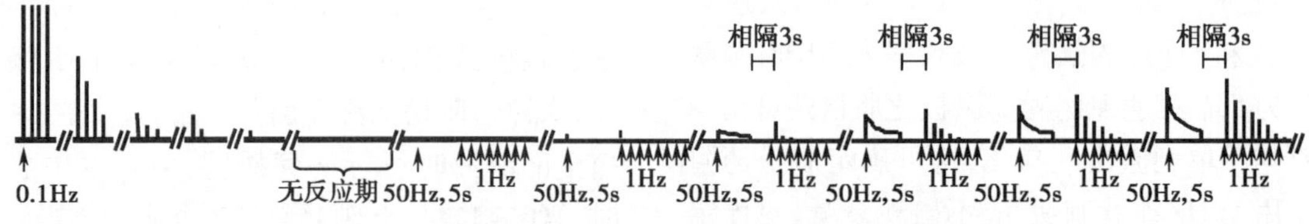

图 42-3 非去极化肌松药肌颤搐完全抑制后 PTC 监测示意图

2. 根据 PTC 计数可以估计单刺激或 TOF 肌颤搐出现时间 从 PTC 计数为 1 到单刺激或 TOF 肌颤搐恢复出现之间的时间,各肌松药有长短差异,但当 PTC 计数增至 10 左右时,所有的肌松药对单刺激或 TOF 引起的肌颤搐一般都已经出现或即将出现。PTC 受其组成的强直刺激的频率、强度和刺激持续时间影响,目前临床固定用 50Hz 持续刺激 5 秒。PTC 重复应用时,每次间隔时间至少为 6 分钟,且不宜过多重复测试。

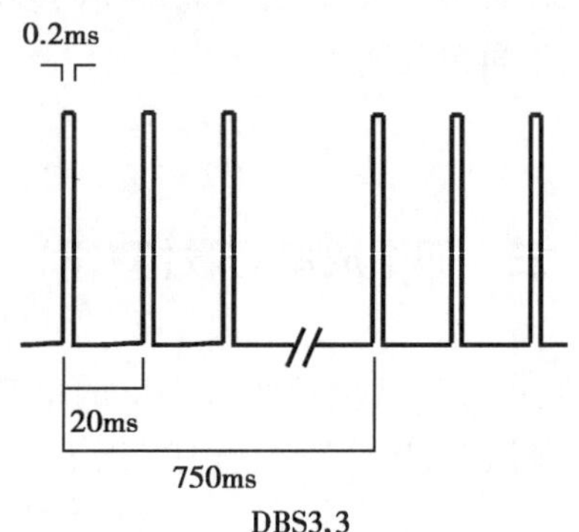

图 42-4 双短强直刺激示意图

五、双短强直刺激(DBS)

DBS 由两串短程强直刺激组成,串间距为 750ms,每串各有 3 ~4 个频率为 50Hz 的单刺激。常用的 DBS 前后各串均为 3 个单刺激,以 DBS_{33}表示。DBS_{33}前后两串的刺激时间都很短,各串约为 60ms (图 42-4),但因频率均为强直刺激频率,因此引起相应的短程强直收缩。DBS 就是应用强直刺激的特点,在没有诱发肌收缩效应显示器时,能提高手触感对前后两次肌强直收缩肌力差异的分辨率,TOF 监测手触感能分辨 T_4与 T_1肌收缩力差异约为 0.3 ~0.4 水平,而用 DBS_{33}手触感对两次肌力差异的分辨率能提高到相当于 T_4/T_1比值为 0.5 ~0.6 水平,但仍然没有达到能分辨肌力完全恢复的标准即 $T_4/T_1 \geq 0.9$。

第 4 节　诱发肌收缩效应的显示

周围神经刺激诱发的肌收缩效应可以用手触感或肉眼观察到。临床上不用显示器,仅根据手触感或肉眼观察肌收缩,来评估肌松程度有一定实用价值,但其精确程度不及显示器的结果。特别是评定肌力完全恢复与否是不能凭手触感及肉眼观察来评定的,而必须有赖于显示器的客观指标。诱发肌收缩效应的显示器根据采集信息方法的不同目前有五类:其中最经典的是肌机械图(mechanomyography, MMG),最古老的是肌电图(elechomyography, EMG),临床上应用最多的是肌加速度图(acceleromyography, AMG),最新在临床上研究使用的是肌压电图(piezoelectric-elechomyography, PZEMG)和肌声图(phonomyography, PMG)。

一、肌机械图(MMG)

MMG 用不同的力换能器采集诱发肌收缩力的信息,其中最常用的是通过力位移传感器将肌力转变成电信号。这是最经典的方法,其信息直接来源于力,但这方法操作要求高,要保持肌力的重复可比,必须维持每次肌收缩的等长收缩。因此固定位置很重要,要用特殊支架固定,以及保持静止肌恒定和适量前负荷,一般为 200 ~300g,防止肌收缩引起的基线漂移,前负荷过大可引起肌纤维损伤。同时,固定时要保持肌收缩力的方向与传感器在同一直线上,以免成角分力使测得的肌力下降。用力位移传感器限用于肌收缩产生位移明显的肌肉如拇收肌等,而对肌收缩产生位移小的肌肉其应用就受限制。另一种 MMG 测定方法是测定肌收缩对气囊的压力,用传感器将压力变成电信号,这种方法可应用于肌收缩引起位移较小的肌肉如喉肌、皱眉肌等。

二、肌电图(EMG)

EMG 采集引起肌收缩的复合动作电位的电信息,这不需要传感器,而通过电信号放大。但是,这种复合动作电位不能反映动作电位以后的兴奋与肌收缩耦联引起的肌收缩过程。要采集与监测肌肉产生的电信息的完整性,肌电图记录电极位置非常重要,而记录位置与刺激神经的电极太近,采集信息受刺激脉冲干扰。在腕部刺激尺神经或正中神经,则记录电极应置于大鱼际或小鱼际或在手背第一骨间肌部位。EMG 记录还受其他电器设备干扰,影响其在临床应用。记录 EMG 时要注意保持位置固定和皮肤保温。EMG 用于临床研究的肌肉,如喉肌、膈肌、皱眉肌、眼轮匝肌等小肌肉的动作电位,但由于小肌肉电位弱,操作困难,结果会受到影响。

三、肌加速度图(AMG)

根据牛顿第二定律,力=质量×加速度。在质量恒定时,加速度与力成正比。用两块压电陶瓷片的传感器附于所测肌肉上,采集肌运动产生加速度时对两块陶瓷片产生压电差形成的电信息,依此反映加速度变化,这方法操作较简单。AMG 的结果与 EMG 和力位移 MMG 的结果有较好的相关性。AMG 监测刺激尺神经诱发的拇收肌收缩,产生的加速度变化是目前临床上应用最广的神经肌肉功能变化的监测方法,但对肌收缩引起加速度小或运动不明显的肌肉如眼轮匝肌、皱眉肌等,其精确性相对差,AMG 也不能监测喉肌和膈肌。

AMG与力位移MMG之间的监测结果也存在不一致,如AMG所测得的基础对照值较力位移MMG测得的高。因此肌力恢复指标MMG为$T_4/T_1 \geq 0.9$,而AMG应为$T_4/T_1 = 1.0$。用AMG监测拇收肌,引起的拇指自由运动与手位置变化均影响加速度的记录,给拇指加一弹性前负荷可使记录基线稳定,但可能降低肌收缩力,不过不影响T_4/T_1比值。

四、肌压电图(PZEMG)

PZEMG用压电膜传感器采集肌收缩时引起压电膜电位差,并将其转化成电信号。这种传感器是将压电膜设计在定型的可弯曲的弹性支架内,当肌肉收缩引起伸屈运动时产生压电膜的电位差,用PZEMG监测拇指运动的肌力变化。其T_4/T_1比值与MMG监测结果的相关性较好,但其他数据的相关性还需进一步验证,PZEMG的精确性目前还没有超过AMG。

五、肌声图(PMG)

肌收缩时引起的空间改变能发出低频声波,用特殊传感器在皮肤表面可记录到其下面的声波信息,这种传感器可以是电容式或电压式扩音器或是电容加速器。由于这种声波的功率频谱中50Hz以下的声波占90%,且典型的峰频率集中在4~5Hz,要测出这种频率非常低的声波,要求传感器的敏感性非常高。过去用PMG测出结果与MMG的结果之间相关性差,可能与所用传感器的灵敏度较差有关,用空气耦联的传感器对2~10Hz的低频率的敏感性不够,而现在所用传感器的灵敏度高,其监测结果与MMG结果之间的相关性非常好。PMG是非创伤性的,敏感性超过AMG,其应用不仅在肢体肌肉,还可用其监测喉肌和皱眉肌等。应用PMG监测时,重要的是要保证测试过程中,传感器牢固地紧贴在测试肌肉表面的皮肤上,如监测拇收肌,则将传感器粘贴在大鱼际或手背第一骨间肌,并要固定手和前臂。

第5节 监测不同部位肌肉

刺激周围神经诱发的肌收缩效应都可用于监测神经肌肉功能变化,但是临床上应用最多的是拇收肌,其次是皱眉肌,还有一些肌肉仅用于临床研究。

一、监测拇收肌

在腕部或肘尺神经沟部,刺激尺神经监测拇收肌收缩效应。在腕部刺激尺神经多用于成人,负极放在腕部尺侧腕屈肌桡侧的腕纹近端1cm处,正极放在负极近侧3~6cm处。儿童在肘部尺神经沟刺激尺神经,负极放的位置与成人相同,正极放在尺神经沟部。拇收肌的肌力恢复较喉肌、膈肌、皱眉肌和眼轮匝肌都晚,因此,用于评定肌松药作用消退和肌力恢复,监测拇收肌最可靠,但评定膈肌的肌松程度及喉肌肌松药起效均不及皱眉肌。

二、监测喉肌

在颈部刺激喉返神经,诱发喉肌收缩效应,可用EMG、MMG、PMG记录。EMG记录时,记录电极附在气管导管外壁上其部位置于声门间,这样可记录喉内收肌和外展肌的动作电位。另一种改良的MMG是通过气管导管上的气囊,将气囊置于声带间,根据气囊压变化,通过传感器转化为电信号反映喉内收肌收缩力。最近用PMG将传感器放在喉肌表面的皮肤上,这技术较方便,基线更稳定,信号容易分析且不受呼吸影响。PMG监测结果与MMG监测结果之间有较好的一致性。喉返神经的刺激有两种方法:一种是用针形电极放在颈中部,位于颈静脉切迹与甲状软骨之间;另一种是用双极探针,在胸锁乳突肌稍外侧气管食管沟内。喉肌监测主要用在临床研究,喉肌起效快,这是其位置接近心脏,药液分布更迅速所致;而其恢复快,这与喉肌对肌松药敏感性比拇收肌差有关。

三、监测膈肌

用EMG监测是刺激膈神经记录膈肌收缩的动作电位。记录电极曾用插入膈肌的针形电极,也有用皮肤表面电极,后者的电极位置放在腋前线与锁骨中线之间的第7肋间隙和第8肋间隙,或将皮肤表面电极放在脊柱右侧旁，相当于 T_{12}/L_1 或 L_1/L_2 脊椎水平。另一种类似 MMG 监测方法，用间接测定经膈的压力，这种方法是在食管和胃内各插入一个带气囊的导管，两根导管分别连接一个压力传感器，胃内气囊压力变化反映腹腔内压力，食管内气囊压力反映胸腔内压力。两个气囊的压力差反映膈肌力变化。这种方法有一定难度，且腹腔内手术不能应用。监测膈肌最困难的是刺激膈神经，在颈部刺激膈神经要考虑安全性和如何保持刺激条件稳定，因此仅用于临床研究，且要慎重考虑。

四、监测皱眉肌

监测皱眉肌是刺激面神经颞支，监测其诱发的皱眉肌收缩效应。刺激用皮肤电极，负极放在神经上，正极放在前额，效应显示有两种方法：一种是改良的 MMG，将充满空气的气囊放在皱眉肌上，传感器将肌收缩时的压力变化反映出肌力；另一种是 PMG，将传感器放在皱眉肌上。两种监测方法所显示结果有较好的相关性，监测皱眉肌可较好反映肌松药对喉肌和膈肌作用。

五、监测下肢踇短屈肌或股内侧肌

用 AMG 监测并比较刺激胫后神经诱发踇短屈肌收缩效应与刺激尺神经诱发拇收肌收缩效应，结果两肌收缩的峰效相似，而踇短屈肌的起效慢和肌力恢复快。其原因可能是拇收肌起效快与其血流量高有关，而踇短屈肌恢复快可能与两肌形态结构不同有关。拇收肌的慢肌纤维（Ⅰ型肌纤维）较踇短屈肌多，Ⅰ型肌纤维对非去极化肌松药的敏感性较Ⅱ型肌纤维（快肌纤维）敏感。

刺激股神经支配股内侧肌的分支来诱发股内侧肌收缩效应，并与刺激尺神经诱发拇收肌收缩效应相比较，监测均用 AMG，结果显示股内侧肌的起效比拇收肌快；用 PMG 监测，结果显示股内侧肌的起效和肌力恢复均较拇收肌快。这可能与这两肌的形态结构不同有关。股内侧肌所含的Ⅱ型肌纤维比例较拇收肌多。

临床上不常用监测下肢肌肉，但当条件限制不能监测上肢肌时，监测下肢肌是一种替代方法。因此要了解其间差异，便于临床正确评估。

第 6 节　神经肌肉功能监测的临床应用

选择适当的监测部位、适时应用合适的刺激模式和恰当的评估肌收缩效应的方法，这对达到满意、足够的肌松和合理减少肌松药量以及减少肌松药的不良反应均十分重要。

一、监测部位及肌收缩效应显示器

应考虑到不同肌肉对肌松药的敏感性差异，以及循环血流对肌松药的起效和消除等因素，最好是监测手术部位的肌肉，如在临床上进行眼手术，则监测对侧眼轮匝肌。但目前不是所有与手术有关的肌肉都能对其进行监测的，如对气管插管有关的喉肌，和对胸腔、腹腔手术非常重要的膈肌，目前仍在临床试验研究阶段。所以监测肌肉的部位，应选与手术部位肌肉有关的肌肉，该肌肉能足够反映手术部位肌松。临床上应用最广的是监测上肢，刺激尺神经诱发拇收肌收缩效应；其次是眼轮匝肌。拇收肌对肌松药较喉肌和膈肌均敏感，拇收肌是肌力恢复最晚的肌群之一，因此评定肌力恢复可靠性高，但对快速诱导气管插管选定最好时机，这不及眼轮匝肌早。对需要膈肌松弛的腹腔和胸腔手术，拇收肌反映膈肌肌松程度不及眼轮匝肌。临床上较习惯监测拇收肌，因为监测上肢操作方便，肌收缩效应明显，可以直接观察或用多种性能的肌收缩效应显示器，如 MMG、AMG、EMG、PZEMG 和 PMG 等。

选择肌收缩效应显示器要考虑其性能与监测部位和要求。一般讲力位移 MMG、AMG 适用于肌收缩效应明显的部位，如拇收肌；气囊压力式 MMG、PMG 适用于肌收缩效应位移较小或不明显的部位如眼轮匝肌；EMG 因手术室电器干扰，应用条件受限制。现在应用最多的是 AMG，主要用于上肢，操作方便，其结果与 MMG 一致性较好。值得注意的是，PMG 随着技术水平的提高，精确性和适用性已相应增加，很有发展潜力。

二、刺激模式及临床意义

不同刺激模式适用于不同手术阶段。麻醉诱导期，监测气管插管条件用0.1Hz单刺激或TOF。麻醉维持和手术期应用单刺激、TOF和PTC。麻醉结束后，用TOF和DBS。

各种刺激模式在手术期不同时间应用，单刺激在手术期应用已逐渐减少，原因是单刺激评定肌松程度都需要用药前对照值，以及在手术过程中要保证维持刺激条件的稳定性，其评定才有可比性。TOF具有单刺激和强直刺激优点，TOF已取代单刺激，可在手术过程中连续监测。TOF评定麻醉深度不需要用药前的对照值，根据TOF刺激引起的肌颤搐和T_4/T_1比值，评估肌松程度。在无肌力显示器设备时，根据TOF反应可在一定范围内粗略地评估肌松程度。由于TOF刺激可出现衰减，这可以确定肌松药阻滞性质是去极化阻滞或非去极化阻滞。且TOF后效应小，间隔10秒以上就可重复刺激，因此可用其连续监测长期应用去极化肌松药时，观察其阻滞性质由去极化阻滞演变发展为Ⅱ相阻滞。监测拇收肌时，肌颤搐完全抑制不能反映膈肌完全松弛，也不能完全避免刺激气管隆突引起的呛咳。要进一步测定更深层次的肌松，可以应用PTC刺激，计数为零时可以完全抑制咳嗽，但这测定不能用于去极化肌松药。术后评估肌力的恢复，TOF应以$T_4/T_1 \geq 0.9$为标准。在没有肌收缩效应显示器时，用手触感评定肌力完全恢复是不可能达到这样高的分辨率，但TOF刺激肌颤搐出现2个或2个以上时，可作为使用抗胆碱酯酶药拮抗残余肌松的时机。DBS测定肌力恢复比TOF明显，但也达不到临床上无残余肌松的要求。在有肌收缩效应显示器时，DBS无使用价值。50Hz强直刺激5秒如不出现衰减，其肌力恢复可靠性较TOF恢复更可靠，但因其后效应长和疼痛大，所以已不再单独应用，仅作为组成PTC和DBS的成分。

三、肌力监测在围手术期具体应用

1. 术前　在静注肌松药前一般用1.0Hz的单刺激确定超强刺激，而后用0.1Hz的单刺激或四个成串刺激确定给肌松药前的肌颤搐对照值，并连续监测注药后的起效时间，以及选择最佳的气管插管时间。因喉肌的肌松起效早，因此不需要待拇收肌肌颤搐消失后再作气管插管。如欲了解无效应期的阻滞深度和预测单刺激和四个成串刺激肌颤搐出现时间，可用强直刺激后单刺激肌颤搐计数测定，在其后仍以单刺激或四个成串刺激连续监测。观察肌张力对照值的25%恢复时间，了解患者对肌松药的敏感性，作为术中维持肌松药和追加用药的客观依据。

2. 术中　一般腹部手术肌颤搐压抑90%以上或使四个成串刺激保持出现$T_1 \sim T_2$即只有1～2个肌颤搐，此时即能满足肌松要求，腹腔内手术肌松要求较高，用TOF刺激要保持仅出现1个肌颤搐，甚至无肌颤搐。但对要绝对保证患者横膈活动消失或避免突然发生体动和呛咳，此时要求用强直刺激后单刺激肌颤搐计数监测，维持计数1～2次可避免剧烈的呛咳或膈肌活动，而维持计数为零才可完全抑制咳嗽反应。

3. 术后　在术后肌张力逐渐恢复过程中，判断肌张力充分恢复和用拮抗药逆转残余肌松，可选用四个成串刺激和双短强直刺激。如用TOF刺激时，四个肌颤搐均出现，则提示肌张力恢复即将到来，此时应用拮抗药可加速肌张力恢复，而在深肌松状态或肌力恢复不到一定的程度时就不应该使用拮抗药。在使用大剂量肌松药后即使TOF出现一个肌颤搐，此时如要迅速逆转肌松作用和临床肌张力充分恢复也是困难的，因此拮抗药使用的适宜时间要求等待到TOF刺激出现两个或两个以上肌颤搐反应时使用拮抗药效果较好。但是用新型氨基甾类特异性拮抗剂拮抗罗库溴铵可以在深肌松状态拮抗即在TOF无反应期可以拮抗。

肌力恢复时四个成串刺激的TOFR与临床体征恢复之间有良好的相关性，但TOFR和残余肌松的症状和体征之间在不同患者间也有较大变化。一般讲，TOFR在0.4以下，潮气量虽然可能已恢复正常，但肺活量及吸气力仍低于正常，而多数患者能睁大眼睛、伸舌及抬头维持3s；直至TOFR升至0.70到0.75，患者才能抬头保持5s，而握力可能仍低于用药前对照值；但肺活量和吸气力均恢复到正常水平，TOFR至少要超过0.80，且此时患者仍可能有复视和表情肌无力。所以临床上无论是长时效还是短时效肌松药，一般以TOFR达0.75作为神经肌肉传递功能恢复的标准。但近年来研究证明要使术后无残余肌松，TOFR应该达到0.90以上。强直刺激50Hz持续刺激5s不出现衰减，提示随意肌肌张力已充分恢复，如无记录装置，不可能判断TOFR是否>0.60；而用DBS触感能分辨出衰减，约相当于TOFR为0.5～0.6。

四、临床症状与体征在评估肌力恢复的意义

术后残余肌松是术后引起呼吸道严重并发症的重要原因。残余肌松即膈肌、肋间肌不同程度松弛，使通气量减小。舌根下垂可引起气道阻塞；咽肌及上食管肌群不协调，易发生胃内容物反流误吸，产生严重的肺部并发症；残余肌松降低了颈动脉化学感受器对缺氧的敏感性。在肌力恢复过程中，评估残余肌松产生的影响时要注意：

1. 不同肌肉对肌松药的敏感性不同　如膈肌的敏感性差，恢复早；上气道肌群敏感性大，因此吞咽协调功能恢复晚。在肌力恢复过程中，与呼吸肌有关的指标恢复相对早，如潮气量、肺活量、吸气力都相继依次恢复。但在潮气量和肺活量均恢复及最大吸气力<40～50cmH_2O时，均不能提示无临床意义的残余肌松。

2. 肢体肌肉肌力恢复较呼吸肌晚　评定时不能仅凭肢体动作的恢复，而是要评估其持续收缩力，如握力不能根据握力大小，要评估其握力能否持续保持不变；抬头、举手和举腿一样，不是观察其能否抬头或举手和举腿，而要观察其做上述动作时是否保持姿势固定不变，一般要求这些动作保持5秒以上。这和用强直刺激模式相似，如果50Hz强直刺激5秒能维持肌力不衰减，其肌力恢复相对较单刺激肌力恢复更好。当然要测定有无临床意义的残余肌松，最好指标是根据肌收缩效应显示器的客观数据更确切。

最后要说明一点，就目前的监测条件，虽能满足临床要求，但从整个肌松药在神经肌肉接头部的作用看，监测的程度还是有限的。在肌松药作用过程中，单刺激与TOF所监测的肌颤搐，从完全抑制到完全恢复，其反应阻滞受体数仅在30%左右。用强直刺激和PTC刺激模式，虽可探测比单刺激和TOF更深层次的非去极化阻滞，但其范围也有限，而比对PTC无反应、更深层次肌松阻滞，目前尚无更好的监测手段。更重要的是，根据TOF及单刺激诱发的肌颤搐完全恢复到用药之前水平，仅能反映活性受体的比率最多约占整个受体的30%，另有约70%受体仍与肌松药结合而未能显示出来。因此术后肌力恢复达到$T_4/T_1 \geq 0.9$是最基本要求，并且必须清楚地认识到，此时在神经肌肉接头还有大部分受体与肌松药分子结合而失活，在这种肌力恢复的临界状态，如有任何影响肌力或增强肌松作用的因素发生，足以逆转这种状态。因此对危重疾病患者、老年患者、长时间腹部手术或应用长时效肌松药患者，更应警惕和密切观察。

（王莹恬　庄心良）

参考文献

1. Ronald D. Miller, Lars I Eriksson, Lee A Fleisher, Miller's Anesthesia 7th ed Churchill Livingstone, 2009.
2. Illman HL, Laurila P, Antila H, et al. The duration of residual neuromuscular block after administration of neostigmine or sugammadex at two visible twitches during train-of-four monitoring. Anesth Analg, 2011, 112(1): 63-68.
3. Murphy GS, Szokol JW, Avram MJ, et al. Intraoperative acceleromyography monitoring reduces symptoms of muscle weakness and improves quality of recovery in the early postoperative period. Anesthesiology, 2011, 115(5): 946-954.
4. Videira RL, Vieira JE. What rules of thumb do clinicians use to decide whether to antagonize nondepolarizing neuromuscular blocking drugs? Anesth Analg, 2011, 113(5): 1192-1196.
5. Saitoh Y, Oshima T, Nakata Y. Acceleromyographic monitoring of neuromuscular block over the orbicularis oris muscle in anesthetized patients receiving vecuronium. J Clin Anesth, 2010, 22(5): 318-323.
6. Claudius C, Skovgaard LT, Viby-Mogensen J. rm-to-arm variation when evaluating neuromuscular block: an analysis of the precision and the bias and agreement between arms when using mechanomyography or acceleromyography. Br J Anaesth. 2010, 105(3): 310-317.
7. Miller RD, Ward TA. Monitoring and pharmacologic reversal of a nondepolarizing neuromuscular blockade should be routine. Anesth Analg, 2010, 111(1): 3-5.
8. Brull SJ, Murphy GS. Residual neuromuscular block: lessons unlearned. Part II: methods to reduce the risk of residual weakness. Anesth Analg, 2010, 111(1): 129-140.

9. Kitajima O, Suzuki T, Watanabe N, et al. Monitoring masseter muscle evoked responses enables faster tracheal intubation. J Anesth. 2010, 24(2):173-176.
10. Claudius C, Skovgaard LT, Viby-Mogensen J. Is the performance of acceleromyography improved with preload and normalization? A comparison with mechanomyography. Anesthesiology, 2009, 110(6):1261-1270.
11. Lee HJ, Kim KS, Jeong JS, et al. Comparison of the adductor pollicis, orbicularis oculi, and corrugator supercilii as indicators of adequacy of muscle relaxation for tracheal intubation. Br J Anaesth, 2009, 102(6):869-874.
12. Hemmerling TM, Michaud G, Babin D, et al. Comparison of phonomyography with balloonpressure mechanomyography to measure contractileforce at the corrugator supercilii muscle. Can JAnesth, 2004, 51:116-121.
13. Suzuki T, Fukano N, Kitajima O, et al. Normalization of acceleromyographic train-of-four ratio by baseline value for detecting residual neuromuscular block. British Journal of Anaesthesia, 2006, 96:44-47.
14. Saitoh Y, Fujii Y, Takahashi K, et al. Recovery of post-tetanic count and train-of-fourresponses at the great toe and thumb. Anaesthesia 1998; 53:244-248.
15. Samet A, Capron F, Alla F, et al. Single acceleromyographic train-of-four, 100-Hertztetanus or double-burst stimulation: which test performsbetter to detect residual paralysis? Anesthesiology, 2005, 102:51-56.
16. Viby-Mogensen J, Claudius C, Eriksson LI. Neuromuscular monitoring and postoperative residual curarization. British-Journal of Anaesthesia, 2007, 99:297.
17. Claudius C, Viby-Mogensen J. Acceleromyography for usein scientific and clinical practice: a systematic review of theevidence. Anesthesiology, 2008, 108:1117-1140.
18. Deschamps S, Trager G, Mathieu PA, et al. The staircase phenomenon at the corrugator supercilii muscle in comparison with the hand muscles. Br J Anaesth, 2005, 95:372-376.
19. Hemmerling TM, Donati F. Neuromuscular blockade at the larynx, the diaphragm and the corrugator supercilii muscle: a review. Can J Anesth 2003; 50:779-794.
20. 庄心良,曾因明,陈伯銮,等. 现代麻醉学. 第3版. 北京:人民卫生出版社,1903-1915.
21. 庄心良,王珍娣,华慧娟,等. 普鲁卡因利多卡因对琥珀胆碱阻滞性质影响的定性分析. 中华麻醉学杂志,1985,5(3):143-146.

第43章 体温的调节与监测

恒温动物需要近似恒定的中心温度。体温的恒定是机体维持各项生理功能的基本保证,显著偏离正常体温将会引起代谢功能的异常甚至危及生命。

麻醉和手术期间,手术室环境温度,患者内脏、肢体大面积长时间暴露、大量补液及麻醉药对机体体温调节功能的影响均可引起体温变化。其中以体温降低多见,亦可见体温升高。术中低体温在某些条件下对机体是有利的,一些特殊手术如大血管置换、重要脏器移植和体外循环等均需控制性降低体温。但大部分情况下的低体温对机体的影响都是不利的。研究显示,轻度体温降低(1～2℃)即可导致患者心血管不良事件发生率及手术切口感染率增高,手术出血量增加,住院时间延长,是引起术后预后不良的重要原因。术中体温增高可见于过度加温、感染性发热、血型不匹配输血以及恶性高热等。有效监测和调节体温是保证麻醉手术成功、减少术后并发症的重要措施之一。了解机体正常的体温调节机制及围手术期影响体温及其调节的因素,有利于对体温相关并发症进行预防和处理。

第1节 体温的调节

同其他多数生理调节系统一样,体温调节依赖于大脑多级正反馈和负反馈作用。体温调节系统使生理状态对体温的干扰降至最小。来自下丘脑、其他脑组织、脊髓、深部中心组织及表皮等几乎所有组织的信号均参与体温的调节。"冷"信号主要经由Aδ神经纤维传入,"热"信号主要经由无髓鞘的C类神经纤维传入下丘脑及其他低级中枢。上行的"热"信号主要经由位于脊髓前部的脊髓丘脑束传导。

下丘脑是主要的体温调节中枢。下丘脑首先对接收到的由外周温度感受器传入信号进行整合分析,并与阈值温度比较,然后做出体温调节反应,通过散热和产热调节温度。体温调节的反应强度与中心温度间的斜率定义为温度调节反应的增益。它反映的是中心温度达到并偏离阈值后,体温调节反应强度进行变化的幅度。随着中心温度的变化,反应强度不随之增大,此时的反应强度称为最大反应强度。当变化超出了阈值温度,机体就会采取适当的反应维持体温。机体是如何确定阈值温度尚不十分清楚,年龄、性别、运动、刺激、摄食、甲状腺功能异常、麻醉药物和其他药物(如镇静剂、乙醇和尼古丁)均可改变阈值温度。体温中枢调节机制在婴儿期已经发育完善,但在老年人则呈现出退化现象,在危重患者中其可有不同程度的破坏。下丘脑对超出阈值温度的调节主要通过增加代谢性产热或增加散热而实现。

根据中枢体温调节指令,外周效应器发生相应反应,例如出汗、血管收缩或扩张、肌肉震颤等以维持体温恒定。当温度变化不显著时,主要通过血管扩张或收缩,调节血流量,使皮肤温度增高或降低,从而增加或减少辐射和对流。当温度变化显著时,单纯依靠血管变化不能代偿,此时机体通过汗腺分泌加快散热,或通过骨骼肌运动、寒战、交感兴奋、分泌肾上腺素和甲状腺激素等增加产热,维持体温相对恒定。强烈寒战可使代谢性产热加倍,但持续时间不长。发汗(即可感蒸发)由交感神经节后纤维胆碱能受体介导,是一种主动过程,可被神经阻滞或阿托品所抑制。发汗是机体在环境温度高于中心体温时的唯一散热方式。其效率很高,每蒸发1g汗液可散热0.58千卡。老年人或部分药物可削弱机体温度调节反应,增加低体温的风险。神经肌肉病变、机体肌肉容积降低、肌肉松弛剂的使用等均可削弱机体的寒战反应。

第2节 围手术期影响体温的因素

一、术前热量丢失

疾病及创伤本身可使正常的体温调节功能发生变化,并可阻断机体的寒战反应。若患者同时伴有血容量不足,组织摄取氧能力下降,机体产热减少,将导致体温降低。

二、麻醉、手术期间影响体温的因素

在麻醉、手术时,患者的体温变化除与疾病本身有关外,还受很多因素影响。引起术中体温变化的最重要因素为麻醉方式、药物、年龄、环境温度、输血输液、术中体腔开放等。麻醉手术期间体温下降可分为三个阶段(图43-1):第一阶段体温下降幅度约1℃,发生在麻醉诱导后,主要原因是麻醉后血管扩张,机体热量从中心向外周再分布,降温早且快;第二阶段下降约0.5~2℃,发生在麻醉手术进行的1~3小时,温度呈缓慢下降,原因在于机体热损失大于热产生;第三阶段为患者体温与环境温度达到平衡时的相对稳定时期,中心温度相对稳定。

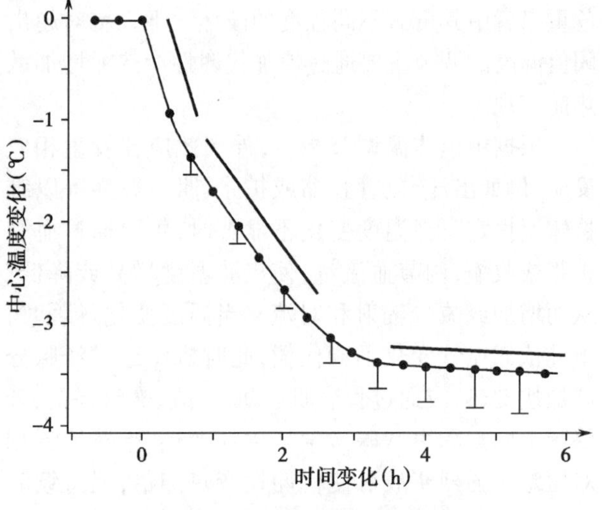

图43-1 术中低体温的典型曲线

(一)麻醉方式对体温的影响

全身麻醉、硬膜外麻醉、蛛网膜下腔麻醉均可影响体温调节,引起术中低体温。全身麻醉期间患者无意识,处于全身肌肉松弛状态,其体温调节与行为调节无关,此期间的低体温具有一定特征性。中心温度首先快速下降,一般于诱导后第1小时明显降低,随后缓慢线性降低,逐渐趋于稳定,基本保持不变。这种典型的温度降低模式每一阶段都有不同的病因学基础。早期的体温降低与体热向外周再分布有关;麻醉3~4小时后,中心温度通常达到一个平台期,并在整个手术期间保持相对稳定。因此,后期体温降低的程度取决于产热与散热的总和。对于保持相对温暖的患者,中心温度的平台期可能只是表示体热稳态(热量产生等于热量丢失)。但另一方面该平台期与外周温度调节性血管收缩相关;当中心温度处于33~35℃时可引起血管收缩。

区域阻滞麻醉可从多方面影响体温调控。区域阻滞后自主性温度调节功能降低,血管收缩与寒战阈值降低,阻滞区域的温度觉传入被阻断,从而影响体温调节反应。阻滞区域血管扩张、寒战反应消失,散热增加,寒冷防御的触发温度低于正常,即使触发寒冷防御反应,其防御效率也很低。与全身麻醉相比,行椎管内麻醉的患者,手术后恢复正常体温的时间延长。由于非阻滞区仍可出现血管收缩和寒战反应,因此体温降低的程度与阻滞范围有关。在椎管内麻醉期间,低中心体温常伴有阻滞区域皮肤温度的实际增高。对于患者而言,由于温热的感知主要取决于皮肤温度而非中心温度,因此患者往往会感觉到持续或不断增强的温暖感,伴随自主温度调节反应的改变,患者常常没有意识到自己已处于低体温状态。由于椎管内麻醉期间很少监测中心温度,因此,这些患者常出现未被发觉的低体温。

(二)麻醉药物对体温的影响

所有全身麻醉药均可抑制下丘脑体温调节中枢,显著降低自主神经系统的温度调节能力。这种影响主要表现为热反应阈值轻度升高,而冷反应阈值显著降低。挥发性麻醉药有直接的扩张外周血管作用,还可抑制紧张性温度调节性血管收缩作用,从而导致动静脉分流血管扩张。尽管如此，麻醉药引起的血管扩张只轻度增加皮肤热量丢失。麻醉药可降低 20% ~30% 的代谢率。

丙泊酚、瑞芬太尼及右美托咪啶均可轻微增加出汗的阈值，显著降低血管收缩和寒战阈值，并呈线性变化。异氟烷和地氟烷可轻微增加出汗阈值，呈线性关系，但对冷反应阈值的降低呈非线性关系；低浓度时抑制血管收缩和寒战的程度低于丙泊酚，而在常规浓度时强于丙泊酚。氟烷或恩氟烷联合应用氧化亚氮和芬太尼时可降低血管收缩阈值，但对出汗和寒战无影响。可乐定能同步降低冷反应阈值，而轻微增加寒战阈值。氧化亚氮降低血管收缩阈值程度低于挥发性麻醉药，也能够降低寒战阈值。异氟烷和恩氟烷对出汗的增益和最大反应强度无影响。地氟烷麻醉时，动静脉分流血管的收缩幅度下降 3 倍，而最大血管收缩强度保持不变。使用哌替啶和瑞芬太尼时，其寒战的增益与最大反应强度仍可保持正常。使用氧化亚氮时，寒战的最大反应强度有所降低，但寒战的增益几乎不受影响。异氟烷可显著降低寒战的最大反应强度，而咪达唑仑对体温调节反应的影响最轻。

中心温度只代表身体部分组织（躯干和头部）的温度，其他部分的温度要比中心温度低 2℃ ~4℃。正常情况下，紧张性温度调节性血管收缩作用维持着这种中心到外周的温度梯度。麻醉药诱发的血管扩张使中心热量流向外周。这种热量再分布可使外周组织器官温度上升，但也导致了中心温度的降低（图 43-2）。在经过再分布性低体温后，中心温度一般呈缓慢线性降低，持续 2h ~4h。这种体温降低是热量丢失超过代谢产热的结果。

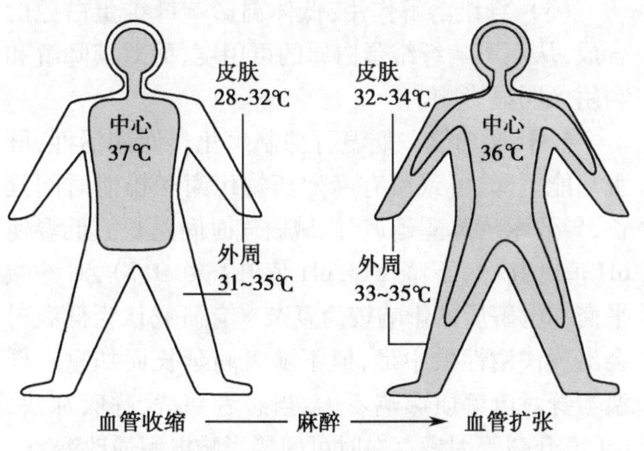

图 43-2 麻醉后中心热量向外周转移示意图

尽管在绝大多数情况下，全身麻醉时会因为体温再分布现象导致中心体温的降低，但挥发性麻醉药（如氟烷、安氟烷、异氟烷、七氟烷等）和（或）去极化肌松药（琥珀酰胆碱）在某些合并罕见亚临床肌肉病患者中引起高代谢综合征—恶性高热（malignant hyperthermia，MH），表现为骨骼肌强直性收缩、体温持续快速增高，心动过速以及与分钟通气量不成比例的呼气末 CO_2增高。这种体温增高是因为挥发性麻醉药和（或）琥珀酰胆碱进入患者体内后，引起横纹肌肌浆网钙离子大量释放，导致骨骼肌强直收缩，在短时间内产生大量热量所致。在没有特异性治疗药物的情况下，一般的临床降温措施难以控制体温的增高，最终可导致患者死亡。

（三）年龄对体温的影响

与成人相比，婴幼儿的体温调节较为特殊。其体温调节机制发育尚未完善，与成人产热和散热的方式不同。新生儿在出生后数天除非暴露于极度低温（<15℃）中，否则不会产生寒战。新生儿和婴幼儿通过一种非寒战产热的方式产热，一种特殊的组织——棕色脂肪。这种组织存在于肩胛骨及大血管周围，由交感神经支配，且含有丰富的线粒体。当婴幼儿暴露于寒冷环境中，交感递质就会释放，引起这些组织产热，此时供应棕色脂肪的心排血量增加 25%，并将热量分散到身体的其他部位。婴幼儿皮下脂肪较少，单位体重的体表面积是成人的 2 ~2.5 倍。由于绝热层较薄和体表面积比例较大，易通过辐射、传导、对流散热。如<1 岁婴儿常温下手术 1 小时体温可下降 0.5℃；手术持续 2 小时以上可下降 3 ~4℃。新生儿和婴幼儿体温调节机制发育不完善，体温调节能力较弱，不易维持恒定的体温。老年患者体温调节功能降低，通过寒战、血管收缩等方式调节体温的能力较差。体型偏瘦者易发生术中低温，其程度与体内脂肪含量、体表面积/体重呈线性关系。

（四）环境对体温的影响

手术室内温度过高或过低可直接影响麻醉下患者的体温。室温高时，皮肤不容易发挥对流、辐射散热作用，可导致体温升高。室温大于 32℃和全麻手术时间短于 3 小时，65% ~80% 患者体温可高于 36℃。反之，室温低于 21℃和全麻手术时间长于 3 小时，体温往往低于 36℃，这种影响在小儿和老年患者中更易发生。室温为 23℃，大多数患者可保持正常体温。另外，患者从手术室转入恢复室或病房的运送途中，室外温度低于室内等因素均可导致体温下降。

（五）术中输液、输血、体腔冲洗

术中静脉输注大量温度较低的液体，尤其是快速输入冷藏库存血，可使中心温度下降。据报道输入1000ml室温下的晶体液，或200ml的4℃库存血，体温可下降0.25～0.5℃。围手术期使用冷消毒液进行广泛的皮肤消毒，胸腹腔大手术时切口及脏器长时间暴露于环境温度下，冷液体冲洗胸腹腔，冲洗液浸湿手术巾，术野大、暴露时间长，长时间机械通气吸入干冷气体，这些都使机体通过传导、对流、蒸发等方式不同程度的丢失体热，导致体温下降。

第3节 围手术期低体温

正常中心温度（机体中央部位深部组织的平均温度）为36.5～37.5℃，临床上轻度低体温是指中心温度为中心温度为34～36℃。围手术期体温低于36℃即为围手术期低体温。围手术期低体温既可能有利于机体，也可能带来严重并发症。对于心血管功能储备低下的患者，低体温可使其发病率和死亡率显著增加。对老年或小儿患者来说，由于自身的体温调节功能下降，低体温可导致其麻醉后苏醒延迟，增加术后并发症。因此，麻醉中体温保持恒定对手术成功和患者预后至关重要，温度管理同其他治疗性措施一样，需要充分考虑分析潜在的风险和利益。

一、低体温对机体的影响

（一）低体温对机体的益处

适度低体温（体温低于正常的2～3℃）能降低组织器官的氧耗，稳定细胞膜，减少毒性产物的产生，有利于组织器官保护。

（二）低体温对机体的有害影响

1. 呼吸系统 体温下降可引起术后寒战，组织耗氧量增加。低体温时血红蛋白对氧的亲和力增加，氧离曲线左移，不利于氧的释放。体温每降低1℃，血红蛋白对氧的亲和力将增加5.7%，故容易造成组织缺氧，尤其是休克患者在低体温情况下更易引起组织缺氧。呼吸节律随体温下降而变慢变深直至呼吸停止，表现为呼吸频率和分钟通气量减少，并降低呼吸中枢对低氧和高二氧化碳的通气反应。

2. 心血管系统 低温可直接抑制窦房结功能，抑制心肌收缩，减慢传导，心率、心排血量随体温下降而降低。体温在33℃以下时可使心房至心室的传导减慢，PR和QT间期延长，心律失常甚至出现房颤。体温降低时，外周循环阻力增加，心肌做功和耗氧量增加，由此可引起心肌缺血和心律失常。此外，低温使外周血管收缩，可掩盖血容量不足，待复温时血管扩张容易发生低血压，甚至复温性休克。

3. 凝血功能 体温通过三条途径影响凝血功能：血小板功能、凝血酶功能和纤溶状态。围手术期低体温使血小板功能减弱，凝血物质活性降低，血小板滞留于肝脏使循环血液中血小板数量减少，凝血功能受到抑制，手术出血量增多。轻度低体温能使失血量增加约16%，并使失血的相对危险增加约22%。

（1）血小板：体温轻度降低（33～37℃）时，血小板黏附和聚集功能异常，酶的活性和血小板激活作用无明显下降。当体温低于33℃时，酶的活性和血小板功能均受到影响，进而引起凝血异常。体外研究表明，中重度低体温通过激活GPⅡb-Ⅲa受体而增强血小板与纤维蛋白原的连接。低体温对血小板内在功能的抑制并非凝血异常的原因，而是通过减少血小板激活因子的可用性导致凝血异常。

（2）凝血酶功能：低体温通过影响组织因子和因子Ⅶa形成复合物而对凝血酶生成的初始阶段有抑制作用。低体温导致凝血异常时，凝血酶原时间、活化部分凝血活酶时间等常规凝血检查结果正常。其原因在于这些检查通常都是在37℃而不是患者的实际体温下进行的。如果在患者的实际中心温度下进行同样的检查，上述检查结果将延长，但这种延长的临床意义尚有争议。

（3）纤维溶解作用：低体温影响纤维蛋白原的合成，从而影响纤维蛋白原的可用度，而对其降解和利用无明显影响。

4. 代谢功能 低温可抑制生化代谢酶活性，肝脏功能下降，可致所有麻醉药物代谢和排泄时间延长，导致术后苏醒延迟，机械通气时间延长。低温使pH值升高（每下降1℃，pH值升高0.017），对酸碱平衡和电解质的影响较为复杂。有研究认为低温时会出现代谢性酸中毒，但不随时间延长而加重。低温本身对电解质影响不大，当患者寒战、呼吸加快、pH值升高等因素存在时可间接影响电解质改变。

5. 免疫系统 围手术期低体温对免疫系统的影响十分明显，体温轻度下降可抑制机体免疫功能。腹部手术已证实低体温患者的白细胞介素生成减少，中性粒细胞吞噬能力下降和血浆皮质醇升高。低体温促使体内促炎性细胞因子和抗炎性细胞因子的平衡失调，降低手术患者的免疫力，增加术后伤口感染和肺部感染的发生。低体温使细胞免疫机制，尤其是自然杀伤细胞活性受到抑制。因此，围手术期体温调节可能影响肿瘤患者的长期预后。

6. 内分泌系统　低体温时胰岛素产生减少，致血糖升高。促甲状腺激素的产生可能受到抑制，表现为甲状腺活性降低。低体温时垂体抗利尿激素的分泌减少，引起低温性利尿。

7. 神经系统　低温可降低中枢神经系统的氧耗和氧需，减少脑血流量，降低颅内压，但动静脉氧分压差不变，中心温度在 33℃ 时不影响脑功能，28℃以下时意识丧失，25℃以上时呕吐反射、缩瞳反射、单突触反射等仍保留。

8. 肝肾功能　低体温时肝脏血流量和肝功能下降，可抑制某些药物代谢。低体温可通过增加肾脏血管阻力降低肾血流量，抑制肾小管吸收，尿量维持正常。随着温度下降，钠和钾重吸收被逐渐抑制，结果产生利尿作用。尽管这些离子排出增加，血浆电解质水平仍可保持正常。当患者体温恢复后，肾功能即可恢复正常。

9. 麻醉药理学

（1）静脉麻醉药：在恒速输注丙泊酚期间，体温降低 3℃，其血浆药物浓度比正常体温者高约 30%，这是由于中央室与外周室间的室间清除率降低所致。低体温对芬太尼也有影响，温度每下降 1℃，芬太尼的稳态血药浓度上升 5%。而中心温度自 36.5℃ 起每下降 1℃，咪达唑仑的清除率下降 11.1%。

（2）肌肉松弛药：中心温度降低 2℃时，维库溴铵的作用时间延长 2 倍以上。药物效应室消除速率常数随温度下降而降低，低体温时循环与神经肌肉接头之间的药物平衡轻度延迟。由于循环与神经肌肉接头之间的药物转运速度减慢，维库溴铵的起效延迟，恢复时间也可能延长。中心温度降低 3℃时，阿曲库铵的肌松作用时间延长约 60%。低温体外循环期间罗库溴铵的作用时间也延长。在进行腹部大手术的患者中，中心温度每降低 1℃，追加顺式阿曲库铵后单次肌颤搐恢复 25% 的时间延长 2.4 分钟。

（3）挥发性麻醉药：低体温可使挥发性麻醉药的组织溶解度增加。低体温时尽管组织/血分配系数相对维持恒定，但由于血/气分配系数的增加和组织中麻醉药容积的增大，经肺泡呼出麻醉药的速度将减慢。由于需要呼出更多的挥发性麻醉药，低体温患者的麻醉恢复时间可能更长。

10. 心脏不良事件　研究显示，患者的中心温度仅下降 1.4℃，发生心脏不良事件的几率可增加 3 倍。轻度低体温引起心脏不良事件的机制尚不清楚，但在老年患者和有心脏并发症的高危患者中，低体温可以引起血压升高和心动过速。老年患者由于寒冷会引起的血压升高，其原因可能是由于血浆中去甲肾上腺素的浓度增加，从而增加心脏兴奋性所引起的，因此也易发生室性心律失常。

清醒的健康志愿者暴露于寒冷的环境中，当温度低于正常体温阈值约 1℃即可使血浆中肾上腺素浓度增加 68% ~120%，去甲肾上腺素浓度增加 230% ~251%，冠状动脉血流量增加 20%。尽管轻度低体温导致心肌作功和心肌需氧量增加，但由于冠状动脉血流量也相应增加，并未引起心肌缺血。但如果冠状动脉狭窄引起流量受限，那么冠状动脉血流量可能无法满足，低体温导致的肾上腺素能反应引起心肌需氧量的增加。因此，低体温相关的心血管不良事件，可能是由于麻醉期间或麻醉后肾上腺素介导的血流动力学反应，增加了冠心病患者的心肌耗氧量，从而引起心肌缺血所致。

11. 切口感染及愈合　切口感染是麻醉和手术期间最常见的严重并发症。切口感染使患者住院时间延长，增加住院费用。手术期间低体温的时间延长是围手术期切口感染的重要危险因素之一。低体温通过以下机制引起围手术期切口感染：①术中低体温引发体温调节性血管收缩，显著降低皮下氧分压，从而增加切口感染率；②轻度低体温直接抑制免疫功能，包括 T 细胞介导的抗体产生以及中性粒细胞非特异性氧化杀菌的功能；③低体温引起的蛋白质消耗和胶原合成减少也可影响切口愈合。

12. 其他影响　轻度低体温可明显延长患者在麻醉恢复室的停留时间，引起术后明显不适。低体温会显著增加布比卡因的心脏毒性，并与轻度低钾血症有关。还对体感诱发电位有轻度影响。血管收缩到一定程度（通常由低体温和血容量过少共同引起）会减弱脉搏氧饱和度信号，局部加温或手指神经阻滞会使信号恢复，脑部的氧饱和度监测不受低体温的影响。

总之，围手术期低体温引起的交感神经反应和肾上腺髓质反应可干扰心肌能量代谢，使高危患者心脏不良事件的发生率明显提高，显著增加失血量和围手术期切口感染率，延长住院时间；影响多种麻醉药和肌肉松弛药的药代动力学及其作用，可能导致麻醉后苏醒延迟；可影响脉搏血氧饱和度，以及术中躯体感觉诱发电位、运动诱发电位等神经系统功能的监测，对外科手术患者的术后恢复和预后造成不良影响。因此，围手术期体温监测和调节在临床上有重要意义。

二、围手术期低体温的预防和治疗

在硬膜外和全身麻醉中发生的急速的低体温很难治疗，因为它很大程度上是由体内热量的重新分布引起的。尽管如此，可以通过在麻醉诱导前对皮肤和外周组织加温，缩小中心与外周的温度阶差，从而在一定程度上进行预防。

（一）围手术期低体温的预防

术前根据患者的年龄、病情、手术种类、胸腹腔内脏暴露的面积、手术时间及皮肤的完整性（如烧伤、皮炎、皮疹、压疮等），评估手术期间是否有体温下降的可能以及其下降的程度。并且无论采用何种麻醉方式，均应建立患者体温监护，制订保温措施。在患者进入手术室前15分钟，将室温控制在22～24℃（主要方法是启动空调系统控制室内温度），施行麻醉或消毒皮肤时，则调至25～28℃。室内温度是体热丢失的关键性决定因素，因为其决定体热通过皮肤及手术部位辐射、对流、传导及蒸发的速度。

1. 体表加温　大约90%的代谢产热经皮肤丧失，因此减少皮肤散热是体温保护中的重要环节，有被动隔离和主动加温两种方法。

（1）被动隔离：隔离可显著减少辐射、对流导致的散热。单层隔离可减少皮肤失热30%，但即便是最好的隔离材料也很少能将热损失减少到50%。增加隔离层的数量只能使热量损失轻微地减少，原因是覆盖物本身的作用较小，大部分热量是通过皮肤与覆盖物之间的静止空气层保存的。隔离保温的能力与覆盖的体表面积直接相关。

（2）主动皮肤加温：主动加温比被动隔离能更好地维持正常体温，其效果与皮肤面积呈线性关系。循环水床垫是经典的术中主动加温装置，但因为约90%的代谢产热是通过身体前表面丧失的，所以其效率有限。充气加温装置由电热充气装置和温毯组成，其通过两种机制加温：屏蔽辐射和对流。充气加温可以向皮肤表面传导30～50W热量，同时被动隔热将皮肤的散热从100W降至70W，因此远比单纯被动隔热和循环水床垫有效，对四肢加温比对躯干加温更有效。电热毯与充气加温效果相似，其效率极高，而且产生的热量绝大部分传给患者，所以尤其适用于院外急救。但需要电源供电在一定程度上限制了其应用。

辐射加温器使用特制的白炽灯泡或热源来产生红外线。其主要优点是加温器与患者不接触，而其他所有体表加温装置必须接近皮肤表面，因此它适合新生儿监护病房和儿科手术。可通过将热水袋放置在血流丰富的部位（如腋窝）来为患者加温，但这种做法既缺乏效率又危险。缺乏效率是因为作用面积太小；危险是如果组织不能将热量充分播散到身体其余部分，则意味着热量将在局部蓄积引起组织损伤，因此手术患者应该禁用。

2. 内部加温方法

（1）使用输液加温装置可以减少热量损失。输入1单位冷藏血液或1L室温下的晶体溶液会将平均体温降低约0.25℃。但输入的液体明显高于体温也不安全，所以其保温作用有限，并不能替代皮肤隔热加温，单独应用不能维持患者的正常体温。

（2）热量-水分交换滤器（人工鼻）可以将大量的水分和热量保留在呼吸系统中。不足10%的代谢产热是通过呼吸道丧失的，用于吸入气体加热和加湿，其中加湿需要2/3的热量。因为气道失热占总失热量的比例很小，所以气道加温、加湿对维持体温的效率较低。

（3）有创加温装置包括腹膜透析和动静脉分流加温，其中最有效的是体外循环，但无法用来预防和处理围手术期轻度低体温。

（4）输注氨基酸可以引起代谢产热升高，还可以缩短住院时间，这可能是由于氨基酸改善伤口愈合和肠道功能的结果。

（5）冲洗胸、腹腔的液体也应适当加温，避免冷冲洗液带来的低温反应。此外，机械通气患者应注意气体湿化和加温，这时加温的水浴增湿器比加热和湿气交换装置更有效。

（二）围手术期低体温的治疗

复温措施包括体表复温法与中心复温法。采用体表复温法可能导致外周循环衰竭，其发生机制主要是机体浅层和中层已复温，而心脏仍未复温，以致不能搏出足够的血液以供应外周组织的需要。同时外周血管由于加温而扩张，部分血液淤滞于扩张的外周血管内，使机体的有效循环血容量进一步下降。体表复温常用的方法有:热水浴、热水瓶、热水循环毯、电热毯等。其中空气对流式加热毯可能是最常用的方法。在正常情况下,空气对流式加热毯与辐射加温或液体循环式加热毯相比,能提供更多的热量。

中心复温是用各种方式使机体中心温度先恢复正常,特别是使心脏的温度和功能先恢复正常,中心复温法热输送率高,效果好。常用的方法有体外循环、腹腔灌流、肠道灌流、静脉输液、透热疗法、呼吸道复温法等。体外循环加热法是将血液由静脉导出,经氧合和热交换后从股动脉回输到血液循环。这也是目前使患者中心温度恢复正常最为有效的方法,实施时需要对患者实行肝素化。用温热的等渗溶液进行腹腔灌流(腹膜透析)是目前常用的一种中心复温方法。救治体温过低患者时用 40 ~42℃的等渗溶液进行腹腔灌流,将热量传导到肝、肾、肠系膜等,通过横膈还可将热量传导到心脏和肺,使心脏的温度尽快恢复。这种方法相对比较简单,但要回收到足量的液体有时比较困难。静脉输液法就是从静脉输入加热液体,在需要大量液体复苏的患者就显得尤其重要。晶体液可用水浴或微波加热,一般在输入时液体的温度为 40℃,对于重度低体温的患者则宜采用体外循环,这是最有效的一种复温方法。同时,体外循环还可对心搏骤停的患者提供循环支持。

第 4 节　围手术期体温监测

体温监测适用于大多数接受全身麻醉及椎管内麻醉的患者,可量化麻醉、手术期间体温变化的程度,提高麻醉的可控性及安全性。

一、体温监测技术

目前电子温度计在体温监测中较为常见,其中两种最常用的类型是热敏电阻和温差电偶温度计。红外传感器外观上像耳镜,可用来监测鼓膜的温度。液晶温度计是一种可贴于患者额头的液晶贴带,可在液晶色带上读出变化的温度。此技术可在围手术期进行连续的体温监测。液晶温度计是一项新技术,其可靠性仍在研究中。

二、测温部位

身体各部位的温度并不一致,理想的测温部位应具备体温不易散失,温度测量精确,可靠、无痛,实施方便等优点,但目前尚无一个测温部位能完全满足这些要求。

(一) 腋窝

是经常使用的测温部位,如果将热敏电阻控头置于腋动脉搏动处,并将上臂紧贴胸壁使腋窝封闭,则测出的温度接近中心温度。

(二) 直肠

是传统测量深部体温的部位,与中心体温相差 1℃左右,有时受粪便、腹腔冲洗液和膀胱镜检冲洗膀胱的影响。直肠温度主要反映腹腔脏器的温度。为保证测量准确,温度计的放置部位应超过肛门 6cm,小儿为 2 ~3cm。直肠温度与食管、膀胱及鼓膜温度相关性良好,是反映中心温度较可靠的测温部位。只是当体温变化快时,直肠温度的反应较慢。低温麻醉或体外循环中体温快速变化时,直肠温度反应较慢。

(三) 鼻咽部和深部鼻腔

是监测体温常用的部位。鼻咽部接近颈内动静脉,是良好的测温部位,可迅速反映大脑温度的变化,操作简便,容易耐受,但易受吸入气流温度的影响。

(四) 食管

探头位置的深浅可影响其准确性。食管上段受气流温度的影响,测温读数偏低。探头应置入食管的中下 1/3 交界处,相当于左心房与主动脉之间。食管温度近似于中心温度。体外循环期间,食管温度能迅速反映心脏、大血管的血温变化。

(五) 耳鼓膜

可精确反映大脑温度。与其他测量中心温度的方法相比,误差很小。应该指出的是,鼓膜温差电偶温度计不同于经耳道红外传感器,前者如果仔细放置于鼓膜,是一种最好的测温方法。红外线鼓膜测温仪是利用外耳道壁和鼓膜辐射的能量来估计中心温度。最新的研究表明,采用这一技术的中心温度测量法可以与肺动脉导管测定法相似。

(六) 膀胱

将尖端带温度传感器的导尿管插入膀胱进行监测,用于上腹部或开胸手术,可很好地反映中心温度。

（七）皮肤

温度受皮下血供以及辐射、传导、对流和出汗等因素的影响，而且体表各部分的皮肤温度差别也很大。在局麻体温监测中，常用液晶温度计测量皮肤温度，测得的温度较中心温度低2～3℃。在体温变化大时（如体外循环），皮肤温度可较准确地估计中心温度。前额是测量皮肤温度常用的部位，因该处皮下组织少，温度调节性血管少，可以较好地反映体温。皮肤温度可反映末梢循环状况，但易受环境温度的直接影响，各部位温差较大。在保持恒定室温下，可根据胸壁、上臂、大腿和小腿四个点的温度推算平均皮温和平均体温。平均皮温＝0.3×（胸部温度+上臂温度）℃+0.2×（大腿温度+小腿温度）℃；平均体温＝0.85×中心体温+0.15×皮肤体温。麻醉期间将热敏电阻探头置于腋动脉部位并夹紧，可测得近似中心体温。腋温加0.5℃相当于直肠温度。腋温易受血压计袖套和静脉输液的影响。

（八）中心血流

中心血流温度可以代表中心温度，可用肺动脉漂浮导管测量混合静脉血温度或通过多普勒法测得。目前有细针测温装置，可刺入三角肌连续监测肌肉温度。

（九）口腔（舌下）

是传统的测温部位，简便易行。但受进食和过度通气的影响，不适用于麻醉和昏迷的患者。

第5节　治疗性体温控制技术

一、治疗性浅低温

临床实际工作中，需要将目标中心体温降低到某种程度（如降至32℃）以满足某些手术或治疗的需要。快速实施治疗性降温的最佳方法是血管内降温。围手术期实施治疗性降温相对容易，因为麻醉药物可显著减弱体温调节反应。因此，需要药物诱导机体耐受低体温。目前最佳方案是联合应用丁螺环酮与哌替啶，两者合用可将寒战阈值降至34℃，而不导致镇静过度和呼吸抑制。右美托咪啶和哌替啶联合使用也有助于降温的实施。

二、治疗性高温

近年来，全身麻醉下通过全身加热治疗恶性肿瘤在临床上已有成功应用的报道。肿瘤热疗是一项治疗新技术，被认为是继手术、放疗、化疗、免疫疗法之后的第五种肿瘤治疗方法。其原理是利用物理方法将组织加热到能杀灭肿瘤细胞的温度（42.5～43.5℃）并持续60～120min，达到既破坏肿瘤细胞又不损伤正常组织（安全温度为45℃±1℃）的一种方法。热疗能杀灭肿瘤组织，提高机体免疫，抑制肿瘤转移，对癌症引起的胸腹水及疼痛有良好的效果。同时，热疗与放、化疗合用可增强治疗效果。

这种治疗方法的麻醉管理要点在于：持续的高温使机体处于应激状态，全身组织细胞代谢增高，心血管及呼吸系统负荷显著增加，在升温和恒温期间，心率、心脏指数、每搏排出量指数、中心静脉压、平均肺动脉压、肺动脉楔压、肺内分流率和气道峰压均会升高。平均动脉压、动脉血二氧化碳分压、pH值、血钾和血糖下降，降温期逐渐恢复。恒温期和降温期低血压和肺水肿发生率较高。围手术期需采用对循环干扰小的静脉复合全麻，进行有创血流动力学、呼吸力学、肺氧合、电解质、血糖和尿量等指标的监测。在围手术期应采取如下管理措施以提高全身热疗围手术期的安全性：术前充分准备、合理选择麻醉用药、完善监测措施、制定补液计划等。术中维持血流动力学稳定，根据热疗过程调控全身麻醉深度和降低全身代谢，保护心、肺、脑、肝脏、肾脏等重要脏器的功能。

（郭向阳）

参考文献

1. Miller RD, Eriksson LI, Fleisher LA, et al. Miller's Anesthesia, 7th ed. Temperature regulation and monitoring. Natasha Andjelkovic, 2010, 1533-1552.
2. 徐福涛. 体温监测//庄心良，曾因明，陈伯銮. 现代麻醉学. 第3版. 北京：人民卫生出版社，2003：2030-2048.
3. 陶一帆，郭向阳. 围手术期低体温及其最新研究进展. 中国微创外科杂志，2011，11（4）：312-331.
4. 唐帅，王玲，黄宇光. 围手术期轻度低体温的并发症及防治措施. 基础医学与临床，2007，27（10）：1161-1164.
5. 闫红. 严重创伤手术中体温管理. 中华临床医师杂志，2011，5（14）：4015-4017.

6. Sessler DI. Complications and treatment of mild hypothermia. Anesthesiology, 2001, 95: 531-540.
7. Kurz A. Thermal care in the perioperative period. Best Pract Res Clin Anaesthesiol, 2008, 22(1): 39-62.
8. Qadan M, Gardner SA, itale DS, et al. Hypothermia and surgery: immunologic mechanisms for current practice. Ann Surg, 2009, 250(1): 134-140.
9. Belani K, Sessler DI, Seller AM, et al. Leg heat content continues to decrease during the core temperature plateau in humans. Anesthesiology, 2003, 78: 856-863.
10. Arkillic CF, Akea O, Taguchi A, et al. Temperature monitoring and management during neuraxial anesthesia: an observational study. Anesth Analg, 2000, 91: 662-666.
11. 叶照君，葛培青，陶伟平，等. 晚期恶性肿瘤患者全身灌注热疗联合化疗的麻醉处理. 中华麻醉学杂志，2006，26(2): 183-184.

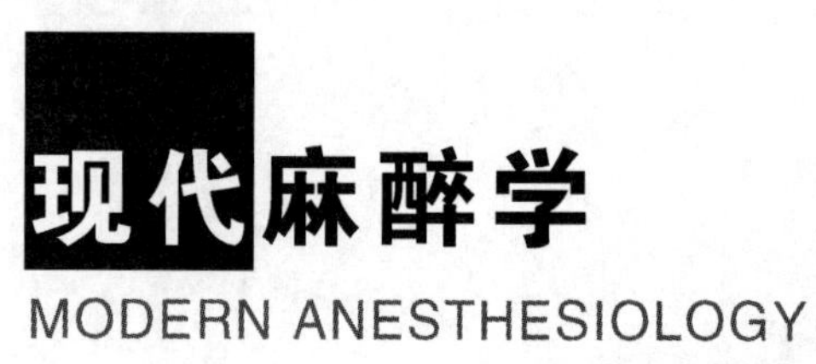
现代麻醉学
MODERN ANESTHESIOLOGY

第五篇　临床麻醉

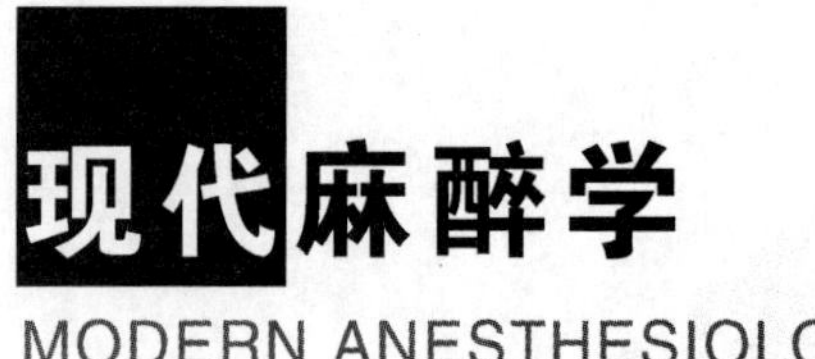
现代麻醉学
MODERN ANESTHESIOLOGY

第44章 病情评估

所有麻醉药物和麻醉方法都可影响患者生理状态的稳定性；手术创伤和出血可使患者生理功能处于应激状态；外科疾病与并存的内科疾病又会导致各自的病理生理改变。上述这些因素都将造成机体生理潜能承受巨大负担。为减轻这种负担和提高手术麻醉安全性，应在手术麻醉前对患者的全身情况和重要器官的生理功能作出充分评估，并尽可能加以维护和改善。这是外科手术治疗学中的一个重要环节，也是麻醉医师临床业务工作的重要组成部分。

麻醉医师应在麻醉前1～2天访视患者，对合并有重要内科疾病的患者应更早访视，目的在于：①获得有关病史、体检和精神状态的资料，做出麻醉前病情评估；②对需要进行术前治疗的症状或疾病提出具体意见和建议；③指导患者熟悉有关的麻醉问题，解决其焦虑心理；④与外科医师和患者取得一致的处理意见。

全面的麻醉前评估工作应包括以下几个方面：①充分了解患者的健康状况和特殊病情；②明确全身状况和器官功能存在哪些不足，麻醉前需做哪些积极准备；③明确器官疾病和特殊病情的安危所在，术中可能发生哪些并发症，需采取哪些防治措施；④估计和评定患者接受麻醉和手术的耐受力；选定相适应的麻醉药、麻醉方法和麻醉前用药，拟定麻醉具体实施方案。实践证明，充分的麻醉前评估和准备，不仅可以提高手术麻醉的安全性、减少并发症和加速患者康复，还能明显地扩大手术范围和指征，使外科学得到进一步发展。

20世纪80年代中，欧美各国在手术治疗学方面迈出了新的一步，主要在解决医院床位紧张及减轻患者医疗费用负担等方面采取了大胆革新，其中较突出的项目有：①建立“日间手术”门诊（day care surgery，DCS），在门诊手术室施行小手术的基础上，逐步开展大量临床各科室、各年龄组的中型手术；②建立“入院当天手术”（morning admission surgery，MAS），患者于入院当天即予手术，并于手术后当天或1～3天内离院。据统计，在美英等国的医疗中心，DCS的例数已占总手术例数的50%以上；MAS的例数也占30%以上。

手术治疗学的变革给麻醉业务带来了新课题，尤其在麻醉前访视、麻醉前病情评估和准备工作上面临着一定的困难。麻醉医师往往只能在麻醉开始前短暂的有限时间（10～15分钟）内接触患者，简单了解病情后即开始麻醉，这样做显然存在很大的不安全因素。为适应外科业务变更，克服麻醉不安全现状，麻醉科业务也随之出现了相应的创新，即产生了“麻醉科门诊”业务，这是一项崭新的工作，其主要对象是DCS和MAS手术前患者，工作内容包括：①对每一例已选定的手术患者，汇总其有关麻醉的病史和既往史，体检和实验室检查等资料，进行分析、复查和补充；②衡量麻醉适应证和禁忌证，选择麻醉方法、麻醉药和麻醉前用药，制订麻醉实施方案；③指导患者做好具体的麻醉前准备工作，阐明手术麻醉后应注意的事项；④与患者及其亲属全面谈话，签署书面的知情同意书；⑤协商并排定具体手术麻醉的日期和时间。上述门诊工作，需要至少有一位基础理论知识扎实、临床经验丰富的高年资麻醉医师主持，所汇总上述工作记录，为具体负责麻醉操作的麻醉医师提供参考和指导。

综上所述，麻醉前病情评估与准备工作，除针对住院手术患者外，还应包括相当数量的门诊和住院当天手术患者。本章拟专门讨论住院手术患者的麻醉前评估与准备，有关门诊或住院当天手术患者的内容，详见第68章。

第1节 麻醉前访视与检查

一、病史复习

麻醉前要对患者的病历资料进行系统性复习，尽可能做到全面详细的了解。

（一）个人史

个人史包括劳动能力，能否胜任较重的体力劳动和剧烈活动，是否出现心慌气短；有无饮酒、吸烟、饮用咖啡等嗜好，每日量多少，有无长期咳嗽、咳痰、气短史；有无药物滥用及成瘾史；有无长期服用安眠药等历史；有无怀孕等。

1. 吸烟、嗜酒与饮用咖啡等 必须询问每日的摄取数量和持续时间。吸烟可产生某些不利作用，包括气道黏膜分泌与清除能力减弱、小气道口径缩小、免疫反应改变等。术前应劝说患者至少停止吸烟2个月，即使术前停止吸烟不到24h对患者也是有益的。嗜酒与长期饮用咖啡等兴奋性饮料，麻醉手术后可能出现戒断症状。

2. 药物滥用史 术前应询问是否应用违禁药品或娱乐性药品，是否已形成习惯使用，对这类病例应列入高危病例，因有可能感染人类免疫缺陷病毒（human immunodeficiency virus，HIV），需进行鉴别诊断试验。一旦确定患者已有依赖性药物应用史（无论是规定处方药或违禁药），围手术期都应对戒断综合征采取预防或治疗措施。

3. 对已出现戒断综合征的患者，除非急诊，应延期麻醉和手术。对术前因治疗而使用阿片类药，或滥用阿片类药的患者，术中和术后应用阿片类药时应考虑增加剂量。

4. 对运动员患者应询问是否应用促蛋白合成甾类药（合成类固醇），因这类药物对肝脏可产生显著的副作用，导致出现胆汁淤积性黄疸。

（二）既往史

了解既往疾病史，特别注意与麻醉有关的疾病（如抽搐、癫痫、高血压、脑血管意外、冠心病、心肌梗死、肺结核、哮喘、慢性支气管炎、睡眠呼吸暂停综合征、肝病、肾病、疟疾、脊柱疾病、过敏性疾病或出血性疾病等），同时询问既往是否出现过心肺功能不全或休克等症状，近期是否还存在相关征象，特别对心前区疼痛、心悸、头晕、昏厥、活动后呼吸困难、夜间憋醒、长期咳嗽多痰等症状应引起重视，判断目前的心肺功能状况。

（三）过敏史

1. 应重视了解患者的过敏史，注意明确鉴别过敏反应与药物副作用。对既往任何药物过敏史，都应该有详细的文字记录，并对过敏反应的真实性质（系过敏反应还是药物副作用）有所判定，以利于为以后的治疗处理提供参考。例如可待因可引起呕吐（系副作用）或瘙痒性皮疹（系过敏症状），两者都习惯被患者称为“过敏”。又如牙科应用含肾上腺素的利多卡因施行局麻，患者常出现心动过速的副作用，而患者常会主诉对局麻药过敏。

2. 真性过敏反应是客观存在的，麻醉期间发生真性过敏和类过敏反应并不少见，其中最常见的由肌肉松弛药引起，其次为乳剂和抗生素。应用阿曲库铵可因组胺释放引起心率增快、血压下降以及皮肤潮红等反应，对并存哮喘的患者应避免使用。青霉素与头孢霉素之间的交叉过敏反应率可达10%～15%。如果患者曾有注射青霉素后出现速发型过敏反应史（表现为过敏性休克、血管性水肿和荨麻疹），使用头孢霉素前必须做皮试。

3. 患者对麻醉药的真性过敏反应极为罕见。酯类局麻药的过敏反应，可能系其分解代谢产物对氨苯甲酸（para-amino-benzoic acid，PABA）所引起。酰胺类局麻药也曾有真性过敏反应的报道，但比酯类局麻药者更为罕见。对既往有麻醉药过敏史的患者，在择期手术或神经阻滞麻醉前，有必要邀请过敏学专家会诊指导，慎重施行皮内过敏试验。

（四）治疗用药史

有些手术患者因治疗需要，常已应用降压药、抗凝药、β受体阻滞药、糖皮质激素、洋地黄、利尿药、抗生素、降糖药、抗癌药、镇静安定药、单胺氧化酶抑制药、三环类抗抑郁药、减肥药等，应了解其药名、药理学作用特点、用药持续时间和用药剂量、有无不良反应等（详见本节二）。

（五）外科疾病史

明确患者当前外科疾病。麻醉处理主要取决于拟施行的手术类型，也取决于术前的治疗和准备程度，同时要掌握麻醉处理的危险所在，还需要做哪些补充检查和治疗。例如张力性气胸和肠梗阻的患者禁忌采用氧化亚氮麻醉；拟取坐位施行后颅窝手术的患者，要警惕静脉空气栓塞的危险，尽可能施行中心静脉穿刺置管、监测心前区多普勒超声和呼气末CO_2；又如伴有高钙血症的甲状旁腺手术患者，要警惕发生术前未能诊断出的多发性内分泌腺瘤综合征（multiple endocrine neoplasia syndrome）的可能。

（六）既往麻醉手术史

①既往做过哪种手术，用过何种麻醉药和麻醉方法，麻醉中及麻醉后是否出现特殊情况，有无意外、并发症和后遗症，有无药物过敏史，家庭成员中是否也发生过类似的麻醉严重问题。②既往手术可能影响麻醉方案，例如既往颈椎固定手术史患者，对其麻醉处理就不同于正常颈椎和呼吸道的患者。又如对正在进行动静脉瘘血液透析的患者，应避免在患肢上施行静脉穿刺置管或施行无创血压监测。③了解既往对某些麻醉药的不良药物反应（如患者对琥珀酰胆碱曾出现异常肌松作用延长史或恶性高热史），此次麻醉需避免再采用。④重点询问麻醉后的并发症问题，在上次麻醉后是否出现过异常情况？如果患者答复是："我对琥珀酰胆碱过敏"或"术后恶心呕吐难受"。这样，此次麻醉方案就要据此进行改变，例如改用其他肌松药或区域阻滞麻醉，尽早应用抗呕吐药等。

（七）此次手术情况

麻醉前访视中需与手术医师交谈，了解手术目的、部位、切口、切除脏器范围、手术难易程度、预计出血量、手术需时长短、手术危险所在，以及是否需要特殊麻醉技术（如低温、控制性低血压等）配合。此外，还需了解手术的急缓程度。对择期手术，理应做好充分的麻醉前准备，使手术能在相对最安全的条件下进行。对限期手术（如甲亢已用碘剂准备者、胃幽门梗阻已进行洗胃及纠正电解质紊乱者、各种癌症等），手术时间虽可选择，但不宜拖延过久，应抓紧术前有限的时间，尽可能做好各项准备，以保证手术安全施行。对急症手术，虽病情紧急、生理紊乱重、全身情况差、手术时机不容延误，但仍需尽最大的努力紧急调整全身情况和脏器功能，以提高患者对手术麻醉的耐受力，一般可在诊断与观察的同时，抓紧术前1～2小时有限的时间开始补液、输血、吸氧等调整全身情况的措施。

（八）内科疾病史

许多合并内科疾病患者从麻醉处理角度看属高危病例，与麻醉手术预后有密切关系，需从病史中获得所需的有关资料。

1. 心血管系统

（1）高血压、先心病、瓣膜病、缺血性心脏病、周围血管病病史应列为重点。①对合并高血压的患者应了解患者患病的时间、血压波动范围、接受何种治疗、治疗时间、是否有效及有无眩晕、胸闷、心率及心律有无变化等问题。合并高血压未经治疗或治疗不恰当的患者，围手术期血流动力学波动幅度大，危险性倍增。应注意鉴别高血压是原发性或继发性，如系继发应明确具体病因；血压有无明显波动，有无嗜铬细胞瘤等引发高血压的可能。一般认为严重高血压患者（舒张压>110mmHg或收缩压>180mmHg）应推迟择期手术，至血压降至160/100mmHg以下。对于应用利尿剂治疗的患者，还需严密监测并调整血清钾水平。②对合并先心病的患者，应明确先心病类型、有无右向左分流、有无肺动脉高压及心力衰竭等。某些先心病会合并其他畸形，如牙列异常、颈蹼及喉部畸形等，需额外重视。③对冠状动脉疾病患者，应询问有无心绞痛史、陈旧性心肌梗死史或充血性心力衰竭史，应以病史、体征和心电图作为评估的基础。如系急诊手术，围手术期应加强血流动力学监测，手术全程要时刻防范氧供需失衡的出现。如存在不稳定型心绞痛、失代偿的心力衰竭、严重心律失常及严重瓣膜病时，应酌情延迟手术直至病情稳定。冠心病患者常伴有焦虑，应利用术前药、麻醉处理和其他方法使患者术前充分安静休息，防止儿茶酚胺大量释放。手术前晚应使患者充分睡眠。术前用药应以镇静催眠药为主，酌情阿片类药物，不用或慎用抗胆碱能药物。患者入手术室后，在诱导前只限于安置血压计袖带、心电图极板和开放外周静脉通路，不宜施行其他疼痛性操作，因疼痛应激可诱发心肌缺血。④高血压及缺血性心脏病患者常合并糖尿病，应尽量于术前将血糖控制在合理水平。局部麻醉的恶心呕吐发生率低，术后可迅速恢复经口饮食和服药，对糖尿病患者尤其有益。

（2）心律失常：重点注意心律失常的性质与类型、与应激或运动的相关性、是否伴有心肌缺血和循环功能障碍的症状和体征、药物治疗史、有效的抗心律失常药物及剂量，以及是否已安装心脏起搏器等。症状性心律失常往往意味着存在器质性心脏疾病。对于存在严重心律失常患者，围手术期麻醉风险显著增加，应力争在术前进行"理想化"治疗（参见第96章）。

（3）心脏起搏器：①需要安置起搏器的患者，提示已确诊存在严重心血管系疾病，同时还可能并存其他器官退行性病变。因此,术前除需要估计和调整心功能外,还必须处理其他器官系统功能衰竭。术前需要测定患者的清醒程度,这不仅与脑灌注有关,也反映心排血量现状。②需牢记,起搏器电极与心脏直接相连,且心脏完全依靠它才能较正常的跳动。因此,术前必须了解起搏器的类型与安装部位;在安置体位时,要特别注意防止起搏器电极与心脏脱开,同时必须将起搏器系统与任何电器设备隔绝,严格防止外界电源误传至心脏而引起心脏意外。手术中使用电灼,可能干扰起搏器的功能,因此,术前可能需要更换为非同步型起搏模式,后者不受电灼干扰。明确起搏器安装部位的另一个理由是,便于事先设计安置电灼极板的恰当位置,使电灼电流尽可能不经过起搏器。

2. 呼吸系统　重点在于对肺气肿、支气管炎、哮喘、阻塞性睡眠呼吸暂停综合征、近期上呼吸道感染、经常性或非经常性咳嗽,以及鼻窦炎患者进行评估。①需了解患者的日常活动能力,通过询问即可初步获知。例如"能否快速登上二层楼?登上后是否气喘?"。但心脏病同样也可发生呼吸困难,需加以鉴别。②对慢性阻塞性肺疾病(COPD)患者应了解每天咳痰量及性状;如果每天痰量增多或痰颜色与平时不一样,提示患者已合并急性呼吸道感染,此时,择期手术应推迟,直至感染痊愈以后2周再考虑进行。同时应注意有无肺源性心脏病及处于何期。③对可疑或确诊的睡眠呼吸暂停综合征(OSAS)患者,需密切了解病史,必要时行睡眠呼吸监测以确定其严重程度。此类患者对镇静药及阿片类药物的耐受性极差,应小量分次用药。OSAS患者困难气道的发生率较其他人群的患者显著增加,麻醉诱导前应做好困难气道处理的充分准备。根据麻醉医师的个人经验,必要时可采用表面麻醉下清醒气管内插管以策安全。同时,在全麻苏醒期亦应按流程做好紧急气道和通气处理的准备。另外,此类患者合并高血压、肺动脉高压、严重心律失常、心肌病及缺血性心脏病等的几率亦增高,应加以注意。术后镇痛宜选用多模式镇痛方案,尽量避免阿片类药物的使用。

3. 消化系统　胃内容物反流误吸是麻醉期间最危险的并发症之一。麻醉前对患者是否面临反流误吸危险必须做出明确的判断。对肝病患者应询问输血史、肝炎史、呕血史,慢性肝病如肝硬化和低血浆白蛋白史,这类病例的药物药代学和药效学常发生明显改变。此外,肝功能不全患者常出现凝血功能异常。

4. 泌尿生殖系统　①肾功能不全,也可能来自泌尿系统以外的其他器官疾病,如糖尿病、结缔组织病、高血压或周围血管病等,应详细询问肾功能不全的症状和体征。对慢性肾功能衰竭患者应明确最后一次血液透析的时间,因透析前后体内的血容量和血浆钾浓度常会发生显著改变;②应询问患者近期是否有慢性泌尿系感染史;③对生育年龄妇女应询问近期是否怀孕。

5. 内分泌系统　①对每一例患者都应常规询问是否有糖尿病史。因糖尿病常合并高血压、缺血性心脏病、肾功能减退、神经系统疾病和胃麻痹症,术前评估应注重评价靶器官损伤(心、脑、肾)和血糖控制情况,推荐所有患者术前检查心电图、电解质、BUN、肌酐和血糖。②肾上腺功能不全与使用皮质激素有关。对经常使用皮质激素治疗的患者(如哮喘、甲状腺炎、皮肤病、溃疡性结肠炎和类风湿性关节炎等),应询问其用药剂量和最后一次用药时间。肾上腺皮质功能不全难以预测,取决于激素的用药剂量、药效和频度,以及激素治疗时间的长短。泼尼松累积剂量大于0.4g,即可能发生肾上腺皮质功能抑制,且可延续至停止用药后一年。③甲状腺疾病有甲状腺素补充型(甲状腺功能低下)或抗甲状腺素型(甲状腺功能亢进)两类。近年资料表明,对稳定型的甲状腺功能低下患者,允许施行择期麻醉和手术,但为慎重计,也可推迟择期手术,其间适当补充甲状腺素治疗。④其他内分泌疾病如甲状旁腺功能亢进,患者存在多发性内分泌腺瘤综合征,需进一步排除其他内分泌异常,如嗜铬细胞瘤或甲状腺髓样癌。

6. 神经系统　询问患者是否患有中枢和周围神经系统疾病以及颅内压改变情况。①颅内占位性病变可并发颅内高压;②垂体瘤可引起内分泌异常,围手术期需特别小心处理;③近期曾有脑缺血发作史者,术前必须对其神经系统情况进行仔细评估;询问有无蛛网膜下腔出血病史,如有则常提示可能合并颅内血管畸形;④有癫痫史者,应询问癫痫病史,包括癫痫的类型、发作频度、最后一次发作时间、抗癫痫药治疗的用药及疗效等;⑤有脊髓损伤史者,必须测定其神经损害平面;近期脊髓损伤患者应避用琥珀酰胆碱,因去极化过程可促使细胞内钾大量释出而引起一过性高钾血症甚至心搏骤停;⑥肌肉骨骼系统改变常见于类风湿性关节炎史患者,可引起麻醉问题,应预先评估,如喉部解剖学改变,颈椎、颞颌关节活动度受限等可致呼吸管理发生困难;颈椎不稳定常发生于寰枢关节,气管插管时需加倍谨慎处理,避免脊髓损伤;因类风湿性关节炎致关节活动显著受限时,麻醉诱导后安置和固定手术体位常可能遇到困难。

7. 血液系统　询问患者既往是否有异常出血病史,是否需要经常输血。如果术前有足够的时间,应考虑采用自体输血技术。已证实对这类患者采用自体输血是有效的节约用血措施。近年来缺血性心脏病、高血压、糖尿病患者增多,术前应用抗血小板药者较前明显增多,瓣膜置换术后患者常终生口服华法林,均需引起注意。近期发生动脉或深静脉血栓患者需推迟择期手术或进行围手术期干预。如不行抗凝治疗,3 个月内再发血栓的概率为 50%;应用华法林治疗 1 个月,则再发风险降至 10%;治疗 3 个月后更可降至 5%。

8. 精神病　近年来,精神病患者接受外科手术者明显增多。对此类患者的术前评估主要包括:病史、认知功能、治疗用药及其效果、精神类药物对麻醉用药的影响。

二、用 药 检 查

手术患者在手术前,常有应用内科治疗药物的情况,术前需要全面检查,以决定是否继续用药或停止使用,相应还需要注意哪些事项。合并内科疾病的患者,常使用降压药、β 受体阻滞药、抗凝药、糖皮质激素、洋地黄、利尿药、抗生素、降糖药、抗癌药、镇静安定药、单胺氧化酶抑制药、三环类抗抑郁药等治疗。应了解其药名、用药时间和用量,有无特殊反应;明确哪些药物与麻醉药之间可能存在相互不良作用。据此,决定术前是否需要继续使用或停止用药。

(一) 抗高血压药

一般情况下,除利尿药以外的抗高血压药应一直用到术日晨。许多报道强调,围手术期停用 β 肾上腺受体阻滞药或 α_2 肾上腺受体激动药(如可乐定及右美托咪啶),反会引起明显的血流动力学负效应。

(二) 利尿药

术前一般应停用利尿药。术前应用噻嗪类利尿药者,尽管已采用补钾或使用钾缓释制剂,仍不免发生低钾血症,15% 患者的血清钾浓度<3. 5mmol/L;10% 患者浓度<3. 0mmol/L。目前认为,低钾血症对手术患者造成的影响,已不如想象中危险,术前血清钾浓度在 3. 0 ~ 3. 5mmol/L 的患者,围手术期心脏并发症的危险性并不高。一般患者血清钾不宜低于 3. 0mmol/L,应用洋地黄的患者不宜低于 3. 5mmol/L。血清钾<3. 0mmol/L 者的室性心律失常发生率是血清钾>3. 0mmol/L 者的 2 倍。

(三) 洋地黄

围手术期应继续使用地高辛,对Ⅲ、Ⅳ级充血性心力衰竭患者证明是有效的。近期资料指出,心房纤颤患者应用地高辛应有所限制。

(四) 抗心绞痛药

正在使有心绞痛治疗药包括硝酸酯类、钙通道阻滞药、β 肾上腺素能受体阻滞药者,都应继续使用到手术前;如系口服用药者,应继续保持其常用剂量和时间间隔。

(五) 抗心律失常药

根据抗心律失常药的应用指征,围手术期抗心律失常药应一直延续使用至手术前。但有些抗心律失常药的副作用与麻醉药之间存在一定的相关性。例如:①奎尼丁用于地高辛血浆浓度已达稳态的患者,麻醉可致地高辛清除率降低,易因此引起洋地黄中毒;②奎尼丁和普鲁卡因酰胺都可引起 QT 间期延长综合征;③丙吡胺(disopyramide)是心肌抑制药,在吸入挥发性麻醉药期间,可出现心肌抑制加重;④胺碘酮(amiodarone)可引起甲状腺功能改变,对甲状腺毒症具有更大的敏感性,易诱发甲状腺功能亢进,同时易引起间质性肺炎;⑤利多卡因是常用抗心律失常药,可降低吸入麻醉药的 MAC,因此也可用作静脉麻醉辅助药。

(六) 支气管扩张药

氨茶碱是常用的支气管扩张药,是治疗支气管痉挛的常用药,但尚存在争议。氨茶碱除抑制磷酸二酯酶(phosphodiesterase)外,还引起去甲肾上腺素释放。氟烷也有支气管扩张作用,但同时增加心肌对血儿茶酚胺的敏感性。在氟烷麻醉期间并用氨茶碱,可引起室性心律失常。围手术期改用非肠道营养,可引起肝脏代谢氨茶碱的能力发生改变,容易导致氨茶碱血清浓度达中毒水平。如果患者已常规雾化吸入支气管扩张药,术前 30 ~ 60 分钟应再予雾化吸入一次。

(七) 胰岛素和口服降糖药

1. 糖尿病患者应用胰岛素维持最佳血糖水平的处理有“严格”与“宽松”两种方案。“严格”方案的依据是:围手术期严格控制血糖水平达良好状态,创口感染率降低，一期愈合率提高，术后死亡率降低。“宽松”方案的依据是：有足够的资料说明严格方案的围手术期死亡率并不降低，而所需费用极高，且有发生低血糖的危险。采用宽松方案，其低血糖危险性并不显著，对成人胰岛素依赖型糖尿病患者，在手术日晨开始静脉输注葡萄糖盐水后，给予1/2习用剂量胰岛素即足。

2. 口服降糖药 手术日晨不应使用口服降糖药，特别是长效降糖药如氯磺丙脲（chlorpropamide）、格列吡嗪（glipizide）、优降糖（glyburide）这类与血浆白蛋白呈离子化结合的药物，当围手术期使用其他药物时，它们可从结合部位游离，从而可加剧降糖作用。曾用口服长效降糖药治疗的患者，术后在未清醒期间可出现无症状性低血糖。

（八）糖皮质激素

曾用过糖皮质激素和促肾上腺皮质激素（ACTH）的患者，围手术期应再补充适量糖皮质激素，见表44-1。如果患者当天使用氢化可的松>300mg后，围手术期不能再用氢化可的松，应继续使用正在使用的激素进行治疗。例如患者已用地塞米松3mg/6h，当手术期间遇到应激时，仍应使用单次剂量地塞米松3mg，即整个围手术期仍应继续采用地塞米松，这样可保护患者不出现肾上腺皮质功能不全。

表44-1 术前肾上腺皮质功能不全（抑制）患者的激素用药指导

氢化可的松或与其相当的激素	
术前1天	25mg，6:00pm和12:00am各一次，静脉注射或肌内注射
手术当天	100mg，术中静脉注射
手术后3天	100mg，q8h，第1个24h
	50mg，q8h，第2个24h
	25mg，q8h，第3个24h

（九）甲状腺药物

鉴于甲状腺素（thyroxine）的半衰期较长（1.4～10天），因此手术当天可以不再使用。抗甲状腺素药物如甲巯基米唑（methimazole）、丙基硫氧嘧啶（propylthiourcil）则应继续用至手术当天早晨。

（十）抗癫痫药

抗癫痫药应继续使用至手术当天。许多抗癫痫药可降低肝脏微粒体酶系功能，因此，可引起围手术期所用药物的药代动力学改变。今知，对闭合性脑外伤性癫痫患者，为降低癫痫发作应用苯妥英钠，其预防性效果只表现在用药的第一周内。因此，麻醉医师对围手术期虽已预防性应用苯妥英钠的患者，仍应警惕其癫痫发作。

（十一）抗精神病和抗抑郁药

这类药物一般都应使用至手术前，但有些特殊情况需加以慎重考虑。

1. 单胺氧化酶抑制药（monoamine oxidase inhibitor，MAOI） 应用MAOI者，一般需在术前2周停止使用，否则围手术期可出现许多不良反应，包括心律失常和死亡，有关这方面麻醉意外的报道已较多。给这类患者使用麻醉药，其主要危险在停药后可能出现严重精神病并发症。

2. 锂 用于治疗狂躁病的碳酸锂，可增强肌松药的作用，同时麻醉药用量也减少。

3. 三环抗抑郁药（tricyclic antidepressants，TCA） 可阻滞去甲肾上腺素的再摄取，并耗空神经末梢这类神经递质。动物实验指出TCA与泮库溴铵和氟烷之间存在相互不良反应，可出现致死性室性心律失常，但在人类尚未见到这类相互作用的报道。

（十二）非甾体类抗炎药（NSAIDs）

非甾体类抗炎药可影响血小板功能而导致凝血机制异常。水杨酸钠（阿司匹林）引起血小板环氧合酶不可逆性乙酰化，其结果是使血小板寿命期7～10天内的聚集功能减退。其他NSAIDs也同样抑制血小板酶，但均属可逆性，单次用药一般最多仅抑制2天。阿司匹林或其他NSAIDs是否会导致手术期或手术后出血，尚存在争议。硬膜外麻醉中引起硬膜外腔“轻度出血”的情况似乎是增加的，但一般认为常规剂量（50～100mg/d）阿司匹林并不增加硬膜外血肿的发生率，对某些外科手术（如颅内手术）也可能无明显的危害。

（十三）抗凝药

手术前一般都必须停用抗凝药，有些尚需要在术前逆转其抗凝作用。

（十四）抗肿瘤药

对恶性肿瘤患者麻醉医师需要询问其有关抗肿瘤药的使用情况，已用什么治疗药、已使用多久等，此外还需要了解其骨髓功能状况。

1. 阿霉素（doxorubicin，adriamycin） 主要副作用为骨髓抑制和心脏副作用。麻醉医师要了解其用药总量。应用250mg/m^{2}时，心内膜下活检已证实有心肌受损；小于500mg/m^{2}时，一般尚不至出现明显的充血性心力衰竭。将阿霉素与环磷酰胺（cyclo-

phosphamide)并用,心脏毒性将增加。如果患者主诉有充血性心力衰竭症状,术前应做心脏功能测定。

2. 博来霉素(争光霉素,bleomycin) 主要问题在于引起肺间质病变。当吸入氧浓度(FiO_2)大于28%时,肺损伤更易发生。对患者已用博来霉素剂量大于500mg时,吸入氧浓度应限制在30%以下,并应密切监测脉搏血氧饱和度。对应用博来霉素的患者术前给予糖皮质激素有利于预防围手术期呼吸功能衰竭。

(十五) 抗青光眼药

应用抗青光眼药的患者,围手术期应常规继续使用。常用的胆碱酯酶抑制剂有两种:2-氧膦酰硫胆碱(echothiophate)和异氟磷(isofluophate),均为非可逆性抗胆碱酯酶药,都延长琥珀酰胆碱的作用。眼局部应用β-受体阻滞药可吸收入血,并引起全身影响,有些患者的心血管系统应激反应储备可能被削弱。

(十六) 抗生素

抗生素特别是氨基糖苷类(aminoglycoside)可增强神经肌肉接头阻滞作用,这样对术毕逆转神经肌肉接头阻滞作用可能发生困难,或出现呼吸性酸中毒(表44-2)。

表44-2 抗生素增强肌松药、新斯的明和钙剂的作用

抗生素	筒箭毒	琥珀酰胆碱	新斯的明	钙剂
新霉素(neomycin)	是	是	常发生	常发生
链霉素(streptomycin)	是	是	常发生	常发生
庆大霉素(gentamycin)	是	不明	有时	常发生
卡那霉素(kanamycin)	是	是	有时	有时
巴龙霉素(paromomycin)	是	不明	是	是
紫霉素(viomycin)	是	不明	是	是
多黏菌素A(polymycin A)	是	不明	不	不
多黏菌素B(polymycin B)	是	是	不*	不
多黏菌素E(colistin)	是	是	不	有时
四环素(tetracycline)	是	是	部分	部分
林可霉素(lincomycin)	是	不明	部分	部分
克林霉素(clindamycin)	是	不明	部分	部分

* 在此种抗生素的作用下,新斯的明反而增强肌松药的阻滞作用

三、体格检查

麻醉前要针对与麻醉实施有密切关系的全身情况和器官部位进行重点体检。

(一) 全身情况评估

通过快速视诊患者观察全身情况,包括有无发育不全、畸形、营养障碍、贫血、脱水、水肿、发绀、发热、消瘦或过度肥胖等,常能提供重要的评估资料。例如患者表现发绀,与心血管系统和呼吸系统状况有关,需做进一步检查,脉搏血氧饱和度测定或血气分析可有助于确认或排除这类临床发绀现象。伴有全身水肿的慢性病患者,提示围手术期对所用的大多数药物都表现为分布容积的改变。

(二) 生命体征

1. 术前应常规测定生命体征 包括血压、脉搏、呼吸、体温和体重(kg),并作记录。对周围血管疾病患者应测定双侧上肢的血压,如果两侧血压不一致,超过20%或大于20mmHg时,提示患者存在血管硬化或狭窄。

2. 术前测定脉搏血氧饱和度(SpO_2)基础值 不仅可确定呼吸系统有否异常,还有助于指导术后是否需要持续吸氧,为患者离开麻醉恢复室提供依据。

3. 了解近期内的体重变化 近期体重逐渐上升者,提示对麻醉的耐受性多半较好;近期内体重显著减轻者,对麻醉的耐受一般很差,应加以注意。对过度消瘦或极度肥胖患者要警惕术中容易发生呼吸循环意外。小儿术前必须常规测量体重。如果实际体重大于预期年龄体重,用药量可根据实际体重计算;如果小于年龄体重,用药量宜按年龄体重的偏小剂量计算。

4. 体温上升常表示体内存在炎症或代谢紊乱,

其麻醉用药和剂量需慎重，一般耐药均差，耗氧量大，术中供氧需充分。体温低于正常者，表示代谢低下，一般情况差，麻醉耐受性也不佳。

5. 血压升高者，应反复多次测量双上肢及下肢血压，明确血压升高的原因、性质和波动范围，决定术前是否需要抗高血压治疗；同时要评估高血压对心、脑、肾等重要器官功能损害的程度，是否合并冠状动脉、主动脉、颈动脉、脑动脉、肾动脉及周围动脉病变，相应脏器是否存在供血不足。例如并存心肌缺血性改变时，择期手术需推迟进行；并存肾脏改变时，对麻醉药的选择必须个别考虑。血压过低或周围循环衰竭的患者，麻醉处理需极慎重。对脉搏明显不规则（次数、强弱、节律异常）者，应查心电图或24小时动态心电图，明确心律失常的性质、严重程度与原因。

6. 血红蛋白、红细胞计数和血细胞比容，可反映贫血、脱水及血容量的大致情况。简单而言，成人血红蛋白低于80g/L，或高于160g/L（多因脱水所致），麻醉时容易发生休克、栓塞等严重并发症，需于术前尽可能纠正。对年龄超过60岁者，术前应重视纠正正常血容量性贫血。年龄小于3个月的婴儿，术前血红蛋白应至少超过100g/L；大于3个月者，应至少达到90g/L方称满意。中性粒细胞增高以及红细胞沉降率增快，提示体内存在急性炎症病变，愈严重者，麻醉耐受性愈差。

7. 尿常规检查需包括每小时尿量或每日总尿量。通过尿比重测定可估计患者的水和电解质代谢情况；尿糖阳性应考虑糖尿病，需进一步检查确诊；尿蛋白阳性应考虑肾脏实质性病变；尿红、白细胞和管型阳性，应想到泌尿系炎症。尿量明显减少，以至少尿、闭尿时，应考虑严重肾功能障碍。对尿常规检查阳性的患者，应进一步做血液生化检查，以判断肾功能状况。肾功能已减退的患者，麻醉耐受性极差，术后容易出现肾功能不全加剧。

8. 基础代谢率可明显影响麻醉药用量和麻醉耐受性。基础代谢率高者，麻醉药用量大，氧耗量大，且麻醉不易平稳；代谢率低者，麻醉药用量需减小，麻醉耐受差。基础代谢率可用Read公式作粗略测定：患者清晨睡醒后，在不起床、不进食的情况下，连续测试两次血压和脉搏，取其平均值，代入公式：基础代谢率（%）=0.75×每分钟脉率数+0.74×脉压-72。正常值应为-10%～+10%。

9. 观察呼吸次数、深度、形式（即胸式呼吸、腹式呼吸）及通气量大小，有无呼吸道不通畅、胸廓异常活动和畸形。这些观察对于估计术后是否会出现肺部并发症等都有重要的参考价值。此外，要重视肺部听诊和叩诊检查，参阅X线透视和摄片结果，尤其对60岁以上老年人，或并存慢性肺部疾病的患者更需重视，有时可获得病史和体检未能查出的阳性发现。

10. 遇有下列X线检查阳性征象者，应考虑改变麻醉方法以求安全，例如气管明显移位或狭窄；纵隔占位病变已压迫邻近大血管、脊神经、食管和气管；主动脉瘤；肺气肿、肺炎、肺不张；肺水肿或肺实变；脊椎、肋骨或锁骨新鲜骨折；右位心、心包压塞、心包炎或心脏明显扩大等。

11. 对并存急性上呼吸道感染（鼻塞、咽充血疼痛、咳嗽、咳痰或发热）者，除非急症，手术应暂停，至少需推迟到治愈一周以后再手术。对于慢性气管支气管炎或肺部疾病患者，或长期吸烟者，注意痰量、性状、浓稠度、是否易于咳出，需采取预防术后肺部并发症或病变播散的措施，慎用刺激呼吸道的麻醉药。对于已影响呼吸道通畅度的疾病要特别重视，如鼻中隔偏曲、鼻甲肥大、鼻息肉、扁桃体肥大、颈部肿物压迫气管、声带麻痹、大量咯血、呕血、频繁呕吐、昏迷、过度肥胖、头面颈烧伤或创伤、OSAS以及颈项过短等，围手术期都易引起急性呼吸道阻塞，常需采取清醒气管内插管，或事先做好抢救准备（如气管插管用具、吸引器、气管切开器械包及纤支镜等）。对拟行气管内插管的患者，必须常规检查呼吸道有关解剖及其病理改变。

12. 肺功能检查　对胸腔手术患者，或非胸腔手术但有呼吸功能减退的患者，术前应常规检查肺功能，对术后是否可能发生呼吸衰竭具有预测价值。

（三）气道、牙、颈

1. 对拟经口腔插管患者，对气道应做精确的重点检查，包括颈椎活动度、颞颌关节功能和牙齿情况，尽可能识别出可能存在困难气道的患者，以降低发生紧急困难气道的风险。

2. 牙齿　应仔细检查病损牙和义齿的情况，有无脱落被误吸危险，作好记录。对松动牙或义齿在麻醉前应摘下。

3. 颈部检查可与上述的气道检查同步进行。颈动脉区有杂音，提示存在周围血管病，需要做进一步检查，但并不意味着围手术期的卒中率增加。通过触诊检查明确甲状腺和气管情况。

（四）肺脏

麻醉前对急慢性呼吸系统疾病或呼吸功能减退

患者，施行一定的评估和治疗准备，可显著降低围手术期呼吸系统并发症发生率及病死率。

1. 常见呼吸系统疾病患者的麻醉耐受力估计 手术患者并存急性呼吸系感染（如感冒、咽炎、扁桃体炎、气管支气管炎、肺炎）者，术后极易并发肺不张和肺炎，择期手术宜推迟到完全治愈后1～2周再手术。如系急症手术，应尽量避免采用气管插管全麻，合理应用抗生素控制感染。

手术患者并存慢性阻塞性肺疾病者并不罕见。麻醉前要重点掌握有关病史和体检，以判断感染程度和肺功能减退程度，有无合并肺源性心脏病，并据此进行细致的术前准备工作。下面列举常见的病史和体检项目，对这类患者的术前评估和准备具有实用价值。

（1）呼吸困难：活动后呼吸困难（气短）是衡量肺功能不全的主要临床指标，据此可作出评估，详见表44-3。

表44-3 呼吸困难评级*

0级	无呼吸困难症状
Ⅰ级	能较长距离缓慢平道走动，但懒于步行
Ⅱ级	步行距离有限制，走一或二条街后需要停步休息
Ⅲ级	短距离走动即出现呼吸困难
Ⅳ级	静息时也出现呼吸困难

*指呼吸系统疾病引起的呼吸困难。根据正常步速、平道步行结束后观察

（2）慢性咳嗽多痰：患者在1年中有持续3个月时间慢性咳嗽多痰，并已连续2年或2年以上者，即可诊断为慢性支气管炎。这是一种慢性阻塞性肺疾病，手术后易并发弥散性肺泡通气不足或肺不张，术前应做痰细菌培养，并合理应用相应的抗生素控制感染。

（3）感冒：为病毒性呼吸道感染，可显著削弱呼吸功能，呼吸道阻力增高可持续达5周，同时对细菌感染的抵抗力显著减弱，从而容易使呼吸道继发急性化脓性感染，或使原有呼吸系统疾病加重。

（4）哮喘：提示小气道明显阻塞，肺通气功能严重减退，但一般均可用支气管扩张药和肾上腺皮质激素治疗而获得缓解。哮喘患者围手术期的呼吸系统并发症可比呼吸系正常患者高4倍。

（5）咯血：急性大量咯血有可能导致急性呼吸道阻塞和低血容量，甚至出现休克，有时需施行紧急手术，麻醉处理的关键在控制呼吸道，应酌情采用双腔支气管插管。

（6）吸烟：只要每日吸烟10～20支，即使年轻人，肺功能也已开始出现变化；凡每日吸烟20支以上，并有10年以上历史者，即可认为已经并存慢性支气管炎，平时容易继发细菌感染而经常咳嗽吐痰，麻醉后则容易并发呼吸系统严重并发症，发生率远高于不吸烟者。

（7）长期接触化学性挥发气体：为引起慢性支气管炎的主要诱因之一，同时可能伴有全身毒性反应。

（8）高龄：老年人易并发慢性肺疾病，尤以阻塞性肺疾病和肺实质性疾病为多见，并由此继发肺动脉高压和肺源性心脏病，这是高龄老人麻醉危险的主要原因之一，麻醉前必须对这类并存症加以明确诊断，并做好细致的术前准备工作。

（9）胸部视诊：观察呼吸频率、呼吸形式和呼吸时比；有无发绀；有无膈肌和辅助呼吸肌异常活动（三凹征）；有无胸壁异常活动（反常呼吸）、胸壁塌陷等；胸廓呈桶状者，提示阻塞性肺疾病已达晚期；脊柱呈后侧凸变形者，提示存在限制性肺疾病。

（10）肺听诊：有无啰音、支气管哮鸣音，或呼吸音减弱或消失。

（11）气管移位或受压：要寻找原因，估计是否会妨碍使用麻醉面罩通气，是否存在气管插管困难。

（12）过度肥胖：体重超过标准体重30%以上者，易并存慢性肺功能减退，术后呼吸系统并发症风险增高。

2. 麻醉前肺功能的评估

（1）简单易行的肺功能评估方法有：①测胸腔周径法：测量深吸气与深呼气时，胸腔周径的差别，超过4cm以上者，提示无严重肺部疾病和肺功能不全。②测火柴火试验：患者安静后，嘱深吸气，然后张口快速呼气，能将置于15cm远的火柴火吹熄者，提示肺储备功能好，否则示储备低下。

（2）凡呼吸困难程度已超过Ⅱ级，或具备前述12个病史和体检项目明显异常者，尤其对活动后明显气短、慢性咳嗽痰多、肺听诊有干湿啰音或哮鸣音、长期大量吸烟、老年性慢性支气管炎及阻塞性、限制性肺功能障碍等患者，术前还需做详细的胸部X线检查和专门的肺功能检查及血气分析。胸腔或腹腔大手术后，几乎无一例外地出现暂时性肺功能减退，术前也有必要做呼吸功能检测。检测结果预示高度危险的指标见表44-4。必须强调这些数据需结合临床表现去综合判断，才有实际意义。近年来，对于慢性肺功能不全，除非需要切除较多的肺组织，或已有广泛的肺纤维性实变，一般均可通过术前细致的治疗而获明显改善，故已很少被列为手术禁忌证。

表 44-4　估计手术后并发肺功能不全的高危性指标

肺功能测验项目	正常值	高危性值
肺活量(VC)	2. 44～3. 47L	<1. 0L
第 1 秒用力呼气容积(FEV_1)	2. 83L	<0. 5L
最大呼气流率(MEFR)	336～288L/min	<100L/min
最大通气量(MVV)	82. 5～104L/min	<50L/min
动脉血氧分压(PaO_2)	90～100mmHg	<55mmHg
动脉血 CO_2 分压($PaCO_2$)	35～45mmHg	>45mmHg

(3) 肺部听诊可发现有关疾病,也可发现某些无症状的疾病,以指导进一步检查。哮喘患者术前仍伴有支气管痉挛性哮鸣音者,提示术前对患者尚未能做到最佳状态的准备。充血性心力衰竭患者如果还能听到啰音或哮鸣音,提示患者还可能存在亚临床性充血性心力衰竭。如果患者计划施行肌间沟臂丛神经阻滞或颈深丛阻滞,应检查膈肌动度,此类阻滞常会引起同侧膈神经麻痹。

(五) 心脏大血管

对心脏检查应包括心率、心律(规则、不规则、期前收缩等)、是否存在心脏杂音(右心杂音、肥厚性心肌病变、主动脉瓣狭窄、二尖瓣反流、二尖瓣脱垂、主动脉瓣关闭不全、肺动脉瓣狭窄、三尖瓣反流、肺动脉瓣反流)或其他心音(如第三心音)、颈外静脉充盈情况。除检查血压、脉搏、皮肤黏膜颜色和温度等周围循环外,还要注意心脏听诊和叩诊,周围浅动脉、眼底动脉和主动脉情况。有心脏扩大,桡动脉和眼底动脉硬化、主动脉迂曲者,对麻醉的耐受性都较差,在麻醉用药量、麻醉深度、氧供应、输液速度和输液量,以及消除手术刺激不良反应等处理上都必须格外谨慎合理。心脏听诊有杂音,但无心脏功能障碍者,对麻醉的耐受未必太差。有心律失常者,需用心电图确诊其性质,酌情予以治疗。对 40 岁以上的患者,术前需常规检查心电图。据统计,术前能查出心电图异常并给予适当处理者,死亡率可降低 50%。此外,对心肺功能的代偿程度作出恰当评估,十分重要,详见下文。

1. 心血管病患者的麻醉耐受力评估

(1) 先天性心脏病中的房间隔缺损或室间隔缺损,如果心功能仍在Ⅰ、Ⅱ级,或既往无心力衰竭史者,对接受一般性手术可无特殊困难或危险;如果同时伴肺动脉高压者,则死亡率显著增高,因此,除非急症,一般手术应推迟或暂缓。若并存主动脉缩窄或动脉导管未闭者,应先将这类畸形治愈,而后再施行其他择期手术。轻度肺动脉瓣狭窄不是择期手术的禁忌证,但重度者由于术中容易发作急性右心衰竭,择期手术应列为禁忌。法洛四联症由于存在红细胞增多和右室流出道狭窄,麻醉后易致心排血量骤减和严重低氧血症,故择期手术的危险性极大。

(2) 高血压患者的麻醉安危取决于是否并存继发性重要脏器损害及其损害程度,包括大脑功能、冠状动脉供血、心肌功能和肾功能等改变。单纯慢性高血压,只要不并存冠状动脉病变、心力衰竭或肾功能减退,即使已有左室肥大和异常心电图,在充分的术前准备和恰当的麻醉处理前提下,耐受力仍属良好,死亡率无明显增高。术前准备的重点之一是施用抗高血压药治疗,药物种类较多,有周围血管扩张药(如肼苯哒嗪、哌唑嗪、长压定等)、β-受体阻滞药(如艾司洛尔、心得安)、α-肾上腺素能神经阻滞药(如利血平)、钙通道阻滞药(如异搏定、硝苯吡啶)等。术前施行抗高血压治疗,有利于术中、术后维持血压平稳,但与麻醉药并用有可能产生不良相互作用,如低血压和心动过缓;与氯胺酮或泮库溴铵并用,有可能诱发高血压;与丙泊酚并用,有可能出现心血管虚脱。尽管如此,①一般认为血压≥180/110mmHg 的患者应推迟择期手术,待血压控制良好后方允许手术;②抗高血压药治疗必须延续到手术日晨,以防止术中因血压剧烈波动而诱发心力衰竭或脑血管意外等急性损伤;③术中一旦并发低血压,可临时应用适量缩血管药进行拮抗;④对长期应用抗高血压药治疗的患者,不能突然停药,否则患者对内源性儿茶酚胺的敏感性将相应增高,可能引发高血压、心动过速、心律失常和心肌缺血等严重意外;⑤对高血压并存肾脏损害者,术前需对麻醉药的种类和剂量的选择进行全面考虑,详见有关章节;⑥对高血压并存心肌缺血者,术前应重点加强对心肌缺血的治疗,择期手术需推迟。

(3) 缺血性心脏病患者的麻醉危险性在于发

生围手术期心肌氧供需平衡失调而诱发急性心肌缺血甚至心肌梗死，死亡率很高。遇病史中存在下列情况者，并存缺血性心脏病的可能性极大：①糖尿病；②高血压病；③肥胖、吸烟、高血脂者；④心电图示左室肥厚；⑤周围动脉硬化；⑥不明原因的心动过速和疲劳。缺血性心脏病的典型征象有：①紧束性胸痛，可往臂内侧或颈部放射；②运动、寒冷、排便或饱餐后出现呼吸困难；③端坐呼吸；④阵发性夜间呼吸困难；⑤周围性水肿；⑥家族中有冠心病；⑦有心肌梗死史；⑧心脏扩大。但有些缺血性心脏患者，平时并无明显症状，也无心电图异常，但冠状动脉造影证实已有1～3支冠状动脉存在超过50%的管腔狭窄，这类无症状的缺血性心脏患者，在麻醉中存在较大的潜在危险。

对缺血性心脏患者，从麻醉处理角度看，麻醉前首先应从病史中明确下列三个问题：①是否存在心绞痛，其严重程度如何，具体参考表44-5作出评估；②是否发生过心肌梗死，明确最近一次的发作时间；③目前的心脏代偿功能状况如何。

表44-5 心绞痛分级

分级	表现
Ⅰ级	日常体力活动不引起心绞痛；若快速步行、登楼梯、剧烈活动或长时间快速费力工作或娱乐，可出现心绞痛
Ⅱ级	日常体力活动轻度受限；登楼梯、爬山、餐后散步或登高、寒冷和大风、情绪紧张或睡醒后短时间，出现心绞痛
Ⅲ级	日常体力活动明显受限；以正常步速、短距离散步或登一段楼梯即出现心绞痛，休息后症状可缓解
Ⅳ级	任何体力活动均可诱发心绞痛，静息时也发作

（4）心脏瓣膜病患者的麻醉危险性主要取决于病变的性质及其对心功能损害的程度。麻醉前必须明确是以狭窄为主，还是以关闭不全为主，还是两者兼有。一般讲，①以狭窄为主的病情发展较关闭不全者为迅速；重症主动脉瓣狭窄或二尖瓣狭窄极易并发严重心肌缺血、心律失常（房扑或房颤）和左心功能衰竭，也易并发心腔血栓形成和栓子脱落。因此，麻醉的危险性相当高，一般应禁忌施行择期手术。②关闭不全患者对麻醉和手术的耐受力一般均属尚可，但易继发细菌性心内膜炎或缺血性心肌改变，而有猝死的可能。③对各类瓣膜性心脏患者，为预防细菌性心内膜炎，术前均需常规使用抗生素。有人报道，单纯经鼻腔内气管插管也可能诱发细菌性心内膜炎，发生率达16%。抗生素应在手术开始前30分钟内使用。④为预防心腔内血栓脱落并发症，常予施行抗凝治疗，如遇急症，术前需中止抗凝，具体方法详见下文。

（5）心律失常：术前心电图存在心律失常者，必须结合病史和临床表现，探讨其实际意义。从麻醉角度看，术前需要纠正的心律失常有：①心房颤动和心房扑动，术前如能控制其心室率在80次/分钟左右，麻醉的危险性不致增加；相反，如不能控制心室率，提示存在严重心脏病变或其他病因（如甲亢），则麻醉危险性显著增高；②高度传导阻滞的患者均有发展为完全性心脏传导阻滞而猝死的可能，术前需做好心脏起搏器准备，术中需连续监测心电图。需指出，起搏器对电灼器很敏感，易受干扰而失灵，致心脏陷于停搏，故麻醉医师应掌握起搏器的使用和调节技术。无症状的右或左束支传导阻滞，一般并不增加麻醉危险性；③房性期前收缩或室性期前收缩，偶发者在年轻人多属功能性，一般无需特殊处理，或仅用镇静药即可消除，不影响麻醉耐受力；发生于中年40岁以上的患者，尤其当其发生和消失与体力活动有密切关系者，应考虑存在器质性心脏病的可能。频发（每分钟多于5次）、多源性或R波与T波相重的室性期前收缩，容易诱发心室颤动，术前必须用药加以控制，择期手术需推迟；④预激综合征可发作室上性心动过速，一般只要在麻醉前和麻醉中做到防止交感兴奋和血管活性物质释放，即可有效预防其发作，但对持续而原因不明的发作，要引起重视，有时往往是心肌病变的唯一症状，麻醉危险性极高，择期手术必须推迟。有关心律失常的问题详见有关章节。

2. 心脏功能的临床评估　心脏功能的临床评估方法有以下几种：

（1）体力活动试验：根据患者在日常活动后的表现，评估心脏功能，详见表44-6。

（2）屏气试验：患者安静5～10分钟后，嘱深吸气后作屏气，计算其最长的屏气时间。超过30秒者表示心脏功能正常；20s以下者表示心脏代偿功能低下，对麻醉耐受力差。

（3）起立试验：患者卧床10分钟后，测量血压、脉搏，然后嘱患者骤然从床上起立，立即测血压、脉搏，2分钟后再测一次。血压改变在20mmHg以上，脉率增快超过20次/分钟者，表示心脏功能低下，对麻醉耐受力差。本法不适用于心功能Ⅳ级的患者。

表 44-6 心脏功能分级及其意义

心功能	屏气试验	临床表现	心功能与耐受力
Ⅰ级	30s 以上	普通体力劳动、负重、快速步行、上下坡，不感到心慌气短	心功能正常
Ⅱ级	20～30s	能胜任正常活动，但不能跑步或较用力的工作，否则心慌气短	心功能较差。麻醉处理恰当，麻醉耐受力仍好
Ⅲ级	10～20s	必须静坐或卧床休息，轻度体力活动后即出现心慌气短	心功能不全。麻醉前准备充分，麻醉中避免任何心脏负担增加
Ⅳ级	10s 以内	不能平卧，端坐呼吸，肺底啰音，任何轻微活动即出现心慌气短	心功能衰竭。麻醉耐受力极差，手术必须推迟

3. 临床容易被误诊的心脏病

（1）有些心脏病可出现某些消化道症状，如急性腹痛、放射性疼痛、恶心、呕吐、黄疸、腹水等，由此易被误诊为腹部外科疾病而需施行手术，显然其麻醉和手术危险性倍增。因此，麻醉医师应提高警惕，如怀疑有误诊，应请内科医师协助诊断。

（2）易被误诊为非心脏病的临床表现有：①心绞痛和心肌梗死可伴剑突下疼痛，类似胃病；②突发性右心衰竭，尤易发生于活动后的轻度右心衰竭，或严重二尖瓣狭窄突发心房颤动者，常伴有右臂上1/4肩胸部放射性疼痛，类似胆囊病；③慢性发作的右心衰竭，可出现非特异性胃肠道症状，如厌食、恶心、饭后腹部饱胀感，甚或呕吐，常伴体重下降，因此，易被误诊为上消化道癌症；如果不伴心脏杂音，则更容易误诊；④肺动脉栓塞伴黄疸时，易被误诊为胆道系统疾病；⑤右心衰竭或缩窄性心包炎，常伴发腹水；⑥伴巨大右心房的二尖瓣狭窄、心包炎、主动脉瘤、主动脉缩窄或主动脉弓畸形，可压迫食管而出现吞咽困难症状；⑦急性风湿热，常可伴发急性腹痛，尤易见于儿童；⑧细菌性心内膜炎或心房颤动时并发脾、肾或肠系膜动脉栓塞，可出现急性腹痛；⑨心力衰竭患者应用洋地黄逾量中毒时易出现恶心、呕吐症状。

（六）肾脏

麻醉药的抑制、手术创伤和失血、低血压、输血输液反应和脱水等因素都可导致肾血流减少，由此可引起暂时性肾功能减退。大量使用某些抗生素、大面积烧伤、创伤或并发脓毒症时，均足以导致肾功能损害。如果原先已存在肾病，则损害将更显著，甚至出现少尿、无尿和尿毒症。因此，术前必须通过各项检查，判断肾功能，衡量患者对麻醉和手术的耐受力，必要时采取各种透析治疗。

1. 各类肾病的麻醉耐受力评估

（1）年轻、无肾病史及尿常规正常的患者可认为肾功能良好，可耐受各种手术和麻醉。老年、并存高血压、动脉硬化、严重肝病、糖尿病等患者，容易并发肾功能不全，即使尿常规无特殊异常，也需做肾功能检查，以评估其对麻醉和手术的耐受力。

（2）对慢性肾功能衰竭或急性肾病患者，未经治疗时原则上应禁忌施行任何择期手术。近年来，在人工肾透析治疗的前提下，慢性肾功能衰竭已不再是择期手术的绝对禁忌证，但总的讲，对麻醉和手术的耐受力仍差。

（3）肾病主要包括肾小球性和肾小管性两类，此外还有肾结石性肾病。肾小球肾炎可发展为肾病综合征，患者处于身体总水量过多而血管内血容量减少的状态，发展至末期可出现尿毒症。为减轻水肿，常使用利尿药治疗，这样血容量可进一步降低。对这类患者术前准备的重点在调整血容量和水电解质平衡，在严密监测下进行补液处理。肾小管一旦发生病变，主要的症状为少尿、无尿，机体代谢终末产物在体内潴留，最终发展为尿毒症。为彻底根治慢性尿毒症，多数需施行肾移植手术，则术前必须通过人工肾或腹膜透析进行充分细致的准备。

（4）患有慢性肾病者，常易并存其他脏器病变，需在术前作出正确判断和治疗。常见的合并症有：①高血压或动脉硬化，在肾病所致的低血容量和贫血情况下，易导致心脏做功增加，继发心力衰竭；②心包炎，严重者可致心包填塞，术前超声波检查可作出确诊；③贫血，其严重程度一般与尿毒症的程度成正比；④凝血机制异常，尿毒症患者常并存血小板功能异常和Ⅲ因子（组织凝血活酶）活性降低，术前需施行糖皮质激素或免疫抑制等治疗；⑤代谢和内分泌功能紊乱，包括碳水化合物耐量减退、胰岛素拮抗、甲状旁腺功能亢进、自主神经系统功能紊乱、高钾血症和酸中毒等，同时对某些药物的排泄和药代动力学也发生改变，术前应尽可能予以调整，对麻醉药和肌松药的选择必须慎重、合理。

2. 肾功能障碍的临床评估　尿液分析（血、糖、蛋白）、血浆白蛋白、血尿素氮（BUN）、血清肌酐值、内生肌酐清除率、尿浓缩试验和酚红试验等，是临床较有价值的肾功能测定。以24小时内生肌酐清除率和BUN为指标，可将肾功能损害分为轻、中和重度三类，详见表44-7。

表44-7　肾功能损害程度分类

	正常值	损害程度		
		轻度	中度	重度
24h内生肌酐清除（ml/min）	80～100	51～80	21～50	<20
血尿素氮（mmol/L）*	1.79～7.14	7.5～14.28	14.64～25	25.35～35.7

* 血尿素氮 mg/dl×0.357=mmol/L

（七）肝脏

1. 肝脏患者的麻醉耐受力评估　绝大多数麻醉药（包括全麻药和局麻药）对肝功能都有暂时性影响；手术创伤和失血、低血压和低氧血症，长时间使用缩血管药等，均足以导致肝血流减少和供氧不足，严重时可引起肝细胞功能障碍。这些因素对原先已有肝病的患者，其影响显然更为显著。从临床实践看，①轻度肝功能不全的患者对麻醉和手术的耐受力影响不大；②中度肝功能不全或濒于失代偿时，麻醉和手术耐受力显著减退，术后容易出现腹水、黄疸、出血、切口裂开、无尿，甚至昏迷等严重并发症。因此，手术前需要经过较长时间的严格准备，方允许施行择期手术；③重度肝功能不全如晚期肝硬化，常并存严重营养不良、消瘦、贫血、低蛋白血症、大量腹水、凝血功能障碍、全身出血或肝昏迷前期脑病等征象，则危险性极高，应禁忌施行任何手术；④急性肝炎患者除紧急抢救性手术外，一律禁忌施行手术；⑤慢性肝病患者手术中的最大问题之一是凝血机制异常，这与患者常合并胃肠道功能异常，维生素K吸收不全，致肝脏合成Ⅴ、Ⅶ、Ⅸ、Ⅹ因子不足有关，术前必须重视加以纠正。

2. 肝功能的临床评估　肝脏有多方面的功能，评价其功能状况需进行多种实验室检查。但需强调，目前临床上常用的肝功能检查大多数属非特异性，如果单凭某几项检验结果即作为判断依据，往往不可靠，还必须结合临床征象进行综合分析，方能做出较合理的诊断。有关肝功能损害程度，可采用临床常用的Child-Pugh分级加以评定，见表44-8。按该表计算累计分：1～6分者为A级（轻度肝功能不全）；7～9分为B级（中度不全）；10分以上为C级（重度不全）。肝病合并出血，或有出血倾向时，提示已有多种凝血因子缺乏。若凝血酶原时间延长、凝血酶时间延长、部分凝血活酶时间显著延长、纤维蛋白原和血小板明显减少，提示已出现弥散性血管内凝血（DIC）和纤维蛋白溶解，表示肝脏已坏死，除急救性手术外，其他任何手术均属禁忌。

表44-8　Child-Pugh肝功能不全评估分级

临床或生化指标	分数		
	1	2	3
血清总胆红素（μmol/L）	<34	34～51	>51
血清白蛋白（g/L）	≥35	28～35	≤28
凝血酶原时间延长（s）	1～3	4～6	>6
脑病分级	无	1～2	3～4
腹水	无	轻度	中重度

（八）神经系统功能

1. 术前神经系统评估的重点内容

（1）麻醉前对每一例患者应常规询问中枢神经系统情况，是否有脑出血或脑梗死病史，是否有头痛史，神志消失史，肌无力史，局灶性症状（如一过性单眼失明、复视、麻痹、吞咽困难等）；①脑出血及脑梗死病史常提示并存高血压；②头痛提示可能存在脑瘤或占位病变、颅内高压（ICP）、脑积水、颅内动脉瘤或脑动静脉畸形；③神志障碍（指眩晕和昏厥）提示可能存在心血管系疾病或癫痫状态；④弥漫性肌无力提示可能存在神经肌肉疾病（如肌营养失调、重症肌无力、多发性神经炎）或内分泌、代谢性疾病；⑤单侧性肌无力最常见于卒中、短暂脑缺血发作（TIA）或脊神经根疾病；⑥局灶性神经征象提示可能同时并存中枢性与周围性神经疾病，需进一步CT、MRI检查确诊；⑦对新出现的明确而不稳定的征象，或估计术后有可能发生神经系统功能障碍者，也需进一步深入检查。

（2）对术前已诊断患有神经系统并存症的患者，需具体掌握疾病的持续时间、最近的表现、治疗用药情况、体检、实验室检查结果与最后诊断，如果与以往的诊断不相符时，需进一步深入研究，并邀请神经专科医师会诊，力求全面做好围手术期的预防和治疗工作。

2. 邀请神经科医师会诊 会诊的目的主要在：①明确神经系统征象的疾病诊断及其临床意义，如头痛，阵发性短暂的征象，慢性局灶症状，肌无力，运动障碍，神志异常等；②对慢性神经系统疾病进行术前评估其病情的严重程度，如癫痫、重症肌无力、假性脑瘤、帕金森病、多发性硬化症、肌营养失调、症状性颈动脉病等，需采取哪些进一步的预防措施；③术前或术中尚需做哪些神经系统功能检查与监测，例如脑缺血患者的脑电图或体感诱发电位检查；后颅窝病变的脑干-听觉诱发电位，肌电图，脑神经和周围神经的传导速度等检查；④对已发生的并发症进行诊断与处理，如昏迷、谵妄、脑病、神经系统新出现的局灶征象或神经损伤、头痛、癫痫、脑死亡等。

邀请神经科医师会诊力求做到“有效”。所谓“有效”是指：①麻醉医师必须与神经科会诊医师直接交谈；②强调提供高质量、有的放矢的建议；③提供特殊用药的建议，包括药名、剂量、用药途径和作用持续时间；④约定继续随访的时间。如果对合并症的诊断不明确或模糊不清，其检查与建议也将是含糊不确的。此外，要求在会诊时直接了当提出问题，例如“病情是否有逆转希望?”，“病情的紧急程度如何?”等。经验丰富、技术熟练的会诊者根据病史资料、体检和神经系统检查，可能提出与原先完全不同的检查与诊断结果，此时麻醉医师应请会诊者明确作出具体答复。这类会诊的时间虽短暂，但针对性强，能解决实际问题。

3. 如果拟采用局部麻醉，应对麻醉区的神经功能进行检查并记录。如果麻醉区与手术区系在同一部位时，麻醉医师应在麻醉前对可能涉及的部位进行神经功能检查，并作记录，特别对术前已存在的神经系统损害进行记录，约有 15% 麻醉手术后的周围神经损伤会针对麻醉医师提出索赔要求。

（九）四肢脊柱

对拟行椎管内麻醉者，应常规检查脊柱和脊髓功能：①检查穿刺标志是否清楚；②明确脊柱有无病变、畸形；③穿刺点邻近组织有无感染；④是否存在出血性疾病、出血倾向、或正在使用抗凝药治疗；⑤是否有经常头痛史；⑥是否存在隐性脊髓病变。脊柱区域的皮肤有血管瘤、色素沉着或毛痣者，有可能合并椎管内血管畸形。如果怀疑上述情况，为避免发生全脊麻、脊髓病变加重、椎管内血肿形成、椎管内感染化脓而继发截瘫等严重并发症，应禁用椎管内麻醉；⑦拟行桡动脉穿刺插管施行直接动脉压测定时，应首先明确桡动脉是否有病变，然后做 Allen 试验。

四、实验室与诊断学常规检查

无选择性的实验室与诊断学检查对患者和社会都是一笔不菲的开支。在保证患者安全的基础上减少不必要的实验室与诊断学常规检查，需要麻醉医师与外科医师的合作。新近的观点一般认为：

（一）心电图

1. 目前认为年龄小于 40 岁的患者术前常规行心电图检查并非必要。外科患者术前出现异常心电图者较为常见，并随年龄增高而增多。研究发现，年轻健康患者出现 Q 波和 ST-T 波改变，通常也不能说明是由于心脏缺血性疾病所引起，且证实一般也不会影响围手术期的用药。

2. 明显的心电图异常常是疾病的重要表现。40 岁以下患者仅通过心电图而不通过病史和体检，发现心脏病的概率很低。在年龄超过 44 岁或曾有心脏病病史者，心电图阳性的概率则增高。当前，对术前常规做心电图检查问题，虽尚无统一意见，但首先重点询问有关心脏病病史，然后据此考虑心电图检查，此意见已较趋一致，特别对年龄 40～45 岁以上的患者尤其需要依靠询问病史。

3. 对于某些患者需常规检查心电图：如心肌梗死病史、稳定型心绞痛、充血性心力衰竭、心律失常病史、动脉瘤；气胸、哮喘、COPD、睡眠呼吸暂停综合征；糖尿病；惊厥、脑出血或脑梗死；甲状腺疾病；病理性肥胖等。

（二）全血细胞计数、血红蛋白检查

非必须检查。个体化指征包括：合并血液系统疾病、既往或当前出血、肾病、放化疗患者、激素或抗凝剂治疗者、大手术等。

（三）肝功能检查

非必须检查。个体化指征包括：各型肝炎肝硬化、门脉高压、胆道疾病、肿瘤、免疫损伤及出血性疾病、长期应用肝脏毒性药物者等。

（四）肾功能检查

非必须检查。个体化指征包括：各型肾脏疾病、高血压、糖尿病、恶心呕吐、脱水、血尿、多尿或少尿、心肝肾损害及既往肾移植病史等。

（五）凝血功能检查

非必须检查。个体化指征包括：出血史、肝肾疾病、血液病、营养不良、应用影响凝血功能药物者及拟采用椎管内麻醉者等。

（六）胸部X线片

非必须检查。个体化指征包括：肺部啰音、肺水肿和COPD、肺炎、气胸、心脏扩大、肺动脉高压、胸主动脉瘤、右位心及胸腔或纵隔占位等。

（七）肺功能检查

非必须检查。个体化指征包括：哮喘、肺气肿、COPD、可疑肺部疾病、术前存在呼吸困难或拟行肺切除术者等。

需要注意的是，上述意见和建议并非公认的国际标准。不同医疗机构在制定其内部的术前检查项目标准和规范时，需结合不同国家和地区以及医疗机构自身的实际情况加以统筹考虑，以免引起不必要的医疗纠纷。

五、特殊检查

外科手术患者并存明显的内科疾病时，有必要进行某些特殊检查。

（一）心脏疾病

1. 每年约有700万～800万非心脏手术患者并发或死于心脏意外，其中相当一部分患者的病史中并无冠心病记录。看来，术前确定心脏病这类高危疾病具有重要意义。

2. 临床上对不能有效控制的充血性心力衰竭，或近6个月内有心肌梗死史的患者，宜推迟择期手术，建议采用内科治疗后再选择手术时机。

3. 当今对已知或怀疑冠状动脉心脏病患者的诊断手段已有显著进展。如无创的冠状动脉CT检查及有创的冠状动脉造影术。

（二）肺功能检查

1. 肺活量计检查（spirometry） 对非胸腔手术患者术前常规检查肺功能，无实际价值，因预测上腹部手术后肺部合并症方面，肺活量计测定并不比通过仔细询问病史和体检者为有效。另外，目前尚无一项肺功能检查异常项目，可以确认是手术禁忌证。患者第1秒用力呼气容量（FEV_1）低于0.45L者，仍有可能耐受手术。

2. 几项简单的临床资料，可以用来预测术后肺部合并症，见表44-9。

表44-9 预测术后肺部并发症的临床资料

ASA大于2级者
吸烟史
年龄大于70岁
COPD患者
颈、胸、上腹部、主动脉或神经外科手术
预期手术时间较长（大于2h）
计划行全身麻醉（尤其是气管内插管）
白蛋白小于30g/L
运动储量小于步行2个街区或上一层楼
BMI大于30kg/m^2

3. 对某些需要施行肺切除手术的患者，则有指征做更多的检查，如分段肺功能测定、运动试验、右心导管肺动脉压测定等。

4. 动脉血气分析 除临床仔细分析病史进行肺功能评估外，最简单易行的肺功能测定项目是动脉血气分析。如果不存在神经肌肉接头疾病或药物性肺泡通气不足情况，$PaCO_2$大于45mmHg是预测肺部并发症的可靠指标。

5. 血药浓度检查 对长期用药、病情稳定、术前已做血药浓度监测的患者，无需在术前重复血药浓度检测。但对术前近期药物剂量改变者，或临床情况出现变化时，术前有必要再做一次血药浓度检查。

6. 有创监测 对危重择期手术患者施行有创血流动力学监测，可提供有用的参数，以判断高危患者病情，指导纠正血流动力学异常，从而可降低并发症的发生率和死亡率。对外周血管手术患者进行的前瞻性研究指出，术前施行肺动脉插管监测和纠正血流动力学异常，术中不良意外（心动过速、心律失常和低血压等）和围手术期并发症发生率（主要是吻合血管栓塞）都比对照组者显著减少，但两组的死亡率、住院天数和住院费用并无显著性差异。对必需施行有创监测的患者，术前在尚未完成有创监测步骤前，不宜贸然开始麻醉和手术。

（三）综合检查与会诊

对拟施行复杂大手术，或常规检查有明显异常，或并存各种内科疾病的患者，需做相应的综合性实验室检查，包括胸部X线检查、肺功能测定、心电图、心功能测定、凝血功能试验、动脉血气分析、肝功能试验、肾功能试验、基础代谢率测定及内分泌功能检查等，必要时请专科医师会诊，协助诊断与评价有关器官功能状态，商讨术前进一步准备措施。有的医疗中心已建立麻醉医师术前会诊制度，由麻醉医师提出麻醉安危问题，通过会诊方式有助于防止择期手术患者临时暂停和推迟手术的问题。

六、心理与精神检查

1. 患者的焦虑程度与原因必须加以分析与评估　大多数面临手术的患者都表现不同程度的恐惧。有些因素特别容易诱发恐惧。在一组218例手术患者中，癌症手术患者有85.7%出现恐惧；泌尿科大手术患者有79%出现恐惧；在其他型手术中，有57.2%患者出现恐惧。许多患者对面临的手术，主要的顾虑是手术及手术后疼痛，由此可产生焦虑和恐惧不安。因此，要求麻醉医师在术前访视中，在不违背知情同意原则的前提下，对患者许诺术中保证手术不痛、局部麻醉手术中可用镇静药保持患者处于睡眠状态；许诺术后有完善镇痛措施，亦不会很痛。

2. 恐惧程度的估计　征询患者对手术和麻醉有何顾虑与具体要求，酌情进行解释和安慰。有明显精神症状者，应邀请心理科医师或精神科医师确诊并予治疗。患者对待周围事物的反应与表现，可作为评估恐惧程度的参考，如主动参与、思维与生理应激自动控制、松弛、精神涣散等。一项研究结果表明，术前恐惧程度与随之发生的其他心理反应密切相关（表44-10）。能做到主动参与的患者，是最理想的心理反应。主动参与是指患者认为自己是治疗过程中的一个成员，对疾病并不表现失望，手术可将疾病治愈，危险性并不重要。

表44-10　术前恐惧与随之出现的心理反应之间的关系

术前恐惧水平	手术当天强烈愤怒（表现极度愤怒%）	责备反应（因医院工作人员失误而引起%）	对医院职工的完全自发性申诉（批评职工%）
高度恐惧（n=47）	13%	16%	18%
中度恐惧（n=67）	2%	9%	9%
轻度恐惧（n=35）	2.3%	2.8%	3.1%

第2节　麻醉危险性评估

一、ASA健康状况分级

根据麻醉前访视结果，将病史、体格检查和实验室检查资料，联系手术麻醉的安危，进行综合分析，可对患者的全身情况和麻醉手术耐受力做出比较全面的评估。麻醉相关死亡的发生率介于0.0005%～0.01%，此数据只是原发于麻醉相关死亡的总发生率，不单纯指医源性原因的麻醉死亡。1941年Saklad首先提出根据患者全身健康情况与疾病严重程度，对患者术前情况进行7级评估分级，以后于1963年由Dripps对上述评估分级加以修订为5级，并被美国麻醉医师协会（ASA）引用，定名为“ASA健康状况分级”，（表44-11）。尽管不同的观察者在运用ASA健康状况分级上，存在着判断上的差异性和含糊性，但许多作者指出，ASA健康状况分级对非心脏性死亡的预测是一个良好指标，适用于整体死亡的评估，但用于预测与麻醉有关的死亡则缺乏敏感性。一般讲，ASA Ⅰ、Ⅱ级患者对麻醉的耐受力一般均良好，麻醉经过平稳；Ⅲ级患者接受麻醉存在一定危险，麻醉前需尽可能做好充分准备，对麻醉中和

表44-11　ASA健康状况评估分级

分级	评估标准
Ⅰ	无器质性、生化或心理疾病的健康人
Ⅱ	有轻度系统性疾病，对日常生活无严重影响。对麻醉手术无影响
Ⅲ	重度系统性疾病，显著影响日常生活。对麻醉手术很可能有影响
Ⅳ	严重系统性疾病，威胁生命或需要加强治疗。日常活动严重受限。对麻醉手术有重要影响
Ⅴ	危重患者，手术与否都可能在24h内死亡
Ⅵ	脑死亡的器官捐献者

分级中的“E”表示急诊手术

麻醉后可能发生的并发症要采取有效措施,积极预防;Ⅳ、Ⅴ级患者的麻醉危险性极大,更需要充分细致的麻醉前准备。ASA分级法沿用至今已数十年,对临床工作确有其一定的指导意义和实际应用价值,但其标准仍嫌笼统,在掌握上可能遇到欠正确的具体问题。

我国临床根据患者对手术麻醉耐受力的实践经验,将患者的全身情况归纳为两类4级,详见表44-12。对第Ⅰ类患者,术前无需特殊处理,或仅作一般性准备,可接受任何类型手术和麻醉;对第Ⅱ类患者必须对营养状况、中枢神经、心血管、呼吸、血液(凝血功能)、代谢(水、电解质代谢)及肝、肾功能等做好全面的特殊准备工作,方可施行麻醉和手术,必要时宜采取分期手术,即先做简单的紧急手术,例如大出血止血、窒息气管造口、坏死肠袢外置等,待全身情况得到改善后再进行根治性手术。

表44-12 我国手术患者全身情况分级

类、级	全身情况	外科病变	重要生命器官	耐受性
Ⅰ类1	良好	局限,不影响全身	无器质性病变	良好
Ⅰ类2	好	轻度全身影响易纠正	早期病变,代偿	好
Ⅱ类1	较差	全身明显影响,代偿	明显器质性病变代偿	差
Ⅱ类2	很差	全身严重影响失代偿	严重器质性病变失代偿	劣

二、麻醉危险因素

一般认为与麻醉有关的总死亡率约为1:10 000~20 000,但各医疗单位之间存在着较大的差异。英国于1980年中期经普查确诊麻醉死亡的发生率为1:185 000。Notof对某个急诊单位调查1975~1980年的麻醉死亡率约为1:450 000。但肯定的是,随着医学的发展,麻醉死亡率逐渐降低。甚至有人认为,对于健康个体而言,1984年实施麻醉的安全性至少是1960年的5倍。

围手术期风险是由多种因素造成的,包括麻醉、患者和手术等。虽然麻醉方法、麻醉药的选择及麻醉者的专业水平非常重要,但外科医师的技术水平和手术本身亦会影响围手术期风险。单就麻醉而言,其风险主要包括:失误、诊断错误以及麻醉医师本人的特点。围手术期涉及的各项风险归纳如下:

1. 与患者相关的风险　包括高龄、男性、ASA分级高、合并严重内科疾病等。

2. 特殊患者　①产科:危险因素包括肥胖、急诊手术、困难气道、合并症等。②儿科:危险因素包括低龄(尤其是小婴儿)、恶心呕吐、气道梗阻等。③老年患者:危险因素主要是高龄、缺血性心脏病和肺功能减退。193例麻醉相关性心搏骤停研究显示,心血管原因(主要为失血导致的低血容量及大量输注库血导致的高钾血症)占41%,呼吸道梗阻(主要为喉痉挛导致)占27%。

3. 与麻醉方法和药物直接相关的风险　没有哪种方法和药物是完全安全的,关键在于针对患者状况、手术部位和类型以及麻醉者的经验进行最佳选择。有人认为区域麻醉的预后优于全身麻醉,但尚未得到绝对确切的证据支持。

4. 与手术相关的风险　危险因素包括急诊手术、心血管手术、胸腹腔手术等。

5. 与手术地点和术后监护相关的风险　在不同医疗单位实施相同手术的风险可能存在巨大差异。术后监护质量对围手术期死亡率也有显著影响。

6. 与麻醉实施者相关的风险　麻醉者的性格特点、操作技术和经验可能会影响患者的风险。一项869 463例手术的研究显示,可降低24小时内患者死亡或昏迷相关风险的独立因素包括:①使用清单检查麻醉设备;②在麻醉实施阶段可以随时找到麻醉医师;③在同一例麻醉中不更换麻醉医师;④在麻醉维持阶段有全职而非兼职的麻醉护士;⑤在紧急状况下两人而非一人在场处理;⑥拮抗肌肉松弛药的作用;⑦拮抗阿片类药的作用。

三、围手术期不能纠正的危险因素

围手术期危险因素可分为不可变与可变两大类。不可变的危险因素包括患者的年龄、手术类型、手术急慢程度、既往麻醉意外史、医疗单位的经验技术设备条件等。可变的危险因素主要指术前患者的生理病理状况，即病理性危险因素，术前是否能调整到最佳状态是其关键。

（一）年龄增长因素

多数麻醉医师认为，随着年龄的增长，围手术期有关死亡的因素增多，危险性增高。年龄增长意味着患者合并慢性全身性疾病或生理老化性衰退的数量和（或）程度增加，这是最普遍的不可变因素。有关研究指出，围手术期死亡患者中约80%的年龄超过65岁。另一个与围手术期危险性相关的年龄因素是老年患者的预期寿命有多久。老年人不论手术与否，其一般寿命介于85～90岁之间（表44-13）。老年人术后的剩余寿命是一项不易估测因素，与手术危险性之间的关系更需慎重权衡。老年患者自己希望有更长的寿命，但与医师能掌握的危险性程度往往有较大的出入。

表44-13 老年人的预期寿命

当前年龄（岁）	剩余寿命的年数	
	男性	女性
65	14	18
67	12	16
70	11	14
75	9	11
80	7	9
85	5	7

（二）医疗单位的技术经验与条件

医师的技术经验需要累积，这是一个暂时性的不可变的因素；单位设备条件是另一个暂时性不可变的因素。Slogoff等指出，冠状动脉搭桥手术中心肌缺血发生率，在很大程度上取决于麻醉医师对麻醉药的使用经验情况。Merry等支持此说，指出专科与非专科麻醉医师，对围手术期预后有较大的区别，即显著影响围手术期的预后。对复杂大手术，专科麻醉医师与手术组成员的队伍应该尽可能保持基本不变，这样有利于逐步积累更扎实的技术经验。此外，对特殊重大手术，其中还存在着经验与意外频率相互依存的规律，对手术预后有着明显的影响。例如在两个同类单位（例如医学院附属医院）之间，在患者年龄与疾病情况基本相同的前提下，施行同样的冠状动脉搭桥术，其围手术期死亡率可有21倍的差异。

（三）手术类型

围手术期另一个不可变的危险因素是手术类型与性质。表浅性手术如肢体骨折修复，其围手术期不良预后要比胸腔、腹腔或颅内手术者低得多。手术急慢程度是另一个影响围手术期预后的不可变因素，同类手术在施行急症或择期手术时，两者的内涵性质是不同的，急诊手术的不良预后可比择期手术者增高3～6倍。

四、病理性危险因素

（一）高血压

高血压是常见的功能性或器质性心血管疾病，是麻醉医师临床经常遇到的病例，约占10%～50%。对轻、中度高血压进行内科治疗，可延长其寿命，在手术麻醉中也不致出现不良预后。近年来，由于血管活性药物的进展，某些研究者认为，未经控制的高血压患者已不再是手术推迟的指征，该份研究报道包括约1000名高血压患者，全部顺利接受了全身麻醉，至于这些病例是否能接受局部麻醉，尚有待于探讨。对严重高血压则仍需强调严格的术前用药准备。

（二）冠状动脉疾病（冠心病）

冠心病的性质、程度和类型从仅有心绞痛症状至心肌梗死，差异性很大。心肌梗死与围手术期心脏不良影响之间存在时间相关因素。心绞痛史与围手术期心脏不良反应之间的关系则尚不够清楚。Rao等提出，对心肌梗死患者施行手术，应尽可能推迟至心肌梗死发作6个月以后进行，因在心肌梗死6个月以内施行手术者，围手术期发生心肌再梗死的发生率显著增高。近期心肌梗死显著增高手术危险性，这是麻醉医师普遍遵循的认识，但对间隔6个月再手术可降低手术危险性的机制尚不完全清楚，可能与心肌梗死区瘢痕愈合、瘢痕成熟以及梗死区周围已建立了足够的侧支循环有关。

但近20年来随着急性心肌梗死介入治疗（溶栓或冠脉支架植入术）的急剧增加，此类患者接受不同类型手术的时机选择原则已发生了显著变化。

（三）充血性心力衰竭

充血性心力衰竭可显著增高围手术期并发症发生率和死亡率。Goldman研究指出，年龄大于40岁的充血性心力衰竭患者，其围手术期死亡率可高达57%。术前估计术后并发心力衰竭的最有用预测指标是:颈静脉怒张,第三心音,或既往充血性心力衰竭史。心脏瓣膜病,特别是主动脉瓣狭窄,其术后心力衰竭的发生率为20%。有时根据术前充血性心力衰竭预测围手术期预后,常与临床结果不相符合,故不是一个精确的指标;但术后心肌再梗死的发生率则肯定增高,因此Mangano等认为充血性心力衰竭史是预测术后心脏意外的一项确切指标。

(四) 心律失常

早在1936年Kurtz在JAMA报道称心电图是术中有用的监测仪,在全身麻醉期间可发现80%存在心律失常。但有人提出疑问,如此高的发现率是否具有统计学意义,许多麻醉医师也有此同感。1985年Moorman对1410例心脏患者施行常规心电图检查,发现有异常心电图者占75%,据此提出术前应常规施行心电图检查的建议。但有人认为对无心脏病史的患者,没有常规检查心电图的必要。无论如何,对某些病例术前常规检查心电图,仍有预测心脏意外的价值,包括年龄超过40岁;高血压、外周血管病或糖尿病;电解质紊乱;胸腔内手术、腹腔内手术、主动脉手术、神经外科或急症手术;病史和查体发现有充血性心力衰竭包括心律失常等患者。目前尚缺乏有力依据能证实心电图检查与心脏意外之间关系的资料。对术前心电图异常的手术患者,应调整麻醉处理方案,务必使心脏意外率降至最低程度。

一般认为年龄超过40岁的患者术前都应予常规心电图检查,但对其实际价值尚存在争议。有人分析术前常规心电图检查的结果发现,术前病史和查体无心脏问题的患者,心电图发现新的心脏问题者仅为1%;病史中已有明确心脏问题的患者,心电图提供新心脏问题的发现率增至6.9%。

(五) 无创心脏功能检查

无创性心脏功能检查的技术已有较大的发展,对术前心脏状况的评估提供了较多的选择。但麻醉医师发现,单纯施行这类无创性检查,不仅价格比传统检查昂贵得多,而且不切合实用。但目前心脏科医师所做的多项综合检查,对术前评估病情则较为实用。

1. 超声心动图(echocardiograph) 对估计瓣膜病和心室功能特别有效,术前应予常规检查。对心脏射血分数显著性降低至25%～35%的患者,可确定为“高危”。但心脏超声检查只能反映心脏功能,不能明确是否存在心肌缺血性病变。且在并存瓣膜病或室壁瘤时,射血分数的测定值并不一定非常准确。

2. 冠状动脉CT检查 三维重建技术可清晰显示冠状动脉走行及狭窄部位,是目前无创检查中较好的技术。

3. 核素放射检查 当前对心肌缺血患者都常规施行铊扫描成像检查。铊与钾的作用类似,均伴随心肌血流而行,于正常人铊的成像是均匀的;在心肌梗死后的瘢痕区则遗留明确的冷点。铊扫描成像的临床方法和意义是:铊扫描成像检查前,先嘱患者通过运动或给予双嘧达莫以促使冠状动脉扩张,然后注入核素铊,可立即显示最初的铊成像图,然后再观察注药后2～3小时的成像图。当最初成像图和随后成像图均显示灌注均匀,可解释为心肌供血正常。当最初成像图显示正常,而随后成像图不再显示,可诊断为心肌缺血临界性危险。当最初成像图显示缺损区,随后成像图仍显示缺损,提示心肌有一个固定的缺血缺损区,可诊断为心肌梗死。Boucher等在1985年对术前双嘧达莫-铊扫描成像检查进行广泛研究,指出铊再分布试验与预测心脏意外之间具有高度相关性,认为可用作预测周围血管外科手术的心脏预后。但双嘧达莫-铊扫描成像正常者,并不意味着其术后经过肯定是平稳的。

4. 踏车运动试验 Gerson等1985年报道认为对择期非心脏手术患者,如果在平卧位下不能完成2分钟的蹬车试验(指心率已增快达99次/分钟以上),是预测心脏意外的最佳指标;老年患者如果能够完成上述踏车试验,其围手术期的心脏、肺脏或心肺混合性并发症的发生率可降低5～6倍。Gerson认为踏车运动试验的预测性,可比核素放射试验更正确地提供围手术期心脏、肺脏或心肺混合性并发症的预测依据,由此影响了核素放射试验的研究和实用价值。

(六) 肺脏危险因素

1990年对麻醉医师应用ASA分级的一份答卷式调查报道指出,至少有1/3麻醉意外患者系因呼吸系统意外引起。欧洲的资料也指出,手术后大多数的不良预后,与心肺并发症有关。Caplan等提出:即使肺功能正常的患者,术后也可能发生肺部并发症。如何防止呼吸系统意外仍是麻醉医师的一项疑难课题,应予高度重视。对一个肺功能异常的患者,目前尚没有一个单项试验就可做出精确预测。术前常规施行胸部X线检查,被公认是有用的预测指标,但Roizen对一组60岁以内、无症状的患者常规施行胸部X线检查,认为其危险性可能远超过其有用性。

1. 手术部位 手术部位涉及上腹部和膈肌者,

术后肺部并发症的发生率显著增高。胸腔手术后肺部并发症的发生率也高。Ford 等指出这类手术由于涉及横膈受到直接激惹或因神经反射,膈肌功能受到抑制,使腹式呼吸转为浅快的胸式呼吸,肺部并发症因之增高。术后施行恰当的切口镇痛,是减少肺部并发症的有效措施。

2. 慢性阻塞性肺疾病(COPD) COPD 是公认围手术期容易发生肺部并发症的危险因素,与术后限制性肺功能减退有密切关系。不少研究指出,混合性肺功能测验包括用力肺活量(FVC)、第 1 秒用力呼气容积(FEV_1)和最大通气量(MVV)是预测术后呼吸功能不全的最佳指标组合。

3. 心脏手术后肺部并发症 术前可根据心肺功能测定,预测和估计有关肺部并发症的危险程度。但现知 FEV_1低达 0.45L 的心脏病患者,通过围手术期辅用机械通气等措施,围手术期肺部并发症的可能相应减少,患者有存活可能。心脏科医师同样关心术前心肺功能评估,麻醉医师可会同心脏科、肺科医师一起讨论有关肺部并发症的预测与防治问题。

4. 哮喘 哮喘患者的可逆性气道部分阻塞,是围手术期危险性增高的重要因素。对这类患者宜避用全身麻醉和气管内插管,这样可减少哮喘发作。Shnider 等研究 55 000 例麻醉患者,其中有 687 例合并哮喘,发生率为 1.2%;术前听诊无哮鸣音,而术中出现哮鸣音者占 6.5%,其中 40% 发生于麻醉诱导期,60% 发生于麻醉维持期;这些患者中随着年龄的增高,喘息的发作率也增加;与传统的认识相反,采用局部麻醉的哮喘患者,术中喘息的发生率与不插管的全身麻醉者相同。Gold 复习 200 例哮喘患者的围手术期经过,发现哮喘的发作与手术部位之间有相关性,以上腹部手术术中的哮喘发生率最高,故是一项重要的预测指标。为减少哮喘患者的危险性,应强调术前对哮喘患者施行最完善的术前准备,对麻醉药和方法的选择应予特殊考虑,在麻醉方案中必须包括术后镇痛措施。

(七)神经系统功能障碍

对脑血管疾病患者,术前首先应明确其诊断。明确脑血管疾病的性质,也有助于预测心血管系统的不良事件(如心肌梗死)。此外,术前神经系统功能障碍常会影响麻醉药和麻醉方法的选择,特别是麻醉处理的良好与否,可显著影响这类患者围手术期不良事件的发生率。

1. 控制血压 脑血管疾病患者的血压,以维持稍高于无脑血管疾病者为妥,因血压下降可增加脑梗死意外的可能性。

2. 颈动脉杂音 在年龄超过 45 岁的患者群中,存在无症状的颈动脉杂音者约占 4% ~5%;年龄超过 55 岁者,颈动脉杂音者将增至 14%。患者并存颈动脉杂音,提示有颈动脉硬化和脑动脉供血减退,其危险性比其他血管硬化病者高。据统计,同年龄组患者中,伴颈动脉硬化者的心肌梗死发生率,一般要比无颈动脉杂音者高 2.5 倍。

3. 进行性神经系统疾病 进行性神经系统疾病常与糖尿病或其他周围神经疾病有关,可影响麻醉药与麻醉方法的选择。许多麻醉医师认为全身麻醉药比局部麻醉药会更明显地影响神经系统疾病的预后。实际上,良好处理的局部麻醉对这类患者还是比较有利的。

第 3 节 麻醉安全协定

一、手术中的基本监测

美国麻醉学医师协会(ASA)于 1986 年首先指定了麻醉基本监测标准,并最新版于 2010 年修订,世界麻醉学会联盟及全球多国麻醉学会制定了相应的监测标准或监测指南,并多次进行修改。为了提高中国临床麻醉质量,保障患者安全,减少麻醉意外的发生,降低麻醉死亡率,中华医学会麻醉学分会组织专家组参考其他国家麻醉监测标准或指南,结合当前我国经济条件、医疗设备现状和麻醉科医师队伍结构于 2009 年制定了《临床麻醉监测指南》(表 44-14)。该指南适用于全身麻醉、区域阻滞、手术室外麻醉、镇静监测管理以及术后恢复等所有麻醉科医师参与的临床麻醉活动,也成为医院科室建设和评定的参考标准。

该指南适用于每一例麻醉患者,如系急诊手术可加入某些其他恰当的监测项目。

该指南通过麻醉医师认真负责的判断,可以随时增加某些监测项目,以使监测质量更高,但这并不能保证患者不会再出现任何不良预后。

随着监测技术经验的积累,异常病情可被及时发现和纠正。表中所列的项目是基本监测的内容,应将它们列为麻醉管理的一个组成部分,不能随意

表 44-14 临床麻醉监测指南

监测基本要求	麻醉科医师必须在麻醉全程始终在岗
基本监测	氧合、通气和循环应该得到连续监测评估
氧合	观察患者皮肤和黏膜色泽、脉搏血氧饱和度
通气	肺部听诊呼吸音、观察胸廓运动、呼吸囊活动
循环	持续心电图显示、连续无创血压和心率，其监测间隔的时间原则上不能超过5min、同时注意脉搏触诊、脉搏波波动、心音听诊
扩展监测	可根据情况选择监测：尿量、中心静脉压、有创动脉压、呼气末二氧化碳分压、体温、脑功能、呼吸力学、血液生化、血气分析、肌松、凝血功能、肺动脉压、心排血量

注：①监测基本要求和基本监测是完成每个麻醉必须做到的；②本标准暂不适用分娩镇痛和疼痛治疗；③在转运、搬动过程中或急救现场或监测仪器出现故障时持续监测可允许有短时间的中断。麻醉患者从手术(监测)床搬到转运床时，麻醉科医师的首要职责是保护患者的头颈部和维护气道通畅；④某些临床麻醉过程中，麻醉科医师可以进行补充监测或采用其他可靠的监测手段来替代基本监测，例如体外循环期间采用血气分析替代常规通气、氧合监测；⑤监测设备和设施都不能取代麻醉科医师的临床观察和判断

省略或疏忽。

在监测过程中可能遇到罕见的异常情况，有时基本监测项目不能显示其临床价值，也不能反映临床病情的进展；或临时发生了无法预料的监测意外中断。

当麻醉医师通过认真负责的判断，发现病情有所减轻或好转时，可以临时决定暂时放弃某些监测。

二、对麻醉安全协定的进一步探讨

在麻醉安全协定中，还提出某些问题值得进一步探讨。

(一) 监测设备

监测需要一定的仪器设备，基本项目应包括：①无创自动血压仪；②心电图仪；③脉搏血氧饱和度仪；④CO_2监测仪；⑤心前区或食管听诊器；⑥氧浓度分析仪；⑦气道压高低监测仪；⑧测温探头。这些仪器设备都必须按规定标准要求，由专门技术人员进行定期维护、校正和检修，以保证监测数据的确切可靠。

(二) 利用生命体征监测仪能否降低麻醉危险性

利用监测仪能否降低麻醉危险性问题，较难恰当评估，有关争议较多。近20年来，脉搏血氧饱和度仪已广泛用于麻醉患者，但争议最多。有一份随机前瞻性研究报道指出，脉搏血氧饱和度仪有其应用价值。但另一份20 802例大样本病例的研究指出，脉搏血氧饱和度并不能即时反映麻醉中早期缺氧的变化，即表现明显的滞后30～45秒现象。Eichhorn回顾性研究资料指出，自应用脉搏血氧饱和度仪以来，围手术期并发症的发生率有所降低。ASA答卷式问答调查指出，应用专门的额外监测仪有防止不良后果发生的效果(额外监测仪主要指脉搏血氧饱和度仪和呼吸气体CO_2分析仪)，分析1000余例应用的结果认为，可至少防止30%的不良后果。Caplan等在分析ASA问答资料后认为，应用较好的监测仪可使约72%呼吸系统不良意外得到防止。

(三) 应用监测仪是否会引出额外的问题

Kestin等在一份报道中指出，小儿手术中应用带有报警声响的监测仪时，其频繁的报警声会增添人们许多烦恼，分析结果表明，75%的报警并非来源于患儿的生理情况改变，只有3%的报警属于患儿真正危险的反映。尽管设计生产厂方已注意到上述问题，但由于监测仪的非整合性与非按类分属性问题尚未能得到妥然解决，因此，频繁报警声响问题依然存在。

(四) 高危患者额外监测项目的价值

麻醉医师遇到高危手术患者时，常会额外加用有创性血流动力学监测，多数认为持续监测直接动脉压和肺动脉压可提高麻醉安全性，并认为某些手术例如心脏手术、颈动脉内膜剥脱术和主动脉瘤修补术等，如果没有有创性监测作为指导，麻醉处理将十分困难。尽管如此，目前尚没有一份应用有创监测可以降低围手术期危险程度的具体资料报道。有创监测的另一方面优点是，可立即发现因心律失常或手术牵拉心脏大血管所引起的血流动力学改变，能较正确迅速地反映低血压程度，并可减少麻醉医师的工作量。

1. 直接动脉压监测　判断一种监测方法的价值，必须是利大于弊。直接动脉压监测的优点虽已得到充分认可，但其并发症仍明显阻碍其广泛应用，常见并发症有局部表面感染约4%，桡动脉闭塞率超过40%。虽然如此，并发手或手指坏死者甚为罕见。

2. 中心静脉压和肺动脉压监测　中心静脉压(CVP)和肺动脉压(PAP)都属于经中心静脉的有创性监测技术，近20年来其应用率明显增加，主要与

心血管手术的广泛开展有关。其中尤其以肺动脉插管监测,可给麻醉医师提供大量信息,允许对许多围手术期的病情变化进行判断与分类,并指导建立治疗方案。Shoemaker等指出,应用肺动脉压监测可提供更多心血管功能数据,由此可降低危重患者的围手术期死亡率。但本监测方法尚存在一些明显的并发症,随意滥用并无裨益。伴随CVP和PAP的操作所出现的某些并发症,常较直接动脉压监测者为严重,因此,在采用前应慎重分析其利弊关系。其并发症包括误穿颈动脉、气胸、血胸、感染、中心静脉栓塞以及肺动脉破裂,甚至死亡。选用这类有创中心静脉血压监测,需根据患者的个体需要而定,最后的决定因素是本单位的设备与技术条件。有人认为,CVP监测的危险性比PAP监测者低,但所能提供血流动力学有价值的信息比后者小,单独应用CVP监测有时可能对血流动力学的判断产生误导。

(侯跃东 于金贵 应诗达)

参考文献

1. Caplan RA, Posner KL, Ward RJ, et al. Adverse respiratory events in anesthesia: a closed claims analysis. Anesthesiology, 1990, 72: 828.
2. Goldman L. Cardiac risk and complications of non-cardiac surgery. Ann Surg, 1983, 198: 780.
3. Narr BJ, Hansen TR, Warner MA. Preoperative laboratory screening in healthy Mayo patients: cost-effective elimination of teat and unchanged outcomes. Mayo Clin Proc, 1991, 66: 155.
4. Slogoff S. Does perioperative myocardial ischemia lead to postoperative infarction? Anesthesiology, 1985, 62: 107.
5. Brown DL(ed). Risk and Outcome in Anesthesia. Philadelphia: JB Lippincott, 1992, 39-76.
6. Holland R. Anesthetic mortality in new South Wales. Br J Anaesth. 1987, 59: 834-841.
7. Bhananker SM, Ramamoorthy C, Geiduschek JM, et al. Anesthesia-related cardiac arrest in children: update from the pediatric perioperative cardiac arrest registry. Anesth Analg, 2007, 105: 344-350.
8. Arbous MS, Meursing AE, van Kleef JW, et al. Impact of anesthesia management characteristics on severe morbidity and mortality. Anesthesiology, 2005, 102: 257-268 quiz 491-492.
9. Brigid CF, Marietta de P, Ellen H, et al. The need for specialized preanesthesia clinics for day admission cardiac and major vascular surgery patients. Seminars in Cardiothoracic and Vascular Anesthesia, 2009, 13: 241-248.
10. Samuel D, Kimberly B, Steven MN. Missed steps in the preanesthetic set-up. Anesth Analg, 2011, 113: 84-88
11. George S, Samuel D, Marietta de P, et al. Value of a specialized clinic for day admission surgery for cardiac and major vascular operations. Cleveland Clin J of Med, 2010, 77: eS40.
12. Michael MV, BobbieJean S, Nikola M, et al. 2007 American College of Cardiology/American Heart Association (ACC/AHA) guidelines on perioperative cardiac evaluation are usually incorrectly applied by anesthesiology residents evaluating simulated patients. Anesth Analg, 2011, 112: 940-949.
13. Patricia J, Xavier J, Frédéric A, et al. Atrial fibrillation and death after myocardial infarction: a community study. Circulation, 2011, 123: 2094-2100.

第45章　术前准备与麻醉选择

第1节　麻醉前的一般准备

麻醉前准备是根据患者的病情和手术的部位及方式有目的进行的各方面准备工作，总的目的在于提高患者的麻醉耐受力、安全性和舒适性，保证手术顺利进行，减少术后并发症，使术后恢复更迅速。对ASA Ⅰ级患者，做好常规准备即可；对ASA Ⅱ级患者，应维护全身情况及重要生命器官的功能，在最大程度上增强患者对麻醉的耐受力；对于Ⅲ、Ⅳ、Ⅴ级患者，除需做好一般性准备外，还必须根据个体情况做好特殊准备。

（一）精神状态准备

多数患者在手术前存在种种不同程度的思想顾虑，或恐惧、或紧张、或焦虑等心理波动。但过度的精神紧张、情绪激动或彻夜失眠，会导致中枢神经系统活动过度，扰乱机体内部平衡，可能造成某些并发疾病恶化。如高血压患者可因血压剧烈升高诱发心脑血管意外，严重影响患者对麻醉和手术的耐受力。为此，术前必须设法解除患者的思想顾虑和焦虑情绪，从关怀、安慰、解释和鼓励着手，酌情恰当阐明手术目的、麻醉方式、手术体位，以及麻醉或手术中可能出现的不适等情况，用亲切的语言、良好的沟通技巧向患者做具体介绍，针对患者存在的顾虑和疑问进行交谈和说明，以减少其恐惧、解除焦虑，取得患者信任，争取充分合作。对过度紧张而不能自控的患者，术前数日起即可开始服用适量神经安定类药，晚间给安眠药，手术日晨麻醉前再给适量镇静催眠药。

（二）营养状况改善

营养不良导致机体蛋白质和某些维生素缺乏，可明显降低麻醉和手术耐受力。蛋白质不足常伴有低血容量或贫血，对失血和休克的耐受能力降低。低蛋白血症常伴发组织水肿，降低组织抗感染能力，影响创口愈合。维生素缺乏可致营养代谢异常，术中容易出现循环功能或凝血功能异常，术后抗感染能力低下，易出现肺部感染并发症。对营养不良患者，手术前如果有较充裕的时间且能口服者，应尽可能经口补充营养；如果时间不充裕，或患者不能或不愿经口饮食，应采用肠外营养，贫血患者可适当输血，低蛋白、维生素缺乏者除输血外，可给予血浆、氨基酸、白蛋白、维生素等制剂进行纠正，使营养状况得以改善，增加机体抵抗力和对手术的耐受力，减少术后感染及其他并发症，促进伤口愈合，早日康复。

（三）术后适应性训练

有关术后饮食、体位、大小便、切口疼痛或其他不适，以及可能需要较长时间输液、吸氧、胃肠减压、胸腔引流、导尿及各种引流等情况，术前可酌情将其临床意义向患者讲明，让患者有充分的思想准备，以取得配合。如果术前患者心理准备不充分、术后躯体不适、对预后缺乏信心，容易产生焦虑，加重术后疼痛等不适。可在完善的术后镇痛前提下，从稳定情绪入手，提供有针对性的、有效的心理疏导。多数患者不习惯在床上大小便，术前需进行锻炼。术后深呼吸、咳嗽、咳痰的重要性必须向患者讲解清楚，使患者从主观上认识这一问题的重要性，克服恐惧心理，积极配合治疗，并训练正确执行的方法。疼痛是导致患者术后不敢用力咳嗽的一个主要原因，因此镇痛治疗十分重要。

（四）胃肠道准备

择期手术中，除浅表小手术采用局部浸润麻醉者外，其他不论采用何种麻醉方式，均需常规排空胃，目的在于防止术中或术后反流、呕吐，避免误吸、肺部感染或窒息等意外。胃排空时间正常人为4～6小时。情绪激动、恐惧、焦虑或疼痛不适等可致胃排空显著减慢。有关不同术前禁食、禁饮的时间问题请参阅第85章。有关禁饮、禁食的重要意义必须向患者本人或患儿家属交代清楚，以取得合作。糖尿病患者在禁食期间须注意有无低血糖发生，如出现心慌、出汗、全身无力等症状时，要及时补充葡萄糖和定时监测血糖。

（五）膀胱的准备

患者送入手术室前应嘱其排空膀胱，以防止术中尿床和术后尿潴留；对盆腔或疝手术，排空膀胱有利于手术野显露和预防膀胱损伤。危重患者或复杂大手术，均需于麻醉诱导后留置导尿管，以利观察尿量。

（六）口腔卫生准备

生理条件下，口腔内寄存着10余种细菌，麻醉气管内插管时，上呼吸道的细菌容易被带入下呼吸道，在术后抵抗力低下的情况下，可能引起肺部感染并发症。为此，患者住院后即应嘱患者早晚刷牙、饭后漱口；对患有松动龋齿或牙周炎症者，需经口腔科诊治。进手术室前应将活动义齿摘下，以防麻醉时脱落，甚或误吸入气管或嵌顿于食管。

（七）输液输血准备

对中等以上手术，术前应向患者及家属说明输血的目的及可能发生的输血不良反应、自体输血和异体输血的优缺点、可能经血液传播的疾病、征得患者及家属的同意并签订输血同意书。对于不能行自体输血者，检查患者的血型，做好交叉配血试验，并为手术准备好足够的红细胞和其他血制品。凡有水、电解质或酸碱失衡者，术前均应常规输液，尽可能作补充和纠正，避免或减少术中心血管并发症的发生。

（八）治疗药物的检查

病情复杂的患者，术前常已接受一系列药物治疗，麻醉前除要求全面检查药物治疗的效果外，还应重点考虑某些药物与麻醉药物之间可能存在的相互作用，有些容易导致麻醉中的不良反应。为此，对某些药物要确定是否继续使用、调整剂量再用或停止使用。例如洋地黄、胰岛素、糖皮质激素和抗癫痫药，一般都需要继续使用至术前，但应核对剂量重新调整。对一个月以前曾较长时间应用糖皮质激素而术前已经停服者，手术中亦有可能发生急性肾上腺皮质功能不全危象，因此术前必须恢复使用外源性糖皮质激素，直至术后数天。正在施行抗凝治疗的患者，手术前应停止使用，并需设法拮抗其残余抗凝作用，以免术中出现难以控制的出血。为策安全，有关停用抗凝药物的具体方法请详细参阅相关最新的指南。患者长期服用某些中枢神经抑制药，如巴比妥类、阿片类、单胺氧化酶抑制药、三环类抗抑郁药等，均可影响对麻醉药的耐受性，或于麻醉中易诱发呼吸和循环严重并发症，故均应于术前停止使用。因β受体阻滞剂可减少围手术期心脏并发症，长期应用者，应持续用至手术当日。神经安定类药（如吩噻嗪类药—氯丙嗪）、某些抗高血压药（如萝芙木类药—利血平）等，可能导致麻醉中出现低血压，甚至心肌收缩无力，故术前均应考虑是继续使用、调整剂量使用或暂停使用。如因急诊手术不能按要求停用某些治疗药物，则施行麻醉以及术中相关处理时要非常谨慎。

（九）手术前晚复查

手术前晚应对全部准备工作进行复查。如临时发现患者感冒、发热、妇女月经来潮等情况时，除非急症，手术应推迟进行。手术前晚睡前宜酌情给患者服用镇静催眠药，以保证其有充足的睡眠。

第2节 麻醉诱导前即刻期的准备

麻醉诱导前即刻期一般是指诱导前10～15分钟这段时间，是麻醉全过程中极重要的环节。于此期间要做好全面的准备工作，包括复习麻醉方案、手术方案及麻醉器械等的准备情况，应完成的项目见表45-1，对急症或门诊手术患者尤其重要。

一、患者方面

麻醉诱导前即刻期对患者应考虑两方面的中心问题：①此刻患者还存在哪些特殊问题？②还需要做好哪些安全措施？

（一）常规工作

麻醉医师于诱导前接触患者时，首先需问候致意，表现关心体贴，听取主诉和具体要求，使患者感到安全、有依靠，对麻醉和手术充满信心。诱导前患者的焦虑程度各异，对接受手术的心情也不同，应进行有针对性的处理。对紧张不能自控的患者，可经静脉补注少量镇静药。对患者的义齿、助听器、人造眼球、隐形眼镜片、首饰、手表、戒指等均应摘下保

表 45-1　麻醉前即刻期应考虑的项目

患者方面	健康情况，精神状态，特殊病情，患者主诉及要求
麻醉方面	麻醉实施方案，静脉输液途径，中心静脉压监测途径等
麻醉器械	氧源，N_2O 源，麻醉机，监护仪，气管内插管用具，一般器械用具
药品	麻醉药品，辅助药品，肌松药，急救药品
手术方面	手术方案，手术部位与切口，手术需时，手术对麻醉的特殊要求，手术体位，预防手术体位损伤的措施，术后止痛要求等
术中处理	预计可能的意外并发症，应急措施与处理方案，手术安危估计

管，并记录在麻醉记录单上。明确有无义齿或松动牙，作好记录。复习最近一次病程记录（或麻醉科门诊记录），包括：①体温、脉率；②术前用药的种类、剂量、用药时间及效果；③最后一次进食、进饮的时间、饮食内容和数量；④已静脉输入的液体种类、数量；⑤最近一次实验室检查结果；⑥麻醉及特殊物品、药品使用协议书的签署意见；⑦患者提出的专门要求的具体项目（如拒用库存血、要求术后刀口不痛等）；⑧如为门诊手术，落实手术后离院的计划。

（二）保证术中静脉输注通畅

需注意：①备妥口径合适的静脉穿刺针，或深静脉穿刺针；②按手术部位选定穿刺径路，如腹腔、盆腔手术应取上肢径路输注；③估计手术出血量，决定是否同时开放上肢及下肢静脉，或选定中心静脉置管并测定中心静脉压或行桡动脉穿刺测定动脉压或心功能。

二、器 械 方 面

麻醉诱导前应对已备妥的器械、用具和药品等，再做一次全面检查与核对，重点项目包括如下。

（一）氧源与 N_2O 源

检查氧、N_2O 筒与麻醉机氧、N_2O 进气口的连接是否正确无误。检查气源压力是否达到使用要求：

1. 如为中心供氧，氧压表必须始终恒定在 $3.5kg/cm^2$；开启氧源阀后，氧浓度分析仪应显示 100%。符合上述标准，方可采用。如果压力不足，或压力不稳定，或气流不畅者，不宜贸然使用，应改用压缩氧筒源。

2. 压缩氧筒满筒时压力应为 $150kg/cm^2$（≌2200psi≌15Mpa），在标准大气压和室温情况下其容量约为 625L。

3. 如为中心供 N_2O，气压表必须始终恒定在 $52kg/cm^2$，不足此值时，表示供气即将中断，不能再用，应换用压缩 N_2O 筒源。

4. 压缩 N_2O 筒满筒时压力应为 $52kg/cm^2$（≌745psi≌5.2Mpa），含 N_2O 量约为 215L，在使用中其筒压应保持不变；如果开始下降，表示筒内 N_2O 实际含量已接近耗竭，当压力降到 $25kg/cm^2$，提示筒内 N_2O 气量已只剩 100L，若继续以 3L/min 输出，仅能供气 30 分钟，因此必须更换新筒。

5. 空气源，空气源是调节氧浓度的必需气体，压力表必须始终恒定在 $3.5kg/cm^2$。

（二）流量表及流量控制钮

流量表及其控制钮是麻醉机的关键部件之一，必须严格检查后再使用：①开启控制钮后，浮子的升降应灵活、恒定，表示流量表及控制钮的工作基本正常；②控制钮为易损部件，若出现浮子升降过度灵敏，且呈飘忽不能恒定状态，提示流量表的输出口已磨损，或针栓阀损坏，出现输出口关闭不全现象，则应更换后再使用。

（三）快速充气阀

压力为 45～55psi 的纯氧从高压系统直接进入共同气体出口，其氧流量可高达 40～60L/min。在堵住呼吸螺纹管的三叉接口的状态下，按动快速充气阀，如果贮气囊能迅速膨胀，表明快速充气能输出高流量氧，其功能良好，否则应更换。

（四）麻醉机的密闭程度与漏气

1. 压缩气筒与流量表之间的漏气检验　先关闭流量控制钮，再开启氧气筒阀，随即关闭，观察气筒压力表指针，如果指针保持原位不动，表示无漏气；如果指针几分钟内即降到零位，提示气筒与流量表之间存在明显的漏气，应检修好后再用。同法检验 N_2O 筒与 N_2O 流量表之间的漏气情况。

2. 麻醉机本身的漏气检验　接上述（三）步后，再启流量表使浮子上升，待贮气囊胀大后，在挤压气囊时保持不瘪，同时流量表浮子呈轻度压低，提示机器本身无漏气；如挤压时贮气囊随即被压瘪，同时流量表浮子位保持无变化，说明机器本身存在明显的漏气，需检修好后再用。检验麻醉机漏气的另一种方法是：先关闭逸气活瓣，并堵住呼吸管三叉接口，按快速充气阀直至气道压力表值升到30～40cmH_2O后停止充气，观察压力表指针，如保持原位不动，提示机器无漏气；反之，如果指针逐渐下移，提示机器有漏气，此时再快启流量控制钮使指针保持在上述压力值不变，这时的流量表所示的氧流量读数，即为机器每分钟的漏气量数。

（五）吸气与呼气导向活瓣

接上述（三）步，间断轻压贮气囊，同时观察两个活瓣的活动，正常时应呈一闭一启相反的动作。

（六）氧浓度分析仪

在麻醉机不通入氧的情况下，分析仪应显示21%（大气氧浓度）；通入氧后应示30%～100%（纯氧浓度）。如果不符合上述数值，提示探头失效或干电池耗竭，需更换。

（七）呼吸器的检查与参数预置

开启电源，预置潮气量在8～10ml/kg、呼吸频率10～14次/分钟、吸呼比1∶1.5，然后开启氧源，观察折叠囊的运行情况，同时选定报警限值，证实运行无误后方可使用。

需要注意的是，上述检查步骤通常用于既往较旧型号麻醉机的一般经验性检测。随着医学科技的迅猛发展，现代麻醉工作站已取代了传统意义上的功能简单的麻醉机。现代麻醉工作站的使用前检测方法请遵循不同型号和品牌的生产厂家推荐的开机检查程序、各医疗机构自身制定的操作流程和规范进行。

（八）麻醉机、呼吸器及监测仪的电源

检查线路、电压及接地装置。

（九）CO_2吸收装置

观察碱石灰的颜色，了解其消耗程度，一般在碱石灰3/4变色时即作更换，以免造成CO_2蓄积。

（十）其他器械用具

包括喉镜、气管导管、吸引装置、湿化装置、通气道、困难气道设备、神经刺激器、快速输液装置、血液加温装置等的检查。

（十一）监测仪

各种监测仪应在平时做好全面检查和校验，于麻醉诱导前即刻期再快速检查一次，确定其功能完好无损后再使用。

三、手术方面

麻醉医师与手术医师之间要始终保持配合默契、意见统一，除共同对患者进行核对并签字外，要做到患者安全、麻醉满意和工作高效率。在麻醉诱导前即刻期，必须重点明确手术部位、切口、体位；手术者对麻醉的临时特殊要求、对术中意外并发症的处理意见、以及对术后镇痛的要求等。特别在手术体位的问题上，要与术者取得一致的意见。为手术操作需要，要求将患者安置在各种手术体位，见表45-2。在麻醉状态下改变患者的体位，因重力的作用可导致呼吸和循环等生理功能的相应改变，同时对脏器血流产生不同的影响；又因改变体位促使身体的负重点和支点发生变化，软组织承受压力和拉力的部位和强度亦随之而改变，由此可能导致神经、血管、韧带和肌肉等软组织损伤。对于正常人，这些变化的程度均轻微，通过机体自身调节，一般均能自动纠正或适应；但在麻醉状态下，患者全部或部分知觉丧失，肌肉松弛无力，保护性反射作用大部消失或减弱，患者基本上已失去自我调节能力。因此，改变体位所产生的各种生理功能变化可转为突出，若不加以注意和及时调整，最终可导致缺氧、CO_2蓄积、低血压、心动过速以及神经损伤或麻痹等并发症，轻者增加患者痛苦，延迟康复；重者可致呼吸循环衰竭，或残废，甚至死亡。因此，手术体位是麻醉患者的重要问题，麻醉医师对其潜在的危害性要有充分认识，具备鉴别能力，做到正确安置手术体位，防止发生各种并发症或后遗症。对手术拟采用的特殊体位，麻醉医师应尽力配合，但要求以不引起呼吸、循环等功能的过分干扰，神经、血管、关节、眼球等过分牵拉和压迫为前提。

表45-2　手术常用体位及其名称

仰卧位	水平位；截石位；过屈截石位；胆囊垫升起位；头低斜坡位
头低屈膝位（屈氏体位）	头高斜坡位；甲状腺手术位
俯卧位	水平位；屈髋位；骨盆垫高位
侧卧位	右侧卧位；左侧卧位；右肾垫高位；左肾垫高位
坐直位	

第3节　特殊病情的准备

麻醉处理的一个重要危险情况是，手术患者同时并存重要器官系统疾病。统计资料指出，手术并发症的发生率和病死率与患者术前并存心血管、呼吸、血液和内分泌系统等疾病有密切关系。本节扼要讨论并存器官系统疾病的手术患者，于术前应做好的麻醉前准备工作，有关细节详见专章。

一、心血管系疾病

当患者合并心脏病而确定施行手术时，应特别注意下列问题。

（一） 长期应用利尿药和低盐饮食患者，有可能并存低血容量、低血钾、低血钠及酸碱失衡，术中容易发生心律失常和休克。低血钾时，洋地黄和非去极化肌松药等的药效将增强。因此，术前均应做血电解质检查，保持血清钾水平在 3.5 ~ 5.5mmol/L；如病情允许，术前一般宜停用利尿药 48 小时；对能保持平卧而无症状者，可输液补钠、钾，但需严密观察并严格控制输液速度，谨防发作呼吸困难、端坐呼吸、肺啰音或静脉压升高等危象。噻嗪类利尿药长期服用可致糖耐量降低，血糖升高，长期服用该类药物的患者需要注意血糖情况。

（二） 心脏病患者如伴有失血或严重贫血，携氧能力降低，可影响心肌供氧，术前应少量多次输血。为避免增加心脏负担，注意控制输血量和速度。

（三） 对正在进行的药物治疗，需进行复查。对有心力衰竭史、心脏扩大者术前可考虑使用少量强心苷，如口服地高辛 0.25mg，每日 1 ~ 2 次，药物可服用至手术前日。二尖瓣狭窄的患者需要控制心率，术前建议继续使用洋地黄。冠状动脉供血不足的患者建议围手术期积极使用 β 受体阻滞剂控制心率，降低围手术期心脏风险。

（四） 对并存严重冠心病、主动脉瓣狭窄或高度房室传导阻滞而必须施行紧急手术者，需考虑酌情采取以下措施：①建立有创动脉压监测；②放置 Swan-Ganz 导管；③定时查动脉血气分析；④放置临时或永久性心脏起搏器；⑤准备好必要的血管活性药物；⑥准备电击除颤器；⑦重视麻醉选择与麻醉管理，选择镇痛和镇静充分的麻醉方式。

二、呼吸系疾病

手术患者合并呼吸系统疾病者较多，尤其在老年患者中多见。麻醉前必须做好以下准备，包括：①戒烟至少 8 周，以改善呼吸道纤毛功能，减少气道分泌物及刺激性；但术前哪怕戒烟 1 天对患者也是有益的，因而术前应鼓励患者积极戒烟而不必过多拘泥于术前戒烟的时间长短；②避免继续吸入刺激性气体；③彻底控制急慢性肺感染，术前 3 ~ 5 天酌情使用有效的抗生素，并做体位引流，控制痰量至最少程度；④练习深呼吸和咳嗽，做胸部理疗以改善肺通气功能，增加肺容量；⑤对阻塞性呼吸功能障碍或听诊有支气管痉挛性哮鸣音者，需雾化吸入 β_2-肾上腺素受体激动药和抗胆碱药等支气管扩张药治疗，可利用 FEV1 试验衡量用药效果，并持续用至手术室；⑥痰液黏稠者，应用雾化吸入或口服氯化铵或碘化钾以稀释痰液；⑦经常发作哮喘者，可应用肾上腺皮质激素，以减少气道炎症和反应性，减轻支气管黏膜水肿。以吸入方式最佳，可减少全身不良反应，如倍氯米松每 6 小时喷 2 次。静脉可用甲泼尼龙；根据临床反应确定剂量及给药次数；⑧对肺心病失代偿性右心衰竭者，需用洋地黄、利尿药、吸氧和降低肺血管阻力药（如肼苯哒嗪、前列腺素）进行治疗。一般来讲，伴肺功能减退的呼吸系统疾病，除非存在肺外因素，通常经过上述综合治疗，肺功能都能得到明显改善，这样，在麻醉期只要切实做好呼吸管理，其肺氧合和通气功能仍均能保持良好。这类患者的安危关键在手术后近期，仍然较易发生肺功能减退而出现缺氧、CO_2 蓄积和肺不张、肺炎等严重并发症。因此，必须重点加强手术后近期的监测和处理。

三、神经肌肉系统疾病

神经肌肉系统疾病多数涉及生命重要部位的功能状态，因此，必须针对原发疾病、病情和变化程度，做好麻醉前准备工作。

（一）重症肌无力患者的麻醉前准备

1. 重症肌无力是一种自身免疫性疾病，由节后乙酰胆碱受体丧失引起，表现为肌无力和容易疲劳，休息后可好转，可涉及全身所有的肌肉。麻醉前应对患者保护呼吸道通畅的能力、咽喉肌和呼吸肌麻痹的程度进行测试，如施行导呕反射(gag reflex)观察其吐出的能力及咳嗽力量。眼轮匝肌的单神经肌电图具有100%的敏感性，被认为是金标准。用力肺活量(FVC)是评价该类患者呼吸功能最可靠的标准，因此多数患者需进行肺功能测验，以指导术后是否需要采用呼吸支持治疗。

2. 抗胆碱酯酶药作用于神经肌肉接头，产生抑制胆碱酯酶代谢的作用。多数用吡啶斯的明治疗，精确记录其基础药量甚为重要。对明显肌无力者，治疗药量应达最大程度。一般平均剂量为60mg口服，每4～6小时一次；如果仍不能控制，常加用糖皮质激素治疗。但约有8%的患者当开始激素治疗之初，重症肌无力可短暂加重。也可使用硫唑嘌呤、环孢素、甲氨蝶呤和环磷酰胺治疗。

3. 免疫治疗适用于重度重症肌无力患者，或对激素治疗反应不佳的患者。在全量激素或吡啶斯的明治疗持续数周至几个月，而病情仍难以控制的患者，可采用血浆置换(plasmapheresis)和免疫球蛋白治疗。在严重病例或肺活量小于2L的患者使用血浆置换，病情可得到迅速改善，但仅能暂时性改善症状，可用于少数患者减少手术应激的术前准备。有报告发现，对重度重症肌无力患者，在胸腺切除术前2～13天内施行1～4次血浆置换治疗，术后机械通气、拔管时间及ICU留住天数均可缩短。

4. 重症肌无力的常见并发病有甲状腺病、类风湿性关节炎、系统性红斑狼疮和恶性贫血，应予仔细检查治疗。

5. 预测术后是否需要机械通气治疗的因素：病期超过6年；合并慢性呼吸系病史；吡啶斯的明剂量每天超过750mg；肺活量小于2.9L。

6. 麻醉性镇痛药和神经安定类药可影响呼吸和神经肌肉接头功能，术前应免用。除青霉素和头孢菌素外，大多数抗生素都可加重肌无力。抗胆碱酯酶药术前是否继续使用存在争议，但总的来说，如果患者有药物依赖，术前应继续使用，同时继续使用免疫抑制剂。应用糖皮质激素者，围手术期应继续激素治疗。

7. 对眼肌已受累的患者，宜采用清醒插管，或快速诱导加环状软骨压迫插管。大多数患者可仅在加深麻醉而不用肌松药的情况下完成气管插管。在抗胆碱酯酶药治疗期间应用琥珀酰胆碱，容易诱发双向阻滞，延长作用时间，故禁止并用。患者对非去极化肌松药可能特别敏感。有些药物(如镁、局麻药、抗心律失常药)和特殊因素(如低温、呼吸性酸中毒)可加重非去极化肌松药的作用，故应避用。如果术中确实需要进一步肌松效应，可在肌松监测的指导下应用特小剂量的非去极化肌松药。对非去极化肌松药拮抗药新斯的明，应采取滴注方式逐步用药，每隔5分钟注射0.5～1mg，以避免抗胆碱酯酶药逾量而诱发胆碱能危象、加重肌无力。

8. 术后如果患者不能恢复口服吡啶斯的明，可改用静脉注射口服剂量的1/30用药。为鉴别胆碱中毒性肌无力加重，可施行腾喜龙(tensilon)试验。腾喜龙属短效、速效抗胆碱酯酶药，用药后一般可使肌无力症状迅速改善；如果存在抗胆碱酯酶药过量，其拟胆碱作用同样会加重肌无力。目前，由于神经科医师已不再使用特大剂量吡啶斯的明治疗，麻醉医师也已限制拟胆碱类药的使用，因此，胆碱能危象已很少见。腾喜龙试验只有在应用大剂量新斯的明时需用，一般已不再采用。如果患者在应用抗胆碱酯酶药治疗后，肌无力也未能有效解除时，则应施行血浆置换治疗，其方案各异，一般在最初2～3天期间可每日置换1次，以后根据病情调整应用间隔天数。

(二) 帕金森病患者的麻醉前准备

1. 帕金森病是由基底节线状通路的多巴胺耗损引起，临床三联征表现为震颤、肌肉强直、运动迟缓。因体位反射和自主反射破坏，容易出现心律失常、体位性低血压、体温调节失控和麻醉期间血流动力学不稳定。病程发展至最后，有痴呆、精神错乱和精神病的趋势。咽喉肌功能障碍可增加误吸的机会。因饮食和吞咽困难可明显影响血容量和营养状态。因呼吸肌僵直、行动迟缓和脊柱后突变形，可出现限制性肺功能改变，术前需做肺功能检查、胸片、血气分析，并指导患者锻炼呼吸功能。抗帕金森病最常用甲基多巴肼-左旋多巴(carbidopa-levodopa)，但可能引起心肌敏感，容易诱发心律失常、低血压或高血压。

2. 抗帕金森病药需一直用至手术前，左旋多巴半衰期短(大约3小时)，因此治疗必须延续至手术前并在术后立即恢复。对咽喉肌麻痹者，宜采用快速诱导结合环状软骨压迫施行气管内插管。选用轻至中度抑制心脏的药物，以提高机体肾上腺素能反应和防止低血压。琥珀酰胆碱有诱发高血钾的可能。患者对非去极化肌松药的反应一般仍属正常。术中应避用抗多巴胺类药如灭吐灵(胃复安)、丁酰苯类（如氟哌利多）和酚噻嗪类，它们可抑制多巴胺的释放或与多巴胺竞争受体。全身麻醉可造成显著的术后恶心和呕吐，选用部位麻醉可避免术后呼吸抑制、严重的术后疼痛和恶心呕吐，但安置体位可能发生困难，且患者的不自主运动造成麻醉医师和手术医师的操作难度增加。术中使用苯海拉明和小剂量的丙泊酚可减少上述问题。术毕应等待患者清醒、确证咽喉肌反射完全恢复、肺功能已恢复到术前水平后方可拔管。手术期停用甲基多巴肼-左旋多巴可能引起症状显著加剧，因此术后应尽快恢复使用，以防止发生不可逆的肌僵硬和行动迟缓。如果患者不能口服或鼻饲用药，可静脉或肌内注射抗胆碱能药物如安坦（trihexyphenidyl）、苯甲托品（benztropine）或苯海拉明（diphenhydramine）。术后处理要围绕肺功能锻炼和栓塞的防治，鼓励患者早期理疗和离床活动。术后易出现震颤增加、谵妄、意识模糊，可能与原先存在的脑功能障碍，或静脉应用抗胆碱能药以及手术期停用治疗药有关。氯氮平不会恶化帕金森病的运动障碍，术后可用于终止左旋多巴引起的幻觉。另外，帕金森病患者体温调节、血糖代谢可能存在异常，术后需注意体温及血糖的监测。

（三）卒中患者的麻醉前准备

1. 围手术期卒中的发生率取决于手术类型。统计指出，在普外科手术的卒中发生率平均为 0.2%，周围血管手术为 1.5%，心脏或颈动脉手术为 4%。无脑血管疾病史的患者，在成人普外科手术后的卒中发生率可减少一半以上。其他预测有卒中危险的因素包括周围血管病、高血压、心房纤颤和 70 岁以上老年患者等。

2. 手术前预防与准备措施包括

（1）术前应对冠心病、心房纤颤和高血压进行积极治疗，达到最满意状态。对新近出现的心房纤颤，应使其逆转为正常窦性节律；对慢性心房纤颤应尽可能控制心室率不超过 80bpm。对无症状的心房纤颤，可用阿司匹林或双香豆素预防性治疗，但手术前应考虑酌情停药。

（2）对已有卒中史或短暂脑缺血发作（TIA）的患者，应施行脑 CT、颈动脉超声多普勒，必要时血管造影等检查以追究其原因，排除颅内出血或硬膜下血肿。对颈动脉造影证实狭窄超过 70% 者，可酌情考虑施行预防性的颈动脉内膜（CEA）剥脱术治疗。对存在非心源性栓塞可能的患者，或颈动脉狭窄不明显者，应选用阿司匹林预防性抗凝治疗。对不能接受阿司匹林治疗，或已用阿司匹林而仍出现卒中先兆征象的患者，可用血小板抑制药氯吡格雷（波立维）等治疗。

（3）应用阿司匹林和血小板药者，可因出血时间延长而出现手术野广泛渗血，故术前需按相关指南要求酌情考虑停药，但有人建议 CEA 前可不停用阿司匹林，且于术后立即恢复使用，这样对防止术后心肌梗死具有特别重要的价值。术前抗血小板药物的停用原则和有关的替代性药物使用请详细参见相关专业性指南。

（4）对已有冠状动脉病、瓣膜病或心律失常史者，需做心脏超声检查及 24 小时动态心电图监测。对心房纤颤或左房已证实存在凝血块者，随时有血块脱落造成脑栓塞（后脑动脉区）的危险，术中可施行经食管超声心动图监测。对已证实存在心腔凝血块者，需使用华法林治疗至少 3 个月，再复查超声心动图。有关华法林的术前停药、抗凝替代药物及术后恢复用药的方法等请详细参阅相关专业性指南。

3. 麻醉前应考虑的预防措施

（1）控制血压与维持满意氧输送是主要的预防措施。术后卒中多数与围手术期低血压无关，即使颈动脉阻塞患者也如此。但在主动脉手术中的低血压则常是卒中的诱因，在松开主动脉阻断钳之际的短暂低血压，常为卒中发生率显著增高的基础。

（2）对颈动脉明显阻塞的患者，应维持相对较高的颅内灌注压以策安全，即使在施行控制性低血压时也宜将平均动脉压（MAP）维持在至少 50mmHg 以上。经颅超声图观察到，MAP 保持 60mmHg 以上时，不论存在单侧颈动脉狭窄与否，通过脑自动调节功能，脑血流速度仍能保持适宜，一旦 MAP 降至 35mmHg，则需应用血管收缩药提升 MAP，则脑灌注压仍能保持适宜。

（3）卒中后需推迟手术时间，惯例是急性卒中后手术应推迟 1～3 个月，以等待梗塞周边缺血区已消失的自动调节功能有所恢复。在脑自动调节功能缺损期间，脑灌注需直接依靠体动脉血压，如果出现轻微的低血压，即有导致周边缺血区转变为不可逆性损伤的高度危险性。

（4）在卒中恢复期内应避用琥珀酰胆碱，以防引起高血钾反应。有人报道卒中 6 个月以后应用琥珀酰胆碱，不致再引起高钾血症，见表 45-3。

（四）多发性硬化症患者的麻醉前准备

1. 多发性硬化症为脑白质退变性疾病，以脱髓鞘、轴索损伤和髓鞘再生继发的神经胶质增生为特

表 45-3 琥珀酰胆碱导致神经系统疾病患者钾释放增加的时限

偏瘫(卒中)	7天~6个月
截瘫(外伤)	3周~3个月
帕金森病	任何时间
肌强直*	长时间
肌肉营养失调*	长时间

*同时增强恶性高热的易发性

征。临床表现多样,常见感觉、运动、自主神经、视觉和综合传导径路等损害。因颈髓或延脑呼吸中枢脱髓鞘,可出现呼吸功能损害,应测定肺功能和血气分析,以了解呼吸储备功能。因咽喉肌功能障碍,有胃内容物误吸的高危性。截瘫或四肢瘫痪可出现自主神经系统反射过度的倾向,表现综合性征象。

2. 用于治疗肌痉挛的药物可影响麻醉实施 普鲁本辛(propantheline)、氯苯氨丁酸(baclofen)和丹曲林(dantrolene)可增强非去极化肌松药的神经肌肉接头阻滞效应。地西泮可增强麻醉药的镇静作用。在1年内曾有激素治疗史者,为控制手术应激而恢复使用激素时,可能导致病情恶化。

3. 麻醉方案的考虑 目前尚无全身麻醉后多发性硬化症复发率增加的报道,也缺乏区域麻醉与多发性硬化症相互作用方面的研究。有人报道脊髓麻醉和硬膜外麻醉可加剧多发性硬化症的病情,但在病情不适宜全身麻醉时仍可采用。因可能存在胃排空延迟,全身麻醉时宜选用快速诱导结合环状软骨压迫行气管内插管。存在自主神经系统功能不全时,应强调无创性持续监测。多发性硬化症患者应用琥珀酰胆碱可诱发显著的钾释放,见表45-3。应用非去极化肌松药时,有可能出现作用增强和时间延长,应严密监测神经肌肉接头功能。体温升高可加重多发性硬化症的肌无力症状,因此有人建议对一般性非心脏手术,宜主动采取降低体温的措施。此外,麻醉和手术应激可使病情加重,术后需比较手术前后的神经系统检查结果,保持体温正常、完善镇痛、减轻应激,采取合理的措施预防感染。

(五)肌营养不良的麻醉前准备

1. 肌营养不良时,咽肌和会厌肌麻痹,消化系统、呼吸系统和心血管系统可明显受累。胃排空延迟、吞咽困难、口咽分泌物存留均可使患者在围手术期处于误吸窒息的危险。会厌肌无力可使患者的呼气受限。呼吸肌功能紊乱表现为呼吸快速、潮气量减小、反常呼吸伴辅助呼吸肌活动增强,其呼吸功能可能尚正常,但通气储备显著削弱,对高碳酸血症和低氧血症的反应明显受抑制。

2. 在肌营养不良、全身及四肢肌萎缩时,心肌功能常严重受累(心肌收缩力减低、乳头肌退化引起的二尖瓣反流),心脏传导异常。术前检查应包括心电图及各种心肌收缩力测定(如超声心动图、多维血管造影等)。

3. 麻醉方案的考虑 麻醉药可进一步减弱呼吸肌张力,抑制对CO_2蓄积的通气反应,必须常规辅助或控制呼吸支持。麻醉药抑制心肌及血流动力学,应持续监测心电图和血压,对术前心储备明显受累者,宜施行有创性血流动力学监测。婴幼儿患者可能有肌张力低下、吞咽困难、延髓性麻痹、巨舌、脊柱后侧凸和漏斗胸伴发限制性肺病与呼吸窘迫,造成插管困难,同时存在对非去极化肌松药敏感。术后当患者清醒、呼吸功能恢复到基础水平(负压峰值至少$-20\sim-30cmH_2O$;潮气量至少8ml/kg)、血气分析正常后拔除气管导管。

(六)吉兰-巴雷综合征的麻醉前准备

1. 吉兰-巴雷综合征(又称格林巴利综合征,Guillain-Barre syndrome)的原因不明,70%的患者在发病前8周内有前驱感染史。临床主要表现为双侧对称性的上行性肌无力,病理证实有周围神经脱髓鞘。半数患者出现脑神经受累,可影响呼吸肌和眼球活动;可出现感觉缺失和自主神经系统功能障碍,表现为血流动力学不稳定。神经传导研究证实,患者早期出现传导速度减慢,后期出现去神经作用加强。本病与多发性神经炎有相似处。

2. 麻醉方案的考虑 患者由于肌无力,需呼吸支持,这与肌萎缩者相似。琥珀酰胆碱可引起慢性去神经肌肉大量释放钾离子致严重的高钾血症。由于心血管功能不稳定,易出现心率和血压波动,需持续心电图及直接动脉压监测。由于自主神经功能不全,心率与血压已不足以反映血容量情况,需监测中心静脉压或肺动脉置管测压,以明确血容量状况。术中电解质的变化可能导致病情加重,应力争与以避免。

(七)假性脑瘤的麻醉前准备

1. 假性脑瘤是一种非颅内占位性病变引起的颅内高压综合征,也称良性颅内高压症,原因多数不明,包括原发性脑静脉引流异常、脑脊液分泌/吸收异常,或内分泌、代谢或免疫性疾病。女性发生率高于男性4~8倍,常伴有头痛、视乳头水肿、视力障碍和脑神经(常为第6脑神经)功能紊乱。腰穿脑脊液压可升高超过 200mmH_2O。腰穿脑脊液引流可减轻头痛症状，但必须先用脑 CT 或 MRI 检查排除颅内占位病变。一般不存在脑积水，脑室显示正常或缩小。

2. 病情稳定数月或 1 年后可以麻醉和手术，术前需复查视力和脑神经功能，对估计术后功能不全具有指导意义。在脑 CT 排除脑疝综合征后，可谨慎采用脊髓麻醉或硬膜外麻醉。正在应用激素治疗者，围手术期需继续应用。

3. 局部麻醉常用于脑脊液引流治疗。脊髓麻醉对多数患者尚属适宜，但在注入局麻药之前应先作脑脊液引流。因硬膜外腔注入局麻药液可能促使颅内压增高，故硬膜外麻醉非良好选择。全身麻醉时应选用降低和防止颅压增高的药物和方法。对肌松药、镇静催眠药尚无特殊敏感的现象。由于假性脑瘤患者多数体型肥胖，故应针对肥胖人特点实施麻醉，掌握紧急处理和拔管原则。

（八）先兆子痫/子痫的麻醉前准备

1. 典型的先兆子痫表现为高血压、周围水肿、蛋白尿，一般发生于妊娠 20w 后与分娩后 48h 内。患者常主诉头痛、胃肠道不适、畏光和视力模糊，严重时出现神志状态改变、恶心、呕吐。对具有典型征象的子痫患者应做进一步神经系统检查。对先兆子痫/子痫患者出现昏迷，应作头颅 CT 检查，以排除需要手术处理的病变，如颅内血肿、后颅窝水肿致导水管阻塞性脑积水；同时应采取降低颅内压增高的措施。但对非典型的子痫患者并无 CT 检查的需要。

2. 先兆子痫患者常于胎儿娩出后发生子痫抽搐，而很少于妊娠 20w 以前或娩出 48h 后发生。治疗目标为稳定病情和顺利分娩。抽搐发作前常有某些预兆征象，包括头痛持续而加剧、视力模糊、畏光、频繁呕吐、深腱反射亢进伴抽搐。治疗子痫抽搐，首先要保持通气和氧合良好，防止呕吐物误吸，预防抽搐期外伤。可用硫酸镁控制抽搐：首剂单次静脉注射 4～6g，继以静脉滴注 1～2g/h；如果抽搐仍不能控制，可再在 5min 内经静脉推注 2～4g。

对硫酸镁治疗抽搐目前仍存在争议，有人发现硫酸镁不是抗抽搐药，用于子痫主要基于其有效而副作用较小的传统经验。但临床研究发现有些抽搐患者的血浆镁浓度仍属正常。另外硫酸镁可导致肌无力、肌松药作用增加、加重部位麻醉引起的低血压以及抑制心肺功能等，因此需要密切监测深部腱反射和血浆药物浓度。其他抗抽搐药有：静脉注射氯羟安定 1～2mg，或地西泮 5～10mg，或咪达唑仑 2～5mg。待抽搐停止后，继以静脉滴注苯妥因钠 10mg/kg（25mg/min），滴注期间应监测心电图和血压。如果不能经静脉用药，肌内注射咪达唑仑 10mg 也可制止抽搐。同时应用抗高血压药物控制血压。少尿可给予液体冲击处理，如果无反应可在中心静脉压监测下指导液体治疗。当抽搐被终止、氧合功能正常、呼吸和血压维持稳定后，再进一步做控制血压和胎儿娩出处理。产后肺水肿较为常见，治疗措施包括：支持治疗、利尿及必要的血管扩张剂和机械通气。先兆子痫产妇需要放置肺动脉导管的指征为：对治疗无反应的严重高血压、肺水肿；对液体治疗无反应的少尿以及产妇合并严重心脏疾病。

（九）神经安定药恶性综合征的麻醉前准备

1. 神经安定药恶性综合征（neuroleptic malignant syndrome，NMS）是一种药物特异质反应，高热（98%的病例出现）、铅管样强直（97%）和精神状态改变（97%）是其经典的三联征，也是诊断该病的主要标准。其他表现包括：心动过速、高血压或低血压、呼吸急促和大汗。可能出现锥体外系症状，包括运动障碍、角弓反张、眼动危象和构音困难。主要有两大类：

（1）中枢多巴胺能阻断药：如氯丙嗪、氟哌利多、胃复安（metoclopramine）、甲哌氯丙嗪（prochlorperazine），精神病科常用的神经安定类药如丁酰苯类（butyrophenone），吩噻嗪类（phenothiazine）和硫蒽类（thioxanthines）等。

（2）多巴胺能激动药：主要用于治疗帕金森病，如果突然停药可诱发 NMS。多巴胺是体温调节中枢与纹状体运动通路（striatal motor pathway）之间的神经递质。突然停药可干扰多巴胺能神经活性，导致体温调节失控和帕金森病病情加重。由于肌肉活动增加致产热增加，在体温调节失灵的情况下患者可出现高热。因此，在帕金森病的病程中，如果出现高热，同时伴有自主神经系统功能不稳定、神志改变和血肌酐升高，同时也无明显感染源时，应怀疑药物引起的 NMS。

2. 应用神经安定类药治疗的患者中，NMS 的发生率为 1∶100～1∶1000；死亡率于 1984 年报道为 10%，1989 年报道如果同时并存肌红蛋白血症和肾功能衰竭，则死亡率更高。即便应用多巴胺激动药如溴麦角环肽（bromocriptine）、金刚烷胺（amantadine）和丹曲林（dantrolene）治疗，并不能降低死亡率。

3. 发热和活动障碍也发生于脑炎、脑膜炎、原发性或药物继发性帕金森病,需作鉴别诊断。后者同时伴有感染,中暑、恶性高热、酒精或苯二氮草类药戒断等病因,且可出现致命性的紧张型神志障碍、活动障碍和持续高热,往往无法控制。

4. 对活动性 NMS 患者,不考虑行择期手术,因脱水、高热、自主神经功能障碍和肾衰竭均显著增加围手术期并发症的发生率。一旦发生 NMS,首先采用支持治疗,同时停用神经安定药,保证供氧充分和良好通气,必要时使用去极化或非去极化肌松药。为控制高热,可用冰毯、酒精擦身及退烧药。低血压时可输液和使用正性变力药物治疗;对严重高血压患者可用血管扩张药或 β-受体阻滞药治疗。丹曲林(dantrolene)可降低肌僵硬和改善高热,但并不能降低死亡率。使用多巴胺激动药(如上述)能缩短病期。如果存在肌红蛋白血症,需大量输液以防肾衰竭。NMS 时可安全使用会诱发恶性高热的药物,如琥珀酰胆碱、非去极化肌松药和挥发性麻醉药。避免使用可引起高热的抗胆碱药物。琥珀酰胆碱有可能引起高钾血症。有效地治疗药物包括溴隐亭(多巴胺激动剂)、丹曲林、苯二氮草类药物和有助于改善强直患者通气的肌肉松弛药。

(十)癫痫(抽搐)患者的麻醉前准备

1. 对正在接受抗癫痫药治疗的抽搐患者,应明确其抽搐的类型、发作的频率、治疗药物的血药浓度。如果抽搐已被很好控制,即可手术,围手术期不必更改抗抽搐药使用方案。如果抽搐频率增加或常出现全身强直痉挛性抽搐,应查明抽搐加剧的潜在原因。常见的原因有药物不匹配、镇静催眠药或酒精的中断、外伤、肿瘤、药物使用(如安非他命、可卡因)、高钙或低钙、低氧和患有其他疾病,需做电解质、肌酐、血浆蛋白、血细胞计数及分类、尿液分析及相应检查和处理,同时测定抗抽搐药血药浓度,如果低于治疗水平,应适当追加药量,手术应推迟直至抽搐被有效控制。但患者在术中仍可能发生抽搐,仅是被全身麻醉神经肌肉接头作用及肌松药的作用所掩盖而已,故仍不能忽视有关抽搐的治疗。许多抗癫痫药物如卡马西平、苯妥英钠、苯巴比妥,均会诱导细胞色素 P450 的活性,影响其他药物的肝脏代谢。而新型的抗癫痫药物如加巴喷丁和托吡酯等产生的药物相互作用要小得多,建议选择使用。术后频繁抽搐的不良后果是手术伤口裂开、呼吸道梗阻、呼吸循环功能衰竭,因此应积极处理术后的惊厥抽搐等症状。

2. 围手术期常用的抗抽搐药物　见表 45-4。一般经口服用药都能维持有效的血药浓度,术前禁食(NPO)与术后 NPO 期间,可鼻饲用药,也可改用苯妥英钠或苯巴比妥静脉用药。术前如果口服用药吸收不佳,可在术前数周换用静脉用药以达到血药稳态,术前一般无需追加静脉负荷剂量。丙戊酸(valproic acid)经直肠灌注用于小儿,吸收良好,但用药前需清洁灌肠以保证有效吸收。抗抽搐药的半衰期一般都较长,如果术前将最后一次口服剂量加倍,血药有效浓度可维持手术当天一整天,因此可省略 1～2 次用药。

表 45-4　抗抽搐药的一般药理

药物	血浆半衰期(h)	有效血药浓度(ng/ml)	剂量相关的副作用
苯妥英钠	24±12	10～20	眼球震颤,共济失调,萎靡
苯巴比妥	96±12	15～40	萎靡,眼球震颤,共济失调
氨甲酰氮草	12±3	28～12	萎靡,复视,视力模糊
扑痫酮	12±6	5～12	萎靡,眼球震颤,共济失调
乙琥胺	30±6	40～100	呃逆,头痛,昏睡,恶心呕吐
丙戊酸	12±6	50～100	恶心,呕吐,昏睡,抽搐隐蔽
氯硝安定	22～32	5～50	镇静,耐药,行为改变

3. 麻醉方案的考虑:局部麻醉药达中毒剂量可诱发抽搐,但抽搐患者施行常规硬膜外麻醉或臂丛阻滞麻醉仍属安全。采用脊髓麻醉较好,因局麻药用量可很小。常用的静脉或吸入全麻药有增高或抑制抽搐活性的作用,取决于剂量大小和当时的患者情况。氯胺酮(特别与茶碱并用)容易诱发癫痫患者的抽搐发作。恩氟烷在较高浓度(>2.5%)用药及过度通气($PaCO_2$<25mmHg)的情况下,脑电图可出现癫痫样棘波放电,因此,应维持较低浓度用药和保持 $PaCO_2$在正常水平。氟烷可影响肝脏线粒体酶

活性，在体内代谢较多，肝脏毒性的发生率较高。异氟烷具有强力抗抽搐作用。镇静药的副作用可影响肝脏代谢和蛋白结合。丙泊酚合并短效阿片类药行静脉麻醉的可控性较好，具有止吐、抗惊厥作用，并且对皮质脑电图无干扰。右美托咪定有良好的镇静作用，可以安全用于该类患者。长时间应用苯妥英钠和氨甲酰氮䓬（又称卡马西平或酰胺咪嗪）治疗可引起对非去极化肌松药的耐药性。麻醉中需监测脑电生理，必要时请神经专科医师协助。脑电生理的监测方法主要有：

（1）脑电图 16 电极通道记录原始脑电压，分析脑电波（赫兹）的频率和幅度，可推测脑活动与代谢状况，见表 45-5。例如抽搐激活期或应用小剂量巴比妥和氯胺酮时，脑电波频率增加；麻醉性镇痛药和深度吸入麻醉时，脑电波频率减慢、幅度增加；缺氧、缺血、大剂量巴比妥时，脑电波频率减慢、幅度降低；脑死亡、深度低温、深度低灌注、巴比妥性昏迷和异氟烷 2MAC 水平麻醉时，脑电波呈等电位线。近年来已采用先进的压缩频谱显示仪（compressed spectral array，CSA），将复杂的原始脑电图信息，通过计算机处理，转换为振幅与频率，使复杂的原始脑电图转变为简单而可理解的图谱资料和波幅、频率曲线面积（正常值约占总面积的 85% ~ 99%，平均 97%）。但 CSA 监测有时可能不能发现大脑半球的局部缺血。

表 45-5　脑电图的波型、特点与解释

节律	频率（Hz）	意识状况
Delta	0 ~ 4	昏迷，低氧/缺血，深麻醉
Theta	4 ~ 8	入睡，外科麻醉期
Alpha	8 ~ 13	松弛，闭眼，浅麻醉
Beta	13 ~ 30	清醒，警觉，小剂量巴比妥镇静

（2）诱发电位（evoked potential，EP）可测定中枢神经系统对周围神经刺激所引发的电位变化。根据不同的刺激模式，可将 EP 分为：①躯体感觉诱发电位（SSEPs），刺激手或腿的周围神经，记录头皮、脊柱、棘间韧带或硬膜外腔产生的神经冲动电位；②脑干听觉诱发电位（BAEPs），用测听棒刺激第 8 脑神经，记录后颅窝脑干部位产生的电位；③视觉诱发电位（VEPs），用闪光刺激，记录前颅窝的诱发电位。通过分析 EP 的变化，可了解某特定感觉通路与皮质代表区的功能状态，由此诊断中枢神经系统疾病、监测术中的脑和神经功能。影响 SSEPs 最轻的麻醉方法是芬太尼伴<60% N_2O 或<1% 异氟烷吸入，对周围性 SSEPs（即颈 SSEPs）或短潜伏期的 BAEPs的影响很小。为获得一份可以说明问题的诱发电位记录，需要尽量排除一些影响因素，其中维持稳定的麻醉深度水平是正确记录诱发电位的最重要因素，同时要求麻醉方法与临床环境生命指标如体温、酸碱状态、血细胞压积和血压等不能有丝毫改变，必须保持在恒定状态。

（3）肌电图（EMG）和神经传导速度监测，可判断手术解剖近侧组织的运动与脑神经通路的完整性，以保证手术操作无失误。

（4）下列手术中脑电生理监测具有特殊指征，麻醉前需做好一切仪器物品的准备：①颈动脉内膜剥脱术（CEA）或其他可能引起脑缺血危险的手术，可监测 16-通道 EEG、4-通道 EEG（电极置于两侧大脑半球的前和后区）及 SSEPs。②异常脑组织切除术，可直接在手术显露的脑皮质上测定脑皮质图，适用于癫痫手术，有助于判定异常脑组织或活组织检查的最佳切除范围。大多数静脉和吸入麻醉药对 SSEPs 和 BAEPs 都产生不同程度的影响，对经颅皮质测定结果的影响比经皮质下测定结果的影响明显。巴比妥引起轻度潜伏期延长和幅度减小，但即使皮质 EEG 已处于等电位线，SSEP 仍不会消失。吸入麻醉药和 N_2O 对皮质 SSEPs 潜伏期延长和幅度减小的影响最显著。阿片类药有延长潜伏期和减小幅度的倾向，但即使应用大剂量麻醉性镇痛药麻醉时仍可测得 SSEPs。依托咪酯、氯胺酮和丙泊酚可明显增强 SSEPs。③后颅窝手术期间施行 BAEPs 及刺激面神经（第 7 脑神经）监测 EMG，可明确脑神经功能不全的压迫、牵拉或缺血等原因。④脊柱手术特别是脊柱侧弯矫形手术、神经外科脊髓手术，胸主动脉横夹手术都有施行 SSEPs 监测的指征。⑤周围神经移植或切除术采用 EMG 和神经传导速度测定，可确定已损伤的周围神经或需要施行移植的周围神经；于手术分离神经过程中可判断神经通路及其功能，避免可能发生的神经牵拉、压迫或切断等损伤，以提高安全性和有效性。⑥其他指征：利用 EEG 和 SSEPs 可监测麻醉深度；了解控制性低血压期间脑和脊髓的血流灌注适宜程度；面临脑缺血危险时可及时获得脑等电位线的信息。

（十一）阻塞性睡眠呼吸暂停低通气综合征（OSAHS）的麻醉前准备

1. OSAHS 的高危因素包括肥胖（主要是中心

型、短颈和颈围增加)、男性、绝经后女性和高血压,梗阻的最主要部位是口咽部,患者在睡眠中难以保持呼吸道通畅。患者长期夜间反复出现呼吸道不通畅,可致 $PaCO_2$ 通气反射的敏感性下降。患者术后容易并发肺部并发症;围手术期应用的镇痛药和肌松药,以及悬雍垂腭咽成形术后的呼吸道水肿,都可加重肺部并发症的危险程度。

2. 值得重视的是,许多 OSAHS 患者在术前往往得不到确诊。因此,如果患者或其家属主诉存在白天嗜睡时,应引起警惕,必要时需请耳鼻喉科、呼吸科和神经科专家术前会诊,以明确睡眠呼吸暂停问题。诊断 OSAHS 的金标准是多导睡眠图。为全面评估病情,需做肺功能测定和动脉血气分析;应重视静息期 $PaCO_2$ 升高患者,因为这往往意味着患者的呼吸功能失代偿,其术后肺部并发症的风险将显著增高。需仔细评估早期肺心病的可能性,其并发症发生率和死亡率将显著增高。被证实能引起咽部塌陷的常用药物有丙泊酚、硫喷妥钠、镇痛药、苯二氮䓬类、小剂量神经肌肉阻滞剂和 N_2O,选择药物时需注意。OSAHS 与困难插管相关已被证实,如果选择全身麻醉,可考虑清醒气管内插管或快诱导下气管内插管,但如论采用何种麻醉诱导方式,均需做好困难气道处理的充分准备。

(十二)周围神经损伤的麻醉前准备

1. 手术后并发周围神经损伤的总发生率约为 0.1%;在冠状动脉搭桥术患者中为 2.6% ~13%。手术体位安置不当(特别在使用肌松药后)以及不恰当的牵引或安置肢体,是导致周围神经损伤的最主要原因。据美国 ASA 研究证实,周围神经损伤也与工作人员玩忽职守有关,约占总损伤病例的 16%,其中 28% 为尺神经损伤,20% 为臂丛神经损伤,16% 为腰骶神经损伤,其余 36% 为脊髓、坐骨神经、正中神经、桡神经、股神经和其他周围神经及脑神经损伤。男性与女性之间的发生率相等,但尺神经损伤者男性高于女性 3 倍,而腰骶神经损伤女性高于男性 2 倍。此外,美国 ASA 对 22 例周围神经损伤进行观察,只有 8 例在术后第 1 天出现症状,其余均在术后 1 个月内才出现症状,表现为感觉异常、功能障碍、肌无力、动作迟钝或该神经分布区疼痛。有些周围神经损伤容易被医师疏忽,如颈交感神经节损伤引起的霍纳综合征和单侧膈神经损伤引起的膈肌麻痹。

2. 神经损伤的发生机制为:①神经遭受外来压迫、牵拉或伸展等机械因素(神经对外力牵拉和压迫非常敏感);②神经血流或氧供一度中断,与血管疾病、贫血或低血压等有关;③神经直接损伤,与手术操作失误、穿刺针刺伤神经有关;④某些化学性药品、高浓度局麻药、抗生素、电解质溶液、杀菌药等误注入神经或蛛网膜下腔(常即时出现放射性异感)。

3. 如果患者在术前已经存在神经损伤,应根据病史及系统检查探明神经损伤的性质,例如:①感觉、运动障碍系单侧或双侧,有助于判明损伤的性质;②根据解剖学(如周围神经、神经根或脊髓损伤)确定损伤病变的部位;③根据局麻药或肌松药的种类、电解质失常、并存的神经-肌肉疾病等可确定损伤的病因;④根据手术操作过失、体位安置不当、麻醉操作失误可确定损伤的外因,例如截石位可致腓总神经和坐骨神经损伤(截石位手术与神经损伤有关的三个主要危险因素是:手术时间长、身体瘦弱、近期吸烟史);肘关节过伸可致正中神经损伤;腹股沟区手术易致股神经损伤;心胸部手术劈开胸骨者可致臂丛神经损伤;使用肩垫也可损伤臂丛神经;椎管内麻醉操作或处置可致脊髓或硬膜外腔血肿,导致截瘫等。

4. 检查周围神经损伤有时需要采用电生理测定　如①肌电图(EMG)测定,有助于确定神经损伤的性质,对神经切断伤、轴突连续性完全中断具有确诊价值。肌肉在无神经支配下的 EMG 图像表现为纤颤性电压伴正性尖锐高峰波,但有时会延迟到神经切断损伤 2 ~3 周后才出现,因此非 100% 敏感,但对可疑的病例常规检查 EMG。首先需排除是否轴突完全中断,其次可据首次检查结果与往后的 EMG 结果进行前后比较,以确定其病理进展;②神经传导速度测定,具有投射定位的指导意义;③运动和感觉诱发电位测定,对了解损伤神经的再生与否具有指导意义。

5. 神经损伤预后的估计取决于损伤病理　如:①神经纤维部分脱髓鞘,指整个神经轴索及神经内膜鞘仍保持完整的损伤,其髓鞘的再形成并恢复功能的时间约需要 6 ~8 周;②轴突断伤(axonotmesis),指神经轴索完全破坏,但神经外膜鞘及神经索周围鞘仍保持完整的损伤,预后取决于神经轴索在神经内膜管内再形成的速度,神经功能自动恢复可能需经数月至数年,预后尚好。临床经验指出,神经髓鞘再形成的速度约为每天 1mm;神经损伤部位在近侧者,其恢复速度比远侧损伤者缓慢;③神经断伤(neurotmesis),指神经轴突与髓鞘完全横断的损伤,神经纤维完全切断,神经内可出现结缔组织增生和瘢痕形成,致使神经纤维无法在神经管内再生,功能的恢复几无希望,可试行手术修补。因此,对神经横断者,需立即施行端端吻合手术,有可能神经再生。对神经被手术刀部分滑伤者,可酌情立即修补。对损伤界线不能明确辨别者,首先解除外来压迫等因素,修补手术应推迟 3～6 周,待测定神经功能后再决定手术与否。此外,应同时控制代谢因素障碍如糖尿病、尿毒症、嗜酒性或营养性维生素 B_1 缺乏症等,对加快恢复速度有利;对疼痛性感觉障碍可用氨甲酰氮䓬或苯妥英钠治疗;对幻痛者可试行交感神经切除治疗。

四、内分泌系疾病

并存内分泌系疾病的患者,麻醉前需做好以下准备工作。

(一) 血压和循环功能

有些内分泌系统疾病可促使血压显著增高,但实际血容量却是明显减少的,例如:①嗜铬细胞瘤,由于周围血管剧烈收缩致血管内液体外渗,实际是处于低血容量状态,一旦肿瘤血运完全切断时,可立即出现顽固性低血压,因此在术前必须做专门的术前准备,包括:术前数天开始服用酚苄明(10mg/次,每日 2 次),逐渐加量,直至体位性低血压降至轻度。在使用 α 受体阻滞剂的同时适当补液。对于持续心动过速或快速型心律失常患者,可配用 β 受体阻滞药以控制高血压和心律失常。拉贝洛尔具有同时阻滞 α 受体和 β 受体的作用,效果更佳。应用适量地西泮(10～20mg 口服)以控制焦虑。如果术中发生高血压,应告知手术医师停止对肿瘤的任何操作,同时给予酚妥拉明或硝普钠控制血压。肿瘤切除后,交感神经兴奋性降低可造成严重低血压,可通过补液扩容纠正,但也常需要使用去甲肾上腺素、肾上腺素、去氧肾上腺素或多巴胺等升压药的支持;②肾上腺皮质功能不全时,由于钠、水经尿道和肠道异常丢失过多,可致血容量减少,术前必须至少两天输注生理盐水,并口服氟氢可的松(fludrocortisone)0.1～0.2mg,手术当天还需至少每 6 小时肌内注射或静滴可溶性磷酸氢化可的松或琥珀酸氢化可的松 50mg。③尿崩症患者,由于大量排尿,可出现显著的血液浓缩、血容量减少和电解质紊乱,应在术前每 4 小时肌内注射抗利尿激素(加压素,vasopressin)10～20 单位,或静脉滴注 5% 葡萄糖溶液 1000ml,待血浆渗透压降至正常后再施手术。

(二) 通气量

进行性黏液性水肿患者,自主呼吸通气量明显减少,手术应推迟,需先用甲状腺素治疗;如果手术必须在 1 周内施行者,可口服三碘甲状腺原氨酸(triiodothyronine,T_3),每日 50～100μg;如果手术允许推迟到 1 个月以后进行者,可口服甲状腺素(thyroxine,T_4),每日 0.1～0.4mg。服药期间可能出现心绞痛或心律失常,这时剂量应减少或暂停。

(三) 麻醉耐受性

未经治疗的肾上腺皮质功能不全、脑垂体功能不全或垂体促肾上腺皮质激素分泌不足的患者,机体的应激反应已消失或接近消失,对麻醉药物的任何血管扩张作用都容易发生循环虚脱,有生命危险。由于对这类意外事先难以预测,因此估计有可能发生者,术前可预防性肌内注射磷酸氢化可的松 100mg。此类患者一般伴有高钾、低钠,需严密监测电解质。未经治疗的急性肾上腺皮质功能不全患者属手术禁忌,必须积极处理。急诊手术术中可行动脉穿刺监测血压、电解质和血糖。禁忌用依托咪酯行麻醉诱导,因为即使使用单剂量诱导,也会抑制肾上腺皮质功能,增加危重患者的死亡率。慢性肾上腺皮质功能不全者无需行有创监测。

(四) 渗血

库欣综合征患者的肾上腺糖皮质激素活性显著增高,围手术期常表现为难治性的高血压(可用利尿剂减少血管内容量,但须监测电解质),同时可出现手术野渗血、止血困难和失血量增多。此时只有通过谨慎结扎血管以求止血。术后应注意预防深静脉血栓形成。

(五) 感染

库欣综合征患者的肾上腺糖皮质激素分泌过多,机体防御功能显著减弱,容易发生切口感染。未经治疗的糖尿病患者,切口感染风险亦增加,均需注意预防,宜选用杀菌性抗生素而非抑菌性抗生素。

(六) 镇痛药耐量

库欣综合征患者常处于警醒和焦虑状态,因此需用较大剂量镇静药。未经治疗的艾迪生病患者,对镇静药特别敏感,故需慎用。甲亢患者因基础代谢率高,神经肌肉应激性增高,故镇静药和镇痛药均需加量。甲状腺功能低下患者,对镇静药和镇痛药特别敏感,均需减量。

五、肾脏疾病

麻醉前准备的基本原则是保护肾功能，维持正常的肾血流量和肾小球滤过率，具体应尽可能做到以下几点：①术前补足血容量，防止因血容量不足所致的低血压和肾脏缺血；②避免大剂量使用缩血管药，大多数该类药易导致肾血流量锐减，加重肾功能损害，尤其以长时间大量使用时为严重；③保持尿量充分，术前均需静脉补液，必要时可适当使用利尿剂；④纠正水、电解质和酸碱代谢失衡；⑤避免使用对肾脏有明显毒害的药物，如汞剂利尿药、磺胺药、肾毒性抗生素、止痛药（非那西丁）和降糖药（降糖灵）等，尤其是某些抗生素的肾脏毒性最强，如庆大霉素、甲氧苯青霉素、四环素、两性霉素B等均需禁用。某些抗生素本身并无肾脏毒性，但如果复合应用，则肾脏毒性增高，例如先锋霉素单独用并无肾脏毒性，若与庆大霉素并用则可能导致急性肾功能衰竭；⑥谨慎使用完全通过肾脏排泄的药物，否则药效延长，难以处理；⑦有尿路感染者，术前必须有效控制炎症。⑧慎重选择术前镇静药及术中麻醉药。

六、肝脏疾病

肝功能损害患者的麻醉前准备特别重要。肝功能损害患者经过一段时间保肝治疗，多数可获得明显改善，对手术和麻醉的耐受力也相应提高。保肝治疗包括：①高碳水化合物、高蛋白质饮食，以增加糖原储备和改善全身情况，必要时每日静脉滴注GIK溶液（10%葡萄糖液500ml加胰岛素10u、氯化钾1g）；②低蛋白血症时，间断补充外源性白蛋白；③小量多次输新鲜全血，以纠正贫血和提供凝血因子；④适当补充维生素B、维生素C、维生素K；⑤改善肺通气，若并存胸水、腹水或肢体水肿，应适当限制钠盐，应用利尿药和抗醛固酮药，必要时术前放出适量胸腹水，引放速度必须掌握缓慢、分次、小量的原则，同时注意水和电解质平衡，并补充血容量。

七、血液病

（一）慢性贫血

慢性贫血的原因很多，主要为缺铁性贫血和各种先天性或后天性溶血性贫血。中度贫血者，术前经补充铁剂、叶酸和维生素B_{12}，一般纠正尚无困难，术前只要维持足够的血容量水平，并不会增加麻醉的危险性；必要时术前给予小量多次输新鲜血，纠正可较迅速，不仅提高血红蛋白和调整血容量，还可增加红细胞携氧和释放氧所必需的2,3-二磷酸甘油酸（2,3-DPG）。在急诊手术前通过输注红细胞悬液也较易纠正。术前应用促红细胞生成素可能提高血红蛋白和血细胞比容水平。如果术前存在携氧能力不足的缺血性症状，术前也需输血。

（二）巨幼细胞贫血

多见于恶性贫血和叶酸缺乏，手术宜推迟，待叶酸和维生素B_{12}得到纠正，一般需1～2周后方能手术。

（三）镰刀状细胞（sickle cell）贫血

镰刀状细胞贫血时易发生栓塞并发症，特别容易发生肺栓塞，尤其在面临缺氧或酸中毒时，镰刀状细胞增多，栓塞更易形成，手术和麻醉有相当危险。对这类患者术前均应输以全血，直至血红蛋白恢复正常后再手术。输全血还有相对稀释镰刀状细胞、阻止其堆集成柱而堵塞小血管的功效。羟基脲的常规应用可使红细胞镰状化降低50%。冠状动脉系统的红细胞镰状化或炎性变可导致心肌纤维化，心肺功能进行性恶化。术中要维持足够的氧合（$FiO_2 \geq 0.30$），维持患者体温（加热毯、预热静脉用液体、调高手术室温度），同时要维持足够的心排血量，防止因体位或止血带导致的静脉淤积。术后吸氧12～24小时，并给予充分的镇痛。

（四）血小板减少

一般情况下，人体血液中的血小板只要保持在30×10^9～50×10^9/L（30 000～50 000/mm^3），即可维持正常的止血功能，但当其低于30×10^9/L，或伴血小板功能减退时，可出现皮肤和黏膜的出血征象，手术伤口呈广泛渗血和凝血障碍。遗传性血小板减少较罕见，需输浓缩血小板治疗。获得性血小板减少较为多见，需根据病因进行术前纠正，如红斑狼疮、特发性血小板减少性紫癜或尿毒症等引起者，可给予强的松类激素进行治疗。阿司匹林不可逆地抑制血小板聚集影响机体凝血，只有当新的正常血小板进入血液循环其功能才能恢复。口服阿司匹林后，血小板功能低下的状态可持续7天左右，因此术前如需停药，则至少停药7～10天方能纠正。每输1u浓缩血小板可增高循环内的血小板4×10^9～20×10^9/L。

（五）非血小板减少性紫癜

可表现为紫癜、血尿，偶尔因血液渗入肠壁而引起急性腹痛，常可继发肠套叠而需急诊手术。为防止手术野出血和渗血，术前可试用强的松和浓缩血小板治疗。

（六）恶性血液病

如白血病、淋巴瘤或骨髓瘤患者，偶尔需手术治疗，其主要危险在于术中出血和渗血不止及血栓形成。单纯就患者的凝血功能障碍或栓塞风险而言，如果疾病正处于缓解期，手术危险性不大；处于部分缓解期时，手术也相对安全。急性白血病时，如果白细胞总数增高不过多，血红蛋白尚在 100g/L，血小板接近 100×10^9/L，无临床出血征象时，术中风险也并无显著升高。但当贫血或血小板减少较严重时，术前应输全血和浓缩血小板作准备。慢性粒细胞性白血病，如果血小板超过 1000×10^9/L 或白细胞总数超过 100×10^9/L，术中可能遇到难以控制的出血，危险性很大。慢性淋巴细胞性白血病患者如果血小板计数正常，即使白细胞总数超过 100×10^9/L，也非手术禁忌证。真性红细胞增多症时，术中易致出血和栓塞并发症，当血细胞比容增高达 60%，可出现凝血酶原时间延长、部分凝血活酶时间显著延长和纤维蛋白原显著降低。这类患者需经过放血术、放射疗法或化学疗法，待红细胞总数恢复正常后方可手术，但并发症仍然多见。

八、特殊病情患者的麻醉前准备

（一）病态肥胖

1. 病态肥胖对器官功能的影响　正常人的标准体重(kg)可按身高(cm)-100 推算。体重超过标准体重 10% ~15% 或体重指数(BMI)超过 $28kg/m^2$ 即为肥胖；超过 15% ~ 20% 为明显肥胖；超过 20% ~30% 则为病态肥胖。亦可利用肥胖指数[= 身高(cm)-体重(kg)]来确定肥胖的程度：肥胖指数≥100，为不胖；=90 左右，为轻度肥胖；≤82，为病态肥胖。肥胖一般可分三类：①单纯性肥胖，因营养过度引起；②继发性肥胖，因内分泌功能失调引起，如下丘脑病变、库欣综合征等；③家族性肥胖，因遗传引起。不论病因如何，肥胖本身可引起呼吸循环等一系列病理生理改变。

(1) 呼吸系统：病态肥胖可引起肺活量减少，深吸气量和呼气贮备量减少，此与胸腹部受过多的脂肪压迫、胸廓扩张受限（胸廓顺应性降低）、胸廓弹性回缩增强、膈肌抬高等因素有关，尤其在水平仰卧位时的影响最为显著，易出现通气/血流比例失调、低 PaO_2、高 $PaCO_2$ 和氧饱和度下降；部分患者还可出现肺动脉高压和肺毛细血管楔压增高，甚至肺栓塞。肥胖患者上气道软组织丰富，容易阻塞气道，使困难气道的危险性显著增加。此外，在麻醉后较易并发肺部感染和肺不张。

(2) 心血管系统：每增加 1kg 脂肪组织，即需要增加 0.01L/min 的心排血量才能满足充分的组织灌注，因此肥胖患者多合并高血压。据统计，肥胖患者中有 58% 并发高血压，但多数属轻度或中度高血压。肥胖人的血容量和心排血量均有所增加，增加量与肥胖程度成正比，由此可加重左室容量负荷，久之出现左室肥厚，继而发展为右室肥厚，其程度与体重增加成正比。此外，由于肺通气功能不足所致的长时间慢性缺氧，刺激骨髓造血功能，可引起继发性红细胞增多、血黏度增高，更加重心脏负荷，甚至导致心力衰竭。肥胖多伴脂质代谢紊乱，因此容易并发动脉硬化。一般认为肥胖伴高血压者，容易继发冠心病和心肌梗死，或脑动脉硬化和脑血管意外甚至猝死。

(3) 其他：肥胖患者易并发糖尿病，或肝细胞脂肪浸润(脂肪肝)，但多数患者肝功能仍正常。既往认为肥胖患者术前胃内容物和酸度增加，为降低围手术期发生反流误吸的风险，因此建议此类患者术前给予西咪替丁、雷尼替丁或甲氧氯普胺（术前一晚和术晨使用），但目前尚缺乏循证医学的证据。

2. 麻醉前准备　首先对肥胖的类型、病因及其程度作出评估，重点注意呼吸、循环和内分泌系统等改变。

(1) 对病态患者，应检查在水平仰卧位时的呼吸功能状况，如果出现气短、呼吸费力或呼吸道不全梗阻，甚至不能平卧者，术前需做肺功能测定及动脉血气分析。选择麻醉方法应以能保证呼吸道通畅和通气量满意者为准。对气管内插管操作的难易程度术前也必须充分估计，必要时考虑采用清醒气管内插管。

(2) 术前对是否并存高血压、动脉硬化和糖尿病、胸透及心电图有无异常、以及心脏代偿功能等都应做出全面估计，并给予相应的处理。对继发性肥胖患者，如为择期手术，应先施行病因治疗后再手术。对单纯性肥胖患者，术前最好采取减重治疗，包括合理的饮食限制、体育锻炼和药物等。减重可明显改善患者的心肺功能，使肺活量和通气贮备量恢复正常，慢性缺氧和 CO_2 蓄积得到纠正，血容量和血压可明显降低，对预防高血压和减轻心脏负荷可起到良好的作用。此外，减重对维持术中呼吸和循环的相对稳定、预防术后肺部并发症均非常有效。但必须指出，减肥治疗一般需经过1个月至数个月的过程，仅于术前数日内严格限制饮食，不仅无效，相反会因此削弱肥胖患者对麻醉和手术的耐受力。重度肥胖者行开腹手术，应在术前行动脉血气分析，了解患者术前低氧血症的情况及指导术后拔管。有研究表明，肥胖者苏芬太尼的分布容积增加且清除延迟，作用时间明显延长。

（二）慢性酒精中毒

1. 慢性酒精中毒对器官功能的影响　长期嗜酒可致慢性酒精中毒，其特征是对酒精产生耐受和生理依赖，同时脏器出现一系列病理生理改变，对麻醉和手术的耐受力显著降低，具有明显的危险性。

（1）病理生理变化：①长期嗜酒者常伴有营养障碍，可致维生素 B_1 缺乏；酒精本身及其代谢产物可直接毒害神经系统，容易出现多发性周围神经炎，表现为四肢远端感觉和运动障碍；也可累及中枢神经，发生急性出血性脑灰质炎及神经炎性精神病。周围神经系统和中枢神经系统同时受害时，称脑性脚气病综合征，表现为记忆力减退、思维涣散、不能胜任细致的复杂工作与学习，可逐渐发展累及小脑、脑干及间脑发生退行性变，甚至脑广泛坏死而死亡；②酒精容易毒害肝脏而并发脂肪肝、酒精性肝炎及肝硬化（发生率约10%），肝脏的代谢、解毒及合成功能均受影响，临床表现为营养不良、体重减轻、厌食、黄疸、发热、胃溃疡、胃食管反流及食管静脉曲张；也可出现凝血机制障碍和白蛋白减少；可出现腹水、通气功能减弱、氧饱和度降低、低 PaO_2 和轻度呼吸性碱血症；③酗酒10年以上者，可危及心脏，出现酒精性心肌病和心脏性脚气病，表现为气急、咳嗽、心悸、呼吸困难和传导阻滞，最后可演变为右心衰竭，也会因突发心肌梗死而猝死，但容易被漏诊；④酒精可抑制叶酸代谢而影响红、白细胞及血小板的生成，可致贫血、抵抗力低下和凝血障碍；⑤约有20%慢性酒精中毒的患者可并发慢性阻塞性肺疾病；⑥常并发酒精性低血糖；可抑制抗利尿激素而出现尿量增多和脱水；可引起肾上腺皮质激素分泌增高而诱发胰腺炎。

（2）戒酒综合征：正常人如果大量饮酒持续约2～3周，即可出现酒精依赖性，机体必须依赖酒精才能维持正常生理功能。如果突然停饮，即会出现一系列生理紊乱，此即为戒酒综合征。发病机制系因中枢神经系统失去酒精的抑制作用而产生大脑皮质和β-肾上腺素能神经过度兴奋所致。即由于交感神经兴奋，血中儿茶酚胺增高，使骨骼肌收缩速率增加，因而干扰了神经-肌肉的传导或肌梭活性，致使这些患者的震颤强度增加。其临床表现为：初6～8小时期间表现为震颤［全身性震颤是本病最明显的特征，是一种快速（6～8Hz）、轻重不一、在安静环境下减轻而在运动和情绪紧张时加重的震颤］，伴有易激惹和胃肠道症状，特别是恶心、呕吐。多为精神因素引起，也可能因低血糖和体液失衡所致；24～36小时内出现幻觉性精神病和戒断性癫痫大发作；72小时内出现震颤性谵妄，表现幻觉、抽搐、知觉迟钝、失眠、精神错乱、自主神经系统活动亢进和共济失调，严重时出现结肠坏死或硬膜下血肿等致命性并发症。恢复饮酒可很快缓解症状，再次停止饮酒后症状复发并且加重。症状持续时间差别很大，通常持续2周。病情在完全停止饮酒后24～36小时达高峰。

（3）麻醉前准备

慢性酒精中毒患者易合并多种疾病。如合并急性酒精性肌病可致严重的肌肉痉挛；也可合并广泛的多发性周围神经病，引起全身感觉障碍和肌无力；合并急性胃炎时可致恶心呕吐；伴发戒酒性癫痫时可致外伤。另外，尚可合并泌尿系感染、胰腺炎、肝硬化、胃肠道出血等。对疑有慢性酒精中毒或已经明确存在酒精中毒的患者，手术宜推迟，需全面系统了解心、肺、肝、脑等各脏器的损害程度，对正在出现的戒酒综合征及其治疗效果进行了解和估计。具有中枢性肌松作用的镇静药（如利眠宁、地西泮等）是目前治疗震颤性谵妄的较佳药物，应在戒酒的最初2～4天内预防性用药，同时服用大量维生素 B_1 和补充营养，一般戒酒征象可被基本解除。苯妥英钠对戒酒性癫痫确有防治作用，如患者对苯妥英钠过敏，可改用卡马西平，但巴比妥类药物应慎用，因其可能有增加呼吸抑制的危险。在戒酒期间，各脏器功能尚未完全恢复时，任何麻醉药和麻醉方法均有一定的危险，故禁忌择期手术。偶然大量饮酒而致急性酒精中毒的患者，如需急诊手术，对各种麻醉药的耐受性并不增加，但对麻醉药的需要量减少可能较明显，故应酌情合理用药，避免逾量。

（三）昏迷

手术前的患者偶尔可并存昏迷，其诱因要尽可能加以鉴别和纠正；并仔细观察和正确评估昏迷的程度。由于这类患者的器官代谢功能已经紊乱，因此对任何麻醉药物的耐受性都降低，易出现昏迷加重。从麻醉处理角度看，较常见的昏迷有以下几类：①意识消失，但存在哈欠、吞咽或舔舌等反射动作，提示浅昏迷，脑干主要功能尚未损害；②意识消失，呼吸动作、瞳孔反应和眼球活动仍正常，也无定位性运动障碍体征者，最可能为代谢异常（如尿毒症、低血糖、肝昏迷、酒精中毒、低磷血症、黏液水肿和高渗性非酮症性昏迷等），或药物中毒（如麻醉性镇痛药、镇静药、催眠药等）所致。除非紧急手术（如内脏出血或穿孔），术前应尽可能先纠正昏迷，但对尿毒症和高渗性非酮症性昏迷的纠正不宜过快，避免因脑水肿而加重昏迷程度；瞳孔反射失常提示低氧、低体温、眼部疾病或药物中毒（如颠茄碱、苯二氮䓬类等）；③昏迷伴上肢肘部呈屈曲位肌强直者，提示双侧大脑半球功能障碍，但脑干无损害（去皮质姿势）；④昏迷伴上肢和下肢均呈伸直位肌强直者，提示双侧上位脑干结构损害，或深部大脑半球损害（双侧去大脑强直）。这类情况可见于脑外伤或心搏骤停复苏后脑缺氧性损伤后遗症，除非急症，禁忌择期手术；⑤昏迷伴腱反射亢进、趾背上翻者，提示存在中枢神经系统结构性病变，或存在尿毒症、低血糖或肝性脑病。如果昏迷伴腱反射低下、足趾跖屈，也无偏瘫征象者，提示不存在中枢神经系统结构性改变；⑥昏迷伴癫痫大发作，提示深部中线性脑干或丘脑损害，或局灶性运动中枢性改变，对其诱因应力求弄清，可因戒酒、尿毒症、妊娠毒血症、脑损伤、脑肿瘤、产伤、药物（戊四氮、印防己毒素、美解眠、士的宁等）、高血钙、低血钙、脑血管病变或脑血管意外等引起，也可能原因不明。术前均应针对诱发疾病进行积极处理，并用治疗剂量抗惊厥药，一直用至手术日晨，对癫痫本身一般无其他特殊处理。过去认为高浓度恩氟烷，特别在过度通气及低 $PaCO_2$ 情况下，可诱发脑电癫痫样波和强直性肌痉挛。今知，恩氟烷对人类并不增加癫痫的发生，可以选用。

（四）妊娠

同年龄组孕妇与非孕妇，其并发外科疾病的频率相等，麻醉医师必须熟悉手术适应证及其病情特点。孕期常见的外科疾病有：①急性阑尾炎，发生率约1:2000，所表现的征象与妊娠最初3个月期间的妊娠反应有相似处，容易混淆而被误诊，以致发展为阑尾穿孔和弥漫性腹膜炎，全身情况严重，麻醉危险性增加，同时流产率也增高。因此应尽早明确诊断，积极手术；②急性胆囊炎和胆石症，发生率约1:3500～6000，病情往往较重，手术较复杂，手术需时较长，麻醉中的变化较多，同时可能使胎儿受损害，故应尽量避免手术，采用输液、胃肠减压、解痉、止痛和抗生素等保守治疗，一般在2天内症状可得到明显改善；③急性机械性肠梗阻，较为少见。曾有腹腔手术史的孕妇，若腹腔内遗留粘连，妊娠后有可能诱发机械性肠梗阻。为避免病情趋于严重，一旦诊断明确，手术不宜延迟，如果已近临产，可先行剖腹产术以获得肠梗阻手术必需的术野显露；④食管裂孔疝，发生率较高，主要症状为反流性食管炎，饱食后取直坐位或服止酸药可缓解，一般不需急诊手术治疗。⑤乳腺癌，不多见，但一旦发生，其恶性程度高，应做活检确诊，然后施行根治术，同时终止妊娠。如果在分娩后再施行乳癌根治术，则复发率更增高。⑥卵巢肿瘤，多在妊娠初3个月内发生，只要不并发扭转、破裂或出血，可暂不考虑手术治疗。

妊娠合并外科疾病时，是否施行手术和麻醉，必须考虑孕妇和胎儿两方面的安全性。母体的风险主要是由妊娠期的生理学变化所致，常涉及气道、心肺、神经系统和消化系统。孕妇的误吸、困难气道、低氧血症、低血压、麻醉药物的过量和栓塞等风险增加。胎儿风险包括潜在致畸性、窒息和早产。一般讲，妊娠初3个月期间，若存在缺氧、麻醉药或感染等因素，则易诱发胎儿先天畸形或流产，因此应尽可能避免手术，择期手术宜尽量推迟到产后6周施行；危重手术应推迟至孕中期（15～28周），此时胎儿器官形成已经完成（15～56天）。如系急诊手术，尽可能选择局麻或区域麻醉。高达30%的孕妇由于主动脉、腔静脉受压而易发生仰卧位低血压，仰卧位时需将子宫左移，麻醉时应充分供氧，避免缺氧和低血压。如必须全身麻醉，则气道检查尤为重要，妊娠会导致气道血管形成和水肿，增加困难插管的可能性。由于机械和激素水平原因导致孕妇误吸风险增加（妊娠12～14周后最为显著），且此时胃排空延迟、分泌增多、壁细胞活性增加使胃液pH值降低。肺功能残气量（FRC）和残气容积（RV）降低以及氧耗增加，导致孕妇易发生低氧血症。妊娠妇女对吸入、静脉和局部麻醉药的敏感性增加，MAC约降低20%～40%（可能与孕酮的镇静效应有关），局麻药的需要量也减少约30%，因此麻醉药物的剂量须作相应调整。

（五）抗凝治疗

应用肝素抗凝时，静脉注射5000U（相当于50mg），可使全血凝固时间延长2倍，维持3～4小时后，逐渐自动恢复正常。于此期间，如果需施行急诊手术，术前需采用鱼精蛋白终止其抗凝作用，具体方法为：①刚静注肝素不久者，鱼精蛋白的剂量（mg）相当于末次肝素剂量（U）的1/100；②静脉注射肝素已隔30分钟以上者，由于肝素的生物半衰期短于1小时，用鱼精蛋白的拮抗剂量只需上述剂量的1/2；③注射肝素已隔4～6小时者，一般已无需再用鱼精蛋白拮抗；④皮下注射肝素的吸收缓慢，鱼精蛋白剂量只需静注肝素（mg）量的50%～75%，但由于肝素仍在不断被吸收，故需重复注射鱼精蛋白。鱼精蛋白的静注速度必须缓慢，若注速过快则可引起血小板减少；注药过量则鱼精蛋白本身可转为弱抗凝药，同时可能严重抑制循环，导致血压骤降而不易回升的后果。

应用双香豆素或其衍生物抗凝者，因凝血酶原时间仅延长25%左右，故较肝素容易被掌握，如需终止其作用，只需在术前静注维生素K_1 5mg，即可使凝血酶原时间恢复至安全水平的40%以上，维持4小时，但完全恢复正常水平则需24～48小时，且对今后再使用双香豆素抗凝，可产生耐药性达1周以上。因此，如果手术仅需数小时的暂时终止抗凝，可不必用维生素K_1，只需静脉滴注新鲜冻血浆250～500ml即可。因双香豆素的作用仅是降低凝血Ⅱ、Ⅶ、Ⅸ和Ⅹ因子，而储存于血浆中的这些凝血因子仍很充足，故可达到暂时恢复凝血酶原时间的目的。目前使用双香豆素类药物时一般用目标国际标准化比值（INR）进行疗效监测，接受华法林治疗，目标INR为2.0～3.0的患者，应在术前5天停止服药；目标INR为2.5～3.5的患者，应在手术前6天停止服药，手术前1天检查INR，如果>1.5，服用1mg维生素K_1。术后第一天华法林可恢复术前剂量，但须每日监测INR。

第4节 麻醉选择

麻醉的选择取决于病情特点、手术性质和要求、麻醉方法本身的优缺点、麻醉者的理论水平和技术经验，以及设备条件等几方面因素，同时还要尽可能考虑手术者对麻醉选择的意见和患者自己的意愿。各种麻醉都有各自的优缺点，但理论上的优缺点还可因具体病情的不同，以及操作熟练程度和经验的差异，而出现效果上、程度上、甚至性质上的很大差别。患者对各种麻醉方法的具体反应也可因术前准备和术中处理是否恰当而有所不同。例如硬膜外麻醉用于早期休克患者，在血容量已经补足或尚未补充的两种不同情况下，其麻醉反应则可迥然不同。因此，麻醉的具体选择必须结合病情和麻醉者的自身条件和实际经验，以及设备条件等因素进行全面分析，然后才能确定。

一、病情与麻醉选择

手术患者的病情是麻醉选择最重要的依据：①凡体格健康、重要器官无明显疾病、外科疾病对全身尚未引起明显影响者，几乎所有的麻醉方法都能适应，可选用既能符合手术要求，又能照顾患者意愿的任何麻醉方法；②凡体格基本健康，但合并程度较轻的器官疾病者，只要在术前将其全身情况和器官功能适当改善，麻醉的选择也不存在大问题；③凡合并较重全身或器官病变的手术患者，除应在麻醉前尽可能改善其全身情况外，麻醉的选择首先要强调安全，选用对全身影响最轻、麻醉者最熟悉的麻醉方法，要防止因麻醉选择不当或处理不妥所造成的病情加重，也需防止片面满足手术要求而忽视加重患者负担的倾向；④病情严重达垂危程度，但又必须施行手术治疗时，除尽可能改善全身情况外，必须强调选用对全身影响最小的麻醉方法，如局麻、神经阻滞；如果选用全麻，必须施行浅麻醉；如果采用硬膜外麻醉，应强调在充分补液扩容的基础上，分次小量使用局麻药，切忌阻滞范围过广；为安全计，手术方式应尽可能简单，必要时可考虑分期手术，以缩短手术时间。

小儿配合能力差，在麻醉选择上有其特殊性。基础麻醉不仅解决不合作问题，还可使小儿安静地接受局部浸润、神经阻滞或椎管内麻醉；如果复合全麻，可做到诱导期平稳、全麻药用量显著减少。又因小儿呼吸道内径细小、分泌腺功能旺盛，为确保呼吸道通畅，对较大手术以选用气管内插管全麻为妥。

对老年人的麻醉选择，主要取决于全身状况、老年生理改变程度和精神状态。全身情况良好、动作反应灵敏者，耐受各种麻醉的能力并不比青壮年者差，但麻醉用药量都应有所减少，只能用其最小有效剂量。相反，年龄虽不很高，但体力衰弱、精神萎靡不振者,麻醉的耐受力显著降低,以首选局麻或神经阻滞为宜,但后者的麻醉效果往往可比青壮年者好,全麻宜作最后选择。

二、手术要求与麻醉选择

麻醉的首要任务是在保证患者安全的前提下,满足镇痛、肌肉松弛和消除内脏牵拉反应等手术要求。有时手术操作还要求麻醉提供降低体温、降低血压、控制呼吸或肌肉极度松弛,或术中施行唤醒试验等特殊要求。因此,麻醉的选择存在一定的复杂性。总的来说,对手术简单或病情单纯的患者,麻醉的选择可无困难,选用单一的麻醉药物和麻醉方法,就能取得较好的麻醉效果。但对手术复杂或病情较重的患者,单一的麻醉方法往往难以满足手术的全部要求,否则将促使病情恶化。此时,有必要采用复合麻醉(也称平衡麻醉),即同时或先后利用一种以上的麻醉药和麻醉方法,取每种麻醉药(方法)的长处,相互弥补短处,每种药的用量虽小,所得的麻醉效果恰已能符合手术要求,而对病情的影响可达到最轻程度。复合麻醉在操作管理上比较复杂,要求麻醉者有较全面的理论知识和操作管理经验,否则也未必能获得预期效果,有时反而会造成不良后果。

针对手术要求,在麻醉选择时应想到以下六方面问题:

1. 根据手术部位选择麻醉　例如颅脑手术选用局部麻醉或全身麻醉;上肢手术选用臂丛神经阻滞麻醉;胸腔内手术采用气管内循环紧闭麻醉;腹部手术选用椎管内麻醉或复合肌松药的全身麻醉;下肢手术选用椎管内麻醉;心脏手术选用低温体外循环下全凭静脉麻醉。

2. 根据肌肉松弛需要程度选择麻醉　腹腔手术、长骨骨折或某些大关节矫形或脱臼复位,都需要良好的肌肉松弛,可选臂丛阻滞、腰麻或硬膜外麻醉,或全麻并用肌松药。

3. 根据手术创伤或刺激性大小、出血多少选择麻醉　胸、腹腔手术,或手术区邻近神经干或大血管时,手术创伤对机体的刺激性较大,容易发生血压、脉搏或呼吸波动。此时,无论采用何种麻醉方法,均宜辅加相应部位的神经或神经丛阻滞,如肺门神经丛、腹腔神经丛、肠系膜根部阻滞或肾周围脂肪囊封闭、神经血管周围封闭等。对复杂而创伤性很大或极易出血的手术,不宜选用容易引起血压下降的麻醉(如脊麻),全麻常较局麻为合适。

4. 根据手术时间长短选择麻醉　1小时以内的手术,可用简单的麻醉,如局麻、氯胺酮静脉麻醉、局部静脉麻醉或单次脊麻等。长于1小时的手术,可选用长效局麻药施行脊麻、神经阻滞麻醉,或连续硬膜外麻醉或全麻。对于探查性质手术,手术范围和手术时间事先很难估计者,则应做长时间麻醉的打算。

5. 根据手术体位选择麻醉　体位可影响呼吸和循环生理功能,需用适当的麻醉方法予以弥补。例如取俯卧或侧卧位时,应选用气管内紧闭麻醉、局麻或硬膜外麻醉,不宜用脊麻或硫喷妥钠麻醉。坐位手术时,应尽量选用局麻等对循环影响小的麻醉方法。如需用全麻,必须施行气管内插管,并采取相应的措施。

6. 考虑手术可能发生的意外选择麻醉　胸壁手术(如乳癌根治术)可能误伤胸膜而导致气胸,事先应做好吸氧和气管内插管的准备;食道手术有可能撕破对侧纵隔胸膜而导致双侧气胸,需有呼吸管理的准备。呼吸道部分梗阻或有外来压迫的患者,以选用清醒气管或支气管内插管为最合适。

三、麻醉药和麻醉方法选择

各种麻醉药和麻醉方法都有各自的特点、适应证和禁忌证,选用前必须结合病情或手术加以全面考虑。原则上尽量采用简单的麻醉,确有指征时才采用较为复杂的麻醉。

(一) 全身麻醉

全身麻醉的首要目标是维持患者的健康和安全,提供遗忘、催眠(无意识)、无痛和最佳手术状态(如无体动现象)。麻醉医师选用自己最为熟悉的全身麻醉方法已为常理,但最近Forrest等总结来自多个中心单位采用全身麻醉的资料表明,选用全身麻醉方法可发生某些不良副作用,其发生率具有统计学显著性差异,见表45-6。高血压在芬太尼麻醉中较为常见;室性心律失常在氟烷麻醉中较为常见;心动过速在异氟烷麻醉中较为常见。采用中至大剂量芬太尼的全身麻醉组患者,术后至少需施行80小时的机械呼吸,而在其他麻醉患者一般只需要7小时。一般认为,术后长时间机械呼吸可能带来不良后果。

表 45-6 全身麻醉下严重副作用的发生率比较

麻醉药	心动过速	高血压	室性心律失常
氟烷	0.7%	0.5%	8.6%*
异氟烷	1.5%*	0.8%	0.8%
芬太尼	1.1%	2.4%*	1.3%

*与其他两种麻醉药相比,有显著性差异

(二)局部麻醉

1. 今已确认,在某些临床情况下,局部麻醉的优点超过全身麻醉。老年患者髋关节成形术和前列腺摘除术选用椎管内神经阻滞麻醉,可降低深静脉血栓的发生率;在低位脊麻下,充血性心力衰竭的程度减轻或较少发作;从ICU病房对危重患者施行长时间硬膜外腔镇痛的结果看,器官功能的保留可较好,并发症发生率降低,甚至死亡率也降低。但长期以来人们都认为局部麻醉的操作耗时较长,技术不够熟练者尤其如此,且可能发生严重并发症。随着经验的积累,这些不足均可得到改善。

2. 许多患者在术前主动提出要求让他"入睡",如果麻醉医师理解为患者欲选用全身麻醉,而据此做出选用全身麻醉的决定,现在看来是不一定恰当的。很久以来人们认为局部麻醉仅适合于少数场合,而全身麻醉几乎适合于任何手术,这也是明确的。今知,在区域阻滞麻醉下加用某些催眠药(如咪达唑仑、丙泊酚和芬太尼等),同样可使患者在局部麻醉下处于睡眠状态。

(三)术后镇痛

在充分评估病情的基础上拟订麻醉处理方案时,应考虑加用术后切口镇痛措施。近年来术后镇痛的优越性越来越受到肯定和重视,不论在全身麻醉前先施行标准的区域阻滞麻醉,或将区域阻滞麻醉作为全身麻醉的一项组成部分,或在区域阻滞麻醉基础上术后继续给予局麻药阻滞,使患者在术后一段时间仍处于基本无痛的状态,一般可显著增加患者术后的安全性。Tverskoy等指出,在区域阻滞麻醉下施行疝修补术,术后继续给予局麻药施行术后镇痛,其效果比术后常规肌内注射阿片类药镇痛者为好,对患者十分有益。近年来,患者自控镇痛(PCA)技术得以应用,PCA的按压次数和药物用量可由患者自主调节。这样可以以最小的剂量达到最佳的效果,副作用更小,避免了传统方法药物浓度波动大,副作用大的缺点。

四、技术能力和经验与麻醉选择

麻醉医师在日常工作中,原则上应首先采用安全性最大和操作比较熟悉的麻醉方法。遇危重患者,或既往无经验的大手术,最好采用最熟悉而有把握的麻醉方法,有条件时在上级医师的指导下进行。在上述考虑的前提下,尽量采纳手术医师及患者对麻醉选择的意见。

第5节 麻醉前用药

据调查,手术前60%的患者对手术存在疑虑;50%以上对手术非常恐惧;31%~38%担心手术有损健康或危害生命;17%对麻醉存在恐惧;12%顾虑术后疼痛、呕吐难以忍受。为减轻术前患者的精神负担,并完善麻醉效果,可于麻醉前在病房内预先给患者使用某些镇静镇痛类药物,这种方法称为麻醉前用药,也称术前药。历史上长期以来认为,术前药是一种有利于麻醉诱导的辅助措施。鉴于现代麻醉药的不良副作用已减少,对患者的精神和生理状态有了仔细的评估和准备,要求患者主动参与麻醉药的选择等情况的改变,目前对术前药的应用概念已转向新的目标。

一、麻醉前用药的应用总则

(一)目的

1. 抑制皮质或皮质下,或大脑边缘系统,产生意识松懈、情绪稳定和遗忘效果。由此也可显著减少麻醉药用量和(或)提高机体对局麻药的耐受性。

2. 提高痛阈,阻断痛刺激向中枢传导,减弱痛反应和加强镇痛,弥补某些麻醉方法本身镇痛不全的不足。

3. 减少随意肌活动，减少氧耗量，降低基础代谢率，使麻醉药用量减少，麻醉药毒副反应减少，麻醉过程平稳。

4. 减轻自主神经应激性，减弱副交感反射兴奋性，减少儿茶酚胺释放，拮抗组胺，削弱腺体分泌活动，保证呼吸道通畅、循环系统功能稳定。

（二）用药途径

1. 成人给术前药的最常用途径是肌内注射，其起效时间不一致，并有可能发生坐骨神经损伤或药物吸收不全等并发症。据调查，95% 妇女和 85% 男子的药物被注射在脂肪组织，而不是在肌肉内。成人较通用的用药途径是经口服和静脉注射用药，对肌内注射用药法今已较少采用。小儿惧怕任何针头，也是通常不愿意住院的最常见原因。当今对小儿测试体温都采用经直肠途径，经直肠应用术前药看来是合理的，但有些小儿仍会感觉出药物对直肠的刺激干扰。

2. 在小儿经鼻途径应用术前药已证实是有效的，不需要小儿合作。应用咪达唑仑类药滴鼻的起效时间比口服者快，如果在小儿口服用药失败时，经鼻滴给药是最好的用药途径。

（三）可能诱发的问题

1. 呼吸循环过度抑制　下列患者比较容易发生：①年龄过小和过大（小于 1 岁或超过 80 岁）；②神志意识水平低下；③颅内高压；④缺氧；⑤呼吸道阻塞；⑥呼吸动力减退；⑦慢性阻塞性肺疾患；⑧心脏瓣膜病；⑨心力衰竭。

2. 逾量　①术前药静脉注射用药，有时起效较慢，如果再继以一定剂量，就有逾量危险。②口服用药一般无药物高峰期，用于短小手术的诱导，有时可出现术后苏醒时间延长，麻醉诱导后用胃管将胃内残余药液吸出，可减轻这种现象。

3. 拒绝麻醉问题　①如果术前不给患者使用任何麻醉前用药，患者可能在手术前最后 1 分钟拒绝手术。②有时在应用某些术前药特别是氟哌利多后，也可能发生患者拒绝麻醉的情况，因氟哌利多可引起严重的烦躁不安。

（四）麻醉前用药的效果评定

理想的麻醉前用药效果是：麻醉前用药发挥最高药理效应（安静、欲睡状态）的时刻，恰好是送患者进入手术室的时间。因此，要求在患者进入手术室后，对麻醉前用药的具体效果进行常规客观评定，其标准见表 45-7，以 1、2、3 级为理想的用药效果。

表 45-7　麻醉前用药的效果评定标准

分级	进入手术室后的状态
-2	恐惧、精神紧张、哭闹
-1	不安、忧虑
0	神态如常
1	安静
2	欲睡
3	入睡，但呼之能应，刺激可醒
4	入睡，刺激不醒
5	中枢、呼吸、循环明显抑制

二、麻醉前用药的种类

（一）镇静催眠药

镇静催眠药主要有三类：

1. 乙醇或乙醛衍化物　属基础麻醉药范畴，如水合氯醛等。

2. 巴比妥类药　主要选用长效（6～9 小时）的鲁米那钠。睡眠剂量成人为 100～200mg；小儿为 2～4mg/kg，于麻醉前 2 小时肌内注射。

3. 神经安定类药　见下文。

（二）麻醉性镇痛药

以往常用麻醉性镇痛药肌内注射作为麻醉前用药，今已少用。一般只对疼痛患者需要注射麻醉性镇痛药。疼痛患者（如烧伤、骨折、肠或肢体缺血性坏死等）由转运车移动至手术床之前，静脉注射小剂量芬太尼可迅速产生止痛效应。单纯以镇静为目的时，麻醉性镇痛药的地位今已完全被苯二氮䓬类药所替代。

1. 吗啡

（1）吗啡具有提高痛阈、强力抑制代谢和显著改变精神状态等功效。肌内注射 15 分钟后痛阈提高 50%；30 分钟后出现情绪稳定、焦虑心理消失、嗜睡；60 分钟后基础代谢率显著降低。

（2）剂量成人 0.15～0.2mg/kg，于麻醉前 1～1.5 小时肌内注射。对于发育正常的小儿，一般 2～7 岁用 1～1.5mg；8～12 岁用 2～4mg 肌内注射。

（3）禁忌证：①对本药或其他阿片类药物过敏；②孕妇、哺乳期妇女、新生儿和婴儿；③原因不明的疼痛；④休克尚未控制；⑤中毒性腹泻；⑥炎性肠梗阻；⑦通气不足、呼吸抑制；⑧支气管哮喘；⑨慢性阻塞性肺疾病；⑩肺源性心脏病失代偿；⑪颅内高压或颅脑损伤；⑫甲状腺功能低下；⑬肾上腺皮质功能不全；⑭前列腺肥大、排尿困难；⑮严重肝功能不全。

（4）下列情况宜禁用或慎用：①老年、虚弱、危重患者，6个月以内的婴儿，极度肥胖者；②发绀、气管分泌物多、支气管哮喘、慢性肺部疾病、肺心病继发心力衰竭、并存呼吸功能不全或呼吸道不全梗阻者；③颅脑手术、颅脑外伤、颅内压增高者；④艾迪生病、重症肌无力、肌强直病、神经肌肉系统疾病、甲状腺功能低下、肾上腺皮质功能不全、糖尿病、肝肾功能不全、急性酒精中毒；⑤孕妇和临产妇、子痫；⑥服用单胺氧化酶抑制剂；⑦需保留自主呼吸的麻醉方法；⑧短时间手术。

2. 可待因：

（1）镇痛、镇静和欣快作用均较吗啡弱（镇痛作用仅为吗啡的1/12～1/7），但镇咳作用特强，呕吐、呼吸抑制副作用也较轻，最适用于术前伴干咳或脑外伤患者作为麻醉前用药。肌内注射和皮下注射镇痛起效时间为10～30分钟，作用持续时间：镇痛为4小时，镇咳为4～6小时。

（2）常用剂量为15～50mg口服。8～15mg仅有微弱镇痛作用，但镇咳作用已很明显；剂量增至60mg后，镇痛效果不再增强。

（3）禁忌证：①本品可通过胎盘屏障，使用后致胎儿产生药物依赖，引起新生儿的戒断症状如过度啼哭、打喷嚏、打呵欠、腹泻、呕吐等，故妊娠期间禁用。分娩期应用本品可引起新生儿呼吸抑制；②对本品过敏者禁用；③痰多黏稠者禁用，以防因抑制咳嗽反射，使大量痰液阻塞呼吸道，继发感染而加重病情；④本品可自乳汁排出，哺乳期妇女应慎用；⑤12岁以下儿童不宜使用；⑥老年患者慎用。

3. 哌替啶

（1）镇痛强度仅为吗啡的1/10，持续时间也较短。

（2）与吗啡的不同点有：①产生镇痛后出现酣睡；②缩瞳作用不明显；③恶心、呕吐、呼吸抑制、镇咳、欣快等副作用均比吗啡轻；④有类似阿托品样作用，使呼吸道腺体分泌减少，支气管平滑肌松弛；⑤引起血管扩张、血压轻度下降；⑥有抗组胺作用，可解除支气管痉挛。目前已基本替代吗啡作为麻醉前用药。

（3）副作用：①其代谢产物去甲哌替啶有致惊厥作用，当用药逾量或用于老人，偶尔可出现兴奋、燥动、惊厥、定向力丧失、幻觉、心动过速和呼吸抑制；②与单胺氧化酶抑制剂并用，可能诱发昏迷、惊厥、高血压、高热等副作用，偶尔出现低血压和呼吸抑制，甚至引起死亡。

（4）肌内注射剂量1～2mg/kg麻醉前30～60分钟注射，15分钟起效，60分钟作用达高峰，持续1.5～2小时逐渐减退，再2～4小时后作用消失。静注剂量0.5～1mg/kg，麻醉前10～15分钟注射，5分钟起效，20分钟作用达高峰，持续1～1.5小时后逐渐减退，再1～2小时作用消失。

4. 芬太尼

（1）芬太尼主要作用于丘脑下部干扰其对痛刺激的传导，从而产生强力镇痛功效，比吗啡强80～100倍，较哌替啶强350～500倍，且起效迅速。

（2）对大脑皮质抑制较轻，用一般剂量产生镇痛的同时，意识仍正常，此与吗啡和哌替啶不同。但剂量达0.4mg时也引起意识丧失，但为时短暂，约20分钟。

（3）对呼吸中枢抑制显著，其程度与剂量有密切关系。静注0.05～0.08mg无呼吸抑制；0.1～0.2mg可引起30分钟的呼吸抑制，表现为频率减慢，潮气量增大，分钟通气量仍能维持。肌内注射时较少抑制呼吸。

（4）可能出现呼吸遗忘现象，表现为患者清醒但无自主呼吸，嘱患者呼吸时可出现自主呼吸，但过后仍处于呼吸停止状态。

（5）静注过速时可出现胸腹壁肌肉紧张、僵硬，严重时影响通气量。

（6）循环影响轻微，血压稳定；兴奋迷走中枢可出现心率减慢、呕吐或出汗征象，用阿托品可防治。

（7）禁忌证与吗啡相同。

（8）最适用于伴剧痛的门诊或急症患者。也可与氟哌利多组成氟芬合剂用作住院手术患者的麻醉前用药。成人肌内注射0.1～0.2mg，7～8分钟起效，维持1～1.5小时；静注0.05～0.1mg，1分钟起效，3～5分钟达高峰，维持30～45分钟。

（三）神经安定类镇痛药

1. 氯丙嗪　为强安定类药，主要抑制脑干网状结构系统，产生强力的镇静、催眠作用；与全麻药、催眠药及镇痛药协同增强，并延长药效；对体温、肌肉、交感神经、副交感神经、α-肾上腺素能受体、血管运动中枢及利尿等都有多方面作用。适用于低温麻醉和小儿麻醉前用药。禁用于老年、虚弱、动脉硬化、肝功能严重减退、中枢神经系统明显抑制、尿毒症及重症心血管疾病患者；急性失血、脱水致低血容量患者也禁用。成人肌内注射剂量为25～50mg，麻醉前

1小时作肌肉深部注射，15~30分钟起效，维持4~6小时，严禁皮下注射。静注剂量为6.25~12.5mg，麻醉前15~20分钟经稀释后缓慢注射，5~10分钟起效。禁忌静脉快速注射，否则易并发血压骤降，可用去甲肾上腺素或甲氧胺静脉滴注提升血压。小儿肌内注射剂量为1~2mg/kg，静注剂量为0.5~1mg/kg。

2. 异丙嗪 有显著的镇静、镇吐、抗痉挛、降低体温等作用，与全麻药、镇静药、催眠药及镇痛药等协同增强，但均较氯丙嗪弱。若单独用药，偶尔可出现烦躁不安的副作用，此时只需追加小剂量（25mg）哌替啶静注，即可转为安静入睡。异丙嗪与氯丙嗪合用，作用可更全面，剂量相应各减少1/2。异丙嗪作为术前药的最大用途是其抗组胺作用显著，故可列入H_1抗组胺药（见下文）。

3. 氟哌利多或氟哌啶醇

（1）氟哌利多或氟哌啶醇均为强安定类药，药理作用与氯丙嗪有相似处，但较弱。作用特点是产生精神运动性改变，表现为精神安定，对外界漠不关心，懒于活动，但意识仍存在，能对答问话并良好配合。对全麻药、催眠药、镇静药和镇痛药均协同增强；对心肌无抑制，引起心率稍增快，而血压稳定。用于低血容量、老年体弱或椎管内麻醉患者则仍可出现低血压、中心静脉压和心排血量短暂下降，但程度远比氯丙嗪轻，且易被升压药和加快输液所对抗，对这类病例用药量宜酌减。

（2）主要经肝脏代谢分解，但对肝功能无影响，适用于肝硬化患者，作用时间则延长，故用药量应减小。对肾功能影响轻微，用于血容量正常患者，肾血流量增加，尿量增多；对低血容量患者则尿量无明显增加。对消化道功能无明显影响，有很强的抗呕吐作用，是其特点之一。对咽喉、气管反射有很强的抑制作用，特别适用于清醒气管插管或黏膜表面麻醉下咽喉部手术的麻醉前用药。

（3）用药量过大（超过25mg）时，中枢失平衡，表现肌痉挛、颤抖、舌僵硬震颤、上肢抽搐、头后仰或偏斜、吞咽困难及巴宾斯基征阳性，统称为锥体外系综合征。

（4）氟哌利多的作用较氟哌啶醇强，且锥体外系兴奋副作用较少，故目前多用氟哌利多，成人剂量为0.1mg/kg，麻醉前1~2小时肌内注射，1小时后起效；静注剂量为0.05~0.1mg/kg，5分钟起效，持续6~12小时。

（四）苯二氮䓬类药

苯二氮䓬类药为抗焦虑药物，能有效解除患者的紧张恐惧和疼痛应激反应，特别对精神高度紧张的患者，抗焦虑效果显著。幼小儿使用苯二氮䓬类药，可使之容易接受麻醉面罩诱导法，在诱导前接受有创穿刺置管；对成人可防止因焦虑引起的心肌缺血。

苯二氮䓬类药的主要副作用是在较大剂量下产生暂时性精神涣散，并可能诱导幻觉；正常认知感及细微操作能力受到干扰。对住院手术患者，手术后若无需立即恢复神经系统功能，也希望对术后期有记忆缺失者，可在术前晚及手术晨用一剂劳拉西泮（lorazepam）口服。对门诊手术患者应用咪达唑仑（midazolam）较为适宜，苏醒较快。

1. 地西泮（安定）

（1）地西泮为弱安定类药，作用于脑边缘系统，对情绪反应有选择性抑制，解除恐惧和焦虑心理，从而引导睡眠和遗忘，作用极为良好，同时有抗惊厥和中枢性肌松作用，可减少非去极化肌松药和琥珀酰胆碱的用药量。对呼吸和心血管系统的作用轻微，即使大剂量，呼吸抑制仍较轻，一般剂量不致延长苏醒。

（2）地西泮用作为麻醉前用药，尤其适用于一般情况差、循环功能差、心脏病、休克而精神紧张的患者，与东莨菪碱合用，催眠性更强。严重神经质患者于住院后即可开始小剂量用药，可降低其情绪反应。

（3）一般常用剂量为0.1~0.2mg/kg，口服、肌内注射或静注。静注后1~2分钟进入睡眠，维持20~50分钟，可按需重复注射1/2首次量。

（4）地西泮的清除半衰期较长，约为20~100小时，且其代谢产物oxazepam和desmethyldiazepam仍有活性作用，仅比其母体的作用稍轻，临床表现应用地西泮6~8小时后仍有一定的睡意加强，镇静作用延长。

2. 咪达唑仑

（1）咪达唑仑的清除半衰期较短（1~4小时），随年龄增长，咪达唑仑的半衰期可延长为8小时。咪达唑仑与地西泮一样，都在肝内被微粒体氧化酶（microsomal oxidative enzymes）几乎完全分解，与地西泮一样其分解产物仍有活性，但相对较弱。因此，咪达唑仑较适用于门诊患者，取其残余效应可被较早解除的特点。有一份报道，对50例需要至少两次牙科修复治疗的患者，一次手术前给予咪达唑仑静脉注射，一次手术前给予地西泮静脉注射，结果咪达唑仑的苏醒显著性快于地西泮（见表45-8）。

表 45-8　咪达唑仑、地西泮和劳拉西泮(lorazepam)的剂量和特点

	咪达唑仑	地西泮	劳拉西泮
口服剂量	3～5mg/kg	0.15～0.2mg/kg	0.015～0.03mg/kg
峰值作用	0.5～1h	1～1.5h	2～4h
持续作用	0.5～1h	1～1.5h	4～6h
清除半衰期	1～4h	20～100h	8～24h
分布表面容积	1.1～1.7L/kg	0.7～1.7L/kg	0.8～1.3L/kg
蛋白结合力	94%～97%	97%～99%	
具活性的代谢产物	弱	强	无
代谢	羟基化结合	甲基化结合	结合
清除 ml/(kg·min)	6～11	0.2～0.5	0.7～1.0
脂溶性	高	高	中度
老龄人半衰期	每 10 岁增强 15%	半衰期时间≌年龄数	关系影响小

(2) 咪达唑仑的应用早期,美国卫生部曾报道,在手术室外应用咪达唑仑的患者中有 83 例死亡,经分析其原因系用药后未注意患者的通气量所引起。进一步分析发现,38%的死亡患者系先予应用了阿片类药,而后再用咪达唑仑的患者,提示应用咪达唑仑必须加强氧合与通气的监测,尤其与阿片类药合用更需要重视。如果患者已用阿片类药,最好混合应用阿片受体拮抗药,将纳布啡(nalbuphine) 0.2mg/kg 与咪达唑仑 0.09mg/kg 混合后注射,经用于口腔科小手术患者证实有效,无呼吸系统并发症。

(3) 小儿应用咪达唑仑 0.5mg/kg 口服做为术前药,有许多优点:①口服 30 分钟后,小儿处于愉快合作的状态,80%小儿可任意离开父母,并同意接受监测装置和麻醉面罩,不再出现恐惧现象。由此使小儿应用麻醉面罩诱导得到革新(以往用肌内注射氯胺酮解决小儿麻醉面罩诱导的问题)。如果将咪达唑仑剂量增至 0.75mg/kg,91%小儿于麻醉诱导期不再出现哭泣或挣扎。②口服咪达唑仑的作用,从开始至消失约为 1 小时,故一般不致造成苏醒延迟。若将咪达唑仑和阿托品(0.02mg/kg)混合液伴以樱桃汁或冰水口服,可显著改善小儿的适口性。③口服咪达唑仑给忧虑的父母或 5 岁以下不能离开父母的小儿带来福音;对手术前不能施行心理准备的急诊手术小儿,或没有参加术前班的小儿都十分有效。④口服咪达唑仑对先天性心脏病小儿因哭泣和激动带来的危险性有很好的防止功效,多数该类小儿的血氧饱和度得到改善。但用于发绀型心脏病患儿,17 例中有 3 例发生血氧饱和度降低超过 10%,提示应用咪达唑仑需要脉搏血氧饱和度监测。⑤会厌或喉乳头状瘤患者当哭泣时可发生气道阻塞,因此,术前药应用咪达唑仑不够恰当,一旦呼吸抑制时无法施行面罩辅助呼吸。

(4) 由于小儿咪达唑仑可经鼻用药,很少需要小儿允诺。经鼻滴入咪达唑仑 0.2mg/kg 的起效比口服用药快。一份报道指出,经鼻注入咪达唑仑后,只有 3%的 5 岁以下患儿在麻醉诱导期间出现哭泣或挣扎。口服咪达唑仑用药 15 分钟后,可再经鼻用药以加强效果。咪达唑仑很少引起过度兴奋反应,但仍不能完全避免,对离开父母不能合作的患儿,不宜使用咪达唑仑。

3. 劳拉西泮(lorazepam)

(1) 与地西泮的不同点是:①劳拉西泮的代谢产物无活性,且半衰期较短(约 15 小时),不受年龄大小的影响。地西泮的半衰期与患者的年龄有相关性,粗略计约为每岁 1 小时。因此,一个 72 岁的老年人用地西泮的半衰期约需 3 天。②劳拉西泮的脂溶性小于地西泮,透过血脑屏障的速度慢于地西泮,但口服地西泮或劳拉西泮的起效时间均在 30～60 分钟之间。③劳拉西泮与组织的亲和力小于地西泮,因此其作用受组织再分布的清除量影响不如地西泮迅速。④单次剂量劳拉西泮的精神运动性减退可持续 12 小时。⑤劳拉西泮经过葡糖苷酸化后经肾排出,葡糖醛酸结合排除比氧化(地西泮的排除途径)更迅速,且受年龄与肝功能状态的影响更小。

(2) 劳拉西泮 2mg 口服(相当于地西泮 10mg 的效能)可产生 4～6 小时的镇静作用;剂量增加至 5mg 时可增加顺行性遗忘持续达 8 小时。由于 5mg 剂量可使 40%患者出现判断力模糊达 17 小时之久,

因此多数文献建议其剂量不超过 4mg。

(3) 劳拉西泮的遗忘效果优于地西泮。地西泮 10mg 口服几乎没有遗忘作用，口服 20mg 只有 30% 患者产生遗忘作用，而口服劳拉西泮 4mg 可使 72% 患者产生遗忘。静脉注射劳拉西泮 3mg 可显著减少记忆，而静脉注射地西泮 10mg 不会影响记忆。

(4) 劳拉西泮可能不适用于门诊患者，但适用于有严密监测的住院大手术及住入 ICU 的患者。劳拉西泮用于危重患者的一大优点是，剂量虽高达 9mg，仍不会出现心肌抑制和血管平滑肌松弛。成人用于心脏患者传统的术前药为吗啡 0.1mg/kg 和东莨菪碱肌内注射，与术前 90 小时口服劳拉西泮 0.06mg/kg 相比，在抗焦虑和镇静水平方面的效能并无任何不同。

（五）抗胆碱能药

抗胆碱能药对清醒插管患者有干燥呼吸道的作用。小儿口服或静脉注射阿托品或格隆溴胺(glycopyrrolate)，可防止因喉刺激、喉痉挛和缺氧引起的心动过缓。婴儿口服阿托品可在氟烷诱导期间维持血流动力学。成年危重病患者例如肠坏死或主动脉破裂，不能耐受各种麻醉药时，静脉注射东莨菪碱 0.4mg 较为适宜。如果患者已处于极度交感神经兴奋和心动过速状态，一般仍能耐受东莨菪碱而不致进一步心率加快。如果在应用抗胆碱药后患者出现谵妄(阿托品和东莨菪碱两药都能透过血脑屏障，但格隆溴胺不致发生)，应立即用毒扁豆碱(抗谵妄)治疗，每次剂量 0.6mg 静脉滴注。

1. 阿托品

(1) 常用剂量 0.5mg，对心脏迷走神经反射的抑制作用并不明显；剂量增至 1.5～3mg 才能完全阻滞心脏迷走反射。

(2) 可引起心率增快。迷走神经亢进型患者麻醉前使用足量阿托品，具有预防和治疗心动过缓和虚脱的功效。原先已心率增快的患者，如甲亢、心脏病或高热等，宜避免使用。

(3) 阿托品具有直接兴奋呼吸中枢的作用，可拮抗部分吗啡所致的呼吸抑制作用。

(4) 减轻因牵拉腹腔内脏、压迫颈动脉窦，或静注羟丁酸钠、芬太尼或琥珀酰胆碱等所致的心动过缓和(或)唾液分泌增多等副作用。

(5) 扩张周围血管，因面部血管扩张可出现潮红、灼热等副作用，但不影响血压。

(6) 麻痹虹膜扩约肌使瞳孔散大，但不致引起视力调节障碍；对正常人眼内压影响不大，但对窄角青光眼可致眼压进一步升高。

(7) 促使贲门关闭，有助于防止反流。

(8) 对喉部肌肉无影响，一般不能预防喉痉挛。

(9) 抑制汗腺，兴奋延髓和其他高级中枢神经，引起基础代谢率增高和体温上升，故应避免用于甲亢、高热患者。

(10) 可透过胎盘，促使胎儿先出现心动过缓而后心动过速，或单纯心动过缓。

阿托品的剂量范围较宽，成人皮下或肌内注射常用量为 0.～0.8mg 后 5～20 分钟出现心率增快，45 分钟时呼吸道腺体和唾液腺分泌明显减少，持续 2～3 小时。静注剂量为皮下剂量的 1/2，1 分钟后出现作用，持续约 30 分钟。小儿对阿托品的耐药性较大，一般可按 0.01mg/kg 计算，必要时可增至 0.02mg/kg，但面部潮红较明显。

2. 东莨菪碱

(1) 按 1∶25 比例将东莨菪碱与吗啡并用，效果最佳。因东莨菪碱除具有阿托品样作用外，还有中枢镇静作用，可协同吗啡增强镇静的功效，不引起基础代谢、体温和心率增高，且其拮抗吗啡的呼吸抑制作用较阿托品强。

(2) 对腺体分泌的抑制作用比阿托品稍弱。

(3) 老年人、小儿或剧痛患者应用后，有可能出现躁动和谵妄副作用。

(4) 常用剂量为 0.3～0.6mg 麻醉前 30min 皮下或肌内注射。也可与哌替啶并用，镇静作用增强。

3. 盐酸戊乙奎醚注射液(长托宁)

系新型选择性抗胆碱药，能通过血脑屏障进入脑内。它能阻断乙酰胆碱对脑内毒蕈碱受体(M 受体)和烟碱受体(N 受体)的激动作用；因此，能较好地拮抗有机磷毒物(农药)中毒引起的中枢中毒症状，如惊厥、中枢呼吸循环衰竭和烦躁不安等。同时，在外周也有较强的阻断乙酰胆碱对 M 受体的激动作用；因而，能较好地拮抗有机磷毒物中毒引起的毒蕈碱样中毒症状，如支气管平滑肌痉挛和分泌物增多、出汗、流涎、缩瞳和胃肠道平滑肌痉挛或收缩等。它还能增加呼吸频率和呼吸流量，但由于本品对 M_2 受体无明显作用，故对心率无明显影响；同时对外周 N 受体无明显拮抗作用。因此该药适用于麻醉前给药以抑制唾液腺和气道腺体分泌。

作为麻醉前用药时，术前半小时给药，成人用量为 0.5mg。青光眼患者禁用。

（六）抗组胺药

1. 组胺释放对人体有多方面危害性 ①促使平滑肌痉挛，可致支气管痉挛、肠痉挛和子宫收缩；②引起小动脉和毛细血管扩张，通透性增高，可致血管神经性水肿，表现为皮肤潮红、荨麻疹和低血压，甚至喉头水肿和休克；③引起唾液、胃液、胰液和小肠液等腺体分泌增加，特别易大量分泌高酸度胃液；④引起头痛。

2. 拮抗或阻止组胺释放的药物，称抗组胺药。组胺作用于 H_1 和 H_2 两种受体。H_1 受体的主要作用在平滑肌和血管，可被 H_1 受体阻滞剂所阻滞。H_1 受体阻滞剂是当前用于麻醉前用药的主要药物。H_2 受体主要作用于消化道腺体分泌，可被 H_2 受体阻滞剂所抑制。H_2 受体阻滞剂一般不用作麻醉前用药。

3. 常用的 H_1 抗组胺药主要为异丙嗪和异丁嗪（trimeprazine），其基本药理作用主要有：①消除支气管和血管平滑肌痉挛，恢复正常毛细血管通透性；②抑制中枢，产生镇静、解除焦虑、引导睡眠的作用，并降低基础代谢率；③抑制呕吐中枢，产生抗呕吐作用；④协同增强麻醉性镇痛药、巴比妥类药、安定类药和麻醉药的作用，增强三碘季铵酚的肌松作用；⑤抑制唾液腺分泌。

4. H_1 抗组胺药用作麻醉前用药，尤其适用于各种过敏病史、老年性慢性支气管炎、肺气肿或支气管痉挛等患者，具有预防作用，但无明显的治疗作用，故适宜于预防性用药。

5. 异丙嗪的成人常用剂量为 25～50mg，麻醉前 1～1.5 小时肌内注射，或用 1/2 量稀释后静脉缓慢注射，忌皮下注射。小儿按 0.5mg/kg 计算，可制成异丙嗪糖浆，按 0.5mg/kg 口服，对不合作的小儿可与等量哌替啶并用。

6. 少数人单独应用异丙嗪后可能出现兴奋、烦躁等副作用，追加少量氯丙嗪和哌替啶即可有效控制。

（七）胃内容物调整药

1. 手术的生理准备包括药物性胃内容物排空和调整，由此可使胃内容物误吸导致死亡的发生率有一定的降低。动物实验指出，胃内容物的量和 pH 是重要的可变性指标。因此，有人建议以降低胃内容物容量至 0.3ml/kg 以下和提高胃液 pH 至 2.5 以上为调整目标。微粒性抗酸药对肺脏有害，因此推荐使用非微粒性抗酸药如枸橼酸钠。使用组胺受体阻滞药可做到胃液酸度降低而又不增加胃内容物容量。胃动力药甲氧氯普胺（胃复安，metoclopramide）不仅可排空胃内容物，同时又可增加食管下端括约肌的张力。

2. 尽管存在误吸的“高危”人群，但许多麻醉医师注意到，真正的误吸发生率是很低的。有一份 40 240例小儿麻醉报道证实，其中只有 4 例发生误吸，2 例发生于手术中，2 例发生于手术后。Olsson 等一份有关 185 358 例麻醉电脑记录回顾性分析指出，只有 83 例发生误吸，发生率为 1∶2000 例；进一步分析在 83 例中有 64 例术前已存在胃排空延迟情况，包括：颅内压增高 15 例、肥胖 15 例、胃炎或溃疡病 13 例、怀孕 8 例、剧烈疼痛或应激 6 例、急诊手术 5 例、择期上腹部手术 2 例；其他 19 例未查到明显危险因素。其中 10 例存在气道通畅维持困难问题；此外，手术时间是重要因素，其中晚间手术的误吸发生率约比白天手术者高约 6 倍。上述分析提示，应从多方面去探讨吸入性肺炎的预防。从测定许多误吸病例的胃液 pH 和容量数据指出，75% 小儿病例及 50% 成人病例的胃液容量≥0.4ml/kg、pH≤2.5。

3. 如上所述，对下列患者需要考虑使用预防误吸的用药：估计气道异常的病例；急诊手术；外伤；药物中毒或头外伤致不同程度神志抑制者；肠梗阻；颅内压增高（水肿或占位病变）；喉反射损害（延髓麻痹、脑血管意外、多发性硬化症、肌萎缩性侧索硬化症、声带麻痹）；肥胖（或胃纤维化史）；溃疡病史、胃大部切除患者或胃迷走神经切除术患者（胃轻度麻痹）；食管裂孔疝和反流；怀孕；上腹部手术；腹腔肿瘤或腹水；其他原因导致的胃麻痹（糖尿病、肾透析）。有人建议对所有的门诊手术患者均宜给予某些药物预防。

4. 由于择期手术健康患者的误吸发生率相对很低，因此没有必要常规给予预防性用药。但对每 1 例手术患者应仔细研究其是否存在胃排空延迟的上述危险因素。

5. 预防误吸用药处方的举例

（1）外伤患者：枸橼酸钠（sodium citrate）30ml（碱化潴留的胃酸）；甲氧氯普胺（metoclopramide）20mg 静脉注射（排空胃内容物）；雷尼替丁（ranitidine）50mg 静脉注射。

（2）气道异常患者：雷尼替丁 150mg，手术前晚 19:00 和手术日晨 7:00 各口服一次；甲氧氯普胺 20mg，手术日晨口服；格隆溴胺（glycopyrrolate）0.2mg 静脉注射。

6. 甲氧氯普胺

（1）甲氧氯普胺对胃肠道的有利作用极为显著。在应用本药前，临床用于促进胃肠道蠕动的主要药物是拟副交感药如氯贝胆碱(bethanechol),主要用于胃迷走神经切除后的胃无力,其作用只是促进小肠广泛而无规律的蠕动增强,没有将胃内容物往肠道排净的功能;此外,拟副交感药增加胃液分泌,致酸度和容量都增加。因此,氯贝胆碱治疗的常见副作用是呕吐。

(2) 甲氧氯普胺是多巴胺拮抗药,其主要作用在于刺激胃肠道规律性蠕动,降低引发蠕动反射的压力阈值,松弛因胃收缩引起的幽门括约肌痉挛,增强十二指肠和空肠蠕动,不引起胃液分泌增加。由此可促进胃内容物排空,同时增强食管下端括约肌张力,减轻胃内容物反流至下咽腔的程度。这些机制都有利于降低误吸危险性。许多常用的麻醉药如氟哌利多和甲哌氯丙嗪(compazine)都降低食管下端括约肌张力,因此可用甲氧氯普胺作为抗呕吐药。

(3) 口服甲氧氯普胺应提前至术前 90~120 分钟服用,剂量为 0.3mg/kg,起效时间在 20 分钟以内;静脉注射用药的起效时间可缩短至 3 分钟。在紧急情况下,口服甲氧氯普胺在 15 分钟内即可出现胃内容物减少的临床效果。甲氧氯普胺对小儿的胃排空作用更为明显,因此当小儿外伤后应用甲氧氯普胺,可考虑省略等待 6 小时或 8 小时再开始麻醉的常规。

(4) 应用甲氧氯普胺后,约有 1% 患者可出现锥体外系副作用,包括震颤、斜颈、角弓反张和眼球回转危象,尤其多见于小儿以及化疗患者应用较大剂量甲氧氯普胺预防呕吐的场合;应用苯海拉明可消除甲氧氯普胺的这类副作用。

(5) 禁忌证:正在接受其他多巴胺拮抗药、单胺氧化酶抑制药、三环类抗抑郁药或拟交感药治疗的患者禁用甲氧氯普胺。未能诊断出的嗜铬细胞瘤患者,误用甲氧氯普胺可引起高血压危象。

(八) 其他药物

1. 可乐定　为中枢性 α 受体激动药,可有效降低交感神经活性,被推荐用于高血压患者的术前药;也可消除气管插管诱发的心血管不良应激反应;对并发高血压未能控制的急诊手术患者也适用,但由于其存在不可逆性交感反应减退,由此可干扰对潜在血容量丢失及其代偿情况的正确判断。

2. 右美托咪定　一种新型的 α_2-肾上腺素能受体激动剂,可以产生剂量依赖性的镇静、镇痛、抗焦虑作用,清除半衰期为 2 小时;对 α_2 受体有高选择性,对 α_2 受体和 α_1 受体的亲和力之比为 1300~1620:1(可乐定为 39~200:1),因此可以避免某些与 α_1 受体激动相关的副作用。与苯二氮䓬类的传统镇静药不同,其产生镇静的主要部位不在脑皮质;通过减少中枢交感传出,起到镇静、抗焦虑和血流动力学稳定的作用。24 小时 ICU 镇静镇痛的使用方法:负荷量 1μg/kg,输注时间 10~15 分钟,维持量 0.2~0.7μg/(kg·h)。

3. β 受体阻滞药　是防止心肌缺血的有效药物。10 年前对围手术期持续应用 β-阻断药的重要性已有认识,最近有人介绍对高血压患者的术前药中加用单次剂量 β 阻断药,可降低术中心肌缺血的发生率。美国心脏病学会对非心脏手术围手术期心血管评估及护理指南推荐 β 受体阻滞药在下列人群中使用是合理的:①有心血管意外风险或运动试验检查结果异常的心脏并发症高危患者;②有冠状动脉疾病史且行血管手术的患者;③接受中等风险手术或接受血管手术且合并多种危险因素(如糖尿病、心力衰竭、肾病)的高危患者。并且推荐已经服用 β 受体阻滞药的患者在围手术期不间断用药,但不推荐 β 受体阻滞药作为常规用药,特别是对那些用量较大以及手术当天才开始用药的患者。

三、麻醉前用药的选择考虑

(一) 呼吸系统疾病

1. 呼吸功能不全、肺活量显著降低、呼吸抑制或呼吸道部分梗阻(如颈部肿瘤压迫气管、支气管哮喘)等病例,应禁用镇静催眠药和麻醉性镇痛药。对呼吸道受压而已出现强迫性体位或“憋醒”史患者,应绝对禁用中枢抑制性药物,因极易导致窒息意外。

2. 呼吸道炎症、痰量多、大量咯血患者,在炎症尚未有效控制、痰血未彻底排出的情况下,慎重使用抗胆碱药,否则易致痰液黏稠、不易排出,甚至下呼吸道阻塞。

(二) 循环系统疾病

1. 各型休克和低血容量患者不能耐受吗啡类呼吸抑制和体位性低血压等副作用,可能加重休克程度,故宜减量或不用。

2. 血容量尚欠缺的患者绝对禁用吩噻嗪类药,因其可致血压进一步下降,甚至猝死。

3. 休克常并存周围循环衰竭,若经皮下或肌内注射用药时药物吸收缓慢,药效不易如期显示,应取其小剂量改经静脉注射用药。

4. 高血压和(或)冠心病患者,为避免加重心肌缺血和心脏做功，麻醉前用药必须防止心率和血压进一步升高，因此，应慎用阿托品，改用东莨菪碱或长托宁，并加用镇静药，对伴焦虑、恐惧而不能自控的病例尤其需要，但应防止呼吸循环过度抑制。β受体阻滞剂可降低围手术期心肌缺血和心肌梗死的风险，如术前已接受该类药物治疗者，应持续应用，但须适当调整剂量。

5. 非病态窦房结综合症患者出现心动过缓（50次/分以下）者，多见于黄疸患者，系迷走张力亢进所致，需常规使用阿托品，剂量可增大至0.8～1.0mg。

6. 先天性发绀型心脏患者宜用适量吗啡，可使右至左分流减轻，缺氧得到一定改善。

7. 对复杂心内手术后预计需保留气管内插管继续施行机械通气治疗的患者，术前宜用吗啡类药。

（三）中枢神经系统疾病

1. 颅内压增高、颅脑外伤或颅后窝手术病例，若有轻微呼吸抑制和$PaCO_2$升高，即足以进一步扩张脑血管、增加脑血流量和增高颅内压，甚至诱发脑疝而猝死，因此，麻醉前应禁用阿片类药。

2. 颅内压增高患者对镇静药的耐受性极小，常规用药常致术后苏醒延迟，给处理造成困难。一般讲，除术前伴躁动、谵妄、精神兴奋或癫痫等病情外，应避用中枢抑制药物。

（四）内分泌系统疾病

1. 甲亢患者术前若未能有效控制基础代谢率和心率增快，需使用较大量镇静药，但需避用阿托品，改用东莨菪碱或长托宁。

2. 对甲状腺功能低下、黏液水肿和基础代谢率降低的患者，有时小剂量镇静药或镇痛药即可引起显著的呼吸循环抑制，故应减量或避用。

3. 某些内分泌疾病常伴病态肥胖，后者易导致肺通气功能低下和舌后坠，因此，应慎用对呼吸有抑制作用的阿片类药，以及容易导致术后苏醒期延长的巴比妥类药和吩噻嗪类药。

（五）饱胃

术前未经严格禁食准备的患者，或临产妇、贲门失弛缓症患者，容易发生呕吐、反流、误吸。最新研究表明，可促进胃排空及增加胃内容物pH值的术前用药未显示可影响误吸的发生率和预后，但仍常规用于有误吸风险的患者。对这类患者的麻醉前用药需个别考虑：

1. 宜常规加用抗酸药，如三硅酸镁（magnesium trisilicate）0.3g～0.9g口服，或甲氰咪胍（cimetidine）100mg口服。

2. 可给灭吐灵（metoclopramide）20～40mg肌内注射，促进胃蠕动，加速胃内容物排空。

3. 地西泮有降低胃液酸度的作用，可选用。

（六）眼部疾病

1. 眼斜视纠正术中可能出现反射性心动过缓，甚至心搏骤停（眼心反射），故术前需常规使用阿托品，可增量至1.5～3mg。

2. 窄角性青光眼在未用缩瞳药滴眼之前，绝对禁用阿托品，因后者有收缩睫状肌作用，可致眼内压进一步升高。

（七）临产妇

原则上应避用镇静催眠药和麻醉性镇痛药，因可能引起新生儿呼吸抑制和活力降低。

（八）门诊手术

患者同样存在恐惧、焦虑心理，但一般以安慰解释工作为主，不宜用麻醉前用药。遇创伤剧痛患者，可用小剂量芬太尼止痛。

（九）麻醉药的强度

1. 弱效麻醉药宜配用较强作用麻醉前用药，以求协同增强，如局麻行较大手术前，宜选用麻醉性镇痛药；N_2O或普鲁卡因静脉复合麻醉前，选用神经安定类药和麻醉性镇痛药。

2. 局麻用于时间冗长的手术时，宜选用氟哌利多、芬太尼合剂作辅助。

（十）麻醉药的不良副作用

1. 乙醚、氯胺酮、羟丁酸钠易致呼吸道腺体分泌剧增，应常规用抗胆碱能药拮抗。

2. 局部浸润麻醉拟使用较大量局麻药前，宜常规选用巴比妥类或苯二氮䓬类药预防局麻药中毒反应。

3. 肌松药泮库溴铵易引起心动过速，宜选用东莨菪碱；琥珀酰胆碱易引起心动过缓，宜选用阿托品。

（十一）麻醉药与术前药的相互作用

麻醉药与术前药之间可能相互协同增强，使麻醉药用量显著减少，但也可能存在不良副作用加重，故应慎重考虑，避免复合使用。例如：

1. 吗啡或地西泮可致氟烷、恩氟烷、异氟烷和N_2O的MAC降低。

2. 吗啡的呼吸抑制可致乙醚诱导期显著延长。

3. 阿片类药促使某些静脉诱导药（如依托咪酯等）出现锥体外系兴奋征象。

4. 麻醉性镇痛药易促使小剂量硫喷妥钠、地西泮、氯胺酮或羟丁酸钠等出现呼吸抑制。

（十二）麻醉药的作用时效

镇痛时效短的麻醉药（如静脉普鲁卡因、N_2O）

不宜选用睡眠时效长的巴比妥类药。否则不仅苏醒期延长,更因切口疼痛的刺激而诱发患者躁动。

(十三)自主神经系统活动

某些麻醉方法的操作刺激可诱发自主神经系统异常活动,宜选用相应的术前药作保护。

1. 喉镜、气管插管或气管内吸引可引起心脏迷走反射活跃,宜选用足量抗胆碱能药作预防。

2. 椎管内麻醉抑制交感神经,迷走神经呈相对亢进,宜常规选用足量抗胆碱药以求平衡。

第6节　基础麻醉

对术前患者精神极度紧张而不能自控或小儿患者,为消除其精神创伤,麻醉前在病室内使用导致患者神志消失的药物,这种方法称为基础麻醉。基础麻醉下患者的痛觉仍存在,故需加用其他麻醉药完成手术,使麻醉效果更趋完善,麻药用量显著减少。近年来,许多能使患者意识模糊或产生遗忘作用的镇静催眠药物相继问世,其作用近似基础麻醉,故对基础麻醉的需求已日渐减少。目前,基础麻醉主要用于合作困难的小儿患者,且多选用氯胺酮行基础麻醉。

(一)硫喷妥钠直肠灌注基础麻醉

1. 麻醉前常规注射阿托品,禁食,无需灌肠。

2. 用 10% 硫喷妥钠溶液,按 45 ~ 50mg/kg 计量,最大不超过 1.5g,于麻醉前 15 ~ 30 分钟经直肠灌入,5 ~ 10 分钟起效,20 ~ 30 分钟后达深睡状态,但痛刺激的反应仍灵敏。

3. 用药后需加强呼吸循环监测,剂量过大或药物吸收过快,可致麻醉过深危险。

(二)硫喷妥钠肌内注射基础麻醉

1. 用2.5%硫喷妥钠溶液,按 15 ~ 20mg/kg 计量肌肉深部注射;体弱或 3 ~ 12 个月婴儿,剂量宜减至 10 ~ 15mg/kg,浓度也宜减至 1.5% ~ 2% 溶液。一次总用量不应超过0.5g。用药后一般于5 分钟左右入睡,维持深睡 45 ~ 60 分钟。手术时间长者,可在首次用药45 分钟后补注半量。

2. 3 个月以内婴儿容易并发呼吸抑制,故不宜使用。

3. 如果注药后 1 ~ 2 分钟内患儿即已深睡,或对痛刺激已无明显反应,提示用药过量,需密切注意呼吸变化,酌情处理。

4. 少数患儿于首次用药 20 分钟后仍不入睡,可追注半量以加强睡眠。

(三)氯胺酮肌内注射基础麻醉

见氯胺酮麻醉章节。

(四)麻醉监控镇静术(Monitored anesthesia care,MAC)

1. 适应证　多用于精神紧张而施行局部麻醉的患者,也常作为复合麻醉中重要的辅助用药及创伤或烧伤换药时的镇痛。

2. 实施方法　目前临床上常有将氟哌利多 5.0mg,芬太尼 0.1mg,两者按 50∶1比例混合分次给患者静注,但复合麻醉中应用仍根据需要以分开静注较为合理,氟哌利多作用时间长,而芬太尼作用时间较短,使用时需防止呼吸抑制。

(类维富)

参考文献

1. Bailey PL, Ashburn MA, et al. Frequent hypoxemia and apnea after sedation with midazolam and fentanyl. Anesthesiology, 1990, 73:826.
2. Debock TL, Davis PJ, Tome J, et al. Effect of premedication on arterial oxygen saturation in children with congenital heart disease. J Cardiothorac Anesth, 1990, 4:425.
3. Olsson GL, Haalen B, Hambraeus-Jonzon K. Aspiration during anesthesia: a computer-aided study of 185,358 anesthetics. Acta Anesthesiol Scand, 1986, 30:84.
4. Stone G, Foex P. Myocardial ischemia in untreated hypertensive patients: effect of a single oral dose of a bete-adrenergic blocking agent. Anesthesiology, 1988, 68:495.
5. Forrest JB, Rehder K, Cahalan MK, et al. Multicenter study of general anesthesia. Ⅲ. Predictors of severe adverse outcomes. Anesthesiology, 1992, 76:3.
6. Yeager MP, Glass DD, Neff RK, et al. Epidural anesthesia and analgesia in high-risk surgical patients. Anesthesiology, 1987, 66:729.
7. Fisher DW, Majumdar SR, McAlister FA. Predicting pulmonary complications after non-thoracic surgery: a systematic review. Am J Med 2002; 112:219-225.
8. Palace J, Vincent A, Beeson D: Myasthenia gravis: diagnostic and management dilemmas, Curr Opin Neurol 14:583-589, 2001.
9. Lang AE, Lozano AM. Parkinson, sdisease: first of two parts, N Engl J Med 339:1044-1053, 1998.
10. Bamford C, Sibely W, Laguna J. Anesthesia in multiple sclerosis, Can J Neurol Sci 5(1):41-44, 1978.

11. Herrick IA, Craen RA, Gelb AW, et al. Propofol sedation during awake craniotomy for seizures: electrocorticographic and epileptogenic sffects, Anesth Analg 84(6):1280-1284, 1997.
12. Hiremath AS, Hillman DR. Relationship between difficult intubation and obstructive sleep apnea, Br J Anaesth 80(5): 606-611, 1998.
13. Absalom A, Pledger D, Kong A. Adrenocortical function in critically ill patients 24h after a single dose of etomidate, Anaesthesia 54(9):861-867, 1999.
14. Firth PG. Anaesthesia for peculiar cells-a century of sickle cell disease, Br J Anaesth 95:287-99, 2005.

第46章 麻醉机

麻醉机可用于实施全身麻醉、供氧及进行辅助或控制呼吸。要求提供的氧及吸入麻醉药浓度精确、稳定和容易控制。现代麻醉机除了具有气路部分的基本构件外,还配备了电子、电脑控制和监测等仪器设备。现代麻醉机正朝着智能化、集成化系统发展,各部件组合协调、灵活、可靠,结构紧凑、合理,使用界面清晰度好,操作方便快捷。电控气体输送系统、内置式电控麻醉呼吸机、集成化呼吸回路、一体化的气体监护系统以及高、低微流量的麻醉方式是现代麻醉机的最佳结合。新一代的麻醉工作站将扩展融入整个医疗系统,可与医院设备进行系统联网、沟通、定义、调整麻醉过程和记录,评估麻醉效果,提高医疗质量,为临床医师创造一个良好的工作条件。

技术的不断进步,对机器操作者—麻醉医师提出了更高的要求,需具备丰富的知识才能满足安全操作需求。与麻醉机使用相关的医疗事故尽管罕见,但是一旦发生,后果严重,常导致患者死亡或永久性脑损害。麻醉医师为能安全使用现代化多功能麻醉工作站,必须掌握设备的工作原理,学习新产品的新技术。高水平的麻醉医师和多功能现代麻醉机相结合,是当今麻醉的发展趋势,必将大大减少机械故障所致的意外事故发生。

第1节 麻醉机的结构和工作原理

麻醉机最基本的工作方式是接受气源供给的医用气体、控制气体流量,必要时将气体减压到一个安

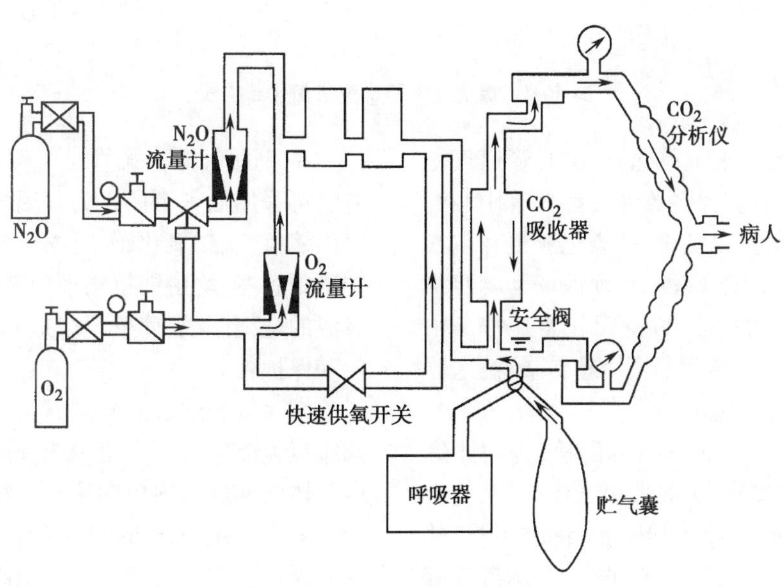

图46-1 现代麻醉机的结构

全水平，使挥发性麻醉剂蒸发进入混合气体，同时输送气体到与患者气道相连的呼吸回路。麻醉机包括供气装置、流量计、蒸发器、呼吸回路、麻醉呼吸机、监测和报警装置、麻醉残气清除系统以及各种附件与接头等(图 46-1)。

一、供 气 装 置

麻醉机内部按照回路压力高低，可分为高压、中压和低压回路三部分(图 46-2)。高压回路自钢瓶起，止于钢瓶初级压力调节阀。中压回路起于调节后的钢瓶气源和管道气源，止于麻醉机流量调节阀。低压回路包括流量调节阀至新鲜气体出口间的回路部分。

(一) 气源

现代麻醉机一般有氧、氧化亚氮以及空气的管道进气接口，通过硬质皮管与中心供气系统或压缩气筒连接。此外，还配备相应的接口，直接与小压缩气筒连接，以供紧急时备用。

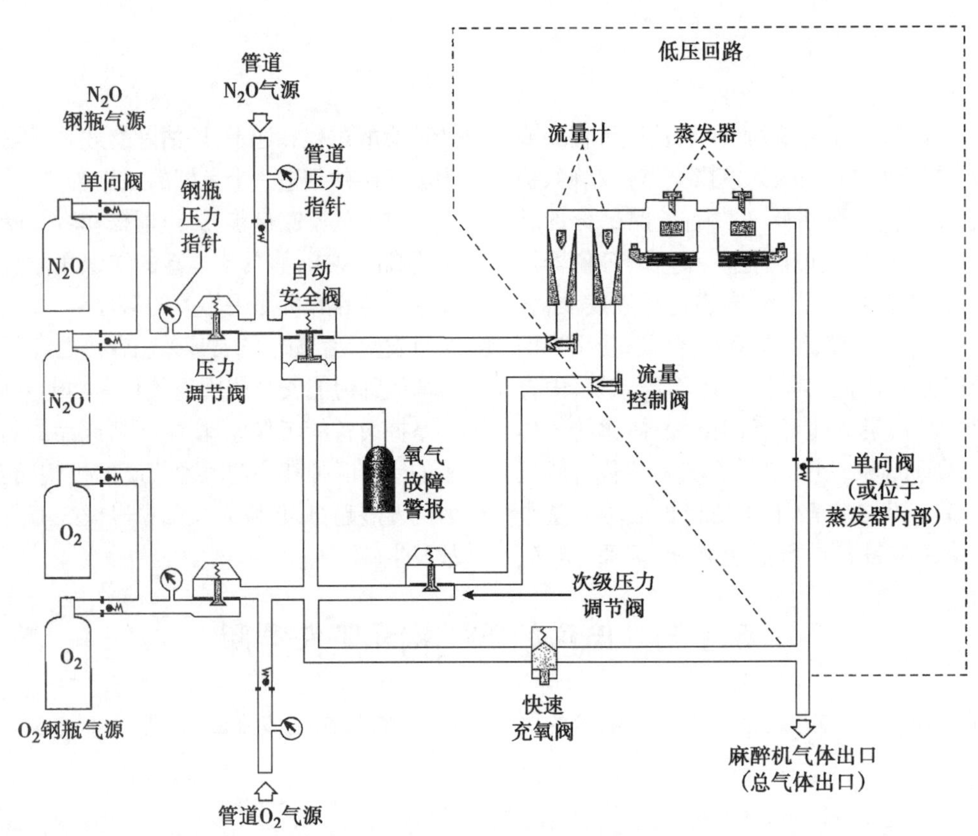

图 46-2　普通双气源麻醉机简化结构图

1. 中心供气系统　正常情况下，中心管道气源是麻醉机的主要供气源。大多数医院都具有中心管道供气系统，能为手术室提供氧气、氧化亚氮和空气等医用气体。中心管道供气系统必须保证为麻醉机提供压力适当且正确的气体，以确保正常工作。中心供气系统由气源、储气装置、压力调节器、输送管道、墙式压力表和流量计组成。

气体经过管道入口接头进入麻醉机，为防止麻醉机的管道气源接口接错，一般采用气体专用、符合口径安全系统(diameter index safety system，DISS)的螺纹接头。接头下游设有单向阀，防止气体自麻醉机向管道或空气中反流。

2. 钢瓶气源　无管道气源或管道气源故障时，麻醉机采用储气钢瓶作为备用气源。储气钢瓶是储存压缩氧气、二氧化碳、压缩空气和氧化亚氮等气体的密闭容器，均由能抗物理因素和化学因素影响、耐高温的全钢制成，筒壁至少厚 0. 94cm，包括筒体、阀门和保护帽。

钢瓶气源通过悬挂阀座连接到麻醉机上，悬挂阀座装置能定位和固定钢瓶，确保连接紧密性，使瓶内气体向麻醉机内单向流动。每个悬挂阀座都具备轴针安全系统(pin index safety system，PISS)是防止钢瓶误接的保险装置。每个阀座都并排列有两个针突，能插入对应钢瓶轴突内。每种气体都有专门的轴针排列方式。

（二）压力表和压力调节器

压力表连接在气筒阀和减压阀之间，用以指示压缩气筒内的气体压力，实际上压力表常与压力调节器制成一体出厂。有些压力调节器上装有两个压力表，一个是高压表，用于指示压缩气筒内气体的压强；另一个是低压表，用于测量减压后气体的压强。

压力调节器又称减压阀。压力调节器把高压气源（中心供气或压缩气筒）内高而变化的压力降为低而稳定的压力，供麻醉机安全使用。常用的为间接型压力调节器（图46-3），使高压气筒经减压调节降至0.3～0.4MPa。利用调节螺杆可以调节输出气的压力。

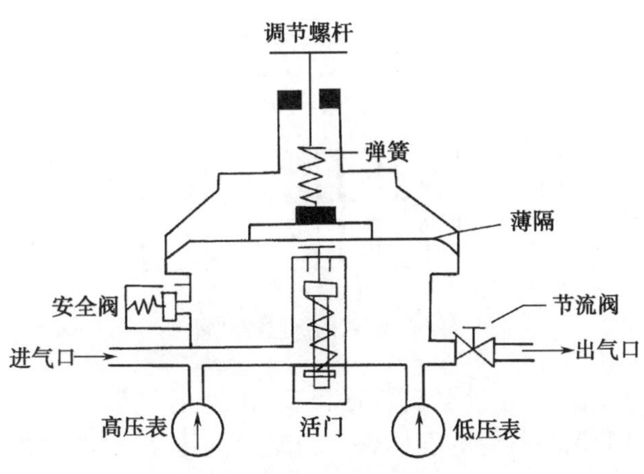

图46-3 压力调节器结构原理

（三）流量计

流量计能准确地控制和量化到达新鲜气体出口的气流量，包括传统的玻璃流量计和新型的电子流量计。

1. 玻璃流量计 目前最常用的为悬浮转子式流量计，基本结构包括流量控制阀、带刻度的流量管和轻金属制的浮标（图46-4）。

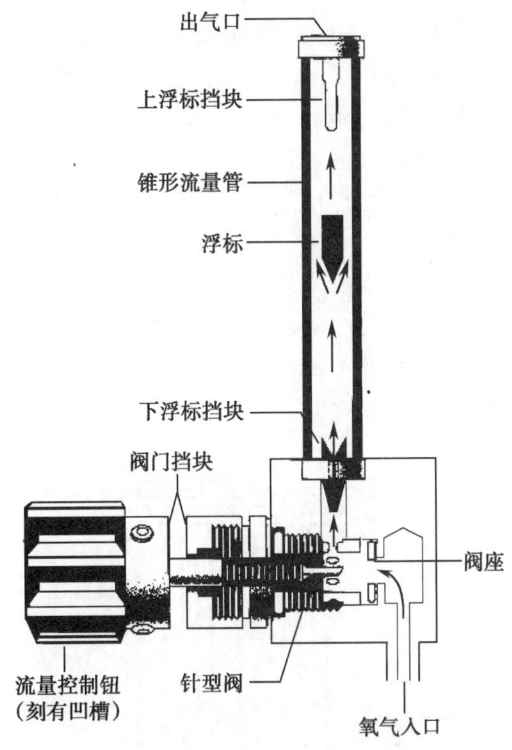

图46-4 悬浮转子式流量计

打开流量控制阀后，气体可自由通过浮标和流量管间的环形间隙（图46-5）。设定流速下，浮标在设定值位置平衡自由旋转，此时气流对浮标向上的作用力等于浮标自身重力。气流变化时，浮标移动到一个新的平衡位置。

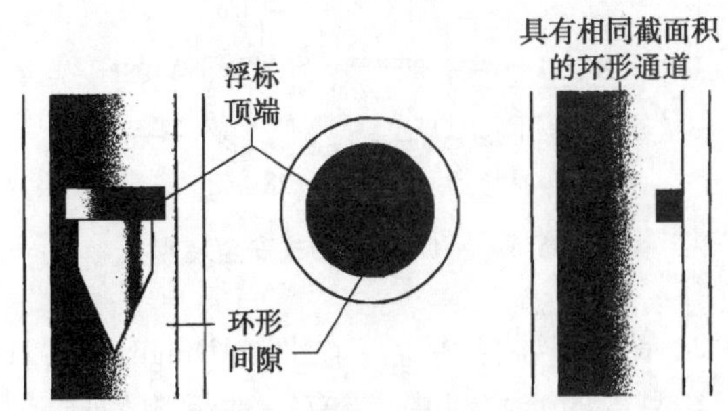

图46-5 浮标顶端和流量管之间的环形间隙

使用流量计时须注意防止灰尘、油脂或水分进入流量计或堵塞进气口，否则可妨碍浮标活动而影响读数的准确性；旋转微调部件时不能用力过猛，如针型阀旋拧过紧会使阀针变形，以致关闭不全而漏气，读数将不准确。

2. 电子流量计 新型麻醉机已采用电子流量传感器代替传统的玻璃流量管测定各种气体流速。电子流量计将流量数据以数字/图形形式显示在面板上。电子流量计的应用是麻醉机发展与进步的重要标志之一。

（四）配比系统

为防止麻醉机输出低氧性气体，除气源接口采用轴针安全系统和口径安全系统外，麻醉机还采用流量计联动装置和氧比例监控装置，以控制气体的输出比例，使新鲜气体出口输出的最低氧浓度保持在23%～25%。

1. 流量计联动装置 当代的Ohmeda麻醉机在流量计内附有N_2O-O_2联动安全装置，该装置通过齿轮联动的力学原理起作用（图46-6）。在N_2O流量钮上装有一个14齿的齿轮，在O_2流量钮上装有一个28齿的齿轮，两个齿轮之间用链条相连，因此两个流量钮按2∶1比例联动，O_2流量钮转动一圈，N_2O流量钮则转动两圈。另外，由于N_2O和O_2流量控制阀供气压分别为26psig和14psig，这样输出的N_2O-O_2比例约为3∶1，而且保证了O_2的输出浓度不低于25%。当单独旋开O_2流量计针形阀时，N_2O流量计保持不动；当旋开N_2O流量计针形阀时，O_2流量计随之联动，以确保所需氧浓度；当O_2和N_2O流量计均已开放，逐渐关小O_2流量计时，N_2O流量也随之联动下降，保证吸入氧浓度，防止新鲜气流出口处的氧浓度过低。

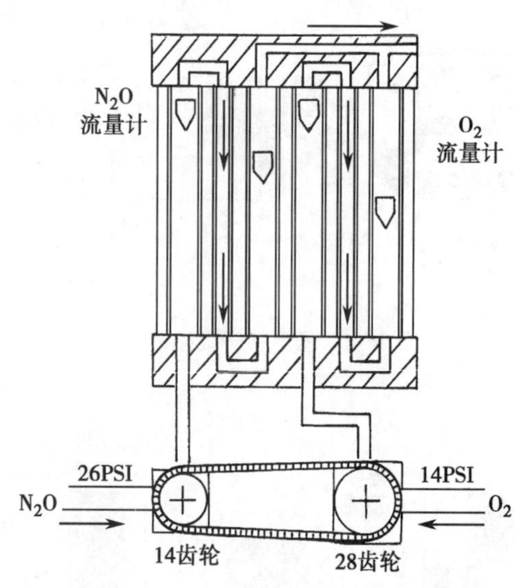

图46-6 N_2O-O_2联动式安全装置

2. 氧比例监控装置 在北美Dräger 2A、2B、3、4等型号的麻醉机中，装有一种氧比例监控装置。该装置由O_2室、N_2O室和N_2O从动控制阀及可活动横杆组成（图46-7）。其作用原理是利用流体力学、机械及电学联合组成。气体经流量控制阀后遇一定阻力器而产生回压，分别作用于氧气室和氧化亚氮室的隔膜之上。两隔膜之间有横杆联动，气体回压的压差决定横杆移动方向，从而调节或关闭氧化亚氮从动控制阀。当O_2室内气压增高时，推动横杆向左移，使得N_2O从动控制阀打开，N_2O进入N_2O流量计。当N_2O流量过高时，横杆右移，N_2O从动控制阀相应关小，限制N_2O流量，而O_2仍然可以进入O_2室。如果O_2压力不足时，横杆完全右移，N_2O从动控制阀则完全关闭，从而防止低氧输出发生。

3. 局限性 即使有了配比系统，若发生下列情况，麻醉机仍将输出低氧性气体，应引起注意：①气

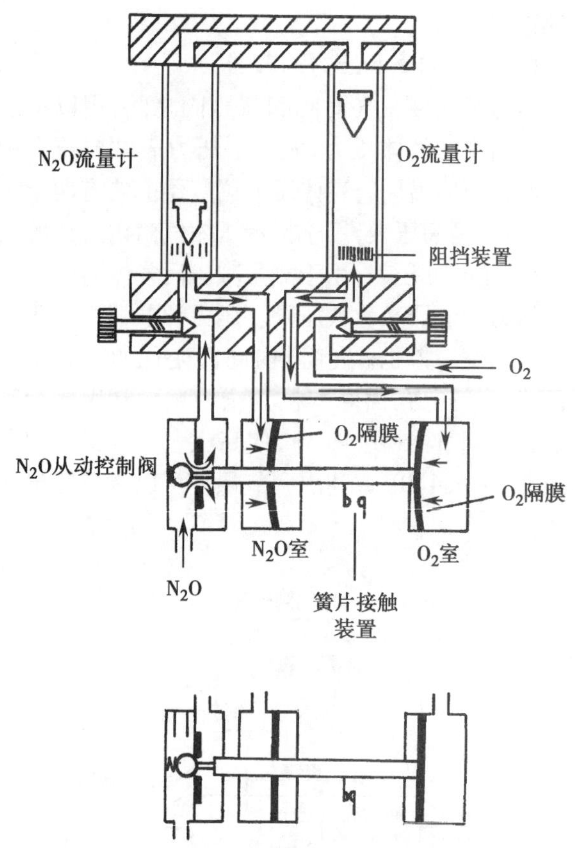

图46-7 氧比例监控装置

源错误：流量计联动装置和氧比例监控装置只能感受和调节其内的气体压力和流量，不能识别气源的类型。氧浓度监测是防止这种错误的最好方法。②气体比例装置故障：联动装置和比例监控装置的各部件可能损坏，出现故障，从而输出低氧气体。③其他气体的加入：目前麻醉机的气体比例装置只限于控制氧化亚氮和氧的比例，并未考虑其他气体加入的影响。因此，若加入氦、氮或二氧化碳等气体于麻醉气体中，则有可能产生低氧性的气体输出。此时应强调进行氧浓度监测。④流量计泄漏：流量计相对位置的安排对于可能发生的漏气所致的低氧有重要意义。玻璃流量管出口处常因垫圈问题发生漏气。此外，玻璃流量管是麻醉机气路部件中最易破损的部件。若存在轻微裂痕而不易被察觉，则可能使输出气流量发生错误。如图46-8A、B所示，若空气流量管泄漏，则部分氧气将从空气管中漏出，而N_2O流量管因处于下游位置泄漏较少，从而将导致共同输出口的N_2O浓度过高，使患者缺氧。为此，流量管的相对位置应按图46-8C、D所示进行安排，即将氧流量计设为最下游，以保证安全。但是，即使如此安排，若是氧流量计本身泄漏，低氧的危险仍无法避免（图46-8E、F）。

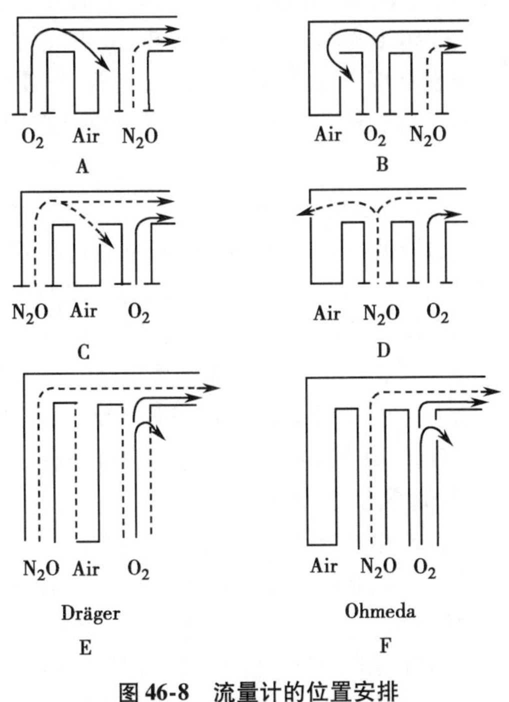

图46-8 流量计的位置安排

二、蒸 发 器

蒸发器是麻醉机为患者提供吸入麻醉药蒸汽的重要装置，从早期的乙醚吸入器和铜罐发展为目前使用的带有温度、压力和流量补偿作用、计算机控制、流量感应式蒸发器，以排除温度、流量、压力等因素的影响，从而精确地稀释麻醉药蒸汽的浓度。

（一）可变旁路式蒸发器

Datex-Ohmeda Tec4、Tec5 和 Tec7 以及北美 Dräger Vapor19. n 和 20. n 等蒸发器均属于可变旁路、拂流、温度补偿、专用回路外蒸发器。“可变旁路”是指调节蒸发器输出药物浓度的方法，当新鲜气流从流量计进入蒸发器入口后，浓度控制转盘设定位置决定通过旁路室和蒸发室的气流比例。“拂流”指麻醉药蒸发方式，以与老式铜罐系统蒸发器所采用的鼓泡式系统相区别。“温度补偿”是指在很宽的温度范围内，能输出浓度稳定的药物蒸汽。“专用”是指每种麻醉药都有专门设计的蒸发器。“回路外”是指蒸发器安置在呼吸回路外。

1. 基本原理 可变旁路式蒸发器的基本结构如图46-9所示，包括浓度控制转盘、旁路室、蒸发室、加药口和加药帽。通过加药口可以向蒸发室内加入液体麻醉药。浓度控制盘是一个可调限流器，设置在旁路室或蒸发室出口，用于调节通过旁路室和蒸发室的气流比例。

来自流量计的气流进入蒸发器入口后，一部分（小于20%）气流进入蒸发室带出饱和麻醉蒸汽，另一部分（大于80%）气流从旁路直接通过蒸发器，两者于出口处汇合，其间比例根据两者的不同阻力而定。转动浓度转盘后可引起其间阻力的改变，从而使两者汇合的比例发生变化。为了保持比较恒定的麻醉药浓度，麻醉蒸发器都应具有完善的温度补偿、压力补偿和流量控制等装置。

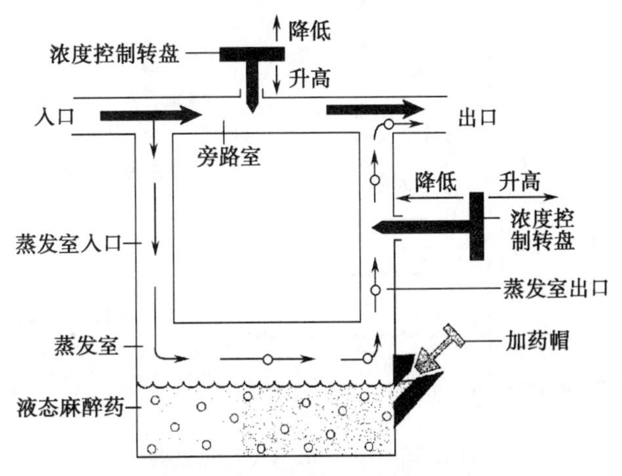

图46-9 可变旁路式蒸发器示意图

2. 影响蒸发器输出浓度的因素 理想的蒸发器应能在诸如流量、温度、逆压和载气等因素变动时保持输出麻醉药的浓度恒定不变。现代蒸发器已接近理想的要求，但尚有下列几种常见的影响因素。

（1）大气压：大气压高则蒸发器输出浓度降低。反之，大气压低输出浓度升高。如在1个大气压下时输出3%蒸汽，而在3个大气压的高压舱内只输出1%蒸汽。

（2）气流速度：蒸发器输出浓度控制转盘设定在预定位置后，通过蒸发器的气流速度会影响蒸发器的输出。气体流速过慢或过快时，蒸发器的输出浓度可能会发生一定程度的降低。可变旁路型蒸发器在流量低于250ml/min时，因挥发性麻醉药蒸汽的比重较大，进入蒸发室的气流压力较低，不足以向上推动麻醉药蒸汽，使输出浓度低于调节盘的刻度值。相反，当流量高于15L/min时，蒸发室内麻醉药的饱和及混合不能完全，而使输出浓度低于调节盘的刻度值。此外，在较高流量时，旁路室与蒸发室的阻力特性可能发生改变，导致输出浓度下降。

（3）温度：温度的变化可直接影响蒸发作用。除室温外，麻醉药在蒸发过程中吸收热能使液温下降是影响蒸发器输出浓度的主要原因。现代蒸发器除了采用大块青铜等导热性强的材料进行热传导式温度补偿外，一般采取自动调节载气与稀释气流的配比关系的温度补偿方式。可采用双金属片（图46-10）或膨胀性材料（图46-11），当蒸发室温度下降时，旁路的阻力增加，而蒸发室的阻力减少，使流经蒸发室的气流增加，从而保持输出浓度的恒定。一般温度在20～35℃之间可保持输出浓度恒定。

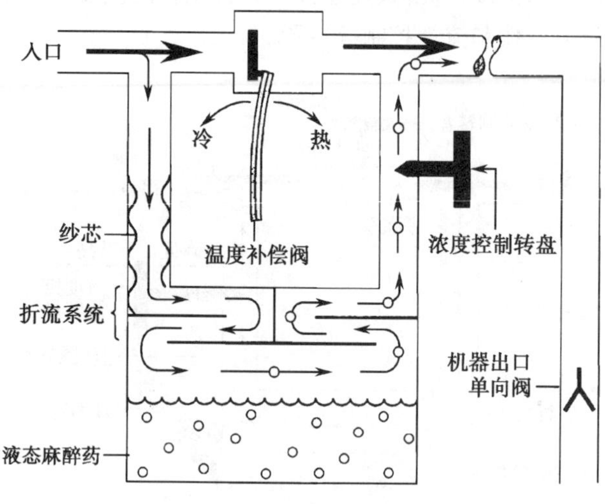

图46-10 Ohmeda Tec型蒸发器

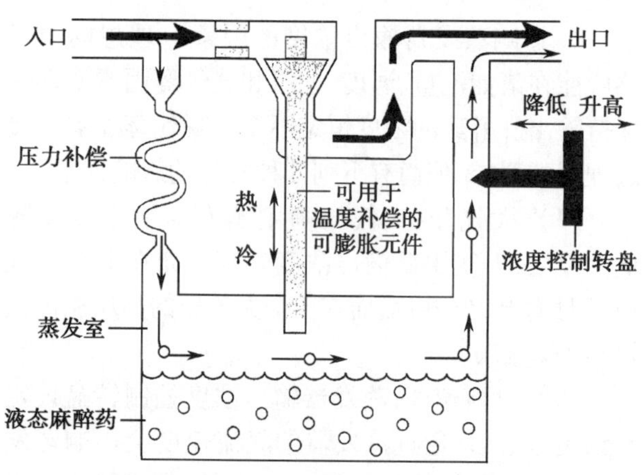

图46-11 北美Dräger Vapor蒸发器

（4）间隙逆压和泵吸作用：间歇正压通气和快速充氧可使蒸发室受到间歇逆压作用，表现为蒸发器的输出浓度高于刻度数值，称为"泵吸效应"。泵吸效应在低流量、低浓度设定及蒸发室内液体麻醉药较少时更加明显。此外，呼吸机频率越快、吸气峰压越高或呼气期压力下降越快时，泵吸作用越明显。

Datex-Ohmeda Tec4、Tec5 和 Tec7 以及北美Dräger Vapor19.n和20.n等新型可变旁路蒸发器受泵吸效应的影响相对较小。设计时主要采取了下列方法：①Tec蒸发器在蒸发室内设计了容量较大的折流系统，气体出口处增设了单向阀，可有效减轻泵吸效应（图46-10）；②北美Dräger Vapor蒸发器的蒸发室入口设计成一条细而长的螺旋形管道，使增加的气体所造成的压力影响在螺旋管中得以缓冲（图46-11）。

（5）载气成分：流经蒸发器的载气成分可影响蒸发器的输出浓度，N_2O浓度增高时蒸发器输出浓度即下降，以后缓慢上升，直至达到新的稳态平衡。N_2O在液态挥发性麻醉药中的溶解度大于O_2，因此使离开蒸发室的气体量有所减少，输出浓度下降。以后N_2O的溶解趋于饱和，输出浓度得以回升。反之，停用N_2O改为纯O_2时，蒸发器输出浓度会一过性升高。

（二）地氟烷Tec6蒸发器

地氟烷理化性质独特，其饱和蒸汽压高出目前临床上其他常用挥发性麻醉药3～4倍，沸点22.8℃，接近室温，需特殊设计的蒸发器来控制其蒸发。Datex-Ohmeda Tec6是20世纪90年代初期投入临床使用的第一代地氟烷蒸发器，该蒸发器特殊设计了电加热、加压系统，用以控制地氟烷蒸发。2004年Dräger Medical专利版Tec6地氟烷蒸发器也获得FDA批准。

1. 基本原理 Tec6蒸发器的外形和操作方法与普通蒸发器相似，但内部设计和工作原理截然不同。Tec6 Plus是Tec6的后继版本，其基本设计与Tec6相同，新增加了声音报警系统。

根据其工作原理，Tec6蒸发器可更准确地描述为二元气体混合器。蒸发器由两个并联的独立气体回路即新鲜气体回路和药物蒸汽回路组成（图46-12）。

药物蒸汽回路起于地氟烷蓄药池，蓄药池经电加热后，温度被恒定地控制在39℃，远高于地氟烷沸点。加热的蓄药池起到地氟烷蒸汽储气池的作用。39℃时蓄药池内蒸汽压接近1300mmHg或约2个标准大气压，蓄药池开关阀位于蓄药池下游。蒸发器加热后，浓度控制阀处于开放位置时，蓄药池开关阀完全开放。

经流量计进入蒸发器的新鲜气流又称稀释气流，经过固定阻力阀（R1）在出口与气态地氟烷会合。新鲜气在流经R1时产生回压，称为工作压力。工作压力取决于稀释气流量，1L/min时约1kPa，10L/min时约10kPa。压差传感器将新鲜气回路和蒸汽回路之间的压力差传递给电子控制系统，电子控制系统对压力调节阀进行自动调节，使蒸汽回路内压力等于新鲜气回路内压力，从而控制气态地氟

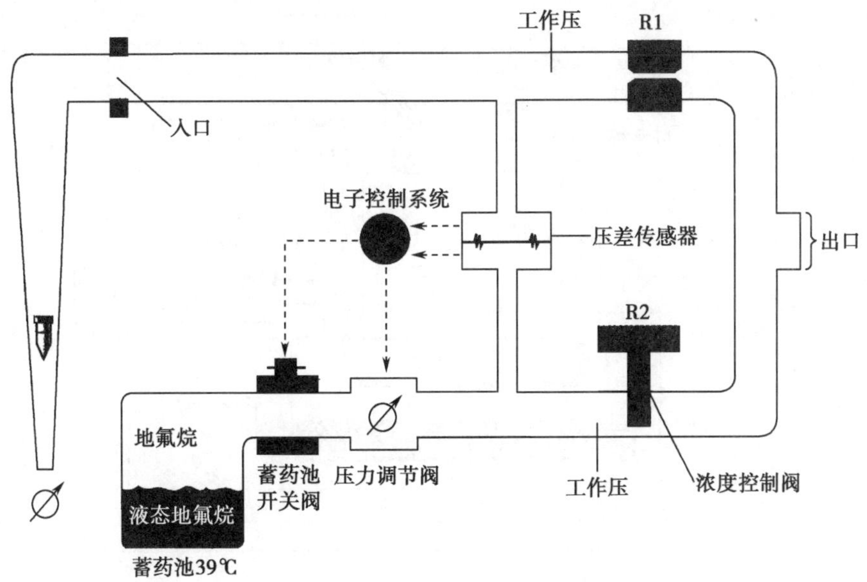

图46-12 地氟烷Tec6蒸发器示意图

烷的流出量大小。此后,再经浓度控制阀(R2)调节后在出口与稀释气会合输出。

Tec6蒸发器是新一代的电热温控、恒温、加压、机电偶联、双回路气体-蒸汽混合器。通过电子调控系统,使蒸汽回路内压力等于新鲜气回路压力,再经刻度转盘调节浓度后输出。新鲜气流量增加时,工作压力相应增加。在稳定新鲜气流量下,可应用传统式浓度控制转盘来调节蒸汽流量。在特定转盘刻度下,即使新鲜气流量发生改变,由于通过两个回路的流量比例不变,蒸汽输出浓度仍保持稳定。

2. 影响蒸发器输出浓度的因素 海拔高度和载气成分可对Tec6蒸发器输出带来影响。

(1) 海拔高度:与普通可变旁路式蒸发器不同,Tec6蒸发器是更为精确的二元气体混合器,输出浓度即麻醉药容积百分比不受环境气压影响,但在高海拔的低气压环境下其分压绝对值降低。为补偿高海拔下麻醉药分压下降,Tec6浓度控制转盘的转幅应相应增大,以达到所需的麻醉药分压。反之,在高气压环境下,浓度控制转盘设定值要相应下调,以防药物过量。

(2) 载气成分:Tec6蒸发器以纯氧进行校准。载气为纯氧时,蒸发器输出浓度接近浓度控制转盘设定值。在低速气流下,如载气不是纯氧,蒸发器输出浓度会明显下降,下降程度与载气黏度下降程度呈正比。氧化亚氮黏度比纯氧低,如采用氧化亚氮作为载气,R1产生的反压力下降,工作压下降。上述条件下,蒸发器实际输出浓度比控制转盘设定值低约20%。

(三) Datex-Ohmeda Aladin盒式蒸发器

Datex-Ohmeda S/5 ADU采用专利技术的Aladin盒式蒸发器,该蒸发器属于可变旁路、电子控制型,可输送氟烷、恩氟烷、异氟烷、七氟烷和地氟烷等多种挥发性麻醉药。蒸发器的组成部件包括固定在麻醉机上的控制部分(包括浓度控制转盘)和盛装液体麻醉药的可插拔、可更换式Aladin药盒。Aladin蒸发室有不同的颜色及电磁条码,使ADU麻醉机能自动识别常用的五种吸入麻醉剂。

Datex-Ohmeda盒式蒸发器在外形上与普通可变旁路式蒸发器区别较大,内部结构却极为相似(图46-13)。Aladin系统由旁路室和蒸发室组成,功能类似普通蒸发器。在旁路部分有一个限制器将新鲜气流分为两部分,在蒸发室入口处有一个止回阀,可以防止蒸发室中的麻醉气体回流。在旁路部分和蒸发室出口部分各有一个流量传感器。在蒸发室内还有一个压力传感器和一个温度传感器。所有传感器监测到的信息均汇总到中央处理器(CPU),根据这些信息,中央处理器控制位于蒸发室出口处的流量控制阀,调节蒸发室气体的流量,达到浓度控制转盘所设定的浓度。流量控制阀精密的电子控制是维持蒸发器发挥正常功能的重要前提。

三、呼 吸 回 路

从流量计和蒸发器流出的混合气体,经麻醉机共同气体出口进入呼吸回路。呼吸回路的功能是向

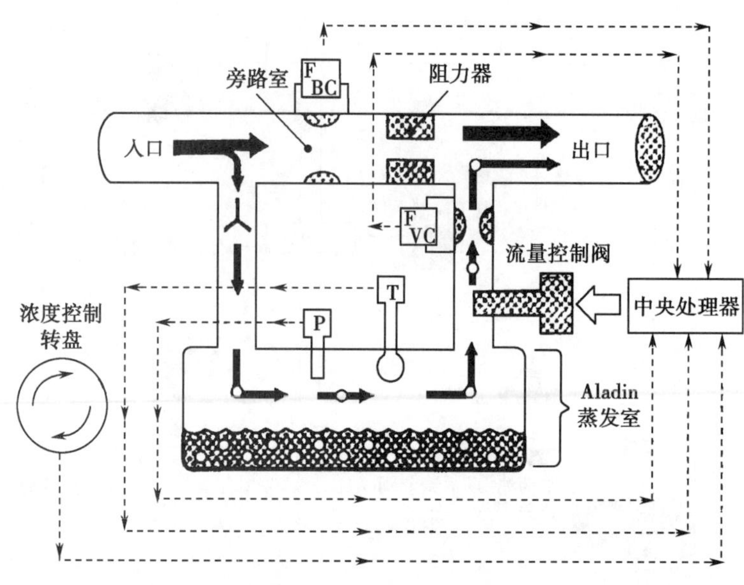

图 46-13 Aladin 盒式蒸发器

患者输送氧和麻醉气体,清除患者排出的二氧化碳。呼吸回路的结构或用法的不同,可影响患者吸入的混合气体的浓度。二氧化碳的清除可通过足够的新鲜气流进行冲洗,也可以采用二氧化碳吸收剂(碱石灰)化学消除。

(一) 呼吸回路的分类

呼吸回路主要根据呼吸气体与大气相通程度、呼气再吸入量、有无储气囊、有无二氧化碳吸收罐及导向活瓣等情况进行分类:①呼出气体完全不被重复吸入为开放式或无再吸入式;②无二氧化碳吸收装置,有部分呼出气体被重复吸入者为半开放式;③有二氧化碳吸收装置,大部分呼出气体被重复吸入者为半紧闭式;④有二氧化碳吸收装置,呼出气体全部(二氧化碳经碱石灰吸收后)被重复吸入者为紧闭式。

(二) 各类呼吸回路

1. 开放系统 开放系统无储气囊和呼出气重复吸入,是结构简单价格低廉的装置,系统与患者呼吸道之间无机械连接,因此,并不增加呼吸阻力。由于大量麻醉药弥散在手术室内,不能控制通气,麻醉深度不易稳定,现已淘汰不用。

2. 麦氏(Mapleson)系统 1954 年,Mapleson 描述了五种不同半紧闭麻醉系统,即经典 Mapleson 系统,分为 A ~ E 5 种系统。1975 年,Willis 等在最初 5 个系统中增加了 F 系统。Mapleson 系统常规组成部分包括面罩、弹簧减压阀、储气管、新鲜气流入管和储气囊(图 46-14)。

该系统均无二氧化碳吸收装置,二氧化碳的重吸入程度取决于新鲜气流量、自主呼吸还是控制呼吸、回路结构及患者通气量等。

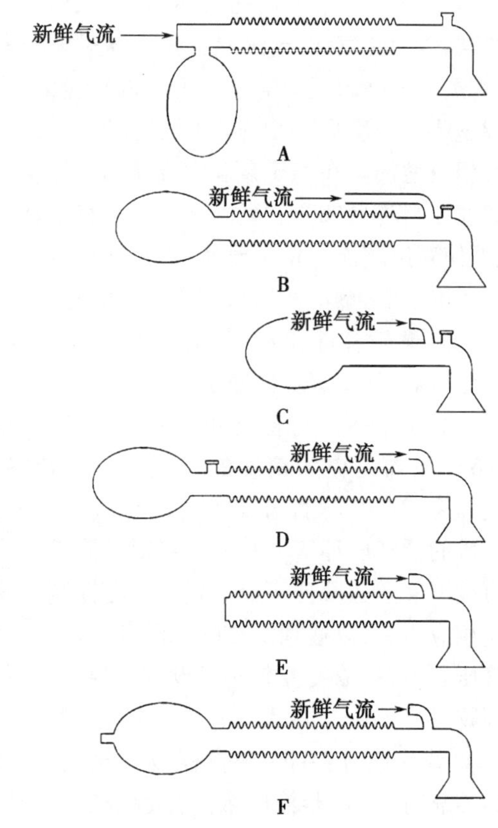

图 46-14 麦氏(Mapleson)系统

3. 贝因(Bain)系统 Bain 系统为改良 Mapleson D 系统,由两个同轴管道组成,外部为螺纹管,内部有一细管,新鲜气流从内管流入(图 46-15)。Bain 回路可用于自主呼吸和控制呼吸。

自主呼吸时，只要新鲜气流量大于1.5～2倍分钟通气量，即可避免CO_2重复吸入。控制呼吸时，成人只要CO_2生成量正常，用70ml/(kg·min)的新鲜气流量可维持CO_2分压在正常范围。小儿新鲜气流量要比成人相对增大。体重小于10kg者气流量2L/min，10～35kg者气流量3.5L/min，40kg以上者按100ml/(kg·min)计算。

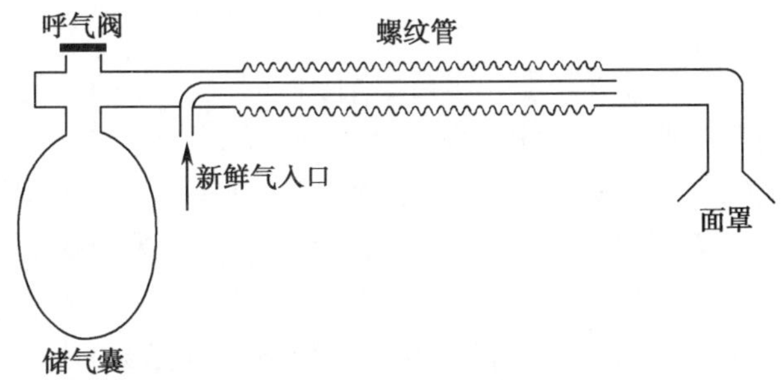

图46-15 贝因(Bain)系统

4. 循环回路系统 循环回路系统是临床上最为常用的麻醉通气系统，因该系统组成部分呈环形排列而得名(图46-16)。

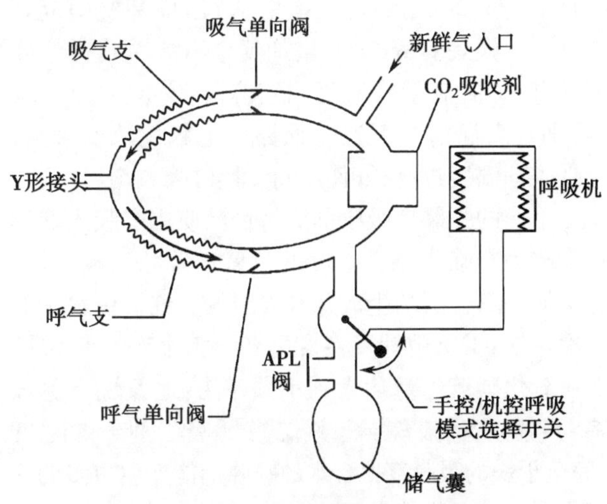

图46-16 循环回路系统组成部分(APL阀：压力可调限制阀)

根据新鲜气流量的高低，该系统可分为半开放、半紧闭和紧闭型。①半开放回路不存在二氧化碳吸收剂，系统工作时需较高的新鲜气流量；②半紧闭回路存在部分复吸入，是最常用的回路系统；③紧闭回路工作时，新鲜气流量等于患者单位时间内的消耗量，二氧化碳被吸收后，呼出气全部复吸入，呼吸机溢气阀(减压阀或APL阀)或排气阀处于关闭状态。

循环回路系统有7个重要组成部分：①新鲜气源；②吸入、呼出单向阀；③吸入、呼出螺纹管；④Y形接头；⑤溢气阀或减压阀(也称APL阀)；⑥储气囊；⑦二氧化碳吸收罐。新鲜气流通过麻醉机总气体出口进入回路系统，呼气单向阀和吸气单向阀能确保气体在螺纹管内单向流动。

为了防止回路内呼出CO_2的重复呼吸，各部件的排列顺序要遵循三条原则：①单向活瓣要安装在患者与储气囊之间，吸气管和呼气管上各放置一个；②新鲜气流不能在呼气活瓣与患者之间进入回路；③减压阀不能置于患者与吸气活瓣之间。

循环回路的主要特点是：允许呼出气重复吸入，这样能减少呼吸道水和热的丢失，同时能减轻手术室污染，减少麻醉气体燃烧、爆炸的危险性，吸入麻醉药物的浓度相对较稳定。不足之处为：这种回路可增加呼吸阻力，不便于清洗、消毒，相对笨重；呼出气中水分易凝集在活瓣叶片上，一旦瓣膜启闭不灵，不仅影响整个回路的顺应性，也可使呼吸阻力增加，甚至回路内气体不能单向循环，引起CO_2重复吸入；除非加大新鲜气流量，否则吸入气中麻醉药物浓度变化缓慢。

四、二氧化碳吸收装置

呼吸回路的功能除了向患者提供氧和麻醉气体，还应清除患者排出的二氧化碳。各种呼吸回路系统清除二氧化碳的效率不同，紧闭式和半紧闭式回路系统需使用二氧化碳吸收剂将呼出气中所含的二氧化碳清除掉，以防发生高碳酸血症。理想的二氧化碳吸收剂应具有以下特点：与常用的吸入麻醉药不发生反应、本身无毒性、气道阻力低、价格低廉、使用方便、二氧化碳吸收效率高。

(一) CO_2吸收罐

现代麻醉机的CO_2吸收罐由1～2个单独放置或串联在一起的透明塑料罐组成，罐内可装填散装的二氧化碳吸收剂。该吸收罐需由导向活瓣控制气流方向，气流自上向下或自下而上通过。

(二) CO_2吸收剂

目前常用的CO_2吸收剂主要有两种：钠石灰和钙石灰，其中以钠石灰相对普及。二者都能吸收呼出气中的CO_2，只是效率不同。此前还用过钡石灰或氢氧化钡，但是钡制剂可与常用吸入麻醉药相互作用，引发意外，因此目前已经不用。

1. 主要成分 钡石灰由20%的氢氧化钡和

80%的氢氧化钙组成,有的还含部分氢氧化钾。钡石灰可与七氟烷发生反应并引起燃烧,致呼吸回路起火。

钠石灰的主要成分包括80%氢氧化钙、15%水、4%氢氧化钠和1%氢氧化钾。为使钠石灰更坚硬、多颗粒、少粉尘,常加入少量二氧化硅作为赋形剂。钠石灰吸收二氧化碳效率与其硬度呈反比,因此现代钠石灰中硅酸盐含量甚微。氢氧化钠是钠石灰吸收二氧化碳的催化剂。

钙石灰是最新的商品化二氧化碳吸收剂,主要由氢氧化钙和氯化钙组成,同时还含有两种赋形剂——硫酸钙和聚维酮,后两者能增加制剂硬度和孔隙度。与其他制剂相比,钙石灰的最大优点是不含强碱性氢氧化钠和氢氧化钾,有助于消除一氧化碳和肾毒性复合物A(compound A)生成,降低或消除呼吸回路起火的可能性。钙石灰主要缺点是:①吸收效率差,较强碱性吸收剂吸收效率降低约50%;②价格较昂贵。

2. 化学原理 钠石灰等吸收剂吸收二氧化碳需要通过一系列化学反应过程方能实现。反应方程式为:

(1) $CO_2+H_2O \rightarrow H_2CO_3$

(2) $H_2CO_3+2NaOH(KOH) \rightarrow Na_2CO_3(K_2CO_3)+2H_2O$+热能(反应迅速)

(3) $Na_2CO_3(K_2CO_3)+Ca(OH)_2 \rightarrow 2NaOH(KOH)+CaCO_3 \downarrow$(反应缓慢)

反应(1)、(2)十分迅速(0.032s),而反应(3)较缓慢(约60min)。部分二氧化碳可直接与$Ca(OH)_2$起反应,但反应速度缓慢。

3. 吸收能力 钠石灰吸收二氧化碳的最大能力为100g钠石灰吸收26L二氧化碳。钙石灰的吸收效率差,100g钙石灰仅能吸收10.2L二氧化碳。吸收剂的吸收效率由化学利用度和物理利用度(即颗粒大小)共同决定。颗粒过大,接触面积小,影响吸收效果;颗粒越小,吸收面积越大,但气流阻力也相应增加。

吸收剂颗粒存储于吸收罐时,不可避免存在小沟回。沟回内气体阻力较低,气体优先穿过这一区域,明显降低了钠石灰或钙石灰的吸收效率。由于存在小沟回,每100g钠石灰吸收剂实际只能吸收10~20L甚至更少的二氧化碳。

4. 指示剂 CO_2吸收剂与CO_2反应后由碱性变为中性,加用适当指示剂(表46-1),观察颜色的变化可了解CO_2吸收剂的消耗程度。

表46-1 CO_2吸收剂常用指示剂

指示剂	碱石灰颜色	
	新鲜时	耗竭时
甲基橙(methyl orange)	橘红	黄
酚酞(phenolphthalein)	无色	粉红
乙基紫(ethyl violet)	无色	紫
陶土黄(clayton yellow)	粉红	黄

乙基紫是一种pH指示剂,临界pH值为10.3。新鲜吸收剂的pH值大于临界pH值,呈现为白色,吸收二氧化碳后pH值下降到10.3或更低,乙基紫通过乙醇脱水作用,转变为紫色。颜色的改变代表吸收剂的二氧化碳吸收功能已经耗尽。但其颜色的变化并非判断消耗程度的可靠指标,最可靠的依据是吸入气CO_2监测或临床观察有无二氧化碳蓄积征象出现。所以,一般在CO_2吸收剂3/4变色时即作更换。

5. 吸入麻醉药与CO_2吸收剂的相互作用 七氟烷与CO_2吸收剂发生反应后,产生的降解产物主要有氟甲基-2-2-二氟-1-(三氟甲基)乙烯基醚即复合物A。七氟烷麻醉期间,增加复合物A浓度的主要因素有:①低流量或紧闭回路麻醉;②使用钡石灰(特别是高温情况下);③回路中七氟烷浓度过高;④吸收剂温度过高;⑤使用新更换的吸收剂。

干燥的强碱性吸收剂能将目前使用的吸入麻醉药降解为有临床意义浓度的一氧化碳和三氟甲烷。能增加一氧化碳的生成并升高碳氧血红蛋白水平的因素包括:①所用挥发性麻醉药(相同MAC值浓度下一氧化碳产生量从大到小顺序为:地氟烷≥恩氟烷>异氟烷>>氟烷=七氟烷);②吸收剂干燥程度(完全干燥的吸收剂比含水的吸收剂能产生更多的一氧化碳);③吸收剂类型(含水量相同的条件下,钡石灰与钠石灰相比产生更多的一氧化碳);④温度(温度越高,产生的一氧化碳越多);⑤麻醉药浓度(一氧化碳的产生量随浓度升高而增多);⑥低新鲜气流量;⑦每100g吸收剂所作用的患者体表面积下降。

五、麻醉呼吸机

现代麻醉机配备的呼吸机可对患者进行机械通气,以替代麻醉医师间断用手挤压循环回路系统、Bain回路和其他回路系统储气囊来维持通气。麻醉呼吸机是现代麻醉机的主要部件之一。与常规呼吸机相比，麻醉呼吸机要求性能稳定，而呼吸模式通常相对简单。

（一）分类

麻醉呼吸机可按驱动源、驱动机制、转换机制和风箱类型等进行分类。

1. 驱动源　按驱动的动力，麻醉呼吸机可分为气动、电动或二者兼有。老式的气动呼吸机只需压缩气源就能工作。当代的电动呼吸机，如北美 Dräger Medical、Datex-Ohmeda 则需要电源和压缩气源。

2. 驱动机制　多数麻醉呼吸机可归类为双回路气动呼吸机。在双回路系统中，驱动力挤压呼吸皮囊或风箱，后者将气体送入患者肺内。驱动力由压缩气体提供，称为气动呼吸机。Ohmeda7000 系列采用纯氧驱动，而北美 Dräger AV-E 则利用了 Venturi 装置，以空氧混合气作为驱动气。

3. 转换机制　多数麻醉呼吸机属于时间转换的控制模式，定时装置触发吸气。老式气动呼吸机采用射流定时装置。现代的电动呼吸机多采用固态电子定时装置，属于定时、电控模式。

4. 风箱位置　按呼气期风箱的移动方向，麻醉呼吸机可分为上升型风箱（立式）和下降型（挂式）风箱两类。管道发生脱开时，上升型风箱将不再充盈、容易被发现，因此较为安全。与此相反，下降型风箱在管道脱开时，上下活动无异常表现，甚至容量监测装置亦无异常表现，应引起警惕。

（二）基本工作原理

上升型风箱的工作示意图见图 46-17。呼吸皮囊（风箱）位于透明塑料的风箱盒内。驱动气与患者回路气相互隔离，驱动气在风箱外，而患者回路气体在风箱内。吸气期，驱动气进入风箱盒，盒内压力随之升高，呼吸机的释放活瓣首先关闭，以防止麻醉气体泄入废气处理系统，风箱随之受压，风箱内气体进入患者肺部。呼气期，驱动气泄出风箱盒，风箱盒内压力降至大气压，释放活瓣开放，患者呼出气先充盈风箱，然后多余部分泄入废气处理系统。释放活瓣内有一重量球，产生大约 2～3cmH_2O 的回压，保证气体优先充盈风箱。只有当风箱内压力超过此阈值，才泄入废气系统。因此，上升型风箱将在呼吸回路内产生 2～3cmH_2O 的 PEEP 压力。

麻醉机进入回路的气流是持续的，而释放活瓣只在呼气期开放。因此在机械通气的吸气期，患者接受来自风箱和流量表两方面的气体。因此，能影响设定潮气量与呼出气潮气量之间相互关系的因素很多，如流量表的设定、吸气时间、呼吸回路的顺应性、漏气以及潮气量传感器的位置等。一般说来，吸气期来自新鲜气流的容量与在呼吸回路中失去的容量大致相等。这样，设定潮气量约等于呼出潮气量。然而，吸气期快速充氧过多，可能导致气压伤并发症。现代新型麻醉机为保证设定潮气量与实际潮气量之间的一致性，在新鲜气共同出口附近设计有一退耦阀装置。在机械通气吸气相，该阀自动关闭，从而避免了新鲜气流对患者潮气量的影响，提高了麻醉机的可控性和安全性。

（三）常用麻醉呼吸机

1. 气动呼吸机　气动呼吸机曾是手术室内机械通气的主要类型，主要有 Ohio 麻醉呼吸机、北美

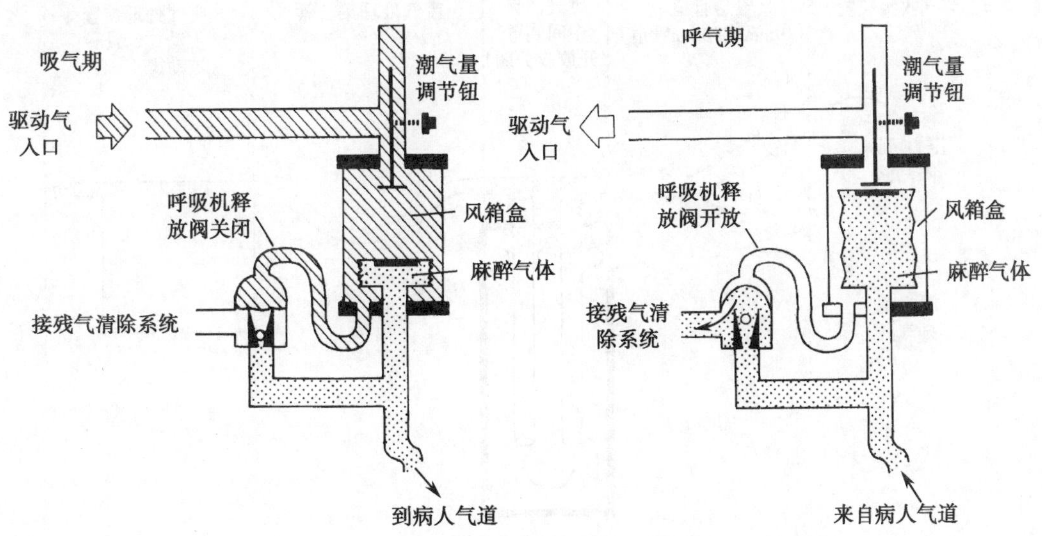

图 46-17　风箱上升型呼吸机吸气期和呼气期的气流示意图

Dräger AV 等型号,其特点可以归纳为气动、双回路、下降式风箱、时间转换、潮气量设定和控制呼吸模式等,多数使用 Venturi 装置的空氧动力驱动。气动呼吸机如只需气源就能工作,在电源故障或无电源的边远地区仍能正常运转。该类呼吸机的设计简单,易于搬运和操作使用,维修工作方便。主要缺点是管道脱开时不易发觉。此外,一般只配备低压报警装置。

2. 电动呼吸机　近年来电动呼吸机发展迅速,主要代表有北美 Dräger AV-E、Ohmeda7000 系列等。

(1) 北美 Dräger AV-E 麻醉呼吸机:属于气动和电动双动力、双回路、气体驱动、上升型风箱、时间转换、电控型呼吸机。主要部件分为控制部分和风箱部分。控制部分主要有呼吸机开关、频率控制、I∶E调节和吸气流速等控制键。潮气量则由风箱盒上的旋钮设定风箱上移的位置来进行控制。

(2) Detax-Ohmeda7000 系列电动麻醉呼吸机:属于气动和电动双动力、双回路、气体驱动、上升型风箱、时间转换、电控和分钟通气量预调型呼吸机。控制部分有 6 个旋钮,包括分钟通气量、频率、I∶E 比、动力开关、信号开关和手动转换钮等。潮气量不再直接调节,而由分钟通气量与频率所决定。工作原理与北美 Dräger AV-E 相似。

与北美麻醉机不同,Ohmeda7000 麻醉呼吸的驱动气由 5 个螺纹阀精确调节,容量与潮气量相当,风箱在吸气期部分压缩,排出潮气量。

Ohmeda7810 电动麻醉呼吸机的结构和工作原理与 Ohmeda7000 相似。控制部分还增加了氧浓度、气道压力和容量的监测和报警等功能。吸气流速旋钮调节 I∶E 比,比例更加广泛,从 1∶0.33～1∶999。此外,增设吸气屏气钮,按下时,使吸气时间增加 25%。

六、麻醉废气清除系统

废气清除是指收集并排放麻醉机内的麻醉废气。多数情况下,用于麻醉患者的气体量远超出该患者实际需要量,因此废气清除系统用于排出过剩气体,以免造成手术室内空气污染。

手术室内废气污染主要与麻醉技术和麻醉设备有关。与麻醉技术有关的因素包括:①麻醉结束后未关闭气流流量控制阀;②面罩不合适;③回路反复充气;④蒸发器加药;⑤使用不带套囊的气管导管;⑥使用难清除废气的呼吸回路。设备故障和对如何正确使用设备缺乏了解也会引起手术室污染。

(一) 组成部分

麻醉废气清除系统包括 5 个基本组成部分:①残气收集装置,由麻醉机的排气阀(pop-off valve)或呼吸机的呼气阀及其附带装置收集残气;②输送管道;③废气清除中间装置;④废气处理集合管;⑤废气处理装置,分为主动式和被动式处理系统(见图 46-18)。使用中心负压系统清除废气为主动式,依靠废气自身的压力进行清除则为被动式。

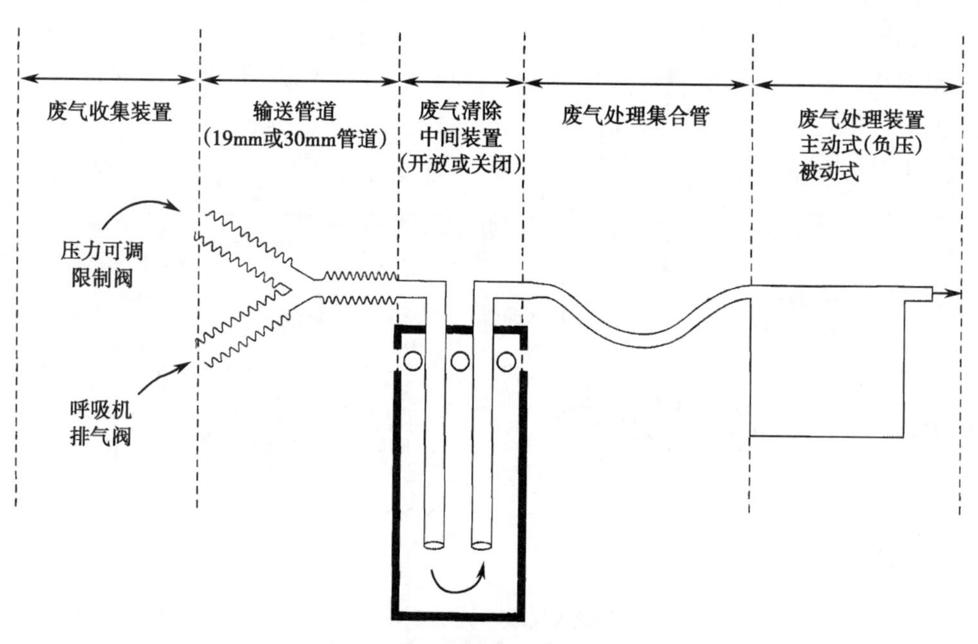

图 46-18　麻醉废气清除系统

残气处理系统的设计和选择应根据简单、有效、自动、方便、经济和安全的原则，力求实效。使用残气清除装置要防止漏气或真空泵吸引造成患者回路系统压力改变和管道接错等。

（二）注意事项

废气清除系统可减少手术室内污染，但也增加了麻醉机的复杂性并具有一定的特殊性，处理不当可造成患者的危险。主要问题是废气清除系统的管道堵塞引起正压或负压传导到患者呼吸回路。

1. 正压过高　排气管道的堵塞使呼吸回路压力过高。常见有：①麻醉机轮子压住排气管；②管道扭曲打折；③异物堵塞；④管道接错等。若未及时识别处理，患者有发生肺部气压伤的危险。

2. 负压过度　当负压释放阀或开口因尘埃积聚或胶布、塑料袋等异物阻塞时，或真空泵负压过大，可造成患者呼吸回路内气体被大量抽出，影响麻醉机的正常工作。

第2节　麻醉工作站

优良的麻醉机，对于减少装置故障所造成的麻醉意外及保障患者的安全，起着十分重要的作用。随着医学工程技术的发展，以及几十年来人们对麻醉机的不断研究和改进，现代麻醉机除了具有气路部分的基础构件外，还配备了电子、电脑控制和监测等仪器，已发展成为一种高度集成化、高度智能型的麻醉装置，即麻醉工作站。麻醉工作站为麻醉医师提供了更好的工作环境以及先进的操作界面，同时进一步提高了麻醉的安全性。

一、麻醉工作站的主要组成部分及特点

（一）一体化的麻醉机和操作界面

1. 整个麻醉机具有一体化的气体、电源和通讯供应，无拖曳的管线及电缆。

2. 具有电子控制的完善、精确的气体输送系统，并具备所有的安全装置。

3. 所有的操作功能和参数通过一个用户界面可以直观地进行观察、选择、调整和确认。

4. 单个主机开关能迅速启动并进行全自动的整机自检和泄漏测试，所有传感器自动定标。

（二）高质量的蒸发器

1. 具有良好的温度、流量、压力自动补偿功能，保证了蒸发器输出浓度的精准和恒定。

2. 具有吸入麻醉药自动识别系统，使吸入麻醉药的选择和调换更方便、安全。

（三）集成化的呼吸回路

1. 集压力、流量传感器以及活瓣于一体，拆装方便，易于清洗和消毒。

2. 密闭性好，顺应性低，适合于低流量、微流量及小儿麻醉。

3. 具有一体化的加热装置，能优化加温湿化，使患者更舒适。

4. 呼吸回路中有新鲜气流隔离阀，保证潮气量不受新鲜气体流量的影响。

（四）功能齐全的麻醉呼吸机

1. 大多采用气动、电控或微机电动、电控型呼吸机，潮气量精准，最小潮气量可达 10～20ml，适用于成人、小儿及新生儿等各种患者，无需更换皮囊。

2. 具有 IPPV、PCV、SIMV 和手动/自主等多种呼吸模式，适合不同患者需求。

3. 具有自动的泄漏和顺应性补偿功能。

4. 压力限制通气可限制过高气道压力，防止气压伤。

（五）完善的监测、报警及信息管理系统

1. 一体化的监测系统能监测所有与麻醉有关的参数及指标，并配有各种波型，包括：①呼吸系统：气道压力、潮气量、分钟通气量、频率、顺应性、吸入和呼出 O_2、CO_2、N_2O 及五种麻醉气体浓度。②循环系统：ECG、SpO_2、NIBP、ABP 及体温等。

2. 具有智慧性的分级报警系统，警报菜单自动显示。

3. 所有监测的数据、清单和趋势均自动记录，并可储存或通过网络进行联网传送。

二、新型麻醉工作站

麻醉工作站是应现代麻醉的要求而专门设计的，已经超出了传统麻醉机的概念，是麻醉机与现代微电子技术及电脑的完美结合，是高度一体化、集成化和智能化的一种麻醉工作平台。

（一）Datex-Ohmeda S/5 ADU 麻醉工作站

与以往的麻醉机型相比，Datex-Ohmeda S/5 ADU 麻醉工作站的安全特性和一体化设计更为完整。计算机屏幕可用数字实时显示气体流量，从而代替了玻璃流量计；嵌入式 Aladin 盒式蒸发器替代了传统式麻醉蒸发器；回路系统的主要变动是在 Y 形接头处回路内安装了专用“D-lite”流量和压力换能器，从而能更好地测量呼出潮气量。

S/5 ADU 回路系统其他显著变化还包括：紧凑的二氧化碳吸收罐专利设计，使通气期间更换二氧化碳吸收剂时，不影响回路系统的完整性；二氧化碳吸收罐下方紧凑的支持装置，使吸入和呼出单向阀从垂直位改成水平位，从而使患者自主呼吸时回路阻力下降。

（二）Dräger Medical Narkomed 6000 系列和 Fabius GS 麻醉工作站

最新型 Dräger 麻醉机在外观和呼吸机设计方面，与传统的麻醉系统有很大的差别。Dräger Narkomed 6000 麻醉工作站有一个水平放置的 Divan 活塞式呼吸机，Fabius GS 麻醉工作站有一个垂直放置的活塞式呼吸机，均为电动、活塞驱动、单回路、电控和新鲜气体隔离型呼吸机。

这些 Dräger 工作站呼吸回路系统的特点之一即是安装了新鲜气体隔离装置（fresh gas decoupling, FGD），其最大的优点在于可降低气压伤和容量伤的危险性。传统回路系统中，来自流量计的新鲜气流增加或快速充氧阀使用不当时，会直接影响潮气量，过多的潮气量可造成气胸或其他损伤。FGD 设计能将进入回路系统内的新鲜气与患者分隔开，从而大大降低了气压伤的风险。

（三）Dräger Zeus 麻醉工作站

Dräger 公司近年来开发研制的 Zeus 麻醉工作站可以说是目前最为先进的麻醉系统，这套麻醉系统综合了所有的临床麻醉方式、患者监护和归档功能。

除了传统的手动控制新鲜气体供给外，Zeus 在麻醉系统中实现了全紧闭麻醉。其独有的双气体监测系统及电喷式挥发器改变了传统的蒸发罐新鲜气流模式，具有根据呼出气体浓度自动设置新鲜气体流量的优点，可以最快的速度达到所需的肺泡内麻醉药物浓度，并维持恒定的吸入氧浓度以防低氧。在全紧闭麻醉状态下，临床医师所要做的只是直接设置所期望的目标值，Zeus 可以自动控制系统给氧、载气及挥发性麻醉药的供给，实现当今国际最先进的目标控制吸入麻醉（TCA）。

在通气性能方面，Zeus 采用涡轮增压呼吸机“Turbo-Vent”，全面支持自主呼吸能力并具有所有的通气模式，包括以往在 ICU 呼吸机才具有的通气模式和功能（AutoFlow/BIPAP），在围手术期保持患者的通气治疗。

同时，Zeus 整合了 TIVA（全凭静脉麻醉）和 TCI（靶控输注）系统来控制静脉麻醉，提高了工作效率。

此外，Zeus 将 Infinity 患者监护系统的全部功能结合到一起，包括通过 Infinity 网络连接到医院信息系统，从而提供持续有效的患者监测。

Zeus 麻醉工作站为麻醉科医师提供了更好的工作环境及先进的操作界面，同时进一步提高了麻醉的安全性。

第 3 节　麻醉机的安全操作检查

在使用麻醉机之前，对将使用的麻醉机进行全面的检查显得越来越重要，通过检查确定麻醉机各组成部分性能及状态良好，可以减少由于麻醉器械引起的麻醉意外的发生，从而提高麻醉安全性。

一、麻醉机使用前的常规检测

1993 年美国麻醉医师学会（ASA）和美国食品与药品监督管理局（FDA）共同起草了《1993 年版麻醉设备用前检测指南》。该检查规范具有通用性，适用于绝大多数常见的麻醉机，操作者不必因机器型号不同而改变检查操作流程。

每天的首例麻醉开始前，应对麻醉机进行严格、完整的安全检查，接下来的每例麻醉前可按简化程序进行必要的安全检查。检查程序目前仍以 1993 年 FDA 推荐的麻醉机检查提纲（见表 46-2）较常用，适用于大多数麻醉机。特定的麻醉机有某些特定的检查步骤，使用者必须按照生产厂家提供的操作手册，采用特定的检测程序和预防措施。

由于不同型号麻醉工作站基础设计上差异日趋显著，FDA《1993 年版麻醉设备用前检测指南》已不再适用于某些型号的麻醉工作站，麻醉医师必须对此有充分认识，并按照设备生产厂家推荐的检查规程进行规范检查操作。为了更好地适应麻醉工作站的检测要求,ASA仪器和设备委员会于2005年起草了一部修订版的麻醉设备用前检测规范。1993年版检测规范对每一步骤应如何进行做了详尽说明,而新版检测规范只是对必须要检测的某个系统和亚系统进行了详尽说明。因此,制定符合实际、针对性强的设备检测规范来完成亚系统的检测,需要设备使用者、生产厂家和地方政府共同努力。新的麻醉设备检测规范明确了麻醉机使用前检测责任人(包括所有相关人员),但每个麻醉医师必须认识到,麻醉使用前进行常规安全检测的责任归根结底要落到使用者和实施麻醉者身上。

表46-2 麻醉机的检查常规(1993年FDA推荐)

紧急通气装置

*1. 确定备有功能完好的通气装置

高压系统

*2. 检查钢瓶氧气源
(1) 开启钢瓶阀门,证实钢瓶内至少有半筒的氧气容量
(2) 关闭阀门

*3. 检查中央管道供气系统正确连接,压强在4kg/cm^{2}左右

低压系统

*4. 检查低压系统的初始状态
(1) 关闭流量控制阀,关闭蒸发器
(2) 蒸发器内药液在最高与最低水平线之间,旋紧加液帽

*5. 进行低压系统的漏气试验
(1) 麻醉机电源主开关和流量控制阀均处于关闭状态
(2) 将专用的负压测试球与共同(新鲜)气出口处相连
(3) 挤压测试球,使之完全萎瘪
(4) 观察测试球维持萎瘪状态至少10s以上
(5) 打开蒸发器浓度钮,重复(3)(4)步骤

*6. 打开麻醉机的主电源开关和其他电子仪器的开关

*7. 流量表测试
(1) 将所有气体流量表开至满量程,观察浮标移动是否平稳,有无损坏
(2) 有意调节输出低氧性的O_2/N_2O混合气,观察流量和报警系统工作是否正常

残气清除系统

*8. 检查残气清除系统
(1) 确保残气清除系统与可调压力限制阀(APL)和呼吸机的释放阀准确连接无误
(2) 调整真空系统的负压(必要时)
(3) 完全开大APL阀,堵住Y接头
(4) 减少每分钟氧流量,残气清除系统的储气囊能完全萎缩
(5) 按快速充氧钮,残气清除系统的储气囊能充分膨胀,而回路内压力$<10cmH_2O$
(6) 检查残气清除的排气管通畅,无扭曲堵塞现象

回路系统

*9. 氧浓度校正
(1) 进行21%氧的空气校正
(2) 试验低氧报警功能
(3) 氧传感器插入呼吸环路,进行快速充氧充盈呼吸回路,氧浓度监测仪显示>90%

*10. 检查呼吸回路的初始状态
(1) 设定手动呼吸模式
(2) 呼吸回路完整无损、无梗阻现象
(3) 确认二氧化碳吸收罐无误
(4) 必要时安装其他部件,如湿化器、PEEP阀等

*11. 进行回路系统泄漏试验
(1) 关闭全部气流
(2) 关闭APL阀,堵住Y接头
(3) 快速充氧,回路内压力至$30cmH_2O$左右
(4) 压力维持至少10s
(5) 打开APL阀,压力随之下降

手动和自动通气系统

*12. 检查呼吸机和单向阀
(1) Y接头接上另一储气囊(模拟肺)
(2) 设定相应的呼吸机参数
(3) 设定为呼吸机模式
(4) 开启呼吸机,快速充氧,使风箱充盈
(5) 降低氧流量达最小,关闭其他气流达零
(6) 证实风箱在吸气期能输出相应潮气量,而呼气期能自动充满
(7) 将新鲜气流设定为5L/min
(8) 证实呼吸机可使模拟肺充盈和相应放空,呼气末无过高的压力
(9) 检查单向活瓣的活动正常
(10) 呼吸回路的其他装置功能正常
(11) 关闭呼吸机开关,转换为手控呼吸模型(Bag/APL)
(12) 手控皮囊,模拟肺张缩正常,阻力和顺应性无异常
(13) 移去Y接头上的储气囊

监测

*13. 检查、标定各种监测仪,设定报警的上下限,包括:呼出气二氧化碳、脉搏氧饱和度、氧浓度分析、呼吸机容量监测(潮气量表)、气道压力监测

最后状态

*14. 检查后麻醉机的状态
(1) 蒸发器置于关
(2) APL活瓣开放
(3) 呼吸模式置于手控模式
(4) 所有流量表为零(或达最小)
(5) 患者负压系统水平合适
(6) 患者回路系统准备妥当,待用

*在相同麻醉机使用后的第2例接台手术,这些检查步骤可以不必重复

二、麻醉机特殊部件的检测

麻醉机使用前最重要的三项检测包括：氧浓度分析仪校准、低压系统泄漏试验和回路系统测试。

（一）氧浓度分析仪的校准

氧浓度分析仪用于监测流量控制阀下游的气体浓度变化，是评估麻醉机低压回路完整性的关键安全设施。氧浓度分析仪的校准方法是将氧传感器探头取下，暴露于室内空气中，观察检测数值回位显示21%。在老式机器上，需要手动调节拨盘完成这一操作；在新机型上，通常仅需暂时将探头拔出，暴露于室内空气中，在麻醉机工作站屏幕菜单上进行相应选择并确认校准，校准完成后，将传感器探头插回原位即可。

（二）低压回路泄漏试验

低压回路泄漏试验的目的是检测麻醉机从流量控制阀到新鲜气体出口间的完整性，除氧浓度分析仪外，该部分处于所有其他安全装置下游，其构成部件最易出现破损和泄漏。低压回路泄漏可导致患者缺氧和术中知晓。流量计是最易受损的部件，可能出现裂缝或破损。蒸发器与底座连接处是泄漏的常见部位，蒸发器加药帽松动也是回路泄漏的常见原因之一。

低压回路泄漏有多种检测方法，包括快速充氧试验、新鲜气出口堵塞试验、传统的正压泄漏试验、北美 Dräger 正压泄漏试验、Ohmeda8000 内部正压泄漏试验、Ohmeda 负压泄漏试验以及 1993 年 FDA 提出的通用负压泄漏试验等。各种机器内部设计差别较大，导致检测方法诸多。Datex-Ohmeda 工作站在近新鲜气体出口处有一单向阀，而 Dräger Medical 工作站则没有。低压回路中有无单向阀，泄漏试验的方法有所不同。一般来说，新鲜气体出口处未设单向阀的麻醉工作站低压回路可用正压泄漏试验进行测试，而设单向阀的机器则必须用负压泄漏试验进行测试。

1. 快速充氧正压泄漏试验　北美 Dräger2A、2B、3 和 4 型及多数国产麻醉机均无单向阀。传统的正压泄漏试验可用于测试该类麻醉机的低压回路是否存在泄漏。首先关闭排气阀，充氧，使回路内压力达 30cmH$_2$O 或 50cmH$_2$O，在 30s 内或更长时间内，观察压力表的压力能否维持，见图 46-19。这种试验不需要特别的装置，操作简单，但试验的灵敏度稍差，常不能检出<250ml/min 的泄漏。

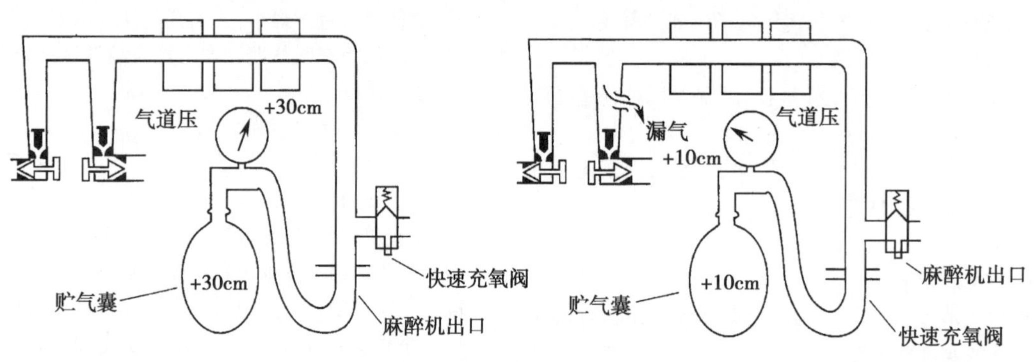

图 46-19　正压泄漏试验

对于低压回路内增设了单向阀的麻醉机，如仍采用快速充氧进行正压泄漏试验，会产生误导甚至危险（图 46-20）。

2. 1993 年版 FDA 负压泄漏试验　为减小气道压对蒸发器的影响，许多麻醉机型如 Ohmeda 在蒸发器与快速充氧阀之间装备了单向阀。对这类麻醉机一般推荐使用简单的吸引球进行泄漏试验（图 46-21）：关闭麻醉机主开关、流量控制阀和蒸发器，挤扁小球后接至新鲜气出口，使低压回路内形成负压，并使单向阀开放。如小球能维持瘪陷状态 10s 以上，说明无泄漏；如小球在 10s 内膨起，说明存在泄漏。蒸发器内部的泄漏只有在蒸发器处于开启状态下才能检查出来，因此需要逐个开启蒸发器，重复以上试验步骤。负压试验十分敏感，能检测出低至 30ml/min 的泄漏。

（三）回路系统测试

回路系统测试用于评估呼吸回路系统的完整性，包括从新鲜气出口至 Y 接口之间的部分（见图 46-16）。该测试包括泄漏试验和气流试验两部分。为彻底检测回路系统有无泄漏、阀门完整性和有无阻塞等情况，使用前必须进行这两个试验。

泄漏试验：关闭放气阀，堵住 Y 接头，快速充氧

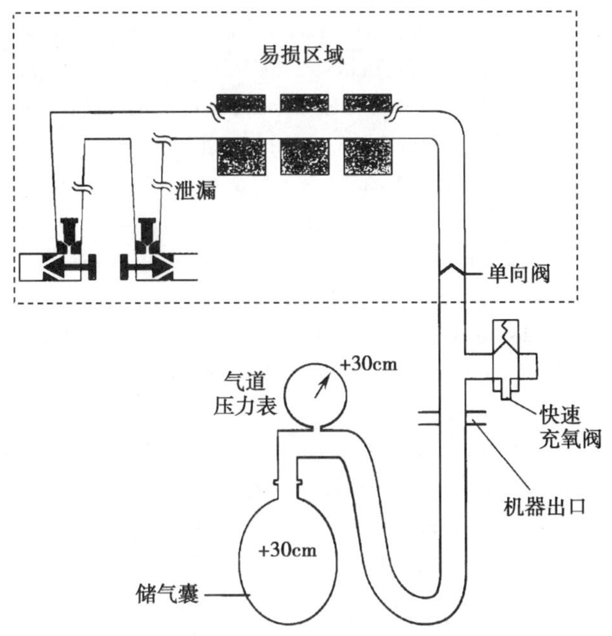

图 46-20 对低压回路内增设单向阀的麻醉机,不应采用快速充氧阀进行泄漏试验。回路内正压会关闭单向阀,难以发现矩形框内部件的破损和泄漏

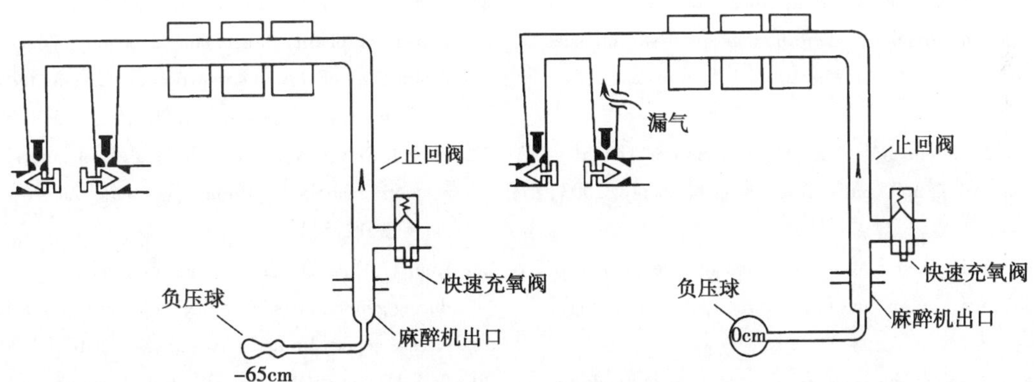

图 46-21 负压泄漏试验

使回路内压力达 30cmH$_2$O 左右,如无泄漏,压力表读数不下降。

气流试验:用于检测单向阀工作状态,也能发现回路系统内有无阻塞。方法:从回路系统上取下 Y 接头,分别通过吸气和呼气螺纹管进行通气。若活瓣功能正常,吸气螺纹管只能吸气不能呼出,而呼气管只能呼出不能吸入。气流试验还可用呼吸机和连接在 Y 型接头上的储气囊来实施。

(王祥瑞 赵延华 杭燕南)

参 考 文 献

1. Barash PG, Cullen BF, Stoelting RK(eds). Clinical Anesthesia. 3th Ed. Philadelphia: Lippincott-Raven Publishers, 1997, 535-572.
2. Jung HJ, Kim JB, Im KS, et al. Oxygen line leakage originated from the inside of an anesthetic machine. J Clin Anesth, 2012, 24:258-259.
3. Gravenstein N, Kirby RR. Complications in Anesthesiology. 2nd Ed. Philadelphia: Lippincotl Raven Publisher, 1996, 55-77.
4. Caplan RA, Vistica MF, Posner KL, et al. Adverse anesthetic outcomes arising from gas delievery equipment. Anesthesiology, 1997, 87:741.
5. Weiskopf RB, Sampson D, Moore MA. The Desflurane (Tec6) Vaporizer: Design, design consideration and performance evaluation. Br J Anesth, 1994, 72:474.
6. Myers JA, Good ML, Andrews JJ. Comparison of tests for detecting leaks in the low-pressure system of anesthesia gas machines. Anesth Analg, 1997, 84:179.
7. Barwise JA, Lancaster LJ, Michaels D, et al. Technical communication: An initial evaluation of a novel anesthetic scavenging interface. Anesth Analg, 2011, 113:1064-1067.
8. Miller RD. Anesthesia. 5th ed. Philadelphia: Churchill Livingston, 1999, 174-208.
9. 肖洁,王祥瑞. 虚拟现实技术在医学教学中的应用. 中国科教创新导刊,2008,36:153-155.
10. Larson ER, Nuttall GA, Ogren BD, et al. A prospective study on anesthesia machine fault identification. Anesth Analg, 2007, 104:154-156.
11. Scope and standards for nurse anesthesia practice. In Professional Practice Manual for the Certified Registered Nurse Anesthetist. Park Ridge, IL, American Association of Nurse Anesthetists, 2006.
12. Schumacher SD, Brockwell RC, Andrews JJ, et al. Bulk liquid oxygen supply failure. Anesthesiology, 2004, 100:186.
13. Serlin S. Check your tanks [letter]. Anesth Analg, 2004, 98:870.
14. Cheng CJ, Garewal DS. A failure of the chain link mechanism of the Ohmeda Excel 210 anesthetic Machine. Anesth Analg, 2001, 92:913.
15. Zimmer C, Janssen M, Treschan T, et al. Near miss accident during magnetic resonance imaging. Anesthesiology, 2004, 100:1329.
16. Yang CH, Chen KH, Lee YE, et al. Anesthetic breathing circuit obstruction mimicking severe bronchospasm: an unusual manufacturing defect. Acta Anaesthesiol Taiwan, 2012, 50:35.
17. Hendrickx JF, Carette RM, Deloof T, et al. Severe ADU desflurane vaporizing unit malfunction. Anesthesiology, 2003, 99:1459.
18. Kanno T, Aso C, Saito S, et al. A combustive destruction of expiration valve in an anesthetic circuit. Anesthesiology, 2003, 98:577.
19. Fatheree R, Leighton B. Acute respiratory distress syndrome after an exothermic Baralyme sevoflurane reaction. Anesthesiology, 2004, 101:531.
20. Higuchi H, Adachi Y, Arimura S, et al. The carbon dioxide absorption capacity of Amsorb is half that of soda lime. Anesth Analg, 2001, 93:221.
21. Association of Anaesthetists of Great Britain and Ireland (AAGBI), Hartle A, Anderson E, et al. Checking anaesthetic equipment 2012: association of anaesthetists of Great Britain and Ireland. Anaesthesia, 2012, 67:660.
22. Scope and standards for nurse anesthesia practice. In Professional Practice Manual for the Certified Registered Nurse Anesthetist. Park Ridge, IL, American Association of Nurse Anesthetisats, 2006.
23. Laster M, Roth P, Eger E II. Fires from the interaction of anesthetics with desiccated absorbent. Anesth Analg, 2004, 99:769.
24. Fatheree R, Leighton B. Acute respiratory distress syndrome after an exothermic Baralyme-sevoflurane reaction. Anesthesiology, 2004, 101:531.
25. Gunter JB, Ball J, Than-Win S. Preparation of the Dräger Fabius anesthesia machine for the malignant-hyperthermia susceptible patient. Anesth Analg, 2008, 107:1936-1945.
26. Lortat-Jacob B, Billard V, Buschke W, et al. Assessing the clinical or pharmaco-economical benefit of target controlled desflurane delivery in surgical patients using the Zeus anaesthesia machine. Anaesthesia, 2009, 64:1229-1235.
27. Hinz J, Rieske N, Schwien B, et al. Cost analysis of two anaesthetic machines: "Primus ®" and "Zeus ®". BMC Res Notes, 2012, 5:3.
28. Kim HJ, Kim MW. Interruption in the supply of breathing gas during general anesthesia due to malposition of the vaporizer-A case report. Korean J Anesthesiol, 2010, 59:270-274.
29. Park JY, Shin HW, Jeon SK, et al. A comparison of consumption and recovery profiles according to anaesthetic circuit mode using a new multifunctional closed-circuit anaesthesia system during desflurane anaesthesia: a clinical study. J Int Med Res, 2010, 38:160-168.

第47章 气道管理技术

第1节 气道的应用解剖生理

呼吸系统由呼吸道(也称气道)和肺两部分组成。呼吸道又可分为上呼吸道与下呼吸道。临床上将口、鼻、咽、喉部称为"上呼吸道";将气管、支气管及其肺内分支支气管称为"下呼吸道"。从口、鼻到终末端的呼吸性细支气管的整个气道对于肺泡气体的传入和导出极为重要。临床麻醉中,麻醉医师采用各种工具或方法确保气道畅通是维持患者生命安全的前提条件,而熟悉气道的应用解剖生理是保障气道通畅及处理困难气道的重要基础。

一、颌面、口、齿

(一) 颌面

颌和面的解剖结构与麻醉诱导期应用麻醉面罩的紧贴性或气管内插管操作有着密切的关系。退缩的下颌、大嘴、高大突起的鼻子、男性大胡子等特殊解剖结构可影响麻醉面罩与面部的紧贴性,易致麻醉诱导期不能维持有效的通气和氧合。颞颌关节功能失常、三叉神经痛或部分头痛等疾病可出现张口疼痛和障碍,在气管插管操作中易出现张口度不理想或颞颌关节脱臼,术后疼痛可能加重。

(二) 口和口咽

观察口唇和舌部的颜色与形态,有时还可能发现某些潜在的疾病,如贫血、白血病和早期鳞癌等。嘱患者发"啊"声,观察软腭、腭垂或舌的形态。舌偏移可发生在某些颅神经功能不全患者中。舌过大或突出(巨舌症)可妨碍气管插管操作。婴儿舌体相对肥大,麻醉时舌体易阻塞咽部,必须使头后仰,将下颌向前托起,略张口,使舌体离开咽后壁,麻醉维持可使用口咽通气管或气管内插管以保持气道通畅。用压舌板压下舌体,观察口咽腔是否存在增殖体、扁桃体增生和炎症。检查位于上颌第二臼齿处的唾液腺开口,观察是否有异常分泌物。

(三) 齿和义齿

观察牙齿排列结构,检查是否存在牙周炎、龋齿、松动齿、齿残缺零乱不全、门齿过长或前耙、全口无牙、全口义齿等。对所有检查到的牙齿异常,应在麻醉前记录于麻醉术前访视单上,并告知患者麻醉期间有可能引起牙损伤,征得患者同意。插管前采用适宜的牙模保护有可能避免牙损伤。麻醉诱导前理应常规将义齿摘下,但在诱导前临时摘除全口义齿有时反而会影响麻醉面罩的密闭程度或喉镜显露声门,若需保留义齿应警惕义齿移位或脱落。对无牙婴儿或取下全口义齿的患者,应使口张开或置入口咽通气管后再行面罩加压通气。对牙齿有松动者,插管时动作应轻柔。

二、鼻　腔

鼻与口都是呼吸道的起始部分。鼻又是嗅觉器官,包括外鼻、鼻腔和鼻窦三部分。鼻孔至喉腔为上呼吸道,包括鼻腔(鼻孔至鼻中隔末端)、鼻咽腔(鼻中隔末端至软腭下缘)和咽腔(软腭至喉)三个解剖部位。鼻腔具有多种解剖生理功能,包括流通空气、清洁空气、加温和湿化空气以及嗅觉、发声与反射等。气管内插管后上述的鼻功能将有一定的改变。

（一）鼻道和鼻腔

鼻道在成人长约10～14cm，由鼻中隔分隔为左、右二腔，每一鼻腔有前和后两个鼻孔。鼻前孔与外界相通，鼻后孔与鼻咽腔和口咽腔相通。咽腔是鼻呼吸和口鼻呼吸的共同通道，在咽腔的下方为喉腔，是呼吸道中最狭窄的部位，犹如瓶颈。每一侧鼻腔由顶、底、内侧及外侧壁四部分所组成。

1. 鼻顶壁　较狭窄，由鼻骨、额骨、筛骨筛板、蝶骨等构成，属不能移动的部位，遇到暴力可引起骨折。筛骨的筛板较薄弱，与颅前窝相邻，并有嗅神经通过。当外伤致筛骨筛板骨折时，即为颅底骨折，常伴有嗅神经损伤、嗅觉障碍、脑膜和鼻腔顶部黏膜损伤，临床可出现出血和脑脊液鼻漏。鼻腔顶部特别是鼻中隔前上区的黏膜具有来自上颌动脉分支极丰富的血管丛分布，称“鼻易出血区”或“Little区”，一旦遇到损伤，极易引起严重出血（约90%的鼻出血发生于此）。经鼻气管内插管的导管选择过粗，鼻孔将受到持续压力，可能会发生鼻黏膜坏死。鼻前部的软骨区属可活动的部位。前鼻孔的直径比鼻后孔大，呼吸困难时前鼻孔可显著扩大，即所谓鼻翼翕动现象。

2. 内侧壁　为两侧鼻腔的间隔，称鼻中隔，由骨质与软骨两部分构成，一般都偏位于一侧，以偏左侧者多见，在成人两侧鼻腔不对称者占75%。鼻中隔严重偏位者可致通气障碍，此即为鼻中隔偏斜症。

3. 外侧壁　在外侧壁上悬挂上、中、下三个突出的鼻甲，分别称为上鼻甲、中鼻甲和下鼻甲。各鼻甲的下方裂隙分别称为上鼻道、中鼻道和下鼻道。各鼻甲与鼻中隔之间的空隙称为总鼻道。施行经鼻气管内插管或插入鼻咽通气管时，强调导管必须沿下鼻道（即鼻底部）插入，然后经90°转弯向下抵达鼻咽腔和喉腔。沿下鼻道置管的方法：患者取仰卧位，气管导管或通气管与面部呈90°垂直方向插入，即可沿下鼻道插入鼻咽腔。相反，如果将导管向鼻顶部方向（与鼻外型呈平行方向）插入，则极易引起Little区损伤而严重出血。同理，在施行经鼻吸引管操作时，如果不慎而擦伤鼻顶部的出血区，同样会引起严重出血。有人建议在鼻道内操作前先使用血管收缩剂，可减少出血机会。此外，如果患者正在施行抗凝药治疗，则禁忌经鼻腔插入任何导管（包括通气管、胃管和气管导管），因极易引起凶猛的鼻出血，一旦发生需用填塞法止血。

（二）鼻窦

鼻泪管以及颅骨额窦、筛窦、鼻窦等均开口于鼻腔。鼻腔插管时有可能将鼻腔细菌经窦口进入窦腔而引起窦感染，也可能促使鼻息肉阻塞窦口而引起感染；偶尔也可因咽腔与中耳之间的气压发生改变而造成咽鼓管阻塞性感染。

（三）鼻的神经分布

鼻内外壁的皮肤和黏膜均由三叉神经的上、中、下分支的末梢支分布。因此，鼻腔内手术可以在黏膜表面麻醉下施行；也可在鼻外三叉神经分支阻滞麻醉下施行。

三、咽　　腔

咽腔是一个漏斗状肌性管道，上起自颅底，下至第6颈椎下缘（在环状软骨水平），与食管相延续，全长约12cm。咽腔的后壁扁平，贴附于6个颈椎椎体前面；前壁由上而下分别与鼻腔、口腔和喉腔相通，以软腭与会厌上缘为界，区分为鼻咽腔、口咽腔和喉咽腔三部分。

（一）鼻咽腔

鼻咽腔是鼻腔鼻后孔向后方的直接延续，上达颅底，下至软腭平面，长度约为2.1cm，左右径约为1.5cm；顶壁呈拱顶状，后壁黏膜内有丰富的淋巴组织集聚，称“咽扁桃体”；向下与口咽部借鼻咽峡相通。鼻咽峡位于软腭游离缘与咽后壁之间，在吞咽动作时关闭。鼻咽部侧壁上有“咽鼓管咽口”，呈三角形开口，位于下鼻甲平面后方约1.0cm处。鼻咽部的前、上、后方均有明显隆起，称“咽鼓管圆枕”。经鼻插管时，如果导管过硬或弯度不够，可能被隆起的圆枕所阻挡。鼻咽部引起气道梗阻的主要原因是扁桃体肿大。

（二）口咽部

口咽部是口腔向后方的延续部，位于软腭与会厌上缘平面之间，经咽峡与口腔或鼻咽部相通。咽峡由软腭的游离缘、两侧的腭舌弓和舌根围绕而成。其前壁不完整，主要由舌根构成。舌根后部正中有一矢状位黏膜皱襞连至会厌，称为“舌会厌正中襞”，该襞的两侧凹陷处称“会厌谷”，该谷是异物易滞留处。舌会厌正中襞也是使用弯型喉镜片显露声门时的着力点。口咽部引起气道梗阻的主要原因是颏舌肌松弛引起的舌后坠。

（三）喉咽部

喉咽腔位于喉口及喉的后方，是咽腔的最下部比较狭窄的部分，上起于会厌上缘平面，下至第6颈椎体下缘平面，与食管相延续。向前经喉口与喉腔通连。喉向后膨出于喉咽部的中央位，由此在喉口的两侧各形成一个深窝，称“梨状隐窝”，是异物易滞留的部位，也是盲探插管时比较容易损伤的部位。由于喉上神经的内支在梨状隐窝的黏膜下方经过，因此将局麻药涂布于梨状隐窝表面，可产生声带以上的喉表面麻醉，适用于施行喉镜和支气管镜检查。

在喉咽的后下方与食管上括约肌之间形成了漏斗状的“下咽部”，一些解剖学者将下咽部和喉咽部合为一体称为喉咽部。下咽部位于杓状软骨和环状软骨的后方和下方。下咽部长约3.5cm，上界是杓状软骨的上缘平面，下界为食管上括约肌平面，前壁是覆盖有黏膜的杓状软骨(上3/7)，前下是覆盖着黏膜的环状软骨骨板(下4/7)，侧面是梨状隐窝的下部，后方是下括约肌的脊，它向下缩窄为食管上括约约肌(图47-1)。

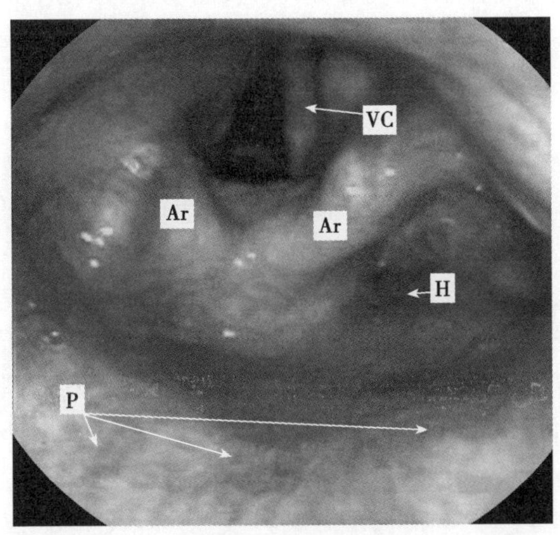

图47-1　胃镜视野下从口咽部观察下咽部
VC=声带；Ar=杓状软骨；H=下咽部；P=咽后壁

喉罩就是根据喉咽部的形状设计的。喉罩尖端置入下咽部，气囊充气后可封闭食管上端，喉罩充填了整个喉咽部，此时喉罩的中部前方对向喉口以便通气。

四、喉

(一)喉的位置

喉位于颈前部、喉咽部的前方，上与喉咽部相通，下与气管相通。喉藉韧带和肌肉，上与舌骨相连，下与胸骨相连，后方与咽紧密连接。喉于吞咽、发音或头部左右转动时，可随之向上、下、左、右移动。喉的位置于成人上界正对第4、5颈椎体之前，下界平对第6颈椎体下缘；女性略高于男性。小儿比成人高，随年龄增长，喉的位置逐渐下降。

(二)喉软骨

喉以软骨为支架，包括关节和肌肉，内衬黏膜。软骨包括3块单个的软骨：甲状软骨、环状软骨和会厌软骨以及3块成对的软骨：杓状软骨、小角状软骨和楔状软骨。

1. 甲状软骨　甲状软骨形若僧帽，前面由两块板状软骨拼成，其前角的上端向前突出，称为“喉结”，喉结上端的中央呈凹陷状，叫“甲状软骨切迹”。甲状软骨板的后缘呈游离，向上和下各形成突起，称“上角”和“下角”。上角较长，借韧带与舌骨大角相连；下角较短粗，其尖端的内侧面有小关节，与环状软骨构成关节。

2. 环状软骨　在甲状软骨的下方，构成喉的底座，也是气管的开口，前部较狭扁，叫“环状软骨弓”，后部较宽，叫“环状软骨板”。弓的位置平对第6颈椎，是颈部重要的体表标志。板的上缘有一对小关节面，与杓状软骨相连。环状软骨的下缘与气管相连，是气管软骨支架中唯一完整的软骨环，对支撑气管上口的张开起着重要的作用，若受到损伤，可引起气管上口狭窄。麻醉快诱导辅助环状软骨压迫法(Sellick手法)是预防误吸的常用方法。由于环状软骨的完整性，向后压迫时气道不会塌陷，而食管上端和下咽部受压密闭，可有效地防止或减少胃内容物的反流。

3. 会厌软骨　会厌软骨是上宽下窄呈叶片状的软骨，下端狭细部称“会厌软骨茎”，附着于甲状软骨前角的内侧面；舌面稍拱起对向舌根和舌骨，喉面稍凹对向喉前庭。会厌舌面的上部与舌根的黏膜形成位于中线“舌会厌正中襞”，与舌根两侧的黏膜形成“舌会厌外侧襞”。三条皱襞间的一对凹陷称为“会厌谷”。置入弯型喉镜片时，必须深达舌会厌正中襞，使皱襞中的舌会厌韧带拉紧，才能翘起会厌而显露声门。麻醉医师采用直接喉镜暴露时能否看到会厌对判断插管的困难程度十分有用。

4. 杓状软骨　杓状软骨是一对略呈三角形的软骨，尖向上，底向下，与环状软骨板下缘构成环杓关节。杓状软骨基底向前方突起，称声突，有声韧带附着；向外侧较钝的突起叫肌突，是环杓侧肌和环杓后肌的附着处。气管内插管可引起杓状软骨脱位，症状主要是声嘶、咽喉痛及不适或进食呛咳等。

5. 小角状软骨 小角状软骨为一对细小的软骨，位于杓状软骨尖端，包在杓会厌皱襞内。

6. 楔状软骨 楔状软骨是一对小棒状软骨，位于小角状软骨的前外侧，也包在杓会厌襞内，表面膨隆称楔状结节。

杓会厌襞是喉口后壁的重要标志，有经验的麻醉医师在用喉镜暴露声门时，只要能分辨出杓会厌襞就能正确地完成气管插管。

（三）环甲膜

环甲膜由弹性纤维膜片构成，分布于甲状软骨前角后面连至环状软骨上缘和杓状软骨声带突之间，左右环甲膜大致形成上窄下宽近似圆锥的形状。其上缘游离，前附于甲状软骨前角的后面，后附于杓状软骨声带突，称“声韧带”，即“声带”，是发音的主要结构。其前部增厚，称“环甲韧带”。环甲膜的位置浅表，易被扪及，在上呼吸道梗阻的紧急情况下进行急救时，经环甲膜用粗针穿刺气管，或部分切开环甲膜，可建立临时的呼吸通道。

（四）喉腔

1. 喉腔 喉腔是指会厌至环状软骨下缘之间的腔隙，由喉软骨支架围成，平均长 4 ~ 6cm。喉腔上经喉口与喉咽部相通。喉口朝向后上方，由会厌软骨上缘、杓会厌襞和杓间切迹围成。喉腔下通声门与气管。喉腔黏膜与咽和气管黏膜相连。

2. 喉腔皱襞 在喉腔的两侧壁可见喉黏膜形成的两对皱襞。上方的一对叫“前庭襞”，又称“室襞”（也称“假声带”）；下方的一对称为“声襞”，又名“声带”。室襞与声襞之间向外突出的间隙，称“喉室”。两侧声襞与杓状软骨基底部之间的裂隙，即“声门裂”，简称“声门”，是气管插管必经之路，是喉腔中最狭窄的部位。小儿的喉腔呈漏斗状，最狭窄的部位在声门裂下方的环状软骨水平。

（五）声门裂（声门）

1. 声门裂 可分为膜间部和软骨间部，前 3/5 为膜间部，位于两侧声襞之间；后 2/5 为软骨间部，位于杓状软骨之间。声门裂的长度在男性约为 22mm，女性约为 18mm。声门裂呈前低后高约为 17 度的角度。在平静呼吸时，声门裂的膜间部呈前窄后宽的三角形，软骨间部呈长方形；深呼吸时，杓状软骨外转，声门裂开大呈菱形，此时通过声门裂可看到 2 ~ 3 个气管软骨环。

2. 声带 由层列的鳞状上皮细胞覆盖，这是声带可发生表皮样癌的原因。气管内插管后，声带较容易因损伤而出现息肉形成，一般多发生在会厌的后 1/3 部位，这与气管导管压迫杓状软骨声带突的内侧面有关；在气管内插管浅麻醉下，频繁吞咽和咳嗽动作也可导致喉过度活动，致声带表面擦伤和溃疡，在愈合期时可出现纤维组织化，结果是息肉形成；手术后并发息肉形成的表现是慢性声音嘶哑。

（六）喉的括约肌功能

喉是发声器官，但还具有喉肌活动功能以发挥气道的活瓣作用，具体有以下四方面作用：

1. 提高胸内压 在剧烈咳嗽或喷嚏动作时，需通过喉的关闭以提高胸内压来完成。

2. 提高腹内压 在小便、大便或提举重物等动作时，需要首先关闭喉以保持膈肌固定，然后再开始腹肌收缩，这样才能有效提高腹内压以完成上述动作。

3. 改善肺泡通气的有效性 吸气时，声门开启和气管支气管扩张，使气流顺利进入肺泡；呼气时，先有声门关闭和气管支气管收缩动作，以促使无效腔气逆流回入肺泡，然后再开启呼气，以排除无效腔气。提示喉在肺泡通气的有效性方面起着重要的作用。

4. 反射性关闭气道 机体受到内源性机械或化学刺激，或外源性疼痛刺激时，表现为全身肌肉收缩或痉挛，其中也包括喉内肌、气管支气管系平滑肌、喉外肌和胸壁肌等收缩，其结果是喉痉挛，表现为气道顽固性关闭，对正压通气产生抵抗，对阿托品治疗完全无反应。由于喉肌是一种特殊型内脏肌，具有随意肌和不随意肌的双重功能，因此应用神经肌肉接头阻滞药可使之完全松弛。

插管刺激或喉部的操作刺激可引起喉痉挛，这也是气道梗阻的常见原因。喉痉挛的处理应强调预防为主，首先要避免在低氧和二氧化碳蓄积或者麻醉深度不足的情况下刺激喉部黏膜。轻度的喉痉挛一般在刺激解除后可自行缓解。中度痉挛需麻醉机面罩加压给氧，必要时以短效的麻醉药加深麻醉，并辅助通气；重度喉痉挛在处理时，必须十分迅速地加深麻醉，甚至可加用肌松剂以解除痉挛，必要时行紧急气管内插管以解除梗阻；当情况更危急或麻醉药物和器械不具备时，可用粗针头等锐器紧急行环甲膜穿刺，然后再准备行气管内插管或气管切开术。

（七）喉的神经支配

喉的主要支配神经是喉返神经和喉上神经的内外分支。喉上神经的外支支配环甲肌的运动。其他喉肌的运动由喉返神经支配。喉上神经和喉返神经都是迷走神经的分支。

1. 喉上神经　也称上喉神经，自迷走神经发出，在咽外侧，沿颈内动脉后内侧下行，至舌骨大角平面分为喉内、外支。喉内支在舌骨大角处转向内前方，伴喉上动脉穿甲状舌骨膜进入喉内，支配声门裂以上喉黏膜的感觉。因会厌喉面黏膜的感觉受喉上神经内支支配，反应极为敏感，临床上在用直喉镜片挑起会厌压迫其喉面时，易诱发喉痉挛及咳嗽；而会厌舌面黏膜由舌咽神经舌支支配，反应较为迟钝，故使用弯喉镜片插入会厌谷刺激会厌舌面时，不易导致喉痉挛及咳嗽。喉上神经外支伴随甲状腺上动脉行向前下方，在甲状腺侧叶上极的上方约 1cm 处，神经与动脉分开，即转向内侧分支支配环甲肌和咽下缩肌。在舌甲膜处阻滞喉上神经，再结合施行咽喉壁和气管内黏膜表面麻醉，可致声带完全麻痹，由此可提供极为优良的清醒气管插管局部麻醉。喉上神经阻滞也可用于治疗喉结核性溃疡、癌浸润等疾病引起的喉痛症。

2. 喉返神经　也称下喉神经。左或右喉返神经的走行不同。由下向上抵达喉内，支配声带以下水平的气管感觉，以及喉内面的全部肌肉运动。

（1）右喉返神经：来自迷走神经，在锁骨下动脉处绊绕锁骨下动脉而抵达颈部，在食管与气管的间沟中上行至喉。

（2）左喉返神经：来自迷走神经，左侧的下喉神经是真正的喉返神经，它在主动脉弓紧挨动脉导管韧带（即闭塞的动脉导管）处绕过后，向上抵达颈部，此后的行径与右喉返神经相同。左侧喉返神经容易在某些手术中（如甲状腺切除、动脉导管未闭结扎等）受到损伤，或容易被扩张的主动脉瘤压迫而受损，由此可在拔除气管内导管后出现声嘶和呼吸困难，应予以警惕。施行上喉神经和下喉神经阻滞，结合颈丛神经阻滞，可使喉切除手术顺利地在单纯神经阻滞麻醉下完成。喉罩尖端置入下咽部，与气管内插管操作相比避免了对喉和气管内分布的喉上神经和喉返神经机械性刺激，对循环系统干扰较少。

（3）喉返神经的运动纤维支配环甲肌以外的喉内肌；感觉纤维支配声带以下的喉黏膜。一侧喉返神经损伤可致声带麻痹和声音嘶哑；双侧同时损伤则可发生失音、呼吸困难，甚至窒息。手术中颈部的过度旋转或过伸，或气管套囊过度充气，都有可能压迫喉返神经终末支，偶尔可出现单侧声带麻痹。甲状腺手术中损伤喉返神经时，一般以外展神经先于内收神经变性，故声带先处于内收关闭位；如果为两侧喉返神经同时损伤，则可出现呼吸困难，甚至窒息而致猝死。声带内收以伤后最初 12 ~ 24 小时为最明显，随后内收神经纤维也相继变性，声带才处于中间位而不能活动。

（八）小儿喉解剖特点

根据手术和病情需要，小儿如同成人一样可接受气管内插管，但存在解剖上的区别。总的来说，小儿气管插管较成人困难，尤其对新生儿施行经鼻气管插管可能困难更大。这与小儿的喉解剖与成人有显著区别有关（图 47-2）。

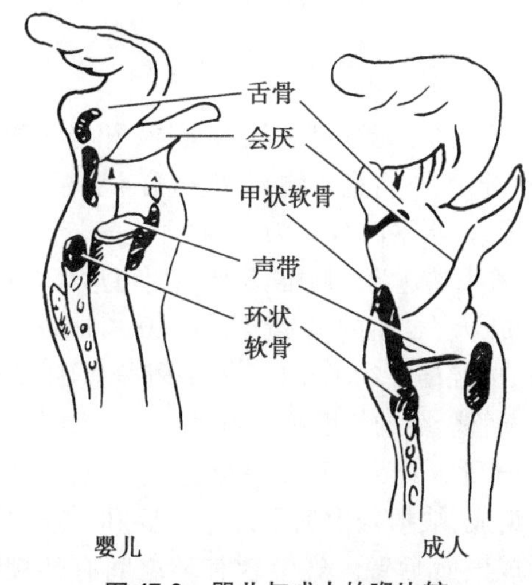

图 47-2　婴儿与成人的喉比较

1. 喉位置　比成人高，随着年龄增长而逐渐下降。新生儿的环状软骨下缘平齐颈 4 椎体下缘，6 岁时降至颈 5 水平，13 岁时始达到成人位，即颈 6 平面。一般，声门裂比环状软骨高 1 ~ 2 个椎体，故新生儿的声门裂在 3 ~ 4 颈椎水平，13 岁后才达到成人第 5 颈椎水平。

2. 会厌　新生儿的会厌相对较宽、僵硬呈 U 形或 V 形，新生儿的舌骨紧挨于甲状软骨，舌体较大，故会厌常被舌根组织压向咽腔，使会厌与喉之间呈 45°倾斜；用弯型喉镜片一般不易做到抬起会厌看到声门，采用直型喉镜片挑起会厌才容易看到声门。而成人会厌扁平、有弹性，成人的舌骨与甲状软骨之间有较大距离，舌体相对较小，会厌活动度较大，且呈竖直位置，因此显露声门较新生儿容易。

3. 环状软骨　婴儿的环状软骨窄细，呈前高后低的倾斜位，且是整个上气道中最狭窄的部位。从上向下看喉，婴儿的喉呈漏斗状，即环状软骨的内径比声门裂者小。因此，有时可遇到导管前端虽已通过声门裂，但继续推进时可遇到阻力或不能通过。成人的环状软骨呈水平位，上气道中最狭窄的部位在声门裂。

4. 杓状软骨 在婴儿，杓状软骨的声带突占声带全长的1/2，因骨性部分较多，声门裂相对较小；在成人则仅1/3。在婴儿，声带突向喉腔内倾斜，因此声带呈凹位；在成人声带呈水平位。

5. 黏膜 小儿声门下的黏膜与其基底组织呈疏松连接，血管淋巴组织丰富，尤以婴幼儿为明显，因此比成人容易发生声门及声门下水肿并发症。

五、气管和支气管

（一）气管

1. 气管的上端从环状软骨下缘（相当于第6颈椎平面）开始，下行进入胸腔，抵达第4胸椎下缘（相当于胸骨角）水平时分叉为左、右主支气管。在直立位时，气管下端达第5胸椎，深吸气时可达第6胸椎。

2. 成人气管的长度约为10～14cm，平均10.5cm，内腔横径约1.6cm。小儿气管短细，新生儿声门至气管隆突的长度仅4cm。

3. 气管大约由15～20块后正中方有缺损的U形软骨组成，缺损处由扁平纤维性膜和一层平滑肌补充形成气管后壁。气管软骨环之间有环韧带相连。气管内插管、气管切开术等偶尔可撕裂气管后壁导致气管纵隔瘘。

4. 气管的分叉部称“气管叉”，位相当于胸骨角水平，或第2肋软骨平面，在其末端的内面呈向上隆起，称“气管隆突”。隆突的黏膜下有丰富的迷走神经末梢支配，极为敏感，遇吸痰管或支气管导管刺激易导致剧咳、支气管痉挛，或迷走心脏反射引起血压下降、心动过缓甚至心搏骤停。只有深麻醉或完善的黏膜表面麻醉才能使隆突反射消失。

5. 自上门齿至隆突的距离，中等体型成人男性约为26～28cm、女性为24～26cm、婴儿约为10cm。

6. 支配气管的副交感纤维来自迷走神经的喉返神经气管支；交感纤维来自胸交感干。两者主要分布于气管的平滑肌和黏膜。

（二）支气管

气管下端自隆突部起，分为右主支气管及左主支气管（图47-3）。

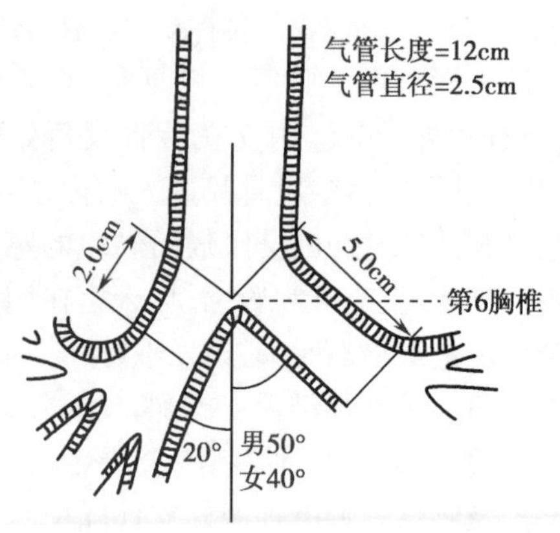

图47-3 总支气管解剖示意图

1. 右主支气管

（1）右主气管短而粗，走向陡直，成人长约2～3cm，内腔横径约为1.5cm，它与气管中轴延长线的夹角约为25～30°，较为陡直，因此，气管导管插入过深（或异物）较容易进入右主支气管。

（2）右肺上叶的支气管开口距气管隆突很近，仅约1～1.5cm。因此，若右支气管插管稍深，可能阻塞上叶支气管的开口而引起右肺上叶的不张。所以，行右支气管插管时，须调整好导管的位置以确保右肺上叶呼吸音的存在。

2. 左主支气管

（1）左主气管较细长而走向稍斜，长度约为4.9cm，内腔横径约为1.1cm，它与气管中轴延长线的夹角约为40～50°，其上方有主动脉弓跨越，后方与食管交叉。

（2）左肺上叶支气管的开口距气管隆突较远，故异物或气管导管较不易进入。

（三）气管的一般规律

气管各部位长度和内径的特点为：①气管的长度约为右主支气管的5倍，左主支气管的2倍；②左主支气管的长度为右主支气管的2倍；③左右主支气管下方的夹角为65～80°，见表47-1。

表47-1 气道各部位长度和内径（cm）参考值

	成人	小儿（1岁以上）
长度		
门齿→会厌	11～12.5	
后臼齿→会厌	5.5～7.2	4～5
门齿→声门（口咽腔）	13～15	8～10
会厌→环状软骨下缘（喉腔）	4～6	2～3
环状软骨→隆突（气管）	10～12	4～6
门齿→隆突	28～32	15～19
鼻孔→隆突	28.4～33	17～21
鼻孔→鼻后孔（鼻翼→耳垂）	12～14	
右总支气管	2	1～1.5
左总支气管	5	2.5～3.0
内径		
气管	1.6～2.0	0.6～1.0

六、上呼吸道三轴线

1. 三轴线的定义　自口腔或鼻腔至气管之间存在三条解剖轴线，彼此相交成角（图 47-4）。

（1）口轴线（OA）：自口腔（或鼻腔）至咽后壁的连线。

（2）咽轴线（PA）：从咽后壁至喉的连线。

（3）喉轴线（LA）：从喉至气管上段的连线。

2. 三轴线之间的关系　仰卧位时，OA 与 LA 互成直角，PA 与 LA 呈锐角。为使气管内插管操作达到显露声门的目的，需要通过屈颈、头伸展、压舌、提下颌和压喉等动作使这三条轴线尽量重叠成一条线；枕部垫高 10cm 而肩部位置不变可将咽、喉轴线接近重叠，再将头部后伸，经口轴线通过喉镜可看到声门。但是“三轴一线”体位是比较难于实现的，而可视喉镜在三线成角的情况下仍能在显示器得到清晰地声门视野，并可明显降低显露喉部所需的上提用力。

麻醉医师借气道将麻醉气体送入肺泡，同时保证正常的氧气运输。为进行合理的气道控制，麻醉医师用气管插管等设备直接介入上呼吸道和下呼吸道来获得气道通路。麻醉前对呼吸系统进行全面检查与评估，可避免一些在操作过程中可能遇到的麻烦和困惑。

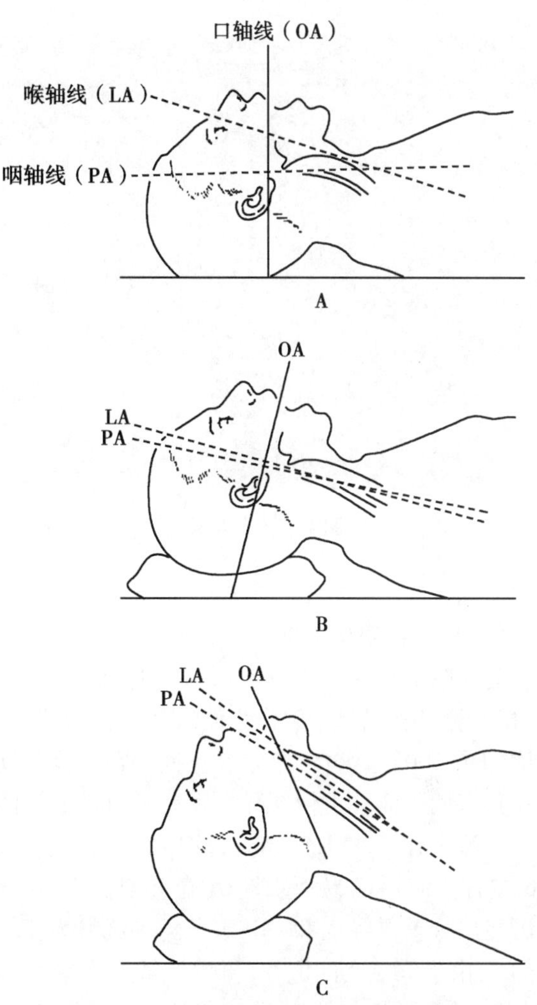

图 47-4　气管内插管时的头位与三轴线

（李修良　田鸣）

第 2 节　人工气道用具及气道通畅的维持

维持患者足够的通气和氧合是气道管理的根本目的。人工气道用具可以帮助医师管理气道，维持气道通畅，保证患者氧供。本节对临床气道管理实践中的多种气道管理用具和维持气道通畅的方法进行简要介绍。

一、人工气道用具

鼻导管、面罩和口咽及鼻咽通气管是临床常用的人工气道用具，其中面罩的种类繁多包括简单面罩、部分重复吸入面罩、无重复吸入面罩和麻醉通气面罩等。

（一）鼻导管

鼻导管（图 47-5）是最常应用的低流量供氧装置，患者耐受性好，其两个尖端分别插入患者两个鼻孔进行供氧。原理是以鼻咽部作为储氧腔，只要患者鼻腔通畅，即便患者用口呼吸也可提升吸入氧浓度。气体流量设定范围可以从 0.25～6L/min，氧流量大于 4L/min 时应湿化吸入气体以免黏膜干燥。吸入气体流量每增加 1L/min，大约可提高吸入氧浓度（FiO_2）4%左右。也就是说给予 1L/min 鼻导管吸氧，可使吸入氧浓度大约可达到 0.24 左右；2L/min 时，FiO_2大约可达到 0.28 左右；以此递增，6L/min 时，FiO_2大约可达到 0.44 左右；此后继续增加氧流量，也很难使吸入氧浓度明显提高，并且会给患者带

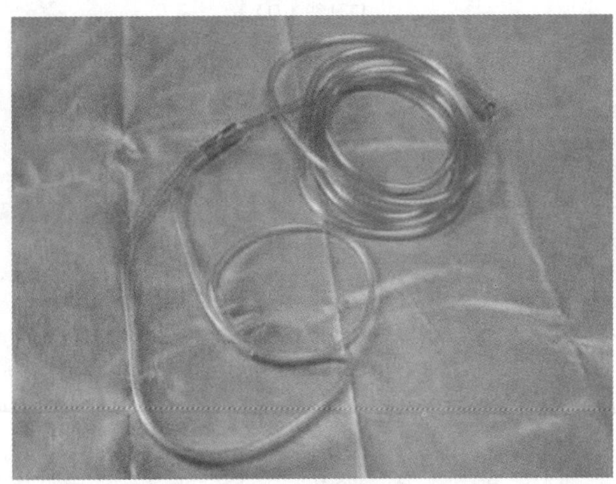

图 47-5 鼻导管

来不适感。

（二）简易吸氧面罩

简易吸氧面罩（图 47-6）是一种低流量供氧装置，相对鼻导管以鼻咽腔作为储氧腔，简易面罩罩体内增加了 100～200ml 的储氧空间，提高了供氧效率。其有两个侧孔可使新鲜空气进入和呼出气体排出。氧流量在 5～8L/min 时，FiO_2 约可达到 0.4～0.6 左右。使用简易面罩时氧流量若低于 5L/min 有可能出现重复吸入和 CO_2 蓄积。氧流量大于 8L/min 时，由于储氧空间饱和，再增加氧气流量也不能使 FiO_2 明显增加。氧流量 5～6L/min，FiO_2 大约可达到 0.4 左右；6～7L/min，FiO_2 大约可达到 0.5 左右；7～8L/min，FiO_2 大约可达到 0.6 左右。

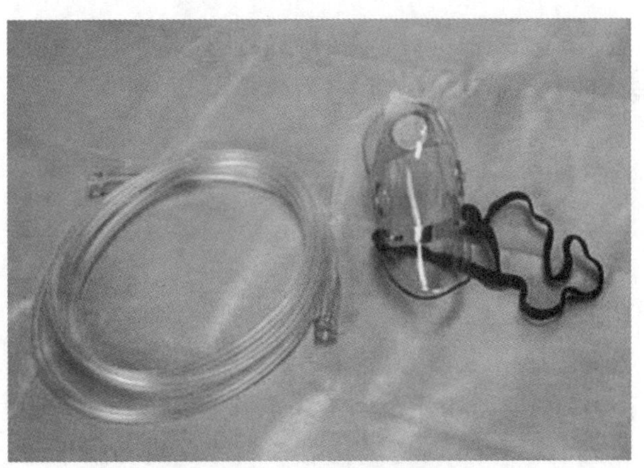

图 47-6 简易吸氧面罩

（三）部分重复吸入吸氧面罩

低流量供氧系统下，要想 FiO_2 高于 60%，可以使用部分重复吸入面罩（图 47-7）。部分重复吸入吸氧面罩有一个容量为 600～1000ml 的储氧袋。患者呼气时前三分之一的呼出气体会进入储氧袋中（这部分气体基本来自于解剖无效腔，含氧较高，二氧化碳含量较低），下一次呼吸时，这部分气体可以降低空气对吸入氧的稀释作用。氧流量设置应等于或大于 8L/min，并且在整个通气过程中确保储氧袋贮气囊保持膨胀状态，才可以达到较高的 FiO_2，并能在一定程度上防止二氧化碳重复吸入。氧流量 6L/min，FiO_2 大约可达到 0.6 左右；7L/min，FiO_2 大约可达到 0.7 左右；8L/min，FiO_2 大约可达到 0.8 左右。

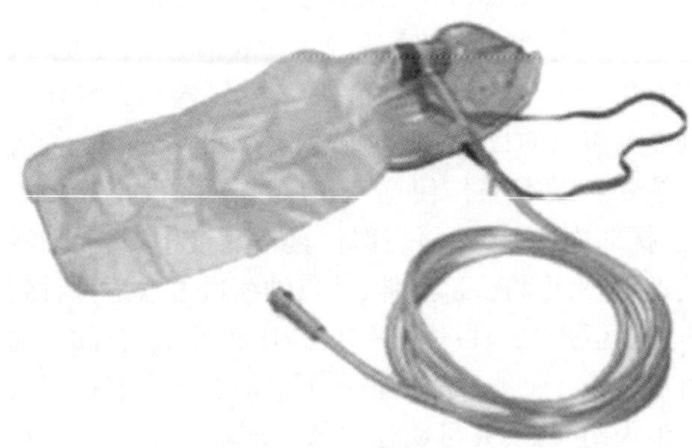

图 47-7 部分重复面罩

（四）无重复吸入吸氧面罩

无重复吸入面罩与部分重复吸入面罩相比，增加了 3 个单向活瓣。两个活瓣分别位于面罩的两侧使呼出气体排出并阻止空气进入，第 3 个单向活瓣位于面罩与储氧袋之间用来阻止呼出气体进入储氧袋。这样防止二氧化碳重复吸入，防止呼出气和吸入空气稀释吸入氧浓度。氧流量设置范围为 10～15L/min，可以使 FiO_2 接近 1.0。

（五）经鼻持续气道正压（CPAP）面罩

CPAP 面罩（图 47-8）适用于轻度气道梗阻和阻塞性睡眠呼吸暂停综合征的患者。轻微镇静即可耐受良好，可进行吸入麻醉，但鼻部密封有时比较困难，只能辅助通气，很难独立完成预充氧任务。

（六）麻醉通气面罩

麻醉通气面罩（图 47-9）用于密封患者气道，输送混合气体用来进行预充氧、通气、氧合或麻醉。可以在相对密闭的状态下通气，从而达到预充氧的目的。高出面部罩体是面罩的主要结构，既增加了储氧空间，也增加无效腔。可塑性罩体用以适合面部结构，其密封圈有两种类型：一种是临床常用的充气型密封圈；另一种是不能充气的橡胶或塑料密封圈。22mm 的标准接口位于罩体的顶端，可与辅助通气球囊、麻醉机和呼吸机的呼吸回路相连接。面罩接口周围的小钩是面罩固定头带的固定点，有助于面

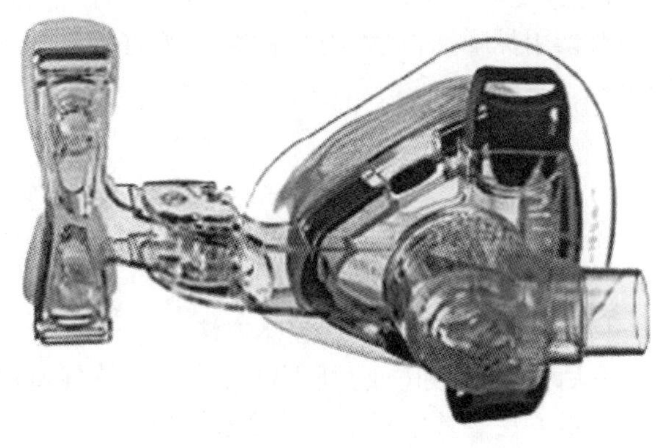

图47-8 CPAP面罩

罩紧贴面部,提高密封效果。面罩设计适应面部轮廓,在鼻部有一切迹,双侧的弧度可以适应颊部隆起的颧骨,选择正确的面罩型号,并且应有多种尺寸大小面罩备用,才能保证面罩通气顺利实施。现临床常用的一次性透明塑料面罩采用高容量、低压力气垫,面部利于密封。但颏部曲度很小,有时维持密闭会略微有些困难。透明面罩体的基底平坦,密封圈柔软,适合不同的脸型,并附有注气口,用以调节密封圈压力。

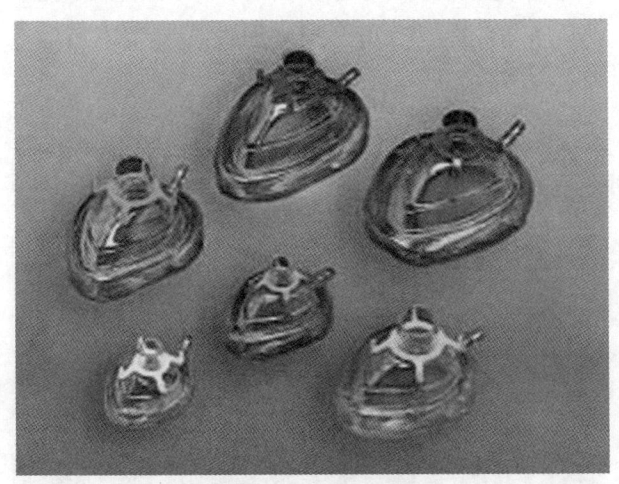

图47-9 麻醉通气面罩

(七) 口咽通气管和鼻咽通气管

为了达到完善的预充氧或面罩通气效果,口咽通气管和鼻咽通气管是简单易行且不可或缺的辅助工具。

1. 口咽通气管　口咽通气管可以改善口咽部通气空间,用于保持气道的通畅防止舌后坠,便于吸痰,也可当作牙垫来使用。口咽通气管可供选择的尺寸的范围覆盖新生儿到成人,由塑料、金属或橡胶等材质制成。与牙齿接触的咬合部位宽度应足够与两到三颗牙齿接触,这样牙齿咬合压力才能够均匀分配到所接触的牙齿上。口外端有一圈突出的外缘可防止吞咽和插入过深,口内端的曲度适应口、舌、咽后部的解剖。

Guedel(图47-10)口咽通气管是椭圆形塑料质地,以防止损伤口咽组织。门齿咬合处材料经加强处理,防止患者咬扁通气管,通气管内壁沿着咽部被一条塑料脊加强,防止塌陷。通气管呈管道状,口咽部黏膜不易阻塞或突入通气管道内,易于保持口咽通气管通畅,是临床最常用的口咽通气管类型。

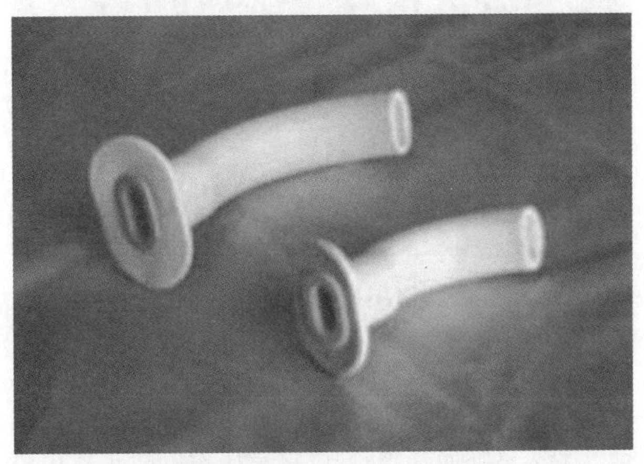

图47-10 Guedel口咽通气管

插入方法:可利用压舌板压迫舌体后,在通气管外口指向足的方向下置入口咽部。也可不用压舌板下置入,先将通气管外口指向头的方向(即弯面向上)插入口腔,然后一边旋转通气管180°、一边推进通气管直至咽腔。此时,舌背恰好躺卧于通气管的弯度之中。

操作要点:①口咽通气管的插入操作较容易,但对清醒或浅麻醉患者可能出现恶心、呕吐、呛咳、喉痉挛和支气管痉挛等反射,因此,只适用于非清醒患者、麻醉深度恰当的患者或昏迷患者;②不恰当的安置通气管,反而会将舌根推至咽腔而加重阻塞,或引起喉痉挛,或引起牙、舌体和咽腔损伤,特别对长时间安置通气管患者,需定时检查其位置是否正确;③如果患者不能开口,又不宜插用鼻咽通气管时,可先用两个压舌板置入后臼齿之间,利用杠杆作用橇开口腔,然后再置入口咽通气管。

Berman咽通气管由一个中脊连接的两个水平板构成。水平板是扁平的,与Guedel通气管相比牙齿接触面积较大。Berman通气管设计为可活动的上板和下板以铰链相连,可以将舌根抬起,但这种通气管由于插入咽部较深,可能触及会厌而诱发喉痉挛。Ovassapian 口咽通气管有一个大的向前的凸缘可推开舌体,在门齿水平有一较大开口,便于进行纤维支气管镜气管插管操作。

2. 鼻咽通气管　鼻咽通气管是用塑料或软橡胶等材质制成的不同长度和内径的柔软而弯曲的筒形通气管道,置入鼻腔后刺激小,患者更容易耐受。近端圆形外缘可防止鼻咽通气管滑入鼻孔并控制插入深度(图 47-11)。

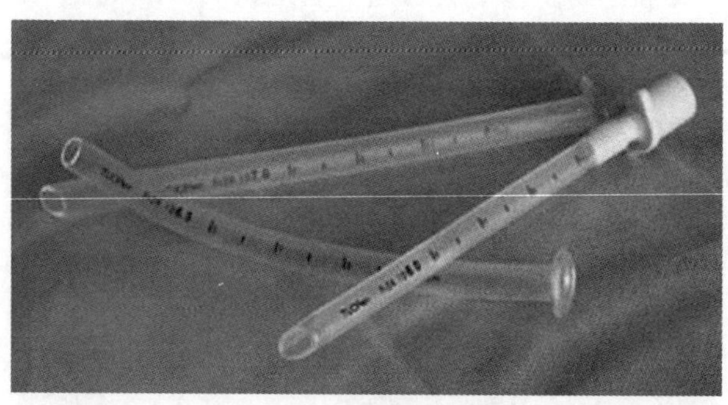

图 47-11　鼻咽通气管

使用鼻咽通气管前,应充分润滑,并检查患者鼻孔的大小、通畅性、是否有鼻息肉和明显的鼻中隔偏曲。置入鼻咽通气管时,应轻柔操作以防止鼻中隔前下部的黏膜内 Little 区血管丛损伤出血。应用丁卡因或去氧肾上腺素滴入或喷雾可以使黏膜血管收缩,降低出血风险。如果鼻咽通气管全部插入后患者出现咳嗽或刺激反应,应该将其退出 1 ~ 2cm,防止鼻咽通气管尖端刺激会厌或声带。若鼻咽通气管插入后患者气道仍梗阻,在排除通气管堵塞的情况下,可能是由于鼻咽通气管太短,远端出口不能越过舌根,应及时更换较长或大一号鼻咽通气管。

操作要点:①选择通畅的一侧鼻孔置入。对鼻中隔移位的患者,选用外鼻孔较小的一侧插入,因移位一侧鼻孔一般都较大;②通气管表面需先涂以利多卡因油膏润滑。插入前需在鼻腔内滴入血管收缩药如麻黄碱或 4% 可卡因,以减少鼻腔出血;③鼻咽通气管的插入长度一般可按鼻尖至外耳道的距离推算,这样通气管的前端位置恰好在会厌的上方;④鼻咽通气管必须沿下鼻道腔插入,即通气管的插入方向必须保持与面部完全垂直,严禁指向鼻顶部方向(筛窦 Little 区)插入,否则极易引起凶猛的鼻出血;⑤插入动作应轻巧、柔和、缓慢,遇有阻力不应强行插入,可稍稍轻柔旋转导管直至无阻力感后再继续推进;⑥鼻咽通气管的并发症包括鼻出血和鼻咽部损伤、或胃内容物误吸,可在通气管管腔内置入细吸引管,保持随时吸引以作预防;⑦疑有颅底骨折的患者绝对禁用鼻咽通气管,有可能插入颅腔或引起颅腔感染。

二、气道通畅的维持

(一) 维持气道通畅的基本方法

头后仰、抬颏和(或)托下颌技术是维持气道通畅的基本方法。其中托下颌的技术尤为重要。对于无面罩通气困难的患者,单手扣面罩(图 47-12),即单手将面罩紧贴在患者面部,简单抬颏,头后仰,不需要托下颌;同时另一手挤压呼吸囊即可获得良好通气。与单手抬颏相比,双手托下颌更为有效,此时患者仰卧位,头后仰伸展,操作者在患者头部,双手紧握下颌的上升支,着力点恰好在耳垂下方,用力向上向前推起,下门齿移至上门齿的前方,同时双手扣面罩(图 47-13);助手挤压呼吸囊。通气不良的患者推荐采用双手托下颌扣面罩,或者采用置入口咽通气管或鼻咽通气管并单手抬颏扣面罩或双手托下颌扣面罩的通气方法。如果上述方法仍不能维持良好通气,这就需要寻求助手帮助,一人继续双手托下颌扣面罩,另一人手控呼吸囊加压通气,双人做最大努力的通气支持。

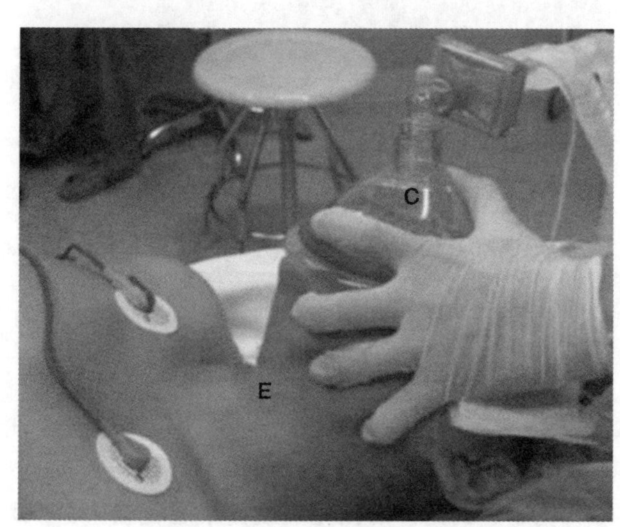

图 47-12　单手抬颏扣面罩(EC 手法)

(二) 面罩通气

气道管理是临床麻醉医师在实施麻醉和急救过程中的首要任务,是围手术期麻醉管理的基础,如果没有充分保证呼吸道的通畅,任何麻醉都是不安全的。在气道管理过程中,面罩通气是最基本也是最

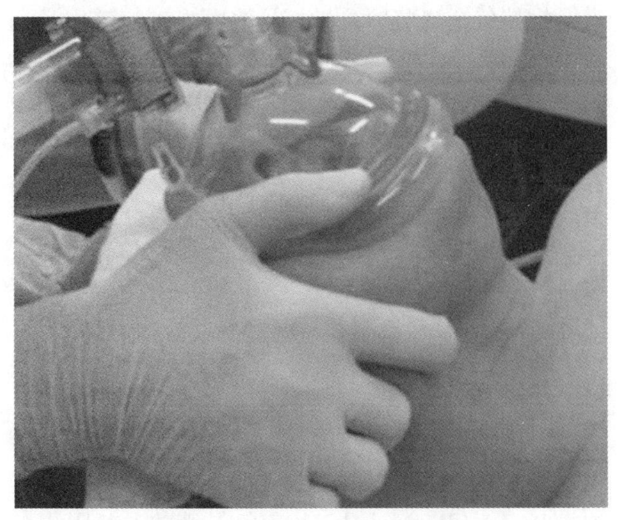

图47-13　双手托下颌、扣面罩

重要的技术。全麻插管前首先要保证患者的通气，如果插管失败，面罩通气又是很重要的急救措施。因此，麻醉医师应该熟知困难面罩通气（difficult mask ventilation，DMV）的原因、熟悉预测和评估的指征、掌握面罩通气的方法和技巧。

1. DMV的定义　DMV是指有经验的麻醉医师在无他人帮助的情况下，经过六次以上或超过一分钟的努力，仍不能获得合适的面罩通气。面罩通气分级情况详见本章第9节。DMV分级有助于围手术期面罩通气的管理，其判断标准更加客观，便于临床试验数据的对比，使得麻醉医师间交流更为准确。

2. DMV相关危险因素　男性、体重指数较高、打鼾或睡眠呼吸暂停病史、蓄络腮胡、无牙、年龄大于等于55岁、Mallampati分级Ⅲ或Ⅳ级、下颌前伸能力受限和气道肿块或肿瘤等均是DMV相关危险因素。这些预测DMV的独立因素应该在术前气道评估中记录在案。同一个患者风险因素越多，DMV发生几率就越大。但某单一因素导致DMV的特异性和敏感度尚未通过研究得出。预测可能DMV的患者中大部分通气是顺畅的（假阳性）。但预测出存在潜在问题者，将使得准备更加充分，有利于更好地制定方案，降低DMV的发病率和病死率。

3. 围手术期DMV的常见原因　DMV的原因大致可以分为操作方面原因和与气道相关的原因。严重胸廓畸形或脊柱后凸侧弯限制胸廓伸展亦可能造成DMV。操作有误、设备不佳、体位没有处在最佳位置、某些药物的副作用、气道部分或全部梗阻等因素都可能单独或联合起作用，导致DMV的发生。

（1）操作方面的原因：①操作者缺乏经验；②面罩大小不当，包括蓄络腮胡、颌面部解剖异常等与面罩不匹配；③头颈部没有处于最佳位置；④按压环状软骨不当；⑤药物相关因素，如阿片类药物诱导声门紧闭、琥珀酰胆碱诱导咀嚼肌僵直、麻醉深度不足或缺乏肌松药。

（2）气道相关的原因：上呼吸道梗阻和下呼吸道梗阻都可能影响面罩通气。

1）上呼吸道梗阻：①舌或会厌病变；②病态肥胖和睡眠呼吸暂停患者咽部软组织过多；③扁桃体肿大；④口、颚骨、咽或喉部肿瘤；⑤气道水肿，如反复插管、创伤引起以及血管性水肿；⑥喉痉挛；⑦外部压迫，如颈部大肿块或大血肿。

2）下呼吸道梗阻：急性支气管痉挛、气管或支气管肿物、前中纵隔肿瘤、僵直肺、异物、气胸和支气管胸膜瘘等。

4. 围手术期DMV的处理　如果术前评估患者存在多种DMV风险因素，例如重度鼾症的患者合并有肥胖、下颌前伸受限、无牙等诸多因素，最安全的办法是维持清醒状态，表面麻醉下置入喉罩或气管插管。如果术前评估患者存在的DMV风险因素不是很严重，考虑到患者的舒适度，此类患者可以在保留自主呼吸的前提下适度镇静催眠，如给予右美托咪定、七氟烷吸入诱导或少量咪达唑仑、芬太尼加表面麻醉等。同时要准备好各种应急方案，既提高患者的舒适度又最大程度地降低困难气道发生的风险。

麻醉准备阶段应该全面检查面罩通气管理的设备，包括检查麻醉机，备好合适型号的面罩、口咽通气管和（或）鼻咽通气管、喉罩、喉镜叶片、可视喉镜以及纤维支气管镜等，准备抢救通气工具如环甲膜穿刺装置，明确备选方案，安排一名有经验的助手等。面罩大小应适合操作医师的手部和患者的面部，并且感觉舒适。面罩的上缘应放置于鼻梁之上，防止压迫眼球。操作者手的拇指和示指环绕呈"C"形，缺口处应超过面罩纵向中线，便于对面罩同侧半部分施压密封，拇指负责鼻部区域的密封，示指负责口部区域的密封，通过这两个手指实现面罩与面部轮廓的整体密封；没有牙齿的患者，面颊凹陷导致面罩与脸部不匹配，可放置口咽通气管或鼻咽通气管改善通气。中指、无名指和小指呈"E"形，中指和无名指的力点在下颌骨降支骨质，起"仰头"和"抬颏"和开放气道作用；并使面部向面罩迎合，加强面罩密封效果；小指力点在下颌角处骨质，起"托下颌"作用。同时另一手挤压呼吸囊。根据胸腹部起伏、潮气量、呼吸音、生命体征和对氧合与通气的监测结果

(如呼气末二氧化碳和脉搏血氧饱和度监测)综合判断面罩通气效果。如果正压通气无法实施,考虑可能存在上呼吸道梗阻、肌肉张力过高妨碍胸廓扩张,肺顺应性下降或气道阻力增加等因素。这时应采用口咽通气管或鼻咽通气管、并通过仰头、抬颏或双手托下颌尽可能改善面罩通气。单人单手扣面罩难以维持面罩通气时,可使用双手托下颌扣面罩并加压辅助通气。

维持气道通畅时应选择恰当的人工气道用具和技术,同时也要考虑到造成面罩通气困难的原因是由于对工具熟悉程度不够,还是工具本身存在局限性;是由于临床判断不够准确,还是临床逻辑思维存在问题。总之,按照标准流程和紧急预案正确应用这些各种人工气道用具维持气道通畅,是气道管理的首要问题。

(赵欣 万磊 田鸣)

第3节 气管导管与支气管导管

一、气管导管

气管导管历经百余年的发展,现已成为最经典、最可靠、最常用的人工通气道,广泛用于临床麻醉和气道管理。气管导管可以建立确切的人工气道,防止分泌物、血液和反流的胃内容物误吸入气管与支气管;也可以实施正压通气,便于吸除气道分泌物,减少气道解剖无效腔;并且可作为心搏骤停期间急救给药途径。最初的气管插管是硬质无气囊气管导管,Trendelenburg 于 1871 年发明充气套囊气管。1917 年,Magill 红色橡胶气管导管用于临床。1964 年的气管导管和套囊整合在一起的聚乙烯(PVC)气管导管用于临床,但其套囊容量小,必须采用高充气压才能完全密封气道,使气道黏膜缺血损伤的可能性增加,故不适宜用于长期留置气管导管的患者。选择此型套囊气管导管,应尽可能选用患者允许的最大型号气管导管,套囊才能达到最佳密封效果。目前临床常用的气管导管均采用椭圆形高容量低压弹性套囊,充气后形状与气管解剖结构相吻合,气道密闭效果较好,损伤和并发症相对较少,不容易导致气管壁出血坏死,故气管导管可留置较长时间。但此类型套囊较容易破损,与气管壁接触贴合也不是非常紧密,套囊充气后囊壁易形成细小皱褶,有液体渗入风险;且此套囊,呼吸道创伤的发生率亦稍多于低容量高压气囊型导管。

以气管导管内径(ID)进行编号是目前的标准方法。而法制编号法(Fr)是:导管外径(mm)×3=气管导管法制编号(Fr),多与内径编号同时标记在导管上。成人导管壁厚度多数大约为 1mm 左右。气管导管壁厚度对低龄或气道狭窄患者尤为重要,因此内径≤6.0mm 的气管导管应以 mm 标记其外径。气管导管的选择应考虑患者年龄、身高、性别、插管途径、鼻腔通畅度、留置导管时间长短等因素。根据泊肃叶定律(Poiseuile law),气管导管的通气阻力与管腔半径的四次方成反比,与导管长度成正比,选择较大口径气管导管可使气道阻力明显降低。气管导管长度一般在 28~32cm,随内径增加其长度逐渐延长,导管套囊近端附近有黑色线条或黑色环形标志,用来确定导管进入声门的最大长度,声门最好处于两条环形黑线之间。需要长期留置气管导管者宜选择高容量低压气囊导管。

(一) 单腔气管导管

气管导管一般由橡胶、塑料、有机硅等材料制成(图 47-14)。橡胶导管,由于相对较硬,组织相容性较差,现在已很少使用。硅胶气管导管质地柔软,组织相容性好,可反复使用,但价格昂贵。目前临床常用的一次性气管导管由聚氯乙烯(PVC)材料制成。

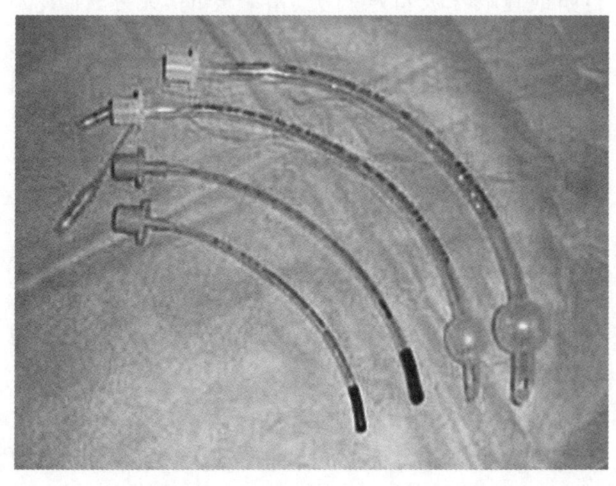

图 47-14 一次性 PVC 单腔气管导管

1. 标准的气管导管 包括以下组成:①气管导管远端斜面开口,角度约为 38°左右,一般开口朝向左侧;②尖端有开口的称为 Murphy 气管导管,尖端无开口的称为 Magill 气管导管。Murphy 孔可以在气管导管尖端堵塞或打折时维持通气；而Magill气管导管的套囊与导管尖端距离较近，减少通气过程中气管导管尖端接触气管壁并损伤气管黏膜的风险；③远端附有袖套状充气套囊；④近端有与呼吸器连接的衔接管，其直径统一为15mm；⑤套囊由细导管与测试小气囊连接，借以了解套囊的胀缩及其充气压力；⑥小儿气管导管在距前端2cm与3cm处分别标有单个或双个黑圈标记，其目的在于指导导管插入气管的长度，以防止插入过深。有些小儿导管壁上还涂有一条能放射显影的纵向黑线，在X线下可显影，借以了解导管在气管内的位置。6岁以下的小儿多采用无套囊气管导管，以增加使用安全性，这与小儿气道狭窄部在环状软骨处有关。

2. 导管的直径、弯度与长度

（1）气管导管的直径有内径与外径（mm）之分，内径介于2.5～11mm；其长度按cm计算。经口或经鼻气管导管都有半径为14cm±10%的弯度；弯度与导管内径有关，鼻腔气管导管内径<6mm者则无上述弯度。口腔与鼻腔气管导管前端斜口的角度分别为45°和30°，经口导管前端的斜面都向左侧方向开口；经鼻导管的斜面则有向左或向右侧开口两种。

（2）气管导管的标号通常有三类：①按导管的内径（ID）标号，各号之间相差0.5mm，均印在导管的外壁上，这是目前最常用的标准标号方式；②按导管的法制（F）标号：F为导管的外周径值，F＝导管外径（mm）×3.14。F在导管外壁上均用双号数字10、12、14、16直至42编号标记；③以Magill专利号编号，按00～10标记。

3. 气管导管选择

（1）对气管导管的口径和长度，应根据患者的年龄、插管途径、性别和身材等因素进行选择，一般成人导管长度以稍长于唇至环状软骨水平或稍下处（相当于气管中段）的长度为佳。

（2）可参考下列选择气管导管（ID）：①成年男子可较同年龄的女子大0.5～1.0mm；②发音低沉者可较发音尖细者大0.5mm；③经鼻导管口径需比经口导管小0.5～1.0mm，成人一般用6.5～7.5mm；④对小儿选择气管导管可参考表47-3。

（二）套囊（cuff）

气管导管套囊是气管导管的防漏气装置。临床上有带套囊导管（cuff tube）与不带套囊导管（简称“平管”，plane tube）两类。

1. 设置充气套囊的目的　①为施行控制呼吸或辅助呼吸提供气道无漏气的条件；②防止呕吐物等沿气管导管与气管壁之间的缝隙流入下呼吸道（误吸）；③防止吸入麻醉气体从麻醉通气系统外逸，维持麻醉平稳。

2. 套囊的结构　由“充气套囊”、“套囊细导管”及“套囊内压测试小囊”三部分组成，套囊均设于导管的前端，其长度因导管长度不同而有区别，一般为2～4.5cm，与导管前端的距离为1cm。套囊导管一般仅适用于成人和6岁以上的较大儿童，这与套囊可增加导管外径有关。因此，套囊导管不适用于声门、气管内径细小的新生儿、婴幼儿和6岁以内的小儿，此类小儿只能使用不带套囊的平管。使用平管完成气管插管后，可用浸渍液体石蜡油的纱布条，在明视或手指探触下，有次序地围绕气管导管的周围至梨状窝进行填塞以防漏气（称“咽喉填塞防漏法”）。本法也适用于充气套囊突然破裂而又无法临时更换气管导管的特殊场合。

3. 套囊的充气技术　充气量应适中，合理的充气量应是既能控制囊内压不超过30mmHg，又能达到完全防漏和防误吸的效果。充气量过大，气囊内压超过气管黏膜毛细血管正常平均动脉压（32mmHg）时，可导致局部气管黏膜和纤毛压迫性缺血，拔管后可致气管黏膜坏死脱落，纤毛活动停止3～5天，甚至形成局部溃疡，痊愈后可致气管环形瘢痕性狭窄。套囊的充气量不宜固定不变，临床上应以在缓慢不间断充气的情况下，直至挤压麻醉机贮气囊时喉部刚刚听不到漏气声为准。具体的充气技术有两种：

（1）套囊最小漏气充气技术（minimal leak cuff inflation）：为避免囊内压过高引起并发症的可能性，近年来套囊最小漏气的充气技术又再次得到重视，其方法是：先将套囊充气直至听不见漏气声以后，再缓慢逐渐回抽出气体，直至在吸气期时能刚刚听到细微的漏气声为止。此后，为补充漏出的气体量，需要补充注入适量囊内气体，但仍以始终保持能听到细微的漏气声为准。此即为套囊最小漏气的充气技术，可使气管损伤程度降至最轻。

（2）套囊无漏气充气技术（no leak cuff inflation）：套囊最小漏气的充气技术不适用于反复出现误吸、肺顺应性差、采用高呼气末正压通气（PEEP）等需要高压通气的患者。此时需要采用套囊无漏气充气技术，方法是：在上述套囊最小漏气的充气技术基础上，再往套囊内慢慢注入小量气体，边注气边倾听，直至听不到漏气声为止。此后，再定时测定囊内压，待囊内压降低时需重复注入少量气体。

4. 套囊种类 根据套囊的充气容量大小，可分高压或低压套囊二种，分别称为高压低容量套囊（high-pressure low-volume cuff）和低压高容量套囊（low-pressure high-volume cuff）。

（1）高压低容量套囊：其体积较短小，充气容量也较少，具有低容量和低顺应性的特点。套囊充气后，套囊与气管壁的接触面较小，因此可使局部气管壁的黏膜承受高达180～250mmHg的压力，才能产生有效封闭的效果。这样，局部气管壁的原有C外形将丧失，而变为内径缩窄的细管形；更重要的是高压套囊内压远远超过气管黏膜毛细血管灌注压（正常为25～35mmHg），由此可导致气管黏膜缺血、发炎、出血和溃疡形成，同时也可压迫气管后方的食管壁。持续的气管壁缺血，其最终结果是导致气管扩张、肉芽肿形成；或引起气管塌陷、气管壁坏死、气管狭窄；有些患者可出现气管-食管瘘形成，甚至腐蚀无名动脉。因此，目前已基本废弃不用高压容量套囊。

（2）低压高容量套囊：其体积较长大，充气容量也较大，具有较大容量和较高顺应性的特点。在正确充气套囊下，套囊呈匀称性香肠式膨胀外形，与气管的原形比较吻合而不致使气管变形，气管壁受压的范围较广，囊内压相对较低，气管黏膜毛细血管血流受阻较轻。低压容量套囊为目前普遍通用的套囊型。但应注意，套囊内压大于25mmHg时，就有可能引起气管黏膜血流受阻。因此，尽管采用低压容量套囊，也必须重视套囊充气原则：充气应适度，以达到既不漏气，又不影响气管黏膜血流为准。

5. 套囊的应用注意事项 ①重视经常检查套囊内压，套囊一般都与测试小囊相连接，触诊测试小囊张力可随时粗略了解套囊的充气程度或漏气情况。尽管使用低压套囊，其囊内压也可能小于25mmHg，但气管黏膜结构与功能仍可能出现某些影响，表现为局部组织学损伤和纤毛活动受抑制，其影响程度与套囊与气管壁的接触范围与时间长短有密切关系；②对肺顺应性小和气道阻力大的患者，需要较高的套囊内压才能达到密封气道的目的，此时低压高容量套囊可能已不适用，需要采用高压低容量套囊；③N_2O全身麻醉时，由于N_2O能缓慢透过套囊塑料壁，随着麻醉时间延长，套囊内容量和压力均会相应逐渐增高。因此，在施行长时间N_2O麻醉时，更需要随时检查套囊容量，以防囊内压过高。有人建议利用麻醉环路系统内的混合气体充胀套囊（即不用空气），可防止此类过膨胀现象的发生；④长时间插管后囊内压可逐渐降低，但其降低程度与时间无相关性，可能与注入囊内的空气缓慢弥出塑料薄膜有关，需随时检查补注气体；⑤施行正压通气期间，当气道压超过囊内压时，囊内压可出现间断性增高；在呛咳、过度通气，或患者的自主呼吸与呼吸机对抗时，可见囊内压暂时性增高。

6. 套囊内压和容积的监测方法 综上所述可知，套囊内压与气管导管的选择合适与否有密切关系，施行定时监测和随时调整很有必要。方法是：将套囊测试小囊通过三通开关（three-way stoplock）与一个弹簧血压计和空注射器相互连接，在完全密封的条件下，在吸尽咽喉腔内的分泌物后，通过操纵三通开关，利用注射器抽吸出套囊内的气体即可得知囊内的容积，再回注入气体即可测试囊内压。囊内压以维持吸气时为22mmHg（30cmH_2O）；呼气时为15mmHg（20cmH_2O）而无漏气为理想，其测定值都相对较小于实际值，因尚有一小部分气体遗留在囊和测试细管内。

（三）特殊气管导管

为了适应神经外科、口腔科、耳鼻喉科和头颈外科等手术的特殊需要，一些特殊气管导管被用于临床麻醉。

1. 加强型气管导管 加强型气管导管的管壁内镶有螺旋形金属圈或尼龙螺旋形丝圈，目的在防止导管折曲或压扁（图47-15）。适用于头过度屈曲的坐位手术，或俯卧位手术，也适用于气管造口插管患者。相对PVC气管导管来说，该类导管比较柔软，插管时可能需要管芯或弹性探条引导。加强型气管导管可防止气管导管扭结而造成的气道梗阻，虽然有钢丝增加强度，可是一旦被咬瘪后不能自己

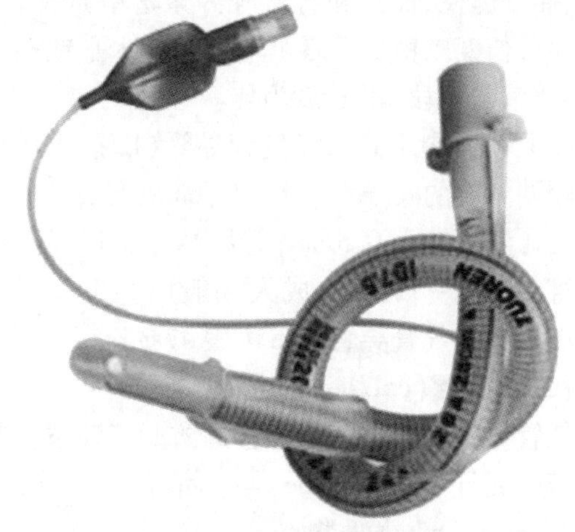

图47-15 加强型气管导管

回弹恢复原有形状(图 47-16),应需要特别注意,因此放置牙垫非常必要。

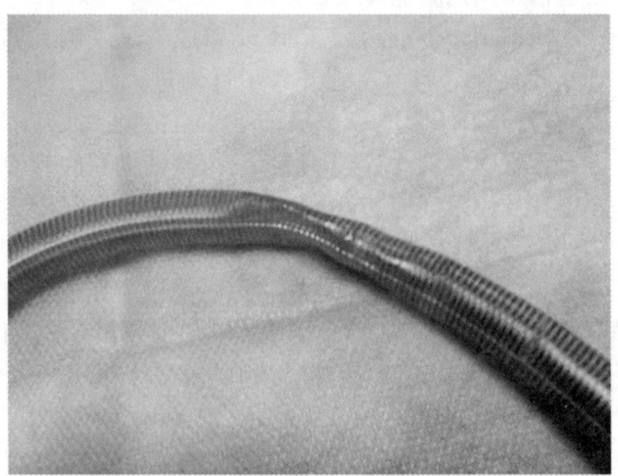

图 47-16　被咬瘪的加强型气管导管

2. RAE(Ring-Adair-Elwyn)预成型气管导管　RAE 预成型气管导管是为了适应患者面部轮廓而进行了特殊改良,便于头颈部手术时气管导管与麻醉呼吸机回路连接,并减少气管导管变形扭结产生气道梗阻的危险。同时其特殊形态也可减少气管导管对咽喉部的压迫损伤。RAE 气管导管型号多样,可有套囊或无套囊,可满足儿童和成人需要(图 47-17)。

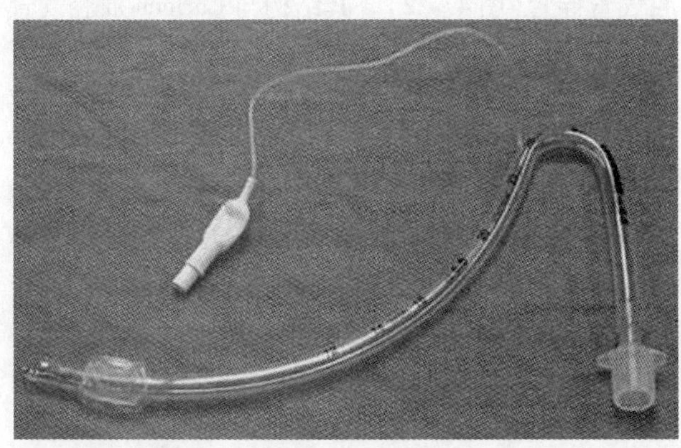

图 47-17　RAE 预成型气管导管

3. NIM-EMG 神经监测气管导管　NIM-EMG 气管导管有加强型和普通 PVC 型。该导管套囊的上方,声门水平两侧各有两条电极,可连接 NIM-Response 术中神经监测系统,可在麻醉手术过程中监测喉返神经和迷走神经功能。甲状腺切除等头颈部手术时如果手术操作接近喉返和迷走神经,NIM-Response 术中神经监测系统就会报警;亦可用于术中探测喉返神经和迷走神经,指导手术操作,减少手术损伤神经危险(图 47-18)。

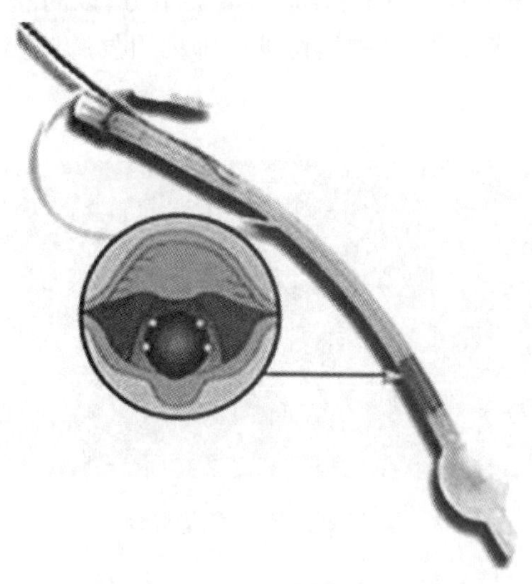

图 47-18　NIM-EMG 神经监测气管导管

4. 激光手术专用导管(laser tube)　20 世纪 70 年代激光手术技术飞速发展,尤其广泛应用于气道手术中。激光用于呼吸道手术时,需要特别注意,有可能发生气管导管起火燃烧的严重事件。激光束可直接点燃气管导管烧伤气道,亦可由燃烧的切除组织吸入导管,间接引燃导管。大多数气管导管由 PVC 制成,但 PVC 为易燃材料,不应暴露于手术激光之下。激光手术气管导管应以金属条和细薄棉布包裹,或导管由不可燃材料制成。气管导管的套囊在激光手术中最易损坏,可套囊内注入盐水,以吸收能量,防止套囊被激光烧穿;锡纸包裹气管导管,也有抗激光效果。金属和硅胶质地的双套囊的抗激光气管导管安全性更好(图 47-19)。

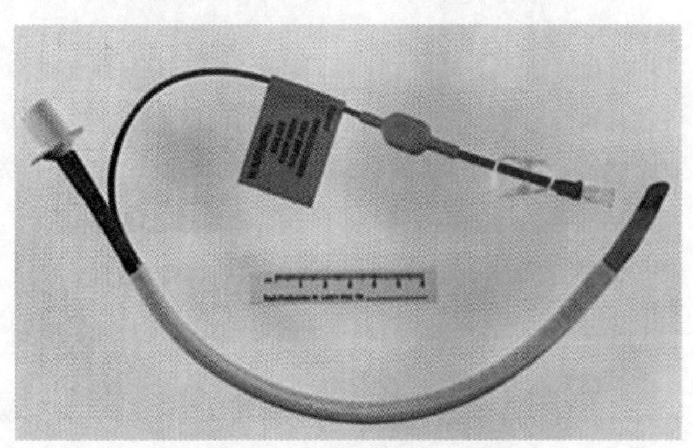

图 47-19　激光手术气管导管

5. Evac 气管导管(Evac tube)　机械通气相关肺炎增加平均住院日,增加医疗费用,同时也会增加院内死亡率。有报道表明,发生机制可能与声门下套囊上区间分泌物聚集,并漏入套囊下进入肺有关。

为此,Evac气管导管在单腔气管导管基础上设计增加了一个吸引通道,开口于套囊上方,以间断吸痰,防止口腔内病原微生物进入肺内引发肺炎(图47-20)。

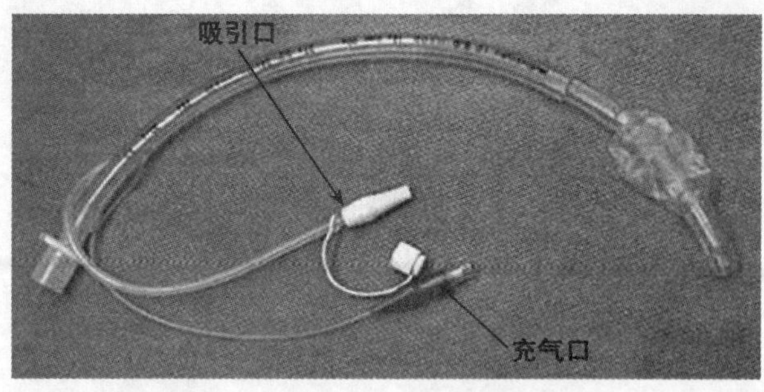

图47-20 Evac气管导管

6. Parker尖端柔软型气管导管(Parker flex-tip tube) Parker尖端柔软型气管导管曲线型的尖端柔软而富有弹性,似"鹰嘴状",遇到组织阻挡时,柔软的弹性尖端会弹开,从而改变运动方向,向阻力小的方向移位,不容易卡在气道组织结构上而产生切割性损伤。Parker尖端柔软型气管导管与管芯类插管辅助设备或纤维支气管镜配合使用进行气管插管时,导管也更容易被引导进入声门(图47-21)。

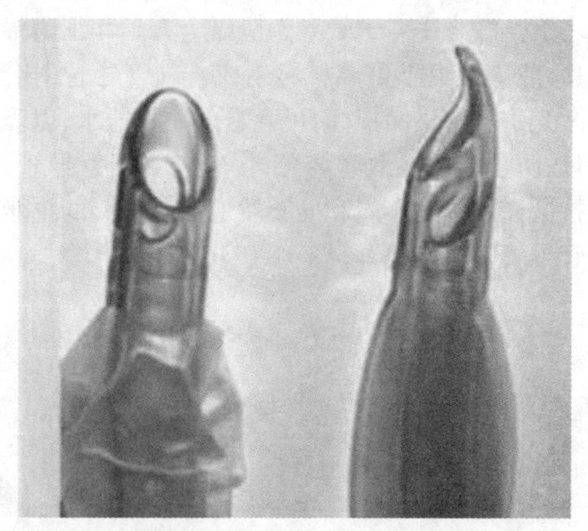

图47-21 Parker尖端柔软型气管导管(右)

二、支气管导管

肺隔离气管导管可置于左或右主支气管,实施肺隔离和单肺通气,现有三类用于临床:双腔支气管导管(double-lumen tube, DLT)、支气管封堵导管(bronchial-blocking tube, BB)和单腔支气管导管(single lumen bronchial tube)。

(一)双腔支气管导管

双腔支气管导管最早于1949年应用于临床,是目前最常用的肺隔离气管导管。

1. Carlens双腔管 Carlens双腔管是左侧支气管双腔气管导管。左管开口于远端进入左侧支气管,右管开口于距远端6~8cm处的右侧管壁,其下方有舌状隆突钩,骑跨于隆突上,用来辅助双腔管的放置并最大限度地避免导管移位。导管远端在隆突钩处45°向左弯曲便于进入左侧支气管;两开口上方各有一个套囊,用于封闭左主支气管和主气道。隆突钩也带来一些问题,包括增加插管难度和引起咽部损伤、隆突钩折断、由隆突钩引起的导管错位和全肺切除时影响术者操作。

2. White双腔管 White双腔管是右侧支气管双腔导管。结构与Carlens双腔管相似,左管开口于主气道,右管向右弯曲15°,便于进入右侧支气管,远端有一侧口,是右肺上叶通气口。

Carlens双腔管和White双腔管均为桔红色医用橡胶制品,质地较硬,可反复消毒使用;高容量高压套囊不能被纤维支气管镜观察到,不便于使用纤维支气管镜进行双腔管定位;其质地较硬的隆突钩,对气管隆突形成较大刺激,现已很少用于临床。

3. Robertshaw双腔支气管导管 Robertshaw双腔管于1962年被应用于临床,是目前应用最广的双腔气管导管(图47-22)。其结构与Carlens双腔气管导管和White双腔气管导管相似,但无隆突钩,插管操作相对容易,但导管位置不易固定牢靠,翻身后应再次确认导管位置。

最初的Robertshaw双腔支气管导管也是桔红色橡胶制品,可重复使用,分为左侧和右侧支气管导管。质地较硬,插管时造成的气管损伤,而且吸痰管及纤维支气管镜的置入也比较困难。20世纪80年代开始,一次性透明聚氯乙烯(PVC)材料制成的

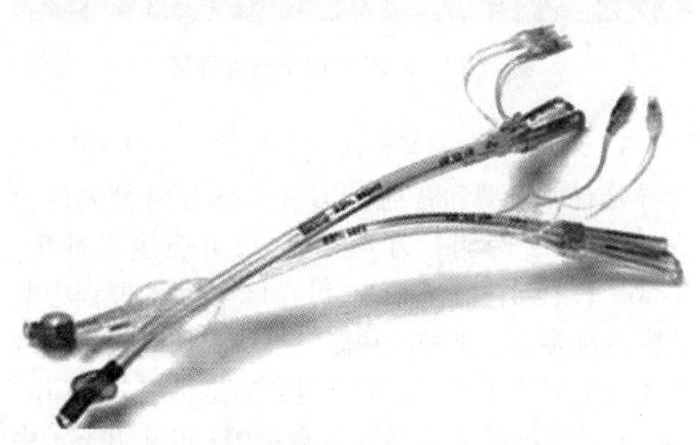

图47-22 Robertshaw双腔支气管导管

Robertshaw 双腔支气管导管面市，管腔为 D 形，内径较 Carlens 管大，减少了气道内阻力，并且易于吸痰操作。其分为左侧及右侧两种，其中右侧双腔管在小套囊上有卵圆形的侧孔，以供右上肺通气。双腔管应用大容量低压套囊，且支气管套囊为蓝色，便于纤维支气管下检查定位。在主气管和支气管套囊旁设置不透射线的环状标记，特别在右支气管双腔导管的支气管套囊附近右肺上叶的开口处也设置了标记，可通过 X 线或纤维支气管镜检查导管的位置。通常成人应用 35Fr、37Fr、39Fr 和 41Fr 四种型号即可；现有最细的双腔管为 26Fr（Rusch），可以用于约 8 岁儿童；也有 28Fr 和 32Fr（Mallinckrodt Medical）用于 10 岁以上儿童。

（二）支气管封堵导管

支气管封堵导管近年来不断发展完善，从早期的 Fogarty 血管取栓导管到 Univent、Arndt 和 Cohen 等，对肺隔离技术进行了创新性的完善和补充。

1. Univent 支气管封堵导管　Univent 封堵管于 1982 年面市（图 47-23）。管壁内有一通道，内置可调整深度封堵引流管。使用时，先将导管插入气管，然后在纤维支气管镜引导下，将封堵管置入左或右支气管，套囊充气封闭一侧支气管，可防止患侧肺内容物侵入健侧肺。套囊排气，即可恢复双肺通气。Univent 支气管封堵导管相对双腔管来说易于插管和定位；术后若需继续呼吸机治疗时无需换管；可选择性进行肺叶封堵；术中可对非通气侧肺实施 CPAP。但是支气管封堵引流管的内径较小，有时手术侧肺排气萎陷较慢，且术侧支气管内的血及分泌物不易吸出。

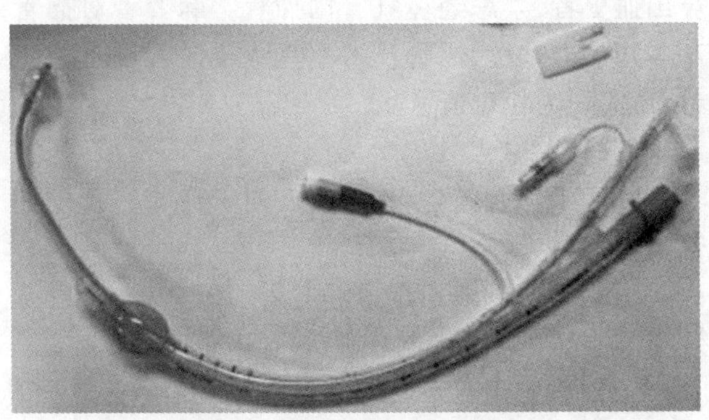

图 47-23　Univent 支气管封堵导管

2. Arndt 支气管封堵导管　具有特殊引导线，封堵导管远端套囊为低压高容型。7F 型号长度为 65cm，9F 型号导管长度 78cm，管腔内有一根柔软的尼龙丝，在远端开口处形成一个柔软的圈套。套在纤维支气管镜上，引导和定位封堵目标支气管。退出引导线，管腔可用于吸痰、吸引排气加速封堵肺叶萎陷，也可对封堵肺叶实施 CPAP。但引导线一旦拔出，就不能再放回。如果术中 Arndt 支气管封堵导管脱出或移位很难恢复，只能更换新导管再次封堵（图 47-24）。

3. Cohen 支气管封堵导管　Cohen 封堵管由美国麻醉医师 Edmond Cohen 发明，长 62cm，外径为

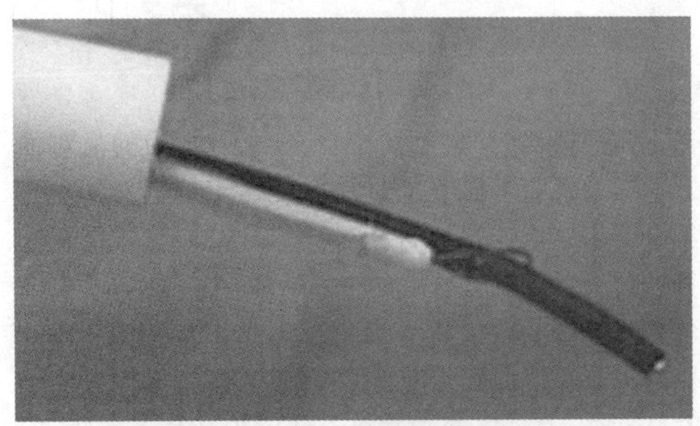

图 47-24　Arndt 支气管封堵导管

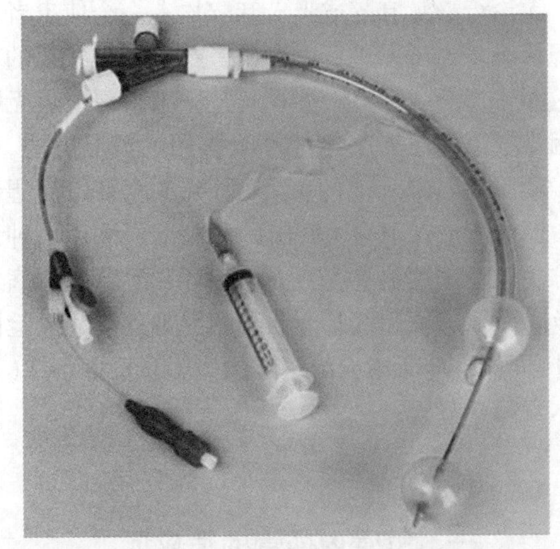

图 47-25　Cohen 支气管封堵导管

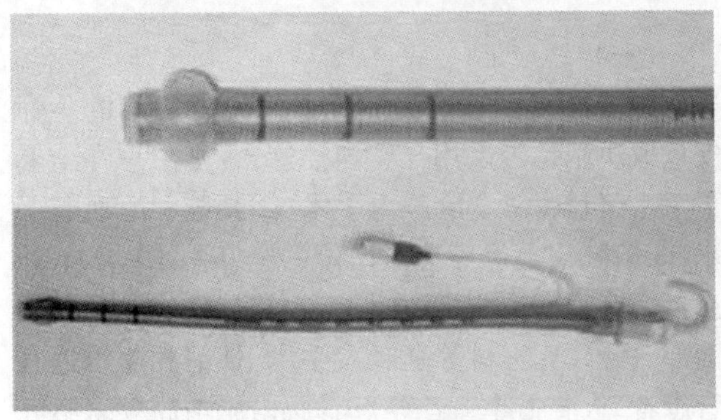

图 47-26　左侧单腔支气管导管

9F,远端具有3cm长的软尼龙质地的可旋转角度尖端;近端有一角度调节轮,逆时针旋转角度调节轮可使其远端弯曲90°以上。其更容易进入目标支气管,实施封堵和隔离(图47-25)。

(三) 单腔支气管导管(single lumen bronchial tube)

单腔支气管导管是安置于支气管内的单腔导管。特点为管体细长,套囊短。为了保证右肺上叶的通气,右支气管导管前段套囊分两段,中间有一侧口对应右肺上叶支气管开口。随着双腔支气管导管和支气管封堵管技术的发展和完善,单腔支气管导管应用已越来越少,但在气管隆突切除及重建等特殊手术的气道管理中,仍能发挥其特殊作用(图47-26)。

(赵欣 万磊 田鸣)

第4节 气管内插管方法

在处理气道前,特别是气管内插管前,应首先评估上、下呼吸道的解剖结构及通畅程度,目的是对面罩通气及气管内插管的难易程度做出判断。其次是结合手术部位选择插管径路(经鼻腔、口腔或气管切开造口),并明确气管内插管的适应证与禁忌证,保障气管内插管的质量与安全。因此气管内插管前均应进行上呼吸道评估。做好思想上、人员上和物质上的充分准备,方可降低和消除由此产生的相关风险,以达到安全施行气管内插管的目的(详见本章第9节)。

无论行静脉麻醉或吸入麻醉均有一个使患者从清醒状态转为可以进行手术或操作的麻醉状态的过程,这一过程称为全麻诱导。全麻诱导是预测无明确困难气道的患者气道处理时常用的诱导方式,而对于预测为困难气道的患者,则更多地采用清醒镇静表面麻醉或保留自主呼吸的浅全麻。采用何种诱导方法以及选用哪些药物,主要取决于患者的病情以及对面罩通气和气管内插管的困难程度和风险的估计,同时也应考虑麻醉医师的经验和设备条件(详见本章第9节)。

一、气管内插管的适应证、禁忌证及优缺点

(一) 适应证

1. 手术麻醉适应证　指手术麻醉患者的生命安危取决于是否采用气管内插管,否则禁忌在全麻下手术,包括:①全麻颅内手术;②胸腔和心血管手术;③俯卧或坐位等特殊体位的全麻手术;④ARDS患者全麻手术;⑤呼吸道难以保持通畅的患者(如颌面部、颈部、五官科等全麻大手术,颈部肿瘤压迫气管患者,重度肥胖患者等);⑥腹内压增高频繁呕吐(如肠梗阻)或饱胃的患者;⑦某些特殊麻醉,如并用降温术、控制性降血术等;⑧需用肌松药的全麻手术;⑨简化麻醉管理也可选择气管内插管,如时间长于2h的任何全麻手术以及颌面部、颈部和五官科等中小型全麻手术等,这取决于麻醉医师个人技术经验和设备条件。

2. 危重病症　包括气道保护能力丧失如昏迷患者、严重呼吸功能障碍如而无创处理无效的患者以及严重循环功能障碍如心搏骤停患者等。

(二) 禁忌证

1. 喉水肿、急性喉炎、喉头黏膜下血肿等在插管创伤时可引起严重出血,禁忌气管内插管,除非急救。

2. 呼吸道不全梗阻者有插管适应证,但禁忌全麻快速诱导插管。并存出血性血液病(如血友病、血小板减少性紫癜症等)者,插管创伤易诱发喉头声门或气管黏膜下出血或血肿,继发呼吸道急性梗阻,因此宜列为相对禁忌证。主动脉瘤压迫气管者,插管可能导致动脉瘤破裂,宜列为相对禁忌证;如果需要施行气管内插管,动作需熟练、轻巧,避免意外创伤。鼻道不通畅如鼻咽部纤维血管瘤、鼻息肉或有反复鼻出血史者,禁忌经鼻气管内插管。麻醉者对插管基本知识未掌握、插管技术不熟练或插管设备不完善者,应列为相对禁忌证。

(三) 优缺点

1. 可有效保持呼吸道通畅,便于清除气管支气管内分泌物。

2. 对呼吸功能不全或喉反射不健全患者,可有效施行辅助呼吸或控制呼吸,避免胃膨胀并发症。

3. 对胸腔内手术患者或需要呼吸治疗患者,可按需施行各类正压通气。

4. 允许手术者将患者安置在任何体位(俯卧、侧卧、坐位和头低脚高位等),患者不致产生过分的通气障碍。

5. 允许麻醉科医师远离患者继续有效操控麻醉与通气。

二、气管内插管方法

气管内插管方法有多种，大致有三种分类方法，见表 47-2。临床上常规的插管方法是明视经口插管法，其他方法主要为病情需要或为特殊插管患者而设计，可酌情选用。

（一）明视经口气管内插管法

经口气管内插管是将气管导管通过口腔、咽腔与声门插入下呼吸道的气管内或支气管内而建立人工呼吸道的一种方法。它是临床上建立人工呼吸道中最基本、最普遍的操作技术。明视经口气管内插管法为麻醉科医师必须熟练掌握的一项基本技能，要求做到安全、正确、无损伤。

表 47-2　气管内插管方法分类

（一）根据插管途径分类	1. 经口腔插管法	经口明视气管内插管法
	2. 经鼻腔插管法	经鼻明视气管内插管法
	3. 经气管造口插管法	
（二）根据插管前的麻醉方法分类	1. 诱导插管法	慢诱导气管内插管法
		快速诱导气管内插管法
	2. 清醒插管法	清醒经口或鼻明视插管法
	3. 半清醒管法	安定半清醒状态明视插管法
（三）根据是否显露声门分类	1. 明视插管法	直接喉镜明视插管法
		纤维光导喉镜引导插管法
	2. 盲探插管法	经鼻盲探气管内插管法
		经口手指探触引导插管法
		经气管逆行细导管引导插管法

1. 插管前的准备

（1）气管导管的选择：成人与儿童气管导管的选择标准不同。

1）成人：男性成人一般需用内径 7.5～8.5mm 的导管，女性成人需用内径 7.0～8.0mm 的导管。

2）儿童：气管导管内径需根据年龄大小和发育状况来选择，也可利用公式做出初步估计，选择内径(mmID)＝4.0+(年龄/4)的气管导管(适合 1～12 岁)，见表 47-3。另外需常规准备上下各一号的导管，根据具体情况再最后选定内径最适合的导管。值得注意的是如果选择加强型气管导管，由于其外径粗于标准的气管导管，所以宜选择内径小约 0.5mm 的导管。

表 47-3　小儿气管导管型号选择与插入深度

小儿年龄	导管的内径(mm)	插入深度(cm)
早产儿	2.5	10
新生儿	3.0	11
1～6 个月	3.5	11
6～12 个月	4.0	12
2 岁	4.5	13
4 岁	5.0	14
6 岁	5.5	15～16
8 岁	6.0	16～17
10 岁	6.5	17～18
12 岁	7.0	18～22

（2）导管插入深度：是指从门齿至气管导管尖端的距离。成人导管插入深度一般在女性约为20～22cm，男性约为 22～24cm。1～12 岁的儿童导管插入深度可根据年龄用公式估计，经口插管的深度(cm)＝12+(年龄/2)，并根据儿童发育状况适当调整插入深度。一般认为气管导管最佳深度为导管尖端位于气管的中部，成人一般在气管导管套囊过声门约 2～3cm 即可。

2. 气管内插管操作

（1）预充氧：在给予麻醉药物之前，可紧闭面罩下以 6L/min 以上氧流量给患者平静呼吸 3 分钟以上或连续做 4 次以上深呼吸，即达到去氮预充氧的目的。

（2）全麻诱导：常规地静脉注射插管剂量的镇静催眠药、镇痛药及肌松药，使患者达到神志消失、肌肉完全松弛、呼吸停止和镇痛良好的状态，同时在纯氧辅助/控制呼吸后，应用喉镜明视声门下施行气管内插管。必要时也可在清醒表麻下实施。

（3）气管内插管头位：插管前可调整手术台高

度,使患者颜面与麻醉者胸骨剑突平齐,以便操作。患者平卧,利用软枕使患者头垫高约10cm,头部置于"嗅物位"的位置,肩部贴于手术台面,麻醉者用右手推患者前额,使寰枕关节部处于后伸位(图47-27),以使上呼吸道口、咽、喉三轴线重叠成近似一条轴线,同时张口稍许,以利于弯型喉镜置入。如未张口,应用右手推下颌并用拇指拨开下唇,防止喉镜置入时下唇卷入损伤。

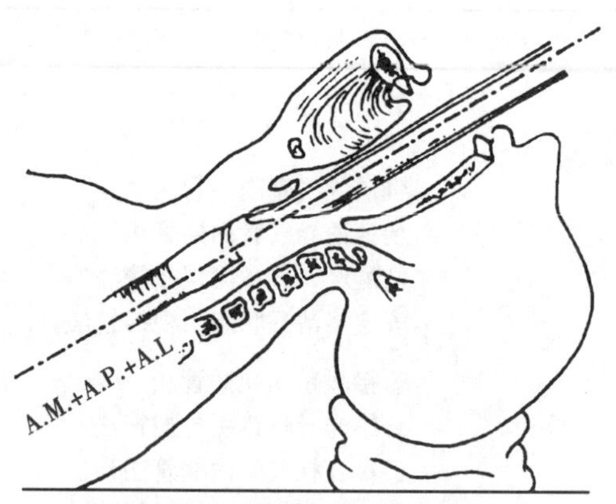

图47-27　寰枕关节后伸下的轴线变化

(4) 气管内插管操作:包括喉镜显露声门和插入气管导管,以下详述常用的Macintosh弯型喉镜操作方法。

1) 喉镜显露声门:显露声门是气管内插管术的关键步骤。左手持喉镜置入口腔前,用右手拇指将患者下唇推开,以免喉镜抬会厌时将下唇和舌尖夹垫于下切牙与喉镜片之间而引起损伤。用左手持喉镜沿口角右侧置入口腔,将舌体稍推向左侧,喉镜片移至正中位,顺着舌背的弧度置入。在操作过程中,应动作轻柔,逐步暴露,首先暴露腭垂,继续深入可见会厌的边缘,镜片深入至舌根与会厌交界处后,上提喉镜,即可看到声门裂隙。部分患者声门较高,在暴露过程中只能看到喉头而无法显露声门,此时可请助手在环状软骨处采用BURP(backward-upward-rightward press)手法下压,以利显露声门。在喉镜暴露的过程中,着力点应在喉镜片的顶端,并用"上提"喉镜的力量来达到显露声门的目的。切忌以上门齿作为喉镜片的着力支点,用"撬"的力量去显露声门,否则极易造成门齿脱落损伤(图47-28)。而直型喉镜片的着力点与弯型喉镜不同,在看到会厌边缘后应继续推进喉镜越过会厌的喉侧面,然后上提喉镜,以直接抬起会厌的方式显露声门(图47-29)。

由于存在口咽腔的解剖弧度与插管轨迹,经口腔喉镜直视下气管内插管一般直接利用导管的自然弯曲度进行,也可将金属管芯预先置入导管内,使导管塑成所需弯度,以便于插入气管内。

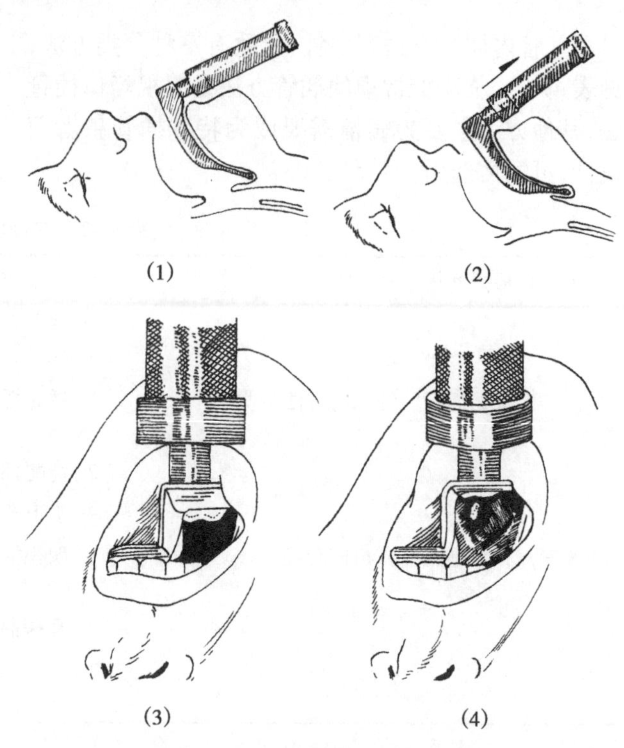

图47-28　弯型喉镜片操作示意图

2) 插入气管导管:右手以执笔式持气管导管,将导管前端对准声门后,轻柔地采用旋转推进的方法插入气管内,避免使用暴力。如果患者存在自主呼吸,则在患者吸气末声门外展最大位时顺势将导管轻柔地插过声门而进入气管,一旦进入声门,立即拔去管芯,推入导管进入声门。导管插入气管后,置入牙垫并小心退出喉镜,套囊充气。连接呼吸回路,进行试通气。确认导管位于气管内后,妥善固定导管。

(5) 确诊气管导管插入气管内的方法:气管导管插入后,应立即确诊导管是否在气管内,而没有误入食管。直视下看到气管导管在声带之间置入和纤维支气管镜检查可见气管环及隆突是判断导管位于气管内的可靠指标。在呼气末二氧化碳监测仪上可见连续4个以上不衰减的正常波形是判断气管导管在气管内的最可靠指标。下列指征也可作为辅助判断指标,但有时并不可靠:①人工通气时可见双侧胸廓对称起伏,听诊双肺可听到清晰的呼吸音且双侧一致;②按压胸部时,导管口有气流;③吸气时透明导管管壁清亮,呼气时管壁可见明显的雾气;④患者如有自主呼吸,接麻醉机后可见呼吸囊随呼吸而胀缩。

3. 插管期间常见的错误与纠正　常见的错误与纠正方法详见表47-4。

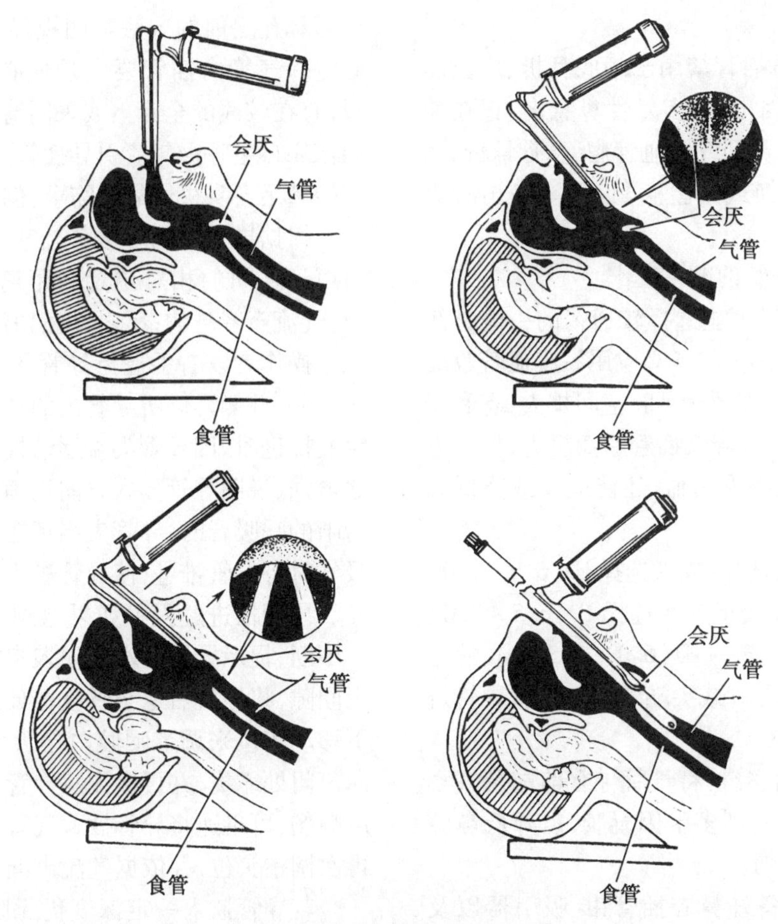

图 47-29　直型喉镜片操作示意图

表 47-4　插管期间常见的错误

步　骤	错　误	纠　正
病人的体位	进行呼吸道三轴线的调整	将病人置于嗅花位
口腔张开度	口腔未能最大程度张开	稍推伸头位,或用拇指伸入口腔辅助张口
窥视片选择	尺寸、型号选择不恰当	换用恰当的窥视片
	窥视片未能从舌的右侧插入	拔出窥视片再从舌右侧插入
声带显露	借用喉镜片撬的杠杆作用	改用手腕上提喉镜的力量
导管插入	导管未能达到预期弯度,插入困难	借用导管探条调整导管的弯度
	未能在直视下插入导管	在窥视片直视下重新插入
	喉镜上提过度使气管成角移位	减轻喉镜上提的力量
导管位置	误入支气管或食管	听诊呼吸音判断与纠正或重插
	术中导管不慎脱出	胶布紧固导管

(二) 明视经鼻气管内插管法

明视经鼻气管内插管是指先将气管导管前端插入鼻前庭,通过手感盲探将导管穿过下鼻道或总鼻道,再穿出后鼻孔进入咽腔,然后左手持喉镜从口腔暴露声门,直视下将导管插入气管内的方法。

1. 适应证

(1) 为手术操作提供便利条件:如经口腔气管内插管会影响术野,或增加术者操作难度,如下颌骨骨折、口腔肿瘤等。

(2) 需长期机械通气者:如呼吸功能不全需长期带管行呼吸机治疗的清醒患者,经鼻插管较经口腔插管的耐受性好,且有利于张口、闭口运动和吞咽等。

2. 禁忌证 经鼻插管禁用于颅底骨折、广泛面部骨折、鼻腔不明原因出血、多发性鼻息肉、正在使用抗凝药、鼻腔闭锁、鼻咽纤维血管瘤、鼻骨骨折、菌血症倾向(如心脏置换或瓣膜病)以及全身出凝血障碍等患者。

3. 经鼻气管内插管的准备工作

(1) 鼻腔准备:尽可能选择较通畅的一侧鼻侧实施操作。插管前两侧鼻腔务必应用黏膜血管收缩药与黏膜表面麻醉,一方面使鼻腔空间扩大,有利于置入直径较粗的导管,并降低插管摩擦阻力;另一方面可减少或避免黏膜损伤出血,还能减少或降低患者的不适和痛苦。

(2) 气管导管的选择:成人选择 ID(6.0～7.0) mm 的气管导管,一般成年男性选择 ID(6.5～7.0) mm 的导管,成年女性选择 ID(6.0～6.5)mm 的导管。专用的经鼻气管导管或尖端较软的气管导管可降低鼻腔损伤的风险。

(3) 气管导管的润滑:将气管导管前端及气囊外侧涂抹润滑剂或 2% 利多卡因凝胶,以降低鼻腔沿途插入的阻力及损伤。

(4) 其他设备:备好鼻腔插管钳、吸引器以及吸痰管,一旦鼻腔出血流向咽腔应及时吸出。

4. 操作方法 可在全麻快速诱导后或清醒表麻下实施操作。患者头后仰,操作者右手持气管导管以与面部垂直的方向插入鼻腔,沿鼻底部经下鼻道出鼻后孔至咽腔。切忌将导管向头顶方向推进,以免引起严重的出血。此步骤应轻柔操作,遇到异常阻力时应停止,以避免损伤。遇阻力时轻柔旋转导管或改用较细导管或改用另一侧鼻腔。鼻翼至耳垂的距离相当于鼻孔至咽后腔的距离。当导管推进至咽腔后,用左手持喉镜置入口腔暴露会厌。当显露声门后,右手在鼻腔外握持气管导管继续前行,并调整管尖方向,以便对准声门,再顺势插入。窥视导管气囊根部已完全进入声门下约 2～3cm 即可。若经调整后仍无法对准声门时,则可用插管钳经口夹住导管前端,将其送入气管内。目前有条件的单位一般均采用纤维支气管镜引导下实施该操作。

(三) 盲探经鼻气管内插管法

盲探经鼻气管内插管完全是靠手感和听诊气流声音进行的,并在其引导下逐渐接近声门而插入气管。本法适用于张口困难、颞颌关节强直、颈椎损伤和口颏颈胸部联合瘢痕形成使头颅无法后仰以及其他无法从口腔置入喉镜进行插管的患者。气管导管出后鼻孔之前的方法与明视经鼻插管法者相同,鼻腔盲探气管内插管要点是务必保留患者的自主呼吸,宜在较浅的全麻下或采用清醒表麻下实施,一方面依靠自主呼吸气流引导插管。另一方面自主呼吸下能满足自身机体氧合需求,创造安全的插管条件。

根据导管内的呼吸气流声的强弱,来判断导管与声门之间的相对位置和距离。导管口越正对声门,气流声音越响;反之,越偏离声门,声音越轻或全无。操作者以右手握持导管的后端,左手托住患者头枕部,并侧耳倾听导管内的呼吸音,当右手将导管缓慢推进时,因导管尖端逐渐接近声门,呼吸音也随之增强,说明导管插入方向正确,待导管内可闻到最清晰的呼吸音时,导管尖端正在声门口处,应在患者吸气时将导管推进,使导管进入气管内。

导管推进过程中如果遇到阻力,同时呼吸气流声中断,提示导管前端已误入梨状窝,或进入舌根会厌间隙,将导管后退至呼吸音最强处,通过左右或上下移动头位来调节咽腔内导管尖端的方向,使管尖向声门处靠拢,并再次注意导管内气流声,一旦气流声顺畅,可迅速将导管插入气管内。如插管失败,可再次调整头位,并依据气流声继续尝试。

若导管插入一定深度仍无阻力,且导管内气流声音随导管逐渐推进而消失,说明导管直接误入食管。此时缓慢后退导管,至听到呼吸音最强时停止,说明导管尖端已退出食管而接近声门,然后使头过度后仰,颈椎前凸,必要时可将套囊充气,可使导管前端上抬,同时继续根据气流声将导管推进。

(四) 盲探经口气管内插管法

本法多采用清醒插管方式,最适用于部分张口障碍、呼吸道部分阻塞、颈项强直、颈椎骨折脱臼、颈前瘢痕挛缩、喉结过高、颈项粗短或下颌退缩的患者,其基本方法有两种:鱼钩状导管盲探插管法和手指探触引导经口插管法。

1. 鱼钩状导管盲探插管法 插管前利用导管芯将气管导管弯成鱼钩状,经口插入,利用呼吸气流声作引导进行插管,方法与经鼻盲探插管者基本相同。本法成功的关键在良好的表面麻醉和恰如其分的导管弯度。

2. 手指探触引导经口插管法 术者运用左手示指插入口腔,通过探触会厌位置以作为插管引导。此法适用于多数插管困难病例。本法要求术者有一定长度的示指,同时需要完善的表面麻醉和患者的合作。

具体操作方法如下:①利用导管芯将气管导管

弯成鱼钩状；②施行口咽喉头及气管黏膜表面麻醉；③患者取仰卧自然头位；术者站在患者右侧，面对患者；④嘱患者张口，牵出或伸出舌体，作深慢呼吸，并尽量放松颈部、口底和嚼肌肌肉；⑤术者用左手示指沿右口角后臼齿间伸入口腔抵达舌根，探触会厌上缘，并尽可能将会厌拨向舌侧（图47-30）。如果术者示指不够长，则可改作轻柔按压舌根的手法；⑥用

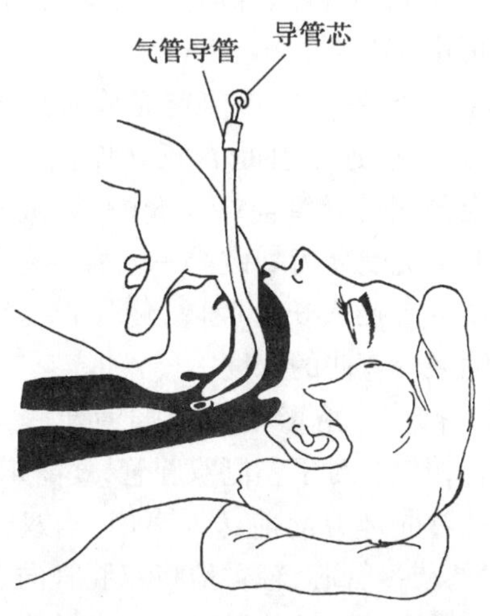

图47-30　手指触探引导经口插管

右手持导管插入口腔，在左手示指引导下对准声门，于深吸气之末插入声门。

（五）逆行导引气管内插管法

1. 适应证　当经喉气管内插管失败，而声门未完全阻塞的情况下，可以施行逆行气管内插管术。可在清醒加药物镇静状态或全身麻醉状态下完成逆行导引经口或经鼻气管内插管。尽管其成功率较高，但无经验者操作费时，创伤较大，患者较痛苦，有时还会遇到困难。因此，一般只是将它作为其他插管方法失败后的插管手段。

2. 操作方法　首先用导针行环甲膜穿刺，然后经导针往喉方向将细导引丝或细导引管（也可用硬膜外导管替代）置入气管，并通过咳嗽反射，使导丝逆行通过声门抵达口或鼻咽腔，再用小钩将它从口或鼻孔牵出，或用钳夹出口腔，顺导丝套入气管导管，顺势推入声门（图47-31）。若导管尖端受阻于前联合处而不能顺利通过，可适当放松导丝，旋转导管，轻柔地将导管送入声门。

3. 并发症　包括插入导丝不成功、穿刺出血、血肿形成和气压伤等；其他潜在并发症与经皮环甲膜穿刺术和标准经喉气管内插管术相同。

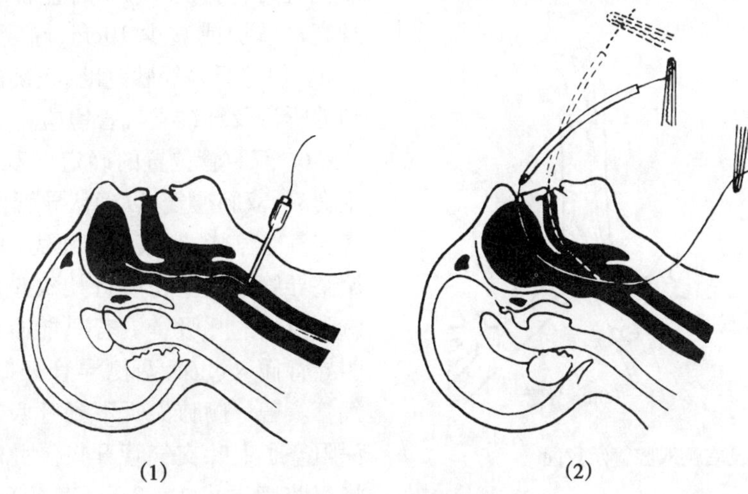

图47-31　逆行导引插管法示意图

三、支气管内插管方法

随着胸腔手术的发展，要求术中将两肺隔离并能进行单肺通气。通常有三种器具可以为麻醉期间提供单肺通气：双腔气管导管、单腔支气管堵塞导管（如Univent单腔管系统）和单腔支气管导管。双腔气管内插管是大多数胸科手术患者首选的肺隔离技术。

（一）支气管内插管的适应证

1. 绝对适应证　包括：①防止患侧肺脓、血等污染健侧肺。健侧肺被脓、血污染可导致严重的肺不张、肺炎、脓毒血症甚至死亡；肿瘤或患侧肺切口所致出血可能导致健侧肺被淹；②支气管胸膜瘘、支气管胸膜皮肤瘘等病变妨碍健侧肺的通气；③巨大的单侧肺大疱或囊肿在正压通气时有破裂的危险，造成张力性气胸；④行单侧支气管肺泡灌洗的患者。在这些情况下，肺隔离能有效防范危险的发生。

2. 相对适应证　为使术侧肺萎陷，暴露手术野，方便手术操作，避免手术器械导致的肺损伤及改善气体交换等情况均是肺隔离的相对适应证。包括：胸主动脉瘤切除、肺叶切除（尤其是肺上叶）、胸腔镜检查、食管或脊柱手术以及一侧肺创伤手术等。

（二）支气管内插管的禁忌证

对气道内存在沿双腔导管通路上有任何病变（如气道狭窄、肿瘤、气管支气管断裂等），或气道外存在压迫（如纵隔肿瘤、主动脉弓动脉瘤）时，均应列为禁忌。相对禁忌证有：①饱胃者；②疑有误吸高度危险者；③正在施行机械通气的危重患者（这类患者不能耐受因换管操作需要短暂停止机械通气的情况）；④估计不能在直视下完成气管内插管的插管困难病例；⑤证明左主支气管呈帐篷式抬高、且与总气管呈90°以上角度者（这种情况不仅左主支气管内插管特别困难，且容易发生左主支气管损伤）。

（三）支气管内插管的方法

1. 导管种类的选择　双腔气管导管内含两个腔，可分别为一侧肺通气。常用的双腔管包括 Carlens 双腔管和 Robertshaw 双腔管两种，Robertshaw 双腔管更常用（图 47-32）。

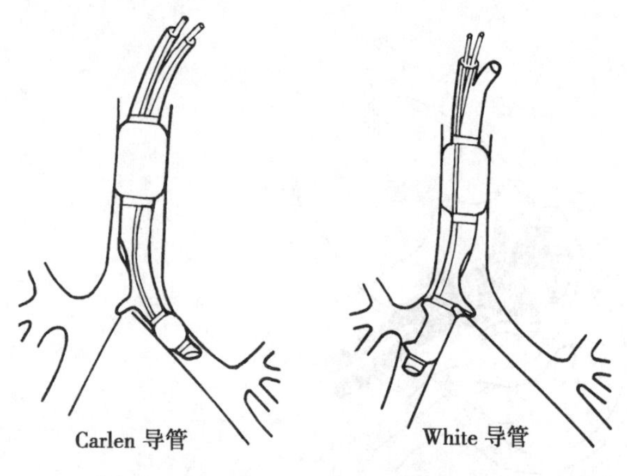

图 47-32　左侧及右侧双腔管示意图

2. 导管侧别的选择　过去通常建议将双腔管的支气管端置入非手术侧，即右侧手术选择左侧双腔管，而左侧手术选择右侧双腔管，可增加双腔管位置正确的概率并减少其对手术的干扰。但因右侧主支气管长度较短，且右上肺支气管开口解剖变异很大，因此右侧双腔管的准确对位非常困难，在左侧胸内手术选择右侧双腔管时存在右上肺通气不足的危险。所以目前的观点认为，尽量选择左侧双腔管，只有当存在左侧双腔管禁忌时才选用右侧双腔管。左侧双腔管的禁忌证包括左主支气管狭窄、左主支气管内膜肿瘤、左主支气管断裂、气管外肿瘤压迫左主支气管及左主支气管分叉角度过大（至 90°左右）等。

3. 导管型号的选择　选择的原则是使用最大适合型号的双腔管，可降低通气阻力并有利于吸痰操作及纤维支气管镜检查。双腔管的型号选择与患者的身高、体重有明显的相关性。目前临床上一般成年男性用 39Fr、37Fr 号；而成年女性用 37Fr 号，体格矮小者可用 35Fr 号。

4. 插管前准备　插管前首先检查双腔管的两个套囊是否漏气，连接管是否正确连接。使用水溶性润滑剂充分润滑导管前端及套囊，以减轻插管损伤并保护套囊免受牙齿划破。一般需将充分润滑的可弯曲硬质管芯插入长管腔内，使长管尖端塑形至符合患者咽喉部弯曲的弯度。

5. 插管操作　麻醉诱导及喉镜暴露与单腔管气管内插管相似。对于左侧双腔管，暴露声门后，将双腔管远端弯曲部分向前送入声门，当双腔管前段通过声门后，拔出管芯，轻柔地将双腔管向左侧旋转90°，继续送管至感到轻微阻力。置入导管的深度与患者身高之间具有高度的相关性。当双腔管到达正确位置时，身高 170cm 的患者的平均深度是 29cm，身高每增加或减少 10cm，导管的深度增加或减少 1cm。但这只是经验判断，正确的位置判断有赖于仔细的听诊及纤维支气管镜检查。

6. 双腔管位置的确定　双腔管插入后，先充气主套囊，双肺通气，以确认导管位于气管内。然后充气支气管气囊，观察通气压力，听诊两侧呼吸音变化调整导管位置。先进行几次正压通气，双侧应均能听到清晰的呼吸音。若只能听到一侧呼吸音，则说明导管插入过深，两侧导管开口均进入了一侧主支气管。若一侧肺尖听不到呼吸音，则表明双腔管过深阻塞了上叶支气管开口。此时应松开套囊，每次将双腔管退出 1～2cm，直至双肺闻及清晰的呼吸音。当双腔管到达正确位置后，夹闭一侧连接管，夹闭侧胸廓无运动，也听不到呼吸音，而对侧可见明显的胸廓运动并可闻及清晰的呼吸音，此时打开夹闭侧管腔帽时，应无气体漏出。

当临床征象判断双腔管位置不正常时，以左侧双腔管为例，存在三种情况（图 47-33）：①插入过浅，两侧导管均在气管内；②插入过深，两侧导管均进入左主支气管；③也是插入过深，但两侧导管（至少是左侧管）进入右主支气管。当右侧导管夹闭时，如果左侧管过深进入左主支气管，则仅能闻及左侧

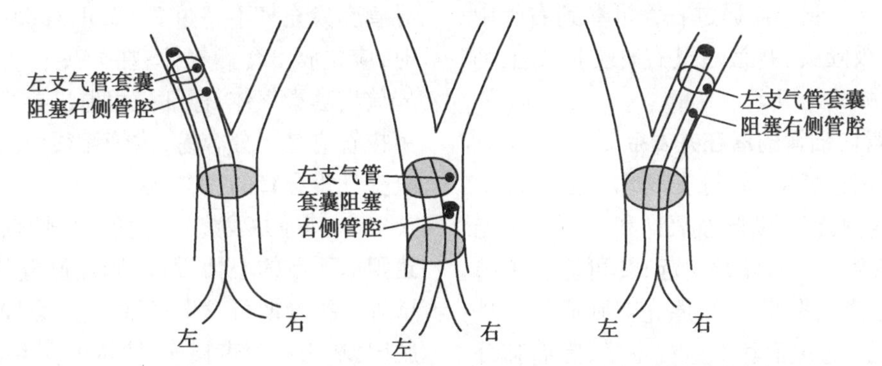

导管位置	夹闭左侧导管(呼吸音) 两个套囊均充气	 主套囊充气,左套囊放气	夹闭右侧导管(呼吸音) 两个套囊均充气
进入太深,左主支气管(A)	无或少量	左侧	左侧
进入太浅,在气管内(B)	无或少量	左侧及右侧	左侧及右侧
进入太深,右主支气管(C)	无或少量	右侧	右侧

图 47-33　双腔管对位不良:左侧双腔管对位不良的三种可能情况。可通过夹闭不同侧管腔及套囊充放气对呼吸音的影响来判断

呼吸音,若进入右主支气管,仅右肺可闻及呼吸音。若插入过浅,则两侧肺均能闻及呼吸音。在上述三种情况,若夹闭左侧管并将支气管套囊充气,则支气管套囊会阻塞右侧管的通气,造成两肺呼吸音全部消失或非常低沉。此时若将支气管套囊放气,则双腔管进入左肺过深时,仅能在左侧闻及呼吸音;若左侧管过深进入右侧管,则仅能在右侧闻及呼吸音;若双腔管插入过浅时,双肺均能闻及呼吸音。即使插管后双腔管对位良好,但因咳嗽、改变体位和(或)头位及手术操作影响等因素均可导致双腔管移位,故在围手术期当气道压力或患者的氧合状况发生变化时,均应确认双腔管的位置。使用纤维支气管镜定位是最可靠的方法。

7. 纤维支气管镜定位　多项研究证实,即使根据听诊等判断双腔管对位良好,仍有 25% ~78% 的患者经纤维支气管镜检查后发现其位置不当。因此单凭听诊常无法正确判断双腔管的位置,纤维支气管镜检查才是快速、准确判断双腔管位置的金标准。

对于左侧双腔管,因左右管开口末端距离为 69mm,而普通人左主支气管的平均长度为 50mm,所以通过右管若未看到蓝色套囊的上缘,则往往提示导管过深,左肺上叶开口很可能已被阻塞。而只要能看到蓝色套囊的上缘刚好在隆突之下,则左肺上叶被阻塞的可能性就很小。故左侧双腔管的正确位置为通过右侧管腔可直接观察到气管隆突,同时可见蓝色套囊的上缘刚好位于气管隆突之下,而经左侧管腔末端能看到左肺上下两叶的开口(图 47-34)。

对于右侧双腔管,从左侧管可看到气管隆突及

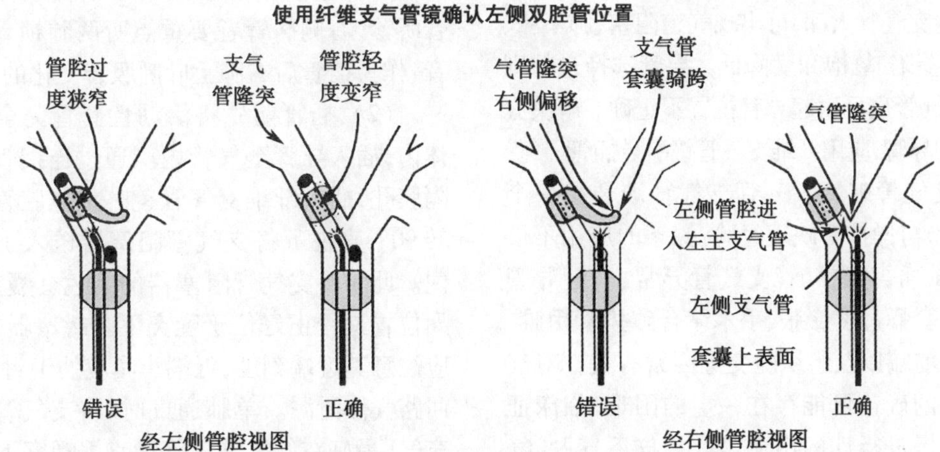

图 47-34　使用纤维支气管镜确认左侧双腔管位置。使用纤维支气管镜所见影像:经左侧管腔可见管腔轻度变窄,经右侧管腔可见气管隆突及蓝色的支气管套囊刚好位于气管隆突下方

右侧管进入右主支气管。而通过右管可看到右肺中下叶支气管的次级隆突，并且通过右管上的右上肺通气孔看到右上肺叶开口。

（四）支气管内插管的潜在并发症

1. 通气/灌注比失调　施行支气管内插管最常见的并发症为低氧血症。动脉血氧饱和度下降可能与：①右上肺支气管开口被堵塞引起；②可能与单肺通气继发通气/血流比失调有关，原先双肺通气量进入单侧肺，易致通气过多而相对血流不足，因而肺分流增加。解决的方法是增加 FiO_2 达 1.0，同时降低潮气量和增加通气频率（借以保持相同的分钟通气量）；③可能与应用挥发性麻醉药有关，后者可抑制低氧性肺血管收缩（HPV），引起未通气侧肺血管扩张，同样引起肺分流量增加。解决的方法是尽量降低挥发性麻醉药的吸入浓度（1MAC 以下）或停用，改用静脉麻醉药；④如果低氧血症持续存在，则需按表 47-5 所示进行处理。在单肺通气中，通气侧肺吸入 $FiO_2 = 1.0$；非通气侧肺用纯氧充气，并保持 $5cmH_2O$ CPAP，则持续性低氧血症并不多见。

表 47-5　在侧卧位下剖胸手术中的肺通气处理

剖胸侧肺（上位肺）	通气侧肺（下位肺）
CPAP（$5 \sim 10cmH_2O$），停控制呼吸	正常通气
固定 CPAP，间断性控制呼吸	正常通气
不做任何通气处理	加用 CPAP $5 \sim 10cmH_2O$ 通气
高频喷射通气	正常通气，伴或不伴 CPAP

2. 导管位置不正确　最常见的原因是导管选择过长，以致插入主支气管太深，可出现气道阻塞、肺不张、肺膨隆不能和萎陷、氧饱和度降低。导管选择过粗则不能插入主支气管也可引起导管位置不正确。解决方法：选择适合的导管，应用纤维支气管镜引导插管。

3. 气管支气管破裂　气管支气管破裂是一个危险的并发症，与操作者缺乏经验、探条的应用不恰当、反复粗暴试插、存在气管支气管异常、气管导管或支气管导管套囊过度膨胀、手术缝合致拔管困难、手术切断导管前端以及组织脆变等因素有关。对气管支气管破裂的确诊可能存在一定的困难，临床征象多数仅为缓慢进行性的出血、发绀、皮下气肿、气胸或肺顺应性改变，有时难以据此做出明确的诊断。对该并发症应从预防着手：讲究探条的质量；支气管导管套囊充气不超过 2～3ml；移动患者体位或头位时，应先放出套囊气体；在处理和切断支气管前，应先放出套囊气体，仔细稍稍退出导管的位置；手术结束拔管应是十分容易，拔管无须用暴力，拔管后应检查支气管导管的完整性等。

4. 其他并发症　包括损伤性喉炎、肺动脉流出道阻塞所致的心搏骤停、肺动脉缝线误缝于双腔管壁等。拔管期可发生轻微出血、黏膜瘀斑、杓状软骨脱臼、喉头和声带损伤，偶尔可发生断牙等。

（五）经气管内单腔管的支气管封堵管（Univent 封堵管）

将单腔气管导管与支气管封堵管结合，其单腔管口径大，便于吸引和通气。目前成人最常应用的是 Univent 单腔管系统，简称为“Univent 导管”（图 47-23）。

1. 适应证

（1）预计术后须行机械通气的患者：如肺功能差、预计术中有肺损伤、需要大量输血或输液以及预计手术时间长的患者，应用单腔支气管堵塞导管进行肺隔离可以避免术后换管带来的危险。

（2）胸椎手术：术中需要变换体位，应用单腔支气管堵塞导管可以避免导管移位。如果气道严重变形，可能会影响双腔管的放置，而对支气管堵塞导管的影响则很小。

（3）双肺手术：如果双肺都需要阻塞，如双肺手术或待定的手术，最好选用单腔支气管堵塞导管。

2. 禁忌证　因不能对任意单侧肺行间歇正压通气和吸引功能，所以不适于 ARDS 患者的手术。

3. 操作方法　单腔支气管堵塞导管的插管途径和操作方法，基本与经口气管内插管法者相同，不同之处包括：

（1）插管前必须用听诊器仔细作双侧肺呼吸音听诊，右侧插管者要重点听两肺锁骨下区的呼吸音，作为插管后右肺上叶呼吸音变化的参考。

（2）插管前先将活动性套管完全回缩至导管体内，插入导管至气管内。通过连接管上的自封闭隔膜孔，插入纤维支气管镜。将单腔管向手术侧旋转 90°，直视下将支气管阻塞器送入手术侧支气管内。此时将支气管阻塞器的蓝色套囊充气，观察套囊位置是否正好位于隆突下。封堵器位置合适后，应注意其近端刻度，近端小帽应处于封闭状态，以免回路气体泄漏。单肺通气时，将支气管阻塞器套囊充气（最好在纤维支气管镜直视观察下），并移除近端小帽以加速隔离肺内气体逸出（图 47-35）。盲视下放置支气管阻塞器多难以成功，尤其是左主支气

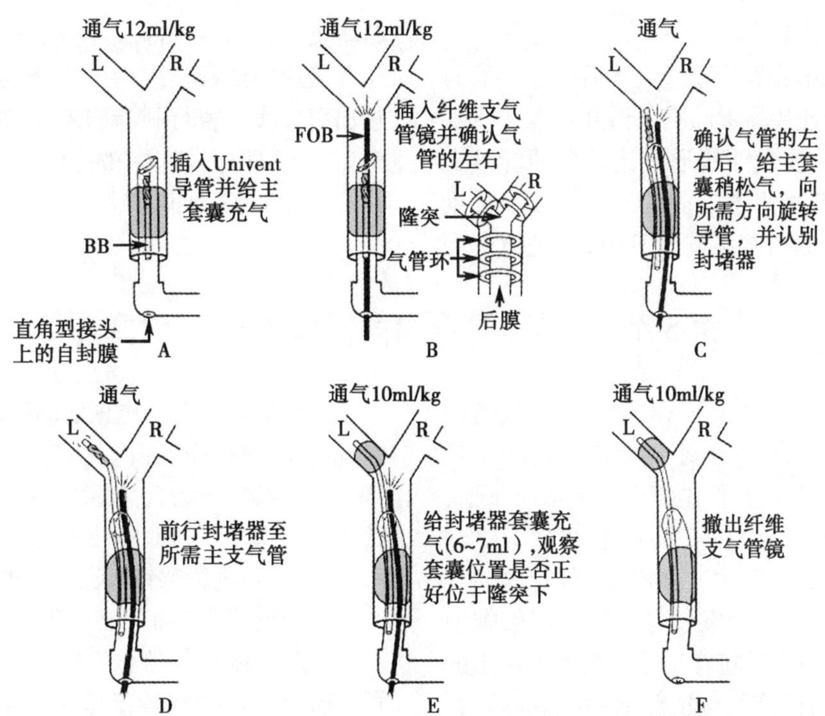

图 47-35　Univent 导管的插入与定位:纤维支气管镜协助 Univent 导管插入左主支气管的步骤

管,此外盲视操作容易引起气管损伤,发生出血甚至气胸的可能。

(3) 支气管阻塞器套囊充气后,检查气囊压力,用听诊法判断阻塞肺是否完全阻塞,如阻塞侧肺呼吸音消失,气囊放气后呼吸音恢复,证明套囊位置正确,否则需再次调整。

(4) 确定内套管位置后,把内套管外管固定帽移至外管末端,内套管固定在主管的固定带上。

4. Univent 导管的优点

(1) Univent 导管插管的难度与普通单腔管类似,但更易于获得肺隔离,保障患者的安全。

(2) 在定位过程中可以通过单腔管持续供氧。

(3) 在术后需机械通气时不需要换管,从而避免了换管的风险,而胸椎手术术中需要变换体位时,应用 Univent 导管可以避免导管移位。

(4) 可以选择性地阻塞一侧肺的某个肺叶,可明显减少单肺通气对机体氧合功能的影响,避免术中低氧血症的发生。

(5) 术中也可通过支气管阻塞器对非通气侧行持续气道正压通气(CPAP),改善术中低氧血症。

5. Univent 导管的缺点

(1) 因支气管阻塞器的内径较小,故病变侧肺萎陷时间长。此时可将支气管阻塞器套囊放气,并将呼吸机断开,使气管导管与大气相通,手术医师缓慢地挤压术侧肺,将气体排出,然后重新将支气管阻塞管套囊充气,达到隔离目的。

(2) 萎陷侧肺重新充气时间长,此时应松开支气管阻塞器套囊,通过主通气管对术侧肺进行正压通气,使术侧肺缓慢复张。

(3) 阻塞器导管管腔很细,易被血液、痰液阻塞,可采用负压吸引清除分泌物。

(4) 支气管阻塞器套囊为高压气囊,长时间使用应注意避免气道损伤。

(5) 术中支气管阻塞器套囊有时会有小的漏气。

(六) 独立的支气管阻塞器

1. Fogarty 取栓管　Fogarty 取栓管内有一硬质管芯,将导管前端弯成一定的弧度后,可较为方便地控制取栓管的运动方向,通过旋转比较容易进入一侧支气管。进入合适位置后,在直视下向套囊内充气 0.5～1ml,封闭手术侧支气管。确认支气管阻断状况后,将取栓管与气管导管固定在一起。本装置的最大缺点在于无法引流隔离肺,此外套囊为低容量高压套囊,长时间充气可导致黏膜损伤,应尽量减少充气量,达到刚好能封闭支气管即可。

2. Arndt 支气管封堵导管　Arndt 封堵导管是一种独立的阻塞导管,远端有一椭圆形或圆形的低压高容蓝色气囊和一可便于定位的引导线。导管中间有一细小的管腔可行吸引、吹氧、高频通气等操作,管腔内有一根柔软的尼龙管芯。近端有一调节阀和指示气球,分别起调节引导线和注气后判断气囊的压力作用(图47-24)。

首先常规插入单腔气管导管。然后将连接器与气管导管连接。经连接器上的阻塞器开口置入支气管阻塞器,再将纤维支气管镜通过连接器的纤维支气管镜开口插入,并将阻塞器前端的线圈套在纤维支气管镜上。继续插入纤维支气管镜,在进镜的同时将支气管阻塞器带入目标支气管。待患者改侧卧位并最后确认好支气管阻塞器的位置正确无误后,拔出引导线。若行肺叶阻塞时,向阻塞器套囊内注气2~3ml即可,若行一侧全肺阻塞,则需要注入5~8ml空气方能达到阻塞效果。

(丁冠男 田鸣)

第5节 (支)气管内插管辅助器械用具

麻醉医师在气道管理时经常会面临困难气道的挑战,气道管理的困难性是相对不确定的,有时虽然使用很大的力量上提喉镜,但是声门仍然显露不清;有时应用多种气管内插管技术和装备,多次尝试却仍然失败。于是为数众多的直接喉镜、气管内插管管芯、纤维支气管镜和可视喉镜等气管内插管辅助器械用具相继应运而生。随着光导纤维可视技术的发展和应用,气管内插管的可视范围和视觉质量大幅度提高,气管内插管的成功率增加,损伤减少。这些设备和技术,可以帮助我们解决困难气道的问题,同时也是处理常规气道管理的利器。本节重点对这些(支)气管内插管辅助器械用具和技术进行介绍。

一、直接喉镜(direct laryngoscopy)

20世纪40年代依赖于直视技术的直接喉镜开始用于临床气道管理(Miller喉镜片,1941年;Macintosh喉镜片,1943年),从此支气管和气管内插管辅助器械用具蓬勃发展直至今天。在这一发展过程中,考虑到门齿、舌、会厌及喉的位置是决定声门显露程度的重要因素,气管内插管辅助器械用具的设计常以推开这些组织结构而显露声门为目的,同时常以"嗅位"配合气管内插管,以使口、咽和喉三轴线尽量重合,从而达到更好的声门显露和直视观察效果。但实际研究表明,对于解剖结构正常的患者,嗅位和头后仰位,均不能使上述三条轴线完全重合;而且在直接喉镜气管内插管时,嗅位与头后仰位相比,嗅位在声门显露和直视观察效果上并没有明显的优势。有报道表明,在气道评估正常的患者中,依然有6%~10%的患者用直接喉镜显露声门困难。这时就会需要利用喉镜片将舌体推入下颌空间,并采用托下颌和喉部加压等辅助手段,尽可能改善地声门显露,完成气管内插管。若多次尝试仍不能成功,则导致严重气道并发症的可能性大大增加。

理想的直接喉镜应该能够提供良好的声门可视度且显露容易,便于微创、准确、迅速地置入气管导管。直接喉镜作为气道管理中必备的常规工具,是其他气管内插管辅助器械用具发展进步的基础和源泉,同时也是进行喉镜显露评级的依据。

直接喉镜由镜柄、镜片和光源组成。镜片的作用是推开舌体及其他软组织从而显露声门,完成气管内插管。直接喉镜最基本的喉镜片有弯喉镜片(Macintosh)和直喉镜片(Miller)两种类型。两种喉镜片均为左手操作者设计。镜片靠近左边的垂直板用来帮助推开舌与软组织;尖端圆钝,可以避免损伤组织。光源灯泡位于喉镜顶端附近,也可以通过光导纤维连接镜柄顶部的灯泡来传导光线进行照明。喉镜片亦有钝钩形等设计,可根据患者气道不同的解剖特点进行选择(图47-36)。白炽灯泡比光导纤维亮度高,照明范围大,但容易损坏脱落。光导纤维是冷光源,安全易清洗(图47-37)。

Macintosh喉镜片使用时从右口角进入,推开下唇,镜片轻柔移至口腔中线,并将舌体推向左侧,继续前进使镜片尖端置于舌根部和会厌咽面之间的会

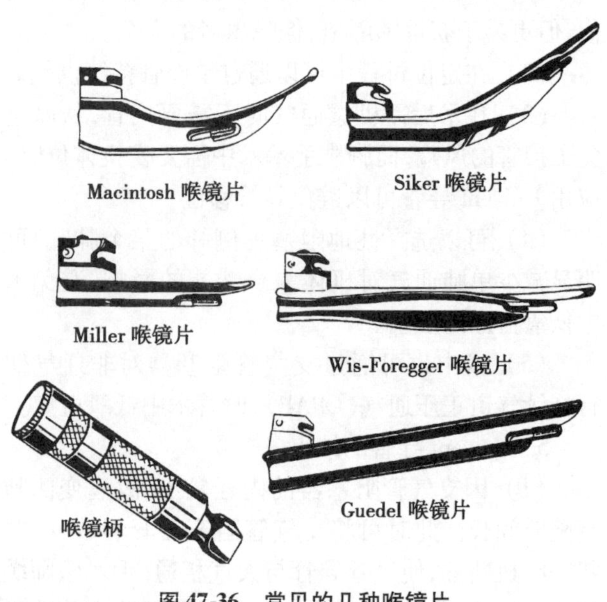

图47-36 常见的几种喉镜片

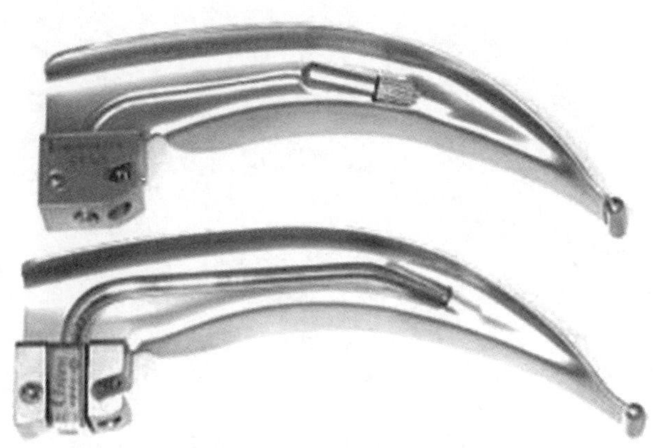

图 47-37　白炽灯泡和光导纤维照明

厌谷，向上、向前方提起喉镜显露声门。注意避免以门齿为支点，造成牙齿损伤。有曲度的 Macintosh 喉镜片可以避免直接压迫会厌，避免刺激会厌喉面喉上神经支配区域，减少诱发喉痉挛和支气管痉挛的几率。

使用 Miller 喉镜片进行气管内插管时，镜片尖端位于会厌喉面的下方，向前上方插入喉镜即可直接显露声门（图 47-29）。镜片近端有一 C 形管腔，便于操作者观察，同时给置入气管导管留出空间（图 47-38）。C 形管腔细小的镜片声门显露较容易，但置入气管导管的空间较小，C 形管腔较大的镜片声门显露较困难，但比较容易置入气管导管，操作者可根据临床实际情况选择使用。对于会厌狭长肥厚的患者，以及婴幼儿和声门位置较高的患者，直喉镜片有时可能会更好地显露声门。

还有一类喉镜片尖端角度可变，代表者有 McCoy 喉镜。镜片近喉端 25mm 处，有一可向上抬起的关节，按下镜柄杠杆就可以使镜片近喉端角度最大

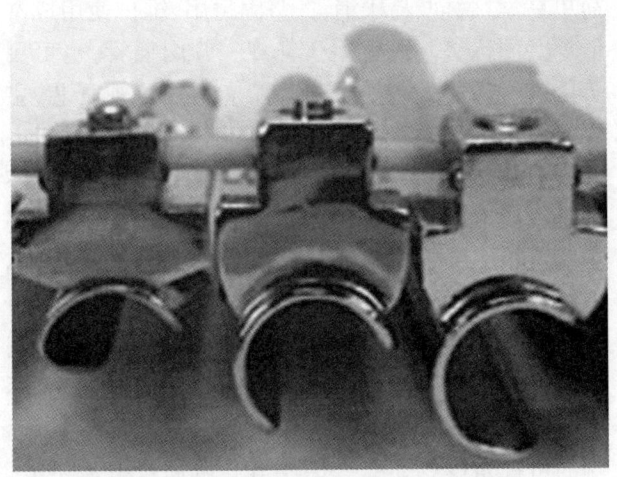

图 47-38　不同直喉镜片近端 C 形管腔
从左至右依次为 Miller、Philips 和 Wisconsin 镜片

增至 70°左右，帮助会厌掀起，改善声门的显露，提高气管内插管成功率。可用于喉镜显露分级Ⅲ级以上及颈部活动受限的患者（图 47-39）。

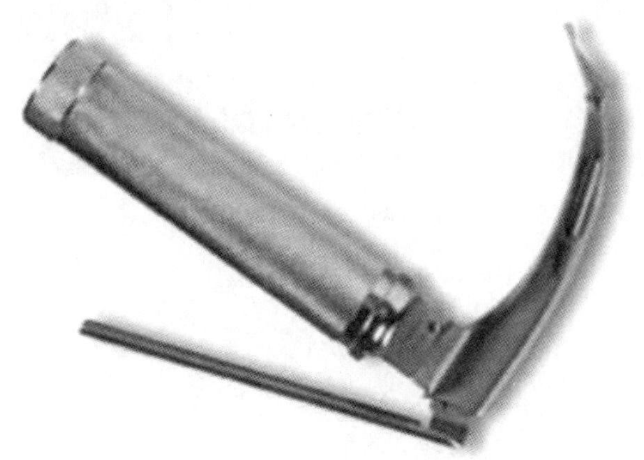

图 47-39　McCoy 喉镜

二、管芯类插管工具（Stylets）

传统的金属管芯可以插在气管导管管腔内，有一定刚性，通过塑形和引导作用，在声门显露欠佳时提高气管内插管的成功率。以此原理演化出管芯类气管内插管辅助器械。

（一）弹性插管探条（gum elastic bougie）

弹性插管探条是一款物美价廉、简单易学、可消毒后反复使用的管芯类气管内插管辅助器械。弹性插管探条长 60cm，远端向上抬起 30 °，便于进入声门。在看不到声门时，可直接将插管探条远端从会厌下方盲探置入，如果在气管内，操作者可以感觉到探条触及和划过气管软骨环的规律震动，此时即可轻柔地置入气管导管。另外一种鉴别方法是探条的插入深度一般在 24 ~ 40cm 之间，超过 40cm 探条远端会被小气道阻挡而不能前进，而探条若在食管内则可继续深入至胃内。导入气管导管时可不撤出喉镜，并逆时针旋转气管导管 90 °，使气管导管斜面向下，这样气管导管更容易进入声门，可减少盲探置管使气管导管斜面卡在杓状软骨和声带造成置管困难和产生损伤的几率（图 47-40）。类似的器械还有一次性使用的 Flex Guide 探条（图 47-41）和带给氧通气管的一次性 Frova 探条（图 47-42）。

（二）光棒（lighted stylets）

光棒是利用颈前软组织透光以及气管位置比食管更靠前更表浅的特性，当光棒和气管导管一起进入声门后可在甲状软骨下出现明亮光斑，可在光棒

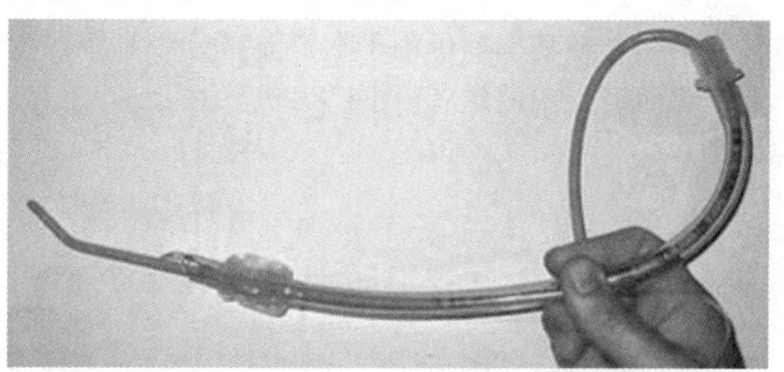

图 47-40　弹性插管探条

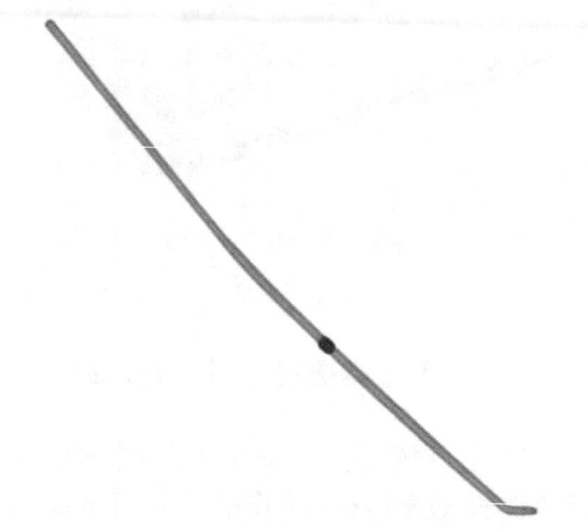

图 47-41　Flex-Guide 插管探条

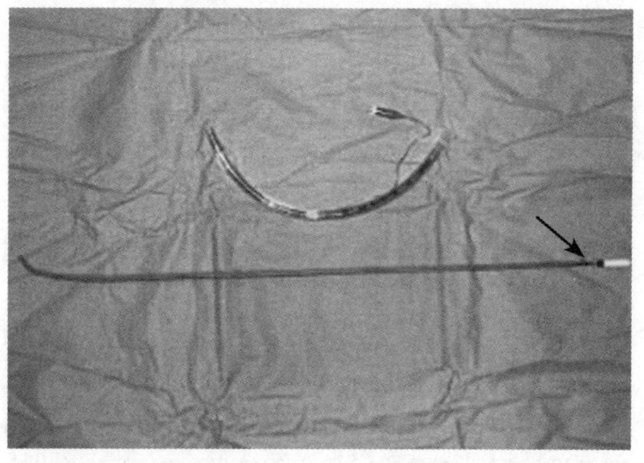

图 47-42　Frova 插管探条

引导下置入气管导管。光棒可用于正常气管内插管、困难气管内插管(张口受限、小颌等)、常规方法插管失败的患者以及口腔内有出血的患者等(图 47-43)。

使用前充分润滑光棒和气管导管内壁后,将光棒插入气管导管内,将灯泡置于气管导管前端以远约 0.5~1cm 处,用固定器固定气管导管,在套囊近端折弯 60°~90°。通常在患者头侧操作,特殊情况下也可在患者对面或侧面使用。患者头颈部自然伸

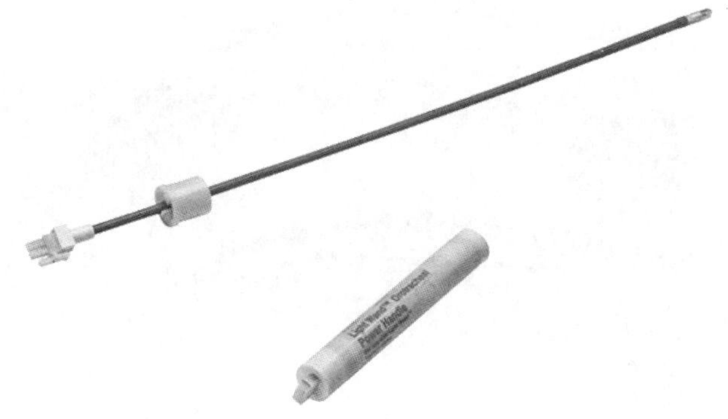

图 47-43　Lightwand 光棒

展,不用嗅位。可在关闭无影灯的光线环境下实施气管内插管,肥胖颈粗的患者有时需要调暗室内灯光。在不能控制环境光照的情况下,可用毛巾或手遮挡颈部,以便观察光斑。光棒从口咽正中线进入,在喉结下方出现明亮光斑后,推送气管导管进入气管内,并退出光棒,然后确认气管导管进入气管内。如果患者存在上呼吸道解剖异常,如肿瘤、息肉、感染(会厌和咽后壁脓肿)、上呼吸道损伤及异物等则不能使用光棒;显著肥胖、颈后仰受限和颈前透光性差的患者慎用。

(三) 可视管芯(optical stylets)

光导纤维成像技术广泛已应用于医疗领域,大量先进的气管内插管装置不断涌现,可视管芯是其中较为重要的一类。可视管芯一般由金属外壳和包裹在内的光导纤维束或摄像头及传输线缆组成,并可将气管导管套在其上。操作者可通过近端的目镜或视频显示器来观察气管导管的推进过程。虽然此类管芯外径、图像分辨率、光源参数和是否可弯曲等特性有所不同,但都有视野大、成像效果较好、操作简单易学、微创、易于消毒、坚固耐用、维护使用成本低等共同优势。既可用于常规气管内插管,也可用于困难气道的处理。目前临床应用的可视管芯,主要有 Bonfils、Shikani、Levitan、StyletScope、VOIS、Clarus 可视系统和帝视内镜等。大多数可视管芯的主体都是硬质或半硬质的镜体,因此在一定程度上能够主动上抬会厌,更易通过喉部进入声门。一般管芯近端标准气管导管接头固定器,导管固定器可以在镜体上移动,以使管芯尖端处于合适的位置,并适应不同气管导管长度。多数可视管芯在远端发光,不同分辨率的图像经由玻璃或塑料光纤传至近端。远端的可视角度约 50°~90°不等。可通过电池供电,便携性好,亦有一些型号支持外接光源。多数可视管芯为实心,也有部分类型管芯具有工作通道。

可视管芯的清洁方法与纤维支气管镜类似，使用后管芯主体应使用清洁剂进行清洗，同时管芯上中空的内管道应使用专用清洁刷进行清洗。大部分部件可以通过环氧乙烷、Steris® 或 Sterrad® 复方洗涤剂以及高浓度冷浸渍消毒溶液进行消毒或灭菌。

1. Shikani 可视管芯　Shikani 是半硬质可视气管内插管装置，远端具有可塑性，通过接头与近端目镜相连，可与大部分视频转换器兼容，从而实现在监视器观察下进行气管内插管（图 47-44）。管芯近端套有一个可调节的气管导管固定器，可以将不同长度的气管导管固定在合适位置。固定器与氧气接口相连，可在气管内插管过程中通过导管供氧。图像经高分辨率光导纤维传输至目镜，照明光线由多条照明光缆传出。光源在标准纤维光学手柄上，也可通过纤维光缆连接于外接光源。成人型可通过内径大于 5.5mm 气管导管，儿童型可通过内径 3.0～5.0mm 的导管。使用时先将润滑过的气管内插管套在润滑过的可视管芯上，远端镜头不应超过末端而应停留在插管斜面内。固定阀旋紧螺丝固定导管。镜头需加热除雾或使用除雾剂。Shikani 可独立应用，也可配合直接喉镜使用。可用于正常气道，也可用于困难气道气管内插管，同时可以用于双腔管气管内插管。近年一些麻醉医师应用视可尼经后磨牙入路气管内插管，取得了更高的插管成功率，并大大缩短了气管内插管时间。

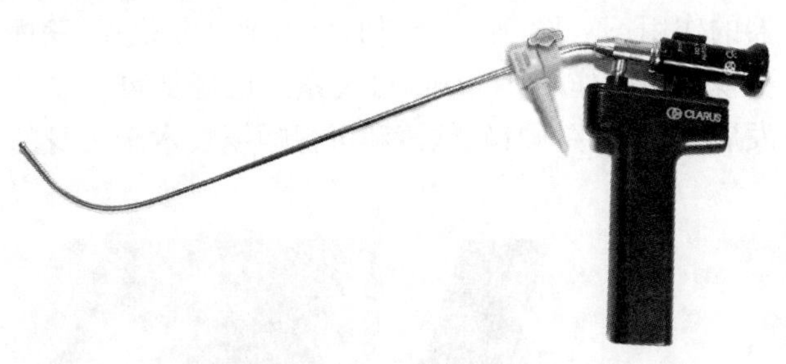

图 47-44　Shikani 可视管芯

2. Bonfils 可视管芯　Bonfils 是唯一不具可塑性的可视管芯（图 47-45）。成人型号长度为 40cm，远端弯曲角度固定为 40°，直径 5.0mm，适用于 ID 5.5mm 及以上的气管导管，内含直径 1.2mm 的操作管腔。另外还有直径 3.5mm 和 2.0mm 的两种型号，可用于儿童气管内插管。气管导管固定器同时还可以向导管中输送氧气。光源由外接移动光源提供，亦可附接电池供电便携的 LED 光源。近端目镜有屈光度调节功能，尖端可视角度为 90 °，玻璃纤维 12 000 像素高清图像传输。可移动目镜版本可通过目镜观察；监视器版本可通过连接线与 Storz 专用监视器和 Telepack 视频单元兼容连接。因其远端 40°的弯曲角度固定，不便于沿正中线置入，故多采用后磨牙入路置入喉镜进行气管内插管。使用前充分吸除口咽部分泌物，保证视野清晰，同时使用防雾处理。插管时从口角进入，经过磨牙后方，同时辅助托下颌可使操作空间增大改善视野。

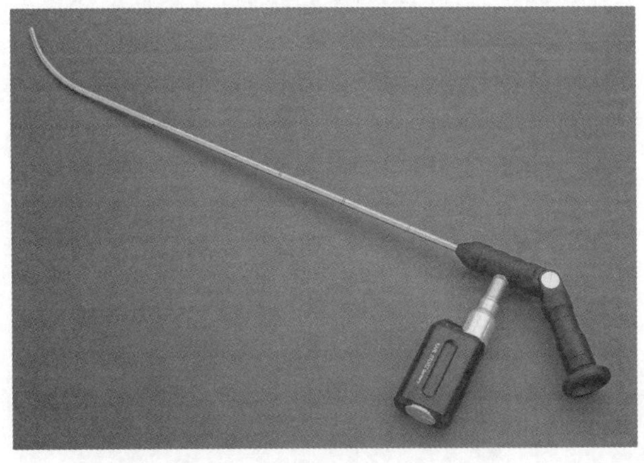

图 47-45　Bonfils 可视管芯

3. Levitan 可视管芯　与一般的可视管芯不同，Levitan 的气管导管固定器位于手柄上无法拆卸，因此在使用前须将气管导管剪至 27.5cm（图 47-46）。光源为专用便携式 LED 光源，也可连接标准的 Green line 普通喉镜柄提供照明。比 Shikani 短小，重心平稳，利于保持操作时的稳定性。使用前需要事先把气管导管固定于镜身之上，使其尖端放置在距气管导管的尖端大约 1cm 处，不要超过气管导管。这样可以防止血和分泌物污染镜头，在保证良好视野的同时也减少了对组织的损伤。连接镜身末端的持续吹氧孔至给氧装置并以 5～10L/min 的流量持续给氧以保证插管过程中视野清晰，用碘伏擦拭镜头也可以起到良好的防雾效果，镜身和气管导管用润滑剂充分润滑，旋转电源旋钮打开光源即可使用。主体远端可弯曲超过 90°，使用喉镜辅助插管时尖端曲度保持在 35°左右，不使用喉镜辅助时尖端曲度保持在 70°左右。

辅助直接喉镜插管时，左手插入普通喉镜，右手持镜，在喉镜辅助下经过腭垂、会厌，在目镜观察下进入声门，进入声门后可清晰看到气管环，轻柔置入气管导管；通过目镜直接插管时，右手持镜，戴好手套的左手拇指伸入患者口中提起患者下颌及舌体，在目镜观察下，从口腔正中线进入进行气管内插管；

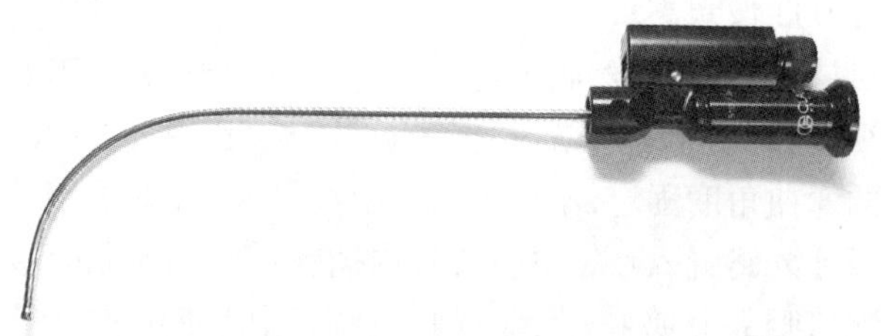

图 47-46 Levitan 可视管芯

连接监视器气管内插管时,目镜再外接标准接口监视器,插管医师在显示器观察下,进行气管内插管;也可以结合光棒盲探插管技术,先利用光斑定位,再结合目镜观察确认。插管时戴好手套,右手持镜,左手拇指伸入患者口中提起患者下颌及舌体,沿口腔正中线进入,关闭室内灯光,轻柔推进,直至颈部正中线喉结处出现明亮清晰的光斑,再用目镜观察,若看见声门或气管环可直接在目镜观察下轻柔置入气管导管。若目镜看见的组织是食管壁,可在目镜观察下慢慢后退,直至看到声门,再轻柔推进置入气管导管。

4. StyletScope 可视管芯 StyletScope 可视管芯的近端设置一操作杆,在插管过程中,下压操作杆可以将管芯尖端向上弯曲 75°(图 47-47)。气管导管固定器位于手柄上,光源也内置于手柄基部,使用两节 1.5V 碱性电池供电。采用不易损坏、成本较低的塑料纤维,成像只能到达 350 像素,前端视角 50°。直径 6.0mm,可用于 ID≥7.0mm 的气管导管。可用环氧乙烷消毒。

5. 视频气管导管芯(VOIS) VOIS 是一种半硬质的可视管芯,远端 40cm 可塑形(图 47-48)。外径 5.0mm,玻璃纤维可传导 1000 像素高清图像至近端目镜,可与多种 CCD 摄像头连接。光缆外接光源照明,尖端视角 50°。

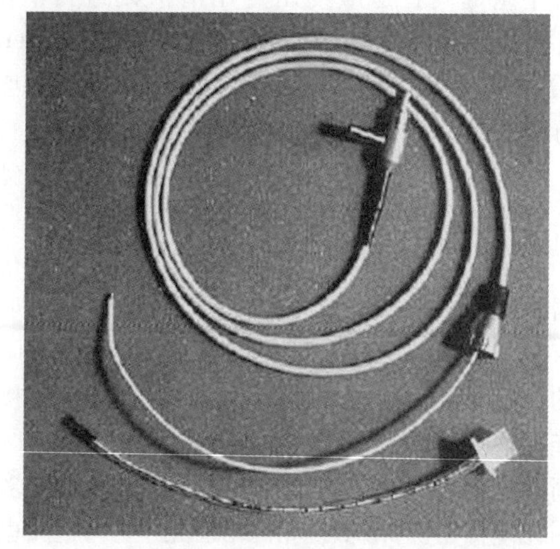

图 47-48 视频气管导管芯

6. Clarus 可视系统(Trachway) Clarus 可视系统是由中国台湾工程师徐文国先生设计,手柄上的 3 英寸液晶屏可用拇指来调节成不同的可视角度(图 47-49)。管芯前端内置 CMOS 图像传感器,其可与手柄分别拆开,利于清洗和消毒。采用 USB 充电式电源,内置锂电池。可以通过专用适配器连接可塑形的半硬质管芯,这种特殊管芯的光源由两部分组成:两个白光 LED 用于照明;一个红光 LED,是结合光棒技术进行颈前光斑透射定位;系统也可连接光纤软管芯,发挥类似纤维支气管镜和可视换管器的作用;还可以连接特制的金属直接喉镜片,发挥可视喉镜的作用。Clarus 可视系统已经从可视管芯发展为集光棒、硬镜、软镜和可视喉镜技术于一身的

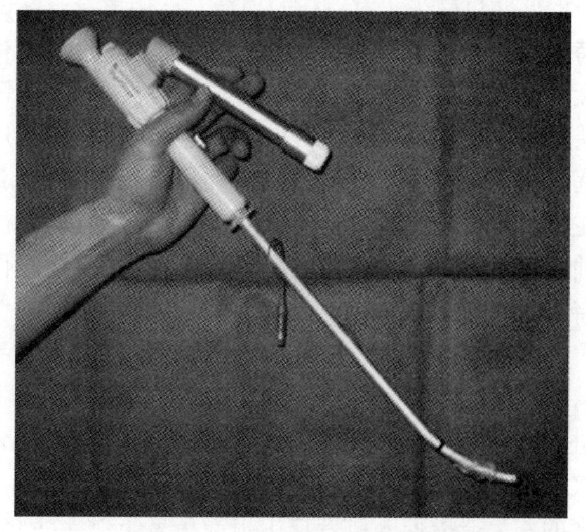

图 47-47 StyletScope 可视管芯

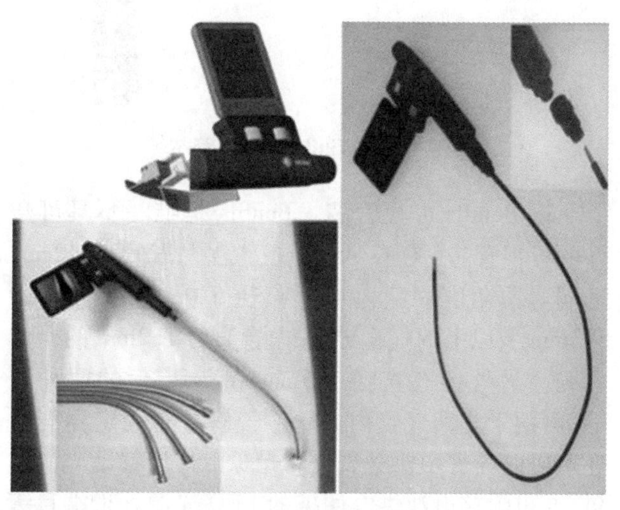

图 47-49 Clarus 可视系统

气管内插管系统。

7. 帝视内镜(Discopo)　Discopo 由内镜身、有线和无线发射器和屏幕组成,无线传输功能使操作者插管时更方便安全。Discopo 是半硬质可视管芯类插管工具,采用可绕性金属管身设计,允许操作者根据患者解剖灵活调整镜身角度(图 47-50)。具有不同长度、硬度和管径的管芯配置,可用于普通气管内插管、困难气管内插管、双腔支气管导管气管内插管、双腔支气管导管定位以及经鼻插管等。

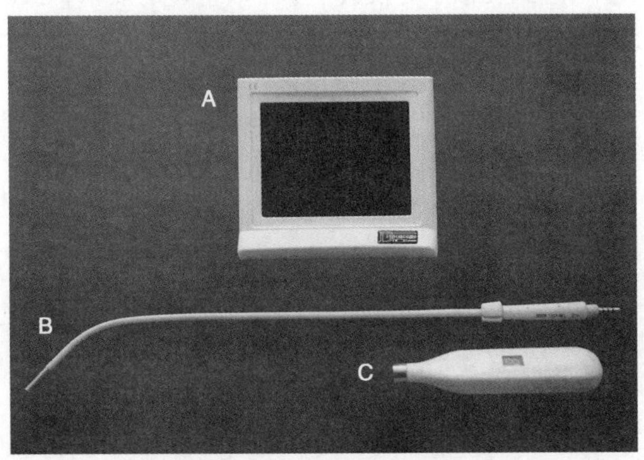

图 47-50　帝视内镜
A:屏幕;B:内镜身;C:无线发射器

8. 可用于儿童的可视管芯　在众多的可视管芯中,常用于小儿患者气管内插管的有:Shikani 可视管芯的儿童型号,最小可以通过 ID 2.5mm 的气管导管;Bonfils 可视管芯的最细型号,可通过 ID 4.0mm 的气管导管。越来越多的新型可视管芯,开始考虑到儿童常规气道和困难气道管理的需求。

三、可视喉镜(video laryngoscopes)

(一) 原理

在没有解剖结构异常和病理状态的情况下,传统的直接喉镜主要是将舌体推入下颌空间,同时将会厌挑起,使声门和气管内插管操作者的眼睛呈一条直线,从而获得有效的声门显露。如果患者的下颌空间较小或者舌体过大,舌体不能完全被推入下颌空间,这时就不能获得有效直线视野。可视喉镜结构与直接喉镜相似,但与直接喉镜相比,可视喉镜在镜片尖端装有图像采集设备,相当于将操作者的眼睛前移至喉镜片尖端附近,利用更高角度的镜片和镜片尖端的图像采集设备,使操作者拥有弯曲的视线,间接看到更多解剖结构,提高气管内插管成功率。插管过程可在视频系统或目镜显示。

(二) 优点和不足

1. 优点　与直接喉镜相比,可视喉镜的优点包括:

(1) 明显改善声门显露分级:接近 99% 的患者声门显露分级可达到 Ⅰ ~ Ⅱ 级(Cormack-Lehane 分级),可至少将声门显露分级降低 Ⅰ 级。

(2) 插管成功率更高:气管内插管时间更短,成功率更高,食管插管率更低。

(3) 无需嗅物位:直接喉镜气管内插管时体位呈口、咽、喉三轴一线的嗅物位,以便更好的显露声门,同时常常需加用各种手法改善显露,而可视喉镜由于“眼睛”前移,无需三轴一线,头颈部操作幅度较小,适用于颈椎损伤病例。

(4) 损伤更小:一般无需用力上提喉镜,操作力量更轻,损伤更小,血流动力学更加平稳。

(5) 学习曲线短:可视喉镜的结构和应用技术与直接喉镜技术相近,熟悉直接喉镜操作的医师可以在培训后快速掌握操作技巧。

(6) 更加安全:操作者与患者之间可保持一定的安全距离,减少与呼吸道分泌物、血液和呕吐物的接触,减少交叉感染。

(7) 便于科研和教学:口内结构可清晰呈现在屏幕,可轻松完成图像采集和视频录制,便于教学和科研。

2. 不足　尽管可视喉镜与直接喉镜相比优点突出,在临床应用时仍然存在一些不足,需要引起重视。

(1) “看得见、插不进”:良好的声门显露并不能保证轻松的完成气管内插管,“看得见,插不进”仍然是可视喉镜较为突出的问题之一。其原因在于可视喉镜镜片角度往往较大,气管导管自身曲度无法匹配喉镜镜片角度,一般需要提前插入硬质管芯并塑形至较大角度使之与镜片角度匹配,但是可导致推送气管导管困难甚至失败。

(2) 并发症仍时有发生:硬质管芯的使用可引起相关并发症,如软腭穿孔、咽部损伤、扁桃体前柱穿孔和舌腭弓穿通伤等。这些并发症与气管内插管时气管导管盲探置入口咽有关,因此在屏幕上看到气管导管前,需注视气管导管置入口腔的过程直至气管导管末端接近喉镜镜片末端,同时置入气管导管的手法必须轻柔。

（三）常见的可视喉镜

1. Glidescope 可视喉镜　加拿大医师 John A. Pacey 研发的 Glidescope 可视喉镜是一种采用 CMOS 视频芯片、以光学成像为基础的喉镜，其附带的监视器可以显示声门（图 47-51）。由医用塑料制成，喉镜上有一部微型摄像机嵌入在镜片中部靠后的位置。镜片的中部呈 60°角，这种设计可在挑动较少组织的情况下显露声门，此时经口直接观察到的图像与显示器图像完全不同。轻提喉镜，直接视线只能看见腭垂，而在显示器中咽喉部可完全显露。咽喉部并非在直线视线上。通过视频线将图像传输到高分辨率液晶显示器上。新型的 GlideScope® 可视喉镜能捕获更高清的实时解码数字图像，采用新型数字 AVL 显示，具备图像捕获功能，可保存插管视频和图像并通过 USB 接口转至闪存盘中，屏幕也能通过 HDMI 高清晰多媒体接口，连接至有相应接口的任何显示器。专利镜头除雾器可有效保持视野清晰。使用 GlideScope 之前只需开机 30 秒，即可自动加温视频芯片的玻璃表层，防止冷凝自动除雾。

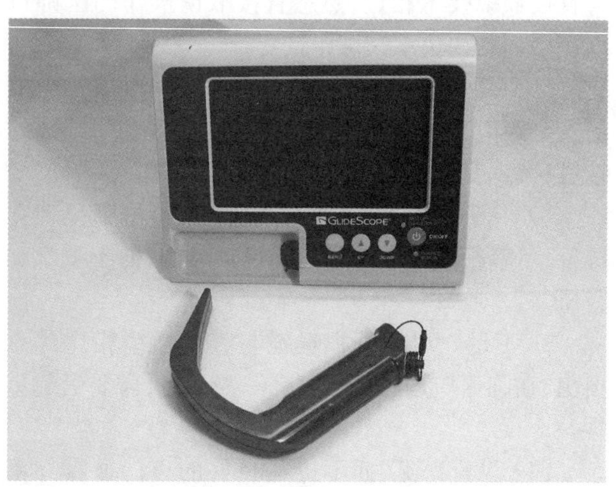

图 47-51　Glidescope 可视喉镜

镜片置入与 Macintosh 镜片方法类似，不同之处在于经正中入路而非一侧口角置入镜片，另外也不需像使用 Macintosh 镜片那样用力提升镜片。无论是否进行喉外按压，当在监视器上声门视野显示良好时，就可以沿镜片后方插入气管导管。需要注意的是要避免喉镜片尖端距离声门太近，尽管此时声门显露满意，但是当气管导管在监视器可见时，往往已无调整机会和空间，可造成插管困难甚至失败。最好使用配套的专用管芯或将气管导管前端塑形为大约 60°，否则可能出现看得到声门却插不进气管导管的情况。当置入气管导管时若遇到阻力，可以试着减小镜片提升力，使舌体放松；或将喉镜片从喉口处稍微后撤。在正常气道或者困难气道的管理中，GlideScope 较直接喉镜在声门显露方面具有优势。上提喉镜柄力量较 Macintosh 喉镜小，对舌根和咽喉腔刺激较小，对血流动力学影响较小，术后咽痛、声带及牙齿损伤的几率较小。可以应用于常规或困难气道的经口、经鼻、双腔气管内插管以及更换气管导管。

2. McGrath 可视喉镜　常用的有 McGrath Series 5 和 MAC 3 两种可视喉镜。McGrath Series 5 具有独特的可调节镜体长度的 Camera Stic 支架，通过长度调节，达到类似于更换大中小号喉镜片的效果，可以适应 5 岁以上儿童到成人患者及不同体型患者的插管需要（图 47-52）。喉镜顶部的 LCD 屏幕能够清晰显示气管内插管过程。坚固便携，同时一次性镜片省去消毒清洗程序，降低交叉感染的风险。自供电和自照明设计无需外置电缆或检测器。电池轻松替换，无需设置，也不存在时滞，保证在急救中随时待用。镜片角度为 45°，插管时一般需要辅助硬质管芯。McGrath MAC 3 镜片角度为 28°，与 Macintosh 镜片角度接近，因此既可以作为直接喉镜使用，也可以作为可视喉镜使用，同时可明显减少管芯的使用（图 47-52）。

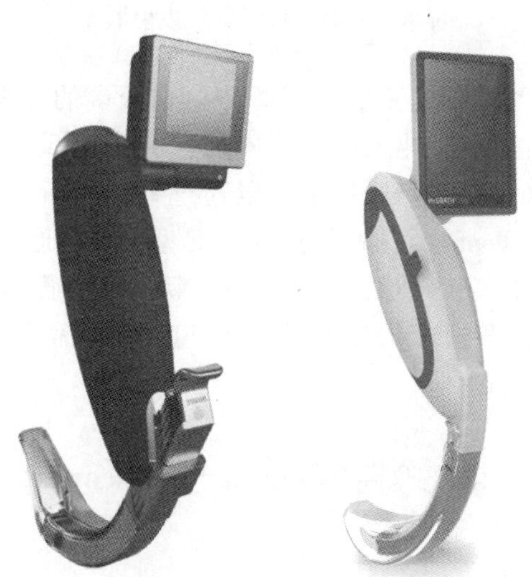

图 47-52　McGrath 可视喉镜
左侧为 McGrath Series 5 喉镜，右侧为 McGrath MAC 3 喉镜

3. Pentax-AWS 可视喉镜　该喉镜符合人体工程学设计，利用高清晰度的彩色图像，识别解剖结构，结合独特的定位系统，快速准确地完成气管内插管，最大程度地减少患者创伤（图 47-53）。无需头颈部伸展，结合专用的镜片，无需三轴合一亦可提供出色的声门显露。多方位完成插管，监视器活动范

围大(0°~120°)。便携性好,两节 AA 电池供电可持续使用 1 小时。具有气管导管引导槽,气管内插管定位准确,置管无需导芯。

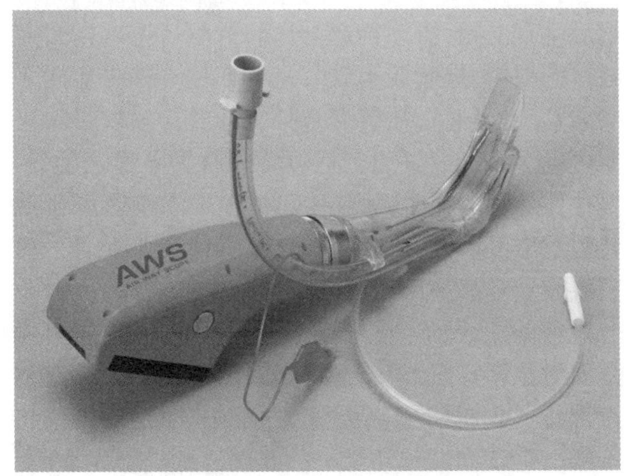

图 47-53　Pentax-AWS 可视喉镜

4. Truview 可视喉镜　有成人和小儿双镜片套装。具有高仰角光线目视喉头镜片,能够对视线进行 42°折射,达到扩大声门区域视野的目的(图 47-54)。便于携带,并且可以非常方便地使用其自带的目镜;可与 CCD 内镜摄像头及监控器连接;可与专用的数字 LCD 屏幕配合使用。特有供氧通道,可在气管内插管过程中给予患者 8~10L/min 的氧气,获得更长的插管时间,并可防止分泌物妨碍视线,同时有防雾作用。

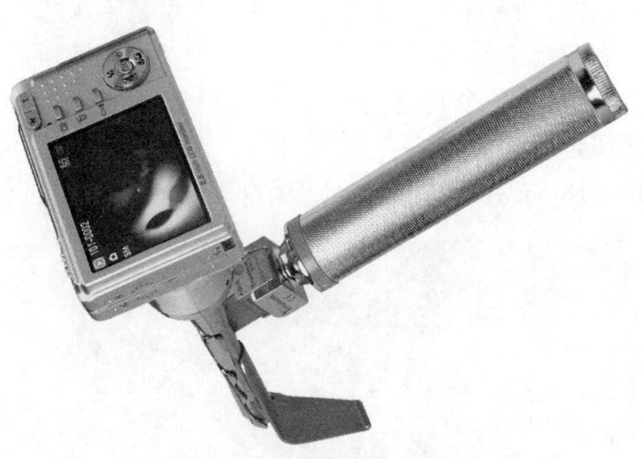

图 47-54　Truview 可视喉镜

5. Airtraq 可视喉镜　Airtraq 可视喉镜是一次性可视喉镜,它的结构设计符合人体的生理解剖,前端角度 90°,采用潜望镜及高精度光学镜片组,提供高清广角的视觉效果,无需口、咽、喉三轴线重合就可以看到声门(图 47-55)。与直接喉镜相比,对头部的操作和位置摆放要求更低。常规尺寸的 Airtraq 喉镜只要张口至 18mm,而小尺寸的 Airtraq 喉镜只要张口至 16mm。目前规格包括:成人大号窥喉镜,成人小号窥喉镜,儿童窥喉镜,婴儿窥喉镜,婴儿经鼻型窥喉镜,成人经鼻型窥喉镜,成人双腔型窥喉镜。无线连接显示器,提高插管成功率,便于教学。对于颈椎制动、病理性肥胖、声门高等困难气道患者可明显降低插管难度,提高插管成功率。插管时,先选择好合适的型号,充分润滑气管内插管(特别是气囊部)及喉镜前壁和引导槽,并将气管内插管插入喉镜右侧的引导槽,插管的尖端和喉镜的尖端对齐。将喉镜灯光开关打开,启动防雾系统,灯光 30 秒闪烁稳定后即可使用,如遇紧急插管可启动同时立即使用。左手持喉镜,沿口腔中线置入喉镜,尽量避免将舌头推向喉部。过舌根后竖立喉镜,根据患者实际的声门高低、深浅,调整喉镜与水平面成 45°~90°之间。保持喉镜居中,轻柔向上提,或左右旋转,充分暴露声门,调整声门位于视野正中或将杓状软骨的 V 字形区域调整至视野下象限。沿引导槽向前推进气管内插管穿过声门,固定插管并分离喉镜反方向取出。临床观察表明 Airtraq 可视喉镜可缩短困难气道的插管时间,同时较直接喉镜对血流动力学的影响较小更小,并发症较少。

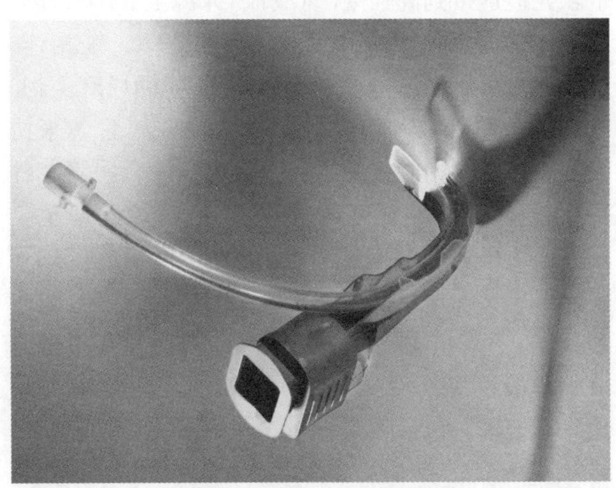

图 47-55　Airtraq 可视喉镜

6. HC 可视喉镜　HC 可视喉镜外形简洁,方便携带,无需特别维护。其喉镜片弧度及长度根据亚洲人特征设计,更适合东方人解剖结构(图 47-56)。具备防雾成像系统优化非直视下的喉部成像,可提高首次插管成功率,能应对绝大多数困难气道患者的气道管理;短镜柄使喉镜易置入;多向旋转显示器,可用于各种特殊体位下的经口气管内插管。

7. Bullard 喉镜　Bullard 喉镜是一种纤维光学

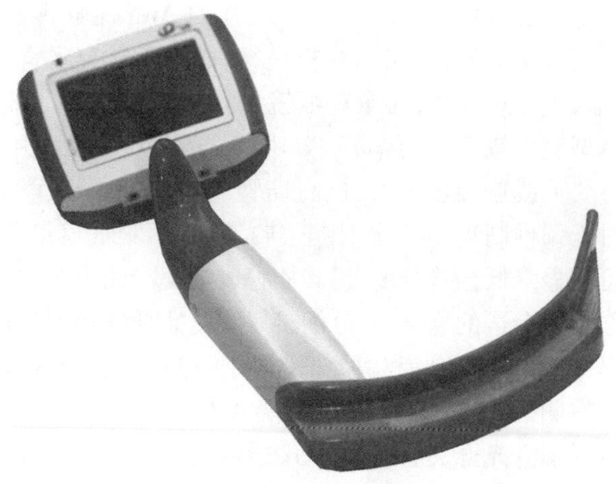

图 47-56　HC 可视喉镜

喉镜。具有成人和儿童型号，应用于清醒和麻醉状态下气管内插管（图 47-57）。Bullard 喉镜符合人体解剖学形态，在放入口腔时不必使口、咽、喉轴三轴重叠，可适用于颈椎活动受限或张口受限以及上切牙过长的患者。Bullard 喉镜有一个硬性 L 型喉镜片，内置的纤维光导束可将图象传导至近端的目镜。纤维光导束位于镜片后方，止于距镜片远端 26mm 之内，在喉水平可提供 55°视角。目镜可连接摄像机，电源为一个标准电池手柄或用一个接头通过一个软光缆连接到高强度（氪或氙）光源上。ID3.7mm 的操作管道也位于镜片后方，近端以 Luer 锁相连。这一通道可用来进行吸引和给氧，或喷洒局麻药物。Bullard 喉镜是唯一的一种提供两根金属管芯来协助气管内插管的间接纤维喉镜。本身的金属管芯外径不能弯曲，贴靠在镜片一端，并沿镜片延伸至尖端。Bullard 喉镜具有成人和儿童型号，根据模式不同，MFIS 既可与目镜杆连接，也可与本身的金属管芯相连。Bullard 喉镜片只有 6.4mm 厚，可在患者开口程度最小时使用。Bullard 喉镜在使用之前必须做除雾处理。包括除霜制品或硅溶液，镜体加热，将氧流量上调至 6～8L/min。气管内插管开始时镜片与患者胸壁平行，沿中线插入，导管和管芯紧贴镜片下方平面。管芯旋转沿正中线进入下咽部，直至手柄垂直。整个装置沿咽后壁轻柔进入，向尾端移动，然后垂直上抬，协助抬起会厌。这时目镜可以看到喉口的图像，导管脱离管芯进入声门。如果应用多功能管芯，可通过插管通道插入导管。通过目镜观察可确保导管放置到合适位置。插入导管之后，一手扶住导管的同时，另一手可向前方和患者胸部旋转地退出 Bullard 喉镜或 Bullard 喉镜-管芯整体。由于气管导管都是沿右侧而不是沿中线进入，此时声带显示良好，偶尔会造成导管进入气管困难，这可能是因为导管斜面卡在右侧杓状软骨、杓会厌褶皱或声带处。此时将管芯对准左侧声带中 1/3 处，将 Bullard 喉镜向左移动 2～3mm 或重试气管内插管，放置导管时向右侧倾斜，将管芯成角由 20°减少至 15°，或者在重试前将镜体向头侧移动可能完成气管内插管。将镜体尽量贴近声门会使插管更易成功。将 Bullard 喉镜轻度向前倾斜减小管芯与气管的成角可使导管更顺利地通过环状软骨。

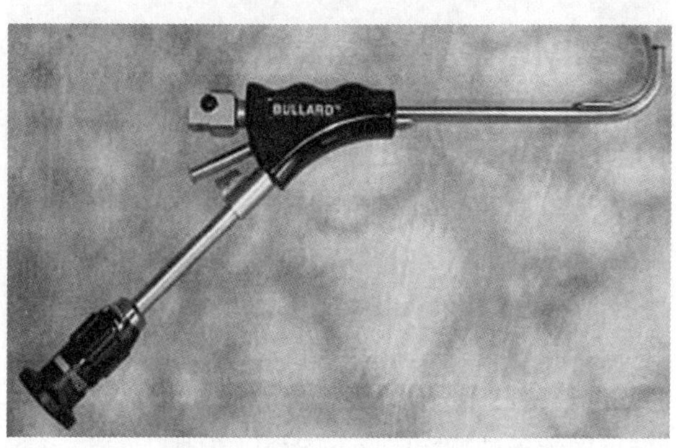

图 47-57　Bullard 喉镜

8. WuScope 喉镜　WuScope 喉镜为一个管状、弯曲、双瓣的硬性纤维光学喉镜，包括两个主要组成部分，一部分为可提供光源和图像传输的可拆卸软光纤镜，另一部分为可组装的喉镜片（图 47-58）。喉镜片是一个管状结构，由手柄、喉镜主片和双瓣组件这 3 个不锈钢组件构成。手柄内有可拆除的镜体，并与喉镜主片成 110°。当各元件组装后，喉镜主片和双瓣组件形成两个管道：一个是通过气管导管的管道，另一个则是用来放置光纤镜的管道。沿光纤镜走行伴随有一个氧气管道。镜片垂直厚度为 16～18mm 并呈管状，有助于在下咽部提供更大的空

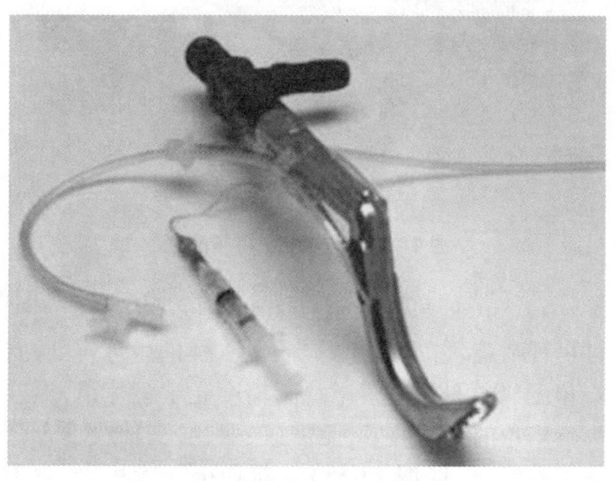

图 47-58　WuScope 喉镜

间，同时也保护镜头不受血液和分泌物的污染。WuScope 喉镜有两种型号：大号成人型，适合于内径最大达 9.5mm 的导管；小号成人型，适用于体重不超过 70kg，内径不超过 8.5mm 的导管。大号成人型可通过 35～37Fr 的左侧双腔气管导管，而小号成人型容纳的管径不超过 35Fr。使用成人镜片必须使用延长器。

WuScope 喉镜可在清醒或麻醉患者中辅助经口或经鼻插管。使用时组装手柄与镜片，并插入已经防雾处理的光纤镜。润滑气管导管，气囊完全放气，插入插管通道，气管导管内可放置一根润滑过的吸引管。患者的头颈部置于中立位，握住金属手柄，连同光纤镜、气管导管和吸引管装置经中线插入口腔。喉镜片末端经过腭垂后，继续旋转进入下咽部。大多数情况下，主镜片位于舌会厌谷，当看到声门时，喉镜末端应置于合适位置使吸引导管或气管导管或两者都对准声门（有时需要向两侧、前后和上下调整镜体末端）。此时可将吸引管送入声门，并沿其插入气管导管。拆下并退出双瓣元件和主镜片、手柄以及光纤镜装置，气管导管保持原位。经鼻气管内插管时，应用 WuScope 喉镜取出双瓣镜片。气管导管通过鼻孔进入口咽部时，插入 WuScope 喉镜的主镜片，随后可沿镜片下方的凹面置入气管导管。插管过程中，可通过镜片向两侧调整导管。

四、纤维支气管镜

纤维支气管镜于 20 世纪 60 年代末和 70 年代初被应用于临床，随后美国麻醉医师协会发布的困难气道指南进一步推动了纤维支气管镜在气道管理中的应用（图 47-59）。纤维支气管镜气管内插管已经成为无创可视气管内插管技术的金标准，至今仍难以动摇其全能的经典地位。许多气道管理的新设备和新技术都会与纤维支气管镜进行比较研究。

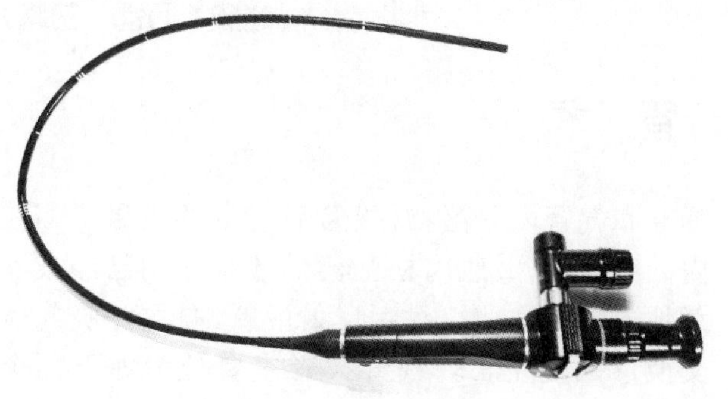

图 47-59　纤维支气管镜

（一）适应证与禁忌证

1. 适应证　在临床工作中，纤维支气管镜可进行经鼻和经口气管内插管，适用于绝大多数正常气道和困难气道的气管内插管（颈椎活动受限、张口受限、齿列不齐或牙齿易损等患者）；进行双腔管和支气管封堵管的对位；用于更换气管导管和进行气道评估。

2. 禁忌证　绝对禁忌证为存在威胁生命的气道梗阻。相对禁忌证包括上呼吸道出血、分泌物过多和气道脓肿等。

（二）纤维支气管镜气管内插管

插管前需要对纤维支气管镜行防雾处理，开启光源。检查镜体是否自然垂直，远端上下活动正常。润滑镜体和气管导管，并将气管导管套在纤维支气管镜镜体上。屈光调节使视野清晰，调节目镜内三角标记于 12 点位置，电子镜没有标记，可通过显示器确定视野正常。

基本动作包括向上向下、左右旋转和前进后退。操作者一手握镜柄，以拇指操纵角度调节按钮控制镜体尖端向上向下运动（拇指下压角度调节按钮，纤维支气管镜尖端上抬；拇指上推尖端向下）；以腕关节内旋和外旋控制镜体左右旋转；另一手以拇指示指置于镜体远端，另外三指起支撑稳定作用，操纵镜体前进后退。沿口腔正中线缓慢推进纤维支气管镜，动态调整，保持目标在视野中央。发现声门后，应使镜体远端保持略微上抬姿态，进入声门，看到隆突后轻柔置入气管导管。

（三）纤维支气管镜气管内插管常见问题及处理

在进镜过程中，遇到视野“一片白”，考虑有可能是分泌物过多，或镜体远端抵住声带或软骨组织；遇到视野“一片红”，考虑可能是出血，或镜体远端抵在黏膜上，也可能是进入了食管。两种情况都需要充分吸引并缓慢退镜才能获得清晰的视野。另外，纤维支气管镜经鼻气管内插管，比经口插管更易成功，但需要提前进行鼻腔准备。纤维支气管镜气管内插管成功的关键是“空间”，可通过应用纤维支气管镜专用通气管，或助手协助托下颌以打开口咽部空间，使纤维支气管镜能看到更多的口腔咽喉部解剖结构，有助于提高全麻下纤维支气管镜气管内插管的成功率。纤维支气管镜气管内插管对操作者技术要求较高，需要经过充分的视觉和操作训练，才能保证其临床应用的成功率。

五、困难气道车(difficult airway cart)

困难气道车是辅助气道管理器械的综合平台，它不仅仅是气管内插管辅助器械用具的载体，更是困难气道管理流程战略思维的体现(图 47-60)。它并不意味着包含所有的工具，但一定包含所在气道管理团队最熟悉和最有把握的技术，并且每项首选技术至少要有一到两项替代技术。困难气道车应随车配带困难气道处理快捷流程卡片，有明显的颜色或文字标识，并放置于固定位置。困难气道车应有专人管理，负责消毒补充更换；使用后及时登记；故障及维修需要登记；定期宣教和演练；定期升级困难气道处理策略。

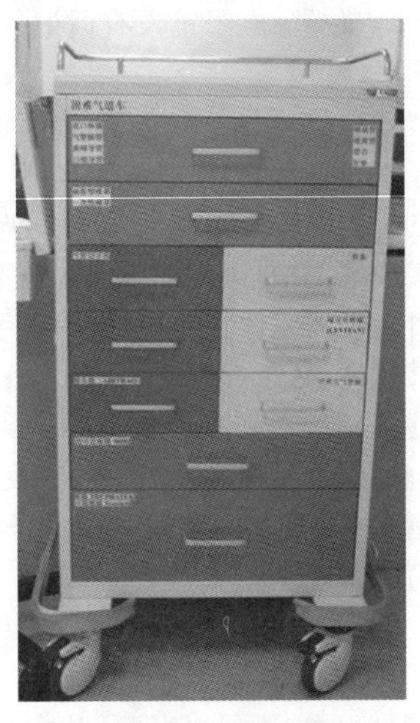

图 47-60 困难气道车

随着医学科技的飞速发展，种类繁多的气道管理装备日新月异，但尚没有一种装备可以解决所有气道问题。只有广泛地学习和掌握更多的气道管理技术，才能更好地保证患者的安全。

建议困难气道车配置以下气道管理装备和药品：

(1) 预充氧装备：便携式氧气瓶、辅助通气球囊、鼻吸氧导管、墙壁氧连接导管以及各种转换接头和扳手等五金工具。

(2) 气道类型判断依据：明显位置配置快速诊断卡片，让每一位使用者快速区分，是已预料还是未预料的困难气道，是明确的还是可疑的困难气道。

(3) 针对不同诱导方式的药物：应配置清醒镇静表面麻醉、保留自主呼吸浅全麻和全麻诱导的相关常用药。

(4) 针对面罩通气分级：应配备适合不同年龄、不同体重的多种型号的面罩，面罩是否合适会直接影响面罩分级，从而直接影响下一步处理。另外口咽通气管和鼻咽通气管的应用，以及托下颌技术，均可以改善面罩通气的效果。

(5) 针对喉镜显露分级：需要配置直接喉镜及全套全型号镜片、标准接口一次性镜片、替换电池等。

(6) 建立气道方法选择：非紧急无创方法，应配置可视喉镜、纤维支气管镜、光棒和可视光棒、各种管芯及各种型号气管导管等；非紧急有创方法，应配置逆行气管内插管和气管切开套装。

(7) 判断气管内插管是否成功：建议配置呼气末二氧化碳检测装置和可视设备监视器。

(8) 针对紧急气道处理：紧急气道无创方法，可包括各种型号喉罩、食管-气管联合导管、喉管、环甲膜穿刺置管和经气管喷射通气装置；紧急有创方法，应配置快速环甲膜切开套装(如 Quicktrach 环甲膜切开套装)。

(9) 其他配置：插管钳、注射器、润滑剂、表麻喷壶/雾化器、胶布、局麻药、麻醉药(镇静、肌松药等)、抢救药(血管活性药、激素等)。

(赵欣 万磊 田鸣)

第6节 拔 管 术

气管拔管是麻醉过程中的一个高危阶段。尽管拔管时各种并发症发生的概率很低，但是确实有不少致伤或致死的情况发生。因此要求所有的拔管操作均应在麻醉科主治医师或主治医师以上人员指导下进行。拔除气管导管前应具备下列条件：①拔管前必须先吸尽残留于口、鼻、咽喉和气管内分泌物，拔管后应继续吸尽口咽腔内的分泌物；②肌肉松弛药的残余作用已经被满意地逆转；③咳嗽、吞咽反射活跃，自主呼吸气体交换量恢复正常。气管拔管主要分为如下几个步骤：①拔管计划；②拔管准备；③拔管操作；④拔管后监护(图 47-61)。

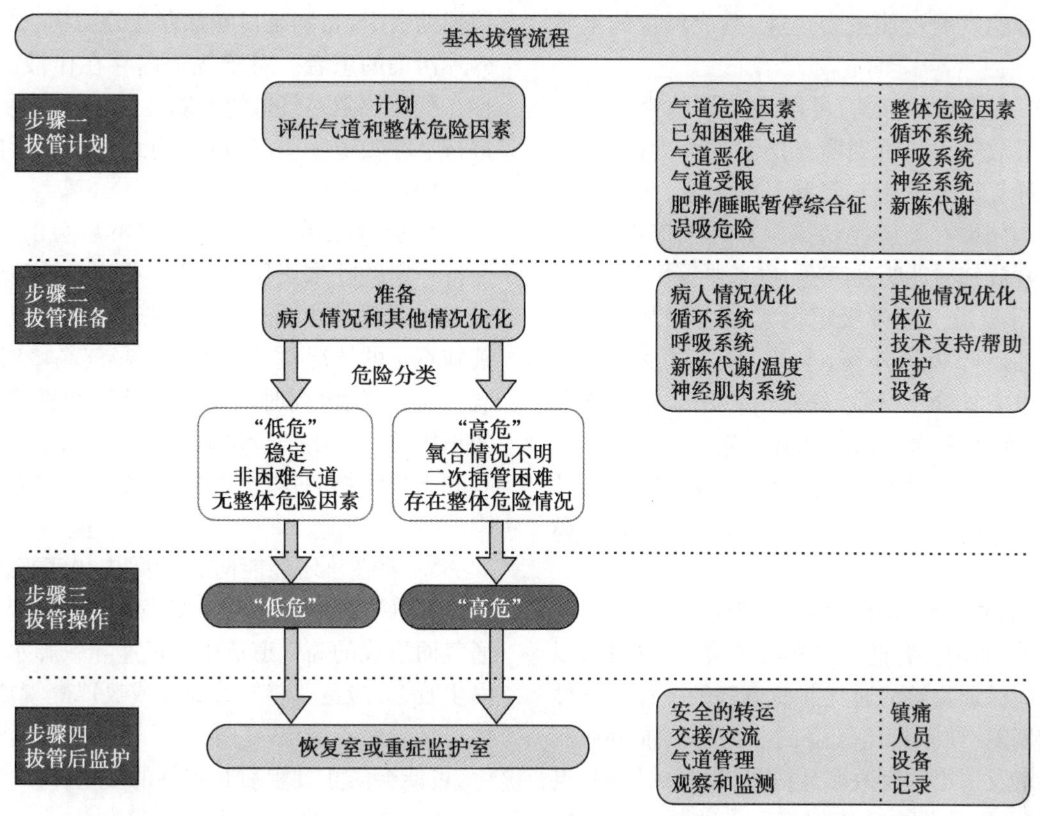

图 47-61　基本拔管流程

一、拔管计划

拔管计划应该在麻醉诱导前制定，并于拔管前时刻保持关注。该计划包括对气道和危险因素的评估。大体上气管拔管分为“低危”和“高危”两大类，又可分为清醒拔管或深麻醉下拔管两种方法。

（一）“低危”拔管

常规拔管操作即可。患者气道在诱导期间并无特殊，整个手术过程中气道也未发生变化，也不存在某些危险因素。

（二）“高危”拔管

“高危”患者的拔管应该在手术室内或 ICU 执行。拔管时常存在一些潜在的并发症风险。这些危险因素包括：

1. 预先存在的困难气道　诱导期间可预料的或不可预料的，以及手术过程中可能会加剧的困难气道。包括肥胖、阻塞性睡眠暂停综合征以及饱胃的患者。

2. 围手术期间气道恶化　诱导时气道正常，但是围手术期发生变化。例如，解剖结构的改变、出血、血肿、手术或创伤导致的水肿以及其他非手术因素。

3. 气道受限　诱导时气道通畅，但是在手术结束时受限。例如，与外科共用气道、头部或颈部活动受限（下颌骨金属丝固定、植入物固定、颈椎固定）。

4. 其他危险因素　患者的整体情况也需要引起关注，它们可能使拔管过程变得复杂，甚至延迟拔管。包括呼吸功能受损、循环系统不稳定、神经或神经肌肉接头功能受损、低温或高温、凝血功能障碍、酸碱失衡以及电解质紊乱。

二、拔管准备

拔管准备是评估气道和全身情况的最佳时机，并为成功拔管提供最佳条件。

（一）评价并优化气道情况

手术结束拔管前需要重新评估并优化气道情况，并制定拔管失败情况下的补救措施以及重新插管计划。评估按照以下逻辑顺序实施。

1. 上呼吸道　拔管后可能出现上呼吸道梗阻的可能性，故拔管前需要考虑面罩通气模式的可行性。水肿、出血、血凝块、外伤或气道扭曲都可以通过直接或间接喉镜发现。但是，必须意识到，气管内插管情况下直接喉镜的检查结果可能过于乐观，而且气道水肿的发展可能极为迅速，造成严重的上呼吸道梗阻。

2. 喉　套囊放气试验可以用来评估声门下口径。以套囊放气后可听到明显的漏气声为标准，如果合适的导管型号下听不到漏气的声音，常常需要推迟拔管。如果有临床症状提示存在气道水肿，那么即便套囊放气后能听到声音，也需要警惕。

3. 下呼吸道　下呼吸道因素也会限制拔管的实施。例如下呼吸道外伤、水肿、感染以及分泌物等。如果术中氧合不满意，胸片可以用来排除支气管内插管、肺炎、肺气肿或其他肺疾病。

4. 胃胀气　胃胀气可能会压迫膈肌，影响呼吸。在实施了面罩或声门上高压的通气，需要经鼻或经口胃管减压。

（二）评估并优化患者的一般情况

拔管前，肌肉松弛药的作用必须被完全拮抗，以最大限度地保证足够的通气并使患者的气道保护性反射重新恢复，便于排出气道的分泌物。维持血流动力学稳定及适当的有效循环血量，患者的体温、电解质、酸碱平衡及凝血功能保持正常并提供良好的术后镇痛。

（三）评估并优化拔管的物质准备

拔管操作与气管内插管具有同样的风险，所以在拔管时应准备与插管时相同水平的监护、设备及助手。另外，与外科医师及手术团队的充分沟通也是拔管安全的重要保障。

三、拔管操作

（一）拔管需要注意的问题

所有的拔管操作都应该尽量避免干扰肺通气。以下问题对于“低危”拔管和“高危”拔管均需要注意。

1. 建立氧储备　拔管前，建立充分的氧储备，主要用于维持呼吸暂停时机体的氧摄取。因此，在拔管前推荐纯氧吸入。

2. 体位　没有证据表明某一种体位适合所有的患者。目前主要倾向于抬头仰卧位（头高脚低位）或半侧卧位。抬头仰卧位尤其适用于肥胖患者，因为在呼吸力学上说，它具有优势，并且方便气道的管理。左侧卧头低位在传统上主要用于饱胃患者。

3. 吸引　口咽部非直视下吸引可能会引起软组织损伤，理想情况应该在足够麻醉深度下使用喉镜辅助吸引，特别是口咽部存在分泌物、血液及手术碎片污染的患者。对于气道内存在血液的患者，因存在凝血块阻塞气道的可能性，吸引时应更加小心。进行下呼吸道吸引时，可使用细的支气管内吸痰管（合并胃管减压）。

4. 肺复张手法　患者在麻醉后会出现肺不张。保持一定的呼末正压（PEEP）及肺活量呼吸等肺复张手法可暂时性地改善肺不张的发生，但对术后改善肺不张的情况益处不大。在吸气高峰时（给予一次正压充气后）同时放松气管导管套囊并随着发生的正压呼气拔出气管导管可产生一个止压的呼气，有利于分泌物的排出，并减少喉痉挛和屏气的发生率。

5. 牙垫　牙垫能防止麻醉中患者咬合气管导管导致气道梗阻。在气管导管阻塞的情况下，用力通气而形成的高气道负压会迅速导致肺水肿。一旦发生咬合，应迅速将气管导管或喉罩套囊放气，因气体可从导管周围流入，避免了气道内极度负压的产生，可能会防止梗阻后肺水肿的发生。

6. 拔管时机　为避免气道刺激，一般来说，气管拔管可以分为清醒拔管或深麻醉下拔管。清醒拔管总体上来说更安全，患者的气道反射和自主呼吸已经恢复。深麻醉拔管能减少呛咳以及血流动力学的波动，但会增加上呼吸道梗阻的风险。深麻醉拔管是一种更高级的技术，应该用于气道容易管理，并且不增加误吸危险的患者。

（二）“低危”拔管

尽管所有的拔管都有风险，但是对于那些再次插管没有困难的患者，可以常规进行拔管。“低危”患者可选择清醒或深麻醉下拔管（图 47-62）。

1. “低危”患者的清醒拔管步骤包括：

（1）纯氧吸入；

（2）使用吸引装置清除口咽部分泌物，最好在直视下操作；

（3）插入牙垫，防止气管导管梗阻；

（4）摆放合适的体位；

（5）拮抗残余的肌松作用；

（6）保证自主呼吸规律并达到足够的分钟通气量；

（7）意识清醒，能睁眼并遵循指令；

（8）减少头部和颈部的运动；

（9）正压通气下，松套囊，拔管；

（10）提供纯氧呼吸回路，确保呼吸通畅且充分；

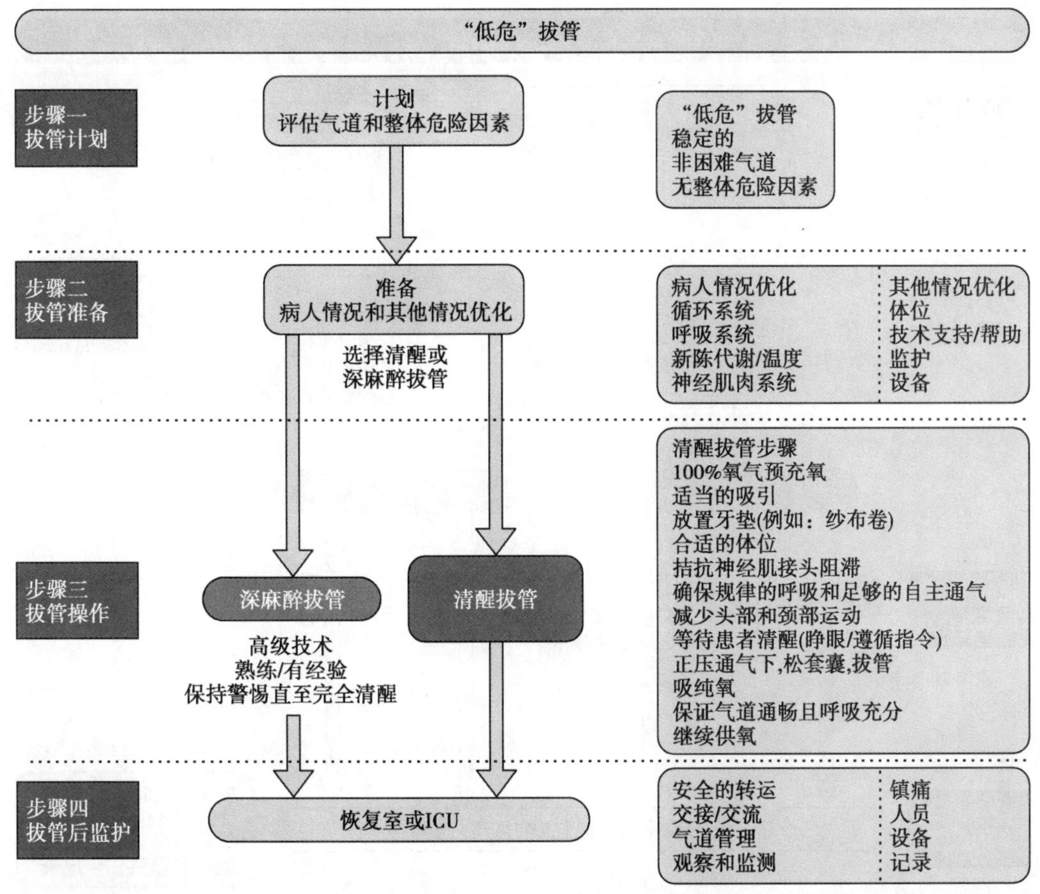

图 47-62　低危拔管流程

(11) 持续面罩给氧,直到完全恢复。

2. “低危”患者的深麻醉拔管步骤包括:

(1) 确保不再存在其他手术刺激;

(2) 保证能耐受机械通气的镇痛强度;

(3) 纯氧吸入;

(4) 使用挥发性吸入药或者全凭静脉麻醉来保证足够麻醉深度;

(5) 摆放合适的体位;

(6) 使用吸引装置清除口咽部分泌物,最好在直视下操作;

(7) 松套囊,任何的咳嗽或呼吸形式改变均应加深麻醉;

(8) 正压通气下,拔除导管;

(9) 再次确认呼吸道通畅且通气量满足要求;

(10) 使用简单的气道设备如口咽或鼻咽通气管保持气道通畅,直至患者清醒;

(11) 持续面罩给氧,直到完全恢复;

(12) 继续监测,直至患者清醒且自主呼吸恢复。

(三)“高危”患者拔管

“高危”患者拔管主要用于已证实存在气道或全身危险因素的,以致无法保证拔管后维持充分自主通气时。关键问题是:拔管后患者是否安全?是否应该保持气管内插管状态?如果考虑能安全拔管,那么清醒拔管或其他高阶技术可以克服绝大多数“高危”拔管的困难。任何技术都可能存在风险,熟练程度和经验至关重要;如果考虑无法安全拔管,应该延迟拔管或者实施气管切开(图 47-63)。

1. 清醒拔管　“高危”患者的清醒拔管在技术上同“低危”患者没有差别,而且适用于绝大多数的高危患者,例如存在误吸风险、肥胖以及绝大多数困难气道的患者。但是,在某些情况下,以下一种或多种技术可能对患者更有利。

(1) 喉罩替换技术:使用喉罩替换气管导管,可以建立一个生理稳定的非刺激气道,并能阻止来自口腔的分泌物和血液对气道的污染。该技术既可用于清醒拔管也可用于深麻醉拔管,主要适用于气管导管引起的心血管系统刺激可能影响手术修复效果的患者,同时对于吸烟、哮喘等其他气道高敏患者可能更有好处,然而对于再插管困难或饱胃风险的患者不适用。该技术需要反复的练习和谨慎的态度,足够的麻醉深度是避免喉痉挛的关键。

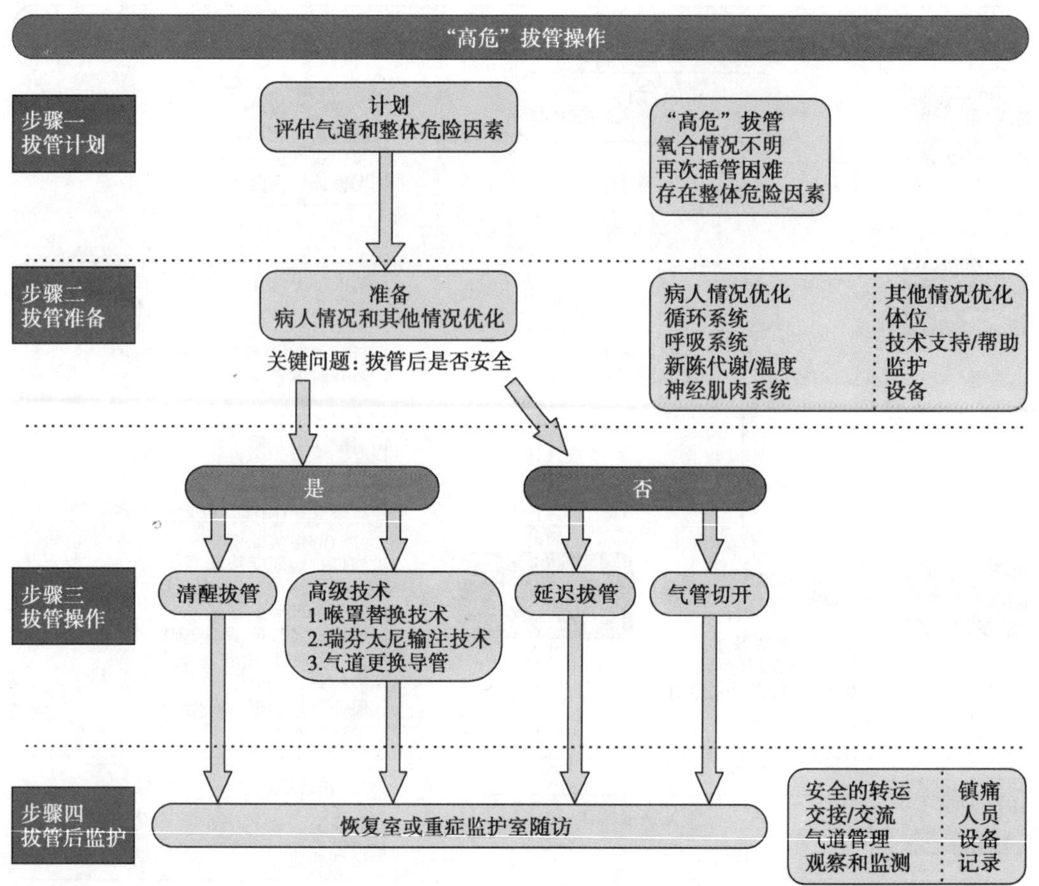

图 47-63 高危拔管流程

喉罩替换拔管技术的具体步骤包括：

1）纯氧吸入；

2）避免气道刺激：深麻醉状态或使用神经肌肉阻滞剂；

3）喉镜下直视吸引；

4）气管导管后部置入未充气喉罩；

5）确保喉罩的尖端置于正确的位置；

6）喉罩套囊充气；

7）松掉气管导管套囊，正压通气下拔除导管；

8）使用喉罩通气；

9）置入牙垫；

10）摆置合适的体位；

11）持续监护。

（2）瑞芬太尼输注技术：气管导管的存在可能引发呛咳、躁动以及血流动力学的波动。对于颅脑手术、颌面手术、整形手术以及严重心脑血管疾病的患者，应避免这些反应的发生。多年来已经证实发现阿片类药物的镇咳效应以及减轻拔管时的循环波动作用。输注超短效阿片类药物瑞芬太尼能减少这些刺激反应，并能使患者在耐管的情况下，意识完全清醒且能遵循指令。很多原因能影响拔管时防止呛咳反应所需的瑞芬太尼的剂量，包括患者的自身特性，手术操作及麻醉技术。

瑞芬太尼的输注主要有两种方式：延续术中继续使用或拔管时即刻使用。成功的关键在于拔管前其他镇静药物（吸入药及丙泊酚）已经充分代谢，以便于更好地滴定瑞芬太尼的用量。文献中报道的瑞芬太尼的使用剂量范围很大，关键在于找到一个合适的输注剂量，既能避免呛咳（剂量过低）又能避免苏醒延迟及呼吸暂停（剂量过大）。

瑞芬太尼输注拔管技术的具体步骤包括：

1）考虑术后镇痛，如条件合适，可以在手术结束前静脉给予吗啡；

2）手术结束前，将瑞芬太尼调至合适的速率；

3）手术适当阶段给予肌松拮抗药；

4）停止其他麻醉药物（吸入麻醉药或丙泊酚）；

5）如果使用了吸入麻醉，使用高流量的新鲜气体洗出，并监测呼气末浓度；

6）持续正压通气；

7）尽量直视下吸引；

8）摆置合适体位；

9）在不催促、刺激的情况下，等待患者按指令睁眼；

10）停止正压通气；

11）如果自主通气充分，拔除气管导管并停止输注瑞芬太尼；

12）如果自主通气欠佳，鼓励患者深吸气并减低瑞芬太尼输注速率；呼吸改善后，拔除气管导管并停止输注瑞芬太尼，冲洗掉管路中残留的药物；

13）拔管之后，依然存在呼吸抑制的危险，应严密监护直至完全苏醒；

14）注意瑞芬太尼没有长效镇痛作用；

15）注意瑞芬太尼的作用可以被纳洛酮拮抗。

（3）气道交换导管辅助技术：对于再插管可能困难的患者，保持气道的可控性十分重要，而气道交换导管（airway exchange catheter，AEC）能解决这一难题。它可在拔管前经气管导管置入气管内。临床上常见的是 Cook 公司生产的气道交换导管（William Cook Europe，Bjaeverskov，Denmark）。AEC 是由半硬质热稳定聚氨酯材料制成的中空细导管。终端圆钝，附侧孔，射线下可视并且外标刻度。可配套 15mm 接头与呼吸回路连接，或连接 Luer 锁头实施高压射频通气。它具有多种型号，其中最适合拔管使用的型号是 83cm 长的 11F 或 14F 的导管。相应的内径分别为 2.3mm 及 3mm，外径分别为 3.7mm 及 4.7mm，适用于内径分别为 4mm 及 5mm 以上的气管导管。当需要再插管时，AEC 可以引导气管内插管，而且还能供氧，辅助再插管的成功率非常高。其并发症的发生与氧合通气及尖端的位置有关。使用时必须小心使导管尖端在任何时间均位于气管的中部。然而当氧合不够，使用高压射频通气时必须非常谨慎，因为它可能导致气压伤，并已有死亡的报道。

“高危”患者的气道交换导管辅助拔管步骤包括：

1）决定插入 AEC 的深度，其尖端应位于隆突之上。必要时使用纤维支气管镜确认尖端位置，在任何情况下正常成人 AEC 插入深度不应超过 25cm；

2）准备拔管时，通过气管导管插入润滑的 AEC 至预定深度。遇阻力时不要盲目用力；

3）拔掉气管导管前提前吸尽气管内及口咽部分泌物；

4）移除气管导管并确认 AEC 深度；

5）用胶条固定 AEC 于脸颊或前额上；

6）记录 AEC 在患者门齿/嘴唇/鼻部的深度；

7）使用麻醉回路确定 AEC 周围有气体泄漏；

8）标记 AEC 以便与鼻胃管区分；

9）通过面罩，鼻氧管或持续正压通气面罩给予氧气吸入；

10）如果 AEC 导致呛咳，确认其末端在隆突之上并可通过 AEC 注入利多卡因；

11）大多数患者依然能够咳嗽和发声；

12）当气道风险消除后，移除 AEC。AEC 最长可以留置 72h。

使用 AEC 再插管具有很高的一次成功率。但较高的成功率依赖于良好的监护设施，训练有素的操作者及充足的器械准备等。并发症比较少见，包括低氧、心动过缓、低血压及误入食管等。

使用气道交换导管再插管步骤包括：

1）使患者保持适当体位；

2）使用 CPAP 面罩吸入 100% 氧气；

3）选择较细的具有柔软、圆钝头端的气管导管；

4）给予麻醉药物或表面麻醉剂；

5）使用直接或间接喉镜挑起舌体，气管导管头端斜面向前以 AEC 做导引置入气管导管；

6）使用呼气末二氧化碳图确认导管位置。

2. 延迟拔管　当气道危险十分严重时，延迟拔管可以作为一种选择。某些情况下推迟数小时，甚至数日，以待气道水肿消失后再拔管是最合适的选择，可增加拔管成功几率及患者安全性。

3. 气管切开　当气道预先已经存在某些问题而有相当大风险时，应当考虑气管切开。这取决于手术的类型，或者肿瘤、肿物、水肿和出血对气道的影响程度。麻醉医师应该与外科医师共同讨论，主要依据以下四点：①手术后气道受累情况；②术后气道恶化的几率；③重建气道的可能性；④显著气道危险可能的持续时间。气管切开减少了长期使用气管导管造成声门损伤的危险，尤其当患者发生喉头水肿或者气道问题短期内无法解决时。

四、拔管后监护

拔管后可能导致生命危险的并发症并不只局限发生于气管拔管后即刻，拔管后应该加强管理、监测，注意以下几方面问题。

1. 人员配置和交流　患者气道反射恢复、生理情况稳定前需要经培训人员的持续护理。比例最好是1:1,并且恢复室内不得少于两人。保证随时能联系到有经验的麻醉医师,交流亦十分重要。手术结束时,手术医师与麻醉医师应就恢复期的关注点进行交流。回恢复室或ICU时,必须保证清楚的口头或书面交接。

2. 监测和危险信号 术后监测包括意识、呼吸频率、心率、血压、末梢血氧饱和度、体温和疼痛程度。使用特制的CO_2监测面罩能早期发现气道梗阻。脉搏血氧饱和度并不适合作为通气监测的唯一指标,它容易受到周围环境的影响。危险信号包括一些早期气道问题和手术问题的征象,如喘鸣、阻塞性通气症状和躁动常提示气道问题,而引流量、游离皮瓣血供、气道出血和血肿形成常提示手术方面的问题。

3. 设备 困难气道抢救车应该随手可得,配置标准监护仪和CO_2监护设备。

4. 转运 存在气道风险的患者运送至恢复室或ICU时,途中应由有经验的麻醉医师与手术医师护送。

5. 危险气道患者的呼吸道管理 存在气道危险的患者应该给予湿化的氧气,同时监测呼气末CO_2。鼓励患者深吸气或者咳出分泌物,阻塞性睡眠呼吸暂停综合征患者最好保留气管导管进入ICU监护。术后第1个24小时内,应高度警惕创面的出血和呼吸道的梗阻,术后第2天拔管是较安全的选择。拔管后,鼻咽通气管可改善上呼吸道梗阻;头高位或半坐位能减轻膈肌上抬所致功能余气量降低;皮质激素能减轻气道损伤所致的炎症性水肿,但是对于颈部血肿等机械性梗阻无效。

6. 镇痛 良好的镇痛能使术后呼吸功能达到最优化,但是要避免或谨慎使用镇静药物。

(丁冠男 丁志刚 田鸣)

第7节 气管内插管并发症

气管内插管可能引发多种并发症,可发生在插管期间、插管后、拔管期和拔管后的任何阶段。

一、因喉镜和插管操作直接引起的并发症

(一) 插管后咳呛

气管导管插入声门和气管期间可出现呛咳反应,与表面麻醉不完善、全身麻醉过浅或导管触到气管隆突部有关。轻微的呛咳只引起短暂的血压升高和心动过速;剧烈的呛咳则可引起胸壁肌肉强直和支气管痉挛,患者通气量骤减和缺氧。如果呛咳持续不缓解,可静脉注射小剂量利多卡因、适当加深麻醉或使用肌松药,并继以控制呼吸,即可迅速解除胸壁肌强直。如果呛咳系导管触及隆突而引起者,应将气管导管退出至气管的中段部位。

(二) 组织损伤

正确合理进行气管内插管时并发症并不多,即使发生,性质也属轻微。插管组织损伤包括牙齿脱落,口、鼻腔持续出血,喉水肿及声带麻痹,尤以后二者严重,甚至引起残疾或危及生命,故必须重视预防。喉镜片挤压口、舌、牙、咽喉壁可致血肿、裂口出血、牙齿碎裂松动或脱落、咽壁擦伤、腺样体组织脱落,操作时应轻柔、小心,尽量避免损伤的发生。一旦发生牙齿脱落,应及时找到脱落的牙齿并妥善处理创口,如果找不到脱落牙齿,可拍胸片或腹片,确定牙齿位置;偶尔可发生食管或气管破裂而导致纵隔或皮下气肿和气胸,与气管导管探条的使用方法错误有密切关系。对气胸需及时做出诊断和治疗,常用经胸壁第2肋间隙施行胸腔穿刺插管后行闭式引流,以使肺脏复张。

(三) 心血管系统交感反应

也称插管应激反应,表现为喉镜和插管操作期间血压升高和心动过速反应,并可诱发心律失常。采取较深的麻醉深度、尽量缩短喉镜操作时间、结合气管内喷雾局麻药等措施,应激反应的强度与持续时间可得到显著减轻。插管应激反应对循环系统正常的患者一般无大影响,对冠状动脉硬化、高血压和心动过速患者则有可能引起严重后果,目前常用预防措施如下:咽喉及气管内完善的表面麻醉可抑制神经冲动的产生和传导;静脉注射利多卡因1~2mg/kg在预防插管时心血管反应有一定的作用;阿片类制剂抑制气管内插管时的心血管反应已有很多报道,瑞芬太尼的剂量应至少达到3~4μg/kg;多种血管活性药物已经用来减轻插管引起的心血管反应,包括β受体阻滞剂、钙通道阻滞剂、酚妥拉明、可乐定、硝酸甘油、硝普钠等。

（四）脊髓和脊柱损伤

对伴有颈椎骨折和脱位、骨质疏松、骨质溶解病变和先天性脊柱畸形患者，在喉镜插管期间，因采用过屈和过伸的头位，可能会引起脊髓和脊柱损伤，应注意防范。对此类患者应尽量选用纤维支气管镜辅助插管或盲探经鼻插管，插管期间切忌任意转动颈部。

（五）气管导管误入食管

气管导管误插食管的第一个征象是听诊呼吸音消失和“呼出气”无 CO_2；施行控制呼吸时胃区呈连续不断地隆起（胃扩张）；脉搏氧饱和度骤降；全身发绀；同时在正压通气时，胃区可听到气过水声。一旦判断导管误入食管，应立即果断拔出导管，随即用麻醉面罩施行控制呼吸，以保证氧合和通气，在此基础上再试行重新插管。插管成功后要安置胃管抽出胃内积气。呼吸末 CO_2 监测对判断气管导管位置有重要意义。

（六）胃内容物误吸

对误吸并发症应引起高度重视。术前服用抗酸药物，提高胃内容物的 pH 值，可以降低误吸后发生化学性肺炎的可能。尽管 Sellik 手法（将喉结往脊柱方向压迫，以压扁食管上口的手法）的有效性仍存在争议，但多数仍将其作为清醒插管和快速诱导插管的标准操作。容易诱发胃内容物反流和误吸的因素较多，常见的有部分呼吸道阻塞、面罩麻醉时气体入胃、麻醉药的药理作用、喉防御反射尚未恢复前拔管等；术前饱食、胃肠道梗阻也是诱发误吸的危险因素。

（七）喉痉挛及支气管痉挛

浅麻醉下气管内插管、气道内残留的血液或分泌物等因素，都容易诱发喉痉挛和支气管痉挛。围手术期喉痉挛的好发时间往往在全身麻醉诱导气管内插管时和全麻苏醒期拔管后的即刻，其中又以拔管后的喉痉挛更为多见。特别对于合并气道高反应性的患者，更易诱发。对于此类患者应注重预防，包括预先使用类固醇激素、吸入 β_2-受体激动剂等。麻醉诱导过程应避免使用导致组胺释放的药物，保持足够的麻醉深度尤为重要。

二、导管留存气管期间的并发症

（一）气管导管固定不牢

气管内插管成功后，导管和牙垫一般都可用胶带将其一并固定在面颊部皮肤。手术中因导管固定不牢而脱出气管，可发生窒息危险。因此，必须重视气管导管的固定措施。手术中因口腔分泌物较多；取俯卧、坐位、头过度屈曲或深度头低脚高位体位；手术者需要经常改变患者体位或头位者，都应在粘贴胶布之前，先将面颊唇局部的皮肤擦拭干净，还可加用脐带绕颈式固定法（即先在气管导管平齐门牙的水平处扎以线绳，然后再将线绳绕至颈后加以扎紧）。对颌面部手术可加缝线固定法，即先将导管用缝线扎紧，然后再将缝线固定于门牙或缝于口角部。同样，对鼻腔导管也需要重视牢固固定导管的措施。

（二）导管误插过深

导管误插过深可致支气管内插管。导管插入过深有时可因头位改变过屈、深度头低脚高体位等引起。须控制导管插过声门进入气管的长度，尽量避免盲探操作，在直视下插入可避免过深或过浅。一般以导管前端开口位于气管的中部为最佳位置，成人约为声门下 5cm。

（三）气管导管受压或折弯

手术过程中，如遇气道阻力突然增大，应考虑到气管导管受压或折弯的可能。特别是五官科及神经外科等气管导管位于手术单包裹范围内的手术时更易发生。在摆放患者体位时应将气管导管妥善固定，避免受力或成角。使用异形导管或钢丝加强导管可极大减少气管导管受压或折弯发生的几率。

三、拔管后即刻或延迟出现的并发症

（一）咽喉痛

咽喉痛是气管内插管后最常见的并发症，有研究表明，导管的粗细、套囊与气管的接触面积、使用利多卡因凝胶及应用琥珀胆碱等均与咽喉痛的发生率及严重程度有关。咽喉痛是比较轻微的并发症，一般无需特殊处理，在 72h 内可以缓解。

（二）声带麻痹

插管后并发的声带麻痹，其单侧性麻痹表现为声嘶，双侧性麻痹表现为吸气性呼吸困难或阻塞，系松弛的声带在吸气期向中线并拢所致。大多数的声带麻痹原因尚不清楚，通常都是暂时性麻痹。套囊充气过多可能导致喉返神经分支受压，被视为一个诱因。外科损伤喉返神经可表现单侧或双侧声带麻痹。单侧性麻痹，发音呼吸无明显障碍，常不须治疗；单侧性麻痹，如长时间仍不能代偿，而患者要求改善发音时，可进行药物治疗，改善声带宽度；双侧性声带麻痹，如呼吸困难病情严重者，应行气管切开，以后再行手术矫正。

（三）喉水肿、声门下水肿

主要因导管过粗或插管动作粗暴引起；也可因头颈部手术中不断变换头位，使导管与气管及喉头不断摩擦而产生。喉水肿较为常见，一般对成人仅表现声嘶、喉痛，往往2~3天后可以自愈。由于婴幼儿的气管细、环状软骨部位呈瓶颈式缩窄，因此一旦发生喉水肿和声门下水肿，往往足以引起窒息而致命。小儿拔管后声门下水肿，主要表现为拔管后30分钟内出现，先为轻度喉鸣音，2~3小时后逐渐明显，并出现呼吸困难征象。因小儿声门裂隙细小，水肿、呼吸困难征象发生较早，大多于拔管后即出现，如果处理不及时，可因严重缺氧而心搏骤停。关键在于预防，包括选择的恰当气管导管尺寸、避用使用带套囊的气管导管、插入过程手法轻巧温柔，减少咳嗽和呛咳。一旦发生，应严密观察，并积极处理：①吸氧；②雾化吸入，每日三次；③静脉滴入地塞米松2.5~10mg或氢化可的松50~100mg；④应用抗生素以预防继发性肺部感染性并发症；⑤患者烦躁不安时，可酌情应用适量镇静药，使患者安静，以减少氧耗量；⑥当喉水肿仍进行性加重，呼吸困难明显、血压升高、脉率增快、大量出汗或发绀等呼吸道梗阻征象时，应立即作气管切开术。

（四）杓状软骨脱位

气管内插管过程中，喉镜置入咽腔过深，并用力牵拉声带，或导管尖端过度推挤杓状软骨均可造成杓状软骨脱位。患者在拔管后不久即出现喉部疼痛、声嘶及饮水呛咳等症状。间接喉镜检查可见一侧声带运动受限，杓状软骨处及杓会厌皱襞水肿，严重者可掩盖声带突和声带，两侧杓状软骨明显不对称，受伤侧前倾并转向内，声带呈弓形，固定于中间位。杓状软骨脱位的治疗方法有杓状软骨拨动复位术及环杓关节固定术。由于杓状软骨脱位后，环杓关节随即出现炎症反应，24~48小时即有固定黏连现象，因此脱位应在24~48小时内复位，越早复位的效果越好。

（丁冠男　田鸣）

第8节　声门上气道工具

一般而言，患者不会死于插管困难，只会死于通气困难，而声门上气道工具正是兼顾通气与人工气道功能的一类工具。在欧美国家，声门上气道工具在全麻中使用率可达50%。声门上气道工具（supraglottic airway，SGA）是过去30年来气道管理方面最重要的进展，经过30余年的临床应用，SGA提升了气道管理的舒适性和安全性，是各国困难气道管理指南中不可或缺的工具，有效降低了气道不良事件的发生率。

有作者指出，许多通气工具放置成功后，部分位于声门之下（如下咽部和食管上部），应采用"声门外通气工具"（extraglottic airways，EGA）的概念，尽管如此，考虑到习惯称谓以及2013版美国麻醉医师协会（American Society of Anesthesiologists，ASA）和2013版中华医学会麻醉学分会（Chinese Society of Anesthesiology，CSA）《困难气道管理指南》的描述，本书仍将采用"声门上气道工具"的描述。

一、历史与地位

1981年，英国麻醉医师Archie Brain发明了喉罩（laryngeal mask airway，LMA），开创了SGA（密封型）的先河。1983年，Brain医师成功对一名体重114kg插管困难的男性患者使用了喉罩。1984年，《急诊医学档案》首次描述喉罩为急诊情况下气道管理的一种可行方法。截至1987年，喉罩已成功地应用于21名困难气道患者，并且成功地应用于一名插管失败的患儿。1988年，第一款喉罩LMA-Classic®正式在英国上市并投入临床，在短短的两年内就在英国迅速普及，大大减少了气管导管的使用。LMA-Classic®是单管型喉罩，随着喉罩应用范围的不断扩大，单一模式的喉罩已无法满足所有临床情况。1992年，Flexible喉罩引入临床，在喉罩的通气管内嵌入螺旋状金属丝以防打折，并允许外科医师在术中搬动头部以利于暴露手术视野，可用于各类口咽和头颈部手术。Brain医师在设计和改良喉罩的同时，还探讨了喉罩引导气管内插管的可行性。1983年，3例患者行盲探经喉罩气管内插管获得成功。1991年，文献报道首例清醒患者经喉罩气管内插管成功。1993年，ASA困难气道管理工作组首次将喉罩列入困难气道管理指南，但是由于当时对喉罩知之甚少，尚无足够的数据来评价喉罩在困难气道管理中的作用，因此喉罩仅在紧急气道处理的分支中涉及。

随着喉罩临床经验和相关研究以及文献的不断积累，参与ASA困难气道管理指南制定的Jonathan Benumof医师在1996年重新定位了喉罩在困难气道中的作用。他推荐喉罩可用于以下几种情况：辅助清醒气管内插管；在已实施全麻诱导的患者，当气管内插管失败时作为通气工具或用于引导气管内插管；当气管内插管失败且面罩通气失败时，作为通气工具或用于引导气管内插管。Benumof医师在其综述中指出，由于应用范围广泛，喉罩在ASA困难气道指南中是个重要的选择。更重要的是，喉罩应用于“既无法气管内插管，也无法面罩通气”的记录尤其优秀，对于那些由于声门上梗阻而不能进行肺通气和那些解剖异常不能插管的患者来说，喉罩是首选。

Fastrach喉罩是Brain医师研究经Classic喉罩盲探气管内插管时发明的，于1997年正式上市，满足了“既能有Classic喉罩的通气功能，又能引导气管内插管”的临床需求，进一步扩大了喉罩的适应证。2000年，Proseal喉罩上市。Proseal喉罩是第一款双管喉罩，增加了胃食管引流通道，同时在罩体背面增加附加气囊，使得喉罩的密封性能更佳，降低了反流误吸的风险，提高了喉罩的安全性。2000年以后，CTrach喉罩和Supreme喉罩陆续推出。

2003年，Benumof的建议被ASA困难气道管理工作组发布的困难气道管理指南完全采纳。2003版ASA困难气道管理指南把喉罩从紧急路径扩展到了常规路径，喉罩既可以作为通气装置也可成为气管内插管的通道。基于使用者的经验水平，喉罩基本上可用于气道管理流程的任一环节。

近10年来，随着LMA公司喉罩专利的到期，相继又涌现出了多种不同特点的SGA（Ambu、Cookgas、SLIPA、i-gel喉罩和喉管等），SGA的种类更加丰富，适应证更加广泛。基于这一变化，在2013年ASA困难气道管理工作组发布的困难气道管理指南中，以声门上气道工具（supraglottic airway，SGA）的描述取代了喉罩。尽管在该版指南中SGA的应用范围与2003版相比并无显著变化，名称的变化则相当于扩大了SGA在困难气道管理中的应用。同时在该版指南中，提出了喉罩可用于困难气道的拔管。

同样在2013年，CSA发布了《困难气道管理指南》。在非紧急气道的处理中，既可以直接采用喉罩通气完成麻醉和手术，也可以经喉罩气管内插管。而在紧急气道处理流程中，首选无创方法如喉罩，或采用食管-气管联合导管和喉管等SGA，必要时采用微创或有创方法。

二、声门上气道工具的分类与作用机制

关于SGA的分类，目前尚无统一标准，比较容易接受的分类方法是由Miller提出的根据是否带套囊以及密封机制分为以下三类：

1. 喉周带套囊密封装置　包括各种类型带套囊喉罩，可进一步细分为无定向封闭套囊和有定向封闭套囊的喉周密封装置。无定向封闭套囊的喉周密封装置以Classic喉罩和Fastrach喉罩等为代表。其喉周密封机制为：依赖喉周围组织作用于喉周套囊的反作用力封闭喉周区域，但套囊和咽喉黏膜之间的贴合不甚牢固，因此封闭压力受限，反流误吸风险相对较大。有定向封闭套囊的喉周密封装置以带背侧充气套囊的双管型ProSeal喉罩为代表。喉周密封机制为：套囊封闭部位位于喉入口周围或喉入口处，套囊不贴在咽后壁上而直抵声门，因此封闭效果更好，反流误吸风险更低。

2. 喉周无套囊预成形密封装置　以i-gel喉罩和SLIPA喉罩为代表。其密封机制为喉罩根据咽喉部解剖结构采用预成形设计，与咽喉结构满意契合，其通气管壁反弹在舌基底部，封闭咽部出口和食管入口。

3. 咽部带套囊密封装置　包括无食管密封套囊的Cobra通气管和有食管密封套囊的喉管、食管-气管联合导管和简易导管。前者的密封机制为Cobra头部密封下咽部而咽套囊在舌根部密封，具有较高的密封压但无法预防误吸；后者密封机制为食管套囊封闭食管而咽套囊在舌根部密封，极大地降低了误吸风险，但套囊压力过高可致舌充血和潜在的神经损伤。

三、喉罩的适应证、禁忌证、优缺点和并发症

（一）适应证

1. 全麻手术维持通气　除了有误吸风险的食管、胃肠手术、有气道操作的肺部、气管手术，只要选择恰当的类型和型号，喉罩几乎可以用于其他任何

手术。喉罩在以下情况下尤其适用：

（1）合并有心血管疾病的患者需要在全麻下行短小体表和四肢手术。

（2）头颈外科和眼科手术：喉罩非常适用于全麻下行头部、颈部的短小手术，包括眼科手术、耳鼻喉手术和整容手术。采用可弯曲喉罩，可减少对手术野的影响。对眼内压升高的患者行眼内手术，喉罩的置入和拔出对眼内压的影响较小。

（3）呼吸内科和胸外科：在表面麻醉加镇静或全麻下，插入喉罩，保留自主呼吸，用静脉麻醉或吸入麻醉维持，可进行下列操作：①通过喉罩行纤维喉镜和纤维支气管镜检查；②通过喉罩用 Nd-YAG 激光切除气管内和隆突上肿瘤；③通过喉罩放置气管和支气管扩张器；④在 ICU，可通过喉罩放入纤维支气管镜，在纤维支气管镜指导下行经皮气管造口术。

（4）术中唤醒麻醉：脊柱侧弯矫形术以及脑功能区病灶切除术中有时需要唤醒患者，使用喉罩时患者耐受良好，唤醒时间更短，配合满意，受体位影响较小。

（5）俯卧位或侧卧位手术：侧卧位或俯卧位时喉罩置入较气管内插管容易。全麻诱导之前，患者能够自行摆放舒适的体位，这是俯卧位患者使用喉罩的优点之一，有可能减少背部并发症的发生率。

（6）手术室外的麻醉：成人和儿童在手术室外进行的一些治疗或诊断性的操作，刺激小、疼痛轻，但需要避免患者发生体动，如放射治疗、血管造影和介入治疗、内镜检查和电复律术等。在静脉诱导下，插入喉罩，保持自主呼吸，用静脉药物维持麻醉，可进行上述操作。

2. 已预料的困难气道　预计气管内插管困难者可直接采用喉罩维持通气与麻醉，大部分气管内插管困难的患者可以顺利置入喉罩。当气管内插管失败时，喉罩也可以作为通气工具或用于引导气管内插管。

3. 未预料的困难气道　已实施全麻诱导的患者，当气管内插管失败时喉罩可以作为通气工具或用于引导气管内插管。

4. 紧急气道　当发生面罩通气困难，尤其是“既不能气管内插管也不能面罩通气”时，需尽快建立有效通气和氧合，喉罩常作为首选工具，此时既可以采用喉罩通气，也可以经喉罩气管内插管。其他声门上气道工具如喉管和食管-气管联合导管等也可应用于紧急气道。

5. 气管拔管　拔管前或拔管后置入喉罩，气管导管拔出后可以采用喉罩通气或必要时引导气管内插管。使用喉罩替换气管导管，可以建立一个生理稳定、非刺激气道，并能阻止来自口腔的分泌物和血液。该技术既可用于清醒拔管也可用于深麻醉拔管，尤其适用于气管导管引起的心血管系统刺激可能影响手术修复效果者以及冠心病等心脏疾病患者，同时对于吸烟、哮喘等其他气道高敏患者可能更有好处。

6. 院前环境、急诊科、ICU 和其他各科室急救复苏。

（二）禁忌证

以目前的发展趋势看，喉罩的适应证和禁忌证仍在不断变更中。总体而言，其禁忌证多属于相对禁忌，应根据患者的实际情况、气道处理的危急程度以及手术操作的特殊要求等因素综合加以考量。

1. 存在增加胃内容物反流和呼吸道误吸因素的患者　包括未禁食、饱胃、病态肥胖、妊娠超过 14 周、频繁胃食管反流、肠梗阻和食管裂孔疝等。

2. 咽喉部存在肿物、损伤、感染或其他病理改变的患者需慎用　如声门上部或下咽部的损伤、肿物、重度肥大的扁桃体、明显的喉或气管的偏移、软化和外周性压迫等。

3. 肺顺应性降低的患者，尤其是预计手术中气道峰压大于 30cmH_2O 者。

4. 张口度难以通过喉罩者。

5. 预计时间手术较长者需慎用，尽管有安全应用喉罩超过 8 小时的报道。

（三）优缺点

1. 喉罩的优点

（1）微创气道工具，置入时损伤与刺激较小，应激反应轻，眼内压改变较小，麻醉诱导和恢复期血流动力学更稳定，麻醉恢复期呛咳及分泌物减少。

（2）在气道处理中更易于维持通气，可有效降低困难气道的发生率。

（3）操作简单易学，初学者经数次训练便可掌握，学习曲线更短，成功率更高。

（4）使用方便，插入迅速，气道维持更容易。

（5）无需使用喉镜及肌松剂便可置入，颈椎移动度小。

（6）患者容易耐受，较耐受气管导管所需的麻醉药量减少。

（7）术后并发症发生率低，咽痛与声嘶发生率较低。

2. 喉罩的缺点和不足

（1）单管型喉罩密封效果一般，正压通气时可导致胃胀气。

（2）对未禁食的患者不能完全防止误吸。

（3）体位变动和手术操作可造成喉罩位置和应用性能改变。

（四）并发症

随着喉罩应用的增多，相关问题也越来越多，其中相当部分与使用不当有关。发生气道并发症的原因主要包括：①在置入、拔出以及调整喉罩位置时引起的损伤；②器具插入胃肠道和呼吸道引起的损伤；③黏膜缺血；④咽喉反射功能改变或感觉异常。具体表现为以下几种形式：

1. 气道梗阻　由于喉罩置入的位置不恰当或型号不符等原因，可能造成气道梗阻，尤其当发生会厌和声门水肿时，气道梗阻严重，有时需紧急处理。

2. 咽喉不适　术后咽喉不适通常比较轻微，且发生于术后早期，持续时间短，但偶尔也表现严重且持续时间长。

（1）常见的咽喉不适包括：咽痛、吞咽困难、构音困难、口/颈/下颌痛、咽部感觉障碍、口/咽喉干燥、耳痛/听力障碍和舌感觉异常，其中以咽痛（0～56%）和吞咽困难（4%～23%）最常见。

（2）可能的影响因素包括：①喉罩置入的难易程度及肌肉松弛程度，咽痛发生率可随置入次数增加而升高，而小剂量肌松剂可减少咽痛的发生；②通气罩容积：咽痛和吞咽困难的发生率随通气罩容积的增加而升高；③喉罩的型号：型号越大，对黏膜的压力可能也越高，咽痛发生率越高；④性别：女性患者的发生率更高；⑤麻醉深度：术中麻醉过浅，患者吞咽频繁可增加发生率。

3. 组织损伤　轻微组织损伤较常见，拔出喉罩时表面染血即可证实，严重的组织损伤罕见。常见的组织损伤包括：出血、口唇损伤、牙齿和义齿损伤、软腭和腭垂损伤、扁桃体损伤、咽后壁损伤、上呼吸道水肿和坏死、会厌损伤、喉部损伤、杓状软骨损伤和食管损伤。出血、软腭和腭垂损伤以及咽后壁损伤相对常见，喉罩置入困难可增加出血的发生率，一般损伤轻微；食管损伤很少由喉罩本身引起，多是由经喉罩插入的装置引起，如胃管、探条和气管导管等。

4. 血管、腺管和神经压迫　喉罩能够对气道周围的血管、腺管和神经产生压迫。

（1）与喉罩的通气罩相邻的血管有颈动脉、颈内静脉、舌动脉和舌静脉，这些结构容易受压。通气罩高容量时，颈动脉血流可降低 10%。而舌动脉受压时可表现为舌发绀，而舌静脉受压回流受阻可出现舌肿胀、发绀和感觉异常，拔出喉罩后一般可在短期内快速缓解。

（2）腮腺管、下颌下腺管和咽鼓管易于受压和扭曲，可造成肿胀和炎症。

（3）舌神经、舌下神经、喉返神经和舌咽神经与喉罩相邻，易于受压。舌神经损伤通常表现为舌前部味觉和感觉的丧失，舌下神经损伤表现为吞咽困难，而喉返神经损伤表现为构音障碍、喘鸣或术后误吸。喉罩太小和使用笑气是两项可能的危险因素。

5. 反流和误吸　由于喉罩的结构特点，插入下咽部可造成食管括约肌未完全关闭，无法防止胃内容物反流，但肺误吸的发生率较低。使用喉罩时肺部误吸总发生率为 2/10 000，与未使用喉罩的择期手术（2.6/10 000）和急诊手术（11/10 000）误吸发生率相比更低，尤其是双管型喉罩的广泛应用，进一步减少了误吸的发生。易于发生误吸的因素包括：未禁食的急症手术患者、困难气道、肥胖、头低仰卧位时腹内充气和胃部手术史等。

当发生误吸时，推荐的处理方法如下：

（1）不要试图拔除喉罩，以免去除套囊对喉部的保护。

（2）患者头低位并偏向一侧，暂时断开呼吸回路便于反流液流出。

（3）吸引喉罩内反流物，吸纯氧。

（4）行低流量和小潮气量人工通气，使液体由气管流向小支气管的风险降到最低。

（5）使用粗纤维支气管镜评估气管和支气管的情况，清除残留液体。

（6）如果证实声带下方误吸，考虑实施气管内插管，并制定合适的诊疗方案。

6. 喉痉挛　在麻醉过浅的情况下置入喉罩，可诱发严重喉痉挛；手术或吸痰等刺激引起咽喉反射，亦可致喉痉挛，可导致气道负压和肺损伤。

7. 喉罩损坏　在喉罩使用当中，还可能出现喉罩损坏，例如套囊与柄分离，喉罩在患者口内断裂，喉罩柄打折，套囊充气或放气失败等。

针对以上出现的各种并发症，喉罩应用时应谨慎预防：①掌握喉罩适应证与禁忌证；②正确选择喉罩型号；③置喉罩前滑润罩囊边缘；④提高喉罩置入技巧，操作轻柔，尽量避免损伤；⑤控制喉罩囊内压（$<60cmH_2O$），在满足密封要求的基础上尽量减小

通气罩容积；⑥喉罩妥当固定，避免扭曲和明显压迫；⑦术中保持警惕，注意观察，早期识别位置不当；⑧长时间使用宜每隔1～2小时适当放气2分钟，以改善局部血液循环；⑨维持足够的麻醉深度，预防喉痉挛；⑩非一次性使用喉罩按制造商说明进行清洁、消毒，使用次数不得超过推荐次数。

四、常见的声门上气道工具

（一）Classic 喉罩

Classic 喉罩是可重复使用的带套囊型单管喉罩，由通气管、通气罩和充气管三部分组成（图 47-64）。通气罩由硅胶材料制成，有8种型号，可用于新生儿、儿童和成人。没有通向食管的引流管，平均密封压为20cmH_2O。适用于择期行体表、四肢和短小手术的患者，置入后可保留自主呼吸或进行短时间的机械通气，也可用于紧急气道。但与目前广泛应用的食管引流型喉罩相比，其密闭性差、可调整性差、防误吸能力差等缺点日益显著。

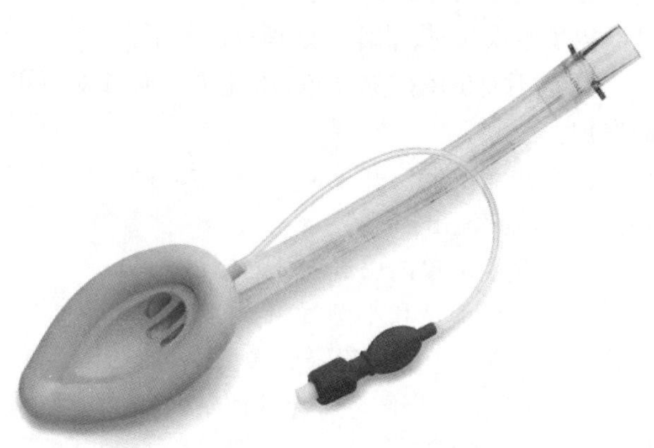

图 47-64 Classic 喉罩

（二）Flexible 喉罩

Flexible 喉罩是由一个与 Classic 喉罩相同的通气罩和一根可弯曲钢丝加强的通气管构成，其通气管比 Classic 喉罩更长也更细，可重复使用（图 47-65）。有6种型号，可用于幼儿和成人，适用于面部、眼、鼻、口腔等多数头面部手术。

Flexible 喉罩的优点包括：①通气管长度的增加可以使与之相连的麻醉呼吸回路远离手术野；②口径较细可减少口内手术时空间的占用，改善术野；③钢丝加强型通气管可防止通气管打折和梗阻，可固定于任何位置，通气管的移动不会影响通气罩的位置。

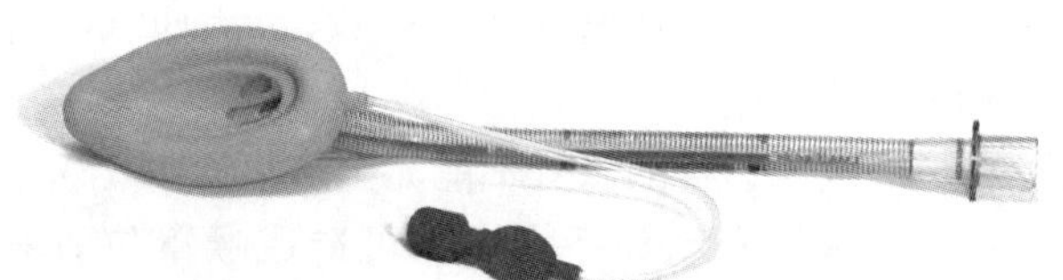

图 47-65 Flexible 喉罩

Flexible 喉罩的缺点包括：①通气阻力相对较高；②根据通气管位置不易判断通气罩的位置；③不适用于困难气道；④其他缺点与 Classic 喉罩相同，如该喉罩没有通向食管的引流管，密封压为20cmH_2O。

（三）Proseal 喉罩

Proseal 喉罩是可重复使用的带套囊食管引流型喉罩。通气罩由硅胶材料制成，有7种型号，可用于新生儿、儿童和成人。与 Classic 喉罩相比，其主要变化是增加了通气罩的背侧气囊和食管引流管（图 47-66）。背侧气囊充气时，气囊紧贴咽后壁将通气罩前推，可更牢固地紧贴于声门周围组织，明显增加密封压，密封压可达30cmH_2O。通过食管引流管放置胃管可引流胃液、防止胃胀气，有效防止反流和误吸，同时可以辅助判断喉罩对位和引导喉罩置入。儿童型号（≤2.5）结构有所不同，无背侧气囊，引流管相对较粗。

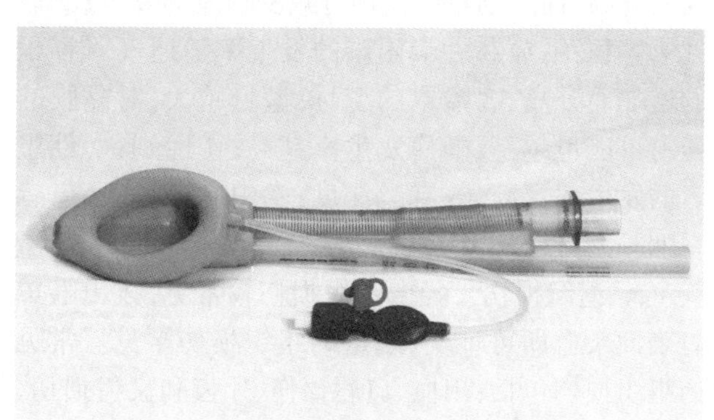

图 47-66 Proseal 喉罩

Proseal 喉罩适用于：择期体表、四肢手术，择期腹腔镜手术（普外科、妇科和泌尿外科手术），下腹部手术以及“既不能气管内插管又不能面罩通气”的紧急气道等。

（四）Supreme 喉罩

Supreme 喉罩是一次性使用的带套囊食管引流型喉罩，采用 PVC 材料，是 Proseal 喉罩的一种改良产品。有7种型号，可用于新生儿、儿童和成人。其通气管采用与人体喉部解剖弧度匹配的预成形设计，硬度略高于 Proseal 喉罩，操控性更强，置入更简单快速（图 47-67）。通气罩横向直径更短，置入时对张口度要求更低，同时通气罩充气囊更大，密封性能良好，密封压可达 23～29cmH_2O，且气囊内设计了贮液腔，与内置食管引流管的双重保证可有效防止误吸。

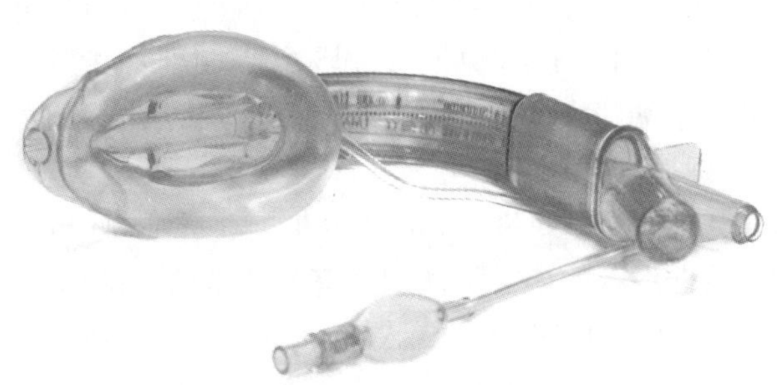

图 47-67　Supreme 喉罩

其他特点包括：内置牙垫加强通气管，可防止因患者咬管造成的气道梗阻，亦有助于喉罩位置的判断；整合牙垫与固定杆，固定更加方便；通气管出口两侧的会厌隔离鳍可防止会厌下折阻塞气道。适应证与 Proseal 喉罩相同。

（五）Guardian 喉罩

Guardian 喉罩是一次性使用的带套囊食管引流型喉罩。通气罩由硅胶材料制成，呈圆锥状，和咽部的解剖相似（图 47-68）。通气罩的背侧气囊使密封效果进一步加强，气道密封压可达 32cmH_2O。采用符合人体咽喉生理曲线的弧度设计，单管多腔道，置入简单快速；增加了通气罩囊内压力指示器，可实时监测通气罩内的压力，以避免囊内压力过高；无需放置牙垫，增加食管引流管使患者更安全，可支持长时间的手术。有 8 种型号，可用于新生儿、儿童和成人，适应证与 Proseal 喉罩相同。

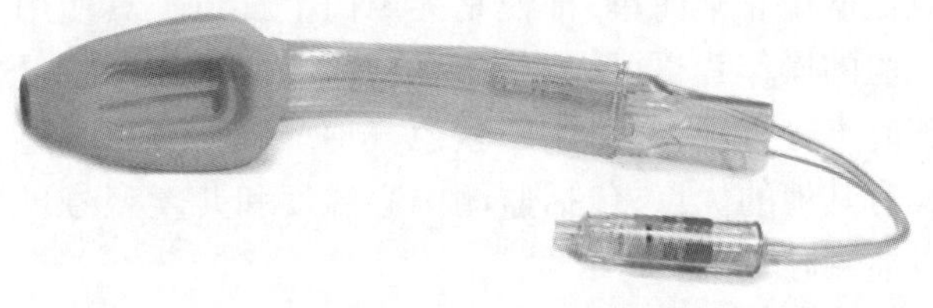

图 47-68　Guardian 喉罩

（六）i-gel 喉罩

i-gel 喉罩是一次性使用的无套囊食管引流型喉罩，由柔软的类硅胶样热塑性弹性合成橡胶制成（图 47-69）。通气罩根据人体咽喉部解剖结构预成形，形似碗状，置入后与喉周组织呈“镜像”吻合，可提供可靠的喉周密封性而无需充气囊，平均密封压可达 28cmH_2O。食管引流管与通气管平行走向，可通过引流管插入 12G 的胃管。通气罩近端设计了会厌的压迹，使喉罩置入咽喉之后良好固定，减少喉周压迫。无会厌栅栏且通气管较粗，可用于纤维支气管镜检查和治疗麻醉，也可用于引导气管内插管。通气管内置牙垫且形状扁平，可避免旋转和打折。具有 7 种型号，可用于新生儿、儿童和成人，适应证与 Proseal 喉罩相同。

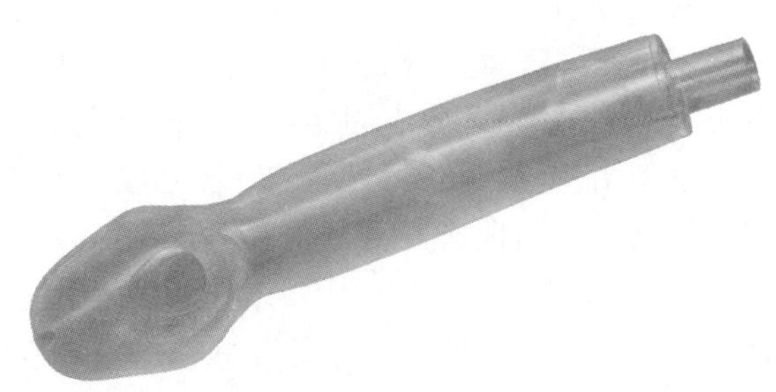

图 47-69　i-gel 喉罩

（七）SLIPA 喉罩

SLIPA 喉罩（streamlined pharyngeal airway）是无套囊单管型喉罩，该喉罩命名为 SLIPA 既是取自其英文首字母的组合，亦是因为它的外形像一只拖鞋（图 47-70）。

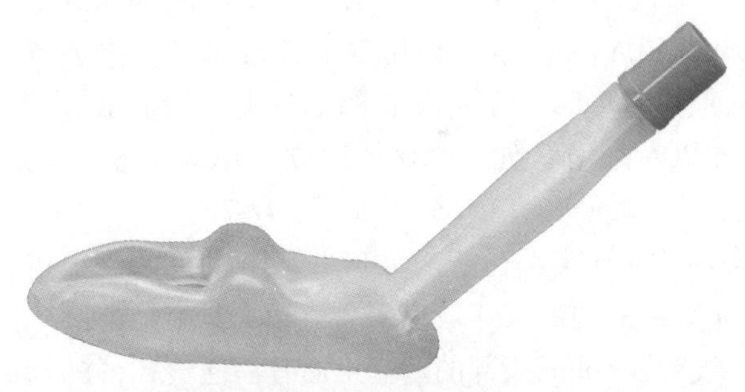

图 47-70　SLIPA 喉罩

SLIPA 喉罩是根据咽部结构由特殊材料吹制塑形而成，外形像一只拖鞋，有脚趾、脚弓和脚跟三处不同形状的突起。为了降低反流误吸的风险，SLIPA 喉罩的前部设计有一个可容纳 50ml 反流液体的空腔，所以其前端突起就像“脚趾”一样。当 SLIPA 喉罩位于正确位置时，其前端突起正好位于食管开口内，从而可起到一定的阻隔作用。连接 SLIPA 喉罩前部和后面导管的桥接部分，也就是在“脚弓”处也有一个突起，其设计目的是密封舌根组织，以获得足够的呼吸道密封压。在 SLIPA 喉罩后端，即“脚跟”的位置有另外一个突起，其作用是使 SLIPA 喉罩稳定在鼻咽和食管之间。

由于 SLIPA 喉罩形状完全符合咽腔内表面结构，所以无需充气套囊即可获得较高的呼吸道密封压，密封压平均可达 25cmH_2O。“脚趾”处的突起小于桥接部分（“脚弓”）的突起，在两个突起之间有一个凹陷，该凹陷部位与舌骨尖的位置相一致。该设计的目的是减小此易损部位的压力，可预防因压迫所致的舌下神经损伤。另外，由于 SLIPA 喉罩无充气囊并且外形符合咽部解剖结构，所以亦可预防因扩张食管上端而导致的喉返神经损伤。

由于没有充气罩，所以 SLIPA 喉罩较标准喉罩具有更多的型号，以适应不同年龄和不同体型患者的咽部解剖结构，从而获得可靠的呼吸道密封性并实施正压通气。目前有 6 种成人型号，其中 47、49 和 51 号分别适合体型较小、中等和健壮的女性患者，53、55 和 57 号分别适合体型较小、中等和健壮的男性患者。49 号和 51 号相当于 Classic 喉罩的 3 号，53 和 55 号相当于 Classic 喉罩的 4 号，而 57 号则相当于 Classic 喉罩的 5 号。型号是根据测量横向最大直径（mm）进行设置的，该尺寸与甲状软骨左右角间距离相匹配，是目前选择 SLIPA 喉罩型号的一种有效和可行的方法。

（八）Cobra 喉周通气管

Cobra 喉周通气管（Cobra perilaryngeal airway，Cobra PLA）是一次性使用的咽部带套囊密封装置，它是在 Guedel 口咽通气管的基础上改造而成。Cobra PLA 采用聚氯乙烯材料制成，由 Cobra 头部、充气套囊和通气管三部分组成（图 47-71）。当对位正确时，Cobra 头部位于喉入口并将下咽部密封。Cobra 头部的内部有一坡道引导气体（或气管导管）进入气管。Cobra 头部的远端正面有一通气孔，并附有弹性支撑架，支撑架上的栅栏可弯曲并且非常柔软，可以较容易地通过气管导管。Cobra PLA 的尖端应位于环状软骨后方，支撑架的斜面将会厌提起，防止

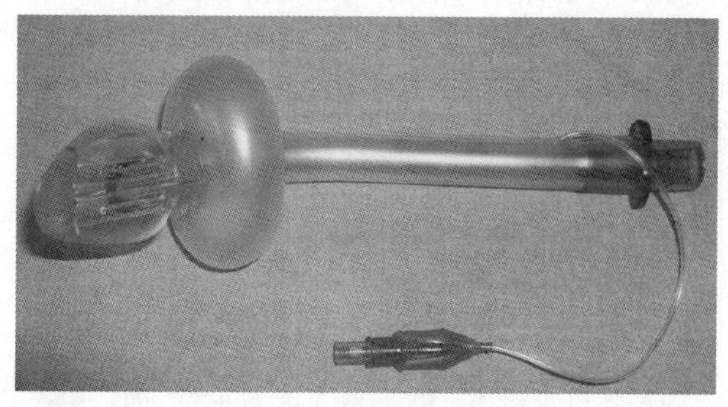

图 47-71 Cobra 喉周通气管

其梗阻出气孔，套囊位于舌根处，当套囊被充气时抬起舌根并暴露喉入口，可较好地密封气道，气道密封压可达 23～33cmH_2O，可以正压通气。

该通气工具被命名为 Cobra 是因为气道远端部分的形状，当把它翻转时，其头部与一种 Cobra 蛇的头部很相似，故而命名。正是这种特殊的形状使其在出入时可以很顺利地通过硬腭，而且一旦就位即可将喉入口的软组织很好地隔离。“喉周”指的是 Cobra 末端膨大的部分，可以很好地将阻碍喉入口的软组织按其解剖结构分离开。

Cobra PLA 型号的选择依据与 Classic 喉罩类似，根据患者的体重和体型共有 8 种型号可供选择，可用于新生儿、儿童和成人。当无法确定合适的型号时，建议选择偏小的型号。当操作者已熟悉置入方法时，尤其是已使用肌肉松弛剂时，可以选择较大的型号。Cobra PLA 的充气套囊和气管导管的套囊一样均是高容低压套囊，与小型号相比，大型号可获得更高的密封压。

Cobra PLUS 是新一代产品，在 Cobra PLA 的基础上增加了中心温度监测探头，三个儿童型号同时还增加了气体采样管，可以监测呼气末 CO_2 浓度。这一点对于新生儿和婴儿十分有用，因为他们的呼吸频率快而潮气量小，如果使用 Y 形回路与声门上气道工具连接采样气体，监测结果可能不够准确。Cobra 头部远端的气体采样减少了这些小患者的无效腔量，从而可以获得更准确的呼气末气体浓度。

Cobra PLA 的适应证与其他声门上气道工具相似，可作为维持气道用于自主呼吸或机械通气下行短小手术。Cobra PLA 管腔粗大，可以用于引导气管内插管，最大可以通过 ID8.0mm 的气管导管，可采用盲探法引导气管内插管，或采用光棒和纤维支气管镜等工具辅助气管内插管。Cobra PLA 的突出优点是使用非常简单，即使是无声门上气道工具使用经验的操作者也可以很容易的置入，所以在急救复苏时十分有用，亦可用于紧急气道。Cobra PLUS 还具有其他的优点，包括监测中心温度和儿童型号可以监测呼气末 CO_2 浓度。

Cobra PLA 最主要的缺点是不能防止反流和误吸的发生，因此要避免用于存在误吸风险的患者。气道峰压需要被限制在 25cmH_2O 以下，所以 Cobra PLA 不适用于肺顺应性下降或气道阻力增加的患者。

（九）食管-气管联合导管

食管-气管联合导管（esophageal-tracheal combitube)是一个同时具备食管阻塞式通气管和传统气管导管功能的紧急气道装置。该导管是一个双套囊和双管腔的导管(图 47-72)。口咽套囊位于导管的中部,而食管气管套囊位于导管的远端。咽导管管腔和气管食管管腔并行排列,独立隔开,近端均是开放的。咽导管管腔(1 号蓝色长管)远端封闭,在两个套囊之间有 8 个侧孔,气管食管管腔(2 号透明短管)远端开放。这样的设计使联合导管不论是置入气管还是食管均可进行通气,当置入食管时可通过咽导管管腔的侧孔进行通气,而置入气管时可通过气管食管管腔的远端进行通气。联合导管有两种型号(37Fr 和 41Fr),分别适合身材矮小和身材高大的成人。

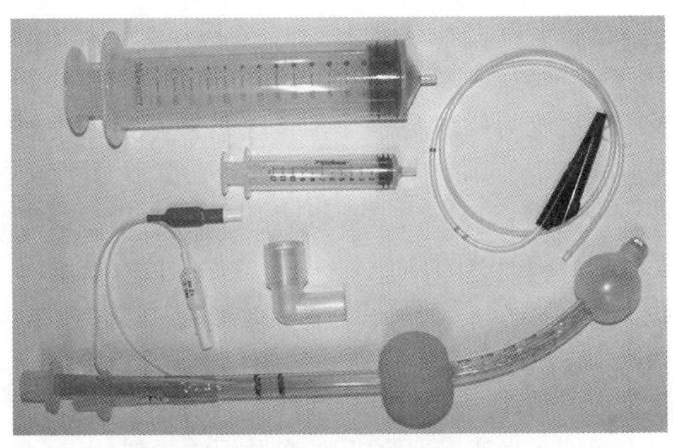

图 47-72　食管-气管联合导管

联合导管作为气道管理备选装置,可应用于急诊及院前环境、心肺复苏、择期和急诊手术以及重症监护病房的危重患者。其主要适应证是在医院内或医院外发生困难通气和困难气管内插管时进行急救通气。特别是在患者气道大量出血,患者受困无法摆出合适体位或操作者无法站立于满意位置,患者存在反流风险或颈部活动受限时可优先考虑选择联合导管。另外,联合导管可以在开口受限的患者中使用。

联合导管的优点包括:①应用范围较广,可以不使用喉镜直接盲插,因此受不利的环境因素影响较小,操作者无需接受太多培训即可完成联合导管的置入;②置入和通气成功率高,操作简便,可在数秒内快速送入咽喉下方;③可有效防止反流、误吸及胃扩张,可用于非禁食患者,并能应用于通气压力高的患者;④当口咽套囊充气后无需另外固定联合导管,可保证在通气和搬运过程中有效地固定导管位置。

联合导管的缺点包括:①部分患者密封性差,并不能完全避免误吸;②当导管在食管内时,不便于吸引气管内分泌物;③可能损伤食管;④尺码不全,只能用于成人。

(十) 简易导管

简易导管(easytube)是一种类似联合导管的双套囊双管腔气道工具,其形状、结构、置入技术和适应范围均与联合导管大体相同(图 47-73)。咽导管管腔提供声门上通气,出口位于两个套囊之间近口咽套囊端,纤维支气管镜可以通过管腔检查气管、吸引气管内分泌物或在必要时进行换管。气管食管管腔较长,外管较小而内径较大,末端类似气管导管,有 Murphy 眼,可以减少咽部及气管黏膜的损伤。具有两种型号:41Fr 型号适合身高 130cm 以上的成人,28Fr 小儿型号适合身高 90 ~ 130cm 的患者。无论将该导管置入食管内或气管内均可提供满意的通气。

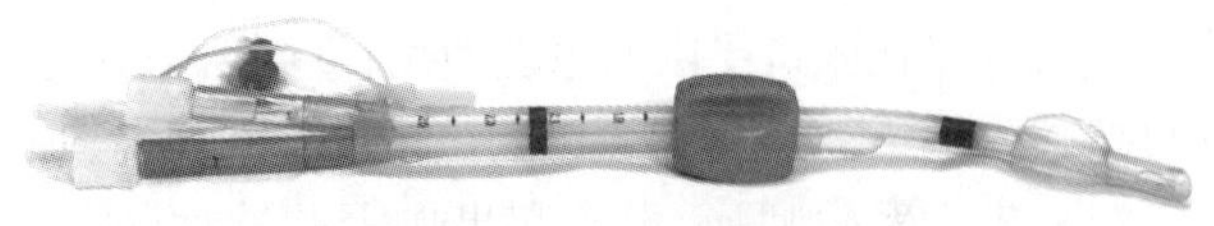

图 47-73　简易导管

(十一) 喉管

喉管(laryngeal tube, LT)与联合导管类似,为双套囊单管腔气道工具。喉管具有可重复使用和一次性使用两种类型,前者采用硅胶材料,后者采用 PVC 材料,均由一根通气管和两个套囊(咽套囊和食管套囊)组成。通气管短而呈 J 字形,远端封闭。重复使用型共有 7 种型号,可满足新生儿、儿童和成人需要。一次性使用型有 5 种型号,不能用于新生儿和幼儿,0 ~ 2 号根据患者体重选择合适的型号,2.5 ~ 5 号则根据身高选择型号。

引流型喉管(laryngeal tube suction, LTS)是双腔喉管,在通气管后面增加了食管引流管,可以进行胃内容物的吸引(图 47-74)。有可重复使用和一次性使用两种类型,型号设置和选择与单管型喉管相同。

喉管的置入方法可参照联合导管,沿舌中线盲插,尖端抵住硬腭后轻轻地沿腭咽曲线向前推进到

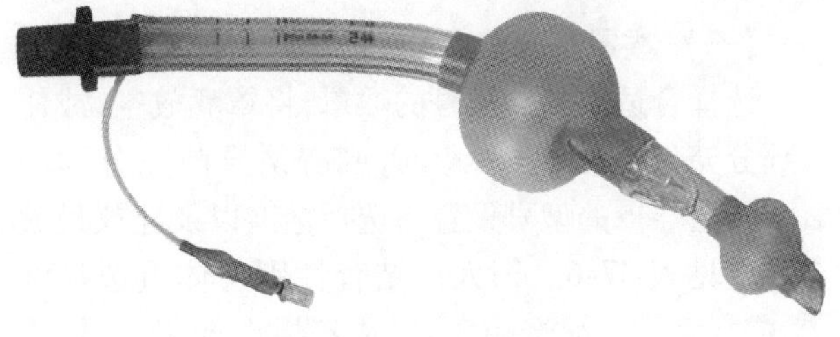

图 47-74　引流型喉管

下咽部直至出现阻力。在压力表的指示下将两个套囊充气至囊内压为60cmH_2O。由于充气线路的特殊设计，首先充气近端套囊固定喉管，当它充气和解剖结构相适应后，充气远端套囊并连接呼吸回路，可实施控制呼吸和自主呼吸。

喉管置入到位后，远端食管套囊位于食管上括约肌，近端咽部套囊位于口咽部。两个套囊都是高容低压套囊，可减少对黏膜的损伤并提供良好的密封。在两个套囊之间的导管腹侧，有两个通气主孔，两侧各有一个侧孔（新款一次性喉管具有三个侧孔），侧孔可防止会厌阻塞主孔时继续保持通气。近端通气主孔被位于咽套囊的V形凹陷弯曲保护，套囊充气时软组织被挡在主孔开口外，以保持开放的气道。通气管远端封闭，通气时气体只能进入气道。

喉管的优点包括：①置入简便，成功率高，可快速建立有效通气，操作者无需复杂的培训；②喉管外形细长，可以在张口受限的患者使用；③喉管采用硅胶材料，尖端柔软呈楔形，且采用高容低压套囊，损伤较小，极少发生咽痛、声嘶和出血等并发症；④可以通过通气孔使用纤维支气管镜检查声门周围情况；⑤与联合导管相比，型号更加齐全，可用于新生儿和儿童。

喉管的缺点包括：①无法阻止患者发生反流和误吸，尽管引流型喉管可进一步降低误吸的风险；②不适用于肺顺应性差、气道阻力增加或存在口咽和会厌损伤的患者。

五、喉罩置入技术

喉罩置入阶段时间较短，但对于使用喉罩的麻醉管理来说是最重要的阶段。麻醉医师需要在短时间内创造出适合喉罩置入的麻醉条件，将喉罩置入到正确位置，并建立起有效的气道。要完成这些工作，需要充分了解所用的麻醉药并准确评估麻醉深度，选择合适的喉罩和正确的喉罩置入、充气和固定方法。

（一）喉罩置入前准备

选择合适类型和型号的喉罩，将罩囊放空，或使其部分充气，润滑喉罩背面，麻醉诱导前充分预充氧。普通喉罩的型号设置与选择标准以及建议最大充气量见表47-6。国人可结合性别与体重选择喉罩，成年女性一般选用3号，成年男性选用4号，体重较大者可对应选择大一号的喉罩。

表47-6　普通喉罩的型号设置与选择标准

喉罩型号	患者体重（kg）	建议最大充气量（ml）
1	新生儿（<5）	4
1.5	婴儿（5～10）	7
2	儿童（10～20）	10
2.5	儿童（20～30）	14
3	成人（30～50）	20
4	成人（50～70）	30
5	成人（70～100）	40
6	成人（>100）	50

（二）麻醉诱导

适合喉罩置入的理想诱导药物应该产生意识消失、下颌松弛、快速消除上呼吸道反射和不产生心脏及呼吸系统的抑制。尽管喉罩刺激小，患者容易耐受，在喉罩置入阶段仍然需要有足够的麻醉深度。

1. 麻醉诱导药物　常用的诱导药中，丙泊酚可能是最佳的静脉药，而七氟烷为最佳的挥发性麻醉药，尽管二者仍存在不足。未使用术前药的成人，单独使用丙泊酚剂量至少需达到2mg/kg，儿童单位用药量更大，有时需达到4mg/kg方可获得满意的喉罩置入条件。为产生下颌松弛，单独丙泊酚剂量较大，除非必要，一般推荐常规剂量的丙泊酚联合小剂量的肌松药，可创造理想的喉罩置入条件。采用七氟烷吸入诱导，满足喉罩置入条件的MAC值为2.0%～2.5%，同时吸入笑气者可降低七氟烷的MAC值。

2. 喉罩置入时机　通常丙泊酚注射完成后2分钟左右，采用肺活量呼吸或正常潮气量呼吸吸入七氟烷2～4分钟，均可产生满意的喉罩置入条件。患者对推动下颌无反应是预测满意喉罩置入条件较为可靠的临床标志；下颌松弛、呼吸暂停和面罩通气顺畅是可能有用的指征，但未得到验证；而语言指令性反应消失和睫毛反射消失往往并不可靠。

（三）喉罩置入的原理

1. 吞咽机制　吞咽开始时，唾液包裹的食团被舌体挤压至硬腭，形成扁平椭圆形食团。然后舌体将其向上、向后推向口咽入口，再通过口咽肌肉的协同运动向下进入食管上括约肌。食团在口腔和口咽之间推进时，软腭变得坚硬以防止鼻咽反流，并引导食团向下运动。在口咽和食管之间通行时，通过下列运动阻止吸入食物：①向后推动食团；②食团通过时抬高声门；③声门入口关闭；④会厌遮盖声门。颈部轻微屈曲，头部略微伸展，口与咽腔更接近形成一条直线，进一步帮助食团从口腔进入咽。

2. 喉罩置入与吞咽机制的异同点　明确喉罩置入与吞咽机制的相同点和不同点，有助于理解喉罩标准置入技术。

（1）相同点包括：①食团和放气的通气罩形状都是扁平、椭圆形；②唾液和水溶性润滑剂分别覆盖食团和喉罩表面，减少经过黏膜的摩擦运动；③舌体和手指分别用力使食团和喉罩推向上方进入硬腭，并沿着腭咽曲线挤压，减少向咽前结构的嵌入；④头部和颈部的位置相同；⑤食团和喉罩均进入下咽部。

（2）喉罩置入的不同在于：①软腭不能引导喉罩向下或保护鼻咽；②会厌向后紧靠咽后壁并能向下合拢；③声门抬高但不关闭，增加嵌入的危险；④食管上括约肌保持关闭状态；⑤舌体向后坠入口咽入口，阻碍喉罩置入；⑥放气的喉罩不易适应口咽形状的改变，其置入变得困难、失去引导方向或引起呕吐。

3. 喉罩置入过程的四阶段

（1）调整头部和颈部位置：头后仰而颈椎向胸部屈曲的嗅物位下易于置入喉罩，此时口咽夹角增加（120°），舌体和会厌抬离咽后壁，咽前后径增加，可减少口咽前后壁结构之间的堵塞。颏向胸位不利于喉罩的置入，此时口咽夹角为 70°。

（2）调整口腔内喉罩的位置：喉罩保持扁平并顶住硬腭，可通过最佳途径进入口咽入口。获得这一位置的关键在于口腔充分张开至可见硬腭等相关结构，允许口内操作。喉罩放气可以为口内操作带来更大的空间。

（3）推进喉罩至口咽入口处：避免喉罩在口咽后部受阻是这一步的关键。头颈嗅物位可以减少口咽后部的阻力，因为嗅物位增加口咽的角度，手指持续向后压迫喉罩可以紧贴后腭咽弧度前进。

（4）继续推进喉罩至下咽部：避免喉罩嵌入咽前结构，如舌体、会厌、杓状软骨和声门，是这一步的关键。手指持续向后压迫喉罩使之紧贴咽后壁，并确保排气充分可以减少嵌入咽前结构的风险。

（四）普通喉罩的标准置入技术

喉罩置入方法众多，没有哪一种单纯的方法对于所有的患者和临床医师都适合，亦无足够的数据证明哪一种方法更完善、成功率更高。要选择自己熟悉的方法，首选方法失败时要分析失败原因，并采用更加适合的替代和改良方法。

1. 中间入路　中间入路置入喉罩可以分为四步（图 47-75）：

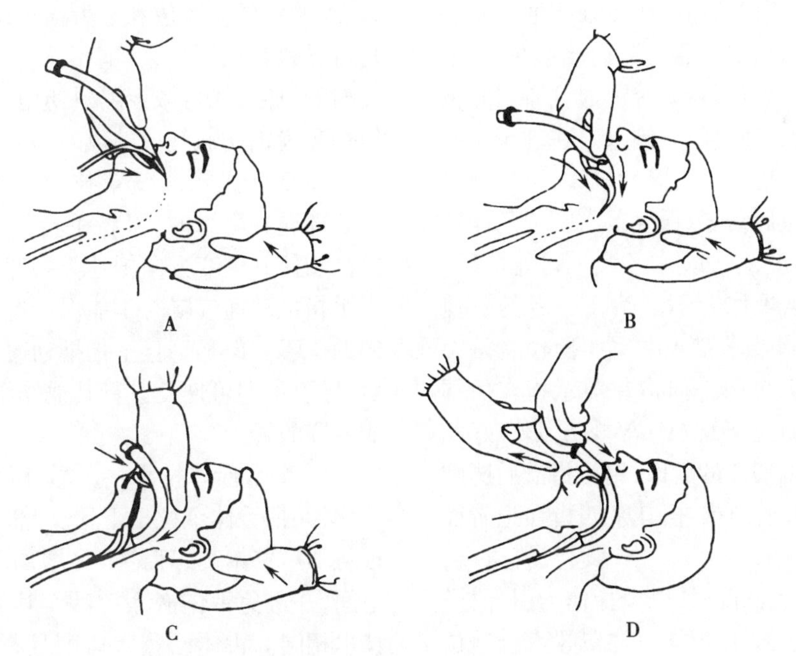

图 47-75　普通喉罩的中间入路标准置入技术

（1）协同手托住患者枕后部，颈椎向胸部屈曲而头后仰，导引手示指在前拇指在后呈持笔姿势握住通气管与通气罩的连接部。

（2）助手协助将口腔适度打开，或由协同手完成。手指将口唇分开，若采用协同手完成须在喉罩进入口咽前回到枕后部，以维持前述的头颈位置。

(3) 将通气罩置于硬腭的中间位置，顶住硬腭。一旦通气罩顶住硬腭，拇指即可以离开通气管，只需要示指的远端接触通气管，此时示指的上压可以保持该位置不变。注意避免将口唇夹在通气管与牙齿之间，并防止通气罩打折。

(4) 示指向后推动喉罩，保持对硬腭的压力，先向后下方向再向下方运动，腕部向内旋转，使喉罩尖端平缓的沿硬腭、软腭和咽后壁滑动，尽量避免罩体与舌根、会厌和喉入口等咽前结构接触。示指应从口的一侧推进喉罩，而不是将示指放在通气管的正前方。尽量伸展导引手指的掌指关节近端，同时腕关节弯曲，用示指推动喉罩行进至最大距离感受到阻力时，罩体尖端嵌入下咽部食管上括约肌开口，撤出导引手指，将通气罩充气。为了防止罩体完全插入后滑出，在导引手指撤出之前，协同手应从头后部移开握住喉罩近端。当导引手指撤出后，如果喉罩还没有完全插入到位，协同手可以继续向下推进喉罩至插入到位。

2. 侧入路　除通气罩不是对称的滑过硬腭外，侧入路与中间入路基本相同。侧入路下，喉罩以45°角滑过硬腭，同时通气罩近端压向一侧，远端压向另一侧。通气罩远端的侧边与硬腭接触，顺势将喉罩以45°角滑过硬腭并推入口咽部，一旦喉罩到达喉咽位置即可将其放正。侧位入路的优点在于通气罩在口咽后部较少遇到阻力，因为通气罩远端边缘较硬，旋转半径较小。另一优点是较易避免通气罩远端嵌入咽前正中结构如会厌和声门。侧入路在理论上有两点缺点，一是穿过扁桃体的可能性较大，可导致其损伤；二是通气罩到位后，调节通气罩与咽喉的角度时可能存在残余的旋度，增加对位不良的可能。

3. 拇指技术　当操作者不能站在患者的头侧操作时，可以采用拇指技术置入喉罩。操作者站在患者的一侧进行操作，导引手拇指在前示指在后握住通气管和通气罩的连接部（与常规方法恰好相反）。将通气罩置于上切牙的后面，用拇指沿后腭咽曲线施压于通气罩，并向内推进，其余四指在患者面部上方伸展开。以拇指为导引并推动通气管末端，当拇指进入口腔达最大深度时，以拇指作为引导，进而协同手推进喉罩通气管的近端将喉罩置入合适位置。为避免喉罩移位，喉罩置入过程中协同手应握住通气管近端直至拇指撤出。该项技术的缺点在于：①拇指较示指短，一旦通气罩进入咽部，可能无法有效地将其按压进入腭咽曲线；②拇指仅有一个关节，口内操作不如示指灵活；③置入更依赖于双手的协调操作，操作者不在患者头部上方操作，意味着调整患者的头颈部位置可能存在较大的困难。

（五）喉罩置入改良技术

1. 喉镜引导法　喉镜直视下置入喉罩，与标准置入技术成功率相似，其优点包括：①使用已经熟练掌握的技术；②舌体和声门升高；③可直视喉罩的置入路径。该方法的缺点包括：①喉镜损伤更大，刺激更强烈，可激发气道保护性反射；②喉罩置入口腔后口内空间明显减小可妨碍喉显露；③非喉罩操控手把持喉镜，不便于调整喉罩和头颈部的位置；④喉罩并非沿腭咽曲线置入；⑤喉镜片减少手指在口内的操作空间；⑥喉镜柄与喉罩通气管竞争空间。当采用探条引导双管喉罩置入时，可在喉镜直视下先放入探条至食管，再以探条为引导置入双管喉罩，成功率接近100%。

2. 翻转法　该方法与置入口咽通气管的翻转技术相似，置入前喉罩所有表面均需润滑，手持喉罩通气管的中部，通气罩口面对硬腭将其置入口腔，向咽喉推进喉罩的同时将通气管旋转180°角，翻转通气罩口至面向声门。该技术受益于麻醉医师已经掌握的技术，容易掌握，置入成功率与标准置入方法相似。其主要优点是可避免喉罩嵌入口腔后部，此外手指无需放入口内。缺点包括：①有产生损伤的风险，如杓状软骨脱位和牙齿损伤；②旋转不足或过度均可导致对位不良；③有滑入声门裂并激发保护性反射的风险；④可减少喉罩使用寿命；⑤可能增加尖锐的牙齿损伤通气罩的风险。

3. 手指推动通气罩技术　当推进通气罩至口咽后部遇到阻力时，可将手指伸入口内在通气罩后方推动使其改变方向抵达下咽部。该技术的不足在于手指推动通气罩时不能保持抵住硬腭或维持头颈部的位置。但是一旦手指推动通气罩远端改变方向后，导引手即可恢复进行其他操作，并以常规方式完成喉罩的置入。

4. 牵引舌体技术　该技术要求一位助手捏住舌体，并把舌体牵拉出下牙。此时舌体离开硬腭，舌根从咽后壁抬高，理论上可增加手指在口内的操作空间，并避免舌体嵌入口咽。其他方面与标准置入技术相同。舌体已坠入口咽且不能翻转喉罩时，牵引舌体可作为标准技术的辅助技术。

5. 投矛技术　常与托下颌和充分张口技术结合应用。该技术要求用拇指和示指/中指握住通气管中部，通气罩尖端对准口腔的后部，一旦与口腔后部接触，直接推进至下咽部。该技术不要求通气罩顶住硬腭定位，置入过程无需过多的考虑解剖。其优点是操作简单和无需口内手指操作。缺点是可造成咽前结构的嵌入和损伤。采用过度嗅物位可能增加投矛技术的成功率，但是可能增加术后颈部不适。

6. 沿轴左右旋转推进通气罩技术　与投矛技术相似，区别在于通气罩与口腔后部接触后，不是直接推进喉罩，而是缓慢推进同时沿喉罩通气管的长轴方向旋转通气管。该技术的缺点与投矛技术类似，由于减少通气管的传导力，损伤相对减小。预成形喉罩如 Supreme 喉罩的置入，无需手指入口，简化了置入手法，提高了成功率。

7. 可视工具辅助法　喉罩置入前可将可视管芯类气道工具固定于喉罩通气管内，相当于将喉罩组装成可视喉罩，喉罩置入时可以直视通气罩前方结构。由于可视管芯已置入喉罩通气管，通气管得到加强，置入时采用"沿轴左右旋转推进通气罩技术"可能更适合，助手辅助托下颌和充分张口有助于喉罩置入。该技术的优点在于可以快速完成喉罩对位，同时完成喉罩位置的判断，易于一步达到喉罩与声门的最佳对位。缺点在于可视管芯增加通气管硬度，可能会增加喉罩置入的损伤，置入时动作务必轻柔。

（六）喉罩置入辅助技术

这些辅助技术彼此结合使用，或与其他改良技术联合使用，可能有助于喉罩的置入。

1. 喉罩部分充气技术　喉罩置入前部分充气（通常为最大推荐容积的 1/2），可以使通气罩远端变得更加柔软，喉罩在通过口咽时遇到的阻力较小，易达到下咽部。该项技术的缺点在于：①一旦喉罩进入下咽部，由于通气罩远端充气更加宽大，易嵌入舌根、会厌、杓状软骨和声门；②通气罩体积的增加使手指操作空间减小，视野变小，口内操作变得更加困难。

2. 提颏/托下颌技术　提颏或托下颌可增宽咽腔的前后间距，亦可通过抬高会厌使其与声门口分离，降低会厌下折的发生率，有助于改善喉罩置入条件。该项技术的缺点在于：①对患者刺激更大，但是该操作亦可作为判断麻醉深度是否适宜的指征；②可能增加患者术后下颌疼痛的发生率；③需要双手完成操作，当需要调整头颈部位置时，一人无法同时完成，常需要助手协助。

3. 充分张口技术　助手用手指轻轻向下按压下颌可使口腔正常开启，手指继续用力可使口腔开大，或是用双示指托下颌同时双拇指打开口腔。优点是可获得口腔的最佳视野，为手指操作提供更宽广的空间，同时助手托下颌有助于减少会厌下折的发生率。缺点在于：①张口用力过度时可出现咽部受压，但托下颌可抵消咽部受压；②充分张口可能对患者刺激较大。只有在喉罩推进到咽喉部位前保持口腔的充分开启才可能有助于减少咽部受压。

4. 上呼吸道三轴线重叠技术　是指喉罩置入时使用标准置入技术联合嗅物位和充分张口的技术。该技术需要两人配合方可完成，可改善喉罩置入条件，减少会厌下折的发生率。缺点同充分张口技术。

5. 人工腭　麻醉后患者的硬腭过于靠前而软腭过软，易使喉罩在口咽后部发生偏斜，阻碍喉罩进入咽喉部。采用具有理想形状和曲度的人工腭，有助于喉罩的置入。人工腭有平滑的表面和一定的曲度，与硬腭的形状相似，向后下延伸维持一定的曲度和硬度以补偿麻醉状态下软腭功能的不足。无论使用哪种人工腭，操作方法均是先将人工腭置于口腔顶部，然后用其引导喉罩置入到咽喉部。该技术的优点包括：①人工腭减少了喉罩与黏膜的接触，因此减少了黏膜损伤的风险；②避免喉罩嵌入口咽后壁。该技术的缺点在于：①口内手指操作空间减小；②喉罩更紧贴舌体，易与舌体摩擦；③在置入喉罩和拔除喉罩时人工腭可引起损伤；④撤出人工腭时可影响喉罩的位置。Dingley 人工腭是一种比较有代表性的人工腭。它是一个扁平的，近端边缘固定在牙齿，远端弯曲逐渐变尖的无管型 Guedel 通气管。与单纯使用标准置入技术相比，人工腭的应用可增加置入成功率，并减少损伤的发生率。

6. Up-Down 手法　通常在喉罩置入的过程中容易将舌体下推从而影响对位，所以在喉罩尖端置入下咽部后，将喉罩轻轻地上下来回滑动几次，可复原舌体，同时可有效解除会厌下折。

（七）特殊情况下的喉罩置入

1. 不同体位　侧卧位和俯卧位时同样可以置入喉罩，尤其是对于俯卧位，拇指技术可能是最有效的方法。全麻诱导前患者自行摆放舒适的体位，是俯卧位患者使用喉罩的优点之一，可减少由于体位变动造成的喉罩位置变化。

2. 口咽内有其他装置　当患者的口咽中有胃管或气管导管时，可以置入喉罩，仍可获得较高的成功率。

（八）特殊声门上气道工具的置入方法

1. Proseal 喉罩　对于 Proseal 喉罩，有三种基本置入方法。

（1）徒手置入法：手法与普通喉罩相同，但经常需要采用侧入路径，且需要将示指放在插槽里。

（2）引导器法：引导器是一种专门为 Proseal 喉罩配制的金属弯柄。将喉罩引导器远端放在喉罩通气罩与通气管连接部的插槽里，使通气管和引流管贴于凸面，再将通气管放进引导器近端卡槽内，然后持手柄将喉罩推入咽腔。置入方法与 Fastrach 喉罩相同，一般需要采用嗅物位。置入到位后，将引导器从喉罩上卸下，反方向旋转撤出咽喉部，另一只手固定喉罩以防位置改变。该方法的优点是操作者操控手柄即可，无需将手指放入患者口内，而且可以在非常规体位下置入喉罩，如患者前方或侧方。另外，喉罩的弧度相对固定，更容易调整罩体位置。

（3）探条引导法：将探条（gum elastic bougie，GEB）润滑后，预先穿过喉罩的引流管并伸出远端开口，利用喉镜的辅助（无需暴露声门，力量较小）先将探条置入食管深度 5～10cm，然后将喉罩沿探条滑行至咽腔适当位置。此方法的优点包括：①使喉罩对后咽腔刺激达到最小；②不会发生罩体的反折；③不需要手指插入口腔内；④可引导罩体远端正确放置在下咽部食管开口处；⑤无需测试引流管的对位与开放；⑥更易插入胃管。缺点是对食管黏膜有刺激和损伤的可能，对存在食管上段疾病的患者是相对禁忌的。

除了以上三种置入方法，当无法在患者头部正上方操作时，可在患者前方和侧方使用拇指技术。

2. Supreme 喉罩　置入方法与 Fastrach 喉罩类似。通气罩充分抽气排空并充分润滑通气罩和通气管背面。患者处于半嗅物位，可由助手托下颌增加口咽空间，将喉罩轻轻抵住硬腭插入口腔，沿通气管弧度向后向下推送直至前端有阻力或手柄接触患者面部。喉罩置入过程中一般无需将手指置入口中。

3. Flexible 喉罩　置入方法与 Classic 喉罩的标准置入技术类似。由于通气管较软，在置入 Flexible 喉罩时，外力通过通气管无法传导至通气罩，因此整个置入过程均需要借助手指操控通气罩，伸展手指和向内旋转手腕可以把 Flexible 喉罩直接置入到位。由于其通气管较细，口内操作空间更大，而柔软的通气管无法限制通气罩的位置，因此可操控性更强。

4. SLIPA 喉罩　患者处于嗅物位，可由助手协助患者张口和托下颌，若单人操作，导引手操控喉罩，协同手提颏张口。操作者手持通气管与通气罩连接部，拇指顶住通气罩"脚跟"部，使通气罩与通气管拉直置入口中直至通气罩拱起部超过患者牙齿。如果患者下颌无法正常打开，可以将 SLIPA 喉罩挤过牙齿部位，最低张口度为 1cm。当它通过牙齿后沿 SLIPA 喉罩自身弯曲滑入咽喉深处，然后将通气管下压直至脚跟部卡入鼻咽和软腭之间的部位，此时可有明显的顿挫感。由于密封机制不同，密封位置也不同，因此 SLIPA 喉罩置入时需避免采用普通喉罩的标准置入技术，以减少损伤。

5. i-gel 喉罩　i-gel 喉罩的置入方法与 Supreme 喉罩类似。患者处于嗅物位，将喉罩尖端轻轻抵住硬腭后插入口腔，沿通气管弧度向后向下推送直至前端有阻力。托下颌和口咽后部遇到阻力时旋转喉罩可能有助于喉罩置入。喉罩置入过程中一般无需将手指置入口中，柔软的罩体可随口咽部的解剖变化小幅度改变外形，更切合人体的解剖结构，罩体远端变得窄小而更易于置入。

6. Cobra 通气管（Cobra PLA）　置入前将套囊充分放气并折向通气管，润滑 Cobra 头部和套囊，注意勿将润滑剂涂抹到前面的支撑架上。患者处于"嗅物位"，操作者使用协同手轻轻前推下颌协助患者张口。Cobra PLA 尖端不需要像置入喉罩那样直接顶在硬腭上，因为加大置入弧度可增加置入难度，所以应将 Cobra PLA 的尖端直接置于舌体与硬腭之间，贴着舌背面。当 Cobra PLA 尖端顶住口咽后部后轻柔推进至下咽部，此时可感受到适当的阻力。协同手提下颌和中度颈伸展可有助于 Cobra PLA 的置入。当置入位置正确时，Cobra PLA 的尖端应位于环状软骨后方，支撑架的斜面将会厌提起，套囊位于舌根处。Cobra PLA 置入到位后将套囊充气，充气至正压通气不发生泄漏即可，但需控制在推荐的最大充气量范围内。推荐的新生儿套囊容积小于 8ml，小体重成人小于 65ml，大体重成人小于 85ml。套囊应避免过度膨胀，最好行套囊内压监测。如果行正压通气，气道压峰值不得超过 25cmH_2O，以免出现胃内充气，可通过减少吸入气流量和潮气量来达到上述目的。置入后可根据手术需要选择由患者自主呼吸或机械通气。

置入 Cobra PLA 时应注意以下几点：①保证足够的麻醉深度，以免出现喉痉挛；②如果型号不合适，可更换新型号再次插入以尽量减少损伤；③如果置入过浅，套囊充气时舌体会向外突出无法获得满意的密封，可进一步推进 Cobra PLA 或更换小一号的 Cobra PLA 再次插入；④如果置入过深，可导致通气受阻，可将其撤出 1～2cm 后再次通气或更换大一号的 Cobra PLA 再次插入。拔除 Cobra PLA 时可以将套囊半放气后再拔除，此时可将患者口中的分泌物一并带出。

7. 食管-气管联合导管　无论患者相对于操作者是何种体位，联合导管均可成功插入。联合导管可以盲插，也可借助于喉镜。患者头部最好保持中立位，也可稍微垫起。嗅物位有可能会妨碍联合导管的置入。盲插时，操作者位于患者头部的后方，协同手的拇指和示指提起患者的下颌及舌头，拇指尽量把舌体压向前方，导引手置入导管直至门齿位于两条黑色环行标记线之间。置入导管时应尽量沿舌体向下插入，以避免可能的咽喉部黏膜损伤。有时轻微的左右摇摆可能有助于导管的置入。导管置入到位后，将口咽套囊充气 100ml（37Fr 号为 85ml），远端套囊充气 5～15ml。

盲插时，联合导管多数进入食管，因此先通过 1 号蓝色长管（咽导管管腔）测试通气。由于口、鼻及食管已被套囊密封，气体从联合导管咽部开孔通过声门进入气管。加压通气时胃部听诊无吹气声，导管通气良好，双肺可闻呼吸音或可见呼气末二氧化碳波形，可继续通过该管通气。此时可通过 2 号管（气管食管管腔）行胃肠减压和吸引。如果通气阻力大，双肺听不到呼吸音，而胃内有充气音，说明联合导管已置入气管内。此时无需改变联合导管的位置，直接改用 2 号透明短管进行通气即可，并通过听诊和呼气末二氧化碳波形再次确认位置。为避免反流可将口咽套囊放气便于口内吸引，否则套囊应保持充气状态以稳定联合导管的位置。

当使用 1 号管通气时，如果双肺没有听到呼吸音或没有看到呼气末二氧化碳波形，第二个常见的原因是联合导管置入过深，此时口咽套囊位于喉头的对侧而堵塞了气道，应将两个套囊放气并把联合导管退出口腔约 2～3cm 后重新充气固定和判断。第三个常见的原因是高气道压力，如喉痉挛、支气管痉挛或肺水肿，此时应查明病因并对症治疗。与其他通气装置不同，联合导管允许高气道压力下通气并可吸入支气管扩张剂。

可以待患者术后清醒时拔管，先将口咽套囊放气，注意口咽套囊完全放气后，咽部组织可堵住联合导管的通气孔，因此应该适当放气以保证患者可正常呼吸。当患者保护性反射完全恢复后，将远端套囊放气，同时经气管管腔持续吸引，最后拔除联合导管。

（九）喉罩理想位置

喉罩理想的解剖位置为：通气罩远端占据整个下咽部，正对食管上括约肌，紧靠在环状软骨后方（图 47-76）。通气罩的侧边对着梨状窝，近端的前表面在舌根后方，扁桃体水平以下。通气罩基底板和后表面各自贴靠在咽后壁的中间和侧壁部分，紧靠在第二到第七颈椎的前面。通气罩凹陷面贴附在杓会厌襞上，罩体末端的中心腔室覆盖在喉入口处。会厌在通气罩近端的前表面和舌体咽部分的后表面之间平伸展开。通气罩能围绕喉的入口产生一个不漏气的密封圈，起到密闭气道的作用。

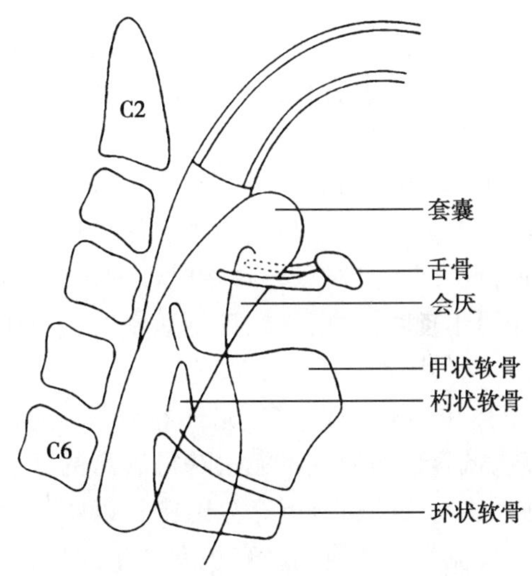

图 47-76　喉罩理想的解剖位置

通气管的后表面向下压着后咽喉部，向上压着口咽部，向前上压着软、硬腭。通气管的前表面在喉咽部和口咽部紧靠着舌体的咽部分，在口腔内紧靠着舌体的口腔部分。通气管的侧表面在口腔中不接触任何解剖结构，但可能在咽部接触舌体两边。

（十）喉罩的充气与固定

充气型喉罩置入到位后，需要给套囊适量充气。喉罩的充气量可根据厂家的指导充气量充气，按“恰好密封”原则充气，即在保持良好密封（密封压>25cmH_2O）的基础上尽量减少充气量。为减少并发症，罩囊内压力应不超过 60cmH_2O。

随着套囊内气体的增加，喉罩就位，此时需要将喉罩妥善固定。将喉罩固定在脸上，同时要注意理顺麻醉呼吸回路并妥善固定，避免呼吸回路向内压迫喉罩或向外牵拉喉罩，以免喉罩移位或脱出而影响喉罩功能。恰当的固定不但可以减少移位的风险，而且可以增加呼吸道和胃肠道密封的可靠性。

六、喉罩通气功能和位置的判断与处理

喉罩置入后以及位置发生变化时均应仔细评估其通气功能和位置，当出现气道梗阻或密封不良而造成通气困难时，需积极采用各种相应的处理方法进行处理。

（一）喉罩置入失败和通气失败的原因

1. 喉罩置入失败　造成喉罩置入失败最常见的原因包括：①麻醉深度不足；②置入技术掌握不够；③置入技术选择不恰当。

2. 通气失败　多种原因均可导致喉罩置入后通气不满意从而无法满足手术和麻醉需要或通气失败。常见的原因包括：

（1）麻醉深度不足：喉罩置入和维持阶段需要有足够的麻醉深度，以防止呼吸道保护性反射的发生。麻醉深度不足时可导致暂时性的声门关闭，有时甚至可出现喉痉挛，导致正压通气时气道阻力明显升高，通气困难甚至无法通气。

（2）注气不足或过多：充气容量不足的错误较少出现，低容量的通气罩无法获得满意的呼吸道密封，亦无法对胃肠道进行充分的密封以防止胃肠道胀气和反流。增加通气罩容积有助于改善密闭，但是注气过多会使通气罩变硬，只会使密封效果略微增加，有时甚至降低密封效果。而且注气过多可能增加咽喉部压力，使喉头声门狭窄，气道压增高，同时可增加咽喉疼痛和吞咽困难等并发症的发生率。

（3）尺寸不符：如果所用喉罩的尺寸太小，可以使喉罩置入太深进入食管上端，通气罩的近端与声门入口正对，造成声门阻塞，导致密封不足，漏气的发生率亦较高。喉罩尺寸太大可导致喉罩置入困难，喉罩可能无法完全置入咽部，且置入后稍微增加少量气体，喉罩即会从咽部弹出。喉罩通气罩远端处于声门入口相对的位置，甚至进入声门，可出现气道梗阻。

（4）喉罩发生扭曲：通气罩可在通气管长轴四周发生扭曲，如果在置入喉罩时发生旋转或在置入后未正确固定时，更容易发生，可造成气道阻塞。

（5）通气罩远端位于咽喉部或声门入口：理想状态下，喉罩通气罩远端应位于下咽部，但也可能位于声门入口和咽喉部。由于未能形成有效的消化道密封，这些错位可能会增加反流和胃胀气的发生率。当喉罩置入深度不够或正确置入后喉罩向外发生了移动，通气罩远端可位于咽喉部。经通气管行纤维支气管镜检查时，可以看到下咽部和食管，此时喉罩常可保持良好的通气功能。而当喉罩置入过于靠前时，通气罩远端可抵在声门入口处，表现为气道阻塞和气道保护性反射激活。

（6）通气罩远端反折：当喉罩置入时在口咽后部遇到阻力，使用蛮力强行将通气罩推至喉咽部时可造成通气罩向后反折。在以下情况下尤易发生：①通气罩内的气体未被完全抽空；②通气罩未良好润滑；③重复使用后通气罩老化。通气罩远端反折时通常并不会明显影响喉罩的通气，但是因通气罩远端不在下咽部，无法阻止胃内容物反流和胃充气。

（7）会厌下折：在置入喉罩的过程中，通气罩的前表面可以压迫会厌向下移位。会厌下折是指能在通气管远端开口看到会厌的腹面，此时会厌可部分或完全覆盖于声门口。会厌下折常见于置入已充气的通气罩、咽部受压和会厌肥大下垂，舌体在喉罩置入时被推向后方也会造成会厌下折。患者处于非头后仰的颈屈曲位时，会厌易于被喉罩压向下方。轻微的会厌下折并不会明显影响喉罩通气，当会厌占据通气管远端出口的范围超过2/3时，可出现通气阻力的增加甚至无法通气。

（8）声门上和声门压迫：声门受压是由于通气罩远端对声门产生机械性压迫所致，多出现于咽腔过小、通气罩较大（喉罩尺寸较大或充气过度）和通气罩远端进入下咽部时用力过度等情况。

（二）喉罩通气功能与位置的判断

在以下几种情况下，需要判断喉罩的通气功能与位置：①喉罩置入后；②头部和颈部的位置改变后；③体位有大的变化之后；④喉罩被移位或使用开口器之后。位置不良可能会影响通气甚至造成通气失败，同时可增加咽喉部不适、组织损伤、血管、导管和神经受压以及反流误吸等相关并发症的发生。评价喉罩通气功能与位置的方法较多，单一方法一般无法做出全面的判断，往往需要几种方法联合应用。

1. 通气功能　可以通过以下几点评价喉罩的通气功能，判断有无气道梗阻和严重漏气。

（1）观察胸腹的运动：自主呼吸时，贮气囊有正常的膨缩，胸腹部无反常呼吸运动。机械通气时，胸腹部规律起伏，如果喉罩阻塞呼吸道，机械通气可发生困难而无明显胸腹起伏。

（2）呼气末二氧化碳（$P_{ET}CO_2$）波形图：有助于发现呼吸道的部分梗阻，麻醉减浅和肌张力恢复亦可造成$P_{ET}CO_2$波形改变，因其可造成声门的部分关

闭。

（3）颈部和胸部的听诊：喉罩位置正确时加压通气呼吸道通畅且无漏气感，胸部可听到清晰的肺泡呼吸音，喉结两侧为清晰的管状呼吸音，无异常气流声。将听诊器放置在颈前、后区听诊呼吸音对于发现喉罩意外进入喉部极为有用。当喉罩远端导致声门部分梗阻时，可听到喘鸣音，此时加深麻醉并不能使喘鸣音消失。颈部听诊亦能发现喉罩与咽部之间的漏气情况。

（4）气道压的峰值：机械通气时一般低于$20cmH_2O$，不应有漏气。

（5）脉搏血氧饱和度（SpO_2）：可以维持在基础值以上。

（6）呼出潮气量：监测到的呼出潮气量应与吸入潮气量无明显差异。

2. 喉罩置入质量　置入喉罩时，口咽后部应没有抵触感，喉罩可顺利滑至咽喉近端位置，而咽喉远端有明显的抵触感。如果通气罩前端刚到舌根后即遇阻力，应考虑通气罩远端打折或遇到肿块及不规则的咽后组织的可能性。如果在咽喉近端有抵触感，可能是舌头或声门入口处发生阻塞。当通气罩的远端紧贴食管上端括约肌时，通常可有明显的抵触感，如果未感到阻力，则可能是喉罩没有置入到足够的深度，或喉罩远端向后反折。

3. 喉罩通气管的长度、位置和移动　喉罩通气管在口腔外的长度、通气管的位置以及充气后通气管的上浮可间接提供喉罩位置的有关信息。

（1）长度：如果通气管露出口腔过长，可能是罩体体积太大，和（或）置入深度过浅。而通气管几乎未露出口腔，可能是通气罩太小或置入过深罩体出现打折。

（2）位置：通气管后面的黑线应位于中间位，并朝向头端，如果没有而出现偏离，通气罩有可能发生了扭曲。

（3）移动：通气罩位置正确时，充气后通气管会上浮出口腔外大约1cm，部分充气或置入前已充气则通气管的上浮不太明显。

4. 检查口腔并观察颈部　可通过检查口腔并观察颈部判断喉罩的位置。

（1）口腔：当喉罩位置正确时，罩体近端的上缘应位于舌根和扁桃体以下，检查患者口腔时一般无法看到通气罩部分，在口腔中看到通气罩近端越多，通气罩远端不在下咽部的可能性越大。需要注意的是当采用大号的喉罩时，可能在口腔中看到部分通气罩。口咽部通气罩可见说明喉罩的位置太浅，有时甚至可见通气罩远端，表明通气罩完全反折。

（2）颈部：喉罩位置正确时，罩体远端应达到环状软骨水平，而近端应在舌根水平。当喉罩的通气罩充气时，甲状腺和环状软骨上方的组织可稍隆起，因为通气罩推动甲状腺、杓状软骨和环状软骨向前移动。如果充气时未触及颈部隆起，可能是由于罩体远端折叠后插入太浅，即其仍位于口咽部。当只有甲状腺上方的组织隆起而环状软骨处扁平时，罩体远端可能已进入喉部或者仅插到了杓状软骨后方。颈前组织隆起应是对称性的，如果不对称，喉罩可能发生了扭曲。该方法在肥胖患者实施较为困难。

5. 测试密封压　根据口咽漏气时的气道压力可以判断声门周边的密封程度，较高的密封压力代表较高的气道密闭性，是顺利进行正压机械通气和有效防止反流误吸的保证。将喉罩与麻醉回路连接，手控方式做几次正常通气后，关闭麻醉机的可调节压力阀（APL），开大氧气流量或手动快速充氧，观察呼吸囊的膨胀和回路气压表的改变，当压力上升至某一数值时能从口边听到持续的漏气声，此时的压力不再上升，此平台压力即密封压。位置适当时，普通型喉罩的密封压应大于$20cmH_2O$，双管喉罩应大于$30cmH_2O$。测试密封压一般应在3～5秒内测试完毕，不要让高压力状态保持太长时间，以免因过度压迫口咽腔黏膜而导致术后咽痛和口腔溃疡。另外，患者有自主呼吸时不能测密封压。

6. 双倍潮气量法　喉罩置入后行机械通气，潮气量设定为正常值的两倍，观察呼吸回路密闭性和气道峰压的变化，喉罩位置正确时，呼吸回路仍然可以维持良好的密封性能而气道峰压一般无明显增加。

7. 可视定位　可视工具在喉罩位置不良的诊断和处理中非常有用，采用纤维支气管镜、可视软镜等可视工具可以观察罩体内咽喉部的生理结构，获知会厌和声带等结构的位置信息，如声门是否打开、闭合或扭曲，是否能看到食管等。对于食管引流型喉罩亦可经引流管放置纤维支气管镜，操作者在可视状态下检查食管对位和密封情况。喉罩位置正确时经通气管可看到声门，纤维支气管镜有时还可看到会厌喉面的部分结构。通过可视检查，可以快速准确地诊断喉罩置入深度不准确、罩体扭曲、通气罩远端位于咽喉部或声门入口、会厌下折以及声门上和声门压迫等位置不良情况。通过采用自动闭合的连接头,纤维支气管镜可以在保证患者自然换气的情况下同时进行。由于可视工具检查时不需要超出通气管远端出口,因此对于大多数患者是适合的,检查没有侵入性。尽管可视检查并不能提供喉罩通气罩外表面解剖关系的信息,但可以推断,当可视检查位置是适当的时候,通气罩的位置也是适当的,至少是合理的。

喉罩罩体内结构在纤维支气管镜直视下可以分为4级:1级,只看到声门;2级,看到声门和会厌喉面;3级,看到声门和会厌舌面;4级,看不到声门。1级提示对位良好,4级提示位置不良,常无法顺利通气,需要调整。

8. 牙垫位置 可以根据喉罩内置牙垫上端距离上唇的距离来判断喉罩置入深浅或尺寸是否合适。通常牙垫的中点位于门齿之间时,喉罩的深度比较合适。

9. 漏气试验 对于食管引流型喉罩,正压通气时若食管引流管有气体漏出说明引流管和通气管相通,因此呼吸道和胃肠道并没有完全隔离开,引流管发生漏气时的气道压力间接反映隔离的程度。引流管漏气如果发生在气道压力较高时是可以接受的,但若在低气道压时也发生漏气,则说明对位不当或型号选择不当。有大量气体漏出时可以很容易通过引流管听到或用手感觉到,但少量气体漏出需通过在引流管内注射一小段柱状水溶性润滑剂进行观察,或在引流管近端开口制造一个肥皂泡进行观察。由于引流管远端部分穿过通气罩,通常肥皂泡膜会随着正压通气而来回摆动。

10. 胸骨上凹试验 胸骨上凹试验与漏气试验类似,在向引流管近端开口注入凝胶润滑剂后,压迫胸骨上凹或环状软骨,观察液柱或引流管近端肥皂泡的变化。当液柱或肥皂泡随之波动,说明引流管远端开口至近端开口都通畅,并与大气相通,提示喉罩已置入到足够的深度。其原理为:胸骨上凹和环状软骨这两个结构的位置靠近下咽部,也是通气罩远端应该放置的正确位置,压迫胸骨上凹或环状软骨可以传递压力至通气罩,使罩囊内的引流管受压而出现管内压力差,进而使润滑剂或肥皂泡移动。

11. 插胃管试验 通过喉罩的引流管置入胃管简单易行,结果可靠。放置前需要选择恰当型号的胃管并充分的润滑,如果置入过程顺利,说明喉罩的位置良好。

12. 光棒定位 光棒如Trachlight可以快速明确食管引流型喉罩通气罩尖端的位置,是排除喉罩尖端反折简单而可靠的方法。将Trachlight置入喉罩引流管并超出远端开口,当喉罩引流管与食管上括约肌对位满意时,可于颈前观察到昏暗而弥散的光斑。光棒亦可置入通气管内,当通气管开口与声门对位良好时,颈前可见明亮的光斑位于环甲膜正中位置,或向气管方向延伸。由于喉罩种类和型号不同,内径和弯曲度亦有所不同,仅有部分喉罩可采用光棒定位。

(三)喉罩置入和通气失败的处理

1. 提高标准置入技术掌握程度 采用Brain医师提出的标准置入技术可减少喉罩置入困难及位置不当的发生率。使用标准技术置入喉罩失败,常见的原因包括:①未采取嗅物位;②张口不够;③未将通气罩紧贴上腭;④未沿着上腭咽部曲线推进;⑤在口咽后部遇到阻力时,未采取侧向方法;⑥在口腔内过早松开手指;⑦在咽部过早松开手指。纠正以上问题将使第二次置入更加顺利,应尽可能的优化标准置入技术。

2. 使用其他改良置入技术 如果在优化标准置入技术后仍然失败,则应尝试其他改良置入技术。改良置入技术的选择应基于失败的原因、所选置入技术的利弊以及使用者对该技术的掌握程度等,选择有可能解决置入失败的技术。

3. 增加麻醉深度 插入喉罩时应有足够的麻醉深度,以抑制气道保护性反射。最好使用静脉方式增加麻醉深度,因为当喉罩置入失败或通气失败时,吸入性麻醉药的效果无法保证。如果气道保护性反射没有抑制,应拔除喉罩或使用肌肉松弛剂。

4. 使用肌肉松弛剂 肌肉松弛剂可以抑制气道保护性反射,但不会抑制支气管痉挛。如果喉罩的位置正确,而增加麻醉深度无法抑制气道保护性反射,可以使用肌肉松弛剂。

5. 调整充气容积 调整喉罩充气容积可解决以下问题:①置入喉罩在口咽后部遇到阻力时,通气罩充气可使罩体前缘更柔软,有助于通过咽喉;②增加通气罩容积有助于改善密闭,但偶尔需减少充气容积;③喉罩位置不当时,通气罩放气或充气,并与头颈部位置调整相结合,有助于调整位置;④当充气后的通气罩远端位于声门口时,放气有助于气流通过;⑤当充气后的通气罩远端压迫导致声带机械闭合时,放气可以增加空间而开放声带;⑥喉罩尖端打折时,充气和放气有可能使其恢复。

6. 调整头部和颈部的位置 嗅物位可以解决喉罩置入失败和由气道堵塞引起的通气失败。嗅物位时口咽角度较大,喉罩置入较容易。嗅物位还可以减少咽前结构对咽后壁的压力,不仅有助于解决喉罩置入失败的问题,还可以解决由气道堵塞引起的通气失败等问题。喉罩密封不良引起的通气失败可以通过采用颏向下贴向胸部的颏向胸位来解决。

7. 提颏和托下颌 提颏和(或)托下颌可以改善置入环境,并可缓解由气道堵塞导致的通气失败。托下颌操作可增宽咽腔的前后间距,有助于解决喉罩置入失败。托下颌亦可通过抬高会厌使其与声门口分离,减少声门压迫,解决由气道堵塞引起的通气失败,降低会厌下折的发生率。

8. 对颈前部施压 对颈前部施压可将通气罩更牢固的挤入舌周组织,或插入到邻近咽部的间隙,从而修复因不完全闭合导致的换气问题。对颈前部施压是改善密封性的有用的暂时性措施。

9. 退出、推进喉罩

(1) 退出喉罩:喉罩尺寸太小时喉罩可过度置入咽部,通气罩近端可与声门入口正对,造成声门阻塞,漏气的发生率较高。将喉罩退出几厘米有可能改善通气,否则应考虑更换更大的喉罩。

(2) 推进喉罩:喉罩尺寸太大或置入深度不足时喉罩通气罩远端均可处于声门入口相对的位置,甚至进入声门,可出现气道梗阻。如果置入时有抵触感,可能是喉罩太大或抵在声门入口,而置入时无抵触感,可能是因为置入深度不足。可以尝试将喉罩推进几厘米,若置入深度不足通常气道梗阻可缓解,如果无法推进,可能是因为喉罩太大或抵在声门入口,声门受压时可出现梗阻加重或诱发气道保护性反射,应更换更小的喉罩或重新置入喉罩。

(3) 退出和推进喉罩:喉罩置入的过程中容易将舌体下推而影响对位,会厌可下折覆盖声门口造成气道梗阻。Up-Down 手法是指在喉罩尖端置入下咽部后,将喉罩轻轻地上下来回滑动几次(喉罩撤出 6cm 左右再重新置入),可复原舌体,同时可有效地解除会厌下折。注意喉罩撤出时通气罩不放气而重新置入时适当放气可能成功率更高。Up-Down 手法可应用于绝大部分喉罩。

10. 重新插入喉罩 重新置入喉罩不仅可以解决置入失败,还可解决通气失败等问题。重新置入喉罩常可将喉罩置入到不同的或更好的位置。重新置入时采用其他改良置入技术可能更有益处。

11. 改变喉罩的尺寸 应选用合适尺寸的喉罩,一般减小喉罩尺寸有利于喉罩置入,而增加尺寸有利于喉罩通气。更换喉罩尺寸的频率取决于选择喉罩大小的标准、使用者的熟练程度以及是否需要正压通气。临床上常常需要加大尺寸而不是减小尺寸。

12. 改变喉罩的种类 不同类型喉罩之间的差别很大,通气罩的材料、形状、大小、通气管的弯曲度、硬度甚至是密封的原理都有所区别,改变喉罩种类可能解决置入和通气失败。备选喉罩的选择取决于失败的原因,换通气管更坚硬的喉罩可以解决置入失败,而采用密封性能更佳的喉罩可以解决与密封不足有关的通气失败。

13. 不采取措施 通气失败有时可以自然好转,例如失败是由声门暂时闭合所致,通常会自然好转。

14. 以上多种方法均有助于解决喉罩置入失败

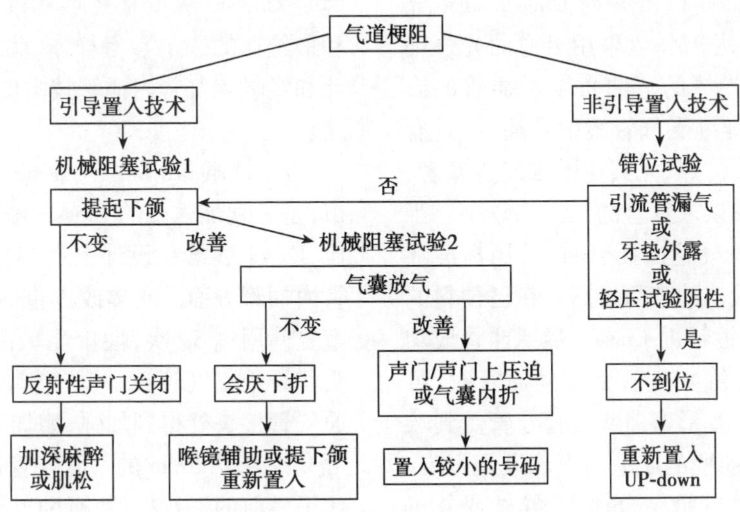

图 47-77 喉罩气道梗阻处理流程图

和通气失败，结合喉罩通气功能与位置的判断方法，按照特定的判断和处理流程，可以解决喉罩应用中出现的大部分气道梗阻问题（图 47-77）。

七、插管型喉罩与经喉罩气管内插管技术

插管型喉罩的出现推动了经喉罩气管内插管技术的快速普及，扩大了喉罩的适应证。Classic 喉罩是较早用于引导气管内插管的代表性喉罩之一，此后相继出现多种专用的插管型喉罩，被广泛应用于临床，尤其是困难气道的处理。

（一）常见的插管型喉罩

1. Classic 喉罩　Classic 喉罩（LMA Classic™）于 1988 年全面上市，由通气管、通气罩和充气管三部分组成，经充分润滑最大可通过 ID 7.5mm 的气管导管。

经 Classic 喉罩气管内插管（以下简称插管）技术包括盲探法和工具辅助法，盲探法又分为直接法和间接法，前者直接插入气管导管，后者则是先插入引导探条（GEB）再插入气管导管。根据操作者熟练程度的不同、所用技术的不同（气管导管斜面的方向、气管导管的类型以及患者头颈部位置的调整）、尝试次数的不同以及有无压迫环状软骨，经 Classic 喉罩盲探插管成功率为 30%～93%。使用 GEB 盲探引导插管在清醒和麻醉患者均可应用，成功率为 0～84%，同时使用纤维支气管镜（FOB）可促进其置入。

光棒和纤维支气管镜常用于辅助 Classic 喉罩气管内插管。采用 Trachlight 光棒对 Classic 喉罩先定位再插管，成功率高达 97%。采用可弯曲光棒辅助喉罩插管需要注意光棒的弯曲角度对插管的影响。经 Classic 喉罩行纤维支气管镜引导插管，具有可直视喉部结构的突出优点，尤其在困难气道患者，而且气管内插管损伤和误入食管的风险均较小。当经喉罩行纤维支气管镜气管内插管时，采用标准喉罩置入技术可以提供最佳的声门显露。在已预料的困难气道，纤维支气管镜辅助 Classic 喉罩插管成功率为 96%～100%。纤维支气管镜辅助插管时，可因纤维支气管镜形成的 S 形弯曲或气管导管受到喉罩的栅栏、会厌或气管前壁的压迫而出现送管困难，此时可以尝试纤维支气管镜结合探条、导丝或 Aintree 导管。

经 Classic 喉罩气管内插管技术可用于儿童，尤其在儿童困难气道的处理，可采用盲探插管、光棒和纤维支气管镜辅助插管等方法，其中纤维支气管镜辅助技术成功率最高，应用更广。

经 Classic 喉罩气管内插管技术已得到大量临床应用，并且有着可观的成功率，但仍然存在一些缺陷。Classic 喉罩的通气管内径太小、接头无法拆除以及通气管远端栅栏的存在限制了气管导管的型号，同时通气管太长，使正常长度的气管导管可能无法通过声门，另外插管成功后撤出喉罩易造成气管导管脱出。

针对以上问题，技术上已提出了多种解决方法。针对通气管内径太小的问题，有三种解决方法：①使用引导探条将小号的气管导管换成较大号的气管导管；②先将引导探条置入喉罩，然后撤出喉罩，再将大号气管导管顺探条插管；③使用大号喉罩。针对通气管太长的问题，有两种解决方法：①使用较长的气管导管；②使用通气管较短的喉罩，具体方法包括从通气管近端缩短 5cm 并重新接合连接口和使用较小喉罩（仅适用于儿童）。针对撤出喉罩可能造成的气管导管脱出问题，有四种解决方法：①喉罩部分撤出时，在远端开口固定气管导管；②近端开口采用活检钳夹住气管导管；③增加气管导管长度；④气管导管脱出时插入引导探条以便导管容易插入。针对通气管远端的栅栏可能带来的阻力，解决方法包括：①旋转导管斜面，向前或向后；②插管前试着将导管的尖端通过喉罩的栅栏；③利用气管导管的中线；④去掉喉罩的栅栏，但是有会厌向通气管疝出的危险。

尽管经 Classic 喉罩气管内插管技术存在诸多不足，目前已基本被更完善的各种插管型喉罩取代，但是 Classic 喉罩是经喉罩气管内插管技术最原始和最经典的一个参考样本，为其他插管型喉罩的设计和经喉罩气管内插管技术的改进提供了借鉴和思路。

Excel 喉罩（LMA Classic Excel™）于 2008 年上市，是一款加强版的 Classic 喉罩。与 Classic 喉罩相比，Excel 喉罩在设计上有多处改进，尤其在辅助气管内插管方面。具体改进包括：通气管得到加强，可重复使用达 60 次，性价比更高；可拆卸的通气管接头使纤维支气管镜辅助气管内插管更加方便，同时通气管接头处得到加强，增加了通气管的强度；最大可允许 ID 7.5mm 的气管导管通过；会厌提升栅栏取代了之前的平行栅栏，有助于辅助插管；增加了通气管与罩体之间的角度以便于插管；柔软的硅胶套囊

降低了咽喉刺激的可能性。

其他非插管型喉罩和声门上气道工具亦可用于经喉罩气管内插管，如 i-gel 喉罩、Cobra 通气管、Supreme 喉罩和 Proseal 喉罩等，结合纤维支气管镜和 Aintree 导管可获得较高的成功率。

2. Fastrach 喉罩　Fastrach 气管内插管型喉罩（ILMA，LMA Fastrach™）出现于 1997 年，是 Brain 医师研究经 Classic 喉罩盲探气管内插管时发明的。经过近 20 年的临床应用，经 Fastrach 喉罩气管内插管技术不断得到完善并日渐成熟。与 Classic 喉罩相比，Fastrach 喉罩的特点在于：①通气管的形状与解剖弧度一致，弯度更大；②通气管由管壁薄的不锈钢制成，外层为硅胶，避免牙齿损伤；③通气管背侧标有间距为 1cm 的刻度，便于判断插管深度；④引导手柄与通气管连为一体，方便置入与调整喉罩位置，且无需将手指插入口咽部；⑤会厌提升栅栏取代了 Classic 喉罩通气管远端平行排列的栅栏，降低了气管导管插入时受阻的几率；⑥通气管远端开口有一个 V 形凹槽引导坡道，使气管导管始终处于中间位置（图 47-78）。以上特性使 Fastrach 喉罩可以与声门完美对位并实现气管内插管。Fastrach 喉罩最大可通过 ID 8.0mm 的气管导管，如果充分润滑的话，即使是 8.5mm 和 9.0mm 的气管导管也可以通过。

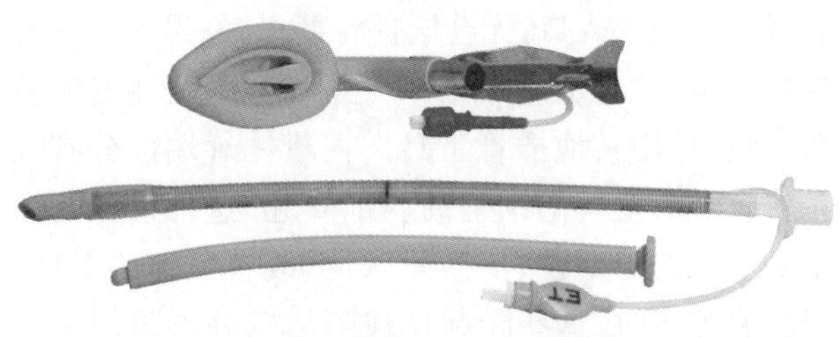

图 47-78　Fastrach 喉罩

目前可用的 Fastrach 喉罩型号有 3 号（体重 30～50kg）、4 号（体重 50～70kg）和 5 号（体重 70～100kg），分为可重复使用和一次性使用两种类型。通气罩和通气管的大小与形状在不同型号喉罩之间成比例改变。

置入方法与 Supreme 喉罩类似，将喉罩轻轻抵住硬腭插入口腔，沿通气管弧度向后向下推送直至前端有阻力或手柄接触患者面部。Chandy 手法的应用可有效解决声门对位问题，使气管内插管更加顺利。Chandy 手法分为两步，顺次进行。Chandy 手法第一步的做法是握住手柄沿矢状轴轻轻地旋转喉罩，使呼吸囊达最佳通气，此时喉罩与声门达最佳对位。Chandy 手法第二步的做法是插管前轻轻上提喉罩，使之离开咽后壁，有助于避免气管导管抵住杓状软骨，并尽量减小喉罩出口与声门之间的角度，该方法尤其适用于声门位置较高的困难插管病例。

当推送气管导管遇到阻力时，可根据阻力的深度判断和处理。阻力出现在气管导管远端超出通气管 2cm 时，可能是气管导管抵住喉前庭壁或会厌下折。此时采用 Up-Down 手法（将喉罩撤出 6cm 左右再重新插入，如此重复 2～3 次）一般可解除会厌下折。若问题仍未解决，则可能是喉罩型号不匹配。

Fastrach 喉罩采用与其配套的特制气管导管，成功率高而损伤较小。该特制气管导管具有以下特点：①弹性钢丝加强型导管，更易于通过通气管和喉气管两个方向不同的弯曲；②硅胶材质，可以高压蒸汽消毒并反复使用；③导管足够长以确保可以通过声门；④套囊壁紧贴导管外壁，最大限度减小外径；⑤充气管包埋在气管导管的侧面，减小外径的同时减少喉罩撤出时对导管的损伤；⑥斜面尖端柔软且位于正中，减少损伤并易于引导导管进入气管；⑦充气指示囊颜色不同，易于与喉罩充气囊区别；⑧可拆卸的 15mm 接头，插管成功后易于撤出喉罩；⑨导管背侧纵向标记线有助于指导方向的调整；⑩导管近中点处有一横向标记线，提示导管斜面已到达会厌提升栅栏的位置。

Brain 医师采用特制气管导管盲探插管取得了超过 95% 的成功率。普通 PVC 气管导管尖端斜面位于左侧，易于抵住杓状软骨或声带而阻碍插管，翻转 180°角后置入喉罩通气管可能有助于提高插管成功率。Parker 气管导管斜面位于背面，通过旋转导管可提高插管成功率。

研究表明，经验丰富的医师与无经验者在 Fastrach 喉罩置入、通气和盲探插管方面均无显著差异。经 Fastrach 喉罩插管方法包括盲探法和工具辅助法。Fastrach 喉罩盲探插管的成功率为 89%～99.3%，光棒辅助其插管的成功率为 90%～100%，而纤维支气管镜辅助其插管的成功率则接近 100%。

Fastrach 喉罩的最佳适应证是已预料的困难气道患者。在一项已预料的困难气道患者应用 Fastrach 喉罩的回顾性研究中（包括 Cormack-Lehane 分级 4 级、颈椎固定、佩戴立体定向框架以及因为肿瘤、手术或放射治疗而导致气道扭曲的患者），254 例患者盲探和纤维支气管镜辅助插管总体成功率分别为 96.5% 和 100%，插管过程无咽喉部或食管相关并发症。有研究表明不同体重患者经 Fastrach 喉罩盲探插管的成功率无显著差异，肥胖者调整次数更少，插管难度更低且时间更短。

在未预料的困难气道患者，尤其是“既无法面罩通气，又无法气管内插管”患者，Fastrach 喉罩同样可以有效应用。一项大样本研究表明，11 257 例患者中有 100 例患者存在困难气道，13 例采用 Fastrach 喉罩盲探插管成功，另有 2 例采用 Fastrach 喉罩通气完成手术。

颈椎损伤患者气管内插管的首要注意事项是尽可能减少颈椎的运动。人工线性固定可减小气管内插管造成的颈椎活动，直接喉镜插管时颈椎移动范围最大，而 Fastrach 喉罩移动范围较小。一项研究表明 70 例已知颈椎不稳定的患者在 Fastrach 喉罩置入与插管时仍继续佩戴颈托，68 例患者在两次内盲探插管成功，余两例患者在纤维支气管镜辅助下插管成功，插管过程未出现新发的神经系统症状。其他适应证还包括因特殊体位无法行喉镜插管者，如无法站在患者头端、侧卧位或俯卧位等。

3. CTrach 喉罩　CTrach 喉罩是基于 Fastrach 喉罩的一款改良版喉罩，其特点与 Fastrach 喉罩相同，同时增加内置式光导纤维和一个可拆卸的屏幕，可以提供气管导管通过声门的实时影像（图 47-79）。CTrach 喉罩是唯一可以同时通气、气管内插管和可视的工具，与 Fastrach 喉罩相比，CTrach 喉罩在正常气道的患者首次插管成功率更高。

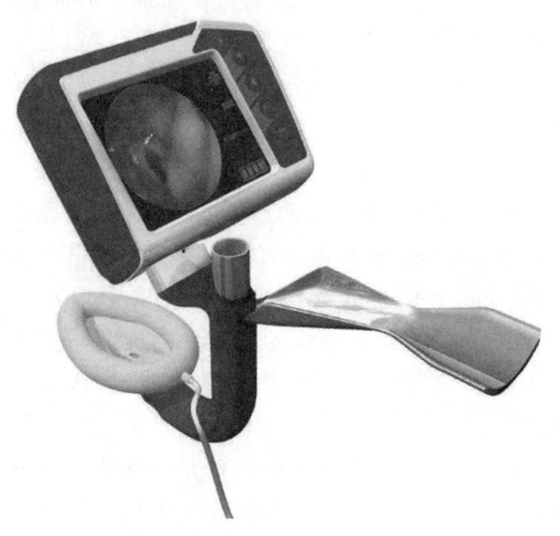

图 47-79　CTrach 喉罩

4. Cookgas 喉罩　Cookgas 气管内插管型喉罩（intubating laryngeal airway，ILA）于 2004 年被应用于临床，兼具 Classic 喉罩管壁柔软、变形能力强和 Fastrach 喉罩管腔大、引导插管简单且喉罩退出容易特点（图 47-80）。ILA 自身的弯曲使罩体边缘容易罩住会厌和杓状软骨同时尖端抵住食管上括约肌而无需其他特殊工具。与 Fastrach 喉罩和 CTrach 喉罩的硬性结构不同，ILA 的材质较软，罩体较大，置入的条件相对较低。ILA 具有多种型号，所有年龄人群均适用，与 Fastrach 喉罩相比适应证更广。可以使用普通气管导管进行气管内插管，成功率高，更加经济而便于临床推广。与 Fastrach 喉罩不同的是，ILA 在引导插管结束后可以继续保留原处并在紧急情况下辅助拔除气管导管。

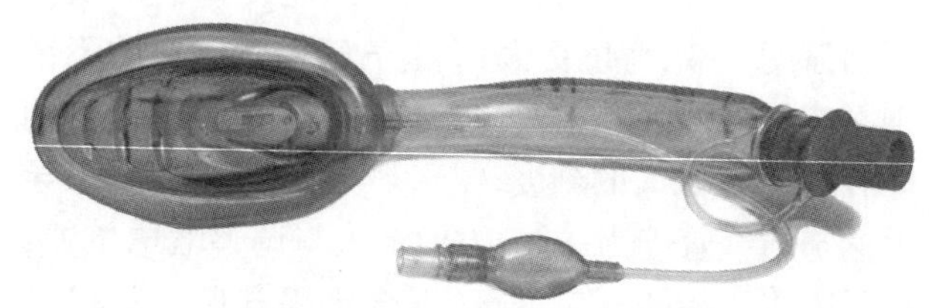

图 47-80　Cookgas air-Q 喉罩

ILA 由医用硅胶制成，通气管与连接器采用可拆卸式设计。通气管和罩体均有隆起，在气道连接器下的隆起是为了增加导管的密闭性。这些隆起也有利于在通过 ILA 插管时移除连接器，ILA 的超曲线形通气管与口咽部的解剖更接近，以避免出现过度弯曲和打折。通气管出口呈钥匙孔形可以引导气管导管指向喉入口，无会厌提升栅栏，纤维支气管镜插管更安全，推送气管导管更容易。ILA 通气管较粗，适合使用其他插管工具。在罩体远端部分有三条符合咽后壁解剖结构的内部隆起，这种设计可以增加气道的稳定性，使插入顺滑，改善气道的对位。当套囊充气时，这些隆起抵住咽后壁并增强前面罩体的密闭，这样可以有助于游离食管减少误吸的可能。

插管成功后需要使用专用的固定杆协助退出 ILA，确保撤出 ILA 时不会带出气管导管。固定杆的连接管从底部到尖端成一锥形，并具有水平隆起和垂直沟槽。该锥体可匹配多种型号的气管导管。隆起可更加紧密安全的与气管导管结合，沟槽则可以保证保留自主呼吸的患者在撤出喉罩时通气不受阻碍。

可重复使用的 ILA 有四种型号可供选择（2.0、2.5、3.5 和 4.5 号）。通常，2.0 号适用于儿童，2.5 号适用于年龄稍大的儿童和青少年，3.5 号适用于瘦小的成年人，而 4.5 号适用于高大的成年人。ILA 使用半号标记是因为它可以适用更广泛的患者。一次性使用的 ILA(air-Q 喉罩)有六种型号(1.0、1.5、2.0、2.5、3.5 和 4.5 号),是儿童声门上气道工具的首选,其中 1.0 号可用于新生儿,而 1.5 号可用于较小的儿童。

ILA 的置入方法和 Classic 喉罩的标准置入方法类似,患者处于嗅物位,置入时可将下颌提起,轻柔的使用向后和向下的力量,依照罩体和通气管的曲度顺势置入,通过下咽部直到出现阻力为止。气管内插管前须判断 ILA 的位置是否为最佳位置,"Klein 手法"描述了喉罩漏气时可将下颌提起并将 ILA 轻轻回撤以纠正会厌下折。

经 ILA 气管内插管方法与 Fastrach 喉罩类似,包括盲探插管和工具辅助法。经 ILA 盲探插管的成功率为 57% ~93.3%,纤维支气管镜辅助 ILA 气管内插管成功率为 95% ~100%。

5. Ambu Aura-i 喉罩　Ambu Aura-i 喉罩是 Ambu 公司的一款插管型喉罩,有 8 种型号可供选择,可用于新生儿、儿童和成人,最大可通过 ID 8.0mm 的气管导管。喉罩弯曲度符合解剖弯曲,置入方便,可以采用普通 PVC 导管插管(图 47-81)。无会厌栅栏,纤维支气管镜检查和引导插管方便,亦可使用配套的可弯曲可视工具 aScope,一般不建议盲探插管。

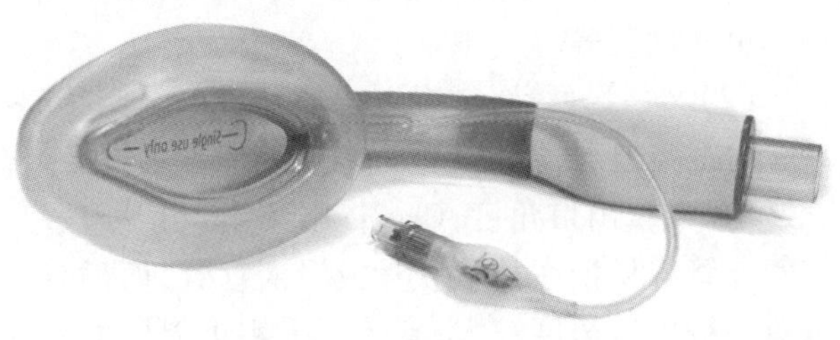

图 47-81　Ambu Aura-i 喉罩

6. Block Buster 喉罩　BlockBuster 喉罩(鸣人喉罩)是 2013 年新上市的一款多功能插管型喉罩,兼具 Classic 喉罩管壁柔软、Supreme 喉罩置入方便、Proseal 喉罩食管引流功能、密封性能出色以及 Fastrach 喉罩引导插管简单的特点(图 47-82)。基于以上性能,该喉罩既可以作为单纯的维持气道,也可以用于辅助气管内插管,引导插管结束后亦可套囊放气后继续保留原处以便术后尽早拔除气管导管。该喉罩固定更方便和稳定,可避免普通胶布对患者的刺激。通气管弧度根据人体口咽部生理结构设计,易于置入。扁圆形通气管可避免喉罩出现过度弯曲和打折。通气管短粗且无会厌栅栏的设计方便纤维支气管镜等可视工具检查,插管成功后易于退出喉罩。罩体背侧气囊的设计则有助于提高密封性能(平均密封压超过 30cmH$_2$O)和减少误吸。罩体内设计了贮液腔,可储存少量反流液,与内置食管引流管的双重保证可进一步防止误吸。通气管出口带有斜坡,气管导管与喉罩通气管角度较大,有助于引导气管导管指向声门。与其配套的特制气管导管(BlockBuster 自导引型气管导管)采用直型钢丝加强型设计,尖端较长且非常柔软,无论导管如何旋转尖端始终居于中心位置,当遭遇阻力时尖端会自动转向阻力小的位置,具有自身引导插管的功能(图 47-83)。

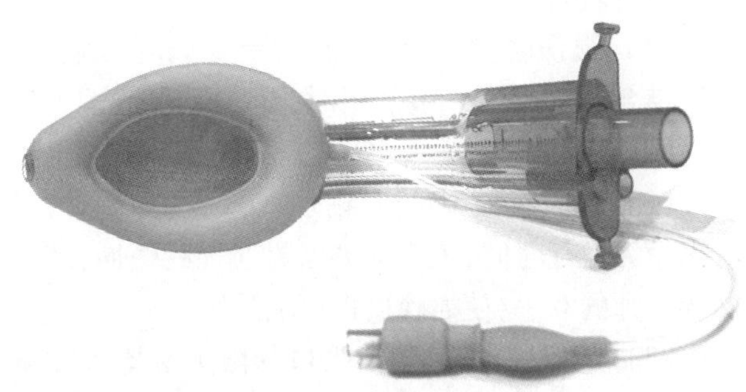

图 47-82　BlockBuster 喉罩

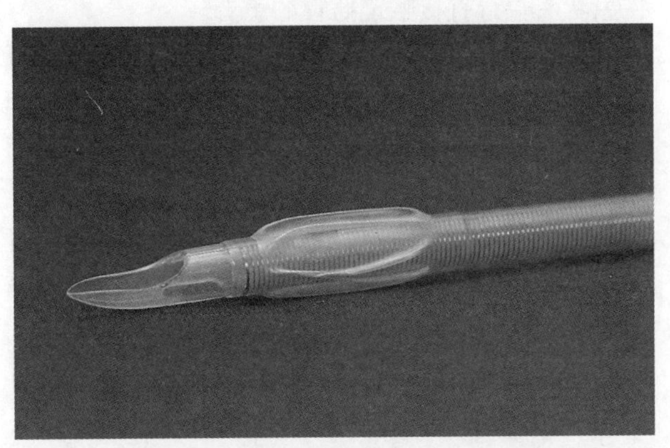

图 47-83　BlockBuster 自导引型气管导管

置入方法与 Supreme 喉罩类似,喉罩置入到位后可通过双管型喉罩的测试方法判断喉罩声门对位情况,如密封压测试、通气试验、漏气试验和胸骨上凹压迫试验等。为改善喉罩对位、防止会厌下折并改进盲探插管,可以采用"双手托下颌加 Up-Down 手法",具体做法是喉罩置入到位后采用双手拇指托住喉罩侧翼的两个小角行 Up-Down 手法而余四指同时托下颌,该手法简单易行,托下颌更加充分,喉罩置入与调整对位更快速便捷。帝视内镜等可视工具可以对喉罩位置快速定位,或与喉罩组装成可视喉罩,置入时可一步实现喉罩与声门的完美对位。

目前有3、4、5三种型号可供选择，最大可通过ID 8.0mm气管导管。采用其配套的特制气管导管，气管内插管过程柔和顺利，盲探插管成功率超过90%，纤维支气管镜引导插管成功率接近100%，学习曲线较短、易于掌握。

（二）经喉罩气管内插管技术的优缺点

1. 经喉罩气管内插管技术的优点　经喉罩气管内插管技术是困难气道管理中非常重要的一类方法，可以实现喉罩与气管内插管的灵活转换，是喉罩与气管内插管的桥梁。该气管内插管技术联合了喉罩与气管内插管两项技术，因此集合了两项技术的优点，具体包括：

（1）损伤轻微，患者易于耐受且循环影响小，尤其结合纤维支气管镜使用时，几乎仅在推送气管导管时产生轻微损伤。

（2）插管过程中可以保证充分通气和氧合，尽量缩短无通气时间，免除反复面罩通气的烦恼，解放麻醉医师的双手，使插管过程更加从容。

（3）适应证广泛，除了张口受限无法置入喉罩的患者，几乎可以用于困难气道的任何场景，同时可在院前急救中发挥重要作用，特别是操作者无法站在患者头端行直接喉镜插管的患者。

（4）操作简单易学，有喉罩应用基础的医师可以快速掌握该项技术，有文献表明经验丰富的医师与经培训的初学者在插管成功率和术后并发症方面无显著差异。

（5）插管成功率高，采用专用插管型喉罩，盲探插管成功率可超过90%，而采用纤维支气管镜辅助插管，成功率接近100%。

2. 经喉罩气管内插管技术的缺点　喉罩具有两面性，当喉罩位置正确时，通气管出口正对声门，是经喉罩气管内插管技术成功率高的重要因素，但是喉罩的置入减小了口内气管导管的操作空间，将气管导管的运动轨迹局限在通气管内。当喉罩位置不正确时，通气管可能使经喉罩气管内插管的难度增加甚至插管失败。另外，张口受限的患者无法置入喉罩时将无法使用该技术。

（三）经喉罩气管内插管技术的插管途径和影响因素

1. 插管途径　经喉罩气管内插管技术根据插管途径的不同可以分为盲探插管和可视工具辅助插管两类。

（1）盲探插管：包括直接盲探插管和间接采用探条、光棒等半盲探工具辅助插管。

（2）可视工具辅助插管：包括纤维支气管镜、视可尼、aScope和air-Vu等可视工具直接引导插管，亦可采用可视工具先行喉罩定位再行盲探气管内插管。

2. 影响因素　影响经喉罩气管内插管技术成功的关键因素在于喉罩通气管出口与声门的对位，对位得越好则插管成功的几率越高，理想情况是通气管出口对准声门裂。不满意的对位可导致气管内插管受阻甚至失败：①喉罩罩体插入过深，气管导管会抵在杓状软骨后的下咽部前壁；②喉罩罩体插入过浅，气管导管抵住会厌或会厌谷；③喉罩罩体偏位，气管导管抵在两侧梨状窝。另外，由于喉罩通气管出口与声门之间尚存在3cm～5cm的距离，即使是已对准声门，有时仍可出现插管受阻或误入食管。

（1）改善喉罩通气管出口与声门的对位，具体方法包括：

1）采用喉罩常规测试方法判断喉罩位置，如密封压测试、通气试验、漏气试验和胸骨上凹压迫试验等。

2）采用特定手法改善声门对位，解除会厌下折，如Chandy手法、Up-Down手法、双手托下颌加Up-Down手法和Klein手法等。

3）借助可视工具指导喉罩对位，如纤维支气管镜和可视软镜等。

（2）气管导管跨越喉罩出口与声门之间约3～5cm的距离进入气管，影响因素和处理方法包括：

1）喉罩出口角度：Classic喉罩出口角度较小，气管导管容易抵在杓状软骨或滑入食管，而插管型喉罩一般出口角度较大，有的还采用了斜坡的设计增加角度，使气管导管更容易进入气管。

2）气管导管类型与出喉罩角度：采用特制气管导管，如Fastrach和BlockBuster喉罩均有特制气管导管，均为直型设计，且对导管尖端和斜面进行改良，使得气管导管易于通过声门；普通PVC导管、钢丝加强型导管以及Parker导管则需要注意导管尖端斜面的影响，插管受阻时可旋转改变其斜面方向；气管导管采用正向或旋转180°后反向置入喉罩，出喉罩角度不同，亦可影响插管成功率。

3）缩短二者之间的距离：如Fastrach喉罩的Chandy手法第二步和BlockBuster喉罩充起背侧气囊可缩短该距离。

4）连接喉罩通气管与气管：可采用探条、Aintree、光棒、视可尼和纤维支气管镜等引导工具建立二者的连接。

除了以上两项关键影响因素，会厌与声门之间的解剖关系也是需要考虑的因素，对于解剖异常者需要慎重应用该技术。其他影响因素包括操作者的技术和经验、导管的润滑、药物使用（如镇痛药和肌松药）以及麻醉深度等。

八、喉罩的拔除

喉罩的一个显著优势就是患者麻醉苏醒过程平稳且很少有并发症发生。尽管麻醉苏醒期拔除喉罩比置入喉罩简单，但管理较麻醉维持期更复杂，因为此期一些保护性反射活动将逐渐恢复，应谨慎操作。

应用喉罩实施麻醉可以在手术室或麻醉恢复室内进行苏醒，由麻醉医师或训练有素的护士执行。由麻醉护士在麻醉恢复室进行麻醉苏醒的优点是可以增加患者的周转速度，且护士很少主动刺激患者。不利因素是患者需要转运，可增加刺激，应在合适麻醉深度下进行，避免喉罩位置改变，同时转运期间持续供氧并监测 SpO_2。

喉罩的拔除时机尚存争议，深麻醉下拔除喉罩或待患者完全苏醒后再拔除喉罩各有利弊，但一般不支持在两种情况中间的状态下拔除喉罩。深麻醉下拔除喉罩时刺激小，但气道梗阻多见；完全苏醒后拔除喉罩可避免气道梗阻，但刺激强。深麻醉下拔除喉罩时，患者应恢复自主呼吸，预先充分吸氧，侧卧位可能更佳，可避免拔除喉罩后气道梗阻。麻醉深度应为保证安全拔除喉罩的最低麻醉深度，既能缩短拔除喉罩到苏醒的时间，又能降低保护性反射。对非刺激性吸入麻醉药来说，其深度约为 0.7MAC。患者清醒拔除喉罩的指征包括：吞咽反射恢复、喉罩通气罩张力增加、咽反应增强和主动肢体活动恢复。成人和大龄儿童应在能按照指令张嘴时拔除喉罩，而小儿应在能够主动肢体活动和偶尔张嘴时拔除喉罩。牙关咬紧时拔除喉罩有可能损伤切牙和喉罩通气罩，应待患者松口后拔除。

拔除喉罩时通气罩放气还是充气，也是一个争论的热点，目前尚无定论。放气可以减少拔除喉罩时对患者的损伤和避免损坏通气罩，而充气则可保证通气时气道的密封性和保护气道，还可以将分泌物带到口外。

另一个争议的热点是在何种体位下拔除喉罩，仰卧位和侧卧位各有利弊。侧卧位时一旦发生反流可保证患者安全，但可能增加气道不良事件的风险。拔除喉罩时，避免搬动患者可能比体位本身更重要，尤其是对于清醒患者。

（高学　魏威　田鸣）

第 9 节　困难气道

困难气道（difficult airway，DA）的管理与麻醉安全和质量密切相关，30%以上的严重麻醉相关并发症（脑损伤、呼吸心搏骤停、不必要的气管切开以及气道损伤等）是由气道管理不当引起的。美国一项长达 6 年的麻醉相关死亡研究结果显示，由困难气管内插管引起者可达 2.3%。另一项大样本的研究表明，在麻醉因素引起的心搏骤停中，因不恰当的气道处理造成心搏骤停者占 7.9%。

困难气道的管理对临床医师尤其是麻醉医师是一项巨大的挑战，“既不能气管内插管，也不能面罩通气”是每一位麻醉医师的噩梦，常常是气道问题引起的各种严重并发症和死亡的直接原因。在困难气道的各种发生率中，困难喉镜显露为 1% ~18%，困难气管内插管为 1% ~4%，气管内插管失败为 0.05% ~0.35%；困难面罩通气为 2.35%，其中面罩通气失败为 0.15%；“既不能气管内插管，也不能面罩通气”（can't intubate，can't ventilate，CICV）的灾难发生率为 0.0001% ~0.02%。

从 1993 年起，美国、德国、英国、加拿大等国纷纷采用了气道管理实践指南。这些国家的专业学会一致认为，根据各国的不同国情，选择应用实践指南能够减少气道相关并发症的发生。美国麻醉医师协会（American Society of Anesthesiologists，ASA）于 1993 年发布第一版《困难气道管理指南》，此后分别于 2003 年和 2013 年进行了更新。英国困难气道协会（Difficult Airway Society，DAS）于 2004 年发布了《未预料的困难气管内插管管理指南》，2012 年又发布《气管拔管管理指南》。中华医学会麻醉学分会（Chinese Society of Anesthesiology，CSA）在参考国外近年困难气道管理指南的基础上，结合国情和国内的临床经验，于 2009 年起草和制定了《困难气道管理专家共识》。在此共识基础上，按照循证医学的原则，结合近年困难气道管理的新观点与新进展，CSA 于 2011 年和 2013 年又分别发布了《困难气道处理快捷指南》和《困难气道管理指南》。

目前我国麻醉医师在气道管理中还存在从业人员素质参差不齐、气道处理缺乏规范、气道处理相关设备配备不足以及气道处理相关技术普及率不高等问题。CSA 2013 版指南基于国情，在以下几点做出强调或创新：①强调"预充氧"的重要性，为困难面罩通气患者争取更多处理时间；②进一步改良"面罩通气分级"，简化判断标准，及早诊断与处理困难面罩通气；③进一步细分"气道类型"，将已预料的困难气道进一步分为明确的和可疑的困难气道，为气道处理理清思路；④"诱导方式"增加保留自主呼吸浅全麻，提高气道处理中部分困难气道假阳性病例的舒适度；⑤强调"喉镜显露分级"作为建立气道方法的依据，喉镜仍然是最熟悉和最普及的气道工具；⑥放宽"紧急气道"定义，由于喉罩尚未完全普及，只要存在困难面罩通气即属紧急气道，更早启动紧急气道处理；⑦创新与改良《困难气道处理流程图》和《紧急气道处理流程图》，气道处理步骤更加明确，思路更加清晰。

各版本的困难气道管理指南只是帮助医师对气道管理作出正确决策，并非强制性标准，也不可能包括或解决气道管理中的所有问题。因此，临床医师在针对某一具体患者时，应根据患者具体情况、自身的技术水平以及所掌握的医疗资源综合分析，制订适合自己的气道处理流程。

一、困难气道的定义与分类

（一）困难气道的定义

具有五年以上临床麻醉经验的麻醉医师在面罩通气时或气管内插管时遇到困难的一种临床情况。

1. 困难面罩通气（difficult mask ventilation，DMV）或困难声门上气道通气（difficult supraglottic airway ventilation）

（1）困难面罩通气：有经验的麻醉医师在无他人帮助的情况下，经过多次或超过一分钟的努力，仍不能获得有效的面罩通气。

（2）困难声门上气道通气：有经验的麻醉医师由于声门上气道工具（SGA）密封不良或气道梗阻而无法维持有效通气。

（3）面罩通气分级：根据通气的难易程度将面罩通气分为四级，1～2 级可获得良好通气，3～4 级为困难面罩通气（表 47-7）。喉罩的应用可改善大部分困难面罩通气问题。

表 47-7 面罩通气分级[a]

分级	定义	描述
1	通气顺畅	仰卧嗅物位，单手扣面罩即可获得良好通气[b]。
2	通气受阻	置入口咽和(或)鼻咽通气管单手扣面罩；或单人双手托下颌扣紧面罩同时打开麻醉机呼吸器，即可获得良好通气。
3	通气困难	以上方法无法获得良好通气，需要双人加压辅助通气[c]，能够维持 $SpO_2 \geq 90\%$。
4	通气失败	双人加压辅助通气下不能维持 $SpO_2 \geq 90\%$。

1）该分级在 Han. R 与 Kheterpal. S 的通气分级基础上修改制定，1～2 级通过三项中间指标（手握气囊的阻力、胸腹起伏和 $ETCO_2$ 波形测试）确定，3～4 级以 SpO_2 是否 ≥90% 而定。

2）良好通气是指排除面罩密封不严、过度漏气等因素，三次面罩正压通气的阻力适当（气道阻力 ≤ $20cmH_2O$）、胸腹起伏良好、$ETCO_2$ 波形规则。

3）双人加压辅助通气是指在嗅物位下置入口咽和（或）鼻咽通气管，由双人四手，用力托下颌扣面罩并加压通气。

2. 困难声门上气道工具置入（difficult SGA placement） 无论存在或不存在气管病理改变，需要多次努力方可置入声门上气道工具。

3. 困难气管内插管（difficult intubation，DI）包括困难喉镜显露、困难气管内插管和气管内插管失败。

（1）困难喉镜显露：直接喉镜经过三次以上努力仍不能看到声带的任何部分。

（2）困难气管内插管：无论存在或不存在气管病理改变，气管内插管需要三次以上努力。

（3）气管内插管失败：经过多人多次努力仍然无法完成气管内插管。

（二）困难气道的分类

1. 根据有无困难面罩通气将困难气道又分为非紧急气道和紧急气道。

（1）非紧急气道：仅有困难气管内插管而无困难面罩通气的情况。患者能够维持满意的通气和氧合，能够允许有充分的时间考虑其他建立气道的方法。

（2）紧急气道：只要存在困难面罩通气，无论是否合并困难气管内插管，均属紧急气道。患者极易陷入缺氧状态，必须紧急建立气道。其中少数患者“既不能插管也不能通气”（CICV），可导致气管切开、脑损伤甚至死亡等严重后果。

2. 根据麻醉前的气道评估情况将困难气道分为已预料的困难气道和未预料的困难气道。

（1）已预料的困难气道：包括明确的困难气道和可疑的困难气道，前者包括明确困难气道史、严重烧伤瘢痕、重度阻塞性睡眠呼吸暂停综合征等，后者为仅评估存在困难危险因素者。二者的判断根据患者实际情况及操作者自身的技术水平而定，具有一定的主观性。对已预料的困难气道患者，最重要的是维持患者的自主呼吸，预防发生紧急气道。

（2）未预料的困难气道：评估未发现困难气道危险因素的患者，其中极少数于全麻诱导后有发生困难气道的可能，需常备应对措施。

二、困难气道的预测与评估

大约 90% 以上的困难气道患者可以通过术前评估发现。对于已知的困难气道患者，有准备有步骤地处理将显著增加患者的安全性。因此，所有患者都必须在麻醉前对是否存在困难气道做出评估。但值得注意的是有时术前气道评估基本正常的患者，也可能出现意想不到的气管内插管困难或通气困难。

（一）病史

详细询问气道方面的病史是气道管理的首要工作，如打鼾或睡眠呼吸暂停综合征史、气道手术史、头颈部放疗史等。必要时还应查阅相关的麻醉记录，了解困难气道处理的经历。

（二）影像学检查

X 线片、CT 等影像学检查有助于评估困难气道的可能性，并可明确困难气道的特征与困难程度。

（三）困难面罩通气危险因素

年龄大于 55 岁、打鼾病史、蓄络腮胡、无牙、肥胖（BMI>26kg/m^2）是 DMV 的五项独立危险因素。另外 Mallampati 分级Ⅲ或Ⅳ级、下颌前伸能力受限、甲颏距离过短（<6cm）等也是 DMV 的危险因素。当具备两项以上危险因素时，提示 DMV 的可能性较大。

（四）体格检查

1. 鼻腔　若选择经鼻腔施行气管内插管，应通过病史及检查了解鼻腔通畅程度，并根据鼻腔情况选择合适的气管导管型号。首先观察其鼻部外形，如鼻孔（鼻前庭）的粗细，是否对称。然后分别测试左、右鼻腔呼出与吸进空气时的通畅度，即检查者用示指分别按压鼻翼阻塞患者一侧鼻孔，让另一鼻孔吸气或呼气，以通畅最佳的一侧鼻腔作为选择插管径路。凡气管导管外径能通过鼻孔者，一般均能顺利通过鼻腔而出后鼻孔。对于鼻塞患者应仔细询问鼻塞的程度及发作时间，是单侧还是双侧鼻腔，是发作性还是持续性，有无交替变化或逐渐加重的特点，有无其他伴发症状等。鼻腔的阻塞或病变均可影响经鼻腔气管内插管，若鼻部原因引起鼻塞严重者，应放弃经鼻腔气管内插管，或经专科医师检查后决定。另外，鼻腔黏膜较脆弱，经鼻腔气管内插管常伴有少量黏膜出血，因此，鼻腔部位放射治疗后及使用抗凝治疗的患者，应慎重考虑或禁用。

2. 咽部结构分级　咽部结构分级即改良的 Mallampati 分级或称“马氏分级”。Mallampati 提出了一个简单的气道评估方法，后经 Samsoon 和 Young 的修改补充，成为当今临床广为采用的气道评估方法。患者取正坐位姿势，头居正中位，检查者视线与张口处呈同一水平位，嘱患者用力张口伸舌至最大限度（不发音），根据能否看到腭垂以及咽部的其他结构判断分级，见表 47-8。

表 47-8　改良的 Mallampati 分级

分级	观察到的结构
Ⅰ级	可见软腭、咽腭弓、腭垂
Ⅱ级	可见软腭、咽腭弓、部分腭垂
Ⅲ级	仅见软腭、腭垂基底部
Ⅳ级	看不见软腭

咽部结构分级愈高预示喉镜显露愈困难，Ⅲ～Ⅳ级提示困难气道。该分级是一项综合指标，其结果受到患者的张口度、舌的大小和活动度以及上腭等其他口内结构和颅颈关节运动的影响。

3. 张口度　张口度是指最大张口时上下门齿间距离，成人正常值在 3.5～5.6cm。张口度小于 3cm 或检查者两横指时无法置入喉镜，导致困难喉镜显露。影响张口度的因素包括咬肌痉挛、颞下颌关节功能紊乱以及各种皮肤病变（烧伤瘢痕挛缩、进行性系统性硬化症等）。咬肌痉挛可以使用麻醉药和肌松药改善，但应慎用，而颞下颌关节的机械性问题以及皮肤病变通常麻醉后也难以改善。

4. 甲颏距离　甲颏距离是指头在完全伸展位时甲状软骨切迹上缘至下颏尖端的距离。该距离受许多解剖因素，包括喉位置的影响，成人正常值在6.5cm以上。甲颏距离小于6cm或小于检查者三横指的宽度，提示气管内插管可能困难。也可通过测量胸骨上窝和颏突的距离（胸颏间距）来预测困难插管，正常人的胸颏间距大于12.5cm，如小于此值，可能会有插管困难。还可测量下颌骨的水平长度，即下颌角至颏的距离来表示下颌间隙的距离，小于9cm气管内插管可能会存在困难。

5. 颞颌关节活动度　颞颌关节活动度是下颌骨活动性的指标，能反映上下门齿间的关系。如果患者的下门齿前伸能超出上门齿，通常气管内插管是容易的。如果患者前伸下颌时不能使上下门齿对齐，插管可能会困难。下颌前伸幅度越大，喉部显露就越容易。下颌前伸幅度越小，易发生前位喉（喉头高）而致气管内插管困难。

6. 头颈部活动度　颈部屈曲可以使咽轴和喉轴近于重叠，寰椎关节的伸展可以使口轴接近咽轴和喉轴，在颈部屈曲和寰椎关节伸展的体位下三轴接近重叠，最易实施喉镜检查。正常人颈部能随意前屈后仰左右旋转或侧弯。嘱患者头部向前向下弯曲用下颏接触胸骨，然后向上扬起脸测试颈伸展范围。下颏不能接触胸骨或不能伸颈提示气管内插管困难。从上门齿到枕骨隆突之间划连线，取其与身体纵轴线相交的夹角，正常前屈为165°，后仰应大于90°。如果后仰不足80°，提示颈部活动受限，插管可能遇到困难，见于颈椎病变（类风湿性关节炎、颈椎结核、颈椎半脱位或骨折、颈椎椎板固定术后等）；颈部病变（颈部巨大肿瘤、颈动脉瘤等）；烧伤或放射治疗的患者导致颏胸黏连使颈部活动受限；过度肥胖（颈粗短、颈背脂肪过厚）或先天性疾病（斜颈、椎骨性融合等）。

7. 牙齿　有活动性义齿者，应在术前取下。老年及儿童患者，常有松动牙齿，或新近长出的乳齿或恒齿，其齿根均浅，缺乏周围组织的有力支持，易被碰落。某些患者存在异常牙齿，如上门齿外突或过长、上下齿列错位、缺牙等，面罩通气或气管内插管可能困难。异常牙齿易在喉镜操作过程中遭损伤（松动、折断或脱落），应注意避免。一旦发生牙齿脱落，应仔细寻找，及时取出，防止进入气管及肺内。

8. 阻塞性睡眠呼吸暂停综合征　"鼾症"是阻塞性睡眠呼吸暂停综合征的简称，我国人群中3%～4%的人患有鼾症。由于鼾症患者存在着呼吸系统、心血管系统与神经系统等多系统的复杂紊乱，以及口咽腔组织结构的异常，此类患者在气管内插管和术毕拔管后的两个阶段存在着潜在的风险。此类患者正常睡眠下以习惯性严重打鼾、间断频发性呼吸暂停为主要特点，尤以全身麻醉诱导后更为严重，往往给呼吸管理造成困难，造成"鼾症"的主要原因是口咽腔软组织肥厚、增多，导致上呼吸道的狭窄。

9. 喉镜显露分级　Cormack和Lehane把喉镜显露声门的难易程度分为四级（表47-9）。该喉镜显露分级为直接喉镜显露下的声门分级，与咽部结构分级有一定相关性，可作为判断是否插管困难的参考指标，Ⅲ级以上提示插管困难。

表47-9　喉镜显露分级（C-L分级）

分级	观察到的结构
Ⅰ级	可见全部声门
Ⅱ级	可见部分声门
Ⅲ级	仅可见会厌
Ⅳ级	会厌不可见

10. 其他提示困难气道的因素　上腭高度拱起变窄、下腭空间顺应性降低、小下颌或下颌巨大、颈短粗、病态肥胖、孕妇、烧伤、会厌炎、类风湿性关节炎、强直性脊柱炎、肢端肥大症以及咽喉部肿瘤等对于预测困难气道都具有一定的敏感性和特异性，但单一方法还不能预测所有的困难气道，在临床上应综合应用。

三、建立气道的工具和方法

用于困难气道的工具和方法有百余种之多，我们推荐最常用和公认的几种。将这些工具和方法分为处理非紧急气道和紧急气道的工具和方法。处理非紧急气道的目标是无创，而处理紧急气道的目的是挽救生命。麻醉医师应遵循先无创后有创的原则建立气道。

（一）非紧急无创方法

非紧急无创方法可以分为喉镜、经气管导管和声门上气道工具三类。

1. 喉镜类　分为直接喉镜和可视喉镜。

（1）普通喉镜：包括弯型镜片（Macintosh）和直型镜片（Miller）。选择合适的尺寸类型非常重要，必要时需更换不同尺寸类型的镜片。成人最常用的是弯型镜片，直型镜片能在会厌下垂遮挡声门时直接挑起会厌显露声门。

（2）可视喉镜：常用的可视喉镜有 Glidescope、McGrath、Airtraq、HC 等，均为间接喉镜，通过显示器或目镜看到声门。不需要口、咽、喉三轴重叠，可提供更宽广的视角，有效改善声门显露，但一般需借助管芯，以防显露良好却插管失败。

2. 经气管导管类　包括管芯类、光棒、可视管芯、纤维支气管镜四类。

（1）管芯类：包括硬质管芯、可弯曲管芯以及插管探条（GEB）。需喉镜辅助，方法简便，可提高插管成功率。插管探条能减少气道损伤。

（2）光棒：如 Lightwand 等，是利用颈前软组织透光以及气管位置比食管更靠前（表浅）的特性。当光棒前端进入声门后即可在甲状软骨下出现明亮光点，部分患者还有光线向下放射。优点是快速简便，可用于张口度小和头颈不能运动的患者。存在上呼吸道解剖异常（肿瘤、息肉、会厌和咽后壁脓肿等）者禁用，显著肥胖等颈前透光性差者慎用。

（3）可视管芯：如视可尼（Shikani）等，能通过目镜看到声门。既可模仿光棒法结合目镜观察辅助插管，也可模仿纤维气管镜法辅助插管。优点是结合了光棒和纤维气管镜的优势，快捷可视。

（4）纤维支气管镜：此方法能适合多种困难气道的情况，尤其是清醒镇静表面麻醉下的气管内插管，并可吸引气道内的分泌物；但一般不适合紧急气道，操作需经一定的训练。

3. 声门上气道工具　包括引流型喉罩、插管型喉罩以及其他声门上气道工具。

（1）引流型喉罩：常用的有 Proseal 喉罩和 Supreme 喉罩等，是应用最广泛的声门上工具。置入成功率高，密封压高，可以引流胃内液体。既可改善通气，也可代替气管内插管维持气道。

（2）插管型喉罩：常用的有 Fastrach 喉罩、Cookgas 喉罩（Cookgas air-Q）和 Ambu 喉罩（Ambu Aura-i）等。插管型喉罩的优点是可同时解决困难通气与困难气管内插管，可用于各种困难气道患者，亦可用于颈椎损伤患者，插管成功率高，但可受患者张口度限制。

（3）其他：包括 i-gel 和 SLIPA 等声门上工具，免充气型，置入成功率高。

4. 其他方法　除了以上描述的三类工具与方法外，经鼻盲探气管内插管也是临床可行的气道处理方法。优点是无需特殊设备，适用于张口困难或口咽腔手术需行经鼻气管内插管者。

（二）非紧急有创方法

1. 逆行气管内插管　适用于普通喉镜、喉罩、纤维支气管镜等插管失败，颈椎不稳、颌面外伤或解剖异常者可根据情况选择使用。使用 Touhy 穿刺针或静脉穿刺针行环甲膜穿刺后，采用导丝或硬膜外导管可以实现逆行气管内插管。亦可采用引导导管（Cook 气道交换导管或纤维支气管镜等）先穿过导丝然后引导气管内插管。逆行气管内插管技术的平均插管时间是 2.5 ~ 3.5 分钟。并发症较少见，常见的有出血、皮下气肿等。

2. 气管切开术　气管切开术有专用工具套装，采用钢丝引导和逐步扩张的方法，创伤虽比手术切开小，但仍大于其他建立气道的方法且并发症较多，用时较长，只用于必须的患者，如喉肿瘤、上呼吸道巨大脓肿、气管食管上段破裂或穿孔以及其他建立气道方法失败又必须手术的病例。

（三）紧急无创方法

发生紧急气道时要求迅速解决通气问题，保证患者的生命安全，为进一步建立气道和后续治疗创造条件。常用的紧急无（微）创气道工具和方法包括以下几种。

1. 双人加压辅助通气　在嗅物位下置入口咽和（或）鼻咽通气管，由双人四手，用力托下颌扣面罩并加压通气。

2. 再试一次气管内插管　Kheterpal 等报道了 77 例无法通气的患者，58 例采用直接喉镜气管内插管容易，8 例采用直接喉镜多次努力后插管成功，7 例采用可视喉镜、光棒等工具完成插管，2 例唤醒患者后采用纤维支气管镜清醒插管成功，仅有 1 例唤醒患者后行气管切开术，另 1 例行紧急环甲膜切开术。基于以上研究结果，再试一次气管内插管试仍然是可以考虑的方法。

3. 喉罩（laryngeal mask airway，LMA）　既可以用于非紧急气道，也可以用于紧急气道。训练有素的医师可以在几秒内置入喉罩建立气道。紧急情况下，应选择操作者最容易置入的喉罩，如 Supreme 喉罩。

4. 食管-气管联合导管（ETC）　联合导管具有两种规格（37Fr 和 41Fr），是一种双套囊（近端较大的口咽套囊和远端低压的食管套囊)和双管腔(食管前端封闭和气道管前端开放)的导管,在两个套囊之间有8个侧孔,无论导管插入食管还是气管均可通气。优点是操作简便,无需辅助工具,可在数秒内快速送入咽喉下方,可有效地防止误吸。缺点是尺码不全,当导管在食管内时不能吸引气管内分泌物。

5. 喉管(LT)　喉管设计原理与使用方法与食管-气管联合导管类似,尺码全,损伤较轻。

6. 环甲膜穿刺置管和经气管喷射通气(transtracheal jet ventilation,TTJV)　环甲膜穿刺是经声门下开放气道的一种方法,用于声门上途径无法建立气

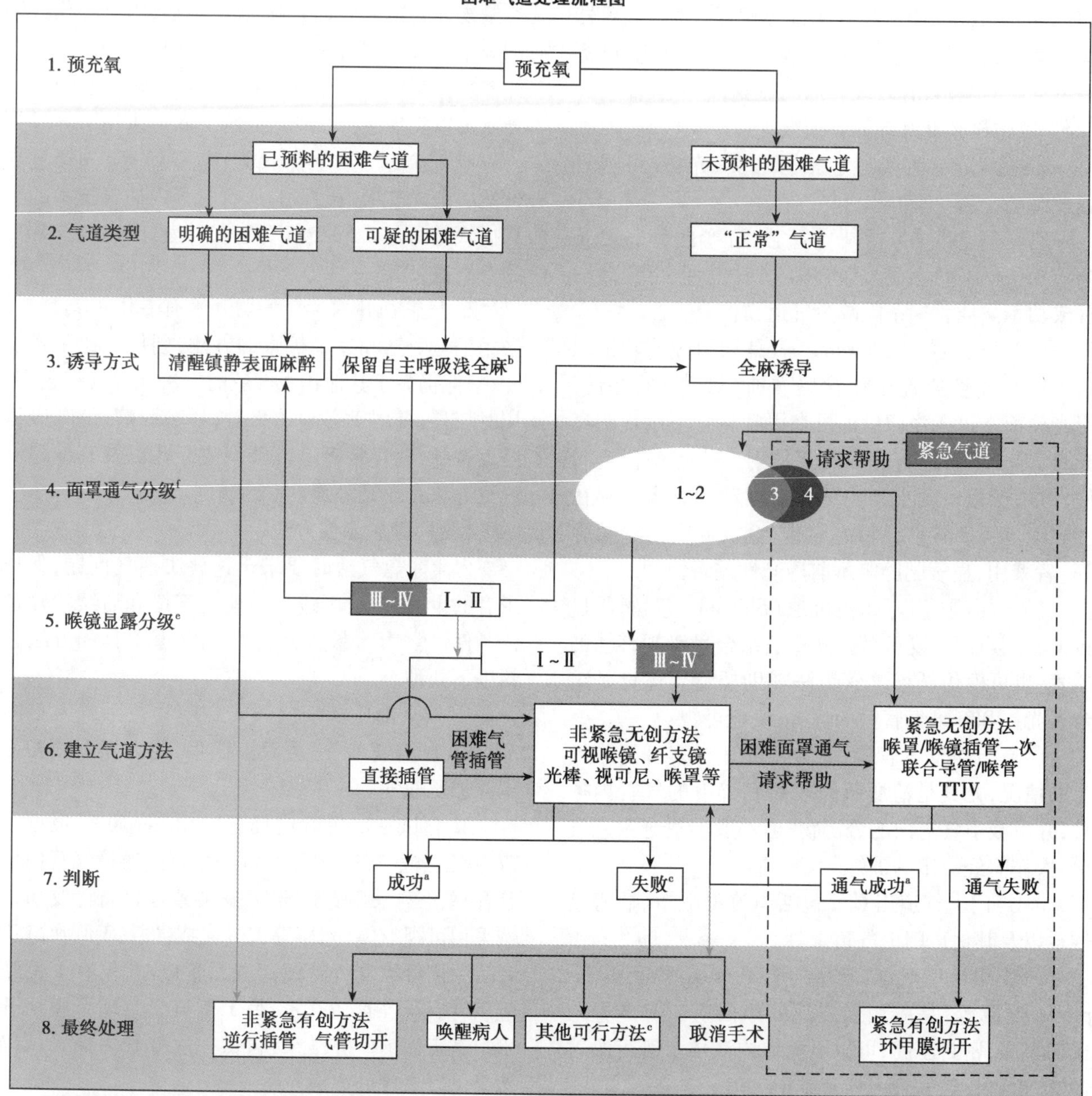

图 47-84　困难气道处理流程图

道的紧急情况。经环甲膜穿刺后留置套管固定到高压供氧源或高频喷射通气机，每次喷射通气后必须保证患者的上呼吸道开放以确保气体完全排出。优点是微创、迅速、操作简单，对喷入气体能呼出者有效。缺点是气道缺乏稳定性，必须尽快采用后续方法，且紧急情况下并发症发生率较高，如皮下和纵隔气肿、高碳酸血症等。

（四）紧急有创方法

环甲膜切开术是紧急气道处理流程中的最终解决方案。快速切开套装如 Quicktrach 套装，可在数秒内快速完成环甲膜切开术，导管内径达 4. 0mm，可接连接简易呼吸器或麻醉回路进行通气。操作虽然简便，但必须事先在模型上接受过训练才能迅速完成。

四、困难气道处理流程

困难气道处理流程是根据麻醉前对气道评估的结果判断气道的类型，再依据气道类型选择麻醉诱导方式；根据面罩通气分级和喉镜显露分级决定通气和建立气道的方法，无创方法优先；在处理过程中判断每步的效果并决定下一步方法，直到确保患者安全。按照困难气道处理流程图有目的、有准备、有步骤地预防和处理将显著增加患者的安全性（图 47-84）。气道处理一般包括预充氧等八个步骤，详见下述。

（一）预充氧

1. 定义　麻醉中最危险的情况是麻醉诱导使患者自主呼吸停止后不能及时建立起有效的人工通气，患者在麻醉诱导前自主呼吸状态下，持续吸入纯氧几分钟可使功能残气量中氧气/氮气比例增加，显著延长呼吸暂停至出现低氧血症的时间，称之为“预充氧”（preoxygenation）或“给氧去氮”（denitrogenation）。

2. 原理　预充氧通过氧气进入肺泡置换出氮气使肺的功能残气量（FRC）中氧储备增加，其重要性在完全气道阻塞和呼吸暂停期间尤为明显，临床医师可获得额外时间去恢复有效通气和建立气道。Robert 从理论上论证了预充氧的重要性：正常 6kg 的婴儿在呼吸空气时 FRC 中只含有 25ml 氧气，按照氧耗量 42ml/min 计算，从呼吸暂停至肺泡内储备氧耗尽的时间仅 36 秒（图 47-85）；如果在停止呼吸前经过数分钟 100% 氧气预充后，情况与先前产生了鲜明的对比，FRC 中的氧气储备可增加至 158ml，使婴儿在未发生缺氧之前呼吸暂停的时间增加至 3. 8 分钟，是先前的 6 倍。同样地，正常 70kg 的成人在呼吸空气时 FRC 中含有 294ml 氧气，按照氧耗量 210ml/min 计算，从呼吸暂停至肺泡内储备氧耗尽的时间是 84 秒；经过短时间 100% 氧气预充后，FRC 中的氧气储备增加至 1848ml，使呼吸暂停的临界时间增加至 8. 8 分钟，也是先前的 6 倍（图 47-86）。因此在气道处理的开始阶段应常规预充氧，尤其是婴幼儿、疑有困难气道者以及对缺氧耐受差的患者，

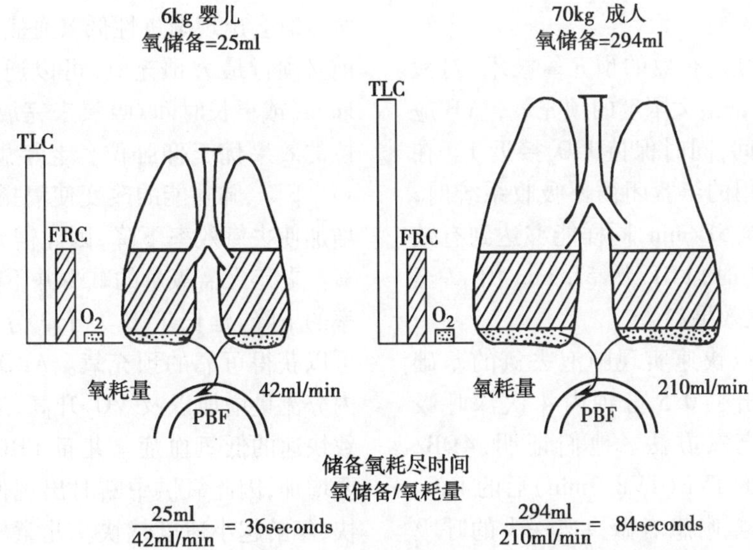

图 47-85　呼吸空气时正常婴儿和成人呼吸暂停时肺泡储备氧消耗的时间效应对比。肺总量（total lung capacity，TLC）和功能残气量（functional residual capacity，FRC）如图所示，肺泡储备氧耗尽时间通过氧储备除以氧耗量计算

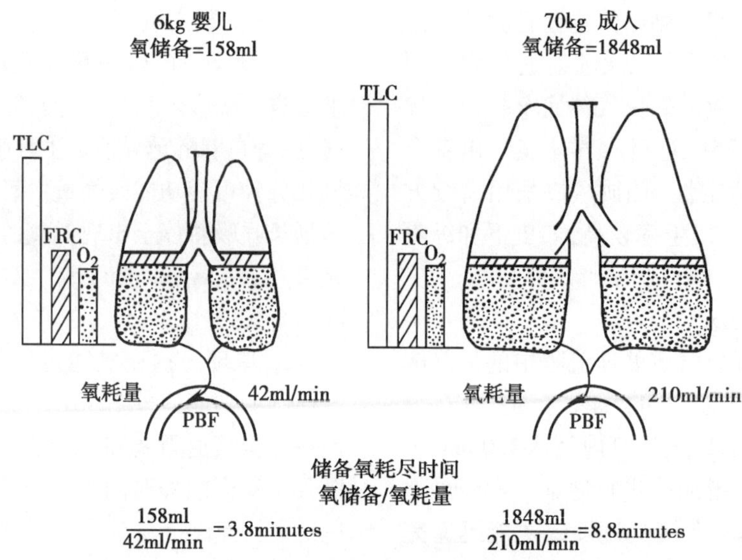

图 47-86 经预充氧后正常婴儿和成人呼吸暂停时肺泡储备氧消耗的时间效应对比。经预充氧后的储备氧耗尽时间是呼吸空气时的 6 倍

以延长呼吸暂停至缺氧的临界时间，提高困难面罩通气患者的安全性。

3. 预充氧的实施　选择与患者脸型匹配的面罩，在靠近面罩端的接口处连接好监测呼吸气体的采气管。患者平卧位或背高位，头部嗅物位。麻醉诱导前面罩尽可能贴近面部，在 APL 阀完全开放的状态下能使呼吸囊充盈并随呼吸膨胀和回缩，氧流量足够大以至于在呼吸囊回缩时不会完全瘪掉。呼吸时避免回路漏气很重要，呼吸囊松软，看不到 ET-CO_2波形提示回路漏气。值得注意的是预充氧区别于普通的面罩吸氧，不可混为一谈。常用的预充氧技术主要有潮气量呼吸（TVB）和深呼吸（DB）两种方法。

潮气量呼吸（TVB）是有效的预充氧技术，对大多数成人来说，为了保证最大限度的预充氧，TVB 应持续 3 分钟或更长时间，同时保持 FiO_2接近 1。在使用手术室中最常使用的半紧闭循环吸收系统时，即使氧流量（FGF）低至 5L/min，同样能够达到有效的预充氧效果。TVB 时，FGF 从 5L/min 升高至 10L/min 对改善预充氧效果甚微。

在假设深呼吸可以快速实现肺泡去氮的基础上，Gold 及其同事提出了 0.5 分钟内 4 次深呼吸（4DB/0.5min）的预充氧方法。他们证明，4DB/0.5min 与持续 3 分钟的 TVB（TVB/3min）后的 PaO_2 没有差别。但临床上，嘱咐患者做快速深大的呼吸有一定限制，效果难以保证，尤其对于孕妇、病态肥胖和老年患者。

为了尽可能完善预充氧的深呼吸方法，可延长深呼吸的时间至 1 分钟、1.5 分钟和 2 分钟，分别进行 8、12 和 16 次 DB，同时使用大于 10L/min 的 FGF。这些方法可以产生最大化的预充氧，注意在深吸气时保持呼吸囊于半充盈状态，防止患者产生窒息感。无论采用何种方式，预充氧前如果最大限度地呼出气体，可使 FRC 减少 50%。

4. 特殊患者的预充氧　由于不同患者病理生理特点不同，预充氧过程亦呈现不同特点。孕妇的肺泡通气量（V_A）升高而 FRC 降低，比非孕女性达到最大预充氧的速度更快，但是氧储备受限，呼吸暂停时孕妇出现低氧血症的速度更快。病态肥胖患者的 FRC 相对较小而全身氧耗（VO_2）超过正常值，呼吸暂停时会出现渐进性低氧血症。此类患者呼吸暂停前必须行最大预充氧，可以通过 TVB/3min 或 DB/1min（或更长时间）吸氧来完成，采取头高位或侧卧位的效果优于仰卧位。老年患者随年龄增长基础 VO_2下降、肺功能的改变使氧摄取率下降、闭合气量增加使去氮效率下降，因此需要更长时间进行预充氧。老年人需氧量的减少并不能完全代偿氧摄取效率的下降，延长 TVB 大于 3 分钟或 DB 大于 1 分钟可以获得可靠的预充氧。ARDS 患者 FRC 降低、肺内分流量增加以及 VO_2升高，通气暂停或吸引可导致快速的低氧血症。儿童 FRC 较小且新陈代谢需要增加，因此氧供中断时出现低氧血症速度比成人快，年龄越小速度越快。儿童较成人可更快地获得最大预充氧，通过 TVB，几乎所有的儿童在 60～100 秒内 ETO_2可达到 90%，而 DB 30 秒可获得最佳预充氧。

5. 预充氧的意义　由于通气困难、插管困难常常难以预计，所以对所有的患者都应该实施最大程度的预充氧，尤其是当无法对患者实施面罩通气或预计存在通气或插管困难时。同时又不可过分依赖预充氧的作用，因为呼吸暂停或完全的气道梗阻会使患者处于特殊危险的境地，预充氧只是辅助的方法，执行困难气道处理流程，防止高危患者发生呼吸暂停才是更为重要的。虽然健康成年患者预充氧后的无通气时间理论上可达数分钟，但在临床上未能发现的潜在问题可随时发生，因此即使是已对健康成年人实施预充氧，呼吸停止的时间也不应大于2分钟，随即至少行四、五次有效通气后再行下一步操作。

（二）气道类型

根据气道评估情况可将患者分为已预料的困难气道（包括明确的和可疑的）和“正常”气道。对于是否明确的或可疑的困难气道在判断上有一定的主观性，需要根据患者实际情况及操作者自身的技术水平而定。将气道进行分类的意义在于为气道处理理清思路，针对不同气道类型选择对应的处理流程并精心准备，而进一步细分为明确的和可疑的困难气道可在保证通气的前提下排除部分困难气道假阳性病例，提高患者在气道处理过程中的舒适度。

（三）诱导方式

诱导方式包括清醒镇静表面麻醉、保留自主呼吸的浅全麻和全麻诱导三种，依据气道类型而定。其中全麻诱导还分为常规诱导和快速顺序诱导（rapid sequence induction，RSI）。明确的困难气道原则上应选择清醒镇静表面麻醉，可疑的困难气道则根据操作者技术水平与条件应选择清醒镇静表面麻醉或保留自主呼吸浅全麻，“正常”气道患者可选择全麻诱导。需要注意的是，对于饱胃或存在胃内容物误吸危险的患者（胃食管反流病、妊娠、肥胖等），评估为“正常”气道时可以采用全麻快速顺序诱导，评估为困难气道时宜采用清醒镇静表面麻醉。

1. 清醒镇静表面麻醉　清醒镇静表面麻醉包括患者准备、镇静和表面麻醉等几个环节。

（1）患者准备：告知患者清醒气管内插管的过程，做好适当的解释，重点说明配合的事项，如放松全身肌肉，特别是颈、肩、背部肌肉，不使劲，不乱动；保持深慢呼吸，不屏气，不恶心等，尽量争取患者全面合作。使用麻醉前用药，如阿托品、东莨菪碱、格隆溴铵等抗胆碱药，可使患者分泌物减少，以利于施行清醒插管。饱胃或存在胃内容物误吸危险的患者需要使用止吐药和抑酸药预防误吸。如果是经鼻插管，还需用缩血管药物收缩鼻黏膜。

（2）镇静：施行经口或经鼻清醒插管，要求患者充分镇静，全身肌肉松弛，这样不仅有助于插管的施行，也可基本避免术后不愉快的回忆。镇静的理想目标是使患者处于闭目安静、镇痛、降低恶心呕吐敏感性和遗忘，同时又能被随时唤醒、高度合作的状态。为了达到一定的镇静深度应避免过多使用同一种药物，可以复合用药。

苯二氮䓬类药物复合麻醉性镇痛药是常用的镇静方案。咪达唑仑（20～40μg/kg）由于起效和消除较快，且具有顺行性遗忘作用。苯二氮䓬类药物的劣势在于可引起较深的意识丧失，患者可能无法按指令配合，尤其是自主呼吸。氟马西尼是苯二氮䓬类特异性拮抗药，可以逆转中枢神经系统的抑制，但不能完全逆转呼吸抑制。同时使用麻醉性镇痛药可以减弱气道反射，有助于预防气道操作时发生的咳嗽和干呕，缺点是可以加重呼吸抑制，甚至呼吸暂停。芬太尼（1～2μg/kg）是最常用的麻醉性镇痛药，小剂量的苏芬太尼（5～10μg）亦可应用于清醒插管。麻醉性镇痛药注射过快时可引起呼吸抑制与胸壁强直，使用时应注意。右美托咪啶是一种高选择性的α_2肾上腺素能受体激动剂，具有中枢性抗交感作用，能产生近似自然睡眠的镇静作用，患者容易唤醒并且能够合作，尤其是对呼吸无抑制，同时具有强效止涎和一定的镇痛、利尿、抗焦虑作用，可能是目前最理想的气道处理用药。使用时注意血流动力学变化，因其可导致心动过缓和低血压。以1μg/kg剂量缓慢静注，输注时间超过10分钟，维持输注速度为0.2～0.7μg/（kg·h）。

（3）表面麻醉：全面完善的咽喉气管表面麻醉是保证清醒插管成功的最重要关键。表面麻醉的先后顺序依次是口咽腔、舌根、会厌、梨状窝、声门、喉及气管内。

1）咽喉黏膜表面麻醉：用1%丁卡因或4%利多卡因，掌握循序渐进、分3次喷雾的程序，先喷舌背后半部及软腭2～3次；隔1～2分钟后，嘱患者张口发“啊”声，作咽后壁及喉部喷雾；再隔1～2分钟后，用喉镜片当作压舌板轻巧提起舌根，将喷雾器头对准喉头和声门，在患者深吸气时作喷雾。三次喷雾所用的1%丁卡因或4%利多卡因总量以2～3ml为限。

鼻咽部和鼻黏膜血管分布较为丰富，当患者需要行清醒经鼻插管时，鼻咽部充分的表面麻醉以及相应区域的血管收缩十分必要。常用4% ~5%可卡因,因兼有局部血管收缩作用。先用1ml滴鼻,再用可卡因棉片填塞鼻后腔,10 ~15分钟内可产生满意的麻醉和血管收缩效果。也可用0.5% ~1%丁卡因麻黄碱混合液,按上法施行表麻。

2）气管黏膜表面麻醉:常用的方法包括经环甲膜穿刺注药法(图47-87)和经声门注药法。

经环甲膜穿刺注药法:在完成咽喉表麻后,患者取头后仰位,左手拇指和中指放在甲状软骨两侧固定气管,左手示指确定环甲膜的中线和环状软骨的上缘。右手以执笔势持盛有1%丁卡因或4%利多卡因2ml的注射器,接20号的套管针,针头倾斜45°角指向尾部穿过环甲膜进入气管内0.5cm。经抽吸有气证实针尖位于气管内后,保持套管针针芯固定,继续推送套管针的鞘管,取出针芯,重复抽吸试验再次证实位于气管内后嘱患者深呼吸,在吸气末注入局麻药,可导致患者咳嗽和局麻药的雾化。可以将套管针的鞘管留置至气管内插管完成,以便在需要更多的局麻药时使用,亦可减少出现皮下气肿的可能性。本法的表麻效果确实可靠,适用于张口困难患者,但易激惹患者呛咳和支气管痉挛。

经声门注药法:在完成咽喉表麻后,术者用左手持喉镜显露声门,右手持盛有1%丁卡因或4%利多卡因2ml的喉麻管,在直视下将导管前端插过声门送入气管上段,然后缓慢注入麻醉药。注毕后嘱患者咳嗽数次,即可获得气管上段、声门腹面及会厌腹面黏膜的表麻。无喉麻管装置时亦可采用截断成8 ~10cm的硬膜外导管。本法的优点在避免环甲膜穿刺注药所引起的剧咳和支气管痉挛等不适等痛苦,缺点是患者往往声门显露不佳,效果有时无法保证。

除了以上描述的方法外,还可以通过纤维支气管镜行逐步表面麻醉技术。这是一项无创技术,通过纤维支气管镜的吸引口注入局麻药,共有两种方法。第一种需要在吸引口近端安装三通,分别连接氧气管(氧流量2 ~4L/min)和装有局麻药的注射器。纤维支气管镜直视下向目标区域喷洒2% ~4%的利多卡因0.2 ~1.0ml。30 ~60秒后,操控纤维支气管镜向更深的结构推进,并重复以上表麻操作。第二种方法是使用硬膜外导管(内径0.5 ~1.0mm)穿过纤维支气管镜吸引口喷洒局麻药。该技术尤其适用于有胃内容物误吸危险的患者,因为

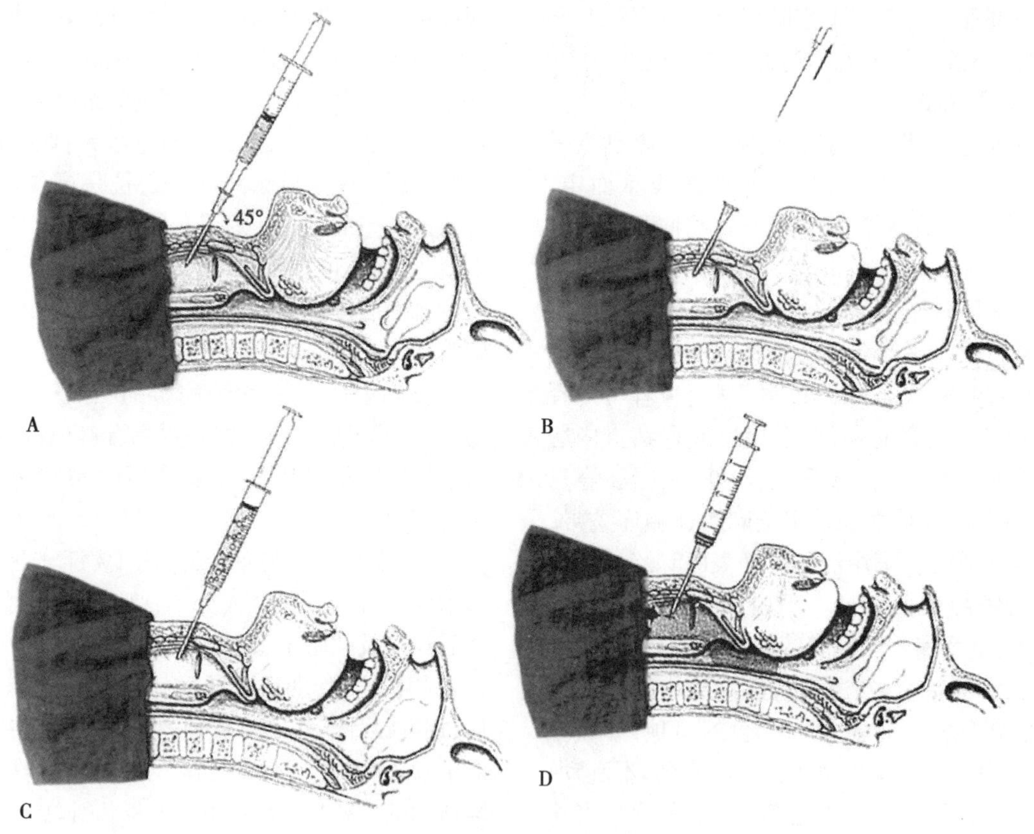

图47-87 经环甲膜穿刺注药法

A. 套管针以45°角穿过环甲膜,抽吸试验确认针头尖端位于气管内;B. 将针芯取出;C. 再次抽吸试验确认;D. 要求患者深呼吸,在吸气末注入局麻药,导致咳嗽和局麻药的雾化

表麻后数秒钟即可完成气管内插管，患者可较好地维持气道保护性反射。

（4）清醒镇静表面麻醉行气管内插管的成功要领：①充分解释，争取患者理解，安全第一；②收缩黏膜，扩张鼻腔，可用麻黄碱或去氧肾上腺素；③使气道干燥，可用阿托品或东莨菪碱；④充分的咽喉部及气管内表面麻醉，抑制反射，可选用利多卡因、丁卡因、可卡因或苯佐卡因等；⑤适度镇静，保留自主呼吸，控制患者气道。对伴有心血管疾病患者（高血压、冠心病等），适宜的镇静深度与血管活性药结合，既有利于插管，又能使心血管应激反应降低；⑥充分准备，耐心操作，切忌仓促进行。

2. 保留自主呼吸浅全麻　预测困难气道的标准是通过已被证实的困难气道患者的特点来建立的，这些标准对预测困难气道的特异性并不高，存在困难面罩通气或者困难气管内插管单个或者多个阳性指标的患者有时并不一定是困难气道。这类可疑的困难气道患者直接采用全麻诱导存在很大的顾虑，而直接采用表面麻醉加镇静清醒气管内插管患者不易接受，可采用保留自主呼吸的浅全麻。保留自主呼吸浅全麻是介于清醒镇静表面麻醉和全麻诱导之间的一种诱导方式，要求在表面麻醉的基础上使患者意识消失，并尽可能地保留患者的自主呼吸。应至少保证口咽腔和喉部有充分的表面麻醉，以减少喉镜刺激引发的喉痉挛等并发症，并减少全麻药物的使用，以便更好地维持患者的自主呼吸。

诱导目标是使患者 Ramsay 镇静分级达到 5 级或以上（Ramsay 镇静分级分为 1～6 级：1 级患者焦虑，躁动不安；2 级患者合作，清醒安静；3 级患者仅对指令有反应；4 级患者入睡，轻叩其眉间反应敏捷；5 级患者入睡，轻叩其眉间反应迟钝；6 级深睡或麻醉状态）。

全麻药物应使用快速起效、快速消除且对自主呼吸影响小的药物。七氟烷是该诱导方式比较理想的药物，血/气分配系数低，诱导与苏醒迅速。其他优点包括刺激性小，很少引起咳嗽，屏气和喉痉挛发生率低，诱导比较平稳。丙泊酚是常用的快速、短效静脉麻醉药，苏醒迅速而完全，持续输注后很少蓄积。推荐采用血浆浓度靶控输注（target controlled infusion，TCI）的诱导方式，对自主呼吸抑制较轻，无 TCI 条件时，可以采用小剂量多次给药的方式诱导，谨慎推注以避免呼吸暂停。阿片类药物在该诱导方式中慎用，因其呼吸抑制作用较为明显。诱导过程中出现呼吸抑制甚至呼吸暂停时，应及时面罩正压通气辅助呼吸，若出现通气困难按“紧急气道”处理或及时唤醒患者。

3. 全麻诱导　包括全麻常规诱导和全麻快速顺序诱导。全麻常规诱导实施方法详见相关章节。有研究指出，对于气道评估“正常”的患者，可以不常规测试通气而直接给予诱导药物。全麻快速顺序诱导的主要目的是尽可能缩短从意识消失咽喉部保护性反射消失到气管内插管的时间间隔。快速顺序诱导由预充氧、快速诱导药物、环状软骨加压和避免正压通气等组成。快速顺序诱导前必须充分预充氧。常用的快速顺序诱导全麻药包括丙泊酚和依托咪酯。琥珀胆碱是最常用的肌松药，但是某些情况禁用（如烧伤、脊髓损伤等）。罗库溴铵亦可快速达到插管条件，但是肌松持续时间较长，需考虑相关风险。环状软骨加压（Sellick 手法）在快速诱导前开始实施，患者清醒时适当施加压力，但应注意避免引发恶心和呕吐，患者意识消失后立刻增加到全力直至气管导管套囊充气并确认气管内插管成功。

（四）面罩通气分级

2013 版 ASA 的《困难气道管理指南》对“困难面罩通气（DMV）”定义为：“面罩密封不良，过度漏气，气体进入或流出阻力过大。出现以下面罩通气不足体征：未见或异常的胸部运动，无法听到或异常的呼吸音，听诊有严重梗阻的体征，发绀，胃胀气或胃扩张，SpO_2 降低，未出现或异常的呼气末 CO_2（$ETCO_2$）波形，肺量计监测不到呼出气流或呼出气流不足以及与缺氧和高二氧化碳相关的血流动力学改变（如高血压、心动过速和心律失常等）”。

在 ASA 对 DMV 的定义中，“无法听到或异常的呼吸音，听诊有严重梗阻的体征，胃胀气或胃扩张，肺量计监测不到呼出气流或呼出气流不足”等体征不便于观察，而“发绀、缺氧和高二氧化碳相关的血流动力学改变”都是较晚的体征。SpO_2 下降虽然易于观察，但以其小于 90% 为界，患者已经发生了低氧血症。结合 ASA 标准，面罩通气的先决条件在于将面罩与面部贴合、不漏气，通气过程中最易观察和最灵敏的指标是“手控呼吸囊的阻力、患者胸腹起伏和 $ETCO_2$ 波形”。

临床上每例患者面罩通气的难易程度差别很大，对 DMV 进行分级有助于临床的判断与处理。2004 年 Han 等奠定了面罩通气分级的基础，2006 年 Kheterpal 等对 Han 分级进行了改进，同时通过大样本临床试验对其改进的分级进行了验证，并得出了不同面罩通气分级的发生率（表 47-10）。

表 47-10 面罩通气分级与发生率（Kheterpal 改进的 Han 分级）

分级	描述	例数(%)
1	面罩通气容易	37 857(71.3%)
2	需用口咽通气管或其他工具辅助面罩通气，无论给或不给予肌松药	13 966(26.3%)
3	困难面罩通气（面罩通气不充分、不稳定，或需要两人协作通气），无论给或不给予肌松药	1141(2.2%)
4	不能实施面罩通气，无论给或不给予肌松药	77(0.15%)
	总例数	53 041

在结合 ASA 困难面罩通气定义和 Kheterpal 改进的 Han 分级基础上，CSA 2013 版《困难气道管理指南》将困难面罩通气（DMV）定义为“有经验的麻醉医师在无他人帮助的情况下，经过多次或超过一分钟的努力，仍不能获得有效的面罩通气”，根据通气的难易程度将面罩通气分为四级，1～2 级可获得良好通气，3～4 级为困难面罩通气（见表 47-7）。判断面罩通气分级的核心是三项中间指标（手握气囊的阻力、胸腹起伏、$ETCO_2$ 波形）和脉搏氧饱和度（SpO_2），以单人努力（单手扣面罩、单手+口/鼻咽通气管或单人双手托下颌+机械通气或二者兼用）能否维持良好通气（表 47-7）作为区分 1～2 级与 3～4 级的关键，而 3 级与 4 级的区别在于能否维持 SpO_2 在 90% 以上。DMV 定义限定的“多次或超过一分钟”的判断标准，是基于面罩通气 1～2 级的判断基础上做出的，其意义在于可以在 SpO_2 下降前更早明确困难程度并做出处理，为后续处理预留更多的时间，提高患者的安全性。

对于“正常”气道病例，全麻诱导后需行面罩通气并明确其分级。大部分的患者经单手扣面罩即可获得良好通气。CE 手法是临床上最常用的一种单手扣面罩的方法，该方法的操作要点是一手拇指和示指将面罩紧扣于患者口鼻部（C），中指、无名指扣住下颌骨，小指放在患者耳垂下方下颌角处，将下颌向前向上托起（E），另一手挤压气囊。对于单手扣面罩不能获得良好通气的患者，可采用口咽和（或）鼻咽通气管配合单手扣面罩的方法，或采用双手托下颌扣面罩同时机械通气的方法。双手托下颌扣面罩时患者呈仰卧头伸展位，操作者位于患者头部（或侧面），双手着力点在耳垂下方紧握下颌的上升支，用力向上向前推起，将下门齿移至上门齿的前方同时行机械通气。有研究证实双手托下颌较单手托下颌更为有效。如果以上方法仍不能维持良好通气，需要立即请求帮助，在嗅物位下置入口咽和（或）鼻咽通气管，由双人四手，用力托下颌扣面罩行双人加压辅助通气。

面罩通气分级 3 级经双人加压辅助通气仍无法获得良好通气者以及面罩通气分级 4 级者按照紧急气道处理流程处理。面罩通气分级 3 级经双人加压辅助通气可获良好通气者以及面罩通气分级 1～2 级者，继续下一步喉镜显露步骤。

（五）喉镜显露分级

喉镜显露分级如上所述（见表 47-9），分为Ⅰ～Ⅳ级，是选择建立气道方法的依据。需要注意的是要做到喉镜最佳显露，包括：一位技术熟练的操作者（至少五年以上临床经验）、合适的头位（嗅物位，口、咽、喉三轴接近成一直线）、手法辅助声门显露（Ⅱ级以上者按压甲状软骨、环状软骨或舌骨改善显露）以及合适尺寸/类型的喉镜片（成人常用弯型镜片，直型镜片适用会厌下垂者及小儿）。对可视喉镜有丰富使用经验者，也可以以可视喉镜的声门显露分级作为建立气道方法的依据。

（六）建立气道方法

经清醒镇静表面麻醉的明确困难气道和可疑困难气道患者喉镜显露分级往往在Ⅱ级以上，可直接选择一种或几种熟悉的非紧急无创方法，条件不足时可试行常规喉镜显露声门，但注意动作轻柔且不可反复尝试。部分明确的困难气道患者，如明确的困难气道处理失败史、喉肿瘤、上呼吸道巨大脓肿、气管食管上段破裂或穿孔等，可直接采用非紧急有创方法建立气道。

经保留自主呼吸浅全麻的可疑困难气道患者和经全麻诱导的“正常”气道患者根据喉镜显露分级结果选择建立气道方法。对于保留自主呼吸浅全麻的患者，根据喉镜显露分级重新选择诱导方式，Ⅰ～Ⅱ级者改行全麻诱导或直接气管内插管，而Ⅲ～Ⅳ级者需待患者意识恢复后改行清醒镇静表面麻醉。需要特别指出的是，改行全麻诱导时，由于仍然存在困难面罩通气的潜在风险，肌松药应在测试面罩通气可行后方可应用。对于全麻诱导的患者，喉镜显露分级Ⅰ～Ⅱ级者可直接行气管内插管，而Ⅲ～Ⅳ级者选择一种或几种熟悉的非紧急无创方法。

随着喉罩等声门上气道工具的不断普及，越来越多的手术可直接在声门上气道工具全麻下完成而无需气管内插管。

（七）判断

气道成功建立后，需尽快对气道的有效性做出判断。直视或可视喉镜下看到气管导管在声带之间和纤维支气管镜检查可见气管环及隆突是判断气管导管位于气管内的可靠的指标。呼气末二氧化碳（$ETCO_2$）监测也是鉴别气管内插管或喉罩通气等是否成功比较可靠的指标。单一的判断方法有时并不可靠，常常需要几种方法联合判断。

（八）最终处理

在多次尝试气管内插管均告失败之后，需要结合建立气道的急迫性、手术的急迫性以及建立气道的风险等综合考虑，做出合理的最终处理。面罩通气困难者按照紧急气道处理流程处理，面罩通气良好者按下述原则处理。无法延期的急诊手术，采用非紧急有创方法建立气道；对于常规手术，应根据自身技术水平与经验谨慎使用非紧急有创方法；已行全麻诱导的常规手术，可以待患者自主呼吸恢复后唤醒患者，在清醒镇静表面麻醉下行气管内插管；部分时间较短的中小手术，亦可在面罩或喉罩通气下行麻醉手术，或在局麻或神经阻滞下手术；取消手术待总结经验、精心准备人员与工具则是常规手术患者更为稳妥的方法。

五、紧急气道处理流程

（一）定义

紧急气道是指“只要发生了困难面罩通气无论是否合并困难气管内插管的情况”。患者极易陷入缺氧状态，少数患者“既不能插管也不能通气”（CICV），可导致气管切开、脑损伤甚至死亡等严重后果。

（二）诊断

处理紧急气道的关键是及早诊断和及早处理，诊断的关键在于对面罩通气分级的准确判断。1～2 级可获得良好通气，3～4 级为困难面罩通气。判断面罩通气分级的核心是三项中间指标（气道阻力、胸腹起伏、$ETCO_2$波形）和脉搏氧饱和度（SpO_2）。区分 1～2 级与 3～4 级的关键在于能否通过单人努力（单手、单手+口/鼻咽通气管、双手托下颌+机械通气）维持良好通气，而 3 级与 4 级的区别在于通过双人加压辅助通气能否维持 SpO_2在 90% 以上（图 47-88）。分级的意义在于可以在 SpO_2下降前更早明确困难程度并做出处理，为后续处理预留更多的时间，提高患者的安全性。

（三）紧急气道的预防

1. 建议在麻醉前去除可纠正的面罩通气危险因素，例如刮掉胡须或者用贴膜将其覆盖、无牙患者保留义齿等。

2. 全面而准确地评估气道，正确选择诱导方式。

3. 气道操作时注意动作轻柔，尽量减少损伤，减少操作时间。

4. 密切监测患者的 SpO_2变化，每一次操作前充分预充氧或面罩通气，操作过程中当 SpO_2降至 90% 时要及时面罩通气，以保证患者生命安全为首要目标。

（四）紧急气道的处理

1. 面罩通气发生困难时立即请求帮助，同时努力改善通气，行双人加压辅助通气。

2. 经双人加压辅助通气无法获得良好通气时，需尽快置入喉罩；没有喉罩时，立即由现场有经验的麻醉医师再试一次插管（不可反复试），采用哪种方法取决于操作者的优势技术、已备好的气道工具及建立通气的紧迫性等。

3. 判断喉罩通气是否满意或气管内插管是否成功，失败者继续采用其他紧急无创方法，如食管-气管联合导管、喉管等。

4. 以上声门上气道工具失败时需考虑行环甲膜穿刺置管和经气管喷射通气（TTJV）。

5. TTJV 失败或不可行时需要尽快行环甲膜切开术建立有效通气（推荐快速装置，如 Quicktrach 套装）。

6. 紧急无创方法可以改善通气，为进一步处理赢得时间，但一般为临时性气道，气道缺乏稳定性，后续处理应考虑唤醒患者或尽快建立稳定的气道，如气管内插管或气管切开。

7. 需要强调的是，紧急气道工具或方法的选择不应局限于流程图中的顺序，要灵活掌握，遵循先无创后有创的原则，同时要结合麻醉医师的经验与水平、设备的可行性、气道梗阻类型（声门上或声门下）以及方法的优点与风险综合分析和处理。

六、困难气道处理基本原则

1. 每个麻醉科要根据本科的人员和设备情况，

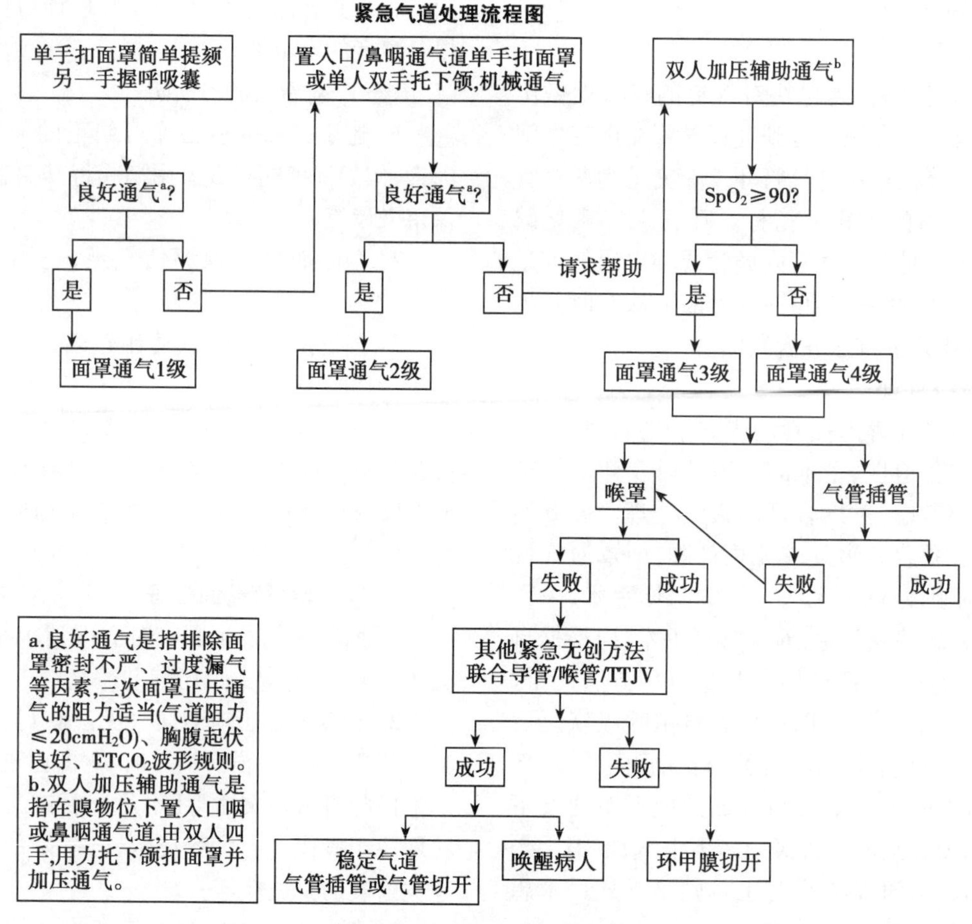

图 47-88 紧急气道处理流程图

按照上述困难气道处理流程的思路制定出自己简便可行的处理流程,在科室内定期宣教培训,并挂在困难气道设备车上,以便准确及时地执行。

2. 每个麻醉科都应该准备一个困难气道设备车或箱(见本章第 5 节),内容包括上述紧急和非紧急气道工具,可以结合本科室的具体条件有所调整,但应当至少有一种紧急气道工具。

3. 平时要加强各种气道方法与工具的培训,使每一位麻醉医师都可以熟练掌握除普通喉镜以外的至少一种气道处理方法。

4. 气道处理尤其是已预料的困难气道处理要按上述气道流程制定完备的计划,计划应至少包括以下四点:首选气道方法(选择最适用、最熟悉的)、备选方法(至少一种)、以上方法失败时的通气方法与其他处理方法(唤醒患者、取消手术等)、紧急气道处理方法(喉罩、联合导管等)。要有所侧重,层次突出,切忌各种困难气道方法轮番尝试而毫无重点的策略。

5. 完善的人员准备对于困难气道的处理至关重要。对于已预料的困难气道,应确保至少有一位对困难气道有经验的高年资麻醉医师主持气道管理,并有一名助手参与。对于未预料的困难气道,人员和工具往往准备不足,应尽快请求帮助,呼叫上级或下级医师协助处理。

6. 麻醉医师应当熟悉各种困难气道方法的适应证与禁忌证。在处理困难气道时,要选择自己最熟悉和有经验的技术。

7. 各种建立气道的方法形式不同,目的均是维持通气与氧合,气道处理过程中要密切监测患者的 SpO_2 变化,当其降至 90% 时要及时面罩辅助给氧通气,以保证患者生命安全为首要目标。患者只会死于通气失败,而不会死于插管失败。

8. 气道操作注意动作轻柔,尽量减少损伤,以免组织水肿、出血等进一步增加插管困难或演变为紧急气道。

9. 当插管失败后,要避免同一个人采用同一种方法反复操作的情况,应当及时分析,更换思路和方法或者更换人员和手法。各种气道方法特点不同,单一方法不可能解决所有的气道问题,两种甚至多种方法联合应用常可发挥最大的作用。

10. 完整的困难气道处理过程包括气道的建立、患者自主气道的恢复以及后续的随访与处理。气管导管的拔除详见本章第6节。麻醉医师应评估、随访并处理经过困难气道处理后可能有潜在并发症的的患者，例如水肿、出血、气管食管穿孔、气胸以及误吸等。

11. 麻醉医师应该在麻醉记录中记录患者存在困难气道，并对其特征进行描述，为今后医疗活动尤其是气道管理提供指导和帮助，减少不必要的并发症。记录应包括：困难气道类型，是困难面罩通气还是困难气管内插管，或两者兼有；描述采用的所有气道处理技术及其优缺点。同时麻醉医师有必要将以上信息告知患者（或家属），为以后处理提供指导。

12. 气道处理不仅要求熟练掌握各种困难气道工具，亦不仅要求能冷静处理紧急气道，更重要的是要有处理气道的正确思路，对气道有计划、有准备、有步骤地预防、判断和处理，以维持通气和氧合为第一任务，积极预防紧急气道的发生，方可在处理气道时更加得心应手，使患者更加安全舒适。

（高学　田鸣）

参考文献

1. Han R. Grading scale for mask ventilation. Anesthesiology, 2004, 101:267.
2. Kheterpal S, Han R, Tremper KK, et al. Incidence and predictors of difficult and impossible mask ventilation. Anesthesiology, 2006, 105:885-891.
3. Kheterpal S, Martin L, Shanks AM, et al. Prediction and outcomes of impossible mask ventilation: a review of 50,000 anesthetics. Anesthesiology, 2009, 110:891-897.
4. Yildiz TS, Solak M, Toker K. The incidence and risk factors of difficult mask ventilation. J Anesth, 2005, 19:7-11.
5. 中华医学会麻醉学分会. 困难气道管理专家共识. 临床麻醉学杂志，2009，25:200-203.
6. 于布为，吴新民，左明章，等. 困难气道管理指南. 临床麻醉学杂志，2013，29:93-98.
7. Practice guidelines for management of the difficult airway. A report by the American Society of Anesthesiologists Task Force on Management of the Difficult Airway. Anesthesiology, 1993, 78:597-602.
8. Practice guidelines for management of the difficult airway: an updated report by the American Society of Anesthesiologists Task Force on Management of the Difficult Airway. Anesthesiology, 2003, 98:1269-1277.
9. Apfelbaum JL, Hagberg CA, Caplan RA, et al. Practice guidelines for management of the difficult airway: an updated report by the American Society of Anesthesiologists Task Force on Management of the Difficult Airway. Anesthesiology, 2013, 118:251-270.
10. El-Orbany M, Woehlck HJ. Difficult mask ventilation. Anesth Analg, 2009, 109:1870-1880.
11. Calder I, Yentis SM. Could ′safe practice′ be compromising safe practice? Should anaesthetists have to demonstrate that face mask ventilation is possible before giving a neuromuscular blocker?. Anaesthesia, 2008, 63:113-115.
12. Joffe AM, Hetzel S, Liew EC. A two-handed jaw-thrust technique is superior to the one-handed "EC-clamp" technique for mask ventilation in the apneic unconscious person. Anesthesiology, 2010, 113:873-879.
13. Warters RD, Szabo TA, Spinale FG, et al. The effect of neuromuscular blockade on mask ventilation. Anaesthesia, 2011, 66:163-167.
14. Difficult Airway Society Extubation Guidelines Group, Popat M, Mitchell V, Dravid R, Patel A, Swampillai C, Higgs A. Difficult Airway Society Guidelines for the management of tracheal extubation. Anaesthesia, 2012, 67:318-340.

第48章　吸入全身麻醉

第1节　吸入全身麻醉的历史

一、前　　言

吸入全身麻醉,简称吸入全麻,在全身麻醉中占有重要的地位,是现代麻醉学诞生的重要标志,也是现代外科手术发展的奠基石。伴随吸入全麻发展的是一大批挥发性麻醉药物及其药理学的发明与发展及与之相关的麻醉设备,如麻醉机和相关技术,如插管技术和通气理论的建立与发展。

吸入全麻是将挥发性麻醉药物或麻醉气体以蒸汽或气体的形式通过一定的装置,如挥发器将其吸入肺内,经肺泡进入血液循环,到达中枢神经系统从而产生全身麻醉作用的方法。麻醉过程中肺泡、血液和中枢神经组织间的麻醉气体始终保持着动态平衡。一旦停止吸入后,大部分吸入麻醉药会经肺泡以原形排出体外。目前,吸入全麻仍然是全身麻醉的主要方法之一。

二、吸入全身麻醉的历史

人类采用吸入的方法进行治疗的历史可以追溯到远古时代。那时的人们就发现植物、动物或其他自然物中有很多具有挥发性的物质,可以通过吸入来治疗身体的不适。最早制造出的吸入混合物就是薰香,通过加热吸入其挥发物可以起到舒缓身体的作用。有最早文字记录的利用吸入方法进行治疗的是公元前1550年的古埃及,人们用鼻咽吸入或熏蒸的方法来治疗疾病。据记载阿拉伯人是吸入麻醉的先驱之一,其中最为著名的是拉齐兹(Rhazes,850～932 A. D.)将麻醉性的植物粉末如鸦片、黑莨菪、曼德拉草和茄科等制成的可吸入的物质浸在海绵中,实施手术前给患者吸入以达到所谓的“麻醉”状态。但由于给药后出现的呼吸抑制而得不到及时的复苏,因此类似的吸入麻醉具有极大的风险,其实施也受到很大的限制。直到18世纪出现人工通气技术以及1777年拉瓦锡(Antoine Lavoisier,1743～1794)发现了氧气,才使得患者在使用麻醉药后的呼吸安全得到了保障。从此,吸入麻醉的方法才逐步得到完善。

吸入麻醉的发展与吸入麻醉药物的不断发明是密不可分的。1540年才由普鲁士人科达斯(Valerius Cordus)发现了乙醚的合成方法;1772年约瑟夫·普利斯特里(Joseph Priestly)发现了笑气;1799年英国化学家汉弗莱·戴维(Humphry Davy)发现其具有麻醉作用;1831美国化学家山姆·格里斯(Samuel Guthrie)合成了氯仿(chloroform);1842年美国医师克沃夫·朗(Crawford W Long)第一次将乙醚用于外科手术麻醉;1844年美国牙医霍勒斯·威尔士(Horace Wells)第一次应用笑气拔牙;1846年威廉姆·莫顿(William T. G. Morton)在美国马萨诸塞州总医院进行了乙醚麻醉的公开演示,这也被认为是现代麻醉,尤其是吸入麻醉的诞生标志。第二年苏格兰医师詹姆士·辛普森(James Y. Simpson)发现了氯仿的麻醉作用并应用于患者,其中最著名的就是1853年约翰·斯诺(John Snow)在维多利亚女王(Queen Victoria)进行分娩时,将氯仿倒入叠好的手绢中让其吸入用作麻醉镇痛。此后,约翰·斯诺对吸入麻醉进行了深入的研究。他认为麻醉药不仅应该能够消除疼痛，而且能够在手术时使患者保持安静不动。他运用动物模型研究了在刺激下动物保持不动所需要的药物浓度，这已经接近了现代吸入麻醉中最小肺泡浓度(MAC)的概念，同时他也了解了吸入药物的溶解度、挥发蒸汽压与麻醉效能的关系。1882 年化学家奥古斯特・弗罗德(August Freund)合成了环丙烷(cyclopropane)，并在乔治・卢卡斯(George Lucas)的动物实验中发现其具有麻醉的效用。之后，不断有新的挥发性吸入药物涌现，如乙烯醚、三氯乙烯等。但很多药物因为爆炸性和毒性，逐渐退出了临床使用。如从 1846 开始使用到 1956 年以后逐渐停用，乙醚统治了吸入麻醉 110 年。其易燃易爆性以及较大的毒性作用，促使更新一代的吸入麻醉药问世。20 世纪 30 年代，科学家在提炼铀-235 过程中发展起来的氟化技术，可将卤素进行氟化以降低沸点增加稳定性和减少毒性。最早合成的是氟乙烯醚(fluroxene)，并于 1954 年应用于临床。1953 年英国化学家查尔斯・萨克林(Charles Suckling)合成了氟烷(halothane)，并在英国麻醉医师迈克尔・约翰斯通(Michael Johnstone)的努力下于 1956 年开始应用于临床，成为主要的吸入麻醉药。1960 年甲氧氟烷(methoxyflurane)合成，后因长时间使用后出现剂量相关的肾毒性而停用。氟烷也因为药物性肝炎而备受质疑。直到 60 年代中期相继合成了恩氟烷(enflurane)、异氟烷(isoflurane)、七氟烷(Sevoflurane)和地氟烷(desflurane)，吸入麻醉药才真正进入了辉煌的发展时期。这些吸入麻醉药各自有其相应的药代和药效学特点，在临床上广泛应用(参见吸入麻醉药章节)。

吸入全麻另一个重要的发展是麻醉机的进步，包括蒸发器和麻醉呼吸回路系统的更新。最早乙醚麻醉是通过海绵浸入乙醚液体后由患者吸入，如图 48-1 所示，也有在患者的呼吸面罩上加盖浸有乙醚的纱布，然后由患者吸入(图 48-2)。吸入的量与滴入的乙醚量有关。1877 年约瑟夫・克劳馥(Joseph Clover)发明了可以用于乙醚和氯仿吸入麻醉的呼吸器(图 48-3)。面罩上端的储药囊可以用手或水进行加温，并且通过调节进入气体的量控制药物的挥发量。这已经接近现代麻醉蒸发器的构造理念。1910 年设计出 Mckesson 断续流半紧闭麻醉机；1923 年出现 Water 来回式紧闭吸入麻醉装置；到 1928 年后出现了循环紧闭麻醉机。随着气管插管技术的出现，不仅保证了患者气道和呼吸的安全，也使吸入麻醉药可以直接吸入肺内。也就是说，吸入麻醉的实施从开放式逐渐过渡到紧闭式呼吸回路。由此也不断地开发出新的蒸发器加入呼吸回路中。

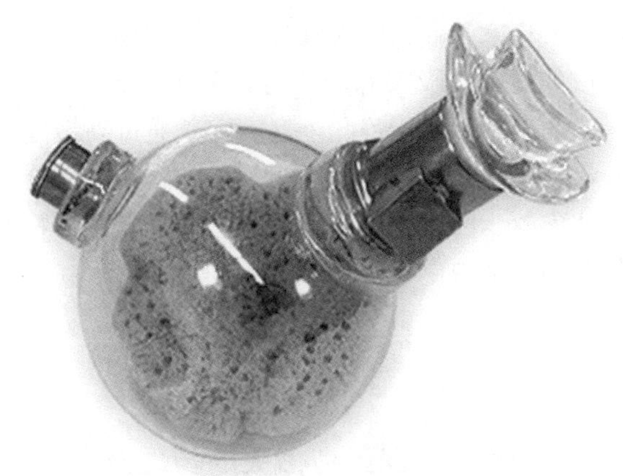

图 48-1　早期的乙醚吸入罐

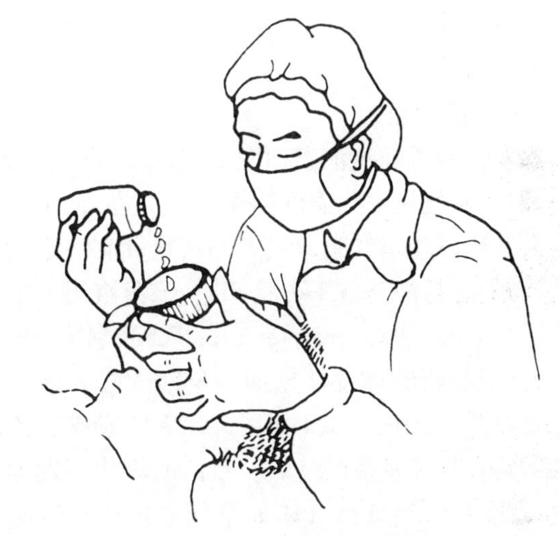

图 48-2　滴入乙醚麻醉示意图

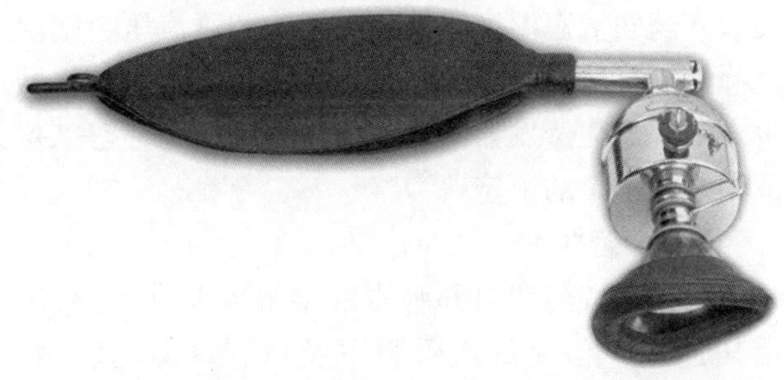

图 48-3　Clover 乙醚吸入呼吸器

吸入麻醉药的蒸发器已经不单纯是盛放吸入麻醉药的容器。为了保证麻醉药物输出的精确，对蒸发器的要求也越来越高，包括温度控制和补偿，防溅设计(参见蒸发器章节)。蒸发器和麻醉呼吸回路一起构成了麻醉机的核心部分，本章将在后面的内容详细介绍。

第2节　吸入全身麻醉的基本概念

吸入全麻是通过吸入麻醉药在中枢发挥药理作用完成的。正是吸入麻醉药特殊的理化性质，使吸入全麻的实施有别于静脉全身麻醉。通过高精度的蒸发器，吸入药物随新鲜气体进入肺内，经过血液循环到达中枢。因此整个实施过程包含了吸入药物的药代和药效动力学，以及药物经呼吸循环运输过程中的众多基本概念。

一、吸入麻醉药物相关的药理概念

挥发性麻醉药往往以气体的形式摄入体内。其吸收、转运、代谢和清除以及在中枢的作用与其理化性质密不可分。

（一）蒸汽压

挥发性麻醉药从液态挥发成气态受两个因素影响，即温度和气压。当温度高于临界温度，无论在多大的大气压下均呈气态。气态的药物具有一定的蒸汽压，当气态与液态成平衡状态时，该蒸汽压为饱和蒸汽压（saturated vapour pressure，SVP）。饱和蒸汽压越大，麻醉药的挥发性越强。早期的吸入麻醉采用点滴面罩吸入的方式（如图48-2）是依赖于乙醚或氯仿具有高挥发性的特点。目前的汽化蒸发器也是基于此原理，当新鲜气体如空气或氧气经过蒸发器时带出的就是吸入药物的饱和蒸汽。当吸入药物从液态挥发成气态时，会带走部分热量（挥发热）而使吸入药物液态温度降低。由于饱和蒸汽压会随温度降低而降低，这样输出的药物蒸汽浓度也随之减少。因此汽化蒸发器的缺点在于需要温度补偿来保证药物输出量的恒定。

（二）溶解度

吸入麻醉药在血和脑中的溶解度非常重要，决定其通过肺泡-毛细血管膜以及血脑屏障的能力。溶解度可以用分配系数来衡量，如血/气分配系数（blood/gas partition coefficient）、油/气分配系数（oil/gas partition coefficient）等。所谓分配系数是指在一个大气压下，在正常体温如37℃时，当气体弥散处于平衡相（即各分压差为零）时，在不同介质中的分布量的比值。血/气分配系数是指在正常温度条件下达到气相平衡时在血中溶解的挥发性麻醉药物浓度与吸入浓度的比值。不同挥发性麻醉药的血/气分配系数参见相关章节。当吸入麻醉药进入肺泡后，只有溶解在血液中的药物才能进入循环；同样在到达中枢后，只有溶解在脑组织中的药物才能发挥作用。因此，麻醉诱导和恢复的速度与药物吸收或清除的量没有关系，而取决于其在肺泡或脑中的分压。具有高血/气分配系数的吸入麻醉药，其在血液中的溶解度大，药物会持续的从肺泡中不断溶解在血液中。因此需要很长的时间才能使肺泡浓度（分压）和吸入浓度（分压）平衡（图48-4）。当达到稳态时，肺泡内的吸入药浓度可以理想的认为和脑中的吸入药物浓度相当，因此该药物的诱导和恢复速度较慢。理想的吸入麻醉药应该是血/气分配系数小因而起效快。油/气分配系数与麻醉药的效能呈正相关。主要因为神经组织多由脂质组成，油/气分配系数大意味着神经组织分布的药物量多药效强。由此可见，血/气分配系数越小，药物起效和恢复越快，但麻醉效能越低，需要更高的吸入浓度才能达到一定效用。

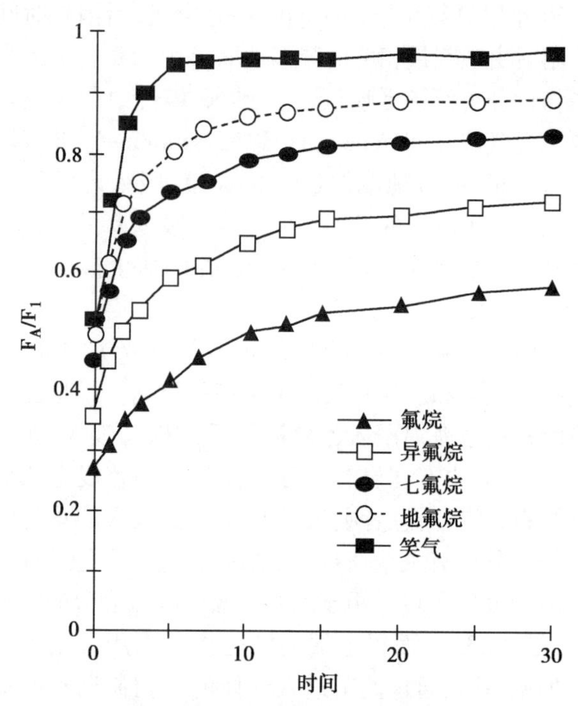

图48-4　不同吸入麻醉药肺泡浓度与吸入浓度随时间变化比值

（三）麻醉效能

所谓麻醉效能是一个相对的概念。因为全身麻醉包括意识消失、无痛和制动等。每种麻醉药的效能实际上是对几种药效指标的综合，而非单指一种。

吸入麻醉药可产生镇静催眠、镇痛和制动等作用，而制动是最容易测定的指标。1965 年 Eger 等引入最小肺泡浓度（minimum alveolar concentration，MAC）的概念作为吸入麻醉药产生制动作用的指标。1.0MAC 的定义为：在一个大气压下，能使 50% 的患者对手术刺激（如切皮）不产生体动反应的最小吸入麻醉药肺泡浓度。它所代表的是一个群体中的平均浓度。需要明确的是该 MAC 仅仅衡量的是吸入麻醉药抑制伤害性刺激所引起的体动反应，这种反应是脊髓介导而不是大脑。也就是说，吸入麻醉药对大脑的抑制作用是不能直接用 MAC 来反映的。吸入麻醉药引起脑电图变化和制动之间没有明确的相关性。

吸入麻醉药另一个明确的效应为意识消失。其镇静效应可以表现为患者对指令无反应。通常采用苏醒 MAC 值（$MAC\text{-}_{awake}$）来表示，即麻醉患者意识恢复到对指令有反应时的最小肺泡浓度。表 48-1 列出了常见吸入麻醉药的 MAC 和 $MAC\text{-}_{awake}$。可以看出 $MAC\text{-}_{awake}$ 的变化程度小于 MAC。

表 48-1　常用吸入麻醉药的 MAC 和 $MAC\text{-}_{awake}$

	MAC	$MAC\text{-}_{awake}$
N_2O	105	65
氟烷	0.8	0.38
恩氟烷	1.7	0.5
异氟烷	1.2	0.36
七氟烷	1.8	0.67
地氟烷	6.5	2.6

1. 影响 MAC 的因素　人为定义的 MAC 会因为各种因素的影响发生变化。如果忽略测量等因素，MAC 值会因下列因素而不同。

（1）体温：挥发性麻醉药是以气体形式进入体内，在正常体温范围内其理化性质较为稳定，因而对 MAC 值的影响较小。但超出一定温度范围，MAC 会受温度变化的影响，动物实验表明 MAC 会随温度降低而降低。当体温从 38℃ 降低 10℃，MAC 会减少近 50%。在 20～39℃ 范围内 MAC 呈直线变化，但低于 20℃，麻醉药的需要量几乎为零。但对于笑气则变化不大。具体的机制尚不明确，推断与挥发性麻醉药在脂质中的溶解度随温度降低而增加，从而增加在神经脂质膜中的含量有关。另外可能与温度降低造成的代谢率降低有关。

（2）年龄：荟萃分析表明对于年龄大于 1 岁的患者，每增加 10 岁，吸入麻醉药的 MAC 值降低 6%，而笑气则降低 7.7%。同样 MAC_{-awake} 也会随年龄增高而降低。随着呼气末二氧化碳和体温已经成为麻醉的常规监测项目，目前很多麻醉机和气体监护仪均有 MAC 值的年龄校正值。这些监护仪需要输入患者的年龄，否则机器则根据默认 40 岁的年龄来计算 MAC 值。

（3）麻醉药物：最常见的是笑气对 MAC 的影响。吸入 60% 的笑气可以不同程度地降低挥发性麻醉药的 MAC 值，如成人同时吸入 60% 的笑气可以降低地氟烷的 MAC 值达 45%～53%，在老年人（>65 岁）可降低 68%，而在儿童可降低 22%～26%。研究表明咪达唑仑和芬太尼等药物联合使用时也可降低吸入麻醉药的 MAC 值。

（4）其他：代谢性酸中毒、贫血等可以降低 MAC；而甲状腺功能亢进和长期饮酒可以增加 MAC。

2. MAC 对吸入麻醉的意义

（1）吸入麻醉深度的判断：MAC 用于判断麻醉深度是基于很多的假设，吸入麻醉药在肺泡内的分压与中枢神经系统分压达到平衡时，即达到“稳态”，此时呼气末药物浓度可以代表其在中枢的浓度。通常情况下脑的血流灌注很大，当吸入一定量的挥发性麻醉药后 15 分钟左右即可使呼气末药物与肺泡、动脉血及脑达到平衡。Eger 等测量了氟烷在呼出气浓度与动脉血浓度之间的差值，认为当吸入药浓度与呼出气浓度差值小于 10% 时，呼气末与动脉血浓度的差值可以更小。因此 MAC 概念的贡献之一就是通过呼气末浓度来判断麻醉深度，也可以说，MAC 值用来反映量效关系。很多人用不同的数学统计方法推算呼气末浓度与药效反应之间的关系，包括非线性逻辑回归（nonlinear logistic regression）。这样推算出从 50% 到不同百分数的预测概率，如 95% 患者不发生体动时的 MAC 值。但其缺点是应用 MAC 值的倍数或分数无法得出相应的概率，临床上也很难连续测定药物的效应。针对不同的药物效应，临床上也提出了不同的 MAC 效应值。如上文提到苏醒 MAC 值（$MAC\text{-}_{awake}$），为亚 MAC 范围，$MAC\text{-}_{awake50}$ 是 50% 患者对简单的指令能睁眼时的肺泡气麻醉药浓度；$MAC\text{-}_{awake95}$ 指 95% 患者对简单的指令能睁眼时的肺泡气麻醉药浓度，可视为患者苏醒时脑内麻醉药分压。不同麻醉药的 MAC_{awake} 与 MAC 的比值均为 0.4（表 48-1）。$MAC\text{-}_{intubation50}$ 是指吸入麻醉药使50%患者插管时或插管后不发生肢体活动所需要的最小肺泡气麻醉药浓度；$MAC\text{-}_{intubation95}$是使95%患者插管时或插管后不发生肢体活动所需要的最小肺泡气麻醉药浓度。插管的刺激要强于切皮，在小儿，气管插管较切皮的MAC高30%。$MAC\text{-}_{BAR50}$是超MAC范围，指50%患者在切皮时不发生交感、肾上腺素等内分泌应激反应（通过测定静脉血内儿茶酚胺的浓度）所需要的最小肺泡气麻醉药浓度。在临床上更为常用的多为95%麻醉剂量，不同麻醉药的95%麻醉剂量基本上等于1.3MAC；0.65MAC是较常用的亚MAC剂量，为大多数挥发性麻醉药与N_2O或其他静脉麻醉药、麻醉性镇痛药合用时所需的挥发性麻醉药浓度。

（2）吸入麻醉机制的研究：MAC的概念类似于量效关系，其量效曲线（如图48-5）反映的是量化的累积群体剂量-反应曲线。切皮MAC量效曲线的斜率不同于苏醒MAC曲线的斜率，表明同一吸入麻醉药的不同作用位点。另一方面，对于个体与群体的曲线关系，同一浓度产生效应差异（阈值变化）而同一效应在不同个体中存在的浓度差异（敏感度变化），因此似乎可以推断，麻醉药的作用靶分子存在不同类型的离子通路或信号传递途径。

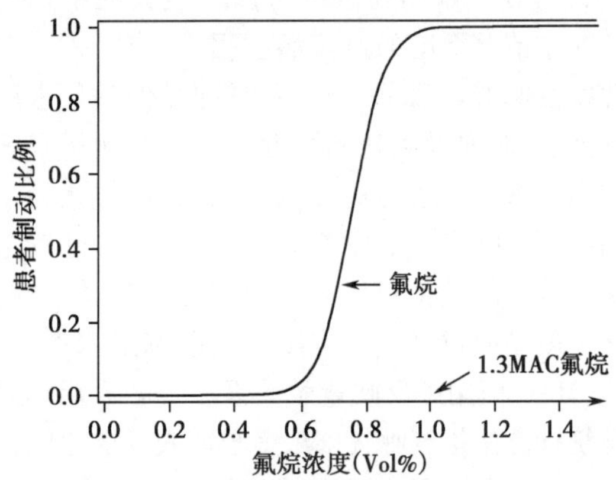

图48-5 不同浓度的氟烷与无体动患者比例的量效曲线

二、吸入麻醉药物在体内过程的基本概念

（一）吸入药浓度

也称为吸入药分压（fraction of inspiration，F_i）。由于挥发性麻醉药以气体形式通过压力梯度进入体内，经过蒸发器后进入体内前的原始浓度（或分压）为吸入药浓度。其决定因素主要来源于蒸发器和新鲜气体流量，两者为乘积关系。设定蒸发器麻醉药浓度越高，输出麻醉药的浓度越高；同样，新鲜气体流量越大，吸入药分压越大。如果新鲜气流量大于患者的分钟通气量时，蒸发器所指示的麻醉药浓度与吸入浓度基本近似；但如果分钟通气量大于每分钟气体总流量，由于受麻醉回路内呼出浓度的影响，吸入浓度则偏低。

（二）肺泡气浓度

肺泡气浓度（fraction of alveolar，F_a）是吸入麻醉药进入体内后在肺泡内的终末浓度。麻醉药通过肺内交换进入血液循环，最终到达中枢神经系统。当麻醉达到平衡时，各组织内的麻醉药分压应该接近相同且与肺泡内分压一致。而肺泡气麻醉药浓度（F_a）接近吸入气麻醉药浓度（F_i）的速度取决于麻醉药的吸入浓度和肺泡通气量。肺泡通气量越大，相当于洗入肺泡的量增大，可使肺泡气麻醉药浓度迅速上升（即F_a/F_i比值增大并迅速接近1），因此可加速麻醉诱导。该过程类似预充氧，其在短时间内（2分钟）可使氧浓度提升至95%。吸入浓度越大，麻醉药的分压差越大，向肺泡内扩散越快，达到平衡所需要的时间就越短。在诱导期间增大吸入浓度和肺泡通气量均能使肺泡内吸入药浓度快速升高。

（三）时间常数

是反映肺泡气浓度变化快慢的一个指标。在一定容积内的气体浓度，用另外的气体去改变其浓度所需要的时间，或者认为以一定的新鲜气体流量灌注一定容量的容器，当容器中的气体有63.2%被新鲜气体所占据的时间称为1个时间常数。所以时间常数（min）=容积（ml）/流量（ml/min）。也就是说用新鲜气体换取该容积内气体交换所需要的时间指标，该常数的时间值往往取决于气体流量的大小。当达到3个时间常数时，容积内已有95%的气体被新鲜气体混合占据（达到7个时间常数时容积内的新鲜气体占100%），即可以看作完成吸入麻醉诱导时的洗入过程（wash-in）。在吸入麻醉诱导时，要考虑的容积包括麻醉机回路的空间以及全肺容量的空间，因此建立有效的肺泡气麻醉药浓度的时间常数公式为：

$$\text{时间常数}=\frac{\text{麻醉回路容积}+\text{全肺容积}}{\text{新鲜气流量}-\text{体内麻醉药摄取量}}$$

如果麻醉回路容积和全肺容积以及体内摄取量已知，则时间常数与诱导时的新鲜气流量成反比，当流量从高变低时，时间常数明显延长。若需快速改变环路内或肺泡内麻醉气体的浓度(吸入麻醉加深或减浅)时,应增加新鲜气流量。肺的功能残气量也是影响肺泡气浓度的一个重要因素。肺泡通气量一定时,功能残气量越大,时间常数延长,肺泡气麻醉药分压升高就慢,反之,升高就快。麻醉药溶解度越小、组织吸收量越少,其时间常数值越小,完成诱导时洗入过程的时间也就越短。哮喘和支气管炎能够延长时间常数;而成人呼吸窘迫综合征(ARDS)则能缩短时间常数。

(四) 浓度效应

吸入麻醉药浓度越高,肺泡内药物浓度上升越快的现象称为浓度效应。由于吸入麻醉药的溶解度较大,造成有更多麻醉药以溶解的形式通过肺泡进入血液,麻醉药被摄取后单位时间存留在肺泡中的麻醉药浓度就会随之减少,F_a/F_i减小,直到新一轮呼吸补充吸入麻醉药进入肺泡。当摄取越多,F_a/F_i就越小,反之,摄取越少,F_a/F_i越大。更重要的意义在于如果吸入药浓度较低,尽管绝对摄取量较小,但肺泡内麻醉药浓度下降程度更大。如图 48-6 所示,氟烷从肺泡转运到肺泡毛细血管。假设肺泡的单个容量为 10ml,a:1ml 的氟烷,9ml 的 O_2。氟烷的初始浓度为 10%,当有一半的氟烷(0.5ml)转运之后,氟烷的肺泡浓度在下一次呼吸之前下降为 5%;同样,当氟烷容积为 8ml,O_2 为 2ml。氟烷的初始浓度为 80%,当有一半的氟烷(4ml)转运之后,氟烷的肺泡浓度在下一次呼吸之前下降为 66%。说明吸入浓度越高,肺泡浓度增加越快。

(五) 第二气体效应

影响浓度效应的因素同样也影响着同时吸入的麻醉气体。所谓第二气体效应(second gas effect)即同时吸入笑气(第一气体)和另一种吸入麻醉药(第二气体)时,由于笑气被摄取入血,第二气体在肺泡中的浓度会因此增加的效应。通常第一气体的肺泡浓度较高,转运入血的量较大,肺泡内可产生类似“负压”的效果,引起吸气量的增加,补充被摄取的容积。这种被动的补偿可以加快吸入麻醉药进入肺泡,从而增加其在肺泡中的浓度。另外浓度效应也是产生第二气体效应的因素之一。因此在麻醉诱导时使用笑气会加速诱导时间。第二气体效应对于溶解度较大的吸入药(如氟烷),其效应要比溶解度较小的(如七氟烷)更为显著。虽然从理论上倒推麻醉恢复时使用笑气会加快苏醒时间,但对这种所谓的“反第二气体效应(reversed second gas effect)尚存在一定的争议,对于不同的实验方法、患者选择和吸入麻醉药等则有不同的结果。

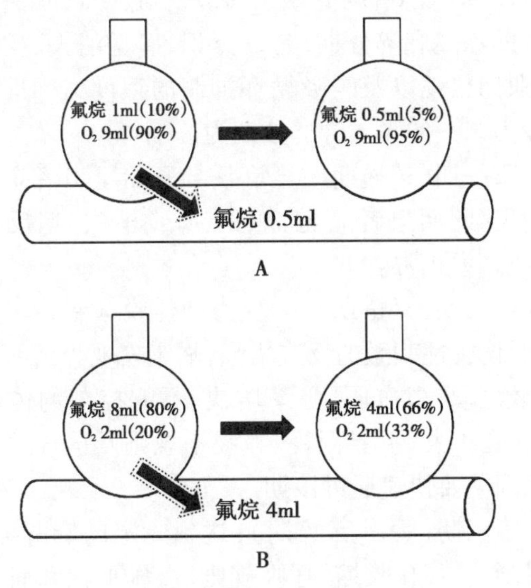

图 48-6　浓度效应模拟图

(六) 影响吸入麻醉药摄取转运的因素

虽然越来越多的证据都表明吸入麻醉药的作用部位在脊髓水平,但出于讨论的方便,我们仅笼统地把药物的作用部位认为在大脑。药物离解状态的分子浓度是作用于中枢神经系统的关键。因此吸入药物从肺泡转运到中枢神经系统会受到如下因素的影响:

1. 血气分配系数　如果吸入药的血/气分配系数低,则表明单位时间有更少的药物分子转运到肺毛细血管。其意义比油/气分配系数低的药物 MAC 值大更为重要。

2. 血流灌注　血流灌注多的组织,药物运送的量也大,其分压也越大。麻醉药的摄取主要包括药物迅速“洗入”肺的功能残气量,然后向组织扩散。组织摄取的速率不仅与血流灌注有关,而且受药物溶解度和组织容积的影响。

3. 通气量　通气量增加可以“洗入”更多的麻醉药,尤其是刚开始吸入时,F_a/F_i会上升很快。当肺内逐渐充满吸入药物时,药物的溶解度大小会对F_a/F_i产生对抗。溶解度大的吸入药会使 F_a减少,此时增大通气量能及时补偿被摄取的药物。

4. 浓度梯度　药物扩散与浓度梯度成正比。如果蒸发器开启浓度越大,药物从肺泡到血液的速度会越快。与周围组织的浓度梯度大,向外周扩散的药量就越大。但扩散的速率与组织的分配系数有关,即与组织的亲和力有关。某个组织中药物分压随时间的改变受灌注和扩散的影响。当达到平衡时各组织间的分压相等,但达到平衡的时间会很长。

经过快速摄取后，药物在组织间的扩散就显得很重要，特别是在麻醉恢复期，由于药物在组织间的扩散速率是一定的，这就是不同吸入麻醉药的 $MAC_{切皮}$ 差异大，而 $MAC_{苏醒}$ 却差异小的原因。

5. 心排血量　这也是影响血流灌注的主要因素。心排血量减少，血流灌注减少，输送到组织中的药物减少。但是由于脑血流具有自主调节功能，即其血流灌注并未减少，而从肺摄取的药量是不变的，这样单位时间里转运到脑组织中的药量反而是增加的，因此诱导更迅速。

6. 其他　如肺泡跨膜速率。麻醉药物通过肺泡毛细血管跨膜转运至血液循环。当肺泡膜出现增厚、水肿、纤维化和面积减少等因素时，跨膜转运的麻醉药摄取将会减少。另外麻醉药物跨膜转运的速率也与药物分子量的平方根成反比（Graham 定律），分子量越大，跨膜转运速度越慢。

三、吸入全身麻醉的特点

尽管静脉全身麻醉的理论与实践在近年得到不断的更新和完善，但目前吸入全麻仍然在全身麻醉中占有较大的比例。其简便、安全的特点一直受到很多麻醉医师的青睐。

（一）吸入麻醉药的药效作用全面

从乙醚吸入麻醉开始，吸入麻醉药的药效作用即较为全面。单一使用吸入麻醉药就可以达到遗忘、无痛甚至肌肉松弛的理想麻醉状态。尽管在实际临床应用中很少单一使用吸入麻醉药来完成麻醉，但其全面的药理效应一直占有优势。现有的研究表明吸入麻醉药通过不同途径作用于中枢，如干扰突触前神经末梢释放神经递质来阻断突触传递，改变神经递质的再摄取，改变突触后受体结合部位，或者影响激活突触后受体的离子转导等。直接作用或通过产生第二信使间接作用于神经元胞浆膜均是可能的相关机制。其中蛋白受体假说较能说明吸入麻醉药的药效曲线陡直的特点。GABA 受体假说认为吸入麻醉药激活和超极化细胞膜，并抑制钙离子和谷氨酸通道阻止神经递质的释放。这些可能的机制与其他镇静镇痛药的作用机制有共同之处，提示吸入麻醉药的作用具有镇静镇痛等较为全面的效应。

近期的研究表明一些吸入麻醉药具有“预处理（preconditioning）”特性，能够保护缺血再灌注损伤，对于围手术期心脏高风险的患者具有一定的心肌保护作用。2007 年美国心脏病协会也首次提出建议对于具有心肌缺血风险的患者在非心脏手术的麻醉维持中使用吸入麻醉药有一定益处。但是预处理的效能与给药的时间和时长相关，且心肌保护的分子机制尚未明确。虽然这种器官保护作用目前仅限于心脏，但仍然有些研究提示对肾、肝、肺和脑等器官可能具有潜在的保护作用。

（二）吸入麻醉的给药途径简便易行

现代吸入麻醉均通过麻醉机中的蒸发器随新鲜气流由患者呼吸道进入。无论采用气管插管或是置入喉罩，只要保证气道通畅和通气正常，吸入麻醉的实施非常简便易行。只需将蒸发器开启相应的浓度，就可以迅速实施麻醉。尤其是对于不易或无法建立静脉通路的患者（如婴幼儿或重度病理性肥胖等），吸入全麻具有较大的优势。另外，有些椎管内麻醉或区域阻滞效果欠佳时，可以置入喉罩辅助吸入麻醉以达到完善的麻醉效果。

静脉给予吸入麻醉药一直处于研究阶段。直接注射挥发性麻醉药可迅速引起低血压、酸中毒、缺氧、束支传导阻滞、肺水肿甚至死亡。但是动物实验中注射乳化的异氟烷能够成功诱导麻醉，而且恢复较丙泊酚更快。给兔静脉注射乳化恩氟烷、异氟烷和七氟烷没有血流动力学方面的副作用，而且可以产生类似挥发性麻醉药的早期和晚期预处理效应。

（三）吸入麻醉易于调控

吸入麻醉药通过肺交换进入体内，控制吸入麻醉药的摄入量即可方便调节麻醉深度，从而完成麻醉的诱导、维持和苏醒。

1. 吸入麻醉的分期　1937 年由 Guedel 提出了经典的乙醚麻醉分期，是以意识、痛觉消失、反射抑制、肌肉松弛以及呼吸循环抑制的程度为标准。目前较为统一的吸入麻醉分期为：

第一期（镇痛期）：全麻诱导开始至患者意识完全消失，此期患者痛觉、触觉、听觉消失，但反射存在，肌张力正常。

第二期（兴奋期）：表现为神经脱抑制兴奋的特点，对伤害性刺激的反应增强，临床表现为：吞咽、呕吐、喉痉挛、高血压、心率增快、不能控制的体动反应、瞳孔扩大、不能凝视、呼吸不规则及屏气等。诱导期间需要快速通过该期。

第三期（手术麻醉期）：达到一定的麻醉深度，双目凝视、瞳孔收缩、呼吸规则、血压平稳和肌肉松弛。麻醉深度能够满足手术疼痛刺激，且不引起躯体反射或有害的自主反应。

第四期(延髓麻痹期):麻醉深度过深、呼吸停止、瞳孔散大、低血压,逐渐加重导致循环衰竭。此期的麻醉深度必须立即减浅。

现代吸入全麻由于肌松药的应用,肌松和呼吸抑制的程度已经不能作为判断麻醉深度的标准,在临床上已经较难观察到上述典型的吸入麻醉分期。

2. 麻醉诱导　目前大多数患者的诱导方式是静脉诱导,主要是基于两方面,一是除七氟烷和地氟烷外,其他常用的卤化吸入麻醉药的血气分配系数较大,起效较慢;另一方面很多吸入麻醉药有一定的异味且对呼吸道具有一定的刺激性(详见挥发性麻醉药章节),诱导时难以让患者接受。尽管如此,采用吸入麻醉药诱导也不失为一种好的选择。尤其对于婴幼儿,可以让他们在家人的怀里拿着带香味的面罩(以减少药物刺激),通过几次深呼吸即可使意识消失。

3. 麻醉维持　在麻醉维持中,吸入药物随新鲜气体不断进入,通过浓度梯度由肺进入中枢神经系统发挥麻醉作用。因此只要开启蒸发器至临床合适的浓度即可维持良好的麻醉深度,并且通过调整蒸发器浓度以满足不同手术刺激的需要。如果具备麻醉气体监测的条件,麻醉医师可以更加明确地了解吸入麻醉药的浓度变化以利于对麻醉维持的调控。

4. 麻醉苏醒　由于吸入麻醉药在体内分解代谢较少,大多数可经气道以原形排出。当关闭蒸发器停止吸入药,通过新鲜气流的“洗出”可以让麻醉药经气道排出,减浅麻醉让患者苏醒。

第3节　吸入全身麻醉的实施方法

一、吸入麻醉方式的分类

(一) 按麻醉通气系统分类

麻醉通气系统是指从麻醉机将麻醉气体传输到患者的呼吸系统,也称为麻醉回路。它包括贮气囊、呼吸管路和减压阀,可以完成保留患者自主呼吸、间歇正压通气等呼吸模式。麻醉回路必须能使患者获得满意的通气而且不能增加呼吸功和无效腔量。同时麻醉回路的设计要能够清除患者排出的 CO_2,以避免 CO_2 的重复吸入引起高碳酸血症。重复吸入的程度取决于呼吸回路的设计、通气模式、新鲜气流量和患者呼吸系统的情况。当新鲜气流量大于肺泡气或者在回路中设有 CO_2 吸收罐时可以清除回路中的 CO_2。

传统按照呼吸气体与大气接触方式、重复吸入程度以及有无贮气囊和二氧化碳吸收装置,可以将麻醉通气系统分为开放法、半开放法、半紧闭法及紧闭法四种(见表48-2)。也可以根据有无重吸入简单分为无重吸入系统(non-rebreathing system)和重吸入系统(rebreathing system)。

表48-2　按通气系统分类吸入麻醉方法及其特点

	与大气的关系		重复吸入	CO_2 吸收罐	贮气囊	气体
	吸气	呼气				
开放法	空气进入	排向空气	无重复吸入	无	无	空气
半开放法	部分空气进入	全部排向空气	无重复吸入	无	有	空气
半紧闭法	无空气进入	部分排向空气	部分重复吸入	有	有	O_2/N_2O
紧闭法	无接触	无接触	全部重复吸入	有	有	O_2/N_2O

1. 开放式　常见于点滴乙醚或氯仿开放吸入麻醉。将乙醚滴在含有数层纱布的面罩上由患者吸入。开放式呼气通向大气,完全不再吸入,所以呼吸阻力小,不易产生 CO_2 蓄积,比较适宜婴幼儿麻醉。但麻醉药消耗较多,手术室空气污染严重。

2. 半开放式　开放式及半开放式呼气均通向大气,吸气主要由供气装置供给新鲜气流。1954年由Mapleson描述并根据有无活瓣、储气囊及新鲜气流的入口位置,将此系统分为A、B、C、D、E、F六种。如图48-7。

(1) Mapleson A系统:又称为Magill通气系统(图48-7A),是目前仍有使用的半开放通气系统。

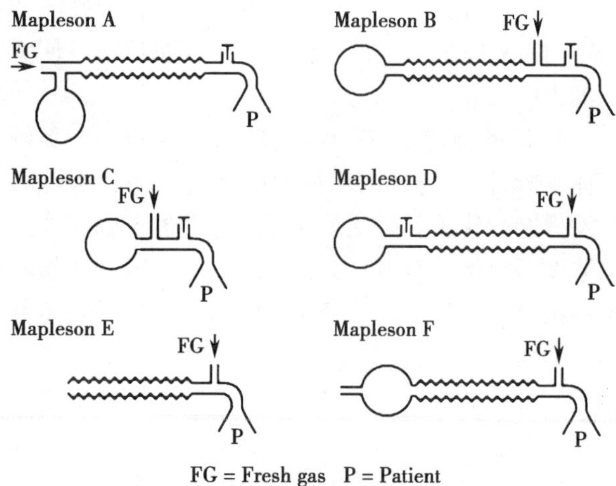

图 48-7 Mapleson 通气系统

20 世纪 30 年代由 Ivan Magill 设计，特别适合在自主呼吸情况下使用。新鲜气流从麻醉机气体出口流入，呼气的活瓣靠近患者端以减少无效腔。在自主呼吸情况下，呼吸周期有三相：吸入相、呼气相和呼气暂歇期（图 48-8）。当患者开始吸气时，气流是从贮气囊（约 2L）吸入患者体内。呼气相时通气管中混合了呼出的无效腔气和新鲜气流。当无效腔内的气体经管道流向储气囊，与此同时，新鲜气流也从供气装置流入储气囊。随着呼气的延续，管道内的压力增大，导致放气活瓣开放，使肺泡内的气体优先呼出。在呼气暂歇期，新鲜气体不断地进入也会将剩余的肺泡气排出体外。在新鲜气流量足够大的情况下，储存在管道内的肺泡气在下一次吸气相之前就被完全排出而不会造成重吸入。但如新鲜气流量不大，无效腔通气仍滞留于管道中，下一个自主吸气开始时，患者首先吸入管道内的无效腔气体，接着吸入储气囊内储存气体及新鲜气流。因此调节新鲜气体流量就可以在吸气开始时保证通气管路中仅有新鲜气体。所以，在没有二氧化碳吸收罐的通气系统中

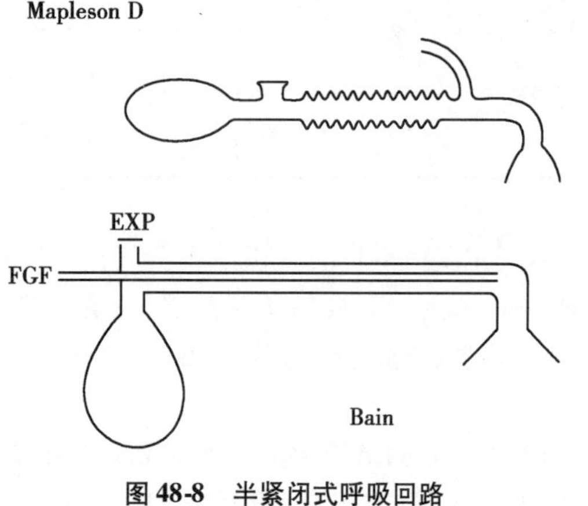

图 48-8 半紧闭式呼吸回路

且没有漏气的情况下，新鲜气体流量等于或大于患者的肺泡分通气量才不会造成重吸入。

在控制呼吸的情况下，Magill 系统会引起废气增加而且通气效率降低。吸气时需要挤压储气囊才可使新鲜气流进入肺内，呼气时无效腔气和肺泡气会进入贮气囊。下次吸气时，由于未能及时有效的排出，气流就混合了新鲜气体、无效腔气和肺泡气再次进入肺内致使重复吸入。故在控制呼吸的情况下，要延长呼气时间，增大潮气量及增加新鲜气流量才能保证有效的气体交换。研究证明，新鲜气流量必须是通气量的 3 倍（约 12～15L）才能保证有效的气体供应。这样大的气流量不仅造成麻醉的浪费，而且导致废气排放增加。Mapleson A 的改良系统是在患者回路末端加上非重吸收活瓣来取代之前的排气活瓣。A 系统的另一个问题是排气孔接近患者。故排放废气很不方便。

（2）Mapleson B 和 C 系统：Mapleson B 系统的特点是新鲜气体入口离患者很近但在呼气活瓣的远端（图 48-7B）。当回路中的压力增大，呼气活瓣打开，肺泡气和新鲜气流出。在下一次吸气时，残留的肺泡气和新鲜气被吸入。因此，只有新鲜气流量大于每分通气量的两倍才能避免重吸入。

Mapleson C 系统也称为 Water 回路（图 48-7C）。与 Mapleson B 系统非常类似，但主通气管道更短。

（3）Mapleson D 系统：新鲜气体入口靠近患者，排气管道很长且呼气活瓣和贮气囊均在远端（图 48-7D）。现多用其改良后的模式称为班氏回路（Bain's circuit，图 48-8）。这是一种同轴的呼吸回路，仍用于小儿麻醉，是 Bain 和 Spoerel 于 1927 年研制成功。新鲜气体从螺纹管中间细的内管中流入，外管的管壁通常是透明的，以便观察内管的连接有无脱落，保证内管的畅通。班氏回路的作用和 T 管（见下）相同，主要的区别在于新鲜气体从内管流入。在吸气时，患者从内管中吸入新鲜气体，呼出气进入贮气外管道，虽然新鲜气流也同时进入系统，但被呼出气所混合。在呼气暂歇期新鲜气体从内管将呼出气洗出管道，并充满贮气管以供下一次吸气。自主呼吸时，新鲜气流量为 200～300ml/kg；控制呼吸时，新鲜气流量可以仅为 70ml/kg 即可以维持正常的 CO_2。体重小于 10kg 的新生儿，新鲜气流量需 2L/min；体重在 10～50kg，新鲜气流量需 3. 5L/min。

班氏回路的优点在于结构简单，自主呼吸和控制呼吸均可方便使用。其呼气阀远离患者，呼出气可以很容易地从呼气阀排出。而且外管中的呼出气

可以对新鲜气体进行加温，因此尤其适用于小儿麻醉。但缺点在于需要较高的新鲜气流量。而且需要时刻注意内管是否连接完整，一旦脱落或损坏，整个管路将成为无效腔，会造成严重的低通气，因此检查回路完整非常重要。可以采用如下方法：堵住回路的患者端，快速充气后使贮气囊充满，然后放开回路，氧气就会冲入回路内，如果回路完整，产生的文丘里效应（Venturi effect）会是回路内压力下降，贮气囊缩小。如果内管漏气，新鲜气就会进入呼气外管，贮气囊则保持膨胀状态。

（4）Mapleson E 和 F 系统：Mapleson E 系统是 T 管的一种，新鲜气体入口靠近患者端，没有贮气囊，也没有呼气活瓣（图 48-7E）。呼气螺纹管就像一个储气囊，吸气期流入新鲜气流；在呼气期储存呼出的气体。呼气停止时，螺纹管内流入新鲜气流以备下一次吸气时吸入。新鲜气体流量必须是每分通气量的 3 倍才能避免重吸入。目前最常用的是 Ayre T 管（Ayre's T Piece）的改良型。

Mapleson F 系统（图 48-7F）是 Jackson-Rees 改良 T 管，也无活瓣，在呼气末端附有贮气囊，囊尾部开放通向大气。从 T 管送入的麻醉混合气体应为患者每分通气量的 2～3 倍才可无重吸入。通过尾端的贮气囊可以观察自主呼吸的情况。间歇正压通气可以用食指和拇指封闭贮气囊尾部开口同时挤压贮气囊，呼气时放开尾端开口，通过贮气囊控制气流阻力，即单手可行控制呼吸。这种 T 管呼吸阻力小，但因气流量大，气道容易干燥。贮气囊的容量约等于患者的潮气量，如果容量太大可产生重吸入，太小会引起气流量不足。

T 管的优势在于简便廉价、没有活瓣、无效腔量最小及呼吸阻力最小。缺点主要在于需要气体流量高，贮气囊可能会增加呼吸阻力。所以较适合用于 20kg 以下的儿童。

3. 半紧闭式　半紧闭式有时和半开放式较难区分。半开放式气道易干燥，热量丧失多，麻醉气体消耗较大。而半密闭式是指呼出气体的一部分排入大气中，另一部分通过 CO_2 吸收装置吸收 CO_2 后，再重新流入到吸入气流中。因此半紧闭式系统通常使用的是循环回路（图 48-9），回路中设有两个单向活瓣，使回路中气流单向流动。由于每次呼出气体均经过 CO_2 吸收装置，CO_2 潴留的可能性比半开放式更小。目前大多数全能麻醉机均配置了半紧闭式通气系统。吸气全由麻醉环路供应新鲜气体，减压阀开放，呼气部分排放于大气或排气管中。在自主呼吸

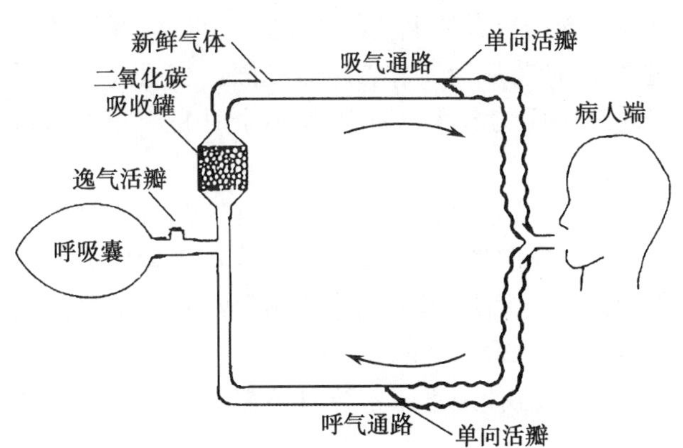

图 48-9　紧闭式呼吸回路

的情况下，只要将储气囊旁边的溢气活瓣开启，增加 O_2 的流量即可进行半紧闭式吸入麻醉。在控制呼吸时，可将 O_2 流量调节至大于 2L/min。超过逸气阀压力即可使剩余气体逸出，因此半紧闭式回路也是部分重吸入式。高流量的新鲜气体便于使用回路外的蒸发器，麻醉开始时使用高流速的新鲜气体可将高浓度的挥发药物带入呼吸回路，因此达到平衡的时间很短。而在麻醉维持期间可以减少流量维持麻醉药浓度。通常情况下，初始流量为 2～3L/min，维持时流量设定为 500～1L/min。半紧闭式的优点为系统稳定，吸入全麻药浓度相对稳定，部分呼出气重复呼吸后可减少呼吸道水和热丢失。麻醉药消耗较半开放式少，但也会增加麻醉药的消耗和环境污染。尤其是呼出气中水分易凝集在活瓣叶片上，一旦瓣膜启闭不灵，不仅影响回路的顺应性，也可使呼吸阻力增加，甚至回路内气体不能单向循环，引起 CO_2 重吸入。

4. 紧闭式　紧闭式系统是目前大多数麻醉机使用的呼吸回路系统，也是重吸入式循环回路，1926 年由 Brian Sword 首先发明。主要的特征是包含 CO_2 吸收罐、呼吸囊、单向活瓣、新鲜气体入口以及减压阀（图 48-10）。CO_2 吸收罐通过螺纹管连接在患者侧。呼吸囊和减压阀的位置可以随 CO_2 吸收罐位置而变化。吸气时呼气活瓣关闭，新鲜气体通过呼吸囊从吸入回路进入患者体内，麻醉药可以从回路内蒸发器摄取进入回路。呼气时吸气活瓣关闭，呼出气体经 CO_2 吸收罐吸收后，余气均被患者再吸收，包括呼出的麻醉气体可再吸入而不流失至大气中。流入系统的新鲜气体补充患者的氧耗和麻醉气体的消耗。由于患者的呼气、吸气均在一个密闭的环路内进行交换，所以气体较为湿润，麻醉气体消耗较小，且很少污染室内空气。其缺点在于如果流入的新鲜

气体不能与患者的氧耗相匹配，就会造成系统流量过载或过空，从而使患者呼吸受限。当患者自主呼吸时呼吸阻力较大，CO_2吸收不全时易出现CO_2蓄积。

理论上，紧闭式系统中的新鲜气体流量是对患者氧耗和麻醉气体消耗的补充。实际上紧闭式并不能做到完全紧闭，因为气体监测是需要一定量的抽样（约 150～200ml/min）。

另外，在使用紧闭系统时还需要考虑以下一些问题：

（1）患者体重：大部分循环回路对于体重不超过 100kg 的患者可以满足要求。但对于体型小的患者或者儿童患者，因其潮气量小可能没有足够的压力不能有效开放活瓣从而增加患者端的无效腔量，造成吸入回路端混有呼出气体。因此，需要更换较小的吸收罐和较小直径的呼吸回路。

（2）回路内/外蒸发器：蒸发器可位于回路之中则称为回路内蒸发器（vaporiser in circuit，VIC）；或者位于新鲜气体流出路径而置于回路之外（vaporiser out of circuit，VOC）。①VIC 通常位于回路的吸入端，由回路中患者呼吸的气体将麻醉药带入回路，如此不断循环。挥发的药量和经过蒸发器的气体流量有关，因此 VIC 具有一定的自主调节功能，当麻醉较浅时，抑制呼吸较少，每分通气量会增加，就会有更多的麻醉药挥发进入回路从而加深麻醉。但是 VIC 的准确性和可控性较差，目前已较少使用。②VOC 最大的优势在于其准确性，蒸发器位于麻醉呼吸回路系统外。现代大多麻醉机采用回路外的蒸发器。新鲜气流的一部分先进入蒸发器，麻醉药物的蒸汽与新鲜气体主气流混合后经共同出口再进入呼吸回路。虽然所输出的麻醉蒸汽浓度较为恒定，不受通气量的影响，但进入回路后被回路的气体稀释，因而被患者吸入的浓度要低于蒸发器设定的浓度。而该浓度显然与新鲜气流量有关，高流量的气体能够达到平衡的时间会更快，通常采用的方法是在开始的 5～10 分钟流量为 6L/min，然后转为低流量。使用低流量（<1000ml/min）会使回路中的麻醉药变化很慢，同时氧在回路中也会因摄取消耗而大为降低，除非有 40%～50% 的氧在回路中循环，因此必须使用氧浓度监测才能保证安全。

（3）新鲜气体流量：在紧闭系统中氧气被消耗并产生CO_2，然后通过CO_2吸收罐吸收。进入系统的氧气流量至少应该等于患者的氧耗量。在静息状态下的氧耗通过 Brody 运算式计算为：

$$氧耗(ml/min)=10\times 体重^{0.75}$$

临床更为简易的计算方法为：氧耗（ml/min）=3.5×体重

使用笑气时，笑气被摄取的量可通过 Severinghaus 公式计算：

$$V_{N_2O}=1000\times t^{-1/2}(ml/min)$$，其中 t 为时间

吸入性麻醉药的摄取由 H. Lowe 公式计算：

$$V_{AN}=f\times MAC\times \lambda_{B/G}\times Q\times t^{-1/2},$$

其中 f×MAC 是理想的麻醉药浓度，$\lambda_{B/G}$是血/气分配系数，Q 是心排血量，t 是时间。另外，呼吸囊的容量必须大于患者吸气容量，约为 30ml/kg。如果能够有效吸收CO_2，吸收罐的容积也必须至少为患者潮气量的两倍以上。

（二）按新鲜气流量分类

从上述麻醉回路可以看出，除紧闭循环系统外，其余均需要高流量的新鲜气体以保证通气有效和避免重吸入。早在 1850 年 John Show 就发现患者呼出气体中的挥发性麻醉药基本没有改变，如果能够重复吸入就会大幅减少药物的浪费以及对环境的污染。因此，低流量循环紧闭麻醉的实施是吸入麻醉的趋势所在。虽然到目前为止尚无统一标准将新鲜气体流量进行分类，但临床上较为普遍的分类是将 1L/min 以上的新鲜气体流量称为中/高流量；低于 1L/min 的新鲜气流量称为低流量。因此，低流量麻醉（low flow anesthesia）为新鲜气体流量为 1L/min（50% O_2和 50% N_2O）；而最小流量麻醉（minimal flow anesthesia）为新鲜气体流量为 0.5L/min（60% O_2和 40% N_2O）；在循环紧闭系统中新鲜气体流量和麻醉药量与机体的摄取量和需要量相等，通常为流量小于 0.2～0.25L/min。

随着各种气体监测的出现以及使用对蒸发器具有流量补偿和流量控制功能的麻醉机使得低流量麻醉的实施安全性有了一定的保障。现代的麻醉机系统已经能够做到整机的气体封闭性（通常在30cmH_2O的压力下漏气低于 150ml/min），呼吸机的流量分配也保证了蒸发器流出麻醉药的精确度及潮气量和流入蒸发器的新鲜气体相互独立等（参见麻醉机章节）。很多国家也已经将气体监测作为手术间的强制性监测项目。因此低流量吸入麻醉越来越得到临床医师的认可而广泛使用。

二、吸入全麻的实施

吸入全麻的实施可以根据不同地区所拥有的条件进行。2011 年中华医学会麻醉学分会对吸入全身麻醉的临床操作规范制定了专家共识。旨在全国范围内规范吸入全麻的临床实践。本章节主要对吸入全麻的实施进行必要的概述。

（一）麻醉前准备

与其他全身麻醉相同，除了对患者身体与心理的准备，必要的麻醉前评估外，还需要对吸入全麻的药物和相应设备进行准备和检查。包括：

1. 药物　根据不同地区的条件，需要准备好常用的挥发性麻醉药，如恩氟烷、异氟烷、七氟烷和地氟烷等，可以使用或不使用笑气。使用笑气时，吸入氧浓度不低于 30%。

2. 二氧化碳吸收罐　主要盛放碱石灰，也有使用钙石灰或钡石灰。通常失效时会改变颜色，为了保证其吸收有效性，需要及时更换并在更换后重新检查回路密闭性。有些挥发性麻醉药与其反应会产生复合物 A 和一氧化碳，因此要避免吸收剂过于干燥及温度过高。

3. 麻醉机　现代多功能麻醉机有一整套自检程序，遵循其自检程序后会使麻醉机处于良好的待机状态。但大多数简易或普通麻醉机需要重点检查麻醉回路系统的泄漏情况以及在呼吸机工作状态下各部件的性能等。

4. 废气排放　目前在我国新建手术室已经开始逐步配置良好的废气排放系统。而麻醉机的废气排放功能（主动或被动）也已经作为其基本配置之一，以保证手术室在使用吸入全麻时减少对环境的污染。

（二）诱导

采用吸入麻醉诱导往往适用于不宜用静脉麻醉及不易保持静脉开放的小儿患者以及外周静脉开放有困难的情况，对嗜酒者、体格强壮者不宜采用。实施方法包括浓度递增慢诱导法、潮气量法和高浓度快诱导法。

1. 浓度递增慢诱导法　麻醉机为手动模式，将减压阀处于开放状态，调节吸入氧浓度，氧流量 6～8L/min，将面罩固定于患者的口鼻部，右手轻握气囊，让患者平静呼吸。然后打开蒸发器，起始刻度为 0.5%，让患者深呼吸，每 3～4 次呼吸增加吸入麻醉药浓度 0.5%，直至达到需要的镇静或麻醉深度。患者意识消失后需要保持呼吸通畅，可以插入口咽或鼻咽通气导管并适度辅助呼吸。麻醉开始后静脉扩张，应尽可能早地建立静脉通道。吸入诱导时可联合使用镇静药、镇痛药甚至肌松药等。该方法适用选择麻醉效能强的吸入麻醉药如氟烷。也可选用其他吸入性麻醉药。此方法诱导较平稳但时间长，在麻醉深度不足时刺激患者会导致呛咳、挣扎以及喉痉挛和气道梗阻等不良反应。

2. 潮气量法　潮气量法是先用面罩吸纯氧 4～6L/min 去氮 3 分钟，然后吸入高浓度麻醉药如 8% 七氟烷，既可让患者平静呼吸，也可让患者深呼吸待意识消失后改为辅助呼吸。当达到足够的麻醉深度时可调节吸入浓度，避免体内吸入药物浓度过高导致循环抑制。麻醉诱导开始前如果做回路预充，可加快吸入诱导的速度。达到外科麻醉期即可行气管插管，实施辅助或控制呼吸等。潮气量法诱导速度快，诱导过程平稳，较少发生呛咳、屏气和喉痉挛等不良反应。

3. 高浓度快诱导法（肺活量法）　该方法通常适用于 6 岁以上能合作的患者，在预先作呼吸回路填充，氧流量大于 6L/min，使回路气体达到设定的吸入麻醉药浓度。患者呼出肺内残余气体后，作一次肺活量吸入高浓度药物（如 8% 七氟烷），并且屏气，患者在 20～40 秒内意识丧失。然后降低吸入药浓度（如 3.5%～4.5% 七氟烷）辅助呼吸。该方法诱导速度最快，也很平稳。但需要患者配合，不适合效能强的吸入麻醉药（如氟烷）。

此外，还有作者推荐采用 Mepleson E 或 F 型或 Bain 回路，以减少回路内容积对输出麻醉药的稀释作用。

（三）麻醉维持

麻醉诱导完成后即进入麻醉的维持阶段。此期间应满足手术要求，维持患者无痛、无意识、肌肉松弛及器官功能正常，应激反应得到抑制，水、电解质及酸碱保持平衡，血液丢失得到及时补充。根据患者的实际情况和手术类型，选择合适的吸入麻醉药，调整药物浓度。平稳的麻醉要求了解手术操作步骤，掌握麻醉药物的药理学特性，能提前 3～5 分钟预测手术刺激，以及时调整麻醉深度。单纯吸入维持麻醉时，呼气末麻醉药浓度维持在 1.3MAC 以上，相当于 ED_{95} 水平。复合麻醉性镇痛药同时吸入 65% N_2O、35% O_2 时，麻醉药吸入浓度可设定在 0.8～1.2MAC。目前低流量吸入麻醉是维持麻醉的主要方法。在不改变患者的分钟通气量时，改变麻醉深度主要是通过调节蒸发器开启浓度和增加新鲜气流量来实现。在改变吸入药浓度后，在中等新鲜气体流量时一般需要15min脑内麻醉药分压才能与肺泡内麻醉药分压达到平衡。

尽管吸入麻醉药本身就产生肌松作用，但为了获得满足重大手术的完善肌松，往往需要静脉给予肌松药，以避免为增强肌松作用而单纯增加吸入浓度引起的循环抑制。挥发性麻醉药可明显增强非去极化肌松药的阻滞作用，二者合用时应注意减少肌松药的用量。

（四）苏醒及恢复

吸入麻醉患者的苏醒过程与诱导过程相反，可以看作是吸入麻醉药的洗出（washout）过程。吸入麻醉药除了极小部分被代谢，极少量经手术创面、皮肤排出体外，大部分以原型经呼吸道排出。洗出速度取决于药物血/气分配系数、心排量、新鲜气体流量、肺泡通气量及吸入麻醉维持时间。可以通过下述几种方法洗出吸入麻醉药：

1. 浓度递减洗出法　手术结束前30分钟，静脉给予芬太尼50～100μg（或者苏芬太尼5～10μg），降低吸入麻醉药浓度（维持在0.5MAC）。手术结束时，停止吸入麻醉药，同时增加新鲜气流量（5～10L/min），促进吸入麻醉药的洗出。此方法适用于各种挥发性麻醉药的恢复。

2. 低流量洗出法　手术结束前约30分钟，给予阿片类药物后关闭蒸发器，同时降低新鲜气体流量0.3～0.5L/min，直至外科缝皮才增加新鲜气体流量至4L/min加快挥发性麻醉药的洗出。此方法特别适合高溶解度的药物。

较长时间吸入高溶解度的挥发性麻醉药，应避免手术结束时突然停药，加大新鲜气体流量冲洗回路，这样有可能造成患者苏醒延迟或苏醒期躁动。对于使用笑气的患者，在手术结束时停止吸入，改吸高浓度氧（60%～80%）数分钟直至拔管，以避免恢复期出现弥散性缺氧。当肺泡内吸入麻醉药浓度降到0.4MAC时，约95%的患者能够按医师指令睁眼。吸入麻醉药洗出越干净越有利于苏醒过程的平稳和患者的恢复，过多的残余不仅可能导致患者烦躁、呕吐，甚至可能抑制清醒状况和呼吸。在洗出吸入性麻醉药时，静脉可给予一定的止痛药来增加患者对气管导管的耐受，以有利于吸入药的尽早排出，同时还可减轻拔管时的应激反应。

三、低流量吸入麻醉

高流量无重复吸入麻醉虽然可以保持麻醉药吸入浓度的稳定，但是其显著增加了麻醉药的用量，同时还增加了污染环境的程度。随着吸入全麻的广泛应用，减少环境污染和节省麻醉药的问题日益受到重视。麻醉药的消耗与麻醉方式、新鲜气流量和麻醉持续的时间有关。因此，现代吸入麻醉多以低流量重复吸入麻醉方法为主。

（一）实施低流量吸入麻醉的技术设备和安全要求

1. 基本设备要求　由于低流量吸入麻醉的技术特点，要求麻醉系统必须具有下列配置：

（1）气体流量控制系统：麻醉机应该具备针形阀而且必须能进行精确的气体流量监测，一般要求流量的最低范围达50～100ml/min，每一刻度为50ml，并定期检测其准确性。现在的多功能麻醉机已经采用了电子流量计，对流量的控制更加准确可靠。

（2）蒸发器：除了必要的温度和压力补偿之外，低流量麻醉蒸发器也必须有新鲜气体流量补偿功能，要求在高流量和低流量下其输出浓度与设定浓度一致，特别是在低流量时，其输出的气体量要达到要求。

（3）回路系统紧闭性能：麻醉机呼吸回路的密闭性要求比较高，系统内部压力为20cmH_2O时，气体的泄漏应小于100ml/min。

（4）麻醉气体贮气功能：如果存在意外的气体容量不足，需要通过一定的储备气体来补偿气体的平衡。麻醉系统需要在吸气端设置具有类似功能的贮气囊或者采用上升式的风箱呼吸机。目前很多麻醉机系统都具备新鲜气体流量补偿设置。

2. 安全要求

（1）供气系统：有些麻醉机具有N_2O闭锁装置，即关闭氧气流量时会自动关闭N_2O流量。另外缺氧报警装置是必须的。

（2）二氧化碳吸收罐：对于重吸入的呼吸回路必须装备二氧化碳吸收罐。通过监测吸入气中的二氧化碳来判断二氧化碳吸收罐的效率。否则需要装备两个二氧化碳吸收罐而且需要每天更换。

（3）气体监测：由于回路中的气体组分和新鲜气体是不同的，其差异性也因流量的减少而增大。因此必须装备连续的气体监测才能了解回路中各气体的浓度。

（4）气道压力监测：必须连续监测回路中的气道压力，以便及时发现呼吸回路松脱或打折。通常设置环路内低压报警值为低于气道峰压5cmH_2O以内，以及时发现回路脱管或漏气。

（二）低流量麻醉的实施

低流量麻醉操作简单，易于掌握，对于麻醉机性能要求不高，但推荐术中监测吸入O_2浓度、呼气末CO_2浓度以及挥发性麻醉气体浓度。

1. 诱导　术前给药同一般的麻醉前用药。麻醉诱导可根据具体条件和设施采用常规的静脉诱导。给肌松药行气管内插管或喉罩之后连接到呼吸回路。喉罩的气压密闭性可以使85%的患者新鲜气体流量减至0.5L/min，即便在控制呼吸时也能达到要求。

2. 初始高流量阶段　按Foldes或Virtue等推荐连接麻醉机的最初10～15分钟的给予高流量（4～5L/min）预充，其中O_2：N_2O为2∶3可以保证吸入氧浓度达30%以上。蒸发器在开始阶段常规可以设定恩氟烷2.5vol%、异氟烷1.5vol%、七氟烷2.5vol%、地氟烷4vol%～6.0vol%，这样的设定使用10～15分钟后，患者呼出气中麻醉药分压可达0.7～0.8MAC，再加上N_2O的MAC有0.6左右（相当于气体分压为60%），两者之和约为1.3MAC，即达到AD_{95}，即能保证95%的患者切皮时无体动反应的麻醉深度。如果没有使用N_2O，麻醉药物的浓度设定应该达到1～1.1MAC，并且需要辅助使用阿片类药。初始阶段使用高流量预充，对于充分去氮而且让整个气体容积（功能残气量和呼吸回路）快速洗入并充满吸入气体是必不可少的过程。如果早期流量减低过快，由于气体在体内的摄取过程容易造成有效吸入气体容量不足而影响正常通气（潮气量减少，呼吸机压力不能维持而出现漏气报警等）。因此如果估计存在气体摄取量较大的情况，如使用笑气时，初始阶段的高流量应该持续至少10分钟，在最小流量麻醉时需要持续15分钟以上，而对于强壮患者可能需要20分钟以上。

由于蒸发器的输出是一定的，即使将蒸发器开至最大，如果新鲜气体流量为0.5L/min，也仅有25ml/min的药物进入呼吸回路。因此如果需要缩短高流量给药期，可以采取以下方式：

（1）采用更高的流量8～12L/min以加快去氮和吸入过程。

（2）选择血气分配系数低的吸入麻醉药物，仅10分钟即可达到理想的呼出气药物浓度为0.8MAC。

（3）将蒸发器的刻度调至高浓度（如异氟烷4vol%～5vol%）可以迅速达到理想的麻醉深度。

（4）逐步减少新鲜气体流量，例如5分钟减少到2L/min，10分钟后减少到1L/min，最后15分钟后减少到0.5L/分钟。

3. 流量减低阶段　流量减低阶段应该是在10分钟左右之后，可以将流量减少至1L/min（其中O_2∶N_2O为1∶1）。在1～2小时后，将新鲜气流量成分改为0.6L/min O_2∶0.4L/min N_2O。减少流量后可以增加重吸入。这样吸入气体中呼出气再吸入比例迅速升高，氧含量随之降低，但会被新鲜气体补偿。为了保证吸入气中氧浓度不低于30%，新鲜气体中氧浓度不能低于40%。随着新鲜气体流量降低，挥发性麻醉药进入系统就会明显减少。因此就不得不提高新鲜气中吸入药的浓度以补偿麻醉药分压的下降，这样就可以保持吸入气体中麻醉药物的浓度恒定。例如低流量麻醉时恩氟烷浓度可以设定至3.0%，异氟烷设为2.0%，七氟烷设为3.0%。这样呼出气麻醉药浓度可以保持在0.7～0.8MAC。

低流量麻醉时需要密切关注O_2浓度的变化。当新鲜气体组分不变而流量减小时；或者N_2O浓度增加时以及麻醉时间的延长都可能引起麻醉系统中O_2浓度下降。因此低流量麻醉时建议连续监测吸入氧浓度并设置氧浓度最低限制，如30%。当吸入氧浓度降低至30%时，为防止缺氧，必须提高新鲜气体中氧浓度10%，N_2O相应减少百分比，即增加新鲜气体中O_2流量50ml/min，同时减少N_2O流量50ml/min即可。

4. 麻醉维持阶段　麻醉维持阶段主要是在低流量的基础上维持大致恒定的麻醉深度。由于新鲜气体减低，进入回路内的挥发性麻醉药量也会因机体摄取而明显减少，必须增大蒸发器的输出以提高新鲜气体中麻醉药的浓度比例，以维持稳定的麻醉深度。目前临床常用的蒸发器都设计了温度与压力补偿装置，但这并不意味着在任何流量、压力、温度条件下均能保持恒定的输出量，而且应注意载气组分变化对蒸发器输出量的影响。如果此时需要快速加深麻醉深度，可以静脉使用镇静或镇痛药。如果加大吸入麻醉药浓度以及新鲜气体流量，也可以在短时间内加深麻醉。需要快速减浅麻醉深度时，转为高流量即可洗出回路内的麻醉药，例如4L/min的流量就可以在5分钟左右达到所需的麻醉药浓度。

5. 麻醉苏醒阶段　根据时间常数的原理，苏醒时间与新鲜气体流量正反比，如果继续使用低流量，药物洗出过程的时间也会随流量的减低而延长。这将影响到麻醉患者的苏醒。因此，可以在手术结束前15～20分钟关闭蒸发器，保持低流量，回路内麻醉药浓度会缓慢下降，麻醉也随之逐渐减浅，直至患者苏醒。患者的苏醒也与呼气末麻醉药浓度有关，与麻醉药使用时长有关。虽然每种吸入麻醉药的MAC不同，但在使用低流量的情况下，不同药物洗出的曲线却大致相同，只有在增大流量洗出时才能显示不同。当患者停药后逐渐恢复自主呼吸时，需要注意可能出现意外的低通气引起低氧血症，因此需要给予SIMV或手动通气。在有明确拔管指征之前5～10分钟停用笑气，然后增大氧流量至5L/min洗出麻醉药。

（三）低流量麻醉的优点

1. 改善患者的麻醉质量　采用高流量的新鲜气体进入回路后会使管路变得冷而干燥，如果减少流量，使气体在通过CO_2吸收罐之后在回路中循环就会增加气体的温度和湿度。吸入温暖湿润的气体能够保持患者的体温，减少隐性失水量和术后寒战。也能防止因使用气管导管而引起的气道和支气管干燥。在自主呼吸时，吸入气体达到等温饱和湿度（即温度37℃湿度100%）的界限是在4～5级的支气管处。气管插管后由于越过了上气道的加温湿润，等温饱和湿度的界限会下移10cm，吸入干冷的气体会使这种情况更加恶化。另外，紧闭式麻醉患者肺与麻醉机回路成为一体，肺内气体的摄入量直接反映在回路容积上从而增加了对患者情况的了解。例如麻醉减浅时，肌张力增加，胸廓顺应性下降，肺内容量减少，使回路内气体量增加，压力增高。当肺顺应性发生变化时，回路内容积也发生相应改变。当支气管痉挛或气道阻塞时，气囊和回路内容积增加、压力增高。此外低流量麻醉还有利于发现回路内故障，如麻醉机中回路脱落，可立即发现气囊突然变小，回路内压力降低。

2. 提高吸入麻醉的效率　吸入麻醉效率系指单位时间内患者实际摄取的麻醉药量占实际输送入回路内的麻药量的比例，即 Eff = Vu（uptake）/Vd（deliver）。

显然单位时间内机体实际摄取量越小，输送入回路内的麻醉药量越大，麻醉效率就越低。单位时间内进入回路内的麻醉药量取决于新鲜气体流量大小。挥发器处于同一刻度，则单位时间新鲜气体流量越大，进入回路内的麻醉药量越多，而患者在某个时间周期内的摄取量是一定的，因此，新鲜气体流量越大，麻醉效率就越低，这对那些低溶解度和低效能的麻醉药尤为明显。

以地氟烷为例：以4.5L/min的新鲜气体流量麻醉2h，维持吸入浓度6.0vol%，其效率仅达7%。换言之，只有7%的药物被患者吸入，其余93%的药物白白浪费掉，或以麻醉废气被排放于环境中。改为低流量吸入麻醉，其效率可提高到30%，减少了浪费和污染，提高了麻醉效率。

3. 节约吸入麻醉药的经济效益　当新鲜气体流量为5L/min时，超过80%的麻醉气体会随之浪费。有研究显示比较两个小时的高流量（4.5ml/min）和最小流量（0.5ml/min）的异氟烷麻醉，可以减少氧气消耗达115L，笑气300L，异氟烷蒸汽5.6L。因此低流量甚至最小流量麻醉能够大幅度减少麻醉药的使用量，包括O_2等。节约气体消耗所带来的经济效益是不言而喻的，德国和英国资料表明每年所节约的费用可达600多亿美元。

4. 保护环境作用　高流量不可避免地会造成手术室污染，所有的麻醉气体包括笑气排入大气中都会引起大气污染。虽然手术室，尤其是欧美国家的手术室都装备有中心废气排放吸收系统（central gas-scavenging systems），但仍然避免不了对手术室外环境的污染，更何况在我国仍然有很多地区的手术室没有装备安全的废气排放回收系统。氟烷、恩氟烷和异氟烷因为含有氯离子而被报道与臭氧反应从而有消耗臭氧的潜在作用。因此，采用低流量循环紧闭回路系统可以减少废气的排放。

（四）低流量麻醉的缺点

首先低流量麻醉对蒸发器的要求增加，需要有温度补偿、流量补偿和可调控的高精度麻醉蒸发器。其次由于新鲜气体流量在吸入药浓度调控中占有主要作用，低流量麻醉时麻醉深度不易改变。碱石灰的利用率增加，有可能引起二氧化碳蓄积。还有其他如一氧化碳、复合物A等微量物质的积聚等缺点。

（五）低流量麻醉的潜在风险

1. 设备条件不足导致的风险

（1）缺氧：旧式的麻醉机由于整机的密封性较差，特别是气体的计量装置达不到要求、低流量段计量不准等原因，即使是很有经验的麻醉医师都难以估计回路中气体的成分，尤其是在流量越低，新鲜气体与回路中气体组分的差异越大的情况下。这些情况都有可能导致患者的缺氧。此外，在低流量范围内,如果呼吸系统对新鲜气体的利用率很差会导致意想不到的吸入氧浓度的下降。新设计的麻醉机采用计算机反馈电子预设控制新鲜气体流量能够克服以上缺点。

(2) 通气缺氧和呼吸模式的变化:严重的气体泄漏会在系统中导致容量不足,形成呼吸容量减少,有时会改变呼吸模式,因此对进行低流量麻醉的机器应予以定期的检修。常规麻醉机的主要不足在于呼吸容量与新鲜气体容量之间存在联系,即新鲜气体容量减少时,呼吸容量也随之减少。在临床上,新鲜气体容量从 4.4L/min 减少到 0.5L/min 时,在正常体重的成年患者,其分钟通气量平均减少 500 ~ 600ml。但在通常的临床工作中,这只是让大部分患者通气正常化而已(因为临床大多有过度通气)。另外,呼吸容量的减少可以通过连续监测呼吸容量发现并加以纠正。回路漏气可造成通气不足,有时会形成变压呼吸。但这些都可以通过检测发现并能够迅速纠正。

(3) 二氧化碳蓄积:有效地清除二氧化碳,是(半)紧闭法麻醉必不可少的条件,这特别见于进行低流量麻醉时。但碱石灰失效时,系统中的二氧化碳会迅速上升,因此在进行低流量麻醉时应连续监测呼气末二氧化碳浓度。

(4) 吸入麻醉药的意外超剂量:因为挥发性麻醉药的计算与新鲜气体容量有关,蒸发器的输出有一定限制,使得在严重错误淤滞的情况下,也不会出现迅速上升而超剂量。尤其在低流量麻醉时,时间常数很大,所以麻醉药浓度改变非常缓慢。在临床上,只要认真观察,就能很早发现浓度变化,所以不存在因重复吸入的增加而导致吸入麻醉药的超剂量。但是如果在调节为高流量时忘记将蒸发器的刻度减小,就有可能出现超剂量。

2. 回路中痕量气体的聚积　由于流量减少,气体洗出作用不明显,因而会造成回路中一些痕量气体的聚积。

(1) 氮气:在人体和肺部存在的氮气容量为 2.7L。在吸氧去氮时高流量新鲜气体 15 ~20 分钟内可排出氮气 2L,剩余者只能缓慢从灌注少的组织中缓慢释放。在有效去氮后关闭麻醉系统,1h 后氮气浓度大于 3% ~10%。长时间最小流量麻醉,系统内氮气可达 15%,但只要排除了缺氧,氮气聚集不会产生危险。

(2) 丙酮:丙酮产生于脂肪酸变为氧化脂肪酸的代谢过程中。研究发现,用紧闭回路异氟烷麻醉 6 小时,体内丙酮的浓度可增加 50mg/ml,个别情况下高达 200mg/ml。当血中丙酮浓度高于 100mg/ml 时,会导致苏醒延迟,并可能增加术后呕吐发生率。丙酮气体易溶解于水和脂肪,但不能用高流量气体、短时间排冲来降低其浓度。因此对于失代偿的糖尿病患者进行麻醉时,新鲜气流量不得低于 1L/min。

(3) 乙烯醇:酗酒患者体内存在高浓度的乙烯醇,同丙酮一样,它的浓度几乎不可能用短时间、断续的冲洗来降低,因此此类患者麻醉时新鲜气流量不得低于 1L/min。

(4) 一氧化碳:近来的研究显示,地氟烷、恩氟烷、异氟烷和干燥的二氧化碳吸收剂反应能够产生一氧化碳。吸烟者、溶血患者、贫血、紫质症以及输血的患者,尤其在供血者吸烟的情况下,要估计到系统内一氧化碳浓度可能增加。有人提出使用高流量(5L/min)能洗出一氧化碳,但实际上高流量却能使二氧化碳吸收剂更加干燥,反而增加一氧化碳的产出。

(5) 挥发性麻醉药的降解产物:尤其在低流量时,七氟烷(包括氟烷)与二氧化碳吸收剂反应可以生成复合物 A。虽然在临床使用中没有明确发现其浓度明显增高,但复合物 A 的肾毒性作用不容忽视。在美国和瑞典严格要求使用七氟烷时流量不能低于 2L/min;而欧洲则无明确规定。

(6) 甲烷、氢气:在低流量时其浓度都可能升高,可能会影响到麻醉气体的监测。

痕量气体的毒性作用在任何时候都可能存在,因此基于安全原因,低流量麻醉技术应该保证流量至少不低于 1L/min,以保证洗出效应。

四、紧闭回路吸入麻醉

紧闭回路麻醉时,新鲜气体流量等于患者的摄取量,麻醉药物由新鲜气体及重复吸入气体带入呼吸道。整个系统与外界隔绝,呼出气中的二氧化碳被碱石灰吸收,剩余气体被重复吸入。从某种意义上说,紧闭回路麻醉是一种定量麻醉,麻醉维持中仅需精确补充三种气体:O_2、N_2O 及挥发性麻醉药。所需的氧气量必须根据患者的实际代谢来补充,而药物的需要量目前则主要依据“时间平方根法则”来计算给予。

(一) 技术设备要求

1. 专用蒸发器　蒸发器应能在<200ml/min

的流量下输出准确的药物浓度，即便如此，在麻醉诱导时仍难以在短时间内达到所需剂量。因此诱导时要么采用回路内注射给药，要么采用高的新鲜气流量以期望在短时间内达到所需要的肺泡浓度。

2. 碱石灰吸收装置必须足够大，以保证碱石灰间隙容量能大于患者的潮气量；同时碱石灰应保持湿润，太干不仅吸收二氧化碳效率降低，而且还会吸收大量挥发性麻醉药。

3. 回路密闭性　应避免使用橡胶制品的回路，以减少橡胶吸收挥发性麻醉药。可用吸收挥发性麻醉药较少的聚乙烯回路。回路及各连接点必须完全密闭。

4. 流量计必须精确，以利于低流量输出。

5. 必须配备必要的气体浓度监测仪，其采样量应小，且不破坏药物，并能够把测量过的气样回输给回路。

6. 呼吸机只能应用折叠囊直立式的呼吸机，使用中注意保持折叠囊充气适中，不宜过满或不足，以此来观察回路内每次呼吸的气流容量。

（二）紧闭回路麻醉的实施

1. 氧耗量及吸入麻醉药量的计算　根据体重 $kg^{3/4}$ 法则可以计算每分钟氧耗量（Brody 公式）；根据时间平方根法则计算麻醉药的消耗量。

2. 吸氧去氮　在紧闭回路麻醉前，必须对患者实施吸氧去氮。但在麻醉一段时间后，组织仍会释放出一定的氮气（15ml/kg），因此每隔 1～3 小时要采用高流量半紧闭回路方式通气 5 分钟，以排除氮气及其他代谢废气，保持 N_2O 和 O_2 浓度的稳定。

3. 给药　给药的方式包括直接向呼吸回路注射液态挥发性麻醉药和依靠蒸发器的蒸发作用。注射法给药如同静脉麻醉一样能注射预充剂量使之尽快达到诱导所需要的麻醉药浓度，然后间隔补充单位剂量来维持回路内麻醉药挥发气浓度。如果采用注射泵持续泵注液态的挥发性麻醉药可以避免间隔给药产生的浓度波动，这就使得吸入麻醉像持续静脉输注麻醉一样。依靠蒸发器方式给药只适合于麻醉的维持阶段。而在诱导时应使用常规的诱导方法和气体流量，这不仅有利于吸氧去氮，更重要的是加快了麻醉药的摄取。

（三）存在的优缺点

紧闭回路麻醉的优缺点与低流量麻醉类似，但更趋于突出。在调控肺泡内吸入麻醉药浓度方面，依靠蒸发器方式给药的紧闭回路麻醉其效率最低，这是紧闭回路吸入麻醉的主要缺点，也是其难以广泛应用的原因。

（四）计算机控制紧闭回路麻醉

由于麻醉药分析仪及微型电子计算机技术的进步，可以保持紧闭回路内一定的容积和挥发性麻醉药浓度。这种以重要生命体征（EEG、脉搏、血压等）、挥发性麻醉药浓度及肌松程度为效应信息来反馈控制麻醉药输入的技术称之为计算机控制紧闭回路麻醉。计算机控制紧闭回路麻醉是一种闭合环路的麻醉（closed-loop control of anesthesia），是吸入麻醉技术与计算机技术的结合，代表了吸入全身麻醉的一个发展方向。

第 4 节　吸入全身麻醉的注意事项和并发症

吸入全麻已经具有一百多年的历史。随着对吸入麻醉药以及吸入麻醉技术的深入理解，对很多问题的认识是一个反复的过程，需要根据患者的具体情况正确理解实施吸入麻醉过程的相关问题。

（一）吸入全麻的注意事项

1. 使用笑气　从 1844 年第一次使用笑气开始，笑气在吸入麻醉中具有重要的地位。似乎多少年的使用已经让很多人对笑气的使用习以为常。作为吸入麻醉药常规使用的载气，它的功过已经需要重新审视并质疑其进一步使用的价值。

（1）笑气使用的优势：①减少阿片类药和其他麻醉药的使用；②洗入和洗出过程快；③缩短面罩吸入诱导的时间；④血流动力学稳定；⑤减少术中知晓；⑥抑制运动反射等。

（2）笑气的禁忌证：①有含气的空腔组织；②肠胀气，肠梗阻；③颅内压增高；④慢性维生素 B_{12} 缺乏症，笑气有可能导致周围神经轴突部及颈胸段脊髓索的以脱髓鞘改变为主要特征的脊髓神经炎；⑤免疫缺陷、骨髓抑制、极度消瘦等，存在先天性营养不良的患者使用笑气后曾出现粒细胞缺乏症。

近来对笑气的研究进一步发现对于冠状动脉供血不足的患者，笑气可以增加左房收缩期的压力而致心肌收缩力减弱，加上合用其他麻醉药会进一步减少心肌供血，对于严重的心功能不全患者禁用。由于对甲硫氨酸合成酶的抑制效应，对于 DNA 合成有一定影响。因此对于早孕期（6 个月内）和体外授精的患者禁用。淋巴细胞、中性粒细胞功能不佳的免疫抑制患者,也不考虑使用。笑气也是术后恶习呕吐高发的危险因素,长时间的腹部手术后会延长其恢复时间。动物实验中还发现笑气具有致畸作用和胚胎毒性。虽然对长期暴露在亚麻醉浓度的笑气是否会产生毒害作用尚未有科学的证据,很多国家已经对工作环境中笑气的浓度最高限制在 25 ~ 100ppm,德国还强制性地要求检测工作环境中该气体的含量。另外,笑气对臭氧层的破坏作用也日益得到重视,尽管由于麻醉使用而散入大气中的 N_2O 只占全部的 1%,但对温室效应的形成和平流层臭氧的破坏不容忽视,所以在技术力量可能的条件下,尽可能地减少麻醉过程中笑气的散出。

2. 麻醉时间与恢复　尽管大部分吸入麻醉药是以原形排出体外,但转运进入各组织的药物再排出的过程主要取决于麻醉药物已经进入组织的量和其组织/气分配系数,其他还包括组织的灌注以及组织间的扩散等。诱导时期麻醉药主要进入脑、心、肝、肾等血流丰富的组织,然后逐渐扩散到肌肉以及脂肪等血流灌注较少的组织。当麻醉药在血流丰富的组织中达到平衡后,肌肉组织仍然能够长时间的从其血供中摄取麻醉药,通常达到平衡的时间需要 2 ~4 小时。脂肪组织更是如此,平衡时间会更长。

虽然诱导时影响肺泡内药物浓度上升的各种因素也会对麻醉恢复产生同样的影响,但药物的排出还是有很大的不同。首先在停药后,肺泡中药物可以通过高流量新鲜气流很快洗出,洗出后的浓度可以接近"零",但不可能为负值,因此不可能进一步扩大肺泡-血的浓度差。这与诱导时可以尽可能增加吸入药浓度而加快诱导有所不同,因此高流量对缩短恢复时间作用有限。其次,麻醉时间越长,各组织的药物浓度差别就越小,最终达到平衡。但是麻醉时间过短就难以达到平衡,也就是说平衡前,只要血-组织之间存在浓度差,诸如肌肉和脂肪组织都会不断摄取吸入麻醉药,即使是在恢复期也会存在,只不过摄取量会很小。麻醉时间越长,进入低灌注的肌肉和脂肪组织中的麻醉药就会越多。在恢复期,它们给返回肺内的血液提供更多的麻醉药,因此会延长麻醉恢复时间,即长时间麻醉后恢复较慢。

3. 恢复期 MAC 值的评估　MAC 值作为判断吸入麻醉深度的指标,在临床上也常常被用于判断恢复情况。实际上通常所指的 MAC 是麻醉下切皮时患者制动时的深度,而麻醉恢复的目标是清醒,其衡量指标是恢复指令反应的能力即苏醒 MAC 值($MAC\text{-}_{awake}$)。很明显,$MAC\text{-}_{awake}$ 比 MAC 低,而且不同吸入麻醉药的 $MAC\text{-}_{awake}$ 变异较小。因此在使用 MAC 值判断患者苏醒时需要估算 $MAC\text{-}_{awake}$,以获得更为准确的判断。

4. 不同吸入麻醉药的混用　新型低溶解度的吸入麻醉药如七氟烷和地氟烷的麻醉恢复较快,但其价格高昂,在选择这些药时需要考虑其性价比。因此有人提出在麻醉诱导和恢复时使用这些药物,而在麻醉维持时则使用较为便宜的麻醉药(如异氟烷等)。事实上研究发现,联合使用不同溶解度的吸入麻醉药并不比单纯某一种药物恢复更快。

(二) 吸入全麻的并发症

1. 术后躁动　也有称为恢复期躁动(emergence agitation)。是患者在术后清醒期发生的无意识的烦躁、易激惹伴有剧烈肢体乱动等。通常在术后 30 分钟内为高发期,大多可以自行缓解。多见于儿童和青少年。患者在无意识状态下发生的躁动极易造成自体伤害,需要医护人员强制保护。具体的机制尚不明确。很多因素都能引起术后躁动,如耳鼻喉科和眼科的手术、疼痛、气道梗阻、年幼、无手术史、术前焦虑、手术时间等均为术后躁动的危险因素,还包括使用吸入麻醉药。

研究发现七氟烷比氟烷发生躁动的几率高。和异氟烷相比,七氟烷引起躁动的几率高而且持续时间长。其他吸入麻醉药如地氟烷也有报道发生术后躁动。有人在麻醉维持期间将七氟烷更换成丙泊酚后发现能够减少术后躁动的几率。也有报道联合使用笑气可以降低七氟烷浓度,因此降低躁动的发生率。有报道术后躁动可能是快速苏醒对中枢的影响导致中枢神经递质如血清素、多巴胺和乙酰胆碱等失衡从而产生肢体抽搐等术后行为的改变。有人观察脑电图发现七氟烷、地氟烷和异氟烷在麻醉中产生的脑电图变化与氟烷不同,推测吸入麻醉药物对中枢神经系统的影响存在差异,七氟烷和地氟烷可能是引起躁动的一种触发因素,也是吸入麻醉药引起不同程度躁动的原因之一。

药物预防和治疗术后躁动的效果目前尚有一定争议。有研究发现术前给予咪达唑仑后使用七氟烷虽然延长恢复时间但可以减少术后躁动。其他的药物包括口服氯胺酮(6mg/kg)和纳布啡(nabuphine, 0.1mg/kg)等。使用 α_2-受体激动剂,如可乐定(2 ~ 4μg/kg)和右美托咪啶(0.15 ~1μg/kg)也能预防和减少术后躁动,原因可能与减少去甲肾上腺素分泌,从而促进 GABA 系统抑制作用有关。目前没有单一因素能确定引起术后躁动，因此针对不同的病因，应当采取多模式的预防和治疗措施。其他药物治疗还包括使用阿片药完善镇痛、非甾类体抗炎药、笑气和丙泊酚等。在苏醒期避免激惹，保持体温和氧合，必要时给予家属陪伴等均可以减少术后躁动及其相关并发症。

2. 术后恶心呕吐　手术后恶心呕吐（PONV）是术后常见的并发症，虽然不会明显影响到患者的生命，但其不适的反应已经影响到患者的术后恢复质量。有统计表明患者在术后不适主诉中，恶心呕吐仅次于疼痛，其发生率可高达20%～80%，多发生于术后24～48小时内。导致术后恶心呕吐的危险因素是多方面的，包括年龄、性别、吸烟、手术时间和类型以及围手术期用药等，其中吸入麻醉药或笑气，是导致恶心呕吐的重要危险因素。

研究发现使用挥发性麻醉药能增加患者术后早期（2小时）呕吐的发生率。采用单纯七氟烷吸入麻醉发生恶心呕吐的几率比七氟烷-丙泊酚静吸复合麻醉以及丙泊酚全静脉麻醉均高（64.4%对比39%和33.9%）。减少使用吸入麻醉药可以减少术后恶心呕吐发生率达19%。具体的机制尚不明确，但挥发性麻醉药均有促呕吐的作用而且不同挥发性麻醉药致恶心呕吐的发生率相近。一项荟萃分析的结果认为使用笑气的确增加术后恶心呕吐的几率，尤其是在女性患者。原因可能是通过弥散作用进入中耳的闭合腔从而影响前庭功能，或者通过肠壁扩张，释放内源性阿片肽以及激活大脑极后区的呕吐中枢等。

预防和治疗术后恶心呕吐包括减少危险因素和药物治疗等。很多人在探讨防治恶心呕吐的经济效益，也就是预防性的给药还是待呕吐症状出现才给予抗呕吐药。因此需要关注的是防治恶心呕吐的疗效、用药风险和费用。对于具有恶心呕吐高风险的患者需要强调给予预防措施，但同时会带来镇吐药物的副作用和相关费用。镇吐药物包括5-HT_3受体拮抗剂、抗组胺药以及激素等。减少甚至避免使用笑气和挥发性麻醉药也能减少术后恶心呕吐的发生。

3. 恶性高热　恶性高热（malignant hyperthermia）是指由麻醉药物引起的体温急剧上升并伴有进行性循环衰竭以及全身肌肉强直性收缩为表现的高代谢亢进综合征。目前认为是常染色体显性遗传的遗传性疾病，好发于青壮年，先天性脊柱畸形矫形和斜视术中发生恶性高热较多。国外的发病率约为1～1.6∶100 000，我国学者曾以为亚洲人发病率几乎为零。近年来，在我国的个案报道有逐渐增加的趋势，特别是人们对恶性高热逐步了解后，临床诊断恶性高热的病例增多。恶性高热起病突然，多在全麻过程中接触挥发性吸入麻醉药（如氟烷、恩氟烷、异氟烷等）和（或）琥珀酰胆碱等后诱发。其进展迅速，死亡率高，及早进行诊断和治疗有助于降低死亡率。

（1）发病机制：目前尚未清楚。多认为在麻醉药的触发下骨骼肌细胞肌浆网内Ca^{2+}快速、持续地升高，使肌纤维呈持续性强直性收缩，并产生大量体热，体温迅速升高。组织缺氧，体内CO_2浓度升高，肌细胞大量破坏，消耗大量ATP，出现代谢性酸中毒；破坏了小血管内皮细胞，可发生DIC。

（2）临床表现：患者平时无异常表现。使用麻醉药后出现呼气末CO_2浓度异常增高并伴有代谢性酸中毒是恶性高热的早期改变，由于CO_2浓度升高，呼吸机的CO_2吸收罐过热。患者体温急剧上升，皮肤潮红，平均每分钟上升1℃，甚至高达43℃以上。全身肌肉呈强直样收缩，通常首发症状表现为咀嚼肌痉挛，然后扩展到全身骨骼肌痉挛，甚至出现角弓反张，给予肌松药反而使强直加重，出现横纹肌溶解则是病情危重的信号。循环方面多表现为严重低血压、室性心律失常、肺水肿、室颤等循环衰竭。血气检查$PaCO_2$异常增高、pH下降、呼吸性及代谢性酸中毒。实验室检查可发现有高血钾、血清CK增高及肌红蛋白尿等。

（3）诊断：根据典型的临床表现，结合既往病史、家族史及麻醉用药，诊断多可确定。但需与感染、输血反应、甲亢危象以及中枢性高热等相鉴别。目前尚无基因分析的方法来诊断恶性高热或其易患者。可取横纹肌（如股四头肌）活检，行体外肌挛缩试验来鉴别易患者。肌挛缩试验阳性也是诊断恶性高热的金标准。

（4）治疗：包括特效药物治疗和对症治疗。特效药物主要是丹曲林（dantrolene）。它能抑制钙离子从肌浆网中释放，从而使肌肉松弛。首次3mg/kg，5～10分钟后可重复一次。这是目前唯一特异性治疗恶性高热的药物。但由于该药价格昂贵且贮存有效期短，常规备用较少，紧急使用时可能存在调用困难。因此一旦出现恶性高热的征象，首要的是进行对症治疗，包括①立即停止吸入麻醉及手术，更换麻醉机（未使用过吸入麻醉药的空白麻醉机为最佳），纯氧过度通气；②积极迅速降低体温，包括体表用冰袋、冰帽，置胃管注入冰盐水，静脉输注冰生理盐水等；③积极维持循环稳定，包括维持血压和纠正心律失常；④强化利尿，减少肌红蛋白对肾脏的损伤，保持尿量在 60～100ml/h 以上；⑤纠正酸中毒和电解质紊乱等。

（5）预防：对于有家族史和易患人群需要重视并避免使用吸入麻醉和琥珀胆碱等。可选用丙泊酚等静脉麻醉。恶性高热较为罕见，目前全国尚未建立易患人群的筛查，因此需要警惕。

第 5 节　吸入全身麻醉与静脉全身麻醉

20 世纪四五十年代以静脉点滴普鲁卡因为代表的静脉全身麻醉成为吸入全麻之外的重要麻醉方法。虽然在我国使用时间较长，但由于临床效果不稳定，调控不易，副作用大等缺点一直未被广泛采用。其主要的原因不仅在于适用于静脉全麻的药物选择面较窄，而且给药方法亦无历史性突破。直至八十年代以丙泊酚和瑞芬太尼为代表的新型静脉麻醉药的出现以及静脉靶控输注技术的推广使得全凭静脉麻醉得以突飞猛进的发展，给麻醉医师提供了新的全麻方法的选择。

无论是静脉全麻抑或是吸入全麻，由于在药物代谢和药效动力学上均有众多不同，在不同手术以及麻醉不同时期两种方法依然存在一定的差异。研究表明虽然吸入麻醉药如七氟烷和异氟烷等也能进行快速诱导，但较丙泊酚静脉诱导的时间长且出现咳嗽的比例较高；而静脉诱导出现呼吸抑制和血流动力学不稳定的比例较高。在麻醉维持时，吸入和静脉麻醉差异性不大，但在恢复时，静脉麻醉出现术后恶心呕吐和躁动的比例小于吸入麻醉，定向力的恢复也快于吸入全麻。对于两者在医疗费用上的差异，有研究认为静脉的费用要高于吸入，但也有人认为医疗费用的考虑应该是全面的，而不仅限于药物本身的花费。从患者整体医疗的预后和恢复来考虑并不能单纯说明某一种麻醉方法的花费孰高孰低。表 48-3 总结了吸入全麻和静脉全麻的优缺点。因此，面临麻醉方法的选择时，争论两者孰优孰劣似乎意义不大。根据临床患者的特点，选择适合患者最佳的麻醉方法才是麻醉医师的首要任务。

表 48-3　吸入全麻和静脉全麻的比较

吸入全麻		静脉全麻	
优点	缺点	优点	缺点
1. 可以采用吸入诱导，如七氟烷、地氟烷等起效快 2. 通过调节浓度和新鲜气流量可以快速达到需要的麻醉浓度，平稳迅速 3. 麻醉深度易于调控 4. 通过增大新鲜气流量可将药物迅速排出，苏醒迅速平稳，苏醒时间可预测 5. 麻醉药物作用全面，对循环和呼吸影响较小，尤其最新的吸入麻醉药物如异氟烷、七氟烷、地氟烷，麻醉作用强，恢复迅速，无明显呼吸循环抑制 6. 副作用少，尤其新的麻醉药对肝肾功能没有明显的影响 7. 对无法静脉给药的患者适合吸入	1. 污染工作环境，医务人员长期吸入可能会导致不孕，流产，畸胎的风险 2. 必须要有蒸发器和麻醉呼吸机，投资较大 3. 对肺部有疾患者慎用 4. 术后躁动和谵妄发生率偏高	1. 是最常见的诱导方式 2. 麻醉深度易于调控 3. 苏醒迅速平稳，苏醒时间可预测，苏醒期很少恶心呕吐 4. 无环境污染	1. 全凭静脉麻醉或靶控输注麻醉的药物价格昂贵，特别是长时间手术的麻醉 2. 诱导期血压易波动，对呼吸抑制作用强 3. 给药后麻醉药必须在体内经过完整的药物代谢过程，药物代谢模型有待完善 4. 目前静脉靶控输注技术有待进一步普及

（易　杰）

参 考 文 献

1. M. A. Shehata: History Of Inhalation Therapy. The Internet Journal of Health. 2009.
2. J. P. Dilger. From individual to population: the minimum alveolar concentration curve. Current opinion of Anaesthesiology, 2006, 19: 390-396.
3. N. Harper. Inhalational anaesthetics. Anaesthesia and intensive care medicine, 2004, 5: 278-282.
4. Peyton JP. Nitrous oxide diffusion and second gas effect on emergence from anesthesia, 2011, 114: 596-602.
5. Severinghau JW. The rate of uptake of nitrous oxide in man. J Clin Invest, 1954, 33: 1183-1189.
6. Lowe H J, Ernst E A. The Quantitative Practice of Anesthesia. Williams & Wilkins, Baltimore 1981.
7. Baum JA. Low Flow Anaesthesia. The Theory and Practice of Low Flow, Minimal Flow and Closed System Anaesthesia. Oxford: Butterworth Heinemann, 1996.
8. Neumann MA. Changjing from isoflurane to desflurane towards the end of anesthesia does not accelerate recovery in humans. Anesthesiology, 1998, 88: 914-921.
9. Sneyd JR, et al. Inhalational or total intravenous anaesthesia: is total intravenous anaesthesia useful and are there economic benefits? Current Opinion in Anaesthesiology, 2011, 24: 182-187.

第49章 静脉全身麻醉

第1节 静脉麻醉的发展

静脉麻醉的历史最早可以追溯到1656年。首次用注射器进行静脉麻醉是在1853年。然而直到近二三十年,静脉麻醉才真正流行起来。静脉麻醉有许多独特的优点,最突出的就是无需经气道给药和无污染。静脉麻醉除了特别适合许多特殊手术,如气道开放的手术,气管肿瘤、气管狭窄,支气管镜检查治疗,术中需要高频通气维持氧合;体外循环期间的麻醉;神经外科麻醉时担心吸入麻醉药增加脑血流量,潜在升高颅内压等;与吸入麻醉相比,还在许多方面有较大优势,如静脉麻醉诱导便捷、舒适;苏醒更迅速和平稳;减少术后恶心呕吐;对手术室和环境没有污染等。静脉麻醉之所以在现代麻醉160多年的发展史中进展很慢,主要是因为缺乏理想的静脉麻醉药和合适的给药方法。静脉麻醉药一直存在着某些局限性:①无任何一种静脉麻醉药能单一满足手术麻醉的需要;②可控性不如吸入麻醉药;③药物代谢受肝肾功能的影响;④依体重计算用药不科学;⑤个体差异较大;⑥无法连续监测血药浓度变化。国内在20世纪90年代前,长达30多年静脉普鲁卡因复合麻醉的应用非常普遍,完全是历史原因的一个产物。而20世纪90年代后静脉麻醉的兴起,主要是得益于三个方面的重要进展。新的静脉麻醉药,如速效和超短效的静脉麻醉药(丙泊酚、依托咪酯)和麻醉性镇痛药(瑞芬太尼)等;新的药代动力学概念,源于对药代动力学和药效学原理重要性的重新认识;以及新的静脉麻醉给药技术,特别是已广泛用于临床麻醉的靶浓度控制输注给药系统(target controlled infusion,TCI),所有这些使静脉麻醉发生了划时代的变化。

首先是新的速效和超短效的静脉麻醉药和麻醉性镇痛药的诞生,才使得真正临床意义的静脉麻醉或全凭静脉麻醉(TIVA)成为可能。以丙泊酚、瑞芬太尼为代表的新型静脉麻醉药较传统的静脉麻醉药,如硫喷妥钠、羟丁酸钠、氯胺酮、芬太尼等无论从药代动力学或药效学方面都更适于静脉麻醉的控制和调整,特别是在需较长时间的麻醉维持以及麻醉后的苏醒方面有质的差别。

对药代动力学和药效学原理重要性的重新认识衍生出一些新的药代动力学概念,如多室模型应用于临床、时-量相关半衰期(contex-sensitive half-time)、生物相或效应室(the biophase or effect site)等。

根据药代动力学的研究,多数麻醉药符合三室模型(图49-1)。然而真正将多室模型应用于临床麻醉实践,是因为发明了靶浓度控制输注给药系统(TCI)。TCI能够按照麻醉医师确定的麻醉药血药浓度,自动调整药物输注速度以达到所需的靶浓度。因此TCI在完成麻醉实施的同时,更重要的贡献是为临床麻醉提供了实时的血药浓度。尽管它是根据药代动力学模型计算出来的预期血药浓度,非实测浓度,但是临床研究证明用于中国人是可靠的,例如Astrazeneca公司的Diprifusor,采用Marsh丙泊酚药代学模型,能够维持相对准确的血浆浓度,在一定程度上解决了长期以来静脉麻醉无法连续监测血药浓度变化的弱点。

TCI提供的预期血药浓度为滴定药物作用的治疗窗,为静脉麻醉中的药效学研究提供了条件,促进了临床麻醉药效学的发展。标志是确定了不同临床

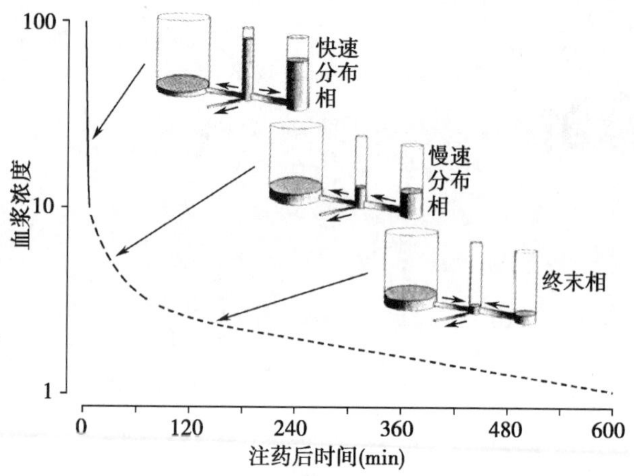

图 49-1 单次注药后三室模型的血浆浓度变化

在快速分布相,药物从中央室(V_1)向快速周边室(V_2)、慢速周边室(V_3)和体外转运。在慢速分布相,药物从 V_2 向 V_1,以及从 V_1 向 V_3 和体外转运。在终末相,药物从 V_2 和 V_3 向 V_1 转运,从 V_1 排出体外

目标点(意识消失、对痛刺激反应消失等),静脉麻醉药和麻醉性镇痛药的半数有效浓度(C_{50});催眠药与镇痛药的相互作用;以及药物相互作用的药效学响应曲面(图 49-2～图 49-4)。

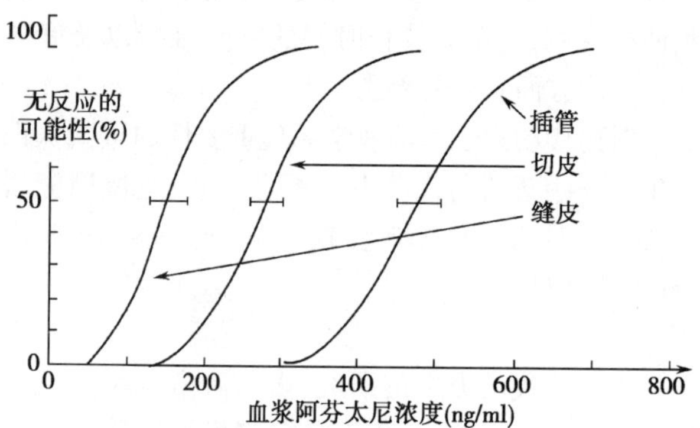

图 49-2 不同临床目标点(气管插管、切皮和缝皮)镇痛药的半数有效浓度(C_{50})

药代动力学和药效学的完美结合使 TCI 从单纯药代动力学模式向药代-药效模式(PK-PD Models)转换。PK-PD 模式用来描述预期药物浓度和效应的时间过程。图 49-5 显示了典型的丙泊酚和瑞芬太尼的 PK-PD 模式,反映出该药的血药浓度在 C_{50} 至 C_{95} 效应窗内变化的时间过程。PK-PD 模式不仅可以用于单一药物,也可以用于反映两种药物相互作用后的结果。Drager 公司已推出一种 SmartPilot View 工作平台,计算和显示镇静催眠药和镇痛药复杂的相互作用而产生的麻醉水平的二维图(图 49-6)。图中不仅显示催眠药和镇痛药相互作用的效应窗(C_{50} 至 C_{90}),而且显示根据当前给药速率计算得到的当前的麻醉深度信息,并预测麻醉深度走势。

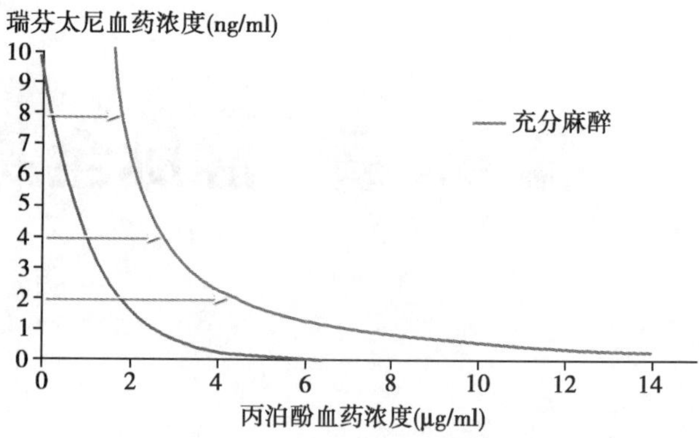

图 49-3 催眠药丙泊酚与镇痛药瑞芬太尼的相互作用曲线

红线代表维持满意的麻醉水平的两药相互作用曲线。箭头所指瑞芬太尼血药浓度 2ng/ml、4ng/ml 和 8ng/ml 分别对应丙泊酚血药浓度 5μg/ml、3. 5μg/ml 和 3μg/ml

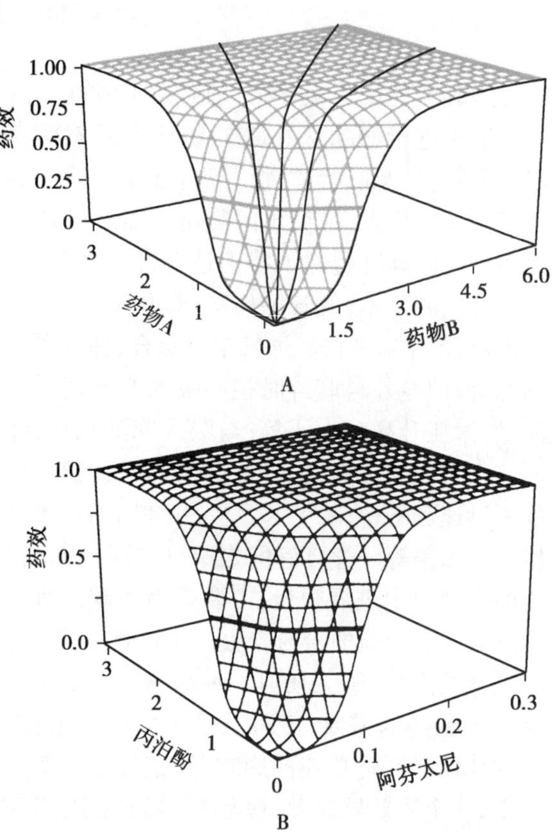

图 49-4 药物相互作用的药效学响应曲面模型的应用

A. 各种比例下[B/(A+B)]的 A 药和 B 药的同时效应作为一种新药。每一条实线代表一种"新药"的药效学 S 曲线,由若干条曲线确定一个曲面,这个曲面就是药物相互作用的响应曲面;B. 丙泊酚与阿芬太尼不同配比的相互作用的响应曲面,出现睁眼和指令反应的概率(从 10% 到 90%)的等效图

药代动力学多室模型应用于临床催生了 TCI,TCI 血药浓度(靶浓度)的药效学确定出临床

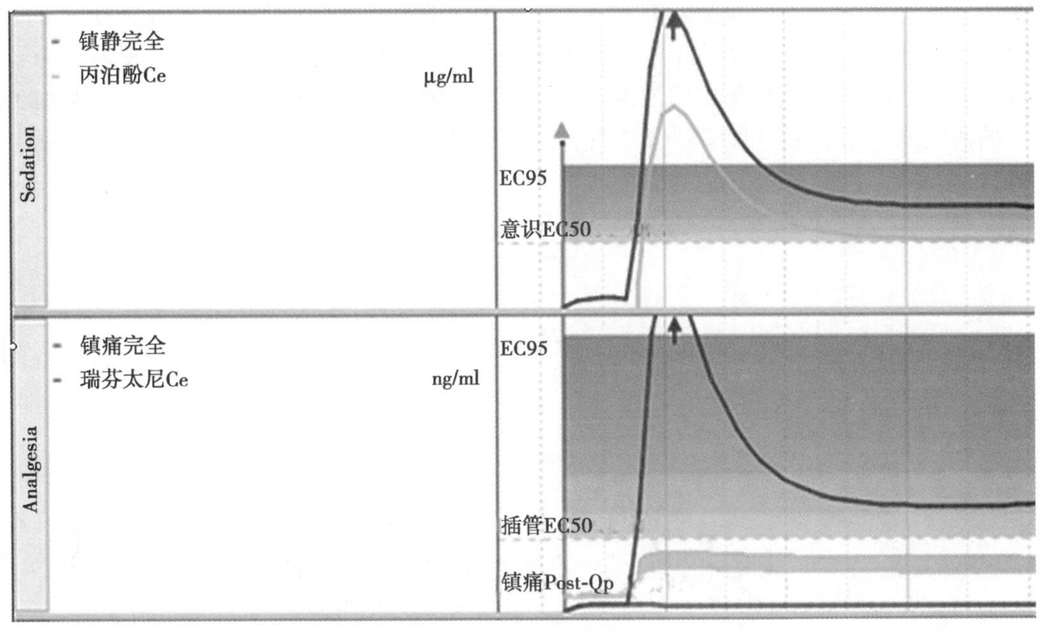

图 49-5　药代-药效模式(PK-PD Models)

药代-药效模式反映镇静催眠药丙泊酚和镇痛药瑞芬太尼的血药浓度在 C_{50}至 C_{95}效应窗(上部为意识消失,下部为气管插管反应消失)内变化的时间过程

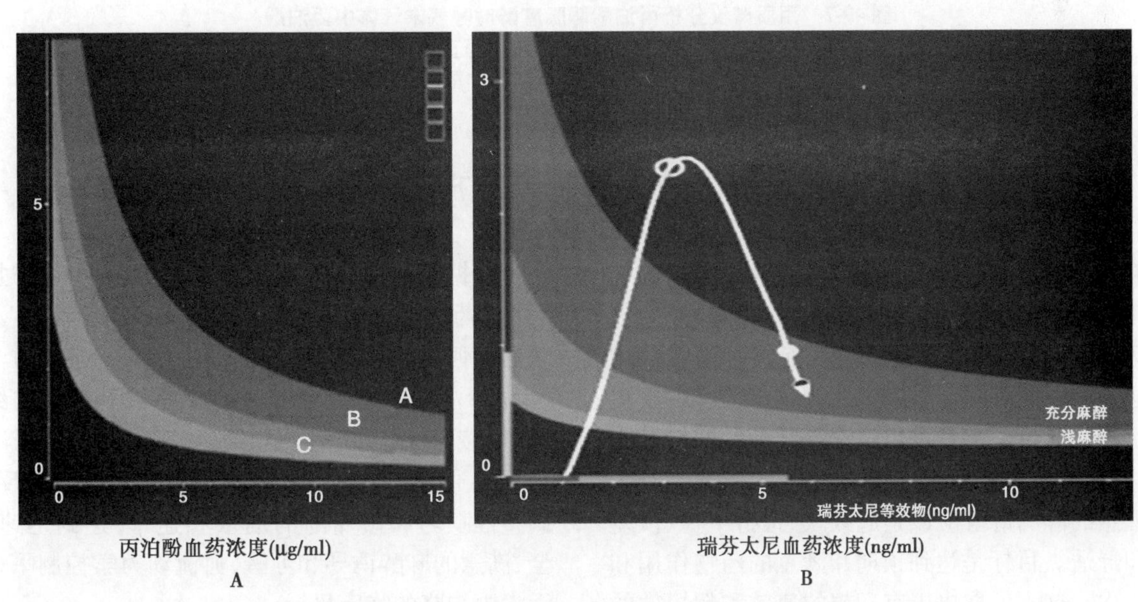

A　　　　B

图 49-6　SmartPilot View 静脉麻醉药的二维图

A. SmartPilot View 静脉麻醉药的二维图。A 和 B 之间的深灰色条带为催眠药和镇痛药相互作用产生的麻醉满意区,A 表示 90% 对气管插管无反应,B 表示 50% 对气管插管无反应,C 表示 50% 意识消失;B. SmartPilot View 系统计算和显示丙泊酚和瑞芬太尼相互作用而产生的麻醉水平的二维图。不仅显示催眠药和镇痛药相互作用的效应窗(C_{50}至 C_{90}的深灰色条带),而且显示根据两类药的给药速率计算得到的当前的麻醉深度(白色圆点),和如果保持这样的给药速率计算得到的 15 分钟后的麻醉水平(白色箭头)。

目标点的 C_{50};进而阐明麻醉药物的相互作用和响应曲面;药代动力学和药效学结合创造出 PK-PD 模式;又产生出高科技水平的静脉麻醉药的二维图(SmartPilot View)。但是静脉麻醉的这些革命性发展还存在一个弱点。它仅提供了准确的给药指标,缺乏患者的反馈指标。也就是说,这些给药指标的确立取决于麻醉医师的经验和判断,是否适合每个具体患者还需要监测麻醉深度和观察患者的反馈指标。然而麻醉深度监测目前还是临床研究的难题,因此,静脉麻醉的闭环控制给药系统(closed-loop drug delivery systems)的发展受到限制。

TCI虽然在一定程度上解决了静脉麻醉无法连续监测血药浓度变化的弱点。但是毕竟不是实测浓度。近年采用质谱仪分析呼出气气体中丙泊酚浓度(ETpropofol)的研究取得了重要进展。呼气末气体中丙泊酚浓度与血浆中实测丙泊酚浓度直线相关性非常好(图49-7)。有望不久成为床旁监测指标。真正解决静脉麻醉中连续、实时监测血药浓度变化的难题。

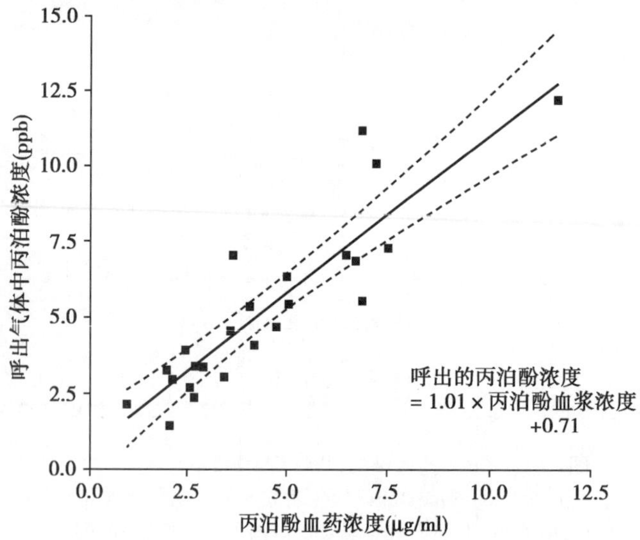

图49-7 用质谱仪分析丙泊酚静脉麻醉时呼气末气体中丙泊酚浓度与血浆中实测丙泊酚浓度呈直线相关

呼气末丙泊酚浓度=1.01×血浆丙泊酚浓度+0.71

第2节 静脉麻醉方法

静脉麻醉方法通常按给药方式分类,或按药物的具体应用方法分类,如:硫喷妥钠静脉麻醉、丙泊酚静脉麻醉、氯胺酮静脉麻醉等。前两者通常仅用于一些短小手术或内镜检查治疗等的麻醉;后者更适用于小儿麻醉。本章重点讨论静脉麻醉的给药方式。

理想的静脉麻醉应该是起效快、维持平稳、恢复迅速和舒适。目标是达到预期和满意的药物作用和时间过程。这不但取决于有理想的速效和超短效的静脉麻醉药和麻醉性镇痛药,为精确控制麻醉状态和满意的恢复特性提供可能;也取决于有理想的麻醉药给药方式。

静脉麻醉的给药方式包括单次给药、间断给药和连续给药,后者又包括人工设置和计算机设置给药速度。

单次静脉麻醉用药只能完成一些短小手术;间断给药是早年的常用静脉麻醉方法,缺点是血药浓度上下波动,注药后瞬间产生血药的峰值浓度,然后持续下降直至下一次注药,造成麻醉忽深忽浅。通常也局限于短小手术的麻醉。

根据药代动力学的原理,持续给药一般经过4～5个该药的半衰期可以达到一个稳态血药浓度。问题是如何达到和控制血药浓度在一个满意的治疗(麻醉)水平。通常麻醉医师参照教科书上的给药剂量(按公斤体重计算)和给药速率(按分钟或小时计算),通过认真观察患者对手术刺激的临床反应,调整催眠药和镇痛药的剂量和速率,达到迅速、安全、满意的麻醉诱导和苏醒,血流动力学控制平稳和无术中知晓的临床目标。

TCI系统可以帮助麻醉医师计算出达到满意和预期的血药浓度的所需给药剂量和时间过程。它根据药物的群体药代学模型和药效参数编制程序,模拟药物在体内的分布与消除过程。麻醉医师可以按需要设置靶浓度,TCI系统能自动控制输注速率使血药(或效应室)浓度迅速达到并维持设置的靶浓度。麻醉医师还可以根据临床需要随时调节靶浓度。用TCI系统实施静脉麻醉,如同在麻醉蒸发器上选定吸入麻醉药浓度一样,只需选定患者所需的麻醉药浓度,因此被称为“静脉蒸发器”(intravenous vaporizer)。使静脉麻醉的控制变得简便易行。

TCI 系统并不能满足个体间的药代动力学的差异。在不同的群体之间药代动力学参数也有较大差异，药效学上的差异可能比药代动力学更明显。然而临床实践中并无必要追求绝对精确的血药浓度。TCI 系统误差在±10%，精确度在±30%，可以满足临床需要。

第3节　麻醉诱导

一、静脉麻醉诱导的剂量与方法

常规的静脉麻醉诱导包括三类药物：静脉麻醉药（镇静催眠药）、麻醉性镇痛药（阿片类药）和肌肉松弛药。肌肉松弛药的使用有专门章节（详见 29 章）介绍，本章重点介绍镇静催眠药和阿片类药在静脉麻醉中的使用方法。

麻醉诱导有两个主要目的，一是让患者平稳入睡，进入麻醉状态；所谓平稳主要是预防或避免麻醉药对循环系统功能的抑制。二是减轻麻醉诱导时气管内插管的全身应激反应。因此通常是镇静催眠药和阿片类药联合应用，发挥二者协同和扬长避短的效应。

静脉麻醉诱导剂量（或称负荷剂量）通常是遵照教科书和药物说明书的指导剂量按公斤体重计算的，具体参见本书第 26 章和第 27 章。临床应用中静脉麻醉诱导的剂量因人而异，个体差异很大。如静脉麻醉药丙泊酚，通常麻醉诱导剂量为 2mg/kg，一般患者使用 1mg/kg 即可以入睡。依托咪酯的通常麻醉诱导剂量 0.3mg/kg，半量也同样可以达到使患者入睡的目的。剩下的半量可以在气管插管时视患者的全身情况和对麻醉药的反应酌情给之。这样就可以满足麻醉诱导的两个目的：平稳入睡和减轻气管插管的全身反应。静脉麻醉使用两种或多种药物麻醉诱导时，即联合诱导，如丙泊酚联合使用咪达唑仑，各药的剂量应相应减少（详见本节三）。

阿片类药物在麻醉诱导中的作用主要是削弱气管插管引起的的伤害性刺激，同时也与镇静催眠药发挥协同麻醉作用。因此具体使用剂量个体差异更大。常用于麻醉诱导的阿片类药，芬太尼和苏芬太尼，二者的效价比为 10∶1。芬太尼常用剂量 2～4μg/kg，苏芬太尼常用剂量为 0.2～0.4μg/kg。临床研究证实，在减轻气管插管引起的心血管不良反应方面，等效剂量的不同阿片类药之间没有大的差别；此外，根据各诱导药物的达峰时间合理安排给药顺序，使各诱导药物同时在气管插管时达到各自的最大效应的方法，比选择阿片类药的何种剂量更为重要（详见本节三）。

瑞芬太尼是芬太尼类中唯一对循环功能影响较大的阿片类药，呈剂量依赖性地降低心率、血压和心排血量。瑞芬太尼起效快，达峰时间仅 1 分钟，为避免瑞芬太尼的循环功能抑制作用，可在给予肌肉松弛药之后再给药。虽然瑞芬太尼与芬太尼的效价比是 1∶1。但是基于它的药效学特性，通常 1～2μg/kg，辅助丙泊酚静脉诱导麻醉即可获良好效果。

二、静脉麻醉诱导剂量的计算方法与药物浓度的设定

静脉麻醉诱导剂量可以按照药代动力学原理来计算，其计算公式为：

$$剂量(dose)=C_T \times V_{peak\ effect}$$

其中 C_T 是效应部位的靶浓度，具体由麻醉医师根据临床经验在一定范围内选定（表 49-1 和表 49-2）。$V_{peak\ effect}$ 为峰效应时的分布容积，其计算公式为：

$$V_{peak\ effect}=V_1\frac{C_{p,initial}}{C_{p,peak\ effect}}$$

V_1 为中央室分布容积；$C_{p,initial}$ 为初始血浆药物浓度；$C_{p,peak\ effect}$ 为峰效应时血浆药物浓度。

表 49-1　TCI 丙泊酚静脉麻醉诱导

ASA Ⅰ～Ⅱ级患者麻醉诱导
单纯丙泊酚诱导时血浆靶浓度一般设定为 4～6μg/ml
复合用药诱导时丙泊酚血浆靶浓度可设定为 3～3.5μg/ml
待患者意识丧失后丙泊酚血浆靶浓度降至 2.5～3.5μg/ml
诱导过程中应适度补充血容量，根据血压变化适时调整丙泊酚靶浓度，必要时使用血管活性药物
ASA Ⅲ～Ⅳ级患者麻醉诱导
采用“分步 TCI”的方法
降低初始血浆靶浓度（如 1μg/ml）
每隔 1～2min 增加血浆靶浓度 0.5～1.0μg/ml，直至患者意识消失后行气管内插管
诱导过程要密切观察和维持血流动力学平稳

表 49-2　芬太尼类药诱导和维持麻醉所需血药浓度(ng/ml)

	芬太尼	阿芬太尼	苏芬太尼	瑞芬太尼
诱导和气管插管				
合用静脉麻醉药	3~5	250~400	1~3	4~8
维持				
术中麻醉维持	2~5	100~300	0.25~1	2~6
强烈伤害性刺激时	4~8	250~450	1~3	4~8
恢复满意通气	<1~2	<200	<0.2	<1~3

计算静脉诱导剂量公式中之所以选用 $V_{peak\ effect}$(峰效应时的分布容积),是因为从三室模型出发,如果选用 V_1(中央室分布容积),在药物达到效应室之前已发生再分布和排除,以致计算出的药物剂量偏低。图 49-8 显示单次注射芬太尼、阿芬太尼和苏芬太尼后,达峰效应时血浆药物浓度与初始血浆药物浓度的关系。前者分别为后者的 17%、37%、20%。

由于在临床浓度范围内,这一比率是恒定的,因此根据上述公式很容易计算出 $V_{peak\ effect}$(表 49-3)。

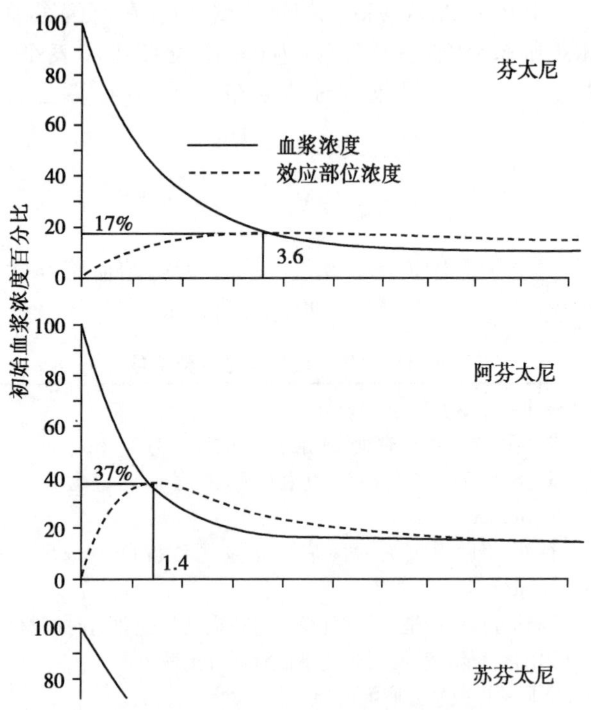

图 49-8　单次注射芬太尼达峰效应时血浆药物浓度与最初血浆药物浓度的关系

单次注射芬太尼、阿芬太尼和苏芬太尼后,达峰效应时三药的血浆药物浓度分别为最初血浆药物浓度的 17%、37%、20%

表 49-3　单次给药后药物的峰效应分布容积和达峰时间

药物	峰效应分布容积 $V_{peak\ effect}$(L)	达峰效应时间(min)
丙泊酚	37	2.2
依托咪酯	–	2.0
咪达唑仑	31	2.8
芬太尼	75	3.6
阿芬太尼	5.9	1.4
苏芬太尼	89	5.6
瑞芬太尼	17	1.6

根据表 49-3 看出,芬太尼的 $V_{peak\ effect}$ 是 75L,假如要达到 4.0ng/ml 的芬太尼效应室浓度,根据公式计算出的芬太尼剂量=4ng/ml×75L=300μg,而达峰效应时间为 3.6 分钟。如果要达到 3.5μg/ml 的丙泊酚效应室浓度,计算出的丙泊酚剂量=3.5μg/ml×37L=130mg,达峰效应时间为 2.2 分钟。

上述是按照药代动力学原理,计算静脉麻醉诱导剂量的理论。实际上,采用 TCI 静脉麻醉诱导,操作十分简便。麻醉医师只要确定一个适宜患者个体的靶浓度。表 49-1 和表 49-2 虽然提供了丙泊酚和芬太尼类药物的麻醉诱导靶浓度的参考数据,但是实际应用时主要还是依靠麻醉医师的临床经验和患者的体质与病情来确定。TCI 系统会自动显示达到目标血浆药物浓度或效应室药物浓度的所需剂量和时间。达到预定的诱导靶浓度后,自动维持这一浓度。并实时显示血浆药物浓度或效应室药物浓度、输注速率、给药时间和累计剂量等。

TCI 麻醉诱导可分为血浆靶浓度控制和效应室靶浓度控制两种方法。以效应室靶浓度控制输注丙泊酚时,有一过性血药浓度的峰值明显高于效应室浓度设定值的"超射"现象(图 49-9),容易引起外周血管扩张、低血压等不良反应。而以血浆靶浓度控制输注丙泊酚虽然麻醉起效缓慢，但诱导平稳，因此一般应用以血浆靶浓度控制输注丙泊酚的方法。

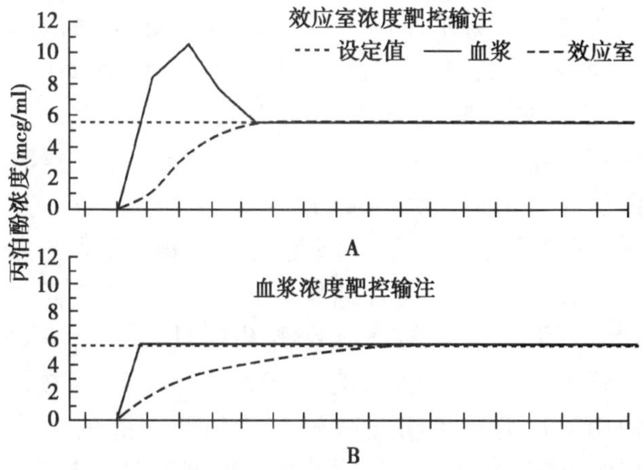

图 49-9　血浆靶浓度控制输注和效应室靶浓度控制输注
图中实线为血药浓度曲线，虚线为效应室浓度曲线。以效应室靶浓度控制输注丙泊酚时，有一过性血药浓度的峰值明显高于效应室浓度设定值的“超射”现象，容易引起外周血管扩张、低血压等不良反应。而以血浆靶浓度控制输注丙泊酚虽然麻醉起效缓慢，但诱导平稳

目前尚缺乏根据我国人群的药代动力学特点计算出的 TCI 药代动力学模型。来自国内多中心、大样本的临床研究，中国患者丙泊酚 TCI 麻醉诱导时意识消失点的丙泊酚血浆 C_{50} 和效应室 C_{50} 分别是 3. 8μg/ml 和 2. 2μg/ml（图 49-10），性别之间无差别；随年龄增长，意识消失时的丙泊酚浓度有所下降。依托咪酯 TCI 麻醉诱导时意识消失时的效应室浓度为 0. 50±0. 22μg/ml。值得一提的是，分析结果发现中国人丙泊酚 TCI 意识消失时，血浆 C_{50} 和效应室 C_{50} 明显低于国外白种人相同实验条件下的结果（表 49-4）。50% 中国患者意识消失的 BIS 值是 58，也明显低于白种人。在完全相同的实验条件和研究方法下，中国患者在较“浅”的血浆浓度和效应室浓度下达到了较“深”的麻醉状态（表 49-4）。本研究与 Kenny 研究组在界定意识消失的标准上是一致的，也就是说用 BIS 监测麻醉深度方面，中国人与白种人之间也存在差异。根据 BIS 的工作原理，这一推断是完全可能的。

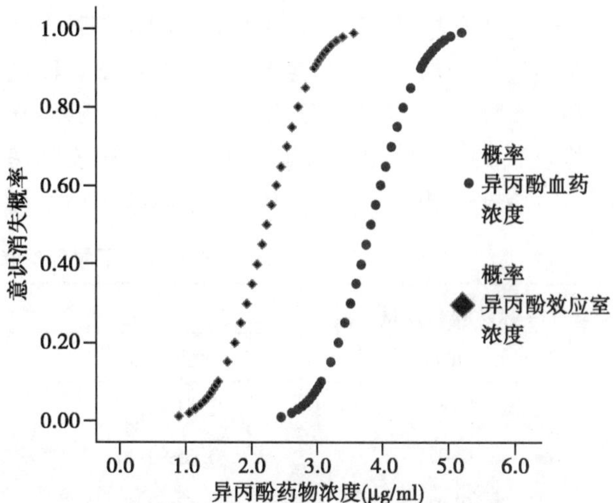

图 49-10　意识消失时丙泊酚的血浆和效应室浓度概率曲线
来自国内多中心、大样本的临床研究，中国患者丙泊酚 TCI 麻醉诱导，意识消失点的丙泊酚血浆 C_{50} 和效应室 C_{50} 分别是 3. 8μg/ml 和 2. 2μg/ml。性别之间无差别；随年龄增长，意识消失时的丙泊酚浓度有所下降

表 49-4　TCI 丙泊酚麻醉意识消失时中国人与白种人血浆和效应室 C_{50} 差异

		C_{50}	(C_{05} ~ C_{95})
丙泊酚血浆浓度(μg/ml)	白种人(n=40)	5. 2	(3. 1 ~7. 3)
	中国人(n=405)	3. 8	(2. 9 ~4. 8)
丙泊酚效应室浓度(μg/ml)	白种人(n=40)	2. 8	(1. 5 ~4. 1)
	中国人(n=405)	2. 2	(1. 3 ~3. 2)
BIS	白种人(n=40)	70. 9	(88. 8 ~52. 9)
	中国人(n=405)	58. 0	(77. 2 ~39. 6)

白种人资料来自 Kenny's Group. BJA 2003；90(2)：127-131
中国人资料来自 Yue's Group. Anesth Analg 2009；108(2)：478-83

三、静脉麻醉诱导技巧

联合诱导（co-induction）是两种或多种不同麻醉药物联合应用，以达到作用相加或协同的目的，从而可以减少麻醉药各自的用量，减轻可能产生的副作用。例如，巴比妥类药物硫喷妥钠与苯二氮䓬类药物咪达唑仑联合诱导可以产生明显的协同作用。因为二者共同作用于 GABA 受体。

应用联合诱导时，丙泊酚的剂量明显降低。咪

达唑仑0.02mg/kg(此量仅相当于咪达唑仑产生意识消失ED_{50}的1/10)与丙泊酚联合诱导,较单纯用丙泊酚诱导明显减少意识消失时的丙泊酚用量,两药呈协同作用(表49-5)。

表49-5 咪达唑仑与丙泊酚联合诱导的协同作用

意识消失	丙泊酚诱导用量(mg/kg)		
	盐水	咪达唑仑	变化
ED_{50}	1.07	0.74	↓45%
ED_{90}	1.88	1.03	↓82%

咪达唑仑与丙泊酚联合诱导的协同作用随咪达唑仑剂量的增加而加强(表49-6)。表中以意识消失和BIS降至50作为观察指标,可以看出,随着咪达唑仑剂量的增加,丙泊酚诱导量呈剂量相关的递减。咪达唑仑不同剂量间(0.02mg/kg、0.04mg/kg和0.06mg/kg)存在显著性差异。

静脉麻醉联合诱导,不仅是催眠药之间的联合应用,也常应用催眠药与阿片类药的联合。一方面催眠药与阿片类药联合应用,作用也明显相加或协同。例如,阿芬太尼0.02mg/kg与丙泊酚联合诱导,两药作用相加,丙泊酚用量减少(表49-7)。如果咪达唑仑(0.02mg/kg)、阿芬太尼(0.02mg/kg)与丙泊酚三药联合诱导,可将丙泊酚诱导意识消失的用量平均减少86%。另一方面,麻醉诱导并非仅仅满足消除意识,通常要完成气管插管。而气管插管是非常强烈的伤害性刺激。消除意识的静脉麻醉药剂量不可能消除气管插管引起的强列的伤害性刺激。麻醉诱导加用阿片类药可明显减轻气管插管引起的机体应激反应,避免不必要的加大麻醉催眠药剂量,提高安全性,减少副反应。

表49-6 不同剂量咪达唑仑与丙泊酚联合诱导

咪达唑仑剂量(mg/kg)	丙泊酚用量(mg/kg)			
	意识消失		BIS_{50}	
0	1.51±0.32		3.09±0.45	
0.02	0.65±0.17	↓58%	1.90±0.31	↓39%
0.04	0.53±0.12	↓65%	1.53±0.31	↓50%
0.06	0.29±0.12	↓81%	1.48±0.28	↓52%

表49-7 阿芬太尼与丙泊酚联合诱导的相加作用

意识消失	丙泊酚诱导用量(mg/kg)		
	盐水	阿芬太尼	变化
ED_{50}	1.10	0.92	↓20%
ED_{90}	1.62	1.24	↓30%

表49-2已列举了几种常用芬太尼类药麻醉诱导所需的血药浓度。表49-8是中国患者丙泊酚麻醉诱导意识消失后,对痛刺激(对尺神经的强直电刺激,相当于切皮的痛刺激)无反应的瑞芬太尼TCI血药浓度和效应室浓度的C_{95},分别是6.0ng/ml和5.9ng/ml。没有性别与年龄之间的差别。

表49-8 对痛刺激无反应时瑞芬太尼的血浆和效应室浓度

	C_{50}	C_{95}
血浆浓度(ng/ml)	4.1(4.0~4.2)	6.0(5.8~6.2)
效应室浓度(ng/ml)	3.3(3.3~3.4)	5.9(5.8~6.0)

在抑制气管插管心血管反应上,等效剂量的不同阿片类药之间没有大的差别,如芬太尼与苏芬太尼之间。而麻醉诱导药物的合理给药顺序,使各诱导药物在气管插管时同时达到各自最大效应(达峰)很关键,比选择何种阿片类药和何种剂量更为重要。咪达唑仑、丙泊酚、依托咪酯、芬太尼、苏芬太尼、瑞芬太尼的达峰效应时间表49-3已列出。例如,芬太尼达峰效应时间3.6分钟,而苏芬太尼达峰效应时间为5.6分钟,应该如何安排合理的给药时间和顺序不言而喻。

分次和分步麻醉诱导。除了给药顺序上让诱导药物尽可能同时达到峰浓度,麻醉诱导药分次小剂量给药也很关键。例如,通常将丙泊酚的诱导用量分两次给药,第一步达到患者入睡即可(1mg/kg),剩余的剂量可以在气管插管之前再酌情给予。目的是避免一次性大剂量丙泊酚过度抑制循环功能,使麻醉诱导和气管插管期间血流动力学平稳。芬太尼类药需缓慢静注,以免引起呛咳反应。表49-1对ASA Ⅲ~Ⅳ级患者麻醉诱导采用“分步TCI”的方法。降低初始血浆靶浓度（1～1.5μg/ml），每隔1～2 分钟增加血浆靶浓度 0.5～1.0μg/ml，直至患者意识消失后行气管内插管。维持诱导过程血流动力学平稳。

第4节　麻醉维持

一、静脉麻醉维持期间给药速率和计算方法

理论上静脉麻醉维持给药速率应等于药物从体内的总清除率（Cls）乘以血浆浓度。为了维持一个稳定的靶浓度（C_T），给药速率应与药物从体内排除的速率相等：

$$静脉麻醉维持的给药速率=C_T\times Cls$$

此计算公式概念浅显易懂，但它不适用于多室模型的静脉麻醉药长时间持续输注时的药代动力学特征。图 49-1 可以看出药物的吸收和消除在以血液为代表的中央室，而药物的分布在一个或多个假定的周边室，消除和分布是同时进行的，且随着给药时间的延长，药物从中央室分布到周边室的量逐渐减少，其给药量也应随之减少，即以指数衰减形式输注给药：

$$维持给药速率=C_T\times V_1\times(k_{10}+k_{12}e^{-k21t}+k_{13}e^{-k31t})$$

临床医师显然不会用此公式去计算给药速度。通常维持静脉麻醉的方法是参考已知的维持麻醉的给药速率，麻醉医师根据经验和观察患者的生理指标进行调节。例如，丙泊酚麻醉维持给药的速率一般为 6～12mg/（kg・h）。具体到个别患者的麻醉维持，什么速率合适，需要麻醉医师来判断和决定。当然也有客观的参考标准，推荐使用的是神经电生理方法监测麻醉深度。例如，用脑电双频谱指数（BIS）监测，麻醉中调节静脉给药速率，维持 BIS 在 40～60 之间。另一方面，参考来自文献的临床实验数据，例如，使群体患者意识消失的丙泊酚输注速率为 6.6mg/（kg・h），也即 110μg/（kg・min）。丙泊酚输注速率与患者记忆功能的关系可以参考表 49-11。当丙泊酚输注速率达到 67μg/（kg・min）时，80% 的患者失去记忆。

麻醉中阿片类药持续输注的问题比较特殊。适用于持续输注的阿片类药应该是速效、短效药；长时间输注停药后药物浓度能迅速下降，达到不抑制患者自主呼吸的水平。常用的阿片类药中芬太尼最不适合持续输注。从图 49-14 可以看出芬太尼持续输注 100 分钟后的半衰期（时-量相关半衰期）已超出其输注时间的本身，很难控制。但是也有依据前述的维持给药速率的计算公式计算芬太尼给药模式的方法：

$$维持给药速率=C_T\times V_1\times(k_{10}+k_{12}e^{-k21t}+k_{13}e^{-k31t})$$

例如，维持 1.5ng/ml 芬太尼血药浓度，给药速率可按下列步骤：最初 15 分钟速率为 4.5μg/（kg・h）；15～30 分钟速率为 3.6μg/（kg・h）；30～60 分钟速率为 2.7μg/（kg・h）；60～120 分钟速率为 2.1μg/（kg・h）。尽管此模式可提供较精确的血药浓度，但显然临床应用并不方便。

苏芬太尼的时-量相关半衰期特点表明它比较适合用于持续输注。图 49-14 显示苏芬太尼持续输注 3～4 小时左右，停止输注后血药浓度下降 50% 的时间大约 25～30 分钟。苏芬太尼对心血管系统几乎没有影响，在心血管手术麻醉时可以用到很大的剂量，而安全性却非常好。唯一担心的是阿片类药的呼吸抑制作用。一般手术麻醉维持，苏芬太尼的输注速率为 0.25～1.0μg/（kg・h）。相当于 60kg 的成人，每小时输注 15～60μg。特别要提醒，如果患者准备术后即刻拔出气管导管，苏芬太尼持续输注的速率必须小于 1.0μg/（kg・h）。而且在手术结束前 30min 停止输注苏芬太尼（详见本章第五节）。如果间断给予苏芬太尼，剂量为 2.5～10μg。

苏芬太尼的药代动力学特性表明它适用于 TCI 方法维持麻醉。苏芬太尼 TCI 配合静脉麻醉药用于麻醉诱导时，防止气管内插管引起的心血管反应的半数有效血浆浓度（C_{50}）为 1.08ng/ml（0.73～2.55ng/ml）。推荐的用法是麻醉诱导时将苏芬太尼 TCI 血浆靶浓度设置为 2.0ng/ml，待效应室浓度上升达到 0.5ng/ml 时，可以满足气管插管所需的深度。术中维持 TCI 血浆靶浓度为 0.25～3.0ng/ml（见表 49-2）。文献报道，术中血浆苏芬太尼浓度低于 0.5ng/ml，会导致其他补救措施增加。同理，也需要手术结束前 30 分钟停止输注苏芬太尼（详见本章第五节）。

瑞芬太尼的速效和超短效的优越特性使其特别适合静脉麻醉维持期长时间持续输注。由于其停药后恢复时间(3～6分钟)几乎不受持续输入时间的影响,因此无论用恒速方法输注还是TCI方法输注,均能良好控制。持续输注的常用速率在0.1～1.0μg/(kg·min),剂量范围很宽,由麻醉医师根据手术刺激程度的大小和患者反应程度的强弱来调节。由于起效快,加深或减浅麻醉十分迅速,安全性也得以提高。临床麻醉维持常用的瑞芬太尼输注速率为0.2～0.4μg/(kg·min)。瑞芬太尼TCI方法给药时,术中维持血浆靶浓度为2.0～8.0ng/ml(见表49-2)。

TCI是将药代动力学理论用于临床麻醉实践的典范。与持续输注方法不同,TCI自动计算出达到设置的血药浓度所需的给药速率,并使麻醉从诱导到维持成为一个连续的过程。目前临床上常用的静脉麻醉药物的TCI药代动力学模型见表49-9。

表49-9 常用的麻醉药物和药代动力学模型

麻醉药	药代动力学模型
丙泊酚	Marsh模型
依托咪酯	Arden模型
苏芬太尼	Gepts模型
瑞芬太尼	Minto模型

TCI通常以血浆药物浓度为指标,而效应部位(室)药物浓度并不等于血浆药物浓度,常常有一个滞后现象。图49-11以脑电边界频率作为效应部位药物作用的指标,可以看出效应部位的反应曲线明显滞后于血浆药物浓度变化曲线。由于效应部位的药物浓度无法测定,因此药理上用 k_{e0} 和 $t_{1/2}k_{e0}$ 的概念来反映药物在中央室和效应室之间平衡的速度。

k_{e0} 本应是药物从效应室转运至体外的一级速率常数。而目前通常用来表示药物从效应室转运至中央室的速率常数,即反映药物在中央室和效应室之

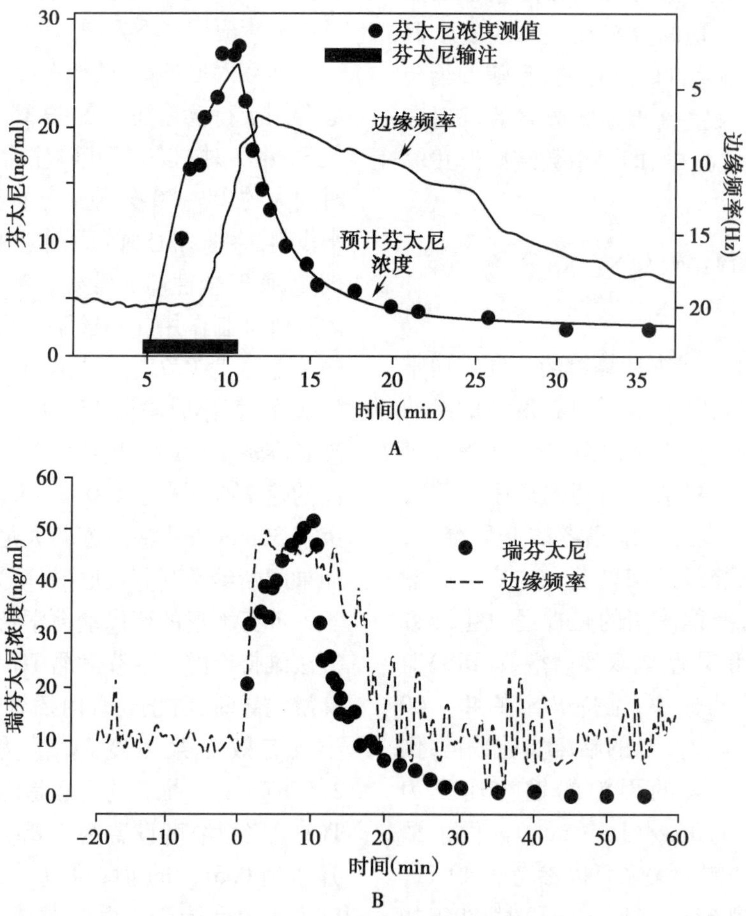

图49-11 脑电边界频率作为效应室药物作用的指标与血药浓度变化曲线比较

A. 以脑电边界频率作为效应室芬太尼作用的指标,效应室的反应曲线明显滞后于芬太尼血浆浓度的变化;B. 以脑电边界频率作为效应室瑞芬太尼作用的指标,效应室的反应曲线几乎与瑞芬太尼血浆浓度的变化一致。说明瑞芬太尼起效十分迅速

间的平衡速度。从图 49-12 可以看出，似乎称为 k_{e1} 更为确切。k 为一级速率常数，表示单位时间内药物的转运量与现有量之间的比值，例如 k=0.1/h，表示剩余药量中每小时有 10% 被转运；e 表示效应室；0 表示体外。效应室与中央室的滞后程度取决于 k_{e0}。药物的 k_{e0} 越大，效应室与中央室平衡的时间越短。例如丙泊酚 k_{e0} 为 0.239/min，是芬太尼 k_{e0} 0.105/min 的两倍，丙泊酚效应室的达峰时间仅需芬太尼的一半。

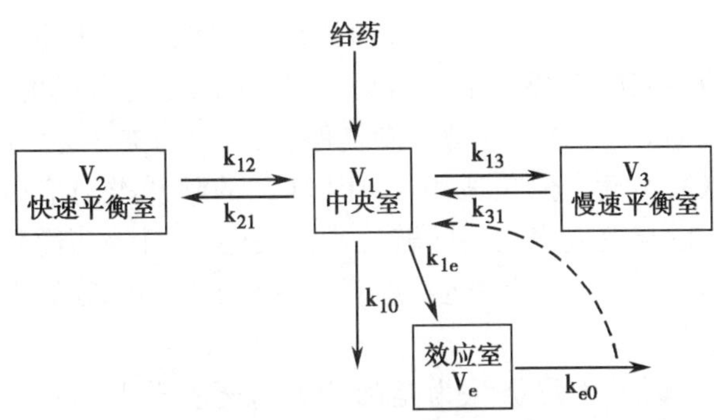

图 49-12　三室模型中的 k_{e0} 概念

k_{e0} 本应是药物从效应室转运至体外的一级速率常数。而目前通常用来表示药物从效应室转运至中央室的速率常数，即反映药物在中央室和效应室之间的平衡速度。从图中可以看出似乎称为 k_{e1} 更为确切。k 为一级速率常数，表示单位时间内药物的转运量与现有量之间的比值，例如 k=0.1/h，表示剩余药量中每小时有 10% 被转运；e 表示效应室；0 表示体外。效应室与中央室的滞后程度取决于 k_{e0}。药物的 k_{e0} 越大，效应室与中央室平衡的时间越短

$t_{1/2}k_{e0}$ 是维持一个稳态血药浓度时，效应室浓度达到血浆浓度 50% 时所需的时间。可用 $0.693/k_{e0}$ 来计算。原则上药物的 k_{e0} 越大，$t_{1/2}k_{e0}$ 越小，效应室平衡的时间越快（表 49-10）。例如阿芬太尼 k_{e0} 较大，$t_{1/2}k_{e0}$ 不到 1 分钟，达峰效应时间 1.4 分钟，达峰时单次剂量的阿芬太尼约 60% 再分布和排出体外。而芬太尼，达峰效应时间要 4 分钟，达峰时 80% 以上的药物（单次注射）已再分布和排出体外。图 49-13 可以看出。药物的 $t_{1/2}k_{e0}$ 越小，药物效应室达到峰效应的时间越短，效应室浓度占血浆浓度的比值也越高。

TCI 系统显示的血浆和效应室的靶浓度是根据药代动力学推算出来的，前提是假设患者血浆药物浓度为零，实际浓度并不知道。如果系统一旦中断工作，可能会有两种情况：一是操作者人为将注射泵停下来，如注射器内药液走空，需要更换，此时 TCI 系统会将停泵时间记录下来，并继续按药代动力学原理进行计算，一旦注射泵重新工作，可以自动调整泵速，恢复原靶浓度。二是退出系统，如发生故障；TCI 重新工作时，不会考虑体内现存药量，仍将机体血浆浓度视为零，如此推算出来的靶浓度将与实际情况误差很大。

表 49-10　静脉麻醉药单次给药后 $t_{1/2}k_{e0}$ 和效应室达到峰效应的时间

	$t_{1/2}k_{e0}$ (min)	效应室达到峰效应的时间(min)
阿芬太尼	0.9	1.4
瑞芬太尼	1.3	1.6
依托咪酯	1.5	2.0
丙泊酚	2.4	2.2
苏芬太尼	3.0	5.6
咪达唑仑	4.0	2.8
芬太尼	4.7	3.6

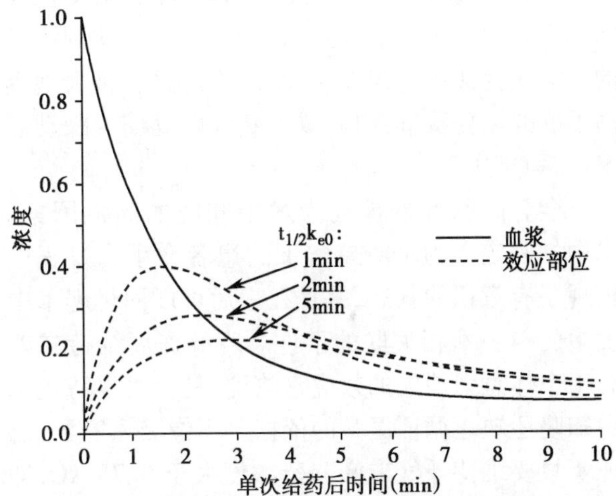

图 49-13　$t_{1/2}k_{e0}$ 对效应室浓度的影响

$t_{1/2}k_{e0}$ 是维持一个稳态血药浓度时，效应室浓度达到血浆浓度 50% 时所需的时间。可用 $0.693/k_{e0}$ 来计算。原则上药物的 k_{e0} 越大，$t_{1/2}k_{e0}$ 越小，药物效应室达到峰效应的时间越短，效应室浓度占血浆浓度的比值也越高

二、静脉麻醉维持期间药物浓度的调控

利用 TCI 的预期血药浓度确定了静脉麻醉药在不同临床目标点（意识消失、对痛刺激反应消失等）的半数有效浓度（C_{50}）。为静脉麻醉维持期间靶浓度的调节提供了方便（见表 49-1，表 49-2，表 49-4，

表49-8)。然而镇静催眠药与镇痛药的相互作用,使靶浓度的调节变得复杂(见图49-3)。在全凭静脉麻醉维持中,选择高浓度镇静催眠药与低浓度镇痛药组合,还是相反,见解不一。英国权威TCI专家提出,一个好的TCI管理,镇静催眠药应该缓慢诱导达到意识消失,记录意识消失时镇静催眠药的效应室浓度,麻醉维持时只要略高于这个镇静水平的效应室浓度即可。体现了个体化诱导和维持的方法。意识消失时和苏醒时的效应室浓度基本是同一水平,因此停药后也可根据意识消失时的效应室浓度大致判断苏醒所需的时间。表49-4列出了TCI丙泊酚麻醉意识消失时,效应室 C_{50} 和 C_{95} 分别为2.2μg/ml和3.2μg/ml。临床研究证实麻醉维持时镇静药的浓度不宜过高,其他问题可用麻醉性镇痛药来解决。例如,依托咪酯TCI麻醉,意识消失时的效应室浓度为0.50μg/ml±0.22μg/ml。由于依托咪酯没有镇痛作用,与瑞芬太尼联合实施静脉麻醉时,需要持续输注较大剂量的瑞芬太尼,达到0.3~0.4μg/(kg·min),甚至更高。术中麻醉维持依托咪酯TCI的效应室浓度0.3μg/ml就可以达到满意的麻醉深度,BIS值维持在50左右。并且极大地提高了麻醉恢复质量,明显减少麻醉恢复期的躁动和术后恶心呕吐。

全凭静脉麻醉被列为术中知晓的高危因素。术中知晓定义为全身麻醉下的患者在手术过程中出现了有意识的状态,并且在术后可以回忆起术中发生的与手术相关联的事件。麻醉深度维持在略高于个体意识消失的效应室浓度,是否可以防止术中知晓还缺乏循证医学的依据。不像吸入麻醉,已证实只要维持呼气末麻醉药浓度大于0.7MAC,即可有效预防术中知晓的发生。业已证实,全凭静脉麻醉中用BIS监测,维持BIS值在40~60,可以将发生术中知晓的高危人群的知晓发生率降低80%以上。

一般来说,麻醉下记忆的丧失是呈剂量相关的。表49-11可以看出,患者术中的记忆功能随着麻醉药剂量的增加逐渐下降。丙泊酚输注速率达110μg/(kg·min),患者意识消失。

手术的伤害性刺激程度在手术中并非一成不变的,不同程度的伤害性刺激,如气管插管、切皮等,所需的血浆靶浓度也不同。术中伤害性刺激的变化、患者的反应性变化,都要麻醉医师随时观察,及时调整靶浓度。提前预防性地改变靶浓度来对抗伤害性刺激,比伤害性刺激导致机体出现反应后才处理要平稳得多,对机体的干扰和影响也小得多。

表49-11 丙泊酚镇静与记忆功能

丙泊酚剂量	外显记忆保存
8μg/(kg·min)	88%
17μg/(kg·min)	86%
33μg/(kg·min)	65%
67μg/(kg·min)	18%

手术中阿片类药采用持续输注或TCI输注给药较间断给药有很多益处:①减少总用药量;②血流动力学稳定;③减少副作用;④减少追加;⑤意识恢复迅速。但是适用于TCI输注的阿片类药应该在血与效应室之间的转运非常迅速;并且停药后药物浓度迅速下降,达到患者清醒和不抑制呼吸的水平。

瑞芬太尼被认为是阿片类药药理学上的新发展。瑞芬太尼有独特的代谢机制—被非特异性的水解酶持续水解,因此其恢复几乎不受持续输入时间的影响。图49-14显示,持续输注瑞芬太尼无论是1小时还是10小时,停药后其恢复时间不变,均是3~6分钟,较其他阿片类药有质的差别。

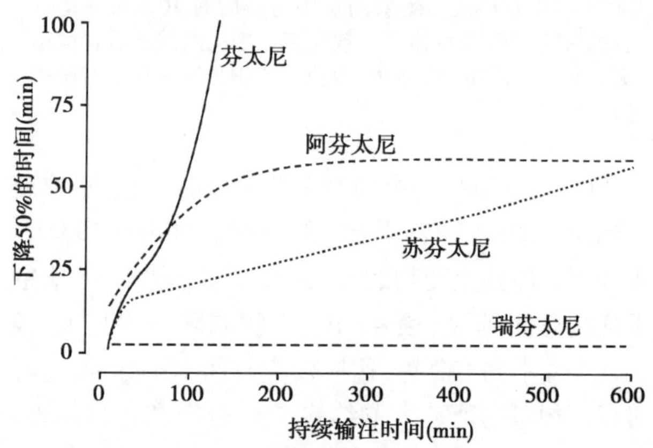

图49-14 芬太尼类药持续长时间输注后半衰期的变化(时-量相关半衰期)

TCI是药代动力学的产物,解决的是持续输注时维持特定药物浓度的输注速率问题。C_{50} 是药效学的产物,解决的是针对术中不同的刺激,选择不同需要的药物浓度问题。二者完美结合产生药代-药效模式。解决了药物浓度和效应的时间过程,即麻醉维持过程。图49-5显示了丙泊酚和瑞芬太尼的PK-PD模式。反映出该药的血药浓度在 C_{50} 至 C_{95} 效应窗内变化的时间过程。PK-PD模式不仅可以用于单一药物，也可以用于反映两种药物相互作用后的结果。图 49-6 中 Smartpilot View 系统计算和显示麻醉催眠药和镇痛药相互作用而产生的麻醉水平的二维图。不仅显示催眠药和镇痛药相互作用的效应窗（C_{50} ~ C_{90}），而且显示根据两类药的给药速率计算得到的当前的麻醉水平（深度）点，和如果保持这样的给药速率计算得到的 15min 后的麻醉水平（深度）点。

静脉麻醉的发展仅提供了准确的给药指标，尚缺乏患者的反馈指标。也就是说，这些给药指标的确立取决于麻醉医师的经验和判断，是否适合每个具体患者还需要监测麻醉深度和观察患者的反馈指标。此外，TCI 系统可以维持预设的靶浓度，但并不能自动适应外科手术刺激或其他因素引起的麻醉期间的生理波动。解决的方法是将 TCI 设计成一个闭环控制给药系统（closed-loop drug delivery systems）。然而作为闭环控制的反馈指标-麻醉深度监测，目前还是临床研究的难题。因此，静脉麻醉的闭环控制给药系统还未成熟。

TCI 虽然在一定程度上解决了静脉麻醉无法连续监测血药浓度变化的弱点。但是毕竟提供的是计算出来的预期血药浓度，并非实测浓度。近年采用质谱仪分析呼出气气体中丙泊酚浓度（ET-propofol）的研究取得重要进展。呼气末气体中丙泊酚浓度与血浆中实测丙泊酚浓度直线相关性非常好（图 49-7）。有望不久成为床旁监测指标。真正解决静脉麻醉中连续、实时监测血药浓度变化的难题。

第 5 节　麻醉恢复

一、药物的药代动力学特性对麻醉恢复的影响

药物浓度在体内下降的快慢主要取决于药物消除半衰期的长短。理论上，单次给药后，经过 4 ~ 5 个半衰期，体内的药物基本排除（表 49-12）。但是较长时间持续输注后的半衰期就完全不一样了。因此又提出时-量相关半衰期（context-sensitive half time）的概念。时-量相关半衰期是指维持恒定血药浓度一定时间后停止输注，中央室的药物浓度下降 50% 所需的时间。其意义在于它不同于药物消除半衰期（$t_{1/2}\beta$）。研究表明，某些具有较长的 $t_{1/2}\beta$ 的药物可以具有较短的时-量相关半衰期。例如，苏芬太尼的 $t_{1/2}\beta$ 比阿芬太尼要长，但如持续输注 8 小时，停止输注后，苏芬太尼较阿芬太尼恢复要快，即时-量相关半衰期要短（图 49-14），反之亦然。

表 49-12　药物消除半衰期

半衰期数量	药物剩余（%）	药物排除（%）
0	100	0
1	50	50
2	25	75
3	12.5	87.5
4	6.25	93.75
5	3.13	96.87

常用的静脉麻醉药的时-量相关半衰期持随输注时间的延长而变化（图 49-15）。芬太尼和硫喷妥钠明显不适于长时间输注，也不适于用 TCI 方式给药。因为 TCI 系统提高靶浓度比较好实现，计算机根据药代动力学模型，计算出给药速率，很快可以达到预期设置的靶浓度。然而用 TCI 系统降低靶浓度，计算机所能做的工作就是停泵，然后完全依赖该药在体内的重新分布与代谢。根据药代动力学参数，计算出何时下降到麻醉医师设置的靶浓度，再重新开启注射泵维持该靶浓度。这方面，TCI 不如吸入麻醉可以人工干预，通过加快药物从呼吸道的排除，来降低吸入麻醉药的浓度。因此速效和超短效的新型静脉麻醉药推动了静脉麻醉的发展。瑞芬太尼是一个典型的代表，瑞芬太尼长时间持续输注，其时-量相关半衰期始终不变（图 49-14）。

曲线从上向下依次为安定、硫喷妥钠、咪达唑仑、氯胺酮、丙泊酚、依托咪酯。

药物持续输入停止后，药物浓度的下降比单次负荷剂量给药后的下降要慢。这与输入时间的长短有关。输入时间越长，停止输入后药物在血浆和效应室衰减得就越慢。这一现象的发生是因为随着输入时间的延长，周边室里的药物已渐渐地充满，导致周边室和中央室浓度梯度减少，停药后药物由中央室向周边室分布减慢，当中央室的药物浓度小于周边室的药物浓度时，药物将反向流动（图 49-1）。输入时间更长的话，周边室和中央室最终达到平衡，此时继续输入将不会再增加停止输入后药物浓度的衰

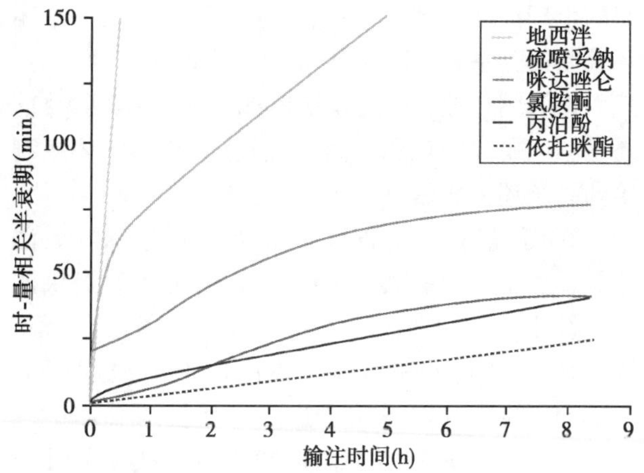

图 49-15　常用静脉麻醉药时-量相关半衰期

减变慢的情况。

根据麻醉药的时-量相关半衰期，选择有优越的药代动力学特点的丙泊酚(图 49-16)、依托咪酯、瑞芬太尼等麻醉药维持麻醉，长时间持续输注停药后恢复十分迅速。

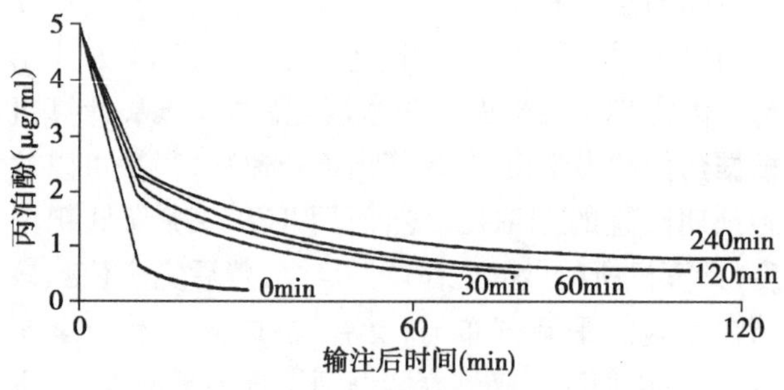

图 49-16　TCI 丙泊酚麻醉停药后的恢复

二、根据药代动力学和药效学模型预测麻醉药物的恢复时间

TCI 系统根据药代动力学模型在停药后可以继续计算随着时间的推移药物浓度的下降，并显示逐渐降低的血浆和效应室浓度。停药后可根据不同临床目标点的血浆和效应室浓度判断恢复所需的时间。

意识消失时和苏醒时的丙泊酚效应室浓度基本是同一水平，因此停药后可根据意识消失时的效应室浓度判断苏醒所需的时间。只要在 TCI 系统中记录或输入患者个体丙泊酚麻醉诱导入睡(意识消失)时的血浆和效应室浓度，TCI 系统可以推算出停药后达到清醒所需的时间。

同理，利用药代动力学和药效学模型，可以推算出阿片类药物从麻醉状态降至苏醒状态可以拔除气管导管的时间，即恢复满意自主呼吸的时间。例如从表 49-2 可以看出，苏芬太尼在麻醉恢复期达到满意通气水平的血药浓度为 0. 2ng/ml。如果麻醉维持 2 ~3 小时，从图 49-14 苏芬太尼恢复曲线上可以看出，持续输入苏芬太尼 2 ~3 小时，停药后苏芬太尼血浆药物浓度下降 50% 大约需要 25 分钟左右。也就是说如果我们在手术后期将血浆苏芬太尼浓度维持在 0. 4ng/ml，停药后 30 分钟将降至 0. 2ng/ml 以下，达到了恢复满意通气的水平，可以拔除气管内导管。苏芬太尼时-量相关半衰期不如瑞芬太尼优越，但是了解苏芬太尼的药代动力学和药效学特性，在麻醉维持和恢复时仍然可以控制的得心应手。通常适用于 3 ~4 小时的手术，在手术结束前 30 ~40 分钟停止苏芬太尼 TCI 输注，手术结束时麻醉恢复迅速平稳。

表 49-2 列出阿片类药维持满意通气的血药浓度可供临床麻醉时参考。产生呼吸抑制的瑞芬太尼血药浓度和效应室浓度都低于疼痛反应消失时的浓度。国内研究结果，瑞芬太尼产生呼吸抑制时的 TCI 血浆和效应室半数有效浓度(C_{50})分别为 3. 1ng/ml 和 2. 1ng/ml。苏芬太尼产生呼吸抑制时的 TCI 血浆半数有效浓度(C_{50})为 0. 14ng/ml。

静脉麻醉的特点是无需经气道给药和无污染。与吸入麻醉相比，静脉麻醉诱导更便捷、舒适，苏醒更迅速和平稳。静脉麻醉的发展得益于三方面重要进展：速效和超短效的静脉麻醉药；对药代动力学和药效学原理的重新认识；以及新的静脉麻醉给药技术(如 TCI)。这些进展解决了静脉麻醉存在的某些局限性，如可控性不如吸入麻醉药、依体重计算用药不科学以及无法连续监测血药浓度变化，使静脉麻醉进入一个新时代。但是这些新技术仍然尚未解决静脉麻醉药个体差异较大的问题，必须加强麻醉深度的监测。也就是说，静脉麻醉的发展仅为我们提供了准确的给药指标，但缺乏患者的反馈指标。是否适合每个具体患者还需要观察和监测患者的麻醉深度。因此，静脉麻醉的闭环控制给药系统(closed-loop drug delivery systems)的发展成为今后的方向。

(岳　云)

参 考 文 献

1. White PF. Textbook of Intravenous Anesthesia. Baltimore: Williams & Wikins, 1997, 10-26.

2. Glass P. S. A, Shafer S. L, Reves J. G. Intravenous drug deliv-

ery systems. In Miller RD(ed):Miller's Anesthesia,7th ed. New York,Churchill Livingstone,2010,825-858.

3. Milne SE,Tory A,Irwin MG,et al. Relationship between bispectral index,auditory evoked potential index and effect-site EC50 for propofol at two clinical end-points. British Journal of Anesthesia,2003,90:127-131.
4. Xu Z,Liu F,Yue Y,et al. C50 for Propofol-Remifentanil Target-Controlled Infusion and Bispectral Index at Loss of Consciousness and Response to Painful Stimulus in Chinese Patients:A Multicenter Clinical Trial. Anesthesia & Analgesia, 2009,108:478-483.
5. Schwilden H: A general method for calculating the dosage scheme in linear pharmacokinetics. Eur J Clin Pharmacol, 1981,20:379-386.
6. White PF:Use of continuous infusion versus intermittent bolus administration of fentanyl or ketamine during outpatient anesthesia. Anesthesiology,1983,59:294-299.
7. Glass PS,Hardman D,Kamiyama Y,et al:Preliminary pharmacokinetics and pharmacodynamics of an ultra-short-acting opioid:Remifentanil (GI87084B). Anesth Analg,1993,77: 1031-1040.
8. Shafer SL,Gregg K:Algorithms to rapidly achieve and maintain stable drug concentrations at the site of drug effect with a computer controlled infusion pump. J Pharmacokinet Biopharm,1992,20:147-169.
9. Jacobs JR,Williams EA:Algorithm to control "effect compartment" drug concentrations in pharmacokinetic model-driven drug delivery. IEEE Trans Biomed Eng,1993,40:993-999.
10. Minto CF,Schnider TW,Short TG,et al:Response surface model for anesthetic drug interactions. Anesthesiology,2000, 92:1603-1616.
11. Bruhn J,Bouillon TW,Ropcke H,Hoeft A:A manual slide rule for target-controlled infusion of propofol:Development and evaluation. Anesth Analg,2003,96:142-147.
12. Hughes MA,Glass PSA,Jacobs JR:Context-sensitive halftime in multicompartment pharmacokinetic models for intravenous anesthetic drugs. Anesthesiology,1992,76:334-341.
13. Minto CF,Schnider TW,Gregg KM,et al:Using the time of maximum effect site concentration to combine pharmacokinetics and pharmacodynamics. Anesthesiology, 2003, 99: 324-333.
14. Russel D,Wilkes MP,Hunter SC,et al:Manual compared with target-controlled infusion of propofol. Br J Anaesth, 1995,75:562-566.
15. Struys M,Versichelen L,Byttebier G,et al:Clinical usefulness of the bispectral index for titrating propofol target effectsite concentration. Anaesthesia,1998,53:4-12.
16. Schwilden H,Schüttler J,Stockel H:Closed-loop feedback control of methohexital anesthesia by quantitative EEG analysis in humans. Anesthesiology,1987,67:341-349.
17. Murkin JM. Multicentre trial:sufentanil anaesthesia for major surgery:the multicentre Canadian clinical trial. Can J Anaesth,1989,36:343-349.

第50章　麻醉期间呼吸管理

麻醉期间正确的呼吸管理具有重要的临床意义,现代麻醉的要求已不只限于止痛,更需要尽可能地维持患者的生理功能接近正常。麻醉和手术过程对呼吸功能的影响,较患者已存在的病理生理状态更为显著。麻醉处理不当或继发于循环功能紊乱所导致的呼吸功能障碍可造成严重的低氧血症,如不能及时正确地处理,可发展为呼吸衰竭危及生命。所以麻醉期间的呼吸管理至关重要。

第1节　麻醉前对呼吸功能的评估及防治

如麻醉前并存慢性肺部疾病,胸部和上腹部手术会增加呼吸管理的困难,呼吸意外的发生率也会显著增高。术前充分评估可明确患者的基础生理功能和手术实施的可行性。术前适当的药物治疗及胸部理疗,有利于麻醉中呼吸管理,降低围手术期呼吸并发症的发生率及病死率。常见的并存肺疾病为气道梗阻性与限制性肺疾病,均为肺泡通气/血流灌注(V_A/Q)不匹配导致低氧血症,增加麻醉中呼吸管理困难。

一、并存肺疾病的评估

(一) 慢性阻塞性肺疾病

慢性阻塞性肺疾病(chronic obstructive pulmonary disease,COPD)是一种进展型慢性肺疾病,可累及气道和肺实质,进而引起肺功能逐渐丧失。COPD具有双重危险性,即有术后肺部并发症的危险同时还伴有术后心脏和肾脏并发症。通常分为肺气肿或慢性支气管炎两种疾病。虽然这两者常并存,但是应按独立疾病来考虑。

1. 肺气肿　是由终末小支气管远端空腔异常的持续性扩张所致,并伴有肺泡壁结构的破坏性改变,而导致了正常肺弹性回缩功能丧失,在呼气时,小气道提前关闭,残气量增加。

2. 慢性支气管炎　定义为咳嗽、咳痰每年至少3个月,连续2年以上,并且排除其疾病引起的上述症状。这类患者最常见的危险因素为吸烟。

患有COPD的患者多因肺气肿或慢性支气管炎造成通气障碍,麻醉前存在低氧血症,常需供氧治疗。

3. COPD患者术后转归预测　使用BODE评分系统可以评估COPD患者的呼吸和全身情况,较单纯使用FEV_1%更好。BODE系统基于4个指标:体重指数(B)、气流梗阻程度(O)、功能性呼吸困难(D)和用6分钟步行距离评估的活动耐量(E)(表50-1)。患者的BODE指数越高,发生死亡的风险越高。

(二) 支气管哮喘

是一种慢性疾病,慢性气道炎症和可逆性呼气气流梗阻是其特征性改变。哮喘发作时,多种细胞介质导致气道张力增高、水肿及黏液性分泌增加,引起气道狭窄。气道高反应性是这一疾病的特征。即使是无症状的患者,当气道受到刺激时(如运动、干冷的气体、感染、药物、气道内器具操作及职业性接触物)也可发生支气管收缩,而这些刺激对正常气道仅有很小的影响或无影响。气道内慢性炎症对哮喘也是一种激发因素,酯类局麻药、苄异喹啉类肌松药及个别静脉麻醉药等常促使哮喘发作。

表 50-1　BODE 评分系统

参数	BODE 指数评分			
	0分	1分	2分	3分
体重指数	>21	≤21		
FEV_1(%预测值)	≥65	50~64	36~49	≤35
MMRC 呼吸困难评分	0~1	2	3	4
6min 步行距离(m)	≥350	250~349	150~249	≤149

(三) 囊性纤维化

导致高度黏液分泌及异常渗出,引起气道梗阻、纤维化、慢性肺内感染及恶病质。晚期改变包括气胸和支气管扩张伴咯血、低氧血症、二氧化碳潴留及呼吸衰竭。

(四) 限制性肺疾病

以肺顺应性下降为特征,可以分为内源性或外源性。气道阻力一般正常,但肺容量和弥散量减少。与阻塞性肺疾病一样,限制性肺疾病低氧血症的主要原因是 V_A/Q 不匹配。

1. 内源性包括　由于肺水肿,或因肺间质纤维化等引起的肺间质疾病(如结节病、慢性高敏性肺炎和放射性纤维化)。

2. 外源性包括　胸壁畸形、胸膜纤维化或渗出、膈肌受压等均可导致通气量受限、肺功能受损、肺顺应性降低及控制呼吸时气道压升高。

患者有时可兼有阻塞性和限制性的混合型功能障碍,需详细询问病史和体格检查才能做出适当的诊断。肺功能试验可对阻塞性和限制性肺疾病进行鉴别诊断,并可评价患者对治疗的反应。

(五) 肺功能试验(pulmonary function tests, PFTs)

可以测定肺机械力学及功能性贮备,为肺功能提供客观评价,是明确阻塞性或限制性通气功能障碍唯一准确的方法。PFTs 可以为决定是否进行肺切除提供帮助。在这方面,分侧肺功能测定(定量检测左肺或右肺功能障碍)被用于肺切除后残肺功能的评估。然而,术前肺功能试验对预测其他手术后严重的肺部并发症的重要性尚不清楚。所以术前肺功能试验用于患者的评估时一定要因人而异。简言之,肺功能试验可以通过了解一些重要数据来说明:一个 70kg 的成人肺总容量约 5.5L;肺活量 4L;功能残气量 2.5L;残气量 1.5L;1 秒率(FEV_1)占肺活量的 80%(3.2L)。例如阻塞性肺疾病的特点是肺总容量、功能残气量及残气量增加而 FEV_1减少(<80% 预测值)。限制性肺疾病的特点是所有肺容量指标下降,而 FEV_1/FVC 比值正常或增加。

二、并存肺疾病的病史及临床表现

1. 应详细询问呼吸疾病的症状　咳嗽、咳痰、咯血、喘鸣、呼吸困难和胸痛。另外,应明确原有肺部及其他系统疾病及职业病、阻塞性睡眠呼吸暂停综合征(obstructive sleep apnea syndrome, OSAS)。尽管目前尚未有明确结论,但是 OSAS 是围手术期发生呼吸和心血管系统并发症潜在的高危因素,特别是未经治疗的患者。

2. 慢性咳嗽　可能提示患有支气管炎或哮喘。如有咳嗽带痰,应行痰标本化验检查,必要时行革兰染色或瑞氏染色(或两者同时进行)、痰培养或细胞学检查,以确定是否为急性感染。

3. 吸烟史　吸烟状况与 FEV_1 下降率的关联最强烈,有研究表明吸烟者比既往无吸烟者 FEV_1 多下降 21ml/年。应用累积吸烟量(每天吸烟包数乘以吸烟年数)来估计。累积吸烟量与恶性肿瘤、COPD 及术后肺部并发症的风险成正比。

4. 呼吸困难　表现为膈肌或呼吸辅助肌参与协调,呈呼吸急促,应确定其严重程度。严重呼吸困难(于安静状态或轻微活动时即发生),可能提示通气储备不足及术后需要通气支持。对呼吸频率及形式需仔细评估。

呼吸频率每分钟超过 25 次称为呼吸急促,通常是呼吸窘迫最早期的征象。噘嘴呼吸及明显呼气费力提示气道梗阻;呼吸辅助肌作用增强提示膈肌和肋间肌负荷加重或功能障碍;胸壁不对称扩张提示单侧支气管堵塞、创伤、气胸、胸膜渗出肺实变或单侧膈神经损伤(引起半侧膈肌抬高);气管偏移可能提示气胸或纵隔疾病伴气管受压,严重时可致全麻诱导插管困难或气道阻塞;当吸气时出现胸壁扩张而腹壁塌陷，则发生了反常呼吸，提示膈肌麻痹或严重功能障碍。

5. 一般状态　肥胖、妊娠、脊柱侧后凸，可引起肺容积（功能残气量、肺总容量）减少和肺顺应性降低，容易发生肺不张和低氧血症；恶液质、营养不良患者可使呼吸驱动力减弱、肌力下降并易患肺炎。

6. 发绀　还原血红蛋白 50g/L 以上就会出现发绀。发绀的出现取决于多种因素，包括心排血量、组织对氧的摄取量及血红蛋白含量。发绀可提示低氧血症，但不是可靠的征象。

7. 听诊　呼吸音减弱或消失提示局部肺实变、气胸或胸膜渗出；啰音通常出现在下垂部位，提示肺内渗出性病变；喘鸣提示阻塞性气道疾病；喉鸣提示存在上呼吸道狭窄。

8. 心血管体征　包括奇脉和肺动脉高压。

（1）吸气时血压下降超过 10mmHg 称为奇脉，在哮喘患者可见。其发生机制不明，可能由于自主呼吸期所产生的胸膜负压对左心室充盈及射血的选择性损害所致。

（2）肺动脉高压是肺血管阻力升高的结果。体征包括第 2 心音分裂伴肺动脉瓣听诊区第 2 心音亢进、颈静脉怒张、肝大、肝—颈静脉反流及周围水肿。增加肺血管阻力的因素包括缺氧、高二氧化碳血症、酸中毒、肺栓塞、ARDS 及应用高水平呼气末正压（PEEP）。

9. 胸部 X 线改变　包括肺膨胀过度和血管显影减弱是 COPD 和哮喘的特征；胸膜渗出、肺纤维化或骨骼异常（脊柱后侧凸，肋骨骨折）提示限制性肺疾病；气胸、肺气肿性大疱和囊肿等特异性病变，提示不宜使用氧化亚氮；气管狭窄或移位可能是由于纵隔肿物或纵隔受压所致，需行进一步检查。

10. 心电图　严重肺功能障碍所导致的心电图改变包括：肺膨胀过度而导致低电压和 R 波低平；肺动脉高压及肺心病的体征，如：电轴右偏、肺性 P 波（Ⅱ导联 P 波高于 2.5mm）、右心室肥厚（V1 导联 R/S>1）及右束支传导阻滞。

三、并存肺疾病的麻醉前治疗

麻醉前治疗可使麻醉过程平稳，并降低肺部并发症的发生率。针对不同患者应明确治疗目的，选择适宜的治疗措施。术前治疗目的在于改善呼吸功能，提高心肺代偿能力，增加患者对手术和麻醉的耐受。对患者术前存在的支气管痉挛、呼吸道感染、肺水肿、胸腔积液、肥胖和胸壁损伤等，要尽可能地纠正。

术前 12 小时戒烟可降低尼古丁和碳氧血红蛋白含量，更好地促进组织氧的输送。长期吸烟者术前应尽可能戒烟，戒烟 6～12 周较为理想，至少应戒烟 2 周，才能改善纤毛功能并减少气道分泌及刺激性，降低术后肺部并发症的风险。

COPD 急性加重或哮喘患者急性发作，择期手术前应予以治疗，手术应延迟至病情缓解。近期有病毒性呼吸道感染，特别在儿童麻醉时易激发支气管痉挛或喉痉挛。这些患者择期手术应延期 1～2 周后，因为术后肺部并发症发生率较高，影响手术恢复。膨肺措施（自主深呼吸、咳嗽、胸背部拍击及体位引流）可促进分泌物的排出，有助于改善预后。

已确诊为 OSAS 的患者，在术前应建立适宜水平连续气道正压或双水平气道正压（continuous positive airway pressure/ bilevel positive airway pressure，CPAP/BIPAP）通气治疗，可改善预后。

对并发支气管痉挛的患者，在未解除痉挛前择期手术应推迟进行。临床常用的治疗支气管痉挛药物包括：

（1）通常选用选择性 β_2 受体激动作用最强的沙丁胺醇吸入，喷雾器每 3～4 小时喷 2 次以上。长效 β_2 受体激动剂如沙美特罗（salmeterol）和福莫特罗（formtorol）与皮质醇激素吸入联合应用，多用于维持治疗，很少治疗急性发作。与支气管哮喘相比，COPD 应用 β_2 受体激动剂治疗效果稍差。

对难治性支气管痉挛应考虑静脉注射同时具有 β_1 受体和 β_2 受体激动作用的药物，如小剂量肾上腺素或异丙肾上腺素<1μg/min 静脉输入 10～20 分钟，多能见效。

（2）抗胆碱药可阻碍 cGMP 形成而直接扩张支气管，COPD 患者吸入该类药时可提高 FEV_1，常用异丙托溴铵（ipratropium bromide）喷雾，剂量为 40～80μg（每喷 40μg）。起效较 β_2 受体激动剂慢，可长期应用，少有耐药。与 β_2 受体激动剂合用，可产生相加效应。也可用格隆溴铵（glycopyrrolate）0.2～0.8mg 雾化吸入。很少应用阿托品，因全身吸收易产生心动过速。

（3）茶碱类药物可阻滞腺苷受体，抑制磷酸二酯酶而增加细胞内 cAMP 浓度使支气管扩张。长期口服茶碱的哮喘或 COPD 患者，应继续应用到术日早晨。但目前未作为临床一线用药。茶碱与沙丁胺醇或异丙托溴铵共用，可达到最大程度的解痉作用。

(4) 皮质激素通常用于对支气管扩张药反应欠佳的患者，特别是在支气管哮喘持续发作时吸入倍氯米松每 6 小时喷 2 揿。静脉输注常用氢化可的松每 8h 静脉注入 100mg，也可用甲泼尼龙每 6 小时静脉注入 0.5mg/kg，按病情增加剂量。

(5) 色甘酸钠(cromolyn sodium)可稳定肥大细胞膜和减少支气管活性介质的释放。可用于哮喘的预防。

四、麻醉前对气道通畅的评估

能够在麻醉前识别困难气道，是临床气道管理工作的重中之重。大约 90% 以上的气管插管困难患者可以通过术前评估被发现。根据气道评估的结果，临床医师进行充分准备，并选择相应的气道处理程序、技术和不同的气道管理装置。

有气道梗阻病史者和可能累及气道疾病或创伤患者更应特别重视。由于保持气道通畅最理想的方法仍为气管插管，导致气管插管困难者更难维持气道通畅。

术前气道评估的方法有很多，任何单一的测试的敏感性、特异性和阳性预测值都很低，联合使用这些测试方法价值更大。这些测试是基于检查口咽间隙、颈部活动度、下腭前伸幅度及颈部形状等(表 50-2)。

表 50-2　ASA 推荐术前气道评估项目

气道评估项目	提示困难气道体征
上切牙长度	比较长
正常咬合时，上下切牙关系	明显的覆咬合
下腭前伸幅度	下腭前伸不能使上下门齿对齐
悬雍垂可视度(Mallampati 分级)	坐位，伸舌后看不见悬雍垂(>Ⅱ级)
上下门齿间距	<3cm
腭的形状	高拱门状，或狭窄
下颌空间顺应性	僵硬、有包块或缺乏弹性
甲颏间距	不足 3 横指
颈部活动度	患者下颌不能接触到胸部或颈部不能后仰
颈粗细	过粗
颈长度	极短

其他提示困难气道的因素还包括：肥胖、颌面畸形、咽喉疾病、肢端肥大症等，在临床上应综合考虑(见第 47 章)。

第 2 节　麻醉和手术对肺功能的影响和监测

一、麻醉和手术对肺功能的影响

区域麻醉、硬膜外阻滞及腰麻时可能会引起通气量不足。尤其是高位硬膜外麻醉或高平面脊麻，虽然对潮气量影响很小，但呼吸储备量显著降低。若大部分肋间神经及部分颈神经被阻滞，造成肋间肌及膈肌麻痹，出现呼吸乏力，呼吸储备量及静息通气量均显著降低，潮气量可减少 70% 左右，血氧分压下降。

全身麻醉降低肺容量，导致肺通气/血流(V_A/Q)比例失调和肺不张的形成。正压通气使上肺比下肺通气充分，而肺血流分布取决于肺血管解剖分布和重力，所以下肺血流增加。最终，与自主呼吸相比正压通气时生理无效腔量和 V_A/Q 比例失调都有不同程度的增加。肺不张在麻醉诱导几分钟后就可能出现，主要与患者手术时的体位、吸入氧浓度及氧化亚氮的应用有关。保持适当的 PEEP(5cmH_2O)有可能改善肺泡充盈，促进肺不张消失。

手术部位及体位也对呼吸功能产生影响。仰卧位使膈肌向头侧移位致 FRC 下降。俯卧头低位可使肺胸顺应性降低 35%，而截石位时可增加顺应性 8%。手术操作对顺应性影响更大，开腹时用拉钩压迫肝区，使肺、胸顺应性降低 18%，开胸手术压迫肺脏或放置胸廓开张器，也可不同程度减少肺胸顺应性，且术终肺胸顺应性可较术前减低 14% 左右。

吸入麻醉药、丙泊酚、巴比妥类药、阿片类药的应用，降低了患者对高 CO_2 的通气反应，因此全麻自主呼吸时 $PaCO_2$ 升高。同时，这些药物也减弱患者对缺氧的通气反应。这种作用在患有严重慢性肺疾病的患者尤为重要，这类患者通常有 CO_2 蓄积并依赖低氧驱动增加通气量。麻醉药和镇痛药的呼吸抑制作用，对患有阻塞性睡眠呼吸暂停综合征(OSAS)患者尤为显著。

术后肺功能受外科手术部位的影响。与外周手术相比，腹部手术后咳嗽和深呼吸能力下降，这与膈肌功能受损和咳嗽及深呼吸引起的疼痛有关。上腹部手术后肺活量下降75%，而下腹部或胸部手术后下降约50%。术后肺功能恢复需要几周时间。外周手术对肺活量及清除分泌物的能力基本没有影响。

正常情况下上呼吸道可加热及湿润吸入的空气，为呼吸道纤毛及黏膜正常功能提供理想的环境。全麻通常以高流速输送未湿化气体，使分泌物干燥并且容易损伤呼吸道上皮。气管内插管因气体绕过鼻咽部而使这一问题更加严重。分泌物黏稠，纤毛功能减弱，使患者对肺部感染的抵抗力降低。

二、麻醉期间呼吸功能的观察和常用监测

全身麻醉时必须进行的呼吸监测包括脉搏血氧饱和度、二氧化碳波形图、吸入氧浓度和回路断开报警。通过直接观察胸廓和心前区或食管内听诊还可获得更多的信息。区域麻醉时，可通过直接观察血氧饱和度及二氧化碳波形图来监测呼吸。麻醉期间呼吸功能变化常很急骤，除了利用监测仪器辅助外，临床体征的观察也不容忽视，往往可及时发现异常并挽救患者生命。

（一）呼吸功能的临床观察

1. 呼吸运动的观察　麻醉诱导和维持中如未用肌松药时必须密切观察呼吸运动，一旦呼吸运动停止，应立即判断是屏气、气道梗阻还是呼吸暂停。屏气多发生在开始吸入有刺激性吸入麻醉药时，呈现胸腹肌紧张而无起伏运动，面罩加压困难，唇色不致发绀即可恢复呼吸，有时压迫胸廓即使屏气中断。气道完全梗阻时也是通气中断，但胸廓及膈肌剧烈收缩，面罩加压困难，口唇发绀显著，压胸时口鼻无气呼出，血压脉搏波动明显，如不解除梗阻，很快导致衰竭。应用肌松药出现不呼吸常表现为胸廓及膈肌松弛、不运动，密闭面罩下胸廓可随控制呼吸而起伏运动，并能保持口唇红润，循环稳定，压迫胸廓，口鼻也可呼出气体。目前全麻中广泛应用肌松药及气管插管，机械通气时需不断观察气道压力变化及气体分析。

2. 呼吸音监听　诱导及气管插管后听诊呼吸音确认气管导管位置是否恰当，维持中经胸或经食管监听呼吸音，有否喘鸣音，有否痰鸣，后者显示分泌物过多，应及时吸痰。一旦出现粉红色泡沫痰，提示有肺水肿。小儿麻醉时，若呼吸频率过快极易导致呼吸衰竭，持续监听呼吸音更显重要。

3. 口唇、指甲颜色变化　无贫血患者一旦出现发绀提示有缺氧发生，可供参考。

（二）常用呼吸功能的监测

1. 一般呼吸功能测定　多利用麻醉机的呼吸功能测定装置进行监测，可监测潮气量、气道压、呼吸频率、吸呼比等。

2. 脉搏氧饱和度（SpO_2）测定　通过对动脉脉搏搏动的分析，利用氧合血红蛋白（HbO_2）和还原血红蛋白（Hb）在各波长（多数仪器的检测波长为660nm 和940nm）对光的吸收不同，计算每一组分的浓度，并计算出 HbO_2 占全部血红蛋白的百分比值，即 SpO_2。麻醉患者均应监测此指标，可以提示氧的输送已达测定部位，但不能提示输送的氧量。同时应注意测量的伪差如亚甲蓝、靛胭脂染料可降低 SpO_2数值；碳氧血红蛋白（COHb）和 HbO_2 对波长660nm 的红光吸收率很接近，导致 SpO_2 测定值偏高；高铁血红蛋白对两种波长光线的吸收基本相等，所以大量高铁血红蛋白存在时，将使脉搏增加的吸收量与基础吸收量间的比率趋向一致，即大约85%的 SpO_2；蓝色指甲油也可降低测量值。另外脉搏氧饱和度值不能与动脉血氧分压（PaO_2）值混淆，作为临界值 SpO_2 91% 相当 PaO_2 60mmHg。正常 SpO_2 应为92% ~96%，相当 PaO_2 64 ~82mmHg，SpO_2 低于90%，根据氧离曲线图，氧分压急剧下降，相反 PaO_2 升至100 ~400mmHg，SpO_2 也只能升至100%，不能显示氧含量。此外，血氧饱和度反映气体交换存在滞后现象；在低血氧饱和度（低于60%）时，大部分测量值低于实际 SpO_2；低灌注和肢体活动时，脉搏血氧饱和度的测量值出现异常或不可靠。

3. 经皮氧气张力测定　在局部血供超过局部氧耗需要的表皮区域，毛细血管 PO_2 与 PaO_2 近似。经皮 PO_2 监测仪的原理就在于此。监测仪通常有一个小电极与皮肤严密贴合，加热局部皮肤至40℃或41℃，氧气由毛细血管经过完整的皮肤弥散至 Clark 型电极，进行 PO_2 的测定。当血供正常时，PO_2 与 PaO_2 相关性良好。但在外周血管收缩或皮肤增厚时，测量值容易出现错误。心排血量降低或外周血管疾病时，PO_2 测量值下降。经皮氧气张力测定特别适用于婴儿，可连续监测患者的 PaO_2，并可避免反复动脉采血造成的贫血。

4. 呼气末二氧化碳分压（$P_{ET}CO_2$）监测　也是无创性监测，反映二氧化碳产量和通气量是否充足以及发现病理状态（如恶性高热、肺栓塞等）。可用来分析和记录二氧化碳浓度，还用于确认气管插管位置及病情判断。

测量 CO_2 的技术有很多（如质谱分析和 Raman

分析)，但大部分 $P_{ET}CO_2$ 监测仪是通过 CO_2 对红外线的光吸收测定其浓度。根据气体采样的方式，红外线 $P_{ET}CO_2$ 监测仪分为两类：主流监测—监测模块直接连接在呼吸回路中；旁流监测—从呼吸回路连续采样气体至监测模块。主流式二氧化碳波形仪常牵扯气管内导管，测量室通常加热至40℃，必须避免探头与患者皮肤直接接触；而旁流式二氧化碳波形仪则有测量延迟（与采样容积有关）及采样引起的明显漏气等不足。旁流式二氧化碳波形仪还可用于非气管插管患者，以定性评估其呼吸状况。

正常 $P_{ET}CO_2$ 波形（图 50-1）包括呼气部分（Ⅰ相、Ⅱ相、Ⅲ相，偶尔Ⅳ相）和吸气部分（0 相）。α 角和 β 角也有助于病情分析。0 相为吸气段；Ⅰ相是生理无效腔呼气，此期不含 CO_2；Ⅱ相是快速的上升段，包括肺泡气和无效腔气体；Ⅲ相为平台期，包括肺泡气，略向上倾斜，$P_{ET}CO_2$ 在Ⅲ相末期测得；Ⅳ相为终末上升段，可见于胸廓顺应性降低的肥胖患者或孕妇。α 角为Ⅱ相和Ⅲ相夹角，与肺通气/灌注比有关。β 角为Ⅲ相和 0 相夹角，通常约为 90°，用以评估重复呼吸。

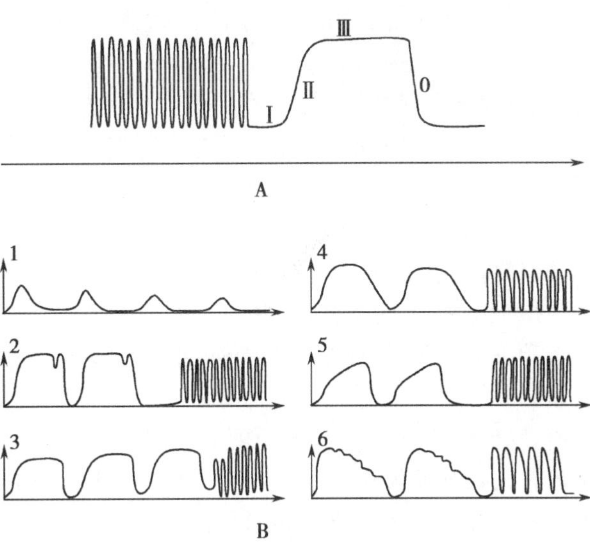

图 50-1

A. 正常二氧化碳波形图。Ⅰ相无效腔气体呼出 Ⅱ相无效腔气体和肺泡气的混合气呼出 Ⅲ相肺泡气呼出和平台期 0 相吸气 Ⅳ相为Ⅲ相末期的上升支；B. 临床中各种二氧化碳波形图。1. 快速消失的不典型波形，见于食管内插管 2. 呼吸末平台有规律的切迹，见于通气不良或肌松恢复的患者 3. 基线和平台上移，见于二氧化碳重复吸入、校准错误等 4. 限制性肺疾病 5. 阻塞性肺疾病 6. 心源性波动

正常个体，$P_{ET}CO_2$ 通常较动脉血二氧化碳分压（$PaCO_2$）低 2～5mmHg，因此全麻时 $P_{ET}CO_2$ 范围应为 30～40mmHg。气管导管误入食管时因为吞入气体，可出现与气管内插管类似的二氧化碳波形，但数次呼吸后 $P_{ET}CO_2$ 逐渐降低为零。所以 $P_{ET}CO_2$ 是鉴别气管导管误入食管的最确切方法，也是呼吸管理中重要的指标。$P_{ET}CO_2$ 迅速升高是恶性高热的早期体征，尤其对过度通气无反应时。休克/低灌注、肺栓塞、内源性呼气末正压、气道梗阻和系统漏气时，$P_{ET}CO_2$ 可逐渐降低。腹腔镜手术时 CO_2 吸收、松开动脉夹或止血带后再灌注、CO_2 吸收剂失效或形成隧道均可导致 $P_{ET}CO_2$ 升高。β 角增宽伴有 0 相/Ⅰ相和Ⅲ相增高提示吸气活瓣失灵。0 相/Ⅰ相和Ⅲ相同时增高提示呼气活瓣失灵或吸收剂失效。

5. 麻醉气体分析监测　有条件单位应使用麻醉气体分析仪，可连续测定吸气、呼气时氧、二氧化碳浓度及吸入麻醉药气体浓度。便于调控麻醉深度及通气。

6. 血气分析　取肝素化动脉血用血气分析仪可较正确地测定血氧和二氧化碳分压、血氧饱和度以及酸、碱代谢的变化，有的分析仪还包括各种离子及乳酸含量，更有利于呼吸及循环调控。常用于复杂或危重患者术中检查。

第3节 气道管理

气道梗阻是发生麻醉死亡最多见的原因，尤其麻醉后常常掩盖气道梗阻的征象，因此必须严加预防和及早处理。

一、气道阻塞的原因及处理

（一）急性上呼吸道梗阻

麻醉中常遇到舌后坠、呕吐物或血凝块阻塞等机械性因素导致气道完全梗阻或部分梗阻，有时发生喉痉挛也可能导致气道功能性梗阻。此外，麻醉器械也可引起通气障碍。一旦发生急性上呼吸道完全梗阻，患者可以表现出强烈的呼吸动作，出现三凹征，即吸气时胸骨上凹、锁骨上凹及肋间隙的凹陷，而口鼻不呼出气体，同时可伴有颈部血管怒张、牙关紧闭、肌肉紧张、血压上升和心率增快，很快出现发绀。如不即刻解除阻塞，常可危及生命。

麻醉过程中部分阻塞更为常见，表现为呼吸费力，三凹征，出现鼾声或严重喘鸣。由于部分梗阻时，气道阻力明显增加，通常气道阻力与气道口径的4次方成反比。因此气道阻力增加，机体因用力呼吸所消耗的氧量几乎增加百倍。长时间不解除终可导致呼吸肌疲劳，呼吸频率变慢，如不及时解除梗阻，同样可致急性呼吸、循环衰竭。

1. 舌后坠　重度镇静、昏迷患者或全麻后咬肌及下颌关节松弛，当平卧时常导致舌根后坠不同程度紧贴咽后壁使气道完全或部分阻塞，后者可闻及鼾声。处理：应立即托起下颌解除梗阻。深麻醉下也可置入口咽通气管或喉罩通气管解除梗阻。浅麻醉下特别在硫喷妥钠麻醉患者切忌置入通气管，以免诱发严重喉痉挛。

2. 误吸和窒息　全麻状态或基础麻醉下常抑制保护性气道反射，一旦胃内容物反流或呕吐易误吸入气管，可引起支气管痉挛或淹溺、缺氧、肺不张、呼吸增快、心动过速、低血压，严重时可导致窒息死亡，特别在肠梗阻或饱胃患者诱导时更易发生。大咯血也可导致溺死。

预防及处理：择期手术术前禁止摄入固体和液体食物，可减少麻醉诱导时胃液量，降低误吸的风险。对没有胃排空延迟的患者，择期手术的禁食时间，ASA已从过去的严格规定修正为麻醉诱导前几小时禁止摄入食物和清夜（表50-3）。诱导前应取下活动义齿，以防麻醉后脱落误吸窒息。分泌物过多患者应给以阿托品或东莨菪碱肌注。诱导时头低位使分泌物或反流物流至鼻咽腔便于吸除，同时声门处于最高位避免误吸。有误吸危险的急诊患者应先下胃管抽吸并充分准备吸引器及吸痰管、有管芯的气管内导管或双腔导管（大咯血或湿肺患者）、不同型号喉镜片。采用快速顺序诱导及Sellick手法，即诱导前面罩给氧去氮3～5分钟后，静脉注入硫喷妥钠或丙泊酚等，随后注入快速起效的肌肉松弛药，同时请助手用食指压迫环状软骨（Sellick手法），以防止反流物进入咽部，行快速气管插管及套囊充气。拔管前应自胃管排空胃内容物。以往对有误吸危险的患者多行清醒插管，实际如表面麻醉阻滞气管黏膜（如环甲膜穿刺）同样消除保护性反射，不能防止误吸，且表面麻醉不确切，反易引起强烈呕吐动作，Sellick手法也难以见效。所以清醒插管并非最安全的措施。大咯血或湿肺患者必须采用双腔导管隔离两肺。

表50-3　择期手术禁食时间推荐

摄入的食物	最少禁食时间（小时）
清夜（水、无果肉果汁、碳酸饮料、茶、黑咖啡）	2
母乳	4
婴儿配方奶粉	6
牛奶	6
固体食物（包括油炸食物或肉类）	6

3. 喉痉挛　是功能性上气道梗阻，也是麻醉中防止异物侵入气道的一种防御反射。其发生的原因均在麻醉过浅，未用肌松药及气管插管或用硫喷妥钠、氯胺酮等药诱导时，在咽喉部应激性增高状态下，直接刺激咽喉或间接刺激远隔部位引起喉痉挛，在缺氧和二氧化碳蓄积时更易导致喉痉挛。

（二）急性下呼吸道梗阻

主要是支气管痉挛，严重时可造成气道完全梗阻。麻醉中出现支气管痉挛除了误吸胃液引起外，多在全麻诱导或苏醒时出现，常与慢性支气管炎、麻醉变浅、气管导管插入过深等有关。偶尔由静脉麻醉药如硫喷妥钠或其他药物过敏所致。尤其有哮喘病史或过敏体质的患者，气道反应性也较正常人高100～1000倍，一旦麻醉过程接触变应原，即可激发支气管痉挛，呈现可逆性呼气梗阻及喘鸣，也可并发大量黏稠痰液，此时气道阻力明显增大，甚至不能进气。出现哮喘严重状态时，FEV_1及最大呼气流率（$FEV_{25\%\sim75\%}$）往往分别小于35%及20%的预计值。$PaCO_2$急剧上升。

急性支气管痉挛的处理：首先应去除病因，用面罩给氧，争取气管插管，间断加压给氧。已插管患者应用吸痰管或纤维支气管镜排除气道机械梗阻诱发的支气管痉挛。核查气管插管位置勿触及隆突，通常加深吸入麻醉药如异氟烷、七氟烷等多能减轻痉挛。若支气管痉挛的原因是哮喘，且增大麻醉药浓度后仍不缓解，应在呼吸回路中使用速效选择性β_2受体激动剂，最常用的是沙丁胺醇气雾剂。考虑到气管导管的阻隔，应使用较大的剂量（8～10喷）以获得满意的疗效。若治疗后仍不缓解，可加用静脉皮质激素治疗，如甲泼尼龙125mg静脉注入。对严重难治性支气管痉挛应考虑静脉注入小剂量肾上腺素（0.5～2.0μg/min）以显示β_2效应，并有β_1兴奋作用，较单次注射相比很少出现心动过速的副作用。

二、麻醉中呼吸变化及管理

全身麻醉抑制呼吸中枢，降低肺容量，促进肺 V_A/Q 失衡，许多麻醉药还减弱患者对高二氧化碳和低氧的通气反应，另外手术的机械刺激均使麻醉及术中出现呼吸变化。

（一）呼吸停止

呼吸停止系指患者呼吸动作完全消失，在全麻过程经常遇到。由于麻醉中呼吸停止不一定为呼吸衰竭所引起，且麻醉中经常应用肌松药有目的地使呼吸停止，有利于机械通气及降低患者代谢，所以麻醉中出现呼吸停止不一定是“并发症”或意外。重点是必须明确呼吸停止的性质。首先必须除外心搏骤停引起的呼吸停止，以免延误心肺复苏时间。还应排除麻醉过深引起的呼吸停止，尤其因吸入麻醉药浓度过大或控制呼吸下加深过快时，如不停止麻醉药吸入，必将导致心肌抑制及心脏停搏。同样静脉麻醉药注入速度过快、剂量较大同样可以造成呼吸停止，如丙泊酚缓慢输入不一定引起呼吸停止，如快速静脉注入即可引起呼吸暂停，通过颈动脉的缺氧通气反应，可很快恢复呼吸，如同时面罩给氧控制呼吸，抑制缺氧通气反应，可延长呼吸暂停时间，必要时需行气管插管。

吸入麻醉诱导时，如应用刺激性吸入麻醉药时，可能出现如前所述的患者主动屏气现象。浅麻醉下手术操作的机械刺激也可引起反射性呼吸暂停，如牵拉内脏刺激腹腔神经丛，甲状腺手术牵拉颈动脉窦，均可出现呼吸暂停，往往同时出现心动过缓、脉压变窄。骨膜切开时可出现呼吸暂停数秒钟。这类呼吸停止多能自行恢复，使用局麻药局部阻滞也可防止此反射。有时还需静脉注入麻黄素提升血压，或阿托品提升心率。

麻醉过程中如 CO_2 蓄积过久，一旦 CO_2 排出过快也可出现呼吸暂停，往往同时出现血流动力学变化，即二氧化碳排出综合征。

（二）通气不足及交换障碍

麻醉期间通气不足和交换障碍也不少见，特别是合并有呼吸系统疾病的患者更为常见。麻醉药或麻醉性镇痛药对呼吸中枢的抑制使潮气量减少，而无效腔量不变，虽通过增加呼吸频率维持分钟通气量，但有效肺泡通气量[（潮气量-无效腔量）×呼吸次数]明显减少。仰卧位使功能残气量减少，同时膈肌被腹腔内容物挤向头侧，缩小了胸腔容量。如用肌松药施行间断正压通气时 V_A/Q 不匹配，增加了生理无效腔量和分流量，必将导致缺氧和 CO_2 蓄积，持续过久而不予纠正同样可以发生严重后果。所以麻醉过程不能只观察呼吸的“有”、“无”及呼吸次数，更要观察呼吸的深浅、发绀与否。近年来已普遍应用 SpO_2 及 $P_{ET}CO_2$ 监测，以及时纠正通气不足及交换障碍。

由于局部麻醉、区域阻滞和低位椎管内麻醉不抑制呼吸中枢，一般不影响呼吸。如合用镇静药或麻醉性镇痛药同样可影响通气量。而高位硬膜外麻醉或高平面脊麻，可显著降低呼吸储备量及静息通气量，并破坏患者咳嗽及清除分泌物的能力。一旦呼吸频率较麻醉前增速30%以上时说明静息通气功能已明显受损，必须用密闭面罩行辅助呼吸。若术前合并有严重肺疾病，可能会加重呼吸功能不全甚至引起呼吸衰竭。所以呼吸功能障碍的患者选用高位硬膜外麻醉，呼吸管理常不如气管内全麻容易。

麻醉后手术体位对通气量的影响不容忽视。如俯卧头低位及侧卧位加腰桥的患者，胸腹受压降低通气量最为显著。必须适当调整固定位置，如俯卧位利用支架使胸腹架空，侧卧位腋下垫枕，尽量减少胸腹扩张活动的限制，可显著减轻通气量的降低，否则单纯靠辅助呼吸也难以奏效。

手术操作对通气量的影响也应重视，如开腹手术损伤胸膜出现气胸，严重降低通气量，应及时通知术者开大胸腔或排气后闭锁胸膜。开胸手术应用单侧支气管麻醉需用辅助呼吸或控制呼吸纠正，一旦术中出现粉红色泡沫样痰时说明有急性肺水肿，必须施行呼吸末正压通气。对麻醉中有严重通气不足及交换障碍的患者除连续监测 SpO_2 及 $P_{ET}CO_2$ 外，还应间断监测血气分析及酸碱、电解质，才能有效地管理呼吸。

三、麻醉中维持通气功能的方法

麻醉期间出现通气不足必导致缺氧与二氧化碳蓄积，前者可增加吸入氧浓度来弥补，后者只有加强通气管理来消除。20世纪50年代曾主张麻醉中过度通气可增强麻醉效应及防止二氧化碳蓄积，现已证明过度通气会带来低二氧化碳血症、血清钾降低、心排血量下降、脑血管收缩和氧离曲线左移，甚至引发心肌缺血，实不可取。近来麻醉中通气监测已普遍使用，已明确麻醉期间不宜过度通气，潮气量为

6～8ml/kg，使 $PaCO_2$ 维持在 35～45mmHg 为宜。

（一）供氧

麻醉中为了避免患者吸空气时不能满足机体细胞代谢所必需的氧，适当增加吸入气氧浓度甚为必要。

正常血液中血红蛋白含氧量 190ml/L，氧饱和度为 96%，血浆中含氧量为 3ml/L（呈溶解状态）。因此全血含氧量为 193ml/L，组织细胞需从血浆中摄取氧，血浆再从氧合血红蛋白中得到补充。如机体吸入纯氧，虽血红蛋白中含氧量仅升高 10ml/L，但血浆中溶解氧含量都可以从 3ml/L 上升到 22ml/L，达 7 倍多，有利于组织摄取。此外，吸入高浓度氧还可提升低通气量肺泡氧浓度，增加动脉血氧分压，以纠正 V_A/Q 失衡导致的低氧血症。特别在婴幼儿呼吸储备量较小，残气量相对较大，如不提高氧浓度，吸入麻醉后极易发生低氧血症。同样在椎管内麻醉后，平面过高极易出现因脑缺氧造成的恶心、呕吐及血压下降，应给予面罩吸氧并静脉注射麻黄碱以缓解。所以麻醉过程必须准备供氧装置。

但除单肺通气等特殊情况外，一般不宜长时间 100% 纯氧吸入。吸入高浓度氧可以引起慢性阻塞性肺疾病患者二氧化碳蓄积、新生儿晶状体后纤维化、氧中毒及高氧肺损伤等并发症。全麻中肺不张与吸入气体成分有密切关系，FiO_2 越高，吸收性肺不张程度越严重。对于呼吸功能正常的患者，建议吸入 60%～80% 的氧为宜。

（二）人工通气管理

当麻醉中患者通气不足时，通常用风箱式或贮气囊的麻醉机通过面罩或气管导管进行手法通气或机械人工通气。人工通气可以是部分的（辅助呼吸），也可以是完全的（控制呼吸）。手法通气的优点是能保持患者生理状态，压力柔和，同时麻醉医师可以了解麻醉深浅及肺-胸顺应性能，及时发现通气装置漏气或脱机，保证足够的通气量。随着麻醉机及呼吸装置性能的改进及报警装置的高灵敏，近年来麻醉维持期间机械通气几乎已完全取代手法通气。手法通气仅限于诱导前及脱机过程或术中膨肺试验等。

1. 辅助呼吸　在保留患者自主呼吸情况下，随患者的呼吸动作在开始吸气时顺势同步，逐渐挤压麻醉机的贮气囊，压力 7～15cmH_2O 以维持成人吸气量约 500～600ml。在使用各种抑制呼吸的麻醉药或麻醉方法时保证患者足够的通气量。当患者完成吸气动作时，应迅速将手放松，务必让吸入气体充分呼出，待下次吸气初再顺势辅助，如此反复加压（连续加压辅助呼吸）或每 2～3 次自主呼吸时，再辅助一次（间歇加压呼吸），主要依靠自主呼吸频率调整。当开胸手术关胸前需要膨肺时需持续挤压将三次呼吸并为一次（也称压力递增辅助呼吸），以膨胀萎陷肺叶，此法只能短时间内使用二三次，以免造成回心血量减少，导致低血压。当出现肺水肿时应连续加压辅助呼吸使呼气时保持 5～8cmH_2O 正压。在手术结束前，为恢复自主呼吸，应用辅助呼吸压力不能过大，需逐步减少压力，促进自主呼吸恢复，在通气量足够的时拔除气管导管。

2. 控制呼吸　先用某种措施将患者自主呼吸消除，代之以人工的被动通气。其优点为呼吸平稳，特别在开胸手术时可避免反常呼吸或纵隔摆动，也适用于麻醉过程中辅助呼吸难以改善的呼吸紊乱。配合使用肌松药使膈肌运动停止，可保证手术野平静有利于需精细操作的胸、腹腔血管吻合。危重患者用控制呼吸还可节约机体代谢 30% 左右，也间接降低心肌耗氧，降低麻醉药剂量。目前，控制呼吸已普遍用于全身麻醉。

控制呼吸的实施，首先应消除患者自主呼吸，现多借用肌松药来完成，不但效果确实，且可减少麻醉药用量及避免深麻醉，从而减少对循环功能的抑制。也可静注麻醉镇痛药或增加吸入麻醉药浓度等抑制呼吸。采用过度通气的方法过度膨张肺泡，使拉长感受器不断地兴奋，吸气反射不断地受抑制，阻断了肺牵张反射，也延长自主呼吸消失的时间，但这些方式不宜长久使用。

手法控制呼吸通常采用间歇正压通气（intermittent positive pressure ventilation，IPPV），以每分钟 12～18 次的频率有规律地挤压贮气囊。一般需 8～20cmH_2O 正压，每次挤压气体容量相当于患者潮气量，挤压后（即吸气末）即应迅速放松贮气囊，使肺内气体充分排出（即呼气）。如长时间进行控制呼吸，每小时应给一次较大通气量，相当于清醒状态正常平静呼吸，有深吸气或"叹气（sighing）"动作，有防止部分肺萎陷作用。

随着机械控制呼吸的应用日益普遍，麻醉机上的呼吸机愈来愈精密，可准确地调控通气量、气道压、呼吸频率、吸呼比，配合气体分析仪及呼吸功能监测，可以准确地调控通气参数（参见第 108 章）。通常呼吸频率每分钟 10～16 次，婴儿 30～40 次。潮气量约 6～8ml/kg，吸气压随患者肺-胸顺应性而异，通常为 7～15cmH_2O。

呼气末正压通气(positive end-expiratory pressure,PEEP)即在通气环路上安一个阻力装置,在整个呼吸周期为呼吸道提供正压。PEEP的功能是增加平均气道压,从而预防肺不张的发生。适当应用PEEP能增加功能残气量,减少肺内分流,减轻肺充血和间质水肿,改善肺损伤患者的肺顺应性,特别适宜术中肺水肿和急性呼吸窘迫综合征的患者。PEEP通常设定在5~20cmH_2O的范围内。过高的PEEP会引起肺泡过度膨胀和损伤,并降低回心血量,造成心排血量下降。肺气肿、支气管哮喘、心源性休克、低血容量休克及左心衰竭引起的肺水肿患者慎用PEEP。

施行控制呼吸时应密切注意:①根据SpO_2、$P_{ET}CO_2$及气体分析功能等监测指标,随时调整通气参数;并应观察风箱升降是否完全,胸廓是否起伏。②注意气道压应在15cmH_2O左右,若超过30cmH_2O,则积极查找气道梗阻的原因,是否存在支气管痉挛或机械梗阻,并及时解除。③必须保持呼吸道清净,随时清除分泌物和脓痰,以免挤压入细支气管导致阻塞和感染播散。④当患者出现自主呼吸干扰控制呼吸时应追加肌松药,不宜用较高正压强行对抗,以免造成气压伤并影响静脉回血及使血压下降。

第4节　麻醉期间换气功能障碍

麻醉期间换气功能障碍主要是急性肺水肿、急性肺损伤和急性呼吸功能障碍,均需要谨慎的呼吸管理。

一、急性肺水肿

急性肺水肿(acute pulmonary edema,APE)是指由于各种病因导致超常的液体积蓄于肺间质和(或)肺泡内,形成间质性和(或)肺泡性肺水肿的综合征。其临床特征为严重的换气功能障碍和(或)粉红色泡沫样痰,病情凶险,如不及时处理,常危及生命。

1. 肺微循环液体交换的生理机制　肺组织内正常情况下组织间液和血浆之间不断进行液体交换,使组织液的生成和回流保持动态平衡。影响肺液体平衡的各种因素可用Starling公式概括,$F=K[(P_{cap}-P_{is})-\alpha(\pi_{cap}-\pi_{is})]$。F:肺毛细血管滤过率;K:通透系数;$P_{cap}$:毛细血管静水压,相当于左心充盈压,临床常用肺毛细血管楔压表示,正常为5~13mmHg;P_{is}:肺间质静水压,相当于胸内压,约为-8~-17mmHg;α:回收系数,正常为0.8,表明肺毛细血管对蛋白的屏障作用;π_{cap}:毛细血管胶体渗透压,正常约为25mmHg;π_{is}:肺间质胶体渗透压,正常约为12.5mmHg。当肺血管内液体滤出的速率增加,肺抗水肿代偿能力不足时,肺水肿就会发生。

2. 增加肺内液体生成的主要因素

(1) 肺毛细血管静水压增高:最多见于充血性心力衰竭和输液过量。

(2) 肺毛细血管通透性增加:常见因素包括感染、弥散性毛细血管渗漏综合征、弥散性血管内凝血、免疫反应、急性出血性胰腺炎、误吸性肺炎等。肺组织受到侵害后,肺毛细血管屏障损害,通透性增加,不能限制蛋白质和水通过内皮细胞。进而肺间质蛋白浓度增加,接近血浆内蛋白质浓度,又称为血管通透性肺水肿。

(3) 胶体渗透压降低:肝、肾疾病所致的低蛋白血症,营养缺乏和肠道蛋白丢失都会引起胶体渗透压降低,出现周围组织水肿和肺组织间隙水肿。

3. 急性肺水肿分类及诊断

(1) 临床上通常将APE分为心源性肺水肿(cardiogenic pulmonary edema,CPE)和非心源性肺水肿(noncardiogenic pulmonary edema,NCPE)两大类,两者临床表现相似,但发病机制不同,将两者鉴别出来十分重要(表50-4)。

4. 处理　包括5大方面:充分供氧和正压通气;快速利尿,减少肺间质和肺泡内过多的液体;应用扩血管药物,降低心脏前后负荷;增强心肌收缩力;发现和治疗原发病(见第93章)。

二、急性呼吸窘迫综合征

1. 定义　急性呼吸窘迫综合征(ARDS)和急性肺损伤(ALI)为多种病因引起的急性呼吸衰竭综合征:主要症状为急性发病,严重低氧血症,气体交换障碍(ALI:动脉氧分压(PaO_2)/吸入氧分数(FiO_2)≤300,ARDS:PaO_2/FiO_2≤200),胸片示双肺浸润,肺动脉嵌顿压≤18mmHg或无临床左心房压力升高的证据。

表 50-4 CPE 和 NCPE 的鉴别

	CPE	NCPE
急性心脏事件病史	有	一般无
体格检查		
末梢灌注	末梢发凉	末梢温暖
S3 奔马律	+	-
颈静脉怒张	+(伴右心衰竭时)	-
啰音	湿啰音	干啰音为主
潜在性非心脏疾病	-	+
实验室检查		
心电图	心肌梗死变化等	正常或非特异性改变
胸片	血流肺门周围分布	血流周围分布
肺毛细血管压力	>18mmHg	<18mmHg
肺内分流量	小	大
血清 B 型钠尿肽	>100μg/ml	<100μg/ml

2. 病因　ARDS 可由感染性病变引起，如肺炎或脓毒血症；也可由非感染性病变引起，如创伤、反流误吸、烧伤或输血相关性 ALI。

3. 治疗　已有的药物治疗 ALI 和 ARDS 的临床试验表明，迄今为止药物治疗的效果均不理想，目前 ARDS 仍以支持治疗为主。ARDSnet 研究表明，与标准潮气量组（12ml/kg）相比，小潮气量组（6ml/kg）ALI 或 ARDS 患者死亡率明显降低。此研究结果公布后，小潮气量通气策略已成为 ALI 或 ARDS 的患者的标准治疗方案。同时，应积极治疗原发疾病，控制感染及支持其他脏器功能（见第 94 章）。

第 5 节　特殊患者的呼吸管理

特殊患者如小儿、肥胖患者或颅脑脊柱手术、胸外手术及应用激光手术的呼吸管理，除具有一般麻醉的呼吸管理共性外，还有独到之处，概述如下：

一、小儿麻醉的呼吸管理

婴幼儿头大、颈短、舌体肥大、咽喉狭窄、声门裂高。会厌长呈 V 形，气管插管时用弯喉镜暴露声门困难，应采用直喉镜挑起会厌。婴幼儿颈部肌肉较软弱，不能支持头部重量，气管插管后如头部固定不牢，易摩擦声门，造成损伤、水肿，头前屈易使导管脱出声门，头后仰易使导管误入单侧支气管。无气管插管小儿仰卧位极易发生舌后坠，肩部垫一薄枕多可改善舌后坠，或提下颌时应略张开嘴，或插入口咽通气管维持气道通畅。婴幼儿喉头组织脆弱、疏松，血管及淋巴等较丰富，喉头呈漏斗状，最狭窄部在声门下相当环状软骨水平，所以小儿气管插管时，如导管通过声门后遇有阻力，即应更换小一号导管。

儿童与成人生理上重要的区别是氧消耗。新生儿氧耗量大于 6ml/(kg · min)。按体重计算是成人的 2 倍，为满足这种高氧耗，肺泡通气量需要达到成人的 2 倍。按体重计算婴幼儿的潮气量与成人相近，需要靠增加呼吸频率来增加肺泡通气量。另外婴幼儿胸小、腹部膨隆使膈肌上升，肺活量小，主要靠腹式呼吸。当增加呼吸做功时，容易导致呼吸肌疲劳，所以婴幼儿全麻时应给予辅助呼吸。并且小儿功能残气量小，即肺内氧贮备少，而氧耗量较高，故对缺氧的耐力极差，但吸入麻醉时诱导及苏醒均较快。

二、肥胖患者麻醉时的呼吸管理

肥胖是目前常见的营养性异常，NIH 以体重指数（body mass index，BMI）将成人肥胖分为三度：I

度，BMI 30～34.9kg/m²；Ⅱ度，BMI 35～39.9kg/m²；Ⅲ度即重度肥胖，BMI>40kg/m²。BMI>40kg/m²或BMI>35kg/m²并伴有明显合并症的患者称为病态肥胖（morbid obesity，MO）。肥胖使气道管理、体位摆放、呼吸管理和手术入路等变得复杂。

1. 肥胖对通气道影响　过度肥胖常限制胸廓及膈肌运动，降低胸顺应性。肥胖患者表现为限制性通气功能障碍，功能残气量、补呼气量及肺总量减低，在仰卧位时尤甚。肥胖患者通气血流比失调，表现为动脉氧分下降与肺泡氧含量差增加。这些可因肺容量和肺功能下降而加重。相反，由于高弥散性和 CO_2 解离曲线特性使得 CO_2 及 CO_2 的通气反应在肥胖患者仍可维持在正常水平。但储备的限度很小，给予呼吸抑制药或采取头低位就会导致通气不足。与氧储备减少类似，药物导致的通气抑制极易造成二氧化碳蓄积。

约 8% 的 MO 患者可出现肥胖性低通气量综合征，也称 Pickwickian 综合征，即高度肥胖、嗜睡、肺泡低通气量及高二氧化碳血症、低氧血症、继发性红细胞增多症、肺动脉高压、右室肥厚及右心衰竭等。MO 患者偶尔发生白天嗜睡和肺通气不足提示存在此综合征。肥胖性低通气量综合征的病因尚不明确，可能与呼吸中枢的调节紊乱和（或）呼吸肌对神经冲动的反应性降低有关。

2. 预给氧　肥胖患者功能残气量减低，对呼吸暂停的耐受下降，这是氧储备减少和氧耗增加的结果。因此即使麻醉诱导前充分预给氧，肥胖患者在气管插管时仍极易出现氧饱和度下降。与平卧位相比，肥胖患者在头高 25°体位下纯氧去氮，可升高动脉氧分压，延长呼吸停止后血氧饱和度下降时间。也可在麻醉诱导前给予患者 $10cmH_2O$ 的 CPAP 通气 5 分钟，然后在面罩通气期间加用 $10cmH_2O$ PEEP 直到开始插管。

3. 气道管理　肥胖患者由于颈短，下颌和颈椎活动受限，气管插管的困难率约 13.2%，应充分准备各种困难气道处理设备。诱导时为了维持气道通畅，防止误吸，至少应有 2 人协助压迫环状软骨挤压呼吸囊等，以便麻醉者双手托起下颌压紧面罩。值得警惕的是由于肥胖患者胸壁过厚，气管插管误入食管有时很难鉴别，甚至因此导致窒息死亡，如能采取 $P_{ET}CO_2$ 监测，则能及早发现误入食管。

4. 通气控制　由于 MO 患者全麻后的闭合气量可以超过 FRC，导致气道提前关闭而增加肺泡/动脉氧分压差。加用 PEEP 可轻度增加 PaO_2。在腹腔镜手术中，患者的动脉氧合受体重影响，且随吸入氧浓度增加而改善；但增加潮气量或呼吸频率不能改善患者氧合。此时，采用头高脚低位对肥胖患者更为合适，因为这种体位对血压影响轻微并且可以改善氧合。

三、颅脑手术麻醉的呼吸管理

颅脑损伤或颅脑占位性疾病患者，常并发颅内高压损伤脑干出现昏迷、误吸及呼吸过缓现象，一旦出现脑疝可很快导致心跳呼吸停止，所以应尽早进行气管插管，保持气道通畅。低氧血症是一种重要的脑血管扩张因素，当 PaO_2 低于 60mmHg 时脑血流（cerebral blood flow，CBF）明显增加。PaO_2 在 60mmHg 至大于 300mmHg 的范围内对 CBF 影响很小。$PaCO_2$ 通过影响脑细胞外液的 pH 值而对 CBF 有很大影响。$PaCO_2$ 处于 20～80mmHg 范围时，CBF 随 $PaCO_2$ 的增长呈线性增长，$PaCO_2$ 变化 1mmHg 会导致 CBF 变化 1～2ml/(100g · min)。由于脑 ECF 碳酸氢根浓度的缓慢适应性变化，$PaCO_2$ 对 CBF 的影响将在 6～24 小时后减小。持续过度通气导致脑脊液（cerebrospinal fluid，CSF）碳酸氢根浓度下降，导致 CSF 的 pH 值逐渐正常化。过度通气一段时间后 $PaCO_2$ 的快速正常化导致明显的伴有血管扩张的 CSF 酸中毒及颅内压（intracranial pressure，ICP）上升。过度通气直到 $PaCO_2$ 为 25～30mmHg，可作为控制急剧上升的 ICP 的临时措施，但其潜在的害处会导致 CBF 低的脑部受损部位缺血。因此，一旦明确有效的治疗就应该停止过度通气。

总之，颅脑手术麻醉时呼吸管理关键是维持气道通畅，防止低氧血症和高碳酸血症导致的颅内压升高。

四、胸外科麻醉的呼吸管理

胸外科手术对呼吸的干扰最大，侧卧、开胸、手术探查及单肺通气均可改变 V_A/Q，导致低氧血症。气管重建手术术中还要改变气道通气。

（一）单肺通气的呼吸管理

为了便于开胸手术操作或防止患侧肺咯血或脓痰流入健侧，经常采用双腔导管插管进行单肺通气，严重影响 V_A/Q。在单肺通气期间，流经未通气侧肺的血流量(肺内分流)是决定动脉氧合情况的最重要因素。病肺多由于血管闭塞或血管收缩导致其血流灌注减少。这会减少单肺通气期间通过手术侧未通气肺的血液。低氧性肺血管收缩(hypoxic pulmonary vasoconstriction, HPV)也会减少未通气侧肺的灌注。HPV是一种肺血管调节机制,通过机制减少肺通气不良区域的血流,从而减少 V_A/Q 的不匹配。在侧卧位时,由于重力作用减少了手术侧肺的血流,从而减少了肺内分流。开胸后也可要求术者压缩病肺,以减少血流量,改善 V_A/Q。

开胸手术中必须采用控制通气。单肺通气时推荐纯氧通气,通气侧肺的潮气量应设为8~10ml/kg。5~7ml/kg潮气量通气可造成通气侧肺不张,而单肺通气时12ml/kg的大潮气量会引起肺实质的过度膨胀和伸展,增加ALI的风险。调节呼吸频率使分钟通气量维持在双肺通气水平,将 PaO_2 维持在接近或略低于双肺通气时的水平。$PaCO_2$ 也应保持在双肺通气水平,但不应通过对通气侧肺的过度充气或过度膨胀来实现。动脉血二氧化碳分压的轻度增高通常可以很好地耐受。呼吸平台压(或吸气末压)应尽量保持在25cmH$_2$O以下,以避免肺过度膨胀。气道压过高通常是由于导管位置不当或分泌物造成,应立即检查。经常手动膨肺可减少通气侧肺膨胀不全的发生。

(二)单肺通气时低氧血症的处理

单肺通气时若出现低氧血症,应使用纤维支气管镜对双腔气管导管重新定位,然后通过多种方法进行处理,包括降低非通气侧肺的血流(减少肺分流率)、减少通气侧的肺不张或向术侧肺增加供氧。改善 PaO_2 最有效的方法是对非通气侧肺施行5~10cmH$_2$O的CPAP。这种水平的CPAP可最小程度地使肺膨胀,而不至干扰外科操作。

对通气侧肺加用PEEP可以治疗肺不张,但如果采用PEEP会造成更多的血流被挤到非通气侧肺,则反可致动脉血氧饱和度下降。最近有关单肺通气时PEEP的研究表明,PEEP能否改善氧合尚存在争议。

经上述处理未能纠正低氧血症,或突发血氧饱和度骤降,应通知外科医师,并将手术侧肺用纯氧重新充气。行双肺通气直至情况好转稳定后,再将手术侧肺重新塌陷。在某些手术的整个过程中,可能需定时充气或双肺手动通气以维持足够的动脉血氧饱和度。在进行改善氧合和通气的操作中,全凭静脉麻醉(TIVA)更易于维持稳定的麻醉深度。已有的研究表明TIVA对HPV的保护效应抑制最小。如果低氧血症持续存在,外科医师可通过压迫或钳闭手术侧肺动脉或肺叶动脉来减少肺内分流。

五、心内手术的呼吸管理

心脏功能受累常存在不同程度呼吸功能异常。而心内手术大部分又需用体外循环辅助氧合,易致呼吸功能紊乱,所以体外循环中应密切监测血气及酸碱值改变,使其维持接近生理状态,便于脱机后及早拔管。

患者进入手术室后应密切监测其呼吸功能的变化,发绀型先心病和心功能衰竭的患者应立即采用面罩吸入100%氧气。麻醉诱导期,麻醉医师对患者的呼吸管理是由自主呼吸到辅助呼吸再到控制呼吸。

存在心内分流的患者,麻醉期间呼吸管理的主要目的之一就是通过调整外周血管阻力(systemic vascular resistance, SVR)和肺血管阻力(pulmonary vascular resistance, PVR)以保持分流的平衡。左向右分流的患者特征是肺血增加。如果PVR降低例如高吸入氧浓度或过度通气,则分流量增加(表50-5)。已存在发绀的患者很难耐受右向左分流增加,将导致全身氧供降低和加重低氧血症。此时,应严格避免增加PVR的因素。

表50-5 影响肺循环阻力的呼吸因素

增加肺循环阻力的呼吸因素	降低肺循环阻力的呼吸因素
PEEP	低气道压
高气道压	无PEEP
肺不张	高吸入氧浓度
低氧血症、高碳酸血症	碱中毒、低碳酸血症
酸中毒	吸入一氧化氮

体外循环时机体血液已由人工肺氧合,但肺脏长时间不进行气体交换又无血流灌注,可导致不同程度的肺泡上皮缺氧、表面活性物质消耗,促使肺萎陷。肺萎陷还使肺毛细血管压力增高,灌注过度,肺血管外间隙液体的渗出增加。所以,体外循环期间应该维持静态膨肺供氧。一般成人用10~15cmH$_2$O压力,小儿可酌减至5~10cmH$_2$O,使肺泡上皮供氧,并减少肺泡表面活性物质的消耗,对抗肺毛细血管

静水压,防止肺血流灌注过度。另外,还能减少肺循环过度负荷和左心回流血量,增加全身灌注。

术终对严重心肺功能不良患者尚需用机械通气控制呼吸,同时需补充镇静药及阿片类镇痛药,必要时追加肌松药。对心肺功能良好的患者,应尽早脱呼吸机,拔去气管内导管。

六、喉、气道肿瘤激光手术的呼吸管理

喉、气道肿瘤手术既要在气道内进行手术,又要应用激光。激光手术对麻醉的要求包括提供充分的手术视野、防止气道燃烧、拔管前恢复保护性气道反射等。可采用气管内插管、喷射通气,也可用面罩间歇通气等。无论采用哪种方法,均应吸入氧和空气的混合气体(吸入氧<30%)。勿用 N_2O 稀释,因 N_2O 有助燃性能。由于激光直射或点着易燃物如气管导管均可造成烧伤,手术室应设置非燃烧的保护屏以降低激光的反射烧伤。红橡胶及聚氯乙烯透明气管导管均可被 CO_2、Nd-YAG 及 KTP 激光点燃,所以激光手术应用特制导管包有螺旋形的不锈钢套(如 Laser-Flex™)导管或包有螺旋薄带(如 Laser Trach)导管可防止 CO_2 或 KTP 激光燃烧穿孔,由于气管导管套囊未能包裹,所以应以注射用水充填套囊,一旦烧着有助于灭火。同时应准备灭火注射器。因可能发生气道水肿,手术后患者应吸入湿化氧并送入术后恢复室密切观察。必要时可给予类固醇激素雾化吸入。

（马虹　崔涌）

参考文献

1. 胡灵群主译. 循证临床麻醉学. 北京:人民卫生出版社,2007.
2. 晏馥霞,李立环主译. 小儿心脏麻醉学. 第4版. 北京:人民卫生出版社,2008.
3. 叶铁虎,吴新民. 疑难合并症与麻醉. 北京:人民卫生出版社,2008.
4. 田鸣,左明章,李天佐,等主译. Benumof's 气道管理学. 第2版. 北京:人民卫生出版社,2009.
5. 盛卓人,王俊科主编. 实用临床麻醉学. 第4版. 北京:科学出版社,2009.
6. Hurford WE, Bailin MT, Davison JK, et al (eds). Clinical Anesthesia procedures of the Massachusetts General Hospital. 8th ed. Philadelphia: Lippincott-Raven, 2010.
7. Barash PG, Cullen BF, Stoelting RK, et al(eds). Clinical Anesthesia. 5th ed. Philadelphia: Lippincott-Raven, 2006.
8. The Acute Respiratory Distress Syndrome Network. Ventilation with lower tidal volumes as compared with traditional tidal volumes for acute lung injury and the acute respiratory distress syndrome. N Engl J Med, 2000, 342(18): 1301-1308.
9. American Society of Anesthesiologists Task Force on Management of the Difficult Airway. Practice guidelines for management of the difficult airway: an updated report by the American Society of Anesthesiologists Task Force on Management of the Difficult Airway. Anesthesiology, 2003, 98(5): 1269-1277.
10. Kabon B, Kurz A. Optimal perioperative oxygen administration. Curr Opin Anaesthesiol, 2006, 19(1): 11-18.
11. Woods BD, Sladen RN. Perioperative considerations for the patient with asthma and bronchospasm. Br J Anaesth, 2009, 103(Suppl 1): 57-65.
12. Kristensen MS. Airway management and morbid obesity. Eur J Anaesthesiol, 2010, 27(11): 923-927.
13. Smith I, Kranke P, Murat I, et al. Perioperative fasting in adults and children: guidelines from the European Society of Anaesthesiology. Eur J Anaesthesiol, 2011, 28(8): 556-569.
14. Della Rocca G, Coccia C. Ventilatory management of one-lung ventilation. Minerva Anestesiol, 2011, 77(5): 534-536.
15. Wong J, Lam DP, Abrishami A, et al. Short-term preoperative smoking cessation and postoperative complications: a systematic review and meta-analysis. Can J Anaesth, 2012, 59(3): 268-279.
16. McMullen SM, Meade M, Rose L, et al. Partial ventilatory support modalities in acute lung injury and acute respiratory distress syndrome-a systematic review. PLoS One, 2012, 7(8): 40190.
17. Spieth PM, Güldner A, de Abreu MG. Chronic obstructive pulmonary disease. Curr Opin Anaesthesiol, 2012, 25(1): 24-29.
18. Matthay MA, Ware LB, Zimmerman GA. The acute respiratory distress syndrome. J Clin Invest, 2012, 122(8): 2731-2740.
19. Dennis AT, Solnordal CB. Acute pulmonary oedema in pregnant women. Anaesthesia, 2012, 67(6): 646-659.

第51章 麻醉期间循环管理

循环系统是维持人体生命活动正常延续的重要基础之一，也是各种治疗药物得以送达效应部位，从而发生治疗效应的重要载体。麻醉和手术过程中，由于各种麻醉药物的影响和手术操作的不良刺激，均可能造成循环系统功能不稳定，导致各类并发症，严重者甚至危及患者的生命。多年的基础研究和临床实践已证明，良好的围麻醉期循环管理、平稳的血流动力状态和充分的组织灌注是术后患者迅速康复的重要保证。反之，如果麻醉期间血流动力状态不稳定，血压、心率波动剧烈，组织灌注不良，则不仅使手术过程中的危险性显著增加，对患者术后康复也会带来不利影响。轻者使患者术后倍感疲惫、组织水肿、伤口愈合延迟，重者则会引起严重酸中毒、组织低灌注、吻合口瘘、肺部感染、脓毒症等一系列问题。因此，在现代生理学、病理生理学、药理学、麻醉学等基础理论研究进展的基础上，调动各种治疗手段，尽可能使麻醉期间循环系统功能维持稳定状态，是每一个麻醉医师的责任。

本章通过对麻醉期间循环系统功能状态的观察和判断，分析造成麻醉期间循环系统功能不稳定的原因，从而探讨维护循环稳定的相关方法和技术。

第1节 麻醉期间循环不稳定的原因

造成麻醉期间循环系统功能不稳定的原因很多，但大体上仍可分为三类主要原因：即患者自身基础状况、麻醉药物对循环系统功能的抑制和麻醉操作所造成的干扰、以及手术操作的不良刺激和手术本身带来的急性大出血等。

一、患者自身基础状况

麻醉和手术前，患者自身的基础状况，特别是与术中循环系统功能稳定密切相关的重要脏器和系统（如脑、心、肺、肝、肾、内分泌等）的功能状况，有无严重器质性病变，正在接受哪些治疗和药物等，均会直接影响到麻醉期间循环功能的稳定。一般来说，年龄不超过60岁，既往身体健康，无重要脏器病变者，多可耐受各类麻醉药物对循环系统功能的抑制以及各种麻醉和手术操作所带来的不良刺激，并可通过其自身调节功能和麻醉医师的适当干预，而保持循环功能的稳定。但如术前有下列情况者，则循环稳定性易受到破坏，需格外小心处理。

（一）中枢神经系统病变或损伤

中枢神经系统是全身各系统功能的管理和协调中枢，其病变或损伤必然影响其他系统功能，特别是循环系统功能。由于机体有较强的代偿能力，因此慢性中枢神经系统功能病变或损伤如脑卒中后，往往于术前对循环系统功能并无明显直接影响，但可因机体整体功能下降，部分肢体功能障碍、肌肉萎缩、血管硬化、自主神经功能失调，而使循环系统对麻醉和手术的耐受性降低，围麻醉期容易出现循环功能不稳定。

急性中枢神经系统病变或损伤，特别是颅内出血性病变或外伤后血肿，则可因颅内压急剧升高或直接压迫生命中枢，而对循环、呼吸产生直接影响。例如严重急性颅内高压患者，麻醉前往往表现为高血压和窦性心动过缓，且通常已接受脱水治疗，虽然临床表现为高血压，但血容量多为严重不足，麻醉诱导后很容易出现严重低血压，甚至心搏骤停。

据最近文献报道，交感神经系统功能异常（自主神经功能异常）对循环系统的影响正越来越被临床麻醉医师所重视。交感神经系统的基本功能是调节血压，并在体位改变时调节血管内容量的分配。交感神经系统功能异常所涉及的所有综合征其主要表现都是体位性低血压和心率变异性的下降，这种情况的出现主要与血管内容量不足、压力感受器功能降低（也见于颈动脉疾病）、中枢神经功能异常（如Wernicke综合征）、去甲肾上腺素储备不足（如特发性体位性低血压和糖尿病）或去甲肾上腺素释放不足（如创伤性脊髓损伤）有关。这类患者的肾上腺素受体数目增多（多位代偿性反应），对拟交感神经药物反应过强。由于交感神经系统功能异常的患者其神经功能变化的不可预测性，因此麻醉诱导需平稳缓慢，使用任何直接舒缩血管药物和增快或减慢心率的药物时都应小心调整剂量。Kendrick等对300例脊髓损伤患者的研究发现，当损伤部位在T_7皮肤分布区域以下时，不会引起自主神经反射过度综合征。但如果损伤部位在T_7皮肤分布区以上时，则60%～70%的患者会出现血管张力极度紊乱。此时，皮肤感受器、本体感受器受刺激或内脏刺激都会引起血管张力的极度变化或去甲肾上腺素能神经的过度反射，主动脉和颈动脉窦压力感受器会感知血压的突然变化而导致迷走神经的兴奋，从而引起心动过缓、室性异位节律和各种传导阻滞，严重影响循环的稳定。一项2600例脊髓横断损伤的研究结果证实，交感神经功能异常患者的围手术期死亡率为20%。由此可见，此类患者的处理较为困难，因而需特别小心。

（二）循环系统病变

循环系统本身病变是导致围麻醉期循环不稳定的最主要原因。不论是心脏病变，还是外周血管病变，或是混合病变，均使麻醉风险大为增加。麻醉医师必须熟悉有关病变的病理生理基础，才能正确管理麻醉。

1. 先天性心脏病　复杂、严重的先天性心脏病患儿，如未能及时进行矫治手术，往往在出生后早期或婴幼儿期即发展为严重终末期病变，导致死亡。但也有相当部分患儿可生存至青春期甚至成年。此类患者麻醉中循环管理的关键是掌握解剖变异造成的血流动力异常和对氧合的影响。如为单纯分流型病变，且病变尚未发展到肺动脉高压和右向左分流，术前氧合功能未受明显影响，则一般麻醉技术和方法均可保证麻醉的平稳。但如病变已发展至交替分流或右向左分流，则应在充分抑制应激反应的基础上，注意维持体循环阻力，避免过度扩张体循环系统血管，造成右向左分流加重。对于法洛四联症一类的患者，除应注意维持体循环阻力以减少右向左分流所引起的高碳酸血症外，还应避免过度通气带来的肺泡压力过高以及严重酸中毒所造成的右室流出道痉挛等因素所致的肺血流进一步减少，是循环稳定的重要保证。

2. 风湿性心脏病伴严重瓣膜病变　此类患者病史通常较长，除瓣膜病变本身对血流动力学的干扰外，还有心脏腔室变形和风湿性心肌病变造成的心肌收缩力下降或舒张功能减退带来的影响。通常严重狭窄型病变，麻醉处理要点在于控制心率于较慢水平，以保证在较长的收缩和舒张期内有足够的血流通过狭窄瓣膜，避免发生急性肺水肿和心衰。而对于严重瓣膜关闭不全型病变，则应将心率维持于较快的水平（70～90bpm），以增加前向血流减少返流。但临床上尚有相当部分患者为混合型病变，既有狭窄，也有关闭不全，此时患者的心率和血压控制相对较难。作者建议以患者入手术室后镇静状态下的基础心率和血压为基准，术中以维持心电图ST段于等电位线水平或者ST段趋势相对稳定无明显变化为原则，控制患者的心率和血压于合适的水平。

3. 冠状动脉狭窄或心肌梗死患者　对于冠状动脉病变患者的麻醉而言，控制心率、血压于最适水平，使心肌氧供需负平衡得以改善甚至纠正至关重要。根据笔者经验，此类患者的麻醉实施应注意诱导插管期和术毕拔管期的管理。如能平稳度过诱导阶段，则术中还应注意根据ST段分析，判断心肌氧供需平衡状态。虽然理论上心率越慢则氧耗越低，但临床上仍应根据ST段分析所显示的变化趋势，调整患者的血压、心率。有相当部分患者，心肌已相当肥厚，冠状动脉狭窄病变明显，侧支循环发育丰富，此类患者如心率慢、血压低，则可能因侧支循环供血不足，而使心肌缺血加重。对此类患者如将血压、心率维持于稍高水平，反而可能有助于改善心肌氧供。而对于冠状动脉狭窄同时合并二尖瓣或者主动脉瓣关闭不全的患者，心率的控制应当是宜快还是宜慢？以笔者经验来看，术中还是应当以维持心电图ST段于等电位线水平或者ST段变化趋势的相对稳定为原则来控制和调整心率、血压。因此，在保证血压、心率平稳的基础上，以 ST 段分析的趋势变化指导麻醉管理，应成为冠状动脉病变患者麻醉的常规。

对于心源性因素引起的围手术期循环不稳定风险的评价，美国 ACC/AHA 于 2002 提出了更新的评价标准，见表 51-1。

表 51-1 心源性因素引起的围手术期循环不稳定的临床风险预测指标

风险程度	临床预测指标
高度	不稳定心绞痛
	由临床体征或无创监测支持的、有明确缺血危险因素的近期心肌梗死
	不稳定或严重的心绞痛（Canandian * Ⅲ级或Ⅳ级）
	失代偿性的充血性心力衰竭
	严重的心律失常
	高度房室传导阻滞
	存在基础病变的有症状性室性心律失常
	室上性心律失常伴有未控制的心室率
	严重瓣膜疾病
中度	轻度心绞痛（Canadian Ⅰ级或Ⅱ级）
	既往心肌梗死病史，有病史或病理性 Q 波为依据
	代偿性充血性心力衰竭或以前有过充血性心衰
	糖尿病
轻度	高龄
	EKG 异常（左室肥厚、左束支传导阻滞及 ST-T 变化）
	窦房结以外的异位节律（如房颤等）
	心功能储备低下（如不能拎东西爬一层楼梯等）
	卒中病史
	未控制的全身性高血压

* 加拿大心脏病学会心绞痛分级：Bean WB，Nora JJ. Letter：Grammar and genetics Circulation.，1976，54：522.

（三）呼吸系统病变

随着 PACU、ICU 的普及和术中麻醉技术的进步，呼吸系统病变患者的麻醉管理已不再是麻醉中的主要风险，特别是对循环系统的稳定性已不再构成主要威胁，但仍应考虑术前呼吸系统病变的影响。

1. 急性呼吸窘迫综合征（acute respiratory distress syndrome，ARDS） 此类患者多见于多发伤后或急性出血性坏死性胰腺炎或严重肠梗阻手术，往往循环系统稳定性已受到影响，但在麻醉过程中，ARDS 本身并不对循环系统的稳定性构成明显影响，即使 SpO_2 降低，通过提高吸入氧浓度，也可维持 SpO_2 于正常水平。此类患者需注意的是术后，拔除气管导管后通常不能维持正常氧合，应维持气管插管转入 ICU 进一步治疗。

2. 慢性阻塞性肺疾病（chronic obstructive pulmonary disease，COPD） 轻中度病变对循环系统功能并无明显影响。严重病变伴肺动脉高压者，需注意右心功能的维护。目前所用静脉诱导药，包括丙泊酚和吸入维持药异氟烷，均有一定的扩张肺血管和舒张小支气管的作用，对此类患者有益。麻醉管理的要点在于诱导插管和术毕拔管期的管理和呼吸机通气参数的调节。诱导期如麻醉深度不足，则气管插管操作可导致小气道强烈收缩，人工或机械控制通气可使气道压急剧增高，从而影响肺循环和右心功能。拔管期也可发生类似情况。故有条件者，应将患者转入 ICU，经 1～2 天的呼吸支持后再拔管。此类患者呼吸机参数的调节，对降低气道压、改善通气效率和稳定循环功能有一定帮助。通常应根据气道压和 $P_{ET}CO_2$ 波形和数值的显示，调节呼吸频率、吸呼比和潮气量。可先设定每分钟 12～15 次、吸呼比 1∶2或 1∶3，以利呼气。调节参数的原则是，先设定 $P_{ET}CO_2$ 水平，此类患者可适当提高，如设为 45～50mmHg（允许性高碳酸血症）；再调节潮气量和频率，以期以较低潮气量和较快频率，达到上述水平；然后调节吸呼比，观察气道压变化，从而达到最佳通气状态。

（四）内分泌系统病变

内分泌系统病变对循环系统有明显影响的主要有甲状腺、肾上腺、脑垂体和胰岛细胞病变以及交感神经系统功能异常。

1. 甲状腺功能亢进或低下 甲状腺功能亢进者在保守治疗无效后，通常要接受手术治疗，或因急症、外伤而需手术。此类患者由于甲状腺素的过度释放，机体处于高代谢状态，术前即可存在高血压、心肌病变等并发症，对麻醉药的摄取增加，耐受增强，容易因控制不当而发生甲状腺危象，导致心率急剧加快，血压升高，甚至心衰、肺水肿。因此，保证足够深度的麻醉和及时控制心率、血压是维持循环稳定的关键所在。

而甲状腺功能低下者则与甲状腺功能亢进者相

反，因长期甲状腺分泌不足而出现低代谢，黏膜水肿，对麻醉药耐受差，容易出现低血压。麻醉前应适当补充甲状腺素，麻醉中注意调整麻醉药用量。

2. 肾上腺病变 临床上常见皮质激素分泌过度（库欣综合征，含医源性）、原发性醛固酮增多症、嗜铬细胞瘤以及交感神经系统功能异常。

库欣综合征患者主要有肥胖、高血压、糖尿病、骨质疏松、肌无力、低钾等并发症。此类患者血管弹性差，对麻醉药和心血管活性药较为敏感，易发生血压，剧烈波动，应滴定给予麻醉药和血管活性药。手术切除肿瘤后，应注意补充皮质激素。

醛固酮增多症患者因钠水潴留，也有明显高血压同时还有低钾及高氯性碱中毒，麻醉前中后期均应注意控制血压、补钾，并及时处理心律失常。

嗜铬细胞瘤患者的主要表现为阵发性高血压和心肌病变及心律失常。近年来，随着α、β受体阻滞剂的不断更新和发展，特别是长效α受体阻滞剂的临床应用，术前长时间口服长效α受体阻滞剂术前准备后，麻醉过程中循环波动幅度已明显减小。除术前准备充分外，麻醉诱导和麻醉医师与外科医师之间良好的沟通更加重要，麻醉医师应时刻关注手术过程中嗜铬细胞瘤血供的情况，以此来推断体循环中儿茶酚胺类激素水平的变化，调节血管活性药物的剂量以维持循环的相对稳定。麻醉中血管活性药物宜根据嗜铬细胞瘤的分型加以选用，宜选择单纯作用于α和（或）β受体的药物。如去甲肾上腺素型嗜铬细胞瘤患者术中主要以α受体阻滞剂（酚妥拉明）降低血压，肿瘤切除后以去甲肾上腺素维持血压，并补足血容量。氟烷类吸入麻醉药物能增加心肌敏感性，并增加心律失常发生率，应避免使用。同时，地氟烷可引起非神经源性儿茶酚胺类激素的释放，也应当避免使用。对于嗜铬细胞瘤术前准备情况的评价，作者提供以下评价标准以供参考：①术前48小时内测得的血压不应超过165/90mmHg。②体位性低血压可能仍然存在，但立位血压不低于80/45mmHg。③EKG无ST-T变化。④连续5分钟内不出现一个以上的室性期前收缩。同时满足以上四点，我们认为术前准备充分，术中循环相对较稳定。

（五）消化系统病变

主要是晚期肝硬化对循环系统有一定影响，特别是已有低蛋白血症、门脉高压、腹水和凝血功能障碍者，其静脉压明显增高，严重者可导致肺动脉高压，但其心功能多无明显影响。麻醉中主要应注意避免低血压和缺氧，以防术后发生肝功能不全。对中心静脉压和肺动脉压均增高者，应注意适当控制输液量，同时注意右心功能的保护。

其他系统病变对循环功能的影响详见有关章节。

二、麻醉药物和麻醉操作对循环功能的影响

一般而言，麻醉药物对循环功能均是剂量依赖性的抑制作用，这也是其抑制麻醉操作（如气管插管）和手术刺激的作用所在。但在未行麻醉插管和手术操作前，则对循环系统多是纯粹的抑制作用。

（一）静脉麻醉药

1. 丙泊酚 丙泊酚对循环系统最显著的影响是在麻醉诱导期剂量依赖性地降低动脉血压用。丙泊酚的降压作用与其抑制交感神经活性、抑制内皮细胞前列环素的合成、减少血管紧张素Ⅱ诱发的钙内流、影响血管平滑肌细胞内钙释放从而舒张小动脉平滑肌、抑制心肌功能以及刺激一氧化氮合成有关。丙泊酚诱导剂量（1.5～2.5mg/kg或4～8μg/ml血浆浓度）可使心出排量减少约15%，全身血管阻力降低约15%～25%，左室每搏做功降低约30%，从而导致血压降低10%～35%，尤其见于术前血容量不足、老年及体质衰弱者。丙泊酚还可以通过降低心脏前后负荷，从而降低瓣膜性心脏病患者的肺动脉压力和肺毛细血管楔压。

2. 硫喷妥钠 硫喷妥钠对循环的影响主要是扩张外周血管导致静脉系统淤血、减少心肌细胞内钙离子内流抑制心肌收缩力、增快心率以及降低心排血量。心排血量减少的机制包括：①直接的负性肌力作用。②外周血管的扩张引起容量血管内血容量的增加，导致心室充盈减少。③中枢神经系统的交感活性一过性降低。而心排血量的减少和血压的降低引起压力感受器介导的心脏交感神经反射，引起心率增快。硫喷妥钠可使冠心病患者心率增加11%～36%，导致心肌耗氧增加，所以具有潜在危险性。其诱导量（4～5mg/kg）往往并不足以抑制气管插管引起的血压升高反应，但如无气管插管操作，则此剂量已可使血压明显下降。而对于低血容量的患者，因硫喷妥钠显著减少心排血量的关系，血压降低更显著。若无完善的代偿机制，硫喷妥钠麻醉诱导可引起显著的心血管抑制作用。

3. 依托咪酯 依托咪酯对循环功能的抑制作用较轻。心脏病患者行非心脏手术 0.3mg/kg 麻醉诱导时，心率、平均动脉压、平均肺动脉压、肺毛细血管楔压、中心静脉压、每搏量、心指数、肺血管阻力以及全身体循环阻力均无明显变化。但常用诱导剂量不足以抑制气管插管反应，以往曾推荐其用于心功能不稳定、高血压病变，虽用药后血压、心率无明显改变，但气管插管后常出现血压骤升、心动过速等所谓“心血管副反应”。使用该药后肌肉震颤的发生率较高需加以重视。

4. 氯胺酮 氯胺酮对心血管系统的影响较为独特，其对心肌的直接药理作用是抑制心肌收缩力，但总体表现为交感神经兴奋、血压升高、心率加快、心排血量增加，单独用药后有较强的精神后遗症状。血液动力学的变化与氯胺酮的剂量无关。因有更好的药物可替代，故目前临床成人麻醉中已较少使用。

5. 咪达唑仑 单独使用咪达唑仑对血液动力学的影响不大。咪达唑仑对血流动力学的影响主要是因全身血管阻力降低引起的动脉压轻度下降。咪达唑仑对循环的影响呈剂量相关性，血药浓度越高，血压下降越大。静脉诱导时联合应用芬太尼 1～2μg/kg 可减轻因插管引起的心血管反应。

（二）吸入麻醉药

强效吸入麻醉药有减弱心肌收缩力的作用，但常常由于其合并有交感兴奋作用，增加了儿茶酚胺的分泌，而不易被觉察。吸入全麻药对心肌收缩性抑制的顺序是：恩氟烷>氟烷>异氟烷>氧化亚氮。但当患者存在心力衰竭时，这种负性肌力作用尤为明显。氟烷还可增加心脏对肾上腺素的敏感性，导致严重的心律失常。因此选用吸入麻醉药时应注意其对循环系统的影响，结合患者的术前状况，选择合适的吸入麻醉药，见表 51-2。

表 51-2 吸入麻醉药对循环系统的影响

	氟烷	恩氟烷	异氟烷	七氟烷	氧化亚氮
心排血量	↓	↓	↓	↓	↓
心率	↓	↑	↑	—	—
血压	↓	↓	↓	↓	↓
末梢血管扩张	+	+	+	+	—
诱发心律失常	+++	+	+	+	—
颅内压	++	+	±	+	—

1. 乙醚 是最早使用的吸入麻醉药之一，对循环抑制轻，不增加心肌对儿茶酚胺的敏感性，浅麻醉时兴奋交感神经引起窦性心动过速，麻醉中极少出现其他心律失常。随着麻醉技术的发展，临床现已很少使用乙醚麻醉，代之以卤素吸入麻醉药。

2. 氧化亚氮 俗称笑气。通过抑制细胞外钙离子内流，对心肌收缩力有轻度的直接抑制作用，可增强交感神经系统的活动，收缩皮肤和肺血管，掩盖心肌负性肌力作用，因此，对血流动力学的影响不明显，可用于休克和危重患者的麻醉。氧化亚氮可以改变其他麻醉用药的心血管作用，减轻含氟麻醉药的心血管抑制作用；增加吗啡类药物的心血管抑制作用。氧化亚氮很少引起心律失常，继发于交感兴奋的心动过速可增加心肌耗氧。与氟烷合用时，由于氧化亚氮增加儿茶酚胺的释放，氟烷增加心肌对儿茶酚胺的敏感性，易引起心律失常。

3. 氟烷 对循环系统存在剂量依赖性的抑制作用。有明显的扩张血管作用，突出表现为收缩压下降。直接抑制心肌收缩力，使每搏量和心排血量减少，并且使压力感受器对低血压的正常反射功能发生障碍。β 肾上腺素能受体阻滞剂及钙通道阻滞剂对氟烷的负性心肌肌力有协同作用，尽管仍能安全使用氟烷，但需降低吸入浓度。一旦血压下降，可使用钙剂、加快输液、非儿茶酚胺类升压药等治疗。氟烷可阻滞交感神经节，使房室结和希氏束传导减慢，减慢心率，术前应给予足量的阿托品对抗。氟烷还可以抑制交感、副交感神经中枢，减弱去甲肾上腺素对外周血管的作用，从而减轻机体的应激反应。与乙醚、氧化亚氮不同，氟烷麻醉时并不伴有交感-肾上腺素系统活动的增强，循环中儿茶酚胺类激素的浓度也没有增加。但在临床麻醉深度下，氟烷并不能完全消除交感-肾上腺系统对刺激的反应，一些适当的刺激，如二氧化碳张力增加或外科手术刺激，均可引起血压升高、心率和血浆中儿茶酚胺的浓度增加。氟烷提高心肌的自律性，增加心脏对肾上腺素的敏感性，可诱发严重的心律失常，如多源性室性期前收缩、二联律或室性心动过速，甚至心室颤动。氟烷全麻中使用肾上腺素，尤其注入血供丰富的组织时更应谨慎，除非用于局部止血，麻醉时忌用儿茶酚胺类药。如前所述，术中应注意避免引起内源性儿茶酚胺升高的操作，维持适当的麻醉深度，保证足够的组织氧供，避免呼吸性酸中毒。心肌电生理的研究发现，氟烷有一定的膜稳定作用，其阻滞钙通道的作用直接对抗肾上腺素对浦肯野纤维的兴奋性刺激。钙通道阻滞剂、硫酸镁可以对抗氟烷麻醉中发生的心律失常。

4. 异氟烷 麻醉不深时，血压常常较稳定，随浓度增加，可扩张血管，降低周围血管阻力，使血压下降，可用于控制性降压。血压下降是判断麻醉深度的主要依据。对心肌收缩力的抑制较其他卤素吸入麻醉药小，心血管危害很低。由于异氟烷对迷走神经的抑制大于对交感神经的抑制，当每搏量减少时，心率增加，β受体阻滞剂可以减弱其心率加快作用。因此，在1～2MAC内心排血量无明显减少，可以保证重要脏器的灌注。异氟烷可以降低冠脉阻力，保持或增加冠脉血流量，降低心肌耗氧量。异氟烷不减慢希-浦纤维的传导，不增加心肌对儿茶酚胺的敏感性，很少引起心律失常，麻醉后，房性、交界性或室性心律失常发生率与术前相比无差异。异氟烷可以合用肾上腺素，适用于嗜铬细胞瘤患者。

5. 七氟烷 降压作用较异氟烷弱，心率亦较异氟烷慢。七氟烷呈剂量依赖性地抑制心肌收缩力，降低动脉压，扩张外周血管，由于此时压力感受器反射功能不像吸入氟烷时那样受抑制，所以对心率影响小，仅使每搏量和心排血量轻度减少。当交感兴奋使动脉压升高、心率加快时，七氟烷可抑制血管运动中枢。临床上在紧张、手术探查等应激状态及心力衰竭等交感神经兴奋的患者，应用七氟烷可以出现血压下降和心率减慢。另外，七氟烷与异氟烷具有几乎相同的冠状血管扩张作用，可使冠状血管的自我调节能力减弱。七氟烷对房室传导及浦肯野纤维传导的抑制作用与吸入异氟烷一样，因此，肾上腺素诱发性心律失常发生率较低。七氟烷与尼卡地平合用的安全性高于其他同类药物，其可抑制尼卡地平引起的血压下降及伴随的压力容量反射介导的收缩加速和收缩力增强作用。但同时尼卡地平强力的末梢血管扩张作用导致后负荷降低，在七氟烷负性收缩力作用下，心排血量反而增加。在高浓度七氟烷麻醉时心脏对前负荷的增大可以很好地调节，但在后负荷急剧增大时则出现明显的泵功能降低。从七氟烷对循环抑制的程度及其恢复速度来看，它是一种对循环系统调剂性较佳的麻醉药。

6. 地氟烷 对机体循环功能影响较小，呈剂量依赖性地抑制心血管功能和心肌收缩力，但较异氟烷弱。可以使心肌顺应性、体血管阻力、每搏指数和平均动脉压下降，因此，低血容量、低血压、重症和衰弱的患者使用地氟烷时应慎重。地氟烷/氧化亚氮复合麻醉有利于减轻对心脏和循环的抑制。地氟烷对迷走神经的抑制大于对交感神经的抑制，存在明显的交感兴奋作用。高浓度吸入地氟烷或突然增加吸入浓度时，较异氟烷更易出现明显的交感活性增强，心率、血压短暂(2～4分钟)而急剧升高，尤其在嗜铬细胞瘤手术中需引起注意。在增加浓度前静脉注射阿片类药物如芬太尼可有效预防此反应。地氟烷麻醉时对心律的影响很小，并且不增加血中儿茶酚胺的浓度，但在深麻醉时可以出现心律失常。

（三）局部麻醉药

局麻药对循环抑制作用与剂量有关，小剂量可预防和治疗心律失常，但如果使用不当，如浓度过高、剂量过大或直接注入血管等，将对心血管系统产生毒性反应。这既是药物直接作用于心脏和外周血管的结果，也是间接作用于中枢神经或自主神经系统所致。局麻药通过影响钙离子内流及触发钙离子释放来抑制心肌收缩力及扩张外周血管而使心排血量、心脏指数降低，左室舒张末压升高，血压下降，直至循环虚脱；局麻药使浦肯野纤维和心室肌中的快速传导组织去极化速度显著降低，从而减少自律性细胞组织冲动的产生，抑制传导。由于传导缓慢引起折返型心律失常，心电图表现为PR间期延长、QRS波增宽、严重的窦性心动过缓、高度的房室传导阻滞和室性心动过速、室颤。布比卡因的心脏毒性比利多卡因强，酸中毒和低氧血症可增强布比卡因的心脏毒性，且复苏困难。

（四）拟交感和副交感类药、强心药

此类药物均作用于心血管系统，β_1兴奋药和抑制药均直接作用于肾上腺素能β_1受体，分别增强心肌收缩性，使心脏每搏量、心排血量升高和抑制心肌收缩性导致心脏每搏量、心排血量下降。麻醉期间出现各种原因的心泵功能抑制时，均应主动寻找发生原因，针对发病原因给予积极处理，同时选择拟交感药进行对症治疗。对术前已使用或正在使用上述药物者，应注意麻醉后循环变化，随时调整剂量。为便于操作并控制用量，宜使用静脉输液微泵加以调节。

（五）麻醉操作

1. 气管插管 当麻醉诱导后进行气管内插管时，尤其是浅麻醉的情况下，喉镜暴露声门和插管过程中常易并发血压急剧升高（收缩压平均升高45mmHg）、心率加快（多为室性或室上性）或心动过缓等循环反应，统称插管应激反应。不论采用弯型或直型喉镜片，都同样发生。但一般均为短暂性，对循环正常的患者，无大危害；但对高血压、缺血性心脏病、瓣膜性心脏病、动脉瘤、脑血管病变、妊娠高血

压综合征等循环系统异常的患者则可能构成生命威胁。拔管及气管内吸引等操作也可诱发高血压。其发生与喉镜及导管刺激鼻、咽喉及气管感受器而引起的神经反射有密切关系。患者血液中儿茶酚胺含量的增加与血压升高呈正相关，充分镇痛或加深麻醉均可减少这种不良反应。

2. 椎管内麻醉　椎管内麻醉时，由于交感神经节前纤维被阻滞，其对循环的影响与静脉联合应用 α_1 和 β 肾上腺素能受体阻滞剂的作用相似，导致心率减慢、血管扩张、有效循环血量相对减少，可使血压下降，心指数降低，每搏量无明显变化，心泵功能也无显著影响。硬膜外阻滞对循环的影响虽然较蛛网膜下腔阻滞轻，但高位硬膜外阻滞麻醉平面超过 T_4，则对老年或伴心、肺疾病，以及血容量不足、感染等患者的影响较大。超过 T_4 平面不仅完全阻滞 T_4 平面以下的交感神经，使交感神经的张力降低，引起血管扩张，血容量相对不足；同时还阻滞了交感神经心支，使患者心率降低，血压进一步降低，可导致心肌缺血、严重心律失常等，甚至发生心功能不全、心脏停搏。因此，选择椎管内阻滞时，尤其麻醉平面高于 T_6 者，应综合考虑患者的循环系统状态，同时做好积极的应对措施，以避免或减少心血管不良事件的发生。

3. 机械通气　全麻时采用机械通气能保持良好的通气，通常选择间歇性正压通气（intermittent positive pressure ventilation，IPPV）。当选择间歇正压合并呼气末正压通气（PEEP>10cmH$_2$O）时，影响则更为明显。此时由于跨肺压和胸内压升高，静脉回心血量更加减少，心排血量下降更明显，常使血压急骤下降，严重影响冠状血管灌注压，导致心肌缺血和心功能不全。特别是对血容量不足，交感神经张力低下，心血管代偿功能欠佳、以及使用神经节阻滞药物和全麻患者，则更易加剧循环功能的抑制而导致循环衰竭。

三、手术及其他因素

（一）低血压

1. 体位和手术干扰　坐位和头高足低位时，由于受重力影响，血液多聚集在下肢和内脏血管，导致相对血容量不足。而不恰当的俯卧位、仰卧位时妊娠子宫或腹内肿瘤压迫下腔静脉等，均可阻碍静脉回流而致血压下降。手术刺激影响循环系统的正常调节功能也可发生低血压，诸如颅内手术，特别是后颅窝手术刺激血管运动中枢、颈部手术时触压颈动脉窦、剥离骨膜及牵拉内脏、手术直接刺激迷走神经等，均可致反射性低血压，甚至可发生心搏骤停。胸腔或心脏手术中，直接压迫心脏和大血管常可使血压急剧下降。

2. 创伤失血和低血容量　麻醉期间由于手术创伤和失血，可使全血和血浆容量减少，是发生低血容量性休克的常见重要原因。当输血输液速度跟不上失血的速度，或输注量不足时，都可出现心率增快和血压降低。

3. 过敏反应或类过敏反应　全麻药中硫喷妥钠、丙泊酚、非去极化肌松药、琥珀胆碱，局麻药普鲁卡因等以及右旋糖酐等均可致敏，重者可出现组胺样作用，全身血管扩张，毛细血管通透性增加，大量液体渗入组织间隙，可致血压下降，甚至发生过敏性休克。

4. 输血反应　包括致热原反应、过敏反应、血液污染和溶血反应，前者发生率较高，但一般并不发生低血压；后三者虽较少见，但可伴发严重低血压，尤其以输入污染血液为显著，可发生严重中毒性休克。

（二）高血压

1. 颅内压升高和颅内手术　颅脑外伤或颅内占位性病变患者，当颅内压升高时可出现高血压，经颅骨翻开减压后血压即可下降。颅脑手术时，当牵拉额叶或刺激第Ⅴ（三叉神经）、Ⅸ（舌咽神经）、Ⅹ（迷走神经）等颅神经时，可引起血压升高。脑干扭转时也可出现高血压或心率减慢，提示病情危险。

2. 儿茶酚胺大量分泌　嗜铬细胞瘤患者手术中刺激肿瘤，甚至术前翻动患者，叩击腰部，即可使儿茶酚胺大量释放进入血液循环，从而出现血压剧烈升高，其变化剧烈程度与血中儿茶酚胺分泌水平密切相关。随着肿瘤类型的不同，其临床表现也不同。以分泌去甲肾上腺素为主的嗜铬细胞瘤以单纯血压升高为主要临床表现；以分泌肾上腺素为主的嗜铬细胞瘤，临床表现不仅血压升高，同时伴有心率的显著增快以及不同程度的酸中毒；而混合型（同时分泌去甲肾上腺素和肾上腺素）嗜铬细胞瘤则同时具有上述两种临床表现。

3. 体外循环中流量过大或周围血管阻力增加　当平均动脉压超过 100mmHg 时，可能并发脑出血。

4. 二氧化碳蓄积和缺氧　当 $PaCO_2$ 升高时，

通过主动脉、颈动脉体的化学感受器可反射性地兴奋延髓心血管中枢，使心率加快、心肌收缩增强，因而血压升高，但周围血管扩张。呼吸道不通畅、镇痛药和全麻药抑制呼吸中枢、气管插管操作时间过长、辅助或控制呼吸操作不当以及碱石灰性能不好等，均可使二氧化碳蓄积。轻度缺氧时可兴奋化学感受器而使血压升高，但严重缺氧则抑制循环。

第2节　麻醉期间循环系统的监测

正确的治疗取决于正确的判断，而正确的判断必须建立在细致、周密和准确的观察基础上。现代监测技术已能使麻醉医师获得系统而又具体的生理学参数，但围手术期仍需要麻醉医师密切细致地观察。关于循环系统监测的具体内容可参阅相应章节，下面仅就麻醉期间对循环系统的基本观察项目和方法进行介绍。

一、心率和心律

心率监测是目前最简单和创伤性最小的心脏监测方法，是最基本的循环生命体征之一，许多血流动力学的拓展参数都基于此计算。心率还可以反映患者的基本情况和麻醉及手术刺激对患者的影响。一般成人的正常窦性心率范围是60～100次/min，小于60次/min为心动过缓，大于100次/min是心动过速。常用的测定方法包括心电图监测、动脉压波形和脉搏氧饱和度指脉波形等。

（一）心电图

心电图（electrocardiogram，ECG）是心脏电生理活动的记录，对了解心脏的节律变化和传导情况有重要价值，对诊断心房、心室增大及心肌病变，如心肌梗死、缺血、劳损、药物与电解质影响等也都有较大的参考意义，并能反映起搏及传导系统功能。术中连续监测患者ECG对及时掌握心功能基本状况十分必要。当前的心电监护仪应当采用多导联ECG监测心脏电活动。

ECG对心率的测定始于R波的正确监测和R-R间期的测定，计算心率并通过运算法则对一定数目的心跳进行平均，最后数字显示，每5～15秒更新一次。因此心率的瞬时变化对显示的数值没有影响。例如，一过性完全性房室传导阻滞出现在较慢的窦性心律中，由于受监护仪所运用的运算法则的限制，心律显示的数值可能只较基础值轻度下降。而且在手术室内电刀使用、患者体动或其他电干扰影响ECG波形时，监护仪都可能显示不正确的心率。因此，需要临床麻醉医师经常观察ECG波形以保证监护仪上心率显示的正确性，并能迅速识别错误数据，通过利用动脉波形或者脉搏氧饱和度波形来计算出真正的心室率数值。

（二）脉搏氧饱和度指脉波形

脉搏血氧饱和度仪的指脉波（脉氧波）是无创监测，它由快波和慢波两部分组成，快波代表心脏泵血，这是由于血液自主动脉根部沿血管壁推进至终末动脉床，即脉氧仪监测处；慢波代表呼吸波形，反映通气所致胸内压的变化传导至外周。由于静脉的顺应性是动脉的10倍，因此，胸内压的变化主要通过静脉血管床影响血容量，这在机械通气和气道阻塞时更为显著。由于脉氧波除可反映循环血容量的变化外，还能探测到机体对外界刺激的自主神经系统反应以及麻醉药的作用，故应仔细分析这些因素的作用，以做出正确的判断。

通过指脉波所测得的心脏搏动次数称之为脉率。脉率和心率的区别在于心脏电去极化和心脏收缩（心率）能否产生可触摸到的动脉搏动（脉率）。短绌脉反映脉率少于心率的情况，主要见于房颤患者，由于R-R间期缩短影响心室充盈，导致心排血量降低，因此感觉不到动脉搏动，引起短绌脉。脉率监测和心率监测互为补充，同时监测可以减少很多错误和虚假的信息。如同显示在床边监护仪上的其他数字信息一样，最终需要临床麻醉医师仔细观察分析ECG波形和其他波形以确定有效心搏的准确性。

二、血　　压

动脉血压也是基本的生命体征之一，能较确切反映患者的心血管功能，其与心排血量及总外周血管阻力是初步估计循环血容量的基本指标，对指导术中输液及用药都有重要意义。

麻醉期间血压升高如超过麻醉前血压的20%，或139/95mmHg以上者称为高血压；如下降超过麻醉前血压的20%，或收缩压降到80mmHg以下者称为低血压。脉压减小提示心排血量减小，因此，脉压窄者常伴有速脉和心排血量降低所致的细脉。应当指出，有时脉压可减小到用听诊器无法测出血压的程度，而实际上血压是存在的，而且还可能相当高。

临床常用于监测动脉血压的方法分有创监测和无创监测。对于行择期手术的 ASA Ⅱ ~ Ⅲ级患者，一般无创监测就能满足手术需要，但当收缩压低于 60mmHg(8.0kPa)时，血压计振荡仪不能准确测出读数，即不适用于严重低血压患者。对重症、一般情况较差、并发症较多、手术对心血管系统影响较大的患者，如休克患者、婴幼儿、嗜铬细胞瘤手术患者、心内直视手术患者、低温麻醉和控制性降压患者、心肌梗死和心力衰竭抢救等，需行有创动脉压监测，以便更准确、直观、及时掌握患者情况。常用的穿刺部位包括：桡动脉、股动脉、肱动脉、足背动脉、腋动脉等。

三、中心静脉压

在麻醉期间测定中心静脉压(central venous pressure，CVP)是一种比较易行而又有价值的方法。严格地说，CVP 是指腔静脉和右心房连接处的压力，它反映了右心房和右心室充盈的驱动力。由于胸腔和腹部大静脉、肢体末端静脉等是容量血管，储备着大部分血容量，因此 CVP 高度依赖这些血管内的容量和内在张力。换句话说，CVP 反映血容量和静脉系统容积的相称性。CVP 除可以监测循环的血容量外，还可以反映右心室的功能性容积。根据 Frank-Starling 机制，当右心室的收缩力受损时，需要较高的右心充盈压来维持心室每搏输出量。因此，右室收缩功能受损时，CVP 明显升高。临床上 CVP 监测用于估计血容量和右心功能。麻醉状态下的 CVP 正常值为 5 ~ 12cmH_2O(0.5 ~ 1.2kPa)。CVP < 2.5cmH_2O(0.25kPa)表示心脏充盈或血容量不足，即使动脉压正常，仍需输入液体；CVP>15 ~ 20cmH_2O(1.5 ~ 2kPa)提示右心功能不全，应控制输液量。但 CVP 不能直接反映左心功能。测定时应注意调整零点至右心房水平。

中心静脉穿刺插管测压常用于脱水、失血和血容量不足、各类重症休克、心力衰竭和低排综合征，以及体外循环心内直视手术等心脏大血管和其他危重患者。主要穿刺途径是颈内静脉、锁骨下静脉和股静脉。

必须指出，从安全角度考虑，术中中心静脉压的变化反应可能太慢。当经静脉输液有效地使中心静脉压从 0cmH_2O 升到 5cmH_2O 或 10cmH_2O 时，说明此时已有足够的回心血量可被泵入肺动脉，但是，如果此时肺血管处于收缩状态，右心泵出的血液即可导致肺动脉高压，甚至可引起肺水肿。事实上只有当右心室功能不足以克服已经很高的肺动脉压力时，中心静脉压才开始上升。因此，在某些情况下，在中心静脉压升高之前，肺水肿可能已经形成，甚至已经处于危险状态。因此通过肺动脉插管测定肺动脉压，可为终止或减慢输液提供早期警报。在临床实际工作中，如果未作肺动脉测压，应在中心静脉压升到 7 ~ 10cmH_2O 后减慢输液速度，以便有时间对输入更多液体可能发生的问题进行评估，从而降低肺水肿的发生率。

中心静脉压、动脉压和尿量的联合观察和综合分析，并进行动态观察，注意这些参数对治疗的反应，可以作为维持麻醉期间循环稳定与否的重要指标，亦有助于判定血容量和心脏的功能状态(表 51-3)。

表 51-3 中心静脉压、动脉压改变的临床意义

中心静脉压	动脉压	临床判断	措施
低	低	血容量不足	快速补液
低	正常	血容量轻度不足	适当加快输液
高	低	心功能不全	减慢入量，强心药、扩血管药慎用
高	正常	周围血管阻力增加 肺循环阻力增加	可用血管扩张药
正常	低	心功能不全，周围血管阻力下降	酌情用强心药，分次小量输液负荷实验，如均无良好反应，方可考虑用缩血管药应急

四、微　循　环

微循环血流状态的观察甚为重要，有时血压虽然偏低，但只要微循环血流良好，就不致对正常的组织供血产生明显影响；相反，即使血压较高，但出现微循环血流障碍的情况，组织血供便可减少，机体的生理功能即可受到损害。微循环状态的观察见表 51-4，应细致观察，并进行综合分析。

表 51-4　微循环血流状态的观察

观察项目	血流良好	血流差
末梢颜色	红	苍白或紫绀
充盈试验	苍白区恢复快	恢复迟缓
尿量（ml/h）	成人>30	
	儿童>20	尿少或尿闭
	婴儿>10	
血压（mmHg）	收缩压>80	
	脉压>30	任何一项低于左列数值
	舒张压>39	
皮肤温度	末梢温暖	凉
脉率	正常范围	细弱而快速

此外，有条件的情况下，下列项目亦可供参考：

1. 皮肤（腋下）与直肠温度的差别　正常情况下其温差不超过 0.5～1.0℃，若温差超过 2～3℃，则提示有周围血管收缩，微循环血流障碍。

2. 眼底检查　观察眼底血管有无收缩或痉挛，动静脉比例，有无渗出或出血等情况。

3. 生化测定　热原血液中乳酸盐含量、血液 pH 及 BE、$HCO3^-$等。

4. 微循环镜检查　目前已有专供观察微循环的显微镜，可在甲皱与球结膜等部位进行观察，对了解微血管的舒缩状态，微血管内的血液流态，以及有无渗出、出血等有很大帮助。

五、Swan-Ganz 导管

Swan-Ganz 导管具有以下优点：

1. 肺动脉漂浮导管可持续监测肺动脉压，也可间断测量肺动脉楔压（PAWP），后者能评估左心室舒张末压（LVEDP），进而间接估计左心室前负荷。可以反映由于缺氧、肺水肿、肺栓塞和肺动脉功能不全等引起的肺血管阻力变化。

由于心脏右侧压力不能很好地反映左室充盈情况，而肺动脉漂浮导管在气囊充气嵌顿肺动脉分支时就将右心及其瓣膜的影响排除在外。舒张末期，向前血流停止，在漂浮导管的顶端与左室之间形成一流体液柱，理论上，左室舒张末压、左房压（LAP）、肺动脉舒张末压（PAEDP）和肺动脉楔压一致。肺动脉压的正常值为：收缩压 15～30mmHg（2.0～4.0kPa）；舒张压 5～15mmHg（0.67～2.0kPa）；平均压 10～20mmHg（1.3～2.7kPa）。

2. 可以采取混合静脉血，测定动静脉血氧含量差，计算心排血量和静脉血掺杂情况。混合静脉血氧饱和度（S_VO_2）与心排血量、血红蛋白浓度及氧耗的改变直接相关，持续监测能反映组织氧供需平衡，显示术中及重症监护患者的氧供耗变化情况，指导药物治疗并了解其疗效。正常组织 S_VO_2为：68%±4%。

3. Swan-Ganz 导管除具有压力监测能力外，它的最重要的优点在于可通过热稀释法测定心排血量。心排血量是心脏泵出的血流量，正常成年人静息状态下的心排血量范围为 4.0～6.5L/min。心排血量的变化旨在满足组织代谢的要求，对心排血量的监测则可以提供对循环整体的评价，包括神经体液对其的影响。心排血量往往会在其他血液动力学指标同时监测（心率、动脉压、中心静脉压、平均肺动脉压和楔压），以计算得到其他一些重要的循环参数，例如全身循环阻力和肺循环阻力，如表 51-5。因此，Swan-Ganz 导管监测可以为麻醉医师综合评价患者的心血管功能提供相当重要的数据。

表 51-5　正常血流动力学参数

	平均值	范围
心排血量（L/min）	5.0	4.0～6.5
每搏量（ml）	75	60～90
体循环阻力（Wood units）	15	10～20
体循环阻力（Dynes·s·cm^{-5}）	1200	800～1600
肺循环阻力（Wood units）	1	0.5～3
肺循环阻力（Dynes·s·cm^{-5}）	80	40～180
动脉血氧含量（ml/dl）	18	16～20
混合静脉血氧含量（ml/dl）	14	13～15
动静脉血氧含量差（ml/dl）	4	3～5
氧耗（ml/min）	225	200～250

总之，血流动力学参数中，临床应用最广的是无创动脉压监测，价值最大的当属直接动脉压，其次为中心静脉压，但对危重患者而言，心排血量和肺动脉压监测等有较大的意义。近年来，一系列心排血量监测技术和设备如 PiCCO、NICCO、NINO、FLOTRAC、ESCO、USCOM 等的诞生，为临床危重患者的循环监测提供了更安全、简便的监测手段。

六、食管超声

在长期的围手术期医疗实践中，经食管超声心动图监测（transesophageal echocardiography，TEE）是最有效的心血管诊断技术，也是最及时的循环稳定性监测手段。大量研究已经证实，其在血流动力学测定、心肌缺血检测以及心脏前/后负荷、心室收缩/舒张功能、心排血量等方面具有重要参考和指导价值。

TEE 定量测定心室前负荷所反映的心室舒张期容积变化较 Swan-Ganz 导管获得的数据更为精确。Cheung 等对 30 例择期行体外循环下心脏手术患者的研究证实，术中 TEE 所监测的左室舒张末面积与体循环容量显著相关，TEE 可以精确指导术中体循环容量的调控。TEE 虽然不能精确地估计左心房压，但能可靠的判断出临床左心房压力的显著升高。通过 TEE 获得的左室舒张期和收缩期的实时影像，可以实时、定性的评价心排血量的变化。特别是当突然出现严重的血流动力学变化时，通过 TEE 的实时图像分析可以实际指导输液和正性肌力药物的应用，并及时鉴别诊断低血压的原因。

随着社会老龄化的发展和食管超声设备、技术的不断完善，在以后的手术中 TEE 将对循环系统的稳定起着越来越重要的监测和指导作用。

第3节 麻醉期间循环系统稳定的维护

麻醉的首要任务就是消除患者手术时的疼痛，保证患者安全，并为手术创造良好的条件。所谓临床麻醉状态主要是在意识消失的基础上抑制交感-内分泌反应，而反映循环系统的各项指标，也就是反映交感-内分泌的基本指标。因此，归根结底，维持麻醉期间循环系统稳定的根本方法就是达到并维持稳定的理想麻醉状态。

所谓“理想麻醉状态”，首先是确保患者术中无意识、对术中刺激无记忆、术后无知晓，然后是适度抑制伤害性刺激引起的应激反应，保持生命体征稳定；同时要求肌肉松弛，能满足手术需要。

一、麻醉诱导期的管理

为尽可能快而平稳地将患者从清醒状态转入麻醉状态，并保持其间的循环稳定，麻醉医师应意识到：①在未行麻醉插管和手术操作前，绝大多数麻醉药对循环系统多是纯粹的抑制作用，特别是近年常用的全麻诱导药，如：丙泊酚、芬太尼、咪达唑仑等；②患者由于术前禁食、禁水或原发疾病（如：肠梗阻、长期高血压等）的影响，往往处于循环血容量欠缺的状态，对任何外因引起的循环波动更为敏感。因此术前应早期快速扩容，宜在诱导前后 30 分钟内输入平衡液或代血浆 500～800ml，直至血压平稳，指脉波宽大，指脉波无随呼吸而波动的现象。指脉波即容积脉搏图形，反映交感神经紧张度、末梢灌注、组织器官灌注和有效循环血量。一般建议先输平衡液，尤其确保在麻醉诱导期间输无其他溶质（如抗生素等）的平衡液，以防过敏反应引起的循环变化被诱导时的变化所掩盖，或加重循环变化的程度，以尽量保证诱导期的循环稳定。

二、麻醉维持期的容量控制

麻醉期间维持有效循环血容量的重要性自不待言，容量负荷过多可增加心脏负担，甚至诱发心衰、急性肺水肿，而血容量的欠缺又可导致回心血量和心排血量减少，发生血压下降，甚至休克。但是，对每一具体病例术中血容量的补充究竟以多少为合适，确是麻醉医师所面临的一个实际问题。考虑到血容量的补充受到术前情况（如脱水），术中出血以及肾、心、肺等脏器功能的多方面影响，因而建立生理学监测指标是十分重要的。如果有条件应测定脑电双频指数（BIS）、中心静脉压（CVP）、肺毛细血管楔压（PCWP）和左房压（LAP）以指导体液治疗。调节输液量和速度，然后再在治疗中观察其动态反应，如此才有可能使麻醉患者的容量补充趋于合理。

由于各种指标均有其局限性，因此必须综合分析，切忌片面决断。麻醉深度的掌握既要避免麻醉过深（或椎管内阻滞范围过广）对循环的抑制，又要防止麻醉过浅、镇痛不全时体内应激反应对循环功能的扰乱。因此，维持适当的麻醉深度，保证充分镇痛对维持循环稳定是很重要的。根据 BIS 指导麻醉深度的调控，使 BIS 维持于<50，可以确保无知晓，无记忆。对因手术刺激而引起的血压升高，可用丙泊酚、芬太尼等加深或增加吸入麻醉药的吸入浓度。只有维持足够的麻醉深度，才能排除因手术刺激引起的循环改变，从而更精确地判断患者循环容量的情况。

至于补充什么，主要应根据原发病可能造成的水与电解质失衡的特点以及低血压时微循环障碍和各脏器的功能状态来决定。临床麻醉中最常用的晶体液，主要用以补充细胞外液，而钠离子是血浆的主要因子，对维持血容量起重要作用。即使是出血性休克，短时间内快速输入乳酸盐林格氏溶液也有一定好处。但过多输入平衡液也可导致组织水肿，宜在手术中、后期适度利尿。

胶体液的主要作用则是扩张血容量，对围手术期低血容量患者，通过输注胶体液可提高血浆胶体渗透压，使血管外组织间隙的水、钠转移并保留在血管内，从而改善血流动力学和氧运输。对某些特殊患者，如脑外伤合并系统脏器损伤者，为恢复脑灌注和降低颅内压，采用胶体液可能比晶体液效果更好。中分子右旋糖酐离开血管腔较慢，维持血容量的效果较好；而低分子右旋糖酐虽易于经肾排出，但具有改善微循环血液流变学，预防微血管血栓形成的作用，但如用量超过 2L/24h，则有引起凝血障碍的危险。

高渗高张液（HHS）是近年来刚引入临床的一种新型溶液，其组成为 7.2% NaCl 合并 6% 或 10% 的羟乙基淀粉溶液。由于 HHS 的高渗高张特性，输注后使细胞内液移至细胞外，继而进入血管腔，既有效扩张血容量又能防止组织水肿，同时，还可增加心肌收缩，减慢心率，促进氧供氧耗比例恢复正常。

正常人对血容量增加或减少的代偿能力是较强的，只要其变化幅度不超过血容量的 15%，均不致发生明显血压下降（或升高）和心率增快。但是，如果患者在术前已存在病理改变，或患者循环系统的代偿能力已遭削弱，那么，即使是丢失或入超的量不多，亦可发生明显的循环障碍。例如原有脱水的患者如出血量未能及时补充或硬膜外阻滞使血管床容积扩大，则低血压常在所难免。原有肾脏功能衰竭、无尿的患者，或心功能衰竭的患者，如入量过多，则极易发生急性左心衰竭和急性肺水肿。因此，对麻醉医师来说，应当在日常的工作中经常训练自己对血容量判断的相对精确性，否则就难以在遇到特殊情况时应付自如。

三、麻醉苏醒期管理

与麻醉诱导期相比，苏醒期的过程较长，容易出现躁动、苏醒延迟等并发症。使患者平稳而安全的恢复也非易事。为保证苏醒过程平稳，作者推荐在“深麻醉下拔管”，主要目的是减少拔管、吸引等刺激引起的循环波动，减少患者痛苦，以保证稳定的循环。所谓“深麻醉下拔管”，其实并非深麻醉状态下拔管，而是在呼吸完全恢复正常，而意识尚未恢复或未完全恢复下拔管。其具体做法是，在手术临结束前，根据不同吸入麻醉药的药代学特征，提前 10～15 分钟停止吸入麻醉药吸入，改用丙泊酚维持 BIS 于麻醉水平，以保证患者仍无意识。如应用术后镇痛，此时可开始背景输注。胸腹腔关闭后拮抗肌松药，并持续机械通气，直至呼气末麻醉气体浓度<0.2%，同时观察呼出末二氧化碳浓度波形，有无自主呼吸引起的切迹或不规则波形，如有则表明自主呼吸恢复。此时停止机械通气，观察自主呼吸次数、幅度、潮气量、吸气后 SpO_2 变化，$P_{ET}CO_2$ 波形。如呼吸<20 次/分钟，VT>6ml/kg，吸空气下 SpO_2>95%，$P_{ET}CO_2$ 波形规则，有正常的肺泡平台，即可拔管。拔管后如有舌后坠，可用口咽通气道、喉罩处理，必要时可再插管。与此同时，还应注意麻醉状态下患者通常处于血管开放状态，末梢循环良好，循环容积较清醒状态下大，因此，手术结束前应适当给予利尿药，排出多余的容量，以适应术后循环状态，减少肺水肿等并发症的发生。

同时应注重患者术后的镇痛，不能因为手术、麻醉结束而不再顾及患者因术后疼痛可能引起的烦躁和循环不稳定。如患者完全清醒后诉疼痛，可追加 PCA。

（沈杰　张富军　于布为）

参考文献

1. Malan TPJr, DiNardo JA, Isner RJ, et al. Cardiovascular

effects of sevoflurane compared with those of isoflurane in volunteers. Anesthesiology,1995,83:918.

2. Kikura M, Ikeda K. Comparison of effects of sevoflurane/nitrous oxide and enflurane/nitrous oxide on myocardial contractility in humans. Load-independent and noninvasive assessment with transeophageal echocardiography. Anesthesiology,1993,79:235.
3. AacKenzie IM. The hemodynamics of human septic shock. Anaesthesia,2001,56:130.
4. Vinik HR, Vradley EL Jr, Kissin I. Isobolographic analysis of propofol-thiopental hypnotic interaction in surgical patients. Anesth Analg,1999,88:667.
5. Salevsky FC, Walley DG, Kalant D, et al. Epidural epinephrine and the systemic circulation during peripheral vascular surgery. Can-J-Anaesth,1990,37:160.
6. Eagle KA, Berger PB, Calkins H, et al. ACC/AHA guideline update for perioperative cardiovascular evaluation for noncardiac surgery-executive summary: a report of the American College of Cardiology/American Heart Association Task Force on Practice Guidelines (Committee to Update the 1996 Guidelines on Perioperative Cardiovascular Evaluation for Noncardiac Surgery). J Am Coll Cardiol,2002,39:542.
7. Jousse AT, Wynne-Jones M, Breithaupt DJ. A follow-up study of life expectancy and mortality in traumatic transverse myelitis. Can Med Assoc J,1968,98:770.
8. Richard C, Monnet X, Teboul JL. Pulmonary artery catheter monitoring in 2011. Curr Opin Crit Care,2011,17:296.
9. Pugsley J, Lerner AB. Cardiac output monitoring: is there a gold standard and how do the newer technologies compare? Semin Cardiothorac Vasc Anesth,2010,14:274.
10. Klein AA, Snell A, Nashef SA, et al. The impact of intra-operative transoesophageal echocardiography on cardiac surgical practice. Anaesthesia,2009,64:947.
11. Hüttemann E. Transoesophageal echocardiography in critical care. Minerva Anestesiol,2006,72:891.

第52章 局部麻醉与神经阻滞

第1节 概 述

局部麻醉也称部位麻醉(regional anesthesia),是指在患者神志清醒状态下,局麻药应用于身体局部,使机体某一部分的感觉神经传导功能暂时被阻断,运动神经传导保持完好或同时有程度不等的被阻滞状态。这种阻滞应完全可逆,不产生明显的组织损害。局部麻醉优点在于简便易行、安全性大、患者清醒、并发症少和对患者生理功能影响小。

成功地完成一项局部麻醉,要求麻醉医师掌握局部解剖结构及局麻药药理学知识,并能熟练进行各项局麻操作,另一方面,麻醉医师应加强与患者的沟通,在麻醉前给患者介绍此类麻醉的优缺点,选用的原因及操作步骤,使患者有充分思想准备,从而能够更好配合。

一、局部麻醉分类

常见的局部麻醉有表面麻醉(topical anesthesia)、局部浸润麻醉(infiltration anesthesia)、区域阻滞(field block)、神经阻滞(nerve blockade)四类。后者又可分为神经干阻滞、硬膜外阻滞及脊麻。静脉局部麻醉(intravenous regional anesthesia)是局部麻醉另一种形式。整形科医师在吸脂术中应用的肿胀麻醉(tumuscent anesthesia)实际上也是一种局部麻醉技术。

二、局部麻醉的特征

与全身麻醉相比,局部麻醉在某些方面具有其独特的优越性。首先,局部麻醉对神志没有影响;其次,局部麻醉还可起到一定程度的术后镇痛的作用;此外,局部麻醉还有操作简便、安全、并发症少、对患者生理功能影响小、可阻断各种不良神经反应、减轻手术创伤所致的应激反应及恢复快等优点。

但是临床上局部麻醉与全身麻醉往往相互补充,我们不能把这两种麻醉方式完全隔离开来,而应该视之为针对不同患者所采取的具有个性化麻醉方案的一部分。如对于小儿、精神病或神志不清患者,不宜单独使用局部麻醉完成手术,必须辅以基础麻醉或全麻;而局部麻醉也可作为全身麻醉的辅助手段,增强麻醉效果,减少全麻药用量。

三、术前用药及监测

(一) 术前用药

局部麻醉前用药主要包括镇静催眠药、镇痛药,抗组胺药及抗胆碱能药等。其主要目的在于消除患者紧张情绪;减轻操作时的不适感,尤其在置入穿刺针、寻找异感或使用神经刺激仪时;镇静催眠使患者遗忘掉围手术期经历;并可提高局麻药惊厥阈值。

常规镇静剂量的苯二氮草类药物及巴比妥类药物并不能达到提高惊厥阈的效果,只有当其剂量足以使神志丧失时方能达到此目的,但此时常出现呼吸、循环抑制,并可能掩盖局麻药试验剂量反应及局麻药(如布比卡因)心脏毒性的早期症状。

(二) 监测

局部麻醉下患者需要与全麻相同的监测手段,诸如ECG、无创血压计及脉搏氧饱和度仪。更重要的是注意观察潜在局麻药中毒症状，麻醉医师在用药后应经常与患者交谈以判断患者精神状态，并始终保持高度警觉。同时也应监测阻滞范围，尤其是椎管内注射神经毁损性药物时。

四、设备

局部麻醉需要准备好穿刺用品及抢救用品。穿刺用品主要包括消毒液、敷料、穿刺针、注射器、局麻药液、神经刺激仪及连接穿刺针与注射器的无菌连接导管。若须连续阻滞，尚需准备专用穿刺针及其相配的留置导管。抢救用品包括简易呼吸器、面罩、吸引器、通气道、气管导管、喉镜及抢救药品。

（一）穿刺针（图52-1）

穿刺针长度与阻滞部位深度有关，穿刺针粗细则与穿刺时疼痛和组织损伤等有关，为减轻穿刺时疼痛，尽量选用细的穿刺针，同时短斜面穿刺针较长斜面穿刺针损伤神经几率小。尚有一种绝缘鞘穿刺针在神经刺激仪定位时使用。

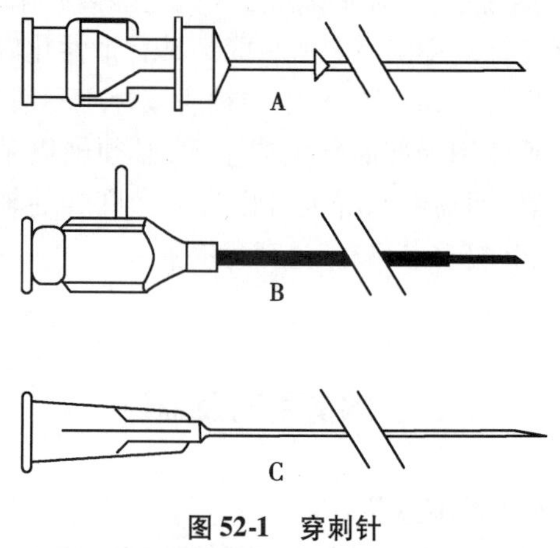

图52-1 穿刺针

（二）神经刺激仪

1. 机制　神经刺激仪是利用电刺激器产生脉冲电流传送至穿刺针，当穿刺针接近混合神经时，就会引起混合神经去极化，而其中运动神经较易去极化出现所支配肌肉颤搐，这样就可以通过肌颤搐反应来定位，不必通过穿刺针接触神经产生异感来判断。

2. 组成　包括电刺激器、穿刺针、电极及连接导线（图52-2）。

（1）电刺激器：电刺激器要求电压安全、电流稳定、性能可靠。理想的电刺激器采用直流电，输出电流在0.1～10.0mA间，能随意调节并能精确显示数值，频率为0.5～1Hz。

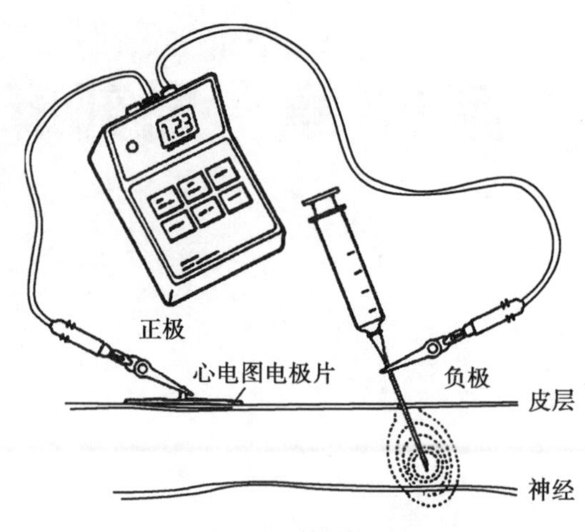

图52-2 神经刺激仪

（2）两个电极，负极通常由鳄鱼夹连接穿刺针，使用前须消毒，正极可与心电图电极片连接，粘贴于肩或臀部。

（3）穿刺针最好选用带绝缘鞘穿刺针，以增强神经定位的准确性，一般穿刺针亦可应用。

3. 定位方法　神经刺激仪用于神经定位时和常规神经阻滞一样须摆放体位、定位、消毒铺巾，进针后接刺激器。开始以1mA电流以确定是否接近神经，1mA电流可使距离1cm范围内的运动神经去极化，然后调节穿刺针方向、深度及刺激器电流，直至以最小电流（0.3～0.5mA）产生最大肌颤搐反应，说明穿刺针已接近神经，此时停针，回抽注射器无血和液体后注入2ml局麻药，若肌颤搐反应减弱或消失，即得到进一步证实。如果注药时伴有剧烈疼痛提示有可能为神经内注射，此时应退针并调整方向。

4. 适用范围　神经刺激器多用于混合神经干定位，除可用于一般患者外，更适用于那些不能合作及反应迟钝的患者，但操作者仍须掌握局部解剖及操作技巧，以确定穿刺部位及穿刺方向，只有在穿刺针接近神经时神经刺激仪才能帮助定位。

五、局部麻醉并发症

每一种局部麻醉方法因其解剖结构不同，而相应有特殊并发症，下面主要介绍使用穿刺针穿刺及注射局麻药而引起的具有共性的问题。

（一）局部麻醉药的不良反应

主要涉及局麻药过敏、组织及神经毒性、心脏及中枢神经系统毒性反应，关于其临床表现、预防和治疗详见第30章。

（二）穿刺引起的并发症

1. 神经损伤　在进行穿刺时可直接损伤神经，尤其伴异感时。Slender(1979)及 Winchell(1985)报道经腋路臂丛阻滞时神经损伤发生率分别为 2% 和 0.36%，而有异感时发生率更高。使用短斜面穿刺针及神经刺激仪定位可减少神经损伤发生率。穿刺时还应避免神经束或神经鞘内注射。

2. 血肿形成　周围神经阻滞时偶可见血肿形成，血肿对局麻药扩散及穿刺定位均有影响，因而在穿刺操作前应询问出血史，采用尽可能细的穿刺针，同时在靠近血管丰富部位操作时应细心。

3. 感染　操作时无菌原则不严格或穿刺经过感染组织可将感染进一步扩散，因此有局部感染应视为局部麻醉禁忌证。

第 2 节　表面麻醉

将渗透作用强的局麻药与局部黏膜接触，使其透过黏膜而阻滞浅表神经末梢所产生的无痛状态，称为表面麻醉。

表面麻醉使用的局麻药难以达到皮下的痛觉感受器，仅能解除黏膜产生的不适，因此表面麻醉只能在刺激来源于上皮组织时才有效果。黏膜细胞的指状突起与邻近细胞交错形成功能性表面，局麻药容易经黏膜吸收；皮肤细胞排列较密，外层角化，吸收缓慢而且吸收量少，故表面麻醉通常只能在黏膜上进行。但一种复合表面麻醉配方恩纳软膏(eutectic mixture of local anesthetics, EMLA)为 5% 利多卡因和 5% 丙胺卡因盐基混合剂，皮肤穿透力较强，可用于皮肤表面，可以减轻经皮肤静脉穿刺和置管的疼痛，也可用于植皮，但镇痛完善约需 45 ~ 60 分钟。

一、表面麻醉药

目前应用于表面麻醉的局麻药分两类：羟基化合物和胺类。

临床上应用的羟基化合物类表面麻醉药是芳香族和酯类环族醇，如苯甲醇、苯酚、间苯二酚和薄荷醇等，制成洗剂、含漱液、乳剂、软膏和铵剂，与其他药物伍用于皮肤病、口腔、肛管等治疗，与本章表面麻醉用于手术、检查和治疗性操作镇痛的目的并不一致。

本章讨论的胺类表面麻醉药，分为酯类和酰胺类。酯类中有可卡因、盐酸己卡因(cyclaine)、苯佐卡因(benzocaine)、对氨基苯甲酸酯(butamben)和高水溶性的丁卡因(tetracaine)。酰胺类包括地布卡因(dibucaine)和利多卡因(lidocaine)。另外尚有既不含酯亦不含酰胺的达克罗宁(dyclonine)和盐酸丙吗卡因(pramoxine)。达克罗宁为安全的可溶性表面麻醉药，刺激性很强，注射后可引起组织坏死，只能作表面麻醉用。

混合制剂 TAC(tetracaine, adrenaline, cocaine)可通过划伤的皮肤而发挥作用，由 0.5% 丁卡因，10% ~ 11.8% 可卡因，加入含 1∶200 000 肾上腺素组成，在美国广泛用于儿童皮肤划伤须缝合时的表面麻醉，成人最大使用安全剂量为 3 ~ 4ml/kg，儿童为 0.05ml/kg。TAC 不能透过完整皮肤，但能迅速被黏膜所吸收而出现毒性反应。为避免毒性反应及成瘾性，研究不含可卡因的替代表面麻醉剂，发现丁卡因—苯肾上腺素的制剂与 TAC 一样可有效用于皮肤划伤。

表面麻醉用的局麻药较多，但常见表面麻醉药主要有以下几种(表 52-1)：

表 52-1　常见的表面麻醉药

局麻药	浓度	剂型	使用部位
利多卡因	2% ~4%	溶液	口咽、鼻、气管及支气管
	2%	凝胶	尿道
	2.5% ~5%	软膏	皮肤、黏膜、直肠
	10%	栓剂	直肠
	10%	气雾剂	牙龈黏膜
丁卡因	0.5%	软膏	鼻、气管、支气管
	0.25% ~1%	溶液	眼
	0.25%	溶液	
EMLA	2.5%	乳剂	皮肤
TAC	0.5% 丁卡因，11.8% 可卡因及 1∶200 000 肾上腺素	溶液	皮肤

二、操作方法

（一）眼科手术

角膜的末梢神经接近表面，结合膜囊可存局麻药1～2滴，为理想的给药途径。具体方法为患者平卧，滴入0.25%丁卡因2滴，瞩患者闭眼，每2分钟重复滴药1次，3～5次即可。麻醉作用持续30分钟，可重复应用。

（二）鼻腔手术

鼻腔感觉神经来自三叉神经的眼支，它分出鼻睫状神经支配鼻中隔前1/3；筛前神经到鼻侧壁；蝶腭神经节分出后鼻神经和鼻腭神经到鼻腔后1/3的黏膜。筛前神经及鼻神经进入鼻腔后部位于黏膜之下，可被表面麻醉所阻滞。

方法：用小块棉布先浸入1∶1000肾上腺素中，挤干后再浸入2%～4%利多卡因或0.5%～1%丁卡因中，挤去多余局麻药，然后将棉片填贴于鼻甲与鼻中隔之间约3分钟。在上鼻甲前庭与鼻中隔之间再填贴第二块局麻药棉片，待10分钟后取出，即可行鼻息肉摘除，鼻甲及鼻中隔手术。

（三）咽喉、气管及支气管表面麻醉

声襞上方的喉部黏膜、喉后方黏膜及会厌下部的黏膜，最易诱发强烈的咳嗽反射。喉上神经侧支穿过甲状舌骨膜，先进入梨状隐窝外侧壁，最后分布于梨状隐窝前壁内侧黏膜上，故梨状隐窝处施用表面麻醉即可使喉反射迟钝。

软腭、腭扁桃体及舌后部易引起呕吐反射，此处可以使用喷雾表面麻醉，但应控制局麻药用量，还应告诫患者不要吞下局麻药，以免吸收后发生毒性反应。咽喉及声带处手术，施行喉上神经内侧支阻滞的方法是：用弯喉钳夹浸入局麻药的棉片，慢慢伸入喉侧壁，将棉片按入扁桃体后梨状隐窝的侧壁及前壁1分钟，恶心反射即可减轻，可行食管镜或胃镜检查。

咽喉及气管内喷雾法是施行气管镜、支气管镜检查，或施行气管及支气管插管术的表面麻醉方法。先令患者张口，对咽部喷雾3～4下，2～3分钟后患者咽部出现麻木感，将患者舌体拉出，向咽喉部黏膜喷雾3～4下，间隔2～3分钟，重复2～3次。最后用喉镜显露声门，于患者吸气时对准声门喷雾，每次3～4下，间隔3～4分钟，重复2～3次，即可行气管镜检或插管。

另一简单方法是在患者平卧头后仰时，在环状软骨与甲状软骨间的环甲膜作标记。用22G 3.5cm针垂直刺入环甲膜，注入2%利多卡因2～3ml或0.5%丁卡因2～4ml。穿刺及注射局麻药时嘱患者屏气、不咳嗽、吞咽或讲话，注射完毕鼓励患者咳嗽，使药液分布均匀。2～5分钟后，气管上部、咽及喉下部便出现局麻作用。

（四）注意事项

1. 浸渍局麻药的棉片填敷于黏膜表面之前，应先挤去多余的药液，以防吸收过多产生毒性反应。填敷棉片应在头灯或喉镜下进行，以利于正确放置。

2. 不同部位的黏膜吸收局麻药的速度不同。一般说来在大片黏膜上应用高浓度及大剂量局麻药易出现毒性反应，重者足以致命。根据Adriani及Campbell的研究，黏膜吸收局麻药的速度与静脉注射相等，尤以气管及支气管喷雾法局麻药吸收最快，故应严格控制剂量，否则大量局麻药吸收后可抑制心肌，患者迅速虚脱，因此事先应备妥复苏用具及药品。

3. 表面麻醉前可注射阿托品，使黏膜干燥，避免唾液或分泌物妨碍局麻药与黏膜的接触。

4. 涂抹于气管导管外壁的局麻药软膏最好用水溶性的，应注意其麻醉起效时间至少需1分钟，所以不能期望气管导管一经插入便能防止呛咳，于清醒插管前，仍须先行咽、喉及气管黏膜的喷雾表面麻醉。

第3节 局部浸润麻醉

沿手术切口线分层注射局麻药，阻滞组织中的神经末梢，称为局部浸润麻醉。

一、常用局麻药

根据手术时间长短，选择应用于局部浸润麻醉的局麻药，可采用短时效（普鲁卡因或氯普鲁卡因）、中等时效（利多卡因、甲哌卡因或丙胺卡因）或长时效局麻药（布比卡因或依替杜卡因）。表52-2简介了各时效局麻药使用的浓度、最大剂量和作用持续时间。

二、操作方法

取24～25G皮内注射针，针头斜面紧贴皮肤，进入皮内以后推注局麻药液，造成白色的橘皮样皮丘，然后取22G长10cm穿刺针经皮丘刺入，分层注药，若需浸润远方组织,穿刺针应由上次已浸润过的部位刺入,以减轻穿刺疼痛。注射局麻药液时应加压,使其在组织内形成张力性浸润,与神经末梢广泛接触,以增强麻醉效果(图52-3)。

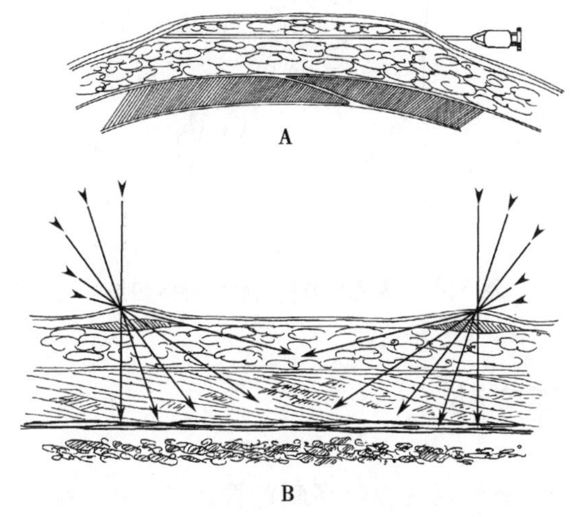

图52-3 局部浸润麻醉

三、注 意 事 项

1. 注入局麻药要深入至下层组织,逐层浸润,膜面、肌膜下和骨膜等处神经末梢分布最多,且常有粗大神经通过,局麻药液量应加大,必要时可提高浓度。肌纤维痛觉神经末梢少,只要少量局麻药便可产生一定的肌肉松弛作用。

2. 穿刺针进针应缓慢,改变穿刺针方向时,应先退针至皮下,避免针干弯曲或折断。

3. 每次注药前应抽吸,以防局麻药液注入血管内。局麻药液注毕后须等待4~5分钟,使局麻药作用完善,不应随即切开组织致使药液外溢而影响效果。

4. 每次注药量不要超过极量,以防局麻药毒性反应。

5. 感染及癌肿部位不宜用局部浸润麻醉。

表52-2 局部浸润麻醉常用局麻药

	普通溶液			含肾上腺素溶液	
	浓度(%)	最大剂量(mg)	作用时效(min)	最大剂量(mg)	作用时效(min)
短时效:					
普鲁卡因	1.0~2.0	500	20~30	600	30~45
氯普鲁卡因	1.0~2.0	800	15~30	1000	30
中时效:					
利多卡因	0.5~1.0	300	30~60	500	120
甲哌卡因	0.5~1.0	300	45~90	500	120
丙胺卡因	0.5~1.0	350	30~90	550	120
长时效:					
布比卡因	0.25~0.5	175	120~240	225	180~240
罗哌卡因	0.2~0.5	200	120~240	250	180~240
依替杜卡因	0.5~1.0	300	120~180	400	180~410

第4节 区 域 阻 滞

围绕手术区,在其四周和底部注射局麻药,以阻滞进入手术区的神经干和神经末梢,称为区域阻滞麻醉。可通过环绕被切除的组织(如小囊肿、肿块活组织等)作包围注射,或在悬雍垂等组织(舌、阴茎或有蒂的肿瘤)环绕其基底部注射。区域阻滞的操作要点与局部浸润法相同。主要优点在于能避免穿刺病理组织,适用于门诊小手术,也适于健康情况差的虚弱患者或高龄患者(图52-4,图52-5)。

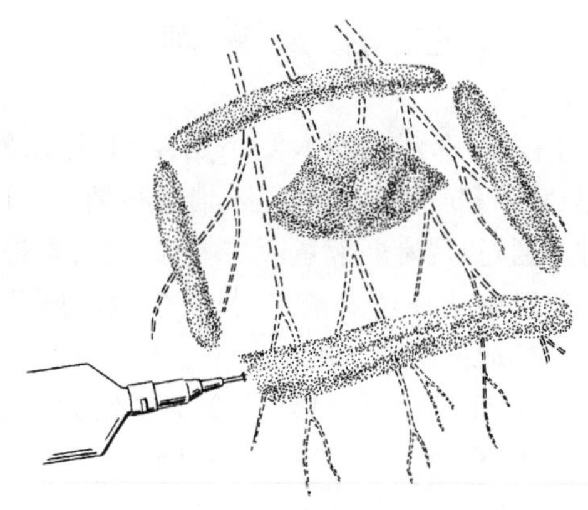

图 52-4　小肿瘤的区域阻滞

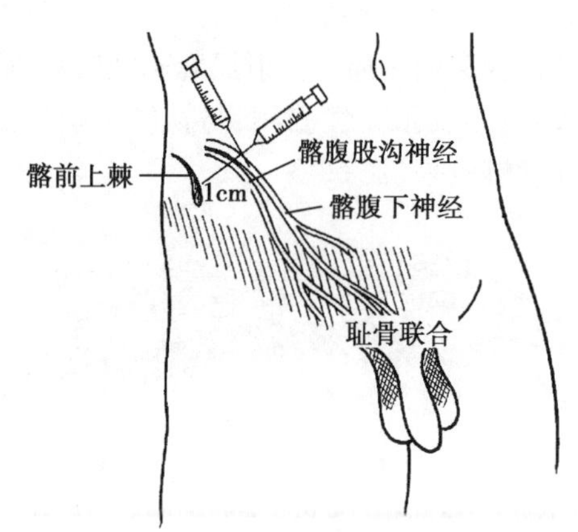

图 52-5　髂腹股沟及髂腹下神经阻滞

第5节　静脉局部麻醉

肢体近端上止血带，由远端静脉注入局麻药以阻滞止血带以下部位肢体的麻醉方法称静脉局部麻醉。静脉局部麻醉首次由 August Bier 于 1908 年介绍，故又称 Bier 阻滞，主要应用于成人四肢手术。

一、作用机制

肢体的周围神经均有伴行血管提供营养。若以一定容量局麻药充盈与神经伴行的静脉血管，局麻药可透过血管而扩散至伴行神经发挥作用。在肢体远端缚止血带以阻断静脉回流，然后通过远端建立的静脉通道注入一定容量局麻药以充盈肢体静脉系统即可发挥作用，通过这种方法局麻药主要作用于周围小神经及神经末梢，而对神经干的阻滞作用较小。

二、适应证

适用于能安全放置止血带的远端肢体手术，受止血带安全时限的限制，手术时间一般在 1～2 小时内为宜，如神经探查、清创及异物清除等。如果合并有严重的肢体缺血性血管疾患则不宜选用此法。下肢主要用于足及小腿手术，采用小腿止血带，应放置于腓骨颈以下，避免压迫腓浅神经。

三、操作方法

1. 在肢体近端缚两套止血带。

2. 肢体远端静脉穿刺置管。据 Sorbie 统计，选择静脉部位与麻醉失败率之间关系为肘前>前臂中部、小腿>手、腕、足。

3. 抬高肢体 2～3 分钟，用弹力绷带自肢体远端紧绕至近端以驱除肢体血液（图 52-6）。

4. 先将肢体近端止血带充气至压力超过该侧肢体收缩压 100mmHg，然后放平肢体，解除弹力绷带。充气后严密观察压力表，谨防漏气使局麻药进入全身循环而导致局麻药中毒反应。

5. 经已建立的静脉通道注入稀释局麻药，缓慢注射（90 秒以上）以减轻注射时疼痛，一般在 3～10 分钟后产生麻醉作用。

6. 多数患者在止血带充气 30～45 分钟以后出现止血带部位疼痛。此时可将远端止血带（所缚皮

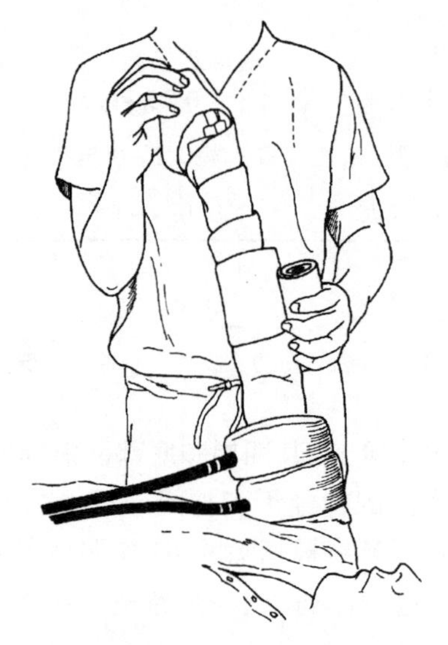

图 52-6　局部静脉麻醉

肤已被麻醉）充气至压力达前述标准，然后将近端止血带（所缚皮肤未被麻醉）放松。无论在何情况下，注药后 20 分钟内不可放松止血带。整个止血带充气时间不宜超过 1～1.5 小时。

若手术在 60～90 分钟内尚未完成，而麻醉已消退，此时须暂时放松止血带，最好采用间歇放气，以提高安全性。恢复肢体循环 1 分钟后，再次充气并注射 1/2 首次量的局麻药。

四、局麻药的选用与剂量

利多卡因为最常用的局麻药，为避免药物达到极量又能使静脉系统充盈，可采用大容量稀释的局麻药。以 70kg 患者为例，上肢手术可用 0.5% 利多卡因 60ml，下肢手术可用 0.25% 利多卡因 60～80ml，一般总剂量不要超过 3mg/kg。丙胺卡因和布比卡因也成功用于静脉局部麻醉。0.25% 布比卡因用于 Bier 阻滞，松止血带后常可维持一定程度镇痛，但有报道因心脏毒性而致死亡的病例。丙胺卡因结构与利多卡因相似，且入血后易分解，故其 0.5% 溶液亦为合理的选择。氯普鲁卡因效果亦好，且松止血带后氯普鲁卡因可被迅速水解而失活，但约 10% 患者可出现静脉炎。

五、并　发　症

静脉局部麻醉主要并发症是放松止血带后或漏气致大量局麻药进入全身循环所产生的毒性反应。所以应注意：①在操作前仔细检查止血带及充气装置，并校准压力计；②充气时压力至少超过该侧收缩压 100mmHg 以上，并严密监测压力计；③注药后 20min 以内不应放松止血带，放止血带时最好采取间歇放气法，并观察患者神志状态。

第 6 节　神经干及神经丛阻滞

神经干阻滞也称传导阻滞或传导麻醉，是将局麻药注射至神经干（丛）旁，暂时阻滞神经的传导功能，使该神经分布的区域产生麻醉作用，达到手术无痛的方法。神经阻滞是较普遍采用的麻醉方法之一，只要手术部位局限于某一或某些神经干（丛）所支配范围并且阻滞时间能满足手术需要者即可适用。神经阻滞麻醉的适应证主要取决于手术范围、手术时间、患者的精神状态及合作程度。神经阻滞既可单独应用，亦可与其他麻醉方法如基础麻醉、全身麻醉等复合应用。穿刺部位有感染、肿瘤、严重畸形以及对局麻药过敏者应作为神经阻滞的绝对禁忌证。

神经阻滞过程中的注意事项如下：

（1）神经阻滞多为盲探性操作，要求患者能及时说出穿刺针触及神经干的异感并能辨别异感放射的部位。也可使用神经刺激器准确定位。

（2）神经阻滞的成功有赖于穿刺入路的正确定位，正确利用和熟悉身体的定位标志。

（3）某些神经阻滞可以有不同的入路和方法，一般宜采用简便、安全和易于成功的方法。但遇到穿刺点附近有感染、肿块畸形或患者改变体位有困难等原因时则需变换入路。

（4）施行神经阻滞时，神经干旁常伴行血管，穿刺针经过的组织附近可能有体腔（如胸膜腔等）或脏器，穿刺损伤可以引起并发症或后遗症，操作力求准确、慎重及轻巧。

关于局麻药物的选择，见表 52-3，表 52-4。

表 52-3　粗大神经干阻滞时局麻药的选择

含 1:200 000 肾上腺素溶液的局麻药物	常用浓度（%）	常用体积（mL）	最大剂量（mg）	平均起效时间（min）	平均持续时间（min）
利多卡因	1～2	30～50	500	10～20	120～240
甲哌卡因	1～1.5	30～50	500	10～20	180～300
丙胺卡因	1～2	30～50	600	10～20	180～300
布比卡因	0.25～0.5	30～50	225	20～30	360～720
罗哌卡因	0.2～0.5	30～50	250	20～30	360～720
左旋布比卡因	0.25～0.5	30～50	225	20～30	360～720

表 52-4 细小神经干阻滞时局麻药的选择

药物	常用浓度（%）	常用体积（mL）	剂量（mg）	普通溶液	含肾上腺素溶液
				平均持续时间（min）	平均持续时间（min）
普鲁卡因	2	5～20	100～400	15～30	30～60
氯普鲁卡因	2	5～20	100～400	15～30	30～60
利多卡因	1	5～20	50～200	60～120	120～180
甲哌卡因	1	5～20	50～200	60～120	120～180
丙胺卡因	1	5～20	50～200	60～120	120～180
布比卡因	0.25～0.5	5～20	12.5～100	180～360	240～420
罗哌卡因	0.2～0.5	5～20	10～100	180～360	240～420

一、颈丛阻滞技术

颈神经丛由颈 1～4（C_{1-4}）脊神经前支组成。第 1 颈神经主要是运动神经，支配枕骨下角区肌肉，后 3 对颈神经均为感觉神经，出椎间孔后，从后面横过椎动脉及椎静脉，向外延伸，到达横突尖端时分为升支及降支，这些分支与上下相邻的颈神经分支在胸锁乳突肌之后连接成网状，称为颈神经丛（图 52-7）。

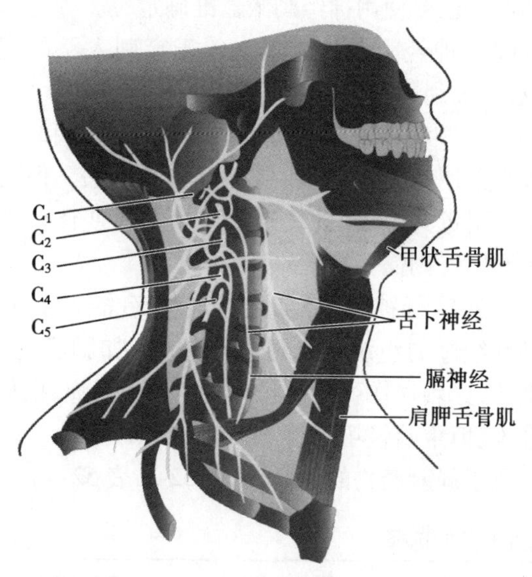

图 52-7 颈神经丛

每一条神经出椎间孔后，越过椎动、静脉在各横突间连结成束至横突尖端。横突尖端约距皮肤 1.3～3.2cm，靠下方的颈椎横突较浅，以第 6 颈椎横突尖端最易触及。颈神经丛分为深丛及浅丛，还形成颈袢，与 C_5 部分神经纤维形成膈神经。颈深神经丛主要支配颈前及颈侧面的深层组织，亦有分支通过舌下神经到舌骨下肌群。颈浅神经丛在胸锁乳突肌后缘中点形成放射状分布，向前即颈前神经，向下为锁骨上神经，向后上为耳大神经，向后为枕小神经，分布于颌下、锁骨、整个颈部及枕部区域的皮肤浅组织，呈披肩状。

（一）颈丛阻滞的适应证、禁忌证和并发症

1. 颈丛神经阻滞的适应证 适用于颈部一切手术，如甲状腺大部切除术或颈动脉内膜剥脱术。对于难以保持上呼吸道通畅者应禁用颈丛阻滞麻醉。双侧颈深丛阻滞时，有可能阻滞双侧膈神经或喉返神经而引起呼吸抑制，尤以年迈体弱者为甚，因此双侧颈深丛阻滞应慎用或禁用。

2. 颈丛神经阻滞并发症

（1）药液误入硬膜外间隙或蛛网膜下隙：可引起高位硬膜外阻滞，而更严重的并发症是药液误入蛛网膜下隙引起全脊麻。穿刺针误入椎管的原因之一是进针过深，二是进针方向偏内向后，多由于注射过程中针头固定欠佳而逐渐推进所致。预防措施在于使用短针（或 5、7 号头皮针），进针切勿过深，注药 2～3ml 后观察无全脊椎麻醉反应，然后再注入余药。

（2）局麻药毒性反应：主要是穿刺针误入颈动脉或椎动脉而未及时发现所致。因此注药前应抽吸，证实针尖深度应在横突部位。由于颈部血管丰富，药物吸收迅速，也会导致中毒。故穿刺针切勿过深，注速切勿太快，药物不可过量。在应用两种局麻药的混合液时，两种局麻药各自的毒性有相加作用或协同作用，特别要警惕布比卡因的心脏毒性，严格控制药量。

（3）膈神经麻痹：膈神经主要由第 4 颈神经组成，同时接受第 3、5 颈神经的小分支。颈深丛阻滞常易累及膈神经，可出现呼吸困难及胸闷，此时立即吸氧多可缓解。双侧膈神经麻痹时呼吸困难症状严重，必要时应进行人工辅助呼吸，故应避免双侧颈深丛阻滞。

(4) 喉返神经阻滞：主要是针刺过深，注药压力太大使迷走神经阻滞。患者声音嘶哑或失音，甚至出现呼吸困难。单侧喉返神经阻滞者症状在0.5～1小时内多可缓解。

(5) 霍纳综合征(Horner's syndrome)：系颈交感神经节被阻滞所致，表现为患侧眼裂变小、瞳孔缩小、眼结膜充血、鼻塞、面微红及无汗等。短期内可自行缓解。

(6) 椎动脉损伤引起出血、血肿。

(二) 颈丛阻滞的操作技术

1. 颈浅丛神经阻滞　颈浅神经丛阻滞可用于锁骨上颈部表浅手术，而颈部较深手术，如甲状腺手术、颈动脉内膜剥脱术等，尚须行颈深神经丛阻滞。但由于颈部尚有后四对颅神经支配，故单纯行颈神经丛阻滞效果不完善，可用辅助药物以减轻疼痛。

(1) 定位：于第4颈椎横突处作标记，或采取颈外静脉与胸锁乳突肌后缘交点，常规消毒后在标记处作皮丘(图52-8)。

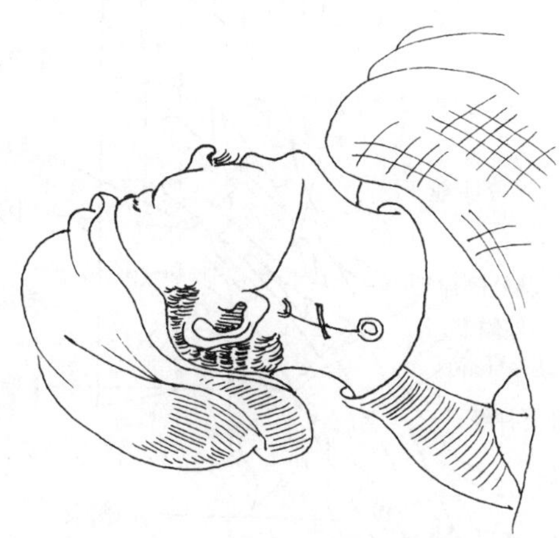

图52-8　颈浅丛阻滞的定位

(2) 操作：患者去枕仰卧，头偏向对侧。常规消毒皮肤，操作者带无菌手套，用22G针(5～6cm)由胸锁乳突肌后缘中点垂直刺入皮肤，若胸锁乳突肌触不清楚，可先嘱患者抬头使胸锁乳突肌绷紧，则可见其后缘。缓慢进针遇一刺破纸张样的落空感后表示针头已穿透颈阔肌，将局麻药注射到颈阔肌下。也可在颈阔肌表面(胸锁乳突肌浅表)再向乳突、锁骨和颈前方向作浸润注射，以分别阻滞枕小、耳大、颈前和锁骨上神经，一般用2%利多卡因5ml加0.5%布比卡因或0.3%丁卡因5ml及0.1%肾上腺素0.1ml(甲亢患者禁用)，于两侧各注5ml即可。亦可用较低浓度药物或其他配方，视手术情况而定(图52-9)。

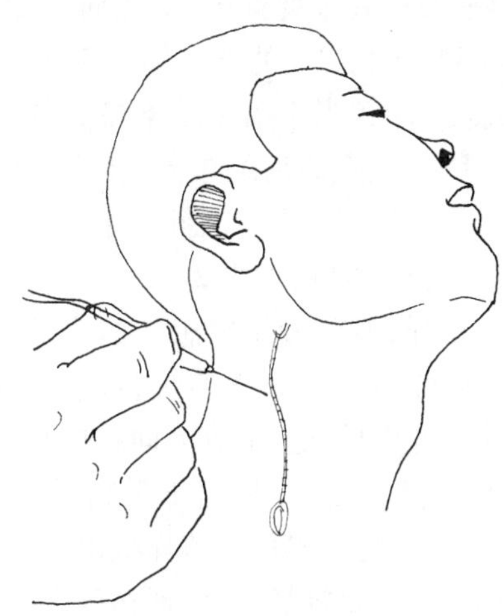

图52-9　颈浅丛阻滞的操作方法

2. 颈深丛神经阻滞

(1) 定位：第6颈椎横突结节(又称chassaignac结节)是颈椎横突中最突出者，位于环状软骨水平，可以扪及。由乳突尖至第6颈椎横突作一连线，在此连线上乳突下约1.5cm为第2颈椎横突，第2颈椎横下约3cm为第4颈椎横突，位于颈外静脉与胸锁乳突肌后缘交叉点附近，第3颈椎横突位于颈2、4横突之间(图52-10，图52-11)。

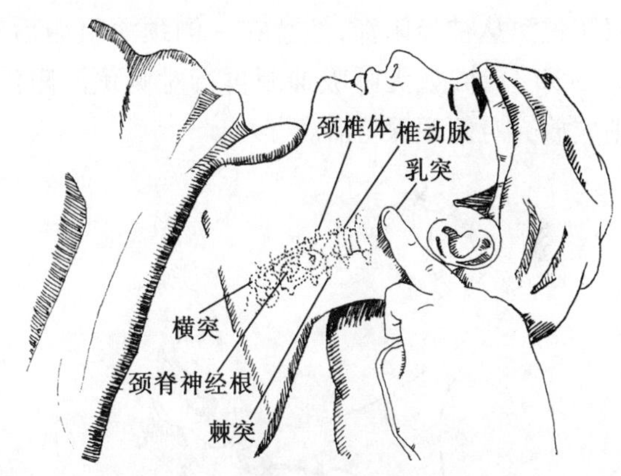

图52-10　颈深丛阻滞相关解剖结构

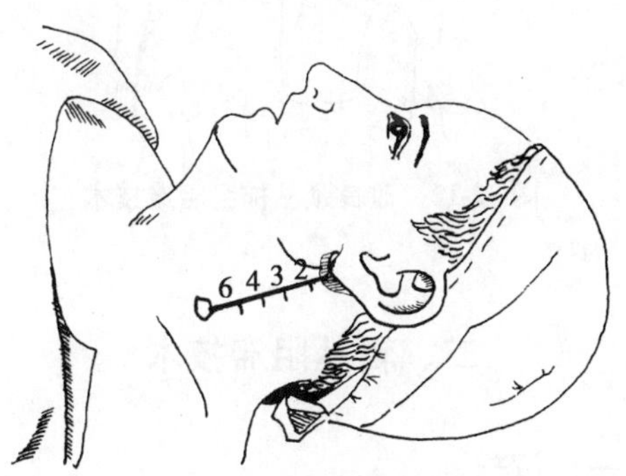

图52-11　颈深丛阻滞的定位

（2）操作：患者去枕仰卧，头偏向对侧，双上肢紧贴身体两侧，在乳突尖的下方约1.5cm，并在胸锁乳突肌后缘处，即相当于第2颈椎横突的位置作一标记。并于胸锁乳突肌后缘中点，相当于颈4横突尖的位置再作一标记。两者之间的中点即为颈3横突尖。每两标记之间相距约2～3cm。在以上三点用局麻药作皮丘，麻醉者站在患者的头侧，左手食、中、无名指触得颈2、3、4横突尖，以长4～5cm的22G穿刺针自各皮丘处呈垂直方向稍向足倾斜刺入直达颈2、3、4横突面，即相当于手指触得的位置。若患者有异感，则更为确切。若异感出现在头后方，即表示刺到颈2、3脊神经，当出现在颈下方或肩部，则为刺到颈4神经。穿刺针的位置必须确实在横突处方可注药。注药前必须先回吸确定无血和脑脊液后，每处注射局麻药混合液2～3ml，最多5ml（2%利多卡因5ml加0.5%布比卡因或0.3%丁卡因5ml）。若手术范围在颈中部，颈2横突处可不注药。此外，改良颈丛神经阻滞技术已为临床广泛应用，即以第4颈椎横突作穿刺点，穿刺针抵达第4颈椎横突后一次性注入局麻药10～15ml（注射前最好找到异感），药物扩散依赖椎旁间隙，可阻滞整个颈丛，满足颈部手术需要（图52-12）。有经验的麻醉医师可慎用双侧颈深丛神经阻滞，注意在一侧颈深阻滞后观察15～30分钟，如无呼吸抑制再行对侧颈深阻滞，否则应放弃对侧颈深阻滞。

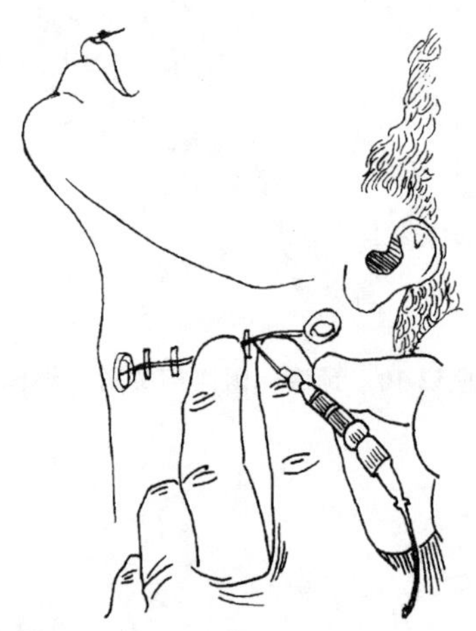

图52-12　改良颈丛神经阻滞技术

二、臂丛阻滞技术

（一）解剖

1. 臂丛神经组成（图52-13）　臂神经丛由$C_{5\sim8}$及T_1脊神经前支组成，有时亦接受C_4及T_2脊神经前支发出的小分支，主要支配整个手、臂运动和绝大部分手、臂感觉。组成臂丛的脊神经出椎间孔后在锁骨上部，前、中斜角肌的肌间沟分为上、中、下干。上干由$C_{5\sim6}$前支，中干由C_7前支，下干由C_8和$T_{1、2}$脊神经前支构成。三支神经干从前中斜角肌间隙下缘穿出，伴随锁骨下动脉向前、向外、向下方延伸，至锁骨后第1肋骨中外缘每个神经干分为前、后两股，通过第1肋和锁骨中点，经腋窝顶进入腋窝。在腋窝各股神经重新组合成束，三个后股在腋动脉后方合成后束，延续为腋神经及桡神经；上干和中干的前股在腋动脉的外侧合成外侧束，延续为肌皮神经和正中神经外侧根；下干的前股延伸为内侧束，延续为尺神经、前臂内侧皮神经、臂内侧皮神经和正中神经内侧根（图52-14，图52-15）。

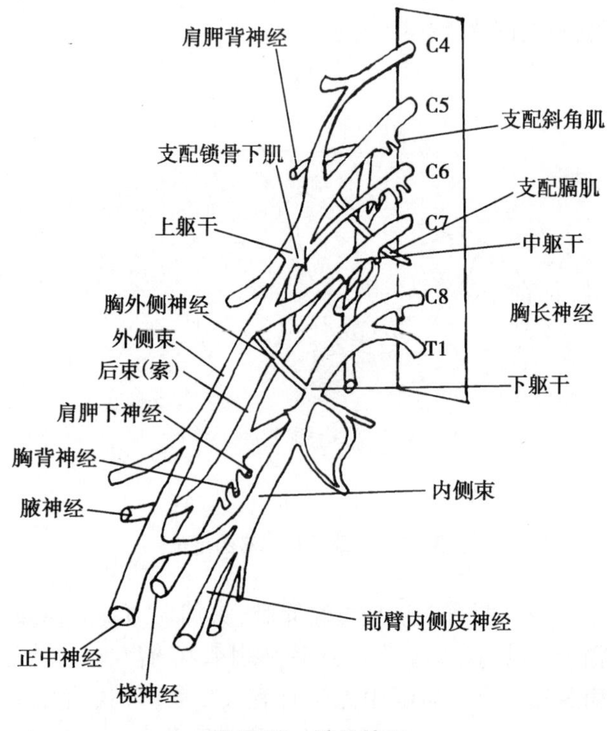

图52-13　臂丛神经

2. 臂丛神经与周围组织的关系　臂丛神经按其所在的位置分为锁骨上、下两部分。

（1）锁骨上部：主要包括臂丛的根和干。

1）臂丛各神经根分别从相应椎间孔穿出走向外侧，其中$C_{5\sim7}$前支沿相应横突的脊神经沟走行，通过椎动脉的后方。然后，臂丛各根在锁骨下动脉第二段上方通过前、中斜角肌间隙，在穿出间隙前后组成三干。

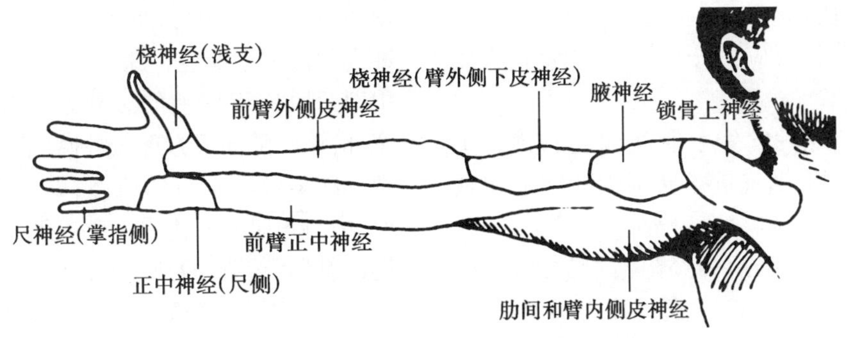

图 52-14　臂丛神经分支在皮肤上的分布(前面)

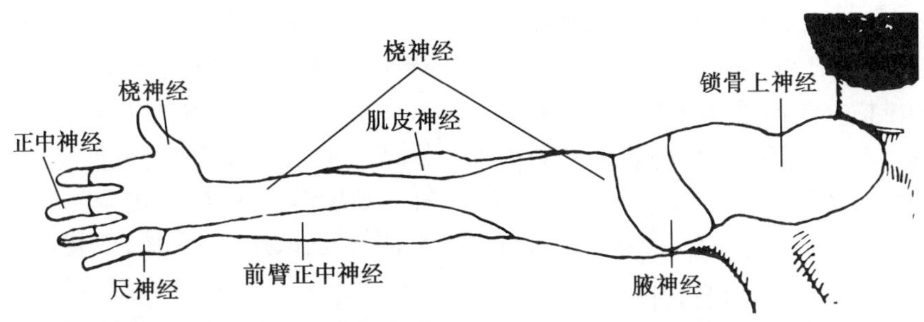

图 52-15　臂丛神经分支在皮肤上的分布(后面)

2）臂丛三干在颈外侧的下部,与锁骨下动脉一起从上方越过第 1 肋的上面,其中上、中干行走于锁骨下动脉的上方,下干行走于动脉的后方。臂丛三干经过前中斜角肌间隙和锁骨下血管一起被椎前筋膜包绕,故称为锁骨下血管周围鞘,而鞘与血管之间则称为锁骨下血管旁间隙。臂丛干在颈外侧区走行时,表面仅被皮肤、颈阔肌和深筋膜覆盖,有肩胛舌骨肌下腹、颈外静脉、颈横动脉和肩胛上神经等经过,此处臂丛比较表浅,瘦弱者可在体表触及。臂丛三干至第 1 肋外侧缘时分为六股,经锁骨后进入腋窝,移行为锁骨下部。

（2）臂丛锁骨下部:臂丛三束随腋动脉行于腋窝,在腋窝上部,外侧束与后束位于腋动脉第一段的外侧,内侧束在动脉后方。到胸小肌深面时,外侧束、内侧束与后束分别位于第二段的外、内侧面和后面。三束及腋动脉位于腋鞘中,腋鞘与锁骨下血管周围鞘连续,腋鞘内的血管旁间隙与锁骨下血管旁间隙相连通。

（3）臂丛鞘:解剖上臂丛神经及颈丛神经从颈椎至腋窝远端一直被椎前筋膜及其延续的筋膜所围绕,臂丛神经实际上处于此连续相通的筋膜间隙中,故从腋鞘注入药液,只要量足够便可一直扩散至颈神经丛。

（二）臂丛阻滞的适应证、禁忌证和并发症

1. 臂丛阻滞方法　常用的臂神经丛阻滞方法有肌间沟阻滞法、腋路阻滞法、锁骨上阻滞法、锁骨下阻滞法和喙突下阻滞法。

2. 适应证　臂神经丛阻滞适用于上肢及肩关节手术或上肢关节复位术。

3. 药物　1% ~1.5% 利多卡因加用 1∶200 000 肾上腺素可提供 3h ~4h 麻醉,若手术时间长,罗哌卡因(0.3% ~0.5%)或布比卡因(0.25% ~0.5%)可提供 8h ~12h 麻醉。臂丛阻滞药物不必用太高浓度,而较大容量(40 ~50ml)便于药物鞘内扩散,30 ~50ml 的 1% ~2% 利多卡因或 0.25% ~0.5% 布比卡因是成人的常用剂量。

4. 臂丛神经阻滞常见并发症

（1）气胸:多发生在锁骨上或锁骨下阻滞法,由于穿刺方向不正确且刺入过深,或者穿刺过程中患者咳嗽,使肺过度膨胀,胸膜及肺尖均被刺破,使肺内气体漏到胸膜腔。此类气胸发展缓慢,有时数小时之后患者才出现症状。当有气胸时,除双肺听诊及扣诊检查外,作 X 线胸部透视或摄片有助于明确诊断。根据气胸的严重程度及发展情况不同,可行胸腔抽气或胸腔闭式引流。

（2）出血及血肿:各径路穿刺时均有可能分别刺破颈内、外静脉、锁骨下动脉、腋动脉或腋静脉引起出血。如穿刺时回抽有血液,应拔出穿刺针,局部压迫止血,避免继续出血或血肿形成。然后再改变方向重新穿刺。锁骨上或肌间沟径路若引起血肿,还可引起颈部压迫症状。

(3) 局麻药毒性反应：多因局麻药用量过大或误入血管所致。

(4) 膈神经麻痹：发生于肌间沟法和锁骨上法，可出现胸闷、气短、通气量减少，必要时予吸氧或辅助呼吸。

(5) 声音嘶哑：因喉返神经阻滞所致，可发生于肌间沟法及锁骨上法阻滞，注药时压力不要过大，药量不宜过多，有助于避免此种并发症。

(6) 高位硬膜外阻滞或全脊麻：肌间沟法进针过深，穿刺针从椎间孔进入硬膜外间隙或蛛网膜下隙，使局麻药注入硬膜外或蛛网膜下隙所致。故穿刺针方向应指向颈椎横突而不是椎体方向。注药时应回抽有无脑脊液。一旦出现，应按硬膜外腔阻滞麻醉中发生全脊髓麻醉意外处理。

(7) 霍纳综合征：多见于肌间沟法阻滞，为星状神经节阻滞所致，不需处理。可自行恢复。

（三）各种臂丛神经阻滞技术的操作

1. 肌间沟阻滞法　肌间沟阻滞法是最常用的臂丛阻滞方法之一。操作较易于掌握，定位也较容易，出现并发症的机会较少，对肥胖或不合作的小儿较为适用，小容量局麻药即可阻滞上臂肩部及桡侧。缺点，肌间沟阻滞法对肩部、上臂及桡侧阻滞效果较好，而对前臂和尺侧阻滞效果稍差，阻滞起效时间也延迟，有时需增加药液容量才被阻滞。

(1) 体位和定位(图 52-16)：去枕仰卧位，头偏向对侧，手臂贴体旁，手尽量下垂，显露患侧颈部。嘱患者抬头，先在环状软骨(颈6)水平找到胸锁乳突肌后缘，由此向外可触摸到一条小肌腹即为前斜角肌，再往外侧滑动即可触到一凹陷处，其外侧为中斜角肌，此凹陷即为肌间沟(图 52-16)。臂神经丛即由此沟下半部经过，前斜角肌位于臂丛的前内方，中斜角肌位于臂丛的后外方。斜角肌间隙上窄下宽，沿该间隙向下方逐渐触摸，于锁骨上约 1cm 可触及一细柔横向走行的肌肉，即肩胛舌骨肌，该肌与前、中斜角肌共同构成一个三角形，该三角形靠近底边(肩胛舌骨肌)处即为穿刺点。在该点用力向脊柱方向重压，患者可诉手臂麻木、酸胀或有异感。若患者肥胖或肌肉欠发达，肩胛舌骨肌触不清，即以锁骨上 2cm 处的肌间沟为穿刺点。

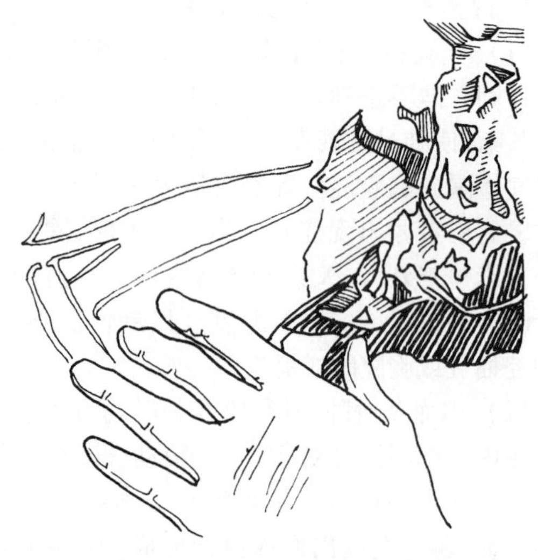

图 52-16　肌间沟阻滞法的定位

(2) 操作(图 52-17)：颈部皮肤常规消毒，右手持一 3～4cm 长 22G 穿刺针(或 7 号头皮针)垂直刺入皮肤，略向对侧足跟推进，直到出现异感或手指(手臂)肌肉抽动，如此方向穿刺无异感，以此穿刺针为轴扇形寻找异感，出现异感为此方法可靠的标志，可反复试探 2～3 次，以找到异感为好。若反复多次穿刺无法寻找到异感，可以触及横突(颈6)为止。穿刺成功后，回抽无血液及脑脊液，成人一次注入局麻药液 20～25ml。注药时可用手指压迫穿刺点上部肌间沟，迫使药液向下扩散，则尺神经阻滞可较完善。

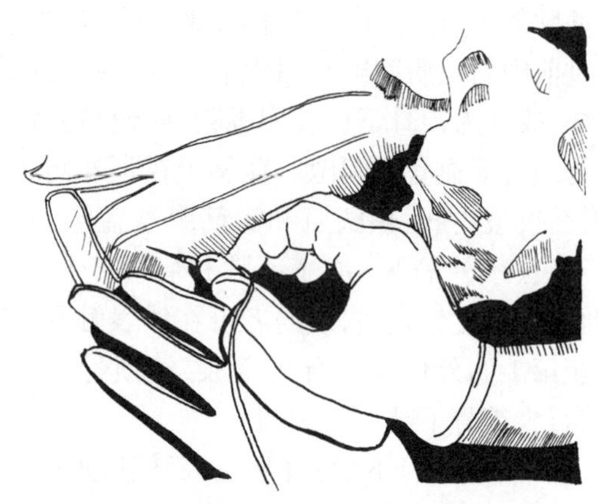

图 52-17　肌间沟臂丛阻滞的操作方法

(3) 并发症及其防治：肌间沟阻滞法的主要并发症有：误入蛛网膜下腔引起全脊麻；高位硬膜外阻滞；局麻药毒性反应；损伤椎动脉；星状神经节、喉返神经和膈神经阻滞。为了预防全脊麻或血管内注药而引起全身毒性反应，注药前应回吸，每注入 5ml 局麻药亦应回吸一次。

2. 腋路臂丛阻滞法　腋路阻滞法也是最常用的臂丛神经阻滞方法之一。其优点为：①臂丛神经分支均在血管神经鞘内，位置表浅，动脉搏动明显，故易于阻滞；②没有气胸、膈神经、迷走神经或喉返神经阻滞的危险；③无误入硬膜外间隙或蛛网膜下腔的危险。禁忌证包括:①上肢外展困难或腋窝部位有感染、肿瘤或因骨折无法摆放体位的患者不能应用此方法;②上臂阻滞效果较差,不适用于肩关节手术及肱骨骨折复位等。

(1) 体位与定位(图 52-18):患者仰卧,头偏向对侧,患肢外展 90°,屈肘 90°,前臂外旋,手背贴床或将患肢手掌枕于头下。在腋窝顶部摸到腋动脉搏动最高点,其上方即为穿刺点。

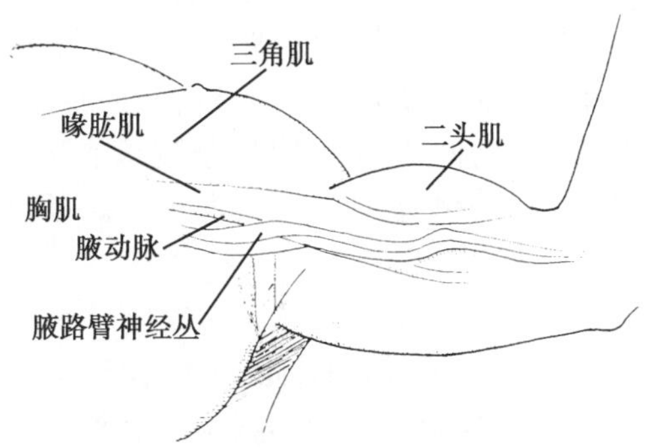

图 52-18 腋路阻滞法相关的解剖结构

(2) 操作(图 52-19):皮肤常规消毒,用左手触及腋动脉,右手持 22G 针头(7 号头皮针),沿腋动脉上方斜向腋窝方向刺入,穿刺针与动脉呈 20°夹角,缓慢推进,在有穿过鞘膜的落空感或患者出现异感后,右手放开穿刺针,则可见针头固定且随动脉搏动而摆动,表明针头已刺入腋部血管神经鞘,也可借助神经刺激器证实针头确实在血管神经鞘内,但不必强求异感。连接注射器回抽无血后,即可注入 30 ~ 40ml 局麻药。腋路臂丛神经阻滞成功的标志为:①穿刺针头固定且随动脉搏动而摆动;②回抽无血;③注药后呈梭形扩散;④患者自述上肢发麻;⑤上肢尤其前臂不能抬起;⑥皮肤表面血管扩张。

(3) 并发症及预防:腋路臂丛神经阻滞局麻药毒性反应发生率较高,可能是局麻药量大或误入血

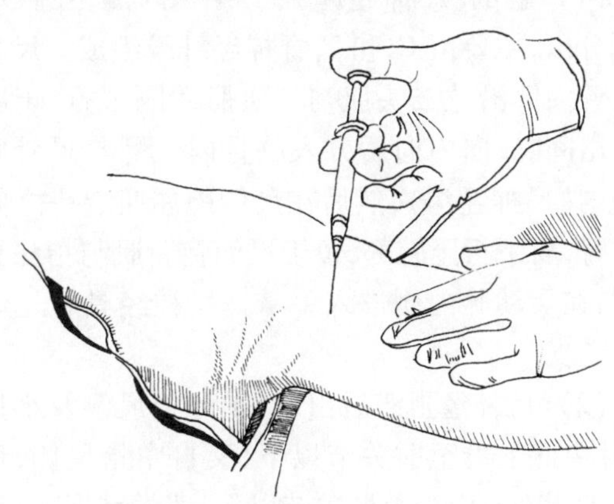

图 52-19 腋路臂丛阻滞的操作方法

管引起,故注药时要反复回抽,确保穿刺针不在血管内。

3. 锁骨上阻滞法

(1) 体位与定位:患者平卧,患侧肩垫一薄枕,头转向对侧,患侧上肢紧贴体旁。其体表标志为锁骨中点上方 1 ~ 1. 5cm 处为穿刺点。

(2) 操作:皮肤常规消毒,用 22G 穿刺针经穿刺点刺入皮肤,针尖向内、向后、向下推进,进针约 1 ~ 2cm 可触及第 1 肋骨表面,在肋骨表面上寻找异感或用神经刺激器方法寻找臂丛神经,当出现异感后固定针头,回抽无血液、无气体,一次性注入局麻药 20 ~ 30ml。

(3) 并发症及其预防:主要并发症有局部血肿、气胸、膈神经及喉返神经阻滞。膈神经阻滞后是否出现窒息或呼吸困难等症状,取决于所用药物浓度,膈神经阻滞深度以及单侧(一般无症状)或双侧等因素。为避免发生双侧膈神经阻滞而引起明显的呼吸困难,不宜同时进行双侧臂丛阻滞。如临床需要,可在一侧臂丛阻滞后 30min 并未出现膈神经阻滞时,再行另一侧阻滞。双侧臂丛神经阻滞时应加强呼吸监测,及时发现和处理呼吸并发症。

4. 锁骨下阻滞法

(1) 体位与定位(图 52-20):体位同肌间沟法,术者手指沿前中斜角肌间沟向下,直至触及锁骨下动脉搏动,紧靠其外侧作一标志。

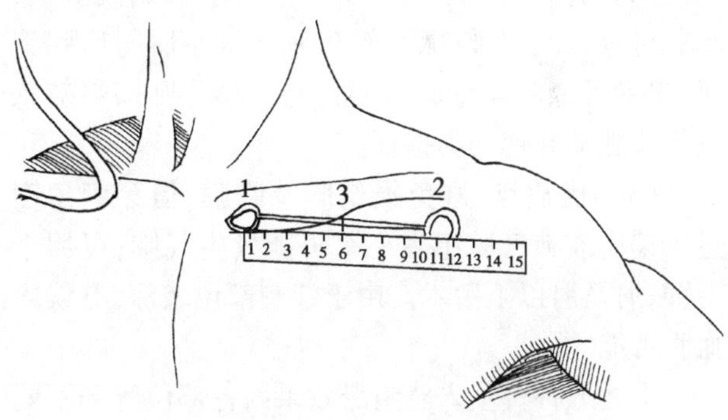

图 52-20 锁骨下血管旁阻滞法的定位

(2) 操作(图 52-21):皮肤常规消毒,左手手指放在锁骨下动脉搏动处,右手持 2 ~ 4cm 的 22G 穿刺针,从锁骨下动脉搏动点外侧朝下肢方向直刺,方向不向内也不向后,沿中斜角肌的内侧缘推进,刺破臂丛鞘时有突破感。通过神经刺激器或异感的方法确定为臂丛神经后,注入局麻药 20 ~ 30ml。

(3) 优点:①较小剂量即可得到较高水平的臂丛神经阻滞效果;②上肢及肩部疾病者,穿刺过程中

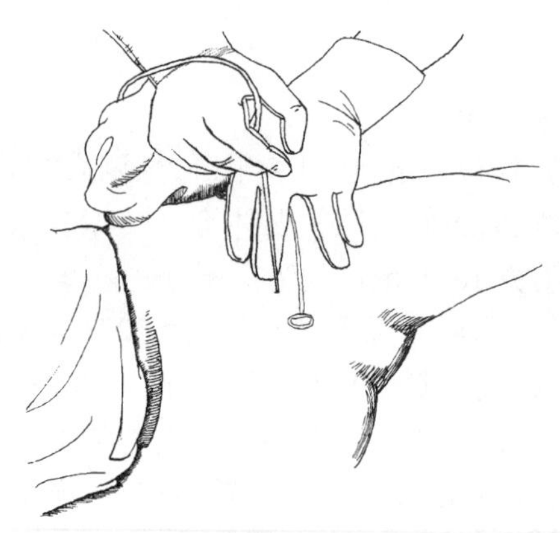

图 52-21 锁骨下血管旁阻滞法的操作方法

不必移动上肢；③局麻药误入血管的可能性小；④不致发生误入硬膜外间隙或蛛网膜下腔的意外。

(4) 缺点：①有发生气胸的可能；②不能同时进行双侧阻滞；③穿刺若无异感，失败率可高达15%。

5. 喙突下臂丛阻滞法 臂丛神经出第1肋后，从喙突内侧走向外下，成人臂丛距喙突最近处约2.25cm，儿童约1.19cm，于喙突内下方通过胸小肌深面时，迂回绕腋动脉行于腋鞘，位置较集中，走行方向与三角肌、胸大肌间沟基本一致。

(1) 定位：测量喙突至胸外侧最近距离（通常为第2肋外侧缘），并作一连线为喙胸线。喙胸距离(mm)×0.3+8 所得数值即为喙突下进针点。

(2) 操作：由上述穿刺点垂直刺入，刺破胸大、小肌可有二次突破感，当针尖刺入胸小肌与肩胛下肌，患者可感有异感向肘部传导。小儿则以突破感及针头随动脉搏动为指征。

(3) 优缺点：避免损伤肺及胸膜，但穿刺角度过于偏内或肺气肿患者亦有可能发生气胸；可用于上臂、肘及肘以下手术。由于穿刺部位较深，有误入血管可能。

上述五种臂丛入路阻滞效果因各部位解剖不同而异，而上肢各部位神经支配亦各异，因此应根据手术部位神经支配选择最恰当的阻滞入路。

(四) 上肢手术臂丛阻滞入路的选择

1. 肩部手术 肩部神经支配为 C_3 至 C_6 神经根，来自颈神经丛 $C_{3,4}$ 发出分支支配肩项皮肤；其余皮肤和深层组织受 $C_{5,6}$ 支配，故肩部手术应阻滞 C_3 至 C_6，包括颈神经丛和臂神经丛，故又称颈臂丛阻滞(cervicebrachial plexus block)，可进行植皮、裂伤缝合等浅表手术。由于颈丛和臂丛相互连续阻滞，局麻药可以在第6颈椎平面向上向下扩散，故肌间沟入路为肩部手术首选。由于 $C_{3,4}$ 在锁骨上和锁骨下入路之外，故较少选用此两种入路。行锁骨上肩区深部手术（含肩关节手术），需阻滞 $T_{1,2}$ 神经，故常需在腋后线加第2肋间神经阻滞。

2. 上臂及肘部手术 该部手术须阻滞 $C_{5\sim8}$ 和 T_1 神经，故最佳入路为锁骨上或锁骨下入路。肌间沟入路常不能阻滞到 C_8 和 T_1，腋入路常不能阻滞肌皮神经和肋间臂神经，均为失当选择。

3. 前臂手术 前臂手术需阻滞 $C_{5\sim8}$ 和 T_1 神经根形成臂丛的所有分支，以锁骨下入路为最佳选择，因为局麻药可在神经束平面阻滞所有的神经，也易于阻滞腋部的肋间臂神经，有助于缓解上肢手术不可少的止血带所引起的痛苦，而其他入路不能达到此效果。

4. 腕及手部手术 臂丛阻滞对腕部手术有一定困难，因为支配该区域的神经非常丰富，而且相互交叉支配，腋入路最常失败为拇指基底部阻滞效果不良，此处有来自前外侧的正中神经、后外侧的桡神经及上外侧的肌皮神经支配，故锁骨上入路和肌间沟入路为拇指基底部手术首选。而腕尺侧、正中神经或手指手术，腋入路常可阻滞完善。

三、其他临床常用的神经阻滞方法

(一) 上肢神经阻滞

上肢神经阻滞主要适用于前臂或手部的手术，也可作为臂丛神经阻滞不完全的补救方法。主要包括正中神经阻滞、尺神经阻滞和桡神经阻滞，可以在肘部或腕部阻滞，若行手指手术，也可行指间神经阻滞。

1. 尺神经阻滞

(1) 解剖：尺神经起源于臂丛内侧，在腋动脉内侧分出，主要由 C_8 和 T_1 脊神经纤维组成。尺神经在上臂内侧沿肱二头肌与三头肌间隔下行，于肱中段穿出间隔，向内向后方入肱骨内上髁与尺骨鹰嘴间沟内（尺神经沟），然后在尺侧腕屈肌二头之间进入前臂，再下行至腕部，位于尺侧腕屈肌与指深屈肌之间，在尺动脉内侧进入手掌。尺神经具有运动支和感觉支。

(2) 尺神经阻滞后出现：①环指尺侧及小指掌面，并由此上沿至肘关节以下，又自中指尺侧、环指及小指背面并上沿至肘关节以下，感觉减退，以手内侧缘感觉缺失为最明显（腕部阻滞时，无前臂麻木)。②手指不能分开并拢,环指、小指的指间关节只能屈不能伸,掌指关节过伸。

(3) 肘部尺神经阻滞:

1) 标志:前臂屈曲90°,在尺神经沟内可扪及尺神经,按压尺神经患者多有异感。

2) 操作:在尺神经沟下缘相当于尺神经部位作皮丘,取23G穿刺针刺入皮肤,针保持与神经干平行,沿沟向心推进,遇异感后即可注入局麻药5～10ml。

(4) 腕部尺神经阻滞:(图52-22)。

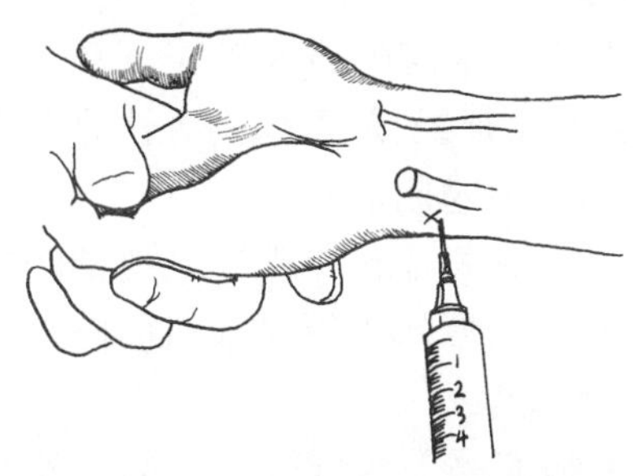

图52-22　腕部尺神经阻滞

1) 定位:从尺骨茎突水平横过画一直线,相当于第2腕横纹,此线与尺侧腕屈肌桡侧交点即为穿刺点,患者掌心向上握掌屈腕时该肌腹部最明显。

2) 操作:在上述穿刺点作皮丘,取23G穿刺针垂直刺入出现异感即可注入局麻药5ml,若无异感,在肌腱尺侧穿刺,或向尺侧腕屈肌深面注药,但不能注入肌腱内。

2. 正中神经阻滞

(1) 解剖:正中神经主要来自于C_6～T_1脊神经根纤维,于胸小肌下缘由臂丛神经的内侧束和外侧束分出,两束的主支形成正中神经的内、外侧根。正中神经开始在上臂内侧伴肱动脉下行,先在肱动脉外侧,后转向内侧,在肘部从肱骨内上踝与肱二头肌腱中间,穿过旋前圆肌进入前臂,走行于屈指浅肌与屈指深肌之间,沿中线降至腕部,在掌横韧带处位置最表浅,在桡侧腕屈肌与掌长肌之间的深处穿过腕管,在掌筋膜深面到达手掌。

(2) 正中神经阻滞出现:①大鱼际肌、拇指、示指、中指及环指桡侧感觉消失;②手臂不能旋前,拇指和示指不能屈曲,拇指不能对掌。

(3) 肘部正中神经阻滞:

1) 标志:肘部正中神经在肱二头肌筋膜之下,肱骨内上髁与肱二头肌腱内侧之中点穿过肘窝。肱骨内、外上髁之间画一横线,该线与肱动脉交叉点的内侧0.7cm处即为正中神经所在部位,相当于肱二头肌腱的外缘与内上髁间的中点,在此处作皮丘。

2) 操作:取22G穿刺针经皮丘垂直刺入,直至出现异感,或作扇形穿刺以探及异感,出现异感后即可注入局麻药5ml。

(4) 腕部正中神经阻滞(图52-23):

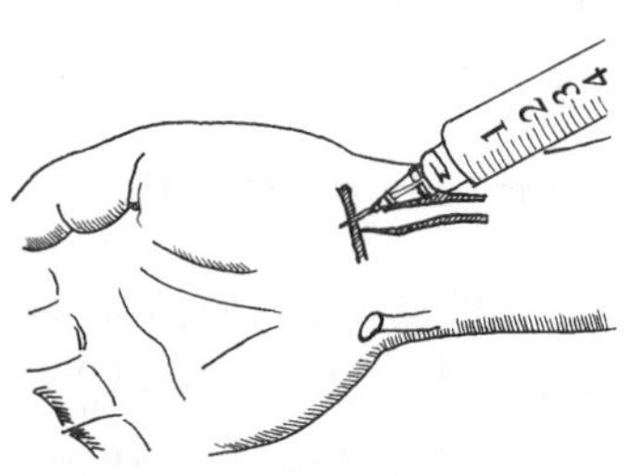

图52-23　腕部正中神经阻滞

1) 标志:腕部桡骨茎突平面横过腕关节画一连线,横线上桡侧腕屈肌腱和掌长肌腱之间即为穿刺点,握拳屈腕时,该二肌腱更清楚。

2) 操作:取22G穿刺针经穿刺点垂直刺入,进针穿过前臂深筋膜,继续进针约0.5cm,即出现异感,并放射至桡侧,注局麻药5ml。

3. 桡神经阻滞

(1) 解剖:桡神经来自臂神经丛后束,源于$C_{5\sim8}$及T_1脊神经。桡神经在腋窝位于腋动脉后方,折向下外方,走入肱骨桡神经沟内。达肱骨外上髁上方,穿外侧肌间隔至肱骨前方,在肘关节前方分为深、浅支。深支属运动神经,从桡骨外侧穿旋后肌至前臂背面,在深浅伸肌之间降至腕部;浅支沿桡动脉外缘下行,转向背面,并降至手臂。

桡神经阻滞后出现:①前臂前侧皮肤、手背桡侧皮肤、拇指、示指及中指桡侧皮肤感觉减退(腕部阻滞时无前臂麻木);②垂腕。

(2) 肘部桡神经阻滞:

1) 标志:在肱骨内、外上髁作一连线,该横线上肱二头肌腱外侧处即为穿刺点。

2) 操作:取23G穿刺针经穿刺点垂直刺入,刺向肱骨,寻找异感,必要时行扇形穿刺,以寻找异感,探及异感即可注入局麻药5ml。

(3) 腕部桡神经阻滞(图52-24):腕部桡神经并非一支,分支细而多,可在桡骨茎突前端作皮下浸润,并向掌面及背面分别注药,在腕部形成半环状浸润即可。

4. 肌皮神经阻滞

(1) 解剖:肌皮神经来自臂神经丛外侧束,由$C_{5\sim7}$神经纤维组成,先位于腋动脉外侧,至胸小肌外

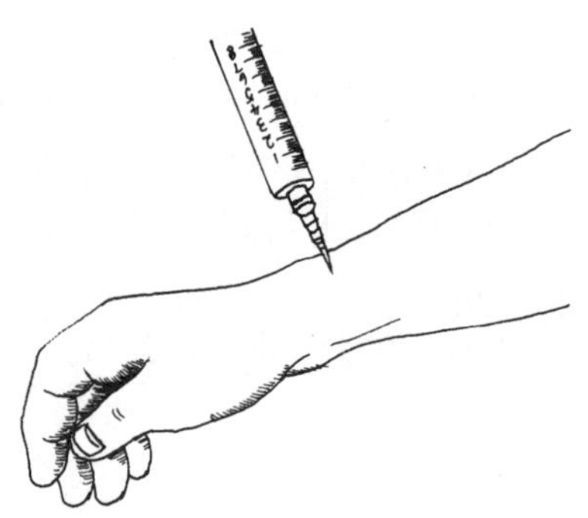

图 52-24 腕部桡神经阻滞

侧缘脱离腋鞘，穿过喙肱肌到肌外侧，在肱二头肌与肱肌之间降至肘关节上方，相当于肱骨外上髁水平穿出臂筋膜延续为前臂外侧皮神经，沿前臂外侧行至腕部。

(2) 肘部肌皮神经阻滞：利用桡神经阻滞，在桡神经阻滞完毕后，将穿刺针稍向外拔出，刺向肱二头肌腱与肱桡肌之间，注入局麻药 10ml。

5. 指间神经阻滞

(1) 解剖：手指由臂丛神经的终末支指间神经支配，可从手指根部阻滞指间神经。

(2) 操作：在指间以 25G 穿刺针刺入手指根部，靠近骨膜缘边抽边注，缓慢注药 2～3ml。一般针由手指侧部穿入再逐步进入近手掌部，注药由近掌部到手背部，在穿刺时避免感觉异常，因感觉异常是神经受压表现。药液中禁止加用肾上腺素，以防止血管收缩导致缺血。

(3) 应用指征：可用于手指手术或单个手指再造术，也可用于臂丛阻滞不全时的辅助阻滞。一般需 10～15 分钟阻滞完善。

(二) 下肢神经阻滞

支配下肢的神经主要来自腰神经丛和骶神经丛。腰丛由 T_{12}前支的一部分，$L_{1\sim3}$前支和 L_4前支的一部分组成。腰丛上端的三支神经是髂腹下神经(L_1)、髂腹股沟神经(L_1)和生殖股神经，这三支神经向前穿过腹肌，支配髋部和腹股沟区皮肤；腰神经丛下端的三支神经为股外侧皮神经($L_{2\sim3}$)、股神经($L_{2\sim4}$)和闭孔神经($L_{2\sim4}$)。骶丛由腰骶干(L_4的余下部分及 L_5前支合成)及骶尾神经前支组成，重要分支有臀上神经($L_4\sim S_1$)、臀下神经($L_5\sim S_2$)、阴部神经($S_{2\sim4}$)、坐骨神经($L_4\sim S_3$)及股后皮神经。下肢神经支配为：大腿外侧为股外侧皮神经，前面为股神经，内侧为闭孔神经和生殖股神经，后侧为骶神经的小分支；除前内侧小部分由股神经延续的隐神经支配，小腿和足绝大部分由坐骨神经支配。

1. 下肢神经阻滞的适应证 全部下肢麻醉需同时阻滞腰神经丛和骶神经丛。因需注药量大且操作不方便，故临床应用不广。然而，当需要麻醉的部位比较局限或禁忌椎管内麻醉时，可以应用腰骶神经丛阻滞。另外，腰骶神经丛阻滞还可作为全身麻醉的辅助措施用于术后镇痛。

(1) 虽然腰神经丛阻滞复合肋间神经阻滞可用于下腹部手术，但临床很少应用。髂腹下神经与髂腹股沟神经联合阻滞是简单而实用的麻醉方法，可用于髂腹下神经与髂腹股沟神经支配区域的手术(如疝修补术)。

(2) 髋部手术需阻滞除髂腹下和髂腹股沟神经以外的全部腰神经，最简便的方法是阻滞腰神经丛(腰大肌间隙腰丛阻滞)。

(3) 大腿手术需麻醉股外侧皮神经、股神经、闭孔神经及坐骨神经，可行腰大肌间隙腰丛阻滞联合坐骨神经阻滞。

(4) 大腿前部手术可行股外侧皮神经和股神经联合或分别阻滞，亦可采用“三合一”法，单纯股外侧皮神经阻滞可用于皮肤移植皮区麻醉，单纯股神经阻滞适用于股骨干骨折术后止痛、股四头肌成形术或髌骨骨折修复术。

(5) 股外侧皮神经和股神经联合阻滞再加坐骨神经阻滞，通常可防止止血带疼痛，这是因为闭孔神经支配皮肤区域很少。

(6) 开放膝关节手术需要阻滞股外侧皮神经、股神经、闭孔神经和坐骨神经，最简便的方法是实施腰大肌间隙腰神经丛阻滞联合坐骨神经阻滞。采用股神经、坐骨神经联合阻滞也可满足手术要求。

(7) 膝远端手术需阻滞坐骨神经和股神经的分支隐神经，踝部阻滞可适用于足部手术。

2. 腰神经丛阻滞

(1) 解剖(见图 52-25)：腰神经出椎间孔后位于腰大肌后内方的筋膜间隙中，腰大肌间隙前壁为腰大肌，后壁为第 1～5 腰椎横突、横突间肌与横突间韧带，外侧为起自腰椎横突上的腰大肌纤维及腰方肌，内侧是第 1～5 腰椎体、椎间盘外侧面及起自此面的腰大肌纤维。腰大肌间隙上界平第 12 肋，向下沿腰骶干至骨盆的骶前间隙。其中有腰动静脉、腰神经前支及由其组成的腰丛。将局麻药注入腰大肌间隙以阻滞腰丛，称为腰大肌间隙腰丛阻滞。

包裹腰丛的筋膜随脊神经下行，延伸至腹股沟韧带以下，构成股鞘。其内侧壁为腰筋膜，后外侧壁为髂筋膜，前壁为横筋膜。在腹股沟股鞘处注药以

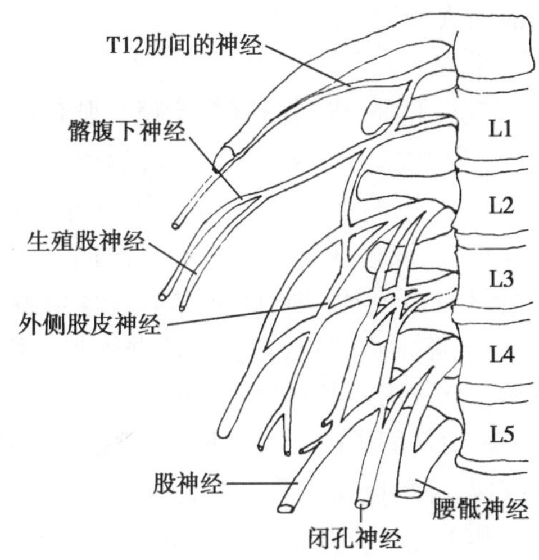

图 52-25　腰神经丛结构

阻滞腰丛，称为腹股沟血管旁腰丛阻滞。可通过一次注药阻滞腰丛三个主要分支（股外侧皮神经、股神经及闭孔神经），故又称三合一阻滞（3 in 1 block），但闭孔神经常阻滞不完善。

（2）腰大肌间隙腰丛阻滞：（图 52-26）

1）定位：患者俯卧或侧卧，以髂嵴连线中点（相当于 L_4 的棘突），脊柱外侧 4cm 处为穿刺点。

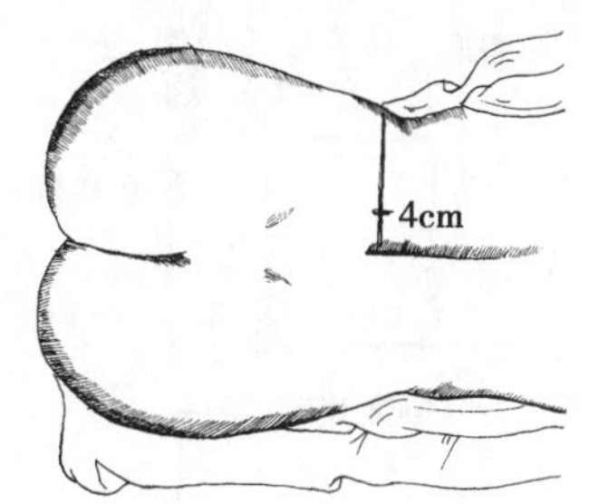

图 52-26　腰大肌间隙腰丛阻滞的定位

2）操作（图 52-27）：经皮垂直刺入，直达 L_4 横突，然后将针尖滑过 L_4 横突上缘，再前进约 0.5cm 后有明显落空感后，表明针已进入腰大肌间隙，或用神经刺激器引发股四头肌颤搐确认腰丛，注入局麻药 35ml。

（3）腹股沟血管旁腰丛阻滞（三合一阻滞）：

1）定位：仰卧在腹股沟韧带下方扪及股动脉搏动，用手指将其推向内侧，在其外缘作皮丘。

2）操作：由上述穿刺点与皮肤呈 45°向头侧刺入，直至出现异感或引发股四头肌颤搐，表明已进入股鞘，抽吸无血可注入局麻药 30ml，同时在穿刺点远端加压，促使局麻药向腰神经丛近侧扩散。

3. 骶神经丛阻滞　骶丛为腰骶干及 $S_{1\sim3}$ 神经组成（图 52-28），在骨盆内略呈三角形，尖朝向坐骨

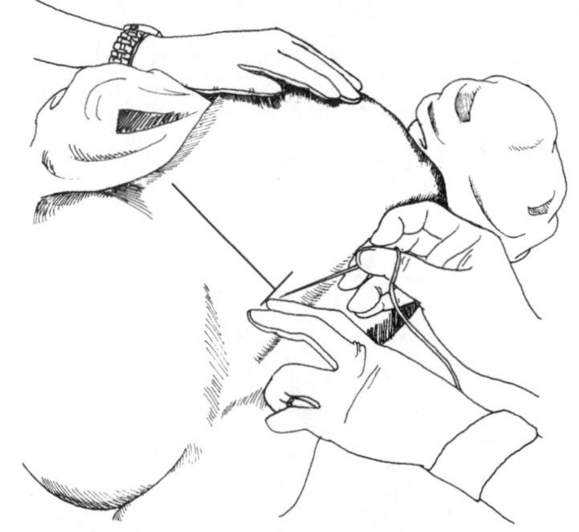

图 52-27　腰大肌间隙腰丛阻滞的操作方法

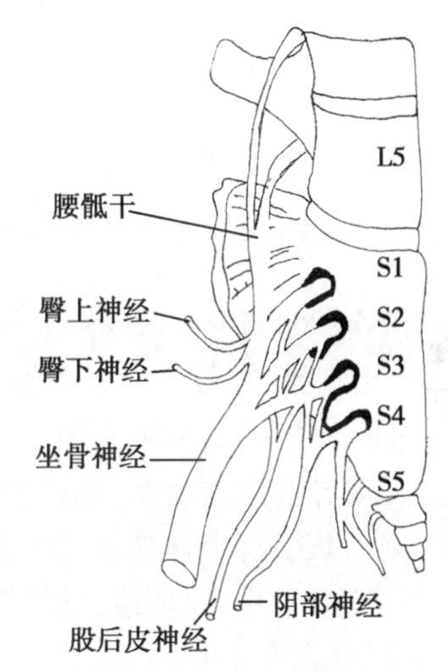

图 52-28　骶神经丛结构

大孔，位于梨状肌之前，为盆筋膜所覆盖，支配下肢的主要分支为坐骨神经和股后皮神经。坐骨神经是体内最粗大的神经，自梨状肌下孔出骨盆后，行于臀大肌深面，经股骨大转子和坐骨结节之间下行到大腿后方，在腘窝处浅行，在该处分为胫神经和腓总神经。胫神经沿小腿后部下行，穿过内踝后分为胫前、胫后神经，支配足底及足内侧皮肤。腓总神经绕过腓骨小头后分为腓浅、深神经，腓浅神经为感觉神经，行走于腓肠肌外侧，在外踝处分为终末支，支配足前部皮肤；腓深神经主要是足背屈运动神经，行走于踝部上缘，同时也分出感觉支支配趾间皮肤；腓肠神经为胫神经和腓总神经发出的分支形成的感觉神经，在外踝之下通过，支配足外侧皮肤。股后皮神经前段与坐骨神经伴行，支配大腿后部的皮肤，坐骨神经阻滞麻醉同时也阻滞该神经。

4. 坐骨神经阻滞

（1）传统后侧入路：

1）定位：置患者于 Sims 位（侧卧，阻滞侧在上，

屈膝屈髋)。由股骨大转子与髂后上棘作一连线,连线中点作一条垂直线,该垂直线向尾端4~5cm处即为进针点(见图52-29);或该垂直线与股骨大转子和骶裂孔连线的交点为穿刺点。

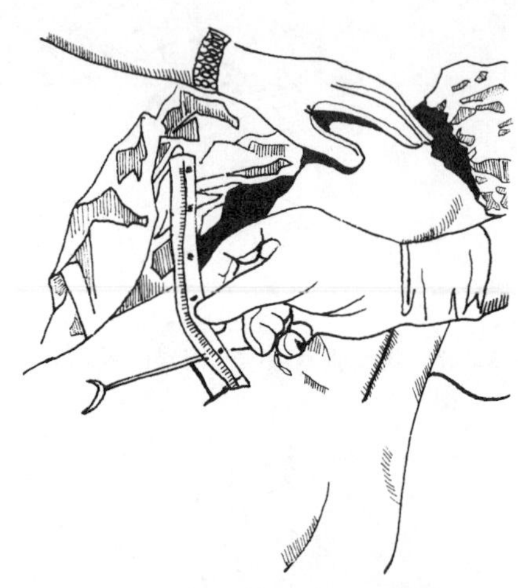

图52-29 后路坐骨神经阻滞的穿刺点定位

2)操作(图52-30):10cm 22G穿刺针由上述穿刺点垂直刺入至出现异感,若无异感而触及骨质(髂骨后壁),针可略偏向内侧再穿刺,直至滑过骨面而抵达坐骨切迹。出现异感后退针数毫米,注入局麻药20ml,或以神经刺激仪引起坐骨神经支配区肌肉的运动反应(腘肌或腓肠肌收缩,足屈或趾屈)作为指示。

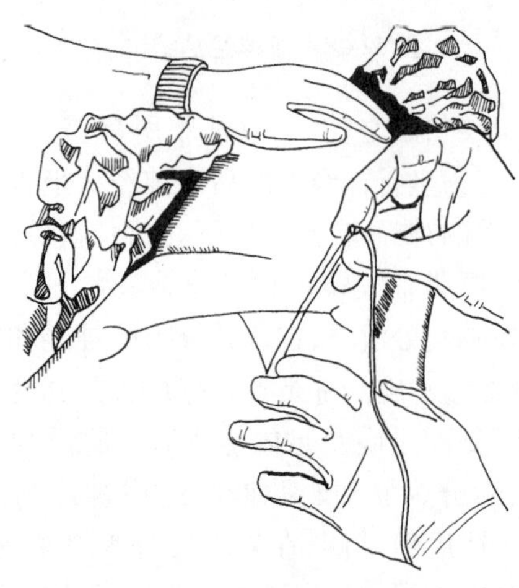

图52-30 后路坐骨神经阻滞的操作方法

(2)膀胱截石位入路:

1)定位:仰卧,由助手协助患者,使髋关节屈曲90°并略内收,膝关节屈曲90°,股骨大转子与坐骨结节连线中点即为穿刺点。

2)操作:由上述穿刺点刺入,穿刺针与床平行,针向头侧而略偏内,直至出现异感或刺激仪引起运动反应后,即可注药20ml。注药时压迫神经远端以促使药液向头侧扩散。

(3)前路:

1)定位:仰卧,将同侧髂前上棘与耻骨结节作一连线(称为上线),并将其三等分,然后由股骨大转子作一平行线(称为下线)。由上线中内1/3交界处作一垂直线,该垂直线与下线交点处即为穿刺点。

2)操作:由上述穿刺点垂直刺入直至触及股骨,调整方向略向内侧以越过股骨,继续刺入约2~3cm出现异感或用神经刺激仪定位。

3)该入路适用于不能侧卧及屈髋患者,但因穿刺部位较深,穿刺成功率低于以上两种入路。

(4)腘窝坐骨神经阻滞(图52-31,图52-32):患者俯卧,膝关节屈曲,暴露腘窝边缘,其下界为腘窝皱褶,外界为股二头肌长头,内侧为重叠的半膜肌腱和半腱肌腱。在腘窝皱褶上7cm处做一水平线连接股二头肌肌腱及半腱肌肌腱,此连线中点即为穿刺点,穿刺针与皮肤呈45°~60°角度刺入,以刺激仪定位,一旦确定即可注入局麻药30~40ml。

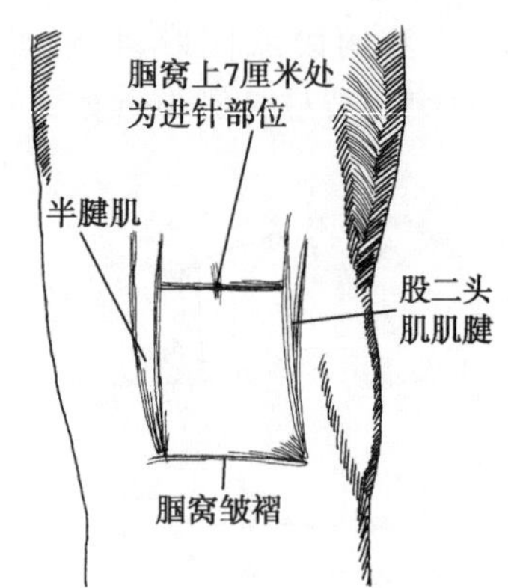

图52-31 腘窝坐骨神经阻滞的穿刺点定位

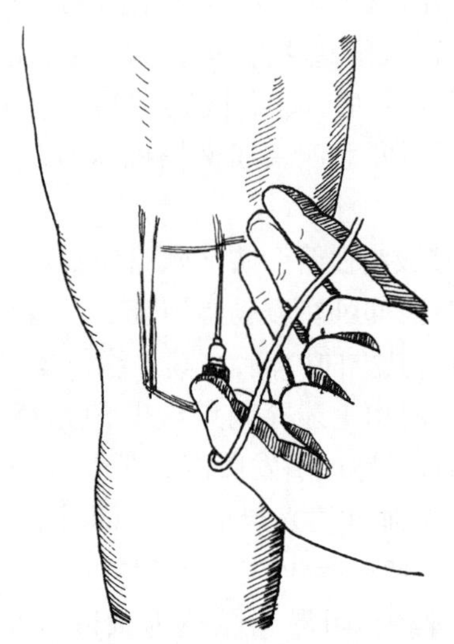

图52-32 腘窝坐骨神经阻滞的操作方法

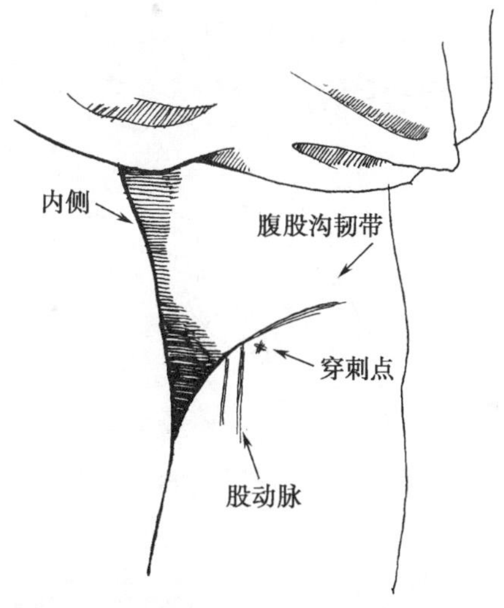

图52-33　股神经阻滞的穿刺点定位

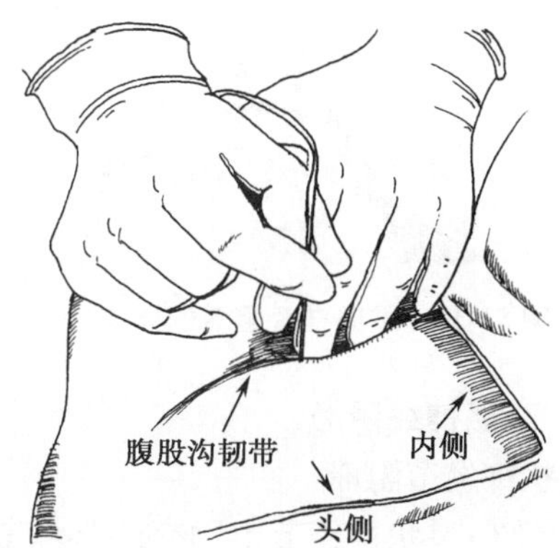

图52-34　股神经阻滞的操作方法

5. 股神经阻滞(图52-33,图52-34)

(1) 解剖:股神经是腰丛的最大分支,位于腰大肌与髂肌之间下行到髂筋膜后面,在髂腰肌前面和股动脉外侧,经过腹股沟韧带的下方进入大腿前面,在腹股沟韧带附近,股神经分成若干束,在股三角区又合为前组和后组,前组支配大腿前面沿缝匠肌的皮肤,后组支配股四头肌、膝关节及内侧韧带,并分出隐神经伴随着大隐静脉下行于腓肠肌内侧,支配内踝以下皮肤。

(2) 定位:在腹股沟韧带下面扪及股动脉搏动,于股动脉外侧1cm,相当于耻骨联合顶点水平处作标记为穿刺点。

(3) 操作:由上述穿刺点垂直刺入,缓慢前进,针尖越过深筋膜触及筋膜下神经时有异感出现,若无异感,可与股股沟韧带平行方向,向深部作扇形穿刺至探及异感,即可注药5~7ml。

6. 闭孔神经阻滞

(1) 解剖:闭孔神经起源于L_{2-4}脊神经前支,于腰大肌后下方下行经闭孔出骨盆而到达大腿,支配大腿外展肌群、髋关节、膝关节及大腿内侧的部分皮肤。

(2) 定位:以耻骨结节下1.5cm和外侧1.5cm处为穿刺点。

(3) 操作:由上述穿刺点垂直刺入,缓慢进针至触及骨质,为耻骨下支,轻微调节穿刺针方向使针尖向外向脚侧进针,滑过耻骨下支边缘而进入闭孔或其附近,继续进针2~3cm即到目标。回抽无血后可注入10ml局麻药,退针少许注局麻药10ml,以在闭孔神经经过通道上形成局麻药屏障。若用神经刺激仪引发大腿外展肌群颤搐来定位,可仅用10ml局麻药。

7. 隐神经阻滞

(1) 解剖:隐神经为股神经分支,在膝关节平面经股薄肌和缝匠肌之间穿出至皮下,支配小腿内侧及内踝大部分皮肤。

(2) 操作:仰卧,在胫骨内踝内侧面,膝盖上缘作皮丘,穿刺针由皮丘垂直刺入,缓慢进针直至出现异感。若遇到骨质,便在骨面上行扇形穿刺以寻找异感,然后注药5~10ml。

8. 踝关节处阻滞　单纯足部手术,在踝关节处阻滞,麻醉意外及并发症大为减少,具体方法为:①先在内踝后1横指处进针,作扇形封闭,以阻滞胫后神经;②在胫距关节平面附近的跗伸肌内侧进针,以阻滞胫前神经;③在腓骨末端进针,便能阻滞腓肠神经;④用不含肾上腺素的局麻药注射于两踝关节之间的皮下,并扇形浸润至骨膜,以阻滞许多细小的感觉神经。

9. 足部趾神经阻滞　与上肢指间神经阻滞相似,用药也类同。

(三)椎旁神经阻滞

在胸或腰脊神经从椎间孔穿出处进行阻滞,称为椎旁脊神经根阻滞(paravetebral block)。可在俯卧位或侧卧位下施行,但腰部椎旁阻滞取半卧位更便于操作。

1. 解剖　胸椎棘突由上至下逐渐变长,并呈叠瓦状排列,胸脊神经出椎间孔后进入由椎体、横突及覆盖其上的胸膜在肋间围成的小三角形内,胸椎旁阻滞时注药入此三角内,穿刺方向偏内可避免损伤胸膜。胸部棘突较长,常与下一椎体横突位于同一水平。腰椎棘突与同一椎体横突位于同一水平。

2. 胸部椎旁阻滞

(1) 定位(图52-35):标记出需阻滞神经根上一椎体棘突,在此棘突上缘旁开3cm处作皮丘。

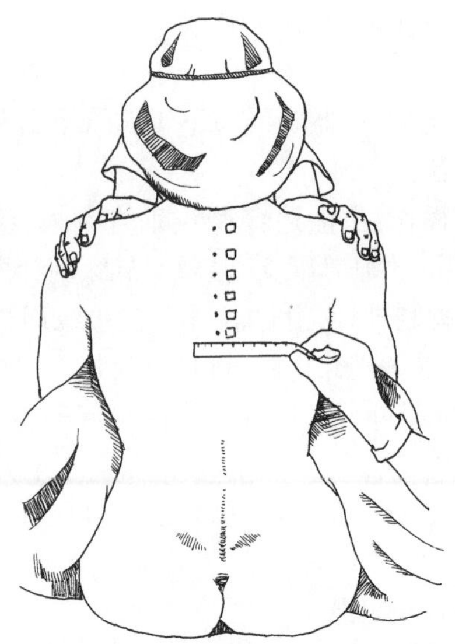

图 52-35 胸部椎旁阻滞的定位

（2）操作（图 52-36）：以 10cm 22G 穿刺针经皮丘垂直刺向肋骨或横突，待针尖遇骨质感后，将针干向头侧倾斜45°，即向内向下推进。可以将带空气的注射器接于针尾，若有阻力消失感则表明已突破韧带进入椎旁间隙，回抽无血、液体及气体即可注入局麻药 5～8ml。

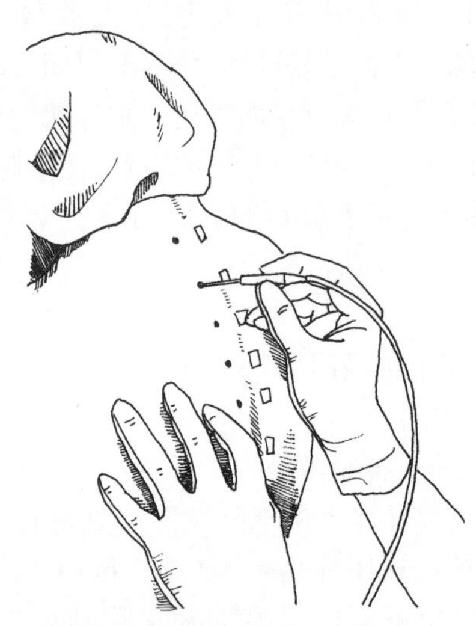

图 52-36 胸部椎旁阻滞的操作方法

3. 腰部椎旁阻滞

（1）定位（图 52-37）：标记出需阻滞神经根棘突，平棘突上缘旁开 3～4cm 处作皮丘。

（2）操作（图 52-38）：取 10cm 22G 穿刺针由皮丘刺入，偏向头侧 10°～30°，进针 2.5～3.5cm 可触及横突，此时退至皮下，穿刺针稍向尾侧刺入（较前方向更垂直于皮肤），进针深度较触横突深度深 1～2cm 即达椎旁间隙，抽吸无血或液体即可注入局麻药 5～10ml。

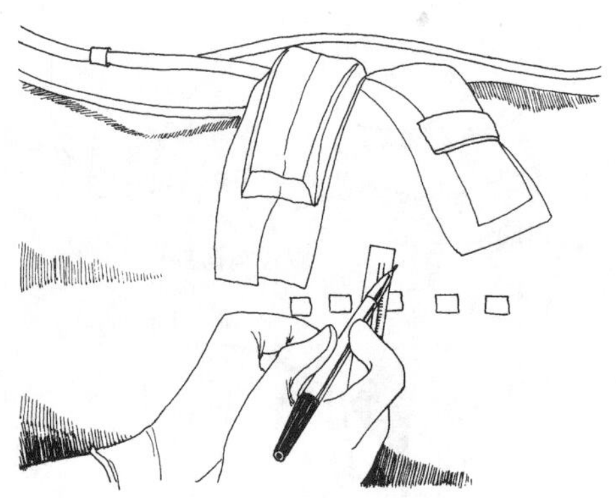

图 52-37 腰部椎旁阻滞的定位

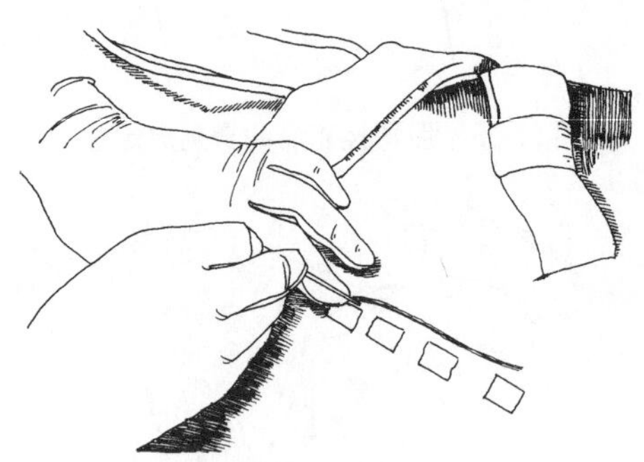

图 52-38 腰部椎旁阻滞的操作方法

（四）交感神经阻滞

1. 星状神经节阻滞

（1）解剖：星状神经节由颈交感神经节及 T_1 交感神经节融合而成，位于第 7 颈椎横突与第 1 肋骨颈部之间，常在第 7 颈椎体的前外侧面。靠近星状神经节的结构尚有颈动脉鞘、椎动脉、椎体、锁骨下动脉、喉返神经、脊神经及胸膜顶。

（2）操作：患者仰卧，肩下垫小枕，取头部轻度后仰。摸清胸锁乳突肌内侧缘及环状软骨，环状软骨外侧可触及第 6 颈椎横突前结节，过此结节作一条直线平行于前正中线，线下 1.5～2cm 作一标记，该标记即为第 7 颈椎横突结节。取 22G 5cm 穿刺针由该标记处垂直刺入，同时另一手指将胸锁乳突肌及颈血管鞘推向外侧，进针约 2.5～4.0cm 直至触到骨质，退针 2mm，回抽无血后注入 2ml 局麻药，观察有无神志改变，若无改变即可注入 5～10ml 局麻药。若阻滞有效，在 10 分钟内会出现 Horner 综合征，上臂血管扩张，偶有鼻塞。

（3）适应证：可用于各种头痛、雷诺氏病、冻伤、动静脉血栓形成、面神经麻痹、带状疱疹、突发性听觉障碍、视网膜动脉栓塞症等。

（4）并发症：①药物误注入血管引起毒性反应；②药液误注入蛛网膜下腔；③气胸；④膈神经阻

滞；⑤喉返神经麻痹；⑥血肿。

2. 腰交感神经阻滞

(1) 解剖：交感神经链及交感神经节位于脊神经之前，椎体前外侧。腰交感神经节中第2交感神经节较为固定，位于第2腰椎水平，只要在L_2水平注入少量局麻药即可阻滞支配下肢的所有交感神经节。

(2) 直入法：

1) 定位：俯卧，腹部垫枕，使腰部稍隆起，扪清L_2棘突上、下缘，由其中点作一水平线，中点旁开5cm即为穿刺点，一般位于第2、3腰椎横突。

2) 操作：取10～15cm 22G穿刺针由上述穿刺点刺入，与皮肤呈45°，直到触及横突，记录进针深度。然后退针至皮下，调整方向，使针更垂直于皮肤刺入，方向稍偏内，直至触及椎体，此时调整方向，使针稍向外刺入直到出现滑过椎体并向前方深入的感觉，即可停针，回抽无血和液体，注入试验剂量后3分钟，足部皮温升高3℃左右，然后注入5～10ml局麻药。

(3) 侧入法：为减少以上操作方法对L_2脊神经根的损伤可采取侧入法。取15cm 22G穿刺针由L_2棘突中点旁开10cm朝向椎体刺入，触及骨质后，调整方向，稍向外刺入，直到出现滑过椎体而向前方深入的感觉，即可停针。用药方法同上。

(4) 适应证：可用于治疗下肢、盆腔或下腹部恶性肿瘤引起的疼痛。

(5) 并发症与椎旁阻滞相同。

3. 腹腔神经节阻滞

(1) 解剖：自$T_{5\sim12}$的交感神经节发出的节前纤维沿自身椎体外侧下行，分组组成内脏大神经、内脏小神经，各自下行至第12胸椎水平，穿膈脚入腹腔形成腹腔神经节。

(2) 定位：摸清第1腰椎及第12胸椎棘突并作标记，摸清第12肋，在其下缘距正中线7cm处为穿刺点。

(3) 操作：取22G 15cm穿刺针自上述穿刺点刺入，针尖朝向第12胸椎下方标记点，即穿刺点与标记点连线方向，与皮肤呈45°，缓慢进针，遇到骨质感后，记下进针深度，退针至皮下，改变针与皮肤角度，由45°增大到60°，再次缓慢进针，若已达前次穿刺深度，继续进针1.5～2.0cm，滑过第1腰椎椎体到达椎体前方，回抽无血液，即可注入试验剂量，若无腰麻症状出现即注入20～25ml局麻药。由于穿刺较深，最好在X线透视下进行。阻滞完成后，容易出现血压下降，应作血压监测，并及时处理。

(4) 适应证：可用于鉴别上腹部疼痛来源，缓解上腹部癌症引起的疼痛。

第7节 神经刺激仪在神经阻滞中的应用

一、神经刺激仪的性能和原理

神经刺激仪(peripheral nerve stimulator，PNS)的出现使神经阻滞麻醉的临床应用范围进一步扩展。成功的PNS临床实践需要基于渊博的解剖学知识；其次，正确了解神经电刺激的原理并对其合理应用。采用神经刺激器定位技术已日渐普及，其原理是电刺激肢体的感觉运动混合神经，引发肢体相应肌群的运动反应，据此定位特定的外周神经。虽然神经刺激器主要用于定位运动神经，但其也能用于定位感觉神经，在这种情况下，需将刺激时间调节至200～400ms。

应用神经刺激器并不要求穿刺针一定要与神经直接接触或穿透动脉来进行特定神经的定位。从理论上讲，应用神经刺激器可减少创伤性神经损伤、出血和局部麻醉药中毒的可能性。另外，应用神经刺激器能增加周围神经阻滞的特异性。刺激神经所诱发的反应可产生特定的肌肉运动，因此各神经能够被定位和阻滞，从而增加了神经阻滞的可靠性。目前人们已逐渐认识到，在周围神经阻滞时应用神经刺激器要比异感法更有价值。目前已有专门为周围神经阻滞而设计的神经刺激器，并配备有数字显示器。在刺激频率为1～2Hz时，可输出范围很宽的刺激电流(0～5mA)，并能在低电流范围内进行精确的调控。神经刺激器并不像一般所认为的那样需要两个人来进行操作(其中一个人手持绝缘穿刺针来定位神经，另一位助手控制神经刺激器，并在确定被阻滞的神经后注入局部麻醉药)，其实一位训练有素的操作者就足够了。为定位神经，在神经阻滞穿刺初期应将神经刺激器的刺激电流设定在1～2mA，在诱发出所需的肌肉运动反应后，首先需要通过改变穿刺针的方向使运动反应的强度达到最大程度。随后逐步将神经刺激器的刺激电流降低至尽可能低的强度(≤0.6mA)。

神经刺激器定位外周神经的优点包括:①定位精确;②神经损伤小;③使神经阻滞麻醉的应用范围进一步扩展(腰丛,股神经,坐骨神经,肌间沟术后镇痛);④提高阻滞成功率;⑤适合于麻醉初学者;⑥可在镇静或基础麻醉下进行阻滞,效果可靠(特别小儿、聋哑儿等);⑦可行多点神经定位,提高麻醉效果;⑧可用于教学示教。

二、神经刺激仪在局部麻醉中的应用

神经刺激仪在局部麻醉中的作用主要是用于对神经干或神经丛定位,以弥补穿刺经验的不足,提高穿刺成功率。它的基本原理是将电刺激器产生的脉冲电流传送至穿刺针,当穿刺针接近神经干或神经丛时,就会引起神经纤维去极化。其中运动神经去极化表现为所支配肌肉收缩,根据肌肉收缩的强度和刺激电流强度的大小就可以判断穿刺针和神经干、丛的相对位置,从而在穿刺时无须寻找异感。

实际操作时按常规神经阻滞摆放体位、定位、消毒铺巾,进针后接刺激器。开始以2mA电流以确定是否接近神经。2mA电流可使距离1cm的运动神经去极化。然后调节穿刺针方向、深度及刺激器电流,直至以最小电流(0.5～1mA)产生最大肌颤搐反应,说明穿刺针已接近神经,此时停针,回吸无血和液体后注入局麻药。

迅速成功定位神经主要取决于:能否保持穿刺针的位置稳定(即便是有经验的操作者也不容易做到);首次操作能否将穿刺针定位于合适的深度,并找到其正确的方位。在很多情况下,此操作过程属试验性的,常会有错误发生。随着穿刺针和神经之间位置的改变,需要增加或降低刺激电流的强度。关键要记住的是,每次仅能改变其中一项参数,如穿刺的深度、穿刺针的角度或刺激电流的强度。一旦穿刺针位置正确,即可考虑注入局部麻醉药。此时,操作者应通过回抽试验来确定穿刺针是否在血管内。若回抽无血,注入局部麻醉药1～2ml,此时肌肉颤动反应停止。注射局部麻醉药的操作通常是无痛的。若患者感觉到疼痛,则应停止在此点注入药物,因为将药物注入神经内可造成神经损伤。完成神经阻滞所需的时间不仅与操作者的经验有关,而且还与患者的自身情况(如病态性肥胖,运动受限)以及神经位置与解剖学标志之间关系的个体差异等有关。

在应用神经刺激器技术进行神经阻滞时,大多数情况下适合应用B型斜面绝缘穿刺针。负极与B型斜面绝缘穿刺针相连接(N—N:负极—穿刺针);正极与患者相连接,并作为地线(P—P,正极—患者)。目前已有多种不同大小的穿刺针,需要根据神经的位置(深度)来选择所需穿刺针的型号。目前仅有为数不多的几个厂商生产采用神经刺激器进行神经阻滞所需的B型斜面绝缘穿刺针。在单次神经阻滞中运用神经刺激器时,最常使用B型斜面Stimuplex绝缘穿刺针,长度分别为2.5cm、5cm、10cm和15cm。此外,采用连续注入法时,可应用Contiplex Stimuplex套管进行腋部、肌间沟、锁骨上、锁骨下、腕部、股部、腰丛和坐骨神经的定位。Contirtex绝缘套管带有长度为5cm、8.9cm和15cm的穿刺针。为了满意控制穿刺针的方向以使其刺向正确的位置,认真选择穿刺针的型号非常重要。如果选择的穿刺针比实际要求的长,就会增加控制穿刺针方向的难度。

神经刺激器除可用于一般患者的神经干或神经丛定位外,更适用于那些不能合作及反应迟钝的患者,也能弥补初学神经干或神经丛阻滞的麻醉医师之经验欠缺。但也不能对它过分依赖,操作者仍须掌握局部解剖及操作技巧,以确定穿刺部位及穿刺方向,只有在穿刺针接近神经时神经刺激仪才能帮助定位。下面介绍几种常用的神经刺激仪引导下的神经阻滞方法。

(一)神经刺激仪引导下肌间沟臂丛阻滞(图52-16,图52-17)

连接在神经刺激仪上的穿刺针应该在锁骨上约1cm处,两触诊手指间,垂直于皮肤进针。神经刺激仪的初始刺激强度应设定在0.8mA(2Hz,100～300μs)。穿刺针缓慢刺入,直到臂丛受到刺激(多数刺入深度约为1～2cm)。以下肌肉的颤搐均表明刺激成功:胸肌、三角肌、肱三头肌、肱二头肌、手和前壁的任何颤搐。一旦臂丛的颤搐被引出的电流强度调低到0.2～0.4mA,可缓慢注入20～35ml局麻药,注药过程中间断回抽,以防误入血管。

注意事项:

1. 关于神经刺激和异感在臂丛的定位上哪个更好、更安全、更精确的争论已经持续多年。事实上,由于臂丛在肌间沟处比较表浅,二者均未显示何者更有优势。

2. 以更大的电流(>1mA)刺激臂丛会给患者带来更大的反应及不适。另外,某些无法预料的强烈反应会导致刺激针移动。

3. 关于臂丛神经刺激的最佳运动反应仍然存在争论。在我们的临床操作中发现,只要在同样的电流强度(0.2～0.4mA)下观察到刺激反应,前述各种颤搐在判断成功率上没有显著差异。

4. 当在 0.2mA 的电流强度下观察到刺激反应,就可以注入局麻药。但快速、大量注入局麻药可能导致药物进入硬膜外腔,甚至扩散进入蛛网膜下腔(全脊麻)。

5. 进行臂丛神经刺激时,要注意避免引起膈肌和斜方肌的颤搐。对这些颤搐的误判是导致阻滞失败的最常见原因。

(二) 神经刺激仪引导下锁骨下臂丛阻滞(图 52-20,图 52-21)

神经刺激仪的初始刺激强度设定为 1.5mA。当穿刺针穿过皮下组织时,会观察到典型的胸肌局部颤搐。一旦这些颤搐消失,进针就要减慢直到观察到臂丛受刺激后产生的颤搐。在 0.2～0.3mA 的刺激下观察到手部的颤搐(最好是正中神经受刺激后的颤搐)(图 52-39)。

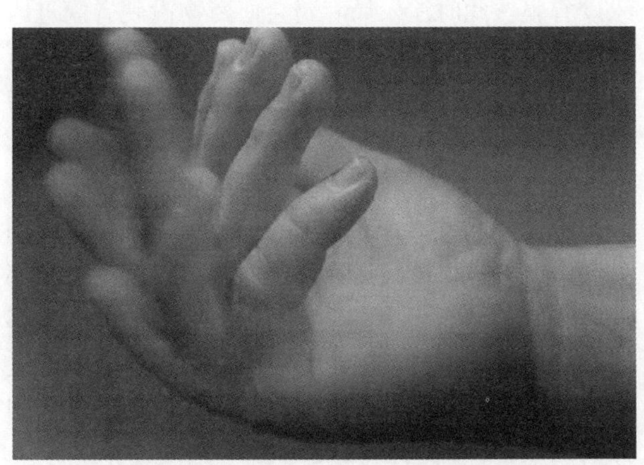

图 52-39　正中神经受刺激时的手部颤搐

注意事项:

1. 肱二头肌或三角肌的颤搐不可取,因为腋神经分出的肌皮神经会在喙突处离开臂丛神经鞘。

2. 手的稳定和精准在这种阻滞中非常重要,因为在这个部位的臂丛神经鞘很薄,轻微的移动就可能导致局麻药注入到鞘外,从而导致阻滞起效慢且效果差。

3. 胸肌的颤搐表明针刺入过浅。一旦胸肌的收缩消失,就要缓慢进针,直至观察到臂丛受刺激引起的颤搐。这时进针的深度常常为 5～8cm。

4. 在胸肌颤搐发生后,刺激强度应减低至 1.0mA 以下,以减轻患者的不适。穿刺针要缓慢刺入或退出直到在 0.2～0.3mA 刺激下观察到手部颤搐。

5. 当电流强度在 0.3mA 以上,观察到颤搐后即注入局麻药会降低这种阻滞的成功率。

6. 当出现正中神经受刺激的反应后,只要手部颤搐被清楚引出,常常可同时观察到桡神经和尺神经受刺激的反应。

(三) 神经刺激仪引导下腋路臂丛阻滞(图 52-18,图 52-40)

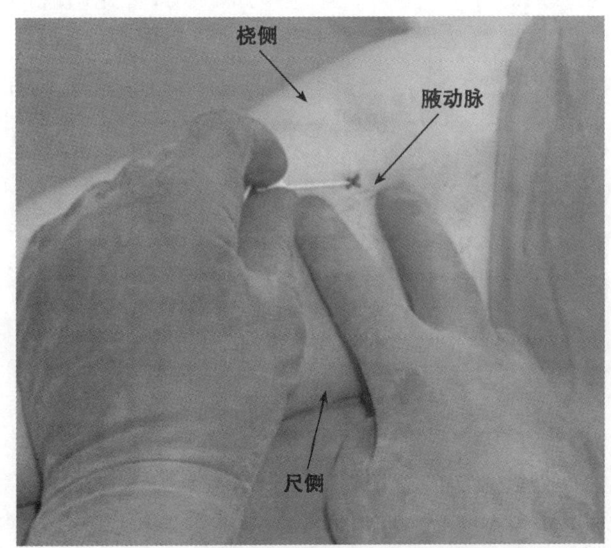

图 52-40　神经刺激仪引导下腋路臂丛阻滞

1. 体表标志　臂丛在腋窝的体表标志包括:腋动脉搏动、喙肱肌和胸大肌。

2. 操作　连接在神经刺激仪上的穿刺针在触诊手指的前方以 45°向头侧刺入。神经刺激仪强度设定为 1mA。穿刺针缓慢进入,直至观察到臂丛受激的反应或出现异感。在大多数患者,刺入深度约为 1～2cm。一旦出现反应,可缓慢注入 35～40ml 局麻药并间断回抽,以防误入血管。

注意事项:

(1) 臂丛的大概位置可以通过经皮神经刺激来确定。神经刺激仪电流设定为 4～5mA,神经探头固定在触诊手指前方的皮肤上,直至引出臂丛受刺激后产生的颤搐。

(2) 我们使用神经刺激仪寻找单一的神经反应(即 0.2～0.4mA 刺激下的手部颤搐)。一旦观察到相应的颤搐就可以注入全量的局麻药。

(3) 尽管多处刺激技术(即刺激寻找并阻滞臂丛每一个主要神经)可以提高成功率,但同时也增加了阻滞的时间和复杂性。

(4) 当腋动脉在出现神经受刺激反应之前就被误入,此时不要继续寻找神经受刺激反应,而是直接刺穿血管并在动脉后方注入总量2/3的局麻药,并在动脉前方注入总量1/3的局麻药。

(四) 神经刺激仪引导下股神经阻滞(见图52-41,图52-33,图52-34)

麻醉医师站在患者一侧,触及股动脉搏动。穿刺针沿股动脉外缘刺入。神经刺激仪设定为1.0mA(2Hz,100～300μs)。如果穿刺位置正确,在穿刺针刺入的过程中不应引起任何局部颤动,首先出现的反应常常就是股神经本身。股神经支配数个肌群。0.2～0.5mA刺激下观察到或触及股四头肌颤搐是最可靠的定位反应。

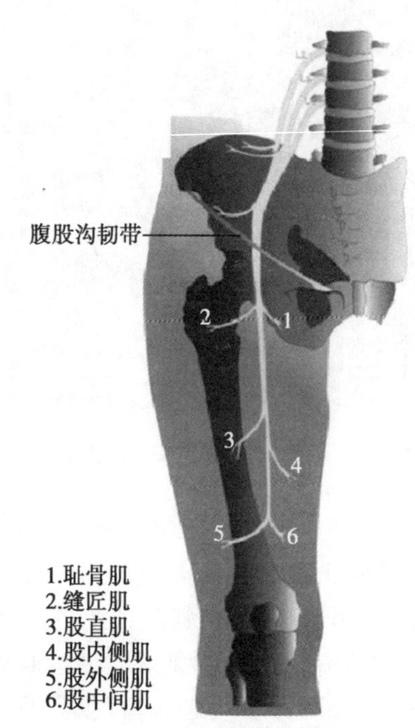

图52-41　股神经结构

注意事项:

1. 股神经受刺激后最常见的反应是缝匠肌的收缩。表现为髌骨没有活动的情况下大腿上出现条状的收缩带。

2. 必须注意缝匠肌的颤动并不是可靠的定位征象,因为支配缝匠肌的分支可能已经位于股神经鞘外。

3. 当观察到缝匠肌颤动时,穿刺针只需要向外侧稍移动并继续进针数厘米即可。

(五) 神经刺激仪引导下腰神经丛阻滞(图52-26,图52-27)

触诊手指固定好定位点的皮肤肌肉,并向下轻压以减少皮肤和神经的间距。在整个阻滞过程中,触诊手指不能移动,以便在必要的情况下精确地改变穿刺针的深度和方向。穿刺针以垂直皮肤的方向刺入。神经刺激仪设定为1.5mA。穿刺针刺入约数公分时,首先会观察到脊柱旁局部肌肉的颤动。穿刺针继续刺入,直至观察到股四头肌的颤动(通常刺入深度为6～8cm)。观察到这些颤动后,刺激电流需减小至0.3～0.5mA。此时如仍有明显股四头肌颤搐,缓慢注入约25～35ml局麻药,并间断回抽,以防误入血管。

注意事项:

1. 在0.3～0.5mA的刺激下观察到或触及股四头肌的颤动。

2. 由于神经根位于腰肌筋膜表面,因此成功的腰丛阻滞取决于局麻药在筋膜表面的扩散。由此,神经刺激的目的就是通过刺激某一个神经根来确定筋膜平面。

3. 腰丛阻滞时不应使用0.3mA以下的电流刺激。由于腰丛神经根表面包裹有比较厚的硬脊膜,因此在较低的电流下进行神经刺激会导致穿刺针误入硬脊膜。此时注入局麻药会使药物沿硬脊膜进入硬膜外甚至蛛网膜下腔,导致硬膜外麻醉或全脊麻。

(六) 神经刺激仪引导下后路坐骨神经阻滞(图52-29,图52-30)

触诊手指必须稳定地固定在臀肌上并向下轻压以减少皮肤和神经间的距离。同时,食中两指间的皮肤应展平以保证阻滞过程中的精确性。由于臀部皮肤和软组织有很大的活动性,即使手指很小的移动都会造成穿刺针位置的变化,因此在整个阻滞过程中,该手都要固定不动。穿刺针以垂直于皮肤的方向刺入。神经刺激仪设定为1.5mA(2Hz,100～300μs),注意观察臀肌的颤动及坐骨神经受刺激的表现。随着穿刺针刺入,首先观察到臀肌的颤动。这表明针的位置仍然比较表浅。一旦臀肌颤动消失,就会观察到坐骨神经对刺激的敏锐表现(股后部肌群、腓肠肌、脚或足趾的颤动)。当观察到坐骨神经受刺激的初始表现后,可逐渐降低刺激电流,直至在0.2～0.5mA刺激下仍可观察到或触及颤动。此时刺入深度常常为5～8cm。回抽没有血液,可缓慢注入15～20ml局麻药。注射过程中有任何阻力都需将针拔出1mm,重新注射。如果存在持续的阻力,需将针完全拔出并冲洗，以免再次穿刺时针管堵塞。

注意事项：在 0.2～0.5mA 刺激下观察到或触及股后部肌群、腓肠肌、脚或足趾的颤动。

（七）神经刺激仪引导下前路坐骨神经阻滞（图 52-42）

连结同侧髂前上棘与耻骨结节，过股动脉与该连线交点处作该连线垂线，该垂线远端 3～4cm 即为穿刺点。一只手固定住穿刺点皮肤并向下按压，以减少皮肤和神经间的距离。穿刺针垂直于皮肤刺入。神经刺激仪设定为 1.5mA。当刺入约 10～12cm 深时，会出现典型的脚或足趾的颤动。回抽无血液，可缓慢注入 20ml 局麻药。出现任何注药阻力都必须立即停止注射，稍退后再重试。如出现持续的阻力则需拔出穿刺针，冲洗后再次穿刺。

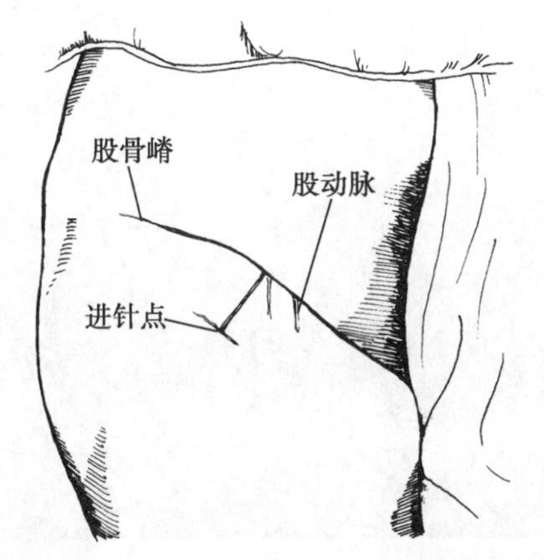

图 52-42　前路坐骨神经阻滞的穿刺点定位

注意事项：

1. 由于穿刺针要穿过肌肉，因此偶尔会被肌纤维堵塞。然而，当注射时出现阻力，不应总认为针被堵塞。正确的做法应该是退出穿刺针，冲洗后重新穿刺。

2. 在 0.2～0.5mA 刺激下观察到或触及腓肠肌、脚或足趾颤动。

3. 穿刺针刺入时股四头肌常常会出现局部颤动，此时穿刺针应该继续刺入。

4. 尽管穿刺针继续刺入时会担心损伤股神经，但这种忧虑只是理论上的。在这个穿刺水平上，股神经已经分成了细小、可移动的分支，不太可能被缓慢刺入的针尖斜面穿透。

5. 将足跟放置在床面上可能会影响脚的颤动，即使坐骨神经已经受到刺激仍无法表现出来。这一点可以通过将踝关节放在搁脚凳上或由助手不断按摩腓肠肌或跟腱来预防。

6. 由于支配股后部肌肉的分支会在穿刺水平上离开坐骨神经主干，因此股后部肌肉的颤动不能作为坐骨神经定位的可靠征象。

第 8 节　超声引导在神经阻滞中的应用

一、超声引导下神经阻滞的原理及特点

成功的神经阻滞麻醉的关键是确保神经结构周围局麻药的最佳扩散。盲探的方法依赖于刺激神经时产生的不精确的感觉异常或运动反应。麻醉医师一直希望能够精确定位针尖与神经的关系，并直接观察局麻药的扩散。直至超声引导技术应用于神经阻滞麻醉，这一“眼见为实”的愿望才得以实现。超声可以帮助麻醉医师在穿刺前评估各种复杂的神经解剖，直接将神经刺激针引入目的神经附近，把刺激针、神经和注射过程可视化。神经刺激针重新定位也很容易，确保注射入的药物围绕神经周围扩散，从而产生迅速而成功的阻滞。已有研究证实，超声引导可以提供精确的神经和局麻药定位，提高神经阻滞的成功率（从 80% 提高至 95%），并可以减少局麻药用量，加快外周神经阻滞的起效时间。

二、超声引导下神经阻滞技术简介

超声引导下的神经阻滞需要准备超声仪、超声探头、超声耦合剂、神经刺激针、神经阻滞使用的无菌巾和注射器等。如结合神经刺激仪行神经阻滞还需准备相应仪器。我们还需要了解相关术语：高回声，指较白或较亮区域；低回声，指较灰或较暗区域；无回声，指黑色区域。

高频超声探头（≥12MHz）的穿透力低，适合≤3cm 的浅表阻滞，可以清晰地分辨神经和周围组织。较深的阻滞要求使用频率更低的探头，以便获得更好的组织穿透力。

超声引导穿刺有两种方法：平面内或平面外技术。血管、肌腱、神经及穿刺针等结构均能够在短轴或长轴切面显示。

当长轴切面观察穿刺时整个穿刺针均可见，即

所谓的平面内技术(图 52-43A)。这项技术可以使整个针及针尖均可见(图 52-43B),帮助操作者更准确更实时的判断。此时神经显示为多重不连续的高回声带,其特征为低回声被高回声线性分割。对于单次注射神经阻滞,我们选择平面内技术。进针前要显示穿刺针,由于超声束很薄,穿刺针细微的运动就可以使针消失于超声图像之外,因此采用平面内技术最大的困难是保持穿刺针位于超声的声束范围内。

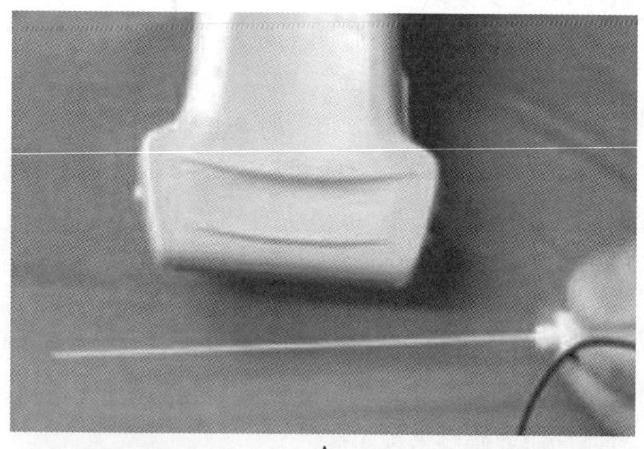

A

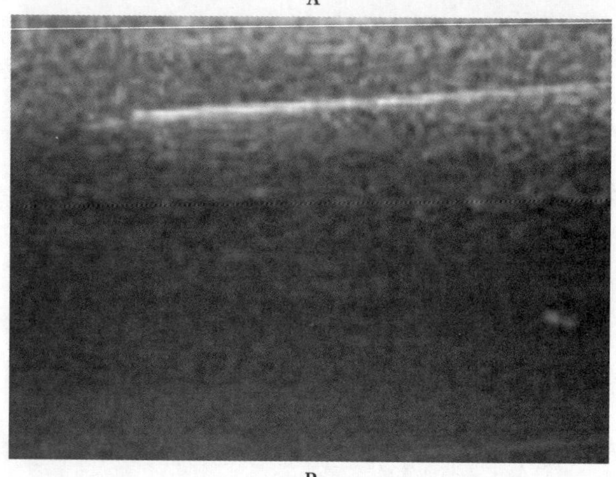

B

图 52-43　平面内超声引导穿刺技术

当于短轴切面穿刺时,只可见神经、组织及穿刺针的横切面,即所谓的平面外技术(图 52-44A)。18～22 号穿刺针在横切面上显示为一小点(图 52-44B),实际上肉眼很难见到。另外,穿刺针一次性通过超声束,因此在可视的情况下,依靠进针角度方能到达目标神经。平面外技术常用于连续导管神经阻滞。采用平面外技术时,注射少量生理盐水、局麻药可帮助确定穿刺针针尖的行进位置。

神经周围各种组织和穿刺针超声图像特征:①神经:短轴切面低回声,呈黑色,纵轴高回声,呈白色条带;不同的神经回声特性不同,臂丛神经根和神

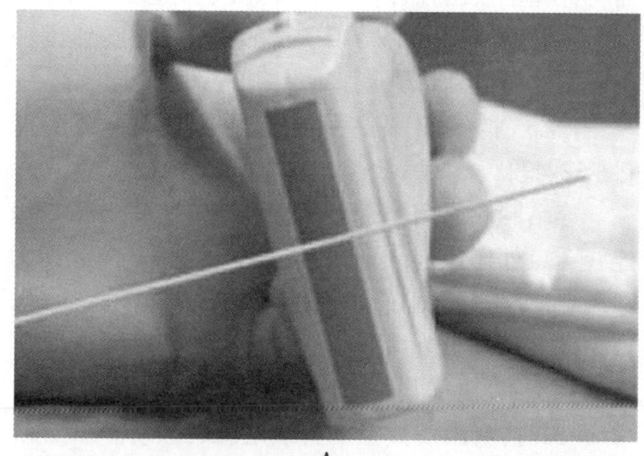

A

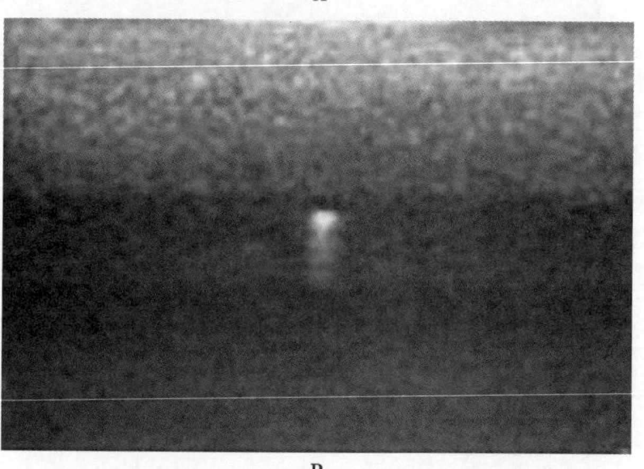

B

图 52-44　平面外超声引导穿刺技术

经干在斜角肌间沟和锁骨上区多呈现低回声,而臂丛外周分支和坐骨神经多呈现高回声;②静脉:无回声,呈黑色,探头轻压呈压缩性改变;③动脉:无回声,呈黑色,但可搏动;④筋膜或纤维隔:高回声,呈白色;⑤肌肉:短轴切面低回声,呈黑色,纵轴高回声,呈白色条带;⑥肌腱:高回声,呈白色;⑦局麻药,无回声,呈黑色;⑧穿刺针高回声,呈白色,穿刺过程中可见穿刺针动态改变。

实际操作时,超声仪放在患者对侧,操作者站在患者被阻滞的肢体同侧。操作者用非优势手持探头,用优势手持针。也可以由助手协助固定探头或使用探头穿刺引导装置,均可以保证进针的方向。探头轻微加压或调整角度都可以明显影响图像质量,需要操作者具备相应的临床经验和操作经验。有研究显示,对于解剖结构的熟悉及盲探神经刺激技术的熟练掌握可明显提高超声引导下神经阻滞的成功率。

常规消毒,超声探头可包裹于无菌套中。穿刺点注射局麻药。根据阻滞类型选用合适长度的穿刺针,距离超声探头 5～10mm 处穿刺。穿刺针本身的

回声是高回声结构。一旦穿刺针处于最佳位置,即可在超声引导下注入局麻药,直至药物扩散至神经结构周围。如果局麻药扩散方向错误,穿刺针可以重新进行正确定位。如果结合神经刺激仪,当穿刺针到达神经附近时会出现相应的神经刺激症状。超声引导技术可减少局麻药物用量,尤其是在多重阻滞中(如三合一阻滞或坐骨神经阻滞),这项优势最适于老弱患者。

三、常用的超声引导下神经阻滞技术

(一) 超声引导下肌间沟臂丛阻滞(图 52-45)

患者取仰卧位,头偏向患肢对侧。选用高频探头,于前、中斜角肌间隙水平探查。平面内或平面外技术均可采用。

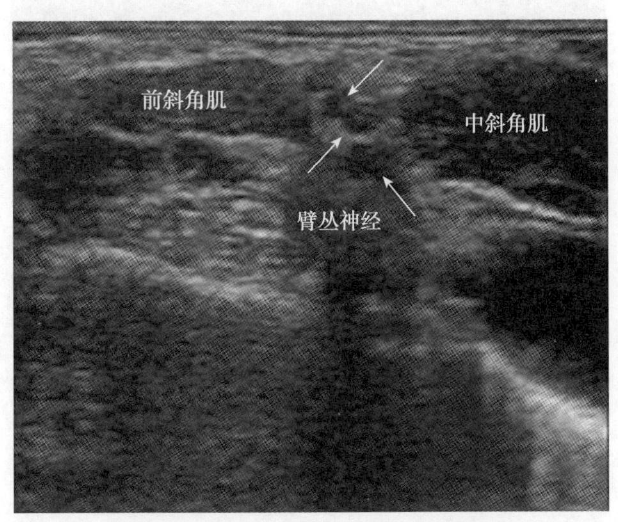

图 52-45　超声引导下肌间沟臂丛阻滞

探头从喉外侧开始探查,依次可观察到甲状腺、颈动脉、颈内静脉。在这两个血管之间可以看到迷走神经。探头轻轻向胸锁乳突肌外侧缘移动,神经结构开始变得清晰。短轴切面上,在低回声的前、中斜角肌之间可以看到 2 ~4 个低回声圆形或椭圆形区域,周围有高回声环(纤维隔或筋膜)包裹(图 52-45),即臂丛神经。内侧可见呈低回声的动静脉。

该处的神经组织比较表浅,注意选用合适的刺激针及进针深度。经常可引出明显的神经刺激症状。通常 15ml 局麻药足够阻滞全部臂丛神经。

(二) 超声引导下锁骨上臂丛阻滞(图 52-46)

患者取仰卧位,选用高频探头,于锁骨上 1 ~2cm 处探查臂丛神经。平面内,平面外技术均可采用。

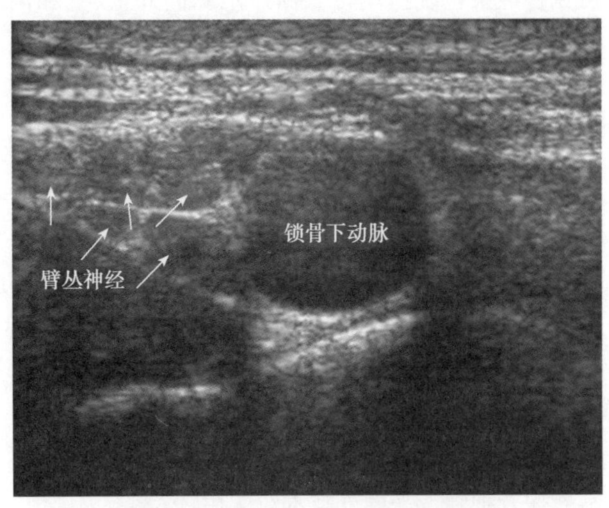

图 52-46　超声引导下锁骨上臂丛阻滞

该阻滞方法的成功率较高。将探头从肌间沟下移至锁骨上 1 ~2cm 位置,可观察到锁骨下动脉附近的臂丛神经。短轴切面上,低回声的锁骨下动脉和神经被高回声的筋膜包裹,形成一个三角形结构。神经位于动脉侧方,呈 5 ~6 个低回声圆环,周围有高回声环状结构包裹,锁骨下动脉可见搏动性改变,呈黑色。斜角肌肌肉呈低回声。进针至动脉旁,即可注入局麻药,可观察到局麻药扩散至神经干周围。但该处臂丛神经非常靠近胸膜顶,因此有误入胸膜,造成气胸的可能。

(三) 超声引导下锁骨下臂丛阻滞(图 52-47)

患者取仰卧位,选用低频探头,在长轴切面上沿锁骨下扫描。

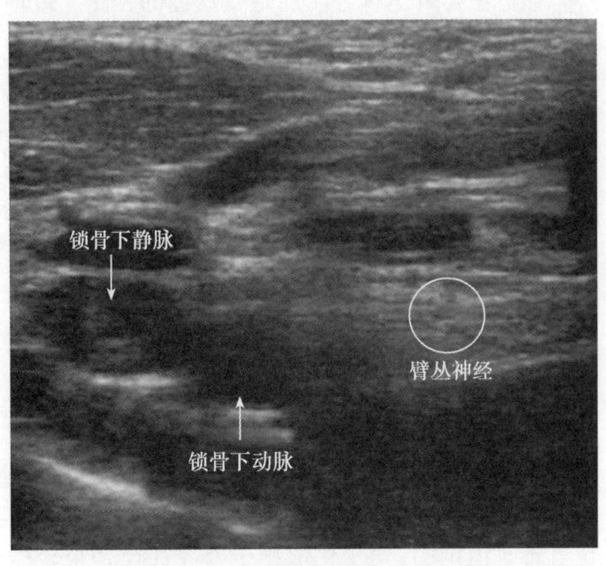

图 52-47　超声引导下锁骨下臂丛阻滞

在第1肋水平，臂丛神经束呈螺丝形围绕锁骨下动脉旋转。因此，探头沿锁骨下扫描，长轴切面上可见神经束包绕搏动性低回声动脉的外上、上和内侧，压缩性改变的低回声静脉在神经束的内侧。锁骨下动脉是重要的定位标志，穿刺位点在颈静脉切迹与肩峰的腹侧。当进针至锁骨下动脉旁时，即可注入局麻药，可观察到药物围绕锁骨下动脉扩散。

锁骨下臂丛阻滞成功率较高（约85%～95%），但有一系列的并发症，包括误伤血管、气胸等。有研究认为所有的锁骨下臂丛神经阻滞应该在超声观察下进行。并通过选择更远的入路，增加臂丛神经和胸膜间的距离，避免无意间的胸膜顶穿破。

（四）超声引导下腋路臂丛阻滞（图52-48）

患者取仰卧位，患肢外展。选用高频探头，在腋窝处探查神经。平面外技术较常用。

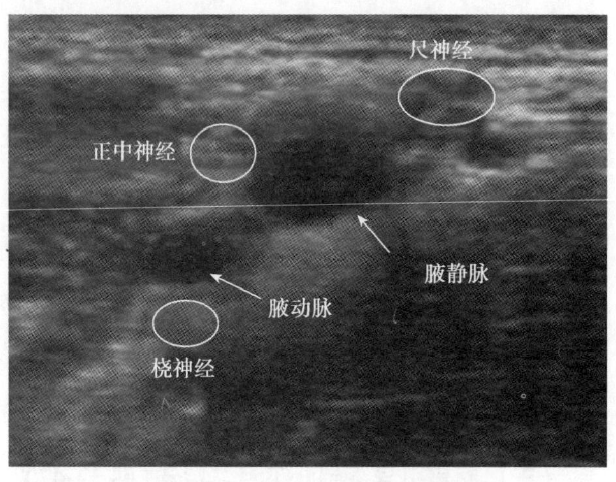

图52-48 超声引导下腋路臂丛阻滞

该方法是臂丛神经阻滞最受欢迎的径路。短轴切面上可观察到搏动的动脉和轻压易变形的静脉，均呈低回声。正中神经可以很容易地观察到，因为其紧靠腋动脉。尺神经在动脉内侧，比正中神经更靠近皮肤表面。桡神经在动脉之下，定位相对困难，由于动脉声影，有时难以观察，可轻移探头，在肱骨水平观察桡神经，此处它在动脉下分支进入桡神经沟。超声显像见穿刺针位于动脉旁（动脉上、下均可），回抽无血，即可注入局麻药。当在动静脉之间注药时，可观察到药物将动静脉分开，药物呈圆形并沿腋鞘上下扩散。

腋路臂丛神经阻滞并发症很少，是最受欢迎的阻滞方法之一。但仍有误伤血管的可能。另外，有研究观察到该水平臂丛神经各分支与腋动脉的相对位置不是恒定的，其变化依赖于外界甚至是很轻微的压力（如腋动脉的触诊）。

（五）超声引导下股神经阻滞（图52-49）

患者仰卧位，选用高至中频探头（儿科和较瘦患者选用高频探头），于腹股沟下方探查。平面内或平面外技术均可采用。

股神经位于股动脉（无回声、搏动的环形区域）外侧，短轴切面上呈高回声（明亮的）三角形伴内部低回声的结构。神经沿途的重要结构包括髂肌、腰大肌和髂肌筋膜。髂肌筋膜是重要的定位标志，位于血管和神经之间，表现为清晰的平行高回声组织。

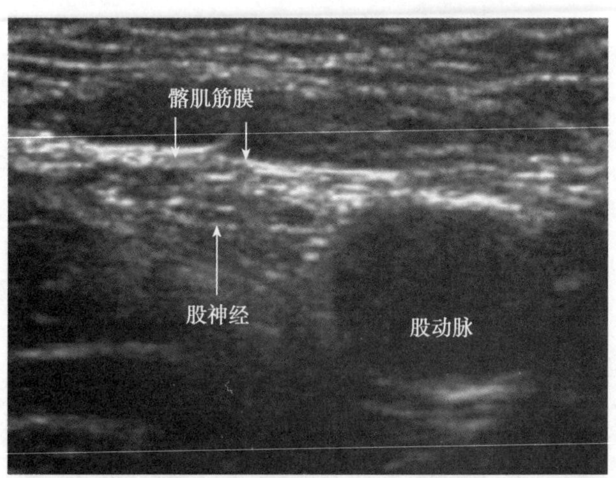

图52-49 超声引导下股神经阻滞

当超声显像提示进针至髂肌筋膜下方和股动脉外侧时，即可注入局麻药，如果超声图像上观察到药物在该区域扩散，则可判断进针位置正确。结合神经刺激仪行股神经阻滞时，会出现相应的神经刺激症状，此时注入局麻药即可阻滞成功。局麻药围绕股神经扩散时，超声图像上呈"炸面饼圈"征，可协助判断局麻药的扩散效果。

（六）超声引导下后路坐骨神经阻滞（图52-50）

患者取俯卧位，选用中低频探头，于臀下皱褶处或下方进行探查。平面内或平面外技术均可采用。

由臀大肌形成的皮肤皱褶很容易观察，并可触及由股二头肌和半腱肌组成的巨大绳索状肌肉群。探头放置于该肌肉群上，在短轴切面上，肌肉群表现为低回声结构，其内的筋膜成分表现为高回声。坐骨神经位于肌肉群外侧，显示为高回声的卵圆形或三角形内部伴低回声结构。

当超声显像观察到进针至坐骨神经旁时，即可注入局麻药并观察到药物的扩散情况。由于神经周围组织的超声表现普遍相似，坐骨神经周围又缺乏相应的血管关系，因此超声引导下坐骨神经阻滞具

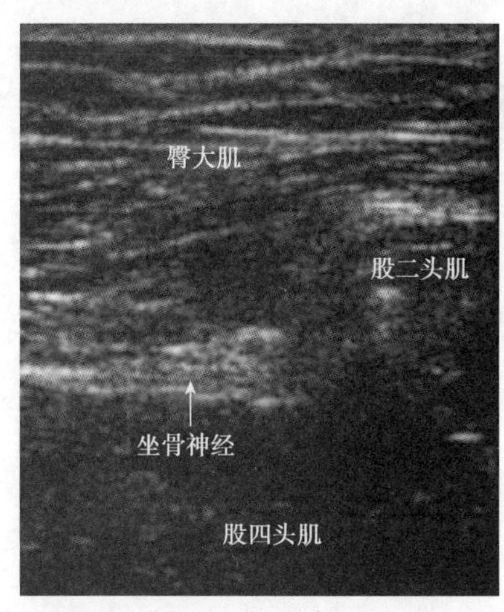

图 52-50　超声引导下后路坐骨神经阻滞

有一定的困难。如果图像难以显示，可在腘窝部位识别坐骨神经，再逆行追踪至近臀下区域。深压探头在一定程度上也可以改善显像效果。肥胖患者的坐骨神经比较容易显示，因为脂肪是良好的神经对比物，可在高回声的神经膜和低回声的脂肪之间形成一个良好的超声界面。

（七）超声引导下前路坐骨神经阻滞（图 52-51）

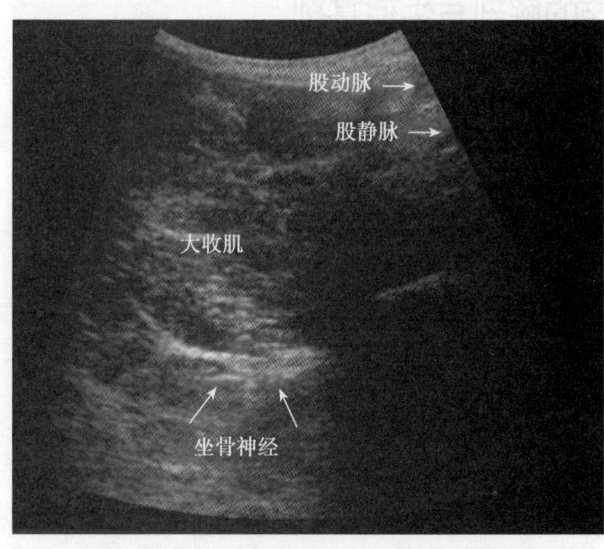

图 52-51　超声引导下前路坐骨神经阻滞

患者取仰卧位，大腿外旋。选用中低频探头于腹股沟皱褶下方探查坐骨神经。常采用平面内技术。

探头放置于距腹股沟约 8cm 处，可在短轴切面显示股动脉。小转子和股内收肌是识别坐骨神经的重要标志性结构，坐骨神经位于二者之间表现为高回声的环形或三角形结构。

需要注意的是前路阻滞疼痛较明显，需要提前给予适当的镇痛和镇静药物。该方法可在相同的部位进行坐骨神经和股神经阻滞，对制动和外伤患者非常有利。

（武庆平　姚尚龙）

参考文献

1. Hadzic, A & J. D. Vloka. Peripheral nerve blocks: principles and practice. New York: McGraw-Hill Medical, 2004, 90-341.
2. Fernando L. Arbona, Babak Khabiri, John A. Norton. Ultrasound-Guided Regional Anesthesia. Cambridge University Press, 2011, 31-191.
3. Ronald D. Miller. 米勒麻醉学. 第 7 版. 邓小明，曾因明主译. 北京：北京大学医学出版社，2011.
4. Roberta L. Hines. 局部麻醉学. 黄文起主译. 北京：人民卫生出版社，2008.
5. David L. Brown（原著）；范志毅（译），局部麻醉图谱，科学出版社，2008；30-46；64-83.
6. 姚尚龙. 临床麻醉基本技术. 北京：人民卫生出版社，2011，106-130.
7. G. Edward morgan, Maged S. Mikhail, Michael J. Murray. Clinical Anesthesiology. Fourth edition. The McGraw-hill Companies, Inc. USA: 2006, 324-358.
8. Brendan T. Finucane. 区域麻醉并发症. 钱燕宁主译. 北京：人民卫生出版社，2010.
9. Jacques E. Chelly. 周围神经阻滞彩色图谱. 薛富善主译. 郑州：郑州大学出版社，2003. 17-85. 95-97.
10. David L. Brown, Mark F. Newman, Warren M. Zapol. 麻醉学. 范志毅主译. 北京：科学出版社，2010，977-1052.
11. 庄心良，曾因明，陈伯銮. 现代麻醉学. 第三版. 北京：人民卫生出版社，2008.
12. 姚尚龙，王国林. 麻醉学. 北京：人民卫生出版社，2012，216-234.

第53章　椎管内神经阻滞

椎管内神经阻滞是将局部麻醉药物注入椎管内的不同腔隙，可逆性地阻断或减弱相应脊神经传导功能的一种麻醉方法。也有人把这种方法称为椎管内麻醉，但从麻醉的定义可以看出，椎管内麻醉实质上是一种神经阻滞，因此称为椎管内神经阻滞较为准确。椎管内神经阻滞包括蛛网膜下腔神经阻滞和硬膜外腔神经阻滞两种，后者还包括骶管神经阻滞。局部麻醉药物注入蛛网膜下腔，主要作用于脊神经根所引起的阻滞称为蛛网膜下腔神经阻滞，又称脊麻；作用于腰部及其以下部位的蛛网膜下腔又称为腰麻，主要作用于鞍部的蛛网膜下腔神经阻滞称为鞍麻。局部麻醉药物在硬膜外间隙作用于脊神经根，使相应节段的感觉和交感神经完全被阻滞，运动神经被部分或完全阻滞，这种方法称为硬膜外神经阻滞。

椎管内神经阻滞始于19世纪90年代，经过不断的总结和完善，现已成为现代麻醉技术的重要组成部分，在急性和慢性疼痛的治疗中也应用广泛。

第1节　椎管内神经阻滞的解剖与生理基础

一、椎管的解剖

（一）椎管及椎骨的结构

脊椎由7节颈椎、12节胸椎、5节腰椎、融合在一起的5节骶椎以及3～4节尾椎组成（图53-1）。成人脊椎呈现四个生理弯曲，即颈曲、胸曲、腰曲和骶曲。颈曲和腰曲向前，胸曲和骶曲向后。典型的椎骨由椎体和椎弓两部分组成。椎体的功能是承重，两侧的椎弓（椎弓根及椎板）从外侧向后围成椎孔，起保护脊髓的作用。每一椎板有7个突起，即3个肌突（2个横突及1个棘突）是肌肉和韧带的附着处；4个关节突，上下各2个，各有关节面。椎弓根上下有切迹，相邻的切迹围成椎间孔，供脊神经通过。

位于上、下两棘突之间的间隙是椎管内神经阻滞的常用穿刺路径。从颈椎到第4胸椎棘突与椎体的横截面呈水平位，穿刺时可垂直进针。从第4胸椎至第12胸椎，棘突呈叠瓦状排列，穿刺方向要向头侧倾斜45°～60°方可进入。而腰椎的棘突与椎体平行，垂直进针较易进入椎管（图53-2）。

骶管裂孔是骶管下后面的斜行三角形裂隙，是硬膜外间隙的终点，用腰部硬膜外相似的穿刺方法，经骶管裂隙垂直进针，以提高穿刺成功率。

（二）椎管外软组织

相邻两节椎骨的椎弓及其棘突由三条韧带相互连接，从椎管内向外依次为：黄韧带、棘间韧带及棘上韧带（图53-3）。

1. 黄韧带　黄韧带几乎全由弹力纤维构成，是连接椎弓板之间的韧带，协助围成椎管，限制脊柱过度前屈。黄韧带从上位椎弓板的下缘和内面，连至下位椎弓板的上缘和外缘，参与围成椎管的后壁和后外侧壁，从上往下逐渐增厚，刺入黄韧带时的阻力感和刺穿后的阻力消失感均较显著，常以此作为是否刺入硬膜外间隙的依据。黄韧带的宽度约等于椎管后壁的1/2，腰部最坚韧厚实。穿刺时，借助于穿刺针，可感知此韧带的坚实感，穿刺针再前进，一旦失去阻力，便知已进入硬膜外间隙。黄韧带常被认

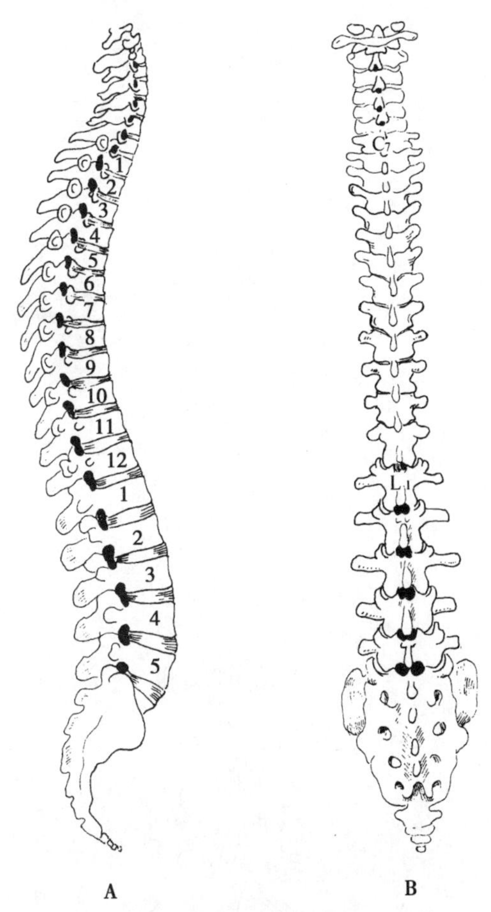

图 53-1　脊椎的侧面观及背面观
A. 侧面观，见脊椎的自然生理弯曲；B. 背面观

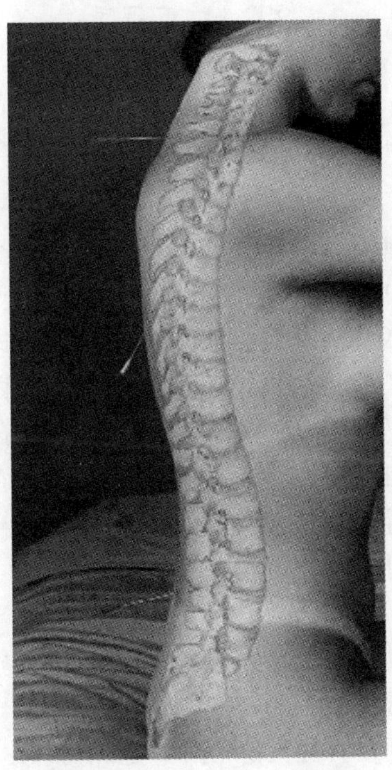

图 53-2　棘突与穿刺针的方法

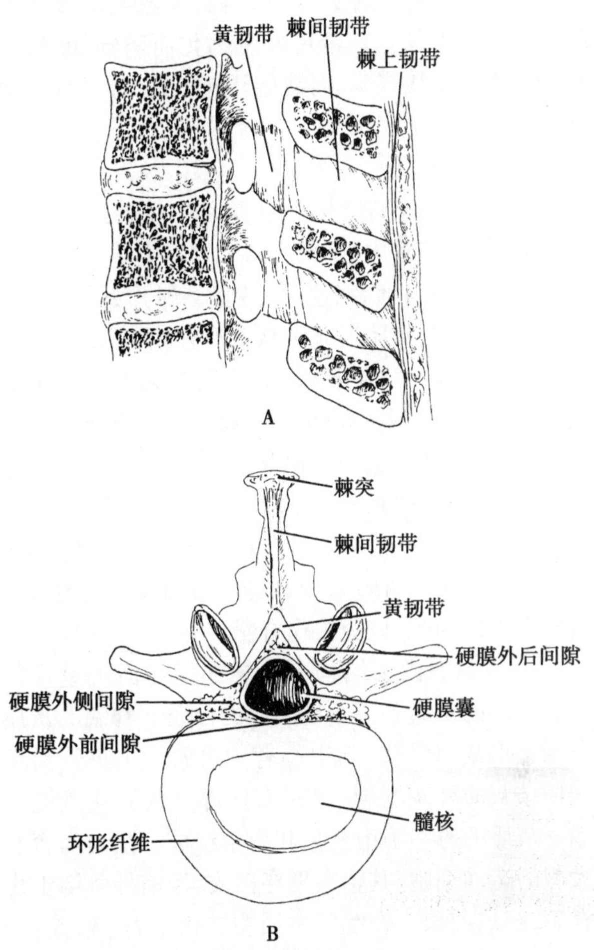

图 53-3　黄韧带、棘间韧带及棘上韧带
A. 脊椎纵面观，可见三层韧带的位置；B. 脊椎截面，可见黄韧带，硬膜外后、侧及前间隙

为是一条韧带，其实是由左、右两条韧带在脊椎中线融合而成。需要注意的是，某些患者的黄韧带在脊椎中线部位可能没有融合，或者在某些椎体部位没有融合，可能给硬膜外穿刺造成误判。

2. 棘间韧带　棘间韧带比较薄，连接上下两棘突，前面与黄韧带相连，后方移行于棘上韧带。棘间韧带起自第7颈椎棘突，止于骶中嵴。

3. 棘上韧带　棘上韧带在颈部特别发达，构成颈部两侧肌肉之间的中膈，故称项中膈或项韧带（据近年解剖学发现，该韧带止于第3腰椎棘突者占22%，止于第4腰椎棘突者占73%，止于第5腰椎棘突者占5%。从未发现骶椎上韧带附着）。棘上韧带是由腰背筋膜、背阔肌、多裂肌的延伸（腱膜）部分组成，分3层，深层连接相邻2个棘突，且与棘间韧带交织在一起；中层跨越2到3个棘突；浅层跨越3到4个棘突。棘上韧带与棘间韧带由脊神经后支的神经末梢分布，是极敏感的组织，一旦受到损伤，可通过脊神经后支传入中枢,引起腰痛或牵涉性下肢痛。老年人棘上韧带可发生钙化而坚硬如骨,甚至无法经正中线穿刺,而需避开棘上韧带,以减少穿刺困难。

(三) 脊髓及脊神经

1. 脊髓的解剖结构　脊髓是中枢神经系统的一部分,位于椎管内,呈圆柱状。脊髓上端起始自枕骨大孔,上端与延髓相连,下端呈圆锥形,随个体的发育而不同,在胚胎期充满整个椎管腔,至新生儿终止于第3腰椎或第4腰椎,成人则在第1、2腰椎之间,平均长度为42～45cm。一般颈部下段脊髓与脊椎相差一个节段,上胸段相差2个节段,下胸段相差3个节段,腰椎则相差4～5个节段。因此,成人在第2腰椎以下的蛛网膜下腔中只有脊神经,即马尾神经(图53-4)。所以,成人行脊麻时多选择在第2腰椎以下的间隙,以免损伤脊髓。

2. 脊髓的内部结构　脊髓的横切面可呈现位于中央部的灰质和位于周围部的白质。脊髓的灰质呈蝴蝶形或"H"状,其中心有中央管。中央管前后的横条灰质称灰联合,将左右两部分灰质连接在一起。灰质的每一半由前角和后角组成。前角内含有大型的运动细胞,其轴突贯穿白质,经前外侧沟走出脊髓,组成前根。脊髓的白质主要由上行(感觉)和下行(运动)有髓神经纤维纵行排列组成,分为前索、侧索和后索。

3. 脊髓的功能　脊髓具有反射和传导功能。脊髓是神经系统的重要组成部分,其活动受脑的控制。来自四肢和躯干的各种感觉冲动,通过脊髓的上行纤维束,包括传导浅感觉,即传导面部以外的痛觉、温度觉和粗触觉的脊髓丘脑束、传导本体感觉和精细触觉的薄束和楔束等,以及脊髓小脑束的小脑本体感觉径路。这些传导径路将各种感觉冲动传达到脑,进行高级综合分析;脑的活动通过脊髓的下行纤维束,包括执行传导随意运动的皮质脊髓束以及调整锥体系统的活动并调整肌张力、协调肌肉活动、维持姿势和习惯性动作,使动作协调、准确、免除震动和不必要附带动作的锥体外系统,通过锥体系统和锥体外系统,调整脊髓神经元的活动。脊髓本身能完成许多反射活动,但也受脑活动的影响。

脊髓发生急性横断损伤时,病灶节段水平以下呈现弛缓性瘫痪、感觉消失和肌张力消失,不能维持正常体温,大便滞留,膀胱不能排空以及血压下降等,总称为脊髓休克。损伤一至数周后,脊髓反射始见恢复,如肌力增强和深反射亢进,对皮肤的损害性刺激可出现有保护性屈反射。数月后,比较复杂的肌反射逐渐恢复,内脏反射活动,如血压上升、发汗、排便和排尿反射也能部分恢复。膀胱功能障碍一般分为三个阶段,脊髓横断后,由于膀胱逼尿肌瘫痪而使膀胱括约肌痉挛,出现尿潴留;2至3周以后,由于逼尿肌日益肥厚,膀胱内压胜过外括约肌的阻力,出现溢出性尿失禁;到第三阶段可能因腹壁肌挛缩,增加膀胱外压而出现自动排尿。

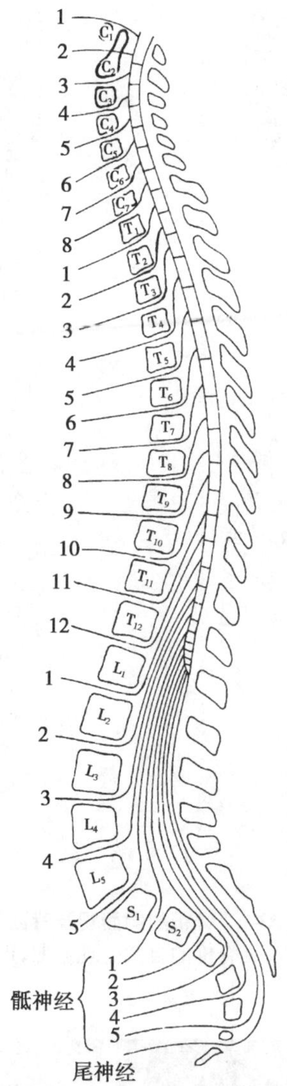

图53-4　脊椎的颈、胸和腰及腰椎棘突的相对位置
可以见到颈椎棘突及腰椎棘突较平行,
而胸椎棘突较倾斜和重叠

脊髓半侧切断综合征表现为病灶水平以下、同侧以上运动神经元麻痹,关节肌肉的振动觉缺失,对侧痛觉和温度觉消失;在病灶侧与病灶节段相当,有节段性下运动神经元麻痹和感觉障碍。由于切断后索,病灶节段以下同侧的本体感觉和两点辨别觉消失。由于切断锥体束,病灶节段水平以下同侧出现

上运动神经元瘫痪；由于锥体外系统的抑制作用被阻断，而脊髓后根传入冲动的作用明显，因而肌张力增强，深反射亢进，趾反射变为趾背屈。由于切断脊髓丘脑束，在对侧，相当于病灶节段以下一或二脊髓节段水平以下，痛觉和温度觉消失。由于切断节段的后根受累，同侧出现节段性感觉消失；而由于对上位节段产生刺激，于感觉消失区的上方，有节段性感觉过敏。由于侧角受累，可以出现交感神经症状，如在颈8节段受损害，同侧颜面、头颈部皮肤可有血管运动失调征象和霍纳综合征（瞳孔缩小、眼裂狭小和眼球内陷）。

4. 脊髓的血供　脊髓的动脉来源主要有发自椎动脉的脊髓前动脉和脊髓后动脉以及来自节段动脉的椎间动脉脊膜支组成。脊髓前动脉发自椎动脉末端，沿脊髓前正中裂迂曲下降，供应脊髓全长，途中接受6～8支前根动脉。在下降过程中有两个分支，一支绕脊髓向后与脊髓后动脉的分支吻合，形成动脉冠。另一支又称沟动脉，进入前正中裂后。左右交替进入脊髓，穿过白质前连合，分布于脊髓灰质的前柱、侧柱和后柱基底部以及白质的前索和侧索深部。

脊髓后动脉发自椎动脉内侧或小脑后动脉，左右各一，沿脊髓后外侧沟下降，沿途接受5～8条后根动脉，在后根的侧方进入脊髓，分布于后索和后柱。供应脊髓后1/3部分。

椎间动脉根据部位不同可发自椎动脉、颈深动脉、肋间动脉、腰动脉或骶中动脉。在颈部，主要为椎动脉和（或）颈深动脉的分支，沿脊神经进入椎管，分为前根动脉和后根动脉。

前根动脉沿脊神经前根达脊髓正中裂，分为升支和降支，与相邻前根动脉的降支和升支吻合并同脊髓前动脉相延续。其中有一支较大，为腰骶膨大动脉（又称大前根动脉或Adamkiewicz动脉），起自T_7～L_3范围之内，以T_9常见，左侧为多；另一支次大的叫颈膨大动脉，起自C_4～T_4范围之内，以起自C_8者多。

后根动脉达脊髓后外侧沟时，在后根的侧方与前根动脉一样，分为升支和降支，同相邻的降支和升支吻合，延续为脊髓后动脉。

5. 脊神经　脊神经有31对，包括8对颈神经、12对胸神经、5对腰神经、5对骶神经和1对马尾神经。每条脊神经由前、后根合并而成。后根司感觉，前根司运动，后根较前根略粗，二者在椎间孔处合成一条脊神经干，感觉和运动纤维在干中混合。后根在椎间孔附近有椭圆形膨大，称为脊神经节。

脊神经干很短，出椎间孔后立即分为前支、后支、脊膜支和交通支。前支粗大，是混合性的，分布于躯干前外侧和四肢的肌肉和皮肤。脊神经前支形成的丛计有：颈丛、腰丛和骶丛等。后支较细，是混合性的，经相邻椎骨横突之间向后行走（出骶部的骶后孔），都有肌支和皮支分布于项、背及腰骶部深层的肌肉和枕、项、背、腰、臀部的皮肤，其分布有明显的节段性。交通支为连接于脊神经与交感干间的细支。其中发自脊神经连至交感干的叫白交通支，而来自交感干连接每条脊神经的叫灰交通支。脊膜支细小，经椎间孔返回椎管，分布于脊髓的被膜和脊柱。

神经纤维分为无髓鞘和有髓鞘两种，前者包括植物神经纤维和多数感觉神经纤维，后者包括运动神经纤维。无髓鞘纤维接触较低浓度的局麻药即被阻滞，而有髓鞘纤维往往需较高浓度的局麻药才被阻滞。

神经根从脊髓的不同节段发出，称为神经节段。躯干部皮肤的脊神经支配区：甲状软骨部皮肤为颈$_2$神经支配；胸骨柄上缘为胸$_2$神经支配；两侧乳头连线为胸$_4$神经支配；剑突下为胸$_6$神经支配；季肋部肋缘为胸$_8$神经支配；平脐为胸$_{10}$神经支配；耻骨联合部为胸$_{12}$神经支配；大腿前面为腰$_{1\text{-}3}$神经支配；小腿前面和足背为腰$_{4\sim5}$神经支配；足、小腿及大腿后面、骶部和会阴部为骶神经支配；上肢为颈$_3$～胸$_1$神经支配。脊神经的体表节段性分布是确定蛛网膜下腔和硬膜外神经阻滞平面的重要标记。

（四）椎管内腔和间隙

脊髓容纳在椎管内，为脊膜所包裹。脊膜从内向外分为三层，即软膜、蛛网膜和硬脊膜。

硬脊膜由致密结缔组织构成，厚而坚韧，形成一筒状的硬脊膜囊，上端附着于枕骨大孔边缘，与硬脑膜相连续，下端在第二骶椎水平形成一盲端，并借终丝附着于尾骨。从枕大孔以下开始分为内、外两层。外层与椎管内壁的骨膜和黄韧带融合在一起，内层形成包裹脊髓的硬脊膜囊，抵止于第2或第3骶椎。因此通常所说的硬脊膜实际是硬脊膜的内层。硬脊膜内、外两层之间的间隙为硬膜外间隙或硬膜外腔（图53-5）。硬脊膜血供较少，刺破后不易愈合。

蛛网膜由很薄的结缔组织构成，是一层半透明的膜。蛛网膜上与脑膜相连续，下端止于第2骶椎平面。蛛网膜与软膜之间的间隙称为蛛网膜下腔，其中充满脑脊液。蛛网膜下腔上与脑室相通，下端

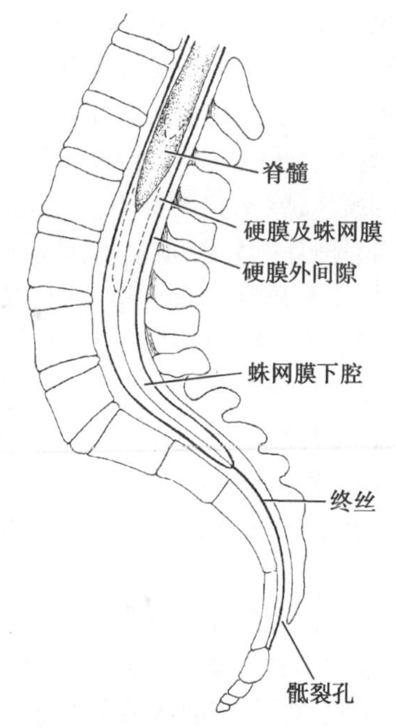

图 53-5　脊髓及其被膜

止于第2骶椎平面，最宽处位于 $L_{3\sim4}$，称为终池，为蛛网膜下腔穿刺的最佳位点。硬脊膜与蛛网膜几乎贴在一起，两层之间有一潜在的腔隙，称为硬膜下腔或硬膜下间隙。在硬膜外穿刺的过程中，如果导管误入硬膜下腔，将导致硬膜下腔神经阻滞，引起难以预料的后果。

软膜覆盖脊髓表面，血管丰富，与蛛网膜之间形成蛛网膜下腔。

蛛网膜下腔有无数蛛丝小梁，内含脑脊液，在 L_2 以下，内无脊髓，而且蛛网膜下腔前后径较宽，穿刺安全，且较易成功。硬膜下间隙为一潜在的、不太连贯的结缔组织间隙，内含少量的浆液性组织液。硬膜下间隙以颈部最宽，在此穿刺易误入此间隙。硬膜外神经阻滞时若误入此间隙，可引起广泛的脊神经节阻滞，而脊麻时穿刺针针尖部分在硬膜下间隙，是导致脊麻失败的原因之一。硬膜外腔是一环绕硬脊膜囊的潜在腔隙，内有疏松的结缔组织和脂肪组织，并有极为丰富的静脉丛，血管菲薄。穿刺或置入硬膜外导管时，有可能损伤静脉丛引起出血，此时若注入药物易被迅速吸收，导致局麻药中毒。

根硬膜、根蛛网膜和根软膜是硬脊膜、蛛网膜和软膜均沿脊神经根向两侧延伸，包裹脊神经根，故分别称为根硬膜、根蛛网膜和根软膜。根硬膜较薄，且愈近椎间孔愈薄。根蛛网膜细胞增生形成绒毛结构，可以突进或穿透根硬膜，并随年龄增长而增多。根蛛网膜和根软膜之间的腔隙称根蛛网腹下腔，与脊髓部蛛网膜下腔相通，在椎间孔处闭合成盲囊。在蛛网膜下腔注入墨汁时，可见墨水颗粒聚积在根蛛网膜下腔处，故又称墨水套囊。蛛网膜绒毛有利于引流脑脊液和清除蛛网膜下腔的颗粒物。

骶管是骶骨内的椎管腔，在此腔内注入局麻药所产生的麻醉称为骶管阻滞，它是硬膜外神经阻滞的一种。骶管内有稀疏结缔组织、脂防和丰富的静脉丛，容积约为25～30ml。由于硬膜囊终止于 S_2 水平，因此骶管是硬膜外腔的一部分，并与腰段硬膜外腔相通。骶管下端终止于骶裂孔，骶裂孔呈V形或U形，上有骶尾韧带覆盖，两旁各有一骨性突起，称为骶角。骶裂孔和骶角是骶管穿刺定位时的重要解剖标志。自硬膜囊至骶裂孔的平均距离为47mm，为避免误入蛛网膜下腔，骶管穿刺时进针不能太深。由于骶管的变异很多，有可能穿刺困难或麻醉失败。

二、椎管内神经阻滞的生理学基础

（一）蛛网膜下腔神经阻滞的生理

蛛网膜下腔神经阻滞是通过穿刺，把局麻药注入蛛网膜下腔的脑脊液中，从而产生神经阻滞的一种麻醉方法。尽管有部分局麻药浸入到脊髓表面，但局麻药对脊髓表面本身的阻滞作用不大。现在认为，蛛网膜下腔神经阻滞是局麻药通过阻滞脊神经根而发挥其作用。离开椎管的脊神经根未被神经外膜覆盖，暴露在含局麻药的脑脊液中，通过背根进入中枢神经系统的传入冲动及通过前根离开中枢神经系统的传出冲动均被阻滞。因此，脊麻并不是局麻药作用于脊髓的化学横断（chemical transection）面，而是通过脑脊液阻滞脊髓的前根神经和后根神经，导致感觉、交感神经及运动神经被阻滞。Cohen将 ^{14}C 标记的普鲁卡因或利多卡因注入蛛网膜下腔，发现脊神经根和脊髓都吸收局麻药，进一步证实了局麻药的作用部位，而且脊神经根的局麻药浓度是后根高于前根。因后根多为无髓鞘的感觉神经纤维及交感神经纤维，本身对局麻药特别敏感，前根多为有髓鞘的运动神经纤维，对局麻药敏感性差，所以局麻药阻滞顺序先从植物神经开始，次之为感觉神经纤维，而传递运动的神经纤维及有髓鞘的本体感觉纤维最后被阻滞。具体顺序为：血管舒缩神经纤维→寒冷刺激→温感消失→对不同温度的辨别→慢痛→快痛→触觉消失→运动麻痹→压力感觉消失→本体感觉消失。阻滞消退的顺序与阻滞顺序则相反。交感神经阻滞总是先出现而最后消失，因而易造成术后低血压，尤易出现体位性低血压，故术后过早改变患者的体位是不恰当的。交感神经、感觉神经、运动神经阻滞的平面并不一致，一般来说，交感神经的阻滞平面比感觉消失的平面高2～4神经节段，感觉消失的平面比运动神经阻滞平面高1～4节段。

（二）硬膜外神经阻滞的作用机制

局麻药注入硬膜外间隙后，沿硬膜外间隙进行上下扩散，部分经过毛细血管进入静脉；一些药物渗出椎间孔，产生椎旁神经阻滞，并沿神经束膜及软膜下分布，阻滞脊神经根及周围神经；有些药物也可经根蛛网膜下腔，阻滞脊神经根；尚有一些药物直接透过硬膜及蛛网膜，进入脑脊液中。所以目前多数学者认为，硬膜外神经阻滞时，局麻药经多种途径发生作用，其中以椎旁阻滞、经根蛛网膜绒毛阻滞脊神经根，以及局麻药通过硬膜进入蛛网膜下腔产生“延迟”的脊麻为主要作用方式。鉴于局麻药在硬膜外腔中要进行多处扩散和分布，需要比蛛网膜下腔神经阻滞大得多的容量才能导致硬膜外神经阻滞，所以容量是决定硬膜外神经阻滞“量”的重要因素，大容量局麻药使阻滞范围广。而浓度是决定硬膜外神经阻滞“质”的重要因素，高浓度局麻药使神经阻滞更完全，包括运动、感觉及自主神经功能均被阻滞。相反，可通过稀释局麻药浓度，获得分离阻滞（differential block），这种分离阻滞尤其适用于术后镇痛和无痛分娩，即仅阻滞感觉神经而保留运动神经功能。硬膜外神经阻滞可在任何脊神经节段处穿刺，通过调节局麻药的容量和浓度来达到所需的阻滞平面和阻滞程度。

（三）椎管内神经阻滞对机体的影响

椎管内神经阻滞，无论是蛛网膜下腔神经阻滞还是硬膜外神经阻滞，均是通过阻滞脊神经，从而阻滞交感、感觉、运动神经纤维。椎管内神经阻滞对全身系统的影响，主要取决于阻滞的范围及阻滞的程度。

1. 对循环系统的影响　椎管内神经阻滞对心血管系统的影响总的表现为心率减慢和血压降低。椎管内神经阻滞的这种心血管系统的改变与交感神经被阻滞有关，交感神经阻滞导致静脉和动脉血管扩张。由于静脉中的血量占总血容量的75%，静脉主要是容量血管，血管扩张主要是小静脉的平滑肌松弛的结果；相反，小动脉的血管阻力影响较小。如果心排血量维持正常，在椎管内神经阻滞导致的交感神经阻滞的患者，其外周血管阻力降低只有15%～18%。

局麻药阻滞胸腰段（$L_{1\sim2}$）交感神经的血管收缩纤维，导致血管扩张，继而发生一系列循环动力学改变，其程度与交感神经节前纤维被阻滞的平面高低相一致，表现为外周血管张力、心率、心排血量及血压均有一定程度的下降。外周血管阻力下降系由大量的容量血管扩张所致。心率减慢系由迷走神经兴奋性相对增强及静脉血回流减少，右房压下降，导致静脉心脏反射所致；当高平面阻滞时，更由于心脏加速神经纤维（cardio-accelerater fiber $T_{1\sim4}$）被抑制而使心动过缓加重。心排血量的减少与以下机制有关：①$T_{1\sim5}$脊神经被阻滞，心脏的交感张力减小，使心率减慢，心肌收缩性降低；②静脉回心血量减少。低平面阻滞时，心排血量可下降16%，而高平面阻滞时可下降31%。心排血量下降，使血压降低，产生低血压。如果阻滞平面在T_5以下，循环功能可借上半身未阻滞区血管收缩来代偿，使血压降低幅度维持在20%以内。血压下降的程度除与阻滞平面有关外，还与年龄、麻醉前血容量状况以及阻滞前血管张力状况等有关，例如老年人或未经治疗的高血压患者，血压降低的幅度更为明显。

硬膜外神经阻滞与蛛网膜下腔神经阻滞对血压的影响主要与给药方式及麻醉平面有关，但与阻滞方法本身无关。一般说来连续硬膜外神经阻滞对血压的影响是逐渐的、温和的，但单次大剂量注入局麻药对血压的影响亦较大。有报道表明10mg丁卡因脊麻与同一穿刺点的1.5%利多卡因20～25ml硬膜外神经阻滞，后者血压降低的幅度更大。椎管内神经阻滞时由于单纯交感神经阻滞而引起的血压下降幅度有限，可能在临床上仅出现体位性低血压，治疗时需把患者体位调整为头低位，妊娠后期的患者可将子宫推向一侧以增加回心血量。但如果合并血管迷走神经过分活跃，患者可迅速出现严重的低血压甚至心搏骤停，这种情况仅见于清醒的患者而不会见于接受全麻的患者。下腔静脉阻塞或术前合并有低血容量的患者，椎管内神经阻滞也容易导致严重的低血压。椎管内神经阻滞引发的低血压是由于交感神经阻滞所致，可用拟交感药物来处理。

2. 对呼吸系统的影响　椎管内神经阻滞对呼吸功能的影响，取决于阻滞平面的高度，尤以运动神经阻滞范围更为重要。高平面蛛网膜下腔神经阻滞或上胸段硬膜外神经阻滞时，运动神经阻滞导致肋间肌麻痹，影响呼吸肌收缩，可使呼吸受到不同程度的抑制，表现为胸式呼吸减弱甚至消失，但只要膈神经未被麻痹，就仍能保持基本的肺通气量。如腹肌也被麻痹，则深呼吸受到影响，呼吸储备能力明显减弱，临床多表现不能大声讲话，甚至可能出现鼻翼煽动及发绀。有时虽然阻滞平面不高，但术前用药或麻醉辅助药用量大，也会发生呼吸抑制。此外，尚需注意因肋间肌麻痹削弱咳嗽能力，使痰不易咳出，有阻塞呼吸道的可能。有关硬膜外神经阻滞对支气管平滑肌的影响，存在意见分歧。一般认为支配支气管的交感神经纤维来自胸$_{1-6}$，高位硬膜外神经阻滞引起交感神经麻痹，迷走神经兴奋性增强，可出现支气管痉挛，但有文献报道用硬膜外神经阻滞治疗顽固性哮喘，可取得缓解的效果。

3. 对胃肠道的影响　椎管内神经阻滞另一易受影响的系统为胃肠道。由于交感神经被阻滞，迷走神经兴奋性增强，胃肠蠕动亢进，容易产生恶心呕吐。据报道，有 20% 以上的患者术中出现恶心呕吐。由于血压降低，肝脏血流也减少，肝血流减少的程度同血压降低的幅度成正比。硬膜外神经阻滞时胃黏膜内 pH 升高，术后持续应用硬膜外神经阻滞对胃黏膜有保护作用。

4. 对肾脏的影响　肾功能有较好的生理储备，椎管内神经阻滞时虽然肾血流减少，但没有临床意义。椎管内神经阻滞使膀胱内括约肌收缩及膀胱逼尿肌松弛，使膀胱排尿功能受抑制导致尿潴留，患者常常需要使用导尿管。

第 2 节　蛛网膜下腔神经阻滞

蛛网膜下腔神经阻滞系把局麻药注入蛛网膜下腔，使脊神经根、背根神经节及脊髓表面部分产生不同程度的阻滞，常简称为脊麻。脊麻至今有近百年历史，大量的临床实践证明，只要病例选择得当，用药合理，操作准确，脊麻不失为一简单易行、行之有效的麻醉方法，对于下肢及下腹部手术尤为可取。

一、适应证和禁忌证

一种麻醉方法的适应证和禁忌证都存在相对性，蛛网膜下腔神经阻滞也不例外。在选用时，除参考其固有的适应证与禁忌证外，还应根据麻醉医师自己的技术水平、患者的全身情况及手术要求等条件来决定。

（一）适应证

1. 下腹部手术　如阑尾切除术、疝修补术。

2. 肛门及会阴部手术　如痔切除术、肛瘘切除术、直肠息肉摘除术、前庭大腺囊肿摘除术、阴茎及睾丸切除术等。

3. 盆腔手术包括一些妇产科及泌尿外科手术，如子宫及附件切除术、膀胱手术、下尿道手术及开放性前列腺切除术等。

4. 下肢手术包括下肢骨、血管、截肢及皮肤移植手术，止痛效果可比硬膜外神经阻滞更完全，且可避免止血带不适。

（二）禁忌证

1. 精神病、严重神经官能症以及小儿等不能合作的患者。

2. 严重低血容量的患者　此类患者在脊麻发生作用后，可能发生血压骤降甚至心搏骤停，故术前访视患者时，应切实重视失血、脱水及营养不良等有关情况，特别应衡量血容量状态，并仔细检查，以防意外。

3. 止血功能异常的患者　止血功能异常者包括血小板数量与质量异常以及凝血功能异常等，穿刺部位易出血，可导致血肿形成及蛛网膜下腔出血，重者可致截瘫。

4. 穿刺部位有感染的患者　穿刺部位有炎症或感染者，脊麻有可能将致病菌带入蛛网膜下腔引起急性脑脊膜炎的危险。

5. 中枢神经系统疾病，特别是脊髓或脊神经根病变者，麻醉后有可能后遗长期麻痹，疑有颅内高压患者也应列为禁忌。

6. 脊椎外伤或有严重腰背痛病史以及不明原因脊神经压迫症状者，禁用脊麻。脊椎畸形者，解剖结构异常，也应慎用脊麻。

7. 全身感染的患者慎用脊麻。

二、蛛网膜下腔神经阻滞穿刺技术

（一）穿刺前准备

1. 急救准备　在穿刺前备好急救设备和物品（麻醉机和氧气、气管插管用品等），以及药物（如麻黄碱和阿托品等）。

2. 麻醉前用药　用量不宜过大，应让患者保持清醒状态,以利于进行阻滞平面的调节。可于麻醉前1h肌肉注射苯巴比妥钠0.1g(成人量),阿托品或东莨菪碱可不用或少用。除非患者术前疼痛难忍,麻醉前不必使用吗啡或哌替啶等镇痛药。氯丙嗪或氟哌利多等药不宜应用,以免导致患者意识模糊和血压剧降。

3. 无菌　蛛网膜下腔穿刺必须执行严格的无菌原则。所有的物品在使用前必须进行检查。

4. 穿刺点选择　为避免损伤脊髓,成人穿刺点应选择不高于$L_{2\sim3}$,小儿应选择在$L_{4\sim5}$。

5. 麻醉用具　穿刺针主要有两类:一类是尖端呈斜口状,可切断硬膜进入蛛网膜下腔,如Quincke针;另一类尖端呈笔尖式,可推开硬膜进入蛛网膜下腔,如Sprotte针和Whitacre针。应选择尽可能细的穿刺针,24~25G较为理想,可减少穿刺后头痛的发生率。笔尖式细穿刺针已在临床上广泛应用,使腰麻后头痛的发生率大大降低。

(二) 穿刺体位

蛛网膜下腔穿刺体位,一般可取侧卧位或坐位,以前者最常用(图53-6)。

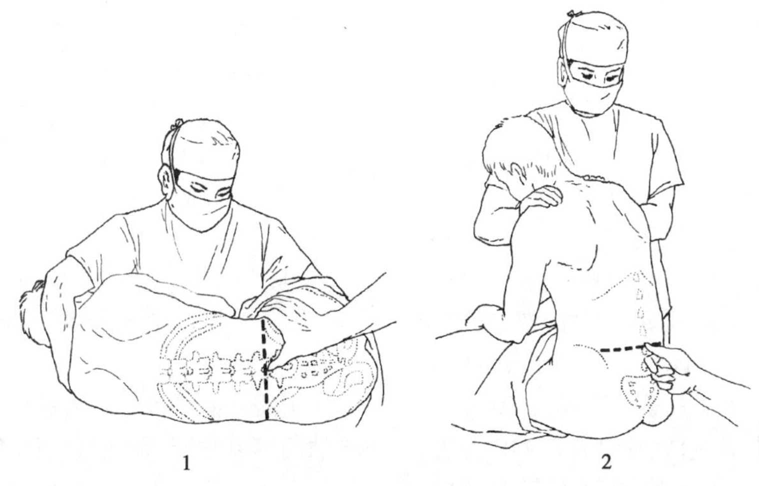

图53-6　脊麻穿刺体位

1. 侧卧位;2. 坐位

1. 侧卧位　侧卧位时应注意脊柱的轴线是否水平。女性的髋部常比双肩宽,侧卧位时脊柱水平常倾向于头低位。男性相反。因此应该通过调节手术床使脊柱保持水平。取左侧或右侧卧位,两手抱膝,大腿贴近腹壁。头尽量向胸部屈曲,使腰背部向后弓成弧形,以使棘突间隙张开,便于穿刺。背部与床面垂直,平齐手术台边沿。采用重比重液时,手术侧置于下方;采用轻比重液时,手术侧置于上方。

2. 坐位　臀部与手术台边沿相齐,两足踏于凳上,两手置膝,头下垂,使腰背部向后弓出。这种体位需有助手协助,以扶持患者保持体位不变。如果患者于坐位下出现头晕或血压变化等症状,应立即改为平卧,经处理后改用侧卧位穿刺。鞍区麻醉一般需要取坐位。

(三) 穿刺部位和消毒范围

成人蛛网膜下腔常选用腰$_{2\sim3}$或腰$_{3\sim4}$棘突间隙,此处的蛛网膜下腔较宽,脊髓于此也已形成终丝,故无伤及脊髓之虞。确定穿刺点的方法是:取两侧髂嵴的最高点作连线,与脊柱相交处,即为第4腰椎或腰$_{3\sim4}$棘突间隙。如果该间隙较窄,可上移或下移一个间隙作穿刺点。穿刺前须严格消毒皮肤,消毒范围应上至肩胛下角,下至尾椎,两侧至腋后线。消毒后穿刺点处需铺孔巾或无菌单。

(四) 穿刺方法

穿刺点可用1%~2%利多卡因作皮内、皮下和棘间韧带逐层浸润。常用的蛛网膜下腔穿刺术有以下两种。

1. 直入法　用左手拇、示两指固定穿刺点皮肤。将穿刺针在棘突间隙中点,与患者背部垂直,针尖稍向头侧作缓慢刺入,并仔细体会针尖处的阻力变化。当针穿过黄韧带时,有阻力突然消失“落空”感觉,继续推进常有第二个“落空”感觉,提示已穿破硬膜与蛛网膜而进入蛛网膜下腔。如果进针较快,常将黄韧带和硬膜一并刺穿,则往往只有一次“落空”感觉。这种“落空感”在老年患者常不明显。

2. 旁入法　于棘突间隙中点旁开1.5cm处作局部浸润。穿刺针与皮肤约成75度对准棘突间孔刺入,经黄韧带及硬脊膜而达蛛网膜下腔。本法可避开棘上及棘间韧带,特别适用于韧带钙化的老年患者或脊椎畸形或棘突间隙不清楚的肥胖患者。

针尖进入蛛网膜下腔后,拔出针芯即有脑脊液流出,如未见流出可旋转针干180度或用注射器缓慢抽吸。经上述处理仍无脑脊液流出者,应重新穿刺。穿刺时如遇骨质,应改变进针方向,避免损伤骨质。经3~5次穿刺而仍未能成功者,应改换间隙另行穿刺。

三、常用药物

(一) 局麻药

蛛网膜下腔神经阻滞较常用的局麻药有普鲁卡因、丁卡因、布比卡因和罗哌卡因。其作用时间取决于脂溶性及蛋白结合力。短时间的手术可选择普鲁卡因,而长时间的手术(膝或髋关节置换术及下肢血管手术)可用布比卡因、丁卡因及罗哌卡因。普鲁卡因成人用量为100~150mg,常用浓度为5%,麻醉起效时间为1~5分钟,维持时间仅45~90分钟。布比卡因常用剂量为8~12mg,最多不超过20mg,一般用0.5%~0.75%浓度,起效时间需5~10分钟,可维持2~2.5小时。丁卡因常用剂量为10~15mg,常用浓度为0.33%,起效缓慢,需5~20分钟,麻醉平面有时不易控制,维持时间2~3小时,丁卡因容易被弱碱中和沉淀,使麻醉作用减弱,须注意。罗哌卡因常用剂量为5~10mg,常用浓度为0.375%~0.5%,多采用盐酸罗哌卡因,甲磺酸罗哌卡因用于脊麻的安全性尚有待进一步证实,故而不推荐使用。

(二) 血管收缩药

血管收缩药可减少局麻药血管吸收,使更多的局麻药物浸润至神经中,从而使麻醉时间延长。常用的血管收缩药有麻黄碱、肾上腺素及去氧肾上腺素(新福林)。常用麻黄碱(1∶1000)200~500μg(0.2~0.5ml)或新福林(1∶100)2~5mg(0.2~0.5ml)加入局麻药中。但目前认为,血管收缩药能否延长局麻药的作用时间与局麻药的种类有关。丁卡因可使脊髓及硬膜外血管扩张、血流增加,将血管收缩药加入至丁卡因中,可使已经扩张的血管收缩,因而能延长作用时间;而布比卡因和罗哌卡因使脊髓及硬膜外血管收缩,药液中加入血管收缩药并不能延长其作用时间。麻黄碱、新福林作用于脊髓背根神经元α受体,也有一定的镇痛作用,与其延长麻醉作用时间也有关。因为剂量小,不会引起脊髓缺血,故血管收缩药被常规推荐加入局麻药中。

(三) 药物的配制

除了血管收缩药外,尚可加入一些溶剂,以配成重比重液、等比重液或轻比重液以利药物的弥散和分布。重比重液其比重大于脑脊液,容易下沉,向尾侧扩散,常通过加5%葡萄糖溶液实现,重比重液是临床上常用的脊麻液。轻比重液其比重小于脑脊液,但由于轻比重液可能导致阻滞平面过高,目前已很少采用。5%普鲁卡因重比重液配制方法为:普鲁卡因150mg溶解于5%葡萄糖液2.7ml,再加0.1%肾上腺素0.3ml。丁卡因重比重液常用1%丁卡因、10%葡萄糖液及3%麻黄碱各1ml配制而成。布比卡因重比重液取0.5%布比卡因2ml或0.75%布比卡因2ml,加10%葡萄糖0.8ml及0.1%肾上腺素0.2ml配制而成。

四、影响阻滞平面的因素

阻滞平面是指皮肤感觉消失的界限。麻醉药注入蛛网膜下腔后,须在短时间内主动调节和控制麻醉平面达到手术所需的范围,且又要避免平面过高。这不仅关系到麻醉成败,且与患者安危有密切关系,是蛛网膜下腔神经阻滞操作技术中最重要的环节。

许多因素影响蛛网膜下腔神经阻滞平面(表53-1),其中最重要的因素是局麻药的剂量及比重、椎管的形状以及注药时患者的体位。患者体位和局麻药的比重是调节麻醉平面的两个主要因素,局麻药注入脑脊液中后,重比重液向低处移动,轻比重液向高处移动,等比重液即停留在注药点附近。所以坐位注药时,轻比重液易向头侧扩散,使阻滞平面过高;而侧卧位手术时(如全髋置换术),选用轻比重液可为非下垂侧提供良好的麻醉。但是体位的影响主要在5~10分钟内起作用,超过此时限,药物已与脊神经充分结合,体位调节的作用就会消失。脊椎的四个生理弯曲在仰卧位时,腰$_3$最高,胸$_6$最低(图53-7),如果经腰$_{2\sim3}$间隙穿刺注药,患者转为仰卧后,药物将沿着脊柱的坡度向胸段移动,使麻醉平面偏高;如果在腰$_{3\sim4}$或腰$_{4\sim5}$间隙穿刺,患者仰卧后,大部药液向骶段方向移动,骶部及下肢麻醉较好,麻醉平面偏低。因此腹部手术时,穿刺点宜选用腰$_{2\sim3}$间隙;下肢或会阴肛门手术时,穿刺点不宜超过腰$_{3\sim4}$间隙。一般而言,注药的速度愈快,麻醉范围愈广;相反,注药速度愈慢,药物愈集中,麻醉范围愈小(尤其是低比重液)。一般以每5s注入1ml药物为适宜。穿刺针斜口方向(Whiteacare针)对麻醉药的扩散和平面的调节有一定影响,斜口方向向头侧,麻醉平面易升高;反之,麻醉平面不易过多上升。局麻药的剂量对阻滞平面影响不大,Lambert(1989)观察仰卧位时应用不同剂量的局麻药,由于重比重液的下沉作用,均能达到相同的阻滞平面,但低剂量的阻滞强度和作用时间都低于高剂量组。

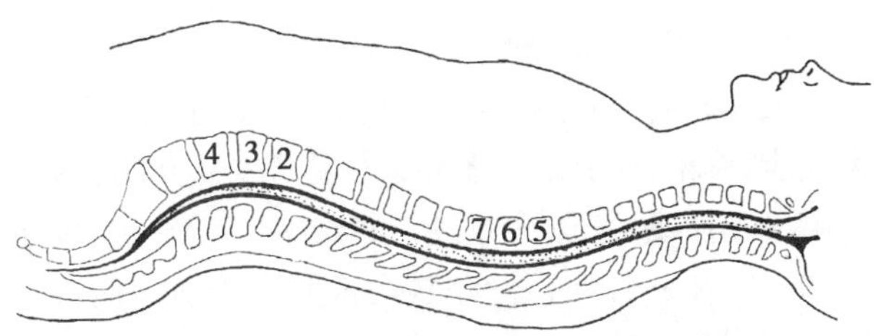

图53-7 脊柱的生理弯曲与药物移动的关系

表53-1 影响蛛网膜下腔神经阻滞平面的因素

一、患者情况	抽液加药注射
年龄	三、脑脊液因素
身高	脑脊液组成
体重	循环
性别	容量
腹内压	压力
脊柱的解剖结构	密度
体位	四、局麻药因素
二、穿刺技术	局麻药比重
穿刺点	局麻药体积
针头方向	局麻药浓度
斜面方向	局麻药注入量
注射速度	辅助用的血管收缩药

具体实际操作中,有人建议以腰$_1$阻滞平面为界。阻滞平面在腰$_1$以上,应选择重比重液,因这些患者转为水平仰卧位时,由于重力作用局麻药下沉到较低的胸段(胸$_6$),可达满意的阻滞效果;而需阻滞腰$_1$以下平面,可选用等比重液,因局麻药停留在注药部位,使阻滞平面不致过高。在确定阻滞平面时,除了阻滞支配手术部位的皮区神经外,尚需阻滞支配手术的内脏器官的神经,如全子宫切除术,阻滞手术部位皮区的神经达胸$_{12}$即可,但阻滞支配子宫的神经需达胸$_{11}$、胸$_{10}$,而且术中常发生牵拉反射,要阻滞该反射,阻滞平面需达胸$_6$,所以术中阻滞平面达胸$_6$,方能减轻患者的不适反应。

五、麻醉中的管理

蛛网膜下腔神经阻滞后,可能引起一系列生理扰乱,其程度与阻滞平面有密切关系。平面愈高,扰乱愈明显。因此,需切实注意平面的调节,密切观察病情变化,并及时处理。

(一)血压下降和心率缓慢

蛛网膜下腔神经阻滞平面超过胸$_4$后,常出现血压下降,多数于注药后15~30分钟发生,同时伴心率缓慢,严重者可因脑供血不足而出现恶心呕吐、面色苍白、躁动不安等症状。这类血压下降主要是由于交感神经节前神经纤维被阻滞,使小动脉扩张,周围阻力下降,加之血液淤积于周围血管系,静脉回心血量减少,心排血量下降而造成。心率缓慢是由于交感神经部分被阻滞,迷走神经呈相对亢进所致。血压下降的程度,主要取决于阻滞平面的高低,但与患者心血管功能代偿状态以及是否伴有高血压、血容量不足或酸中毒等情况有密切关系。处理上应首先考虑补充血容量,如果无效可给予适量血管活性药物(苯肾上腺素、去甲肾上腺素或麻黄碱等),直到血压回升为止。对心率缓慢者可考虑静脉注射阿托品0.25~0.3mg以降低迷走神经张力。

(二)呼吸抑制

因胸段脊神经阻滞引起肋间肌麻痹,可出现呼吸抑制,表现为胸式呼吸微弱,腹式呼吸增强,严重时患者潮气量减少,咳嗽无力,不能发声,甚至发绀,应迅速有效吸氧。如果发生全脊麻而引起呼吸停止、血压骤降或心搏骤停,应立即施行气管内插管人工呼吸、维持循环等措施进行抢救。

(三)恶心呕吐

主要诱因包括:①血压骤降,脑供血骤减,兴奋呕吐中枢;②迷走神经功能亢进,胃肠蠕动增加;③手术牵引内脏。一旦出现恶心呕吐,应检查是否有麻醉平面过高及血压下降,并采取相应措施;或暂停手术以减少迷走刺激;或施行内脏神经阻滞,一般多能收到良好效果。若仍不能制止呕吐,可考虑使用异丙嗪或氟哌利多等药物镇吐。

六、连续蛛网膜下腔神经阻滞

连续蛛网膜下腔神经阻滞现已少有。美国食品药品监督管理局(FDA)于1992年停止了连续硬膜外导管在蛛网膜下腔神经阻滞中的临床应用。

第3节 硬膜外间隙神经阻滞

将局麻药注入硬脊膜外间隙，阻滞脊神经根，使其支配的区域产生暂时性麻痹，称为硬膜外间隙神经阻滞，简称为硬膜外神经阻滞。

硬膜外神经阻滞有单次法和连续法两种。单次法系穿刺后将预定的局麻药全部陆续注入硬膜外间隙以产生麻醉作用。此法缺乏可控性，易发生严重并发症，故已罕用。连续法是在单次法基础上发展而来，通过穿刺针，在硬膜外间隙留置一导管，根据病情、手术范围和时间，分次给药，使麻醉时间得以延长，并发症明显减少。连续硬膜外神经阻滞已成为临床上常用的麻醉方法之一。

根据脊神经阻滞部位不同，可将硬膜外神经阻滞分为高位、中位、低位及骶管阻滞。

一、适应证及禁忌证

（一）适应证

1. 外科手术　因硬膜外穿刺上至颈段、下至腰段，通过给药可阻滞这些脊神经所支配的相应区域，所以理论上讲，硬膜外神经阻滞可用于除头部以外的任何手术。但从安全角度考虑，硬膜外神经阻滞主要用于腹部及其以下部位的手术，包括泌尿、妇产及下肢手术。颈部、上肢及胸部虽可应用，但管理困难。此外，凡适用于蛛网膜下腔神经阻滞的手术，同样可采用硬膜外神经阻滞麻醉。

2. 镇痛　包括产科镇痛、术后镇痛及一些慢性疼痛的镇痛常用硬膜外阻滞。硬膜外神经阻滞是分娩镇痛最有效的方法，通过腰部硬膜外神经阻滞，可阻滞支配子宫的交感神经，从而减轻宫缩疼痛；通过调节局麻药浓度或加入阿片类药物，可调控阻滞强度（尤其是运动神经）；而且不影响产程的进行；即便要行剖宫产或行产钳辅助分娩，也可通过调节局麻药的剂量和容量来达到所需的阻滞平面；对于有妊娠高血压的患者，硬膜外神经阻滞尚可帮助调控血压。硬膜外联合应用局麻药和阿片药，可产生最好的镇痛作用及最少的并发症，是术后镇痛的常用方法。硬膜外给予破坏神经药物，可有效缓解癌症疼痛。硬膜外应用局麻药及激素，可治疗慢性背痛，但其长远的效果尚不确切。

（二）禁忌证

蛛网膜下腔神经阻滞的禁忌证适用于硬膜外腔神经阻滞。

二、穿刺技术

（一）穿刺前准备

硬膜外神经阻滞的局麻药用量较大，为预防中毒反应，麻醉前可给予巴比妥类或苯二氮䓬类药物；对阻滞平面高、范围大或迷走神经兴奋型患者，可同时加用阿托品，以防心率减慢，术前有剧烈疼痛者可适量使用镇痛药。

硬膜外穿刺用具包括：连续硬膜外穿刺针（一般为 Tuohey 针）及硬膜外导管各一根，15G 粗注射针头一枚（供穿刺皮肤用）、内径小的玻璃接管一个以观察硬膜外负压、5ml 和 20ml 注射器各一副、50ml 的药杯两只以盛局麻药和无菌注射用水、无菌单两块、纱布钳一把、纱布及棉球数个，以上物品用包扎布包好，进行高压蒸气灭菌。目前，硬膜外穿刺包多为一次性使用。此外，为了防治全脊麻，须备好气管插管设备，给氧设备及其他急救用品。

（二）穿刺体位及穿刺部位

穿刺体位有侧卧位及坐位两种，临床上主要采用侧卧位，具体要求与蛛网膜阻滞法相同。穿刺点应根据手术部位选定，一般取支配手术范围中央的相应棘突间隙。通常上肢穿刺点在胸$_{3\sim4}$棘突间隙，上腹部手术在胸$_{8\sim10}$棘突间隙，中腹部手术在胸$_{9\sim11}$棘突间隙，下腹部手术在胸$_{12}$至腰$_2$棘突间隙，下肢手术在腰$_{3\sim4}$棘突间隙，会阴部手术在腰$_{4\sim5}$间隙，也可用骶管麻醉。确定棘突间隙，一般参考体表解剖标志。如颈部明显突出的棘突为颈$_7$棘突；两侧肩胛岗联线交于胸$_3$棘突；两侧肩胛下角联线交于胸$_7$棘突；两侧髂嵴最高点联线交于腰$_4$棘突或腰$_{3\sim4}$棘突间隙。

（三）穿刺方法及置管

硬膜外间隙穿刺术有直入法和旁入法两种。颈椎、胸椎上段及腰椎的棘突相互平行，多主张用直入法；胸椎的中下段棘突呈叠瓦状，间隙狭窄，穿刺困难时可用旁入法。老年人棘上韧带钙化、脊柱弯曲受限制者，一般宜用旁入法。直入法、旁入法的穿刺手法同蛛网膜下腔神经阻滞的穿刺手法，针尖所经的组织层次也与脊麻时相同，如穿透黄韧带有阻力骤失感，即提示已进入硬膜外间隙。

穿刺针穿透黄韧带后，根据阻力的突然消失、推注无菌注射用水或盐水无阻力、负压的出现以及无脑脊液流出等现象，即可判断穿刺针已进入硬膜外间隙。临床上一般穿刺到黄韧带时，阻力增大有韧感，此时可将针芯取下，用一内含约2ml无菌注射用水或盐水和一个小气泡（约0.25ml）的3～5ml玻璃注射器与穿刺针衔接，当推动注射器芯时即感到有弹回的阻力感（图53-8）且小气泡受压缩小，此后边进针边推动注射器芯试探阻力，一旦突破黄韧带则阻力消失，犹如“落空感”，同时注液毫无阻力，表示针尖已进入硬膜外间隙。临床上也可用负压法来判断硬膜外间隙，即抵达黄韧带后，拔出针芯，于针尾置一滴液体（悬滴法）或于针尾置一盛有液体的玻璃接管（玻管法），当针尖穿透黄韧带而进入硬膜外间隙时，悬滴（或管内液体）被吸入，这种负压现象于颈胸段穿刺时比腰段更为明显。除上述两项指标外，临床上还有多种辅助试验方法用以确定硬膜外间隙，包括抽吸试验（硬膜外间隙抽吸无脑脊液）、正压气囊试验（正压气囊进入硬膜外间隙而塌陷）及置管试验（在硬膜外间隙置管无阻力）。试验用药也可初步判断是否在硬膜外间隙。

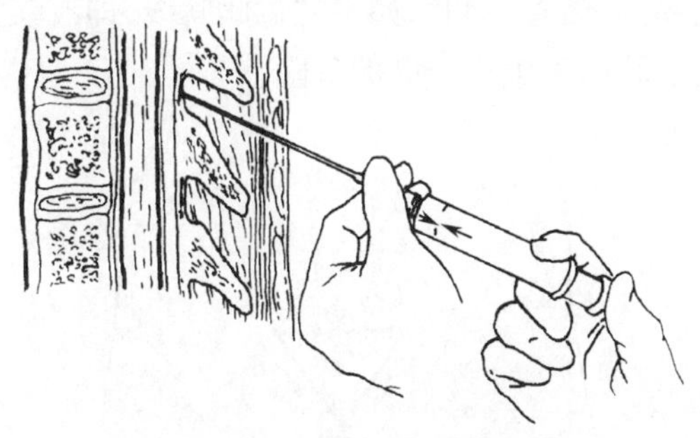

图53-8　用注射器试探阻力

确定针尖已进入硬膜外间隙后，即可经针蒂插入硬膜外导管。插管前应先测量皮肤至硬膜外间隙的距离，然后即行置管，导管再进入硬膜外腔4～6cm，然后边拔针边固定导管，直至将针退出皮肤，在拔针过程中不要随意改变针尖的斜口方向，并切忌后退导管以防斜口割断导管。针拔出后，调整导管在硬膜外的长度，使保留在硬膜外的导管长度在2～3cm；如需要术后镇痛或产科镇痛时，该硬膜外导管长度可为4～6cm。然后在导管尾端接上注射器，注入少许生理盐水，如无阻力，并回吸无血或脑脊液，即可固定导管。置管过程中如患者出现肢体异感或弹跳，提示导管已偏于一侧而刺激脊神经根，为避免脊神经损害，应将穿刺针与导管一并拔出，重新穿刺置管。如需将导管退出重插时，须将导管与穿刺针一并拔出。如导管内有全血流出，经冲洗无效后，应考虑另换间隙穿刺。

（四）硬膜外腔用药

用于硬膜外神经阻滞的局麻药应该具备弥散性强、穿透性强、毒性小，且起效时间短、维持时间长等特点。目前常用的局麻药有利多卡因、丁卡因、布比卡因和罗哌卡因等。利多卡因起效快，5～10分钟即可发挥作用，在组织内浸透扩散能力强，所以阻滞完善，效果好，常用1%～2%浓度，作用持续时间为1.5小时，成年人一次最大用量为400mg。丁卡因常用浓度为0.25%～0.33%，10～15分钟起效，维持时间达3～4小时，一次最大用量为60mg。布比卡因常用浓度为0.5%～0.75%，4～10分钟起效，可维持4～6小时，但肌肉松弛效果只有0.75%溶液才满意。

罗哌卡因是第一个纯镜像体长效酰胺类局麻药。等浓度的罗哌卡因和布比卡因用于硬膜外神经阻滞所产生的感觉神经阻滞近似，而对运动神经的阻滞前者则不仅起效慢、强度差且有效时间也短。所以在外科手术时为了增强对运动神经的阻滞作用，可将其浓度提高到1%，总剂量可用至150～200mg，10～20分钟起效，持续时间为4～6小时。鉴于罗哌卡因的这种明显的感觉-运动阻滞分离特点，临床上常用罗哌卡因硬膜外神经阻滞作术后镇痛及无痛分娩。常用浓度为0.2%，总剂量可用至12～28mg/h。

氯普鲁卡因属于酯类局部麻醉药，是一种相对较安全的局部麻醉药，应用于硬膜外腔阻滞常用浓度为2%～3%。其最大剂量在不加入肾上腺素时为11mg/kg，总剂量不超过800mg；加入肾上腺素时为14mg/kg，总剂量不超过1000mg。

左旋布比卡因属于酰胺类局部麻醉药，作用时间长。应用于硬膜外的浓度为0.5%～0.75%，最大剂量为150mg。

有关局部麻醉药的详细内容见第28章。

局麻药中可加用肾上腺素，以减慢其吸收，延长作用时间。肾上腺素的浓度，应以达到局部轻度血管收缩而无明显全身反应为原则。一般浓度为1∶200 000～400 000，如20ml药液中可加0.1%肾上腺素0.1ml，高血压患者应酌减。

决定硬膜外神经阻滞范围的最主要因素是药物的容量,而决定阻滞强度及作用持续时间的主要因素则是药物的浓度。根据穿刺部位和手术要求的不同,应对局麻药的浓度作不同的选择。以布比卡因为例,用于颈胸部手术,以0.25%为宜,浓度过高可引起膈肌麻痹;用于腹部手术,为达到腹肌松弛要求,常需用0.75%浓度。此外,浓度的选择与患者全身情况有关,健壮患者所需的浓度宜偏高,虚弱或年老患者,浓度要偏低。

为了取长补短,临床上常将长效和短效局麻配成混合液,以达到起效快而维持时间长的目的,常用的配伍是1%利多卡因和0.15%丁卡因混合液,可加肾上腺素1∶200 000。

穿刺置管成功后,即应注入试验剂量如利多卡因40~60mg,或布比卡因或罗哌卡因8~10mg,目的在于排除误入蛛网膜下腔的可能;此外,从试验剂量所出现的阻滞范围及血压波动幅度,可了解患者对药物的耐受性以指导继续用药的剂量。观察5~10分钟后,如无蛛网膜下腔神经阻滞征象,可每隔5分钟注入3~5ml局麻药,直至阻滞范围满足手术要求为止;此时的用药总和即首次总量,也称初量,一般成年患者需15~20ml。最后一次注药后10~15分钟,可追求初量的20%~25%,以达到感觉阻滞平面不增加而阻滞效果加强的效果。之后每40~60分钟给予5~10ml或追加首次用量的1/2~1/3,直至手术结束。

三、硬膜外神经阻滞的管理

(一)影响阻滞平面的因素

1. 药物容量和注射速度 容量愈大,阻滞范围愈广,反之,则阻滞范围窄。临床实践证明,快速注药对扩大阻滞范围的作用有限。

2. 导管的位置和方向 导管向头侧时,药物易向头侧扩散;向尾侧时,则可多向尾侧扩散1~2个节段,但仍以向头侧扩散为主。如果导管偏于一侧,可出现单侧麻醉,偶尔导管进入椎间孔,则只能阻滞数个脊神经根。

3. 患者的情况 婴幼儿、老年人硬膜外间隙小,用药量需减少。妊娠后期,由于下腔静脉受压,硬膜外间隙相对变小,药物容易扩散,用药量也需减少。某些病理因素,如脱水、血容量不足等,可加速药物扩散,用药应格外慎重。

(二)术中管理

硬膜外间隙注入局麻药5~10分钟内,在穿刺部位的上下各2、3节段的皮肤支配区可出现感觉迟钝;20分钟内阻滞范围可扩大到所预期的范围,麻醉也趋完全。针刺皮肤测痛可得知阻滞的范围和效果。除感觉神经被阻滞外,交感神经、运动神经也被阻滞,由此可引起一系列生理扰乱。同脊麻一样,最常见的是血压下降、呼吸抑制和恶心呕吐。因此术中应注意麻醉平面,密切观察病情变化,及时进行处理。

四、骶管神经阻滞

骶管神经阻滞是经骶裂孔穿刺,注局麻药于骶管腔以阻滞骶脊神经,是硬膜外神经阻滞的一种方法,适用于直肠、肛门会阴部手术,也可用于婴幼儿及学龄前儿童的腹部手术。

骶裂孔和骶角是骶管穿刺点的重要解剖标志,其定位方法是:先摸清尾骨尖,沿中线向头端方向摸至约4cm处(成人),可触及一个有弹性的凹陷,即为骶裂孔,在孔的两旁可触到蚕豆大的骨质隆起,是为骶角。两骶角联线的中点,即为穿刺点(图53-9)。髂后上棘联线在第二骶椎平面,是硬脊膜囊的终止部位,骶管穿刺针如果越过此联线,即有误入蛛网膜下腔而发生全脊麻的危险。

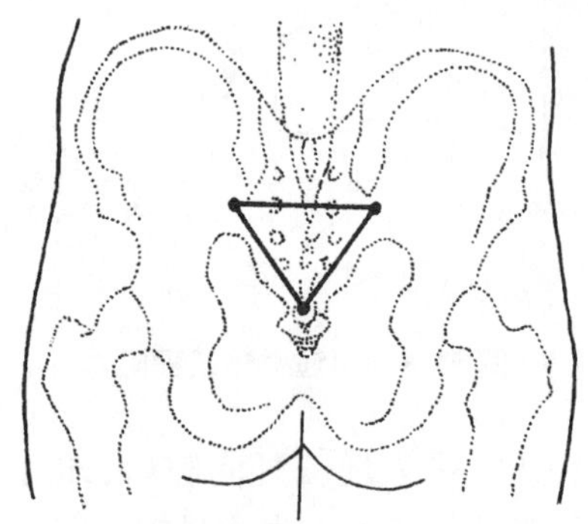

图53-9 骶裂孔与髂后上棘的关系及硬膜囊终点的部位

骶管穿刺术:可取侧卧位或俯卧位。侧卧位时,腰背应尽量向后弓曲,双膝屈向腹部。俯卧位时,髋部需垫厚枕以抬高骨盆,暴露骶部。于骶裂孔中心作皮内小丘,将穿刺针垂直刺进皮肤,当刺到骶尾韧带时有弹韧感觉,稍作进针有阻力消失感觉。此时将针干向尾侧方向倾倒,与皮肤呈30°~45°,顺势推进约2cm，即可到达骶管腔。接上注射器，抽吸无脑脊液，注射带小气泡的生理盐水无阻力，也无皮肤隆起，证实针尖确在骶管腔内，即可注入试验剂量。观察无蛛网膜下腔神经阻滞现象后，可分次注入其余药液。

骶管穿刺成功的关键，在于掌握好穿刺针的方向。如果针与皮肤角度过小，即针体过度放平，针尖可在骶管的后壁受阻；若角度过大，针尖常可触及骶管前壁。穿刺如遇骨质，不宜用暴力，应退针少许，调整针体倾斜度后再进针，以免引起剧痛和损伤骶管静脉丛。

骶管有丰富的静脉丛，除容易穿刺损伤出血外，对局麻药的吸收也快，故较易引起轻重不等的毒性反应。此外，当抽吸有较多回血时，应放弃骶管阻滞，改用腰部硬膜外神经阻滞。约有20%正常人的骶管呈解剖学异常，骶裂孔畸形或闭锁者占10%，如发现有异常，不应选用骶管阻滞。鉴于传统的骶管阻滞法，针的方向不好准确把握，难免阻滞失败。近年来对国人的骶骨进行解剖学研究，发现自骶$_4$至骶$_2$均可裂开，故可采用较容易的穿刺方法，与腰部硬膜外神经阻滞法相同，在骶$_2$平面以下先摸清骶裂孔，穿刺针自中线垂直进针，易进入骶裂孔。改进的穿刺方法失败率减少，并发症发生率也降低。

第4节　腰-硬联合神经阻滞

联合蛛网膜下腔与硬膜外腔麻醉（combined spinal and epidural anesthesia，CSEA），也简称为腰-硬联合神经阻滞或腰硬联合麻醉，是将蛛网膜下腔阻滞与硬膜外腔阻滞联合使用的麻醉技术。CSEA既具有脊麻起效快、效果确切、局麻药用量小的优点，又有硬膜外腔阻滞可连续性、便于控制平面和可用作术后镇痛的优点。主要用于下腹部及下肢手术的麻醉与镇痛，尤其是产科麻醉与镇痛。

一、适应证与禁忌证

（一）适应证

CSEA适用于分娩镇痛、剖宫产手术以及其他下腹部与下肢手术。

（二）禁忌证

凡有脊麻或（和）硬膜外腔阻滞禁忌证的患者均不适合选用CSEA。

二、常用的CSEA技术

CSEA技术主要有两种：两点穿刺法与单点穿刺法。两点穿刺技术（double-segment technique DST）是在腰段不同间隙分别实施硬膜外穿刺置管和蛛网膜下腔阻滞，是由Curelaru于1979年首先报道，目前已很少使用。单点穿刺技术（single-segment technique，SST）于1982年用于临床，该技术使用硬膜外穿刺针置入硬膜外腔，然后从硬膜外穿刺针头端侧孔（也称为背眼，back eye）或直接从硬膜外穿刺针内腔插入细的脊髓麻醉针穿破硬膜后进入蛛网膜下腔实施脊髓麻醉。SST是目前实施CSEA的通用方法。

目前国内外市场供应有一次性CSEA包，其中有17G硬膜外穿刺针，有的针距其头端约1cm处有一侧孔，蛛网膜下腔穿刺针可经侧孔通过。蛛网膜下腔穿刺针一般为25～26G，以尖端为笔尖式为宜，如Sprotte针或Whitacre针。蛛网膜下腔穿刺针完全置入硬膜外穿刺针后突出硬膜外穿刺针尖端一般约1.1～1.2cm。

穿刺间隙可为$L_{2\sim3}$或$L_{3\sim4}$。常规先行硬膜外腔穿刺，当硬膜外穿刺针到达硬膜外腔后，再经硬膜外穿刺针置入25～26G的蛛网膜下腔穿刺针，后者穿破硬膜时多有轻微的突破感，此时拔出蛛网膜下腔穿刺针针芯后有脑脊液缓慢流出。经蛛网膜下腔穿刺针注入局麻药至蛛网膜下腔后，拔出蛛网膜下腔穿刺针，然后经硬膜外穿刺针置入硬膜外导管，留置导管3～4cm，退出硬膜外穿刺针，妥善固定导管。

三、CSEA的用药方案

CSEA的用药方案可因分娩镇痛或手术要求而有所不同。CSEA用于分娩镇痛见第62章，以下介绍CSEA用于成人下腹部和下肢手术的用药方案。

（一）脊髓麻醉的用药

可选用0.5%～0.75%布比卡因，宜控制在10mg以内，可加入芬太尼25μg。

（二）硬膜外阻滞的用药

当脊髓麻醉15分钟以后，如果平面低于T_8或未达到手术要求的阻滞水平、或单纯脊髓麻醉不能满足较长时间手术的要求或考虑硬膜外镇痛时，则需要经硬膜外导管给药。

1. 试验剂量　脊髓麻醉后15分钟，平面低于T_8或未达到手术要求的阻滞水平，可经硬膜外导管给予2%利多卡因1.5ml，观察5分钟。

（1）如果平面上升仅为约两个脊椎平面，提示硬膜外导管位置合适。

（2）如果导管在蛛网膜下隙，则阻滞平面升高明显，但该试验剂量一般不会引起膈肌麻痹。

2. 确认硬膜外导管在硬膜外腔后可每5分钟给予2%利多卡因3ml，直至阻滞达到理想平面。一般每次升高1～2个脊椎平面。

3. 90～120分钟后可考虑经硬膜外导管追加局麻药，如2%利多卡因或0.5%～0.75%布比卡因5～8ml。

四、注意事项

1. 如果脊髓麻醉平面能满足整个手术要求，则术中硬膜外腔不需要给药，或仅作为术后镇痛。

2. 硬膜外导管可能会经脊髓麻醉穿刺孔误入蛛网膜下腔，此时可能有脑脊液经导管流出。上述试验剂量可初步判断导管是否在蛛网膜下腔，因此启用硬膜外阻滞或镇痛时必须给予试验剂量，并且每次经硬膜外导管给药时均须回抽确认有无脑脊液。

3. CSEA时脊髓麻醉用药量以及硬膜外阻滞用药量均较小，但是阻滞平面往往较单纯脊髓麻醉或硬膜外阻滞的范围广。主要原因可能包括：①硬膜外腔穿刺后硬膜外腔的负压消失，使脊膜囊容积缩小，促使脑脊液内局麻药易于向头侧扩散；②注入硬膜外腔的局麻药挤压硬脊膜，使腰骶部蛛网膜下腔的局麻药随脑脊液向头侧扩散；③注入硬膜外腔的局麻药经硬脊膜破损孔渗入蛛网膜下腔（称为渗漏效应）；④体位改变等。研究提示，前两个因素可能是CSEA时平面容易扩散的主要原因。

4. 硬膜外腔置管困难，导致脊髓麻醉后恢复仰卧位体位延迟，结果出现单侧脊髓麻醉或脊髓麻醉平面过高或过低。一般要求蛛网膜下腔注药后3～4分钟内应完成硬膜外腔置管。

5. CSEA时可出现单纯脊髓麻醉或硬膜外阻滞可能出现的并发症，同样需引起高度重视。

第5节　椎管内神经阻滞并发症

椎管内神经阻滞并发症是指椎管内注射麻醉药及相关药物所引起的生理反应、毒性作用以及技术操作给机体带来的不良影响。总体而言，椎管内神经阻滞并发症可分为椎管内神经阻滞相关并发症、药物毒性相关并发症和穿刺与置管相关并发症三类。根据中华医学会麻醉学分会制定的《椎管内阻滞并发症防治专家共识》（2008年）总结如下。

一、椎管内神经阻滞相关并发症

（一）心血管系统并发症

低血压和心动过缓是椎管内神经阻滞最常见的反应。低血压一般定义为收缩压低于90mmHg，也可定义为收缩压（或平均动脉压）的下降幅度超过基础值的30%。椎管内神经阻滞中低血压的发生率为8%～33%。心动过缓一般指心率低于50次/分钟，其发生率为2%～13%。严重的低血压和心动过缓会导致心搏骤停，是椎管内神经阻滞严重的并发症。

1. 低血压和心动过缓的发生机制

（1）交感神经阻滞引起体循环血管阻力降低和回心血量减少，是最常见的原因。

（2）椎管内神经阻滞后血液再分布、心室充盈不足，引起副交感神经活动增强及交感神经活动减弱，导致椎管内神经阻滞后突发低血压、心动过缓，甚至心搏骤停。

（3）T_4以上高平面阻滞，阻断心脏交感神经纤维（发自$T_{1\sim4}$水平），削弱心脏代偿功能，进一步加重血流动力学的变化。

（4）其他因素，如局麻药吸收入血引起心肌负性肌力作用；所添加的小剂量肾上腺素吸收入血的β_2兴奋作用（扩血管效应）；可乐定的α_2兴奋作用、抑制突触前去甲肾上腺素释放和直接增加副交感活性等机制，均可引起血流动力学的变化。

2. 危险因素

（1）引起低血压危险因素：包括：①广泛的阻滞平面；②原有低血容量；③原有心血管代偿功能不足、心动过缓，高体重指数、老年；④术前合并应用抗高血压药物或丙嗪类药物；⑤突然体位变动可发生严重低血压、心动过缓，甚至心搏骤停；⑥椎管内神经阻滞与全身麻醉联合应用。

（2）引起心动过缓危险因素：包括：①广泛的阻滞平面；②应用β受体阻滞剂；③原有心动过缓或传导阻滞。

（3）引起心搏骤停的危险因素：包括：①脊麻心搏骤停发生率明显高于硬膜外腔阻滞；②进行性心动过缓；③老年人；④髋关节手术。

3. 预防

（1）避免不必要的阻滞平面过广、纠正低血容量，必要时适当头低脚高位和（或）抬高双下肢以增加回心血量；

（2）对施行剖宫产的患者常规左侧倾斜30°体位。

（3）椎管内神经阻滞前必须建立通畅的静脉通路，输入适量液体。

4. 治疗

（1）一般治疗措施，包括吸氧、抬高双下肢、加快输液等。

（2）中度到重度或迅速进展的低血压，静注适量苯肾上腺素、去甲肾上腺素、麻黄碱。

（3）对严重的心动过缓，静注阿托品。

（4）同时出现严重低血压和心动过缓，静注适量麻黄碱或多巴胺，如无反应立即静注小剂量肾上腺素。

（5）一旦发生心搏骤停立即施行心肺复苏。

（二）呼吸系统并发症

严重呼吸抑制或呼吸停止极为罕见。呼吸停止多由于全脊髓阻滞或广泛的硬膜外腔阻滞时，局麻药直接作用于延髓呼吸中枢或严重低血压导致脑干缺血以及呼吸肌麻痹所引起；硬膜外腔阻滞对呼吸的影响与运动阻滞平面和程度相关。静脉辅助应用镇痛药、镇静药可引起呼吸抑制或加重椎管内神经阻滞的呼吸抑制。椎管内神经阻滞，特别是复合静脉给予镇痛药、镇静药引起呼吸抑制未被及时发现和处理，可导致心搏骤停，预后较差。

1. 危险因素

（1）呼吸功能不全患者在应用椎管内神经阻滞时容易出现呼吸功能失代偿。

（2）高平面阻滞、高浓度局麻药或合并使用抑制呼吸的镇痛药和镇静药，可引起严重呼吸抑制。

2. 预防

（1）选择适当的局麻药（浓度、剂量及给药方式），避免阻滞平面过高。

（2）凡辅助应用镇痛药、镇静药物者，应严密监测呼吸功能，直至药物作用消失。

3. 治疗

（1）椎管内神经阻滞中应严密监测阻滞平面，早期诊断和及时治疗呼吸功能不全。

（2）发生轻度呼吸困难，但阻滞平面在颈段以下，膈肌功能尚未受累，可给予吸氧，并密切加强监测。

（3）患者出现呼吸困难伴有低氧血症、高碳酸血症，应采取面罩辅助通气，必要时建立人工气道，进行呼吸支持。

（三）全脊髓麻醉

全脊髓麻醉多由硬膜外腔阻滞剂量的局麻药误入蛛网膜下腔所引起。由于硬膜外腔阻滞的局麻药用量远高于脊麻的用药量，注药后迅速出现广泛的感觉和运动神经阻滞。表现为注药后迅速出现（一般5分钟内）意识不清、双瞳孔扩大固定、呼吸停止、肌无力、低血压、心动过缓，甚至出现室性心律失常或心搏骤停。

1. 预防

（1）正确操作，确保局麻药注入硬膜外腔：注药前回吸确认无脑脊液回流，缓慢注射及反复回吸。

（2）强调采用试验剂量，且从硬膜外导管给药，试验剂量不应超过脊麻用量，观察时间足够（不短于5分钟）。

（3）如发生硬膜穿破建议改用其他麻醉方法。如继续使用硬膜外腔阻滞，应严密监测并建议硬膜外腔少量分次给药。

2. 治疗

（1）建立人工气道和人工通气。

（2）静脉输液，使用血管活性药物维持循环稳定。

（3）如发生心搏骤停应立即施行心肺复苏。

（4）对患者进行严密监测直至神经阻滞症状消失。

（四）异常广泛的阻滞脊神经

异常广泛的阻滞脊神经是指硬膜外腔阻滞时注入常用量局麻药后，出现异常广泛的脊神经被阻滞现象。其临床特征为：延迟出现（注药后约10～15分钟）的广泛神经被阻滞，阻滞范围呈节段性，没有意识消失和瞳孔的变化，常表现为严重的呼吸循环功能不全。

1. 发生原因

（1）局麻药经误入硬膜下间隙的导管注入；

（2）患者并存的病理生理因素：如妊娠、腹部巨大肿块、老年动脉硬化、椎管狭窄等，致使潜在的硬膜外间隙容积减少。

2. 预防　椎管内神经阻滞应采用试验剂量。对于妊娠、腹部巨大肿块、老年动脉硬化、椎管狭窄等患者局麻药的用量应酌情减少。

3. 治疗　异常广泛地阻滞脊神经的处理原则同全脊髓麻醉，即严密监测并维持呼吸和循环功能稳定，直至局麻药阻滞脊神经的作用完全消退。

（五）恶心呕吐

恶心呕吐是椎管内神经阻滞常见的并发症，脊麻中恶心呕吐的发生率高达 13% ~42%。女性发生率高于男性，尤其是年轻女性。

1. 发生诱因

（1）血压骤降造成脑供血骤减，呕吐中枢兴奋；

（2）迷走神经功能亢进，胃肠蠕动增强；

（3）手术牵拉内脏。

2. 危险因素　阻滞平面超过 T_5、低血压、术前应用阿片类药物、有晕动史。

3. 治疗　一旦出现恶心呕吐，立即给予吸氧，嘱患者深呼吸，并将头转向一侧以防误吸，同时应检查是否有阻滞平面过高及血压下降，并采取相应措施，或暂停手术以减少迷走刺激，或施行内脏神经阻滞；若仍不能缓解呕吐，可考虑使用氟哌利多等药物；高平面（T_5以上）阻滞所致脑供血不足引起的恶心呕吐应用升压药和（或）阿托品有效。

（六）尿潴留

椎管内神经阻滞常引起尿潴留，需留置导尿管，延长门诊患者出院时间。尿潴留由位于腰骶水平支配膀胱的交感神经和副交感神经麻痹所致，也可因应用阿片类药物或患者不习惯卧位排尿所引起。如果膀胱功能失调持续存在，应除外马尾神经损伤的可能性。

1. 危险因素　椎管内神经阻滞采用长效局麻药（如布比卡因）、腰骶神经分布区的手术、输液过多以及应用阿片类药物等。

2. 防治

（1）对于围手术期未放置导尿管的患者，为预防尿潴留引起的膀胱扩张，尽可能使用能满足手术需要作用时间最短的局麻药，并给予最小有效剂量，同时在椎管内神经阻滞消退前，在可能的范围内控制静脉输液量。

（2）椎管内神经阻滞后应监测膀胱充盈情况。如术后 6 ~8 小时患者不能排尿或超声检查排尿后残余尿量大于 400ml，则有尿潴留发生，需放置导尿管直至椎管内神经阻滞的作用消失。

二、药物毒性相关并发症

药物毒性包括局麻药、辅助用药和药物添加剂的毒性，其中局麻药的毒性有两种形式：①全身毒性，即局麻药通过血管到达中枢神经系统和心血管系统，引起各种生理功能的紊乱；②神经毒性，即局麻药与神经组织直接接触引起的毒性反应。

（一）局麻药的全身毒性反应

局麻药的全身毒性反应主要表现为中枢神经系统和心血管系统毒性，是由于局麻药误入血管、给药量过多及作用部位的加速吸收等因素导致药物的血液浓度过高所引起。由于脊麻所使用的局麻药量相对较小，这一并发症主要见于区域阻滞。硬膜外腔阻滞的中枢神经系统毒性的发生率为 3/10 000。中枢神经系统对局麻药的毒性较心血管系统更为敏感，大多数局麻药产生心血管毒性的血药浓度较产生惊厥的浓度高 3 倍以上。但布比卡因和依替杜卡因例外，其中枢神经系统和心血管系统毒性几乎同时发生，应引起临床注意。

1. 临床表现

（1）局麻药的中枢神经系统毒性表现为初期的兴奋相和终末的抑制相，最初表现为患者不安、焦虑、感觉异常、耳鸣和口周麻木，进而出现面肌痉挛和全身抽搐，最终发展为严重的中枢神经系统抑制、昏迷和呼吸心跳停止。

（2）心血管系统初期表现为由于中枢神经系统兴奋而间接引起的心动过速和高血压，晚期则由局麻药的直接作用而引起心律失常、低血压和心肌收缩功能抑制。

2. 危险因素　小儿及老年人、心脏功能减低、肝脏疾病、妊娠、注射部位血管丰富。

3. 预防

（1）为使局麻药全身毒性反应的风险降到最低，临床医师应严格遵守临床常规；

（2）麻醉前给与苯二氮䓬类或巴比妥类药物

可以降低惊厥的发生率；

(3) 应进行严密监护以利于早期发现局麻药中毒的症状和体征；

(4) 注射局麻药前回吸、小剂量分次给药、先注入试验剂量、采用局麻药的最低有效浓度及最低有效剂量；

(5) 对于怀疑硬膜外导管误入硬膜外腔血管的患者，可采用经硬膜外导管注入含少量肾上腺素的局麻药的方法予以鉴别。传统的方法为：取含肾上腺素(5μg/ml)的2%利多卡因溶液3ml(含肾上腺素15μg)，经硬膜外导管缓慢注入，观察注药后2分钟内患者的心率和血压的变化。出现以下三项中的一项或以上时，即为阳性反应，应撤出硬膜外导管：心率升高≥15~20bmp、收缩压升高≥15mmHg、心电图T波增高≥25%或0.1mV。但对于高血压、冠心病等患者应慎用，以免出现心率、血压的剧烈波动而致意外。

4. 治疗　依据局麻药全身毒性反应的严重程度进行治疗：

(1) 轻微的反应可自行缓解或消除；

(2) 如出现惊厥，则重点是采用支持手段保证患者的安全，保持气道通畅和吸氧；

(3) 如果惊厥持续存在可静脉给予控制厥的药物：硫喷妥钠1~2mg/kg，或咪达唑仑0.05~0.1mg/kg，或丙泊酚0.5~1.5mg/kg，必要时给予琥珀酰胆碱后进行气管内插管；

(4) 如果局麻药毒性反应引起心血管抑制，低血压的处理可采用静脉输液和血管收缩药：去氧肾上腺素(0.5~5)μg/(kg·min)，或去甲肾上腺素(0.02~0.2)μg/(kg·min)静脉注射；

(5) 如果出现心力衰竭，需静脉单次注射肾上腺素1~15μg/kg；

(6) 如果发生心搏骤停，则立即进行心肺复苏。

(二) 马尾综合征

马尾综合征(cauda equino syndrome)是以脊髓圆锥水平以下神经根受损为特征的临床综合征，其表现为：不同程度的大便失禁及尿道括约肌麻痹、会阴部感觉缺失和下肢运动功能减弱。

1. 病因

(1) 局麻药鞘内的直接神经毒性；

(2) 压迫性损伤：如硬膜外腔血肿或脓肿；

(3) 操作时损伤。

2. 危险因素

(1) 影响局麻药神经毒性最重要的是在蛛网膜下腔神经周围的局麻药浓度，其主要因素为：①脊麻使用的局麻药浓度是最重要的因素；②给药剂量；③影响局麻药在蛛网膜下腔分布的因素，如重比重溶液(高渗葡萄糖)、脊麻中选择更接近尾端的间隙、注药速度缓慢(采用小孔导管)等，将导致局麻药的分布受限而增加其在尾端的积聚，加重对神经的毒性作用；

(2) 局麻药的种类，局麻药直接的神经毒性；

(3) 血管收缩剂，肾上腺素本身无脊髓损伤作用，但脊麻药中添加肾上腺素可加重鞘内应用利多卡因和2-氯普鲁卡因引起的神经损伤。

3. 预防　由于局麻药的神经毒性目前尚无有效的治疗方法，预防显得尤为重要：

(1) 连续脊麻的导管置入蛛网膜下腔的深度不宜超过4cm，以免置管向尾过深；

(2) 采用能够满足手术要求的最小局麻药剂量，严格执行脊麻局麻药最高限量的规定；

(3) 脊麻中应当选用最低有效局麻药浓度；

(4) 注入蛛网膜下腔局麻药液葡萄糖的终浓度(1.25%至8%)不得超过8%。

4. 治疗　一旦发生目前尚无有效的治疗方法，可用以下措施辅助治疗：

(1) 早期可采用大剂量激素、脱水、利尿、营养神经等药物；

(2) 后期可采用高压氧治疗、理疗、针灸、功能锻炼等；

(3) 局麻药神经毒性引起马尾综合征的患者，肠道尤其是膀胱功能失常较为明显，需要支持疗法以避免继发感染等其他并发症。

(三) 短暂神经症(transient neroloqical syndrome，TNS)

TNS的临床表现为：症状常发生于脊麻作用消失后24小时内；大多数患者表现为单侧或双侧臀部疼痛，50%~100%的患者并存背痛，少部分患者表现为放射至大腿前部或后部的感觉迟钝。疼痛的性质为锐痛或刺痛、钝痛、痉挛性痛或烧灼痛。通常活动能改善，而夜间疼痛加重，给予非甾体类抗炎药有效。至少70%的患者的疼痛程度为中度至重度，症状在6小时到4天消除，约90%可以在一周内自行缓解，疼痛超过二周者少见。体格检查和影像学检查无神经学阳性改变。

1. 病因和危险因素　目前病因尚不清楚，可能的病因或危险因素如下：

（1）局麻药特殊神经毒性，利多卡因脊麻发生率高；

（2）患者的体位影响，截石位手术发生率高于仰卧位；

（3）手术种类，如膝关节镜手术等；

（4）穿刺针损伤、坐骨神经牵拉引起的神经缺血、小口径笔尖式腰麻针造成局麻药的浓聚等。

2. 预防 尽可能采用最低有效浓度和最低有效剂量的局麻药液。

3. 治疗

（1）椎管内神经阻滞后出现背痛和腰腿痛时，应首先排除椎管内血肿或脓肿、马尾综合征等后，再开始 TNS 的治疗；

（2）最有效的治疗药物为非甾体抗炎药；

（3）对症治疗，包括热敷、下肢抬高等；

（4）如伴随有肌肉痉挛可使用环苯扎林；

（5）对非甾体抗炎药治疗无效可加用阿片类药物。

（四）肾上腺素的不良反应

局麻药中添加肾上腺素的目的为延长局麻药的作用时间、减少局麻药的吸收、强化镇痛效果，以及作为局麻药误入血管的指示剂。若无禁忌证，椎管内神经阻滞的局麻药中可添加肾上腺素（浓度不超过 5μg/ml）。不良反应包括：

（1）血流动力学效应：肾上腺素吸收入血常引起短暂的心动过速、高血压和心排血量增加。

（2）肾上腺素无直接的神经毒性，但动物实验显示局麻药中添加肾上腺素用于脊麻可增强局麻药引起的神经损伤；动物实验和临床观察显示常规添加的肾上腺素不减少脊髓的血流，但动物实验显示可明显减少外周神经的血流。

三、穿刺与置管相关并发症

（一）椎管内血肿

椎管内血肿是一种罕见但后果严重的并发症。临床表现为在 12 小时内出现严重背痛，短时间后出现肌无力及括约肌功能障碍，最后发展到完全性截瘫。如感觉阻滞平面恢复正常后又重新出现或更高的感觉阻滞平面，则应警惕椎管内血肿的发生。其诊断主要依靠临床症状、体征及影像学检查。

1. 血肿的形成因素

（1）椎管内神经阻滞穿刺针或导管对血管的损伤；

（2）椎管内肿瘤或血管畸形、椎管内“自发性”出血。大多数“自发性”出血发生于抗凝或溶栓治疗之后，尤其后者最为危险。

2. 危险因素 患者凝血功能异常或接受抗凝药物或溶栓药物治疗是发生椎管内血肿的最危险因素。

（1）患者因素：高龄，女性，并存有脊柱病变或出凝血功能异常。

（2）麻醉因素：采用较粗穿刺针或导管，穿刺或置管时损伤血管出血，连续椎管内神经阻滞导管的置入及拔除。

（3）治疗因素：围手术期抗凝或溶栓治疗。

3. 预防

（1）对有凝血障碍及接受抗凝或溶栓治疗的患者原则上尽量避免椎管内神经阻滞，但是临床上可能面临着椎管内麻醉可显著增加患者风险，但是其替代的麻醉方式—全身麻醉所带来的风险更大，所以必须由经验丰富的医师权衡利弊。这类患者经过麻醉前准备行椎管内麻醉时，应由经验丰富的麻醉医师进行操作。

（2）对凝血功能异常的患者，应根据血小板计数、凝血酶原时间（PT）、活化部分凝血活酶时间（APTT）、纤维蛋白原定量等指标对患者的凝血状态做出评估，仔细权衡施行椎管内神经阻滞的利益和风险后做出个体化的麻醉选择。

（3）有关椎管内神经阻滞血小板计数的安全低限，目前尚不明确。一般认为，在凝血因子及血小板质量正常情况下，血小板 $>100\times10^9/L$ 属于安全范围；血小板低于 $75\times10^9/L$ 椎管内血肿风险明显增大。

（4）针对接受抗凝药物或预防血栓形成药物的患者椎管内麻醉，相关学会与组织发布了诸多指南或建议，如 2010 年美国区域麻醉与疼痛医学学会（ASRA）和欧洲麻醉学会（ESA）分别发布了《接受抗栓或溶栓治疗患者的区域麻醉—美国区域麻醉与疼痛医学学会循证指南（第 3 版）》、《区域麻醉与抗栓药物：欧洲麻醉学会的建议》；2013 年大不列颠和爱尔兰麻醉医师学会（AAGBI）、产科麻醉医师学会（OAA）和英国区域麻醉学会（RAUK）联合发布了《凝血功能异常患者区域麻醉风险评估指南》。综合上述指南或建议，接受抗凝药物或溶栓药物患者椎管内麻醉/镇痛的建议见表 53-2。

表 53-2 接受抗凝药物或溶栓药物患者椎管内麻醉/镇痛管理的建议*

华法林	长期服用华法林抗凝的患者在椎管内麻醉/镇痛及评估 INR 前 4～5d 停药。椎管内穿刺(置管)或拔除硬膜外导管时 INR 应≤1.4 近年来,为缩短术前准备时间,较多采用"华法林快速停药法"。术前华法林停药仅 1～2d,静注 Vit K1(2.5～10)mg/d,并监测 INR。但须保证椎管内穿刺(置管)或拔除硬膜外导管时 INR 应≤1.4
抗血小板药物	阿司匹林或 NSAIDs 无禁忌。噻吩吡啶类衍生物(氯吡格雷和噻氯匹定)应在椎管内穿刺(置管)前分别停药 7d 和 14d,拔管后 6h 才可接受用药。血小板糖蛋白Ⅱb/Ⅲa 受体拮抗剂操作前应停用,以确保血小板功能的恢复(替罗非班、依替巴肽停用 8h,阿昔单抗停用 48h),拔管后 6h 才可接受用药
溶栓剂/纤维蛋白溶解剂	没有数据显示椎管内麻醉/镇痛前或拔管前/后应何时停用或使用这类药物。建议实施椎管内麻醉/镇痛前或拔管前/后 10d 禁用这类药物
低分子肝素	最后一次使用预防血栓剂量的 LMWH 后至少 10～12h,才可行椎管内穿刺(置管)或拔除硬膜外导管,且阻滞或拔管后 4h 才可给予 LMWH;而对于使用治疗剂量的 LMWH,停用至少 24h,才可行椎管内穿刺(置管)或拔除硬膜外导管,且阻滞或拔管后 4h 才可给予 LMWH。严格避免额外使用其他的影响凝血功能的药物,包括酮咯酸
皮下注射预防剂量普通肝素	预防剂量普通肝素在最后一次用药后 4～6h 或 APTTR 正常,才可行椎管内穿刺(置管)或拔除硬膜外导管,且阻滞或拔管后 1h 才可给予普通肝素
治疗剂量普通肝素	静脉注射治疗剂量普通肝素在最后一次用药后 4～6h 或 APTTR 正常,才可行椎管内穿刺(置管)或拔除硬膜外导管,且阻滞或拔管后 4h 才可给予普通肝素。皮下注射治疗剂量普通肝素在最后一次用药后 8～12h 或 APTTR 正常,才可行椎管内穿刺(置管)或拔除硬膜外导管,且阻滞或拔管后 4h 才可给予普通肝素。应监测神经功能,并且应当谨慎联合服用抗血小板药物
达比加群	根据用量,在椎管内麻醉/镇痛前应停药 48～96h;在穿刺置管 24h 后及导管拔除 6h 方可使用

4. 诊断及治疗

(1) 新发生的或持续进展的背痛、感觉或运动缺失、大小便失禁。

(2) 尽可能快速地进行影像学检查,最好为核磁共振成像(MRI),同时尽可能快速地请神经外科医师会诊以决定是否需要行急诊椎板切除减压术。

(3) 椎管内血肿治疗的关键在于及时发现和迅速果断处理,避免发生脊髓不可逆性损害,脊髓压迫超过 8h 则预后不佳。

(4) 如有凝血功能障碍或应用抗凝药,可考虑有针对性地补充血小板和(或)凝血因子。

(二) 出血

在行椎管内神经阻滞穿刺过程中,可因穿刺针或置管刺破硬脊膜外腔血管,见血液经穿刺针内腔或导管溢出,其发生率约为 2%～6%。对于凝血功能正常的患者,此情况极少导致严重后果(如硬膜外血肿),但对于穿刺置管后出血不止并且有凝血功能异常或应用抗凝治疗的患者,则是硬膜外血肿的危险因素。

处理:①是否取消该次手术,应与外科医师沟通,权衡利弊,根据患者具体情况作出决定;②如仍行椎管内神经阻滞,鉴于原穿刺间隙的出血,难以判断穿刺针尖所达部位是否正确,建议改换间隙重新穿刺;③麻醉后应密切观察有无硬膜外血肿相关症状和体征。

(三) 感染

椎管内神经阻滞的感染并发症包括穿刺部位的浅表感染和深部组织的严重感染。前者表现为局部组织红肿或脓肿,常伴有全身发热。后者包括蛛网膜炎、脑膜炎和硬膜外脓肿。细菌性脑膜炎多表现为发热、脑膜刺激症状、严重的头痛和不同程度的意识障碍,潜伏期约为 40 小时。其确诊依靠腰穿脑脊液化验结果和影像学检查。

1. 危险因素

(1) 潜在的脓毒症、菌血症、糖尿病。

(2) 穿刺部位的局部感染和长时间导管留置。

(3) 激素治疗、免疫抑制状态(如艾滋病、癌症化疗、器官移植、慢性消耗状态、慢性酒精中毒、静脉药物滥用等)。

2. 预防

(1) 麻醉的整个过程应严格遵循无菌操作程序,建议使用一次性椎管内神经阻滞材料。

(2) 理论上任何可能发生菌血症的患者都有发生椎管内感染的风险,是否施行椎管内神经阻滞取决于对每个患者个体化的利弊分析。

(3) 除特殊情况,对未经治疗的全身性感染患者不建议采用椎管内神经阻滞。

(4) 对于有全身性感染的患者,如已经过用适当的抗生素治疗，且表现出治疗效果(如发热减轻)，可以施行脊麻，但对这类患者是否可留置硬膜外腔导管或鞘内导管仍存在争议。

(5) 对在椎管穿刺后可能存在轻微短暂菌血症风险的患者(如泌尿外科手术等)，可施行脊麻。

(6) 硬膜外腔注射类固醇激素以及并存潜在的可引起免疫抑制的疾病，理论上会增加感染的风险，但 HIV 感染者并不作为椎管内神经阻滞的禁忌。

3. 治疗

(1) 中枢神经系统感染早期诊断和治疗是至关重要的，即使是数小时的延误也将明显影响神经功能的预后。

(2) 浅表感染经过治疗很少引起神经功能障碍，其治疗需行外科引流和静脉应用抗生素。

(3) 硬膜外腔脓肿伴有脊髓压迫症状，需早期外科处理以获得满意的预后。

(四) 硬脊膜穿破后头痛(postdural puncture headache，PDPHA)

硬脊膜穿破后头痛是脊麻后常见的并发症，其发生率在3% ~30%；其也是硬膜外阻滞常见的意外和并发症，发生率约为1.5%。一般认为硬膜穿破后头痛是由于脑脊液通过硬膜穿刺孔不断漏入硬膜外腔，使脑脊液压力降低所致。

1. 临床表现

(1) 症状延迟出现，最早1日、最晚7日，一般为12 ~48小时。70%患者在7日后症状缓解，90%在6个月内症状完全缓解或恢复正常。

(2) 头痛特点为体位性，即在坐起或站立15分钟内头痛加重，平卧后30分钟内头痛逐渐缓解或消失；症状严重者平卧时亦感到头痛，转动头颈部时疼痛加剧。

(3) 头痛为双侧性，通常发生在额部和枕部或两者兼有，极少累及颞部。

(4) 可能伴随有其他症状：前庭症状(恶心、呕吐、头晕)、耳蜗症状(听觉丧失、耳鸣)、视觉症状(畏光、闪光暗点、复视、调节困难)、骨骼肌症状(颈部强直、肩痛)。

2. 危险因素

(1) 患者因素：最重要的是年龄，其中年轻人发病率高。其他因素有：女性、妊娠、慢性双侧性张力性头痛病史、既往有硬脊膜穿破后头痛病史、既往有意外穿破硬脊膜病史，有研究表明低体重指数的年轻女性发生硬脊膜穿破后头痛的风险最大。

(2) 操作因素：脊麻时细针发病率低、锥形针尖较切割型针尖发病率低；穿刺针斜口与脊柱长轴方向平行发病率低、穿刺次数增加时发病率高。然而硬膜外穿刺的 Tuohey 针斜口平行或垂直，其硬膜穿刺后脑脊液泄漏几乎相同。

3. 预防

(1) 采用脊-硬联合阻滞技术时建议选用25 ~27G非切割型蛛网膜下腔穿刺针。

(2) 如使用切割型蛛网膜下腔穿刺针进行脊麻，则穿刺针斜口应与脊柱长轴平行方向进针。

(3) 在硬膜外腔阻力消失试验中，不应使用空气。使用不可压缩介质(通常是生理盐水)较使用空气意外穿破硬脊膜的发生率低。

(4) 在硬膜外腔穿刺意外穿破硬脊膜后，蛛网膜下腔留置导管24小时以上可明显降低硬脊膜穿破后头痛的发生率。

(5) 麻醉后延长卧床时间和积极补液并不能降低硬脊膜穿破后头痛的发生率。

4. 治疗　减少脑脊液渗漏，恢复正常脑脊液压力为治疗重点。

(1) 硬脊膜穿破后发生轻度到中度头痛的患者，应卧床休息、注意补液和口服镇痛药治疗，有些患者毋需特殊处理，头痛能自行缓解。

(2) 硬脊膜穿破后发生中度到重度头痛等待自行缓解的病例，可给予药物治疗。常用咖啡因250mg静脉注射或300mg口服，需反复给药。口服醋氮酰胺(Diamox)250mg，每日3次，连续3日。

(3) 硬膜外腔充填法：是治疗硬脊膜穿破后头痛最有效的方法，适用于症状严重且难以缓解的病例。方法：患者取侧卧位，穿刺点选择在硬膜穿破的节段或下一个节段。穿刺针到达硬膜外腔后，将拟充填液体以1ml/3s的速度缓慢注入硬膜外腔。注入充填液体时，患者述说腰背部发胀，两耳突然听觉灵敏和突然眼前一亮，均为颅内压恢复过程正常反应。拔针后可扶患者坐起并摇头，确认头痛症状消失，使患者建立进一步治疗的信心。充填液体的选择：①无菌自体血10 ~20ml。应用该方法的最佳时间可能在硬膜穿破24小时后。该方法能获得立即恢复颅内压和解除头痛的效果，与注入中分子量人工胶体的效果相同，但有引起注射部位硬脊膜外腔粘连之虑。自体血充填不建议预防性应用；禁用于凝血疾病和有菌血症风险的发热患者；目前尚无证据证明禁用于艾滋病患者；②6%中分子量右旋糖酐溶液15 ~20ml。与注入无菌自体血的效果相同，人工胶体在硬膜外腔吸收缓慢，作用维持时间较长；③由粗针（如硬膜外腔穿刺针）引起的硬脊膜穿破后的头痛症状多较严重，持续时间长，往往需要进行多次硬膜外腔充填后症状方能逐渐缓解。值得注意的是，硬膜外腔血片充填有可能导致腰腿痛，但通常不需要干预即可自行好转。

（4）在综合治疗时可以配合针刺印堂、太阳、头维、丝足空及合谷穴治疗。

（五）神经机械性损伤

神经损伤的发生率，脊麻为3.5/10 000～8.3/10 000，硬膜外腔阻滞为0.4/10 000～3.6/10 000。

1. 病因

（1）穿刺针或导管的直接机械损伤：包括脊髓损伤、脊髓神经损伤、脊髓血管损伤。

（2）间接机械损伤：包括硬膜内占位损伤（如阿片类药物长期持续鞘内注射引起的鞘内肉芽肿）和硬膜外腔占位性损伤（如硬膜外腔血肿、硬膜外腔脓肿、硬膜外腔脂肪过多症、硬膜外腔肿瘤、椎管狭窄）。

2. 临床表现及诊断　对于椎管内神经阻滞后发生的神经损伤，迅速的诊断和治疗是至关重要的。

（1）穿刺时的感觉异常和注射局麻药时出现疼痛提示神经损伤的可能。

（2）临床上出现超出预期时间和范围的运动阻滞、运动或感觉阻滞的再现，应立即怀疑是否有神经损伤的发生。

（3）进展性的神经症状，如伴有背痛或发热，则高度可疑硬膜外腔血肿或脓肿，应尽快行影像学检查以明确诊断。

（4）值得注意的是产科患者椎管内神经阻滞后神经损伤的病因比较复杂，并不是所有发生于椎管内神经阻滞后的神经并发症都与椎管内神经阻滞有关，还可能由妊娠和分娩所引起，应加以鉴别诊断。

（5）影像学检查有利于判定神经损伤发生的位置，肌电图检查有利于神经损伤的定位。由于去神经电位出现于神经损伤后两周，如果在麻醉后不久便检出该电位则说明麻醉前就并存有神经损伤。

3. 危险因素　尽管大多数的神经机械性损伤是无法预测的，但仍有一些可以避免的危险因素：

（1）肥胖患者，需准确定位椎间隙。

（2）长期鞘内应用阿片类药物治疗的患者，有发生鞘内肉芽肿风险。

（3）伴后背痛的癌症患者，90%以上有脊椎转移。

（4）全身麻醉或深度镇静下穿刺。

4. 预防　神经损伤多无法预知，故不可能完全避免。如下方法可能会减少其风险：

（1）对凝血异常的患者避免应用椎管内神经阻滞。

（2）严格的无菌操作、仔细地确定椎间隙、细心地实施操作。

（3）在实施操作时保持患者清醒或轻度镇静。

（4）对已知合并有硬膜外肿瘤、椎管狭窄或下肢神经病变的患者应避免应用椎管内神经阻滞。

（5）穿刺或置管时如伴有明显的疼痛，应立即撤回穿刺针或拔出导管。此时应放弃椎管内神经阻滞，改行其他麻醉方法。

5. 治疗　出现神经机械性损伤应立即静脉给予大剂量的类固醇激素（氢化可的松300mg/d，连续3天），严重损伤者可立即静脉给予甲基强的松龙30mg/kg，45分钟后静注5.4mg/（kg·h）至24小时，同时给予神经营养药物。有神经占位性损伤应立即请神经外科会诊。

（六）脊髓缺血性损伤和脊髓前动脉综合征

脊髓的血供有限，脊髓动脉是终末动脉，但椎管内神经阻滞引起脊髓缺血性损伤极为罕见。脊髓前动脉综合征是脊髓前动脉血供受损引起，典型的表现为老年患者突发下肢无力伴有分离性感觉障碍（痛温觉缺失而本体感觉尚存）和膀胱直肠功能障碍。

1. 产生脊髓缺血性损伤的原因

（1）直接损伤血管或误注药物阻塞血管可造成脊髓缺血性疾病。

（2）患者原有疾病致脊髓血供减少，如脊髓动静脉畸形，椎管内占位性病变的压迫或动脉粥样硬化和糖尿病。

（3）外科手术时钳夹或牵拉胸、腹主动脉致脊髓无灌注或血供不足。

（4）椎管内血肿或脓肿压迫血管引起脊髓血供不足或无灌注。

（5）局麻药液内应用强效缩血管药或肾上腺素的浓度高、剂量大，致动脉长时间显著收缩影响脊髓血供。

2. 防治　重视预防，椎管内神经阻滞时应注意

（1）测试穿刺针或导管是否在硬膜外腔时建议使用生理盐水。

（2）椎管内避免使用去氧肾上腺素等作用强

的缩血管药,应用肾上腺素的浓度不超过(5μg/ml)。

(3) 控制局麻药液容量避免一次注入过大容量药液。

(4) 术中尽可能维护血流动力学稳定,避免长时间低血压。

(5) 对发生椎管内血肿和脓肿病例应尽早施行减压术。

(6) 已诊断明确的脊髓前动脉综合征病例主要是对症支持治疗。

(七) 导管折断或打结

导管折断或打结是连续硬膜外腔阻滞的并发症之一。其发生的原因有:导管被穿刺针切断、导管质量较差、导管拔出困难以及导管置入过深。

1. 预防

(1) 导管尖端越过穿刺针斜面后,如需拔出时应连同穿刺针一并拔出。

(2) 硬膜外腔导管留置长度 2 ~ 4cm 为宜,不宜过长,以免打结。

(3) 采用一次性质地良好的导管。

2. 处理

(1) 如遇导管拔出困难,应使患者处于穿刺相同的体位,不要强行拔出。

(2) 椎肌群强直者可用热敷或在导管周围注射局麻药。

(3) 可采用钢丝管芯作支撑拔管。

(4) 导管留置3天以便导管周围形成管道有利于导管拔出。

(5) 硬膜外腔导管具有较高的张力,有时可以轻柔地持续牵拉使导管结逐渐变小,以便能使导管完整拔出。

(6) 如果导管断端位于硬膜外腔或深部组织内,手术方法取出导管经常失败,且残留导管一般不会引起并发症,所以不必进行椎板切除术以寻找导管,应密切观察。

(八) 其他

药物毒性相关性粘连性蛛网膜炎通常由误注药物入硬膜外腔所致。临床症状逐渐出现,先有疼痛及感觉异常,以后逐渐加重,进而感觉丧失。运动功能改变从无力开始,最后发展到完全性弛缓性瘫痪。

(张诗海 姚尚龙)

参考文献

1. 杭燕南. 实用麻醉手册. 上海:上海世界图书出版社,2011.
2. 庄心良,曾因明,陈伯銮. 现代麻醉学. 第 3 版. 北京:人民卫生出版社,2003.
3. 邓小明,曾因明 译. 米勒麻醉学. 第 7 版. 北京:北京大学医学出版社,2011.
4. Rogers MC, Tinker JH, Longnecker DE (eds). Principle and Practice of Anesthesiology. St. Louis: Mosby Year Book Inc, 1992.
5. Miller RD. Anesthesia. 5th ed. New York: Churchill Livingstone, 2000.
6. Aitkenhead AR, Smith G. Textbook of Anesthsia. 3rd ed. New York: Churchill-Livingstone, 1996.
7. Rosenblatt MA, Abel M, Fischer GW, et al. Successful use of a 20% lipid mulsion to resuscitate a patient after a presumed bupivacaine-related cardiac arrest. Anesthesiology, 2006, 105(1):217.
8. Weinberg GL, VadeBoncouer T, Ramaraju GA, et al. Pretreatment or resuscitation with a lipid infusion shifts the dose response to bupivacaine-induced asystole in rats. Anesthesiology, 1998, 88(4):1071.
9. Mizutani K, Oda Y, Sato H. Successful treatment of ropivacaine-induced central nervous system toxicity by use of lipid emulsion: effect on total and unbound plasma fractions. J Anesth, 2011, 25(3):442-445.

第54章 神经外科手术麻醉

第1节 神经外科麻醉基础

一、神经系统解剖学

中枢神经系统可分为五部分：脊髓、大脑、间脑、脑干和小脑（图54-1）。临床上将颅腔分为幕上和幕下两部分。幕上空间内有大脑半球和间脑，幕下空间内有脑干和小脑。

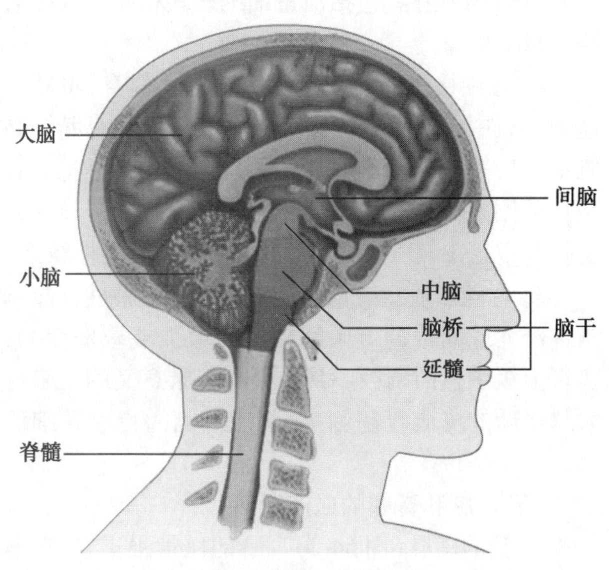

图54-1 脑的解剖结构

（一）幕上空间

1. 大脑半球 大脑半球表层的灰质称大脑皮质，深部的白质又称髓质，蕴藏在白质深部的灰质核团为基底核。大脑半球内的腔隙为侧脑室。大脑半球表面有隆起的脑回和深陷的脑沟。每侧半球可分为额叶、颞叶、顶叶和枕叶。

大脑皮质是高级神经活动的物质基础。机体的各种功能活动在大脑皮质的特定部位具有定位关系，形成功能区。开颅手术时通常选择避开这些功能区的入路。功能区包括运动区、感觉区、语言中枢（Broca区和Wernicke区）、视觉区和听觉区等。运动区和感觉区分跨中央沟两侧，与对侧躯体运动和双侧躯体感觉（以对侧为主）有关。视觉区主要位于枕叶内侧面距状沟两侧。听觉区位于颞横回。

几乎所有右利手者的语言中枢在左半球。在左利手者中，语言中枢仍在左半球的占80%，而双侧均有或位于右半球的分别占15%和5%。Wernicke区位于颞上回后部的听觉皮层后方，损伤后可致感觉性失语。Broca区位于额下回后部，对语言的组成至关重要，损伤后可致运动性失语。

2. 间脑 间脑位于中脑上方，主要包括丘脑和下丘脑。丘脑是“信息中转站”，除嗅觉外的所有感觉信息均经过丘脑传导，与大脑皮质和小脑有着广泛的相互联系。丘脑在控制运动、觉醒以及感觉信息的处理方面有重要作用。损伤后可出现昏迷、震颤及其他运动障碍，并可有疼痛综合征等感觉异常。

下丘脑位于丘脑下方，通过漏斗与垂体相连。垂体位于视交叉的后下方，故垂体肿瘤可压迫视交叉，导致视力障碍（如双颞偏盲）。下丘脑可调节垂体激素的分泌，影响自主神经运动及内脏功能，分泌抗利尿激素，对维持机体内环境的稳定至关重要。下丘脑还可调节体温、食欲和觉醒功能。

（二）幕下空间

1. 脑干 脑干位于后颅窝的前部，自下而上由延髓、脑桥和中脑三部分组成，是脑部所有重要神经传导束的共同通道，也称为生命中枢。脑干表面附有第Ⅲ～Ⅻ对脑神经根。

维持意识是脑干最具临床意义的功能。以脑干为中心的一整套核团相互联系构成调控意识水平的脑干网状结构。脑干重度损伤致使网状激活系统受损时，患者可出现昏迷。

呼吸中枢位于延髓和脑桥，参与控制呼吸节律，处理来自中枢和外周化学感受器以及肺部感受器所传递的信息。延髓局部损伤或水肿可引起窒息，足以致命。

当患者的面部与躯体出现的障碍不一致时（如右面瘫伴左侧肢体瘫痪），应高度怀疑脑干损伤。患者昏迷时，可借助神经反射来粗略评估脑干的功能。瞳孔对光反射（视神经、动眼神经）反映中脑功能。角膜反射（三叉神经、面神经）反映脑桥功能。吞咽反射（舌咽神经、迷走神经）反映延髓功能。呕吐反射通路经过延髓，是网状结构中某些神经元受刺激后，冲动下行到低位运动神经元，引起膈肌和腹肌收缩。

2. 小脑　小脑位于后颅窝，被小脑幕覆盖，借三对小脑脚与延髓和脑桥相连。小脑幕是位于小脑上方的横向硬脑膜，将其与大脑半球的枕叶分隔开。

近枕骨大孔上方为小脑扁桃体。当颅脑外伤或颅内肿瘤等导致颅内高压时，小脑扁桃体可嵌入枕骨大孔，形成小脑扁桃体疝，压迫脑干，导致呼吸循环功能障碍，危及生命。

小脑是重要的运动调节中枢，其功能主要是维持身体平衡，调节肌张力、协调随意运动和管理编程运动。这种功能也是单侧性的，但并非是交叉性支配，即右侧司理右侧，左侧司理左侧。

原小脑接受来自前庭核的纤维传入，调控眼球的运动。旧小脑包括小脑体的蚓部和中间部，处理来自脊髓小脑束的本体感觉传入，通过投射到新皮质来控制躯体轴向定位。新小脑主要位于小脑的外侧部，接受新皮质经小脑中脚发来的纤维，传出纤维经丘脑反射回皮质。

小脑损伤时有特异的临床表现。旧小脑（内侧）损伤时典型表现为平衡失调、站立不稳、蹒跚步态和眼球震颤；新小脑（小脑半球）损伤时则为患侧肢体共济失调、指鼻试验阳性、辨距不良、不能作轮替动作和意向性震颤。

（三）脑神经

共有12对脑神经出入脑，分别为嗅神经（Ⅰ），视神经（Ⅱ），动眼神经（Ⅲ），滑车神经（Ⅳ），三叉神经（Ⅴ），外展神经（Ⅵ），面神经（Ⅶ），听神经（Ⅷ），舌咽神经（Ⅸ），迷走神经（Ⅹ），副神经（Ⅺ），舌下神经（Ⅻ）。第Ⅰ，Ⅱ，Ⅷ为纯感觉神经；第Ⅲ，Ⅳ，Ⅵ，Ⅺ，Ⅻ为纯运动神经；第Ⅴ，Ⅶ，Ⅸ，Ⅹ为混合神经，包括感觉，运动和自主神经纤维。

（四）脊髓

脊髓位于椎管内，与31对脊神经相连，故脊髓分为31个节段：即8个颈节（C）、12个胸节（T）、5个腰节（L），5个骶节（S）和1个尾节（Co）。

脊髓有两个梭形的膨大，即颈膨大（C_4～T_1）和腰骶膨大（L_1～S_3）。这两个膨大的形成是因为内部的神经元数量相对较多，与四肢的发达有关。脊髓末端变细，称为脊髓圆锥，向下延为终丝，终丝止于尾骨的背面。由于脊髓比脊柱短，腰、骶、尾部的脊神经前后根要在椎管内下行一段距离，才能到达各自相应的椎间孔，这些在脊髓圆锥以下下行的脊神经根称马尾。

在脊髓的横切面上，可见中央有一细小的中央管，围绕中央管周围是“H”形的灰质，灰质外面是白质。

脊髓主要有3种功能：

1. 脊髓灰质中有调控运动功能（除面部、舌和口腔）的神经通路，包括前角细胞核和相应的调控通路（反射弧）。

2. 脊髓接受外周神经的感觉传入信息，将其传递到上级中枢。上行传导束为脊髓后索和脊髓丘脑侧束。后索传导精细触觉、振动觉和本体感觉。脊髓丘脑侧束传导对侧痛觉和温度觉。痛觉传导纤维上行或下行1～3个节段后才在脊髓中更换神经元。

3. 脊髓白质中有大量下行传导束，通过直接刺激神经元或间接调节中间神经元增强或减弱信号，实现上级中枢的调控。其中最有临床意义的是来自大脑半球的皮质脊髓侧束，调节对侧的自主精细活动。

（五）脑和脊髓的血液循环

1. 脑的动脉（图54-2）　脑的血供很丰富，在静息状态下，占全身体重仅2%的脑，需要20%的全身血供。

脑的动脉来源于颈内动脉（internal carotid artery，ICA）和椎动脉。大脑半球的前2/3和部分间脑由ICA供应，大脑半球后1/3及部分间脑、脑干和小脑由椎动脉供应，因此将脑的动脉归纳为颈内动脉系和椎-基底动脉系。此两系动脉的分支为皮质支和中央支，前者营养大脑皮质及其深面的髓质，后者供

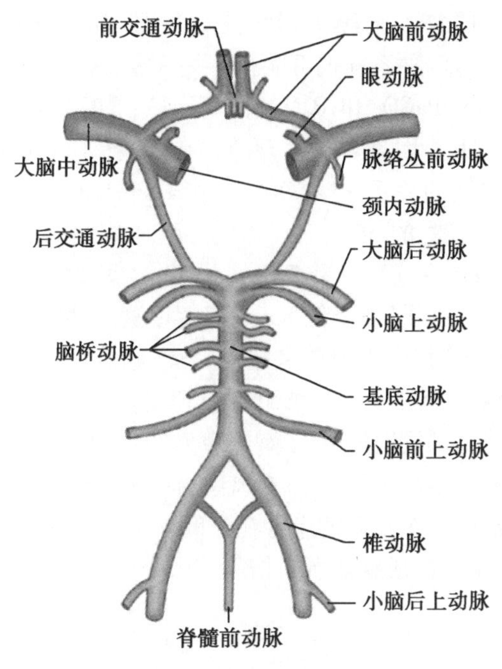

图 54-2　脑的动脉

应基底核、内囊及间脑等。

在甲状软骨水平，颈总动脉分为 ICA 和颈外动脉（external carotid artery，ECA）。ICA 在颈动脉鞘内上行，起始处为梭形扩张的颈动脉窦，窦壁上有压力感受器，可感受动脉血压。颈动脉化学感受器是位于血管分支处的豌豆样结构，低氧血症和代谢性酸中毒时被激活。

ICA 的主要分支有：大脑前动脉（anterior cerebral artery，ACA）、大脑中动脉（middle cerebral artery，MCA）、后交通动脉和脉络丛前动脉。ACA 供应额叶底面和新纹状体内侧。MCA 是 ICA 的最大分支，可视为 ICA 的直接延续，营养大脑半球上外侧面的大部分和岛叶，包括躯体运动中枢、躯体感觉中枢和语言中枢。MCA 发出一些细小的中央支，即豆纹动脉，是供给纹状体外侧的唯一动脉。

椎动脉起自锁骨下动脉，在脑桥与延髓交界处汇合成一条基底动脉，供应脑桥、中脑和小脑。基底动脉沿脑桥腹侧上行，至脑桥上缘分为左、右大脑后动脉（posterior cerebral artery，PCA）两大终支，后分出包括后交通动脉在内的几条细小分支。

大脑动脉环（Willis 环）由两侧大脑前动脉起始段、两侧颈内动脉末端、两侧大脑后动脉起始段借前、后交通动脉连通而共同组成。位于脑底下方，蝶鞍上方，环绕视交叉、灰结节及乳头体周围。此环使颈内动脉系与椎-基底动脉系相互交通，在正常情况下大脑动脉环两侧的血液不相混合，而是作为一种潜在的代偿装置。当此环的某一处发育不良或被阻断时，可在一定程度上通过此环使血液重新分配和代偿，以维持脑的血供。据统计，国人约有 48% 的大脑动脉环发育不全或异常，不正常的动脉环易出现动脉瘤。前交通动脉和大脑前动脉的连接处是动脉瘤的好发部位。

2. 脑的静脉　脑的静脉壁薄而无瓣膜，不与动脉伴行。脑的静脉分为深（内），浅（外）两组，两组之间相互吻合，最后汇入静脉窦，经颈内静脉（internal jugular vein，IJV）回流入心脏。

静脉窦是位于硬膜皱褶内的内皮化通路，与静脉内皮表面相延续。静脉窦内无瓣膜，壁上也无肌肉组织。静脉窦引流入 IJV，后者在颈静脉裂孔处与乙状窦连接。IJV 顶端有一膨大，即颈静脉球。在此水平回流入 IJV 的颅外组织静脉血量极少。测定颈静脉球氧饱和度（oxygen saturation of internal jugular vein，$SjvO_2$）有助于评价脑的氧饱和度。当前的证据提示，IJV 内血液 70% 来自同侧脑组织，3% 来自颅外组织，其余来自对侧半球。

3. 脊髓的血供　供应脊髓的动脉包括脊髓前动脉、脊髓后动脉及根动脉。

脊髓前动脉起源于双侧椎动脉的颅内部分，在延髓腹侧合并为一支，供应脊髓全长前 2/3 的灌注。脊髓后动脉左右各一条，起源于同侧椎动脉的颅内部分，供应脊髓的后 1/3。根动脉起源于椎动脉、主动脉、肋间动脉和腰动脉。每个根动脉分成前根动脉与后根动脉，与脊髓前、后动脉构成脊髓的冠状动脉环。脊髓动脉灌注压是临床上一项重要的指标，当俯卧位静脉压升高时尤其应给予关注。

二、神经系统生理学

（一）脑血流及其调控

1. 脑血流（cerebral blood flow，CBF）　成人脑的重量只占体重的 2%，但是由于代谢旺盛（占基础耗氧量的 20%，基础耗糖量的 25%），需要足够的 CBF 进行灌注。静息状态下，CBF 约占心排血量的 15%。在脑的不同部位，CBF 分布并不均匀，变化范围在 10～300mL/(100g · min)之间。灰质和白质的 CBF 平均值分别为 80mL/(100g · min) 和 25mL/(100g · min)。

2. CBF 的调节

（1）流量-代谢耦联：脑代谢是调节 CBF 的主

要因素,并且调控的潜伏期较短(约1s)。因此,许多影响脑代谢的因素同时对CBF也有作用。如应激、觉醒、伤害性刺激以及发热,都能提高脑代谢率与CBF;而镇静安眠药和低温均能降低脑代谢率和CBF。

流量-代谢耦联的具体机制尚不完全清楚,可能与代谢产物引起局部的微血管扩张有关,如小动脉周围的细胞外液中钾离子、氢离子、一氧化氮、钙离子、腺苷、血栓素和前列腺素等,这些物质都会影响局部CBF。

(2)脑血管自动调节(图54-3):正常情况下,动脉血压在一定范围内波动时,CBF保持基本恒定,这种调节机制称为脑血管的自动调节功能。

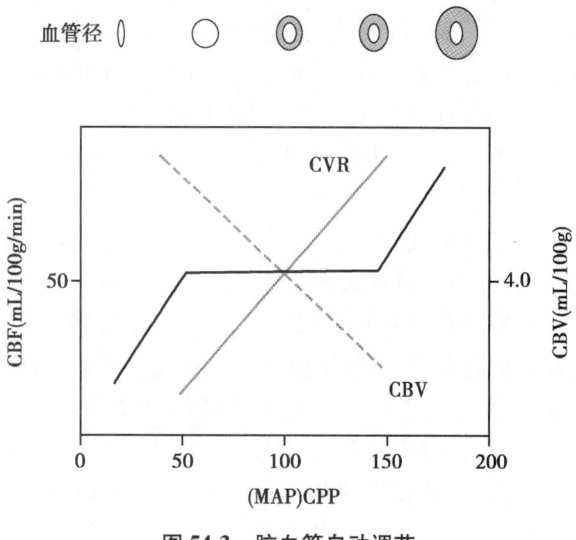

图54-3 脑血管自动调节

脑灌注压(cerebral perfusion pressure,CPP)是平均动脉压(mean arterial pressure,MAP)与颅内压(intracranial pressure,ICP)的差值。当CPP变化时,脑血管阻力相应调整,以保持稳定的CBF。这个CPP波动的范围在50~150mmHg。CPP过低会发生脑缺血,CPP过高可能破坏血脑屏障引起脑水肿。慢性高血压和交感神经张力较高的患者,自动调节的阈值下限比血压正常者高,因此在其血压高于正常血压下限时,仍可能发生脑缺血。缺氧、贫血、高碳酸血症、创伤以及某些麻醉药物均可能损伤自动调节机制。

目前,对调节机制尚不明确,可能与肌源性、神经源性及代谢性因素综合有关。CPP突然改变后需要30~180秒调节CBF。由此可见,脑血管床对CBF的调节分两部分:远端的小血管对组织代谢需求的突然改变可以迅速做出反应(流量-代谢耦联),而近端的较大血管在CPP波动范围内确保充足的供血。这两种系统很可能相互关联。

(3) $PaCO_2$和PaO_2(图54-4):$PaCO_2$是影响CBF的重要因素。在生理范围内,CBF与$PaCO_2$呈近似线性的关系。$PaCO_2$每变化1mmHg时,CBF约变化基础值的3%。而CBF与脑血容量(cerebral blood volume,CBV)呈正相关,因此过度通气可在短时间内松弛大脑,降低ICP。但过度通气持续6~18小时以上时,由于碳酸氢盐的转运,脑脊液的pH值逐渐恢复至正常,该作用也就随之消失。由于在CBF降低的同时不伴有脑代谢率的变化,因此在理论上有发生脑缺血损伤的风险,应该引起关注。临床上对脑组织正常的患者在全麻下实施适度的过度通气,不会造成脑缺血损伤。

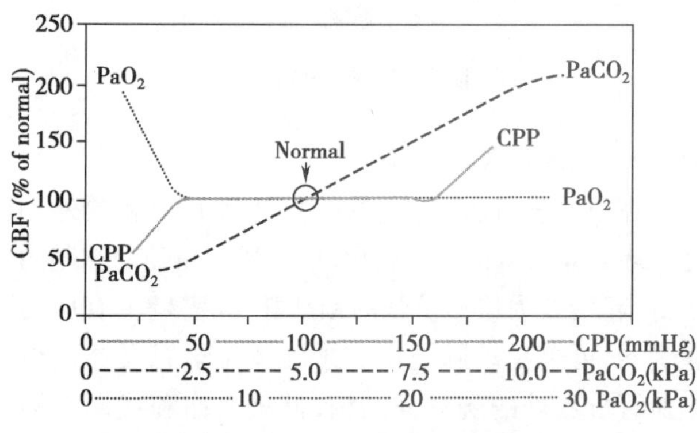

图54-4 气体分压对脑血流的影响

脑血管对CO_2的反应性和自动调节的理论机制虽然不同,但是两种调节机制之间可以互相影响。当血压很低时,脑血管对CO_2的反应性降低;当高碳酸血症时,因脑血管扩张,其自动调节的能力也丧失。

与$PaCO_2$相比,PaO_2对CBF几乎无影响,PaO_2极低时除外,当$PaO_2<50$mmHg时,CBF开始大幅增加,这可能是多种因素发挥作用,包括神经源性,末梢化学感受器以及低氧对血管的直接作用。

(4)其他因素:血细胞比容会改变血液黏度而影响CBF,贫血时CBF增加。神经源性因素包括肾上腺素能、胆碱能和儿茶酚胺能等系统也会影响CBF,主要作用于较大血管。低温能降低神经元代谢,从而减少CBF。而高温则有相反作用。

3. 麻醉药物对CBF的影响 不同麻醉药物对CBF、脑血管对CO_2的反应性以及自动调节功能的影响不尽相同。吸入麻醉药会引起剂量依赖性的脑血管扩张,但脑代谢率并不随着血管扩张而同比增加,即流量-代谢失耦联。另一方面,吸入麻醉药还可通过降低脑代谢率而收缩脑血管,这削弱了其对脑血管的直接扩张作用。因此,当吸入麻醉药的浓度较低时,CBF 保持不变或略有增加。当吸入浓度较高时,脑血管扩张作用占优势,表现为 CBF 增加。硫喷妥钠和丙泊酚等静脉麻醉药能收缩脑血管、降低脑代谢率。而氯胺酮增加 CBF 和脑代谢率。CBF 对 CO_2 的反应性是很强的调节机制,在各种麻醉药物作用下均能得到较好的保存。而脑血管的自动调节机制仅在丙泊酚静脉麻醉时能得到很好的保留,在吸入麻醉时以剂量依赖的方式逐渐减弱。

(二)脑代谢

尽管脑重量仅占体重的 2%,但是在静息状况下,脑的氧摄取量占全身氧供的 20%,葡萄糖摄取量占全身用量的 25%。脑代谢主要分为两部分,约 60% 用于跨膜电位及离子浓度梯度的维持,其余 40% 的能量用于维持细胞内环境稳定,包括维护细胞膜的功能,神经递质的合成、运送和再吸收等。

脑是机体消耗葡萄糖的主要场所,脑功能的维持几乎完全依赖于葡萄糖的有氧代谢。但实际上,脑组织的糖原贮备极少,难以满足其代谢需要,以正常的三磷酸腺苷(adenosine triphosphate,ATP)产生的速率来推算,脑组织贮备的糖原在 3min 内便会耗竭。在安静状态下,脑组织摄取血液中 10% 的葡萄糖以满足其代谢需求。当 CBF 减少时,葡萄糖的摄取率会代偿性地增加。当血糖低于 4mmol/L 时,机体通过糖原分解、糖原异生以及进食以升高血糖。如果上述代偿机制失效,血糖降至 3mmol/L 以下时,脑功能将会受损。

葡萄糖通过易化扩散从血液转运至脑组织内。进入脑组织的葡萄糖可进行糖酵解、三羧酸循环并参与电子链的能量传递。当机体氧供充足时,1 分子葡萄糖可生成 38 分子 ATP;而在无氧的条件下,1 分子葡萄糖仅能生成 2 分子 ATP。由此可见,仅靠葡萄糖的无氧代谢难以满足脑组织对能量的需求。

脑组织如此大的氧需求量主要来源于血液对氧的转运(脑氧供)。通常情形下,脑氧供=血氧含量×CBF ≈ 150ml/min,往往大于脑氧需(40 ~ 70ml/min)。脑组织摄取约 40% 的氧供进行有氧代谢,即所谓的氧摄取率(oxygen extraction ratio,OER)。当脑氧供降低或脑氧需增加时,OER 在短时间内迅速增加以满足代谢需求。当脑氧供需进一步失衡时,脑代谢提供的能量不足,神经细胞将丧失功能性及完整性。

长时间禁食导致低血糖时,为维持神经功能的完好,酮体(乙酰乙酸,β 羟丁酸)便成为维持脑代谢的重要底物。此外,脑组织还可利用一些氨基酸及有机酸进行能量代谢。这些物质的能量供给很有限,仅在机体应急时(如低血糖或脑缺血)才发挥作用。

三、神经系统药理学

(一)吸入麻醉药

吸入麻醉药是目前神经外科手术最常用的麻醉维持用药。吸入麻醉药扩张脑血管的作用使颅内容积增加,从而升高 ICP,这在颅内占位或脑水肿的患者中表现尤为明显。异氟烷、地氟烷和七氟烷均可升高 ICP,其中七氟烷的作用最弱。

吸入麻醉药以剂量依赖的方式抑制脑电活动,直至脑电图(electroencephalogram,EEG)成等电位为止;延长诱发电位(包括动作、感觉、听觉和视觉诱发电位)的潜伏期,降低诱发电位的波幅。

1. 氧化亚氮　氧化亚氮(N_2O)扩张脑血管,增加脑代谢,升高 ICP。过度通气或合用其他降低 CBF 的药物(如丙泊酚、巴比妥类、咪达唑仑)时,其扩张脑血管的作用可减弱。但是,颅内高压的患者吸入 N_2O,会使 ICP 进一步升高。因此,对颅内顺应性降低的神经外科患者应当慎用。

2. 异氟烷　异氟烷对 CBF 和脑代谢的影响与剂量有关。吸入浓度低于 0.6MAC 时,异氟烷降低脑代谢和 CBF 的作用很小;当吸入浓度达到 1MAC 时,脑血管的自主调节功能消失。此时,脑血管呈剂量依赖性地扩张,ICP 进行性升高。吸入浓度为 1.1MAC 时,CBF 增加约 20%;1.5 ~ 2.0MAC 时,脑氧代谢减少 50%,EEG 表现为等电位。

3. 七氟烷　与其他吸入药相比,七氟烷的血管活性作用最弱。吸入浓度低于 1MAC 时,CBF 不增加;吸入浓度高于 1 ~ 1.5MAC 时,会使 ICP 升高,而脑血管的自主调节功能仍保存完整。

吸入七氟烷时,EEG 可出现棘波和癫痫样改变。这种现象多见于服用抗癫痫药患者,或者有高热惊厥史患者。一般认为,只要不进行过度通气、吸入浓度低于 1.5MAC,对有癫痫发作倾向的患者使用七氟烷是安全的。

与其他吸入药相比,七氟烷刺激性弱,对 ICP 影响轻微,适合小儿或成人吸入诱导。由于血-气分配系数较低,可控性好。

4. 地氟烷 地氟烷具有较强的扩张脑血管、增加 CBF 和升高 ICP 的作用。地氟烷维持脑血管对 CO_2反应的敏感性；抑制脑代谢作用比其他吸入麻醉药强；对 EEG 的影响与异氟烷相似，可以在较低吸入浓度时出现爆发性抑制。吸入浓度大于 1MAC 时，脑血管的自主调节功能消失。

在各种吸入麻醉药中，地氟烷是能增加脑脊液生成的药物。增加脑脊液产生与脑血管扩张作用叠加，导致 ICP 增加。这种作用在颅腔密闭时可能对患者不利，但是对开颅手术影响不大。

地氟烷的优点是血/气分配系数低，可控性好。另外，地氟烷还有交感兴奋作用，可较好地维持患者的血压和脑灌注压。

（二）静脉麻醉药

目前，静脉麻醉药的作用机制尚未明确。现有的研究表明，除氯胺酮是 N-甲基-D-天冬氨酸（N-methyl-D-aspartic acid，NMDA）受体激动剂外，几乎所有的静脉麻醉药（如丙泊酚、硫喷妥钠、依托咪酯）都是通过激活 γ-氨基丁酸 A 受体（gamma-aminobutyric acid A，$GABA_A$）而发挥作用的。具体机制是，$GABA_A$受体激活后，氯离子通道开放，促使氯离子内流，导致细胞膜超极化，抑制神经电活动。不同的麻醉药在 $GABA_A$受体上的结合部位不同，因此，其产生的药理作用也不尽相同（如镇痛、镇静、麻醉状态）。

神经外科麻醉中理想的静脉麻醉药应具有如下特性：①苏醒快速，以利于早期神经功能评估；②血药浓度的可控性好；③对其他系统影响轻微；④有镇痛作用；⑤不诱发癫痫（甚至有抗惊厥作用）；⑥能改善脑血流动力学：保持脑血管自主调节功能和对 CO_2的反应性的完整，降低脑代谢的同时，CBF 同比降低，不升高 ICP，甚至降低 ICP。

目前还没有任何一种静脉麻醉药能完全满足上述标准。丙泊酚、硫喷妥钠、依托咪酯是神经外科麻醉最常用的静脉诱导药。

1. 硫喷妥钠 硫喷妥钠在降低 CBF 的同时，脑代谢率同比例降低，ICP 也降低。动物实验证实其具有脑保护作用，可以清除自由基，抑制钙离子内流，可能是钙通道阻滞剂。硫喷妥钠可以用于治疗癫痫和难治性颅高压。长时间持续输注硫喷妥钠时，肝诱导酶会逐渐饱和，其代谢从一级消除转换为零级消除，此时由于药物分布容积很大，易引起蓄积，造成苏醒延迟。

2. 丙泊酚 丙泊酚减少 CBF，脑代谢率同比例降低；降低 ICP，尤其是高颅压时的 ICP；维持脑血管自主调节功能；保持脑血管对 CO_2的反应性。动物实验证实，丙泊酚具有脑保护的作用，清除自由基的特性强于硫喷妥钠，是钙通道阻滞剂与谷氨酸受体拮抗剂。

丙泊酚半衰期短，即使长时间输注，也能较快苏醒，利于尽早进行神经功能评估。丙泊酚具有抗惊厥作用，可用于控制顽固性癫痫。使用丙泊酚时需要注意其抑制心血管系统的作用，使血压降低，从而降低 CPP。

3. 氯胺酮 氯胺酮是 NMDA 受体拮抗剂，也是静脉麻醉药物中唯一能够兴奋脑功能的药物，使 CBF 增加 50%，脑代谢增加 20%，ICP 也相应升高。氯胺酮麻醉时脑血管自动调节功能尚完整。氯胺酮兴奋脑边缘区和丘脑，具有致幻和致抽搐作用，并引起相应的 EEG 改变。由于氯胺酮升高 ICP，严重限制了其在神经外科麻醉中的应用。

4. 依托咪酯 注射诱导剂量的依托咪酯对心血管系统影响小，能维持正常的 CPP。其对 CBF、脑代谢、脑血管自主调节功能的影响与硫喷妥钠和丙泊酚相似。然而，由于依托咪酯抑制肾上腺皮质激素的合成，在有严重器质性疾病的患者中表现尤为明显，这在很大程度上限制了其广泛应用。

在有癫痫发作倾向的患者中，低剂量依托咪酯（6～10mg）即可诱发 EEG 癫痫波。因此，在癫痫病灶切除手术中，在 EEG 监测下应用依托咪酯可以探查病灶。

5. 苯二氮䓬类药物 由于镇静作用时间长，限制了其作为神经外科麻醉诱导药的使用，但可作为术前用药。苯二氮䓬类药物可轻度降低 CBF、脑代谢和 ICP；保持脑血管对 CO_2的反应性；预防和控制癫痫发作。苯二氮䓬类有平台效应，即用量增加时而上述脑血管作用不再增强。

氟马西尼是苯二氮䓬受体的竞争性拮抗剂，可完全拮抗苯二氮䓬类药对中枢神经系统的作用，并可能诱发癫痫发作。

（三）肌肉松弛药

1. 非去极化肌松药 非去极化肌松药通过释放组胺对脑血管产生影响。组胺可引起血压降低，导致 CPP 降低，同时 ICP 升高（脑血管扩张）。筒箭毒碱释放组胺的能力最强。目前常用的非去极化肌松药释放组胺很少，包括泮库溴铵、阿曲库铵、维库溴铵等，对脑血流动力学没有明显影响。长期使用抗癫痫药物（如苯妥英钠、卡马西平）会缩短肌松药的作用时间,这是中枢和外周共同作用的结果。酰胺咪嗪可使维库溴铵的作用时间缩短一半。

2. 去极化肌松药　在浅麻醉状态下,琥珀胆碱可以一过性升高 ICP。脑顺应性差,琥珀胆碱升高 ICP 幅度更大、持续时间更长。加深麻醉,或预先应用非去极化肌松药,可以预防 ICP 升高。

(四) 阿片类药物

阿片类药物是镇静催眠药物的重要辅助药物。除了镇痛作用外,还具有镇静作用,可以增强术中血流动力学的稳定性,抑制伤害性刺激(如气管内插管、气管内吸引和头架固定等)对脑血流动力学的不良影响。神经外科手术中应避免使用大剂量阿片类药物(瑞芬太尼除外),以避免苏醒延迟。

在血 CO_2 正常时,大剂量阿片类药物会降低 CBF 和脑代谢,但在使用临床剂量时,这种作用并不明显。阿片类药物不影响脑血管自动调节功能和对 CO_2 的反应性。

苏芬太尼的作用强度是芬太尼的 6~10 倍,而且消除半衰期较短。瑞芬太尼含有酯键,可被组织和血浆中的非特异性酯酶迅速水解,并且其作用时间不随输注时间延长而延长,非常适合持续输注维持麻醉。短小的神经外科手术,或要求不使用肌松药,但须避免术中呛咳和体动的手术(如听神经瘤,需要面神经监测时),瑞芬太尼是与镇静催眠药联合使用的理想药物。与长效阿片类药相比,其术后镇静、恶心、呕吐的发生率低,可能与其快速清除有关,但是由于镇痛作用消失快,需及时给予充分的术后镇痛。

纳洛酮是阿片类药物的竞争性拮抗剂,对 μ 受体有很高的亲和力,同时也竞争性拮抗 κ 和 δ 受体,但作用较弱。纳洛酮自身对 CBF 和脑氧代谢影响轻微。纳洛酮可以逆转阿片类药物引起的镇静和呼吸抑制作用,但是同时也会拮抗阿片类药物的镇痛作用,如果使用不当,可能会导致疼痛、高血压、心律失常、心肌缺血,甚至颅内出血。因此,应尽量避免使用纳洛酮。即便使用也应小心,每次给予小剂量(约 1.5μg/kg),逐渐达到拮抗作用。单次使用纳洛酮,其作用时间仅为 20~30min,对于使用过长效阿片类药物的患者,有可能会重新进入麻醉状态。

(五) α_2 肾上腺素受体激动剂

这类药物可以产生镇静、镇痛和抗焦虑作用,同时降低交感神经张力,不抑制呼吸,是一种良好的麻醉辅助用药。可乐定和右美托咪啶是两种常用药物。右美托咪啶对 α_2 受体的选择性(α_2/α_1 为 1620:1),远高于可乐定(α_2/α_1 为 220:1),半衰期约为 2 小时(可乐定为 6~10 小时)。右美托咪啶降低 CBF,但不影响脑氧代谢,也不会造成脑缺氧。右美托咪啶可以用于术中唤醒麻醉。由于其中枢性抗交感作用,以及类似外周神经节阻滞剂的作用,血压和心率可发生中度下降,对于存在低血容量或心脏传导阻滞的患者,需谨慎使用。

(六) 抗惊厥药物

常用的抗惊厥药物有苯妥英钠、卡马西平、丙戊酸和乙琥胺。由于苯巴比妥会产生明显的镇静作用,现已不常用。

苯妥英钠是细胞色素酶 P450 的强效诱导剂,主要用于治疗癫痫大发作。卡马西平常用于治疗癫痫、三叉神经痛和其他慢性疼痛综合征。卡马西平和三环类抗抑郁药有相似的结构和副作用,可以导致电解质紊乱(如低钠血症)。和苯妥英钠相似,它也是肝酶诱导剂。丙戊酸常用于治疗癫痫、偏头痛和双向抑郁,有抑制血小板功能的副作用。乙琥胺常用于治疗小儿的癫痫小发作。

长期服用抗惊厥药物的患者在神经外科比较常见。这类患者对麻醉药物的反应与其他患者不同,主要是对非去极化肌松药产生耐药。苯妥英钠和卡马西平的表现最为明显。主要经肝脏代谢的甾体类肌松药受到的影响最大,不依赖于肝脏代谢的苄基异喹啉类肌松药受到的影响较小。近期研究表明,使用苯妥英钠的患者对维库溴铵的需求量增加 5 倍。这种药物间相互作用的机制包括:①抗惊厥药是肝药酶诱导剂,使肌松药的代谢和消除加快;②苯妥英钠有轻微的神经肌肉阻滞作用,使乙酰胆碱受体上调;③影响肌松药的蛋白结合率;④作用于突触前的乙酰胆碱受体。

在神经外科手术中,抗惊厥药物抑制肌松药的作用,可能会使患者不能耐受气管内插管而出现肌紧张和呛咳,甚至造成手术失败。因此,麻醉医师应该意识到对于这类患者常规剂量的肌松药药效减弱,肌松监测就显得尤为重要,也可以使用较大剂量的阿片类药物,以减少患者发生体动和呛咳。

四、神经系统影像学

(一) 成像方法

1. 结构成像方法

(1) 计算机断层扫描(computed tomography,

CT） CT的优点包括操作简便、扫描时间短以及安全无创，因此对于颅脑创伤的患者，为了能尽早进行外科干预，急诊CT为首选。现代CT扫描仪能通过三维重建成像技术来评估颅内和椎管内的结构。缺点是有电离辐射作用，以及不能评估那些易造成射线伪影的损伤（如后颅窝和中颅窝底的损伤）。

（2）磁共振成像（magnetic resonance imaging，MRI） MRI是基于氢核的弛豫特性成像的。在不同的成像方式下，同一种解剖结构显示的信号强度不同。在T1加权成像时，脂肪呈高信号，充满水的结构如脑脊液则呈低信号。在T2加权成像时，脂肪为中等信号（呈灰色），而水和脑脊液则呈高信号。骨皮质由相对固定的质子组成，不产生信号。流动的血液不产生信号（即所谓的信号缺失）。一般来说，病灶通常含水量多，因此在T1加权像呈低信号，而在T2加权像呈高信号。使用MRI顺磁性造影剂如喷替酸钆，可使血管和病灶的显影更清晰，表现为T1加权像的显影增强。

不同的MRI序列可更好地显示中枢神经系统的特征，常用的有液体衰减反转恢复（fluid-attenuated inversion recovery，FLAIR）和梯度回波脉冲序列（gradient recalled echo，GRE）。FLAIR成像通过消除脑脊液的高信号，使病灶的高T2信号显影增强，使灰质异常（如挫伤）和白质异常（如剪切伤）更易与邻近的脑脊液暗区相鉴别，有助于评估累及穹隆和胼胝体的弥漫性轴索损伤，提高了检测蛛网膜下腔出血（subarachnoid hemorrhage，SAH）的敏感性（表现为脑沟和脑回内高信号）。GRE T2加权成像对检测颅内出血非常敏感。

MRI检查的禁忌证包括：心脏起搏器、眼内金属碎片、植入的机械装置（如人工耳蜗、药物输注泵、用于深部脑刺激的神经刺激器）和铁磁性动脉瘤夹（非铁磁性或弱铁磁性、钛合金或纯钛的夹子是安全的）。这些物质会引起不良反应，如磁力诱发运动、电流和产热。此外，铁磁性材料可产生伪像，降低成像的质量。

（3）血管造影术 血管造影术需要经动脉置入一根导管。可选择的穿刺部位包括股动脉、腋动脉和肱动脉。术中对患者实施镇静，有助于提高患者的舒适度、增强合作及减少焦虑。通常注射碘造影剂进行全脑血管造影（即双侧颈动脉及双侧椎动脉造影），随后进行数字减影血管造影（digital subtraction angiography，DSA）。脑血管造影是有创操作，有相应的风险，神经系统并发症的发生率为0.3%～1.3%，其中0.07%～0.5%是永久性的。脊髓血管造影的风险更大，只有在强烈怀疑脊髓血管病变时才会行脊髓血管造影。

在一些医疗中心，无创方法如CT血管成像（CT angiography，CTA）和MR血管成像（MR angiography，MRA）已代替有创的DSA，成为颅内血管疾病初筛和诊断的工具。

2. 功能性成像方法 可以提供结构成像的补充信息，更好地显示中枢神经系统病理学特征。脑功能成像可用于研究神经元损伤早期的病理生理过程，评估治疗效果，以及指导进一步治疗计划。

（1）正电子发射断层扫描技术（positron emission tomography，PET）和单光子发射计算机断层扫描技术（single photon emission computed tomography，SPECT） 这些成像方式通过测量葡萄糖消耗（PET）和局部脑血流（SPECT）来间接测量脑代谢，可用于恶性肿瘤、脑缺血、神经变性病、癫痫等的诊断和研究。需要注意的是，PET和SPECT扫描时，患者的辐射接触量相当于CT扫描的10倍。

（2）灌注CT成像（perfusion CT，PCT） 在多室示踪动力模型的基础上，通过监测弹丸式注射的碘造影剂首次通过脑循环来完成PCT，并计算出脑灌注的参数。优点是应用广泛、定量准确。局限性是无法全脑成像，每次只限于2～3cm厚的脑组织断层。

（3）功能MRI 弥散加权MRI（Diffusion-Weighted MRI，DWI）和弥散张量成像（Diffusion Tensor Imaging，DTI）用于评估急性缺血型卒中和颅脑创伤，研究脑的发育和成熟，尤其是髓鞘形成的过程。灌注加权MRI（Perfusion-Weighted MRI，PWI）可鉴别可逆的缺血区域。动脉自旋标记（arterial spin labeling，ASL）技术使用内源性弥散示踪剂来测量灌注参数，由于处理程序繁琐，目前主要用于研究，尚未广泛应用于临床。

（二）神经外科主要疾病的影像学特点

1. 颅脑创伤 由于CT检查廉价、便捷，可准确检测出需要外科干预的损伤（即出血、骨折），因此，是评估急性颅脑创伤时首选的成像方法。CT在检测急性出血、急性脑水肿及颅骨骨折时具有明显优势。在鉴别轴索损伤、小面积挫伤及脑干、基底节和丘脑的细微损伤时，MRI优于CT。

（1）急性颅脑创伤时行头部CT的适应证包括：格拉斯哥昏迷评分（Glascow coma score，GCS）小于8分或评分降低超过3分；头痛、呕吐；意识水平下降；意识丧失超过 5 分钟；局灶性神经损伤表现；癫痫发作；穿透性颅骨损伤；颅底骨折或凹陷性颅骨骨折的体征；锁骨以上外伤的体征。

（2）硬膜外血肿（图 54-5）　硬膜外血肿是指脑外血液在硬膜和颅骨内板间的潜在腔隙聚积。硬膜外血肿相对少见（占 1% ~4%），死亡率为 5%。在由颅骨骨折引起的脑膜中动脉或硬脑膜静脉窦破裂的患者中，有 85% ~95% 继发硬膜外血肿。典型的临床表现为伤后昏迷，有一中间清醒期，随即又昏迷。在中间清醒期时脑组织还没有受压，继而因为硬膜外血肿扩大，脑组织受压引起再度昏迷。但是只有 20% 的患者有此典型临床表现。

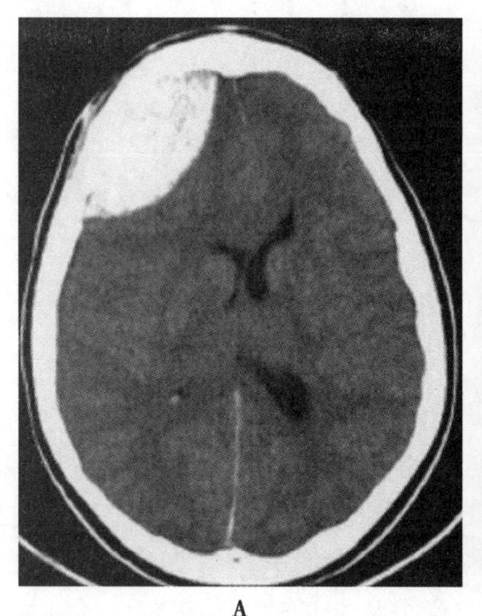
A

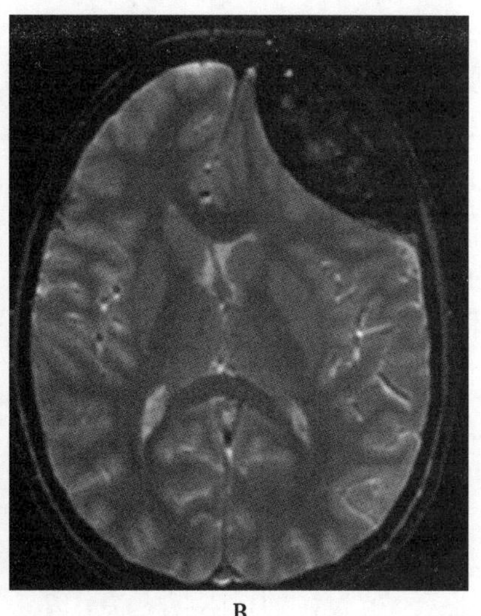
B

图 54-5　急性右额硬膜外血肿

A. CT；B. MRI

硬膜外血肿影像学表现为双面凸出的高密度影，多发生于颞顶部。血肿通常不跨越中线和骨缝（矢状缝例外），可从幕上间隙向幕下间隙扩张，而硬膜下血肿则受幕的限制。在高密度的血肿中若出现低密度区域（"漩涡征"），则提示活动性出血区域。

（3）硬膜下血肿　硬膜下血肿较常见（占 10% ~20%），死亡率 50% ~85%。硬膜外血肿多位于受伤处，而硬膜下血肿多是对侧损伤，通常是由于减速机制导致外伤性桥静脉破裂。硬膜下血肿呈新月形或半球形，能跨越骨缝，并沿幕和大脑镰扩展，但不会从幕上间隙扩展到幕下间隙。常见于大脑凸面、大脑镰和小脑幕。除外伤外，还见于脑室快速减压和自发性硬膜下血肿（常见于服用抗凝药者，老年人或凝血障碍者）。急性期血肿在 CT 上呈现高密度影，慢性期呈现低密度影。

（4）弥漫性轴索损伤　通常继发于突然加速或减速导致的深部白质或灰、白质交界处的损伤。早期、准确鉴别轴索损伤很难，因为这些损伤很少能在 CT 或常规 MRI 中发现。出血性弥漫性轴索损伤有时可通过 CT 或常规 MRI T1 或 T2 加权像来诊断。非出血性弥漫性轴索损伤常仅在 DWI 或 DTI 上可见。

2. 颅内肿瘤　颅内肿瘤影像学表现的共同特征包括：占位效应、有时脑积水；异常的 CT 低密度或 MRI T2 高信号，反映脑水肿；多数情况下信号异常增强；可见出血性并发症、囊性坏死。鉴别诊断常仅限于患者年龄，单发或多发，脑内或脑外。胶质瘤属于脑内，脑膜瘤和神经鞘瘤属于脑外。转移癌常多发，位于脑内或脑外。CT 常用来评估脑肿瘤的并发症，如出血和占位效应，包括脑水肿。MRI 用于肿瘤的诊断和治疗后随访。

3. 脑血管畸形　分为颅内动脉瘤、动静脉畸形和动静脉瘘、毛细血管扩张、发育性静脉异常及海绵状血管瘤五种类型。

（1）蛛网膜下腔出血　引起自发性蛛网膜下腔出血的常见原因是颅内动脉瘤或动静脉畸形，少见于硬膜动静脉瘘、肿瘤或出血性疾病。在出血的 24 小时内 CT 的敏感度达 98%，但在 7 天后降至 50%。如 CT 检查阴性，仍不能排除蛛网膜下腔出血时，应进行腰穿检查。脑血管 DSA 仍然是金标准，CTA 和 MRA 已可用作 DSA 的有效替代方法。CTA 和 MRA 对动脉瘤检测的敏感性和特异性都很高，但是对小动脉瘤的敏感性低。如果 CTA 或 MRA 的检查结果是阴性,应进行 DSA 检查。20% 的病例 DSA 呈阴性,应在 5~7 天后重复检查,可能会发现隐匿性的血管瘤,可同时对其进行栓塞治疗。如果重复检查仍是阴性,则说明是非动脉瘤性蛛网膜下腔出血(发生率约 15%),常见于中脑周围,这种出血可能源于静脉,预后良好。

(2) 颅内动脉瘤 是自发性蛛网膜下腔出血的主要原因。常见部位是后交通动脉从颈内动脉发出的起始部、前交通动脉和大脑中动脉分叉处。破裂的可能性与动脉瘤大小相关,当直径大于 7mm 时破裂的可能性极大。DSA 是检测颅内动脉瘤的金标准。也可在 DSA 下进行介入手术治疗,可用弹簧圈栓塞破裂或未破裂的动脉瘤、对血管痉挛进行血管内治疗[血管成形术和(或)动脉内给予维拉帕米]。

五、神经系统电生理监测

(一) 脑电图

1. 脑电图(electroencephalogram,EEG)的基本特征 EEG 是脑功能最基本的监测,能在头皮表面记录皮层神经元去极化时的电活动。神经电活动的信号强度非常小,约 20~200μV。相比之下,肌肉活动产生的电信号强度大约是其 1000 倍。在监测 EEG 时,其他电活动源(来自心脏和肌肉的电活动)必须从信号系统中过滤掉,以避免掩盖皮层活动所产生的微小电压。

EEG 监测时电极位置标准常采用国际 10/20 系统(图 54-6)。该系统是在头皮上从前至后,从左到右人工画几条经线,其中 10/20 是指横跨头皮距离的比例,无论是从耳屏到耳屏或从鼻根到枕外粗隆的连线,均定义为经线。电极可以放置在每两条经线的交叉点处,每个交叉点均有一个特定的名称,这些字母中 F 代表额部,C 代表中央区,P 代表顶部,T 代表颞部,O 代表枕部,A 代表耳部,Fp 代表额极,字母后接奇数代表左侧,偶数代表右侧。以两个字母命名的点,其中第二个字母是 Z,表明是沿中线的点。

头皮电极记录到的 EEG 频率在 0.5~30Hz 的范围内波动:0.5~4Hz 为 δ 波,4~7Hz 为 θ 波,8~13Hz 为 α 波,13~30Hz 为 β 波。α 波见于闭目放松状态,低波幅的 β 波是觉醒时的主要波形,δ 波和 θ 波见于深昏迷、脑病、深麻醉或慢波睡眠。

在开颅手术中,神经外科医师把 EEG 记录电极

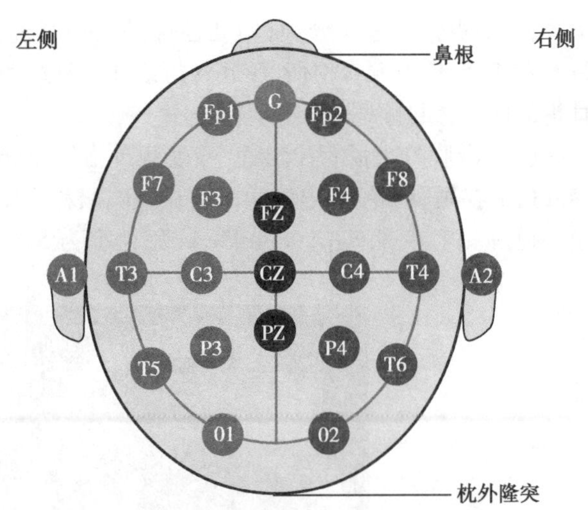

图 54-6 国际 10/20 系统 EEG 记录电极位置示意图

直接放置在脑皮质表面,这种记录方法即皮层 EEG。由于电极直接与大脑皮层接触,可避免肌电信号的干扰以及经头皮骨瓣的信号衰减,使获得的脑电信号更清晰。头皮电极和皮层电极都不能记录到大脑深部产生的电信号,但是,皮层 EEG 通过复杂的数学分析能反映大脑深部电活动的重要信息。

2. 术中 EEG 监测 癫痫是由于脑神经元异常放电导致的慢性脑功能障碍,可引起肢体抽搐和(或)意识障碍。在癫痫病灶切除术中,神经外科医师结合皮层 EEG 监测来判定致痫灶的部位和切除范围。在麻醉中可通过静脉注射致痫药(如依托咪酯或美索比妥)诱发癫痫波出现。癫痫病史较长的患者有时可监测到发作间期的异常 EEG。通常在致痫灶切除后,需再次监测皮层 EEG,以判断手术效果。

用 EEG 诊断癫痫时,通常需要用多个电极进行复杂的监测。而在术中 EEG 监测时使用的电极较少(两个或四个),仅能粗略评价脑电活动,不经常使用 EEG 监测的医师有时很难察觉到微小的变化,因此有必要把 EEG 加工成容易分析解释的信息。脑电双频指数是许多 EEG 信号通过傅立叶变换获得的,用于监测镇静深度,范围为 0~100,40~60 之间被认为是足以预防知晓的镇静深度,80 以上接近麻醉苏醒。由于脑电双频谱分析来源于 EEG,因此其数值可能被脑缺血引起的 EEG 改变所影响,同时也需要排除如肌电等的各种伪差。

当 CBF 进行性减少时,EEG 的典型表现为高频率活动波缺失,脑电波功率逐渐降低,并最终演变成等电位 EEG。因此,在有可能影响脑灌注的手术中可以用 EEG 来判断 CBF。例如,在颈动脉内膜剥脱

术中监测双侧EEG,一旦发生患侧缺血,可以观察到EEG的不对称性改变。

其他影响脑功能的因素也会影响EEG。静脉麻醉药和吸入麻醉药都能以剂量依赖的方式逐步降低脑电活动,最终表现为等电位EEG。某些特殊手术,如颅内外搭桥手术,在脑缺血期间需要最大程度地抑制脑代谢率来进行脑保护。在这种情况下,可以利用EEG的波形变化来滴定麻醉药的剂量,直至出现EEG的爆发抑制,即在等电位EEG中出现短暂的高峰慢波("暴发的"脑电活动)。出现爆发抑制时,可以计算出爆发抑制率,即一个周期中出现等电位EEG的比例。脑电活动可以达到近乎完全抑制(抑制率>90%)的程度,一旦停用麻醉药,可以很快恢复规律的脑电活动。如果麻醉过深,出现完全等电位EEG,那么停用麻醉药后EEG不易恢复。

(二)诱发电位监测

虽然EEG是监测脑功能的基本工具,但它仅能监测自发的脑电活动,诱发电位监测则需要对患者进行特定的刺激方可获取到有用的信息。常用的监测包括体感诱发电位(somatosensory evoked potential, SSEP),脑干听觉诱发电位(brainstem auditory evoked potential, BAEP),视觉诱发电位(visual evoked potential, VEP)和运动诱发电位(motor evoked potential, MEP)。术中应用这些监测技术,可及时发现手术造成的可逆性神经功能损伤,避免永久性损伤。

1. 体感诱发电位　SSEP监测感觉通路的完整性,感觉通路包括外周神经、脊髓、脑干、皮层下结构和感觉皮层。这条通路上的任何一部分被破坏都可能干扰SSEP。可能损害感觉传导通路的手术均是SSEP监测的适应证。例如,脊柱手术有损害脊髓背侧的危险,尤其适合进行SSEP监测。其他一些手术如颈动脉手术和开颅手术,由于手术牵拉或局部缺血,有可能损害手术区域内的感觉传导通路,同样是SSEP监测的适应证。

由于自发脑电活动的存在,单一的外周刺激产生的皮层诱发电位的波幅很低,在复杂的EEG背景中不易被察觉。为了提取到有意义的信号,必须重复刺激外周神经,收集1000个以上的反应信号得以平均,才能得出一个清晰的SSEP波形。

刺激任何感觉神经均可产生SSEP。通常在正中神经、尺神经和胫后神经分布的区域内进行经皮电刺激,以产生预期的信号。描述SSEP的指标是极性(波变形的方向)及潜伏期(刺激后皮层产生信号波的时间)。振幅和潜伏期是衡量SSEP的两个量化指标。感觉神经通路的任何一点中断,都会导致SSEP完全丧失。术中常见的是神经缺血使SSEP的波幅降低、潜伏期延长。一般认为,波幅降低50%或潜伏期延长10%具有临床意义。假阳性变化(即SSEP明显改变,而实际没有神经损伤)包括:麻醉因素,低体温,$PaCO_2$的急剧变化,低血压,低血容量和贫血。由于SSEP只监测感觉通路的完整性,单纯的运动系统功能的损伤可能被遗漏(即假阴性反应)。

SSEP监测的信号质量与麻醉药直接相关。吸入麻醉药以剂量依赖的方式降低SSEP的波幅。因此,当吸入麻醉时需维持较低浓度,以免影响信号质量(潜伏期延长和振幅降低)。SSEP不受阿片类药物的影响,吸入低浓度的麻醉药时,常联合应用阿片类药物,以确保麻醉的安全性和监测的有效性。使用丙泊酚进行全凭静脉麻醉时,也可以获取非常好的信号质量。

2. 脑干听觉诱发电位　BAEP是一种特殊的感觉诱发电位,用于监测听觉通路的完整性,用一个标准化的声音(咔哒声)刺激听觉通路的第Ⅷ对脑神经。这种技术可以产生一系列的波形,其中每个波的潜伏期都与听觉通路各个部位的完整性高度相关。BAEP特别适用于听神经瘤手术的监测,也可用于脑干周围的手术以推断脑干的完整性。BAEP几乎不受麻醉药物的影响,肌松药对其也无影响。

3. 视觉诱发电位　VEP是用光刺激视网膜产生的电信号。眼球在护目镜遮盖下受到光的照射,同时头皮电极记录VEP,用于监测视觉通路的完整性,尤其适用于那些有引起视力丧失风险的手术,如俯卧位的脊柱手术、靠近视神经和视交叉的手术、视皮质肿瘤切除术等。其缺点是监测技术要求高,记录到的信号较弱,而且对大多数麻醉药都非常敏感,在全身麻醉期间记录到的信号难以保持稳定,因此不能在手术室中普遍应用。

4. 运动诱发电位　MEP不同于上述几种诱发电位监测。无论是SSEP、BAEP还是VEP都是提供有关上行感觉神经传导通路的信息(即从外周神经到大脑皮层),而MEP则是传递下行运动传导通路的信息(即从大脑皮层到外周肌肉群的神经肌肉接头)。因此MEP可以补充SSEP所传递的信息,特别是在脊椎手术中,联合应用这两种监测方式可以提供脊髓的完整信息。MEP通过经颅骨直接刺激运动皮层的神经元,刺激经过逐级的下行传导,最终在支配肌肉嵌入的电极上记录到肌电信号。可以使用磁刺激或电刺激的方法,其中磁刺激是无创的,痛苦小,但是无法在手术室应用。经颅电刺激通常采用4个或更多个快速成串的刺激方式,不断调整电压,最终在肢体末端获得足够强的信号。MEP通常在鱼际肌和外展肌处记录肌电信号。

MEP监测被认为是监测运动神经功能和防止其损伤的理想方法。MEP可以应用于所有的脊椎或开颅手术中,而且越来越多地应用于颈椎手术中,减少了对术中唤醒的需要。

与SSEP相比,MEP对麻醉药更为敏感,尤其是吸入麻醉药,可以通过加大经颅刺激电压或者增加成串刺激的数量使振幅放大。一般选择全凭静脉麻醉,监测时需停用肌松剂以免干扰信号。由于刺激可以引起患者体动,因此,通常是在手术的特定期间内间断地获取MEP信号,以免患者的体动对手术产生不良影响。必须置入牙垫以防止经颅刺激时患者咬伤自己的舌头。

MEP的潜伏期不太可靠,通常不作为诊断的依据,一般只用振幅来作诊断,幅度下降50%被认为具有临床意义。急性不对称的改变能更准确地预计神经损伤。影响MEP的病理因素包括:低温,低血压和低血容量。在术前就存在肌肉病变(由于神经病变或肌病)的患者,在术中很难监测到MEP。此外,小儿需要很强的刺激才能引发MEP,这可能是由于未成熟的运动通路缺乏完全髓鞘化的缘故。

(三)肌电图

肌电图(electromyography,EMG)不同于诱发电位监测,原因在于EMG信号不是通过故意刺激神经传导通路某一特定点而产生的。相反,它是记录手术区域内的神经根所支配的肌肉群自发的肌电活动。其目的是探查手术区域内的神经根是否有损伤。当手术器械触碰到神经根时,很容易观察到其所支配肌肉的自发EMG活动,这时可提醒医师及时调整操作以免造成神经损伤。虽然EMG的信号很强,不受麻醉药物影响,但还是应该避免使用肌松剂。EMG常应用于颅底手术及颈椎、腰椎的手术中,以避免脑神经、臂丛神经和腰骶丛神经的损伤。例如,在听神经瘤切除术中应用EMG监测来保护面神经(第Ⅶ对脑神经)功能。EMG也可以监测其他脑神经的功能,包括第Ⅲ~Ⅵ,Ⅸ~Ⅻ对脑神经。

第2节　神经外科围手术期的特殊问题

一、颅内压升高

(一)颅内空间和颅内压

颅内压(intracranial pressure,ICP)是指颅内空间的压力,目前只能通过有创技术直接测得。ICP反映了颅内容物体积的变化及其适应能力之间的动态关系。颅内容积约为1700ml,在解剖学上可分为3部分:脑实质约为1400ml(80%,其中约10%为固体物质,约70%为液态水);脑血容量(cerebral blood volume,CBV)约为150ml(10%);脑脊液(cerebrospinal fluid,CSF)约为150ml(10%)。

Monro-Kellie学说指出,在一个不可扩张的颅腔内,CBV、CSF和脑组织三者必须处于平衡状态,当其中之一的体积增加或颅内有占位性病变时,最初可通过增加静脉回流或减少CBF,以及转移或减少颅内CSF来代偿。婴儿的囟门未闭,也可参与容量代偿。但这种代偿作用有限,当占位进一步加大,或脑水肿、颅内血肿逐渐增大时,将导致ICP迅速升高。

在生理情况下,ICP低于10~15mmHg,但并不恒定,可随着心跳、呼吸和脑血管舒缩而变化。腹内压和胸内压突然短暂地升高(如咳嗽、用力时)可导致ICP相应地明显升高,但并不影响脑代谢和脑功能。但是在病理情况下,颅内顺应性降低,同样的腹内压和胸内压的升高,会使ICP升高的时间延长,影响到脑代谢和脑功能:例如,升高的ICP压迫脑桥静脉,导致静脉淤滞,减慢微循环血流,引起缺氧和血管活性物质的释放,进一步增加CBV,导致脑水肿(包括细胞毒性脑水肿和血管源性脑水肿),进一步加重了缺氧、缺血。

颅内容积和ICP的动态关系可用"压力-容积"曲线来表示(图54-7)。由图可知,最初容量增高时,ICP变化不大或无变化(曲线平直部),然而当代偿耗竭后(失代偿点),颅内容积小幅增加即可导致ICP显著升高。颅内顺应性可反映脑和脊髓的代偿储备能力,公式:$C=\Delta V/\Delta P$(ΔV:容积的变化;ΔP:压力的变化)。压力-容积曲线的斜度,受多种因素的影响,如年龄、激素和血细胞比容等。

(二)ICP监测

ICP监测虽然不能直接提供CBF的相关信息,但可以用于计算CPP,充足的CBF必须有适宜的

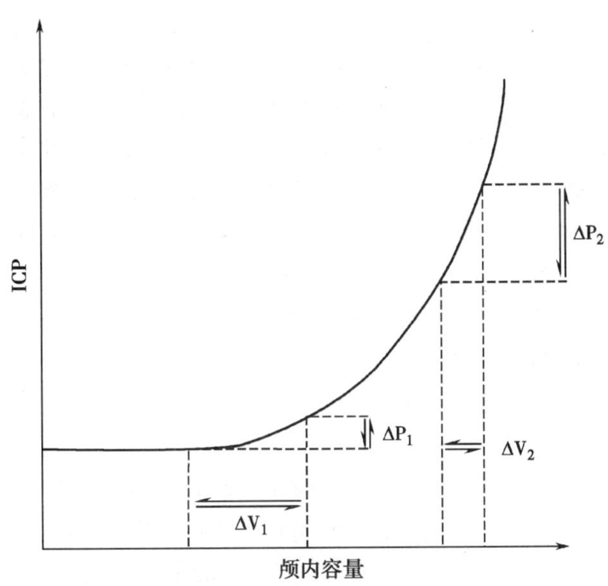

图 54-7　颅内压力-容积曲线

CPP。CPP 定义为 MAP 与 ICP 之差，是推动血液在脑血管内流动的净压力（假设 ICP 大于右房压）。CPP 和 CBF 不一定成比例变化，因为决定 CBF 的还有其他因素。在生理 CPP 范围之内，CBF 会保持相对的稳定。CPP 过低时会导致脑缺血，而过高时会导致脑充血。

1. ICP 监测的适应证　颅脑外伤和蛛网膜下腔出血是 ICP 监测的主要适应证。其他适应证包括格拉斯哥昏迷评分≤7；有时也用于非昏迷患者，如脑积水和颅内肿瘤；也可用于开颅手术后，或脑动静脉畸形的栓塞术后，监测脑肿胀或脑灌注突破已达峰值时 ICP 的水平。

2. ICP 监测技术　目前所用的各种 ICP 监测方法都有缺陷。硬膜外 ICP 监测方法现已过时，硬膜下 ICP 监测应用范围有限（主要用于术后）。腰部 CSF 压力监测因为有发生脑疝的风险，禁用于颅脑顺应性降低时，而且蛛网膜下腔留置导管口径小、长度长，影响监测结果的准确性。脑室内和脑实质内 ICP 监测技术是目前比较常用的方法。

脑室内 ICP 监测结果准确。在脑室受压并向中线移位时，可在脑室额角进行置管测压。缺点是：管腔可能被脑组织和血凝块阻塞，脑室内感染，CSF 过度引流，脑内和脑室内出血等。防止脑室造口术感染最好的措施是将加强护理、预防性应用抗生素和严格无菌敷料包裹结合起来。为确保读数准确，应每日对系统进行调零，以颈静脉孔（体表标志为外耳屏）作为零点参考水平。

脑实质内 ICP 监测技术应用简便，易于维护。在放置脑内传感器之前，需进行一次调零。该方法的缺点是零点漂移，零点参考基线以每天 1 ~ 2mmHg 的速率向上漂移。

（三）ICP 升高的机制

ICP 升高最常见的病因和病理生理机制如下。应该明确，以高颅压为特征的绝大多数病变中，以下情况常同时存在，共同导致 ICP 升高。

1. 脑水肿致脑实质中液体量增多，常见的脑水肿类型如下：

（1）血管源性脑水肿：细胞外水肿，继发于血脑屏障通透性增加，如脑外伤、颅内血肿、颅脑手术后和脑血管意外等；

（2）细胞毒性脑水肿：细胞内肿胀，由于颅脑损伤或脑缺血、缺氧，使细胞能量代谢异常，离子和液体转运障碍；

（3）组织间脑水肿：由于脑组织间渗透压不同，致使脑细胞不同程度的肿胀；

（4）混合性脑水肿：根据原发病因确定主要以哪种类型为主，通常以上三者同时存在。

2. 引起颅内血容量增加的病理生理因素有：

（1）静脉回流减少：颈内外静脉机械阻塞，头低位，通气阻塞，呼气末正压过高，颈托过紧等；

（2）CBF 增加：CPP 过高或过低时丧失脑血管自动调节功能，$PaCO_2$ 过高，缺氧，酸中毒，代谢水平增高，丘脑下部或脑干部位手术刺激血管运动中枢等。

3. CSF 吸收障碍和（或）分泌过多导致脑积水，常见原因有：

（1）交通性脑积水：蛛网膜颗粒吸收不足，如蛛网膜下腔出血，感染；

（2）梗阻性脑积水：CSF 循环阻塞，颅内占位或出血，颅脑创伤，感染；

（3）CSF 生成过多：脑膜炎，脉络丛肿瘤等。

4. 颅内占位性病变，如颅内肿瘤、脓肿等，直接增加颅内容量，同时病变周围脑水肿或阻塞 CSF 循环通路，致使梗阻性脑积水。

（四）ICP 升高的临床表现

1. 头痛　是颅内高压最常见的症状，脑血管和硬膜受到牵拉所致，多为弥漫性钝痛。晨起时较重，躺卧、运动或用力过度（起身、咳嗽和喷嚏）时亦加重。急性 ICP 升高时头痛剧烈，坐立不安，往往伴有喷射性呕吐。

2. 恶心和呕吐　表明激惹了脑干的呕吐中枢和迷走神经核。呕吐常呈喷射性，多伴有剧烈头痛、头昏。

3. 视乳头水肿，视力障碍 视神经鞘与脑蛛网膜下腔相延续，压力经视神经鞘传导至此。表现为一过性黑矇，逐渐发展为视力减退甚至失明。眼底检查可见视乳头水肿。急性颅内高压可无视乳头水肿表现。

4. Cushing 溃疡 胃、十二指肠、食管溃疡，与 ICP 升高有关。

5. 神经功能缺陷 可以提示 ICP 升高的原因（如占位效应），也可表现为高颅压致使外展神经麻痹的症状。

6. Cushing 三联症 即高血压、心动过缓和脉压增大，提示颅内高压相当严重，为脑疝的先兆征象。

7. 脑疝 严重颅内高压的晚期，部分脑组织发生移位，挤入硬脑膜的裂隙或枕骨大孔，压迫附近的神经、血管和脑干，产生一系列症状和体征：

（1）小脑幕切迹疝（颞叶沟回疝）：为单侧或双侧颞叶及间脑经小脑幕切迹向下移位。单侧幕上占位病变时，颞叶沟回下移压迫位于大脑脚的动眼神经核和皮质脊髓束，临床表现为同侧动眼神经麻痹（眼睑下垂，瞳孔散大，对光反射迟钝或消失），对侧肢体偏瘫，不同程度的意识障碍。当双侧瞳孔散大，对光反应消失时，预示脑干受压。

（2）枕骨大孔疝（小脑扁桃体疝）：脑干和小脑受压可经枕骨大孔导致小脑扁桃体疝。临床表现为后颈部及枕部疼痛，颈项强直，强迫头位，意识障碍，双侧瞳孔散大，对光反射消失，呼吸或循环骤停。

（五）ICP 升高的影像学特征

当前的神经重症治疗中，CT 是主要的成像技术之一。尽管 ICP 升高时，CT 上无明确影像学表现，但有助于发现占位病变和脑水肿。在无明显的占位病变时，以下特征提示 ICP 急剧升高：皮层沟消失，无法区分灰质和白质（脑水肿的细微特征）；脑室或基底池受压或完全闭塞；颅内容物移位（单侧病变致中线移位，脑疝的特征）；脑积水（脑室增大伴脑室周围出现“造影池”，颞角粗大，提示 CSF 梗阻）；ICP 慢性升高在影像学上的特征不明显，难以据此作出诊断。MRI 的空间分辨率高，更有助于明确颅内病变的性质。

（六）ICP 升高的治疗

ICP 升高的治疗取决于病因、颅内高压的程度和持续时间。ICP 升高的程度与颅内病变的部位和范围密切相关。因此，应尽快弄清病因，从根本上解决问题。

降低 ICP 的方法包括：开颅手术切除占位或去除骨瓣减压；脑室切开 CSF 引流术；抬高头位，减少脑血容量；镇静、肌松和低温，降低代谢率，从而减少 CBF 和 CBV；甘露醇等渗透药物减少脑水含量；纠正缺氧；维持合理的 CPP，必要时可以给予血管加压素。紧急情况下，可采用适当的过度通气以减少 CBF 和 CBV，从而迅速降低 ICP。对于有 ICP 升高倾向的患者，应当避免导致血管扩张的措施。术前用药应当避免增加 $PaCO_2$；吸入麻醉药，尤其氧化亚氮应当慎用。

治疗目标是：ICP 维持在 20mmHg 以内，维持适宜的 MAP 使 CPP 达到 60mmHg 以上，保证脑的正常功能活动；避免一切加重颅内高压的不利因素。

二、神经外科手术体位

神经外科手术体位是手术成功的重要因素，好的体位才能有好的显露，由于手术时间较长，显微手术中不能变更体位或较难按摩骨突部，患者在术中易发生皮肤压伤。这就要求医师及巡回护士术前要根据手术部位及患者的特点，如年龄、身高、体重等选择好合适的体位及翻身用具。包括头圈、腿带、束手带、体位垫、拉肩带、托手板、棉垫、头架等。

患者的体位随手术区域的不同而不同，可有仰卧位，侧卧位，侧俯卧位，俯卧位，坐位等。小脑幕上开颅手术一般采用仰卧位、侧卧位或侧俯卧位。小脑幕下开颅手术一般采用侧卧位、侧俯卧位或坐位等。

（一）注意事项

1. 基本原则 使手术视野达到最佳的暴露，方便手术及麻醉操作，发生意外情况时便于抢救。

2. 注意保护 摆体位时动作轻柔，体位垫的放置及约束带松紧合适。注意保护好气管导管、导尿管及静脉通道，以防拔出。术中麻醉医师及巡回护士要密切观察患者情况，以确保手术顺利进行。

3. 颅内静脉压 因颈部和颅内静脉无静脉瓣，颅内静脉压力水平高低主要依据头部与右心房水平之间的高度，以及基础脑静脉压水平，因此当开颅时，头位过高可造成静脉负压，当静脉破裂时形成空气栓子；头位过低时可造成手术出血增加。一般常采用轻度头高足低位。

4. ICP 升高 腹压增加、颈内静脉受压引起的静脉充血，头位低于右心房水平等均可造成 ICP 升高。静脉充血可造成脑水肿，出血增加，不利于手术操作。静脉充血的原因包括：俯卧位时下腹部的软垫支撑不足，呼气末正压过高，或者颈部的过度扭转或屈曲引起的静脉回流受阻。

5. 气道问题　颈部过度扭转或屈曲可能会压迫气管导管。使用钢丝加强导管常能避免气管导管受压变形。一般原则是在颈部屈曲时，应当保持下颌和胸骨有一到两指宽的距离。

6. 术后压迫损伤　神经外科手术时间长，易使受压部位的皮肤破损或外周神经受损。常见的压迫点有肘部(尺神经)，乳腺和男性生殖器官。外周神经损伤常见臂丛损伤。一般来说，合适的手术体位应该是在患者清醒状态下，能长时间保持不动的舒适姿势。

7. 眼部损伤　所有患者均应闭合眼睑避免角膜磨损。手术时间较长者，应加用眼药膏后再闭合眼睑。

(二) 常见的神经外科手术体位

1. 仰卧位(图 54-8)　适用于单、双侧额部开颅或单侧额颞部开颅。这是对循环影响最小的手术体位。头下放一头圈或以头架固定。偏一侧的手术可取头转向健侧的仰卧位；经额底入路，颈部轻度后仰；经纵裂入路，颈部轻度屈曲，能到达侧脑室或第三脑室，注意颈部勿过度屈曲，以免压迫气管导管和发生气栓，尤其是双额开颅术，有损伤上矢状窦的风险。

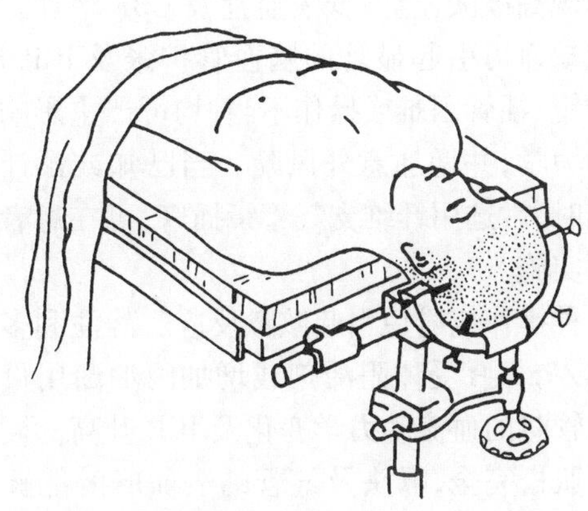

图 54-8　仰卧位

四肢均要约束，并用包布将患者肢体与手术台及托盘等金属物品隔开，防止术中使用电刀时灼伤患者皮肤。上肢通常摆放在身体两侧，应避免外展超过90°，预防臂丛损伤。如手臂在身体上固定为屈曲的体位，应使用棉垫保护肘部和手腕，避免损伤尺神经和正中神经。膝部应适当抬高，减轻对后背的牵拉。足跟部也应加上棉垫，避免压伤。

2. 侧卧位(图 54-9)　适用于颞、顶、枕、后颅窝开颅术和脊髓手术。患者取侧卧位，一般患侧在上，头下放头圈或安装头架固定头部。两臂前伸并固定在特殊的支架上，贴床侧上肢绑血压计袖带，放于托手板上。健侧腋下垫一软枕，以免腋动脉及臂丛长时间受压造成肢体功能障碍。健侧的大粗隆及髂嵴部亦要垫以气垫或软枕以免长时间手术造成皮肤压伤。贴床侧下肢伸直，另一侧下肢屈曲呈 90°，并在下肢膝和小腿下垫一长方形海绵垫，避免压迫腓总神经和胫神经。为了保持侧卧姿势，在后背和腹部放置支撑物。肩部用拉肩带固定，并将拉肩带向背部后下方牵拉固定在手术台旁，使之与手术台呈 45°。臀部、膝关节部各用一腿带固定，如为高颈髓手术及后颅窝手术，应尽量使头颈部靠近手术台头架边缘，额部向前低，下颌内收，以使切口暴露更清晰。

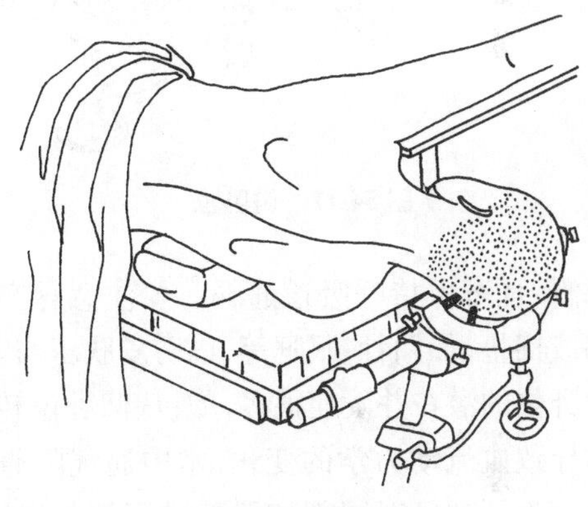

图 54-9　侧卧位

3. 侧俯卧位(图 54-10)　适用于远外侧入路、桥脑小脑角、侧脑室后部病变的手术。患者侧卧，头颈部屈曲、下垂并向对侧旋转，用头架固定。所有受压部位必须垫好软垫。从侧卧位扭转 15°成侧俯卧位。

颈部屈曲和扭转需要考虑气管导管和颈内静脉受压，防止脑静脉回流受阻，避免下颌骨压迫锁骨。肩部用拉肩带固定时需避免压迫臂丛。

4. 俯卧位(图 54-11)　适用于各段脊髓手术、枕部手术及后颅窝切口。患者于全麻后平稳翻转 180°成俯卧位，胸部略抬高，胸下及耻骨会阴部各垫一大号海绵垫，双侧上肢自然放于身体两侧，用宽布带固定。小腿放在中号海绵垫上，膝关节部用腿带固定。头下置头圈或以头架固定，这样不仅有利于

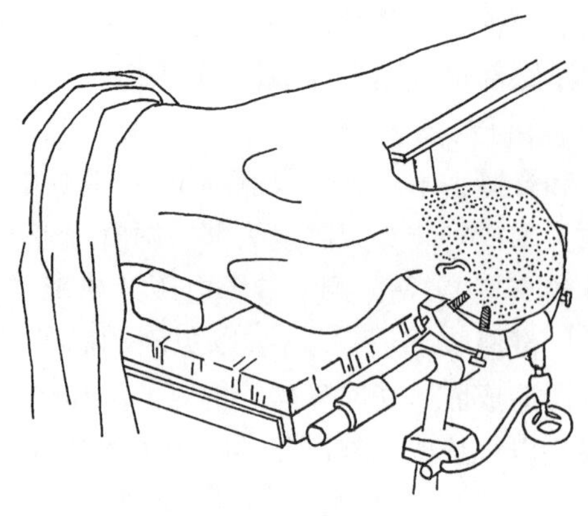

图 54-10　侧俯卧位

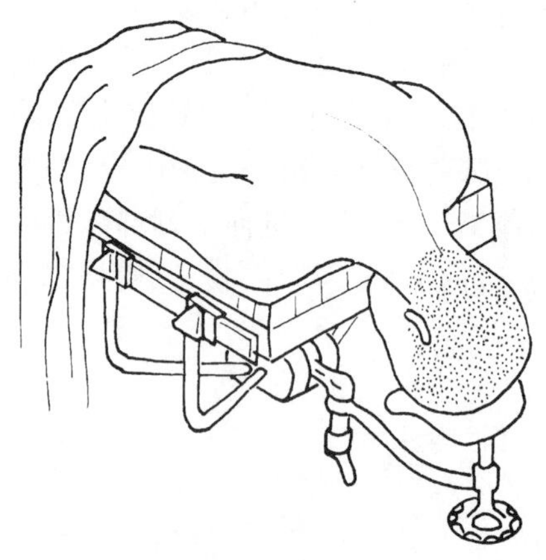

图 54-11　俯卧位

切口暴露，且可保持呼吸道通畅。要注意骨突部位垫海绵或棉垫，如颧骨、眼眶等，以防皮肤压伤。

俯卧位的潜在并发症很多，如：从仰卧位转为俯卧位时导致血流动力学的变化，术中通气障碍和脊髓损伤。为了减轻对腹部和股静脉回流的影响，同时保证膈肌移动充分，软垫应有充分的厚度和足够大，减少对腹部的压迫。检查乳腺和男性生殖器不受任何压迫。下颌内收，可引起气管导管受压，应使用钢丝加强管。长时间手术会引起面部和气道水肿，术后有可能需要重新插管。俯卧位手术后失明尽管罕见，但已有报道，多伴发于手术时间长、大量失血和低血压的情况下。

5. 坐位　后颅窝手术，如小脑幕下入路有时使用坐位。此体位需要特制的手术椅，虽然有显露清楚、出血量少的特点，但不利之处在于头部位置明显高于右心房水平，容易发生静脉空气栓塞、低血压和术后张力性气颅，出血严重时容易造成脑缺血。此外，颈部过度屈曲易引起气管导管受压和颈髓缺血。

坐位下行神经外科手术的患者中，气栓的发生率为 9% ~43%。由于坐位下气栓的高风险，所有拟于坐位下行开颅术的患者，在术前应接受超声心动图检查排除卵圆孔未闭。心前区多普勒超声检查，呼气末 CO_2 监测，右心导管均有助于发现气体栓子。考虑到气栓的可能，应避免使用 N_2O。

三、围手术期气道管理

神经外科患者围手术期的气道管理需要考虑患者的一般状况、既往病史、体格检查、所患疾病特点、手术特点及主要步骤，以及麻醉因素等。

（一）一般特点

1. 气道评估　神经外科患者的气道评估与管理原则与其他外科手术患者所述一致，首先应遵循 ASA 困难气道管理流程。对于有过手术史并有困难气道史者应给与特别关注。常见困难气道包括：颈托固定、生长激素型垂体瘤、寰枕畸形、颈椎固定术以及立体定向头架固定者。

2. 麻醉前用药　成人患者在麻醉前静注咪达唑仑 1 ~2mg 镇静，一般不会影响颅内血流动力学变化，但仍应密切观察。部分患者（如脑干肿瘤或 ICP 升高的患者）对镇静药比较敏感，应避免使用麻醉前用药，以免出现呼吸暂停。由于阿片类药物可能导致高碳酸血症并可增加其他药物的药效，应慎用。

3. 麻醉诱导　神经外科患者常伴有颅内高压或颅内顺应性降低。如果麻醉前评估时未发现潜在的困难气道，在麻醉诱导时发生面罩给氧困难，很快就会出现高碳酸血症、低氧血症及 CBF 增加。低氧血症或缺血可引起显著的脑血管扩张及 ICP 升高。置入喉镜、插管困难或操作不当，均可严重影响颅内血流动力学，并增加意外风险。当已知或预计有困难气道时，常选用纤维支气管镜插管，可在患者清醒合作下实施。

各种操作应避免引起咳嗽反应。静注利多卡因（1.5mg/kg）、β 受体阻滞剂或增加丙泊酚用量可以抑制插管时的血流动力学变化及 ICP 升高。插管前应保证肌松完全，喉头及气管的表面麻醉能够预防插管反应、呛咳及 ICP 升高。

4. 术中气道管理　为便于神经外科手术操作及手术野显露，普遍使用固定头架，通常会拉伸或扭曲患者的颈部，这样会使气管内导管进入主支气管或者使气管内导管在咽后部打折。因此一定要在体位固定好后再次确认导管位置，以及是否通畅。使用钢丝加强管可以避免气管导管打折。

俯卧位或侧卧位时，口腔分泌物流出，可能使气管导管的固定松动。即使导管与皮肤固定牢靠，面部水肿仍可能会使之脱出，尤其是小儿患者。

5. 术后气道管理　神经外科手术后早期清醒拔管，有利于尽早进行神经功能评估。大部分行择期手术的患者若神经功能完好且手术过程顺利，术后很快就可拔管。苏醒期应避免剧烈咳嗽和血流动力学波动。静脉注射利多卡因(1～1.5mg/kg)能减少气道刺激引起的咳嗽。

应综合评估患者情况以确定拔管时机：术前神经功能评估，手术方式和持续时间，术中有无不良事件，术中出入量，体位，麻醉药物残余，插管困难程度，咳嗽、吞咽反射恢复情况，舌和气道是否水肿，通气量是否足够等。术后是否拔管还应与手术医师协商后决定。

（1）插管困难者应延迟拔管

（2）有些神经外科手术时间很长，术后会出现呼吸道黏膜水肿。这种情况在小儿更多见。气管导管气囊放气后，如果患者可以通过导管周围空隙进行呼吸，则证明呼吸道水肿已经消失，才能拔除气管导管。如果呼吸道水肿存在，必须保留气管导管，必要时给予镇静。

（3）头颈转向一侧或颈部过度屈曲导致静脉回流受阻，或者长时间俯卧位手术，均会导致面部、舌部、口咽部及气道水肿。这种情况下应推迟气管拔管。

（4）后颅窝、脑干或高颈髓手术，麻醉药物容易蓄积，苏醒延迟，不宜过早拔管。尤其是术前即有通气不足、吞咽困难及构音障碍者，术后可能发生呼吸抑制，气道保护性反射减退或消失，应延迟拔管。即便患者已经苏醒并可做出一些必要的动作时也不宜拔管。应在患者的吞咽、咳嗽反射恢复完全、潮气量足够并可按指令做出反应时才可考虑拔管。如术后需要长期呼吸机支持治疗，可以行气管切开术，以保证呼吸道通畅，便于排痰，以防止肺部感染。

（5）其他推迟气管拔管的因素包括：液体管理不当、呼吸道梗阻、神经源性肺水肿等导致的肺水肿和低氧血症，以及长时间的血流动力学不稳定。

（二）几种特殊神经外科手术的气道管理特点

1. 肢端肥大症　肢端肥大症是生长激素型垂体腺瘤的典型临床表现，具有手足增大、鼻唇增大增厚、皮肤粗厚、皮质骨增厚、下颌骨增长等特有面容。随着病程的延长，此型患者均伴有不同程度的高血压和心律失常，出现左心室肥厚、瓣膜关闭不全等心脏器质性改变，严重者出现扩张型心肌病。

肢端肥大症患者的困难气道发生率为10%～30%。其主要原因是下颌前突、巨舌症及咽喉部软组织增生造成气道梗阻；颈椎骨质增生导致颈椎活动度降低；声带粗厚、喉返神经麻痹、环状软骨变窄、会厌部及室襞肥大影响气道通畅；部分患者表现为睡眠呼吸暂停综合征，亦增加围手术期气道管理的难度。

麻醉前访视应充分评估气道，准备困难气道的应对措施：①预测有困难气道时应增加一名麻醉医师；②准备困难气道所需的插管设备；③有可以熟练进行气管切开的外科医师在场。

面罩通气时即可发生困难，这是由于患者下颌前突可能妨碍放置面罩，使用肌松药后巨舌及增生的软组织可能引起气道梗阻，颈椎骨质增生引起的活动受限也可能妨碍给氧。由于舌体肥厚、会厌宽垂，还有下颚骨过度增长，导致咬合不正、颅骨变形，即使应用最大号喉镜片也不能充分推开舌体，全部置入喉镜片也感提升会厌吃力，声门常常暴露困难。因此，目前多主张清醒状态下，采用纤维支气管镜、GlideScope视频喉镜或两种方法相结合插管。

伴有睡眠呼吸暂停、声嘶或喘鸣病史的患者，麻醉医师需要注意其可能的声门及声门下问题。术后早期阶段，尤其是经鼻蝶入路垂体瘤切除术者，双侧鼻孔被阻塞时需要注意气道是否通畅。应在完全清醒后再拔除气管导管。

2. 颅脑创伤　颅脑创伤(tramatic brain injury，TBI)患者的气道管理要点包括：

（1）给予及时有效的通气和供氧：大多数轻、中度TBI患者的呼吸功能仍可维持稳定，无需紧急气管插管，应尽早实施面罩高流量吸氧，可待麻醉诱导后进行气管插管。格拉斯哥昏迷评分≤8分者应立即行气管插管以保护呼吸道和进行呼吸支持，不必等麻醉诱导后再进行。在气道没有得到有效控制(如气管内插管)的情况下不能给予镇静药。颅底骨折及静脉窦损伤患者经鼻插管和置入鼻咽通气道有可能损伤脑组织，属相对禁忌证，所以仍以经口插管为主。

（2）TBI患者多为饱胃，插管时应预防胃内容物反流误吸，快诱导插管时可采用压迫环状软骨的方法。对于已经有误吸的患者，应进行肺内误吸物吸引与灌洗。

（3）TBI患者对缺氧的耐受性很差，必须事先准备好应对插管困难的措施，如训练有素的助手和各种插管设备等，紧急时应迅速行气管切开或环甲膜切开术。严重的面部创伤和困难气道的患者，紧急行气管切开是最适方案。

（4）警惕颈椎损伤：大约2%的TBI患者合并颈椎骨折，GCS≤8者这一比例可高达8%～10%，因此除非已经有影像学检查明确排除颈椎损伤，在进行气管插管操作时，应尽量减少患者头部运动，防止颈髓损伤。这增加了喉镜暴露和气管插管的难度。可使用可视喉镜、光棒或纤维支气管镜插管。插管时由助手用双手固定患者头部于中立位，保持枕部不离开床面可防止头部过度后仰，颈部下方放置颈托也有助于保护颈椎。

（5）呼吸管理：麻醉诱导与维持过程应保证PaO_2在100mmHg以上，对于合并肺挫伤、误吸或神经源性肺水肿的患者可能需要呼气末正压通气来维持充分的氧合，但应尽量避免过高的胸腔内压力增加ICP。过度通气可收缩脑血管，降低CBF和ICP。但是，在TBI早期CBF通常减少，过度通气会进一步加重脑缺血。而且，过度通气的缩血管效应仅能维持6～18小时，所以对TBI患者是否采用过度通气应综合ICP和脑松弛等方面个体化应用，且尽量缩短使用时间。过度通气后将$PaCO_2$恢复正常范围时也应逐步进行，快速升高$PaCO_2$也同样会干扰脑生理。

3. 颈椎外伤　寰枢关节半脱位、创伤性颈髓损伤合并面部受损、脊柱严重侧弯或畸形、脊椎不稳定时最常出现气道问题。颈椎损伤患者术前应重点检查张口度和颈部活动度。若颈部活动时出现任何异常，则应避免使患者处于该体位。当患者带着Halo环形支架或颈部固定器时，应行清醒插管以保证气道通畅。

对于合作的患者在颈椎不动的情况下可以采用纤维支气管镜或可视喉镜清醒气管插管。这种技术需要完善的气道局部麻醉。局麻药选用利多卡因。清醒插管的优点在于可以实时监测患者症状以避免加重脊髓损伤。如果患者不能合作，也可以在快速诱导后，在保持颈椎稳定的情况下，使用纤维支气管镜或可视喉镜气管插管。对合并有头面部损伤的颈椎损伤患者，迫切需要保持气道的通畅。当面部损伤严重、颈椎极不稳定或完全丧失气道时，则必须行环甲膜切开或气管切开术。

4. 立体定向神经外科手术　近年来，随着神经影像技术和神经电生理技术的发展，立体定向毁损术、脑深部电刺激等技术在帕金森病、癫痫等疾病的治疗中日益广泛。在颅内病变的诊断治疗、异物取出以及神经组织、细胞移植中，立体定向技术也发挥着重要的作用。

立体定向手术中，患者头部的立体定向架始终固定于手术床上。由于手术创伤小，可以合作的患者在局麻+镇静下可以耐受手术。术中应严密监测，选择可保持无痛、镇静及循环稳定的药物。鼻导管给予氧气，并且监测呼气末二氧化碳波形。头架固定时应注意避免头过度屈曲导致气道梗阻。

对肥胖及易发气道梗阻的患者最好采用全麻。由于患者头部被立体定向仪固定，头颈部活动和张口受限，立体定向仪本身部分阻挡了口鼻显露，咽喉结构暴露均为Ⅲ级及Ⅲ级以上，导致医源性插管困难。气管内插管宜在纤维支气管镜引导下经鼻气管插管，此方法成功率高，插管时间短；辅以充分的表面麻醉及镇静，患者耐受良好，痛苦轻，易配合，创伤小。也可以采用喉罩通气，优点是麻醉诱导快、复苏快，不损伤气管黏膜，麻醉并发症少。

如果患者不能合作，例如小儿、反应迟钝及有癫痫发作倾向者，可在上头架前全麻插管，并必须保证患者在进行影像学检查的过程中通气、镇静良好。

四、围手术期液体管理

围手术期液体管理的目标是保证充分的组织灌注，只有保证充足的有效循环血容量和全身氧供，才能维持机体内环境稳定。神经外科患者常因出血、应用强效利尿剂或中枢性尿崩症而发生明显的血容量变化。术中应用麻醉药及血管扩张药，可引起血容量相对不足。在容量管理过程中，麻醉医师还应考虑尽量减轻脑水肿、降低ICP。因此，神经外科围手术期液体管理是对麻醉医师的特殊挑战。

（一）血脑屏障（blood brain barrier，BBB）破坏与液体管理

在外周组织，水在血管内外之间的运动由血浆胶体渗透压决定。而在中枢神经系统中，血浆总渗透压是水分子穿越完整的BBB的决定因素。这解释了为什么输入大量等渗晶体液，血浆蛋白浓度稀释后，会引起外周组织水肿，却不增加脑水含量和ICP。而输入过量的水，可以导致脑水肿及ICP增高。反之，输入高渗晶体液（如甘露醇）增加血浆渗透压，会导致脑水含量减少，ICP下降。

当脑部受损、BBB遭到破坏时，血浆蛋白渗入到

脑组织间隙，使渗透梯度完全消失，血浆渗透压的变化不会导致局部脑水含量的变化。如果损伤较轻，BBB的功能可能变得与外周组织相似，对离子的通透性增加，而对高分子胶体并不通透，因此胶体渗透压的下降会加重局部脑水肿。

目前对此类患者血容量的补充应采用何种液体还没有定论。动物实验发现，胶体液可以缩小脑梗死体积，改善神经功能，作用优于晶体液；高渗溶液（甘露醇或高渗盐水）可使液体从BBB完整的部位移出脑组织，但并不能使损伤部位及邻近部位的脑水含量降低。

在临床工作中，此类患者应酌情限制入量，但不能入量过少。补液不足可能导致血流动力学不稳定和脑灌注压降低，加重脑损伤，特别是对于伴有血管痉挛、已脱水治疗、低血压、低血容量和低氧血症的患者，所以必须竭力避免。

（二）静脉输液的种类

1. 晶体液　晶体液包括葡萄糖溶液和电解质溶液，可以为低渗、高渗或等渗溶液。术中常用乳酸林格液或生理盐水，应避免输入低渗溶液或含糖溶液。在脑肿胀明显的情况下，通常认为限制输液量可以减轻脑水肿。但是实验发现，犬完全限水72小时，虽然体重下降8%，但脑水含量仅下降1%。因此，严格地限制液体，会使患者处于严重的生理应激状态，而脑水含量仅轻度减少。

术中若需大量输液，应注意输入大量乳酸钠林格液可能导致低渗状态，使脑水含量增加。生理盐水的张力高于乳酸林格液，但应注意大量输入可能导致高氯性酸中毒。

2. 胶体液　胶体液的基础溶液大多为生理盐水。胶体液在毛细血管壁通透性正常时存留在血管内，可提高胶体渗透压，维持有效血容量。常用的胶体液包括6%羟乙基淀粉、5%及25%的白蛋白、右旋糖苷及血浆。目前普遍认为，胶体液对ICP的影响较小，更适用于神经外科患者，但大量输注仍要警惕对凝血功能的影响。

3. 高渗盐水　应用高渗盐水治疗失血性休克的最大优势在于，输入小量即可快速复苏，改善心排血量，降低外周阻力。高渗盐水减少脑水含量和降低ICP的短期效果好，但其长期（24～48小时）的治疗效果仍不明确。输入大量高渗盐水可能引起高钠血症。血钠浓度快速升高超过170mmol/L时，会发生意识水平下降或惊厥。因此，对于有癫痫倾向及因脑损伤而出现意识障碍的患者，需注意血钠变化。与传统的甘露醇相比，高渗盐溶液是否具有更明显的优势，有待进一步研究。

4. 葡萄糖溶液　临床研究发现，术后严格控制血糖4.4～6.1mmol/L的患者的预后好于高血糖10.0～11.1mmol/L患者，然而另有研究指出，术中使用胰岛素更加严格控制血糖4.4～5.6mmol/L，不能改善预后。而且，过于严格控制血糖会增加低血糖的风险并影响预后。一般认为，除非用于预防或治疗低血糖，神经外科手术中不应输入含糖溶液。血糖管理的合理目标是将血糖控制在<10.0mmol/L。

5. 甘露醇　甘露醇常用于治疗严重的脑肿胀或颅内高压，促进手术野的显露，预防因牵拉引起的脑缺血。只有在排除了其他导致脑肿胀的因素（如高碳酸血症、扩张脑血管药物、静脉回流受阻）时，才可以使用甘露醇。通常以0.25～1g/kg的剂量快速静脉输入。输入大剂量甘露醇（如2g/kg）时可能会导致一过性的高钾血症（血钾升高可达1.5mmol/L），这可能是由于溶剂牵引作用（即水从细胞内移出，同时携带出钾离子），以及输液部位附近高浓度的甘露醇引起红细胞溶解所致。

甘露醇对于ICP的作用是双相的。输入后ICP先短暂地升高，这可能是由于血浆渗透压的突然升高引起了脑血管扩张，继而脑组织间隙及细胞内的水进入血管床，引起ICP下降。

（三）围手术期液体管理

1. 原则　①正常脑组织及血管内水的转移依赖于总的渗透梯度，因此，胶体液对脑水含量及ICP的影响较小，神经外科麻醉常用等张晶体液，慎用低张液；②在维持正常血容量的前提下，保持适当的高渗状态；③避免过分严格限制液体而导致的低血容量，以免出现低血压和脑灌注减少；④避免血容量过多，以免引起高血压和脑水肿；⑤减少脑水含量以提供脑松弛的同时，维持血流动力学和脑灌注压稳定。

2. 围手术期液体的补充　首先要达到血流动力学和脑灌注压稳定的目的，在此前提下才能考虑为手术提供适当的脑松弛。因此，限制入量应根据具体病情来分析。围手术期液体的补充包括术前额外缺失量、生理需要量、术中额外损失量（失血量、第三间隙丢失量、术野蒸发量）及麻醉后血管扩张造成的补偿性扩容量。麻醉后血管扩张造成的补偿性扩容量目前多主张以胶体液补充，剂量为5～7ml/kg。大多数神经外科手术的第三间隙和术野蒸发丢失量很小，可以忽略不计。而术中生理需要量和失血量必须给予100%补充。

目前争议的焦点在于，因术前禁食水造成的液体缺失量的补充。对于颅外手术和不存在脑水肿及颅内高压的颅内手术患者，应当补充这一部分液体。对于存在脑水肿及颅内高压的患者，可以考虑不予补充这一部分液体。但是对于术前存在严重脑水肿及颅内高压，且已限制入量，或已使用甘露醇数日的患者，术前已存在明显的脱水。麻醉后的血管扩张会引起血流动力学不稳定，导致低血压和CBF减少，脑和其他器官面临缺血损害。因此，对于这些患者，不仅要补充这一部分液体，还要部分补充术前脱水造成的缺失量。

对于血容量的补充，目前推荐的晶胶比为1～2∶1。胶体液在血管内扩容效力强，停留时间长，能够改善组织氧合，减少内皮细胞肿胀。晶体液可以维持良好的灌注、增加间质液容量、促进淋巴回流和间质白蛋白转移入血，从而改善血液循环。对于神经外科患者，重要的不是晶胶比例，而是用于补充血容量的晶体液的总量，因为晶体液用量过大可能会导致脑水含量增加。

（四）特殊神经外科患者的液体管理

1. 颅内动脉瘤　脑血管造影显示，约60%～80%的蛛网膜下腔出血患者存在脑血管痉挛，症状性脑血管痉挛在动脉瘤破裂后4～10天达高峰，通常导致脑缺血甚至脑梗死。

高血容量/高动力学疗法可以预防和治疗脑血管痉挛。研究显示，容量负荷联合正性肌力支持治疗，可以改善脑血管痉挛的预后。这种方法只适用于不存在动脉瘤破裂危险的患者。应在血流动力学参数（如中心静脉压、肺动脉导管或经食管超声）的指导下应用。稀释血液使血细胞比容达到大约30%，可以通过输入等渗晶体液、胶体液或红细胞达到容量负荷。严密监测动脉血气、胸片和肺功能，一旦发生肺水肿伴低氧血症，将抵消增加CBF的任何益处。

另一种治疗方法是应用钙通道阻滞剂（如尼莫地平），可以改善脑血管痉挛的预后。与高血容量/高动力学疗法相比，其优势是无血流动力学的副作用，不会引起动脉瘤破裂，在动脉瘤夹闭前即可应用。

2. 尿崩症（diabetes insipidus，DI）　鞍区手术（如颅咽管瘤、垂体瘤）术后或脑创伤的患者，由于下丘脑、垂体后叶受损后引起抗利尿激素（antidiuretic hormone，ADH）分泌减少或缺乏，引起肾小管重吸收水的功能障碍，从而出现多尿，渐进性脱水及高钠血症。主要临床表现为多尿、烦渴和多饮，24小时尿量可多达5～10L，甚至更多。虽然术中发生DI已有报道，但DI通常是在术后逐渐显露出来。DI通常是自限性的，几天之后自行缓解。诊断标准为：①尿量>4L/日；②高钠血症；③尿比重<1.002；④血浆渗透压>300mOsm/L；⑤尿渗透压<150mOsm/L。

DI的治疗原则是：恢复血钠水平，维持血管内容量及电解质水平正常，注意出入量平衡防止液体超负荷。患者的输液量应为每小时维持量加相当于前1小时尿量的3/4（或前1小时尿量减50ml）的液量。液体的选择取决于患者的电解质状态。因丢失的是低渗的游离水，所以常输入0.45%盐水，并应适当补钾。不提倡使用5%葡萄糖溶液，因大量输注会导致高血糖。应经常测定血清钠、钾、糖的水平。若尿量连续2小时，>300ml/h，应每6小时肌内注射或皮下注射一次5～10IU的血管加压素；或每6小时静脉注射一次人工合成的ADH 0.5～10μg。

五、围手术期脑功能保护

（一）脑缺血、再灌注损伤和脑保护

脑缺血是指脑组织的血液灌注不足而不能提供足够的氧气和营养物质来维持脑代谢和正常功能活动。

再灌注损伤是指脑组织灌注恢复后发生的损伤。灌注恢复的最初发生高灌注，随后脑血流逐渐下降即发生无再灌注现象。血栓素所致的血管收缩作用、血小板聚集反应、红细胞的变形性受损、组织水肿、钙离子水平异常等均会导致脑灌注不足。同时，酸中毒、兴奋性氨基酸和儿茶酚胺的释放、自由基的形成，都会对神经系统造成再灌注损伤。

脑保护是指对那些有脑缺血风险的患者，采取事先干预的治疗措施以改善其神经功能，主要目的是防止脑缺血对脑组织的损伤作用。当前的脑保护措施已从降低脑代谢转变到针对缺血级联反应的干预。

通常，在脑缺血发生之后才开始采取脑保护措施，很少有机会在脑缺血发生之前就进行干预。然而在手术室例外，因为在手术室发生的缺血损伤很多是医源性的，可以事先预知。例如，临时夹闭大脑中动脉是一个可预测的局部缺血损伤，而应用腺苷短暂停止循环,协助夹闭基底动脉瘤则是一个全身缺血损伤的例子。预知这些事件的意义就是让麻醉医师可以提前进行干预。在围手术期麻醉医师可采用的脑保护方法很少,而且很多都是由动物实验得出的结论。

(二) 非药物治疗

1. 低温　深低温的脑保护作用已众所周知。核心温度低于 20℃,循环停止<30 分钟通常可以被很好耐受。深低温停循环在胸主动脉瘤和脑动脉瘤术中已被广泛应用。深低温不仅能降低脑代谢,还能降低维持细胞形态所需的能量。在有脑缺血风险的患者中使用深低温有很多禁忌,如凝血异常等。尽管如此,这项技术仍然是目前需要停循环的外科手术中保护脑和其他器官的一种常用方法。

浅低温(33 ~35℃)不仅能够降低脑代谢,而且能够调控机体对脑缺血发生的免疫反应和炎性反应,从而减轻再灌注损伤。与深低温相比,其优势是在手术室较易实施,不易引起明显的心肌抑制或心律失常,可快速复温。动物实验和的人体试验均证实,对心跳骤停者采用浅低温能够改善预后。但是,在手术中患者很少出现心搏骤停所致的全脑缺血,更常遇到的是脑血管临时阻断时所致的局部脑缺血。尽管动物实验表明低温对大鼠局部脑缺血明显有效,而在人类的证据仍然不足。相反,有些临床研究表明,在脑动脉瘤手术中或脑外伤手术中实施控制性浅低温,并不能改善神经功能预后。因此,低温不常规应用于神经外科手术患者。

相反,脑温升高可加重缺血损伤的程度。即便体温仅增加 1℃,也能显著加剧脑损伤的程度,扩大脑梗死范围。因此,当脑缺血或有缺血性脑损伤的可能时,如缺血性卒中、蛛网膜下腔出血、心搏骤停和脑外伤等,应避免患者体温升高。

2. 避免高血糖　在许多情况下,包括急性冠状动脉综合征、脑卒中、TBI 和危重患者等,高血糖会导致预后不良。因此,在有脑缺血可能的脑血管手术中可以考虑控制血糖。例如,颈动脉内膜剥脱术,术中临时阻断血管导致一过性脑缺血的神经外科患者,应当进行血糖控制。在手术中是否应使用胰岛素降低血糖至正常范围仍然有争议。大量临床研究都来自 ICU 而不是手术室。神经外科手术时间是数小时而不是几天,因此不应将 ICU 患者的研究结论外推到麻醉环境。

3. 避免低血压、低氧血症和高碳酸血症　在临时阻断动脉瘤的载瘤动脉近端以进行动脉瘤夹闭时,麻醉医师应升高血压改善脑灌注压。在此过程中如果发生低血压,患者有发生脑血管痉挛的风险。

4. 血液稀释　使血细胞比容维持在 32% ~34%,会改善血液的黏滞性,从而改善脑血流,提高氧的运输能力。

5. 使升高的颅内压恢复正常　可以通过过度通气、头部抬高、用甘露醇或呋塞米利尿、脑脊液引流、限制液体入量等方法来达到降低颅压的目的。用巴比妥类镇静来降颅压的效果很差。

(三) 麻醉药的脑保护作用

过去脑保护的方法主要集中在如何降低脑代谢。吸入和静脉麻醉药均能抑制脑代谢,似乎均可用于脑保护。然而,药物抑制代谢的程度与脑保护的程度并不一致,这使过去关于脑保护机制的观点受到质疑。

目前的观点认为,麻醉药的脑保护作用主要是通过防止兴奋毒性损伤,从而延迟神经元死亡,提供一个较长的治疗时间窗。如果不合用其他方法来阻止最终的细胞死亡,改善预后的可能性不大,除非是尚未启动凋亡通路的轻度缺血。目前几乎所有麻醉药的脑保护作用都是从动物研究中获得的,而鲜有可供参考的临床研究。

1. 巴比妥类药物　巴比妥类药物(如硫喷妥钠)的脑保护作用已被广泛研究,至少对局灶性脑缺血有短暂的保护作用,但是对全脑缺血是否有效仍有争议。这种作用可能是由于降低谷氨酸活性和细胞内钙离子的浓度,提高 γ-氨基丁酸(gamma-aminobutyric acid, GABA)和 N-甲基-D-天冬氨酸(N-methyl-D-aspartic acid, NMDA)受体拮抗剂的活性。大量的研究表明:巴比妥类药物能减弱脑电活动,直至使 EEG 降为等电位。全脑缺血时,用巴比妥类治疗至 EEG 爆发性抑制时,仍无脑保护作用。但在局部脑缺血时,巴比妥类可减轻损伤,但程度有限。在使用巴比妥类药物时,不必使用大剂量至 EEG 爆发性抑制;合理的治疗剂量是 EEG 降为等电位时用量的 1/3,该剂量即可获得与大剂量相似的保护作用。目前,巴比妥类脑保护作用的远期效果还不明确。

2. 吸入性麻醉药　大量动物实验表明:局部脑缺血时,吸入性麻醉药如氟烷、异氟烷、七氟烷、地氟烷有减轻脑损伤的作用,其脑保护效能与巴比妥类相当,且在不同吸入麻醉药间相差不大。

多数有关吸入性麻醉药在脑保护方面的研究均局限在缺血后的数天内。实际上,脑缺血数天以后依然有神经元的死亡。研究显示,吸入性麻醉药只能延迟神经元死亡而非阻止死亡。中重度脑损伤时,保护时间不超过2周。轻度局部脑缺血时,使用七氟烷可获取长期、持续性的保护。

3. 丙泊酚　丙泊酚可减轻脑缺血损伤。其脑保护作用是通过作用于GABA受体、清除自由基和减少脂质过氧化作用。其脑保护效能与巴比妥类、吸入性麻醉药相当。丙泊酚亦可产生EEG的爆发性抑制,并降低脑氧代谢率。与吸入性麻醉药相似,中重度脑损伤时,丙泊酚不具有持续性的脑保护作用。而轻度脑损伤时,其保护作用是否能持续尚不确定。

4. 氯胺酮　氯胺酮是强效的NMDA受体拮抗剂。在局部脑缺血模型中使用氯胺酮确有神经保护的作用。但是由于在神经精神方面的副作用,限制了其在脑保护中的临床应用。

5. 依托咪酯　依托咪酯可进行性降低脑代谢到EEG产生爆发性抑制,减少脑氧代谢率约50%。对血压影响小,且作用时间短。上述特质使其成为一种理想的神经保护剂。然而与地氟烷相比,在局部脑缺血的患者中应用依托咪酯发生组织性酸中毒、低氧血症的风险增加。一些研究还发现依托咪酯可加重脑损伤,原因在于其降低缺血脑组织的一氧化氮水平,而一氧化氮是脑缺血时维持脑血流的重要因素。

6. 右美托咪啶　是一种α_2受体激动剂,通过减少血浆内去甲肾上腺素来降低中枢交感的兴奋活动。由于可降低去甲肾上腺素的血浆含量,而过量的儿茶酚胺水平与缺血时的神经损伤程度呈正相关,所以在局部缺血模型中有脑保护作用。右美托咪啶还可以减少吸入麻醉药的用量,可以在不明显降低脑氧代谢率的情况下减少脑血流。

(四)预防癫痫

脑内疾患时常常引起癫痫发作,如颅内肿瘤,脑外伤或有开颅手术史者。抗癫痫药要持续使用到手术结束后一段时间。癫痫发作时,CBF、CBV、ICP增加,引起脑组织酸中毒,即便机体能维持正常的脑灌注压,也能引起大量的神经坏死。因此,对于有癫痫发作风险的患者,应预防并快速控制癫痫发作。

(五)前景良好的研究领域

针对脑缺血引发的兴奋毒性和导致细胞凋亡通路的系列研究,必将为临床提供有意义的脑保护方法。亚低温是一种很有前途的方法。其他一些医疗方法也表现出一定的潜力。他汀类药物,能抑制3-羟基-3-甲基戊二酰-辅酶A(3-hydroxyl-3-methyl-glutaryl-CoA,HMG-CoA)还原酶,除了有降脂的功能,还具有改善血管内皮细胞功能、抗血栓和抗炎的活性,可能有一定的神经保护作用。促红细胞生成素除了造血的功能,对微环境的作用包括减缓脂质过氧化和防止凋亡。所有这些方法是否对神经外科患者有益仍有待进一步证明。

第3节　常见神经外科手术麻醉

一、颅脑创伤手术的麻醉

颅脑创伤(traumatic brain injury,TBI)是指头部遭受撞击或贯穿伤,引起脑功能障碍。在所有创伤中,颅脑创伤往往是最严重和危及生命的,是导致儿童和青壮年残疾和死亡的首要原因。TBI围手术期正确的麻醉管理对改善患者的转归至关重要。

(一)颅脑创伤的分类和病理生理

按照创伤发生时间,TBI可分为原发性颅脑创伤(primary brain injury)和继发性颅脑创伤(secondary brain injury)。原发性颅脑创伤在创伤即刻发生,是对颅骨和脑组织的机械撞击和加速挤压引起的颅骨骨折和颅内损伤,主要有脑震荡、弥漫性轴索损伤、脑挫裂伤和原发性脑干损伤等。目前还没有应对原发性颅脑创伤的有效办法。继发性颅脑创伤发生于伤后数分钟、数小时或数天后,表现为源于原发性损伤的一系列复杂病理生理过程,主要有脑水肿和颅内血肿,后者按血肿的来源和部位又分为硬脑膜外血肿(通常是由于颅骨骨折和硬脑膜动脉或静脉窦破裂所致)、硬脑膜下血肿(通常是由于大脑皮质和脑膜之间的静脉撕裂所致)和脑内血肿等。最常见加重损伤的因素包括缺氧、高碳酸血症、低血压、贫血和高血糖,这些因素都是可以预防的。伤后数小时或数天若出现癫痫、感染和败血症会进一步加重脑损伤,必须及时防治。继发的神经损害和全身性并发症是可以预防和治疗的。颅脑创伤管理的目标是采取及时有效的措施预防继发性脑损伤。

TBI后典型表现为颅内血肿形成、脑血管自主调节功能障碍、颅内压（intracranial pressure，ICP）升高和脑血流（cerebral blood flow，CBF）降低。创伤局部CBF降低导致脑细胞缺血缺氧，引起细胞毒性脑水肿，而TBI又常常伴发不同程度的血脑屏障（blood brain barrier，BBB）破坏，并发血管源性脑水肿。由于颅腔是一个几乎封闭的结构，颅内血肿和脑水肿的形成都会导致ICP升高，这时机体会启动代偿机制抑制ICP的增加，初期以减少颅内脑脊液容量为主，后期全脑CBF进一步降低，形成缺血-水肿恶性循环，最终导致脑疝。

TBI后还会引起全身其他器官系统并发症，在呼吸系统可表现为呼吸节律异常、舌后坠、反流误吸、支气管痉挛和肺不张等，TBI后剧烈的应激反应可引起急性神经源性肺水肿。由于出血、呕吐和脱水利尿治疗等因素，绝大多数TBI患者伴有不同程度的低血容量，但临床上机体为了维持CBF的代偿性反应以及应激状态，多表现为高血压，高血压反应又会引起反射性地心动过缓。当创伤累及心血管运动中枢时会出现各种心律失常，当心电图出现高P波、P-R和Q-T间期延长，以及深U波、S-T段和T波改变、严重的室性早搏或传导阻滞时提示预后不良。TBI患者还常常伴发高热、应激性溃疡和弥散性血管内凝血等。

（二）颅脑创伤的麻醉管理

TBI患者围手术期管理的重点是内环境，避免引起继发性损伤的全身和颅内损害。继发性脑损伤加重病情，严重影响预后。麻醉管理目标是迅速恢复心肺功能、维持脑灌注压（cerebral perfusion pressure，CPP）和脑供血供氧，降低ICP，减轻脑水肿，避免继发性脑创伤。

1. TBI患者的麻醉前评估　对TBI患者的诊治要争分夺秒，应在最短的时间内对患者的脑创伤程度、呼吸和循环状态进行快速评估，包括既往病史、受伤过程和时间、最后进食水时间、意识障碍的程度和持续时间、ICP情况以及是否并发颈椎、颌面部和肋骨骨折以及内脏器官出血等。通过已有的辅助检查如头颅CT、MRI、胸片、血常规、出凝血时间、血生化、电解质和血气分析等迅速了解患者的一般状态并制定麻醉方案。

TBI患者的预后与入院时格拉斯哥评分（GCS，见表54-1）、年龄、循环呼吸状态、继发性颅脑创伤的救治等因素相关。重度TBI（GCS≤8）患者死亡率可达33%，轻度（GCS 13～15）和中度（GCS 9～12）TBI患者约50%可能后遗致残和认知功能障碍。

表54-1　格拉斯哥昏迷评分（Glasgow coma score）

项目	得分
睁眼	
不睁眼	1
刺激睁眼	2
呼唤睁眼	3
自动睁眼	4
言语反应	
无发音	1
只能发音	2
只能说出（不适当）单词	3
言语错乱	4
正常交谈	5
运动反应	
无反应	1
异常伸展（去脑状态）	2
异常屈曲（去皮层状态）	3
对疼痛刺激屈曲反应	4
对疼痛刺激定位反应	5
按指令动作	6

2. TBI患者的呼吸管理　TBI患者多为饱胃，且常合并颅底骨折、胸部创伤和通气不足等。大多数轻、中度TBI患者的呼吸功能仍可维持稳定，无需紧急气管插管，但应尽早实施面罩吸氧，密切观察，可待麻醉诱导后进行气管插管。GCS≤8分的TBI患者应尽早行气管插管以保护呼吸道，并进行有效呼吸支持。

大约2%～3% TBI患者合并有颈椎骨折，而GCS≤8的重型TBI患者可高达8%～10%。颈椎骨折患者进行气管插管操作有导致进一步脊髓损伤的风险，因此除非已经有影像学指标明确排除颈椎损伤，在插管过程中所有患者都应进行颈椎保护。插管时由助手用双手固定患者头部于中立位，保持枕部不离开床面可以维持头颈部不过度后仰，颈部下方放置颈托也有助于保护颈椎。颈椎固定后增加了喉镜暴露和气管插管的难度，而TBI患者对缺氧的耐受性很差，必须事先准备好应对插管困难的措施，如训练有素的助手和各种插管设备等，紧急时应迅速行气管切开。颅底骨折患者经鼻插管和置入鼻咽通气道有可能损伤脑组织，属相对禁忌证。

麻醉中应保证 PaO_2 在 100mmHg 以上。合并肺挫伤、误吸或神经源性肺水肿的患者需要呼气末正压通气（positive end-expiratory pressure，PEEP）来维持充分的氧合，同时应尽量避免过高的 PEEP 导致 ICP 显著升高。

过度通气可引起脑血管收缩、减少脑血容量而达到降低 ICP 的目的，但近年来其应用价值受到了广泛质疑。在 TBI 的早期 CBF 通常是降低的，过度通气会进一步降低 CBF，加重脑缺血。在 TBI 后 5 天内，尤其是 24h 内要避免预防性的过度通气治疗。过度通气的缩血管效应时效较短，研究发现其降低 CBF 的效应仅能维持 6～18h，所以不应长时间应用，尤其不能将 $PaCO_2$ 降至 25mmHg 以下。对 TBI 患者是否采用过度通气应综合考虑 ICP 和脑松弛等方面因素，尽量短时间使用。过度通气后将 $PaCO_2$ 恢复正常范围时也应逐步进行，快速升高 $PaCO_2$ 也同样会干扰脑生理。

3. TBI 患者的循环管理　TBI 患者往往伴有中枢神经反射（Cushing reflex），在循环方面表现为高血压和心动过缓，是机体为了提高脑灌注的重要保护性反射，所以在此时不可盲目地将血压降至正常水平。ICP 升高的患者若伴有低血压会严重影响脑灌注，应进行积极纠正。心率若不低于 45 次/min，一般无需处理，若用抗胆碱药宜首用格隆溴铵，阿托品可通过血脑屏障，可能引起中枢抗胆碱综合征（central anticholinergic syndrome），表现为烦躁、精神错乱和梦幻，甚至可出现惊厥和昏迷，应避免用于 TBI 患者。TBI 患者出现心动过速时常常提示可能有其他部位的出血。

TBI 早期 CBF 大多先明显降低，然后在 24～48 小时内逐步升高，TBI 后脑组织对低血压和缺氧十分敏感，多项研究证实轻度低血压状态就会对转归产生明显不利影响，所以目前认为对 TBI 患者应给与积极的血压支持。

正常人 MAP 在 50～150mmHg 范围内波动时，通过脑血管自动调节功能可使 CBF 保持恒定，而 TBI 患者这一调节机制受到不同程度破坏，有研究表明约三分之一 TBI 患者的 CBF 被动地随 CPP 同步改变，所以此时维持 CPP 至少在 60mmHg 以上对改善 CBF 十分重要（儿童推荐维持 CPP 在 45mmHg 以上）。

对于无高血压病史的 TBI 患者，为保证 CPP>60mmHg，在骨瓣打开前应将 MAP 至少维持在 80～90mmHg 以上。血压过高也会增加心肌负担和出血风险，应给予降压治疗，但一定小剂量分次进行，谨防低血压的发生。手术减压后（打开骨瓣或剪开硬膜）ICP 降为零，此时 CPP＝MAP，同时脑干的压迫缓解，Cushing 反射消失，很多患者会表现为血压突然降低和心率增快，在此期应维持 MAP 高于 60～70mmHg，可通过使用血管收缩药和加快输液提升血压。由于骨瓣打开后血压降低的程度很难预料，所以不提倡预防性给予升压药，但应预先进行血容量的准确估计，在开颅前补充有效循环血量。

4. TBI 患者的液体治疗　TBI 患者多伴有不同程度的低血容量，但往往被反射性的高血压状态所掩盖，此时液体治疗不要仅以血压为指导，还要监测尿量和中心静脉压（central venous pressure，CVP）等的变化，尤其复合伤伴有其他部位出血时。在围手术期应避免血浆渗透压降低以防加重脑水肿，0.9% 盐水属轻度高渗液（308mOsm/L），适用于神经外科手术中，但大量使用时可引起高氯性酸中毒，乳酸钠林格液可避免此情况，但它属于低渗液（273mOsm/L），大量使用时会引起血浆渗透压降低，所以在需要大量输液的情况下，可以混合使用上述两种液体并在术中定期监测血浆渗透压和电解质作为指导。

关于 TBI 手术中晶体液和胶体液的选择方面一直存在争议，目前认为对于出血量不大者无需输入胶体液，但需要大量输液时应考虑加入胶体液。胶体液可选择白蛋白、明胶和羟乙基淀粉等，前两种有引起变态反应的风险，而后者大量使用时会影响凝血功能，要注意 TBI 本身即可引发凝血异常。

甘露醇和呋塞米都可以用来降低脑组织细胞外液容量，甘露醇起效快且效果强，对于 BBB 破坏严重的患者使用甘露醇有加重脑水肿的顾虑，但目前临床上仍将其作为脱水治疗的首选。甘露醇的常用剂量为 0.25～1.0g/kg，使用后产生有效降低 ICP 或脑松弛效果时可考虑继续应用，而无效或血浆渗透压已经超过 320mOsm/L 时则不推荐继续使用。近年来高渗盐水（3% 或 7.5%）用于 TBI 患者的效果引起了广泛的兴趣，尤其在多发创伤患者的急救方面，但已有研究未能证实高渗盐水较甘露醇具有明显优势，使用不当反而可导致严重的高钠血症，以及中枢系统脱髓鞘改变。

高血糖状态与神经系统不良预后密切相关，所以应尽量避免单纯使用含糖溶液。

围手术期应将血细胞比容维持在 30% 以上，不足时应输入浓缩红细胞，闭合性脑创伤可进行术野自体血回收利用。小儿本身血容量就很小，单纯的帽状腱膜下血肿和头皮撕裂即可引起相对大量的失血，应注意及时补充。

5. 麻醉实施

（1）麻醉诱导：麻醉诱导的原则是快速建立气道，维持循环稳定，避免呛咳。临床上常用快速序贯诱导插管法。给药前先吸入100%氧气数分钟，静脉注射丙泊酚、硫喷妥钠、依托咪酯或咪达唑仑后立即给予插管剂量的肌肉松弛药。饱食患者不可加压通气，待自主呼吸停止即进行气管插管。除非明确排除颈椎损伤，插管过程中应保持头部中立位，助手持续环状软骨压迫直到确认导管位置正确、套囊充气。

低血容量患者使用丙泊酚会引起明显的低血压，可选用依托咪酯或咪达唑仑。循环衰竭患者可不使用任何镇静药。在置入喉镜前90s静脉注射利多卡因1.5mg/kg可减轻气管插管引起的ICP升高反应。

虽然琥珀胆碱可引起ICP升高，但程度较轻且持续时间短暂，在需要提供快速肌肉松弛时仍不失为一个较好的选择。传统观点认为琥珀胆碱引起的肌颤可升高胃内压，增加反流的几率，但实际上其增加食管下段括约肌张力的作用更强，并不会增加误吸的发生率。

苄异喹啉类非去极化肌肉松弛药如阿曲库铵等可引起组胺释放，导致脑血管扩张，引起CBF和ICP升高，而全身血管扩张又会导致MAP降低，进一步降低CPP，所以不主张用于TBI患者。甾类非去极化肌肉松弛药对CBF和ICP无直接影响，适用于TBI患者，但泮库溴铵的解迷走作用可使血压和心率升高，用于脑血流自动调节机制已损害的患者则可明显增加CBF和ICP，应慎用。维库溴铵和罗库溴铵几乎不引起组胺释放，对血流动力学、CBF、$CMRO_2$和ICP均无直接影响，尤其后者是目前临床上起效最快的非去极化肌肉松弛药，静脉注射1.0mg/kg后约60s即可达到满意的插管条件，尤其适用于琥珀胆碱禁忌时的快速气管插管。

（2）麻醉维持：麻醉维持的原则是不增加ICP、$CMRO_2$和CBF，维持合理的血压和CPP，提供脑松弛。静脉麻醉药除氯胺酮外都可减少CBF，而所有的吸入麻醉药都可引起不同程度脑血管扩张和ICP升高，因此当ICP明显升高和脑松弛不良时，宜采用全凭静脉麻醉方法，若使用吸入麻醉药应小于1MAC。气颅和气胸患者应避免使用氧化亚氮。

临床剂量的阿片类药物对ICP、CBF和$CMRO_2$影响较小，可提供满意的镇痛并降低吸入麻醉药的用量，对于术后需保留气管插管的患者，阿片类药物的剂量可适当加大。头皮神经阻滞或手术切口使用局部麻醉药有助于减轻手术刺激引起的血压和ICP的突然增高，避免不必要的深麻醉。

血糖宜维持在4.4~8.3mmol/L，高于11.1mmol/L时应积极处理。应定期监测血浆渗透压并控制在320mOsm/L以内。常规使用抗酸药预防应激性溃疡。TBI患者术后有可能出现惊厥，如果没有禁忌证，可考虑在术中预防性应用抗惊厥药如丙戊酸钠。糖皮质激素可减轻肿瘤引起的脑水肿，之前也大量应用于TBI患者，以期减轻脑水肿，但被证实对TBI患者反而产生不利影响，现在的共识是在TBI患者不再使用糖皮质激素。

（3）麻醉恢复期：术前意识清楚，手术顺利的患者术后可考虑早期拔管，拔管期应避免剧烈的呛咳和循环波动。重型TBI患者宜保留气管导管，待呼吸循环状态良好、意识恢复时再考虑拔管，为了抑制气管导管引起的呛咳反射，在手术结束后可在监测下追加小剂量的镇静药和阿片类药物。创伤程度重，预计需要长时间呼吸支持者应及时行气管切开术。

（三）颅脑创伤患者的脑保护

药物脑保护主要是通过降低$CMRO_2$，尽管大量的动物实验支持钙通道阻滞剂、自由基清除剂和甘氨酸抑制剂等具有明确的脑保护作用，但无一能在临床上得到有效验证。巴比妥类药是目前临床上唯一证实具有脑保护作用的药物，但二级证据并不支持使用预防性巴比妥达到脑电图爆发抑制。推荐使用大剂量巴比妥类药处理难治性ICP升高，但必须在患者血流动力学稳定的前提下。

TBI后创伤核心区发生严重脑缺血，极短时间内即出现脑细胞坏死，治疗时间窗极其有限，而核心区周围的缺血半影区脑缺血程度相对较轻，如果局部CBF得到恢复，脑细胞坏死的程度和速度会明显改善，所以及时恢复缺血半影区的脑血流是临床上进行脑保护的关键，在此过程中，血压、$PaCO_2$、血糖和体温管理等对TBI患者的转归起到重要影响。

脑缺血时氧供减少，低温可降低氧耗。体温降低到33~35℃可能起到脑保护的作用。尽管一些临床实验得出了令人鼓舞的结果，但都没能表现出统计上的显著改善。一项TBI后亚低温治疗的多中心研究在收入392名患者后被中止，正常体温组和亚低温组的死亡率没有差异，而且亚低温组还出现了更多的并发症。目前还不清楚是否存在创伤后亚低温保护作用的治疗时间窗，当实施低温时，必须注意避免副作用，如低血压、心律失常、凝血障碍和感染等。复温应缓慢进行，复温不当时反而会加重脑损害，所以目前不推荐将低温作为一种常规治疗方案。围手术期体温升高会严重影响预后，必须积极处理。

为维持足够的CBF，应保证TBI患者的CPP至少在60mmHg以上，也有很多学者认为将CPP保持在70mmHg以上更为合适。为了达到这一目标，临床上常常使用血管收缩药将血压提升基础值的20%左右，但应注意升压过快过高也会增加颅内出血的发生率。TBI后低血压状态是导致预后不良的重要因素，必须积极纠正，α-受体激动剂苯肾上腺素提升血压的同时不引起CBF降低，是较为合适的选择。

葡萄糖在缺氧状态下会引起乳酸性酸中毒，加速脑细胞坏死，所以必须积极防治TBI患者的高血糖状态，可以通过输入含胰岛素的葡萄糖液调控血糖。对于将血糖控制到何种程度尚无定论，目前一般认为应将其维持5.6～10.0mmol/L的范围内。治疗期间应加强血糖监测，随时调整胰岛素用量，避免血糖过低。

应积极地采取防治措施预防TBI后惊厥。苯二氮䓬类药、巴比妥类药、依托咪酯和丙泊酚等都可快速处理惊厥，需长期抗惊厥治疗时考虑苯妥英钠等。

目前认为TBI后药物的脑保护作用是十分有限的，我们更应该将治疗的重点放在维持足够的CPP、合理使用过度通气、积极控制血糖、避免体温升高和惊厥等生理治疗上。

二、幕上肿瘤手术麻醉

幕上肿瘤主要是指小脑幕以上所包含的所有脑组织中所生长的肿瘤。其包含范围广泛，肿瘤性质繁杂，更因累及多个功能区而具有其独特的病理生理特性。其不同的病种和病变位置，临床症状多样，麻醉的特点与要求也有所不同。

（一）幕上肿瘤的特点概述

1. 幕上肿瘤的定位及其特性　幕上肿瘤以胶质瘤最多、脑膜瘤次之，再次为神经纤维瘤、脑血管畸形、脑转移瘤等。幕上肿瘤包括位于额叶、颞叶、顶叶、枕叶、中央区、丘脑、脑室内和鞍区的广泛部位的肿瘤。其位置不同，临床表现各异。额叶肿瘤发生率居幕上肿瘤的首位，临床表现有精神症状、无先兆的癫痫大发作、运动性失语、强握反射和摸索运动、尿失禁等。颞叶肿瘤临床上表现为视野改变、有先兆（如幻嗅、幻视、恐惧）、精神运动型癫痫发作、命名性失语等。顶叶肿瘤主要表现为对侧半身的感觉障碍，失用症、失读症、局限性癫痫发作。枕叶肿瘤常可累及顶叶和颞叶后部，主要表现为视觉障碍（视野缺损、弱视）、幻视及失认症。中央区肿瘤指中央前回、中央后回区的肿瘤，临床表现运动障碍，病变对侧上、下肢不同程度的瘫痪、温、痛、触觉障碍，局灶性癫痫。丘脑部肿瘤临床表现颅压增高、精神障碍、“三偏”症（偏瘫、偏身感觉减退、同向性偏盲）。脑室内肿瘤可无症状，影响脑脊液循环可产生ICP增高。

2. 幕上肿瘤的病理生理　幕上肿瘤能引起颅腔内动力学的改变。在最初病变较小、生长缓慢的时候，颅腔内容积的增加可以通过脑脊液（CSF）的回流和临近的脑内静脉收缩所代偿，从而阻止ICP的增加。当病变继续扩张，代偿机制耗竭，肿瘤大小的增加将导致ICP的急剧升高，脑组织中线结构移位。ICP的增加可进而导致脑缺血和脑疝。

幕上肿瘤临床表现主要包括局灶性症状和ICP升高症状两大类。麻醉医师要掌握麻醉及药物对ICP、脑灌注压、脑代谢的影响，避免发生继发性脑损伤的因素（表54-2）。同时，关注可能出现的一些特殊问题，如颅内出血、癫痫、空气栓塞等。麻醉中还要综合考虑同时伴随的其他疾病，如心、肺、肝、肾疾病；副肿瘤综合征伴转移癌；放化疗等对手术和麻醉可能造成的影响。

表54-2　引起继发性脑损伤的因素

颅内因素	全身因素
ICP增加	高碳酸血症/低氧血症
癫痫	低血压/高血压
脑血管痉挛	低血糖/高血糖
脑疝：大脑镰疝，小脑幕切迹疝，枕骨大孔疝，手术切口疝	心排血量过低
中线移位：脑血管的撕裂伤	低渗透压
	寒战/发热

3. 麻醉对ICP、脑灌注压、脑代谢的影响 麻醉(药物与非药物因素)易导致颅内外生理状态的改变(如颅内顺应性,颅内疾病,颅内血容量),而麻醉操作、麻醉药物和通气方式等都对ICP、CPP、脑代谢产生影响,并直接关系到疾病的转归。

(1) 麻醉操作:气管内插管、气管内吸引均可致ICP急剧升高。

(2) 静脉麻醉药:多数静脉麻醉药能降低$CMRO_2$、CBF及ICP,维持脑血管对CO_2的反应。巴比妥类药、丙泊酚、依托咪酯呈剂量依赖性降低$CMRO_2$,可引起EEG的爆发性抑制。静脉麻醉药降低ICP的程度依次为丙泊酚>硫喷妥钠>依托咪酯>咪达唑仑。颅内高压患者应用丙泊酚或硫喷妥钠后,对体循环的影响较大,但可使脑灌注压下降,致CBF/$CMRO_2$比例下降,影响脑氧供需平衡;应用依托咪酯则无此顾忌;咪达唑仑对脑血流的影响相对较小。氯胺酮对脑血管具有直接扩张作用,迅速增加CBF,升高ICP,禁单独用于幕上肿瘤手术的麻醉。利多卡因抑制咽喉反射,降低$CMRO_2$,防止ICP升高。

(3) 吸入麻醉药:吸入麻醉药都可增加CBF、降低$CMRO_2$。常用吸入麻醉药均引起脑血管扩张、CBF增加,从而继发ICP升高,其ICP升高的程度依次为氟烷>恩氟烷>氧化亚氮>地氟烷>异氟烷>七氟烷。脑血流-代谢耦联功能正常时,当吸入浓度<1~1.5MAC时,与清醒时比较脑血流降低,但CBF自动调节功能保存完整;当吸入浓度>1~1.5MAC时,CBF呈剂量依赖性降低,CBF自我调节功能减弱或丧失,但仍保留脑血管对CO_2的反应性。吸入麻醉药对ICP的影响取决于两个因素:①基础ICP水平,在基础ICP较低时吸入麻醉药不致引起ICP升高或升高较少;②$PaCO_2$水平,过度通气造成低碳酸血症时,吸入麻醉药ICP升高作用不显著;而在正常$PaCO_2$水平下,等浓度吸入麻醉药可使ICP明显升高。

(4) 阿片类药:阿片类药可引起CBF、$CMRO_2$下降。不影响脑血流-代谢耦联、CBF的自动调节功能,不影响脑血管对$PaCO_2$的反应性。

(5) 肌肉松弛药:肌肉松弛药虽不能直接进入血脑屏障,但通过作用于外周肌肉、神经节或组胺释放而间接引起ICP改变。筒箭毒碱、阿曲库铵和米库氯铵有较弱的组胺释放作用,均可引起ICP升高。罗库溴铵、维库溴铵都不引起明显的CBF、$CMRO_2$和ICP增加,故适合于长时间神经外科手术。去极化肌肉松弛药琥珀酰胆碱一过性的肌颤可增加ICP,但困难气道或脑外伤快速序贯诱导时,选用琥珀酰胆碱是有效的经典方法。罗库溴铵起效快,也可作为快速序贯诱导的选择用药。

4. 控制颅内高压、减轻脑水肿 脱水治疗是降低ICP,治疗脑水肿的主要方法。脱水治疗可减轻脑水肿,缩小脑体积,改善脑供血和供氧情况,防止和阻断ICP恶性循环的形成和发展,尤其是在脑疝前驱期或已发生脑疝时,正确应用脱水药物常是抢救成败的关键。常用脱水药物有渗透性脱水药和利尿药两大类,低温、激素等也用于围手术期脑水肿的防治。

(1) 渗透性脱水药物:高渗性药物进入机体后一般不被机体代谢,又不易从毛细血管进入组织,可使血浆渗透压迅速提高。由于血脑屏障作用,药物在血液与脑组织内形成渗透压梯度,使脑组织的水分移向血浆,再经肾脏排出体外而产生脱水作用。另外,因血浆渗透压增高还能增加血容量,同时增加肾血流量,导致肾小球滤过率增加。因药物在肾小管中几乎不被重吸收,因而增加肾小管内渗透压,从而抑制水分及部分电解质的回收产生利尿作用,可减轻脑水肿,降低ICP。常用药物有20%的甘露醇、山梨醇、甘油、高渗葡萄糖等。20%甘露醇0.5~1.0g/kg,于30分钟内滴完,每4~6小时可重复给药。

(2) 利尿脱水药:此类药物通过抑制肾小管对氯和钠离子的再吸收产生利尿作用,导致血液浓缩,渗透压增高,从而间接地使脑组织脱水,ICP降低。此类药物利尿作用较强,但脱水作用不及甘露醇,降ICP作用较弱,且易引起电解质紊乱,一般与渗透性脱水药同时使用,可增加脱水作用并减少渗透性脱水药的用量。常用药物有呋喃苯胺酸等。

(3) 过度通气:过度通气造成呼吸性碱中毒,使脑血管收缩、脑血容量减少而降低ICP。ICP平稳后,应在6~12小时内缓慢停止过度换气,突然终止可引起血管扩张和ICP反跳性增高。过度通气的靶目标是使$PaCO_2$在30~35mmHg间波动。

(4) 糖皮质激素:糖皮质激素亦有降低ICP的作用,对血管源性脑水肿疗效较好,但不应作为颅内高压治疗的常规用药。糖皮质激素降低ICP主要是通过减少血脑屏障的通透性、减少脑脊液生成、稳定溶酶体膜、抗氧自由基及钙通道阻滞等作用来实现。

(二) 幕上肿瘤手术的麻醉

1. 麻醉前评估 幕上肿瘤患者的麻醉前评估

与其他患者相类似，需要特别注意进行神经系统的评估。根据患者的全身一般情况、神经系统功能状态、手术方式制定麻醉计划。

（1）术前神经功能评估 神经功能评估包括ICP的升高程度、颅内顺应性和自动调节能力的损害程度、在脑缺血和神经性损害发生之前ICP和CBF的稳态的自动调节能力，评估已经存在的永久性和可恢复的神经损害。术前详细了解患者病史、体格检查及相关的影像学检查，了解采用的手术体位、手术入路和手术计划，进行术前讨论。

病史：头痛、恶心、呕吐、视觉模糊等颅内压升高表现；癫痫发作及意识障碍、偏瘫、感觉障碍等神经功能缺失表现等；脱水利尿药、类固醇类药、抗癫痫类药用药史。

体格检查：包括意识水平、瞳孔、Glasgow昏迷评分、脑水肿、Cushing反应（高血压、心动过缓）等；脱水状态评估。

影像学检查：包括肿瘤的大小和部位，如肿瘤位于功能区还是非功能区？是否靠近大血管？与重要神经的毗邻关系；颅内占位效应，如中线是否移位，脑室受压，小脑幕切迹疝，脑干周围有脑脊液的浸润，脑水肿等。

（2）制定麻醉方案：麻醉方案制定应考虑以下要点：①维持血流动力学的稳定，维持CPP；②避免增加ICP的技术和药物；③建立足够的血管通路，用于监测和必要时输入血管活性药物等；④必要的监测，颅外监测（心血管系统的监测）；颅内监测（局部和整体脑内环境的监测）；⑤创造清晰的手术视野，配合术中诱发电位等神经功能监测；⑥决定麻醉方式：根据肿瘤部位特点和手术要求，决定麻醉方法；语言功能区肿瘤必要时采用术中唤醒方法。

2. 麻醉前用药 垂体肾上腺轴或垂体甲状腺轴抑制的患者继续激素治疗，术前服用抗癫痫药、抗高血压药或其他心血管系统用药应持续至术前。麻醉前用药包括镇静药咪达唑仑、抗胆碱能药物，如阿托品或长托宁；H_2受体阻滞剂或质子泵抑制剂。

3. 开放血管通路 开放两条或两条以上外周血管通路。必要时进行中心静脉穿刺。中心静脉穿刺可选用股静脉或颈内静脉。注意体位对中心静脉回流的影响，保持静脉通路的通畅，避免脑静脉血液回流受阻继而升高ICP。

4. 麻醉诱导 麻醉诱导方案的选择以不增加ICP，保持血流动力学的稳定为前提。

推荐的麻醉诱导方案

1. 充分镇静，开放动静脉通路
2. 心电图，脉搏氧饱和度，无创血压监测，直接动脉压、呼气末 CO_2 监测
3. 预先充氧，随后给予芬太尼1～2μg/kg（或阿芬太尼，苏芬太尼，瑞芬太尼）；2%利多卡因1.0～1.5mg/kg；丙泊酚1.25～2.5mg/kg，或依托咪酯0.4～0.6mg/kg；非去极化肌肉松弛药
4. 根据患者状态，适度追加β受体阻滞剂或降压药
5. 控制通气（$PaCO_2$维持于35mmHg左右）
6. 气管内插管
7. 上头架前，0.5%罗哌卡因局部浸润麻醉，或追加镇痛药（单次静注芬太尼1～3μg/kg或苏芬太尼0.1～0.2μg/kg，瑞芬太尼0.25～0.5μg/kg）
8. 适当的头位，避免颈静脉受到压迫

上头架时疼痛刺激最强。充分镇痛、加深麻醉和局麻浸润可有效抑制血流动力学的波动。固定好气管导管，以防意外脱管或因导管活动引起的气道损伤。保护双眼以防角膜损伤。轻度头高位以利于静脉回流；膝部屈曲以减轻对背部的牵拉。避免头颈侧过度的屈曲/牵拉（确保下颌与最近的骨性标志间距大于2横指）。过度牵拉头部易诱发四肢轻瘫、面部和口咽部严重水肿，导致术后拔管延迟。

5. 麻醉维持 麻醉维持的基本原则在于维持血流动力学稳定，维持CPP，避免升高ICP；通过降低$CMRO_2$、CBF来降低脑部张力；麻醉方案确保患者安全的同时，可进行神经功能监测。

推荐的麻醉维持方案

无电生理功能监测	电生理功能监测
丙泊酚或七氟醚1.5%～2.5%，或异氟醚1%～2%	丙泊酚
镇痛药：芬太尼，或阿芬太尼，苏芬太尼，瑞芬太尼	镇痛药：瑞芬太尼0.2～0.3μg/（kg·min）
间断给予非去极化肌肉松弛药	不给予肌肉松弛药
体位：头高位，颈静脉回流通畅	
维持足够的血容量	

（1）吸入全身麻醉：适用于不伴有脑缺血，颅内顺应性下降或脑水肿患者；早期轻度过度通气；吸入麻醉药浓度<1.5MAC；避免与N_2O合用。在术中进行电生理功能监测时，吸入麻醉药的浓度应<0.5MAC时，对皮层体感诱发电位影响小。

(2) 全凭静脉麻醉：全凭静脉麻醉可控性强，维护 $CBF-CMRO_2$ 耦联，降低 CBF、ICP，减轻脑水肿，适用于颅内顺应性下降、ICP 升高、脑水肿以及术中进行电生理监测患者。常用药物选择以丙泊酚、瑞芬太尼、苏芬太尼为主。

6. 液体治疗和血液保护　液体治疗目标在于维持正常的血容量、血管张力、血糖，维持血细胞比容约 30%，轻度高渗（术毕<320mOsm/L）。避免输注含糖的溶液，可选择乳酸林格液（低渗）或 6% 羟乙基淀粉。预计大量出血的患者进行血液回收，对切除的肿瘤为良性的患者可以将回收的血液清洗回输给患者。根据出血量、速度及血红蛋白水平及凝血功能决定异体红细胞和异体血浆的输注，维持凝血功能和血细胞比容。

7. 麻醉苏醒　麻醉苏醒期维持颅内或颅外稳态，避免诱发脑出血和影响 ICP、CBF 的因素，如咳嗽，气管内吸引，呼吸机对抗，高血压等。苏醒期患者应表现安静，合作，能服从指令。根据回顾性研究证实，影响术后并发症的主要因素包括：肿瘤严重程度评分（肿瘤位置、大小、中线移位程度）、术中失血量及输液量、手术时间>7 小时和术后呼吸机机械通气。因此，呼吸恢复和术中维持情况对麻醉苏醒期尤为重要。

术前意识状态良好，心血管系统稳定，体温正常，氧合良好，手术范围不大，无重要脑组织的损伤，不涉及后组脑神经（Ⅸ～Ⅻ）的后颅窝手术，无大的动静脉畸形未切除（避免术后恶性水肿）的情况下，可以早期苏醒。

在持续使用超短效镇痛药（如瑞芬太尼）或吸入麻醉药时，停药前注意镇痛药的衔接。在术毕前追加长效镇痛药，芬太尼或苏芬太尼，或者曲马多，待患者呼吸及反射恢复后拔出气管导管。

神经外科手术的术后镇痛对于避免患者躁动、减轻痛苦有着重要的意义，可以选择多模式镇痛的方式。在头皮神经阻滞及局部切口浸润麻醉的基础上，以阿片类药物为主，根据患者一般状态和不同手术入路可采用不同的配方。应注意药物用量以避免影响患者的意识水平和神经功能评估。

三、颅内动脉瘤手术麻醉

在脑卒中的病例中，约 15% ～20% 是脑出血性疾病。动脉瘤是造成自发性蛛网膜下腔出血（subarachnoid hemorrhage，SAH）的首要原因，约 75% ～85% 的 SAH 是由于颅内动脉瘤破裂引起，其中 20% 存在多发性动脉瘤。

颅内动脉瘤好发于颅内大血管的分叉处，表现为血管壁的囊性扩张。据估算动脉瘤患病率为 2000/10 万人。国际研究的最新报道称，动脉瘤破裂的发生率很低，每年动脉瘤破裂所致的 SAH 发病率为 12/10 万人。SAH 的危险随着年龄的增加而升高，主要发病患者群集中在 30～60 岁，平均初发年龄 55 岁，女性居多，男女比例为 1∶1.6。在北京天坛医院近年的麻醉记录中，30～60 岁的患者占到了 80%，最小 11 岁，最大 76 岁。

（一）动脉瘤病理特点

与颅内动脉瘤相关的疾病包括常染色体显性遗传的多囊肾病、纤维肌性发育不良、马方综合征、Ⅳ型 Ehlers-Danlos 综合征（遗传性皮肤和关节可过度伸展的综合征）和脑动静脉畸形。估计在常染色体显性遗传的多囊肾病患者中，5% ～40% 有颅内动脉瘤，10% ～30% 有多发性动脉瘤。

颅内动脉瘤多发生在血管分叉处或 Wills 环周围。大约 90% 的颅内动脉瘤位于前循环，常见部位是大脑前动脉与前交通动脉分叉处，颈内动脉与后交通分叉处，大脑中动脉两分叉处或三分叉处。后循环动脉瘤的常见位置包括椎动脉与基底动脉分叉处，椎动脉与大脑后动脉分叉处及基底动脉顶部。

动脉瘤多数是囊状或浆果型的，少数是感染性动脉瘤、外伤性动脉瘤、夹层动脉瘤、梭型动脉瘤或肿瘤相关性动脉瘤。根据动脉瘤直径的大小可将动脉瘤分为小动脉瘤（<0.5cm）、中等动脉瘤（0.5～1.5cm）、大动脉瘤（1.5～2.5cm）、巨大动脉瘤（>2.5cm）。

（二）动脉瘤病理生理学特点

动脉瘤破裂时，动脉与蛛网膜下腔相交通，导致局部 ICP 与血压相等，引起突然剧烈的头痛和短暂的意识丧失。血液流入蛛网膜下腔导致脑膜炎、头痛及脑积水。神经受损表现为意识障碍及局灶神经系统定位体征。单纯的脑神经麻痹可能为原发性损伤所致的神经失用症。

动脉瘤首次破裂出血时会有约 1/3 的患者死亡或出现严重的残疾，在幸存者中仅有 1/3 的患者神经功能恢复正常。虽然有经验的外科医师手术死亡率低于 10%，但再出血及脑血管痉挛等非手术相关并发症仍会很严重。

表 54-3　SAH 的 Hunt-Hess 分级

评分	描　述
0 级	动脉瘤未破裂
1 级	无症状，或轻度头痛，轻度颈项强直
2 级	中等至重度头痛，颈项强直，除脑神经麻痹无其他神经功能损害
3 级	嗜睡或谵妄，轻度定向障碍
4 级	昏迷，中等至重度偏瘫
5 级	深昏迷，去脑强直，濒死表现

表 54-4　世界神经外科医师联盟(WFNS)委员会的 SAH 分级

WFNS 分级	GCS 评分	运动障碍
Ⅰ	15	无
Ⅱ	14～13	无
Ⅲ	14～13	有
Ⅳ	12～7	有或无
Ⅴ	6～3	有或无

SAH 会引起广泛交感兴奋，导致高血压，心功能异常，心电图 ST 段改变，心律失常及神经源性肺水肿。SAH 后患者常由于卧床休息及处于应激状态而引起血容量不足。常出现电解质紊乱如低钠血症、低钾血症及低钙血症，并需及时纠正。大约有 30% 的患者出现低钠血症，可能由脑盐耗综合征(CSWS)或抗利尿激素分泌异常综合征(SIADH)引起。

对于曾有过 SAH 和正处在 SAH 恢复期的脑动脉瘤患者麻醉处理稍有不同。SAH 患者可能会发生多种并发症，包括心功能不全、神经源性或心源性肺水肿、脑积水，以及动脉瘤再出血，其中动脉瘤再出血是最严重的并发症。动脉瘤破裂后最初两周内未行手术者再出血的发生率为 30%～50%，而死亡率大于 50%。

脑血管痉挛(cerebrovascular spasm，CVS)仍是 SAH 患者致残致死的主要原因。脑血管造影显示 60% 的患者出现血管痉挛，但仅有 50% 的患者有临床症状，表现为逐渐加重的意识障碍(为全脑血流灌注不足的表现)，随后出现局灶神经定位体征。这与 SAH 的量、部位以及患者的临床分级有关。目前为止确切的病因仍未知晓，但可能与氧合血红蛋白及其代谢产物有关。经颅多普勒是床旁诊断 CVS 的有效辅助检查方法。CVS 时脑血流速度大于 120cm/s，随 CVS 加重脑血流速降低。尼莫地平是治疗及预防 CVS 的有效药物。血管造影表明尼莫地平并未缓解血管痉挛，可能源于其脑保护作用。目前，治疗措施包括高血容量、高血压、高度血液稀释疗法(3H 疗法)。这种方法的目的是提高心排血量、改善血液流变性及增加脑灌注压(CPP)。大约有 70% 的患者可通过 3H 疗法逆转 CVS 所致的缺血性神经功能缺损。

(三) 动脉瘤的治疗

动脉瘤破裂后血液流入蛛网膜下腔，导致剧烈头痛、局部神经功能障碍、嗜睡和昏迷。出血后幸存的患者，应进行手术或者血管内介入治疗避免再出血。此外，对于意外发现脑动脉瘤的患者，应采取干预措施以减少 SAH 的风险，包括开颅动脉瘤夹闭术和血管内栓塞术。

1. 治疗原则　从未破裂的小动脉瘤(<0.5cm)发生破裂出血的几率很低(每年 0.05%～1%)，可以通过定期影像学检查监测变化。已破裂出血动脉瘤再次出血的几率是上述情况的 10 倍，应进行治疗。目前主要有两种治疗方法，开颅动脉瘤夹闭术及血管内弹簧圈栓塞术。动脉瘤颈夹闭术是过去 50 年直至目前治疗动脉瘤的“金标准”。

Glasgow 昏迷评分和 Hunt-Hess 分级(表 54-3)是评估患者的神经功能的常用指标。Hunt-Hess 分级与患者预后相关度极高。术前分级为Ⅰ～Ⅱ级的患者经手术治疗，其预后明显好于分级较高的患者。动脉瘤手术的最佳时间取决于患者的临床状态及其他相关因素。临床状态良好的患者应早期手术(即 SAH 后 48～96 小时之内)。早期手术时手术致残率增加，而血管痉挛和再出血的发生率要明显降低。而对困难部位的大动脉瘤及临床状态较差的患者应延迟手术(即 SAH 后 10～14 天)。目前，血管内介入治疗在动脉瘤治疗中占据了很高比例，一些患者可能在脑血管造影术后立即进行血管内弹簧圈栓塞治疗，对于那些有全身合并症或 Hunt-Hess 分级较高的患者，这种创伤小的治疗方法更适合。

2. 内科治疗　安静、卧床。降低 ICP，调控血压，预防 CVS，纠正低钠血症，改善全身状况，适当镇静、止吐，预防再出血。

3. 血管内介入治疗　神经介入医师通过动脉导管到达动脉瘤病变部位，填入弹簧圈栓塞动脉瘤。血管内治疗需要选择适合栓塞的动脉瘤，弹簧圈一旦植入就能稳定下来。随着医疗技术的进步，如在载瘤动脉邻近动脉瘤的部位植入支架，扩大了适合进行血管内治疗的动脉瘤的范围。

介入手术创伤小,但是它与开颅手术具有同样严重的并发症,包括再出血、卒中和血管破裂。尽管介入手术的刺激特别小,但仍需要全身麻醉。应该尽量避免喉镜置入时的高血压反应及术中患者的任何体动,避免影响弹簧圈在血管内的植入。应该避免过度通气,因为过度通气将减少 CBF,使弹簧圈更难到达动脉瘤病变区域。手术中常规使用肝素,其目的是减少与动脉导管相关的血栓栓塞并发症的危险。应准备好鱼精蛋白,以备动脉瘤破裂或发生渗漏时使用。当神经介入治疗失败后应该迅速转移到手术室进行开颅手术。

4. 外科治疗　开颅手术治疗包括动脉瘤夹闭术、载瘤动脉夹闭及动脉瘤孤立术、动脉瘤包裹术等。

(四) 颅内动脉瘤的麻醉

颅内动脉瘤麻醉管理的目标是控制动脉瘤的跨壁压力差,同时保证足够的脑灌注及氧供并避免 ICP 的急剧变化。另外还应保证术野暴露充分,使脑松弛,因为在手术早期往往出现脑张力增加及水肿。动脉瘤跨壁压力差(TMP)等于瘤内压(动脉压)减去瘤外周压(ICP)。在保证足够脑灌注压的情况下而不使动脉瘤破裂。在动脉瘤夹闭前,血压不应超过术前值。SAH 分级高的患者 ICP 往往增高。另外,脑血肿、脑积水及巨大动脉瘤也会使 ICP 增高。在硬膜剪开之前应缓慢降颅压,因为 ICP 迅速下降会使动脉瘤 TMP 急剧升高。

1. 术前准备　脑动脉瘤的内科治疗包括控制继续出血、防治 CVS 等。治疗方案要根据患者的临床状态而定。包括降低 ICP,控制高血压,预防治疗癫痫,镇静、止吐,控制精神症状。SAH 患者可出现水及电解质紊乱,心律失常,血容量不足等,术前应予纠正。除完成相关的脑部影像学检查,术前准备需要完善的检查包括,血常规,心电图,胸部 X 光片,凝血功能,血电解质,肝、肾功能,血糖等。完成交叉配血试验,对于手术难度大或巨大动脉瘤,应准备足够的血源,并备自体血回收装置。一些患者 ECG 会显示心肌缺血,高度怀疑心肌损害的患者可以行血清心肌酶和超声心动图检查,必要时请相关科室会诊。

2. 麻醉前用药　对于高度紧张的患者可适当应用镇静剂,但应结合患者具体情况而定,尤其对于有呼吸系统合并症的患者。术前抗胆碱药物的选择要根据患者心率等情况决定,除非患者心动过缓,一般不选择阿托品,因其可使心率过快,增加心脏负担。

3. 麻醉监测　常规监测包括心电图、直接动脉压、脉搏氧饱和度、呼气末二氧化碳分压、经食管核心体温监测、尿量等。对于临床分级差的患者,最好在麻醉诱导前进行直接动脉压监测,明显的心脏疾病需要监测中心静脉压。出血较多者,进行血细胞比容、电解质、血气分析的检查,指导输血、治疗。有些患者需要监测脑电图、体感或运动诱发电位。但至今无前瞻性临床试验表明神经功能监测的有效性。

4. 麻醉诱导　麻醉诱导应力求血流动力学平稳,由于置喉镜、插管、摆体位及上头架等操作的刺激非常强,易引起血压升高而使动脉瘤有破裂的危险。因此在这些操作之前应保证有足够的麻醉深度、良好的肌松,并且血压应控制在合适的范围。对于老年患者或体质较差者可以选择依托咪酯,为防止出现肌阵挛,可预先静注小剂量咪达唑仑或瑞芬太尼。丙泊酚具有诱导迅速平稳、降低 CBF、ICP 和 $CMRO_2$、不干扰脑血管自动调节和 CO_2 反应性等特点,是目前诱导用药的首选。选择起效较快的非去极化肌肉松弛药,如罗库溴铵可以迅速完成气管插管。另外在上头钉的部位行局部浸润麻醉是一种简单有效的减轻血流动力学波动的方法。若 ICP 明显升高或监测体感诱发电位时宜选用全凭静脉麻醉。

5. 麻醉维持　麻醉维持原则是保持正常脑灌注压;防治脑缺氧和水肿;降低跨壁压。保证足够的脑松弛,为术者提供良好的手术条件。同时兼顾电生理监测的需要。

全麻诱导后不同阶段的刺激强度差异可导致患者的血压波动,在摆体位、上头架、切皮、去骨片、缝皮这些操作时,应保持足够的麻醉深度。切皮前用长效局麻药行切口部位的局部浸润麻醉。术中如不需要电生理监测,静吸复合麻醉可以达到满意的麻醉效果。

减小脑容积可以使术野暴露更充分,使脑松弛,为夹闭动脉瘤提供便利。为了保持良好的脑松弛度,术前腰穿置管用于术中脑脊液引流是动脉瘤手术较常用的方法,术中应与术者保持良好沟通,观察引流量,及时打开或停止引流。为避免脑的移位及血流动力学改变,引流应缓慢,并需控制引流量。维持 $PaCO_2$ 在 30～35mmHg 有利于防止脑肿胀。也可以通过静注甘露醇 0.5～1g/kg 或合用呋塞米(10～20mg,静注)使脑容积减小。甘露醇的作用高峰在静注后 20～30 分钟,判断其效果的标准是脑松弛度而非尿量。甘露醇增加脑血流量,降低脑组织含水量。早期 ICP 降低可能说明脑血管代偿性收缩以使脑血流恢复正常。

术中合理使用糖皮质激素及甘露醇,预防脑水肿,使用抗癫痫药物预防术后癫痫发作。

6. 麻醉恢复和苏醒 在无拔管禁忌的患者,术后早期苏醒有利于进行神经系统评估,便于进一步的诊断治疗。苏醒期常出现高血压。轻度高血压可以提高脑灌注,这对预防 CVS 有益。血压比术前基础值增高 20% ~30% 时颅内出血的发生率增加,对有高血压病史的患者,苏醒及拔管期间可以应用心血管活性药物控制血压和心率,避免血压过高引起心脑血管并发症。术中使用短效阿片类镇痛药维持麻醉者,应在停药后及时追加镇痛药,可以选择曲马多或小剂量芬太尼、苏芬太尼等,同时应注意药物对呼吸的抑制。预防性应用适宜的止吐药也可避免手术结束后患者出现恶心、呕吐,引起高血压。对术前 Hunt-Hess 分级为 3 ~4 级或在术中出现并发症的患者,术后不宜立即拔管,应保留气管导管回 ICU 并行机械通气。严重的患者术后需要加强心肺及全身支持治疗。

(五) 颅内动脉瘤麻醉的特殊问题

1. 诱发电位监测 大脑皮层体感诱发电位及运动诱发电位可用来监测大脑功能。通过诱发电位监测脑缺血可以指导外科操作及循环管理。进行神经生理监测时,首选全凭静脉麻醉,因为其对诱发电位描记的干扰较吸入麻醉小。运动诱发电位监测要求不使用肌肉松弛药,目前多联合应用丙泊酚和瑞芬太尼静脉麻醉,既能满足监测需要,也能很好抑制呼吸以维持机械通气。

2. 术中造影 为提高手术质量,确保动脉瘤夹闭的彻底,术中造影是最有效的方法。动脉置管术中造影需在手术开始前放置导管,使手术时间延长,对患者创伤较大。术中吲哚菁绿荧光血管造影使显微手术操作和荧光血管造影可以同时进行。该技术一经出现,即在神经外科领域得到迅速推广。能在术中判断动脉瘤是否完全夹闭,载瘤动脉及其分支血管是否通畅等,通常术者在造影后 1 分钟以内即能做出判断。在荧光剂注射后会出现部分患者几秒钟的脉搏血氧饱和度降低。少数患者可能出现对吲哚菁绿的过敏反应,应予以注意。

3. 载瘤动脉临时阻断术 在处理巨大动脉瘤或复杂动脉瘤时,为减少出血,便于分离瘤体,常会使用包括对载瘤动脉近端夹闭在内的临时阻断技术,阻断前应保持血压在 120 ~130mmHg 左右,以最大限度保证脑供血。

4. 预防脑血管痉挛 动脉瘤破裂 SAH 后,30% ~50% 的患者可出现 CVS,手术后发生率更高。预防措施包括维持正常的血压,避免血容量不足,围手术期静脉注射尼莫地平,动脉瘤夹闭后,局部使用罂粟碱或尼莫地平浸泡等。

5. 控制性降压 降低动脉瘤供血动脉的灌注压可以减小动脉瘤壁的压力并使手术时夹闭动脉瘤更易操作。另外,如果动脉瘤破裂会更易止血。但是目前,随着神经外科医师技术的提高,以往常用的控制性降压技术目前不再常规使用。低血压虽然有助于夹闭动脉瘤,但可能破坏脑灌注,尤其是在容量不足情况下,使 CVS 发生率增加导致预后不良。大多数神经外科医师通过暂时夹闭动脉瘤邻近的供血动脉的方法达到“局部降低血压”的效果。有些是 3 ~5分钟短期多次夹闭,但另外一些医师发现多次夹闭可能会损伤血管而采用 5 ~10 分钟的时间段。血压应保持在正常范围或稍高于正常水平以增大其他部位的血流量。但应避免暂时夹闭后尚未处理的动脉瘤直接处于血压过高的状态。

6. 术中动脉瘤破裂 术中一旦发生动脉瘤破裂,必须迅速补充血容量,可采用短暂控制性降压,以减少出血。如短时间内大量出血,会使血压急剧下降,此时可适当减浅麻醉,快速补液,输血首先选择术野回收的红细胞,其次可以适当补充异体红细胞及新鲜血浆。如血压过低可以使用血管收缩药维持血压。出血汹涌时可以采用两个负压吸引器同时回收血液,注意肝素的滴速,避免回收血凝固,回收的红细胞可加压输注。已有的大量病例证实,术野自体血液回收是挽救大出血患者生命的有力措施,术前应做好充分准备。

7. 低温 低温麻醉会使麻醉药代谢降低,苏醒延迟,增加术后心肌缺血、伤口感染及寒战发生率。在研究中采用低温麻醉实施动脉瘤夹闭术并未发现有益。

四、颈动脉内膜剥脱术的麻醉

近年来,脑血管疾病和脑卒中是仅次于心脏病和肿瘤的第三大死亡原因。有报道,30% ~60% 的缺血性脑血管病的发生归因于颈动脉狭窄。颈动脉内膜剥脱术(carotid endarterectomy,CEA)作为治疗颈动脉狭窄的金标准一直沿用至今。颈动脉狭窄通常是由于动脉硬化性疾病引起，患者在围手术期存在各种并发症，最重要的是源于心脑血管的并发症。因此，麻醉医师要了解相关知识，重点考虑对于患者理想的围手术期管理，包括患者的选择，麻醉技术、脑功能监测和脑保护。

（一）CEA手术适应证和禁忌证

1. 手术适应证

（1）短暂性脑缺血发作（TIA）：①多发TIA，相关颈动脉狭窄；②单次TIA，相关颈动脉狭窄≥70%；③颈动脉软性粥样硬化斑或有溃疡形成；④抗血小板治疗无效；⑤术者以往对此类患者手术的严重并发症（卒中和死亡）率<6%。

（2）轻、中度卒中　相关颈动脉狭窄。

（3）无症状颈动脉狭窄　①狭窄≥70%；②软性粥样硬化斑或有溃疡形成；③术者以往对此类患者手术的严重并发症率<3%。

2. 手术禁忌证

（1）重度卒中，伴意识改变和（或）严重功能障碍。

（2）脑梗死急性期。

（3）颈动脉闭塞，且闭塞远端颈内动脉不显影。

（4）持久性神经功能缺失。

（5）6个月内有心肌梗死，或有难以控制的严重高血压、心力衰竭。

（6）全身情况差，不能耐受手术。

3. 手术时机

（1）择期手术：①短暂性脑缺血发作；②无症状性狭窄；③卒中后稳定期。

（2）延期手术：①轻、中度急性卒中；②症状波动的卒中。

（3）急诊（或尽早）手术：①颈动脉重度狭窄伴血流延迟；②颈动脉狭窄伴血栓形成；③TIA频繁发作；④颈部杂音突然消失。一旦发现异常EEG或任何神经功能改变的征兆，必须立即进行干预，以防发生永久性脑损伤。

（二）术前评估及准备

1. 病史

（1）了解患者既往脑梗死面积、时间等，病变部位和程度、对侧颈动脉病变和Willis环是否完整。

（2）患者心肺功能、手术耐受性等。近期脑梗死发作、冠状动脉供血不足、慢性阻塞性肺疾病、双侧颈内动脉严重狭窄、对侧颈内动脉闭塞、颈动脉分叉位置高和Willis环不完整被认为是颈动脉手术的高危患者。

2. 术前检查

（1）心脏超声检查：动脉硬化病变具有全身性、进行性加重的特点。CEA术患者常常患有冠状动脉硬化性心脏病，也是患者早期和晚期死亡的首要原因。

（2）肺功能检查。

（3）双侧颈动脉多普勒超声。

（4）CTA、DSA和Willis环检查明确诊断和评估手术风险和疗效。

3. 增加手术风险的因素

（1）内科危险因素：如心绞痛、6个月内心肌梗死、充血性心力衰竭、严重高血压（>180/110mmHg）、慢性阻塞性肺疾病、年龄>70岁、严重糖尿病等。

（2）神经科危险因素：进行性神经功能缺损、术前24小时内新出现神经功能缺损、广泛性脑缺血、发生在术前7天之内的完全性脑梗死、多发脑梗死病史、不能用抗凝剂控制的频繁TIA（逐渐增强TIA）。

（3）血管造影的危险因素：对侧颈内动脉闭塞、虹吸部狭窄、血栓在颈内动脉远端延伸>3cm或在颈总动脉近端延伸>5cm、颈总动脉分叉在C_2水平并伴短且厚的颈部、起源于溃疡部位的软血栓、颈部放疗病史。

4. 术前准备

（1）改善心脏功能：颈动脉狭窄的患者常伴有冠状动脉狭窄，术前检查若有严重心肌缺血，应做心血管造影，排除冠状动脉狭窄，并行介入治疗后再行CEA，以防止术后出现心功能不全和心搏骤停，降低死亡率。心脏治疗药物服到手术当日，如无禁忌阿司匹林不停药。

（2）控制血压和血糖：有效的抗高血压治疗可以改善脑血流，恢复脑的自动调节机制，术前宜将血压控制在理想范围，但应避免快速激烈的降压治疗，否则可损伤脑的侧支循环，加重脑局部缺血。

（三）麻醉方法

CEA术麻醉管理原则在于保护心、脑等重要器官不遭受缺血性损害，维护全身及颅脑循环稳定，消除手术疼痛和缓解应激反应。保证患者术毕清醒以便进行神经学检查。CEA术可以在全身麻醉、区域阻滞或局部浸润麻醉下进行。

1. 区域麻醉　颈动脉剥脱术的麻醉需要阻滞

C_{2-4}的神经根。有报道应用颈部硬膜外阻滞及局部浸润麻醉,但最主要的麻醉方法是颈浅丛及颈深丛阻滞,可以单独或联合应用。此种麻醉方法的优点在于:可实时对清醒患者的神经功能进行连续评估,避免昂贵的脑监测,减少对分流术的需要,血压更稳定,减少血管收缩药物的应用;降低住院费用等。

颈深丛及浅丛阻滞是内膜剥脱术最常用的区域麻醉。沿胸锁乳突肌后缘皮下注射局麻药以阻滞颈丛从该处发出的支配颈部外侧皮肤的浅支。颈深丛阻滞是在椎旁对 C_{2-4}的横突部位注入局麻药进行神经根阻滞。包括将局麻药注入到椎间孔(横突)以阻滞颈部肌肉、筋膜和邻近的枕大神经。颈浅丛阻滞即沿胸锁乳突肌后缘行局部麻醉。这种方法局麻药吸收慢,可以提供良好的肌松,但操作复杂,危险系数高。有大约一半的患者出现膈神经阻滞。若阻断星状神经节或喉返神经则可能分别出现 Horner 综合征或声带麻痹。若局麻药误入血管则可能导致癫痫发作。也有误入硬膜外或蛛网膜下腔的报道。

许多前瞻性随机试验已经证实颈浅丛及颈深丛麻醉均可阻滞 C_{2-4}的皮区,但仍需术者在术区行局麻。对7558 位至少行颈深丛阻滞的患者及2533 位行颈浅丛阻滞的患者进行 Meta 分析显示这两种方法的并发症均很少。两组严重并发症(如卒中、死亡、颈部血肿、心肺相关并发症等)的发生率(颈深丛与颈浅丛阻滞分别为4.72%和4.18%,$P>0.05$)基本相同。阻滞相关并发症仅在颈深丛组进行研究,包括误入血管及呼吸抑制,后者可能由膈神经或喉返神经阻滞引起。阻滞失败或患者紧张时可改为全身麻醉。

颈丛阻滞应尽量选择作用时间长且毒性小的局麻药物,如左旋布比卡因和罗哌卡因。区域阻滞麻醉的同时小剂量多次静脉给予芬太尼 10~25μg 和(或)咪达唑仑 0.5~2mg 予以镇静,使患者感觉舒适并能合作。也可以选择丙泊酚 0.3~0.5mg/kg 静脉间断给予,或1~5mg/(kg·h)小剂量持续给药。术中严格控制镇静药用量以保证术中进行持续的神经功能监测。要监测患者的觉醒程度、言语以及对侧肢体力量。因术中可能出现紧急情况,应做好转为全身麻醉的一切准备。

2. 全身麻醉　全身麻醉是 CEA 术采用最多的麻醉方式,具有保持患者的舒适体位,减轻心理负担,易于控制通气,降低脑代谢,增加脑对缺氧的耐受性等优点。

全身麻醉诱导应该平稳,可应用艾司洛尔以控制喉镜和气管插管过程中的血压心率波动,丙泊酚、依托咪酯、咪达唑仑均可用于诱导,可给予阿片类药物提供镇痛。所有非去极化肌肉松弛药均可达到插管时所需的肌松,无使用琥珀胆碱禁忌。麻醉维持通常使用吸入麻醉药(异氟烷、地氟烷或七氟烷)复合静脉阿片类镇痛药维持。瑞芬太尼广泛用于 CEA 手术,其短时效便于控制麻醉深度,促进迅速苏醒,特别是在结合使用短效的吸入麻醉药如地氟烷和七氟烷时。全身麻醉需要在手术结束后尽早让患者清醒以进行神经功能评估。

3. 全身麻醉与区域麻醉(或局麻)的比较　CEA 术可以采用全身麻醉或局麻,这两种方法各有优缺点。一些研究报道,与全身麻醉相比,颈丛阻滞可明显降低严重心脏不良事件的发生率,且血流动力学更加稳定。患者同侧脑血流更好,耐受颈动脉阻断的时间更长,但其可能的缺点是在紧急情况下不易控制通气道,术中血压波动比较明显,血中儿茶酚胺水平较高;要求患者能够主动配合才能完成手术。全身麻醉能够更有利于气道管理、安静的手术野,当缺血发生时可提高血压提供最大脑灌注;便于采取术中脑保护措施。缺点是不能完全准确的判定脑灌注的状态,特别是在颈动脉夹闭时。最近有学者提出全身麻醉术中唤醒的麻醉方法以综合全身麻醉与局麻两种麻醉方法的优点,而避开其缺点。

表 54-5　颈动脉内膜剥除术全身麻醉与区域麻醉(或局麻)优缺点分析

	区域麻醉(或局麻)	全身麻醉
优点	患者清醒,可直接行神经功能评估 血流动力学稳定 术后疼痛易控制 术中一般不需采取搭桥术	术中患者舒适 大多数患者适用 气道管理更方便 可给予脑保护药物
缺点	不适合所有的患者 可能需要气道管理	术中多需要采取搭桥术 血液动力学不稳定 术后恶心、呕吐

CEA 术中,若出现脑血流灌注不足,需要术中采取搭桥术,此时最好采用全身麻醉。据报道,全身麻醉时采取搭桥术大约有19%~83%,而局麻下仅为9%~19%。全身麻醉时采取搭桥术居多,与监测脑血流灌注不足的方法有关。与局麻下清醒进行神经功能评估相较,全身麻醉时的仪器监测特异性低。另外这也与全身麻醉药有关。全身麻醉时搭桥术的

增多是否会使危险因素增加，目前尚未明了。局麻也有其优越性，对合并有一些内科疾病的患者列为首选。

直至目前，很多研究致力于比较全身麻醉与局麻对预后的影响，如术后新发卒中、心肌梗死的发生率、死亡率，但尚未发现有何不同。目前有研究进行颈部手术行全身麻醉与局麻的比较，从多家医院随机选取 3526 位行颈动脉内膜剥脱术的患者进行研究分析。两组术前合并症与危险因素相似。结果显示，与全身麻醉相比，局麻术中分流及血压控制少，但是术后出现卒中、心肌梗死或死亡的发生率两组相比无差异。最终选择应取决于患者的适应能力和愿望、外科和麻醉医师的经验和技术，以及脑灌注监测的状况。

（四）术中管理

1. 手术相关的病理生理学改变　颈总动脉邻近组织的分离和牵拉或直接刺激颈动脉窦常引起减压反射，导致剧烈的血流动力学变化，甚至冠状动脉痉挛。颈动脉窦附近常规注射 2% 利多卡因 1～2ml 可有一定的预防作用。

（1）过度挤压、牵拉颈动脉还可引起粥样斑块脱落，导致脑梗死。

（2）阻断并纵形剪开颈动脉后，在颈动脉窦内分布的Ⅰ、Ⅱ型压力感受器通过舌咽神经迅速将低压信号上传至孤束核，触发中枢性缩血管效应，导致血压急剧升高。与此同时，颈动脉血氧分压迅速下降，并通过颈动脉体内的化学感受器经上述通路将低氧信号上传，从而加剧中枢性缩血管效应，导致心脏的前、后负荷增加。在此过程中，粥样硬化内膜的粗暴剥离、动脉弹性纤维层的暴露（目前认为也有神经分布）也可能促进上述感受器的兴奋，导致血压升高。

（3）颈动脉阻断期间必须经常对区域麻醉患者进行神经系统检查，或应用 EEG 对全身麻醉患者进行。

2. 脑功能的监测　在术中阻断一侧颈动脉后对脑血流及脑功能的监测是避免术后卒中及死亡率的较理想方法。虽然常规采取搭桥术时可以不监测脑灌注情况，但在搭桥术时很可能会使斑块脱落而造成脑梗死。大部分医院常应用选择性搭桥术，并进行监测以发现脑灌注不足等情况。对于局麻行 CEA 术的患者，监测神经功能的变化是判断脑灌注是否充足的金标准。神经功能测试简单精确，但并不是对每位患者均适用。

全身麻醉患者应用仪器进行监测，包括脑电图、诱发电位、残端压及近红外线光谱分析等。脑电图及诱发电位均依靠检测神经活性的改变而判断脑血流量是否不足。这些监测手段比较可靠并可提供相对连续的信息，但需要专业人员进行判读，由于假阳性率较高使得许多患者接受了不必要的搭桥术。经颅多普勒可检测脑内大血管的血流速度。但是目前由于专业技术人员的限制，很难有明确的标准判定脑灌注不足。残端压测量的是颈总及颈外动脉阻塞后颈内动脉远端的压力，反映了 Willis 环的压力。虽然残端压的测量比较简单，但连续监测就很困难。另外，近红外线光谱分析可以检测脑内血氧饱和度。这种方法简单，可以进行连续监测，并且不需要专业人员培训，但这是项新技术，且目前尚未发现是否能够检测出脑灌注不足。

（1）颈内动脉残端压（carotid artery stump pressure，CSP）：代表对侧颈动脉和椎基底动脉系统的 Willis 血管环侧支循环对患者血压的代偿情况。通常情况下，颈内动脉残端压低于 50mmHg 则意味着低灌注。

（2）EEG：可对皮层神经元的电活动进行持续监测，其波形的减慢和衰减常反映同侧大脑皮层的缺血。一般认为，当脑血流降至 0.15ml/（g·min）以下时，大脑将发生缺血损伤，EEG 也将发生改变，此时应适当提升血压；如 EEG 仍无改善，则应考虑放置转流管。但越来越多的证据表明，EEG 监测有许多局限性，如无法监测皮层下损伤、假阳性率较高、对有脑梗死史的患者敏感性差、全身麻醉药物可影响 EEG 等。

（3）TCD：是目前应用最为广泛的无创脑血流监测方法，通过颞窗探头可以连续观察到大脑中动脉的血流速度变化。阻断颈动脉后应用 TCD 技术可连续的对 Willis 环的各个组成动脉进行血流监测，可弥补测颈内动脉残端压的一些不足。

（4）诱发电位：是基于感觉皮层对外周感觉神经受刺激后产生的电冲动反应。感觉皮层基本上由大脑中动脉供血，在颈动脉夹闭时有受损的危险。诱发电位振幅下降超过 50% 或潜伏期延长>10%，则提示有脑缺血发生，需放置转流管。但麻醉药物、低温以及低血压可以显著影响诱发电位监测结果。

（5）局部脑血流量测定

通过经静脉或同侧颈动脉内注射放射性元素氙，并在大脑中动脉供血的同侧大脑皮质区域放置探测器分析放射性衰变而获得。通常在夹闭前、夹闭时或夹闭后即刻进行测量。与脑电图的联合应用,可以获得脑缺血的脑血流量和脑电图变化并得到不同麻醉药物的临界局部脑血流量。

3. 脑保护措施　良好的脑保护措施、预防脑缺血损伤是手术成功的关键之一。

(1) 手术方面

在维持理想血压的前提下先试验性阻断颈动脉,测量其阻断远端血压,如血压高于 50mmHg,即开始重建血管,如血压低于 50mmHg,则考虑在临时旁路下行血管重建。置放临时旁路分流管能够保证术中足够的脑灌注,使患侧脑组织血供不受明显影响。但可增加血栓形成的危险。

手术中应注意充分灌洗剥脱的血管,并采取颈内与颈外动脉开放反冲,以防止残存的碎屑在血流开放后脱落引起脑栓塞。

开放前静脉注射 20% 甘露醇 200 ~ 250ml。开放后即刻头部抬高 10° ~ 20°,减轻脑组织水肿。

血管吻合完毕后,按顺序依次开放颈总动脉、颈外动脉及其分支,最后开放颈内动脉,可以避免栓子进入颈内动脉引起缺血性脑卒中。

(2) 生理方面:

低温:头部温度降至 34℃,可明显增加缺血期的安全性。但要注意恢复期很多患者出现寒颤,从而增加心肌氧耗并促使心肌缺血的发生。并不推荐常规使用。

二氧化碳:颈动脉阻断期间诱导性高碳酸血症可扩张脑血管,改善脑缺血区域的血供,但研究表明它具有脑窃血效应,可引起对侧半球血管扩张;加重同侧脑缺血,因此目前仍主张维持 $P_{ET}CO_2$ 在正常范围。

血糖:术中监测血糖,控制血糖在正常范围。

高血压:在缺血期间,自动调节功能被破坏,脑血流对灌注压的依赖变得更加明显。应保持正常或稍高的血压水平。

血液稀释:脑缺血期间理想的血细胞比容约为 30%,对 CEA 患者应该避免血细胞比容过高。

(3) 围手术期处理

手术前 2 天、术中和术后用尼莫地平 0.2mg/(kg·d),以 1mg/h 速度静脉泵入以扩张脑血管,增加脑血供。

麻醉选择有脑保护作用的静脉麻醉药丙泊酚。丙泊酚控制性降压幅度达 30% ~ 40% 时,$SjvO_2$ 不仅未降低,反而升高,显示了丙泊酚在脑低灌注状态时的明显的脑保护作用。

术中静脉注射地塞米松 10mg,稳定细胞膜。

血管分离完毕静脉内注入肝素 0.5 ~ 1mg/kg,全身肝素化。

(五) 术后并发症及处理

1. 脑卒中和死亡的相关危险因素　年龄>75 岁、对侧颈动脉闭塞、颅内动脉狭窄、高血压(舒张压>90mmHg)、有心绞痛史、糖尿病、CT 和 MRI 有相应的脑梗死灶、术前抗血小板药物用量不足等。

(1) 手术因素:内膜剥脱术后急性血栓形成造成颈动脉闭塞;内膜剥脱时脱落的栓子造成脑栓塞;术中阻断颈动脉时间过久造成脑梗死。

(2) 防治:术前合理评估高危患者;尽量减少术中脑缺血时间。

(3) 维持围手术期血压平稳。

2. 过度灌注综合征

(1) 过度灌注综合征多发生于术后 1 ~ 5 天,这是由于术前颈动脉高度狭窄,狭窄远端的大脑半球存在慢性灌注不全,大脑血管扩张以弥补血流灌注不足的影响。当严重狭窄解除后,正常或过高的血流灌注进入扩张的失去收缩调节能力的大脑半球,脑血管持续扩张,引起血浆或血液外渗,导致脑水肿或脑出血。

(2) 处理:术后严格控制高血压,最好不用脑血管扩张药,慎用抗凝及抗血小板药物,严密监测神经功能的变化。应常规给予甘露醇以减轻脑水肿。

3. 高血压　CEA 术后高血压可能与手术引起颈动脉压力感受器敏感性异常有关。积极将血压控制术前水平,收缩压理想值为 110 ~ 150mmHg,慢性严重高血压者可耐受较高血压。短效药物往往安全有效。

4. 低血压　CEA 术后低血压可能机制在于粥样斑块去除后,完整的颈动脉窦对升高的血压产生的反应。此类患者对液体疗法、血管加压药的反应较好,可以通过在颈动脉窦内注入局麻药而抑制。要排除心源性休克,加大补液量,严重者给予升压药。术后需要持续小心地监测血压、心率和氧供。

5. 血管再狭窄　常见远期并发症之一。

血管再狭窄是常见远期并发症之一。是动脉内膜切除后的一种损伤反应,涉及平滑肌细胞、血小板、凝血因子、炎细胞和血浆蛋白之间复杂的相互作用。术后给予小剂量阿司匹林抗凝,同时治疗全身动脉粥样硬化及高血压、糖尿病等合并症有利于再狭窄的预防。

五、垂体瘤手术的麻醉

垂体腺瘤是常见的颅内肿瘤之一，约占颅内肿瘤的8%～15%，发病率仅次于胶质瘤和脑膜瘤，占颅内肿瘤的第三位。男女比例约为1∶2，成年人多发，青春期前发病者罕见。垂体腺瘤按照分泌激素类型可分为高功能腺瘤和无功能腺瘤，高功能腺瘤又包括生长素腺瘤、泌乳素腺瘤、皮质激素腺瘤、生殖腺瘤、甲状腺素腺瘤。有相当部分的垂体腺瘤分泌两种或两种以上的激素，有报道68%的生长素腺瘤同时分泌生长激素和泌乳素，仅32%只分泌生长激素；而97%的泌乳素型垂体腺瘤只单纯分泌泌乳素，不复合分泌其他激素。通常认为垂体腺瘤是良性颅内占位性病变，易复发，但垂体瘤也有恶性，如垂体后叶细胞瘤，非常少见。

（一）垂体腺瘤的发病机制

垂体腺瘤的发病机制有两种假说：下丘脑假说和垂体假说。前者认为，垂体腺瘤是控制垂体前叶功能的下丘脑功能紊乱或正常生理调节机制缺失所致；后者则认为是垂体自身细胞发生改变的结果。

目前认为，垂体腺瘤发展可以分为两个阶段：首先垂体细胞发生突变，然后在内外因素作用下突变的细胞异常增殖，发展成垂体腺瘤。可以用单克隆细胞异常增殖来解释。目前还未找到垂体腺瘤真正的发病机制。

（二）垂体腺瘤的临床表现

在垂体腺瘤早期，往往因为肿瘤较小，临床上没有任何颅内占位症状，仅出现内分泌改变症状，常被患者忽视。随着瘤体的增大，内分泌改变症状凸显，主要表现：①垂体本身受压症群，造成其他垂体促激素的减少和相应周围靶腺体的萎缩，表现为生殖功能低下，和（或）继发性甲状腺功能低下、和（或）继发性肾上腺皮质功能低下等；②垂体周围组织受压症群，主要压迫视交叉，此类患者可能存在颅内高压。表现为视力减退、视野缺损和眼底改变等，还可因肿瘤生长到鞍外，压迫颈内动脉、Willis动脉环等组织产生血管神经性头痛；③垂体前叶功能亢进症候群，以高泌乳素血症、肢端肥大症和皮质醇增多症多见。

在垂体腺瘤的大小诊断标准中，Hardy（1969）提出直径10mm以下者为微腺瘤，10mm以上者为大腺瘤。Grote（1982）提出肿瘤直径超过40mm者为巨大腺瘤。相当比例的垂体腺瘤都表现为一种或几种激素异常分泌增多。

表54-6 垂体瘤分型及临床表现

垂体腺瘤分型	分泌激素	临床表现
生长素腺瘤	GH和PRL	巨人症，肢端肥大症
泌乳素腺瘤	PRL	男：阳痿，性腺功能下降
		女：溢乳-闭经-不孕
皮质激素腺瘤	ACTH	Cushing综合征
	αMSH	Nelson综合征
生殖腺瘤	FSH/LH	性腺功能减退
甲状腺素腺瘤	TSH	（中枢性）甲状腺功能亢进

（三）常见类型垂体腺瘤的麻醉管理

垂体腺瘤患者的临床症状表现多样，尽管内分泌紊乱所致的独一无二的表现很容易被发现，如库欣病和肢端肥大症，但理想的麻醉管理需要充分理解每一位患者的内分泌及复杂的病理生理。所有患者都需要慎重的术前评估，有很多种可行的麻醉方案供选择，但麻醉药物的最终选择应该是个体化的。

1. 泌乳素型垂体腺瘤　此型腺瘤是最常见的垂体腺瘤，占所有垂体腺瘤的50%以上。高泌乳素血症是最常见的下丘脑-垂体紊乱表现。泌乳素型垂体腺瘤的65%为小泌乳素瘤，发生于女性，其余35%腺瘤男女均可发生。除鞍区神经占位压迫症状外，男性表现为性功能减退，女性表现为“溢乳-闭经-不孕”三联症。

高泌乳素功能腺瘤，相关激素合成或分泌不足，导致不同程度的代谢失常及有关脏器功能障碍，应激水平相对低下，对手术和麻醉的耐受性差，术前应补充糖皮质激素，以提高机体对药物的反应性。麻醉诱导、麻醉维持可适当减低镇静、镇痛药物剂量，术中亦可追加糖皮质类激素。此型腺瘤的麻醉苏醒期也较其他类型为长。

2. 生长素型垂体腺瘤　此型腺瘤起病隐匿，逐渐出现手足增大、鼻唇增大增厚、皮肤粗厚、皮质骨增厚、下颌骨增长等特有面容，从症状出现到最终确诊，平均6～7年，初次就诊原因通常为腕管综合征或出现视野缺损。随着病程的延长，此型患者均伴有不同程度的血压增高、心律失常，出现左心室肥厚、瓣膜关闭不全等心脏器质性改变的患者，手术后激素水平可逐步恢复正常，但心脏器质性改变已不可逆转。

麻醉前访视应充分评估气道，准备困难气道的应对措施。由于舌体肥厚、会厌宽垂，还有下颚骨过度增长，导致咬合不正、颅骨变形，即使应用最大号喉镜片也不能充分推开舌体，全部置入喉镜片也感提升会厌吃力，声门常常暴露困难。国外一项回顾研究显示，746例经蝶入路垂体腺瘤患者有28例遇到困难气道问题，占3.8%，发生率并不比普通外科困难气道发生率高，但在垂体腺瘤患者当中，生长素型患者困难气道的发生率是其他类型垂体腺瘤患者的3倍。生长素型垂体腺瘤患者困难气道的发生与性别、肿瘤大小无关。

应激反应主要由交感-肾上腺髓质系统和下丘脑-垂体-肾上腺皮质系统参与，可见垂体是应激反应的重要环节。此型腺瘤患者麻醉诱导、麻醉维持阶段的镇静镇痛要求较高，可能与高生长激素血症、高代谢有关，也可能与骨质增厚导致外科有创操作困难、耗时长久有关。

垂体依赖性血糖升高，系因垂体占位病变造成中枢性内分泌激素分泌异常，可出现糖尿病的临床表现，也有人认为垂体瘤性高血糖是由抗激素因子存在引起的。糖代谢的紊乱是影响神经功能恢复的重要风险因素，高血糖可以加重乳酸酸中毒，造成脑继发损害。术中动态监测血糖水平，必要时给予胰岛素进行干预，有利于术中脑保护及术后脑功能的恢复，对缺血性脑损伤有明显的保护作用。

3. 皮质激素腺瘤　典型的皮质激素腺瘤患者表现为库欣综合征，是由于腺垂体的促皮质激素腺瘤引起的皮质醇增多症的一种表现形式，男女比例约为1∶5，女性主要集中在孕产期年龄阶段，大于7岁的儿童若合并有库欣综合征，则多患有垂体瘤，反之，小于7岁的儿童若合并有库欣综合征，则多提示肾上腺肿瘤。1912年Haevey Cushing首次报道并定义之，并且揭示了库欣综合征患者中，接近80%的患者是由于垂体ACTH分泌增多引起的，其余20%是由于异位存在ACTH分泌功能的肿瘤，如：燕麦细胞癌、支气管肿瘤、胰岛细胞瘤、嗜铬细胞瘤。

与生长素腺瘤基本一致，此型应激反应更剧烈，增加麻醉深度，并辅以尼莫地平、艾司洛尔等维护循环稳定，将应激反应控制在一定程度内，保证内环境稳定，减少内分泌并发症，避免过强过久的应激反应造成机体损伤，深麻醉恐是不二选择。

术中应动态监测血糖水平，将血糖控制在12mmol/L以内，加深麻醉以削弱外科操作引起的强烈应激反应，可降低交感神经-下丘脑-肾上腺轴的反应性，使糖异生减少，抑制无氧酵解增多导致的乳酸生成；逆转应激状态下机体胰岛素受体敏感性的下降，减弱血糖升高的趋势，稳定糖代谢，有利于术后脑功能恢复。

六、神经外科术中唤醒麻醉

近年来，随着神经影像学、神经导航及术中神经电生理监测技术在临床的应用和发展，神经外科手术已经从传统的解剖学模式向现代解剖-功能模式转化，从而大大提高了手术质量并显著改善了手术效果。在术中唤醒状态下，应用电刺激技术进行脑功能监测，是目前在尽可能切除脑功能区病灶的同时保护脑功能的有效方法。通过术中直接电刺激判断大脑功能区，对全身麻醉术中唤醒技术的要求很高，这种麻醉方法既需要患者开、关颅过程中镇痛充分、能够耐受手术从而在麻醉与清醒过程中平稳过渡，又需要患者术中大脑皮质电刺激时维持清醒状态，配合神经功能测试；而且在手术中有效控制气道，不发生呼吸抑制，同时保证患者的舒适性而不误吸、无肢体乱动。目前的麻醉方法主要有静脉全身麻醉或清醒镇静术，复合手术切口局部麻醉或区域神经阻滞麻醉。

（一）术中唤醒麻醉适应证和禁忌证

1. 术中唤醒麻醉适应证　包括脑功能区占位；功能区顽固性癫痫；脑深部核团和传导束定位；难治性中枢性疼痛的手术治疗。

2. 术中唤醒麻醉禁忌证　包括术前严重颅内高压，已有脑疝者；术前有意识、认知障碍者；术前沟通交流障碍，有严重失语，包括命名性、运动性以及传导性失语，造成术前医患之间的沟通障碍，也难以完成术中的神经功能监测；合并严重呼吸系统疾病和长期大量吸烟者；枕下后颅窝入路手术需要俯卧位者；病理性肥胖，BMI>35kg/m^2，合并有肥胖性低通气综合征及阻塞性睡眠呼吸暂停综合征；不能耐受长时间固定体位的，如合并脊柱炎、关节炎患者；对手术极度焦虑恐惧，手术期间不合作者；无经验的外科医师和麻醉医师。

（二）唤醒麻醉方法与实施

1. 麻醉前访视与医患沟通　麻醉前一天麻醉医师进行麻醉前访视，设法解除患者的紧张焦虑情绪，恰当阐明手术目的、麻醉方式、手术体位，以及麻醉或手术中可能出现的不适等情况，针对存在的顾虑和疑问进行说明，以取得患者信任，争取麻醉中的充分合作。对过度紧张而不能自控的患者应视为唤醒麻醉的禁忌证。

2. 麻醉前准备　麻醉前对气道的评估极为重要。对于合并困难气道、上呼吸道感染、未经控制的肺病患者应视为唤醒麻醉的禁忌证。癫痫、颅内肿瘤、运动障碍病及中枢性疼痛患者，术前常已接受一系列药物治疗，麻醉前除了全面检查药物治疗的效果外，还应重点考虑某些药物与麻醉药物之间存在的相互作用。

麻醉前用药目的为解除患者的焦虑，充分镇静和产生遗忘；抑制呼吸道腺体分泌；预防术后恶心呕吐；预防术中癫痫发作等。常用药物包括苯二氮䓬类药、抗呕吐药、抗癫痫药、抗胆碱药等。

3. 手术体位摆放　唤醒麻醉手术最适宜体位为侧卧位，便于呼吸管理和术中监测。体位摆放既要充分考虑患者的舒适性和安全性，又要照顾术者手术操作的方便与舒适。头部应高于心脏平面，降低双侧颈静脉压和 ICP。避免过度扭转颈部防止发生静脉回流和通气障碍，同时避免颈部关节及神经损伤。头架固定后，防止颈部肌肉过度牵拉损伤臂丛神经，同时缓解头架的压力。手术体位摆好后铺放手术单，应保证患者眼前视野开阔，减轻患者焦虑心情。

4. 头部神经阻滞与切口局部浸润麻醉

（1）头部神经支配与分布

头部伤害性知觉传入纤维主要源于三叉神经，也有发自面神经、舌咽神经和迷走神经，颈神经也参与其中。与唤醒麻醉技术有关的头部的感觉神经包括枕大神经、枕小神经、耳颞神经、眶上神经、滑车上神经和额支，图 54-12。

（2）头皮神经阻滞和局部浸润麻醉的药物选择

常用的局部麻醉药有利多卡因、布比卡因、左旋布比卡因以及罗哌卡因。唤醒麻醉中常用局麻药浓度、剂量与用法见表 54-7。

表 54-7　常用局麻药浓度、剂量与用法

局麻药	用法	浓度（%）	起效时间（min）	作用时效（min）	一次最大剂量（mg）	产生中枢神经系统症状的阈剂量（mg/kg）
利多卡因	头皮局部浸润	0.25～0.5	1.0	90～120	400	7.0
	头皮神经阻滞	1.0～1.5	10～20	120～240	400	7.0
	硬膜表面贴敷麻醉	2.0～4.0	5～10	60	400	7.0
布比卡因	头皮局部浸润	0.25～0.5		120～240	150	2.0
	头皮神经阻滞	0.25～0.5	15～30	360～720	200	2.0
罗哌卡因	头皮局部浸润	0.25～0.5	1～3	240～400	300	3.5
	头皮神经阻滞	0.5～1.0	2～4	240～400	300	3.5

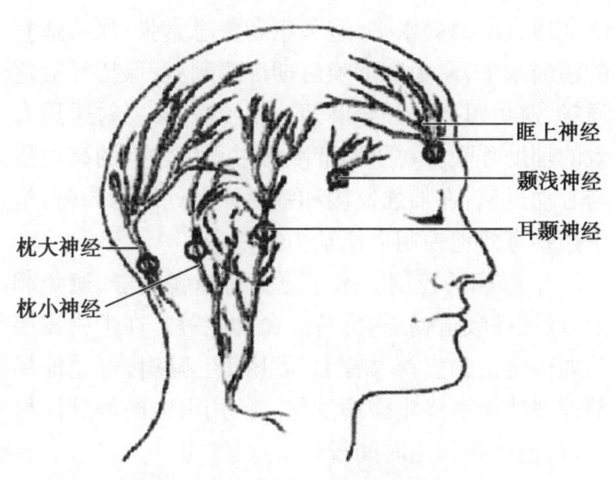

图 54-12　头部神经支配

5. 术中人工气道建立与呼吸管理

（1）人工气道建立

唤醒麻醉过程中依据手术步骤和麻醉深度可采用口咽和鼻咽通气道、带套囊的口咽通气道（cuffed oropharyngeal airway，COPA）和鼻咽通气道、喉罩通气道和气管内插管作为人工气道。

喉罩通气道适用于唤醒麻醉中建立人工通气道。食管引流型喉罩通气道通过引流管插入胃管吸引胃内的气体和胃液，可有效预防反流误吸。唤醒麻醉插入喉罩前，应进行口腔和会厌部位充分的表面麻醉（2%～4%利多卡因），丙泊酚（1～2mg/kg）诱导，抑制咽喉反射。一般不用肌肉松弛药以避免潜在危险。

（2）唤醒麻醉期间呼吸管理

唤醒期间出现通气不足必然导致缺氧与二氧化碳蓄积，前者可增加吸入氧浓度来弥补，后者则必须加强通气管理维持足够的通气量。通气量应维持

$P_{ET}CO_2$ 35～45mmHg 较为适宜。当麻醉中患者通气不足时，需通过人工通气道进行手法或机械通气。

双水平气道正压通气（bi-level positive airway pressure，BiPAP）本质为压力支持通气（PSV）与自主呼气状态下持续气道内正压通气（CPAP）的结合形式。PSV 的特点是自主吸气时，采用设定的吸气正压辅助自主呼吸，以克服气道阻力，并协助呼吸肌在减轻负荷下做功。这种无创通气模式，可用于无气管内插管、无喉罩通气道的术中唤醒麻醉呼吸管理。

6. 清醒镇静麻醉　清醒镇静麻醉方法是早期神经外科唤醒麻醉时常用的麻醉技术之一，在切口局部浸润麻醉和（或）头部神经阻滞的基础上应用镇静/镇痛药物不仅可以减轻患者的恐惧、焦虑及术中疼痛，还能消除对伤害性刺激的记忆，从而提高患者的舒适和接受程度。常用药物有咪达唑仑、丙泊酚、芬太尼、苏芬太尼。α_2受体激动药右美托咪啶（dexmedetomidine，DEX）具有剂量依赖性镇静、抗焦虑和止痛作用，且无呼吸抑制，还有止涎作用，可单独应用于唤醒麻醉，也可与阿片类或苯二氮䓬类药物合用。应用右美托咪啶可增加拔管期间患者的适应性，且容易唤醒。对血流动力学不稳定的患者，在快速注射右美托咪啶时应警惕引起心动过缓和低血压等。

采用清醒镇静麻醉方法在开颅和关颅阶段应充分镇痛，且达到足够的镇静深度，Ramsay 分级应在 4 级以上。术中麻醉唤醒期间 Ramsay 分级应在 2～3 级。在术中唤醒阶段使用镇静药的同时，经常与患者交流使之适应周围环境、给予充分的镇痛以及改善周围环境都可以起到减轻焦虑的作用。

7. 全凭静脉唤醒麻醉　以丙泊酚和瑞芬太尼 TCI 输注的全凭静脉麻醉是目前唤醒麻醉的主要应用方法之一。在应用 TCI 静脉麻醉时，要获得满意的麻醉效果，必须熟悉所选择药物的血药浓度-效应的关系，以便在临床上设置靶浓度（表 54-8）。

表 54-8　常用药物血浆浓度与临床效应之间的关系

药物	诱导麻醉	切皮	自主呼吸	清醒	镇痛或镇静
丙泊酚（μg/ml）	4～6	2～6	—	0.8～1.8	1～3
瑞芬太尼（ng/ml）	4～8	4～6	<1～3	—	1～2
苏芬太尼（ng/ml）	1～3	1～3	<0.2	—	0.02～0.2

丙泊酚血药浓度为 1.0～1.5μg/ml 时，患者有良好的镇静效果。全凭静脉麻醉维持期丙泊酚血药浓度达到 3.5～5μg/ml 时，BIS 可降到 50 左右。

瑞芬太尼输注速度与药效直接相关，由于其独特的药代动力学特点，适用于静脉持续输注。由于代谢过于迅速，停药后镇痛作用很快消失，可能造成麻醉唤醒期的患者躁动。应用瑞芬太尼也应采用头部神经阻滞和（或）切口局部麻醉，在瑞芬太尼停药前 10 分钟应用小剂量的芬太尼（1～2μg/kg）或曲马多（50～100mg）。

（三）术中唤醒麻醉并发症及其防治

1. 麻醉唤醒期躁动　术前良好的交流和解释工作对于消除患者焦虑和恐惧至关重要。消除不良刺激，包括唤醒期镇痛完善，避免尿潴留等。由于疼痛引起的躁动给予芬太尼 0.05mg 或曲马多 100mg 效果较好。术中维持平稳，避免术中知晓，避免呼吸抑制、缺氧和二氧化碳潴留等。避免使用拮抗剂。不恰当的制动也是术后躁动的原因，适当安抚患者，放松强制制动有效。

2. 呼吸抑制　术前对唤醒麻醉患者呼吸功能障碍或合并睡眠呼吸暂停综合征患者呼吸代偿能力进行重点评估。麻醉药物抑制了缺氧和高二氧化碳的呼吸驱动。在低氧血症和二氧化碳蓄积发生时辅助和控制呼吸的实施。

3. 高血压与心动过速　唤醒过程保持麻醉唤醒期适宜的镇静水平，避免患者焦虑紧张；保持适宜的镇痛水平，避免麻醉唤醒期疼痛刺激；保持呼吸道通畅，避免镇痛药和全麻药抑制呼吸，必要时采用有效的辅助呼吸。对于麻醉唤醒过程中发生的高血压与心动过速，在加强监测和针对原因处理的同时，给予药物有效地控制血流动力学改变。

4. 癫痫的控制　术中应保持患者安静、避免刺激、保证呼吸道畅通、维持生命功能等。在术中皮层功能区定位脑皮层暴露情况下发生癫痫，可立即局部冲洗冰盐水终止癫痫发作。使用丙泊酚静脉注射亦可，但药物作用时间较短。

5. 颅内压增高　对于颅内占位及病灶周围明显水肿，颅内顺应性降低患者，应积极治疗脑水肿。麻醉中保持呼吸道通畅、通气充分、避免二氧化碳蓄积。麻醉前行腰部蛛网膜下腔穿刺，术中打开颅骨骨瓣后放脑脊液。针对脑水肿主要采用高渗性利尿药和肾上腺皮质激素等。头高位（15～30℃）利于颅内静脉回流，降低ICP。

6. 低温与寒战　对低温的预防比对并发症的处理更为重要，应根据体温监测及时采取保温和其他相应措施。维持正常体温可使用热温毯、维持适宜的室温、静脉输入液体和术野冲洗液体适当加温。曲马多（50mg）在终止寒战和降低氧耗中非常有效。

总之，唤醒麻醉技术是保证神经外科手术过程中进行功能监测、准确定位病灶和功能区的必要方法。如何选择适宜的麻醉方法对提高麻醉效果、减少或预防并发症具有极其重要的作用。唤醒麻醉方法与术中管理尚需不断改进，最终保证手术最大限度切除病灶的同时尽可能保护患者脑功能的完整。

七、术中神经电生理监测麻醉

近年来，神经监测技术已成为神经外科术中监测神经功能状态、最大程度减少神经损伤、提高手术治疗效果的重要手段。应用各种电生理技术监测处于危险状态的神经系统功能，了解神经传递过程中电生理信号的变化，有助于手术医师及时、全面地判断麻醉状态下患者神经功能的完整性。术中神经电生理监测能够监测到神经生理的改变从而防止术后神经损伤。神经外科麻醉医师应熟知术中神经电生理监测技术，并了解术中使用的每一种麻醉药物和方法对神经生理参数的影响。

（一）脑电图

脑电图（electroencephalogram，EEG）是监测脑功能最基本方法，是将脑自发性生物电放大记录而获得的波形图，它反映了大脑皮层锥体细胞产生的突触后电位和树突电位的整合，包括原始脑电图、计算机处理后脑电图和双频谱分析。

1. 脑电图的基本组成　在人类，脑电波根据频率及波幅的不同，可分为α波、β波、θ波和δ波（见表54-9），一般来讲兴奋时脑电波快而波幅小，睡眠时脑电波较慢而波幅大。

表54-9　脑电图波形及临床意义

波形	频率	常见位置	意　义
α波	9～12Hz 中频	枕部最明显，其次为顶部，额部最少	清醒、闭眼时可见，可被睁眼、心算或呼其姓名等所抑制
β波	13～30Hz 高频	额部和中央前回多见	当α活动因外界刺激（如睁眼）被抑制时出现，清醒状态时占优势，思考、情绪紧张、激动时变多
θ波	4～8Hz 低频	顶叶及颞叶多见，常见于正常小儿	见于成年人多属病理性，为皮质趋于抑制状态的表现
δ波	0～4Hz 频率最低	可见于成人及儿童睡眠时	一般出现δ波均属异常。过度通气、睁眼及呼叫等对δ波无影响。波幅升高提示脑功能抑制，和深度昏迷一致（由麻醉、代谢和缺氧引起）

脑电图电极的安放方法按照国际会议建议的10/20系统放置16通道记录。术中脑电图的记录点会根据手术部位而改变，导联设置明显少于临床脑电图。术中导联的设置主要是围绕大脑前动脉、大脑中动脉的供血区域，导联多设为8导或4导，其中以4导脑电图记录最为简单、实用，监测范围包括了大脑半球的大部分区域。

2. 术中脑电图监测的适应证　主要适应证包括：颅内动脉瘤暂时夹闭载瘤动脉；脑血管畸形手术；CEA术；癫痫手术中判断癫痫灶部位；心肺转流术；颅内外血管旁路手术操作。

3. 手术和麻醉对脑电图的影响

（1）脑血流和缺血缺氧对EEG的影响：缺血缺氧早期先为β波短暂活性升高，随后出现高幅低频的θ波和δ波，β波逐渐消失，最后出现低幅的δ波。缺血进展期引起脑电活动抑制，偶发暴发性抑制。术中阻断血管时突然出现的δ波提示有脑损害的危险。缺血性脑电图发生越快，不可逆损伤可能性越大。

（2）血压对EEG的影响：低血压所导致的脑电图的改变通常为全脑性的，即两侧半球的脑电图均呈减慢节律，低电压变化。阻断一侧颈总或颈内动脉导致一侧供血障碍时，若对侧侧支循环血供不充分，即使血压正常，也可造成阻断一侧局部或半脑缺血。

（3）麻醉对EEG的影响：麻醉诱导时，β波常变为以额部为主的广泛的阵发性高幅慢波。除氯胺酮外，多数静脉麻醉药对脑电图都呈剂量依赖性抑制，并可引起爆发性抑制。吸入麻醉药也可使脑电图呈全脑慢波状态，在吸入麻醉药物中，N_2O 对波形影响最大，应避免使用。

麻醉较浅导致患者活动或肌肉收缩会影响脑电图，需加深麻醉或使用适量肌肉松弛药。避免心电图导线和脑电图导线交叉，防止计算机把心电波形作为慢波成分计算。此外，电极导线摆动、医师挪动患者头部或将手放在患者头部、患者出汗、手术室中的电子仪器设备等都会造成脑电图出现一些伪差。

(二) 诱发电位

诱发电位（evoked potentials，EP）指于神经系统（包括感受器）某一特定部位给予适宜刺激，在中枢神经系统（包括周围神经系统）相应部位检出的与刺激有关的电位变化，即中枢神经系统在感受外在或内在刺激过程中产生的生物电活动。需要对多次采集的信息经过信号平均的方法，将诱发电位波从众多干扰信号中过滤、突出并记录清晰的诱发电位波形（图 54-13），主要包括以下几种（表 54-10）：

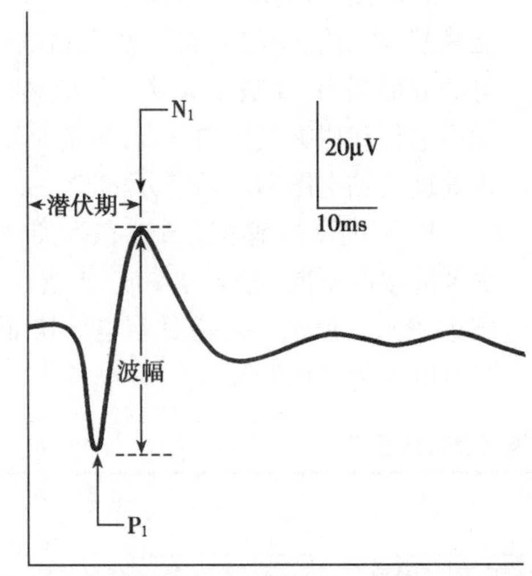

诱发电位的波形可以是单相、双相或三相波，大多为双相和三相波。双相波开始为正相(波形向下折)，随后为较大的负相(波形向上折)；而三相波则开始为正相，随之为负相，继而是终末的正相。
诱发电位的标记规则是：
负相波(Negative)以“N、N1…”表示；
正向波(Positive)以“P、P1…”表示

图 54-13　诱发电位波形、波幅、潜伏期示意图

表 54-10　诱发电位的分类

感觉诱发电位（sensory evoked potentials，SEPs）
- 躯体感觉诱发电位（somatosensory evoked potentials，SSEPs）
- 脑干听觉诱发电位（brainstem auditory evoked potentials，BAEPs）
- 视觉诱发电位（visual evoked potentials，VEPs）

运动诱发电位（motor evoked potentials，MEPs）
- 经颅磁刺激运动诱发电位（transcranial magnetic motor evoked potentials）
- 经颅电刺激运动诱发电位（transcranial electrical motor evoked potentials）
- 脊髓诱发电位（spinal cord evoked potentials）
- 下行神经元性诱发电位（descending neurogenic evoked potentials）

1. 躯体感觉诱发电位　刺激外周神经，感觉冲动经脊髓上传至大脑，在整个传导通路上的不同部位放置记录电极，再经信号放大得到波形，即躯体感觉诱发电位。用来监测感觉通路的完整性，用于评价手术可能造成的中枢神经系统缺血或损伤的危险。术中常用的刺激部位和记录部位见表 54-11。

表 54-11　术中体感诱发电位的周围神经刺激部位及记录部位

	常用刺激部位	记录部位	记录反应的区域
上肢	正中神经，尺神经	锁骨上窝 Erb's 点	刺激点-锁骨上窝的外周神经电位反应
		颈 2～5 椎体水平的颈部电极	颈电位
		头皮电极	中央区感觉皮质的皮质电位
下肢	胫后神经（术中常用），腓总神经	腘窝电极	胫后神经刺激的腘窝电位
		颈 2～5 椎体水平的颈部电极	皮质下电位
		头皮电极 Cz	中央区旁中央小叶感觉皮质的皮质电位

(1) 躯体感觉诱发电位的适应证：脊柱、脊髓手术（包括脊柱畸形、脊髓肿瘤、脊髓血管畸形等）；后颅窝手术；顶叶皮质区附近的手术；丘脑附近的手术；CEA 术；颅内动脉瘤手术。

(2) 躯体感觉诱发电位的解释及预警：按照经

典的50/10法则，麻醉稳定并确立诱发电位反应基线后，如果反应波幅降低>50%和/或潜伏期延长>10%则为警报标准。

除了监测感觉神经是否受损外，躯体感觉诱发电位用在颅内外血管手术中，可反映大脑前、中动脉供血区内感觉皮质神经通路上电生理功能的改变。

引起躯体感觉诱发电位改变的影响因素很多（详见下文），应综合考虑。术中监测到的变化没有绝对的界限说明神经是否已经受到损伤。此外，躯体感觉诱发电位只监测感觉通路的完整性，不能监测术中运动系统的功能。

（3）躯体感觉诱发电位的影响因素：吸入麻醉药对SEPs有抑制作用，呈剂量依赖性，在麻醉维持阶段吸入麻醉药的浓度应维持在1.0MAC以下。七氟醚对SEPs的影响与其他吸入麻醉药相似。N_2O对SEPs的抑制作用强于其他吸入麻醉药。当N_2O与其他吸入麻醉药或阿片类药物合用时这种抑制作用更明显。

静脉麻醉药对SEPs的抑制作用较吸入麻醉药弱。术中以6mg/(kg·h)的速度持续静脉输注丙泊酚对SEPs的抑制作用很小，此浓度是用于SEPs监测手术麻醉的最佳浓度。依托咪酯分别以0.15mg/kg、0.3mg/kg和0.4mg/kg用于麻醉诱导时，显著增加SEPs(N20)的波幅，给药10min后仍可以观察到增高的波幅，在SEPs监测的麻醉诱导时推荐使用依托咪酯。氯胺酮对躯体感觉诱发电位没有抑制。

阿片类药物对SEPs的影响微弱，持续静脉输注的影响更小。以0.2~0.6μg/(kg·h)的速度输注瑞芬太尼可安全用于SEPs监测手术的麻醉维持。

右美托咪啶可以用于神经外科麻醉而不影响术中神经电生理监测。血浆浓度为0.6ng/ml时对躯体感觉诱发电位没有明显抑制作用。

低温会延长躯体感觉诱发电位潜伏期，并且随着体温的下降，诱发电位的潜伏期也随之延长。体温每下降1℃，外周神经传导和中枢神经传导会相应地减少5%(0.5ms)和15%(1.5ms)。

2. 脑干听觉诱发电位　通过声音刺激监测听觉通路的完整性，听觉通路起始于耳，还包括神经结构如毛细胞、螺旋神经节、第Ⅷ对脑神经、耳蜗核、上橄榄核、外侧丘系、下丘、内侧膝状体，最后到达听觉皮质。监测中一系列的“滴答”声通过放置在外耳道的传感器传导刺激听觉，从而产生脑干听觉诱发电位，由放置在头皮的电极来监测反应。

（1）脑干听觉诱发电位的适应证：听神经瘤；第Ⅴ对脑神经受压：三叉神经痛；第Ⅶ对脑神经受压：面痉挛；后颅窝手术；颞叶或顶叶皮质损伤；椎-基底动脉瘤。

（2）脑干听觉诱发电位的解释及预警：患者需有足够的听觉才能引发有意义的脑干听觉诱发电位，若有中耳或耳蜗病变，将不会出现波形，第Ⅷ对脑神经损伤将影响波形Ⅰ后所有的波形。小脑萎缩常会导致波形Ⅰ和波形Ⅴ间的峰间潜伏期延长。短暂的改变不能预测听力丧失，但是当后面的波形都全部消失时，很有可能预示听觉通路永久性破坏。

（3）脑干听觉诱发电位的影响因素：脑干听觉诱发电位几乎不受麻醉药物的影响，肌肉松弛药对其也无影响。体温降低可造成脑干听觉诱发电位反应潜伏期和反应间期明显延长。

3. 运动诱发电位　运动诱发电位是指用电或磁刺激中枢运动神经（脑功能区或脊髓），在刺激点下方外周神经（神经源性运动诱发电位）或肌肉（肌源性运动诱发电位）记录反应电位。由于感觉诱发电位只监测感觉通路的完整性，运动诱发电位可以与感觉诱发电位互补，来监测运动传导通路的损伤。经颅刺激运动神经诱发的复合肌肉动作电位（compound muscular activity potentials，CMAPs）能够监测整个运动系统的功能，并且对脊髓缺血的敏感性也很高，因此得到了广泛的临床应用。但是由于突触传递参与到CMAPs的产生过程中，使得CMAPs对麻醉药物的抑制作用异常敏感。

（1）运动诱发电位的适应证：脊柱手术；髓内肿瘤；运动皮质附近的颅脑肿瘤；运动皮质附近的脑血管手术。

（2）运动诱发电位的解释及预警：波幅降低、潜伏期延长或运动诱发电位的刺激阈值急剧增加都暗示有神经损伤。对于经颅刺激脑皮质引发的肌源性运动诱发电位尚没有明确的警报标准线。

（3）运动诱发电位的影响因素：术前就存在肌肉病变（由于神经病变或肌病）的患者术中很难监测到运动诱发电位。小儿需很强的刺激才能引发运动诱发电位，可能由于未成熟的运动通路缺乏完全髓鞘化。

吸入麻醉药呈剂量依赖性抑制CMAPs的波幅，临床使用剂量可导致监测的失败。吸入麻醉药抑制运动神经元活动，即使是低浓度的吸入麻醉药(0.25~0.5MAC)也足以抑制单个经颅刺激产生的诱发电位。

丙泊酚抑制脊髓灰质α运动神经元的活动，对CMAPs有一定的抑制作用，但是很难确定丙泊酚抑制CMAPs的剂量曲线。进行运动诱发电位监测时，应当使用成串刺激技术并限制丙泊酚的血浆浓度。成串刺激技术提高了丙泊酚麻醉下运动诱发电位监测的成功率。

与其他巴比妥类药物和丙泊酚相比，依托咪酯对经颅刺激诱发的CMAPs的抑制作用很小。持续输注依托咪酯维持麻醉可以为运动诱发电位监测提供一个良好的条件，以10～30μg/(kg·min)持续输注依托咪酯维持麻醉而不影响运动诱发电位监测。

氯胺酮对MEPs的波幅和潜伏期的影响较小，但由于可导致严重精神症状和升高颅压的缺点限制其临床应用。

阿片类药物作为运动诱发电位监测过程中的辅助麻醉药，以低剂量或持续输注时对运动诱发电位的影响很小。临床上以0.35μg/(kg·min)的速度静脉输注瑞芬太尼时，CMAPs波幅降至其基线的50%，以0.6μg/(kg·min)的速度持续输注，单个刺激后的CMAPs也不会消失。

肌肉松弛药会导致CMAPs波幅大幅降低，在进行运动诱发电位监测时应尽量避免使用肌肉松弛药。在不完全肌松的条件下可进行有效的MEPs监测，但需要权衡外科手术肌松要求和进行有效地CMAPs监测对肌松的要求。需要注意的是，进行肌松监测的肌肉群应与CMAPs的记录点是同一肌肉群。

综上所述，麻醉药可能对诱发电位的振幅和潜伏期产生复杂的影响。吸入麻醉时，若要获得有效的信号，需将吸入浓度维持在0.5MAC剂量下，以免影响信号质量(潜伏期延长和振幅降低)。吸入低浓度麻醉药时，常联合应用阿片类药物，以确保麻醉的安全性和监测的有效性。使用丙泊酚进行全凭静脉麻醉时，也可以获取非常好的信号质量。

（三）肌电图

肌电图不同于其他诱发电位监测，EMG信号不是通过故意刺激神经传导通路某一特定点而产生的，而是记录手术区域内的神经根所支配的肌肉群的自发EMG活动。其目的是探查手术区域内的神经根是否有损伤。当手术器械触碰到神经根时，很容易观察到其所支配肌肉的自发EMG活动，可提醒医师及时调整操作以免造成进一步的神经损伤。小的神经激惹会导致暂时性肌电活动，但很快会消失，强烈的神经激惹会产生持续性肌电活动。肌电图常应用于颅底手术、颈椎和腰椎的手术中。在脊柱手术中脊髓和脊神经根的有损伤风险时，可把电极安放于存在神经损伤风险的肌肉上，从上、下肢记录肌电活动。

麻醉药物不干扰肌电活动的反应。但要特别注意，肌肉松弛药会阻断神经肌肉接头，使肌肉完全松弛，影响或无法记录到肌肉反应活动，因此在肌电图描记时应避免使用肌肉松弛药。此外，电凝和盐水冲洗也是其主要的影响因素。

（四）脑神经监测

后颅窝的手术毗邻脑干周围，如听神经瘤切除术，神经外科医师需在脑神经周围进行操作，有极大的可能会碰触到脑神经。如前所述，BAEP可用于监测第Ⅷ对脑神经的功能，其他几对脑神经同样需要监测。一般来说，只能监测运动神经，通过支配肌肉的反应来推测其功能的完整性，即通过产生EMG或通过局部电刺激诱发产生EMG来推测神经功能的完整性。常用的脑神经监测包括Ⅴ,Ⅶ,Ⅸ,Ⅺ,Ⅻ对脑神经监测。

八、神经介入治疗麻醉

神经介入治疗就是利用血管内导管操作技术，在计算机控制的数字减影血管造影(digital subtraction angiography,DSA)的支持下，对累及神经系统血管的异常进行纠正，对所造成的神经功能和器质性损害进行诊断与治疗，从而达到治疗疾病、恢复正常功能的效果。神经介入治疗具有微创、精准度好、成功率高等优点，给很多高龄、多合并症、不能承受开颅手术打击和病变范围过广、手术切除风险过大的重症患者提供了治疗的机会，但同时对麻醉医师提出了更高的要求。

（一）神经介入治疗的特殊问题

1. 神经介入治疗疾病特点　神经系统血管病大致可分为出血性血管病和闭塞性血管病两大类。前者主要包括：动脉瘤、动静脉畸形(AVM)、硬脑膜动静脉瘘、海绵状血管瘤等；后者主要包括：椎动脉、基底动脉狭窄，大脑中动脉、颈动脉狭窄，急性脑梗死等。此分类决定了神经介入治疗的目的，即对出血性病灶进行封堵、栓塞，而对闭塞性病变做溶栓、疏通或血管成形。

2. 神经介入治疗的并发症　神经介入手术并

发症的发生快而重，其中最严重的为脑梗死和 SAH，其他的包括造影剂反应、微粒栓塞、动脉瘤穿孔、颅内出血、局部并发症、心血管并发症等。在紧急情况下首先要辨别并发症是阻塞性还是出血性，它决定不同的治疗措施。麻醉医师此刻首先要保证气道安全，其次对症处理、提供脑保护。

(1) 出血性并发症：出血多见于导管、金属导丝、弹簧圈或注射造影剂所致的动脉瘤破裂或普通血管穿孔。患者可表现为平均动脉压突然增高和心率减慢，提示 ICP 升高和造影剂外溢。如果患者清醒，可能会出现意识丧失处理措施包括：①解除病因：微小的穿孔可予以保守治疗，有时导管本身就可以用于阻塞破孔，或尽快置入更多的电解式可脱微弹簧圈以封闭裂口。②若 ICP 持续增加，需要进一步行 CT 检查，可能需要紧急行脑室穿刺术甚至开颅血肿清除术（动脉瘤夹闭术）。③立即逆转肝素的抗凝作用。④降低收缩压，减少出血。⑤通过过度通气（将 $PaCO_2$ 维持在 30～35mmHg）、给予甘露醇 0.25～0.5g/kg 等措施减轻脑水肿、降低 ICP。

(2) 阻塞性并发症：血栓栓塞、栓塞材料、血管痉挛、低灌注、动脉剥离或静脉梗阻等均可导致颅内血管阻塞、缺血，其中痉挛性缺血多见，因脑血管具有壁薄、易痉挛的特点。

颅内血管痉挛（CVS）的原因包括术中导管、导丝等介入治疗器械对血管壁的直接物理刺激；造影剂用量过大或浓度过高或存在动脉粥样硬化、高血压、吸烟等促 CVS 的危险因素。CVS 重在预防，术前可常规使用钙通道阻断剂（如尼莫地平），术中应维持正常范围的血压和血容量以及适当的血液稀释。CVS 的处理措施包括：①应用高血压、高容量、血液稀释的 3H 方法治疗，但应警惕肺水肿、心肌缺血、电解质失衡和脑水肿等相关并发症的出现。②动脉内灌注罂粟碱具有较好的解痉效果，但其作用为短暂效应，并可能引起低血压、惊厥、瞬间 ICP 增高、瞳孔散大、呼吸暂停等不良反应，应注意。③也有报道动脉内灌注尼莫地平、尼卡地平或酚妥拉明治疗血管痉挛有效。

一旦出现阻塞，应采取以下处理措施：①提升动脉压以增加相关的血流并采取措施脑保护。②造影下可视的血栓可通过金属导丝或局部注射盐水机械碎栓。③通过微导管注射溶栓剂可治疗血栓。④血管成形术是最有效的治疗手段，2h 内应用效果最佳。⑤肝素抗凝预防和治疗血管栓塞。⑥地塞米松治疗栓塞引起的脑水肿。

(3) 造影剂性肾病：造影剂性肾病占医源性肾功能衰竭的第三位，其危险因素包括糖尿病、高剂量造影剂、液体缺乏、同时服用肾损害药物及既往肾脏病史等。已有肾功能不全的患者，应注意：①应用非离子造影剂可减少医源性肾病的发生；②液体治疗（容量的保证）是防止肾脏并发症的关键；③高风险患者建议应用 N-乙酰半胱氨酸、输注等张的重碳酸盐碱化肾小管的液体以减轻对肾小管的损害，血管扩张剂（小剂量多巴胺，酚妥拉明）、茶碱、钙通道阻滞剂、抗氧化剂（维生素 C）等都曾尝试应用，但无确凿证据。

(4) 造影剂反应：多数目前应用的非离子等渗造影剂，过敏的发生率大大降低。对于有过敏史的患者，术前应给予激素、抗组胺药预防。

(5) 心血管并发症：神经介入治疗过程中，特别是颈内动脉分支处的操作，可直接刺激颈动脉窦，产生减压反射，患者可出现心率、血压显著降低、烦躁、微汗、胸闷等症状。因此，术前应建立可靠的静脉通路，积极扩容，正确使用血管活性药物，改善心脑供血，纠正心律失常；术中应操作熟练，尽量减少牵拉刺激，重要操作时密切观察循环的变化；对于频繁使用球囊扩张的，可给予阿托品；术后监护循环，防止迟发性心血管事件。

（二）麻醉前评估与准备

1. 麻醉前评估　麻醉医师术前应详细询问病情、仔细观察患者，综合分析患者、疾病及手术三方面因素，适时地与手术医师沟通，最终制定出最适宜的麻醉方案。

缺血性脑血管病患者及大部分动脉瘤患者既往可能有高血压、冠心病，血管弹性差，术中循环极易波动、难控制，术前应掌握基础血压情况、仔细评估心血管贮备、尽量优化循环状况。患者日常服用降压药、硝酸酯类药物、抗心律失常药等应持续用至术前。术前应用钙通道阻滞剂以预防脑缺血。

施行这类手术的患者，术前需要进行气道检查，为术中可能会出现的紧急情况做准备。对术前存在肾功能不全的，应谨慎用药，避免进一步肾功能损害。认真评估凝血功能有助于围手术期凝血及抗凝的管理应详细询问患者既往过敏史，尤其是否有造影剂反应及鱼精蛋白、碘及贝壳类动物过敏史。术前应明确记录已存在的神经功能不全，以利于术中、术后的神经系统功能评估。

择期手术患者的状况通常较好，而急诊患者状况往往复杂且不稳定，可能存在高血压、心肌缺血、心律失常、电解质紊乱、肺水肿、神经功能损害及相应的气道保护性反射削弱等。更应充分做好术前评估及相应处理，并在适当的监测、管理下转运至手术室以确保生命安全。此外，应特别注意饱胃患者的处理。

2. 麻醉前用药 麻醉前用药无明确的规定。可给予适量抗焦虑药；对于意识改变的患者应尽量避免镇静类药物；既往有过敏史的，可预防性应用激素和抗组胺药；对于SAH、肥胖和胃食管反流者，应使用H_2受体拮抗剂以降低误吸导致的风险。

（三）麻醉管理

1. 术中监测 神经介入治疗中的基本监护与手术室相同。术中应根据患者基础血压、手术步骤及病情需要来控制血压。对于颈动脉狭窄或SAH的患者，缺血区脑血管已丧失自身调节功能，术中控制和维持血压、预防和正确治疗低血压极为重要。应将血压控制于术前可耐受水平，发生低血压时，应停止刺激、减浅麻醉、补充液体，仍无效时宜用α肾上腺素受体激动药提升血压。在血管阻塞或痉挛患者，应采取控制性高血压。在AVM注射栓塞材料前或动脉瘤未被完全阻塞时，应降低血压以减缓供血动脉血流。治疗原发性或反应性高血压以防止再出血或脑水肿。

术中维持轻度呼吸性碱中毒（$PaCO_2$ 30～34mmHg）利于降低ICP，还可通过收缩血管，使造影剂流入动脉边缘而提高血管造影质量。高$PaCO_2$在局部脑缺血时可引起脑内窃血，还可增加交感神经活性及心律失常的发生率，并破坏冠心病患者的心肌氧供需平衡，应避免。可在鼻导管的采样口进行$P_{ET}CO_2$监测。脉搏氧饱和度探头夹在患者的趾端以观察是否有股动脉栓塞或远端梗死。

对于预计术中有较大循环波动或术中需要实施控制性降压、控制性高血压的患者应监测直接动脉压。穿刺困难时可从股动脉导管鞘的侧腔进行监测。对于心肺功能很差、术中循环极不平稳、需要药物控制血压等的特殊患者，可监测CVP。

术中的造影剂、冲洗液及利尿剂（如：甘露醇、速尿）都起到利尿的作用，应监测尿量并严格管理液体。

除术中密切观察患者意识状态、语言功能、运动功能及瞳孔变化外，可依需要监测脑电图、体感诱发电位、运动诱发电位等协助了解神经功能。对SAH已行脑室穿刺引流的患者，可监测ICP。

2. 麻醉管理 监护下麻醉和全身麻醉是神经介入治疗中应用较多的麻醉方法，具体选择有赖于患者状况、手术需要及麻醉医师习惯等因素。

（1）监护下麻醉（monitored anesthesia care，MAC）：由于介入手术微创、刺激较小，MAC曾被广泛使用，这种麻醉方法所要达到的目标是：镇静、镇痛、解除不适；保持不动；苏醒迅速。注入造影剂时可能会有脑血管烧灼感及头痛，并且长时间固定的体位也会使患者感到不适。其优点在于：①术中可以全面、有效地监测神经功能状态；②对生命体征影响小，尤其适用于伴有严重系统性疾病不能承受全麻打击的患者；③避免了气管插管、拔管带来的循环波动；④使患者处于轻度镇静，减少紧张、焦虑，减轻应激反应。MAC的缺点在于缺乏气道保护，不恰当运用可有误吸、缺氧、高碳酸血症的潜在危险；长时间的手术令患者紧张不适；无法避免突然的体动；一般不适用于小儿及丧失合作能力的患者；会延迟术中紧急情况的处理。在应用MAC时应注意：①对术中可能发生脑血管破裂、血栓形成、血管阻塞及心律失常等紧急情况的，应随时做好建立人工气道、循环支持的准备；②术中合理运用口咽或鼻咽通气道，密切观察、防止呼吸抑制或气道梗阻；③术中监测应视同全麻；④股动脉穿刺置管及可解离式弹簧圈解离时都会有一定的头痛、疼痛、发热等不适感。⑤应常规导尿以防止膀胱充盈，影响镇静效果。

采用哪种镇静方法，可以根据术者的经验及麻醉管理目标而定。几乎所有的镇静方式均会导致上呼吸道梗阻。由于给予抗凝治疗，在放置鼻咽通气道时可能导致出血不止，应避免使用。

应用MAC时选择短效麻醉药物（如瑞芬太尼、咪达唑仑、丙泊酚）使麻醉深度易于掌控，利于术中神经状况评估。药物可单独或组合应用，单次给予或持续输注均可。咪达唑仑复合阿片类药物、丙泊酚复合阿片类药物等为临床上常用的复合给药方式。应用阿片类药物出现恶心呕吐时可给予抗呕吐药物。

右美托咪啶是选择性α_2受体激动剂，具有抗焦虑、镇静及镇痛的作用，最主要的优点是镇静而不抑制呼吸。但是该药对脑灌注的影响尚不明确、患者易发生苏醒期低血压。大部分介入治疗的患者存在脑侧支循环，并需保证足够的侧支灌注压。因此，任何致血压降低的方法均需慎重应用。

（2）全身麻醉：麻醉诱导应力求平稳、气管插管操作轻柔、避免循环波动，术中保证患者制动并控制ICP、脑灌注压，维持生命体征及液体容量于最适合的状态，术后拔管和复苏尽可能快速、平稳。

全身麻醉具有以下优势：①能保证气道安全并改善氧合，控制通气可加强对 $PaCO_2$ 及 ICP 的控制。②全麻状态有利于对患者进行循环控制（包括控制性降压、控制性高血压）和脑保护。③发生严重并发症时，已建立的安全气道能为抢救和及时处理并发症赢得更多主动。④使用肌肉松弛药可确保患者制动，提高了重要步骤的操作安全性。⑤对于手术时间长、术中操作困难、儿童、不能合作及需要控制运动甚至暂时性呼吸停止以提高摄片质量的患者特别适用。全麻因优点众多，越来越受到麻醉医师和神经介入医师的推崇，逐渐占据主导地位。

应注意全身麻醉期间气管插管、拔管引起的循环波动会导致心肌耗氧量增加，打破氧供需平衡；高血压、呛咳、屏气等最终会升高 ICP；循环的波动和随之而来的跨壁压增加会直接导致动脉瘤破裂；外科医师术中不能随时评估神经功能。

全麻下气管内插管虽然利于呼吸管理，但插管、拔管操作可造成强烈的应激反应。用双腔喉罩避免了喉镜对会厌声门感受器、舌根和颈部肌肉深部感受器及气管导管对气管黏膜的机械性刺激，同时明显减少呛咳、应激及心血管反应、减少动脉瘤的破裂的风险，加之神经介入手术刺激小，术中可减少麻醉药用量，从而缩短患者苏醒时间，有利于术后早期神经功能评估。应用喉罩时应注意破裂的动脉瘤术中再次破裂的风险较大，喉罩不能防止误吸，应禁用于饱食患者；应谨慎用于慢性阻塞性肺疾病的患者。

用药原则应选择起效快、半衰期短、无残余作用、无神经毒性、无兴奋及术后神经症状，不增加 ICP 和脑代谢，不影响血脑屏障功能、CBF 及其对 CO_2 反应性的药物。目前的多数麻醉药，如丙泊酚、地氟烷、七氟烷，均为短效，诱导和恢复迅速，对循环影响较小，术中可快速、平稳地调整麻醉深度。介入手术有创伤小、并发症少、术后恢复快、疼痛轻、疼痛时间短且无需术后镇痛等特点，采用全凭静脉麻醉丙泊酚复合瑞芬太尼为目前首选方案。丙泊酚和瑞芬太尼起效快、半衰期短，术中复合应用可随时调整麻醉深度，可控性强，术后苏醒迅速彻底，无迟发性呼吸抑制。靶控输注（TCI）的方法可将血浆或效应室的药物浓度维持在恒定水平，具有起效快、药物浓度维持稳定、可控性好的特点，有利于麻醉深度的稳定。

3. 术中管理的特殊要求

（1）控制性高血压：大脑具有高代谢、低储备的特点。慢性缺血患者依靠逐步建立侧支循环改善血流，而急性动脉阻塞或血管痉挛时，增加循环血量的唯一有效方法便是通过提高血压，从而提高灌注压。但升压前应权衡提高缺血区灌注之利与缺血区发生出血之弊。血压升高的幅度取决于患者全身状况及疾病情况，一般可将血压升至基础血压基线以上20%～30%，或尝试升至神经系统缺血症状得到解决，应在升压同时严密监测生命体征。全麻时可通过适当减浅麻醉同时使用升压药的方法提升血压。通常首选去氧肾上腺素，首剂量 1μg/kg，而后缓慢静脉滴注，并依据血压调节用药量。对于心率较慢或其他条件限制使用去氧肾上腺素的，可选择多巴胺持续输注。提高灌注压与缺血部位出血需要慎重权衡，但是在大多数情况下升压对急性脑缺血是有保护作用的。

（2）控制性降压：术中及时、准确地根据需要调控血压，使颅内血流动力学达到最优化，将大大有利于手术操作、降低并发症发生率。较大 AVM、动脉瘤栓塞术中或大动脉闭塞性试验时采用控制性降压以增加栓塞的准确性、降低破裂发生率或检测脑血管贮备，为永久性球囊栓塞做准备。控制性降压可用于对颈动脉闭塞的患者行脑血管容量测试以及闭合动静脉畸形的滋养动脉前减慢血流速度。选择合适的降压药可以安全快速的达到理想血压水平并能够维持患者的生理状态。可根据医师的经验、患者的情况进行选择用药。

在采用控制性降压时应注意：①降压的幅度不宜过大，速度不宜过快。MAP 低于 50mmHg，脑血管对 $PaCO_2$ 的反应性消失，而 MAP 降低大于 40% 时，脑血管的自身调节作用消失。对于术前合并动脉硬化、心脑血管疾病的患者，降压幅度应比对基础血压并考虑到患者的承受能力。②降压效果应恰出现在栓塞材料脱离时。③清醒患者的降压过程会比较困难，血压的突然下降会让患者感觉不适、恶心、呕吐、难以忍受，以至被迫中断手术。因此，降压过程应更缓慢，并在实施降压前确保充分氧合，预防性给予抗恶心呕吐药。清醒患者高度的紧张和焦虑会增高体内儿茶酚胺含量，加之无全麻药额外的降压作用，需要加大降压药的剂量。

用于控制性降压的药物应能快速、安全地将血压降至适合的预定目标且药效能快速消失。药物的选择取决于麻醉方式、患者全身状况及血压所需要降低的程度。常用药物包括硝酸甘油、艾司洛尔、拉贝洛尔。

（3）术中并发症：麻醉医师在术前应综合考虑各方面因素并做好术中急救准备。发生紧急情况时，麻醉医师的首要任务是维持气体交换，即保持气道通畅，同时应判断是否出现出血或栓塞等并发症，其次应与外科医师及时沟通、商讨措施、并协作处理，必要时及时寻求上级医师帮助。

如并发症出现于手术刚结束时，可能需要进一步做CT、MRI等检查。基于对检查的需要和患者并发症的考虑，无论是全麻还是监护下麻醉，应继续维持麻醉，同时应全面考虑手术室外麻醉所强调的各项内容。

出现血管栓塞时，不论是否直接溶栓均需要通过升压来增加末梢灌注。出血时，应立即停用肝素，并用鱼精蛋白进行拮抗。每1mg鱼精蛋白用来拮抗100U的肝素。通过测定ACT来调整用量。在应用鱼精蛋白时的主要并发症有低血压、过敏反应和肺动脉高压。若应用新型的长效直接凝血酶抑制剂如比伐卢定时，需要新的拮抗方法。

清醒患者在致命性大出血前往往会诉头痛、恶心呕吐及动脉穿破部位的血管疼痛。颅内出血常不会导致意识的迅速消失。造影剂、短暂性局部缺血及癫痫发作后状态均可导致癫痫发作。麻醉状态下或昏迷的患者，若突然出现心动过缓、血压升高（Cushing反应）或术者发现造影剂外渗则说明有出血。血管造影术可以发现大部分的血管破裂。手术医师可以填塞破裂的动脉并停止手术，并应紧急行脑室引流。

（四）术后管理

手术结束后应尽快复苏、尽早拔管。应避免复苏过程中的任何应激、躁动、呛咳和恶心。术后患者应送入监护室以监测血压及神经功能。术中及术后均应控制血压。出现并发症后首先应进行CT等影像学检查，在运送及进行影像学检查时均应进行监护。

血压的监控仍很重要，对于颅内高血流病变实施栓塞治疗的，术后24小时应将MAP维持在低于术前基础值15%～20%的水平，以防止脑水肿、出血或过度灌注综合征；而对有阻塞或血管痉挛性并发症的则建议将MAP维持在高于正常值20%～30%的水平以维持脑灌注压。对长期低血压或缺血的血管再灌注时，往往会引起颅内出血或脑水肿。血管成形术及CEA术颅内出血或脑水肿的发生率约为5%，AVM或DAVF栓塞术的发生率较低。虽然机制未明，但与脑内高灌注及术后血压不易控制有关。

由于术中应用的高渗性造影剂有大量利尿的作用，术后维持液体容量很重要。需要仔细观察穿刺点，及时发现血肿。术后的恶心呕吐发生率高可能与术中应用造影剂和麻醉剂有关，可以给予氟哌利多、恩丹西酮等处理。

九、术中磁共振检查手术的麻醉

术中开放式磁共振影像学是神经外科近十几年来重要的发展领域，应用这种技术可最大程度地精确定位病变、明确病变边界及选择最佳或最安全的手术入路，为神经外科医师治疗肿瘤、血管畸形和其他一些脑内病变提供了最佳的实时信息。总体来说，磁共振检查可以在清醒、镇静和麻醉三种状态下进行。MRI检查对环境要求苛刻，限制患者体位减少运动伪迹，存在强磁场和噪声，而且要避免低温和低湿度，另外MRI在检查过程中往往需要患者变换体位或者变换设备线圈位置。MRI检查的麻醉从其临床特点、患者安全以及围麻醉期管理要求更高，本节重点讨论MRI检查的麻醉，其麻醉管理一般原则适用于所有影像学检查麻醉管理。

MRI复合手术间是由介入放射、MRI设备及手术室组合而成的复合体，属多学科相互交融的边缘学科。MRI检查需要各科室的医师及技术人员的共同配合完成。术前评估患者的基本情况，选择合适的患者，体内存在磁性植入物的患者不适宜接受MRI检查。麻醉前评估中重点注意一些危险因素，例如困难气道、困难插管、建立静脉通路困难，以及循环呼吸衰竭或者恶性高热等严重麻醉并发症的病史。

麻醉管理要考虑磁共振扫描对患者和外科手术造成影响的特殊性。由于MRI扫描仪对温度有要求，在MRI手术间可能会导致体温的下降，应该注意患者的保暖。另外由于和普通检查不同，术中MRI扫描时间可能会延长，同时患者处于无意识状态，可能会出现体温过高的显现，因此必须监测体温，防止热损伤。

麻醉诱导可以在MRI手术间旁边的麻醉准备间进行，这样可以减少患者焦虑，同时可以使用一些非强磁场耐受的设备例如纤支镜，降低麻醉诱导的难度。如果在MRI手术间进行麻醉诱导时，所有麻醉设备均必须是非磁性的。

麻醉医师在手术和扫描的过程中不能靠近患者，只能在操作室观察，需要加强观察并需要辅助一些特殊设备。由于噪声的存在，无法听清楚脉搏的声音及报警声，应该在操作间使用专业的声音收集装置帮助麻醉医师实时地了解患者的情况，同时还应该设置可视报警装置。

根据手术、患者、医师偏好、手术医师的水平等具体情况选择麻醉方法。一般分为清醒镇静麻醉和全身麻醉。清醒镇静麻醉的特点与清醒开颅手术的特点相同，但是观察患者的视野和靠近患者的途径受到限制，与患者沟通比较困难。另外，因为空间狭窄和噪声太大，可能会导致镇静效果不佳，患者紧张焦虑的程度较在普通手术间为重。全身麻醉的原则和注意事项与普通的神经外科手术全身麻醉相同。在MRI设备旁边工作限制了许多监测设备和方法的使用，增加了麻醉难度，同时如果出现意外情况限制了抢救设备的使用。在药物和麻醉技术选择上应该根据手术和患者的具体情况进行选择。

（韩如泉）

参考文献

1. Basil F. Matta, David K. Menon, Martin Smith. Core Topics in Neuroanaesthesia and Neurointensive Care. United Kingdom: Cambridge University Press, 2011.
2. Randell T. Principles of neuroanesthesia in stroke surgery. Acta Neurochir Suppl, 2010, 107: 111-113.
3. McEwen J, Huttunen KH. Transfusion practice in neuroanesthesia. Curr Opin Anaesthesiol. 2009, 22: 566-571.
4. Young. Cottrell and Young's 神经外科麻醉. 韩如泉，周建新主译. 第5版. 北京：人民卫生出版社，2012.
5. 韩如泉，李淑琴. 神经外科麻醉分册. 北京：北京大学医学出版社，2011.
6. Gelb AW, Craen RA, Rao GS, et al. Does hyperventilation improve operating condition during supratentorial craniotomy? A multicenter randomized crossover trial. Anesth Analg, 2008, 106(2): 585-594.
7. Gazoni FM, Pouratian N, Nemergut EC. Effect of ropivacaine skull block on perioperative outcomes in patients with supratentorial brain tumors and comparison with remifentanil: a pilot study. J Neurosurg, 2008.
8. Magni G, Rosa IL, Melillo G. A comparison between sevoflurane and desflurane anesthesia in patients undergoing craniotomy for supratentorial intracranial surgery. Anesth Analg, 2009, 109(2): 567-571.
9. Jonathan LB, Joon KS, David WN. Cerebral Aneurysms. N Engl J Med, 2006, 355(9): 928-939.
10. Sen J, BelliA, Albon H, *et al*. Trip le2H therapy in the management of aneurysmal subarachnoid haemorrhage. Lancet Neurol, 2003, 2 (10): 614-621.
11. Reinacher PC, Priebe HJ, BlumrichW, *et al*. The effects of stimulation pattern and sevoflurane concentration on intraoperative motor-evoked potentials. Anesth Analg, 2006, 102 (3): 888-895.
12. Scheufler KM, Reinacher PC, Blumrich W, *et al*. The modifying effects of stimulation pattern and p ropofol plasma concentration on motor-evoked potentials. Anesth Analg, 2005, 100 (2): 440-447.
13. Priebe HJ. Aneurysmal subarachnoid haemorrhage and the anaes-thetist. Br J Anaesth, 2007, 99 (1): 102-118.
14. Rao GS, Radhakrishnan M. Significant but suboptimal? J Clin Neurosci, 2008, 15 (3): 333.
15. Choi SS, Lim YJ, Bahk J H, et al. Coronary artery spasm induced by carotid sinus stimulation during neck surgery. Br J Anaesth, 2003, 90: 391-394.
16. Archer D, Manninen P, McTaggart-Cowan RA. Anesthetic considerations for neurosurgery using intraoperative magnetic resonance imaging. Tech Neurosurg, 2002, 7: 308-312.
17. M. K. Varma1 *, K. Price1, V. Jayakrishnan2, et al. Anaesthetic considerations for interventional neuroradiology. British Journal of Anaesthesia, 2007, 99 (1): 75-85.
18. M. Jones1 MBCHB, K. Leslie, MD MEPI FANZCA, et al. Anaesthesia for endovascular treatment of cerebral Aneurysms. Mitchell Journal of Clinical Neuroscience, 2004, 11 (5): 468-470.

第55章 眼科手术麻醉

眼睛是主要的信息接收器官，其解剖精细、功能复杂。传统眼科麻醉手术主要由眼科医生实施，并客观上促进了眼局部麻醉的不断发展和完善。随着大量科技手段越来越多的应用，眼科手术更加精准，且治疗范围不断拓展。技术的进步伴随着观念的更新，人们不仅需要眼科手术中镇痛，更不断追求安全、舒适、利于术后恢复。麻醉学科的发展顺应了这一趋势，以其特有的技术优势广泛运用到眼科手术和检查治疗当中。目前，需麻醉科参与的眼科手术比例迅速增高。麻醉学科在眼科手术麻醉、镇静、监测、无痛检查等许多方面发挥着重要作用。

眼科手术麻醉并非过去所认为的手术小、部位局限、出血少、麻醉简单、对全身影响小、风险度低。眼科手术患者年龄跨度大，手术种类繁多，不同类型的手术对麻醉的要求也不同。在了解眼的解剖和病理生理基础上，针对性地设计麻醉方案并精心管理，才能做到安全、可控。

第1节 相关眼解剖

眼球为一椭圆形球体，从角膜最前端到眼球后极眼球的轴长约22～24mm，近视眼轴长略长。眼球包括眼球壁、眼内腔、眼内容物、血管和神经等组织。

眼球壁外层前1/6为角膜，厚约1mm，中间薄，角膜通过泪液和眨眼动作保持湿润；外层其余5/6为致密胶原纤维和弹性纤维构成的巩膜，其厚度不均。眼球壁中层为葡萄膜，包括虹膜、睫状体和脉络膜三部分。虹膜位于最前部，其中间形成瞳孔。睫状体前接虹膜根部，后续脉络膜，由睫状冠和睫状环组成，前者分泌房水，后者为玻璃体和视网膜手术外科入路。眼球壁内层为视网膜，其视轴正对终点为黄斑区，为视觉敏感特殊区域。

眼肌：支配眼球的四条主要肌肉为上直肌、下直肌、内直肌、外直肌，分别连接到眼球表面赤道相应部位。一个肌肉内筋膜将它们在边缘连接起来，谓之圆锥体。球后阻滞即是将药物注射到圆锥体内。眼肌虽是骨骼肌但与其他骨骼肌不同。骨骼肌的一个肌纤维只有一个神经肌肉接头，而一个眼肌纤维有数个神经肌肉接头，因此应用去极化肌松药琥珀胆碱常引起眼肌痉挛性收缩且持续时间较骨骼肌长。

眼的血供：供给眼球的血液来自颈内动脉分支——眼动脉。眼静脉血经上、下眼静脉回流到海绵窦。脉络膜富含血管，主要供应视网膜。

眼部神经：眼神经是三叉神经最小分支，分为鼻睫神经、泪腺神经和额神经。

支配眼睛的主要神经，分为睫状长神经和睫状短神经，含有感觉、交感和副交感纤维。鼻睫状神经分出睫状长神经，睫状短神经发自位于椎体内视神经外侧的睫状神经节。睫状长神经和睫状短神经形成神经丛，支配虹膜、睫状体、巩膜和角膜的知觉，以及瞳孔开大肌、瞳孔括约肌和睫状肌的运动。动眼神经、滑车神经和外展神经支配眼外肌运动。动眼神经支配上直肌、下直肌、内直肌和下斜肌。外展神经支配外直肌。滑车神经支配上斜肌。面神经支配眼轮匝肌，该肌肉形成眨眼动作。角膜的感觉神经源于三叉神经眼支的终末支睫状神经发出，进入角膜实质后在角膜前2/3厚度水平行走，再分成小支并以神经丛形式分布角膜各层。视网膜将光转化为神经信号，通过视神经传递到大脑。

第2节 眼科手术麻醉相关问题

一、眼内压与麻醉

眼内压(Intraocular Pressure，IOP)是眼内容物对眼球壁施加的均衡压力，简称眼压。IOP正常值为1.33～2.8kPa(10～21mmHg)，高于22mmHg视为异常。眼球内容物包括房水、晶状体、玻璃体、血液。晶状体和玻璃体相对稳定，因此IOP的波动变化主要受房水和血液的影响。其中房水的形成和排出对IOP的影响起着重要作用。

房水总容量0.3ml左右，由后房内睫状体中睫状突产生，进入后房后经瞳孔流入前房，再经虹膜角间隙进入Schlemm管，然后流入巩膜外静脉，排入到海绵窦或静脉系统，最终回流到上腔静脉和右心房。房水产生量增加，或排出通道受阻均导致房水的蓄积而使IOP升高。

正常情况下，40岁以上者IOP略高于40岁以下者，但无性别差异。两眼IOP差最高限在0.4kPa(3mmHg)以内，IOP随脉搏和呼吸的波动亦在0.4kPa以内。IOP随着昼夜而变化，清醒时略高。IOP昼夜差<5mmHg为正常，>8mmHg者为病理性眼压。IOP对于维持眼球形态、眼内液体循环和晶状体代谢起着重要的作用。术中IOP急剧升高将影响眼内血供，且有发生眼内容物脱出、压迫视神经的危险，严重者导致永久性的视力丧失。IOP已经升高的患者，术中进一步的增高可导致急性青光眼。

麻醉和手术中对IOP的影响多为一过性，主要因素为：①眼球外部受压，如眼轮匝肌收缩、眼外肌张力增加、眼静脉充血、眶内肿瘤等；②巩膜张力增加；③眼内容物改变(晶状体、玻璃体、血液、房水)。其中，房水循环、眼脉络膜血容量变化、中心静脉压、眼外肌张力与麻醉和手术的相关性最大。

(一) 麻醉药对IOP的影响

大多数全麻药、镇静药、麻醉性镇痛药、神经安定药等均有不同程度的降低正常眼和青光眼患者IOP作用，氯胺酮和琥珀胆碱则被认为具有升高IOP的作用。麻醉药和肌松药可以通过三种方式使IOP升高，①改变房水生成或改变眼内血容量；②影响眼外肌或眼内血管平滑肌张力；③影响中枢神经系统(尤其是间脑)对眼外肌张力的调节。

1. 氯胺酮　尽管多数人倾向于氯胺酮增加IOP，但争议始终存在。氯胺酮升高IOP的可能机制涉及：①通过兴奋交感神经中枢影响房水的生成和流出；②通过升高血压，特别是静脉压升高，影响房水流出；③增加骨骼肌张力，提高眼肌紧张度，导致巩膜静脉压升高而致房水外流阻力增加；④通过升高颅内压阻断静脉回流，对房水形成与排出产生影响。因此，有人认为氯胺酮升高IOP与其升高血压、增加脑血流量和眼外肌张力、或与高碳酸血症有关，而并非氯胺酮对IOP的直接作用。

对于氯胺酮对IOP的影响，不同观察结果差异较大。这与剂量、给药途径、术前用药和不同的眼压测量方法有关。小儿肌肉注射6mg/kg的氯胺酮可引起IOP的小幅度上升，3mg/kg则对IOP影响很小。静脉注射氯胺酮升高IOP的作用持续时间与镇痛时间一致，15分钟达峰值，30分钟后恢复到注药前水平。也有报道2mg/kg氯胺酮静脉给予成年人并未明显升高IOP。

2. 丙泊酚　丙泊酚除本身具有直接降低IOP作用外，其间接作用主要通过对血流动力学的作用而影响眼内血流的变化。丙泊酚引起静脉压下降使眼内血液外流阻力降低，IOP下降。丙泊酚降低气管插管所致的血压升高和心率增快，同时，抑制插管所致的呛咳和躁动等引起IOP升高的刺激因素。丙泊酚诱导后IOP降低，尽管随后的气管插管刺激可能导致IOP高于麻醉前，但丙泊酚抑制IOP升高的程度，且很快使IOP恢复至正常或低于正常水平。对于IOP已经升高的患者，丙泊酚降低IOP的效果更明显。

3. 依托咪酯　依托咪酯同样可通过对静脉压的作用而产生降低IOP的效果，但程度明显低于丙泊酚。

4. 咪达唑仑　苯二氮䓬类药物引起瞳孔扩大，使闭角型青光眼房水流出道受阻而升高IOP，但小剂量并不增加IOP甚至可降低IOP。咪达唑仑降低IOP的作用与丙泊酚相似，但弱于丙泊酚。咪达唑仑使静脉容量增加，回心血量减少，血压下降。

5. 吸入麻醉药　吸入麻醉药可引起剂量依赖性的IOP降低，可能的机制涉及间脑中枢神经系统的抑制，房水生成的减少，流出的增加，改善房水循环及松弛眼外肌等。

6. 神经肌肉阻滞剂　非去极化肌松药被认为具有降低 IOP 的作用，其主要机制是通过松弛眼外肌而实现的。但如果呼吸肌麻痹伴随肺泡低通气，则可继发眼压升高。

尽管临床观察并非一致，但多数人认可去极化肌松药琥珀胆碱具有升高 IOP 的作用。琥珀胆碱作用开始时可致眼外肌痉挛性收缩，使眼内压急剧升高。静脉使用后 1 ~4 分钟 IOP 上升的平均值为 8mmHg，通常情况下 7 分钟恢复到基础值。琥珀胆碱升高 IOP 除引起包裹眼球的眼外肌持续的痉挛性收缩外还与以下因素有关，如涉及睫状肌的麻痹产生前房角加深和流出阻力增加、脉络膜血管扩张等因素。而且麻醉操作对 IOP 影响也很大，如气管插管操作引起咳嗽、低压等对 IOP 的影响，对于眼科手术(特别是眼球开放的手术)应用琥珀胆碱要权衡 IOP 升高的影响。人们尝试了许多方法预防或减轻琥珀胆碱升高 IOP 的作用。这些方法包括预先给予乙酰唑胺、心得安、非去极化肌松剂等。预先给予小剂量非去极化肌松剂预防琥珀胆碱升高 IOP 效果，但结果不一。Miller 曾报道，预先给予小剂量加拉明或右筒箭毒碱可以预防琥珀胆碱的升高 IOP 作用。然而，当使用更敏感的眼压张力计时，并没有得到相似的结果。静脉预防性给予 1 ~2mg/kg 利多卡因可减缓置入喉镜的血流动力学反应，但不能可靠地预防琥珀胆碱和插管引起的高眼压反应。有报道，0.4μg/kg 右美托咪啶可以预防琥珀胆碱和气管插管导致的 IOP 升高。

7. 麻醉性镇痛药　麻醉性镇痛药通过促进房水外流降低 IOP。

8. 氧化亚氮　氧化亚氮可引起眼内气体容积改变而影响 IOP。

(二) 麻醉操作与管理对 IOP 的影响

麻醉操作和管理与 IOP 的关系密切，其中主要的相关因素包括：眼内血容量、血管内压力、通气、体温、气道相关操作等。

脉络膜海绵层血管的收缩和舒张决定眼内血容量，并对 IOP 产生明显影响。高碳酸血症引起脉络膜小动脉收缩，低碳酸血症则扩张脉络膜小动脉，由此影响眼内容积和压力变化。但血中二氧化碳分压在正常范围内变化对 IOP 影响不大。过度通气降低 IOP，窒息、高碳酸血症和低通气可引起 IOP 升高。

动脉压改变对 IOP 的影响较小，但收缩压过低可降低 IOP，动脉压过高可增加脉络膜血流量而增高 IOP。与动脉压相比，静脉压力的变化对 IOP 的影响更加显著。静脉压力增加阻碍了房水经 Schlemm 管流入静脉系统，由此明显增加 IOP。手术麻醉中由于血容量或静脉压力的增加引起的 IOP 上升通常是一过性的。这一现象常由咳嗽、屏气、呕吐等因素诱发。

麻醉状态下对呼吸道操作(喉镜暴露、气管插管、拔管、气道内吸引等)会引起血压升高，并通过眼血管灌注压升高而致 IOP 升高，青光眼患者尤其明显。喉部神经阻滞虽然可以减少插管时的血压反应但不能抑制 IOP 的增加。

头低脚高位、颈部过紧的包扎都可以增加眼内血流量，减少房水回流，IOP 增高。面罩压迫、手术操作等压迫眼球时可引起 IOP 升高。既往认为低体温增加了房水的黏度继而使 IOP 升高。但低体温还可以减少房水的生成导致 IOP 下降。围手术期体液正平衡可能影响 IOP。急性液体超负荷可引起 IOP 升高，血浆渗透压降低也引起 IOP 升高。

预防 IOP 的方法除了药物外，更需要关注麻醉的操作和管理。高渗液如右旋糖酐、尿素、甘露醇、山梨醇增加血浆渗透压，减少房水的形成而降低 IOP。乙酰唑胺通过抑制碳酸酐酶并干扰分泌房水所必需的钠泵机制，减少房水生成而降低 IOP。麻醉的管理涉及诱导平顺、围手术期循环稳定、容量的控制、有效的通气和氧合等多方面。

二、眼心反射与麻醉

1908 年 Bernard Aschner 和 Guiseppe Dagnini 首先描述了眼心反射(OculoCardiac Reflex，OCR)。OCR 是指在眼科手术及操作过程中因刺激眼球或眼部组织，导致一系列心脏不良反应，称之为眼的反射。OCR 最常见的表现为窦性心动过缓，也可能出现其他多种的心律失常，如期前收缩、二联律、房室传导阻滞和心室纤维颤动，甚至可引起心肌收缩无力、心搏骤停。一般认为心率下降 20% 以上为典型的 OCR。

OCR 的诱发因素为：牵拉眼外肌、压迫眼球、眶内加压操作。牵拉眼肌较压迫眼球更易诱发 OCR，以内直肌最明显。OCR 的感受器为眼球和球后组织，反射的传入支为三叉神经的睫状长、短神经，传出支为迷走神经的心支和心内神经节。OCR 还可能涉及体液性因子的参与。眼心反射发生率报道不一，儿童OCR的发生率较高，特别是小儿斜视手术，可高达90%。视网膜手术、眶内手术及眼球摘除术也时有发生。

部分患者有所谓"眼心反射倾向性"，对所有迷走神经刺激会发生强烈心血管反应。OCR随年龄增长有减缓的趋势，且OCR产生心动过缓的个体差异较大。麻醉方法对OCR影响较年龄更重要。与局部麻醉比较，全身麻醉更易发生OCR。首次刺激引起的OCR最显著，且刺激强度越大，越易发生。患者焦虑不安、麻醉过浅、缺氧、高碳酸血症以及应用拟胆碱药增加迷走神经张力时，容易持续发生或反复出现OCR。

有报道许多方法可用于预防和缓解OCR，但均非持续有效、安全和可靠。手术30分钟内静脉给予阿托品可降低OCR的发生率，但阿托品的剂量不同、给药的时间不同均可能影响其发挥降低OCR的效果。另外，预先静脉给予阿托品可能产生比反射更严重和难处理的心率失常。肌肉注射阿托品和格隆溴铵对预防OCR效果不确定。尽管球后阻滞通过阻断反射的传入支而对抗OCR引起的心律失常，但这种方法本身也可能直接导致OCR，甚至引起视神经损伤、球后出血等并发症。术中维持有效通气量、保持正常血碳酸浓度、轻轻按摩眼外肌、轻柔地牵拉眼外肌等有助于降低OCR的发生率和严重程度。

当出现OCR时应首先暂停手术操作，通常心率和节律会在20秒内恢复正常，同时判断并调整麻醉深度和通气状态。重复手术操作后心动过缓的发生越来越少，可能是由于反射弧出现了疲劳。如OCR引起严重的心律失常或持续存在，应静脉给予阿托品，伴低血压者应加用血管收缩药。

三、眼与全身性疾病

眼科手术的患者年龄跨度较大，不仅会伴发与眼病相关的身体其他部位疾病，也常合并与年龄相关的合并症。

某些全身性疾病会首先表现在眼部，常以眼科疾病而就医。如脑瘤的阵发性视物不清，眼肌型重症肌无力的眼睑下垂，血液病的结膜出血。5年以上的糖尿病患者可出现糖尿病眼底病变或白内障。全身其他系统遗传病在眼部表现者有数百种之多。其中相当部分遗传病对全身重要脏器功能影响较大。

与晶状体疾病有关的综合征：马方综合征、眼-脑-肾综合征、先天性肾小管功能异常等。马凡氏综合征为遗传性多器官结缔组织异常综合征，眼部表现常见为晶体半脱位或脱位；心脏可能伴有心瓣膜缺损和胸主动脉瘤；骨骼肌的异常可能导致脊柱后侧凸。高半胱氨酸尿为氨基酸代谢异常，表现为晶状体、骨骼肌异常和心血管疾病三联症。术前应评估血小板功能，全麻时警惕血栓综合征、高胰岛素血症和低血糖。Alport综合征为眼-耳-肾综合征，伴家族性遗传肾炎。男性患者预后差，常死于进行性肾功能衰竭。

与先天性白内障有关的异常以糖代谢障碍和氨基酸代谢障碍多见，如半乳糖血症、酪氨酸血症、同型胱氨酸尿症。

斜视常伴其他畸形，特别警惕家族性肌肉系统异常，评估有无恶性高热倾向。类重症肌无力与重症肌无力症状相似，其对非去极化肌松剂敏感，用抗胆碱酯酶药无效。

有些疾病虽然发病率低，但病情复杂，麻醉和手术风险大。麻醉风险主要为潜在的困难气道、严重的心血管疾病和其他脏器功能异常。

老年人脏器功能储备降低，且常伴高血压、心脏病、糖尿病、动脉硬化、肺疾患和肝肾功能障碍。

伴有全身综合征的眼病患者，麻醉前应注意其全身性疾病的进展情况，重要脏器功能受损严重程度，对其先天性或代谢性疾病对麻醉的影响应有所了解。做好围手术期相应处理，才能防止术中意外的发生。

四、眼科用药的全身作用

一些眼科用药可能影响患者对麻醉的反应，同样，麻醉药物也可能对眼内动力学产生影响。围手术期眼科用药全身作用主要为：①局部用药吸收后引起全身不良反应；②吸收后导致的药物毒性反应；③药物本身的副作用。

对年老体弱者和小儿，眼科局部用药吸收后易致药物过量中毒。控制眼科局部用药浓度与总量，以及眼内给药后压迫内眦1~2分钟，防止药液经鼻泪管流入鼻腔而吸收，可减轻吸收所引起的毒副作用。随着眼科新药的不断应用，所产生的相互作用也越发复杂。许多眼科用药与麻醉密切相关，麻醉科医生需熟知眼科常用治疗用药的药理作用，制定合理的给药方案，并监测副作用。

阿托品：眼局部应用1%阿托品用于扩大瞳孔和睫状肌麻痹，影响房水回流，青光眼患者可引起眼内压升高。全身反应为心动过速、面色潮红、口渴、皮肤干燥和烦躁不安。

乙酰胆碱：乙酰胆碱注入前房使瞳孔缩小，有时用于晶体摘除后的缩瞳。局部使用这种药物可导致心动过缓、低血压、唾液分泌增加和支气管分泌物增多及支气管痉挛。

胆碱酯酶抑制剂二乙氧膦酰硫胆碱，也称碘依可酯，属于长效抗胆碱类缩瞳药，停药4～6周后胆碱酯酶活性才能恢复。碘依可酯用于其他药物难治的青光眼以及一些儿童的调节性内斜视。滴眼后如吸收入体内可以抑制胆碱酯酶，则可延长由此酶分解的肌松药如美维库铵和琥珀胆碱的作用时间，导致这些肌松药的时效延长和发生术后呼吸抑制时间延长。过量吸收还可出现恶心、呕吐、急性痉挛性腹痛，甚至支气管痉挛以及延长酯类局麻药的代谢，易发生毒性反应。

可卡因：可卡因是唯一能使血管和黏膜收缩的局麻药，其经黏膜吸收后血浆浓度可以与直接静脉给药相比。可卡因通过干扰乙酰胆碱的摄入而具有兴奋交感神经的作用，小剂量时能兴奋大脑皮质，产生欣快感；随着剂量增大，使呼吸、血管运动和呕吐中枢兴奋，严重者可发生惊厥。可卡因可以导致角膜混浊和溃疡，目前已不再用作眼科用药。

环戊醇胺酯（mydriacyl）：是广泛使用的短效散瞳药，可引起中枢神经系统副作用，表现为一过性的头晕、幻觉、发音困难、定向力障碍、运动失调等精神神经症状。使用2%浓度的溶液时中枢神经系统功能异常更易出现，儿童建议使用0.5%～1.0%的溶液。

肾上腺素：2%肾上腺素局部应用可减少房水分泌，增加房水排出，降低开角型青光眼患者的眼内压。肾上腺素可以有效的散瞳和减轻毛细血管的充血。眼局部应用肾上腺素作用大约维持15分钟左右。局部使用全身反应并非常见，但也曾有过严重高血压，头痛，心动过速和震颤的报道。对伴有冠心病高血压患者，应慎用。儿童对肾上腺素过量滴眼更为敏感且容易出现严重的副反应。

苯肾上腺素：眼局部应用使瞳孔扩大，减轻毛细血管充血，减少出血。但药物迅速吸收后对高血压和冠心病患者不利，表现为心悸、紧张、头疼、恶心呕吐、严重高血压；也可出现反射性心动过缓，甚至蛛网膜下腔出血。控制在2.5%浓度以下较为安全。

噻吗洛尔：又称噻吗心安（Timolo），属于非选择性的β肾上腺素能受体阻滞药，是治疗青光眼的常用药。近年又推出以凝胶为基质的长效噻吗洛尔滴眼药。其局部副作用并不明显，但对全身影响必须重视。噻吗洛尔经全身吸收后可引起阿托品难以对抗的心动过缓、支气管痉挛和充血性心衰。伴有阻塞性肺部疾患者、充血性心衰或Ⅰ度以上的房室传导阻滞的患者应慎用。此外，噻吗洛尔还可加重重症肌无力，导致新生儿和小婴儿术后呼吸抑制。噻吗洛尔对糖、脂肪代谢也有一定影响，因此伴有糖尿病酸中毒的患者使用时也要慎重。

倍他洛尔：倍他洛尔属于选择性β_1-受体阻滞药，是一种新型的抗青光眼药物，对眼部作用更具特异性和选择性，对全身影响更轻微。虽然倍他洛尔对于伴有阻塞性肺部疾患者的影响较小，但对于有限制性通气障碍的患者也应谨慎使用，也禁用于窦性心动过缓，充血性心衰，Ⅰ度以上房室传导阻滞，心源性休克的患者。对于同时口服β受体阻滞剂者，应注意累加效应导致副反应的加重。

环丙甲氧心安：是β_1受体阻滞药，其全身作用小，但禁用于窦性心动过缓、充血性心衰、二度房室传导阻滞、心源性休克和阻塞性肺疾患。

毛果芸香碱：毛果芸香碱滴眼药是一种具有直接作用的拟胆碱药物，是治疗青光眼的常用药物。由于刺激副交感神经，可能引起恶心、呕吐，腹泻、发汗、心动过缓、记忆力障碍等全身反应。

甘露醇：通过高渗性利尿作用可降低眼压，作用持续5～6小时。快速大量的输入甘露醇可引起严重的全身反应，包括电解质紊乱，高血压或低血压，充血性心衰，肺水肿，肾衰，心肌缺血和少见的过敏反应。因此，在输入甘露醇前应谨慎评估患者的肾脏和心血管功能状态。

乙酰唑胺：长期服用乙酰唑胺以降低青光眼患者的眼压。该药是作用于肾小管的碳酸酐酶抑制剂，可引起低钾、低钠和代谢性酸中毒。对于有明显肝、肾功能异常或钠，钾异常的患者应视为禁忌。严重的电解质紊乱在全麻下可能触发严重的心律失常，围手术期应注意纠正。偶尔可触发过敏反应、渗出性多形红斑和骨髓抑制。

五、气道问题

眼科手术时患者头面部被无菌单覆盖，且麻醉医生远离患者头部，给呼吸道管理带来不便。部分全麻下眼科手术可在保留自主呼吸状态下实施，更增加了通气管理的难度。

对于儿童而言，许多先天性畸形和综合征均伴有明显的困难气道征象，如 Pirre-Robin 综合征，Down 综合征、黏多糖综合征等，须按气道困难处理。还应特别关注小儿是否具有如下问题：鼾症、睡眠呼吸暂停、嗜睡症、声音嘶哑和既往面颈部手术或放射治疗史等。

六、眼科手术麻醉要求

不同的眼科手术对麻醉要求的侧重点不同。外眼手术麻醉的重点在于完善的镇痛、预防眼心反射；内眼手术则应精确控制眼内压和严格制动。

1. 眼科手术须完善的镇痛，术中保证一定的麻醉深度。

2. 眼科手术精细，常在显微镜下实施，术中须保证患者头部绝对制动，眼球应固定中央位置。

3. 有效控制呼吸道，特别是术中保留自主呼吸时，须确保通气和氧供。

4. 有效预防和控制 OCR，维持 IOP 的稳定。

5. 平稳诱导，保持围手术期血流动力学的稳定。

6. 部分视网膜脱离复位手术，术毕要求立即或尽可能短时间内改为俯卧位，以提高复位手术的成功率。因此，要求术毕即刻清醒且自主呼吸恢复满意，以满足这种特殊体位的需求。

7. 有效预防或降低术后呼吸抑制、剧烈疼痛、恶心呕吐等并发症。

第3节　眼科麻醉术前评估及准备

任一年龄段均可能接受眼科手术，其中以小儿和老年人居多。小儿可能伴有一些先天性或代谢性疾病。老年患者眼调节机能、晶状体、玻璃体、视网膜等均呈现退化趋势，加上高血压、糖尿病、动脉硬化的全身疾病，老年患者需要手术治疗眼病的比例越来越高。麻醉前应谨慎评估重要脏器功能受损程度，并与眼科医生共同权衡手术和全身生命安全之间的利弊与轻重缓急。

一、病史的了解

小儿应了解是否有遗传性的各种综合征，应对这些伴随疾病的病理生理有所了解。Pierre-Robin 综合征、唐氏综合征、黏多糖综合征等需对气道进行评估；Pierre-Robin 综合征还应了解心脏和甲状腺功能。婴幼儿需评估其营养发育状况，以及是否存在感染、贫血、容量不足等病史。

老年人应关注其是否并存心脑血管疾病、慢性肺部疾患和肝肾功能。一些老年人常有精神障碍，需评估其合作程度。

二、了解全身用药情况

患者近期使用的眼科局部或全身用药都可能对麻醉产生影响，充分估计这些药的药理特性和可能发生的药物相互作用，并在住院期间进行适当调整，以确定术前是否要继续使用或停用。同时，患者因非眼科疾患服用的药物也可能对眼科手术麻醉产生影响。许多老年患者由于冠心病或其他心血管疾病正在接受抗血小板或抗凝治疗。这些患者有很大的围手术期出血的风险，包括球后出血，眶周出血，玻璃体出血和前房积血。传统上，在术前一段时间需要停止使用抗血小板或抗凝药，但这将增加心肌缺血或栓塞等不良事件的风险，术前应权衡利弊，并签署知情同意书。常用的利尿药、β受体阻滞药、胰岛素、皮质激素类药、降压药、降糖药及强心药等，与术中使用药物都可能产生相互作用，应了解清楚。

三、心 理 干 预

眼科手术的患者术前多存在一定程度的视力障碍加之对手术效果的担心，常使该手术患者的焦虑程度高于其他手术，特别是在手术前一天，这种恐惧可达极点。不良心理反应，会导致机体产生一系列负面的生理应激反应，甚至会影响麻醉与手术效果。

心理干预就是通过安慰、教育和支持帮助，减轻患者及其家属的心理负担，使患者更好的适应手术，更平顺度过整个围手术期。在术前访视时，麻醉医师应与患者及家属充分交流、沟通，建立良好的相互信任的关系，使他们对手术室环境，手术、麻醉医师，麻醉及手术方式，术中配合，术后疼痛及可能出现的并发症等有一定的认识，以便做好心理上的准备，降低患者的紧张、多虑和恐惧。

心理干预应针对每个患者各自的特点，如性别、性格特点、生活、社会经历、受教育程度及所患疾病的种类和严重程度，因人而异地对患者及家属进行心理疏导和解释工作。

四、术前用药

眼科手术麻醉前用药目的：①使患者镇静、合作，减少恐惧，缓解焦虑；②抑制呼吸道黏膜腺体和唾液分泌；③调整自主神经功能，消除或减弱不利的神经反射；④预防或减轻恶心、呕吐；⑤维持稳定的眼压；⑥预防眼心反射。常用的药物有抗胆碱药、麻醉性镇痛、镇静药和止吐药。

麻醉前用药剂量的抗胆碱药不会对眼压产生明显影响，除闭角型青光眼外，不应禁忌阿托品。阿托品不仅可有效地抑制呼吸道分泌物，还可在一定程度上预防术中眼心反射。小儿麻醉前阿托品的剂量要足，一般剂量为0.02mg/kg肌注。东莨菪碱升高眼压的作用较弱，可替代阿托品。安定有抗焦虑、遗忘作用，并能对抗氯胺酮的兴奋作用，如控制其用量在0.1mg/kg以内，一般不会使眼压升高。咪达唑仑起效快，半衰期短，肌注剂量0.07～0.1mg/kg，效果满意。哌替啶、吗啡有镇静镇痛作用，但易致恶心呕吐，仅用于剧痛者，如与氟哌啶合用则有加强镇痛、减少呕吐的作用。饱胃和伴有反流风险的患者，术前可使用H_2-受体拮抗剂，以减少误吸的风险和严重程度。一般情况差、年老体弱、甲状腺功能低下者应酌情减少镇静药和中枢性镇痛药的剂量，1岁以内婴儿可只用阿托品。口服咪达唑仑0.5～0.75mg/kg对于较大儿童镇静效果好。

第4节 眼科局部麻醉

成年人外眼手术和简单的内眼手术均可在局部麻醉下进行。局部麻醉包括表面麻醉、筋膜下阻滞、球后阻滞、球周阻滞。对于多数成人眼科手术来说，区域阻滞是一个高效和安全的方法，并可通过精细的操作来避免并发症的发生。

即使局部麻醉，也应对患者的生命体征进行监测。阻滞前或手术开始前可以适当给予镇静镇痛药物，减轻患者的痛苦和恐惧。

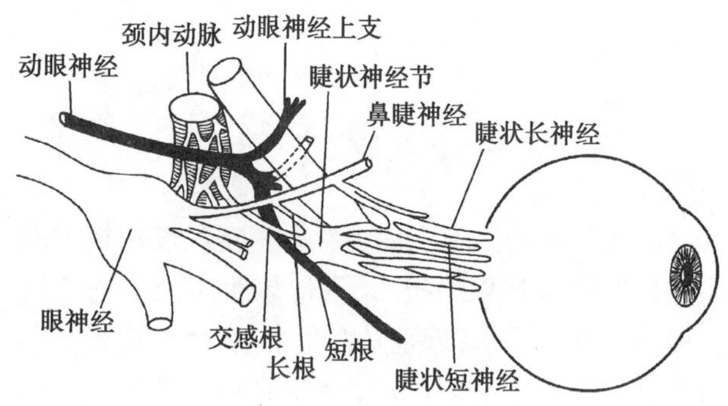

图55-1 眼神经、动眼神经、睫状神经

一、局麻药的选择

1. 表面麻醉药　大多数表面麻醉药，即使是长效作用药物，其维持时间均很短（10～15分钟），这可能与泪液和冲洗液的作用有关。

利多卡因：起效快、穿透性强，对血管扩张作用不明显。4%利多卡因为等张液，对角膜上皮细胞毒性最小。小儿可用2%利多卡因。起效时间5分钟，维持15～30分钟。

丙美卡因：0.5%丙美卡因为脂溶性药物，中度角膜毒性。起效迅速（20秒），维持15min。常作为表面麻醉药用于眼科检查及手术缝合、取异物。

丁卡因：0.5%丁卡因起效慢，表面麻醉常用1%等渗液。高浓度可引起角膜点状上皮着色，影响其再生，严重者可出现角膜上皮脱落。当角膜破损后，丁卡因吸收迅速且毒性增加。

2. 注射用局麻药

利多卡因：0.5%～1%利多卡因用于局部浸润麻醉，作用维持2～5小时；1%～2%利多卡因用于神经阻滞，时效1～2小时。

布比卡因：0.5%布比卡因可阻滞感觉和运动神经，持续时间较长。高浓度则有中枢神经毒性，现多用罗哌卡因替代。

快速起效，短效局麻药对于白内障，翼状胬肉切除等手术比较理想。长效局麻药适于玻璃体视网膜修复等较长时间的手术。眼科手术中使用混合局麻药可以达到起效快，作用时间长的目的。

血管收缩药可以加强神经阻滞作用并延长作用

时间,但应考虑到肾上腺素对视网膜灌注的影响。眼科麻醉中并不提倡常规使用肾上腺素,特别是青光眼伴有视神经损伤的患者更应避免使用。目前临床上常用利多卡因与布比卡因(或罗哌卡因)的混合液,利多卡因浓度为1%,布比浓度为0.375%。此混合液的麻醉起效由利多卡因开始,布比卡因可延长其作用时间,还具有一定的术后镇痛作用。透明质酸酶可促进局部麻醉药在眼周的扩散。当以7.5～15u/ml的浓度加入局麻药时,它可加快局麻药的起效并加强局麻药的感觉运动阻滞。

二、眼科手术常用局部麻醉方法

(一) 球后麻醉(retrobulbar anesthesia)

球后麻醉是一种将麻醉剂直接注入肌椎内,以阻滞睫状神经节和睫状神经的麻醉方法。睫状神经节(ganglion ciliare)位于眶尖,在眼动脉外侧,外直肌和视神经之间,距视神经孔约10mm处。睫状神经节后有三个根:长根为感觉根;短根为运动根,含有至虹膜括约肌、扩约肌、睫状肌的纤维;交感根来自颈内动脉的交感神经丛,并与长根合并,含有至瞳孔开大肌与收缩眼血管的纤维(图55-2)。睫状神经节向前发出睫状短神经,约6～10支,在视神经周围穿过巩膜,在巩膜与脉络膜之间向前分支至虹膜、睫状体和角膜。球后阻滞通过阻滞第Ⅲ、Ⅳ、Ⅵ脑神经麻痹眼外肌,也可通过阻滞睫神经麻醉结膜、角膜和葡萄膜。球后阻滞是将局麻药注入眼眶近端神经和肌肉起点处,因此所需局麻药容量小,且起效快、可以产生足够深度的麻醉。此方法还可松弛眼外肌,而且降低IOP。

1. 适应证　前睫和后睫手术、斜视矫正术。

2. 球后麻醉方法　过去要求患者阻滞时注视鼻上方,研究发现这一动作很容易造成视神经损伤。现要求患者保持自然凝视位(向前直视),使视神经在进针时保持松弛状态。进针点在眶下缘中外1/3交界处(图55-3),先平行眶底垂直向后进针至赤道部,然后转向球后,从外直肌与下直肌之间缓缓推进,在肌椎内直达球后。进针深度不得超过35mm,使针尖恰好位于睫状神经节和眼球后壁之间(图55-4),回吸无血时,即可注入局麻药2.5～3ml。出针后嘱患者闭合眼睑,并轻轻下压眼球片刻,可预防出血,有利于局麻药扩散及降低IOP。

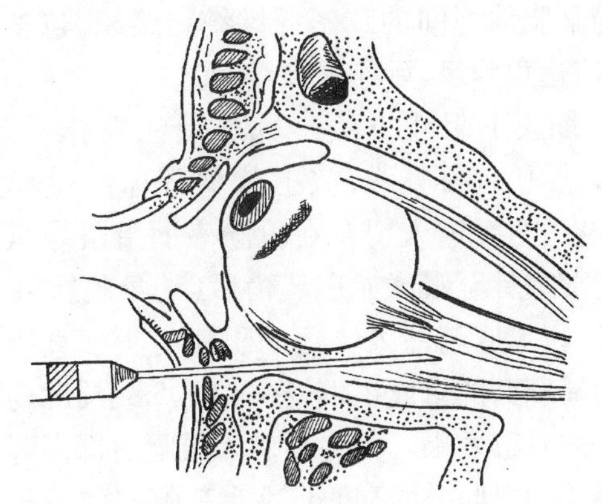

图55-2　球后阻滞

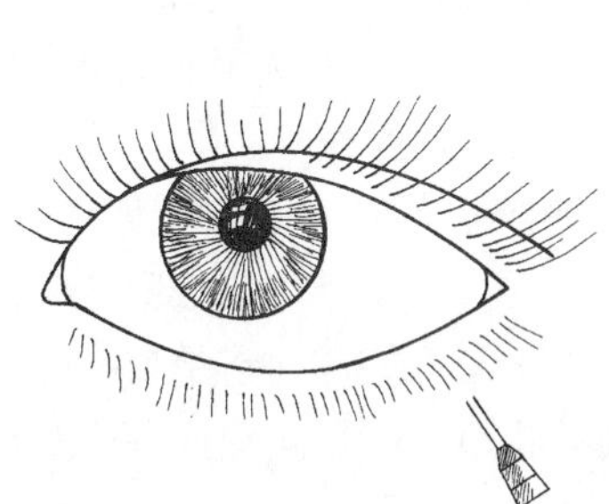

图55-3　球后阻滞进针部位

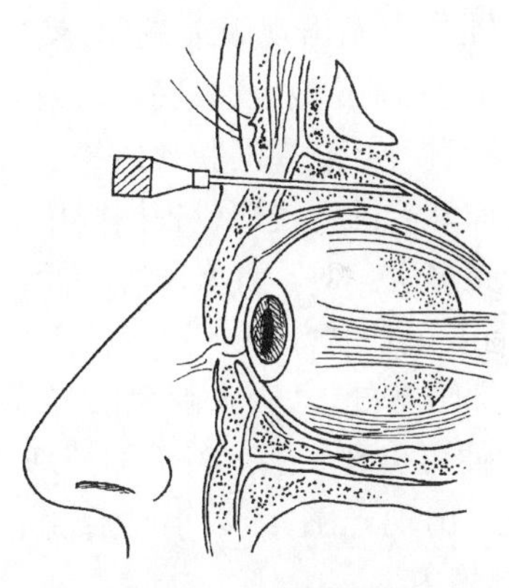

图55-4　球周阻滞

3. 球后麻醉成功的体征　上睑下垂,眼球固定,轻度外斜,角膜知觉消失,瞳孔扩大,虹膜、睫状体及眼球深部组织均无痛觉。

4. 球后阻滞并发症

(1) 球后出血:球后出血并不罕见,发生率报道为1%～3%,但严重到能影响视功能的出血则很少见。球后出血因球后注射损伤血管所致。静脉出血比较缓慢,应立即用手掌压迫眼球,1分钟后放松10s,直到出血停止。继续压迫5分钟左右,待眼睑松弛后,仍可继续手术。动脉损伤出血发生较快,同时出现眼球突出、上睑闭合不能以及严重的眶内压升高。如果眶内压力持续增高,应暂停手术,待2～3天后根据情况再行手术。为避免球后出血,进针速度要缓慢,不能过深,同时不宜选用过细、过锐的穿刺针头。

(2) 脑干麻醉:是局麻药通过包裹视神经的脑脊膜直接扩散到脑干引起的后果。严重程度与进入中枢的药物浓度和容量以及药物进入的特殊区域有关。症状可迅速出现,也可延迟发生(延长到15分钟)。临床表现包括意识水平的改变、对侧瞳孔散大,全身肌张力减退,以及循环呼吸的异常。使用长效局麻药时,这种不良作用可持续2～4小时或更长。

(3) 眼球穿通伤:如果针刺方向错误,从穿透巩膜到贯通眼球穿通均可发生,眼球后极是最常被穿透的部位。穿刺前应了解眼轴长度,当遇到阻力或出现疼痛时应停止操作。

(4) 视神经损伤:巩膜的厚度并非是一致的,特别是眼轴长度大于25mm者,近视眼患者的巩膜更薄。阻滞时针尖不能越过瞳孔中心,且眶内针尖的长度不能超过31mm,是避免此并发症的关键。明显的视神经损伤往往和眼球供给血管的严重损伤同时存在。

(5) 暂时性黑矇:可发生于球后注射局麻药后即刻或数分钟内。先出现眼前发黑,然后黑矇。局部可见上睑下垂、瞳孔散大、眼底正常或出现视网膜中央动脉痉挛、视神经、视网膜缺血等表现。发生的原因可能是局麻药的直接造成视网膜中央动脉或视神经动脉分支痉挛。对于青光眼晚期视野已呈管状者,更易出现以上症状。一旦发生黑矇应立即按视网膜中央动脉阻塞处理,吸入亚硝酸异戊酯0.2ml,3～5分钟后便可出现光感。若不加处理,约30～60分钟左右也可出现光感,约数小时后随麻醉作用消失,视力逐渐恢复。

(6) 眼心反射:球后阻滞可以降低OCR,但穿刺本身也可能引发OCR。适当的镇静止痛药,可以阻止这一并发症的发生。

(7) 局麻药误入血管:误将麻醉剂注入到眶内血管,局麻药在大脑内的快速扩散可立刻引起抽搐,并伴随着呼吸循环功能的不稳定。

(8) 眼外肌并发症:眼部阻滞可引起眼外肌延迟性功能障碍。当应用大剂量长效麻醉剂时,可于术后24～48小时出现复视或上睑下垂。如复视或上睑下垂长久不能恢复,则说明药物毒性反应直接作用于眼肌,或支配的神经受到严重损伤。产生肌损伤的主要原因是将麻醉剂直接注入到肌肉中以及局部麻醉剂对肌肉的毒性作用,局麻药浓度越高,其毒性越大。

(二) 球周麻醉(peribulbar anesthesia)

为减少球后阻滞引起的并发症,Davis和Mandel在1986年首先将球周阻滞应用于临床。该方法将局麻药注射到肌椎外,再向肌肉圆椎内渗透,以阻滞神经-肌肉传导。球周麻醉对内眼手术安全、有效,并发症少。为创造完善的内眼手术条件,有人主张增加面神经的颞支和颧支阻滞,以消除眼轮匝肌和其他面部肌肉运动。

1. 适应证　白内障手术、小梁切除术、玻璃体手术、视网膜手术、巩膜扣带手术等。

2. 球周麻醉方法　进针点分别位于眶上缘内1/3与中外2/3交界处及眶下缘外1/3与中内2/3交界处为注射点(图55-4)。先作皮下注射0.5ml局麻药浅表浸润,以防进一步操作引起疼痛,然后将针尖斜面朝向眼球,从注射点垂直进针,沿眶缘刺入25mm,接近眶底,回吸无血,上下分别缓慢注入局麻药2～4ml,注药后10～15分钟。可阻滞Ⅲ～Ⅵ颅神经末梢及睫状神经节,使眼外肌麻痹,产生与球后麻醉相同甚至更完善的镇痛。由于注药位置远离视神经和其他眼神经,因此局麻药的容量大,而作用起效时间延长(10分钟左右)。

3. 球周麻醉的优点　①不易损伤眼外肌及附近组织,增加安全性;②减少刺破血管出血的机会;③注射时疼痛不适较轻;④不易引起后部眶压增高;⑤一般不会发生黑矇现象。

4. 球周麻醉的并发症　并发症发生率低,且罕有严重的并发症。由于注入的局麻药量较大,可增高IOP,也可引起球结膜水肿、皮肤瘀血、早期上睑下垂、眼外肌麻痹等。

(三) 眼筋膜下阻滞(sub-tenon's anesthesia)

眼球筋膜(fascial of eyeball)又称Tenon囊,为眼球与眶脂体之间的致密纤维结缔组织,包裹眼球大部,前达角膜缘,后连视神经鞘。

1. 筋膜下阻滞方法　嘱患者注视鼻下方,于10～11点方向角膜缘,放射状剪开球结膜和筋膜囊,用钝头弯针进入切口在巩膜表面沿眼球弧度向球后间隙进针至眼球赤道部稍后(约角膜缘后15～18mm),将局麻药注入。运动阻滞的程度直接与所注入的局麻药的量成正例,注入4～5ml局麻药可达到较好的麻醉效果。针尖不刺入眼眶后部而降低了后极穿通的风险,对高度近视伴有眼球前后径加大的患者具有一定的优势。对于正在进行抗凝治疗的患者,选择该技术可避免球后出血风险。

2. 筋膜下阻滞的并发症 常见结膜出血、结膜水肿和结膜胀大,但对阻滞效果没有影响。偶见眼球穿通、直肌损伤、术后斜视、眼眶蜂窝织炎和脑干麻醉。足够药量的浸润可以对结膜和眼轮匝肌起到麻醉作用,但比锥体内注射的失败率要高。

(四) 表面麻醉

向结膜囊内滴入局麻药可阻断所有神经末梢,达到麻醉的效果,是眼科手术常用的麻醉方法。表麻常用药物有0.25%~1%盐酸丁卡因,1~3分钟内生效,显效时间为10~20分钟,可持续1~2小时。0.5%的爱尔卡因(Proxymetacaine)滴眼后20秒起效,麻醉作用可持续15分钟。不良反应有短暂的刺痛、灼痛、流泪,但较轻微,长期或反复应用,可有结膜充血肿胀和急性角膜炎。手术中为保持角膜湿润,不宜用表面麻醉剂,以免损伤角膜上皮。表面麻醉的潜在不足之处包括术中眼球运动,以及少见的过敏反应。

第5节 清醒镇静术在眼科手术中的应用

眼科手术需要完善镇痛,局部麻醉仍有镇痛不足的顾虑,且难以消除患者的紧张、焦虑,一些患者无法耐受术中头部制动的需求。全身麻醉虽可达到完善镇痛和意识消失,但难以满足部分眼底手术需要术后即刻俯卧位的特殊需求。

眼科激光、玻璃体切割等技术的应用和改进使眼科手术的时间大大缩短,手术刺激也相应减少。因此,越来越多的眼科手术可以在局部麻醉复合清醒镇静术下完成。清醒镇静术不仅可以降低患者的焦虑水平,增加合作程度,还可以减少对手术的不良记忆,增加患者和术者的满意度。在保持局部麻醉手术优势的同时,使其能够耐受更长、更复杂的手术,对于术后需即刻俯卧位需求的患者尤为有益。

ASA将麻醉科医师参与的从术前评估、制订麻醉计划到指导给药达到所需程度的镇静并对局麻患者监护,随时处理紧急情况称为监测下麻醉管理(monitored anesthesia care,MAC),以强调麻醉安全。

(一) MAC用药及实施

目前常用的镇静止痛药物,只要剂量合适都可用于眼科手术的镇静。

氟哌利多10μg/kg加芬太尼1μg/kg静脉注射为首次量,此后不再应用氟哌利多,仅以芬太尼0.008~0.01μg/(kg·min)静脉注射维持。该法镇静、镇痛作用较好,但顺行性遗忘欠佳。

咪达唑仑首次量25~60μg/kg静脉注射,0.25~1.0μg/(kg·min)静脉注射维持,或丙泊酚首剂量0.25~1mg/kg静脉注射,10~50μg/(kg·min)静脉注射维持,可复合芬太尼或苏芬太尼,维持镇静于OAA/S3~4级。术中与患者保持语言联系,随时了解镇静程度,调整注药速度,可取得完善的镇静遗忘和心理保护作用。

新型高选择性α_2受体激动剂右美托咪啶,具有剂量依赖性的镇静、催眠、镇痛、抗焦虑作用。同时抑制交感神经活性,稳定血流动力学,且临床使用剂量范围无呼吸抑制作用,具有可唤醒特性,非常适用于眼科手术的镇静。右美托咪啶起效时间5~10分钟,达峰时间25~30分钟。首次量0.6~1.0μg/kg,缓慢静注(超过10分钟)以避免造成一过性高血压和心动过缓。维持量0.3~0.4μg/(kg·h)。右美托咪啶用于眼科镇静的另一优势在于可以降低IOP,并可减缓氯化琥珀胆碱的升眼压作用。成人眼底手术中,右美托咪啶可以产生与丙泊酚相似的镇静效果,其易唤醒、无呼吸抑制的镇静特性,更适于眼科手术。在相同镇静深度时,右美托咪啶较丙泊酚更容易引起BIS值的下降,临床评估时应合理分析。常见不良反应有心动过缓、低血压、高血压、口干等,心脏传导阻滞和重度心室功能不全者慎用。

学龄前儿童眼肌手术因牵拉眼肌刺激较强,以往多于全麻下完成手术,但全麻下眼球固定,术者不能准确观察眼位。可用氯胺酮镇静止痛术配合局麻,首次量400~500μg/kg静注,以25~35μg/(kg·min)的速度维持镇静于OAA/S3~4级。术中患儿可按指令转动眼球,提高了斜视矫正术的质量。

(二) 监测

MAC的监护标准应与全麻患者相同,也应包括术前评估、术中监测和术后恢复管理三部分。在进行球后阻滞,压迫眼球,或牵拉眼外肌等刺激性操作时,持续心电监测和脉搏血氧饱和度监测是必要的。随时评估患者的镇静水平,维持在OAA/S3~4级,如患者失去意识,提示镇静过深。术中应常规吸氧,以避免低氧血症的出现,同时面部保证有足够的通气空间以避免出现二氧化碳蓄积。

(三) 注意事项

(1) 无论使用何种镇静药物,维持适宜的镇静深度最为关键。个体对镇静镇痛药的需求差异较大，小剂量渐进性给药的方法是个明智的选择，在患者舒适和安全之间获得一个满意的平衡点，防止镇静过深。同时对呼吸、循环系统的变化进行持续监护，以保证患者安全。如需逆转过深镇静，可用相应拮抗药。

（2）清醒镇静一定是与局部麻醉复合应用，其中镇痛主要依赖局部麻醉。因此，强调局部麻醉的有效性，术中出现镇痛不足时应首先补充局部麻醉。清醒镇静的药物需在局部麻醉操作前给予，以在伤害性刺激发生前使患者达到相应的镇静水平，并减轻局部麻醉操作过程的不适。

（3）避免体动：围手术期患者的无意识体动是导致眼损伤的首要原因，通常是由于镇静过深，患者失去意识所致。因此手术中应使患者保持足够的反应力，可配合医师指令，避免因打鼾或突然清醒造成的头部运动。同样也应避免镇静不足，出现心动过速和高血压，特别是患有冠心病者。

第6节　眼科全身麻醉

多数儿童以及不能交流、合作的成年人及创伤大、疼痛明显的眼科手术需要全身麻醉。

实施全身麻醉前需要回答如下几个问题：①患者是否存在身体其他部位的疾病或并发症；②该患者使用的眼科用药对麻醉有何影响；③选择什么诱导方法；④采用何种通气方式；⑤术中麻醉维持方法；⑥如何控制 IOP/OCR；⑦如何获得快速清醒和良好的恢复质量。

一、麻醉前评估

将眼部疾患纳入全身整体系统内考虑，建立这一概念对于麻醉实施的安全性非常重要。在遵循一般全身麻醉术前评估的原则上，眼科手术全麻术前应关注患者是否存在相关并发症，并了解眼科用药是否对麻醉产生影响。

二、麻醉诱导/维持

可选择静脉或吸入麻醉诱导，诱导方式快速和清醒诱导均可。

诱导用药选择应综合考虑如下因素：①患者年龄和合作程度；②气道评估结果；③手术方式及手术时间的长短；④术中气道维持的方式。小儿可选择静脉诱导或吸入诱导，成年人通常均选择静脉诱导。除非存在或怀疑困难气道，否则均采用快速诱导气管插管。一般首选喉罩通气方式，也可采用气管内插管维持气道。小儿简单、短小眼科手术常保留自主呼吸。肌松剂是否使用根据术中气道维持方式进行选择。

稳定 IOP 并预防和控制 OCR 是贯穿整个围手术期的重要考虑，麻醉方法和药物的选择、各项操作均应顾及对 IOP/OCR 的影响。麻醉诱导和苏醒期均避免患者呛咳、屏气，维持血流动力学稳定，面罩通气时不要对患眼施压。另外，确保有效通气和氧合。

三、喉罩通气在眼科麻醉中的应用

大多数眼科手术不需要术中使用肌松剂控制呼吸，但要求麻醉平稳、术中头部制动、术毕清醒快而完全，术后避免恶心、呕吐和呛咳反应。尤其眼底手术恢复期应尽量平顺，手术后需要尽快改为俯卧位，以提高视网膜复位手术的成功率。气管内插管操作刺激较大，术中需较深的麻醉维持，术毕麻醉转浅、拔管呛咳和头部振动使 IOP 升高，均不利于内眼手术。喉罩插入操作简便，而且不会象气管插管那样引起血流动力学的明显改变，也较少引起 IOP 的升高。喉罩通气可以避免由于气道操作而引起的有害刺激，尤其适用于诱导和麻醉结束时。在非预料的困难气道患者，喉罩也较气管插管具有明显优势。由于喉罩不需使用肌松药，可在保留自主呼吸的情况下插入。浅麻醉下患者对喉罩的耐受性好，自主呼吸、辅助或控制呼吸均能经喉罩施行。轻微变换体位时不会诱发咳嗽反射。

眼科手术应首选可弯曲喉罩（LMA Flexibe™），其独特的带有钢丝的通气管设计可以保证在头部位置移动时通气罩位置不变，且通气管可以固定在口周任一位置，避免对眼科操作的影响。可弯曲喉罩经过适当培训即可掌握操作要领。置入后需测试最大漏气压，以保证最大漏气压在 20cmH_2O 以上为宜，同时持续监测 $P_{ET}CO_2$、SPO_2。手术结束后，患者可在自主呼吸恢复且清醒状态下耐受喉罩，并能按指令张口以便拔除喉罩。

四、氯胺酮静脉全麻

氯胺酮由于其在良好止痛作用的同时，咽部的保护性反射依然大部分存在，自主呼吸仍保留，特别适用于手术时间较短，要求止痛作用好，但又不需控制呼吸的病例。较常用于时间小于1h、不插管的儿童，如眼睑手术、角膜裂伤修补术、眼肌手术、青光眼手术、白内障手术、眼球摘除术。

没有禁忌证情况下应麻醉前常规给予阿托品。氯胺酮首次剂量1～2mg/kg，5分钟左右追加首剂量的半量，重复2～3次后逐渐减量。追加时应根据患儿体征、前次给药剂量、手术进展情况给药。术中要注意临床体征的多样化和清醒期的并发症。为保持其呼吸道通畅，必须加强呼吸管理，密切观察通气氧合效果，及时排除潜在问题。

氯胺酮可能出现升高眼压、颅内压和血压、恶梦及精神症状，目前已较少单独应用。为克服氯胺酮的缺点，近年将咪达唑仑或丙泊酚与氯胺酮合用，可以减少后者的剂量，以降低其椎体外系症状和梦幻等副反应。

五、静脉吸入复合麻醉

静吸复合全麻是眼科常用的麻醉方式。麻醉诱导药物为起效迅速的静脉麻醉药、强效止痛药和肌肉松弛剂。巴比妥类镇静催眠药、麻醉性镇痛药均可使眼内压下降10%～15%。丙泊酚降眼压效果明显大于硫喷妥钠，尤其对已有眼压增高的患者，降眼压的效果更为显著。

肌肉松弛剂首选非去极化类，如维库溴铵、罗库溴铵、阿曲库铵。去极化肌松剂琥珀胆碱升高眼内压，注射该药前先用小量非去极化肌松剂可防止或减轻肌颤，但不能确切预防眼内压的升高。

术中维持使用挥发性吸入麻醉药，氟烷、安氟烷、异氟烷及七氟烷均有降低眼内压作用，目前常用的是后两种。静-吸复合麻醉的优点是可控性强，诱导及苏醒迅速。麻醉诱导及维持要力求平稳，无呛咳及躁动，使用面罩位置得当，不压迫眼球。麻醉管理中应注意全麻深度不宜太浅。对于气管内插管者应将气管内导管妥善固定，防止手术操作中将其推入气管内过深，诱发呛咳，也不宜于术毕麻醉过浅时刺激气管引发剧烈呛咳。

六、全凭静脉麻醉

超短效静脉麻醉药物丙泊酚和瑞芬太尼，因作用时间短易于调节麻醉深度，已经成为目前临床全凭静脉麻醉的最佳搭档。

丙泊酚的优点是诱导迅速，清醒快，且清醒质量较高。另外该药降低眼内压的作用明显，尤其对于已有眼内压增高的患者。其不良反应表现在快速大剂量静脉注射时（大于2.5mg/kg）可引起血压下降和呼吸抑制，对心率影响则不明显。

阿片类药物镇痛作用强，特别是可以有效地抑制手术引起的应激反应，维持心血管功能的稳定，但要做到这点需要较大剂量，这往往会引起术后呼吸抑制。超短效作用的瑞芬太尼很好地解决了上述问题。丙泊酚与瑞芬太尼及中短效非去极化肌松剂联合应用，构成一组比较理想的全凭静脉麻醉药组合，配合气管插管或喉罩通气，适用于手术时间较短的内眼手术。与吸入麻醉相比，全凭静脉麻醉诱导迅速、舒适，苏醒平稳、完全，术后恶心呕吐少见。术中监测脑电双频指数，可以更精确地了解麻醉深度，防止术中知晓。

七、吸入麻醉

婴幼儿外周静脉穿刺较困难，若选用基础麻醉，常有术中麻醉偏浅，术后睡眠时间较长的不足。由于喉罩和七氟烷的使用，使小婴儿眼科麻醉的安全性和有效性均得到提高。七氟烷无刺激性气味，血气分配系数低，诱导苏醒迅速，成为目前吸入诱导的首选药物，而且特别适用于小儿日间手术麻醉的诱导和维持。

七氟烷吸入诱导可采用浓度递增法或高浓度法。浓度递增法从吸入5%七氟烷开始，每呼吸2～3次增加0.5%～8%；高浓度法是直接吸入8%七氟烷。新鲜气体流量4～6L/min，可选用氧气或与氧化亚氮1∶1的混合气体，婴儿吸入诱导建议单纯吸入纯氧。较大的儿童在环路预充的基础上，可指导他们做深呼吸，1分钟内，即可意识消失。患儿入睡后开放静脉，如呼吸幅度减弱可适当辅助呼吸，随着麻醉的加深患儿的心率会逐渐下降，伴有先天性心脏病、ASA≥3级、唐氏综合征的患儿在吸入诱导中易发生心动过缓，应引起注意。维持较深麻醉2分钟左右，待患儿呼吸减弱、下颌松弛时，置入恰当型号的喉罩，困难者可持喉镜帮助，到位后套囊充气，妥善固定。吸入诱导过程中，患儿常会出现体动等兴奋性表现，相比之下，高浓度吸入法或环路预充法较少出现上述情况。

术中继续吸入麻醉维持，减小新鲜气体流量（不低于2L/min）和七氟烷吸入浓度，术中根据手术刺激大小及患儿反应随时调节麻醉深度。术毕停吸入麻醉剂，适当清理口内分泌物，如自主呼吸良好，生命体征平稳，即可拔除喉罩，拔出时保持喉罩内充气，可带出口腔内深部的分泌物。如拔出时麻醉深度掌握不当或患儿分泌物较多刺激喉部，有可能诱发喉痉挛，一旦发生，轻度者，面罩加压给氧，若不能缓解，可静脉注射小剂量氯化琥珀胆碱。拔喉罩后如患儿呼吸道通畅，呼吸幅度满意，即可侧卧位送至PACU，并在其完全清醒之前始终保持侧卧位观察。

第7节 常见眼科手术麻醉

一、斜视手术麻醉

斜视矫正术麻醉特点：

（1）多为小儿患者，可能合并其他疾病如心脏畸形、神经肌肉异常；

（2）手术时间一般较短（1小时内）；

（3）OCR发生率高；

（4）易发生眼胃反射；

（5）警惕恶性高热。

斜视患儿接受手术的年龄越早越好。术前评估时应关注可能合并的身体其他脏器的畸形。施行眼肌手术的患者发生恶性高热的比例大，而易患恶性高热的患者中也常伴有局限性的骨骼肌力量薄弱或其他肌肉骨骼的异常。因此，术前需询问家族史，以评估是否为恶性高热易感患者。

较大儿童且简单的斜视手术应首选局部麻醉，以方便术中观察眼位确定矫正效果。也可在局部麻醉基础上给予低剂量氯胺酮（0.5mg/kg）保证术中患儿能按指令进行配合。

复杂斜视手术或较小儿童则需全身麻醉。静吸复合全麻或全凭静脉麻醉复合气管插管或喉罩通气均可用于斜视矫正术麻醉。在呼吸道管理有保障的情况下，也可选用氯胺酮间断静注，不做气管内插管或喉罩通气。

斜视矫正术由于牵拉眼肌，特别是内直肌、下斜肌时易引起眼心反射，术前应用足量阿托品有预防作用。术中应保持足够的麻醉深度，并连续监测心电图，一旦发生严重的心动过缓或心律紊乱，应暂停手术并作相应处理。术中应监测体温，并注意观察有无异常反应，如出现心动过速，呼吸频率加快，呼气末CO_2分压增高，咀嚼肌痉挛等症候，但不能用麻醉浅解释者，应高度重视。对于体温上升迅速，于15分钟内增高0.5℃以上者，必须警惕恶性高热。

小儿眼肌手术后恶心呕吐的发生率较其他眼部手术高，是由于眼胃反射所致。麻醉诱导后即刻静脉给予小剂量氟派利多0.02mg/kg可以减轻恶心呕吐的发生率和严重程度，但应注意氟哌利多可能的副反应。预防性应用5羟色胺受体阻滞剂如昂丹司琼，多拉司琼或格拉司琼也是有效的。如采用丙泊酚全静脉麻醉，也可以降低术后恶心呕吐发生率。

二、白内障摘除术麻醉

白内障摘除术麻醉特点：

（1）老龄患者多；

（2）小儿多为先天性白内障，其合并其他异常的发生率比先天性青光眼要多；

（3）术中要求眼球制动；

（4）防止术中IOP突然升高；

（5）手术时间短（10分钟内），刺激相对小。

白内障患者多为老年人，常伴有高血压、糖尿病、冠心病等疾病，要注意并存的合并症对全身重要脏器功能的影响。双侧先天性白内障越早手术越好，因为它严重阻碍了对视网膜的刺激，妨碍视力的正常发展。单侧完全性先天白内障也应在出生后头几个月内摘除，以防止剥夺性弱视。许多行先天性白内障摘除术的小儿，在出生后几天或几个星期即应接受手术，以防止影响视力正常发育。

白内障手术技术的进步使手术变得快速，可控和微创，手术刺激也明显减轻。对于合作的成年人均可选择局麻或 MAC 技术，表面麻醉是白内障手术的常用麻醉方法。表面麻醉简单易行，并发症少，但不能保证眼球制动，且需要患者非常好的配合。成人局部麻醉也可选择球周阻滞、结膜下、巩膜上腔注射。

儿童及难以合作的成人则应选择全麻。可采用短效丙泊酚和瑞芬太尼，或复合吸入麻醉剂，选择喉罩通气，保留自主呼吸。麻醉科医师要注意高浓度氧引起的早产儿视网膜病变，因为直至出生后协同视网膜血管才长全。尽管视网膜病变是多因素的，但观察者仍建议吸入 O_2 浓度控制在维持氧分压于 60～80mmHg。

三、青光眼手术麻醉

青光眼手术麻醉特点：

（1）控制 IOP 稳定，避免使用升高 IOP 的药物和操作；

（2）注意抗青光眼药物对麻醉的影响；

（3）青光眼手术术式较多，手术复杂程度不同，时间长短不一。

青光眼是以眼内压升高为特征的一类疾病。眼内压升高使供应视神经的毛细血管血流减少，最终导致视神经功能丧失。先天性青光眼根据发病年龄进行区分，从出生到 3 岁前任何时候发病的为婴儿型。从 37 个月到 30 岁之间发病者为青少年型。

青光眼分为开角型（慢性单纯性）青光眼和闭角型（急性）青光眼。急性闭角型青光眼是眼科急诊之一，需要在最短时间内降低眼压，开放房角，挽救患病眼的视功能。降眼压药可同时应用，但不必被动等待眼压下降，特别是反复用药效果不佳者。必要时需做前房穿刺术，有条件者行周边虹膜成型术，开放房角，缓解急性发作过程。或行小梁切除术等滤过手术，以降低眼压。

手术前、后均需积极用药控制高眼压。抗青光眼药可分为五大类：拟副交感神经药、拟肾上腺素能药、肾上腺素能阻滞药，碳酸酐酶抑制剂和高渗脱水剂。对于眼压顽固不降的难治性青光眼急诊手术，术前 1.5 小时静脉给予 20% 甘露醇 250～500ml，或口服 50% 甘油盐水 2.5ml/kg。

阿托品静脉给药或局部给药并引起瞳孔扩大时才可能影响 IOP。通常认为临床剂量的阿托品肌肉注射无论对开角型还是闭角型青光眼的眼内压都没有影响。东莨菪碱比阿托品的散瞳作用强，对于闭角型青光眼或怀疑闭角型青光眼的患者不应使用。

成人青光眼手术通常在局部麻醉下实施，一般多采用球后阻滞及上直肌浸润。二极管激光睫状体光凝术的手术刺激较大，单纯神经阻滞麻醉效果常不完善，应给予充分的镇静及镇痛药。难以配合的成年人及小儿均应在全麻下手术。静脉和吸入麻醉均可选择，首选喉罩通气方式，可保留自主呼吸，也可给予肌松剂后控制呼吸。

麻醉要点是控制眼内压，防止任何引起急性眼内压升高的因素。未经手术的闭角型青光眼禁用肾上腺素、胆碱能阻滞药、安定类镇静药。氯胺酮可升高眼压和颅内压，琥珀酰胆碱致眼外肌成束收缩，使眼内压急剧升高，以上药物对急性青光眼患者单独使用时属禁忌。麻醉诱导时避免应激反应发生，特别应预防发生屏气、呛咳和呕吐动作。急剧的动脉压升高以及中心静脉压升高都可对眼内压造成不良影响。同时应避免血压过低，以免使已经受损的视网膜进一步减少血供。

四、眼外伤手术麻醉

眼外伤手术麻醉特点：

（1）开放性眼球外伤为急诊手术，潜在玻璃体丢失、永久性失明；

（2）常合并颅脑损伤、颌面外伤或身体其他部位外伤；

（3）注意潜在气道损伤；

（4）维持稳定的 IOP；

（5）急诊手术需按饱胃患者处理。

眼外伤是指眼球或附属器受到外来的物理性或化学性伤害，及时手术是挽救视功能的关键。不但是眼睛直接受到损伤，其他部位的外伤也可以直接或间接地波及到眼，例如颅脑外伤。另一方面眼外伤患者又常合并其他部位损伤，尤其是颌面部外伤。

随着科学技术进步，治疗眼外伤方法已不仅限于单纯保存眼球，而是争取进一步恢复视力。这一愿望随着早期控制感染、显微手术的普及和玻璃体切割术的应用逐步得以实现。

眼外伤病情常复杂多变，患者年龄差异也较大。依据手术大小、手术是否进入眼内，其麻醉处理有一定差异。局部麻醉以表面麻醉、结膜下浸润、球后麻醉、球周麻醉较常用。复杂的眼外伤手术刺激强，单纯局麻镇痛不全，在局麻完善的基础上 MAC 技术可获得较满意效果。上述方法难以完成的手术及伴有多发复合伤的患者均选择全身麻醉。

（一）开放性眼外伤麻醉处理

开放性眼外伤尽可能在伤后 12 小时内手术。应在较短时间内对患者进行全面评估。重点评估内容包括：①眼局部伤情、拟采取的手术方式及预估的手术时间；②是否合并其他部位的外伤，如颅脑损伤、胸肺损伤、其他脏器外伤；③是否合并颜面部骨折；④仔细检查是否有气道困难及潜在的气道损伤；⑤询问禁食水情况，判断是否为饱胃患者。

麻醉医师应该和眼科医师协商麻醉方式。对于伤情明确、简单表浅的手术，局部麻醉应是安全、有效的麻醉方法。然而，对于眼球穿通伤患者，局麻引起的眼内压增高导致眼内容物脱出；且球后阻滞可能增加眼内压或加重损伤。许多情况下，术前常不能清楚判断眼球破裂范围和手术的具体操作过程。因此，对于复合伤、复杂眼外伤，选择全麻更为稳妥。

对急诊开放性眼外伤患者可用丙泊酚、阿片制剂和非去极化肌松药进行麻醉诱导。考虑到饱胃误吸风险，应采取气管内插管控制呼吸。术中静脉、吸入或静吸复合麻醉均可。麻醉的实施和管理需关注如下问题：

（1）饱胃：眼外伤急诊患者多为饱胃，需按饱胃患者处理。创伤、疼痛、焦虑导致胃排空时间延长，且受伤时间距离进食时间越近，胃排空延迟越显著。饱胃患者增加呕吐误吸风险，另外，呕吐还可使眼压增高，对眼球穿通伤合并眼球内容物脱出患者极其危险。

可于术前 1 小时肌注或静注灭吐灵 10mg 增加胃蠕动促进胃排空，但阿托品可拮抗灭吐灵作用，不可同时使用。竞争性 H_2 组胺受体拮抗剂雷尼替丁可减少胃液量和提高胃液 pH。诱导前静脉推注阿托品减少分泌，减轻迷走神经张力。快速诱导气管内插管需由富有经验的麻醉科医师实施。充分去氮给氧，静脉注射维库溴铵 0.2mg/kg 或罗库溴铵 1.0～1.2mg/kg。助手持续压迫环状软骨，同时静脉注入丙泊酚 1.5～2.5mg/kg，起效后插入带套囊气管导管。术毕拔管时仍要防止呕吐和误吸。依托咪酯因全身性肌阵挛升高眼压不适合开放性眼外伤手术麻醉。

（2）维持 IOP 稳定　对于开放性眼外伤患者，IOP 的剧烈波动非常危险，围手术期必须制定针对性的措施稳定 IOP。首先，应选择对 IOP 影响小或降低 IOP 的药物，如丙泊酚、吸入麻醉剂等。琥珀胆碱快速起效、插管条件良好，但在未经非去极化肌松药预处理时，琥珀胆碱的使用对眼球穿通伤以及开放性眼外伤者是禁忌的。预先给予小剂量的非去极化肌松药后，琥珀胆碱只引起极小的眼内压升高，但这一技术是否确切有效，目前还存在争论。非去极化肌松可以降低眼内压，罗库溴铵是个较好的选择，静脉注射 1.0～1.2mg/kg，可以在 60 秒达到良好的插管条件。其次，应在肌松足够条件下进行气管插管，避免出现屏气、呛咳和高应激反应。术中维持足够的麻醉深度，避免麻醉过浅导致的眼张力增加、头动、呛咳和血压波动。另外，眼球处于开放状态，眼内压很低，碳酸酐酶抑制剂或渗透性利尿剂失去降眼压作用，还可能引起短暂的脉络膜充血而导致眼内容物脱出。

（3）关注身体其他部位的复合伤，做到及时有效处理。

（二）小儿眼外伤麻醉处理

小儿眼外伤是常见的小儿眼病之一。通常眼外伤的病情很不稳定且发展迅速，小儿易哭闹会进一步加重病情。为使创伤得到及时处理，减少继发感染，应尽早手术。儿童眼外伤手术由于多不能合作，故常选用全身麻醉。

1. 小儿眼外伤合并上呼吸道感染的麻醉处理　小儿眼外伤合并上呼吸道感染发生率非常高，其中 5 岁以下的儿童及转诊待手术时间一天以上者，合并上呼吸道感染者达 80%。主要原因为：①小儿全身免疫功能和呼吸道局部免疫功能不足，而眼外伤可致机体暂时性免疫抑制，使患儿更易发生呼吸道感染；②小儿呼吸系统发育尚不完全，鼻道狭窄，缺乏鼻毛，局部黏膜的屏障作用弱。气管、支气管黏膜腺体分泌不足，表面干燥，影响纤毛运动，分泌物清除困难，使呼吸道感染容易发生；③眼部伤口未及时处理而可能发生感染，病原菌随分泌物从鼻泪管流入咽部引发上呼吸道感染。国外报告，合并上呼吸道感染的小儿若行气管内麻醉，呼吸道并发症比不行插管者高 11 倍；麻醉期间出现与呼吸道有关的异常情况者要比呼吸道无感染者多 2～7 倍。婴幼儿由于气管内径增生速度快于支气管和细支气管，当上呼吸道感染使黏膜充血肿胀容易发生气道梗阻。

为了早期控制感染，手术不宜拖延，要综合眼局部和全身的情况决定麻醉时机。此类患儿麻醉前应使用足量阿托品（0.02mg/kg）。麻醉诱导力求平顺，避免患儿哭闹。小儿眼外伤麻醉首选喉罩通气，吸入或静脉诱导，术中吸入维持，保留自主呼吸，术后苏醒迅速。喉罩减少了气道的不良刺激，对于伴有呼吸道感染的患儿，较使用气管插管更具优势。术中注意气道管理，及时清除分泌物，避免频繁吞咽，防止IOP突然升高，造成眼内容物脱出。

2. 小儿全麻时体温监测　小儿体表面积相对较大，其体温易受环境温度的影响，所以麻醉期间体温变化大。尤其小儿眼科急诊合并上呼吸道感染时，由于感染发展、手术创伤，可引发高热，所以必须重视体温监测。术中如出现心动过速，呼吸频率加快，但不能用浅麻醉解释者，应立即测量鼻咽温或肛温。确诊高热后要积极采用降温治疗，以物理降温为主，使体温降至38.5℃以下。

五、眼底手术麻醉

眼底手术麻醉特点：

（1）手术时间相对较长，通常需1～3小时。单纯原发性网脱可在1小时完成。

（2）手术精度高，需在显微镜下操作，要求绝对制动。

（3）部分手术需要在暗室环境实施。

（4）玻璃体内注射惰性气体操作影响笑气的使用。

（5）部分手术需术毕即刻清醒以满足俯卧位的需求。

常见眼底手术包括视网膜脱离修补术、玻璃体切割术、视网膜激光手术等。除非危及黄斑，通常不需急诊手术。

对于合作的成年人一般局部麻醉联合MAC技术即可，复杂的网脱及玻切手术则需气管插管全身麻醉。

很多麻醉技术对于择期内眼手术是安全的，各种静脉麻醉药以及任何一种吸入性麻醉剂都可选择。因为对于精细的内眼手术完全的制动是必须的，应使用非去极化肌松药。

网脱术中牵拉眼外肌转动眼球的操作，可引起眼-心或眼胃反射，应进行持续心电监测。网膜复位手术中常采用玻璃体内注入六氟化硫（SF_6）或其他惰性气体的方法做为辅助的治疗手段，以利用气泡的稳定容积持续地使视网膜固定在正确位置上。因N_2O较惰性气体在血中溶解性高，因而可更快地占据有空腔的地方，在30分钟内可使气泡增加150%，增大的气泡可导致眼压急剧、显著增高，影响视网膜的血液循环，增强惰性气体的压塞作用。当停止吸入N_2O时，气泡会因N_2O快速消失而迅速缩小，出现显著的IOP和眼内容积的下降，干扰手术的效果，不利于视网膜的复位。因此，在注气前15～20分钟应停吸N_2O以避免眼内气泡体积的改变。如果患者在眼内注气后需要再次麻醉，注空气5天内以及注六氟化硫10天内不能使用N_2O。手术中也可以选择另一种玻璃体替代剂硅油代替惰性气体注入，可避免使用N_2O的顾虑，但要求术后即刻改成俯卧位，以提高复位的成功率。全身麻醉难以做到，而清醒镇静技术加局麻常可达到此要求。

适当控制眼内压是眼内手术麻醉的关键，在切开巩膜前应使眼内压降低，保持接近或低于大气压水平，否则，可引起虹膜和晶状体脱出、玻璃体损失或脉络膜出血。

六、角膜移植手术麻醉

角膜移植手术（Corneal Transplantation）是采用正常眼角膜组织替换病变的角膜组织，以达到复明或控制角膜病变的治疗方法。

主要术式分为两种：①全层（穿透性）角膜移植术：以全层透明角膜替代全层混浊角膜。选择适当口径的角膜环钻切除术眼角膜，做成移植床，然后将准备好的移植片对位于移植床上进行缝合固定；全层角膜移植术恢复快，可同时接受白内障手术。缺点是对角膜供体要求高；②板层角膜移植术：切除浅层角膜病变组织并留有一定厚度的角膜作为移植床，将同样大小和厚度的板层移植片平整对位于移植床上，然后进行缝合固定。板层角膜移植术因不穿通眼球，故较安全，但光学效果不如全层角膜移植术。

大部分成人均可在局部麻醉下接受角膜移植手术,儿童则均需实施全身麻醉。

局部麻醉用于合作患者。术前应判断其是否能耐受术中保持头部固定和眼睛放松的需求。如患者过度紧张、难以持续仰卧位或因频繁咳嗽等无法保证术中头部固定等,均建议采取全身麻醉。也可在局部麻醉基础上复合清醒镇静术。

板层角膜移植对供体组织的要求相对较宽,而全层角膜移植术对供体角膜组织要求较高,通常取材后数小时内实施手术,属于限期手术。由于供体角膜组织来源有限,术前准备不充分而暂缓手术对患者影响很大。因此,麻醉前合理有效的评估和准备很重要。角膜移植手术要求保持眼球的良好制动和眼内压的稳定,尤其是全层角膜移植手术,环钻取下患者的角膜后,眼球呈开放状态,如果此时眼内压较高,会导致眼内容物的脱出,造成失明,因此在手术过程中维持眼内压稳定十分重要。术中应注意禁忌使用升高眼内压的药物,避免屏气、呛咳。球后阻滞镇痛效果确切,眼球制动作用好,但对于已有眼内压升高的患者,球后阻滞可能会加剧眼内压升高,不利于手术的进行。全麻可保证术中制动,使眼内压稳定。术中常采用喉罩通气,麻醉维持选择吸入或全凭静脉麻醉,可加用或不用肌松剂。

七、眼肿瘤手术麻醉

眼肿瘤包括眼睑、结膜、眼球各层组织(角膜、巩膜、葡萄膜和视网膜)以及眼附属器(泪器、眼眶和眶周结构)的肿瘤。无论良性或是恶性肿瘤均可损害眼部组织及其功能。眼肿瘤的发病情况有年龄特点,儿童多发生视网膜母细胞瘤、横纹肌肉瘤、毛细血管瘤、神经母细胞瘤等;成人多发生眼眶海绵状血管瘤、泪腺混合瘤、炎性假瘤及脉络膜黑色素瘤等。

成人简单良性的眼肿瘤手术可在局部麻醉或复合清醒镇静下完成,复杂眼肿瘤手术及小儿患者均应选择全身麻醉。

脉络膜黑色素瘤是成年人常见的眼内恶性肿瘤,多见于40~60岁。不仅损害患者视力,还对生命造成严重威胁。目前,局部切除术是取代眼球摘除的治疗脉络膜恶性黑色素瘤的较为理想的方法之一。采用全身麻醉可保证术中患者严格制动,术中行控制性降压技术,以利于术野显露并减少出血,缩短手术时间。选择全身麻醉需术前对全身情况认真评估,特别是判断栓塞风险。术中严密监测,确保血流动力学的稳定。术后需监测最少48h,控制循环稳定,并做好突发急救的准备。

第8节 眼科手术术后镇痛

眼科手术虽然比较局限,但眼球是非常敏感的器官。一般眼科手术后疼痛的程度并不剧烈,斜视、网脱复位和巩膜冷冻手术,睫状体光凝术后发生疼痛的机会较多。

眼科术后疼痛治疗应根据手术部位、创伤大小及患者对疼痛的敏感程度进行。术中或术后加用局部麻醉如球后阻滞,是治疗眼科手术后疼痛的最直接而有效的方法,且对患者生理干扰小,安全性好。

常用的眼科镇痛药物有非甾体类抗炎药(NSAIDs),如酮咯酸、氟比洛芬酯、选择性cox-2抑制剂,帕瑞昔布钠,可用于轻、中度疼痛治疗;曲吗多50~100mg或阿片制剂,阿片类药物是治疗中重度疼痛的主要用药,因容易引起呼吸抑制、恶心呕吐、瘙痒和便秘等,目前临床应用较少。

小儿术后疼痛治疗与成人不同。小儿的发育阶段、发育水平心理特征,家长的焦虑水平都影响儿童疼痛水平的评估。小儿术后常用疼痛治疗药物是乙酰氨基酚和非甾体抗炎药,对于严重的疼痛,也可使用阿片制剂如吗啡0.05~0.1mg/kg,静脉输注,在适当的监测、剂量及给药方法下阿片制剂可以安全地用于小儿。较小的儿童,术后疼痛较轻微,给予小量镇痛药和催眠药即刻止痛,较大儿童术后的疼痛治疗可采用口服、静脉或直肠给药。

第9节 非住院眼科手术麻醉

非住院手术,又称日间手术,在国际上开展数十年,并已占总手术量的半数以上。这一治疗模式以其高效、快捷、并发症低、花费少等优势越来越被人们所认识。近年来,非住院手术逐渐在国内受到重视,非住院手术比例不断提高。外科微创技术和麻醉学的进步更促进了其发展。

许多眼科手术时间短、刺激小、术中出血很少、术后无需特殊镇痛和护理、不影响下地活动和进食,非常适合非住院手术模式。成人眼科非住院手术多采用局部麻醉,小儿则以全身麻醉为主。本节重点介绍小儿眼科非住院手术麻醉。

(一) 手术种类和特点

斜视矫正术,霰粒肿(睑板腺囊肿)切除术,术后拆线,青光眼,白内障,眼底肿瘤等,同时还有一大部分属于急诊手术,以外伤为主如角巩膜裂伤。小儿非住院眼科手术的特点:①患儿年龄集中在2~10岁之间;②手术时间较短,一般在1h左右完成;③有些疾病如青光眼、眼底肿瘤、外伤等需进行多次手术;④避免眼压的剧烈波动,否则将影响手术效果;⑤斜视手术常发生OCR。

(二) 对麻醉的要求

(1) 术前严格筛选患儿,评估是否适合非住院手术。

(2) 不同的手术刺激大小不同,应掌握适当的麻醉深度,如青光眼激光治疗与白内障摘除刺激程度有很大差别。

(3) 诱导快速,苏醒平稳快速,早期离院。

(4) 小儿生命体征变化快,术中应进行严格监测,保证麻醉的安全平顺。

(5) 眼科手术操作精细,术中严格保证患儿制动,同时眼球应保持正中位置。

(6) 控制IOP,预防OCR。

(7) 最大限度减少术后并发症,特别在恢复室恢复期间和离院后出现的并发症,常见包括恶心呕吐,伤口疼痛、出血等。

(三) 患儿的选择

1. 年龄要求:1岁以内婴儿及早产儿宜选择住院手术。

2. ASAⅠ~Ⅱ级,一般生理状态良好,无其他特殊病史,基本化验检查正常。

3. 如存在与此次手术有关的其他脏器并发症如先天性青光眼伴有其他先天性疾病者,视具体情况先行治疗或选择住院手术。

4. 伴发上呼吸道感染(URI)者,如无明显流涕、咳嗽、咽痛,肺部听诊正常,体温正常,或处于上感恢复期则可按期手术。

5. 急诊眼外伤常伴炎性反应如体温升高,血象升高等,应分清是由于外伤引起还是由于上感引起,如为前者则应尽快手术,如确实伴发上感应权衡利弊,慎重选择。

(四) 术前准备

(1) 化验检查:一般情况下仅需血、尿常规和(或)胸片即可。

(2) 做好术前宣教,包括生理及心理准备。

(3) 术前禁食:小于3岁患儿术前4h禁食,术前2小时禁水;大于3岁患儿术前6小时禁食,术前3小时禁水;急诊患儿由于外伤后胃排空缓慢,应适当延长禁食水时间。

(4) 术前用药:一直存在争议。国外研究显示咪达唑仑糖浆0.5mg/kg术前20~30分钟口服,可获得良好的镇静和麻醉诱导的配合,但不会导致睡眠。

(五) 麻醉实施

1. 诱导方式　患儿术前多存在焦虑状态,尽量避免患儿长时间哭闹,使患儿安全平顺地度过诱导期。对于良好配合的患儿可采用氯胺酮/丙泊酚静脉诱导,或吸入七氟烷诱导。对于难以配合的患儿,术前口服咪达唑仑后再由家长陪同能获得满意的配合。

2. 麻醉方式

(1) 全静脉麻醉:适用于大部分对眼压无严格要求的短小眼科手术,如霰粒肿切除,斜视,白内障摘除以及大部分急诊手术。首选用药为氯胺酮,可复合利多卡因、咪达唑仑或丙泊酚。

(2) 七氟烷-喉罩吸入麻醉:适用于所有小儿非住院眼科手术。诱导剂量:笑气∶氧气为1∶1,七氟烷从5%开始,每3次呼吸增加0.5%~7%,患儿入睡后开始静脉穿刺,出现呼吸抑制,对托下颌无反应后选择适当型号喉罩置入,套囊充气,无漏气后接麻醉机。维持剂量:笑气50%,七氟烷2%~3%,根据手术刺激大小及患儿反应随时调节,以患儿心率大于基础值30%,排除其他因素后视为麻醉转浅。北京同仁医院临床资料显示：七氟烷-笑气-氧气诱导所需时间仅为（1.9±1.5）分钟，术中没有明显的心率增快，呼末二氧化碳保持在35～45mmHg。诱导5分钟后眼压比术前稍有下降，至术毕拔出喉罩，无眼压升高现象。另外清醒时间为（3.5±4.1）分钟，快速的清醒可保证早期离院，早期进食，缩短禁食时间。在术后并发症方面，术后恶心呕吐（PONV）占5%左右，通过"儿童术后行为改变量表"观察到术后一周内患儿在饮食、行为和睡眠改变上的发生率仅为6%左右，明显低于氯胺酮静脉麻醉的发生率。

（3）对于手术时间很短者如眼底检查，测眼压等在15分钟左右可以完成的手术，可采取面罩吸入七氟烷-笑气-氧气的方法，由于此类手术刺激不大，只要维持睡眠保证患儿不动即可。缺点是有麻醉气体的泄漏。

（4）气管内插管全麻：不作为首选方法。麻醉选择作用时间短的药物。

3. 麻醉管理

（1）所有患儿术中基本监测应包括：ECG，SPO_2，$ETCO_2$和RR。

（2）预防斜视手术OCR。当牵拉内直肌或下斜肌时如发生强烈的OCR，需暂停对眼肌的牵拉，如心率升高不明显，可静脉给予阿托品。

（3）根据手术进程，调整适当的麻醉深度。保证术中有效的通气和氧合，避免二氧化碳的蓄积也是防止眼心反射的有效措施。

4. 术后恢复期管理　非住院眼科手术大部分无需使用止痛药。但对于青光眼激光手术者，术后疼痛较明显，可选用解热镇痛药如泰诺糖浆口服，较大患儿可口服散利痛（对乙酰氨基酸）。止吐药不作为常规用药。所有患儿术毕送恢复室观察，直至达到离院标准。

（李天佐）

参考文献

1. Jones L, Sung V, Lascaratos G, et al. Intraocular pressures after ketamine and sevoflurane in children with glaucoma undergoing examination under anaesthesia Br J Ophthalmol, 2010, 94:33-35.
2. Oberacher-Velten I, Prasser C, Rochon J, et al. The effects of midazolam on intraocular pressure in children during examination under sedation. Br J Ophthalmol, 2011, 95: 1102 -1105.
3. Murgatroyd H, Bembridge J, James I. Intraocular pressure. Contin Educ Anaesth Crit Care Pain, 2008, 8:100-103.
4. Mowafi HA, Aldossary N, Ismail SA, et al. Effect of dexmedetomidine premedication on the intraocular pressure changes after succinylcholine and intubation. Br. J. Anaesth., 2008, 100:485 -489.
5. Meyer AC, Lidsky ME, Sampson DE, et al. Airway interventions in children with Pierre Robin Sequence. Otolaryngology-Head and Neck Surgery, 2008, 138:782-787.
6. Patel A, Davidson M, Tran MC, et al. Dexmedetomidine infusion for analgesia and prevention of emergence agitation in children with obstructive sleep apnea syndrome undergoing tonsillectomy and adenoidectomy. Anesth. Analg, 2010, 111: 1004 -1010.
7. Struys M,. Sahinovic M, Lichtenbelt BJ, et al. Optimizing intravenous drug administration by applying pharmacokinetic/pharmacodynamic concepts. Br J Anaesth, 2011, 107:38-47.
8. Errando CL, Sig JC, Robles M, et al. Awareness with recall during general anaesthesia: a prospective observational evaluation of 4001 patients. Br J Anaesth, 2008, 101:178-185.
9. Hernandez M, Allan P, Ovassapian A. Eveolution of the extraglottic airway: a review of its history, applications, and practical tips for success. Anesth Analg, 2012, 114:349-368.
10. James I. Anaesthesia for paediatric eye surgery. Contin Educ Anaesth Crit Care Pain, 2008, 8:5-10.
11. Yi C, Jee D. Influence of the anaesthetic depth on the inhibition of the oculocardiac reflex during sevoflurane anaesthesia for paediatric strabismus surgery. Br J Anaesth., 2008, 101: 234 -238.
12. Oh AY, Kim JH, Hwang JW, et al. Incidence of postoperative nausea and vomiting after paediatric strabismus surgery with sevoflurane or remifentanil-sevoflurane Br J Anaesth, 2010, 104:756-760.
13. E-Orbany M, Connolly LA. Rapid sequence induction and intubation: current controversy. Anesth Analg, 2010, 110: 1318-1325.
14. Sluga M, Ummenhofer W, Studer W, et al. Rocuronium versus succinylcholine for rapid sequence induction of anesthesia and endotracheal intubation: a prospective, randomized trial in emergent cases. Anesth Analg, 2005, 101: 1356-1361.
15. Perry LJ, Andreoli MT, Wee R, et al. Comparison of general anesthesia versus monitored anesthesia care in the repair of open globes. Invest Ophthalmol Vis Sci, 2008, 49:622.
16. Soreide E, Ljungqvist O. Modern preoperative fasting guidelines: a summary of the present recommendations and remaining questions. Best Practice & Research Clinical Anaesthesiology, 2006, 20(3):483-491.
17. Dalens B, Pinard AM, Létourneau DR, et al. Prevention of emergence agitation after sevoflurane anesthesia for pediatric

cerebral magnetic resonance imaging by small doses of ketamine or nalbuphine administered just before discontinuing anesthesia。Anesth. Analg,2006,102:1056 -1061.

18. Ghai B,Ram J,Makkar JK,et al. Subtenon block compared to intravenous fentanyl for perioperative analgesia in pediatric cataract surgery. Anesth. Analg,2009,108:1132 -1138.
19. Chhabra A,Sinha R,Subramaniam R,et al. Comparison of sub-Tenon's block with i. v. fentanyl for paediatric vitreoretinal surgery. Br J Anaesth,2009,103:739 -743.
20. Miller RD (ed). Anesthesia. 5th Ed. New York: Churchill Livingstone Inc,2000,2173-2182.
21. 李天佐,范雪梅,岳建英. 右美托咪啶镇静在成人局麻眼底手术中的应用. 北京医学,2011,33(8):643-645.
22. 帕特尔. 李天佐译. 可弯曲喉罩使用指南. 北京:军事医学科学出版社. 2009.
23. 庄心良,曾因明,陈伯銮. 现代麻醉学. 第3版. 北京:人民卫生出版社,2004.
24. 刘家琦. 实用眼科学. 第3版. 北京:人民卫生出版社,2010.

第56章 耳鼻咽喉颈部手术麻醉

20世纪60年代以来，为了更好地体现现代耳鼻咽喉科的学科内涵，北美、欧洲以及亚洲的工业化国家陆续将传统的“耳鼻咽喉科学”正式更名为“耳鼻咽喉-头颈外科学”（Otolaryngology-Head & Neck Surgery），学术组织及学术刊物也相应更名。2005年，《中华耳鼻咽喉科杂志》正式更名为《中华耳鼻咽喉科头颈外科杂志》，国内部分大型综合性医院的耳鼻咽喉科目前也已陆续更名为“耳鼻咽喉-头颈外科”（Department of Otolaryngology-Head & Neck Surgery）。伴随上述名称改变的是这一学科不断丰富的三级学科内涵和临床诊疗技术及方法的不断演变。在现代耳鼻咽喉头颈外科学的教科书中，单列的三级学科包括耳科学、鼻科学、咽科学及颌面疾病、喉科学、气管食管科学、颈科学以及颅底外科学等各自独立的学科内容。与外科的发展相适应，耳鼻咽喉-头颈外科的麻醉也已经历了从既往的以局部麻醉为主到现在的全身麻醉占绝对优势，成为临床麻醉中一个越来越受重视的亚专业，而以各年龄段气道疾患为特色的困难气道处理方法也持续成为临床麻醉的关注热点。

本章将按照现代耳鼻咽喉-头颈外科学的三级学科分类，介绍这一学科常见疾病手术治疗的麻醉要点。

第1节 耳鼻咽喉颈部手术麻醉的特点

1. 复杂的气道管理问题 ①麻醉医师和外科医师共用气道，而且需要将气道处理的优先权交给外科医师，例如大量直接喉镜下进行的检查和手术，因此需要和外科团队保持紧密沟通，共同应对气道管理的难题；②以小儿气道狭窄和畸形等为代表的许多小儿咽喉手术需要实施保留自主呼吸的全身麻醉来进行检查和手术，以评估气道病变所在以及评价外科干预的效果，如婴幼儿喉-气管软化症行声门上成形术，气道管理相当困难；③与气道相关的手术操作所造成的气道水肿、出血等可能加重术前已有的通气困难，给麻醉苏醒期气道管理的安全性带来挑战；④气道内病变的特殊性使气道建立的传统原则受到挑战，比如，虽然纤维支气管镜下进行清醒气管插管被认为是处理可预计困难气道的“金标准”，但对于大量声门周围疾患，如声门周围血管瘤、会厌巨大囊肿等，应用纤维支气管镜进行清醒气管插管反而可能遇到诸如血管瘤破裂出血等更大的风险。

2. 大量精细的手术需要“无血”的手术野 例如耳显微手术和功能性鼻内镜手术，需要术中持续进行适度的控制性低血压以维持术野的清晰或者减少术中出血。因此，全身麻醉过程中实施控制性低血压已成为现代耳鼻咽喉颈部手术麻醉的常规方法。

3. 激光手术造成气道烧伤的风险始终存在 包括CO_2激光、Nd-YAG激光、钬激光等在内的激光治疗在现代耳鼻咽喉-头颈外科的治疗体系中占有重要地位，应做好激光防护，并高度警惕激光意外照射以及气道燃烧事件发生。

4. 需要高度重视麻醉苏醒期的管理 包括喉痉挛、气道黏膜水肿、气道周围血肿等麻醉和外科并发症随时可能造成耳鼻咽喉颈部手术患者麻醉恢复期发生严重不良事件，必须引起麻醉、外科以及监护人员的高度警惕，并应制定相应的管理制度加以落实。麻醉苏醒还可能影响到部分手术的成功与否，例如，气管导管拔出时的呛咳可以造成内耳压力的剧烈变化，影响鼓膜成形术等某些内耳手术的效果。

5. 声门外气道(extraglottic airway)的运用　包括可弯曲喉罩在内的各种声门外气道在耳鼻咽喉颈部手术中已得到广泛应用，成为现代耳鼻咽喉颈部手术全身麻醉的一大特色，其安全性也已得到国内外大量的临床病例证实。

第2节　常见耳鼻咽喉颈部手术的麻醉

一、耳科手术的麻醉

(一) 外科情况

耳的结构极其复杂精细，不仅涉及听觉传导、平衡维持等人类最重要的生理功能，还包括诸如颈内动脉、面神经、乙状窦等重要的解剖结构，手术并发症如面瘫、出血、脑脊液漏、听力丧失等都可能给患者后续生活带来重大影响，故耳科手术尤其是中耳手术也被视为传统耳鼻喉科手术中最具有高新技术含量的手术。

临床上需要提供全身麻醉的耳科手术包括外耳、中耳、乳突及内耳手术。复杂的外耳手术包括一些先天性畸形的修复，如先天性耳廓畸形、外耳道闭锁等，这些畸形还可能涉及中耳畸形，手术时间通常较长，主要以小儿患者为主。中耳、乳突和内耳手术可涉及各个年龄段，常见手术类型包括鼓膜修补术、镫骨切除术、听骨链成形术、乳突根治术、胆脂瘤(cholesteatoma)切除术以及越来越多的人工电子耳蜗植入术等。除了一些简单的耳科手术如鼓室腔内注药等可以在局部麻醉下实施，现代耳科学中大多数手术，尤其在显微镜下实施的精密复杂手术都需在全身麻醉下完成。

(二) 麻醉要点

除了一般全身麻醉需要关注的问题，耳科手术还需考虑以下方面：关注患者头位摆放，维持术中气道的通畅；笑气(N_2O)使用对于中耳压力的改变以及对手术治疗的影响；控制性低血压对于耳显微手术提供“无血”视野的重要性；术中面神经监测的相关问题；平静无躁动的苏醒过程以及预防术后恶心呕吐(PONV)发生的重要性等。

1. 术前评估　儿童患者需注意合并上呼吸道感染对于气道管理的影响。术前评估还需记录小儿牙齿的缺如和松动，以备建立气道时的防护以及苏醒期确认。麻醉前用药无特殊。

2. 体位　因手术要求，诱导后需将患者头转向健侧，注意避免颈部过度后伸或头颅过度扭转，可配合侧倾手术台减少过度头位旋转以提供满意的术野。耳显微手术一般将头部抬高10°～15°，以增加静脉回流，减少出血。在麻醉状态下动作务必要轻柔，注意避免颈部血管神经压迫或寰枢关节脱位。使用加强型气管导管(reinforced tracheal tube)有助于防止气管导管扭曲造成的气道不畅。专门为耳鼻喉科手术设计的可弯曲喉罩(flexible LMA)以及新型带有胃引流管的双管喉罩可替代绝大部分气管插管。如果使用喉罩气道还需在头位摆放时尽可能减少动作幅度，避免过度屈曲、后伸以及旋转造成喉罩移位，麻醉医师应在此过程中关注气道压力变化。当头位摆放完毕后，应确认气管导管或喉罩位置良好，然后用宽胶带对头位加以固定，最大程度减轻头位变动对气道的激惹。

3. 麻醉药物和维持　对于常规气管插管全麻，麻醉药物的选择和麻醉维持并无特殊；而如果行喉罩气道下的全麻，吸入麻醉药物更有益于维持稳定的呼吸力学，从而保持气道压的稳定。使用笑气需考虑其对中耳压力的改变以及其对术后恶心呕吐的影响。肌松药物的使用应考虑是否进行面神经监测。阿片类药物可能增加术后恶心呕吐的发生率，可以合用非甾类抗炎药物(NSAIDs)来减少阿片类药物的用量。

(1) 笑气与中耳压力：中耳是一个封闭的充气空腔，依靠咽鼓管的间歇性开放来平衡内外压力。由于N_2O的溶解度30倍于氮气，当吸入高浓度时N_2O进入中耳腔的速度快于氮气的排逸速度，导致中耳腔压力增高。停用后N_2O可被迅速吸收，从而产生显著的持续性中耳负压。中耳压力波动除增加术后恶心呕吐外，还可能引起鼓膜移植片的移位、鼓膜破裂等，影响手术效果。在一个密闭的中耳鼓室，腔内压力在N_2O吸入后30分钟左右达到最高，停用45分钟后恢复到麻醉前水平。但在放入鼓膜移植片前，鼓室是开放的，此时鼓室内压等于大气压，使用N_2O麻醉并无大碍，但是必须在放置鼓膜移植片前15～30分钟停止吸入。鉴于 N_2O 对于中耳压力改变可能影响手术效果，耳科手术可使用空-氧混合气而避免使用 N_2O，即使使用 N_2O 浓度亦不应超过50%。

（2）控制性低血压（deliberate hypotension，DH）：由于多数耳科手术在显微镜下进行，即使小量出血亦可造成术野模糊，增加手术困难。抬高头部以降低静脉压，采用静-吸复合的平衡麻醉，使用瑞芬太尼持续镇痛并避免心动过速和高血压，适度通气避免高碳酸血症，以上措施的综合应用通常可以使多数患者达到术野的清晰，但有时仍需要更为有效的控制性低血压措施。

对于ASA Ⅰ～Ⅱ级的患者，维持平均动脉压在50～60mmHg或者收缩压不高于术前的舒张压水平、心率在60次/min左右，通常可以提供满意的术野清晰度。增加吸入麻醉药物浓度，持续泵注瑞芬太尼，二者都是比较好的控制性低血压措施。必要时还可辅助β-阻滞剂如美托洛尔或复合α和β阻滞剂拉贝洛尔以及其他降压药物。应注意控制性低血压的禁忌证，避免使用于存在心、脑、肾等重要脏器病变以及妊娠等患者。

（3）面神经监测：为避免医源性面神经损伤，中耳、乳突及内耳手术常需实施术中面神经诱发肌电图监测，其原理是给面神经一定强度的电刺激，经过神经-肌肉兴奋传递，引起面部肌肉的复合动作电位。通常认为应避免在诱导时使用长效肌松药物或者仅使用短效肌松药如米库氯铵。近年来有研究认为部分外周神经-肌肉阻滞是较好的选择，也就是把神经-肌肉阻滞程度控制在一定的水平，既满足面神经监测的需要，又能够保证充分制动，因此需要在术中进行肌松程度监测，确保至少有10%～20%的肌反应。

4. 平稳苏醒和恶心呕吐预防　对于实施人工镫骨植入术或鼓膜成形术的患者，应特别注意麻醉苏醒质量。为减少植入物移位或其他耳内重建结构的改变，应避免患者呛咳以及拔管后面罩正压通气。使用可弯曲喉罩可以从根本上保证苏醒期的平稳。在手术结束前应追加镇痛药物，特别是复合使用NSAIDs，可改善患者的苏醒质量。

术后恶心呕吐同样可破坏中耳精细的重建手术结构。由于此类手术恶心呕吐高发，应从麻醉实施的各环节加以预防，例如可以在术中持续输注丙泊酚、避免使用 N_2O、使用喉罩气道、使用NSAIDs以减少阿片类药物用量，以及预防性使用强效止吐药等。

二、鼻科手术的麻醉

（一）外科情况

鼻科手术可按解剖区域划分为外鼻手术、鼻腔手术、鼻窦手术以及涉及相邻骨质的鼻眶和鼻颅底手术。鼻内镜微创外科的飞速发展已使传统的鼻-鼻窦-颅面外科发生了巨大变革，功能性鼻内镜手术（functional endoscopic sinus surgery，FESS）已成为涉及鼻旁窦手术的主要治疗手段，相关的经鼻内镜鼻眶外科和鼻颅底外科也将鼻科手术带入了一个前所未有的新高度。既往以局部麻醉为主的鼻科手术目前也已逐步过渡为全身麻醉下进行，其中大部分可以在喉罩全身麻醉下安全实施。

（二）麻醉相关问题

1. 术前评估与麻醉选择　鼻科患者的治疗用药中可能包含有收缩鼻黏膜血管的药物如去氧肾上腺素、肾上腺素等成分，尤其是术前有鼻出血的患者，术前评估时需注意其对患者潜在心血管疾病以及麻醉用药的影响。

鼻息肉、哮喘和对阿司匹林过敏被称之为“Samter三联症”（Samter's triad），又称“阿司匹林哮喘”，可见于以鼻或筛窦息肉就诊的患者。应详细询问患者的NSAIDs使用史，可疑患者避免在围手术期使用该类药物。

鼻科患者许多以通气受阻就诊，如果为鼻腔阻塞合并阻塞性睡眠通气障碍，则全麻诱导时可能出现通气困难，需仔细评估。部分鼻咽癌患者术前经历过放射治疗，因破坏颞颌关节而导致张口极度困难，由于可能同时存在鼻腔阻塞或病变易出血，需制订详尽的气道建立方案。

鼻科手术选择局部麻醉还是全身麻醉取决于患者因素和手术类型。局麻适用于诸如鼻中隔成形术、鼻甲切除术、单个息肉切除等短小手术；而诸如鼻窦手术、鼻泪管手术或者更为复杂的前颅底手术等皆需要在全身麻醉下进行。小儿鼻腔异物由于可能被误吸入下气道，通常需要立刻在全麻下实施异物取出术。

2. 气道建立与麻醉维持　可弯曲喉罩用于鼻科手术可以较气管插管更好地保护气道免受血液污染，但前提是麻醉医师具有丰富的喉罩使用经验以及喉罩位置良好，否则气管插管依然是保护气道安全的最佳选择。通常认为在声门上方、气管导管周围进行湿纱条衬垫有助于防止血液流入气道，但研究显示并不可靠,部分血液依然会沿气管导管越过气囊进入呼吸道。

鼻科手术患者如果存在张口困难,由于不能选择鼻腔径路,气管插管会面临极大挑战。管芯类插管工具可能是有效的解决手段,但需要熟练的操作经验,因此应有备选方案,并应做好紧急环甲膜穿刺或气管切开的准备。

全麻维持并无特殊。由于鼻咽部丰富的血供,如何减少术中出血和保持清晰的内镜视野是麻醉实施过程中应关注的问题。有效措施包括:将头部抬高 15°以降低静脉压;维持 MAP 在 55mmHg 左右或收缩压不高于术前的舒张压水平;吸入麻醉为主,复合小剂量瑞芬太尼持续输注,将心率维持在 60 次/min 左右;如果有足够经验应尽可能使用可弯曲喉罩替代气管插管以减少应激。鼻科手术过程中应注意眼部的保护,避免受压或血液污染。由于突然的体动可能导致手术误伤视神经等重要结构,可使用非去极化肌松药以确保制动。

3. 苏醒期管理　对于气管插管患者,应尽可能减少拔管时的呛咳、体动以减少创面出血及血液污染气道。使用包括 NSAIDs 在内的镇痛药有助于实现苏醒期平稳。虽然"深麻醉"拔管相对平稳,但由于鼻科手术后常常需要鼻腔填塞止血,加之可能存在较多血性分泌物,因此维持通畅的通气较为困难,应尽量避免采用。

使用喉罩全麻的患者,由于患者对喉罩的耐受性良好,手术结束后吸尽喉罩上方的血液或分泌物,然后可静待患者苏醒,自主张口拔除喉罩。如果患者为小儿,可在苏醒时放置头低侧卧位,以便于拔出喉罩时将口腔分泌物一并带出。

三、咽科手术的麻醉

临床上涉及咽科的手术很多,常见的如扁桃体切除术、腺样体切除术、悬雍垂腭咽成形术(uvulopalatopharyngoplasty, UPPP)治疗阻塞性睡眠呼吸暂停低通气综合征(OSAHS)、良性的鼻咽纤维血管瘤切除术以及鼻咽癌等恶性肿瘤的手术治疗。许多手术治疗目前大都在内镜下完成,尤其是鼻内镜下进行的鼻咽纤维血管瘤切除术以及鼻咽癌病灶切除术,一方面可以根据内镜下提供的更清晰的手术野以完整切除病灶,同时也可避免外部切口带来的巨大创伤,加快康复并可避免后续的美容问题。

(一) 扁桃体/腺样体切除术的麻醉

1. 概述　扁桃体和腺样体作为瓦耳代尔氏扁桃体环(Waldeyer's ring)的组成部分,在儿童出生第二年发育特别明显,10 岁后逐渐萎缩。扁桃体/腺样体切除术是小儿最常见的手术。扁桃体切除的手术适应证包括:慢性扁桃体炎反复急性发作;扁桃体极度肥大影响呼吸、吞咽和发音功能;扁桃体炎合并肾炎、风湿病、关节炎等并发症;扁桃体周围脓肿。腺样体切除术的适应证包括腺样体过度肥大造成明显的阻塞性通气功能障碍,腺样体堵塞咽鼓管继发中耳炎。腺样体过度增生的患儿长期用口呼吸会影响面部骨骼发育,形成特殊的"腺样体面容",即上唇短厚上翘,下颌下垂,鼻唇沟消失,硬腭高拱,牙列不齐,表情呆滞。扁桃体或腺样体肥大的患儿多数伴有阻塞性睡眠呼吸暂停(obstructive sleep apnea, OSA),手术后在睡眠学监测方面大多有明显改善,但如果患儿合并唐氏综合征、颅面发育不良、脑瘫致肌张力减退以及其他神经肌肉疾病,手术效果并不明显。低龄患儿应以气道阻塞症状而非感染症状作为手术适应证。

2. 麻醉前准备　术前应关注患儿是否合并上呼吸道感染、有无哮喘或其他过敏史,合并 OSA 者应评估其严重程度。术前检查应包括凝血功能指标,如凝血酶原时间(prothrombin time, PT)、活化部分凝血活酶时间(activated partial thromboplastin time, APTT)。无 OSA 患者可酌情口服咪达唑仑(0.2~0.5mg/kg)等镇静药。

3. 麻醉处理

(1) 气道管理:对单纯行扁桃体切除术的患儿可行经口或经鼻插管。经鼻插管前双鼻先滴入血管收缩剂(呋麻滴鼻液),导管前端涂抹水溶性润滑剂,借助 Magil 插管钳将导管轻柔送入声门,注意不要损伤声门前联合,如遇阻力可适当调整头位使之略屈前倾。无论经口或鼻插管,尽量采用钢丝加强气管导管,术中需注意导管有否受压或打折,尤其要关注手术医师放置张口器时的气道压力及 $ETCO_2$ 变化,一旦发现导管受压扭曲,要即刻通知术者重新放置。对此类手术亦可选用可弯曲型喉罩(flexible laryngeal mask airway, FLMA)。相比气管导管,喉罩能更有效地预防血液和组织碎片引起的反流误吸。Peng 等的研究显示,与气管导管组相比,使用 FLMA 组在术后喉痉挛的发生方面两组无显著差异,但是喉罩组拔管时间显著缩短。

（2）麻醉诱导和维持：对小于4岁、常常无法配合的患儿可使用七氟烷吸入诱导，而4岁以上、配合良好的患儿可在建立静脉通路后常规静脉诱导。麻醉维持可以选用全凭吸入、全凭静脉或静吸复合方案，控制呼吸时可选用米库氯铵、罗库溴铵和顺式阿曲库铵等非去极化神经肌肉阻滞药。合并有重度OSA的患者围手术期并发症发生率增加，主要包括诱导时气道梗阻、术后低氧血症以及拔管后喉痉挛，需要加强监测。此类患儿对镇静及阿片类药物敏感性增强，尤其是高CO_2对呼吸中枢的刺激阈值上调，需警惕拔管后再次呼吸抑制。

（3）镇痛：为了减少过量使用阿片类药物所带来的呼吸抑制、术后恶心呕吐等不良反应，可伍用非甾体类抗炎药（nonsteroidal anti-inflammatory drugs，NSAIDs）以改善镇痛效果。对乙酰氨基酚可在术前单次口服，也可在手术结束前经直肠或静脉给予。有研究显示，40mg/kg对乙酰氨基酚栓剂相对于15mg/kg静脉注射可提供更持久的镇痛效果。地塞米松0.1～0.5mg/kg亦有助于改善术后镇痛。虽然新型NSAIDs药物对于术后创面渗血的影响轻微，但仍要避免选用酮咯酸等干扰血小板聚集的药物。

（4）术后恶心呕吐（post-operative nausea and vomiting，PONV）的预防：扁桃体/腺样体切除术患儿发生PONV的比例要高于其他类型手术。已证实的有效预防措施包括：尽量避免使用笑气，减少禁食时间以及使用多模式镇痛（multimodal analgesia）、药物平衡镇痛（balanced analgesia）。联合使用5-羟色胺受体拮抗药昂丹司琼0.1～0.2mg/kg和地塞米松0.1～0.5mg/kg可有效降低PONV的发生率。

（5）扁桃体/腺样体切除术后出血：扁桃体切除术后出血可以是发生在术后24小时内的原发性出血，且以6小时以内更常见，原因常常是止血或剥离不彻底；也可以发生在术后1～3周内，常常为进食不慎导致手术创面白膜脱落所致。对大量出血的患儿再次手术要评估低血容量、贫血及困难插管等情况。诱导时应注意循环失代偿，气管插管时需备好双吸引装置及不同型号的气管导管。由于误吞大量创面渗血可能导致反流误吸，此类患者应当作饱胃处理。可采用头低位快速诱导插管，出血量多时可尝试在侧卧位下插管。当成功建立气道后，需对血容量及凝血状况加以评估。麻醉结束后应等待患者充分苏醒后拔除气管导管，并对出血情况再次评估。

（二）悬雍垂-腭咽成形术（uvulopalatopharyngoplasty，UPPP）的麻醉

1. 概述　悬雍垂-腭咽成形术用于治疗重度阻塞性睡眠呼吸暂停综合征（obstructive sleep apnea syndrome，OSAS）。多导睡眠图仪检查（polysomnograph，PSG）仍然被视为目前临床上OSAS诊断的“金标准”，如果睡眠呼吸紊乱指数（respiratory disturbance index，RDI）大于5次且每次在10秒以上、或者每晚7h睡眠期间呼吸暂停加低通气达30次以上，结合病史和临床表现即可做出OSAS诊断。UPPP主要通过在舌腭弓外侧切开黏膜至悬雍垂根部，并切开同侧咽腭弓，切除扁桃体，在切口内行黏膜下分离，及黏膜和黏膜下组织，适当修剪并缝合咽腭弓黏膜，也可部分切除过长的悬雍垂。

2. 麻醉要点

（1）气道管理：大多数OSAS患者可能合并有如肥胖、变应性鼻炎、鼻息肉、扁桃体肥大、软腭松弛、悬雍垂过长过粗、舌体肥大、舌根后坠、下颌后缩、颞颌关节功能障碍和小颌畸形等上气道问题，需要合理选择困难气道处理工具。术后拔管要谨慎，对重症患者可在术后以经鼻持续气道正压（nasal continuous positive airway pressure，N-CPAP）实施支持治疗。对手术时间较长，术前有插管困难的患者要警惕拔管后再度出现气道梗阻的风险，可备好适当的口（鼻）咽通气道或喉罩。术后也可保留气管导管1～2天，在ICU内呼吸支持一段时间后再考虑拔管。

（2）病理生理学改变对麻醉的影响：因反复发作的低氧血症和高碳酸血症，OSAS患者可合并神经-内分泌功能失调，体内儿茶酚胺、内皮素及肾素-血管紧张素系统异常，临床上表现为高血压、心律失常以及肾功能受损。长期低血氧还可出现智力及记忆力下降，低氧所导致的继发性红细胞增多致血黏度增加。因睡眠结构紊乱、快动眼睡眠（rapid eye movement，REM）减少可致生长激素分泌减少，儿童患者出现发育迟缓。麻醉医师应仔细评估上述病理生理改变对麻醉的潜在影响，制定相应的麻醉处理方案。

（3）镇痛：已有研究发现，术前存在反复低氧血症的患者术后对镇痛药物的需求减少。对OSAS患者的术后镇痛应减少阿片类药物用量，同时尽可能选用非甾体药物或采用局麻镇痛，且不管采用何种镇痛方案均应严密监测，高度警惕可能发生的呼吸抑制。

（三）青少年鼻咽纤维血管瘤（juvenile nasopharyngeal angiofibroma）切除术的麻醉

1. 概述　青少年鼻咽纤维血管瘤多发于10～25岁的青少年男性，女性少见，其病因不明。虽然为良性肿瘤，但其生长扩展力强，呈恶性临床表现，常直接侵入周围组织及器官（如鼻腔、鼻窦、翼腭窝、颞下窝和眼眶），甚至压迫破坏颅底骨质侵入颅内，引起危及生命的大出血。临床表现为鼻塞、通气困难；压迫咽鼓管咽口可致耳闷塞、耳鸣、听力障碍甚至中耳炎；侵入眼眶、鼻窦可使眼球移位、复视、失明及颅面部畸形；破坏颅底骨质进入颅腔可压迫脑神经，导致头痛等症状。根据影像学资料可对肿瘤进行分级（表56-1）。手术分为经硬腭途径和经鼻腔途径（鼻侧切开术或鼻内镜下手术），术前先行颈动脉栓塞治疗有助于减少肿瘤切除时的出血。随着功能性鼻内镜技术的普及，经鼻内镜下的鼻咽纤维血管瘤切除术已相当成熟。

表56-1　鼻咽纤维血管瘤的Fisch分级

分级	定　义
Ⅰ	肿瘤局限于鼻咽部、后鼻孔及蝶窦，没有侵犯到骨质
Ⅱ	肿瘤向前突入鼻腔、筛窦上颌窦颊及眶内侧或向外扩展入翼上颌窝，有骨浸润
Ⅲ	肿瘤侵犯至颞下窝，眶壁及蝶鞍旁等靠近海绵窦的位置
Ⅳ	肿瘤侵犯至海绵窦，视交叉和垂体窝

2. 麻醉要点　由于肿瘤的血供来源于颈外动脉（下颌骨支），当肿瘤侵犯至颅中窝后，会有颈内动脉的血供加入。术前数字减影血管造影（DSA）可了解肿瘤的血供并可进行血管栓塞，不仅可以减少术中出血还可以减少术后复发的几率。术前4～6周采集自体血1～4个单位、术中结合血液稀释和控制性低血压技术以及使用自体血回输等措施可以大大降低异体血的输入机会。

要明确这一手术是咽科手术中面临多项挑战的大手术，主要表现为三个方面：麻醉诱导时出血误吸，术中大量出血的液体管理以及拔管后创伤性组织水肿所致的气道阻塞。麻醉采用快诱导方式，若为急诊手术则需按饱胃患者处理，确保吸引装置工作正常。术中至少维持两路大的静脉通路，连续监测有创动脉压，监测中心静脉压和尿量。无创血红蛋白测量技术（如美国Masimo公司的脉搏碳氧血氧测量仪）可连续、实时监测总血红蛋白含量，非常适合于这类出血量难以预测的手术。

（四）咽旁间隙（parapharyngeal space，PPS）肿块切除术的麻醉

1. 概述　咽旁间隙上至颅底，下达舌骨平面，呈上宽下窄的倒置锥形体，其间解剖复杂，有颈内动脉管外口、颈静脉孔、舌下神经孔及茎乳孔等结构。咽旁间隙肿块多见于亚洲人，80%以上为良性肿瘤，大多起源于神经源性或腮腺涎腺，也有小部分为恶性肿瘤，多数系淋巴结转移，来源于鼻、咽、喉、甲状腺及颅脑。按照手术入路主要可分为以下三种：经咽腭的口内径路（transoral approach），经颈侧切开径路（cervical approach）和经颈腮腺径路（cervical-parotid approach）。因位置较深，邻近颈部大血管，有些需行下颌骨劈开术才能完全剥离肿瘤。术后最常见的并发症包括呼吸困难、面神经损伤、严重出血、骨坏死、伤口积液、感染、咽瘘和肿瘤复发等；其他少见的并发症如第一咬综合征（first bite syndrome），即每次进餐的前几口发生疼痛，原因可能是腮腺部位因术后失去交感神经支配而出现超敏现象。可以通过双手合诊法及影像学资料（包括CT、MRI和DSA等）详细了解肿瘤的占位情况，选择合适的手术径路以使肿块能被完全切除。

2. 麻醉要点　对怀疑可能累及气道的咽旁间隙肿块，须有术前内镜下气道评估（preoperative endoscopic airway examination，PEAE）以判断肿块是否导致颈段气道受累，如可疑则应避免插管时使用肌松药，或采用清醒气管插管。颈部CT和MRI有助于评估肿块与毗邻结构及气道的关系。对较大的肿块，应注意苏醒期平稳，避免拔管时呛咳、剧烈体动；拔管后注意观察呼吸情况以及切口引流量，警惕再次出血压迫气道可能，做好紧急气管切开准备。

（五）鼻咽癌手术的麻醉

1. 概述　鼻咽癌是我国高发肿瘤之一，占头颈部肿瘤的首位。鼻咽癌大多属低分化鳞癌，对放射治疗敏感，因此放射治疗为首选治疗方案。鼻咽癌手术治疗只是要切除放疗后的残余或局部复发灶，适应证包括：①根治性放疗后3个月鼻咽部原发灶残留，病变局限；②根治性放疗后，颈淋巴结残留或局部复发。虽然鼻咽癌化疗疗效不高，但可以采用同期放化疗以增强放疗敏感性。鼻咽癌病变本身以及放化疗对全身和局部的影响是全身麻醉需关注的要点。

2. 麻醉要点　经过放、化疗的鼻咽癌患者，面颈部肌肉和颞颌关节可因放射性炎症而致关节僵硬固定、张口受限,麻醉的难点主要集中于如何成功建立气道。由于此类患者鼻腔或鼻咽部常有肿瘤侵犯,无法使用经鼻纤支镜下插管,经口管芯类插管工具即成为避免患者气管切开的有效方法。复旦大学附属眼耳鼻喉科医院自2009年2月~2011年12月共有超过50例因放疗致张口度小于1指(小于1.5cm)的患者接受鼻咽癌全麻下的手术治疗,全部使用光棒(light wand)顺利完成经口气管插管。此类患者还常常合并贫血、血小板降低,全身情况较差,术中循环管理及术后镇痛用药均需加以考虑。

四、喉科手术的麻醉

喉部位居颈前正中,在舌骨下方,上通喉咽,下接气管,后邻食管入口,有呼吸、发声、保护、吞咽等功能,位置极其重要。喉部特别是声门病变由于直接影响呼吸,常常会迅即造成危及生命的事件,因此格外受到临床麻醉医师的重视。近代喉科学有了较快发展,治疗手段也不断丰富。喉部的良性病变(声带息肉、小结、囊肿、乳头状瘤)可以通过显微镜下支撑喉镜、电子喉内镜下冷冻以及二氧化碳激光手术治疗;声带麻痹、声带沟、声带瘢痕等所造成的声带闭合不良可以采用声带移位、透明质酸酶声带注射和自体脂肪声门旁间隙注射术、各种神经移植术等改善嗓音和生活质量;喉癌等恶性肿瘤的外科治疗越来越注重喉功能的保护;激光的使用使得喉部肿瘤、喉狭窄、喉乳头状瘤等疾病的疗效大大改善。喉科手术的麻醉内容也随着现代喉科学的发展而不断丰富。

喉科手术大都需要接受全身麻醉,由于病变的位置处于麻醉气道管理的关键区域,共用气道的问题比其他耳鼻咽喉-头颈外科手术更为突出。部分手术还需要保留自主呼吸下进行检查和操作,如先天性喉-气管软化症的检查和治疗,如何提供合适深度的麻醉使患者既能耐受气道创伤性检查和外科操作,又同时能保持有效的自主呼吸,通常需要麻醉医师具备丰富的临床经验和灵活的应对策略。此外,幼儿患者先天性喉部疾患以及外伤造成的喉部病变愈发常见,也给麻醉医师带来了前所未有的挑战。

(一)声带手术的麻醉

1. 概述 声带手术(vocal fold surgery,VFS)的发展要追溯到19世纪末。1930年,Gluck创造了"phonetic surgery"一词,20世纪60年代以来以发声为中心的手术模式不断改进,1963年Von Leden及Arnol定义了"phonosurgery"一词。目前所指的VFS可按照病理学及所涉及的治疗方法分为以下两类:①因声门区病变影响声音振动而需要外科治疗,常见疾病如声带息肉、声带小结、任克水肿(Reinke's edema)、声带沟(sulcus-vergeture)和声带蹼等;②各种原因所致的声带运动失调,如声带麻痹(需要增加张力或调整位置)、痉挛性发音困难(可通过注射肉毒素治疗)和喉室带性发音困难(部分喉返神经切断)等。以上手术多在显微喉镜下完成,配合内镜外接显示装置可给术者及周围人员提供清晰的手术视野,对于保留自主呼吸的患者还可即刻观察到治疗后的声带运动效果。

2. 麻醉要点 由于患者病变可能同时涉及声门上和声门下,麻醉医师手术前需与外科医师讨论除气管插管外的备选气道处理方案。如果患者静息状态下即发现有明显的喘鸣,常提示狭窄处内径≤4.5mm,但没有喘鸣并不能排除气道有更严重的狭窄。吸气性喘鸣通常提示声带上方病变,呼气性喘鸣通常提示声门下病变,而如果喘鸣存在于吸气和呼气两相,则病变可能发生在声带。

声带手术大都在显微喉镜下进行,需要首先在悬吊喉镜(支撑喉镜)下清楚暴露声带结构,必须有较深的麻醉才能提供咽喉部肌肉松弛以及避免喉镜放置过程中剧烈的心血管反应。声带手术时间一般较短,肌松药应用如选用琥珀酰胆碱作气管插管,而其后用支撑喉镜时常需追加琥珀酰胆碱一次。但第二次应用琥珀酰胆碱易发生心率减缓。因此可选用短时效的非去极化肌松药如米库氯铵。如果不要求观察声带运动,全麻管理并无特殊,但要尽量选择较细的气管导管以便于声带显露,通常成年男性可以选择内径5.5mm以下、成年女性可以选择内径5.0mm以下的气管导管。如果细导管仍然妨碍手术视野,则可以采用间断通气方式,即在充分供氧后拔出气管导管,外科医师在无遮挡的视野下完成外科操作,期间严密监测SpO_2,当低于95%后由外科医师在直视下重新插入气管导管恢复通气。间断通气方法比较容易取得外科团队的满意,但必须在严密监测下进行,且能确保再次插管没有困难。其他通气方法还包括采用细导管置入声门下或经悬吊喉镜的侧孔进行喷射通气,均可以提供满意的声带显露。喷射通气虽然在临床上应用越来越少,但在喉部手术中仍有其使用价值。使用喷射通气应注意:①确保良好的肌肉松弛和气体流出道通畅,避免气压伤甚至气胸并发症；②长时间喷射通气应警惕 CO_2 蓄积导致高碳酸血症。

部分声带手术需要在其手术过程中观察声带、喉室以及气道的运动情况，例如自体脂肪注射治疗声带麻痹时，外科医师可能希望观察注射后的声带运动情况以确定脂肪注射量，这时就需要实施保留自主呼吸的全身麻醉。吸入全麻药物声门上吹入或者静脉全麻药物丙泊酚持续泵注，复合小剂量的阿片类药物芬太尼或瑞芬太尼，加上喉镜放置前的表面麻醉，可以实现在全麻过程中自主呼吸的保留。由于部分外科医师不喜欢被动吸入全麻药物，加之会导致手术室内污染，声门上吸入药物吹入法有一定的应用限制。近年来，新型镇静药物右美托咪定的临床应用给保留自主呼吸的气道手术带来了极大便利。作为一种 α_2 受体激动剂，其独特的镇静、镇痛、抗交感以及抗涎作用非常有利于保留自主呼吸下进行气道的检查和手术。使用右美托咪啶的缺点是术后需要 1～2 小时的恢复期，除了可能出现心动过缓，气道手术还应高度警惕镇静状态下发生气道梗阻。

声带手术后应高度关注麻醉恢复期的管理，应等待患者保护性反射完全恢复后再拔除气管导管，但应避免呛咳诱发喉痉挛而导致声带进一步损害。手术中于声门上和气管内注入 2%～4% 的利多卡因 3～4ml（成人患者）有助于减轻拔管时的气道反应。

（二）喉切除术的麻醉

1. 概述　喉切除术用于病理学诊断为喉部肿瘤（多为鳞状细胞癌）且单纯放射治疗效果不可靠的喉癌治疗，分为全喉切除术和部分喉切除术。部分喉切除术是在彻底切除喉癌的基础上，将喉的正常部分安全地保留下来，经过整复恢复喉的全部或部分功能，根据切除部分、范围可分为喉垂直部分切除术、喉额侧部分切除术、喉扩大垂直部分切除术、喉声门上水平部分切除术、喉水平垂直部分切除术、环状软骨上喉部分切除术、喉近全切除术。全喉切除术为切除包括舌骨和全部喉结构，患者将永久气管造瘘，完全丧失发音功能。全喉切除术通常会同时需要行单侧或双侧颈淋巴结廓清术，手术创伤较大。

2. 麻醉要点　术前需认真评估患者有无喉阻塞及其分级，阅读术前纤维喉镜检查记录及照片，与外科医师共同确定气道建立方案。对肿瘤较大、影响声门暴露以及肿瘤侵犯声门下或者存在肿瘤出血的病史，可考虑局麻下先行气管造口，成功建立气道后再行全身麻醉。

绝大部分喉癌患者均可以在全麻诱导后实施气管插管，但应切实做好应对困难气道的准备，尤其要在诱导前确保外科医师在场，并做好紧急气管切开准备。视频类插管工具（如视频喉镜，可视管芯等）对于喉癌患者快速建立气道有很大帮助。对于喉镜直视下声门暴露不良的患者，管芯类（如 Frova）工具有助于插管成功。此外，喉罩气道亦可用于Ⅲ度以下喉阻塞患者全麻下行气管切开术。

喉癌患者以老年人居多，部分患者术前又可能存在进食困难，一般情况较差，术中应加强监测，长时间手术时需做好体温及内环境的维护。颈部操作尤其是做深部淋巴结清扫时有可能压迫颈动脉窦而出现严重的心动过缓，需要严密监测和对症处理。虽然此类手术出血量不多，但由于手术区域解剖结构复杂，需确保静脉通路通畅，随时应对误伤血管导致出血等意外。

多数外科医师希望在术中维持适度低血压（收缩压在 90mmHg 以下）以提供清晰的手术野，但应权衡长时间低血压对于老年人心、脑等重要脏器的危害。吸入或静脉全麻辅以小剂量瑞芬太尼持续泵注有助于维持平稳的血流动力学水平。但应注意在手术后期将血压提升至正常水平，帮助手术者及时发现潜在的出血点。

全喉切除术中在喉离断后，需将经口气管导管更换为经颈部造口处的气管导管，此时应注意听诊确认导管置入深度，避免置入过深造成单肺通气。可在气管导管套囊后端系好纱条，将纱条固定于手术巾上以免术中导管移位。术后若需要更换金属气管筒，由于其并非 15mm 的标准接口，可待呼吸恢复后再予更换。另一种方法是在减浅麻醉前更换金属气管筒，再将细气管导管置入筒内行控制呼吸至自主呼吸恢复，其优点在于可避免浅麻醉下更换气管导管时的呛咳反应。

全喉或部分喉切除术患者由于创伤较大且无法言语交流，且手术有多处复杂缝合，需要提供良好的术后镇痛以帮助患者平稳恢复，避免剧烈呛咳。采取阿片类药物为主、复合非甾类镇痛药物的多模式镇痛方法可以实现此目标。

（三）气道内 CO_2 激光手术的麻醉

1. 概述　二氧化碳激光用于气道内手术有其独特优势，这种激光可被水吸收，组织穿透力弱（CO_2 激光辐射进入组织的深度不超过 0.3mm），可用于表面组织的切割汽化，定位精确，出血少，并且不伤及周围正常组织，愈合快。激光气道内手术因出血少、视野清晰并且几无组织水肿而倍受外科青睐，常用于喉狭窄、喉乳头状瘤、喉血管瘤、喉部肉牙肿、声带白斑等治疗，其最大的隐患在于可以引发气道烧伤并且可能危害手术室工作人员，因此实施激光手术的单位必须有系统的激光安全防护流程，并且包括外科、麻醉以及护理等所有可能涉及激光防护的人员均应通过教育培训。

2. 麻醉要点　激光手术必须重视对激光的防护，其中麻醉医师应高度警惕激光引发的气道烧伤，并做好应对突发事件的准备。

（1）激光燃烧的原因及防护：发生激光气道燃烧需具备以下三要素：①能量源，即激光源；②易燃物，即气管导管；③助燃剂，包括 O_2、N_2O 等。外科医师应尽量选择低功率和脉冲式激光发射，避免高功率和连续发射，另外必须将激光束准确聚焦于治疗部位，并用盐水浸湿的棉片覆盖于病变周围和激光照射远端，避免散射光束对周围组织的影响。还应注意的是，外科医师应在操作时密切注视显微镜下的激光照射野，第一时间发现局部点燃征象（这时其他人员无法看到）并做后续处理，杜绝继续发射而导致燃爆发生，后者会引发严重的气道烧伤事件。麻醉医师应尽可能选用抗激光导管以及降低吸入氧浓度至30%以下，并避免使用包括 N_2O 在内的助燃气体，严密观察气道压力变化，随时注意激光击穿套囊可能。有作者建议套囊内注入生理盐水或者加有亚甲蓝（methylene blue）的生理盐水，以便于外科医师能及时在显微镜下发现套囊被击穿，并且套囊内的盐水（通常不超过10ml）还可能有局部降温作用。套囊被击穿的后果主要在于会导致富含氧气的肺内气体泄露，增加燃爆机会。

散射激光还可能造成其他损害，CO_2激光会穿透角膜损伤视网膜，因此应将患者眼睑闭合后再用湿润的纱布覆盖，手术室人员应戴防护眼罩。激光汽化所致的烟雾吸入肺部也会造成炎症、支气管痉挛、气道水肿甚至呼吸衰竭。还有报道激光导致肺出血、气胸等严重并发症。

（2）抗激光导管：普通PVC导管无法抵抗激光的穿透，并且相对于老式的橡胶材质导管更易燃烧。目前市场上有多款专为激光手术设计的导管，遗憾的是，现有产品都还无法做到能彻底防护激光击穿。以下介绍两款国内已在使用的抗激光导管。

Laser-Flex®导管（Mallinckrodt，美国）：是一款通过美国FDA认证、可以用于CO_2激光手术的抗激光导管。其管壁为不锈钢材质，呈螺旋状紧密排列，有两个可以注入盐水的套囊，当一个套囊被击穿时，另外一个套囊还会起到阻止气体泄露的作用。虽然其不锈钢材质可以反射激光从而避免管体被击穿，但套囊及其注射管仍由PVC制成，不能抵抗激光，因此依然存在薄弱部位，使用时仍需术者在套囊上方以湿棉片防护。这款导管的缺点是管体较硬，有时因遮挡外科术野因而不得不更换普通导管。另外，由于担心管芯破坏其紧密排列的螺旋钢丝外壁而使激光防护功能丧失，生产商不建议使用管芯，从而可能增加困难插管的几率。还有报道由于激光损坏水囊注射管而造成注入囊内的液体无法抽出，从而产生拔管困难。处理方法是再次全麻下让外科医师使用悬吊喉镜，直视下刺破套囊，然后再度苏醒、拔管。

Laser-Trach®导管（Kendall-Sheridan，美国）：为橡胶材质外包铜箔，可防止CO_2激光点燃。它在包装中附带脱脂棉，使用时需浸泡后保护于套囊上方。

（3）发生激光燃烧后的处理：由于没有绝对可靠的抗激光导管，激光手术致气道燃烧的风险始终存在。麻醉医师可以牢记以下发生激光燃烧后处理的“4个E”：①Extract（拔除），即拔除所有可燃物，包括气管导管、棉片等；②Eliminate（清除），即清除所有助燃剂，如立即断开供氧导管；③Extinguish（灭火），即立即在气道内注入生理盐水熄灭余火；④Evaluation（评估），即应立即在直接喉镜和硬支气管镜下评估上、下呼吸道的损伤情况，如果有明显损伤应重新气管插管，严重病例需要气管切开，并立即请相关专家会诊治疗。

（四）小儿复发性喉乳头状瘤手术的麻醉

1. 概述　小儿喉乳头状瘤由人类乳头状瘤病毒引起，好发于10岁以下儿童，尤以3～12岁年龄段多见，肿瘤最易发生于声带上方，呈菜花样生长，向喉前庭或声门下腔蔓延，重者可侵犯整个喉部、气管、支气管。喉乳头状瘤为良性肿瘤，极少恶变，但一旦发病极易复发，青春期后有自行消退倾向。

迄今为止，尚无彻底防止喉乳头状瘤复发的治疗手段。手术治疗的目标在于尽可能在不伤及气道、尤其是声门结构的基础上彻底切除肿瘤，但实际上很难实现，许多小儿患者在初次手术后通常间隔1～2个月即因复发致严重呼吸困难而再次入院治疗。显微喉镜下CO_2激光切除肿瘤曾经是手术治疗的首选方法，但目前耳鼻喉科医师更倾向于使用吸切器（microdebrider）切除肿瘤。除手术治疗外，严重复发病例使用α干扰素作为辅助治疗手段也有一定疗效。

2. 麻醉要点 术前评估的重点在于了解气道梗阻的程度。这类患儿应避免术前使用镇静剂和麻醉性镇痛药,以免加重呼吸困难,可用抗胆碱能药如阿托品以减少呼吸道分泌物。如患儿无明显呼吸困难,可常规吸入或静脉麻醉诱导;如已存在呼吸困难,则麻醉诱导必须慎重。比较安全的方法是采用七氟烷吸入慢诱导,保留患儿自主呼吸,等麻醉达到一定深度后(通常表现为呼吸逐渐规则,大约意识消失后需要在流量4L/min、挥发罐浓度4%~6%左右继续面罩吸入5分钟以上),经喉镜直视下了解声门暴露情况,然后再确定是否需要使用肌松药进行气管插管。如果直视下声门显露尚可,则可以使用琥珀酰胆碱,优点是插管时气道激惹减轻;但如果发现声门周围肿瘤较多、显露困难,则在判断清楚方向后保留自主呼吸插管更为可靠。合适硬度的管芯以及Frova等插管辅助工具对这类患者的插管十分重要。

即使患儿在术前仅有部分气道梗阻症状,麻醉后也可能演变为完全梗阻,有时甚至无法维持面罩正压通气。必要时可要求手术医师先保留自主呼吸直接喉镜下钳除部分肿瘤以显露声门。因此,麻醉诱导前必须和外科医师充分沟通并做好应急准备。只有在能确保维持面罩正压通气的情况下才能使用肌松剂。

如施行激光切除喉乳头状瘤,则应遵循激光手术的麻醉处理原则。

由于长期气道梗阻,体内CO_2慢性蓄积,喉乳头状瘤切除术患者术后苏醒期相对较长。可将患儿放置于头低侧卧位以利于气道分泌物引流,缓慢苏醒,尽可能减少气道激惹。

(五)硬支气管镜下气道异物(tracheobronchial foreign bodies,TFBs)检查和取出术的麻醉

1. 概述 异物误吸入呼吸道最多发生于1~3岁的幼儿,是5岁以下儿童致死、致残的主要原因。误吸异物的种类可以分为有机物和无机物,而以有机类异物多见,如植物类种子(花生、瓜子)、玉米粒、胡萝卜块、骨头等,常见于幼童玩耍、说笑时进食而误呛,也见于幼儿刚刚添加辅食时喂养颗粒状食物过急所致。无机类异物如纽扣、玩具零件、珠宝、纽扣电池、别针等应有尽有。吸入异物可以嵌顿在呼吸道的任何部位,造成部分或完全性呼吸梗阻。如果嵌顿发生在支气管,阻塞部位以下的肺叶或肺段会发生肺不张和炎症。植物类种子所释放的花生四烯酸等致炎物质还会刺激气道黏膜,导致黏膜水肿,并随着存留时间的延长损伤不断加剧,造成肺炎和气道阻塞,增加异物取出难度。无机类异物则由于其形状各异,如大头针、开口向下的笔帽等,取出的难度常常难以预料。

气道异物的诊断主要依靠异物吸入病史、临床症状、肺部听诊、胸片、内镜检查等做出。不幸的是,只有不到一半的病例能提供明确的异物吸入病史,有一些病例会被误诊为“肺炎”或“哮喘”而接受抗生素或支气管舒张药物,导致病情延误,就诊时由于异物存留时间较长而出现一系列的并发症,如支气管炎、肺炎、气道高敏反应、支气管扩张以及支气管黏膜粘连等。因此应该提醒从事儿科门诊治疗的医务人员,在既往没有气道解剖异常的患儿中,一旦出现难以解释、久治不愈的肺炎或肺不张,都应考虑有异物吸入可能。

1898年,被称为“支气管镜之父”的德国医师Gustav Killian最早报道使用硬支气管镜从一名农夫气管内取出异物(一枚肉骨头),从而开辟了现代支气管镜检查术的新纪元。硬支气管镜(如Karl-Storz支气管镜,规格从内径2.5mm到8.5mm)较之于纤维支气管镜有视野佳、钳夹力好且侧孔能通气等优点,目前仍在大部分医疗单位作为钳取气道异物的首选工具。近年来也有作者报道,经纤维支气管镜钳取儿童气道异物同样可以取得满意的成功率,但强调必须备好硬支气管镜,且身边有具备丰富硬支气管镜操作经验的团队人员,以便随时提供帮助。

硬支气管镜下气道异物检查和取出术的并发症包括喉/支气管痉挛、咯血、喘鸣、喉水肿、气胸、低氧血症、心博骤停及死亡等,以4岁以下幼儿发生率较高。虽然临床上应用硬支气管镜取异物的历史已经历百余年,临床经验也堪称丰富,但由于气道异物急症本身的凶险和复杂性,加之其治疗依赖于包括外科、麻醉、护理等团队的努力以及受制于器械本身的特点,目前无论国内外,气道异物取出依然只能在部分三级医院实施。

所有异物取出术均应在全麻下进行。麻醉医师需与外科医师共同制定急诊处理流程,根据异物类型、嵌顿位置、预计手术时间等确定诱导方案、异物取出过程中的通气方式和麻醉维持方案以及术后退出支气管镜后的气道维持方式等。

2. 全麻诱导 由于多数患者为不能合作的低龄儿童,选择气道刺激性小、作用快且心血管稳定性好的七氟烷面罩吸入诱导是较好的选择。对于能够

合作的儿童,则可以在建立静脉通路后以丙泊酚常规静脉诱导。如何确定诱导方案还取决于是否准备在异物取出过程中保留自主呼吸。对于术前已有明显呼吸困难且异物梗阻部位不明确者,或者已高度怀疑异物嵌顿在声门下或声门周围,则尽可能先保留自主呼吸,这时应避免使用肌肉松弛药;如果患者无明显呼吸窘迫、考虑异物在一侧支气管内,则可以在手术过程中控制呼吸,这时可以使用超短效的去极化肌松药琥珀酰胆碱,也可使用米库氯铵等短效非去极化肌松药。为减少气道分泌物,通常可以静脉给予阿托品 0. 01mg/kg。静脉给予小剂量阿片类药物如芬太尼 1 ~2μg/kg 有助于减少喉镜置入和操作过程中的心血管反应。在置入喉镜前在声门周围及声门下喷洒利多卡因亦证实为可靠的全麻辅助手段。

3. 通气模式　硬支气管镜气道异物取出术伴随着临床麻醉的进步,经历了无麻(局麻)、保留自主呼吸的镇静、保留或不保留自主呼吸的全身麻醉这三个阶段。复旦大学附属眼耳鼻喉科医院麻醉科目前每年大约进行 200 例左右全身麻醉下的小儿气道异物取出术,是上海以及华东地区接收儿童气道异物较多的医院,从 2003 年以来绝大多数病例是在使用肌松药(主要是琥珀酰胆碱)控制呼吸条件下完成手术,实践证明了这一通气方式的安全性。

(1) 控制呼吸:可通过以下两种方法实现。

方法一:硬支气管镜侧孔通气。硬支气管镜有一个侧孔可直接或通过连接管与麻醉呼吸回路相连,术中可根据患者呼吸状态辅助或控制呼吸。由于气体会从支气管镜的目镜端渗漏,因而必须使用较大的气流和气压。优点是无额外通气管占据手术视野,方便外科操作,且可通过此通路吹入吸入麻醉药,麻醉深度和通气量均容易控制。缺点是由于硬镜进出时呼吸暂停,对于氧合条件稍差的患者容易导致低氧,无法提供从容的插镜时间,还有当支气管镜长时间位于患侧支气管内时,常常会产生通气不良而导致低氧血症,因此需要耳鼻喉科医师和麻醉医师的熟练配合。另外,如果团队人员忌讳吸入麻醉药物的污染,也必须通过静脉药物来维持麻醉。

方法二:喷射通气(jet ventilation,JV)。麻醉诱导后,可经鼻或口插入一细的喷射导管(可以用 6F 以下的吸痰管替代)进入气管内,接手动喷射通气设备进行手动喷射通气。在肌松良好(确保无呼吸抵抗)的情况下,根据患者胸廓运动情况和 SpO_2 监测调节驱动压、频率和吸呼比,以最低的驱动压提供基本的氧合需求。该方法的优点是通气不依赖于硬支气管镜,在硬镜置入及进出过程中均可以继续保持氧供,因此可提供给外科医师更加从容、可控的手术条件。当检查及异物取出完毕、支气管镜退出气道后,仍可继续通过喷射导管控制呼吸直至自主呼吸恢复,因此比较适用于复杂病例及经验欠缺的外科医师操作,因为可能需要反复多次插入硬支气管镜。缺点是可能造成气压伤,如果气道压过高还可能造成肺泡破裂进而引发气胸,因此特别强调需提供良好的肌松状态,且该方法不适用于因肺部本身疾患导致胸廓及肺顺应性差或者严重肺气肿、纵隔气肿以及气胸高危的患儿。另外,当硬镜进出气道时,喷射导管也可能被带出、受压或带入一侧支气管内,后者也可能是造成气压伤或气胸的原因之一。

喷射通气也可通过将喷射通气针连接硬支气管镜的喷射通气接口来实施,如同方法一。同样强调良好的胸和肺顺应性以及防止气压伤。

无论采取何种通气方式,均强调足够的麻醉深度,因为手术时最大的危险不是呼吸抑制,而是气道痉挛。如果不能使用吸入药物,则可持续静脉泵注丙泊酚、瑞芬太尼以及使用肌松药维持麻醉。术中氧饱和度下降的主要原因有两种:一是气道痉挛,二是支气管镜插入过深。前者处理应加深麻醉、加大通气,无效时应及时退出支气管镜,行面罩通气,甚至进行气管插管,待低氧纠正后继续手术;后者只要将支气管镜退到主气管,术者封堵目镜后予以充分通气,待低氧纠正后可继续手术。

(2) 自主呼吸:保留自主呼吸进行气道异物取出曾经是气道异物麻醉探索过程中所经历的一个阶段。表面麻醉配合多种镇静和全麻药物例如 γ-羟丁酸钠、氯胺酮等都曾被尝试过,但由于这些药物本身的缺点,试图达到在硬镜置入和操作过程中平稳的自主呼吸状态相当困难。

尽管现在控制呼吸下的异物取出术已相当成熟,但部分高危患者使用上述两种控制呼吸方式都存在一定风险。其一是存在明显异物嵌顿远端的肺气肿或纵隔气肿、纵隔偏移,这类患者容易因气道压升高而发生肺泡破裂和气胸,这是气道异物取出术过程中最为凶险的并发症,其发生率在 0. 04% ~0. 2% 甚至更高。另外一个建议保留自主呼吸的因素是针对那些异物存留时间较长、有证据提示局部肉芽形成以及前次硬镜下取异物失败的患者,这类患者可能需要经历较长的操作时间,且钳夹肉芽形成部位可能导致黏膜出血,给控制呼吸带来困难。

右美托咪啶的临床应用使得保留自主呼吸的气道异物取出术进入一个全新阶段。对于小儿气道异物患者，吸入或静脉诱导完成后在 10 分钟内静脉给予右美托咪啶负荷量 1μg/kg，然后继续以 1μg/(kg・h)的速度持续泵注。当患者能够耐受麻醉喉镜显露操作后首先在声门周围及气管内予以利多卡因喷雾表麻，然后即可开始硬支气管镜操作。在没有吸入麻醉吹入的情况下，通常需要伍用小剂量的芬太尼(1μg/kg)，并在操作过程中持续泵注丙泊酚 100～150μg/(kg・min)。其他保留自主呼吸的方法还包括持续泵注小剂量的瑞芬太尼和丙泊酚，但由于瑞芬太尼对呼吸的强效抑制作用，剂量较难掌握，容易因呼吸严重受抑而不得不改用控制呼吸方式。

4. 其他需要关注的问题

(1) 常规做好急救准备，备好气管插管用具和气管切开包。

(2) 麻醉诱导及维持应力求平稳。小儿对缺氧的耐受性差，氧饱和和度读数降低滞后于口唇发绀，故需在术中密切观察口唇颜色，及时通知手术医师，必要时将支气管镜退至主气管，封闭目镜，纯氧正压通气。喉、气管、支气管有丰富的迷走神经分布，支气管镜置入后会发生一过性心动过缓或过速；麻醉过浅、体动挣扎等均可加重缺氧及二氧化碳蓄积，严重者可导致心跳骤停，必须做好心肺复苏准备。

(3) 钳取异物过程中可能发生异物脱落、嵌顿于声门下造成窒息等紧急情况，此时可将异物推入一侧支气管或紧急气管插管，待重新控制通气后再行支气管镜检查。此外，较大异物被钳取过声门时应暂停通气，以免呼出气体受阻而产生过高气道压，造成气压伤、气胸等医源性并发症。

(4) 较大异物会造成球阀阻塞(ball valve obstruction)现象，即气体只出不进，长时间会造成肺不张；而有些却形成单向活瓣阻塞(check valve obstruction)，气体只进不出，进而发展为单侧肺气肿，这时应高度警惕控制通气或喷射通气的压力，尽可能采用保留自主呼吸的通气方式。

(5) 支气管镜多次进出声门会导致声门下水肿，表现为拔管后喘鸣、呼吸困难，除氧疗外，可给予激素(如地塞米松 0.5～1.5mg/kg)，严重者可予 2.25% 消旋肾上腺素(取 0.05～0.25ml 以生理盐水稀释至 3ml)雾化吸入。症状缓解后还需加强监测，持续观察 4h，以免再次发生水肿。

(6) 长时间异物存留、尤其是有机异物存留时，异物可以分解产生花生四烯酸等炎性介质，增加术前肺炎或哮喘急性发作的儿童术后呼吸道并发症的发生率，导致操作结束后严重低氧事件。维持足够的麻醉深度至操作结束、对喉部及气管内做完善的表面麻醉以及在麻醉恢复期内尽可能避免浅麻醉下的气道激惹，以上措施是保证患者能够平稳苏醒的关键。部分患者可能需要在硬支气管镜退出后继续呼吸支持一段时间，这时可以优先选择喉罩气道，等待自主呼吸逐渐恢复。

(7) 异物取出后可发生负压性肺水肿(negative pressure pulmouary edema，NPPE)。呼吸道梗阻时患者用力吸气，胸腔负压可由正常时的 $-2\sim-5cmH_2O$ 增加至 $-50cmH_2O$，使肺毛细血管开放的数量和流入的血流量均增多；低氧血症引发肺血管收缩，肺毛细血管静水压升高；上呼吸道梗阻解除后，肺静脉回流增加，可进一步加重肺水肿。临床表现为解除梗阻后数分钟内突发呼吸困难、低氧、心动过速，伴粉红色泡沫痰等。多数患者给予持续气道内正压通气治疗即可恢复，必要时可采用速尿(furosemide)0.1～0.2mg/kg 等对症治疗。

五、颈部手术的麻醉

颈科学(头颈外科)是现代耳鼻咽喉-头颈外科中一个以头颈部肿瘤为主要研究和诊治范围的三级学科。其范围包括自颅底到锁骨上、颈椎之前这一解剖区域，肿瘤可能涉及的结构包括头颈部软组织、耳鼻咽喉、口腔、涎腺、甲状腺、颈段食管、气管等。该区域的手术因为涉及气道且毗邻结构复杂，外科切除后又常常需要其他区域的皮瓣修复，因此是耳鼻咽喉-头颈外科手术中持续时间较长、创伤较大的手术。

对于麻醉而言，如果颈部病变对气道的影响不大，如普通的甲状腺瘤或甲状腺癌切除术，良性颈部肿块切除术等，全身麻醉常常并无特殊；而如果病变对气道的影响较大，如巨大甲状腺癌压迫气管，下咽癌合并颈部淋巴结转移等，术前已有明显的通气受累，则无论麻醉诱导或恢复，均应有周密的气道处理预案。颈部手术如果范围较小，如某些良性包块切除、甲状腺瘤切除等可以在颈丛阻滞(包括颈深丛和颈浅丛阻滞)下完成，但应注意不应同时行双侧颈深丛阻滞。但随着患者对手术中舒适度要求越来越高，加之现代全麻技术越来越成熟，绝大部分颈部手术大都首选全身麻醉下完成。

（一）颈部囊肿和瘘管手术的麻醉

1. 概述　常见的有甲状舌管囊肿（瘘管）、鳃源性囊肿（瘘管）及囊性淋巴管瘤。患者偶有咽或颈部不适，或颈部及咽部有间歇性肿痛或胀痛，吞咽时明显，常以颈部肿块就诊。手术是将囊肿、瘘管及受累的皮肤等一并切除，甲状舌管囊肿还需切除中间一段舌骨体。

2. 麻醉要点　一般不影响气道，故全身麻醉并无特殊。如果囊肿范围较广，需注意建立通畅的静脉通路，以免术中误伤及颈部血管导致大量出血。麻醉恢复期应保持平稳，注意颈部伤口引流，拔管后注意监测呼吸指标，警惕切口深部血肿压迫气道。一旦发生，须立即打开缝合切口，并迅速建立可靠气道。

（二）甲状腺手术的麻醉

1. 概述　甲状腺手术主要包括甲状腺良性肿瘤（甲状腺腺瘤、良性畸胎瘤等）切除、甲状腺癌根治、甲状腺功能亢进症的外科治疗。由于甲状腺所分泌的甲状腺激素参与了包括机体代谢、生长发育、神经系统、心血管系统和消化系统等诸多功能的维持，因此对于疾病所造成的全身代谢紊乱需仔细评估。

2. 术前评估和用药　术前评估需考虑以下因素：①甲状腺疾病的性质和手术范围；②甲状腺功能的状况；③有无声带麻痹，有无气管、大血管和神经受压以及对通气功能影响；④患者全身状况及其他并发症；⑤患者的精神状况和合作程度。

对于甲状腺功能未受到疾病影响的患者，术前评估的重点是甲状腺病变对于气道的影响，是否有气管受累和血管、神经压迫，以此来确定是否需要保留自主呼吸或者清醒插管。对于病变曾造成甲状腺功能异常的患者，应关注目前的甲状腺功能状态，原则上反映甲状腺生理功能的体温、心率、脉压以及牵张反射等应处于正常状态，并应关注患者正在服用的抗甲状腺药物（丙硫氧嘧啶，甲巯咪唑）、碘化钾、糖皮质激素以及β受体阻滞剂。长期或严重甲状腺功能亢进或减退都可能合并心脏病变，需加以评估。

甲状腺功能亢进患者术前可给予咪达唑仑口服，特别焦虑的患者还可加用阿片类药物，但需注意巨大甲状腺肿对气道的影响。其他患者则遵循常规术前用药原则。

3. 麻醉管理

（1）诱导：术前甲状腺功能正常的患者可采用常规诱导。如果病变造成气道明显受累，则可采用表麻下清醒纤支镜插管。通常，良性甲状腺病变造成的气管移位并不影响气管导管通过，但如果甲状腺癌导致气管壁受侵蚀，则应首选清醒插管。选择加强型气管导管有助于避免巨大甲状腺肿所造成的导管扭曲、受压，同时应确保导管前端通过狭窄平面。毒性甲状腺肿患者可能有明显凸眼，诱导后需注意保护。

（2）维持：甲状腺功能亢进的患者应避免使用有拟交感作用的药物如氯胺酮、哌替啶、氟烷等，术中应保持合适的麻醉深度并充分镇痛，避免浅麻醉；如果术中挤压甲状腺时出现心率增快，可静脉持续泵注短效β-受体阻滞剂如艾司洛尔。甲状腺功能减退的患者可能对麻醉及镇痛药物比较敏感，应注意维持合适麻醉深度，使血压和心率处于正常水平。由于颈部解剖结构复杂，应绝对避免体动造成外科操作失误致误伤血管和神经，因此需提供良好肌松，可通过肌松监测确定肌松药物用量。

（3）苏醒期管理：手术结束后须等待患者能够听从指令、咽喉保护性反射恢复后方可考虑拔除气管导管，因此应给予充分镇痛使患者能够耐受气管导管。巨大甲状腺肿或甲状腺癌侵犯气管壁可能发生气管软化，致肿物切除后气管塌陷，拔除气管导管后即发生急性呼吸道梗阻；手术伤及双侧喉返神经可能导致声带位于外展位，拔管后立刻出现上气道通气受阻；颈部巨大血肿压迫可致喉水肿，也可迅速发展为通气困难。以上情况均可能发生在甲状腺手术中，必须高度警惕。高危患者可在气管导管拔除前放入可通气的气管交换导管（如 Frova），一旦拔管后出现呼吸困难可立即沿交换导管重新置入气管导管。如果出现血肿压迫，则应立即去除颈部缝合引流血肿，并选择安全的诱导方式重新插入气管导管。

（4）其他术后并发症：①由于切除甲状旁腺导致的低钙血症（通常发生在术后 24～48 小时后），轻者表现为口唇、指尖麻木，重者可发生喉喘鸣和全身抽搐，给予葡萄糖酸钙对症处理有效；②甲状腺危象：可发生在甲状腺毒症患者，表现为高热、心动过速、高血压、心律不齐、呕吐、腹泻以及神志改变，主要原因在于术前甲状腺素释放未得到控制而术后未及时恢复术前药物治疗直至 T_4 下降（T_4 的半衰期大约 7 天）。

（三）颈淋巴结清扫术的麻醉

1. 概述　颈淋巴结清扫术（颈清）包括功能性颈清、改良性颈清和根治性颈清。功能性颈清指完全切除颈部淋巴结，保留胸锁乳突肌、颈内静脉和第Ⅺ对脑神经；根治性颈清是指完全切除颈部淋巴结、胸锁乳突肌、颈内静脉和第Ⅺ对脑神经；改良性颈清的切除范围介于功能性颈清和根治性颈清之间，包括颈肩胛舌骨肌上颈清，颈前颈清，颈后颈清等。颈清很少作为单独的手术，通常与涉及舌、咽和喉的恶性肿瘤切除术一并实施。

2. 麻醉要点　主要涉及困难气道的评估和处理。另外由于手术历时较长、创伤较大，术中需注意体温和内环境的维护，并应注意分离颈部血管时可能出现的严重心动过缓（颈动脉窦反射）。术后注意完善镇痛。

（四）气管切开术的麻醉

1. 概述　临床上，气管切开术通常适用于以下三种情况：①已实施气管插管、需要长期行呼吸支持的慢性呼衰或严重创伤患者；②作为手术（如喉切除术）的一个预定步骤；③患者即将或已有上气道的完全梗阻（如咽后脓肿致呼吸困难）。

2. 麻醉要点　对于已有气管插管的患者，可直接将ICU中的镇静药改为全麻诱导药，但应注意用药剂量和速度，可用对循环抑制较轻的依托咪酯或直接吸入诱导。如果患者无气管插管，亦无预计的插管困难，可遵循普通全麻诱导原则。如果预计有困难气道，则应考虑清醒纤支镜插管，或局麻下行气管切开术。无论采取何种诱导方式，麻醉医师均应做好插管和通气失败的准备。

当确认气管导管或气管切开套管从颈部造口成功置入后（$ETCO_2$监测、听诊、胸廓起伏），可给予麻醉维持以完成后续操作。如果遇到导管置入困难，可从颈部造口处先置入一细导管（吸痰管或输液导管）行喷射通气，对于已有二氧化碳潴留的患者可能会在解除梗阻后出现低血压，需严密监测和对症处理。给予阿片类药物可减少苏醒期的呛咳反应，气管内注入利多卡因也有一定效果。

气管切开后通常需5～7天造口处才能形成窦道，术后应加强护理，避免气管导管从颈部瘘口意外滑出，必须做好应急预案。

（李文献　张旭）

参考文献

1. 孔维佳. 耳鼻咽喉头颈外科学. 北京：人民卫生出版社，2005.
2. Feldman M, Patel A: Anesthesia for Eye, Ear, Nose, and Throat Surgery. In: Miller's Anesthesia, 7th ed.. Philladelphia: Churchill Livingstone, Elsevier, 2010.
3. 周汝元，徐静，陈莲华，等. 大鼠口轮匝肌和腓肠肌乙酰胆碱受体密度及其与罗库溴铵亲和力的比较. 中华麻醉学杂志，2011，31：34-36.
4. Cai YR, Xu J, Chen LH, et al. Electromyographic monitoring of facial nerve under different levels of neuromuscular blockade during middle ear microsurgery. Chin Med J (Engl), 2009, 122: 311-314.
5. Hasdiraz L, Oguzkaya F, Bilgin M, et al. Complications of bronchoscopy for foreign body removal: experience in 1,035 cases. Ann Saudi Med, 2006, 26: 283-287.
6. Capici F, Ingelmo PM, Davidson A, et al. Randomized controlled trial of duration of analgesia following intravenous or rectal acetaminophen after adenotonsillectomy in children. Br J Anaesth, 2008, 100: 251-255.
7. Ravi R, Howell T. Anaesthesia for paediatric ear, nose, and throat surgery. Contin Educ Anaesth Crit Care Pain, 2007, 7: 33-37.
8. Ezri T, Roth Y, Geva D, et al. Anesthetic management of juvenile nasopharyngeal angiofibroma resection. J Cardiothorac Vasc Anesth, 2003, 7: 622-624.
9. 梁琴，迟放鲁，张孝通. 咽旁间隙肿瘤的手术治疗. 临床耳鼻喉科杂志，2004，18：416-418.
10. Chiu AG, Cohen JI, Burningham AR, et al. First bite syndrome: a complication of surgery involving the parapharyngeal space. Head Neck, 2002, 24: 996-999.
11. Rosenblatt W, Ianus AI, Sukhupragarn W, et al. Preoperative endoscopic airway examination (PEAE) provides superior airway information and may reduce the use of unnecessary awake intubation. Anesth Analg, 2011, 112: 602-607.
12. Su YC; Chen CC; Lee YK; Lee JY; Lin KJ. Comparison of video laryngoscopes with direct laryngoscopy for tracheal intubation: a meta-analysis of randomised trials. European Journal of Anaesthesiology, 2011, 28: 788-795.
13. Peng A, Dodson KM, Thacker LR, et al. Use of laryngeal mask airway in pediatric adenotonsillectomy. Arch Otolaryngol Head Neck Surg, 2011, 137: 42-46.
14. Ihra G, Hieber C, Schaberning PK, et al. Supralaryngeal tubeless combined high-frequency jet ventilation for laser surgery of the larynx and trachea. Br J Anaesth, 1999, 83: 940-942.
15. Ahmed F, Kinshuck AJ, Harrison M, et al. Laser safety in head and neck cancer surgery. Eur Arch Otorhinolaryngol, 2010, 267: 1779-1784.
16. Jaquet Y, Monnier P, Van Melle G, et al. Complications of different ventilation strategies in endoscopic laryngeal surgery: a 10-year review. Anesthesiology, 2006, 104: 52-59.
17. Santos P, Ayuso A, Luis M, et al. Airway ignition during CO_2

laser laryngeal surgery and high frequency jet ventilation. Eur J Anaesthesiol,2000,17:204-207.

18. Wegrzynowicz ES,Jensen NF,Pearson KS,et al. Airway fire during jet ventilation for laser excision of vocal cord papillomata. Anesthesiology,1992,76:468-469.

19. Chen LH,Zhang X,Li SQ,et al. The risk factors for hypoxemia in children younger than 5 years old undergoing rigid-broncho-scopy for foreign body removal. Anesth Analg, 2009,109:1079-1084.

20. Zhang X, Li W, Chen Y. Postoperative adverse respiratory events in preschool patients with inhaled foreign bodies: ananalysis of 505 cases. Paediatr Anaesth, 2011, 21: 1003-1008.

第57章　口腔颌面部手术麻醉

口腔颌面外科学是一门在牙外科基础上发展起来的年轻的医学分支学科。虽然在我国仅有40余年的历史，但发展迅速。目前，国内在诸如颅颌面联合切除治疗晚期口腔颌面恶性肿瘤、使用显微技术对肿瘤切除后缺损进行游离组织移植整复、唇腭裂畸形的序列治疗和颞下颌关节疾病治疗等领域已达到甚至超过世界先进水平。外科的发展推动了与之相关的麻醉学科的发展，而麻醉的保障又是外科学发展的前提和基础。两者间相互渗透和融合，不可分割。

口腔颌面部手术内容广泛，相关的麻醉也具有一定的特色。一般来说，简单的手术如智齿拔除在局麻下即可完成；而诸如唇腭裂畸形修复术、颞下颌关节疾病的治疗、正颌手术、口腔颌面恶性肿瘤切除术等一些复杂的口腔颌面外科操作则对麻醉要求很高，需要严格的气道管理和围手术期监测。

第1节　患者和手术特点

一、患者的特点

（一）年龄跨度大

口腔颌面部疾病可发生于任何年龄，患者的年龄跨度大，从出生一周的新生儿到一百多岁的超高龄老年人都有。

1. 小儿　总体上说，在口腔颌面外科中，小儿多因先天性颅颌面畸形而实施手术。许多先天性口腔颌面畸形如唇裂、颅狭症等都主张在1～2岁以内实施早期手术，除了改善外形和功能以外，还能获得术后较佳的发育条件。小儿颞下颌关节强直可导致张口困难甚至完全不能张口影响进食，仅能通过磨牙后间隙处塞入小块的软固体食物或吸入流质、半流质以维持生存。长期以往将严重影响其生长发育并造成营养不良，往往需要早期手术治疗。小儿各时期的解剖生理特点随年龄增长而不断变化，年龄愈小，与成年人之间差别愈大。必须注意采用合适的方法和监测手段以尽可能减小手术麻醉的不利影响，维持其生理内环境的稳态。

2. 青壮年　青壮年患者以颌面部外伤、炎症治疗以及正颌整复手术居多，气道问题比较突出。近年来，青壮年人群中因阻塞性睡眠呼吸暂停综合征而接受手术治疗的患者也日益增多。这类患者多由于长期间断的低氧血症及高碳酸血症可引起体循环、肺循环高压，进而引起心脏损害、动脉硬化及血液黏滞度增高。

3. 老年　老年患者则以各种肿瘤性疾病为主。因年龄增长，老年人全身各器官的生理功能发生退行性变化甚至出现病理性改变，常伴有高血压、缺血性心脏病、慢性阻塞性肺疾病、水电解质酸碱平衡失调以及体内药物生物转化和排泄能力下降，对手术和麻醉的耐受力显著降低。老年恶性肿瘤患者全身状况很差，加上摄食障碍，常出现消瘦，并伴有贫血、营养不良和低蛋白血症，术前也应尽可能予以改善和纠正。

（二）困难气道

口腔颌面外科患者中，困难气道十分常见且程度严重。易发生气道困难的常见疾患有先天性口腔颌面畸形、口腔颌面肿瘤、颞下颌关节强直、阻塞性睡眠呼吸暂停综合征、外伤、感染、肿瘤造成口腔颌面畸形或缺损、手术或放疗引起气道附近解剖结构改变、颌颈部肿瘤压迫致气管移位等。其他的如肥胖颈短、颈椎病变、小下颌、门齿前突或松动、高喉头、巨舌等也会给气管插管带来困难,术前应准确预测并选择合适的诱导方法和插管技术。

(三)口腔颌面畸形与综合征

对于那些同时出现全身各部位多处畸形的,临床上通常采用“综合征”来命名。许多先天性畸形均可有口腔颌面部的表现。其中最常见的是 Pierre Robin 综合征和 Treacher Collin 综合征,患者表现为小颌、舌后坠等畸形,患儿出生后即表现出明显的气道问题。Goldenhar 综合征的患者表现为一侧面部发育不良、下颌骨发育不良和颈部脊椎畸形。Klippel Feil 综合征则表现为外耳和眼部畸形,包括脊柱融合、颈胸椎侧凸和高腭弓等畸形特征。脊柱融合往往造成颈部后仰严重受限。Apert 综合征除有突眼、眶距增宽、腭裂外,还伴有脑积水、心血管畸形、多囊肾等。由于先天性多发畸形继发的各种病理生理改变将使其病情变得更为复杂。麻醉医师应充分认识到其不仅存在口腔颌面部畸形,而且可能伴有其他重要脏器的畸形以及这些缺陷所引起的严重生理功能紊乱。多方面病因的影响无疑会使麻醉处理的难度大大增加,麻醉医师应针对各类患者不同的解剖、生理、病理特点作综合考虑。

(四)常伴有各种心理问题

口腔颌面外科疾病与心理问题密切相关。一方面精神和内分泌因素可诱发口腔颌面肿瘤;另一方面,已患肿瘤的患者,在实施肿瘤手术前,也常会因大面积组织切除后可能造成的头面部外观畸形和诸如咀嚼、吞咽、语言、呼吸等生理功能改变,而存在明显的心理障碍。先天性颅颌面畸形或牙颌面畸形患者因颜面畸形、某些生理功能障碍等,也多会伴有各种心理的异常变化。已接受了多次手术治疗的患者,手术麻醉的痛苦体验与不良回忆则会使其在再次手术前存在极度恐惧甚至拒绝心理。颞下颌关节紊乱综合征患者有较突出的个性特点如神经质、疑虑、情绪不稳定等,该病的发生与个性和精神因素有密切关系。老年患者常会伴有衰弱感、孤独感和忧郁感,较多地表现出退缩、孤独、内向和被动,可因对病情发展和健康状况的过分关注而引起其焦虑、抑郁等情绪改变。1 岁以上的小儿会因陌生环境、与父母分离及害怕手术疼痛而引起恐惧和不安。

二、手术的特点

(一)手术部位

口腔颌面部手术部位在气道入口处,术中异物、分泌物和血液有误入气道的危险,加上患者头部位置的多变动和麻醉医师的远距离操作,给气道管理带来不便;术后还可因口咽部组织肿胀或解剖改变、失去颌骨支撑、颌间结扎固定等因素影响,易在拔管后发生气道梗阻。颅颌面手术操作邻近脑组织,分离和暴露过程中易使脑组织受到牵拉,可造成脑损伤和脑积水,继而导致颅内压增高,甚至危及生命。

(二)根治性外科与功能性外科

手术仍是口腔颌面部肿瘤的主要有效治疗手段。根治手术和整复手术相辅相成而存在,只有在完全根治肿瘤后才有必要实施整复手术。总之,应以肿瘤根治手术为主,与整复手术相结合,既使肿瘤得到根治,又能在功能和外形上获得一定程度的恢复。如今,头颈肿瘤外科、整复外科和显微技术的飞速发展,使肿瘤根治术后大面积缺损和功能障碍的修复成为可能,从而可为术后患者生存率和生存质量的同时提高提供前提保障。

对晚期恶性肿瘤、复发癌瘤和多原发癌瘤也应持积极态度,能一次切除者应给予一次切除,不能一次切除者应予以分次切除。另外,对恶性肿瘤的颈淋巴结处理,不应待临床上已查明有癌瘤转移时才进行颈淋巴清扫术,以避免降低手术治疗效果。根据不同情况可采用选择性颈淋巴清扫术或治疗性颈清扫术、功能性颈淋巴清扫术或根治性颈清扫术。

(三)综合与序列治疗

目前趋向于在口腔颌面部的肿瘤患者中应用放疗、化疗等其他方法与外科手术合并进行综合治疗,以取得较好的疗效。放疗和化疗可在术前或术后使用。口腔颌面外科中,序列治疗概念的提出是由唇腭裂治疗开始的。无论序列也好,综合也好,都是多学科的排列有序的治疗。它应依托于多学科之间的密切协作,由一个以口腔颌面外科医师为主的协作组来完成,其他有关的还包括麻醉科、耳鼻喉科、放射科等医师。

(四)牙颌面畸形与正颌外科

对牙颌面畸形患者的治疗,可通过正颌外科手术矫正其牙颌面畸形,实现重建正常牙颌面三维空间关系和恢复其牙颌正常功能,使其达到和谐、相对满意的容貌。由于正颌手术多经口内途径施行,在狭窄而又较深的部位进行操作、止血困难，软组织切口和骨切开线均要求十分准确，以免损坏众多的重要解剖结构。由于骨切开的创伤部位难以按常规止血，手术后可能会有渗血出现。术后张口困难和口内渗血可使患者在麻醉恢复期内发生上呼吸道梗阻的风险大大增加。对这类患者，麻醉恢复期和术后早期均须加强监测，谨防意外发生。

（五）显微外科技术的广泛应用

显微外科技术已广泛应用于口腔颌面外科的手术中，尤其是小血管吻合游离组织瓣移植手术的成功，使口腔颌面部大面积缺损后施行立即修复成为可能。

显微外科手术具有一定的特殊性，其技术条件要求高、操作精细复杂、手术时间长，手术操作和围手术期管理过程中的各环节都会直接影响到手术最终的成败。手术过程中必须使患者保持合适体位并严格制动以利于长时间手术的实施。还应保持充足的循环血容量并根据情况给予扩血管和抗凝处理。术后应尽可能使颈部制动，防止血管受压形成血栓、压迫静脉导致回流受阻等。此外，维持正常的体温，对预防吻合小血管痉挛、提高游离组织的成活率也十分重要。在小血管吻合重建血循环游离组织移植手术后，不仅要进行全身循环、呼吸等重要系统的监测，而且应加强对局部移植组织的严密观察和护理。

第2节　麻醉选择与常用麻醉方法

口腔颌面部手术的麻醉处理原则：口腔颌面外科手术对麻醉的要求包括安全有效地控制气道、麻醉诱导和维持阶段力求平稳、维持适当的肌肉松弛、苏醒迅速、保证术中及术后镇痛完全。

一、麻醉选择

口腔颌面外科手术的常用麻醉方法包括局部区域神经阻滞和全身麻醉。选择麻醉时应以患者能接受，手术无痛、安全，术后恢复迅速为原则，根据患者的年龄、体质、精神状况，手术的部位、范围、时间长短等综合考虑而定。

二、常用麻醉方法

（一）局部麻醉

一般由手术者自行操作。局部麻醉对生理干扰小、易于管理、恢复快，多用于智齿拔除或短小手术。也可以在全身麻醉时复合应用，以减少术中的全身麻醉药用量，缩短麻醉恢复时间。它的缺点在于手术区疼痛感受器的阻滞不易完善。对于精神紧张、焦虑者，可在局部麻醉的基础上，经静脉辅助应用镇静、镇痛药物以完善麻醉效果。

（二）全身麻醉

由于口腔颌面部手术的解剖部位特殊，多数手术时间较长且操作精细，而手术区域又毗邻呼吸道甚至颅底、眼眶、颈部重要的神经血管的附近，术野周围血流丰富渗血较多。有些复杂的手术还涉及重要组织和器官。因此，气管内插管全身麻醉应是最为理想的麻醉选择。全身麻醉优点在于能完全消除手术的疼痛与不适，解除患者的焦虑感，较好地控制机体反应，并适合于术中使用低温、控制性降压和机械通气等技术，为外科手术提供最理想的手术条件。常用的全身麻醉包括以下几种：

1. 氯胺酮基础麻醉　氯胺酮基础麻醉实施相对简单，对药物输注设备要求不高。氯胺酮麻醉对骨骼肌张力的影响小，上呼吸道反射也可维持，术中基本能保持自主呼吸，不产生明显的呼吸功能抑制，不影响对二氧化碳的反应性。给药2～3分钟后可引起呼吸频率减慢，当快速大剂量给药或与阿片类药合用时才产生明显的呼吸抑制。以往被广泛用于小儿麻醉，尤其是短小手术。但氯胺酮可引起呼吸道分泌物增加，还有兴奋心血管中枢的作用，造成血压和心率同时上升。由于缺乏呼吸道保护和有效呼吸支持，这种方法已逐渐被淘汰。

2. 全凭静脉麻醉　多种静脉麻醉药、麻醉性镇痛药复合非去极化肌松药是比较理想的全凭静脉麻醉药组合。全凭静脉麻醉不刺激呼吸道，无手术室污染和燃烧爆炸的危险，起效快、麻醉效果确切。气管内插管有助于维持气道通畅，便于清理气道、实施人工通气。静脉麻醉药首选丙泊酚，起效迅速可控性好。麻醉性镇痛药常选芬太尼、苏芬太尼和瑞芬太尼，镇痛作用强大。肌松药首选中、短效非去极化类，如维库溴铵、罗库溴铵和阿曲库铵等，不仅有助于呼吸管理，而且能松弛口咽部肌肉以利于手术操作。

3. 静吸复合全身麻醉 方法多样,如静脉麻醉诱导,吸入麻醉维持;或吸入麻醉诱导,静脉麻醉维持;或静吸复合麻醉诱导,静吸复合麻醉维持等。由于静脉麻醉起效快,患者易于接受,而吸入麻醉便于管理,麻醉深度易于控制,故临床普遍采用静脉麻醉诱导,而吸入或静吸复合维持麻醉。常用的吸入麻醉药包括挥发性麻醉药恩氟烷、异氟烷和七氟烷以及非挥发性麻醉药氧化亚氮。

(三) 全身麻醉复合外周神经组滞

口腔颌面部外周神经阻滞可以提供超前及延迟的镇痛。一般在麻醉诱导后、手术开始前是实施神经阻滞的最佳时机。全身麻醉诱导后可行眶下神经阻滞。一旦神经阻滞起效,将减少全身麻醉药物的用量。眶下神经是三叉神经的终末支,支配上唇、下眼睑、两者之间直至鼻旁的皮肤和黏膜的感觉。它从眶下孔穿出,位于颧骨突出部位(鼻外侧的骨性突起)的内侧,所以很容易被阻滞。阻滞成功可麻醉上唇、鼻翼、鼻中隔、下眼睑和面颊的中部。

三、麻醉期间患者的管理

(一) 病史和体格检查

麻醉医师在术前必须进行全面的病史采集和体格检查。常规的术前实验室检查包括:血常规、尿常规、血生化、肝肾功能、胸片和心电图等。麻醉前访视时,应仔细复习病史资料,了解患者是否合并其他的先天性畸形,评估有无气道困难存在、有无呼吸和循环代偿功能减退、有无营养不良和发育不全,是否存在呼吸道感染和严重贫血等。

(二) 气道评估

了解有无喉鸣、打鼾、鼻出血史;有无气道附近手术外伤史;有无头颈部放射治疗史;有无麻醉后发生气道困难史等。检查有无肥胖、鼻腔堵塞、鼻中隔偏曲、门齿前突或松动、颞下颌关节强直、小下颌、颈短粗,检查有无口腔、颌面及颈部病变,气管是否移位等。特殊检查包括张口度、甲颏间距、颈部活动度、Mallampati 试验。Mallampati 试验和 Cormack-Lehane 分级密切相关。

有些综合征伴有颌骨畸形则会明显影响气道的显露,例如 Pierre Robin 综合征和 Treacher Collin 综合征。由于患者下颌骨过小,呈小颌畸形,正常情况下行气管插管时暴露气道十分困难,因而对该类患者的麻醉需要做好困难气管插管的充分思想准备和器械准备,要避免因准备不充分而导致的急症气道出现。

(三) 心理疏导

对于可能出现的诸多心理问题,麻醉医师应予以高度重视,术前应做好耐心细致的解释工作,与患者及家属建立起良好的医患关系,尽可能地取得他们的合作。不良心理活动的抑制与阻断,无疑对减少麻醉用药量、维持生理状态稳定和减少术后并发症都有着重要意义。

(四) 术前准备

1. 小儿患者 年龄越小,手术麻醉风险也越大,婴儿施行择期手术的安全年龄被定为出生前孕龄+出生后周龄大于44 周。伴急性上呼吸道感染和严重贫血的患儿,应暂缓手术。检查先天性颌面畸形患儿有无并存的重要脏器畸形及其功能改变。检查先天性唇腭裂患儿有无喂养困难造成的营养不良、发育迟缓。

2. 中老年患者 对原已有内科合并症的患者,需着重了解其脏器功能损害的严重程度,与内科医师共同制定术前治疗方案,包括控制高血压、改善呼吸功能、治疗心律失常、安置临时起搏器、纠正水、电解质以及酸碱平衡紊乱和营养不良等,以提高患者的手术麻醉耐受性。恶性肿瘤患者全身状况差,加上摄食障碍,常出现消瘦,并伴有贫血、营养不良和低蛋白血症,术前也应尽可能予以改善和纠正。

3. 阻塞性睡眠呼吸暂停综合征患者 应注意从病史、症状、体征上给予判断,明确引起上呼吸道阻塞的病因,评估其上呼吸道阻塞程度和肺通气功能状况,检查有无低氧血症和高碳酸血症以及心肺并发症等。遇肥胖患者,麻醉前还应了解其肥胖的严重程度以及在心血管、呼吸和代谢等方面可能出现的异常变化,以能采取合理的麻醉处理手段。

(五) 麻醉前用药

主要包括镇静药和抗胆碱药,一般于麻醉前 30 分钟到 1 小时给予。抗胆碱药对于清醒插管尤为重要,干燥的气道能显著提高表面麻醉的效果。

麻醉前用药应尽力做到个体化,需结合患者的年龄、身体状况、焦虑程度、药物反应及手术麻醉史等作综合考虑。1 岁以内的婴儿在麻醉前无需使用镇静药物,1 岁以上的小儿可视具体情况在麻醉前给予镇静药物。高龄、有严重肺病、气道受损、休克或颅内压增高的患者,可不使用麻醉前用药。对于困难气道患者术前镇静药宜小心、谨慎。

（六）插管路径和气管导管

插管路径常根据手术需要而定，如无特殊禁忌原则上应避免妨碍手术操作。颅底、眼眶、鼻部、上颌骨、上颌窦手术宜采用经口插管，口腔内、腮腺区、下颌骨、颈部手术宜采用经鼻插管。相对而言，经鼻插管在口腔颌面外科麻醉中更为普遍，但有鼻出血、鼻甲切割伤、鼻骨骨折以及鼻翼缺血坏死等并发症的报道。

根据不同手术的需要选择合适的气管导管：RAE（Ring Adair Elwyn）导管常被用于口腔颌面及颈部手术中，口插管外露的近端向下弯曲，鼻插管外露的近端向上弯曲，能最大限度地暴露手术野；钢丝螺纹加强型导管弯曲后不变形，用于常需变动头位的手术中，可避免导管发生折叠和阻塞。激光手术导管在制作中添加箔、不锈钢、铝等金属材料，使导管能耐受激光，避免在喉、气管激光手术中发生导管熔化、断裂；喉切除术导管直接经气管造瘘口插入气管，外露的近端向下弯曲，在喉切除手术操作过程中，可将导管近端置于手术野外；气管切开术导管长度较短，直接经气管切口处插入气管，其远端开口呈圆形，可减少气管黏膜的损伤。

（七）插管方式

一般来说，非手术方式插管具有操作简便、风险性小、并发症少的优点，常被作为建立气道的首选方法。

在口腔颌面外科患者中困难气道的比例高，程度严重，情况复杂。对于严重的困难气道患者往往考虑采用清醒插管，以策安全。清醒插管具有以下优点：①保留自主呼吸，维持肺部有效的气体交换；②气道反射不被抑制，降低了误吸引起窒息的危险；③保持肌肉的紧张性，使气道解剖结构维持在原来位置上，更有利于气管插管操作；④不需要使用吸入麻醉剂和肌松药，在某些高危患者中可避免这些药物引起的不良反应。清醒插管没有绝对的禁忌证，除非患者不能合作（如儿童、精神迟缓、醉酒及好斗的患者），或者患者对所有局部麻醉药有过敏史。对于不合作或同时患有颅内高压、冠心病、哮喘的患者，则应权衡插管困难与清醒插管的风险，给予全面考虑。

但在某些情况下需施行气管切开术后麻醉，具体如下：①口、鼻、咽部有活动性出血；②会厌及声门部炎症、软组织肿胀或异物阻挡而妨碍显露声门；③出现上呼吸道梗阻无法维持通气；④全面部骨折（上、下颌骨和鼻骨复合骨折）者在手术复位过程中需多次改变气管插管路径。

（八）气管导管固定

在口腔颌面手术中，口内的操作或搬动头部均会引起导管移位，小的移动增加导管和气管黏膜之间的摩擦，增加喉水肿的危险性；大的移位有可能造成手术中导管滑出，或进入一侧支气管内。另一方面由于气管导管经过手术区域，所以常被手术巾所覆盖，则导管的移位、折叠不易被发现，所以导管固定非常重要。在进行口腔颌面外科手术时意外拔管是手术的真正危险。麻醉医师应充分认识到这种可能性，并保持与外科医师的不断沟通，共同避免意外拔管的发生。

一般经鼻插管比经口插管易于固定。RAE 导管和异型导管的特殊弧度能限制气管导管的移动，有利于术中气道管理。为了使导管固定更安全还可用缝线固定导管于鼻翼、口角或门齿上，或使用手术贴膜固定导管于皮肤。

（九）术中监测

麻醉医师必须在使用各种仪器前进行检查。麻醉机功能监测应包括吸入氧浓度、气道压力、呼出气量和呼出气麻醉药物浓度的监测。应持续监测心率、心律、无创动脉压、脉搏氧饱和度、呼气末二氧化碳分压。在某些情况下，麻醉医师可根据需要增加其他的监测项目如测定中心静脉压、有创动脉压、颅内压、肺动脉压、心排血量、体温及其他指标，最好兼有波形及数字显示，尤其要注意动态变化过程及时处理。使用肌松药时，需监测神经肌肉功能。

（十）远距离麻醉管理

由于手术医生占据了患者的头端位置，而麻醉机远离头部。术中应严密观察有无气管导管或静脉输液管的扭曲、折叠、脱出，以及麻醉呼吸回路的脱落等异常情况。

（十一）长时间手术时的躯体保护

对于长时间手术要注意躯体的保护，比如：①眼睛的保护。颌面外科手术中，手术牵拉、消毒药水等易导致眼睛损伤。术前涂沫抗生素眼膏并用无菌胶带粘贴上下眼睑，手术操作时提醒医师避免压迫眼球或牵拉眼内容物，可减少眼的损伤、失明的危险；②鼻翼的保护。导管过分向上牵拉或衔接管过重，均会压迫鼻翼，长时间压迫可造成鼻翼缺血，会导致局部皮肤坏死，瘢痕形成；③外周神经的保护。由于手术床过窄而导致术中上肢下垂或受压，易造成尺神经损伤，尤多见于肥胖患者；放置体位时上肢过于外展，或俯卧位时垫衬安放不到位，可造成臂丛神经损伤。

（十二）控制性降压

施行控制性降压有利于减少组织的渗血并提供一个干燥的手术野，使组织解剖易于辨认，也适合某些精细操作如血管吻合术的要求，故目前在口腔颌面手术中控制性降压技术的运用非常普遍。由于整个手术时间相对较长，故只需在截骨、肿瘤切除等出血多的步骤时，实行严格的控制性降压，而在血管吻合等显微操作时，可控制血压略低于基础水平，待血管吻合结束后要立即复压，一方面有助于移植物的血液供应，另一方面也有助于外科医生判断和止血。

降压的前提是血容量充足，这样才不会损害组织器官，通常的做法是在诱导后即利用血浆代用品如羟乙基淀粉、明胶等进行扩容，保证循环血量充足的同时还起到血液稀释的作用。

降压的实施：①可以通过加深麻醉而达到降压的目的；②应用降压药物，常用的如扩血管药（硝普钠、硝酸甘油等）、钙通道阻滞剂（佩尔地平等）、肾上腺受体阻滞剂（艾司洛尔、拉贝洛尔等）。在控制降压时，可尽量使手术部位高于身体其他部位，这样可使手术野的血压降得最低而不影响其他部位灌注。降压的过程中必须实施有创动脉监护。

四、麻醉后患者的处理

（一）拔管术

拔管术在大多数情况下是顺利的，但在有些特殊患者甚至比插管的挑战更大。由于术后组织的水肿、颜面部结构的改变以及术后的包扎使得面罩通气变得困难甚至无法通气。并且由于担心会破坏修补后口咽和鼻咽的解剖，通气道或喉罩可能也无法使用。为了确保拔管安全，麻醉医师应首先考虑两个问题。第一，套囊放气后导管周围是否漏气？第二，如果患者在拔管过程中出现气道梗阻，紧急通气包括外科建立气道是否可行？如果以上答案是肯定的则可尝试拔管。

拔管前应准备好困难气道急救车。充分供氧并吸尽患者气道分泌物和胃内容物。拔管前可静脉注射地塞米松并将患者头稍抬高，有可能缓解气道水肿。可以应用少量气管扩张剂和短效 β_1 受体阻滞剂如艾司洛尔，有助于改善患者呼吸和循环情况。确认患者已完全清醒并且没有残留肌松作用，潮气量和每分通气量基本正常，SpO_2维持 95% 以上。

只要没有外科特殊禁忌，拔管时可让患者半卧，以增加功能残气量和减少气道梗阻。如果拔管后有舌后坠的可能应先将舌牵出并用缝线固定。拔管前将气管引导管或其他类似导管如高频喷射通气管、气道交换导管或纤维支气管镜等留置于气管导管中。这样，拔管后保留的导管还可引导再次插管。用鼻胃管或光索等作为引导管也可起到相应效果。拔管动作要轻柔，先试将气管导管退至声门上，观察有无气管狭窄或塌陷，然后再将气管导管缓慢拔除。少数患者可能出现短暂的喉水肿或喉痉挛，通过加压供氧，肾上腺素雾化吸入等处理，症状一般都能缓解。如症状持续加重甚至出现呼吸困难应考虑再次插管或气管切开。

（二）急性喉痉挛的处理

喉痉挛为拔管后严重的气道并发症，多见于小儿，处理必须争分夺秒，稍有贻误即可危及患者的生命。应立即吸除声门和会厌附近的分泌物，然后可进行如下处理：①用 100% 氧进行持续气道正压，同时应注意将下颌托起，以除外机械性梗阻因素，直至喉痉挛消失；②小剂量的丙泊酚（20～50mg）加深麻醉，直至喉痉挛消失；③如果上述处理无效，可应用短效肌肉松弛药来改善氧合或协助进行气管插管。

（三）术后恶心呕吐

很多因素均会造成术后恶心呕吐（postoperative nausea and vomit，PONV），如术前过度焦虑，麻醉药物的影响、缺氧、低血压以及术中大量的血液、分泌物刺激咽部或吞入胃内。由于呕吐物可能污染包扎敷料和创面从而增加感染机会。对术后吞咽功能不全的患者，也增加了误吸的机会。因此，控制 PONV 对口腔颌面部手术显得尤其重要。

对于 PONV 的高危患者，可采取一些预防措施，如：①术后清除咽部的分泌物和血液，术后常规胃肠减压；②避免术后低氧和低血压；③预防和治疗可给予三联抗呕吐药，如昂丹司琼、氟哌利多和地塞米松。

（四）术后镇静和镇痛

术后镇静、镇痛可减少患者的躁动，减少头部的移动，避免血管蒂扭曲、游离皮瓣坏死。术后镇静、镇痛还有助于患者耐受留置的气管导管或气管切开。

用于术后镇静和镇痛的药物包括：①咪达唑仑，由于此药有多种给药途径，且起效快，对循环呼吸无特别抑制，所以在临床上用的比较多，单次静脉给药 1～2mg，但反复给药时，需注意其蓄积作用；②丙泊酚,它的最大优点是停药后恢复快而且质量高,易于调控,能起到很好的镇静效果;③芬太尼是很常用的阿片类镇痛药,一般选择患者自控静脉镇痛的方式给药,既可有效镇痛又可避免用药过量。目前认为 4 岁以上的小儿,只要有人监护,即可给予自控镇痛;④非甾体类镇痛药对口腔颌面外科患者可提供有效的镇痛,并有抗炎作用,可经 PCIA 给药,但对于有亚临床肾损害、出凝血时间延长、使用环孢霉素、甲氨蝶呤等抗肿瘤药治疗的患者需慎重。

（姜　虹）

参考文献

1. 邱蔚六. 口腔颌面外科理论与实践. 北京:人民卫生出版社,1998.
2. 朱也森. 现代口腔颌面外科麻醉. 济南:山东科学技术出版社,2001.
3. 庄心良. 曾因明. 陈伯銮. 现代麻醉学. 第 3 版 北京:人民卫生出版社,2003.
4. 黄洪章,杨斌. 颅颌面外科学. 北京:科学技术文献出版社,2005.
5. 姜虹,朱也森,张志愿. 围手术期气道困难的识别与处理. 上海口腔医学,2003,12(2):147-149.
6. 姜虹,朱也森,张志愿. 微创气管切开术的临床应用与评价. 口腔颌面外科杂志,2003,13(3):207-210.
7. 王国民. 努力提高我国唇腭裂序列治疗的整体水平. 中华口腔医学杂志,2004,39(5):352-354.
8. K. Praveen, V. Narayanan, M. R. Muthusekhar, et al. Hypotensive anaesthesia and blood loss in orthognathic surgery: a clinical study. Br J Oral Maxillofac Surg, 2001, 39: 138-140.
9. Takuya M, Atsushi K, Shigeru M, et al. Effects of isoflurane-induced and prostaglandin E_1-induced hypotension on cytokine responses to oral and maxillofacial surgery. J Clin Anesth, 2004, 16: 168-172.
10. Göran Z, Lars R, Jan P, et al. Evaluation of hemorrhage depressors on blood loss during orthognathic surgery: a retrospective study. J Oral and Maxillofac Surg, 2004, 62: 662-666.
11. Rohit J, Orla L. Anaethesia for head and neck cancer surgery. Curr Anaesth Crit Care, 2009, 20 (1): 28-32.
12. Robert G, Krohner DO. Anesthetic consideration and techniques for oral and maxillofacial surgery. Int Anesthesiol Clin, 2003, 41 (3): 67-89.
13. Mishra S, Bhatnagar S, Jha RR. et al Airway management of patients undergoing oral cancer surgery: a retrospective study. Eur J Anaesthesiol 2005; 22 (12): 510-514.
14. Jane Q. Omer Lodi. Anaethesia for reconstructive surgery. Intensive Care Med., 2009, 10(1): 26-31.
15. Zhang Z, Qiu W. Craniofacial resection of advanced oral and maxillofacial malignant tumors. Chin Med J, 2003; 116(1): 134-137.
16. Mellon RD, Simone AF, Rappaport BA: Use of anesthetic agents in neonates and young children. Anesth Analg 2007; 104: 509-520.

第58章 胸内手术的麻醉

胸内手术的麻醉进展是现代麻醉学发展的重要组成部分。胸外科手术的进展要求与之相适应的麻醉技术的提高,胸内手术麻醉的进展又为胸外科手术的进步创造了条件。

由于胸内手术胸腔的完整性受损且在心、肺等重要脏器周围的手术操作可造成呼吸、循环功能紊乱,故胸内手术麻醉的主要方法是气管内插管全身麻醉。因此,胸内手术的麻醉除了遵循全身麻醉的一般原则外,还需要根据胸内手术的特点,应用肺隔离、单肺通气等技术为顺利开展胸内手术创造条件。本章从肺隔离技术着手,阐述常见胸内手术的麻醉管理要点,主要介绍肺部手术、气管手术、支气管镜手术、纵隔镜手术、食管手术、胸腔镜手术、支气管肺灌洗术及肺移植术的麻醉处理。

第1节 肺隔离技术

肺隔离(lung isolation)技术传统的定义是指插入特殊的气管导管如单腔支气管导管、双腔支气管导管或支气管阻塞导管以能够将左、右主支气管完全分隔的方法。随着导管材质及插管技术的改进,现在已经可以应用支气管阻塞导管做到分隔左上、下肺叶支气管及右下肺叶和右上、中肺叶支气管。

20世纪肺隔离技术的发明在胸外科手术、麻醉中具有里程碑的意义,使得胸外科手术取得了长足进步,不仅保障了大量湿肺患者的手术安全,也拓展了胸外科手术的适应证。肺隔离后双肺分别通气或一侧通气,不仅可以防止病肺分泌物或脓血对健肺的污染,还可以让手术侧肺萎陷、减少对手术野的干扰;不仅方便手术操作,而且还可减轻手术操作对肺的机械损伤。因此,肺隔离、单肺通气技术是胸内手术麻醉管理的核心。

一、肺隔离技术的适应证

肺隔离技术的应用范围广泛,从为胸内手术操作创造理想的手术野到严重肺内出血时的急症抢救、保护健侧肺免遭出血、堵塞、避免患者窒息死亡等都需要应用肺隔离技术。通常把肺隔离的适应证分为相对适应证与绝对适应证。肺隔离的相对适应证是指为方便手术操作而采用肺隔离的情况,包括全肺切除、肺叶切除、肺楔形切除、支气管手术、食管手术及降主动脉重建术等。肺隔离的绝对适应证系指需要保证通气,防止健肺感染等情况,包括湿肺、大咯血、支气管胸膜瘘、单侧支气管肺灌洗及中央型肺癌等。但这种分法并不理想,实际应用中很多相对适应证会演变为绝对适应证。如手术中意外发生大出血导致必须使用肺隔离技术时,相对适应证就成为绝对适应证。随着疾病谱的改变,现在大咯血病例减少,肺隔离技术作为保护健肺之主要目的的应用减少;相反,因微创技术在胸外科的应用日趋增多,肺隔离技术已经成为胸腔镜(包括达芬奇机器人辅助)手术的必要条件。因此,现在肺隔离技术不仅常规用于肺部、食管、降主动脉等胸内手术,还用于胸腔镜下非体外循环下冠脉搭桥和胸椎手术,有时巨大右半肝脏手术甚至后腹膜巨大肿瘤及后腹膜腔镜手术也采用了肺隔离、单肺通气技术来为手术操作提供更为便利的条件。

二、肺隔离的禁忌证

肺隔离并无绝对禁忌证，但临床实践中有些情况在行双腔支气管导管插管时应注意防止各种损伤，任何情况下气管导管在插管过程中遇有阻力一定禁忌硬插。如存在主动脉瘤时插管要避免动脉瘤的破裂（当然还包括血压的控制）；存在前纵隔肿瘤时插入双腔支气管导管可能造成肺动脉受压，但有时前纵隔肿瘤压迫支气管时又必须选用适宜的双腔支气管导管插入一侧支气管以确保一侧肺通气。因此，插管前应依据颈部、胸部 X 片及 CT 片谨慎选择适宜的导管，插管中动作轻柔、忌暴力，插管后仔细观察肺隔离及单肺通气效果，拔管前再评估：有无气道损伤可能？有无再插管困难？做好再插管准备。理论上，双腔支气管导管插管的条件高于单腔气管导管，既往对于饱胃、困难气道的患者作为双腔支气管导管的插管禁忌，现今随着插管工具及插管技术的提高，认为在做好充分准备的基础上可以谨慎行双腔支气管导管的插管或应用单腔气管导管加用支气管阻塞器来实施肺隔离。注意先插入单腔管再应用交换导管更换双腔支气管导管的插管方式是困难气道患者实施双腔支气管导管插管的方法之一，但是切记并非 100% 成功，应有交换失败的备用方案准备；对于饱胃患者而言，交换导管的方法延长了气道失控的时间，并不适宜于饱胃患者。

三、肺隔离的方法

双腔支气管导管、支气管阻塞导管、单腔支气管导管为肺隔离的三种基本方法，各有优缺点，可根据不同的对象及需求灵活选用。双腔支气管导管是目前选用最多、最主要的肺隔离方法；支气管阻塞导管主要用于困难插管、小儿、下呼吸道解剖异常而需要单肺通气的患者；单腔支气管导管主要用于隆突部位的手术或既往已行全肺切除的患者和小儿。

（一）支气管导管行支气管内插管

支气管内插管是最早应用的肺隔离技术，有左、右支气管导管，通过一定的手法直接送入通气侧的目标支气管（左或右）内而达到肺隔离之目的。因解剖关系，右侧支气管内插管较容易，而左侧支气管插管时如果未能进入左支气管，可将导管退到总气管后将患者头右转 90°，然后轻压气管，利用杠杆原理使得气管导管的尖端指向左支气管而容易获得成功，必要时可用纤维支气管镜辅助插管。该方法的优点是费用低廉，左支气管内插管可以采用普通气管导管替代，而右侧支气管由于长度较短，普通气管导管套囊过长可能并不适宜，宜选用短套囊的气管导管以避免堵塞右肺上叶开口。该方法的缺点明显：其一是容易堵塞右肺上叶支气管开口，造成右肺上叶不张；其二是导管插入目标支气管（左或右）后只能是该侧支气管通气，被堵塞的手术侧肺内分泌物或血液无法及时吸引，结束手术后如果病肺内有分泌物或血液容易造成健肺污染或堵塞，对健肺存在一定的风险。目前，该方法在成人已经基本被废弃，偶用于无适宜双腔支气管导管或支气管阻塞导管可用的小儿患者。

（二）双腔支气管导管（double lumen tube，DLT）

1949 年 Carlens 发明的双腔支气管导管使得肺隔离技术有了质的飞跃。Carlens 双腔支气管导管是左支气管导管型（图 58-1），可插入左支气管，而 White 是右支气管导管型（图 58-2），可插入右主支气管，两种均为橡胶制品。管腔截面呈“D”字型，带有隆凸小舌可跨在隆凸部。由于管腔小，带有小舌钩，插管操作时可引起声门损伤、小钩断裂和脱落可造成意外，现在已经很少使用。

二十世纪八十年代，聚氯乙烯导管替代了橡胶导管，Robertshaw 双腔支气管导管也称为可弃性或一次性使用双腔支气管导管，由透明塑料（PVC）制

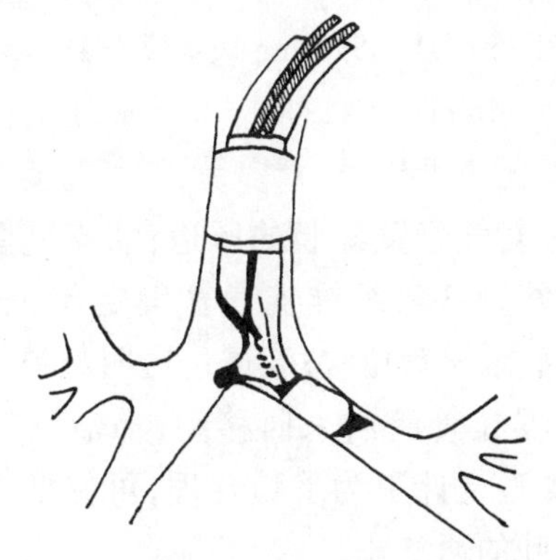

图 58-1　Carlens 导管即左支气管导管

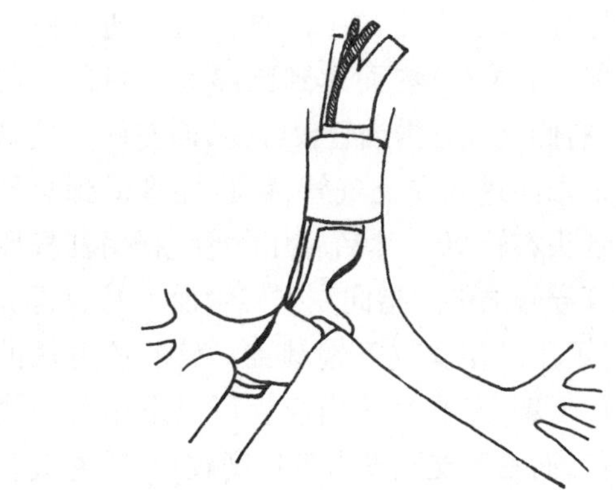

图 58-2 White 导管即右支气管导管

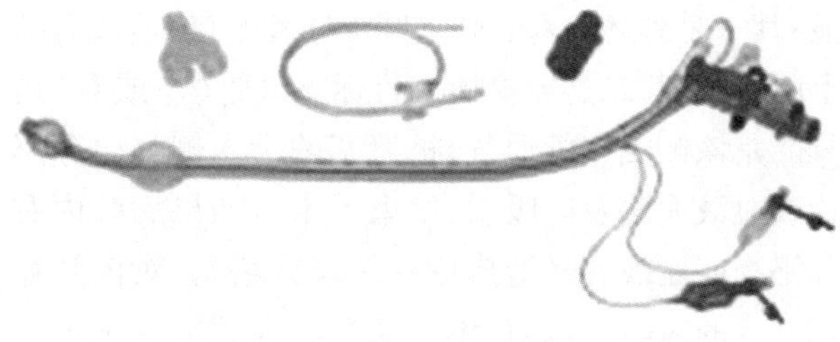

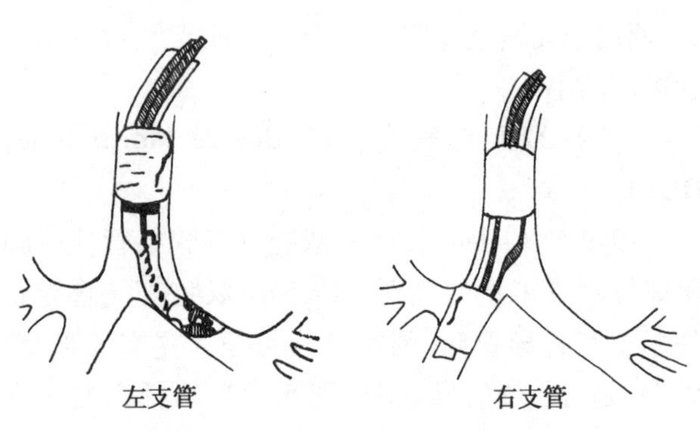

图 58-3 Robertshaw 双腔支气管导管

成，“D”型管腔大而光滑，无小舌钩，有左、右型(图 58-3)。由于双腔支气管导管横截面呈卵圆形，不宜以直径反映其规格，故目前仍以双腔支气管导管的周长与相同周长单腔管的尺寸表示双腔支气管导管的规格，以 French size(F)表示。外径型号最小 F26［相当内径(ID)=4mm］；F28(ID=4.5mm)；F35(ID=5.0mm)；F37(ID=5.5mm)；F39(ID=6.0mm)；F41(ID=6.5mm)。这种导管优点为：①无小舌钩，插管容易；②气管套囊为低压套囊，减轻对气管壁黏膜的压迫；③支气管套囊为蓝色(见图 58-3)，纤维支气管镜定位识别方便；④X 线可显示导管位置；⑤透过透明塑料管可观察呼吸湿化器在管腔内来回移动，易清除气管分泌物；⑥右支型设计更为妥贴合理，可保证大部分患者右上肺叶的通气。

虽然双腔支气管导管至今仍存在一些缺陷，如右侧双腔支气管导管容易移位，需纤维支气管镜辅助定位等，但双腔支气管导管制造技术的改进，使得插管方式更加接近于单腔气管导管、插管损伤的发生率明显降低，加之应用纤维支气管镜对双腔支气管导管的准确定位，临床双腔支气管导管的应用日趋广泛。

1. 双腔支气管导管尺寸的选择 一方面如选择偏细的双腔支气管导管容易使得通气阻力增加，肺部分泌物引流不畅，而且为了避免气道漏气，往往需要增加套囊的注气量，而过高的套囊内压则易引起气道黏膜的损伤；另一方面如选择偏粗的双腔支气管导管，气管插管时易引起声带和气道黏膜损伤，甚至造成支气管破裂。因此，选择合适的双腔支气管导管的型号就显得格外重要。理想的双腔支气管导管以能顺利插入目标支气管内最大型号的双腔支气管导管为原则，所谓合适需要同时满足以下三个条件：①双腔支气管导管能够插入顺利，管端能正确到达目标支气管；②主气管套囊内注气 2～6ml 后套囊内压力<25cmH$_2$O，正压通气时气道峰压达 30cmH$_2$O 时无漏气现象；③支气管套囊内注气 1～3ml 后套囊内压<20cmH$_2$O，正压通气气道峰压达 30cmH$_2$O 时两肺隔离良好。双腔支气管导管的选择不仅与患者的性别、身高有关，有时还与麻醉医师的习惯有关。中国北方地区医师较南方地区医师可能选择更粗 1 个型号。一般推荐男性选用 DLT 35～41F，女性选用 DLT 35～37F(见表 58-1)。上海交通大学附属胸科医院 2 万余例双腔支气管导管的应用经验是，男性选用 37F，女性选用 35F 多可满足肺隔离的需求，且便于双腔支气管导管的插入、减少插管并发症。上海交通大学附属瑞金医院近年来采用胸部 X 片与 CT 测量法来选用双腔支气管导管的尺寸，更为准确，可避免导管选择不当造成的不必要浪费。其方法是从医院的影像系统中获取胸部 CT 图像，测量声门下气管最狭窄处(A)、气管中段(B)以及左、右主支气管(C)等处的内径(图 58-4)。如图中所示测量该患者的数据得到声门下最狭窄处(A)直径为 12.0～12.2mm，主气管直径为 16.5～17mm，左主支气管直径为 9.7～10.6mm，右主支气管直径为 8.1～8.9mm，按照表 58-2 某品牌 DLT 数据，选择 37F 双腔支气管导管较为适合。此外，插管前还可参考单腔气管导管、双腔支气管导管以及支气管阻塞导管的直径(表 58-4)。

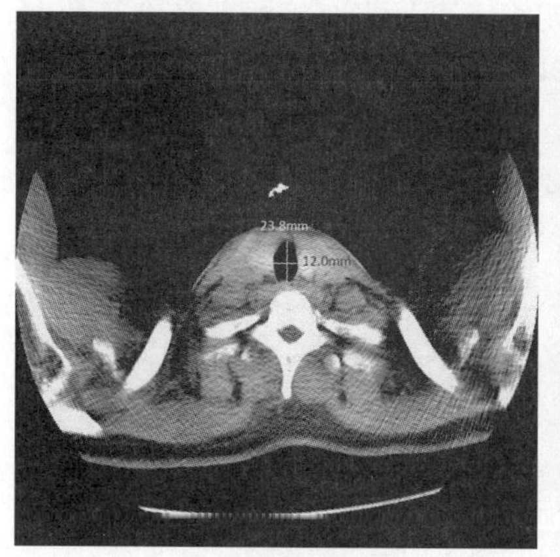

A: 气管最狭窄处

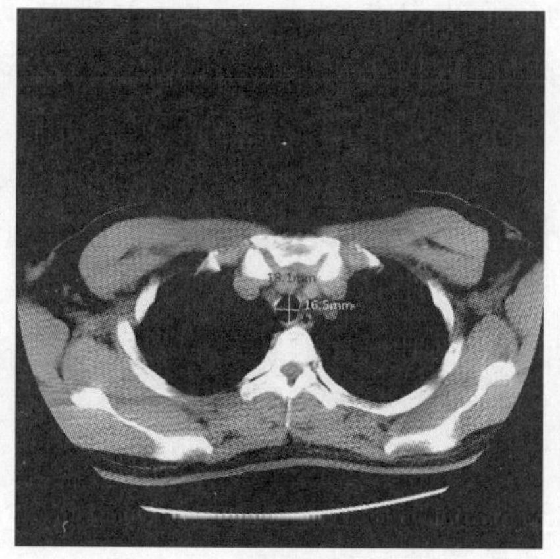

B: 气管中段

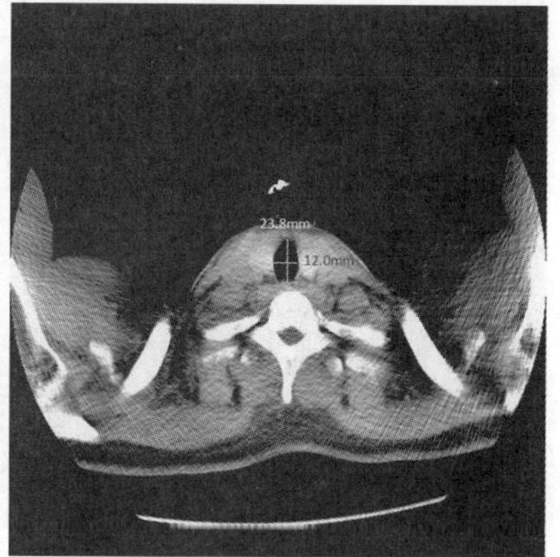

C: 左、右支气管处

图 58-4　依据胸片测量气管、支气管直径

表 58-1　依据性别、身高所推荐的 DLT 的尺寸

性别	身高(m)	推荐 DLT 尺寸
女性	≥1.6	37F
女性	<1.6	35F
女性	<1.5	32F
男性	≥1.7	41F
男性	<1.7	39F
男性	<1.6	37F

表 58-2　某品牌双腔气管导管的外径

型号(F)	主气管导管外径(mm)	左/右支气管导管外径(mm)
28	9.4	7.4
32	10～11	8.3
35	12～13	9.5
37	13～14	10
39	13～14	10.1
41	14～15	10.6

表 58-3　单腔气管导管、双腔支气管导管及支气管阻塞导管直径

单腔气管导管 ID(mm)	单腔气管导管 OD(mm)	双腔支气管导管 French size(F)	双腔支气管导管主气管导管 OD(mm)	支气管阻塞导管 ID(mm)
6.5	8.9	26	8.7	3.0
7.0	9.5	28	9.3	3.2
8.0	10.8	32	10.7	3.4
8.5	11.4	35	11.7	4.3
9.0	12.1	37	12.3	4.5
9.5	12.8	39	13.0	4.9
10.0	13.5	41	13.7	

注:ID:内径,OD:外径

2. 插管前双腔支气管导管的检查　检查内容包括套囊是否漏气,主气管的套囊注气 15～20ml、支气管套囊注气 3ml 行检查。然后在导管外涂润滑剂或喷雾润滑剂,根据患者的解剖及麻醉医师的插管习惯,将双腔支气管导管弯曲至所需要的角度,建议不宜更改导管前端自身的塑性以便于进入目标支气管。

3. 双腔支气管导管的插管方法　与气管内插管的基本方法相同。喉镜暴露声门后导管的支气管斜口向上插入声门,支气管套囊经过声门后,拔除插管导芯,左侧双腔支气管导管逆时针旋转 90°,右侧双腔支气管导管顺时针旋转 90°,推进导管至预计深度插管即初步完成。一般身高 170cm 的成人患者导管尖端距门齿 29cm,身高每增减 10cm 插管深度增减 1cm。Robertshaw 双腔支气管导管与具有小舌钩的橡胶双腔支气管导管的设计不同，推进导管时不宜以遇到阻力为插管初步成功的标志，推进中遇到阻力时可能造成肺叶、肺段支气管插管或支气管损伤。插管初步完成后应准确定位导管的位置。

4. 导管定位　确定双腔支气管导管位置的方法包括听诊与支气管镜检查。听诊分三阶段进行。第一步确定气管导管的位置（图58-5），即主气管内套囊充气，双肺通气时听诊可闻及双肺呼吸音清晰、对称（肺部疾患呼吸音改变与病变吻合），同时可见双侧胸廓均匀起伏。若双肺呼吸音不一致，气道阻力大，表明双腔支气管导管插入过深，可后退2～3cm后重新听诊。第二步确定支气管导管的位置（图58-6）。将支气管套囊充气，夹闭气管腔接口后通气，听诊确认插入支气管侧单肺通气呼吸音清晰，开放气管腔接口行双肺通气，听诊双肺呼吸音清晰、对称。第三步确定隔离效果（图58-7）：分别钳夹气管腔与支气管腔接口，听诊通气侧单肺呼吸音同时见通气侧胸廓起伏以确定隔离效果。

听诊法可快速诊断双腔支气管导管是否到达目标支气管，如果通气效果好、单肺通气时气道峰压低于20cmH_2O，呼出气CO_2波形无气道梗阻表现，基本可以确定导管位置良好。反之如果气道峰压高，呼出气CO_2波形呈气道梗阻表现，则提示双腔支气管导管位置不当，可能存在一侧支气管或肺叶支气管堵塞的情况。定位最可靠的方法是应用纤维或电子支气管镜明视下定位。其方法是在双腔支气管导管初步定位后，支气管镜经双腔支气管导管的侧孔直接进入气管内，明视下可见支气管的蓝色套囊恰封堵在目标支气管口上。（标准位为：蓝色套囊充气后在隆突下可见）患者体位改变或手术操作可移动导管位置，此时需要重新核查双腔支气管导管的位置。由于双腔支气管导管的内径较细，宜选用适宜型号的纤维支气管镜（表58-4），以避免纤维支气管镜损坏。

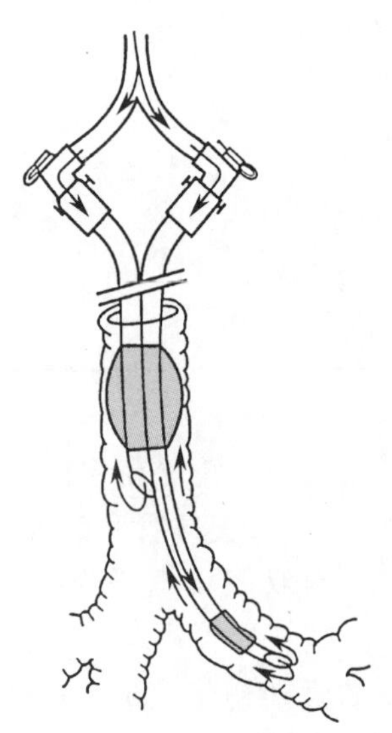

图58-5　双腔支气管导管定位步骤1
第一步：确认在气管内
气管套囊充气，支气管套囊未充气，双侧呼吸音

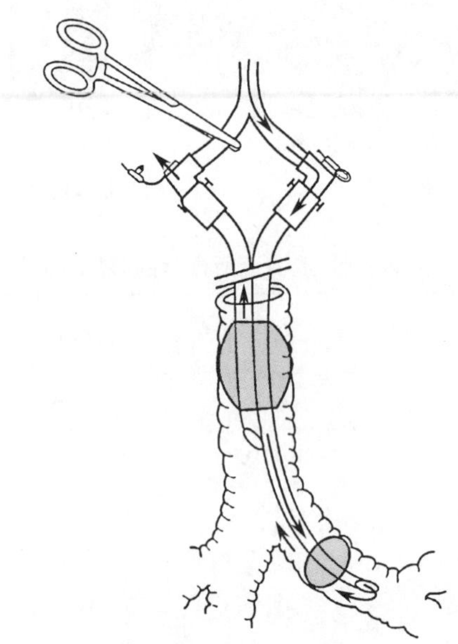

图58-6　双腔支气管导管定位步骤2
第二步：确认目标支气管内插管
气管套囊充气，支气管套囊充气，夹闭总气管通气管，听诊确认支气管导管位置

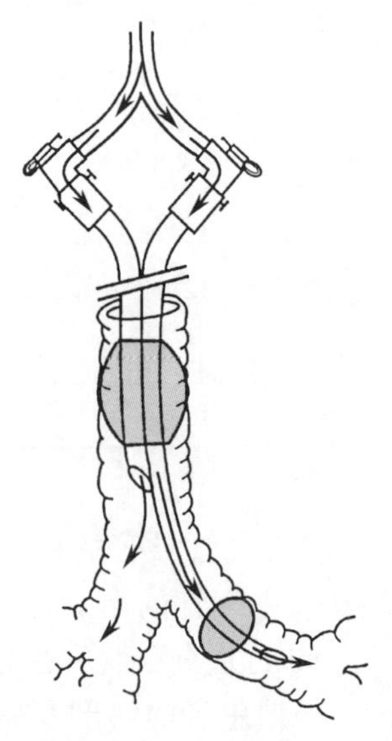

图58-7　双腔支气管导管定位步骤3
第三步：确认肺隔离效果
分别钳夹气管腔与支气管腔接口，听诊通气侧单肺呼吸音同时观察通气侧胸廓起伏以确定隔离效果

表 58-4 不同型号双腔支气管导管定位时纤维支气管镜相适宜的型号

双腔支气管导管型号	最粗纤维支气管镜型号
28F	3. 2mm
32F	3. 8mm
35F	4. 1mm
37F	4. 4mm
39F	4. 7mm
41F	5. 0mm

备注：ID 7. 5mm 单腔气管导管联合支气管阻塞导管时，可用 4. 1mm 纤维支气管镜

5. 导管进入目标支气管失败情况的处理 由于解剖关系右侧双腔支气管导管的插管较易成功，而左侧双腔支气管导管在插管中较易误入右支气管。遇到这种情况后先将套囊放气，导管后退至距门齿 20cm 处，将患者头右转 90°同时将双腔支气管导管逆时针旋转 90°再向下推进导管入左侧支气管。在头转向右侧送管过程中可以轻压气管位置，利用杠杆原理将导管送入目标左支气管。另一种处理方法是夹闭主气管通气，控制呼吸并后退导管，见到双侧胸廓起伏后将患者头向右侧旋转，导管同时逆时针旋转推进易使左侧双腔支气管导管进入左支气管。在上述方法不能奏效的情况下再考虑用纤维支气管镜引导插管，因为用于定位的纤维支气管镜较为纤细，用作引导容易造成光纤维断裂，使得纤维支气管镜出现黑斑点而影响视野。因此，最好避免用纤维支气管镜作为双腔支气管插管的引导。

（1）左侧双腔支气管导管：左侧双腔支气管导管常见进口的有 Portex、Rusch、Mallinckrodt、Sheridan 等，国产的有威利、驼人、坦帕等。这些导管行肺隔离时的套囊内压较低，在 15 ~ 20cmH_2O 之间。支气管套囊内容量 2 ~ 3ml 即可完成隔离，套囊内容量超过 3ml 才能完成隔离时应调整双腔支气管导管位置。左侧双腔支气管导管可能进入左肺上叶或下叶的叶支气管，通过纤维支气管镜检查可鉴别。

（2）右侧双腔支气管导管：右侧双腔支气管导管进口的也有 Portex、Rusch、Mallinckrodt、Sheridan 等，国产的有威利、驼人、坦帕等。主要区别在于套囊设计。导管的特点是支气管套囊远端后导管侧壁有一侧孔，用于右上肺通气（图 58-8）。右侧双腔支气管导管行肺隔离时套囊内压较高，约 40 ~ 49cmH_2O，但低于 Univent 管的套囊内压。右侧双腔支气管导管插入过深可堵塞右上肺叶开口而致右上肺叶不张。

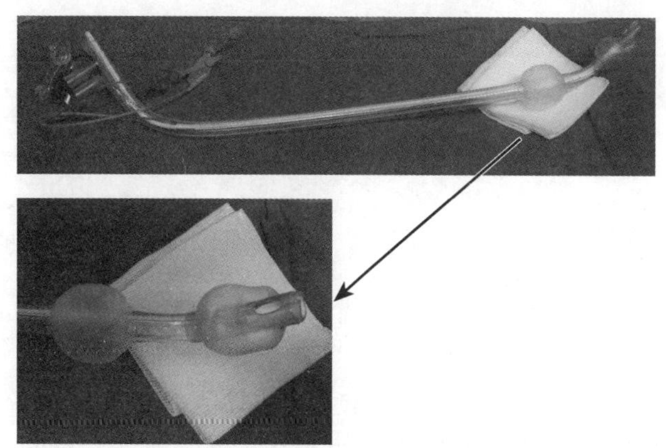

图 58-8 Robertshaw 双腔支气管导管右支

在三种肺隔离技术中，双腔支气管导管法有其他方法无法比拟的优势，即在良好肺隔离的情况下，可以随时、按需对气管及支气管进行吸引、通气，且支气管镜检查时方便；其缺点是需要较单腔气管导管更好的气管插管条件，对于存在解剖变异时固定的导管设计不能发挥肺隔离作用甚至造成下呼吸道损伤。

（三）支气管堵塞器（包括 Univent 导管）

是将带套囊的支气管阻塞导管经气管导管置入一侧支气管（左或右），然后套囊充气封闭支气管，达到肺隔离的目的。目前可以采用的导管有 Univent 导管（图 58-9）和支气管阻塞导管（图 58-10）。支气管堵塞时非通气侧肺的萎陷有赖于肺内残余气体的吸收（隔离前纯氧通气有助于加快肺内气体的吸收）或在堵塞器套囊充气前暂停呼吸，让手术医师轻轻挤压肺脏来完成，通过堵塞器导管中间的细孔吸引也有助于非通气侧肺萎陷。这些促进非通气侧肺萎陷的方法均不利于非通气侧的肺保护，因此，对于术前肺功能减退的患者应倍加注意，必要时在非通气侧肺萎陷前后采用肺复张措施可有利于肺保护。

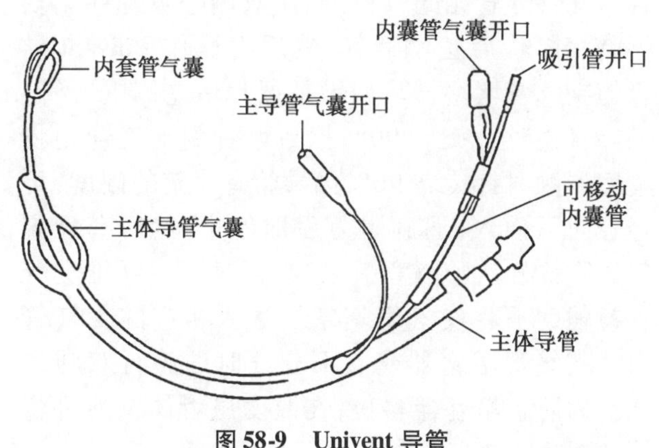

图 58-9 Univent 导管

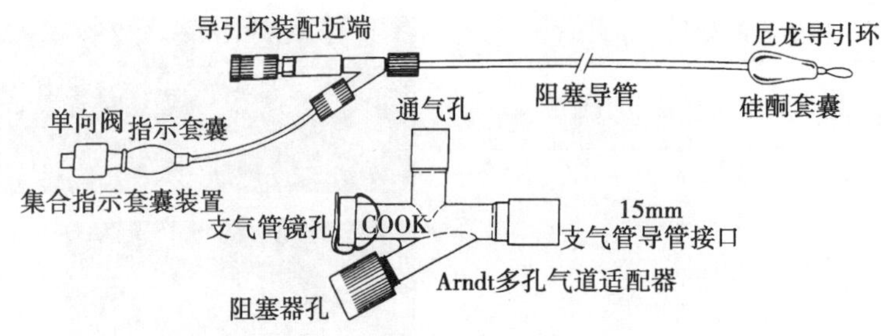

图 58-10 Arndt 支气管阻塞器示意图

1. Univent 导管 出现于 1982 年,系一硅胶材质的单腔气管导管,其特点是在主导管前壁上有凹槽,凹槽内有一空腔为支气管阻塞导管通过,支气管阻塞导管空腔直径为 2.0mm,其远端有一个套囊,可充气 5ml 左右。充气后发挥支气管阻塞作用。其伸出主导管末端约 8cm,有二个开口,一个为充气套囊接口,另一个可供氧和高频通气,并能进行吸引。外伸出导管有固定帽,当可移动支气管导管进入支气管后,套囊充气固定于正确部位。其主要的优点为:①插管方法简便,②年龄适应范围大,也可用于小儿,③支气管阻塞导管可供氧及进行高频通气和分泌物吸引,④手术结束,如患者需要进行机械通气,不需要换管仅将阻塞器退到凹槽空腔内即可,⑤支气管阻塞导管的套囊为蓝色,使纤维支气管镜容易辨认,⑥双侧通气转换到单肺通气,只需套囊充气即可。以上优点使得 Univent 导管的临床适用范围较广,但在应用中仍存在一些问题,如与双腔支气管导管相比其肺隔离效果不稳定、吸引分泌物能力有限,故不宜用于湿肺、肺脓肿及支气管扩张、大咯血的患者,且 Univent 导管留作术后应用不如普通单腔气管导管更为便利。

Univent 导管的插管方法与普通单腔气管导管相同,暴露声门后,将支气管堵塞器侧孔朝上将 Univent 导管送入声门下,导管插入的深度与普通气管导管相同,听诊确认双侧呼吸音并见双侧胸廓起伏后正常通气,然后再操作 Univent 导管的支气管堵塞器。如果是拟封堵左侧支气管,将导管逆时针旋转 90°,拟封堵右侧支气管则将堵塞器顺时针旋转 90°,因导管有一定的硬度,可轻轻向下插入,遇到阻力后即停止,然后套囊充气后听诊确认肺隔离效果,必要时可在纤维支气管镜辅助下将支气管堵塞器送入相应的支气管内。支气管堵塞器套囊不充气时即施行双肺通气。为防止堵塞器移位,在改变患者体位前可将堵塞器插入支气管较深的部位。

Univent 导管的支气管堵塞器套囊属高容量高压套囊,长时间单肺通气应间断开放,避免气道黏膜长时间受压。因堵塞器导管硬,有穿破支气管的可能,应谨慎操作。

2. 支气管阻塞导管 系一根将支气管堵塞套囊通过单腔气管导管送入支气管实现肺隔离的一种技术。由于手术操作的影响,尤其在右侧支气管堵塞时易发生堵塞套囊的移位。堵塞套囊移位不仅可造成肺隔离失败,严重时甚至可以堵塞主气管与通气侧肺支气管造成患者窒息,因此,应持续监测气道压力、呼气末二氧化碳分压波形,以便及时发现导管移位。其主要的适应证:无需非通气侧吸引的肺隔离,如食管手术、胸椎手术,双腔支气管导管插管困难又必须行肺隔离的患者,手术中需要紧急肺隔离而双腔支气管导管插入困难的情况,也可用于无分泌物、非肺部的胸科手术。支气管堵塞法肺隔离的主要缺陷在于不能对非通气肺进行正压通气、吸引等操作,因此,对降主动脉瘤血管重建术患者仍宜采用双腔支气管导管。

目前可用的支气管阻塞导管进口的有两种,Arndt 支气管阻塞器(美国,Cook 公司)(图 58-10)和 Coopdech 支气管阻塞导管(日本大研医器株式会社)(图 58-12),国产多类似于后者。

(1) Arndt 支气管阻塞器:图 58-10 示包含有引导尼龙丝的支气管阻塞器和多孔的气道连接器。在放入气管导管后,通过连接器的阻塞孔放入支气管阻塞器,通过引导尼龙丝形成的环将纤维支气管镜放入气管或支气管内,将阻塞器末端的尼龙环套在纤维支气管镜前端,在纤维镜的牵引下将阻塞器送入目标支气管。纤维支气管镜应有足够长度使支气管阻塞器能够顺势放入主支气管内,一旦支气管阻塞器的套囊位于支气管内,则拔出纤维支气管镜,再将套囊充足气(采用恰好封闭支气管的方法);改变患者体位后重新应用纤维支气管镜检查套囊位置并使其准确定位(图 58-11)。

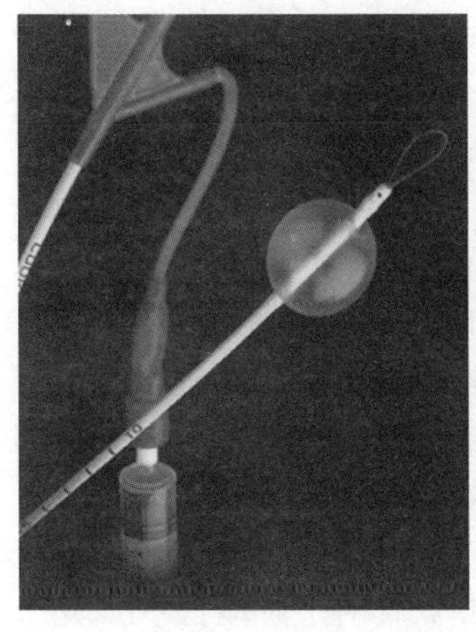
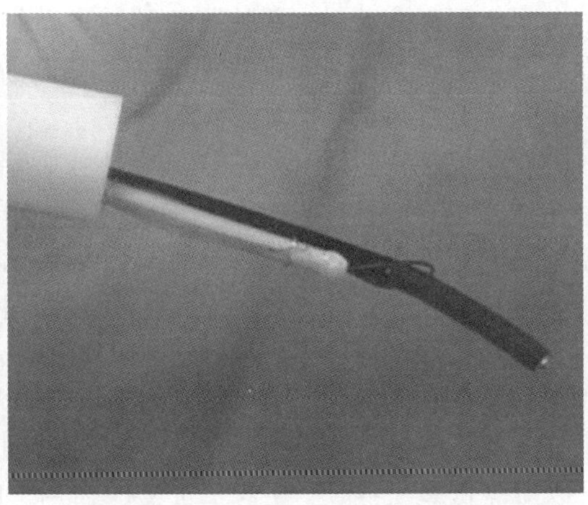
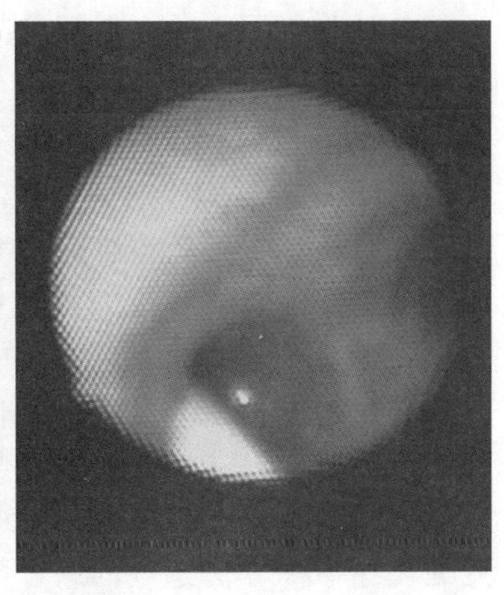

图 58-11　检查套囊、尼龙导引环套住气管镜前端、阻塞一侧支气管

（2）Coopdech 支气管阻塞导管　现常用的 Coopdech 支气管阻塞导管为日本大研医器株式会社生产(图 58-12)，外径 3mm，可用于 ID 6.0mm 以上的单腔气管导管。

自动充气按钮
用于把预充在气囊专用充气膜里的气体由一键式按钮自动充入远端套囊中。
自动充气球囊
国际专利设计，储存经注射器预充在专用充气膜里的气体
支气管镜接口
纤维支气管镜由此插入，提供纤维镜和导管间最优化的角度便于独立操作。并配备了覆盖密封圈，无论纤支镜是否插入都会确保封闭操作。纤支镜拔出后，可插入吸痰管对气管和健侧肺进行吸引。
指示球囊及放气
检测远端套囊的充气程度，并可充盈或抽取套囊内气体。
封闭支气管导管入口
封闭支气管导管垂直插入接口连接器使导管尖端和球囊容易转动变换方向，导管包裹物也随之垂直插入，以确保导管上下活动时保持封闭。
通气回路标准接口
可以连接任意规格麻醉呼吸回路(OD15mm/ISO5356-标准)
导管固定夹
将封闭支气管导管固定在连接口上以减少操作中的移位。
吸引口
用于给萎陷肺供氧排气和吸引分泌物
球囊
低压柱状球囊加大接触支气管内壁的面积，减少其损伤
气管插管标准接口
可以连接各种类型的插管，包括加强插管、气切插管和喉罩

图 58-12　Coopdech 支气管阻塞导管

与 Arndt 支气管阻塞器相比，该导管的置入比较方便，无需通过纤维支气管镜放入支气管内，故该导管也无引导尼龙丝装置。导管尖端角度的设计符合解剖结构，操作者可通过旋转导管外部即可将套囊精确放置于目标支气管内。套囊有两种外形：圆柱形和小纺锤形，注气量分别为 5.25ml 和 7.33ml。圆柱形套囊旨在对支气管黏膜的损伤最小，小纺锤形套囊在未充盈时可减少气道阻力。两种气囊注气后囊内压力分别为 37.95mmHg 和 102.3mmHg，对气管壁黏膜的压力分别为 22.89mmHg 和 13.88mmHg，均可达到低压套囊的要求，从而降低支气管黏膜损伤的风险。

四、单肺通气在临床应用中的问题

单肺通气(one lung ventilation，OLV)使手术区域肺萎陷，不仅有利于明确病变范围，创造安静的手术野，还有利于减轻非切除部分肺的机械性损伤。但肺萎陷毕竟是非生理状态，除了涉及潜在的低氧血症，还要注意防治肺萎陷-复张所致的肺损伤。因此，单肺通气的呼吸管理主要注意两个问题：一是未经通气的去氧饱和血液分流(即肺内分流)引起动脉血氧分压下降，二是非通气侧肺萎陷及通气侧肺正压通气所致的肺损伤；因此，在麻醉处理上要尽可能减少非通气侧肺血流以减少肺内分流、降低低氧血症的发生率；其次，在单肺通气时要采用保护性肺通气策略，以减轻对通气侧和非通气侧肺的损伤。

(一) 单肺通气时低氧血症的原因

单肺通气时低氧血症最主要的原因是肺隔离的机械因素即双腔支气管导管或支气管阻塞导管的位置不当，其次为单肺通气所致的通气/血流比(V/Q)失调(即非通气侧 V/Q 骤降)以及通气肺的病变不能耐受单肺通气。

针对上述原因，在单肺通气时出现低氧血症首先应排除双腔支气管导管或支气管阻塞导管位置不当，可在纤维支气管镜明视下调整到位，当呼吸道被血液、分泌物或组织碎屑堵塞时，则应及时吸引、清理呼吸道，以保持呼吸道通畅。其二，对于单肺通气时不可避免的V/Q失调，首先应增强对其病理生理过程的理解，结合患者术前肺功能、术中用药、患者麻醉深度、机体呼吸和循环的整体情况等，采用个体化的机械通气模式（包括通气侧PEEP、非通气侧CPAP），尽可能减轻V/Q失衡，通过提高吸入氧浓度往往在90%单肺通气的患者可以避免低氧血症的发生。最后对于慢性肺疾病患者，由于其本身肺结构破坏所致的V/Q失衡，在单肺通气时因气道内气体分布不均衡增加，小气道提前闭合等均可加剧V/Q的失衡，更容易出现低氧血症或高碳酸血症。依据病情调整机械通气参数格外重要，为了避免机械通气对患者肺的再次损伤，对此类患者在单肺通气中除了提高吸入氧浓度、适宜的通气侧PEEP、非通气侧CPAP，在单肺通气时还可接受允许性高碳酸血症。安全起见，可以接受对循环无明显影响程度的高碳酸血症，但是不能接受严重缺氧。因此，在单肺通气中如出现低氧血症则必须尽快查明原因迅速纠正之。如果不能纠正则应放弃单肺通气（即双肺通气）。单肺通气时影响V/Q的因素包括体位、全身麻醉、开胸以及低氧性肺血管收缩（HPV）等。

1. 体位、全身麻醉与开胸对V/Q的影响　清醒状态下侧卧位时，膈肌较低部位向胸腔弯曲明显，能更有效收缩。同时，胸膜腔压力梯度的改变也使下肺通气比上肺通气好。肺血受重力影响向下肺分布较多。由于上肺通气与血流均下降，下肺通气与血流均增加，因此，双肺的V/Q变化不大。

全身麻醉后侧卧位时，肺血分布的模式依然是下肺占优势。但肺机械通气的模式则与清醒时相反，上肺通气比下肺通气好。所以，麻醉后侧卧位时上肺通气好但血流不足，V/Q上升；下肺通气不良但血流灌注良好，V/Q下降，通气效能下降，即无效通气增加。

开胸后肺萎陷，肺泡通气面积骤减，但开胸侧肺血流并未相应减少，造成开胸侧肺通气不足而血流灌注良好的情况，V/Q降低造成肺内分流。麻醉后非开胸侧肺受腹腔内容物、纵隔、重力的影响通气不良，血流灌注相对较多，同样造成V/Q的降低而造成肺内分流。肺内分流使动脉血氧分压下降出现低氧血症。非通气侧肺内分流量可达40%～50%，在单肺通气20～30分钟内下降最严重。随着HPV的启动，静脉血掺杂逐渐缓解，非通气侧肺内分流减至20%～25%。

2. 低氧性肺血管收缩（hypoxic pulmonary vasoconstriction HPV）　HPV是指肺泡氧分压下降后，机体自身肺血管收缩、肺血管阻力增加的一种保护性代偿反应。HPV表现为肺泡低氧区域肺血管收缩致使肺动脉阻力升高、血流减少，这样使得血液流向通气良好的区域。HPV可使V/Q失调减轻，肺内分流减少。因此，单肺通气时HPV在减少萎陷肺血流中起了重要的作用。HPV有两个阶段，最初（几分钟）快速发生，然后（几个小时）缓慢增加，HPV受生理因素、疾病状态与药物的影响。影响肺血管的因素同样也影响肺血管的收缩，如充血性心力衰竭、二尖瓣疾患、急慢性肺损伤等均可影响HPV。钙离子通道阻断药、硝酸盐类、硝普钠、β_2受体激动药如支气管扩张药、一氧化氮（NO）与吸入麻醉药均可抑制HPV。HPV受到抑制后低氧血症的表现更为明显。虽然所有的吸入麻醉药均能抑制HPV，增加肺内分流，但与恩氟烷和氟烷相比，异氟烷、地氟烷、七氟烷对HPV的抑制作用弱，临床在≤1MAC时，其作用与静脉麻醉药相似。静脉麻醉药与阿片类麻醉镇痛药对HPV无明显影响。

3. 心排血量减少　开胸后胸腔负压消失，回心血量减少，手术操作压迫，低血容量、心律失常等因素均使心排血量减少，从而影响V/Q，因此，有时术中低氧血症的原因可能是循环因素。

（二）单肺通气时的麻醉管理

针对单肺通气时导致低氧血症的原因，采用以下措施可减少低氧血症的发生。

1. 准确的双腔支气管导管或支气管阻塞导管的定位，保持呼吸道通畅，有分泌物、血液、组织碎屑时应及时清除；

2. 单肺通气时机械通气模式的设定　过去多以单肺通气中提高吸入氧浓度至100%，加大潮气量的方法来提高PaO_2。这些措施虽可提升PaO_2、避免全身缺氧，但纯氧可致吸收性肺泡萎陷加剧、活性氧损伤。此外，加大潮气量所致的肺容量伤、气压伤越来越得到人们的重视。为了降低术后急性呼吸窘迫综合征（ARDS）的发生，且避免单肺通气中低氧血症的发生，目前主张采用保护性肺通气策略。

保护性肺通气策略是在实施机械通气时，既考虑患者氧合功能的改善和二氧化碳的排出，同时又注意防止机械通气负面作用的通气策略。可采用小潮气量、低气道压通气，加用 PEEP 防止肺萎陷，肺泡复张策略等保护肺免遭机械通气的损伤(容量伤、气压伤)。

有鉴于此，在单肺通气时机械通气的通气模式设定应个体化，其参数设定要兼顾：①维持足够的通气量，使得 PaO_2 和 $PaCO_2$ 接近于生理状态，②避免大潮气量、高气道压对肺造成损伤，③尽可能缩短非生理的单肺通气时间，避免长时间非通气侧肺萎陷，必要时间隔 1 小时膨肺 1 次。肺保护应贯穿于整个围手术期，其具体措施包括：

(1) 术前呼吸锻炼：良好积极的心态、正确的呼吸方法、体能训练、术前戒烟、减轻肺部疾病，有利于 V/Q 趋于正常的措施(祛痰、平喘、抗感染等治疗)。

(2) 选用对 HPV 干扰较少的麻醉方法和用药：全身麻醉可采用全凭静脉麻醉或静吸复合麻醉，吸入麻醉尽可能采用对 HPV 干扰较小的异氟烷、七氟烷或地氟烷，避免高浓度吸入，可以采用全身麻醉联合硬膜外阻滞或椎旁阻滞的方法。

(3) 麻醉开始即实施肺保护，包括：

1) 肺隔离与通气过程中注意：插管的无菌技术、纤维支气管镜的准确定位与肺隔离，良好的肌肉松弛使得通气肺和胸壁的顺应性增大，防止通气肺的肺内压增高或气道压增高使得肺血管收缩而减少肺血流。如果术中出现 SpO_2 下降，在增加吸入氧浓度的同时，首先检查导管位置，支气管导管或阻塞导管的移位往往是低氧血症的首要原因。

2) 避免纯氧吸入：双肺通气时选用 FiO_2 < 60%、单肺通气 FiO_2 <80%，从肺保护的角度考虑，建议使用 5cmH_2O 的 CPAP 于非通气侧，5cmH_2O 的 PEEP 于通气侧肺；理论上 5cmH_2O 的 CPAP 对手术操作影响不大，但在实际应用中有时仍会因肺部膨胀干扰手术，故术中需要观察手术野肺部膨胀情况调整 CPAP 大小，尤其是在胸腔镜手术中。

3) 适宜的机械通气模式：容量控制呼吸双肺通气时，设定潮气量 6～8ml/kg，呼吸频率 12～14 次/min，监测气道的峰压宜<20cmH_2O；单肺通气时潮气量和呼吸频率可不变，但监测气道峰压宜<25cmH_2O，通气功能障碍者气道峰压<30cmH_2O；如果容量控制呼吸不能达到理想的通气效果，可改容量控制为压力控制呼吸，以求在相同的气道峰压下获得更大的潮气量，同样一般在双肺通气时气道压力设定不超过 25cmH_2O，单肺通气时气道压力设定不超过 30cmH_2O；如果经过上述措施仍不能达到理想的通气效果，可以采用允许性高碳酸血症。需要注意的是只要无严重的酸血症，患者均可以较好地耐受高碳酸血症，但患者对缺氧的耐受性较差，如果出现严重的低氧血症则应停止单肺通气改为双肺通气，或在非通气侧肺应用高频喷射通气[HFJV(0.5～0.8kPa、100 次/min)]改善氧合，纠正低氧血症。待情况改善后，再施行单肺通气。如施行全肺切除，宜尽早结扎肺动脉，使肺内分流减少，从而终止低氧血症。

4) 肺泡复张策略：即在每通气 30 分钟，扩张萎陷的肺，膨胀肺维持气道峰压大于 35cmH_2O 持续 7～10秒，现在也有建议在肺萎陷前、后采用肺泡复张策略以更有利于肺保护。

5) 吸入气体加温、加湿：也是肺保护的策略之一，其机制是：①有利于气管和支气管纤毛运动，②使分泌物变得稀薄，容易排出，③预防微小肺不张，④预防支气管痉挛。

6) 有效的液体控制：维持满足机体有效灌注的最低血容量，避免肺脏液体过度负荷而致肺损伤。

7) 良好的术后镇痛：采用有效的静脉或硬膜外镇痛，有利于术后维持良好的胸廓扩张运动，使得肺扩张与咳嗽、排痰有力，保持呼吸道通畅，促进肺功能的恢复，从而降低术后肺部并发症。

五、肺隔离的并发症

肺隔离的主要并发症是气道创伤。有报道医源性创伤在用双腔支气管导管的患者中发生率为 0.5‰～2‰，在这些报告的病例中体形小、女性、食管手术、既往有放疗史为主要的创伤危险因素，任何上述危险因素的叠加则增加应用双腔支气管导管时气管、支气管损伤的风险，应予以警惕，加强防范。为此，需要注意下列问题：①胸部 X 线检查或 CT 上解剖异常的证据常可提示双腔支气管导管支气管内放置困难，这些患者应避免使用双腔支气管导管，因此，在气管插管前麻醉医师必须自己查看胸部 X 片或 CT 片；②吸入 70% 的氧化亚氮(N_2O)在术中可使支气管套囊内的气体从 5ml 增加到 16ml，因此，肺隔离患者术中应避免吸入 N_2O；③选用适宜尺寸的导管：尺寸太小的导管可使肺隔离困难，套囊充气过多，可对支气管黏膜产生压迫性损伤；而尺寸太大的导管则可引起机械性创伤；④支气管套囊或阻塞导管的套囊尽可能用最低的充气容量，并尽可能缩短肺隔离的时间，这样可缩短支气管或阻塞导管套囊的充气时间，缩短对支气管黏膜的压迫时间；⑤如果气道阻力增加必须用纤维支气管镜检查。

由于双腔支气管导管是对正常气管、支气管解剖而设计的，故支气管阻塞导管更适用于上或下呼吸道解剖有异常的患者。防止气道创伤的主要措施为插管前详细的气道评估、选择适宜规格的导管、减小肺隔离时套囊内注气容量、仅在需要隔离时才对套囊充气、避免使用 N_2O 以及插管时轻柔操作，插管遇有阻力时切忌暴力，宜在分析后如需要可在纤维支气管镜引导下再尝试。因此类创伤的临床报道较少，治疗经验缺乏，多主张在严重创伤时术中修复，术后发现的轻微创伤可采用保守治疗的方法。上海市胸科医院连续 10 年 18 000 余例双腔支气管插管病例，仅发现 1 例气道创伤。该患者气管插管略有困难，插管 3 次最终成功插入双腔支气管导管左支，在全身麻醉下实施了食管癌根治手术。术中未见异常，术后在拔除气管导管后患者立即出现呼吸困难、纵隔、皮下气肿而诊断为气道损伤，立刻重新气管插管，将单腔气管导管置于隆突上，控制呼吸有效，而当气管导管退至声门下，则气肿加剧，提示声门下至隆突上气管有损伤。将气管导管重新放置在隆突上，纤维支气管镜检查未能发现异常，带管回 ICU 监护，2d 后皮下及纵隔气肿吸收，保留气管导管下自主呼吸至术后第 4 天拔除气管导管，顺利康复，再次纤维支气管镜检查未发现气管损伤痕迹。

第 2 节　常见胸内手术的术前准备

良好的术前准备既可保证患者接受手术的最佳时机，又利于术中麻醉管理与减少术后并发症。术前准备包括两个方面的内容，即麻醉前评估与准备。

一、术前评估

术前评估的目的在于了解患者对于手术、麻醉的耐受能力，为制定麻醉方案提供依据。术前评估以患者病史、体格检查、实验室检查与特殊检查为依据，对患者三个方面作出评估，即主要器官功能、体能状况及手术风险。评估结果决定了患者是按计划手术，还是需要暂缓手术进一步准备及不适宜手术。因胸内手术患者的术后并发症主要为心血管和呼吸系统并发症，故本章主要介绍呼吸系统与心血管系统的术前评估，其他参照第 45 章。

（一）呼吸系统

主要通过呼吸系统疾病的症状、体格检查与肺功能检查等全面了解呼吸系统的功能，以评估手术效果、手术风险与术后需呼吸支持的时间。

接受开胸手术的患者常伴有呼吸系统疾病的症状，主要包括咳嗽、咯痰、咯血与呼吸困难。咳嗽、咯痰是呼吸道激惹的表现，多因感染、肿瘤刺激或压迫引起。咳嗽伴咯痰表明呼吸道炎症反应的存在，而肿瘤压迫与异物刺激多引起干性咳嗽。术前评估应了解咳嗽与咯痰的性质。术前咯痰量大时应使用双腔支气管导管以防止手术中患肺痰液流向健肺。现在大咯血虽不常见，但容易造成窒息的严重后果，因此咯血患者的麻醉也应使用双腔支气管导管。此外，对于术前长期存在肺不张患者，术中及术后要做好预防复张性肺水肿的准备，有时也需要双腔支气管导管实施肺隔离。炎症、水肿、支气管痉挛等均可造成呼吸困难，呼吸困难的程度可反映呼吸系统病变的严重程度。

体格检查中应注意患者的一般情况（有无发绀、营养不良、杵状指等）、判断气管插管的难度、观察呼吸频率与呼吸幅度。胸部 X 线检查对判断气管移位、受压的情况有帮助，还能明确肺大疱、肺脓肿、肺气肿、肺不张、肺实变等情况。

呼吸系统的特殊检查包括气管镜、支气管镜检查、支气管造影与肺功能测定等。气管、支气管镜检查与造影有利于明确病变的性质与范围，而肺功能检查用于判断呼吸功能受损的程度。

曾有许多学者致力于寻找出一种具有足够灵敏性、特异性的评估方法来预测所有行肺切除术后的呼吸功能，遗憾的是至今尚未有一种单一的方法可以达到这一目的。因此，对于呼吸功能只能进行包括呼吸动力学、气体交换、心肺功能储备三方面的综合评估。

呼吸动力学评估中常规肺功能检查是剖胸手术前必不可少的检查项目，是预测术后呼吸衰竭等并发症的初步筛选。一般认为，当肺活量（VC）占预计值百分率（VC%）<50%、MVV 占预计值百分率（MVV%）<50%、FEV_1<1.0L 或 FEV_1%<50% 时剖胸手术的风险较大。有人以 MVV 作为通气障碍的指标来判断手术的危险性，认为 MVV%>70% 时无手术禁忌，69%～50%者应慎重考虑，49%～30%者应尽量保守或避免手术，30%以下者为手术禁忌。Miller等连续分析500例肺癌患者肺切除手术的资料，提出了不同手术切除范围的肺功能指标的要求，即全肺切除需MVV%>50%、FEV_1>2L；肺叶切除MVV%>40%、FEV_1>1.0L；楔形或肺段切除MVV%>40%、FEV_1>0.6L。Keagy等认为术前FEV_1降低是引起术后并发症的重要因素。

有许多方法和计算公式来预测术后肺功能，最简单的是以肺切除范围大小来计算术后肺功能，常用的指标是预计术后FEV_1（FEV_1-ppo）。1975年Olsen等报告术前FEV_1<2.0L或MVV%<50%者术后危险性增高，但如FEV_1-ppo>0.8L，仍可行肺切除手术。因此，FEV_1-ppo<0.8L或1.0L被认为是肺切除手术的禁忌证。Kearney对一组331例肺癌手术资料的分析也证实仅仅术前FEV_1<1.0L并不一定提示术后风险高，FEV_1-ppo是唯一与术后并发症发病率相关的因素。

用简单公式预计术后肺功能是以每一支气管与通气功能相等为基础来设计的，如患者有严重的肺不张、肺门病变或支气管内病变，则误差较大，应用放射性核素定量扫描（RQLS）来预计则更准确。Markos等对55例肺癌患者采用RQLS来预计术后肺功能，证实术前FEV_1-预计术后FEV_1（FEV_1-FEV_1-ppo）是预计术后死亡的最佳参数，而且FEV_1-ppo正常值预计百分比（FEV_1-ppo%）较绝对值更妥，全组中FEV_1-ppo%>40%者无1例死亡。因此，他提出FEV_1-ppo%>40%者能接受手术，30%～40%属临界值，<30%则属手术禁忌。

肺一氧化碳弥散量（D_LCO）对剖胸手术后肺部并发症的预测。1988年Ferguson等认为D_LCO能预计术后死亡率和肺部并症，如D_LCO占预计值<60%，不论其他肺功能指标正常与否，应避免较大范围的切肺手术。Markos等则认为D_LCO是预计术后呼吸衰竭的最佳指标。Berry等的研究认为肺功能检查指标FEV_1和D_LCO占预计值<60%可以预测肺癌患者开胸肺切除术后并发症，但不能预测胸腔镜下肺切除术后的并发症。

术前动脉血气分析对预计术后风险无特异性。传统的观点认为有高碳酸血症者提示有慢性呼吸通气衰竭，不宜行肺切除术，也有人提出PaO_2<50mmHg或60mmHg时禁止剖胸手术。但是Dunn等认为这些标准并不是绝对的，因为部分肺癌患者可因肺不张导致右向左分流而引起缺氧，切除癌肿后低氧血症反可改善。但总地来说高碳酸血症患者（$PaCO_2$>45mmHg）术后呼吸系统并发症和死亡的危险性增加，手术需谨慎。由于仅中度肺功能损害而出现严重动脉血气异常者少见，故FEV_1%<60%时术前应行动脉血气分析。此外，对于配合欠佳的患者，肺功能检查误差较大，此时术前动脉血气分析的意义就较大。术前动脉血气分析对于肺功能不全患者术中、术后的处理都有明显的指导意义，应列为常规检查。

肺癌对肺功能的影响取决于肿瘤生长部位、肿瘤的大小和侵犯范围。术前除了考虑肿瘤因素外，还应考虑患者的全身状况、年龄、合并症、麻醉、手术技巧和围手术期的处理等因素。术前肺功能检查对预计术后的情况是必要的，可为肺切除高危患者的筛选和术前积极准备提供依据，对肺功能低于肺切除标准者则还需行进一步的肺功能评估。

1. 放射性核素定量肺扫描（radionuclide quantitative lung scanning，RQLS） 可估计肺脏各区域的肺血管数量和分布情况，了解两肺乃至局部血管形态及功能改变，并能估计被切除肺占全肺灌注分布的比例，对决定能否进行手术切除和切除范围，以及预计术后保留肺功能情况有重要的指导意义。若再行肺通气显像，可进一步了解肺内通气功能情况，并可计算出各区域的通气与血流灌注的比值。RQLS创伤性小、安全、方便，能从多项指标上比较准确地判断不同范围肺切除后丧失和保留的肺功能情况，是临床非常规性肺功能检查的首选项目。

2. 暂时性闭塞一侧肺动脉试验（temporary unilateral pulmonary artery occlusion，TUPAO） 是通过右心导管顶端气囊暂时性地闭塞术侧肺动脉，然后测定肺循环压力和血管阻力的改变。TUPAO后，若肺动脉压（PAP）只轻微增高，而这种增高又是暂时的，说明肺毛细血管网的顺应性好，若PAP明显和持续上升（一般认为PAP>22mmHg、PaO_2<60mmHg，预计术后患者发生心力衰竭的可能性极大，不宜行全肺切除。

3. 心肺运动试验 可比较精确地反映心、肺、肌肉、骨骼等的功能情况，从而较全面地判断患者对剖胸手术的耐受性。术前运动能力是术后发病率和死亡率较为敏感的预测参数。运动试验时可测定许多参数，对评估剖胸手术后风险较为精确的参数是最大摄氧量（VO_2max）。一般认为运动试验中如VO_2max>20ml/（kg·min）者术后心肺并发症危险性较小，10～20ml/（kg·min）者为中度危险性，

<10ml/(kg·min)者即使肺功能其他指标未提示手术禁忌，其手术危险性仍较大。最近 Bolliger 等认为 VO_2max 为 10～20ml/(kg·min)判定为"手术危险区"的范围太大，而且此绝对值并没有用性别、年龄作校正，故建议用占预计值百分率($VO_2max\%$)来代替 VO_2max。他们从连续 80 例肺切除手术的资料分析中发现，$VO_2max\%$ >75% 时，不论其他肺功能检查结果如何，90% 无手术并发症；$VO_2max\%$ <60% 时肺叶切除危险大，应尽量避免行一个肺叶以上的手术；当 $VO_2max\%$ <40% 时则不宜作任何剖胸手术。

由于肺癌多见于老年人或伴有 COPD 等心肺疾病的患者，并不是所有患者都能胜任极量运动试验以测定 VO_2max，对那些不能行运动试验的患者可以作 6min 步行距离或登楼试验作初步判断。肺切除术后并发症和围手术期预后受到多种因素影响，因此多因素综合评估较单因素分析更为合理。

（二）心血管系统

胸内手术以肿瘤切除术为多，尤其是肺癌的高发，使得胸内手术中老年患者的比例增加，对老年患者行肺切除术主要考虑手术治疗风险/效益的关系。强调术前健康状况、肿瘤分期较年龄和生存率更为重要。老年肺癌患者选择手术治疗的理由：①研究显示早期肺癌是致死性疾病，即便年龄超过 80 岁，其主要的死因仍与肺癌的进展有关而非其他原因；②肺癌在老年患者往往较年轻患者的分期上更早，鳞癌的发病率更高，其特点为生长慢、有潜在转移，切除病灶对患者有利；③随着围手术期处理的进步，老年患者肺切除后心、肺并发症的发生率已控制在可接受的范围内。因此，心血管系统功能的评估要结合老年患者心血管系统功能的变化特点。随着年龄的增长，主动脉、心肌和心脏传导系统的结构发生与年龄相关的心脏储备功能的下降(如压力传感器的敏感性下降、心脏对儿茶酚胺的反应下降、心脏脂肪浸润、纤维化、淀粉质样变致使心脏传导异常、外周血管阻抗增加)，即便在术前心脏功能正常，在围手术期应激状态下其代偿能力有限。开胸手术(大动脉手术排除)在手术危险分层中被列为中度风险手术，即发生围手术期心血管病风险在 1%～5%。对伴有心血管疾病患者拟实施胸内手术时，可依据其临床危险因素、心脏疾病情况和活动时的能量需求(METs)等来综合评估。

1. 临床危险因素　分为心脏疾病活动期、中等风险和次要风险。心脏疾病活动期(表 58-5)应先处理心脏问题，然后再择期行非心脏手术。中等风险包括缺血性心脏病史、代偿性心力衰竭或既往心力衰竭病史、脑血管疾病史、糖尿病史、肾功能不全史、心肌梗死史或 ECG 示病理性 Q 波。次要风险因素(目前未被证实增加围手术期风险)包括高龄(≥70 岁)、ECG 异常(左室肥厚，左束支传导阻滞，ST-T 异常等)、非窦性心律失常以及未控制的高血压。

表 58-5　心脏疾病活动期(Class Ⅰ，证据水平 B*)

心脏疾病	心脏疾病的解释
不稳定性冠状动脉综合征	急性(7d)或近期(1 月)心肌梗死，不稳定型或严重心绞痛
失代偿心力衰竭	心功能Ⅳ级，心功能恶化，心力衰竭初发
严重心律失常	重度房室传导阻滞(莫式Ⅱ度或Ⅲ度 AVB)及心脏病伴症状明显的室性心律失常，心室率不能控制的室上性心律失常(房颤、心室率超过 100 次/分)
严重瓣膜疾病	严重主动脉瓣狭窄(平均压差大于 40mmHg，主动脉瓣口面积小于 $1.0cm^2$，有明显的症状)

*：Class Ⅰ类：已证实和(或)一致公认某诊疗措施有益、有用和有效

证据水平 B：资料来源于单项随机临床试验或多项非随机试验

虽无充分的临床证据，但在心肌梗死 4～6 周后再考虑实施非心脏择期手术仍是目前适宜的选择

Goldman 心血管危险指数(CRI)评分(表 58-6)是心脏病患者行非心脏手术应用较多的评估方法之一。

表 58-6　心血管危险指数评分

评分项目	分值
充血性心力衰竭	11 分
近 6 个月内心肌梗死	10 分
每分钟大于 5 次的期前收缩	7 分
非窦性心律	7 分
年龄大于 70 岁	5 分
严重的主动脉瓣狭窄	3 分
全身情况差	3 分

备注：危险指数 0～5 分为 CRI 评分Ⅰ级，危险指数 6～12 分为 CRI 评分Ⅱ级，危险指数 12～25 分为 CRI 评分Ⅲ级，危险指数大于 25 分为 CRI 评分Ⅳ级。CRI 评分Ⅲ级、Ⅳ级的手术危险明显增加

2. 体能储备　与机体的心肺功能密切相关，反映活动能力的储备。常用活动时的能量需求(METs)(表 58-7)来评估。一个 40 岁，70kg 的成年人，静息状态的基本能耗 3.5ml/(kg·min)，相当于 1MET。METs>10 为功能储备优；METs 7～10 为功

能储备良好;METs 4～6 时功能储备中等;METs<4则为功能储备差,非心脏手术时心脏意外的风险明显增大。如果患者无症状,每天可以跑步30min,无须做进一步检查。对于因疾病不能运动时功能储备为"不确定",可采用无创心脏应激试验来评估。

表 58-7 不同体力活动时的能量需求(METs)

1MET	生活自理 能在室内活动 能以3～5km/h的速度走1～2条街
4MET	能在家中干活(清洁工作或洗衣服) 能上一楼或走上小山坡 以6.4km/h的速度平地行走 能短距离跑步 干重活(拖地板或搬家具等) 能参加中等度体育活动(高尔夫球、保龄球、跳舞、双打网球、投垒球或足球等)
10MET	参加较强运动(如游泳、单打网球、打蓝球、踢足球或滑雪等)

二、麻醉前准备

(一) 呼吸系统准备

1. 急性呼吸系统感染是择期手术的禁忌证 为了避免气道高反应,择期手术宜安排在急性呼吸系统感染治愈至少2周以后。

2. 关于戒烟 对于吸烟的患者,术前理想的禁烟时间为8周。证据显示只有在戒烟8周之后才能显现降低术后呼吸系统并发症的作用,但临床上患者对于肿瘤的恐惧常常难以有耐心等待8周后手术。因此,对于只能短时间戒烟者也鼓励戒烟,以减少吸烟对心血管系统的不良影响及促进纤毛运动。

3. 腹式呼吸与体能锻炼 对于开胸手术患者训练其正确的腹式呼吸,登楼训练增强体能。

4. 治疗原有呼吸系统疾病 缓解支气管痉挛,控制呼吸道与肺部炎症、排痰、胸部体位引流、物理治疗及纠正营养不良等。

(二) 伴有心血管系统疾病患者的术前准备

1. 冠心病 除了发生急性冠脉综合征的患者,非心脏手术前行冠状动脉重建在预防围手术期心脏意外事件上并无明显有益的作用。因此:①对于无明显症状的患者,即便有患冠心病的高危风险或可疑冠心病,也无需在开胸术前重建冠脉,故没有必要在限期胸内手术前明确诊断。但在围手术期处理中应将其视为冠心病患者而加强监护治疗;②对于冠状动脉搭桥术后或冠状动脉介入术后的患者应该了解其现有症状、既往外科或内科的术式、所用支架性质(裸支架或药物洗脱支架)、所用治疗药物的名称、类型、持续时间,并根据患者的手术及血液检查结果在开胸手术前做好治疗药物的调整及血液制品和药物的准备。放置了冠脉支架的患者术前往往常规在接受氯吡格雷和阿司匹林的双重抗血小板治疗。非心脏手术前继续用药会增加围手术期出血的风险,突然停药则增加冠脉支架内血栓形成的风险,尤其是非心脏手术激活凝血使得机体处于高凝状态时。一般开胸手术氯吡格雷停用5～7天,阿司匹林可持续应用。对于急症手术大量出血时除了输注血小板,可以尝试输注重组活化凝血因子Ⅶ,但在术后应严密注意监测心肌缺血。如果在放置冠脉药物支架1年内需行非心脏手术,而又必须停止双重抗血小板药物治疗时,如高危患者,包括近期放置药物洗脱支架、有支架内血栓史、无保护的左主干或分叉支架则可以短期使用Ⅱb/Ⅲa受体阻断药来过渡,在术前尽可能短期内停用抗血小板药物,在术后尽快恢复抗血小板药物治疗;另一种可供选择的方案为双重抗血小板治疗改变为阿司匹林和低分子肝素治疗。此外,应准备床头警示牌,告知医护人员及患者处于冠状动脉支架内血栓形成的风险中,以便及时发现问题、及时处理;③患者发生急性冠状动脉综合征需在非心脏手术前冠状动脉重建术,不同冠状动脉介入术式与非心脏手术的适宜时机见图58-13。

2. 高血压 虽说术前高血压预示着术后发病率增加,但尚无资料确定术前高血压治疗到何种程度可以降低术后并发症。有心血管风险的择期手术患者应优化其术前状况,包括血压的控制、电解质调整、血糖控制、戒烟、营养、可能的降脂治疗等。对于高血压靶器官损伤的急性期(如心力衰竭、心肌缺血、急性肾功能不全、视乳头水肿/脑病)的患者应暂停择期手术,待治疗稳定后再施行手术。对于收缩压超过180mmHg和(或)舒张压超过110mmHg的高危患者(既往有脑卒中、心脏疾病活动期)也应谨慎地取消手术直至血压和心血管情况优化。对于收缩压超过180mmHg和(或)舒张压超过110mmHg的低危患者,可以在手术前应用苯二氮草类药物(抗焦虑),并用β受体阻断药或二氢吡啶类钙通道阻断药(尼卡地平或地尔硫草)适当地降低血压(一般降压幅度不超过20%)。不推荐静脉用肼苯哒嗪

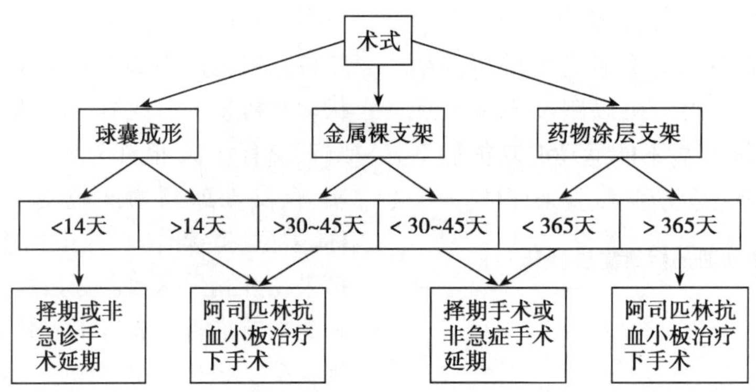

图 58-13　不同冠状动脉介入术式与非心脏手术的适宜时机

等潜在不可预知低血压的药物。术前抗高血压治疗应持续至术日（尤其是β受体阻断药、钙通道阻断药），但为了避免术中发生严重的低血压，在手术前10h应停用α_1受体拮抗剂。

3. 瓣膜性心脏病　术前可通过病史、体格检查及超声心动图能够明确瓣膜病变的严重程度及对心功能的影响。对于轻、中度二尖瓣狭窄，围手术期仅需控制心率，延长舒张期充盈时间，避免肺水肿。对于严重二尖瓣狭窄患者可考虑先行二尖瓣球囊扩张或手术治疗。对于二尖瓣关闭不全或主动脉瓣关闭不全，应量化反流程度，适当降低后负荷、适当保持心率，避免后负荷增加、心动过缓使得反流量增加。主动脉瓣狭窄对开胸非心脏手术风险较大，如果主动脉瓣狭窄已有症状，择期手术应延期或取消。即便无症状，如在一年内未作瓣膜及心功能评估的应先检查评估。对于非心脏手术前无法行瓣膜手术的患者，围手术期急性心肌梗死的风险增加，一旦心搏骤停，较难复苏，应慎重，必要时可考虑主动脉瓣球囊扩张。

4. 先天性心脏病和肺血管疾病　对于此类患者实施开胸术前风险评估的研究并不多。围手术期处理的重点应避免使肺血管阻力增高。

5. 围手术期心律失常　主要发生在老年人。虽然近年来有证据表明无症状的室性心律失常并非心脏手术后心脏并发症增加的直接原因，但是术前心律失常常提示需要查清其潜在的心肺疾病、心肌缺血或心肌梗死的初始阶段、药物中毒或代谢紊乱等。对于三度房室传导阻滞、二度Ⅱ型（莫氏Ⅱ型）非心脏手术前宜安置起搏器。对于房室传导阻滞、左和（或）右束支传导阻滞，左束支传导阻滞合并或不合并一度房室传导阻滞的患者，如果不伴有晕厥或进一步的房室传导阻滞，可在有创动脉压监测下实施麻醉，麻醉中避免加重房室传导阻滞的情况，如心肌氧供不足、电解质紊乱等，对于此类患者可备用经皮心脏起搏装置以防不测。对于已经安置永久性起搏器的患者，术前应请心内科医师检测起搏器功能，必要时根据手术大小调节起搏器的心率、起搏模式，将起搏器调整为非同步模式（VOO或DOO）。术中一方面保护起搏器免遭其他电器的损害，另一方面要防止其他电器尤其是电灼器对起搏器的干扰。对已经安装植入型心律转复除颤器（ICD）的患者，术前应关闭心动过速治疗程序。

6. 心肌病　术前评估应对心肌病的病理生理过程有充分的理解，明确围手术期血流动力学处理的目标导向。肥厚型梗阻性心肌病在血容量降低、系统血管阻力降低可导致左心室容量降低，增加流出道梗阻。充盈压降低可能导致肥厚的心室顺应性降低，搏出量明显减少。β受体激动药增加动力性流出道梗阻的程度，降低舒张期充盈，应避免使用。对于此类患者围手术期独立的危险因素是外科风险度分级和外科手术的持续时间，故应尽可能简化手术、缩短手术时间。

第3节　常见胸内手术的麻醉

一、常见胸内手术的麻醉特点

常见胸内手术包括全肺切除、肺叶切除、肺段切除、食管手术、纵隔手术等，传统手术多采用开胸入路，开胸对呼吸、循环功能可产生明显影响。手术操作对纵隔内结构的牵拉与压迫可引起不良神经反射。术前疾病本身影响呼吸、循环功能，手术可加重这种不良影响。因此，胸内手术的麻醉处理与管理要求较高。为方便手术操作与保护健肺，胸内手术多采用全身麻醉、肺隔离技术。现今胸内微创手术开展日趋增多，肺隔离技术已成为胸腔镜下乃至达芬奇机器人辅助下手术的必要条件。

二、麻醉选择

胸内手术的麻醉方法以气管内插管全身麻醉为主。麻醉诱导可根据患者病情选择静脉诱导、吸入诱导及静-吸复合诱导的方法。麻醉维持也可采用静脉、吸入及静-吸复合的方法，常使用肌肉松弛药以保证充分的肌肉松弛。全身麻醉联合胸段硬膜外阻滞或椎旁神经阻滞与全身麻醉配合不仅有利于加强镇痛作用、减少术中麻醉药的用量，还有利于术后镇痛，促进患者的恢复。虽有非气管内插管硬膜外、局麻与镇静复合麻醉配合胸腔镜下成功行肺叶切除、淋巴结清扫等胸外科常见复杂手术的报道，但毕竟有一定的局限性，术中要求胸外科医师进行迷走神经的阻滞以抑制咳嗽反射，其有效性、安全性及真正的效益/成本比有待进一步的实践检验。

三、麻醉期间的呼吸管理

（一）保持呼吸道的通畅

由于胸内手术多采用肺隔离技术，故首先应有足够的麻醉深度使双腔支气管导管或支气管阻塞导管准确到位。术中依据气道压力、呼气末二氧化碳波形的持续监测及时发现并处理导管移位、气道分泌物增加等呼吸道受阻的情况。在手术的重要步骤有时需要麻醉医师暂停呼吸来保证手术的顺利进行，有时则需要外科医师在手术台上调整气管导管的位置或直接台上行气管或支气管插管，而在气道吻合结束需要麻醉医师轻柔膨肺来协助外科医师检查是否存在吻合口漏，在关胸前则应再次吸净呼吸道分泌物后充分膨肺，因此，台上、台下医师间的配合甚为重要。

（二）保证有效通气的同时预防急性肺损伤

主要采用保护性肺通气策略（详见前述单肺通气的管理）。

（三）促进术后尽早恢复有效的自主呼吸

正常、有效的自主呼吸有赖于中枢神经系统调节下的呼吸运动。全身麻醉药及阿片类药物对于中枢神经系统的抑制、肌肉松弛药对于呼吸运动肌肉的阻滞及开胸手术对于呼吸功能的损害都可影响患者有效自主呼吸的恢复。因此，在制定麻醉方案时就应考虑这些因素，通过合理的麻醉管理方法，达到术中保持患者无知晓、无疼痛、肌肉松弛无体动、无咳嗽、植物神经抑制适度，手术结束后又能够使患者的意识、自主呼吸迅速恢复，且无明显的疼痛、躁动、恶心、呕吐及不良记忆。

四、麻醉期间的循环管理

（一）胸内手术对循环系统的影响

开胸前，胸腔两侧压力相等，纵隔位于胸腔中间。开胸后，开胸侧胸腔变为正压，而非开胸侧胸腔仍为负压，结果使纵隔移向非开胸侧胸腔。此时，如为自主呼吸，吸气时非开胸侧胸腔负压增加，纵隔向非开胸侧胸腔移位更明显；呼气时非开胸侧胸腔压力增加超过开胸侧胸腔压力，使纵隔向开胸侧胸腔移位，纵隔随呼吸的变化在两侧胸腔之间交替移动，称为纵隔摆动。纵隔摆动容易造成大血管扭曲。腔静脉扭曲可引起回心血量减少，使心排血量降低；大动脉扭曲则直接造成血压下降。因此，开胸手术需要采用气管内插管全身麻醉、正压机械通气以减轻纵隔摆动所致的血流动力学紊乱。何建行等报告已成功开展了非气管插管静脉麻醉微创胸腔镜下肺叶切除术，术中要求外科医师进行迷走神经阻滞以抑制咳嗽反射，但该麻醉方式仅适用于部分患者且存在呼吸、循环抑制的风险。

即便采用了全身麻醉、机械通气，胸内操作对于纵隔内结构的牵拉、压迫、电灼刺激及单肺通气的影响等仍可对循环系统产生明显的干扰，容易造成低血压、心肌缺血、心律失常等。因此，胸内手术中应持续监测心电图、脉搏血氧饱和度、呼气末二氧化碳、有创动脉血压、中心静脉压等。术后搬动患者时也应动作轻柔，尤其是对全肺切除后的患者。

（二）胸内手术循环管理的方法

1. 严密监测　由于心电图电极位置必须让位于手术野，因此，需要更加注意心电图波形的动态变化。心电图可以发现心率、心律及ST-T的改变。有创动脉压监测应作为开胸手术所必备的监测。依据上海市胸科医院连续12 832例普胸手术发现，围麻醉期心搏骤停的发生率为0.1%，多发生在肺门周围操作期间，而此时恰逢使用电凝、心电图受到干扰的情况下，有创动脉压监测可不受电凝的干扰，从动脉压力波形改变的瞬间观察到血压的骤降，此时让术者暂停手术，分析心电图波形即可得到心搏骤停类型的诊断，在心脏按压的同时，针对心搏停止、无脉电活动及心室纤颤采用相应的心脏复苏措施，一般均可获得良好的治疗效果。心肺复苏期间有创动脉压还可以直接观察到心脏按压的效果，对于后续治疗有明显的指导意义。此外，有创动脉压监测便于单肺通气期间血气分析血样的获取。中心静脉压监测常作为临床液体管理的主要监测方法，胸内手术中要考虑胸内手术操作对中心静脉压的影响，因此，开胸手术中更加强调中心静脉压的动态观察，结合患者的心功能状况、手术操作、有创动脉压及呼气末二氧化碳等来判断中心静脉压数值的意义更有价值。此外，在紧急状况下中心静脉通路能够为药物迅速起效提供便捷的给药途径。脉搏血氧饱和度和呼气末二氧化碳监测不仅是呼吸功能监测的主要指标，同时两者提供的信息也有利于循环管理。通过观察脉搏血氧饱和度的波形可以获悉心脏收缩强弱、外周血管舒缩及是否存在血容量不足的初步信息；呼气末二氧化碳则是肺血流量减少甚为敏感的指标，术中应同步监测有创动脉压与呼气末二氧化碳，如果术中呼气末二氧化碳突然下降，随之血压下降，要考虑肺栓塞的可能；如果血压下降在前，呼气末二氧化碳随后下降，则肺血流的下降则是全身血流下降的一部分。血气分析检查则是单肺通气管理的一部分，在抽取动脉血时应同步记录呼气末二氧化碳的数值，这样可以动态观察动脉血二氧化碳与呼气末二氧化碳的差值，借此了解肺通气的有效性。术中容易被忽略的，但也却是最简单、有效的监测，即呼吸音的听诊，在麻醉前、中、后均应重视。

2. 循环功能的调节　以满足机体有效灌注为循环管理之目的，维持好心脏的心泵功能、血容量、血管的完整性及正常的舒缩功能这三者之间的平衡。就心脏而言，周而复始、有序、协调的收缩与舒张是实现正常心泵功能的前提，为此保证心脏自身正常的血供、前后负荷、营养成分、水电解质都是必要的，因此，防治心肌缺血、心律失常及代谢、水电解质紊乱等都是维持正常循环功能重要的组成。相对而言，由于监测技术的发展，心脏异常情况较容易发现。血管的完整性及正常的舒缩功能，需要根据病理生理、手术流程及动脉压力波形或脉搏血氧饱和度波形、末梢毛细血管充盈度等的观察来综合判断，如感染晚期低血压患者可能已经存在毛细血管通透性增加（相当于血管的完整性破坏）。血容量的补充首先考虑"量"、然后再考虑"质"，"量"必须与心功能和血管的容积相适宜，本着节约用血的原则，容量补充可用人工代血浆，"质"则为血液的有形成分及凝血因子、纤维蛋白等，按需补充，维持水、电酸碱平衡。

3. 备好抢救用药、仪器　常规将麻黄碱、阿托品、利多卡因分别抽好在注射器内备用，此外，在手术室内应能够随时取到肾上腺素等其他抢救药品。在手术室固定场所备好随时可用、性能良好的除颤仪等。

五、术后管理

（一）术后管理模式

手术结束后麻醉管理的目标就是要让患者安全、无痛、舒适地从麻醉状态中快速恢复到正常的生理状态，而无严重不良反应。胸内手术因其手术创伤大，对患者循环和呼吸系统功能的干扰大，可能潜在的问题有术后剧烈疼痛、恶心、呕吐、低氧血症、体温异常、意识障碍和血流动力学不稳定等，需要专业人员迅速诊断与治疗。麻醉后恢复室（postanesthesia care unit，PACU）的管理模式，不仅提高麻醉后患者的安全性，而且还可以提高手术室的使用效率，合理利用医疗资源。

（二）呼吸问题的处理

PACU呼吸问题的处理目标是避免缺氧与减少手术后呼吸系统并发症，如果患者自身能够保持气道通畅（保护性反射恢复，注意食管手术潜在吞咽、咳嗽反射恢复延迟）、神经肌肉接头功能恢复（确认无肌松残余作用）、麻醉药对呼吸的抑制作用消退，在充分膨肺之后可以考虑拔除气管导管。但在此处理过程当中，应避免缺氧，在吸痰、拔管过程中始终供氧。对于胸内手术患者可用潮气量、胸廓起伏、呼吸频率及手握力等来判断潮气量恢复是否足够，没有必要在患者手术恢复早期最需要充分氧供的时候用脱氧自主呼吸观察氧饱和度是否能够维持的方法来判断。

PACU要求气管导管拔除前谨慎评估：①确保拔管后能够保证呼吸道通畅；准备加压面罩和口鼻咽通气道，必要时喉罩；在拔管前应在一定麻醉深度下清除呼吸道分泌物，包括气管、支气管和口腔，必要时进行气管镜检查；双腔支气管导管在不需要肺隔离后，应将小套囊放气，再次清理呼吸道；②确保拔管后能够保证足够的通气与氧合，带管自主呼吸如下：自主呼吸恢复平稳，呼吸频率<25 次/min，潮气量>8ml/kg（可借助呼吸机采用 CPAP 通气模式，将压力参数设置为 0，通过监测数值来判断）；尚未拮抗肌松药如 TOF 在 0.75～0.9，可拮抗一次，使 TOF>0.9；气体交换达标：FiO_2 40% 血气分析 $PaCO_2$ <45mmHg（既往有 COPD 者<50mmHg），PaO_2>100～200mmHg，SpO_2为 99%～100%；③拔管前吸氧，适当膨肺，拔管后面罩吸氧，如患者已清醒，可鼓励深吸气、咳嗽交替进行后面罩吸氧；④循环系统拔管前要求血流动力学稳定，无明显活动性出血，胸腔引流量应<100ml/h。PACU 是清醒后拔管还是麻醉状态中拔管，要因人而异，开放气道的难易程度是重要的考虑因素，其次考虑的是患者的心脏能否承受气管导管刺激所致的应激反应。麻醉早期应用右美托咪定可为清醒拔管创造良好的镇静条件。

拔管后要注意观察是否潜在气道并发症。对气管塌陷或出现严重的皮下气肿、纵隔气肿，可能需要再次气管插管，故在拔管前应常规准备气管插管器具，对于存在困难气道的患者，拔管应慎重，必要时在导管内留置交换导管并准备相应的可视喉镜等设备。对于气管或支气管重建患者特殊的体位造成再次插管困难，应保留气管导管直至患者自主呼吸恢复并能够良好配合。

对术前肺功能减退、术中出血、输血量大、手术创伤大等潜在急性肺损伤患者，可考虑带气管导管回 ICU 行呼吸支持治疗。

（三）循环问题的处理

PACU 中可以通过监测心电图、血压、中心静脉压及观察患者的末梢循环等来判断患者的循环功能。胸腔引流液的量、色均是观察的重点。拔管前后的吸痰要注意既要吸净分泌物，又要防止患者剧烈咳嗽造成血管结扎线脱落。如果突然血压下降，首先要排出血，如果大出血，及时开胸止血能够挽救患者的生命，一旦拖延则有可能延误抢救时机。血压是反映循环功能的综合指标，血压降低一定要查明原因，切忌仅用升压药治标。在 PACU 中最常见的循环系统并发症是高血压，尤其是术前有高血压且控制不佳的患者，排除疼痛因素外，可以用硝酸盐类或钙通道阻断药或乌拉地尔等控制血压，以免引起心脑血管意外。其次，胸科手术中较常见的是心律失常，尤其是房颤，对于无严重器质性疾病的房颤患者，在 PACU 中首先调整其内环境，包括水电、酸碱、血气、温度等，然后可以在镇静下行电复律，以消除房颤的危害。对于全肺切除术后的患者，在搬动和改变体位时，注意操作轻柔，避免纵隔摆动对生命体征的干扰。

（四）疼痛的处理

术后镇痛是胸内手术麻醉管理中不可或缺的重要组成部分。术后镇痛不仅可改善患者的呼吸功能，增加通气量，还有利于咳嗽、排痰，减少术后肺部并发症。目前采用多模式全程镇痛的模式，静脉自控镇痛（PICA）、硬膜外自控镇痛（PECA）、椎旁神经或肋间神经阻滞等镇痛方法及中枢、外周镇痛药的联合应用可发挥良好的镇痛作用，使得胸科手术后疼痛已非 PACU 中的主要问题，偶有患者主诉疼痛，加用少量镇痛药物多能缓解。

（五）苏醒延迟与躁动的处理

苏醒延迟偶见于老年肝功能不良者，应用氟马西尼可能促进恢复。躁动重在预防，术前良好准备，完善的麻醉计划，恰当的麻醉用药，术中良好的循环、呼吸功能维护，对于预防躁动乃至术后谵妄均有意义。小剂量右美托咪定 1μg/kg 在麻醉早期应用，不但可以减少术中麻醉用药，而且其加强镇静、镇痛效果对于预防术后躁动、谵妄及寒战不适均有良好的作用。

表 58-8 出 PACU 标准

一般情况	意识、定向力恢复，清醒合作，对言语和简单指令有反应 外科情况稳定（无可疑出血）
循环	血压和心率稳定 无新出现的心律失常 可接受的血容量 至少保持 30min 内的稳定
呼吸	呼吸频率与深度稳定 足够的咳嗽和排出分泌物的能力 动脉血气 $PaCO_2$ 低于 50mmHg
气道	完整的气道保护性反射（吞咽，呛咳和呕吐） 无喘鸣、痉挛和梗阻
疼痛	能够确定外科疼痛的位置和强度 有足够的镇痛处理措施并已经调整观察>30min
肾功能	尿量大于 30ml/h
其他	血糖水平得到控制 水、电解质、酸碱平衡良好 恶心和呕吐得到控制

（六）低体温的处理

低体温多见，偶有寒战。可采用周身覆盖吹热风式加温的方式以避免寒战带来的不利；如有寒战，应用适量哌替啶或曲马多，多能缓解。

（七）恶心、呕吐的处理

在PACU中少见。但在手术后当晚及次日女性患者容易发生。预防性应用地塞米松及中枢性抗呕吐药有一定的作用。对于食管患者在拔除气管导管前一定要注意胃管的通畅，以防误吸。

（八）尿失禁与尿潴留的处理

注意观察，如果尿失禁应注意更换尿垫，尿潴留多见于男性患者，导尿处理简单但要注意预防并发症。

（九）PACU转出标准与患者的转送

每例患者在转出PACU之前必须要进行充分评估，汇总分析。呼吸道的保护反射一定要恢复良好，通气和氧合能力良好，以保证在无监测条件下能克服轻微的病情变化，血压、心率和外周末梢灌注良好，体温正常不是必须的指标，但是应无寒战，镇痛充分，呕吐得到控制，已经超过最后一次用药15分钟以上。根据患者情况决定返回病房或ICU。出PACU标准归纳见表58-8。由于个体差异，根据患者临床情况作出判断更加重要，如果对诊断和安全性存在疑问，应该推迟转出PACU或入ICU继续监护治疗。

第4节　肺部手术的麻醉

肺切除术是治疗肺内或支气管疾病的重要外科手段，常应用于肺部肿瘤、药物难以治愈的感染性疾病（肺结核，肺脓肿）、支气管扩张、肺大疱等疾病的治疗。根据不同病情可分为：全肺切除术和部分肺切除（包括肺叶切除、肺段切除或楔形切除）。此外，因病变累及范围增大，可能采取支气管或肺动脉袖形切除术，胸膜肺切除等特殊手术方式。

对肺隔离技术要求较高，熟练掌握各种肺隔离技术和正确应对各种通气和换气功能异常，减少肺损伤，强调肺保护是肺切除术麻醉管理的关键。

一、麻醉前用药

一般无特殊要求。哮喘及喘息性支气管炎患者避免使用吗啡；抗胆碱能药物可能引起患者的不适，不宜在麻醉前给药，术中需要时应用即可。

二、麻醉方式的选择

肺切除术目前基本在支气管内麻醉下完成，全麻方式可选择有全凭静脉麻醉、静吸复合麻醉、静脉或静吸全麻联合硬膜外阻滞或椎旁阻滞麻醉等。

三、选择适当的肺隔离技术

双腔支气管导管仍是最常用的选择，在确定不涉及左总支气管的手术，可常规使用左侧双腔支气管导管，因为右总支气管的解剖特点，决定了右侧双腔支气管定位准确率低、术中移位率高。上海市胸科医院基本选用手术对侧双腔支气管导管，即右胸手术选左侧双腔支气管导管，左胸手术选右侧双腔支气管导管，可取得良好的肺隔离效果。Univent管和支气管阻塞导管，也可以灵活地运用于肺叶手术，但吸引管细，不适用于湿肺患者，现在支气管阻塞导管基本取代了Univent管。在特殊情况下，单腔管也可以灵活地延长成为支气管导管，实施单肺通气。

四、麻醉中处理的要点

（一）呼吸功能的维护

1. 保持对气道的控制　改变体位、手术牵拉等可使双腔支气管导管位置改变而影响通气，随时进行纤维支气管镜检查是最有效的调整方法，此外也可请手术医师探查气管隆突处导管位置，辅助调整定位简便有效。

2. 采用个体化的通气模式（详见单肺通气的管理）　依据患者情况，选择容量控制通气，潮气量6～8ml/kg，呼吸频率12～14次/min，术中必要时通气侧肺用呼气末正压通气（PEEP 5cmH_2O），非通气侧肺用持续气道正压（CPAP 2～5cmH_2O），可减少单肺通气时肺内分流，从而减少低氧血症的发生。单肺通气中高流量纯氧维持氧合并非必须。高流量麻醉或手术时间长时，应当加用人工鼻保持气道的湿化。

3. 适时气道内吸引　在改变体位、处理气管后及患肺复张前，应常规进行气道内吸引，注意无菌要求，且吸引健侧肺与患侧肺时应常规更换吸引管。

4. 及时纠正低氧血症　基于缺氧的危害及患者对缺氧的耐受能力较差，一旦出现低氧血症应积极采取应对措施。术中低氧血症最常见的原因是双腔支气管导管位置不当，一般调整位置、适当提高吸入氧浓度均可避免低氧血症，但要注意避免过高气道压或过大潮气量等肺损伤因素。对于原有肺疾患者可采用允许性高碳酸血症之策略，但长时间的高碳酸血症终究为非生理状态，条件允许的情况下可作适当调整，采用个体化通气模式，既满足机体代谢之需求，又避免造成肺损伤。

（二）维护循环功能的稳定

1. 保证机体有效循环血量　术前的禁饮禁食、开胸手术的体液蒸发及创面的失血等均可导致患者有效循环血量的不足，因此，在诱导前应适当补液，避免麻醉中因低容量导致低血压而匆忙以缩血管药来维持血压。

2. 避免输液过多引起肺水过多甚至肺水肿　在心、肾功能健全的患者单纯输液引起肺水肿罕见，但是在全肺切除时，相当于瞬间缺失了一个低阻高容的容量器官，余肺要承担全身循环血量，故输液量应加以控制。输液量以满足机体最低有效灌注的容量为目标实施体液平衡管理，避免肺水过多，严密监测中心静脉压，尤其是要注意中心静脉压与动脉压和末梢组织灌注的关系，对指导输液有益。

3. 心律失常的处理　肺切除手术术中及术后房颤的发生率较高，多见于高龄、男性患者，尤其是在淋巴结清扫时。术中使用钙通道阻滞药或β受体阻滞药是否可以减少发生，还有待观察；但对术中心率增快、血压增高，或房性早搏增多的患者，提示心脏在手术操作过程中有易受激惹，推荐在维持适宜麻醉深度的基础上，运用瑞芬太尼降低心脏的应激性。一旦术中发生房颤，在不伴有过快心室率和不影响血流动力学稳定性的情况下，暂不做处理，但必须检查血钾等电解质水平；对伴有快心室率、循环受干扰明显者，则可用β受体阻断药或胺碘酮来控制心室率，同时检查通气效果、氧合状况和麻醉深度予以调整。如体位方便也可考虑术中电复律。如进入PACU仍处于房颤状态后，待调整患者内环境及体温正常后，在麻醉状态下行同步电复律，以减少持续房颤所致的不良后果；但对于有严重心脏疾病患者，则需慎重考虑，可与心内科共同会诊后处理。在处理肺门，尤其是左侧开胸或心包内肺切除患者，还需注意手术操作可能诱发的心搏骤停。严密观察有创动脉压波形，可以及时发现心电图受干扰时的心搏骤停，一旦出现，即嘱外科医师暂停操作，鉴别心搏骤停的类型，对于心脏停搏或无脉电活动，外科医师行心脏按压的同时，立刻经中心静脉给予阿托品或后续使用肾上腺素；对于室颤的患者，在外科医师行心脏按压的同时准备除颤器，依据心电图室颤波形，必要时加用肾上腺素后电击除颤。有创动脉压波形是心脏按压是否有效的良好提示。只要处理得当，均可在短时间（3分钟）内复苏，对麻醉恢复期无明显影响。

（三）术中维持适宜的麻醉深度，术后早期避免呛咳

术中适当的麻醉深度十分重要，肺门周围神经丰富，探查操作时心血管反应较大，麻醉过浅时，刺激气管易引起强烈的膈肌抽动，应当避免在处理肺血管时吸痰，必须吸引前亦应适当加深麻醉并告知外科医师。目前BIS脑电监测和肌松监测是较为有效的监测方法。此外，在麻醉恢复期也要注意避免躁动与呛咳，以防血管结扎处脱落造成大出血，有效的镇静、镇痛显得格外重要。

第5节　气管手术的麻醉

气管、支气管与隆突部位手术（不含气管切开术）的麻醉处理中，控制呼吸道、维持良好的气体交换和术野暴露是气管手术麻醉的重点。

一、术前评估

应对患者的全身情况、呼吸困难程度及与体位的关系作详细评估。一般而言，气管腔直径狭窄至1cm时，可出现特殊的喘鸣音，<1cm时则呈明显的呼吸困难，<0.5cm时活动受限，并出现典型的“三凹征”。询问并观察患者排痰的困难度、运动耐力、仰卧位呼吸能力以及用力吸气和呼气时是否存在呼吸困难加重（因气管塌陷或可活动的肿瘤在用力呼吸时可加重气道梗阻）。确认患者的心肺功能情况，以及是否合并其他系统的疾病。术前的肺功能检查虽有参考价值，但部分患者因呼吸困难在术前无法实施，可以通过血气分析检查来获得相关的信息。

明确气管狭窄的部位、性质、范围、程度和可能突发的气道梗阻是术前评估的重点。随着医学影像学技术的提高，判断气管狭窄情况不再仅仅依靠X线平片，CT扫描和磁共振、螺旋CT及计算机三维重建技术能更形象地了解气管的具体状况，甚至是气管镜也达不到的狭窄远端。支气管镜检查通过肉眼直视可明确气管狭窄的长度和直径，以及肿物与气管壁的特点，是诊断气道病变的“金标准”，但对于气道严重梗阻，气管镜无法通过狭窄部位的患者，就无法了解病变远端的气道情况，而且严重气道阻塞患者行气管镜检查后因局部水肿或气道受刺激可加剧气喘及呼吸困难。因此，对存在严重气道梗阻的患者，气管镜检查宜安排在一切准备就绪的手术前，在手术室内且在麻醉及外科医师到位后进行，一旦呼吸困难加剧可以紧急手术。

二、术前准备

麻醉医师应当参与手术计划的讨论，了解手术径路和过程。高位气管手术多采用颈横切口，主动脉弓上主气管手术以胸骨正中切口，下端气管涉及隆突及支气管多采用右后外侧切口进胸。常见的手术方式有：气管壁的切除与修补、气管环形切除端端吻合、隆突切除和成形等。

根据患者和手术情况制定完善的麻醉方案，重点在于手术各阶段的通气方案和应急准备。完善术前器械的准备，重点是各种型号的气管导管、可供手术台上使用的灭菌导管、通气延长管和接口，此外备有两套呼吸环路、各型支气管镜。对于急性严重气道梗阻患者，拟在体外循环下实施手术者，还应准备紧急体外循环所需设备。麻醉医师和护士人员齐备，麻醉诱导前手术医师在场，做好紧急建立外科气道的准备。

术前对患者进行心理疏导和安慰，介绍术后体位和咯痰事项，以争取得到患者最大程度的配合。

对严重的气道狭窄建议术前不使用镇静药，以免削弱患者维护其自主呼吸的能力；抗胆碱能药虽可减少呼吸道分泌物，但可使分泌物黏稠，或形成痰栓加重阻塞，故术前不用，术中按需给予。

三、麻醉管理

采取各种手段尽早地控制气道，不同阶段努力维持有效通气是气管手术麻醉的关键。

（一）诱导期麻醉管理

麻醉诱导过程是气管手术麻醉最危险的阶段之一，诱导用药和插管方式必须结合患者具体病情、病变情况和麻醉医师的实际经验，遵循“安全、无痛、舒适”三阶梯麻醉管理规范，依照麻醉计划和准备进行选择。

1. 局部麻醉　在局部麻醉下行气管切开后再从气管造口处插入气管导管。但由于惧怕呼吸道梗阻而过度保守地应用镇静、镇痛药物，可能使患者经历一定程度的痛苦。α_2受体激动剂—右美托咪定为保留自主呼吸清醒镇静提供了便利，总量用1μg/kg，10分钟静脉微泵注射，可达到镇静而无呼吸抑制之虑，从而减轻患者的痛苦。

2. 吸入诱导　采用七氟烷吸入诱导，达到足够的麻醉深度后，结合呼吸道表面麻醉再实施支气管镜检查，进行气管插管或置入喉罩。

3. 静脉诱导　如果患者在仰卧位可保持呼吸通畅（例如日常睡眠不受限），而且气道病变固定，估计气管插管无困难时，则可采用含肌肉松弛药的静脉诱导。

4. 人工心肺支持下麻醉诱导　对于严重呼吸困难，需要上半身抬高及麻醉后气道情况无法判断的患者，可借助体外循环，在局麻下行股动、静脉插管，经股静脉至右房引流体外膜肺氧合的方法来保证患者的正常氧供。体外循环开始后行麻醉诱导，将气管导管放置在气管狭窄部位以上，然后行纤维支气管检查，注意避免气道内出血。

（二）麻醉插管方法的选择

1. 根据病变部位及病变特点

（1）肿瘤或狭窄位于气管上部靠近声门，气管导管无法通过，在局麻下和静脉镇静下由外科医师行颈部气管切开，在狭窄部位下建立通气；如果瘤体较小，气管最狭窄处直径>1cm，可以在纤支镜引导下插入细直径气管导管通过肿瘤。也可以先插入喉罩，保留自主呼吸麻醉下，行颈部气管切开，在狭窄部位下建立通气后拔除喉罩更换气管导管，待气管后壁吻合后，将经口气管导管推进越过吻合口，然后吻合气管前壁。

（2）肿瘤或狭窄位于气管中部，对于气管肿瘤蒂细、肿瘤质地脆、易出血等患者，可放弃导管通过肿瘤的尝试，将导管留置狭窄部位以上，手法正压通气无阻力的情况下全麻下开始手术。对于蒂粗、不易脱落的肿瘤，在纤维支气管引导下气管导管尝试可以通过的就通过，通不过的将导管留置狭窄部位以上。

（3）肿瘤或狭窄位于气管下部接近隆突，可将单腔气管导管置于肿瘤上方，如果插过无困难，可考虑纤维支气管镜引导下将单腔气管导管插入一侧支气管。此类患者有建议用较细导管通过肿瘤部位行高频喷射通气，但狭窄严重、排气不畅仍有可能造成气体滞留和气压伤。

2. 根据呼吸困难的程度

（1）对于气促明显，伴有紧张焦虑甚至窒息濒死感的患者，给予保持端坐位，轻扣面罩予高浓度氧吸入，而后静脉缓慢给予小剂量阿片类药物，可达到清醒镇静的目的，氟芬合剂 1/3 剂量启用也是较好的选择。也可用右美托咪定 1μg/kg，10 分钟静脉微泵注射的方法，镇静效果较为理想。此类患者在使用丙泊酚、咪达唑仑时切忌给药剂量过大过快。采用七氟烷吸入也可以使患者保持自主呼吸下入睡，但紧闭面罩可能加重患者的紧张和窒息感，此外由于患者的通气量不足，麻醉入睡时间可能延长。病变部位较高的患者，可以进行气管切开，在狭窄部位下建立通气；不能进行气管切开的患者，为了提高安全性，可在局麻下暴露好股动静脉，然后麻醉用药，一旦呼吸困难加剧，立即股动静脉插管进行体外循环。

（2）术前无明显气促，可以平卧的患者，估计稍细气管导管（ID6.5）可通过狭窄部位的患者，可给予丙泊酚和阿片类药物，逐步过渡到面罩正压通气，如无供氧困难，可考虑给予肌松剂后插管。

3. 根据肿瘤的生长情况

（1）气管内生肿瘤患者的插管，建议均在纤维支气管镜明视引导下进行，可避免无谓的插管通过尝试，或减轻导管通过时对瘤体的冲击，同时随时可交替使用气管内吸引和供氧。切忌盲目插管，特别是蒂细、质地脆、易出血的肿瘤触之易引起脱落和出血，加重气道梗阻。

（2）肿瘤侵犯气管所造成的外压性气管狭窄，在确认插管通过狭窄部位前忌用肌肉松弛药。

四、术中麻醉维持和气道管理

（一）麻醉维持

采用全凭静脉麻醉，其优点是在气道开放时，不会有麻醉气体污染。丙泊酚 TCI 靶控输注复合瑞芬太尼，一旦停止输注，麻醉苏醒迅速而完全。宜采用中效非去极化肌肉松弛药维持肌肉松弛状态，以减少操作中刺激气管造成患者的不随意体动。

（二）手术中气道管理

其重点是在气道开放时确保气道通畅和患者的正常氧合。目前最常用的方法主要还是交替使用经口气管内导管和外科医师行台上插管。成功的术中气道管理是麻醉医师和外科医师默契配合的结果。

1. 台上插管　可以根据不同的手术部位而定，颈部和胸部气管手术的重建方法相对较单一（图 58-14 和图 58-15），而隆突重建术的方法较多，但是基本原理相仿：台上气管手术切开前，经口气管插管放置于病变上方通气，在下方切开气管，使用台上导管插入远端气道通气，切除病变后先吻合气管后壁，而后放弃台上插管，将口内气管导管送过吻合口远端，气囊充气后施行通气，缝合气管前壁完成吻合。（图 58-16 和图 58-17）。

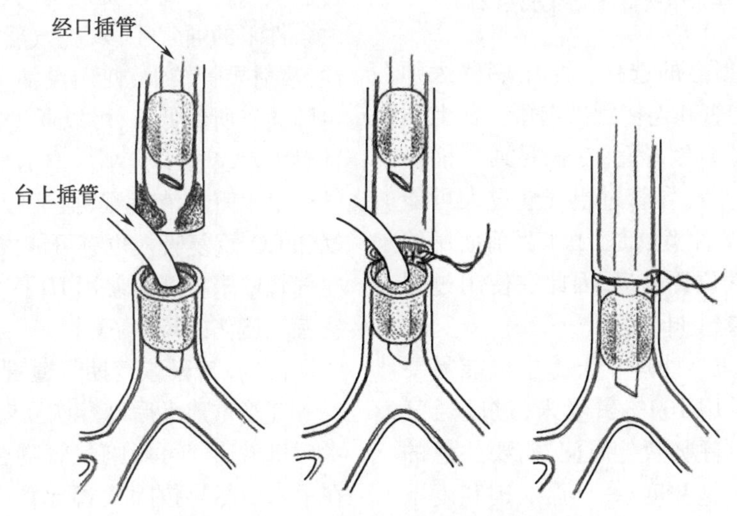

图 58-14　颈部气管手术中气管插管的方法

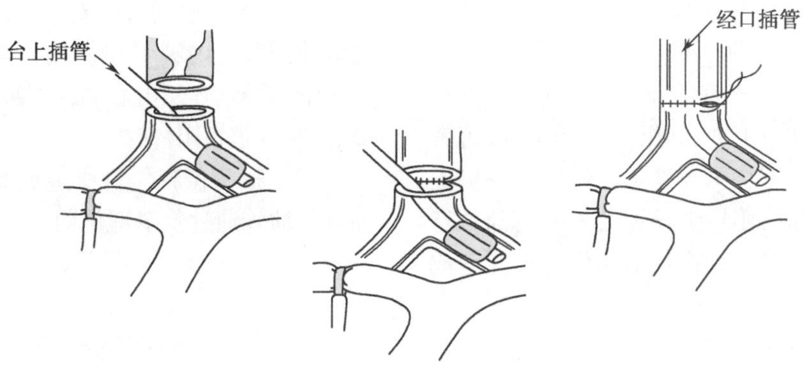

图 58-15 胸部气管手术中气管插管的方法

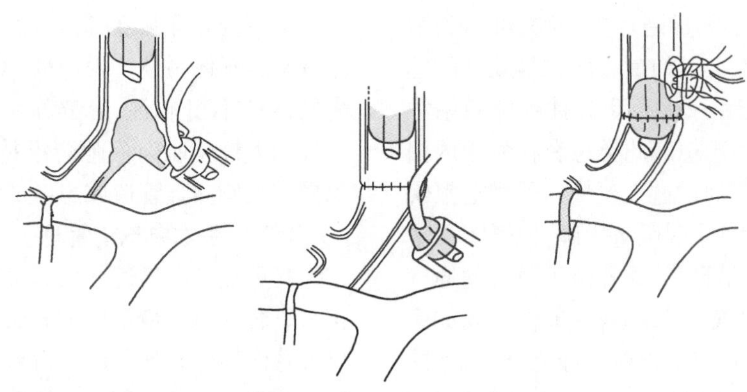

图 58-16 隆突重建手术中气管插管的方法(1)

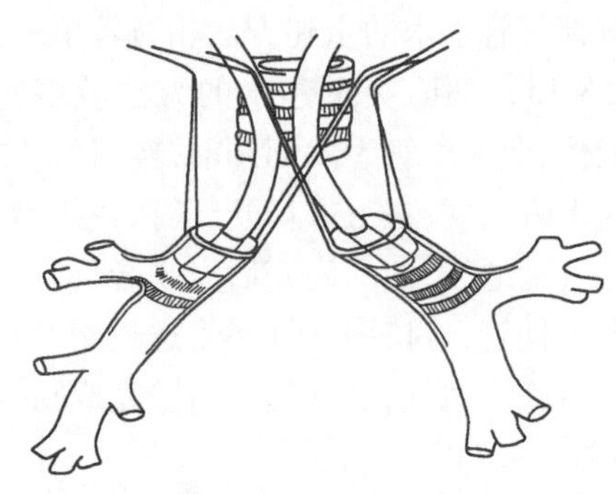

图 58-17 隆突重建手术中气管插管的方法(2)

2. 台上插管导管型号的选择 术中麻醉医师应准备各个型号气管导管和连接管供选用。台上插管可用灭菌气管导管或自制导管,在满足通气前提下宜选用套囊稍细的导管,导管过粗气囊过大可能影响气管缝合操作,需要注意的是,由于目前使用的导管的套囊与导管前端位置较远,因此在使用过程中比较容易插深,易阻塞上叶管口。

3. 低氧血症的预防与处理 ①术中可能需要间断的呼吸停止,可采用100%氧吸入,过度通气后,可获得3~5分钟的呼吸暂停时间,需要注意的是期间应密切观察血氧饱和度,一旦血氧饱和度下降至90%,应立即重新通气,此时可能需要外科医师用手封堵尚未缝合完毕的吻合口,待血氧饱和度上升后再次暂停呼吸继续手术;②血液和分泌液阻塞远端气道,需术者配合吸引远端气道;③插管导管位置不良,位置太浅漏气或者太深部分肺段通气不足,需术者调整插管位置;麻醉医师提高新鲜气流量,采用间断通气的方法可以改善氧合;④单肺通气中肺内分流,如不能采用双侧台上插管两肺分别通气,可考虑请术者临时套扎非通气侧肺动脉,或能改善血氧浓度。高频喷射通气(HFJV)作为一种在开放条件下的通气手段,在气管手术中应用有其优越性:喷射导管较细,使用灵活,提供充分的氧和避免单肺通气所致低氧,可以通过狭窄部位和气管切端,且对手术缝合干扰小。但需要注意的是,高氧流量导致手术野血液喷溅、血液吸入、导管不稳定、低通气和CO_2重复吸入也有可能发生。尤其要重视的是在气管壁未打开前使用HFJV,有引起严重气道狭窄患者气压伤的风险。

(三)麻醉恢复期气道管理

气管重建术后麻醉恢复期也潜在风险。由于手术后机械通气可影响气管吻合口的愈合,因此提倡在手术后尽早拔除气管导管,但重建的气道是脆弱的,随时有可能出现危险,而且重新建立安全的气道也是困难的。应注意以下几点问题：①尽量保持患者颈部前屈，减少吻合口张力；②完全逆转肌肉松弛药的作用：即便应用非去极化肌肉松弛药的拮抗药，也必须要有足够的时间使肌肉松弛药的作用完全逆转，保证患者有足够的通气量后，才能拔除气管导管；③苏醒应平稳，尽量避免患者因躁动，呛咳而致吻合口裂开。如果采用全静脉麻醉，邻近手术结束时可逐渐减小瑞芬太尼的输注速度，给予芬太尼0.05～0.1mg，或者曲马多50～100mg以减轻麻醉恢复期患者疼痛，同时启用术后PCA镇痛。麻醉前期右美托咪定的应用，也能有效防止躁动、增加麻醉恢复期的舒适感。

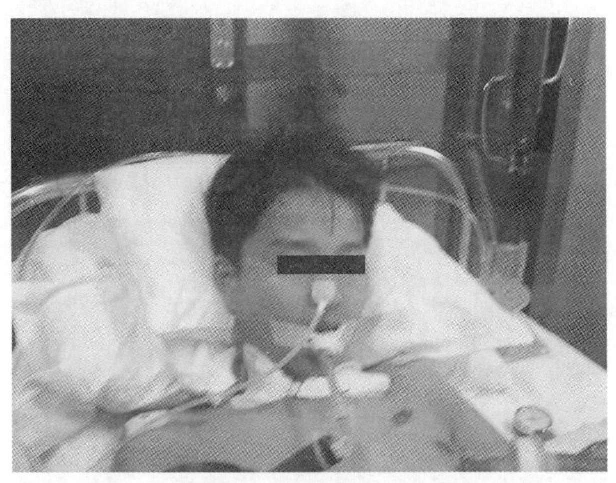

图 58-18 气管重建术后患者颈部前屈位

气管手术后患者应在ICU监护治疗。入ICU后应常规行胸部X线检查以排除气胸。患者应始终保持头俯屈的体位以降低吻合口张力。面罩吸入湿化的氧气。隆突部位手术可阻碍气道分泌物的排出，必要时可使用纤维支气管镜辅助排痰。术后吻合口水肿可引起呼吸道梗阻，严重时需要再插管。由于体位的影响，ICU插管应在纤维支气管镜引导下避免误伤吻合口。术后保留气管导管的患者应注意气管导管的套囊不应放置于吻合口水平。

靠近喉部位的气管手术后易出现喉水肿，表现为呼吸困难、喘鸣与声嘶。治疗可采用改变体位（坐位）、限制液体、雾化吸入肾上腺素等措施，喉水肿严重时甚至需要再插管。

第6节 支气管镜与纵隔镜手术的麻醉

一、气管镜手术的麻醉

支气管镜在肺疾病的诊断治疗中有重要意义。从硬质支气管镜到软镜（纤维支气管镜、电子支气管镜），支气管镜的应用范围不断扩大。支气管镜目前主要用于气管支气管异物取出、肺内引流、大咯血的治疗、气道与肺肿物的诊断与治疗。

从适应证看，硬质支气管镜与软镜并无区别，但临床上支气管镜的选择受很多因素控制。如设备条件、医师的经验、使用安全性与患者的舒适度等。软镜具有检查范围广、创伤小等优点，但在一些治疗性操作中应用受限。因此，既往硬质支气管镜主要用于治疗性操作，而软镜主要用于诊断性检查，现在随着软镜器械及技术的发展，在治疗中的应用也日趋增多。荧光支气管镜检查（黏膜下的早期肿瘤组织会发出异样的荧光，对此部位进行组织活检可以提高肿瘤早期检出率）、经支气管镜超声检查（endobronchail ultrasound，EBUS，即6.0mm左右EBUS定位引导下行支气管镜针吸活检术，可以探明血管的位置，防止活检时误伤血管，提高肿瘤的早期检出率并降低穿刺活检的并发症）为近年来开展的新技术，属于软镜的范畴，但其诊断与治疗较为费时，对“无痛气管镜”的需求增多。“无痛气管镜”滞后于“无痛胃肠镜”，主要的原因在于麻醉医师与内镜操作医师“共抢气道”，任何麻醉最需要保持的呼吸道通畅，在该操作过程中却始终由内镜占据呼吸道造成气道的部分梗阻。经近20年的临床实践，“无痛气管镜”已安全在国内开展。

术前用药应考虑患者的一般情况、手术类型、使用的支气管镜类型以及麻醉方式。术前用药的主要目的在于缓解焦虑、提高痛阈、减少分泌与抑制反射。常用的术前用药阿片类药、镇静药及抗胆碱能药，对于支气管镜检查或治疗患者应谨慎，避免其加重呼吸抑制，避免分泌物黏稠不易排出或吸引。

麻醉方式的选择应根据选用的支气管镜类型、拟行手术、患者的一般情况与患者的要求综合考虑。可选择的麻醉方式包括局部麻醉与全身麻醉。

局部麻醉主要用于一般情况较好、可配合的患者，手术操作较简单，手术时间一般较短。通过局部麻醉药雾化吸入与喷雾，对整个呼吸道施行表面麻醉。环甲膜穿刺注射局部麻醉药是声门下呼吸道表面麻醉的有效方式。舌咽神经阻滞与喉上神经阻滞对缓解声门上刺激有效,是较好的辅助措施。辅助神经阻滞时应防止误吸。使用局部麻醉还应注意局部麻醉药过敏,防止局部麻醉药过量中毒。

全身麻醉是支气管镜手术主要的麻醉方式。硬质支气管镜手术对镇静、镇痛与肌松要求高,一般均选择全身麻醉。麻醉药的选择应考虑患者一般情况与手术类型。目前主张使用短效药物,保证术后迅速恢复。麻醉诱导可采用吸入诱导,也可采用静脉诱导。麻醉维持的方式多根据支气管镜通气方式确定。

硬质支气管镜可使用的通气方式包括自主呼吸、正压通气与无呼吸氧合。自主呼吸主要用于异物取出;无呼吸氧合维持时间短;正压通气是硬支气管镜主要的通气方式,包括间断正压通气、喷射通气和高频喷射通气等形式。

既往纤维支气管镜在无气管插管的情况下均采用自主呼吸,现在内镜专用面罩(图 58-19)、喉罩(图 58-20)在支气管镜检查与治疗中的应用日趋广泛,为控制患者的气道创造了条件,这样可以按需、随时进行辅助或控制呼吸,依据患者的全身情况及支气管镜下检查或治疗的需求可以采用三种麻醉方式:①监测下的麻醉镇静管理(MAC),即在麻醉医师的监测下,静脉镇静用药至保留自主呼吸程度的镇静深度,一般选用内镜专用面罩;②不使用肌肉松弛药的全身麻醉,可能潜在一过性呼吸抑制,多需要气管插管或喉罩控制气道,必要时可行辅助呼吸;③使用肌肉松弛药的全身麻醉,需要控制呼吸,多应用喉罩,也可用气管插管控制气道。三种方法各有利弊,其共同点是局部麻醉不能省略,采用超声雾化吸入局部麻醉患者更容易接受,效果更好。右美托咪定镇静、不抑制呼吸的特点,为 MAC 下支气管镜的检查提供了便利,但该药的起效需 10 分钟,因此需要提前用药。由于吸入麻醉药在支气管镜操作过程中容易环境污染,因此,更多地采用静脉麻醉药,丙泊酚与瑞芬太尼为较好的选择,中短效肌肉松弛药为安静的术野创造了条件,但同时患者咳嗽能力的消失,需要操作者及时吸引气道内分泌物。

对于需要在硬质或软镜下行气道内电灼或激光治疗的患者,控制呼吸或辅助呼吸时应避免高氧,宜将吸入氧浓度降低至 30% 以下,避免气道烧伤。采用喉罩可以避免损伤气管导管后继发性损伤气道,必须行气管插管时则需要专用的抗激光气管导管。

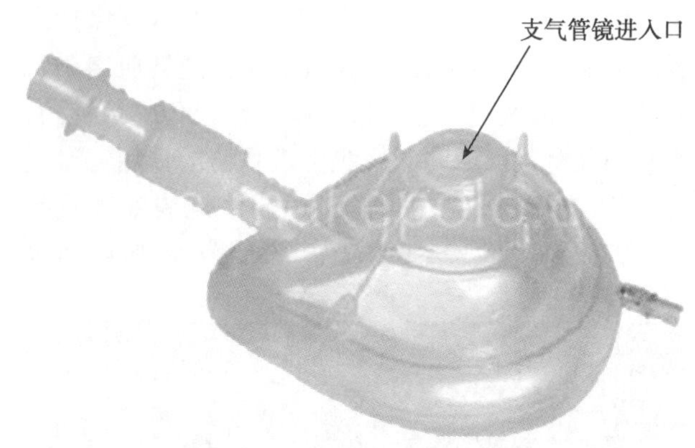

图 58-19　支气管镜专用面罩

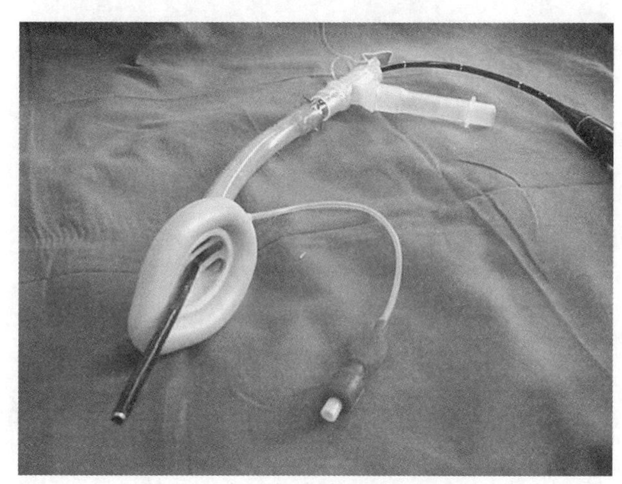

图 58-20　喉罩用于支气管镜检查

支气管镜手术的并发症涉及手术并发症与麻醉并发症。硬质支气管镜可造成口腔至支气管径路的组织的损伤,包括牙齿、口咽黏膜、喉以及支气管,组织活检后可引起组织出血等。麻醉相关的并发症包括呼吸抑制、麻醉过浅或过深带来的并发症。呼吸抑制表现为低氧血症与高碳酸血症,可通过辅助呼吸、调整通气来纠正。麻醉过浅时气道内操作刺激可诱发心律失常与血压波动,麻醉过深又不利于麻醉后恢复,因此,需要适宜的麻醉深度及呼吸道黏膜的局部麻醉。术中心电图、无创血压、脉搏血氧饱和度及呼气末二氧化碳监测应作为常规,并应按照手术室内麻醉要求装备麻醉机、空氧混合装置及抢救药品等。麻醉后恢复应按照全身麻醉后处理。

二、纵隔镜手术的麻醉

纵隔镜(mediastinoscope)最早用于肺癌分级中纵隔淋巴结活检,以确定手术切除的可能性。后来逐渐用于纵隔上部淋巴结活检、纵隔肿块活检与后纵隔肿瘤的手术。虽然计算机断层扫描(CT)与磁共振成像(MRI)能发现纵隔内异常的肿瘤或淋巴结,但不能获取组织明确其病理性质,因此纵隔镜常与支气管镜检查结合用于治疗方案的确定。

胸骨上切迹切口入路的纵隔镜手术又称颈部纵隔镜手术,主要用于上纵隔病变的诊断治疗。胸骨左缘第二肋间切口与胸骨旁纵切口入路的纵隔镜手术又称前纵隔镜手术,主要用于前纵隔、肺门、上腔静脉区域病变的诊断治疗。

虽然纵隔镜手术可以在局部麻醉下完成,但由于纵隔镜技术的发展,由目视纵隔镜到电视纵隔镜,手术适应证也在扩大,巨大纵隔肿瘤、上腔静脉综合征已不再是纵隔镜手术的绝对禁忌证,因此,麻醉管理的难度也在增加。特殊的手术部位潜在大出血、气栓、气胸、脑供血不足等严重并发症的风险,且手术要求术中术野静止、无咳嗽,故更多倾向于选用全身麻醉,并在手术中严密观察,做好应对大出血、气胸、脑供血不足的准备工作。

术前访视除了常规内容,重点仍是呼吸、循环功能的评估。对于潜在的气道压迫问题,作出正确的分级评估后,术前做好应对措施的准备。此外,由于纵隔镜手术多为诊断性手术,对于巨大纵隔肿块活检手术有时手术后肿瘤不仅不能缩小,而且由于手术创伤、局部水肿、炎性反应等造成气道周围进一步水肿,可使气道受压进一步加剧甚至威胁患者的生命,因此,在拔除气管导管前这一问题也要有所考虑并做好应对准备。

术前存在气道受压迫的患者,麻醉诱导前应充分评估控制气道与气管插管的难度,为防止手术损伤胸膜导致气胸宜插入双腔支气管导管,应急时可迅速实施肺隔离而避免张力性气胸或通气不能。纵隔肿瘤对大血管的压迫可能导致麻醉诱导与正压通气时循环功能的恶化,可考虑改变患者体位的方法防止低血压、改善头部静脉血液的回流也是需要经常观察的项目。

此类患者的麻醉可以不使用术前药。入手术室后开放一条静脉通道(16G～18G)。常规监测心电图、左手接脉搏血氧饱和度、右手桡动脉穿刺建有创血压监测。麻醉诱导与维持的方法很多,以静脉快速诱导、静脉维持的麻醉方法较常用。由于手术操作接近大血管、气管等重要解剖部位,麻醉中应创造安静的手术野,完善的肌肉松弛效果是必须的,由于手术时间短,应选用中短效的肌肉松弛药。手术可能带来上纵隔与气管等部位的刺激,因此要有足够的麻醉深度防止呛咳造成损伤,这也是不选用局部麻醉的主要原因之一。

纵隔镜手术中,无名动脉、无名静脉、奇静脉与镜身毗邻(图 58-21),均可能受损而造成出血。无名动脉受压时,右侧的颈总动脉血供不足可引起脑供血不足,但在全身麻醉中较难发现,由于右锁骨下血供同时受阻,因此可通过右桡动脉波形的不规则或消失同步发现,及时提醒手术医师移动纵隔镜位置,以避免长时间脑供血不足,这是纵隔镜术中强调右桡动脉置管监测血压的主要目的之一。此外,由于纵隔镜手术的特殊体位要注意上腔引流是否通畅,避免头颈过伸导致颈部血管受压。

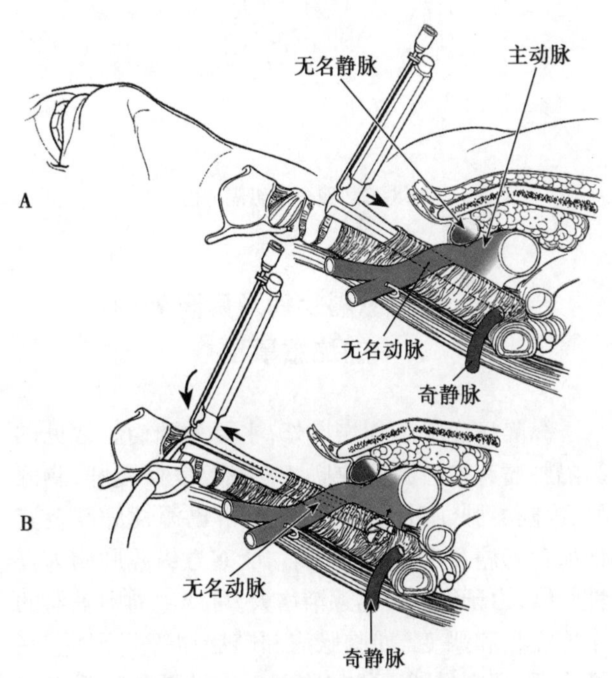

图 58-21　纵隔镜术中与毗邻动、静脉

麻醉恢复期需要注意的问题是对于术前呼吸道梗阻的患者拔管前要充分评估,警惕拔管后呼吸道梗阻加剧,对于术中潜在喉返神经与膈神经损伤的患者要注意避免误吸与呼吸困难。

第7节　纵隔手术的麻醉

纵隔(mediastinum)是两侧纵隔胸膜之间所有器官的总称。纵隔内的器官主要包括心包、心脏及出入心的大血管、气管、食管、胸导管、神经、胸腺和淋巴结等。现常用纵隔的四分法分区即以胸骨角平面为界,将纵隔分为上、下纵隔。下纵隔又以心包的前、后面为界分为三部:心包前面与胸骨之间为前纵隔;心包及大血管所占据的区域为中纵隔;心包后面与脊柱之间为后纵隔(图58-22)。

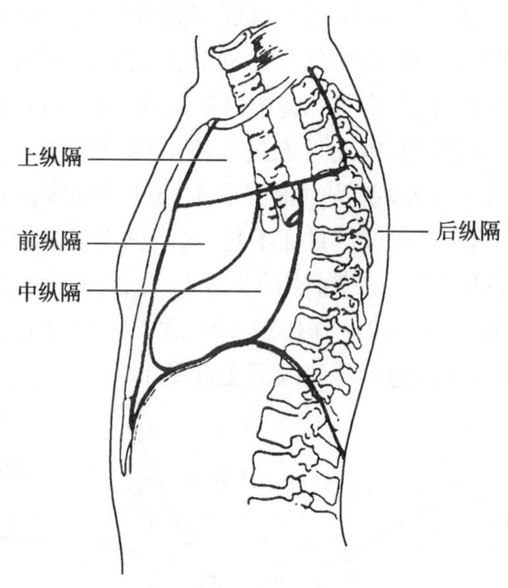

图58-22　四分法纵隔分区

一、常见纵隔疾病及麻醉处理中的注意事项

纵隔病变除了创伤以外,主要为肿瘤。常见的纵隔肿瘤有神经源性肿瘤、畸胎瘤、皮样囊肿、胸腺瘤、纵隔囊肿、胸骨后甲状腺肿、淋巴源性肿瘤及其他如食管癌及支气管肿瘤等。大多数纵隔肿瘤为良性肿瘤,由于纵隔肿瘤逐渐增大,可产生周围脏器的压迫症状和恶变(如胸腺瘤和畸胎瘤等),因此,一经诊断,都应早期手术切除肿瘤。纵隔肿瘤手术麻醉处理的要点见图58-23。无临床症状的小肿瘤,麻醉处理无特殊;肿瘤增大致气管、支气管、心、肺、血管受压时可危及生命,尤其是气道受压的患者麻醉处理中存在致死性气道梗阻的风险。因为气道压迫阻塞可发生在气管分叉处,此时如果用单腔气管导管,受压部位处于气管导管的远端,自主呼吸消失可导致气道梗阻加剧,因此,远端气道未能受控之前禁用肌肉松弛药,如果手术必需肌肉松弛时则建议选择双腔支气管导管,以确保非受压一侧支气管的通畅,如果双侧支气管都受压,则不宜全身麻醉。对于有气管压迫和扭曲的患者,气管插管时,若导管口贴在气管壁上或者导管通过狭窄部分时,管腔可被完全堵塞或形成一锐角,这种情况也可引起气道的完全梗阻,可在纤维支气管镜引导下明视插管,导管需通过气道最狭窄处。尽可能采取患者平时喜爱的体位及姿势,此常为呼吸道受压程度最轻的体位。诱导插管后,由于肌松药、重力及体位等的影响,部分患者可出现巨大肿瘤压迫肺叶致肺不张、低氧、气道压增高等,需要调节体位达到最佳状态,必要时须手术医师密切配合,麻醉一成功,即进胸托起肿瘤,以解除对肺叶及气道的压迫。对于肿瘤压迫心脏、大血管的患者,应采取最佳体位,使心脏受压最轻,并尽快手术解除压迫。麻醉恢复期提倡在手术后尽早拔除气管导管,首先要完全逆转肌肉松弛药的作用,其次,避免苏醒期患者咳嗽,防止肿瘤切除吻合处或缝扎处缝线脱落出血。严密监测患者呼吸功能和状态的变化,对原有肺及大血管受压者,拔管前后应做好紧急再插管及气管切开的准备。

除了上述共性问题外,针对不同的纵隔肿瘤麻醉处理中有些特殊的问题需要注意。

1. 神经源性肿瘤　多发生在后纵隔的交感神经链或肋间神经上,手术范围大,术中出血多,因此,必须建立足够的静脉通路。此外,儿童较易合并有其他畸形(脊柱侧弯、先天性心脏病、气道异常等),术前检查及麻醉中应注意。

2. 胸腺瘤　多发生在前上纵隔,个别可在中、后纵隔。约有30%～40%患者合并重症肌无力(myasthenia gravis,MG)。因此,对于胸腺肿瘤患者术前应明确诊断是否存在MG。MG以临床表现按改良Osserman分为五型。Ⅰ型:单纯眼肌型(脑神经最早受累,表现为上睑下垂、复视);Ⅱa型:轻度全身型——呼吸肌不受累,延髓肌未受累;Ⅱb型中度全身型——呼吸肌不受累,延髓肌受累,出现吞咽障碍,饮水呛咳和口腔清除反应障碍;Ⅲ型:急性暴发型,起病急,数月后延髓肌受累,半年内出现呼吸肌麻痹;Ⅳ型:迟发性全身肌无力型;Ⅴ型:肌无力伴肌萎缩型。如有MG症状,术前应药物控制,常用抗

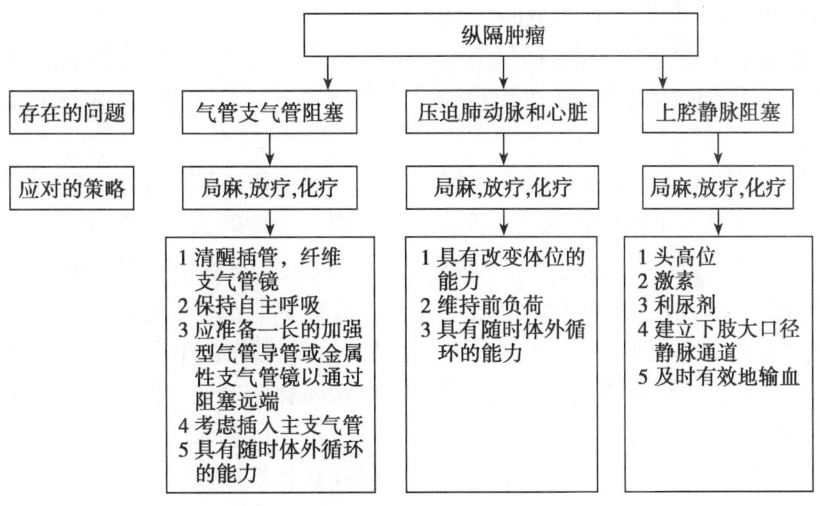

图58-23　纵隔肿瘤手术麻醉处理要点示意图

胆碱酯酶药——吡啶斯的明口服治疗，该药治疗有效剂量的个体差异较大，目前主张术前用最小有效剂量以维持足够的通气功能和吞咽、咳嗽能力，并在术前减量至1/2～1/3；有些患者术前可能还应用了肾上腺皮质激素治疗。因此，对于MG患者需要注意其体内胆碱酯酶及激素的水平，滴定监测下应用肌肉松弛药，避免用氨基甙类抗生素，如果病情严重在麻醉期间可以补充血浆，降低体循环乙酰胆碱受体抗体。拔管前要充分评估，待呼吸功能及保护性气道反应恢复后拔管。拔管后严密监护，对于术前口服吡啶斯的明治疗的患者，术后2小时应恢复术前用药（不能口服可经胃管给药）。病情严重者（术前球麻痹史、乙酰胆碱受体抗体浓度>100nmol/L，术中失血>1000ml）容易发生肌无力危象，并注意与胆碱能危象鉴别（表58-9）。

表58-9　肌无力危象和胆碱能危象的鉴别

	肌无力危象	胆碱能危象
抗胆碱酯酶药	有效	症状加剧
分泌物	不多	多
出汗	正常	大汗
肌肉跳动	无	明显
肠蠕动	正常	增强（肠鸣音亢进）

3. 畸胎类瘤和囊肿　常见于儿童和年轻患者，可为实质性或皮样囊肿。由于其组成结构复杂，其中任何一种组织都可能发生恶变，故诊断后常选择手术治疗。畸胎瘤还可穿破入肺组织或支气管，从而招致感染，甚至痰液中可排出肿瘤的内容物如毛发等。麻醉的处理取决于肿瘤对周围脏器的是否有压迫及是否存在肺部感染、湿肺等，重点是对呼吸道的控制。

4. 淋巴瘤　常发生在前纵隔和中纵隔。由于淋巴瘤的治疗有赖于病理诊断，故对于不能取得外周浅表淋巴结（如锁骨上、腋下淋巴结）活检的患者，获取纵隔内病理组织成为手术的适应证。但此类患者的麻醉必须权衡利弊，在风险可控的情况下实施麻醉，如果风险达到威胁患者生命的程度则应考虑CT引导下穿刺或先行放疗，使得肿瘤缩小后再实施麻醉。如手术仅为活检，因手术后局部水肿，气道受压情况可能会加重，应注意防范。

5. 胸骨后甲状腺　胸骨后甲状腺可为迷走甲状腺腺瘤，较常见者为甲状腺叶下极腺瘤移入胸内，其特点为肿瘤与气管关系甚为密切。由于主动脉弓及其大分支的走向关系，不论是甲状腺左叶或右叶下极的腺瘤，移入胸内时，常顺主动脉的斜坡偏向纵隔右侧。巨大胸骨后甲状腺可压迫气管，导致呼吸道阻塞，麻醉管理的重点是气道处理，包括手术结束后拔管前必须确认无气管软化才能拔管。

二、前纵隔巨大肿瘤患者麻醉处理的特殊性

由于前纵隔巨大肿瘤在麻醉诱导时可发生威胁生命甚至致死性呼吸道梗阻或循环虚脱，故对其麻醉处理的某些问题再作强调。

术前注意症状和体征，如仰卧位即呼吸困难或咳嗽提示呼吸道并发症的发生率增加；晕厥或心外

流出道梗阻症状则反映心血管并发症的危险性增加。颈、胸部CT片可显示肿块的位置、范围、气道受累情况；心脏超声检查则用于评估心脏、体血管和肺血管的受压情况。

麻醉风险评估中重要的是考虑患者的诊治方案是为了诊断还是治疗。如果为了诊断性操作，呼吸系统CT扫描、肺功能流速-容量环以及超声心动图检查评估肿瘤的解剖位置，如果三种检查结果之一阳性，即使无呼吸困难的症状，采用全身麻醉在儿童或成人均属于高危，建议尽可能采用局部麻醉、清醒、CT引导下的穿刺活检术，其诊断的精确性可>90%。

一旦明确诊断，如果需要手术治疗则需进一步确定安全的麻醉方案。全身麻醉诱导必须在心电图、脉搏血氧饱和度、呼气末二氧化碳和有创动脉血压监测下进行，保留自主呼吸直至呼吸道得到控制，值得注意的是即便保留了自主呼吸也有可能是不安全的。如果在诱导前CT显示无终末气管受压可以顺利插入气管导管，清醒气管插管是可能的。如果需要肌肉松弛，第一步必须确认手控正压通气有效，然后应用短效肌肉松弛药。如果发生气道或血管进一步受压，则必须立刻手术显露，故麻醉诱导前外科医师应洗手准备随时手术。术中威胁生命的气道受压可用下列方法应对：重新翻动患者体位（回到诱导前或患者较少出现症状的体位）或应用硬质气管镜经过远端阻塞部位通气。麻醉诱导插管后，由于肌松药、重力及体位等的影响，部分患者可出现巨大肿瘤压迫肺叶致肺不张、低氧血症、气道压增高等，需要调节体位达到最佳状态，必要时须让手术医师配合，立刻进胸托起肿瘤，以解除对肺叶及气道的压迫。对于麻醉诱导后威胁生命的心脏、血管受压情况减浅麻醉的是无效的，只有立刻正中胸骨劈开，术者提升肿瘤，使肿瘤离开大血管方可缓解。对术前评估后认为不能保证诱导后呼吸、循环功能者，可在体外循环下进行手术。麻醉恢复期则排除气管软化后才能拔管，注意术中对受压部位的直视观察，并在拔管前先放气囊后观察，拔管时可在气管导管内先置入较细的交换导管，一旦拔除气管导管后有问题，可以顺着交换导管再次插管；另外也可在拔管时经气管导管置入纤维支气管镜明视观察，如无气管软化则拔出气管导管。巨大纵隔肿瘤如果术中循环波动明显，则可能术后仍需要循环支持。

三、上腔静脉综合征患者麻醉的注意事项

上腔静脉综合征是有上腔静脉的机械阻塞所引起。上腔静脉综合征的发生原因包括：支气管肺癌（87%），恶性淋巴瘤（10%），良性病变（3%）如中心静脉高营养、起搏器导线产生的上腔静脉血栓、特发性纵隔纤维化、纵隔肉芽肿以及多结节性甲状腺肿。上腔静脉综合征的典型特征包括：上半身表浅静脉怒张；面颈部、上肢浮肿；胸壁有侧支循环静脉和发绀。静脉怒张在平卧时最明显，但大多数病例在直立时静脉也不会像正常人一样塌陷。颜面部水肿明显，眼眶周围组织肿胀以至于患者不能睁开眼睛，严重的水肿可掩盖静脉扩张症状。大部分患者呼吸道静脉淤血和黏膜水肿可引起呼吸道梗阻症状（呼吸急促、咳嗽、端坐呼吸）；此外，还可因脑静脉回流障碍引起脑水肿致意识、精神、行为改变。由于上腔静脉综合征患者有时病因不明，有时需要行纵隔镜或小切口下取组织活检明确诊断；有时则可能拟行上腔静脉解压术而需要实施麻醉。

麻醉处理的关键仍是呼吸和循环的管理。呼吸系统主要是气道问题，面颈部的水肿同样可以出现在口腔、口咽部和喉咽部，此外，呼吸道还可能存在外部的压迫和纤维化，正常运动受限，或存在喉返神经损害。如果疑有气道受压，按照巨大前纵隔肿瘤的麻醉处理。为减轻气道水肿，患者常以头高位被护送到手术室。在麻醉诱导前，所有患者均行桡动脉穿刺置管。根据患者情况术前可从股静脉置入中心静脉导管作为补液通道，颈内静脉置管则用于监测及必要时可作为引流以减轻脑水肿。如果诱导前患者必须保持坐位才能维持呼吸，那么应选择使用纤维支气管镜或喉镜清醒插管。

由于中心静脉压过高，加之术野组织的解剖变形，术中出血是主要的问题之一，应做好充分备血。

术后特别是纵隔镜、支气管镜检查后上腔静脉的压迫并没有解除，则可能发生急性呼吸衰竭而需气管插管和机械通气。这种急性呼吸衰竭的机制尚不清楚，但最有可能的是上腔静脉综合征可引起急性喉痉挛和支气管痉挛，呼吸功能受损、肿瘤增大可加重气道的阻塞。因此，这些患者应常规监护。

第 8 节　食管手术的麻醉

食管起自颈部环状软骨水平，终止于第 11 或 12 胸椎，直径约 2cm，长 25cm。在颈部位于气管后，进胸后微向左侧移位，在主动脉弓水平又回到正中，在弓下再次向左移位并通过膈肌。行程中有三个狭窄，分别位于颈部环状软骨水平、邻近左侧支气管水平与穿过膈肌水平。食管外科将食管人为地分为三段。即环状软骨水平至进胸水平（$C_6 \sim T_1$）为颈段食管，胸廓内部分（$T_{1\sim10}$）为胸段食管，膈肌水平以下为腹段食管。

食管手术（esophageal surgery）的麻醉管理应考虑患者的病理生理、并存疾患和手术性质，以降低影响食管手术患者预后的两大主要并发症——呼吸系统并发症和吻合口瘘的发生率。食管疾病本身影响进食可造成患者营养不良，大部分食管手术操作复杂，对机体的创伤大。食管疾病常伴吞咽困难与胃食管反流，手术操作过程中有可能引起肺部的机械性损伤，因此容易造成术后肺部并发症，故气道保护和肺保护是食管手术麻醉考虑的重点。预防误吸的措施包括：避免气管插管时的咽喉部损伤、半卧位插管。食管手术的死亡率已降低至 5% 以下，但高龄、肿瘤分期不良、肺功能、糖尿病、心血管功能不全、全身情况差及肝功能减退与术后发病率及死亡率增加相关。微创食管手术后患者早期获益明显，康复快，但远期效果还有待观察。食管手术吻合口瘘的原因多与手术相关，少数为胃肠缺血，因此，对麻醉医师而言，重要的是维持术中良好的循环功能，保证有效的胃肠血液灌注。

胃肠道接受迷走神经和胸交感神经的调节，胸部硬膜外阻滞一方面可阻滞交感神经使血管扩张、胃肠血流增加，另一方面如果血管扩张引起低血压则可使胃肠血流降低。因此，如果采用硬膜外阻滞必须在血管扩张的同时补充容量、维持血流动力学的稳定，以保证胃肠血供，促进吻合口生长。

一、麻醉前评估

食管手术术前访视中应注意的问题主要有以下三方面：营养状况、食管反流误吸和肺功能。

食管疾病患者常伴有吞咽困难、摄入减少，加上恶性疾病的消耗，可造成长期的营养不良。营养不良对术后恢复不利，因此术前应改善患者的营养状况。长期摄入减少的患者可能有低血容量。食管癌和食管远端损伤甚至与酗酒有关，患者可有肝功能异常、门脉高压、贫血、心肌病和出血倾向。术前已行化疗的患者一般情况可能更差。食管功能障碍易引起反流，长期的反流易导致慢性误吸。由于大多数食管手术患者都有误吸的危险，对这类患者的麻醉前评估中要注意是否存在反流的症状。反流的主要症状有烧心、胸骨后疼痛或不适。对有误吸可能的患者还应进行肺功能评估并进行合理治疗。食管疾病引起反流误吸的患者多存在肺功能障碍。恶性食管疾患的患者可能还有长期吸烟史。对这些患者应行胸部 X 线检查、肺功能检查与血气分析了解肺功能状况。术前胸部理疗、抗生素治疗、支气管扩张药治疗，必要时可使用激素改善肺功能。

二、术 前 用 药

食管手术患者反流误吸的发生率增加，这类患者术前镇静药的用量应酌情减量。气管插管（特别是双腔支气管插管）和手术刺激可造成分泌物的增加，可考虑使用抗胆碱能药（阿托品 0.4mg 或胃肠宁 0.2mg 肌内注射）。对误吸高危患者还应使用抗酸药（西咪替丁或雷尼替丁）与胃动力药。

三、食管手术的麻醉方法

食管手术的麻醉方法选择与手术因素、患者因素、麻醉医师对各种麻醉方法的熟练程度以及所处医院的环境等有关。食管手术采用的手术路径较多，腹段食管手术仅通过腹部正中切口，麻醉原则与腹部手术麻醉相同。大部分食管手术为胸段食管手术，需要开胸，部分手术还需要颈、胸、腹部联合切口（如 Ivor Lewis 手术）。常用的麻醉方法为全身麻醉或全身麻醉联合硬膜外阻滞。麻醉诱导应充分考虑误吸的可能，做好预防措施。对反流的患者麻醉时应进行气道保护，快速诱导时应采用环状软骨压迫的手法，或采用清醒插管。对合并严重心血管疾病的患者可在有创动脉压监测下行麻醉诱导。由于该类患者术前可存在长期的摄入减少引起血容量不足，加上手术前的禁食、禁饮可导致血容量的严重不足,麻醉诱导过程中应重视容量的补充和监测。为创造理想的手术野,减轻手术操作对肺的钝性损伤,宜采用肺隔离和单肺通气技术。常用的肺隔离技术可用双腔支气管导管,也可采用阻塞导管行单肺通气。术中要注意手术操作可使双腔支气管或支气管阻塞导管移位而对通气产生不良影响。对于纵隔的牵拉与压迫可以引起食管术中剧烈的血流动力学变化,麻醉中应注意防治长时间低血压。由于手术创伤大,术中需要足够的镇痛,以抑制手术创伤所致的应激反应。

四、食管手术的监测

监测项目的选择主要根据患者病情、手术范围、手术方式以及手术中发生意外可能性的大小来确定。常规监测应包括心电图、血压(含有创动脉压)、脉搏血氧饱和度、呼吸末二氧化碳、体温和中心静脉压。

有创动脉压监测是基于以下考虑:①开胸术式游离食管时对后纵隔的刺激与压迫可引起循环功能的剧烈波动;②牵拉或刺激胸内植物神经潜在心搏骤停的风险,通过有创动脉压波形的变化可在心电图受电刀干扰时迅速发现心搏骤停以便及时抢救;③便于术中、术后血气分析采样。

中心静脉置管宜采用双腔导管,一腔持续监测中心静脉压,维持液体平衡,另一腔作为输注药物通道,紧急情况时药物能迅速进入心脏。

食管手术创伤大,手术时间长,术中常常发生低体温,常规监测体温并积极进行保温处理有利于患者恢复,有条件应常规采用加热毯覆盖下部躯体。

麻醉医师手术中应了解外科医师的操作步骤和可能带来的影响,并随时与外科医师保持密切交流,术中遇到手术操作严重干扰呼吸、循环时,及时提醒外科医师,双方协作尽快解决问题。

手术近结束时应将留置胃管准确到位,胃管通过食管吻合口时应轻柔,位置确定后应妥善固定,避免移动造成吻合口创伤。留置胃管的目的不仅在于胃肠减压,保护吻合口,促进吻合口愈合,同时对预防术后反流、误吸致呼吸系统并发症也甚为重要。

五、麻醉恢复期的处理

由于存在误吸的可能,术后应保留气管导管直至吞咽、咳嗽反射恢复,完全清醒、可配合时。

拔管时机的选择应考虑患者病情与手术范围。多数患者可在术毕1小时内拔管。为促进呼吸功能恢复,拔管前应有良好的术后镇痛。对于不能短时间内拔管的患者应考虑将双腔管换为单腔管。如长时间手术、术中液体出入量大,咽喉部组织容易发生水肿,使得气道变窄,再次插管可能存在困难,故换管前要进行气道评估并要求一定的麻醉深度和肌松。采用交换导管的方法较简便,但也潜在交换失败的风险,可借助可视喉镜作换管前评估与换管。另需术中注意游离食管还可能造成气管撕裂,拔管后如出现呼吸困难、皮下气肿应立刻重新插管,并检查确诊,按照气道损伤处理。

六、术后并发症

食管手术后并发症主要来自三方面,术前疾病影响导致的并发症、麻醉相关并发症与手术相关并发症。

术前因反流误吸造成肺部感染、继发性哮喘使肺功能降低的患者术后常拔管困难。营养不良的患者肌力恢复慢易造成术后脱机困难。

麻醉相关的并发症主要为麻醉诱导与拔管后的误吸,重在预防。可通过严格的拔管指征、拔管时患者的充分清醒、能排出分泌物,拔管时采用半坐位利于引流,以减少误吸的发生。

术后疼痛可使呼吸道分泌物的排出受限而造成局部肺不张、肺炎,可能需要再次插管进行呼吸支持。术后应保持患者充分的镇痛。术后硬膜外镇痛的优势是镇痛效果确切可靠,弊端是增加硬膜外操作的并发症及术中、术后液体管理的难度;静脉镇痛对患者的静息疼痛具有良好的镇痛效果,但对咳嗽和活动时的疼痛仍存在抑制不够完全的弊端。随着多模式、持续镇痛技术的开展,静脉镇痛联合椎旁阻滞、多种不同作用机制镇痛药不同时段、联合用药等逐渐采用,取得了较好的镇痛效果。术后肺功能不全由于目前采用单肺通气技术和肺的肺保护性通气策略,其发生率已明显降低。

手术相关的并发症与手术方式有关。包括术后吻合口瘘、吻合口瘢痕形成引起的食管狭窄等。吻合口瘘常合并肺部并发症,重在预防,吻合技术是第一位的,麻醉中保持血液动力学的平稳,避免胃肠血供灌注不足对术后吻合口愈合也有一定的作用。术后吻合口瘢痕形成可导致食管狭窄，可采用扩张治疗。胃镜检查可能导致食管穿孔，食管穿孔引起纵隔炎可危及患者生命，应禁食禁水并静脉注射抗生素治疗，必要时行食管部分切除。

七、内镜食管手术的麻醉

大部分食管手术术前需要接受胃镜检查明确病变的位置与范围。在食管狭窄的病例，胃镜检查还能起到扩张性治疗的作用。

电子胃镜诊断性检查的麻醉并不复杂，大多数病例仅在表面麻醉下即可接受胃镜检查，对于需要“无痛胃镜”检查的患者，可采用监测下的镇痛管理技术（MAC），应用丙泊酚静脉麻醉（详见手术室外麻醉章节）。由于患者存在一定程度的吞咽困难，胃镜检查中镇静药的使用应谨慎。使用镇静药一定要保留患者的气道保护性反射。

对胃镜或食管镜下复杂操作的患者，如多次食管异物取出失败再次尝试、严重食管狭窄拟行食管支架植入术建议全身麻醉。选择单腔气管导管固定于一侧口角一般不妨碍胃镜检查。根据气管插管的难易程度可选择清醒插管或静脉快速诱导插管。麻醉维持可采用吸入麻醉、静脉麻醉或静脉吸入复合麻醉，为保证患者制动，可采用中短效肌肉松弛药。手术结束后拮抗肌肉松弛药，待患者完全清醒后拔管。

第9节　特殊疾病的麻醉要点

一、湿　　肺

湿肺指伴有大量脓痰或分泌物的肺部疾患。常见的疾患有支气管扩张、肺脓肿、肺囊肿、部分肺结核大出血。湿肺患者麻醉中可能出现呼吸道梗阻、肺不张、感染向健肺的扩散，为防止上述情况发生，全身麻醉必须用双腔支气管导管行肺隔离技术，以便术中能够良好吸引。支气管阻塞导管仅用于双腔支气管导管插管困难的患者，此类患者在肺内手术结束后，手术医师应在台上从气道切口处吸净残余分泌物。即便如此，在抽瘪阻塞导管套囊的瞬间，仍潜在分泌物进入健侧的风险，应注意好防范。

控制感染、结合体位引流与雾化吸入促进排痰在术前准备中甚为重要。麻醉诱导一般采用静脉复合诱导的方法，诱导力求平稳。麻醉维持可采用静吸复合维持或全凭静脉麻醉。术中注意分泌物的及时清除。分泌物黏稠不易吸引时可向气道注入少量生理盐水，痰液稀释后较易吸引。由于双腔支气管导管管径细，应选用较细有侧孔的吸痰管，吸痰管置入气管导管前应予润滑。在手术结束后可更换单腔气管导管，用较粗管径纤维支气管镜检查并吸净气道内分泌物，以利于患者的康复。

二、大　咯　血

大咯血（massive hemoptysis）是指24小时出血量达600ml以上的呼吸道出血。大咯血多见于支气管扩张、肺结核、肺脓肿、外伤或肿瘤。大咯血的主要死因是窒息，多数大咯血的发生并无征兆，一旦发生应立即控制呼吸道。麻醉诱导一般采用快速诱导，气管插管应使用双腔支气管导管。插管后应及时吸引出血并保证充分供氧。由于手术中要反复吸引，麻醉维持以静脉麻醉较理想，同时应建立可靠的静脉通路维持循环血容量。手术切除出血灶后，如果术前出血多，术毕也宜更换单腔气管导管，用较粗管径纤维支气管镜检查并吸净气道残余血凝块，以促进患者康复。

三、肺　大　疱

肺大疱（bullae）是指肺泡组织受破坏形成的肺内充满气体的囊泡。因肺组织发育不良形成的肺大疱适宜外科治疗，慢性阻塞性肺疾患所致的肺大疱应严格掌握手术指征（详见肺减容术）。

肺大疱破裂已发生气胸者，术前应行胸腔闭式引流。肺大疱与支气管相通时正压通气可造成肺大疱急剧扩大甚至破裂，导致张力性气胸的发生，所以肺大疱患者麻醉诱导时应避免过高正压通气，慎防肺大疱破裂，一旦发现脉搏血氧饱和度下降或严重血压下降要考虑到肺大疱破裂的可能，应立刻行胸腔闭式引流，紧急情况下脱开气管导管减压，然后再重新通气。由于氧化亚氮有扩大闭合体腔容量的作用，肺大疱患者麻醉中不宜使用氧化亚氮。

四、支气管胸膜瘘

支气管胸膜瘘(bronchopleural fistula)是指支气管与胸膜腔之间发生异常交通的情况,可由肺脓肿、肺大疱破裂引起,更多见于肺切除术后吻合口漏。由于吸入气体可经瘘口排出,因此有形成张力性气胸的可能,术前应行胸腔闭式引流。麻醉管理上在建立与支气管胸膜瘘瘘口隔绝的通气道前应保留自主呼吸,否则无法正常通气;因此类患者术前常合并呼吸道感染,故宜选用健肺侧双腔支气管导管,麻醉前应用右美托咪定,丙泊酚、瑞芬太尼静脉麻醉诱导或七氟烷吸入诱导,可以提供足够的麻醉深度,为双腔支气管导管的插管提供便利,保证健肺通气后再应用肌肉松弛药。手术结束拔管前清理呼吸道。

五、膈　　疝

先天性膈疝多见于新生儿,成人膈疝则多因外伤所致,因此,膈疝患者常常病情复杂,新生儿常合并有其他畸形及肺发育不良,成人外伤则常合并多发伤,加上膈疝时腹腔内容物疝入胸腔,不仅造成消化道梗阻使呕吐、误吸的危险增加,同时因胸腔受压使肺压缩而影响肺功能及循环功能。膈疝患者麻醉前应综合评估,插管过程中防止误吸,有创动脉压监测作为常规监测的一部分,有适宜的导管应实施肺隔离管理,精细调整呼吸、循环功能,并要做好防治复张性肺水肿及术后呼吸、循环支持治疗。

六、食管贲门成形

食管下段贲门长期痉挛可造成食管扩张,潴留大量未消化的食物。因为患者存在慢性反流,多合并肺部慢性炎症。麻醉应注意防止误吸。

七、胸腔镜及达芬奇手术系统(Da Vinci S)手术

(一) 胸腔镜手术

1. 胸腔镜手术的优势　胸腔镜最早是在1921年由瑞典医师Jacobeus报道,他当时是用于肺结核和胸腔积液的诊断与治疗。早期胸腔镜经侧胸小切口造成人工气胸,经该小切口插入胸腔镜对胸腔内进行观察,因操作时间较短,故多在局麻、保留患者自主呼吸下完成。

随着胸外科麻醉、手术及医疗器械的进步,使得胸内大多数疾病在胸腔镜下治疗成为可能。最主要的进步表现在:麻醉方面:①肺隔离技术、控制呼吸、神经肌肉松弛药、双腔支气管导管、阻塞导管、纤维支气管镜及术后镇痛技术等的进步对胸腔镜手术的发展起了重要的作用;②外科方面:在20世纪90年代早期,视频胸腔镜(video-assisted thoracoscopic surgery,VATS)亮相作为最重要的微创技术的发展,使肺和纵隔等复杂手术得以在胸腔镜下完成;③医疗器械方面:广角、高清纤维光学视频设备、内镜吻合器、腔镜钉等设备、激光、超声刀等均有助于胸腔镜下诊断和治疗技术的提高。与传统开胸手术比较,VATS手术创伤明显减小,可以改善术后肺功能、减轻手术后疼痛,降低术后早期发病率和死亡率,缩短ICU和总住院时间;对于夹杂严重内科疾病如心脏病、严重肺疾患、肾脏病、外周血管病和糖尿病的高危患者,可能不能耐受创伤大、术后并发症较高的开胸手术,而可以承受在VATS下实施手术,这样也使得更多的危重患者得到了手术治疗。胸腔镜手术是胸外科手术步入微创手术的重要标志。胸腔镜微创手术以自己独特的优势目前已被广泛应用于胸外科疾病的临床治疗,也为各种胸科疾病患者提供了不同手术的新选择。

2. 胸腔镜适应证扩大　现今VATS已作为胸外科诊治前、后纵隔肿块,早期脓肿、血凝块清除,肺癌根治性切除和肺减容术以及不能确定的肺结节等诊治的常规技术。近年来VATS手术的适应证进一步扩大,涉及了食管、贲门微创手术及在小儿患者中的应用(表58-10)。

3. 内科胸腔镜与外科胸腔镜　近几年,一种新型软硬结合的胸腔镜出现,它是由可弯曲的前端与硬质的操作杆部组成的(flexirigid thoracoscopy,或称为semi-rigid thoracoscopy),比传统的硬质胸腔镜更易于操作,多由内科医师操作,故也俗称"内科胸腔镜"。内科胸腔镜与外科胸腔镜的主要区别是前者仅有一个观察切口,因此视野小,主要用于经无创方法不能确诊的胸腔积液患者的诊治,能够直接观察胸腔的变化并可进行胸膜各层活检、粘连松解和胸膜固定。内科胸腔镜由于手术创伤小,手术时间短,

表58-10 VATS的适应证

诊断
- 肺和胸膜活检
- 食管疾病活检和分期
- 纵隔肿块
- 心包活检、心包渗出液检查

治疗
- 胸膜剥离、胸膜固定术
- 胸腔积液引流术
- 肺切除
  - 肺叶切除术
  - 全肺切除术
  - 肺减容术
- 食管疾病
  - 食管切除术
  - 食管弛缓症
  - 食管息室
- 纵隔肿块
  - 胸腺切除术
  - 乳糜胸
- 心血管手术
  - 心包开窗、心包剥脱术
  - 内乳动脉分离术
  - 动脉导管结扎术
  - 心肌激光打孔术
- 交感神经切断术
- 胸椎前手术

对生理干扰较小,故多采用在鼻导管吸氧下用局部麻醉或区域阻滞(肋间神经阻滞或椎旁神经阻滞);但对于术前一般情况较差,或估计手术时间较长、对生理功能干扰较大,或患者不能耐受在局部麻醉下手术的患者,仍需要采用全身麻醉,气管插管或在应用喉罩控制或辅助呼吸下进行,以维持患者内环境稳定,避免缺氧和二氧化碳蓄积。

外科胸腔镜的手术过程是侧卧位、术侧肺萎陷后,经侧胸皮肤切口插入塑料或金属Trocar,经Trocar放入灯、可视手术器械灯。罕见的情况下,外科医师选择胸腔内充入CO_2气体去增加非通气侧肺萎陷以改善VATS的术野条件。一般充气压<10mmHg,流量控制在1～2L/min。

4. VATS的并发症　取决于患者的病情、手术团队的技术水平,转为后外侧开胸手术的比例为1%～5%。常见中转手术的原因有胸膜粘连、不能找到病变、病变的大小不合适、肺隔离不良视野暴露困难、出血、大血管或心包穿孔。VATS的并发症可分为术中和术后:术中包括双腔支气管导管(插管损伤、位置不当)、单肺通气不能纠正的严重低氧血症、复张性肺水肿、血液动力学不稳定等。术后有漏气、"肺下垂综合征"、感染、失血、肿瘤种植、慢性疼痛、心律失常等。

5. 麻醉处理

(1) 术前评估:同开胸手术患者。

(2) 术中管理:开胸手术的麻醉管理原则同样适用。采用全身麻醉、控制呼吸和肺隔离技术。标准的监测包括心电图(ECG)、脉搏血氧饱和度(SpO_2)、无创血压(NIBP)、呼气末二氧化碳($ETCO_2$)。一些研究显示在VATS中仅用NIBP,然而这些研究中的患者多为一些相对健康的患者及简单的手术,因此,监测项目的选择取决于患者先前存在的夹杂症及手术的复杂程度。可选用有创监测如有创动脉压(IBP)、中心静脉压(CVP)甚至肺动脉压(PAP)监测。但对于肺动脉导管测量所获取数据的正确解读是非常重要的。胸腔镜术中缺氧性肺血管收缩、单肺通气、手术操作及导管位置均可影响测量值,一般不作常规监测。经食管超声心动图监测有助于评估心脏充盈和心脏功能,可用于未涉及食管手术的患者。VATS可在局麻、区域阻滞、全身麻醉下进行,正如前文提及,麻醉方法的选择更多取决于患者心肺功能及手术的复杂性。不同的区域麻醉技术单独或联合可以成功用于胸腔镜手术的麻醉椎旁神经阻滞、肋间神经阻滞加同侧星状神经节阻滞、胸部硬膜外和局部浸润等。局部麻醉技术仅用于经谨慎选择的短暂的VATS。不合作或潜在困难气道的患者不应该考虑单独使用局麻。潜在的并发症包括局麻失败、呼吸抑制(缺氧、高碳酸血症)、继发于气胸和纵隔移位所致的血流动力学恶化。

绝大多数麻醉医师选择全身麻醉、控制呼吸、肺隔离技术来实施VATS麻醉。由于手术医师必须在闭合的胸腔内操作,因此,有效肺隔离和手术侧肺萎陷是VATS的基础。

与吸入空氧混合气比较,在单肺通气前吸入纯氧更有助于手术侧的肺萎陷,尤其是患者肺的弹性回缩力较差或有慢性阻塞性肺疾患时。VATS时,潮气量的选择调节在5～7ml/kg,以将纵隔移位限制在最低程度。麻醉药的选择取决于患者的全身状况、手术时间的长短及对术毕拔管等综合因素的考虑。术后早期拔管,尽可能早地恢复患者的自主呼吸对预防术后肺部并发症有意义。

(3) 术后处理:虽然胸腔镜手术创伤减轻,但也有报道并不减轻术后疼痛,可能与Trocar及胸管放置的位置有关,因此,仍应重视术后镇痛,以防疼痛致呼吸运动减弱而造成呼吸系统并发症的发生。疼痛范围包括胸膜，如胸膜剥脱或胸膜硬化残留、限制，自发性气胸复张可造成剧痛，对这些患者应强化镇痛措施。多模式全程镇痛包括术前评估，麻醉医师应预期 VATS 潜在的并发症并做好准备应对、限制不良预后。对麻醉医师而言，最终目标是提供满足手术条件的麻醉环境又能够在单肺通气中改善氧合及血流动力学、更早地拔管和理想的术后镇痛。

（二）达芬奇手术系统（Da Vinci S）手术

达芬奇手术系统（Da Vinci S）于 2000 年通过美国 FDA 批准用于临床的机器人系统，由医师控制台、床旁机械臂塔和视频系统三部分组成。手术过程中经 Trocar 插入床旁机械臂及内镜成像系统后，手术者在医师控制台通过三维成像系统控制机械手臂进行手术操作。近年来该系统也应用于胸内手术中，已经开展的手术包括肺癌、食管癌根治术及纵隔肿瘤切除等，其三维成像是普通胸腔镜所不能比拟的。麻醉处理的原则同开胸及胸腔镜手术，但存在气道解剖异常或严重肺功能受损，无法实施肺隔离、单肺通气者应列为禁忌。该手术属于精细操作，所需手术时间较长，因此，需要面对长时间肺隔离和单肺通气问题，应谨慎对应，必要时间断膨肺，单肺通气结束后宜用肺复张策略以降低术后肺部并发症。此外，该系统体积庞大，麻醉机、监护仪的摆放位置常让位于床旁机械臂塔和视频系统，给麻醉医师的工作带来不便，故麻醉医师要选择好适宜的麻醉与监护的位置，能够及时发现患者病情的变化并处理，有效的手术团队的沟通更是不可或缺。

八、支气管肺灌洗术

支气管肺灌洗术（bronchopulmonary lavage）常用于肺泡蛋白质沉积症、尘肺等的治疗。由于支气管肺灌洗术需要在双腔支气管导管实施肺隔离的前提下进行，因此需要进行全身麻醉。

此类患者术前多存在缺氧，一般不用术前药。可采用静脉复合诱导下插入双腔支气管导管。麻醉维持可采用全凭静脉麻醉，也可采用吸入麻醉，使用肌肉松弛药保持肌肉松弛。

两肺病变程度不一时先灌洗病变较重侧肺，两肺病变程度相同时先灌洗左肺。

灌洗中应保持患者体温，必要时使用加温设备。灌洗液为温热的等渗生理盐水。为防止手术中灌洗液渗漏入对侧肺，双腔支气管导管必须准确到位，套囊密封良好，纤维支气管镜可准确定位。灌洗中引流液中出现气泡、灌洗液量与引流液量出现差异、通气肺出现水泡音伴脉搏血氧饱和度下降常提示发生渗漏，应立即改变患者体位将灌洗液尽快吸出，彻底吸引双肺并通气。渗漏不多的情况下经上述处理后脉搏血氧饱和度可迅速回升，重新调整双腔支气管导管位置、保证肺隔离良好后可继续灌洗。但如渗漏严重经引流、吸引、通气处理后氧合仍不能改善的患者应终止灌洗，改单腔气管导管通气，并给予 PEEP 通气支持。

灌洗结束后应彻底吸引灌洗肺，进行潮气量肺通气以促进灌洗肺肺泡的重新膨胀。待灌洗肺顺应性恢复至灌洗水平后再考虑拔管。

第 10 节　肺减容术的麻醉管理要点

肺减容术是 20 世纪 90 年代出现的治疗重症肺气肿、呼吸衰竭的方法，通过切除极度膨胀的已经气肿化了的肺组织，减轻肺病变组织对正常组织的压迫，减少肺容积，重建小气道弹力，降低呼吸道阻力，恢复横膈运动功能，从而调整肺通气/血流比、增加静脉回流而改善呼吸和右心功能，提高患者的生活质量。此类患者常有多年的哮喘、慢性支气管炎、肺气肿、呼吸困难等，且多合并有感染、肺大疱等，麻醉和手术都应缜密设计。

术前准备的重点在于控制呼吸道感染，平喘、化痰、止咳，加强呼吸功能锻炼：①6 分钟步行试验，希望能超过 200m；②上臂肌肉力量锻炼；③骑自行车和踏板训练，锻炼时间可吸氧 6～8L；④营养支持；⑤锻炼期间监测脉搏氧饱和度 SpO_2>90%。对于巨型肺大疱破裂引发的张力性气胸，术前应行胸腔闭式引流以改善呼吸和循环的情况。术前除常规检查外，必须行肺灌注扫描，了解通气/血流不匹配的靶区以确定肺减容的范围。

麻醉方法可采用单纯全身麻醉或全麻联合硬膜外阻滞或椎旁神经阻滞。硬膜外阻滞不仅可减少术中麻醉药物的用量，还可留作术后镇痛，更利于患者的早期恢复。

麻醉诱导后需插双腔支气管导管，实施肺隔离技术，由于患者肺功能差，麻醉诱导、单肺通气、气管导管拔除时都具有挑战，有些患者病情重，原需要肺移植，但因缺乏供体或年龄超适应证范围或存在合并疾病不能行肺移植者就更加难于处理。

麻醉管理的要点：①避免应用任何诱发支气管痉挛的麻醉药和肌松药。麻醉诱导力求平稳，充分肌松，插管前给氧时应避免气道压力过高；②麻醉维持期间，重点是呼吸管理及相应的监测。较小的潮气量，吸气峰压一般不应超过25cmH_2O。要适当延长呼吸时间，呼吸比率应以1∶2.5～3为宜；③麻醉中要维持足够的麻醉深度与肌松，手术结束后要严格掌握拔管时机，呼吸道吸引应在麻醉较深时进行，防止支气管痉挛和呛咳导致肺大疱破裂；拔管后早期可给患者高流量吸氧，以后随着患者呼吸功能的改善而降低吸氧流量；④完善的术后镇痛。

第11节　肺移植手术的麻醉管理要点

肺移植是治疗终末期肺疾患(包括晚期肺实质和肺血管疾病)唯一有效的方法，故拟接受肺移植手术的患者术前都是终末期肺疾病患者，因此必定存在严重、甚至是威胁生命的呼吸功能衰竭即通气及换气功能障碍。

肺移植手术在国内起步较晚，目前国内仅限少数几家医院开展且病例数不多，远期生存率低，故仍属于初级阶段，总体水平与国际水平相比存在一定的差距。供、受体选择标准、围手术期处理和随访制度均有待规范。

一、麻醉前准备

(一) 患者的准备

1. 改善患者生理状况的准备　与其他手术相同，术前视病情尽可能将患者的全身生理状况调整至最佳，以增加对麻醉与手术的耐受性。如吸氧治疗改善全身氧供、扩张支气管(尤其是在吸入支气管扩张药治疗的情况下，应持续用药至手术时)、防治呼吸道感染、体位引流增加排痰等。

2. 改善患者心理状况的准备　终末期肺疾病患者长期饱受疾病的折磨，虽对肺移植手术充满期待，但对手术的风险、手术后的疼痛及长期医疗费用等等会产生众多疑虑。对肺移植患者术前精神、心理准备包括二个方面，第一，判断其是否有潜在的精神病学疾病及药物治疗的依从性，以确定接受移植手术后的患者能够服从药物治疗并自觉戒烟；第二，对术前紧张、焦虑的心理状态进行疏缓。通过与患者的访谈、沟通，耐心讲解手术、麻醉相关问题，解除患者的疑虑，并获取患者的信任，鼓励患者及家属增强手术成功的信心，使其能积极配合医护人员做好术后恢复时呼吸等训练工作。

对预先作为受体登记后有了供体被呼入院的肺移植患者，通常术前的准备时间较短，因此对患者及家属均会产生巨大的情绪波动，通常伴有高度的焦虑和兴奋，患者情绪上的变化可影响循环状态并加重呼吸困难、心动过速和高血压。在一般情况下，应在几个小时内完成术前准备。

3. 常规术前用药　包括免疫抑制药物(根据各医院免疫抑制方案用药：如咪唑硫嘌呤或环孢霉素)、抗焦虑(如咪达唑仑)和支气管扩张药(如舒喘灵)。镇静药如苯巴比妥或阿片类药物应慎用于这些患者，在转运至手术室的过程中应辅助氧疗，但也要警惕因CO_2蓄积和/或低氧血症加重肺动脉高压或引起激动甚至昏迷。

(二) 医师的准备

1. 医师的思想与理论准备　就目前国情而言，肺移植手术尚缺乏规模，因此，在实施肺移植手术麻醉前，实施麻醉的医师结合患者病情进行适当的理论复习是必要的。各医院可制订适宜医院情况的肺移植麻醉常规(依据文献及经验积累可不断更新)，根据常规进行准备、并在麻醉过程中适时检查、术后及时总结，以不断提高成功率。

2. 麻醉器械及药品的准备(分为供体和受体两个部分)

(1) 供体准备　供体肺保护是成功肺移植的前提，因此，供体肺的获取过程应与受体同等对待。麻醉配合对脑死亡供体应保持其生命体征的平稳。在获取供肺时麻醉医师的工作包括：建立良好的肺通气、清理气道分泌物、采用保护性肺通气、避免机械性肺损伤；维持供体循环功能的稳定；在肺动脉顺行灌注时继续行人工呼吸，维持FiO_2在50%、V_T 10ml/kg，PEEP 5cmH_2O下，灌注直至双肺完全发白，术者在距离隆突上5cm处上气管钳，麻醉医师配合术者使获取的肺处于中度膨胀状态下。

(2) 受体的物品准备　与常规心血管麻醉相同的准备，另外准备双腔支气管气管插管(一般选用左支）、纤维支气管镜（粗、细镜，冷光源，示教显示系统）及降低肺动脉压力的特殊药品包括米力农、伊洛前列素（或一氧化氮气体及释放与监测系统）和免疫抑制药等。

3. 麻醉前用药 取决于受体的基础疾病。因终末期呼吸衰竭患者呼吸与循环功能的脆弱性，一般入手术室前免用镇静、镇痛；也免用抗胆碱能药物以防患者口干、舌燥等不适。对于长期使用支气管扩张药的患者可持续应用，甚至带入手术室。根据抗排异协议使用抗免疫药物，常规应用预防性抗生素。对严重呼吸功能衰竭不能平卧患者，可在医护人员护送、半卧位、吸氧下入室。如患者有严重肺动脉高压，焦虑可进一步增加肺动脉压使右心功能恶化，心理疏导无效时可在监护下应用小剂量镇静药，如咪达唑仑2mg肌内注射。支气管扩张药应持续应用至手术时。

二、麻醉监测

目前肺移植术中的常用监测项目包括：心电图、脉搏血氧饱和度、无创血压、有创动脉压、呼气末二氧化碳分压、呼吸力学[吸入、呼出潮气量、气道压力（含呼吸道峰压、平台压、呼气末压力）、流速、顺应性和阻力）]、肺动脉压力、中心静脉压监测、心排血量、混合静脉血氧饱和度（$S\bar{v}O_2$）、体温、尿量、脑电双频谱（BIS）、脑氧饱和度（$rScO_2$）监测，间断检查动、静脉血气分析和电解质等及纤维支气管镜对气道及吻合口的检查等。经食管超声心动图（TEE）监测可观察肺动脉阻断时心功能的变化，以判断心脏是否能够耐受；也可在移植后观察肺静脉与左心房的吻合是否恰当；另外还可发现气栓等，在肺移植术中具有重要意义。

三、麻醉方法及选择

麻醉方法的选择宜权衡利弊，肺移植手术的麻醉可采用单纯全身麻醉术后患者静脉自控镇痛或全身麻醉联合硬膜外阻滞并延续至术后患者硬膜外自控镇痛。硬膜外阻滞用局部麻醉药现在多采用毒副反应较小的罗哌卡因。

无论选用何种麻醉都各有利弊，应根据患者病情及医院条件综合、权衡考虑。采用全麻联合硬膜外阻滞的优点：可有效减轻术中及术后的应激反应、减少全身麻醉药的用量、并延续至术后镇痛可减少麻醉性镇痛药的应用，避免呼吸抑制而促进呼吸功能的恢复；其弊端在于：硬膜外穿刺为有创操作，增加硬膜外穿刺相关的并发症，并因血管扩张增加术中液体管理的难度。

全身麻醉中应考虑的问题：在伴有心血管系统功能不良的肺移植患者，虽然吸入麻醉药可抑制缺氧性肺血管收缩，而单肺通气时必然存在分流问题，在临床实践中低浓度异氟烷仍被推荐用于单肺移植术中。麻醉用药包括丙泊酚或乙托咪酯、咪达唑仑、芬太尼或苏芬太尼、肌肉松弛药等，或复合少量异氟烷或七氟烷吸入的静吸复合全麻。

1. 全麻诱导 需要特别注意以下几个问题：

（1）加强无菌观念 因患者术后需要免疫抑制，因此所有的操作包括气管插管、吸痰、动静脉穿刺、用药（给药三通接头）都必须格外注意无菌操作规范。

（2）小心谨慎、滴定诱导用药 长期处于缺氧和（或）二氧化碳蓄积的终末期呼吸疾病患者，对镇静药物特别敏感，麻醉药物必须个体化、精确滴定。因患者的肺脏基本上无储备能力，所以容易发生缺氧。应用药物时应考虑不同患者呼吸、循环功能对麻醉药的耐受性。麻醉诱导用药可用咪达唑仑1～2mg、芬太尼5～10μg/kg、小剂量麻醉药如丙泊酚（20～30mg），或用乙托醚酯（3mg/kg）和非去极化肌肉松弛药如罗库溴铵1mg/kg。

（3）正压通气开始时可能面临低血压 在麻醉诱导后，自主呼吸向机械通气转换后可以引起明显的低血压。这是由于麻醉药作用于代偿功能极差的终末期肺疾病患者，其自身已经无力再对麻醉药所致的血管扩张和心肌抑制作用进行代偿；同时胸腔从负压变为正压、肺血管阻力增加对循环产生更为不利的影响，有些气道阻塞的患者还可因内源性PEEP的产生而影响循环。因此麻醉诱导时首先应充分驱氮吸氧，增加氧储备。麻醉诱导药物的使用可同严重心功能不全患者的麻醉，小剂量滴定渐进、切忌操之过急，避免血压过大波动。本着避免过多输液的原则，根据麻醉药物血管扩张的程度适当补充液体，以避免低血容量的发生。此外麻醉诱导对某些患者还潜在张力性气胸、分泌物倒灌等风险。虽然肺移植术常规插入双腔支气管导管，但对术前气道内分泌物较多、不可能在术前排净痰液的患者可在坐位下麻醉诱导，先插入单腔气管导管充分吸引后、逐渐改变体位，边体位引流边吸引边供氧通气，然后再更换双腔支气管导管。

2. 气管插管　肺移植术中气管内插管的类型取决于气道固定及手术过程和各单位的习惯。例如行右肺移植，插入左侧双腔支气管插管是最经典的做法；当行左肺移植时，也可用右侧或左侧双腔支气管插管或单腔气管插管（合用支气管阻塞器）。许多麻醉医师宁愿选用左侧双腔支气管，以便于更快捷、确切地定位、分隔、切除肺，如果需要可以在移植后行分侧肺通气。随着肺移植病例数的增多，某些医院在肺移植患者中应用支气管阻塞导管及 Univent 双腔双囊导管也获得了良好的肺隔离和肺通气。麻醉用药的种类及剂量取决于手术方式和是否需要在手术室内恢复和拔除气管内插管。在现阶段一般还是在术后更换单腔气管导管后送 ICU 监护，经逐步调整机械通气过渡待其呼吸功能恢复、循环稳定后再考虑拔管。

3. 麻醉维持　一般可用七氟烷（0.7～1MAC）或咪哒唑仑（0.05～0.1）mg/（kg·h）、丙泊酚 TCI 3μg/ml 维持、芬太尼（5～10）μg/（kg·h）镇痛等，维持 BIS 在 50 左右，血压、心率不因手术刺激而波动；如需要体外膜肺氧合（ECOM）支持，宜避免同时应用丙泊酚，以防膜肺吸附脂乳造成氧合能力下降。手术后早期恢复可用七氟烷及瑞芬太尼（但需要注意停用瑞芬太尼前采用其他镇痛方法）。BIS 监测下可见危重患者的麻醉药用量明显减少。

4. 术中呼吸功能的维护

（1）机械通气和单肺通气：通气模式有赖于肺移植患者基础病理生理的变化，限制性肺疾病通常需要更长的吸/呼比，更低的潮气量和更高的呼吸频率。阻塞性肺疾患要求更低的吸/呼比，同时更高的潮气量和更低的呼吸频率。术前的血气分析可作为通气管理的一个目标参考，允许性高碳酸血症可降低肺气压伤、容量伤的发生，并降低过度充气的风险。

（2）严重的气道阻塞（哮喘、囊性纤维化、肺气肿）：增加肺过度充气的危险或直接机械通气时产生“气体活阀作用”（只进不出），引起肺过度充气，降低静脉回流，直接压迫心脏引起严重低血压。因此对机械通气后如果低血压持续存在或病因不清，可脱开呼吸机连接管，如果血压回升、循环改善，则既明确了动态过度肺充气的诊断，又实施了治疗。对终末期肺疾患的患者，术前双肺通气下已存在明显的呼吸功能衰竭。因此，这些患者本身可能就不能耐受单肺通气，这段时期的处理对麻醉医师最具有挑战性，能否耐受单肺通气不仅取决于患者的疾病状况，还与外科医师的手术技巧及麻醉医师对通气参数和循环功能的调整有关，此时需要台上台下的通力协作。单肺通气后由于无通气有灌注部位静脉血掺杂造成分流量增加即可开始出现低氧血症，尽管分钟通气量不变，但由于这些患者肺储备功能有限，有效通气量下降与缺氧同步呈现。针对上述变化，麻醉措施包括：增加吸入氧浓度，改变正压通气模式，必要时增加分钟通气量；从理论上说应用 5～10cmH_2O 的 PEEP 于通气侧肺，可增加氧分压、改善氧合，但是在实际应用时，应逐渐增加 PEEP，根据患者 PaO_2 的变化及动脉血压及肺动脉压力来调整通气参数。因为在增加 PEEP 的同时也增加肺循环的负荷，对存在肺动脉高压的患者可能使氧合状况进一步恶化，因此，要根据监测结果随时调整。

（3）在单肺通气时最好用压力控制模式：以在相同的气道压下获得更大的通气量。改善氧合的措施同非移植的胸外科手术，包括间断膨肺、提供 CPAP 对非通气侧肺、对通气侧肺给予 PEEP。对肺气肿患者单肺通气中较少发生缺氧，可能的解释是由于其动态过度肺膨胀（DHI）诱发内源性 PEEP。充氧进入萎陷的肺或萎陷的术中无血流分布区域肺可用高频振荡通气，它可起补偿作用而改善动脉血氧合；缺氧性肺血管收缩或结扎肺动脉，可减少分流。在机械通气和单肺通气时，如采用表 58-11 措施仍不能改善患者的血气状况和心血管功能时则提示需要 CPB 支持。

表 58-11　改善气体交换和心血管功能的措施

如果存在限制性肺疾患，用 PEEP 并降低潮气量到 6ml/kg；
增加吸气气流速率（I∶E>1∶3）；
降低呼吸频率（6～10 次/min）；
允许性高碳酸血症，可允许 $PaCO_2$ 高到临床可接受范围内；
用压力控制模式通气；
用全凭静脉麻醉；
雾化吸入前列环素，无效时再吸入 NO

以肺间质纤维化、肺淋巴管囊性纤维病变为主要病因，术前均存在严重的低氧血症，需要依赖氧生存，完全丧失自主生活能力，但仅 1/3 有轻度高碳酸血症。这些患者在麻醉诱导、机械通气后氧分压均明显上升，但是二氧化碳分压也显著持续上升，延长通气时间的策略有时并不能有效排出 CO_2。这与正

压通气能将更多、含氧较高的气体输送至肺泡，气体通过弥散作用很快使动脉血内氧分压升高有关；但是病变肺组织的弹性回缩力下降，致使对气道壁的牵引力减弱使气道内径变窄或不规则增加气流阻力，加上肺泡壁的损坏降低对细支气管的牵张力使小气道阻力增加，小气道阻塞不能将正压通气输入至肺泡内的气体全部呼出，这样随着时间的延长，一方面肺泡内气体越来越多，甚至造成局部肺大疱致使回心血量明显减少，这在开胸后更为明显，常常需要开放气道排出肺内气体来缓解；另一方面，内源性PEEP产生，有效通气量进一步减少，导致严重高碳酸血症。从理论上讲二氧化碳蓄积可增加交感神经系统的敏感性，使循环系统的危险性增加，但在肺移植的麻醉中体会到这些患者对高碳酸血症的耐受性较好，如果循环稳定，无明显的心律失常，严重高碳酸血症在严密监测下是可以接受的，值得注意的是这些患者对缺氧的耐受性极差，一旦氧分压下降，循环即难以维持，可出现严重低血压、心律失常甚至心搏骤停，因此，如果术中氧分压持续下降则应立刻建立体外循环（CPB）。

5. 术中循环功能的维护和肺动脉高压、右心功能衰竭的处理　鉴于患者本身疾病的关系（术前肺动脉高压、右心负荷增加）及术中需要单侧肺动脉阻断，肺移植术中肺动脉压力等有创血流动力学和右心功能的监测就格外重要。因此，漂浮导管和经食管超声心动图监测当属必须，应将漂浮导管置于肺动脉主干以避免肺切除术干扰而造成伪像。

虽然众多的肺移植并不需要CPB，但是应备用CPB。当肺动脉压显著升高或有右心功能障碍的证据时（包括心肌收缩力降低、右心室扩张）可能就需要CPB的辅助支持。CPB也可用于患者有心脏内缺损需要同期矫正的患者。虽然CPB是挽救患者生命的措施，但由于与CPB相关的全身炎性反应综合征、出血增多、术后肺水肿、移植器官失功能等，CPB已经不再是肺移植术中所必需的常规辅助方法。

由于手术操作对心肺功能干扰较大，麻醉医师努力的目标是尽力维持血液动力学的稳定；维持适宜的动脉血氧分压以避免应用CPB。因此，麻醉医师应熟悉外科手术过程，处理中的每一步应与手术步骤相适应。持续测定CCO、$S\bar{v}O_2$、IBP、CVP、PAP及TEE监测心室容量和心肌收缩力，如果右心室严重扩张致心肌收缩力下降、EF明显下降，CO及$S\bar{v}O_2$降低，则应立刻建立CPB（可用ECMO：extracorporeal membrane oxygenation），CPB支持下完成手术。

在肺动脉阻断时，可有三种情况：第一，肺动脉阻断后，肺动脉压力仅轻度增高，循环功能稳定，无明显低氧血症，说明患者可耐受肺动脉阻断，外科手术可继续，但一般这种情况较为少见。第二，肺动脉阻断后，肺动脉压明显升高，但在下列药物治疗下尚能维持血流动力学的稳定，即动脉压超过肺动脉压力、PaO_2可维持在90mmHg以上，可以避免应用CPB。用于治疗肺动脉高压、增强右心功能的药物包括扩血管药物药如静脉滴注前列腺素E_1（PGE_1）或吸入NO或伊洛前列素、和（或）正性肌力药（如米力农、或多巴酚丁胺、肾上腺素、去甲肾上腺素等）。伊洛前列素或NO的吸入可改善氧合而降低对CPB的需求，其优点在于直接扩张肺血管而不影响体循环压力，由于吸入伊洛前列素或NO的通气区域血管扩张可降低肺内分流而增加氧分压。需要注意的是静脉应用扩血管药物在扩张肺血管的同时也可引起体循环血管的扩张而造成不可接受的体循环低血压，甚至增加肺内分流量，引起PaO_2下降和体循环低灌注。因此，在用药中要谨慎平衡，尽可能发挥其扩张肺血管、降低肺动脉压、增强右心功能从而增加左心前负荷、提高左心室射血分数、增加体循环血压、改善心肌冠脉供血的有益作用；而避免引起动脉血压下降、肺内分流增加、心肌供血不足的弊端。在这一时期麻醉的目标包括限制液体（以防止肺水肿）、维持适宜的组织氧合（包括吸入100%氧气、输注红细胞维持适宜的血细胞压积）、用正性肌力药如多巴胺、多巴酚丁胺或米力农维持右心室功能。第三种情况是肺动脉阻断后肺动脉压力过度增高、右心室扩张且运动功能减退，或在第二种情况下治疗效果不佳，呈现动脉血压下降、肺动脉压严重升高（接近甚至超过动脉压）、CO下降、$S\bar{v}O_2$下降、$rSrO_2$下降则应在CPB支持下完成手术。应用肝素涂层管道与膜肺的ECOM可明显减少肝素的用量，减轻对机体凝血功能的干扰，应用ACT及凝血与血小板功能监测，有针对性补充血小板和凝血因子，可达到有效保障。

6. 新肺再灌注、通气后缺血再灌注损伤的防治　当供体肺被植入后，在开放肺动脉前静脉注射甲泼尼龙500mg，然后移去阻断钳，逐渐轻轻地扩张肺。如果患者未在CPB下手术，由于供体肺内缺血再灌注损伤物质及PGE_1进入体循环可引起血压一过性、明显的下降。这种低血压可用补充容量和升压药（苯肾上腺素及去甲肾上腺素等）来处理。受体肺通气模式从低浓度氧开始,用正常的呼吸频率和低潮气量,并增加 5～10cmH_2O 的 PEEP 降低肺内分流,开始移植肺工作。在移植肺刚开始工作的短时间内一般血气分析中 PaO_2 和 $PaCO_2$ 均可明显改善,但在开放后 1～1.5 小时后可出现 PaO_2 下降、$PaCO_2$ 升高。这主要与缺血再灌注损伤有关,单肺移植时与剩余肺的肺功能有一定的关系。因此,此时主要处理好缺氧与高氧损伤的问题,在避免缺氧的前提下尽可能降低吸入氧浓度,警惕移植肺失功能(多种因素所致)和超排异反应。但是如果遇到移植肺失功能(表现为移植肺顺应性明显降低,肉眼观察肺僵硬、肺组织吸呼起伏小,氧分压显著下降,伴有或不伴有高碳酸血症),如为双肺移植后应立刻 ECMO 辅助循环支持,使肺处于休息状态(低浓度氧气吸入、小潮气量、低频率、5cmH_2O 的 PEEP),并加强循环功能的调控,等待移植肺功能的恢复。如为肺气肿患者施行了单肺移植,因为术后双肺的顺应性不同,可能需要双肺分肺通气:对移植的肺需要正常的通气频率和潮气量,而对自身的肺则需要低潮气量以防止自身 PEEP 的产生。此时需要两个能作同步的呼吸机,分肺通气,以防病肺过度膨胀后压迫新移植的肺。

(徐美英)

参考文献

1. 庄心良,曾因明,陈伯銮. 现代麻醉学. 第 3 版. 北京:人民卫生出版社,2004.
2. 曾因明. 米勒麻醉学. 第 6 版,北京:北京大学医学出版社,2006.
3. 顾凯时. 胸心外科学. 上海:上海科技出版社,2003.
4. 林强. 临床胸部外科学. 北京:人民卫生出版社,2013.
5. Kaplan JA, Slinger PD. Thoracic Anesthesia 3rd. Philadelphia PA:Elsevie Science,2003.
6. Slinger PD. Progress in Thoracic Anesthesia. Baltimore:Lippincott. Williams & Wilkins,2004.
7. 陈秉学. 胸科肿瘤麻醉学. 郑州:郑州大学出版社,2001.
8. 徐美英. 胸外科手术患者术中意外事件的麻醉处理. 中华麻醉学杂志,2006,27(2):114.
9. 申屠阳. 纵隔镜技术. 上海:上海科技出版社,2009.
10. 丁嘉安. 肺移植. 上海:上海科技出版社,2008.
11. 徐美英. 12 832 例胸外科手术围麻醉期 16 例心跳骤停的回顾性分析. 上海医学,2010,33(4):342-345.
12. 徐美英. 胸外科手术后麻醉恢复期患者的管理. 临床麻醉学杂志,2009,25(6):524-525.
13. 邱郁薇. 充气毯术中保温对食管癌根治术患者细胞免疫功能的影响. 中华麻醉学杂志. 2011,27(8):769-771.
14. 徐美英. 气管重建手术的麻醉管理. 临床麻醉学杂志,2007,23(8):676-677.
15. 吴德华. 右侧双腔支气管导管用于肺切除手术气道管理 2504 例回顾性研究. 上海医学,2010,33(6):590-592.
16. 蒋琦亮. Airtraq 可视喉镜与 Macintosh 喉镜用于双腔支气管插管的临床研究. 临床麻醉学杂志,2011,27(9):870-887.
17. Wu Dehua. Risk factors for introperative atrial fibrillation:a retrospective analysis of 10 563. Ann Thorac Sur,2012,94:193-198.
18. 朱宏伟. 支气管检查术患者不同麻醉方法的效果 中华麻醉学杂志,2007,27(2):126-128.

第59章 心脏手术麻醉

随着心脏外科手术技术的改进、人工材料和体外循环相关设备与技术的不断进步，手术的成功率得到了很大的提高，尤其是疑难危重心脏病的手术死亡率已普遍降低至5%以下，这其中心脏手术麻醉技术的进步，包括监测技术和用药技术的改进，尤其是麻醉医师综合素质的不断提高，是重要的环节之一。心脏手术麻醉是随着麻醉学的发展和心脏外科手术的要求而不断发展的。在几十年的发展过程中，心脏手术麻醉发生了重大的变迁。

第1节 缩窄性心包炎

缩窄性心包炎是由于心包慢性炎症性病变所致的心包纤维化、增厚并逐渐挛缩、钙化，压迫心脏和大血管根部，使心脏舒张和充盈受限，血液回流受阻，心功能逐渐减退，心排血量降低而引起的心脏和全身一系列病理生理改变，从而导致全身血液循环障碍的疾病。其自然预后不良，最终因循环衰竭而死亡。治疗的唯一有效方法是确诊后尽早手术。

一、病情特点与评估

心包包裹心脏和出入心脏的大血管根部，分为外层的纤维心包和内层的浆膜心包。纤维心包为底大口小的锥形囊，囊口在心脏右上方与出入心脏的血管外膜相移行，囊底对向膈中心腱并与之相连。纤维心包坚韧、缺乏伸展性，心包积液时腔内压力增高，可压迫心脏。浆膜心包分为脏、壁二层，壁层与纤维心包紧贴，脏层紧贴心肌，即心外膜。脏、壁层心包在出入心脏的大血管根部稍上方相互移行。慢性炎症时，脏、壁层粘连，限制心脏舒缩。心包腔为纤维心包和壁层心包与脏层心包围成的狭窄、密闭腔隙，内含少量浆液，起润滑作用。

缩窄性心包炎的病因尚不完全清楚，目前已知有结核性、化脓性、非特异性及肿瘤化疗、肿瘤和外伤等所致的缩窄性心包炎等。过去慢性缩窄性心包炎多由结核杆菌所致，结核病的控制使慢性缩窄性心包炎病例显著减少，大多数患者病因不明，即使心包病理和细菌学检查也难以明确病因。心包脏层和壁层由于炎性病变导致炎性渗出和增厚，彼此粘连闭塞心包腔。心包增厚一般在0.3～1.0cm，严重者可达2cm。在心脏表面形成一层厚薄不均的硬壳，紧紧包裹心脏，限制心脏舒缩。在腔静脉入口和房室沟处易形成狭窄环，造成严重梗阻。由于心脏活动受限，心肌逐渐萎缩变性，甚至纤维化。心脏和腔静脉入口受增厚甚至钙化心包压迫是生理紊乱的主要原因。心脏舒张受限，充盈不足，心排血量下降，心率代偿性增快。右心室充盈受限，静脉压升高，导致体循环静脉扩张、颈静脉怒张、肝淤血肿大、腹腔和胸腔积液、下肢浮肿。左心室舒张受限使肺循环压力增高和肺淤血，影响呼吸功能。

约50%患者发病缓慢，无明确的急性心包炎病史。急性化脓性心包炎发病后1年至数年才出现典型症状，结核性心包炎6个月后可出现症状。主要表现为重度右心功能不全，呼吸困难、腹胀和下肢浮肿，呈慢性进行性加重，患者易疲劳，心前区不适，活动后心悸，咳嗽、食欲不振、黄疸、消瘦等，肺部淤血严重者可出现口唇、末梢发绀，端坐呼吸。重症患者可有腹水、消瘦、血浆蛋白降低、贫血等，甚至出现恶病质。听诊心音遥远、无杂音，触诊心前区无搏动，脉搏细速，出现奇脉（吸气相脉搏减弱或消失），血压偏低，脉压减小，中心静脉压升高。叩诊胸部浊音，可有胸水，呼吸音粗，可闻及湿啰音。

血象改变不明显，可有贫血。红细胞沉降率正常或稍快。肝功能轻度损害，白蛋白降低。部分患者可出现结核抗体试验阳性。心电图改变包括QRS波低电压、T波平坦或倒置，提示心肌缺血；可有房性心律失常，P波异常。X线检查心影大小无异常，心脏边缘不规则、各弧段消失、左右侧心缘变直，主动脉弓缩小，心脏搏动减弱，主动脉搏动减弱，上腔静脉扩张致右上纵隔增宽，左心房增大，心包钙化，肺淤血。胸部平片可见一侧或两侧胸膜增厚、粘连、钙化或胸腔积液。CT和磁共振检查可了解心包增厚、钙化的程度和部位，有助于鉴别诊断。超声心动图可显示心包增厚、粘连或积液，室壁运动受限，下腔静脉和肝静脉增宽等。其他检查包括冠状动脉CT、心导管检查、心肌组织成像等有助于排除血管疾病导致的心肌缺血和明确心肌受损程度等。

二、术前准备

缩窄性心包炎起病缓慢，全身情况差。心脏收缩和舒张功能严重受累，临床表现为射血分数正常，但心脏指数降低，循环时间延长，动静脉血氧分压差增大。代偿性表现为血浆容量、血细胞比容和总循环容量增加。多数伴有胸膜炎、胸腔积液，肺功能受影响，亦可累及肝脏功能。术前应根据患者的病情积极维护各脏器功能，调整内环境稳定，提高患者对麻醉和手术的耐受性，减少术中和术后并发症的发生。

针对原发感染应积极采取抗感染措施，除明确诊为非结核性心包炎之外，至少应进行系统的抗结核治疗2W。对大量胸水、腹水患者，为维护其呼吸功能，术前可适当抽排胸水、腹水，抽排量以患者能耐受且不剧烈影响血流动力学为原则，但绝不能因为药物治疗和反复胸腹腔穿刺能缓解症状而延误和丧失手术时机。麻醉前用药以不引起呼吸、循环抑制为前提。可在患者进入手术室后在严密监测下适度使用，常用药物有吗啡、东莨菪碱、咪达唑仑和右美托咪定等。术前常规禁食禁饮。腹内压高的腹水患者，为防止误吸，可预防性给予氢离子拮抗剂，如奥美拉唑、雷尼替丁等。低流量氧疗有助于改善患者的组织代谢状况。提供高蛋白饮食、补充血浆蛋白和补充维生素B、C。肝功能明显下降患者还应补充维生素K以改善患者的凝血功能，防止手术过程中因凝血功能低下导致异常出血。常规利尿、补钾，调整水、电解质平衡。术前一般不用洋地黄制剂，心功能差、心率大于100次/min者仅在手术当日清晨给予小剂量洋地黄类药物，如毛花苷丙0.2～0.4mg，可适当控制心率，改善心功能。准备呼吸、循环辅助治疗设施，对病程长、心肌萎缩、估计术后容易发生心脏急性扩大、心力衰竭者，除药物准备外，应备好机械通气装置和心室辅助装置如主动脉球囊反搏（IABP）等。应备妥体外循环以防术中大出血，手术前，患者的一侧腹股沟区应做消毒准备，必要时可实施股动脉、股静脉体外循环转流，以保证氧合与补充血容量。准备体外贴敷式除颤电极并连接除颤仪，防止心包剥脱完成前发生心室纤颤时无法进行胸内除颤的窘迫状态。

三、麻醉方法

无论采用何种麻醉方法，麻醉管理的目的在于避免心动过缓和心肌抑制。选择气管内插管静吸复合麻醉时，应行全面监测，包括心电图、脉搏血氧饱和度、无创动脉压、有创动脉压、呼气末二氧化碳分压、中心静脉压和体温等，估计术后可能发生低心排血量综合征的患者，建议放置肺动脉导管进行监测。缩窄性心包炎患者由于循环代偿功能已十分脆弱，必须在严密监测心电图、脉搏氧饱和度和有创动脉压下缓慢施行麻醉诱导。由于患者的循环时间延长，药物起效慢，应酌情减慢麻醉诱导注药速度，不能误以为患者耐受性好而造成药物相对过量，以致血压下降甚至循环衰竭。备好多巴胺、去氧肾上腺素和肾上腺素等急救药物，根据监测情况随时修正麻醉用药方案，避免血压下降和心动过缓。

常用麻醉诱导药物有咪达唑仑、依托咪酯、氯胺酮、苏芬太尼等。尽管氯胺酮可能增加心肌氧耗，但可以防止诱导时出现血压下降和心动过缓，而心率增快是缩窄性心包炎患者增加心排血量的唯一有效代偿因素。肌松药应选用循环影响轻微且不减慢心率的药物，如泮库溴铵、罗库溴铵等，并适当减小剂量、缓慢滴定给药。麻醉维持以采用对循环影响轻微的芬太尼、苏芬太尼和瑞芬太尼为主的静吸复合或静脉复合麻醉。对心功能较好的患者可在手术强刺激环节(如切皮、劈开胸骨或撑开肋骨)时,吸入异氟烷、七氟烷或地氟烷加深麻醉。采用对肝肾功能影响小的阿曲库铵和顺式阿曲库铵等维持肌松。

麻醉管理要点在于:①维持血流动力学稳定,严格管理输血输液速度和液体入量,以防缩窄解除后心室过度充盈膨胀,引发急性右心衰竭或全心衰竭。遵循在心包完全剥离前等量输液或输血,心包剥离后限量输液的原则。②随着心包的剥离,开始小量使用多巴胺等强心药物,并随时调整剂量,直至心包完全剥离。避免心包剥脱、心肌受压解除、腔静脉回心血量骤增引起的急性心力衰竭。③密切监测心电图,出现严重心律失常时,应及时与手术医师沟通,必要时暂停手术并积极处理。由于开胸后无法直视心脏表现,经食管超声心动图(TEE)在评估缩窄性心包炎患者血流动力学方面有非常重要的价值。④避免机械通气潮气量过大,以防回心血量进一步减少导致心排血量降低。⑤全面监测内环境,包括血气分析、血常规、电解质和尿量等。根据血气分析等监测结果及时调整内环境稳定,维持水、电解质和酸碱平衡。⑥手术结束后应保留气管插管送ICU机械通气,全面监测,维持正常血气水平,控制输液、输血量,持续强心、利尿,维护心功能,防治术后低心排血量综合征的发生,防止水、电解质和酸碱紊乱,并根据患者的情况合理制订镇静、镇痛方案,避免血流动力学波动。

第2节 先天性心脏病

一、病情特点

国内先天性心脏病(以下简称先心病)的发病率约为6.3‰~14‰,但真实的发生率可能高于这一水平,许多出生后即死亡的患儿可能与致死性的先心病有关,而有些先心病,如主动脉双叶瓣畸形和动脉导管未闭早期无症状,因此真实的发病率尚不明确。早产儿先心病的发病率高于足月产儿(尤其是室间隔缺损与动脉导管未闭),患糖尿病的母亲,其新生儿先心病的发病率高于无糖尿病母亲的产儿。23%~56%染色体异常的患儿伴有先心病。发病原因可能与胚胎期发育异常、环境或遗传因素等有关。在过去的数年中,随着疾病的诊断、体外循环技术、监测和围手术期管理技术的不断进步,越来越多的幼小、危重的先心病患儿得到了成功的手术治疗。医学和外科手术技术的发展为85%~95%的先心病患儿活至成年提供了机会,成年先心病患者的数量已与儿童的数量相当。

先心病种类繁多,临床常见的有10余种。一般根据先心病血流动力学特点进行分类,如是否存在分流、肺血流是增加还是减少、瓣膜周围是否有异常导致血流梗阻或减少等。因此,先心病分类方法也有多种,麻醉医师应采用有利于麻醉管理的分类方法。发绀型和非发绀型先心病是最常用的分类方法,发绀型先心病通常存在右向左分流或以右向左分流为主的双向分流或动静脉血混合;非发绀型先心病通常又分为无分流型和左向右分流型(表59-1)。

表59-1 根据发绀情况的先心病分类

发绀型先心病	非发绀型先心病
肺动脉瓣狭窄或闭锁伴房缺或室缺	无分流型
	主动脉缩窄
法洛四联症	主动脉瓣狭窄
右室双出口	异常血管环
大动脉转位	有分流型
单心室	房间隔缺损
完全型肺静脉异位引流	室间隔缺损
三尖瓣闭锁	心内膜垫缺损
艾伯斯坦畸形	动脉导管未闭
	大动脉共干
	主动脉肺动脉间隔缺损

根据心脏血流动力学特点和缺氧原因,先心病可分为:①左或右心室压力超负荷;②心室或心房容量超负荷;③肺血流梗阻性低氧血症;④共同心腔性低氧血症;⑤体、肺循环隔离性低氧血症。

根据分流血流对肺循环的改变可分为:①肺血流增多型:肺血流增多导致肺循环容量或压力超负荷;②肺血流减少型:异常分流或肺血流梗阻使肺血流减少导致全身血液氧合不足;③正常肺血流型:无分流的梗阻性病变常导致心肌做功增加、心室肥厚、顺应性降低和氧耗增加。根据解剖病变和临床症状分类：单纯交通型（心房、心室、动脉和静脉间直接交通）、心脏瓣膜畸形型、血管异常型、心脏位置异常型、心律失常型等。

心脏麻醉医师不但要掌握手术前患者的病理生理特点，还要掌握手术后患者的病理生理改变。

（一）室间隔缺损

胚胎从第8周开始形成室间隔组织，出生后约20%～60%新生儿的室间隔自行闭合，其余40%在婴儿期闭合，多数在5岁以内闭合。超过5岁自行闭合者很少，即遗留室间隔缺损畸形。室间隔缺损是最常见的先天性心脏畸形。左心室压力［（80～130/5～10）mmHg］远超右心室［（15～30/2～5）mmHg］，产生左向右分流。左向右分流量取决于缺损大小和肺循环阻力。缺损部位不同对血流动力学影响的差异很小。只有很小的缺损心脏收缩后期可暂时关闭，而大、中型缺损的分流无影响。

左向右分流的血流动力学改变包括：①肺血多致左心室容量超负荷；②肺血流量大大增加；③体循环流量不足。左心室扩大、肥厚，心肌拉长，在生理代偿期内收缩增强，但心腔内超容和室壁顺应性降低使左心室舒张压升高，充盈受限，肺静脉、肺微血管等后续血流受堵，导致肺淤血和肺间质水肿、肺泡水肿，肺顺应性降低，通气和换气功能障碍，左心衰竭和呼吸衰竭同时出现。左心室泵向主动脉的血流因分流减少，导致代偿机制的出现，血中儿茶酚胺浓度升高，交感神经兴奋，体循环血管收缩，外周阻力增高以维持血压。肾血流量减少使肾素血管紧张素系统兴奋导致水钠潴留、血容量增加，肺循环和体循环静脉床淤血，引起肺水肿、肝肿大和皮下水肿等。肺动脉阻力增加最终导致肺动脉高压。年龄、海拔高度、血细胞比容、体力活动和肺血管结构均可影响肺动脉压力。长期左向右大量分流使肺血管被破坏，Heath 和 Edwards 将其病理变化分为六级，肺血管结构的改变最终使肺动脉高压从可逆的动力性高压向不可逆的阻力性高压演变，肺动脉压可达到或超过主动脉压，使缺损处发生右向左分流，称为艾森门格综合征（Eisenmanger complex）；其后发现除室间隔缺损外，其他左向右分流的先心病亦可继发此病理生理，因此 Wood 将这类患者统称为艾森门格综合征。

（二）房间隔缺损

房间隔缺损为心房水平的左向右分流，可使肺循环流量三、四倍于体循环，右心房、右心室和肺动脉扩张。左右心房的压力差不能解释临床所见的巨大分流量，体位（重力）与分流方向也无关，房间隔缺损大量右向左分流的机制为：左室壁厚，心腔狭长，二尖瓣口面积小（成人约4～6cm^2）；右室壁薄，顺应性高，易扩张，心腔短阔，三尖瓣口面积较大（11～13cm^2），方便容纳血液，心室舒张时右心房较易充盈右心室。房间隔缺损时左右房压力趋于相等，约4～5mmHg，右心室远较左心室容易充盈，由此造成大量左向右分流。心室收缩时存在左向右分流是由于右心房连接的腔静脉系统容纳血量远远大于左心房连接的肺静脉系统，在心室收缩晚期缺损部位已有左向右分流，但在心房收缩早期由于右心房收缩较左心房稍早，可有少量右向左分流，但随着大量左向右分流，少许分流入左心房的血流又被赶回右心房。由于右肺静脉开口接近缺损部位，因此分流部分大多由右肺静脉而来。

房间隔缺损时左心室的射血分数仍能保持正常，但左心室充盈不足，年长后左心室功能减退，因房间隔存在缺损，左心室功能减退导致的左房压升高可由缺损的分流得到缓解，所以临床表现为右心衰竭，手术修补后可能表现出左心室功能不全的症状。房间隔缺损患者20岁以前多无明显的肺动脉高压，除非居于海拔很高地区的患者。

（三）动脉导管未闭

动脉导管是胎儿肺动脉和主动脉间的正常通道，出生后即自行关闭。如关闭机制有先天缺陷，即构成临床上的动脉导管未闭。在某些先心病中，未闭的动脉导管是患儿生存的必需血源，自然关闭或手术堵闭可致死亡。出生后血氧升高和前列腺素降低是导管关闭的最主要因素，其螺形和环形平滑肌开始收缩，使导管管壁增厚、缩短，不规则的内膜增厚和垫墩发挥堵闭管腔的作用。出生后15h内大多已功能关闭，管壁细胞无菌性坏死，代之以纤维组织增生而成动脉韧带。

出生后3个月仍未关闭一般才被认为是临床上的动脉导管未闭。因主动脉的收缩压和舒张压总是高于肺动脉，所以始终是左向右分流。主动脉分流的动脉血和来自右心室的静脉血在肺动脉混合，入肺循环再回到左心房、左心室，大大增加了左心室每搏量；除非有肺动脉高压，否则右心的前后负荷不变，而左心容量增加致心肌肥厚。主动脉收缩压不变甚至升高，而舒张压因主动脉瓣关闭后继续向肺动脉分流而降低，脉压增宽，产生周围血管体征。左心容量增加致左心室扩大，舒张压上升，使左心房及后续血管床瘀滞引起肺水肿。导管的长度、粗细与分流量有关,流程长者阻力增大,还可有扭曲使分流减少,还可因体位不同而与纵隔脏器位置关系变更压迫导管,称为“间歇性”导管,杂音时有时无。肺循环阻力是影响分流大小的至关重要因素,阻力主要产生于肺动脉至小分支段,如二尖瓣狭窄或左心衰竭时肺静脉回流受阻,亦可使肺动脉压上升,分流减少。如肺循环阻力超过体循环,将产生右向左分流,肺动脉血流向降主动脉,产生下身青紫而上身不紫的差异性青紫。

动脉导管未闭引起肺动脉高压的原因包括:①分流量大使肺动脉压力增高(动力性);②主动脉压力传导至肺动脉;③年长后产生梗阻性肺动脉高压;④肺静脉压增高(微血管后肺动脉高压)。

(四) 肺动脉狭窄

根据狭窄部位可分为瓣膜部、漏斗部、肺动脉干和肺动脉分支狭窄,有单纯性狭窄或合并其他心血管畸形,约占先心病总数的25% ~30%。肺动脉狭窄使右心室射血受阻,其收缩压增高程度与狭窄的严重程度成正比。严重肺动脉狭窄随着年龄增长,右心室进行性向心性肥厚,顺应性下降,舒张压增高,同时伴有三尖瓣反流,右心房、右心室扩大,最终导致右心衰竭。未经治疗的患者可出现肝静脉淤血所致的肝硬化。中、重度肺动脉狭窄在胎儿期右心室心排血量可维持正常。重度狭窄患者的回心血经卵圆孔或房间隔缺损进入左心房、左心室,致使右心室、三尖瓣发育不良。出生后由于心房水平大量右向左分流,呈现严重低氧血症,不及时处理将危及生命。周围肺动脉狭窄约占先心病总数的2% ~3%。狭窄可单发,仅累及肺动脉总干或其分支,或多发性狭窄同时累及肺动脉总干及若干较小的肺动脉分支。周围性肺动脉狭窄常合并其他先心病,如肺动脉瓣狭窄、法洛四联症、主动脉瓣上狭窄和室间隔缺损等。单纯周围性肺动脉狭窄病因未明,目前认为可能与胎内风疹病毒感染有关。根据狭窄范围和程度,可致不同程度的右心室肥厚,随着年龄增长,肺动脉狭窄可加重。周围肺动脉狭窄的治疗首选经皮球囊血管成形术。严重的分支狭窄,尤其是多发性外周分支狭窄,手术治疗难度很大,疗效也不满意。

(五) 法洛四联症

法洛四联症是最常见的发绀型先心病,其发生率为0.2‰左右,占先心病12% ~14%。1888年Fallot描述了该病的四个病理特点,即:肺动脉狭窄、主动脉骑跨、室间隔缺损和右心室肥厚,故称为法洛四联症。其中肺动脉狭窄和室间隔缺损是最主要的病变。肺动脉狭窄致肺血量严重不足,由体循环向肺循环丛生侧支血管,侧支血管可分为三类。第一为支气管动脉与肺动脉在肺内深部连接;其次为主动脉分支在肺门与肺动脉相连;第三为锁骨下动脉在进肺门前与肺动脉相连。法洛四联症的非限制性室间隔缺损使左右心室收缩压相等,通过室间隔缺损的血流方向和流量由肺动脉狭窄程度所决定。可呈现双向分流和右向左分流,右向左分流者肺血量明显减少,主动脉血流主要来自右心室,故有明显发绀。尽管有明显的肺动脉狭窄,但肺动脉压力正常或偏低,心排血量可正常或增高。非限制性室间隔缺损的存在使右心室压力不会超过体循环压力。法洛四联症中室间隔缺损的位置、肺动脉狭窄部位和主动脉骑跨程度对血流动力学改变不起决定性作用,右心室肥厚是右心室收缩压增高的代偿性改变。发绀程度还与血红蛋白增高程度和是否伴有动脉导管未闭以及体肺侧支血管多少等因素有关。法洛四联症右心血流的分流和左心回心血量减少都不增加容量负荷,因此心力衰竭很少见。心脏不大甚至偏小,慢性低氧血症可代偿性地产生肺部侧支循环和红细胞增多症,致使血液黏滞度增高容易发生血栓。侧支循环丰富的患者,肺血减少不明显,术前患者发绀较轻,但根治术后侧支循环的病理生理相当于未结扎的动脉导管,引起术后肺血增加,应引起注意。

(六) 右心室双出口

典型的右心室双出口基本病变为:①主、肺动脉全部出自形态右心室(无动脉出自形态左心室);②室间隔缺损为形态左心室唯一出口;③主动脉瓣和肺动脉瓣下均有肌性圆锥,均与房室瓣无纤维连接;④主动脉瓣和肺动脉瓣位于同一高度。右心室双出口常见三种类型:①艾森门格型(Eisenmenger),右心室双出口合并主动脉下室间隔缺损,无肺动脉狭窄;②四联症型,右心室双出口合并肺动脉狭窄;③陶氏型(Taussig-Bing),右心室双出口合并肺动脉下室间隔缺损。室间隔缺损是右心室双出口的病理要素之一,其位置可分别位于主动脉下、肺动脉下、两动脉下或远离动脉。由于室间隔缺损的位置与两大动脉种种不同的关系,主动脉瓣和肺动脉瓣下有无梗阻性病变,右心室双出口的病理生理、血流动力学和临床表现有极大差异。右心室内血流为层流者,临床上可完全无发绀。一般患者有轻重度不等的发绀,肺血或稀少或增多,甚至出现肺动脉高压,因此临床表现类似于单纯室间隔缺损、重度法洛四联症或完全型大动脉转位。

（七）三尖瓣畸形

1. 三尖瓣闭锁　三尖瓣闭锁必然存在心房间交通，体静脉、冠状静脉回心血经卵圆孔或房间隔缺损进入左心房，与肺静脉血混合进入左心室。太小的房间隔缺损使右心房和外周静脉压力增高，临床有体循环淤血和右心衰竭的表现。左心室接受的动静脉混合血使外周动脉血氧饱和度降低，临床出现发绀。发绀的严重程度与肺循环血流量有关，而肺血流量又取决于室间隔缺损大小和肺动脉狭窄程度。合并大的室间隔缺损又无肺动脉狭窄时肺血流量增多，发绀可不明显。若合并肺动脉狭窄、闭锁或限制性室间隔缺损时肺血流量减少，发绀症状严重。三尖瓣闭锁合并肺动脉闭锁和室间隔完整的情况十分罕见，此时到达肺部的唯一通道为未闭的动脉导管或体、肺侧支循环。

2. 三尖瓣下移（Ebstein 畸形）　三尖瓣下移是指三尖瓣隔瓣或后瓣偶尔连同前瓣下移附着于近心尖的右心室壁上，约占先心病的 0.5% ~1.0%。1866 年德国学者 Ebstein 在尸检中首先发现本病并详细描述了其病理解剖，故又被称为“Ebstein 畸形”。本病无性别差异，偶有家族史报道，母亲妊娠早期服用锂制剂者其后代易患本病。三尖瓣下移的病理生理改变轻重不一，轻者瓣膜功能基本正常；重者三尖瓣口狭小，右心室腔狭小，射入肺动脉血流量少，瓣叶变形、腱索缩短或乳头肌发育不良致使三尖瓣关闭不全，导致三尖瓣反流。右心房压力逐渐增高、扩大，血流分流至左心房，引起临床发绀症状。房化右心室与功能右心室同时收缩，而与右心房活动不一致，当心房收缩时，血流由右心房流向房化右心室，心室收缩时，这部分血流又返回右心房，因此右房压持续增高，而右心室容量较小，三尖瓣严重反流，致其收缩期无前向血流射入肺动脉，这种现象称为“功能性肺动脉闭锁”，此时肺循环血流完全依赖动脉导管分流或侧支循环。三尖瓣下移患儿发绀症状可在婴儿期缓解，但年长后不可避免的再次出现，可能因三尖瓣和右心室心肌功能逐渐减退，三尖瓣反流使瓣口逐步扩大，反流加重，并形成恶性循环，导致右房压增高，右向左分流加重。

（八）主动脉缩窄

主动脉缩窄是指主动脉上的局限性狭窄，其内有隔膜阻挡血流。缩窄可发生于主动脉任何部位，多数在主动脉峡部和左锁骨下动脉分叉处，约占主动脉缩窄的98%，男性多于女性。因下半身缺血致侧支循环丰富，包括锁骨下动脉所属的上肋间动脉、肩胛动脉、乳内动脉支，以及降主动脉所属的肋间动脉、腹壁下动脉、椎前动脉等。因肋间动脉显著扩张可导致肋骨下缘受侵蚀。主动脉缩窄以上的血量增多，血压上升，缩窄以下血量减少，血压降低。逐渐导致左心劳损、肥厚，负荷加重，终致心力衰竭。脑血管长期承受高压，可发展为动脉硬化，严重者可发生脑出血。下半身缺血缺氧，可引发肾性高血压及肾功能障碍等。

（九）主动脉狭窄

主动脉狭窄可分为主动脉瓣狭窄、主动脉瓣下狭窄和主动脉瓣上狭窄三型。其引起的基本血流动力学改变为左心室流出道梗阻，导致左心室与主动脉收缩压存在较大的压力阶差。主动脉瓣狭窄较多见，瓣口狭小，有单瓣叶、双瓣叶、三瓣叶或四瓣叶畸形，瓣叶相互融合、增厚和钙化。主动脉瓣下狭窄的瓣叶基本正常，而瓣环下方呈纤维膜性或肌性狭窄。主动脉瓣上狭窄的位置在主动脉瓣叶和冠状动脉开口的上方，较少见。三类狭窄都引起主动脉排血阻力增加，左心室负荷增大，左心室肥厚、劳损、舒张末压升高、充盈减少，同时冠状动脉供血不足出现心肌缺血症状。随着左心室的变化可致左心房、右心室压增高，心肌肥厚、劳损，终致左、右心室衰竭。

（十）大动脉转位

大动脉转位是胚胎发育过程中出现的主动脉与肺动脉异位，居发绀型先心病第二位，可分矫治型和完全型两种。矫治型大动脉转位，主、肺动脉位置颠倒，同时两个心室的位置也错位，肺动脉连接于解剖左心室，但仍接受静脉回血；主动脉连接于解剖右心室，却接受肺静脉氧合血。因此，虽有解剖变异，但血流动力学和氧合得到矫正，仍维持正常。完全型大动脉转位是两个大动脉完全转位，主动脉与解剖右心室连接，将静脉回心血排至全身；肺动脉与解剖左心室连接，将氧合血排入肺动脉，再经肺静脉回到左心。如果在肺循环与体循环之间没有通道，则患儿不能存活；只有存在通道（如卵圆孔、房间隔缺损、室间隔缺损、动脉导管未闭等）的情况下，患儿才得以生存，但自然寿命取决于通道的大小与位置，其中45%死于出生后一个月内。

（十一）完全型肺静脉异位引流

肺静脉血不回到左心房，而流入右心房或体静脉，一般都存在房间隔通道。解剖类型较多，1957 年 Darling 将其分为四型：①心上型，临床较多见，约占 50%，肺静脉汇合成肺静脉干，在心脏上方进入体静脉系统，再回入右心房；②心内型，约占 30%，肺静脉汇合后，血流进入冠状静脉窦后再进入右心房；也有直接进入右心房者，但较少见；③心下型，约占12%，肺静脉汇合后，向下穿过膈肌连接于下腔静脉、门静脉和肝静脉；④混合型，较少见，约占8%。其病理生理变化取决于房间隔缺损的大小和异位连接有无梗阻；⑤因动脉血氧饱和度低，大量血流从左向右分流使右心和肺循环负荷增加，容易导致右心衰竭和肺动脉高压，使病情急剧恶化。

二、术前评估与准备

对先心病病理生理和临床症状的充分了解对制定麻醉方案至关重要，应详细询问病史，体检是术前评估的重要组成部分，因为患儿无法表述其症状，而其父母常常不能理解某些发现的重要性。

（一）术前评估

1. 病史与体检　患儿的发病年龄往往与疾病的严重程度有关。肺血流减少或混合不充分的患儿可能持续存在发绀，或因情绪激动、哭闹和活动量增加而间断出现发绀。年长的小儿应了解其有无喜“蹲踞”的习惯，并观察其与发绀之间的关系。应充分了解发绀的频率，以判断疾病的严重程度，因为发绀性缺氧发作也可能在麻醉和手术过程中发生，以便及时采取措施降低右向左分流。临床发绀的出现依赖于血中还原血红蛋白的绝对浓度而非氧饱和度，但新生儿由于含有大量高度饱和的胎儿血红蛋白，在临床出现发绀前其氧分压已严重降低。发绀型先心病往往潮气量增高，尽管早期并未出现杵状指，但其呼吸耐量降低，对缺氧的呼吸反应也减弱。婴儿喂养困难、成长缓慢往往提示有充血性心力衰竭，呼吸道易感染，出现肺炎。先心病患儿常常合并其他先天性疾病，因而容易在围手术期出现温度调节困难、营养不良、脱水与低血糖、气道困难、凝血异常和中枢神经系统疾病。

实验室检查应特别关注血细胞比容、白细胞计数、凝血指标、电解质和血糖等。缺氧使血红蛋白持续升高，定期检查血红蛋白有助于简单地判断患儿低氧血症的水平。高血红蛋白使血液黏滞度升高，容易导致血栓形成，如果患儿进食困难处于相对脱水状态将加速血栓形成。已有大量资料证明发绀型先心病患者存在凝血功能障碍，原因可能为血小板功能不全和低纤维蛋白血症。白细胞计数和分类的变化有助于判断患者的全身感染情况，发热、上呼吸道感染和白细胞增高患者不应施行择期手术麻醉，不仅因为体外循环将进一步降低免疫功能，而且术中所有的人工材料被细菌种植后将出现感染性心内膜炎等灾难性的情况。应排除家族性凝血异常，实施体外循环前应保证凝血功能正常。了解患儿血钾、镁、钙和血糖状态，及时纠正。左心室发育不全综合征患儿容易出现低血糖，新生儿心肌对血糖的依赖大于成人心肌，因而低血糖更易加重心力衰竭。其他检查包括心电图、超声心动图、心导管检查和胸部X线检查等。

2. 麻醉前告知　先心病的诊治风险因是否为完全矫治或姑息性手术以及医疗单位的水平而异。随着先心病手术死亡率的降低，术后严重的并发症的问题却显得尤为突出。麻醉医师应充分向家长告知麻醉手术的风险。神经系统后遗症仍然是先心病和其修复术最常见的并发症，25%患者术后早期存在脑功能障碍，体外循环后癫痫的发生率为20%。尽管文献报道癫痫一般为自限性，没有长期不良后果，但研究显示癫痫是神经系统发育的重要预后指标，术后癫痫与认知功能降低、语言和运动功能存在密切关系。许多先心病患儿术前并发脑发育不全，心血管功能不全也与脑发育不良、脑梗死、脑血管栓塞和脑脓肿形成有关，先心病的早期修复有助于限制这一脑损伤机制。术中脑损伤发生的主要机制为低氧性缺血再灌注损伤或栓塞损伤，血流动力学不稳定和脑能量需求增加致脑氧供需失调是术后脑损伤的主要原因。

（二）麻醉前准备

在充分了解患儿病情的情况下，麻醉医师应与儿科医师和心外科医师仔细讨论患者的麻醉前准备。如果在不纠正解剖病变患儿生理功能即无法改善的情况下，应决定实施限期手术。

1. 术前用药　目前有关术前用药的意见尚不统一。术前用药的作用主要包括：减少分泌物、阻断迷走神经反射、减少烦躁焦虑和降低麻醉诱导期的心血管不良反应。随着对呼吸道刺激小的吸入麻醉药的问世，以及众多关于抗胆碱能药物引起术后认知功能不全的报道，目前成人术前已很少使用抗胆碱能药物，尽管小儿麻醉中的使用还比较普遍，但研究显示不用抗胆碱能药物并没有增加不良后果。研究发现，呼吸道副作用与小儿的年龄、体重有关，小于3个月的小儿，尤其是新生儿，其迷走神经张力高，诱导药物、喉镜刺激、手术刺激等均可通过迷走反射引发心动过缓。许多麻醉医师采用术前肌注或在麻醉诱导时静注阿托品等药物，阿托品常用剂量 40μg/kg 和 20μg/kg 没有显著疗效差异，口服、静注、肌注不影响血药浓度。

长托宁为 M 受体拮抗剂，选择性地作用于 M_1、M_3受体，对 M_2受体无明显作用，既能减少呼吸道分泌物和防止刺激迷走神经引起的并发症，又能有效避免心动过速、尿潴留、肠麻痹等不良反应。小儿长托宁的推荐剂量为 0.1mg（体重<3kg），0.2mg（7～9kg），0.3mg（12～16kg），0.4mg（20～27kg），0.5mg（体重≥32kg）。

小于 8 个月的婴儿很少需要镇静药，大于 1 岁的小儿麻醉前是否使用镇静药尚存分歧。必须充分权衡术前用药可能给患者带来的益处和不良反应，着重关注心血管反应和呼吸道通畅情况。目前最常用的镇静药为咪达唑仑，口服咪达唑仑已成为小儿麻醉前最常用药物。1998 年后面市的咪达唑仑口服溶液（Versed 糖浆）为小儿麻醉提供了术前镇静的有效方法。Versed 糖浆 pH 为 2.8～3.6，以水溶性和亲脂性闭合环为主，口感好，小儿容易接受，口服后接触口腔黏膜的亲脂成分吸收好、更稳定。常用口服剂量为 0.25mg/kg，起效时间 10～15 分钟，20～30 分钟达峰值，OAA/S 评分满意，不影响术后苏醒。咪达唑仑（0.25～0.5mg/kg）联合氯胺酮（4～6mg/kg）口服效果更好，无明显的循环、呼吸副作用。此方法也适用于接受诊断性检查的患儿。应用氯胺酮的小儿必须同时加用阿托品或长托宁，以避免分泌物引起呼吸道并发症的风险。选择术前用药总体原则应着眼于患者的需求和对镇静药物的反应。小儿用药后，应常规监测脉搏血氧，以提高安全性。

2. 术前禁食　术前禁食的原则在近年发生了较大变化。长时间禁食的婴幼儿可能发生低血糖和容量不足，也容易因饥饿和口渴导致情绪烦躁。关于是否需要长时间禁食的研究发现小儿清流质的胃排空时间为 2 小时左右，固体食物排空较慢，尤其是动物脂肪含量较高的膳食。据此，美国麻醉医师协会修改了相应的禁食时间指南，指南（表 59-2）建议手术当日固体食物（包括牛奶）的禁食时间为 6～8 小时，清流质为 2～3 小时。此法大大减轻了择期手术小儿的口渴和饥饿感，降低了低血容量和血液浓缩的风险，同时不增加误吸的危险。急诊手术的禁食时间难以硬性规定，无法制定有效的指南来权衡推迟手术和误吸的风险。麻醉医师应针对不同的患者制定个体化的应对方案。

表 59-2　降低肺部吸入危险的推荐禁食时间

摄入食物	最短禁食时间（h）	摄入食物	最短禁食时间（h）
清流质	2	乳品（非母乳）	6
母乳	4	清淡食物	6
婴儿粥	6	高脂肪食物	8

该推荐方案适用于各年龄组择期手术患者，但不适用于产妇。该指南并不能完全保证胃排空

应特别关注禁食与长期用药的问题。一般来说，手术日清晨吞服药物时所饮的少量水并无误吸的危险。长期用药的目的不是为了维持术中血药浓度稳定，而是着重于其术后作用，因为术后需相当长时间才能恢复正常口服用药。

3. 患儿的准备　开放静脉和补液。长时间禁食、禁水有引起脱水的危险，发绀患儿红细胞增多（特别是血细胞比容大于 60% 者），液体不足将增加脑、肾等重要脏器栓塞的风险。而充血性心力衰竭患儿应适当限制液体，以防心室功能进一步恶化。对所有先心病患儿应特别注意排出静脉通道中的气泡，以防止右向左分流时气泡进入体循环动脉系统引起重要器官的栓塞。应采用精密输液器或输液泵以精确控制液体输注。术中是否输注含糖溶液目前尚有争论，如患者存在缺氧，高血糖可能加剧神经系统损伤。年龄不足 1 岁或体重小于 10kg 的患儿可输注一定量含糖溶液（5% 葡萄糖液 5ml/kg），其他以平衡液为主，并随时监测血糖浓度。可以在父母的陪同下在病房或麻醉接待准备室中为患儿开放静脉通道，口服咪达唑仑后，也可在手术中吸入七氟烷后开放静脉通道。

4. 相关麻醉用品的准备

（1）器械和辅助设备：小儿专用麻醉机、儿童简易呼吸囊和儿童加压面罩；小儿间接喉镜或新生儿直接喉镜；小儿牙垫；听诊器；尽可能选用内径大的适合当前小儿的气管导管，上下号各一备用；小号插管钳；22G 和 24G 动静脉穿刺针用于动脉置管，深静脉置管常用 20～16G 管道；多功能监护仪，包括无创血压、有创压力（2 或 3 个通道）、温度（至少 2 个模块）、氧饱和度、心电图、呼气末二氧化碳和麻醉气体监测等，计量尿容器；小儿食管超声探头；多功能血气生化分析仪（血气、电解质、血糖、血细胞比容、乳酸等）、ACT 监测仪、除颤仪；气体和液体加温装置及相应耗材；精密输液装置和注射泵等。

（2）药物：使用合适大小的注射器将常规和抢救用药按较低的浓度抽好备用，以便紧急情况下快

速精确给药。持续用药的浓度应满足既能精确给药，同时避免液体过量。表59-3为心脏病患儿术中常用非麻醉类药物和剂量。

表59-3　小儿术中常用非麻醉类药物和剂量

药物	剂　量
正性肌力药物	
肾上腺素	0.01～0.1μg/(kg·min)
异丙肾上腺素	0.01～0.1μg/(kg·min)
去甲肾上腺素	0.01～0.1μg/(kg·min)
多巴酚丁胺	2～10μg/(kg·min)
多巴胺	2～10μg/(kg·min)
米力农	50μg/kg(负荷量)，随后0.25～0.75μg/(kg·min)
扩血管药物	
硝酸甘油	1～2μg/(kg·min)
硝普钠	1～5μg/(kg·min)
氨茶碱	0.5mg/kg慢推，随后0.5～1mg/(kg·h)
前列腺素 E_1	0.05～0.1μg/(kg·min)
拉贝洛尔	10～100mg/h
抗心律失常药物	
利多卡因	1mg/kg静注，随后0.03mg/(kg·min)
腺苷	0.15mg/kg单次
胺碘酮	5mg/kg慢推，随后5mg/kg(至少12h)
β受体阻滞剂	
艾司洛尔	0.5～1mg/kg单次，100～300μg/(kg·min)
美托洛尔	2.5～5mg单次，随后2.5mg递增
其他	
氯化钙	10～20mg/kg
碳酸氢钠	1mmol/L(1mmol/kg)(或根据血气分析BE确定)
去氧肾上腺素	1～10μg/kg
肝素	3mg/kg
鱼精蛋白	3～4mg/kg

三、麻醉方法

(一)术中监测

1. 无创监测　无创监测主要包括心电图、无创血压、经皮脉搏氧饱和度、呼气末二氧化碳、麻醉气体浓度和温度等，TEE为半有创监测，有专用小儿食管探头时可以采用。心电图主要用于监测心律失常和心肌缺血，婴幼儿应准备专用电极妥善固定并防止皮肤受损。心脏手术中的无创血压只在有创动脉压建立之前使用。经皮脉搏氧饱和度在小儿心血管手术中极为重要，可大大提高麻醉的安全性，特别对于发绀患儿。手术中影响脉搏氧饱和度的因素众多，如高频电刀、手术灯光、袖带血压计、血管收缩痉挛、注射染色剂、局部低温和低灌注等。目前第五代脉搏氧饱和度监测技术已可安全地用于低温和低灌注状态，考虑到小儿的肢端容易受低温和低灌注影响，建议采用一次性氧饱和度探头，有用于指、趾、手掌、脚掌、耳垂的探头，并有额贴探头，可监测脉搏脑氧饱和度。小儿的氧储备较差，一旦出现氧饱和下降，说明已经出现明显缺氧，应特别注意。呼气末二氧化碳监测已成为临床麻醉中的常规监测项目，除了解二氧化碳分压水平、确认气管内导管和麻醉回路完整性外，也可获得病理生理方面的信息。如法洛四联症流出道痉挛肺血减少导致缺氧发作的患儿，呼气末二氧化碳可明显降低。

2. 有创动脉压监测　术中由于血压波动、体外循环期间非搏动血流和反复采样血液分析等的需要，直接动脉压监测极为重要。适用于所有体外循环心脏手术和小儿非心脏手术，特别是新生儿。小儿测压管道的抗凝为每毫升生理盐水含肝素1U。虽然股动脉、尺动脉、肱动脉、颞动脉和足背动脉均可采用，但临床上最常使用桡动脉。术前应常规检查手部两侧的血液循环，通过触诊对桡动脉搏动情况作出评价，行改良Allen试验对手部并行循环作出评价。

3. 中心静脉压监测　可用于中心静脉压测定、快速给药、输血输液、放置肺动脉导管或起搏导管及术后静脉营养等。常用穿刺置管途径有颈内静脉、锁骨下静脉、股静脉、颈外静脉和肘前静脉等。

4. 肺动脉压监测　中心静脉压仅反映右心充盈和血容量状况，不能反映左心状态。Swan-Ganz导管可用于术中和术后测定右室肺动脉压差及混合静脉血氧饱和度，为诊断和治疗提供指标。尤其适用于充血性心力衰竭、左心功能低下、肺动脉高压、主动脉瓣和二尖瓣病变患者。目前临床已有用于小儿的特种肺动脉导管。

5. 左房压监测　放置肺动脉导管困难的小儿可在术中由外科医师在左心房置管测定左房压。有些医疗中心采用将位于右心房的中心静脉导管经房间隔缺损置入左心房临时监测左房压，此时，5岁以内的小儿中心静脉导管应置入10～14cm。左房测压时要慎防气体进入测压系统。

6. 中枢神经系统监测　体外循环心脏手术后的中枢神经系统并发症多发、复杂，成为目前研究领域的热点。常用监测手段包括脑电图、双频谱分析（BIS）、经颅多普勒脑血流图（TCD）、颅内压监测及脑氧饱和度监测等。但目前在敏感性、可靠性、定位和定量等方面均存在不足。

7. TEE　目前9T经食管超声探头可安全地用于体重大于4kg的患儿，适用于术中明确诊断、评价手术疗效和心室功能，也可指导外科医师排出心内气泡。

（二）麻醉诱导与维持

1. 麻醉药的选择　全面理解先心病病理生理和血流动力学特点，是麻醉管理和麻醉用药的基础。药物选择须综合考虑疾病严重程度、心血管功能状况、年龄、有无静脉通道、入室状况和有无气道梗阻等。

（1）吸入麻醉药：除经呼吸道吸入外，也可在体外循环机上安装挥发罐维持体外循环期间的全身麻醉，可选用N_2O、恩氟烷、异氟烷、七氟烷或地氟烷等。吸入药诱导较迅速，可避免患儿因穿刺等操作而引起哭闹和缺氧；麻醉苏醒较快，利于早期拔除气管导管；但对循环功能抑制较明显，血清氟离子浓度较高，对肾、肝功能可能产生不利影响。N_2O可用于麻醉诱导和维持，但从转流开始即应停止使用，以防发生张力性气胸或气栓等并发症。

（2）静脉麻醉药：常用药物有氯胺酮、咪达唑仑、依托咪酯和丙泊酚。氯胺酮的交感兴奋作用使心率增快，心肌收缩力增强，故对心功能差的病儿较容易维持心率和血压，氯胺酮是唯一有确切镇痛作用的静脉麻醉药，对呼吸系统抑制小，除麻醉诱导外，也可用于心导管检查等，但有分泌物增多的副作用，应常规使用阿托品、东莨菪碱或长托宁等。丙泊酚作用迅速可靠，但抑制心肌和扩张外周血管，用于重症心脏患儿易引起血压下降。依托咪酯心血管抑制作用小，麻醉诱导安全可靠，且乳剂对血管的刺激明显减小，与吸入药或镇痛药合用，可安全地用于重危先心病患儿的麻醉诱导。

（3）麻醉性镇痛药：吗啡和笑气合用对充血性心力衰竭和发绀型先心病患儿可产生满意的镇痛作用，且不抑制心肌收缩和交感神经系统。小量吗啡（0.1mg/kg）可使患儿从手术室平稳地转移到监护室，避免手术结束时麻醉突然减浅，且对术后通气无明显影响。芬太尼及其衍生物麻醉能提供稳定的血流动力学状态，有效抑制神经体液应激反应，且无心肌抑制作用。目前已基本放弃早年大剂量芬太尼麻醉方法，改用中、小剂量芬太尼麻醉（3～5μg/kg），能有效减轻术后呼吸抑制，缩短呼吸支持时间、监护室滞留时间和住院时间。苏芬太尼镇痛作用约为芬太尼的7～10倍，且镇静作用强，引起胸、腹壁肌肉僵硬的副作用较小，诱导期使用更安全。随着快通道心脏麻醉的普遍提出和应用，瑞芬太尼在心脏手术中的应用越来越多，尽管其呼吸抑制作用较强，但停药后3～5分钟自主呼吸即可恢复，便于精确控制患儿的麻醉状态。由于芬太尼等存在引起胸腹壁僵硬的副作用，建议患儿诱导时在充分镇静后先用肌松药，以避免无法有效通气的状况发生。麻醉性镇痛药不能避免术中知晓的发生，应同时做好充分镇静。

（4）肌肉松弛剂：肌松药的选择通常以血流动力学效应、起效时间、作用持续时间、不良反应及患儿疾病和治疗用药等为依据。诱导常采用起效较快的罗库溴铵和美维松，由于去极化肌松药琥珀酰胆碱的副作用较多，目前临床上使用较少，但在估计插管困难的患者可以作为备用药物。根据手术时间长短选择维持肌松用药。应注意苄异喹啉类肌松药阿曲库铵等的组胺释放作用对心血管系统的影响，顺式阿曲库铵的组胺释放作用大大减小，安全度有所提高。对疾病已经影响肝肾功能的患者，可选用不经肝肾代谢的阿曲库铵和顺式阿曲库铵，避免药物蓄积。麻醉维持期间的肌松药可以间隔一定时间根据肌松监测结果单次推注，或使用微量注射泵持续输注。

2. 麻醉诱导　诱导方式需根据患儿的年龄、病情和合作程度作出选择，有吸入、静脉和肌肉等给药方式，①肌肉注射诱导，适用于婴幼儿或不合作患儿，及病情重、发绀显著或心功能不全而尚未开放静脉通路的患儿。常用氯胺酮4～6mg/kg肌注，可使患儿安静入睡，同时升高血压，增加心排血量，利于维持循环稳定；还有提高周围血管阻力以维持肺血流量和氧饱和度的作用，可安全用于右向左分流的患儿。②静脉诱导，适用于能合作的儿童，对左向右或右向左分流患儿均适用。根据病情可选用下列诱导药物组合：丙泊酚1～1.5mg/kg，氯胺酮1～2mg/kg，依托咪酯0.3mg/kg，咪达唑仑0.05～0.1mg/kg。患儿入睡后先用肌松药，再结合芬太尼3～6μg/kg或苏芬太尼0.5～1μg/kg静脉注射，然后可施行气管内插管。③吸入麻醉诱导，适用于心功能较好、左向右分流的患儿，但不适用于右向左分流的发绀病儿，因肺血少可致麻药从肺泡弥散入血的速度减慢，且容易引起动脉血压降低。目前常用药物为七氟烷，其特点为诱导迅速、气味好、循环抑制小、无组织毒性。

诱导过程中应注意保持患儿气道通畅并关注心率的变化。先心病患儿对气道梗阻的耐受性很差，特别是婴幼儿和发绀型心脏病患儿。气道梗阻将导致低氧血症和高碳酸血症，肺循环阻力增加，逆转心内左向右分流或增加右向左分流。心动过缓或结性心律可导致心排血量降低，灌注不足、酸中毒进一步抑制心肌收缩力，升高肺血管阻力，降低体血管阻力。

3. 气管内插管 小儿呼吸道解剖与成人有所不同，施行气管内插管有其特点，应予区别对待，详见第五篇第47章及第71章。

4. 麻醉维持 先心病患儿麻醉维持主要依据术前状态、对全麻诱导后的反应、手术时间长短、术中操作和术后对呼吸管理方式的需求等因素综合考虑制定。一般麻醉维持方法为麻醉性镇痛药加吸入麻醉药、肌松药或其他静脉麻醉药。结合体外循环下手术流程，分体外循环前、体外循环中和体外循环后三个阶段处理。

（1）体外循环前：麻醉要求保证血流动力学平稳，使其顺利过渡到并行体外循环阶段。应加深麻醉抑制手术刺激，如切皮、锯胸骨等，追加芬太尼、苏芬太尼和肌松药，调整吸入药浓度。及时调整心内操作引起的血流动力学变化，尤其是游离升主动脉和上、下腔静脉时，容易发生血压波动和心律失常。对手术区的直接观察有助于了解心肌收缩和两肺的膨胀。根据对血压、中心静脉压等的监测确定输液量，一般不需输血，若有明显失血应及时补充胶体或输血，或主动脉插管后通过体外循环机补充容量，维持血流动力学稳定。

（2）体外循环中：转流开始前应加深麻醉，包括镇静镇痛药和肌松药，防止体外循环装置使分布容积增大导致血药浓度降低引起术中知晓和自主呼吸恢复。全身肝素化后即停止外周液体输入。上、下腔静脉阻断后，基本无肺血流即可停止机械通气，或在主动脉阻断后停止通气。是否继续吹氧使两肺保持膨胀，从而降低术后肺部并发症有不同观点。体外循环期间膨肺主要用于帮助外科医师检查室间隔修补后有无残余分流、二尖瓣修补后检查瓣膜关闭是否完全及开放主动脉前协助排出左心气体。上、下腔静脉开放后，吸尽气道内分泌物可恢复机械通气，根据血压、肺血流量（呼气末二氧化碳水平）随时调整呼吸参数，循环灌注指标主要包括平均动脉压、中心静脉压、尿量、体温、pH和氧饱和度。主动脉开放后，根据心脏复跳情况选用血管活性药物，常用药物多巴胺、多巴酚丁胺、肾上腺素微量泵持续泵注，其他药物如钙剂、阿托品、异丙肾上腺素、碳酸氢钠、硝酸甘油、肾上腺皮质激素、利多卡因、米力农、前列腺素E_1等，应根据不同情况选用，以维持心脏复跳后、并行循环期间血流动力学稳定。及时处理顽固性心律失常，如室颤时及时除颤等，如有Ⅲ°房室传导阻滞，在改善灌注和异丙肾上腺素等药物处理无效时，应建议外科医师尽早安装临时起搏器。在循环、呼吸、体温、内环境、麻醉深度、术野出血情况都达到满意状态后脱离体外循环，对手术效果不明显者，要做好继续体外循环的准备。

（3）体外循环后：除了维持适当的麻醉深度，应注意以下几点：①维持良好的心肌收缩力和灌注压；②补充血容量；③维持电解质酸碱平衡，特别是避免低钙血症和低钾血症；④维持满意的尿量；⑤保持体温。根据患儿病情维持麻醉深度，病情轻者，麻醉不宜过深，以便术后早期拔管。由于监护室无吸入麻醉装置，应逐渐将吸入麻醉过渡到静脉麻醉，以防送至监护室后麻醉过浅，导致血流动力学波动。根据ACT监测合理使用鱼精蛋白，并注意鱼精蛋白可能引起的过敏反应，一旦发生可用钙剂和正性肌力药物纠正；一旦出现严重的肺血管收缩、痉挛，必要时可重新体外循环转流辅助。重症先心病患者病情多变，转送ICU前应备好小儿简易呼吸机和监护仪，途中继续观察各项指标变化，并备好急救药物。

（三）围体外循环期常见并发症及处理

1. 低心排血量 先心病术后低心排血量的原因有：①心率或节律变化；②出血、利尿、补液不足或心包压塞等导致前负荷降低；③肺动脉高压或外周血管收缩等引起后负荷增加；④酸中毒、电解质失衡、继发于缺血缺氧的心肌受损、心室切开或心肌保护不力等导致心肌收缩力下降；⑤心内修补不满意，残余心内分流或瓣膜损伤等。

（1）心率：新生儿心室舒张顺应性降低与其非收缩性心肌和收缩性心肌比值有关，每搏量一般固定在1.5ml/kg，因此其心排血量依赖心率。起搏或静滴变时性药物可改善心率，如多巴胺、多巴酚丁胺和异丙肾上腺素等。术后存在房室完全性或间歇性传导阻滞的病例，心室或房室顺序起搏可调整心率、增加心排血量。

(2) 前负荷:容量补充的种类、数量取决于血红蛋白水平、血细胞比容、白蛋白水平和容量丢失的多少。正常循环容量的范围为:婴儿95ml/kg,年长儿75ml/kg。静脉推注方式的补液量为5~10ml/kg,补液速度不宜过快。左房压达14~16mmHg时,补液将不再增加心排血量。左房压大于20mmHg将导致肺水肿。由于婴儿静脉容量很大,右房压不能正确反映容量需求,不能作为容量治疗的唯一指标。

(3) 后负荷:体循环阻力或肺血管阻力增高将显著降低每搏量和室壁收缩程度与速度,最终导致心排血量和心室功能的降低。体外循环后患者血管阻力增高很常见。病理因素如低氧、酸中毒、低温、疼痛等均增加体、肺血管阻力,消除这些血管收缩因素对降低后负荷很重要。相反,增加的后负荷可能是心肌收缩力下降时为了维持血压的代偿性反应。残余的右心室或左心室流出道梗阻也会增加后负荷。临床常用降低后负荷的血管扩张药有米力农、硝酸甘油和硝普钠。磷酸二酯酶抑制剂米力农是一种体、肺血管床直接血管扩张剂,同时有强心作用,尤其适用于低排高阻的患者,常用剂量0.3~0.7μg/(kg·min)。硝普钠作为直接平滑肌松弛剂能有效降低血管阻力,但须避光使用,并监测氰化物水平,以防氰化物中毒,剂量为0.5~3.0μg/(kg·min)。硝酸甘油是一种直接平滑肌松弛剂和潜在的冠脉血管扩张剂,使用剂量1.0~5.0μg/(kg·min),需用非聚氯乙烯注射器和泵管,否则该药会黏附于注射器内壁而失活。使用血管扩张剂时需随时补充容量,维持足够的前负荷,并密切监测血压。

(4) 心肌收缩力:术前因存在心脏缺损造成压力或容量超负荷可致心肌收缩力长期受损。术中药物、麻醉、心肌缺血、大范围心室切开或心肌切除也可抑制心肌收缩力。术后低氧、酸中毒和药物也影响收缩力。体外循环后常规应用改良超滤可改善术后早期左心收缩功能、舒张顺应性、提高血压和减少正性肌力药物的使用。大剂量正性肌力药物的应用可使乳酸持续增高,不利于末梢循环和氧供的改善。

2. 呼吸功能障碍　体外循环后的呼吸功能障碍很常见,并受多种因素的影响,可致术后病程延长。术前存在的心脏畸形已造成肺功能长期改变,肺血流过多引起呼吸道阻力增加、肺顺应性降低。呼吸衰竭的原因有:内皮功能障碍、左心衰竭、液体超负荷致肺水肿,大量残余心内左向右分流,术中左心减压不足等。造成肺功能明显损害的原因可能是体外循环相关的全身炎性反应。血液和体外循环回路接触及其他因素(出血、末梢气管缺血、体温变化等)可触发细胞因子和补体激活,肺有着丰富的血管床,极易受炎性反应的影响,围手术期超滤可减轻这些副作用。大剂量皮质激素如甲泼尼龙可改善术后肺泡-动脉血氧差。气管支气管分泌物积聚和肺不张也是肺功能受累的常见因素。利尿剂和正性肌力药物有助于改善肺水肿所致的心肺功能。术后持续呼吸支持有助于降低氧耗,并逐渐恢复心肺功能。

3. 肺动脉高压　肺血管阻力升高的患儿心脏术后常立即出现肺动脉高压,尽管纠正了心脏缺损,但肺血管阻力有时可进行性升高,特别在缺氧、二氧化碳蓄积、酸中毒、疼痛刺激、使用肾上腺素等收缩肺血管药物、清理气管内分泌物等情况下出现肺动脉高压危象。尽管有很多方法可控制肺血管阻力,但目前临床上仍缺乏一种可控性强、肺血管选择性良好、给药方便、毒性反应小且停药后不反弹的治疗方法。当同时存在肺动脉高压和左心功能紊乱时,应慎用降低肺血管阻力的措施,因为肺血管阻力降低后,肺血流量增加,将大大增加功能紊乱的左心室前负荷,可能导致急性肺水肿。常用控制肺血管阻力的方法有:

(1) 适度麻醉:维持麻醉深度,降低氧耗,增加肺血管反应性。

(2) 机械通气:尽管增加吸入氧浓度可降低肺血管阻力,但氧浓度超过60%时可能引起肺损伤,应避免长时间吸入高浓度氧。由于功能残气量正常时肺血管阻力最小,因此肺适度膨胀非常重要。气管内吸引刺激可能通过神经反射导致肺血管阻力急剧升高,对合并肺动脉高压的患儿,应设计不同的气管内吸引间隔时间,并设法减少吸引的危险。确定合适的PEEP,达到既改善氧供又不增加肺血管阻力的目的。

(3) pH值:血液pH值对肺血管阻力有很强的影响,碱化血液(pH 7.50~7.60)常用于肺血管阻力升高患儿的治疗。尽管过度通气和输注碱性液体碱化血液均可降低肺血管阻力,但过度通气可升高平均气道压、增加全肺阻力、减少静脉回流和心室充盈,并可引起气压伤,低碳酸血症还可降低脑血流。因此,碱化血液不能仅靠过度通气,在血钠允许时应输注部分碱性液体。

(4) 静脉用药:临床上许多扩血管药物均曾用于肺动脉高压的治疗。如α受体阻滞剂、钙离子拮抗剂、硝基扩血管药物、血管紧张素转换酶抑制剂和磷酸二酯酶抑制剂等。但所有药物均缺乏选择性肺血管扩张作用，同时引起体循环血管扩张，出现全身低血压。

1）前列腺素：是一种强力肺血管扩张药物。另外，前列腺素的抗炎特性可能促进中性粒细胞相关的炎性介质形成，由前炎性介质转变成更具抗炎特性的介质。抗炎作用在治疗肺动脉高压中可能很重要，因为前炎性介质升高和巨噬细胞激活表明炎性过程在发病机制中起重要作用，静脉持续使用依前列醇可改善持续性肺动脉高压患儿的存活率、活动量和血流动力学。近年来，静脉依前列醇广泛用于免疫性疾病、新生儿持续性肺动脉高压、先心病和其他合并肺动脉高压的疾病。吸入前列腺素类药物如伊洛前列环素开始用于选择性扩张通气良好区域的肺血管。与静脉用药相比，雾化吸入前列腺素或其衍生物可显著降低肺动脉压和肺血管阻力，同时增加心排血量，避免全身不良反应和通气/血流比失调，吸入前列腺素主要表现出肺血管扩张作用，对体循环血管的影响较小。研究显示静脉小剂量磷酸二酯酶抑制剂结合吸入前列环素可强化并延长前列腺素雾化吸入作用，且不影响全身血压和肺通气/血流比。

2）吸入一氧化氮：一氧化氮是一种气态内皮依赖性血管舒张因子。吸入低浓度一氧化氮可松弛处于收缩状态的肺血管平滑肌。透过肺泡上皮和血管壁到达毛细血管的一氧化氮与血红蛋白结合后迅速灭活，从而表现出选择性肺血管扩张作用。许多研究证实了吸入低浓度一氧化氮可用于小儿先心病围手术期、治疗新生儿持续性肺动脉高压和成人肺动脉高压或呼吸窘迫综合征。与静脉扩血管药相比，吸入一氧化氮的优点在于无全身低血压并能改善肺内通气/血流比。吸入低浓度一氧化氮术前可用于肺动脉高压性质的鉴别（动力性或阻力性），有助于合并肺动脉高压患儿手术适应证的选择，术中和术后可用于肺动脉高压危象的预防和治疗。

临床治疗的最佳一氧化氮吸入浓度目前仍不清楚。合并肺动脉高压的严重肺实变患儿，吸入较高浓度一氧化氮（80ppm），通过调节通气/血流比可产生最大的肺血管扩张效应。吸入外源性一氧化氮有潜在的细胞损伤作用，应注意二氧化氮和高铁血红蛋白的产生。在设计合理的一氧化氮输送装置和严格监测下，吸入低于40ppm一氧化氮尚未有急性毒性反应的报道，与其他扩血管药物一样，停用一氧化氮后肺动脉压会反弹。

3）西地那非：美国药品食品管理局（FDA）已批准西地那非可用于肺动脉高压的治疗。Ghofrani等前瞻性地研究了伊洛前列环素吸入治疗失败的重症肺动脉高压患者口服西地那非的作用，结果显示，西地那非与伊洛前列环素的联合治疗可逆转患者的病情恶化。目前，国内多家医院已在术前和术后口服西地那非联合其他扩血管药物治疗重症肺动脉高压患者，取得了良好的效果。

（5）理想的血细胞比容：升高血细胞比容可增加携氧能力和氧输送，但增高的血液黏度使肺血流阻力也升高。肺动脉高压患儿合理的血细胞比容目前尚不清楚。Lister等根据经验和理论计算得出，血细胞比容由33%升至55%时，肺血管阻力升高36%。血细胞比容与肺血管阻力间的关系是否适用于所有临床情况尚不清楚。

四、体外循环对患儿的影响与麻醉后管理

（一）体外循环对患儿的影响

体外循环是治疗先心病不可缺少的手段，但也可能带来不同程度的危害。①小儿体液占全身体重的比例较成人大，细胞外液相对多，即使将体外循环机预充液总量减小至1000ml，也相当于婴儿血容量的4倍，且预充液内含有各种电解质、药物、晶体液和胶体液，都可对患儿体液和血液成分产生干扰。因此，体外循环后很容易发生体液过多、血浆渗透压下降、脏器含水量增加、血红蛋白下降、血液酸碱度改变等后果，也可引起体外循环炎症反应及血细胞和血浆成分改变。这一系列变化都足以导致重要脏器功能的影响；②体外循环时间在30分钟以内，脑循环障碍发生率为7.4%；2小时以上者为51.9%。提示体外循环时间愈短，脑损害愈小；③体外循环灌注流量不足，容易发生脑损伤；新生儿和婴幼儿在深低温下，脑压力/流量自主调节功能消失；脑血流与平均动脉压呈正相关；动脉血二氧化碳分压和pH可直接影响脑血管紧张度和脑组织氧供；④体外循环后容易出现肺损伤，其原因众多，如转流期间肺被长时间隔离于循环系统之外而不能正常代谢；血液与体外循环管道表面接触产生炎症反应；缺血再灌注损伤及微栓形成等。其中炎性反应涉及补体、凝血、激肽、纤溶等多个系统，使肺血管通透性发生改变、通气/血流比失调、肺顺应性下降、呼吸频率增加，以及肺不张、肺水肿和浸润，即所谓体外循环后灌注肺。为减轻或避免肺损伤，应从预防着手，提高

心肺机的材料结构质量，注意维持体液及胶体渗压平衡，尽量缩短体外循环时间，掌握合理的体外循环灌注技术，手术矫正畸形尽量满意等；⑤体外循环后肾损伤目前已明显减少，但如果患儿术前并存肾功能不全，或在接受长时间体外循环灌注、灌注流量不足及术后并发低心排等情况时，肾脏严重损害就很难避免。据统计儿童心脏手术后约4%～7%发生肾功能衰竭且需要肾透析治疗，死亡率高达58%～72%。故应从预防入手，术前积极治疗心源性以外的肾病，体外循环采用优质人工肺，适量血液稀释保持尿量1～2ml/(kg·h)以上，防治酸中毒、碱化尿液和减少溶血；及时利尿，不用肾毒性药物等。此外，手术纠正畸形尽量满意以避免术后低心排，是肾保护非常重要的原则；⑥心脏损伤的影响因素较多，包括麻醉药对心肌的抑制、心肌经受体外循环炎症反应、非生理性体外循环灌注、血液成分改变，以及心脏血流阻断和开放引起的再灌注损伤等。必须重视心肌保护措施。

（二）麻醉后管理

体外循环手术后管理是重要的环节，麻醉医师应参与处理，包括：①体温管理，术后低温可导致机体酸中毒，增加感染机会，并直接影响心功能和凝血功能，增加再次手术的风险；体温过高可致脏器代谢增高、氧耗增加，心脏负担加重，故必须重视维持体温稳定；②呼吸道管理，患儿送ICU后应核对气管插管深度，检查是否移位；需机械通气者需有保湿装置，以保护呼吸道黏膜；吸痰要严格按操作常规定时吸痰，每次吸痰前、中、后都要充分吸氧，每次吸痰时间不超过10～15秒。吸痰必须严格无菌消毒，选用柔软、直径不超过气管导管直径1/2的吸痰管，吸痰前先钳闭吸管，并尽快深插入气管，然后松钳并旋转吸痰管由里向外轻轻抽出，切忌进退反复移动，以防损伤气管黏膜。如果痰黏稠，吸痰前先在气管内滴入少量生理盐水；如果发生支气管痉挛，可在盐水中加入适量支气管扩张药。小儿术后保留气管插管容易并发症喉头水肿，拔管后可能发生窒息。故应尽量缩短留管时间，并适当应用镇静药避免患儿头部过度活动，避免呛咳和吞咽动作，定时使用地塞米松，定时松开气囊减压；③体外膜式氧合(ECMO)，适用于术后心、肺功能衰竭的抢救，1975年首例新生儿术后应用ECMO抢救成功。ECMO连接方法有三种：静脉-动脉；静脉-静脉；体外CO_2交换。自1990年以来新生儿、婴儿术后应用ECMO抢救的成活率由21%提高至83%。

第3节 心脏瓣膜病

任何原因所致的心脏瓣膜疾病均不能自愈，其病变可从轻微的、无任何症状的瓣膜畸形到严重的循环功能衰竭直至死亡。药物治疗在于预防感染、改善症状，控制相关的心律失常，并预防血栓形成和栓塞类疾病；适时的手术治疗才能阻止病变的进一步恶化并恢复正常的心脏和循环功能。随着外科手术技术的改进、人工瓣膜材料和体外循环相关设备及技术的不断进步，大大提高了手术的成功率，尤其是疑难危重心脏瓣膜疾病的手术死亡率已普遍降低至5%以下。心脏瓣膜病发病原因较多，包括风湿性、非风湿性、先天性、老年退行性和缺血性瓣膜病等，其中以风湿性心脏瓣膜病最为常见。由于心脏瓣膜病病程长，心功能普遍受累，受损瓣膜类别、性质和严重程度显著不同，故对血流动力学影响很不一致。

一、病情、病理特点与评估

（一）二尖瓣狭窄

多数为风湿性心脏病引起，部分为先天性二尖瓣狭窄。正常二尖瓣瓣口面积4～6cm^2，轻度狭窄为1.5～2.5cm^2，中度狭窄为1.1～1.5cm^2，重度狭窄为1.0以下。一般瓣口面积小于1.5cm^2才有症状，小于1.0cm^2则静息状态也出现症状。二尖瓣狭窄导致左心室舒张期充盈受阻，左心室慢性容量负荷不足，左心室相对变小。严重狭窄时，每搏量和左心室舒张末容积均减少。瓣口狭窄左心房排血受阻，左房压增高，左心房扩张，随之肺静脉压也上升，肺水渗漏增加，早期可由淋巴回流增加代偿，后期两肺基底部组织间肺水增加，肺顺应性降低，呼吸功增加，出现呼吸困难。病情进展逐渐发生肺动脉高压，肺小血管内膜增生、中层增厚、血管硬化和狭窄、肺血管阻力增加、肺血流量减少，右心室后负荷增加引起右心功能不全并出现功能性三尖瓣反流。二尖瓣狭窄患者左心房扩张，常伴有心房纤颤，部分有血栓形成。心动过速时，由于舒张期充盈时间缩短较收缩期更为显著，心排血量降低，此时心脏电复律常不能恢复窦性节律，且有可能导致左心房血栓脱落，发生致命的栓塞。

（二）二尖瓣关闭不全

风湿性二尖瓣关闭不全最常见，其他病因有细菌性心内膜炎、乳头肌梗死和二尖瓣脱垂。症状性质与程度主要与左心室功能和反流程度有关。反流量取决于心室、心房间的压差和二尖瓣反流孔大小。反流分数≤0.3为轻度，0.3～0.6为中度，>0.6为重度。二尖瓣关闭不全时左心室收缩期血液除向主动脉射出外，部分血液反流回左心房，重者可达100ml，因此左心房容量和压力增高。最初左心泵功能增强，容量增大。左心房扩大后，75%发生心房纤颤。一旦左心室功能下降，可致每搏量减少、反流增加、肺淤血、肺动脉高压、右心室超负荷和心力衰竭。二尖瓣关闭不全分急性和慢性两类，急性二尖瓣关闭不全常见病因有心内膜炎所致腱索断裂、心肌缺血所致乳头肌功能不全和急性心肌梗死乳头肌断裂等。由于左心房大小与顺应性正常，一旦发生急性二尖瓣关闭不全形成反流，即使反流量不大也将使左房压和肺毛细血管压骤升，加之急性反流多发生在急性心肌梗死后，心功能不全、充血性心力衰竭和肺水肿难以避免。慢性二尖瓣关闭不全时左心室扩张或代偿性心肌肥厚，心排血量有一定程度的代偿。一旦出现症状，提示心肌收缩力已有一定损害。由于扩大的左心房有很大的顺应性缓冲，但患者存在肺充血症状时，常反映反流容量极大(大于60%)，心肌收缩力显著受损。中、重度二尖瓣反流患者因为反流分数的显著增加不能耐受外周血管阻力显著增加。当反流分数超过60%时，出现心力衰竭症状，左房压、肺动脉压升高，肺充血。二尖瓣反流合并狭窄患者，左心房功能受损加快，右心衰竭出现较早，而合并心房纤颤者，对心排血量的影响小于单纯二尖瓣狭窄患者。

(三) 主动脉瓣狭窄

风湿热是年轻人主动脉狭窄的常见病因，瓣叶的炎性改变、纤维化和钙化最终限制瓣叶的活动与开放，常见狭窄与反流同时存在，并合并二尖瓣或三尖瓣病变。老年钙化性主动脉狭窄多发生在65岁以上正常主动脉瓣的老年人。退行性变化最终如何导致主动脉瓣狭窄的机制仍不清楚。糖尿病和高脂血症可促进该病的发生。严重钙化时，不仅瓣叶和交界处粘连，瓣环、主动脉壁和二尖瓣前瓣也发生钙化，狭窄程度较严重。绝大多数先天性二叶主动脉瓣畸形发展成为钙化性主动脉瓣狭窄，只有少数发展成为主动脉瓣关闭不全。

虽然主动脉瓣狭窄的病因不同，但其病理改变都是主动脉瓣瓣口面积降低，导致左心室后负荷增加和跨瓣压差增加，并随之出现一系列病理生理改变，其过程可分为代偿期和失代偿期。正常成人主动脉瓣口面积3～4cm^2，当瓣口面积降至正常的25%～30%时，才出现明显的血流动力学改变并有临床症状。目前认为主动脉瓣口面积>1.5cm^{2}为轻度狭窄，瓣口面积0.75～1.5cm^{2}为中度狭窄，瓣口面积≤0.75cm^{2}时为重度狭窄。但瓣口面积并非与症状的严重程度相关。另一种评价主动脉狭窄程度的方法是根据心导管检查测量的跨瓣压差来判断，当跨瓣压差峰值≥50mmHg时为重度狭窄，25～50mmHg为中度狭窄，<25mmHg为轻度狭窄。主动脉瓣狭窄致左心室流出道梗阻，后负荷增加，心脏代偿性反应为左心室向心性肥厚。随着狭窄程度的加重，最终导致心脏功能失代偿。具体表现为收缩期室壁张力显著升高，左心室收缩功能降低，临床出现左心衰竭表现；过度肥厚心肌和左心室收缩压增加导致心肌氧耗大大增加，室内压升高超过冠状动脉灌注压，左心室心肌出现慢性心内膜下灌注不足或缺血，影响心肌收缩功能；心室肥厚使舒张期顺应性减退，导致舒张期充盈压升高和肺静脉压升高，导致肺水肿和左心衰竭。

(四) 主动脉瓣关闭不全

主动脉瓣关闭不全约占心脏瓣膜病的25%，病因包括先天性和获得性两种。风湿病仍是我国主动脉瓣关闭不全最常见病因。约占单纯主动脉瓣关闭不全的50%。其他病因包括原发性主动脉瓣心内膜炎、主动脉环扩张症、马方综合征、特发性主动脉扩张或升主动脉瘤、升主动脉夹层、高血压性主动脉扩张、退行性主动脉扩张和梅毒等。先天性二叶主动脉瓣畸形部分病例可以发生主动脉瓣关闭不全、主动脉瓣狭窄或两者并存。慢性主动脉瓣关闭不全时，舒张期血液由主动脉反流至左心室，致左心室容量负荷增加、舒张末室壁张力增加、左心室代偿性肥厚、扩大。临床表现为主动脉收缩压升高，舒张压降低，脉压增宽。不同于慢性二尖瓣关闭不全的单纯前负荷增加，慢性主动脉瓣关闭不全的心肌肥厚既有前负荷增加，又有后负荷增加，因此心肌肥厚较重。长期左心室肥厚和扩大逐渐导致心肌间质纤维化，心肌相对性缺血等损害，最终导致左心室功能减退，左心室功能失代偿。表现为左心室舒张末压升高，收缩末容量指数增加，射血分数和短轴缩短率降低，心排血量降低。患者逐渐出现左心衰竭表现。重度主动脉瓣关闭不全由于舒张压显著降低，冠脉灌注压下降，而室壁张力增加，心肌肥厚使毛细血管相对供血不足，出现心绞痛症状。左心室功能失代偿后，左心房和肺静脉压升高，最终导致肺动脉高压，右心衰竭。主动脉瓣关闭不全引起的反流量大小与反流面积、心脏舒张时间和体循环血管阻力有关。有效反流口面积（EROA）≥0.3cm^2或反流量>60ml时为重度反流。舒张期越长，反流量越大，心率增快，反流量减少。体循环阻力高，反流量增加，反之，反流量减少。急性主动脉关闭不全时，左心室舒张期压力迅速升高，接近或超过主动脉舒张压，导致左房压和肺静脉压迅速升高，可导致急性肺水肿。尽管此时反流量相应降低，但每搏量降低，动脉压降低，可出现休克。

（五）三尖瓣狭窄

三尖瓣狭窄多为风湿热后遗症，且多数与二尖瓣或主动脉瓣病变并存，由瓣叶边沿融合，腱索融合或缩短而造成。其他尚有先天性三尖瓣闭锁或下移（Ebstein 畸形）。因瓣口狭窄致右心房淤血、扩大和右房压增高。由于体静脉系的容量大、阻力低、缓冲大，因此右房压在一段时间内无明显上升，直至病情加重后，静脉压明显上升，颈静脉怒张，肝肿大，可出现肝硬化、腹水和浮肿等体循环淤血症状。由于右心室舒张期充盈量减少，肺血流量、左心房、左心室充盈量均下降，可致心排血量下降，体循环血量不足。由于右心室搏出量减少，即使并存严重二尖瓣狭窄，也不致发生肺水肿。

（六）三尖瓣关闭不全

三尖瓣关闭不全多数属于功能性，继发于左心病变和肺动脉高压引起的右心室肥大和三尖瓣环扩大，由于乳头肌、腱索与瓣叶之间的距离拉大而造成关闭不全，因风湿热引起者较少见。其瓣膜增厚缩短，交界处粘连，常合并狭窄。因收缩期血液反流至右心房，使右房压增高和扩大。右心室在舒张期还需接收来自右心房反流的血液，因此舒张期容量超负荷、心室扩大。当右心室失代偿时可发生体循环淤血和右心衰竭。

（七）肺动脉瓣病变

肺动脉瓣狭窄绝大多数属先天性或继发于其他疾病，常与其他瓣膜病变并存，且多属功能性改变，而肺动脉瓣本身的器质性病变很少。因风湿热引起者很少见。在风湿性二尖瓣病变、肺源性心脏病、先心病室间隔缺损和动脉导管未闭、马方综合征、特发性主/肺动脉扩张和肺动脉高压或结缔组织病时，由于肺动脉瓣环扩大和肺动脉主干扩张，可引起功能性或相对性肺动脉瓣关闭不全。因瓣环扩大，右心容量负荷增加，最初出现代偿性扩张，当失代偿时可发生全身静脉淤血和右心衰竭。

（八）联合心脏瓣膜病变

侵犯两个或多个瓣膜的疾病，称为联合瓣膜病或多瓣膜病。常见病因为风湿热或感染性心内膜炎。如风湿性二尖瓣狭窄时，肺动脉高压致肺动脉明显扩张时，可出现相对肺动脉瓣关闭不全。也可因右心室扩张而出现相对三尖瓣关闭不全。此时肺动脉瓣或三尖瓣本身并无器质性病变，只是功能和血流动力学发生变化。又如主动脉瓣关闭不全时，由于射血增多可出现主动脉瓣相对性狭窄。大量血液反流可影响二尖瓣的自然开放而出现相对二尖瓣狭窄。也可因大量反流导致左心室舒张期容量超负荷，左心室扩张，二尖瓣环扩大，而出现二尖瓣相对关闭不全。联合瓣膜病发生心功能不全的症状多属综合性，往往存在前一个瓣膜病变症状部分掩盖或减轻后一个瓣膜病变临床症状的特点。如二尖瓣狭窄合并主动脉瓣关闭不全较常见，约占10%。二尖瓣狭窄时左心室充盈不足和心排血量降低，当合并严重主动脉瓣关闭不全时，因每搏量低而反流减少。二尖瓣狭窄时也可因主动脉瓣反流而使左心室肥厚有所减轻，说明二尖瓣狭窄掩盖了主动脉瓣关闭不全的症状，但容易因此低估主动脉瓣病变的程度。二尖瓣狭窄合并主动脉瓣狭窄时，由于左心室充盈压下降，左心室与主动脉间压差缩小，延缓了左心室肥厚的发展速度，减少了心绞痛发生率，说明二尖瓣狭窄掩盖了主动脉瓣狭窄的临床症状，如手术仅纠正二尖瓣狭窄而不处理主动脉瓣狭窄，血流动力学障碍可加重，术后可因左心负担骤增而出现急性肺水肿和心力衰竭。

（九）心脏瓣膜病变合并冠心病

风湿性心脏瓣膜病、老年性主动脉瓣和二尖瓣退行性病变，有相当一部分人同时合并有冠心病。冠心病并发心肌梗死发生乳头肌功能不全或腱索、乳头肌断裂也可引起二尖瓣关闭不全，以上这些患者需同期行瓣膜成形或置换与冠状动脉搭桥术。心脏瓣膜病与冠心病合并存在时，其病理生理存在复杂的相互影响关系。瓣膜病可影响心室功能，明显的冠心病引起区域性或全心室壁异常运动，不仅心肌收缩力降低，而且区域性心肌梗死可引起心室几何结构改变，造成心肌功能或瓣膜功能不全。临床可见主动脉瓣病变合并冠心病、二尖瓣病变合并冠心病和主动脉瓣与二尖瓣双瓣病变合并冠心病。这类患者由于心脏功能差、手术和体外循环时间长，血流动力学管理难度较大。

（十）心脏瓣膜病合并心房纤颤

心房纤颤70%发生于器质性心脏病，二尖瓣病变中的发生率可达50%～79%。心房纤颤对血流动力学影响巨大，正常人心房主要为血流通道，心房收缩仅占心排血量的5%～10%，而慢性风湿性心脏病患者由于心室功能降低，心房收缩所占心排血量的比例逐渐上升至40%～50%。此时维持窦性节律对保证心排血量极为重要。术中应注意维持满意的血压，以保证窦房结供血；手术操作尽量避免牵拉和压迫窦房结组织，特别在处理上腔静脉插管或阻断时尤需谨慎；缩短阻断心脏循环的时间；充分做好心肌保护，以使心肌均匀降温，可保护窦房结组织。为维护血流动力学稳定，术中可临床采取电复律措施，如同期施行心房纤颤治疗手术，将对术中和术后血流动力学控制及维护心脏功能带来益处。

二、手术前准备

（一）患者的准备

了解患者的病史、诊断和治疗及效果。重点了解有无心衰、胸痛发作、发作频度、严重程度及治疗措施；有无意识障碍及神经系统症状，活动受限状况。反复心衰常提示心肌功能受损，可能影响到多器官脏器功能，神经系统症状常提示脑供血不足、脑缺血或脑栓塞。晚期心源性恶病质患者应考虑到其对麻醉药的耐受性降低。掌握当前的治疗情况，特别应注意当前用药与麻醉药的相互关系。全面了解患者的用药情况，包括洋地黄制剂、利尿剂、强心药、扩血管药、抗心律失常药和抗生素等。需用至手术当天的药物应做好交接准备或改为术中使用的药物。了解其他合并疾病和重要的过去史、过敏史、手术麻醉史及家族史，特别是伴有糖尿病、高血压、哮喘和特定药物过敏者。结合病史、心电图、超声心动图、胸部X线、心导管、心脏造影等检查结果综合判断心功能。对于心胸比例>0.8，EF<0.4，Fs<0.3及有冠状动脉供血不足的患者，术中注意维护心肌的氧供需平衡，防止心肌抑制和心律失常。瓣膜手术患者常伴有肺动脉高压、肺静脉压升高，肺血管外肺水增加，小支气管和肺间质水肿，肺弥散能力和顺应性降低，术前须行肺功能检查和血气分析，便于术中、术后机械通气参数的选择和调节。肝肾功能不全的患者，术中用药应减少对肝肾功能的影响。肝功能不全导致凝血功能减退者，术中出血较多，应充分备血和凝血物质如血小板；肾功能不全的患者除了药物和血流动力学处理外，可考虑备用超滤。术前访视患者以获取病历记录以外的病情资料，并作与麻醉相关的各项检查，包括气管插管有无困难、各穿刺部位有无异常、心肺听诊、Allen试验、屏气试验等。对麻醉和手术中的问题给予必要的解释，获得患者的信任与合作，消除或减轻患者的紧张程度。

（二）术前用药

1. 心血管治疗药物　术前正在使用的钙通道阻滞剂可持续用至手术当天早晨。β受体阻滞剂突然停药可导致反跳现象，表现为紧张、心动过速、心悸、高血压、心肌梗死、室性心律失常和猝死，因此β受体阻滞剂必须用至术晨，但可用短效药替代长效药。术前使用洋地黄制剂作为强心药的患者，鉴于地高辛等药物在围手术期使用中因液体治疗、低血钾症和过度通气等致毒性作用增强，因此手术当天可停用洋地黄制剂，改用其他的强心药。而术前使用洋地黄制剂用于控制房颤和房扑心室率的患者，洋地黄制剂可用至术晨，麻醉后根据心率可用小剂量维持以控制心率小于100次/分钟。用于治疗心肌缺血的血管扩张药如硝酸甘油可改用贴膜或小剂量静脉使用，但在手术前必须撕掉贴膜，必要时改静脉用药。围手术期用于治疗室性心律失常的抗心律失常药物可持续应用。有报道在非心脏手术患者中，由于胺碘酮可导致顽固性的低血压和心动过缓，而且对儿茶酚胺无反应，从而使心脏手术患者无法脱离体外循环，因此，建议择期手术前两周停用胺碘酮，考虑到顽固性心律失常治疗的需要，也有安全用至术前的报道。

2. 麻醉前用药　患者术前用药的目的在于缓解焦虑、产生术中遗忘作用、镇痛以及减少分泌物和不良反射。就成人患者来讲，对术前疼痛性操作的镇痛、镇静和遗忘作用非常重要。心脏手术患者常用术前用药为吗啡0.1mg/kg，东莨菪碱0.06mg/kg，根据情况加用地西泮或咪唑安定。东莨菪碱主要用于预防术中知晓，但在年龄大于70岁的老年患者中易致焦虑，剂量应减至0.03mg/kg。极度危重的患者，如严重主动脉瓣或二尖瓣狭窄，明智的做法是不给术前用药，而在患者进入手术室后给予小剂量的咪唑安定或芬太尼。瓣膜疾病和心室功能不全的患者可能伴有肺部病变，术前用药后应常规吸氧。

（三）入室前准备

心脏瓣膜手术患者可能需要紧急复苏或急诊体

外循环,因此患者进入手术室之前必须准备好相应的麻醉药品和复苏设备。

1. 择期瓣膜手术

(1) 麻醉机及气管插管设备:检查麻醉机是否处于正常工作状态,有确实可用的吸引器,气管插管物品包括咽喉镜、合适的气管内导管、插管用管芯、口咽通气道或鼻咽通气道、牙垫、胶布、听诊器、局部表麻药物、注射器等。

(2) 监护仪:包括常规监护项目心电图、脉搏氧饱和度、无创血压、呼气末二氧化碳设备的准备,以及重症监测项目直接动脉压、中心静脉压、肺动脉导管、心排血量测定、体温测定等仪器的准备。其他设备包括除颤仪、ACT测定仪、血气分析仪和HCT测定仪以及血小板及凝血功能测定仪的准备。

(3) 药物:包括麻醉药、心血管活性药、肝素和其他药品。心血管药品的准备必须有静脉推注和持续滴注的不同浓度,以便对患者进行快速处理并能短时间内维持适当的血药浓度。

(4) 静脉输液:体外循环心脏手术中除非患者有糖尿病或低血糖,一般选择无糖液体,无糖液体将使体外循环期间的高血糖状态降至最低程度,以利于缺血期间的脑保护。至少需准备两路液体。体外循环前输注的液体不必加温,而且这一阶段应使患者的体温逐渐降低,体外循环后输注的液体应加温。

2. 急诊瓣膜手术

(1) 气管插管设备:应快速完成常规气管插管所需设备,尤其是吸引器、咽喉镜和气管内导管。

(2) 药物:除常规药品外,可能需要准备作用更强的强心药等药物,做到能及时延续患者已经开始的各项治疗,并作出适当的调整。

(3) 静脉通道:必须准备两路静脉通道,患者入手术室之前必须已经开放一路静脉以便快速诱导。必须保证开放足够大口径的静脉通道,以利快速输血输液。

(4) 术前监测:对重症患者来说可能没有时间放置重症监测导管,如直接动脉压和肺动脉导管。如果患者血流动力学尚稳定,必须安全快速地建立无创监测项目如心电图、无创血压、呼气末二氧化碳和脉搏氧饱和度。最优先的项目是建立好的静脉通道。其他重症监测项目可在体外循环开始后建立。如患者之前已经建立了动脉压和中心静脉通道,应迅速和手术中的传感器相连。

三、麻 醉 管 理

鉴于各种瓣膜疾病的不同病理特点和对血流动力的不同影响,采取不同的诱导方法以维持患者最佳的血流动力学状态。麻醉诱导和维持期间的处理包括了血流动力学状态的维护和麻醉技术的实施。

(一) 主要麻醉技术

1. 阿片类药物为主的方法 使用麻醉类药物如芬太尼、苏芬太尼诱导的优点在于诱导过程平稳,心肌抑制最小、心率降低,呼吸抑制降低了气道反应,为术后提供了镇痛,使心肌对儿茶酚胺不敏感,无肝肾毒性,不污染环境。但缺点是不降低心肌氧耗,容易触发高动力状态,导致心动过速和高血压,胸壁僵硬使通气困难,气道压增高,术后机械通气的时间延长,与吸入麻醉药相比术中知晓的发生率较高。此方法主要用于心功能较差的瓣膜手术患者(EF<40%)。

2. 吸入麻醉药为主的方法 吸入麻醉药为主的诱导产生剂量依赖性心肌和脑氧耗抑制,能完善抑制外科手术刺激,无术中知晓,能加强神经肌肉阻滞剂的作用,术后可快速拔管,个别药物的副作用如血管扩张有助于二尖瓣关闭不全等患者的处理。但吸入麻醉药的心肌抑制作用容易导致低血压,不如预期的那样能降低手术刺激的血流动力学反应,有肝肾毒性,术后需额外提供镇痛并污染环境。此方法主要用于心功能较好,尤其是出现高动力状态的瓣膜手术患者。

3. 静吸复合麻醉 静吸复合麻醉有助于发挥彼此的优点,减轻各自的副作用。

(二) 二尖瓣狭窄

围手术期处理二尖瓣狭窄患者必须适当增加左心室的前负荷,但又不至于因过量输液引起肺水肿。降低心率,延长舒张期时间,增加左心室充盈。二尖瓣狭窄患者心房收缩约占左心室每搏量的30%,房颤患者心房的收缩功能将丧失。维护心脏的收缩功能常需使用强心药。维持正常的体循环阻力,因为后负荷降低对增加二尖瓣狭窄前向血流的帮助不大。二尖瓣狭窄患者肺循环阻力常升高,低氧容易导致严重的肺血管收缩,避免任何麻醉处理导致肺动脉压升高,特别是不适当地使用氧化亚氮、没有及时发现酸中毒、高碳酸血症和低氧血症。避免术前用药过量导致前负荷降低、低氧血症和高碳酸血症,使用东莨菪碱而不是阿托品以避免心动过速。用于控制心率的地高辛必须用至术晨,并积极治疗心动过速,无论是窦性心动过速或房颤。对术前无房颤患者,维持窦性心律极为重要,一旦出现房颤,应尽快电复律。二尖瓣狭窄常采用芬太尼为主的麻醉技术。二尖瓣狭窄患者需常规放置肺动脉导管以指导术中的处理,但应特别注意对于肺动脉高压患者,导管可能导致肺动脉撕裂。而且此时肺动脉舒张压不能准确估计左房压,肺动脉楔压也因狭窄的二尖瓣而过高估计左室充盈压。因此不必将导管反复置于楔压的位置。

(三)二尖瓣关闭不全

增加和维持二尖瓣关闭不全患者左心室的前负荷有助于保持每搏量,但并不是普遍提倡增加前负荷,因为左心房和左心室的扩张扩大了二尖瓣瓣环,增加了返流量。因此,对某个特定患者来说最佳的前负荷水平应以患者对液体治疗的临床反应为基础。应保持二尖瓣关闭不全患者有正常或较快的心率以减少返流,伴有房颤的患者较多见,心房收缩对前负荷的影响不如狭窄患者那么重要。使用强心药维持偏心性肥厚的心肌收缩力有助于二尖瓣瓣环的收缩,降低返流量。体循环阻力的降低有利于二尖瓣关闭不全患者保持正常的心排血量,应避免使用α受体兴奋剂,硝普钠降低左心室的充盈压能显著改善心脏的射血分数,但对于因缺血性乳头肌功能不全所致的急性二尖瓣关闭不全,使用硝酸甘油是更合理的选择。应避免各种因素导致肺动脉高压,加重右心衰竭。麻醉处理中应避免术前用药过量导致肺循环阻力升高,肺动脉导管对指导液体治疗和评估返流量有很大的帮助。常采用芬太尼为主的麻醉技术,减小麻醉药对心肌的抑制。诱导过程中保持一定的过度通气可选择性的扩张肺血管而不影响体循环的压力。

(四)主动脉瓣狭窄

主动脉瓣狭窄患者围手术期处理的要点在于增加左心室的前负荷,降低心率,维持窦性节律,保持心肌收缩力不变,增加后负荷,维持肺循环阻力不变。主动脉瓣狭窄患者以小量术前用药为主,既镇静不致引起心动过速又避免过度降低前后负荷。常用吗啡0.05~0.1mg/kg,东莨宕碱0.2~0.3mg,肌内注射;或咪唑安定1~3mg肌注,可根据患者的个体情况如年龄和生理状况作相应调整。主动脉瓣狭窄患者采用芬太尼、苏芬太尼为主的麻醉诱导方法,剂量分别为5~10μg/kg和0.5~1.0μg/kg。诱导和维持麻醉时应备好α受体兴奋剂如去氧肾上腺素,积极治疗诱导过程中的收缩压和舒张压的降低。如果患者出现心肌缺血的表现,使用硝酸甘油应非常小心,因为它对前负荷和动脉压的影响可能加重心肌缺血。积极治疗室上性和室性心律失常,在放置肺动脉导管时如果出现频发室早,应将导管顶端退至中心静脉处,待瓣膜手术完成后再置入。芬太尼和苏芬太尼的维持用量为5~10μg/(kg·h)和0.5~1μg/(kg·h)。

特发性肥厚性主动脉瓣下狭窄与主动脉瓣固定性的狭窄不一样,表现为动力性狭窄。心肌对病变的反应与瓣膜狭窄一样,但主动脉瓣下区域肥厚的心肌最终导致左心室流出道的完全梗阻。对这些患者有益的处理包括使用β受体阻滞剂或吸入麻醉药,增加前后负荷与降低心率也有助于改善左心室的充盈和维持肥厚心肌的冠状动脉灌注压。

经皮主动脉瓣植入术:作为一种治疗高危主动脉瓣狭窄患者的应急技术,近年来逐步得到开展。尽管主动脉瓣置换术是治疗重度主动脉瓣狭窄的确切手段,然而开胸、体外循环、心脏停搏包括全身麻醉都将增加患者的风险,而且这些患者往往高龄并伴有多种合并症。因此有超过三分之一的重度主动脉瓣狭窄患者由于风险极大而无法选择手术治疗。内科治疗和球囊瓣膜成形术对这类重度主动脉瓣狭窄患者不视为有效的治疗手段,经导管主动脉瓣植入术是目前这类高危患者手术之外的一种治疗选择。

尽管在设计和植入技术上有区别,可扩张式球囊和自膨式支架型瓣膜植入系统已大量应用于临床,其他新技术也发展迅速,并有望近期进入临床测试。经导管主动脉瓣植入术最常用的途径为经股动脉逆向植入,其他途径还包括经髂动脉、升主动脉或锁骨下动脉逆向植入及经心尖部植入。在透视引导下,首先用球囊主动脉瓣成形器扩张严重狭窄的主动脉瓣,导入引导鞘后,定位人工瓣并释放。瓣膜扩张和植入人工瓣期间,通过快速心室起搏使心排血量降至最低以防止植入装置滑移。高分辨率影像技术、对比血管造影和TEE对经导管主动脉瓣植入术的成功至关重要。

至2011年6月文献报道中,大多数经导管主动脉瓣植入术在有完整设备和药物的导管室进行,包括麻醉设备、监护仪、气道困难处理设备和用于处理血流动力学不稳定患者的各类药物,TEE图像在瓣膜植入过程和早期诊断并发症中起重要作用。在是否采用全身麻醉的争议中主要考虑是否术中使用

TEE。TEE可协助导丝和输送系统前行、评估球囊主动脉瓣成形效果和人工瓣的位置以及植入后瓣膜的状况。当瓣膜钙化轻，透视显像困难时TEE的作用更显著。同时TEE也能及时提供前负荷、心室功能、胸主动脉解剖和手术相关的并发症等信息，如心包填塞和医源性二尖瓣反流等。但也有报道认为TEE可能干扰透视显像，需要在植入瓣膜时退出探头。由于手术时间短，很多有经验的手术医师不用TEE。由于术毕常规行经胸超声心动图检查(TTE)，有学者认为备用TEE即可。全身麻醉可使患者完全制动，血管并发症发生率较低，但文献报道在输血的比例上全身麻醉和局麻没有区别。施行全身麻醉者需要强心支持的比例较高，这可能和全麻药的扩血管作用有关。但在施行局麻手术时，麻醉医师的共识是必须为随时实施全身麻醉做好准备。

（五）主动脉瓣关闭不全

主动脉瓣关闭不全围手术期处理主要在于增加左心室前负荷，维持前向血流，增加心率，降低舒张期返流，舒张压提高和左室舒张末压的降低有助于改善心内膜下的血流，维持心率在90次/min，以便提高心排血量又不至于引起缺血，维持窦性节律不如狭窄患者那么重要，患者常伴有房颤。维持患者的心肌收缩力，可用纯β受体兴奋剂如异丙肾上腺素，既可扩张外周血管又能增加心肌的收缩力和心率。降低体血管阻力有利于提高前向血流，增加心排血量。维持肺循环阻力。少量术前用药既能维持心肌收缩力和心率，又不至于因为焦虑而增加外周血管阻力。麻醉诱导常采用异氟烷、泮库溴胺与补充容量相结合，左心室功能严重下降的晚期患者，可用少量芬太尼和泮库溴铵诱导。由于主动脉瓣关闭不全患者的脉压有时高达80～100mmHg，关注平均动脉压和舒张压的变化可能比关注收缩压更重要。

（六）三尖瓣狭窄和关闭不全

三尖瓣狭窄血流动力学处理的要点在于适当增加右心室的前负荷，维持窦性节律至关重要，积极处理室上性快速心律失常，避免心动过缓。维持右心的心肌收缩力，体循环阻力的变化对三尖瓣狭窄患者的血流动力学影响较小，除非患者有二尖瓣病变，尤其是二尖瓣关闭不全。但血管扩张血压过低可能限制跨三尖瓣的血流。由于前向血流的主要阻力在三尖瓣，因此降低肺动脉压的帮助不大，维持在正常范围内即可。三尖瓣狭窄患者术前的液体限制、强心利尿能改善肝功能，降低手术的风险。如果合并有二尖瓣病变，麻醉处理的原则应以处理二尖瓣损害为主，而单纯三尖瓣狭窄患者常采用高前负荷、高后负荷及维持术前心肌收缩力的芬太尼为主的麻醉技术。三尖瓣狭窄患者由于置入肺动脉导管较困难，常采用中心静脉压导管，可在外科医师的配合下放置左心房导管以强化监测。

三尖瓣关闭不全血流动力学处置的要点在于增加前负荷，维护右心室的每搏量，保持正常至较快的心率防止外周组织淤血，大多数三尖瓣关闭不全患者伴有房颤，保持窦性节律几乎不可能。由于右心室的结构更适应于容量而非压力负荷，可能需使用强心药保持右心室的收缩力，常采用芬太尼为主的麻醉技术，以减少对心肌的抑制。必须采取措施降低肺动脉压，改善右心室的功能，过度通气，避免气道压过高，如需使用强心药，可选择多巴酚丁胺、异丙肾上腺素、氨力农或米力农。

（七）肺动脉瓣狭窄

肺动脉瓣狭窄血流动力学处置的要点为增加右心室的前负荷，维持中心静脉压，患者依赖心房收缩提供右室充盈压，严重病变患者常伴有三尖瓣关闭不全，保持较快的心率有助于稳定血流动力学。严重肺动脉瓣狭窄患者右心室肥厚常需强心药维持心肌的收缩力，避免使用心肌抑制的药物，可采用芬太尼为主的麻醉方法。维持后负荷保证肥厚右心室的灌注压，尽管右心室主要的射血阻力来自狭窄的肺动脉瓣，但肺动脉压升高将导致右心室功能不全，因此保持肺循环阻力处于较低的水平。

（八）联合瓣膜病变

对所有混合型瓣膜病变来说，麻醉处理的重点应放在最严重和对血流动力学影响最大的病变瓣膜上。

1. 主动脉瓣狭窄合并二尖瓣狭窄　合并有主动脉瓣和二尖瓣狭窄的患者最佳的血流动力学处置包括增加前负荷，维持正常至较低的心率，维护心肌的收缩力。由于冠状动脉灌注压有降低的危险，必须增加体血管的阻力以防舒张压下降。避免使用增加肺循环阻力的药物和状况出现，纯氧通气并使动脉血二氧化碳维持的正常低限。

2. 主动脉瓣狭窄合并二尖瓣关闭不全　尽管主动脉瓣狭窄和二尖瓣关闭不全的血流动力学处置有矛盾之处，而主动脉瓣狭窄更容易在术中出现危及生命的状况，因此应优先处理主动脉瓣狭窄所致的血流动力学变化。适当增加前负荷，维持正常的后负荷，保证冠状动脉灌注压，必要时可使用α受体兴奋剂。心率控制在正常范围内，避免心动过速，避免使用心肌抑制的药物,降低肺动脉压。

3. 主动脉狭窄合并主动脉关闭不全 由于这些患者的左心室承受了压力和容量双重负荷,对围手术期的各种影响承受力更低。心肌的氧耗急剧增加,常有心绞痛的症状。适当增加前负荷对狭窄和关闭不全病变都有利,但心率和后负荷的要求相互矛盾,一般来说,应以处理主动脉瓣狭窄的血流动力学变化为主。尽管升高体循环阻力使心排血量有所降低,但有助于维持正常的冠状动脉灌注压。术中保持正常的心率、心肌收缩力和肺血管阻力将有助于稳定患者。

4. 主动脉关闭不全合并二尖瓣关闭不全 临床上比较多见的混合型病变。主动脉关闭不全和二尖瓣关闭不全在血流动力学上的要求是一致的,最主要的原则是提供足够的前向血流和外周循环。酸中毒使周围血管收缩,增加了左心室射血的阻力,将使临床状况迅速恶化。因此,在维持适当的灌注压的情况下,保持较低的体循环阻力,达到临床状态的平衡,使患者平稳过渡到体外循环。

5. 二尖瓣狭窄合并二尖瓣关闭不全 在处理这类患者时,血流动力学的处理应明确患者以哪种病变为主。总的原则是保持正常的后负荷、心率和心肌收缩力,避免使用引起反应性肺血管收缩的药物,适当增加前负荷,有利于稳定血流动力学状况。

四、术后急性循环衰竭并发症

(一) 心搏骤停

瓣膜手术中心搏骤停包括麻醉诱导期、开胸至建立体外循环前和术毕至关胸前三个阶段。发生的原因除与麻醉、手术处理不当等因素有关外,常常是在患者心功能或全身情况较差的基础上,在一定诱因的作用下发生的。容易发生心搏骤停的患者包括:巨大左室、巨大心脏、严重主动脉关闭不全、严重主动脉狭窄、严重肺动脉高压、急性人造瓣膜功能障碍或血栓形成、频发室性期前收缩或左束支传导阻滞、有明显的心肌缺血等。

麻醉诱导期心搏骤停的常见诱因包括:麻醉诱导前患者入手术室后过度紧张、气管插管不顺利造成患者缺氧和心律失常,插管引起迷走神经反射,诱导期低血压,麻醉药量过大造成心肌抑制等。最常见的诱因为低血压,导致冠状动脉供血不足,加重主动脉关闭不全或狭窄患者原有的心肌缺血,很容易发生心搏骤停。一旦出现心搏骤停,应立即插管建立气道,行纯氧通气,估计插管困难的应立刻行气管切开。同时进行胸外心脏按压,如果此时尚未建立静脉通道,应尽快建立,必要时行深静脉穿刺或静脉切开,给予一定量的肾上腺素(1mg)和利多卡因(100mg),观察按压后心电图的反应决定是否追加用药,间隔时间为3~5分钟,肾上腺素的最大剂量可达0.07~0.2mg/kg。给予一定量的缩血管药提升血压,保证重要器官的血供,待室颤波变粗后进行胸外除颤。心跳恢复后,继续维持通气,持续使用一定剂量的强心药,如多巴胺和肾上腺素,使用碳酸氢钠纠正酸中毒,同时进行血气和生化分析,纠正代谢和电解质紊乱,特别注意低钾血症和低镁血症的纠正。维持一定剂量的利多卡因和胺碘酮,但应注意剂量不易过大,避免造成心肌抑制,适当补充容量。如果胸外复苏20~30分钟后仍无心脏复跳或复苏征象,但有胸外按压的有效征象:按压时股动脉可扪及搏动,瞳孔保持缩小状态,甲床、耳垂、鼻尖或眼结膜无发绀或缺血加重的表现,特别是患者存在严重的瓣膜关闭不全或狭窄,明显的冠状动脉供血不足、急性人造瓣膜障碍或血栓形成,继续胸外复苏也很难恢复心跳,而且只有通过手术治疗才能恢复心跳和循环稳定,此期如发生心搏骤停不能即刻复苏者应立即胸外按压并行股动、静脉插管建立体外循环。

开胸至建立体外循环前发生心搏骤停通常是因血压偏低、手术操作不当、麻醉过深、严重容量不足和通气不良等引起。一旦出现应在胸内复苏的同时紧急建立体外循环,做好肝素化的准备,尽可能保持体外循环开始前的灌注压。尽快过渡到体外循环,保证重要器官的血供。一旦体外循环开始,可稳步调节内环境。

体外循环停止至关胸前的心搏骤停通常由于手术操作不当、心动过缓、心室膨胀未及时处理、容量不足、出血、鱼精蛋白过敏等导致低血压、严重代谢性酸中毒、低钾血症或高钾血症等代谢紊乱等所致。此外,急性人造瓣膜功能障碍、急性冠状动脉阻塞也可致心搏骤停。处理包括紧急复苏的同时准备重新体外循环辅助,查找心搏骤停的原因。药物使用方面可在原有的基础上适当调整,切忌大剂量使用肾上腺素和利多卡因。

(二) 心脏大血管损伤

瓣膜手术中的心脏大血管损伤包括升主动脉损伤、心房与腔静脉损伤及左室后壁破裂等。除了引起大出血,升主动脉损伤可产生急性夹层动脉瘤,直接威胁患者的生命。出现这些损伤时麻醉医师的主要工作在于抗休克，维持血流动力学的稳定；维护心功能，保证重要脏器的血供；纠正酸碱、电解质紊乱。如果损伤出现在体外循环前和体外循环后，应做好紧急体外循环和重新体外循环的准备。为了避免出现这类损伤，麻醉医师可协助术者适当控制术中的血压，特别是术前伴有高血压和某些特殊操作阶段，如主动脉插管和拔管等。

（三）急性冠状动脉阻塞

是指术前无冠状动脉病变或阻塞的患者，由于手术因素引起术毕冠状动脉急性阻塞，冠状动脉供血不足，甚至心肌梗死。阻塞的原因可以是气栓、组织颗粒栓塞、手术操作损伤等。如不及时处理，心功能将明显受损，无法脱离体外循环。冠状动脉气栓是急性冠状动脉阻塞最常见的原因，一般发生在右冠状动脉及其分支。常见因素包括心肌停跳液中混有气体、重复顺行灌注时主动脉根部排气不佳、主动脉开放后残余心腔或主动脉根部气体进入冠状动脉。主动脉开放后，一旦心跳恢复，应密切观察左、右心室心肌收缩状态及色泽、冠状动脉充盈程度、冠状动脉内有无气泡游动现象，分析主动脉开放后持续心室颤动的原因。密切监测心电图，及时诊断心肌缺血，通过5导联心电图分析判断左右冠状动脉哪侧可能发生栓塞。麻醉处理包括纠正酸碱和电解质紊乱、保持冠状动脉灌注压，推注少量的强心药，如肾上腺素50μg，并维持使用以保证心肌的收缩力，配合术者的排气措施，起到挤压气体出冠状动脉的作用。辅用扩血管药，如硝酸甘油0.5～1.0μg/(kg·min)，预防和治疗冠状动脉痉挛。如需手术解决冠状动脉阻塞，应做好继续体外循环的准备。

（四）不能脱离体外循环

是指心脏直视手术结束，主动脉开放后，经过一段时间的辅助循环，降低体外循环流量或试停体外循环后无法维持循环稳定，必须继续或重新开始体外循环。不能脱离体外循环有两种含义，一是由于心肌功能严重受损，停止体外循环后无法维持足够的心排血量，必须依靠其他辅助循环的方法才能脱离体外循环。二是非心肌功能因素，如严重酸中毒、人造瓣膜功能障碍、冠状动脉栓塞等因素使患者暂时不能脱离体外循环，一旦纠正这些状况，患者能顺利脱离体外循环。

1. 原因

（1）心肌损伤：是导致不能脱离体外循环最为常见的原因，可以因术前心肌损害、术中心肌保护不良或两者共同作用的结果。临床多见的是术前心肌严重受损、手术操作失误导致主动脉阻断时间过长及心肌保护不良。与麻醉有关的主要因素包括体外循环前低血压、低氧血症和严重心律失常。麻醉药的心肌抑制作用也是不可忽视的因素，应合理选择所用的麻醉药，心功能差的患者应避免使用吸入麻醉药。但麻醉药对心肌的抑制作用并非主要影响因素，合理应用可对心肌产生有益作用。主动脉开放后灌注压过高或迅速使用大剂量正性肌力药物或钙剂，可加重再灌注损伤。此外，主动脉开放后持续心室颤动也是加重心肌损害的常见因素。

（2）非心肌因素：包括人造瓣膜急性功能障碍、急性冠状动脉阻塞、严重心律失常、严重酸中毒、伴发病变未同时纠正或未完全纠正、高钾血症、严重容量不足和严重肺动脉高压等。

2. 处理　对术中不能脱离体外循环的患者，必须迅速、合理、全面地作出处理，以免体外转流时间过长或心肌损害愈加严重。处理原则是：继续或重新辅助循环，迅速查明原因，及时纠正非心肌因素，判断心功能，合理应用机械辅助循环。紧急处理包括：迅速继续或重新转流，维持灌注压≥60mmHg。通过血气、生化分析，监测左房压、肺动脉压和心排血量；查明原因，及时、合理、彻底纠正非心肌因素。心动过缓者，启用右心室心外膜起搏或房室顺序起搏，调整频率至90～110次/min，快速性心律失常使用利多卡因、硫酸镁、胺碘酮等治疗。纠正水电和酸碱紊乱，补充血容量，备好食道超声和主动脉内囊反搏。持续监测动脉压、左房压、肺动脉压、心排血量、在逐步降低流量的情况下观察上述指标，明确左心或右心功能不全，结合直视观察左、右室心肌收缩状态，对心肌功能有一初步评估。调整前、后负荷，后负荷的降低不仅能提高心排血量，也有助于组织的灌注。但体循环阻力过低不利于灌注压的维持，同时动静脉短路也将加重组织的低灌注状态，应作出合理的监测与调整。增强心肌收缩力，合理选择强心药，一般选择强心药的顺序为多巴胺、多巴酚丁胺、肾上腺素、磷酸二酯酶抑制剂。

经上述处理后，特别是三重强心药使用之后，经过辅助循环50min～60min，绝大多数患者可脱离体外循环，但仍有部分患者心肌严重受损，必须借助机械辅助装置才能脱离体外循环。试停体外循环后，收缩压维持在80～90mmHg，左房压≥20mmHg，或有明显的心肌缺血，尤其是当辅助循环超过60分钟时,必须立即置入主动脉内囊反搏,可使80%的患者顺利脱离体外循环。对肺动脉高压、右心功能不全的患者,则可用肺动脉内囊反搏治疗。左心室或右心室无射血波或射血波不明显,心肺转流流量维持在3.0L/min以上,主动脉内囊反搏治疗无效的患者,说明心肌已严重受损,必须行心室转流。首选离心泵,其次选用人造心室或左心室血泵。如需双室辅助可选用体外膜式肺氧合。

第4节 冠心病

生活习惯和饮食结构的改变使国人冠心病的发生率逐年增高,冠状动脉旁路移植术(coronary artery bypass grafting,CABG)是目前治疗冠心病的主要外科手段。冠心病患者以中老年人居多,常合并高血压、高脂血症、糖尿病和脑血管意外等,心功能较差,心脏储备功能低下,不易耐受缺血缺氧和血流动力学波动。非体外循环下冠状动脉旁路移植术是在跳动的心脏上进行桥血管吻合术,对麻醉管理提出了更高的要求。

一、病理生理简述

冠状动脉粥样硬化为脂质在冠状动脉内膜局部沉着、纤维化、钙化,加上平滑肌细胞增生,累及血管中层,使血管壁增厚,形成粥样斑块,引起局部性或弥漫性狭窄,导致心肌供血不足和心绞痛的发生。冠状动脉血流约占心排血量的5%,血液中20%的氧被摄取。由于心肌氧耗大,氧储备少,心肌灌注主要来源于主动脉舒张时相,冠状动脉在舒张期血流灌注中占70%~80%,当灌注压低于60mmHg时,心肌内血管已达到最大扩张程度,进一步降低将加重心肌缺血。神经体液因素、血管活性物质如缓激肽、血栓素、组胺等均可直接或间接地影响冠状动脉血流。冠状动脉硬化常累及多支血管,其中3支病变占40%,2支病变占30%。病变发生部位主要位于冠状动脉近端,多见于分叉部位。可发生于左冠状动脉主干、前降支、对角支、右冠状动脉和回旋支,甚至发生弥漫性病变累及众多远端血管。走行于心肌内的冠状动脉不易发生病变。

冠状动脉粥样硬化斑块分为偏心性和向心性,可引起管腔部分狭窄或完全闭塞。如斑块表面形成溃疡,内膜破损,血小板聚集,并释放血管收缩物质血栓素A_2,使血管收缩,血栓形成。在其他血管活性物质作用和神经体液因素影响下,硬化斑块下方可撕裂、出血,形成血肿使狭窄加重。以上原因可导致患者出现不稳定性心绞痛,甚至急性心肌梗死。心肌坏死可发生于心内膜下,从而影响心室壁,这多见于1~2支的血管病变。3支血管病变一般不引起广泛的心内膜下心肌梗死。如缺血区心肌耗氧骤增或冠状动脉痉挛加重可引起透壁性心肌梗死。急性心肌梗死可致心室间隔穿孔、游离壁心肌破裂、心包填塞或乳头及断裂引起急性二尖瓣关闭不全,患者可死于心源性休克或心力衰竭。早期心肌梗死的死亡率与心肌梗死面积大小和由此引起的心功能不全程度有关。狭窄部位、数量和病变程度的不同,以及相应侧支循环是否建立对疾病的预后影响很大。慢性心肌缺血主要表现为冠状动脉供血不足,可引起各种类型的心绞痛或乳头肌功能不全导致二尖瓣关闭不全,也可表现为左心或全心功能不全。如狭窄位置重要,病变范围广,狭窄程度重,侧支循环建立少则症状重、预后差。严重的多支血管病变可致猝死,原因多与突发心室纤颤和急性血栓形成或冠状动脉痉挛,以及各种原因导致的心肌缺血、缺氧加重有关。

梗死心肌常为纤维组织与存活心肌组织交织存在,术中可见局部外观呈花斑状,病变处心肌收缩无力或不收缩,心功能下降。如梗死范围和纤维化范围较大,心室壁局部变薄,在心动周期中,由于腔内压的增加使这部分病变心肌向心腔外方向膨出,出现反向运动,终至室壁瘤形成。心脏收缩时,室壁瘤不参与收缩,心排血量和射血分数降低,心脏舒张时,左心室舒张末压升高,心腔逐渐扩大,最终发生充血性心力衰竭。根据Laplace定律,心室腔扩大可使室壁张力增高和收缩期氧耗增加,而在舒张期氧供减少,进一步加重病情。心肌梗死后正常光滑的心内膜表面因炎性反应变得粗糙,促进了血小板黏附与聚集,心肌收缩力减弱和局部几何形态的变化导致血流停滞和附壁血栓形成。室壁瘤周围由于瘢痕形成并含有存活心肌,使正常传导因瘢痕受阻产生折返,可引起致命性的心律失常。少数患者破口小,心外膜与壁层心包粘连,可发展为假性室壁瘤。室壁瘤多位于左心室前壁或心尖部,可累及室间隔,造成室间隔穿孔。如发生在二尖瓣乳头肌附着部位,可引起乳头肌断裂,导致二尖瓣关闭不全。

二、术前评估与准备

(一) 术前评估

冠心病患者术前通过了解病史、生理生化检查、物理检查特别是超声心动图、冠状动脉造影和左心室造影对冠心病、心功能不全和伴发疾病的严重程度进行综合评估。

1. 心功能　了解患者入院时的表现,有无肢体水肿或是否需服用洋地黄制剂,如有则表示心功能不全。病史中有心肌梗死的患者,常有慢性心力衰竭。心脏扩大的冠心病患者,其左心室射血分数多小于50%。这些患者病情严重,手术麻醉的风险增加,麻醉中须使用正性肌力药物支持。

2. 心电图　文献报道冠心病患者中约25%～50%的心电图是正常的。Q波的出现表明有陈旧性心肌梗死,应注意有无心律失常、传导异常和心肌缺血(ST-T改变)。原来ST段压低的患者,近期ST段恢复正常或轻度抬高不一定是病情改善的征象,应注意动态观察以区分。

3. 心导管检查　左心室造影可了解左心室射血分数。正常左心室每次收缩射出容量应大于其舒张末容量的55%。发生过心肌梗死而无心衰的患者射血分数一般为40%～50%。当射血分数为25%～40%时,多数患者有活动后心慌、气急(心功能Ⅲ级),当射血分数<25%时,静息状态也出现症状(心功能Ⅳ级)。

4. 冠状动脉造影　可显示冠状动脉具体解剖关系,确定病变具体部位及其严重程度,以及病变远端的血管情况。病变引起血管腔狭窄的程度以血管截面积作为指标,血管直径减小50%相当于截面积减小75%,而直径减小75%相当于截面积减小94%。血管截面积与血流量的关系更为密切。约55%人群窦房结血供来源于右冠状动脉,其余45%由回旋支供血。窦房结动脉还供给大部分心房和房间隔。该动脉堵塞可引起窦房结梗死和房性心律失常。90%人群的房室结血供源自右冠状动脉,另外10%由左回旋支供血。因此后壁心肌梗死常并发Ⅲ°房室传导阻滞。左心室前乳头肌主要由左冠状动脉供血,而后乳头肌由左右冠状动脉共同供血。其间侧支循环丰富,只有两支动脉同时发生严重堵塞,才引起乳头肌功能不全,造成二尖瓣关闭不全。临床上多支病变风险最大,如右冠状动脉近端完全堵塞合并左冠状动脉主干严重狭窄,左冠状动脉两个主要分支(前降支和回旋支)近端严重堵塞。这类患者的麻醉风险极大。

5. 周围血管病变　动脉粥样硬化为全身血管性疾病,冠心病患者常伴有周围血管病变,如颈动脉狭窄(粥样斑块所致),术前应明确颈动脉狭窄程度,对明显狭窄患者,应行颈动脉内膜剥脱术,可与CABG术同期施行,先解决颈动脉狭窄,再行心脏手术。以防体外循环转流等导致斑块脱落,造成中枢神经系统损害。近年来,非体外循环下冠状动脉旁路移植术的开展显著降低了这一并发症。如患者合并腹主动脉或髂动脉病变,围手术期放置主动脉内囊反搏时不宜经上述血管。

6. 合并疾病　冠心病患者多伴有糖尿病,国外数据统计显示22%的CABG患者伴有糖尿病,其中40%需用胰岛素控制。此类患者冠状动脉病变常呈弥漫性,由于自主神经张力发生改变,手术应激、低温和儿茶酚胺药物的应用均使胰岛素药效降低,血糖难以控制,术后切口感染率上升。高血压患者术前因对手术恐惧血压往往显著升高,并伴有心室肥厚和充血性心力衰竭。长期使用利尿剂,可能存在隐性低钾血症,增加心脏意外事件风险。冠心病患者常合并脑血管栓塞史或腔隙性脑梗史,应尽量避免主动脉壁操作,如主动脉阻断、主动脉插管、非体外循环下上主动脉侧壁钳等。可以使用主动脉近端吻合器或实施全动脉桥的非体外循环下冠状动脉旁路移植术。

(二) 术前治疗药物

积极的术前治疗是降低冠心病患者术前死亡率的重要措施之一,治疗的目的在于降低心肌氧耗,改善心肌氧供。

1. 硝酸甘油类药物　硝酸甘油使静脉扩张,心室充盈压下降,前负荷降低,室壁张力降低。同时可扩张冠状动脉,增加侧支血运而改善心内膜与心外膜血流比。硝酸甘油作用短暂,反复使用可出现快速耐受和反射性心动过速。长效药物有硝酸异山梨醇、硝酸戊四醇酯和四硝酸赤藓醇酯等。近年来,临床广泛应用单硝酸异山梨醇来治疗心绞痛和充血性心力衰竭。其特点为扩张外周血管,增加静脉容量,减少回心血量,降低前负荷,从而减少心肌氧耗,促进心肌血流再分布,改善缺血区血流供应。

2. β肾上腺素能受体阻滞剂　β受体阻滞剂对围手术期患者以及心肌梗死患者均具有心肌保护作

用。其保护机制与降低心率、减少心肌收缩力有关。心率降低延长了心室舒张时间，增加了舒张期冠脉灌注时间，增加了心内膜下血流，在增加心肌氧供的同时降低了心肌氧耗。由于降低了正常心肌组织的做功，从而增加了正常心肌组织的冠脉血管张力，逆转冠脉窃血现象。冠心病患者术前预防性使用β受体阻滞剂可以降低病死率，超短效β受体阻滞剂艾司洛尔可以明显降低术后心肌缺血的发生率。冠心病患者应在手术之前1～2周就开始服用β受体阻滞剂，并在围手术期持续使用，目标为在手术之前使心率控制在70次/分钟以内，术后心率控制在80次/分钟以内，可降低围手术期心血管事件的发生率。术前使用β受体阻滞剂应用至手术当日早晨，有利于围手术期血流动力学稳定，且不增加术中低血压的发生率。

3. 钙通道阻滞剂　用于治疗心绞痛和预防心肌梗死。这类药物能抑制窦房结起搏点和房室交界处细胞的动作电位，减慢心率和房室传导，还可使血管平滑肌松弛血管扩张，并抑制心肌收缩力。其治疗心绞痛的机制为一方面降低氧耗，另一方面扩张冠状动脉增加氧供。常用药物有维拉帕米、硝苯地平和地尔硫草。其中硝苯地平的血管扩张作用最强，维拉帕米抑制房室传导的作用最强，常用于治疗室上性心动过速。钙通道阻滞剂应在手术当日继续服用。

4. 洋地黄制剂　对于术前心功能差，使用洋地黄制剂的患者，最好于术前36h停用。同时麻醉期间密切注意钾、钙、镁等离子的平衡，注意组织氧供、酸碱平衡、尿量等因素，防止洋地黄中毒。必要时术前可改用小剂量肾上腺素或多巴胺替代，但应注意控制心率。

5. 利尿剂　伴有高血压和充血性心力衰竭的冠心病患者术前常使用利尿剂。由于血浆容量的减少，麻醉诱导前应先补充容量，并注意电解质紊乱。

6. 抗凝药和溶栓药　冠心病患者术前常使用抗血小板药物和抗凝药物预防血栓形成，其对冠心病患者的长期预后有益。常用抗血小板药物和抗凝药物有阿司匹林、华法林、肝素、低分子肝素、血小板ADP受体阻滞剂噻氯匹定、氯吡格雷以及血小板糖蛋白Ⅱb/Ⅲa受体阻滞剂替罗非班等。这些抗血小板药物和抗凝药物均应在术前停用，以免增加术中及术后出血。长期口服阿司匹林的患者术前是否停药的问题，应在综合围手术期出血风险和术前梗死风险的基础上做出决定，一般可不停药；一些术前准备时间充足的患者，若需考虑术前停药，则应在术前停用5～7天。不稳定型心绞痛患者可皮下注射肝素防止心肌缺血发生，并用激活全血凝固时间（activated clotting time，ACT）监测，避免体外循环后失血过多。长期使用肝素的患者有可能引起抗凝血酶Ⅲ减少，降低肝素的作用，必要时应输注新鲜冰冻血浆补充。华法林抗凝患者应在术前数天停用，代之以低分子肝素或普通肝素抗凝。低分子肝素应在术前18～24小时停用。血小板ADP受体阻滞剂应在术前5～7小时停用，而血小板糖蛋白Ⅱb/Ⅲa受体阻滞剂对短效者在术前4～6小时停用，长效者如阿昔单抗应在术前12～24小时停用。

溶栓疗法常用来治疗急性心肌梗死促使阻塞的冠脉血管再通，常用药物有链激酶和组织纤溶酶原激活剂（tissue type plasminogen activator，t-PA）。其作用在于激活血浆中的纤溶酶原转化为纤溶酶，后者消溶纤维蛋白，使栓塞的血管再通。作用时间约为4～90分钟。由于纤维蛋白原明显下降，故这类患者必须在手术时补充纤维蛋白原，避免凝血机制发生障碍。

（三）麻醉前准备

1. 思想准备　包括麻醉医师和患者两方面。麻醉医师术前应全面了解患者病情，并作出病情判断。向外科医师了解搭桥的血管数目和具体血管。做好患者思想工作，向患者介绍麻醉方法、手术过程，取得患者信任，消除患者对手术的恐惧和对麻醉及术后疼痛的顾虑。此举是避免患者体内儿茶酚胺大量分泌，减少心肌氧耗，维持心肌氧供的关键。

2. 器械与用具准备　多功能麻醉机和监护仪，各类监测模块，包括心电图（5导联）、有创血压、中心静脉压和肺动脉导管监测装置及耗材、TEE、体温、麻醉深度监测、除颤仪等。充分考虑到建立气道的难度，准备好困难气道的各种仪器设备，如口咽通气道、喉罩、纤维支气管镜、光棒、可视喉镜等，防止出现困难气道时不能及时采取措施的窘迫状况，防止缺血缺氧的发生。无论是在体外循环下还是非体外循环下进行搭桥手术，都应在患者入室前使体外循环机处于备用状态，以便在紧急情况下实施抢救。

3. 药物准备　准备好麻醉诱导药和各种急救药品如多巴胺、阿托品、利多卡因等。去氧肾上腺素和硝酸甘油应常规稀释备用。

（四）麻醉前用药

1. 镇静药　术前晚口服地西泮10mg，保证睡眠，术日晨肌注吗啡0.1～0.2mg/kg，使患者入室时安静欲睡，避免儿茶酚胺分泌。对于心肺功能较好的高动力状态患者，可适当增加镇静镇痛药剂量，盐酸右美托咪定可安全地用于冠心病患者的术前镇静镇痛，且不抑制呼吸循环，患者可保持清醒状态，并可实施部分有创操作，如动脉置管测压等。由于负荷量容易导致血压一过性升高，建议可缓慢泵注直至起效，常用剂量0.3～0.7μg/(kg·h)。

2. 抗胆碱药　主要用于减少呼吸道分泌物和预防喉痉挛，阿托品可显著增加心率，此类患者若需用药可考虑选用东莨菪碱或长托宁。为避免术前用药使患者的病情复杂化，目前多数推荐术前不再常规使用此类药物，待患者入室后可根据患者的具体情况考虑酌情用药。

3. 抗心肌缺血药　可胸部心前区贴敷硝酸甘油贴片，对心绞痛频繁发作的患者，应备用硝酸甘油口含片。对左冠状动脉主干严重狭窄或冠脉多支严重病变患者，术前一天就应持续滴注硝酸甘油或钙通道阻滞剂，以减轻左心室充盈并使冠状血管扩张以改善血运，避免发生大面积心肌缺血。

三、麻醉管理

（一）麻醉原则

在麻醉过程中保持并改善心肌的氧供需平衡，维持循环功能稳定，从而减少心肌缺血的发生是麻醉管理的基本原则。决定心肌氧耗的因素包括室壁张力、心肌收缩力和心率，而心肌氧供依赖于冠脉血流量和血液的携氧能力，而冠脉血流量取决于冠脉灌注压和冠脉阻力。麻醉药和血管活性药均会改变心肌氧耗。麻醉药对冠脉循环的作用至今仍存在争议，麻醉性镇痛药、苯二氮䓬类药物和其他辅助用药可扩张冠脉。吸入麻醉药对冠脉具有直接扩张作用，其全身血管扩张作用可通过降低室壁张力减少氧耗，其中以异氟烷的扩血管作用最强。但吸入麻醉药存在剂量依赖性的心肌抑制作用，恩氟烷和异氟烷的心肌抑制作用大于地氟烷和七氟烷，在降低心肌收缩力的同时减少心肌氧耗，对于心功能严重受损的患者，可致心室扩张增加心肌氧耗，使心功能恶化。因此，理想的麻醉效果来源于合理辨证地运用麻醉和血管活性药物。

对于心肌缺血的密切监测和及时处理是冠心病手术麻醉管理的关键。由于术前精神紧张和对麻醉手术的应激反应，围手术期心肌缺血往往加重，所不同的是，在麻醉状态下，患者对心绞痛等不适没有主诉，只能靠麻醉医师通过心电图、TEE和血流动力学的变化进行判断。如对于心电图的变化可帮助麻醉医师明确是否发生心肌缺血（如远端血管栓塞、吻合口狭窄等）、这种心电图的改变是局部性的还是全心性的，前者可能与桥血管吻合有关，后者可能意味着心肌保护不当。还要注意心电图的变化是否伴有心功能恶化和心律失常。

（二）体外循环下冠状动脉旁路移植术

患者入室后，面罩吸氧，开放静脉，安置心电图、脉搏氧饱和度、桡动脉测压、体温、中心静脉压等监测。估计心功能较差患者可放置肺动脉导管监测。麻醉诱导药可选用咪达唑仑、依托咪酯、丙泊酚、芬太尼、苏芬太尼等。单纯芬太尼、苏芬太尼等静脉麻醉药往往不能减轻高动力患者的血流动力学反应，应加用吸入麻醉药以加深麻醉，必要时给予血管活性药，避免深麻醉带来的不良反应。常用肌松药有罗库溴铵、维库溴铵、顺式阿曲库铵等。麻醉维持以静吸复合为主，避免使用大剂量芬太尼类药物，以减少术后呼吸支持和ICU滞留时间。诱导后可放入TEE监测，对诊断心肌缺血，尤其是节段性室壁异常运动有重大意义，也便于监测心脏功能和指导液体治疗等。体外循环转流前和复温开始后应加深麻醉，避免体外循环管道分布容积增大和体温上升、代谢加快麻醉药血药浓度下降导致的术中知晓和自主呼吸恢复。随着手术的完成逐渐调整好循环、呼吸、体温、内环境、麻醉深度等各项指标，为脱离体外循环做好准备，经肉眼观察、肺动脉导管测定和TEE评估后，估计脱机后心功能维持可能有困难的患者，除积极调整血管活性药用药外，必要时应在体外循环停机前放置好左室辅助装置，如主动脉内囊反搏（IABP），对患者顺利脱机和心功能良好转归非常有帮助。停体外循环后及时恢复血红蛋白浓度和血细胞比容，保持血容量稳定，维持中心静脉压平稳，可小剂量应用硝酸甘油，既维护心脏功能，也可防止动脉桥血管的痉挛。在充分镇静镇痛的情况下送ICU监护，术后可以丙泊酚镇静为主，辅以血管活性药维持血流动力学稳定，待循环状态稳定后，逐渐使患者清醒，直至拔除气管导管。

（三）非体外循环下冠状动脉旁路移植术（OPCABG）

OPCABG技术的应用可避免体外循环带来的许多并发症，如凝血机制紊乱、全身炎性反应、肺损伤、肾功能损害和中枢神经系统并发症等，由于该方法对机体损伤小，术后恢复快，住院时间短，节省了医疗费用。随着外科吻合器械和技术的不断提高，其适应证有逐步放宽的趋势，如术前心功能严重低下、合并肾功能不全、呼吸功能障碍和脑血管意外的患者外科医师倾向于选择 OPCABG。但该技术的应用对麻醉医师提出了更高的要求。麻醉医师面临的挑战是如何维持术中心肌氧供需平衡，维持血流动力学稳定，保护心脑肺肾等重要脏器给功能，预防、早期诊断和治疗在跳动心脏上手术操作带来的心律失常、低血压和心肌缺血。

按体外循环下手术的标准实施监测、诱导和维持麻醉。但如患者须术后早期拔管，芬太尼与苏芬太尼的用量要控制（总用量芬太尼<15μg/kg，苏芬太尼<2.5μg/kg）。近年来超短效瑞芬太尼为施行快通道麻醉提供了便利条件，且无术后呼吸抑制的顾虑。手术开始前应充分补充血容量，血红蛋白浓度较低患者可适当输血，调整内环境稳定，使血钾水平保持在正常高限以降低心肌的应激性。移植远端血管搬动心脏时，血压可发生剧烈波动，可临时采取头低脚高体位，并在固定器安放好后观察半分钟，待血压、心率和节律稳定后施行血管吻合术。如果经正性肌力药物调整后仍不能维持正常血压，应松开固定器将心脏恢复原位。如此反复搬动心脏几次，可起到缺血预处理的心脏保护作用，心脏将会对搬动到异常体位产生适应，可减少对血流动力学的影响。吻合远端吻合口时须提升血压，而吻合近端吻合口时须控制性降压，以防止主动脉侧壁钳夹后导致严重高血压，增加心肌氧耗。在吻合远端吻合口临时阻断血管时，要密切观察心肌缺血和心律失常的发生，一旦出现严重心律失常和 ST 段急剧抬高，应通知外科医师尽快放置血管内分流器或松开阻断的血管，无法改善的只能重新全身肝素化在体外循环下实施手术。由于不用体外循环，多数患者失血不多，可以不输异体血。对出血多的患者，可采用血液回收机将失血回收处理后回输给患者。

（四）辅助循环

冠心病患者心脏功能严重受损时，需依靠辅助循环措施，以减少心脏做功，提高全身和心肌供血，改善心脏功能。辅助循环的成功主要取决于其应用时机，越早应用效果越好。其适应证为：术前心功能不全，严重心肌肥厚或扩张；术中心肌缺血时间>120分钟；术毕心脏指数<2.0L/(m² · min)，左房压>20mmHg，右房压>25mmHg；恶性室性心律失常；不能脱离体外循环。

常用辅助循环措施有：①主动脉内球囊反搏（IABP）为搭桥手术前最常用的辅助循环措施，适用于术前并存严重心功能不全、心力衰竭、心源性休克的冠心病患者，可为患者争取手术治疗创造条件。将带气囊心导管经外周动脉置入降主动脉左锁骨下动脉开口的远端，导管与反搏机连接后调控气囊充气与排气，其原理是：心脏舒张期气囊迅速充气以阻断主动脉血流，促使主动脉舒张压升高，藉以增加冠脉血流，改善心肌供氧；心脏收缩前气囊迅速排气，促使主动脉压力、心脏后负荷及心排血阻力均下降，由此减少心肌耗氧。②人工泵辅助有滚压泵、离心泵两种。滚压泵结构简单，易于操作，比较经济，缺点是血细胞破坏较严重，不适宜长时间使用。离心泵结构较复杂，但血细胞破坏少，在后负荷增大时可自动降低排出量，更符合生理，适合较长时间使用，但也只能维持数天。③心室辅助泵有气驱动泵和电动泵两型。气驱动型泵流量大，适于左、右心室或双心室辅助，但泵的体积大，限制患者活动。近年逐渐采用埋藏式电动型心室辅助泵，连接心尖部以辅助左心功能。④常温非体外循环搭桥手术中，有时出现心率过慢和血压过低而经药物治疗无效者，可继发循环衰竭，此时可采用“微型轴流泵”，采用离心泵驱动血液以辅助循环。在轴流泵支持下施行常温冠脉搭桥手术，比体外循环下手术出血少，心肌损伤轻。轴流泵的优点是：用患者自体肺进行血液氧合；不需要阻断主动脉；不存在缺血再灌注损伤；降低心脏负荷，减少心肌耗氧，增加心肌血流，增强心肌保护；减少肝素用量，减少手术出血。

四、术后管理

（一）保持氧供

1. 维持血压和心脏收缩功能，必要时辅用小剂量儿茶酚胺类药。同时保证足够的血容量，使中心静脉压维持满意水平。应用小剂量硝酸甘油，防止冠脉痉挛和扩张外周血管。

2. 维持血红蛋白浓度，尤其是心功能不全、高龄、术后出现并发症而增加机体氧耗和需机械通气辅助的重症患者，血红蛋白浓度应维持 10g/dl 和 Hct 30% 左右，不宜太高。

3. 维持血气及酸碱平衡，充分供氧，调整呼吸机参数使血气达到正常水平。积极治疗酸中毒、糖尿病及呼吸功能不全。

（二）降低氧耗

1. 保持麻醉苏醒期平稳，避免手术后期过早减浅麻醉，应用镇静镇痛药以平稳度过苏醒期。

2. 预防高血压和心动过速，针对性使用α受体阻滞剂（乌拉地尔）、β受体阻滞剂（美托洛尔）和钙通道阻滞剂。心率控制在小于80次/分钟，其心肌缺血发生率约为28%，而心率高于110次/分钟者则可增至62%。

（三）预防桥血管痉挛和栓塞

术后桥血管痉挛和栓塞是心肌梗死的主要病因。小剂量硝酸甘油可有效防止静脉桥和内乳动脉桥血管痉挛的发生。对于采用桡动脉为桥血管的患者，应尽早使用钙通道阻滞剂地尔硫䓬等防止血管痉挛的发生，并持续口服至术后6个月。在严密监测凝血功能的情况下，如无明显出血倾向，应在48小时内恢复使用抗血小板药物阿司匹林，监测使用后的凝血状况和出血倾向，如胃肠道和泌尿道出血等。

（四）早期发现心肌梗死

冠脉搭桥患者围手术期心肌缺血发生率为36.9%～55%，其中6.3%～6.9%发生心肌梗死。临床上不易发现小范围局灶性心肌梗死。大范围者则引起低心排综合征或严重心律失常，其中并发心源性休克者约占15%～20%，死亡率高达80%～90%。并发心力衰竭者为20%～40%。早期发现心肌梗死具有重要性，其诊断依据有：①主诉心绞痛；无原因的心率增快和血压下降；②心电图出现ST段及T波改变，或心肌梗死图象；③心肌肌钙蛋白（cTn）、CK-MB、肌红蛋白（Myo）、核素扫描^{99m}锝-焦磷酸盐心肌“热区”心肌显像可支持早期心肌梗死的诊断，有重要价值。

（五）术后镇静镇痛

术后疼痛可导致机体一系列病理生理改变，如肺活量降低，肺顺应性下降，通气不足，缺氧和二氧化碳蓄积；患者不能有效咳嗽排痰，易诱发肺不张和肺炎；患者焦虑不安、精神烦躁、睡眠不佳，可使体内儿茶酚胺、醛固酮、皮质醇、肾素-血管紧张素系统分泌增多，引起血管收缩、血压升高，心率加快、心肌氧耗增加；还可引起内分泌变化，使血糖上升，水钠潴留、排钾增多；引起交感神经兴奋，使胃肠功能抑制，胃肠绞痛、腹胀、恶心、尿潴留等。

考虑到肝素化后硬膜外镇痛有引起硬膜外血肿的可能性，建议采用静脉镇痛。常用药物有吗啡、芬太尼、苏芬太尼、盐酸氟吡洛芬、曲马多和盐酸右美托咪定等。

第5节　体外循环心血管手术的特殊问题

一、心肌保护

体外循环手术可能引起心脏泵功能、血流动力学、心电图、心肌能量代谢、血浆生化以及心肌超微结构等多方面的明显变化，其程度取决于术中心肌保护，也关乎到术后恢复是否顺利、有无并发症及其严重程度等。因此，必须十分重视围手术期的心肌保护措施，并密切监测：①心泵功能及血流动力学指标，包括心排血量、射血分数、舒张期压力和容积及顺应性、动脉血压、中心静脉压、左房压、肺动脉压等；TEE监测室壁异常运动、心室壁厚度、左心整体功能等；②心电图监测心率、节律、各波段形状与压力；再灌注损伤导致的心律失常包括快速性心律失常和缓慢性心律失常，前者有室性心动过速、心室纤颤、房性心动过速、心房纤颤等；后者有房室传递阻滞、窦性心动过缓、心脏停搏等；③心肌能量代谢及血浆生化改变，可反映心肌缺血缺氧期和缺血再灌损伤期的变化，包括能量代谢、血清酶及心肌结构蛋白异常；④心肌超微结构改变，与心肌阻断血流时间长短无相关性；超微结构损伤包括基底膜缺失、质膜破坏、肌原纤维结构（收缩带、肌丝断裂、溶解、线粒体肿胀、嵴断裂、溶解、空泡形成、基质内致密物增多等）的破坏等。关于心肌保护措施的研究目前仍是热点。

（一）心脏保护液的组成成分

20世纪50年代到80年代间主要采用晶体心肌保护液灌注心肌施行心肌保护，其间为使保护液的成分更有益于心肌代谢、细胞活动和超微结构，在其中添加了某些能量物质、清除代谢产物、清除氧自由基、钙拮抗剂等药物（如氧、天门冬氨酸盐、硫氮䓬酮、镁、磷酸肌酸、辅酶Q_{10}、硫蛋白，以及中药丹参、葛根等），都取得较好的效果。1978年有学者报道临床采用含血心肌保护液，其优点是增加心肌氧供，补充心肌能量物质，胶渗压接近生理水平，利于维护微循环功能。大量临床实践证明，含血心肌保护液优于晶体停跳液，并观察到白细胞是体外循环激活机体炎性反应的主要原因，据此在含血心肌保护液灌注时加用白细胞滤过器，证实血浆 CK、CK-MB 明显降低，电镜心肌线粒体损伤较轻，说明加用白细胞滤器可进一步保护心肌。表 59-4 为目前临床常用心肌保护液的特点和适应证。

（二）心肌保护液的灌注方法

常用方法有顺行或逆行灌注，顺行、逆行灌注选择一种或同时使用；持续或间断灌注。无论采取何种灌注方式，只有保证心脏停搏液均匀分布到心肌各个区域，达到充分灌注时，才能有效发挥其心肌保护作用。顺行灌注包括主动脉根部顺行灌注和冠状动脉开口直接插管灌注，其中前者为最常用的心肌保护灌注方法。对于不切开升主动脉的所有心脏手术均可采用此方法灌注。直接冠状动脉开口处插管灌注适用于主动脉瓣关闭不全或需切开主动脉的手术时所采用的灌注方法。逆行灌注是经冠状静脉窦插管灌注的心肌保护方法，适用于需切开主动脉根部的心脏手术，对于冠状动脉阻塞或严重狭窄、主动脉瓣功能不全致冠状动脉灌流减少，二次冠脉搭桥术期间发生冠脉栓塞以及瓣膜手术患者，逆行灌注具有较好的保护作用。但其缺点主要为对右心室的保护效果较差。对于阻断时间短的手术可采用单纯冷晶体灌注，而含血持续灌注常用于阻断时间较长手术的心肌保护。顺逆结合灌注通过顺行灌注快速诱导心脏停搏，加强右心室和室间隔灌注，再利用逆行灌注冠状动脉阻塞远端的心肌，预防冠状动脉栓塞，减少主动脉阻断时间。

（三）心肌保护液的温度

冷心肌保护液灌注可降低心肌温度和减少氧耗，已知冷灌时并非温度越低越好，理由是：①深低温心肌保护液可抑制钠/钾 ATP 转运而产生心肌水肿；改变血小板和白细胞膜的稳定；微血管阻力上升；15℃保护液增加心肌 ATP、CP 消耗，术后心律失常及肺并发症较多；②采用常温心脏停跳，氧需可减少 90%；采用 22℃者氧需也仅减少 97%。Buckberg 提出，对围梗塞期心源性休克患者采用标准冷停跳液的死亡率为 30%～70%，如果采用温血灌注则死亡率可降至 10% 以下。③有学者提出温血间断灌注，可使心肌在常温下获得充分的氧供及能量基质补充，关键在于两次灌注的间隔时间。为尽量缩短心肌缺血时间，两次间隔时间以 10 分钟左右效果较满意。④目前按心肌保护液温度不同，可分以下几类灌注方法：常温灌注；中低温灌注；深低温灌注；冷诱导停跳→冷灌注；冷诱导停跳→冷灌注→开放升主动脉前温灌注；温诱导停跳→冷灌注→开放升主动脉前温灌注。

表 59-4　心肌保护液特点和适应证

温　度	优　点	缺　点	适应证
冷晶体（0～4℃）	心脏停跳确实	不提供氧和心肌营养	先天性心脏病、短时间阻断患者
浅低温含血（32～34℃）	无缺血和再灌注损伤	容易气栓，不易控制	时间短的简单手术
中低温含血（26～29℃）	避免了深低温和常温的缺点	晶体用量多	先天性心脏病、瓣膜病、搭桥手术、危重患者心脏手术
深低温含血（4～6℃）	心肌降温确实	冠状动脉冷挛缩，摄氧降低	时间较短的手术
常温含血（35～37℃）	无降温和复温损伤	影响手术野	危重患者

（四）阻断及开放升主动脉时的体外循环灌注量和压力

升主动脉阻断前如果心脏仍处于跳动状态，则阻断后体外循环的高灌注量和压力可使心脏排出阻力增加，因而严重损伤心肌；如果心脏处于室颤状态，则体外循环高灌注量和压力可使已无排血能力的心脏膨胀、心肌拉长而受到损伤。因此，须注意：①在阻断升主动脉同时，应降低体外循环灌注量和压力；在阻断后应立即开始心肌保护性灌注；②心脏手术完毕、开放升主动脉恢复灌注时，也应相应采用体外循环低流量和低压力，使缺氧的心肌不至于立即膨胀，使氧供不至于骤然增加而引起大量氧自由基释放和心肌损伤加重；③心跳复苏后需在室壁张力低、心脏空虚的条件下保持心脏跳动一段时间，以后再根据心肌收缩力量逐渐增加心室容量。

（五）灌注心脏停跳液的最佳流率

有学者在冠脉搭桥手术中用温停跳液进行逆灌和静脉矫正灌注，认为灌注流率至少要达到 200ml/min，才能较好地冲洗出代谢产物，并增强心室功能。

（六）非体外循环心脏跳动下手术的心肌保护

在不阻断升主动脉、心脏保持跳动的条件下手术，可从根本上防止心肌缺血缺氧及缺血再灌注损伤。从保护心肌角度看这是较理想的方法，但冠脉搭桥手术在心脏跳动的情况下操作将十分困难，同样也给麻醉和心肌保护带来挑战。此时，麻醉操作可药物诱导产生心动过缓，以方便冠状动脉吻合操作，同时维持心脏前后负荷，维持心脏氧供耗平衡和全身组织器官正常灌注。

（七）先心病小儿心肌保护

小儿心脏结构和功能与成人有不同处；发绀与非发绀先心病患儿的心脏也有区别。已证实成人所用的心肌保护液配方不适合小儿心肌保护，但目前尚无一致公认适用于小儿的理想配方，有待继续深入研究。

（八）超极化停跳液

高钾停跳液在体外循环心脏手术已有30余年的应用历史，其效果肯定，但存在某些问题。如果使心肌细胞膜电位去极化，从静息膜电位-80mV提高到-50mV，快Na^+通道失活，容易出现心脏舒张性停跳；同时在这种膜电位下可使细胞内Ca^{2+}超载。应用极化或超极化停跳液，静息膜电位可达-70mV，从而可避免或减轻去极化后离子不平衡带来的损害。增加高能磷酸盐，可减少心肌再灌注损伤，故能更好地保护心肌。

（九）心肌缺血预处理

1983年Barber等观察到短暂而多次阻断犬冠状动脉前降支，其心电图的变化轻于一次性阻断后。1986年Murry等报道心肌缺血预处理，可使心肌对抗随后的持续缺血侵袭，可重复施行，同样有效，其保护作用表现在心肌梗死范围缩小，心脏舒缩功能改善和抗心律失常作用增强。其机制尚不清楚，但与下列因素的支持有关：①腺苷在缺血预处理中起重要作用，可激活细胞内G蛋白，进一步激活蛋白激酶C（PKC），从而起到保护效果；②在应激状态下，心肌可迅速激活并合成大量热休克蛋白（HSP），以抵抗各种应激原的作用，产生抗氧化等保护作用；③1992年Yamashita等报道心肌缺血预处理可产生延迟性的心肌保护作用，可持续数十小时至数日，其机制与HSP和SOD合成增多有关。此项结果启示，如果在临床上采用某种能产生与腺苷或热休克蛋白等同样作用的药物，将对缺血再灌注损伤可能产生早期性和延迟性的心肌保护功效，有待深入研究阐明。

二、缺血再灌注损伤

机体组织器官缺血后，可通过心脏手术、冠脉搭桥、断肢再植、器官移植或溶栓再通等治疗，使缺血组织器官重新获得血液灌注，称为缺血再灌注，其所产生的实际效果常表现为双重性，即多数由组织器官的功能得到改善或恢复，但有的其功能不仅不恢复，相反使功能障碍和结构损伤更为加重，这种现象称为“缺血再灌注损伤”，是一种广泛而复杂的病理生理过程，可发生于机体的心、脑、肺、肝、肾、胃肠、肌肉、皮肤等各种器官。引起缺血再灌注损伤加重的因素有：①缺血时间愈长，损伤愈重；②缺血组织对氧需求愈高，损伤愈重，与氧自由基形成愈多有关；③已有侧支循环形成者，损伤减轻；④高钾和高镁对再灌注损伤有保护作用；高钠和高钙可加重再灌注损伤。目前对缺血再灌注损伤的机制尚不完全清楚，随着研究的深入，有以下几方面认识。

（一）自由基

1. 机体的自由基有两大类　由氧诱发的氧自由基，包括超氧阴离子自由基（O_2^-）、羟自由基（$OH^·$）及单线态氧（$^1O_2$）；由氧自由基与多聚不饱和脂肪酸作用后生成的中间代谢产物，称脂性自由基，包括烷自由基（$L^·$）、烷氧自由基（$LO^·$）、烷过氧自由基（$LOO^·$）等。自由基的化学性质活泼，氧化作用很强，一旦形成后即会迅速攻击构成生物膜的脂类、糖、蛋白质及细胞内核酸，使生物膜遭受损伤。H_2O_2虽不是自由基，但氧化作用也很强。今将H_2O_2和氧自由基系统统称为活性氧。

正常细胞代谢过程中仅产生少量自由基，同时也产生内源性抗氧化物（endogenous antioxidant），包括超氧化物歧化酶（SOD）、过氧化氢酶（Catalase）、谷胱甘肽过氧化物酶（GPX）、维生素C、维生素E、类胡萝卜素、辅酶Q（CoQ）等，其功能在于及时清除自由基及过氧化物，保护细胞免受损伤。组织缺血时，由于氧自由基生成增多，上述平衡状态即被打破，即形成自由基损伤；而在缺血组织再灌注时，氧自由基生成将进一步增加，从而加剧损伤。氧自由基的生成主要途径是：缺血引起细胞内ATP分解产物次黄嘌呤大量积聚；当再灌注恢复供氧后，次黄嘌呤氧化生成黄嘌呤，继而黄嘌呤氧化又生成尿酸。在上述两个过程中都有电子转移，使O_2得到电子即生成O_2^-。线粒体是细胞内产生O_2和H_2O_2的主要源。缺血时，线粒体电子传递发生障碍；再灌注时，提供电子接受分子氧而产生大量自由基。再灌注促进前列腺素合成，通过花生四烯酸级联反应也产生自由基。再灌注也激活缺血组织区的中性粒细胞，产生 NADPH 氧化酶作用。在缺血组织恢复供氧的情况下产生 O_2^-，后者进一步生成 H_2O_2 及 $OH^·$；H_2O_2 在 Cl^- 的存在下，通过 OCl^- 生成单线态氧（$^1O_2$）。

活性氧不论在细胞内生成，还是在白细胞产生，一旦超过机体抗氧化和清除能力时，细胞即会出现损伤，主要是膜磷脂结构的不饱和脂肪酸过氧化，使膜系统直接受损害；而生成的脂质过氧化物和其他脂质水解产物又可进一步加重膜损伤。活性氧还使蛋白质变性和线粒体功能障碍，严重者膜的完整性破坏而促进细胞内钙超载，最终导致细胞死亡。

（二）钙超载（calcium overload）及钙振荡（calcium oscillation）

缺血可引起细胞内 Ca^{2+} 浓度增高，缺血 10～15 分钟时即明显升高。再灌后细胞内 Ca^{2+} 将进一步增加，其增加量与缺血严重程度呈平行关系，且过程非常迅速，约在再灌 10 分钟内即可接近最高值；此时电镜检可见细胞内钙盐沉着的致密小体。心脏缺血再灌时，血管内皮细胞和心肌细胞内均有 Ca^{2+} 沉积，由此可引起一系列障碍，如激活膜磷脂酶而促进膜磷脂分解，导致细胞质膜及细胞器膜损伤。膜磷脂分解过程中产生溶血磷脂而进入线粒体，即抑制 ATP 合成；而钙离子又激活 ATP 酶促进 ATP 分解，由此造成 ATP 能量急剧减少而加速并加重细胞损伤。

近年实验观察到，缺血再灌的细胞内发生“钙振荡”（Calcium oscillation）现象。再灌可迅速激活细胞内的两个阳离子泵，即肌浆网钙泵（Ca^{2+}-ATP 酶）和肌纤维膜钠泵（Na^+-ATP 酶）。Ca^{2+} 泵激活后将促使细胞浆 Ca^{2+} 被泵入储存 Ca^{2+} 的肌浆网池（SR）。若泵入的 Ca^{2+} 数量超过 SR 容量，Ca^{2+} 又从 SR 释入细胞浆，由此造成胞浆 Ca^{2+} 浓度时低时高，如此反复进行即形成自发的“振荡”，一直持续到多余的 Ca^{2+} 被排出细胞外为止。Ca^{2+} 排出有赖于 Na^+/Ca^{2+} 交换体的充分激活；将 Ca^{2+} 从细胞浆排出到细胞外的能力取决于细胞内外的 Na^+ 浓度梯度。维持足够大的跨膜 Na^+ 浓度梯度又需依靠膜 Na^+ 泵不断把胞浆内的 Na^+ 排到细胞外。

钙超载和钙振荡的结果都是引起心肌细胞过度收缩。胞浆内过高的 Ca^{2+} 激活肌纤维而产生不可控制的过度收缩，同时细胞结构单元变性，使心肌细胞的缩短程度超过可逆性范围。这种不可逆的细胞缩短叫“过度收缩”；同时相邻的心肌细胞过度收缩可致细胞相互分离，并坏死。

（三）细胞内 pH 和渗透压

缺血时 ATP 生成被破坏，同时无氧代谢导致胞浆内 H^+ 浓度增加，由此可形成细胞内和细胞间酸中毒。缺血再灌后，细胞间 pH 迅速恢复正常，但细胞内仍维持高 H^+ 浓度，从而形成细胞内外的 H^+ 浓度梯度，并激活 Na^+/H^+ 交换体，由此可出现两种后果：①细胞内酸中毒迅速减轻，因其所致的肌纤维收缩也减轻，这是再灌注早期对细胞内酸中毒的保护作用，但由于细胞内 H^+ 的快速排出，也削弱此种保护作用；②Na^+/H^+ 交换体激活后，在 H^+ 排出的同时出现 Na^+ 流入细胞内，此时又需要 Na^+ 泵将过量的 Na^+ 排出到细胞外。在 Na^+ 过负荷超过 Na^+ 泵能力时，可继发激活 Na^+/Ca^{2+} 交换机制，在 Na^+ 外流的同时出现 Ca^{2+} 内流，从而又引起细胞内钙超载。这两种后果都引起心肌“过度收缩”，使心肌细胞产生不可逆性损伤。Na^+/H^+ 交换体在细胞容量调节上起着重要作用。当心肌缺血而无氧代谢终末产物堆积时，细胞内渗透压负荷增高。当缺血再灌注时，细胞外代谢产物迅速被冲洗掉，从而可形成细胞内、外渗透压梯度，导致水分进入细胞，使细胞膜经受膨胀的机械拉伸，细胞损伤即加重。

（四）内皮细胞激活

20 世纪 80 年代早期有人提出“内皮细胞激活”概念，认为缺血缺氧及炎性因子刺激下，血管内皮细胞表面的受体和配体发生数量改变，从而导致内皮细胞执行新的功能。这种内皮细胞表面的改变称之为“内皮细胞激活”。心肌梗死 3～6 小时内即可出现激活的内皮有中性粒细胞聚集，峰值发生在血管闭塞后第 2 天。在心肌梗死前再灌注 3 分钟起，即可见中性粒细胞迅速聚集，峰值出现在 2～3 小时内。缺血越严重，中性粒细胞聚集也越加剧。中性粒细胞一旦黏附于内皮细胞，即可激活并释放氧自由基，而氧自由基又进一步激活内皮细胞，促成机体炎性反应的正反馈，从而构成细胞损伤。随后中性粒细胞将穿过内皮细胞间隙而游离到血管外，并参与对心肌及血管缺血再灌注损伤的过程。

中性粒细胞激活内皮细胞后，胞浆内的 Weibel-Palade 小体立即释放 P 选择素（P-S）到内皮细胞表面。P-S 与白细胞表面的 L 选择素（L-S）相结合，使白细胞松松地黏附在内皮细胞表面，并以比正常慢 100 倍以上的速度缓慢地向前滚动，这是白细胞渗出的第一步，缓慢滚动延长了白细胞与内皮细胞的接触时间，这对内皮细胞释放血小板活化因子(PAF)与白细胞介素-8(IL-8)，以及发挥激活白细胞的作用有利。此时白细胞由圆变扁，L-S随即从白细胞表面脱落；此时内皮细胞表面新表达的细胞间黏附分子-1(ICAM-1)与白细胞表面的β_2-整合素结合，构成白细胞与内皮细胞的牢固黏附。黏附后，在细胞因子与化学趋化物质的作用下，白细胞穿过内皮细胞间隙而向内皮下移行，此时在内皮细胞连接处产生上调表达的血小板内皮细胞黏附分子-1(PECAM-1)。PECAM-1和白细胞表面的β_2-整合素相结合，介导了白细胞的游出运动。

(五) 中性粒细胞介导的损伤

虽然激活内皮细胞的分子信号在缺血期间即已产生，但并不引起白细胞介导的损伤；一直要到再灌注开始后才出现白细胞介导的损伤，即中性粒细胞经过牢固黏附，并穿过内皮细胞移行时才被激活，从而可造成心肌细胞严重的非特异性损伤，组织学出现收缩带形成。

由于游出到血管外的白细胞膜突然破裂，释放大量自由基和其他毒性物质，作用于内皮细胞与心肌细胞的膜脂质和核酸，由此导致细胞功能障碍、水肿，直至细胞死亡。氧自由基还与不饱和脂肪酸反应，形成脂质过氧化物和过氧化氢，进而又抑制许多连接在膜上的酶系，破坏肌浆膜的完整性，导致细胞水平的细胞内钙超载和心肌兴奋-收缩脱偶联；临床上表现为心脏顿仰(Stuning)。

自由基刺激内皮细胞释放血小板活化因子(PAF)，PAF反过来又进一步激活白细胞促进白细胞渗出，构成一个逐步放大的正反馈。被激活的白细胞还释放许多蛋白分解酶，破坏心肌细胞和细胞外基质，此时在缺血心肌中可查出白细胞释放的酶类增加，包括弹性蛋白酶、髓过氧化物酶等，这些酶都可破坏内皮功能而导致心肌水肿和心肌细胞功能障碍。

血小板与白细胞一样，在缺血再灌损伤组织中聚集，并导致内皮细胞和实质细胞损伤。其机制也是通过与内皮细胞表面的P选择素相黏附、滚动并聚集成膜。血小板膜上的P选择素还促进血小板与白细胞相互作用，激活的血小板释放有力的促炎因子，并调整白细胞功能。血小板与内皮细胞的相互作用，与白细胞与内皮细胞的相互作用有所不同，前者不仅在小静脉内，也明显在小动脉内，此与小动脉靠近血管壁的血小板数量比小静脉者多有关。由于血小板直径比白细胞小，在靠近血管壁处所受的切应力也小，所以内皮细胞P选择素与血小板P选择素相互黏附的作用较弱。

(六) 无再流现象和微血管损伤

在缺血再灌研究中，Kloner等用染料标记物经血管注射到缺血再灌心肌，发现有些再灌区并无染料渗入，他称之为“缺血心肌恢复动脉血流供应而仍不能得到灌注”现象，即“无再流”(no-reflow)现象。其确切机制为：①大量白细胞黏附在被激活的内皮细胞，导致毛细血管栓塞；②渗出的白细胞释放蛋白水解酶，消化内皮下基底膜，导致内皮细胞水肿、分离和血管通透性增加；组织水肿又造成血管受压，使毛细血管腔变窄，再加分离的细胞和细胞碎片脱落，共同造成毛细血管阻塞；③受缺氧和氧自由基激活的内皮细胞释放组织因子(TF)及血小板活化因子，促进血小板聚集和凝血反应，造成毛细血管内微栓；④微血管本身收缩。正常的血管张力调节依靠内皮细胞释放前列腺素I_2(PGI_2)、腺苷和NO等舒血管物质。当缺血再灌损伤后，这些舒血管物质通过下调或灭活，同时氧自由基抑制NO，从而导致血管收缩。另外，缺氧后再氧合可使内皮细胞释放内皮素-1增加1倍，再加花生四烯酸代谢产物白三烯B_4和内皮细胞释放的血栓素A_2等因素的作用，都可引起血管收缩。总之，微血管再灌注损伤包括：内皮细胞依赖的血管舒张功能减弱，即内皮功能障碍；无或低再流；微血管通透性增加。

(七) 细胞因子(cytokines)和转录因子(NF-κB)

在缺血心肌再灌前即出现补体激活，可检出C5a的存在，在梗死邻接带也可检出。经C5a刺激的肥大细胞释出肿瘤坏死因子(TNFα)和组胺。待再灌注开始后，TNFα和组胺都刺激内皮细胞而产生两种反应：①即时反应，从Weibel-Palade小体释出P选择素到细胞表面，介导白细胞黏附及白细胞滚动，一般在数分钟内消失；②延迟反应，在细胞内经历蛋白质重新合成，然后表达相关黏附分子和细胞因子到细胞表面或释放到细胞外，此过程需历时数小时，表达高峰出现在刺激后4～6小时。其机制是：细胞外缺氧、TNF、IL-1等的刺激作用于细胞膜，通过蛋白激酶途径激活细胞质中的转录因子NF-κB。NF-κB是细胞内重要的基因转录调节因子，涉及许多炎性细胞因子、趋化因子、干扰素、MHC蛋白、生长因子、细胞黏附分子和病毒基因的转录。在正常情况下，NF-κB与一种抑制蛋白(I-κB)相结合，呈无活性状态；当蛋白激酶脱磷酸化使I-κB磷酸化后，可使

NF-κB 解离而致 NF-κB 活化,并自由进入细胞核,启动相应的基因开始转录,同时 I-κB 进一步降解。此过程约需 4 小时,峰值在 8~24 小时。被激活的内皮细胞经过信号传导,NF-κB 激活,经过重新合成,在细胞表面表达 E 选择素、ICAM-I、组织因子、IL-1、IL-8。E 选择素和 ICAM-1 介导白细胞与内皮细胞黏附。IL-1 又刺激相邻的内皮细胞,激活 NF-κB,形成正反馈,放大内皮细胞激活反应。IL-8 为重要的白细胞趋化因子,吸引中性粒细胞并将其激活,诱导其脱颗粒,从而造成组织损伤。在再灌注的第 5 小时或第 6 小时开始有 IL-10 的表达,峰值在 96~120 小时。IL-10 是一种抗炎性因子,可以下调促炎细胞因子的表达,对细胞产生保护作用,有利于损伤组织的修复。

综上所述,缺血再灌注损伤是一个由许多因素密切联系、相互影响及综合作用所产生的复杂病理生理过程。细胞和组织经受缺血侵袭后,先产生适应性改变,但在缺血的程度和持续时间超过一定限度时,细胞和组织即可受损伤甚至死亡。再灌注既是对缺血的一种恢复过程,但又会带来新的再灌注损伤。再灌注损伤可以看作:①从分子水平观察,主要是自由基生成过多和细胞内钙超载所造成的细胞损伤;②从细胞水平观察,白细胞被激活,造成白细胞黏附、渗出和释放活性氧和蛋白酶等一系列毒性物质;内皮细胞被激活,有黏附分子表达和细胞因子释放,从而可进一步促进炎性反应和凝血反应;③从组织水平观察,出现微循环障碍、微血管通透性增加以及无再流现象;④从器官水平观察,表现为再灌后的心律失常、心肌顿抑等功能障碍。

三、炎 症 反 应

(一) 炎症反应概念

各种外源性和内源性有害刺激引起机体组织损伤时,可出现吞噬和清除等反应,并表现以血管反应为主要特征的局部和全身反应,即为炎症反应。这是机体的防御性反应,但也存在着引起自身伤害的潜在危险。炎症反应可分为急性炎症和慢性炎症。在体外循环手术中所涉及的主要是急性炎症反应,可持续数天至一个月,具体有以下几方面表现。

1. 血流动力学改变　组织受损伤后立即出现细小动脉短暂收缩,但随后又迅速广泛扩张,致血流量增加和血流加速,随之血管通透性增加,液体渗出血管,最后出现血流停滞、血管内的白细胞与内皮细胞黏附,并游出血管进入组织间隙。

2. 血管通透性增高　微循环血管通透性的维持主要依靠内皮细胞的完整性。在炎症损伤时,血管内皮细胞坏死或脱落,内皮细胞完整性遭到破坏,即出现血管通透性增加;另外在炎性介质的作用下内皮细胞收缩,可致内皮细胞之间形成 0.5~1.0μm 的缝隙,从而促进血管通透性增加。

3. 白细胞变化　炎症时白细胞十分活跃。首先是白细胞渗出,并通过释放酶、化学介质和自由基等来引起组织损伤。白细胞受刺激后,首先在血管内离开轴流,沿内皮细胞滚动,导致内皮细胞表面衬覆一层滚动的白细胞;随后在内皮细胞黏附分子及肿瘤坏死因子促进下,白细胞与内皮细胞牢固黏附,并在内皮细胞连接处伸出伪足,穿过内皮细胞间隙游出血管到组织,向着刺激物按每分钟约 5~20μm 的速度作定向移动,并参与各种反应。单核细胞、淋巴细胞等也同样游出血管;因血管内皮损伤或坏死,红细胞也被推出到血管外。

4. 参与炎症反应的主要成分　炎症反应是以血管系统为主引起的局部和全身性防御反应,涉及到许多组织和器官,其主要的参与成分如下。

(1) 血管内皮系统:内皮细胞表面带负电荷,是血管内壁表面的机械屏障,是维持血液流动状态的重要条件,还是重要的代谢和内分泌器官,其代谢旺盛,在抗血栓形成、止血、物质转运、血管张力调节、参与血管壁细胞生长调节和血管通透性调节等方面起着重要作用。其在生化方面有许多特异作用,包括:①生成前列环素、血管内皮细胞松弛因子、血小板激活因子、血管紧张素转换酶、内皮细胞素等物质,用以调节血管平滑肌张力;②借其生成的前列环素、纤溶酶原活化物、抗凝血酶Ⅲ及肝素样物质蛋白聚糖,灭活促血栓形成的活性胺;③内皮细胞结合血浆中肝素,产生抗血栓形成作用;④内皮细胞合成 vWF 和抗纤溶活化物,达到止血功能;⑤内皮细胞通过对流、弥散,经内皮细胞间隙扩散、吞饮小泡转运等方式调节血管通透性,使血浆蛋白只有 1%~10% 能通过血管进入组织。⑥内皮细胞遭损伤时,上述各种功能都将受到影响,尤其是抗血栓功能减弱和促血栓功能增强,由此可带来危害。

(2) 血小板:骨髓的造血干细胞分化发展成巨核细胞,成熟的巨核细胞胞浆裂解,其脱落的小块胞质即为血小板,直径 2~3μm,平均寿命 7~14 天,生理功能只有 2 天。血小板在静止时呈圆盘状,无细胞核；激活后呈棘球状，膜表面带电荷，可融合入血管内皮细胞，在维持内皮细胞完整和修复内皮细胞中起着重要作用。血小板的主要功能为止血、凝血。

（3）白细胞：白细胞与红细胞和血小板不同，属有核细胞，可分粒细胞、单核细胞及淋巴细胞。①粒细胞占白细胞总数60%，又分为中性、嗜碱性和嗜酸性白细胞。中性粒细胞占绝大部分，穿过血管壁进入组织后发挥作用，包括释放花生四烯酸，进一步生成血栓素、前列腺素等。嗜碱性粒细胞占白细胞0.5%～1%，其细胞内颗粒含肝素和组胺。嗜酸性粒细胞占白细胞2%～4%，具有吞噬功能、抑制嗜碱性粒细胞的过敏反应。②单核细胞占白细胞4%～8%，细胞内无颗粒，表面带电荷，有更强的吞噬作用，当其进入组织后，其直径可由原来的15～30μm增大至50～80μm，故称组织巨噬细胞。单核细胞和组织巨噬细胞被激活后，释放多种细胞毒、干扰素、白细胞介素等。③淋巴细胞在免疫应答过程中起核心作用，分T细胞（主要参与细胞免疫）及B细胞（主要参与体液免疫）。T细胞占淋巴细胞的70%～80%；B细胞占15%。固定在B细胞膜表面的免疫球蛋白是抗原的特异性受体，当初次接触抗原而致敏时，一部分B细胞成熟变为浆细胞，停留在组织中生存约2～3天。

（4）血浆：炎症反应除有血管内皮及血液血细胞参与外，血浆成分中的内源性生化物质也可导致炎症，这些物质称之为炎症介质，可分两大类，但相互密切连系，作用交织一起，在正常情况下彼此处于调控和平衡状态。

1）细胞释放的炎症介质：包括血管活性胺如组胺和5-羟色胺；花生四烯酸代谢物包括前列腺素、白细胞三烯；白细胞激活后产物包括氧自由基、溶酶体酶；细胞因子IL-1、IL-8、TNF等；血小板激活因子；其他如P物质等。

2）血浆中激肽、补体和凝血系统：包括激肽系统产生的缓激肽，使内皮细胞收缩，血管通透性增加，主要在炎症早期发生作用；补体系统由蛋白质组成，包括20种血浆蛋白和激活的C_3、C_5，在炎症中起重要作用；凝血系统主要被Ⅻ因子激活，启动凝血系统、纤溶系统、及激肽系统。

（二）炎症反应的过程

1. 炎症反应的启动　体外循环心脏手术中，有许多扰乱机体生理平衡的环节，首先启动炎症反应，包括：①术中吸引器吸引血液，可激活血小板和白细胞释放血管活性物质和细胞毒性物质，如抗凝血酶Ⅲ、组织纤溶酶原激活剂、纤维蛋白降解产物、游离血红蛋白等；②体外循环血流的剪切应力作用很突出，包括血流动力学改变，心肺机管道装置引起的湍流、气穴和剪切应力，都可引起血液损伤。剪切力小到100dyn/cm^{2}即可激活血小板和白细胞；50dyn/cm^{2}可使血小板形成伪足及颗粒释放反应；400dyn/cm^{2}可引起血管内皮细胞损伤；③肝素-鱼精蛋白复合物的产生，可激活过敏毒素C3a、C5a，继而激活单核细胞和白细胞脱颗粒，释放血管活性物质；④体外循环中的血氧分压如果达到或超过400mmHg，即可引起红细胞破坏和产生氧损伤；⑤体外循环装置所用的材料目前尚不能做到不激活血液成分，血液与人工材料接触的第1秒即出现作用，表现为无选择地吸附血浆蛋白，接触5秒后管道内壁吸附的蛋白层厚度可达50A（1A=0.1mμm=1/10 000μm），1分钟时达125A。被吸附的纤维蛋白原可出现结构及性质改变，成为血栓形成的刺激物，并产生连锁反应。此外，心肺机装置的消毒方法、消毒剂在装置表面的残留数量、材料表面的光滑度、有无碎片或异物脱落、材料表面有无化学物质等等都是血液刺激因素；⑥革兰阴性杆菌或球菌细胞壁释出的内毒素是另一类启动因素，内毒素是强力激活剂。体外循环期间和体外循环后血内毒素水平均上升，这与内脏血管收缩、肠黏膜缺血、肠道通透性增加，肠内大量内毒素进入血液循环有关。内毒素激活补体，并刺激单核-巨噬细胞产生TNF-α、IL-1、IL-8等促炎细胞因子，从而可出现全身炎症反应和器官功能障碍，严重者可发展为多器官功能衰竭（MOF）。

2. 炎症反应的发展　体外循环炎症反应一旦启动，激活血管内皮细胞及血液血细胞成分，包括血小板、白细胞、单核细胞、淋巴细胞等；激活血浆蛋白系统，即补体系统、纤溶系统及凝血系统；凝血系统包括内源性凝血系统、外源性凝血系统。体外循环引起全身炎症反应所产生的炎症介质和血管活性物质及其作用影响，详见表59-5，表59-6。

体外循环中常用肝素，虽可达到临床要求，但肝素并非理想的抗凝剂，它仅作用于凝血级联反应的结尾而不是开始。在肝素激活AT-Ⅲ抑制Ⅹa和凝血酶之前，已经产生大量强力丝氨酸蛋白酶，因此肝素并不能预防凝血酶的形成，即在体外循环期间即使应用肝素，凝血酶仍照样产生；肝素只是作用于溶解的（游离的）凝血酶，而不能抑制与纤维蛋白结合的凝血酶，不能在凝块中保护纤维蛋白原的逆转，也不能保护血小板和内皮细胞免受凝血酶的激活。另外,肝素增加血小板对不同激动剂的敏感性,也参与白细胞的激活。综上所述,应用肝素抗凝仍照样会引起不利的炎症反应。

表 59-5 全身炎症反应时的主要炎症介质和作用

作用	炎症介质种类
血管扩张	组胺,缓激肽,PGI_2,PGE_2
血管通透性升高	组胺,缓激肽,C3a,C5a,白三烯,PAF,活性氧代谢产物
趋化作用	白三烯,C5a,中性粒细胞阳离子蛋白,细胞因子(IL-8,TNF)
发热	细胞因子(IL-1,TNF)
疼痛	PGE_2,缓激肽
组织损伤	氧自由基,溶酶体酶

表 59-6 全身炎症反应产生的血管活性物质

激素类	内泌素类	其他
肾上腺素,去甲肾上腺素,肾素	血小板激活因子,PGI_2,血栓素 A_2	补体
C3a,C4a,C5a		电解质
血管紧张素Ⅱ,血管加压素	内皮素-1,NO,5-HT	PGE_2
Ca^{2+},Mg^{2+},K^+		
醛甾酮,心钠素,缓激肽	组胺,白三烯,蛋白酶,氧自由基	
高血压素,甲状腺素	白介素,溶酶体酶	

3. 炎症反应的终止 体外循环心脏手术启动机体炎症反应,同时也启动机体抗炎反应。例如在凝血反应过程中,内源性可溶性 TNF-α 受体增多,IL-1 受体拮抗剂 IL-1ra 增加,但抗炎性细胞因子 IL-10 也增加。IL-10 可抑制促炎性细胞因子 TNF-α、IL-I、IL-6、IL-8 等的合成和抑制白细胞激活。这种促炎和抗炎细胞因子的平衡与相互作用,是确定炎症反应大小和预后的重要环节。炎症反应在多数体外循环手术患者是有限的,在尽量解除启动原因下,炎症反应能逐渐减弱直至消失。这种减弱和消失过程的快慢取决于损伤的轻重程度、时间的长短与机体抗炎能力的强弱。

4. 炎症反应的危害 ①体外循环后非手术性出血较常见,通常与肝素、血小板、纤溶、可溶性凝血蛋白缺乏等因素有关;约 5% 体外循环患者在使用肝素后可出现血小板总数下降 30% ~50%,且血小板功能减弱。②体外循环引起的炎症反应可导致机体各个器官功能不全,主要表现在心血管和肺,并发症发生率为 1% ~2%,严重的急性肺损伤死亡率可高达 50% ~70%,其原因与炎症反应中血液成分激活和血管活性物质生成有关。③心肌受到缺血缺氧打击,再加白细胞激活和各种活性物质释放,可出现冠状血管收缩、心肌水肿和收缩力下降。④血管活性物质和游离白细胞可导致肺毛细血管通透性增加和肺间质水肿,肺顺应性下降,肺泡表面活性物质改变,容易并发肺不张和肺炎。

(三)减轻炎症反应的措施

1. 药物处理 ①皮质类固醇用于心脏直视手术已有 30 余年历史,可扩张血管、增加静脉容量;因血管收缩减轻可改善组织灌注;因稳定溶酶体膜可保护细胞;因抑制磷脂酶激活可提高膜流动性,减少体外循环后心肺组织损伤;可抑制促炎性细胞因子 TNF-α、IL-Iβ、IL-6、IL-8 等生成;可增加抗炎因子 IL-10 产生;可预防中性粒细胞黏附于内皮细胞。②抑肽酶从牛肺提取,为丝氨酸蛋白酶抑制剂,用于心血管手术的最初目的是减少术后出血,效果显著。今证明抑肽酶在减轻炎症反应方面也有显著功效,且存在量效关系。北京阜外医院麻醉科将不同剂量抑肽酶用于体外循环换瓣手术患者,观察其对炎症反应的影响,结果显示不用抑肽酶组体外循环结束及体外循环后 2 小时,中性粒细胞 CDⅡb 表达、细胞因子 TNF-α、IL-6 均较体外循环前基础值明显增加,说明炎症反应正在启动和发展;小剂量抑肽酶组(总量 265 万 KIU)在体外循环结束和体外循环后 2 小时,上述指标也较基础值明显上升,仅程度略轻于对照组;大剂量抑肽酶组(总量 536 万 KIU)无论停体外循环或体外循环后 2 小时,中性粒细胞 CDⅡb、TNF-α 均无变化,只有 IL-6 轻微升高,程度明显轻于其他两组。此外,对体外循环动脉过滤网用电镜观察到:大剂量组过滤网的表面光洁,无明显血细胞黏附及纤维蛋白沉积,偶尔见白细胞,黏附度为 2.5±0.25;而小剂量抑肽酶组的过滤网表面有纤维蛋白沉积和大量白细胞黏附,细胞聚集成簇,伴有多形态伪足,黏附度为 5.3±0.51。说明大剂量抑肽酶可显著抑制体外循环炎症反应,而小剂量的效果并不理想。③抗氧化剂可抑制氧自由基引起的体外循环损伤。含血停跳液灌注因其红细胞含内源性氧自由基清除剂,因此心肌损伤可减轻。手术前给予维生素 C,维生素 E 和黄嘌呤氧化酶抑制剂,可减少围手术期发病率;辅酶 Q_{10} 也具有抗氧化作用。

2. 白细胞滤除 白细胞是引起炎症反应的主

因。实验证明去除白细胞可减少体外循环中氧自由基介导的肺损伤，减少白细胞在冠脉血管床滞留，减少心肌 CK 酶释放，降低冠脉阻力，从而可产生保护心脏的功效。对术前氧合能力差或需长时间体外循环的患者，用细胞分离器去除白细胞和血小板，可减少体外循环后肺功能不全。体外循环结束将机器余血经去除白细胞处理后再予回输，可改善术后气体交换功能。用超滤可减少体内水分，减少术后失血，缩短机械通气时间，还可去除体外循环中的某些炎性介质，降低补体激活，明显减少促炎细胞因子 TNF-α 和 IL-6。

3. 改进体外循环装置　心肺机的制作复杂，但至今尚未找到对机体和血液相兼容的理想人工材料，因此尚未能从根本上消除心肺机材料引起的炎症反应，急需不断改进。肝素涂覆于心肺机材料表面，早在 30 多年前已有人提出，但未能满意完成。近年来肝素涂覆管道的技术已得到改进。临床应用证明可减少补体激活、抑制粒细胞激活、减少血小板黏附、改善血小板功能、抑制促炎因子释放。临床可见拔管时间提前，肺功能改善。如果与抑肽酶合用，可减少术后心肌梗塞、出血、心律失常等并发症。但有人认为肝素涂覆管道对血栓形成、血小板激活、出血、ICU 时间及并发症发病率并无改善功效。因此尚需进一步实践和研究。此外，对心肺机结构也应从避免血流动力学和血流剪切应力影响去进一步改进，以求血液破坏与激活程度，以及血与气的接触方式等方面能获得最大程度地减轻。

（朱文忠）

参考文献

1. Ronald D. Miller. 米勒麻醉学. 第 7 版. 北京：北京大学医学出版社，2011.
2. Hensley FA，Martin DE，Gravlee GP. A practical approach to cardiac anesthesia，4th ed. Philadelphia：Lippincott Williams & Wilkins，2008.
3. 胡小琴. 心血管麻醉及体外循环. 北京：人民卫生出版社，1997.
4. 张宝仁，徐志云. 心脏瓣膜外科学. 北京：人民卫生出版社，2007.
5. 李立环. 心脏外科手术麻醉. 北京：人民卫生出版社，2011.
6. Joel A. Kaplan，David L. Reich，Joseph S. Savino. Kaplan's cardiac anesthesia：the echo era，6th ed. Saunders：Elsevier，2011.
7. 肖文静，卿恩明. 心包剥脱手术的麻醉//卿恩明. 心血管手术麻醉学. 北京：人民军医出版社；2006，258.
8. Mackson JM，Thomas SJ. Valvular heart disease in：Kaplan JA，Reich DL，Konstadt SN. Cardiac anesthesia 4th ed. Philadelpjia：WB Saunders，1999：727.
9. L. Ruggeri，C. Gerli，A. Franco，et al. Anesthetic management for percutaneous aortic valve implantation：an overview of worldwide experience. HSR Proceedings in intensive care and cardiovascular anesthesia 2012，4(1)：40.
10. Romagnoli S，Roman SM，Bevilacqua S，et al. Pulse contour cardiac output monitoring during a complicated percutaneous aortic valve replacement. J Cardiothorac Vasc Anesth. 2010；24：303.
11. Bignami E，Biondi-Zoccai G，Landoni G，et al. Volatile anesthetics reduce mortality in cardiac surgery. J Cardiothorac Vasc Anesth. 2009；23：594.
12. Schlunt ML，Brauer SD. Anesthesia management for the pediatric patient undergoing deep hypothermic circulatory arrest. Semin Cardiothorac Vasc Anesth. 2007，11(1)：16.
13. Darr U，Jabeen T，Chughtai S. Efficacy of valve replacement surgery in patients with severe pulmonary hypertension. J Pak Med Assoc. 2011，61(9)：893.
14. Dabrowski W，Rzecki Z，Czajkowski M，et al. Volatile anesthetics reduce biochemical markers of brain injury and brain magnesium disorders in patients undergoing coronary artery bypass graft surgery. J Cardiothorac Vasc Anesth. 2011 27. [Epub ahead of print].
15. Jiménez JJ，Iribarren JL，Brouard M. et al. Safety and effectiveness of two treatment regimes with tranexamic acid to minimize inflammatory response in elective cardiopulmonary bypass patients：a randomized double-blind，dose-dependent，phase IV clinical trial. J Cardiothorac Surg. 2011，14(6)：138.

第60章 血管手术麻醉

第1节 血管病分类及病理生理

一、血管病分类

血管病临床一般分为外周血管疾病和大血管疾病，外周血管病是指主动脉分支以远的血管疾病，包括头臂血管、腹腔血管和下肢血管疾病；大血管疾病是指主动脉主干的病变。由于外周血管疾病（颈动脉手术除外）的麻醉处理及原则与相应部位的其他手术的麻醉处理及原则有许多相同点，而这类手术的麻醉在相关章节已有叙述，因而本章重点介绍主动脉手术及颈动脉手术的麻醉处理及原则。

二、大血管病的病因、分类和病理生理

（一）病因

1. 动脉粥样硬化　在腹主动脉瘤的病因中动脉粥样硬化占95%，在胸主动脉瘤的病因中只有50%的患者有动脉粥样硬化。

2. 主动脉中层坏死　是一类以主动脉中层弹力纤维坏死和退行性变为特点的疾病，包括马方(Marfan)综合征、囊性动脉中层退化和原发性动脉中层坏死等。

3. 大动脉炎　是一自身免疫性疾病，表现为多发性大动脉瘤形成。

4. 感染性大动脉炎　常见有梅毒性大动脉炎和细菌性大动脉炎。

5. 先天性疾病　主动脉发育不良，如主动脉瓣二瓣化畸形、主动脉缩窄等。

6. 外伤性损伤　如胸外部创伤和心脏手术后。

（二）分类及病理生理

1. 主动脉夹层　主动脉夹层是指血流穿透受损或者薄弱的动脉内膜，在血管壁内形成不断扩大的血肿导致动脉内膜和中膜分离，形成所谓的假腔或夹层血肿，真腔并不扩大。事实上，真腔经常被扩大的血肿压迫。内膜撕裂是主动脉夹层的起因，通常发生在动脉壁的薄弱环节，特别是动脉内膜的中层和外层。主动脉经受最强机械应力的部位更易发生内膜撕裂，如升主动脉，降主动脉和峡部。有些主动脉夹层没有明确的内膜撕裂，滋养血管（供给主动脉壁血液的血管）的破裂被认为是主动脉夹层的另一个原因。

（1）病理生理：随着血肿的不断扩大，动脉壁的剥离范围也在不断延伸，可侵犯整个主动脉；血肿压迫真腔使得受压迫近端的血压增高，血压增高的程度视受压迫的程度、部位和压迫形成的速度而定。一般来说，胸主动脉远端或慢性形成的血肿对压迫近端的血压影响小于胸主动脉近端或急性形成的血肿。血压的急剧升高可导致急性左心力衰竭竭。对于胸主动脉远端或慢性形成的血肿，由于受累的血管床较少或侧支循环的建立，使得血压的升高幅度有所缓解。瘤体在延伸的过程中，当近端内膜破口远端的动脉内膜发生破裂时，血肿内的血液通过远端破口再度回到真腔，使血肿内的压力增高得以解除，血肿对真腔的压迫也有所减轻，形成真、假腔双腔供血。这类患者如内脏、脊髓、肾脏等重要脏器无缺血，非手术治疗可长期存活。夹层剥离的过程中可侵犯冠状动脉、头臂血管、肋间动脉、腹腔血管、肾

动脉等（表 60-1）而引起心肌、脑、脊髓、腹腔内脏和肾脏缺血，导致相应的病理生理变化。

表 60-1　主动脉夹层可累及的动脉

动脉	发生率（%）
髂动脉	25.2
颈总动脉	14.5
无名动脉	12.9
肾动脉（单侧）	12.0
左锁骨下动脉	10.9
肠系膜动脉	8.2
冠状动脉	7.5
肋间动脉	4.0
头臂干	3.2
腰动脉	1.6

（2）主动脉夹层的分型：①DeBakey 分型（图 60-1）：根据内膜撕裂的位置和主动脉受累的节段，夹层主动脉瘤可分为三型：Ⅰ型，动脉内膜撕裂位于升主动脉，夹层可能累及主动脉的全程（升部、弓部和降部）。Ⅱ型，动脉内膜撕裂位于升主动脉部分，夹层仅累及升主动脉，止于无名动脉分支发出的部位。Ⅲ型，动脉内膜撕裂位于降主动脉部分，夹层仅限于降主动脉，主要累及左锁骨下动脉远端；Ⅲ型主动脉夹层可以向近端发展转变为Ⅰ型夹层。Ⅲ型又可分为以下两种类型：Ⅲa，病变位于膈肌以上的胸降主动脉；Ⅲb，病变累及膈肌以下，胸、腹降主动脉均受累。②Stanford 分类：较 DeBakey 分类简单，但更有临床意义。A 型：该型是指所有累及升主动脉的主动脉夹层，不论内膜撕裂的位置，不考虑夹层累及的范围，临床上 A 型病程凶险。B 型：指那些累及左锁骨下动脉发出部位以远的降主动脉主动脉夹层。

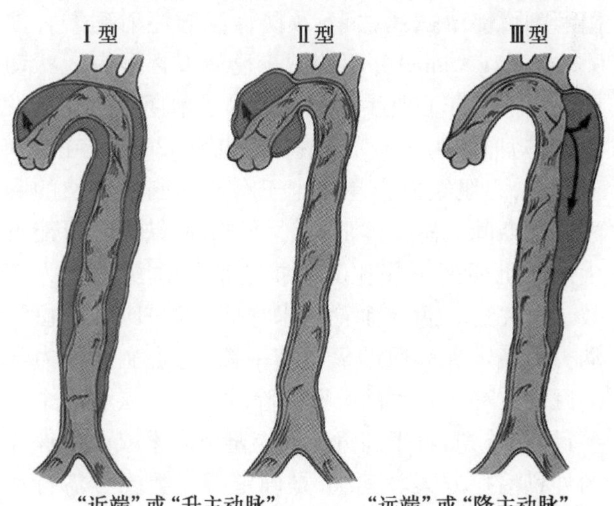

图 60-1　主动脉夹层的 DeBakey 分类法

2. 主动脉真性动脉瘤　是指动脉壁全层扩张，导致主动脉内径瘤样增大。

（1）病理生理：主动脉真性动脉瘤的病理生理与主动脉夹层有很大的不同。在没有发生内膜撕裂前不会引起动脉阻塞和脏器缺血，仅可能出现局部瘤体的压迫症状，一般不引起高血压，但这类患者往往合并有高血压的存在。主动脉根部瘤的患者，常由于瘤体的扩大导致主动脉瓣环扩大，而发生主动脉瓣关闭不全；扩大的瘤体还可压迫肺和支气管，导致支气管塌陷和肺不张。

（2）主动脉真性动脉瘤的分型：根据形态分为梭形和囊形。梭形动脉瘤扩张累及主动脉壁的管周全程。囊状动脉瘤仅累及主动脉壁管周的一部分，主动脉弓部瘤通常属此种类型。

3. 主动脉破裂　绝大多数主动脉破裂继发于创伤，可能由于运动物体的突然急性减速对相对固定的主动脉壁产生巨大的机械力，多数病例因主动脉破裂即刻大量出血而死亡。约 10%～15% 的病例能够被送达医院进行紧急手术。多数主动脉破裂的部位在左锁骨下动脉起始部位以远的峡部，此处因有动脉韧带而位置相对固定，容易在固定和松动的交界处因剪切力而被撕裂；相对固定的升主动脉是发生破裂的第二个常见部位。

4. 主动脉缩窄　主动脉缩窄绝大多数（95%）发生在动脉韧带附近，主动脉管壁呈局限而均匀狭窄，动脉壁中层变形，内膜增厚并向腔内凸出。

（1）病理生理：主动脉缩窄主要病理生理变化为缩窄部位近心端的高血压和远心端的低血压。近端长期高血压导致心肌肥厚、顺应性下降，剧烈的循环兴奋可导致急性肺水肿。晚期心肌失代偿可导致心脏扩大和心力衰竭。长期严重高血压还可导致高血压脑病和眼底损伤。由于主动脉缩窄导致缩窄近端与远端的压差增大，侧支循逐步建立。丰富的侧支循环可部分代偿缩窄远端的供血不足，但下肢的缺血、缺氧难以避免，严重者可导致肝、肾功能障碍。

（2）分型：临床根据缩窄部位分为幼年型及成人型。幼年型约占 10%，为动脉导管近心端的主动脉峡部狭窄，程度比较严重，主动脉血液通过量很少，侧支循环不充分，合并动脉导管未闭者，肺动脉内静脉血部分进入降主动脉，因此下身动脉血氧分压明显低于上身；出生后如动脉导管闭锁，则婴儿不能存活。成人型约占90%，多见于成人，为动脉导管远心端的主动脉峡部狭窄，程度一般较幼年型轻，动脉导管已闭锁，狭窄前后的主动脉间有巨大压力差，使狭窄以上的动脉如胸廓动脉，乳房内动脉，肋间动脉代偿性扩张，并与狭窄以下的降主动脉分支如肋间动脉、腹壁深动脉等血管之间有丰富而广泛的侧支循环。

第2节 术前评估与准备

大血管病变常伴有许多功能紊乱，但以糖尿病、慢性肺部疾病、高血压、肾功能障碍和缺血性心脏病等最为常见。对这些疾病的终末器官效应的充分认识，有助于指导合理的围手术期治疗。在未经控制的疾病状态下，若在存在严重的高血压、近期的心肌梗死、未控制的糖尿病和高血糖、或未经治疗的肺部感染等情况下实施麻醉，常常会有很多问题。但是，对于进行性扩大的动脉瘤，常常需要急诊手术。术前仔细而系统地检查并发现患者可能导致术后并发症的危险因素并给予必要的处理，将有助于改善患者的预后。目前心脏术后并发症仍是导致大血管手术术后死亡的最主要的原因(>50%)。对术后危险因素分层的研究使得我们能前瞻性地预知患者的预后，为患者手术计划的制定、麻醉方法的选择以及围手术期管理方案的优化等提供指导。

一、病情评估及影响因素

(一) 循环系统

在血管手术前询问患者的病史和床旁检查可提供重要的预后判断信息。研究已经一致表明，充血性心力衰竭、既往的心肌梗死病史、高龄、高度受限的运动耐量、慢性肾功能障碍和糖尿病等都是导致围手术期心源性并发症发生率升高的危险因素。由主动脉中层坏死或退行性变引起的主动脉瘤往往首先出现在主动脉根部和升主动脉，随着瘤体的扩大和夹层的出现，可导致主动脉瓣关闭不全，从而出现相关的临床症状和病理改变，如左心室肥厚、扩张、心肌缺血和心功能障碍。充血性心力衰竭是预测术后并发症的一个强有力因素。测定左室的收缩功能可以提供预后信息。放射性心室核素显像可以用于测定心室的收缩和舒张功能。荟萃分析表明，核素显像结果显示左室射血分数<35%的患者发生术后心脏事件的可能性增加了3.7倍。这类患者术中的心肌保护和术后的心功能维持尤为重要。在以动脉粥样硬化为主要病因的主动脉瘤患者，病变部位往往首先出现在降主动脉和主动脉弓。这类患者往往年龄较大，且常伴有冠状动脉粥样硬化，而表现为冠心病的相关症状和病理改变。Hertzer等连续对进行血管外科手术的1000名患者进行了冠脉造影，发现有25%的患者有严重的可纠正的冠脉疾病。在有冠脉病变临床症状的患者中，造影检查发现有明显冠脉疾病(狭窄>70%)的概率为78%；没有任何临床症状者为37%。运动耐量是一个很好的预后指标。体力活动受限的患者其围手术期的危险性大大增加。如果患者可以轻松地走完500～1000m或上2～3层楼而没有心绞痛或呼吸困难，并且没有其他冠心病的指征，一般认为这类患者很少会有左主干、三支血管病变或者严重的左室功能障碍。这类患者可以不作特殊的无创性检查而直接行手术治疗。对于有症状的冠心病患者，必要的术前检查和评估是必须的。术前潘生丁-铊扫描显示结果阳性的患者，术后心血管事件发生几率增加4.6倍。荟萃分析发现，多巴酚丁胺负荷试验阳性的患者发生术后心脏事件的危险性增加了6.2倍。Holter监测术前心肌缺血的荟萃分析表明，术前有缺血表现的患者术后发生心脏事件危险性增加了2.7倍。对于有心肌缺血的患者，预防性术前服用抗心绞痛和降压药物是非常重要的。但新近的报告显示，长期应用钙通道阻断剂可能增加死亡率；预防性静脉注射硝酸甘油0.9μg/(kg·min)并不能减少已知或怀疑有冠状动脉病变而行非心脏手术患者的围手术期心肌缺血发生率(对照组为30%，硝酸甘油组为32%)。在这个研究中，心肌缺血容易发生于有心率剧烈增快的麻醉苏醒期间。β-受体阻断剂预防心肌缺血和可能发生的心肌梗死可能比其他抗心肌缺血药物更为有效。合并冠心病的血管手术患者，术中应维持血流动力学稳定和心肌的氧供需平衡，防止血流动力学的巨大波动。对术前心脏危险因素的分层有三个主要目的：首先，对于高危人群应避免手术或改用保守的外科治疗方案。其次，是确定哪一类患者需行动脉再血管化治疗(arterial revascularisation therapy study，ARTS)手术。这一目标的实现需要我们明确患者是否有左主干病变、三支血管病变和左室功能低下,因为从长远的观点来看,这些患者最有可能受益于动脉再血管化治疗。最后,鉴于许多围手术期心肌缺血和梗死发生于术后早期,在术前已明确高危的患者,在术后 24 ~72 小时内对这些目标患者给予积极的治疗可能有益。绝大部分血管手术患者患有高血压,并且导致心脏和肾脏等终末器官的损害。左室肥厚具有发生心内膜下心肌缺血的危险,即使没有梗阻性的冠脉病变。肥厚的心脏更容易发生舒张功能的障碍,可以造成术后"一过性"的肺水肿。因此,抗高血压治疗应该持续到手术当日。钙通道阻断剂和 ACE 抑制剂一样也是常用药物。对于有肾动脉狭窄的患者,使用 ACE 抑制剂可能导致肾前性的氮质血症,而利尿剂可能会引起低钾血症。ACE 抑制剂还可以降低中枢交感张力和心率,如果使用常规剂量的麻醉诱导药,可能与麻醉诱导后的低血压发生率升高有关。

(二) 呼吸系统

术前的呼吸功能障碍、慢性支气管炎和肺气肿、肺不张和感染是导致术后肺部并发症的主要危险因素。术前的肺活量测定有助于评估患者术后肺部并发症的发生率。一项研究表明血管外科手术患者,术后肺部并发症(肺炎、呼吸机支持时间>48h、或者 ARDS)的发生率为 12.9%。患者的一秒用力呼气容积(FEV_1)<2.0L/s 者其肺部并发症的发生率大大增加(22.5%,而 FEV_1>2.0L/s 者为 5.8%)。随着瘤体的扩大可压迫左主支气管导致气管移位变形,挤压左肺组织导致肺不张和肺部感染,个别病例由于瘤体长期压迫气管可导致术后气管塌陷,这类患者术后应接受气管内支架置入术才能维持气道通畅。还有些患者由于瘤体或手术侵犯喉返神经导致声带麻痹术后不能有效地咳痰而导致术后肺部感染,在这类患者术前应尽可能进行呼吸锻炼。在急性主动脉夹层的患者,由于血液与主动脉内膜下胶原的接触激发了凝血、纤溶和全身炎症反应,受累的内脏器官和肢体缺血也可导致大量的毒素释放,这些都可对肺部造成损伤,导致术前低氧血症。术前有严重低氧血症者除非需要紧急手术,一般应在肺部损伤缓解后再行手术或尽可能选择主动脉腔内支架术,否则外科手术不可避免地加重肺损伤,导致术后呼吸功能衰竭甚至死亡。有些急性或慢性主动脉夹层的患者由于瘤体周围的炎性渗出可出现大量胸腔积液。由于术中操作(在行胸降主动脉瘤时)可不同程度地造成左肺损伤,如术前肺部感染未控制或术前已存在低氧血症,极易导致术中单肺通气困难、术中低氧及术后呼吸功能障碍。当患者有大量右侧胸腔积液时应在术前积极处理,抽取积液,因为如在术中采用右侧卧位,由于积液的压迫使上腔静脉回流受阻而影响脑的静脉回流使脑的静脉压升高(有时可达 20 ~30mmHg)而导致脑缺血和脑水肿。

(三) 中枢神经系统

大量临床调查表明,高龄(>70 岁)、高血压、糖尿病、脑卒中和一过性脑缺血病史、动脉粥样硬化是导致术后中枢神经系统并发症的危险因素。一项心血管健康研究(the cardiovascular health study)调查,在年龄超过 65 岁的心内科随诊社区人群(3360 例)进行磁共振检查,发现 31% 的人群有腔隙性脑梗死,其中 7% ~10% 的男性和 5% ~7% 的女性颈动脉狭窄>50%。颈动脉阻塞性疾病的最常见原因是动脉粥样硬化。大约有一半的颈动脉疾病是双侧病变。颈动脉粥样硬化斑块通常发生于颈动脉分叉处的侧面(剪切力最小的部位),通常延伸至颈内和颈外动脉。血栓性物质或者脱落碎片导致的栓塞可以引发卒中或者一过性的神经症状。颈动脉病变可以表现为无症状,或者在眼动脉栓塞时出现一过性黑蒙(短时间的单眼失明)。其他患者可能表现为感觉异常、下肢麻木、或语言障碍,这些都可以短时间内自愈。以上都是典型的短暂性局部缺血发作(TIA)的表现。颈动脉杂音本身并不表示有严重的颈动脉病变,严重的颈动脉病变也不一定有杂音。因此,我们听诊杂音只是作为进一步检查的依据。最常用的无创性检查是双重多普勒扫描,它结合了 B 型超声的解剖成像和血流速度的脉搏多普勒频谱分析的优点。存在高速的涡流可以预测颈动脉狭窄的程度。与血管造影相比,对于有经验的医师来说双重多普勒扫描的精确性可以达到 95%。血管造影可以显示粥样硬化斑块的大小和形态,同时还可以显示主动脉弓部或颅内的病变。对于在合并有颈动脉狭窄的患者是否需要先行颈内动脉内膜剥脱术,或同时行两种手术在不同的中心存在不同的处理,一般认为当一侧颈动脉狭窄大于 60% 且有脑缺血的临床表现时,应考虑先行颈内动脉内膜剥脱术非急诊手术,再行主动脉手术比同期进行两个手术安全性要高。如病变同时累及椎动脉或基底动脉环时极易发生术中脑缺血,患者耐受术中低血压的程度和时间明显缩短,这些患者术中脑保护极为重要。当主动脉病变累及头臂血管时也可导致脑供血不足。在主动脉夹层的患者,当剥离侵犯肋间血管时可导致脊髓供血减少，大范围的急性主动脉夹层（剥离到脊髓胸8～腰2以下时）可能导致术前患者截瘫，如果患者脊髓的侧支循环能很快代偿可表现为一过性截瘫，如不能及时代偿可能导致永久性的截瘫。由于剥离导致脊髓血供减少，术中如进一步破坏了脊髓血供将明显增加术后脊髓并发症的发生。术前必须密切观察神经系统的体征变化，任何神经系统功能恶化的征象都是立即外科干预的指征。

（四）内脏器官

许多进行动脉重建的患者常常伴有肾功能障碍或肾衰竭。原有肾功能障碍的患者术后发生肾衰竭和心脏并发症及死亡的危险性大大增加。术后的肾衰竭明显增加了死亡几率。对于需要长期透析治疗的患者，应在手术前一天或手术当天进行一次透析治疗。有些患者会因此导致低血容量状态，在全麻诱导时容易发生低血压。许多透析的患者还可注射重组促红细胞生成素，使血细胞比容升高到接近30%的正常水平。对于有症状性肠系膜动脉病变的大多数患者，其致病原因是三支大的内脏血管（腹腔动脉、肠系膜上动脉和肠系膜下动脉）起始部出现粥样硬化性狭窄。由于胃肠道有广泛的侧支循环，即使这些动脉有一支发生阻塞性病变，通常仍可以充分维持肠道的血供。但是，有腹部手术史的患者，侧支循环可能有破坏，此时单支的血管病变可能导致严重并发症。据一项报道主动脉术后的结肠梗死发生率为1%～2%，小肠梗死的发生率为0.15%，如果存在上述并发症，其死亡率将高达90%。急性的肠系膜动脉堵塞可以是栓塞或者是血栓形成，通常是由主动脉夹层或进行性的粥样硬化所导致。没有侧支循环的肠系膜上动脉突发性堵塞，可以在几小时内造成肠道梗死。对于有突发性急性中心性腹痛但腹部体征不明显的患者，要高度怀疑有无肠系膜动脉栓塞。如果在肠道发生坏疽前4～6小时内进行紧急手术治疗重建血运，可以在很大程度上降低死亡率和致病率。

（五）血液系统

当患者出现大范围的夹层并形成夹层血栓时，夹层内的血栓形成可消耗大量的血小板、凝血因子，同时如伴有肝功能不全使凝血因子的生成减少，患者可出现出血倾向和（或）贫血。如病情许可，术前应积极调整，给予升红细胞和血小板的药物，维护肝功能促进凝血因子的生成。如需急诊手术应积极准备红细胞、血小板和新鲜血浆。

二、术前准备

（一）麻醉前用药

1. 镇静　主动脉病变的患者多伴有其他心血管系统改变，术前紧张可能引起血压升高或心绞痛发作，甚至引起瘤体破裂。对于择期手术患者，根据患者总体状况，术前晚口服速可眠0.1g或其他镇静催眠药，术前1小时口服安定10mg或速可眠0.1g，术前半小时肌注吗啡。对于急诊手术的患者如伴有高血压也需充分镇静以降低瘤体破裂的发生率，一般于入室前或麻醉准备过程中给予吗啡10mg肌内注射，入室开放静脉后给予咪达唑仑3～5mg或丙泊酚50mg静脉注射。如果入室前患者已发生瘤体破裂伴有低血压和心动过速，应紧急建立可以快速输液的静脉通路，补充血容量，立即进入手术室，快速建立体外循环。此时给予任何镇痛、镇静药都可能导致急性低血压。

2. 镇痛　由于瘤体的快速扩大或夹层血肿的扩张，可牵拉位于主动脉外膜的感受器产生疼痛，疼痛刺激可进一步导致患者血压升高和心率增快。频发的疼痛往往预示瘤体的扩张加速，是急诊手术指征。术前有效的镇痛可降低瘤体破裂的发生率。常用的术前镇痛药为吗啡，一般给予10mg肌内注射即可以达到有效的镇痛目的，同时有一定的镇静效果。患者自控镇痛（PCA）也可用于这类患者。

3. 控制血压　在急性主动脉夹层，尤其是伴有频发疼痛的患者，严格控制血压可明显降低瘤体破裂的发生率。在急性主动脉夹层的患者，如无其他脏器缺血表现，一般主张将动脉收缩压控制在110mmHg以下。严格控制血压对预防瘤体破裂有双重作用。首先，降低血压可降低动脉壁的张力；其次，降低动脉压上升速率可减轻动脉壁的剪切应力（shear stress），这些都可有效地预防瘤体破裂。在急性主动脉夹层的患者，目前主张应用硝普钠和艾司洛尔联合降压。硝普钠可快速有效地使动脉压达到控制目标，但其加快动脉压上升速率，不能有效地降低动脉壁的剪切应力。艾司洛尔可降低心率和心肌收缩力，有效地降低动脉壁的剪切应力，因此联合应用有较好的预防瘤体破裂的效果。在对β_1受体阻滞剂有禁忌的患者应用钙通道阻滞剂也可达到预防效果。

（二）麻醉前准备

1. 急救用药　在诱导前应准备好艾司洛尔

(esmolol)10mg/ml 或美托洛尔(metoprolol)1mg/ml、硝普钠(5μg/ml)或硝酸甘油(50μg/ml)、去氧肾上腺素(50μg/ml)以备急用。

2. 静脉通路 建立一个快速的静脉通路十分重要。一般应建立一个大口径(12G)的外周静脉通路,同时用一8.5F 的鞘管放在颈内静脉内,侧口用于快速输液(最好与输液加热器连接),鞘管内根据需要放置两腔静脉导管或漂浮导管。

3. 气管插管 在行胸降主动脉手术的患者,术中应使用双腔气管插管以便于手术野的暴露。通常建议使用左侧双腔管,因为右侧双腔管易于阻塞右上支气管。而此时瘤体往往压迫左主支气管使其向胸骨侧移位,插管时难以准确到位,所以这类手术建议选择右侧双腔气管导管,在支气管镜的指导下插管可提高准确率。在手术结束时应将双腔气管导管换成单腔气管导管以利于术后进行呼吸道护理和减少呼吸阻力。

三、术中监测

(一) 常规监测

1. 循环监测 由于大血管手术操作可导致血流动力学巨大变化,因此密切的循环监测是确保手术安全的重要手段。

(1) 血流动力学监测:术中应常规监测中心静脉压和有创动脉压,涉及主动脉弓部以远端手术应建立上、下动脉通路,具体原则是:①在有两侧上肢动脉压差较大时选择压力高的一侧监测有创动脉压。②在胸降主动脉瘤手术时有时需在左锁骨下动脉近端阻断主动脉,所以上身动脉压监测应用右桡动脉(如需右锁骨下动脉插管例外,此时可用颞动脉行动脉压监测)。③下半身动脉压测定应选择股动脉插管对侧的股动脉或足背动脉。漂浮导管一般不作常规使用,左心功能障碍(EF 小于 30%)、充血性心力衰竭病史、严重的肾功能障碍(肌酐大于 2.0mg/dl)时可考虑使用,它对于血容量、心肌功能和脏器的灌注可提供很好的信息。经食管超声心动图(TEE)有助于实时监测左心功能。

(2) 心肌缺血的监测:围手术期心肌缺血的监测中心电图仍然是监测围手术期心肌缺血的重要手段。但由于患者体位和心脏相对位置的改变,侧卧位时Ⅱ导联心电图对心肌缺血的监测变得不敏感。血管外科手术的患者,心电图表现为 ST 段压低比 ST 段升高更为常见。行血管外科手术治疗的患者中有 20% ~50% 表现为 ST 段压低。对于有明显的冠状动脉疾病危险因素的患者,术中监测心肌缺血最敏感的导联是 V5(灵敏度为 75%)或 V4(灵敏度为 61%)。同时监测 V4 和 V5 导联其灵敏度为 90%,而监测Ⅱ和 V5 导联的灵敏度为 80%。自动的 ST 段监测可以提高心电图变化的发现率。ST 段监测可发现 40% 经食道超声心动图监测诊断的心肌缺血和 75% 经心电图诊断率的心肌缺血。肺毛细血管楔压(PCWP)监测心肌缺血的敏感性和特异性较低(40%);大多数 PCWP 的升高与心动过速和高血压有关,提示麻醉过浅。一组观察发现,在腹腔动脉以上部位阻断主动脉时,经 TEE 检查发现有 90% 的患者出现节段性室壁运动异常。但是在这些异常患者中,80% 以上的患者 PCWP 仍表现正常。因而不应把 PCWP 作为心肌缺血的常规监测。TEE 可作为术中心肌缺血的监测。在动物实验和冠脉球囊扩张成形术的模型中,当出现心肌缺血时,机械性的功能障碍先于缺血性的 ECG 变化。与这些观察结果相似,对进行大血管和冠脉手术的冠心病患者研究发现,对于监测术中心肌缺血来说,节段性室壁运动异常比心电图的 ST 段改变更加敏感。术中 TEE 的使用有助于实时监测心肌缺血、指导扩容、评价瓣膜功能、瘤体大小和范围等。左室短轴乳头肌水平是评价左室收缩和舒张功能的常用平面,在此平面可同时观察到冠状动脉三支主要血管分布区域的心肌活动,早期发现心肌缺血。

2. 呼吸监测 常规监测 SPO_2、$ETCO_2$ 和气道压。SPO_2 可及时发现术中低氧血症,尤其在单肺通气期间。$ETCO_2$ 可及时指导主动脉单纯阻断和开放期间通气量的调整。气道压的升高往往提示肺顺应性的改变或导管位置变化。

3. 温度监测 术中应同时监测外周和中心温度,指导降温和复温。升主动脉插管灌注时,鼻咽和食道温度在降温和复温时变化快于肛温和膀胱温度,其温差随降、复温速度的不同最高可达 5 ~7℃;股动脉插管灌注时其温差明显减小。另外,鼻咽温度不能准确地反映脑部温度,升主动脉灌注时如复温过快,鼻咽温度与颈静脉窦血温(较好的反映脑组织温度)之差可达 20℃。快速复温可使脑组织暴露在高温下,加重脑损伤。

(二) 特殊监测

1. 脊髓监测

(1) 脑脊液压力监测:许多中心常规在涉及胸

降主动脉的手术中监测脑脊液压力和行脑脊液引流。一般在$L_{3\sim4}$或$L_{4\sim5}$间隙穿刺并将导管置入蛛网膜下腔,有单向压力控制活瓣的导管可以在压力超过设定压力值时自然引流出脑脊液。一般是在术后第一或第二天等患者凝血病机制恢复正常后才决定撤除脑脊液引流。

(2) 体感诱发电位(SSEP)和运动诱发电位(MEP):有些中心在术中应用体感诱发电位(SSEP)和运动诱发电位(MEP)来监测脊髓缺血。这些监测技术有利于在术中确定对脊髓供血有重要作用的肋间动脉,从而将其吻合到人工血管。如果通过监测发现有脊髓缺血,术者应移动阻断钳的位置或通过提高动脉压来增加脊髓血管的侧支循环,增加脊髓血供。也可以通过脑脊液引流、局部低温或鞘内给与罂粟碱等措施来保护脊髓。这些方法将在后面介绍。SSEP 监测在临床存在三方面的问题:①感觉监测只对脊髓后柱缺血敏感,对前柱缺血不敏感,因此尽管术中患者 SSPE 正常有些患者还可出现瘫痪;②吸入麻醉药和低温可干扰 SSPE 信号;③外周神经缺血可延长信号的传导时间。为了避免这一干扰有人采用硬膜外脊髓刺激来代替外周神经刺激。MEP可成功地用于监测脊髓前柱缺血,采用大脑皮层运动区或颈段脊髓刺激,在腘神经处记录信号是目前常用的监测技术,2003 年美国 FDA 已批准在胸腹主动脉手术中常规监测 MEP。虽然此方法可较精确地监测脊髓缺血,但在技术方面要求较高,同时肌松药、低温和吸入麻醉药也可影响监测结果。

(3) 脊髓温度监测:在行胸降主动脉瘤手术时选择性进行脊髓温度监测。一般是在$L_{1\sim2}$间隙穿刺并置入带有温度探头的硬膜外腔导管,在监测硬膜外腔温度的同时还可用于进行硬膜外腔局部冷盐水降温。一般维持硬膜外腔温度在 34℃ 可起到良好的脊髓保护作用。

2. 脑监测

(1) 脑电图(EEG):头皮部位记录得到的 EEG 数据通过计算机处理而得以简化分析。EEG 反映的是大脑皮层神经元的自发电活动。由于低温和麻醉加深也可以引起与缺血相似的 EEG 变化,因而 EEG 不是一个特异性的脑缺血监测方法。但是,一般来说继发于麻醉或低温引起的 EEG 变化是双侧的,而大脑半球缺血所引起的 EEG 变化只影响单侧大脑的电活动。尽管 EEG 被认为是监测脑缺血的一个早期预警系统,但并不是所有的 EEG 改变都表示发生了不可逆的缺血性改变。EEG 检测不到局灶性的栓塞。在 DHCA 时,许多中心常规行脑电图监测以指导停循环的时机和脑代谢抑制药的应用。以常规脑电图的等电位线为指标判断停循环时机和决定脑代谢抑制药的用量。

(2) 体感诱发电位(SSEP):体感诱发电位监护是通过电刺激外周神经后监测皮层的电位变化。监测的电位需要计算机辅助计算分析并且费用相当昂贵。与只监测皮层功能的 EEG 相比较,SSEP 还可评价深部脑组织结构的功能。这些神经结构的任何损伤都在 SSEP 上有特征性的改变,通常是幅度降低和(或)潜伏期延长。如果发生严重的神经损伤,皮层诱发电位将会完全消失。尽管一些研究表明 SSEP 对于监测脑缺血的作用比较乐观,但另一些研究者认为,在手术中 SSEP 对于监测缺血性损伤既不敏感也不特异。事实上所有常用的麻醉药物都可导致与脑缺氧极为相似的 SSEP 变化。因此如果要使用诱发电位的幅度减少和潜伏期延长作为脑部灌注不足的指针,就要维持一个较浅的麻醉。也有可能发生假阴性结果。

(3) 经颅多普勒(TCD):TCD 是一项监测大脑中动脉血流速率的技术。术中血流速度相应降低 40% 时,就有 EEG 的明显变化。TCD 可以监测术中急性血栓和气栓性阻塞和微栓塞。TCD 流速测定与脑红外线光谱分析所测定的局部氧合血红蛋白饱和度(SrO_2)有较好的相关性。

(4) 经皮脑氧饱和度:经皮脑氧饱和度可实时监测脑的氧代谢,其值的动态变化反映其监测局部氧供状态。在选择性双侧脑灌注时,如两侧经皮脑氧饱和度值有明显差别,往往反映灌注导管位置不当,应立即调整。在选择性单侧脑灌注时,如对侧经皮脑氧饱和度值明显下降则提示患者基底动脉环发育不全,应及时行双侧脑灌注。但经皮脑氧饱和度监测也有其局限性,它不能反映微栓情况,它仅反映监测部位局部情况,且局部微循环状态也影响其结果。

(5) 颈静脉血氧饱和度($SjvO_2$)和颈静脉窦血氧分压($PjvO_2$):$SjvO_2$和 $PjvO_2$监测是将一光纤导管经颈静脉逆行放入颈静脉窦连续监测 $SjvO_2$,也可间断抽取血液测定 $PjvO_2$。$SjvO_2$也被认为是监测全脑血流和氧耗的一项指标。正常时 $SjvO_2$在 55% ~ 75% 之间,低于体循环混合血。$SjvO_2$用于监测脑缺氧有高特异性和低敏感性,即正常或甚至高的 $SjvO_2$并不能排除脑缺氧,但低的 $SjvO_2$可明确反映脑缺氧。不过由于大脑半球之间静脉血的混和,颈静脉血氧饱和度有时并不能反映局部脑组织的灌注。临床调查表明，在常温下颈静脉窦氧饱和度小于50%将增加术后神经系统功能异常的发生率，在低温和高温下其临床意义还有待评价。颈静脉窦血氧分压不受温度影响，可直接反映脑组织微循环，继而间接反映脑细胞内氧分压的指标，在低温下其临床监测意义越来越受重视。

第3节　麻醉方法

一、硬膜外阻滞

连续硬膜外阻滞适用于腹部及腹部以下大血管手术。手术部位在肾动脉以上，阻断腹主动脉时间应限制在30～45分钟以内较安全，如果超过此时限应考虑采用其他麻醉方法。硬膜外阻滞可降低外周血管阻力，减轻阻断主动脉对后负荷的影响，因阻断肾交感神经，减弱反射性血管收缩，增加下肢和移植血管血流量，术后还可进行镇痛治疗，预防由于疼痛导致的高血压。虽然可缓解阻断后的高血压但仍应作好降压准备，降压药从上肢输入，血压维持在接近阻断前水平。开放主动脉前首先停用降压药，加快输血输液，准备好多巴胺或去氧肾上腺素，开放后即时用抗酸药、甘露醇或速尿保护肾功能。如果手术范围较大，出血较多，硬膜外麻醉方法存在明显不足。

联合全麻-硬膜外的麻醉方法成功地应用于非体外循环下的胸腹主动脉主动脉重建手术。对于需要开胸手术的患者，通过胸部硬膜外注入麻醉性镇痛药和(或)局麻药获得良好的麻醉作用，对于提高肺活量可能会特别有效。胸部硬膜外麻醉也可以缓解主动脉阻断时的高血压、扩张冠状动脉和有助于预防应激反应导致的PCWP升高。硬脊膜外血肿是抗凝作用和硬膜外麻醉结合后的一种罕见并发症，重者发生截瘫，因此部分临床麻醉医生存有顾虑。但大量的临床回顾性研究并未发现患者截瘫的风险增加。硬膜外应用麻醉性镇痛药而不加局麻药可以保存感觉和运动功能，并可以早期评估神经功能的完整性。全麻联合硬膜外麻醉的缺点是增加主动脉开放后严重低血压的发生率。

二、全身麻醉

(一) 麻醉诱导

主动脉瘤手术的麻醉目前尚无单一的理想麻醉方法。麻醉医师可根据自己的经验采用不同的麻醉方案，但必须遵循下列原则：诱导要平稳，避免高血压和低血压，高血压可导致瘤体破裂，而低血压可导致心肌缺血；心率应维持在接近术前的基础水平，过快的心率会导致心肌缺血；维持稳定的血流动力学比选择麻醉药和麻醉方法更为重要。

对于伴有高血压的患者，硫喷妥钠和丙泊酚都可安全地用于诱导，而对于有心功能障碍者，依托咪酯是很好的选择。小剂量咪达唑仑(3～5mg)与大剂量芬太尼(10～20μg/kg)联合应用可用于高血压和心功能良好的患者。小剂量芬太尼(3～8μg/kg)单独与咪达唑仑联合应用不是一个好的选择，因为小剂量的咪达唑仑仅起睡眠作用，可导致气管插管时的高血压，而较大剂量的咪达唑仑与芬太尼合用有时会导致诱导时严重的低血压。在气管插管前给予低浓度的吸入麻醉药或给予气管内表面麻醉可缓解气管插管反应。

(二) 麻醉维持

麻醉维持以阿片类镇痛药、强效吸入麻醉药辅助静脉麻醉药为主。单纯应用阿片类药物维持麻醉不能有效地缓解外科手术刺激导致的应激反应。一般术中芬太尼的用量为20～30μg/kg，但近来有减少的趋势。现代吸入麻醉药具有镇静、镇痛和肌肉松弛作用，在细胞水平表现为多脏器保护效应。近来的大量研究表明目前常用的吸入麻醉药异氟醚、七氟醚及地氟醚均可通过直接作用、抗炎作用、抗凋亡作用、预处理和后处理作用对中枢神经系统、心、肺、肝、肾等重要器官的缺血-再灌注损伤有保护作用。常用的静脉麻醉药中，巴比妥类药物、依托咪酯和丙泊酚都能降低脑电活动，减少脑氧需求。丙泊酚还可通过抗炎、抗自由基、药物预处理和后处理作用减轻器官的缺血-再灌注损伤。现在可选用的肌松剂很多。选择药物的标准主要是依据血流动力学、患者的肾功能和术后是否需要手术室内拔管等因素。一般采用中效的肌松剂和小剂量的麻醉性镇痛药并辅以吸入麻醉药、丙泊酚、β肾上腺能阻断剂或α_2受体激动剂等以便在手术室内拔管。对于术后需要维持机械通气的肺功能受损患者和应用大剂量麻醉性镇痛药的患者可使用中长效肌松药。在有截瘫的患者禁用去极化肌松药。

（三）主动脉阻断和开放的病理生理改变和处理

随着外科手术技术的提高，一些主动脉手术可以在常温非体外循环下完成。如常温非体外循环下完成全主动脉弓置换、全胸主动脉置换、腹主动脉置换和全胸腹主动脉置换等。这就要求术中在不同的水平阻断主动脉。主动脉阻断所引起的病理生理改变是复杂的，它与许多因素有关，包括：阻断水平、心功能状态、阻断近端和远端的侧支循环、血容量、交感神经系统的活动及麻醉药物和技术。与腹主动脉手术相比胸腹主动脉瘤手术阻断的位置高，一般都在腹腔动脉以上阻断，因此引起的血流动力学波动大，对生理干扰也大，可引起不同程度的内脏缺血。

1. 主动脉阻断

（1）循环和代谢改变：阻断主动脉，尤其是在腹腔动脉以上阻断主动脉，会对许多器官系统带来影响。在膈肌以上水平阻断主动脉可导致急剧的血压升高，这是由于心脏后负荷急剧增高所致，然而心肌收缩力、前负荷和交感张力也起主要作用。高位阻断时由于动脉血管床的急剧减少使外周血管阻力急剧升高，同时由于肝、脾等内脏器官血供急剧减少和体内儿茶酚胺急剧升使肝、脾等内脏储血池收缩，血容量重新分布，由阻断远端转移到阻断近端。因为虽然在胸段和肾动脉以上阻断主动脉都可导致血压急剧升高，但只有在胸部阻断时才引起静脉压上升。静脉回流急剧增加导致动脉压、中心静脉压、肺毛细血管嵌压、左房压和左室舒张末急剧升高。一项动物实验表明（狗），阻断胸主动脉可使其平均动脉压和左室舒张末压分别升高 84% 和 188%，如在阻断动脉的同时阻断下腔静脉，上述指标无明显改变，而每搏量减少 74%；如在此时同时输血上述改变又恢复。这说明静脉回流的增加在此高血压的形成中起重要作用，这也是不同阻断部位产生显著不同血流动力学结果的原因之一。在有左室功能不全或冠脉储备低下的患者，后负荷的突然增加使左室射血分数急剧下降左室舒张末容积和室壁张力增加，心肌耗氧量明显增加；心内膜下心肌缺血加重，使心功能进一步恶化。如此时患者右心功能正常，增加的右心输出量和减少的左心输出量最终可导致急性肺水肿和急性左心衰竭。另外动脉压的急剧增高通过压力感受器反射性地抑制心脏也可促进心力衰竭的发展。TEE 检查发现腹腔动脉以上的主动脉阻断通常都会引发心肌功能障碍。在这些患者中，平均动脉压升高了 54%、PCWP 升高了 38%、射血分数下降了 38%。另外，92% 的被研究患者有节段性室壁运动异常和增厚等心肌缺血表现。在胸主动脉水平阻断可降低全身氧耗约 50%，这是由于阻断远端血流急剧减少；阻断近端血压的增高，动-静脉分流增加所致，表现为 SvO_2 的上升，组织氧摄取率的减少。阻断远端的动脉压、血流和氧耗可分别减少 70% ~90%、80% ~90% 和 55% ~65%，此时远端脏器的灌注血流直接依赖于阻断近端和远端间的侧支循环的丰富程度及近端压力。如术中应用硝普钠维持阻断近端的血压在阻断前水平将近一步降低阻断远端的动脉压（50%），这对阻断远端的脏器保护十分不利。一般来说在动脉慢性阻塞性病变（如慢性主动脉夹层）的患者，由于侧支的形成使得阻断远端血流对阻断近端动脉压力的依赖性减少。而在动脉非阻塞性病变（如真性动脉瘤）或急性主动脉夹层的患者，阻断远端血流将明显依赖阻断近端动脉压力。

（2）处理：在心功能受损和冠脉储备低下的患者胸主动脉阻断对循环系统有着极大的挑战，及时合理的处理包括减轻前、后负荷、冠脉扩张药、正性和负性肌力药对维护患者的心功能、保持血流动力学的稳定起决定作用。硝普钠是临床最常用的降低后负荷的药物。也有人在术中用异氟醚或米力农（在有心功能障碍时）来代替硝普钠降低后负荷。由于阻断远端脏器血流是压力依赖性的，降低心脏后负荷将进一步减少阻断远端脏器血流。因此在心功能和冠脉储备良好的患者，即使近端平均动脉压达 120mmHg 也是允许的。在有心功能障碍和患者不能耐受较高的动脉压或脊髓存在缺血易感因素时应考虑应用一些辅助措施（将在本章另行讨论）来改善阻断远端氧的供需平衡。随着阻断部位的升高（如在左颈总动脉与左锁骨下动脉间阻断主动脉时）阻断部位近端的血管床急剧减少，动脉扩张药的降压作用明显下降。此时降低心排血量才是最有效的控制血压的手段。我们往往通过降低前负荷和控制心率来调控心排血量。阻断后严格控制前负荷可有效地降低心排血量，减少心脏做功，改善心肌氧的供需平衡。虽然硝酸甘油和硝普钠可有效地扩张血管减轻心脏前、后负荷，但采用头高位更能快速有效地减少静脉回流，迅速、可逆性调节静脉压，是临床常用的调节前负荷的处理方法。在一些患者有时还需应用正性肌力或负性肌力药来调节心功能。主动脉阻断时导致的心肌缺血和局部室壁运动异常即便应用了硝酸甘油，室壁运动异常仍然持续存在，但一般在开放主动脉后即可迅速消除。因而，硝酸甘油不能预防所有的室壁运动异常。在阻断时由于氧耗和 CO_2 产量的减少，如维持正常通气量则可导致过度通气，应减少通气量，维持动脉血 CO_2 分压在正常范围。

2. 主动脉开放

（1）循环和代谢改变：主动脉开放引起的血流动力学改变取决于：阻断水平、阻断时间、辅助循环的应用和血管内血容量。低血压是开放后最主要的循环改变，在胸主动脉开放时可导致严重的低血压。阻断远端反应性充血和手术野血液的大量丢失导致的相对或绝对低血容量，以及外周阻力的突然下降是引起低血压的主要原因。从缺血组织中冲洗出来的乳酸、肾素-血管紧张素、氧自由基、前列腺素、中性粒细胞、激活的补体、细胞因子和心肌抑制因子等也是引起低血压和器官功能障碍重要原因。术中 C_{3a} 和 C_{5a} 增加可能导致平滑肌收缩和肺动脉高压。主动脉阻断远端微循环内的血流淤滞可能导致微栓的聚集，从而加重肺和其他部位的组织损伤。主动脉阻断期间的缺氧刺激会对肠道产生损伤并导致通透性增加引起术中的内毒素血症。胸腹主动脉手术后，中性粒细胞（PMNs）的激活与血浆的内毒素浓度有很好的相关性；PMN 的激活可能比主动脉阻断时间或输血需要量更能预测肾脏和呼吸功能的衰竭。术中由于内毒素、炎性介质等释放增加，与其几乎对应的抗炎细胞因子的释放也相应增加。高浓度的炎症介质可能与不良的预后有关。临床观察发现，术后死亡的患者术中血浆 TNF 和白细胞介素 6（IL-6）的峰值浓度明显较高。主动脉开放后由于机体需要偿还阻断期间的氧债，表现为全身氧耗增加、SvO_2 下降、组织氧摄取率升高和 CO_2 产量增高。

（2）处理：为了避免开放后的严重低血压，麻醉医师因与外科医师、灌注师保持密切联系，了解手术的每一过程，在主动脉开放前作好充分的准备；包括容量的补充、减少或停止扩血管药的应用、减少强效吸入麻醉药。在开放前快速补充 500ml 以上的液体可缓解开放后的低血压。开放前给予 $NaHCO_3$ 治疗并不能可靠地预防复灌后的低血压。而用 $NaHCO_3$ 治疗后却导致高碳酸血症，必须相应地增加通气量。开放后发生严重低血压时可给予适当剂量的缩血管药或用手指压迫主动脉以缓解血压的下降，必要时可重新阻断，待一切调整和准备妥当后再缓慢开放主动脉。有些研究者建议在主动脉阻断和开放前应用甘露醇，因为甘露醇作为一种带羟基的自由基清除剂，可能对组织损伤有保护作用。甘露醇可以减少主动脉开放后血栓素的生成，并可能减少主动脉手术后肺内中性粒细胞的沉积。在主动脉阻断后前列腺素合成增加，如肠系膜牵拉可能导致前列腺环素释放。肠系膜的牵拉反应可以导致严重的血管扩张和面部潮红，可以用 α 受体激动剂或者非甾体类抗炎药（NSAIDs）治疗。但非甾体类抗炎药有抑制血小板功能的副作用。临床发现，主动脉开放后即使应用了碳酸氢钠来中和酸中毒，维持 PH 值和 BE 值在正常范围，血乳酸浓度仍可进行性升高，且乳酸浓度与心功能和循环功能状态密切相关。高的乳酸浓度会增加正性肌力药和缩血管药的应用机会。由于大量的炎症介质和乳酸的升高有时会导致心功能和循环的抑制，此时单纯通过容量调整往往难以维持循环，需要应用或联合应用多种血管活性药来维持心功能和血管张力。大剂量的甲基强的松龙对于减轻炎性反应及其炎性介质释放、改善肺功能、减轻疼痛和疲劳、以及缩短动脉瘤切除术后的住院时间来说或许是有效的。甲基强的松龙还可以降低 C 反应蛋白浓度和抑制 T 细胞激活。

第4节　手术中重要脏器的保护

一、脊髓缺血和截瘫

缺血和截瘫是主动脉手术的严重并发症，其发生率在不同的中心有很大的差别。在急性 B 型夹层，脊髓缺血的发生率为 19%～38%。在胸腹主动脉瘤手术，截瘫的发生率可高达 10%。在涉及范围较广的主动脉夹层手术可达 20%。

1. 脊髓动脉的解剖　脊髓依赖两条脊髓后动脉和一条脊髓前动脉供血，脊髓前动脉供应 75% 的脊髓，是由左右椎动脉的颅外支汇合而成，沿脊髓前下行，沿途接受根动脉的血液供应。脊髓前柱的运动神经元和神经、上颈段脊髓主要依靠椎动脉供血，脊髓胸段中部由脊髓前动脉供应，通常只接受一根从左侧或右侧肋间动脉发出的传入血管。传入血管在脊髓后部的 T_2 到 T_8 之间也很少有侧支循环。供应胸腰部脊髓（从 T_8 到圆锥终末丝）的动脉起源于根动脉，叫作 Adamkiewicz 动脉（图 1）。有 60% 的人该动脉起源于左侧。75% 的人在 T_8 和 T_{12} 之间与脊髓前动脉汇合，而有 10% 的人在 L_1 和 L_2 之间汇合。其起源的变异可导致一些肾下的主动脉手术也发生截瘫（发生率为 0.25%）。尽管还有其他的根动脉供应这第三部分的脊髓，脊髓前动脉的血流很大程度上依赖于 Adamkiewicz 动脉。由于脊髓的血供很大程度上依赖于侧支循环，而且血流方向通常是双向的，因此在血压较低的时候，脊髓的血供可能发生"窃血"和"供应"到身体其他部位。如果主动脉阻断部位比较高，这种情况就可能发生。脊髓后动脉供应 25% 的脊髓，其接受大脑下动脉和后动脉、椎动脉、根动脉的血液供应脊髓后柱感觉纤维和神经元。

2. 脊髓保护　脊髓缺血是一种灾难性的并发症，研究者花了很大的精力设法来预防脊髓缺血。有许多方法被用于胸主动脉手术中的脊髓保护，包括在阻断期间维持阻断近端的高血压、局部或全身低温、镁、脑脊液引流、罂粟碱、以及其他各种保护脑和脊髓的药物。脊髓感觉或运动诱发电位对于预测患者有无脊髓缺血和衡量脊髓保护的有效性可能会有一定的价值，但是应用这项技术尚缺乏更多的经验。

（1）维持阻断近端血压：在所有保护措施中最为简单的方法是维持阻断近端的血压，如患者情况允许在应用单纯阻断方法时应尽可能地维持近端较高的压力（平均动脉压在 100 ~ 120mmHg 以上）。较高的近端血压可通过增加椎动脉血流，继而增加脊髓前动脉血流来改善阻断部位以下的脊髓血供。

（2）低温：低温是最为普遍应用也是最可靠的缺血性损伤的保护方法，温度每下降 10℃ 组织耗氧量下降 5%。将脊髓温度降至 34℃ 可使阻断时间增加一倍，由于组织代谢率的降低与温度的降低呈线性相关，所以中度低温和深低温可提供更好的脊髓保护。脊髓的中度或深度低温可通过全身体外循环和部分体外循环来达成。30 ~ 32℃ 的低温，结合左心转流和 CSF 引流可将阻断安全时间延长至 70 分钟。另外脊髓低温也可通过局部降温来实现，这可通过选择性肋间动脉灌注或硬膜外输入 40℃ 盐水来完成。另外使患者被动降温至 33 ~ 34℃ 对脊髓保护也是有利的。

（3）脑脊液引流：脑脊液引流是另一普遍使用的脊髓保护技术，尤其在瘤体范围超过第九胸椎平面时。脊髓的血供依赖于脊髓灌注压，在高位阻断时它等于远端平均动脉压减脑脊液压（或静脉压）。与脑的自身调节相似，在生理条件下当脊髓灌注压在 50 ~ 125mmHg 范围变动时脊髓通过自身调节维持血流不变。在低温或高碳酸血症时其自身调节消失，脊髓血流变为压力依赖性。在行主动脉阻断时 CSF 压可增加 10 ~ 20mmHg（达 25 ~ 35mmHg），由于脊髓处于一骨性椎管内，在椎管内除脊髓外还有脑脊液和血管系统，三者任何一方容积的变化都将影响其他方，如脑脊液压力增加必将压迫脊髓和血管系统，当脑脊液压力大于脊髓血管内压力时脊髓血管受压使其管经变窄，血管阻力将大大增加，此时即使脊髓的灌注压不变，脊髓血流也将急剧减少。此时行 CSF 引流降低 CSF 压不仅增加了脊髓灌注压更重要的是其缓解了脑脊液对血管的压迫，从而可明显改善脊髓血供。另外在术中结扎的一些上胸段根动脉动脉在正常情况下虽然不至导致脊髓缺血，但如伴有低血压或 CSF 压升高时可导致脊髓缺血。应此持续至术后的 CSF 引流可预防术后低血压和脑脊髓水肿导致的脊髓缺血。一般在术中控制脑脊液压力在 8 ~ 10mmHg，在术后早期将脑脊液压力控制在 10 ~ 12mmHg。当确定患者四肢可以活动后，将脑脊液压力控制在 12 ~ 15mmHg。

（4）远端灌注：远端灌注是最安全有效的脊髓保护方法。有些术者放置 Gott 分流管，这是一种肝素化的管道，用以解除心脏的压力负荷同时也给远端提供灌注。Gott 分流管的近端可以放在升主动脉（最常用的部位）、主动脉弓、降主动脉或者左室，而远端置于降主动脉（最常见）、股动脉或者腹主动脉。但是即便有 Gott 分流或者其他的分流方式，也还是会发生脏器缺血。即使使用了 Gott 分流管或者部分体外循环，如果内脏的血供来自阻断动脉的近端和远端之间时，也会存在内脏缺血的时间限制。放置分流管可能会导致动脉粥样硬化性栓塞，这反而会引起缺血损伤而不起预防作用。其他一些外科医师可能在开胸之前放置一个暂时的右侧腋动脉-股动脉体外分流管。在胸主动脉手术完成以后，撤除腋动脉-股动脉分流管。目前，阜外医院在行常温非体外循环下全胸腹主动脉置换时，采用四分叉人工血供，在位于左锁骨下远端的近端吻合口完成前，先通过一支分叉血管与一侧髂动脉吻合，近端吻合口完成后即可恢复阻断部位以下的供血。然后再由上至下分段阻断，吻合各部位血管。还有一些医师采用部分体外循环技术，从左房或升主动脉到髂动脉或股动脉转流可以提供远端的灌注和减轻心脏的压力负荷。还可通过变温器来降温而达到神经保护作用。在术中如主动脉病变涉及范围较大，应由上而下采用分段处理，在处理上段主动脉时，下段主动脉应采用远端灌注，以减少缺血时间和有充分的时间吻合重要的肋间动脉。因为吻合重要的肋间动脉（$T_9 \sim L_1$）可能有助于恢复脊髓前动脉的血供。在恢复灌注以后，就可以用变温器给患者复温。有些外科医师在术中采用快速的自体血回输的方式来改善脊髓的血供。这种手术方式是在动脉瘤的近端上一个阻断钳而让下半身的血液自然流入储血器内，每5～10分钟通过股动脉或股静脉快速输入储血器内的血液。采用这种方法由于在主动脉阻断期间肋间动脉和腰动脉得到充分的引流，降低脑脊液和中心静脉压力并增加了脊髓灌注压差，同时间断地灌注可部分偿还氧债和冲刷代谢产物。这种技术的脊髓损伤（8.5%）和肾功能障碍（5.6%需要透析）的发生率都比较低。主动脉远端灌注复合脑脊液引流可在主动脉阻断导致的远端动脉压下降和中心静脉压上升时保证脊髓的血供，使得神经损伤的发生率明显降低。几乎所有的成功病例表明，阻断时间越短（<30分钟）则神经损伤的发生率就越低。

（5）保护药物：有许多药物在实验研究和临床实践中被用于脊髓保护，巴比妥盐在动物实验和人体研究中都被证明有明显的脊髓保护作用。糖皮质激素在狗被证明有保护作用，而在人体仅与CSF引流结合应用时才有保护作用。钙通道阻断剂在一些研究中也被证明对脊髓缺血有保护作用。Dextrorphan（非竞争性N-甲基门冬氨酸拮抗剂）、镁离子（N-甲基门冬氨酸受体阻断剂）和纳洛酮对脊髓缺血也有保护作用。避免术中高血糖可能会缓解再灌注损伤。鞘内应用罂粟碱扩张脊髓血管同时结合CSF引流在人体也证明对脊髓有保护作用。虽然目前提出了多种外科手段和药物来减少胸主动脉阻断后的脊髓缺血和神经损伤，但普遍认为缩短阻断时间和维持循环动力学的稳定是成功治疗的基本要素。在解剖条件许可的情况下，血管内技术提供了一个新的治疗选择；已有报导截瘫的发生率较传统的开放外科手术要低。

二、脑部并发症和脑保护

主动脉手术的脑部并发症要明显高于其他心脏手术。在行主动脉弓置换和主动脉弓降部手术时，由于其特殊部位，在术中常需中断脑部血流导致脑缺血，如何预防和减轻术中的脑缺血一直是人们关注的问题。当瘤体侵犯主动脉弓部时，术后一过性脑损害的发生率为10%～30%，永久性脑损伤的发生率最高可达15%，目前临床常用的措施有：选择合理的麻醉用药；维持稳定的血流动力学；合理的呼吸管理；深低温停循环；选择性脑逆行灌注；选择性脑正行灌注以及在此基础上的药物保护；但都不尽理想。

1. 麻醉药的选择　事实上，所有常用的麻醉药都可以降低脑代谢率，从而降低脑的氧需要量。脑组织在麻醉状态下对于暂时性的缺血耐受能力得以增强。但是现在，降低脑代谢率可以达到脑保护作用的观点受到了质疑。尽管如此，目前对这种药物脑保护的方法没有被彻底驳倒，都没有更好的理由来否认其潜在的益处。大量的研究证明，吸入麻醉药七氟烷和异氟烷对于脑缺血有较好的保护作用。硫喷妥钠可以将脑氧代谢的需求量降到基础值的50%以下。这种脑氧需求降低达到最大的同时还伴有静息的脑电图（等电位）。但是再大剂量的巴比妥类药物既没有必要也没有什么好处。如果已经有了大范围的脑缺血，基本的细胞代谢已经受损，即使是大剂量的巴比妥类药物也不能改善神经系统的预后。因此，一些临床医师不但用硫喷妥钠作麻醉诱导，而且还用于持续给药和（或）在停循环前给予4～6mg/kg的单次剂量。由于巴比妥类药物有心肌抑制作用，有时可能需要应用正性肌力药物。依托咪酯和丙泊酚都能降低脑电活动，因此减少脑氧需求。依托咪酯具有较好地维持心血管系统的稳定性，对于心脏贮备功能受限的患者来说是有益的。丙泊酚可以使患者快速苏醒，有利于在手术结束时评价神经系统的功能。依托咪酯和丙泊酚在大血管手术中的脑保护作用尚未明确，对有短暂缺血的颅内动脉瘤夹闭术的患者进行小范围应用显示，应用依托咪酯、丙泊酚或巴比妥类药物可以延长缺血耐受时间和减少脑梗死。近年来，麻醉药的预处理和后处理作用在临床越来越受到重视。动物实验表明，所有强效吸入麻醉药和常用的静脉麻醉药对脑缺血损伤均有预处理和后处理保护作用，临床也取得一些结果。但目前还缺少大样本多中心的临床资料支持。

2. 维持稳定的血流动力学　围手术期血流动力学的波动可导致脑缺血和脑出血。在正常人体，当平均动脉压在70～150mmHg范围变化时，脑血管通过自身的扩张与收缩，使脑血流量（CBF）维持在稳定值，以保证脑氧代谢（$CMRO_2$）的需要。在非生理条件下，如低温、高碳酸血症、体外循环、脑血管病变、脑栓塞等脑血流的自身调节范围将受影响。早期研究表明在低温时采用 α 稳态可使脑的自动调节曲线左移，使其下限降至 20～25mmHg，但他们忽视了温度、动脉 CO_2分压和患者个体差异的影响。一项严格控制条件的动物实验表明，在 33℃时脑血流自动调节的低限在 60mmHg。围手术期低血压可导致脑缺血，患者在围手术期的不同阶段对低血压的耐受程度与患者是否存在脑缺血的高危因素和患者当时的脑代谢率及低血压持续时间有关。麻醉后体外循环开始前应尽量维持患者血压在术前的正常范围。在体外循环中成人应保持 MAP 在 50mmHg 以上。一项调查（248 例冠状动脉搭桥手术-CABG）表明，在 CABG 手术体外循环（CPB）中维持平均动脉压（MAP）在 80～100mmHg 的患者术后神经系统并发症比维持 MAP 在 50～60mmHg 者明显降低（1.6%、4%）。因此建议在 CPB 中如必须降低流量时应确保维持脑的灌注压，即使在高流量灌注时如有低血压也不能保正脑的灌注。在已有脑缺血的患者（如脑栓塞和弥漫性脑缺血）维持正常偏高的动脉压将有助于脑缺血的恢复。在老年合并长期高血压和脑动脉硬化的患者应避免血压的急剧升高，急剧波动的血压可诱发脑出血。

3. 呼吸和血气管理　正常人体动脉血氧分压（PaO_2）在 70～100mmHg，但在 CPB 中 PaO_2可有较大的变动（100～700mmHg）。早期研究（Henriksen. L）表明高的 PaO_2可引起脑血管痉挛。但最近的研究并不支持这一结果。Dexter. F 等认为在深低温时由于氧离解曲线的严重左移，脑组织主要利用溶解氧，因此高的 PaO_2有利于脑的氧供。我们的临床观察发现在 18～20℃时，PaO_2与颈静脉窦氧分压（$PjvO_2$）呈正相关。动脉血 CO_2分压（$PaCO_2$）的变化直接影响脑血流，过度通气可使脑血管痉挛导致脑缺血。$PaCO_2$在正常范围内每增加 1mmHg 脑血流增加 1～2ml/（100g・min）。我们在一组冠状动脉搭桥手术的患者发现，麻醉后当以 10ml/kg 的潮气量和 10 次/min 的呼吸频率机械通气时，有 60% 的患者 $PaCO_2$小于 30mmHg，其中 40% 的患者颈静脉窦血氧饱和度小于 50%，提示有脑缺血存在。CPB 中不同的血气管理方法对脑功能的影响一直是人们争论的课题。体外循环中血气管理方法概括有三种：pH 稳态法、α 稳态法、pH→α 稳态法。pH 稳态是指在低温状态下维持动脉血气实际温度下的 pH 值在正常范围，这需要在 CPB 环路中加入 CO_2，而 α 稳态是指在低温状态下维持动脉血气在 37℃下的 pH 值在正常范围。冬眠的哺乳动物在体温下降时采用 pH 稳态维持内环境，而冷血脊椎动物采用 α 稳态维持内环境。虽然理论上采用 pH 稳态导致的脑细胞酸中毒对脑细胞有害，而采用 α 稳态能更好的维护细胞功能，但采用不同稳态所带来的附加影响可能导致在临床的不同结果。一些临床调查表明在成人中度低温（大于 28℃）CPB，采用 α 稳态能更好的保护中枢神经系统功能，认为与 α 稳态可通过维持脑血流的自身调节，减少脑的过度灌注从而减少脑微栓塞所致。在小儿深低温（小于 24℃）CPB 中越来越多的证据表明，应用 α 稳态可加重脑损害，脑血管对 CO_2的反应即使在低温和深低温时也同样存在。在成人深低温时采用何种血气控制方法目前还无定论，但我们的研究发现，在 18～20℃时 $PjvO_2$与 $PaCO_2$呈正相关。深低温时采用 pH 稳态降温可增加脑血流，使脑组织均匀降温，减少区域脑组织的代谢和血流不匹配，而复温时可使脑内高能磷酸盐和 pH 值快速恢复，脑细胞中水含量减少。同时在深低温时采用 pH 稳态可部分克服低温导致的氧离解曲线严重左移，使细胞内细胞色素 aa3 增加。另外 pH 稳态导致的脑细胞轻度酸中度可抑制谷氨酸盐受体（NMDA）的活性，减少脑兴奋毒性。有人建议深低温 CPB 中最好的血气管理措施是在降温时应用 pH 稳态，而复温时用 α 稳态，从而克服各自的缺点。目前许多中心已采用这一方法，但临床效果还有待进一步评价。

4. 深低温停循环　脑组织温度的变化不仅影响神经细胞的电活动也影响脑的基础代谢，脑组织温度每下降 10℃脑的氧代谢率可降低 6%～7%，中心温度为 32.8℃时人脑意识消失、当中心温度达 25℃时脑干反射消失。脑组织温度在 20℃时可完全抑制神经元的电活动使脑电图达等电位线。大量的临床实践表明低温是预防脑缺血性损伤的最有效方法之一。一般认为，在中心温度为 25℃时停循环 14 分钟是安全的。一项调查表明，在中心温度为 15℃时，停循环 30 分钟、40 分钟、50 分钟和 60 分钟术后一过性认知功能障碍的发生率分别为 10%、15%、30% 和 60%。深低温也会给机体带来很多不良影响，如凝血机制的损害、降温和复温时间的延长导致的 CPB 时间延长、降温和复温的不均匀导致的组织血流和代谢不匹配以及在深低温时由于氧离解曲线的严重左移导致的组织利用氧障碍等。在降温过程中，因为人体不同组织的血管对温度的反应不同，当低温导致的血管收缩与低温引起的组织代谢率下降不一致时就可引起组织缺氧。对温度敏感的血管在降温开始时迅速收缩导致其供应的组织血流减少，而减少的组织血流又使该组织的温度下降缓慢。缓慢的降温(20～25分钟)、维持水箱水温与患者中心温度差小于10℃有利于缓解上述现象。过渡降温至中心温度低于15℃对脑组织可能产生非缺血性损伤。复温时情况也类似，当相邻的组织血流分布不均匀时，血流丰富的组织温度快速上升，通过热的传导使邻近组织温度也随之上升导致该组织的血流和代谢不匹配。缓慢的复温也有利于缓解上述现象。另外由于血管对温度的反应性不同还可导致组织间的窃血。在深低温时血红蛋白与氧的亲和力大大增加同时由于CO_2在血中的溶解度增加导致低CO_2分压，两者共同作用使血红蛋白氧离解曲线的严重左移，使其在组织中难以释放氧，表现为血乳酸进行性升高。由于深低温停循环的上述不利影响，目前在临床上的应用有逐步减少的趋势。

5. 选择性脑逆行灌注 选择性脑逆行灌注是在全身停循环时以200～300ml/min通过上腔静脉逆行灌注脑组织(维持灌注压在15～25mmHg)向脑部供氧，此方法开始于上世纪90年代。其脑保护作用的主要机制为：①逆行冲洗脑部动脉血管内的栓子；②维持低温下的脑代谢；③保持脑部的低温状态。但以后的大量动物和临床研究并未显示其独特的脑保护效果。研究发现其虽然可相对延长全身停循环时间，但如时间超过60分钟，永久性神经功能损害的发生率可达15%，一过性脑功能障碍的发生率可达25%，认为这可能与逆行血流不能均匀分布至脑组织和逆灌引起的脑水肿、细胞损伤有关。这一方法目前已很少在临床常规应用。

6. 选择性脑正行灌注 选择性脑正性灌注在国际上被广泛应用，它可在较高的温度下显著延长停循环时间(120～220分钟)，为复杂操作提供保障。临床上一般将鼻咽温度降至23～25℃从而减少了深低温的损害。当鼻咽温达23～25℃时全身停循环，切开瘤体从无名动脉和左颈总动脉放入带套囊的灌注管，同时阻断左锁骨下动脉以防止灌注的分流。通过灌注管以10ml/(min·kg)的流量向脑部供血，同时维持灌注压在40～60mmHg。从理论上说，在选择性脑正行灌注中不应导致脑缺血，但临床实践表明即使采用这一技术仍有高达10%的永久性脑损伤和最高可达28%的一过性脑神经障碍，认为这可能与低温时脑血管自身调节障碍导致动静脉分流和外科手术操作本身有关。临床观察发现，经无名动脉和左颈总动脉置管行双侧选择性脑灌注时，插管过程本身可导致脑空气和固体物质栓塞，尤其在夹层累及头臂血管的患者更易发生脑血管栓塞。处于以上顾虑，近年来右腋动脉置管选择性单侧脑正行灌注在临床逐渐推广，它可以避免无名动脉和左颈总动脉置管导致的血栓和斑块脱落，同时灌注过程中无名动脉和左颈总动脉的逆向血流可防止脱落的斑块进入脑部。目前临床普遍应用方法为；咽温度18～22℃，灌注流量为10ml/kg，灌注压力为30～60mmHg。但此方法也存在不足，尸检结果发现人群中有14%的个体基底动脉环局部血管直径小于0.5mm，且随年龄的增加其发生率提高。这提示在应用此方法时有部分患者对侧大脑可能得不到足够的灌注。目前一些中心对这一顾虑的解决方法是：①术前筛选：术前通过脑血管造影、磁共振成像等技术评价基底动脉环的状态，基底动脉环明显异常者禁用此方法。②低温：在选择性脑灌注前将中心温度降至18℃～20℃，且在选择性灌注过程中维持这一温度。③加强术中监测：在术中同步监测左、右颈动脉的压力可判断基底动脉环的异常。如在灌注过程中出现右侧压力在正常范围(30～60mmHg)而左侧压力明显下降(小于20mmHg)应考虑基底动脉环结构异常，此时根据中心温度和恢复脑循环所需时间来决定是否需要采用双侧脑灌注。脑氧饱和度监测对基底动脉环功能异常的判断也能提供一定的参考。在灌注过程中如左侧脑氧饱和度明显低于右侧则考虑基底动脉环异常，但其最低允许值目前还没有定论。

7. 其他药物 与脊髓的药物保护相似，糖皮质激素、钙通道阻断剂、氧自由基清除剂、Dextrorphan、镁离子等在临床对脑缺血都有一定的保护作用，由于已有大量的相关文献报道，在这里不再叙述。

三、呼吸功能障碍和肺保护

(一) 病因和诱因

主动脉手术围手术期呼吸功能障碍较为常见的并发症之一。如患者术前存在有呼吸功能障碍、慢性支气管炎、肺气肿、肺不张和感染等可增加围手术期呼吸功能障碍的发生率。术中导致肺损伤的原因有：①长时间体外循环导致的全身性炎症反应，如患者术前肺部已经处于炎性反应状态(如急性主动脉夹层的患者),体外循环的炎性反应可进一步加重肺的损伤。②深低温停循环除直接导致肺缺血性损害外,身体其他部位因缺血(尤其是内脏器官的缺血)而释放的炎性介质和毒性产物可对肺部产生进一步损伤。③术中左心功能障碍或左心引流不畅导致肺静脉於血和渗出、肺的炎性细胞浸润可加重肺间质水肿和炎性反应。④术中对肺的挤压和牵拉可导致肺的机械性损伤。⑤大量输入血制品导致的肺部炎症和微栓。

(二) 处理措施

1. 减少体外循环的炎性反应 大量研究表明,良好相容性的体外循环管道可减少补体激活和全身炎性反应。抑肽酶被证明可有效地降低体外循环的炎性反应改善肺功能,其临床应用虽然因其肾功能损伤和增加术后栓塞风险而倍受争议,但在欧洲一些国家还在选择性应用。乌司他丁是一丝氨酸蛋白酶抑制剂,动物和临床研究均表明它可抑制体外循环的炎性反应对肺损伤有保护作用。大剂量的糖皮质激素也被证明可抑制体外循环的炎性介质释放,且提前(体外循环前8h)给药效果优于术中给药。

2. 减少肺和其他脏器的缺血性损伤 温度是减少缺血性损伤的有效手段。有人发现与35℃时相比,在中心温度降至32℃以下时阻断肺动脉血流可改善术后肺功能。还有人在停循环过程中经肺动脉灌注低温肺保护液也取得好的效果。减少其他脏器的缺血时间,尤其是热缺血时间是减少肺部并发症的有效手段。

3. 术中积极的维护左心功能和左心引流 在常温高位主动脉阻断期间由于后负荷的突然增加可导致左心功能障碍进而增加左房压和肺毛细血管内压使肺间质水肿。有效的降低左室前、后负荷和正性肌力药的辅助可缓解这一变化。在左侧开胸需深低温停循环的主动脉手术中,降温后期和复温早期由于心脏处于颤动状态不能有效的排血,左心回血不能排出可导致肺静脉压的升高和肺水肿,此时必须要进行左心引流。

4. 避免和减少肺机械性损伤 在左侧开胸的主动脉手术,必须应用双腔气管导管并且要有良好的双肺隔离,这一方面可提供一个良好的手术视野,减少外科医生术中对肺不必要的压迫和牵拉,另一方面可阻止左侧肺部渗出的液体流入右肺导致右肺功能障碍。

5. 减少血制品的应用 积极的血液保护措施可有效的减少血制品的用量。血液去白细胞技术的应用可有效的减少输血性肺损伤。

四、肾脏缺血及保护

(一) 病因和诱因

肾动脉以下的主动脉重建手术的肾衰竭发生率约为3%,而在腹腔动脉以上阻断主动脉的肾衰竭发生率则要高出五倍以上。研究表明,肾动脉以下的主动脉阻断使肾血流量下降38%,使肾血管阻力增加75%,并且使肾皮质的血流发生再分布。在开放主动脉后,这种变化仍然持续至少1小时。肾动脉以上阻断主动脉时,使肾血流下降>80%。输注多巴胺或者甘露醇不能改善这种血流量的显著下降。肾交感神经阻滞和血管紧张素转换酶抑制剂不能预防这一改变,血浆内皮素、肌红蛋白和前列腺素可能与上述改变有关。这种术后肾衰竭几乎都表现为肾小管坏死。在一组行胸腹主动脉瘤切除术的患者中,有13%的患者需要透析;这一并发症在术前有肾功能障碍或大范围主动脉替换的患者更加常见。术中尿量并不能预测术后的肾功能。在137例主动脉重建术的患者中(38例在腹腔动脉以上),我们发现术中平均尿量或者每小时最低尿量与从术前至术后的肌酐浓度或血尿素氮水平并没有相关关系。因此,尿量被认为是作为灌注良好与否的一个指标,并在术中常规监测,对于容量正常的患者并不能预测术后的肾功能状态。手术后的肾衰竭与术前的肾功能障碍、阻断期间的缺血、术中的血栓和气栓、低血容量和低血压有关,但首要的危险因素是术前肾功能障碍。

(二) 肾脏保护

常温下肾脏对缺血的敏感性略次于脊髓,常温下阻断肾血流45~60分钟在正常的肾脏是安全的,低温可明显延长肾脏缺血耐受时间。在术前即有肾功能障碍或预计阻断时间较长的患者,选择性深低温和直接将甘露醇经动脉输入肾脏可对于预防肾衰竭的作用仍然不明确。甘露醇(12.5~25.0g/70kg)经常在阻断前给予,它可改善缺血肾脏的肾皮质血流和肾小球滤过率,减轻内皮细胞水肿和起到渗透性利尿作用,其自由基清除作用也可保护肾脏的缺血性损伤,另外其还可减少肾素分泌和增加肾脏前列腺素的合成。有时也可给与髓袢利尿剂,在动物实验其作用不如甘露醇,人体研究中预防性使用髓袢利尿剂未发现有肾保护作用。多巴胺3μg/(kg·min)可扩张肾血管增加肾血流同时将其他利尿药带至作用部位增加尿量。非诺多泮是选择性内脏多巴胺受体激动剂，可选择性扩张内脏血管而无心脏兴奋作用，目前被越来越多的用于改善肾缺血。有人认为在主动脉开放后，如果尿量小于0.125ml/(kg·h)，在排除尿液引流的机械性问题和确保血流动力学稳定的前提下继续监测尿量，通常不需处理，一般在2h内尿量可以恢复至可接受的水平。如果不能逐渐恢复，可以静脉给予2～5mg的速尿或者0.25g/kg的甘露醇促进排尿。也可以使用3.5μg/(kg·min)的多巴胺或非诺多泮。在胸腹主动脉手术中预防肾功能障碍的最佳处理是：①缩短缺血时间；②维持稳定的血流动力学和足够的血容量；③浅低温；④应用甘露醇；⑤在肾衰竭高危患者选择性应用非诺多泮或小剂量多巴胺。

第5节 大血管外科和体外循环技术

一、升主动脉瘤人工血管置换术

升主动脉置换术常见于马方综合征和主动脉瓣二瓣化畸形的患者，也可见于远端主动脉夹层逆行剥离者，是目前我国最常见的主动脉手术。

(一) 外科技术

通常采用胸骨正中切口，根据主动脉瘤病变的不同、是否累及瓣膜及瓣环，行单纯升主动脉置换、升主动脉置换加主动脉瓣置换和冠状动脉移植(Bentall手术)、升主动脉置换加主动脉瓣成形等不同术式。升主动脉夹层的患者，切开主动脉根部，明确内膜撕裂的部位，切除包含内膜撕裂的主动脉，缝合真腔与假腔的边缘部分，用一段人工血管替代切除的主动脉。有些急性夹层，冠状动脉常常受累，通常是由于扩大的假腔压迫冠状动脉管腔引起的，需行冠状动脉搭桥术。

(二) 体外循环

升主动脉瘤手术一般均在常规体外循环下完成，术中鼻温降至28℃～32℃。

1. 动脉插管　如果主动脉瘤止于升主动脉近、中段，动脉插管可以在升主动脉上部或近弓部；如果升主动脉全程受累，必须行股动脉插管。有时右侧腋动脉插管也是很好的选择，它可以在术中意外需要停循环时行选择性右侧脑灌注。

2. 静脉插管　引流管常规置于右房，但如果动脉瘤巨大，常需要通过股静脉放入一通向右房的腔静脉插管。

二、主动脉弓部血管置换术

临床单纯的主动脉弓部病变比较少，往往是由于升主动脉或胸降主动脉病变侵犯到主动脉弓部，因此弓部血管置换往往与升主动脉或胸降主动脉置换同时进行，与单纯升主动脉或胸降主动脉置换有所不同的是，弓部手术需要阻断头臂血管，因此预防脑缺血和脑保护在这类手术中至关重要。

(一) 外科技术

在单纯主动脉弓部替换或同时行升主动脉替换的患者，通常采用胸骨正中切口，根据病变情况的不同，行全弓或半弓移植术。在有些Ⅰ型主动脉夹层的患者往往需要2期手术行胸腹主动脉置换，这类患者在行弓部置换时采用“象鼻子”手术方法(即在行全弓置换的同时通过主动脉弓的远端吻合口向主动脉远端放入一长10cm且远端游离的人工血管)将有助于2期手术的操作。由于手术术式的不同，术中头臂血管需要完全阻断的时间也有不同。半弓置换往往仅需要吻合无名动脉，如主动脉弓的顶部结构完整往往仅需要斜行切除弓的底部，将切开后的断面与人工血管吻合。全弓移植时，为缩短头臂血管的阻断时间，条件允许时往往将头臂血管开口周围的主动脉壁修剪成一整块血管片吻合到人工血管。如病变侵犯到头臂血管就需要同时行头臂血管置换，一般用带有四个分差叉的人工血管，将头臂血管分别与三个分叉进行吻合。

(二) 体外循环

早期经典的方法是采用深低温停循环，但由于其对机体的许多不利影响目前逐渐被一些改良方法所替代，如选择性脑正行灌注、选择性脑逆行灌注等技术。以前多数病例经股动脉插管，但在Ⅰ型主动脉夹层的患者有时逆行的血流会使剥离的血管片形成活瓣而阻断逆行血流，此时一旦心脏停止射血活瓣近端的血管将无血液供应导致缺血，因此术前应仔细研究动脉瘤的影像学资料防止这种现象发生。目前多数病例应用右侧腋动脉插管，这种方法即可防止上述逆行灌注的风险还可在术中进行选择性脑灌注。当病变未侵犯升主动脉时可在升主动脉插管。静脉插管与升主动脉置换术相同。行深低温停循环时，通常应用体外循环将鼻温降至12～16℃，同时头部用冰帽，然后全身停循环进行头臂血管的吻合，其安全极限时间为30～45分钟。目前有些中心应用选择性脑正行或逆行灌注来延长深低温停循环（DHCA）的极限时间，一般应用选择性脑逆行灌注可使DHCA时间延长至60分钟，而应用选择性脑正行灌注可使DHCA时间延长至90分钟，如此时在结合脊髓和内脏器官选择性灌注可使停循环时间延长至200分钟。

三、胸降主动脉血管置换术

（一）外科技术

通常采用左侧第四、五肋间胸部切口，必要时切除两根肋骨。患者置于右侧卧位，髋部略向左翻，便于探及股动脉，摆体位时注意保护受压部位。术中采用右侧单肺通气，使左肺充分塌陷有利于术野的暴露和肺的保护。术中切除病变得血管用人工血管替换或在有些患者行血管成形手术，如病变累及主动脉弓部时还需行远端弓部分置换，如病变累及胸8以下的肋间动脉时还需行肋间动脉吻合，术中结扎其余瘤体内的肋间动脉。

（二）体外循环

许多胸降主动脉血管置换是在单纯阻断缝合技术下完成的；即在非体外循环下采用单纯阻断缝合，此技术适用于：①心功能良好、不合并主动脉关闭不全和冠心病；②瘤体近端不超过左颈总动脉开口，且易于分离和阻断；③肝、肾功能良好；由于术中主动脉开放后出血较多，应行股静脉插管把术中出血在主动脉开放时快速输入，缓解开放时的低血压。此方法的优点是简单方便，不需要体外循环，缺点是阻断时间有限制且在主动脉阻断和开放时可导致血流动力学的急剧波动，对术前有心脏病变的患者可诱发心功能衰竭。如患者合并心功能障碍或伴有主动脉关闭不全、冠心病和肝、肾功能不良则应在常温部分体外循环辅助下完成手术，一般采用股动、静脉插管（通过股静脉插入右心房），通过调节动脉流量和静脉引流维持主动脉阻断近端和远端的血压。如瘤体近端难于分离和阻断则应行深低温停循环技术，一般将鼻温降至18℃，停循环20～30分钟较为安全。

第6节　减少手术出血措施和血液再利用

一、血液保护

凝血异常是胸腹主动脉手术的常见并发症之一，其导致患者术后并发症、死亡率和住院费用增加。因此术中的血液保护措施相当重要。这些措施包括术中自体血液稀释、给予抗纤溶药、血液回收和注重外科止血。在体外循环前采集一个或几个单位全血，同时进行术中血液稀释适用于那些原来血细胞比容正常的患者。这些自体血液在体外循环后重新回输可补充部分红细胞、血小板和凝血因子。在整个手术过程中还可通过血球回收机来回收手术野和体外循环管道的红细胞并重新回输。药理学方法包括使用抗纤溶药ε-氨基己酸、氨甲环酸、抑肽酶等。抑肽酶是一种具有血小板保护作用的抗纤维蛋白溶酶和丝氨酸蛋白酶抑制剂，它抑制胰蛋白酶、舒血管素和补体激活，因此也是一种抗炎药。抑肽酶的缺点包括肾功能损害、增加术后栓塞发生率、再次使用时有过敏反应的危险和费用较高。然而，直接增加的药物费用可以被减少输血、缩短手术时间和再次开胸止血等因素所抵消。由于上述不良作用，在美国该药受到FDA的警示，在欧洲一些国家仍然在临床选择性应用。ε-氨基己酸和氨甲环酸是另外一类抗纤溶药，也显示有减少心脏外科患者失血的作用。这些药物需在体外循环前和期间使用以获得最佳效果，例如减轻体外循环开始所致的全身炎症反应。

二、凝血异常的处理

当大量输血超过一个血容量时由于血小板的减少可发生稀释性凝血障碍，当输血量在1～2个血容量时，由于凝血因子的稀释也可导致出血。其他导致凝血异常的因素有：残余肝素、肝脏缺血、低温。在术中以1∶1的比例给予红细胞悬液和新鲜冰血浆补充出血量可防止凝血因子的过度减少，维持凝血功能。术中应经常测定凝血酶原时间、促凝血酶原时间、纤维蛋白原和血小板计数，血栓弹力图可很好的监测血小板功能、凝血因子和纤溶系统，指导临床进行针对性治疗。补充纤维蛋白原有利于改善凝血。当经一般处理凝血功能仍不能恢复时可考虑给予去氨加压素（desmopressin）以增加血小板的功能和提高循环中的Ⅷ因子和 von Willebrand 因子或给予Ⅶ因子可明显改善凝血功能。停机后充分的保温保持正常体温有利于凝血功能的恢复。

第7节 术后并发症早期发现和治疗

一、术后出血

低温麻醉后约有10% ~20%病例出血较多，需输入液体及血液，其中3% ~5%出血严重者需再次手术。大血管手术后出血除外科原因外，还因为血管本身病变及组织结构异常。人工血管吻合处易发生渗漏，如果人工血管本身质量不好更易发生出血，最为严重的是吻合口脱开大出血，往往致命。术后对出血的观察和早期发现最为重要，以下几点可供决定再手术时参考：①引流液量：术后1小时>10ml/kg或任何1小时>500ml；②X线纵隔影增宽；③有心包填塞或循环休克症状；

二、呼吸系统并发症和处理

主动脉置换术后呼吸功能障碍是术后较为常见的并发症之一。在术前无明显呼吸功能异常的患者，术后呼吸系统的恢复一般是顺利的，非体外循环下的单纯胸主动脉替换术与普通胸科手术一样，可在术后即刻或1小时内拔除气管插管。单纯的主动脉根部或升主动脉替换也可在术后1 ~4小时内拔除气管插管。如患者术前存在有呼吸功能障碍、慢性支气管炎和肺气肿、肺不张和感染等导致术后肺部并发症的主要危险因素，术后呼吸系统的恢复过程将会受到影响。在采用循环辅助或深低温停循环下行胸降主动脉置换时，由于术前瘤体本身对肺的压迫和术中肝素化下外科操作对肺的挤压及术中的肺部炎性细胞浸润，在有些患者可导致左侧肺出血和渗出。这些改变一般在肝素拮抗和左肺恢复通气后逐渐减轻，肺部出血停止。但还有少数患者肺出血可持续至术后，此时应保留双腔气管插管直到肺出血停止，以防止来自左侧肺的血液进入右侧而影响右侧肺功能。此类患者术后应及时行气管、支气管内吸引以防止血块和痰痂阻塞，有时需借助纤维支气管镜来诊断和排除气道阻塞。由于体外循环和心功能障碍导致的术后肺间质水肿也是引起术后呼吸功能障碍的主要原因之一。改善心功能、维持体液平衡和提高血浆胶体渗透压有利于改善肺间质水肿。根据不同的肺部病理改变采用合理的呼吸机治疗模式将有利于改善患者的通气血流比异常。如患者需要一周以上的呼吸机支持时需考虑行气管切开术，这样能更好地进行呼吸道护理。术后积极的体疗和利用体位排痰有利于防止术后肺不张和肺部感染，尤其是在有些患者由于瘤体或手术侵犯喉返神经导致声带麻痹而不能有效地咳痰时。充分的术后镇痛有助于患者咳嗽和排痰，可加快术后呼吸功能的恢复。

三、循环系统并发症和处理

在西方国家，循环系统并发症是导致胸主动脉置换手术术后死亡的首要因素。心肌缺血和循环衰竭是其主要表现。手术后的肾上腺素能反应可导致心动过速、冠脉收缩和血小板聚集。术后高血压、低血压、贫血、低氧血症、低温、寒战、吸痰以及镇痛不足可增加术后心肌缺血的发生。一项调查表明围手术期的心肌缺血发生率的高峰不是在术前和术中，而是在术后患者开始清醒、吸痰和拔除气管导管时。因此术后应积极预防心肌缺血的发生，在术后氧供依赖性心肌缺血比氧耗依赖性心肌缺血更为常见，在防止高血压和心动过速的同时更应积极预防低血压、贫血和低氧血症，在有心肌缺血高危因素的患者，术后患者血红蛋白浓度应维持在100g/dl以上。术后积极保温防止寒战，有些患者术后鼻温可降至34℃，因此除术中积极复温外术后保温尤其重要，一般用保温床垫和热风毯保温。如患者有寒战可用肌松药来去除寒战。在有心肌缺血高危因素的患者，吸痰时最好在充分镇静和镇痛的状态下进行，丙泊酚和小剂量芬太尼的应用可作为选择。术后早期尤其是患者开始苏醒和吸痰时应严密观察，早期发现与心肌缺血有关的指征，如心电图的改变心律失常和相伴的循环动力学改变等。一旦发现有心肌缺血因立即消除诱因和积极行抗心肌缺血治疗。

由于心肌本身的病变(如已有的心肌梗死、心脏扩大和心肌劳损等)、术中心肌保护不良和内环境紊乱导致的循环抑制等,可导致术后患者的循环衰竭。在行深低温停循环手术时,由于停循环和降温、复温不均匀导致的组织缺氧,使得循环恢复正常后有大量的酸性代谢产物和炎症介质回到体循环内导致心肌和血管的抑制,这一作用依心肌和血管的抑制程度及临床处理的不同可持续数小时至数日,表现为心肌收缩力的减弱、外周血管扩张、动静脉短路开放、外周阻力降低。此时患者常有持续的乳酸酸中毒(有时血乳酸浓度可高达 15~20mmol/L)和低血压。积极的强心补充相对不足的血容量和维持正常的血管张力有助于患者的快速恢复。在使用的正性肌力药中除常用的儿茶酚胺类药以外,积极的纠正由于大量输入血和血浆导致的血浆钙离子下降,不仅可增加心肌收缩力还可调节外周血管张力。在有外周循环衰竭的患者常有血容量的相对不足,这是由于容量血管的扩张和体液向组织间及第三间隙转移所致,此时仅仅依靠量出为入进行补液往往难以满足要求。在有些持续性低外周阻力的患者还需使用缩血管药以维持血管张力。在有严重循环衰竭的患者,经一般药物处理无改善时也有应用主动脉内球囊反搏和心脏辅助的报道,但其在胸降主动脉手术术后应用的适应症临床价值还有待于进一步评价。

四、中枢神经系统并发症和处理

胸主动脉瘤术后的中枢神经系统并发症一直是人们关注的焦点。一般在单纯主动脉根部和升主动脉置换的患者,术后神经系统并发症的发生率与其他体外循环心脏手术相似,而涉及主动脉弓部和胸降主动脉置换的手术,其术后神经系统并发症的发生率要高的多。降低术后神经系统并发症的关键在于预防,前面已讨论了许多术中预防脑和脊髓缺血的方法。术后处理的关键在于消除一切可能引起或加重神经系统缺血和损伤的因素,早期发现和诊断中枢神经系统损伤并给予积极的治疗。在有神经系统并发症危险因素的患者应避免应用大剂量的阿片类药、长效肌松药和长效静脉麻醉药,使患者在术后能早期排除药物干扰而进行神经系统功能评估。一般在应用小剂量芬太尼(小于 10~15μg/kg)、短效肌松药、短效静脉麻醉药或吸入麻醉维持麻醉时,如果术后 4~6 小时患者无清醒或患者有无意识的躁动提示有脑损伤的存在。有时即使患者有一定的意识活动,如能按指令完成简单的点头或摇头动作但有躁动不能与医务人员配合也应警惕脑损伤的存在,此时应积极观察神志改变。在术后 6 小时内如无严重的脑缺血,在吸痰等刺激下患者应有肢体的活动,如有节段性肢体无活动应考虑有脊髓缺血的存在。在怀疑有脑和脊髓损伤的患者应请神经科医生会诊,在必要时如条件许可应进行 CT 检查以明确损伤部位和损伤性质。维持术后血流动力学的稳定是预防和治疗术后神经系统并发症的基础。在有脑水肿颅内高压的患者,过高的血压有时会诱发脑疝的发生,即使无脑水肿有时也可诱发脑出血。低血压的危害更大,由于脑或脊髓水肿使其血管阻力增加需要较高的灌注压才能维持正常组织灌注,另外在胸降主动脉置换时由于部分肋间动脉的结扎和阻塞使脊髓血供的储备减少,需要较高的灌注压才能维持脊髓灌注。一项调查表明,胸降主动脉手术术后低血压可明显增加截瘫的发生率。因此一般推荐在无外科出血因素影响下,应将动脉压维持在术前正常高限。积极的甘露醇脱水治疗和脑脊液引流不仅可缓解脑和脊髓水肿,还可以增加患者对低血压的耐受。另外术后的过度通气、低氧血症和高热都将打破中枢神经系统氧的供需平衡,导致或加重中枢神经系统损伤。有中枢神经系统损伤的患者常伴有中枢性高热,如不处理有时体温可超过 40℃。当体温超过 38.5℃时应考虑药物或物理降温。在有明确中枢神经系统损伤的患者,损伤康复的系统治疗是必须的,目前已有许多专著介绍,这里不再叙述。

五、内脏器官并发症和处理

胸降主动脉手术术后急性肾衰竭也是常见的并发症之一。术后如出现急性肾衰竭时,其相关的致病率很高并且有超过 30% 的病死率。除术前存在的危险因素和术中的缺血外,术后持续的心功能障碍、低血容量和低血压是导致或加重术后急性肾衰竭的主要原因。积极的处理心功能障碍、补充血容量和预防低血压在预防和治疗急性肾衰竭时比任何药物治疗更为有效。目前处理急性肾功能障碍的常用药物已在前面叙述。如通过上述处理仍不能缓解症状应考虑行透析治疗。胸降主动脉手术后急性肝功能衰竭和急性肠坏死也时有发生。一旦发生死亡率极高。对于急性肝功能衰竭，目前还没有特异性治疗，只能采用一般的保护肝脏措施，这里不再叙述。对于急性的肠道缺血，如早期发现且有可能通过外科的方法来解决，一般预后较好。反之死亡将不可避免。

第8节　颈动脉内膜剥脱术的麻醉

动脉内膜剥脱术（CEA）作为缺血性脑卒中二级预防措施已有50余年的历史。20世纪80年代，欧美国家多中心对CEA进行系统研究结果显示，CEA对于重度颈动脉狭窄和症状性中度颈动脉狭窄的治疗效果明显优于药物治疗，奠定了CEA在治疗颈动脉狭窄中的地位。

一、术前访视与评估

（一）全面了解患者情况

动脉粥样硬化多为全身性进行性病变，因此对于颈动脉动脉粥样硬化患者，强调了解患者其他脏器功能异常情况。CEA术前，结合术前检查结果，对患者做到全面了解，制定术中针对性处理方案。

（二）术前服用药物

对于术前有服用心血管药物的患者，药物服用至手术当天。对于长期服用阿司匹林的患者，术前不要停药。术前突然停用阿司匹林与围手术期脑缺血事件有关。长期服用ACEI的患者，有发生术中顽固性低血压的可能。对于长期服用β阻滞剂的患者，除术前不停药，术中还要适当应用。

（三）神经功能障碍风险评估

CEA术前发生同侧和对侧的再次脑缺血性或出血性病变是风险评估的最重要方面。有研究显示，无症状性颈动脉狭窄、TIA、轻度脑卒中、重度脑卒中和渐进性脑卒中患者CEA围手术期再次脑卒中和死亡的风险分别为5.3%、6.4%、7.7%、9.8%和21%。在术前血压控制不佳的患者中，术后发生神经功能障碍发生率更高。左侧CEA、手术对侧颈动脉存在狭窄、狭窄侧脑组织有缺血性改变的患者，发生围手术期卒中的风险增加。

（四）心脏事件风险评估

CEA患者并发冠状动脉缺血性是导致围手术期心脏事件风险增加的重要原因，冠心病也是导致CEA患者围手术期死亡的首要原因。有研究显示，对无冠心病症状的CEA患者术前进行冠脉造影，发现冠脉异常的比例为28%。术前心电图（ECG）检查异常、心绞痛、心肌梗死、充血性心力衰竭和心律失常的患者，围手术期发生心脏事件的可能性更大。急诊CEA患者术前应更加注意冠脉供血异常征象。所有患者术前常规进行ECG检查和超声心动图检查，对可疑冠心病患者，进行冠脉CT检查，发现异常的患者进行冠脉造影进一步明确冠脉病变程度。严重冠脉病变患者应考虑CEA和CABG同期手术。

（五）其他

多数CEA患者是老年人，与高龄相关的围手术期风险增加。术前糖尿病的患者术中发生神经功能并发症的可能性增加。术前服用抗凝药的患者，术中出血的风险增加。

二、麻 醉 方 法

CEA麻醉管理的重点是消除手术疼痛和其他导致应激反应增加的因素，及时发现神经功能异常，控制血压和心率，保护心脑功能，术后较快清醒以判断是否发生神经功能异常。近来的回顾性研究显示，对于CEA患者，选择局部、区域阻滞麻醉与全身麻醉对预后的影响并无显著差异。

（一）常用麻醉方法

1. 颈丛神经阻滞和局部麻醉　颈丛阻滞和局部麻醉应用于CEA手术已经有超过40年的历史，至今应用不少中心依然使用。应用常规颈丛麻醉方法达到手术区域完善的无痛，通过对颈丛深支和浅支的阻滞，达到C_{2-4}范围无痛，完全可以满足CEA手术的需要。另外还可通过颈动脉周围组织浸润完善麻醉效果。其优点包括：①可反复进行神经功能评估及时发现术中发生的神经功能障碍；②减少了复杂的神经功能监测设备；③术中可以根据神经功能变化及时调整血压水平和术中处理；④术后恢复快，可以减少医疗费用；⑤减少了由于全麻过程带来的血流动力学波动。同时，局部麻醉下术中应用分流管的机会减少，从而可减少由于使用分流管对术中卒中发生率增加。术中要求医师和患者进行交流，手术操作轻柔。血压控制在术前一般水平。局部麻醉和区域阻滞的禁忌证包括：①患者要求全麻；②颈动脉分叉部位较高预计手术难度较大者；③语言交流障碍的患者。另外，有报道颈动脉窦周围的局麻药浸润与术后低血压的发生有关。在区域阻滞和局部麻醉下辅助使用镇静催眠药物，有利于消除患者的术中应激水平和血压波动。

2. 全身麻醉　目前较多中心在CEA术中应用全身麻醉，全身麻醉尤其适用于术前严重心血管疾病和再次CEA手术患者。选择全身麻醉最大的优点是可以利用某些全麻药物的脑保护作用降低神经功能损伤，有利于气道管理。全身麻醉基本原则是不对血流动力学稳定产生明显影响，尽量使用中短效麻醉药和肌松药，包括丙泊酚、硫喷妥钠、咪达唑仑、芬太尼、苏芬太尼、瑞芬太尼、阿曲库铵、维库溴铵或泮库溴铵，应用以上麻醉药物术后苏醒快，从而进行神经功能评估。使用必要监测设备及早发现术中神经功能障碍。对于术前血压控制不佳的高血压患者，术前应详细了解患者血压水平，尤其是动态血压变化规律，利于确定术中血压目标。术中 $PaCO_2$ 的过高可导致脑血管窃血，过低可导致脑血管收缩和脑缺血，两者都不利于脑保护，一般调控 $PaCO_2$ 在正常偏低水平。麻醉诱导和苏醒阶段要特别注意血流动力学波动。常用的血压调控药物为去氧肾上腺素、尼卡地平和短效β受体阻滞剂。

3. 复合麻醉　利用全身麻醉同时复合颈丛阻滞或局部浸润，可完善术中无痛，同时，减少全身麻醉用药量，对血流动力学平稳有利，利于术后苏醒过程的时间和循环平稳，是目前常用的麻醉方法。

三、麻醉监测

（一）常规监测

ECG、呼气末 CO_2、桡动脉直接测压（ABP）、SPO_2、血气分析和血糖监测是常规监测项目。有观察显示，21%的CEA围手术期脑卒中与血流动力学波动有关，因此，血流动力学监测是最重要的常规监测项目。ECG Ⅱ导联和V5导联监测心律和ST段对及时发现术中心肌缺血具有重要意义，有条件时实施动态ST段监测。中心静脉压（CVP）监测可选择锁骨下静脉或对侧颈内静脉。术中高血糖可加重神经组织的缺血性损伤，一般控制术中血糖在11.1mmol/L以下。术中高血糖可用胰岛素控制，但要防止发生低血糖。对于心功能明显异常或近期发生心肌梗死的患者可进行经食管超声心动图（TEE）或肺动脉导管（PAC）监测。

（二）特殊监测

1. 颈内动脉阻断后残端压力监测　该压力实际上是颈动脉阻断后来自Willis环的反流压力，一定程度地反映了对侧颈动脉和椎基底动脉构成的侧支循环情况。一般认为当残端压<50mmHg，围手术期低灌注和脑缺血发生的危险增加。此方法的优点包括操作简单，并可于术中持续监测。也有研究显示，放置分流管后也不能完全预防脑缺血的发生，其临床价值尚有待大规模临床试验证实。

2. 脑电图监测（EEG）　7.5%～20%的患者在颈动脉阻断后出现缺血性EEG改变，对侧颈动脉有狭窄的患者出现缺血性EEG改变的发生率更高。分流管失效、低血压和发生脑梗死时EEG可出现改变。以下因素影响其临床广泛使用：①EEG不能发现皮层下或小的皮层梗死灶；②假阳性和假阴性结果较多，影响脑损伤监测的准确性；③除缺血外，低温、麻醉深度和血压波动均可影响EEG结果，影响监测结果的特异性。④选择EEG监测必须在生理功能稳定和麻醉深度合适的条件下进行，避免使用对EEG有影响的药物。目前尚无可靠资料证明其监测效果优于其他监测手段。

3. 脑频普指数（BIS）监测　BIS结果可反映大脑前2/3和皮层脑电变化，当脑组织出现低灌注、缺血和梗死灶时可出现结果变化。当颈动脉阻断或发生脑缺血时，典型的脑电变化是高频活动的减慢和边缘频谱（SEF）的降低，研究显示，BIS和SEF有极好的相关性，这也是BIS可用于CEA术中监测脑缺血的理论依据。BIS操作简单，结果易于读取，临床使用方便。双侧BIS在CEA术中脑缺血监测中的价值正在受到学者的关注。影响BIS监测结果准确性和特异性的临床因素与EEG相似。

4. 体表感觉诱发电位（SSEP）监测　SSEP的监测基础是大脑皮层感觉区对外周感觉神经受到刺激后发出的电脉冲信号做出的反应。脑缺血后SSEP的表现主要包括波幅降低和潜伏期延长，但目前尚不能确定SSEP波幅和潜伏期变化与脑缺血程度的量化关系，与EEG不同的是SSEP可反映皮层下感觉通路的缺血性改变。由于低温、低血压和麻醉药物均可对SSEP的结果产生影响，因此，对于SSEP在监测CEA术中脑缺血的价值目前尚不能完全确定。

5. 经颅多普勒(TCD)监测　应用TCD不仅可连续监测大脑中动脉血流速度(VMCA),更重要的是可及时发现血栓发生情况,是目前CEA术中应用最为广泛的无创脑血流监方法。有学者认为,当VMCA下降60%～70%时即提示必须放置分流管。TCD监测结果还可对分流管效果和建立分流时是否有发生栓子脱落和发生栓塞具有重要参考价值,TCD频繁的血栓信号被认为与同侧局灶性脑缺血关系密切,对术后高灌注综合征有预防和诊断价值。尽管TCD可以反映大脑中动脉血流情况,但不能提示侧支及终末支血管以及大脑前后动脉支的情况。有研究显示,颈动脉阻断后不一定导致BIS变化,只有当侧支或对侧脑血管代偿不足时方有BIS值降低。因此CEA操作至影响脑灌注步骤时,将TCD和BIS联合应用,可提高脑缺血的监测效果。

四、围手术期常见并发症

(一) 神经功能障碍

表现为短暂或永久性神经功能障碍,产生原因包括术中微小栓塞形成、颈动脉阻断时的低灌注、剥脱后的过度灌注以及由此产生的颅内出血。约25%的围手术期卒中发生于术中,50%的神经功能障碍发生于CEA后4小时内。颅神经损伤是CEA常见围手术期并发症,CEA围手术期颅神经损伤的发生率为10%左右,多为持续数周至数月的可逆性颅神经功能缺失,常见的颅神经损伤为迷走神经、舌下神经、喉返神经和副神经最常见。喉返神经损伤可抑制喉部保护性反射,并引起气道梗阻。精细的外科操作可减少发生率,发生后神经营养治疗可促进恢复过程。

(二) 围手术期血压波动

围手术期血压波动是CEA围手术期最为常见的并发症,严重的高血压可导致局部血肿和术后高灌注综合征。术前高血压缺乏系统治疗、麻醉深度不够和CEA过程对颈动脉窦压力感受器敏感性的影响是导致围手术期高血压的常见原因。围手术期低血压的发生率5%左右,常见原因是颈动脉窦神经功能异常和容量不足。严重低血压还应考虑是否发生由于心肌缺血导致的心功能障碍或衰竭。术前长期服用ACEI类药物也是导致围手术期严重低血压的重要原因。

(三) 高灌注综合征

高灌注综合征(hyperperfusion syndrome,HS)是由于原先低灌注区脑血流量显著增加超过脑组织代谢需要而引起的一种严重并发症,其发病机制与长期低血流灌注导致的脑血管自动调节功能紊乱有关。主要表现为严重的单侧头痛、面部和眼部疼痛、癫痫发作以及因脑水肿和(或)颅内出血引起的局灶性神经症状,发生率为0.3%～1%,一般出现在术前有严重颈动脉狭窄导致的脑血管神经自主调节功能异常者。大量研究显示,术前严重高血压患者发生HS的风险更高,严重者可导致围手术期脑出血和死亡。

(四) 伤口血肿

当发现血肿进行性增大时,应及时进行外科干预止血,防止严重血肿压迫气管。

(程卫平)

参考文献

1. Levine, Wilton C MD; Lee, Jonathan J MD; Black, James H MD; et al. Thoracoabdominal Aneurysm Repair: Anesthetic Management. International Anesthesiology Clinics. Care of the Vascular Patient, 2005, 43(1):39-60.
2. Mommertz, Gottfried MD a,b,c; Langer, Stephan MD a,b,c; Koeppel, Thomas A. MD a,b,c; et al. Brain and spinal cord protection during simultaneous aortic arch and thoracoabdominal aneurysm repair. Journal of Vascular Surgery, 2009, 49(4):886-892.
3. Keyhani, Kourosh DO; Miller, Charles C. III PhD; Estrera, Anthony L. MD; Analysis of motor and somatosensory evoked potentials during thoracic and thoracoabdominal aortic aneurysm repair. Journal of Vascular Surgery, 2009, 49(1):36-41.
4. McCullough JN, Zhang N, Reich DL, et al: Cerebral metabolic suppression during hypothermic circulatory arrest in humans. Ann Thorac Surg, 1999, 67:1895.
5. Ergin MA, Griepp EB, Lansman SL, et al: Hypothermic circulatory arrest and other methods of cerebral protection during operations on the thoracic aorta. J Card Surg, 1994, 9:525.
6. Safi HJ, Hess KR, Randel M, et al: Cerebrospinal fluid drainage and distal aortic perfusion: Reducing neurologic complications in repair of thoracoabdominal aortic aneurysm types I and II. J Vasc Surg, 1996, 23:223.
7. Estrera AL, Garami Z, Miller CC, et al. Cerebral monitoring with transcranial Doppler ultrasonography improves neurologic outcome during repairs of acute type A aortic dissection. J Thorac Cardiovasc Surg, 2005, 129:277.
8. Sapire KJ, Gopinath SP, Farhat G, et al. Cerebral oxygenation during warming after cardiopulmonary bypass. Crit Care Med,

1997,25:1655.

9. Kuroda S,Houkin K,Abe H,et al. Near-infrared monitoring of cerebral oxygenation state during carotid endarterectomy. Surg Neurol,1996,45:450.

10. Stecker MM,Cheung AT,Pochettino A,et al:Deep hypothermic circulatory arrest:I. Effects of cooling on electroencephalogram and evoked potentials. Ann Thorac Surg,2001,71:14.

11. Gleason T,Brinster DR,Bavaria JE:Ascending aortic aneurysm,in Yang SC,Cameron DE (eds):Current Therapy in Thoracic and Cardiovascular Surgery. New York:Elsevier,2004,578.

12. Reece T Bi,Green G Ri,Kron I Li . Aortic Dissection. Cohn Lh,ed. Cardiac Surgery in the Adult. New York:McGraw-Hill,2008,1195-1222.

13. Ashish C. Sinha and Albert T. Cheung. Spinal cord protection and thoracic aortic surgery. Current Opinion in Anaesthesiology,2010,23:95-102.

14. NA SCET Collaborators. Beneficial effect of carotid enda rterectomy in symptom atic pa tients with high grade carotid stenosis . N Engl J M ed,1991,325:445-453.

15. Executive Committee for theA symptomaticCaro tid A therosclerosis Study. Endar terectomy for asymptomatic ca rotid artery stenosis. JAMA,1995,273 (18):1459-1461.

16. European Carot id Surgery Tria lists Collabo rative Group. Random ised trial of endarterectomy for recently symptomatic carotid stenosis:final results of the MRC European Caro tid Surg ery T r ial (ECST) . Lancet,1998,(351):1379-1387.